CAMPBELL-WALSH
UROLOGIA

REVISÃO CIENTÍFICA E TRADUÇÃO

REVISÃO CIENTÍFICA

Coordenação Geral
Wilson F. S. Busato Jr.
Professor de Urologia da Universidade do Vale do Itajaí (Univali)
Professor da Pós-Graduação em Cirurgia Robótica da FELUMA
Doutorado em Urologia pela Universidade Federal do Paraná (UFPR)
Mestrado em Clínica Cirúrgica pela UFPR
Chefe do Departamento de Uro-Oncologia da Sociedade Brasileira de Urologia (SBU)
Membro da Comissão de Ensino e Treinamento da SBU
Membro Titular da SBU

Coordenação Andrologia
Archimedes Nardoza
Professor Afiliado da Disciplina de Urologia da Escola Paulista de Medicina da Universidade Federal de São Paulo (EPM/Unifesp)
Presidente da Sociedade Brasileira de Urologia (SBU), 2016-2017

Aguinaldo Nardi
Doutorado em Cirurgia pela Universidade Estadual de Campinas (Unicamp)
Diretor da Clínica Integra/Fertility-Bauru
Presidente da Sociedade Brasileira de Urologia (SBU), 2012-2013

Coordenação Neurourologia
Marcio Averbeck
Doutorado e Mestrado em Ciências da Saúde pela Universidade Federal de Ciências da Saúde de Porto Alegre (UFCSPA)
Clinical *Fellowship* em Neurourologia pela Universidade de Innsbruck, Áustria
Coordenador de Neurourologia, Unidade de Videourodinâmica do Hospital Moinhos de Vento, Porto Alegre

Coordenação Urologia Pediátrica
Samuel Saiovici
Chefe do Setor de Urologia Pediátrica da Disciplina de Urologia da Universidade Federal de São Paulo (Unifesp)
Urologista do Complexo Hospitalar Edmundo Vasconcelos, São Paulo
Mestrado em Urologia pela Faculdade de Medicina da Universidade de São Paulo (FMUSP)

Revisores Científicos

Adriano Almeida Calado (Caps. 126 e 128)
Doutorado em Urologia pela Universidade Federal de São Paulo (Unifesp)
Livre-Docente em Urologia na Universidade de São Paulo (USP)
Professor Adjunto Regente da Disciplina de Urologia da Universidade de Pernambuco (UPE)

Aguinaldo César Nardi (Caps. 22 e 24)
Doutorado em Cirurgia pela Universidade Estadual de Campinas (Unicamp)
Diretor da Clínica Integra/Fertility-Bauru
Presidente da Sociedade Brasileira de Urologia (SBU) 2012-2013

Alex Meller (Cap. 54)
Médico Assistente da Disciplina de Urologia na Universidade Federal de São Paulo (Unifesp)
Vice-Chefe do Setor de Endourologia e Litíase Renal

Alexandre Pompeo (Cap. 28)
Assistente do Grupo de Uro-oncologia da Faculdade de Medicina do ABC
Urologista do Grupo de Cirurgia Robótica do CEU – Hospital Alemão Oswaldo Cruz
Urologista do HCOR – São Paulo

Alister de Miranda Cara (Cap. 28)
Doutorado em Cirurgia pela Faculdade de Ciências Médicas da Universidade Estadual de Campinas (Unicamp)
Mestrado em Farmacologia pela Faculdade de Ciências Médicas da Unicamp
Professor Doutor da Disciplina de Anatomia e Cirurgia da Faculdade de Ciências Médicas de São José dos Campos, SP

André Lopes Salazar (Cap. 105)
Coordenador da Residência em Urologia do Instituto Mário Penna
Mestrado em Medicina Molecular pela Universidade Federal de Minas Gerais (UFMG)
Residência em Urologia e Cirurgia Geral pelo Instituto Mário Penna
Graduação em Medicina pela UFMG
Membro da Comissão Superior de Título da Sociedade Brasileira de Urologia (SBU)

Anibal Wood Branco (Cap. 64)
Professor da Pós-Graduação em Cirurgia Minimamente Invasiva do Centro Universitário Positivo (Unicenp), Paraná
Professor do Curso IRCAD-Brasil Barretos
Chefe do Serviço de Transplante Renal do Hospital Nossa Senhora do Rocio, Paraná
Titular da Sociedade Brasileira de Urologia (SBU)

Antonio Euclides Pereira de Souza Jr. (Cap. 150)
Professor de Urologia da Universidade do Oeste de Santa Catarina (UNOESC), Joaçaba – SC
Doutorado e Mestrado em Urologia pela Universidade de São Paulo (USP)
Fellowship em Urologia Pediátrica pela Universidade da Califórnia, San Francisco (UCSF)
Membro Titular da Sociedade Brasileira de Urologia (SBU)

Antonio José Serrano Bernabe (Cap. 28)
Membro da American Urological Association (AUA)
Membro Titular da Sociedade Brasileira de Urologia (SBU)
Membro da Comissão de Ensino e Treinamento da SBU

Anuar Ibrahim Mitre (Cap. 61)
Professor Associado de Urologia da Faculdade de Medicina da Universidade de São Paulo (FMUSP)
Professor Titular de Urologia da Faculdade de Medicina de Jundiaí
Membro do Núcleo Avançado de Urologia do Hospital Sírio-Libanês
Coordenador do Centro de Cirurgia Robótica do Hospital Sírio-Libanês

Archimedes Nardozza Jr. (Caps. 28 e 30)
Professor Afiliado da Disciplina de Urologia da Escola Paulista de Medicina da Universidade Federal de São Paulo (EPM/Unifesp)
Presidente da Sociedade Brasileira de Urologia (SBU), 2016-2017

Bruno Camargo Tiseo (Cap. 148)
Médico Assistente do Departamento de Urologia da Faculdade de Medicina da Universidade de São Paulo (FMUSP)
Médico Assistente da Urologia Pediátrica no Hospital Municipal Infantil Menino Jesus
Research Fellow no Massachusetts General Hospital – Harvard Medical School

Bruno Leslie (Cap. 122)
Doutorado em Urologia
Senior Attending Physician, Sidra Hospital, Qatar

Bruno Santos Benigno (Cap. 58)
Titular do Núcleo de Urologia do AC Camargo Cancer Center
Mestrado em Oncologia pela Fundação Antonio Prudente
Título de Especialista pela Sociedade Brasileira de Urologia (SBU)
Membro da Comissão de Ensino e Treinamento da SBU

Carlos Alberto Ricetto Sacomani (Cap. 72)
Doutorado em Urologia pela Faculdade de Medicina da Universidade de São Paulo (FMUSP)
Diretor de Disfunções Miccionais e HPB da Sociedade Brasileira de Urologia (SBU)
Médico Titular do AC Camargo Cancer Center

Carlos Benedito Menezes Verona (Cap. 41)
Médico do Instituto de Urologia e Nefrologia de Rio Preto
Fellow na Cleveland Clinic
Membro Titular da Sociedade Brasileira de Urologia (SBU)

Carlos Henrique Suzuki Bellucci (Caps. 14 e 71)
Membro Titular da Sociedade Brasileira de Urologia (SBU)

Carlos Teodósio Da Ros (Caps. 15, 17, 27, 31 e 48)
Urologista do Centro de Andrologia e Urologia de Porto Alegre
Colaborador do Ambulatório de Andrologia do Hospital Conceição
Doutorado em Clínica Cirúrgica
Mestrado em Farmacologia

Cristiano Bortolin (Cap. 127 e 134)
Médico Assistente da Disciplina de Urologia da Escola Paulista de Medicina da Universidade Federal de São Paulo (EPM/Unifesp)
Membro da Sociedade Brasileira de Urologia (SBU)
Membro da Sociedade Brasileira de Cirurgia Minimamente Invasiva e Robótica (SOBRACIL)
Membro da American Urological Association (AUA)

Edison Schneider (Cap. 138)
Doutorado pela Faculdade de Medicina da Universidade de São Paulo (FMUSP)
Fellowship na Johannes Gutenberg Universitaet – Mainz, Alemanha
Chefe da Residência de Urologia do Hospital da PUC Campinas, SP
Responsável pelo setor de Uropediatria e Uroneurologia da PUC Campinas, SP

Eduardo Berna Bertero (Caps. 29 e 30)
Chefe do Departamento de Andrologia da Sociedade Brasileira de Urologia (SBU)
Mestrado em Ciências pela Faculdade de Medicina da Universidade de São Paulo (FMUSP)
Especialista em Medicina Sexual pela Universidade de Boston

Emanuel Veras de Albuquerque (Cap. 109)
Médico Assistente da Divisão de Urologia do Hospital das Clínicas da Faculdade de Medicina de Ribeirão Preto da Universidade de São Paulo (FMRP-USP)
Membro Titular da Sociedade Brasileira de Urologia (SBU)

CAMPBELL-WALSH
UROLOGIA

DÉCIMA PRIMEIRA EDIÇÃO

Editor-Chefe

ALAN J. WEIN, MD, PhD (HON), FACS
Founders Professor of Urology
Division of Urology
Penn Medicine, Perelman School of Medicine;
Chief of Urology
Division of Urology
Penn Medicine, Hospital of the University of Pennsylvania;
Program Director, Residency in Urology
Division of Urology
Penn Medicine, University of Pennsylvania Health System
Philadelphia, Pennsylvania

LOUIS R. KAVOUSSI, MD, MBA
Waldbaum-Gardner Distinguished
 Professor of Urology
Department of Urology
Hofstra North Shore-LIJ School of Medicine
Hampstead, New York;
Chairman of Urology
The Arthur Smith Institute for Urology
Lake Success, New York

ALAN W. PARTIN, MD, PhD
Professor and Director of Urology
Department of Urology
The Johns Hopkins School of Medicine
Baltimore, Maryland

CRAIG A. PETERS, MD
Professor of Urology
University of Texas Southwestern
 Medical Center;
Chief, Section of Pediatric Urology
Children's Health System
Dallas, Texas

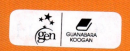
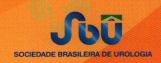

© 2019 Elsevier Editora Ltda.

Todos os direitos reservados e protegidos pela Lei 9.610 de 19/02/1998.

Nenhuma parte deste livro, sem autorização prévia por escrito da editora, poderá ser reproduzida ou transmitida sejam quais forem os meios empregados: eletrônicos, mecânicos, fotográficos, gravação ou quaisquer outros.

ISBN: 978-85-352-8704-2
ISBN versão eletrônica: 978-85-352-8930-5

CAMPBELL-WALSH UROLOGY, ELEVENTH EDITION
Copyright © 2016 by Elsevier, Inc. All rights reserved.

Previous editions copyrighted 2012, 2007, 2002, 1998, 1992, 1986, 1978, 1970, 1963, and 1954.

Exceptions as follows:
1. Chapter 35: Surgery of Testicular Tumors—IUSM retains copyright for all original illustrations created by IUSM. The following copyright notice shall be used under said illustrations in the Work: © 2016 Section of Medical
Illustration in the Office of Visual Media at the Indiana University School of Medicine. Published by Elsevier Inc. All rights reserved.
2. Chapter 63: Treatment of Advanced Renal Cell Carcinoma by W. Marston Linehan and Ramaprasad Srinivasan— Chapter is in public domain.
3. Chapter 85: Complications Related to the Use of Mesh and Their Repair—Shlomo Raz retains copyright for his original videos. © 2016 Shlomo Raz. All rights reserved.

This adapted translation of Campbell-Walsh Urology, Eleventh Edition, by Alan J. Wein, Louis R. Kavoussi, Alan W. Partin, Craig A. Peters was undertaken by Elsevier Editora Ltda. and is published by arrangement with Elsevier Inc.

Esta tradução adaptada de Campbell-Walsh Urology, Eleventh Edition, de Alan J. Wein, Louis R. Kavoussi, Alan W. Partin, Craig A. Peters foi produzida por Elsevier Editora Ltda. e publicada em conjunto com Elsevier Inc.
ISBN: 978-1-4557-7567-5

Capa
Studio Creamcrackers Design

Editoração Eletrônica
Thomson Digital

Elsevier Editora Ltda.
Conhecimento sem Fronteiras

Rua da Assembleia, n° 100 – 6° andar – Sala 601
20011-904 – Centro – Rio de Janeiro – RJ

Av. Nações Unidas, n° 12995 – 10° andar
04571-170 – Brooklin – São Paulo – SP

Serviço de Atendimento ao Cliente
0800 026 53 40
atendimento1@elsevier.com

Consulte nosso catálogo completo, os últimos lançamentos e os serviços exclusivos no site www.elsevier.com.br

---

Nota
Esta tradução adaptada foi produzida por Elsevier Brasil Ltda. sob sua exclusiva responsabilidade. Médicos e pesquisadores devem sempre fundamentar-se em sua experiência e no próprio conhecimento para avaliar e empregar quaisquer informações, métodos, substâncias ou experimentos descritos nesta publicação. Devido ao rápido avanço nas ciências médicas, particularmente, os diagnósticos e a posologia de medicamentos precisam ser verificados de maneira independente. Para todos os efeitos legais, a Editora, os autores, os editores ou colaboradores relacionados a esta tradução adaptada não assumem responsabilidade por qualquer dano/ou prejuízo causado a pessoas ou propriedades envolvendo responsabilidade pelo produto, negligência ou outros, ou advindos de qualquer uso ou aplicação de quaisquer métodos, produtos, instruções ou ideias contidos no conteúdo aqui publicado.

CIP-BRASIL. CATALOGAÇÃO NA PUBLICAÇÃO
SINDICATO NACIONAL DOS EDITORES DE LIVROS, RJ

C195
11. ed.

Campbell-Walsh urologia / Alan J. Wein ... [et al.] ; revisão científica e tradução Wilson F. S. Busato Jr. ... [et al.] - 11. ed. - Rio de Janeiro : Elsevier, 2019.
: il.

Tradução de: Campbell-Walsh urology
Inclui bibliografia e índice
ISBN 978-85-352-8704-2

1. Urologia. I. Wein, Alan J. II. Busato Jr., Wilson F. S.

18-50614   CDD: 616.6
                CDU: 616.6

Meri Gleice Rodrigues de Souza - Bibliotecária CRB-7/6439

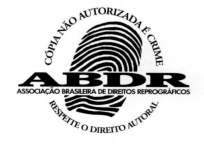

Eyder Leite Ferreira (Cap. 13)
Preceptor do Serviço de Residência Médica em Urologia no Hospital Vera Cruz, Belo Horizonte
Especialista em Urologia pela Sociedade Brasileira de Urologia (SBU)
Residência Médica (SBU e MEC) no Hospital Vera Cruz, Belo Horizonte
Fellowship no Servicio de Urología de Povisa, Espanha
Membro da Comissão de Seleção do Título em Urologia

Fabio José Nascimento (Cap. 141)
Professor de Urologia da Faculdade de Medicina do ABC
Mestrado em Ciências da Saúde
Membro Titular da Sociedade Brasileira de Urologia (SBU)

Fábio Sepúlveda (Cap. 55)
Fellow de Cirurgia Minimamente Invasiva, Laparoscopia e Robótica pela Universidade Federal de São Paulo (Unifesp)
Urologista do Hospital Cardiopulmonar e Hospital Santa Izabel – Salvador, BA
Membro Titular da Sociedade Brasileira de Urologia (SBU)
Membro da Comissão de Ensino e Treinamento e Departamento de Endourologia da SBU, 2016-17

Fabrício Leite de Carvalho (Cap. 67)
Doutorado em Urologia pela Universidade de São Paulo (USP)
Professor Adjunto de Urologia da Faculdade de Ciências Médicas de Minas Gerais (FCM-MG)
Coordenador do PRM em Urologia do Hospital Universitário Ciências Médicas BH-MG
Membro do Departamento de Urologia Feminina da Sociedade Brasileira de Urologia (SBU)

Fernando Lorenzini (Caps. 26 e 27)
Doutorado em Clínica Cirúrgica pela Universidade Federal do Paraná (UFPR)
Mestrado pela Universidade Federal de Santa Catarina (UFSC)
Residência em Andrologia – IUNA-FP/Universidad A. Barcelona
Urologista pela Universidade Federal do Paraná (UFPR)
Membro Titular da Sociedade Brasileira de Urologia (SBU)
Membro do Departamento de Andrologia da SBU

Fernando Meyer (Caps. 42, 47)
Professor Titular de Urologia da PUC-PR
Chefe do Serviço de Urologia e Transplante Renal do Hospital Universitário Cajuru-PUC-PR
Doutorado e Mestrado em Cirurgia pela Universidade Federal do Paraná (UFPR)
Presidente da Sociedade Brasileira de Urologia (SBU) Paraná, 2016-2017

Fernando Nestor Facio Jr. (Cap. 23)
Professor e Responsável pelo Ambulatório de Saúde Masculina – FUNFARME FAMERP
Pós-Doutorado em Medicina Sexual na Johns Hopkins University – Baltimore, EUA
Doutorado em Urologia pela Faculdade de Medicina de São José do Rio Preto, SP (FAMERP)

Flávio Lobo Heldwein (Cap. 116)
Professor Adjunto 2 da Universidade Federal de Santa Catarina (UFSC)
Professor de Urologia da Unisul
Doutorado em Patologia
Fellow em Cirurgia Laparoscópica no Institut Mutualista Montsouris, Paris, França

Francisco de Assis Teixeira Guerra (Cap. 52)
Diretor de Produção Técnica e Científica do Hospital Felício Rocho, Belo Horizonte, MG
Membro Assistente da Clínica de Urologia e da Unidade de Transplantes do Hospital Felício Rocho, Belo Horizonte, MG
Mestrado em Cirurgia pela Universidade Federal de Minas Gerais (UFMG)
Membro Titular da Sociedade Brasileira de Urologia (SBU)
Presidente da Comissão de Seleção e Título de Especialista da SBU

Francisco Tibor Dénes (Cap. 140)
Professor Livre-Docente de Urologia
Chefe da Unidade de Urologia Pediátrica do Hospital das Clínicas da Faculdade de Medicina da Universidade de São Paulo (FMUSP)
Membro da Sociedade Brasileira de Urologia (SBU), da American Urological Association (AUA), da European Society for Pediatric Urology (ESPU) e da Society of Pediatric Urologic Surgeons (SPUS)

Fransber Rondinelle Araújo Rodrigues (Caps. 37 e 51)
Coordenador da Residência em Urologia do Hospital da Universidade de Brasília
Urologista Titular da Sociedade Brasileira de Urologia (SBU)

Gilberto Laurino Almeida (Caps. 8, 10, 50, 66 e 103)
Professor de Urologia e Cirurgia Experimental da Universidade do Vale do Itajaí (Univali)
Mestrado pelo Instituto de Pesquisas Médicas do Paraná
EUSP/EAU *Clinical Fellow* em Uro-Oncologia e Cirurgia Robótica pelo European Institute of Oncology – Milan
Membro da Comissão de Seleção e Título de Especialista (CSTE) da Sociedade Brasileira de Urologia (SBU)

Gino Pigatto Filho (Caps. 26 e 64)
Médico Urologista
Residência Médica no Serviço de Urologia do CHC da Universidade Federal do Paraná (UFPR)

Giuliano Amorim Aita (Caps. 23 e 27)
Urologista do Hospital Universitário da Universidade Federal do Piauí (UFPI)
Mestrado em Uro-oncologia pela Fundação Antônio Prudente – AC Camargo
Membro Titular da Sociedade Brasileira de Urologia (SBU)

Gustavo Cardoso Guimarães (Cap. 117)
Diretor do Departamento de Urologia do Hospital AC Camargo Cancer Center
Coordenador Médico do Programa de Cirurgia Robótica
Professor Convidado da Faculdade de Ciências Médicas da Santa Casa de São Paulo

Doutorado e Mestrado em Oncologia pela Fundação Antônio Prudente
Membro Titular do Colégio Brasileiro de Cirurgiões
Membro Titular da Sociedade Brasileira de Cancerologia
Membro Titular da Sociedade Brasileira de Urologia (SBU)

Gustavo Franco Carvalhal (Caps. 39 e 40)
Professor da Pós-Graduação em Medicina e Ciências da Saúde da Faculdade de Medicina da Pontifícia Universidade Católica do Rio Grande do Sul (PUCRS)
Post-Doctoral Fellow, Northwestern Univesity (NU)
Doutorado em Urologia pela Universidade de São Paulo (USP)
Research Fellow em Oncologia Urológica, Washington University School of Medicine

Gustavo Ruschi Bechara (Cap. 105)
Fellow em Urologia Oncológica pelo Instituto Nacional do Câncer (INCA)
Doutorado e Mestrado em Urologia pela Universidade do Estado do Rio de Janeiro (UERJ)
Membro Titular da Sociedade Brasileira de Urologia (SBU)
Membro da Comissão de Seleção de Título de Especialista da SBU

Gustavo Schröder (Cap. 49)
Cirurgia Geral e Urologia no Hospital das Clínicas de Porto Alegre, RS
Pós-Graduação em Cirurgia Urológica Minimamente Invasiva pelo Hospital Sírio-Libanês
Graduação em Medicina pela Universidade Federal Rio Grande do Sul (UFRGS)

Heleno Augusto Moreira da Silva (Cap. 101)
Professor de Urologia da Universidade Federal Fluminense (UFF)
Chefe do Departamento de Trauma e Urologia Reconstrutora da Sociedade Brasileira de Urologia, 2016/2017
Membro Titular da Sociedade Brasileira de Urologia (SBU)

Humberto Montoro Chagas (Cap. 7)
Professor de Urologia da Universidade Federal de Alagoas (UFAL)
Doutorando pela Universidade Federal de Pernambuco (UFPE)
Membro Titular da Sociedade Brasileira de Urologia (SBU)
Membro da Comissão de Seleção e Título de Especialista (CSTE) da SBU

José Carlos Truzzi (Cap. 76)
Doutorado em Urologia pela Escola Paulista de Medicina da Universidade Federal de São Paulo (Unifesp)
Chefe do Departamento de Urologia da Sociedade Brasileira de Urologia (SBU)
Chefe do Setor de Urologia no Fleury Medicina e Saúde

José de Bessa Junior (Cap. 95)
Professor Associado de Urologia da Universidade Estadual de Feira de Santana (UEFS)
Coordenador do Grupo de Pesquisa em Urologia/Subgrupos populacionais (Programa de Pós-Graduação em Saúde Coletiva da UEFS)

José de Ribamar Rodrigues Calixto (Cap. 38)
Médico Urologista
Mestrado em Ciências da Saúde pela Universidade Federal do Maranhão (UFMA)
Doutorado em Fisiopatologia Clínica e Experimental pela Universidade do Estado do Rio de Janeiro (UERJ)
Chefe do Serviço de Urologia do Hospital Universitário da UFMA
Membro Titular da Sociedade Brasileira de Urologia (SBU)
Membro do Departamento de Oncologia da SBU

José Murillo B. Netto (Caps. 133 e 147)
Doutorado em Clínica Cirúrgica pela Faculdade de Medicina de Ribeirão Preto da Universidade de São Paulo (FMRP-USP)
Professor Associado do Departamento de Cirurgia, Disciplina de Urologia da Faculdade de Medicina da Universidade Federal de Juiz de Fora (UFJF)
Coordenador do Departamento de Urologia Pediátrica de Sociedade Brasileira de Urologia (SBU)

Lisieux Eyer de Jesus (Cap. 125)
Médica do Departamento de Cirurgia e Urologia Pediátrica do Hospital Universitário Antônio Pedro da Universidade Federal Fluminense (UFF) e do Hospital Federal dos Servidores do Estado, RJ
Research Fellow em Urologia Pediátrica no Hospital for Sick Children, Toronto University
Doutorado em Ciências Cirúrgicas pela Universidade Federal do Rio de Janeiro (UFRJ)

Lucas Nogueira (Cap. 92)
Grupo de Urologia Oncológica no Hospital das Clínicas da Universidade Federal de Minas Gerais (UFMG)
Fellow – Urologic Oncology no Memorial Sloan Kettering Cancer Center

Luís Gustavo Morato de Toledo (Cap. 82)
Chefe da Disciplina de Urologia da Faculdade de Ciência Médicas da Santa Casa de São Paulo
Chefe do Serviço de Uroginecologia da Maternidade Cachoeirinha
Membro da Clínica Urológica do Hospital Ipiranga
Membro Titular da Sociedade Brasileira de Urologia (SBU)

Luiz Figueiredo Mello (Cap. 154)
Membro Titular da Sociedade Brasileira de Urologia (SBU)
Membro da Comissão de Ensino e Treinamento da SBU

Luiz Sergio Santos (Cap. 53)
Professor Adjunto de Urologia da Universidade Federal do Paraná (UFPR)
Chefe do Departamento de Endourologia do Hospital de Clínicas da UFPR
Doutorado e Mestrado em Cirurgia pela UFPR
Membro Correspondente da American Urological Association (AUA) e da Endourological Society
Membro Titular da Sociedade Brasileira de Urologia (SBU)

Marcelo Langer Wroclawski (Cap. 35)
Urologista do Hospital Israelita Albert Einstein
Professor Afiliado da Disciplina de Urologia da Faculdade de Medicina do ABC

Marcio Averbeck (Caps. 2, 3 e 28)
Doutorado e Mestrado em Ciências da Saúde pela Universidade Federal de Ciências da Saúde de Porto Alegre (UFCSPA)
Clinical Fellowship em Neurourologia pela Universidade de Innsbruck, Áustria
Coordenador de Neurourologia, Unidade de Videourodinâmica do Hospital Moinhos de Vento, Porto Alegre

Marco Antonio Arap (Cap. 121)
Assistente Doutor da Disciplina de Urologia do Hospital das Clínicas da Faculdade de Medicina da Universidade de São Paulo (USP)
Docente do Programa de Pós-Graduação do Instituto de Ensino e Pesquisa do Hospital Sírio-Libanês
Fellow em Uro-oncologia e Biologia do Câncer do M. D. Anderson Cancer Center da Universidade do Texas, EUA

Marcos Dall Oglio (Cap. 114)
Professor Livre-Docente e Associado da Faculdade de Medicina da Universidade de São Paulo (USP)

Marisa Vieira da Silva Montoro (Cap. 124)
Residência Médica em Cirurgia Geral no Hospital dos Servidores do Rio de Janeiro
Graduação em Medicina pela Universidade Federal de Alagoas (UFAL)
Residência Médica em Cirurgia Pediátrica no Hospital de Base/FUNFARME em São José do Rio Preto e Estágio em Uropediatria e Uroneurologia no Hospital das Clínicas da Universidade Federal de Pernambuco (UFPE)
Membro Titular da Sociedade Brasileira de Urologia (SBU)

Matheus Roque (Cap. 25)
Fellowship em Reprodução Humana pela Universidade Federal de São Paulo (Unifesp)
Doutorando em Saúde da Mulher pela Universidade Federal de Minas Gerais (UFMG)
Mestrado em Reprodução Humana pela Universidade Autônoma de Barcelona
Membro Titular da Sociedade Brasileira de Urologia (SBU)

Maurício Hachul (Cap. 12)
Professor Titular de Urologia da Universidade de Santo Amaro (UNISA-SP)

Miguel Zerati Filho (Cap. 137)
Doutorado em Cirurgia pela Universidade Estadual Paulista (Unesp)
Chefe do Serviço de Urologia do Instituto de Urologia e Nefrologia de São José do Rio Preto e Responsável pelo Departamento de Urologia Pediátrica do HB/FAMERP – Rio Preto
Assistente Estrangeiro da Universidade de Paris V, França

Nelson Gianni de Lima (Caps. 1 e 6)
Mestrado em Ciências da Saúde pela Universidade Federal de Ciências da Saúde de Porto Alegre (UFCSPA)
Urologista do Hospital Nossa Senhora dos Navegantes – Torres, RS
Membro Titular da Sociedade Brasileira de Urologia (SBU)

Roberto Gonçalves de Lucena (Cap. 21)
Professor Adjunto de Urologia da Universidade Federal de Pernambuco (UFPE)
Doutorado e Mestrado em Urologia
Membro Titular da Sociedade Brasileira de Urologia (SBU)

Rodolfo Borges dos Reis (Cap. 109)
Professor Livre-Docente da Faculdade de Medicina de Ribeirão Preto da Universidade de São Paulo (FMRP-USP)
Responsável pelo Setor de Uro-oncologia
Felow em Urologia na Columbia University, USA
Felow em Uro-Oncologia, MD Anderson Cancer Center, USA

Rodrigo Cattelan Donaduzzi (Cap. 68)
Residência em Urologia pela Pontifícia Universidade Católica do Rio Grande do Sul (PUCRS)
Graduação em Medicina pela Universidade de Passo Fundo (UPF)

Romolo Guida (Cap. 100)
Urologista do Hospital Federal dos Servidores do Estado do Rio de Janeiro
Ancien Medicin Assistant – Bordeaux, France
Membro Titular da Sociedade Brasileira de Urologia (SBU)

Rúiter Silva Ferreira (Cap. 5)
Doutorado em Cirurgia pela Universidade Estadual de Campinas (Unicamp)
Mestrado em Cirurgia pela Unicamp
Urologista pelo Hospital das Clínicas da Universidade Federal de Goiás (HC-UFG)

Sandro Nassar de Castro Cardoso (Cap. 139)
Chefe do Serviço de Urologia do Hospital Ipiranga, SP
Urologista do Hospital Professor Edmundo Vasconcelos, SP

Samuel Dekermacher (Cap. 125)
Professor Titular de Urologia da Universidade Iguaçu, Nova Iguaçu – RJ
Chefe do Serviço de Cirurgia e Urologia Pediátrica do Hospital Federal dos Servidores do Estado do Rio de Janeiro
Membro Titular da Sociedade Brasileira de Urologia (SBU)

Sebastião J. Westphal (Cap. 8)
Professor de Urologia da Universidade do Vale do Itajaí (Univali)
Mestrado em Clínica Cirúrgica pela Universidade Federal do Paraná (UFPR)
Presidente eleito da Sociedade Brasileira de Urologia (SBU)

Silvio Henrique Maia de Almeida (Caps. 45, 84 e 110)
Professor Associado de Urologia do Departamento de Cirurgia da Universidade Estadual de Londrina (UEL)
Orientador do Programa de Pós-Graduação em Ciências da Saúde da UEL
Chefe do Centro Cirúrgico do Hospital Universitário Regional do Norte do Paraná da UEL
Responsável pelo Serviço de Urodinâmica do Hospital Universitário Regional do Norte do Paraná
Doutorado e Mestrado em Medicina pela UEL

Stênio de Cássio Zequi (Cap. 34)
Urologista Titular do Núcleo de Urologia AC Camargo Cancer Center
Orientador Permanente da Pós-Graduação em Ciências/Oncologia da Fundação Antônio Prudente/AC Camargo Cancer Center
Doutorado e Mestrado em Ciências/Oncologia pelo AC Camargo Cancer Center
Membro Titular da Sociedade Brasileira de Urologia (SBU)

Ubirajara Barroso Jr. (Cap. 153)
Professor Livre-Docente, Chefe da Unidade de Uronefrologia do Hospital Universitário Professor Edgard Santos
Coordenador da Disciplina de Urologia da Universidade Federal da Bahia (UFBA)
Professor Adjunto de Urologia da Escola Bahiana de Medicina
Fellowship em Urologia Pediátrica na Wayne State University (Children's Hospital of Michigan)
Pesquisador nível 2 CNPq.
Doutorado em Urologia pela Unifesp

Wilson F. S. Busato Jr. (Caps. 8, 9, 10, 16, 41, 50, 51, 56, 57, 66, 93, 103, 105, 107, 112, 113, 115, 116)
Professor de Urologia da Universidade do Vale do Itajaí (Univali)
Professor da Pós-graduação em Cirurgia Robótica da FELUMA
Doutorado em Urologia pela Universidade Federal do Paraná (UFPR)
Mestrado em Clínica Cirúrgica pela UFPR
Chefe do Departamento de Uro-Oncologia da Sociedade Brasileira de Urologia (SBU)
Membro da Comissão de Ensino e Treinamento da SBU
Membro Titular da SBU

TRADUÇÃO

Aaron Rinhel Souza Ferreira da Silva (Cap. 154)
Graduando em Medicina pela Faculdade de Medicina de Botucatu da Universidade Estadual Paulista (Unesp)

Adriano Lara Zuza (Cap. 137)
Mestrado em Biologia Celular e Estrutural Aplicadas
Especialista em Odontologia Hospitalar
Cirurgião e Traumatologista Bucomaxilofacial
Graduando em Medicina

Alexandre Maceri Midão (Caps. 9 e 29)
Coordenador do Programa de Residência Médica de Cirurgia Vascular do Hospital Federal de Bonsucesso
Professor de Clínica Cirúrgica da Faculdade de Medicina de Petrópolis
Especialista em Cirurgia Vascular e Endovascular
Residência Médica no Hospital Pedro Ernesto nos Programas de Cirurgia Geral e Cirurgia Vascular
Graduação em Medicina pela Universidade do Estado do Rio de Janeiro (UERJ)

Ana Maria Rossini Teixeira (Caps. 38 e 95)
Professora Associada do Departamento de Bioquímica do Instituto de Biologia Roberto Alcantara Gomes da Universidade do Estado do Rio de Janeiro (UERJ)
Doutorado em Biologia pela PGB/UERJ

Andrea Delcorso (Caps. 47 a 49)
Tradutora Formada pela PUC-SP
Sócia-Proprietária da DelCor Traduções Técnicas Ltda.

Andréa Favano (Caps. 30, 68 e 147)
Especialista em Tradução Inglês-Português pela Universidade Gama Filho
Tradutora-Intérprete pelo Centro Universitário Ibero-Americano Unibero
Cirurgiã-Dentista pela Faculdade de Odontologia da Universidade de São Paulo (USP)
Certificado de Proficiência em Inglês pela Universidade de Cambridge, Reino Unido

Angela Satie Nishikaku (Cap. 31)
Pós-Doutorado em Infectologia pelo Departamento de Medicina da Universidade Federal de São Paulo (Unifesp)
Doutorado em Ciências pelo Departamento de Imunologia do Instituto de Ciências Biomédicas da Universidade de São Paulo (USP)
Bacharelado em Ciências Biológicas – Modalidade Médica pela Universidade Estadual Paulista "Júlio de Mesquita Filho" (Unesp)

Beatriz Carvalho de Souza (Cap. 133)
Fonoaudióloga Clínica e Tradutora
Pós-Graduação em Tradução Inglês-Português pela Universidade Estácio de Sá
Especialização em Motricidade Orofacial com Enfoque em Disfagia pela CEFAC RJ
Especialização em Geriatria e Gerontologia pela UnATI na Universidade do Estado do Rio de Janeiro (UERJ)
Graduação em Fonoaudiologia pela Universidade Federal do Rio de Janeiro (UFRJ)

Beatriz Perez Floriano (Caps. 67, 71 e 134)
Professora-Doutora das Faculdades Integradas de Ourinhos (FIO)
Doutorado em Ciência Animal pela FMVA da Universidade Estadual Paulista "Júlio de Mesquita Filho" (Unesp)
Médica Veterinária

Claudia Martins de Vasconcellos Midão (Caps. 9 e 29)
Professora da Disciplina de Clínica Médica da Faculdade de Medicina de Petrópolis
Mestrado em Ensino em Saúde pela Universidade Federal de São Paulo (Unifesp)
MBA em Qualidade Total em Saúde
MBA em Administração e Gestão Acadêmica
Residência Médica no Hospital Pedro Ernesto no Programa de Patologia Clínica
Graduação em Medicina pela Faculdade de Medicina de Petrópolis

Douglas Arthur Omena Futuro (Cap. 100)
Médico e Tradutor

Edianez Victoria Dias Chimello (Caps. 50 e 55)
Tradutora

Eduardo Kenji Nunes Arashiro (Caps. 45 e 139)
Doutorado em Ciência Animal pela Universidade Federal de Minas Gerais (UFMG)
Mestrado em Medicina Veterinária pela Universidade Federal Fluminense (UFF)
Médico Veterinário pela UFF

Eliseanne Nopper (Caps. 51 e 52)
Especialista em Psiquiatria Clínica pela Faculdade de Medicina de Santo Amaro (FMSA) e Complexo Hospitalar do Mandaqui
Médica pela FMSA – Organização Santamarense de Educação e Cultura (OSEC)/Universidade de Santo Amaro (UNISA)

Fernando Diniz Mundim (Caps. 109, 110, 112 a 114)
Professor Adjunto (aposentado) do Instituto de Psiquiatria da Faculdade de Medicina da Universidade Federal do Rio de Janeiro (UFRJ)

Flor de Letras Editorial (Caps. 8, 27, 28, 39 e 41)
Empresa Especializada em Tradução e Revisão Técnicas

Ione Araújo Ferreira (Caps. 66 e 76)
Tradutora
Mestrado em Comunicação pela Universidade Federal do Rio de Janeiro (UERJ)
Bacharelado em Jornalismo pela UFRJ

Isadora Mainieri de Oliveira Corrêa (Cap. 15)
Doutorado em Medicina Veterinária Preventiva pela Universidade Estadual Paulista (Unesp), Campus Botucatu

José de Assis Silva Júnior (Caps. 16 e 124)
Doutorado e Mestrado em Patologia pela Universidade Federal Fluminense (UFF)
Especialista em Estomatologia pela Universidade Federal do Rio de Janeiro (UFRJ)

José Eduardo Figueiredo† (Caps. 21 e 25)
Tradutor

Karina Penedo Carvalho (Cap. 24)
Doutorado em Biologia Humana e Experimental pela Universidade do Estado do Rio de Janeiro (UERJ)
Mestrado em Morfologia pela Pós-Graduação em Biologia Humana e Experimental da UERJ
Graduação em Biologia pela UERJ

Keila Carolina de Ornellas Dutka Garcia (Caps. 3, 5, 7, 42 e 53)
Mestrado em Medicina Veterinária Preventiva
Médica Veterinária

Leticia Carrão Silva (Caps. 6 e 56)
Mestrado em Sanidade, Segurança Alimentar e Ambiental no Agronegócio
Graduação em Medicina Veterinária

Luiz Euclydes Trindade Frazão Filho (Caps. 64 e 72)
Tradutor/Intérprete pela Universidade Estácio de Sá e Brasillis Idiomas, Rio de Janeiro – RJ
Certificate of Proficiency in English, University of Michigan, Ann Arbor, Michigan, USA
Bacharelado em Direito pela Universidade Federal do Pará (UFPR)

Marcella de Melo Silva (Caps. 17, 23 e 125)
Especialização em Tradução pelo Curso de Tradutores Daniel Brilhante de Brito
Graduação em Psicologia pela Universidade do Estado do Rio de Janeiro (UERJ)

Marcio Luis Acencio (Cap. 107)
Pós-Doutorado na Norwegian University of Science and Technology (NTNU), Trondheim, Noruega
Doutorado em Ciências Biológicas (Genética) pelo Instituto de Biociências de Botucatu da Universidade Estadual Paulista "Júlio de Mesquita Filho" (Unesp)

Maria Cristina Motta Schimmelpfeng (Caps. 101 e 126)
Especialização em Patologia Bucal pela PUC Rio
Cirurgiã-Dentista pela Universidade Brasil

Maria Eugênia Laurito Summa (Cap. 138)
Médica Veterinária pela Universidade de São Paulo (USP)

Maria Helena Lucatelli (Cap. 140)
Médica Veterinária pela FMVZ da Universidade de São Paulo (USP)
Residência em Clínica e Cirurgia de Pequenos Animais pela USP

Mariana Moura (Cap. 54)
Mestrado em Literatura
Especialização em Editoração
Graduação em Letras – Português

Mariana Villanova Vieira (Caps. 37, 40, 82, 84, 115 e 116)
Free-mover do Programa de Mestrado em Biologia Molecular na Universidade Vytautas Magnus (VDU), Kaunas
Tradutora Técnica Graduada pela Universidade do Estado do Rio de Janeiro (UERJ)

Mariangela Pinheiro de Magalhães Oliveira (Cap. 150)
Pós-Graduação em Obesidade e Emagrecimento pela Universidade Gama Filho (UGF)
Pós-Graduação em Administração de Recursos Humanos pela Fundação Armando Álvares Penteado (FAAP)
Especialização em Alimentação Coletiva pela Associação Brasileira de Nutrição (ASBRAN)
Graduação em Nutrição pela Faculdade de Saúde Pública da Universidade de São Paulo (USP)

Marina Santiago de Mello Souza (Cap. 122)
Professora Assistente da Escola de Medicina Souza Marques
Professora Assistente da Universidade Castelo Branco (UCB)
Doutoranda em Radioproteção e Dosimetria pelo IRD – CNEN
Mestrado em Fisiopatologia Clínica pelo Hospital Universitário Pedro Ernesto da Universidade do Estado do Rio de Janeiro (UERJ)
Especialização em Anatomia Funcional pela AVM

Nelson Gomes de Oliveira[†] (Caps. 22 e 35)
Tradutor

Patricia Lydie Voeux (Caps. 12, 57, 58, 103, 117 e 127)
Tradutora

Priscilla Marys Costa dos Santos (Cap. 148)
Doutorado em Ciências (Área de Concentração: Fisiologia e Biofísica) pelo ICB da Universidade de São Paulo (USP)

Raquel de Souza Martins (Cap. 10)
Mestrado em Biologia Celular e Molecular, com ênfase em Imunofarmacologia pelo Instituto Oswaldo Cruz, Fundação Oswaldo Cruz (IOC/FIOCRUZ)
Graduação em Farmácia pela Universidade Federal do Rio de Janeiro (UFRJ)

Renata Jurema Medeiros (Caps. 1 e 92)
Chefe do Laboratório de Fisiologia do Departamento de Farmacologia e Toxicologia do INCQS/Fiocruz
Doutorado em Vigilância Sanitária pelo INCQS/Fiocruz
Mestrado em Higiene Veterinária e Processamento Tecnológico de Produtos de Origem Animal pelo Departamento de Tecnologia de Alimentos da Faculdade de Medicina Veterinária da Universidade Federal Fluminense (UFF)
Graduação em Medicina Veterinária pela Faculdade de Medicina Veterinária da UFF

Renata Scavone (Caps. 13, 14, 34 e 93)
Doutorado em Imunologia pelo Instituto de Ciências Biomédicas da Universidade de São Paulo (USP)
Graduação em Veterinária pela Faculdade de Medicina Veterinária e Zootecnia da USP

Soraya Imon de Oliveira (Caps. 26 e 61)
Doutorado em Ciências/Imunologia pelo ICB da Universidade de São Paulo (USP)
Bacharelado em Ciências Biológicas – Mod. Médica pelo IB de Botucatu da Universidade Estadual Paulista (Unesp)
Tradutora pela Escola Daniel Brilhante de Brito – Rio de Janeiro/RJ

Sueli Toledo Basile (Cap. 121)
Tradutora Inglês/Português
Instituto Presbiteriano Mackenzie e Cell-Lep

Tatiana Ferreira Robaina (Índice)
Doutorado em Ciências (Microbiologia) pela Universidade Federal do Rio de Janeiro (UFRJ)
Mestrado em Patologia pela Universidade Federal Fluminense (UFF)
Especialista em Estomatologia pela UFRJ
Cirurgiã-Dentista pela Universidade Federal de Pelotas (UFPel)

Vanessa Fernandes Bordon (Cap. 153)
Mestrado em Ciências pela Faculdade de Saúde Pública na Universidade de São Paulo (USP)
Médica Veterinária pela Universidade Estadual Paulista (Unesp)

Vilma Ribeiro de Souza Varga (Cap. 105)
Médica Neurologista

Vinícius Melo (Cap. 141)
Tradutor

A cada 4 anos ou mais, um pequeno grupo de indivíduos loucos recebem o privilégio de convocar e embarcar em uma tarefa aparentemente impossível — melhorar o que, relativamente há pouco tempo, eles tinham criado como o livro padrão-ouro em urologia. Uma semana ou mais depois, surgem com um plano, cada um com as suas atribuições, para o que eles agora estão convencidos ser o melhor repositório do conhecimento urológico total. Esse grupo e essa edição não são exceções a essa rotina.

Quatro de nós sentimo-nos muito honrados e privilegiados por fazer parte desta tradição que começou em 1954 com a publicação do primeiro Urologia de Campbell (então chamado simplesmente "Urologia"), que consistia em 3 volumes em que 51 indivíduos contribuíram com 2.356 páginas e 1.148 ilustrações. Somos gratos aos nossos atuais colegas e amigos que aceitaram a responsabilidade de produzir novos 156 capítulos que compõem o nosso texto. Reconhecemos os seus conhecimentos e a contribuição altruísta do seu tempo e esforço.

Não obstante nossa gratidão aos autores dos capítulos, gostaríamos finalmente de dedicar esta edição a dois conjuntos de indivíduos: um grupo que inclui nossos mentores em urologia — aqueles que cada um de nós, separadamente, admiramos e aprendemos, e aqueles cujas realizações educacionais e clínicas em vários aspectos do nosso campo de atuação temos procurado imitar. Temos esperança de que eles tenham ou terão orgulho da nossa parte nessa 11ª edição do livro padrão-ouro. A maior dívida e agradecimentos, no entanto, são às nossas famílias, especificamente às nossas esposas e filhos que estavam na "linha de fogo" durante a preparação desta edição. Eles merecem mais do que uma medalha ou uma cópia do livro. Assim, para Noele e Nolan; a Julianne, Nick, Rebecca e Dree; para Vicky, Topper, David, Dane e Michael; e para Kathy, Jessica, Lauren e Ryan, o nosso obrigado pela paciência, compreensão e apoio contínuo. A boa notícia é que vocês têm alguns anos até que o ciclo comece novamente.

Por mim e pelos meus colegas editores,
Alan J. Wein

Louis R. Kavoussi
Alan W. Partin
Craig A. Peters

COLABORADORES

Paul Abrams, MD, FRCS
Professor of Urology
Bristol Urological Institute
Southmead Hospital
Bristol, United Kingdom

Mark C. Adams, MD, FAAP
Professor of Urologic Surgery
Department of Urology
Division of Pediatric Urology
Monroe Carell Jr. Children's Hospital at Vanderbilt
Nashville, Tennessee

Hashim U. Ahmed, PhD, FRCS (Urol), BM, BCh, BA (Hons)
MRC Clinician Scientist and Reader in Urology
Division of Surgery and Interventional Science
University College London;
Honorary Consultant Urological Surgeon
University College London Hospitals NHS Foundation Trust
London, United Kingdom

Mohamad E. Allaf, MD
Buerger Family Scholar
Associate Professor of Urology, Oncology, and Biomedical Engineering
Director of Minimally Invasive and Robotic Surgery
Department of Urology
James Buchanan Brady Urological Institute
Johns Hopkins University School of Medicine
Baltimore, Maryland

Karl-Erik Andersson, MD, PhD
Professor
Aarhus Institute for Advanced Studies
Aarhus University
Aarhus, Jutland, Denmark;
Professor
Wake Forest Institute for Regenerative Medicine
Wake Forest University School of Medicine
Winston-Salem, North Carolina

Sero Andonian, MD, MSc, FRCS(C), FACS
Associate Professor
Division of Urology
Department of Surgery
McGill University
Montreal, Quebec, Canada

Jennifer Tash Anger, MD, MPH
Associate Professor
Department of Surgery
Cedars-Sinai Medical Center;
Adjunct Assistant Professor
Urology
University of California, Los Angeles
Los Angeles, California

Kenneth W. Angermeier, MD
Associate Professor
Glickman Urological and Kidney Institute
Cleveland Clinic
Cleveland, Ohio

Emmanuel S. Antonarakis, MD
Associate Professor of Oncology
Sidney Kimmel Comprehensive Cancer Center
Johns Hopkins University
Baltimore, Maryland

Jodi A. Antonelli, MD
Assistant Professor
Department of Urology
University of Texas Southwestern Medical Center
Dallas, Texas

Anthony Atala, MD
Director, Wake Forest Institute for Regenerative Medicine
William H. Boyce Professor and Chair
Department of Urology
Wake Forest School of Medicine
Winston-Salem, North Carolina

Paul F. Austin, MD
Professor
Division of Urologic Surgery
Washington University School of Medicine in St. Louis
St. Louis, Missouri

Gopal H. Badlani, MD, FACS
Professor and Vice Chair
Department of Urology
Wake Forest University Baptist Medical Center
Winston-Salem, North Carolina

Darius J. Bägli, MDCM, FRCSC, FAAP, FACS
Professor of Surgery and Physiology
Division of Urology, Departments of Surgery and Physiology
University of Toronto;
Senior Attending Urologist, Associate Surgeon-in-Chief, Senior Associate Scientist
Division of Urology, Department of Surgery, Division of Developmental and Stem Cell Biology
Sick Kids Hospital and Research Institute
Toronto, Ontario, Canada

Daniel A. Barocas, MD, MPH, FACS
Assistant Professor
Department of Urologic Surgery
Vanderbilt University Medical Center
Nashville, Tennessee

Julia Spencer Barthold, MD
Associate Chief
Surgery/Urology
Nemours/Alfred I. duPont Hospital for Children
Wilmington, Delaware;
Professor
Departments of Urology and Pediatrics
Sidney Kimmel Medical College of Thomas Jefferson University
Philadelphia, Pennsylvania

Stuart B. Bauer, MD
Professor of Surgery (Urology)
Harvard Medical School;
Senior Associate in Urology
Department of Urology
Boston Children's Hospital
Boston, Massachusetts

Mitchell C. Benson, MD
Department of Urology
New York-Presbyterian Hospital/Columbia University Medical Center
New York, New York

Brian M. Benway, MD
Director, Comprehensive Kidney Stone Program
Urology Academic Practice
Cedars-Sinai Medical Center
Los Angeles, California

Jonathan Bergman, MD, MPH
Assistant Professor
Departments of Urology and Family
  Medicine
David Geffen School of Medicine at UCLA;
Veterans Health Affairs, Greater Los
  Angeles
Los Angeles, California

Sara L. Best, MD
Assistant Professor
Department of Urology
University of Wisconsin School of
  Medicine and Public Health
Madison, Wisconsin

Sam B. Bhayani, MD, MS
Professor of Surgery, Urology
Department of Surgery
Washington University School of Medicine
  in St. Louis;
Vice President, Chief Medical Officer
Barnes West Hospital
St. Louis, Missouri

Lori A. Birder, PhD
Professor of Medicine and Pharmacology
Medicine-Renal Electrolyte Division
University of Pittsburgh School of
  Medicine
Pittsburgh, Pennsylvania

Jay T. Bishoff, MD, FACS
Director, Intermountain Urological
  Institute
Intermountain Health Care
Salt Lake City, Utah

Brian G. Blackburn, MD
Clinical Associate Professor
Department of Internal Medicine/
  Infectious Diseases and Geographic
  Medicine
Stanford University School of Medicine
Stanford, California

Jeremy Matthew Blumberg, MD
Chief of Urology
Harbor-UCLA Medical Center;
Assistant Professor of Urology
David Geffen School of Medicine at UCLA
Los Angeles, California

Michael L. Blute, Sr., MD
Chief, Department of Urology
Walter S. Kerr, Jr., Professor of Urology
Massachusetts General Hospital/Harvard
  Medical School
Boston, Massachusetts

Timothy B. Boone, MD, PhD
Professor and Chair
Department of Urology
Houston Methodist Hospital and Research
  Institute
Houston, Texas;
Professor
Department of Urology
Weill Medical College of Cornell
  University
New York, New York

Stephen A. Boorjian, MD
Professor of Urology
Department of Urology
Mayo Clinic
Rochester, Minnesota

Joseph G. Borer, MD
Associate Professor of Surgery (Urology)
Harvard Medical School;
Reconstructive Urologic Surgery Chair
Director, Neurourology and Urodynamics
Director, Bladder Exstrophy Program
Department of Urology
Boston Children's Hospital
Boston, Massachusetts

Charles B. Brendler, MD
Co-Director, John and Carol Walter Center
  for Urological Health
Department of Surgery
Division of Urology
NorthShore University HealthSystem
Evanston, Illinois;
Senior Clinician Educator
Department of Surgery
Division of Urology
University of Chicago Pritzker School of
  Medicine
Chicago, Illinois

Gregory A. Broderick, MD
Professor of Urology
Mayo Clinic College of Medicine
Program Director, Urology Residency
  Program
Mayo Clinic
Jacksonville, Florida

James D. Brooks, MD
Keith and Jan Hurlbut Professor
Chief of Urologic Oncology
Department of Urology
Stanford University
Stanford, California

Benjamin M. Brucker, MD
Assistant Professor
Urology and Obstetrics & Gynecology
NYU Langone Medical Center
New York, New York

Kathryn L. Burgio, PhD
Professor of Medicine
Department of Medicine
Division of Gerontology, Geriatrics, and
  Palliative Care
University of Alabama at Birmingham;
Associate Director for Research
Birmingham/Atlanta Geriatric Research,
  Education, and Clinical Center
Birmingham VA Medical Center
Birmingham, Alabama

Arthur L. Burnett, II, MD, MBA, FACS
Patrick C. Walsh Distinguished Professor
  of Urology
Department of Urology
Johns Hopkins University School of
  Medicine
Baltimore, Maryland

Nicol Corbin Bush, MD, MSCS
Co-Director, PARC Urology
Dallas, Texas

Jeffrey A. Cadeddu, MD
Professor of Urology and Radiology
Department of Urology
University of Texas Southwestern Medical
  Center
Dallas, Texas

Anthony A. Caldamone, MD, MMS, FAAP, FACS
Professor of Surgery (Urology)
Division of Urology
Section of Pediatric Urology
Warren Alpert Medical School of Brown
  University;
Chief of Pediatric Urology
Division of Pediatric Urology
Hasbro Children's Hospital
Providence, Rhode Island

Steven C. Campbell, MD, PhD
Professor of Surgery
Department of Urology
Glickman Urological and Kidney Institute
Cleveland Clinic
Cleveland, Ohio

Douglas A. Canning, MD
Professor of Urology (Surgery)
Perelman School of Medicine
University of Pennsylvania;
Chief, Division of Urology
The Children's Hospital of Philadelphia
Philadelphia, Pennsylvania

Michael A. Carducci, MD
AEGON Professor in Prostate Cancer
  Research
Sidney Kimmel Comprehensive Cancer
  Center
Johns Hopkins University
Baltimore, Maryland

Peter R. Carroll, MD, MPH
Professor and Chair
Ken and Donna Derr–Chevron
  Distinguished Professor
Department of Urology
University of California, San Francisco
San Francisco, California

Herbert Ballentine Carter, MD
Professor of Urology and Oncology
Department of Urology
James Buchanan Brady Urological Institute
Johns Hopkins School of Medicine
Baltimore, Maryland

Clint K. Cary, MD, MPH
Assistant Professor
Department of Urology
Indiana University
Indianapolis, Indiana

Pasquale Casale, MD
Professor
Department of Urology
Columbia University Medical Center;
Chief, Pediatric Urology
Morgan Stanley Children's Hospital of New York-Presbyterian
New York, New York

William J. Catalona, MD
Professor
Department of Urology
Northwestern University Feinberg School of Medicine
Chicago, Illinois

Frank A. Celigoj, MD
Male Infertility/Andrology Fellow
Department of Urology
University of Virginia
Charlottesville, Virginia

Toby C. Chai, MD
Vice Chair of Research
Department of Urology
Yale School of Medicine;
Co-Director of Female Pelvic Medicine and Reconstructive Surgery Program
Department of Urology
Yale New Haven Hospital
New Haven, Connecticut

Alicia H. Chang, MD, MS
Instructor
Department of Internal Medicine/Infectious Diseases and Geographic Medicine
Stanford University School of Medicine
Stanford, California;
Medical Consultant
Los Angeles County Tuberculosis Control Program
Los Angeles County Department of Public Health
Los Angeles, California

Christopher R. Chapple, MD, FRCS (Urol)
Professor and Consultant Urologist
Department of Urology
The Royal Hallamshire Hospital
Sheffield Teaching Hospitals
Sheffield, South Yorkshire, United Kingdom

Mang L. Chen, MD
Assistant Professor
Department of Urology
University of Pittsburgh
Pittsburgh, Pennsylvania

Ronald C. Chen, MD, MPH
Associate Professor
Department of Radiation Oncology
University of North Carolina at Chapel Hill
Chapel Hill, North Carolina

Benjamin I. Chung, MD
Assistant Professor
Department of Urology
Stanford University School of Medicine
Stanford, California

Michael J. Conlin, MD, MCR
Associate Professor of Urology
Portland VA Medical Center
Portland, Oregon

Christopher S. Cooper, MD, FAAP, FACS
Professor
Department of Urology
University of Iowa;
Associate Dean, Student Affairs and Curriculum
University of Iowa Carver College of Medicine
Iowa City, Iowa

Raymond A. Costabile, MD
Jay Y. Gillenwater Professor of Urology
Department of Urology
University of Virginia
Charlottesville, Virginia

Paul L. Crispen, MD
Assistant Professor
Department of Urology
University of Florida
Gainesville, Florida

Juanita M. Crook, MD, FRCPC
Professor
Division of Radiation Oncology
University of British Columbia, Okanagan;
Radiation Oncologist
Center for the Southern Interior
British Columbia Cancer Agency
Kelowna, British Columbia, Canada

Douglas M. Dahl, MD, FACS
Associate Professor of Surgery
Harvard Medical School;
Chief, Division of Urologic Oncology
Department of Urology
Massachusetts General Hospital
Boston, Massachusetts

Marc Arnaldo Dall'Era, MD
Associate Professor
Department of Urology
University of California, Davis
Sacramento, California

Anthony V. D'Amico, MD, PhD
Eleanor Theresa Walters Distinguished Professor and Chief of Genitourinary Radiation Oncology
Department of Radiation Oncology
Brigham and Women's Hospital and Dana-Farber Cancer Institute
Boston, Massachusetts

Siamak Daneshmand, MD
Professor of Urology (Clinical Scholar)
Institute of Urology
University of Southern California
Los Angeles, California

Shubha De, MD, FRCPC
Assistant Professor
University of Alberta
Edmonton, Alberta, Canada

Jean J.M.C.H. de la Rosette, MD, PhD
Professor and Chairman
Department of Urology
AMC University Hospital
Amsterdam, Netherlands

Dirk J.M.K. De Ridder, MD, PhD
Professor
Department of Urology
University Hospitals KU Leuven
Leuven, Belgium

G. Joel DeCastro, MD, MPH
Assistant Professor of Urology
Department of Urology
New York-Presbyterian Hospital/Columbia University Medical Center
New York, New York

Michael C. Degen, MD, MA
Clinical Assistant
Department of Urology
Hackensack University Medical Center
Hackensack, New Jersey

Sevag Demirjian, MD
Assistant Professor
Cleveland Clinic Lerner College of Medicine
Department of Nephrology and Hypertension
Cleveland Clinic
Cleveland, Ohio

Francisco Tibor Dénes, MD, PhD
Associate Professor
Division of Urology
Chief, Pediatric Urology
University of São Paulo Medical School
Hospital das Clínicas
São Paulo, Brazil

John D. Denstedt, MD, FRCSC, FACS
Professor of Urology
Chairman of the Department of Surgery
Western University
London, Ontario, Canada

Theodore L. DeWeese, MD, MPH
Professor and Chair
Radiation Oncology and Molecular Radiation Sciences
Johns Hopkins University School of Medicine
Baltimore, Maryland

David Andrew Diamond, MD
Urologist-in-Chief
Department of Urology
Boston Children's Hospital;
Professor of Surgery (Urology)
Department of Surgery
Harvard Medical School
Boston, Massachusetts

Colin P.N. Dinney, MD
Chairman and Professor
Department of Urology
The University of Texas MD Anderson Cancer Center
Houston, Texas

Roger R. Dmochowski, MD, MMHC, FACS
Professor of Urology and Gynecology
Vanderbilt University Medical School
Nashville, Tennessee

Charles G. Drake, MD, PhD
Associate Professor of Oncology, Immunology, and Urology
James Buchanan Brady Urological Institute
Johns Hopkins University;
Attending Physician
Department of Oncology
Johns Hopkins Kimmel Cancer Center
Baltimore, Maryland

Marcus John Drake, DM, MA, FRCS (Urol)
Senior Lecturer in Urology
School of Clinical Sciences
University of Bristol;
Consultant Urologist
Bristol Urological Institute
Southmead Hospital
Bristol, United Kingdom

Brian D. Duty, MD
Assistant Professor of Urology
Oregon Health & Science University
Portland, Oregon

James A. Eastham, MD
Chief, Urology Service
Surgery
Memorial Sloan Kettering Cancer Center;
Professor
Department of Urology
Weill Cornell Medical Center
New York, New York

Louis Eichel, MD
Chief, Division of Urology
Rochester General Hospital;
Director, Minimally Invasive Surgery
Center for Urology
Rochester, New York

J. Francois Eid, MD
Attending Physician
Department of Urology
Lenox Hill Hospital
North Shore-LIJ Health System
New York, New York

Mario A. Eisenberger, MD
R. Dale Hughes Professor of Oncology and Urology
Sidney Kimmel Comprehensive Cancer Center;
Johns Hopkins University
Baltimore, Maryland

Mohamed Aly Elkoushy, MD, MSc, PhD
Associate Professor
Department of Urology
Faculty of Medicine
Suez Canal University
Ismailia, Egypt

Mark Emberton, MD, MBBS, FRCS (Urol), BSc
Dean, Faculty of Medical Sciences
University College London
Honorary Consultant Urological Surgeon
University College London Hospitals NHS Foundation Trust
London, United Kingdom

Jonathan I. Epstein, MD
Professor of Pathology, Urology, and Oncology
Reinhard Professor of Urological Pathology
Director of Surgical Pathology
Johns Hopkins Medical Institutions
Baltimore, Maryland

Carlos R. Estrada, Jr., MD
Associate Professor of Surgery
Harvard Medical School;
Director, Center for Spina Bifida and Spinal Cord Conditions
Co-Director, Urodynamics and Neuro-Urology
Boston Children's Hospital
Boston, Massachusetts

Michael N. Ferrandino, MD
Assistant Professor
Division of Urologic Surgery
Duke University Medical Center
Durham, North Carolina

Lynne R. Ferrari, MD
Associate Professor of Anesthesiology
Department of Anaesthesia
Harvard Medical School;
Medical Director, Perioperative Services and Operating Rooms
Chief, Division of Perioperative Anesthesia
Robert M. Smith Chair in Pediatric Anesthesia
Department of Anesthesiology, Perioperative and Pain Medicine
Boston Children's Hospital
Boston, Massachusetts

Fernando A. Ferrer, MD
Peter J. Deckers, MD, Endowed Chair of Pediatric Surgery
Surgeon-in-Chief
Director, Division of Urology
Connecticut Children's Medical Center
Hartford, Connecticut;
Vice Chair
Department of Surgery
Professor of Surgery, Pediatrics, and Cell Biology
University of Connecticut School of Medicine
Farmington, Connecticut

Richard S. Foster, MD
Professor
Department of Urology
Indiana University
Indianapolis, Indiana

Dominic Frimberger, MD
Professor of Urology
Department of Urology
University of Oklahoma
Oklahoma City, Oklahoma

Pat F. Fulgham, MD
Director of Surgical Oncology
Texas Health Presbyterian Dallas
Dallas, Texas

John P. Gearhart, MD
Professor of Pediatric Urology
Department of Urology
Johns Hopkins University School of Medicine
Baltimore, Maryland

Glenn S. Gerber, MD
Professor
Department of Surgery
University of Chicago Pritzker School of Medicine
Chicago, Illinois

Bruce R. Gilbert, MD, PhD
Professor of Urology
Hofstra North Shore-LIJ School of Medicine
New Hyde Park, New York

Scott M. Gilbert, MD
Associate Member
Department of Genitourinary Oncology
H. Lee Moffitt Cancer Center and Research Institute
Tampa, Florida

Timothy D. Gilligan, MD, MS
Associate Professor of Medicine
Department of Solid Tumor Oncology
Cleveland Clinic Lerner College of Medicine;
Co-Director, Center for Excellence in Healthcare Communication
Program Director, Hematology/Oncology Fellowship
Medical Director, Inpatient Solid Tumor Oncology
Taussig Cancer Institute
Cleveland Clinic
Cleveland, Ohio

David A. Goldfarb, MD
Professor of Surgery
Cleveland Clinic Lerner College of Medicine;
Surgical Director, Renal Transplant Program
Glickman Urological and Kidney Institute
Cleveland Clinic
Cleveland, Ohio

Irwin Goldstein, MD
Director of Sexual Medicine
Alvarado Hospital;
Clinical Professor of Surgery
University of California, San Diego;
Director, San Diego Sexual Medicine
San Diego, California

Marc Goldstein, MD, DSc (Hon), FACS
Matthew P. Hardy Distinguished Professor of Urology and Male Reproductive Medicine
Department of Urology and Institute for Reproductive Medicine
Weill Medical College of Cornell University;
Surgeon-in-Chief, Male Reproductive Medicine and Surgery
New York-Presbyterian Hospital/Weill Cornell Medical Center;
Adjunct Senior Scientist
Population Council
Center for Biomedical Research at Rockefeller University
New York, New York

Leonard G. Gomella, MD, FACS
Bernard Godwin Professor of Prostate Cancer and Chair
Department of Urology
Associate Director, Sidney Kimmel Cancer Center
Thomas Jefferson University
Philadelphia, Pennsylvania

Mark L. Gonzalgo, MD, PhD
Professor of Urology
University of Miami Miller School of Medicine
Miami, Florida

Tomas L. Griebling, MD, MPH
John P. Wolf 33-Degree Masonic Distinguished Professor of Urology
Department of Urology and the Landon Center on Aging
The University of Kansas
Kansas City, Kansas

Hans Albin Gritsch, MD
Surgical Director, Kidney Transplant
Department of Urology
University of California, Los Angeles
Los Angeles, California

Frederick A. Gulmi, MD
Chairman and Residency Program Director
Chief, Division of Minimally Invasive and Robotic Surgery
Department of Urology
Brookdale University Hospital and Medical Center
Brooklyn, New York;
Clinical Associate Professor of Urology
New York Medical College
Valhalla, New York

Khurshid A. Guru, MD
Robert P. Huben Endowed Professor of Urologic Oncology
Director, Robotic Surgery
Department of Urology
Roswell Park Cancer Institute
Buffalo, New York

Thomas J. Guzzo, MD, MPH
Associate Professor of Urology
Penn Medicine, Perelman School of Medicine
Division of Urology
Hospital of the University of Pennsylvania
University of Pennsylvania Health System
Philadelphia, Pennsylvania

Jennifer A. Hagerty, DO
Attending Physician
Surgery/Urology
Nemours/Alfred I. duPont Hospital for Children
Wilmington, Delaware;
Assistant Professor
Departments of Urology and Pediatrics
Sidney Kimmel Medical College of Thomas Jefferson University
Philadelphia, Pennsylvania

Ethan J. Halpern, MD, MSCE
Professor of Radiology and Urology
Department of Radiology
Thomas Jefferson University
Philadelphia, Pennsylvania

Misop Han, MD, MS
David Hall McConnell Associate Professor in Urology and Oncology
Johns Hopkins Medicine
Baltimore, Maryland

Philip M. Hanno, MD, MPH
Professor of Urology
Department of Surgery
University of Pennsylvania
Philadelphia, Pennsylvania

Hashim Hashim, MBBS, MRCS (Eng), MD, FEBU, FRCS (Urol)
Consultant Urological Surgeon and Director of the Urodynamics Unit
Continence and Urodynamics Unit
Bristol Urological Institute
Bristol, United Kingdom

Sender Herschorn, MD, FRCSC
Professor
Division of Urology
University of Toronto;
Urologist
Division of Urology
Sunnybrook Health Sciences Centre
Toronto, Ontario, Canada

Piet Hoebeke, MD, PhD
Full Professor
Ghent University;
Chief of Department of Urology and Pediatric Urology
Ghent University Hospital
Ghent, Belgium

David M. Hoenig, MD
Professor and Chief
LIJ Medical Center
The Arthur Smith Institute for Urology
North Shore-LIJ-Hofstra University
Lake Success, New York

Michael H. Hsieh, MD, PhD
Associate Professor
Departments of Urology (primary), Pediatrics (secondary), and Microbiology, Immunology, and Tropical Medicine (secondary)
George Washington University; Attending Physician
Division of Urology
Children's National Health System
Washington, DC;
Stirewalt Endowed Director
Biomedical Research Institute
Rockville, Maryland

Tung-Chin Hsieh, MD
Assistant Professor of Surgery
Department of Urology
University of California, San Diego
La Jolla, California

Douglas A. Husmann, MD
Professor
Department of Urology
Mayo Clinic
Rochester, Minnesota

Thomas W. Jarrett, MD
Professor and Chairman
Department of Urology
George Washington University
Washington, DC

J. Stephen Jones, MD, MBA, FACS
President, Regional Hospitals and Family Health Centers
Cleveland Clinic
Cleveland, Ohio

Gerald H. Jordan, MD, FACS, FAAP (Hon), FRCS (Hon)
Professor
Department of Urology
Eastern Virginia Medical School
Norfolk, Virginia

David B. Joseph, MD, FACS, FAAP
Chief of Pediatric Urology
Children's Hospital at Alabama;
Professor of Urology
Department of Urology
University of Alabama at Birmingham
Birmingham, Alabama

Martin Kaefer, MD
Professor
Department of Urology
Indiana University School of Medicine
Indianapolis, Indiana

Jose A. Karam, MD
Assistant Professor
Department of Urology
The University of Texas MD Anderson Cancer Center
Houston, Texas

Louis R. Kavoussi, MD, MBA
Waldbaum-Gardner Distinguished Professor of Urology
Department of Urology
Hofstra North Shore-LIJ School of Medicine
Hampstead, New York;
Chairman of Urology
The Arthur Smith Institute for Urology
Lake Success, New York

Parviz K. Kavoussi, MD, FACS
Reproductive Urologist
Austin Fertility & Reproductive Medicine;
Adjunct Assistant Professor
Neuroendocrinology and Motivation Laboratory
Department of Psychology
The University of Texas at Austin
Austin, Texas

Antoine E. Khoury, MD, FRCSC, FAAP
Walter R. Schmid Professor of Urology
University of California, Irvine;
Head of Pediatric Urology
CHOC Children's Urology Center
Children's Hospital of Orange County
Orange, California

Roger S. Kirby, MD, FRCS
Medical Director
The Prostate Center
London, United Kingdom

Eric A. Klein, MD
Chairman
Glickman Urological and Kidney Institute
Cleveland Clinic;
Professor of Surgery
Cleveland Clinic Lerner College of Medicine
Cleveland, Ohio.

David James Klumpp, PhD
Associate Professor
Department of Urology
Northwestern University Feinberg School of Medicine
Chicago, Illinois

Bodo E. Knudsen, MD, FRCSC
Associate Professor and Interim Chair, Clinical Operations
Department of Urology
Wexner Medical Center
The Ohio State University
Columbus, Ohio

Kathleen C. Kobashi, MD, FACS
Section Head
Urology and Renal Transplantation
Virginia Mason Medical Center
Seattle, Washington

Thomas F. Kolon, MD, MS
Associate Professor of Urology (Surgery)
Perelman School of Medicine
University of Pennsylvania;
Director, Pediatric Urology Fellowship Program
The Children's Hospital of Philadelphia
Philadelphia, Pennsylvania

Bridget F. Koontz, MD
Butler-Harris Assistant Professor
Department of Radiation Oncology
Duke University Medical Center
Durham, North Carolina

Martin Allan Koyle, MD, FAAP, FACS, FRCSC, FRCS (Eng)
Division Head, Pediatric Urology
Women's Auxiliary Chair in Urology and Regenerative Medicine
Hospital for Sick Children;
Professor
Department of Surgery
Division of Urology
Institute of Health Policy, Management and Evaluation
University of Toronto
Toronto, Ontario, Canada

Amy E. Krambeck, MD
Associate Professor
Department of Urology
Mayo Clinic
Rochester, Minnesota

Ryan M. Krlin, MD
Assistant Professor of Urology
Department of Urology
Louisiana State University Health Science Center
New Orleans, Louisiana

Bradley P. Kropp, MD, FAAP, FACS
Professor of Pediatric Urology
Department of Urology
University of Oklahoma Health Sciences Center
Oklahoma City, Oklahoma

Alexander Kutikov, MD, FACS
Associate Professor of Urologic Oncology
Department of Surgery
Fox Chase Cancer Center
Philadelphia, Pennsylvania

Jaime Landman, MD
Professor of Urology and Radiology
Chairman, Department of Urology
University of California, Irvine
Orange, California

Brian R. Lane, MD, PhD
Betz Family Endowed Chair for Cancer Research
Spectrum Health Regional Cancer Center;
Chief of Urology
Spectrum Health Medical Group;
Associate Professor of Surgery
Michigan State University;
Grand Rapids, Michigan

Stephen Larsen, MD
Chief Resident
Department of Urology
Rush University Medical Center
Chicago, Illinois

David A. Leavitt, MD
Assistant Professor
Vattikuti Urology Institute
Henry Ford Health System
Detroit, Michigan

Eugene Kang Lee, MD
Assistant Professor
Department of Urology
University of Kansas Medical Center
Kansas City, Kansas

Richard S. Lee, MD
Assistant Professor of Surgery (Urology)
Harvard Medical School;
Department of Urology
Boston Children's Hospital
Boston, Massachusetts

W. Robert Lee, MD, MEd, MS
Professor
Department of Radiation Oncology
Duke University School of Medicine
Durham, North Carolina

Dan Leibovici, MD
Chairman of Urology
Kaplan Hospital
Rehovot, Israel

Gary E. Lemack, MD
Professor of Urology and Neurology
Department of Urology
University of Texas Southwestern Medical Center
Dallas, Texas

Herbert Lepor, MD
Professor and Martin Spatz Chairman
Department of Urology
NYU Langone Medical Center
New York, New York

Laurence A. Levine, MD, FACS
Professor
Department of Urology
Rush University Medical Center
Chicago, Illinois

Sey Kiat Lim, MBBS, MRCS (Edinburgh), MMed (Surgery), FAMS (Urology)
Consultant
Department of Urology
Changi General Hospital
Singapore

W. Marston Linehan, MD
Chief, Urologic Oncology Branch
Physician-in-Chief, Urologic Surgery
National Cancer Institute
National Institutes of Health Clinical Center
Bethesda, Maryland

James E. Lingeman, MD
Professor
Department of Urology
Indiana University School of Medicine
Indianapolis, Indiana

Richard Edward Link, MD, PhD
Associate Professor of Urology
Director, Division of Endourology and Minimally Invasive Surgery
Scott Department of Urology
Baylor College of Medicine
Houston, Texas

Michael E. Lipkin, MD
Associate Professor
Division of Urologic Surgery
Duke University Medical Center
Durham, North Carolina

Mark S. Litwin, MD, MPH
The Fran and Ray Stark Foundation Chair in Urology
Professor of Urology and Health Policy & Management
David Geffen School of Medicine at UCLA
UCLA Fielding School of Public Health
Los Angeles, California

Stacy Loeb, MD, MSc
Assistant Professor
Urology, Population Health, and Laura and Isaac Perlmutter Cancer Center
New York University and Manhattan Veterans Affairs
New York, New York

Armando J. Lorenzo, MD, MSc, FRCSC, FAAP, FACS
Staff Paediatric Urologist
Hospital for Sick Children
Associate Scientist
Research Institute, Child Health Evaluative Sciences;
Associate Professor
Department of Surgery
Division of Urology
University of Toronto
Toronto, Ontario, Canada

Yair Lotan, MD
Professor
Department of Urology
University of Texas Southwestern Medical Center
Dallas, Texas

Tom F. Lue, MD, ScD (Hon), FACS
Professor
Department of Urology
University of California, San Francisco
San Francisco, California

Dawn Lee MacLellan, MD, FRCSC
Associate Professor
Departments of Urology and Pathology
Dalhousie University
Halifax, Nova Scotia, Canada

Vitaly Margulis, MD
Associate Professor
Department of Urology
University of Texas Southwestern Medical Center
Dallas, Texas

Stephen David Marshall, MD
Chief Resident
Department of Urology
SUNY Downstate College of Medicine
Brooklyn, New York

Aaron D. Martin, MD, MPH
Assistant Professor
Department of Urology
Louisiana State University Health Sciences Center;
Pediatric Urology
Children's Hospital New Orleans
New Orleans, Louisiana

Darryl T. Martin, PhD
Associate Research Scientist
Department of Urology
Yale University School of Medicine
New Haven, Connecticut

Neil Martin, MD, MPH
Assistant Professor
Department of Radiation Oncology
Brigham and Women's Hospital and Dana-Farber Cancer Institute
Boston, Massachusetts

Timothy A. Masterson, MD
Associate Professor
Department of Urology
Indiana University Medical Center
Indianapolis, Indiana

Ranjiv Mathews, MD
Professor of Urology and Pediatrics
Director of Pediatric Urology
Southern Illinois University School of Medicine
Springfield, Illinois

Surena F. Matin, MD
Professor
Department of Urology;
Medical Director
Minimally Invasive New Technology in Oncologic Surgery (MINTOS)
The University of Texas MD Anderson Cancer Center
Houston, Texas

Brian R. Matlaga, MD, MPH
Professor
James Buchanan Brady Urological Institute
Johns Hopkins Medical Institutions
Baltimore, Maryland

Richard S. Matulewicz, MS, MD
Department of Urology
Northwestern University Feinberg School of Medicine
Chicago, Illinois

Kurt A. McCammon, MD, FACS
Devine Chair in Genitourinary Reconstructive Surgery
Chairman and Program Director
Professor
Department of Urology
Eastern Virginia Medical School;
Sentara Norfolk General Hospital
Urology
Norfolk, Virginia;
Devine-Jordan Center for Reconstructive Surgery and Pelvic Health
Urology of Virginia, PLLC
Virginia Beach, Virginia

James M. McKiernan, MD
Chairman
Department of Urology
New York-Presbyterian Hospital/Columbia University Medical Center
New York, New York

Alan W. McMahon, MD
Associate Professor
Department of Medicine
University of Alberta
Edmonton, Alberta, Canada

Chris G. McMahon, MBBS, FAChSHM
Director, Australian Centre for Sexual Health
Sydney, New South Wales, Australia

Thomas A. McNicholas, MB, BS, FRCS, FEBU
Consultant Urologist and Visiting Professor
Department of Urology
Lister Hospital and University of Hertfordshire
Stevenage, United Kingdom

Kevin T. McVary, MD, FACS
Professor and Chairman, Division of Urology
Department of Surgery
Southern Illinois University School of Medicine
Springfield, Illinois

Alan K. Meeker, PhD
Assistant Professor of Pathology
Assistant Professor of Urology
Assistant Professor of Oncology
Johns Hopkins University School of Medicine
Baltimore, Maryland

Kirstan K. Meldrum, MD
Chief, Division of Pediatric Urology
Professor of Surgery
Michigan State University
Helen DeVos Children's Hospital
Grand Rapids, Michigan

Cathy Mendelsohn, PhD
Professor
Departments of Urology, Pathology, and Genetics & Development
Columbia University College of Physicians and Surgeons
New York, New York

Maxwell V. Meng, MD
Professor
Chief, Urologic Oncology
Department of Urology
University of California, San Francisco
San Francisco, California

Jayadev Reddy Mettu, MD, MBBS
Department of Urology
Wake Forest School of Medicine
Winston-Salem, North Carolina

Alireza Moinzadeh, MD
Director of Robotic Surgery
Institute of Urology
Lahey Hospital & Medical Center
Burlington, Massachusetts;
Assistant Professor
Department of Urology
Tufts University School of Medicine
Boston, Massachusetts

Manoj Monga, MD, FACS
Director, Stevan B. Streem Center for Endourology and Stone Disease
Glickman Urological and Kidney Institute
Cleveland Clinic
Cleveland, Ohio

Allen F. Morey, MD, FACS
Professor
Department of Urology
University of Texas Southwestern Medical Center
Dallas, Texas

Todd M. Morgan, MD
Assistant Professor
Department of Urology
University of Michigan
Ann Arbor, Michigan

Ravi Munver, MD, FACS
Vice Chairman
Chief of Minimally Invasive and Robotic Urologic Surgery
Department of Urology
Hackensack University Medical Center
Hackensack, New Jersey;
Associate Professor of Surgery (Urology)
Department of Surgery
Division of Urology
Rutgers New Jersey Medical School
Newark, New Jersey

Stephen Y. Nakada, MD, FACS
Professor and Chairman
The David T. Uehling Chair of Urology
Department of Urology
University of Wisconsin School of Medicine and Public Health;
Chief of Service
Department of Urology
University of Wisconsin Hospital and Clinics
Madison, Wisconsin

Leah Yukie Nakamura, MD
Associate in Urology
Orange County Urology Associates
Laguna Hills, California

Neema Navai, MD
Assistant Professor
Department of Urology
The University of Texas MD Anderson Cancer Center
Houston, Texas

Joel B. Nelson, MD
Frederic N. Schwentker Professor and Chairman
Department of Urology
University of Pittsburgh School of Medicine
Pittsburgh, Pennsylvania

Diane K. Newman, DNP, ANP-BC, FAAN
Adjunct Associate Professor of Urology in Surgery
Division of Urology
Research Investigator Senior
Perelman School of Medicine
University of Pennsylvania;
Co-Director, Penn Center for Continence and Pelvic Health
Division of Urology
Penn Medicine
Philadelphia, Pennsylvania

Paul L. Nguyen, MD
Associate Professor
Department of Radiation Oncology
Harvard Medical School;
Director of Prostate Brachytherapy
Department of Radiation Oncology
Brigham and Women's Hospital and Dana-Farber Cancer Institute
Boston, Massachusetts

J. Curtis Nickel, MD, FRCSC
Professor and Canada Research Chair
Department of Urology
Queen's University
Kingston, Ontario, Canada

Craig Stuart Niederberger, MD, FACS
Clarence C. Saelhof Professor and Head
Department of Urology
University of Illinois at Chicago College of Medicine
Professor of Bioengineering
University of Illinois at Chicago College of Engineering
Chicago, Illinois

Victor W. Nitti, MD
Professor
Urology and Obstetrics & Gynecology
NYU Langone Medical Center
New York, New York

Victoria F. Norwood, MD
Robert J. Roberts Professor of Pediatrics
Chief of Pediatric Nephrology
Department of Pediatrics
University of Virginia
Charlottesville, Virginia

L. Henning Olsen, MD, DMSc, FEAPU, FEBU
Professor
Department of Urology & Institute of Clinical Medicine
Section of Pediatric Urology
Aarhus University Hospital & Aarhus University
Aarhus, Denmark

Aria F. Olumi, MD
Associate Professor of Surgery/Urology
Department of Urology
Massachusetts General Hospital/Harvard Medical School
Boston, Massachusetts

Michael Ordon, MD, MSc, FRCSC
Assistant Professor
Division of Urology
University of Toronto
Toronto, Ontario, Canada

David James Osborn, MD
Assistant Professor
Division of Urology
Walter Reed National Military Medical Center
Uniformed Services University
Bethesda, Maryland

Nadir I. Osman, PhD, MRCS
Department of Urology
The Royal Hallmashire Hospital Sheffield Teaching Hospitals
Sheffield, South Yorkshire, United Kingdom

Michael C. Ost, MD
Associate Professor and Vice Chairman
Department of Urology
University of Pittsburgh Medical Center;
Chief, Division of Pediatric Urology
Children's Hospital of Pittsburgh at the University of Pittsburgh Medical Center
Pittsburgh, Pennsylvania

Lance C. Pagliaro, MD
Professor
Department of Genitourinary Medical Oncology
The University of Texas MD Anderson Cancer Center
Houston, Texas

Colaboradores xxiii

Ganesh S. Palapattu, MD
Chief of Urologic Oncology
Associate Professor
Department of Urology
University of Michigan
Ann Arbor, Michigan

Drew A. Palmer, MD
Institute of Urology
Lahey Hospital & Medical Center
Burlington, Massachusetts;
Clinical Associate
Tufts University School of Medicine
Boston, Massachusetts

Jeffrey S. Palmer, MD, FACS, FAAP
Director
Pediatric and Adolescent Urology Institute
Cleveland, Ohio

Lane S. Palmer, MD, FACS, FAAP
Professor and Chief
Pediatric Urology
Cohen Children's Medical Center of New York/Hofstra North Shore-LIJ School of Medicine
Long Island, New York

John M. Park, MD
Cheng Yang Chang Professor of Pediatric Urology
Department of Urology
University of Michigan Medical School
Ann Arbor, Michigan

J. Kellogg Parsons, MD, MHS, FACS
Associate Professor
Department of Urology
Moores Comprehensive Cancer Center
University of California, San Diego
La Jolla, California

Alan W. Partin, MD, PhD
Professor and Director of Urology
Department of Urology
Johns Hopkins School of Medicine
Baltimore, Maryland

Margaret S. Pearle, MD, PhD
Professor
Departments of Urology and Internal Medicine
University of Texas Southwestern Medical Center
Dallas, Texas

Craig A. Peters, MD
Professor of Urology
University of Texas Southwestern Medical Center;
Chief, Section of Pediatric Urology
Children's Health System
Dallas, Texas

Andrew Peterson, MD, FACS
Associate Professor
Urology Residency Program Director
Surgery
Duke University
Durham, North Carolina

Curtis A. Pettaway, MD
Professor
Department of Urology
The University of Texas MD Anderson Cancer Center
Houston, Texas

Louis L. Pisters, MD
Professor
Department of Urology
The University of Texas MD Anderson Cancer Center
Houston, Texas

Emilio D. Poggio, MD
Associate Professor of Medicine
Cleveland Clinic Learner College of Medicine;
Medical Director, Kidney and Pancreas Transplant Program
Department of Nephrology and Hypertension
Cleveland Clinic
Cleveland, Ohio

Hans G. Pohl, MD, FAAP
Associate Professor of Urology and Pediatrics
Children's National Medical Center
Washington, DC

Michel Arthur Pontari, MD
Professor
Department of Urology
Temple University School of Medicine
Philadelphia, Pennsylvania

John C. Pope, IV, MD
Professor
Departments of Urologic Surgery and Pediatrics
Vanderbilt University Medical Center
Nashville, Tennessee

Glenn M. Preminger, MD
Professor and Chief
Division of Urology
Duke University Medical Center
Durham, North Carolina

Mark A. Preston, MD, MPH
Instructor in Surgery
Division of Urology
Brigham and Women's Hospital/Harvard Medical School
Boston, Massachusetts

Raymond R. Rackley, MD
Professor of Surgery
Glickman Urological and Kidney Institute
Cleveland Clinic
Cleveland, Ohio

Soroush Rais-Bahrami, MD
Assistant Professor of Urology and Radiology
Department of Urology
University of Alabama at Birmingham
Birmingham, Alabama

Jay D. Raman, MD
Associate Professor
Surgery (Urology)
Penn State Milton S. Hershey Medical Center
Hershey, Pennsylvania

Art R. Rastinehad, DO
Director of Interventional Urologic Oncology
Assistant Professor of Radiology and Urology
The Arthur Smith Institute for Urology and Interventional Radiology
Hofstra North Shore-LIJ School of Medicine
New York, New York

Yazan F.H. Rawashdeh, MD, PhD, FEAPU
Consultant Pediatric Urologist
Department of Urology
Section of Pediatric Urology
Aarhus University Hospital
Aarhus, Denmark

Shlomo Raz, MD
Professor of Urology
Department of Urology
Division of Pelvic Medicine and Reconstructive Surgery
UCLA School of Medicine
Los Angeles, California

Ira W. Reiser, MD
Clinical Associate Professor of Medicine
State University of New York Health Science Center at Brooklyn;
Attending Physician and Chairman Emeritus
Department of Medicine
Division of Nephrology and Hypertension
Brookdale University Hospital and Medical Center
Brooklyn, New York

W. Stuart Reynolds, MD, MPH
Assistant Professor
Department of Urologic Surgery
Vanderbilt University
Nashville, Tennessee

Koon Ho Rha, MD, PhD, FACS
Professor
Department of Urology
Urological Science Institute
Yonsei University College of Medicine
Seoul, South Korea

Kevin R. Rice, MD
Urologic Oncologist
Urology Service, Department of Surgery
Walter Reed National Military Medical Center
Bethesda, Maryland

Lee Richstone, MD
System Vice Chairman
Department of Urology
Associate Professor
Hofstra North Shore-LIJ School of Medicine
Lake Success, New York; Chief Urology
The North Shore University Hospital
Manhasset, New York

Richard C. Rink, MD, FAAP, FACS
Robert A. Garret Professor
Pediatric Urology
Riley Hospital for Children
Indiana University School of Medicine;
Faculty
Pediatric Urology
Peyton Manning Children's Hospital at St.
Vincent
Indianapolis, Indiana

Michael L. Ritchey, MD
Professor
Department of Urology
Mayo Clinic College of Medicine
Phoenix, Arizona

Larissa V. Rodriguez, MD
Professor
Vice Chair, Academics
Director, Female Pelvic Medicine and Reconstructive Surgery (FPMRS)
Director, FPMRS Fellowship
University of Southern California Institute of Urology
Beverly Hills, California

Ronald Rodriguez, MD, PhD
Professor and Chairman
Department of Urology
University of Texas Health Science Center at San Antonio
San Antonio, Texas;
Adjunct Professor
Department of Urology
Johns Hopkins University School of Medicine
Baltimore, Maryland

Claus G. Roehrborn, MD
Professor and Chairman
Department of Urology
University of Texas Southwestern Medical Center
Dallas, Texas

Lisa Rogo-Gupta, MD
Assistant Professor
Urogynecology and Pelvic Reconstructive Surgery
Urology
Stanford University
Palo Alto, California

Theodore Rosen, MD
Professor of Dermatology
Baylor College of Medicine;
Chief of Dermatology
Department of Medicine
Michael E. DeBakey VA Medical Center
Houston, Texas

Ashley Evan Ross, MD, PhD
Assistant Professor of Urology, Oncology, and Pathology
James Buchanan Brady Urological Institute
Johns Hopkins Medicine
Baltimore, Maryland

Eric S. Rovner, MD
Professor of Urology
Department of Urology
Medical University of South Carolina
Charleston, South Carolina

Richard A. Santucci, MD, FACS
Specialist-in-Chief
Department of Urology
Detroit Medical Center;
Clinical Professor
Department of Osteopathic Surgical Specialties
Michigan State College of Osteopathic Medicine
Detroit, Michigan

Anthony J. Schaeffer, MD
Herman L. Kretschmer Professor of Urology
Department of Urology
Northwestern University Feinberg School of Medicine
Chicago, Illinois

Edward M. Schaeffer, MD, PhD
Associate Professor of Urology and Oncology
Johns Hopkins Medicine
Baltimore, Maryland

Douglas S. Scherr, MD
Associate Professor of Urology
Clinical Director of Urologic Oncology
Department of Urology
Weill Medical College of Cornell University
New York, New York

Francis X. Schneck, MD
Associate Professor of Urology
Division of Pediatric Urology
Children's Hospital of Pittsburgh at the University of Pittsburgh Medical Center
Pittsburgh, Pennsylvania

Michael J. Schwartz, MD, FACS
Assistant Professor of Urology
Hofstra North Shore-LIJ School of Medicine
New Hyde Park, New York

Karen S. Sfanos, PhD
Assistant Professor of Pathology
Assistant Professor of Oncology
Johns Hopkins University School of Medicine
Baltimore, Maryland

Robert C. Shamberger, MD
Chief of Surgery
Department of Surgery
Boston Children's Hospital;
Robert E. Gross Professor of Surgery
Department of Surgery
Harvard Medical School
Boston, Massachusetts

Ellen Shapiro, MD
Professor of Urology
Director, Pediatric Urology
Department of Urology
New York University School of Medicine
New York, New York

David S. Sharp, MD
Assistant Professor
Department of Urology
Ohio State University Wexner Medical Center
Columbus, Ohio

Alan W. Shindel, MD, MAS
Associate Professor
Department of Urology
University of California, Davis
Sacramento, California

Daniel A. Shoskes, MD, MSc, FRCSC
Professor of Surgery (Urology)
Glickman Urological and Kidney Institute
Department of Urology
Cleveland Clinic
Cleveland, Ohio

Aseem Ravindra Shukla, MD
Director of Minimally Invasive Surgery
Pediatric Urology
The Children's Hospital of Philadelphia
Philadelphia, Pennsylvania

Eila C. Skinner, MD
Professor and Chair
Department of Urology
Stanford University
Stanford, California

Ariana L. Smith, MD
Associate Professor of Urology
Penn Medicine, Perelman School of Medicine
Division of Urology
Hospital of the University of Pennsylvania
University of Pennsylvania Health System
Philadelphia, Pennsylvania

Armine K. Smith, MD
Assistant Professor of Urology and Director of Urologic Oncology at Sibley Hospital
James Buchanan Brady Urological Institute
Johns Hopkins University;
Assistant Professor of Urology
Department of Urology
George Washington University
Washington, DC

Joseph A. Smith, Jr., MD
William L. Bray Professor of Urology
Department of Urologic Surgery
Vanderbilt University School of Medicine
Nashville, Tennessee

Warren T. Snodgrass, MD
Co-Director, PARC Urology
Dallas, Texas

Graham Sommer, MD
Professor of Radiology
Division of Diagnostic Radiology
Stanford University School of Medicine
Stanford, California

Rene Sotelo, MD
Chairman, Department of Urology
Minimally Invasive and Robotic Surgery Center
Instituto Médico La Floresta
Caracas, Miranda, Venezuela

Mark J. Speakman, MBBS, MS, FRCS
Consultant Urological Surgeon
Department of Urology
Musgrove Park Hospital;
Consultant Urologist
Nuffield Hospital
Taunton, Somerset, United Kingdom

Philippe E. Spiess, MD, MS, FRCS(C)
Associate Member
Department of Genitourinary Oncology
Moffitt Cancer Center;
Associate Professor
Department of Urology
University of South Florida
Tampa, Florida

Samuel Spitalewitz, MD
Associate Professor of Clinical Medicine
State University of New York Health Science Center at Brooklyn;
Attending Physician
Division of Nephrology and Hypertension
Supervising Physician of Nephrology and Hypertension, Outpatient Services
Brookdale University Hospital and Medical Center
Brooklyn, New York

Ramaprasad Srinivasan, MD, PhD
Head, Molecular Cancer Section
Urologic Oncology Branch
Center for Cancer Research
National Cancer Institute
National Institutes of Health
Bethesda, Maryland

Joph Steckel, MD, FACS
Department of Urology
North Shore-LIJ Health System
New Hyde Park, New York;
Vice Chairman, Department of Urology
North Shore University Hospital
Manhasset, New York

Andrew J. Stephenson, MD, MBA, FACS, FRCS(C)
Associate Professor of Surgery
Department of Urology
Cleveland Clinic Lerner College of Medicine
Case Western Reserve University;
Director, Urologic Oncology
Glickman Urological and Kidney Institute
Cleveland Clinic
Cleveland, Ohio

Julie N. Stewart, MD
Assistant Professor
Department of Urology
Houston Methodist Hospital
Houston, Texas

Douglas W. Storm, MD, FAAP
Assistant Professor
Department of Urology
University of Iowa Hospitals and Clinics
Iowa City, Iowa

Li-Ming Su, MD
David A. Cofrin Professor of Urology
Chief, Division of Robotic and Minimally Invasive Urologic Surgery
Department of Urology
University of Florida College of Medicine
Gainesville, Florida

Thomas Tailly, MD, MSc
Fellow in Endourology
Department of Surgery
Division of Urology
Schulich School of Medicine and Dentistry
Western University
London, Ontario, Canada

Shpetim Telegrafi, MD
Associate Professor (Research) of Urology
Senior Research Scientist
Director, Diagnostic Ultrasound
Department of Urology
New York University School of Medicine
New York, New York

John C. Thomas, MD, FAAP, FACS
Associate Professor of Urologic Surgery
Department of Urology
Division of Pediatric Urology
Monroe Carell Jr. Children's Hospital at Vanderbilt
Nashville, Tennessee

J. Brantley Thrasher, MD
Professor and William L. Valk Chair of Urology
Department of Urology
University of Kansas Medical Center
Kansas City, Kansas

Edouard J. Trabulsi, MD, FACS
Associate Professor
Department of Urology
Kimmel Cancer Center
Thomas Jefferson University
Philadelphia, Pennsylvania

Chad R. Tracy, MD
Assistant Professor
Department of Urology
University of Iowa
Iowa City, Iowa

Paul J. Turek, MD, FACS, FRSM
Director, the Turek Clinic
Beverly Hills and San Francisco, California

Robert G. Uzzo, MD, FACS
Chairman
G. Willing "Wing" Pepper Professor of Cancer Research
Department of Surgery
Deputy Chief Clinical Officer
Fox Chase Cancer Center
Philadelphia, Pennsylvania

Sandip P. Vasavada, MD
Professor of Surgery (Urology)
Glickman Urological and Kidney Institute
Cleveland Clinic
Cleveland, Ohio

David J. Vaughn, MD
Professor of Medicine
Division of Hematology/Oncology
Department of Medicine
Abramson Cancer Center at the University of Pennsylvania
Philadelphia, Pennsylvania

Manish A. Vira, MD
Assistant Professor of Urology
Vice Chair for Urologic Research
The Arthur Smith Institute for Urology
Hofstra North Shore-LIJ School of Medicine
Lake Success, New York

Gino J. Vricella, MD
Assistant Professor of Urologic Surgery
Urology Division
Washington University School of Medicine in St. Louis
St. Louis, Missouri

John T. Wei, MD, MS
Professor
Department of Urology
University of Michigan
Ann Arbor, Michigan

Alan J. Wein, MD, PhD (Hon), FACS
Founders Professor of Urology
Division of Urology
Penn Medicine, Perelman School of Medicine;
Chief of Urology
Division of Urology
Penn Medicine, Hospital of the University of Pennsylvania;
Program Director, Residency in Urology
Division of Urology
Penn Medicine, University of Pennsylvania Health System
Philadelphia, Pennsylvania

Jeffrey Paul Weiss, MD
Professor and Chair
Department of Urology
SUNY Downstate College of Medicine
Brooklyn, New York

Robert M. Weiss, MD
Donald Guthrie Professor of Surgery/Urology
Department of Urology
Yale University School of Medicine
New Haven, Connecticut

Charles Welliver, MD
Assistant Professor of Surgery
Division of Urology
Albany Medical College
Albany, New York

Hunter Wessells, MD, FACS
Professor and Nelson Chair
Department of Urology
University of Washington
Seattle, Washington

J. Christian Winters, MD, FACS
Professor and Chairman
Department of Urology
Louisiana State University Health Sciences Center
New Orleans, Louisiana

J. Stuart Wolf, Jr., MD, FACS
David A. Bloom Professor of Urology
Associate Chair for Urologic Surgical Services
Department of Urology
University of Michigan
Ann Arbor, Michigan

Christopher G. Wood, MD
Professor and Deputy Chairman
Douglas E. Johnson, M.D. Endowed Professorship in Urology
Department of Urology
The University of Texas MD Anderson Cancer Center
Houston, Texas

David P. Wood, Jr., MD
Chief Medical Officer
Beaumont Health;
Professor of Urology
Department of Urology
Oakland University William Beaumont School of Medicine
Royal Oak, Michigan

Christopher R.J. Woodhouse, MB, FRCS, FEBU
Emeritus Professor
Adolescent Urology
University College
London, United Kingdom

Stephen Shei-Dei Yang, MD, PhD
Professor
Department of Urology
Buddhist Tzu Chi University
Hualien, Taiwan;
Chief of Surgery
Taipei Tzu Chi Hospital
New Taipei, Taiwan

Jennifer K. Yates, MD
Assistant Professor
Department of Urology
University of Massachusetts Medical School
Worcester, Massachusetts

Chung Kwong Yeung, MBBS, MD, PhD, FRCS, FRACS, FACS
Honorary Clinical Professor in Pediatric Surgery and Pediatric Urology
Department of Surgery
University of Hong Kong;
Chief of Pediatric Surgery and Pediatric Urology
Union Hospital
Hong Kong, China

Richard Nithiphaisal Yu, MD, PhD
Instructor in Surgery
Harvard Medical School;
Associate in Urology
Department of Urology
Boston Children's Hospital
Boston, Massachusetts

Lee C. Zhao, MD, MS
Assistant Professor
Department of Urology
New York University
New York, New York

Jack M. Zuckerman, MD
Fellow in Reconstructive Surgery
Department of Urology
Eastern Virginia Medical School
Norfolk, Virginia

PREFÁCIO

Desde que foi publicada pela primeira vez em 1954, Urologia de Campbell-Walsh, (anteriormente, Urologia) tem sido o padrão-ouro para uma revisão abrangente da nossa especialidade. Estamos orgulhosos e temos o prazer de apresentar a 11ª edição deste texto como um sucessor digno para as 10 edições que a precederam. Os quatro volumes permanecem essencialmente uma série de minicompêndios sobre cada assunto principal em Urologia. Há mudanças significativas na organização, no conteúdo e na autoria desta edição, e estas refletem a natureza de constante mudança da nossa área e, para muitos, a passagem de bastão de uma geração para a seguinte. Vinte e dois capítulos totalmente novos foram adicionados, juntamente com 61 novos primeiros autores. Todos os outros capítulos foram revisados, diretrizes novas e revisadas foram incorporadas, e o formato já bem aceito com o uso extensivo do negrito, boxes de pontos-chave e algoritmos foi mantido. O domínio da 11ª edição inclui a impressão e acesso ao texto on-line completo em inglês através do site www.expertconsult.com. A versão on-line da 11ª edição terão atualizações adicionadas por líderes de opinião periodicamente para refletir mudanças e controvérsias importantes na urologia.

As alterações do conteúdo incluem reestruturação do capítulo sobre princípios básicos dos exames radiológicos em urologia adulta, um novo capítulo de imagem na urologia pediátrica e novos capítulos separados sobre cirurgia, radiografia e anatomia endoscópica do sistema reprodutor masculino, retroperitônio, rins e ureter, adrenais e da pelve feminina e masculina. O capítulo sobre a deficiência androgênica foi ampliado para abranger a saúde integrada dos homens, incluindo os riscos cardiovasculares e síndrome metabólica. Há capítulos adicionados totalmente novos sobre as modalidades básicas de energia na cirurgia urológica, conduta na hemorragia do trato urinário, estratégias para a abordagem médica de cálculos do trato urinário superior, dissecção de linfonodos inguinais, visão geral da avaliação e manejo da incontinência urinária em homens, disfunção do detrusor, complicações relacionadas com a utilização de tela no tratamento de incontinência urinária e do prolapso e a sua reparação e derivação urinária minimamente invasiva. Além disso, no volume de Urologia pediátrica foram adicionados capítulos totalmente novos sobre os princípios da cirurgia laparoscópica e robótica, desordens funcionais do trato urinário inferior, tratamento dos distúrbios de defecação e de urologia de transição e do adolescente. Conteúdo totalmente novo foi introduzido nos capítulos existentes sobre infecções sexualmente transmissíveis, tuberculose e outras infecções oportunistas, conceitos básicos de infertilidade masculina, transtornos do orgasmo masculino e ejaculação, cirurgia para a disfunção erétil, doença de *Peyronie*, função e disfunção sexual feminina, hipertensão renovascular e neuropatia isquêmica, transplante renal e manejo não médico de cálculos do trato urinário superior. Dentro da seção de transporte, armazenamento e esvaziamento urinário, foi fornecido para os capítulos sobre fisiologia e farmacologia da bexiga e da uretra, epidemiologia e fisiopatologia da incontinência urinária e prolapso pélvico, noctúria, tratamento conservador da incontinência urinária, fístulas urinárias, disfunção do trato urinário inferior geriátrico e incontinência e terapias adicionais para armazenamento e insuficiência de esvaziamento. Refletindo as mais recentes mudanças na área, o capítulo sobre abordagem minimamente invasiva e endoscópica da hiperplasia benigna da próstata foi totalmente refeito. Na área de câncer, muitos capítulos foram totalmente reescritos para refletir os dados e pensamentos contemporâneos: *Basic Principles of Immunology and Immunotherapy in Urologic Oncology*, Neoplasias do Testículo, *Retroperitoneal Tumors, Open Surgery of the Kidney, Nonsurgical Focal Therapy for Renal Tumors*, Cirurgia das Glândulas Adrenais, *Management of Metastatic and Invasive Bladder Cancer*, Cirurgia Transuretral e Aberta para o Câncer de Bexiga, Biópsia Prostática: Técnicas e Imagens (incluindo técnicas de fusão), *Diagnosis and Staging of Prostate Cancer*, Vigilância Ativa no Câncer de Próstata, Terapia Focal para o Câncer de Próstata, Radioterapia para o Câncer de Próstata, *Management of Biochemical Recurrence after Definitive Therapy for Prostate Cancer* e Tumores da Uretra. No volume pediátrico, uma série de capítulos existentes foi totalmente reescrita, tais como: *Disorders of Renal Functional Development in Children*, Infecção e Inflamação do Trato Geniturinário Pediátrico, Cirurgia do Ureter em Crianças, Válvulas de Uretra Posterior e capítulos separados sobre *Management of Abnormalities of the External Genitalia in boys and girls*.

Nós, editores, somos gratos pelo apoio da Elsevier, e temos agradecimentos especiais à nossa extraordinária equipe editorial e de apoio: Charlotta Kryhl e Stefanie Jewel-Thomas (Estrategistas Sêniors de Conteúdo), Dee Simpson (Especialista Sênior de Desenvolvimento de Conteúdo) e Kristine Feeherty (Especialista em Produção Editorial). Sem o seu conhecimento, paciência e gentil empurrão, esta edição não teria sido trazida para impressão em tempo.

Esperamos que sua experiência ao ler esta 11ª edição do manual padrão-ouro da Urologia seja tão agradável quanto a nossa em vê-lo se desenvolver.

Alan J. Wein, MD, PhD (Hon), FACS
Para os editores Louis R. Kavoussi, MD, MBA
Alan W. Partin, MD, PhD y Craig A. Peters, MD

SUMÁRIO

Capítulos indicados pelo ícone do mouse estão exclusivamente on-line em inglês

VOLUME 1

PARTE I Tomada de Decisão Clínica

1. Avaliação do Paciente Urológico: História, Exame Físico e Urinálise, 1
   Glenn S. Gerber, MD e Charles B. Brendler, MD

2. Imagem do Trato Urinário: Princípios Básicos da Tomografia Computadorizada, Imagem de Ressonância Magnética e Radiografia Simples, 26
   Jay T. Bishoff, MD, FACS e Art R. Rastinehad, DO

3. Imagem do Trato Urinário: Princípios Básicos da Ultrassonografia Urológica, 63
   Bruce R. Gilbert, MD, PhD e Pat. F. Fulgham, MD

4. Outcomes Research, 85
   Mark S. Litwin, MD, MPH e Jonathan Bergman, MD, MPH

PARTE II Princípios Básicos da Cirurgia Urológica

5. Princípios Fundamentais do Cuidado Perioperatório, 100
   Manish A. Vira, MD e Joph Steckel, MD, FACS

6. Fundamentos da Drenagem do Trato Urinário, 119
   Thomas Tailly, MD, MSc e John D. Denstedt, MD, FRCSC, FACS

7. Princípios da Endoscopia Urológica, 136
   Brian D. Duty, MD e Michael J. Conlin, MD, MCR

8. Abordagens Percutâneas do Sistema Coletor do Trato Urinário Superior, 153
   J. Stuart Wolf, Jr. MD, FACS

9. Avaliação e Manejo da Hematúria, 183
   Stephen A. Boorjian, MD, Jay D. Raman, MD e Daniel A. Barocas, MD, MPH, FACS

10. Fundamentos da Cirurgia Urológica Laparoscópica e Robótica, 195
    Michael Ordon, MD, MSc, FRCSC, Louis Eichel, MD e Jaime Landman, MD

11. Basic Energy Modalities in Urologic Surgery, 225
    Shubha De, MD, FRCPC, Manoj Monga, MD, FACS e Bodo E. Knudsen, MD, FRCSC

PARTE III Infecções e Inflamação

12. Infecções do Trato Urinário, 237
    Anthony J. Schaeffer, MD, Richard S. Matulewicz, MS, MD e David James Klumpp, PhD

13. Transtornos Inflamatórios e Dolorosos do Trato Geniturinário Masculino: Prostatite e Transtornos Dolorosos Relacionados, Orquite e Epididimite, 304
    J. Curtis Nickel, MD, FRCSC

14. Síndrome da Bexiga Dolorosa (Cistite Intersticial) e Transtornos Relacionados, 334
    Philip M. Hanno, MD, MPH

15. Doenças Sexualmente Transmissíveis, 371
    Michel Arthur Pontari, MD

16. Doenças Cutâneas da Genitália Externa, 387
    Richard Edward Link, MD, PhD e Theodore Rosen, MD

17. Tuberculose e Infecções Parasitárias do Trato Geniturinário, 421
    Alicia H. Chang, MD, MS, Brian G. Blackburn, MD e Michael H. Hsieh, MD, PhD

PARTE IV Biologia Molecular e Celular

18. Basic Principles of Immunology and Immunotherapy in Urologic Oncology, 447
    Charles G. Drake, MD, PhD

19. Molecular Genetics and Cancer Biology, 447
    Mark L. Gonzalgo, MD, PhD, Karen S. Sfanos, PhD e Alan K. Meeker, PhD

20. Principles of Tissue Engineering, 447
    Anthony Atala, MD

PARTE V Função Reprodutiva e Sexual

21. Anatomia Cirúrgica, Radiográfica e Endoscópica do Sistema Reprodutor Masculino, 498
    Parviz K. Kavoussi, MD, FACS

22. Fisiologia do Sistema Reprodutor Masculino, 516
    Paul J. Turek, MD. FACS, FRSM

23. Saúde Masculina Integrada: Deficiência de Androgênio, Risco Cardiovascular e Síndrome Metabólica, 538
    J. Kellogg Parsons, MD, MHS, FACS e Tung-Chin Hsieh, MD

24. Infertilidade Masculina, 556
    Craig Stuart Niederberger, MD, FACS

25. Tratamento Cirúrgico da Infertilidade Masculina, 580
    Marc Goldstein, MD, DSc (Hon), FACS

26. Fisiologia da Ereção Peniana e Fisiopatologia da Disfunção Erétil, 612
    Tom F. Lue, MD, ScD (Hon), FACS

27. Avaliação e Manejo da Disfunção Erétil, 643
    Arthur L. Burnett, MD, MBA, FACS, II

28. Priapismo, 669
    Gregory A. Broderick, MD

29. Distúrbios do Orgasmo Masculino e Ejaculação, 692
    Chris G. McMahon, MBBS, FAChSHM

30. Cirurgia para Disfunção Erétil, 709
    J. Francois Eid, MD

xxix

31 Diagnóstico e Tratamento da Doença de Peyronie, 722
Laurence A. Levine, MD, FACS e Stephen Larsen, MD

32 Sexual Function and Dysfunction in the Female, 749
Alan W. Shindel, MD, MAS e Irwin Goldstein, MD

PARTE VI Genitália Masculina

33 Surgical, Radiographic, and Endoscopic Anatomy of the Retroperitoneum, 749
Drew A. Palmer, MD e Alireza Moinzadeh, MD

34 Neoplasias dos Testículos, 784
Andrew J. Stephenson, MD, MBA, FACS, FRCS(C) e Timothy D. Gilligan, MD, MS

35 Cirurgia dos Tumores do Testículo, 815
Kevin R. Rice, MD, Clint K. Cary, MD, MPH, Timothy A. Masterson, MD e Richard S. Foster, MD

36 Laparoscopic and Robotic-Assisted Retroperitoneal Lymphadenectomy for Testicular Tumors, 838
Mohamad E. Allaf, MD e Louis R. Kavoussi, MD, MBA

37 Tumores do Pênis, 846
Curtis A. Pettaway, MD, Juanita M. Crook, MD, FRCPC e Lance C. Pagliaro, MD

38 Tumores da Uretra, 879
David S. Sharp, MD e Kenneth W. Angermeier, MD

39 Dissecção de Linfonodo Inguinal, 890
Kenneth W. Angermeier, MD, Rene Sotelo, MD e David S. Sharp, MD

40 Cirurgia do Pênis e da Uretra, 907
Kurt A. McCammon, MD, FACS, Jack M. Zuckerman, MD e Gerald H. Jordan, MD, FACS, FAAP (Hon), FRCS (Hon)

41 Cirurgia do Escroto e das Vesículas Seminais, 946
Frank A. Celigoj, MD e Raymond A. Costabile, MD

PARTE VII Fisiologia e Fisiopatologia Renal

42 Anatomia Cirúrgica, Radiológica e Endoscópica do Rim e do Ureter, 967
Mohamed Aly Elkoushy, MD, MSc, PhD e Sero Andonian, MD, MSc, FRCS (C), FACS

43 Physiology and Pharmacology of the Renal Pelvis and Ureter, 978
Robert M. Weiss, MD e Darryl T. Martin, PhD

44 Renal Physiology and Pathophysiology, 978
Daniel A. Shoskes, MD, MSc, FRCSC e Alan W. McMahon, MD

45 Hipertensão e Nefropatia Isquêmica, 1028
Frederick A. Gulmi, MD, Ira W. Reiser, MD e Samuel Spitalewitz, MD

46 Etiology, Pathogenesis, and Management of Renal Failure, 1041
David A. Goldfarb, MD, Emilio D. Poggio, MD e Sevag Demirjian, MD

47 Transplante Renal, 1069
Hans Albin Gritsch, MD e Jeremy Matthew Blumberg, MD

VOLUME 2

PARTE VIII Obstrução e Trauma do Trato Urinário Superior

48 Fisiopatologia da Obstrução do Trato Urinário, 1089
Kirstan K. Meldrum, MD

49 Manejo da Obstrução do Trato Urinário Superior, 1104
Stephen Y. Nakada, MD, FACS e Sara L. Best, MD

50 Trauma do Trato Urinário Superior, 1148
Richard A. Santucci, MD, FACS e Mang L. Chen, MD

PARTE IX Litíase Urinária e Endourologia

51 Litíase Urinária: Etiologia, Epidemiologia e Patogênese, 1170
Margaret S. Pearle, MD, PhD, Jodi A. Antonelli, MD e Yair Lotan, MD

52 Avaliação e Manejo Médico da Litíase Urinária, 1200
Michael E. Lipkin, MD, Michael N. Ferrandino, MD e Glenn M. Preminger, MD

53 Estratégias de Manejo não Médico de Cálculos do Trato Urinário Superior, 1235
David A. Leavitt, MD, Jean J. M. C. H. de la Rosette, MD, PhD e David M. Hoenig, MD

54 Manejo Cirúrgico dos Cálculos no Trato Urinário Superior, 1260
Brian R. Matlaga, MD, MPH, Amy E. Krambeck, MD e James E. Lingeman, MD

55 Litíase do Trato Urinário Inferior, 1291
Brian M. Benway, MD e Sam B. Bhayani, MD, MS

PARTE X Neoplasias das Vias Urinárias Superiores

56 Tumores Renais Benignos, 1300
Vitaly Margulis, MD, Jose A. Karam, MD, Surena F. Matin, MD e Christopher G. Wood, MD

57 Tumores Renais Malignos, 1314
Steven C. Campbell, MD, PhD e Brian R. Lane, MD, PhD

58 Tumores Uroteliais das Vias Urinárias Superiores e do Ureter, 1365
Armine K. Smith, MD, Surena F. Matin, MD e Thomas W. Jarrett, MD

59 Retroperitoneal Tumors, 1403
Philippe E. Spiess, MD, MS, FRCS(C), Dan Leibovici, MD e Louis L. Pisters, MD

60 Open Surgery of the Kidney, 1403
Aria F. Olumi, MD, Mark A. Preston, MD, MPH e Michael L. Blute, MD, Sr.

61 Cirurgia Laparoscópica e Robótica do Rim, 1446
Michael J. Schwartz, MD, FACS, Soroush Rais-Bahrami, MD e Louis R. Kavoussi, MD, MBA

62 Nonsurgical Focal Therapy for Renal Tumors, 1484
Chad R. Tracy, MD e Jeffrey A. Cadeddu, MD

63 Treatment of Advanced Renal Cell Carcinoma, 1484
Ramaprasad Srinivasan, MD, PhD e W. Marston Linehan, MD

PARTE XI As Glândulas Adrenais

64 Anatomia Cirúrgica e Radiológica das Glândulas Adrenais, 1519
Ravi Munver, MD, FACS, Jennifer K. Yates, MD e Michael C. Degen, MD, MA

65 Pathophysiology, Evaluation, and Medical Management of Adrenal Disorders, 1528
Alexander Kutikov, MD, FACS, Paul L. Crispen, MD e Robert G. Uzzo, MD, FACS

66 Cirurgia das Glândulas Suprarrenais, 1577
Sey Kiat Lim, MBBS, MRCS (Edinburgh), Mmed (Cirurgia), FAMS (Urologia) e Koon Ho Rha, MD, PhD, FACS

PART XII Transporte, Armazenamento e Esvaziamento Urinário

67 Anatomia Cirúrgica, Radiográfica e Endoscópica da Pelve Feminina, 1597
Larissa V. Rodriguez, MD e Leah Yukie Nakamura, MD

68 Anatomia Cirúrgica, Radiográfica e Endoscópica da Pelve Masculina, 1611
Benjamin I. Chung, MD, Graham Sommer, MD e James D. Brooks, MD

69 Physiology and Pharmacology of the Bladder and Urethra, 1631
Toby C. Chai, MD e Lori A. Birder, PhD

70 Pathophysiology and Classification of Lower Urinary Tract Dysfunction: Overview, 1631
Alan J. Wein, MD, PhD (Hon), FACS

71 Avaliação e Manejo de Mulheres com Incontinência Urinária e Prolapso Pélvico, 1697
Kathleen C. Kobashi, MD, FACS

72 Avaliação e Tratamento de Homens com Incontinência Urinária, 1710
Hashim Hashim, MBBS, MRCS (Eng), MD, FEBU, FRCS (Urol) e Paul Abrams, MD, FRCS

73 Urodynamic and Video-Urodynamic Evaluation of the Lower Urinary Tract, 1718
Victor W. Nitti, MD e Benjamin M. Brucker, MD

74 Urinary Incontinence and Pelvic Prolapse: Epidemiology and Pathophysiology, 1718
Gary E. Lemack, MD e Jennifer Tash Anger, MD, MPH

75 Neuromuscular Dysfunction of the Lower Urinary Tract, 1718
Alan J. Wein, MD, PhD (Hon), FACS e Roger R. Dmochowski, MD, MMHC, FACS

76 Bexiga Hiperativa, 1796
Marcus John Drake, DM, MA, FRCS (Urol)

77 The Underactive Detrusor, 1807
Christopher R. Chapple, MD, FRCS (Urol) e Nadir I. Osman, PhD, MRCS

78 Nocturia, 1807
Jeffrey Paul Weiss, MD e Stephen David Marshall, MD

79 Pharmacologic Management of Lower Urinary Tract Storage and Emptying Failure, 1807
Karl-Erik Andersson, MD, PhD e Alan J. Wein, MD, PhD (Hon), FACS

80 Conservative Management of Urinary Incontinence: Behavioral and Pelvic Floor Therapy and Urethral and Pelvic Devices, 1875
Diane K. Newman, DNP, ANP-BC, FAAN e Kathryn L. Burgio, PhD

81 Electrical Stimulation and Neuromodulation in Storage and Emptying Failure, 1875
Sandip P. Vasavada, MD e Raymond R. Rackley, MD

82 Cirurgia de Suspensão Retropúbica para Incontinência em Mulheres, 1918
Christopher R. Chapple, MD, FRCS (Urol)

83 Vaginal and Abdominal Reconstructive Surgery for Pelvic Organ Prolapse, 1939
J. Christian Winters, MD, FACS, Ariana L. Smith, MD e Ryan M. Krlin, MD

84 *Slings*: Autólogo, Biológico, Sintético e Médio-uretral, 1987
Roger R. Dmochowski, MD, MMHC, FACS, David James Osborn, MD e W. Stuart Reynolds, MD, MPH

85 Complications Related to the Use of Mesh and Their Repair, 2039
Shlomo Raz, MD e Lisa Rogo-Gupta, MD

86 Injection Therapy for Urinary Incontinence, 2039
Sender Herschorn, MD, FRCSC

87 Additional Therapies for Storage and Emptying Failure, 2039
Timothy B. Boone, MD, PhD e Julie N. Stewart, MD

88 Aging and Geriatric Urology, 2039
Tomas L. Griebling, MD, MPH

89 Urinary Tract Fistulae, 2103
Gopal H. Badlani, MD, FACS, Dirk J.M.K. De Ridder, MD, PhD, Jayadev Reddy Mettu, MD, MBBS e Eric S. Rovner, MD

90 Bladder and Female Urethral Diverticula, 2103
Eric S. Rovner, MD

91 Surgical Procedures for Sphincteric Incontinence in the Male: The Artificial Urinary Sphincter and Perineal Sling Procedures, 2103
Hunter Wessells, MD, FACS e Andrew Peterson, MD, FACS

PARTE XIII Distúrbios Benignos e Malignos da Bexiga

92 Tumores da Bexiga, 2184
David P. Wood, MD, Jr

93 Câncer de Bexiga não Musculoinvasivo (Ta, T1 e CIS), 2205
J. Stephen Jones, MD, MBA, FACS

94 Management of Metastatic and Invasive Bladder Cancer, 2223
Thomas J. Guzzo, MD, MPH e David J. Vaughn, MD

95 Cirurgia Aberta e Transuretral para o Câncer de Bexiga, 2242
Neema Navai, MD e Colin P.N. Dinney, MD

96 Robotic and Laparoscopic Bladder Surgery, 2254
Lee Richstone, MD e Douglas S. Scherr, MD

97 Use of Intestinal Segments in Urinary Diversion, 2254
Douglas M. Dahl, MD, FACS

98 Cutaneous Continent Urinary Diversion, 2344
G. Joel DeCastro, MD, MPH, James M. McKiernan, MD e Mitchell C. Benson, MD

99 Orthotopic Urinary Diversion, 2344
Eila C. Skinner, MD e Siamak Daneshmand, MD

100 Derivação Urinária Minimamente Invasiva, 2369
Khurshid A. Guru, MD

101 Trauma do Trato Genital e Urinário Inferior, 2379
Allen F. Morey, MD, FACS e Lee C. Zhao, MD, MS

PARTE XIV A Próstata

102 Development, Molecular Biology, and Physiology of the Prostate, 2393
Ashley Evan Ross, MD, PhD e Ronald Rodriguez, MD, PhD

103 Hiperplasia Prostática Benigna: Etiologia, Fisiopatologia, Epidemiologia e História Natural, 2425
Claus G. Roehrborn, MD

104 Evaluation and Nonsurgical Management of Benign Prostatic Hyperplasia, 2463
Thomas A. McNicholas, MB BS, FRCS, FEBU, Mark J. Speakman, MBBS, MS, FRCS e Roger S. Kirby, MD, FRCS

105 Tratamento Endoscópico e Minimamente Invasivo da Hiperplasia Benigna da Próstata, 2504
Charles Welliver, MD e Kevin T. McVary, MD, FACS

106 Simple Prostatectomy: Open and Robot-Assisted Laparoscopic Approaches, 2535
Misop Han, MD, MS e Alan W. Partin, MD, PhD

107 Epidemiologia, Etiologia e Prevenção do Câncer de Próstata, 2543
Andrew J. Stephenson, MD, MBA, FACS, FRCS(C) e Eric A. Klein, MD

108 Prostate Cancer Tumor Markers, 2565
Todd M. Morgan, MD, Ganesh S. Palapattu, MD, Alan W. Partin, MD, PhD e John T. Wei, MD, MS

109 Biópsia da Próstata: Técnicas e Aquisição de Imagens, 2579
Leonard G. Gomella, MD, FACS, Ethan J. Halpern, MD, MSCE e Edouard J. Trabulsi, MD, FACS

110 Patologia das Neoplasias Prostáticas, 2593
Jonathan I. Epstein, MD

111 Diagnosis and Staging of Prostate Cancer, 2601
Stacy Loeb, MD, MSc e James A. Eastham, MD

112 Tratamento do Câncer de Próstata Localizado, 2609
William J. Catalona, MD e Misop Han, MD, MS

113 Vigilância Ativa do Câncer de Próstata, 2628
Herbert Ballentine Carter, MD e Marc Arnaldo Dall'Era, MD

114 Prostatectomia Radical Aberta, 2641
Edward A. Schaeffer, MD, PhD, Alan W. Partin, MD, PhD e Herbert Lepor, MD

115 Prostatectomia Radical e Linfadenectomia Pélvica Laparoscópica e Assistida por Robótica, 2663
Li-Ming Su, MD, Scott M. Gilbert, MD e Joseph A. Smith, MD, Jr.

116 Radioterapia para Câncer da Próstata, 2685
Anthony V. D'Amico, MD, PhD, Paul L. Nguyen, MD, Juanita M. Crook, MD, FRCPC, Ronald C. Chen, MD, MPH, Bridget F. Koontz, MD, Neil Martin, MD, MPH, W. Robert Lee, MD, MEd, MS e Theodore L. DeWeese, MD, MPH

117 Terapia Focal para o Câncer de Próstata, 2711
Hashim U. Ahmed, PhD, FRCS (Urol), BM, BCh, BA (Hons) e Mark Emberton, MD, MBBS, FRCS (Urol), BSc

118 Treatment of Locally Advanced Prostate Cancer, 2752
Maxwell V. Meng, MD e Peter R. Carroll, MD, MPH

119 Management of Biochemical Recurrence after Definitive Therapy for Prostate Cancer, 2752
Eugene Kang Lee, MD e J. Brantley Thrasher, MD

120 Hormonal Therapy for Prostate Cancer, 2752
Joel B. Nelson, MD

121 Tratamento do Câncer de Próstata Resistente à Castração, 2804
Emmanuel S. Antonarakis, Md, Michael A. Carducci, Md e Mario A. Eisenberger, Md

PART XV Urologia Pediátrica

SEÇÃO A Desenvolvimento e Urologia Pré-Natal

122 Embriologia do Aparelho Geniturinário, 2823
John M. Park, MD

123 Disorders of Renal Functional Development in Children, 2849
Victoria F. Norwood, MD e Craig A. Peters, MD

124 Urologia Perinatal, 2873
Richard S. Lee, MD e Joseph G. Borer, MD

SEÇÃO B Princípios Básicos

125 Avaliação do Paciente Urológico Pediátrico, 2893
Thomas F. Kolon, MD, MS e Douglas A. Canning, MD

126 Imagem Urogenital Pediátrica, 2909
Aaron D. Martin, MD, MPH e Hans G. Pohl, MD, FAAP

127 Infecção e Inflamação do Trato Geniturinário Pediátrico, 2926
Christopher S. Cooper, MD, FAAP, FACS e Douglas W. Storm, MD, FAAP

128 Core Principles of Perioperative Management in Children, 2949-2974
Carlos R. Estrada, MD, Jr. e Lynne R. Ferrari, MD

129 Principles of Laparoscopic and Robotic Surgery in Children, 2949-2974
Pasquale Casale, MD

SEÇÃO C Condições das Vias Urinárias Superiores

130 Anomalies of the Upper Urinary Tract, 2975
Ellen Shapiro, MD e Shpetim Telegrafi, MD

131 Renal Dysgenesis and Cystic Disease of the Kidney, 2975
John C. Pope, MD, IV

132 Congenital Urinary Obstruction: Pathophysiology, 3043
Craig A. Peters, MD

133 Cirurgia do Ureter em Crianças, 3057
L. Henning Olsen, MD, DMSc, FEAPU, FEBU e Yazan F.H. Rawashdeh, MD, PhD, FEAPU

134 Ureter Ectópico, Ureterocele e Anomalias Ureterais, 3075
Craig A. Peters, MD e Cathy Mendelsohn, PhD

135 Surgical Management of Pediatric Stone Disease, 3102
Francis X. Schneck, MD e Michael C. Ost, MD

SEÇÃO D Condições das Vias Urinárias Inferiores

136 Development and Assessment of Lower Urinary Tract Function in Children, 3102
Chung Kwong Yeung, MBBS, MD, PhD, FRCS, FRACS, FACS, Stephen Shei-Dei Yang, MD, PhD e Piet Hoebeke, MD, PhD

137 Refluxo Vesicoureteral, 3134
Antoine E. Khoury, MD, FRCSC, FAAP e Darius J. Bägli, MDCM, FRCSC, FAAP, FACS

138 Anomalias da Bexiga Urinária em Crianças, 3173
Dominic Frimberger, MD e Bradley P. Kropp, MD, FAAP, FACS

139 Complexo Extrofia-Epispádia, 3182
John P. Gearhart, MD e Ranjiv Mathews, MD

140 Síndrome de Prune-Belly (Abdome em Ameixa Seca), 3234
Anthony A. Caldamone, MD, MMS, FAAP, FACS e Francisco Tibor Dénes, MD, PhD

141 Anomalias Uretrais e das Valvas Uretrais Posteriores, 3252
Aseem Ravindra Shukla, MD

142 Neuromuscular Dysfunction of the Lower Urinary Tract in Children, 3272-3316
Dawn Lee MacLellan, MD, FRCSC e Stuart B. Bauer, MD

143 Functional Disorders of the Lower Urinary Tract in Children, 3272-3316
Paul F. Austin, MD e Gino J. Vricella, MD

144 Management of Defecation Disorders, 3317
Martin Allan Koyle, MD, FAAP, FACS, FRCSC, FRCS (Eng) e Armando J. Lorenzo, MD, MSc, FRCSC, FAAP, FACS

145 Urinary Tract Reconstruction in Children, 3317
Mark C. Adams, MD, FAAP, David B. Joseph, MD, FACS, FAAP e John C. Thomas, MD, FAAP, FACS

SEÇÃO E Genitália

146 Management of Abnormalities of the External Genitalia in Boys, 3368
Lane S. Palmer, MD, FACS, FAAP e Jeffrey S. Palmer, MD, FACS, FAAP

147 Hipospádias, 3399
Warren T. Snodgrass, MD e Nicol Corbin Bush, MD, MSCS

148 Etiologia, Diagnóstico e Tratamento de Testículos que não Desceram, 3430
Julia Spencer Barthold, MD e Jennifer A. Hagerty, DO

149 Management of Abnormalities of the Genitalia in Girls, 3453
Martin Kaefer, MD

150 Distúrbios do Desenvolvimento Sexual: Etiologia, Avaliação e Tratamento Médico, 3469
David Andrew Diamond, MD e Richard Nithiphaisal Yu, MD, PhD

SEÇÃO F Reconstrução e Trauma

151 Surgical Management of Disorders of Sex Development and Cloacal and Anorectal Malformations, 3498–3527
Richard C. Rink, MD, FAAP, FACS

152 Adolescent and Transitional Urology, 3498–3527
Christopher R.J. Woodhouse, MB, FRCS, FEBU

153 Considerações Urológicas no Transplante Renal Pediátrico, 3528
Craig A. Peters, MD

154 Trauma Urogenital Pediátrico, 3538
Douglas A. Hussman, MD

SEÇÃO G Oncologia

155 Pediatric Urologic Oncology : Renal and Adrenal, 3559
Michael L. Ritchey, MD e Robert C. Shamberger, MD

156 Pediatric Urologic Oncology : Bladder and Testis, 3559
Fernando A. Ferrer, MD

Índice, I1

VÍDEOS

Importance of Survey Scans
Chapter 3, Urinary Tract Imaging: Basic Principles of Urologic Ultrasonography
Bruce R. Gilbert

Varicocelectomy
Chapter 25, Surgical Management of Male Infertility
Marc Goldstein

Ureteroscopy and Retrograde Ureteral Access
Chapter 7, Principles of Urologic Endoscopy
Ben H. Chew
John D. Denstedt

Vasography
Chapter 25, Surgical Management of Male Infertility
Marc Goldstein

"Eye-of-the-Needle" Fluoroscopically Guided Antegrade Access into the Upper Urinary Tract Collecting System
Chapter 8, Percutaneous Approaches to the Upper Urinary Tract Collecting System
J. Stuart Wolf, Jr.

Vasography and Transurethral Resection of the Ejaculatory Ducts
Chapter 25, Surgical Management of Male Infertility
Marc Goldstein

Glomerulations
Chapter 14, Bladder Pain Syndrome (Interstitial Cystitis) and Related Disorders
Arndt van Ophoven
Tomohiro Ueda

Prosthetic Surgery for Erectile Dysfunction
Chapter 30, Surgery for Erectile Dysfunction
Drogo K. Montague

Hunner Ulcer
Chapter 14, Bladder Pain Syndrome (Interstitial Cystitis) and Related Disorders
Arndt van Ophoven
Tomohiro Ueda

Implantation of AMS 700 LGX Inflatable Penile Prosthesis
Chapter 30, Surgery for Erectile Dysfunction
Drogo K. Montague

General Preparation for Vasovasostomy
Chapter 25, Surgical Management of Male Infertility
Marc Goldstein

Reconstruction for Peyronie Disease: Incision and Grafting
Chapter 31, Diagnosis and Management of Peyronie Disease
Gerald H. Jordan

Surgical Techniques for Vasovasostomy
Chapter 25, Surgical Management of Male Infertility
Marc Goldstein

Interaortal Caval Region
Chapter 33, Surgical, Radiographic, and Endoscopic Anatomy of the Retroperitoneum
James Kyle Anderson

Microsurgical Vasovasostomy (Microdot Suture Placements)
Chapter 25, Surgical Management of Male Infertility
Marc Goldstein

Right Retroperitoneum
Chapter 33, Surgical, Radiographic, and Endoscopic Anatomy of the Retroperitoneum
James Kyle Anderson

General Preparation for Vasoepididymostomy
Chapter 25, Surgical Management of Male Infertility
Marc Goldstein

Left Lumbar Vein
Chapter 33, Surgical, Radiographic, and Endoscopic Anatomy of the Retroperitoneum
James Kyle Anderson

Preparation for Anastomosis in Vasoepididymostomy
Chapter 25, Surgical Management of Male Infertility
Marc Goldstein

Lumbar Artery
Chapter 33, Surgical, Radiographic, and Endoscopic Anatomy of the Retroperitoneum
James Kyle Anderson

xxxvi Videos

Retroperitoneal Lymph Node Dissection: The Split and Roll Technique
Chapter 35, Surgery of Testicular Tumors
Kevin R. Rice
Clint K. Cary
Timothy A. Masterson
Richard S. Foster

Ureteroscopy and Retrograde Ureteral Access
Chapter 46, Etiology, Pathogenesis, and Management of Renal Failure
Ben H. Chew
John D. Denstedt

Laparoscopic Retroperitoneal Lymph Node Dissection: Patient 1
Chapter 36, Laparoscopic and Robotic-Assisted Retroperitoneal Lymphadenectomy for Testicular Tumors
Frederico R. Romero
Soroush Rais-Bahrami
Louis R. Kavoussi

Technique of Laparoscopic Live Donor Nephrectomy
Chapter 47, Renal Transplantation
Michael Joseph Conlin
John Maynard Barry

Laparoscopic Live Donor Nephrectomy
Chapter 47, Renal Transplantation
Louis R. Kavoussi

Laparoscopic Retroperineal Lymph Node Dissection: Patient 2
Chapter 36, Laparoscopic and Robotic-Assisted Retroperitoneal Lymphadenectomy for Testicular Tumors
Sylvia Montag
Soroush Rais-Bahrami
Arvin K. George
Michael J. Schwartz
Louis R. Kavoussi

Laparoscopic Pyeloplasty
Chapter 49, Management of Upper Urinary Tract Obstruction
Frederico R. Romero
Soroush Rais-Bahrami
Louis R. Kavoussi

Total Penectomy
Chapter 38, Tumors of the Urethra
Kenneth W. Angermeier

Robotic-Assisted Laparoscopic Pyeloplasty
Chapter 49, Management of Upper Urinary Tract Obstruction
Sutchin R. Patel
Sean P. Hedican

Inguinofemoral Lymphadenectomy
Chapter 38, Tumors of the Urethra
Kenneth W. Angermeier

Percutaneous Access to the Kidney in the Management of Calculi
Chapter 54, Surgical Management of Upper Urinary Tract Calculi
Samuel C. Kim
William W. Linmouth
Ramsay L. Kuo
Ryan E. Paterson
Larry C. Munch
James E. Lingeman

Male Total Urethrectomy
Chapter 38, Tumors of the Urethra
Hadley M. Wood
Kenneth W. Angermeier

Open Partial Nephrectomy
Chapter 60, Open Surgery of the Kidney
Andrew C. Novick

Left Gonadal Vein
Chapter 42, Surgical, Radiologic, and Endoscopic Anatomy of the Kidney and Ureter
James Kyle Anderson

Laparoscopic Partial Nephrectomy
Chapter 61, Laparoscopic and Robotic Surgery of the Kidney
Frederico R. Romero
Soroush Rais-Bahrami
Louis R. Kavoussi

Left Renal Hilum
Chapter 42, Surgical, Radiologic, and Endoscopic Anatomy of the Kidney and Ureter
James Kyle Anderson

Right Kidney before Dissection
Chapter 42, Surgical, Radiologic, and Endoscopic Anatomy of the Kidney and Ureter
James Kyle Anderson

Percutaneous Renal Cryoablation
Chapter 62, Nonsurgical Focal Therapy for Renal Tumors
Arvin K. George
Zhamshid Okhunov
Soroush Rais-Bahrami
Sylvia Montag
Igor Lobko
Louis R. Kavoussi

Left Lower Pole Crossing Vessel
Chapter 42, Surgical, Radiologic, and Endoscopic Anatomy of the Kidney and Ureter
James Kyle Anderson

Left Adrenal Vein
Chapter 64, Surgical and Radiologic Anatomy of the Adrenals
James Kyle Anderson

Right Adrenal Vein
Chapter 64, Surgical and Radiologic Anatomy of the Adrenals
James Kyle Anderson

Laparoscopic Adrenalectomy
Chapter 66, Surgery of the Adrenal Glands
Frederico R. Romero
Soroush Rais-Bahrami
Louis R. Kavoussi

Urothelial Cells Responding to Putative Neurotransmitters
Chapter 69, Physiology and Pharmacology of the Bladder and Urethra
Toby C. Chai
Lori A. Birder

Actinomyosin Cross-Bridge Cycling
Chapter 69, Physiology and Pharmacology of the Bladder and Urethra
Toby C. Chai
Lori A. Birder

Digital Imaging Microscopy of a Muscle Myocyte
Chapter 69, Physiology and Pharmacology of the Bladder and Urethra
Toby C. Chai
Lori A. Birder

Calcium Spark Development
Chapter 69, Physiology and Pharmacology of the Bladder and Urethra
Toby C. Chai
Lori A. Birder

Discussion of Normal Lower Urinary Tract Function
Chapter 71, Evaluation and Management of Women with Urinary Incontinence and Pelvic Prolapse

Live Patient Interview
Chapter 71, Evaluation and Management of Women with Urinary Incontinence and Pelvic Prolapse

Case Study of a Patient with Mixed Urinary Incontinence
Chapter 71, Evaluation and Management of Women with Urinary Incontinence and Pelvic Prolapse

Examination of a Patient with Significant Anterior Vaginal Wall Prolapse
Chapter 71, Evaluation and Management of Women with Urinary Incontinence and Pelvic Prolapse

Case Study of a Patient with Symptomatic Prolapse and Incontinence
Chapter 71, Evaluation and Management of Women with Urinary Incontinence and Pelvic Prolapse

Demonstration of "Eyeball" Filling Study in a Patient with Incontinence and Prolapse
Chapter 71, Evaluation and Management of Women with Urinary Incontinence and Pelvic Prolapse

Q-tip Test in a Patient with Minimal Urethral Mobility
Chapter 71, Evaluation and Management of Women with Urinary Incontinence and Pelvic Prolapse

Overview of Specific Urodynamic Studies
Chapter 73, Urodynamic and Video-Urodynamic Evaluation of the Lower Urinary Tract

The Pelvic Organ Prolapse Quantification (POPQ) System
Chapter 74, Urinary Incontinence and Pelvic Prolapse: Epidemiology and Pathophysiology
Jennifer T. Anger
Gary E. Lemack

Sacral Nerve Stimulation
Chapter 81, Electrical Stimulation and Neuromodulation in Storage and Emptying Failure
Courtenay Kathryn Moore
Sandip P. Vasavada
Raymond R. Rackley

Afferent Nerve Stimulation
Chapter 81, Electrical Stimulation and Neuromodulation in Storage and Emptying Failure
Courtenay Kathryn Moore
Sandip P. Vasavada
Raymond R. Rackley

Percutaneous Tibial Nerve Stimulation
Chapter 81, Electrical Stimulation and Neuromodulation in Storage and Emptying Failure
Raymond R. Rackley
Sandip P. Vasavada

Transvaginal Hysterectomy for Prolapse
Chapter 83, Vaginal and Abdominal Reconstructive Surgery for Pelvic Organ Prolapse
Shlomo Raz
Larissa Rodriguez

Transvaginal Enterocele and Vaginal Vault Prolapse Repair
Chapter 83, Vaginal and Abdominal Reconstructive Surgery for Pelvic Organ Prolapse
Shlomo Raz
Larissa Rodriguez

Transvaginal Repair of Posterior Vaginal Wall Prolapse
Chapter 83, Vaginal and Abdominal Reconstructive Surgery for Pelvic Organ Prolapse
Shlomo Raz
Larissa Rodriguez

Cystocele Repair
Chapter 83, Vaginal and Abdominal Reconstructive Surgery for Pelvic Organ Prolapse
Shlomo Raz
Larissa Rodriguez

Sling Repair with Distal Urethral Prolene
Chapter 84, Slings: Autologous, Biologic, Synthetic, and Midurethral
Shlomo Raz
Larissa Rodriguez

Rectus Fascia Pubovaginal Sling Procedure
Chapter 84, Slings: Autologous, Biologic, Synthetic, and Midurethral

SPARC Procedure
Chapter 84, Slings: Autologous, Biologic, Synthetic, and Midurethral

Transobturator Sling: Outside-In Technique (MONARC)
Chapter 84, Slings: Autologous, Biologic, Synthetic, and Midurethral

MiniArc Single-Incision Sling System
Chapter 84, Slings: Autologous, Biologic, Synthetic, and Midurethral

Sling Removal
Chapter 85, Complications Related to the Use of Mesh and Their Repair
© 2016 Shlomo Raz. All rights reserved.

Mesh Removal
Chapter 85, Complications Related to the Use of Mesh and Their Repair
© 2016 Shlomo Raz. All rights reserved.

Cystoscopic Injection of Urethral Bulking Agent (Coaptite)
Chapter 86, Injection Therapy for Urinary Incontinence

Robotic-Assisted Laparoscopic Repair of Complex Vesicovaginal Fistula in a Patient with Failed Open Surgical and Vaginal Repair
Chapter 89, Urinary Tract Fistulae
Ashok K. Hemal
Gopal H. Badlani

Martius Flap
Chapter 89, Urinary Tract Fistulae
Shlomo Raz
Larissa Rodriguez

Transvaginal Repair of a Vesicovaginal Fistula Using a Peritoneal Flap
Chapter 89, Urinary Tract Fistulae
Shlomo Raz
Larissa Rodriguez

Transvaginal Bladder Neck Closure with Posterior Urethral Flap
Chapter 89, Urinary Tract Fistulae
Brett D. Lebed
J. Nathaniel Hamilton
Eric S. Rovner

Bladder Diverticulectomy
Chapter 90, Bladder and Female Urethral Diverticula
Brett D. Lebed
Eric S. Rovner

Urethral Diverticulectomy
Chapter 90, Bladder and Female Urethral Diverticula
Eric S. Rovner

Surgical Treatment of Male Sphincteric Urinary Incontinence: The Male Perineal Sling and Artificial Urinary Sphincter
Chapter 91, Surgical Procedures for Sphincteric Incontinence in the Male: The Artificial Urinary Sphincter and Perineal Sling Procedures
David R. Staskin
Craig V. Comitor

Male Sling
Chapter 91, Surgical Procedures for Sphincteric Incontinence in the Male: The Artificial Urinary Sphincter and Perineal Sling Procedures
Hunter Wessells

Radical Cystectomy in the Male
Chapter 95, Transurethral and Open Surgery for Bladder Cancer
Peter Nieh
Fray Marshall

Radical Cystectomy in the Female
Chapter 95, Transurethral and Open Surgery for Bladder Cancer
Peter Nieh
Fray Marshall

Robotic Cystectomy
Chapter 96, Robotic and Laparoscopic Bladder Surgery
Lee Richstone

Bladder Reconstruction
Chapter 98, Cutaneous Continent Urinary Diversion
Mitchell C. Benson

T-Pouch Ileal Neobladder
Chapter 99, Orthotopic Urinary Diversion
Eila C. Skinner
Donald G. Skinner
Hugh B. Perkin

The Modified Studer Ileal Neobladder
Chapter 99, Orthotopic Urinary Diversion
Siamak Daneshmand

Penile Replantation
Chapter 101, Genital and Lower Urinary Tract Trauma
Lee C. Zhao
Allen F. Morey

Removal of Metal Ring Constricting Penis and Scrotum
Chapter 101, Genital and Lower Urinary Tract Trauma
Daniel D. Dugi III
Allen F. Morey

Holmium Laser Enucleation of the Prostate (HoLEP)
Chapter 105, Minimally Invasive and Endoscopic Management of Benign Prostatic Hyperplasia
Mitra R. de Cógáin
Amy E. Krambeck

Open Prostatectomy
Chapter 106, Simple Prostatectomy: Open and Robot-Assisted Laparoscopic Approaches
Misop Han

Robot-Assisted Laparoscopic Simple Prostatectomy: Technique and Outcomes
Chapter 106, Simple Prostatectomy: Open and Robot-Assisted Laparoscopic Approaches
Sung-Wood Park
Gautam Jayram
Mark Ball
Petra Szima-Cotter
Mohamad E. Allaf
Misop Han

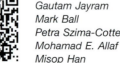

Vídeos **xxxix**

Images from a Transrectal Prostate Biopsy
Chapter 109, Prostate Biopsy: Techniques and Imaging
Leonard G. Gomella
Ethan J. Halpern
Edouard J. Trabulsi

Use of the Babcock Clamp during Vesicourethral Anastomosis
Chapter 114, Open Radical Prostatectomy
Patrick C. Walsh

Ultrasonography and Biopsy of the Prostate
Chapter 109, Prostate Biopsy: Techniques and Imaging
Daniel D. Sackett
Ethan J. Halpern
Steve Dong
Leonard G. Gomella
Edouard J. Trabulsi

Operating Room Setup
Chapter 115, Laparoscopic and Robotic-Assisted Radical Prostatectomy and Pelvic Lymphadenectomy
Li-Ming Su
Jason P. Joseph

Incision in the Endopelvic Fascia and Division of Puboprostatic Ligaments
Chapter 114, Open Radical Prostatectomy
Patrick C. Walsh

Vas and Seminal Vesicle Dissection
Chapter 115, Laparoscopic and Robotic-Assisted Radical Prostatectomy and Pelvic Lymphadenectomy
Li-Ming Su
Jason P. Joseph

Control of the Dorsal Vein Complex
Chapter 114, Open Radical Prostatectomy
Patrick C. Walsh

Posterior Dissection
Chapter 115, Laparoscopic and Robotic-Assisted Radical Prostatectomy and Pelvic Lymphadenectomy
Li-Ming Su
Jason P. Joseph

Division of the Urethra and Placement of the Urethral Sutures
Chapter 114, Open Radical Prostatectomy
Patrick C. Walsh

Entering Retropubic Space
Chapter 115, Laparoscopic and Robotic-Assisted Radical Prostatectomy and Pelvic Lymphadenectomy
Li-Ming Su
Jason P. Joseph

Division of the Posterior Striated Sphincter
Chapter 114, Open Radical Prostatectomy
Patrick C. Walsh

Endopelvic Fascia and Puboprostatics
Chapter 115, Laparoscopic and Robotic-Assisted Radical Prostatectomy and Pelvic Lymphadenectomy
Li-Ming Su
Jason P. Joseph

Preservation of the Neurovascular Bundle
Chapter 114, Open Radical Prostatectomy
Patrick C. Walsh

Dorsal Venous Complex Ligation
Chapter 115, Laparoscopic and Robotic-Assisted Radical Prostatectomy and Pelvic Lymphadenectomy
Li-Ming Su
Jason P. Joseph

High Release of the Neurovascular Bundle
Chapter 114, Open Radical Prostatectomy
Patrick C. Walsh

Anterior Bladder Neck Transection
Chapter 115, Laparoscopic and Robotic-Assisted Radical Prostatectomy and Pelvic Lymphadenectomy
Li-Ming Su
Jason P. Joseph

Use of the Babcock Clamp during Release of the Neurovascular Bundle
Chapter 114, Open Radical Prostatectomy
Patrick C. Walsh

Posterior Bladder Neck Transection
Chapter 115, Laparoscopic and Robotic-Assisted Radical Prostatectomy and Pelvic Lymphadenectomy
Li-Ming Su
Jason P. Joseph

Wide Excision of the Neurovascular Bundle
Chapter 114, Open Radical Prostatectomy
Patrick C. Walsh

Bladder Neck Dissection: Anterior Approach
Chapter 115, Laparoscopic and Robotic-Assisted Radical Prostatectomy and Pelvic Lymphadenectomy
Li-Ming Su
Jason P. Joseph

Reconstruction of the Bladder Neck and Vesicourethral Anastomosis
Chapter 114, Open Radical Prostatectomy
Patrick C. Walsh

Neurovascular Bundle Dissection
Chapter 115, Laparoscopic and Robotic-Assisted Radical Prostatectomy and Pelvic Lymphadenectomy
Li-Ming Su
Jason P. Joseph

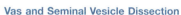

Division of Dorsal Venous Complex and Apical Dissection
Chapter 115, Laparoscopic and Robotic-Assisted Radical Prostatectomy and Pelvic Lymphadenectomy
Li-Ming Su
Jason P. Joseph

Pelvic Lymph Node Dissection
Chapter 115, Laparoscopic and Robotic-Assisted Radical Prostatectomy and Pelvic Lymphadenectomy
Li-Ming Su
Jason P. Joseph

Entrapment of Prostate and Lymph Nodes
Chapter 115, Laparoscopic and Robotic-Assisted Radical Prostatectomy and Pelvic Lymphadenectomy
Li-Ming Su
Jason P. Joseph

Posterior Reconstruction
Chapter 115, Laparoscopic and Robotic-Assisted Radical Prostatectomy and Pelvic Lymphadenectomy
Li-Ming Su
Jason P. Joseph

Vesicourethral Anastomosis
Chapter 115, Laparoscopic and Robotic-Assisted Radical Prostatectomy and Pelvic Lymphadenectomy
Li-Ming Su
Jason P. Joseph

Extraction of Specimen
Chapter 115, Laparoscopic and Robotic-Assisted Radical Prostatectomy and Pelvic Lymphadenectomy
Li-Ming Su
Jason P. Joseph

Female Genital Examination
Chapter 125, Urologic Evaluation of the Child
Douglas A. Canning
Sarah M. Lambert

Laparoscopic Nephrectomy in Infants and Children
Chapter 131, Renal Dysgenesis and Cystic Disease of the Kidney
Steven G. Docimo

Open Pyeloplasty
Chapter 133, Surgery of the Ureter in Children
L. Henning Olsen

Robotic-Assisted Pyeloplasty with the Retroperitoneal Approach
Chapter 133, Surgery of the Ureter in Children
L. Henning Olsen

Implanting Catheterizable Channel into Bladder
Chapter 145, Urinary Tract Reconstruction in Children
John C. Thomas
Mark C. Adams

Catheterizable Channel (Monti)
Chapter 145, Urinary Tract Reconstruction in Children
John C. Thomas
Mark C. Adams

Laparoscopic-Assisted MACE in Children
Chapter 145, Urinary Tract Reconstruction in Children
Steven G. Docimo

Hypospadias Distal Tip
Chapter 147, Hypospadias
Warren T. Snodgrass

Hypospadias Foreskin Reconstruction
Chapter 147, Hypospadias
Warren T. Snodgrass

Hypospadias Proximal Tip
Chapter 147, Hypospadias
Warren T. Snodgrass

Hypospadias Staged Buccal Graft
Chapter 147, Hypospadias
Warren T. Snodgrass

Right Laparoscopic Orchiopexy in a 6-Month-Old Boy with an Intra-Abdominal Testis
Chapter 148, Etiology, Diagnosis, and Management of the Undescended Testis
Jennifer A. Hagerty
Julia Spencer Barthold

Laparoscopic Fowler-Stephens Orchiopexy
Chapter 148, Etiology, Diagnosis, and Management of the Undescended Testis
Mark Chang
Israel Franco

Laparoscopic Creation of a Sigmoid Neovagina
Chapter 151, Surgical Management of Disorders of Sex Development and Cloacal and Anorectal Malformations
Robert Stein
Steven G. Docimo

PARTE I
Tomada de Decisão Clínica

1
Avaliação do Paciente Urológico: História, Exame Físico e Urinálise

Glenn S. Gerber, MD e Charles B. Brendler, MD

História

Exame Físico

Exame de Urina

Resumo

Os urologistas ocupam uma posição singular na área médica porque os seus pacientes são de todas as faixas etárias: pré-natal, pediátrica, adolescente, adulta e geriátrica. Como não há nenhum médico especialista com atividades semelhantes, **o urologista tem a capacidade de fazer a avaliação inicial e o diagnóstico, fornecendo o tratamento médico e cirúrgico para todas as doenças do aparelho geniturinário (GU).** Antigamente, as ferramentas de diagnóstico incluíam exame de urina, endoscopia e urografia excretora. Recentes avanços na ultrassonografia, tomografia computadorizada (TC), ressonância magnética (RM) e endourologia ampliaram as nossas capacidades de diagnóstico. Apesar desses avanços, no entanto, a abordagem básica para o paciente ainda depende da história, do exame físico completo e do exame de urina. Esses princípios ditam e guiam a avaliação diagnóstica subsequente.

HISTÓRIA

Visão Geral

A história médica é a base da avaliação do paciente urológico e a obtenção de uma história bem feita frequentemente elucida o diagnóstico provável. No entanto, muitas armadilhas podem impedir que o urologista obtenha uma história precisa. O paciente pode ser incapaz de descrever ou comunicar os sintomas por causa de ansiedade, barreira do idioma ou formação educacional. Portanto, o urologista deve agir como um detetive e conduzir o paciente através de um questionário detalhado e adequado para a obtenção de informações precisas. Existem considerações de ordem prática na arte da anamnese que podem ajudar a amenizar algumas dessas dificuldades. No encontro inicial, deve-se ajudar o paciente a sentir-se confortável. Durante este tempo, o médico deve projetar uma imagem calma, atenciosa e competente, que pode ajudar a fomentar a via de mão dupla da comunicação. A deficiência auditiva, a capacidade mental e a facilidade com o idioma podem ser prontamente avaliadas. Essas dificuldades são frequentemente superadas quando um membro da família, ou um intérprete, está presente durante a entrevista.

Os pacientes precisam ter tempo suficiente para expressar os seus problemas e as razões pelas quais procuram cuidados urológicos; o médico, no entanto, deve se concentrar na discussão para torná-la o mais produtiva e informativa possível. O questionamento direto pode então se proceder logicamente. O médico precisa ouvir atentamente, sem distrações, para obter e interpretar as informações clínicas fornecidas pelo paciente. **A história completa pode ser dividida em queixa principal e história da doença atual, história médica do paciente e história familiar.** Cada segmento pode proporcionar resultados positivos e negativos importantes que contribuirão para avaliação global e tratamento do paciente.

Queixa Principal e Doença Atual

A maioria dos pacientes urológicos identifica os seus sintomas como decorrentes do trato urinário e, frequentemente, se apresenta ao urologista para a avaliação inicial. Por esta razão, o urologista geralmente tem a oportunidade de agir tanto como médico assistente quanto como especialista. A queixa principal deve ser claramente definida porque fornece a informação inicial e pistas para começar a formular o diagnóstico diferencial. Mais importante ainda, **a queixa principal é um lembrete constante ao urologista do motivo pelo qual o paciente inicialmente procurou atendimento.** Essa questão deve ser abordada, mesmo que uma avaliação posterior revele uma doença mais grave ou significativa que requer atenção mais urgente. Em nossa experiência pessoal, uma jovem mulher apresentou-se com queixa principal correspondente a infecção do trato urinário (ITU) recorrente. No decorrer da sua avaliação, foi encontrada uma massa suprarrenal direita. Nós, posteriormente, nos concentramos nesse problema e realizamos adrenalectomia direita para adenoma cortical benigno. No entanto, a avaliação subsequente revelou que ela tinha um fio de náilon que havia erosado a parede anterior da bexiga após uma vesicouretropexia abdominal anterior realizada 2 anos antes para a incontinência urinária de esforço. Suas ITU se resolveram após a remoção cirúrgica da sutura.

Na obtenção da história sobre a doença, **a duração, a gravidade, a cronicidade, a periodicidade e o grau de deficiência são considerações importantes.** Os sintomas do paciente precisam ser explicitados para que se obtenham mais detalhes e quantificados para a gravidade. Uma variedade de queixas iniciais típicas está listada a seguir. Questões específicas que incidem sobre o diagnóstico diferencial são fornecidas.

Dor

A dor decorrente do trato GU pode ser muito severa e está geralmente associada a qualquer obstrução do trato urinário ou inflamação. Os cálculos urinários causam dor quando eles obstruem o trato urinário superior. Por outro lado, grandes cálculos não obstrutivos podem ser totalmente assintomáticos. Assim, um cálculo de 2 mm de diâmetro localizado na junção ureterovesical pode causar dor excruciante, enquanto um grande cálculo coraliforme na pelve renal ou um cálculo vesical podem ser totalmente assintomáticos. A retenção urinária por obstrução prostática também é bastante dolorosa, mas o diagnóstico é normalmente evidente para o paciente.

A inflamação do trato GU é mais grave quando envolve o parênquima de um órgão do GU. Isso é devido ao edema e à distensão da cápsula em torno do órgão. Assim, pielonefrite, prostatite e epididimite são tipicamente muito dolorosas. A inflamação da mucosa de uma víscera oca, como a bexiga ou uretra, geralmente causa desconforto, mas a dor não é tão grave.

Os tumores no trato GU normalmente não causam dor, a menos que eles causem obstrução ou se estendam além do órgão principal, envolvendo os nervos adjacentes. Assim, a dor associada às malignidades GU é geralmente uma manifestação tardia e um sinal de doença avançada.

Dor Renal. A dor de origem renal é geralmente localizada no ângulo costovertebral ipsilateral imediatamente lateral ao músculo sacroespinhoso e abaixo da 12ª costela. **A dor é geralmente causada pela distensão aguda da cápsula renal, geralmente a partir de inflamação ou obstrução.** A dor pode irradiar em todo o flanco anterior em direção ao abdome superior e umbigo e pode ser direcionada para o testículo ou lábio vaginal. Observa-se que doença renal ou retroperitoneal deve ser considerada no diagnóstico diferencial de qualquer homem que se queixa de desconforto testicular mas tem um exame escrotal normal. A dor devida a inflamação é geralmente constante, enquanto a dor devida a obstrução varia em intensidade. Assim, a dor causada por obstrução ureteral é tipicamente cólica na natureza e se intensifica com o peristaltismo ureteral à medida que a pressão na pelve renal aumenta conforme o ureter se contrai em uma tentativa de forçar a urina após o ponto de obstrução.

A dor de origem renal pode estar associada a sintomas gastrintestinais em virtude da estimulação do reflexo do gânglio celíaco e da proximidade dos órgãos adjacentes (fígado, pâncreas, vesícula biliar, estômago, duodeno e cólon). Assim, a dor renal pode ser confundida com dor de origem intraperitoneal; no entanto, geralmente pode ser distinguida pela história clínica e exame físico. A dor devida a uma úlcera duodenal perfurada ou pancreatite pode irradiar para as costas, mas o local de maior dor e sensibilidade é a região epigástrica. A dor de origem intraperitoneal raramente é cólica, tal como a dor renal obstrutiva. Além disso, a dor de origem intraperitoneal frequentemente irradia para o ombro por causa da irritação do diafragma e do nervo frênico; isso não ocorre com a dor renal. Tipicamente, os pacientes com patologia intraperitoneal preferem ficar imóveis para minimizar a dor, enquanto os pacientes com dor renal geralmente ficam mais confortáveis movendo-se e segurando o flanco.

A dor renal pode também ser confundida com a dor resultante da irritação dos nervos intercostais, mais comumente T10-T12. Tal dor tem uma distribuição semelhante ao ângulo entre o flanco costovertebral em direção ao umbigo. No entanto, a dor não é cólica na sua natureza. Além disso, a intensidade da dor radicular pode ser alterada pela mudança de posição, o que não acontece na dor de origem renal.

Dor Ureteral. A dor ureteral é geralmente aguda e secundária a obstrução. A dor resulta da distensão aguda do ureter e por hiperperistaltismo e espasmo do músculo liso do ureter em uma tentativa de aliviar a obstrução, que geralmente é causada por uma pedra ou coágulos. O local da obstrução ureteral pode ser muitas vezes determinado pela localização da dor referida. Com obstrução do ureter médio, a dor no lado direito está prevista para o quadrante inferior direito do abdome (ponto de McBurney) e, portanto, pode simular apendicite; a dor no lado esquerdo é referida sobre o quadrante inferior esquerdo e se assemelha a diverticulite. Além disso, a dor pode ser referida ao escroto no homem ou aos lábios vaginais na mulher. Obstrução ureteral distal causa sintomas de irritabilidade vesical, incluindo frequência, urgência e desconforto suprapúbico, que podem irradiar ao longo da uretra nos homens até a ponta do pênis. Muitas vezes, por meio de uma história cuidadosa, o médico atento pode prever a localização da obstrução. A patologia ureteral que surge lentamente ou causa apenas uma obstrução leve raramente causa dor. Portanto, tumores ureterais e cálculos que causam obstrução mínima raramente são dolorosos.

Dor Vesical. A dor vesical normalmente é causada por hiperdistensão da bexiga ou retenção urinária aguda ou inflamação. **A dor suprapúbica constante que não está relacionada com retenção urinária raramente é de origem urológica.** Além disso, os pacientes com obstrução urinária lentamente progressiva associada a distensão da bexiga (p. ex., diabéticos com bexiga neurogênica flácida) geralmente não têm dor, mesmo com volumes de urina residual maiores que 1 L.

As condições inflamatórias da bexiga geralmente causam desconforto suprapúbico intermitente. Assim, a dor em doenças como a cistite bacteriana ou cistite intersticial é geralmente mais grave quando a bexiga está cheia e é aliviada, pelo menos parcialmente, pela micção.

Os pacientes com cistite às vezes experimentam uma dor suprapúbica pontiaguda, cortante no final da micção, que é denominada *estrangúria*. Além disso, pacientes com cistite frequentemente têm dor referida para a uretra distal que está associada a sintomas urinários irritativos, como frequência e disúria.

Dor Prostática. A dor da próstata é geralmente secundária a inflamação com edema secundário e distensão da cápsula prostática. A dor de origem prostática é dificilmente bem localizada e o paciente pode queixar-se de dor abdominal inferior, inguinal, perineal, lombossacra, peniana e/ou retal. A dor prostática está frequentemente associada a sintomas urinários irritativos, como frequência e disúria, e, em casos graves, o edema excessivo da próstata pode causar retenção urinária aguda.

Dor Peniana. A dor no pênis flácido é geralmente secundária a inflamação na bexiga ou na uretra, com a dor referida de maior intensidade no meato uretral. Alternativamente, a dor peniana pode ser causada por *parafimose*, uma condição em que o prepúcio está preso atrás da glande do pênis, resultando em obstrução venosa e ingurgitamento doloroso da glande (ver adiante). A dor no pênis ereto é geralmente devida à doença de Peyronie ou priapismo (ver mais adiante).

Dor Testicular. A dor escrotal pode ser tanto primária quanto referida. **A dor primária surge de dentro do escroto e é geralmente secundária a epididimite aguda ou torção do testículo ou apêndices testiculares.** Por causa do edema e dor associada, epididimite aguda e torção testicular são frequentemente difíceis de distinguir. Alternativamente, a dor escrotal pode resultar de uma inflamação da própria parede escrotal. Isso pode resultar de um folículo piloso ou cisto sebáceo infectado, mas também pode ser secundário à gangrena de Fournier, uma grave infecção necrosante no escroto, que pode ser progressiva e fatal, exceto se prontamente reconhecida e tratada.

A dor escrotal crônica geralmente está relacionada a condições não inflamatórias, tais como hidrocele ou varicocele, e a dor é geralmente caracterizada como uma grande sensação de peso que não irradia. Como os testículos surgem embriologicamente em estreita proximidade com os rins, a dor decorrente dos rins ou retroperitônio pode ser referida aos testículos. Similarmente, a dor associada à hérnia inguinal pode ser referida ao escroto.

Hematúria

Hematúria é a presença de sangue na urina; **mais do que três hemácias por (RBC) campo microscópico de alta potência (HPF) é um dado significativo.** Os pacientes com hematúria macroscópica geralmente ficam assustados com o súbito aparecimento de sangue na urina e, frequentemente, procuram atendimento de emergência para avaliação, temendo um sangramento excessivo. A hematúria de qualquer grau nunca deve ser ignorada e, em adultos, deve ser considerada um sintoma de doença maligna urológica até que se prove o contrário. Na avaliação da hematúria, várias perguntas devem sempre ser feitas, e as respostas permitirão que o urologista direcione a avaliação diagnóstica subsequente de forma eficiente:

A hematúria é macroscópica ou microscópica?
Em que momento durante a micção a hematúria ocorre (início, fim ou durante o fluxo)?
A hematúria está associada a dor?
Há formação de coágulos?
Se há formação de coágulos, eles têm uma forma específica?

Hematúria Microscópica × Macroscópica. Hematúria microscópica × macroscópica simplesmente significa que **as probabilidades de identificação da patologia aumentam significativamente com o grau de hematúria.** Assim, os pacientes com hematúria macroscópica geralmente têm a sua patologia subjacente identificável, considerando que é bastante comum que a avaliação urológica seja negativa em pacientes com graus mínimos de hematúria microscópica.

Momento da Hematúria. O momento de hematúria durante a micção frequentemente indica o local de origem. **A hematúria inicial geralmente surge a partir da uretra;** ela ocorre menos comumente e é geralmente secundária à inflamação. A hematúria total é mais comum e indica que o sangramento venha da bexiga ou das vias urinárias superiores. A hematúria terminal ocorre no final da micção e é geralmente derivada da inflamação na área do colo da bexiga ou da uretra prostática. Ela ocorre no final da micção com as contrações do colo da bexiga, espremendo a última quantidade de urina.

Associação com a Dor. A hematúria, embora assustadora, geralmente não é dolorosa, a menos que esteja associada a inflamação ou obstrução. Assim, pacientes com cistite e hematúria secundária podem apresentar sintomas irritativos e dolorosos, mas a dor geralmente não é agravada com a passagem de coágulos. Mais comumente, **a dor associada à hematúria geralmente resulta de sangramento do trato urinário superior, com obstrução dos ureteres com coágulos.** A passagem desses coágulos pode ser associada a dor severa no flanco e cólicas semelhantes às causadas por um cálculo ureteral, ajudando a identificação da origem da hematúria.

A American Urological Association (AUA) publicou orientações sobre pacientes com hematúria microscópica assintomática (AMH), definida como três ou mais hemácias por campo no exame simples de urina, na ausência de uma causa óbvia benigna. A determinação da AMH deve basear-se no exame microscópico da urina, não no uso da fita. A obtenção cuidadosa da história, o exame físico e exames laboratoriais devem ser feitos para descartar causas benignas da AMH, como infecção, doença renal e outros. Uma vez que essas causas estejam descartadas, recomenda-se a avaliação da função renal. Se fatores como hemácias dismórficas, proteinúria, cilindros ou insuficiência renal estiverem presentes, a avaliação nefrológica deve ser considerada, além do exame urológico. A AMH que ocorre em pacientes anticoagulados também precisa de avaliação urológica.

A avaliação de pacientes com mais de 35 anos de idade com AMH deve incluir a cistoscopia, que é opcional em pacientes mais jovens. No entanto, todos os pacientes devem realizar a cistoscopia se os fatores de risco (como sintomas irritativos miccionais, uso de tabaco ou exposição a produtos químicos) estiverem presentes. A avaliação radiológica deve ser realizada na etapa inicial e o procedimento de escolha é a urotomografia com e sem contraste intravenoso (IV). A urorressonância, com ou sem contraste IV, é uma alternativa aceitável em pacientes que não podem realizar a tomografia. Nos casos em que há contraindicação para o uso de contraste IV, TC sem contraste, RM ou ultrassonografia renal com pielografias retrógradas são alternativas aceitáveis para a avaliação do sistema coletor.

Entre as modalidades não recomendadas na avaliação de rotina dos pacientes com AMH estão a citologia urinária, marcadores de urina e cistoscopia com luz azul. No entanto, a citologia pode ser útil em pacientes com AMH persistente após um exame médico minucioso negativo ou com outros fatores de risco para carcinoma *in situ*, como sintomas irritativos miccionais, tabagismo ou exposições químicas. Para os pacientes com AMH persistente, o exame de urina anual deve ser realizado. Dois exames de urina anuais negativos consecutivos indicam que não há necessidade de mais exames de urina para esta finalidade. Para pacientes com AMH persistente ou recorrente, a reavaliação dentro de 3 a 5 anos deve ser considerada.

Presença de Coágulos. A presença de coágulos geralmente indica um grau mais significativo de hematúria e, com isso, um aumento significativo na probabilidade de se identificar a patologia urológica.

Forma dos Coágulos. Geralmente, se há formação de coágulos, eles são amorfos e originados da bexiga ou da uretra prostática. Contudo, **a presença de coágulos vermiformes, principalmente se associada a dor no flanco, identifica a hematúria como proveniente do trato urinário superior**, com formação de coágulos vermiformes dentro do ureter.

Isso não pode ser enfatizado com força suficiente para afirmar que a **hematúria, particularmente no adulto, deva ser considerada como um sintoma de malignidade até que se prove o contrário, exigindo um exame urológico imediato.** Em um paciente que se apresente com hematúria macroscópica, a cistoscopia deve ser realizada o mais rápido possível, porque, geralmente, a fonte do sangramento pode ser prontamente identificada. A cistoscopia determinará se a hematúria é proveniente da uretra, da bexiga ou do trato urinário superior. Em pacientes com hematúria ativa secundária a uma fonte do trato superior, é fácil ver o jato de urina vermelha pulsante a partir do meato ureteral envolvido.

Embora as condições inflamatórias possam resultar em hematúria, todos os pacientes com hematúria, exceto talvez as mulheres jovens com cistite hemorrágica bacteriana aguda, devem ser submetidos a avaliação urológica. As mulheres mais velhas e os homens que se apresentam com hematúria e sintomas miccionais irritativos podem ter cistite secundária a infecção proveniente de um tumor necrótico da bexiga ou, mais comumente, carcinoma *in situ* da bexiga. **A causa mais comum de hematúria franca em um paciente com idade superior a 50 anos é o câncer de bexiga.**

Sintomas do Trato Urinário Inferior

Sintomas Irritativos. A frequência é um dos sintomas urológicos mais comuns. O adulto normal urina cinco ou seis vezes por dia, com um volume de aproximadamente 300 mL em cada micção. **A frequência urinária deve-se a um aumento do débito urinário (poliúria) ou diminuição da capacidade da bexiga.** Se observado que a micção ocorre em grandes quantidades com frequência, o paciente tem poliúria e deve ser avaliado para a *diabetes mellitus*, diabetes insípido ou ingestão excessiva de líquido. As causas da diminuição da capacidade da bexiga incluem obstrução infravesical com diminuição da complacência, aumento do resíduo pós-miccional e/ou diminuição da capacidade funcional devido à irritação, bexiga neurogênica com aumento da sensibilidade e redução da complacência, pressão a partir de fontes extrínsecas ou ansiedade. Pela separação dos sintomas irritativos dos obstrutivos, o clínico atento deve ser capaz de chegar a um diagnóstico diferencial adequado.

Noctúria é a frequência noturna. Normalmente, os adultos levantam-se não mais do que duas vezes à noite para urinar. Tal como acontece com a frequência, a noctúria pode ser secundária a um aumento da produção de urina ou diminuição da capacidade da bexiga. **A frequência durante o dia sem noctúria é geralmente de origem psicogênica e relacionada à ansiedade. A noctúria sem frequência pode ocorrer no paciente com insuficiência cardíaca congestiva e edema periférico no qual o volume intravascular e a produção de urina aumentam quando o paciente está em decúbito dorsal. A capacidade de concentração renal diminui com a idade; por conseguinte, a produção de urina no paciente geriátrico aumenta durante a noite, quando o fluxo sanguíneo renal aumenta como resultado do decúbito.** Em geral, a noctúria pode ser atribuída à poliúria noturna (superprodução noturna de urina) e/ou a capacidade noturna diminuída da bexiga (Weiss e Blaivas, 2000). A noctúria também pode ocorrer em pessoas que bebem grandes quantidades de líquido durante a noite, particularmente bebidas com cafeína e bebidas alcoólicas, que têm fortes efeitos diuréticos. Na ausência desses fatores, a noctúria significa um problema da função da bexiga secundário a obstrução infravesical e/ou diminuição da complacência da bexiga.

Disúria é a dor ao urinar, que geralmente é causada por inflamação. **Esta dor geralmente não é sentida sobre a bexiga, mas é comumente referida ao meato uretral.** A dor que ocorre no início da micção pode indicar uma patologia uretral, enquanto a dor que ocorre no final da micção (estrangúria) é geralmente originária da bexiga. A disúria é frequentemente acompanhada por frequência e urgência.

Sintomas Obstrutivos. *A diminuição da força da micção* é geralmente secundária à obstrução infravesical e comumente resulta de hiperplasia prostática benigna (HBP) ou de estenose uretral. Na verdade, exceto para graus graves de obstrução, **a maioria dos pacientes não tem conhecimento de uma mudança na força e no calibre do seu fluxo urinário.** Essas mudanças geralmente ocorrem gradualmente e geralmente não são reconhecidas pela maioria dos pacientes. Os outros sintomas obstrutivos observados mais tarde são mais comumente reconhecidos e são geralmente secundários à obstrução infravesical em homens, seja devido a HBP ou estenose uretral.

A hesitação urinária refere-se a um atraso no início da micção. Normalmente, a micção começa dentro de 1 s após o relaxamento do esfíncter urinário, mas pode ser adiada em homens obstruídos.

A intermitência refere-se à parada inicial involuntária do fluxo urinário. É mais comumente o resultado da obstrução prostática com oclusão intermitente do fluxo urinário pelos lobos prostáticos laterais.

O gotejamento refere-se à liberação terminal de gotas de urina no final da micção. **É secundário a uma pequena quantidade de urina residual também na uretra bulbar ou prostática, que é normalmente "sugada de volta" para a bexiga no final da micção**

(Stephenson e Farrar, 1977). Em homens com obstrução infravesical, esta urina escapa para a uretra bulbar e vaza no final da micção. Os homens geralmente tentam evitar molhar suas roupas agitando o pênis no final da micção. Na verdade, isso é ineficaz e o problema é mais facilmente resolvido por compressão manual da uretra bulbar no períneo e secagem do meato uretral com um lenço de papel. O gotejamento é muitas vezes um sintoma precoce da obstrução uretral relacionada com HBP, mas por si só raramente requer tratamento posterior.

O esforço refere-se ao uso da musculatura abdominal para urinar. Normalmente, não é necessário que um homem realize uma manobra de Valsalva, exceto no final da micção. O aumento do esforço durante a micção é um sintoma de obstrução infravesical.

É importante para o urologista distinguir os sintomas irritativos dos obstrutivos no trato urinário inferior. Isso ocorre mais frequentemente na avaliação de homens com hiperplasia prostática benigna. Embora a HBP seja principalmente obstrutiva, produz mudanças na complacência vesical, que resultam em aumento dos sintomas irritativos. De fato, em homens com HBP mais comumente presentes com sintomas irritativos do que obstrutivos, o sintoma mais comum é a noctúria. **O urologista deve ter cuidado para não atribuir sintomas irritativos a HBP a menos que haja evidência documentada de obstrução.** Em geral, os sintomas do trato urinário inferior são não específicos e podem ser secundários a uma ampla variedade de condições neurológicas, bem como o aumento da próstata (Lepor e Machi, 1993). A este respeito, dois exemplos importantes são mencionados. Os pacientes com carcinoma *in situ* de alto grau da bexiga podem apresentar sintomas irritativos urinários. O urologista deve estar particularmente ciente do diagnóstico de carcinoma *in situ* em homens que se apresentam com sintomas irritativos, história de tabagismo e hematúria microscópica. Em nossa experiência pessoal, nós cuidamos de um homem de 54 anos de idade que se apresentou com esta história e foi tratado por HBP por 2 anos antes de o diagnóstico de câncer de bexiga ser estabelecido. Uma vez que o diagnóstico correto foi feito, o paciente desenvolveu doença musculoinvasiva que precisou de cistectomia para a cura.

O segundo exemplo importante são sintomas irritativos decorrentes das doenças neurológicas, tais como acidentes vasculares cerebrais, *diabetes mellitus* e doença de Parkinson. A maioria das doenças neurológicas encontradas pelo urologista tem o neurônio motor superior na etiologia e resulta em uma perda da inibição cortical da micção com consequente diminuição da complacência da bexiga e sintomas urinários irritativos. O urologista deve ser extremamente cuidadoso para conduzir a doença neurológica subjacente antes de realizar a cirurgia para aliviar a obstrução infravesical. Tal cirurgia não só pode falhar no alívio dos sintomas irritativos do paciente, mas também pode resultar em incontinência urinária permanente.

Desde a sua introdução em 1992, **o índice de sintomas urinários da AUA tem sido amplamente utilizado e validado como um importante meio de avaliar homens com sintomas do trato urinário inferior** (Barry et al., 1992). O escore de sintomas AUA original baseia-se nas respostas a sete questões relativas a frequência, noctúria, fluxo urinário fraco, hesitação, intermitência, esvaziamento incompleto da bexiga e urgência. O Escore Internacional de Sintomas Prostáticos [International Prostate Symptom Score (I-PSS)] inclui as seguintes sete perguntas, bem como uma questão global de qualidade de vida (Tabela 1-1). A pontuação total dos sintomas varia de 0 a 35, com pontuação de 0 a 7, 8 a 19 e 20 a 35, indicando sintomas do trato urinário inferior leves, moderados e graves, respectivamente. O I-PSS é uma ferramenta útil tanto no manejo clínico de homens com sintomas do trato urinário inferior como em estudos de investigação sobre o tratamento médico e cirúrgico dos homens com disfunção miccional.

A utilização dos índices de sintomas tem limitações e é importante que o médico discuta as respostas do paciente com ele. Tem sido demonstrado que, para uma leitura nível 6, é necessário entender o I-PSS e alguns pacientes com doenças neurológicas e demência podem também ter dificuldade em completar a pontuação dos sintomas (MacDiarmid et al., 1998). Além disso, a pontuação dos sintomas obstrutivos e irritativos e sintomas urinários é não específica e os sintomas podem ser causados por uma variedade de outras condições

TABELA 1-1 Escore Internacional de Sintomas Prostáticos

SINTOMA	NENHUMA VEZ	MENOS DE 1 VEZ EM CADA 5	MENOS DA METADE DAS VEZES	CERCA DA METADE DAS VEZES	MAIS DA METADE DAS VEZES	QUASE SEMPRE	SUA PONTUAÇÃO
1. ESVAZIAMENTO INCOMPLETO No último mês, quantas vezes você teve a sensação de não esvaziar completamente a bexiga após terminar de urinar?	0	1	2	3	4	5	
2. FREQUÊNCIA No último mês, quantas vezes você precisou urinar novamente menos de 2 horas depois que terminou de urinar?	0	1	2	3	4	5	
3. INTERMITÊNCIA No mês passado, com que frequência você notou que parava e recomeçava várias vezes ao urinar?	0	1	2	3	4	5	
4. URGÊNCIA No último mês, quantas vezes, em média, você achou difícil adiar a micção?	0	1	2	3	4	5	

TABELA 1-1 Escore Internacional de Sintomas Prostáticos— *(Cont.)*

SINTOMA	NENHUMA VEZ	MENOS DE 1 VEZ EM CADA 5	MENOS DA METADE DAS VEZES	CERCA DA METADE DAS VEZES	MAIS DA METADE DAS VEZES	QUASE SEMPRE	SUA PONTUAÇÃO
5. FLUXO FRACO No último mês, quantas vezes, em média, você teve um fluxo urinário fraco?	0	1	2	3	4	5	
6. ESFORÇO No último mês, quantas vezes você precisou fazer força para começar a urinar?	0	1	2	3	4	5	

	NENHUM	1 VEZ	2 VEZES	3 VEZES	4 VEZES	≥ 5 VEZES	
7. NOCTÚRIA No último mês, quantas vezes, em média, você se levantou para urinar a partir do momento em que você foi para a cama à noite até a hora de se levantar pela manhã?	0	1	2	3	4	5	

TOTAL DO ESCORE INTERNACIONAL DE SINTOMAS PROSTÁTICOS

QUALIDADE DE VIDA COM OS SINTOMAS URINÁRIOS	ÓTIMO	MUITO BEM	SATISFEITO	MAIS OU MENOS	INSATISFEITO	MAL	PÉSSIMO
Se você tivesse que passar o resto de sua vida com a condição urinária do jeito que está agora, como você se sentiria sobre isso?	0	1	2	3	4	5	6

De Cockett A, Aso Y, Denis L. Prostate symptom score and quality of life assessment. In: Cockett ATK, Khoury S, Aso Y, et al., editors. Proceedings of the Second International Consultation on Benign Prostatic Hyperplasia (BPH); 27-30 June 1993; Paris. Channel Island, Jersey: Scientific Communication International; 1994. p. 553–5.

de hiperplasia prostática benigna. Pontuações dos sintomas semelhantes têm sido demonstradas em homens e mulheres da mesma idade, entre 55 e 79 anos de idade (Lepor e Machi, 1993). **Apesar dessas limitações, o I-PSS é um auxiliar simples na avaliação dos homens com sintomas do trato urinário inferior, bem como na avaliação da resposta ao tratamento.**

Incontinência. A incontinência urinária é a perda involuntária de urina. A obtenção cuidadosa da história do paciente incontinente muitas vezes determina a etiologia. A incontinência urinária pode ser subdividida em quatro categorias.

Incontinência Contínua. **A Incontinência contínua é mais comum devido a uma fístula do trato urinário que ignora o esfíncter uretral.** O tipo mais comum de fístula que resulta em incontinência urinária é uma fístula vesicovaginal, geralmente secundária a cirurgia ginecológica, radiação ou trauma obstétrico. Menos comuns, as fístulas ureterovaginais podem ter causas semelhantes.

A segunda maior causa de incontinência contínua é um ureter ectópico que entra tanto na uretra quanto no trato genital feminino. Um ureter ectópico normalmente drena um pequeno segmento displásico do polo superior do rim e a quantidade de perda urinária pode ser muito pequena. Tais pacientes podem eliminar a maior parte da urina normalmente, mas têm uma quantidade contínua de perda urinária de pequeno porte que pode ser diagnosticada por muitos anos como corrimento vaginal crônico. Em nossa experiência, nós cuidamos de uma mulher de 30 anos de idade - que tinha sido diagnosticada com enurese na infância e corrimento vaginal crônico na vida adulta - cujo vazamento urinário foi totalmente corrigido pela remoção cirúrgica do segmento displásico, no polo superior do rim direito. Ureteres ectópicos nunca causam incontinência urinária nos homens porque sempre entram no colo da bexiga ou uretra prostática proximal ao esfíncter uretral externo.

Incontinência por Esforço. A incontinência por esforço refere-se à perda súbita de urina com tosse, espirros, exercício ou outras atividades que aumentem a pressão intra-abdominal. Durante essas atividades, a pressão intra-abdominal se eleva transitoriamente acima da resistência da uretra, o que resulta em uma súbita e geralmente pequena quantidade de perda urinária. A incontinência por esforço é mais comum em mulheres após a menopausa ou gestação, ou está relacionada com uma perda do suporte vaginal anterior e enfraquecimento dos tecidos pélvicos. A incontinência de esforço também é observada nos homens após a cirurgia da próstata, mais comumente a prostatectomia radical, em que pode haver prejuízo para o esfíncter uretral externo. **A incontinência urinária de esforço é difícil de tratar farmacologicamente e os pacientes com incontinência urinária de esforço significativa geralmente são mais bem tratados cirurgicamente.**

Incontinência de Urgência. A incontinência de urgência é a perda abrupta de urina precedida por uma forte vontade de urinar. Este sintoma é mais comumente observado em pacientes com cistite, bexiga neurogênica ou obstrução infravesical avançada com perda secundária da complacência vesical. É importante distinguir a incontinência de urgência da incontinência urinária de esforço por duas razões. **Em primeiro lugar, a incontinência de urgência pode** resultar de um processo patológico subjacente secundário, que deverá ser identificado; o tratamento deste problema principal, como uma infecção ou obstrução infravesical, pode resultar na resolução da incontinência de urgência. Em segundo lugar, pacientes com incontinência de urgência geralmente não podem ser tratados com correção cirúrgica, em vez disso, são tratados de forma mais adequada com agentes farmacológicos que aumentam a complacência vesical e/ou aumentam a resistência uretral.

Incontinência Urinária por Sobrecarga. A incontinência urinária por sobrecarga, muitas vezes chamada de *incontinência paradoxal*, é secundária a retenção urinária avançada e elevados volumes de urina residual. Nesses pacientes, a bexiga é cronicamente distendida e nunca esvazia completamente. A urina pode vazar em pequenas quantidades conforme a bexiga fica sobrecarregada. Isso provavelmente ocorre durante a noite, quando é menos provável que o paciente evite o vazamento urinário. **A incontinência por sobrecarga foi denominada *incontinência paradoxal* porque muitas vezes pode ser curada por alívio da obstrução infravesical.** Isso é, no entanto, muitas vezes difícil de se diagnosticar pela história e exame físico, particularmente no paciente obeso, no qual a percussão da bexiga distendida pode ser difícil. A incontinência por sobrecarga geralmente se desenvolve ao longo de um período de tempo considerável e os pacientes podem ser totalmente inconscientes do esvaziamento incompleto da bexiga. Assim, qualquer paciente com incontinência significativa deve ser submetido à medição do resíduo pós-miccional.

Enurese. A *enurese* refere-se à incontinência urinária que ocorre durante o sono. Ela ocorre normalmente em crianças até os 3 anos de idade, **mas persiste em cerca de 15% das crianças com 5 anos e cerca de 1% das crianças aos 15 anos** (Forsythe e Redmond, 1974). A enurese deve ser distinguida da incontinência contínua, o que ocorre durante o dia e a noite e que, em uma jovem, geralmente indica a presença de um ureter ectópico. Todas as crianças com idade superior a 6 anos com enurese devem ser submetidas a uma avaliação urológica, embora, na grande maioria, não seja encontrada nenhuma anomalia urológica significativa.

Disfunção Sexual

A disfunção sexual masculina é frequentemente usada como sinônimo de *impotência* ou disfunção erétil, embora a impotência se refira especificamente à incapacidade de atingir e manter uma ereção adequada para a relação sexual. Os pacientes que se apresentam com "impotência" devem ser questionados cuidadosamente para descartar outras doenças sexuais masculinas, incluindo perda de libido, ausência de emissão, ausência de orgasmo e, mais comumente, ejaculação precoce. É importante identificar o problema exato antes de prosseguir com posteriores avaliação e tratamento.

Perda de Libido. Como os andrógenos têm grande influência no desejo sexual, a diminuição da libido pode indicar deficiência androgênica resultante de doenças hipofisárias ou da disfunção testicular. Isso pode ser avaliado diretamente por **medição dos níveis séricos de testosterona que, se anormais, devem ser ainda avaliados por meio da medição sérica de gonadotrofinas e prolactina.** Uma vez que a quantidade de testosterona necessária para manter a libido é geralmente menor do que a necessária para a estimulação completa das vesículas seminais e da próstata, os pacientes com hipogonadismo podem também notar a ejaculação diminuída ou ausente. Por outro lado, se o volume de sêmen é normal, é pouco provável que os fatores endócrinos sejam responsáveis pela perda de libido. A diminuição da libido pode também resultar de depressão e uma variedade de doenças médicas que afetam a saúde geral e o bem-estar do paciente.

Impotência. A *impotência* refere-se especificamente à incapacidade para atingir e manter uma ereção suficiente para o coito. **Uma história cuidadosa, muitas vezes, determina se o problema é principalmente psicogênico ou orgânico.** Nos homens com impotência psicogênica, a condição frequentemente se desenvolve muito rapidamente após um evento precipitante, como estresse conjugal ou mudança ou perda de uma parceira sexual. Em homens com impotência orgânica, a condição é geralmente mais insidiosa e muitas vezes pode estar ligada ao avanço da idade ou outros fatores de risco subjacentes.

Ao avaliar os homens com impotência, é importante determinar se o problema existe em todas as situações. Muitos homens que relatam a impotência podem não ser capazes de ter relações sexuais com uma parceira, mas com outra sim. Do mesmo modo, é importante determinar se os homens são capazes de conseguir ereções normais com formas alternativas de estimulação sexual (p. ex., masturbação, vídeos eróticos). Por fim, o paciente deve ser perguntado se ele inda apresenta ereções noturnas ou matinais. Em geral, **os pacientes que são capazes de conseguir ereções adequadas em algumas situações, mas não em outras, têm principalmente impotência psicogênica em vez de orgânica.**

Incapacidade de Ejacular. **A incapacidade de ejacular pode resultar de várias causas: (1) deficiência androgênica, (2) denervação simpática, (3) agentes farmacológicos e (4) cirurgia do colo da bexiga e da próstata.** A deficiência androgênica resulta na diminuição das secreções da próstata e das vesículas seminais, causando a redução ou a perda de volume seminal. A simpatectomia ou cirurgia retroperitoneal, mais notavelmente linfadenectomia retroperitoneal para o câncer testicular, pode interferir na inervação autonômica das vesículas seminais e da próstata, resultando em ausência de contração do músculo liso e ausência de emissão seminal no momento do orgasmo. Agentes farmacológicos, particularmente antagonistas α-adrenérgicos, podem interferir no fechamento do colo da bexiga no momento do orgasmo e resultar em ejaculação retrógrada. Da mesma forma, uma cirurgia anterior do colo da bexig a ou uretra prostática, mais comumente a ressecção transuretral da próstata, pode interferir no fechamento do colo da bexiga, resultando em ejaculação retrógrada. Finalmente, a ejaculação retrógrada pode desenvolver-se espontaneamente em homens diabéticos.

Os pacientes que se queixam da falta de ejaculação devem ser questionados a respeito da perda de libido ou outros sintomas de deficiência androgênica, medicamentos atuais, diabetes e cirurgia anterior. Uma história cuidadosa normalmente irá determinar a causa deste problema.

Ausência de Orgasmo. **Anorgasmia é geralmente psicogênica ou causada por certos medicamentos utilizados para tratar doenças psiquiátricas.** Às vezes, porém, a anorgasmia pode ser devida a diminuição da sensibilidade peniana decorrente da função prejudicada do nervo pudendo.

Ejaculação Precoce. Homens que se queixam de ejaculação precoce devem ser questionados com cuidado, pois este é, obviamente, um sintoma subjetivo. É comum que os homens ejaculem dentro de 2 minutos após o início da relação sexual e muitos homens que se queixam de ejaculação precoce, na realidade, têm a função sexual normal com as expectativas sexuais anormais. Contudo, há homens com ejaculação precoce verdadeira que atingem o orgasmo em menos de 1 minuto após o início da relação sexual. Mais comumente, isso ocorre em diabéticos com neuropatia periférica. Os homens que sofrem de anorgasmia em associação com a diminuição da sensação peniana devem ser submetidos a testes de vibração do pênis e posterior avaliação neurológica, como indicado. **Esse problema é quase sempre psicogênico** e melhor tratado por um psicólogo clínico ou psiquiatra especializado no tratamento deste problema e outros aspectos psicológicos da disfunção sexual masculina. Com aconselhamento e modificações apropriadas na técnica sexual, este problema pode ser superado. Alternativamente, o tratamento com inibidores da recaptação da serotonina, como fluoxetina e sertralina, demonstrou ser útil em homens com ejaculação precoce (Murat Basar et al., 1999).

Hematospermia

A *hematospermia* (ou hemospermia) refere-se à presença de sangue no líquido seminal. **Quase sempre resulta da inflamação não específica da próstata e/ou vesículas seminais e resolve-se espontaneamente, normalmente dentro de várias semanas.** Ela ocorre frequentemente após um período prolongado de abstinência sexual e temos observado várias vezes em homens cujas esposas estão nas últimas semanas de gravidez. Os pacientes com hematospermia que persiste por mais de algumas semanas devem ser submetidos à avaliação urológica, porque raramente uma etiologia subjacente será identificada. Devem-se realizar exames genital e retal, para descartar tuberculose; antigênio específico da próstata (PSA) e exame retal, para descartar carcinoma prostático; e citologia urinária, para excluir a possibilidade de carcinoma de células transicionais da próstata. Deve-se enfatizar, contudo, que a hemospermia quase sempre se resolve espontaneamente e raramente está associada a qualquer patologia significativa urológica.

Pneumaturia

A *pneumaturia* é a passagem de gás na urina. Em pacientes que não se submeteram recentemente a instrumentação do trato urinário ou colocação de um cateter uretral, isso é quase sempre **devido a uma fístula entre o intestino e a bexiga. As causas mais comuns incluem diverticulite, carcinoma do cólon sigmoide e enterite regional (doença de Crohn).** Em casos raros, os pacientes com *diabetes mellitus* podem ter infecções formadoras de gás, com a formação de dióxido de carbono a partir da fermentação de elevadas concentrações de açúcar na urina.

Corrimento Uretral

O corrimento uretral é o sintoma mais comum de infecção venérea. A secreção purulenta espessa, profusa e amarela a cinza é típica de uretrite gonocócica; a secreção em pacientes com uretrite não específica é geralmente escassa e aguada. A secreção sanguinolenta é sugestiva de carcinoma da uretra.

Febre e Calafrios

Febre e calafrios podem ocorrer com infecção em qualquer parte do trato GU, mas são mais comumente observados em pacientes com pielonefrite, prostatite ou epididimite. **Quando associados a obstrução urinária, a febre e os calafrios podem pressagiar septicemia e requerem tratamento de emergência para aliviar a obstrução.**

História Médica

A história médica é extremamente importante porque, frequentemente, fornece pistas para o diagnóstico atual do paciente. A história médica deve ser obtida de uma forma ordenada e sequencial.

Doenças Médicas Anteriores com Sequelas Urológicas

Muitas doenças podem afetar o sistema GU e é importante ouvir o paciente e registrar as doenças anteriores. **Os pacientes com *diabetes mellitus* frequentemente desenvolvem disfunção autonômica que pode prejudicar as funções sexual e urinária.** Uma história anterior de tuberculose pode ser importante em um paciente que se apresenta com função renal comprometida, obstrução ureteral, ITU crônicas ou inexplicáveis. Os pacientes com hipertensão têm maior risco de ter disfunção sexual, porque eles são mais propensos a sofrer da doença vascular periférica e porque muitos dos medicamentos que são utilizados para tratar a hipertensão frequentemente causam a impotência. Os pacientes com doenças neurológicas, como a esclerose múltipla, também são mais propensos a desenvolver disfunção sexual e urinária. Na verdade, em 5% dos pacientes com esclerose múltipla não diagnosticada previamente, os sintomas urinários são a primeira manifestação da doença (Blaivas e Kaplan, 1988). Como mencionado anteriormente, em homens com obstrução infravesical, é importante estar ciente das pré-condições neurológicas existentes. O tratamento cirúrgico da obstrução infravesical na presença da hiper-reflexia do detrusor pode resultar em aumento da incontinência urinária no pós-operatório. Finalmente, os pacientes com anemia falciforme são propensos a uma série de condições urológicas, incluindo necrose papilar e disfunção erétil secundária a priapismo recorrente. Existem muitas outras doenças urológicas com sequelas e é importante que o urologista obtenha a história cuidadosa a este respeito.

História Familiar

É igualmente importante obter a história familiar detalhada porque muitas doenças são genéticas e/ou familiares. Exemplos de doenças genéticas são a doença policística renal adulta, esclerose tuberosa, doença de Von Hippel-Lindau, acidose tubular renal e cistinúria; esses são apenas alguns exemplos comuns e bem reconhecidos.

Além dessas doenças de predisposição genética conhecida, existem outras condições cujo padrão de herança exato não foi elucidado, mas que têm claramente uma tendência familiar. É sabido que os indivíduos com história familiar de urolitíase têm maior risco de formação de cálculos. Mais recentemente, tem sido reconhecido que **8% a 10% dos homens com câncer de próstata têm uma forma familiar da doença que tende a se desenvolver cerca de uma década mais cedo do que o tipo mais comum de câncer de próstata** (Bratt, 2000). Outras condições familiares são mencionadas em outras partes do texto, mas basta afirmar mais uma vez que a obtenção de uma história cuidadosa das doenças anteriores e uma história familiar de doença urológica pode ser extremamente valiosa para o estabelecimento do diagnóstico correto.

Medicamentos

É igualmente importante obter uma lista precisa e completa dos medicamentos atuais, porque muitos fármacos interferem na função urinária e sexual. Por exemplo, **a maioria dos medicamentos anti-hipertensores interfere na função eréctil, de forma que mudar os medicamentos anti-hipertensivos pode, às vezes, melhorar a função sexual.** Do mesmo modo, muitos agentes psicotrópicos interferem nas emissões seminais e no orgasmo. Em nossa própria experiência recente, nós cuidamos de um homem que se apresentou com anorgasmia. Ele havia se consultado com vários médicos, mas não teve melhora desse problema. Quando obtivemos a sua história médica, ele mencionou que estava tomando um agente psicotrópico para uma depressão transitória durante vários anos e sua anorgasmia foi resolvida quando este medicamento foi suspenso. A lista de medicamentos que afetam a função urinária e sexual é exaustiva, mas, mais uma vez, cada medicamento deve ser registrado e seus efeitos colaterais, investigados, para se ter certeza de que o problema do paciente não está relacionado com o medicamento. Uma lista de medicamentos comuns que podem causar efeitos secundários urológicos é apresentada na Tabela 1-2.

Procedimentos Cirúrgicos Anteriores

É importante estar ciente dos procedimentos anteriores, particularmente em um paciente já operado, porque as cirurgias anteriores podem fazer as próximas mais difíceis. Se a cirurgia anterior foi em uma região anatômica semelhante, vale a pena tentar obter o relatório cirúrgico anterior. Em nossa experiência, este pequeno esforço adicional foi recompensado em numerosas ocasiões, fornecendo uma explicação clara da cirurgia anterior do paciente que simplificou a cirurgia subsequente. Em geral, **vale a pena obter o máximo de informação possível *antes* de qualquer intenção cirúrgica** porque a maioria das surpresas que ocorrem na sala de cirurgia são negativas.

Tabagismo e Uso de Álcool

O tabagismo e o consumo de álcool estão claramente ligados a uma série de condições urológicas. **O tabagismo está associado a maior risco de carcinoma urotelial, mais notadamente o câncer de bexiga, e também está associado a doença vascular periférica e disfunção eréctil. O alcoolismo crônico pode resultar em neuropatia autonômica e periférica com resultante função sexual e urinária prejudicada. O alcoolismo crônico também pode prejudicar o metabolismo hepático do estrogênio, resultando em diminuição dos níveis séricos de testosterona, atrofia testicular e diminuição da libido.**

Além dos efeitos diretos urológicos do tabagismo e consumo de álcool, os pacientes que estão fumando ativamente ou bebendo até o momento da cirurgia estão em maior risco de complicações perioperatórias. Os fumantes têm maior risco de complicações pulmonares e cardíacas. Se possível, eles devem **interromper o fumo pelo menos 8 semanas antes da cirurgia para otimizar a sua função pulmonar** (Warner et al., 1989). Se não conseguirem fazê-lo, eles devem pelo menos deixar de fumar por 48 horas antes da cirurgia, porque isso

TABELA 1-2 Fármacos Associados a Efeitos Colaterais Urológicos

EFEITOS COLATERAIS UROLÓGICOS	CLASSE DE FÁRMACOS	EXEMPLOS ESPECÍFICOS
Diminuição da libido	Anti-hipertensivos	Hidroclorotiazida
Disfunção erétil	Fármacos psicotrópicos	Propranolol Benzodiazepinas
Disfunção ejaculatória	Antagonistas α-adrenérgicos	Prazosin Tansulosina α-Metildopa
	Fármacos psicotrópicos	Fenotiazinas Antidepressivos
Priapismo	Antipsicóticos Antidepressivos Anti-hipertensivos	Fenotiazinas Trazodona Hidralazina Prazosin
Espermatogênese diminuída	Agentes quimioterápicos Medicamentos com potencial de abuso	Agentes alquilantes Maconha Álcool Nicotina
	Medicamentos que afetam a função endócrina	Antiandrogênicos Prostaglandinas
Incontinência ou micção prejudicada	Estimulantes do músculo liso direto	Histamina Vasopressina
	Outros	Furosemida Ácido valproico
	Relaxantes do músculo liso	Diazepam
	Relaxantes do músculo estriado	Baclofen
Retenção urinária ou sintomas urinários obstrutivos	Agentes anticolinérgicos ou relaxantes musculares	Oxibutinina Diazepam Flavoxato
	Bloqueadores dos canais de cálcio	Nifedipina
	Medicamentos antiparkinsonianos	Carbidopa Levodopa
	Antagonistas α-adrenérgicos	Pseudoefedrina Fenilefrina
	Anti-histamínicos	Loratadina Difenidramina
Insuficiência renal aguda	Antimicrobianos	Aminoglicosídeos Penicilinas Cefalosporinas Anfotericina
	Medicamentos quimioterápicos	Cisplatina
	Outras	Medicamentos anti-inflamatórios não esteroides Fenitoína
Ginecomastia	Anti-hipertensivos Medicamentos cardíacos Medicamentos gastrintestinais	Verapamil Digoxina Cimetidina Metoclopramida
	Medicamentos psicotrópicos Antidepressivos tricíclicos	Fenotiazinas Amitriptilina Imipramina

resultará em melhora significativa na função cardiovascular. Da mesma forma, os alcoólicos crônicos estão em maior risco de toxicidade hepática e problemas de coagulação pós-operatório subsequentes. Além disso, os alcoólicos que continuam bebendo até o momento da cirurgia podem experimentar uma abstinência aguda do álcool durante o período pós-operatório, que pode ser fatal. A administração profilática de lorazepam reduz grandemente o risco potencial desta complicação significativa.

Alergias

Finalmente, as alergias medicamentosas devem ser questionadas porque estes medicamentos devem ser evitados no tratamento futuro do paciente. **Todas as alergias medicinais devem ser marcadas em negrito na frente do prontuário do paciente** para evitar complicações potenciais de exposição inadvertida aos mesmos medicamentos.

Em resumo, a história médica cuidadosa e completa, incluindo a queixa principal e a história da doença atual, e a história familiar devem ser obtidas para cada paciente. Infelizmente, as limitações de tempo muitas vezes dificultam a obtenção da história completa. Um substituto razoável é o atendimento do paciente primeiramente por uma enfermeira treinada ou outro profissional de saúde. Com um formulário de história padrão, muitas informações discutidas anteriormente podem ser obtidas em uma entrevista preliminar. O paciente então permanece para que o urologista apenas preencha os espaços em branco, tendo elaborado aspectos potencialmente relevantes da história médica para, em seguida, realizar exame físico completo.

EXAME FÍSICO

> **PONTOS-CHAVE**
>
> - O urologista pode realizar a avaliação inicial e estabelecer um diagnóstico para quase todos os pacientes com doenças do sistema GU.
> - A história completa e o exame físico adequado são fundamentais na avaliação dos pacientes urológicos.
> - Um exame de urina completo, incluindo análises químicas e microscópicas, deve ser realizado porque isso pode fornecer informações importantes e fundamentais para o diagnóstico e tratamento dos pacientes urológicos.

O exame físico completo e minucioso é um componente essencial da avaliação dos pacientes que se apresentam com doença urológica. Embora seja tentadora a dependência dos resultados de exames laboratoriais e radiológicos, **o exame físico muitas vezes simplifica o processo e permite ao urologista selecionar os exames diagnósticos mais adequados.** Junto com a história, o exame físico continua sendo um componente-chave na avaliação diagnóstica e deve ser realizado conscientemente.

Observações Gerais

A inspeção visual do paciente fornece uma visão geral. A pele deve ser inspecionada para a evidência de icterícia ou palidez. O estado nutricional do paciente deve ser observado. **A caquexia é um sinal frequente de malignidade e a obesidade pode ser um sinal de anormalidades endócrinas subjacentes.** Neste caso, deve-se verificar se há obesidade troncular, giba e estrias na pele abdominal, que são estigmas de hiperadrenocorticolismo. Em contraste, a debilidade e a hiperpigmentação podem ser sinais de hipoadrenocorticolismo. A ginecomastia pode ser um sinal de doença endocrinológica e um possível indicador do alcoolismo ou do tratamento hormonal anterior para câncer de próstata. O edema da genitália e das extremidades inferiores pode estar associado a descompensação cardíaca, insuficiência renal, síndrome nefrótica ou obstrução linfática pélvica e/ou retroperitoneal. A linfadenopatia supraclavicular pode ser vista com qualquer neoplasia do GU, mais geralmente da próstata e câncer testicular; a linfadenopatia inguinal pode ocorrer secundária ao carcinoma peniano ou uretral.

Rins

Os rins são órgãos do tamanho de punhos localizados superiormente no retroperitônio bilateralmente. No adulto, os rins são normalmente difíceis de palpar por causa de sua posição sob o diafragma e costelas com a musculatura abundante tanto anteriormente quanto posteriormente. Devido à posição do fígado, o rim direito é um pouco mais inferior do que o esquerdo. **Em crianças e mulheres magras, pode ser possível palpar o polo inferior do rim direito com inspiração profunda.** Contudo, geralmente não é possível palpar qualquer rim em homens e o rim esquerdo é quase sempre impalpável a menos que esteja anormalmente aumentado.

A melhor maneira de palpar os rins é com o paciente na posição supina. **O rim é levantado a partir de trás com uma mão no ângulo costovertebral** (Fig. 1-1). Na inspiração profunda, a mão do examinador é avançada firmemente no abdome anterior logo abaixo da margem costal. No ponto de inspiração máxima, o rim pode ser sentido conforme ele se move para baixo com o diafragma. Com cada inspiração, a mão do examinador pode ser avançada mais profundamente no abdome. Mais uma vez, é mais difícil de palpar rins em homens porque os rins tendem a mover-se para baixo com menos inspiração e porque eles estão rodeados por camadas musculares mais espessas. Em crianças, é mais fácil de palpar os rins por causa da espessura do corpo diminuída. Em recém-nascidos, os rins podem ser sentidos facilmente por palpação do flanco entre o polegar, anteriormente, e os dedos, posteriormente, sobre o ângulo costovertebral.

A transiluminação dos rins pode ser útil em crianças menores de 1 ano de idade com uma massa palpável no flanco. Essas massas são frequentemente de origem renal. A lanterna ou fonte de luz de fibra óptica é posicionada posteriormente contra o ângulo costovertebral. Massas cheias de líquido, tais como cistos ou hidronefrose, produzem um brilho avermelhado maçante no abdome anterior. Massas sólidas, como tumores, não apresentam transiluminação. Outras manobras de diagnóstico que podem ser úteis para examinar os rins são a percussão e a ausculta. Embora a inflamação renal possa causar dor mal localizada, a percussão do ângulo costovertebral posteriormente mais frequentemente localiza a dor e a sensibilidade com mais precisão. A percussão deve ser feita com cuidado porque em um paciente com inflamação renal significativa esta manobra pode ser muito dolorosa. A auscultação do abdome superior durante a inspiração profunda pode, ocasionalmente, revelar um sopro sistólico associado a estenose da artéria renal ou um aneurisma. Um sopro pode também ser detectado em associação com uma grande fístula arteriovenosa renal.

Todo paciente com dor no flanco também deve ser examinado quanto a possível irritação da raiz nervosa. As costelas devem ser palpadas cuidadosamente para descartar um esporão ósseo ou outra anormalidade do esqueleto e para determinar o ponto de máxima sensibilidade. Ao contrário da dor renal, a radiculite geralmente provoca hiperestesia da pele sobrejacente inervada pelo nervo periférico irritado. Esta hipersensibilidade pode ser provocada com um pino ou apertando a pele e a gordura que recobre a área envolvida. Finalmente, a dor experimentada durante a fase pré-eruptiva do herpes-zóster envolvendo qualquer um dos segmentos entre T11 e L2 pode também simular uma dor de origem renal.

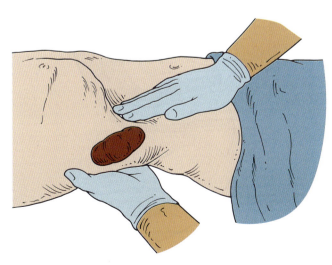

Figura 1-1. Exame bimanual do rim.

Bexiga

Uma bexiga normal no adulto não pode ser palpada ou percutida até que haja pelo menos 150 mL de urina. Com um volume de cerca de 500 mL, a bexiga torna-se visivelmente distendida em pacientes magros como uma massa da linha mediana abdominal inferior.

A percussão é melhor do que a palpação para diagnosticar uma bexiga distendida. O examinador começa percutindo imediatamente acima da sínfise púbica e continuando cefalicamente até que haja uma mudança de tom de maçante a ressonante. Alternativamente, pode ser possível em pacientes magros e em crianças palpar a bexiga por elevação da coluna lombar com uma mão e pressionando a outra mão na linha média do abdome inferior.

Um exame bimanual cuidadoso, melhor realizado com o paciente sob anestesia, é inestimável para avaliar a extensão regional de um tumor da bexiga ou outra massa pélvica. A bexiga é palpada entre o abdome e a vagina na mulher (Fig. 1-2) ou o reto no homem (Fig. 1-3). Além de definir as áreas de endurecimento, o exame bimanual permite que o examinador avalie a mobilidade da bexiga; tais informações não podem ser obtidas por meio de técnicas radiológicas, como TC e RM, que transmitem imagens estáticas.

Pênis

Se o paciente não for circuncisado, o prepúcio deve ser recolhido para examinar o tumor ou uma balanopostite (inflamação do prepúcio e glande do pênis). **A maioria dos cânceres penianos ocorre em homens não circuncisados e surge no prepúcio ou na glande peniana.** Portanto, em um paciente com uma descarga peniana sangrenta no qual o prepúcio não pode ser retirado, uma fenda dorsal ou circuncisão deve ser realizada para avaliar adequadamente a glande peniana e a uretra.

A posição do meato uretral deve ser observada. Ele pode estar localizado proximal à ponta da glande sobre a superfície ventral (hipospádia) ou, muito mais raramente, na superfície dorsal (epispádia). A pele do pênis deve ser examinada quanto a vesículas superficiais compatíveis com herpes simples e úlceras que podem indicar uma infecção venérea ou tumor. A presença de verrugas venéreas (condiloma acuminado), que aparecem como lesões irregulares, papilares, aveludadas na genitália masculina, também deve ser observada.

O meato uretral deve ser separado entre o polegar e o indicador para inspecionar as lesões neoplásicas ou inflamatórias na fossa navicular. O eixo dorsal do pênis deve ser palpado para detectar placas fibróticas ou sulcos típicos da doença de Peyronie. A sensibilidade ao longo do aspecto ventral do pênis é sugestiva de periuretrite, muitas vezes secundária a estenose uretral.

Escroto e seu Conteúdo

O escroto é um saco frouxo que contém os testículos e estruturas do cordão espermático. A parede escrotal é constituída por pele e uma camada muscular subjacente fina. Os testículos são normalmente ovais, firmes e lisos; em adultos eles medem cerca de 6 cm de comprimento e 4 cm de largura. Eles são suspensos no escroto, com o testículo direito normalmente anterior ao esquerdo. O epidídimo encontra-se posterior ao testículo e é palpável como uma crista distinta de tecido. O ducto deferente pode ser palpado acima de cada testículo e é sentido como um pedaço de fio denso.

O escroto deve ser examinado quanto a anormalidades dermatológicas. **Uma vez que o escroto, ao contrário do pênis, contém tanto pelos quanto as glândulas sudoríparas, é um local frequente de infecção local e cistos sebáceos.** Os folículos pilosos podem ser infectados e podem apresentar-se como pequenas pústulas sobre a superfície do escroto. Estes normalmente se resolvem espontaneamente, mas podem dar origem a uma infecção importante, particularmente em pacientes com imunidade reduzida e diabetes. Os pacientes muitas vezes tornam-se preocupados com essas lesões, confundindo-as com tumores testiculares.

Os testículos devem ser palpados suavemente entre as pontas dos dedos de ambas as mãos. Os testículos normalmente têm uma consistência firme (de borracha) com uma superfície lisa. Testículos anormalmente pequenos sugerem hipogonadismo ou uma endocrinopatia, como doença de Klinefelter. **Uma área firme ou dura no testículo deve ser considerada tumor maligno até que se prove o contrário.** O epidídimo deve ser palpável como um rebordo posterior de cada testículo. Massas no epidídimo (espermatocele, cisto e epididimite) são quase sempre benignas.

Para examinar uma hérnia, o médico deve inserir o dedo indicador suavemente no escroto, invaginando-o no anel inguinal externo (Fig. 1-4). O escroto deve ser invaginado na frente do testículo e os cuidados devem ser tomados para não elevar o próprio testículo, o que é muito doloroso. Uma vez que o anel externo foi localizado, o médico deve colocar a ponta dos dedos de sua

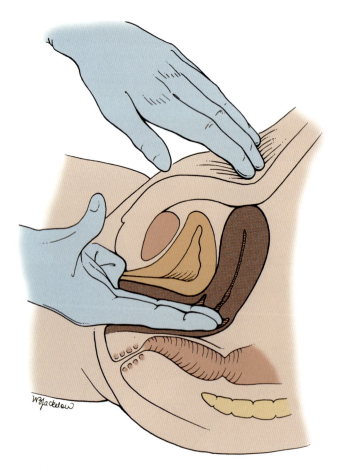

Figura 1-2. Exame bimanual da bexiga na mulher. (De Swartz MH. Textbook of physical diagnosis. Philadelphia: Saunders; 1989. p. 405.)

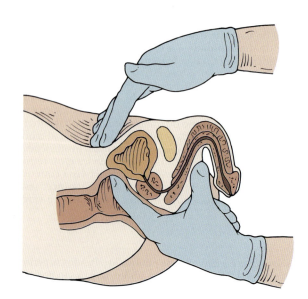

Figura 1-3. Exame bimanual da bexiga no homem.

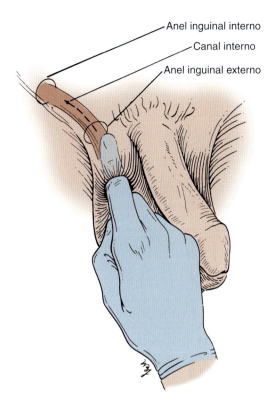

Figura 1-4. Exame do canal inguinal. (De Swartz MH. Textbook of physical diagnosis. Philadelphia: Saunders; 1989. p. 376.)

outra mão sobre o anel inguinal interno e pedir ao paciente para realizar a manobra de Valsalva. A hérnia será sentida como uma protuberância que desce contra a ponta do dedo indicador no anel inguinal externo. Embora possa ser possível distinguir uma hérnia inguinal direta resultante através do assoalho do canal inguinal de um prolapso da hérnia inguinal indireta através do anel inguinal interno, isso raramente é possível e é de pouco significado clínico, porque a abordagem cirúrgica é essencialmente idêntica para ambas as condições.

O cordão espermático também é examinado com o paciente na posição de pé. A varicocele é uma veia espermática dilatada, tortuosa, que se torna mais evidente à medida que o paciente efetua a manobra de Valsalva. O epidídimo pode voltar a ser palpado como uma crista de tecido que se estende longitudinalmente, posterior a cada testículo. O testículo deve ser palpado novamente entre os dedos de ambas as mãos, tendo o cuidado de não exercer qualquer pressão sobre o próprio testículo, de modo a evitar a dor.

A transiluminação é útil para determinar se massas escrotais são sólidas (tumores) ou císticas (hidrocele, espermatocele). Uma pequena lanterna ou cabo de luz de fibra óptica é colocado atrás da massa. Uma massa cística transilumina facilmente, ao passo que a luz não é transmitida através de um tumor sólido.

Exame Retal e da Próstata no Homem

O exame de toque retal (TR) deve ser realizado em todos os homens após os 40 anos de idade e em homens de qualquer idade que se apresentam para avaliação urológica. O câncer de próstata é a segunda causa mais comum de morte por câncer no sexo masculino após a idade de 55 anos e a causa mais comum de morte por câncer em homens com mais de 70 anos. Muitos cânceres de próstata podem ser detectados em fase precoce curável pelo TR e cerca de 25% dos cânceres colorretais podem ser detectados pelo TR em combinação com um teste de sangue oculto nas fezes.

O TR deve ser realizado no final do exame físico. É melhor realizado com o paciente em pé e se inclinando sobre a mesa de exame ou com o paciente na posição de joelho no tórax. Na posição de pé, o paciente deve estar com suas coxas perto da mesa de exame. Os pés devem estar afastados por de cerca de 45 cm, com os joelhos ligeiramente flexionados. O paciente deve curvar a cintura 90 graus até que o tórax esteja descansado em seus antebraços.

O médico deve dar o tempo suficiente para o paciente assumir a posição apropriada e relaxar tanto quanto possível. Algumas palavras tranquilizadoras antes do exame são úteis. O médico deve colocar uma luva na mão examinadora e deve lubrificar o dedo indicador completamente.

Antes de realizar o TR, o médico deve colocar a palma da outra mão contra a parte inferior do abdome do paciente. Isso proporciona tranquilidade para o paciente, permitindo que o médico faça contato suave com o paciente antes de tocar o ânus. Também possibilita que o médico estabilize o paciente e forneça contrapressão suave se o paciente tenta afastar-se enquanto o TR está sendo realizado. O TR em si começa com a separação das nádegas e inspeção do ânus para patologias, geralmente hemorroidas, mas, ocasionalmente, um carcinoma anal ou melanoma podem ser detectados. O dedo indicador lubrificado com luva é então inserido suavemente dentro do ânus. Apenas uma falange deve ser inserida inicialmente para dar tempo ao ânus de relaxar e acomodar facilmente o dedo. A estimativa do tônus do esfíncter anal é de grande importância; o esfíncter anal flácido ou espástico sugere mudanças similares no esfíncter urinário e pode ser uma pista para o diagnóstico da doença neurogênica. Se o médico espera apenas alguns segundos, o esfíncter anal normalmente relaxa e o dedo pode ser avançado em direção à sua articulação sem causar dor. O dedo indicador, em seguida, examina a próstata – toda a superfície posterior da glândula geralmente pode ser examinada se o paciente estiver na posição correta. **Normalmente, a próstata tem aproximadamente o tamanho de uma castanha e tem consistência semelhante à da eminência tenar contraída do polegar (com o polegar oposto ao dedo mínimo).**

O dedo indicador estende-se tanto quanto possível no reto e toda a circunferência é examinada para detectar um carcinoma retal precoce. O dedo indicador é então retirado delicadamente e uma amostra das fezes sobre a luva é transferida para uma lâmina para determinação de sangue oculto. Embora possa haver uma incidência significativa de resultados falso-positivos e falso-negativos associados aos testes de sangue oculto nas fezes, em particular, sem restrições alimentares e medicamentos, **o teste de sangue oculto é simples e barato e pode permitir a detecção de anomalias gastrintestinais significantes** (Bond, 1999). Tecidos adequados, sabão e toalhas devem estar disponíveis para o paciente limpar-se após o exame. O médico deve, em seguida, sair da sala e permitir o tempo adequado ao paciente para lavar-se e vestir-se antes de concluir a consulta.

Exame Pélvico na Mulher

Urologistas homens devem sempre realizar o exame pélvico feminino na presença de uma enfermeira ou outros profissionais da saúde. A paciente deve ser autorizada a se despir com privacidade e ser totalmente coberta para o procedimento antes de o médico entrar na sala. O exame em si deve ser realizado na posição de litotomia padrão com as pernas da paciente encolhidas. Inicialmente, os genitais externos e introito vaginal devem ser examinados, com especial atenção para mudanças atróficas, erosões, úlceras, corrimentos ou verrugas, todos os quais podem causar desconforto e disúria pélvica. O meato uretral deve ser inspecionado para verrugas, hiperplasia da mucosa, cistos e prolapso da mucosa. A paciente é então solicitada a realizar uma manobra de Valsalva e é cuidadosamente examinada para cistocele (prolapso da bexiga) ou retocele (prolapso do reto). A paciente é então solicitada a tossir, que pode provocar a incontinência urinária de esforço. A palpação da uretra é feita para detectar o endurecimento, que pode ser um sinal de inflamação crônica ou malignidade. A palpação também detecta um divertículo uretral e a palpação de um divertículo pode causar uma secreção purulenta da uretra. A análise bimanual de bexiga, útero e seus anexos deve então ser realizada com dois dedos na vagina e a outra mão sobre o abdome inferior. Qualquer anormalidade dos órgãos pélvicos deve ser avaliada ainda com uma ultrassonografia pélvica ou TC.

Exame Neurológico

Há várias situações clínicas em que o exame neurológico pode ser útil na avaliação dos pacientes urológicos. Em alguns casos, o nível de anormalidades neurológicas pode ser localizado pelo padrão de déficit sensorial observado durante o exame físico utilizando um mapa de dermátomos (Fig. 1-5). Os déficits sensoriais no pênis, lábios vagi-

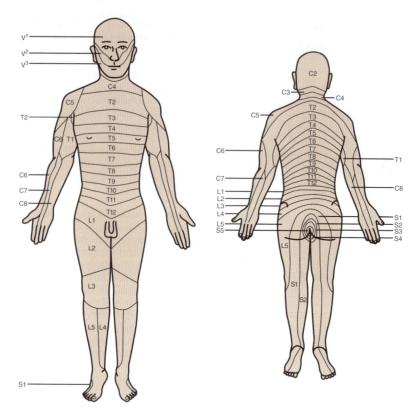

Figura 1-5. Mapas dos dermátomos sensoriais usados para ajudar a localizar o nível do déficit neurológico.

nais, escroto, vagina e região perianal geralmente indicam danos ou lesões às raízes ou nervos sacrais. Em adição à análise sensorial, os testes de reflexos na área genital podem também ser realizados. O mais importante destes é o reflexo bulbocavernoso (BCR), que é um reflexo de contração do músculo estriado do assoalho pélvico que ocorre em resposta a vários estímulos do períneo ou órgãos genitais. Este reflexo é mais comumente testado colocando um dedo no reto e, em seguida, apertando a glande do pênis ou clitóris. Se um cateter de Foley está posicionado, o BCR também pode ser extraído puxando-se suavemente o cateter. Se o BCR está intacto, o aperto do esfíncter anal deve ser sentido e/ou observado. O BCR testa a integridade do arco reflexo da medula espinal mediada pelo envolvimento de S2-S4 e pode estar ausente na presença da medula sacra ou anomalias dos nervos periféricos.

O reflexo cremastérico pode ser provocado acariciando-se levemente a coxa superior e medial no sentido descendente. A resposta normal nos homens é a contração do músculo cremastérico que resulta na elevação imediata do escroto ipsilateral e testículo. Há utilidade clínica limitada no teste dos reflexos superficiais, como o cremastérico, ao investigar a disfunção neurológica. No entanto, pode ser útil testar esse reflexo ao avaliar os pacientes com suspeita de torção testicular ou epididimite. Finalmente, o reflexo cremastérico excessivamente ativo em crianças pode levar ao diagnóstico equivocado de criptorquidia em alguns casos.

EXAME DE URINA

O exame de urina é um teste fundamental que deve ser realizado em todos os pacientes urológicos. Embora, em muitos casos, um simples exame de urina com fita forneça as informações necessárias, **um exame de urina completo inclui tanto as análises microscópicas quanto químicas.**

Coleta de Amostras de Urina

Homens

No paciente do sexo masculino, uma amostra de urina é obtida do jato médio. O paciente não circuncisado deve retrair o prepúcio, limpar a glande com solução antisséptica e continuar a retrair o prepúcio durante o esvaziamento. O paciente do sexo masculino começa a urinar no vaso sanitário e depois coloca um recipiente estéril de boca larga sob seu pênis para coletar uma amostra do jato médio. Isso evita a contaminação da amostra de urina com a pele e organismos uretrais.

Em homens com infecções crônicas do trato urinário, são obtidas quatro alíquotas de urina. **Essas alíquotas foram designadas Voided Bladder 1, Voided Bladder 2, Secreções Prostáticas Expressas e Voided Bladder 3 (VB1, VB2, EPS, e VB3).** O VB1 são os 5 a 10 mL iniciais de urina anulada, ao passo que o VB2 é a urina do jato médio. As EPS são as secreções obtidas após a massagem prostática suave e a amostra VB3 são os 2 a 3 mL iniciais de urina obtidos após a massagem prostática. O valor dessas culturas para a localização da ITU é que a amostra VB1 representa a flora uretral; VB2, a flora da bexiga; e as EPS e amostra VB3, a flora prostática. A amostra VB3 é particularmente útil quando pouco ou nenhum líquido prostático é obtido por massagem. Para obter uma melhor secreção prostática, os pacientes devem ser instruídos a evitar a micção durante a massagem prostática e evitar a contração dos músculos do esfíncter anal e do assoalho pélvico. A amostra da urina em quatro partes é particularmente útil na avaliação de homens com suspeita de prostatite bacteriana (Meares e Stamey, 1968).

Mulheres

Na mulher, é mais difícil obter uma amostra de urina limpa do jato médio. A paciente do sexo feminino deve limpar a vulva, separar os lábios e recolher uma amostra do jato médio tal como descrito para o paciente do sexo masculino. Se houver suspeita de infecção, no entanto, a amostra do jato médio não é confiável e nunca deve ser enviada para cultura e sensibilidade. **Para avaliar uma possível infecção em uma mulher, deve sempre ser obtida uma amostra de urina cateterizada.**

Recém-nascido e Lactentes

A maneira usual para se obter uma amostra de urina de um recém-nascido ou lactente é colocar um saco de plástico estéril com uma gola adesiva sobre a genitália da criança. No entanto, esses dispositivos podem não ser capazes de distinguir a contaminação da verdadeira ITU. Sempre que possível **todas as amostras de urina devem ser examinadas dentro de 1 hora após a coleta e colocadas em placas para cultura e antibiograma, se indicado.** Se a urina é deixada em repouso em temperatura ambiente por longos períodos de tempo, pode ocorrer supercrescimento bacteriano, o pH pode mudar e os cilindros leucocitários podem se desintegrar. Se não for possível examinar a urina prontamente, a mesma deve ser refrigerada a 5 °C.

Exame Físico da Urina

O exame físico da urina inclui uma avaliação de cor, turbidez, gravidade específica e osmolalidade e pH.

Cor

A cor normal da urina é amarela pálida. **A cor da urina varia mais comumente por causa da concentração, mas muitos alimentos, medicamentos, produtos metabólicos e infecções podem tornar a cor da urina anormal.** Isso é importante porque muitos pacientes procuram consultas essencialmente devido a uma alteração da cor da urina. Assim, é importante que o urologista esteja ciente das causas mais comuns de anormalidade da cor da urina, que estão listadas na Tabela 1-3.

Turbidez

A urina coletada recentemente é clara. **A urina turva ocorre mais comumente devido à fosfatúria**, um processo benigno no qual cristais de fosfato em excesso precipitam na urina alcalina. A fosfatúria é intermitente e ocorre geralmente após as refeições ou ingestão de uma grande quantidade de leite. Os pacientes são geralmente assintomáticos. O diagnóstico de fosfatúria pode ser conseguido por acidificação da urina com ácido acético, que resultará no clareamento imediato, ou por meio de uma análise microscópica, que revelará grandes quantidades de cristais de fosfato amorfos.

A piúria, geralmente associada a uma infecção urinária, é outra causa comum de urina turva. O grande número de leucócitos no sangue faz com que a urina se torne turva. **A piúria é facilmente distinguida da fosfatúria tanto pelo cheiro da urina** (a urina infectada tem um odor característico intenso) quanto por exame microscópico, que facilmente distingue os cristais de fosfato amorfos dos leucócitos.

Causas raras de urina turva incluem a quilúria (quando há uma comunicação anormal entre o sistema linfático e o trato urinário, resultando na mistura do fluido linfático com a urina), lipidúria, hiperoxalúria e hiperuricosúria.

Gravidade Específica e Osmolalidade

A gravidade específica da urina é facilmente determinada a partir de uma fita urinária (*dipstick*) e, geralmente, varia de 1,001-1,035. A gravidade específica geralmente reflete o estado de hidratação do paciente, mas pode também ser afetada pela função renal anormal, a quantidade de material dissolvido na urina e uma variedade de outras causas mencionadas mais tarde. Uma gravidade específica inferior a 1,008 é considerada como diluída e uma gravidade específica superior a 1,020 é considerada concentrada. A gravidade específica fixa de 1,010 é um sinal de insuficiência renal, aguda ou crônica.

Em geral, a gravidade específica reflete o estado de hidratação, mas também dá uma ideia da capacidade de concentração renal. As condições que diminuem a gravidade específica incluem (1) o aumento da ingestão de líquidos, (2) diuréticos, (3) a diminuição da capacidade de concentração renal e (4) *diabetes insipidus*. As condições que aumentam a gravidade específica incluem (1) a diminuição da ingestão de líquidos; (2) a desidratação devida a febre, suores, vômitos e diarreia; (3) *diabetes mellitus* (glicosúria); e (4) secreção inadequada de hormônio antidiurético. A gravidade específica também será aumentada acima de 1,035 após a injeção IV de contraste iodado e em pacientes em uso de dextrano.

A osmolalidade é uma medida da quantidade de material dissolvido em urina e geralmente varia entre 50 e 1200 mOsm/L. A osmolalidade urinária varia mais comumente com a hidratação e os mesmos fatores que afetam a gravidade específica também irão afetar a osmolalidade. A osmolalidade urinária é o melhor indicador da função renal, mas não pode ser medida a partir da fita urinária (*dipstick*) e tem de ser determinada por meio de técnicas laboratoriais-padrão.

TABELA 1-3 Causas Comuns da Anormalidade na Cor da Urina

COR	CAUSA
Incolor	Urina muito diluída Sobre-hidratação
Turva/leitosa	Fosfatúria Piúria Quilúria
Vermelho	Hematúria Hemoglobinúria/mioglobinúria Antocianina na beterraba e amoras Intoxicação crônica por mercúrio e chumbo Fenolftaleína (em evacuantes intestinais) Fenotiazinas (p. ex., Compazina) Rifampicina
Laranja	Desidratação Fenazopiridina (Piridium®) Sulfassalazina (Azulfidine®)
Amarela	Normal Fenacetina Riboflavina
Azul esverdeada	Biliverdina Indicanúria (metabólitos indol do triptofano) Amitriptilina (Elavil®) Indigotina Azul de metileno Fenóis (p. ex., cimetidina IV [Tagamet®], prometazina IV [Phenergan®]) Resorcinol Triamterena (Dyrenium®)
Marrom	Urobilinogênio Porfiria Aloe, fava de feijão e ruibarbo Cloroquina e primaquina Furazolidona (Furoxone®) Metronidazol (Flagyl®) Nitrofurantoína (Furadantin®)
Preto amarronzado	Alcaptonúria (ácido homogentísico) Hemorragia Melanina Tirosinose (ácido hidroxifenilpirúvico) Cascara, senna (laxantes) Metocarbamol (Robaxin®) Metildopa (Aldomet®) Sorbitol

IV, intravenosa
De Hanno PM, Wein AJ. A clinical manual of urology. Norwalk (CT): Appleton-Century-Crofts; 1987. p. 67.

pH

O pH urinário é medido com uma fita indicadora (*dipstick*) que incorpora dois indicadores colorimétricos, vermelho de metilo e azul de bromotimol, que produzem cores claramente distinguíveis através da variação do pH de 5 a 9. O pH urinário pode variar de 4,5 a 8; o pH médio varia entre 5,5 e 6,5. O pH urinário entre 4,5 e 5,5 é considerado ácido, ao passo que o pH entre 6,5 e 8 é considerado alcalino.

Em geral, o pH urinário reflete o pH sérico. Em pacientes com acidose metabólica ou respiratória, a urina está geralmente ácida; por outro lado, em pacientes com disfunções metabólicas ou alcalose respiratória, a urina está alcalina. A acidose tubular renal (ATR) é uma exceção a esta regra. Em pacientes com ambos os tipos I e II da ATR, o soro é ácido, mas a urina é alcalina por causa da perda continuada de bicarbonato na urina. Na acidose metabólica grave no tipo II da ATR, a urina pode se tornar ácida, mas no tipo I da ATR, a urina é sempre alcalina, mesmo com acidose metabólica grave (Morris e Ives, 1991). A determinação do pH urinário é usada para estabelecer o diagnóstico da ATR; a incapacidade para acidificar a urina abaixo de um pH 5,5 após a administração de uma carga ácida é diagnóstico de ATR.

As determinações do pH da urina são também úteis no diagnóstico e tratamento de infecções do trato urinário e doenças de cálculo urinário. **Em pacientes com uma infecção urinária presumida, a urina alcalina com um pH maior do que 7,5 sugere infecção por organismos que hidrolizam a ureia, mais comumente *Proteus*.** As bactérias produtoras de urease convertem amônia em íons de amônio, elevando marcadamente o pH urinário e causando a precipitação de cristais de fosfato de amônio magnésio cálcio.

O pH urinário é normalmente ácido em pacientes com cálculos de ácido úrico ou cistina. A alcalinização da urina é uma característica importante do tratamento em ambas as condições e o monitoramento frequente do pH urinário é necessário para verificar a adequação ao tratamento. A enorme quantidade de cristalização pode resultar em cálculos coraliformes.

Exame Químico da Urina

Fita Urinária

As fitas urinárias fornecem um método rápido e barato para a detecção de substâncias anormais presentes na urina. As fitas urinárias são tiras de plástico curtas, com pequenos absorventes marcadores que são impregnados com diferentes reagentes químicos que reagem com as substâncias anormais na urina para produzir uma alteração colorimétrica. **As substâncias anormais comumente testadas com as fitas urinárias incluem (1) sangue, (2) proteína, (3) glicose (4) cetonas, (5) bilirrubina e urobilinogênio e (6) leucócitos.**

As substâncias listadas na Tabela 1-3 que causam anormalidade na cor da urina podem interferir no desenvolvimento da cor apropriada nas fitas urinárias. Em nossa experiência, isso ocorre mais comumente em pacientes que tomam fenazopiridina (Pyridium®) para ITU. A fenazopiridina transforma a urina laranja brilhante e torna a avaliação das fitas urinárias não confiável.

A técnica apropriada deve ser utilizada para se obter uma determinação exata da fita urinária. As áreas de reagente na fita urinária devem ser completamente imersas em uma amostra de urina centrifugada fresca e, em seguida, devem ser retiradas imediatamente para evitar a dissolução dos reagentes na urina. À medida que a sonda é removida do recipiente com a amostra de urina, a extremidade da fita urinária é conduzida ao longo da borda do recipiente para remover o excesso de urina. A sonda deve ser mantida em posição horizontal até o momento apropriado para a leitura e, em seguida, comparada com a cartela de cores. **O excesso de urina na fita urinária ou a posição vertical quando se segura a fita urinária de medição possibilita a mistura de produtos químicos dos absorventes de reagentes adjacentes na fita urinária, resultando em um diagnóstico errado.** Os resultados falso-negativos para glicose e bilirrubina podem ser vistos na presença de concentrações de ácido ascórbico elevados na urina. No entanto, o aumento dos níveis de ácido ascórbico na urina não interfere nas fitas urinárias de testes para hematúria. A urina alcalina altamente tamponada pode causar falsas leituras baixas para a gravidade específica e pode levar a resultados falso-negativos para a proteína urinária. Outras causas comuns de resultados falsos de testes com fita urinária são testes com fita urinária vencidos e exposição das fitas urinárias, levando a danos aos reagentes. Em geral, quando as fitas urinárias são danificadas, há alterações de cor dos absorventes antes de sua imersão na urina. Se tais mudanças de cor são observadas, os resultados com a fita urinária de medição podem ser imprecisos.

Hematúria

A urina normal deve conter menos do que três RBC por HPF. Uma fita urinária positiva para sangue na urina indica hematúria, hemoglobinúria ou mioglobinúria. **A detecção química de sangue na urina baseia-se na atividade tipo peroxidase da hemoglobina.** Quando em contato com um substrato orgânico da peroxidase, a hemoglobina catalisa a reação e faz com que a oxidação subsequente de um indicador cromogênico mude de cor de acordo com o grau e a quantidade de oxidação. O grau de alteração da cor é diretamente relacionado com a quantidade de hemoglobina presente na amostra de urina. As fitas urinárias frequentemente demonstram tanto os pontos coloridos quanto a mudança de cor do campo. Se presentes, a hemoglobina livre e a mioglobina na urina são absorvidas no reagente e catalisam a reação dentro do papel de teste, produzindo, assim, um efeito de mudança de cor no campo. Os eritrócitos intactos na urina são submetidos a hemólise quando entram em contato com o reagente teste e a hemoglobina livre produz um ponto correspondente de mudança de cor. Quanto maior for o número de eritrócitos intactos na amostra de urina, maior o número de pontos que aparecem na fita urinária e uma coalescência dos pontos ocorre quando há mais do que 250 eritrócitos/mL.

A hematúria pode ser distinguida da hemoglobinúria e mioglobinúria por exame microscópico da urina centrifugada; a presença de um grande número de eritrócitos estabelece o diagnóstico de hematúria. Na ausência de eritrócitos, o exame sérico distinguirá a hemoglobinúria da mioglobinúria. Uma amostra de sangue é obtida e centrifugada. Na hemoglobinúria, o sobrenadante será cor de rosa. Isso ocorre porque a hemoglobina livre sérica liga-se a haptoglobina, a qual é insolúvel em água e tem peso molecular elevado. O complexo permanece no soro, causando uma cor rosa. A hemoglobina livre aparecerá na urina somente quando todos os locais de ligação de haptoglobina forem saturados. Na mioglobinúria, a mioglobina liberada do músculo é de baixo peso molecular e solúvel em água. Ela não se liga a haptoglobina e por isso é excretada na urina imediatamente. Portanto, na mioglobinúria, o soro permanece claro.

A sensibilidade das fitas urinárias na identificação da hematúria, definida como superior a três eritrócitos/HPF do sedimento centrifugado examinado microscopicamente, é superior a 90%. Por outro lado, a especificidade da sonda para hematúria comparada com a microscopia é um pouco menor, o que reflete uma taxa de falso-positivos mais elevada com a sonda (Shaw et al., 1985).

As leituras falso-positivas com as fitas urinárias são mais frequentes em virtude da contaminação da amostra de urina com sangue menstrual. A desidratação, com urina de gravidade específica alta resultante, também pode levar a resultados falso-positivos devido ao aumento da concentração de eritrócitos e da hemoglobina. O indivíduo normal excreta cerca de 1.000 eritrócitos/mL de urina, com os limites superiores ao normal variando entre 5.000 e 8.000 eritrócitos/mL (Kincaid-Smith, 1982). Portanto, examinar a urina de alta gravidade específica, como a amostra da primeira urina da manhã, aumenta a probabilidade de um resultado falso-positivo. Em adição à desidratação, outra causa de resultados falso-positivos resulta do exercício, que pode aumentar o número de eritrócitos na urina.

A eficácia da triagem da hematúria com a fita urinária para identificar pacientes com doença urológica significativa é um tanto controversa. Estudos em crianças e adultos jovens têm mostrado uma baixa taxa de doença significativa (Woolhandler et al., 1989). Em adultos mais velhos, um estudo da Clínica Mayo de 2.000 pacientes com hematúria assintomática mostrou que apenas 0,5% apresentaram malignidade urológica e apenas 1,8% desenvolveram outras doenças urológicas sérias dentro de 3 anos após a identificação da hematúria (Mohr et al., 1986). Por outro lado, os pesquisadores da Universidade de Wisconsin descobriram que, em 26% dos adultos que tiveram pelo menos uma fita urinária com leitura positiva para hematúria, foram subsequentemente encontradas patologias urológicas significativas (Messing et al., 1987). A idade da população, a integralidade da avaliação urológica posterior e a definição de doença significativa influenciam na taxa de doença no grupo de pacientes com hematúria assintomática identificada pela triagem com a fita urinária. É importante lembrar que, antes de prosseguir para estudos mais complicados, o resultado da fita urinária deve ser confirmado com um exame microscópico do sedimento urinário centrifugado.

Diagnóstico Diferencial e Avaliação da Hematúria. A hematúria pode refletir tanto doença nefrológica quanto urológica significativa. **A hematúria de origem nefrológica é frequentemente associada a cilindros na urina e quase sempre associada a proteinúria significativa. Mesmo a hematúria significativa de origem urológica não elevará a concentração de proteína na urina no intervalo de 100 a 300 mg/dL ou uma variação de 2+ a 3+ na fita urinária e a proteinúria desta magnitude quase sempre indica doença renal glomerular ou tubulointersticial.**

A avaliação morfológica dos eritrócitos no sedimento urinário centrifugado também ajuda a localizar seu local de origem. **Os eritrócitos decorrentes da doença glomerular são tipicamente dismórficos e mostram uma grande variedade de alterações morfológicas. Por outro lado, os eritrócitos decorrentes da doença renal tubulointersticial e de origem urológica têm um formato uniformemente redondos;** esses eritrócitos podem ou não manter as suas hemoglobinas ("células fantasmas"), mas a forma da célula individual é consistentemente redonda. Em indivíduos sem patologia significativa com quantidades mínimas de hematúria, os eritrócitos são caracteristicamente dismórficos, mas o número de células observadas é muito menor do que o observado em pacientes com doença nefrológica. A morfologia dos eritrócitos é mais facilmente determinada por meio da microscopia de contraste de fase, mas, com a prática, isso pode ser conseguido usando um microscópio de luz convencional (Schramek et al., 1989).

Hematúria Glomerular. A **hematúria glomerular é sugerida pela presença de eritrócitos dismórficos, cilindros hemáticos e proteinúria.** Dos pacientes com glomerulonefrite comprovados por biópsia renal, no entanto, cerca de 20% terá hematúria isolada, sem cilindros hemáticos ou proteinúria (Fassett et al., 1982).

As alterações glomerulares associadas à hematúria estão listadas na Tabela 1-4. Além disso, a avaliação dos pacientes com hematúria glomerular deve começar com a história completa. A hematúria em crianças e adultos jovens, geralmente do sexo masculino, associada a febre baixa e exantema eritematoso sugere um diagnóstico de nefropatia por imunoglobulina A (IgA) (doença de Berger). Uma história familiar de doença renal e surdez sugere nefrite familiar ou síndrome de Alport. A hemoptise e o sangramento anormal associados a anemia microcítica são característicos da síndrome de Goodpasture, bem como a presença de erupção cutânea e artrite sugerem lúpus eritematoso sistêmico. Finalmente, a glomerulonefrite pós-estreptocócica deve ser suspeitada em uma criança com uma recente infecção do trato respiratório superior ou da pele por estreptococos. Além disso, a avaliação laboratorial deve incluir a medição da creatinina sérica, depuração da creatinina e, quando a proteinúria na urina é 2+ ou maior, uma determinação da proteinúria de 24 horas. Embora esses testes quantifiquem o grau específico da disfunção renal, exames complementares são geralmente necessários para estabelecer o diagnóstico específico e, particularmente, para determinar se a doença é devida a uma doença imune ou uma etiologia não imune. **Frequentemente, uma biópsia renal é necessária para estabelecer o diagnóstico preciso e biópsias são particularmente importantes se o resultado influenciar posteriormente no tratamento do paciente.** As biópsias renais são extremamente informativas, quando examinadas por um patologista experiente usando luz, imunofluorescência e a microscopia eletrônica.

Um algoritmo para a avaliação da hematúria glomerular é fornecido na Figura 1-6.

Nefropatia por IgA (doença de Berger). A nefropatia por IgA, ou doença de Berger, é a causa mais comum da hematúria glomerular, representando cerca de 30% dos casos (Fassett et al., 1982). Por isso, é descrita em maior detalhe nesta seção. A nefropatia por IgA ocorre mais comumente em crianças e adultos jovens, com predomínio do sexo masculino (Berger e Hinglais, 1968). Os pacientes geralmente apresentam-se com a hematúria após uma infecção do trato respiratório superior ou exercício. A hematúria pode ser associada a febre de baixo grau ou erupção cutânea, mas a maioria dos pacientes não têm sintomas sistêmicos associados. A hematúria macroscópica ocorre de forma intermitente, mas a hematúria microscópica é um achado constante em alguns pacientes. A doença é crônica, mas o prognóstico na maioria dos pacientes é excelente. A função renal permanece normal na maioria, mas cerca de 25% posteriormente desenvolve insuficiência renal. Idade mais avançada e função renal anormal no início, proteinúria consistente e hipertensão são indicadores de um prognóstico ruim (D'Amico, 1988).

As constatações patológicas na doença de Berger estão limitadas tanto aos glomérulos focais quanto aos segmentos lobulares de um glomérulo. As mudanças são proliferativas e geralmente confinadas às células mesangiais (Berger e Hinglais, 1968). A biópsia renal revela depósitos de IgA, IgG e β_{1c}-globulina, embora os depósitos mesangiais de IgA e IgG sejam encontrados em outras formas de glomerulonefrite também. O papel da IgA na doença ainda é incerto, embora os depósitos possam desencadear uma reação inflamatória no glomérulo (van den Wall Bake et al., 1989). Como a hematúria macroscópica frequentemente segue uma infecção do trato respiratório superior, pode-se suspeitar de uma etiologia viral, mas não se pode estabelecê-la. A frequente associação entre hematúria e exercício nesta condição permanece sem explicação.

A apresentação clínica da glomerulonefrite por IgA é alarmante e semelhante a certas doenças sistêmicas, incluindo púrpura de Schönlein-Henoch, lúpus eritematoso sistêmico, endocardite bacteriana e síndrome de Goodpasture. Assim, uma avaliação clínica e laboratorial cuidadosa é indicada para estabelecer o diagnóstico correto. A presença de cilindros hemáticos estabelece a origem glomerular da hematúria. Na ausência de cilindros hemáticos, um exame urológico é indicado para excluir o trato urinário como uma fonte de sangramento e para confirmar que a hematúria é resultante de ambos os rins. O diagnóstico de nefropatia por IgA é confirmado por biópsia renal demonstrando os depósitos clássicos de imunoglobulinas nas células mesangiais, como descrito anteriormente. Uma vez que o diagnóstico foi estabelecido, as avaliações de repetição para hematúria geralmente não são indicadas. Embora não haja tratamento eficaz para esta condição, a função renal permanece estável na maior parte dos pacientes e não há outras complicações conhecidas a longo prazo.

Hematúria não Glomerular

Médica. Com exceção dos tumores renais, as hematúrias não glomerulares de origem renal são secundárias a doenças tubulointersticiais, renovasculares ou sistêmicas. **O exame de urina na hematúria não glomerular é distinto daquele da hematúria glomerular pela presença de eritrócitos circulares e a ausência de cilindros hemáticos.** Como a hematúria glomerular, a hematúria não glomerular de origem renal está frequentemente associada a proteinúria significativa, o que distingue essas doenças nefrológicas das doenças urológicas em que o grau de proteinúria é geralmente mínimo, mesmo com sangramento intenso.

TABELA 1-4 Distúrbios Glomerulares em Pacientes com Hematúria Glomerular

DISTÚRBIOS	PACIENTES (%)
Nefropatia por IgA (doença de Berger)	30
GN mesangioproliferativa	14
GN proliferativa segmentar focal	13
Nefrite familiar (p. ex., síndrome de Alport)	11
GN membranosa	7
GN mesangiocapilar	6
Esclerose segmentar focal	4
Inclassificável	4
Lúpus eritematoso sistêmico	3
GN pós-infecciosa	2
Endocardite bacteriana subaguda	2
Outras	4
TOTAL	100

GN, Glomerulonefrite; IgA, imunoglobulina A.
Modificado de Fassett RG, Horgan BA, Mathew TH. Detection of glomerular bleeding by phase-contrast microscopy. Lancet 1982;1:1432.

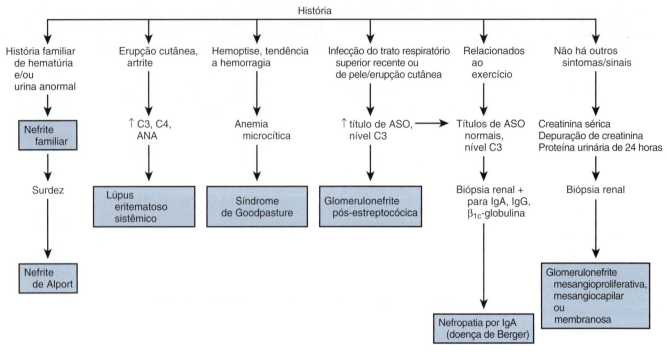

Figura 1-6. Avaliação da hematúria glomerular (eritrócitos dismórficos, cilindros hemáticos e proteinúria). ANA, anticorpos antinucleares; ASO, antiestreptolisina O; Ig, imunoglobulina.

Como com a hematúria glomerular, a obtenção cuidadosa da história frequentemente ajuda a estabelecer o diagnóstico. A história familiar de hematúria ou tendência a sangramento sugere o diagnóstico de discrasia sanguínea, o que deve ser mais investigado. A história familiar de litíase urinária associada a hematúria intermitente pode indicar doença por cálculo, o que deve ser investigado com as medições séricas e urinárias de cálcio e ácido úrico. A história familiar da doença cística renal deve levar a uma avaliação radiológica mais aprofundada de espongiose medular renal e doença renal policística do adulto. **A necrose papilar como causa de hematúria deve ser considerada em diabéticos, afro-americanos (secundária a doença ou traço falciforme) e em casos de suspeita de abuso de analgésicos.**

Alguns medicamentos podem induzir hematúria, particularmente anticoagulantes. No entanto, **a anticoagulação em níveis terapêuticos normais não predispõe os pacientes à hematúria.** Em um estudo, a prevalência de hematúria foi de 3,2% em pacientes anticoagulados contra 4,8% no grupo de controle. Doença urológica foi identificada em 81% dos pacientes com mais de um episódio de hematúria microscópica e a causa da hematúria não variou entre os grupos (Culclasure et al., 1994). Assim, o tratamento anticoagulante, por si só, não pareceu aumentar o risco de hematúria, a menos que o paciente esteja excessivamente anticoagulado.

A hematúria induzida pelo exercício está sendo observada com frequência crescente. Normalmente ocorre em corredores de longa distância (> 10 km), é geralmente observada no final da corrida e rapidamente desaparece com o repouso. A hematúria pode ser de origem renal ou da bexiga. Um aumento do número de eritrócitos dismórficos foi observado em alguns pacientes, sugerindo origem glomerular. A hematúria induzida pelo exercício pode ser o primeiro sinal da doença glomerular subjacente, como a nefropatia por IgA. Por outro lado, a cistoscopia nos pacientes com hematúria induzida por exercício frequentemente revela lesões hemorrágicas puntiformes na bexiga, sugerindo que hematúria seja de origem vesical.

A doença vascular pode também resultar em hematúria não glomerular. A embolia ou trombose da artéria renal, fístulas arteriovenosas e trombose da veia renal podem resultar em hematúria. O exame físico pode revelar hipertensão grave, ruído no flanco ou abdominal, ou fibrilação arterial. Em tais pacientes, deve-se realizar uma avaliação da doença vascular renal.

Um algoritmo para a avaliação das hematúrias não glomerulares é mostrado na Figura 1-7.

Cirúrgica. A hematúria não glomerular ou hematúria essencial inclui principalmente doenças urológicas, em vez de nefrológicas. As causas mais comuns de hematúria essencial incluem tumores urológicos, cálculos e ITU.

O exame de urina na hematúria de origem cirúrgica ou médica não glomerular é semelhante, na medida em que ambas são caracterizadas por eritrócitos circulares e ausência de cilindros hemáticos. A hematúria essencial é sugerida, no entanto, pela ausência de proteinúria significativa normalmente observada na hematúria não glomerular de origem parenquimatosa renal. Deve-se lembrar, porém, que a proteinúria não está sempre presente na doença renal glomerular ou não glomerular.

O AUA Best Practice Policy Panel sobre Hematúria Microscópica formulou recomendações práticas para a detecção e avaliação da hematúria microscópica assintomática (Grossfeld et al., 2001a, 2001b). O painel concluiu que, em virtude da falta de especificidade do exame por fita, bem como do risco e do custo da avaliação, os pacientes com um teste da fita urinária positivo somente devem ser submetidos à avaliação completa para hematúria se isso for confirmado pelo achado de 3 ou mais RBC/HPF na avaliação microscópica subsequente. Os pilares da avaliação, de acordo com o painel, são citologias urinárias, cistoscopia e imagem do trato urinário por ultrassonografia, TC e/ou urografia intravenosa (UIV). O uso desses testes em um paciente individual deve basear-se na maioria dos casos sobre o risco relativo de patologia significativa do trato urinário.

Um algoritmo para a avaliação da hematúria essencial é mostrado na Figura 1-8.

Proteinúria

Embora os adultos saudáveis excretem 80 a 150 mg de proteína na urina diariamente, a detecção qualitativa da proteinúria na urina deve levantar a suspeita de doença renal subjacente. **A proteinúria pode ser a primeira indicação de doença renovascular, glomerular ou tubulointersticial, ou pode representar o extravasamento de proteínas anormais na urina em condições como o mieloma múltiplo.** A proteinúria também pode ocorrer após distúrbios não renais, em resposta a várias condições fisiológicas, como o exercício extenuante.

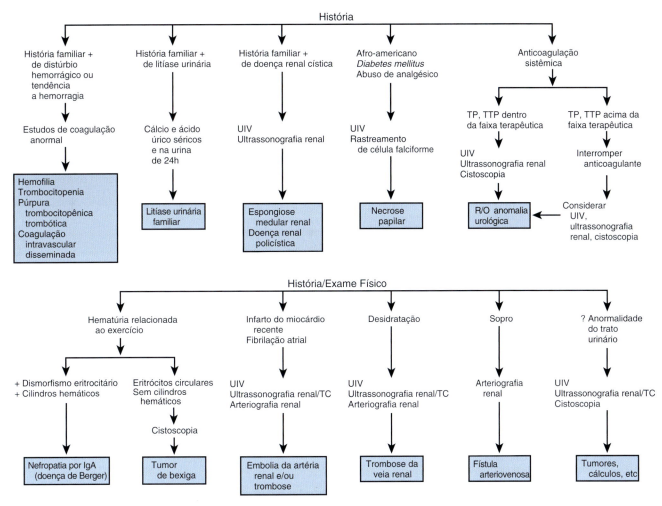

Figura 1-7. **Avaliação da hematúria renal não glomerular (eritrócitos circulares, sem cilindros hemáticos e proteinúria).** TC, Tomografia computadorizada; IgA, imunoglobulina A; UIV, urografia intravenosa; TP, tempo de protrombina; TTP, tempo de tromboplastina parcial; R/O, descartar.

A concentração de proteína na urina depende do estado de hidratação, mas raramente é superior a 20 mg/dL. Em pacientes com urina diluída, no entanto, a proteinúria significativa pode estar presente em concentrações inferiores a 20 mg/dL. **Normalmente, a proteína na urina é cerca de 30% de albumina, 30% de globulinas e 40% de proteínas teciduais, dos quais o principal componente é a proteína Tamm-Horsfall.** Este perfil pode ser alterado por condições que afetam a filtração glomerular, reabsorção tubular ou excreção de proteína na urina. A determinação do perfil de proteínas na urina por técnicas como eletroforese pode ajudar a determinar a etiologia da proteinúria.

Fisiopatologia. A maioria das causas de proteinúria pode ser classificada em três categorias: glomerular, tubular ou sobrecarga. A proteinúria glomerular é o tipo mais comum de proteinúria e resulta do aumento da permeabilidade capilar glomerular para as proteínas, especialmente albumina. A proteinúria glomerular ocorre em qualquer uma das doenças glomerulares principais, como nefropatia por IgA, ou na glomerulopatia associada a doenças sistêmicas, como a *diabetes mellitus*. A doença glomerular deve ser suspeitada quando a excreção de proteína na urina de 24 horas excede 1g e é quase certo seu diagnóstico quando a excreção de proteína total é superior a 3g.

A proteinúria tubular resulta da incapacidade de reabsorver as proteínas normalmente filtradas de baixo peso molecular, como imunoglobulinas. Na proteinúria tubular, a perda de proteína na urina de 24 horas raramente excede 2 a 3 g e as proteínas excretadas são de baixo peso molecular, em vez da albumina. Os distúrbios que levam à proteinúria tubular são comumente associados a outros defeitos da função tubular proximal, como glicosúria, aminoacidúria, fosfatúria e uricosúria (síndrome de Fanconi).

A proteinúria por sobrecarga ocorre na ausência de qualquer doença renal subjacente e é devida a um aumento da concentração plasmática de imunoglobulinas anormais e outras proteínas de baixo peso molecular. O aumento dos níveis séricos de proteínas anormais resulta em excesso de filtração glomerular que excede a capacidade de reabsorção tubular. A causa mais comum de proteinúria por sobrecarga é o mieloma múltiplo, em que grandes quantidades de cadeias leves de imunoglobulina são produzidas e aparecem na urina (proteína de Bence Jones).

Detecção. A detecção qualitativa da proteinúria anormal é mais facilmente conseguida com uma fita impregnada com o corante azul tetrabromofenol. A cor do corante muda em resposta a uma mudança de pH relacionada com o teor de proteínas da urina, principalmente a albumina, o que leva ao desenvolvimento de uma cor azul. Como o fundo da fita é amarelo, vários tons de verde se desenvolvem e, quanto mais escuro o verde, melhor a concentração de proteínas na urina. A concentração mínima de proteína detectável por este método é de 20 a 30 mg/dL. **Os resultados falso-negativos podem ocorrer na urina alcalina, na urina diluída, ou quando a proteína principal não é a albumina.** A proteinúria em níveis nefróticos, acima de 1g/24h, no entanto, dificilmente não é detectada no rastreio qualitativo. A precipitação de proteínas urinárias com ácidos fortes, como o ácido sulfossalicílico 3%, irá detectar a proteinúria em concentrações tão baixas como 15 mg/dL e é mais sensível na detecção de outras proteínas e albumina. Os pacientes cuja urina é negativa na fita urinária, mas fortemente positiva com ácido sulfossalicílico, devem ter a suspeita de mieloma múltiplo e devem ter a urina testada, ainda, para a proteína de Bence Jones.

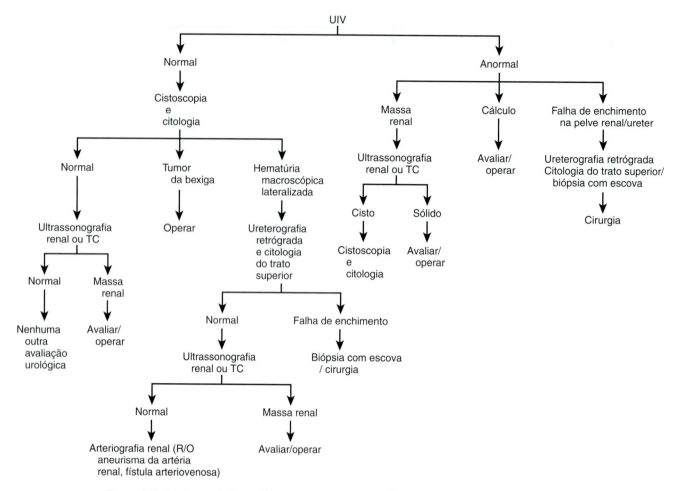

Figura 1-8. Avaliação da hematúria essencial (eritrócitos circulares, sem cilindros hemáticos, sem proteinúria significativa). TC, Tomografia computadorizada; UIV, urografia intravenosa; R/O, descartar.

Se o teste qualitativo revela proteinúria, isso deve ser quantificado com uma coleta urinária de 24 horas. Além disso, a avaliação qualitativa das proteínas urinárias anormais pode ser realizada por qualquer eletroforese de proteínas ou por imunoensaio para proteínas específicas. A eletroforese de proteínas é particularmente útil para distinguir a proteinúria glomerular da tubular. Na proteinúria glomerular, a albumina torna-se cerca de 70% da proteína total excretada, enquanto que na proteinúria tubular, as principais proteínas excretadas são imunoglobulinas com albumina tornando-se apenas 10% a 20%. O imunoensaio é o método de escolha para a detecção de proteínas específicas, tais como a proteína de Bence-Jones no mieloma múltiplo.

Avaliação. A proteinúria deve primeiro ser classificada pelo seu tempo em transitória, intermitente ou persistente. A proteinúria transitória ocorre frequentemente, especialmente na população pediátrica, e geralmente se resolve espontaneamente dentro de poucos dias (Wagner et al., 1968). Pode resultar de febre, exercício ou estresse emocional. Em pacientes mais idosos, a proteinúria transitória pode ser devido à insuficiência cardíaca congestiva. Se a causa não renal é identificada e um exame de urina posterior é negativo, não é necessária outra avaliação. Se a proteinúria persistir, ela deve ser avaliada.

A proteinúria também pode ocorrer de forma intermitente e está frequentemente relacionada com a mudança postural (Robinson, 1985). A proteinúria que ocorre apenas na posição vertical é uma causa frequente de proteinúria leve, intermitente, em jovens do sexo masculino. A excreção de proteína total diária raramente excede 1g e a excreção urinária de proteínas retorna ao normal quando o paciente está deitado. Acredita-se que a proteinúria ortostática seja secundária ao aumento da pressão sobre a veia renal em pé. Esta se resolve espontaneamente em cerca de 50% dos pacientes e não está associada a qualquer morbidade. Portanto, se a função renal é normal em pacientes com proteinúria ortostática, nenhuma outra avaliação é indicada.

A proteinúria persistente requer uma avaliação mais aprofundada e, na maioria dos casos, tem uma etiologia glomerular. A medição quantitativa de proteína urinária deve ser obtida por meio de uma coleta de urina de 24 horas e deve-se fazer uma avaliação qualitativa para determinar as principais proteínas excretadas. Os achados maiores que 2 g de proteína excretada por 24 horas, cujos principais componentes são proteínas de elevado peso molecular, como a albumina, estabelecem o diagnóstico de proteinúria glomerular. A proteinúria glomerular é a causa mais comum de proteinúria anormal, especialmente em pacientes com proteinúria persistente. Se a proteinúria glomerular está associada a hematúria caracterizada por eritrócitos dismórficos e cilindros hemáticos, o paciente deve ser avaliado como descrito anteriormente para a hematúria glomerular (Fig. 1-6). Os pacientes com proteinúria glomerular que têm pouca ou nenhuma hematúria associada devem ser avaliados quanto a outras condições, das quais a mais comum é o *diabetes mellitus*. Outras possibilidades incluem amiloidose e nefroesclerose arteriolar.

Em pacientes em que a excreção de proteína total é de 300 a 2.000 mg/dia, cujos principais componentes são globulinas de baixo peso molecular, é indicada uma maior avaliação qualitativa com imunoeletroforese. Isso determinará se as proteínas em excesso são normais ou anormais. A identificação de proteínas normais estabelece um diagnóstico de proteinúria tubular e uma posterior avaliação para uma causa específica da disfunção tubular é indicada.

Se a avaliação qualitativa revela proteínas anormais na urina, isso estabelece um diagnóstico de sobrecarga proteica na urina. Uma avaliação mais aprofundada deve ser dirigida para identificar a anormalidade específica da proteína. A descoberta de grandes quantidades de imunoglobulinas de cadeia leve ou proteína de Bence Jones estabelece o diagnóstico de mieloma múltiplo. Da mesma forma, a constatação de grandes quantidades de hemoglobina ou mioglobina estabelece o diagnóstico de hemoglobinúria ou mioglobinúria.

Um algoritmo para a avaliação da proteinúria é mostrado na Figura 1-9.

Glicose e Cetonas

O exame de urina para glicose e cetonas é útil no rastreamento de pacientes quanto a *diabetes mellitus*. Normalmente, quase toda a glicose filtrada pelos glomérulos é reabsorvida nos túbulos proximais. Embora pequenas quantidades de glicose possam ser normalmente excretadas na urina, estes valores não são clinicamente significativos e estão abaixo do nível de detecção com a fita urinária. Se, no entanto, a quantidade de glicose filtrada excede a capacidade de reabsorção tubular, a glicose será excretada na urina e detectada na fita urinária. **Este é o chamado limiar renal e corresponde a glicose sérica de cerca de 180 mg/dL; acima deste nível, a glicose será detectada na urina.**

A detecção de glicose com a fita urinária baseia-se em uma reação enzimática sequencial dupla dando origem a uma alteração colorimétrica. Na primeira reação, a glicose na urina reage com a glicose oxidase na fita urinária formando ácido glucônico e peróxido de hidrogênio. Na segunda reação, o peróxido de hidrogênio reage com a peroxidase, provocando a oxidação do cromogênio na fita urinária e, portanto, alteração de cor. **Esta reação de dupla oxidação é específica para a glicose e não há qualquer reatividade cruzada com outros açúcares.** O teste da fita urinária torna-se menos sensível à medida que a gravidade específica e a temperatura da urina aumentam.

As cetonas não são normalmente encontradas na urina, mas aparecem quando as fontes de carboidratos no corpo são esgotadas e ocorre a quebra de gordura corporal. Isso acontece mais comumente na cetoacidose diabética, mas também pode ocorrer durante a gravidez e após períodos de fome ou de redução rápida de peso. **As cetonas excretadas incluem o ácido acetoacético, acetona e ácido β-hidroxibutírico. Com a quebra de gordura anormal, as cetonas aparecem na urina antes do soro.**

As fitas urinárias para cetonas envolvem uma reação colorimétrica: O nitroprussiato de sódio na fita urinária reage com o ácido acetoacético para produzir uma cor roxa. **O teste com a fita urinária identifica o ácido acetoacético em concentrações de 5 a 10 mg/dL, mas não detecta acetona ou ácido β-hidroxibutírico.** Uma fita urinária que testa positivamente para a glicose também deve ser testada para cetonas, e o *diabetes mellitus* é provável. Os resultados falso-positivos, no entanto, podem ocorrer na urina ácida de alta gravidade específica, na urina de coloração anormal e na urina contendo metabólitos de levodopa, 2-mercaptoetano-sulfonato de sódio e outros compostos contendo sulfidrila (Csako, 1987).

Bilirrubina e Urobilinogênio

A urina normal não contém bilirrubina e apenas pequenas quantidades de urobilinogênio. Existem dois tipos de bilirrubina: direta (conjugada) e indireta. A bilirrubina direta é apresentada no hepatócito, em que a bilirrubina é conjugada com ácido glucurônico. **A bilirrubina conjugada tem um peso molecular baixo, é solúvel em água e normalmente passa do fígado para o intestino delgado através dos canais biliares, onde ela é convertida em urobilinogênio. Portanto, a bilirrubina conjugada não aparece na urina, exceto em condições patológicas em que há doença hepática intrínseca ou obstrução das vias biliares.**

A bilirrubina indireta tem elevado peso molecular e está ligada a albumina sérica. É insolúvel em água e, portanto, não aparece na urina nem mesmo em condições patológicas.

O urobilinogênio é o produto final do metabolismo da bilirrubina conjugada. A bilirrubina conjugada passa através dos canais biliares, onde é metabolizada pelas bactérias intestinais normais para urobilinogênio. Normalmente, cerca de 50% do urobilinogênio é excretado nas fezes e 50%, reabsorvido na circulação entero-hepática. Uma pequena quantidade de urobilinogênio é absorvida, aproximadamente 1 a 4 mg/dia escapam da captação hepática e são excretados

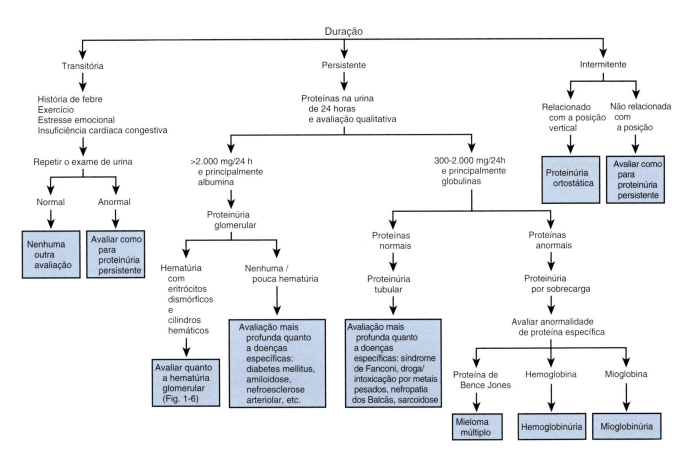

Figura 1-9. Avaliação da proteinúria.

na urina. A hemólise e as doenças hepatocelulares que levam a um aumento dos pigmentos biliares podem resultar no aumento do urobilinogênio urinário. Por outro lado, a obstrução do canal biliar ou o uso de antibióticos que altera a flora intestinal, interferindo desse modo na conversão da bilirrubina conjugada em urobilinogênio, diminui os níveis de urobilinogênio na urina. Nessas condições, os níveis séricos de bilirrubina conjugada sobem.

Existem diferentes métodos e reagentes da fita urinária para testar tanto a bilirrubina quanto o urobilinogênio, mas o princípio fisiológico básico envolve a ligação da bilirrubina ou do urobilinogênio a um sal de diazônio para provocar uma reação colorimétrica. Pode haver resultados falso-negativos na presença de ácido ascórbico, o que diminui a sensibilidade para a detecção de bilirrubina. Pode haver resultados falso-positivos na presença de fenazopiridina, porque ela cora a urina de laranja e, semelhante à reação colorimétrica para a bilirrubina, torna-se vermelha em meio ácido.

Testes da Esterase Leucocitária e Nitrito

Atividade da esterase leucocitária indica a presença de leucócitos do sangue na urina. A presença de nitritos na urina é fortemente sugestiva de bacteriúria. Assim, ambos os testes foram utilizados para rastrear pacientes para ITU. Embora estes testes tenham aplicação na prática médica não urológica, o método mais preciso para diagnosticar a infecção é o exame microscópico do sedimento urinário para identificar piúria e subsequente cultura da urina. Todos os urologistas devem ser capazes de realizar e interpretar o exame microscópico do sedimento urinário. Portanto, os testes da esterase leucocitária e nitrito são menos importantes na prática urológica. Para fins de realização, no entanto, ambas as técnicas são descritas resumidamente aqui.

Os testes da esterase leucocitária e nitrito são realizados utilizando a fita urinária ChemStrip LN®. A esterase leucocitária é **produzida por neutrófilos** e catalisa a hidrólise de um éster do ácido carbônico indoxil em indoxil (Gillenwater, 1981). O indoxil formado oxida um sal de diazônio cromogênico na fita urinária para produzir uma mudança de cor. Recomenda-se que o teste da esterase leucocitária seja feito 5 minutos após a fita ser imersa na urina para permitir a incubação adequada (Shaw et al., 1985). A sensibilidade deste teste, então, diminui com o tempo por causa da lise dos leucócitos. O teste da esterase leucocitária também pode ser negativo em caso de infecção, porque nem todos os pacientes com bacteriúria têm leucocitúrias significativas. Portanto, se o teste da esterase leucocitária for usado para triagem dos pacientes para ITU, ele deve sempre ser feito em conjunto com o teste de nitrito para bacteriúria (Pels et al., 1989).

Outras causas de resultados falso-negativos com o teste da esterase leucocitária incluem o aumento da gravidade urinária específica, glicosúria, presença de urobilinogênio, medicamentos que alteram a cor da urina e ingestão de grandes quantidades de ácido ascórbico. **A principal causa dos testes da esterase leucocitária falso-positivos é a contaminação da amostra.**

Os nitritos não são normalmente encontrados na urina, mas muitas espécies de bactérias gram-negativas podem converter nitrato em nitrito. Os nitritos podem ser facilmente detectados na urina porque reagem com os reagentes na fita urinária e são submetidos a diazotação para formar o corante azo vermelho. A especificidade do nitrito na fita urinária para detectar bacteriúria é superior a 90% (Pels et al., 1989). A sensibilidade do teste, no entanto, é consideravelmente menor, variando de 35% a 85%. O teste de nitrito é menos preciso em amostras de urina contendo menos de 10^5 organismos/mL (Kellogg et al., 1987). Assim como no teste da esterase leucocitária, a principal causa dos testes de nitrito falso-positivos é a contaminação.

Permanece controverso se as fitas urinárias para o teste da esterase leucocitária e nitritos podem substituir a microscopia na triagem para as ITU significativas. Esta questão é menos importante para os urologistas, que normalmente têm acesso a um microscópio e que devem ser treinados e incentivados a examinar o sedimento urinário. **Um protocolo que combina a aparência visual da urina com testes da esterase leucocitária e nitrito tem sido proposto** (Fig. 1-10). Ele supostamente detecta 95% das amostras de urina infectadas e diminui a necessidade de microscopia em mais de 30% (Flanagan et al., 1989). Outros estudos, no entanto, têm mostrado que as fitas urinárias para o teste não são um substituto adequado para a microscopia (Propp et al., 1989). Em resumo, não tem sido demonstrado de forma conclusiva que a fita urinária para o teste para ITU pode substituir o exame microscópico do sedimento urinário. Em nossa experiência, nós examinamos o sedimento urinário sempre que suspeitamos de uma ITU e, posteriormente, realizamos a cultura da urina quando piúria é identificada.

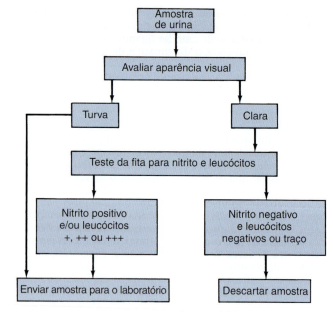

Figura 1-10. Protocolo para a determinação da necessidade de microscopia de sedimentos da urina em uma população assintomática. (De Flanagan PG, Rooney PG, Davies EA, et al. Evaluation of four screening tests for bacteriuria in elderly people. Lancet 1989;1:1117. © by The Lancet Ltd., 1989.)

Sedimento Urinário

Obtenção e Preparação da Amostra

Deve-se fazer uma coleta limpa da amostra de urina do jato médio. Conforme descrito anteriormente, os homens não circuncidados devem retrair o prepúcio e limpar a glande do pênis antes da micção. É mais difícil obter uma amostra confiável de urina limpa nas mulheres por causa da contaminação com leucócitos do introito vaginal e bactérias. Se houver qualquer suspeita de ITU em uma mulher, uma amostra de urina cateterizada deve ser obtida para cultura e antibiograma.

Se possível, **a primeira amostra de urina da manhã é a amostra preferencial e deve ser examinada dentro de 1 hora.** O procedimento padrão para a preparação de urina para o exame microscópico já foi descrito (Cushner e Copley, 1989). Dez a 15 mililitros de urina devem ser centrifugados durante 5 minutos a 3.000 rpm. O sobrenadante é então decantado e o sedimento é ressuspenso no tubo de centrifugação batendo-se suavemente na parte inferior do tubo. Apesar de a pequena quantidade do restante de líquido poder ser acondicionada em uma lâmina de microscópio, isso geralmente resulta em excesso de líquido na lâmina. É preferível utilizar uma pequena pipeta para retirar o líquido residual a partir do tubo de centrifugação e colocá-lo diretamente sobre a lâmina de microscópio. Isso resulta geralmente em um volume ideal entre 0,01 e 0,02 mL de líquido depositado sobre a lâmina. A lâmina é então coberta com uma lamela. A extremidade da lamela deve ser colocada sobre a primeira lâmina para permitir que a gota de líquido ascenda para a lamela por ação capilar. A lamela é então suavemente colocada sobre a gota do líquido e esta técnica permite que a maior parte do ar entre a queda da lamela e o líquido seja expulso. Se uma lamela simplesmente cair através da urina, a urina se dispersará sobre a lâmina e haverá um número considerável de bolhas de ar que podem falsear o exame microscópico subsequente.

Técnica de Microscopia

A análise microscópica do sedimento urinário deve ser realizada com ambas as lentes de baixa potência (ampliação de 100X) e de alta potência (ampliação de 400X). O uso de uma lente de imersão em óleo para maior ampliação é raramente, ou nunca, necessário. Sobre a baixa potência, toda a área sob a lamela deve ser digitalizada. **Uma particular atenção deve ser dada para as bordas da lamela, onde os cilindros e outros elementos tendem a se concentrar.** A ampliação de baixa potência é suficiente para identificar eritrócitos, leucócitos, cilindros, cristais de cistina, macrófagos e parasitas, tais como *Trichomonas vaginalis* e *Schistosoma hematobium*.

A ampliação de alta potência é necessária para distinguir eritrócitos circulares dos dismórficos, para identificar outros tipos de cristais e, em particular, para identificar bactérias e leveduras. Em resumo, **o sedimento urinário deve ser examinado microscopicamente para (1) células, (2) cilindros, (3) cristais, (4) bactérias, (5) leveduras e (6) parasitas.**

Células

A morfologia dos eritrócitos pode ser determinada sob a ampliação de alta potência. Apesar de a microscopia de contraste de fase ser utilizada para este propósito, os eritrócitos circulares (não glomerulares) geralmente podem ser distinguidos dos eritrócitos dismórficos (glomerulares) sob campo brilhante com ampliação de alta potência de rotina (Figs. 1-11 a 1-15). **Isso é auxiliado pelo ajuste do condensador do microscópio para uma abertura menor, reduzindo assim a intensidade da luz de fundo. Isso permite ver detalhes finos antes não evidentes e também cria o efeito de microscopia de fase, porque as membranas celulares e outros componentes sedimentares destacam-se contra o fundo escurecido.**

Os eritrócitos circulares têm geralmente uma distribuição uniforme de hemoglobina, seja com contorno redondo ou crenado, enquanto os eritrócitos dismórficos são irregulares, com mínima hemoglobina e distribuição irregular do citoplasma. As técnicas automatizadas para a realização das análises microscópica para distinguir os dois tipos de eritrócitos foram investigadas, mas ainda não foram aceitas na prática urológica geral e são provavelmente desnecessárias. Em um estudo utilizando um avaliador padrão Coulter, a análise microscópica mostrou 97% de precisão na diferenciação entre os dois tipos de eritrócitos (Sayer et al., 1990). **Os eritrócitos podem ser confundidos com leveduras ou gotículas de gordura** (Fig. 1-16). Os eritrócitos podem ser distinguidos, no entanto, porque as leveduras irão demostrar brotamento e as gotículas de óleo são altamente refratárias.

Os leucócitos geralmente podem ser identificados no âmbito da baixa potência e definitivamente diagnosticados sob ampliação de alta potência (Figs. 1-17 e 1-18; ver também Fig 1-16). É normal encontrar 1 ou 2 leucócitos/HPF em homens e até 5/HPF em mulheres nas quais a amostra de urina pode estar contaminada com secreções vaginais. Um maior número de leucócitos geralmente indica infecção ou inflamação no trato urinário. Pode ser possível diferenciar os **leucócitos velhos, os quais têm uma aparência pequena e enrugada característica** e são comumente encontrados nas secreções vaginais de mulheres normais, dos leucócitos recentes, que geralmente são indicativos de doença do trato urinário. Os leucócitos recentes são geralmente maiores e mais redondos, e, quando a densidade é inferior a 1,019, os grânulos no citoplasma demonstram movimentos reluzentes, então chamadas células reluzentes.

As células epiteliais são comumente observadas no sedimento urinário. Células escamosas são frequentemente detectadas em amostras de urina feminina e são derivadas da porção inferior da uretra, do

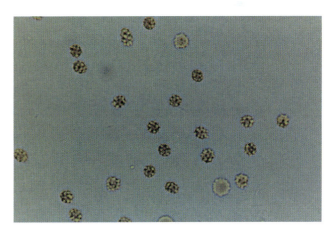

Figura 1-13. **Eritrócitos de um paciente com cistite intersticial.** As células foram coletadas na cistoscopia.

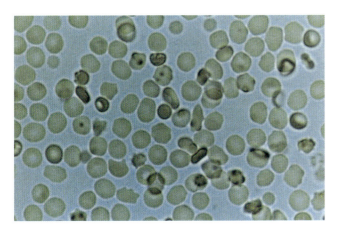

Figura 1-11. **Eritrócitos, tanto suavemente arredondados quanto levemente crenados, típico de eritrócitos epiteliais.**

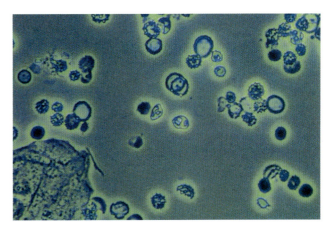

Figura 1-14. **Eritrócitos de um paciente com doença de Berger.** Observe as variações nas membranas características de eritrócitos dismórficos.

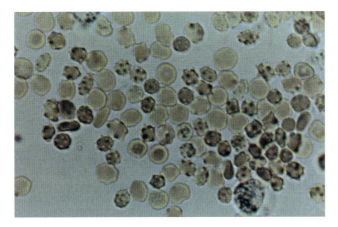

Figura 1-12. **Eritrócitos de um paciente com um tumor da bexiga.**

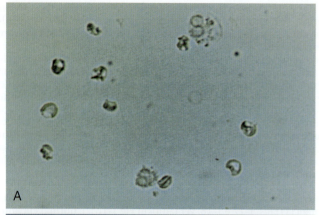
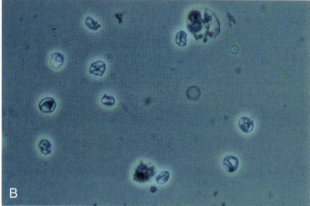

Figura 1-15. Eritrócitos dismórficos de um paciente com granulomatose de Wegener. A, Iluminação de campo brilhoso. B, Iluminação de fase. Observe os depósitos irregulares de material citoplasmático denso em torno da membrana celular.

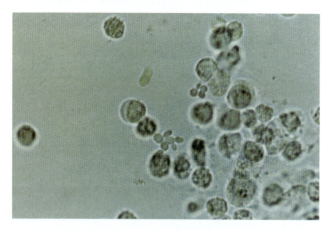

Figura 1-16. *Candida albicans*. Brotamento de formas cercadas por leucócitos.

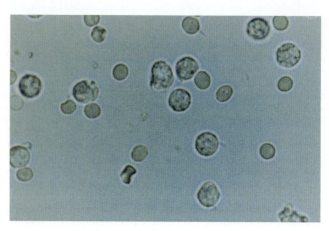

Figura 1-17. Leucócitos velhos. Cálculo coraliforme com infecção por *Proteus*.

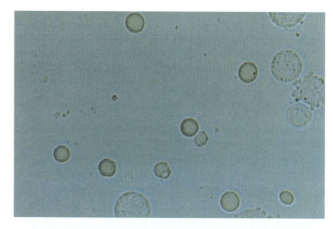

Figura 1-18. "Células reluzentes" recentes com eritrócitos no fundo.

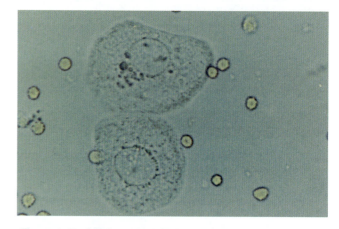

Figura 1-19. Células epiteliais de transição pela lavagem vesical.

trígono nas mulheres pós-puberais e da vagina. **As células epiteliais escamosas são grandes, têm um pequeno núcleo central com tamanho semelhante ao de um eritrócito e têm um citoplasma irregular com granularidade fina.**

As células epiteliais de transição podem surgir do restante do trato urinário (Fig. 1-19). As células de transição, que são menores do que as células escamosas, têm um núcleo maior e apresentam grânulos citoplasmáticos proeminentes perto do núcleo. As células transicionais malignas alteraram o tamanho e morfologia nuclear e podem ser identificadas com qualquer coloração de Papanicolaou de rotina ou citometria de fluxo automático.

As células tubulares renais são as células epiteliais menos frequentemente observadas na urina, mas são mais significativas, porque a sua presença na urina é sempre indicativa de patologia renal. As células tubulares renais podem ser difíceis de distinguir de leucócitos, mas são um pouco maiores.

Cilindros

Um cilindro é um coágulo de proteína que é formado no túbulo renal e intercepta qualquer conteúdo luminal tubular dentro da matriz. **A mucoproteína Tamm-Horsfall é a matriz básica de todos os cilindros renais; ela se origina a partir de células epiteliais tubulares e está sempre presente na urina.** Quando os cilindros contêm apenas mucoproteínas, eles são chamados cilindros hialinos e podem não ter significado patológico. Os cilindros hialinos podem ser vistos na urina após o exercício ou a exposição ao calor, mas também podem ser observados em pielonefrite ou doença renal crônica.

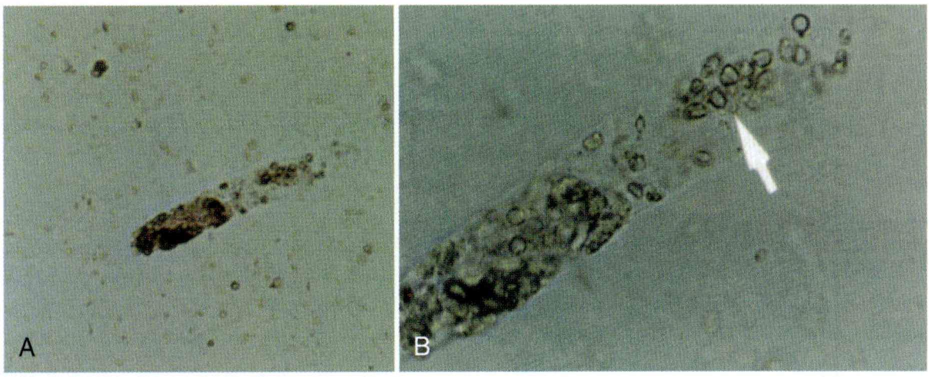

Figura 1-20. Cilindros hemáticos. **A,** Visão de baixa potência demonstra borda distinta da matriz hialina. **B,** Visão de alta potência demonstra as membranas dos eritrócitos bem definidas (*seta*). Doença de Berger.

Os cilindros hemáticos contêm eritrócitos aprisionados e são diagnósticos de hemorragia glomerular, provavelmente secundários a glomerulonefrite (Figs. 1-20 e 1-21). Os cilindros leucocitários são observados na glomerulonefrite aguda, pielonefrite aguda e nefrite tubulointersticial aguda. Os cilindros com outros elementos celulares, células epiteliais tubulares renais geralmente descamadas, são indicativos de danos renais não específicos (Fig. 1-22). Os cilindros de cera e granulares resultam da degeneração de elementos celulares. Os cilindros adiposos são vistos na síndrome nefrótica, lipidúria e hipotireoidismo.

Cristais

A identificação de cristais na urina é particularmente importante em pacientes com litíase porque pode ajudar a determinar a etiologia (Fig. 1-23). Apesar de outros tipos de cristais serem observados em pacientes normais, **a identificação de cristais de cistina estabelece o diagnóstico de cistinúria.** Os cristais precipitados na urina ácida incluem oxalato de cálcio, ácido úrico e cistina. Os cristais precipitados na urina alcalina incluem o fosfato de cálcio e cristais triplo-fosfato (estruvita). Os cristais de colesterol são raramente vistos na urina e não estão relacionados com o pH urinário. Ocorrem na lipidúria e permanecem em forma de gotícula.

Bactérias

A urina normal não deve conter bactérias; em uma amostra não contaminada fresca, a descoberta de bactérias é indicativa de infecção urinária. Como cada HPF mostra entre 1/20.000 e 1/50.000 mL, cada bactéria vista por HPF significa uma contagem bacteriana de mais de 30.000/mL. Portanto, **5 bactérias/HPF refletem uma contagem de colônias de cerca de 100.000/mL.** Esta é a concentração padrão usada para estabelecer o diagnóstico de uma infecção urinária em uma amostra de urina limpa. No entanto, este nível deve ser aplicado apenas às mulheres nas quais uma amostra de urina limpa é frequentemente contaminada. O achado de bactérias em uma amostra de jato médio adequadamente coletada de um homem deve ser melhor avaliado por meio da cultura de urina.

Sob a alta potência, é possível distinguir várias bactérias. Os bastonetes gram-negativos têm uma forma bacilar característica (Fig. 1-24), enquanto os estreptococos podem ser identificados pelas suas cadeias características frisadas (Figs. 1-25 e 1-26) e os estafilococos podem ser identificados quando os organismos são encontrados em tufos (Fig. 1-27).

Levedura

As células de levedura mais comuns encontradas na urina são *Candida albicans*. A forma oval bicôncava da levedura pode ser confundida com os eritrócitos e os cristais de oxalato de cálcio, mas **as leveduras podem ser distinguidas pela sua característica de brotamento e hifas** (Fig. 1-16). As leveduras são mais comumente observadas na urina de pacientes com *diabetes mellitus* ou como contaminantes em mulheres com candidíase vaginal.

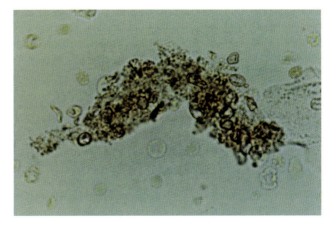

Figura 1-21. Cilindros hemáticos.

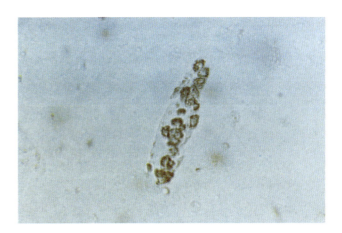

Figura 1-22. Cilindro celular. Células aprisionadas em uma matriz hialina.

Parasitas

O *Trichomonas vaginalis* é uma causa frequente de vaginite em mulheres e, ocasionalmente, de uretrite nos homens. O *Tricomonas* pode ser facilmente identificado em uma amostra de urina limpa sob baixa potência (Fig. 1-28). *Tricomonas* são células grandes, com movimentos velozes dos flagelos que rapidamente impulsionam o organismo através do campo microscópico.

O *Schistosoma hematobium* é um patógeno do trato urinário que não é encontrado nos Estados Unidos, mas é extremamente comum em países do Oriente Médio e Norte de África. O exame da urina demonstra os característicos ovos parasitários com uma ponta terminal.

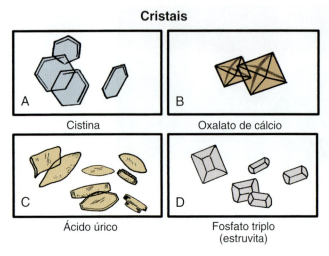

Figura 1-23. Cristais urinários. A, Cistina. B, Oxalato de cálcio. C, Ácido úrico. D, Fosfato triplo (estruvita).

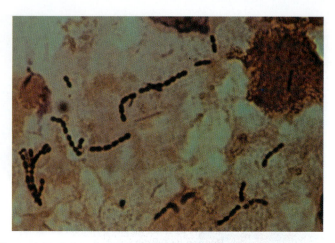

Figura 1-26. Infecção estreptocócica do trato urinário (coloração de Gram).

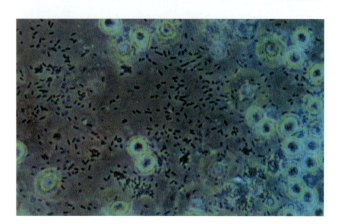

Figura 1-24. Bacilos Gram-negativos. Microscopia de fase da *Escherichia coli*.

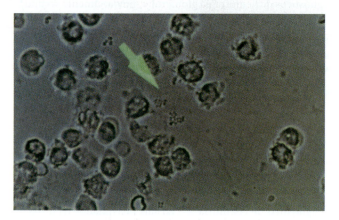

Figura 1-27. *Staphylococcus aureus* em aglomerados típicos (*seta*).

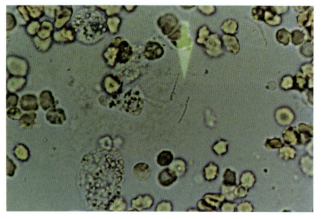

Figura 1-25. Infecção estreptocócica do trato urinário com formação típica de cadeia (*seta*).

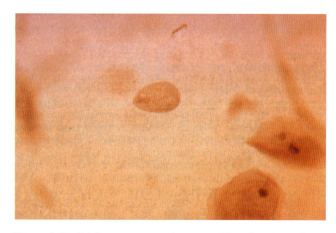

Figura 1-28. Trichomonas com forma ovoide e flagelos móveis.

Secreções Prostáticas Expressas

Embora não sejam estritamente um componente do sedimento urinário, as secreções prostáticas expressas devem ser examinadas em qualquer homem com suspeita de prostatite. O líquido prostático normal deve conter poucos, ou nenhum, leucócitos, e a presença de um número maior ou de aglomerados de leucócitos é indicativa de prostatite. Os **macrófagos cheios de gordura** são encontrados no líquido prostático após a infecção (Figs. 1-29 e 1-30). O líquido prostático normal contém numerosos grânulos de secreção que se assemelham, mas podem ser distinguidos de leucócitos sob alta potência, porque eles não têm núcleos.

RESUMO

Este capítulo detalhou a avaliação básica do paciente urológico, que deve incluir uma história cuidadosa, exame físico e exame de urina. Esses três componentes básicos formam a base da avaliação urológica e devem preceder qualquer procedimento diagnóstico subsequente.

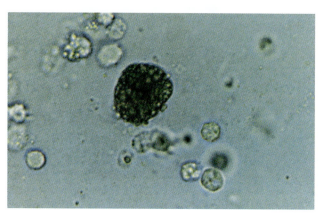

Figura 1-30. Macrófagos cheios de gordura, visão de alta potência. Observe os finos grânulos de secreção no fluido da próstata.

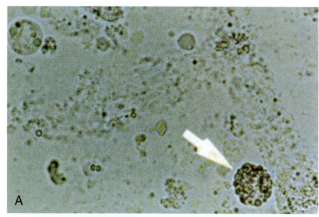

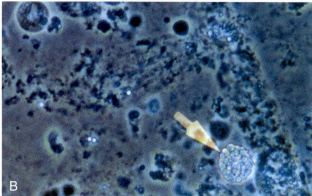

Figura 1-29. Macrófagos cheios de gordura. **A,** Visão de alta potência mostrando duplamente partículas refratárias de gordura (*seta*). **B,** Microscopia de fase da mesma amostra (*seta*).

Após a obtenção da história e da conclusão do exame físico e da análise da urina, o urologista deve ser capaz de estabelecer pelo menos um diagnóstico diferencial, se não específico, que permitirá a subsequente avaliação diagnóstica e o tratamento a serem realizados de maneira direta e eficiente.

REFERÊNCIAS

Para consultar a lista completa de referências, acesse www.expertconsult.com.

LEITURA SUGERIDA

Barry MJ, Fowler FJ Jr, O'Leary MP, et al. The American Urological Association symptom index for benign prostatic hyperplasia. J Urol 1992;148:1549.

Grossfeld GD, Litwin MS, Wolf JS Jr, et al. Evaluation of asymptomatic microscopic hematuria in adults: the American Urological Association best practice policy—part I: definition, prevalence, and etiology. Urology 2001;57:599.

Grossfeld GD, Litwin MS, Wolf JS Jr, et al. Evaluation of asymptomatic microscopic hematuria in adults: the American Urological Association best practice policy—part II: patient evaluation, cytology, voided markers, imaging, cystoscopy, nephrology evaluation, and follow-up. Urology 2001;57:604.

Mohr DN, Offord KP, Owen RA, et al. Asymptomatic microhematuria and urologic disease. A population-based study. JAMA 1986;256:224.

Pels RJ, Bor DH, Woolhandler S, et al. Dipstick urinalysis screening of asymptomatic adults for urinary tract disorders. II: Bacteriuria. JAMA 1989;262:1221.

Schramek P, Schuster FX, Georgopoulos M, et al. Value of urinary erythrocyte morphology in assessment of symptomless microhaematuria. Lancet 1989;2:1316.

2 Imagem do Trato Urinário: Princípios Básicos da Tomografia Computadorizada, Imagem de Ressonância Magnética e Radiografia Simples

Jay T. Bishoff, MD, FACS e Art R. Rastinehad, DO

Radiografia Convencional

Conduta da Radiação na Urorradiologia

Meio de Contraste

Urografia Intravenosa

Radiografia Abdominal Simples

Pielografia Retrógrada

Loopografia

Uretrografia Retrógrada

Cistografia Estática

Uretrocistografia Miccional

Cintilografia Nuclear

Tomografia Computadorizada

Ressonância Magnética

A imagem continua exercendo um papel indispensável no diagnóstico e na conduta de doenças urológicas. Devido a muitas condições urológicas não poderem ser avaliadas por exame físico, a radiografia convencional tem sido indispensável no diagnóstico de condições das adrenais, dos rins, dos ureteres e da bexiga. O desenvolvimento da imagem de tomografia computadorizada (TC) e o uso de agentes de contraste intravenosos forneceram informação detalhada anatômica, funcional e fisiológica a respeito das condições urológicas. Neste capítulo discutiremos as indicações para a imagem na urologia, com ênfase nos princípios físicos subjacentes às modalidades de imagem. São discutidos os pontos fortes e as limitações de cada modalidade, bem como as técnicas necessárias para maximizar a qualidade da imagem e minimizar os riscos e perigos para os pacientes urológicos.

RADIOGRAFIA CONVENCIONAL

A radiografia convencional, embora ofuscada pela TC e imagem de ressonância magnética (RM) para algumas indicações, permanece útil para o diagnóstico pré-operatório e avaliação pós-operatória em uma variedade de condições urológicas diferentes. A radiografia convencional incluía radiografia abdominal simples, urografia excretória intravenosa, pielografia retrógrada, loopografia, uretrografia retrógrada e cistografia. Os urologistas frequentemente realizam e interpretam os exames de radiografia convencional, incluindo os exames fluoroscópicos, no consultório e nos ambientes de sala de operação.

Física

É importante para os urologistas compreender a física da radiografia e fluoroscopia convencionais, assim como as implicações e os perigos a exposição à radiação ao paciente e ao operador. Os princípios físicos subjacentes à radiografia convencional envolvem a emissão de uma corrente de fótons de uma fonte de raios X. Esses fótons viajam através do ar e atingem o tecido, transmitido energia para aquele tecido. Alguns fótons emergem do paciente com quantidades variáveis de atenuação de energia e atingem um registrador de imagem tais como um cassete de filme ou a entrada de fósforo de um tubo intensificador de imagem, produzindo assim uma imagem (Fig. 2-1).

CONDUTA DA RADIAÇÃO NA URORRADIOLOGIA

Quando a radiação diagnóstica passa através do tecido, ela cria pares de íons. A carga resultante por unidade de massa de ar é referida como a **exposição à radiação**. A unidade atual da exposição à radiação é coulombs (C)/kg. A **dose absorvida** é a energia absorvida da exposição à radiação e é medida em unidades chamadas gray (Gy). A unidade antiga da dose absorvida era chamada de rad (1 rad = 100 Gy).

Uma vez que os diferentes tipos de radiação possuem diferentes tipos de interação com o tecido, é aplicado um fator de conversão para expressar melhor a quantidade de energia absorvida por um dado tecido. A aplicação desse fator de conversão à **dose absorvida** produz a **dose equivalente** medida em sieverts (Sv). Para raios X diagnósticos o fator de conversão é 1, assim a dose absorvida é a mesma que a dose equivalente. Ao discutir a quantidade de energia de radiação absorvida pelos pacientes durante a radiação terapêutica, a dose é dada em gray. Ao discutir a exposição dos pacientes ou profissionais médicos pelos procedimentos de radiação ionizante diagnósticos, a dose é dada em sieverts.

A distribuição de absorção de energia no corpo humano será diferente com base na parte do corpo que está sendo registrada e uma variedade de outros fatores. O risco mais importante da exposição à radiação do diagnóstico por imagem é o desenvolvimento de câncer. A **dose efetiva** é uma quantidade utilizada para denotar o risco da radiação (expressa em **sieverts**) a uma população de pacientes de um estudo de imagem. Observe a Tabela 2-1 para uma descrição da relação entre essas medidas de exposição à radiação.

A pessoa média vivendo nos Estados Unidos está exposta a 6,2 mSv de radiação por ano de fontes ambientais, como os raios de radônio e cósmicos, e procedimentos médicos, que somam 36% da exposição anual à radiação (National Council on Radiation Protection and Measurements, 2012). O limite de exposição ocupacional recomendada a equipe médica é de 50 mSv por ano (National Council on Radiation Protection and Measurements, 2012). A exposição aos olhos e gônadas tem um impacto biológico mais significativo que a exposição às extremidades, assim os limites de exposição recomendados variam de acordo com a parte do corpo. O modelo linear sem limite (LSL) utilizado na proteção da radiação para quantificar a exposição e para estabelecer limites assume que o dano biológico em longo prazo, causado pela radiação ionizante, é diretamente proporcional à dose. **Com base no LSL, não há dose de radiação segura.** Uma dose de radiação efetiva de 10 mSv pode ocasionar o desenvolvimento de malignidade em 1 de 1.000 indivíduos expostos (National Research Council of the National Academies, 2006).

Níveis de Radiação Relativos

A avaliação do risco biológico da exposição à radiação é complexa. Ao estimar uma variação de doses efetivas para várias modalidades de imagem, elas podem ser atribuídas a um **nível de radiação relativo (NRR)** (Tabela 2-2). A dose efetiva de uma TC de fase 3 do abdome e pelve, sem e com contraste, pode ser tão elevada quanto 25 a 40 mSv. Outra fonte muitas vezes esquecida de exposição à radiação significativa é a fluoroscopia. A fluoroscopia por 1 minuto resulta em uma dose de radiação à pele equivalente a 10 vezes à de uma única dose de radiografia na mesma região anatômica (Geise e Morin, 2000).

Proteção à Radiação

A dose cumulativa de radiação aos pacientes aumenta relativamente rápido, com estudos de imagem com TC repetidos ou procedimentos guiados pela fluoroscopia. Algumas populações de pacientes, como aquelas com doença de cálculo renal recorrente ou aquelas com uma neoplasia urológica, podem estar sob risco elevado de desenvolver câncer devido às exposições repetidas à radiação ionizante. Devem ser realizadas tentativas para limitar os estudos de imagem axial à região anatômica de interesse e para substituir os estudos de imagem que não requerem a radiação ionizante, quando possível. A dose cumulativa de radiação à equipe médica, incluindo médicos, pode aumentar relativamente rápido quando é utilizada a fluoroscopia.

A redução na exposição à radiação à equipe médica é atingida por três principais mecanismos: (1) limitando o tempo de exposição; (2) maximizando a distância da fonte de radiação; e (3) por blindagem. A dose de radiação durante a fluoroscopia é diretamente proporcional ao **tempo de exposição** e ao **número de exposições**. O tempo de exposição durante a fluoroscopia deve ser minimizado pelo uso de rajadas curtas do fluoroscópio e pela utilização da característica de "última preensão de imagem" da unidade do fluoroscópio. Os feixes de radiação divergem com a distância e, portanto, a exposição à radiação diminui com o quadrado da distância da fonte de radiação. Manter a distância prática máxima de uma fonte de radiação ativa diminui significativamente a exposição da equipe médica. O posicionamento do intensificador de imagem o mais próximo possível do paciente reduz substancialmente a radiação de dispersão. Aventais-padrão, protetores de tireoide, proteção ocular apropriada e luvas de chumbo fornecem blindagem significativa para a equipe médica e devem ser utilizados por toda a equipe envolvida no uso da fluoroscopia. **Uma prática de colimar rotineiramente ao campo visual fluoroscópico mínimo ocasiona reduções significativas na exposição à radiação, comparada à abordagem usual da colimação. Isso pode ter implicações importantes para a redução do risco de neoplasias em pacientes e operadores.**

> **PONTOS-CHAVE: RADIOGRAFIA CONVENCIONAL/CONDUTA DA RADIAÇÃO NA URORRADIOLOGIA**
>
> - A dose de radiação efetiva descreve o potencial para efeitos adversos na saúde originários da radiação ionizante.
> - A dose efetiva é uma quantidade utilizada para denotar o risco de radiação (expressa em sieverts) a uma população de pacientes de um estudo de imagem. Observe a Tabela 2-1 para uma descrição da relação entre essas medidas de exposição à radiação.
> - Com base no modelo LSL, não existe dose de radiação segura.
> - Os níveis de radiação relativos (NRR) categorizam os estudos de diagnóstico por imagem através da sua dose de radiação efetiva estimada.
> - A proteção da radiação para o pessoal médico inclui (1) limitação do tempo de exposição; (2) maximização da distância da fonte de radiação; e (3) blindagem.
> - Colimar o campo visual fluoroscópico mínimo necessário reduz a exposição ao paciente e operador.

MEIO DE CONTRASTE

O urologista, ao recomendar uma avaliação radiográfica em um paciente, deve considerar os riscos e benefícios associados ao estudo de imagem aprimorado pelo contraste, assim como as modalidades de imagem alternativas que podem oferecer a mesma informação sem a necessidade de exposição ao contraste.

Muitos tipos diferentes de meios de contraste têm sido utilizados para aprimorar a imagem médica e assim melhorar o diagnóstico e as decisões terapêuticas feitas pelo urologista. Esses agentes são utilizados diariamente por todo o mundo com grandes segurança e eficácia. Entretanto, existem riscos inerentes associados ao uso dos meios de contraste, assim como com outros fármacos. Os efeitos colaterais

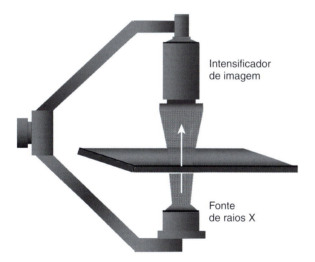

Figura 2-1. Configuração do equipamento para fluoroscopia. A fonte de raios X localizada embaixo da mesa reduz a exposição à radiação para o cirurgião. Localizar o intensificador de imagem o mais próximo possível do paciente, conforme a viabilidade, reduz a dispersão da radiação. A configuração do equipamento irá variar com base na aplicação.

TABELA 2-1 Unidade de Exposição à Radiação e Relevância Clínica das Medidas

QUANTIDADE DE RADIAÇÃO	UNIDADE TRADICIONAL	UNIDADE DE IS	CONVERSÃO	RELEVÂNCIA CLÍNICA
Exposição	Roentgen (R)	Coulomb (C)/kg	1 C/kg = 3.876 R	Carga por unidade de massa
Dose absorvida	Rad	Gray (Gy)	1 Gy = 100 rad	Energia absorvida pelo tecido
Dose equivalente	Rem	Sievert (Sv)	1 Sv = 100 rem	Energia absorvida baseada no tipo de tecido
Dose efetiva	Rem	Sievert (Sv)		Risco biológico associado à energia absorvida

Modificada de Geise RA, Morin RL. Radiation management in uroradiology. In: Pollack HM, McClennan BL, editors. Clinical urography. 2nd ed. Philadelphia: Saunders; 2000. p. 13.

TABELA 2-2 Exposição à Radiação de Procedimentos de Imagem Urológicos Comuns

NÍVEL DE RADIAÇÃO RELATIVO (NRR)	GAMA DE DOSE EFETIVA ESTIMADA	EXEMPLO DE EXAMES
Nenhum	0	Ultrassonografia, RM
Mínimo	< 0,1 mSv	Radiografias torácicas
Baixo	0,1-1,0 mSv	Radiografias da região lombar da espinha, radiografias pélvicas
Médio	1-10 mSv	TC do abdome sem contraste, medicina nuclear, avaliação óssea, avaliação renal, ^{99m}Tc-ADMS, PIV, pielografias retrógradas, RUB, TC torácica com contraste
Elevado	10 mSv – 100 mSv	TC do abdome sem e com contraste, PET de corpo inteiro

PET, tomografia por emissão de pósitron; PIV, pielografia intravenosa; RM, ressonância magnética; RUB, rins, ureteres, bexiga; TC, tomografia computadorizada; ^{99m}Tc-ADMS, tecnécio 99m-ácido dimercaptossuccínico.
Modificada de American College of Radiology. ACR appropriateness criteria radiation dose assessment introduction, <http://www.acr.org/SecondaryMainMenuCategories/quality_safety/app_criteria/RRLInformation.aspx> ; 2008.

adversos e as reações adversas aos medicamentos (RAM) podem resultar diretamente do uso do meio de contraste e variar de pequenos distúrbios até situações severas, com risco de morte. Centros de imagem devem estar preparados com pessoal treinado, medicações prontamente disponíveis, equipamento e sistema em curso para educar a equipe clínica no reconhecimento e tratamento de RAM associadas ao meio de contraste.

Meio de Contraste Iodado Intravascular

O iodo é o elemento mais comum no uso geral como um meio de contraste radiológico intravascular (MCRI). Com o peso atômico de 127, o iodo possui radiopacidade, ao passo que outros elementos inclusos no MCRI não possuem radiopacidade e atuam somente como carreadores de elementos de iodo, aumentando a solubilidade e reduzindo a toxicidade. Quatro tipos básicos de MCRI iodados estão disponíveis para uso clínico: monômero iônico, monômero não iônico, dímero iônico e dímero não iônico. Eles podem ainda ser caracterizados como sendo iso, hiper, ou de baixa osmolaridade comparados à osmolaridade fisiológica de 300 mOsm/kg água.

Todos são derivados de componentes do anel benzênico tri-iodado 2, 4, 6 com três átomos de iodo no caso dos monômeros e seis átomos no caso dos dímeros. A composição química desses agentes os torna altamente hidrofílicos, de baixa solubilidade em lipídeos e de baixa afinidade de ligação para receptores de proteínas ou membranas. Por não entrarem nas hemácias ou células teciduais e serem excretados rapidamente, eles são projetados para uso em imagem e não são terapêuticos. Aproximadamente 90% serão eliminados pelos rins dentro de 12 horas de administração.

Relativas à reserva de iodo corpóreo, grandes quantidades de iodo são necessárias para o aprimoramento da imagem. O conteúdo de iodo corpóreo total, encontrado principalmente na glândula tireoide, é de 0,01 g e o volume médio diário de iodo é de somente 0,0001 g. Para a imagem de TC renal uma dose comum de MCRI irá expor o paciente entre 25 e 50 g de iodo, que é aproximadamente 400.000 vezes a taxa de volume diário no corpo humano, porém esta dose raramente irá causar qualquer toxicidade ou efeitos duradouros (Morris, 1993).

Reações Adversas ao Meio de Contraste Iodado Intravascular

As RAM associadas ao meio de contraste intravenoso (IV) podem ser divididas em duas amplas categorias: reações anafilactoides idiossincrática (AI) e não idiossincrática (NI). As reações AI são as mais preocupantes, pois elas são potencialmente fatais e podem ocorrer sem qualquer previsibilidade ou fatores predisponentes. Aproximadamente 85% das reações AI ocorrem durante ou imediatamente após a injeção do MCRI e são mais comuns em pacientes que anteriormente tiveram uma RAM ao meio de contraste, têm a função renal comprometida ou função cardíaca diminuída, estão em uso de bloqueadores β-adrenérgicos ou têm asma ou diabetes (Spring et al., 1997).

O mecanismo exato das reações AI é desconhecido, porém acredita-se que seja uma combinação de efeitos sistêmicos. **As reações AI não se apresentaram como resultado de uma verdadeira reação imunológica de anticorpos para imunoglobulina E (IgE) ao meio de contraste** (Dawson et al., 1999). Pelo menos quatro mecanismos podem ter um papel nas reações AI: (1) liberação de substâncias vasoativas incluindo histamina, (2) ativação de cascatas fisiológicas incluindo sistemas complemento, cinina, coagulação e sistemas fibrinolíticos, (3) inibição de enzimas, incluindo colinesterases, que podem causar estimulação vagal prolongada, (4) a própria ansiedade e o medo do paciente em relação procedimento. As reações AI não são dose-dependentes. **As reações severas foram relatadas após uma injeção de somente 1 mL no início de um procedimento e também ocorreram após a realização de uma dose completa, apesar de nenhuma reação à dose-teste inicial** (Nelson et al., 1988; Thomsen et al., 1999; American College of Radiology, 2013).

As reações NI são dose-dependentes e consequentemente estão relacionadas a osmolalidade, concentração, volume e taxa de injeção do MCRI. Uma vez que a concentração de iodo absorvido ou livre é muito baixa, somente pacientes com uma deficiência de iodo subjacente estão sob o risco de entrada elevada de iodo durante a imagem de contraste. Pacientes com bócio endêmico podem desenvolver tireotoxicose após a injeção de agentes de MCRI.

O meio de contraste hiperosmolar (MCHO) possui uma osmolalidade que é cinco vezes maior que a osmolalidade fisiológica das células corpóreas (300 mOsm/kg água). Os agentes hiperosmolares estão associados a lesão de eritrócitos, lesão do endotélio, vasodilatação, hipervolemia, interrupção da barreira hematoencefálica e depressão cardíaca. A reação quimiotóxica ao MCRI inclui toxicidade cardíaca, vascular, neurológica e renal. Os meios de contraste de baixa osmolalidade (MCBO) possuem uma osmolalidade semelhante ou ligeiramente maior que a osmolalidade fisiológica e estão associados a poucos RAM e eventos tóxicos (Dawson et al., 1999).

Complicações do Contraste

O American College of Radiology (ACR) dividiu essas reações NI aos agentes de contraste nas seguintes categorias (American College of Radiology, 2013):

Reações não Idiossincráticas Leves

Felizmente, a maioria das reações NI é classificada como leve. Os sinais e os sintomas parecem autolimitantes, sem evidência de progressão. Eles incluem os seguintes:

Náusea, vômito	Rubor
Tosse	Calafrios, tremores
Aumento na temperatura (calor)	Sudorese
Dor de cabeça	Erupção cutânea, urticária
Tontura	Congestão nasal
Paladar alterado	Edema: olhos, face
Coceira	Ansiedade
Palidez	

Tratamento. O tratamento consiste em observação e reafirmação; geralmente não é necessária nenhuma intervenção ou medicação. Se necessário, um bloqueador de receptor H_1 como a difenidramina

(Benadryl) via oral (VO), intramuscularmente (IM) ou 1 a 2 mg/kg IV (acima de 50 mg) pode ser útil. Esteja atento, pois essas reações podem progredir para uma categoria mais severa. Se necessário, administrar clorfeniramina, 4 a 10 mg VO/IM/IV, ou 5 mg de diazepam para a ansiedade.

Reações não Idiossincráticas Moderadas

As reações seguintes ocorrem em 0,5% a 2% dos pacientes e necessitam de tratamento, mas não são imediatamente fatais.

Taquicardia/bradicardia	Dispneia
Hipertensão	Reação pronunciada na pele
Edema pulmonar	Broncospasmo, arquejamento
Hipotensão	Edema de laringe

Tratamento. Essas reações geralmente são transitórias e necessitarão de tratamento com observação. Os tratamentos apropriados são 100 a 500 mg de hidrocortisona IM ou IV, ou inalação de β-agonistas para o broncospasmo, além de dois a três jatos de dilatadores bronquiolares (metaproterenol [Alupent], terbutalina [Brethaire] ou albuterol [Proventil ou Ventolin]); repetir se necessário.

Reações não Idiossincráticas Severas

As reações fatais ocorrem em aproximadamente 1 em 1.000 usos para agentes de alta osmolalidade e são bem menos frequentes para os meios de contraste de baixa osmolalidade, com ambos os tipos de agentes ocasionando taxas de mortalidade de 1 em 170.00 usos (Spring et al., 1997). Eventos com risco de morte com sinais ou sintomas mais severos incluem os seguintes:

Edema de laringe (severo ou progressivo)	Hipotensão
Irresponsividade	Convulsões
Parada cardiopulmonar	Arritmias com manifestação clínica

Tratamento. É necessário o tratamento imediato. O paciente geralmente necessitará de atendimento de emergência envolvendo atenção particular aos sistemas respiratório e cardiovascular. Se o broncospasmo é severo e não responde aos inaladores, ou se está presente um edema de via aérea superior (incluindo laringospasmo), a epinefrina deve ser prontamente utilizada. **A administração rápida de epinefrina é o tratamento de eleição para reações ao contraste severas. A epinefrina pode ser administrada na dose de 0,01 mg/kg na diluição de 1:10.000 ou 0,1 mL/kg lentamente em uma infusão IV contínua de solução salina e pode ser repetida a cada 5 a 15 minutos conforme necessário. Se nenhum acesso IV está disponível, a dose de epinefrina IM recomendada é de 0,01 mg/kg da diluição de 1:1.000 (ou 0,01 mL/kg até o máximo de 0,15 mg de 1:1000 se menor que 30 kg; 0,3 mg se o peso é maior que 30 kg) injetada na lateral da coxa.** A injeção subcutânea é bem menos efetiva (Lightfoot et al., 2009; American College of Radiology, 2013). A epinefrina deve ser administrada com cuidado em pacientes que possuem doença cardíaca ou naqueles que estão tomando β-bloqueadores, pois os efeitos alfa sem oposição da epinefrina nesses pacientes podem causar hipertensão severa ou angina.

Os anti-histamínicos não possuem um papel importante no tratamento das reações severas. O monitoramento cauteloso dos sinais vitais do paciente é soberano; a presença da hipotensão e taquicardia indica uma grande probabilidade de reação anafilática. A bradicardia é um sinal de reação vasovagal e, portanto, o uso de β-bloqueadores deve ser evitado. A hipertensão resultante de uma reação anafilática pode ser tratada com fluidos isosmolares IV (p. ex., 0,9% de solução salina normal ou solução de Ringer lactato); podem ser necessários vários litros de fluido antes de obter uma resposta hemodinâmica significativa. Se o fluido e o oxigênio não tiverem sucesso em reverter a hipotensão do paciente, é indicado o uso de vasopressores. O vasopressor mais efetivo é a dopamina. A dopamina deve ser utilizada em taxa de infusão entre 2 e 10 μg/kg/min.

Estratégias de Pré-medicação

Não existe nenhuma estratégia de pré-medicação conhecida que elimine o risco de uma reação adversa severa ao MCRI. Os regimes sugeridos na literatura incluem o uso de corticosteroides, anti-histamínicos, antagonistas H_1 e H_2, epinefrina. Pacientes com risco elevado devem ser pré-medicados com corticosteroides e possivelmente anti-histamínicos de 12 a 24 horas antes e após o uso de MCRI. Os MCBO devem ser utilizados nesses pacientes. Muitos regimes de pré-medicação foram propostos para reduzir a frequência e/ou severidade das reações ao meio de contraste. Dois regimes frequentemente utilizados estão descritos no Quadro 2-1.

Tem sido demonstrado que o uso de meios de contraste não iônicos combinados a uma estratégia de pré-medicação, incluindo corticosteroides, ocasiona redução nas taxas de reação comparada a outros protocolos para pacientes que sofreram uma reação anterior induzida pelos meios de contraste. Entretanto, nenhum estudo controlado está disponível para determinar se o pré-tratamento altera a incidência de reações severas. A administração oral de esteroides parece preferível à administração intravascular e a prednisona e a metilprednisolona são igualmente efetivas. Se o paciente é incapaz de tomar medicação oral, 200 mg de hidrocortisona IV podem substituir a prednisona oral. **Um achado consistente é que os esteroides devem ser administrados pelo menos 6 horas antes da injeção de meio de contraste independentemente da via de administração do esteroide. Está claro que a administração por 3 horas ou menos, antes do contraste, não diminui as reações adversas** (Lasser, 1988).

A administração suplementar de um anti-histamínico H_1 (p. ex., difenidramina), VO ou IV, pode reduzir a frequência de urticária, angioedema e sintomas respiratórios. Em situações de emergência, tem sido utilizado o corticosteroide IV (p. ex., 200 mg de hidrocortisona) a cada 4 horas mais um anti-histamínico H_1 (p. ex., 50 mg de difenidramina) 1 hora antes do procedimento. Em pacientes que tiveram uma reação ao contraste anterior registrada, o uso de um agente de contraste diferente tem sido defendido e pode ser protetivo. Mudar para um agente diferente deve ser em combinação com um regime de pré-medicação.

Embora raras, as RAM são registradas antes da instilação extravascular de MCRI (p. ex., pielografia retrógrada). Em pacientes com uma história positiva de reações AI ou NI severas anteriores ao MCRI, passando por um estudo não vascular, a pré-medicação com corticosteroides deve ser considerada.

Reações ao Contraste Tardias

As reações ao contraste tardias podem ocorrer de 3 horas a 7 dias após a administração do contraste. Essas reações são identificadas em quase 14% a 30% dos pacientes após a injeção de monômeros iônicos e em 8% a 10% dos pacientes após a injeção de monômeros não iônicos. As reações cutâneas são as formas mais frequentes de reação ao contraste tardias com uma incidência registrada de 0,5% a 9%. As reações mais comuns incluem um exantema cutâneo ou prurido sem urticária. Sintomas de náusea, vômito, sonolência, dor de cabeça e gripais também podem ocorrer. Esses sinais e sintomas quase sempre se resolvem espontaneamente.

QUADRO 2-1 Estratégias de Pré-medicação para Reduzir a Severidade das Reações ao Meio de Contraste

1. Prednisona – 50 mg VO em 13 h, 7 h e 1 h antes da injeção do meio de contraste
   Mais difenidramina (Benadryl) – 50 mg IV, IM ou VO 1 h antes da injeção do meio de contraste
2. Metilprednisolona (Medrol) – 32 mg VO, 12 h e 2 h antes da injeção do meio de contraste
   Mais difenidramina (Benadryl) – 50 mg IV, IM ou VO, 1 h antes da injeção do meio de contraste

De ACR Committee on Drugs and Contrast Media. ACR manual on contrast media: version 9, <http://www.acr.org/quality-safety/resources/~/media/37D84428BF1D4E1B9A3A2918DA9E27A3.pdf/> ;2013 [accessed 06.10.14].

Consideração Específica ao Contraste

Anormalidades Cardíacas. Pacientes com doença cardíaca subjacente, incluindo dor no peito e parada cardíaca, têm uma incidência e/ou severidade elevada dos efeitos colaterais cardiovasculares. A angiografia pulmonar e injeções intracardíacas e na artéria coronária possuem o mais alto grau de risco. Possíveis reações incluem hipotensão, taquicardia e arritmias. As reações mais severas, mas incomuns, incluem insuficiência cardíaca congestiva, edema pulmonar e parada cardíaca.

Extravasamento do Material de Contraste. O extravasamento de grande volume pode ser observado com injeções de potência não monitoradas com dispositivos elétricos de impedância da pele que detectam extravasamento e interrupção do processo de injeção. Quando ocorre extravasamento de grandes volumes de MCRI, o resultado pode ser edema, eritema, dor e celulite. As consequências mais severas podem não se manifestar imediatamente e a reação inflamatória geralmente atinge seu máximo em 24 a 48 horas. Acredita-se que o principal mecanismo subjacente seja a hiperosmolalidade do agente de contraste. A compressão mecânica causada por uma síndrome de compartimento também pode ocorrer, levando à necrose tecidual. As medidas de conduta são a cessação imediata da injeção, notificação do responsável e dos médicos referentes, elevação da extremidade afetada acima do nível do coração. Se ocorre extravasamento de um grande volume, é recomendada a massagem manual para promover a drenagem. Se o paciente se torna sintomático, pode ser necessária a consulta da cirurgia plástica. Pode ser necessária a admissão no hospital para observação ou o acompanhamento frequente na clínica em alguns casos de extravasamento de grandes volumes.

Metformina. A metformina, um fármaco anti-hiperglicêmico oral utilizado para tratar o diabetes, é eliminada sem alterações através dos rins, mais provavelmente pela filtração glomerular e excreção tubular. Como uma biguanida, ela estimula a produção intestinal de ácido lático. Algumas condições podem reduzir a excreção de metformina ou aumentar o lactato sorológico, como na doença renal (diminui a excreção de metformina), doença hepática (diminui o metabolismo de ácido lático) e doença cardíaca (aumenta o metabolismo anaeróbico). Pacientes com diabetes melito tipo 2 recebendo metformina podem ter um acúmulo do fármaco após a administração do MCRI, resultando na acidose lática por biguanida com sintomas de vômito, diarreia e sonolência. Essa condição é fatal em aproximadamente 50% dos casos (Wiholm e Myrhed, 1993). A acidose lática por biguanida é rara em pacientes com função renal normal. Consequentemente, em pacientes com a função renal normal e sem comorbidades conhecidas não há necessidade de descontinuar a metformina antes do uso do MCRI, nem existe a necessidade de checar a creatinina após o estudo de imagem. Entretanto, em pacientes com insuficiência renal, a metformina deve ser descontinuada no dia do estudo e retida por 48 horas. A creatinina pós-procedimento deve ser avaliada em 48 horas e a metformina iniciada assim que a função renal estiver normal (Bailey e Turner, 1996). Não é necessário descontinuar a metformina antes dos estudos de RM realçados por gadolínio quando a quantidade de gadolínio administrada está na faixa de dosagem normal de 0,1 a 0,3 mmol por quilograma de peso corporal.

Nefropatia Induzida por Contraste. Enquanto não existe um critério padronizado para a nefropatia induzida por contraste (NIC), o diagnóstico pode ser realizado se uma das seguintes condições ocorre dentro de 48 horas após a administração do meio de contraste iodado: aumento na creatinina sorológica de mais de 0,3 mg/dL, aumento acima de 50% na creatinina sorológica a partir do patamar ou débito urinário reduzido para menos que 0,5 mL/kg/h por pelo menos 6 horas (Mehta et al., 2007). A causa precisa de NIC ainda permanece desconhecida, mas acredita-se que seja uma combinação de toxicidade tubular, obstrução tubular e isquemia renal por vasoconstrição (Katholi et al., 1998; Heinrich et al., 2005). Doses elevadas de MCRI podem prejudicar a função renal em alguns pacientes por 3 a 5 dias e o nível de creatinina geralmente retorna ao seu patamar em 10 a 14 dias. A incidência da nefropatia relacionada ao agente de contraste está estimada em 2% a 5% e acima de 25% daqueles com NIC terão disfunção renal permanente. As manifestações clínicas são altamente variáveis e podem estar ausentes ou evoluir para a oligúria. A NIC em pacientes com função renal normal é rara (Pannu et al., 2006; Kelly et al., 2008). A NIC é a terceira causa mais comum de insuficiência renal aguda em pacientes hospitalizados (Nash et al., 2002).

Os fatores de risco mais comuns para a NIC relacionados ao paciente são a doença renal crônica (depuração de creatinina <60 mL/min), diabetes melito, desidratação, uso de diuréticos, idade avançada, insuficiência cardíaca congestiva, hipertensão, hematócrito baixo e fração de ejeção ventricular menor que 40%. Os pacientes sob o risco mais alto de desenvolver NIC são aqueles com diabetes e insuficiência renal preexistente. Outros fatores de risco são concomitantes a exposição a quimioterapia, aminoglicosídeos ou agentes anti-inflamatórios não esteroides, hiperuricemia e doenças que afetam a hemodinâmica renal, como uma doença hepática em estágio terminal e síndrome nefrótica. Pacientes com diagnóstico de síndrome/doença de paraproteinemia (p. ex., mieloma múltiplo), história de transplante renal, tumor renal, cirurgia renal ou rim único também podem estar sob um risco mais elevado de NIC.

As causas mais comuns não relacionadas ao paciente são os agentes de contraste de alta osmolalidade, contraste iônico, viscosidade do contraste elevada, múltiplos estudos realçados por contraste realizados dentro de um curto período de tempo e grande volume de contraste administrado (Pannu et al., 2006).

Apesar da discussão significativa entre radiologistas e urologistas, a literatura não sustenta um nível de creatinina sorológica absoluto que proíba o uso de meios de contraste. A prevenção da NIC tem sido assunto de muitos estudos e os resultados foram resumidos em muitas metanálises diferentes. Nessas metanálises, o patamar da creatinina sorológica de participantes do estudo variou de 0,9 a 2,5 mg/dL. Em uma pesquisa as políticas a respeito do valor de corte para a creatinina sorológica variaram amplamente entre as práticas radiológicas. Trinta e cinco por cento dos respondentes utilizaram 1,5 mg/dL, 27% utilizaram 1,7 mg/dL e 31% utilizaram 2,0 mg/dL (média, 1,78 mg/dL) como um valor de corte em paciente com nenhum fator de risco além da creatinina elevada; os valores de limite foram ligeiramente inferiores em pacientes diabéticos (média, 1,68 mg/dL). Pacientes em doença renal de estágio terminal que não têm função renal natural remanescente não estão mais sob risco para NIC e podem receber MCBO ou meios de contraste isosmolar (Elicker et al., 2006).

A prevenção da NIC é de grande preocupação e tem sido assunto de muitos estudos diferentes. A hidratação é a principal ação preventiva contra a NIC. A hidratação IV periprocedimento com 0,9% de solução salina a 100 mL/h 12 horas antes a 12 horas depois tem apresentado uma redução na incidência da NIC após o uso do contraste IV (Solomon et al., 2007). O uso de bicarbonato de sódio não demonstrou prevenir definitivamente a NIC em pacientes recebendo material de contraste iodado IV. (O uso de N-acetilcisteína para a prevenção de NIC é controverso) (Safirstein et al., 2000). Atualmente as evidências são insuficientes para fazer uma recomendação definitiva para seu uso e, portanto, ele não deve ser considerado um substituto para avaliação e hidratação apropriadas (Zoungas et al., 2009; Newhouse e RoyChoudhury, 2013). Observou-se que a furosemida elevou o risco de desenvolver NIC (Pannu et al., 2006; Kelly et al., 2008).

Agentes de Contraste de Ressonância Magnética

Porque a RM oferece imagens anteriormente inéditas de tecidos moles comparada à TC, acreditou-se inicialmente que a RM não necessitaria de realce do contraste. Entretanto, em 2005, quase 50% dos estudos de RM estavam sendo realizados com meios de contraste. Agentes de contraste de RM extracelulares contêm íons metálicos paramagnéticos. Cobre, manganês e gadolínio (Gd) foram os íons paramagnéticos potenciais para o uso com a RM. O gadolínio, entretanto, é o mais poderoso, com sete elétrons despareados, mas sua toxicidade requer encapsulamento por um quelato. Agentes paramagnéticos como o Gd são potencializadores positivos, reduzindo os tempos de relaxamento em T1 e T2 e aumentando a intensidade de sinal (IS) tecidual em imagens ponderadas em T1, ao passo que possuem um pequeno efeito sobre imagens ponderadas em T2.

Gadolínio

Reações adversas agudas são encontradas menos frequentemente com meios de contraste à base de Gd (MCBG) do que após a administração de meios de contraste iodados. A frequência de todos os eventos adversos agudos após uma injeção de 0,01 ou 0,2 mmol/kg de gadolínio quelato varia de 0,07% a 2,4%. A grande maioria dessas reações é leve, incluindo frio no local da injeção, náusea, êmese, dor de cabeça, calor ou dor no local da injeção, parestesias, tontura e coceira. As reações semelhantes a uma resposta "alérgica" ocorrem com uma frequência de 0,004% a 0,7%. As reações consistindo em erupção na pele, coceira ou urticária são mais frequentes; o paciente raramente desenvolve broncospasmo. Reações anafilactoides severas, fatais ou anafiláticas não alérgicas são extremamente raras (0,0001% a 0,001%). Em uma metanálise de 687.000 doses de Gd para RM, somente cinco reações foram severas. Em outra pesquisa baseada em 20 milhões de doses administradas, 55 pacientes (0,0003%) tiveram reações severas. Reações fatais a agentes de gadolínio quelato foram relatadas, porém elas são extremamente raras (Murphy et al., 1999). Não existem complicações vaso-oclusivas ou hemolíticas documentadas ao se administrar MCBG em pacientes com doença falciforme (Elicker et al., 2006; Dillman et al., 2011). Agentes à base de Gd são considerados sem nefrotoxicidade em doses aprovadas para RM. Entretanto, devido ao risco de fibrose sistêmica nefrogênica (FSN) em pacientes com disfunção renal severa, o uso de agentes à base de Gd nessa população de pacientes requer cautela e uma revisão das recomendações vigentes.

Agentes de RM extracelulares são conhecidos por interferir com alguns ensaios químicos sorológicos. Por exemplo, testes de cálcio sorológico geralmente serão avaliados como uma falsa leitura para hipocalcemia para 24 horas após a RM com realce de Gd, apesar de o cálcio sorológico estar, na verdade, na faixa normal. Outros testes incluindo ferro, magnésio, capacidade de ligação ao ferro e zinco também podem ter resultados falsos. A avaliação bioquímica é mais confiável quando realizada 24 horas após a exposição de meios de contraste de Gd.

Fibrose Sistêmica Nefrogênica

A FSN é uma doença fibrosante de pele, tecidos subcutâneos, pulmões, esôfago, coração e músculos esqueléticos. Os sintomas iniciais geralmente incluem espessamento da pele e/ou prurido. Os sintomas e sinais podem se desenvolver e progredir rapidamente, com alguns pacientes afetados desenvolvendo contraturas e imobilidade articular dentro de dias de exposição. Pode ocorrer o óbito de alguns pacientes, presumivelmente como um resultado do envolvimento de órgãos viscerais.

Em 1997, a FSN foi descrita em pacientes de diálise que não foram expostos a MCBG. A condição era conhecida anteriormente como *dermopatia fibrosante nefrogênica*. Em 2006, em relatos independentes surgiu a definição de uma forte associação com MCBG em pacientes com doença renal avançada (Cowper et al., 2000; Grobner, 2006; Marckmann et al., 2006). **Agora, é atualmente aceito que a exposição ao MCBG é um fator necessário no desenvolvimento da FSN**. A manifestação da FSN varia entre 2 dias e 3 meses, com casos raros surgindo anos após a exposição (Shabana et al., 2008). Manifestações iniciais incluem edema subagudo das extremidades distais, seguido pelo endurecimento severo da pele e posteriormente até o envolvimento de órgãos. Em uma pesquisa de 2007 realizada pelo ACR, 156 casos de FSN foram relatados por 27 instituições correspondentes; era conhecido que 140 desses 156 pacientes receberam MCBG. Em 78 pacientes, era conhecido o MCBG específico. Quarenta e cinco deles receberam gadodiamida, 17, gadopentetato de dimeglumina, 13, gadoversetamida, e três, gadobutrol de dimeglumina. A FSN após a administração de gadoteridol também foi relatada. Muitos desses casos nos quais foram utilizados agentes que não o gadodiamida e gadopentato de dimeglumina são confundidos pelo fato de que os pacientes afetados receberam também outros agentes (American College of Radiology, 2013). Entre 12% e 20% dos casos confirmados de FSN ocorreram em pacientes com lesão renal aguda. Pacientes com doença renal crônica têm uma chance de 1% a 7% de desenvolver FSN após a RM com agentes à base de Gd (Todd et al., 2007).

Pacientes com uma taxa de filtração glomerular (TFG) menor que 30 mL/min/1,73 m^2, que não estejam sob diálise crônica, compreendem a população de pacientes mais difícil em termos de escolha da modalidade de imagem. Eles estão sob risco para NIC se expostos aos meios de contraste iodados para imagem de TC e também estão sob risco significativo de desenvolver FSN se expostos a MCBG durante a RM. Dados recentes sugerem que o risco de FSN pode ser maior em pacientes com uma TFG menor que 15 mL/min/1,73 m^2. Esses pacientes têm uma chance de 1% a 7% de desenvolver FSN após a exposição ao MCBG durante a RM, com a incidência sendo bem menor em pacientes com TFG que estão elevadas (Kanal et al., 2008). Em pacientes com doença renal crônica, recomenda-se que os meios de contraste sejam evitados se possível. Se o meio de contraste da RM é absolutamente essencial, é recomendado o uso das doses mais baixas possíveis do MCBG selecionado. Nesse cenário, os pacientes devem ser informados dos riscos da administração de MCBG e devem dar seu consentimento para o prosseguimento. Não existem provas de que qualquer MCBG seja completamente seguro neste grupo de pacientes; entretanto, alguns sugerem evitar a gadodiamida e consideram o uso de agentes macrolíticos (Kanal et al., 2008). Pacientes com doença renal crônica, mas com TFG acima de 30 mL/min/1,73 m^2, são considerados sob um risco extremamente baixo ou sem risco para desenvolver a FSN se é utilizada uma dose de MCBG de 0,1 mmol/kg ou menos. Pacientes com TFG acima de 60 mL/min/1,73 m^2 parecem não estar sob risco elevado de desenvolver FSN e o consenso atual é de que todos os MCBG podem ser administrados seguramente nesses pacientes. Em suas publicações, o ACR salienta que a informação atual sobre a FSN e sua relação com a administração de MCBG é muito preliminar e são necessárias mais pesquisas para compreender melhor sua potencialidade para complicação devastadora.

> **PONTOS-CHAVE: MEIOS DE CONTRASTE**
>
> - Pacientes com diabetes tipo 2 com insuficiência renal que estão recebendo terapia hiperglicêmica com a biguanida metformina oral estão sob o risco de desenvolver acidose lática por biguanida após a exposição aos meios de contraste radiológicos intravasculares; eles devem parar a metformina no dia anterior ao procedimento e retomá-la 48 horas após, caso eles apresentem a creatinina sorológica normal ou na linha basal.
> - Pacientes sob risco de reação adversa ao contraste incluem aqueles com reações adversas anteriores, história de asma, doença cardíaca severa, insuficiência renal, desidratação, anemia falciforme, ansiedade, apreensão, hipertireoidismo e presença de feocromocitoma adrenal.
> - A epinefrina pode ser administrada IV na dose de 0,01 mg/kg da diluição de 1:10.000 ou 0,1 mL/kg lentamente em uma infusão contínua de salina e pode ser repetida a cada 5 a 15 minutos conforme necessário. Caso nenhum acesso IV esteja disponível, a dose IM de epinefrina recomendada é de 0,01 mg/kg da diluição de 1:1000 (ou 0,01 mL/kg a um máximo de 0,15 mg de 1:1.000 se inferior a 30 kg; 0,3 mg se o peso é maior que 30 kg) injetada na lateral da coxa.
> - Pacientes sob risco elevado de nefropatia induzida pelo contraste são aqueles com diabetes melito e desidratação.
> - Esteroides administrados para prevenir reações adversas aos agentes de contraste devem ser administrados pelo menos 6 horas antes da injeção.

UROGRAFIA INTRAVENOSA

O antigo alicerce da imagem urológica, o estudo de urografia excretora intravenosa (UEI), foi essencialmente substituído pela TC e RM. Com a habilidade dos novos dispositivos de realizar a reconstrução axial, sagital e coronal do trato superior do sistema urinário, essencialmente todos os dados e informações obtidos pela UEI tradicional podem ser realizados com a imagem de TC. Além disso, alguns defeitos parenquimais, cistos e tumores podem ser delineados melhor com a TC do que com a UEI.

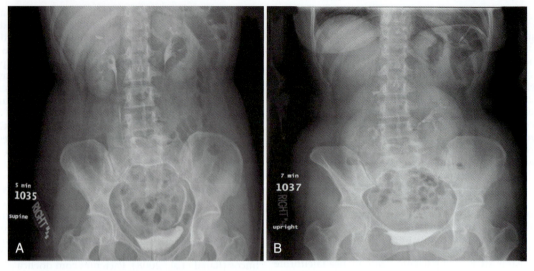

Figura 2-2. Urografia excretora intravenosa (UEI) em uma mulher de 40 anos de idade com queixa de uma massa móvel no quadrante inferior direito, com a permanência associada ao flanco bilateral e dor nas costas que se resolvia na posição de supino. A, A UEI em supino apresenta os rins na posição normal com os ureteres e sistemas coletores normais. B, Um filme de suporte apresenta um deslocamento significativo de ambos os rins, com o rim direito se movendo para a pelve conforme descrito pela paciente.

Técnica

A preparação intestinal pode auxiliar a visualização dos ureteres e sistemas coletores superiores completos. Pacientes com constipação crônica podem se beneficiar principalmente pela preparação completa do intestino com líquidos claros por 12 a 24 horas e por um enema 2 horas antes do procedimento.

Antes da injeção do contraste, uma radiografia exploratória ou filme RUB (rim-ureter-bexiga) é realizado demonstrando o topo dos rins e toda a pelve até a sínfise púbica. Isso permite a determinação da preparação intestinal adequada, confirma o posicionamento correto e expõe os cálculos renais ou cálculos na bexiga.

O contraste é injetado como *bolus* de 50 a 100 mL de contraste. A fase nefrogênica é capturada com uma radiografia imediatamente após a injeção. No passado, os tomogramas eram utilizados para procurar por defeitos parenquimais, mas hoje são preferíveis a TC ou RM. Um filme é realizado em 5 minutos e em seguida filmes adicionais com 5 minutos de intervalo, até que a questão que levou à UEI seja respondida. A compressão abdominal pode ser utilizada para visualizar melhor os ureteres. Ocasionalmente, os filmes oblíquos serão utilizados para definir melhor o curso do ureter na pelve óssea e para diferenciar precisamente os cálculos ureterais a partir das calcificações pélvicas.

Filmes verticais podem ser úteis em algumas ocasiões. No caso raro de suspeita de ptose renal sintomática, a UEI pode ser particularmente útil (Fig. 2-2). Filmes em supino são comparados com filmes verticais para medir o grau da ptose. Tal comparação não pode ser feita com a imagem de RM ou TC. No caso de cálculos calicinais ou leite de cálculos de cálcio, a estratificação do contraste pode ser útil para avaliar a anatomia do cálice ancorando os cálculos.

Radiografias após a eliminação são obtidas para avaliar a presença da obstrução do canal, aumento da próstata e defeitos de preenchimento da bexiga, incluindo cálculos e cânceres uroteliais.

Indicações

1. Demonstração dos sistemas coletores renais e ureteres
2. Investigação do nível da obstrução ureteral
3. Demonstração da opacificação intraoperatória do sistema coletor durante a litotripsia com ondas de choque extracorpóreo ou acesso percutâneo ao sistema coletor
4. Demonstração da função renal durante a avaliação de emergência de pacientes instáveis
5. Demonstração da anatomia renal e ureteral em circunstâncias especiais (p. ex., ptose, após transureteroureterostomia e após o desvio urinário)

RADIOGRAFIA ABDOMINAL SIMPLES

A radiografia abdominal simples é um estudo radiográfico convencional, que se destina a mostrar rins, ureteres e bexiga. A radiografia abdominal simples pode ser empregada como um estudo primário ou um filme exploratório em antecipação aos meios de contraste. Os filmes simples são amplamente utilizados na conduta da doença de cálculo renal. A radiografia simples também é útil na avaliação do paciente com trauma, pois pode ser realizada como um estudo portátil na unidade de trauma. Achados secundários na radiografia simples, como fraturas de costelas, fraturas de processos transversos dos corpos vertebrais e fraturas pélvicas, podem indicar graves lesões urológicas associadas.

Técnica

Uma radiografia abdominal simples é obtida com o paciente na posição supino, utilizando uma exposição anterior para posterior. O estudo geralmente inclui aquela porção da anatomia a partir do nível do diafragma à sínfise púbica inferior. Pode ocasionalmente ser necessário realizar duas exposições para cobrir o campo anatômico desejado. Dependendo da indicação para o estudo, os filmes oblíquos são obtidos para esclarecer a posição das estruturas em relação ao trato urinário. Se existe a suspeita de obstrução do intestino delgado ou ar peritoneal livre, serão obtidos filmes verticais.

Indicações

1. Utilizada como um filme preliminar em antecipação à administração do contraste
2. Avaliação da presença de contraste residual de um procedimento de imagem anterior
3. Avaliação da doença de cálculo renal antes e após o tratamento
4. Avaliação da posição de drenos e *stents*
5. Utilizada como um adjunto à investigação de um trauma brusco ou penetrante ao trato urinário

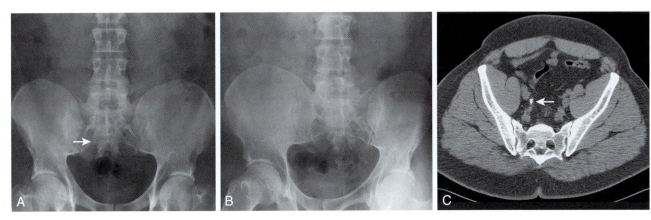

Figura 2-3. A, Cálculo ureteral direito *(seta)* sobrejacente ao sacro é difícil de ser visualizado em filmes simples. B, O estudo oblíquo posterior direito falha ao confirmar a localização do cálculo ureteral. C, Tomografia computadorizada confirma esse cálculo de 6 mm no ureter direito no nível do terceiro segmento sacral *(seta)*.

Limitações

Embora o filme de radiografia simples seja utilizado frequentemente na avaliação da cólica renal, ele não é confiável na demonstração de doença de cálculo por uma variedade de razões: (1) fezes sobrejacentes e gás intestinal podem mascarar pequenos cálculos; (2) cálculos podem ser mascarados por outras estruturas como ossos ou costelas (Fig. 2-3); (3) calcificações nas veias pélvicas ou estruturas vasculares podem ser confundidas com cálculos ureterais; e (4) cálculos que estão mal calcificados ou compostos de ácido úrico podem ser radiolucentes. Apesar disso, o filme da radiografia simples é muito valioso para avaliar a adequação de um paciente à litotripsia com onda de choque extracorpóreo, pois a habilidade de identificar o cálculo na fluoroscopia é crítico para selecionar o objetivo. Além disso, um RUB é bastante rentável para monitorar a carga de cálculo residual após o tratamento (Fig. 2-4). Para patologia complexa do trato urinário, a radiografia abdominal simples foi substituída pela imagem axial. A radiografia simples tem um papel muito limitado na avaliação de anormalidades de tecido mole ou do trato urinário.

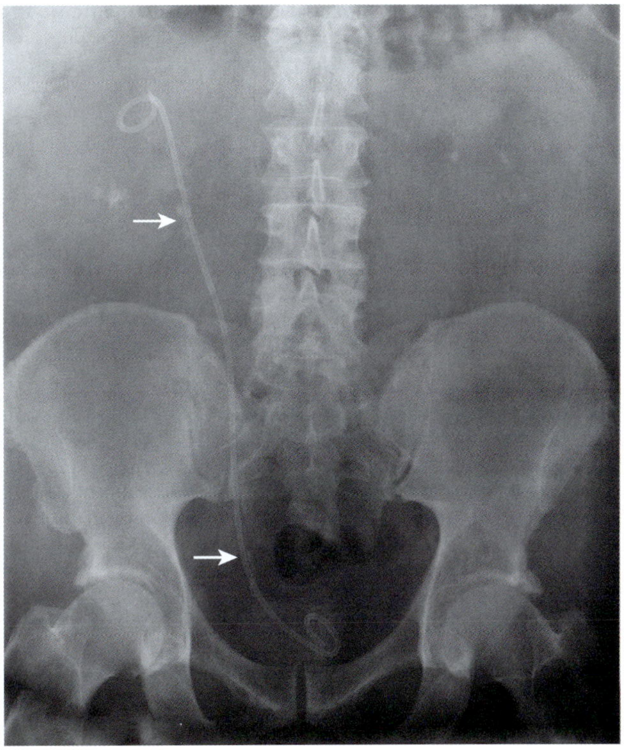

PIELOGRAFIA RETRÓGRADA

As pielografias retrógradas são realizadas para opacificar os ureteres e o sistema coletor intrarrenal pela injeção retrógrada de meios de contraste. Qualquer meio de contraste que pode ser utilizado para a urografia excretora também é aceito para a pielografia retrógrada. Devem ser feitas tentativas para esterilizar a urina antes da pielografia retrógrada, pois há um risco de introduzir bactérias aos tratos urinários superiores ou para a corrente sanguínea. Embora muitos estudos sejam capazes de documentar a presença ou ausência de dilatação do ureter, a pielografia retrógrada tem uma habilidade única de documentar a normalidade do ureter distal ao nível da obstrução e de definir melhor a extensão da anormalidade ureteral.

Figura 2-4. O filme RUB (rim-ureter-bexiga) demonstrando fragmentos residuais de cálculos *(setas)* adjacentes a um *stent* ureteral direito, após 1 semana de litotripsia com ondas de choque extracorpóreo direita.

Técnica

A pielografia retrógrada geralmente é realizada com o paciente na posição de litotomia dorsal. Uma radiografia abdominal simples (filme exploratório) é obtida para garantir que o paciente esteja na posição apropriada para avaliar todo o ureter e sistema coletor intrarrenal. A cistoscopia é realizada e o orifício ureteral é identificado.

O contraste pode ser injetado através de um cateter não obstrutivo ou um cateter obstrutivo. Os cateteres não obstrutivos incluem os cateteres de ponta de apito, ponta de espiral ou de terminação aberta. O uso de cateteres não obstrutivos permite a passagem do cateter no ureter e para cima no sistema coletor, sobre um fio-guia se necessário. O contraste pode ser então introduzido diretamente no sistema coletor superior e os ureteres, visualizados pela injeção do contraste conforme o cateter é retirado.

O outro método comumente empregado é o uso de um cateter ureteral obstrutivo como um cateter ponta de bulbo, ponta cônica ou ponta em cunha. Esses cateteres são inseridos no orifício ureteral e então são puxados para trás contra o orifício, para obstruir efetivamente o ureter. O contraste é então injetado para opacificar o ureter e sistema coletor intrarrenal. Dependendo da indicação para o estudo, é útil diluir o material de contraste (a 50% ou menos) com fluido estéril. Isso previne defeitos de preenchimento súbitos no sistema coletor ou que o ureter seja mascarado. Deve-se ter cautela para evacuar bolhas de ar da seringa e cateter antes da injeção. Tais artefatos de bolhas de ar podem ser confundidos com cálculos ou tumores.

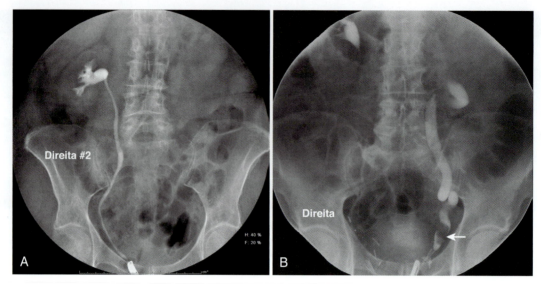

Figura 2-5. A, Pielografia retrógrada direita realizada utilizando um cateter ureteral de ponta cônica de 8 Fr e material de contraste diluído. O ureter e o sistema coletor intrarrenal estão normais. B, Pielografia retrógrada esquerda utilizando um cateter ureteral de ponta cônica de 8 Fr. Um defeito de preenchimento no ureter distal esquerdo *(seta)* é um carcinoma celular transitório de baixo grau. O ureter demonstra dilatação, alongamento e tortuosidade, sinais de obstrução crônica.

Após o ar ser expelido do cateter para a bexiga, o orifício ureteral é entubado. O contraste é injetado lentamente, em geral necessitando de 5 a 8 mL para opacificar completamente o ureter e sistema coletor intrarrenal em adultos (Fig. 2-5). Pode ser necessário mais ou menos contraste, dependendo do tamanho do paciente e da capacidade do sistema coletor. O uso limitado do fluoroscópio enquanto se injeta auxiliará a prevenir a hiperdistensão do sistema coletor e a reduzir o risco de extravasamento do contraste.

Historicamente, quando uma pielografia retrógrada consistia em uma série de radiografias realizadas em intervalos, era importante documentar vários estágios de preenchimento e esvaziamento do ureter e dos sistemas coletores. Devido ao peristaltismo, todo o ureter frequentemente não será observado em qualquer exposição estática ou visualização oferecidas. Com equipamento atual, incluindo mesas que incorporam o fluoroscópio, é possível avaliar o ureter durante o peristaltismo em tempo real, reduzindo assim a necessidade de documentação da imagem estática. O documentário de imagens estáticas ou "filmes pontuais" pode ser gravado para comparação futura. Os urologistas interpretam as pielografias retrógradas em tempo real, à medida que elas são realizadas.

Indicações

1. Avaliação da obstrução ureteral congênita
2. Avaliação da obstrução ureteral adquirida
3. Elucidação de defeitos de preenchimento e deformidades dos ureteres ou sistemas coletores intrarrenais
4. Opacificação ou distensão do sistema coletor para facilitar o acesso percutâneo
5. Em associação ao ureteroscópio ou implantação de *stent*
6. Avaliação de hematúria
7. Vigilância de carcinoma urotelial
8. Avaliação de lesão traumática ou iatrogênica ao ureter ou sistema coletor

Limitações

A pielografia retrógrada pode ser difícil em casos em que a bexiga está envolvida com inflamação difusa ou alterações neoplásicas, especialmente quando o sangramento está presente. A identificação dos orifícios ureterais pode ser facilitada nesses casos pela injeção IV de indigotindissulfonato de sódio ou azul de metileno. Alterações associadas à obstrução de saída da bexiga podem ocasionar a angulação dos ureteres intramurais. Isso pode tornar a canulação com uma obstrução bastante difícil. As tentativas de canular o orifício ureteral podem ocasionar trauma ao orifício ureteral e extravasamento do material de contraste na parede da bexiga. O potencial para danos ao ureter intramural deve ser ponderado contra a informação potencial a ser obtida através da pielografia retrógrada.

Complicações

O **refluxo** ocorre durante a pielografia retrógrada quando o contraste é injetado sob pressão e escapa do sistema coletor. O contraste pode escapar do sistema coletor por uma de quatro vias: refluxo **pielotubular** ocorre quando o contraste preenche os ductos coletores distais produzindo a opacificação das pirâmides medulares (Fig. 2-6A). Refluxo **pielossinusal** ocorre quando uma lesão nos cálices no fórnix permite que o contraste vaze para o seio renal (Fig. 2-6B). Refluxo **pielolinfático** é caracterizado pela opacificação dos canais linfáticos renais (Fig. 2-6C). Refluxo **pielovenoso** é observado quando o contraste entra no sistema venoso, resultando na visualização da veia renal.

Embora o refluxo geralmente não cause perigo clínico mensurável, as implicações potenciais do refluxo incluem (1) introdução de bactérias da urina injetada no sistema vascular e (2) absorção do meio de contraste, que pode ocasionar reações adversas em pacientes suscetíveis. Foi demonstrado que o risco de infeções significativas do trato urinário é somente de cerca de 10% e o risco de sepse é baixo, quando a terapia antibiótica profilática é administrada antes dos procedimentos endoscópicos (incluindo a pielografia retrógrada) (Christiano et al., 2000). Embora as reações ao contraste sejam raras com a pielografia retrógrada, elas têm sido relatadas (Johenning, 1980; Weese et al., 1993). Em pacientes com alergia a contraste severa documentada, o pré-tratamento profilático pode ser apropriado. Nesses pacientes considerados de risco, deve-se ter cautela para injetar o contraste sob baixa pressão para minimizar a probabilidade de refluxo e absorção do contraste no sistema vascular.

LOOPOGRAFIA

A loopografia é um procedimento diagnóstico realizado em pacientes que foram submetidos a derivação urinária. Historicamente, o termo "loopografia" foi associado a derivação do conduto ileal,

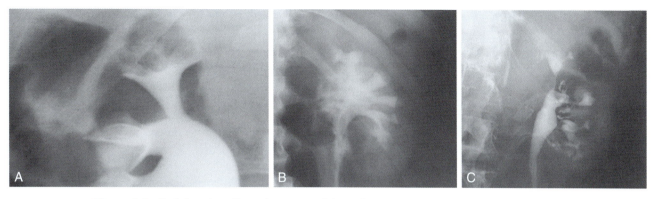

Figura 2-6. Padrões de refluxo durante a pielografia retrógrada. **A,** Refluxo pielotubular. **B,** Refluxo pielossinusal. **C,** Refluxo pielolinfático.

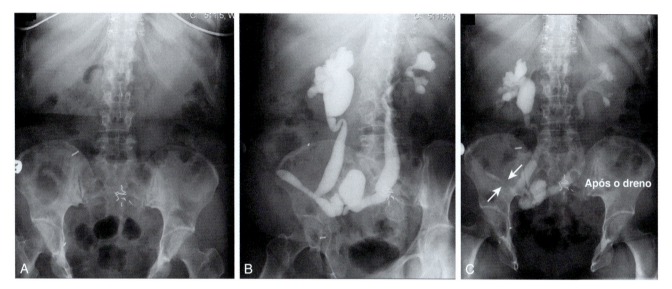

Figura 2-7. Loopograma em um paciente com epispadia/extrofia e desvio de conduto urinário. O filme simples (A) apresenta diástase ampla da sínfise púbica. Após a administração do contraste através de um cateter posicionado no conduto ileal, está representado o refluxo livre das anastomoses ureterointestinais (B). Uma radiografia após o dreno (C) demonstra a dilatação persistente da alça proximal, indicando a obstrução mecânica do conduto *(setas)*.

mas pode ser utilizado em referência a qualquer segmento intestinal servindo como um conduto urinário. Em pacientes de imagem com um desvio continente envolvendo um reservatório ou uma neobexiga, o "pouch-o-grama" pode ser mais acuradamente descrito. Já que o desvio urinário do conduto ileal geralmente possui anastomoses ureterointestinais de refluxo livre, os ureteres e os sistemas coletores podem ser visualizados. Em outras formas de derivação, as anastomoses ureterointestinais podem ser propositadamente sem refluxo. Em tais circunstâncias, quando a opacificação do trato urinário superior é desejável, a imagem ureteral anterógrada, como a UEI, a urografia por TC ou RM ou a nefrografia anterógrada, pode ser necessária. Quando o paciente tem a função renal comprometida ou é alérgico ao material de contraste iodado, a loopografia pode ser realizada com um baixo risco de absorção sistêmica (Hudson et al., 1981).

Técnica

O paciente é colocado em posição supina. É obtida uma radiografia abdominal simples antes da introdução do material de contraste (Fig. 6-7A). Uma técnica empregada comumente é inserir um cateter de pequeno calibre na ostomia da alça, avançando o cateter proximal à fáscia da parede abdominal. O balão deste cateter pode então ser inflado com 5 a 10 mL de água estéril. Com a introdução suave do contraste através do cateter, a alça pode ser distendida, geralmente produzindo refluxo bilateral nos tratos superiores. Filmes oblíquos devem ser obtidos para avaliar todo o comprimento da alça (Fig. 2-7B). Por causa do ângulo no qual muitas alças são construídas, uma visão anteroposterior (AP) tradicional frequentemente irá apresentar uma alça encurtada e poderá perder uma patologia substancial. Deve ser obtido um filme do dreno (Fig. 2-7C). Isso pode demonstrar se há uma obstrução do conduto.

Indicações

1. Avaliação de infecção, hematúria, insuficiência renal ou dor após o desvio urinário
2. Vigilância do trato urinário superior para obstrução
3. Vigilância do trato urinário superior para neoplasia urotelial
4. Avaliação da integridade do segmento ou reservatório intestinal

URETROGRAFIA RETRÓGRADA

Uma uretrografia retrógrada é um estudo para avaliar a uretra anterior e posterior. A uretrografia retrógrada pode ser particularmente benéfica na demonstração do comprimento total de um estrangulamento uretral que não pode ser avaliado pela cistoscopia. A uretrografia retrógrada também demonstra a anatomia da uretra distal a um estrangulamento que pode não ser avaliado pela cistouretrografia miccional. A uretrografia retrógrada pode ser realizada no consultório ou na sala de operação antes de realizar a uretrotomia interna ou uretroplastia formal.

Técnica

É obtida uma radiografia simples antes da injeção do contraste. O paciente geralmente é colocado em posição levemente oblíqua para permitir a avaliação de todo o comprimento da uretra. O pênis é posicionado sob leve tensão. Um pequeno cateter pode ser inserido na fossa navicular com o balão inflado a 2 mL com água estéril. O contraste é então introduzido através de uma seringa com ponta de cateter. Alternativamente, pode ser utilizada uma braçadeira peniana (p. ex., braçadeira Brodney) para obstruir a uretra ao redor do cateter (Fig. 2-8).

Indicações

1. Avaliação da doença de estreitamento uretral
   a. Localização do estreitamento
   b. Comprimento do estreitamento
2. Avaliação de corpos estranhos
3. Avaliação de trauma penetrante peniano ou uretral
4. Avaliação de hematúria macroscópica traumática

CISTOGRAFIA ESTÁTICA

A cistografia estática é utilizada principalmente para avaliar a integridade estrutural da bexiga. O formato e o contorno da bexiga podem dar informações a respeito da disfunção neurogênica ou obstrução da saída da bexiga. Podem ser observados defeitos de preenchimento, como tumores e cálculos.

Técnica

O paciente é colocado em posição supina. É realizada uma radiografia simples para avaliar cálculos e contraste residual e para confirmar posição e técnica. A bexiga é preenchida com 200 a 400 mL de contraste, dependendo do tamanho da bexiga e do conforto do paciente. O preenchimento adequado é importante para demonstrar patologia intravesical ou ruptura da bexiga. Devem ser obtidos filmes oblíquos, pois o divertículo ou a fístula posterior podem estar mascarados pela bexiga preenchida. Um filme pós-dreno completa o estudo (Fig. 2-9).

Indicações

1. Avaliação de patologia intravesical
2. Avaliação do divertículo da bexiga

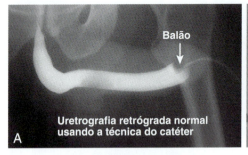
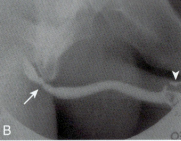
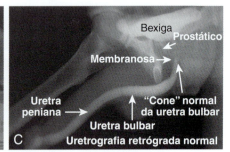

Figura 2-8. Uretrografia retrógrada normal demonstrando (A) a técnica de balão para uretrografia retrógrada e (B) a técnica da braçadeira de Brodney *(ponta da seta)*; observar a constrição uretral bulbar *(seta)*. C, Estruturas normais da uretra do sexo masculino conforme é visualizada na uretrografia retrógrada.

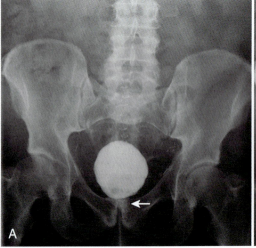
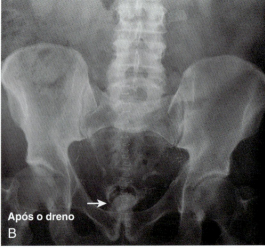

Figura 2-9. O paciente sofreu prostatectomia retropúbica radical. A, Durante o preenchimento da bexiga, o contraste é visualizado adjacente às anastomoses vesicoureterais *(seta)*. B, O filme após o dreno demonstra claramente uma coleção de contraste extravasado *(seta)*.

3. Avaliação de hérnia inguinal envolvendo a bexiga
4. Avaliação de fístula colovesical ou vesicovaginal
5. Avaliação da bexiga ou integridade anastomótica após o procedimento cirúrgico
6. Avaliação de trauma brusco ou penetrante à bexiga

Limitações

As TC abdominal e pélvica são comumente utilizadas na avaliação de trauma brusco ou penetrante ao abdome e a cistografia por TC é frequentemente realizada em conjunto com a avaliação do trauma. Entretanto, estudos demonstraram que a cistografia estática convencional é tão sensível quanto a cistografia por TC na detecção de ruptura de bexiga (Quagliano et al., 2006; Broghammer e Wessells, 2008).

URETROCISTOGRAFIA MICCIONAL

Uma uretrocistografia miccional (UCGM) é realizada para avaliar a anatomia e fisiologia da bexiga e da uretra. O estudo fornece informação de grande valor a respeito da uretra posterior em pacientes pediátricos. A UCGM tem sido utilizada por muito tempo para demonstrar o refluxo vesicoureteral.

Técnica

O estudo pode ser realizado com o paciente em supino ou em uma posição semiereta, utilizando uma mesa capaz de trazer o paciente até a posição completamente ereta. É obtida uma radiografia pélvica simples preliminar. Em crianças, é utilizada uma sonda de alimentação de 5 a 8 Fr para preencher a bexiga a um volume apropriado. Deve ser levado em conta o conforto do paciente ao determinar o volume apropriado. Na população adulta pode ser posicionado um cateter-padrão e a bexiga é preenchida com 200 a 400 mL. O cateter é removido e é obtido um filme. Durante a micção, são obtidos filmes AP e oblíquos. O colo da bexiga e a uretra podem ser avaliados pelo fluoroscópio durante a micção. Visualizações oblíquas bilaterais podem demonstrar o refluxo de baixo grau, que não é capaz de ser observado no filme AP. Além disso, filmes oblíquos demonstrarão o divertículo vesical ou uretral, que nem sempre está visível na projeção AP direta. Devem ser realizados filmes pós-miccionais (Fig. 2-10).

Indicações

1. Avaliações estrutural e funcional da saída vesical
2. Avaliação do refluxo
3. Avaliação da uretra em homens e mulheres

Limitações

Este estudo requer o preenchimento da bexiga utilizando um cateter. Isso pode ser traumático em crianças e difícil em alguns pacientes com anormalidades anatômicas de uretra e colo vesical. O preenchimento da bexiga pode estimular espasmos vesicais em baixos volumes e alguns pacientes são incapazes de segurar volumes adequados para a investigação. **O preenchimento vesical em pacientes com lesões de cordão espinal acima de T6 pode precipitar a disreflexia autonômica** (Barbaric, 1976; Fleischman e Shah, 1977; Linsenmeyer et al., 1996).

CINTILOGRAFIA NUCLEAR

A imagem de cintilografia é o procedimento de eleição para avaliar a obstrução e a função renais. Ela é muito sensível para alterações que induzem alterações focais ou globais na função renal. Já que nem os agentes de contraste IV à base de Gd nem os iodados são utilizados, a cintilografia não danifica os rins, não possui toxicidade prolongada, resulta na mínima radiação absorvida e é livre de reações alérgicas. Comparada a outros estudos de imagem diagnósticos, como a pielografia retrógrada, a cintilografia renal não é invasiva, possui risco mínimo e quase nenhum desconforto e permite a determinação da função do rim.

Uma vez que o agente é injetado IV, câmeras de cintilação gama medem a radiação emitida do radioisótopo e estações de trabalho digital reúnem, processam e revelam a informação. Existe uma lista extensa de radiofármacos utilizados para a cintilografia renal. Esta seção estará limitada aos agentes mais comumente utilizados na prática urológica.

O ácido dietilenotriamina pentacético marcado com tecnécio-99m (DTPA ^{99m}Tc) é essencialmente um agente de filtração glomerular (Peters, 1998; Gates, 2004). Ele é mais útil para a avaliação da obstrução e função renais. Uma vez que ele é excretado através dos rins e depende da TFG, é menos útil em pacientes com insuficiência renal, pois a TFG debilitada pode limitar a avaliação adequada do sistema coletor e dos ureteres. Ele está prontamente disponível e é relativamente econômico (Klopper et al., 1972).

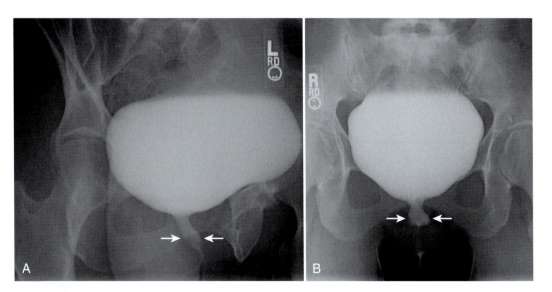

Figura 2-10. Uma cistouretrografia de micção realizada para avaliação de infecção urinária recorrente nessa mesma paciente. **A,** Um filme oblíquo durante a micção demonstra o espessamento do perfil da uretra média *(setas).* **B,** Após a interrupção da micção, um divertículo uretral está claramente visível, estendendo-se posteriormente e para a esquerda da linha média *(setas).*

O ácido dimercaptossuccínico marcado com tecnécio-99m (DMSA ^{99m}Tc) é apurado pela filtração e secreção. Ele se localiza no córtex renal com pouco acúmulo na papila e medula renal (Lin et al., 1974). Portanto, é mais útil para a identificação de defeitos corticais e rins ectópicos ou aberrantes. Com essas propriedades, o DMSA ^{99m}Tc pode distinguir uma anormalidade funcional benigna no rim a partir de uma lesão maligna ocupando espaço, que poderia não ter função renal normal. Nenhuma informação valiosa do ureter ou sistema coletor é obtida com o DMSA ^{99m}Tc, porém ele permanece um padrão para a imagem cortical renal.

O mercaptoacetil-triglicina marcado com tecnécio-99m (^{99m}Tc-MAG3) é um agente excelente para imagem por sua emissão de fótons, meia-vida de 6 horas e fácil preparação. Ele é apurado principalmente pela secreção tubular (Fritzberg et al., 1986). **Uma pequena quantidade, aproximadamente 10%, de ^{99m}Tc-MAG3, é excretada por meios extrarrenais e a maior parte disso é excreção hepatobiliar** (Eshima et al., 1990; Itoh, 2001). Por ele estar extensivamente ligado à proteína no plasma, é limitado em sua habilidade de aferir a TFG, porém é uma excelente escolha para pacientes com insuficiência renal e obstrução urinária. O rastreador é bem adequado para a avaliação da função renal e cintilografia diurética. Além disso, ele é um excelente rastreador para avaliar o fluxo plasmático renal.

Cintilografia Diurética

A imagem de medicina nuclear tem um papel crucial não atendido pela TC, RM ou ultrassonografia no diagnóstico da obstrução do trato superior e suas características únicas fornecem informação não invasiva a respeito da função renal dinâmica. O exame renal diurético utilizando o ^{99m}Tc-MAG3 é capaz de fornecer função renal diferencial e tempo de depuração comparando os rins direito e esquerdo, o que é essencial na conduta do paciente. A fase inicial é a fase de fluxo em que imagens de 2 segundos são coletadas por 2 minutos e então imagens de 1 segundo, por 60 segundos. A fase de fluxo apresenta a captação renal, a depuração de segundo plano e as lesões vasculares anormais, que podem indicar malformações arteriovenosas, tumores ou sangramento ativo. Na segunda fase, a fase renal, o tempo de pico de captação está geralmente entre 2 e 4 minutos. A fase renal é o indicador mais sensível de disfunção renal. Imagens de 1 minuto são tomadas por 30 minutos. Na fase final, a fase excretora, imagens de 1 minuto são tomadas por 30 minutos. É administrado um diurético (geralmente furosemida 0,5 mg/kg) quando é visualizada a atividade máxima do sistema coletor. O $T_{1/2}$ é o tempo que a atividade do sistema coletor leva para reduzir em 50% a partir do momento da administração do diurético. Isso é altamente dependente do técnico, pois o diurético deve ser administrado quando o sistema coletor está apresentando atividade máxima. O tempo de trânsito através do sistema coletor em menos de 10 minutos é consistente com um sistema coletor normal, sem obstrução. O $T_{1/2}$ de 10 a 20 minutos apresenta um atraso leve a moderado e pode ser uma obstrução mecânica. A percepção de dor do paciente, após a administração do diurético, pode ser útil para o urologista envolvido no tratamento considerar o planejamento da cirurgia no paciente com obstrução leve a moderada. Um $T_{1/2}$ maior que 20 minutos é consistente com uma obstrução de grau elevado. O nível da obstrução geralmente pode ser determinado, como anormalidades tais como a **duplicação ureteral** (Ell e Gambhir, 2004). Um exame renal normal é apresentado na Figura 2-11.

A excreção hepatobiliar pode causar leituras falso-positivas se a região da atividade intestinal ou atividade da vesícula biliar está incluída na região das interrogações durante o estudo (Fig. 2-12).

O exame diurético renal é outro estudo de imagem em que a comunicação com o médico que interpreta é vital para o desempenho correto do teste, assim como para a interpretação apropriada. Por exemplo, existem momentos em que os pacientes com *stents* ureterais uni ou bilaterais são submetidos a cintilografia diurética para determinar função renal diferencial. Se um cateter não é posicionado e aberto na bexiga para drenar durante o exame renal diurético, o radiofármaco excretado do rim saudável pode lavar ou refluir através do *stent* ureteral no rim com *stent*, dando uma aparência falso-positiva de ter mais função que a fisiologicamente presente. Esse teste falso-positivo pode levar a reconstrução inapropriada de um rim que, na realidade, tem a função menor ou insuficiente.

Medicina Nuclear na Oncologia Urológica

Exame Ósseo de Corpo Inteiro

A imagem de cintilografia convencional na neoplasia urológica tem sido por muito tempo o padrão para detecção de metástase óssea. O exame ósseo de corpo inteiro ou a cintilografia esquelética é o método mais

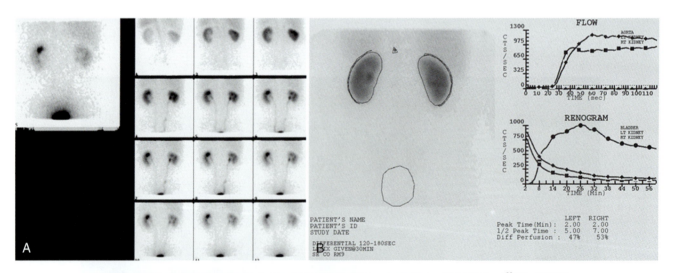

Figura 2-11. A, imagens de perfusão de tecnécio 99m-mercaptoacetil triglicina (^{99m}Tc-MAG3) demonstram fluxo sanguíneo normal, rápido e simétrico para ambos os rins. B, Curvas de tempo-atividade de perfusão demonstram essencialmente o fluxo simétrico dos rins. Observe a ascensão da curva típica de estudo de fluxo ^{99m}Tc-MAG3. Imagens de função dinâmica demonstram uma boa entrada do traçador por ambos os rins e rápida visualização dos sistemas coletores. Esses renogramas demonstram o rápido ápice de atividade em ambos os rins. O declive representa a drenagem rápida da atividade dos rins. A impressão dos dados quantitativos apresenta a função renal diferencial de 47% no esquerdo, 53% no direito. A meia-vida normal da drenagem é menor que 20 minutos quando o ^{99m}Tc-MAG3 é utilizado. O $T_{1/2}$ é de 5 minutos no esquerdo e de 7 minutos no direito, consistente com rins sendo desobstruídos.

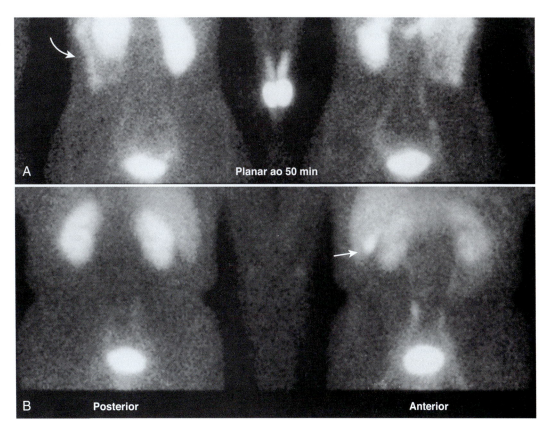

Figura 2-12. Imagens estáticas atrasadas nas projeções posterior e anterior demonstram a atividade intestinal (*seta* em A) e atividade da vesícula biliar (*seta* em B), refletindo um modo normal de excreção de tecnécio 99m-mercaptoacetil triglicina (^{99m}Tc-MAG3). A atividade da vesícula biliar, em particular, pode causar a interpretação falso-positiva quando ela se sobrepõe à atividade no sistema coletor renal ou está inapropriadamente incluída na área de interrogação. A atividade hepática é variável e tende a ser mais pronunciada em crianças e pacientes com insuficiência renal.

sensível para detecção de metástase óssea (Narayan et al., 1988). Um exame ósseo "positivo" não é específico para câncer e pode exigir um filme de radiografia simples, TC ou RM para confirmar, assim como a correlação com uma história anterior de fraturas ósseas, trauma, cirurgia ou artrite. Em pacientes com envolvimento metastático ósseo difuso, o exame ósseo pode ser confundido com normal, pois há uma captação uniformemente elevada nas estruturas ósseas (Kim et al., 1991).

Tomografia por Emissão de Pósitrons

O avanço mais recente na cintilografia nuclear está na detecção de câncer primário e metastático utilizando a tomografia por emissão de pósitrons (PET, do inglês, *positron emission tomography*). Dependendo do radiotraçador utilizado, a PET oferece informação diagnóstica baseada no metabolismo de glicose, colina ou aminoácidos e também tem sido aplicada para a imagem de proliferação de células tumorais e hipoxia tecidual nas neoplasias urológicas. O desempenho diagnóstico da PET com fluorodesoxiglicose (FDG) é dificultado pela excreção renal da FDG e pela baixa atividade metabólica, frequentemente observada em tumores como o câncer de próstata. Entretanto, novos traçadores de PET, incluindo colina e acetato radiomarcados, podem oferecer uma abordagem alternativa. Existe a evidência consistente de que a PET com FDG fornece informação diagnóstica importante na detecção de tumores de células germinativas metastáticas e recorrentes e pode oferecer informação adicional no estadiamento e reestadiamento de cânceres vesical e renal (Powles et al., 2007; Rioja et al., 2010).

A imagem molecular com PET pode ajudar a individualizar o atendimento cirúrgico e médico de pacientes de oncologia urológica. A PET certamente está tendo um impacto na oncologia geral e está sendo ativamente investigada para o uso em neoplasias urológicas. A PET oferece compreensões únicas nas vias moleculares das doenças. A PET utilizando ^{18}F-FDG ganhou a aceitação crescente para diagnóstico, estadiamento e monitoração de tratamento de vários tipos de tumores.

Existem dados sobre o uso da PET/TC em câncer testicular, em que a PET/TC foi observada como tendo uma precisão diagnóstica mais elevada do que a TC, para o estadiamento e reestadiamento na avaliação de uma massa residual visualizada na TC, após a quimioterapia para tumores de células germinativas seminomas e não seminomas (Albers et al., 1999; Hain et al., 2000). Pode haver um papel para a detecção de doença recorrente que não teratoma e para a avaliação de massas residuais após a quimioterapia. Em uma série de pacientes de seminoma, que foram avaliados após a quimioterapia para busca de massas retroperitoneais residuais, a PET foi precisa em 14 dos 14 pacientes com tumores maiores que 3 cm e em 22 de 23 pacientes com lesões menores que 3 cm. No geral, a sensibilidade e especificidade foram de 89% e 100%, respectivamente (De Santis et al., 2004). A precisão da PET parece ser comprometida se realizada dentro de 2 semanas da quimioterapia, provavelmente pelo metabolismo reduzido e pela atividade macrofágica elevada (Earry, 1999). Recomenda-se que a PET/TC seja atrasada por 4 a 12 semanas após a realização da quimioterapia (Shvarts et al., 2002).

A PET/TC pode ter um papel promissor no carcinoma renal de células claras. Foi desenvolvido um anticorpo (cG250) reconhecedor de anidrase carbônica IX. A anidrase carbônica IX é uma proteína relacionada ao crescimento desenfreado de cânceres renais de células claras. Um radionuclídeo emissor de pósitron (iodo 124) foi anexado ao anticorpo cG250 e injetado nos pacientes com câncer de células renais. O complexo anticorpo radionuclídeo se liga à proteína anidrase carbônica IX de células de câncer renal e pode ser detectado na imagem de PET/TC. Utilizando este esquema em 26 pacientes com tumores renais, houve sensibilidade de 94% e especificidade de 100% no carcinoma de células renais antes da cirurgia (Larson e Schöder, 2008).

Existem pelo menos sete traçadores sendo estudados para detecção de câncer de próstata metastático. Cada traçador é direcionado a uma parte diferente da função celular, como glicólise, transporte de aminoácido, atividade colina quinase, síntese de ácidos graxos, receptor de androgênio e mineralização óssea. A FDG, assim como o traçador por PET, foi estudada em 91 pacientes com recorrência de antígeno prostático específico (PSA) após a prostatectomia radical. A PET-FDG foi capaz de detectar a recorrência local ou sistêmica em somente 34% dos pacientes (Schöder et al., 2005).

Poucos estudos estabeleceram o uso de PET no câncer de bexiga. A FDG é excretada pelos rins e não é útil no câncer de bexiga. Somente 78% do câncer de bexiga pode ser visualizado utilizando o traçador de ^{11}C-metionina e a PET não melhorou o estadiamento local da doença. A ^{11}C-colina também foi observada como um mau previsor de carcinoma urotelial primário ou metastático (Ahlstrom et al., 1996; de Jong et al., 2002).

A PET ainda está nos estágios iniciais em estudos para tumores urológicos. O papel exato na prática da urologia ainda está por ser determinado, mas certamente terá um grande papel no futuro à medida que mais traçadores específicos para cânceres urológicos são descobertos. Utilizando a combinação de imagem nuclear e conhecimento cada vez maior a respeito da biologia de células cancerosas, os radiotraçadores foram desenvolvidos para serem incorporados nas células em divisão ou em mecanismos celulares envolvidos na atividade metabólica elevada de neoplasias, que podem então ser detectadas utilizando a imagem de PET. A combinação da PET com TC de alta resolução tem a habilidade de elevar nossa detecção de cânceres urológicos recorrentes ou metastáticos. Muitos isótopos diferentes estão sendo estudados para a detecção de doença metastática.

PONTOS-CHAVE: CINTILOGRAFIA NUCLEAR

- Durante o exame diurético renal, o diurético deve ser administrado quando é observada a atividade máxima no rim.
- Uma eliminação de $T_{1/2}$ menor que 10 minutos é um sistema desobstruído e de $T_{1/2}$ maior que 20 minutos é consistente com uma obstrução de grau elevado.
- Se stents ureterais estão no local, pacientes sob avaliação diurética renal devem ter um cateter de bexiga liberado no local durante o estudo.
- O ^{99m}Tc-MAG3 é o agente de eleição para o exame diurético renal, para determinar o diferencial de função e obstrução renal.

TOMOGRAFIA COMPUTADORIZADA

O Prêmio Nobel de 1979 em Medicina e Fisiologia foi concedido a Allan M. Cormack e Sir Godfrey N. Hounsfield pelo desenvolvimento da tomografia computadorizada assistida. Enquanto os princípios básicos permaneceram os mesmos, avanços significativos nos últimos 35 anos resultaram no desenvolvimento de dispositivos de TC com multidetectores, melhorando o detalhe de tecidos moles e permitindo a possibilidade de reconstrução tridimensional (3D) rápida de todo o sistema geniturinário.

A TC se tornou uma das partes integrantes da prática urológica e a urografia por TC (UTC) substituiu a UEI como a modalidade de imagem de eleição na urologia moderna para a avaliação de hematúria, neoplasias urológicas, detecção de cálculos renais e planejamento pré-operatório. Como no caso da imagem radiográfica convencional, a base para a imagem de TC é a atenuação de fótons de raio X conforme eles passam através do paciente. A tomografia é um método de imagem que produz imagens 3D de estruturas internas pelo registro da passagem de raios X conforme eles passam através de diferentes tecidos corporais. No caso da TC, um computador reconstrói as imagens dos cortes transversos do corpo com base nas aferições da transmissão de raios X através de finas fatias de tecido corpóreo (Brant, 1999). Um feixe de RAIOS x colimado é gerado sobre um lado do paciente e a quantidade de radiação transmitida é avaliada por um detector posicionado no lado oposto do feixe de raio X. Essas aferências são então repetidas sistematicamente, enquanto uma série de exposições de projeções diferentes é feita conforme o feixe de raios X gira ao redor do paciente. O resultado é a produção de uma imagem 3D das estruturas internas no corpo humano pelo registro da passagem de diferentes ondas de energia através de várias estruturas internas. Os dados coletados pelos detectores são reconstruídos por algoritmos computadorizados para resultar em um painel tomográfico visível.

Existem diversas variáveis de imagem diferentes que são ajustadas para permitir a resolução de imagem adequada e detalhada, enquanto minimiza o tempo do exame e limita a exposição à radiação. A aplicação variável do breu, a colimação do feixe, o detector de tamanho e a voltagem do tubo são utilizados pelo radiologista e técnico de imagem para a requisição de imagem ideal. Uma descrição detalhada de cada dessas variáveis está além do objetivo deste capítulo (ver Leitura Sugerida).

Talvez o maior avanço recente na TC seja o uso de técnicas de aquisição de imagem helicoidal com multicanais ou multidetectores (TCMD). Em uma TC helicoidal o paciente se move através de uma torre de rotação contínua. As imagens helicoidais brutas são processadas utilizando interpoladores para visualizar as estruturas internas como imagens sagital, coronal ou axial reconstruídas. A "TC espiral de fatia única", introduzida em 1988, tinha uma única linha de detectores e exigia múltiplos passos para visualizar uma pequena área de interrogação. Os scanners-padrão em uso hoje possuem entre 64 e 320 fileiras de detectores, que permitem que todo o corpo do paciente seja capturado durante uma única pausa na respiração, com poucos ou nenhum artefato de movimento, exatidão diagnóstica mais precisa, concentração elevada do material de contraste, tempo de escaneamento reduzido, menor exposição à radiação e aumento significativo na cobertura anatômica com um único escaneamento. Os scanners de TC com 750 fileiras de detectores estão sendo desenvolvidos atualmente. Por exemplo, em um segundo, um scanner de TC de 320 fatias pode gerar fatias grandes de 16 cm, capturando todos os órgãos do corpo em uma única rotação da torre central emitindo raios X (Wang et al., 1994; Mahesh, 2002) (Fig. 2-13).

O software prontamente disponível é capaz de processar em 3D as imagens de TC para recriar o sistema urinário. Essas imagens 3D oferecem um planejamento pré-operatório aprimorado, apreciação da proximidade aos órgãos adjacentes, a habilidade de definir a vasculatura e comunicação com os pacientes melhorada, que agora podem facilmente observar sua patologia particular e apreciar melhor os desafios encarados pelo seu cirurgião (Fig. 2-14).

A TC de dupla-fonte (TCDF) é uma técnica relativamente nova utilizada para o diagnóstico por imagem, que usa dois tubos rotativos para adquirir imagens de alta e baixa voltagem, permitindo a diferenciação tecidual, visualização de tendões e ligamentos, angiografia por TC aprimorada e diferenciação de cálculos renais com base na composição do cálculo (Coursey et al., 2010). Utilizando a TCDF, uma distinção confiável pode ser feita entre o ácido úrico e o oxalato de cálcio e entre cálculos de bruxita e ácido úrico (Ferrandino et al., 2010; Botsikas et al., 2013).

A TC em tempo real combinada à fluoroscopia está disponível agora como uma opção de equipamento novo para a imagem de TC. A TC fluoroscópica fornece uma imagem de TC 3D que é muito mais detalhada e oferece um contraste de tecidos moles e resolução maiores que a TC convencional. O uso mais comum na urologia é para biópsia renal. A TC fluoroscópica auxilia a superar o movimento do rim durante a variação respiratória. Ela também tem sido utilizada para aspiração de fluido, posicionamento do dreno, posicionamento do cateter, crioablação percutânea e ablação por radiofrequência (RF) de tumores renais. **Uma desvantagem significativa da TC fluoroscópica é a exposição à radiação elevada do paciente e do radiologista ou do cirurgião que realiza o procedimento** (Daly et al., 1999; Keat, 2001; Gupta et al., 2006).

A UTC é uma urografia excretória na qual a TCMD é utilizada para a imagem do trato urinário. Ela é indicada na avaliação de hematúria, cálculos renais, massas renais, cólica renal e tumores uroteliais. O exame de TC se inicia com a requisição de imagem pelo médico. Os radiologistas ao redor do mundo apreciam uma leve descrição do urologista da questão a ser respondida pelo exame de TC. Equipados com um melhor entendimento de por que a TC foi requisitada, o radiologista e o técnico de TC podem ajustar as diferentes variáveis da TC e escolher o meio de contraste apropriado necessário para liberar um relatório valioso de volta ao urologista solicitante.

Capítulo 2 Imagem do Trato Urinário   41

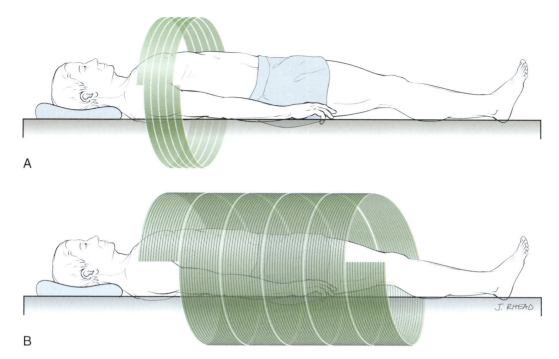

Figura 2-13. A, Um *scanner* de tomografia computadorizada com um detector de fila única requer cinco passagens circulares ao redor do paciente para capturar a imagem de uma pequena região do corpo do paciente. B, Com um detector de fileiras múltiplas de 16 fatias, o peito, o abdome e a pelve podem ser registrados com cinco passagens circulares, obtidas facilmente durante uma única pausa na respiração. As finas fatias oferecidas pelo detector de 16 fatias fornecem maiores detalhes das estruturas internas.

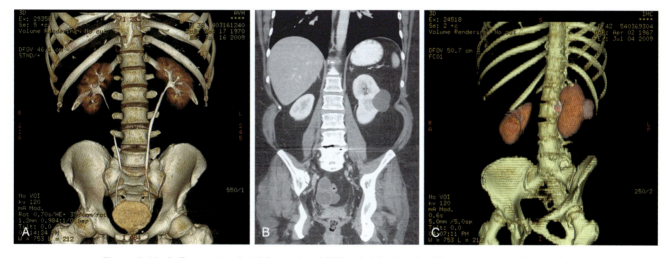

Figura 2-14. A, Reconstrução tridimensional (3D) colorida dos rins, dos ureteres e da bexiga de uma urografia por tomografia computadorizada. B, Reconstrução coronal em um paciente com um carcinoma renal de células claras em uma massa cística renal complexa e o contraste do nódulo mural. C, Reconstrução em 3D do mesmo paciente com uma ligeira rotação posterior.

Os urologistas frequentemente solicitam uma avaliação de TC do abdome e da pelve. Uma TC abdominal se inicia no diafragma e termina na crista ilíaca. Caso se deseje a captura da imagem da pelve, geralmente é necessária uma solicitação separada. A TC pélvica se inicia na crista ilíaca e termina na sínfise púbica. O contraste intravenoso pode ser necessário para o melhor delineamento do tecido mole. O contraste oral não é utilizado comumente na urologia, mas pode ser útil em alguns pacientes para diferenciar o intestino de linfonodos, cicatriz ou tumor (Fig. 2-15).

Unidades Hounsfield

Uma única imagem de TC gerada pelo *scanner* é dividida em muitos blocos pequenos de diferentes tons de preto e branco, chamados pixels. A verdadeira escala de cinza de cada pixel em uma TC depende da quantidade de radiação absorvida naquele ponto, que é chamado de valor de atenuação. **Valores de atenuação são expressos em unidades Hounsfield (UH). A escala UH, ou valor de atenuação, é baseada em uma escala de referência na qual é atribuído ao ar um valor de –1.000 UH e ao osso denso um valor de +1.000 UH. À água é atribuída um valor de 0 UH.**

Urolitíase

Pacientes que se encaminham para a emergência com dor abdominal ou cólica renal são avaliados frequentemente com imagem de TC. O uso da imagem de TC sem contraste para identificar a urolitíase foi relatado inicialmente em 1995 (Smith et al., 1995)

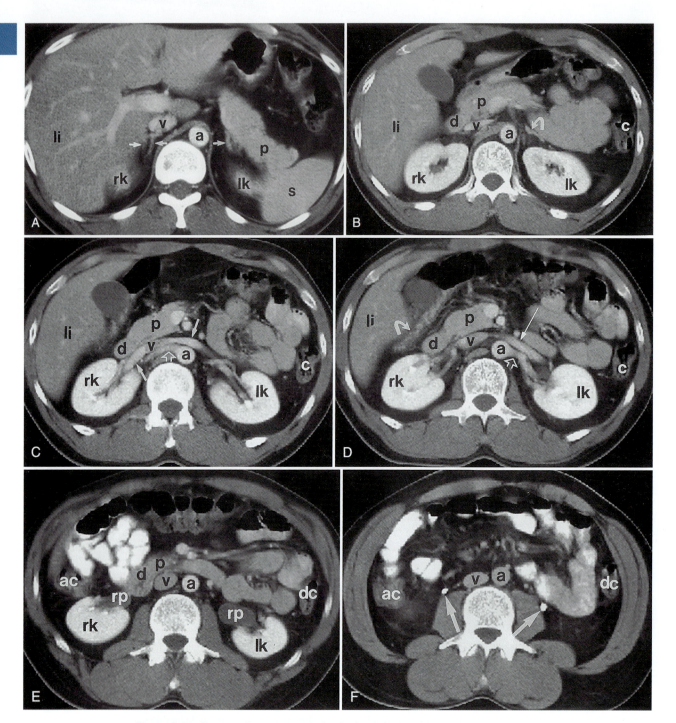

Figura 2-15. Tomografia computadorizada do abdome e da pelve demonstrando a anatomia geniturinária normal. A, As glândulas adrenais estão indicadas com *setas*. Os polos superiores dos rins direito e esquerdo estão indicados com rk e lk, respectivamente. a, aorta; li, fígado; p, pâncreas; s, baço; v, veia cava inferior. B, Avaliação através do polo superior dos rins. A glândula adrenal esquerda está indicada com uma *seta*. a, aorta; c, cólon; d, duodeno; li, fígado; lk, rim esquerdo; p, pâncreas; rk, rim direito; v, veia cava inferior. C, Avaliação através do hilo dos rins. As veias renais estão indicadas com *setas sólidas* e a artéria renal direita está indicada com uma *seta aberta*. a, aorta; c, cólon; d, duodeno; li, fígado; lk, rim esquerdo; p, pâncreas; rk, rim direito; v, veia cava inferior. D, Avaliação através do hilo dos rins ligeiramente caudal a C. A veia renal esquerda está indicada com uma *seta sólida reta* e a artéria renal esquerda está indicada com uma *seta aberta*. A flexura hepática do cólon está indicada com uma *seta curva*. a, aorta; c, cólon; d, duodeno; li, fígado; lk, rim esquerdo; p, pâncreas; rk, rim direito; v, veia cava inferior. E, Avaliação através da região polar média para a inferior dos rins. a, aorta; ac, cólon ascendente; d, duodeno; dc, cólon descendente; lk, rim esquerdo; p, pâncreas; rk, rim direito; rp, pelve renal; v, veia cava inferior. F, A avaliação de TC obtida abaixo dos rins revela o preenchimento dos ureteres superiores *(setas)*. A parede do ureter normal geralmente é fina como papel ou não é visível na TC. a, aorta; ac, cólon ascendente; dc, cólon descendente; v, veia cava inferior.

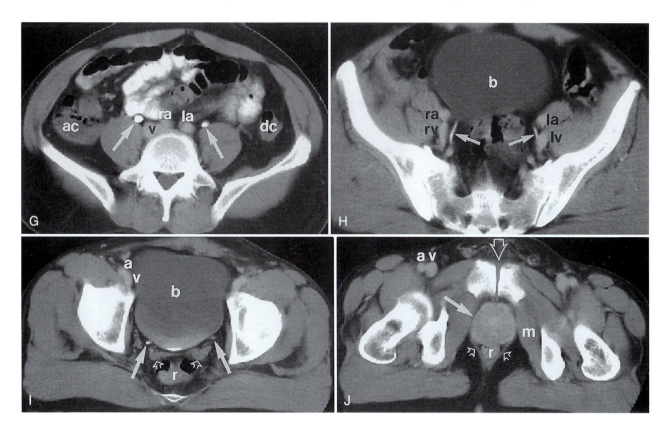

Figura 2-15 (Cont.) G, O preenchimento dos ureteres médios pelo contraste *(setas)* em uma avaliação obtida ao nível da crista ilíaca e abaixo da bifurcação aórtica. ac, cólon ascendente; dc, cólon descendente; la, artéria ilíaca comum esquerda; ra, artéria ilíaca comum direita; v, veia cava inferior. H, Os ureteres distais *(setas)* cursam medialmente aos vasos ilíacos em uma avaliação obtida abaixo do promontório do sacro. b, bexiga urinária; la, artéria ilíaca externa esquerda; lv, veia ilíaca externa esquerda; ra, artéria ilíaca externa direita; rv, veia ilíaca externa direita. I, Avaliação através do assoalho do acetábulo revela os ureteres distais *(setas sólidas)* próximos à junção ureterovesical. A bexiga (b) está preenchida por urina e parcialmente opacificada com o material de contraste. A vesícula seminal normal *(setas abertas)* geralmente possui uma estrutura de gravata-borboleta pareada com um contorno levemente lobulado. a, artéria ilíaca externa direita; r, reto; v, veia ilíaca externa direita. J, Avaliação ao nível da sínfise púbica *(seta aberta grande)* revela a glândula prostática *(seta sólida)*. a, artéria ilíaca externa direita; m, músculo obturador interno; r, reto; v, veia ilíaca externa direita; *pequenas setas abertas*, vesícula seminal.

e agora se tornou a ferramenta diagnóstica padrão para avaliar a cólica renal. Ela oferece a vantagem sobre UEI por evitar o contraste e por ser capaz de diagnosticar outras anomalias abdominais que também podem causar dor abdominal. A TCMD pode diagnosticar prontamente cálculos radioluscentes que podem não ter sido observados na UEI, assim como pequenos cálculos no ureter distal (Federle et al., 1981). **Com exceção de alguns cálculos de indinavir, todos os cálculos renais e ureterais podem ser detectados no exame de TC helicoidal** (Schwartz et al., 1999). Na avaliação da urolitíase, a TC não contrastada possui uma sensibilidade variando entre 96% e 100% e a especificidade variando entre 92% e 100% (Memarsadeghi et al., 2005). **Cálculos no ureter distal podem ser difíceis de se diferenciar de calcificações pélvicas. Nesses casos, o urologista precisa procurar por outros sinais de obstrução que indicam a presença de um cálculo, incluindo dilatação ureteral, alterações inflamatórias na gordura perinéfrica, hidronefrose e um tecido mole renal circundando a calcificação dentro do ureter. O tecido mole renal ao redor do cálculo representa irritação e edema na parede ureteral** (Heneghan et al., 1997; Dalrymple et al., 2000) (Fig. 2-16).

Pacientes com cálculos estão frequentemente sujeitos a exposição à radiação como parte do diagnóstico, tratamento e acompanhamento. A conscientização crescente dos potenciais efeitos adversos de longo prazo da exposição à radiação encorajou os urologistas e radiologistas a descobrirem meios para reduzir a quantidade de exposição à radiação. O exame da TC helicoidal sem contraste de dose baixa está ganhando uma popularidade crescente para o diagnóstico inicial de cólica renal cuja causa suspeitada seja urolitíase e para o acompanhamento em pacientes com cálculos. Utilizando protocolos de TC de dose baixa, a especificidade e sensibilidade do exame de TC helicoidal não contrastada são de aproximadamente 96% e 97%, respectivamente. Técnicas de dose baixa oferecem um valor preditivo positivo de 99% e um valor preditivo negativo de 90% para a urolitíase. O resultado final é uma redução de 50% a 75% na exposição do paciente à radiação para cada TC obtida (Liu et al., 2000; Hamm et al., 2002; Kalra et al., 2005).

Massas Renais Císticas e Sólidas

O exame de TC frequente de pacientes no departamento de emergência ocasionou um aumento na detecção de massas renais incidentais. Utilizando o exame de TC, a massa pode ser caracterizada como um cisto simples ou complexo ou uma massa sólida. Com base na escala de atenuação UH, nós podemos esperar que os cistos simples tenham a UH próxima de zero (Fig. 2-17).

Quando as imagens de TC sem contraste de uma massa renal são comparadas a imagens contrastadas obtidas na fase corticomedular ou nefrogênica, **um aumento na UH (aferida na região da massa renal) por cerca de 15 a 20 UH confirma a presença de uma massa sólida contrastada, que é geralmente câncer renal.** O pseudocontraste é máximo quando pequenos ($\leq 1,5$ cm) cistos intrarrenais são avaliados durante níveis máximos de contraste do parênquima renal. A magnitude desse efeito varia com o tipo de *scanner*, porém pode ser grande o suficiente para prevenir a caracterização

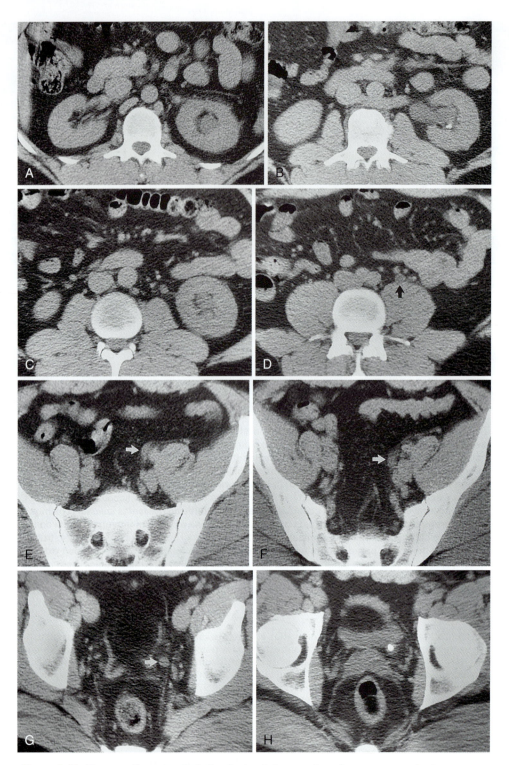

Figura 2-16. Tomografia computadorizada do abdome e da pelve em um paciente com um cálculo ureteral obstrutivo ao nível da junção ureterovesical (JUV). A, Nível do polo superior esquerdo. Estão aparentes o aumento renal leve, caliectasia e deformação perinéfrica. B, Nível do hilo renal esquerdo. Estão demonstradas a pielectasia esquerda, com um cálculo dependente, deformação peripélvica e perinéfrica leves, e a veia renal esquerda retroaórtica. C, Nível do polo inferior esquerdo. Estão presentes a caliectasia esquerda, ureterectasia proximal e deformação periureteral. D, Nível da bifurcação aórtica. O ureter esquerdo dilatado *(seta)* possui uma atenuação menor que os vasos próximos. E, Nível da porção superior do sacro. Um ureter esquerdo dilatado *(seta)* atravessa anteromedialmente à artéria ilíaca comum. F, Nível do sacro médio. Um ureter esquerdo dilatado *(seta)* está acompanhado por uma deformação periureteral. G, Nível do topo do acetábulo apresentando uma porção pélvica dilatada do ureter esquerdo *(seta)*. H, Nível da JUV. O cálculo impactado com um sinal de "algema" ou "borda renal", que representa a parede edematosa do ureter. (De Talner LB, O' Reilly PH, Wasserman NF. Specific causes of obstruction. In: Pollack HM, McClennan BL, Dyer R, et al, editors. Clinical urography. 2nd ed. Philadelphia: Saunders; 2000.)

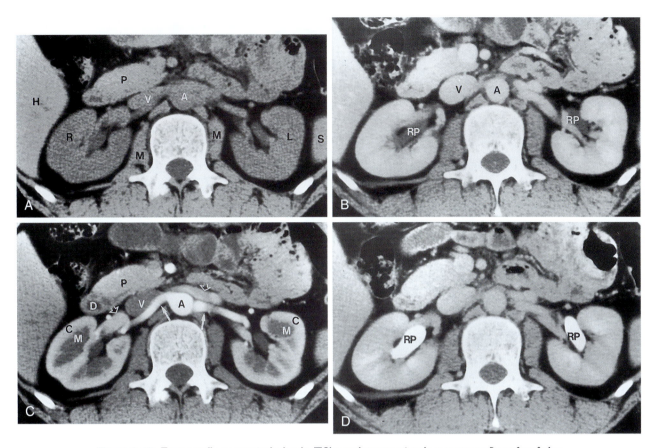

Figura 2-17. Tomografia computadorizada (TC) renal apresentando a progressão nefrogênica normal. **A,** Exame de TC sem contraste obtido ao nível do hilo renal apresenta rins direito (R) e esquerdo (L) de valores de atenuação ligeiramente menores que aqueles do fígado (H) e pâncreas (P). A, aorta abdominal; M, músculo psoas; S, baço; V, veia cava inferior. **B,** Exame de TC contrastado obtido durante uma fase nefrogênica cortical, geralmente 25 a 80 segundos após a injeção do meio de contraste, revela o contraste elevado do córtex (C) renal relativo à medula (M). A artéria renal está indicada bilateralmente com *setas sólidas*. As veias renais *(setas abertas)* estão menos opacificadas com relação à aorta (A) e às artérias. D, duodeno; P, pâncreas; V, veia cava inferior. **C,** O exame de TC obtido durante a fase nefrogênica homogênea, geralmente entre 85 e 120 segundos após a administração do contraste, revela uma atenuação homogênea, uniforme, elevada do parênquima renal. A parede da pelve renal (PV) normal é fina como papel ou não é visível no exame de TC. A, aorta abdominal; V, veia cava inferior. **D,** O exame de TC obtido durante a fase excretora apresenta o meio de contraste bilateralmente na pelve renal (RP); isso começa a aparecer aproximadamente 3 minutos após a administração do contraste.

precisa da lesão, apesar do uso da técnica de aquisição de dados da TC helicoidal de fatia fina (Birnbaum et al., 2002). **A presença de gordura, que deve contrastar menos que 10 UH, é diagnóstica para angiomiolipoma.** Um cisto hiperdenso não apresenta mudanças na densidade entre as imagens da fase de pós-contraste e as posteriores (Fig. 2-18).

Massas císticas complexas geralmente são caracterizadas com base no sistema de classificação de Bosniak. O critério mais importante utilizado para diferenciar uma lesão que pode ser considerada para cirurgia *versus* uma lesão não cirúrgica é a presença ou ausência de vascularidade ou contraste tecidual. As lesões I, II e IIF na categoria Bosniak não contrastam em nenhum grau mensurável. As lesões de categoria I são cistos simples considerados benignos. As lesões de categoria II são mais complicadas e podem ter calcificações, atenuação de fluido elevada e muitos septos finos. As lesões de categoria III são mais complexas, possuem pequenas regiões de calcificações e também podem ter paredes irregulares ou septadas onde existe contraste mensurável. Lesões císticas descobertas no exame de TC que são difíceis de categorizar como II ou III são categorizadas como IIF. **As lesões Bosniak III foram relatadas como sendo carcinoma de células renais maligno em 60% dos casos e necessitam de acompanhamento próximo ou extirpação cirúrgica.** As lesões de categoria Bosniak IV são massas císticas que atingem todos os critérios da categoria III, porém também possuem componentes do tecido mole contrastados adjacentes ou independentes da parede ou septo do cisto; elas foram relatadas como sendo carcinomas de células renais maligno em 100% dos casos (Bosniak, 1997; Curry et al., 2000; Israel e Bosniak, 2005).

Hematúria

A UTC é um dos estudos mais comuns indicados para a avaliação de hematúria macro ou microscópica. Com a TCMD é possível realizar uma avaliação abrangente do paciente com um único exame (Chai et al., 2001). O estudo registra o abdome e a pelve e geralmente inclui quatro fases diferentes. O primeiro exame é uma TC não contrastada para distinguir entre as diferentes massas que podem estar presentes no rim e recobrir os cálculos renais, que podem posteriormente ser escondidos pela excreção do contraste no sistema coletor renal. Com 30 a 70 segundos após a injeção do contraste, a fase corticomedular é capturada com outra passagem através da TCMD, auxiliando a definir a vasculatura e perfusão. A fase nefrogênica ocorre entre 90 e 180 segundos após a injeção do contraste e, quando comparada às imagens não contrastadas, permite

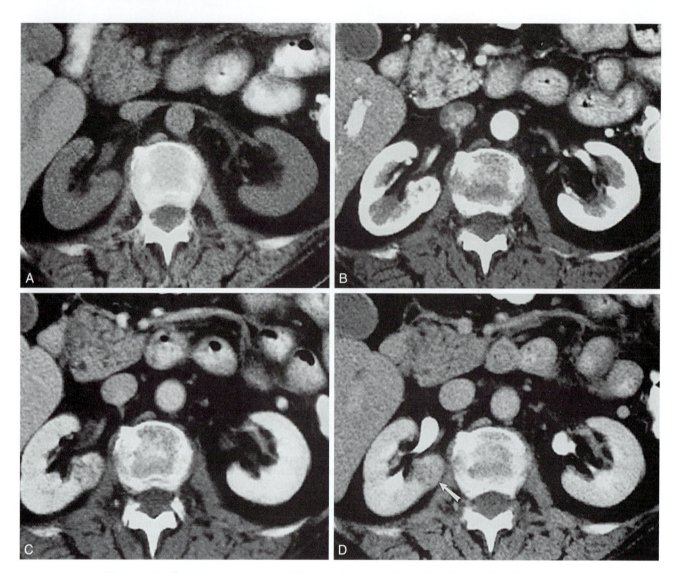

Figura 2-18. Pequeno carcinoma celular transitório no lábio infra-hilar do rim direito não é observado facilmente na imagem sem contraste (A). Na imagem de fase corticomedular (B), a lesão é vista sutilmente como um foco hipercontrastado dentro da medula renal. Nas imagens de fase nefrográfica (C) e pielográfica (D), está descrita a extensão completa da lesão *(seta)* dentro da medula e do córtex. (De Brink JA, Siegel CL. Computed tomography of the upper urinary tract. In: Pollack HM, McClennan BL, Dyer R, et al, editors. Clinical urography. 2nd ed. Philadelphia: Saunders; 2000.)

detecção e caracterização sensíveis de massas renais. A fase final é a fase excretora, capturada aproximadamente 3 a 5 minutos após a injeção do contraste. Essa fase permite o preenchimento completo do sistema coletor e geralmente permite a visualização do ureter (Joudi et al., 2006) (Fig. 2-18).

A UTC tem se apresentado sensível na detecção de cânceres uroteliais do trato superior. Em uma série de 57 pacientes com hematúria, 38 foram observados com carcinoma urotelial. A urografia por TC detectou 37 de 38 cânceres uroteliais para uma sensibilidade de 97%, comparada à pielografia retrógrada que detectou 31 de 38 lesões e teve uma sensibilidade de 82%. Aproximadamente 90% das lesões malignas do trato superior podem ser detectadas com a urografia por TC (McCarthy e Cowan, 2002; Lang et al., 2003; Caoili et al., 2005). A urografia por TC não é tão sensível como a cistoscopia para a detecção de tumores uroteliais na bexiga. Somente grandes tumores de bexiga são visualizados em estudos de imagem de TC como defeitos de preenchimento no lúmen da bexiga. O carcinoma *in situ* não pode ser visualizado na avaliação de TC e, portanto, a cistoscopia ainda é uma parte importante de uma avaliação de hematúria abrangente.

> **PONTOS-CHAVE: IMAGEM DE TC**
>
> - A UTC é uma excelente escolha de imagem para avaliar o rim, sistema coletor do trato superior e ureter.
> - A UTC é altamente sensível e específica para carcinoma urotelial do trato superior.
> - Uma massa renal no rim observada na UTC que contrasta mais que 15 a 20 UH tem maior probabilidade de ser um câncer renal.
> - Com a exceção de cálculos de indinavir, todos os cálculos urinários são visíveis em TC não contrastada do abdome e da pelve.

RESSONÂNCIA MAGNÉTICA

A imagem de TC permanece o pilar da imagem corpórea urológica de corte transversal; entretanto, a RM está sendo altamente aplicada ao sistema geniturinário. Com as constantes inovações na tecnologia, a RM está gradualmente estreitando o espaço entre a qualidade de resolução geral e as duas técnicas. Uma vantagem significativa da RM é a excelente resolução do sinal de contraste do tecido mole, sem a necessidade de contraste IV em muitas situações.

Para obter imagens de RM, o paciente é posicionado em uma torre que passa através do furo do ímã. Quando exposto a um campo magnético de comprimento suficiente, os prótons de água livres no paciente orientam a si próprios ao longo do eixo z do campo magnético. Esse é o eixo de ponta a ponta, direto através do furo do ímã. Uma antena ou "bobina" de RF é posicionada sobre a parte do corpo a ser capturada. É a bobina que transmite os pulsos de RF através do paciente. Quando o pulso de RF para, os prótons liberam sua energia, que é detectada e processada para obter a imagem de RM. Atualmente, algumas bobinas podem transmitir e receber um sinal, que é referido como um canal de RF duplo. Uma sequência de RM explora as diferentes características teciduais e a maneira particular como cada tipo de tecido absorve e então libera essa energia.

O ponderamento da imagem depende de como a energia é transmitida através da física da sequência de pulso e se a energia é liberada rápida ou lentamente. As imagens são descritas como sendo ponderadas em T1 ou T2. As imagens ponderadas em T1 são geradas pelo tempo necessário para retornar ao equilíbrio no eixo z. As imagens ponderadas em T2 são geradas pelo tempo de retorno ao equilíbrio no eixo xy. **Nas imagens de RM ponderadas em T1, o fluido tem uma IS baixa e aparece escuro. As imagens de RM ponderadas em T2 possuem uma IS elevada e aparecem brilhantes. No rim isso se traduz no córtex com uma IS maior ou mais brilhante que a medula, que oferece um sinal mais baixo e é mais escuro.**

A RM possui vantagens significativas sobre outras modalidades de imagem. Primeiramente, e mais importante, não existem riscos associados às neoplasias secundárias de exposição à radiação (Berrington de González e Darby, 2004). É a modalidade de eleição em pacientes que estão gestando, sofrendo de insuficiência renal e/ou possuem alergia ao contraste de iodo.

Os agentes de contraste na RM são componentes não iodados. Os componentes iodados, conforme utilizados na imagem de TC, funcionam pela absorção de raios X. **Agentes de contraste à base de Gd na RM funcionam de modo secundário ao encurtamento do tempo de relaxamento da água.** Isso ocasiona um aumento na IS (contraste), mais comumente avaliado em uma sequência de T1. O Gd é um metal pesado, tóxico, que é quelado para prevenir absorção celular e quaisquer toxicidades associadas (Lin e Brown, 2007). A dose de Gd não é tóxica para quase todos os pacientes, exceto aqueles com insuficiência renal *severa*. **A FSN ocorre em pacientes com insuficiência renal aguda ou crônica com uma TFR menor que 30 mL/min/1,73 m² (ver Meio de Contraste).** O Gd é depositado na pele e nos músculos como um precipitado insolúvel que leva à fibrose sistêmica (Grobner, 2006). Em resposta, o FDA publicou avisos para cautela a respeito da associação entre a FSN e os agentes de contraste à base de Gd, pois não há nenhum tratamento efetivo disponível (U.S. Food and Drug Administration, 2006). As diretrizes atuais estão disponíveis na *website* oficial FDA.gov (U.S. Food and Drug Administration, 2010).

Ressonância Magnética Adrenal

Uma das diferenças chave entre a RM e outras modalidades de imagem é sua habilidade de caracterizar tecidos moles sem o uso de contraste IV. Na glândula adrenal, quantidades mínimas de lipídeos podem ajudar a diferenciar entre os adenomas malignos e benignos. A maioria das massas adrenais é identificada incidentalmente e não é funcional.

Os adenomas adrenais geralmente são menores de 3 cm em tamanho e não funcionais (Boland et al., 2008). Os adenomas adrenais possuem um elevado conteúdo lipídico (74%), o que os torna mais prontamente diferenciáveis de processos malignos (Dunnick e Korobkin, 2002).

As imagens de inversão-recuperação, de deslocamento químico (IDQ) e de saturação de gordura são três abordagens para avaliar o conteúdo lipídico das massas. Essas abordagens utilizam as diferenças no comportamento dos prótons de gordura e prótons de água dentro do campo magnético. A IDQ é a técnica mais utilizada comumente para pacientes urológicos.

Adenoma Adrenal

Adenomas adrenais são caracterizados pela avaliação do conteúdo lipídico dentro das células. A IDQ utiliza a diferença no comportamento de prótons de água (H_2O) contra os prótons de gordura ($-CH_2-$). O átomo de oxigênio na água puxa a nuvem de elétrons ao redor do átomo de hidrogênio, ao passo que o átomo de carbono na gordura é menos eletronegativo e possui um efeito reduzido na nuvem de elétrons do hidrogênio (Pokharel et al., 2013). Essa diferença no campo magnético (blindagem) para esses dois tipos de prótons é a frequência precessional ou o deslocamento químico (Pokharel et al., 2013).

A IDQ obtém imagens "em fase" (EF) e "fora de fase" (FF) com relação à água e aos prótons de gordura. Os sinais detectados para um dado voxel podem ser aditivos ou cancelados. A imagem EF se refere à contribuição da gordura e da água, ou aditiva ao sinal em um dado voxel. Isso ocorre quando o tempo de eco (TE) é configurado para alinhar os prótons de gordura e água.

Na imagem FF, o TE é configurado para cancelar os sinais obtidos, de modo que a subtração dos prótons resulta em uma diminuição, ou cancelamento, no sinal naquele dado voxel e produz uma IS menor se a gordura e a água estão presentes.

O próximo passo é comparar as duas configurações de dados (EF e FF) obtidos para determinar se há uma perda do sinal (redução) nas imagens FF, o que é indicativo de gordura intracitoplasmática (Fig. 2-19). Se não existem mudanças entre as duas configurações de dados, então há uma baixa probabilidade de que a gordura esteja presente dentro da massa. Isso foi determinado inicialmente em uma base qualitativa pela visualização comparando as intensidades de sinal entre as duas sequências (Korobkin et al., 1996). A perda de sinal na IDQ é 92% sensível e possui uma especificidade limitada de 17% para adenoma adrenal (Boland et al., 2008).

Outros pesquisadores tentaram determinar o índice de IS comparando quantitativamente as imagens EF e FF. Nakamura relatou que utilizar uma IS de 5% rendeu uma precisão de 100% (3 tesla) para determinar se o lipídeo intracitoplasmático estava presente e assim um diagnóstico de adenoma (Nakamura et al., 2012). Embora atualmente não exista nenhum limite estabelecido, as variações do valor de corte estão registradas entre 1,7% e 20% (Nakamura et al., 2012). A especificidade limitada relatada pela abordagem qualitativa (17%) foi elevada para 100% de especificidade utilizando um índice de IS quantitativo (Boland et al., 2008).

$$\text{Índice de IS (\%)} = (\text{IS em fase} - \text{IS fora de fase}) / \text{IS em fase} \times 100$$

Em algumas situações clínicas, adenomas pobres em lipídeo (incidência de 10% a 30%) podem resultar em um exame indeterminado (Elsayes et al., 2004). A dinâmica do contraste típica de um carcinoma adrenal cortical é lenta. Portanto, uma TC contrastada sem a dinâmica de contraste pode ser um exame melhor para diferenciar os adenomas adrenais pobres em lipídeos de outras massas adrenais (Park et al., 2007).

Carcinoma Adrenocortical

Um diagnóstico de carcinoma adrenocortical (CAC) geralmente é feito utilizando-se uma combinação de fatores clínicos e características de imagem (Fig. 2-20). Em uma revisão de Ng e Libertino (2003), o CAC está hormonalmente ativo em 62% dos casos. **A incidência de CAC está relacionada ao tamanho e as lesões adrenais iguais ou menores que 4 cm representam 2% de todos os CAC diagnosticados. A incidência de CAC foi elevada a 6% para lesões de 4 a 6 cm e a 25% para lesões maiores que 6 cm** (Mansmann et al., 2004). As imagens ponderadas em T2 e T1 com Gd geralmente são heterogêneas com uma IS elevada e um contraste heterogêneo, respectivamente. A IDQ exibe um sinal baixo (Bharwani et al., 2011). **O CAC também está associado a trombose vascular local, que pode ser detectada em RM** (Mezhir et al., 2008). O CAC possui uma atividade metabólica elevada e pode ser visualizado em imagem de PET com FDG, o que pode diferenciar o CAC de adenomas com 100% de sensibilidade e 88% de especificidade (Groussin et al., 2009).

Mielolipoma

O mielolipoma é uma massa adrenal benigna que consiste em tecidos gordurosos maduros e elementos da medula óssea. O mielolipoma ocorre em aproximadamente 6,5% dos pacientes com massas adrenais detectadas incidentalmente (Song et al., 2008). A questão complicadora

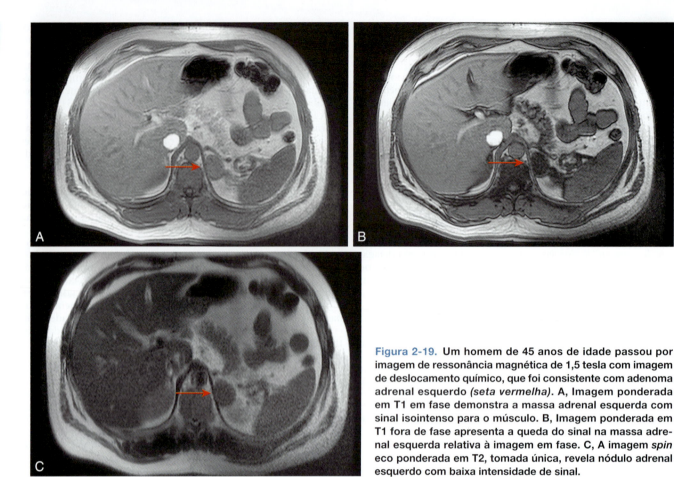

Figura 2-19. Um homem de 45 anos de idade passou por imagem de ressonância magnética de 1,5 tesla com imagem de deslocamento químico, que foi consistente com adenoma adrenal esquerdo *(seta vermelha)*. A, Imagem ponderada em T1 em fase demonstra a massa adrenal esquerda com sinal isointenso para o músculo. B, Imagem ponderada em T1 fora de fase apresenta a queda do sinal na massa adrenal esquerda relativa à imagem em fase. C, A imagem *spin* eco ponderada em T2, tomada única, revela nódulo adrenal esquerdo com baixa intensidade de sinal.

Figura 2-20. Uma mulher de 65 anos de idade com lesão suprarrenal contrastada heterogênea do lado esquerdo (carcinoma adrenocortical) com imagens selecionadas de ressonância magnética abdominal de 1,5 tesla. A, Imagens moderadamente ponderadas em T2 STIR *(short-tau inversion recovery)* com um sinal hiperintenso *(setas vermelhas)*. B, Tomada única fortemente ponderada em T2, sinal isointenso de rápido *spin* eco. Esses achados são todos dependentes do grau do ponderamento em T2.

com os mielolipomas é que o tamanho da massa pode ser maior que 4 cm e isso traz uma sobreposição significativa com as lesões adrenais malignas (Meyer e Behrend, 2005). Na RM um mielolipoma possui uma IS em imagens ponderadas em T1, sinal suprimido na supressão de gordura em frequência seletiva e um artefato de tinta da Índia (Taffel et al., 2012) (Fig. 2-21). O artefato de tinta da Índia aparece como uma linha escura ao redor da lesão e/ou dos órgãos e é o resultado de um voxel contendo gordura e água nas imagens FF de deslocamento químico.

Metástase

Uma massa adrenal é considerada metastática na configuração de uma neoplasia primária conhecida. Os achados da RM são consistentes com uma massa grande, irregular e heterogênea com necrose ocasional presente na imagem. A metástase possui um sinal elevado em imagens ponderadas em T2 secundário ao elevado conteúdo fluido, comparado com o adenoma adrenal (Sahdev et al., 2010). O contraste de Gd nas

Capítulo 2 Imagem do Trato Urinário 49

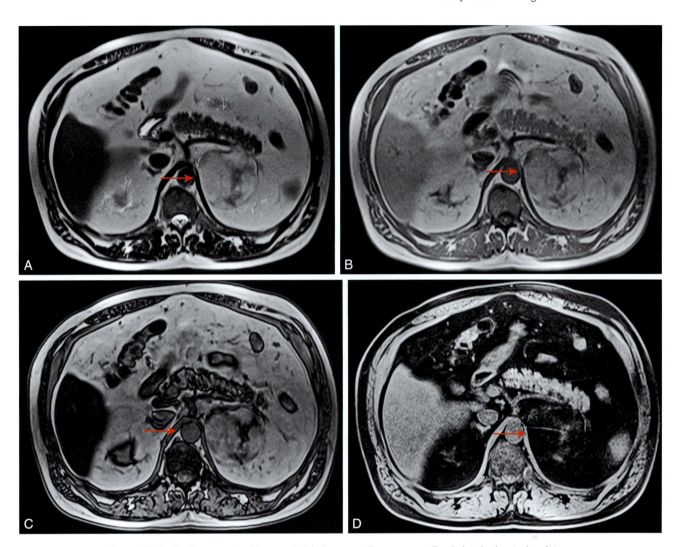

Figura 2-21. Um homem de 44 anos de idade, com ultrassonografia abdominal anterior detectando uma massa renal indeterminada, passou por uma ressonância magnética de 1,5 tesla com a imagem de deslocamento químico, que foi consistente com mielolipoma adrenal esquerdo *(seta vermelha)*. **A**, T2 tomada única *spin* eco demonstra uma grande massa adrenal esquerda com sinal isointenso para gordura abdominal. **B**, Imagem em fase em T1 demonstra uma massa adrenal esquerda com sinal semelhante a gordura abdominal. **C**, Imagem fora de fase em T1 não apresenta nenhuma queda do sinal comparada com a imagem em fase. **D**, Imagem pré-contrastada com supressão de gordura em T1 apresenta a perda do sinal dentro da massa, consistente com gordura macroscópica.

imagens ponderadas em T1 demonstra um contraste heterogêneo com um pico de contraste atrasado (65 segundos) quando comparado com os adenomas adrenais (40 segundos). A utilização de um valor de corte para o tempo de pico do contraste de 53 segundos ou mais resultou em 87,5% de sensibilidade e 80% de especificidade na caracterização de lesões adrenais metastáticas (Inan et al., 2008).

Pacientes com lesões primárias que são conhecidas por conter gordura intracitoplasmática podem necessitar de imagem adicional para diferenciar melhor uma lesão de glândula adrenal. Os locais metastáticos frequentemente carregam as mesmas características histológicas que o tumor primário. Isso pode ocasionar um falso-positivo para adenomas adrenais se o principal contém conteúdo lipídico intracitoplasmático (IDQ positiva) (Krebs e Wagner, 1998) (Fig. 2-22). Isso tem sido relatado no lipossarcoma, carcinoma de células renais e carcinoma hepatocelular (Krebs e Wagner, 1998. Sydow et al., 2006).

O feocromocitoma foi considerado tradicionalmente como sendo diagnóstico se nas imagens ponderadas em T2 a lesão demonstrava uma IS elevada (Fig. 2-23). Entretanto, Varghese et al. (1997) relataram que 35% dos feocromocitomas demonstraram baixo sinal em T2, contrário ao ensinamento convencional. **Feocromocitoma, CAC e lesões metastáticas na glândula adrenal podem exibir uma IS hiperintensa ou aparecer brilhantes em imagens ponderadas em T2.** É importante compreender que a IS pode variar pelo grau de ponderamento do sinal de T2 e não ter os achados tradicionais de estar brilhante em imagens ponderadas em T2 (Figs. 2-20, 2-22 e 2-23). O feocromocitoma pode ser caracterizado na RM sem a necessidade de contraste, evitando uma potencial crise de hipersensibilidade que tem sido associada ao meio de contraste de iodo nesses pacientes (Raisanen et al., 1984).

O linfoma, neuroblastoma, ganglioneuroma, hemangioma e doenças granulomatosas da glândula adrenal possuem um índice intermediário de IS na IDQ e outros achados de imagem (Tabela 2-3).

Os hematomas adrenais possuem características de imagem variáveis na RM, devido às alterações no hematoma a partir do sangramento inicial agudo até produtos da ruptura de hemácias com deposição de hemossiderina dentro do hematoma. Isso progride de um sinal isointenso a hipointenso na T1 e sinal baixo na T2 a hiperintenso em sequências de supressão de gordura em T1 e sequências em T2 em 1 a 7 semanas. Uma baixa margem de sinal está presente em ambas as sequências, T1 e T2, pelos depósitos de hemossiderina (Taffel et al., 2012).

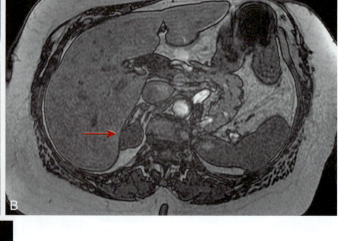
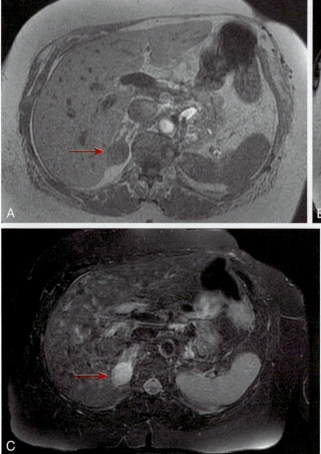

Figura 2-22. Uma mulher de 63 anos de idade com o *status* de pós-nefrectomia direita para carcinoma de células claras com uma metástase adrenal direita metacrônica. A, Imagem em fase em T1 da massa adrenal direita *(seta vermelha)* consistente com gordura microscópica. C, Gordura suprimida, relaxamento rápido, rápido *spin* eco, imagem moderadamente ponderada em T2 com sinal hiperintenso *(seta vermelha)*.

Ressonância Magnética Renal

Cistos simples possuem características semelhantes na ultrassonografia, na TC e na RM. Cistos complexos também podem ser diferenciados ou caracterizados utilizando-se RM. A hemorragia dentro dos cistos resulta em um sinal elevado nas imagens ponderadas em T1, devido aos efeitos paramagnéticos dos produtos da degradação de sangue (hemossiderina) (Roubidoux, 1994) (Fig. 2-24). Os conteúdos proteináceos dentro de um cisto também podem demonstrar imagens ponderadas em T1 de sinal elevado. A hemorragia crônica resulta em um anel escuro ao longo da parede do cisto nas imagens ponderadas em T2. **Para cistos benignos complexos não deve haver nenhum contraste de qualquer elemento dos cistos** (Israel et al., 2004).

Uma vez que a RM é insensível às calcificações, quaisquer calcificações presentes sobre o revestimento de um cisto complexo não são bem visualizadas. Ao avaliar fatores de riscos independentes para carcinoma de células renais, o contraste da parede do cisto possui sensibilidade e especificidade maiores que as calcificações na parede do cisto. As calcificações podem causar artefatos que podem diminuir a habilidade de avaliar o contraste de pequenos nódulos dentro da parede de um cisto complexo na imagem de TC. A RM possui a vantagem de não ser influenciada por calcificações dentro da parede de um cisto complexo. Portanto, há maior probabilidade de a RM detectar o contraste de um carcinoma de células renais na parede de um cisto complexo, comparada com a imagem de TC, **quando estão presentes calcificações murais** (Israel e Bosniak, 2003).

A RM oferece uma vantagem distinta sobre a imagem de TC com relação a detecção e avaliação da pseudocápsula, que aparece nas imagens ponderadas em T1 e T2 como um sinal baixo circundando a lesão. A falta da pseudocápsula circundando uma massa renal possui uma precisão de 91% na predição da doença pT3a (Roy et al., 2005).

A RM permite a diferenciação de subtipos diferentes de carcinomas de células renais através do uso de uma abordagem multiparamétrica. Essas sequências podem incluir: imagens ponderadas em T1; sequências ponderadas em T2 multiplanares com e sem supressão de gordura; sequências de dinâmica de contraste aprimorada (DCA) com as fases arterial, corticomedular, nefrogênica e excretora; imagens ponderadas por difusão (IPD) com mapas de coeficiente de difusão aparente (CDA) correspondentes; e IDQ. Utilizando essas características únicas somos mais capazes de diferenciar os subtipos de massas renais, quando comparadas com a imagem de TC.

O carcinoma renal do tipo células claras (CCRc) é o tipo de carcinoma de células renais mais comum. Ele é caracterizado por um sinal heterogêneo elevado nas sequências ponderadas em T2, devido à presença de hemorragia, necrose e/ou cistos (Fig. 2-24). O carcinoma de células renais papilífero (CCRp), quando comparado ao CCRc, exibe uma IS inferior homogênea em imagens ponderadas em T2, que é secundária à deposição de hemossiderina (histiócitos) dentro do tumor (Fig. 2-25). Os cistos hemorrágicos com um crescimento de parede contrastante e/ou uma massa sólida hipocontrastada com IS baixa em imagens ponderadas em T2 ocasionou uma sensibilidade de 80% e especificidade de 94% na diferenciação do CCRp dos outros tipos de CCR (Fig. 2-26) (Pedrosa et al., 2008).

Como nas imagens de RM adrenais, a IDQ pode detectar lipídeos intracitoplasmáticos e auxiliar na diferenciação de CCRc de outros subtipos de CCR (Fig. 2-24). Lipídeos intracitoplasmáticos microscópicos foram encontrados em 59% dos carcinomas de células claras (Outwater et al., 1997). Karlo et al. (2013) relataram que, uma vez que o angiomiolipoma (AML) foi descartado utilizando técnicas de RM padronizadas (Fig. 2-27), nas quais a gordura microscópica foi detectada, as sequências de IDQ com uma redução de 25% na IS podem ser consideradas diagnósticas para CCRc de outros tumores renais. Pedrosa et al. (2008) relataram que as sensibilidade e especificidade da IDQ para o CCRc foram de 42% e 100%, respectivamente. Existem casos raros de CCR com gordura microscópica; entretanto, se as calcificações também estão presentes, isso favorece o diagnóstico do CCR sobre o AML (Wasser et al., 2013).

As imagens ponderadas em T1 contrastadas por Gd, com um aumento relativo da IS de 15%, são consideradas por ser um aprimoramento positivo, que resulta em uma sensibilidade de 100% na diferenciação entre cistos e carcinomas de células renais, com o pico de contraste ocorrendo em 2 a 4 minutos (Ho et al., 2002). Utili-

Capítulo 2 Imagem do Trato Urinário 51

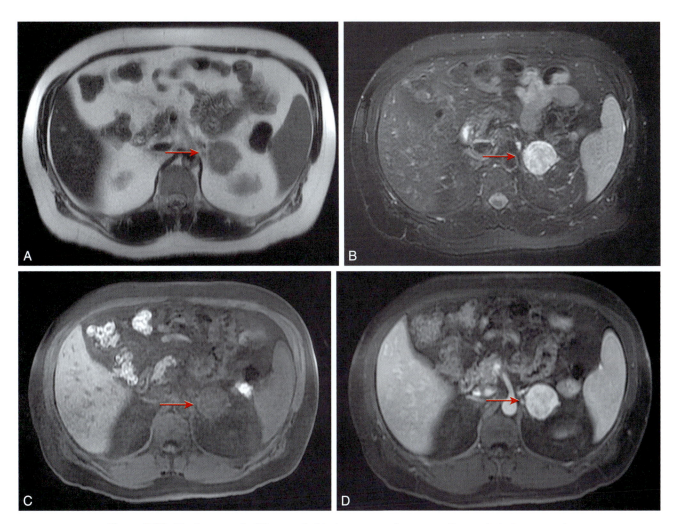

Figura 2-23. Um homem de 50 anos de idade com um feocromocitoma do lado esquerdo (conforme apresentado pelas *setas*) e imagens selecionadas de ressonância magnética de 1,5 tesla. A, Rápido *spin*-eco tomada única fortemente ponderada em T2 com um sinal isointenso (não brilhante). B, Gordura suprimida, recuperação rápida, rápido *spin* eco moderadamente ponderado em T2 com sinal hiperintenso (brilhante). C, Imagem pré-contrastada ponderada em T1. D, Imagem pós-contraste ponderada em T1 com contraste inicial acentuado.

TABELA 2-3 Características Morfológicas e de Imagem de Lesões Adrenais Incidentais

LAI	TAMANHO (CM)	FORMATO	TEXTURA	ATENUAÇÃO DE TC SEM CONTRASTE (UH)	DINÂMICA DE CONTRASTE DA TC EM 15 MINUTOS	CARACTERÍSTICAS DE SINAL DA RM	CARACTERÍSTICAS DA MEDICINA NUCLEAR
Metástase adrenal	Variável	Variável	Heterogênea quando maior	>10	PDCR < 40	Sinal de T2 elevado	Imagens positivas na PET
Carcinoma adrenocortical	>4	Variável	Variável	>10	PDCR < 40	Sinal de T2 de intermediário a elevado	Imagens positivas na PET
Feocromocitoma	Variável	Variável	Variável	>10, raramente <10	PDCR < 40	Sinal de T2 elevado	Positiva na MIBG
Cisto	Variável	Lisa, redonda	Lisa	<10	Não contrasta	Sinal de T2 elevado	Negativa
Adenoma	1-4	Lisa, redonda	Homogênea	<10 em 70%	PDCR>40; PDCA >60	Queda da IS nas imagens FF	Variável nas imagens de PET
Mielolipoma	1-5	Lisa, redonda	Variável com gordura microscópica	<0, geralmente ≤50	Sem dado	Sinal de T1 elevado, tinta da Índia, queda variável da IS nas imagens FF	Negativa nas imagens de PET
Linfoma	Variável	Variável	Variável	>10	PDCR < 40	IS intermediária	Positividade variável nas imagens de PET
Hematoma	Variável	Lisa	Variável	>10, algumas vezes >50	Sem dado	Sinal variável	Negativa
Neuroblastoma	Variável	Variável	Lisa, redonda	>10	PDCR < 40	Variável se necrótica	Positiva
Ganglioneuroma	Variável	Variável	Variável	>10	Sem dado	Geralmente IS intermediária	
Hemangioma	Variável	Variável	Variável	>10	Sem dado	Geralmente IS intermediária	Geralmente negativa
Granulomatosa	1-5	Lisa	Geralmente homogênea	>10	Sem dado	Geralmente IS intermediária	Positiva em imagens de PET se ativa

FF, fora de fase; IS, intensidade de sinal; LAI, lesão adrenal incidental; MIBG, m-iodobenzilguanidina; PDCR, percentual de dinâmica de contraste absoluto; PDCA, percentual de dinâmica de contraste relativo; PET, tomografia por emissão de pósitrons; RM, ressonância magnética; TC, tomografia computadorizada; UH, unidade de Hounsfield.

De Boland GW, Blake MA, Hahn PF, et al. Incidental adrenal lesions: principles, techniques, and algorithms for imaging characterization. Radiology 2008;249:756–75; and Taffel M, Haji-Momenian S, Nikolaidis P, et al. Adrenal imaging: a comprehensive review. Radiol Clin North Am 2012;50:219–43.

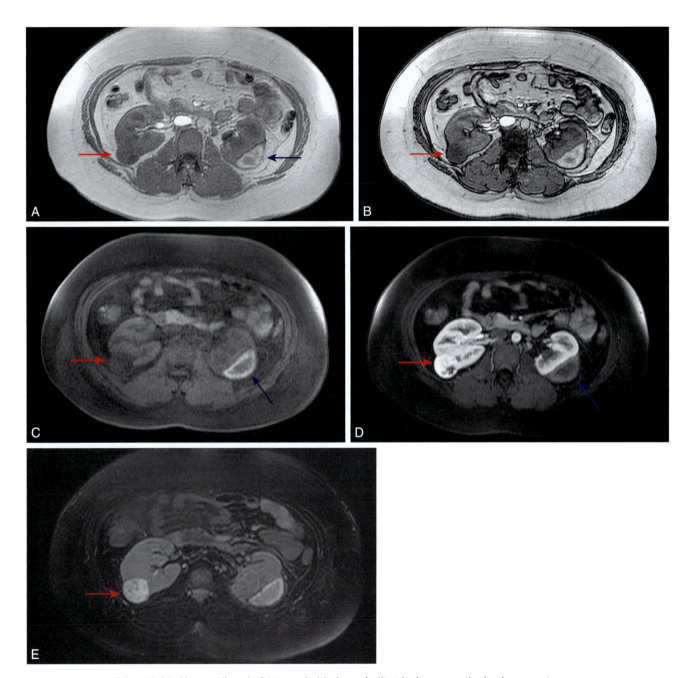

Figura 2-24. Uma mulher de 31 anos de idade, após litotripsia com onda de choque extracorpórea esquerda com um hematoma subcapsular e patologia no lado direito que confirmou carcinoma de células claras de 3,5 cm, foi submetida a ressonância magnética de 1,5 tesla do abdome. A, Imagem em fase ponderada em T1 de um nódulo renal direito com heterogeneidade suave *(seta vermelha)*, porém inicialmente com intensidade de sinal (IS) isointensa. Hematoma subcapsular no rim esquerdo com uma margem de IS elevada *(seta azul)*. B, Imagem fora de fase ponderada em T1 apresenta queda de sinal difusa dentro do nódulo renal, consistente com gordura microscópica. C, Imagem pré-contrastada com supressão de gordura ponderada em T1 com uma IS baixa do nódulo renal direito *(seta vermelha)* e IS elevada do hematoma subcapsular esquerdo *(seta azul)*. O sangue tem IS elevada nas imagens ponderadas em T1 pré-contrastadas. D, Imagens pós-contraste com gordura suprimida em T1 do nódulo renal direito com ávido contraste heterogêneo. Contraste do hematoma subcapsular esquerdo *(seta azul)*. E, Imagem ponderada por difusão b-1.000 apresenta IS elevada por todo o nódulo renal direito.

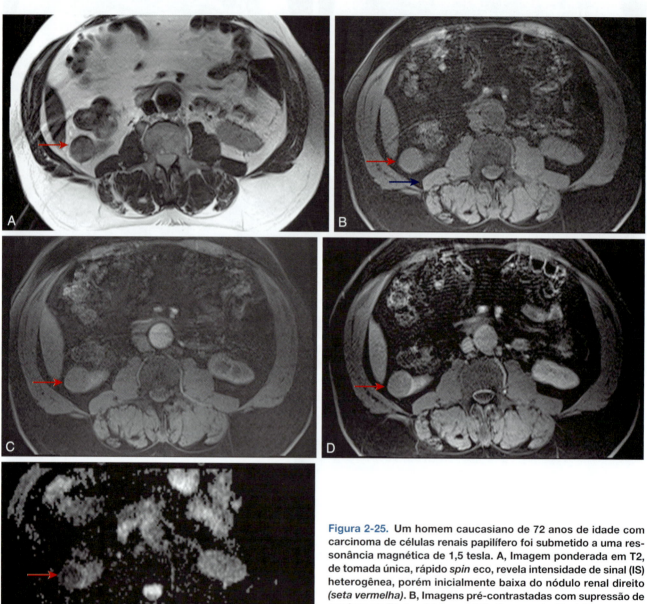

Figura 2-25. Um homem caucasiano de 72 anos de idade com carcinoma de células renais papilífero foi submetido a uma ressonância magnética de 1,5 tesla. A, Imagem ponderada em T2, de tomada única, rápido *spin* eco, revela intensidade de sinal (IS) heterogênea, porém inicialmente baixa do nódulo renal direito *(seta vermelha)*. B, Imagens pré-contrastadas com supressão de gordura em T1 do nódulo renal direito com sinal isointenso para o músculo *(seta azul)*. C, Fase medular cortical pós-contraste com supressão de gordura em T1 com nenhum contraste significativo. D, Fase nefrogênica pós-contraste com supressão de gordura em T1 demonstra contraste central mínimo. E, Mapa de coeficiente de difusão aparente com baixa IS do nódulo renal.

Capítulo 2 Imagem do Trato Urinário 55

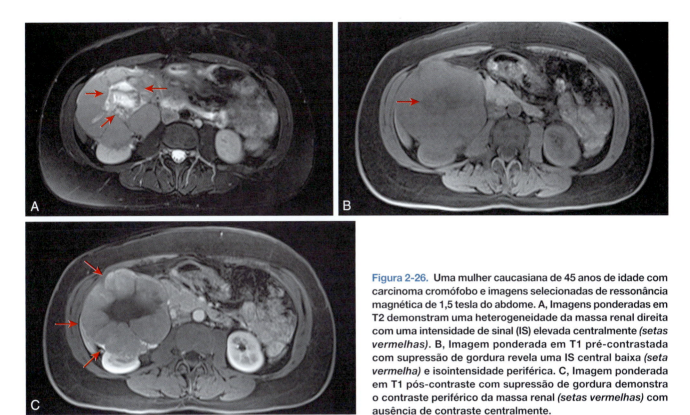

Figura 2-26. Uma mulher caucasiana de 45 anos de idade com carcinoma cromófobo e imagens selecionadas de ressonância magnética de 1,5 tesla do abdome. A, Imagens ponderadas em T2 demonstram uma heterogeneidade da massa renal direita com uma intensidade de sinal (IS) elevada centralmente *(setas vermelhas)*. B, Imagem ponderada em T1 pré-contrastada com supressão de gordura revela uma IS central baixa *(seta vermelha)* e isointensidade periférica. C, Imagem ponderada em T1 pós-contraste com supressão de gordura demonstra o contraste periférico da massa renal *(setas vermelhas)* com ausência de contraste centralmente.

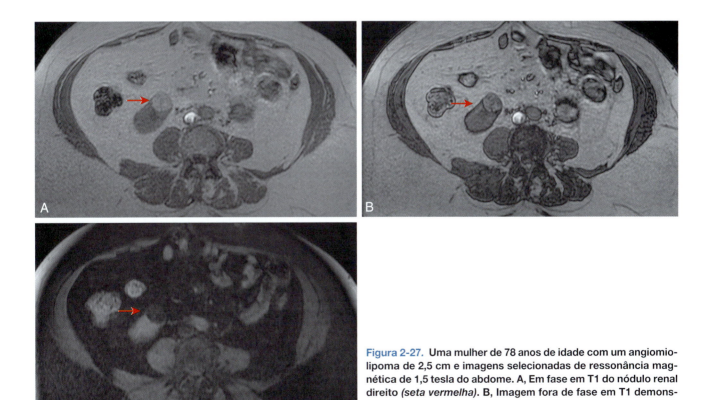

Figura 2-27. Uma mulher de 78 anos de idade com um angiomiolipoma de 2,5 cm e imagens selecionadas de ressonância magnética de 1,5 tesla do abdome. A, Em fase em T1 do nódulo renal direito *(seta vermelha)*. B, Imagem fora de fase em T1 demonstrando queda na intensidade de sinal (IS) *(seta vermelha)*. C, Pré-contraste com supressão de gordura em T1 demonstra queda na IS dentro da lesão, consistente com gordura macroscópica.

TABELA 2-4 Características da Ressonância Magnética de Massas Renais

	% DE MUDANÇA NA INTENSIDADE DE SINAL (IS)			CDA EM VALORES DE B DE 0 E 800 S/MM² (×MM²/S)	IS DE IMAGENS PONDERADAS EM T2
	FASE CORTICOMEDULAR	FASE NEFROGÊNICA	FASE EXCRETORA		
Célula clara	230%	250%	227%	1.698	Heterogênea com IS elevada
Carcinoma papilífero	49%	92%	88%	884	Homogênea com IS baixa
Carcinoma cromófobo	98%	183%	159%	1.135	IS ponderada em T2 elevada para cicatriz central
Oncocitoma	208%	265%	237%		IS ponderada em T2 elevada para cicatriz central
Angiomiolipoma	353%	285%	222%		Variável
Parênquima renal				2.303	
Carcinoma urotelial				<450	Sinal elevado

CDA, coeficiente de difusão aparente.
De Vargas HA, Chaim J, Lefkowitz RA, et al. Renal cortical tumors: use of multiphasic contrast-enhanced MR imaging to differentiate benign and malignant histologic subtypes. Radiology 2012;264:779–88; and Wang H, Cheng L, Zhang X, et al. Renal cell carcinoma: diffusion-weighted MR imaging for subtype differentiation at 3.0 T. Radiology 2010;257:135–43.

---

zando as características específicas de sequências de RM DCA, Vargas et al. (2012) avaliaram as características de contraste do CCRc, CCRp, AML e carcinoma cromófobo nas fases corticomedular, nefrogênica e excretora. As células claras demonstraram um aumento maior de 200% na IS nas três fases de contraste, que foi significativamente mais elevado que os carcinomas cromófobo e papilífero (Tabela 2-4). O AML foi a única massa renal a demonstrar uma redução na IS da fase corticomedular para fase nefrogênica (Fig. 2-27). Em razão de um grau elevado de sobreposição, é difícil estabelecer pontos de corte. Não foi possível encontrar características para diferenciar o oncocitoma do CCRc (Israel e Bosniak, 2003).

O oncocitoma é descrito tipicamente com uma cicatriz central que é observada como uma IS elevada nas imagens ponderadas em T2. Entretanto, isso está presente em somente 54% a 80% dos casos (Cornelis et al., 2013). Infelizmente, uma cicatriz central também pode ser relatada em 37% dos carcinomas cromófobos (Rosenkrantz et al., 2010) (Fig. 2-26). O oncocitoma e os carcinomas cromófobos geralmente são periféricos e hipovasculares, quando comparados ao córtex renal (Ho et al., 2002). A necrose possui uma IS elevada nas imagens ponderadas em T2 e IS baixa em imagens ponderadas em T1, que é a mesma para a cicatriz central associada ao oncocitoma (Harmon et al., 1996).

A IPD é capaz de detectar o movimento restrito de prótons de água dentro dos espaços intracelular e extracelular. Wang e Cheng (2010) relataram sobre a utilização de um limiar de 1281×10^{-6} mm²/s e acima para diferenciação entre CCRc e carcinomas de não células claras com uma sensibilidade de 95,9% e especificidade de 94,4% (Tabela 2-4). O CCR central pode ser diferenciado do carcinoma celular transitório (CCT) da pelve renal, através de um limiar de 451×10^{-6} mm²/s e abaixo nos valores de CDA normalizados, resultando em uma sensibilidade de 83% e especificidade de 71% para a detecção de CCT (Wehrli et al., 2013).

Historicamente, a RM tem sido relatada como sendo superior às primeiras técnicas de imagem de TC ao se tentar avaliar se o trombo tumoral está presente dentro da veia renal ou veia cava inferior. Atualmente, a RM e a TC têm o mesmo desempenho ao avaliar trombo tumoral (Hallscheidt et al., 2005). **O agente de contraste Gd é utilizado para diferenciar o trombo tumoral, que exibe contraste, comparado ao trombo brando (coágulo), que não exibe contraste.**

O tamanho dos linfonodos observados através da RM e TC é utilizado para detectar linfadenopatia. Muitos pesquisadores avaliaram o uso de nanopartículas que são compostas de óxido de ferro superparamagnético na avaliação da linfadenopatia (Eisner e Fieldman, 2009). Linfonodos normais apanham as partículas de óxido de ferro através da fagocitose, que resulta em uma perda de sinal nas sequências ponderadas em T2.

Imagem do Trato Superior e Trato Inferior para Carcinoma Urotelial

O carcinoma urotelial do trato superior pode ser avaliado através de uma urografia por RM (URM), além das técnicas de RM padronizadas para massa renal. A URM pode ser utilizada em pacientes para os quais outras modalidades de imagem são contraindicadas. A URM é realizada pelo uso de sequências ponderadas em T2 pesadas nas quais o fluido/urina possui uma IS elevada nas imagens ponderadas em T1 com Gd (Chahal et al., 2005). A URM e a UTC possuem a mesma precisão na avaliação da obstrução renal (Silverman et al., 2009). A nefrolitíase/calcificação na RM não possuem características de sinal; portanto, elas aparecem como um vazio na imagem. Os tumores uroteliais, coágulos sanguíneos, gás ou papila renal necrosada podem exibir um sinal baixo ou vazios de sinal em imagens ponderadas em T2, secundários ao sinal elevado da urina (Kawashima et al., 2003).

A RM é vantajosa sobre a imagem de TC da bexiga devido ao contraste de sinal elevado entre as camadas da bexiga. Isso permite a diferenciação entre o câncer de bexiga invasivo e superficial com uma precisão de 85% (Tekes et al., 2005) (Fig. 2-28).

Próstata

O câncer de próstata é uma das neoplasias de órgãos sólidos que não tiveram imagens confiáveis. Nos últimos 10 anos muitos desenvolvimentos levaram ao uso elevado da RM para detecção do câncer de próstata. O aumento no campo de força dos ímãs de 1 para 3 tesla melhorou as técnicas e as bobinas de superfície elevaram o contraste do sinal (diferenciação da próstata normal contra a com câncer), levando à visualização aprimorada dentro da glândula.

Muitos autores relataram sobre padrões variáveis que devem ser utilizados para a imagem da próstata. A moeda na RM é o sinal. A detecção de sinal é otimizada pelo uso de bobinas de superfície externa e/ou uma bobina endorretal (BER) e, portanto, leva a uma qualidade de imagem melhorada. O National Institutes of Health (NIH) completou recentemente um estudo comparando a precisão diagnóstica em 3 tesla com e sem a BER nos mesmos pacientes e comparou os achados com todo conteúdo histopatológico. Os resultados indicaram uma redução de 36% na sensibilidade na detecção do câncer de próstata quando a BER não foi utilizada (Turkbey et al., 2014).

A RM da próstata geralmente é referida como uma RM multiparamétrica (MP). Isso consiste em técnicas de imagem anatômica e funcional. A imagem anatômica deve incluir imagens ponderadas em T1 e T2. As imagens funcionais incluem IPD e mapas de CDA, sequências

Capítulo 2 Imagem do Trato Urinário 57

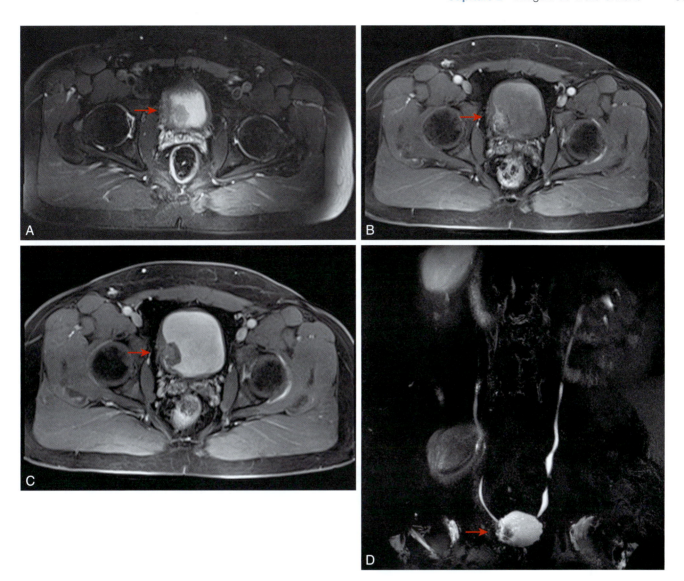

Figura 2-28. Um homem de 51 anos de idade com uma história de hematúria macroscópica foi submetido a uma urografia por ressonância magnética de 1,5 tesla. A, Sequência com saturação de gordura em T2 com sinal elevado de T2 na bexiga (urina). Defeito de preenchimento com baixa intensidade de sinal da parede direita da bexiga *(seta vermelha)*. B, Fase arterial pós-contraste em T1 com supressão de gordura apresenta contraste da massa polipoide na parede direita da bexiga e sem invasão da parede da bexiga. C, Imagem de contraste atrasado em T1 com supressão de gordura apresenta sinal elevado na bexiga, consistente com excreção de contraste intravenoso. D, Sinal persistente suave na massa na parede direita da bexiga. Defeito de preenchimento na parede direita da bexiga *(seta vermelha)* é evidente. Ressecção transuretral do tumor da bexiga confirmou nenhuma invasão na parede da bexiga de um carcinoma urotelial papilífero de grau elevado.

DCA e possivelmente espectroscopia. A espectroscopia por RM nem sempre é incluída na RM-MP padrão. A espectroscopia por RM leva aproximadamente 15 minutos para ser realizada, o trabalho é intenso e pode não acrescentar informação adicional que afete a interpretação clínica do estudo.

Sequências ponderadas em T1 iniciais são obtidas para determinar se a hemorragia está presente dentro da próstata; isso pode limitar a interpretação diagnóstica do estudo. Se a hemorragia existe, ela pode levar a falso-positivos em sequências em T2, IPD/CDA e imagens DCA, embora alguns autores não relatem diferenças na precisão diagnóstica com ou sem a presença de hemorragia (Rosenkrantz et al., 2010). Existe um debate a respeito do tempo entre a biópsia e a RM-MP, que pode ser realizada de 3 a 8 semanas após uma biópsia para otimizar a anatomia intraprostática (Ikonen et al., 2001; Qayyum et al., 2004; Muller et al., 2014). Não é necessário período de espera para o estadiamento pré-cirúrgico a fim de determinar se existe a extensão extraprostática (EEP) e/ou invasão da vesícula seminal (IVS).

Uma reunião de consenso mais recente relatou que o exame mínimo deve ser uma RM de 1,5 tesla com uma BER ou uma de 3 tesla com ou sem uma BER e uma abordagem multiparamétrica (Muller et al., 2014). O uso das bobinas de corpo eleva a detecção do sinal e, consequentemente, melhora a qualidade da imagem. Uma RM-MP de 3 tesla com a bobina de corpo de no mínimo canal-16 com uma BER detecta o sinal mais elevado e, portanto, oferece imagens de qualidade mais elevada. Entretanto, não está claro se um radiologista necessita desse nível de qualidade para realizar uma impressão diagnóstica. É importante que uma BER nunca deva ser preenchida com ar ou água (Rosen et al., 2007). O resultado é uma redução no desempenho da T2, IPD e espectroscopia por RM. Os melhores fluidos são os diamagnéticos e os neutralizadores de prótons (Rosen et al., 2007).

Imagem Ponderada em T2

Sequências ponderadas em T2 da próstata oferecem informação anatômica e devem incluir sequências triplanares (axial, coronal e sagital). Essas imagens oferecem uma avaliação anatômica detalhada da glândula. A zona periférica normal aparece como uma área de IS elevada. A glândula central com hiperplasia prostática benigna (HPB) aparece como áreas de nódulos bem demarcados com IS heterogêneas. Regiões de IS baixa em sequências ponderadas em T2 podem representar câncer de próstata ou prostatite, atrofia, cicatrizes, hemorragias após biópsia de próstata e/ou nódulos de HPB (Barentsz et al., 2012). Raramente, os nódulos de HPB podem ser observados dentro da zona periférica e podem levar a uma RM falso-positiva para câncer (Fig. 2-29).

A imagem ponderada em T2 sozinha resulta em uma sensibilidade de 58% e especificidade de 93% para detecção de câncer de próstata dentro da glândula, a 3 tesla com uma BER (Turkbey et al., 2011). Essas limitações reforçam a necessidade de realizar uma avaliação multiparamétrica, que incorpora a imagem funcional e eleva o valor de predição positiva (VPP) e o valor de predição negativa (VPN) do exame para mais de 90% (Turkbey et al., 2011). As sequências ponderadas em T2 são utilizadas para avaliar a EEP e a IVS. Essas áreas são representadas por uma IS baixa. A RM-MP a 3 tesla com uma BER possui uma precisão aproximada de 90% ao avaliar a EEP em uma análise por lesão. Ao nível do paciente, comparando a precisão do estadiamento e incluindo a EEP microscópica, a precisão geral diminui para 78,5%. O uso da BER melhora a precisão da detecção da EEP e IVS (Heijmink et al., 2007).

Imagem Ponderada por Difusão/Coeficiente de Difusão Aparente

A IPD avalia a difusão da água (movimento browniano) dentro do campo magnético. O ímã da RM é capaz de detectar mudança na troca de fase no movimento dos prótons de água. Quanto mais celular um tecido é, mais próximas as células estão umas das outras, resultando em um movimento limitado da água, que se reflete como um sinal elevado na IPD (Manenti et al., 2006).

Assim como em todas as sequências de RM, existem muitos detalhes que devem ser observados. Os mais importantes são os valores de b associados à IPD. Os valores de b representam um limiar para a restrição de detecção. À medida que um valor de b é elevado, tecidos menos restritos não exibem um sinal elevado na IPD. A IPD pode incluir valores de b múltiplos e ela é recomendada para incluir pelo menos um valor de b maior que 1.000 (Rosenkrantz et al., 2010). O CDA é uma avaliação quantitativa da IPD. Isso é representado por uma área de sinal baixo nas imagens (ponto preto) (Fig. 2-30D). Alguns autores recomendam incluir uma sequência de b de 2.000 na IPD; isso demonstrou que o câncer de próstata exibe uma IS elevada comparado com o resto da glândula (Ueno et al., 2013) (Fig. 2-30F).

O valor do CDA computado da IPD tem demonstrado estar diretamente correlacionado com o escore de Gleason (Turbkey et al., 2011). Intuitivamente isso faz sentido, pois um aumento na celularidade resulta em um escore de Gleason elevado. Os espaços extracelulares/intracelulares entre as células são reduzidos e, portanto, são refletidos como áreas de restrição elevada.

Ressonância Magnética com Dinâmica de Contraste Aprimorada

A RM-DCA se refere à imagem ponderada em T1 com agentes de contraste à base de Gd. A RM-DCA não é uma avaliação simples de contraste comparada à sem contraste. Ela avalia permeabilidade e perfusão vasculares da próstata pela obtenção de aquisições de imagem múltiplas em 5 a 10 minutos, em uma resolução temporal menor ou igual a 5 segundos (Verma et al., 2012). A resolução temporal de 5 segundos requer

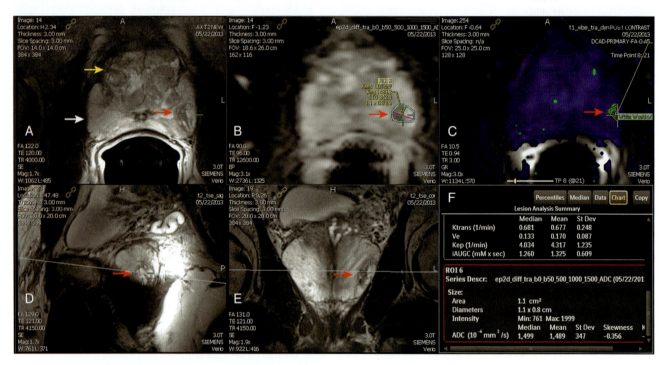

Figura 2-29. Um homem de 66 anos de idade com um antígeno prostático específico de 7,0 e duas biópsias anteriores negativas. Foi obtida uma ressonância magnética multiparamétrica (RM-MP) de 3 tesla com uma bobina endorretal da próstata. Havia duas regiões com suspeita. A, D e E, Imagens triplanares nos planos axial, sagital e coronal. A zona periférica *(seta branca)* e a glândula central *(seta amarela)* estão bem visualizadas. A seta vermelha representa um nódulo hipertrófico prostático benigno heterogêneo bem circunscrito (11 mm × 11 mm × 14 mm) dentro da zona periférica, com nenhuma comunicação com a glândula central. O mapa de coeficiente de difusão aparente (B) correspondente demonstra áreas de restrição heterogênea (761 × 10^{-6} mm²/s). A lesão à RM com dinâmica de contraste aprimorada (RM-DCA) (C) exibe curvas de contraste dos tipos focais 2 e 3. A análise quantitativa da RM-DCA está listada (F). O paciente passou por uma biópsia de fusão. A lesão também foi apreciada na ultrassonografia e não foi detectado o câncer.

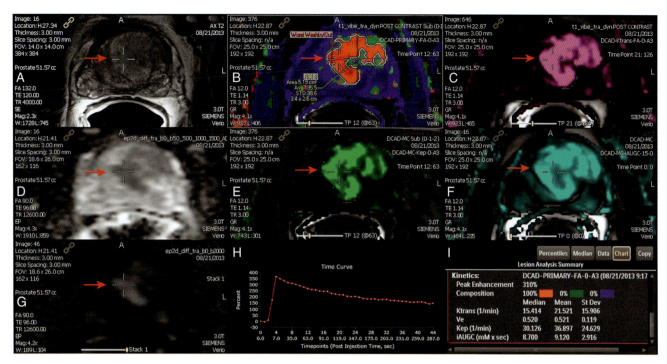

Figura 2-30. Um homem de 65 anos de idade com um antígeno prostático específico de 38,9 e 16 biópsias anteriores negativas, com biópsia de fusão do ultrassom com ressonância magnética (RM), comprovou câncer de próstata Gleason 4 + 4. A, Imagem ponderada em T2 com uma lesão anterior dentro da glândula central, 3,5 cm × 2,7 cm × 3,5 cm (seta vermelha). B e H, RM com dinâmica de contraste aprimorada (RM-DCA) com mapeamento de cor exibindo uma curva de contraste do tipo focal 3. C, K^{trans} elevada (constante de transferência). D, Mapa de coeficiente de difusão aparente com sinal baixo. E, K^{ep} elevada (constante de velocidade). F, Região sob a curva. G, Sequência ponderada por difusão B-2.000 com uma região de intensidade de sinal elevada. I, Resumo quantitativo da lesão glandular central grande anterior.

uma redução no tamanho da matriz de imagem, portanto, resultando em uma imagem de baixa resolução. A RM-DCA não se destina a obter imagens anatômicas claras; ela é utilizada para avaliar o fluxo sanguíneo e a permeabilidade vascular ao longo do tempo, por toda a glândula.

A RM-DCA oferece informação qualitativa, semiquantitativa e quantitativa a respeito do contraste dentro da próstata. Uma abordagem qualitativa consiste em avaliar visualmente o contraste inicial e a retirada do material inicial dentro da próstata. O uso de sistemas diagnósticos assistidos por computador permite obter informação específica a respeito das características de contraste. Uma abordagem semiquantitativa avalia o contraste ao longo do tempo (Tofts et al., 1991). Existem três curvas distintas associadas à imagem da próstata (Fig. 2-31). Devido à sobreposição de todos os tipos de curvas com as condições benignas, é útil combinar essas abordagens em uma RM-MP. Uma avaliação quantitativa para câncer foi proposta inicialmente por Tofts et al. (1991), observando a farmacocinética do contraste dentro da glândula. A K^{trans} (constante de transferência) representa a taxa de transferência (permeabilidade) do contraste entre o espaço intravascular e o espaço extracelular (ou fluxo sanguíneo) para os tecidos, dependendo da hemodinâmica no momento do estudo. A K^{ep} (constante de velocidade) é a taxa de efluxo do contraste de volta para o espaço vascular (Tofts et al., 1999). Essas métricas quantitativas não foram incorporadas no fluxo de trabalho diário da maioria dos radiologistas; entretanto, elas atualmente estão sendo avaliadas para um possível *software* de análise decisória (Fig. 2-30C, D, E, H).

A RM-DCA possui o registro de uma sensibilidade de 46% a 96% e uma especificidade de 74% a 96% para detecção de câncer de próstata. Essas grandes variações podem ser o resultado da elevada variabilidade relacionada a seleção do paciente, técnica de RM, correlação patológica e experiência do leitor (Tofts et al., 1991).

Espectroscopia por Ressonância Magnética

A imagem espectroscópica de prótons por ressonância magnética (IERM) é capaz de detectar a concentração de citrato, colina e creatina dentro da próstata. Conforme as células sofrem a transformação de neoplasia, o citrato diminui e os níveis de creatina e colina se elevam secundariamente à rotatividade celular elevada (Choi et al., 2007). Um aumento de dois desvios padrão da razão colina-citrato é indicativo de câncer (Kurhanewicz et al., 1996). Esse processo consome tempo (15 minutos, caindo em desuso quando utilizado em uma configuração não relacionada à pesquisa). Turkbey et al. (2011) relataram um aumento de somente 7% no VPP e VPN utilizando a IERM. Portanto, o tempo adicional pode não impactar clinicamente as taxas de detecção de câncer. Ainda há um potencial de pesquisa associado à IERM. Alguns autores estão utilizando a avaliação da IERM do metabolismo celular (colina, creatina e citrato) para avaliar a recorrência após a terapia de radiação (Zhang et al., 2014).

Ressonância Magnética Multiparamétrica

A combinação de T2, DCA e IPD rendeu VPN e VPP maiores que 90% (Turkbey et al., 2011; Abd-Alazeez et al., 2014). É importante compreender que a RM de alta qualidade requer o ajuste dos ímãs da RM, uma equipe dedicada para realizar os estudos e correlação patológica para os radiologistas. Existem milhares de configurações que podem ser ajustadas para obter imagens de alta qualidade. É importante se iniciar pelas noções básicas, que são determinadas pelas orientações da European Society of Urogenital Urology (ESUR) (Barentsz et al., 2012). Se é utilizada uma BER durante o estudo, um agente antiespasmódico deve ser utilizado para reduzir o artefato criado por espasmos retais. Além disso, para se obterem imagens da mais alta qualidade, o técnico da RM deve revisar ativamente as imagens durante o estudo e fazer os ajustes ou repetir as sequências, conforme necessário. O objetivo é obter um tempo de escaneamento de RM da próstata de 30 minutos ou menos, para manter a viabilidade econômica. Utilizar ímãs novos com campo de força elevado, bobinas externas e uma BER pode reduzir o tempo de aquisição de imagens e também melhorar a qualidade da imagem (Heijmink et al., 2007) (Fig. 2-32).

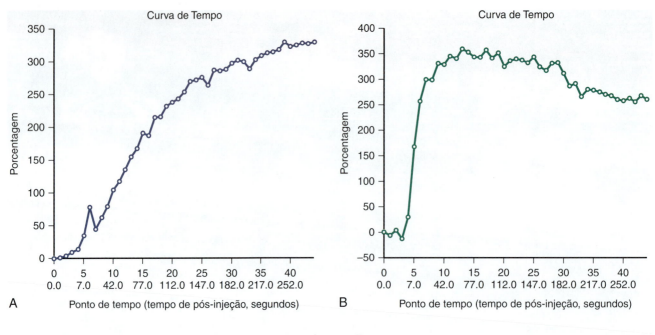
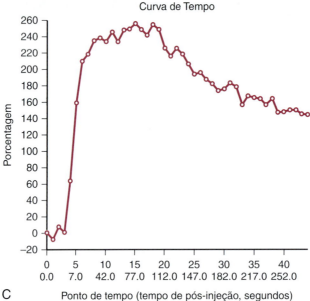

Figura 2-31. **A**, Curva tipo 1 apresenta contraste normal com aumento persistente no contraste ao longo do tempo. **B**, Curva tipo 2 apresenta contraste inicial com um platô (sem dinâmica do contraste). **C**, Curva tipo 3, que não é o principal indicativo de câncer de próstata, pode se sobrepor à inflamação; isso é caracterizado pelo contraste inicial com uma dinâmica de contraste precoce.

À medida que mais médicos começam a utilizar a RM-MP da próstata, manter a qualidade e aprimorar a interpretação é extremamente importante. Cada centro deve designar os leitores. A RM de próstata não é como nenhum outro estudo em radiologia; ela se beneficia do consenso de leitura e da correlação patológica (Muller et al., 2014). Atualmente, não existe um consenso sobre como um registro de RM de próstata deve ser realizado. Um grupo de trabalho internacional tentou padronizar o registro de biópsias direcionadas por RM (Moore et al., 2013). O grupo utilizou zonas da próstata pré-definidas dividindo a próstata em ápice, média e base (Fig. 2-33A). Infelizmente, essas zonas nem sempre se correlacionam bem com as imagens *end-fire* nos Estados Unidos. Entretanto, caso sejam utilizadas as fatias em vez das zonas pré-definidas, os urologistas podem utilizar a informação a respeito de sequência, número da fatia e zonas primárias para encontrar a região suspeita dentro da próstata a fim de ajudar no direcionamento durante a biópsia e no possível planejamento cirúrgico (Fig. 2-33B). Além da localização e tamanho 3D, o relato do radiologista deve incluir um escore para suspeita clínica da doença. Existem sistemas de registros múltiplos; critérios objetivos para cada sequência podem ser registrados utilizando-se o sistema *Prostate Imaging Reporting and Data System* (PI-RADS) e o escore do NIH, assim como uma avaliação subjetiva utilizando uma escala de Likert de cinco pontos para cada lesão e suspeita clínica geral para o paciente (Barentsz et al., 2012; Moore et al., 2013; Turkbey et al., 2014) (Quadro 2-2).

Em resumo, a RM-MP da próstata é uma nova ferramenta potencial que é capaz de detectar, quantificar, estadiar e influenciar o planejamento do tratamento para pacientes com câncer de próstata. A RM-MP também tem demonstrado selecionar corretamente os pacientes com doença de baixo grau/baixo volume para vigilância ativa com uma precisão de 92% (Turkbey et al., 2014). A RM-MP da próstata também oferece informação de possível envolvimento ósseo ou linfadenopatia no momento do diagnóstico. A precisão da RM em detectar a linfadenopatia possui uma sensibilidade acima de 86% e especificidade de 78% a 90% (Talab et al., 2012).

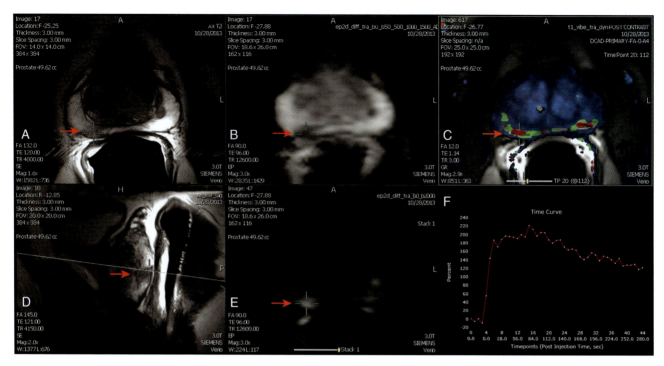

Figura 2-32. Um homem caucasiano de 61 anos de idade com um antígeno prostático específico em ascensão (4,65 ng/mL) após uma biópsia negativa anterior de 1 ano atrás. Foi obtida uma ressonância magnética multiparamétrica (RM-MP) de 3 tesla da próstata, com uma bobina endorretal. A, Imagem ponderada em T2 com uma lesão de intensidade de sinal (IS) baixa homogênea dentro da zona periférica posterior direita (seta vermelha). B, Mapa do coeficiente de difusão aparente (CDA) com uma IS baixa correspondente à sequência de T2. C, RM com dinâmica de contraste aprimorada (RM-DCA) com mapeamento de cor exibindo uma curva de contraste do tipo focal 3. D, Sequência T2 sagital com uma lesão de baixo sinal dentro da zona periférica. E, Imagem ponderada por difusão B-2.000 com um sinal elevado correspondente com anormalidade T2, CDA e DCA. F, Curva de contraste tipo 3. A patologia foi de câncer de próstata Gleason 3 + 4, zona 3L, volume 0,3 mL (9 mm × 8 mm × 9 mm).

Biópsia de Próstata Guiada pela Fusão de Ultrassom e Ressonância Magnética

A biópsia de próstata guiada pela fusão de ultrassom e RM é o próximo passo na integração de imagem intraprostática de alta qualidade para avaliação e diagnóstico do câncer de próstata. Existem múltiplos sistemas de biópsia de fusão no mercado. O desempenho desses sistemas difere ligeiramente de um fornecedor para o outro. Entretanto, os fatores mais importantes são a qualidade da RM-MP e as habilidades do time de imagem. Esses dois fatores demonstraram ocasionar taxas de detecção de câncer elevadas em pacientes submetidos a biópsias direcionadas (Pinto et al., 2011; Sonn et al., 2013).

Atualmente, uma biópsia direcionada ou a RM-MP sozinha não é uma alternativa para o atendimento em homens em avaliação para o câncer de próstata. A RM-MP oferece uma vantagem distinta ao selecionar homens para serem submetidos a uma biópsia com um PSA elevado. O PSA não é específico para o câncer de próstata e pode estar elevado por várias razões, incluindo inflamação/infecção, HPB e manipulação física. A RM é capaz de avaliar a HPB e a inflamação antes da biópsia, o que pode permitir que os homens que possuem PSA persistentemente elevado e uma biópsia de 12 fragmentos inicial negativa evitem passar por uma segunda biópsia. Adicionalmente, a RM-MP da próstata pode detectar a doença intermediária e de alto risco, porém possui dificuldade em detectar cânceres de baixo grau/baixo volume, o que pode diminuir o sobrediagnóstico e tratamento excessivo da doença clinicamente significativa. Moore et al. (2013) relataram que 38% dos homens com um PSA elevado não apresentaram nenhuma lesão visível na RM-MP. Neste estudo, uma biópsia de 12 fragmentos detectou somente câncer clinicamente significativo em 2,3% dos pacientes (escore de Gleason ≥ 7 ou um fragmento de comprimento > 5 mm).

A biópsia guiada pela fusão de ultrassom e RM possui a vantagem de utilizar a RM para direcionar as regiões específicas (p. ex., lesões glandulares anterior e central) dentro da próstata que podem passar despercebidas em uma biópsia de 12 fragmentos sistemática padrão. Além disso, a biópsia de 12 fragmentos pode perder muitas lesões dentro da zona periférica.

As taxas de detecção do câncer para biópsias direcionadas são superiores às que usam a informação da RM e assim tentam encontrar cognitivamente a mesma área na ultrassonografia para realizar a biópsia (Wysock et al., 2014). As taxas de detecção de câncer para esses tipos de biópsias direcionadas, em pacientes com suspeita moderada a elevada na RM, são de aproximadamente 50% a 72% (Pinto et al., 2011; Sonn et al., 2013; Rastinehad et al., 2014).

Todas essas tecnologias vêm com um custo. Entretanto, se uma é capaz de selecionar regiões específicas para serem direcionadas na próstata, em vez de realizar uma biópsia de 12 fragmentos, a economia da redução no número de espécimes patológicos coletados pode compensar o custo da RM (Rastinehad et al., 2014). Existem muitas evidências de que uma RM-MP negativa pode descartar efetivamente um paciente que tenha uma doença clinicamente significativa. O grupo da University College London relatou que uma RM-MP possui um VPN de 89% a 100% para descartar o câncer de próstata clinicamente significativo em pacientes com a RM-MP negativa (Abd-Alazeez et al., 2014). Isso pode resultar em pacientes que não precisam se submeter a uma biópsia de próstata e evita os efeitos colaterais associados.

PONTOS-CHAVE: RM

- Quando uma massa renal é observada na RM, a característica mais importante indicando a presença de uma neoplasia é o contraste da massa.
- A FSN é observada em pacientes com insuficiência renal severa que são expostos ao meio de contraste Gd.
- O feocromocitoma, lesão metastática na glândula adrenal, e o CAC primário aparecem brilhantes em imagens ponderadas em T2.

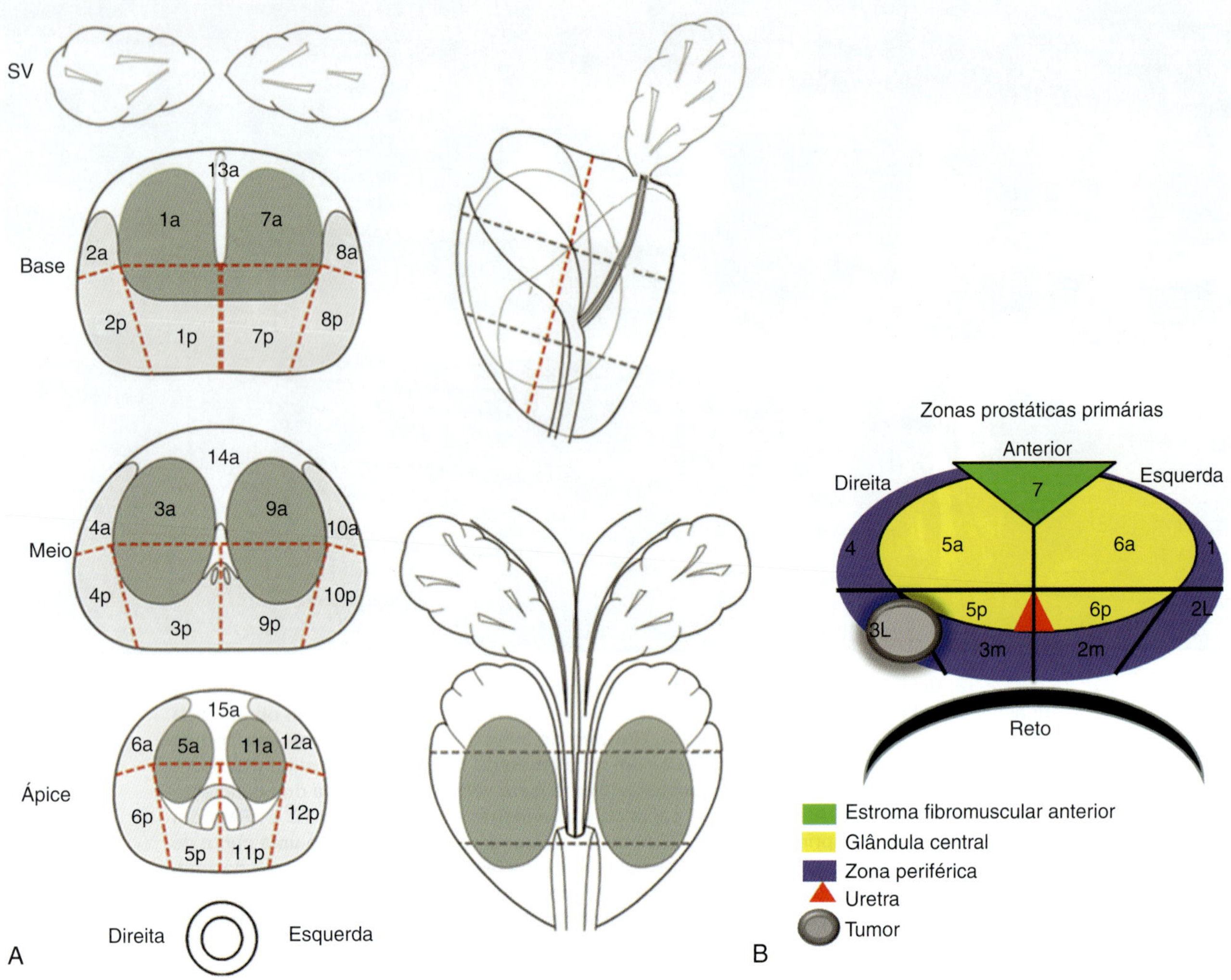

62 PARTE I Tomada de Decisão Clínica

Figura 2-33. A, Padrões de registros para estudos de biópsia direcionadas por RM (START) registrando as zonas. SV, vesícula seminal. **B,** Zonas prostáticas primárias para registro. A lesão está marcada na sequência ponderada em T2, pois essa é a sequência utilizada geralmente para biópsias guiadas por fusão. Isso poderia ser uma lesão de Zona 3L (lateral) na fatia 17 (Fig. 2-32). Os níveis da fatia para base e ápice da próstata também são registrados. Isso permite converter a informação para as zonas de critério START para publicação; entretanto, essa abordagem permite ao urologista localizar a lesão na ressonância magnética multiparamétrica com facilidade (sequência, número da fatia e número da zona).

QUADRO 2-2 Escala de Likert de Cinco Pontos para Imagem de Próstata

1. Doença clinicamente significativa altamente improvável de estar presente.
2. Doença clinicamente significativa improvável de estar presente.
3. Doença clinicamente significativa equivocada.
4. Doença clinicamente significativa provável de estar presente.
5. Doença clinicamente significativa altamente provável de estar presente.

De Moore CM, Kasivisvanathan V, Eggener S, et al; START Consortium. Standards of reporting for MRI-targeted biopsy studies (START) of the prostate: recommendations from an International Working Group. Eur Urol 2013;64:544–52.

AGRADECIMENTOS

Agradecemos aos Drs. Ben-Levi, Villani e Friedman pelo auxílio para adquirir e revisar as imagens.

REFERÊNCIAS

Para consultar a lista completa de referências, acesse www.expertconsult.com.

LEITURA SUGERIDA

Gomella LG, Halpern EJ, Trabulsi EJ. Prostate biopsy: techniques and imaging. In , Wein, A.J., Kavoussi, L.R., Partin, A.W., et al., editors. Campbell-Walsh urology. 11th ed. Philadelphia: Saunders; 2016.[chapter 109].

Siegelman E. Body MRI. Philadelphia: Saunders; 2004.

3 Imagem do Trato Urinário: Princípios Básicos da Ultrassonografia Urológica

Bruce R. Gilbert, MD, PhD e Pat. F. Fulgham, MD

Breve História da Ultrassonografia na Urologia

Princípios Físicos

Modos da Ultrassonografia

Agentes de Contraste na Ultrassonografia

Documentação e Armazenamento de Imagem

Segurança do Paciente

Ultrassonografia Urológica Clínica

Acreditação Prática

A Ultrassonografia frequentemente tem sido referida como o "estetoscópio do urologista", pois muito do sistema geniturinário não é facilmente avaliado e requer o diagnóstico por imagem. Aí que reside um dos únicos aspectos dos estudos de ultrassom realizados e interpretados por urologistas. A ordem de examinar o paciente associada à experiência do urologista em ambos os tratamentos, cirúrgico e médico, produz uma capacidade incompatível de fundir a arte da cura com a tecnologia de imagem avançada. Além disso, a ultrassonografia é uma modalidade de imagem versátil e relativamente barata, que possui uma característica singular de ser a única modalidade de imagem a fornecer a avaliação em tempo real de órgãos e estruturas urológicas sem a necessidade de radiação ionizante. Para utilizar melhor essa tecnologia a favor dos pacientes, os urologistas devem ter uma compreensão madura dos princípios físicos subjacentes à ultrassonografia. Eles também devem compreender como a manipulação do equipamento de ultrassom pode afetar a qualidade das imagens de ultrassom. As habilidades técnicas exigidas para realizar e interpretar a ultrassonografia urológica representam uma combinação de habilidade de escaneamento prático e conhecimento do processo da doença subjacente nos órgãos a serem registrados. Para comunicar os achados apropriadamente, os urologistas devem entender a nomenclatura da ultrassonografia e ter um plano específico para a documentação de cada tipo de estudo. Entender como a ultrassonografia interage com os tecidos humanos permite aos urologistas utilizar essa modalidade efetiva, apropriada e seguramente. O objetivo deste capítulo é encorajar os urologistas a abraçar a arte e a ciência da ultrassonografia em sua missão de fornecer excelência no atendimento ao paciente.

BREVE HISTÓRIA DA ULTRASSONOGRAFIA NA UROLOGIA

Em 1963, os urologistas japoneses Takahashi e Ouchi se tornaram os primeiros a tentar a avaliação ultrassônica da próstata. Entretanto, a qualidade da imagem resultante não foi interpretável e trouxe pouca utilidade médica (Takahashi e Ouchi, 1963). Wild e Reid (1952) também tentaram a ultrassonografia transretal (USTR), porém encontraram o mesmo resultado. Não foi feito progresso até Watanabe et al. (1974) demonstrarem o escaneamento radial, que pode identificar adequadamente patologias da próstata e bexiga. Utilizando um dispositivo construído para um propósito, modelado após uma escultura de museu intitulada "Cadeira de Mágico", Watanabe sentou seus pacientes em uma cadeira com um buraco cortado no centro, para que o transdutor pudesse ser passado através do buraco e para o reto do paciente sentado (Watanabe et al., 1974). As imagens da sonda (*probe*) sentada de Watanabe estão representadas na Figura 3-1. Como está evidente na Figura 3-1B (demonstrando uma região de ecogenicidade simétrica circunscrita, representando a hiperplasia prostática benigna) e 3-1C (demonstrando uma região assimétrica de hiperecogenicidade, representando o câncer de próstata), a resolução foi ruim e as imagens exibiram contraste extremo. O desenvolvimento subsequente de sondas biplanares, de alta frequência, criou a resolução elevada e permitiu que a USTR se tornasse o padrão para o diagnóstico da doença prostática.

Em 1971, Goldberg e Pollack, frustrados com a incapacidade de a pielografia intravenosa diferenciar as lesões benignas das malignas, empregaram a ultrassonografia modo-A para avaliar o rim. Em seu relato sobre a "nefrossonografia", eles demonstraram em uma série de 150 pacientes a capacidade da ultrassonografia de distinguir massas sólidas, císticas e complexas com uma precisão de 96%. As representações diagramáticas dos três padrões de ultrassom que eles observaram estão retratadas na Figura 3-2 (Goldberg e Pollack, 2002). Nas lesões císticas, o primeiro pico representa o dano da parede frontal do cisto e o segundo pico representa o dano da parede de trás. Lesões mais complexas têm o retorno de mais picos.

Em 1974 Holm e Northeved introduziram um dispositivo ultrassônico transuretral que seria intercambiável com a óptica convencional durante a cistoscopia para o propósito de imagem da próstata e bexiga. Seus outros objetivos para este dispositivo incluíam a habilidade de determinar a profundidade da penetração do tumor na bexiga, para determinar o volume prostático, avaliar a progressão do tumor prostático e auxiliar na ressecção transuretral da próstata (Holm e Notheved, 1974).

Perri et al. foram os primeiros a utilizar o Doppler como um "estetoscópio" sônico em seus trabalhos com pacientes com um escroto agudo em 1976. Embora eles tenham sido capazes de identificar pacientes com epididimite e torção do apêndice testicular como possuindo fluxo aumentado e pacientes com torção do cordão espermático como possuindo nenhum fluxo sanguíneo, eles também relataram que as imagens falso-negativas em casos de torção poderiam resultar de um fluxo elevado secundário à hiperemia reativa (Perri et al., 1976).

Watanabe et al. (1976), pioneiros no uso da ultrassonografia na urologia, demonstraram que o Doppler poderia ser utilizado para identificar as artérias renais de um modo não invasivo em 1976 e Greene et al. (1981) documentaram 5 anos depois que o Doppler podia diferenciar adequadamente artérias renais estenóticas das normais. Em 1982, Arima et al. utilizaram o Doppler para diferenciar entre rejeição aguda e crônica em pacientes com transplantes renais, observando que a rejeição aguda é caracterizada pelo desaparecimento da fase diastólica, com a reaparição sendo um indicativo da recuperação da rejeição. Esses autores concluíram que o Doppler pode guiar a conduta da rejeição como um índice para terapia com esteroide (Arima et al., 1982).

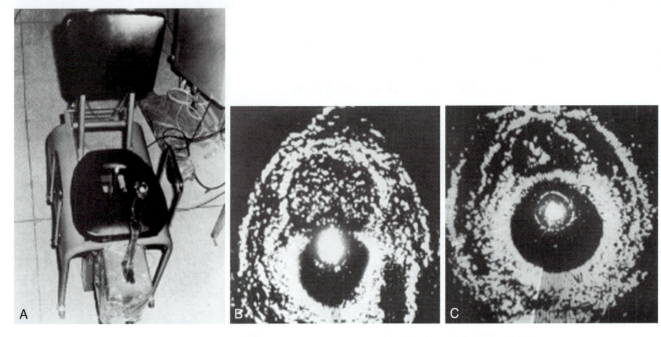

Figura 3-1. A, Cadeira de Watanabe. B, Exibição de paciente com hiperplasia prostática benigna. C, Exibição de câncer de próstata. (De Watanabe H, Igari D, Tanahasi Y, et al. Development and application of new equipment for transrectal ultrasonography. J Clin Ultrasound 1974;2:91–8.)

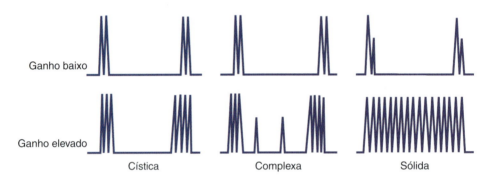

Figura 3-2. Goldberg e Pollack foram os primeiros a diferenciar por ultrassonografia as massas sólidas, complexas e císticas. Nas lesões císticas, o primeiro pico representa o golpe da parede frontal do cisto e o segundo pico representa o golpe na parede de trás. Lesões mais complexas têm o retorno de mais picos. (De Goldberg B, Pollack H. Differentiation of renal masses using A-mode ultrasound. J Urol 2002;167:1022–6.)

No início dos anos 1990 muitos autores pesquisaram os usos terapêuticos da ultrassonografia focada de alta intensidade (UFAI). Seguindo esses relatos iniciais de alterações histológicas após a UFAI (Burgess et al., 1987), Madersbacher et al. (1993) foram os primeiros a relatar a segurança e eficácia da UFAI em pacientes com hiperplasia prostática benigna sintomática. A utilidade da UFAI no tratamento do câncer testicular (Madersbacher et al., 1998), câncer de próstata inicial (Chapelon et al., 1999), câncer de próstata recorrente (Berge et al., 2010) e câncer de células renais transcutânea (Köhrmann et al., 2002) e laparoscopicamente (Margreiter e Marberger, 2010) também foi logo explorada.

O campo da urologia continua a demandar e descobrir novos usos para a tecnologia de ultrassom. Chen et al. (2010) utilizaram a guia da USTR para injetar toxina botulínica nos esfíncteres uretrais externos de uma série de pacientes com a dissinergia do detrusor do esfíncter externo. Ozawa et al. (2010) utilizaram ultrassom perineal com vídeo-urodinâmica para diagnosticar a obstrução da saída da bexiga precisamente de um modo não invasivo. As possibilidades para a aplicação da ultrassonografia no diagnóstico ou tratamento de condições urológicas são intermináveis.

A ultrassonografia urológica continua a evoluir com o uso de agentes de contraste e novas modalidades como a sonoelastografia, que inclui descobertas inovadoras e novas aplicações dos princípios físicos básicos. Essa homenagem aos inovadores do passado serve para reconhecer as conquistas anteriores e para conscientizar que o futuro trabalho no desenvolvimento de novas aplicações para a ultrassonografia será sempre necessário.

PRINCÍPIOS FÍSICOS

Toda imagem de ultrassom é o resultado da interação das ondas sonoras com os tecidos e as estruturas dentro do corpo humano. As ondas de ultrassom são produzidas pela aplicação de pequenas explosões de corrente elétrica alternada a uma série de cristais alojados em um transdutor. Alternar a expansão e a contração dos cristais através do efeito piezoelétrico cria uma onda mecânica que é transmitida através de um meio de acoplamento à pele e então ao corpo. As ondas que são produzidas são ondas longitudinais. Em uma onda longitudinal, o movimento da partícula está na mesma direção da propagação da onda (Fig. 3-3). Esse movimento produz regiões de rarefação e compressão do tecido na direção da viagem da onda de ultrassom (Fig. 3-4). Uma porção da onda é refletida em direção ao transdutor. O transdutor serve como um receptor e "ouve" a onda de som retornando e reconvertendo a onda mecânica em energia elétrica. O transdutor deve

Capítulo 3 Imagem do Trato Urinário: Princípios Básicos da Ultrassonografia Urológica **65**

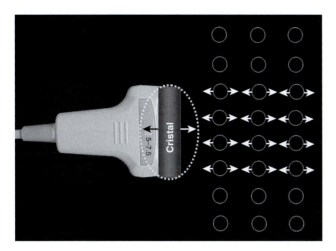

Figura 3-3. A expansão e a contração alternantes do cristal produzem ondas mecânicas longitudinais. Neste desenho esquemático simplificado, as moléculas individuais (retratadas como círculos) são deslocadas na direção da onda propagada.

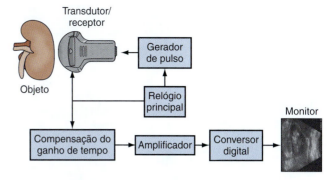

Figura 3-5. Neste diagrama esquemático simplificado da imagem de ultrassom, a onda de ultrassom é produzida por meio de um gerador de pulso controlado por um relógio principal. As ondas refletidas recebidas pelo transdutor são analisadas em amplitude e tempo de trânsito dentro do corpo. O conversor de digitalização produz uma imagem familiar observada no monitor. A imagem real é uma série de linhas verticais que é continuamente atualizada para produzir a imagem familiar em tempo real, em escala de cinza.

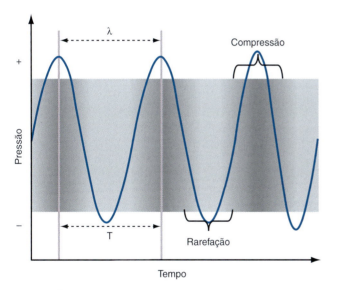

Figura 3-4. Áreas de compressão alternando com áreas de rarefação estão representadas como uma onda senoidal. O comprimento de onda (λ), neste desenho, é o comprimento de um pico de compressão ao outro. Essa representação gráfica é essencial para compreender o comportamento das ondas sonoras no corpo humano e como as imagens de ultrassom são geradas. (De Merritt CRB. Physics of ultrasound. In: Rumack CM, Wilson SR, Charboneau JW, Johnson J, editors. Diagnostic ultrasound. 3rd ed. St. Louis: Mosby; 2005. p. 3–34.)

estar em contato direto, seguro, com o sujeito para transmitir e receber as ondas sonoras refletidas.

A aparência da imagem produzida pela ultrassonografia é o resultado da interação das ondas de ultrassom mecânicas com os tecidos e materiais biológicos. Uma vez que as ondas de ultrassom são transmitidas e recebidas em intervalos frequentes, as imagens podem ser rapidamente reconstruídas e atualizadas, oferecendo uma imagem em tempo real. As frequências das ondas sonoras utilizadas para a imagem de ultrassom urológico estão em uma variação de 3,5 a 12 MHz.

As ondas mecânicas estão representadas graficamente como uma onda senoidal, alternando entre uma direção positiva e negativa a partir da linha de base. No caso da ultrassonografia, a amplitude da onda senoidal descreve as diferenças na pressão. As ondas de ultrassom são descritas utilizando a nomenclatura padrão para ondas senoidais. Um comprimento de onda (λ) é descrito como a distância entre um pico de onda e o próximo pico. O caminho completo viajado pela onda de um pico ao outro é chamado de um *ciclo*. Um ciclo por segundo é conhecido como 1 *hertz* (Hz). O "período" é o tempo que ele leva para completar um ciclo da onda.

A "amplitude" de uma onda é a excursão máxima na direção positiva ou negativa a partir da linha base. A amplitude corresponde à energia mecânica associada à onda sonora e é uma propriedade-chave na atribuição do brilho dos pixels para uma escala de cinza na imagem de ultrassom. Quanto maior a amplitude, mais brilhante é o pixel correspondente.

Geração da Imagem de Ultrassom

A imagem produzida por uma máquina de ultrassom começa com o transdutor. Na imagem de ultrassom, o transdutor possui uma dupla função como um emissor e um receptor. As ondas sonoras são criadas em pulsos curtos e transmitidas ao corpo, então elas são pelo menos parcialmente refletidas. Ondas sonoras mecânicas refletidas são recebidas pelo transdutor e convertidas de volta em energia elétrica. O transdutor atua como um receptor em mais de 99% do tempo. A energia elétrica é convertida pela máquina de ultrassom para uma imagem exibida em um monitor (Fig. 3-5).

Resolução

A resolução de uma imagem de ultrassom se refere à habilidade de discriminar dois objetos que estão próximos um ao outro. A **resolução axial** se refere à habilidade de identificar, em separado, dois objetos na direção da onda sonora viajante. A resolução axial é diretamente dependente da frequência das ondas sonoras. Quanto maior a frequência da onda sonora, melhor a resolução axial. A **resolução lateral** se refere à habilidade de identificar separadamente objetos que estão equidistantes do transdutor. A resolução lateral é uma função do feixe de ultrassom de largura focada e é uma característica do transdutor. A localização da largura do feixe mais estreita pode ser ajustada pelo usuário. Quanto mais focado o feixe, melhor a resolução lateral naquela localização. A qualidade da imagem pode ser aprimorada localizando-se a largura do feixe mais estreita (zona de foco ou focal) na profundidade do objeto ou tecido de interesse (Fig. 3-6).

A velocidade com a qual uma onda sonora viaja através do tecido é um produto de sua frequência e de seu comprimento de onda (Fig. 3-7). A **velocidade média do som nos tecidos humanos é de 1.540 m/s**. Uma vez que a velocidade média do som no tecido é uma constante, as mudanças na frequência ocasionam mudanças no comprimento de onda.

A imagem de ultrassom ideal requer uma troca entre a resolução e a profundidade de penetração. Transdutores de alta frequência de 6 a 10 MHz podem ser utilizados para fazer imagem de estruturas próximas

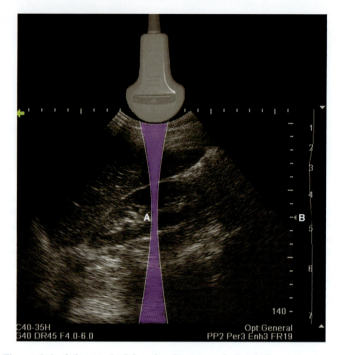

Figura 3-6. A forma do feixe de ultrassom é simulada neste desenho *(em roxo)*. A zona focal (A) é localizada para produzir a melhor resolução lateral do córtex renal medial. A localização da zona focal é designada pelo circunflexo (B). A localização da zona focal pode ser ajustada pelo operador.

$$v = f \times \lambda$$
$$\text{velocidade} = \text{frequência} \times \text{comprimento de onda}$$

Figura 3-7. A relação entre velocidade, frequência e comprimento de onda das ondas sonoras no tecido. O comprimento de onda e a frequência variam em uma relação inversa.

à superfície do corpo (p. ex., testículos, rim pediátrico) com excelente resolução. Entretanto, estruturas profundas (p. ex., rim direito, bexiga) precisam de frequências mais baixas, de 3,5 a 5 MHz, para penetrar. Tais imagens possuem uma resolução axial ruim.

Mecanismos de Atenuação

Conforme as ondas sonoras transitam nos tecidos, a energia é perdida ou atenuada. Os mecanismos de atenuação incluem **reflexão, dispersão, interferência e absorção**. A reflexão é o fenômeno físico chave que permite que a informação retorne para o transdutor como energia mecânica. A reflexão ocorre quando as ondas de ultrassom atingem um objeto, uma superfície ou um limite (chamado de uma **interface**) entre os tecidos contrários. A forma e o tamanho do objeto e o ângulo no qual a onda em avanço atinge o objeto são determinantes críticos da quantidade de energia refletida. A quantidade de energia refletida de uma interface também é influenciada pela **impedância** de dois tecidos na interface. A impedância é uma propriedade que é influenciada pela rigidez e densidade do tecido. A diferença na impedância permite uma observação das interfaces entre os tipos de tecidos (Tabela 3-1).

A diferença de impedância entre a gordura perinéfrica e o rim permite uma distinção visual aguçada na interface. Se a diferença de impedância entre os tecidos é pequena (p. ex., entre o fígado e o rim), a interface entre os tecidos é mais difícil de visualizar (Fig. 3-8A). Se as diferenças de impedância são grandes, há uma reflexão significativa

TABELA 3-1 Densidade e Impedância dos Tecidos Encontrados Durante a Ultrassonografia Urológica

	DENSIDADE	IMPEDÂNCIA
Ar e outros gases	1,2	0,0004
Gordura tecidual	952	1,38
Água e outros líquidos claros	1.000	1,48
Rim (média de tecido mole)	1.060	1,63
Fígado	1.060	1,64
Músculo	1.080	1,70
Osso e outros objetos calcificados	1.912	7,8

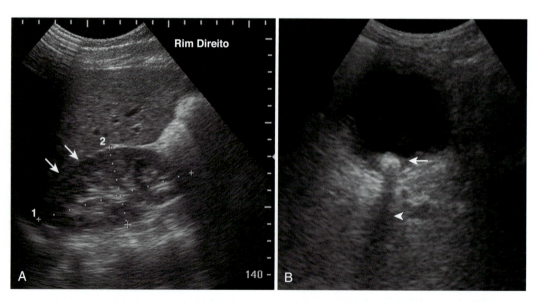

Figura 3-8. A, Nesta visão sagital do rim direito, a falta de gordura perinéfrica e a pequena diferença de impedância tornam difícil distinguir a interface entre o rim e o fígado *(setas)*. B. A grande diferença de impedância na interface entre a urina e um cálculo vesical *(seta)* ocasiona reflexão e atenuação significativas da onda sonora. Uma sombra acústica é observada distal ao cálculo *(ponta da seta)*.

da onda sonora, produzindo uma sombra acústica distal à interface (Fig. 3-8B).

A dispersão ocorre quando as ondas sonoras atingem um objeto pequeno ou irregular. A onda esférica resultante sobrepõe-se às ondas dos objetos dispersantes ao redor (Fig. 3-9).

Quando as ondas sonoras interagindo estão em fase ou fora de fase, a amplitude delas é aprimorada ou diminuída. Esse **padrão de interferência** é parcialmente responsável pela arquitetura de eco ou de textura dos órgãos. Um padrão de interferência, comumente chamado de "**pontilhado**" (Fig. 3-10), é observado em órgãos com histologia fina, interna (i.e., refletores como o testículo).

A **absorção** ocorre quando a energia mecânica das ondas de ultrassom é convertida em calor. A absorção é diretamente proporcional à frequência. Quanto mais elevada a frequência da onda incidente, maior a absorção de energia e mais resultados de aquecimento de tecido. Segue-se que as ondas de frequência elevada são atenuadas mais rapidamente e possuem uma profundidade de penetração limitada (Fig. 3-11).

Artefatos

A interação das ondas de ultrassom com tecidos pode produzir imagens que não refletem a verdadeira anatomia subjacente. Essas falhas de representações são chamadas de "artefatos". Os artefatos podem ser enganadores, mas, se reconhecidos, também podem auxiliar o diagnóstico. O **sombreamento acústico** ocorre quando há atenuação significativa ou reflexão das ondas sonoras na interface do tecido. A informação de eco posterior à interface pode estar obscura ou perdida. É produzida uma "sombra" anecoica ou hipoecoica. Sob estas condições, objetos tridimensionais (3D) como cálculos podem aparecer como objetos crescentes, tornando difícil de se obterem aferições precisas (Fig. 3-12). Uma importante patologia posterior para tal interface pode ser perdida. Este problema geralmente pode ser superado ou reduzido pela mudança no ângulo de insonação, mudança na frequência do transdutor ou mudança da zona focal do transdutor.

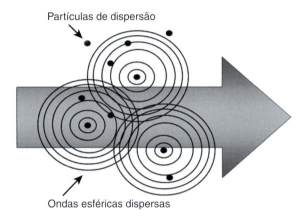

Figura 3-9. A dispersão é um fenômeno que ocorre quando as ondas sonoras atingem pequenos objetos. O padrão resultante de dispersão de energia frequentemente resulta na interferência.

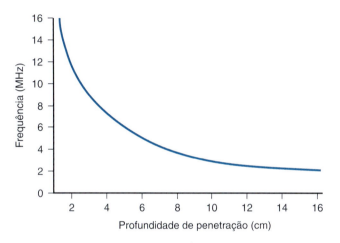

Figura 3-11. Relação entre frequência e penetração tecidual. As ondas sonoras de alta frequência são rapidamente atenuadas e são incapazes de penetrar profundamente. Contrariamente, as ondas de baixa frequência são menos atenuadas e capazes de penetrar profundamente nas estruturas internas.

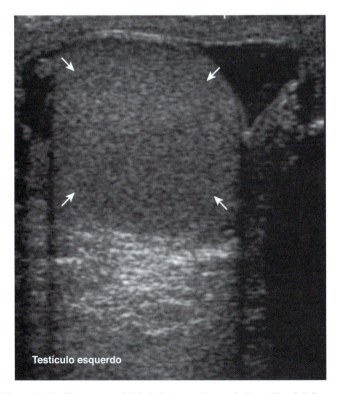

Figura 3-10. Fina ecogenicidade interna chamada "pontilhada" é causada pela dispersão das ondas sonoras, resultando em um padrão de interferência. Observe ecogenicidade finamente granular, homogênea *(setas)*, resultante do parênquima testicular.

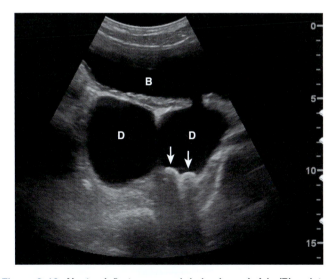

Figura 3-12. Nesta visão transversal da bexiga urinária (B), existem dois grandes divertículos na bexiga (D). Dois cálculos *(setas)* refletem e atenuam fortemente a incidência da onda sonora, produzindo uma sombra acústica. Os cálculos parecem crescentes, mesmo se são de formato ovoide.

O **aumento da transmissão** é observado quando as ondas sonoras são menos atenuadas quando passam através de uma determinada estrutura ou tecido do que pelos tecidos adjacentes. Por exemplo, na imagem de um cisto simples do rim, as ondas sonoras passando através do cisto são menos atenuadas do que as ondas sonoras passando através do córtex renal e seio renal adjacentes. Quando as ondas que transitam o cisto atingem a parede de trás do cisto e o tecido renal posterior, as ondas estão mais energéticas na chegada a estes tecidos. As ondas sonoras refletidas também estão mais energéticas e menos atenuadas conforme elas retornam ao transdutor. O resultado é que o tecido posterior do cisto aparece hiperecoico comparado ao tecido renal adjacente, mesmo através de tecidos que são histologicamente idênticos (Fig. 3-13). O efeito desse artefato pode ser amenizado pela mudança no ângulo de insonação ou pelo ajuste das configurações de compensação do ganho de tempo.

Um **artefato de borda** ocorre quando as ondas sonoras atingem uma superfície ou interface curvadas em um ângulo incidente, resultando na refração da onda ao longo do plano da interface (Fig. 3-14). Uma onda incidente neste ângulo (o ângulo crítico) não é refletida diferentemente do transdutor, resultando em uma "sombra" hipoecoica. Esse artefato é comumente observado na ultrassonografia testicular e USTR (Fig. 3-15). Ele pode ser superado pela mudança no ângulo de insolação.

Um **artefato de reverberação** ocorre quando há grandes diferenças na impedância entre dois tecidos ou duas superfícies adjacentes com uma forte reflexão da onda incidente. A onda de ultrassom salta para trás e para frente (reverbera) entre as interfaces reflexivas. Com a segunda passagem da onda sonora, o equipamento de ultrassom interpreta um segundo objeto que está duplamente mais longe que o primeiro. Existe a atenuação contínua da onda sonora com cada reverberação sucessiva, resultando em uma imagem ligeiramente menos intensa apresentada na tela. São produzidos ecos, espaçados em intervalos diferentes do transdutor, mas progressivamente menos intensos (Fig. 3-16).

O artefato de reverberação também pode ser observado em casos em que a onda sonora incidente atinge uma série de objetos reflexivos menores (p. ex., a mistura de gás-fluido no intestino delgado), que resulta em múltiplas ondas sonoras refletidas de vários ângulos e intensidades (Fig. 3-17). O padrão de eco resultante é uma coleção de reflexões artefatuais hiperecoicas distais à estrutura, com atenuação progressiva da onda sonora.

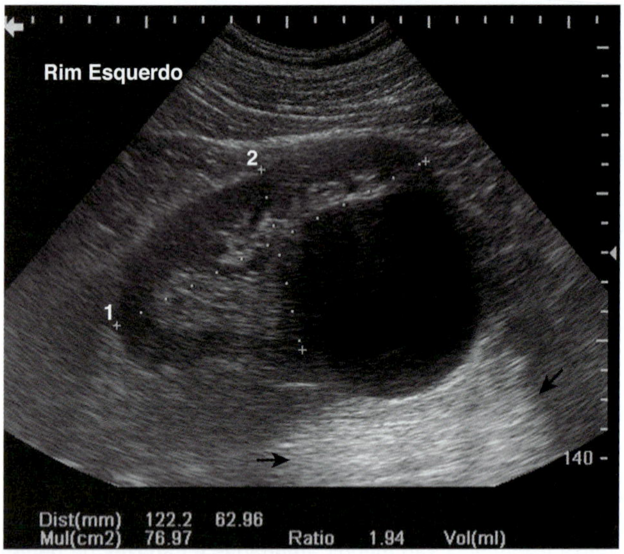

MODOS DA ULTRASSONOGRAFIA

Ultrassonografia em Escala de Cinza

A ultrassonografia em escala de cinza modo B é o modo da ultrassonografia mais comumente empregado. Essa técnica de onda pulsada produz imagens bidimensionais em tempo real consistindo em sombras de cinza. A geração dessa imagem envolve atribuir um brilho de pixel à amplitude das ondas sonoras retornando, recebida pelo transdutor. A posição do pixel é determinada pela duração da ida e volta da onda sonora. São exibidas sequencialmente linhas individuais de dados no monitor para produzir uma imagem contínua ou em tempo real. A avaliação da escala de cinza requer a habilidade de reconhecer os padrões normais da ecogenicidade das estruturas

Figura 3-13. Elevação da transmissão "através" (também chamada de "contraste distal") está demonstrada nesta visão longitudinal do rim esquerdo. O tecido distal do cisto aparece hiperecoico *(setas)* comparado ao tecido adjacente.

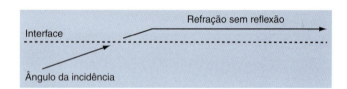

Figura 3-14. Quando as ondas sonoras atingem uma superfície ou interface em um "ângulo crítico", a onda é refratada sem uma reflexão significante.

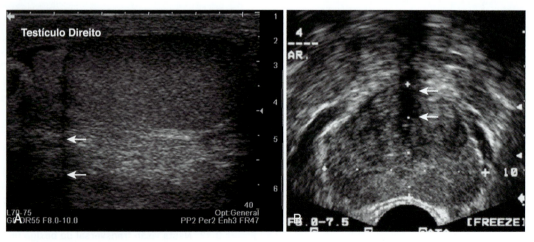

Figura 3-15. **A,** A superfície curvada da túnica albugínea do polo superior do testículo cria um artefato de borda de ângulo crítico *(setas)*. **B,** As superfícies redondas dos lobos laterais da próstata, conforme elas se encontram com a uretra prostática, criam um artefato de borda *(setas)* nesta imagem transversal da próstata.

anatômicas. As variações nesses padrões de ecogenicidade esperados indicam distúrbios anatômicos ou fisiológicos.

Ultrassonografia Doppler

A ultrassonografia Doppler depende do princípio físico da mudança de frequência quando as ondas sonoras atingem um objeto em movimento. O princípio básico da ultrassonografia Doppler é de que as ondas sonoras de uma certa frequência são trocadas ou alteradas sobre as bases da direção e velocidade do objeto em movimento, assim como o ângulo de insonação. Esse fenômeno permite a caracterização do movimento, mais comumente o movimento do sangue através dos vasos, mas também pode ser útil para detectar o fluxo de urina.

A ultrassonografia **Doppler colorida** permite a avaliação da velocidade e direção do movimento. Um mapa colorido pode ser aplicado na direção com a atribuição de cor azul sendo mais comum para movimento para longe do transdutor e vermelha para o movimento na direção do transdutor. A velocidade do movimento é designada pela intensidade da cor: Quanto mais brilhante a cor, maior a velocidade. O Doppler colorido pode ser utilizado para avaliar a presença ou ausência de fluxo sanguíneo em rins, testículos, pênis e próstata. Ele também pode ser útil na detecção de "jatos" ureterais de urina emergindo dos orifícios ureterais.

O **fluxo colorido com exibição espectral** permite a pesquisa de regiões particulares dentro de um campo de ultrassom para o fluxo e apresenta o fluxo como uma forma de onda contínua. Esse modo é comumente utilizado para avaliar o padrão e a velocidade do fluxo sanguíneo na vasculatura intrarrenal ou peniana. A forma de onda oferece informação a respeito da resistência vascular periférica nos tecidos. O índice dessas velocidades mais comumente utilizado é o índice resistivo. O **índice resistivo** é o pico da velocidade sistólica (PVS) menos a velocidade diastólica final, sobre o PVS. O índice é útil na caracterização de muitas condições clínicas, incluindo estenose da artéria renal, obstrução ureteral e insuficiência arterial peniana.

A ultrassonografia **Power Doppler** atribui a amplitude da mudança de frequência a um mapa de cor. Esse modo não permite a avaliação da velocidade ou direção do fluxo, mas é menos afetado por ondas de retroespalhamento e é mais sensível para detecção de fluxo sanguíneo. O Power Doppler é menos dependente do ângulo que o Doppler colorido e é três a cinco vezes mais sensível que a ultrassonografia Doppler colorida para detecção de fluxo. Ele pode ser útil para avaliar a torção testicular.

Exploração Harmônica

A exploração harmônica utiliza aberrações relacionadas à propagação não linear das ondas sonoras dentro do tecido. Essas ondas propagadas assimetricamente geram ondas menos harmônicas, porém aquelas que são geradas possuem maior amplitude. Uma vez que essas ondas harmônicas não estão sujeitas a exploração na frequência associada à onda incidente, há menos ruído associado com o sinal. Pela concentração sobre as frequências harmônicas produzidas dentro do corpo e refletidas para o transdutor, é possível produzir uma imagem com menos artefato e maior resolução (Fig. 3-18).

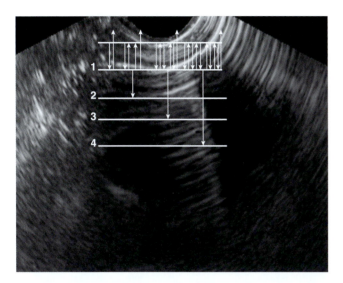

Figura 3-16. Artefato de reverberação. Uma representação virtual da interface fortemente refletida está projetada com redução da amplitude, à medida que a incidência da onda sonora faz muitas viagens circulares.

Componente Espacial

O componente espacial é um modo de exploração com o qual a direção da insonação é alterada eletronicamente e é gerada uma imagem

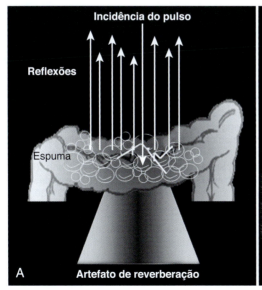
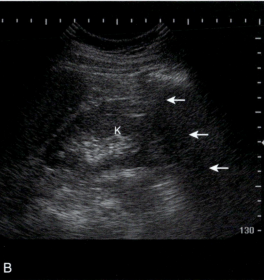

Figura 3-17. Quando uma onda de ultrassom atinge uma estrutura como o intestino, que contém bolhas de gás (**A**), o artefato de reverberação resultante possui uma aparência característica, algumas vezes chamada de "cauda de cometa". **B,** Um artefato de cauda de cometa produzido pelo gás intestinal (*setas*) esconde o polo inferior do rim (**K**).

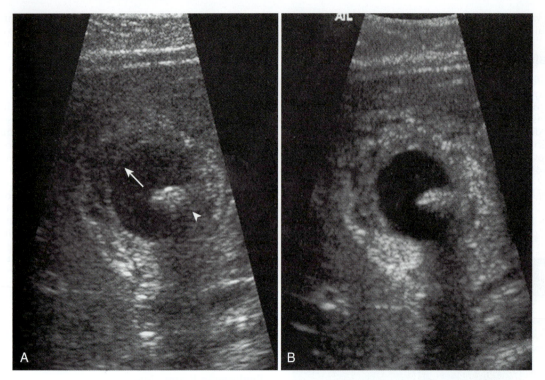

Figura 3-18. A, Imagem em escala de cinza padrão de um cisto contendo um nódulo mural (ponta de seta). Observe a ecogenicidade do artefato dentro do cisto (seta). B, A mesma estrutura é observada mais claramente na exploração harmônica. Existe menos artefato dentro e distal ao cisto. (De Merritt CRB. Physics of ultrasound. In: Rumack CM, Wilson SR, Charboneau JW, Johnson J, editors. Diagnostic ultrasound. 3rd ed. St. Louis: Mosby; 2005. p. 3–34.)

composta. Essa técnica reduz a quantidade de artefato e ruído, produzindo um exame de melhor clareza.

Sonoelastografia

A habilidade de avaliar a patologia pela palpação há muito tem sido uma parte-chave da avaliação física médica. Lesões rígidas frequentemente são um sinal de patologia. A sonoelastografia (imagem da elasticidade do tecido) é uma modalidade de ultrassom em evolução que adiciona a habilidade de avaliar a elasticidade (compressibilidade e deslocamento) dos tecidos biológicos. Essencialmente, ela fornece uma representação, utilizando cor, da maciez e rigidez do tecido de interesse. Utilizar a ultrassonografia para "palpar" um órgão requer que uma onda mecânica compressora seja produzida no tecido de interesse. Atualmente, existem dois modos de produzir essa onda mecânica: elastografia de tempo real (ETR) e elastografia com onda de cisalhamento (EOC).

Na ETR, como na ultrassonografia diagnóstica padrão, uma onda de compressão, externa, produzida, mecanicamente não quantificável, viaja no tecido (1.540 m/s). Essas ondas comprimem sucessivamente as camadas de tecido produzindo ondas refletidas por retroespalhamento, que são recebidas e processadas pelo equipamento de ultrassom, produzindo uma imagem. Uma vez que o estresse produtor da onda de compressão mecânica não pode ser aferido diretamente, pode ser determinada somente uma elasticidade relativa.

Com a ETR (Fig. 3-19), a deformação é induzida pressionando-se manualmente com o transdutor sobre a anatomia e é aferida utilizando-se a ultrassonografia. A ETR é uma técnica qualitativa e altamente dependente do usuário. Devido à exigência de deslocamento manual, a ETR é incapaz de aferir a rigidez tecidual absoluta como é empregada atualmente. Seus principais benefícios são que ela possui uma alta resolução espacial, é uma aferição em tempo real e não requer quaisquer modificações para equipamentos de ultrassom convencionais. A resolução espacial é a habilidade de distinguir dois objetos separados que estão bem próximos e envolvem as resolução axial e lateral, conforme definido anteriormente.

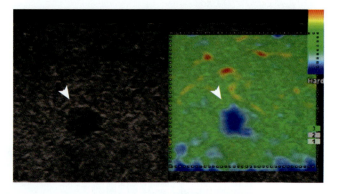

Figura 3-19. Elastografia em tempo real. Um nódulo hipoecoico de 4 mm (seta, painel esquerdo) foi encontrado com a ultrassonografia Doppler com fluxo vascular internamente. A elastografia em tempo real sugeriu um nódulo rígido (com este equipamento o azul é rígido, não macio). O acompanhamento próximo com exames de ultrassom a cada 3 meses não observou aumento no tamanho do nódulo, que foi considerado "provavelmente" benigno. (De Goddi A, Sacchi A, Magistretti G, Almolla J. Real-time tissue elastography for testicular lesion assessment. Eur Radiol 2012;22:721–30.)

Na EOC, a onda de cisalhamento produzida pode ser precisamente aferida e viaja mais lentamente (1 a 10 m/s). A onda de cisalhamento é propagada por uma força "de deslizamento" tangencial entre as camadas de tecido. A elasticidade (E), a densidade do tecido (p, kg/m^2), e a velocidade de propagação da onda de cisalhamento (c) estão diretamente relacionadas através da equação $E = 3pc^2$. Através da aferição da velocidade da onda de cisalhamento, a elasticidade do tecido pode ser determinada diretamente.

Com a EOC (Fig. 3-20), pulsos de baixa frequência (aproximadamente 100 Hz) são transmitidos rapidamente no tecido, para induzir uma

Capítulo 3 Imagem do Trato Urinário: Princípios Básicos da Ultrassonografia Urológica

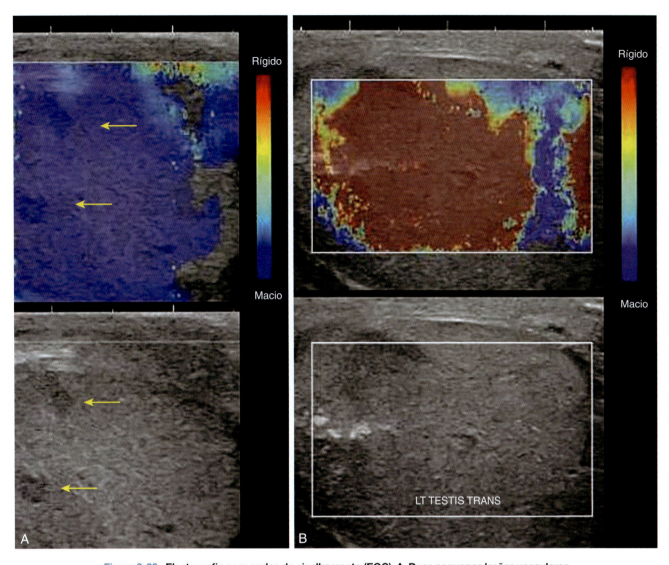

Figura 3-20. Elastografia com ondas de cisalhamento (EOC). **A,** Duas pequenas lesões vasculares hipoecoicas *(setas, painel inferior)*, encontradas com a ultrassonografia modo B, estão apresentadas no painel superior sendo lesões macias *(em azul)* com ultrassonografia de EOC. A biópsia confirmou um nódulo de célula de Sertoli. **B,** Uma grande lesão com ecogenicidade heterogênea na ultrassonografia em modo B *(painel inferior)* demonstra "rigidez" difusa na EOC *(painel superior)*. A patologia demonstra um tumor de célula germinativa não seminomatoso.

vibração no tecido. Dependendo da implementação do fabricante, as vibrações podem ser induzidas em uma única região ou em um plano vertical, alterando rapidamente a profundidade focal. Subsequentemente, a observação da propagação da velocidade das ondas de cisalhamento resultantes determina as propriedades viscoelásticas dos tecidos. Duas limitações típicas das ondas de cisalhamento geradas são as seguintes: (1) elas são muito fracas, resultando em somente poucos milímetros de propagação, e (2) a detecção da propagação de ondas de cisalhamento requer velocidades de aquisição muito rápidas (a frequência de repetição de pulso é > 5.000 Hz), o que pode limitar a área de detecção. Entretanto, alguns sistemas de ultrassom da nova geração superaram esses obstáculos e permitiram que amplas regiões de interesse fossem exibidas em taxas de quadrante de imagem próximas do tempo real.

Foram introduzidas muitas abordagens para elastografia. Todas elas possuem três etapas em comum, da seguinte forma:
1. O sonógrafo comprime manualmente (ERT) ou a máquina gera automaticamente (EOC) uma vibração de baixa frequência no tecido para induzir estresse.
2. É feita uma imagem do tecido com o objetivo de analisar a tensão resultante.
3. Os parâmetros são definidos com relação à rigidez do tecido.

O princípio da elastografia está baseado no conceito de que uma determinada força aplicada em tecidos mais macios resulta em um deslocamento maior que a mesma força aplicada ao tecido mais rígido. Através da aferição do deslocamento de tecido induzido pela compressão, é possível estimar a rigidez do tecido e diferenciar lesões benignas (macias) de malignas (rígidas). Essa relação entre o estresse (s) e a tensão (e) é dada pelo módulo de Young ou de elasticidade (E):

$$E = s/e$$

E é maior em tecidos rígidos e menor em tecidos macios.

Visualmente, a elasticidade do tecido está representada pelo espectro de cor. A cor dada às lesões rígidas é determinada pelo fabricante do equipamento e pode ser configurada pelo usuário. Assim como no uso do Doppler colorido, o usuário precisa olhar a barra de cor (Figs. 3-19 e 3-20) para saber quais cores representam as lesões "rígidas" e "macias".

Exploração Tridimensional

A exploração 3D tem sido extensivamente utilizada na obstetrícia e ginecologia, mas até hoje possui aplicações limitadas na urologia. A exploração 3D produz um composto de imagens (configuração de dados) que pode ser manipulado para gerar visões adicionais da anatomia em questão (Fig. 3-21). O processamento 3D pode ser importante

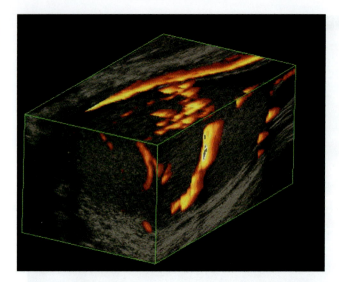

Figura 3-21. Imagem tridimensional do testículo demonstrando fluxo sanguíneo intratesticular no Power Doppler. A imagem pode ser girada e manipulada virtualmente para produzir perspectivas anatômicas únicas. (Usada com permissão de BK Medical, Peabody, MA.)

no planejamento procedimental e na avaliação volumétrica precisa (Ghani et al., 2008a, 2008b). A exploração 3D pode permitir o reconhecimento de alguns padrões de tecido que podem, de outra forma, estar inaparentes na exploração bidimensional (Mitterberger et al., 2007b; Onik e Barzell, 2008).

AGENTES DE CONTRASTE NA ULTRASSONOGRAFIA

Os componentes intravenosos que contêm microbolhas têm sido utilizados para aprimorar a ecogenicidade do sangue e tecido. As microbolhas estão distribuídas no sistema vascular e criam fortes ecos com harmônicas quando atingidas por ondas sonoras. As próprias bolhas são rapidamente degradadas por suas interações com as ondas sonoras. Os agentes de contraste podem ser úteis na ultrassonografia da próstata pelo aprimoramento da habilidade de reconhecer regiões de vasculatura elevada. O uso dos agentes de contraste intravenosos de ultrassom é considerado investigativo, mas se apresentou promissor em inúmeras situações de exploração urológica (Mitterberger et al., 2007a; Wink et al., 2008).

DOCUMENTAÇÃO E ARMAZENAMENTO DE IMAGEM

A documentação é essencial para garantir o atendimento de alta qualidade ao paciente. A documentação apropriada inclui a produção de um registro permanente do exame de ultrassom e interpretação do exame. Essa documentação é inclusiva do relato e das imagens adquiridas (American Institute of Ultrasound in Medicine, 2009). Toda documentação deve ser recuperável e fornecer local, estado e exigências federais.

Relato

O relato deve incluir informação específica, constando os detalhes de identificação do paciente, a data do exame e os parâmetros aferidos e uma descrição dos achados do exame. Idealmente, o relato também deve incluir especificações de como a avaliação foi realizada, incluindo transdutor utilizado, máquina utilizada e configurações empregadas. A maioria desses detalhes deve estar sobre a imagem registrada, que também é armazenada com o relato. O relato deve estar assinado pelo médico que realizou o exame de ultrassom e as indicações para a realização do exame devem estar bem visíveis no topo do relato.

Descrição das imagens de ultrassom

O fígado é utilizado como referência para a ecogenicidade:

- Hipoecoico = escuro
- Hiperecoico = brilhante e branco
- Isoecoico = semelhante ao ponto de referência do fígado
- Anecoico = escuro, sem ecos

Figura 3-22. Nomenclatura para descrição da aparência das imagens de ultrassom.

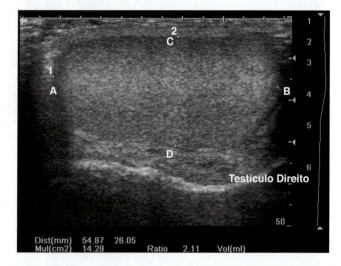

Figura 3-23. Nesta imagem sagital do testículo direito, o polo superior do testículo (A) está à esquerda e o polo inferior do testículo (B) está à direita. O aspecto anterior do testículo (C) está no topo da imagem e o aspecto posterior (D) está na parte de baixo. Sem o título, não haveria meios de distinguir o testículo direito do esquerdo.

Quando os urologistas realizam e interpretam estudos de ultrassom, é importante que a nomenclatura apropriada seja utilizada para descrever os objetos da imagem (Fig. 3-22). Por convenção, o fígado é utilizado como uma referência para ecogenicidade. Se uma estrutura é hipoecoica, significa que ela está mais escura que os tecidos adjacentes. Se ela é hiperecoica, significa que ela está mais brilhante que os tecidos adjacentes. Se uma estrutura é isoecoica, ela é semelhante aos tecidos adjacentes. As estruturas que não geram ecos são chamadas de *anecoicas*. Um cisto simples é um exemplo de uma estrutura com um interior anecoico. Em geral, um elevado conteúdo de água leva o tecido a parecer hipoecoico e um elevado conteúdo de gordura leva o tecido a parecer hiperecoico.

Imagens

As imagens devem incluir os detalhes de identificação do paciente, a data e o horário de cada imagem e uma orientação de imagem clara. As medidas também devem estar claramente identificadas com o título da anatomia e quaisquer anormalidades. A imagem deve estar disponível para ser interpretada por qualquer sonografista apropriadamente treinado e demonstrar uma imagem de ultrassom clara, desimpedida, da anatomia de interesse. As imagens devem sempre estar anexadas ao relato ou facilmente acessíveis no relato.

Por convenção, as estruturas que tiveram as imagens feitas por ultrassonografia devem ser orientadas para que o aspecto superior da estrutura esteja para a esquerda conforme a imagem é visualizada e o aspecto inferior da estrutura, para a direita. Com as estruturas pareadas, é essencial documentar a direita e a esquerda. É útil utilizar os ícones gerados pelo equipamento para ilustrar a posição do paciente e a orientação da insonação (Fig. 3-23).

O número apropriado de imagens a ser capturado para documentação é o número necessário para documentar um exame sistemático e completo e para documentar a patologia relevante.

Armazenamento de Relato e de Imagem

O uso de registros médicos eletrônicos tornou a documentação de exames de ultrassom mais fácil. Entretanto, ele também criou desafios no arquivamento das imagens para facilitar a revisão. Essas imagens podem ocupar grandes porções do armazém digital e, por serem parte do registro médico e conterem informação de saúde protegida, elas devem fornecer local, estado e regulamentos federais. Muitos sistemas validados estão disponíveis para práticas pequenas e grandes que cumprem as atuais exigências regulatórias.

SEGURANÇA DO PACIENTE

A ultrassonografia diagnóstica transmite energia para o paciente que possui o potencial de produzir efeitos biológicos. As duas principais categorias de efeitos biológicos são os **efeitos mecânicos** e **efeitos térmicos**.

Os efeitos mecânicos do ultrassom são o torque e a transmissão. Os efeitos mecânicos de um campo acústico podem produzir um fenômeno chamado *cavitação*. A **cavitação** ocorre quando se formam pequenas bolhas preenchidas de ar que então colapsam. Essas bolhas em colapso liberam uma grande quantidade de energia, que pode causar lesão no tecido em algumas circunstâncias. Os efeitos mecânicos são mais prováveis de serem observados ao redor das estruturas contendo gás, como pulmão e intestino.

Os efeitos térmicos da ultrassonografia são principalmente o resultado do aquecimento do tecido a partir da absorção de energia. A quantidade de aquecimento do tecido é influenciada por vários fatores, incluindo foco do feixe, frequência do transdutor, tempo de exposição, modo de exploração e densidade do tecido.

Para auxiliar o sonografista no monitoramento dos efeitos biológicos da ultrassonografia, foi adotado o **padrão de exibição de saída (PES)**. Tipicamente são exibidos dois valores: o **índice mecânico (IM)** e o **índice térmico (IT)**. Esses índices são **estimativas** calculadas do potencial para efeitos biológicos da ultrassonografia, com base no modo que a ultrassonografia está sendo utilizada, sua frequência, saída de energia e tempo de insonação. O IM indica a probabilidade de ocorrer a cavitação. Para tecidos que não contenham corpos de gases estabilizados (pulmão e intestino), o risco de cavitação é baixo desde que o IM seja menor ou igual a 0,7. Para estruturas adjacentes ao pulmão ou intestino, o tempo de escaneamento deve ser limitado se o IM excede 0,4. O índice IT indica a probabilidade de que a temperatura do tecido dentro do campo ultrassonográfico seja elevada por 1 °C. Embora as consequências precisas do aquecimento do tecido não sejam completamente conhecidas, as elevações de temperatura tecidual acima de 6 °C provavelmente não são perigosas, a menos que o tempo de exposição exceda 60 segundos. Os valores de IT devem ser menores que 2 para a maioria dos estudos de ultrassom urológicos (Nelson et al., 2009). O IM e o IT geralmente são exibidos no monitor durante os exames de ultrassom e todos os usuários devem estar familiarizados com a localização. **Esses índices não são limites seguros.**

A ultrassonografia realizada por urologistas geralmente tem um baixo risco de dano para o paciente, desde que sejam seguidos protocolos-padrão (Rumack et al., 2005). Embora o aquecimento de tecido possa ocorrer, não existem efeitos biológicos confirmados no escaneamento não fetal, exceto quando o aquecimento é mantido por períodos excessivos. Os usuários devem estar atentos ao fato de que, para tecidos macios dos quais não se sabe se contêm corpos gasosos, não existe base no conhecimento presente para sugerir um efeito biológico adverso não térmico a partir dos instrumentos diagnósticos atuais, não excedendo os limites de saída do U.S. Food and Drug Aministration (Rumack et al., 2005). No entanto, todos os urologistas devem se empenhar para seguir os princípios do **TBQRP (um mnemônico em inglês para** *As Low As Reasonably Achievable*), que significa "**Tão baixo quanto razoavelmente possível**". O princípio do TBQRP se destina a limitar o total de energia transmitida ao paciente durante o exame. Essa limitação pode ser realizada por (1) manter a potência reduzida, (2) utilizar modos de escaneamento apropriados, (3) limitar os tempos de exame, (4) ajustar o foco e a frequência e (5) utilizar a função seno durante a documentação.

O escaneamento de ultrassom oferece uma modalidade excelente, custo-efetiva, para diagnosticar e tratar condições urológicas.

O fator mais importante na segurança do ultrassom é um operador informado. Os urologistas devem se empenhar para realizar exames limitados utilizando técnica consistente para indicações específicas. A segurança do paciente e a manutenção do equipamento devem ser enfatizadas em todos os ambientes onde é utilizada a tecnologia de ultrassom.

ULTRASSONOGRAFIA UROLÓGICA CLÍNICA

O uso da ultrassonografia na urologia se expandiu dramaticamente, devido a sua utilidade na clínica e sala de cirurgia. Há muito tempo o pilar do diagnóstico da doença prostática, a ultrassonografia está sendo cada vez mais utilizada por urologistas no ambiente clínico para diagnóstico inicial, conduta de intervenção e acompanhamento longitudinal de doenças urológicas.

Ultrassonografia Renal

Os urologistas, em virtude de seu conhecimento íntimo da anatomia cirúrgica dos rins e retroperitônio, são unicamente qualificados para realizar e interpretar os exames selecionados de ultrassom do abdome. Essas habilidades são relevantes em ambos os ambientes, o consultório e a sala de cirurgia. Os urologistas geralmente realizam a ultrassonografia abdominal para uma indicação clínica específica e menos frequentemente para exames gerais dos conteúdos abdominais. Na maioria das situações clínicas, é utilizado um exame retroperitoneal limitado na prática urológica.

Técnica

O transdutor utilizado na ultrassonografia renal normalmente é um transdutor curvado de 3,5 a 5,0 MHz. Transdutores de alta frequência podem ser utilizados para pacientes pediátricos. Para a ultrassonografia renal intraoperatória e laparoscópica, geralmente é aplicado um transdutor linear de 6 a 10 MHz.

O escaneamento do rim direito é realizado com o paciente em supino. O rim é localizado começando-se pela linha hemiclavicular no quadrante superior direito. No plano sagital, o transdutor é movido lateralmente até que o plano sagital mediano do rim esteja na imagem. Realizada a imagem do rim no plano sagital anterior e posteriormente, a sonda é rotacionada em 90 graus no sentido anti-horário. O plano transversal médio demonstra o hilo renal contendo a veia renal. O rim é explorado do polo superior para o polo inferior.

A técnica e a documentação para a ultrassonografia renal esquerda são idênticas às da ultrassonografia renal direita. Entretanto, o rim esquerdo é ligeiramente mais cranial que o rim direito. O gás intestinal é mais problemático na esquerda devido à posição da flexura esplênica do cólon. A visualização do rim esquerdo geralmente requer que o paciente seja virado para uma posição lateral. A imagem de ultrassom do rim esquerdo não possui o fígado como uma janela acústica e algumas vezes é mais difícil de fazer a imagem do rim esquerdo no plano sagital verdadeiro.

Indicações

1. Avaliação das massas renais e perirrenais
2. Avaliação do trato urinário superior dilatado
3. Avaliação de dor lombar durante a gestação
4. Avaliação de hematúria em pacientes que não são candidatos a pielografia intravenosa, tomografia computadorizada ou ressonância magnética devido a insuficiência renal, alergia ao meio de contraste ou impedimento físico
5. Avaliação dos efeitos da micção sobre o trato urinário superior
6. Avaliação e acompanhamento da urolitíase
7. Imagem do parênquima e vasculatura renal intraoperatória para ablação de massas renais
8. Acesso percutâneo para o sistema coletor renal
9. Guia para biópsias renais transcutâneas, aspiração de cistos ou ablação de massas renais
10. Avaliação pós-operatória de pacientes após cirurgia renal e ureteral
11. Avaliação pós-operatória de pacientes com transplantes renais

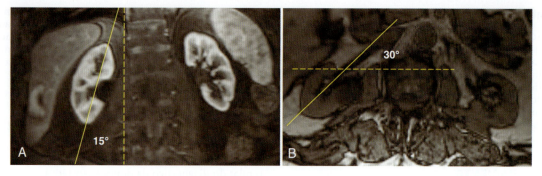

Figura 3-24. **A,** O polo inferior do rim está deslocado lateralmente, em 15 graus, comparado ao polo superior. **B,** O rim está rotacionado em 30 graus, posterior ao plano coronal verdadeiro. O polo inferior do rim está ligeiramente anterior quando comparado ao polo superior.

Achados Normais

É útil compreender durante a exploração do rim sua posição anatômica dentro do retroperitônio. Essa compreensão ajuda a identificar o plano sagital médio, que serve como um posto de referência para um exame completo (Fig. 3-24).

O rim adulto na visão sagital demonstra um córtex que geralmente é hipoecoico com relação ao fígado. A faixa central de ecos no rim é uma região hiperecoica que contém tecido adiposo hilar renal, vasos sanguíneos e sistema coletor. O sombreamento acústico das costelas, se sobrepondo ao polo inferior, pode ser eliminado pelo movimento da sonda para uma posição mais lateral ou no espaço intercostal. Pedindo-se para o paciente respirar profundamente, o rim pode ser movido inferiormente para auxiliar a imagem completa (Fig. 3-25).

A ecogenicidade do rim varia com a idade. O córtex renal de uma criança é relativamente hiperecoico quando comparado ao de um adulto. Além disso, há uma faixa central de ecos menos aparente na criança. No adulto, a ecogenicidade do córtex renal geralmente é hipoecoica com relação ao fígado (Emamian et al., 1993). Em pacientes com doenças renais crônicas, o córtex renal frequentemente está delgado e isoecoico ou hiperecoico com relação ao fígado (O'Neill, 2001).

O tamanho renal muda ao longo da vida de um indivíduo. Devem ser consultados nomogramas do tamanho renal pediátrico; eles são baseados na idade, na altura e no peso do paciente. O rim adulto médio mede de 10 a 12 cm de comprimento e 4 a 5 cm de largura. As aferições do volume renal podem ser apropriadas nos casos de dano renal severo. As aferições renais devem ser obtidas no plano sagital médio e plano transversal médio. As aferições realizadas fora do plano sagital médio e plano transversal médio podem ser falsamente inferiores. A espessura do parênquima é a distância média entre a cápsula renal e a faixa central de ecos. Essa localização precisa para realizar tal aferição é subjetiva. O parênquima renal lateral médio na visão sagital é uma escolha comum para obter essa aferição (Fig. 3-26). Embora não exista nenhum padrão universal, a espessura cortical do rim deve ser maior que 7 mm (Roger et al., 1994) e a espessura parenquimal do rim deve ser maior que 15 mm em adultos (Emamian et al., 1993).

O ultrassom Doppler pode ser útil na avaliação da artéria e veia renais e na avaliação da resistência vascular no rim. O Doppler também pode ser útil na avaliação da neovascularização associada aos tumores renais e na caracterização correta de estruturas hipoecoicas na pelve renal, como um cisto parapélvico, a veia renal ou o sistema coletor dilatado.

Aplicações

A biópsia renal percutânea tem sido realizada como um procedimento de consultório por muitos grupos pelas últimas 2 décadas e observou-se que era um procedimento seguro e efetivo (Christensen et al., 1995; Fraser e Fairley, 1995; Hergesell, 1998). Em uma série de 131 biópsias guiadas por ultrassom de Christensen et al. (1995), ocorreram

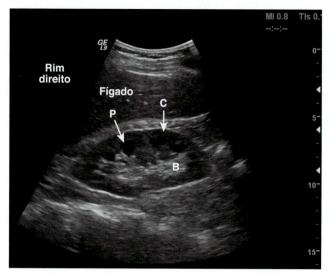

Figura 3-25. Plano sagital médio do rim. Observe a relativa hipoecogenicidade da pirâmide renal (P) comparada ao córtex (C). A faixa de eco central (B) está hiperecoica quando comparada ao córtex. O plano sagital médio possui a maior aferição de polo a polo. Um plano perfeitamente sagital resulta em um longo eixo horizontal do rim.

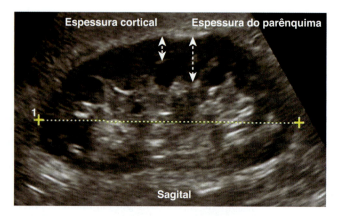

Figura 3-26. A distinção entre a espessura cortical renal e a espessura do parênquima renal é que o parênquima renal é aferido a partir da faixa de ecos central até a cápsula renal. O córtex renal é aferido da margem externa da pirâmide medular até a cápsula renal.

complicações em 21% dos pacientes (18% de complicações menores e 3% de complicações graves). Nessa série, o aumento do número de biópsias não aumenta a taxa de complicação, ao passo que a presença da hipertensão severa aumenta. Fraser e Fairley (1995) compararam 118 biópsias ambulatoriais guiadas por ultrassom com 232 procedimentos com pacientes internados e não observaram diferença na taxa de complicação. Hergesell (1998) revisou uma série de 1.090 biópsias percutâneas realizadas com anestesia local e guiadas por ultrassom. Somente um caso precisou de radiologia intervencionista para perda de sangue persistente, 2,2% (25 de 1.090) dos casos tiveram hematoma leve que foi tratado conservadoramente e a macro-hematúria autolimitante foi observada em 0,8% (nove de 1.090) dos casos. Em uma subcategoria da população avaliada pela ultrassonografia Doppler, a fístula arteriovenosa hemodinamicamente irrelevante foi observada em 9% (48 de 533) dos casos. Foi obtido tecido suficiente em 98,8% dos casos.

Al-Hweish e Abdul-Rehaman (2007) seguiram dois grupos. Os pacientes no grupo I (n = 22) tiveram uma admissão hospitalar de 24 horas após a biópsia, enquanto os pacientes do grupo II (n = 22) foram observados por 6 horas após a biópsia e então liberados. Um pequeno hematoma perinéfrico, que se resolveu espontaneamente, foi observado em um único paciente no grupo II. A hematúria macroscópica (13,6% no grupo I e 9,1% no grupo II) foi a única complicação significativa observada em todos os casos dentro de 6 horas.

A segurança e a eficácia das biópsias renais percutâneas ambulatoriais também foram relatadas para pacientes pediátricos (Davis et al., 1998; Kamitsuji et al., 1999; Hussain et al., 2003) e pacientes idosos (Kohli et al., 2006; Stratta et al., 2007; Moutzouris et al., 2009).

Limitações

Alguns pacientes não são candidatos favoráveis para a ultrassonografia renal. Obesidade, gases intestinais e deformidade física podem ser obstáculos para a avaliação renal completa. A ultrassonografia renal possui baixa sensibilidade para massas renais menores que 2 cm (Warshauer et al., 1988). Existe uma falta de especificidade para o tipo de tumor renal, exceto para o angiomiolipoma. O angiomiolipoma possui características que são diferenciáveis na ultrassonografia (altamente ecoico), porém alguns pequenos carcinomas de células renais demonstraram ser indistinguíveis do angiomiolipoma por critérios de ultrassom (Yamashita et al., 1992; Forman et al., 1993).

Ultrassonografia Pélvica Transabdominal

A ultrassonografia pélvica transabdominal é uma ferramenta tremendamente versátil para o urologista. Ela é um método não invasivo para avaliar o trato urinário inferior, a próstata nos homens e a bexiga nas mulheres. Um transdutor curvado de 3,5 a 5 MHz é o mais comumente aplicado para realizar a ultrassonografia transabdominal. Em pacientes pediátricos, pode ser utilizado um transdutor de frequência maior.

Nos casos em que se quer determinar somente a urina residual ou volume da bexiga, frequentemente é empregado um *scanner* de bexiga automatizado.

Técnica

A ultrassonografia de bexiga é realizada mais comumente com o paciente em supino e o sonografista ao lado direito do paciente. O exame deve ser realizado em uma sala aquecida e o paciente deve estar envolvido para oferecer conforto e privacidade. Se necessário, uma almofada pode ser posicionada abaixo dos quadris do paciente. A técnica de exploração depende das circunstâncias e da razão para o exame, porém em geral o exame deve ser realizado com uma bexiga moderadamente cheia. A bexiga deve ser explorada de maneira sagital e transversa angulando a sonda na pelve para que a bexiga possa ser visualizada abaixo do osso púbico. Embora não possa ser feita uma imagem da próstata com a mesma resolução atingida durante o escaneamento transretal, o tamanho e a morfologia da próstata podem ser demonstrados. Embora o escaneamento transabdominal seja o meio mais comum de avaliação da bexiga, esta também pode ser avaliada utilizando-se as abordagens transvaginal e transretal. Essas abordagens são úteis em pacientes que são obesos ou que não são candidatos adequados para a avaliação transabdominal.

Indicações

1. Aferição do volume da bexiga ou urina residual após a micção
2. Avaliação de tamanho e morfologia da próstata
3. Demonstração de sinais secundários de obstrução de saída da bexiga
4. Avaliação da configuração da parede e espessura da bexiga
5. Avaliação da hematúria de origem no trato urinário inferior
6. Detecção de ureterocele
7. Avaliação da obstrução ureteral
8. Detecção de coleções de fluido perivesical
9. Avaliação da retenção de coágulo
10. Confirmação da posição do cateter
11. Remoção de cateter retido
12. Guia da implantação do tubo suprapúbico
13. Estabelecimento do volume da bexiga antes e depois da determinação da taxa de fluxo

Achados Normais

A ultrassonografia pélvica transabdominal deve incluir a avaliação do lúmen da bexiga e a configuração e espessura da parede da bexiga. A presença de lesões específicas, como cálculos ou tumores, deve ser registrada. As estruturas imediatamente adjacentes à bexiga também podem ser avaliadas, incluindo os ureteres distais, a próstata nos homens, o útero e os ovários nas mulheres (Fig. 3-27). Pode

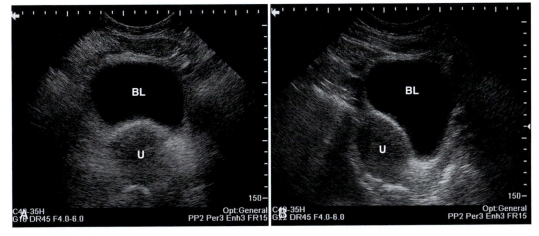

Figura 3-27. A, Visão transversal da bexiga (BL) em um paciente do sexo feminino apresenta o útero (U). B, Visão sagital da bexiga apresenta o útero posterior a bexiga.

ser demonstrado o surgimento da urina dos orifícios ureterais (jatos ureterais). O valor clínico da demonstração dos jatos ureterais tem sido questionado. Para verificar a ausência de um jato ureteral, pode ser necessária a observação contínua por 10 minutos (Fig. 3-28) (Delair e Kurzrock, 2006).

O volume da bexiga pode ser calculado manualmente pela obtenção das aferições no plano transversal médio e plano sagital médio (Fig. 3-29). Muitos estudos têm demonstrado que, para volumes de bexiga de 100 a 500 mL, tais volumes calculados estão dentro de 10% a 20% do volume de bexiga real (Simforoosh et al., 1997; Ghani et al., 2008b; Park et al., 2011). A aferição da espessura da parede da bexiga pode auxiliar o clínico na compreensão do grau de obstrução da saída da bexiga (Fig. 3-30). A espessura da parede da bexiga varia dependendo do volume de urina na bexiga e de qual parte da parede da bexiga é aferida. Tem sido demonstrado que a aferição da espessura da parede da bexiga pode predizer a obstrução da saída da bexiga com maior precisão que a urofluxometria livre, urina residual após a micção e volume da próstata (Oelke et al., 2007).

A **ultrassonografia transabdominal da próstata** requer a angulação da sonda abaixo do osso púbico. No plano transverso, o transdutor é girado inferiormente até que o maior diâmetro transversal da próstata seja identificado. São obtidas aferições da largura e altura transversais (Fig. 3-31A). O transdutor é então rotacionado a 90 graus em sentido horário para produzir uma imagem sagital verdadeira da próstata. O transdutor é girado até que a linha média seja definida; isso é reconhecido por uma chanfradura em forma de V no colo vesical (Fig. 3-31B). Dependendo do grau da hipertrofia prostática e da presença ou ausência de um lobo médio, esse V pode estar mais ou menos aparente e em sua posição mais ou menos anterior ou posterior. A aferição sagital é feita do colo vesical ao ápice da próstata. O ápice da próstata pode ser identificado utilizando-se a uretra hipoecoica como guia.

O grau de protrusão da próstata na bexiga pode ter algum valor preditivo para a obstrução da saída da bexiga. Tem sido demonstrado que a protrusão prostática intravesical se correlaciona bem com a avaliação urodinâmica formal da obstrução da saída da bexiga (Chia et al., 2003; Keqin et al., 2007). A aferição é obtida pelo desenho de uma linha correspondendo à base da bexiga em um exame sagital e pela aferição da distância perpendicular da base da bexiga até a maior protrusão da próstata na bexiga (Fig. 3-32).

A ultrassonografia transabdominal da próstata é útil na caracterização do comprimento da uretra prostática, no tamanho e na configuração do lobo médio da próstata e em alguma informação secundária a respeito da fisiologia da obstrução de saída da bexiga. Essa informação é valiosa para planejar o tratamento para a obstrução da saída da bexiga.

Aplicações

A aspiração percutânea da bexiga guiada por ultrassom transabdominal com ou sem a implantação de cateter tem sido utilizada com sucesso em neonatos, crianças e adultos (Gochman et al., 1991; Wilson e Johnson, 2003). Ela também tem sido empregada para o tratamento de cálculos vesicais (Ikari et al., 1993; Sofer et al., 2004). A aspiração guiada por ultrassom também tem sido utilizada para a drenagem peritoneal após a perfuração da bexiga (Manikandan et al., 2003).

Limitações

A ultrassonografia pélvica transabdominal produz informação limitada em pacientes com a bexiga vazia. A habilidade de identificar obstrução

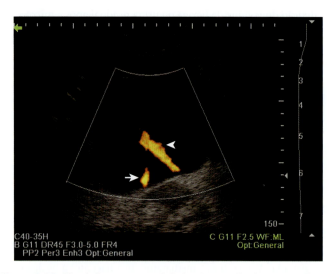

Figura 3-28. Na visão transversal da bexiga, estão demonstrados os "jatos" de urina emergindo dos orifícios ureterais esquerdo *(seta)* e direito *(ponta da seta)* pelo *Power* Doppler.

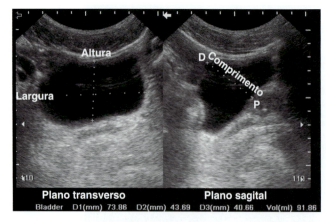

Figura 3-29. Aferição do volume da bexiga utilizando a fórmula: volume da bexiga = largura (plano transversal) × altura (plano transversal) × comprimento (plano sagital médio) × 0,625. No plano sagital, o domo da bexiga (D) está à esquerda e a próstata (P) está à direita.

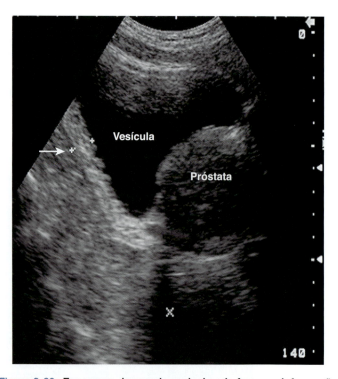

Figura 3-30. Espessura da parede vesical pode fornecer informação a respeito da obstrução da saída da bexiga. Nesta visão sagital, a espessura da parede vesical é aferida posteriormente *(seta)* próximo à linha média. Observe a trabeculação da parede vesical relativamente hiperecoica.

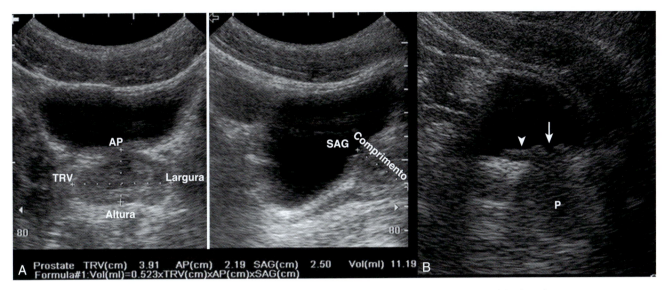

Figura 3-31. A, Ultrassonografia transabdominal é extremamente útil para aferição do volume prostático e avaliação da morfologia prostática. O volume da próstata pode ser calculado utilizando-se a fórmula: volume da próstata (mL) = largura (cm) × altura (cm) × comprimento (cm) × 0,523. B, Nesta visão sagital média da próstata (P), o colo vesical está identificado como uma chanfradura em forma de V *(seta)*. Observe o trígono caracteristicamente hiperecoico *(ponta de seta)*.

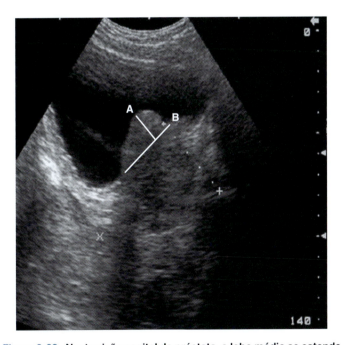

Figura 3-32. Nesta visão sagital da próstata, o lobo médio se estende para a bexiga (A). A base da bexiga está identificada pela linha B. O comprimento da linha A é a protrusão prostática intravesical.

Ultrassonografia do Escroto

Nenhum aspecto do atendimento urológico pode ser mais adequado para o uso da ultrassonografia que a avaliação do escroto. Os urologistas possuem uma compreensão cirúrgica da anatomia e extensa experiência com o diagnóstico e tratamento de distúrbios que afetam o escroto. Uma vez que o escroto e seus conteúdos são superficiais, os transdutores de alta frequência podem ser empregados para produzir informações anatômicas e fisiológicas excelentes e detalhadas. A informação da imagem pode ser correlacionada com os achados do exame físico.

Técnica

A técnica de som é essencial para realizar a ultrassonografia adequada do escroto. Em geral, o exame deve ser direcionado em uma sala silenciosa, que é adequadamente aquecida para o conforto do paciente. O paciente deve estar em supino com o escroto apoiado em uma toalha ou nas coxas anteriores. O paciente deve estar envolto de um modo que mantenha o pênis fora do caminho e garanta a sua privacidade. São utilizadas grandes quantidades de gel condutor para fornecer uma boa interface entre o transdutor e a pele escrotal, pois o aprisionamento de ar no pelo escrotal ocasiona artefatos indesejados. O contato completo, mas suave, entre a pele e o transdutor é essencial, pois a pressão excessiva resulta no movimento do testículo ou na compressão do testículo. A compressão pode alterar a ecogenicidade e esconder finos detalhes anatômicos. Além disso, a compressão pode alterar significativamente as aferições de volume.

A ultrassonografia escrotal é realizada com um transdutor linear de alta frequência, geralmente variando de 7 a 18 MHz. Os transdutores podem ter de 4 a 7,5 cm em largura. Alguns sonografistas preferem a manobrabilidade de um transdutor de 4 cm, ao passo que outros preferem o transdutor mais longo, de 7,5 cm, por sua habilidade de fazer a imagem de todo o testículo no plano sagital simultaneamente A imagem deve ser feita de um modo sistemático e deve incluir as visões sagital e transversal do testículo. A visão sagital deve proceder medialmente da linha média e então lateralmente e da seção transversal média do testículo ao polo superior e do polo inferior do testículo. Além do testículo, devem ser feitas as imagens do epidídimo e de todo o conteúdo escrotal.

ureteral distal, cálculos vesicais e tumores vesicais requer uma bexiga repleta. Embora a morfologia e o volume prostáticos possam ser avaliados com uma bexiga vazia, é bem mais fácil quando a bexiga está cheia. As estruturas pélvicas podem ser difíceis de avaliar em pacientes com um abdome protuberante ou panículo. **Embora a ultrassonografia seja utilizada, a aferição automatizada do volume vesical ou da urina residual não é um estudo de imagem.** A falta de confirmação pela imagem pode levar a determinações de urina residual imprecisas em pacientes com obesidade, retenção de coágulo, ascite, divertículo vesical ou coleção de fluido perivesical (p. ex., urinoma, linfocele).

Indicações

1. Avaliação da massa escrotal e testicular
2. Avaliação da dor escrotal e testicular
3. Avaliação do trauma escrotal
4. Avaliação de infertilidade
5. Acompanhamento de cirurgia escrotal
6. Avaliação do escroto vazio ou anormal

Achados Normais

É importante documentar o tamanho e, se apropriado, o volume do testículo. A arquitetura do eco do testículo deve ser descrita (Fig. 3-33). É importante comparar a ecogenicidade do testículo, pois alguns processos infiltrativos podem resultar em mudanças difusas em um testículo que são notadas somente quando aquele testículo é comparado ao seu contralateral (Fig. 3-34). Por exemplo, o envolvimento linfomatoso ou leucêmico do testículo pode resultar em uma aparência difusamente hipoecoica e homogênea, que pode ser unilateral (Mazzu et al., 1995). Se o fluido paratesticular está presente, o epidídimo e os apêndices testiculares e epididimais são identificados mais facilmente (Fig. 3-35).

O fluxo sanguíneo testicular normal pode ser demonstrado com o Doppler colorido ou Power Doppler (Fig. 3-36) (Barth e Shortliffe, 1997). O fluxo sanguíneo intratesticular é de baixa velocidade, com o PVS médio menor que 10 cm/s (Middleton et al., 1989). O fluxo sanguíneo intratesticular é abastecido principalmente pela artéria testicular, que por último se divide para abastecer o septo testicular individual. O septo fibroso coalesce para formar o mediastino testicular, que é uma estrutura linear hiperecoica observada no plano sagital (Fig. 3-37).

O Doppler espectral é útil na avaliação do fluxo sanguíneo intratesticular com índice de resistividade elevado maior que 0,6, sugestivo de espermatogênese comprometida (Fig. 3-38) (Biagiotti et al., 2002; Pinggera et al., 2008; Hillelsohn et al., 2013).

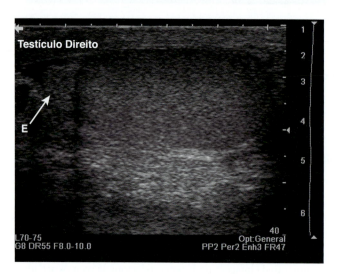

Figura 3-33. Nesta visão longitudinal, a cabeça do epidídimo (E) é observada à esquerda e o polo inferior do testículo está à direita. A anatomia sonográfica testicular normal é caracterizada por uma aparência homogênea e finamente granular do testículo.

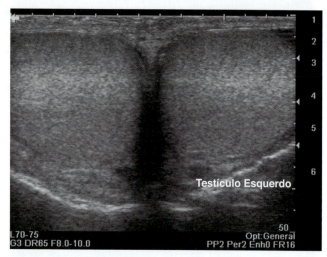

Figura 3-34. Visões bilaterais simultâneas são importantes para descartar um processo infiltrativo difuso como o linfoma. De outro modo, uma mudança difusa e homogênea na ecogenicidade em um dos testículos não seria observada. Neste exemplo, os testículos são simétricos e normais. Esta visão é também requerida para documentar a presença dos dois testículos.

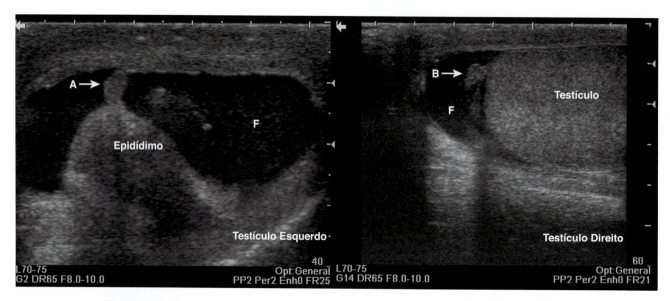

Figura 3-35. A presença de fluido paratesticular (F) permite a identificação do apêndice do epidídimo (A) e do apêndice do testículo (B).

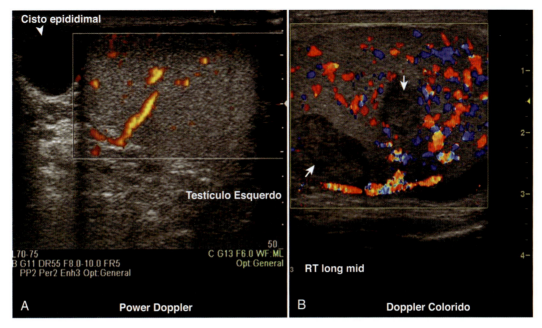

Figura 3-36. A, Fluxo sanguíneo intratesticular normal por Doppler de amplitude; observe o cisto epididimário *(ponta de seta)*. B, Fluxo sanguíneo elevado em um padrão irregular demonstrado pelo Power Doppler foi associado à vasculite necrosante; observe as áreas relativamente hipoecoicas de vascularidade reduzida *(setas)*.

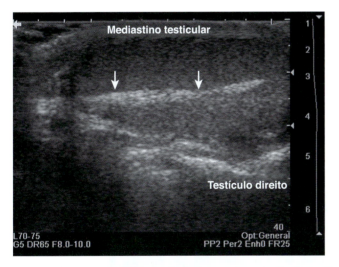

Figura 3-37. Imagem sagital do testículo demonstra um achado anatômico comum, o mediastino testicular hiperecoico *(setas)*. O mediastino testicular é uma estrutura normal resultante da coalescência do septo fibroso do testículo.

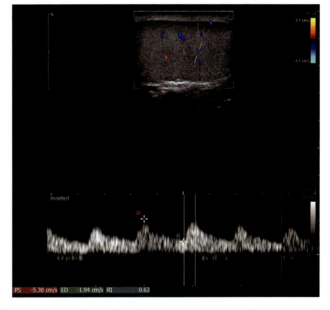

Figura 3-38. Análise de Doppler espectral de uma artéria intratesticular demonstrando uma velocidade de pico sistólico de 5,3 cm/s, uma velocidade diastólica final de 1,94 cm/s e um índice de resistividade calculado de 0,63 em um paciente com dispermia.

Aplicações

O testículo permite o fácil acesso do ultrassom para localização de estruturas internas e para o acesso percutâneo. Em particular, pequenas lesões não palpáveis podem ser localizadas por ultrassonografia, guiando a implantação de uma agulha para biópsia percutânea ou injeção de um corante para localização durante a biópsia aberta (Buckspan et al., 1989).

As aplicações terapêuticas atuais utilizando o direcionamento por ultrassom incluem a aspiração espermática testicular percutânea (Friedler et al., 1997; Belker et al., 1998; Khadra et al., 2003) e a aspiração espermática epididimal percutânea (Craft et al., 1995; Belker et al., 1998; Levine e Lisek, 1998; Meniru et al., 1998; Rosenlund et al., 1998; Lin et al., 2000; Pasqualotto et al., 2003). As futuras aplicações guiadas por ultrassom devem incluir a transferência de células-tronco de espermatogônias para o testículo desprovido de células germinativas após terapias gonadotóxicas.

Sonoelastografia

Dois estudos mais recentes utilizaram a elastografia em tempo real para diferenciar lesões testiculares benignas de malignas, pois está estabelecido que as lesões malignas têm uma rigidez elevada secundária a maior concentração de vasos e células quando comparadas aos tecidos adjacentes. Goddi et al. (2012) avaliaram 88 testículos com 144 lesões e observaram um valor preditivo positivo de 93%, valor preditivo negativo de 96% e 96% de precisão (Fig. 3-19). Aigner et al. (2012) avaliaram

50 lesões e observaram um valor preditivo positivo de 92%, valor preditivo negativo de 100% e 94% de precisão na diferenciação de lesões malignas de benignas. Adicionalmente, Li et al. (2012) observaram que homens com azoospermia não obstrutiva tiveram elasticidade testicular significativamente diferente quando comparados aos pacientes com azoospermia obstrutiva e controles saudáveis com uma análise de sêmen normal. A elastografia tecidual em tempo real (Fig. 3-20) é uma excitante inovação na avaliação de anormalidade no exame escrotal; entretanto, são necessários mais dados antes que a intervenção cirúrgica possa ser seguramente evitada com base nesses achados.

Limitações

Deve-se ter cautela ao interpretar os estudos de fluxo do Doppler na avaliação da suspeita de torção testicular. A marca da torção testicular é a ausência de fluxo sanguíneo **intratesticular** (Fig. 3-39). O fluxo paratesticular nos colaterais epididimários pode aparecer dentro de horas de torção. A comparação com o testículo contralateral deve ser realizada para garantir que os atributos técnicos do estudo são adequados para demonstrar o fluxo sanguíneo intratesticular.

Ultrassonografia do Pênis e da Uretra Masculina

A ultrassonografia do pênis e da uretra masculina oferece detalhes anatômicos extraordinários e pode ser utilizada em muitos casos, em vez de estudos que necessitam de radiação ionizante.

Técnica

A ultrassonografia peniana e uretral é mais bem realizada com um transdutor linear de 12 a 18 MHz para uma resolução ideal. A técnica para a ultrassonografia peniana e uretral inclui o registro do falo nos planos longitudinal e transversal. Ambas as superfícies, ventral e dorsal, do falo podem ser pesquisadas. De modo semelhante à ultrassonografia escrotal, o exame é conduzido melhor em uma sala silenciosa que está adequadamente aquecida para o conforto do paciente. O envolvimento do paciente é feito para garantir sua privacidade. O exame é realizado de um modo sistemático, iniciando-se na base do pênis e procedendo-se distalmente para a glande. É possível obter uma imagem da uretra proximal e do corpo esponjoso e cavernoso pelo escaneamento através do escroto ou períneo.

Pode ser útil, ao se avaliar a uretra peniana, especialmente para doença de estreitamento, injetar de modo retrógrado um gel estéril na uretra. O gel distende a uretra e permite a melhor identificação da anatomia uretral e da anatomia do corpo esponjoso.

Indicações

1. Avaliação da disfunção vascular peniana
2. Documentação de fibrose do corpo cavernoso
3. Localização de corpo estranho
4. Avaliação de estreitamento uretral
5. Avaliação de divertículo uretral
6. Avaliação de trauma ou dor peniana

Achados Normais

A exploração da porção externa do falo pode ser realizada tanto na superfície dorsal quanto na ventral (Fig. 3-40). A exploração transversa do falo revela os dois corpos cavernosos dorsalmente e a uretra ventralmente. A visão sagital do falo demonstra o corpo cavernoso com uma estrutura hiperecoica, duplamente linear, representando a artéria cavernosa (Fig. 3-41). O corpo esponjoso é isoecoico a levemente hipoecoico e contém a uretra coaptada. A uretra está colabada, exceto durante a micção.

Ultrassonografia Perineal

Os aspectos mais proximais da uretra e do corpo cavernoso são mais bem avaliados através de uma abordagem perineal, pelo posicionamento do transdutor sobre o períneo. A uretra bulbar com o ramo bulbar da artéria pudenda, os corpos cavernosos proximais e o ramo cavernoso da artéria pudenda podem ser visualizados (Fig. 3-42).

As ultrassonografias transperineal e translabial também têm sido utilizadas para a avaliação do assoalho pélvico para propósitos diagnósticos e de acompanhamento pós-procedimento. Os compartimentos anterior, central e posterior são bem visualizados. Em contraste à abordagem transvaginal, essa abordagem não é invasiva e não altera a anatomia pélvica (Baxter e Firoozi, 2013).

Aplicações

A aplicação mais comum de ultrassonografia peniana é na avaliação de disfunção erétil e curvatura peniana. A estimulação farmacológica oferece a quantificação da velocidade do fluxo sanguíneo da artéria cavernosa (Fig. 3-43). Os principais critérios para disfunção erétil

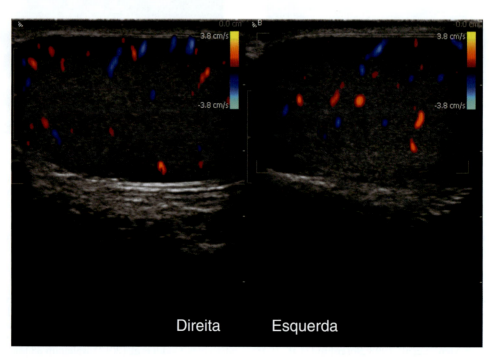

Figura 3-39. Demonstração do fluxo sanguíneo intratesticular bilateral normal pelo Doppler colorido.

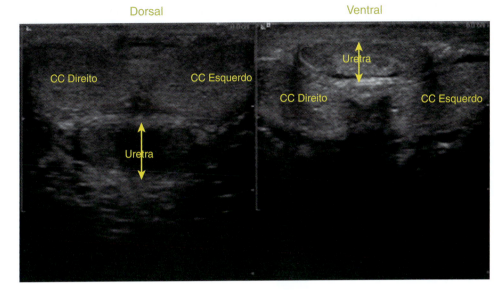

Figura 3-40. Visão transversal do falo com o transdutor posicionado na superfície dorsal e ventral. Observe a compressão da uretra e a compressão do corpo esponjoso na projeção ventral, com mínima pressão aplicada ao falo. CC, corpo cavernoso.

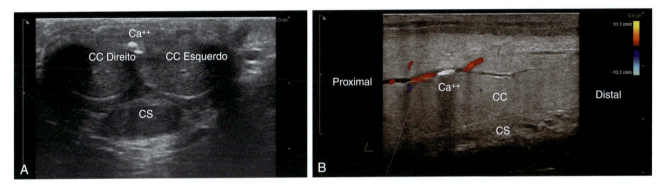

Figura 3-41. A, No escaneamento de plano transversal da superfície dorsal da parte média da diáfise peniana, os corpos cavernosos (CC) são estruturas pareadas vistas dorsalmente, ao passo que o corpo esponjoso (CS) é observado ventralmente na linha média. Uma calcificação (Ca^{++}) é observada entre os dois CC com sombreamento posterior. B, No plano parassagital, o corpo cavernoso (CC) está dorsal com o CS relativamente hipoecoico, visto ventralmente. Dentro do CC, a artéria cavernosa é apresentada com uma calcificação (Ca^{++}) na parede da artéria e sombreamento posterior.

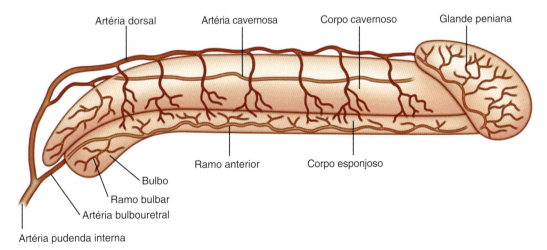

Figura 3-42. A artéria pudenda interna dá origem à artéria bulbouretral, à artéria dorsal e à artéria cavernosa. O aspecto mais proximal da artéria cavernosa tem a melhor imagem através do períneo. (De Gilbert BR. Ultrasound of the male genitalia. New York: Springer. In press.)

arteriogênica incluem um PVS menor que 25 cm/s, dilatação da artéria cavernosa menor que 75% e tempo de aceleração maior que 110 m/s. Em casos de aferições de PVS equívocas, particularmente quando o PVS está entre 25 cm/s e 35 cm/s, os critérios adicionais são a assimetria maior que 10 cm/s no PVS comparando as duas artérias cavernosas, estenose focal da artéria cavernosa e fluxo cavernoso-esponjoso reverso (Benson et al., 1993).

Além disso, foi observado que a disfunção erétil arteriogênica está diretamente correlacionada com outras doenças cardiovasculares sistêmicas, incluindo a doença arterial coronariana e doença vascular periférica, em muitas populações de estudo. O PVS é a medida mais precisa da doença arterial como causa da disfunção erétil. O PVS médio após a injeção intracavernosa de agentes vasoativos, em voluntários saudáveis sem disfunção erétil, variou de 35 a 47 cm/s, com um PSV de 35 cm/s ou maior significando suficiência arterial após a estimulação farmacológica (Lue et al., 1985; Mueller e Lue, 1988; Benson e Vickers, 1989; Shabsigh et al., 2006). A primeira indicação de doença vascular geralmente pode ser a artéria cavernosa peniana menor que 1 mm. O achado de disfunção arteriogênica geralmente pode oferecer uma janela de oportunidade (Miner, 2011) para identificar e potencialmente alterar a natureza progressiva da doença vascular sistêmica (Montorsi et al., 2006; Gazzaruso et al., 2008; Seftel, 2011).

A avaliação da curvatura peniana quase frequentemente envolve a palpação e pesquisa de ultrassom do falo após a estimulação farmacológica. Entretanto, uma placa palpável não é facilmente identificável (Prando, 2009; Kalokairinou et al., 2012). Em muitos casos, as modalidades modo B padrão e Doppler colorido geralmente não localizam a patologia. A sonoelastografia (imagem da elasticidade tecidual) avalia a rigidez dos tecidos biológicos e localiza essas lesões não palpáveis, não visualizadas na ultrassonografia, para potencial tratamento (Fig. 3-44) (Richards et al., 2014).

Limitações

A avaliação completa de uretra peniana, corpo cavernoso e corpo esponjoso requer uma pesquisa dorsal ou ventral do falo exposto e uma abordagem perineal para partes não expostas do falo; isso é particularmente importante na avaliação da uretra bulbar e do corpo proximal. Além disso, a avaliação da disfunção erétil requer aferições qualitativas e quantitativas do fluxo sanguíneo nas artérias penianas. Tal avaliação requer aferições do fluxo sanguíneo antes e após a injeção intracavernosa de substâncias vasoativas.

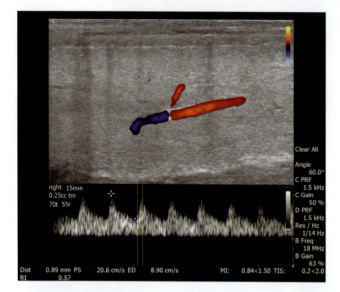

Figura 3-43. Visão longitudinal do corpo cavernoso direito, demonstrando o pico sistólico e a velocidade do fluxo diastólico final na artéria cavernosa direita, que mede 0,89 mm de diâmetro.

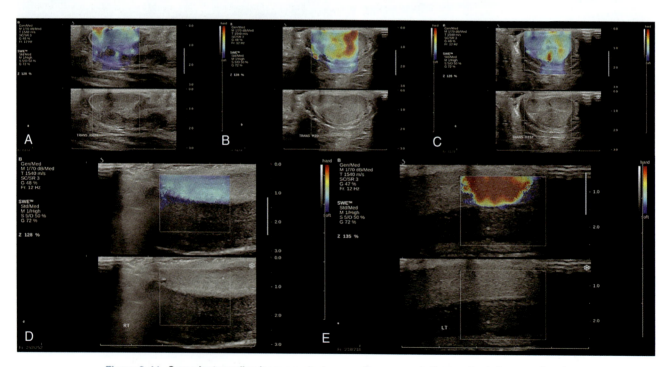

Figura 3-44. Sonoelastografias (com escala de vermelho para mais firme e de azul menos firme) sobrepostas sobre imagens de ultrassom modo B de falo (A) proximal, (B) médio e (C) distal. Sonoelastografia sobreposta sobre visões parassagitais dos corpos cavernosos (D) direito e (E) esquerdo. (De Richards G, Goldenberg E, Pek H, Gilbert BR. Penile sonoelastography for the localization of a non-palpable, non-sonographically visualized lesion in a patient with penile curvature from Peyronie's disease. J Sex Med 2014;11:516–20.)

Ultrassonografia Transretal da Próstata

A USTR da próstata é o procedimento de imagem sonográfica realizado mais comumente pelos urologistas (Trabulsi et al., 2013). Ela é minimamente invasiva e oferece detalhe anatômico extraordinário da próstata e dos tecidos periprostáticos. É apresentada aqui uma visão geral da imagem transretal da próstata. É fornecida uma discussão abrangente no Capítulo 109. A USTR realizada pelo urologista melhora o atendimento do paciente ao oferecer um procedimento minimamente invasivo, que fornece informação em tempo real para um diagnóstico rápido e preciso.

Técnica

Um escaneamento sistemático garante que seja realizado um exame abrangente e adequadamente documentado. Geralmente é utilizado um transdutor de alta frequência, de 7,5 a 10 MHz, podendo ser um transdutor biplanar ou de plano único (i.e., *end fire* ou *side fire*).

É essencial realizar um exame retal digital **antes** de inserir a sonda do ultrassom. Dor ou sensibilidade, constrição retal, massa, lesão ou sangramento que é encontrado ao realizar o exame retal ou ao inserir a sonda podem impedir a USTR.

Após a inserção da sonda, é realizada uma varredura de "inspeção" da próstata, da base ao ápice, incluindo vesículas seminais e parede retal. As vesículas seminais são então examinadas no plano transversal para avaliação comparativa de ecogenicidade e aferições de altura da vesícula seminal e diâmetro da ampola (canal deferente). Posteriormente, é examinada a imagem sagital média transversal e longitudinal da próstata e são obtidas as aferições anteroposterior, de altura e de comprimento. O volume da próstata, previsto pelo antígeno prostático específico (PSA), e a densidade do PSA geralmente podem ser calculados por fórmulas já programadas no equipamento de ultrassom. Como em muitas aplicações urológicas da sonografia, o Doppler colorido pode adicionar informação valiosa.

A espessura da parede retal também deve ser avaliada e registrada como qualquer outro achado notável (Trabulsi et al., 2013). Câncer, pólipo e processos inflamatórios retais exigem mais avaliações. A aparência das anormalidades retais deve ser registrada e pode ser necessário fazer um encaminhamento.

Indicações

1. Aferição do volume da próstata para determinação da densidade do PSA
2. Exame retal digital anormal
3. Avaliação prostática com biópsia controlada por sonografia
4. Cistos
5. Avaliação e aspiração de abscessos prostáticos
6. Avaliação de suspeita de anomalia congênita
7. Sintomas no trato urinário inferior
8. Dor pélvica
9. Prostatite ou prostatodinia
10. Hematospermia
11. Infertilidade (p. ex., azoospermia)
    a. Espécime com baixo volume ou baixa motilidade
    b. Cistos
    c. Vesícula seminal hipoplásica ou dilatada
    d. Motilidade reduzida
    e. Anticorpos antiespermáticos

Achados Normais

A ecogenicidade é avaliada melhor pela comparação dos lados esquerdo e direito da próstata (Fig. 3-45). Em um homem jovem, frequentemente é indicada a USTR na avaliação de subinfertilidade. A próstata do homem jovem é homogênea, com zonas geralmente difíceis de visualizar. A "cápsula sonográfica" pode ser identificada devido à diferença de impedância entre a próstata e a gordura adjacente. A proeminência da uretra ("u" na Fig. 3-45) está relacionada à baixa reflexividade ao redor dos músculos uretrais. Na próstata do homem jovem, a zona periférica ("pz" na Fig. 3-45) geralmente está hiper-reflexiva às zonas central e de transição ("cz" e "tz" na Fig. 3-45). As zonas central e de transição são difíceis de diferenciar uma da outra e o estroma fibromuscular ("fs" na Fig. 3-45) está posicionado anterior à uretra. Em um homem mais

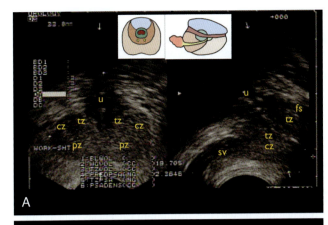

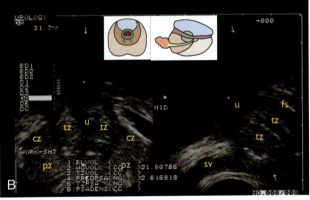

Figura 3-45. A, Próstata de um homem jovem. A zona periférica (pz) frequentemente é hiper-refletida para as zonas central (cz) e de transição (tz). A cz e a tz são difíceis de diferenciar uma da outra e o estroma fibroso (fs) está posicionado anterior à uretra. **B**, Próstata de homem mais velho. O aumento dos elementos glandular e estromal elevando o tamanho da tz e ocasionalmente da pz. A tz é vista independente de outras zonas e a cz é difícil de visualizar.

velho, os elementos glandulares e estromais ampliam largamente o tamanho da zona de transição e ocasionalmente a zona periférica. A zona de transição é observada independentemente de outras zonas e a zona central é difícil de visualizar.

A base da próstata está localizada no aspecto superior da próstata, próximo à base da bexiga. O ápice da próstata está localizado no aspecto inferior da próstata, próximo aos músculos estriados do esfíncter uretral.

Aplicações

A biópsia de próstata guiada pela USTR é realizada inicialmente com mais frequência para uma indicação clínica específica, como uma elevação ou mudança no PSA ou um exame retal digital anormal (Porter, 2013). A neoplasia intraepitelial prostática de alto grau e a proliferação acinar atípica em um espécime de biópsia inicial são consideradas por alguns clínicos indicações de repetição da biópsia imediata ou planejada. A biópsia por USTR pode ser realizada para um aumento no PSA após a terapia inicial. No caso de um paciente com um PSA elevado após prostatectomia retropúbica radical, a ultrassonografia e a biópsia da fossa prostática e a anastomose vesicoureteral podem ser realizadas para auxiliar no diagnóstico de recorrência local. A biópsia por USTR é realizada após a terapia de radiação ou crioterapia para auxiliar no diagnóstico de falha do tratamento local.

A aspiração de cistos prostáticos é um procedimento terapêutico facilmente realizado no consultório com o mínimo de desconforto ao paciente. Ela é indicada geralmente quando um grande cisto na linha média obstrui os ductos ejaculatórios ocasionando a dilatação dos ductos ejaculatórioss, das vesículas seminais ou de ambos. É incomum o repreenchimento do cisto.

Limitações

Algumas vezes é necessária a preparação intestinal para a imagem. Além disso, o *habitus* corporal do paciente deve tornar difícil a imagem adequada da base da próstata, das vesículas seminais e da bexiga. A tecnologia atual limita as capacidades diagnósticas da USTR às anomalias anatômicas.

ACREDITAÇÃO PRÁTICA

Ao realizar a ultrassonografia no consultório, os urologistas devem estar comprometidos a garantir que equipamento, sonografistas e protocolos sejam capazes de fornecer a informação diagnóstica de alta qualidade. Da mesma forma, os pacientes esperam legitimamente que o exame de ultrassom realizado utilize equipamento seguro e que possa fazer a imagem do órgão de interesse efetivamente. Além disso, pagadores de terceiros instituíram exigências para as práticas, incluindo as práticas de urologia a serem seguidas para compensar seu trabalho no fornecimento de serviços de imagem de ultrassom. Um meio do urologista sonografista garantir que seu exame de ultrassom seja compatível com os padrões e protocolos atuais é através da prática da acreditação. Atualmente existem duas agências de acreditação reconhecidas: o American College of Radiology (ACR) e o American Institute for Ultrasound in Medicine (AIUM). O AUA e o AIUM fizeram uma parceria para desenvolver uma via pela qual as práticas urológicas possam obter acreditação que seja reconhecida por autoridades regulatórias e pagadores de terceiros.

Existem algumas leis regulando o desempenho e a interpretação dos exames de ultrassom. Qualquer médico licenciado pode adquirir uma máquina de ultrassom e começar a realizar e interpretar sonografias. Para garantir a qualidade de um exame de ultrassom, o ACR e o AIUM começaram a desenvolver programas em 1995 para credenciar práticas de ultrassom e duas organizações credenciaram as primeiras práticas de ultrassom em 1996. Como neste texto, existem 4.401 práticas (cada local aplica como prática única) com acreditação de ultrassom do ACR e 1.210 (um total de 2.039 locais) com acreditação de ultrassom do AIUM.

O ACR oferece acreditação da prática de ultrassom na ultrassonografia de mama, geral, ginecológica, obstétrica e vascular. O AIUM oferece acreditação na prática de ultrassom para ultrassonografia abdominal/geral, mama, dedicada ao sistema musculoesquelético, dedicada à tireoide/paratireoide, ginecológica, ecocardiografia fetal, obstétrica e mais recentemente urológica.

Como a acreditação da prática de ultrassom difere da certificação de título do AUA? A certificação é concedida a um indivíduo que demonstrou um nível de conhecimento e que continua a buscar requisitos necessários para manter a certificação. O indivíduo permanece certificado independentemente de onde ele trabalha. A acreditação é concedida para uma prática (que pode ser a prática de um praticante autônomo) que demonstra que todos os indivíduos na prática, todas as políticas e todos os procedimentos relevantes, bem como o equipamento e a manutenção obedecem às exigências. As práticas devem continuar a demonstrar conformidade em intervalos regulares, independentemente de se existem mudanças em pessoal, políticas ou equipamento. Um indivíduo que trabalha em uma prática credenciada não pode ir para outra prática e reivindicar que os serviços oferecidos na segunda instalação sejam credenciados.

O processo de acreditação da prática não ocorre sem desafios para os urologistas e para a prática urológica. Os urologistas visualizam a imagem tradicionalmente como uma ferramenta, semelhante a um estetoscópio, que os auxilia a fornecer atendimento aos seus pacientes. O processo de acreditação muda essa visão tradicional exigindo que o urologista e a prática urológica despendam de recursos para atingir as exigências da acreditação. Entretanto, o processo de acreditação ajuda a organizar a abordagem para o exame de ultrassom e melhorar acentuadamente a qualidade. Isso se traduz em exames de ultrassom com diagnóstico aprimorado e melhor atendimento ao paciente (Abuhamad e Benacerraf, 2004).

PONTOS-CHAVE

- Uma onda de ultrassom é uma onda mecânica que cria áreas alternantes de compressão e rarefação no tecido.
- A resolução axial melhora com o aumento da frequência da onda de ultrassom.
- A profundidade de penetração do ultrassom diminui com o aumento da frequência
- A imagem de ultrassom ideal requer trocas entre a resolução e a profundidade de penetração.
- Artefatos podem ser úteis no diagnóstico de algumas condições.
- O número apropriado de imagens a serem registradas para documentação é o número necessário para documentar um exame sistemático e completo e para documentar patologias relevantes.
- O índice mecânico e o índice térmico não são limites de segurança.
- O princípio do TBQRP se destina a limitar a energia total transmitida ao paciente durante um exame.
- O fator mais importante na segurança do ultrassom é o operador informado.
- Angiomiolipoma possui uma característica aparência hiperecoica, mas alguns carcinomas de células renais também são hiperecoicos.
- Embora a ultrassonografia seja utilizada na aferição automatizada do volume da bexiga ou urina residual, esta não é um estudo de imagem.
- Sonoelastografia estende a habilidade da ultrassonografia para detectar a "rigidez" de uma lesão.
- A referência da torção testicular é a ausência de fluxo sanguíneo intratesticular. Entretanto, a ultrassonografia não pode diagnosticar torção — somente o cirurgião ou patologista pode.

Acesse www.expertconsult.com para assistir aos vídeos deste capítulo.

REFERÊNCIAS

Para consultar a lista completa de referências, acesse www.expertconsult.com.

LEITURA SUGERIDA

Fulgham PF. Basic ultrasound DVD. In: Linthicum MD, editor. Urologic Ultrasound DVD Series. American Urological Association; 2007.

Fulgham PF. Abdominal ultrasound DVD. In: Linthicum MD, editor. Urologic Ultrasound DVD Series. American Urological Association; 2008.

Fulgham PF, Gilbert BR. Practical urological ultrasound. New York: Springer; 2013.

Gilbert BR. Ultrasound of the male genitalia DVD. In: Linthicum MD, editor. Urologic Ultrasound DVD Series. American Urological Association; 2008.

Holland CK, Fowlkes JB. Biologic effects and safety. In: Rumack CM, Wilson SR, Charboneau JW, editors. Diagnostic ultrasound. 3rd ed St. Louis: Mosby; 2005. p. 35-53.

Merritt CRB. Physics of ultrasound. In: Rumack CM, Wilson SR, Charboneau JW, editors. Diagnostic ultrasound. 3rd ed St. Louis: Mosby; 2005. p. 3-34.

O'Neill WC. Atlas of renal ultrasonography. Philadelphia: Saunders; 2001.

Rifkin MD, Cochlin MD, Goldberg BB. Imaging of the scrotum and contents. London: Martin Dunitz Ltd; 2002.

Scoutt LM, Burns P, Brown JL, et al. Ultrasound evaluation of the urinary tract. In: Pollack HM, McClennan BL, editors. Clinical urography. 2nd ed Philadelphia: Saunders; 2000. p. 388-472.

Thurston W, Wilson SR. The urinary tract. In: Rumack CM, Wilson SR, Charboneau JW, editors. Diagnostic ultrasound. 3rd ed St. Louis: Mosby; 2005. p. 321-93.

4 Outcomes Research

Mark S. Litwin, MD, MPH e Jonathan Bergman, MD, MPH

Access to Care

Costs of Care

Quality of Care

Health-Related Quality of Life

Health Services Research Methodologies

Future Implications

PARTE II
Princípios Básicos da Cirurgia Urológica

5 Princípios Fundamentais do Cuidado Perioperatório

Manish A. Vira, MD e Joph Steckel, MD, FACS

Avaliação Pré-operatória

Teste Pré-cirúrgico

Avaliação do Risco Cirúrgico

Otimização da Comorbidade da Doença

Populações Especiais

Preparação para Cirurgia

Considerações Anestésicas

Produtos Sanguíneos

Ambiente do Paciente

Incisões Abdominais e Sutura da Incisão

Embora a prática da urologia continue seguindo os tratamentos baseados no consultório e os não cirúrgicos, a diversidade de doenças geniturinárias requer que o urologista praticante esteja familiarizado com os princípios cirúrgicos perioperatórios para aprimorar o atendimento clínico. Este capítulo oferece ao leitor ferramentas básicas para compreender a avaliação pré-operatória, técnicas intraoperatórias e conduta pós-operatória necessárias para promover uma cultura de segurança ao paciente e resultados cirúrgicos ideais.

AVALIAÇÃO PRÉ-OPERATÓRIA

A conduta perioperatória de pacientes que se submetem a cirurgia urológica continua a evoluir. Ao longo das duas últimas décadas, a economia do sistema de saúde vem pressionando cada vez mais para que haja mais cirurgias ambulatoriais, menos estadias hospitalares e menores taxas de complicações. Além disso, a acuidade de pacientes cirúrgicos é crescente, de modo que os pacientes estão ficando mais velhos e com comorbidades mais significativas. Tornou-se padrão que os pacientes que se submetem a cirurgia no hospital, mesmo nos procedimentos urológicos mais sofisticados e complexos, sejam admitidos no mesmo dia da cirurgia. **Portanto, o cirurgião urológico é responsável por garantir que o paciente tenha sido avaliado completamente por outros médicos na equipe de atendimento médico e chegue na sala de operação na condição médica ideal.** A consulta pré-operatória com o médico especialista trará melhor segurança ao paciente e retirará a necessidade de cancelamentos de cirurgias desnecessárias, resultado da falta de preparação médica.

TESTE PRÉ-CIRÚRGICO

O objetivo do teste pré-cirúrgico é identificar uma comorbidade não diagnosticada, um problema médico não tratado ou uma exacerbação significativa de comorbidade existente que possa afetar o resultado da cirurgia (Townsend et al, 2008). Idealmente, a avaliação pré-operatória deve ser individualizada com base em idade, história, achados de exame físico e procedimento cirúrgico a ser realizado. Embora a maioria dos hospitais ou ambulatórios de centros cirúrgicos tenha requerimentos para a avaliação básica, o teste de rotina nunca se mostrou custo-efetivo. De fato, os resultados do teste de rotina são menos preditivos da morbidade perioperatória do que o *status* da American Society of Anesthesiologists (ASA) ou as diretrizes do American Heart Association (AHA) e American College of Cardiology (ACC) para o risco cirúrgico. Uma revisão sistemática recente não observou evidência para corroborar o teste pré-operatório de rotina em pacientes submetidos a cirurgia eletiva não cardíaca (Johansson et al, 2013). Mais comumente, o teste pré-cirúrgico inclui contagem sanguínea completa (CSC); painel metabólico básico (PMB); tempo de protrombina (TP), tempo de tromboplastina parcial (TTP) e razão normalizada internacional (INR) (controverso); eletrocardiograma (ECG); e radiografia torácica. O pedido de rotina de um TP/TTP em um paciente que atualmente não está em uso de varfarina ou em um paciente sem história anterior de aumento de sangramento com outros procedimentos cirúrgicos é controverso e esses testes podem ser omitidos na maioria dos pacientes. **Qualquer mulher em idade fértil, a menos que os ovários ou útero tenham sido cirurgicamente removidos anteriormente, deve passar pelo teste de gravidez urinário na manhã da cirurgia** (Halaszynski et al, 2004). O valor de um ECG pré-operatório na identificação de doença cardíaca aguda subjacente e na predição da morbidade cardíaca perioperatória também é controverso. Alguns estudos mostraram que anormalidades do ECG não têm valor preditivo significativo (Goldman et al, 1978), ao passo que outros observaram que um ECG normal foi o melhor previsor diagnóstico de um evento cardíaco adverso (Carliner et al, 1985). No entanto, há recomendações atuais de que se obtenha um ECG pré-operatório de pacientes com idade acima de 40 anos ou aqueles com história de qualquer doença cardíaca. Semelhantemente, a aplicação pré-operatória de radiografia torácica de rotina, na ausência de doença cardiopulmonar preexistente, não é indicada. Em geral, mesmo uma ASA Task Force on Preanesthesia Evaluation não pode fazer recomendações firmes que não o seguinte: "os testes pré-operatórios podem ser pedidos, necessários ou realizados em uma base seletiva para propósitos de direcionamento ou otimização da conduta perioperatória" (Practice advisory for preanesthesia evaluation, 2002).

AVALIAÇÃO DO RISCO CIRÚRGICO

Classificação e Estratificação de Risco da American Society of Anesthesiologists

Aproximadamente 27 milhões de pacientes passam por cirurgia a cada ano nos Estados Unidos e 8 milhões (30%) têm doença da artéria coronária significativa ou outras comorbidades cardíacas. Apropriadamente, o sistema cardiovascular é visado durante a avaliação pré-operatória dos pacientes. A classificação da ASA foi desenvolvida inicialmente em 1961 e tem sido revisada para categorizar o risco em seis estratificações (Quadro 5-1).

O objetivo do sistema de classificação é avaliar o estado físico geral do paciente antes da cirurgia (não o de avaliar o risco cirúrgico) e, embora bastante subjetivo, ele permanece um preditor de mortalidade independente significativo (Davenport et al, 2006). Outras ferramentas para avaliar os riscos pré-operatórios foram desenvolvidas por análise estatística multivariada de fatores relacionados ao paciente, correlacionados com os resultados cirúrgicos. Um sistema de pontuação, critério de Goldman (Tabela 5-1), atribui pontos para características facilmente reprodutíveis. Os pontos são então adicionados para computar o risco perioperatório de complicações cardíacas relacionadas. Outro sistema, o Índice de Risco Cardíaco, simplificou este conceito; ele utiliza somente seis prognosticadores para estimar o risco de complicação cardíaca em pacientes cirúrgicos não cardíacos (Tabela 5-2) (Akhtar e Silverman, 2004).

Avaliação Cardíaca

A avaliação cardíaca pré-operatória, que consiste em história inicial e exame físico e ECG, tenta identificar potenciais distúrbios cardíacos graves, como doença da artéria coronária, insuficiência cardíaca, arritmias sintomáticas e presença de um marca-passo ou desfibrilador implantável ou história de hipotensão ortostática (Eagle et al, 1996). Além disso é essencial definir a gravidade e estabilidade da doença cardíaca existente pela capacidade funcional do paciente, idade e outras condições de comorbidade, como a diabetes, doença vascular periférica, disfunção renal e doença pulmonar obstrutiva crônica (DPOC). A ACC e a AHA recentemente colaboraram para desenvolver uma diretriz a respeito da avaliação cardíaca perioperatória antes da cirurgia (Fleisher et al, 2007a). Em geral, a diretriz utiliza três categorias de preditores de risco clínico: marcadores clínicos, capacidade funcional e tipo de procedimento cirúrgico (Eagle et al, 2002).

Marcadores Clínicos

Os principais preditores clínicos do aumento do risco cardiovascular perioperatório são infarto do miocárdio agudo registrado a menos de 7 dias antes, infarto do miocárdio recente (definido como pelo menos 7 dias, porém menos de 1 mês antes da cirurgia), angina instável, evidência de qualquer carga isquêmica pelos sintomas clínicos ou teste não invasivo, insuficiência cardíaca descompensada, arritmias significantes e doença vascular grave. Os preditores intermediários incluem angina leve, infarto do miocárdio anterior por história ou ondas Q patológicas, insuficiência cardíaca compensada, diabetes ou insuficiência renal (creatinina >2 mg/dL). Preditores menores do risco são a idade avançada, ECG anormal, outros ritmos além do sinusal (p. ex., fibrilação atrial), história de acidente vascular ou hipertensão sistêmica descontrolada. O dito histórico, sugerindo que a cirurgia eletiva após um infarto do miocárdio seja realizada após 3 a 6 meses de intervalo, atualmente é evitado (Tarhan et al, 1972). **O comitê de base de dados cardiovasculares do ACC estratifica o risco baseado na gravidade do infarto do miocárdio e na probabilidade de novo infarto, com base em um recente teste ergométrico.** Entretanto, na ausência de ensaios clínicos adequados, nos quais se baseiam as firmes recomendações, é razoável esperar 4 a 6 semanas após o infarto do miocárdio para realizar a cirurgia eletiva.

Capacidade Funcional

A capacidade funcional, ou a capacidade de atender a demanda aeróbica para uma atividade específica, é quantificada como equivalentes metabólicos (EMT). Por exemplo, uma demanda de 4 EMT é comparável à habilidade do paciente de subir dois lances de escada. Essa simples aferição continua sendo um método fácil e barato para determinar a capacidade funcional cardiopulmonar de um paciente (Biccard, 2005). **O Duke Activity Status Index** (Tabela 5-3) **permite ao médico determinar facilmente a capacidade funcional de um paciente** (Hlatky et al, 1989). **Em geral, uma capacidade de 4 EMT não indica a necessidade de avaliação cardíaca invasiva futura.**

Risco Cardíaco Cirúrgico-Específico

Dois fatores importantes determinam o risco cardíaco cirúrgico-específico: o tipo de cirurgia e o grau de estresse hemodinâmico. O risco cirúrgico-específico está estratificado em procedimentos de alto, intermediário e baixo risco. Procedimentos de alto risco incluem grande

---

QUADRO 5-1 Classificação da American Society of Anesthesiologists (ASA)

ASA Classe I — Paciente saudável normal
ASA Classe II — Paciente com doença sistêmica leve
ASA Classe III — Paciente com doença sistêmica grave que limita a atividade, mas não é incapacitante
ASA Classe IV — Paciente com doença incapacitante que é uma ameaça constante à vida
ASA Classe V — Paciente agonizante sem expectativa de sobrevivência de 24 horas com ou sem cirurgia
ASA Classe VI — Paciente com morte cerebral declarada, cujos órgãos estão sendo removidos para propósitos de doação
ASA Classe E — Em um evento de cirurgia de emergência, é adicionado um E após o número Romano (das classes I a V)

TABELA 5-1 Índice de Risco Cardíaco de Goldman

FATORES DE RISCO DO PACIENTE	PONTOS
Terceiro ruído cardíaco ou distensão venosa jugular	11
Infarto do miocárdio recente	10
Ritmo não sinusal ou contração atrial prematura no eletrocardiograma	7
Mais que cinco contrações ventriculares prematuras	7
Idade acima de 70 anos	5
Cirurgias de emergência	4
Condição médica geral ruim	3
Cirurgia intratorácica, intraperitoneal ou aórtica	3
Estenose valvular aórtica significativa	3
Para cirurgia não cardíaca, o risco de complicações cardíacas é:	
• 6-12 pontos = 7% de risco	
• 13-25 pontos = 14% de risco	
• 26 pontos = 78% de risco	

Modificado de Akhtar S, Silverman DG. Assessment and management of patients with ischemic heart disease. Crit Care Med 2004;32:S126–36.

TABELA 5-2 Índice de Risco Cardíaco Modificado

FATORES DE RISCO DO PACIENTE	PONTOS
Doença cardíaca isquêmica	1
Insuficiência cardíaca congestiva	1
Doença vascular cerebral	1
Cirurgia de risco elevado	1
Tratamento pré-operatório com insulina para diabete	1
Creatinina pré-operatória > 2 mg/dL	1
Cada aumento de ponto aumenta o risco de morbidade cardiovascular perioperatória.	

Modificado de Akhtar S, Silverman DG. Assessment and management of patients with ischemic heart disease. Crit Care Med 2004;32:S126–36.

TABELA 5-3 Índice de *Status* de Atividade de Duke*

ATIVIDADE	SIM	NÃO
Você pode tomar conta de si mesmo (comer, vestir-se, tomar banho ou usar o banheiro)?	2,75	0
Você pode se movimentar dentro de casa como ao redor da casa?	1,75	0
Você pode andar um quarteirão ou dois no nível plano?	2,75	0
Você pode subir um lance de escadas ou subir uma ladeira?	5,50	0
Você pode correr uma curta distância?	8,00	0
Você pode fazer as tarefas domésticas como tirar o pó ou lavar louça?	2,70	0
Você pode realizar tarefas domésticas moderadas como passar aspirador, varrer o chão ou carregar as compras?	3,50	0
Você pode realizar tarefas domésticas como esfregar o chão ou levantar e mover móveis pesados?	8,00	0
Você pode fazer tarefas de jardinagem como rastelar as folhas, capinar e empurrar um cortador de grama?	4,50	0
Você consegue ter relações sexuais?	5,25	0
Você pode participar de atividades recreativas moderadas como golfe, boliche, dança, tênis de dupla ou arremessar uma bola de basquete ou futebol?	6,00	0
Você pode participar de esportes extenuantes como natação, tênis individual, futebol, basquete ou esqui?	7,50	0

Índice de status de atividade de Duke
(ISAD) = SOMA (valores para as 12 questões).
Pico da entrada de oxigênio estimada (pico VO_2)
em mL/min = 0,43 x (ISAD) + 9,6.
Pico de VO_2 em mL/kg/min − 0,286 (mL/kg/min)$^{-1}$ = EMT

*A medida mais amplamente reconhecida de capacidade cardiorrespiratória é o consumo máximo de oxigênio (pico VO_2) aferido em mL/kg/min. A pontuação do Índice correlaciona-se diretamente com o pico de VO_2 e, portanto, é uma medida indireta dos EMT máximos.
Modificado de Hlatky MA, Boineau RE, Higginbotham MB, et al. A brief self-administered questionnaire to determine functional capacity (the Duke Activity Status Index). Am J Cardiol 1989;64:651–4.

cirurgia de emergência, particularmente em idosos, e a cirurgia associada ao tempo operatório elevado ocasionando troca de fluidos ou perda de sangue. Os procedimentos de risco intermediário incluem a cirurgia intraperitoneal, procedimentos laparoscópicos e cirurgias laparoscópicas assistidas por robôs. Os procedimentos de baixo risco incluem os procedimentos endoscópicos ou cirurgias superficiais (p. ex., envolvimento da entrada à cavidade corporal) (Eagle et al, 2002).

Avaliação Pulmonar

A avaliação pulmonar pré-operatória é importante em todos os procedimentos cirúrgicos, porém crítica em cirurgias envolvendo as cavidades torácica ou abdominal. Esses procedimentos, que incluem as cirurgias intra-abdominais, laparoscópicas ou robóticas, podem reduzir a função pulmonar e predispor a complicações pulmonares. Por consequência, é prudente considerar a avaliação pulmonar funcional em pacientes que têm doença médica subjacente significativa, história de tabagismo significativo ou sintomas pulmonares evidentes. Testes da função pulmonar, que incluem o volume expiratório forçado em 1 s (VEF_1), capacidade vital forçada e capacidade de difusão do monóxido de carbono, são facilmente realizados e fornecem uma base pré-operatória. **Pacientes com VEF_1 menor que 0,8 L/s ou 30% do previsto estão sob risco elevado de complicações** (Arozullah et al, 2003). Os fatores de risco pulmonar específico incluem DPOC, tabagismo, produção de escarro pré-operatório, pneumonia, dispneia e apneia obstrutiva do sono. **Tem sido demonstrado que os fumantes têm risco quatro vezes maior de morbidade pulmonar pós-operatória e taxa de mortalidade 10 vezes mais elevada** (Fowkes et al, 1982). Em geral, é interessante observar que os pacientes com doença pulmonar restritiva se saem melhor que aqueles com doença pulmonar obstrutiva, pois este último grupo mantém uma taxa de fluxo expiratório máximo adequado, o que permite uma tosse mais efetiva com produção de escarro menor (Pearce e Jones, 1984). Além dos fatores de risco pulmonar específico, os fatores gerais contribuem para o aumento das complicações pulmonares, como idade avançada, baixos níveis de albumina sérica, obesidade, noção sensorial comprometida, tabagismo anterior, imobilidade, insuficiência renal aguda e uso crônico de esteroide.

Avaliação Hepatobiliar

Uma vez que a sobrevivência dos pacientes com doença hepática avançada melhorou ao longo da última década, a cirurgia está sendo realizada mais frequentemente nesses pacientes. Além disso, os pacientes com doença hepática de leve a moderada geralmente são assintomáticos. Esses pacientes precisam ser identificados e avaliados antes da cirurgia. Os pacientes geralmente estão cientes de um diagnóstico anterior de hepatite e devem ser questionados a respeito do momento do diagnóstico e dos fatores precipitantes. Essa história é particularmente importante se um membro da equipe de atendimento médico é ferido inadvertidamente com uma agulha ou bisturi durante o procedimento cirúrgico. Uma revisão dos sistemas deve incluir questões sobre prurido, sangramento excessivo, distensão abdominal anormal e ganho de peso. No exame físico, a icterícia e a icterícia escleral podem estar evidentes com níveis de bilirrubina sérica maior que 3 mg/dL. As mudanças na pele, como "cabeça de medusa", eritema palmar, angiomas "aranhas" e baqueteamento, podem indicar disfunção hepática. As manifestações graves incluem distensão abdominal, encefalopatia, asteríxis ou caquexia. Novamente, a identificação da doença hepática subjacente é importante na avaliação do risco pré-operatório do paciente. Embora a estimativa de mortalidade perioperatória seja limitada pela falta de estudos clínicos de alta qualidade, o uso dos escores de classificação Child e do Modelo para Doença Hepática Terminal (MELD) oferece uma estimativa razoável.

A classificação Child avalia a morbidade e a mortalidade perioperatórias em pacientes com cirrose e é baseada nos marcadores séricos do paciente (bilirrubina, albumina, TP) e na gravidade das manifestações clínicas (p. ex., encefalopatia e ascite). **O risco de mortalidade dos pacientes que passam por cirurgia, estratificado pela classe Child, é como o seguinte: Classe A de Child — 10%, Classe B de Child — 30%, e Classe C de Child — 76% a 82%.** A classificação de Child também se correlaciona com a frequência de complicações, como insuficiência hepática, encefalopatia, hemorragia, infecção, insuficiência renal, hipóxia e ascite intratável. Fatores de risco independentes que não a classe de Child, que podem aumentar a taxa de mortalidade em pacientes com doença hepática, incluem a cirurgia de emergência e DPOC (Pearce e Jones, 1984; O'Leary et al, 2009).

O escore MELD é talvez uma avaliação mais precisa da mortalidade perioperatória em pacientes com disfunção hepática. O escore é derivado de um modelo de regressão linear baseado na bilirrubina sérica, nos níveis de creatinina e no INR. Ele é mais preciso que a classificação de Child, na medida em que é objetivo, oferece pesos a cada variável e não depende de valores de corte arbitrários (Teh et al, 2007). **Os clínicos podem utilizar um website (http://mayoclinic.org/meld/mayomodel9.html) para calcular o risco de mortalidade em 7 dias, 30 dias, 90 dias, 1 ano e 5 anos com base na idade do paciente, classe da ASA, INR, bilirrubina sérica e níveis de creatinina.** Um estudo recente também observou que o escore MELD foi fortemente correlacionado ao risco de mortalidade de 30 dias em todos os pacientes submetidos a cirurgia colorretal, independentemente da ocorrência de doença hepática (Hedrick et al, 2013). Juntos, a classificação de Child e o escore MELD se complementam e oferecem uma avaliação importante do risco da cirurgia em pacientes cirróticos (O'Leary e Friedman, 2007; O'Leary et al, 2009).

OTIMIZAÇÃO DA COMORBIDADE DA DOENÇA

Assim como a avaliação pré-operatória adequada é importante, a otimização da comorbidade da doença é essencial na redução da morbidade e mortalidade perioperatórias. Com respeito à doença cardíaca, muitos estudos avaliaram o uso profilático de nitratos, bloqueadores de canal de cálcio e β-bloqueadores para pacientes que estão em risco de isquemia do miocárdio perioperatória. Somente o β-bloqueador demonstrou melhorar os resultados (Pearse et al, 2004). Em um estudo de referência, Mangano et al. relataram no *New England Journal of Medicine* que houve uma melhora nos resultados com o uso profilático de atenolol em pacientes submetidos a cirurgia vascular (Mangano et al, 1996). Semelhantemente, um estudo retrospectivo e cooperativo de um grupo de mais de meio milhão de pacientes demonstrou que o β-bloqueador perioperatório está associado a um risco de morte reduzido entre os pacientes de alto risco passando por grande cirurgia não cardíaca (Lindenauer et al, 2005). Além do β-bloqueador, o conceito de terapia direcionada a um objetivo, empregar o uso criterioso de fluidos, inotrópicos e oxigenoterapia para atingir os objetivos terapêuticos, pode reduzir o risco perioperatório (Pearse et al, 2004). Esse conceito foi validado por Shoemaker, que relatou uma redução expressiva na mortalidade de 28% para 4% ($P < ,02$) quando foi aplicada a terapia direcionada a um objetivo (Shoemaket et al, 1988).

Intervenções pré-operatórias específicas podem reduzir as complicações pulmonares. O tabagismo deve ser descontinuado pelo menos 8 semanas antes da cirurgia, para que haja redução do risco. Pacientes que descontinuam o tabagismo menos de 8 semanas antes da cirurgia podem realmente ter maior risco de complicação, pois a ausência aguda do efeito nocivo da fumaça do cigarro reduz a tosse e o *toilet* pulmonar pós-operatório. **Entretanto, os pacientes que param de fumar pelo menos 8 semanas antes da cirurgia têm taxas de complicações significativamente reduzidas e os pacientes que pararam de fumar por mais de 6 meses têm morbidade pulmonar comparada à de não fumantes** (Warner et al, 1989). O uso pré-operatório de broncodilatadores em pacientes DPOC pode reduzir expressivamente as complicações pulmonares. O tratamento agressivo de infecções pulmonares preexistentes com antibióticos, assim como o pré-tratamento com esteroides em pacientes asmáticos, é essencial na otimização da performance pulmonar. Do mesmo modo, o uso de anestésicos peridural e regional, o *toilet* pulmonar vigoroso, a reabilitação e a terapia continuada com broncodilatadores são todos benéficos (Arozullah et al, 2003).

Assim como nas comorbidades cardiopulmonares, a conduta e a otimização pré-operatórias de pacientes diabéticos são muito importantes. A hiperglicemia perioperatória pode comprometer a cicatrização e elevar a incidência de infecção (Golden et al, 1999). A hipoglicemia em um paciente anestesiado ou sedado pode não ser reconhecida e ela própria traz riscos significativos. **Pacientes diabéticos não dependentes de insulina podem precisar descontinuar os hipoglicêmicos de longa ação por causa desse risco de hipoglicemia intraoperatória. Em geral, são preferidos os agentes de ação curta ou regimes de escala móvel de insulina.** Recomenda-se que os níveis de glicose sanguínea sejam controlados entre 80 e 250 mg/dL. As verificações frequentes da glicose pela ponta do dedo e um regime de escala móvel de insulina de ação curta são utilizados no período pós-operatório. Uma vez que o paciente está comendo, o regime de insulina normal pode ser retomado. Pacientes que monitoram seus diabetes com o uso de bombas de insulina devem continuar suas infusões de insulina basal no dia da cirurgia. A bomba é utilizada então para corrigir o nível de glicose à medida que ela afere. É importante conhecer o fator de sensibilidade que corrige a glicose para que o açúcar do paciente possa ser gerenciado na sala de operação (Townsend et al, 2008).

Pacientes com hipertireoidismo e hipotireoidismo devem ser avaliados pelo endocrinologista e a cirurgia deve ser adiada até que o estado eutireoideo seja atingido. **O maior risco no paciente hipotireoideo é a tireotoxicose ou tempestade da tireoide, que pode se manifestar com febres, taquicardia, confusão e colapso cardiovascular.** A fibrilação atrial também pode estar presente em 20% dos pacientes hipertireoideos (Kleine Ojamaa, 2001). Com relação ao hipertireoidismo, deve-se dar muita atenção às vias respiratórias, pois a traqueia pode estar comprometida ou desviada por um grande bócio. Em geral, as medicações antitireoide como propiltiouracil ou metimazol, assim como os β-bloqueadores, são continuados no dia da cirurgia. No evento de tireotoxicose, o iodo e os esteroides podem ser necessários (Schiff e Welsh, 2003). O hipotireoidismo geralmente está associado ao aumento da sensibilidade aos medicamentos como os agentes anestésicos e narcóticos. O hipotireoidismo grave pode estar associado à disfunção do miocárdio, coagulopatia, desequilíbrio eletrolítico e motilidade gastrointestinal (GI) reduzida. Os sintomas incluem letargia, intolerância ao frio, rouquidão, constipação, pele seca e apatia. A redução da taxa metabólica produz o edema periorbital, enfraquecimento das sobrancelhas, cabelo quebradiço, pele seca, hipertermia, bradicardia e um relaxamento prolongado dos reflexos do tendão profundo (Murkin, 1982). Uma vez que o diagnóstico é confirmado por um nível de tiroxina baixo e um nível de hormônio estimulante da tireoide elevado, pode ser iniciada a substituição da tireoide com levotiroxina (Schiff e Welsh, 2003).

A avaliação do paciente em uso de corticosteroide ou com suspeita de ter uma resposta anormal ao eixo hipotalâmico-pituitário-adrenal (HPA) também é importante. Existe uma ampla variedade na supressão do HPA em pacientes que estão recebendo esteroides exógenos. No entanto, parece claro que a administração de esteroides oral, equivalente a menos de 5 mg de prednisona por qualquer duração de tempo, não causa supressão clinicamente significativo do eixo HPA. **Em contraste, qualquer paciente em uso de mais de 20 mg de prednisona ou seus equivalentes por dia por mais de 3 semanas ou que está clinicamente cushingoide tem provável supressão do eixo HPA** (LaRochelle et al, 1993). A supressão de HPA pode ocorrer mesmo em pacientes em uso de potentes esteroides tópicos em doses de 2 g/dia, assim como em pacientes que estão recebendo corticosteroides inalatórios em doses de 0,8 mg/dia. Embora seja discutível que a duração da supressão do eixo HPA funcional depois dos glicocorticoides tenha sido interrompida, os esteroides suplementares perioperatórios são recomendados para pacientes que receberam doses supressoras do eixo HPA dentro de 1 ano de cirurgia. Um teste de estimulação do hormônio adrenocorticotrófico (ACTH) de baixa dose pode ser utilizado para avaliar o eixo HPA e a necessidade de esteroides suplementares. Para pacientes que tomam 5 mg de prednisona ou o equivalente por dia, não são necessários esteroides suplementares e a dose diária normal de glicocorticoide pode ser administrada no período perioperatório. **Para aqueles cujo eixo HPA está supostamente suprimido ou em que está registrada a supressão, 50 a 100 mg de hidrocortisona intravenosa são administrados antes da indução da anestesia e 25 a 50 mg de hidrocortisona são administrados a cada 8 horas, depois disso por 24 a 48 horas até que a dose de esteroide normal possa ser reassumida.** Procedimentos menores sob anestesia local não precisam de doses suplementares de esteroides (Schiff e Welsh 2003).

POPULAÇÕES ESPECIAIS

Idosos

Estima-se que em 2050 o número de americanos com mais de 65 anos de idade será mais do que o dobro a 89 milhões de indivíduos, com mais de 20% acima dos 85 anos de idade (Jacobsen et al, 2011). Portanto, os octogenários e os nonagenários estão passando por um número elevado de cirurgias anualmente. Em virtude das necessidades fisiológicas, farmacológicas e psicológicas especiais de pacientes idosos, encontra-se um único conjunto de desafios ao cuidado à saúde. Ainda não está claro se a idade avançada prevê independentemente o risco cirúrgico ou se são as condições médicas coexistentes que afetam adversamente os resultados cirúrgicos. Entretanto, em um amplo estudo publicado por Turrentine, foi demonstrado que a idade elevada previu a morbidade e a mortalidade independentemente (Turrentine et al, 2006). Isso confirmou o estudo de Vemuri, que também observou que a idade elevada é um fator de risco independente para a morbidade e mortalidade em pacientes submetidos à cirurgia de aneurisma (Vemuri et al, 2004). Na literatura urológica, Liberman et al relataram taxas de mortalidade de 90 dias após cistectomia radical em pacientes com idade inferior a 70 anos, de 70 a 80 anos e acima de 80 anos de 2%, 5,4% e 9,2%, respectivamente (Liberman et al, 2011). Esses estudos sugerem que, independentemente das comorbidades, talvez o paciente idoso não possa atingir a demanda funcional elevada exigida durante os períodos perioperatório e pós-operatório. A hipertensão e a dispneia foram os fatores de risco mais frequentemente observados nos pacientes com idade acima de 80 anos e a história de transfusão pré-operatória, operação de emergência e perda de peso previram melhor a morbidade pós-operatória. Cada acréscimo de 30 minutos do tempo operatório aumenta as chances de mortalidade em 17% nos octogenários (Turrentine et al, 2006). Um único e importante fator no cuidado perioperatório de idosos está na identificação e prevenção do delírio. Muitas vezes negligenciado como "agitação crepuscular", o delírio pode ser o primeiro sinal clínico de complicações metabólicas e infecciosas (Townsend et al, 2008).

Obesidade Mórbida

Com o aumento da incidência da obesidade, assim como a vasta experiência de cirurgia bariátrica acumulada, o atendimento do paciente com obesidade mórbida tem sido estudado extensivamente. Deve-se pesar cuidadosamente o risco de qualquer procedimento cirúrgico com a história natural de doença, ao decidir o tempo ótimo de cirurgia no obeso mórbido. **Estima-se que os pacientes com o índice de massa corpórea (IMC) de 45 kg/m², ou mais, podem perder 8 a 13 anos de expectativa de vida** (Fontaine et al, 2003). A seleção cautelosa do paciente obeso mórbido para cirurgia eletiva é de extrema importância. Os sintomas cardíacos, como a dispneia de esforço e o edema dos membros inferiores, não são específicos em pacientes obesos mórbidos e muitos desses pacientes têm capacidade funcional ruim. O exame físico frequentemente subestima a disfunção cardíaca no paciente gravemente obeso. Os pacientes gravemente obesos com mais de três fatores de risco de doença cardíaca coronariana podem precisar de avaliação cardíaca não invasiva (Poirier et al, 2009). A obesidade está associada a uma ampla ordem de comorbidades. Pacientes morbidamente obesos frequentemente têm doença cardiovascular aterosclerótica, insuficiência cardíaca, hipertensão sistêmica, hipertensão pulmonar relacionada a apneia do sono e obesidade, hipoventilação, arritmias cardíacas, trombose venosa profunda, história de embolia pulmonar e capacidade de exercício ruim. Existem também numerosas anormalidades pulmonares que resultam em um desencontro das ventilação e perfusão e hipoventilação alveolar. A obesidade é um fator de risco para infecções pós-operatórias da incisão e, quando apropriado, a cirurgia laparoscópica deve ser considerada.

Gestação

A cirurgia urológica na mulher gestante está relacionada mais comumente à conduta da cólica renal e a cálculos do trato urinário. Na mulher assintomática, os cálculos podem ser descobertos durante a avaliação sonográfica do feto ou durante a avaliação da mulher gestante que está sofrendo de cólica renal. **O feto está em risco elevado de exposição à radiação do período pré-implantação até aproximadamente 15 semanas de gestação.** Uma vez que a dose de radiação associada às malformações congênitas é de 10 cGy, a avaliação da cólica renal na paciente gestante é realizada geralmente com sonografia (dose de radiação com tomografia computadorizada [TC] abdominal—1 cGy; pielografia intravenosa—0,3 cGy). As indicações para intervenção cirúrgica na paciente gestante são discutidas em outra parte deste livro. Os riscos anestésicos durante a gestação são preocupantes para a mãe e para o feto. Durante o primeiro trimestre o feto pode estar exposto diretamente aos efeitos teratogênicos de certos agentes anestésicos. Mais tarde na gestação, a anestesia coloca a mãe em risco de parto pré-termo e o feto em risco de hipoxemia secundária às mudanças no fluxo sanguíneo uterino e no equilíbrio ácido-básico materno. Esses riscos parecem ser maiores durante o primeiro e terceiro trimestres. **Para procedimentos semisseletivos, deve-se tentar atrasar a cirurgia para depois do primeiro trimestre.** Entretanto, deve-se considerar a exposição continuada da condição subjacente em relação aos riscos operatórios para a mãe e o feto. **O segundo trimestre é o momento mais seguro para realizar a cirurgia, pois a diferenciação do sistema de órgão já ocorreu e quase não há risco de malformação induzida por anestésicos ou aborto espontâneo.** Quando se contempla a cirurgia em uma paciente gestante, a consulta com obstetra, perinatalogista e anestesiologista é essencial. Esses especialistas ajudarão a determinar a melhor técnica para monitorar o estado do feto. Os monitores da frequência cardíaca fetal e o tocômetro monitorando a atividade uterina são utilizados antes e depois do procedimento. A dor pós-operatória é tratada melhor com analgésicos narcóticos, pois eles não demonstraram causar defeitos congênitos em humanos quando utilizados em dosagens normais. A medicação anti-inflamatória não esteroide deve ser evitada devido ao risco de fechamento prematuro dos ductos arteriais. O uso crônico de narcóticos durante a gestação pode causar dependência fetal e recomenda-se que a paciente gestante pós-cirúrgica seja desmamada do uso do narcótico o quanto antes (Mikami et al, 2008).

Estado Nutricional

A subnutrição compromete as defesas do hospedeiro e aumenta o risco de morbidade e mortalidade perioperatórias. O estado nutricional adequado é essencial para cicatrização adequada, tratamento de infecções, retorno da atividade GI e manutenção da função de órgãos vitais (McDougal, 1983). A avaliação e a classificação pré-operatórias do estado nutricional do paciente geralmente consistem na avaliação de qualquer perda de peso recente e na aferição dos valores laboratoriais, como a contagem de linfócitos e albumina sérica. Uma perda de peso de 9 kg nos 3 meses precedentes à cirurgia é considerada um reflexo da subnutrição grave. A contagem de linfócitos e o nível de albumina sérica refletem o estado da proteína visceral, com os níveis baixos indicando subnutrição (Reinhardt et al, 1980). Várias ferramentas de avaliação têm sido validadas para quantificar o estado nutricional, incluindo a Avaliação Subjetiva Global (http://subjectiveglobalassessment.com).

Existem dois métodos para suporte nutricional. A nutrição parenteral total (NPT) é utilizada para pacientes que estão gravemente malnutridos e em que o trato GI não está em funcionamento. Muitos estudos demonstraram que 7 a 10 dias de nutrição parenteral pré-operatória melhoram o resultado pós-operatório em pacientes subnutridos (Von Meyenfeldt et al, 1992). Entretanto, seu uso em pacientes bem nutridos e ligeiramente desnutridos não tem benefícios ou aumenta o risco de sepse (Perioperative total parenteral nutrition in surgical patients, 1991). Por outro lado, a nutrição enteral apresenta menos complicações que a NPT e pode fornecer uma dieta fisiológica mais balanceada. A nutrição elementar é realizada através de um tubo de alimentação, gastrostomia ou jejunostomia. A nutrição enteral mantém o tecido linfoide associado ao intestino, melhora o fluxo sanguíneo da mucosa e mantém a barreira da mucosa. Existem centenas de produtos enterais no mercado e a maioria tem a densidade calórica de 1 a 2 kcal/mL. Essas fórmulas também são livres de lactose e oferecem os subsídios diários recomendados de vitaminas e minerais em menos de 2 L/dia. Os pacientes que estão recebendo alimentação enteral devem ser monitorados quanto a melhora do estado nutricional, intolerância GI e desequilíbrios de fluidos e de eletrólitos. **As alimentações enterais pré-operatórias podem reduzir as taxas de complicação pós-operatória de 10% a 15% quando utilizadas por 5 a 20 dias antes da cirurgia** (Guidelines for the use of parenteral and enteral nutrition, 2002). **A diretriz recomenda a nutrição parenteral pós-operatória no paciente que é incapaz de atingir suas exigências calóricas dentro de 7 a 10 dias.** Assim como no estado perioperatório, são preferíveis as alimentações enterais à nutrição parenteral, quando possível. Além disso, o uso de rotina da NPT pós-operatória não se provou útil em pacientes bem nutridos ou naqueles com ingestão oral adequada dentro de 1 semana após a cirurgia (Byers e Hameed, 2008). As complicações podem ocorrer tanto com a nutrição enteral quanto com a nutrição parenteral. O deslocamento das sondas nasoentéricas e dos cateteres enterais percutâneos pode ocasionar complicações pulmonares e peritoneais. Também pode ocorrer íleo adinâmico devido a perfusão esplâncnica reduzida, tônus simpático ou uso de opiáceos. Com relação à NPT, o estabelecimento do acesso central está associado a um risco significativo de complicações. Elas incluem pneumotórax ou hemotórax secundário a malposicionamento linear e quilotórax secundário à lesão do ducto torácico. A sepse associada a cateter venoso é a complicação mais comum de cateteres centrais e precisa de remoção do cateter. Foi relatada a trombose venosa associada a tromboflebite e edema dos membros. A trombose de cateter também foi relatada e pode ser tratada com agentes trombolíticos (Guidelines for the use of parenteral and enteral nutrition, 2002).

PREPARAÇÃO PARA CIRURGIA

Antibiótico Profilático

Em 1999 o Centers of Disease Control and Prevention (CDC) publicou seu terceiro relato sobre a prevenção de infecções no sítio cirúrgico (ISC), destacando a importância da padronização do tratamento profilático para prevenir essa complicação cirúrgica universal (Mangram et al, 1999). **O relato indicou que a ISC é responsável por aproximadamente 40% das infecções nosocomiais em pacientes cirúrgicos e prolonga potencialmente a estadia hospitalar por 7 a 10 dias.** Um estudo de ISC nacional de 2005 Healthcare Cost and Utilization Project National Inpatient Sample (HCUP NIS) calculou um aumento na estadia hospitalar de 9,7 dias e no custo por paciente de $20.892 (de Lissovoy et al, 2009). Isso foi nacionalmente traduzido em um adicional de 1 milhão de dias de internação hospitalar e um custo de atendimento médico adicional de $1,6 bilhões. Bowater et al publicaram uma metanálise de revisão sistemática (nível 1 de evidência) e concluíram que houve evidência substancial de que o antibiótico profilático foi uma prevenção mais efetiva para as ISC do que uma ampla variedade de procedimentos cirúrgicos (Bowater et al, 2009). **Dada a responsabilidade ética do cirurgião de reduzir a morbidade cirúrgica e a mudança na política recente pelo Centers for Medicare and Medical Services para reter o reembolso de admissões hospitalares secundárias a ISC específica, é obrigatório que os urologistas compreendam os princípios por trás e para a prática da prevenção da ISC.**

Além do antibiótico profilático, a lavagem adequada das mãos e a preparação estéril do campo cirúrgico sempre foram centrais para a prevenção da ISC. Para procedimentos envolvendo o trato GI, a preparação intestinal mecânica ou oral com antibióticos foi a prática padrão até a literatura mais recente, colocando em questão sua utilidade (discutido posteriormente). A remoção pré-operatória de pelos não foi associada ao aumento no ISC, mas, se realizada, o uso de pinças mecânicas ou cremes depilatórios, ao contrário do uso de lâminas, está associado a risco reduzido de ISC (Wolf et al, 2008).

O risco de ISC e, consequentemente, a recomendação para o antibiótico profilático, é composto de três fatores de risco: a suscetibilidade e a habilidade do paciente de responder à infecção localizada e sistêmica, o risco procedimental de infecção e a potencial morbidade da infecção. Os fatores relacionados ao paciente, listados no Quadro 5-2, aumentam o risco pela redução das defesas naturais, elevando a concentração de bactérias local e/ou alterando o espectro da flora bacteriana. Segundo, os fatores específicos de procedimentos cirúrgicos podem afetar a rota de entrada, o local da infecção e o patógeno envolvido. Essa ideia foi descrita inicialmente no estudo de referência do National Research Council e formalizada posteriormente pelo CDC; especificamente, as lesões cirúrgicas agora são classificadas pelo grau de contaminação (p. ex., o inóculo provável patógeno) (Quadro 5-3; Hart et al, 1968). Para prever o risco de ISC, muitos sistemas de pontuação foram desenvolvidos incorporando os fatores relacionados aos pacientes com a classificação da lesão. Finalmente, o risco de ISC do paciente é uma consideração importante na determinação da necessidade de profilaxia. Por exemplo, a cistoscopia de rotina na avaliação da micro-hematúria em um paciente jovem, saudável, pode não justificar a profilaxia; entretanto, o mesmo procedimento em um idoso diabético dependente de insulina (imunocomprometido) justifica a profilaxia, dada a elevada probabilidade de que uma infecção de trato urinário pós-procedimental resultaria em uma deterioração significativa no estado geral de saúde do paciente. Compreender os três fatores unidos permite ao urologista fazer uma decisão racional a respeito dos riscos e benefícios do antibiótico profilático.

Uma vez que a decisão do antibiótico profilático é feita, as chaves para a prevenção bem-sucedida são o tempo e a administração adequados de antibióticos e a escolha apropriada do antibiótico para o procedimento em particular. Desde o estudo fundamental de Classen et al., colocou-se particular ênfase no tempo da profilaxia, que deve ser administrada dentro de 2 horas da incisão (Classen et al, 1992). Essa ênfase foi exemplificada pela diretriz da Joint Commission's Surgical Care Improvement Project (SCIP) para administração de antibiótico profilático 60 minutos antes da incisão em um grande esforço para reduzir as complicações cirúrgicas gerais em 25% em 2010. Um ensaio multi-institucional envolvendo mais de 4.400 pacientes em 29 instituições reportou resultados de suas análises sobre o melhor momento da profilaxia com antibiótico (Steinberg et al, 2009). **Os resultados sugeriram melhora na prevenção da ISC quando os antibióticos foram administrados dentro de 30 minutos da incisão, comparados aos 31 a 60 minutos (*odds ratio* [OR] ajustada em 1,48, P= 0,06).** Mais importante, este grande estudo confirmou o risco significativamente elevado de ISC quando os antibióticos foram administrados no momento da incisão ou após, com uma OR ajustada de 2,20, P = 0,2. A duração do antibiótico profilático é mais controversa; entretanto, a maioria das recomendações defende não mais do que 24 horas em um paciente sem uma infecção estabilizada. O uso de antibiótico de rotina além de 24 horas aumenta o risco de colite por *Clostridium difficile*, aumenta o desenvolvimento de resistência antibiótica e aumenta os custos. Associada ao tempo e à duração, a administração adequada de antibióticos implica dosagem apropriada. A dose do antibiótico é dependente do peso corporal, da função renal e da função hepática do paciente e da duração do procedimento (readminis-

---

QUADRO 5-2 Fatores do Paciente que Aumentam o Risco de Infecção

Idade avançada
Anomalias anatômicas
Estado nutricional ruim
Tabagismo
Uso crônico de corticosteroides
Imunodeficiência
Equipamento de habitação crônica
Material endógeno ou exógeno infectado
Infecção distante coexistente
Hospitalização prolongada

Dados de Cruse PJ. Surgical wound infection. In: Wonsiewicz MJ, editor. Infectious disease. Philadelphia: Saunders; 1992. p. 758–64; and Mangram AJ, Horan TC, Pearson ML, et al. Guideline for prevention of surgical site infection, 1999. Hospital Infection Control Practices Advisory Committee. Infect Control Hosp Epidemiol 1999;20:250–78; quiz 279–80.

QUADRO 5-3 Classificação da Lesão Cirúrgica

LIMPA
- Lesão não infectada sem inflamação ou entrada no trato genital, urinário ou alimentar
- Sutura de lesão primária, drenagem fechada

LIMPA CONTAMINADA
- Lesão não infectada com entrada controlada no trato genital, urinário ou alimentar
- Sutura de lesão primária, drenagem fechada

CONTAMINADA
- Lesão não infectada com uma grande ruptura na técnica estéril (derramamento grosseiro do trato gastrointestinal ou inflamação não purulenta)
- Lesões acidentais recém-abertas

INFECTADA SUJA
- Lesão com infecção clínica preexistente ou víscera perfurada
- Lesões traumáticas antigas com tecido desvitalizado

Dados de Garner JS. CDC guideline for prevention of surgical wound infections, 1985. Substitui a diretriz para prevenção das infecções das lesões cirúrgicas publicada em 1982. (Publicada originalmente em 1995.) Revisada. Infect Control 1986;7(3):193–200; and Simmons BP. Guideline for prevention of surgical wound infections. Infect Control 1982;2:185–96.

tração é necessária se durar mais de 4 horas). A segunda chave para a prevenção de sucesso é a escolha apropriada do antibiótico para o procedimento em questão. Conforme mencionado anteriormente, os fatores cirúrgicos específicos afetam o tipo de patógeno, a rota de entrada e a probabilidade de infecção sistêmica. Por exemplo, a escolha do antibiótico é diferente para a ressecção transuretral da próstata (RTUP; necessária a cobertura para patógenos comuns ao trato urinário) daquela para uma cistectomia com desvio urinário planejado do cólon sigmoide (necessária a cobertura para bactérias anaeróbicas). Outra consideração importante é a taxa de resistência antibiótica na comunidade. **Embora haja nível 1 de evidência para o uso de fluoroquinolonas como profilaxia para procedimentos urológicos endoscópicos, a crescente resistência da *Escherichia coli* na comunidade está mudando os padrões da prática em muitas práticas e hospitais de alta resistência.** Um recurso particularmente útil é o antibiograma hospitalar. Esses relatos são publicados mensalmente na maioria dos grandes hospitais e quantificam a suscetibilidade e resistência de organismos comuns a uma ampla variedade de antibióticos. Uma síntese do pronunciamento recente da melhor prática da American Urological Association (AUA) sobre antibiótico profilático está apresentada na Tabela 5-4. Em 2012, a AUA publicou uma emenda ao pronunciamento da melhor prática com relação à biópsia de próstata, reconhecendo a resistência emergente às fluoroquinolonas e recomendando as cefalosporinas e/ou os aminoglicosídeos em algumas comunidades.

Preparação Intestinal

Desde que os antibióticos demonstraram inicialmente reduzir as complicações de infecções na cirurgia GI, a preparação intestinal mecânica e antibiótica tem sido um pilar da cirurgia urológica empregando segmentos intestinais. A lógica para a preparação intestinal antes da cirurgia intestinal é de reduzir as fezes intraluminais e diminuir as contagens de colônias bacterianas para reduzir a taxa de vazamento anastomótico, abcessos intra-abdominais e infecções de incisões. A flora bacteriana no intestino consiste em organismos aeróbicos (os mais comuns são *E. coli* e *Enterococcus faecalis*) e organismos anaeróbicos (os mais comuns são espécies *Bacterioides* e espécies de *Clostridium*). **A concentração bacteriana varia de 10 a 10^5 organismos por grama de conteúdo fecal no jejuno, 10^5 e 10^7 no íleo distal, 10^6 a 10^8 no cólon ascendente e 10^{10} a 10^{12} no cólon descendente.** A preparação por si só consiste em dois componentes: preparação

TABELA 5-4 Declaração de Melhor Prática da American Urological Association para a Profilaxia Antimicrobiana Recomendada para Procedimentos Urológicos

PROCEDIMENTO	ORGANISMOS*	INDICADA A PROFILAXIA?	ESCOLHA DOS ANTIMICROBIANOS	ANTIMICROBIANOS ALTERNATIVOS	DURAÇÃO
INSTRUMENTAÇÃO DO TRATO INFERIOR					
Remoção de cateter urinário externo	Trato GU	Se existem fatores de risco	Fluoroquinolona TMP-SMX	Aminoglicosídeos ± ampicilina Cefalosporinas de primeira ou segunda geração Amoxicilina/clavulanato	< 24 h
Cistografia, estudo urodinâmico ou cistoscopia simples	Trato GU	Se existem fatores de risco	Fluoroquinolona TMP-SMX	Aminoglicosídeos ± ampicilina Cefalosporinas de primeira ou segunda geração Amoxicilina/clavulanato	< 24 h
Cistoscopia com manipulação	Trato GU	Todas	Fluoroquinolona TMP-SMX	Aminoglicosídeos ± ampicilina Cefalosporinas de primeira ou segunda geração Amoxicilina/clavulanato	< 24 h
Braquiterapia ou crioterapia da próstata	Pele	Incerta	Cefalosporina de primeira geração	Clindamicina	< 24 h
Biópsia por agulha transretal da próstata	Intestino	Todas	Fluoroquinolona Cefalosporina de segunda ou terceira geração	Aminoglicosídeo + metronidazol ou clindamicina	< 24 h
INSTRUMENTAÇÃO DO TRATO SUPERIOR					
Litotripsia com onda de choque	Trato GU	Todas	Fluoroquinolona TMP-SMX	Aminoglicosídeo ± ampicilina Cefalosporina de primeira ou segunda geração Amoxicilina/clavulanato	< 24 h
Cirurgia renal percutânea	Trato GU Pele	Todas	Cefalosporina de primeira ou segunda geração Aminoglicosídeo + metronidazol ou clindamicina	Ampicilina/sulbactam Fluoroquinolona	< 24 h
Ureteroscopia	Trato GU	Todas	Fluoroquinolona TMP-SMX	Aminoglicosídeo ± ampicilina Cefalosporina de primeira ou segunda geração Amoxicilina/clavulanato	< 24 h

TABELA 5-4 Declaração de Melhor Prática da American Urological Association para a Profilaxia Antimicrobiana Recomendada para Procedimentos Urológicos—*(Cont.)*

PROCEDIMENTO	ORGANISMOS*	INDICADA A PROFILAXIA?	ESCOLHA DOS ANTIMICROBIANOS	ANTIMICROBIANOS ALTERNATIVOS	DURAÇÃO
CIRURGIA ABERTA OU LAPAROSCÓPICA					
Cirurgia vaginal (incluindo procedimentos uretrais (*sling*))	Trato GU Pele *Streptococcus* Grupo B	Todas	Cefalosporina de primeira ou segunda geração Aminoglicosídeo + metronidazol ou clindamicina	Ampicilina/sulbactam Fluoroquinolona	< 24 h
Cirurgia aberta ou laparoscópica sem a entrada no trato GU	Pele	Se existem fatores de risco	Cefalosporina de primeira geração	Clindamicina	Dose única
Cirurgia envolvendo a entrada no trato GU	Trato GU Pele	Todas	Cefalosporina de primeira ou segunda geração Aminoglicosídeo + metronidazol ou clindamicina	Ampicilina/sulbactam Fluoroquinolona	< 24 h
Cirurgia intestinal	Trato GU Pele Flora intestinal	Todas	Cefalosporina de segunda ou terceira geração Aminoglicosídeo + metronidazol ou clindamicina	Ampicilina/sulbactam Ticarcilina/clavulanato Piperacilina/tazobactam Fluoroquinolona	< 24 h
Prótese implantada	Trato GU Pele	Todas	Aminoglicosídeo + cefalosporina ou vancomicina de primeira ou segunda geração	Ampicilina/sulbactam Ticarcilina/clavulanato Piperacilina/tazobactam	< 24 h

GU, geniturinário; TMP-SMX, trimetoprim-sulfametoxazol.
*Patógenos comuns incluem os seguintes: Trato GU — *Escherichia coli, Proteus, Klebsiella, Enterococcus*; pele — *Staphylococcus aureus*, espécies de *Staphylococcus* coagulase negativa, *Streptococcus* grupo A; e intestino — *E. coli, Klebsiella, Enterobacter, Serratia, Proteus, Enterococcus* e anaeróbios.
Modificado de Wolf JS Jr, Bennett CJ, Dmochowski RR, et al. Best practice policy statement on urologic surgery antimicrobial prophylaxis. J Urol 2008;179:1379–90.

antibiótica e preparação mecânica. Uma vez que há somente algumas séries pequenas na literatura urológica, a lógica para cada uma delas deve ser inferida a partir da literatura cirúrgica geral - especificamente, da literatura cirúrgica colorretal.

Embora o antibiótico profilático parenteral pré-operatório antes da cirurgia intestinal esteja bem estabelecido e amplamente utilizado, a preparação antibiótica oral ainda é, de alguma forma, controversa. Muitos regimes antibióticos orais são utilizados atualmente. O regime utilizado mais comumente, neomicina e eritromicina orais, estabeleceu-se inicialmente com o estudo de referência de Nichols e Condon em 1977 (Clarke et al, 1977). Em um estudo duplo cego, placebo controlado, 167 pacientes submetidos a cirurgia colônica eletiva foram randomizados para receber preparação intestinal mecânica com ou sem neomicina e eritromicina. As taxas gerais de complicações sépticas foram de 43% somente com a preparação mecânica e 9% com preparação mecânica mais o antibiótico (P = 0,001). Entretanto, com os padrões atuais do uso de antibióticos parenterais pré-operatórios, o benefício da preparação antibiótica oral foi debatido. **A desvantagem da preparação de antibiótico oral está relacionada principalmente à incidência elevada de colite pseudomembranosa secundária a infecção de *C. difficile*.** Em uma análise retrospectiva de 304 pacientes, Wren et al. relataram redução significativa na incidência de colite por *C. difficile* em pacientes que não receberam antibióticos orais antes da cirurgia colorretal eletiva (2,6% vs. 7,2%, P =,03) (Wren et al, 2005). Com base na literatura colorretal, a diretriz mais atual e uma revisão de 2009 da Cochrane recomendam o antibiótico profilático intravenoso e oral antes da cirurgia colorretal eletiva (Nelson et al, 2009). Apesar da falta de nível 1 de evidência na literatura, uma pesquisa recente de cirurgiões colorretais revelou que mais de 87% dos cirurgiões continuam a preparação intestinal com administração de antibiótico oral antes da cirurgia eletiva (Zmora et al, 2003).

A preparação intestinal mecânica antecede o uso de antibióticos na cirurgia intestinal e acredita-se que reduziu a taxa de complicações anastomóticas. Antes do desenvolvimento de líquidos não absorvíveis, o paciente ingere laxantes orais por vários dias, irrigantes intestinais através de sondas nasogástricas e enemas repetidos. Esses regimes foram associados a desconforto do paciente e morbidade clínica significativos causados pelos desequilíbrios de eletrólitos. O desenvolvimento da solução de polietilenoglicol e da solução de fosfato de sódio reduziu muito do desequilíbrio eletrolítico e permitiu que a preparação intestinal mecânica fosse feita na configuração ambulatorial. **Ambos os regimes são adequados para a maioria dos pacientes; entretanto, é preferido o polietilenoglicol nos idosos e em pacientes com insuficiência renal, insuficiência cardíaca congestiva, desequilíbrios de eletrólitos e cirrose, pois ele é completamente não absorvível.**

O benefício da preparação intestinal mecânica foi reconhecido por décadas, conforme evidenciado por 99% de respostas positivas de cirurgiões colorretais quando questionados se a preparação mecânica é utilizada rotineiramente (Zmora et al, 2003). Entretanto, os ECR questionaram o verdadeiro benefício. Slim et al. publicaram uma metanálise de ECR incluindo um total de 4859 pacientes (Slim et al, 2009). A análise incluiu 14 ensaios incluindo dois grandes ensaios da Holanda e Suécia (Contant et al, 2007; Jung et al, 2007). **No geral, a análise revelou que a preparação intestinal mecânica não ofereceu benefício para o vazamento anastomótico (OR 1,12, 95% intervalo de confiança [IC] 0,82 a 1,53, P= 0,46); abcessos abdominal ou pélvico (OR 0,90, 95% IC 0,47 a 1,72, P= 0,75); ou mortalidade (OR 0,91, 95% CI 0,57 a 1,45, P= 0,70).** De fato, quando ISC geral foi considerada, a preparação intestinal mecânica foi associada a um risco significativamente elevado (OR 1,40, 95% IC 1,05 a 1,87, P= 0,02). Esses resultados foram reiterados em uma revisão Cochrane atualizada, que não observou diferenças significativas na taxa de vazamento anastomótico ou infecção de lesão, necessidade de reoperação e taxas de mortalidade (Guenaga et al, 2011). Os autores concluíram que não houve evidência de que a preparação intestinal mecânica melhora o resultado do paciente após a cirurgia colorretal eletiva.

Embora estudos semelhantes não tenham sido feitos em pacientes passando por cirurgia urológica eletiva, os urologistas podem fazer interferências a partir da literatura colorretal e devem reavaliar a prática comum de preparação intestinal mecânica antes da cirurgia intestinal urológica. Até o momento houve múltiplos relatos de instituição única sugerindo resultados de ISC equivalentes com ou sem a preparação intestinal antes de cistectomia radical e desvio urinário (Zaid et al, 2013). Duas exceções específicas são a biópsia por agulha via transretal da próstata guiada por ultrassom e a cirurgia urológica laparoscópica. Dados a porta de entrada e o risco subsequente de bacteremia, a maioria dos urologistas defende a limpeza retal mecânica com um enema antes da biópsia da próstata por agulha via transretal guiada por ultrassom. Com relação à laparoscopia, os cirurgiões que realizam procedimentos minimamente invasivos há muito tempo acreditavam que a preparação intestinal pré-operatória melhora a exposição operatória, devido à descompressão intestinal, e reduz a incidência de íleo pós-operatório. Entretanto, até o momento não houve ensaios para corroborar essa afirmação.

No período pós-operatório inicial, a maioria dos pacientes sofre algum grau de íleo primário e atividade de GI atrasada. Qualquer paciente com íleo durante mais de 72 a 96 horas após a cirurgia deve ser avaliado quanto a obstrução intestinal secundária a adesões, processo patológico intra-abdominal ou hemorragia retroperitoneal. Como o retorno da função GI frequentemente é o fator limitante da taxa para a liberação hospitalar, devem ser envidados esforços para reduzir o íleo, incluindo a minimização do uso de opioides parenteral ou oral, o uso seletivo de sondas nasogástricas e a correção dos desequilíbrios eletrolíticos. Mais recentemente, foram investigados métodos para acelerar a recuperação GI. A goma de mascar — isto é, alimentação falsa — foi avaliada e relatou-se que estava associada a melhoras na recuperação GI e redução na duração da estadia de pacientes submetidos a cirurgia colorretal (Ho et al, 2014). O alvimopan (Entereg®) é um antagonista opioide que age perifericamente, aprovado pela U.S. Food and Drug Administration (FDA) em 2008, para ajudar a reparar a função intestinal após a cirurgia. Com a validação do alvimopan estabelecida na literatura colorretal, muitos estudos foram realizados em pacientes submetidos a cistectomia, incluindo um ensaio de fase 4 cujos achados foram publicados recentemente. O uso do alvimopan comparado ao placebo resultou em estadia de menor duração, de 2,6 dias, em pacientes submetidos a cistectomia radical (Kauf et al, 2014). Muitos centros de volume elevado estão incorporando agora ambas as estratégias de caminhos clínicos de recuperação aprimorada após a cirurgia (RAAC) para reduzir o íleo pós-operatório e as estadias hospitalares.

Profilaxia do Tromboembolismo Venoso

As complicações tromboembólicas venosas são a principal causa de morbidade e mortalidade potencialmente evitável entre os pacientes cirúrgicos nos Estados Unidos. Um estudo recente do Center of Quality Improvement and Patient Safety e da Agency for Healthcare Research and Quality observou que o tromboembolismo venoso (TEV) pós-operatório é a segunda causa mais comum de excesso em duração da estadia, custo e mortalidade entre os pacientes cirúrgicos liberados de hospitais para casos agudos (Zhan e Miller, 2003). Os pacientes da urologia, em particular, têm incidência elevada, estimada em 10% a 40% em pacientes sem qualquer profilaxia (Geerts et al, 2008). Embora essas estimativas estejam baseadas nos estudos de histórias conduzidos antes do uso de rotina da profilaxia mecânica e do reconhecimento dos benefícios da deambulação precoce, o risco elevado persiste, com estudos mais recentes relatando incidências de 1% a 5%. No estudo europeu @RISTOS, 1,9% dos pacientes urológicos submetidos a cirurgia aberta acompanhados prospectivamente desenvolveram TEV, apesar de uma taxa elevada de profilaxia (Scarpa et al, 2007). Para pacientes no Reino Unido submetidos a procedimentos urológicos, Dyer et al relataram incidência geral de 0,66%, incluindo incidência de 2,8% entre pacientes submetidos a cistectomia radical (Dyer et al, 2013). Em geral, a TEV é a causa mais importante de mortalidade não cirúrgica entre os pacientes urológicos (Forrest et al, 2009);

Embora o uso perioperatório de profilaxia mecânica (meias de compressão pneumática) seja universal, a profilaxia farmacológica é administrada somente após a pesagem do risco de TEV contra o risco de complicações hemorrágicas perioperatórias (Tabela 5-5). Leonardi et al. revisaram e analisaram 33 ECR para avaliar a incidência de complicações hemorrágicas nos pacientes de cirurgia geral recebendo profilaxia farmacológica (Leonardi et al, 2006). **Embora tenha havido uma taxa significativamente maior de complicações menores (nódoas no local da injeção e hematoma de lesão), não houve diferença significativa nas complicações maiores (p. ex., sangramento do trato GI [0,2%] ou sangramento retroperitoneal [<0,1%]).** Embora esses resultados sejam aplicáveis aos pacientes urológicos em geral, alguns procedimentos urológicos, como a RTUP e a nefrectomia parcial, apresentam uma taxa significativamente maior de complicações hemorrágicas. A respeito do risco do indivíduo de TEV, os fatores relacionados à cirurgia e os fatores de risco relacionados ao paciente devem ser considerados. Os fatores cirúrgicos específicos para a cirurgia urológica a serem pesados incluem a anestesia geral contra a neuroaxial, a posição de litotomia em supino contra a posição normal, cirurgia abdominal contra a pélvica com ou sem linfadenectomia e a abordagem aberta contra a laparoscópica. Os fatores de risco relacionados ao paciente estão listados no Quadro 5-4, com aumento da idade, malignidade e história de terapia de câncer sendo muito comuns entre os pacientes urológicos. De fato, o estudo @RISTOS e um relato recente sobre a prostatectomia radical minimamente invasiva confirmaram que muitos desses fatores estão associados ao risco elevado de TEV nos pacientes de urologia (Scarpa et al, 2007; Secin et al, 2008). Em 2008, o American College of Chest Physicians (ACCP) publicou a diretriz sobre a prevenção do TEV com uma forte recomendação para que os hospitais desenvolvessem uma estratégia formal, ativa, para abordar a prevenção do TEV. **Embora as recomendações ante-**

TABELA 5-5 Profilaxia Mecânica ou Farmacológica do Tromboembolismo Venoso

PROFILAXIA	DOSE	VANTAGENS	DESVANTAGENS
Meias de compressão pneumática	—	Pode ser utilizada em pacientes com risco elevado de hemorragias Facilmente padronizada para todos os pacientes Estudada em múltiplos grupos de paciente	Sem padrão para tamanho, pressão Modelos individuais não estudados especificamente Menos efetiva que a profilaxia farmacológica em grupos de risco elevado
Heparina de baixo peso molecular	40 mg SC uma vez ao dia	Administração uma vez ao dia Menor risco de trombocitopenia induzida pela heparina Não é necessário o monitoramento sanguíneo	Irreversível Alto custo Contraindicação relativa em pacientes com insuficiência renal
Heparina não fracionada de dose baixa	5.000 U SC q8h	Reversível Pode ser utilizada seguramente em pacientes com insuficiência renal Relativamente barato	Necessária a readministração a cada 8-12h Trombocitopenia induzida pela heparina

QUADRO 5-4 Fatores Relacionados ao Paciente que Elevam o Risco de Tromboembolismo Venoso

Cirurgia
Trauma (grande trauma ou lesão do membro inferior)
Imobilidade, paresia do membro inferior
Câncer (ativo ou oculto)
Terapia de câncer (hormonal, quimioterapia, inibidores de angiogênese, radioterapia)
Compressão venosa (tumor, hematoma, anomalia arterial)
Tromboembolismo venoso anterior
Idade avançada
Gestação e período pós-parto
Contraceptivos orais contendo estrógeno ou terapia de reposição hormonal
Moduladores seletivos de receptores de estrógeno
Agentes estimulantes da eritropoiese
Doença média aguda
Doença intestinal inflamatória
Síndrome nefrótica
Distúrbios mieloproliferativos
Hemoglobinúria paroxística noturna
Obesidade
Cateterização venosa central
Trombofilia hereditária ou adquirida

Modificado de Geerts WH, Bergqvist D, Pineo GF, et al. Prevention of venous thromboembolism: American College of Chest Physicians evidence-based clinical practice guidelines (8th edition). Chest 2008;133: 381S–453S.

TABELA 5-6 Modelo de Avaliação do Risco do Paciente e Recomendações para Melhor Prática da American Urological Association

ESTRATIFICAÇÃO DO RISCO DO PACIENTE	
Baixo risco	Cirurgia menor em pacientes com idade inferior a 40 anos sem fatores de risco adicionais
Risco moderado	Cirurgia menor em pacientes com fatores de risco adicionais Cirurgia em pacientes com idade de 40-60 anos sem fatores de risco adicionais
Alto risco	Cirurgia em pacientes com idade acima de 60 anos Cirurgia em pacientes com idade de 40-60 anos com fatores de risco adicionais (Quadro 5-4)
Risco mais alto	Cirurgia em pacientes com múltiplos fatores de risco (p. ex., idade acima de 40 anos, câncer, tromboembolismo venoso anterior)
NÍVEL DE RISCO	**RECOMENDAÇÕES**
Baixo risco	Sem profilaxia que não a ambulatorial inicial
Risco moderado	5.000 unidades de heparina a cada 12 SC com início após a cirurgia Ou Enoxaparina 40 mg (para ClCr < 30 mL/min, uso de 30 mg) Diário SC Ou Dispositivo de compressão pneumática se o risco de sangramento é alto
Alto risco	5.000 unidades de heparina a cada 12h SC iniciando após a cirurgia Ou Enoxaparina 40 mg (para ClCr < 30 mL/min, uso de 30 mg) Diário SC Ou Dispositivo de compressão pneumática se o risco de sangramento é alto
Risco mais alto	Enoxaparina 40 mg (para ClCr < 30 mL/min, uso de 30 mg) SC diária e dispositivo de compressão pneumática adjuvante Ou 5.000 unidades de heparina a cada 8h SC iniciando após a cirurgia e dispositivo de compressão pneumática adjuvante

ClCr, *Clearance* de creatinina.
Modificado de Forrest JB, Clemens JQ, Finamore P, et al. AUA best practice statement for the prevention of deep vein thrombosis in patients undergoing urologic surgery. J Urol 2009;181:1170–7.

riores da ACCP defendessem os modelos de avaliação de risco individualizados para guiar a terapia, as recomendações atuais defendem a implementação da tromboprofilaxia grupo-específica rotineiramente para todos os pacientes que pertencem a cada um dos principais grupos cirúrgicos (p. ex., cirurgia urológica) (Geerts et al, 2008). A AUA publicou uma declaração de recomendação prática sobre o uso da profilaxia do TEV nos pacientes urológicos (Forrest et al, 2009). Essas recomendações combinam um modelo de avaliação de risco individualizado com cada tipo de cirurgia urológica. Por exemplo, um paciente de alto risco (múltiplos fatores de risco do paciente) submetido a cirurgia de baixo risco pode precisar de profilaxia farmacológica, assim como um paciente de baixo risco submetido a cirurgia de alto risco. As recomendações estão resumidas na Tabela 5-6.

Terapia Antitrombótica

A maioria dos pacientes urológicos tem comorbidades médicas; os urologistas frequentemente encontram pacientes sob terapia crônica de antagonista de vitamina K (p. ex., varfarina) ou sob terapia antiplaquetária para tratamento da fibrilação atrial, válvulas cardíacas mecânicas ou doença da artéria coronária. A conduta perioperatória, incluindo a interrupção dessa terapia antitrombótica, pode ser um problema desafiador. Diferente da profilaxia farmacológica do TEV, demonstrou-se que as terapias de varfarina e antiplaquetárias estão associadas a complicações hemorrágicas significativas após a cirurgia. Portanto, os urologistas devem considerar cuidadosamente o risco de interrupção da anticoagulação crônica para determinar o melhor curso da conduta perioperatória para essas medicações.

A anticoagulação crônica com varfarina é encontrada mais frequentemente em pacientes com fibrilação atrial, válvulas cardíacas mecânicas ou TEV anterior. **A meia-vida farmacológica da varfarina é de 36 a 42 horas e, portanto, a maioria das diretrizes recomenda a interrupção da terapia 5 dias antes da cirurgia para garantir uma INR menor que 1,5.** Recentemente, muitos anticoagulantes orais novos (p. ex., apixabana, dabigatrana e rivaroxabana) foram introduzidos para melhorar a eficácia, reduzir a variabilidade do paciente e melhorar a conveniência do paciente. Cada uma das novas medicações tem propriedades farmacológicas diferentes e, portanto, o cirurgião deve estar familiarizado com essas medicações para orientar melhor o paciente (Douketis, 2010). A grande questão é se os pacientes precisam de uma ponte com anticoagulação de curto prazo entre o momento da INR subterapêutica e cirúrgica. A decisão está baseada no risco de um evento trombótico. A respeito

TABELA 5-7 Estratificação do Risco para Eventos de Tromboembolismo Arterial ou Venoso durante o Período Perioperatório em Pacientes em Terapia Anticoagulante Crônica

	INDICAÇÕES PARA A TERAPIA ANTICOAGULANTE		
	VÁLVULA CARDÍACA MECÂNICA	**FIBRILAÇÃO ATRIAL**	**TEV RECENTE**
Baixo	Prótese de duplo folheto de válvula atrial sem a fibrilação atrial e sem outros riscos de acidente vascular	Pontuação de CHADS$_2$ de 0-2 (e sem acidente vascular anterior ou ataque isquêmico transitório)	TEV único ocorreu há mais de 12 meses e nenhum outro fator de risco
Moderado*	Próteses de duplo folheto de válvula aórtica mais uma das seguintes: fibrilação atrial, acidente vascular anterior ou ataque isquêmico transitório, hipertensão, diabete, insuficiência cardíaca congestiva, idade acima de 75 anos	Pontuação de CHADS$_2$ de 3-4	TEV dentro dos últimos 3-12 meses Condições trombofílicas não graves (p. ex., mutação heterozigótica do fator V de Leiden, mutação heterozigótica do fator II) TEV recorrente Câncer ativo (tratado dentro de 6 meses ou paliativo)
Alto*	Qualquer prótese de válvula mitral Acidente vascular recente (dentro de 6 meses) ou ataque isquêmico transitório	Pontuação de CHADS$_2$ de 5 ou 6 Acidente vascular recente (dentro de 3 meses) ou ataque isquêmico transitório Doença cardíaca vascular reumática	TEV recente (dentro de 3 meses) Trombofilia grave (p. ex., deficiência de proteína C, proteína S ou antitrombina; presença de anticorpos antifosfolipídicos; múltiplas anormalidades)

CHADS$_2$, Insuficiência cardíaca congestiva – Hipertensão arterial – Idade ≥75 anos – Diabetes melito – Acidente vascular cerebral; TEV, tromboembolismo venoso.
*Recomenda-se a pacientes sob risco moderado ou elevado a passarem por ponte de anticoagulação com dose terapêutica de heparina de baixo peso molecular subcutânea ou heparina não fracionada intravenosa.
Modificado de Douketis JD, Berger PB, Dunn AS, et al. The perioperative management of antithrombotic therapy: American College of Chest Physicians evidence-based clinical practice guidelines (8th edition). Chest 2008;133:299S–339S.

---

da fibrilação atrial, os sistemas de pontuação clínica, como o Congestive Heart Failure–Hypertension–Age–Diabetes–Stroke (CHADS2) (insuficiência cardíaca congestiva – hipertensão arterial – idade ≥75 anos – diabetes melito – acidente vascular cerebral), estratificam os pacientes em grupos que preveem o risco de acidente vascular enquanto os pacientes não estão sob terapia de anticoagulação. Os pacientes com válvulas cardíacas mecânicas também podem ser estratificados em grupos de risco, de acordo com a localização (mitral *versus* aórtico) e o tipo de válvula utilizada. Semelhantemente, os pacientes com história anterior de TEV são estratificados de acordo com a duração desde o último TEV e o risco do paciente de TEV recorrente (Tabela 5-7). **Em geral a ACCP, que liberou suas diretrizes em 2008, recomenda que os pacientes nos grupos de risco moderado e alto passem por ponte de anticoagulação com heparina de baixo peso molecular subcutânea em dose terapêutica ou heparina não fracionada intravenosa** (Douketis et al, 2008).

Um número crescente de pacientes está recebendo terapia antiplaquetária crônica na prevenção de eventos cardiovasculares e, mais importante, na prevenção de trombose do *stent* coronário. Embora a primeira indicação seja um pouco controversa para o urologista, a segunda apresenta uma questão clínica significante e complexa na qual o urologista deve avaliar o risco de hemorragia com o risco potencialmente devastador de trombose do *stent* perioperatório. O ácido acetilsalicílico e o clopidogrel são os dois medicamentos antiplaquetários utilizados mais comumente e geralmente são utilizados juntos. Ambos são inibidores reversíveis da função plaquetária e, portanto, precisam ser interrompidos 7 a 10 dias antes da cirurgia, para minimizar o risco de hemorragia. **As recomendações atuais exigem terapia antiplaquetária dupla após 6 semanas após a implantação dos *stents* convencionais coronários e 12 meses para os *stents* farmacológicos. A interrupção prematura da terapia antiplaquetária tem sido associada a um risco significativo de 25% a 50% de infarto do miocárdio, com o consequente aumento da mortalidade perioperatória** (ÓRiordan et al, 2009). Na maioria dos pacientes, os urologistas devem adiar a cirurgia eletiva até que a terapia antiplaquetária possa ser interrompida de modo seguro. Em uma revisão de literatura, Gupta et al. recomendaram o atraso da cirurgia urológica eletiva por pelo menos 30 dias para implantação de *stents* convencionais, mais que 1 ano para *stents* farmacológicos (Gupta et al, 2012). Mesmo assim, como a trombose aguda foi descrita após 12 meses com *stents* farmacológicos, os urologistas devem considerar fortemente nesses pacientes pelo menos a terapia antiplaquetária de único agente. Dada a atual falta de alternativas clinicamente úteis à terapia antiplaquetária, quando a cirurgia não pode ser atrasada (p. ex., devido a malignidade), a ACCP recomenda fortemente a continuação de aspirina e clopidogrel durante o período perioperatório em pacientes com *stents* farmacológicos (Douketis et al, 2012). Obviamente, a comunicação entre o urologista e o cardiologista por todo o período perioperatório é essencial para minimizar as complicações.

CONSIDERAÇÕES ANESTÉSICAS

O princípio básico da anestesia é liberar hipnose, amnésia e analgesia enquanto mantém as condições operatórias satisfatórias. É importante a compreensão dos princípios farmacológicos básicos, do equipamento e do monitoramento anestésicos e da analgesia do paciente por qualquer cirurgião, incluindo o urologista, para que se tenham resultados operatórios bem-sucedidos e para a prevenção de complicações cirúrgicas. Embora os urologistas estejam realizando cada vez mais procedimentos no consultório, a maioria das cirurgias urológicas ocorre na sala de operação sob cuidado anestésico monitorado, anestesia local ou anestesia geral. A prática atual na anestesia operatória emprega uma combinação de agentes inalatórios e medicações intravenosas associadas a analgésicos (para controle da dor) e benzodiazepínicos (para ansiólise e amnésia). Obviamente, a avaliação pré-cirúrgica aprimorada, os medicamentos farmacológicos e o monitoramento perioperatório reduziram expressivamente os riscos da anestesia. Um estudo recente baseado em hospitais de Nova Iorque e centros cirúrgicos ambulatoriais independentes relatou o risco de mortalidade de toda-causa de 1 em 49.012 e a taxa de admissão imediata a uma unidade de internação de 0,6% (Fleisher et al, 2007b).

Seleção do Modo de Anestesia

Um papel importante do urologista na avaliação anestésica é determinar o melhor modo de anestesia para cada paciente e para o procedimento cirúrgico. A escolha depende dos fatores relacionados ao paciente, incluindo comorbidades, vias respiratórias e preferência do paciente, e dos fatores procedimentais, incluindo complexidade, duração, localização anatômica e perda de fluido e sangue. O conhecimento básico de cada método de anestesia e dos princípios farmacológicos irá auxiliar o urologista a fazer recomendações ao anestesiologista.

Cuidado Anestésico Monitorado

Embora o *cuidado anestésico monitorado* seja definido como sedação consciente sob o atendimento de um anestesiologista em uma situação monitorada, ele abrange uma ampla gama de níveis de anestesia de sedação mínima até breves intervalos de anestesia geral inconsciente. Mais comumente, os anestesiologistas combinam analgésicos opioides e benzodiazepínicos intravenosos para manter um nível suficiente de conforto e ansiólise ao paciente. O cuidado anestésico monitorado é amplamente utilizado na urologia na configuração ambulatorial e é adequado para procedimentos endoscópicos de curta duração, procedimentos trans-retais baseados em ultrassom e, quando combinado com um anestésico local, os procedimentos superficiais da genitália externa. A sedação consciente pode ser administrada na configuração do consultório, mas somente com monitoramento adequado do paciente durante e após o procedimento. **A Joint Commission tem uma diretriz rígida para garantir que os pacientes recebam o mesmo nível de monitoramento como se sob o cuidado de um anestesiologista, incluindo exigência para um assistente de monitoramento treinado, acesso imediato a vias respiratórias e equipamento de ressuscitação e avaliações específicas pré e pós-procedimento.**

Anestesia Regional

A anestesia regional incorpora níveis diferentes de anestesia, direcionados ao local cirúrgico, incluindo anestesia local, anestesia espinal e anestesia epidural. O uso de anestésicos locais geralmente é combinado ao cuidado de anestesia monitorada para procedimentos superficiais em uma localização anatômica isolada. As chaves da administração anestésica local apropriada são evitar a injeção intravascular e conhecer a farmacologia. Os medicamentos utilizados mais comumente são a lidocaína e a bupivacaína, as principais diferenças são a manifestação e a duração da ação. A infiltração dos anestésicos locais antes da incisão cirúrgica reduz a sensibilização e a condução do nociceptor e ocasiona redução da dor pós-operatória e exigências analgésicas.

A anestesia espinal e epidural envolve a injeção do anestésico (mais comumente lidocaína e bupivacaína) no espaço subaracnoide ou espaço epidural com efeito direto sobre a medula espinal, ocasionando o bloqueio sensorial, motor e simpático. Nos procedimentos urológicos, a anestesia epidural é mais útil para o tratamento da dor pós-operatória para grandes procedimentos abdominais, evitando, desse modo, os efeitos adversos de doses elevadas de opioides intravenosos (p.ex., depressão respiratória, disfunção GI). A anestesia espinal é adequada para a maioria dos procedimentos endoscópicos urológicos e procedimentos cirúrgicos abdominais inferiores, sendo limitada somente pela duração da anestesia exigida. A anestesia espinal evita os efeitos cardiopulmonares e complicações da anestesia geral. Muitos fatores afetam o nível espinal e a eficácia da administração. Em geral, grandes volumes e doses elevadas resultam em uma duração mais longa e maior migração cranial. A adição de opioides de dose baixa e/ou vasoconstritores prolonga a duração da anestesia enquanto reduz a dose do anestésico. O efeito adverso relacionado ao anestésico é a hipotensão como resultado de bloqueio simpático e ocorre em 10% a 40% dos pacientes (Di Cianni et al, 2008). **A principal complicação relacionada à técnica é a cefaleia pós-dural (resultado de vazamento de líquido cerebrospinal) com uma incidência menor de 2% com a utilização atual de agulhas em ponta de lápis de calibre 29** (Turnbull e Shepherd, 2003). **No geral, a anestesia espinal tornou-se mais segura, com a incidência de déficits neurológicos sérios em 0,05%.**

Anestesia Geral

Anestesia Geral Inalatória. O desenvolvimento de medicação inalatória enfatizou os agentes inalatórios que facilitam a rápida indução e o rápido despertar e não são tóxicos. **Duas das características mais importantes dos anestésicos inalatórios são o coeficiente de solubilidade do sangue/gás (S/G) e a concentração alveolar mínima (CAM). O S/G refere-se a absorção de soro do agente inalatório e a CAM é uma aferição da potência de um anestésico volátil (p. ex., o nível do soro necessário para prevenir movimentação em resposta a uma incisão de pele em 50% dos pacientes).** Os vários agentes inalatórios diferem não somente em S/G e CAM, mas também em seus efeitos cardiopulmonares. Obviamente, o conhecimento básico dessas propriedades é importante para o cirurgião urológico, especialmente durante casos de complicação cirúrgica.

O óxido nitroso (N_2O) é um dos agentes mais comumente utilizados em virtude da sua propensão para rápida indução e despertar; entretanto, por causa da sua baixa potência, ele geralmente é combinado a outros agentes. Devido ao elevado S/G do N_2O e à tendência de elevar volume e pressão de espaços fechados, seu uso é contraindicado em algumas situações clínicas, como obstrução do duodeno e pneumotórax. Durante os procedimentos abdominais laparoscópicos, os cirurgiões geralmente preferem evitar o uso da N_2O pela distensão intestinal resultante e subsequente interferência no campo operatório. Embora esse efeito seja debatido na literatura cirúrgica, El-Galley et al relataram aumento significativo da distensão intestinal e interferência cirúrgica com o uso do N_2O em pacientes passando por nefrectomia laparoscópica do doador (El-Galley et al, 2007).

Introduzido nos anos 50, o halotano tornou-se rapidamente um dos agentes anestésicos mais comumente utilizados graças à sua elevada potência. **Entretanto, o halotano tem vários riscos importantes que desde então têm limitado o seu uso. Ele apresenta efeitos cardíacos significantes e pode precipitar a insuficiência em pacientes com disfunção ventricular esquerda. Além disso, ele sensibiliza o miocárdio para os efeitos das catecolaminas (relevante para anestésicos locais injetados no local cirúrgico).** Por fim, há incidência de 1 em 35.000 de hepatite fulminante, que pode ser letal como consequência da superacumulação de metabólitos tóxicos. Os avanços mais recentes em agentes inalatórios concentraram-se na redução da toxicidade enquanto mantêm a potência e a rapidez do halotano. Três dos agentes atuais mais comumente utilizados são o isoflurano, o sevoflurano e o desflurano. O isoflurano, mais barato que os outros agentes devido a disponibilidade de equivalentes genéricos, é amplamente usado como resultado de sua baixa depressão cardíaca, baixa sensibilização do miocárdio às catecolaminas e metabolismo mínimo. A única toxicidade principal é a resposta de taquicardia variável, que pode levar ao consumo de oxigênio miocárdico significativamente elevado. Diferente do isoflurano, que tem um odor pútrido, o sevoflurano é frequentemente utilizado para indução por inalação (inodoro) devido à sua rápida indução e ao seu rápido despertar, à sua incidência reduzida de náusea pós-operatória (importante na cirurgia ambulatorial) e à toxicidade cardíaca mínima. Ele é, em geral, o agente preferido para vias respiratórias difíceis exigindo indução por máscara e para pacientes com doença broncoespástica grave. O desflurano, como o isoflurano, tem um odor pungente e não é utilizado para indução inalatória. Sua principal vantagem sobre o isoflurano é a recuperação mais rápida em paciente que precisa de 3 horas de anestesia.

Anestesia Geral Intravenosa. A anestesia intravenosa consiste em uma combinação de agente indutor, opioide e relaxante neuromuscular. Os anestesiologistas geralmente preferem a indução intravenosa com uma combinação de agentes inalatórios e intravenosos para manutenção da anestesia. A indução intravenosa oferece muitas vantagens visto que é rápida, minimiza o desconforto do paciente e é preferível por crianças e pela maioria dos adultos. O tiopental, o agente mais antigo e mais barato, é uma escolha adequada para situações descomplicadas, mas é limitado em casos mais complexos devido a sua vasodilatação, depressão cardíaca e risco de broncoespasmo significativos, especialmente em pacientes com doença de via respiratória reativa. A quetamina é preferida para procedimentos que são breves e superficiais, devido a sua amnésia profunda e analgesia somática. Ela é associada ao tônus arteriolar e broncomotor elevados e é vantajosa durante a indução para pacientes hipovolêmicos e asmáticos. **O propofol está entre os agentes anestésicos mais comumente utilizados, especialmente em cirurgia ambulatorial. Ele tem manifestação rápida, produz broncodilatação excelente em pacientes com doença de via respiratória reativa e, talvez mais importante, está associado ao despertar suave, livre de náuseas, da anestesia.** Seu principal efeito adverso é a redução significativa da pressão sanguínea. O midazolam, nunca utilizado como agente único, produz amnésia e ansiólise profundas enquanto tem rápida manifestação e curta duração, bem como efeitos colaterais cardíacos mínimos.

Embora esses agentes induzam a inconsciência e amnésia, os opioides tornaram-se um componente integral para todas as formas de anestesia. Os opioides ocasionam analgesia significativa sem aumento dos efeitos colaterais cardíacos. Muitos estudos registraram necessidade reduzida de outros agentes quando utilizados em combinação com opioides, reduzindo assim os efeitos colaterais cardiopulmonares gerais da anestesia (Fukuda, 2009). Os próprios opioides são diferenciados pelo seu potencial, manifestação da ação, duração da ação, metabolismo e excreção. **O fenantil (opioides sintéticos) é provavelmente o mais amplamente utilizado devido a sua potência (100 a 150 vezes a da morfina), manifestação rápida e ação de curta duração.** Os sintéticos mais novos são gerados em direção à curta duração e ao metabolismo mais rápido.

Para grandes casos operatórios, o relaxamento neuromuscular completo é exigido para exposição suficiente e bom resultado. Embora o relaxamento completo possa ser atingido com agentes intravenosos e inalatórios, a dose necessária é extremamente alta. O uso de bloqueadores neuromusculares intravenosos permite o relaxamento neuromuscular e a minimização de medicamentos inalatórios e intravenosos. **Existem dois tipos de bloqueadores neuromusculares: medicamentos despolarizantes, que despolarizam a membrana plasmática das fibras do músculo esquelético, tornando as fibras resistentes à futura estimulação pela acetilcolina; e os medicamentos não despolarizantes, que bloqueiam a ligação da acetilcolina com os receptores colinérgicos nas membranas pré e pós-sinápticas.** A succinilcolina, o único medicamento despolarizante no mercado, é escolhida por sua rápida manifestação (utilizada em sequências de indução rápida), de duração relativamente curta (cerca de 5 minutos) e por seu metabolismo rápido. Seu uso é limitado devido ao alto risco de hipertermia maligna (quando utilizada em combinação com agentes inalatórios voláteis), hipercalemia e bradicardia em crianças. Quando a succinilcolina é contraindicada, são utilizados agentes não despolarizados. Estão disponíveis muitos medicamentos não despolarizantes e se distinguem nas rotas de metabolismo e efeitos adversos. Além disso, muitas medicações, incluindo o desflurano, podem alterar o metabolismo desses medicamentos e potenciar suas ações. A consideração mais importante no uso dos bloqueadores neuromusculares é a avaliação do retorno adequado da função neuromuscular após a retirada do medicamento. A complicação mais comum das medicações de bloqueio neuromuscular é a inversão inadequada, ocasionando insuficiência respiratória e reintubação. Inúmeros relatos na literatura correlacionam o bloqueio neuromuscular residual às complicações pulmonares pós-operatórias na unidade de atendimento pós-anestésico (UAPA) e no período pós-operatório. **O conceito de relação da sequência de quatro (train-of-four fade ratio - TOF) foi desenvolvido para criar uma aferição objetiva da função neuromuscular adequada.** Esse conceito se refere à magnitude da quarta de quatro contrações em resposta aos estímulos do nervo ulnar liberados em intervalos de 0,5 s. Historicamente, uma TOF de 0,7 (o que significa que a quarta contração foi 70% da magnitude da primeira contração) correlacionou-se com o retorno adequado da função neuromuscular; entretanto, padrões mais recentes levantaram o limiar de 0,9 como um indicador de retorno completo da função neuromuscular (Kopman et al, 1997). Atualmente, os anestesiologistas utilizam várias avaliações clínicas incluindo sustentação de cabeça, teste depressor lingual e aperto de mão para estimar uma TOF de 0,9. Um estudo recente revelou que, com o uso de avaliações clínicas isoladas, 16% e 45% dos pacientes após 2 horas de uma única dose de intubação de bloqueador neuromuscular tiveram uma TOF na UAPA menor que 0,7 e menor que 0,9, respectivamente (Debaene et al, 2003). Como tal, as recomendações atuais são de que a aferição TOF quantitativa (aceleromiografia) seja combinada às avaliações clínicas antes da extubação na sala de operação (Viby-Mogensen, 2009).

Tratamento da Dor

Igualmente importante para as considerações anestésicas intraoperatórias, o tratamento da dor adequado após a cirurgia é crucial para minimizar as complicações pós-operatórias e adiar a recuperação. **A dor aguda não tratada é não somente inaceitável para o paciente, como também pode aumentar o risco de complicações ao causar estresse fisiológico elevado no período de recuperação.** O processo neural, conhecido como *nocicepção*, envolve a transdução do sinal do estímulo nocivo através dos nervos sensoriais aferentes à medula espinal e ao córtex cerebral, resultando na percepção da dor. O objetivo da analgesia é bloquear a sensação de dor ao longo dos vários pontos na via de transdução do sinal.

Os opioides talvez sejam as medicações analgésicas utilizadas mais comumente no período pós-operatório imediato. Essas medicações atuam principalmente no SNC, no gânglio de raiz dorsal e no córtex cerebral, para modular a percepção da dor. A administração pode ser oral, intravenosa, neuroaxial ou transdérmica. Em geral, a escolha da via de administração é dependente da gravidade da dor do paciente e da habilidade de ingerir medicações orais. Embora geralmente muito efetivo para o fornecimento da analgesia, os opioides podem causar a redução da atividade GI, supressão respiratória, sedação e confusão mental. Opioides mais fracos (menos potentes), como a hidrocodona e a codeína, podem minimizar os efeitos adversos, mas geralmente são combinados com acetaminofeno e devem ser utilizados com cautela em pacientes com insuficiência hepática.

Os medicamentos anti-inflamatórios não esteroidais (AINE) estão sendo empregados na configuração pós-operatória mais frequentemente para evitar os efeitos indesejados dos opioides. Essas medicações atuam inibindo a atividade da enzima ciclo-oxigenase, ocasionando a redução da produção de prostaglandina. As prostaglandinas são os principais mediadores da ativação dos nociceptores no nível tecidual. **Múltiplos estudos demonstraram que o uso apropriado dos AINE pode resultar no uso reduzido de analgésicos opioides e reduz a náusea e o vômito após a anestesia** (Rawlinson et al, 2012). Em um estudo randomizado de pacientes submetidos a cirurgia laparoscópica do cólon, o uso do cetorolaco intravenoso foi associado a escores de dor melhorados e reduziu o íleo pós-operatório (Schlachta et al, 2007). Os AINE geralmente são muito bem tolerados, mas devem ser evitados em pacientes com insuficiência renal e utilizados com cautela em pacientes com história de refluxo esofágico ou doença de úlcera péptica.

Para uma grande cirurgia abdominal na qual se espera o uso prolongado de opioides, a analgesia neuroaxial (p. ex., epidural) pode fornecer benefícios significativos ao paciente. A analgesia epidural é administrada e monitorada pela equipe de anestesia ou de tratamento da dor. As medicações opioides e os anestésicos locais são administrados no espaço epidural através de cateter e como uma infusão contínua e/ou infusão controlada pelo paciente. A analgesia epidural tem a vantagem de melhorar o controle da dor enquanto minimiza os efeitos adversos nervosos centrais e GI das medicações opioides intravenosas. Block et al realizaram uma metanálise de ensaios randomizados para revisar a eficácia e concluíram que a analgesia epidural, independentemente do agente ou local da implantação do cateter, forneceu o melhor controle da dor que os opioides parenterais (Block et al, 2003). **De fato, uma revisão recente de ECR observou que, em pacientes que receberam anestesia geral, o uso da analgesia epidural concomitante resultou em redução da mortalidade perioperatória e menos comorbidade dos resultados por todos os sistemas de órgãos** (Pöpping et al, 2014).

PRODUTOS SANGUÍNEOS

Dada a natureza vascular dos órgãos urológicos, o urologista frequentemente se depara com a questão da indicação e necessidade de transfusão no período perioperatório. Portanto, é mais importante que o urologista compreenda as indicações, implicações e riscos associados à transfusão de produtos sanguíneos. Antes da síndrome da imunodeficiência adquirida (AIDS) epidêmica, a transfusão sanguínea era administrada liberalmente, geralmente para qualquer paciente com um hematócrito menor que 30%. Entretanto, o medo e a preocupação em relação ao risco infeccioso levaram a convocação de um painel da National Institutes of Health (NIH) para desenvolver recomendações de consenso para a indicação de transfusão de produto sanguíneo (NIH Consensus Statement, 1988). Os princípios destas orientações são, em grande parte, compatíveis com a atualidade, conforme refletido pela diretriz prática da ASA publicada em 2006 (Practice guidelines for perioperative blood transfusion and adjuvant therapies, 2006). **Para resumir, a diretriz indica que a transfusão raramente é indicada com o hematócrito** acima de 30% e geralmente é indicada para hematócrito menor que 21%. Para níveis entre 21% e 30%, os fatores clínicos como o risco de complicações da oxigenação inadequada devem guiar a necessidade para a transfusão, equilibrando os riscos e benefícios. Em geral, os pacientes com comorbidades relativamente menores podem tolerar o hematócrito acima de 21% antes que a transfusão seja indicada. Os pacientes com comorbidade moderada a grave (p. ex., comprometimento pulmonar significativo, doença da artéria coronária ou insuficiência vascular, ou com sinais ou sintomas de hipovolemia, choque hemorrágico) justificam a transfusão para atingir o hematócrito acima de 30%. Finalmente, até que a tecnologia esteja disponível para aferir diretamente a capacidade de transporte de oxigênio inadequada, o urologista deve individualizar a decisão de transfusão para cada paciente e situação clínica.

Um grande avanço no banco de sangue e na transfusão de produto sanguíneo tem sido o desenvolvimento de terapia componente, permitindo a administração para frações específicas do sangue total. Os concentrados de hemácias (CH) são equivalentes ao sangue total menos o componente plasmático. Enquanto o hematócrito no sangue total é de 40%, ele é de 70% nas unidades de CH. Essas unidades são reconstituídas e administradas com cristaloides. Dada a falta de componentes remanescentes, em casos de transfusões de CH massivas e hemorragia associada, as plaquetas e, ocasionalmente, o plasma fresco congelado (PFC) devem ser administrados para evitar a coagulopatia dilucional. A transfusão plaquetária raramente é indicada empiricamente, exceto em pacientes com trombocitopenia significativa ($<50.000/mm^3$) e um procedimento cirúrgico planejado ou com trombocitopenia moderada (50.000 a 100.000/mm^3) e tanto um procedimento de alto risco quanto evidência de disfunção plaquetária. Semelhantemente, não é indicada a transfusão empírica com PFC para transfusão massiva. Com o desenvolvimento da terapia componente, o uso do PFC cresceu expressivamente, levando a declaração de consenso da NIH e da ASA para orientação de praticantes (Consensus conference, 1985; Practice guidelines for perioperative blood transfusion and adjuvant therapies, 2006). **As indicações atuais para a transfusão de PFC são imediatamente inversas às da coagulopatia induzida por varfarina, reposição em pacientes com deficiências do fator de coagulação específico e evidência de sangramento e INR acima de 1,5. De acordo com a orientação da ASA, em pacientes com transfusão massiva e sem INR prontamente disponível, o PFC deve ser administrado após a reposição de 1 volume sanguíneo.**

Existem riscos bem documentados da transfusão e esses riscos sempre devem ser discutidos com o paciente antes da administração. As reações hemolíticas transfusionais ocorrem como um resultado de incompatibilidade entre o doador e o receptor (tanto incompatibilidade ABO quanto não ABO). De acordo com o 2007 FDA Annual Summary, reações transfusionais de 2005 a 2007 contribuíram para 22% das fatalidades relacionadas à transfusão nos Estados Unidos (U.S. Food and Drug Administration, 2007). As reações de transfusão ocorrem com relativa frequência e, se identificadas precocemente, podem ser tratadas com raros eventos catastróficos. Os sinais e sintomas iniciais incluem febre, calafrios, dor no peito, hipotensão e diátese hemorrágica ocorrendo durante ou imediatamente após a transfusão. As reações também podem ocorrer tardiamente, o que é caracterizado pela hemólise intravascular significativa secundária aos anticorpos recipientes. O tratamento da reação de transfusão está centrado na ressuscitação com fluido, interrupção da transfusão e alcalinização da urina para prevenir a insuficiência renal. **A causa mais comum de fatalidade relacionada à transfusão é a lesão pulmonar aguda relacionada à transfusão (LPART). Essa entidade foi responsável por 55% de mortalidade transfusional de 2005-2007. A lesão é caracterizada pela lesão de edema pulmonar não cardiogênico e se manifesta 1 a 2 horas após a transfusão.** Embora não seja indicado nenhum tratamento além das medidas de apoio, a maioria dos pacientes se recupera sem sequelas significativas. Finalmente, uma das complicações mais temidas (ao menos na visão pública) é a transmissão de bactérias ou vírus infectantes. Embora o risco de transmissão do vírus da hepatite e do vírus da imunodeficiência humana (HIV) tenha sido inaceitavelmente elevado nos anos 70 e 80, a iniciação de procedimentos de avaliação mais rígidos para populações de alto risco e o desenvolvimento da tecnologia de amplificação do ácido nucleico (reação em cadeia de polimerase [PCR] e amplificação mediada por transcrição) resultaram na expressiva redução do risco e da incidência de transmissão viral. **Atualmente, o risco de transmissão do HIV e hepatite C é de aproximadamente 1 em 2 milhões de casos, ao passo que o risco de transmissão de hepatite B é de 1 em 200.000.** O risco de infecção mais elevado ocorre com a transfusão plaquetária, na qual a contaminação bacteriana se desenvolve em uma taxa de 1 em 5.000 unidades (Eder et al, 2007).

Embora os procedimentos com perda sanguínea muito elevada sejam incomuns na urologia, dada a proximidade de importantes estruturas vasculares a muitos órgãos geniturinários, ocasionalmente o urologista se depara com uma situação clínica na qual é necessária uma transfusão sanguínea de alto volume. Tradicionalmente, a transfusão de componentes não deve começar até que mais de 6 unidades de CH tenham sido administradas ao paciente. Mais recentemente, a evidência na literatura de trauma apoia o uso de uma razão elevada de plaquetas a plasma fresco congelado a eritrócitos — ou seja, protocolo de transfusão massiva. O protocolo é acionado em antecipação de mais de 10 unidades de CH em 24 horas e mobiliza o banco de sangue e os recursos hospitalares para fornecer um suporte adequado de eritrócitos e transfusão de componentes. Há muitos relatos de maior sobrevivência de pacientes de trauma conduzidos com protocolos de transfusão massiva. Um estudo de Ball et al demonstrou taxas melhores de sutura da parede abdominal entre os pacientes com lesões hepáticas de alto grau quando foi utilizado um protocolo de transfusão massiva (Ball et al, 2013).

AMBIENTE DO PACIENTE

Temperatura do Paciente

Embora a hipotermia possa ser terapêutica em algumas situações de trauma e lesão cerebral, para procedimentos cirúrgicos eletivos a hipotermia está associada a morbidade significativamente elevada para o paciente. **Há duas razões primárias para o desenvolvimento da hipotermia na sala de cirurgia. Os agentes anestésicos induzem a vasodilatação periférica redistribuindo o calor do centro (tronco, cabeça), com uma queda resultante na temperatura imediata do centro corporal após a indução. Ao longo do procedimento cirúrgico, a radiação e a perda de calor condutivo contribuem para a maior parte da perda de calor.** A *normotermia* é definida como temperatura central entre 36 °C e 38 °C e a hipotermia de 1 °C a 2 °C resulta em efeitos adversos. **Rajagopalan et al. realizaram uma metanálise de ECR e relataram que a hipotermia leve (redução de 1 °C) resultou em aumento de 16% na perda sanguínea estimada e aumento de 22% nas necessidades de transfusão** (Rajagopalan et al, 2008). Acredita-se que o elevado risco de hemorragia resulte da redução na função enzimática da cascata de coagulação e agregação plaquetária. Até mais significativo é o aumento no risco de ISC associadas à hipotermia leve (34 °C a 36 °C). A hipotermia aumenta o risco de ISC pela redução nos mecanismos imunes e pela vasoconstrição, resultando em hipóxia tecidual regional. Em um estudo de referência, Kurz et al com o Study of Wound Infection and Temperature Group testaram em 200 pacientes submetidos a cirurgia colorretal eletiva a hipótese de que a hipotermia aumenta a taxa de infecção de lesão e a estadia hospitalar (Kurz et al, 1996). **A hipotermia foi associada a risco três vezes maior de infecção de lesão e aumento de 2,6 dias na hospitalização.** Estudos mais recentes confirmaram esses achados no geral em outras séries de pacientes cirúrgicos (Mauermann e Nemergut, 2006). Em seu objetivo geral de reduzir a ISC, a SCIP também incluiu a normotermia perioperatória como uma de suas orientações. As estratégias para melhorar a manutenção da normotermia incluem o uso regular de cobertores aquecidos, fluidos intravenosos aquecidos, fluidos de irrigação aquecidos (especialmente durante RTUP e outros procedimentos endoscópicos prolongados), gás CO_2 umidificado aquecido durante a laparoscopia e aumento na temperatura da sala de cirurgia. Embora tenha havido poucos estudos na literatura urológica, os achados podem ser generalizados para todos os pacientes cirúrgicos.

Preparação da Pele

A preparação da pele estéril é fundamental na prevenção de ISC para qualquer procedimento. Atualmente os antissépticos de pele utilizados mais comumente são a base de álcool, iodo-povidina ou clorexidina. Seja qual for o antisséptico escolhido, a solução deve ser aplicada em círculos concêntricos do centro do local cirúrgico e permitir que seque antes da incisão. **O grupo Cochrane Wound Study publicou recentemente sua segunda análise atualizada sobre várias preparações pré-operatórias de pele. Os autores foram novamente incapazes de relatar evidência conclusiva da maior eficácia de uma preparação de pele em particular** (Dumville et al, 2013). Além disso, embora o CDC recomende claramente o banho pré-operatório para reduzir a ISC, não há evidência de que o banho com solução antisséptica reduza a taxa de infecção (Webster e Osborne, 2007). A respeito da remoção de pelos, o CDC recomenda que seja realizada a remoção de pelos imediatamente antes do procedimento cirúrgico e com pinças (ao invés de lâmina) (Mangram et al, 1999).

Segurança do Paciente

Em 1991 Brennan et al. publicaram seu primeiro trabalho descrevendo os eventos adversos, definidos como lesões causadas pela conduta médica em pacientes hospitalizados, revelando que 48% dos eventos acompanharam uma operação cirúrgica (Brennan et al, 1991; Leape et al, 1991). Esse importante estudo inspirou a publicação do "To Err Is Human: Building a Safer Healthy System", um estudo compreensivo do Institute of Medicine sobre erros médicos. A respeito dos pacientes cirúrgicos, o local mais frequente de lesões evitáveis é a sala de cirurgia. **Embora o cirurgião seja o "capitão do navio" e o responsável final, ele tem conhecimento e atenção ao detalhe de cada membro da equipe da sala de cirurgia para prevenir lesões iatrogênicas ao paciente.** Três causas de lesões imediatamente evitáveis são lesões associadas ao retrator, lesões térmicas e lesões relacionadas à posição do paciente. Há muitos relatos na literatura registrando uma taxa elevada de neuropatia (especialmente o nervo femoral) após a laparotomia com retratores de autorretenção *versus* sem os retratores de autorretenção (Irvin et al, 2004). Muita atenção para garantir que as lâminas laterais não comprimam diretamente o músculo psoas e somente os músculos retos abdominais irá garantir a prevenção da neuropatia femoral. Além disso, também é garantida a reinspeção periódica das lâminas dos afastadores. Muitos dispositivos utilizados na cirurgia urológica empregam a energia térmica para o efeito desejado e, portanto, podem ocasionar a lesão térmica ao paciente. Isso inclui o eletrocauterizador Bovie, o coagulador por feixe de argônio, dispositivos bipolares e *lasers*. Nas cirurgias endoscópicas e laparoscópicas, as fontes de luz de alta voltagem são utilizadas para iluminar o campo cirúrgico. Enquanto ele é iluminado, as terminações dos fios de luz podem resultar em queimaduras quando em contato direto com o paciente (mesmo através do tecido). Essas fontes de luz devem ser desligadas todas as vezes que não estiverem em uso. Deve-se dar atenção especial ao paciente com obesidade mórbida. A sala de cirurgia deve estar equipada com uma mesa hidráulica, instrumentos de comprimento extra, acolchoamento adicional, dispositivos de compressão venosa amplos e extensões laterais para garantir um ambiente cirúrgico seguro para o paciente.

Posicionamento do Paciente

Embora muitas vezes seja feita somente uma avaliação superficial, o posicionamento apropriado do paciente na sala de cirurgia pode prevenir complicações potencialmente devastadoras. Por fim, o posicionamento apropriado é de responsabilidade compartilhada de cada membro da equipe do centro cirúrgico. Muito do conhecimento e da orientação para prevenir a lesão relacionada à posição é delineado da literatura anestésica. De fato, em resposta a um estudo de 1999 da ASA Closed Claims Database, que observou a neuropatia como a segunda principal causa de responsabilidade, a ASA publicou um guia prático para prevenção de neuropatias periféricas perioperatórias (Practice advisory for the prevention of perioperative peripheral neuropathies, 2000). As recomendações estão listadas no Quadro 5-5. **Embora os mecanismos exatos da neuropatia periférica não sejam sempre conhecidos, a causa de neuropatias relacionadas à posição**

QUADRO 5-5 Recomendações da Força Tarefa da American Society of Anesthesiologists sobre a Prevenção de Neuropatias Periféricas Perioperatórias

AVALIAÇÃO PRÉ-OPERATÓRIA
- Quando julgado apropriado, é oportuno verificar se os pacientes podem tolerar confortavelmente a posição cirúrgica prevista.

POSICIONAMENTO DE EXTREMIDADE SUPERIOR
- A abdução do braço deve ser limitada em 90 graus em pacientes em posição supina; os pacientes que estão em posição prona podem tolerar confortavelmente a abdução do braço acima de 90 graus.
- Os braços devem ser posicionados para reduzir a pressão no sulco pós-condilar do úmero (sulco ulnar). Quando os braços são escondidos na lateral, é recomendada uma posição neutra do antebraço. Quando os braços são abduzidos em suportes de braço, é aceitável tanto a posição do antebraço em supino quanto em uma posição neutra.
- Deve ser evitada a pressão prolongada sob o nervo radial no sulco espiral do úmero.
- A extensão do cotovelo além de uma amplitude confortável pode forçar o nervo mediano.

POSICIONAMENTO DE EXTREMIDADE INFERIOR
- As posições de litotomia que alongam o grupo de músculos isquiotibiais além da amplitude confortável podem forçar o nervo ciático.
- Pressão prolongada sobre o nervo peroneal da cabeça da fíbula deve ser evitada.
- Nem a extensão nem a flexão do quadril aumentam o risco de neuropatia femoral.

ACOLCHOAMENTO PROTETOR
- Os suportes de braço acolchoados podem reduzir o risco de neuropatia de extremidade superior.
- O uso de rolos de peito em pacientes posicionados lateralmente pode reduzir o risco de neuropatias de extremidade superior.
- O acolchoamento do cotovelo e da cabeça fibular pode reduzir o risco de neuropatias de extremidades superior e inferior, respectivamente.

EQUIPAMENTO
- O funcionamento adequado de braceletes de pressão sanguínea automatizados não afeta o risco de neuropatias de extremidade superior.
- Os cintos de ombros em posições invertidas exageradas podem aumentar o risco de neuropatias no plexo braquial.

AVALIAÇÃO PÓS-OPERATÓRIA
- Uma simples avaliação pós-operatória da função nervosa de extremidade pode levar ao reconhecimento precoce de neuropatias periféricas.

DOCUMENTAÇÃO
- O mapeamento de ações de posicionamento específicas durante o atendimento de pacientes pode melhorar o atendimento ao (1) auxiliar os praticantes a se concentrarem em aspectos relevantes do posicionamento do paciente e (2) fornecer informações de que podem ser aplicados processos de melhora contínua para fazer refinamentos no cuidado com o paciente.

Modificado de Practice advisory for the prevention of perioperative peripheral neuropathies: a report by the American Society of Anesthesiologists Task Force on Prevention of Perioperative Peripheral Neuropathies. Anesthesiology 2000;92:1168–82.

geralmente é secundária a alongamento excessivo, **compressão prolongada ou isquemia**. Dada a variedade de diferentes posições do paciente utilizadas na cirurgia urológica, é essencial que o urologista seja um participante ativo no posicionamento do paciente e entenda o potencial comprometimento do paciente em cada posição.

A posição supina, empregada nos procedimentos abdominal, pélvico e peniano, é considerada, em geral, a posição mais segura para o paciente. Entretanto, devem ser consideradas muitas questões específicas. **A abdução excessiva do membro superior (>90 graus) pode levar à tensão sobre o plexo braquial, causando neuropatia do membro superior.** O suporte de braço deve ser acolchoado para evitar a pressão excessiva sobre o sulco ulnar e o sulco espiral do úmero (lesão do nervo radial). Em casos nos quais os braços são escondidos na lateral do paciente, deve-se ter cautela para evitar a pressão excessiva na mão e no antebraço. Além disso, o cateter de infiltração intravenosa periférica deve ser identificado rapidamente, pois pode ocorrer síndrome de compartimento do antebraço.

Uma das posições mais frequentes utilizadas na urologia é a posição de litotomia. O posicionamento inadequado pode levar a neuropatia do membro inferior transitória ou prolongada. Em uma avaliação retrospectiva de mais de 190.000 casos de 1957 a 1991 envolvendo a posição de litotomia, a neuropatia persistente foi observada em 0,03%; entretanto, o mesmo grupo em um estudo retrospectivo de 991 pacientes relatou incidência de 1,5% (15 pacientes) com resolução dos sintomas em 6 meses em todos, menos um paciente (Warner et al, 1994; 2000). **O princípio básico da posição envolve a manipulação dos membros inferiores simultaneamente com a flexão dos quadris em 80 a 100 graus com abdução de 30 a 45 graus.** As pernas devem estar acolchoadas para evitar a compressão excessiva contra o apoio. Deve ser dada atenção particular às mãos do paciente para evitar o aprisionamento dentro das partes móveis dos apoios das pernas.

Para a maioria dos procedimentos abertos e laparoscópicos do trato urotelial superior e renal, o paciente é posicionado em algum grau da posição de decúbito lateral. O acolchoamento adequado do paciente é importante, com apoio anterior e posterior adequados para manter a posição de decúbito. O foco mais frequente do comprometimento envolve o posicionamento dos braços e a potencial lesão do plexo braquial. O braço ipsilateral deve ser posicionado sobre um apoio de braço elevado ou com revestimento em gel, evitando a abdução de mais de 90 graus e o alongamento excessivo do ombro. O braço contralateral deve ser posicionado sobre um suporte de braço com acolchoamento ulnar. Além disso, nos pacientes em posição de flanco total, um rolo axilar deve ser posicionado caudal à axila (não na axila) para evitar compressão do plexo braquial contralateral. Por fim, depois que o paciente é posicionado e antes do revestimento estéril, a mesa cirúrgica deve ser girada completamente para garantir que o paciente esteja adequadamente seguro em todas as posições.

Duas posições de paciente utilizadas nos casos urológicos merecem atenção: a posição prona para nefroscopia percutânea e a posição de Trendelenburg completa para procedimentos laparoscópicos pélvicos assistidos por robôs. Na posição prona, deve-se ter cuidado especial ao acolchoamento de torso, cotovelos, quadris e pernas. O anestesiologista deve garantir que o tubo endotraqueal e os acessos vasculares estejam adequadamente seguros. É necessária a coordenação de toda a equipe durante a transferência da posição supino sobre a maca para a posição prona na mesa de cirurgia. Sempre deve haver uma maca imediatamente disponível no caso de comprometimento de vias respiratórias e na necessidade de transferência rápida para a posição supina. A respeito da posição de Trendelenburg completa para procedimentos pélvicos minimamente invasivos, a principal questão envolve as alterações fisiológicas na função respiratória, função cardiovascular e aumento nas pressões venosa central e intracranial. **O posicionamento do paciente deve-se concentrar no acolchoamento adequado e na segurança do paciente à mesa cirúrgica para prevenir o deslizamento cranial. Embora as cintas de ombro fixas sem dúvida previnam a movimentação do paciente, essas cintas devem ser evitadas devido ao risco de compressão de plexo braquial e consequente neuropatia.**

INCISÕES ABDOMINAIS E SUTURA DA INCISÃO

Incisões Abdominais

A cirurgia urológica pode envolver uma grande região do tronco e, portanto, o urologista deve estar familiarizado com todos os tipos de incisões do abdome. A incisão mais comumente realizada na cirurgia, incluindo a urologia, é a incisão abdominal na linha média. Essa incisão pode oferecer acesso a todo o peritônio e retroperitônio. Para procedimentos dirigidos a regiões particulares do abdome, as incisões alternativas oferecem a exposição mais centrada com alguns benefícios. Uma incisão Pfannenstiel (incisão transversal no abdome inferior) pode ser utilizada para praticamente todos os procedimentos pélvicos e resulta em melhor estética e, possivelmente, redução da dor. Para acesso ao terço inferior do ureter, pode ser utilizada uma incisão Gibson (p. ex., uma incisão oblíqua no quadrante inferior). Com uma incisão Gibson, a entrada no retroperitônio é obtida pela separação dos músculos oblíquos externo e interno na direção de suas fibras. O acesso ao abdome e retroperitônio superiores para cirurgia suprarrenal pode ser obtido por vários tipos de incisões. Uma abordagem extraperitoneal é realizada melhor através de uma incisão no flanco sobre a 11° ou 12° costela, com ou sem remoção parcial da costela. Uma abordagem extraperitoneal evita as complicações da cirurgia transperitoneal como lesão intestinal, íleo pós-operatório e formação de adesão. O acesso transperitoneal pode ser obtido através de uma incisão subcostal anterior (dois dedos acima da margem costal). Essa incisão oferece melhor acesso às estruturas vasculares da linha média ao permitir a mobilização medial completa do peritônio posterior. Para tumores grandes ou de avanço localizado (trombo de veia cava), uma incisão toracoabdominal ou de Chevron em geral oferece a melhor exposição. É a abordagem toracoabdominal preferida para grandes tumores retroperitoneais superiores ou tumores com extensão para a cavidade torácica (trombo de tumor da veia cava supradiafragmático). Por outro lado, é preferida uma incisão de Chevron para acessar as regiões direita e esquerda do abdome (p. ex., tumores renais bilaterais). Em resumo, a escolha da incisão adequada frequentemente é essencial para o bom resultado cirúrgico, especialmente para casos cirúrgicos complexos.

Cicatrização da Lesão

O conhecimento dos princípios básicos da cicatrização da lesão é importante para avaliar adequadamente a sutura da incisão e suas complicações associadas. Todas as lesões cutâneas progridem passo a passo por uma série de eventos em direção ao reparo completo da lesão; em uma lesão particular, pode haver simultaneamente diferentes fases de eventos. **A série de passos pode ser amplamente dividida em três estágios: fase reativa, fase proliferativa e fase de maturação.** A fase reativa ocorre imediatamente com as duas principais respostas de hemostasia e inflamação. A ruptura das membranas vasculares ocasiona a ativação e a agregação plaquetárias, que por sua vez iniciam a resposta inflamatória. Durante este estágio de cicatrização da lesão, as células inflamatórias, incluindo células polimorfonucleares, macrófagos e linfócitos, migram para a lesão e tornam-se ativadas, levando a ativação da citocina e secreção de vários fatores de crescimento. O segundo estágio, proliferativo, ocasiona a formação do tecido de granulação. O estágio é caracterizado pela proliferação de células endoteliais e fibroblastos levando a angiogênese e epitelização, que eventualmente resulta no crescimento de vasos sanguíneos imaturos e deposição de matriz extracelular e revestimento inicial de colágeno. Finalmente, o estágio de maturação ocorre com a deposição de colágeno e contração da lesão. **A fase de maturação começa aproximadamente 1 semana após a lesão e progride rapidamente ao longo de 6 semanas, com o aumento da força da lesão ao longo dos próximos 12 meses. A cicatriz ganha aproximadamente 3% de força novamente após 1 semana, 20% após 3 semanas e 80% após 3 meses** (Witte e Barbul, 1997).

Sutura da Incisão

Associada à escolha da incisão, a sutura apropriada é necessária para evitar algumas complicações cirúrgicas, incluindo a infecção da lesão e deiscência fascial. Em geral existem três tipos de sutura de lesão: primária, secundária e terciária (ou sutura primária tardia). Na ampla maioria dos procedimentos eletivos, o urologista deve tentar uma sutura permanente após a cirurgia (sutura primária). A sutura secundária é reservada para lesões fortemente contaminadas, na qual a fáscia é suturada primariamente, mas a pele e os tecidos subcutâneos são deixados para cicatrizarem pela re-epitelização e contração. As suturas terciárias são reservadas para pacientes com síndrome de compartimento abdominal ou pacientes que precisam de reavaliações, nos quais a sutura temporária é realizada inicialmente com a intenção de futura sutura permanente. A menos que o procedimento envolva contaminação pesada, a sutura da incisão envolve a reaproximação da fáscia (em uma ou múltiplas camadas) e da pele. A escolha do cirurgião pelo tipo de sutura depende das preferências entre entrelaçada e não entrelaçada, monofilamento e multifilamento, absorvível não absorvível. Uma descrição completa dos diferentes tipos de sutura e suas propriedades está listada na Tabela 5-8 (Hochberg et al, 2009). Embora o método da sutura fascial tenha sido extensivamente estudado, um método definitivo, superior, não está universalmente acordado. Van't Riet et al realizaram uma metanálise de ECR (van't Riet et al, 2002). **No total, foram incluídos 6.566 pacientes de 15 estudos; a principal aferição do resultado foi a incidência de hérnia incisional. A análise indicou que, entre suturas lentamente absorvíveis e não absorvíveis, não houve diferença no risco de hérnia incisional nas suturas fasciais contínuas ou descontínuas, embora a sutura não absorvível tenha sido associada ao aumento da dor na lesão e formação de fístula. Para tipos de suturas absorvidas rapidamente, a sutura fascial contínua foi significativamente associada ao aumento da taxa de hérnias incisionais.** Devido ao número limitado de pacientes, uma conclusão definitiva não poderia ser feita para o fechamento com sutura absorvida rapidamente *versus* fechamento com sutura contínua lentamente não absorvível. Os autores, entretanto, concluíram que a sutura em massa com sutura absorvida lentamente em um modo contínuo é o método ideal. Para resolver a limitação observada na metanálise anterior, Seiler et al. completaram um ECR de 625 pacientes (Seiler et al, 2009). Os pacientes foram randomizados para um de três braços: sutura descontínua com sutura absorvida rapidamente ou sutura contínua com uma de duas suturas absorvidas lentamente. Eles não observaram diferenças significantes na hérnia incisional (15,9% vs. 8,4% *vs*. 12,2%, *P* = 0,09),

deiscência fascial, infecção de parede ou eventos adversos graves. Em conclusão, embora as incisões possam ser fechadas com sutura descontínua absorvida rapidamente ou com sutura absorvida lentamente, deve-se dar atenção à técnica, dada a incidência relativamente elevada de hérnia incisional. Uma metanálise subsequente da literatura existente novamente não pôde observar uma diferença significativa entre a sutura contínua absorvida lentamente e a sutura descontínua absorvida rapidamente (Diener et al, 2010).

Talvez a complicação de lesões abdominais mais frequente seja a ISC. Devido a diferentes métodos e descrições relatados na literatura, o National Health Care Safety Network do CDC publicou definições de ISC com critérios objetivos, claramente definidos (Kirby e Mazuski, 2009). As infecções são classificadas do seguinte modo:
- Infecção incisional superficial: envolve somente a pele e o tecido subcutâneo e ocorre dentro de 30 dias de cirurgia
- Infecção incisional profunda: envolve tecidos moles profundos (planos musculares ou fasciais) e ocorre dentro de 30 dias da cirurgia (ou dentro de 1 ano se o implante está no local)
- Infecção de órgão ou espaço: envolve qualquer parte do corpo que esteja aberta ou seja manipulada durante o procedimento cirúrgico e tem uma drenagem purulenta de um dreno posicionado na lesão ou a evidência de infecção na imagem radiográfica

Fatores de risco específicos predispondo às ISC foram listados anteriormente no Quadro 5-2. O pilar do tratamento concentra-se na drenagem adequada da região infectada. **As infecções superficiais e algumas infecções incisionais profundas geralmente podem ser tratadas com a abertura da incisão de pele e com o curativo da lesão. Deve-se ter cautela para abrir amplamente a incisão para garantir**

TABELA 5-8 Propriedades dos Materiais de Sutura

SUTURA	ORIGEM	ABSORÇÃO TECIDUAL	CONFIGURAÇÃO FÍSICA	FORÇA DE TENSÃO	COMENTÁRIOS
Vicryl	Sintética	Absorvível	Trançada	65% 2 semanas 40% 4 semanas	Perda da função lenta e maior força de ruptura do nó comparada ao ácido poliglicólico (Dexon).
Dexon	Sintética	Absorvível	Trançada	63% 2 semanas 17% 3 semanas	Revestimento lubrificante reduz o coeficiente de fricção.
Monocryl	Sintética	Absorvível	Monofilamento	30%-40% 2 semanas (colorido) 25% 2 semanas (descolorido)	Força de tensão excelente permite o uso de suturas menores para sutura de pele.
PDS	Sintética	Absorção tardia	Monofilamento	74% 2 semanas 50% 4 semanas 25% 6 semanas	Sem absorção até 90 dias depois; baixa reatividade, tende a manter a força na presença de infecção; versão farpada mais recente é sem nós.
Maxon	Sintética	Absorção tardia	Monofilamento	81% 2 semanas 59% 4 semanas 30% 6 semanas	
Catgut cromado	Natural	Absorvível	Monofilamento	0% 3 semanas	Também podem ser observados como sutura catgut (não tratadas) para absorção mais rápida.
Nylon	Sintética	Não absorvível	Monofilamento	50% 1-2 anos	Reatividade tecidual muito baixa.
Prolene	Sintética	Não absorvível	Monofilamento	Sem perda significante com o tempo	Alta plasticidade, superfície extremamente macia (requer nós extras).
Seda	Natural	Não absorvível	Trançada	Degradada com o tempo	Trançada para manuseio mais fácil; pode ser propenso a infecção.
Mersilene	Sintética	Não absorvível	Trançada ou monofilamento	Sem perda significante com o tempo	Trançada não deve ser utilizada na infecção.

a drenagem completa do fluido purulento subjacente. O uso de antibióticos orais ou intravenoso não é necessário a menos que a infecção esteja associada a celulite de pele significativa (eritema estendendo-se > 2 cm a partir da margem da incisão ou sinais sistêmicos de toxicidade, p. ex., febre, sepse) (Barie e Eachempati, 2005). Uma vez aberta, a lesão deve ser deixada para cicatrizar por segunda intensão. Muitas infecções incisionais profundas são muito extensas para incisão ao leito e precisam de debridamento cirúrgico sob anestesia. É essencial examinar cuidadosamente qualquer lesão infeccionada quanto a sinais de infecção necrosante, mais comumente secundária a *Clostridium perfringens*. Os sinais incluem a drenagem de fluido acinzentado, necrose franca da camada fascial e crepitação da lesão. Uma infecção necrosante requer retorno imediato ao centro cirúrgico para amplo debridamento e lavagem. Em contraste às infecções incisionais, as infecções de órgão e espaço profundos podem não causar sinais superficiais no nível da incisão. Em vez disso, os pacientes frequentemente apresentam sinais sistêmicos de infecção, dor ou sepse; a imagem transversal é utilizada para revelar a fonte putativa. Novamente, aplica-se o princípio da drenagem adequada e a conduta envolve a drenagem percutânea ou cirúrgica do fluido do abcesso. Uma questão controversa na prevenção das infecções de órgãos e espaços é a implantação de rotina de sistemas de drenagem no momento do procedimento cirúrgico inicial. Uma ampla variedade de drenos cirúrgicos está disponível. Os drenos estão amplamente categorizados como drenos abertos sem sucção, fechados sem sucção e fechados de sucção. Os drenos abertos sem sucção são empregados quando não é necessária a quantificação precisa da quantidade de drenagem. Esses drenos são associados a menor desconforto do paciente e são fáceis de remover. Os drenos fechados são escolhidos se é necessária a quantificação da drenagem ou a caracterização do fluido drenado. O uso de sucção nos sistemas de dreno fechado é preferido, em geral, se é importante o reconhecimento imediato das pequenas quantidades de drenagem (p. ex., um dreno ao redor de uma anastomose ureterointestinal). Embora os drenos continuem a ser amplamente utilizados em vários procedimentos urológicos, muitos estudos prospectivos na literatura cirúrgica geral não puderam demonstrar benefício significativo; portanto, a maioria dos especialistas adverte seu uso na rotina (a menos que haja uma forte indicação) (Barie, 2002).

Talvez a complicação das incisões cirúrgicas mais temida seja a insuficiência aguda da lesão (ou deiscência fascial). A incidência geral da deiscência fascial é de 1% a 2% e a complicação ocorre geralmente 1 semana após a cirurgia, embora ela possa ocorrer pós-operatoriamente com mais de 30 dias. Os fatores de risco para a deiscência incluem os fatores relacionados ao paciente (idade avançada, desnutrição, uso de corticoides, obesidade e história anterior de radioterapia); ISC; e erros técnicos no momento da sutura da incisão. Os erros técnicos mais comuns associados à insuficiência da lesão são colocação da sutura muito próxima da margem fascial, derrapagem do nó e tensão excessiva da sutura. **Vários estudos pesquisaram o tipo de sutura e não há diferença no risco de deiscência entre as suturas descontínuas e contínuas contanto que não sejam utilizadas suturas absorvidas rapidamente nas suturas contínuas.** Historicamente, as suturas de retenção foram fortemente indicadas em pacientes de alto risco e amplamente utilizadas como uma medida preventiva da deiscência da lesão. A evidência da literatura, entretanto, foi principalmente retrospectiva e subsequentes ensaios prospectivos falharam ao demonstrar evidência de benefícios (Carlson, 1997). Em um ensaio recente, Rink et al randomizaram 95 pacientes de alto risco para suturas de retenção ou sutura padrão; os pesquisadores relataram que, embora não tenha sido observada nenhuma diferença nas taxas de insuficiência de lesão, as suturas de retenção foram associadas a aumento significativo da taxa de morbidade do paciente, dor principalmente (Rink et al, 2000). De acordo com esses dados, as tendências cirúrgicas recentes sugerem um movimento além do uso de suturas de retenção e, alternativamente, em direção ao aumento do uso de enxertos e malha sintética nas lesões que se acredita estarem sob risco elevado de deiscência fascial. **Quando ocorre insuficiência de lesão, geralmente é imediatamente precedida de um jato repentino de fluido serossanguinolento da lesão.** Algumas pequenas rupturas fasciais podem ser conduzidas conservadoramente com o curativo da lesão e observação próxima, porém a maioria das rupturas, particularmente na configuração de evisceração intestinal, demandam retorno urgente à sala de cirurgia. No leito, deve ser posicionada uma toalha estéril, umedecida com solução salina, sobre os componentes eviscerados enquanto o paciente está sendo preparado para a sala de cirurgia. No momento da reoperação, as margens fasciais são inspecionadas para a causa da ruptura. Em casos de erros técnicos ou solução fascial, na qual as margens fasciais estão saudáveis e podem ser unidas sem tensão, é adequada uma sutura principal. Em todos os outros casos, as margens fasciais são debridadas e a lesão é suturada com malha absorvível ou enxertos biológicos prostéticos. Uma discussão completa de diferentes materiais está além do objetivo deste capítulo, mas deve ser dada uma forte consideração à consulta cirúrgica geral intraoperatória.

Seja em razão de uma infecção abdominal profunda, seja em razão de uma insuficiência de lesão aguda, o urologista frequentemente se depara com decisões a respeito da sutura temporária *versus* permanente e sutura da parede abdominal primária *versus* secundária. Em geral, uma sutura abdominal temporária é considerada em situações de infecção abdominal profunda significante (p. ex., peritonite bacteriana secundária à ruptura de anastomose intestinal, intestino isquêmico) ou insuficiência significativa da parede abdominal (p. ex., fasciite necrosante). **Talvez o maior avanço recente na sutura temporária de parede abdominal tenha sido o desenvolvimento do curativo à vácuo com pressão negativa. Essa técnica permite a sutura temporária segura e barata, facilita a cicatrização da lesão pela redução do edema intestinal crônico e melhora o fluxo sanguíneo local, pondendo resultar em taxas de sutura de parede abdominal primária tardias relativamente elevadas.** Para determinar a efetividade da sutura temporária, Bhangu et al realizaram uma metanálise da literatura existente sobre a possibilidade de a sutura temporária de lesões abdominais reduzir a taxa de ISC profunda (Bhangu et al, 2013). **Embora a literatura atualmente disponível não seja substancial, eles concluíram que a sutura primária tardia do abdome foi um método seguro e potencialmente poupador de custos para prevenir a ISC em lesões contaminadas.** Quando a sutura fascial primária tardia não é possível, novas malhas biológicas prostéticas podem ser utilizadas para fechar o abdome e a lesão remanescente pode fechar secundariamente (em conjunto com um dispositivo assistido a vácuo com pressão negativa). Essas malhas prostéticas são derivadas de fontes humanas, de porcos e bovinos e, em geral, são sintetizadas em matrizes acelulares de colágeno. Embora a durabilidade desses materiais a longo prazo não seja conhecida, eles geralmente são mais seguros em lesões contaminadas.

> **PONTOS-CHAVE**
>
> - A avaliação pré-operatória adequada do paciente irá prevenir os cancelamentos imprevistos e reduzir o risco de complicações pós-operatórias.
> - As indicações para o teste cardíaco pré-operatório dependem de três grupos de fatores: a capacidade funcional do paciente, os fatores de risco cardíaco e os fatores de risco cirúrgico-específicos.
> - As ISC são uma das principais causas de complicações perioperatórias e aumentam a estadia hospitalar. O antibiótico profilático é indicado em praticamente todos os procedimentos cirúrgicos.
> - O TEV é uma complicação comum de procedimentos urológicos e a AUA recomenda a profilaxia mecânica ou farmacológica (ou ambas em pacientes em risco elevado) para todos os procedimentos urológicos.
> - O conhecimento adequado dos princípios farmacológicos da anestesia permitirá ao urologista participar ativamente no processo de decisão sobre o modo apropriado de anestesia para um paciente e procedimento em particular.
> - A orientação atual defende a transfusão de produtos sanguíneos para hematócrito menor que 21% na maioria dos pacientes, a menos que sejam fatores de risco cardiopulmonares específicos.
> - A hipotermia perioperatória de até mesmo 1 °C a 2 °C está associada ao aumento na perda sanguínea estimada e aumenta o risco de ISC.
> - A escolha adequada da incisão cirúrgica resulta na exposição cirúrgica ideal e, portanto, em melhores resultados.
> - A literatura atual sugere que o fechamento com sutura contínua, absorvida lentamente, ocasione menor risco de complicações relacionadas à incisão.

REFERÊNCIAS

Para consultar a lista completa de referências acesse www.expertconsult.com.

LEITURA SUGERIDA

Brennan TA, Leape LL, Laird NM, et al. Incidence of adverse events and negligence in hospitalized patients. Results of the Harvard Medical Practice Study I. N Engl J Med 1991;324:370-6.

Douketis JD, Berger PB, Dunn AS, et al. The perioperative management of antithrombotic therapy: American College of Chest Physicians evidence-based clinical practice guidelines (8th edition). Chest 2008;133:299S-339S.

Eagle KA, Berger PB, Calkins H, et al. ACC/AHA guideline update for perioperative cardiovascular evaluation for noncardiac surgery—executive summary: a report of the American College of Cardiology/American Heart Association Task Force on Practice Guidelines (Committee to Update the 1996 Guidelines on Perioperative Cardiovascular Evaluation for Noncardiac Surgery). J Am Coll Cardiol 2002;39:542-53.

Geerts WH, Bergqvist D, Pineo GF, et al. Prevention of venous thromboembolism: American College of Chest Physicians evidence-based clinical practice guidelines (8th edition). Chest 2008;133:381S-453S.

Practice guidelines for perioperative blood transfusion and adjuvant therapies: an updated report by the American Society of Anesthesiologists Task Force on Perioperative Blood Transfusion and Adjuvant Therapies. . Anesthesiology 2006;105:198-208.

van 't Riet M, Steyerberg EW, Nellensteyn J, et al. Meta-analysis of techniques for closure of midline abdominal incisions. Br J Surg 2002;89:1350-6.

Wolf JS Jr, Bennett CJ, Dmochowski RR, et al. Best practice policy statement on urologic surgery antimicrobial prophylaxis. J Urol 2008;179:1379-90.

6 Fundamentos da Drenagem do Trato Urinário

Thomas Tailly, MD, MSc e John D. Denstedt, MD, FRCSC, FACS

Trato Urinário Inferior: Apontamentos Históricos

Considerações Anatômicas

Indicações de Sondagem do Trato Urinário Inferior

Escolha da Sonda

Modelos de Sonda

Técnica de Sondagem Uretral

Complicações

Trato Urinário Inferior: Sondagem Via Suprapúbica

Trato Urinário Superior: Sondas e *Stents* Ureterais

Trato Urinário Superior: Tubo de Nefrostomia

Compreender os fundamentos da sondagem do trato urinário é essencial para todo urologista e residente em urologia. Este capítulo abordará aspectos básicos das indicações, dispositivos e descrições das várias técnicas de sondagem do trato urinário.

TRATO URINÁRIO INFERIOR: APONTAMENTOS HISTÓRICOS

Os relatos de sondagem vesical por retenção urinária precedem a civilização dos antigos Egípcios, surgindo durante as civilizações Asiática, Chinesa, Egípcia, Romana, Bizantina e Grega, o que enfatiza sua importância clínica de longa data. Os antigos descreviam a cateterização com palhas, junco, folhas enroladas lubrificadas ou secas e galhos ocos (Mattelaer e Billiet, 1995).

No livro Hipocrático "Das doenças" (cerca de 400 a.C.), o uso da sonda vesical para drenagem urinária era considerado uma habilidade básica de qualquer médico (Moog et al, 2005a). No século VII d.C., Paulus Aegineta descreveu uma sondagem vesical utilizando um fino cateter de prata, técnica que se tornou muito comum durante o período medieval. Notadamente, mesmo em uma era cientificamente pouco desenvolvida, foi postulado o conceito de que a prata teria uma função antisséptica (Mattelaer e Billiet, 1995). O uso dos cateteres de prata continuou popular até o surgimento das sondas urinárias de borracha natural. Galeno (Século II d.C.), Paulus Aegineta (Século VII d.C.) e Avicenna (Século XI d.C.) também descreveram o uso da sonda para conduzir uma substância à bexiga e tratar diversas doenças como piocistite, hematúria e inflamação (Moog et al, 2005a, 2005b; Madineh, 2009).

No século XIX, foi essencial a evolução das sondas até os dispositivos atuais. Joseph F. B. Charrière introduziu a unidade de Charrière para medir o tamanho de uma sonda, uma escala que foi adotada no mundo todo. Uma unidade French equivale a 0,33 mm do diâmetro externo (Mattelaer e Billiet, 1995). Mercier criou a sonda de ponta coudé em 1836 (coudé significa "cotovelo" em francês) (Mattelaer e Billiet, 1995). Em 1860, Auguste Nelaton criou a sonda de Nelaton, uma sonda vesical de borracha macia, com ponta reta rígida e um orifício lateral, feita de borracha vulcanizada (Mattelaer e Billiet, 1995). Na década de 1930, Frederick E. B. Foley inventou uma sonda com um balão inflável acoplado à ponta como mecanismo de fixação (Tatem et al, 2013). Trata-se de um desenvolvimento fundamental que formou as bases da maioria das sondas de trato urinário inferior hoje utilizadas.

CONSIDERAÇÕES ANATÔMICAS

A realização da sondagem do trato urinário tem como pré-requisito o profundo conhecimento da anatomia específica.

Uretra Masculina

O comprimento médio da uretra masculina é de 17,5 a 20 cm do colo vesical ao meato uretral externo, segundo relatos *post mortem* descritos em *Gray's Anatomy* (Standring, 2008). Na literatura mais atual, medindo-se a uretra *in vivo* com uma sonda vesical, estes comprimentos se confirmam bastante precisos (Kohler et al, 2008; Krishnamoorthy e Joshi, 2012).

Em geral, a uretra masculina é dividida em segmentos: uretra pré-prostática ou colo vesical, uretra prostática, uretra membranosa e uretra esponjosa ou peniana, a qual, por sua vez, pode ser subdividida em bulbo da uretra, uretra pendular e fossa navicular. Uma classificação alternativa divide os segmentos uretrais em uretra anterior e posterior; o segmento posterior é formado pela uretra prostática e membranosa, enquanto o segmento anterior equivale à uretra peniana.

O diâmetro da uretra varia ao longo do seu trajeto. Um meato externo normalmente saudável permite a passagem de uma sonda 24F. As porções mais proximais da uretra de um adulto são de maior diâmetro, sendo a uretra prostática a de maior diâmetro, aproximadamente 32F. O colo vesical normal é geralmente do diâmetro que permite a passagem de uma sonda 28F (Davis, 1913).

Uretra Feminina

Nas mulheres virgens e nulíparas, a uretra e o colo vesical repousam sobre o tecido conjuntivo da parede anterior da vagina. A uretra mede aproximadamente 4 cm e pode ser dividida em três segmentos: segmento distal, uretra mediana e segmento proximal (Wieczorek et al, 2012). Em decúbito dorsal, a uretra feminina inclina-se para baixo com uma leve angulação mais horizontal, aproximadamente na metade do trajeto, e tem o calibre médio de 22F (Uehling, 1978).

INDICAÇÕES DE SONDAGEM DO TRATO URINÁRIO INFERIOR

As indicações de sondagem vesical podem ser convenientemente divididas em duas categorias: sondagem terapêutica ou sondagem diagnóstica.

A indicação mais comum de sondagem vesical transuretral é para drenagem de uma retenção urinária aguda ou crônica ou de um volume residual pós-miccional. A sondagem pode ser intermitente ou de demora, dependendo da patologia, da recorrente necessidade e da destreza do paciente ou cuidadores. Apesar de o ultrassom ser muito utilizado para estimar o volume de urina residual na bexiga, essa medida é mais exata esvaziando-se a bexiga através da sondagem transuretral. A segunda indicação mais comum de

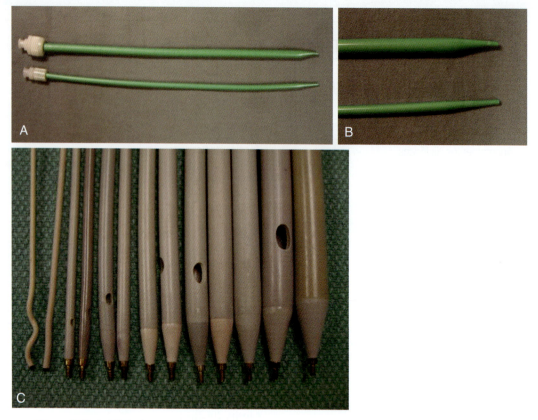

Figura 6-1. A, Dilatadores uretrais de ponta cônica (12 e 18 Fr). B, Imagem anterior ampliada. C, Guias filiformes.

sondagem vesical é o monitoramento do débito urinário. Pacientes com hematúria maciça, independente da causa, geralmente precisam de sondagem para irrigação vesical e drenagem da urina com sangue e coágulos.

A dilatação com sonda uretral é a opção mais utilizada primariamente para tratar os estreitamentos uretrais (Bullock e Brandes, 2007). Uma dilatação uretral simples pode ser realizada introduzindo às cegas uma sonda muito fina seguida de um dispositivo coaxial de maior diâmetro ou introduzindo uma sonda de Councill de maior diâmetro através de guia instalado por cistoscopia (Fig. 6-1). A recente metanálise de Cochrane que comparou a dilatação simples com a uretrotomia endoscópica e a uretroplastia aberta não foi definitiva em relação ao tratamento preferencial da estenose uretral (Wong et al, 2012). O único estudo randomizado comparando a dilatação com a uretrotomia não mostrou diferença significativa nas taxas de eficácia e taxas livres de re-estenose (Steenkamp et al, 1997; Heyns et al, 1998).

Em pacientes em que não for possível obter uma amostra de urina livre de contaminação, uma sondagem simples pode ser realizada para obtenção de urina asséptica. As sondas com manômetro na extremidade são utilizadas em estudos urodinâmicos para medir a pressão intravesical e uretral. Sondas com termômetro na extremidade em algumas ocasiões são utilizadas durante cirurgias prolongadas, fornecendo, ao mesmo tempo, temperatura contínua e drenagem adequada para mensuração do débito urinário. A terapia intravesical, por exemplo, com dimetil sulfóxido, para cistite intersticial (Colaço e Evans, 2013), alúmen de potássio, para hematúria intratável (Abt et al, 2013), ou Mitomicin C ou solução de bacilo de Calmette-Guérin (BCG), para câncer vesical não músculo invasivo (van Lingen e Witjes, 2013), é também administrada via sonda transuretral.

Na cistografia retrógrada, o contraste radiográfico é administrado por cateterização vesical para opacificar o trato urinário com objetivo diagnóstico.

No trauma urogenital, também abordado nesse capítulo, a sondagem vesical geralmente é, dependendo da extensão do trauma, a

TABELA 6-1 Tamanho da Sonda com Base na Idade

IDADE (ANOS)	TAMANHO DA SONDA (FR)
< 5	5-8
5-10	8-10
10-14	10
>14	10-14

primeira escolha de tratamento. Esta deve ser considerada somente após a investigação diagnóstica completa do possível trauma uretral e, então, a viabilidade e a adequação da colocação do cateter transuretral poderão ser definidas.

ESCOLHA DA SONDA

Uma enorme variedade de sondas está disponível para cateterização transuretral. Diferenças nos materiais utilizados na fabricação; variações em comprimento, circunferência, formato da ponta e número de canais; e uma variedade de revestimentos contribuem para o vasto conjunto de tais dispositivos.

A escolha do modelo e tamanho do cateter depende da indicação de seu uso, do tipo de fluido que se espera drenar, do tempo de permanência, de idade, sexo e história anterior, da anatomia do paciente. Com base nessas variáveis, escolhe-se o de menor tamanho (Tabela 6-1). O uso de sondas de alimentação como cateteres uretrais deve ser desestimulado, pois sua rigidez e seu comprimento podem ser fontes de complicações (úlceras isquêmicas, estenoses uretrais e outras complicações vesicais) (Smith, 2003; Sarin, 2011).

O melhor cateter para uma primeira tentativa de cateterização vesical transuretral em pacientes adultos sem história urológica, risco de anormalidade do trato urinário e conhecida alergia é o cateter de látex de ponta reta 16 Fr.

MODELOS DE SONDA

O modelo de sonda mais simples é constituído de um único orifício que permite a drenagem ou injeção de fluidos. O mais frequentemente utilizado para mecanismos de retenção é o modelo com balão acoplado, o qual é inflado por meio de um canal exclusivo. A sonda de três vias permite a injeção e a drenagem de fluidos simultâneas e é especialmente útil em pacientes com hematúria, retenção de coágulo e piúria. A irrigação vesical contínua é geralmente utilizada no pós-operatório quando é esperada hematúria e possível formação de coágulo. A sonda de três vias é formada por um balão maior do que a média, para permitir a injeção de 30 mL ou mais, o que pode ser útil para alcançar hemostasia após uma ressecção transuretral da próstata ao aplicar tração à sonda, portanto, comprimindo os vasos do colo vesical (Fig. 6-2).

A adição de canais ao modelo inicial de cateter único trouxe modelos potencialmente negativos. O orifício extra ocupa o espaço do orifício interno da sonda, reduzindo o seu diâmetro interno. O diâmetro interno de uma sonda 24 Fr com orifício único é maior que o de uma sonda 24 Fr de duas vias, que por sua vez é maior que o diâmetro interno de uma sonda 24 Fr de três vias.

Existem basicamente dois formatos de ponta disponíveis, o de ponta reta e o de ponta coudé, ou em "cotovelo", ou Tiemann. Ambas estão presentes na versão de sonda de Councill e podem ser introduzidas na bexiga através de um guia metálico se necessário.

Existem múltiplas variações, como pontas cônicas ou com vários orifícios laterais, em toda a ampla gama de dispositivos disponíveis.

Materiais e Revestimentos

A maioria das sondas de uso cotidiano são constituídas de látex, borracha, silicone ou policloreto de vinila (PVC). Para a sondagem de curto prazo são preferíveis as sondas de látex ou borracha devido à sua viabilidade e baixo custo. O silicone é relativamente inerte e estudos clínicos randomizados (ECR) de controle demonstraram que o silicone induz significativamente menos inflamação tecidual em comparação com as sondas de látex (Nacey et al, 1985; Talja et al, 1990; Schumm e Lam, 2008). O silicone é preferível às sondas de látex em sondagens de longo prazo. As sondas de silicone são mais rígidas e mais difíceis de dobrar quando encontram resistência (Villanueva et al, 2011).

São vários os revestimentos estudados na tentativa de diminuir trauma, uretrite e infecção do trato urinário associada à sonda. O uso de sondas de revestimento hidrofílico na sondagem intermitente é interessante. Tais sondas estão associadas a menor desconforto, sondagens menos traumáticas, diminuição da incidência de infecções do trato urinário (ITU) e estenoses uretrais sintomáticas (Wyndaele, 2002; De Ridder et al, 2005; Cardenas et al, 2011). A recente metanálise de Bermingham foi incapaz de identificar uma diferença significativa na incidência de ITU sintomáticas comparando os diferentes tipos de cateteres utilizados no cateterismo intermitente limpo (CIL). Li et al., por outro lado, em uma metanálise com foco em populações com trauma da coluna vertebral, demonstrou que o uso de cateteres de algodão hidrofílico em CIL diminui significativamente as taxas de ITU e hematúria (Bermingham et al, 2013; Li et al, 2013).

Como as sondas sem revestimento para CIL têm maior custo-benefício e o uso de gel lubrificante é o segundo melhor em custo-benefício pela análise Bermingham (Bermingham et al, 2013), **a utilização na rotina de cateteres hidrofílicos para CIL, exceto em pacientes com trauma em coluna vertebral, não é recomendada.**

As sondas impregnadas com antibiótico podem retardar a bacteriúria na sondagem de curto prazo (< 1 semana). Tal benefício não se aplica a pacientes que requerem uma sondagem de longo prazo (Schumm e Lam, 2008; Hooton et al, 2010).

As sondas com revestimento bacteriano têm o benefício teórico de colonizar a urina com uma cepa não virulenta de *Escherichia coli*, o que tem mostrado resultados promissores em pequenos testes-piloto. Os estudos de viabilidade e eficácia clínica de tais sondas estão em andamento (Trautner et al, 2007; Prasad et al, 2009; Darouiche e Hull, 2012).

A metanálise de Cochrane de 2008 demonstrou que o uso de sondas revestidas por liga de prata reduziu significativamente a incidência de bacteriúria assintomática a curto e longo prazo (> 1 semana) (Schumm e Lam, 2008). Em um ECR multicêntrico mais recente envolvendo mais 6.000 pacientes, os cateteres de revestimento antimicrobiano demonstraram benefício estatisticamente significativo ao reduzir o risco de ITU associada à sondagem quando comparados com aqueles revestidos por politetrafluoretileno (PTFE), enquanto as sondas de liga de prata não demonstraram nenhum efeito benéfico. Uma vez que nenhum benefício clínico significativo foi observado para a sondagem a curto prazo com ambos os cateteres, o uso dessas sondas na rotina não pode ser recomendado (Pickard et al, 2012).

Novos revestimentos mais biocompatíveis ainda estão sendo desenvolvidos e pesquisados, dos quais se espera que previnam incrustação e ITU (Siddiq e Darouiche, 2012).

TÉCNICA DE SONDAGEM URETRAL

Uma vez indicada a sondagem, deve-se obter a história clínica e cirúrgica, como de alergias, história urológica, cirurgias e tentativas de sondagem anteriores. Essa informação é necessária para a escolha da melhor sonda e avaliação do risco de complicação.

Enquanto realiza a sondagem uretral, o médico ocupa uma posição lateral ao paciente correspondente à mão dominante do médico (se o médico é destro, ele se posiciona ao lado direito do paciente). Todos os materiais que se espera serem utilizados devem estar prontamente disponíveis sobre um campo cirúrgico estéril. O paciente deve estar posicionado em decúbito dorsal em uma altura confortável ao indivíduo que estará realizando a sondagem. É preferível a posição "perna de sapo" para as mulheres. A sondagem deve ser realizada de forma estéril e deve começar com a colocação dos campos estéreis. Quando for colocada uma sonda de demora, a integridade do balão deve ser testada antes da sondagem.

O mais recente guideline da American Heart Association não recomenda mais na rotina a profilaxia para endocardite em qualquer procedimento geniturinário, mesmo em pacientes com risco elevado de complicações cardíacas (Wilson et al, 2007).

A lubrificação da sonda é aconselhada para as sondagens simples e com mínimo risco de trauma uretral. Existem quatro categorias de lubrificantes: naturais, anestésicos, desinfectantes e desinfectantes anestésicos.

A aplicação uretral de lidocaína 2% antes da instrumentação foi relatada pela primeira vez como segura e eficaz na metade do século XX (Haines e Grabstald, 1949; Persky e Davis, 1953) e continua sendo muito empregada; entretanto, há controvérsias sobre seu benefício na literatura.

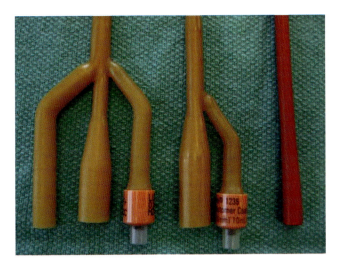

Figura 6-2. Sondas de três vias, duas vias e orifício único.

A segurança do uso uretral de lidocaína está bem estabelecida nas situações em que a uretra está intacta. A absorção sistêmica de lidocaína pela mucosa intacta após a instilação de doses até a 550 mg (cerca de 27 mL de lubricante com lidocaína 2%) alcança um pico muito baixo de concentração que nunca alcançará um nível tóxico (Ouellette et al, 1985; Eardley et al, 1989; Birch e Miller, 1994). Entretanto, foi relatada toxicidade em pacientes nos quais o gel de lidocaína foi utilizado em mucosa não íntegra, levando a um elevado pico de concentração sérica dentro de minutos. Está relacionada aos sintomas de confusão, letargia, convulsões, desorientação e choque anafilático (Sundaram, 1987; Clapp et al, 1999; Priya et al, 2005; Sinha e Sinha, 2008).

Chitale e McFarlane mostraram que não há diferença de sensibilidade a dor durante uma cistoscopia flexível após lubrificação simples ou anestésica (McFarlanee al, 2001; Chitale et al, 2008). Ho et al. concluíram que a inserção de um lubrificante anestésico é paradoxalmente mais dolorosa do que a de um simples lubrificante (Ho et al, 2003). Mostrou-se que a refrigeração do lubrificante a 4 °C diminui significativamente a percepção de dor quando comparado com o lubrificante em temperatura ambiente ou corporal, possivelmente devido ao enfeito crioanalgésico (Thompson et al, 1999; Goel e Aron, 2003).

O lubrificante anestésico deve ser introduzido na uretra com 15 minutos de antecedência do procedimento para um efeito benéfico (Choong et al, 1997; Siderias, 2004). Um pequeno atraso (< 15 minutos) não parece impactar seu efeito quando comparado a nenhum atraso (Birch et al, 1994; Garbutt et al, 2008; Losco et al, 2011). Na sondagem feminina, o uso do lubrificante anestésico mostrou ser efetivo mesmo que inserido por apenas alguns minutos (Chan et al, 2013; Chung et al, 2007).

Duas metanálises disponíveis comparando o uso de lubrificante anestésico com o não anestésico chegaram a resultados e recomendações conflitantes, provavelmente por diferença nos critérios utilizados e pelo grau elevado de heterogeneidade dos estudos.

Patel et al. demonstraram que não há diferença entre o uso de lubrificantes anestésicos ou simples; em contrapartida, Aaronson et al. demonstraram efeito estatisticamente benéfico (Patel et al, 2008; Aaronson et al, 2009).

Considerando o conflito entre os dados disponíveis, **o uso de lubrificantes anestésicos na rotina não é recomendado. Se o lubrificante anestésico for utilizado, a limitada evidência disponível sugere a aplicação lenta (3 a 10 s) de uma quantidade mínima de 20 mL de lubrificante refrigerado e um mínimo de 15 minutos de exposição para maximizar o benefício ao paciente** (Schede e Thüroff, 2006; Tzortzis et al, 2009).

Sondagem em Pacientes do Sexo Masculino

O meato uretral externo verdadeiro é exposto ao retrair o prepúcio quando existente. Na presença de fimose, pode-se tentar a sondagem às cegas com uma sonda flexível de menor diâmetro. A hipospádia não é incomum e alguns pacientes hipospádicos apresentam fossa navicular de fundo cego, a qual não deve ser sondada.

Se houver um aparente estrangulamento ou estenose do meato, deve-se primeiro tentar passar a sonda de menor tamanho. A seguinte tentativa seria uma delicada dilatação com sondas.

Depois da esterilização da pele, do meato e do campo cirúrgico, a manobra inicial é segurar o pênis com a mão não dominante, a qual a partir de então deixa de ser estéril. A curvatura pendular do pênis é eliminada puxando seu eixo para para cima. A sonda é inserida no meato, após lubrificação, e avançada aproximadamente 7 a 12 cm. O pênis deve ser colocado na posição horizontal, paralelo ao paciente. Alguma leve resistência pode ser observada na uretra membranosa, o segmento mais frágil. A sonda inteira é introduzida no pênis até sua bifurcação e a válvula do balão. A drenagem espontânea da urina deve ocorrer se a bexiga não estiver vazia. Se a drenagem espontânea não ocorrer, delicadamente comprima a região suprapúbica ou instile uma quantidade de fluido estéril claro, aspirando a sonda com uma seringa, o que deve resultar em drenagem. O interior da sonda pode estar obstruído com gel lubrificante, pus ou sangue. Se depois de tais manobras nenhuma drenagem ocorrer, a bexiga está vazia ou a sonda está mal posicionada.

Após se certificar da correta posição da sonda na bexiga, infle o balão com água estéril, que demonstrou ser uma ótima solução de enchimento, especialmente se a sonda permanecer no local por vários dias ou mais (Sharpe et al, 2011). Apesar de não estar completamente provado, as soluções salinas ou à base de glicose podem teoricamente ocluir o dreno por precipitação (Hui et al, 2004; Huang et al, 2009). Em pacientes não circuncisados, o prepúcio é levado a sua posição normal para evitar parafimose.

O pênis e a sonda devem ser mantidos em uma posição superior para prevenir que úlceras de pressão ocorram na curva da uretra pendular e hipospádias iatrogênicas no meato uretral. As hipospádias iatrogênicas, quando não são notadas nem tratadas, transformam-se em graves deformações (Andrews et al, 1998; Gokhan et al, 2006; Cipa-Tatum et al, 2011).

O ideal é que se mantenha um circuito fechado com a sonda conectada a um sistema de bolsa fechada estéril, posicionado mais baixo que a bexiga para permitir que a própria gravidade ajude a esvaziá-la.

Apesar de se acreditar que o esvaziamento rápido e completo de uma retenção urinária resulte com maior frequência em complicações, como hematúria, hipotensão ou dor, **o esvaziamento completo demonstrou ser seguro, sendo, portanto, recomendado** (Nyman et al, 1997; Muhammed e Abubakar, 2012).

Sondagem em Pacientes do Sexo Feminino

Uma vez que a perna da paciente esteja em posição "de sapo" e esta esteja adequadamente vestida, a mão não dominate é usada para abrir o lábio interno e expor o meato externo uretral. Esta mão é a partir de então considerada contaminada. O meato uretral pode ser encontrado 1 a 2,5 cm inferior ao clitóris. Depois que o meato é limpo e lubrificado, a sonda é inserida ao meato e delicadamente avançada até aproximadamente sua metade. Não é necessário avançar a sonda até a válvula de bifurcação. O balão é inflado depois de confirmar se a sonda está posicionada corretamente na bexiga.

Sondagem em Crianças

O uso de sonda em crianças é feito predominantemente para fins diagnósticos ou para drenagem pós-operatória. Em bebês, a punção suprapúbica para obtenção de uma amostra de urina é geralmente preferível àquela obtida por simples coleta porque esta tende a ser mais estéril. Entretanto, prefere-se a sondagem vesical em relação à aspiração suprapúbica porque esta é menos dolorosa e tem maior taxa de sucesso na obtenção de amostra de urina satisfatória (Pollack et al, 1994; Kozer et al, 2006; El-Naggar et al, 2010). Um ultrassom portátil da bexiga é útil para identificar se há quantidade suficiente de urina na bexiga antes da tentativa de sondagem (Chen et al, 2005; Robson et al, 2006; Baumann et al, 2008).

Crianças apresentam fimose com mais frequência do que homens adultos. Como em um adulto, é útil alinhar a abertura prepucial com o meato para facilitar a sondagem. Em comparação com as mulheres adultas, o orifício uretral de garotas jovens deve estar parcialmente encoberto pelo hímen. Para expor o meato, é preciso forçar o hímen para baixo. Se o meato não puder ser observado, deve-se realizar a mesma manobra que em mulheres: deslizar a ponta da sonda para baixo do clitóris em direção ao introito vaginal e acima do hímen.

Dificuldades na Sondagem

A causa mais comum de sondagem dificultosa em homens sem história relevante é a impossibilidade de passar por uma próstata aumentada ou um esfíncter estriado fechado. A tentativa de sondagem é interrompida e avalia-se a presença de sangue na extremidade da sonda. Se a extremidade estiver limpa, a próxima opção é utilizar uma sonda de silicone 14 Fr ou 16 Fr, que, por ser um pouco mais rígida, pode ser mais eficaz em vencer uma leve resistência. Por outro lado, se houver sangue na extremidade da sonda, pode-se tratar de uma falsa via e uma sonda com a ponta dobrada em forma de cotovelo deve ser a utilizada na seguinte tentativa. A falsa via está geralmente localizada na uretra membranosa, o mais frágil segmento da uretra, que pode ser palpado através do reto no ápice da próstata. Pode-se tentar guiar a sonda transretalmente pela falsa via com o dedo indicador. Se o guia transretal não facilitar a passagem e se o diâmetro da uretra permitir, deve-se tentar colocar uma sonda de menor calibre (10 ou 12 Fr) pela falsa via. Esta pode fechar a falsa via e permitir a passagem de uma segunda sonda transuretral à bexiga. Se a passagem da sonda ainda não for possível, um cistoscópio flexível deve ser usado para acessar o tamanho da uretra, estreitamento, falsa via ou estenose do colo vesical. Se for possível o acesso à bexiga, um cateter pode ser introduzido e utilizado para facilitar a passagem da sonda de Councill. Se o estreitamento for aparente e impedir a passagem da menor sonda, um cateter é introduzido cistoscopicamente através do estreitamento à bexiga e a uretra é dilatada de tal forma que permita a colocação de uma sonda de tamanho adequado. Se o estreitamento uretral se tratar de um novo diagnóstico, este deve ser documentado com a intenção de ser acompanhado e tratado, se necessário. O uso de cateteres muito finos é recomendado apenas por quem tem experiência e apenas se o cistoscópio não estiver disponível. Se todas as tentativas de sondagem uretral, incluindo o procedimento com cistoscópio flexível, não obtiveram sucesso, e se não há contraindicações, deve-se considerar a sondagem por via suprapúbica (Fig. 6-3).

Embora a uretra feminina seja curta, a sondagem pode ser um desafio por causa da incapacidade de encontrar o meato uretral. Em pacientes obesas ou na impossibilidade de assumir a posição "perna de sapo", o uso de fórceps e retração é aconselhável e pode ser útil para melhor visualização.

Em raras circunstâncias, tais como extrema adesão labial, estenose introital ou estenose da uretra feminina, a sondagem uretral pode algumas vezes não ser realizável. Deve-se seguir a mesma abordagem descrita para o estreitamento uretral masculino.

COMPLICAÇÕES

A sondagem uretral é uma prática cotidiana em quase toda enfermaria de um hospital. Trata-se de uma intervenção significativa, porém pode estar associada a complicações a curto e longo prazo.

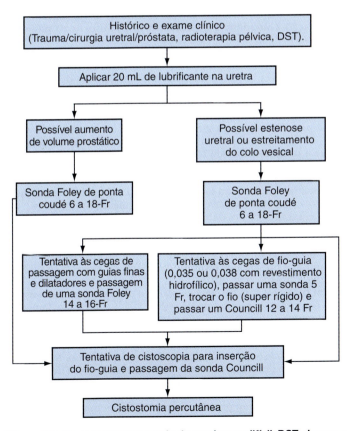

Figura 6-3. Fluxograma no manejo da sondagem difícil. **DST, doenças sexualmente transmissíveis.**

De 15% a 25% dos pacientes hospitalizados são submetidos a sondagem uretral em um dado momento de sua estadia (Glynn et al, 1997). As ITU contribuem com aproximadamente 35% das infecções adquiridas em hospitais e cerca de 95% das ITU que ocorrem em unidades de cuidado intensivo são devidas às sondas vesicais (Richards et al, 2000; Klevens et al, 2007). A excessiva sondagem vesical varia de 15% a 40% dos casos e está correlacionada a maior permanência nos hospitais (Apisarnthanarak et al, 2007; Tiwari et al, 2012). Nos Estados Unidos, os casos de ITU associadas à sondagem uretral resultam em um impacto econômico da ordem de US$ 300 milhões ao ano (Zimlichman et al, 2013). As melhorias da qualidade nos serviços e a implementação de projetos conscientes têm contribuído para significativa redução da incidência e permanência das sondadens e consequente redução das taxas de ITU associadas à sondagem (Janzen et al, 2013; Parry et al, 2013; Saint et al, 2013).

A partir de 2009, a definição de ITU associada à sondagem foi modificada para excluir a bacteriúria assintomática (Dudeck et al, 2011). Nos guias atuais, **a ITU associada à sondagem é definida como bacteriúria significativa em pacientes com sintomas ou sinais que indicam ITU,** enquanto a *bacteriúria assintomática* refere-se a bacteriúria significativa em pacientes assintomáticos. **A bacteriúria assintomática não requer tratamento antibiótico.** Por não haver evidências que comprovem que o tratamento da bacteriúria assintomática reduza a morbidade ou mortalidade, os guidelines da European Association of Urology (EAU) e da Infectious Diseases Society of America (IDSA) são significativamente contra a triagem e o tratamento da bacteriúria assintomática (Tenke et al, 2008; Hooton et al, 2010). O mais importante fator de risco relacionado ao desenvolvimento de ITU associada à sondagem é a sondagem de longo prazo (mais de 6 dias). Outros fatores de risco incluem a sondagem realizada fora do centro cirúrgico, sexo feminino, índice de massa corporal (IMC) acima de 30, diabetes e uma infecção ativa em outro local (Maki e Tambyah, 2001; Stenzelius et al, 2011).

Nos guidelines estão incluídas as recomendações consensuais para prevenir a ITU associada à sondagem: evitar o uso de sonda, manter o sistema de drenagem fechado e removê-la assim que possível. As sondas devem ser colocadas sob condições assépticas, escolhendo a menor sonda possível com adequada lubrificação. Deve-se evitar a irrigação contínua (Gould et al, 2010; Hooton et al, 2010; Tambyah e Oon, 2012).

Uma recente metanálise de Cochrane não demonstrou nenhuma diferença entre as taxas de infecção urinária de pacientes submetidos a sondagem a longo prazo e os diferentes tipos de sonda utilizados (Jahn et al, 2012). Portanto, não há evidência que recomende o uso de um tipo de sonda em relação a outro.

O tratamento antibiótico a curto prazo (5 dias) associado à troca da sonda tem provado ser tão eficiente quanto o tratamento a longo prazo (10 dias) sem a troca da sonda no tratamento de ITU associada a sondagem (Darouiche et al, 2014).

Não houve redução significativa de ITU associada a sondagem na profilaxia antibiótica a longo prazo em pacientes com CIC. A interrupção da profilaxia a longo prazo em pacientes com espinha bífida resultou em um aumento não significativo das ITU, sem significância clínica (Wolf et al, 2008; Hooton et al, 2010; Zegers et al, 2011). O uso de antibióticos profiláticos após a remoção de sonda vesical, mesmo em sondagem a curto prazo, pode ser recomendado ou não (Wolf et al, 2008; Hooton et al, 2010). As diretrizes da American Urological Association (AUA) publicadas em 2008 recomendam a profilaxia antibiótica se houver bacteriúria após a retirada da sonda, especialmente em pacientes com fatores de risco como idade avançada, imunodeficiência ou que fazem uso de corticosteroides (Wolf et al, 2008). Em 2010, a IDSA aconselhou não usar antibióticos profiláticos antes da retirada ou troca da sonda (Hooton et al, 2010). A tentativa mais recente de metanálise para responder essa questão relata que houve diminuição da incidência de ITU quando empregada a profilaxia antibiótica na retirada da sonda vesical em pacientes cirúrgicos (Marschall et al, 2013). Levando em consideração que mais de 25% dos pacientes hospitalizados em algum momento são submetidos a sondagem, a recomendação de **uso rotineiro de antibióticos após remoção da sonda** provocaria resistência bacteriana e outros efeitos colaterais em razão do aumento do uso de antibióticos. Portanto, a profilaxia antibiótica **deve** ser considerada apenas em pacientes com fatores de risco, como anteriormente recomendado nas diretrizes da AUA.

Uma revisão abrangente e uma metanálise de todas as possíveis complicações da sondagem uretral mostram que as complicações não infecciosas são tão frequentes quanto as ITU associadas à sondagem de curto prazo e mais de quatro vezes mais prevalentes nas sondagens de longo prazo. Entre as complicações estão extravasamento de urina pela sonda, remoção acidental, entupimento da sonda, hematúria, cálculos vesicais e câncer vesical. O subgrupo de pacientes com trauma na medula espinal é o de maior risco de complicações (Hollingsworth et al, 2013).

A incapacidade de remover uma sonda transuretral vesical pode ser uma complicação desafiadora. A fixação da sonda por sutura anastomótica após uretroplastia ou prostatectomia radical é uma complicação pós-operatória específica. Quando as suturas são absorvíveis, pode-se tentar retirar a sonda com 1 ou 2 semanas depois da tentativa inicial. Se as suturas não são absorvíveis, deve-se acessar a uretra com um ureteroscópio semirrígido para visualizar e seccionar a sutura com *laser* (Nagarajan et al, 2005; Nagele et al, 2006). Inflar o balão após seu esvaziamento pode fazer com que a sonda se ligue ao colo da bexiga. Esse fenômeno depende da sonda utilizada (material e fabricante), do tempo de permanência, de infecção urinária presente e do método de esvaziamento do balão, sendo o tempo de permanência da sonda o mais importante preditor. O esvaziamento lento do balão e o uso de sondas revestidas com hidrogel ou PTFE reduzem a chance de inflar o balão (Chung e So, 2012). Gonzalgo propôs a técnica de instilação de 0,5 a 1 mL de fluido no balão para suavizar o manguito e facilitar a remoção da sonda (Gonzalgo e Walsh, 2003). A impossibilidade de esvaziar o balão de Foley não é incomum. A resolução para este problema pode ser aplicar um fluido extra de 1 ou 2 mL no balão e tentar repetir a aspiração. Deve-se evitar superinflar o balão com a intenção de que este estoure porque pode causar dor e possível retenção de fragmentos da sonda na bexiga. Destacar a válvula de inflar pode ajudar se a válvula não estiver funcionando corretamente. Se o balão continuar cheio, pode-se passar um fio-guia através do canal para tentar perfurar o balão. Se todas as tentativas falharem, a punção do balão guiada por ultrassom costuma ser a última alternativa. A incapacidade de remover uma sonda com o balão totalmente esvaziado pode ser devida a incrustação da sonda, especialmente se a sonda já está ali por um longo período. Há forte evidência de que a principal causa de incrustação da sonda seja a infecção por *Proteus mirabilis*. Particularmente em paciente com sonda vesical de longo prazo, essa circunstância pode causar o frequente entupimento da sonda (Stickler e Feneley, 2010). Ao tracionar de leve a sonda pode fazer com que a incrustação se solte, facilitando sua remoção. Se isso não resolver o problema e houver a suspeita de incrustação, pode-se realizar tanto ultrassonografia quanto radiografia para confirmá-la. Para incrustações mais significativas, pode-se utilizar um ureteroscópio semirrígido e o *laser* Holmium-YAG para remover o material incrustado. O aumento da ingestão de líquido e citrato pelo paciente pode prorrogar ou controlar esse problema quando se sabe que há formação de cálculos e bloqueio crônico da sonda (Stickler e Feneley, 2010).

A estenose uretral não é uma complicação incomum após sondagem. Lumen et al. relataram que 11,2% das estenoses que requerem uretroplastia são decorrência da sondagem uretral. Quanto à localização da estenose, a história de sondagem uretral foi a mais importante causa das estenoses multifocal ou panuretrais (Lumen et al, 2009). Fenton et al. relataram que 32% das estenoses uretrais são devidas a trauma iatrogênico; e 36,5% dessas foram resultado da sondagem por tempo prolongado. Os autores propuseram que a sondagem por um tempo maior leva a inflamação uretral e isquemia e, finalmente, a estenose uretral (Fenton et al, 2005).

Inflar o balão quando este estiver na uretra prostática ou em uma falsa passagem pode causar hematúria grave, ruptura uretral e subsequente estenose (Lang et al, 2012).

Prevenção do Trauma Iatrogênico

A pressão exercida pelo balão de uma sonda quando esta está sendo insuflada no local incorreto é muito maior do que na posição correta. O esforço em remover uma sonda com um balão de 5mL é muito menor do que com um balão de 10 mL (Wu et al, 2012). Ao perceber uma elevada pressão enquanto se infla o balão, deve-se reavaliar e se certificar de que a sonda esteja na bexiga. Em pacientes com risco de remoção traumática da sonda, o balão é preenchido com 5 mL, em vez de 10 mL, a fim de reduzir a chance de trauma uretral significativo.

Quando se requer uma sondagem prolongada, deve-se usar uma sonda menor, como de 16 Fr. Deve haver um limiar menor para colocar uma sonda suprapúbica quando já se suspeita de sondagem prolongada (Fenton et al, 2005). Com conhecimento e treinamento, pode-se reduzir em cinco vezes a chance de trauma por sondagem uretral (Kashefi et al, 2008; Thomas et al, 2009).

TRATO URINÁRIO INFERIOR: SONDAGEM VIA SUPRAPÚBICA

Indicações

Se a sondagem vesical é necessária, mas o acesso à bexiga não pode ou não deve ser realizado por via transuretral, deve-se considerar a inserção da sonda pela via suprapúbica.

Durante a ressecção transuretral da próstata, alguns urologistas preferem a colocação da sonda pela via suprapúbica a fim de manter sempre um fluxo contínuo sem influenciar a pressão vesical (Sánchez Zalabardo et al, 2003).

A sondagem via suprapúbica a curto prazo é geralmente útil no pós-operatório de uma cirurgia urogenital por permitir a cicatrização tecidual da bexiga ou da uretra. Ainda que a sondagem pela via suprapúbica seja mais invasiva, as evidências sugerem que, em pacientes cirúrgicos, a primeira opção seja mais aceitável que a sondagem por via transuretal (McPhail et al, 2006). **Não há evidência suficiente que apoie a superioridade da sondagem via suprapúbica sobre a sondagem pela via transuretral na sondagem pós-operatória a curto prazo** (Phipps et al, 2006). **Entretanto, quando se considera um contingente de pacientes hospitalizados que precisam de sondagem a curto prazo (menos de 14 dias), pode haver benefício significativo da sondagem via suprapúbica em relação à incidência de bacteriúria e conforto ao paciente** (Niël-Weise e van den Broek, 2005).

Em pacientes que precisam de sondagem de longo prazo e sem risco de CIC, a sondagem por via suprapúbica geralmente é preferível à por via transuretral. A recente metanálise de Cochrane não identificou nenhum estudo elegível de análise para determinar qual sondagem, transuretral ou suprapúbica, é melhor em termos de eficácia, complicações, custo-benefício e qualidade de vida a longo prazo em pacientes sondados (Jamison et al, 2011; Niël-Weise et al, 2012). Isso reflete a falta de dados baseados em evidência e limita a recomendação da sonda suprapúbica sobre a transuretral em sondagens a longo prazo.

A sonda suprapúbica a longo prazo em bebês ou crianças raramente é necessária. Sempre que a sondagem pela via suprapúbica em crianças for necessária, é aconselhável que esta seja guiada por ultrassom.

As contraindicações da sondagem suprapúbica incluem cirurgia anterior do abdome inferior resultando em uma passagem percutânea insegura para bexiga, câncer vesical, coagulopatias incorrigíveis ou anticoagulação, infecção da parede abdominal no local desejado da punção e presença de enxertos vasculares próximos ao trajeto de punção (Harrison et al, 2011).

Em pacientes com suspeita de ascite, o ultrassom é sempre usado para confirmar grande volume de urina residual pós-esvaziamento, uma vez que a ascite pode algumas vezes ser confundida com grande volume pós-miccional na bexiga à ultrassonografia.

A sonda suprapúbica tem como vantagens a eliminação do risco de erosão por estreitamento do canal uretral e peniano. No caso de uma tentativa de micção espontânea sem sucesso, não há necessidade de ressondagem. O cuidado da ferida de uma sonda suprapúbica é geralmente fácil, especialmente em pacientes em cadeiras de rodas. **Em pacientes que precisam ficar sondados por muito tempo, pode-se considerar a sondagem por via suprapúbica como alternativa à sonda transuretral e suas vantagens e desvantagens devem ser discutidas com o paciente.**

Sondagem Suprapúbica Percutânea

Para a colocação da sonda suprapúbica, o paciente deve estar em decúbito dorsal em uma altura confortável para o médico.

Na maioria dos pacientes, a bexiga distendida desloca as alças intestinais para fora da pelve e distante da sínfise púbica. Deve-se mensurar um volume mínimo de 300 mL de urina antes da colocação da sonda suprapúbica (Albrecht et al, 2004).

O campo cirúrgico da região abdominal abaixo do umbigo do paciente deve ser preparado e esterilizado. Na punção às cegas, a sínfise púbica é palpada e, medindo-se dois dedos de largura acima dela, estará o local de acesso. Em pacientes obesos com dobras abdominais, deve-se evitar a colocação em dobras da pele a fim de prevenir dermatites (Harrison et al, 2011). A anestesia local é realizada junto à pele e ao longo do trajeto preferencial usando uma seringa de 10 a 20 mL e uma agulha calibre 18. O trato deve estar quase perpendicular à pele. O acesso à bexiga confirma-se ao se aspirar a urina. Uma incisão mediana transversal de 5 a 10 mm é realizada no local da injeção anestésica.

A sondagem mais segura é feita pela **técnica de Seldinger**. A ponta flexível de um cateter avança em direção à bexiga através de uma agulha de acesso 18 Fr. O trato percutâneo é alargado com dilatadores coaxiais. Um laço de Cope ou uma sonda Councill pode ser colocada sobre o cateter na bexiga depois da dilatação do trato (Fig. 6-4).

A **técnica do trocarte** emprega um trocarte de descamação que envolve a sonda. O trocarte deve ser empurrado com firmeza, mas com controle constante. Uma vez que o acesso à bexiga tenha sido confirmado com a aspiração ou fluxo urinário, a sonda é introduzida completamente na bexiga e o trocarte é recolhido e removido da pele. Se não for observada retenção com a sonda suprapúbica, esta é suturada à pele.

Obesidade, cirurgia abdominal inferior ou pélvica anterior, radioterapia e a impossibilidade de palpação de uma bexiga não distendida requerem que o procedimento seja guiado por ultrassom. É preferível ter um assistente que manipule a sonda do ultrassom, assim permitindo que o médico tenha ambas as mãos livres para colocação da sonda. Quando a bexiga está sendo puncionada, a ponta da agulha aparecerá como uma estrutura hiperecogênica na imagem (Jacob et al, 2012). A sondagem guiada por ultrassom apresenta elevado índice de sucesso, sendo o procedimento seguro e com baixa taxa de complicação (Cronin et al, 2011). A cistoscopia visual pode ser uma ferramenta adicional de auxílio ao realizar a sondagem suprapúbica percutânea.

Sondagem Suprapúbica Cirúrgica

A sondagem suprapúbica cirúrgica deve ser realizada quando a técnica percutânea não pode ser realizada com segurança. Após a preparação do campo cirúrgico abdominal abaixo do umbigo, uma pequena incisão é realizada com um ou dois dedos de largura acima da sínfise púbica, fornecendo acesso ao espaço retroperitoneal de Retzius. Duas suturas são feitas para estabilizar a bexiga e uma pequena incisão é realizada na sua parede entre as suturas, permitindo facilmente a passagem de uma sonda 16 Fr a 18 Fr. A sonda deve ser introduzida através da pele alinhada com a incisão vesical para impedir que dobre e deve ser fixada à bexiga por uma sutura em bolsa que impeça o extravasamento de urina.

Por se tratar de um procedimento invasivo e transcutâneo, este tipo de sondagem suprapúbica está sujeito a complicações, como infecção e hematoma da ferida cirúrgica e coleção de líquido perivesical. **O trauma de órgãos adjacentes é a complicação mais grave e ocorre em menos de 1% a 2,7% dos procedimentos** (Sheriff et al, 1998; Ahluwalia et al, 2006; Cronin et al, 2011).

Troca da Sonda

Antes de trocar a sonda suprapúbica, essa deve ser mantida no local por no mínimo 2 a 4 semanas para permitir a regeneração do canal. Depois que o paciente é preparado e todos os materiais necessários estão disponíveis, o médico esvazia o balão e remove a sonda. Um pouco de gel lubrificante é aplicado no canal e a nova sonda é colocada na bexiga. Um pequeno volume urinário assegura seu correto posicionamento ao possibilitar a aspiração pela sonda. A troca da sonda com um cateter como guia pode ser realizada em pacientes com canais dificultosos.

Complicações

As complicações advindas de sonda suprapúbica são semelhantes àquelas da sonda transuretral. Uma metanálise comparando a sondagem suprapúbica com a transuretral após cirurgia ginecológica concluiu que a sondagem suprapúbica reduz significativamente o risco de ITU, mas, por outro lado, esteve significativamente correlacionada com maior taxa de complicações de menor importância como hematúria, vazamento, entupimento ou perda acidental da sonda. A superioridade de uma em relação a outra não pode ser determinada (Healy et al, 2012, 2013).

O frequente entupimento de uma sondagem suprapúbica pode ser por incrustação ou cálculos vesicais. Este deve prontamente ser avaliado por cistoscopia. O excesso de tecido de granulação no canal suprapúbico pode ser tratado aplicando-se nitrato de prata.

A sondagem com um trocarte ou a técnica de Seldinger, o tipo e o tamanho da sonda não parecem influenciar as taxas de complicação na sondagem suprapúbica guiada por ultrassom (Cronin et al, 2011).

A perfuração intestinal relatada durante a troca da sonda esteve associada à dificuldade de troca e uso de sondas rígidas (Mongiu et al, 2009; Kass-Iliyya et al, 2012).

A remoção acidental da sonda suprapúbica é talvez a única complicação desafiadora. As sondas Pigtail ou de Cope são mais propensas a deslocar do que reter o balão (Cronin et al, 2011). O canal da sonda suprapúbica pode se fechar em um curto período de tempo, justificando a pronta substituição da sonda. As menores sondas, os cateteres guias e a dilatação do canal podem ajudar durante a troca da sonda.

Embora não haja nenhuma literatura disponível sobre curva de aprendizagem em sondagem suprapúbica, espera-se que a prática e a experiência se traduzam em menores taxas de complicações. Hossack propôs recentemente o primeiro modelo de treinamento simples, útil e barato de sondagem suprapúbica percutânea para que os profissionais ganhem experiência antes de realizarem a sondagem suprapúbica de pacientes (Hossack et al, 2013).

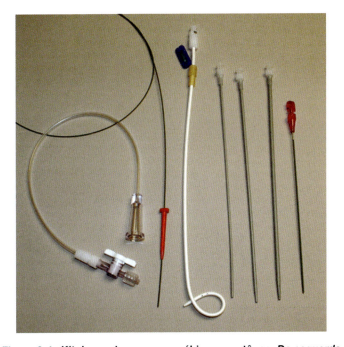

Figura 6-4. *Kit* de sondagem suprapúbica percutânea. *Da esquerda para a direita*, Fio-guia, tubo dreno coletor de bolsa, cateter de alça Cope®, dilatadores Amplatz® e agulha de cistostomia. (Cortesia de Cook Medical, Bloomington, IN.)

TRATO URINÁRIO SUPERIOR: SONDAS E *STENTS* URETERAIS

Apontamento Histórico

O uso de *stents* ureterais em cirurgia foi descrito ainda no século XIX (Shoemaker, 1895). Em 1893, Dr. James Brown no Hospital Johns Hopkins foi o primeiro urologista a acessar um ureter por endoscopia (Arcadi, 1999). Zimskind em 1967, entretanto, foi o primeiro a descrever a colocação de *stents* ureterais através cistoscopia em ureteres obstruídos (Zimskind et al, 1967). Naquela época, os *stents* eram muito propensos a migrar e serem expulsos, o que desencorajava o seu uso. Gibbons foi o primeiro a patentear um *stent* farpado como um mecanismo de autorretenção (Gibbons et al, 1976). O primeiro *stent* "Duplo J" (JJ) ou pigtail foi desenvolvido quase que simultaneamente por Finney e Hepperlen (Finney, 1978; Hepperlen et al, 1978). Após esse avanço histórico, aumentou muito o uso dos *stents* JJ em departamentos de urologia do mundo todo, tendo grande impacto positivo nas cirurgias urológicas e cuidados com o paciente. Hoje em dia, os *stents* ureterais são de fundamental importância em qualquer procedimento urológico.

A Tecnologia dos *Stents*

O *stent* ideal é fácil de ser colocado, tem a capacidade de reduzir a obstrução intra e extraluminal, tem excelentes características de fluidez, é resistente a incrustação e infecção, é quimicamente estável uma vez implantado no trato urinário e não induz sintomas no paciente. Além disso, os *stents* devem ter força de tensão, baixo coeficiente de atrito, memória, um mecanismo de autofixação e devem ser tanto biocompatíveis quanto acessíveis. A Figura 6-5 mostra o número de novas patentes de *stents* ureterais a cada ano e demonstra que o desenvolvimento de novos modelos, biomateriais e revestimentos desses *stents* cresceu rapidamente ao longo da última década. Isso é reflexo das inúmeras tentativas de se criar um *stent* ideal.

Biomateriais

Os primeiros *stents* a serem fabricados eram de silicone (Zimskind et al, 1967). Ainda que o **silicone seja o material biocompatível mais testado até hoje** (Beiko et al, 2003; Watterson et al, 2003b), o alto coeficiente de atrito e a flexibilidade característicos fazem com que os *stents* de silicone sejam mais difíceis de atravessar um ureter tortuoso ou obstruído. O polietileno foi o primeiro polímero de plástico a ser introduzido entre os *stents* JJ amplamente utilizados (Mardis et al, 1979).

Os *stents* de polietileno tornam-se frágeis após longa exposição ao ambiente urinário e estão mais propensos a incrustação, entupimento e fragmentação, o que levou à descontinuação da fabricação de *stents* com este material e ao desenvolvimento de novos polímeros. Os *stents* utilizados atualmente têm em comum em sua composição: poliuretano, silicone ou propriedades de copolímeros como Silitek® (Surgitek, Medical Engineering Company, Racine, WI), C-Flex® (Cook Medical, Bloomington, IN), Percuflex (Boston Scientific, Marlborough, MA) ou Tecoflex® (PNN Medical, Kvistgaard, Denmark).

A obstrução do ureter causada por compressão extrínseca, geralmente maligna, requer *stents* que possam resistir a essas forças. Os testes mecânicos com *stents* não metálicos que avaliam sua resistência à compressão radial demonstraram que o *stent* C-Flex® (Cook Medical, Bloomington, IN) é o que melhor resiste às forças extrínsecas compressivas (Hendlin et al, 2006). **Apesar de os *stents* de grande diâmetro serem comumente utilizados para drenagem adequada, aqueles de menor diâmetro mostram ser mais resistentes às forças radiais compressivas** em estudos experimentais (Hendlin et al, 2006).

A **endoprótese metálica autoexpansível** é utilizada desde 1992 para tratar obstrução de ureter (Pauer e Lugmayr, 1992). Ainda que haja relatos sobre a segurança e eficácia do *stent*, suas taxas de permeabilidade são baixas, variando de 29% a 54% nos primeiros 3 a 12 meses, principalmente devido ao crescimento de tecido hiperplásico. Com uma endoscopia complementar, a permeabilidade secundária pode ser mantida em mais 100% dos *stents* em acompanhamentos de curto e longo prazo (Flueckiger et al, 1993; Lugmayr e Pauer, 1996; Lang et al, 1998, 2013).

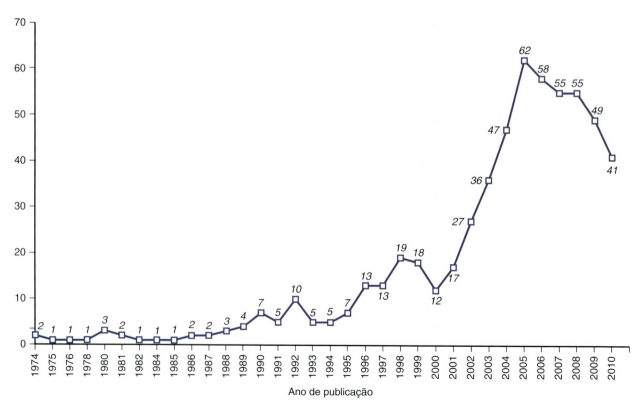

Figura 6-5. Gráfico mostrando o número anual de patentes registradas relacionadas a *stents* ureterais. (Cortesia de Dolcera Patent and Market Research Services.)

O *stent* **ureteral metálico Resonance®** (Cook Medical, Bloomington, IN) é construído a partir de espirais enrolados da liga níquel-cobalto-crômio-molibdênio, resistentes à corrosão e projetados para impedir incrustação e crescimento abundante de tecido. Apesar de o fluxo em geral ter sido inferior aos dos *stents* convencionais em estudos *in vivo* com porcos, o *stent* Resonance® pode facilmente suportar as forças de compressão que obstruem completamente os *stents* convencionais (Blaschko et al, 2007; Pedro et al, 2007). O acompanhamento e os resultados a longo prazo em grupos maiores mostraram taxa de falha de 28% a 35%, próxima dos *stents* convencionais (Liatsikos et al, 2010; Goldsmith et al, 2012; Kadlec et al, 2013). Uma vez que o *stent* Resonance® pode permanecer com segurança no ureter por períodos prolongados, os custos reduzidos com internação e procedimento podem mitigar o custo elevado do próprio *stent* (López Huertas et al, 2010; Polcari et al, 2010; Taylor et al, 2012).

Os mais novos *stents* metálicos foram projetados e testados *in vitro* e aguardam os testes clínicos. O *stent* **Silhouette®** (Applied Medical Resources Corporation, Rancho Santa Margarita, CA) é um *stent* em espiral, macio e reforçado com revestimento hidrofílico. Tem menos chances de dobrar que outros *stents* e resiste a forças de maior compressão que o *stent* Resonance®, o que teoricamente reduz a possibilidade de falha (Pedro et al, 2007; Christman et al, 2010; Miyaoka et al, 2010). Os *stents* **Passage®** e **Snake®** (ProSurg, San Jose, CA) são abertos no final e bem menos espiralados que os *stents* Resonance® e Silhouette®, o que garante maior flexibilidade. Ambos suportam forças de compressão radial extrínseca mais altas que o *stent* Silhouette® e com menos força de tensão (Hendlin et al, 2012).

O *stent* **ureteral Memokath 051®** (PNN Medical, Kvistgaard, Denmark) é um *stent* de liga níquel-titânio (nitinol) com mecanismo de fixação termoexpansível. O primeiro relato de utilização do *stent* Memokath® em pacientes com obstrução do ureter demonstrou aumento da taxa de permeabilidade do lúmen após 10,6 meses de acompanhamento (Kulkarni e Bellamy, 1999). Além disso, para melhora da permeabilidade a longo prazo na obstrução ureteral, o Memokath 051® apresenta melhor tolerância que os *stents* ureterais convencionais em relação aos sintomas urinários, dor e saúde em geral (Maan et al, 2010). As complicações tardias incluem a migração do *stent* de 15% a 18% e a incrustação de 3% a 5%. A manipulação ou recolocação do *stent* se faz necessária em 20% a 25% dos pacientes (Agrawal et al, 2009; Papatsoris e Buchholz, 2010).

O *stent* **Uventa®** (Taewoong Medical, Gimpo, South Korea) também é um *stent* de liga níquel-titânio, segmentado e termicamente expansível. Um revestimento de PTFE está localizado entre a malha interior e exterior. A malha exterior fornece atrito extra que previne a migração do *stent* enquanto o revestimento PTFE previne o crescimento hiperplásico (Chung et al, 2008). Kim relatou 100% de permeabilidade primária acompanhando 20 *stents* durante 7,3 meses (Kim et al, 2012). Após 10 meses de acompanhamento, as taxas de permeabilidade primárias caíram para 64,8% e as taxas de permeabilidade secundária para 81,7%. A falha do *stent* é principalmente resultado da progressão do tumor no segmento ureteral adjacente. Nenhuma migração foi relatada (Chung et al, 2013).

O *stent* **Allium®** (Allium Medical Solutions, Israel) é de liga níquel-titânio de grande calibre (24 Fr ou 30 Fr), malha expansível e revestido com polímero biocompatível para prevenir crescimento hiperplásico. O *stent* Allium® foi especificamente desenvolvido para ser usado no ureter distal e tem uma âncora intravesical que facilita sua remoção. Os dados limitados disponíveis em publicações relatam taxas de permeabilidade superiores a 96% e migração de 14% dos *stents* que precisaram ser retirados. Nenhuma incrustação foi documentada em 17 meses de acompanhamento (Moskovitz et al, 2012; Leonardo et al, 2013) (Fig. 6-6).

Um problema comum entre os *stents* de malha metálica é a redução da permeabilidade observada a longo prazo e complicações tardias, como migração, incrustação e ulceração. Os revestimentos para prevenir crescimento hiperplásico local vieram dos *stents* endovasculares. Em comparação aos *stents* metálicos não revestidos, o *stent* eluído com paclitaxel gerou menos inflamação e hiperplasia do tecido circundante em um experimento com porcos (Liatsikos et al, 2007). Os *stents* metálicos eluídos em zotarolimus induziram significativamente menos a reação hiperplásica sem influenciar as taxas de inflamação em experimentos com porcos e coelhos (Kallidonis et al, 2011). Esses revestimentos têm como potencial melhorar a permeabilidade e reduzir as taxas de complicação.

O desenvolvimento de **um *stent* biodegradável poderia, teoricamente, eliminar a necessidade de remoção cistoscópica e ajudar a prevenir esquecimentos de *stents*.** Os materiais biodegradáveis são constituídos de polímeros de alto peso molecular como polilactida e poliglicólido. A modificação da superfície dos polímeros bioabsorvíveis com, por exemplo, hidroxietilmetacrílico (HEMA), oligo (etileno óxido)-mono metacrílico (OEOMA) ou ácido acrílico (AAc) resulta em melhora da biocompatibilidade sem a toxicidade desses polímeros, e então permite sua utilização no trato urinário (Brauers et al, 1998). O principal desafio dos materiais biodegradáveis é o controle da taxa de degradação. Os testes *in vivo* utilizando o polímero poli-L,D-lactida em cães demonstraram resultados promissores como a completa degradação de todos os *stents* dentro de 24 semanas, sem induzir mudanças histológicas ureterais (Lumiaho et al, 1999, 2000).

Os testes *in vivo* em porcos com o Uriprene®, co-polímero biodegradável constituído de ácido L-glicólico, polietilenoglicol e sulfato de bário, mostram resultados preliminares promissores. Com a composição química atual, os *stents* Uriprene® são degradados depois de 4 semanas. Os stents Uriprene® induzem uma inflamação ureteral de baixo grau quando comparados aos *stents* convencionais,

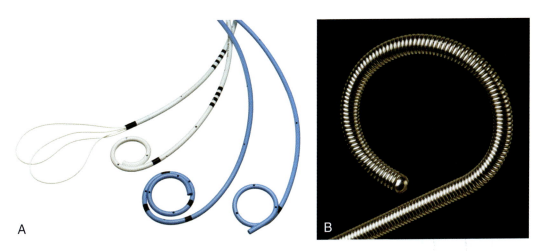

Figura 6-6. Diferentes modelos de *stents*. **A,** *Stent* alça Polaris®, *ultrastent* Polaris®, *stent* Percuflex Plus® e *stent* Contour VL®. **B,** *Stent* metálico Resonance®. (A, Cortesia de Boston Scientific, Marlborough, MA; B, cortesia de Cook Medical, Bloomington, IN.)

utilizando porcos como modelo (Hadaschik et al, 2008; Chew et al, 2010, 2013). Olweny et al. comprovaram que o uso do *stent* de polímero biodegradável poli-L-lactida–co-glicólido no ureter de porcos após uma endopielotomia foi possível, porém induziu a mais tecido inflamatório que um *stent* convencional (Olweny et al, 2002).

Novos componentes de polímeros estão sendo investigados para o desenvolvimento de futuros *stents*. A liga magnésio-ítrio provavelmente oferece muitos benefícios em relação aos *stents* existentes atualmente, pois essa liga metálica é biodegradável e *in vitro* parece inibir a viabilidade bacteriana. A taxa e o modo de degradação podem ser controlados modificando-se o modelo e superfície da liga (Lock et al, 2012, 2014). Os *stents* de fibra de polifilamento compostos de ácido poliglicólico (PGA) e ácido polilático (PLA) degradaram-se após 8 semanas. A resistência desses *stents* foi semelhante à dos *stents* convencionais nas duas primeiras semanas após sua colocação (Shang et al, 2011).

A viabilidade de um *stent* ureteral natural ou derivado da engenharia de tecidos foi analisada *in vitro* com o objetivo de alcançar biocompatibilidade máxima. Amiel demonstrou que é possível semear condrócitos *in vitro* em uma armação polímera de ácido poliacético-co-glicólico, reforçado com PGA, e que os *stents* da engenharia de tecidos eram prontamente elásticos e puderam suportar compressão (Amiel et al, 2001). Ainda não há relatos de testes *in vivo*.

O primeiro e único teste até o momento que estudou o uso de *stents* biodegradáveis em humanos demonstrou adequada drenagem enquanto se mantinha alta a tolerância no paciente. Após 90 dias, os *stents* foram removidos em 96,6% dos pacientes. Três pacientes, entretanto, precisaram de litotripsia extracorpórea por ondas de choque (LECO) e, consequentemente, um paciente precisou de ureteroscopia (URS) para remover os fragmentos do *stent* (Lingeman et al, 2003).

Revestimentos

Os *stents* revestidos com medicamentos e antiaderentes estão sob investigação com o objetivo de melhorar a manipulação, reduzir a formação de biofilme, prevenir incrustação e oferecer conforto ao paciente.

O **hidrogel**, revestimento geralmente encontrado nos *stents*, é formado de polímeros hidrofílicos que absorvem água. Essa superfície líquida formada reduz o atrito e aumenta a elasticidade, tornando mais fácil a colocação do *stent* e, teoricamente, mais biocompatível. Os testes *in vitro*, entretanto, demonstram que os *stents* revestidos com hidrogel podem tanto aumentar quanto reduzir a incrustação e a formação de biofilme (Tunney et al, 1996; Desgrandchamps et al, 1997; Gorman et al, 1998).

O **pentosano polissulfato (PPS)**, o **co-polímero de fosforilcolina (FC)** e a **polivinilpirrolidona (PVP)** são novos revestimentos e demonstram reduzir a resposta inflamatória, incrustação e formação de biofilme. Stents Tecoflex® (Lubrizol, Wickliffe, OH) de poliuretano modificado com complexo **polivinilpirrolidona-iodo (PVPI)** parecem ser altamente hidrofílicos e reduzem os depósitos de incrustação e aderência da *Pseudomonas aeruginosa* e do *Staphylococcus aureus* em 80% e 86%, respectivamente, dos testes *in vitro* (Khandwekar e Doble, 2011). O revestimento de **carbono diamante** torna a superfície do *stent* ultralisa, portanto, diminuindo o atrito e melhorando a biocompatibilidade. O poliuretano revestido de carbono diamante mostrou significativa resistência à formação de biofilmes e aderência microbiana em estudos *in vitro* e *in vivo* (Jones et al, 2006; Laube et al, 2007). O silicone revestido com ***Oxalobacter formigenes* – derivado oxalato degradador de enzimas** mostrou uma modesta redução na incrustação *in vivo* comparado a controles sem revestimento (Watterson et al, 2003a). **Os stents eluídos com Triclosan® (Triumph** [Boston Scientific, Marlborough, MA]) mostraram inicialmente uma redução significativa no crescimento e sobrevivência da *P. mirabilis* em estudos com coelhos (Cadieux et al, 2006). O *stent* Triumph reduziu significativamente os sintomas urinários e de dor associados ao *stent* em pacientes com *stent* de curto prazo e também reduziu a taxa de ITU sintomática em pacientes com *stent* de longo prazo sem, entretanto, influenciar formação de biofilme, incrustação ou culturas na urina (Cadieux et al, 2009; Mendez-Probst et al, 2012). **O *stent* eluído de cetorolaco (Lexington** [Boston Scientific, Marlborough, MA]) foi desenvolvido com o objetivo de reduzir os sintomas de dor associados ao *stent*. Um ECR prospectivo multicêntrico realizado em duplicata e aleatoriamente, avaliando o efeito dos *stents* de Lexington, não relatou nenhuma diferença estatística nas visitas médicas sem aviso ou percepção de dor. Os autores demonstraram, entretanto, uma redução significativa da necessidade de analgesia nos grupos com *stent* eluído com cetorolaco no grupo pós-URS no segundo dia. Os benefícios do *stent* foram mais evidentes no subgrupo de pacientes homens com menos de 45 anos (Krambeck et al, 2010). Apesar de os testes *in vitro* com **stents revestidos por heparina** não mostrarem nenhum benefício, testes *in vivo* demonstraram uma redução significativa das taxas de incrustação. Tenke e Cauda observaram que os *stents* revestidos por heparina podem permanecer no local por mais de 6 meses, e provavelmente por mais de 12 meses, traduzindo-se em um benefício econômico (Riedl et al, 2002; Tenke et al, 2004; Cauda et al, 2008; Lange et al, 2009). O polímero de polietilenoglicol conjugado com 3,4-di-hidroxifenilalanina, **mPEG-DOPA$_3$**, trata-se de um novo revestimento anti-incrustante que demonstrou em testes *in vitro* e *in vivo* ser resistente à ligação bacteriana e à formação biofilme. Um polímero anti-incrustante ligado em cruz ao DOPA foi identificado como o mais resistente à infecção por *E. coli* (Ko et al, 2008; Pechey et al, 2009). Os **stents revestidos com clorexidina de liberação sustentada (CHX-SRV)** reduzem significativamente o crescimento bacteriano *in vitro* e *in vivo* com uma concentração inicial de clorexidina a 1%. A concentração 2% prolongou os efeitos inibitórios de crescimento bacteriano em mais de 2 semanas (Shapur et al, 2012; Segev et al, 2013; Zelichenko et al, 2013).

O desenvolvimento de **revestimentos antibióticos** continua em fase preliminar. Os testes em ratos mostram resultados promissores para os *stents* revertidos com rifampicina combinados aos *stents* revestidos com tigeciclina e claritromicina e combinados com amicacina sistêmica (Cirioni et al, 2011; Minardi et al, 2012).

A aplicação de **revestimentos de prata** aos *stents* ureterais mostra-se uma estratégia eficaz ao reduzir a aderência de biofilme sem risco de induzir resistência (Schierholz et al, 2002).

Modelos de *Stents*

As simples variações ao primeiro *stent* JJ desenvolvido por Finney (Finney, 1978) incluem diferentes biomateriais, como discutido anteriormente, diferentes diâmetros e comprimentos, maior ou menor número de orifícios laterais e a extremidade aberta ou fechada.

O Microstent 3F® recentemente desenvolvido (Percutaneous Systems, Palo Alto, CA) utiliza um filme de âncora como mecanismo de retenção proximal. Uma vez abaixo da obstrução, o filme de âncora é implantado retraindo-se o guia metálico integrado. As características de fluxo do Microstent 3F® são equivalentes às do *stent* JJ 4,7 Fr e significativamente melhores que as do *stent* JJ 3 Fr (Lange et al, 2011). Uma vez que os *stents* de menor diâmetro ocupam menos espaço no ureter, pode-se, teoricamente, melhorar a passagem de um cálculo.

O *stent* sulcado, inicialmente inventado por Finney em 1980 (U.S. patent 4.307.723), mostrou ter o melhor fluxo extraluminal e total comparado a um *stent* normal de igual tamanho (Koleski et al, 2000). O *stent* Towers® (Cook Medical, Bloomington, IN) e o *stent* Litho® (Boston Scientific, Marlborough, MA) são dois *stents* sulcados fabricados até hoje.

O *stent* de duplo lúmen, desenvolvido com o objetivo de otimizar a drenagem urinária, melhorou significativamente o fluxo em um modelo de ureter obstruído *ex vivo* comparado a um *stent* 7 Fr único e teve taxas de fluxo semelhantes comparado a dois *stents* 7 Fr ipsilaterais (Hafron et al, 2006). A colocação de um *stent* de duplo lúmen tem uma vantagem prática sobre a inserção de dois *stents* ipsilaterais porque pode ser inserido uma única vez.

O Spirastent® (Urosurge Medical, Coralville, IA) é um *stent* JJ com espirais helicoidais metálicas e foi projetado para melhorar o fluxo e facilitar a passagem de fragmentos de cálculo, teoricamente aumentando a distância entre a parede do ureter e o *stent*. Embora um estudo *in vitro* tenha mostrado resultados promissores, o *stent* pareceu reduzir ainda mais o fluxo comparado a um *stent* JJ comum, *in vivo* em porcos, e não melhorou a remoção do cálculo (Olweny et al, 2000; Stoller et al, 2000; Gerber et al, 2004).

O *stent* ureteral Open-Pass® (Fossa Medical, Sandy Hook, CT) tem 15 a 17 cestas que se expandem radialmente ao longo do seu comprimento e foi desenvolvido para promover a dilatação do ureter acima de 20 Fr e aprisionamento de fragmentos de cálculo após LECO. Os fragmentos de cálculos aprisionados são posteriormente retirados com a remoção do *stent* (L'Esperance et al, 2007).

Os estudos em animais com o novo *stent* de corte helicoidal Percuflex® demonstraram que o dispositivo tem características de fluxo e biocompatibilidade semelhantes às de um *stent* Percuflex® comum. A obtenção de vantagem e o possível benefício em reduzir os sintomas associados ao *stent* dependem de uma melhor conformidade do ureter (Mucksavage et al, 2012).

Os *stents* equipados com uma válvula antirrefluxo em sua porção intravesical demonstram uma significativa redução na taxa de refluxo comparados a um *stent* JJ comum, o que reduz a dor no flanco e na bexiga, além de proporcionar mais conforto ao paciente (Ecke et al, 2010; Ritter et al, 2012). Lumiaho et al. reportaram um *stent* espiral de dupla hélice com 4 cm de comprimento e feito de material biodegradável que proporcionou fluxo adequado ou maior quando comparado ao *stent* JJ comum em um estudo *in vivo* com porcos. A ausência do espiral intravesical preveniu o refluxo vesicoureteral (Lumiaho et al, 2011).

A hipótese de que, quanto menos ou mais macio é o material em contato com a bexiga, menores são os sintomas, influenciou os modelos de *stents* com diâmetros variados, dupla dureza e *stents* mais macios. Os *stents* desenvolvidos para uso pós-endopielotomia têm em comum uma extremidade proximal e distal de diâmetro 7 Fr e um corpo mais extenso com diâmetro 10 Fr ou maior. Os *stents* de cauda ou bóia foram desenvolvidos para prevenir os sintomas do trato urinário inferior associados ao *stent* e são formados por um corpo com diâmetro até 7 Fr ou 10 Fr que se afunila mais para uma cauda distal de 3 Fr. Os *stents* de cauda ou bóia (10 Fr a 3 Fr) são conhecidos por drenarem significativamente melhor e reduzirem os sintomas de irritação e inflamação vesical (Dunn et al, 2000; Krebs et al, 2009).

Os relatos sobre **stents de dupla dureza**, com a porção superior comum e o segmento distal de um biomaterial mais macio, não foram comprovadamente eficazes. Enquanto Lingeman et al. relataram redução significativa dos sintomas associados a *stents* quando utilizados os de dupla dureza, Davenport e Joshi não conseguiram identificar diferenças significativas entre esses *stents* e o JJ comum (Lennon et al, 1995; Joshi et al, 2005; Davenport et al, 2011; Kawahara et al, 2012a).

O *stent* de ponta magnética (Surgitek, Medical Engineering Company, Racine, WI) foi desenvolvido para evitar a remoção cistoscópica do *stent*. Apresenta um componente metálico em sua ponta distal e pode ser removido com uma sonda uretral de ponta magnética. Estudos mostraram sucesso na recuperação de até 100% para as mulheres e de 75% a 97% para os homens (Macaluso et al, 1989; Taylor e McDougall, 2002).

Indicações

A colocação do *stent* ureteral é geralmente realizada para proporcionar alívio à obstrução ureteral. A obstrução intrínseca é tipicamente causada por cálculos, tumores ou estreitamentos, enquanto obstrução extrínseca é geralmente causada por compressão tumoral, vasos adjacentes, fibrose retroperitoneal ou linfadenopatias. O alívio da obstrução pela colocação do *stent* pode ser temporário, até que um tratamento definitivo seja realizado, ou permanente, se um tratamento mais definitivo não for possível ou desejado.

As indicações absolutas e geralmente emergenciais para drenagem renal são: obstrução bilateral, obstrução unilateral na ausência de um rim contralateral funcional e obstrução ureteral com hidronefrose e infecção urinária ou sepse. A cólica renal intratável que não pode ser controlada por analgesia também requer drenagem urinária seja por *stent* ureteral seja por nefrostomia.

A colocação de *stent* antes ou depois do tratamento de urolitíase tem sido alvo de controvérsia. Uma metanálise disponível na literatura demonstrou que **a colocação do *stent* antes do LECO do cálculo do trato urinário superior pode ter um efeito benéfico na incidência de** *steinstrasse* **após o LECO. Esse resultado foi, entretanto, fortemente influenciado por um ECR com 400 participantes com cálculos renais entre 1,5 e 3,5 cm** (Al-Awadi et al, 1999). **Não houve diferença quanto a necessidade de tratamentos auxiliares entre os dois grupos da metanálise. A colocação de *stent* não demonstrou um efeito benéfico conclusivo nas taxas livres de cálculos residuais e pacientes com *stent* tiveram mais sintomas de trato urinário inferior** (Ather et al, 2009; Shen et al, 2011a).

As atuais diretrizes da AUA e da EUA para tratamento de urolitíase indicam que **o uso do *stent* JJ na rotina antes de LECO em cálculos renais ou ureterais não impactou nas taxas livres de cálculos.** Embora as diretrizes alertem contra a colocação rotineira de *stent* antes do tratamento com LECO independente do tamanho do cálculo, continua sendo uma prática comum, considerada por muitos segura, colocar um *stent* ureteral em combinação com LECO para cálculos maiores que 1,5 a 2 cm.

A necessidade da colocação de *stent* **após ureterorrenolitotripsia transureteroscópica (URSL)** também tem sido amplamente debatida. Achados de ECR ilustram que a colocação de *stent* após URSL não complicada não é exigida de rotina, em publicação de 2001 (Denstedt et al, 2001). Todas as três metanálises da década seguinte confirmaram que **a colocação de *stent* na rotina não tem efeito benéfico sob a taxa livre de cálculo ou formação de estreitamento ureteral. O procedimento torna-se mais demorado e custoso, especialmente combinado ao custo da posterior retirada cistoscópica do *stent*. A qualidade de vida parece ser melhor no grupo sem *stent*** (Shen et al, 2011b; Tang et al, 2011; Song et al, 2012a). As diretrizes da AUA de 2013 alertam que a colocação de *stent* não é rotineiramente exigida após URSL não complicada (Türk et al, 2013). A colocação de *stent* pós URSL, por outro lado, continua aconselhável se houver fragmentos residuais de tamanho considerável, na presença de um único rim anatômico ou funcional, se o ureter foi dilatado por balão, se o paciente tem ITU ou na ocorrência de uma complicação como sangramento ou perfuração. Mesmo essas indicações comumente aceitas para colocação do *stent* têm sido desafiadas em estudos recentes. Um ECR multicêntrico demonstrou não haver benefício na colocação de *stent* após a dilatação do balão uretérico em uma URSL sem complicações. Os pacientes com *stent* sentem mais desconforto e não houve efeito benéfico na dor pós-operatória, taxa livre de cálculos ou taxas de complicação a curto ou longo prazo (Bas¸eskiog˘lu et al, 2011).

Um único estudo retrospectivo avaliou o tempo recomendado de permanência dos *stents* ureterais pós URSL. Os autores sugerem que **os tempos de permanência abaixo de 14 dias estiveram associados a menos efeitos colaterais em comparação com a permanência do *stent* por 15 dias ou mais** (Shigemura et al, 2012). Uma vez que não haja ECR na atual literatura, não há evidência suficiente para fazer recomendações conclusivas a respeito do tempo de permanência de um *stent* ureteral pós-URSL. A prática comum na clínica é remover um *stent* com 1 ou 2 semanas pós-URSL se o paciente não apresenta cálculo ou apresenta pequenos fragmentos de passagem pelo acompanhamento de imagem pós-cirúrgico.

A colocação de *stent* como uma manobra preventiva antes da URSL foi descrita e recomendada pela primeira vez na década de 90 (Jones et al, 1990). Cetti et al. relataram que a colocação de *stent* prévio foi útil em 8% dos pacientes em um centro de referência (Cetti et al, 2011). Ainda que nenhum ECR futuro tenha sido realizado até o momento, **a literatura atual sugere que a colocação de *stent* ureteral por 1 ou 2 semanas após uma primeira tentativa de URSL sem sucesso resulte no sucesso de uma segunda URSL** (Rubenstein et al, 2007; Shields et al, 2009; Ji et al, 2012; Netsch et al, 2012). Esse efeito de dilatação passiva da permanência de um *stent* também tem sido demonstrado na população pediátrica (Hubert e Palmer, 2005; Corcoran et al, 2008). Além disso, a colocação da bainha ureteral é mais fácil em pacientes que já receberam *stent* (Kawahara et al, 2012b).

Chu et al. demonstraram que a colocação do *stent* antes de se tentar primeiro o URSL não melhorou significativamente as taxas livres de cálculo; os autores relataram, entretanto, que a colocação no pré-operatório na presença de cálculos maiores que 1 cm esteve associada a redução do tempo de cirurgia, menos chances de novas operações e menor custo (Chu et al, 2011a, 2011b). **Ainda não está claro se a colocação do *stent* antecedendo uma primeira URSL deve ser ou** não recomendada em grandes cálculos impactados por falta de estudos qualitativos.

Na rotina, a colocação de um *stent* interno após nefrolitomia percutânea (PCNL) não é necessariamente exigida. A colocação do *stent* é, entretanto, recomendada na presença de massa considerável de cálculos residuais, migração de fragmentos residuais para o ureter, edema extensivo, perfuração do sistema coletor ou punção alta com risco de hidrotórax; para PCNL sem nefrostomia (*tubeless*) ou na persistência de vazamento urinário após remoção da nefrostomia.

O primeiro ECR comparando as **técnicas de drenagem para a pionefrose** foi conduzido por Pearle et al. em 1998 e não demonstrou superioridade da colocação de *stent* JJ *versus* tubo de nefrostomia (Pearle et al, 1998). Mokhmalji et al. concluíram que a colocação do tubo de nefrostomia é melhor comparado aos *stents* internos, principalmente devido à dor e ao desconforto maiores associados ao grupo ao *stent* (Mokhmalji et al, 2001). Apesar de os relatos de Joshi apresentarem significativamente mais sintomas de irritação em pacientes com *stent* comparado aos tubos nefrostomia, a preferência do paciente para ambos não foi demonstrada (Joshi et al, 2001). A proporção de pacientes tratados para pionefrose com nefrostomia percutânea (PCN) nos Estados Unidos reduziu de 16% em 1999 para 11% em 2009. A literatura atual sugere uma preferência por nefrostomia em pacientes com cálculos maiores e mais gravemente doentes. Esses pacientes também têm mais chances de serem admitidos em uma unidade de cuidado intensivo (Goldsmith et al, 2013; Sammon et al, 2013). **Segundo Ramsey et al., quando se consideram o treinamento e o conjunto de habilidades da maioria dos urologistas, é válida a política "primeiro o *stent* onde for possível"** (Ramsey et al, 2010).

Os *stents* são amplamente utilizados nas cirurgias urológicas reconstrutivas para realinhamento do ureter. Neste caso, os *stents* têm um duplo papel, o primeiro de organizarem melhor o tecido de cicatrização e o segundo de permitir o fluxo urinário passado o campo operatório. Os *stents* têm mostrado utilidade no tratamento de trauma ureteral, realinhamento ureteral, pieloplastia, reimplante ureteral, ureteroureterostomia e outros procedimentos reconstrutivos. O uso pós-operatório do *stent* ureteral é particularmente importante e bem estudado **após o transplante renal**. Uma recente metanálise de uma população que sofreu transplante renal demonstrou que **a colocação rotineira de *stent* reduz a incidência das principais complicações urológicas** (Wilson et al, 2013). Removendo-se o *stent* depois de 8 dias *versus* 15 dias, as taxas de ITU reduzem (40% vs. 73%) e o custo-benefício é maior (Parapiboon et al, 2012).

Os *stents* são eventual e profilaticamente colocados **antes da cirurgia ginecológica, urológica ou abdominal**. A identificação do ureter é facilitada durante a cirurgia e teoricamente reduziria o trauma ureteral iatrogênico. Ainda que tal benefício tenha sido sugerido em cirurgias ginecológicas, especialmente em pacientes com fatores de risco, como radiação ou cirurgia pélvica anterior, endometriose ou doença inflamatória pélvica, um único ECR cêntrico com mais 3.000 pacientes não mostrou **nenhuma diferença significativa nas taxas de trauma ureteral com ou sem a colocação profilática do *stent*** (1,09% vs. 1,2%, P = 0,774). É, entretanto, **mais fácil identificar o trauma do ureter com o *stent* in situ** (Chou et al, 2009; Park et al, 2012).

Vários autores relataram a utilização de *stents* no **tratamento de patologias malignas do trato urinário superior** como, por exemplo, BCG ou mitomicina C. Depois da instilação intravesical do agente, o refluxo vesicoureteral pode permitir que a substância atinja o trato urinário superior (Nonomura et al, 2000; Irie et al, 2002; Hayashida et al, 2004). Audenet et al. sugerem que a instilação de BCG no trato urinário superior via cateter ureteral simples-J, via refluxo do *stent* JJ ou via anterógrada por tubo de nefrostomia deveria ser considerada de primeira escolha no tratamento de carcinoma *in situ* no trato superior em pacientes que não podem ser submetidos à cirurgia (Audenet et al, 2013).

Quando um único *stent* ureteral é insuficiente em aliviar a compressão extrínseca, seja maligna ou benigna, a colocação de um *stent* ipsilateral adicional tem sido relatada com sucesso para drenagem renal adequada (Liu e Hrebinko, 1998; Rotariu et al, 2001; Elsamra et al, 2013). Esta técnica também se aplica com sucesso às estenoses ureterais em paciente com transplante renal (Miyaoka et al, 2011).

O extravasamento urinário contínuo após trauma renal pode ser tratado com elevado sucesso, colocando-se um *stent* uretral (Matthews et al, 1997; Haas et al, 1998; Alsikafi et al, 2006; Long et al, 2013). A sondagem simultânea da bexiga é recomendada para manter a pressão intrarrenal baixa e a drenagem adequada.

Técnica

A colocação dos *stents* pode ser realizada por meio de várias técnicas, como endoscopia retrógrada ou anterógrada ou durante a cirurgia aberta ou laparoscópica do trato urinário. Os procedimentos a seguir descrevem a técnica geralmente empregada para a colocação de um *stent* 7Fr JJ simples de comprimento adequado sem formato especial ou revestido por endoscopia retrógrada e com um impulsionador comum guiado por cistoscopia ou fluoroscopia.

A profilaxia antibiótica com fluoroquinolonas orais para colocação endoscópica do *stent* é considerada adequada e recomendada pelas diretrizes da AUA com nível evidência 1B (Wolf et al, 2008).

A colocação de *stent* em homens pode ser realizada em decúbito dorsal por meio de um cistoscópio flexível ou posição litotômica quando um cistoscópio rígido é empregado. Nas mulheres, uma tentativa pode ser feita através de um cistoscópio flexível com a paciente em postura de perna de sapo ou em posição litotômica se for empregado um citoscópico rígido. O guia fluoroscópico durante o procedimento confirma a posição correta do fio-guia, e, em seguida, a colocação do *stent* é realizada. O guia ultrassonográfico pode ser usado no lugar da fluoroscopia quando a mulher estiver grávida.

Os *stents* ureterais são geralmente colocados sobre o fio-guia e há uma vasta gama de fios-guia disponíveis para este propósito. Os fios-guia de nitinol hidrofílico têm como características superar obstruções ou atravessar um ureter tortuoso com mínimo risco de perfuração. Fios mais rígidos como os fios de Benson® contendo Teflon são mais resistentes à dobra enquanto os *stents* ureterais são colocados (Clayman et al, 2004; Liguori et al, 2008; Sarkissian et al, 2012; Torricelli et al, 2013).

Como o diâmetro do *stent* não parece influenciar os sintomas associados ao próprio *stent*, deve-se escolher o maior *stent* disponível para uma excelente drenagem (Candela e Bellman, 1997; Erturk et al, 2003). No geral, é preferível um *stent* com diâmetro de 6 Fr ou 7 Fr.

Após a fluoroscopia confirmar a posição do fio-guia na pelve renal, o *stent* avança sobre o fio-guia com um impulsionador sob orientação cistoscópica. Quando a ponta do impulsionador for visualizada no colo da bexiga, o fio-guia é retirado enquanto os espirais do *stent* são fluoroscopicamente confirmados na pelve renal e o espiral distal é cistoscopicamente confirmado na bexiga.

Alternativamente, pode-se colocar um *stent* contando primeiramente com a orientação fluoroscópica. Após colocação do fio-guia na pelve renal, a cistoscopia é removida e uma dilatador coaxial Amplatz® de 8 Fr a 10 Fr é avançado sobre o fio-guia e abaixo da orientação fluoroscópica até que o componente 10 Fr seja inserido no meato uretral. Após a remoção do componente 8 Fr, o dilatador 10 Fr permitirá que um *stent* 7 Fr atravesse sobre o fio-guia enquanto se impede que o *stent* se enrole na bexiga. Sob orientação fluoroscópica, o *stent* avança com o impulsionador que tem um marcador radiopaco na ponta. A extremidade distal do *stent* é posicionada avançando-se o marcador radiopaco sob orientação fluoroscópica até a metade da sínfise púbica nos pacientes homens e até a borda menor da sínfise púbica nas mulheres. O dilatador 10 Fr é removido e, em seguida, o fio-guia, com confirmação fluoroscópica da extremidade proximal do *stent* presente na pelve renal e a distal na bexiga (Fig. 6-7).

Embora na maioria das vezes seja realizada com o paciente sob anestesia geral, a colocação do *stent* com anestesia local usando gel de lidocaína é possível (Mark e Montgomery, 1996). Sivalingam descreve que em pacientes acessíveis, nos quais não se espera dificuldade na colocação do *stent*, a realização no próprio consultório é possível, menos onerosa e com baixa taxa de insucesso - aproximadamente 9% (Sivalingam et al, 2013).

Complicações

Sintomas Associados ao Stent

Os sintomas associados ao uso de *stent* podem ter um impacto significativo na qualidade de vida do paciente. Hematúria, urgência,

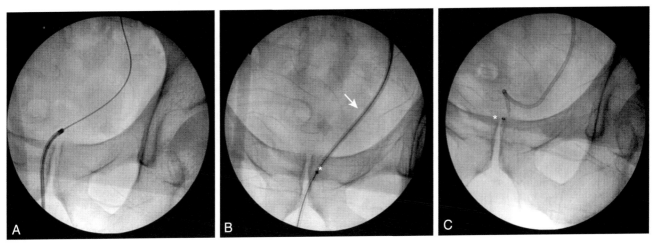

Figura 6-7. A, Cistoscópio na bexiga e fio-guia no ureter. B, *Stent* colocado no ureter através da bainha 10 Fr (o *asterisco* indica o marcador radiopaco do impulsor; *a seta* indica a bainha 10 Fr). C, O fio-guia e a bainha 10 Fr são removidos, a porção distal do *stent* está na bexiga.

frequência, disúria e tanto a dor da bexiga quanto a do flanco são os sintomas mais observados durante a permanência dos *stents* ureterais. Joshi et al. desenvolveram um questionário de sintomas associados ao uso *stent* ureteral (QSSU) para avaliar os sintomas e o impacto na qualidade de vida do *stent* ureteral. Os autores relatam que o desconforto causado pelo *stent* influencia a qualidade de vida em 80% dos pacientes. De uma perspectiva econômica, 58% dos pacientes tiveram a capacidade de trabalho reduzida por sintomas associados ao *stent* (Joshi et al, 2003a, 2003b). Leibovici et al. relataram que 45% de 135 pacientes com *stents* foram incapacitados de trabalhar por, no mínimo, 2 dias, com um total de 435 dias sem trabalhar (Leibovici et al, 2005). Um estudo prospectivo de corte relatou que aproximadamente um terço dos pacientes precisa de remoção precoce do *stent* ureteral devido ao desconforto que esses causam (Ringel et al, 2000). A disfunção sexual foi relatada em 42% a 82% dos pacientes do sexo masculino e em 30% a 86% do sexo feminino que permanecem com o *stent* ureteral (Joshi et al, 2003b; Leibovici et al, 2005; Sighinolfi et al, 2007).

A explicação fisiopatológica para tais sintomas associados ao *stent* não está ainda completamente esclarecida. A irritação da mucosa vesical e especialmente do trígono pela porção distal do *stent*, o refluxo de urina e o espasmo da musculatura lisa poderiam contribuir para os sintomas associados ao uso do *stent* (Miyaoka e Monga, 2009; Regan et al, 2009). O refluxo vesicoureteral mensurado pela uretrocistografia aparece em 56% a 62% dos pacientes com *stent* (Mosli et al, 1991; Yossepowitch et al, 2005). As imagens de fluoroscopia dos pacientes com *stent* mostram que o posicionamento do *stent* é alterado quando estão de pé, sentados e deitados, o que explicaria por que a atividade física pode influenciar o desconforto ao *stent* (Chew et al, 2007).

A colocação da parte proximal no polo superior do rim, em vez da pelve renal, parece ser melhor tolerada por pacientes com *stent* (Liatsikos et al, 2001). Vários autores relataram que os *stents* que cruzam a linha média da bexiga têm uma influencia significativa e deletéria associada ao desconforto. Escolher o comprimento adequado do *stent* pode, portanto, ajudar a melhorar os sintomas associados a esse (Rane et al, 2001; Al-Kandari et al, 2007; Ho et al, 2009, 2010; Giannarini et al, 2011a). Os parâmetros que indicam o comprimento ideal do *stent* foram extensivamente estudados. A medida *in vivo* do ureter com uma sonda 5 Fr é geralmente considerada o comprimento real do ureter. Pilcher e Patel sugerem um modelo preditivo de comprimento ideal do *stent* com base na altura do paciente: com menos de 1,78 m, *stent* de 22 cm; com 1,78 a 1,93 m, *stent* de 24 cm; com mais de 1,93 m, *stent* de 26 cm (Pilcher e Patel, 2002). Este modelo foi amplamente adotado, confirmado por alguns (Hruby et al, 2007; Ho et al, 2009) e também contestado por outros (Paick et al, 2005; Kawahara et al, 2012d; Novaes et al, 2013; Shrewsberry et al, 2013). Paick et al sugeriram que a medida em linha reta da junção urete-

ropélvica à junção vesicoureteral durante a pielografia intravenosa pré-operatória esteve melhor correlacionada ao comprimento real do ureter que a altura do paciente (Paick et al, 2005). A mensuração *post mortem* do comprimento do ureter poderia não identificar uma correlação significativa com qualquer mensuração antropomórfica (Novaes et al, 2013). As publicações mais recentes demonstram que o comprimento real do ureter se correlaciona melhor à tomografia computadorizada (TC) - mede melhor o comprimento que qualquer outra medida baseada em imagem ou antropomórfica (Kawahara et al, 2012d; Shrewsberry et al, 2013). O tamanho ideal de *stent* para crianças foi formulado como "idade da criança + 10"cm (Resnick et al, 2007).

O tratamento farmacológico e os diversos modelos de *stent* têm sido extensivamente estudados na tentativa de reduzir os sintomas associados ao uso do *stent*. A metanálise de quatro ECR com um total de 341 pacientes que testou a eficácia de α-bloqueadores com o QSSU demonstrou que o uso dos α-bloqueadores significativamente reduz os sintomas urinários e de dor e melhora o estado de saúde no geral (Yakoubi et al, 2011). **O uso de medicações α-bloqueadoras para mitigar o desconforto ao *stent* é recomendado pelas diretrizes do EAU** (Türk et al, 2013). **A solifenacina e a tolterodina podem reduzir significativamente os sintomas de irritação e dor do trato urinário com uma taxa muito menor de complicação** (Park et al, 2009; Lee et al, 2013). **A combinação de tamsulosina e solifenacina parece melhorar significativamente os sintomas associados ao *stent* e de obstrução comparada à monoterapia com apenas um dos agentes** (Lim et al, 2011). A instilação intravesical com cetorolaco parece ser de curta duração, mas apresenta efeitos benéficos significativos sobre a dor do pós-operatório associada ao *stent* (Beiko et al, 2004). A injeção periureteral de toxina botulínica A seguramente reduziu a dor relacionada ao *stent* e a necessidade de medicação para dor depois de mais de uma semana da colocação do *stent* (Gupta et al, 2010). A injeção de ropivacaína próximo do orifício uretérico e do colo vesical demonstrou reduzir os sintomas de dor pós-operatório e de micção sob a perspectiva de um pequeno ECR (Sur et al, 2008). O posicionamento ideal do *stent* com a porção distal não atravessando a linha média vesical pareceu ter um efeito maior sobre os sintomas relacionados ao *stent* do que os α-bloqueadores ou anticolinérgicos em um ECR prospectivo (Lee et al, 2010).

Migração do Stent

Apesar do modelo de autorretenção dos *stents* ureterais JJ, a migração distal à bexiga ou proximal ao ureter é possível. A migração proximal do *stent* ao ureter ocorre em 1% a 8% dos pacientes. Esta pode ser muito bem evitada ao se escolher um *stent* suficientemente longo e um circuito adequado, ambos para pelve renal e bexiga (Slaton e

Kropp, 1996; Richter et al, 2000; Breau e Norman, 2001). A migração proximal pode ser recuperada uteroscopicamente (Bagley e Huffman, 1991). O uso de pinças dentadas, fórceps ou canulação coaxial para um *stent* com cesta e balão de dilatação ajudou na recuperação dos *stents* de migração proximal (Chin e Denstedt, 1992; Livadas et al, 2007; Meeks et al, 2008). A migração do *stent* para a bexiga pode ser tratada trocando-o.

Infecção do Trato Urinário

Os *stents* ureterais são alvos inerentes de colonização bacteriana e, portanto, uma fonte de ITU. A colocação de *stents* ureterais de curta permanência (3 semanas) em um grupo de 209 crianças após reimplantação ureteral foi sucedida por ITU em apenas 4,8% dos pacientes. Bacteriúria assintomática esteve presente em mais 6,5% dos pacientes, enquanto quase metade dos *stents* foram colonizados por bactéria (Uvin et al, 2011). **Em pacientes com *stent* permanente, a colonização bacteriana chega a 100%** (Riedl et al, 1999). Tempo de permanência, gênero feminino, diabetes e doença renal crônica são fatores que influenciam a colonização dos *stents* ureterais (Kehinde et al, 2002). Uma cultura de urina negativa tem pouco valor de predição para a colonização bacteriana do *stent* (Kehinde et al, 2004; Rahman et al, 2012). O exame de rotina para bacteriúria e o tratamento da bacteriúria assintomática não são recomendados. **Os antibióticos são recomendados apenas em casos de ITU sintomática e não exercem um papel na profilaxia a longo prazo.** Um pequeno ECR com 95 pacientes demonstrou que o tratamento antibiótico de dose baixa contínua durante o tempo de permanência dos *stents* ureterais não influencia a incidência ou gravidade dos sintomas relacionados ao *stent* ou às ITU (Moltzahn et al, 2013).

Incrustação

Uma pequena incrustação na superfície do *stent* aparece com frequência e geralmente não gera bloqueio nem resistência à remoção do *stent*. A incrustação mais extensiva e clinicamente significativa pode tornar-se uma complicação muito desafiadora e geralmente surge com o esquecimento ou aprisionamento do *stent*. A remoção de um *stent* incrustado requer experiência endourológica e, dependendo da extensão das incrustações, pode incluir múltiplas intervenções. A falha em reconhecer ou tratar um *stent* incrustado pode levar ao comprometimento significativo da função renal, incluindo perda de um rim ou, em raras circunstâncias, morte (Singh et al, 2005; Aron et al, 2006).

O tempo de permanência dos *stents* ureterais é o mais importante fator de risco para o desenvolvimento de incrustação. A incrustação ocorre em 9,2% a 26,8% dos *stents* que permanecem por menos de 6 semanas, em 47,5% a 56,9% dos *stents* que permanecem por 6 e 12 semanas e em, aproximadamente, 75% dos *stents* que permanecem por mais de 12 semanas (el-Faqih et al, 1991; Kawahara et al, 2012c). Kawahara et al. observaram que **os *stents* menores que 6 Fr tinham significativamente mais possibilidade de incrustar que os *stents* 7 Fr ou maiores**. Os autores relataram completa obstrução em 8,6% dos *stents* colocados há mais de 12 semanas, sendo que 1% dos *stents* precisaram de tratamento adicional para facilitar sua remoção (Kawahara et al, 2012c). Os outros fatores de risco para incrustação do *stent* incluem gravidez, ITU ou urossepse, história de cálculo renal, anormalidades metabólicas ou congênitas, desvio urinário e doença renal crônica (Robert et al, 1997; Vanderbrink et al, 2008; Ahallal et al, 2010). O oxalato de cálcio aparece como o principal responsável por incrustação do *stent* na ausência de ITU, assim como valores de pH abaixo de 5,5 e hiperuricosúria (Robert et al, 1997; Grases et al, 2001).

Uma vez que o tempo de permanência é o mais importante fator de risco para incrustação, **a oportuna remoção ou troca do *stent* é a mais importante medida preventiva**. A maior parte dos fabricantes recomenda a remoção ou troca do *stent* nos 4 meses após a colocação. Em pacientes com fatores de risco adicionais para incrustação, recomenda-se que esse intervalo seja de 6 a 8 semanas (Aravantinos et al, 2006). As grávidas são particularmente mais propensas à incrustação e sugere-se que nessa população o *stent* seja trocado a cada 4 a 6 semanas (Denstedt e Razvi, 1992).

A incrustação e a incapacidade de remoção de um *stent* são geralmente diagnosticadas em consultório adotando um julgamento de remoção do *stent*. Não é recomendado aplicar força excessiva para extrair o *stent*, para evitar o risco de dano ureteral, avulsão ou fragmentação do *stent*. Um corte de imagem transversal para avaliar a extensão da incrustação auxilia no desenvolvimento da estratégia de tratamento porque a avaliação por radiografia convencional pode subestimar a extensão da incrustação. Mistry et al. reportaram a colocação de um *stent* adicional por 1 a 2 semanas adjacente ao *stent* levemente incrustado, facilitando uma segunda tentativa de extração. Os autores têm como hipótese que o atrito entre os dois *stents* deve romper a incrustação além do efeito benéfico de dilação ureteral (Mistry et al, 2013).

Vários autores criaram um algoritmo para o tratamento de *stents* incrustados envolvendo LECO, URS, cistolitotripsia e PCNL. Um a seis procedimentos sequenciais diversos são geralmente necessários para remover com sucesso o *stent* incrustado (Borboroglu e Kane, 2000; Singh et al, 2001; Lam e Gupta, 2002; Bultitude et al, 2003; Aravantinos et al, 2006; Weedin et al, 2011). A multidão de algoritmos diferentes reflete a falta de consenso sob o tratamento ideal. No geral, o local e nível da carga incrustada guiam a abordagem específica.

Stents Esquecidos ou Negligenciados

O *stent* esquecido ou negligenciado é um problema multifatorial que se origina tanto da baixa adesão do paciente quanto de questões relacionadas ao sistema de saúde para acompanhamento do paciente. O cirurgião responsável pela colocação do *stent* é também responsável pela remoção deste no tempo devido. O custo por esquecer um *stent*, incluindo investigações radiológicas, tratamento médico, intervenções invasivas e não invasivas e hospitalização, é em média sete vezes maior que o custo da remoção cistoscópica no tempo devido (Sancaktutar et al, 2012).

Divakaruni et al. identificaram em pacientes homens sem convênio médico um risco mais alto de não remoção do *stent* conforme planejado. Contando apenas com o nível de informação e educação do paciente, os autores reportaram uma taxa de esquecimento do *stent* de 16% (Divakaruni et al, 2013). Além do nível de educação do paciente, vários mecanismos de alerta incorporados aos protocolos de acompanhamento do paciente, tais como livros de registro, registro em cartões ou na internet, registros computadorizados e *softwares* que organizam a troca ou remoção do *stent* enviando avisos por e-mails ao paciente e ao médico, foram propostos para prevenir a ocorrência de esquecimento, com eficiência variável. Nenhum desses mecanismos preventivos elimina completamente o problema de retenção do *stent* (Monga et al, 1995; McCahy e Ramsden, 1996; Ather et al, 2000; Lynch et al, 2007; Thomas et al, 2007; Tang et al, 2008; Withington et al, 2013).

Os *stents* esquecidos podem desenvolver grave incrustação, como descrito anteriormente. Na presença de grande carga de incrustação, aconselha-se quantificar por imagem a função renal a fim de planejar a remoção do *stent*. Se houve perda da função renal e a contribuição do rim não é suficiente, a nefrectomia pode ser a melhor solução.

Os *stents* ureterais esquecidos contribuem com o elevado número de reclamações pós-operatórias pertencentes à urologia, que no Reino Unido se encerram com o pagamento de indenização (Osman e Collins, 2011).

TRATO URINÁRIO SUPERIOR: TUBO DE NEFROSTOMIA

Apontamento Histórico

Thomas Hillier reportou a primeira PCN para drenagem de um rim hidronefrótico em um garoto com 4 anos de idade em 1865 (Hillier, 1865). Quase um século depois, Goodwin descreveu o uso da PCN para drenar a obstrução renal em 16 pacientes (Goodwin et al, 1955). Fernström's relatou a primeira extração de cálculo percutâneo em 1976, início da era PCNL, aumentando a popularidade do acesso percutâneo e drenagem do rim (Fernström e Johansson, 1976). A revisão literária inicial, que reuniu dados da colocação de 516 PCN, relatou sucesso em 90% dos casos, com as complicações de maior relevância em 4% e as de menor relevância em 15% dos casos (Stables et al, 1978).

Materiais Disponíveis e Modelos dos Tubos de Nefrostomia

Parecido com os *stents* ureterais, um tubo de nefrostomia ideal é biocompatível; apresenta características de fluxo excelentes; é de fácil colocação; resiste a infecção, incrustação e deslocamento; e não induz sintomas.

As sondas balão e pigtail são os modelos de tubo geralmente mais utilizados. Em geral, as sondas pigtail são menores que os tubos de nefrostomia e são mais úteis para drenagem de fluidos limpos e, geralmente, não são eficientes na presença de hematúria maciça ou secreção francamente purulenta. As sondas de Councill são particularmente úteis porque podem ser inseridas ou trocadas sobre um fio-guia sem perder o acesso ao rim.

As sondas de nefrostomia de Malecot e Pezzer têm a vantagem de um grande lúmen devido à ausência de um balão tubular de retenção. As sondas com fio-guia acoplado são projetadas para permitir a sondagem pós-nefrostomia e ao mesmo tempo acesso ao ureter, se necessário. Uma sonda tamponada (Kaye) pode ser especificamente utilizada em casos de sangramento pós-operatório (Paul et al, 2003). Apesar de as sondas de pequeno calibre (menores de 18 Fr) serem menos dolorosas e melhor toleradas que as de maior calibre (Maheshwari et al, 2000; Pietrow et al, 2003; Desai et al, 2004), a frequência de complicações em geral e a incidência de sangramento pós-PCNL podem ser menores com as sondas de maior calibre (Cormio et al, 2013). A colocação atualmente de um tubo de nefrostomia 16 Fr a 18 Fr é uma prática comum em PCNL.

Canales et al. compararam um *stent* pigtail, uma sonda de Malecot, uma sonda com balão simétrico e uma sonda com balão excêntrico utilizando um modelo de rim artificial, para identificar o melhor tipo de tubo para ser colocado após PCNL. A sonda com balão simétrico apresentou significativamente melhor fluxo quando utilizados água e fluido de grande viscosidade e também melhor fixação comparada às demais (Canales et al, 2005) (Fig. 6-8).

Indicações

Quando se deseja a drenagem do trato urinário superior e a colocação do *stent* ureteral retrógrado não obteve sucesso ou não foi possível, a colocação do tubo PCN é considerada o procedimento preferencial. As vantagens da drenagem pela PCN incluem a colocação e troca do tubo sob anestesia local e a crença de que o tubo de nefrostomia ofereça melhores características de fluxo. A anestesia pode não ser uma opção em pacientes com doença renal crônica ou sepse com instabilidade hemodinâmica. Uma vez que a colocação de *stent* sob anestesia local pareça ser possível no próprio consultório, esta vantagem relativa pode deixar de existir no futuro (Sivalingam et al, 2013). Diferentemente do *stent* JJ, a drenagem externa do tubo de nefrostomia pode ser facilmente desbloqueada por delicada irrigação no local do bloqueio.

Enquanto os pacientes com *stent* sentem mais desconforto em razão dos sintomas relacionados ao próprio *stent*, a presença do tubo PCN tem uma influência negativa na qualidade de vida do paciente devido às características da drenagem externa (Joshi et al, 2001; Monsky et al, 2013). Apesar de Monsky et al. reportarem predominantemente complicações menores e deslocamento no grupo PCN, resultando em trocas mais frequentes, Song et al. reportaram um intervalo menor entre as trocas no grupo com *stent* JJ do que no grupo PCN (respectivamente, a cada 2,7 *vs*. 4,2 meses). A colocação do *stent* JJ foi, entretanto, menos onerosa e o tempo do procedimento foi menor (Song et al, 2012b; Monsky et al, 2013). A frequência de troca pode ter um impacto econômico e na qualidade de vida do paciente.

A aguda descompressão de uma pionefrose obstrutiva trata-se de uma emergência urológica e a falha em proporcionar adequada drenagem está relacionada a alto risco de mortalidade (Borofsky et al, 2013). Como discutido anteriormente, não há suficiente evidência na literatura atual que demonstre superioridade tanto da nefrostomia quanto da drenagem com *stent* em centros onde ambas estão prontamente disponíveis (Pearle et al, 1998; Mokhmalji et al, 2001).

Diversas metanálises reportam que a **PCNL *tubeless*** (sem dreno de nefrostomia) **foi possível e considerada segura após um procedimento simples sem fragmentos residuais, infecção, sangramento ou perfuração do sistema coletor.** Além disso, o procedimento sem drenagem reduz a permanência no hospital, a analgesia necessária e o tempo de retorno à atividade normal (Yuan et al, 2011; Shen et al, 2012; Wang et al, 2012; Zhong et al, 2013).

Os tubos de nefrostomia também podem ser usados para a administração de medicamentos no trato urinário superior, como, por exemplo, BCG ou mitomicina C para tratamento do câncer urotelial do trato urinário superior, assim como agentes quimiolíticos para dissolver cálculos. Giannarini et al. identificaram que a maioria dos pacientes com carcinoma *in situ* no trato urinário superior se beneficiou com instilações de BCG (Giannarini et al, 2011b). Se o tubo de nefrostomia está no lugar, ele pode ser usado para pielografia de imagem diagnóstica.

No tratamento da obstrução ureteral maligna, a falha de drenagem é significativamente mais prevalente em pacientes com *stents* ureterais do que com tubo de nefrostomia (Ku et al, 2004). Song et al. sugerem que pacientes com uma obstrução maior que 3 cm são provavelmente mais beneficiados com a colocação do PCN que do *stent* J (Song et al, 2012b). O acesso percutâneo ao rim está descrito no Capítulo 8.

Complicações

Hemorragia, hematúria, coágulo com cólica e ITU são com frequência reportados como complicações de menor relevância decorrentes da colocação do tubo de nefrostomia. A sepse ocorre em 1,3%

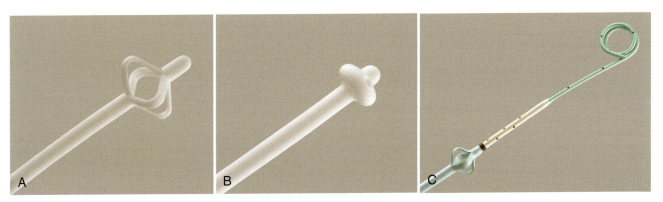

Figura 6-8. Tubos de nefrostomia: tipos de sonda de nefrostomia. A a C, Sondas com fio-guia acoplado Malecot®, Pezzer® e Hulbert®. (Com permissão de Cook Medical, Bloomington, IN.)

a 7% dos pacientes e o trauma a órgãos adjacentes causado pelo procedimento é incomum. Taxas transfusionais de 2% a 4% foram reportadas em decorrência de sangramento venoso ou arterial. O sangramento venoso é geralmente autolimitado. O sangramento arterial contínuo ou fístula arteriovenosa é incomum, mas uma complicação mais grave que exige adequado acesso por imagem e, se necessário, tratamento com angioembolização. As complicações torácicas (pneumotórax, hemotórax, hidrotórax, empiema) ocorrem em 0,1% a 0,2% das colocações de tubo de nefrostomia. As complicações tardias incluem deslocamento do tubo e bloqueio. O deslocamento do tubo de nefrostomia ocorre em 2,5% dos pacientes; isso requer urgente acesso e, se necessário, recolocação do tubo. Uma sonda de autorretenção ou uma sutura de fixação à pele pode ajudar a prevenir o deslocamento do tubo (Lewis e Patel, 2004; Wah et al, 2004; Hausegger e Portugaller, 2006; Rana et al, 2007; Ali et al, 2013).

As principais complicações surgem quando os procedimentos são realizados durante as emergências, considerando-se a ausência de uma equipe experiente um fator contribuinte (Lewis e Patel, 2004). A realização de 10 a 20 PCN ao ano garante melhores resultados do procedimento (Lee et al, 1994).

Formação de Biofilme nos Biomateriais do Trato Urinário

Um *biofilme* é definido como uma comunidade estruturada de células bacterianas embebidas em uma matriz polimérica produzida por elas próprias e aderidas a uma superfície biótica ou abiótica.

A bactéria tenta controlar seu ambiente imediato, limitando a exposição a fatores nocivos (resíduos, agentes antimicrobianos, resposta imune do hospedeiro) enquanto amplia a exposição a fatores tróficos.

Apesar dos contínuos esforços em desenvolver materiais e superfícies de revestimento mais biocompatíveis, sondas, cateteres, *stents* e tubos de nefrostomia completamente resistentes à formação de biofilme são indisponíveis.

A produção de biofilme pela bactéria é o mais importante fator que induz ITU associada a sonda ou *stent* e incrustação e a mais importante causa de falha do *stent* (Ando et al, 2004; Chew et al, 2006; Ferrières et al, 2007). O biofilme é constituído de três camadas: (1) **uma camada íntima**, ligada à superfície do biomaterial, **funciona como um filme ligando as camadas subsequentes**; (2) **a base do filme**, constituída por uma associação de microrganismos ligados ao filme; e (3) **uma camada externa ou superfície do filme**, onde os microrganismos podem ser liberados (Tenke et al, 2012). A espessura do biofilme pode variar de 3 a 490 µm e é composta por camadas celulares que variam até 400 células de profundidade (Ganderton et al, 1992).

O passo inicial na formação do biofilme é a criação de uma película condicionante na superfície do biomaterial minutos após sua inserção (Reid et al, 1995). Esta película condicionante é formada por **constituintes da própria urina, tais como polissacarídeos, proteínas Tamm-Horsfall, eletrólitos e glicoproteínas que aderem à superfície do biomaterial**. A película condicionante altera as características da superfície do biomaterial, facilitando a adesão de bactérias (Reid e Busscher, 1992). A adesão bacteriana é primeiramente influenciada por interações hidrofóbicas e eletrostáticas, forças iônicas, osmolaridade e pH da urina, sendo **ainda reversível** (Gristina, 1987). As bactérias produzem uma matriz de exopolissacarídeos e glicocálix, o que torna sua adesão irreversível. A erradicação do biofilme neste ponto é considerada impossível. Aproximadamente 5% a 35% do biofilme é formado por microcolônias bacterianas. O restante é formado por espaços intersticiais preenchidos com canais de fluido e água que permitem o transporte de nutrientes e oxigênio às colônias (Tenke et al, 2012).

A resistência ao tratamento antimicrobiano de infecções bacterianas do biofilme é multifatorial:

1. **Quorum sensing** é um processo de comunicação entre as bactérias dependente da densidade populacional. A sinalização por moléculas difusas permite às colônias bacterianas reagirem ao seu ambiente de um modo sincronizado, regulando a formação de biofilme, virulência e resistência a antibióticos (Li e Nair, 2012; Bhardwaj et al, 2013).
2. A **natureza polimicrobiana do biofilme** aumenta a resistência antibacteriana. As bactérias presentes no biofilme recrutam outras cepas de bactérias, resultando em formação de biofilme formado por até seis tipos diferentes de cepas. *E. coli*, *P. aeruginosa* e *Enterococcus faecalis* são as mais encontradas no biofilme do trato urinário. *P. mirabilis*, *E. faecalis*, e *S. aureus* têm uma forte capacidade em formar biofilmes (Holá et al, 2010).
3. **Células persistentes** contribuem com até 1% de todo o biofilme, residem em um estado dormente e não se multiplicam, o que aumenta a resistência ao mecanismo de ação dos antibióticos comuns. Elas são geralmente a causa de infecções crônicas (Wood et al, 2013).
4. Embora os agentes antimicrobianos possam ter habilidade em penetrar em um biofilme, a ação antimicrobiana é comprometida pelo **acúmulo de resíduos e alteração do microambiente** (baixo pH, baixa pO^2, alta pCO^2, baixa concentração de cálcio bivalente e pirimidina, baixo nível de hidratação) (del Pozo e Patel, 2007).

As bactérias produtoras de urease no biofilme, como as *P. mirabilis*, *Proteus vulgaris* e *Providencia rettgeri*, são capazes de elevar o pH urinário a um nível alcalino no qual os fosfatos de cálcio e magnésio (hidroxiapatita e estruvita) cristalizam, depositam-se na superfície das sondas ou dos *stents* e são incorporados à matriz orgânica do biofilme, criando a incrustação (Broomfield et al, 2009). Canales et al. demonstraram que os constituintes da película condicionante, α1-antitripsina, Ig kappa, IgH G$_1$ e histona H2B e H3A, estão grandemente associados à incrustação do *stent* (Canales et al, 2009).

A dificuldade em prevenir e tratar o biofilme e as infecções induzidas pelo biofilme é consequência da complexa estrutura do biofilme e dos diferentes mecanismos que comprometem a ação antibacteriana dos medicamentos. A melhor compreensão dos processos básicos e a clareza sobre os mecanismos de formação e resistência irão guiar o desenvolvimento e o projeto da próxima geração de sondas e *stents* em busca do biomaterial e revestimento ideais.

PONTOS-CHAVE

- Na rotina, a utilização de sondas revestidas em sondagens de curto prazo não é recomendada.
- O rastreamento de bacteriúria assintomática em pacientes com cateteres ou *stents* ureterais não deve ser realizado.
- A complicação mais relevante decorrente da colocação de uma sonda suprapúbica é o trauma a órgão adjacente, o que ocorre em menos de 1% a 2,7% dos procedimentos.
- Os sintomas associados ao uso do *stent* impactam a qualidade de vida de 80% dos pacientes e a capacidade de trabalho é reduzida em 58% destes.
- α-bloqueadores e anticolinérgicos podem ser úteis no combate aos sintomas de irritação e obstrução relacionados ao uso de *stents* duplo-J.
- O tempo de permanência de um *stent* ureteral é o fator de risco de incrustação mais importante.
- Os *stents* metálicos e segmentados, como os *stents* Resonance®, Memokath 051®, Uventa® e Allium®, são úteis no alívio da compressão ureteral extrínseca.
- As inovações em modelos e revestimentos de *stents* estão sendo cientificamente analisadas com o objetivo de reduzir as complicações e os sintomas associados ao uso de *stents*.
- A PCNL sem nefrostomia (*tubeless*) é possível e considerada segura após um procedimento simples sem fragmentos residuais, sangramento, infecção ou perfuração do sistema coletor.
- A produção bacteriana de biofilme é o mais importante fator que induz à infecção do trato urinário associada ao *stent* ou à sonda, à incrustação é a causa mais comum de falha do *stent*.
- A resistência do biofilme bacteriano ao tratamento antibiótico é resultado de múltiplos fatores: *quorum sensing*, sua natureza polimicrobiana, células de persistência e microambiente alterado.

REFERÊNCIAS

Para consultar a lista completa de referências, acesse www.expertconsult.com.

LEITURA SUGERIDA

Dellis A, Joshi HB, Timoney AG, et al. Relief of stent related symptoms: review of engineering and pharmacological solutions. J Urol 2010;184:1267-72.

Feneley MR, Allen DJ, Longhorn SE, et al. Percutaneous urinary drainage and ureteric stenting in malignant disease. Clin Oncol 2010;22:733-9.

Ghaffary C, Yohannes A, Villanueva C, et al. A practical approach to difficult urinary catheterizations. Curr Urol Rep 2013;14:565-79.

Hooton TM, Bradley SF, Cardenas DD, et al. Diagnosis, prevention, and treatment of catheter-associated urinary tract infection in adults: 2009 international clinical practice guidelines from the Infectious Diseases Society of America. Clin Infect Dis 2010;50:625-63.

Mangera A, Osman NI, Chapple CR. Anatomy of the lower urinary tract. Surg 2013;31:319-25.

Tenke P, Köves B, Nagy K, et al. Update on biofilm infections in the urinary tract. World J Urol 2012;30:51-7.

Türk C, Knoll T, Petrik A, et al. Guidelines on urolithiasis. <www.uroweb.org/gls/pdf/21_Urolithiasis_LR.pdf>; 2013. [accessed 03.09.14].

Tzortzis V, Gravas S, Melekos MM, et al. Intraurethral lubricants: a critical literature review and recommendations. J Endourol 2009;23:821-6.

Venkatesan N, Shroff S, Jayachandran K, et al. Polymers as ureteral stents. J Endourol 2010;24:191-8.

7 Princípios da Endoscopia Urológica

Brian D. Duty, MD e Michael J. Conlin, MD, MCR

História da Endoscopia

Equipamento Básico e Sistemas Videoendoscópicos

Cistouretroscopia

Endoscopia do Trato Superior

Conclusões

O desenvolvimento de endoscópios rígidos e flexíveis em combinação com a miríade de seus equipamentos auxiliares transformou muitas especialidades cirúrgicas, incluindo a urologia. O manejo de obstrução infravesical, tumores uroteliais, obstrução ureteral e nefrolitíase foi revolucionado pelos procedimentos endoscópicos. Este capítulo destaca os principais eventos no desenvolvimento de endoscópios modernos e indicações para cistouretrografia e ureteropieloscopia associada à preparação do paciente; as técnicas são então descritas em detalhes. Muitos desses princípios são amplamente expandidos em outras seções deste livro.

HISTÓRIA DA ENDOSCOPIA

O termo *endoscópio* é creditado ao urologista francês Antonin Jean Desormeaux em 1853; entretanto, as tentativas de olhar dentro do corpo humano são datadas desde a antiguidade (Natalin e Landman, 2009). O grande progresso ocorreu em 1806, quando Philipp Bozzini desenvolveu o primeiro endoscópio "moderno" (Engel, 2003). O Lichtleiter ou "Condutor de Luz" utilizava espelhos angulados para conduzir a luz de vela de uma caixa coberta com pele de tubarão para o corpo, através de um tubo de alumínio. O instrumento era muito grande para ser utilizado no sistema geniturinário. Em 1853, Desormeaux introduziu um *design* semelhante, porém um endoscópio de perfil menor com espelhos aprimorados que utilizavam uma lâmpada de querosene para iluminação (Shah, 2002). Através desse instrumento ele excisou um papiloma uretral, tornando-se o primeiro indivíduo a realizar um procedimento endoscópico terapêutico.

Ambos os endoscópios de Bozzini e Desormeaux foram severamente dificultados por suas iluminações ruins e pelo campo de visão limitado. Em 1877, Max Nitze elaborou um cistoscópio que ajudou a superar esses obstáculos (Herr, 2006). Ele moveu a fonte de iluminação (filamento de platina elétrico resfriado por água) para a terminação do instrumento e utilizou uma série de lentes ópticas posicionadas em distâncias precisas ao longo do comprimento de uma extensão oca, preenchida de ar, para conduzir e amplificar a imagem. Em 1887, Nitze abandonou o filamento de platina pelo bulbo luminoso de Edson.

O desenvolvimento do prisma de Amici, em 1906, permitiu que as imagens cistoscópicas fossem deslocadas em 90 graus enquanto mantinham a orientação da imagem correta (Gow, 1998). Não ocorreu nenhum desenvolvimento significativo no *design* do cistoscópio até 1966, quando Harold Hopkins introduziu hastes de vidro com somente pequenos espaços de ar entre elas. Hopkins foi capaz de aprimorar grandemente a transmissão da luz enquanto reduzia o tamanho da extensão, abrindo caminho para cistoscópios contemporâneos rígidos e para o ureteroscópio em 1979 (Lyon et al., 1979).

O desenvolvimento dos endoscópios flexíveis tornou-se possível pelo advento da fibra óptica. Em 1854, John Tyndall demonstrou que a luz poderia viajar através de uma corrente de água curvada por reflexão interna (Whewell et al., 1854). Este achado levou o vidro fundido a ser desenhado em fibras flexíveis, de diâmetro pequeno, para transmissão de luz. Os refinamentos seguintes neste processo levaram eventualmente ao desenvolvimento da fibra óptica para uso médico.

Embora ainda sejam amplamente utilizadas, as fibras ópticas são frágeis e têm resolução óptica limitada. Em 1970, Boyle e Smith desenvolveram o dispositivo de carga acoplada (DCC), um sensor com habilidade de converter fótons em uma carga elétrica e por fim em uma imagem digital (Samplaski e Jones, 2009). Tradicionalmente, essas peças foram colocadas dentro de câmeras ligadas às extensões existentes. Ao longo das últimas três décadas, os avanços no *design* do endoscópio levaram à incorporação da peça do DCC dentro da ponta distal. Introduzido em 2005, o cistoscópio flexível ACMI DCN-2010 foi o primeiro endoscópio digital comercialmente disponível (Natalin et al., 2009). **Comparada às lentes em hastes e aos sistemas de feixe de fibra óptica, a tecnologia do sensor digital oferece uma resolução e durabilidade de imagem melhores e sem a necessidade de um cabo de luz ou câmera separada** (Quayle et al., 2005).

EQUIPAMENTO BÁSICO E SISTEMAS VIDEOENDOSCÓPICOS

No mínimo, a cistouretroscopia requer fluido de irrigação, uma fonte de luz e um endoscópio. Os fluidos de irrigação típicos incluem água, glicina e solução salina normal estéreis. Caso seja necessário o eletrocauterizador, deve ser utilizada uma solução livre de eletrólitos.

Uma fonte de luz externa de xênon ou halogênio de alta intensidade é utilizada para liberar luz branca para o endoscópio através de um cabo de fibra óptica. Algumas unidades incluem uma característica de detecção de luz automática que fornece iluminação constante pelo ajuste da saída de luz.

Introduzido inicialmente na prática urológica em 2007, a imagem de banda estreita utiliza somente comprimentos de onda azul (415 nm) e verde (540 nm) para fazer a imagem do urotélio (Bryan et al., 2008). Esses dois comprimentos de onda são fortemente absorvidos pela hemoglobina, melhorando a visibilidade dos capilares uroteliais, de lesões papilares pequenas e do carcinoma *in situ*. Uma metanálise de oito estudos incluindo 1.022 pacientes observou que a imagem de banda estreita melhorou a acurácia da detecção de lesões não invasivas, incluindo o carcinoma *in situ* (Zheng et al., 2012). O impacto da imagem de banda estreita sobre a recorrência de tumor não foi avaliado prospectivamente.

Na ausência de uma câmera endoscópica, o praticante visualiza a imagem diretamente através de uma lente óptica na terminação proximal do instrumento. Entretanto, na maioria dos casos a imagem será visualizada em um monitor que é parte de uma unidade dedicada à videoendoscopia, ajustada em uma torre fixa ou móvel (Fig. 7-1). As unidades videoendoscópicas possuem várias vantagens, incluindo melhor visualização, segurança ao paciente e treinamento cirúrgico aprimorados, risco reduzido de exposição do urologista aos fluidos corporais e ergonomia cirúrgica aprimorada.

Os sistemas videoendoscópicos tradicionais consistem em uma fonte de luz, câmera endoscópica, processador e gravador de imagem,

Capítulo 7 Princípios da Endoscopia Urológica 137

A vigilância do carcinoma urotelial é outra indicação de rotina para cistouretroscopia. Pequenas lesões uroteliais podem ser biopsiadas e fulguradas na clínica. A vigilância do trato superior pode ser realizada pela cateterização ureteral seletiva com pielografia retrógrada, lavagem do trato superior para citologia e escovas de biópsias para avaliação histológica.

Queixas do trato urinário superior como infecções recorrentes, sintomas de obstrução e micção irritante e dor pélvica crônica podem ser trabalhadas cistoscopicamente. Em pacientes selecionados, constrições uretrais, cálculos vesicais e corpos estranhos podem ser tratados no consultório. Os *stents* ureterais também podem ser posicionados ou trocados na clínica com assistência fluoroscópica.

Equipamento

Os cistouretroscópios são fabricados em uma variedade de tamanhos expressos em calibre francês (French, Fr). **No sistema idealizado pelo *designer* de instrumento francês Joseph-Frédéric-Benoît Charrière (1803-1876), um instrumento de 1 Fr possui uma circunferência de 1/3 mm** (Osborn e Baron, 2006).

Os cistouretroscópios estão disponíveis nos modelos rígidos e flexíveis. Cada um possui suas próprias vantagens e desvantagens. Os cistouretroscópios rígidos utilizam o sistema óptico de hastes de lentes Hopkins, que oferece uma claridade óptica aprimorada comparada aos feixes de fibra óptica utilizados nos endoscópios flexíveis. Isso está se tornando menos notável devido ao aumento da adoção de cistouretroscópios flexíveis digitais. A visualização também é aprimorada pela taxa de fluxo irrigante maior dos endoscópios rígidos. Os cistouretroscópios rígidos possuem canais de trabalho maiores, permitindo uma gama maior de instrumentos a serem utilizados. Seu formato rígido também os torna mais fáceis de serem controlados com uma mão, liberando a segunda mão do cirurgião para manipular os instrumentos auxiliares.

Em contraste, o tamanho menor dos cistouretroscópios flexíveis melhora o conforto do paciente, tornando-os ideais para procedimentos realizados no consultório. A passagem do endoscópio não requer que o paciente esteja na posição de perna de sapo ou de litotomia. Sua deflexão ativa da ponta faz com que seja mais fácil inspecionar completamente a bexiga e alcançar um colo vesical elevado ou lobo mediano da próstata.

Cistouretroscópios Rígidos

Os cistouretroscópios rígidos são fabricados em conjuntos consistindo em uma lente óptica, ponte, bainha e obturador (Fig. 7-3). As configurações diferem de acordo com o fornecedor (Tabela 7-1). As lentes ópticas vêm com ângulos de ponta variando de 0 a 120 graus. A visualização da uretra é realizada melhor com uma lente de 0 ou 12 graus. Uma lente de 25 ou 30 graus é utilizada comumente para propósitos terapêuticos. Uma lente de 70 ou 120 graus pode ser necessária para inspecionar completamente as paredes, o ápice e o colo anteriores e inferolaterais da bexiga.

A ponte conecta a lente óptica à bainha. As pontes diagnósticas não possuem um canal de trabalho. As pontes terapêuticas possuem um ou dois canais de trabalho. Os pacientes com um colo vesical elevado, lobo mediano da próstata grande ou ureteroneocistostomia podem precisar de uma ponte Albarran. Esta ponte especializada contém uma alavanca que flexiona fios e cateteres transpostos através do canal de trabalho para facilitar a canalização do orifício ureteral (Fig. 7-4).

As bainhas cistouretroscópicas vêm em uma variedade de tamanhos. A maioria possui marcações indicando o tamanho da bainha e canais de trabalho associados (Fig. 7-5). Bainhas menores (15 e 17 Fr) são ideais para cistoscopia diagnóstica; os modelos maiores são utilizados para procedimentos terapêuticos que exigem fluxo irrigante aprimorado e canais de trabalho maiores. Cada bainha possui um obturador associado que atenua a terminação distal da bainha para passagem na bexiga sem assistência visual. Na maioria dos casos a passagem cega do endoscópio deve ser realizada somente em mulheres.

Cistoureteroscópios Flexíveis

Os cistoureteroscópios flexíveis variam entre 16 e 17 Fr. Os modelos diferem em relação a deflexão da ponta, direção da visão, campo de visão, tamanho do canal, iluminação e óptica (Tabela 7-2). A maioria dos modelos não possui uma lente de deslocamento e fornece um campo de visão de aproximadamente 120 graus. A deflexão da ponta

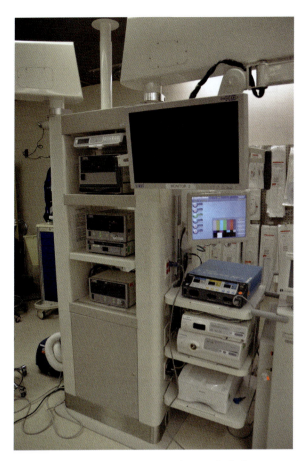

Figura 7-1. Unidade de videoendoscopia consistindo em uma torre fixa, monitor, fonte de luz, processador de imagem, dispositivo de gravação de vídeo e impressora.

monitor. Novas unidades digitais apresentam necessidade limitada de uma câmera externa, permitindo que a fonte de luz e o cabo de vídeo sejam incorporados em um único abrigo (Fig. 7-2). No sistema tradicional, a imagem endoscópica é transmitida para a câmera através de uma série de hastes de vidro ou feixes de fibra óptica. A imagem óptica é então convertida em uma carga elétrica (voltagem em formato de onda) pela peça do DCC da câmera. O processador de vídeo da unidade converte então a voltagem em formato de onda análoga em um sinal de vídeo digital que é enviado para o monitor. Em contraste, os sistemas videoendoscópicos digitais possuem a peça do DCC localizada na terminação distal do endoscópio. A imagem é imediatamente convertida em um sinal elétrico, que é mais uma vez conduzido pelo processador de vídeo sem a necessidade de lente interna e uma câmera do DCC.

CISTOURETROSCOPIA

Indicações

A cistouretroscopia é um dos procedimentos mais comuns na urologia. Realizada rotineiramente no consultório e no ambiente do centro cirúrgico, a cistouretroscopia oferece visualização direta da uretra e da bexiga. O trato urinário superior pode ser avaliado fluoroscopicamente pela cateterização ureteral com instilação retrógrada do material de contraste.

As indicações para a cistouretroscopia baseada no consultório estão resumidas no Quadro 7-1. A maioria serve para propósitos diagnósticos, mas também pode ser realizado um número limitado de procedimentos terapêuticos. Uma das razões mais frequentes para realizar a cistouretroscopia é a hematúria microscópica e macroscópica. Além de visualizar o trato urinário inferior diretamente, a cistouretroscopia permite a coleção de espécimes citológicos e a pielografia retrógrada em pacientes que não são candidatos ao uso de contraste intravenoso.

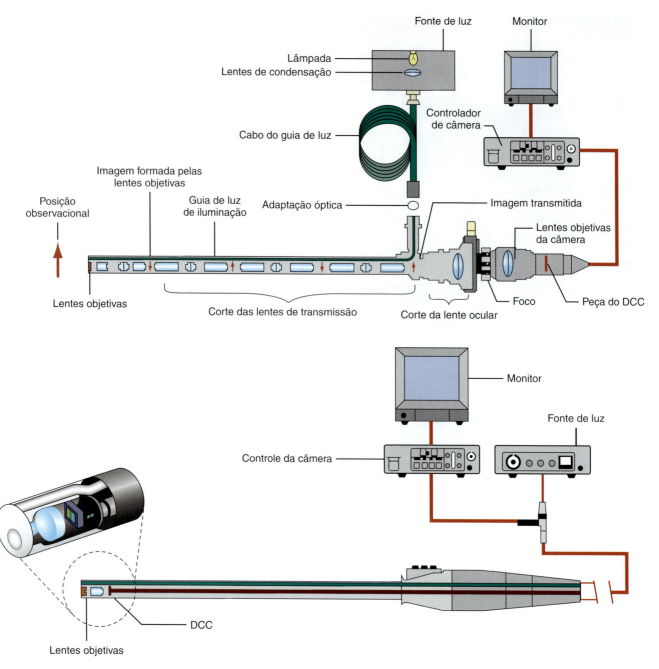

Figura 7-2. Sistema óptico de lentes em haste tradicional comparado aos videoendoscópios de sensor digital. DCC, dispositivo de carga acoplada. (Cortesia de Olympus, Center Valley, PA.)

varia de 120 a 210 graus e é tanto intuitiva (mesma direção que a deflexão da alavanca) quanto não intuitiva (direção oposta à deflexão da alavanca). A passagem da irrigação e de instrumentos ocorre no mesmo canal de trabalho. As capacidades fotodinâmicas e de imagem de banda estreita estão disponíveis em alguns modelos.

Os cistouretroscópios estão disponíveis em modelos de fibra óptica e digitais. Os aparelhos digitais não requerem foco ou balanço do branco. Eles agora estão disponíveis em modelos de alta definição (1.920 × 1.080 pixels) e de definição padrão (720 × 480 pixels). Um estudo *in vitro* comparou resolução, avaliação do contraste, profundidade do campo, representação de cor e iluminação da fibra óptica, definição-padrão e cistoscópios flexíveis de alta definição (Lusch et al., 2013). Os três aparelhos foram fabricados pela Olympus (Olympus, Center Valley, PA). Comparado aos modelos de fibra óptica e de definição-padrão, o aparelho de alta definição possui resolução e profundidade de campo significativamente maiores. A resolução do aparelho de alta definição foi cinco vezes maior e apresentou uma imagem 37% maior que o modelo de definição-padrão. A representação de cor foi somente ligeiramente melhor e não houve diferença na avaliação do contraste entre os três modelos. A iluminação foi significativamente melhor no modelo de fibra óptica comparada a ambos os cistoscópios digitais.

Um estudo randomizado de 1.022 casos de cistoscopias flexíveis comparou óptica, desempenho e durabilidade dos aparelhos digitais de fibra óptica com o de definição-padrão (Okhunov et al., 2009). Houve uma tendência em direção à melhoria da classificação da cirurgia óptica média em favor dos aparelhos digitais ($P = 0,076$). Não houve diferença na durabilidade entre os dois modelos. Somente dois cistoscópios precisaram de reparo (taxa de incidência de 0,2%) e ambos foram danificados quando o endoscópio foi posicionado em um estojo de armazenamento em vez de durante o uso.

Dados de uma companhia independente de reparo de endoscópio observaram que os cistoscópios flexíveis precisam de menos de um reparo a cada 2 anos (Canales et al., 2007). O reparo mais comum foi o da borracha subjacente ao segmento flexível distal. Diferentemente dos uretroscópios flexíveis, os cistouretroscópios flexíveis são robustos,

QUADRO 7-1 Indicações para Cistouretroscopia Realizada no Consultório

HEMATÚRIA
Macroscópica
Microscópica

MALIGNIDADE
Câncer uretral
Câncer vesical
Citologia atípica
Vigilância para carcinoma de células transicionais do trato superior

SINTOMAS DO TRATO URINÁRIO INFERIOR
Infecções do trato urinário recorrentes
Sintomas de obstrução da micção
Sintomas de micção irritativa
Incontinência urinária
Síndrome da dor pélvica crônica
Estenose uretral

OUTRAS
Trauma
Anomalias vesicais observadas na imagem
Remoção de corpos estranhos e cálculos vesicais pequenos
Hematospermia
Azoospermia obstrutiva

provavelmente fazendo o mecanismo óptico um determinante menor sobre a durabilidade do aparelho.

Preparação do Paciente

Deve-se obter o consentimento informado antes de realizar qualquer procedimento cistoscópico. Devem ser concluídas, se indicadas, urinálise e uma cultura de urina antes da cistoscopia. Todas as infecções do trato urinário devem ser tratadas, dado o risco de bacteriemia e sepse após a manipulação do trato urinário inferior.

A Declaração de Política de Melhores Práticas da American Urological Association (AUA) sobre o antimicrobiano profi-

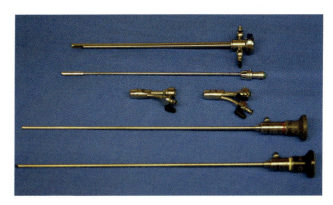

Figura 7-3. Conjunto de cistouretroscópio rígido consistindo em bainha, obturador, pontes e lentes (de *cima* para *baixo*).

TABELA 7-1 Cistoscópios Rígidos (Informação Fornecida pelos Fabricantes)

	KARL STORZ	OLYMPUS	GYRUS/ACMI	WOLF
Lentes	0, 12, 30, 70, 120 Diâmetro: 4 mm Comprimento: 30 cm	0, 12, 30, 70, 110 Diâmetro: 4 mm Comprimento: 28 cm	0, 12, 30, 70, 110 Diâmetro: 4 mm Comprimento: 28 cm	0, 12, 30, 70 Diâmetro: 4 mm Comprimento: 29,5 cm
Pontes	Telescópicos • Diagnóstico • Canal único e duplo Defletor (alavanca Albarran) • Canal único e duplo	Telescópicos • Diagnóstico • Canal único e duplo Defletor (alavanca Albarran) • Canal único e duplo	Telescópicos • Diagnóstico • Canal único e duplo Defletor (alavanca Albarran) • Canal único e duplo	Telescópicos • Diagnóstico • Canal único e duplo Defletor (alavanca Albarran) • Canal único e duplo
Bainhas e canais de trabalho		15 Fr PU: nenhuma PD: nenhuma		16 Fr PU: 5 Fr PD: nenhuma
	17 Fr PU: 5 Fr PD: 5 Fr × 1	17 Fr PU: nenhuma PD: nenhuma	17 Fr PU: 5 Fr PD: 4 Fr × 2	17,5 Fr PU: 5 Fr PD: 4 Fr × 2
	19 Fr PU: 6 Fr PD: 5 Fr × 2	19,8 Fr PU: 6 Fr PD: 5 Fr, 6 Fr		19,5 Fr PU: 7 Fr PD: 5 Fr × 2
	20 Fr PU: 7 Fr PD: 6 Fr × 2	21 Fr PU: 8 Fr PD: 6 Fr, 7 Fr	21 Fr PU: 9 Fr PD: 6 Fr × 2	21 Fr PU: 10 Fr PD: 6 Fr × 2
	22 Fr PU: 10 Fr PD: 7 Fr × 2	22,5 Fr PU: 10 Fr PD: 8 Fr × 2	23 Fr PU: 10 Fr PD: 8 Fr × 2	23 Fr PU: 12 Fr PD: 7 Fr × 2
	25 Fr PU: 12 Fr PD: 8 Fr × 2	25 Fr PU: 12 Fr PD: 8 Fr × 2	25 Fr PU: 12 Fr PD: 8 Fr × 2	25 Fr PU: 15 Fr PD: nenhuma

PD: ponte dupla; PU, ponte única; Fr, French.

lático não recomenda a administração de antibióticos para a cistoscopia diagnóstica de rotina na ausência de fatores de risco relacionados ao paciente (Quadro 7-2) (Wolf et al., 2008). É recomendada uma profilaxia de duração inferior a 24 horas com uma fluoroquinolona ou trimetroprim-sulfametoxazol para procedimentos terapêuticos. As alternativas de segunda linha incluem um aminoglicosídeo com ou sem ampicilina, uma cefalosporina de primeira ou segunda geração ou amoxicilina/clavulanato. Essa recomendação é amplamente baseada em uma metanálise de 32 ensaios randomizados controlados avaliando a profilaxia antimicrobiana antes da ressecção transuretral da próstata (RTUP), que demonstrou uma redução na bacteriúria, bacteriemia, infecção sintomática do trato urinário e febre de grau elevado (Berry e Barratt, 2002). Não foram realizados ensaios semelhantes para procedimentos cistoscópicos menores.

Antes da cistouretroscopia a pele é preparada com um agente antisséptico. Os principais agentes disponíveis comercialmente contêm iodóforos ou gluconato de clorexidina em solução aquosa ou à base de álcool. **As soluções de gluconato de clorexidina e à base de álcool podem danificar as membranas mucosas e, consequentemente, não são recomendadas para o uso na genitália. Os iodóforos de base aquosa contendo produtos como Betadine são seguros em todas as superfícies da pele independentemente da idade do paciente.**

Após a aplicação de um agente antisséptico, é injetado um gel lubrificante na uretra de pacientes que estão sendo submetidos à cistouretroscopia flexível. Pode ser utilizado um gel natural ou de lidocaína. Uma metanálise de quatro ensaios randomizados, envolvendo 411 pacientes, observou que pacientes que receberam gel de lidocaína foram 1,7 vez menos propensos a passar por dor moderada a severa

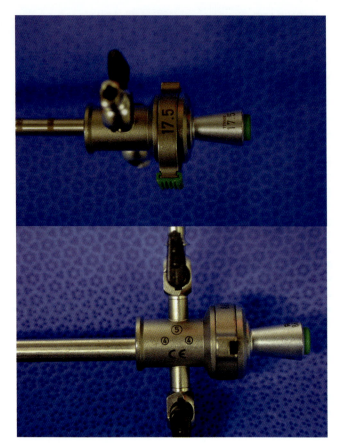

Figura 7-5. Marcações na bainha do cistoscópio rígido. O maior número na base do endoscópio indica o diâmetro externo (17,5 Fr). Os números do lado da bainha indicam o tamanho máximo do canal de trabalho quando é utilizada uma ponte dupla (4 Fr para ambos os lúmens) ou quando é empregada uma única ponte (5 Fr).

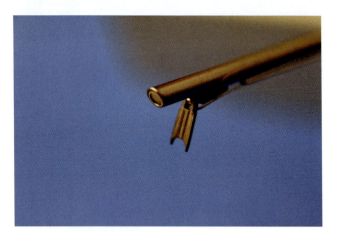

Figura 7-4. Ponte de Albarran, que é utilizada para defletir os fios e cateteres transpassados através do canal de trabalho do cistouretroscópio rígido.

TABELA 7-2 Cistoscópios Flexíveis (Informação Fornecida pelos Fabricantes)

FABRICANTE	ÓPTICA	DEFLEXÃO (GRAUS)	DIREÇÃO DE VISÃO (GRAUS)	ÂNGULO DE VISÃO (GRAUS)	COMPRIMENTO DE TRABALHO	CANAL DE TRABALHO	TAMANHO DA BAINHA
Karl Storz	Fibra óptica • Múltiplos modelos	Para cima: 210 Para baixo: 140	0	110	37 cm	7,0 Fr	15,5 Fr
	Digital (definição padrão) • Múltiplos modelos	Para cima: 210 Para baixo: 140	0	120	37 cm	6,5 Fr	16,0 Fr
Olympus	Fibra óptica • Modelo CYF05	Para cima: 210 Para baixo: 120	0	120	38 cm	7,2 Fr	16,5 Fr
	Digital (definição-padrão) • Modelo CYF-V2	Para cima: 210 Para baixo: 120	0	120	38 cm	6,6 Fr	16,2 Fr
	Digital (alta definição) • Modelo CYF-VH	Para cima: 210 Para baixo: 120	0	120	38 cm	6,6 Fr	16,5 Fr
Wolf	Fibra óptica • Modelo CAN-2	Para cima: 180 Para baixo: 170	0	105	37 cm	6,4 Fr	15,9 Fr

QUADRO 7-2 Fatores de Risco do Paciente Exigindo Profilaxia Antimicrobiana

Idade avançada
Anomalias anatômicas do trato urinário
Uso crônico de corticosteroides
Material endógeno ou exógeno colonizado
Infecção distante coexistente
Imunodeficiência
Status nutricional ruim
Infecção coexistente prolongada
Tabagismo

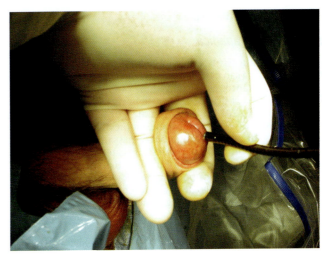

Figura 7-6. Durante a cistoscopia flexível, o pênis distal é preso entre o terceiro e quarto dedos do cirurgião e posicionado sob tensão, enquanto o polegar e o dedo indicador avançam o cistoscópio no meato uretral.

durante o procedimento (Aaronson et al., 2009). Entretanto, somente um de quatro ensaios apresentou um benefício estatístico para o gel de lidocaína, que é consistente com uma grande metanálise envolvendo 817 pacientes de nove ensaios randomizados que não apresentaram diferença na tolerância do procedimento (Patel et al., 2008b).

Outras técnicas foram empregadas para melhorar o conforto do paciente durante a cistouretroscopia flexível. Para a maioria dos homens, a parte mais desconfortável do procedimento é quando o cistoscópio passa através da uretra membranosa (Taghizadeh et al., 2006). Um ensaio aleatório foi realizado em 151 homens submetidos à cistouretroscopia flexível (Gunendran et al., 2008). Metade dos indivíduos teve a pressão hidrostática da solução de irrigação elevada, pela compressão manual da bolsa de irrigação, durante a passagem do osteoscópio através da uretra membranosa. Foi utilizada a gravidade da irrigação sozinha para o restante dos pacientes. Foi observada uma melhora significativa sobre uma escala de dor análoga (1,38 *vs.* 3,00, $P < 0{,}001$) em um grupo de compressão manual.

O impacto de haver permissão para observar o procedimento também foi avaliado. Cem pacientes do sexo masculino submetidos à cistouretroscopia flexível foram randomizados; metade dos indivíduos foi autorizada a observar o procedimento em um monitor de vídeo, ao passo que o restante dos pacientes não o fez (Patel et al., 2007). **Os homens que assistiram ao procedimento tiveram significativamente menos dor em uma escala de dor análoga de 100 mm (14 *vs.* 23, $P = 0{,}02$). Esses achados foram confirmados por outro estudo randomizado de 76 pacientes do sexo masculino (Soomro et al., 2011). Os homens no grupo de observação tiveram menos dor e menores taxas de dor pós-procedimento.** Em contraste, um estudo randomizado de 100 mulheres submetidas à cistoscopia flexível realizada no consultório com um osteoscópio rígido de 17 Fr não observou diferença na dor neste procedimento (Patel et al., 2008a).

O efeito potencialmente calmante da música também foi examinado. Setenta homens submetidos à cistoscopia flexível foram randomizados para não ouvirem música ou ouvirem música clássica durante o procedimento (Yeo et al., 2013). Os pacientes que ouviram música clássica tiveram significativamente menos dor, maior satisfação, menores taxas de dor pós-procedimento e pressões sanguíneas sistólicas inferiores.

Técnica

Antes da inserção do cistouretroscópios, a genitália externa é inspecionada para lesões cutâneas e anomalias anatômicas. A estenose de meato leve pode ser conduzida com dilatadores metálicos sequenciais. A dilatação deve ser realizada pelo menos a 2 Fr maior que o endoscópio desejado.

Em mulheres, a inserção do cistouretroscópio rígido é mais segura utilizando o obturador de bainha. O aparelho frequentemente necessitará ser direcionado anteriormente conforme ele avança na bexiga. Os cistouretroscópios flexíveis geralmente podem ser inseridos na bexiga como um cateter de Foley, com deflexão ativa sendo utilizada conforme necessário.

Em homens, o pênis é posicionado na extensão máxima para alinhar a uretra. Quando um cistouretroscópio rígido está sendo passado, o pênis geralmente é segurado com os cinco dígitos da mão não dominante do cirurgião. Com o cistouretroscópio flexível, o pênis é pinçado entre o terceiro e quarto dígitos na mão não dominante no anel enquanto o polegar e o dedo indicador ajudam a avançar e direcionar o cistoscópio na uretra (Fig. 7-6). Em pacientes com obesidade mórbida geralmente é mais fácil introduzir o cistoscópio, retrair o *pannus* com a mão não dominante e direcionar a ponta do osteoscópio flexível na uretra como um cateter de Foley. Uma vez na uretra mesopeniana, o osteoscópio é posicionado na mão dominante e avançado como normalmente.

O pênis deve ser angulado de 45 a 90 graus em relação à parede abdominal, enquanto o cistoscópio é transpassado através da uretra anterior. Uma vez além da uretra membranosa, o cistoscópio é direcionado anteriormente à entrada da bexiga. Com os cistoscópios flexíveis isso é realizado pela deflexão ativa na direção de cima e com os cistoscópios rígidos, abaixando-se a terminação proximal do cistoscópio em direção à mesa de operação.

O trato urinário inferior é sistematicamente avaliado sob irrigação máxima conforme o cistópio é introduzido. As uretras peniana e bulbar são inspecionadas em busca de constrições. As glândulas periuretrais de Littre devem ser observadas, uma vez que elas drenam a uretra dorsalmente. Os pacientes, homens jovens em particular, devem ser encorajados a relaxar o máximo possível conforme o cistoscópio avança através da uretra membranosa. Uma vez que o cistoscópio está na uretra prostática, são identificados o *verumontanum* e o utrículo posteriormente. O comprimento da uretra posterior é medido e é avaliado o tamanho dos lobos prostáticos.

Uma vez que o cistoscópio está na bexiga, a mucosa é cuidadosamente inspecionada. O cistoscópio rígido geralmente começa com uma lente de 25 ou 30 graus. O assoalho da bexiga e o trígono são inspecionados. São observados o número, a localização e a configuração dos orifícios ureterais. O efluxo de cada ureter deve ser observado para a presença de sangramento macroscópico. O restante da bexiga é inspecionado à procura de cálculos, trabeculação, mucosa celular, divertículos, manchas eritematosas e lesões papilares e sésseis. A visualização das paredes laterais é realizada pela rotação do cistoscópio enquanto se mantém a câmera com a orientação fixa. O ápice e as paredes anterior e posterior são inspecionados com uma lente de 70 ou 120 graus. Após o término do procedimento, a bexiga é esvaziada e o endoscópio é retirado. Se há indicação para ser implantado um cateter de Foley após o procedimento, é melhor deixar a bexiga ao menos parcialmente cheia antes de remover o cistoscópio.

Circunstâncias Especiais

Cistostomia Suprapúbica

As indicações para cistoscopia em pacientes com sondas de cistostomia suprapúbica são as mesmas para aqueles sem cateteres internos crônicos. No entanto, esses indivíduos estão sob risco elevado de infecção, cálculos vesicais e câncer de bexiga (Subramonian et al., 2004; Welk et al., 2013; El Masri et al., 2014). No momento não existem dados de nível 1 demonstrando sobrevida maior em pacientes com cateteres internos de longo prazo passando por inspeção por cistoscopia. Entretanto, em pacientes com cateteres de mais de 5 a 10 anos, a inspeção por cistoscopia é uma prática comum.

A avaliação cistoscópica pode ser realizada transuretralmente ou através do trato suprapúbico do paciente. Entretanto, muitos pacientes com sondas suprapúbicas de longo prazo têm doença de constrição uretral, tornando o trato suprapúbico a única rota viável até a bexiga. Todo esforço deve ser feito para evitar a endoscopia através de um trato suprapúbico até que ele tenha tido tempo de amadurecer, o que geralmente leva várias semanas a partir do momento da criação. Se a endoscopia de um trato imaturo é necessária, é recomendado posicionar um fio através do trato até a bexiga para guiar o endoscópio. Essa técnica também é útil em pacientes com obesidade mórbida com tratos longos, geralmente tortuosos.

O acesso ureteral geralmente é desafiador durante a cistoscopia rígida, devido ao ângulo agudo necessário para canular o orifício ureteral através do trato da cistostomia. Utilizar cateteres angulados como o cateter Kumpe (Cook Medical, Bloomington, IN) ou um defletor Albarran pode facilitar o acesso ureteral. O uso de um cistoscópio flexível frequentemente irá superar esses problemas. Alternativamente, os pacientes com constrições uretrais de baixo grau podem ser capazes de acomodar a passagem transuretral de um ureteroscópio semirrígido, facilitando o acesso ureteral padrão. Por fim, os orifícios ureterais podem ser difíceis de identificar devido ao edema causado pela sonda suprapúbica crônica. Administrar o índigo carmim ou o azul de metileno inicialmente no procedimento pode ajudar a visualizar os orifícios ureterais.

Derivações Urinárias Continentes

Existem duas classes gerais de derivações urinárias continentes após a cistectomia. As derivações urinárias ortotópicas estão anastomosadas à uretra e se apoiam no esfíncter urinário estriado para manter a continência. Reservatórios cutâneos continentes utilizam um canal cateterizável anastomosado à derivação e à parede abdominal anterior. O canal cateterizável pode ser composto de apêndice (Mitrofanoff), íleo terminal afilado ou imbricado e válvula ileocecal ou uma válvula com bico com intussuscepção.

Antes de qualquer procedimento endoscópico envolvendo uma derivação urinária continente, é obrigatório obter o memorando cirúrgico. É importante conhecer o segmento intestinal utilizado, o tipo e a localização das anastomoses ureteroentéricas, o mecanismo continente empregado e se foi criado um ramo aferente.

O acesso transuretral às derivações ortotópicas geralmente é direto e pode ser realizado utilizando-se um cistoscópio rígido. Caso seja observada uma contratura na anastomose uretral e o paciente não possua obstrução de saída, então é recomendado o uso do menor osteoscópio possível em vez de dilatar ou incisar a constrição, pois existe o risco de piorar a incontinência urinária.

Os procedimentos diagnósticos em reservatórios cutâneos continentes são realizados da melhor forma com um cistoscópio flexível através do canal cateterizável. Os procedimentos terapêuticos devem ser realizados percutaneamente, uma vez que os mecanismos de continência são frequentemente frágeis e a manipulação excessiva pode ocasionar estenose estomal ou incontinência urinária (L'Esperance et al., 2004). A tomografia computadorizada (TC) pré-operatória ou o ultrassom intraoperatório devem ser utilizados para minimizar o risco de lesão intestinal durante o acesso percutâneo.

Uma vez dentro da derivação, a visualização geralmente é desafiadora pelo muco, revestimento mucoso, peristaltismo intestinal e, se presente, ramo aferente tortuoso. Iniciar pela irrigação de todo o muco. A irrigação deve então ser utilizada com sabedoria. Pouca irrigação irá tornar os revestimentos mucosos mais proeminentes e prejudicar a visualização, porém a distensão da derivação irá prevenir o acesso ao membro aferente. Novamente, podem ser necessárias técnicas auxiliares como o uso de cateteres angulados e o índigo carmim ou azul de metileno.

PONTOS-CHAVE: CISTOURETROSCOPIA

- Cistouretroscópios rígidos são fabricados em conjuntos, consistindo em uma lente óptica, uma ponte, uma bainha e um obturador.
- Cistouretroscópios flexíveis estão disponíveis em modelos digitais de fibra óptica, definição-padrão e de alta definição.
- Os tamanhos dos cistouretroscópios são expressos usando o sistema de calibre Francês (French, Fr); 1 Fr é igual a 1/3 mm em circunferência.
- O cistouretroscópio de menor diâmetro que pode ser utilizado para realizar o procedimento deve ser selecionado para reduzir o risco de trauma do trato geniturinário.
- O antimicrobiano profilático não é recomendado para cistouretroscopia diagnóstica, a menos que os fatores de risco do paciente estejam presentes.
- O aumento da pressão hidrostática durante a passagem do osteoscópio e a permissão para que os homens observassem o procedimento demonstraram prospectivamente melhorar o conforto durante a cistouretroscopia flexível.

ENDOSCOPIA DO TRATO SUPERIOR

Indicações

Urolitíase

O tratamento de cálculos é a indicação mais comum para a ureteroscopia. O ureteroscópio rígido tem sido o tratamento preferido para cálculos ureterais distais. A litotripsia por onda de choque (LEOC) é favorável para os cálculos acima dos vasos ilíacos, pois os resultados iniciais utilizando o ureteroscópio rígido para cálculos ureterais na uretra média e proximal foram desencorajadores. Entretanto, as melhorias nos ureteroscópios e instrumentos de trabalho, o uso do *holmium laser* e a maior utilização do ureteroscópio flexível têm melhorado significativamente as taxas livres de cálculos após o tratamento ureteroscópico de cálculos acima dos vasos ilíacos.

Embora a LEOC permaneça uma opção de tratamento valiosa para cálculos renais e ureterais, existem algumas situações clínicas nas quais, devido às limitações da LEOC, é preferida a ureteroscopia. As causas frequentes de falha da litotripsia de onda de choque incluem cálculos radiolucentes ou difíceis de visualizar, obstrução distal concomitante ao cálculo, pobre eliminação dos fragmentos no polo inferior e falha ao fragmentar cálculos densos. Além disso, pacientes com obesidade mórbida que excederam o limite de peso ou o comprimento focal de muitos litotridores de onda de choque podem ser tratados ureteroscopicamente com sucesso.

A nefrolitotomia percutânea é o tratamento de escolha para cálculos intrarrenais grandes (> 2 cm). **Entretanto, em pacientes com comorbidades significativas que podem tornar a nefrolitotomia percutânea perigosa, a ureteroscopia flexível tem sido utilizada com sucesso. Dois estudos relataram taxas livres de cálculos de 91% e 93% para tratamento ureteroscópico de pacientes com cálculos maiores que 2 cm** (Grasso et al., 1997; Breda et al., 2008).

Carcinoma de Células Transicionais do Trato Urinário Superior

O tratamento-padrão para o carcinoma de células transicionais do trato urinário superior é a nefroureterectomia. Entretanto, com melhorias na instrumentação e técnicas ureteroscópicas flexíveis, há o uso elevado do tratamento endoscópico de pacientes bem selecionados com carcinoma de células transicionais do trato urinário superior. De acordo, **os princípios do manejo endoscópico do carcinoma de células transicionais foram estendidos da bexiga para o trato urinário superior. Com a expansão da ureteroscopia para diagnóstico, ablação e fases de vigilância subsequentes para o manejo do carcinoma de células transionais, isso está se tornando uma indicação frequente para ureteroscopia.**

Muitos pacientes tratados ureteroscopicamente para carcinoma de células transicionais do trato urinário superior são aqueles nos quais a nefroureterectomia pode ser perigosa: pacientes com um rim solitário, insuficiência renal, carcinoma celular transitório bilateral do trato superior ou comorbidades médicas significativas. Existe também o uso elevado do tratamento ureteroscópico para pacientes com doenças de baixo grau e pequeno volume. O manejo endoscópico desses pacientes provou ser uma opção razoável, sem comprometer a sobrevida do paciente (Cutress et al., 2012b; Grasso et al., 2012). Os tumores volumosos podem dificultar a ablação completa em uma sessão. A nefroscopia percutânea com eletrorressecção tem sido utilizada e permite a ressecção de grandes volumes tumorais (Irwin et al., 2010; Cutress et al., 2012a). Entretanto, pode ser preferida a abordagem ureteroscópica, pois ela evita o risco de semear o trato percutâneo e o retroperitônio com tumor. O risco de semear o tumor é pequeno, porém ele foi relatado (Sharma et al., 1994; Sengupta e Harewood, 1998).

Obstrução da Junção Ureteropélvica e Estenose Ureteral

Apesar do crescimento e sucesso do uso da ureteropieloplastia laparoscópica, a endopielotomia ainda é uma escolha razoável para o manejo de pacientes selecionados com obstrução da junção ureteropélvica (JUP). Isso pode ser realizado por via percutânea, ureteroscópica ou com o dispositivo de balão com corte, Acucise (Applied Medical Resources, Laguna Hills, CA). As vantagens da abordagem ureteroscópica incluem a habilidade de controlar comprimento e profundidade da incisão sob visualização direta, evitar o acesso renal percutâneo e a habilidade de realizar o procedimento em uma configuração ambulatorial.

Existem duas situações nas quais a endopielotomia ureteroscópica pode não ser a abordagem escolhida. Os pacientes com cálculos renais concomitantes devem ser tratados por meio de uma abordagem percutânea para permitir a remoção simultânea dos cálculos e a endopielotomia. Além disso, muitos estudos demonstraram uma redução na taxa de sucesso com a endopielotomia em pacientes que têm os vasos cruzados na JUP (Van Cangh et al., 1994; Bagley et al., 1995; Conlin et al., 1998; Tawfiek et al., 1999). **Deve ser melhor limitar a endopielotomia ureteroscópica àqueles pacientes sem vasos cruzados conhecidos e tratar aqueles com vasos cruzados com a ureteropieloplastia laparoscópica.**

Os pacientes com estenoses ureterais também podem ser manejados a partir de uma abordagem ureteroscópica. A técnica é quase idêntica à técnica de endopielotomia ureteroscópica. A endoureterotomia terá menos sucesso em pacientes com estenoses ureterais maiores que 1,5 cm, ureteres de aloenxerto, ureteres previamente irradiados, drenagem ureteral ruim dos rins funcionais e estenoses anastomóticas ureterais-enterais (Wolf et al., 1997). A incisão ureteroscópica de estenoses ureterais curtas em ureteres saudáveis é uma opção de tratamento de sucesso razoável.

Outras Indicações para a Ureteroscopia

A ureteroscopia flexível diagnóstica pode ser realizada em pacientes com citologia positiva persistente, defeitos de enchimentos, hematúria e infecções do trato urinário recorrentes localizadas em uma única unidade renal. Com a miniaturização dos ureteroscópios flexíveis, a segurança da ureteroscopia flexível aumentou significativamente. Em vez de depender da ureteropielografia sozinha, agora nós podemos realizar a ureteroscopia diagnóstica de modo seguro e fácil.

A ureteroscopia também tem sido utilizada para remoção de corpos estranhos, incluindo sutura, *stents* ureterais com migração proximal, cateteres-balão e outros instrumentos de trabalho rompidos. Fórceps de alcance com três pinos são idealmente adequados para alcançar e remover esses corpos estranhos.

A hematúria essencial benigna pode ser diagnosticada e tratada com a ureteroscopia flexível. Essa condição é definida como uma hematúria unilateral macroscópica para a qual não há causa radiograficamente definida (Lano et al., 1979; Bagley et al., 1987). Esses pacientes frequentemente realizaram exames, incluindo urografia excretória, ultrassonografia renal e/ou arteriografia. A inspeção ureteroscópica flexível do rim envolvido geralmente resulta no diagnóstico e tratamento bem-sucedido. O achado mais comum em pacientes com hematúria essencial benigna é um pequeno hemangioma, que frequentemente pode ser fulgurado. Outros achados endoscópicos em pacientes com hematúria essencial benigna incluem pequenas rupturas venosas, tumores papilares, varizes e cálculos (Dooley e Pietrow, 2004).

Equipamento

Ureteroscópios Semirrígidos

A taxa de sucesso da ureteroscopia requer uma variedade de instrumentação — mais importante, ureteroscópios apropriados e modernos. Embora ureteroscópios rígidos de lentes em hastes maiores ainda estejam disponíveis em alguns centros cirúrgicos, os ureteroscópios de fibra óptica de tamanho pequeno são menos traumáticos, geralmente precisam de menos dilatação ureteral e são igualmente efetivos.

Os ureteroscópios semirrígidos são menores em diâmetro devido à incorporação de fibra óptica em sua construção. Os feixes de fibra óptica são criados a partir de vidro fundido colocado em fibras de pequenos diâmetros. Cada fibra de vidro individual é "coberta" com uma segunda camada de vidro de um índice refratário diferente. Esse revestimento melhora a reflexão interna, a transmissão de luz e a durabilidade do feixe de fibra óptica. A aparência da imagem semelhante à malha, a partir do feixe de imagem de fibra óptica, é causada pela falta de transmissão de luz através desse revestimento. Essas fibras transmitem a luz uniformemente de uma extremidade da fibra à outra, proporcionalmente à entrada de luz. As fibras de vidro de um feixe de fibra óptica podem ser arranjadas aleatoriamente ou em uma orientação precisa, com localização idêntica a cada extremidade da fibra (i.e., coerente). Quando as fibras são agrupadas aleatoriamente, assim como aquelas dentro do feixe de luz, elas oferecem transmissão de luz excelente para iluminação, porém nenhuma imagem. Quando as fibras estão arranjadas de uma maneira coerente, a luz de cada fibra dentro do feixe irá coalescer para transmitir as imagens.

Pequenas lentes são aderidas às extremidades proximal e distal do feixe de imagem para criar um telescópio. Pelo controle do número de fibras no feixe e o tipo e a orientação das lentes, os fabricantes podem determinar o grau da amplificação da imagem, campo de visão e habilidade de foco para diferentes endoscópios de fibra óptica. Por exemplo, ao alterar o eixo da lente na ponta distal do feixe de imagem, o ângulo de visão do ureteroscópio pode ser alterado para melhorar a visibilidade de quaisquer instrumentos de trabalho transpassados pelo canal (Higashihara et al., 1990).

As melhorias na construção do feixe de imagem permitiram o arranjo mais próximo de mais fibras, resultando em imagens melhores, diâmetros externos menores e canais de trabalho maiores em ambos os ureteroscópios, rígido e flexível. Outra modificação de *design* é a separação do feixe de luz distalmente em dois pontos de transmissão de luz (Conlin et al., 1997). Isso torna possível um canal de trabalho posicionado mais centralmente, assim como uma melhor distribuição de luz dentro do campo de visão de trabalho.

Os ureteroscópios semirrígidos atuais geralmente possuem diâmetros de pontas de 7 Fr ou menores e os canais de trabalho maiores que 3 Fr. Os ureteroscópios semirrígidos possuem canal de trabalho único grande ou dois canais menores. **Uma vantagem dos canais de trabalho separados é a habilidade de irrigar através de um canal sem restrições enquanto um instrumento de trabalho ocupa o outro canal. Canais de trabalho separados também permitem a passagem de um dispositivo de litotripsia através do canal separado para fragmentar um cálculo que não pode ser desacoplado de uma cesta no outro canal.** Com um canal único, isso pode ser difícil devido ao emaranhamento entre os dois instrumentos de trabalho.

As lentes geralmente estão "alinhadas" com o ureteroscópio, o que permite a introdução fácil do equipamento (Fig. 7-7). A angulação no *design* da lente torna possível um canal de trabalho linear para o uso de instrumentos de trabalho mais rígidos, como um fórceps de biópsia rígido ou uma probe pneumática de litotripsia (Fig. 7-8). A elevada disponibilidade e o uso do *holmium laser* para litotripsia ureteroscópica reduziram a necessidade de ureteroscópios com lentes anguladas.

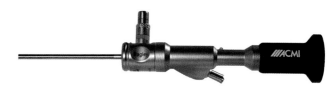

Figura 7-7. **Ureteroscópio semirrígido com a lente "alinhada".**

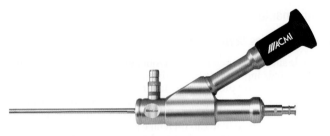

Figura 7-8. **Ureteroscópio semirrígido com uma lente compensada, que possui um canal de trabalho linear permitindo a passagem de instrumentos rígidos.**

Os ureteroscópios maiores (11,5 Fr) podem ser úteis para a ressecção do tumor ureteral distal grande. Alguns cirurgiões também preferem utilizar esse instrumento para endopielotomias ureteroscópicas (Thomas et al., 1996). A implantação de *stent* ureteral pré-operatória será necessária neste cenário para permitir a passagem do ureterorressectoscópio de amplo diâmetro, especialmente para a JUP.

Os ureteroscópios semirrígidos atualmente disponíveis e suas características estão listados na Tabela 7-3.

Ureteroscópios Flexíveis

Os componentes fundamentais dos ureteroscópios flexíveis incluem sistema óptico, mecanismo de deflexão e canal de trabalho. O sistema óptico não digital consiste em imagem de fibra óptica flexível e feixes de luz. As melhorias nos feixes de imagem de fibra óptica são discutidas na seção anterior e são semelhantes àquelas utilizadas nos ureteroscópios semirrígidos.

O mecanismo de deflexão é uma parte integral de todo ureteroscópio flexível. Ele permite a manobrabilidade completa dentro do sistema coletor intrarrenal (Bagley, 1989). O mecanismo de deflexão consiste em fios de controle, correndo pelo comprimento do ureteroscópio, que estão aderidos proximalmente a um mecanismo de alavanca operada manualmente. Os fios de controle passam através de anéis metálicos móveis para a extremidade distal do osteoscópio, onde eles estão fixados. Mover a alavanca para cima ou para baixo puxa o fio de controle através desses anéis e deflete a ponta. Quando a ponta se move na mesma direção da alavanca, a deflexão é dita como sendo "intuitiva" (i.e.,. para baixo é para baixo e para cima é para cima). Os ureteroscópios flexíveis mais modernos permitem as deflexões para cima e para baixo em um único plano (Grasso e Bagley, 1994). **O plano de deflexão é designado pelo retículo, visto como um nó dentro do campo de visão do ureteroscópio (Fig. 7-9). Quando o ureteroscópio flexível é manobrado, ele deve ser rotacionado para alinhar o plano de deflexão com o alvo desejado.** O mecanismo de deflexão ativa eventualmente se esgota com o uso repetido, necessitando de reparo ou substituição do ureteroscópio. As melhorias na construção do mecanismo de deflexão com cada nova geração de ureteroscópios flexíveis continuam a aprimorar a durabilidade.

Os ureteroscópios flexíveis mais atuais permitem a deflexão de 180 graus ou mais. A quantidade de deflexão necessária para alcançar o polo inferior do rim varia entre os pacientes. Um grupo de pesquisadores aferiu o ângulo ureteroinfundibular (entre o eixo principal do ureter e o infundíbulo do polo inferior) em 30 pacientes. Eles determinaram um ângulo médio de 140 graus com um grau máximo de 175 graus (Bagley e Rittenberg, 1987). A deflexão ativa do ureteroscópio de 180 graus deve permitir a visualização do polo inferior na maioria dos pacientes. Entretanto, alcançar o cálice do polo inferior com a ponta do ureteroscópio, de um modo que permita que o trabalho do ureteroscópio seja feito, ainda pode ser desafiador.

A deflexão ativa ocorre somente na ponta distal do ureteroscópio e o segmento defletido pode não ser longo o suficiente para alcançar o cálice do polo inferior. Os ureteroscópios mais flexíveis possuem um segmento do equipamento mais flexível, devido à fragilidade na rigidez da bainha, localizada proximal ao ponto da deflexão ativa. Esse mecanismo de deflexão secundário, passivo, aborda a dificuldade de alcançar o polo inferior em alguns pacientes. Pela flexão passiva da ponta do ureteroscópio para fora da margem superior da pelve renal, o ponto de deflexão é efetivamente movido mais proximalmente ao ureteroscópio, através da extensão da ponta do ureteroscópio. Quando a deflexão passiva é usada, o cálice do inferior pode ser alcançado na maioria dos pacientes. A maioria das falhas em alcançar o polo inferior ocorrerá em pacientes com hidronefrose significativa, que pode limitar a capacidade de realizar a deflexão passiva secundária.

Para contornar as dificuldades com o acesso ureteroscópico ao polo inferior, duas inovações na deflexão do ureteroscópio foram desenvolvidas. São a deflexão secundária ativa e a deflexão exagerada. O primeiro ureteroscópio que incorpora a deflexão secundária ativa, o DUR-8 Elite, foi desenvolvido pela Circon-ACMI, atualmente parte da Olympus (Center Valley, PA). Além da deflexão primária ativa de 185 graus para baixo e 175 graus para cima, existe um segundo nível de controle para a deflexão secundária ativa de 165 graus, que pode ser travada no lugar desejado. A combinação da deflexão primária e secundária resulta em um ângulo de deflexão de 234 graus (Shvarts et al, 2004). Este ureteroscópio pode ajudar o urologista a ter acesso ao polo inferior mesmo em condições onde a deflexão passiva não permite (Fig. 7-10). Travar a deflexão secundária na posição desejada simplifica a manipulação da deflexão primária dentro do cálice do polo inferior. A utilidade da deflexão secundária ativa foi avaliada por Ankem e colaboradores (Ankem et al, 2004). Em uma série de 54 pacientes, eles determinaram que o ureteroscópio DUR-8 Elite é útil nos casos em que os instrumentos flexíveis de deflexão única falharam em acessar e tratar patologia do trato urinário superior. Apesar dessas vantagens, o DUR-8 Elite não é mais fabricado pela Olympus e atualmente não há ureteroscópio flexível com deflexão secundária ativa disponível.

A Karl Storz Endoscopy (Tuttlingen, Germany) introduziu a deflexão exagerada com seu ureteroscópio flexível modelo Flex-X (Johnson e Grasso, 2004). Essa modificação do mecanismo de deflexão permite uma deflexão primária ativa maior que 300 graus (Fig. 7-11). Ao se aproximar do cálice do polo inferior, o segmento defletido do ureteroscópio será efetivamente alongado a medida que é defletido contra o infundíbulo do polo inferior. Essa melhoria do mecanismo de deflexão resulta em um acesso facilitado ao polo inferior e melhor deflexão quando os instrumentos de trabalho são usados.

Todos os ureteroscópios flexíveis disponíveis tem canal de trabalho de 3,6 Fr de diâmetro. Isso permite o uso de instrumentos de até 3 Fr, permitindo ainda uma irrigação adequada. Quando instrumentos de trabalho são usados, uma irrigação com pressão maior será necessária para compensar o canal de irrigação diminuído pela presença do instrumento (Bach et al, 2011). Essa irrigação de alta pressão pode ser obtida utilizando um saco de irrigação pressurizado, bombas de rolo ou dispositivos portáteis. O desenvolvimento e um ureteroscópio de duplo canal, o Cobra da Richard Wolf (Vernon Hills, IL), é uma inovação que pode melhorar a irrigação através do ureteroscópio. Os canais duplos de 3,3 Fr permitirão irrigação desimpedida através de um canal enquanto o instrumento de trabalho ocupa o outro canal (Haberman et al, 2011). Pode-se também usar ambos os canais para instrumentos de trabalho, tais como um laser e um basket, mas isso raramente é necessário.

Ureteroscópios Digitais

Ureteroscópios flexíveis digitais foram desenvolvidos e liberados por cada um dos principais fabricantes de endoscópios. Como os cistoscópios flexíveis digitais descritos anteriormente nesse capítulo, esses ureteroscópios são compostos pelo endoscópio, uma câmera digital e uma fonte de luz. Uma cabeça de câmera separada não é necessária porque o endoscópio tem um chip de câmera digital (CCD CCD or complementary metal-oxide semiconductor [CMOS]) montado na sua ponta. Como esses dispositivos não requerem um cabo de luz ou cabeça de câmera separados, eles são potencialmente menos propensos a danos e podem ter uma vida útil prolongada.

Atualmente, os ureteroscópios flexíveis digitais disponíveis são de maior diâmetro. Um grupo de pesquisadores realizou uma comparação prospectiva entre ureteroscópios de fibra óptica e digitais para determinar a influência desse maior diâmetro dos digitais nos resultados dos pacientes. Eles encontraram um maior uso de bainha de acesso ureteral e de complicações relacionadas ao seu uso naqueles pacientes que foram submetidos a ureteroscopia com ureteroscópio digital (Bach et al, 2012). Em outra análise da eficácia dos ureteroscópios flexíveis e digitais, pesquisadores determinaram uma taxa de livre de cálculo estatisticamente equivalente, mas um tempo operatório significativamente menor no grupo digital (Somani et al, 2013). Presume-se que isso seja o resultado da melhor visibilidade do ureteroscópio digital (Fig. 7-12). No futuro, esses ureteroscópios digitais podem apresentar

TABELA 7-3 Ureteroscópios Semirrígidos (Informação Fornecida pelos Fabricantes)

MODELO	LENTE	DIÂMETRO (FR)	COMPRIMENTO DE TRABALHO (CM)	N° DE CANAIS	TAMANHO DOS CANAIS (FR)	CAMPO DE VISÃO (GRAUS)	ÂNGULOS DE VISÃO (GRAUS)	AUTOCLAVÁVEL
OLYMPUS (WHITE PLAINS, NY)								
MR-6A	Linear	6,9/8,2/10,2	33	2	2,3; 3,4	61	5	Sim
MR-6AL	Linear	6,9/8,2/10,2	43	2	2,3; 3,4	6	5	Sim
MRO-733A	Compensação angulada	7,7/9,2/10,8	33	1	5,4	65	5	Sim
MRO-742A	Compensação angulada	7,7/9,2/10,8	42	1	5,4	65	5	Sim
WA29040A WA29041A	Angulada	6,4/7,8/12	43 (WA29040A); 33 (WA29041A)	1	4,2	90	7	Sim
WA29042A	Angulada		43	1	6,4	95,1	7	Sim
WA29048A; WA29049A	Linear		43 (WA29048A) 33 (WA29049A)	1	4,2	90	7	Sim
WA02943A	Angulada		43	2	2,5; 3,6	90	7	Sim
WA02944A	Linear		43	2	2,5; 3,6	90	7	Sim
WA02946A	Linear		33	2	2,5; 3,6	90	7	Sim
KARL STORZ ENDOSCOPY (CULVER CITY, CA)								
27001KA/LA	Angulada	7/8/12	34 (KA)/43LA)	1	5		6	Sim
27002KA/LA	Angulada	8/9,5/12	34 (KA)/43LA)	1	6		6	Sim
27003KA/LA	Angulada	9/9,5/12	34 (KA)/43LA)	2	3,8; 5		6	Sim
21000KA/LA	Angulada	6/7/9,9	34 (KA)/43LA)	1	4,8		6	Sim
27010KA/LA	Linear	7/8,4/9,0	34 (KA)/43LA)	2	2,4; 3,4		6	Sim
RICHARD WOLF MEDICAL INSTRUMENTS (VERNON HILLS, IL)								
8701.517	Linear	4,5/6	33 (517) 43 (518)	2	2,5; 3	75	5	Sim
8701.518								
8701.533	Angulada	4,5/6	31,5 (533) 43 (534)	2	2,5; 3	75	5	Sim
8701.534								
8702.517	Linear	6/7,5	33 (517) 43 (518)	1	4,2 × 4,6 (oval)	75	5	Sim
8702.518								
8702.523	Compensada	6/7,5	31,5 (533) 43 (524)	1	4,2 × 4,6 (oval)	75	5	Sim
8702.524								
8702.533	Angulada	8/9,8	31,5 (533) 43 (534)	1	4,2 × 4,6 (oval)	75	5	Sim
8702.534								
8703.517 8703.518	Linear	8,5/11,5	33 (517) 43 (518)	1	5,2 × 6,2 (oval)	75	12	Sim
8704.523	Compensada	6,5/8,5	31,5 (523) 43 (524)	1	Aceita 6,0	75	12	Sim
8704.524								
8708.517	Linear	6,5/8,5	33 (517) 43 (518)	2	2,55; 4,2	75	5	Sim
8708.518								
8708.533	Angulada		31,5 (517) 43 (518)	2	2,55; 4,2	75	5	Sim
8708.534								

uma miniaturização, otimização da resolução digital e melhora da durabilidade. As especificações dos ureteroscópios flexíveis atualmente disponíveis estão detalhadas na Tabela 7-4.

Cuidados e Esterilização

Os ureteroscópios rígidos e, especialmente, os flexíveis são instrumentos muito delicados e precisam ser manuseados apropriadamente. Qualquer dano ao canal de trabalho, ao mecanismo de deflexão ou às fibras dentro do feixe de imagem pode render a inutilidade do ureteroscópio. Um estudo relatou que reparos dos ureteroscópios flexíveis foram necessários somente após 3 a 13 horas de uso (Afane et al., 2000). Os reparos geralmente foram causados pela deterioração do mecanismo de deflexão.

Os canais de trabalho dos ureteroscópios flexíveis também são danificados facilmente. Isso ocorre principalmente durante a passagem da pequena (200 µ) fibra do *holmium laser*. **Quando a fibra é introduzida em um ureteroscópio flexível que é minimamente desviado, a ponta da fibra pode arranhar o interior do canal de trabalho. Isso pode criar uma pequena região irregular do canal que estará mais propensa ao dano.** Com cada passagem futura de uma fibra de *laser*, o canal de trabalho pode ser altamente danificado e, por fim, ser perfurado pela fibra. Uma vez perfurado, a esterilização do ureteroscópio flexível ocasionará o dano do sistema de imagem do ureteroscópio pelo fluido, tornando o osteoscópio inutilizável. **O disparo da fibra dentro do canal de trabalho também ocasionará danificações. O *holmium laser* pode danificar o canal de trabalho quando a ponta está muito próxima da extremidade do canal de trabalho** (Fig. 7-13). Para prevenir isso, a ponta da fibra deve ser observada na porção central do campo de visão. **A regra de ouro para a litotripsia por *holmium laser* segura é "Não pise no pedal se você não pode ver a ponta da fibra em contato com o cálculo". Isso irá prevenir a lesão ao ureter, assim como o dano ao ureteroscópio.**

Um desenvolvimento recente no *design* do ureteroscópio flexível é a habilidade do sistema de vídeo de prevenir a ativação do *laser* quando a fibra do *laser* está muito próxima da ponta do endoscópio (Xavier et al., 2009). Esse "sistema de proteção ao endoscópio" é ativado em resposta a o sistema de imagem de vídeo não "ver" a cor azul do revestimento externo da fibra do *laser*. Quando esse "alerta de proximidade" é ativado, o *laser* irá pausar o disparo automaticamente para prevenir o dano ao osteoscópio.

Os ureteroscópios, incluindo o canal de trabalho, devem ser limpos com água aquecida e um detergente não abrasivo após cada uso. A esterilização dos ureteroscópios pode ser realizada por gás (óxido de etileno), através da imersão em uma solução de glutaraldeído ou pelo uso do sistema STERIS (STERIS, Mentor, OH) (Gregory et al., 1988). O sistema STERIS oferece lavagem e enxágue automatizados dos endoscópios em uma solução de ácido peracético.

Fios-guia

Os fios-guia são essenciais para procedimentos endourológicos. Eles são utilizados para muitas partes desses procedimentos, incluindo para estabelecimento do acesso percutâneo e ureteroscópico, para alinhamento do ureter, como um guia para dilatação do ureter ou trato percutâneo e para a implantação do *stent*. Existem muitos fios-guia disponíveis, com diferenças em diâmetro, rigidez, *design* da ponta, materiais e revestimento. A escolha do fio mais apropriado depende da tarefa envolvida, da anatomia do paciente e do problema do trato urinário superior que está sendo confrontado.

O *design* mais comum é um núcleo sólido de aço inoxidável, ao redor do qual um fio externo está envolto. O nitinol (níquel-titânio) pode ser utilizado para construção do núcleo interno, o que dá ao fio-guia uma resistência à torção, um caráter ligeiramente mais rígido. Muitos fios novos (Zebra wire, Boston Scientific, Natick, MA; Roadrunner wire, Cook Medical, Bloomington, IN) possuem um núcleo de nitinol e uma camada externa de poliuretano. Esses fios são bem adequados para a passagem do ureteroscópio, pois existe menos fricção do aparelho sobre o poliuretano e o núcleo mais rígido permite uma transmissão mais confiável do "impulso" do urologista para a ponta do ureteroscópio. A angulação da ponta também é possível devido à qualidade da "memória" do material de nitinol. Quando a camada externa de poliuretano é revestida com um polímero hidrofílico, esses fios se tornam excepcionalmente escorregadios. Esses "fios deslizantes" são úteis para manipular ao redor de cálculos ureterais impactados, ureteres tortuosos e constrições ureterais. **Fios de revestimento hidrofílico são muito escorregadios para serem considerados fios de segurança confiáveis, devido a sua tendência de deslizar para fora do paciente. Quando esses fios são utilizados para o acesso inicial, eles são trocados por fios de segurança padrão através de um cateter de extremidade aberta.** Um fio com novo *design* híbrido (Sensor, Boston Scientific, Natick, MA), incorporando uma ponta hidrofílica com um eixo revestido de politetrafluoretileno (PTFE), pode servir como um fio de acesso e de segurança para procedimentos nos quais o acesso é difícil.

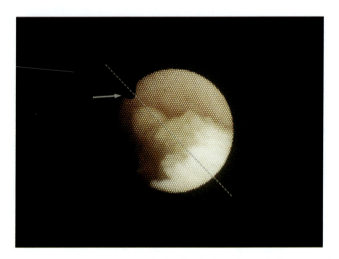

Figura 7-9. Imagem ureteroscópica flexível apresentando o retículo *(seta)*, que designa o plano de deflexão *(linha pontilhada)*.

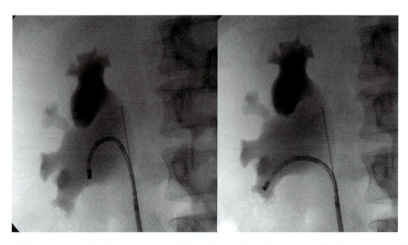

Figura 7-10. Incapacidade de acessar o cálice do polo inferior com deflexão primária típica *(à esquerda)*. Acesso bem-sucedido ao polo inferior utilizando a deflexão secundária ativa *(à direita)*.

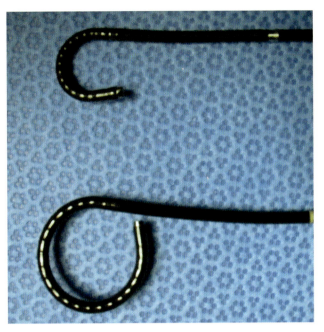

Figura 7-11. Ureteroscópios flexíveis com deflexão primária padrão (*em cima*) e deflexão primária exagerada (*embaixo*).

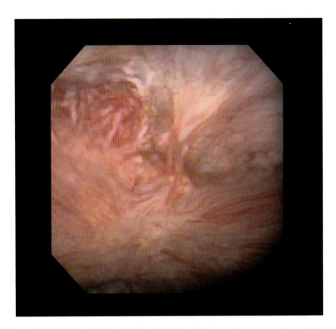

Figura 7-12. Excelente claridade óptica de uma imagem de ureteroscópio digital de um cálice composto.

TABELA 7-4 Ureteroscópios Flexíveis (Informação Fornecida pelos Fabricantes)

CARACTERÍSTICAS	OLYMPUS				KARL STORZ		RICHARD WOLF	
	URF-V	DUR-D	URF-P5	URF-P6	FLEX-XC	FLEX-X2	VIPER	COBRA
Digital ou fibra óptica?	Digital	Digital	Fibra óptica	Fibra óptica	Digital	Fibra óptica	Fibra óptica	Fibra óptica
Diâmetro da ponta (Fr)	8,5	8,7	5,3	4,9	8,5	7,5	6,0	6,0
Diâmetro do eixo (Fr)	9,9	9,3	8,4	7,9	8,5	8,4	8,8	9,9
Comprimento de trabalho (cm)	67	65	70	67	67,5	70	68	68
Tamanho do canal (Fr)	3,6	3,6	3,6	3,6	3,6	3,6	3,6	3,3 (x2)
Deflexão superior (graus)	180	250	180	275	270	270	270	270
Deflexão inferior (graus)	275	250	275	275	270	270	270	270
Ângulo de visão (graus)	0	9	0	0	0	0	0	0
Campo de visão (graus)	90	80	90	90	90	85	85	85
Profundidade do campo (mm)	2-50	2-40	2-50	2-50	Comprimento focal = 15 mm	2-40	2-40	2-40
Amplificação (×)	Zoom digital	Zoom digital	52	52	Zoom digital	50	50	50
Comentários							Modelo digital em breve	Canais duplos; modelo digital em breve

Os fios-guia para a urologia variam em diâmetro, de 0,018 a 0,038 polegada, sendo mais utilizado o de 0,038 polegada. Os comprimentos variam de 80 a 260 cm. O comprimento mais útil para a endourologia é de 145 cm. As pontas desses fios geralmente são flexíveis e atraumáticas para 1 a 3 cm. Os *designs* de fio de Bentson e Newton possuem pontas flexíveis de mais de 15 cm e hoje são utilizados raramente. Alguns fios possuem um núcleo móvel que pode ser removido parcialmente para aumentar o comprimento da ponta flexível. Outras características variáveis na construção do fio-guia incluem o *design* da ponta distal e a rigidez do fio. A ponta distal pode ser linear, angulada ou em J. A rigidez dos fios pode ser variada pela mudança no diâmetro e no *design* do fio do núcleo interior. Fios mais rígidos podem ser úteis para alinhar ureteres tortuosos ou ultrapassar um grande lobo prostático.

A escolha do fio-guia mais apropriado para a tarefa endourológica em mão pode significar a diferença entre o sucesso e o fracasso. Apesar de todos esses avanços no *design* e na construção do fio, um fio com diâmetro de 0,038 polegada (pol ou *inch*), linear, de ponta flexível, revestido por Teflon, de aço inoxidável, ainda é uma boa escolha para a maioria dos casos.

Dispositivos de Dilatação

A dilatação ureteral é menos necessária para o ureteroscópio com o advento de ureteroscópios novos, de diâmetro menor. Hudson et al. determinaram que a necessidade para a dilatação estava diretamente relacionada ao diâmetro do ureteroscópio e foi baixa, de 0,9%, para ureteroscópios de 7,4 Fr de diâmetro (Hudson et al., 2005). Quando necessária, a dilatação ureteral pode ser realizada passivamente, com a implantação do *stent* interno, ou ativamente, com cateteres dilatadores ou de balões. Os cateteres de dilatação ureteral são cateteres afunilados de poliuretano com revestimento hidrofílico de

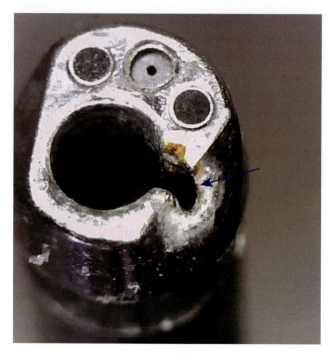

Figura 7-13. Imagem da ponta de um ureteroscópio flexível que foi danificado pelo disparo do *holmium laser* dentro do canal de trabalho *(seta)*.

uma ponta de 6 Fr para um eixo de 12 Fr e são transpassados sobre um fio para dilatar o ureter (Gaylis et al., 2000). Os dilatadores de balão ureterais também são transpassados sobre um fio, possuem um baixo perfil de 3 a 8 Fr e têm diâmetro de dilatação de 2 a 30 Fr. **A dilatação do ureter além de 15 Fr é raramente necessária para a ureteroscopia de rotina.** Os balões podem ter pressões de inflação máxima de 8 a 20 atmosferas, dependendo do *design* e do material do balão. Dilatadores ureterais de balão desenhados sem ponta são úteis para dilatação imediatamente adjacente a um cálculo ureteral impactado. Os dilatadores ureteroscópicos de balão têm 3 Fr de tamanho, podem ser inflados a 12 Fr e são transpassados diretamente através do ureteroscópio. Eles são utilizados para dilatar sob visualização direta, como a dilatação do infundíbulo estenótico ou de colos diverticulares calicinais. Uma vez inflados, esses balões ureteroscópicos não podem ser removidos através do ureteroscópio, mas sim juntamente com o ureteroscópio.

Dispositivos de Litotripsia Intraluminal

A litotripsia intraluminal pode ser realizada com várias modalidades diferentes. A litotripsia eletro-hidráulica (LEH) está amplamente disponível no mundo todo e é custo-efetiva. A fragmentação de cálculos é produzida por ondas de choque geradas a partir de uma faísca elétrica, gerada na ponta de um eletrodo (Denstedt e Clayman, 1990). A fragmentação da maioria dos cálculos é boa, mas pode ser menos efetiva para composições de cálculos mais densas, como de cistina ou de oxalato de cálcio monoidratado. As pequenas sondas (*probes*) de LEH flexíveis podem ser utilizadas com ureteroscópios rígidos e flexíveis. A LEH pode causar trauma ureteral, pois a energia tem um foco ruim. Embora isso raramente ocasione a formação de estenose, pode impedir a visibilidade.

Os dispositivos de litotripsia pneumática fragmentam os cálculos utilizando energia mecânica ("britadeira") (Schulze et al., 1993). A fragmentação é muito boa e o potencial para lesão ureteral é baixo. Infelizmente, a energia mecânica pode produzir a retropulsão significativa do cálculo. Em geral, as sondas rígidas estão limitadas para o uso com ureteroscópios rígidos. Existem sondas flexíveis que podem ser utilizadas com ureteroscópios flexíveis, porém elas limitam significativamente a deflexão do ureteroscópio (Zhu et al., 2000).

O primeiro *laser* utilizado com sucesso para a litotripsia intraluminal foi o *laser* corante pulsado. Essa energia do *laser* essencialmente não é mais utilizada, devido à incapacidade de fragmentar algumas composições de cálculos e ao custo elevado de aquisição e manutenção. O ***laser holmium:YAG*** se tornou a energia de litotripsia intraluminal de escolha. Ele possui um comprimento de onda de 2.100 nm, que é absorvida em 3 mm de água, tornando-o muito seguro para o uso na urologia (Blomey et al., 1995). A fragmentação é produzida por uma reação fototérmica com a matriz cristalina do cálculo e produz a poeira do cálculo em vez de fragmentos, removendo efetivamente um volume moderado (Zagone et al., 2002). As fibras flexíveis de quartzo podem ser utilizadas com os ureteroscópios rígidos e flexíveis e são reutilizáveis. O *holmium laser* é efetivo para qualquer composição de cálculo (Bagley e Erhard, 1995; Denstedt et al., 1995; Erhard e Bagley, 1995; Grasso, 1996).

O *laser* de fibra de túlio (LFT) tem sido estudado como uma alternativa potencial ao *holmium laser* para litotripsia endoscópica. O LFT possui um elevado coeficiente de absorção e penetração óptica menor, o que resulta em um limiar de ablação do LTF quatro vezes inferior quando comparado ao *holmium laser*. Ele também é um diodo bombeado por *laser* (o *holmium* é bombeado pela lâmpada), permitindo um controle maior sobre comprimento e duração do pulso (Hutchens et al., 2013). Mais importante, o LTF tem demonstrado taxas *in vitro* cinco a 10 vezes maiores de vaporização de cálculo que com o *holmium laser* (Blackmon et al., 2010). Ainda existem algumas questões práticas da fibra que precisam melhorar antes que esse *laser* possa se tornar comercialmente disponível, mas ele é um novo desenvolvimento promissor na litotripsia endoscópica.

Dispositivos de Remoção de Cálculo

Os componentes dos dispositivos de remoção de cálculo incluem a alavanca de controle, o fio de controle, a bainha e o próprio dispositivo. Os dispositivos de remoção de cálculo possuem eixos de diâmetros que variam em tamanho de 1,9 a 7,0 Fr. Os dispositivos para ureteroscopia são de 3,0 Fr e os tamanhos maiores podem ser utilizados para cistoscopia ou procedimentos percutâneos.

Os fórceps de alcance de três pinos são os instrumentos mais seguros para remoção de cálculos com o ureteroscópio flexível. Eles permitem o desacoplamento dos cálculos muito grandes para serem removidos com segurança pelo ureter. Além disso, a pinça fraca irá liberar o cálculo se for aplicada muita força, prevenindo o dano ao ureter. Isso é crítico ao realizar a ureteroscopia flexível, pois não há um segundo canal que permita a fragmentação de um cálculo subjacente preso dentro de uma cesta. Os ureteroscópios rígidos com dois canais de trabalho possuem esse grau de segurança, permitindo o uso mais rotineiro de cestas para remoção de cálculos ureterais. Embora as pinças de três pinos sejam os dispositivos mais seguros para a remoção ureteroscópica de cálculo, elas raramente são utilizadas devido às melhorias em *design* e segurança das cestas de cálculo.

As cestas de cálculo estão disponíveis em formatos helicoidais, fio liso e outras formas. As cestas também podem variar no número e tipo de fios utilizados. Dois materiais de revestimento, PTFE e poli-imida, são comumente utilizados para instrumentos de trabalho, incluindo as cestas de cálculos. Um revestimento feito de poli-imida é bastante durável, mas é rígido e limita a deflexão do ureteroscópio flexível. O PTFE não limita a deflexão tanto quanto a poli-imida, mas é menos durável e tende ao alongamento. Os *designs* de revestimento híbrido incorporam o Teflon na ponta e a poli-imida no eixo, maximizando as vantagens de cada material. As cestas helicoidais podem ser feitas com *designs* de fios triplos, quádruplos ou duplos com seis ou mais fios. Os *designs* de fio duplo melhoraram a força de abertura, que pode facilitar a remoção de cálculos impactados. Outros *designs* de cestas como o Parachute e o LithoCatch da Boston Scientific (Natick, MA), o NCompass e NTrap da Cook Medical (Bloomington, IN) e a cesta Sur-Catch da Olympus (Center Valley, PA) possuem mais fios expostos na extremidade distal da cesta, tornando-as mais efetivas para a remoção de múltiplos fragmentos pequenos. As cestas helicoidais possuem fios redondos e, diferentemente das cestas de fio liso, são seguras para girar dentro do ureter. Elas são abertas acima do cálculo e puxadas para baixo enquanto giram a cesta para pegar o cálculo.

As cestas de fios lisos não são helicoidais e são desenhadas para ter espaços maiores entre os quatro fios, a fim de permitir o aprisionamento de cálculos grandes. Elas foram projetadas originalmente para o uso percutâneo, no qual, pelo preenchimento do cálice quando abertas, elas podiam aprisionar os cálculos calicinais mais facilmente. Elas também são úteis para a biópsia de tumores papilares ureterais (Bagley, 1998).

Existem dois *designs* de cestas que tentam combinar a segurança das pinças de três pinos com a segurança do alcance das cestas, o Graspit da Boston Scientific (Natick, MA) e o NGage da Cool Medical (Bloomington, IN). Esses dispositivos sem ponta se abrem como as

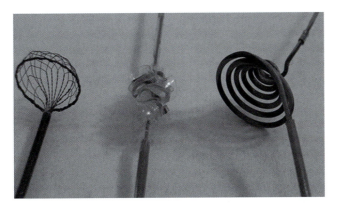

Figura 7-14. Dispositivos de migração de cálculo projetados para prevenir a retropulsão do cálculo durante a litotripsia. *Da esquerda para a direita*, NTrap (Cook Medical, Bloomington, IN), Accordion (PercSys, Palo Alto, CA) e Stone Cone (Boston Scientific, Natick, MA).

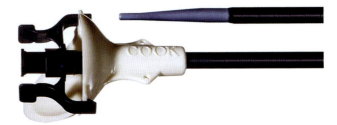

Figura 7-15. A porção distal *(em cima)* e proximal *(embaixo)* de uma bainha de acesso ureteral típica. A porção distal do obturador interno *(azul)* é afunilada. A bainha de acesso é posicionada sobre um fio-guia rígido e o obturador interno é removido antes da inserção do ureteroscópio. A extremidade proximal do obturador aceita uma seringa Luer-Lock, facilitando a pielografia retrógrada.

pinças de três pinos e são avançados sobre o cálculo, permitindo o desacoplamento mais fácil de um cálculo que é muito grande para ser retirado do ureter de modo seguro.

A inovação de material mais recente é o uso do nitinol para fios de cesta. Os fios macios de nitinol possuem memória, mantêm seu formato, resistem à torção e, portanto, abrem-se mais facilmente e permitem o desacoplamento dos cálculos de modo mais confiável que as cestas de aço inoxidável. As qualidades únicas do nitinol também permitem a construção da cesta de um modo sem ponta. Essas cestas sem pontas são suaves e seguras para o uso no ureter e podem ser totalmente implantadas em um cálice sem a interferência da ponta, diferentemente das cestas de aço inoxidável.

Dispositivos de Prevenção da Retropulsão

Qualquer tipo de litotripsia intraluminal dentro do ureter correrá o risco de propulsão do cálculo para frente ("retropulsão"). A quantidade de retropulsão depende do tamanho e da localização do cálculo, do grau de dilatação ureteral e da energia de litotripsia sendo utilizada. Se o cálculo é empurrado para trás no rim, passando o ureteroscópio flexível no rim e tratando o cálculo, geralmente não há problema. Entretanto, a prevenção da retropulsão pode ser mais eficiente no tempo e é particularmente importante quando o ureteroscópio flexível não está disponível.

Muitos dispositivos são projetados para prevenir a retropulsão de cálculos ureterais (Fig. 7-14): o Stone Cone e BackStop (Boston Scientific, Natick, MA), o NTrap (Cook Medical, Bloomington, IN) e o Accordion e CoAx (Accordion Medical, Indianapolis, IN) (Eisner et al., 2009; Wang et al., 2011; Wu et al., 2013). O Stone Cone é um dispositivo de 3 Fr com uma bobina distal que pode ser implantada acima do cálculo antes da fragmentação, para ajudar a prevenir a migração do cálculo. Após a fragmentação do cálculo, ele pode ser retirado para remover os fragmentos. Quaisquer fragmentos muito grandes para serem retirados de modo seguro serão deixados para trás, pois a bobina simplesmente se desenrola ao redor do cálculo. O dispositivo NTrap é semelhante, com 3 Fr, e é implantado acima do cálculo ureteral. É uma cesta de arame, semelhante a uma malha, que se implanta perpendicular ao eixo, prevenindo a migração de todos, exceto os menores, fragmentos de cálculos. Um desenvolvimento recente na prevenção da retropulsão do cálculo é o dispositivo BackStop (Rane et al., 2010). É um gel termossensível reverso que é injetado acima do cálculo, conformando o ureter e ocluindo-o completamente. O cateter de implantação pode então ser retirado do ureter, prevenindo o obstáculo para o procedimento ureteroscópico. O gel é então dissolvido pela irrigação de solução salina fria.

Outros Dispositivos

Outros dispositivos estão disponíveis para o uso ureteroscópico. O fórceps de biópsia com copo pequeno de 3 Fr pode ser utilizado para realizar a biópsia de tumores sésseis. Um fórceps de biópsia grande, o GIGopsy (Cook Medical, Bloomington, IN), oferece um espécime de biópsia maior, que pode fornecer resultado diagnóstico (Wason et al., 2012). O fórceps grande requer reinserção do dispositivo no ureteroscópio e após a biópsia ele deve ser removido juntamente com o ureteroscópio. Os eletrodos estão disponíveis em vários formatos, incluindo o ponta de lápis, ponta de bola e pontas anguladas e retas. Eles podem ser utilizados para procedimentos de fulguração e incisão, como a endoureterotomia e endopielotomia.

Bainhas de Acesso Ureteral

As bainhas de acesso ureteral permitem o acesso repetido ao sistema coletor intrarrenal sem ter que repor o fio-guia de trabalho com cada passagem do endoscópio (Fig. 7-15). Elas estão disponíveis em bainhas de diâmetros externos de 11 a 16 Fr. As bainhas de acesso ureteral disponíveis atualmente estão listadas na Tabela 7-5.

TABELA 7-5 Bainhas de Acesso (Informação Fornecida pelos Fabricantes)

FABRICANTE	NOME DA BAINHA	DILATADOR/BAINHA (FR)	COMPRIMENTOS (CM)	CARACTERÍSTICAS ÚNICAS
Boston Scientific	Navigator	11/13 13/15	28, 36, 46	
	Navigator HD	11/13 12/14 13/15	28, 36, 46	
Applied	Forte (AxP e HD)	10/12-16; 12/14-18; 14/16-18	20, 28, 35, 45, 55	
	Forte Plus	10/14	35, 55	Mecanismo de deflexão ativa
Bard	AquaGuide	10/12-14; 11/13-15	25, 35, 45, 55	*Design* de duplo-lúmen
Cook	Flexor	9,5/11; 12/13,7; 14/16	13, 20, 28, 35, 45, 55	
	Flexor DL	9,5/14; 12/16,7	13, 20, 28, 35, 45, 55	*Design* de duplo-lúmen
	Flexor Parallel	9,5/11; 12/13,7; 14/16	13, 20, 28, 35, 45, 55	*Design* de liberação rápida para um único fio externo à bainha
Olympus	UroPass	12/14	24, 28, 54	

Além de facilitar a remoção do fragmento de cálculo, as bainhas de acesso demonstraram reduzir a pressão intrapélvica durante a ureteroscopia, o que pode diminuir o risco de complicações infecciosas do refluxo pielovenoso (Auge et al., 2004). Sua principal desvantagem está relacionada ao seu tamanho e ao seu (pequeno) potencial para lesão ureteral (Delvecchio et al., 2003; Traxer et al., 2013). Além disso, a maioria dos cálculos intrarrenais precisa de somente uma passagem do ureteroscópio para acessar e fragmentar completamente os cálculos. Para esses pacientes, uma bainha de acesso geralmente é desnecessária.

Equipamento Fluoroscópico

A fluoroscopia é crítica para procedimentos ureteroscópicos e é necessária para acesso ureteral inicial, monitoramento durante a endoscopia e implantação de *stent*. Embora estejam disponíveis mesas projetadas para a endoscopia urológica com unidades fluoroscópicas fixadas, são preferíveis as unidades fluoroscópicas com arco em C móveis. **As unidades de fluoroscópio com arco em C permitem maior mobilidade, qualidade de imagem aprimorada e menor exposição à radiação difundida aos cirurgiões, pois a fonte de raios X está abaixo do paciente.** As modernas unidades do fluoroscópio com arco em C incorporam o contraste digital da imagem e a tecnologia do "último registro de imagem" para minimizar a exposição à radiação. A exposição também pode ser reduzida pelo uso da colimação de imagem e da fluoroscopia pulsada. O urologista deve controlar a unidade de fluoroscopia por meio do pé no pedal, que irá facilitar a velocidade do procedimento e minimizar o tempo de fluoroscopia excessivo. Quando possível, a colimação e a fluoroscopia pulsada devem ser empregadas para limitar a exposição.

Técnica Ureteroscópica

Preparação para a Ureteroscopia

A imagem do trato superior é realizada para delinear completamente o processo patológico sendo tratado e para definir a anatomia do sistema coletor. Isso pode ser realizado através da pielografia intravenosa ou, mais comumente, pelo exame de TC helicoidal. As infecções do trato urinário são tratadas pré-operatoriamente e as infecções acima de uma obstrução são drenadas. **De acordo com a Declaração de Melhores Práticas da AUA, é administrado um antibiótico na rotina pré-operatória (uma fluoroquinolona de primeira linha) a todos os pacientes, a menos que uma cultura ofereça as sensibilidades antibióticas para terapia mais direcionada** (Wolf et al., 2008). A anestesia pode ser geral (máscara endotraqueal ou laríngea), regional ou local com sedação (Vögeli et al., 1993; Hosking et al., 1996). É importante comunicar ao anestesiologista a necessidade de o paciente permanecer parado durante todo o procedimento. O movimento significativo do paciente durante a ureteroscopia rígida pode ocasionar lesão ou perfuração ureteral.

Os procedimentos endourológicos devem ser realizados em um centro cirúrgico totalmente equipado. O urologista deve estar preparado para qualquer problema inesperado. Além dos fios-guia de aço inoxidável com revestimento de Teflon, os fios-guia hidrofílicos angulados, de núcleo de nitinol, e extrarrígidos devem estar prontamente disponíveis. Os dispositivos de dilatação incluindo os cateteres de dilatação, cateteres-balão de alta pressão e os cateteres-balão sem ponta são padrão. Os cateteres angulados que podem ser girados confiavelmente ou "apertados" são muito úteis para ganhar acesso ao redor de cálculos impactados, estenoses ou ureteres tortuosos. Eles incluem o cateter Imager II (Boston Scientific, Natick, MA) e o cateter Kumpe (Cook Medical, Bloomington, IN). O urologista deve estar familiarizado com endoscópios disponíveis e com o tamanho de seus canais de trabalho para escolher apropriadamente, quando necessário, os instrumentos de trabalho proporcionais (Tabelas 7-3 e 7-4). Os canais de trabalho maiores de grande parte dos ureteroscópios rígidos de fibra óptica estão acima de 3 Fr, portanto são apropriados os instrumentos de 3 Fr ou menores. Os ureteroscópios de reserva flexíveis e semirrígidos também devem estar disponíveis para garantir a disponibilidade de funcionamento adequado do equipamento endoscópico e tratar a patologia independentemente da localização no trato urinário superior. É fornecida uma lista dos itens comuns necessários para a ureteroscopia de sucesso no Quadro 7-3.

QUADRO 7-3 Suprimentos Comuns para a Ureteroscopia

URETEROSCÓPIOS

Rígidos
Ureteroscópios semirrígidos de 7 Fr ou menores
Ureteroscópio grande com canal de trabalho linear (opcional)

Flexível
7,5 Fr
8,6 Fr ou maior
Ureteroscópio capaz de deflexão secundária ou deflexão exagerada

SUPRIMENTOS DESCARTÁVEIS

Fios-guia
Hidrofílico angulado 0,038 pol
Linear revestido de Teflon 0,038 pol
Núcleo de nitinol revestido por poliuretano 0,038 pol
Extrarrígido 0,038 pol

Irrigação
Dispositivo de irrigação elétrico
Irrigador de pressão positiva manual

Dispositivos de Remoção de Cálculo (3,0 Fr ou menores)
Cesta helicoidal
Cesta sem ponta
Fórceps de alcance com três pinos ou equivalente

Cateteres
Cateter de duplo-lúmen
Cateter de dilatação de 6 a 12 Fr
Cateter de extremidade aberta de 5 Fr
Cateter controlado de ponta angulada

Dispositivos de Dilatação
Balões de dilatação ureteral de alta pressão (5 a 7 mm)
Balão de dilatação ureteral sem ponta traumática

Dispositivos de Biópsia
Dispositivo de biópsia de copo de 3 Fr
Cesta de fio liso
BIGopsy (opcional)

***Stents* Ureterais**
5 a 7 Fr, 20 a 28 cm duplo "J"

DISPOSITIVOS DE LITOTRIPSIA INTRALUMINAL
Holmium *laser*
Pneumáticos (opcional)
Eletro-hidráulicos (opcional)

Acessando o Ureter

O paciente é posicionado na posição de cistolitotomia. Caso esteja sendo utilizado um ureteroscópio rígido longo, a perna contralateral é elevada para permitir uma introdução mais fácil do aparelho. Com o advento dos ureteroscópios flexíveis aprimorados, o ureteroscópio mais rígido é confinado abaixo dos vasos ilíacos e os ureteroscópios rígidos mais curtos podem ser utilizados rotineiramente, diminuindo a interferência da perna contralateral.

A cistoscopia é realizada, principalmente para implantar um fio-guia de segurança, mas também para inspecionar a bexiga completamente. Em geral um simples fio-guia revestido de Teflon, de

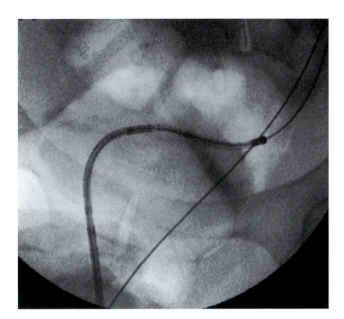

Figura 7-16. A bexiga deve ser esvaziada antes da passagem do ureteroscópico flexível para prevenir a deformação do instrumento dentro da bexiga se houver resistência no orifício ureteral.

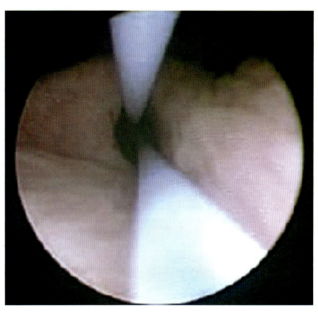

Figura 7-17. Passagem do ureteroscópio semirrígido entre dois fios (técnica "ferrovia"). Após a implantação segura do fio *(fio da parte inferior)*, um segundo fio *(fio da parte superior)* é transpassado através do canal de trabalho e eleva o ureter sob orientação fluoroscópica, sendo utilizado para "manter aberto" o orifício ureteral. O ureteroscópio é então avançado gentilmente entre os fios até que o acesso ureteral tenha sido atingido.

ponta flexível com 0,038 polegada de diâmetro, é suficiente. Um guia de segurança é essencial durante a ureteroscopia rígida para manter o acesso e permitir a implantação de um *stent* ureteral se forem encontrados quaisquer problemas. Deve-se ter cuidado ao tentar ganhar acesso ao redor de um cálculo impactado, pois o ureter pode ser facilmente perfurado. A manipulação do fio-guia ao redor do cálculo pode requerer o uso de um fio angulado de revestimento hidrofílico, um cateter de ângulo controlado ou ambos. Se um fio-guia não pode ser transpassado além do cálculo de modo seguro, a inspeção direta do ureter acima do cálculo com o ureteroscópio rígido irá permitir a passagem do fio sob visualização direta. Uma vez atingido o acesso acima do cálculo, o fio hidrofílico é trocado por um fio-guia revestido de Teflon de padrão mais seguro, com 0,038 polegada de diâmetro. Se existe qualquer suspeita a respeito de uma possível infecção acima do cálculo, um cateter de extremidade aberta deve ser transpassado sobre o fio para aspirar a pelve renal. A hidronefrose pode ser descomprimida para permitir a irrigação; se o fluido parece muito turvo, um *stent* é implantado e o ureteroscópio é cancelado até que a infecção seja tratada. Antes que a ureteroscopia prossiga, a bexiga é drenada para permitir o acúmulo do fluido de irrigação durante a ureteroscopia e para minimizar a deformação do ureteroscópio flexível na bexiga (Fig. 7-16).

Técnica de Ureteroscopia Semirrígida

Uma vez que os ureteroscópios flexíveis acomodam melhor a tortuosidade do ureter e com a deflexão oferecem melhor acesso ao sistema coletor intrarrenal, a ureteroscopia semirrígida geralmente está limitada do ureter distal aos vasos ilíacos. O ureteroscópio rígido é passado através da uretra e para a bexiga sob visualização direta, geralmente com o auxílio da câmera de vídeo. Seguir o fio-guia permite a fácil identificação do orifício ureteral.

Pela manobra da ponta do ureteroscópio próximo ao fio-guia posterolateralmente, o médico pode elevar o fio sustentando, assim, a abertura do orifício ureteral para permitir a passagem do osteoscópio. Se necessário, pode ser passado um fio-guia adicional através do ureteroscópio, proximal ao ureter intramural. O ureteroscópio é então girado até que ele esteja diretamente entre os dois fios, o que irá manter o orifício bem aberto para a entrada do ureteroscópio (Fig. 7-17). Uma vez que o ureteroscópio atravessou o ureter intramural, o fio-guia adicional pode ser removido. Essa técnica também pode ser útil para a manipulação através de segmentos tortuosos do ureter e acima dos vasos ilíacos.

Se o ureter intramural está muito apertado para permitir a passagem segura do ureteroscópio, um cateter-balão de dilatação pode ser utilizado para expandir o orifício. Em geral, um balão de 4 mm de diâmetro é suficiente. Se existe uma estenose abaixo do cálculo que evite a visualização e litotripsia seguras, a dilatação abaixo do cálculo é realizada com um cateter-balão sem ponta traumática. Esse cateter-balão pode ser passado sobre o fio de segurança, imediatamente abaixo do cálculo, para que possa ser realizada a dilatação do segmento estenótico. O ureteroscópio pode então ser introduzido seguramente e o cálculo é visualizado. Se o cálculo está compactado, pode ser útil manipulá-lo de modo gentil com a ponta do ureteroscópio proximalmente fora da região traumatizada do ureter para aprimorar a visibilidade e para a litotripsia mais segura. Se isso não for possível, a energia do *holmium laser* pode ser utilizada em uma técnica "broca e núcleo". Isso fará a ablação da porção central do cálculo e a casca externa do cálculo irá proteger a parede ureteral. A casca externa pode então ser fragmentada de modo seguro. O cálculo pode ser fragmentado até que não haja fragmentos maiores que 2 mm ou, alternativamente, ele pode ser clivado até que os fragmentos estejam pequenos o suficiente para serem removidos facilmente com uma cesta helicoidal. Um *stent* é implantado e em geral é deixado por 3 a 7 dias.

Técnica de Ureteroscopia Flexível

O cistoscópio é removido e um cateter de duplo-lúmen é transpassado sobre o fio-guia inicial. Esse cateter de duplo-lúmen é de 10 Fr e irá dilatar suavemente o orifício ureteral e permitir a implantação de um segundo fio de trabalho. O ureteroscópio flexível é então transpassado de um modo monotrilho sobre o fio de trabalho esticado até o ponto da patologia em tratamento. A dilatação do orifício ureteral com o cateter de duplo-lúmen geralmente é suficiente para permitir a passagem de um ureteroscópio flexível. O canal de trabalho dos ureteroscópios flexíveis não está localizado centralmente, assim a ponta do ureteroscópio estará posicionada excentricamente em relação ao fio-guia. Se o ureteroscópio flexível não passa pelo orifício ureteral, o ureteroscópio deve ser girado em 90 a 180 graus sobre o fio-guia para posicionar melhor a ponta do ureteroscópio relativa ao orifício ureteral. Caso ainda seja encontrada dificuldade para a passagem do ureteroscópio flexível através do orifício ureteral, pode ser utilizado um cateter de dilatação (Nottingham) ou um cateter-balão de dilatação para dilatar o orifício ureteral. **Relata-se que a dilatação ureteral formal na maioria das séries ureteroscópicas é necessária em 8% a 25% dos pacientes; essa incidência obviamente diminuiu com o advento de ureteroscópios flexíveis de pequeno diâmetro** (Elashry et al., 1997; Grasso e Bagley, 1998; Tawfiek e Bagley, 1999).

Se a passagem do ureteroscópio flexível acima do ureter é difícil na ausência de qualquer estenose ureteral significativa ou outra fonte de obstrução, pode ser útil o uso de um fio-guia revestido de poliuretano com núcleo de nitinol. Conforme discutido anteriormente, esses fios mais rígidos, lisos, capacitam a transmissão mais eficiente do impulso do urologista para a ponta do ureteroscópio.

Os movimentos básicos do ureteroscópio flexível incluem deflexão, rotação e avanço e retração do ureteroscópio. O retículo do ureteroscópio flexível marca o plano de deflexão e a rotação do ureteroscópio é frequentemente necessária para alinhar esse plano de deflexão na direção desejada. **A falha para rotacionar o ureteroscópio adequadamente é o erro mais comum do ureteroscopista novato.** A irrigação através do ureteroscópio deve ser fornecida com uma bolsa de irrigação pressurizada, bombas de rolete ou seringa de mão. **A solução salina normal deve ser utilizada para prevenir acúmulo e absorção da solução hipotônica, que levam à síndrome de ressecção transuretral (RTU).**

Quando o *holmium laser* é utilizado, é importante passar a fibra do *laser* através de um ureteroscópio flexível alinhado (fluoroscopicamente confirmado) para prevenir danos ao canal de trabalho. Uma vez que a fibra passou além da ponta, o ureteroscópio pode ser apropriadamente defletido. Os tamanhos das fibras do *holmium laser* utilizados mais comumente incluem a fibra de 365 mícrons e a fibra de 200 mícrons.

Quando é necessária a deflexão significativa do ureteroscópio, é preferida a fibra de 200 mícrons, pois ela não limita a deflexão do ureteroscópio tanto quanto as fibras maiores. A ponta da fibra deve estar em contato com o cálculo durante o tratamento, pois a energia do *holmium laser* é absorvida em 3 mm de água. **O *holmium laser* pode danificar o ureteroscópio, o fio-guia e a parede uretral. Esses problemas podem ser evitados com a não ativação do *laser*, a menos que a ponta da fibra seja observada em contato com o cálculo** (Beaghler et al., 1998). Além disso, se o feixe de hélio-neon direcionado não é observado, o *laser* não deve ser ativado, pois isso pode ser um indicador de dano da fibra. Disparar o *holmium laser* através de uma fibra quebrada pode causar danos significativos ao ureteroscópio.

Uma vez que a patologia foi adequadamente resolvida, geralmente é implantado um *stent* ureteral e deixado no interior por 3 a 5 dias. O manejo da dor pós-operatória pode ser facilitado com o uso de um inibidor de ciclo-oxigenase-2 (COX-2) e/ou um bloqueador α-adrenérgico (Nazim e Ather, 2012).

CONCLUSÕES

Ao longo dos últimos 150 anos, muitos avanços foram feitos no *design* endoscópico, revolucionando a cirurgia urológica. A visualização dos tratos urinários superior e inferior agora é rotineiramente realizada com endoscópios rígidos e flexíveis. Uma variedade de condições urológicas pode ser eficientemente avaliada no consultório pelo cistoscópio flexível, com mínimo desconforto. Uma ampla variedade de condições benignas e malignas afetando bexiga e uretra pode ser manejada transuretralmente com cistouretroscópios rígidos na sala de cirurgia, com morbidade limitada. As melhorias nos ureteroscópios flexíveis, nos instrumentos de trabalho e nas técnicas endoscópicas aprimoraram significativamente nossa habilidade para também tratar efetivamente problemas do trato urinário superior. Com inovação e refinamento continuados, o papel da ureteroscopia no tratamento de cálculos intrarrenais complexos, obstrução ureteral e tumores do trato superior continua a expandir-se.

Acesse www.expertconsult.com para assistir aos vídeos deste capítulo.

REFERÊNCIAS

Para consultar a lista completa de referências, acesse www.expertconsult.com.

LEITURA SUGERIDA

Natalin RA, Landman J. Where next for the endoscope? Nat Rev Urol 2009;6:622-8.
Patel AR, Jones JS, Babineau D. Lidocaine 2% gel versus plain lubricating gel for pain reduction during flexible cystoscopy: a meta-analysis of prospective, randomized, controlled trials. J Urol 2008;179:986-90.
Somani BK, Al-Qahtani SM, de Medina SD, et al. Outcomes of flexible ureterorenoscopy and laser fragmentation for renal stones: comparison between digital and conventional ureteroscope. Urology 2013;82:1017-9.
Wolf JS Jr, Bennett CJ, Dmochowski RR, et al. Best practice policy statement on urologic surgery antimicrobial prophylaxis. J Urol 2008;179:1379-90.

PONTOS-CHAVE: URETEROSCOPIA

- A ureteroscopia semirrígida é utilizada abaixo dos vasos ilíacos e a ureteroscopia flexível, acima.
- Os ureteroscópios semirrígidos com dois canais de trabalho permitem umaa irrigação melhor e oferecem a segurança adicional de ser capaz de passar um dispositivo de litotripsia através de um canal, quando houver necessidade de fragmentar um cálculo aprisionado em uma cesta no outro canal.
- Os ureteroscópios flexíveis devem ser alinhados durante a passagem de uma fibra de *laser* ou o canal de trabalho será danificado.
- A regra de ouro da litotripsia a *laser* segura é "Não pisar no pedal se você não pode ver a ponta da fibra em contato com o cálculo".
- As cestas de cálculos feitas de nitinol mantêm seu formato, resistem a torção e permitem o desacoplamento dos cálculos mais confiavelmente do que as cestas de aço inoxidável.
- As bainhas de acesso ureteral facilitam a passagem repetida de ureteroscópios flexíveis e reduzem a pressão intrapélvica durante a ureteroscopia.
- A fluoroscopia com arco em C móvel é preferida devido à maior mobilidade, à qualidade de imagem aprimorada e à menor difusão da exposição à radiação para o cirurgião, comparada a mesas de urologia com unidades fluoroscópicas fixadas.
- Um antibiótico pré-operatório de rotina deve ser administrado a todos os pacientes passando por ureteroscopia.
- A solução salina normal deve ser utilizada para irrigação durante a ureteroscopia a fim de prevenir a absorção de uma solução hipotônica.

8 Abordagens Percutâneas do Sistema Coletor do Trato Urinário Superior

J. Stuart Wolf, Jr. MD, FACS

História e Introdução

Indicações para o Acesso Percutâneo

Considerações Anatômicas

Obtenção do Acesso Percutâneo

Drenagem Pós-nefrostomia

Treinamento em Procedimentos e Acesso Percutâneos

Complicações

HISTÓRIA E INTRODUÇÃO

Comumente atribuída a Goodwin et al. (1955), a primeira nefrostomia percutânea terapêutica foi realizada na verdade por Thomas Hillier, em 1865 (Bloom et al., 1989), no Hospital for Sick Children na Great Ormond Street. Hillier aspirou repetidamente o rim hidronefrótico de um menino, para alívio dos sintomas, por um período de 4 anos, até a morte do paciente aos 8 anos de idade. Houve, depois disso, alguns relatos de aspirações renais diagnósticas por via percutânea, mas foi somente em 1955, quando Goodwin et al. publicaram seu trabalho de referência, que a nefrostomia percutânea terapêutica foi redescoberta. Mesmo assim, o acesso percutâneo ao sistema coletor do trato urinário superior se limitava à drenagem de rins obstruídos, até que Fernström e Johansson (1976) descreveram a retirada percutânea de cálculos renais, denominada "pielolitotomia percutânea".

Desde a publicação desse relato, inúmeros procedimentos têm utilizado a via percutânea, prática e segura, para acessar o sistema coletor do trato urinário superior, incluindo drenagem de rins obstruídos, nefrolitotomia, endopielotomia e ressecção de tumores do urotélio. Mais recentemente, o acesso percutâneo a outras porções do rim expandiu as opções diagnósticas e terapêuticas para pacientes com doenças renais. Outros capítulos deste livro, como o 57 e o 62, abordam essas indicações. Este capítulo trata apenas do acesso percutâneo ao sistema coletor do trato urinário superior, focando na criação, na manutenção e no manejo pós-procedimento do acesso percutâneo. A última seção deste capítulo faz uma revisão das complicações gerais do acesso percutâneo ao sistema coletor. Aspectos específicos dos procedimentos realizados pela via percutânea são abordados nos Capítulos 6, 49, 54 e 58.

INDICAÇÕES PARA O ACESSO PERCUTÂNEO

Drenagem ou Acesso Simples

A drenagem percutânea do sistema coletor do trato urinário superior pode ter indicação diagnóstica ou terapêutica. **A única indicação ainda popular de nefrostomia percutânea diagnóstica é para realização do teste de Whitaker**, que requer a colocação de uma nefrostomia de pequeno calibre, através da qual é instilado material de contraste em taxas de fluxo específicas, com as pressões sendo medidas para avaliar a presença de obstrução ureteral (ver descrição mais detalhada no Cap. 49). Nos outros casos, uma nefrografia diagnóstica é realizada como adjuvante da nefrostomia percutânea terapêutica.

Os tubos de nefrostomia percutânea terapêutica podem ser colocados para drenar o rim (Cap. 6) a fim de acessar o trato urinário superior para instilação direta de agentes terapêuticos (Cap. 58) ou para realizar procedimentos cirúrgicos. **A nefrostomia percutânea é indicada para drenagem do sistema coletor do trato urinário superior nos casos de obstrução no interior do rim, na junção ureteropélvica ou no ureter.** Nos casos de obstrução no trato urinário inferior, o melhor tratamento é a drenagem da bexiga urinária, não do rim, a menos que tenha se desenvolvido uma obstrução secundária do trato superior refratária à drenagem vesicular. Uma alternativa à via percutânea é a drenagem através de cateter ou *stent* ureteral introduzido de modo retrógrado (sentido cefálico, da bexiga para o rim), não anterógrado (do rim para a bexiga). **A escolha entre as drenagens anterógrada e retrógrada do sistema coletor do trato urinário superior depende da indicação do procedimento, das condições médicas do paciente, da anatomia específica do paciente e das preferências do paciente e do médico.**

Se todos os fatores forem equivalentes, é preferível a drenagem pela via retrógrada, em vez da anterógrada. Isso inclui a maioria das obstruções ureterais agudas ou crônicas sem infecção (Rosevear et al., 2007; Wenzler et al., 2008). **Entretanto, nos quadros de obstrução do sistema coletor do trato urinário superior complicados por infecção, a drenagem tem caráter de emergência e, em muitos desses casos, a melhor opção pode ser a drenagem percutânea, não a retrógrada** (Ng et al., 2002), **a menos que a drenagem retrógrada possa ser feita de forma rápida e segura. Em geral, os tubos de nefrostomia percutânea e os *stents* ureterais retrógrados se equivalem quanto à capacidade de resolver a febre em pacientes com obstrução do trato urinário superior e febre** (Pearle et al., 1998; Goldsmith et al., 2013), **mas, em determinados pacientes, as circunstâncias podem ditar a preferência por um dos dois acessos.** A colocação retrógrada de *stents* ureterais normalmente requer anestesia regional ou geral, ao passo que tubos de nefrostomia percutânea podem ser introduzidos sob anestesia local. Esse é um importante fator a se levar em conta em indivíduos doentes. Como a via percutânea tem taxas iniciais de sucesso superiores às da via retrógrada em casos nos quais o sistema coletor está dilatado, ela pode ser preferível em pacientes que necessitam de intervenção rápida. Isso é especialmente verdadeiro quando a obstrução ureteral é prolongada, grave ou envolve o orifício ureteral — condições que podem tornar mais difícil a colocação de *stents* retrógrados. Por outro lado, coagulopatias não tratadas são uma contraindicação ao acesso percutâneo, mas *stents* ureterais internos podem ser colocados com segurança em pacientes com problemas de coagulação. Um último fator a se considerar é a preferência do paciente. Embora a qualidade de vida, no que diz respeito à saúde, seja semelhante com tubos de nefrostomia percutânea e com *stents* ureterais internos, alguns pacientes podem preferir uma via em vez da outra (Joshi et al., 2001). Para outras discussões sobre nefrostomia percutânea *versus stent* ureteral interno na drenagem do trato urinário superior, ver Capítulo 6.

Cirurgia Percutânea

O acesso ao sistema coletor do trato urinário superior pode ser indicado para instilação direta de agentes terapêuticos, como nos casos de quimiólise de cálculos urinários e de terapia tópica intracavitária de carcinomas do urotélio. Na maior parte das vezes, o acesso escolhido para a instilação já foi obtido, durante o procedimento cirúrgico antecedente.

Uma importante indicação do acesso percutâneo ao sistema coletor do trato urinário superior é a necessidade de cirurgia intrarrenal ou intraureteral, o que inclui: endopielotomia e endoureterotomia percutâneas (Cap. 49); **nefrolitotomia; tratamento de divertículos calicinais e hidrocálices; e tratamento ureteroscópico anterógrado de grandes pedras ureterais** (Cap. 54) **— incluindo, ainda, ressecção percutânea de tumores do urotélio** (Cap. 58) **e procedimentos menos comuns, como tratamento de bezoares fúngicos**. Em todos esses procedimentos, a obtenção eficiente do acesso, a drenagem pós-operatória adequada e a prevenção e o tratamento das complicações relacionadas com o acesso percutâneo são os componentes mais importantes. O restante deste capítulo se concentra nesses tópicos.

CONSIDERAÇÕES ANATÔMICAS

Dadas as limitações da visualização dos rins e das estruturas adjacentes durante introdução percutânea padrão, guiada por fluoroscopia ou ultrassonografia, a compreensão das anatomias renal e perirrenal é fundamental para a obtenção de um acesso seguro e eficaz. Mesmo quando se detém esse conhecimento, as variações anatômicas podem tornar o acesso um desafio para cirurgiões experientes e impossível para os sem experiência.

Anatomia Perirrenal

Os rins são órgãos bem protegidos, localizados em posição retroperitoneal e rodeados de tecido adiposo. Embora os pequenos vasos hilares renais restrinjam a mobilidade dos rins, a nefroptose ("rim caído") pode ocorrer, especialmente em mulheres magras com pouca gordura perirrenal. Nesses casos, o rim não apenas desce como sofre rotação em sentido anterior. Isso pode ser problemático durante punções percutâneas com o paciente em decúbito ventral.

Os rins são adjacentes aos corpos vertebrais, estendendo-se normalmente da 11ª ou 12ª vértebra torácica à segunda ou terceira lombar (Fig. 8-1). O rim direito está deslocado, em relação ao esquerdo, alguns centímetros para baixo. O eixo longitudinal dos rins é paralelo às bordas laterais dos músculos psoas, cerca de 30 graus em relação à vertical, com os polos inferiores sendo laterais aos superiores. Os rins também têm uma inclinação de 30 graus em relação ao plano frontal, com os polos inferiores sendo anteriores aos superiores. Os rins estão, ainda, rodados para fora do plano frontal, com o aspecto lateral do rim sendo posterior ao aspecto medial, de tal modo que cada rim está rodado em 30 graus posteriormente ao hilo renal.

Os músculos quadrados lombares (*quadratus lumborum*) e psoas são imediatamente posteriores aos rins, exceto nos polos superiores, onde o diafragma é posterior (Fig. 8-2). **Durante acesso percutâneo ao polo superior do rim, a pleura pode ser perfurada. Esse risco aumenta à medida que o acesso é deslocado em sentido cefálico.** O pulmão está localizado acima da 11ª costela, o que torna improvável uma lesão pulmonar direta, a menos que o 10° espaço intercostal (superior à 11ª costela) seja usado como sítio de entrada. As costelas se curvam inferiormente da posição medial para a lateral, de tal modo que a abordagem subcostal pode acessar maiores porções do rim por um sítio de entrada medial do que por um sítio lateral.

As relações perirrenais laterais, anteriores e mediais são mais variadas do que as posteriores (Fig. 8-3). Do lado direito, o fígado é anterior ao polo superior do rim, podendo cobrir toda a superfície anterior em alguns indivíduos. Do lado esquerdo, o baço cobre menos do rim anteriormente. Tanto o fígado quanto o baço podem se estender lateralmente aos rins, havendo, portanto, risco de que sejam lesionados em punções laterais do rim. **Os cólons ascendente e descendente podem ser laterais ou mesmo posteriores aos rins direito e esquerdo, respectivamente. A aposição do cólon ao rim varia de acordo com o local, sendo maior do lado esquerdo e no polo inferior.** Em um estudo de imagens por tomografia computadorizada, o cólon esquerdo era posterior em 16,1% e o cólon direito, em 9% dos casos no nível do polo inferior. No aspecto medial do rim, o cólon era posterior em 5,2% e 2,8%, respectivamente, e no polo superior, em respectivamente 1,1% e 0,4% (Boon et al., 2001). Outras relações viscerais com os rins incluem: glândulas adrenais (mediais ao polo superior dos dois rins);

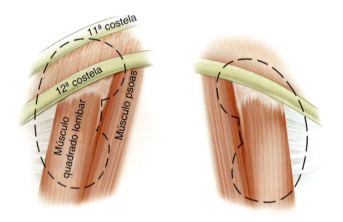

Figura 8-2. Músculos e costelas posteriores aos rins.

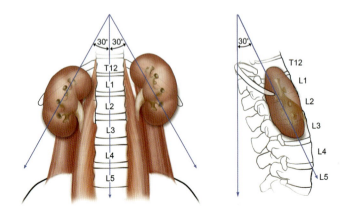

Figura 8-1. Localização dos rins no retroperitônio.

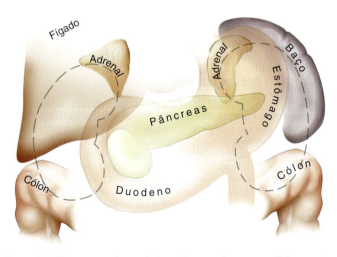

Figura 8-3. Estruturas viscerais laterais, anteriores e mediais aos rins.

duodeno e vesícula biliar (em posição anterior e medial em relação ao rim direito); e cauda do pâncreas (anterior e medial ao rim esquerdo). Essas estruturas podem sofrer lesões em punções mal conduzidas ou profundas demais.

Parênquima Renal e Sistema Coletor

O parênquima renal se compõe de tecido cortical e medular. O córtex renal é a camada mais externa. Ele contém glomérulos e túbulos tortuosos proximais e distais. A medula mais interna contém as pirâmides renais — cones invertidos (com base superficial e vértice profundo) que compreendem as alças de Henle e os ductos coletores, que coalescem, no vértice da pirâmide, em ductos papilares que se abrem na superfície das papilas renais. Existem cerca de 20 ductos papilares drenando cada papila. As colunas de Bertin são invaginações de tecido cortical que envolvem as pirâmides renais — exceto no vértice.

As papilas renais se abrem nos cálices menores, que são as porções mais periféricas do sistema coletor intrarrenal. Quando apenas uma papila se abre no cálice menor, ele é descrito como cálice simples. Se houver duas ou mais papilas se abrindo no cálice, ele recebe o nome de *cálice composto*. A parede mais externa do cálice, na qual se localiza a papila, é o fórnice calicinal. **Há entre cinco e 14 cálices menores em cada rim (média de oito, com 70% dos rins tendo sete a nove cálices)** (Sampaio e Mandarim-de-Lacerda, 1988). **Existem três grupos calicinais: superior, médio e inferior. Os cálices compostos são a regra no grupo superior, comuns no grupo inferior e raros no grupo médio.** Os cálices menores, diretamente ou após coalescerem em cálices maiores, se abrem, através de infundíbulos, na pelve renal (Fig. 8-4). Ocasionalmente, cálices menores podem se abrir diretamente na pelve renal, sem mediação de um infundíbulo. Alguns infundíbulos são anormalmente estreitos, ainda que façam uma drenagem satisfatória, e podem representar um obstáculo para a endoscopia, em especial com nefroscópio rígido relativamente calibroso.

Os cálices compostos dos polos dos rins estão voltados para seus respectivos polos. Os cálices simples normalmente se apresentam em pares, com um deles voltado anteriormente e o outro, posteriormente (Fig. 8-5). Quase sempre, o sistema calicinal do polo superior contém pelo menos um cálice composto, que em alguns casos é o único cálice do sistema. Na maioria dos rins, a drenagem do polo superior para a pelve renal se dá através de um único infundíbulo na linha média. Frequentemente, o sistema do polo inferior também contém um cálice composto. A drenagem calicinal do polo inferior se dá através de um único infundíbulo em cerca de metade dos rins humanos e através de uma série de pares de cálices anteriores e posteriores em aproximadamente metade dos rins. Com os cálices compostos sendo raros no sistema calicinal médio, os cálices médios estão tipicamente organizados em uma série de cálices anteriores e posteriores em pares. Em cerca de dois terços dos rins, existem dois sistemas calicinais principais — um superior e outro inferior — e os cálices médios se abrem em cada um desses sistemas ou em ambos. Na outra terça parte dos rins, o sistema calicinal médio é distinto dos sistemas superior e inferior, coalescendo em um cálice maior médio antes de desembocar na pelve renal ou com esvaziamento dos cálices menores médios diretamente na pelve renal, através de infundíbulos curtos.

Um importante fator a se considerar nas cirurgias renais percutâneas é a definição da orientação anteroposterior dos cálices, porque o acesso (em abordagens posterolaterais ou posteriores típicas) a um cálice posterior proporciona uma entrada relativamente reta no restante do rim, ao passo que a punção percutânea de cálices anteriores exige uma angulação aguda para que se entre na pelve renal, o que pode não ser possível com instrumentação rígida (Fig. 8-6). Foram realizados esforços para determinar quais cálices são provavelmente anteriores e quais são posteriores, com base somente em sua posição mediolateral na radiografia anteroposterior. A distinção diz respeito aos sistemas calicinais médio e inferior, que contêm (em quase todos os sistemas médios e em cerca de metade dos inferiores) cálices menores anteriores e posteriores em pares. O polo superior, com seu sistema quase exclusivamente de cálices compostos, é menos problemático a esse respeito. Normalmente, cálices anteriores e posteriores em pares entram a cerca de 90 graus um do outro. Desse modo, a orientação mediolateral relativa (na radiografia anteroposterior) é determinada pela relação dessa unidade de 90 graus com o plano frontal do rim. Em rins tipo Brödel, essa unidade está rodada anteriormente, de forma que os cálices posteriores estão cerca de 20 graus atrás do plano frontal e os cálices anteriores, 70 graus à frente do plano frontal. Nesse caso, os cálices posteriores são laterais e os anteriores, mediais. Nos rins tipo Hodson, ocorre o contrário: os pares calicinais estão rodados posteriormente, com os cálices posteriores 70 graus atrás do plano frontal — e sendo mediais — e os anteriores 20 graus à frente do plano frontal — e laterais (Fig. 8-6). A maioria dos rins direitos tem orientação tipo Brödel (os cálices posteriores são laterais) e a maioria dos esquerdos, orientação tipo Hodson (cálices posteriores mediais). Um estudo mostrou que, no sistema calicinal inferior, os cálices mediais são anteriores e os laterais são posteriores na maior parte do tempo (Eisner et al., 2009). **Como há variação considerável, a orientação mediolateral dos cálices na radiografia**

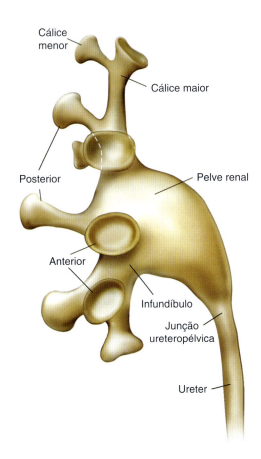

Figura 8-4. Sistema coletor do trato urinário superior.

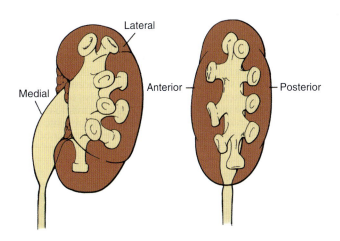

Figura 8-5. Orientação calicinal dos cálices polares e médios. (De Smith AD. Controversies in Endourology. Philadelphia: Saunders; 1995.)

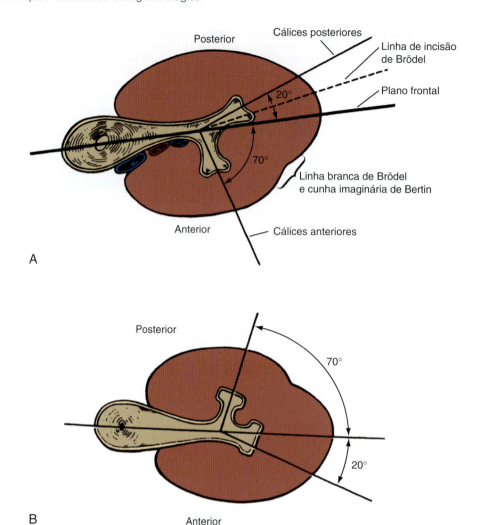

Figura 8-6. Relação dos cálices anteriores e posteriores com o parênquima renal em rins tipo Brödel (A) e tipo Hodson (B). O ponto ideal de entrada percutânea a partir da face posterior do rim é por um cálice posterior, porque o caminho até a pelve renal é razoavelmente reto. Se a entrada for por um cálice anterior (a partir da face posterior do rim), é necessário fazer uma angulação aguda para entrar na pelve renal, o que pode não ser possível com instrumentação rígida. (De Smith AD. Controversies in endourology. Philadelphia: Saunders; 1995.)

anteroposterior não pode ser usada para determinar de forma segura o cálice ideal para entrada, sendo necessárias manobras adicionais para definir a exata anatomia calicinal. Uma distinção anatômica confiável é o fato de o grupo calicinal superior ter orientação mediolateral em 95% dos rins, em contraste com a orientação anteroposterior dos grupos médio e inferior em 100% e 95% dos rins, respectivamente (Miller et al., 2013). Isso significa que **a maioria dos cálices do polo superior é apropriada para acesso percutâneo em abordagens posteriores, ao passo que é preciso ter cuidado ao selecionar um cálice menor posterior nos grupos médio e inferior**. No grupo calicinal inferior, o cálice mais inferior é geralmente anterior, mas o cálice mais cefálico próximo é normalmente posterior (Miller et al., 2013).

Vasculatura Intrarrenal

Embora a anatomia arterial do rim varie, de uma maneira em geral a artéria renal principal se divide em um ramo anterior e outro posterior. O ramo anterior, por sua vez, se divide, no interior do seio renal ou antes de chegar a ele, em quatro artérias segmentares anteriores: as artérias segmentares apical e inferior (que nutrem, respectivamente, a extremidade do polo superior e todo o polo inferior) e as artérias segmentares superior e média (que nutrem o restante da metade anterior do rim). O ramo posterior da artéria renal nutre o restante da metade posterior do rim (Fig. 8-7). Depois de entrar no parênquima renal, as artérias segmentares anteriores e o ramo posterior da artéria renal se dividem em artérias interlobares, também chamadas de artérias infundibulares, por seu curso ser adjacente aos infundíbulos calicinais do sistema coletor renal. Na junção corticomedular, próximo à base das pirâmides renais, cada artéria interlobar normalmente se divide em duas artérias arqueadas, que correm ao longo da pirâmide. A divisão seguinte é nas artérias interlobares, que correm ao longo da superfície externa das pirâmides renais e derivam, em ângulos retos, das artérias arqueadas. As divisões finais, as arteríolas aferentes dos glomérulos, saem das artérias interlobulares no córtex renal periférico. Cada arteríola renal é uma "artéria terminal", o que significa que cada célula do rim recebe seu suprimento sanguíneo de uma arteríola. Por esse motivo, lesões arteriais renais precisam ser evitadas para que não haja perda de função renal. A possibilidade de lesão arterial é menor na linha de Brödel, um plano avascular localizado aproximadamente na margem lateral do rim, estendendo-se do ápice (limitado pela circulação da artéria segmentar anterior apical) ao polo inferior do rim (limitado pela circulação da artéria segmentar anterior inferior). **O acesso percutâneo mais seguro ao sistema**

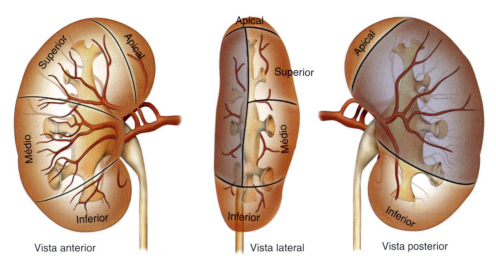

Figura 8-7. Suprimento arterial do rim. O rim é irrigado pelos ramos anterior e posterior da artéria renal principal. O ramo anterior nutre a metade anterior do rim e as regiões polares através de quatro ramos segmentares. O ramo posterior da artéria renal supre o aspecto posterior do rim (representado pela área sombreada). Um plano avascular, conhecido como linha de Brödel, separa as circulações anterior e posterior.

coletor é diretamente pelo fórnice calicinal, evitando assim as artérias interlobares (infundibulares) adjacentes aos infundíbulos calicinais e as artérias arqueadas que margeiam a pirâmide renal (Sampaio et al., 1992).

A anatomia venosa do rim não tem a mesma estrutura definida da arterial. Além disso, há circulação cruzada livre entre as veias intrarrenais, via arcadas. Isso aumenta o fluxo vascular dos rins, reduz o risco de congestão venosa e torna as lesões venosas renais menos prejudiciais à função renal do que as lesões arteriais.

PONTOS-CHAVE: CONSIDERAÇÕES ANATÔMICAS

- O diafragma e a pleura podem ser perfurados durante entrada percutânea no polo superior do rim.
- Os cólons ascendente e descendente podem ser laterais ou mesmo posteriores aos rins direito e esquerdo, respectivamente. A aposição do cólon ao rim varia de acordo com o local, sendo maior do lado esquerdo e no polo inferior.
- Um importante fator a se considerar nas cirurgias renais percutâneas é a definição da orientação anteroposterior dos cálices.
- A orientação mediolateral dos cálices na radiografia anteroposterior não pode ser usada para determinar de forma segura o cálice ideal para entrada.
- A maioria dos cálices do polo superior é apropriada para acesso percutâneo em abordagens posteriores, ao passo que é preciso ter cuidado ao selecionar um cálice menor posterior nos grupos médio e inferior.
- O acesso percutâneo mais seguro ao sistema coletor é diretamente pelo fórnice calicinal.

OBTENÇÃO DO ACESSO PERCUTÂNEO

O correto acesso percutâneo ao sistema coletor do trato urinário superior é uma parte crucial do procedimento percutâneo. À medida que o tempo passa, mais urologistas vão sendo treinados para realizar o acesso percutâneo (Spann et al., 2011), mas, nos Estados Unidos, somente uma minoria dos urologistas segue praticando essa competência (Bird et al., 2003; Lee et al., 2004a). No Reino Unido, dados de pesquisa sugerem que a obtenção do acesso para cirurgias percutâneas é quase igual entre urologistas e radiologistas, com equipes conjuntas das duas especialidades atuando nos casos mais complexos (Aslam et al., 2011).

Embora existam controvérsias quanto ao sucesso e às complicações referentes aos acessos para cirurgias renais percutâneas obtidos por urologistas *versus* radiologistas (Watterson et al., 2006; El-Assmy et al., 2007; Tomaszewski et al., 2010a), a distinção essencial para assegurar o acesso eficaz para um procedimento percutâneo não é quem obtém o acesso, mas que o acesso para cirurgias urológicas seja dirigido por urologistas. **A situação ideal é que o urologista esteja presente no momento da obtenção do acesso — ou realizando ele próprio o procedimento de acesso ou dirigindo ativamente o radiologista.** Quando obtido sem informações do urologista (em pessoa ou por meio de orientação prévia), o sítio de acesso, em grande parte dos casos, não é aceitável para o procedimento percutâneo subsequente (Tomaszewski et al., 2010a).

Antimicrobianos Periprocedimentais

A prevenção das complicações infecciosas é um fator de grande importância quando se considera o acesso percutâneo ao sistema coletor do trato urinário superior. **Nos procedimentos eletivos, o ideal é que se confirme se a urina é estéril.** Nos casos de anormalidades anatômicas, internação recente, infecção coexistente distante, cateterização recente ou outras situações que sugiram maior probabilidade de bacteriúria, é recomendada a urocultura. Em quadros de cateter exteriorizado ou cálculo renal coraliforme, é provável a presença de bacteriúria e a urocultura pré-operatória deve ser considerada prática-padrão. Em outros casos, uma urinálise de triagem pode ser suficiente, realizando-se a cultura se houver suspeita de infecção na urinálise. Quando há bacteriúria, um curso terapêutico de antimicrobianos orientados pela cultura deve ser administrado para esterilizar a urina. O ideal é que a urocultura seja repetida para confirmar a esterilização, embora isso possa não ser viável. Em casos de material exógeno colonizado, como cateteres urinários exteriorizados, ou cálculos infectados, pode não ser possível erradicar a infecção antes do procedimento percutâneo. O objetivo, então, é suprimir a contagem bacteriana antes da intervenção.

A American Urological Association (AUA) recomenda profilaxia antimicrobiana periprocedimental em todos os casos de cirurgia renal percutânea (Wolf et al., 2008). Embora não existam ensaios randomizados e controlados que sustentem essa recomendação, dados não randomizados sugerem taxa de infecção urinária pós-procedimental de 35%-40% sem profilaxia antimicrobiana, em comparação com 0%-17% com profilaxia (Charton et al., 1986; Darenkov et al., 1994). Um grande estudo retrospectivo, mas combinando casos e controles, fez uma comparação entre 162 pacientes com profilaxia antimicrobiana e 162 sem profilaxia, todos submetidos a nefrolitotomia percutânea. A taxa de febre e outras complicações pós-operatórias foi três a 10 vezes maior no grupo sem profilaxia (Gravas et al., 2012). A necessidade de cobertura antimicrobiana para drenagens percutâneas simples do sistema coletor do trato urinário superior não está definida.

A cobertura antimicrobiana deve contemplar organismos comuns no trato urinário (*Escherichia coli*, *Proteus* sp., *Klebsiella* sp., *Enterococcus* sp.) e na pele (*Staphylococcus aureus*, *Staphylococcus* sp. coagulase-negativas, *Streptococcus* sp. do grupo A). Os agentes recomendados incluem: cefalosporinas de primeira e segunda gerações; aminoglicosídeos (ou aztreonam, em pacientes com insuficiência renal) combinados com metronidazol ou clindamicina; ampicilina/sulbactam; e fluoroquinolonas. Embora algumas séries sugiram que a administração de antimicrobianos durante a semana anterior à nefrolitotomia percutânea reduz o risco de complicações infecciosas (Mariappan et al., 2006; Bag et al., 2011), são preponderantes as evidências de que, **quando o antimicrobiano é administrado somente para profilaxia (i.e., não para tratamento de infecção conhecida ou presumida), o tratamento perioperatório imediato nas nefrolitotomias percutâneas (≤ 24 h) é tão eficaz quanto cursos mais longos e, portanto, preferível** (Dogan et al., 2002; Demirtas et al., 2012; Seyrek et al., 2012; Tuzel et al., 2013). Um curso breve (≤ 24 h) de antimicrobianos quando da retirada do tubo nefrostômico também pode ser considerado (Wolf et al., 2008).

Manejo da Anticoagulação

Com o uso crescente de medicamentos antiplaquetários e anticoagulantes pela população em geral, os urologistas lidam mais frequentemente com o planejamento de cirurgias renais percutâneas em pacientes tomando essas medicações (Riley e Averch, 2012). Além disso, outros medicamentos — como anti-inflamatórios não esteroides e alguns suplementos nutricionais — têm atividade anticoagulante ou antiplaquetária. Exceto conforme descrito a seguir, essas medicações devem em geral ser interrompidas antes de cirurgias renais percutâneas. Os períodos pré-operatórios de cessação variam: fitoterápicos, 1 semana; aspirina, 1 semana; varfarina, 5 dias; clopidogrel, 5 dias; anti-inflamatórios não esteroides, 3 a 7 dias. Em seu consenso, a International Consultation on Urological Diseases e a AUA (Culkin et al., 2014) recomendam o seguinte no que diz respeito às cirurgias renais percutâneas:

1. Medicamentos orais com atividade anticoagulante ou antiplaquetária devem ser interrompidos antes da cirurgia (exceto conforme mencionado a seguir). Pode ser necessária uma transição com derivados de heparina, com retomada dos anticoagulantes ou antiplaquetários orais assim que o risco de hemorragia periprocedimental tiver diminuído. O manejo multidisciplinar com especialistas pode ser necessário em pacientes com risco tromboembólico elevado.
2. Como a retirada de terapia antiplaquetária dupla (i.e., aspirina com clopidogrel) nunca deve ocorrer nos 12 meses seguintes à colocação de *stents* farmacológicos ou nos 3 meses seguintes à colocação de *stents* de metal sem revestimento, cirurgias renais percutâneas eletivas não devem ser realizadas nesses períodos.
3. Em pacientes fazendo uso de clopidogrel ou aspirina para prevenção de acidente vascular cerebral secundário, em especial após acidente vascular cerebral (AVC) recente, a interrupção da medicação pode ser desaconselhada, recomendando-se a consulta a um neurologista se a cirurgia renal percutânea estiver sendo considerada.
4. Embora doses baixas de aspirina possam ser mantidas no período perioperatório, a equipe cirúrgica pode optar, em pacientes sem indicações médicas específicas, por suspender a medicação nesse período.
5. Em pacientes que tomam varfarina e têm risco elevado de sofrer trombose (qualquer substituição de válvula mitral mecânica ou uma válvula aórtica mecânica com qualquer fator de risco), deve-se interromper a medicação 5 dias antes do procedimento cirúrgico e instituir uma terapia de transição apropriada (heparina ou derivados de heparina). Em pacientes fazendo uso de varfarina por outras indicações (fibrilação atrial, histórico de trombose venosa profunda etc.), a transição pode não ser necessária.

Em alguns pacientes que precisam continuar a terapia anticoagulante ou antiplaquetária, a ureteroscopia pode ser uma alternativa satisfatória à cirurgia renal percutânea, porque pode ser realizada durante tratamento com esses agentes.

Anestesias Locais e Regionais

Independentemente do tipo de anestesia primária utilizado na cirurgia renal percutânea, o acréscimo de anestesias locais e regionais pode trazer benefícios. De oito estudos randomizados e controlados que avaliaram o impacto da infiltração do trato com diversos anestésicos locais *versus* placebo em dores pós-operatórias precoces e uso de narcóticos, sete demonstraram benefícios (Haleblian et al., 2007; Ugras et al., 2007; Jonnavithula et al., 2009; Gokten et al., 2011; Akbay et al., 2012; Shah et al., 2012; Kirac et al., 2013; Parikh et al., 2013). Além disso, o bloqueio de nervos intercostais e o bloqueio paravertebral torácico com anestésicos locais de ação prolongada obtiveram benefícios semelhantes em ensaios randomizados e controlados (Ak et al., 2013; Honey et al., 2013; Ozkan et al., 2013).

Posicionamento do Paciente

Goodwin et al. (1955) descreveram o decúbito ventral como posição para o acesso percutâneo ao sistema coletor do trato urinário superior e, com o tempo, essa posição se tornou o padrão. Também foi descrito o "decúbito ventral flexionado" (Ray et al., 2009). O decúbito ventral tem a vantagem de expor uma área ampla (o dorso do paciente), com muitas opções de sítios de acesso e uma superfície de trabalho horizontal e estável. A abordagem posterior ou posterolateral é a mais direta até os cálices posteriores desejados e chega mais próximo da abordagem do rim através da linha avascular de Brödel. No entanto, o decúbito ventral também tem algumas desvantagens, estando associado a uma diminuição do índice cardíaco (Hatada et al., 1991) e, em casos nos quais o acolchoamento é inadequado, a uma redução da capacidade pulmonar — porém, se o acolchoamento for suficiente para garantir a livre movimentação das paredes abdominal e torácica, a capacidade pulmonar é maior em decúbito ventral que em decúbito dorsal (Edgcombe et al., 2008). O anestesiologista tem dificuldade de acesso às vias aéreas com o paciente em decúbito ventral. O decúbito ventral pode não ser possível em pacientes com obesidade mórbida e/ou concavidade da coluna vertebral e pode estar associado a complicações neuromusculoesqueléticas como compressão de nervos ou lesões por estiramento, lesões oculares ou faciais e rabdomiólise. Por fim, o decúbito ventral requer que o cirurgião permaneça de pé, muitas vezes segurando instrumentos à distância com os braços estendidos, o que causa fadiga. Para contornar essas deficiências, os urologistas introduziram os decúbitos dorsal e lateral como posições para realização de cirurgias renais percutâneas.

Valdivia Uria et al. (1987) foram os primeiros a descrever a abordagem em decúbito dorsal de nefrolitotomias percutâneas, o que culminou na sua revisão, em 1998, de 557 pacientes submetidos à nefrolitotomia percutânea nessa posição (Valdivia Uria et al., 1998). Eles relataram poucas complicações. Não houve hidrotórax ou pneumotórax nem lesões de cólon e a taxa de grandes hemorragias foi de apenas 0,5% (ver adiante discussão mais detalhada sobre complicações). As variações nessa posição incluem decúbito dorsal completo e decúbito dorsal com o lado ipsolateral elevado, além de decúbito dorsal combinado com variados graus de elevação do flanco ipsolateral (em alguns casos, com rotação de 90 graus) e posição de litotomia assimétrica (Falahatkar et al., 2008; Papatsoris et al., 2008; Scoffone et al., 2008; Zhou et al., 2008; Moraitis et al., 2012).

Em decúbito ventral, com uma punção posterior ou posterolateral, os cálices posteriores são os melhores para a entrada porque permitem o acesso à pelve renal e ao restante do rim. Em decúbito dorsal, o local de punção é lateral ou anterolateral, de modo que, frequentemente, os melhores cálices para a entrada são os anteriores. Para um procedimento tal como nefrolitotomia percutânea com o paciente na posição supina, a bainha de acesso é angulada em relação horizontal (em comparação com a vertical durante nefrolitotomia percutânea na posição prona), o que reduz a pressão no sistema coletor e facilita a saída dos fragmentos de pedra através da bainha. A posição supina não requer reposicionamento após a indução da anestesia e a uretra é facilmente mais acessível do que na posição prona. A posição supina é uma posição mais segura no que diz respeito a complicações neuromusculoesqueléticas e a equipe de anestesia pode preferir essa posição (Atkinson et al., 2011). Por fim, porque a entrada percutânea é mais lateral do que durante um procedimento em pronação, os instrumentos estão mais próximos do cirurgião, o que resulta em menos esforço físico e na oportunidade para que ele se sente durante o procedimento.

Entretanto, há algumas desvantagens no uso da posição supina para a cirurgia renal percutânea. Em primeiro lugar, não é familiar para muitos urologistas porque a posição prona é utilizada em alguns programas de formação (tem havido uma mudança progressiva em sentido oposto). Em segundo lugar, a pressão reduzida no sistema coletor resulta em um volume mais baixo e, portanto, em menos espaço para visualização e manipulação. Em terceiro lugar, o acesso ao polo renal superior é mais difícil em decúbito dorsal quando em comparação com decúbito ventral e o comprimento do trato percutâneo é maior do que na posição prona (Azhar et al., 2011; Duty et al., 2012). E, finalmente, com a colocação ideal de almofadas e acolchoamentos, a posição prona pode fornecer uma melhor ventilação do que a posição supina (Edgcombe et al., 2008, Atkinson et al., 2011).

Em um estudo amplo, multi-institucional, retrospectivo, de nefrolitotomia percutânea, incluindo 4.637 e 1.138 pacientes em posições prona e supina, respectivamente, o tempo operatório e as taxas livres de cálculo favoreceram a posição prona, porém, alguns parâmetros de segurança do paciente favoreceram a posição supina (Valdivia et al., 2011). Em duas metanálises de decúbito dorsal *versus* decúbito ventral para nefrolitotomia percutânea, uma incorporando dois estudos clínicos randomizados e dois estudos de caso-controle (Liu et al., 2010) e uma incluindo os mesmos quatro estudos mais 27 séries de casos (Wu et al., 2011), ambas documentaram que o tempo operatório é mais curto na posição supina, mas que não há diferenças em outros parâmetros.

A posição em flanco (decúbito lateral), que primeiramente foi descrita por Kerbl et al. (1994), é menos utilizada para a cirurgia renal percutânea. Essa posição permite o acesso simultâneo aos aspectos anteriores e posteriores do rim e parece ser particularmente útil para pacientes com obesidade mórbida ou aqueles com deformidades da coluna vertebral nos quais tanto a posição supina quanto prona apresentam dificuldades (Gofrit et al., 2002; Basiri et al., 2008b; El-Husseiny et al., 2009). Ensaios clínicos randomizados, que comparam a posição em flanco com a prona (Karami et al., 2010) e flanco com supina e com prona (Karami et al., 2013), não mostraram diferença nos resultados.

Embora ambas as posições, supina e em flanco, ofereçam alguns benefícios potenciais sobre a posição prona em certos cenários, particularmente na obesidade mórbida e em deformidades da coluna vertebral, as evidências sugerem não haver nenhuma diferença esmagadora, de modo que a preferência do cirurgião pode determinar a escolha da posição para a cirurgia renal percutânea. Como tal, o restante do presente capítulo diz respeito ao acesso em um cálice posterior de uma direção posterior ou posterolateral com o paciente em decúbito ventral, a qual continua a ser o padrão.

O passo inicial em um processo percutâneo é, frequentemente, a colocação retrógrada, cistoscópica, de um cateter ureteral. Isto pode ser realizado com o paciente na posição prona (usando um cistoscópio flexível) ou em litotomia com reposicionamento subsequente em decúbito ventral. Na bexiga de "cabeça para baixo", a bolha de ar de uma introdução inicial do cistoscópio, frequentemente, aproxima a localização dos orifícios ureterais. Cistoscopia em decúbito ventral pode ser realizada em uma mesa de operação padrão ou fluoroscópica, mas é simplificada pela utilização de barra espaçadora no pé da mesa (também chamada de *split-leg table*). Abduzindo as pernas com os joelhos retos, espalham-se as pernas. Isso fornece um melhor acesso ao meato uretral externo.

A colocação cuidadosa de acolchoamento é importante em decúbito ventral (Fig. 8-8). Apoio da cabeça com estofamento em uma posição neutra permite o acesso à boca. Certifique-se de que não há uma pressão indevida sobre ossos faciais, nariz e ouvidos. Coloque o braço ipsolateral acima da cabeça para movê-lo do campo operatório, com o ombro e o cotovelo em ângulo reto e acolchoamento generoso. Posicione o braço contralateral da mesma forma ou deixe-o em linha reta e dobrado ao lado. Descanse os aspectos laterais do tórax em cobertores dobrados, em outra espuma volumosa ou em almofadas (amortecedoras) de gel para permitir a expansão da parede torácica e abdominal. Alternativamente, almofa-

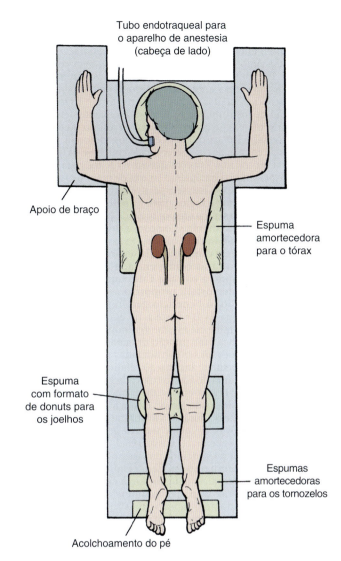

Figura 8-8. Acolchoamento para posição em decúbito ventral.

das e suportes feitos com propósitos fornecem um posicionamento mais seguro para o paciente (Papatsoris et al., 2009). Forneça apoio sob os tornozelos para tirar a pressão dos pés e almofada para os joelhos e pés. Prepare o períneo e o flanco ipsolateral de forma estéril e cubra as áreas não estéreis com campo cirúrgico. Cubra o flanco com campo cirúrgico aderente que incorpore uma bolsa de recolha de fluidos.

Escolha do Local de Acesso para o Sistema Coletor

O local de acesso para o sistema coletor do trato urinário superior é um determinante crítico do sucesso do procedimento subsequente. **Na posição prona, os cálices preferidos são os posteriores (ou o aspecto posterior do complexo de cálices), que permitem um melhor acesso à parte restante do sistema coletor.** Os cálices anteriores geralmente podem ser abordados através de um cálice posterior. Em casos que envolvem um divertículo calicial, infundíbulo estreito ou patologia em um cálice anterior excêntrico, punção direta em uma localização anterior pode ser necessária. A capacidade de acessar o restante do sistema coletor é limitada com tal acesso. **O acesso percutâneo nunca deve ser direcionado para o infundíbulo ou a pelve renal, o que aumenta criticamente o risco de lesão vascular** (Sampaio et al., 1992). O estado do parênquima renal que cobre o cálice de entrada previsto também deve ser considerado porque, quando ele é fino, o trato no sistema coletor pode não fechar de forma satisfatória após a remoção do tubo de nefrostomia.

Um cálice de polo superior é geralmente o local mais versátil para a entrada no sistema coletor do trato urinário superior. A pelve renal, os cálices de polo inferior e o ureter geralmente podem ser penetrados com um nefroscópio rígido a partir de um acesso bem colocado do polo superior. Por conta da inclinação posterior do polo superior renal, o polo inferior não oferece acesso assegurado ao polo superior. O acesso aos grupos caliciais médios normalmente requer um acesso separado ou a utilização de instrumentação flexível. Frequentemente, grupos caliciais médios oferecerão acesso adequado à junção ureteropélvica, conforme necessário, em casos como em endopielotomia. Em outros casos, o cálice de entrada deve ser selecionado com base na distribuição da patologia a ser tratada. Esforços devem ser feitos para selecionar um cálice que permitirá o tratamento através de um único acesso com instrumentação rígida. Caso isso seja possível, então se deve selecionar o local que permitirá que a maior parte da patologia seja tratada. A patologia restante pode ser tratada por meio de um acesso secundário (e raramente um terceiro ou mais) ou com a instrumentação flexível através do local de acesso inicial.

O acesso subcostal é o caminho mais seguro para o rim porque as lesões pleurais são raras com a entrada abaixo da 12ª costela. No entanto, quando a entrada é diretamente acima da 12ª costela (11º espaço intercostal), proporciona-se o melhor acesso ao cálice ideal e, então, o benefício geralmente excede o risco (Fig. 8-9). Entrada acima da 11ª costela, no entanto, tem um maior potencial de lesão pleural e até mesmo pulmonar, por isso, quando o melhor acesso significa uma punção direta acima da 11ª costela, manobras adicionais devem ser consideradas para deslocar o rim, inferiormente. Estas incluem: inclinação cefálica de uma bainha de acesso subcostal ou agulha de acesso colocada em um cálice inferior (Karlin e Smith, 1989; Lezrek et al., 2011); tração suave no fio-guia *through-and-through* posicionado através de um acesso de polo inferior (Goyal et al., 2012); e acesso durante a inspiração máxima (Falahatkar et al., 2010). A alternativa é angular o trato de acesso cefálico a partir de um local de entrada subcostal (Liatsikos et al., 2005; Rehman et al., 2008). Essa abordagem proporciona um acesso limitado ao restante do rim. Todas essas alternativas podem resultar em danos caso o rim seja movido de forma caudal com força excessiva. Um estudo retrospectivo multicêntrico de pacientes submetidos à nefrolitotomia percutânea, via acesso do polo superior, mostrou que pacientes com uma abordagem intercostal tiveram maiores taxas livres de cálculo, menos complicações e período operatório reduzido em comparação com pacientes com uma abordagem subcostal (Lang et al., 2009). O acesso acima da 10ª costela está associado a uma alta incidência de violação pleural e lesão pulmonar, devendo ser evitado, a menos que seja absolutamente necessário. O acesso guiado toracoscopicamente, superior à 10ª costela, pode ser realizado para reduzir o risco de lesão pulmonar (Finelli e Honey, 2001).

Embora a ultrassonografia pré-operatória padrão ou urografia intravenosa sejam suficientes, em muitos casos, para o planejamento do tratamento, em casos complexos, imagem transversal com tomografia computadorizada (TC) ou ressonância magnética (RM) pode ser útil. A TC é padrão em muitos centros. Para uma representação mais precisa do sistema coletor renal, reconstruções tridimensionais de imagem por TC ou RM são úteis (Hubert et al., 1997; Buchholz, 2000; Ng et al., 2005; Thiruchelvam et al., 2005; Ghani et al., 2009; Kalogeropoulos et al., 2009; Patel et al., 2009). Com cronometragem específica de injeções de contraste e TC, os sistemas coletor e vascular podem ser visualizados simultaneamente (Dalela et al., 2009).

Assistência Retrógrada para Acesso ao Sistema Coletor

Uma das vantagens da participação do urologista na obtenção do acesso percutâneo inicial é a oportunidade de fornecer assistência transuretral retrógrada. Essa assistência pode assumir muitas formas, desde a colocação de um cateter ureteral, à inserção de um ureteroscópio flexível, para obter o acesso percutâneo utilizando um dispositivo de inserção retrógrada.

A forma mais simples de assistência transuretral retrógrada é a colocação de um cateter ureteral reto de 1,67 ou 2,0 mm na pelve renal (Fig. 8-10, disponível exclusivamente on-line, em inglês, no site *www.expertconsult.com*). Ar e/ou material de contraste podem ser injetados para delinear e dilatar a anatomia do sistema coletor intrarrenal (Fig. 8-11, disponível exclusivamente on-line, em inglês, no site www.expertconsult.com) e um fio-guia pode ser passado a partir da parte inferior e capturado pelo nefroscópio para estabelecer acesso *through-and-through* a partir do meato uretral externo para o local de entrada percutânea. Um cateter de duplo-lúmen pode ser colocado também. O pequeno calibre de qualquer cateter, no entanto, não fornece muita saída a partir do rim e pode não prevenir a passagem de fragmentos de cálculos ou tumorais para o ureter ao longo do cateter. Um cateter-balão de oclusão ureteral, que incorpora um balão esférico de aproximadamente 5 mm na ponta distal, evita, de forma mais consistente, que o material migre inferiormente para o ureter. O balão deve ser cuidadosamente inflado na pelve renal, certificando-se de que o balão não esteja no ureter — o que poderia levar à ruptura ureteral — e então suavemente puxando-o para baixo a fim de que haja oclusão da junção ureteropélvica (Fig. 8-12). A alternativa é colocar uma bainha de acesso ureteral (geralmente de 3,7 a 5,0 mm) sobre um fio-guia de inserção retrógrada (Landman et al., 2003). O diâmetro exterior extenso da bainha, efetivamente, impede a passagem de partículas, em torno da bainha, para o ureter e o amplo diâmetro interno proporciona excelente saída de partículas de pequeno porte. As desvantagens da utilização de uma bainha de acesso ureteral incluem o potencial trauma ureteral por conta da passagem de um grande dispositivo no ureter e o entupimento do cateter de lúmen por amplos fragmentos de cálculo.

Um ureteroscópio passado de forma retrógrada pode facilitar a entrada percutânea no sistema coletor intrarrenal (Grasso et al., 1995; Kidd e Conlin, 2003; Patel et al., 2008) pois permite ao cirurgião observar e corrigir a colocação percutânea de uma agulha. Uma pinça tipo Dormiá (*basket*) pode, então, ser passada através do ureteroscópio a fim de agarrar a extremidade do fio-guia percutâneo, puxando-o através da uretra, em acesso *through-and-through* (Fig. 8-13). Mesmo quando a patologia a ser abordada é ampla, tornando a visualização direta da agulha percutânea obscurecida (p. ex., cálculo coraliforme completo), ainda se pode usar o ureteroscópio para atingir rapidamente o acesso *through-and-through*. Além disso, o ureteroscópio pode ter melhor acesso a alguns locais no rim quando comparado ao nefroscópio e pode ser utilizado para ajudar no processo (p. ex., fragmento ou cálculos realocados, fulguração de pequenos tumores). Comparações não randomizadas retrospectivas de assistência ureteroscópica *versus* orientação exclusivamente fluoroscópica para acesso durante nefrolitotomia percutânea sugerem que a primeira pode estar associada com uma taxa de transfusão inferior (Sountoulides et al., 2009), redução do tempo de fluoroscopia, menor necessidade de múltiplos acessos e uma redução na suspensão antecipada do procedimento em decorrência de hemorragia (Isac et al., 2013).

A assistência retrógrada "definitiva" para o acesso percutâneo no sistema coletor do trato urinário superior é a abordagem retrógrada para o acesso percutâneo. Embora a abordagem anterógrada seja muito mais comumente realizada, uma abordagem retrógrada pode ser selecionada quando o cirurgião tem experiência limitada com punção renal percutânea anterógrada ou em situações em que possa haver uma vantagem

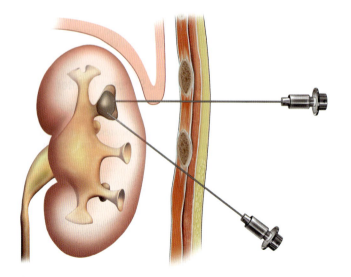

Figura 8-9. Acesso percutâneo subcostal e supracostal de um cálice do polo superior. A abordagem supracostal fornece um acesso mais direto e proporciona um melhor ângulo para a endoscopia do restante do rim.

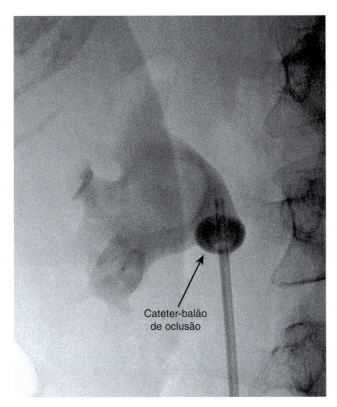

Figura 8-12. Balão de oclusão inflado e acomodado na junção ureteropélvica do sistema coletor do trato superior preenchido de contraste.

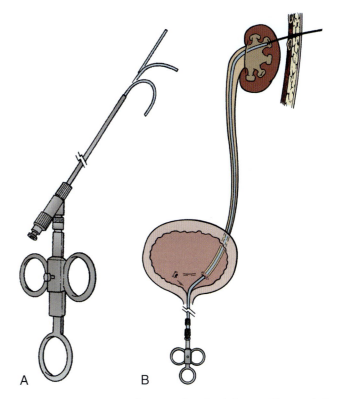

Figura 8-14. Acesso percutâneo retrógrado. A, Cateter Torcon defletido. B, Unidade montada passando a agulha de punção através da parede abdominal e da pele.

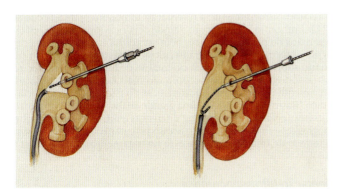

Figura 8-13. Ureteroscópio de assistência retrógrada. A agulha pode ser diretamente visualizada entrando no cálice e um fio pode ser capturado e empurrado para baixo no ureter e para fora da uretra.

técnica para a abordagem retrógrada, como a obesidade mórbida ou um rim hipermóvel ou situado de forma anormal (Mokulis e Peretsman, 1997). O *kit* de Nefrostomia Percutânea com Cateter Pigtail (Cook Urological, Spencer, IN) é o dispositivo comercialmente disponível para essa abordagem. A manobra fundamental desse processo é o de passar um fio rígido do interior do rim para e através da parede do corpo externo. Isto pode ser direcionado de forma fluoroscópica ou sob visão direta com ureteroscopia. Para o primeiro, passe um cateter Torcon de 2,3 mm (ativamente defletível de 0 a 140 graus; Fig. 8-14A) ao longo de um fio-guia e o direcione de forma fluoroscópica dentro do cálice desejado. Insira a bainha de politetrafluoretileno (PTFE) de 1,0 mm que contém o fio de punção de aço inoxidável de 0,04318 centímetros através do cateter Torcon. Avance o fio de punção através da parede do rim e do corpo sob controle fluoroscópico, retirando-o e posicionando-o caso quaisquer obstáculos, como uma costela, sejam encontrados (Fig. 8-15B). Faça uma pequena incisão na pele e agarre o fio externamente. Use os dilatadores fasciais de forma anterógrada até

o cateter Torcon poder avançar através do trato. Quando a extremidade do cateter sair da pele, troque o fio de punção por um fio-guia padrão de 0,0889 centímetros, alcançando, assim, o acesso *through-and-through*. Essa técnica fluroscópica é relatada como sendo segura e eficaz (Sivalingam et al., 2013).

Para a abordagem ureteroscópica a fim de obter o acesso percutâneo retrógrado, direcione o ureteroscópio dentro do cálice desejado e passe a punção de aço inoxidável de 0,04318 centímetros dentro da bainha PTFE de 1,0 mm através do canal de trabalho. Descrita pela primeira vez em 1989 (Munch, 1989), em relatos mais recentes tem sido sugerido que urologistas sem treinamento em acesso anterógrado percutâneo podem ser capazes de adotar esta técnica mais facilmente (Wynberg et al., 2012) e que essa abordagem pode estar associada com tempo operatório reduzido e menos complicações em relação ao acesso anterógrado (Kawahara et al., 2012). Experiência adicional é necessária antes de o papel do acesso percutâneo retrógrado (seja direcionado de forma fluroscópica ou ureteroscópica) ser realizado.

Abordagem Anterógrada para o Acesso ao Sistema Coletor: Agulhas e Fios-guia

A abordagem anterógrada ao acesso percutâneo dentro do sistema coletor do trato urinário superior é o padrão. Ela oferece o maior controle da entrada pela pele e pode ser guiada por ureteroscopia ou uma variedade de modalidades de imagens.

O esquema geral de acesso anterógrado é colocar uma agulha através da pele dentro do sistema coletor do trato urinário superior. Um fio-guia é colocado através da agulha e, em seguida, cateteres e outros dispositivos são postos sobre o fio-guia, eventualmente, ampliando o trato até que o lúmen desejado seja alcançado para o propósito do procedimento. Essa é a técnica de Seldinger, descrita (para acesso vascular) por Sven-Ivar Seldinger (1953). As escolhas-padrão para a agulha são uma agulha de calibre 21 através da qual é passado um fio-guia de 0,04572 centímetros ou uma agulha de calibre 18 através da qual é passado um fio-guia padrão de 0,0889 centímetros. Ambas as agulhas possuem uma bainha romba e um obturador afiado (Fig. 8-15). A agulha de calibre 21 possui a vantagem de causar lesão

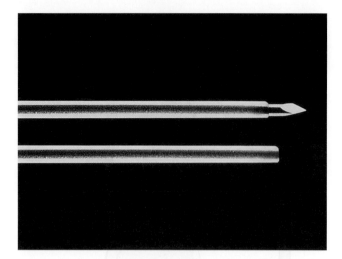

Figura 8-15. Agulha de acesso percutâneo, com uma bainha romba e um obturador afiado.

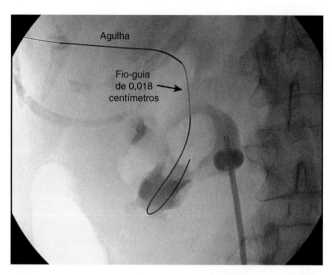

Figura 8-16. Um fio-guia de 0,018 polegada passado através da agulha percutânea. Este fio-guia é trocado por um fio-guia de 0,035 polegada para manipulação subsequente.

relativamente pequena quando perfura através do tecido. Perfurações múltiplas geralmente podem ser feitas com baixo risco de hemorragia a partir da própria agulha; a opção de colocar e substituir a agulha várias vezes é vantajosa porque colocar a ponta da agulha no local correto no rim é o aspecto mais difícil do acesso percutâneo dentro do sistema coletor do trato urinário superior. A agulha de calibre 18 é mais traumática e a realização de várias perfurações deve ser evitada. A vantagem da agulha de calibre 18 é o fato de ela ser mais dura. Dentro de uma série de circunstâncias, a agulha de calibre 21 não mantém a trajetória adequadamente (p. ex., rim cicatrizado, paciente obeso), sendo a agulha de calibre 18 mais eficaz. Adicionalmente, o fio-guia padrão de 0,04572 centímetros que passa através da agulha de calibre 21 (Fig. 8-16) deve ser trocado por um fio-guia padrão de 0,0889 centímetros para a dilatação de trajeto ou colocação do cateter subsequente. Essa troca requer uma etapa extra, a qual adiciona complexidade ao procedimento e aumenta o risco de uma perda de acesso. Para equilibrar a eficácia reduzida da agulha de calibre 21 e seu potencial maior de perda de acesso com a ampliação do risco de trauma com o uso da agulha de calibre 18, é recomendado que a agulha de calibre 21 seja utilizada quando o cirurgião é menos experiente ou quando minimizar o trauma seja o fundamental. A agulha de calibre 18 deve ser utilizada quando o cirurgião é experiente e confiante o bastante de que a ponta da agulha pode ser posta dentro do cálice desejado com apenas algumas tentativas.

Dois métodos podem ser utilizados para a troca do fio-guia de 0,04572 centímetros pelo fio-guia de 0,0889 centímetros. Um introdutor coaxial incorpora um pequeno cateter no interior de um cateter ligeiramente maior. Depois de inserir o fio-guia de 0,04572 centímetros e remover a agulha, o introdutor coaxial é avançado através do fio-guia até que o fim esteja dentro do sistema coletor renal. O cirurgião deve remover o cateter interior e o fio-guia de 0,04572 centímetros e, então, deve avançar um fio-guia de 0,0889 centímetros através do cateter exterior dentro do sistema coletor. O segundo método utiliza um introdutor graduado que encaixa o fio-guia de 0,04572 centímetros em sua ponta, mas depois se alarga para um lúmen que irá aceitar o fio-guia de 0,0889 centímetros. A poucos centímetros atrás da ponta, está um orifício através do qual o fio-guia de 0,0889 centímetros pode passar. Após inserir o fio-guia de 0,04572 centímetros e remover a agulha, passe o introdutor graduado sobre o fio-guia até que esteja alguns centímetros no interior do rim, de modo que o orifício lateral esteja dentro do sistema coletor renal. Remova o fio-guia de 0,04572 centímetros e então insira um fio-guia de 0,0889 centímetros angular ou com ponta em formato de J, através do introdutor, até que a extremidade do fio saia do cateter no interior do sistema coletor. Com o introdutor coaxial ou introdutor graduado, um reforço pode ser utilizado para auxiliar a passagem do dispositivo através do fio-guia de 0,04572 centímetros relativamente inseguro.

O fio-guia de 0,0889 centímetros inicial mais seguro para ser utilizado no acesso percutâneo do trato urinário superior é um fio em "J" revestido de PTFE. A ponta "J" faz com que o fio-guia seja improvável de perfurar o sistema coletor. Este fio-guia não passará facilmente sob o ureter, entretanto, que é mais facilmente manuseado com um fio-guia revestido de PTFE com ponta mole ou um fio-guia hidrofílico com uma ponta reta ou angular.

Abordagem Anterógrada para o Acesso ao Sistema Coletor: Técnica de Acesso Inicial

O acesso percutâneo inicial para o sistema coletor do trato urinário superior descrito por Goodwin et al. (1955) era "cego". Em 1974, Pedersen relatou primeiramente a orientação ultrassonográfica (Pedersen, 1974). Embora o acesso "cego" ainda seja ocasionalmente relatado e nas mãos de peritos possa ser bem-sucedido, na maioria dos casos o acesso percutâneo anterógrado inicial no sistema coletor do trato urinário superior é obtido com orientação de imagem em tempo real. A ultrassonografia e a fluoroscopia são mais comumente utilizadas, com a escolha baseada em características do paciente e preferência do médico (Basiri et al., 2008a). Uma grande análise de casos combinados multi-institucionais não mostrou diferenças entre as orientações ultrassonográficas e fluoroscópicas do acesso percutâneo em nefrolitotomia, em termos de hemorragia e sucesso de tratamento (Andonian et al., 2013).

Orientação Ultrassonográfica

A ultrassonografia possui as vantagens de portabilidade (a máquina de ultrassom móvel é mais fácil de manejar do que uma unidade de braço-C fluoroscópica e não requer uma mesa de operação radiotransparente), de capacidade de avaliar as estruturas intermediárias e de não libera radiação ionizante. Adicionalmente, a injeção retrógrada de material contrastante ou ar não é necessária porque o sistema coletor pode ser facilmente distinguido dentro do rim com base somente na aparência ultrassonográfica. **As desvantagens da ultrassonografia incluem visualização menos clara da agulha percutânea (embora o fato de agulhas registradas, criadas para uma aparência ultrassonográfica aprimorada, estejam disponíveis), um campo de visão limitado em comparação com fluoroscopia e a dificuldade no monitoramento das etapas subsequentes do procedimento.** A ultrassonografia é a primeira escolha quando o acesso retrógrado não pode ser alcançado ou é difícil de obter, tal como em rins a montante de derivações urinárias, transplantados, acima de um ureter completamente obstruído ou quando a exposição à radiação é uma preocupação. A ultrassonografia também pode ser útil na definição de anormalidades esqueléticas ou rins anômalos, quando a anatomia interventora pode ser diferente da normal (Chen et al., 2013; Penbegul et al., 2013). Quando o acesso percutâneo é necessário para drenagem simples do rim, de tal modo que o local exato do acesso não seja crítico, contanto que se evite a punção da

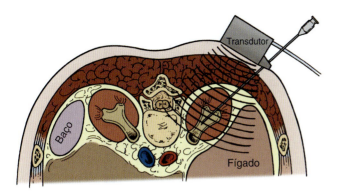

Figura 8-17. Orientação ultrassonográfica da agulha de punção.

pelve renal ou do infundíbulo, a ultrassonografia é mais rápida e mais conveniente do que a fluoroscopia.

Utilizando um transdutor de ultrassom de 3,5 ou 5,0 MHz portátil, inspecione o rim e selecione um cálice para a entrada percutânea. Guias de agulha podem ser colocados sobre o transdutor para direcionar a agulha no plano de visualização da sonda. Alguns preferem colocar a agulha à mão livre em vez disso, movendo o transdutor ao redor para obter diferentes visualizações do rim e da agulha. Observe a agulha à medida que ela avança até que pareça que sua ponta esteja dentro do sistema coletor (Fig. 8-17). Removendo-se o obturador e aspirando-se a urina, confirmar a entrada. Infusão salina e administração de furosemida podem melhorar a visualização ultrassonográfica de um sistema coletor intrarrenal não dilatado (Yagci et al., 2013). Em uma comparação não randomizada (Lu et al., 2010) e em um ensaio controlado randomizado (Tzeng et al., 2011), a adição de Doppler para imagens de ultrassom (o que facilita a visualização dos vasos sanguíneos) foi associada com a menor taxa de perda de sangue e/ou menor taxa de transfusão do que somente o ultrassom.

Orientação Fluoroscópica

A orientação fluoroscópica é mais comumente utilizada para obter acesso anterógrado ao sistema coletor do trato urinário superior para a cirurgia renal percutânea. Contudo, a instilação retrógrada de ar e/ou material de contraste não é absolutamente essencial (Tabibi et al., 2007), a maioria dos urologistas descobriu que ela melhora o acesso percutâneo guiado de forma fluroscópica (Fig. 8-18). A fluoroscopia fornece um delineamento excelente da anatomia e patologia do sistema coletor intrarrenal (quando o contraste é usado), um amplo campo de visão (que pode ser colimado para reduzir a exposição à radiação) e a capacidade de monitorar todas as etapas do procedimento. Em alguns casos, combinar as técnicas pode ser uma excelente opção, usando a ultrassonografia para orientar a colocação da agulha inicial e, em seguida, utilizando a fluoroscopia (após a injeção de ar ou contraste através da agulha que foi guiada ecograficamente) para confirmar que o cálice desejado foi acessado e para monitorar as etapas subsequentes do processo (Osman et al., 2005). Quando o local de entrada estiver incorreto, então a fluoroscopia do sistema coletor cheio de ar ou contraste pode ser utilizada para orientar outra agulha no cálice desejado. Com essa combinação, a assistência retrógrada não é necessária. Uma tentativa controlada e randomizada entre o acesso de nefrolitotomia percutânea direcionada apenas por fluoroscopia *versus* ultrassonografia mais fluoroscopia mostrou menos tentativas de punção, menor tempo de acesso e redução do tempo de uso da fluoroscopia no grupo em que se utilizou a ultrassonografia mais fluroscopia, sem diferenças na taxa de sucesso ou hemorragia (Agarwal et al., 2011). Essa técnica é especialmente útil no acesso de sistemas não dilatados sem assistência retrógrada (Patel e Hussain, 2004).

Existem dois métodos bem descritos de orientação fluoroscópica para o acesso percutâneo anterógrado do sistema coletor do trato urinário superior: a técnica do "olho-de-agulha" e a técnica de "triangulação" (Miller et al., 2007). Ambas têm seus defensores e não há nenhuma vantagem evidente de uma sobre a outra, como confirmado por um teste controlado e randomizado (Tepeler et al.,

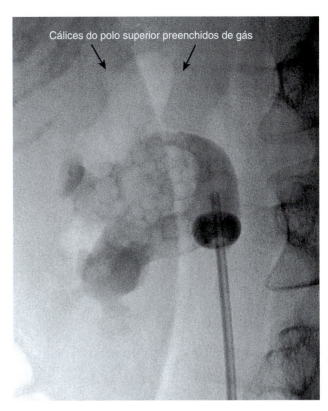

Figura 8-18. A injeção de ar dentro do sistema coletor do trato superior preenchido de contraste mostra cálices posteriores, neste caso, mais claramente, os cálices do polo superior. Compare com a Figura 8-12, antes da injeção de ar.

2012). Através do dispositivo retrógrado, injeta-se material de contraste para delinear o sistema coletor após primeiramente ter tomado nota de qualquer patologia radiopaca para consulta posteriormente. A comparação do sistema coletor não opacificado com uma visão contrastada pode ser útil. Após as opções para os cálices de entrada serem totalmente identificadas, injeta-se ar para definir os cálices que são posteriores. Na posição prona, o ar sobe até os cálices posteriores. O pielograma de "duplo-contraste" (tanto material de contraste quanto ar) fornece a melhor determinação da anatomia intrarrenal pertinente.

Para executar a técnica de "olho-de-agulha", primeiramente inspecione o rim com a unidade de fluoroscopia diretamente acima do paciente (direcionado verticalmente) e selecione o cálice desejado. Em seguida, gire a parte superior da unidade fluoroscópica em 30 graus na direção do cirurgião, o que traz a visão fluoroscópica mais ou menos de frente para os cálices posteriores. O aparelho pode ser adicionalmente rodado ligeiramente de forma cefálica ou caudal para alinhá-lo exatamente com o eixo do cálice. Coloque a ponta de um hemostático sobre a pele e mova-o até que ele esteja diretamente sobre o cálice desejado. Marque este local e faça uma incisão grande o suficiente para aceitar a agulha e os dilatadores iniciais. Coloque a ponta da agulha de acesso nessa incisão e então mova o eixo da agulha enquanto mantém a ponta no lugar, até que a agulha esteja diretamente alinhada com o eixo da unidade fluoroscópica; fazer desse modo dá a aparência de um "olho de touro" com o ponto central da agulha (que aparenta um círculo) em torno do eixo (que aparenta um ponto). A visão fluoroscópica é como se o cirurgião estivesse olhando para baixo do eixo da agulha no cálice desejado — daí o termo "olho da agulha" (Fig. 8-19A).

Avance com a agulha em linha reta, enquanto verifica com a fluoroscopia e ajusta o ângulo da agulha, conforme necessário, para manter a aparência de um "alvo". Caso a agulha esteja a mais do que alguns centímetros de profundidade e o reajuste seja necessário, é provável que a agulha precise ser retirada antes que uma nova trajetória possa ser seguida. A agulha de calibre 21 pode ser difícil de controlar durante essa etapa do processo. Se houver dificuldade, substitua-a pela agulha de calibre 18, que apresenta maior facilidade de passagem. Após o eixo da agulha ser fixado e considerar-se que

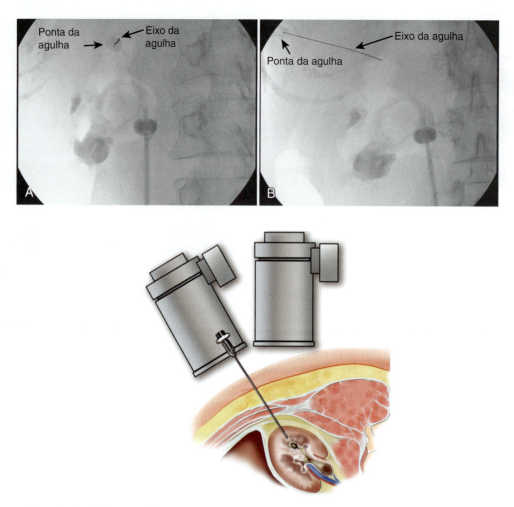

Figura 8-19. Orientação fluoroscópica "olho-da-agulha". **A,** Com a parte superior da unidade fluoroscópica rotacionada 30 graus na direção do cirurgião, a agulha está alinhada diretamente por cima do cálice de entrada previsto. **B,** Com a unidade fluoroscópica rotacionada para longe do cirurgião, a agulha é agora vista de perfil e, na figura, já foi avançada sob controle fluoroscópico para alcançar a entrada do sistema coletor.

a agulha se aproxima ou já está no rim (normalmente um "pop" pode ser sentido quando a cápsula renal é perfurada), então gire a unidade de fluoroscopia para longe do cirurgião, de volta à vertical ou mesmo para 10 ou 15 graus além da vertical. Nesse momento, a agulha aparece "de perfil" como em uma linha reta. Com os eixos craniocaudal e mediolateral da agulha fixados, avance ou retire a agulha para mudar sua posição anteroposterior (profundidade) de forma a mover a ponta da agulha em direção ao cálice desejado (Fig. 8-19B). Aspiração da urina ou de ar após remoção do obturador confirma a entrada da agulha. Instilação de material de contraste pode também ser um meio de confirmar a entrada, mas, se a agulha estiver mal colocada, o material de contraste extravasado pode obscurecer a visualização fluoroscópica subsequente. Quando passado com cuidado, o fio-guia permanece dentro dos contornos do sistema coletor e, posteriormente, isso garante a entrada apropriada sem risco de haver um extravasamento problemático do material de contraste.

Para utilizar a técnica de "triangulação", examine o rim com a unidade de fluoroscopia que se encontra diretamente acima do paciente para selecionar o cálice desejado e segure a agulha na posição aproximada do ângulo de entrada desejado. Gire a parte superior da unidade de fluoroscopia cefálica e lateralmente e amplie o campo de visão com o colimador de modo que os movimentos mediolaterais (esquerda-direita) da agulha estejam aparentes. Mude o eixo da agulha enquanto mantém sua ponta no lugar até que a agulha aponte em direção ao cálice desejado (Fig. 8-20A). Em seguida, gire a parte superior da unidade de fluoroscopia 45 graus medialmente. Enquanto mantém de forma constante a orientação mediolateral da agulha, mova a agulha no plano craniocaudal (acima-abaixo) até que a agulha esteja novamente apontada em direção ao cálice desejado (Fig. 8-20B). Repousar o antebraço sobre as costas do paciente pode ajudar a estabilizar a agulha em um plano enquanto a movimenta no outro. Mova a unidade de fluoroscopia para frente e para trás entre essas duas posições até que a agulha permaneça direcionada ao cálice desejado nas duas visões. Avance a agulha sob direcionamento fluoroscópico enquanto monitora a direção anteroposterior (profundidade) da ponta da agulha. Se a posição da agulha nos planos craniocaudal e mediolateral for mantida, a agulha deve entrar no cálice almejado.

Com a técnica "olho-de-agulha", os eixos craniocaudal e mediolateral apropriados da agulha são verificados e mantidos em uma única visão fluoroscópica e a visão confirmatória é necessária somente para assegurar a profundidade da ponta da agulha. Para a técnica de "triangulação", uma visão fluoroscópica é usada para avaliar o eixo mediolateral e outra é usada para avaliar o eixo craniocaudal, com a profundidade da ponta da agulha sendo avaliada nas duas visões (Miller et al., 2007). A vantagem da técnica de "triangulação" em vez da técnica "olho-de-agulha" é que a agulha não pode ser passada muito profundamente, pois o avanço de profundidade é monitorado continuamente. A desvantagem da técnica de "triangulação" é que é difícil manter os planos craniocaudal e mediolateral ao mesmo tempo, pois os dois planos não estão sendo monitorados simultaneamente, como acontece na técnica "olho-de-agulha". O uso da agulha de calibre 18 em vez de 21 é recomendado para a técnica de "triangulação" para ajudar a manter o ângulo de entrada. Dispositivos mecânicos que

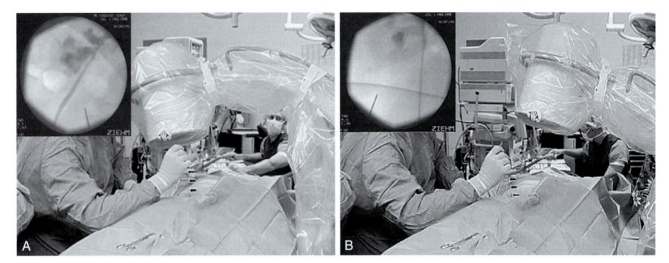

Figura 8-20. Orientação fluoroscópica por triangulação. A, Com a parte superior da unidade fluoroscópica girada lateral e cefalicamente, ajuste a agulha de acesso (*setas*) para uma orientação mediolateral da agulha. B, Após girar a parte superior da unidade fluoroscópica medialmente e enquanto mantém constante a orientação mediolateral da agulha, mova a agulha no plano craniocaudal até que esteja novamente posicionada em direção ao cálice almejado. (De Miller NL, Matlaga BR, Lingeman JE. Techniques for fluoroscopic percutaneous renal access. J Urol 2007;178:15–23.)

estabilizam a agulha durante a inserção também podem ser úteis (Lazarus e Williams, 2011).

Cabe lembrar que a radiação ionizante apresenta um risco real, ainda que pequeno. Quando o cirurgião precisa segurar a agulha de acesso dentro do campo de fluoroscopia, recomenda-se segurar a agulha com uma pinça hemostática, pinça de Foerster ou suporte de agulha desenvolvido especificamente para reduzir a exposição da mão do cirurgião à radiação. Colimar o campo o máximo possível enquanto se mantém ainda um campo de visão adequado reduz exposição do paciente à radiação, bem como de toda a equipe presente. É preferível movimentar o campo colimado para manter o objeto de interesse no campo do que manter um amplo campo que inclui a mão do cirurgião e partes desnecessárias do corpo do paciente. Aumento do índice de massa corporal, aumento do número e tamanho dos cálculos no rim, cálculos não ramificados, maior número de locais de acesso e uso de ar em vez de contraste durante pielografia retrógrada inicial estão associados com aumento da dose de radiação (Mancini et al., 2010; Lipkin et al., 2011). Para mais informações sobre segurança radiológica, ver o Capítulo 2.

Orientação Avançada

Em alguns casos complexos, é interessante considerar acesso percutâneo ao rim guiado por TC ou RM. O acesso inicial é obtido dentro do cálice desejado com o paciente na mesa de TC ou RM, semelhantemente às técnicas utilizadas para biópsia por agulha (Barbaric et al., 1997; Hagspiel et al., 1998; Thanos et al., 2006). O intestino e outras vísceras podem ser identificados por imagem para sua proteção contra lesões e essa abordagem é especialmente útil em casos de anomalias anatômicas (LeMaitre et al., 2000; Matlaga et al., 2003; Srivastava et al., 2010), bem como para sistemas coletores não dilatados (Merkle et al., 1999; Egilmez et al., 2007; Sommer et al., 2011).

A técnica de fluoroscopia estereotáxica que utiliza coordenadas tridimensionais de localização, quando comparada com a fluoroscopia-padrão, foi descrita como estando associada a maior precisão e menor perda de sangue (Li et al., 2012a). O mesmo princípio pode ser informatizado, conforme demonstrado em um modelo *ex vivo* (Zarrabi et al., 2010). Uma modificação ainda maior da fluoroscopia é a fluoroscopia tridimensional, que fornece imagens com nível de qualidade equivalente ao da TC. Aplicação para acesso percutâneo em suínos demonstrou ser eficaz (Soria et al., 2009) e um estudo clínico sugeriu possíveis benefícios (Roy et al., 2012).

A ultrassonografia tridimensional representa com precisão o sistema coletor renal (Ghani et al., 2008) e parece ser útil para imagiologia (Kim et al., 2008) e para ensinar acesso percutâneo em um modelo renal *in vitro* (John et al., 2009). Considerando que a ultrassonografia tridimensional já foi utilizada em outras aplicações urológicas terapêuticas (tais como drenagem percutânea de abscessos prostáticos) (Varkarakis et al., 2004), a investigação de seu uso para acesso percutâneo clínico do sistema coletor é prevista.

As modalidades de imagens também podem ser combinadas. Houve um relato de um novo sistema de localização de imagem que projeta o trajeto de punção ultrassonográfica na tela fluoroscópica (Mozer et al., 2007). Dados de RM pré-operação podem ser mesclados com ultrassonografia intraoperatória para melhorar a precisão da punção (Li et al., 2012b). A integração de imagens de TC pré-operatórias com as de ultrassonografia intraoperatória é relatada com mais frequência (Leroy et al., 2004; Mozer et al., 2005; Wein et al., 2008).

Além da orientação avançada por imagem de acesso percutâneo ao sistema coletor intrarrenal, os avanços tecnológicos estão sendo aplicados à punção por agulha inicial. O laboratório URobotics da John Hopkins University desenvolveu o acesso percutâneo robótico ao rim com centro remoto de dispositivo de movimento (PAKY-RCM) (Cadeddu et al., 1997b). Trata-se de um braço robótico com sete graus de liberdade que posiciona a agulha dentro do sistema coletor intrarrenal conforme direcionada pelo dispositivo de controle que gira a ponta da agulha sobre um ponto fixo na pele. Em um estudo clínico não randomizado, o sistema PAKY-RCM foi equivalente a um médico especialista no ganho de acesso ao sistema coletor em termos de tempo e precisão (Su et al., 2002). Em um estudo randomizado em um rim de um modelo *in vitro*, o PAKY-RCM levou um pouco mais de tempo, mas foi mais preciso do que a inserção manual da agulha (Challacombe et al., 2005b). Esse dispositivo também pode ser controlado à distância com tecnologia de telepresença (Bove et al., 2003; Netto et al., 2003). O mesmo grupo desenvolveu em seguida um robô para acesso percutâneo que é compatível com RM (Mozer et al., 2009). Agulhas de acesso percutâneo que incorporam características avançadas como cristal piezoelétrico, o qual permite que a agulha seja ajustada para orientações específicas (Yan et al., 2007), sensores eletromagnéticos, que fornecem informações em tempo real de posição e orientação (Yaniv et al., 2009; Huber et al., 2011; Rodrigues et al., 2013), e sistemas sensores com base em impedância para detectar entrada no sistema coletor também foram desenvolvidos (Hernandez et al., 2001; Roberts et al., 2002). No entanto, o uso clínico para cirurgia intrarrenal percutânea não foi relatado. A "agulha que tudo vê" (*all-seing needle*) consiste em uma agulha modificada de acesso percutâneo com 1,6 mm (4,85 Fr) de diâmetro externo pela qual são inseridas micro-ópticas (0,9 mm de diâmetro) aclopadas ao ocular com *zoom* que permitem visualização da via de acesso da agulha durante a entrada inicial (Bader et al., 2011). Aplicação clínica tem sido relatada e parece ser favorável. Finalmente, Rassweiler et al. (2012) descreveram uma aplicação de "realidade aumentada" em um iPad combinada com imagens de TC obtidas com marcadores, integrando informações radiográficas e visuais, para acesso renal percutâneo direto.

Acesso "Cego"

O sistema coletor do trato urinário superior também pode ser acessado de modo "cego", sem nenhuma orientação por imagem (Chien e Bellman, 2002). A única situação em que essa abordagem deve ser considerada é quando a ultrassonografia não está disponível e há obstrução uretral completa (impedindo instilação retrógrada do material de contraste ou opacificação do sistema coletor com contraste intravenoso). A incisura lombar, também chamada de *triângulo lombar superior* ou *triângulo de Grynfelt*, tem sido relatada como um ponto de referência confiável para o acesso percutâneo cego (Fig. 8-21). A incisura lombar é uma área de insuficiência muscular na qual hérnias podem ocorrer. Está localizada posteriormente abaixo da 12.ª costela. A margem superior são a 12.ª costela e o músculo latíssimo do dorso, a margem lateral são o músculo transverso abdominal e o músculo oblíquo externo, a margem medial são o quadrado lombar e os músculos sacroespinhais, a margem inferior é o músculo oblíquo interno. Insira uma agulha de 3 a 4 cm na incisura lombar em um ângulo cefálico de 30 graus para entrar no sistema coletor. Outra abordagem cega ao sistema coletor é inserir uma agulha diretamente perpendicular à superfície corporal, 1 a 1,5 cm lateral ao corpo vertebral L1, que diretamente levará a pelve renal se a anatomia for normal. Se a fluoroscopia estiver disponível, então o ar e o material de contraste podem ser injetados por meio de uma agulha posicionada de modo cego para avaliar sua posição por fluoroscopia e para guiar a agulha caso necessário. No único estudo clínico randomizado comparando o acesso "cego" ao acesso guiado por imagem, a entrada no sistema coletor teve sucesso, respectivamente, em 50% e 90% dos casos (Basiri et al., 2007). Na maioria dos cenários clínicos, o uso da técnica não é recomendado.

Trabalhando o Acesso

Após o bom acesso ao sistema coletor ser alcançado, conforme necessário, mude o fio-guia inicial para um diferente por meio de um cateter. Dilate o trajeto sobre o fio-guia com um dilatador de plástico rígido ou um cortador fascial de metal para aumentar o trato de 8 a 12 Fr. Se o objetivo do procedimento é uma simples drenagem, então um tubo de nefrostomia de calibre menor pode ser colocado deslizando sobre o fio-guia para completar o procedimento.

Guia de Segurança

Se a assistência ureteroscópica for utilizada, o primeiro fio-guia inserido no rim pode ser preso ao ureteroscópio e puxado para baixo do ureter e para fora do meato uretral externo. Com esse acesso completo, o fio-guia não será perdido. **Em todas as outras situações, o objetivo de um procedimento percutâneo terapêutico é mover dois fios-guia descendo o ureter em direção à bexiga, em geral, um fio-guia (de trabalho) super-rígido e um fio-guia (de segurança) de ponta flexível ou de ponta tipo J com revestimento de PTFE.** Uma exceção importante é em casos em que um polo inferior dependente foi acessado via percutânea. Se houver angulação extrema para ir do polo inferior do cálice até a junção ureteropélvica e descer no ureter, colocar um fio super-rígido ao longo do ureter pode exercer força excessiva sobre o rim e corre-se o risco de romper o parênquima. Nesses casos, o fio de segurança flexível ainda deve estar direcionado, se possível, para baixo do ureter, mas o fio de trabalho rígido sobre o qual a dilatação é realizada pode estar simplesmente direcionado ao polo superior. Além disso, em alguns casos, a patologia (p. ex., obstrução do cálice, cálculo ureteral impactado, cálculo

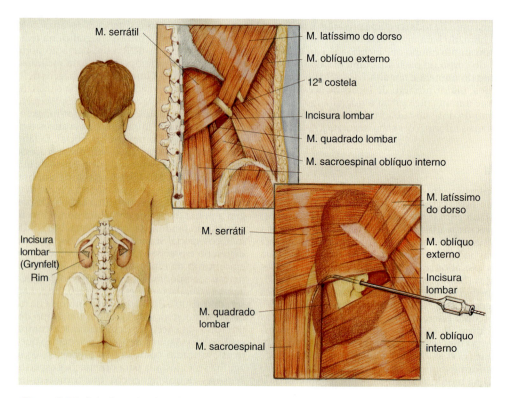

Figura 8-21. A incisura lombar é um ponto de referência útil para acesso percutâneo cego ao sistema coletor renal. É delimitada na parte superior pelo músculo latíssimo do dorso e pela 12ª costela. Medialmente, é delimitada pelo músculo sacroespinal e pelo músculo quadrado lombar. Lateralmente, é delimitada pelo músculo transverso abdominal e pelo músculo oblíquo externo. Por fim, na parte inferior, é delimitada pelo músculo oblíquo interno.

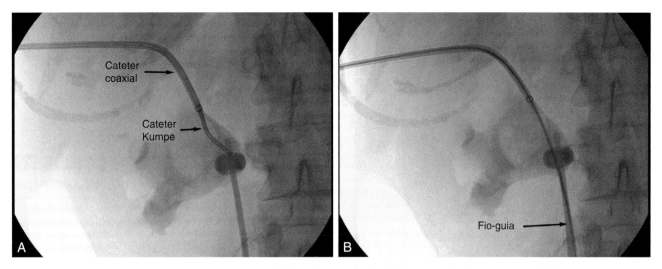

Figura 8-22. **A, Cateter Kumpe posicionado através da bainha exterior do cateter coaxial e manipulado em direção à junção ureteropélvica ajuda a direcionar o fio-guia (B) para descer pelo ureter.**

coraliforme grande) impede que o cirurgião insira um fio-guia pelo ureter ou mesmo dentro do restante do sistema coletor renal. Nesses casos, deve-se tentar inserir o máximo de fio-guia possível no sistema coletor do trato urinário superior. Um fio-guia com núcleo maleável é útil nesses cenários, pois pode ser enrolado com mais facilidade.

Existem diversas técnicas para inserir o fio-guia no ureter. A manobra mais segura é colocar um fio-guia hidrofílico rígido de ponta angulada adjacente ao fio-guia hidrofílico rígido de ponta angulada inicial usando um cateter coaxial ou de duplo-lúmen. Remova o cateter coaxial ou de duplo-lúmen e coloque um cateter de ponta angulada (ponta Kumpe, Cobra ou Coudé) sobre o fio-guia hidrofílico de ponta angulada para ajudar a direcioná-lo ureter abaixo. Após o fio-guia hidrofílico rígido de ponta angulada ter descido o ureter — o ideal é que tenha percorrido todo o caminho até a bexiga —, utilize o cateter coaxial ou duplo-lúmen para posicionar um segundo fio-guia dentro do ureter. Em casos de acesso seguro, o fio inicial pode ser substituído por um fio-guia hidrofílico rígido de ponta angulada através de um cateter de ponta angulada de modo a descer rapidamente pelo ureter (Fig. 8-22); como alternativa, o cirurgião também pode usar um fio-guia hidrofílico rígido de ponta angulada como fio inicial.

Dilatação do Trato

Após haver acesso adequado do fio ao sistema coletor do trato urinário superior, dilate o trato de modo a permitir a inserção dos instrumentos de trabalho. Em muitos casos, o objetivo de dilatação para cirurgia é posicionar uma bainha de acesso de plástico de 30 Fr de diâmetro interno/34 Fr de diâmetro externo. Em alguns casos, é adequado utilizar uma bainha menor, com diâmetro interno medindo 12 a 24 Fr. Bainhas de acesso renal têm a ponta biselada, de forma que um lado da bainha se estende mais longe que o outro lado. Esse bisel é usado para manter acesso a uma parte do sistema coletor de um lado da bainha enquanto permite mobilidade extra do outro lado. O bisel facilita o posicionamento da bainha. No entanto, em casos de patologia no limite do sistema coletor, o bisel apresenta uma desvantagem, pois não há como inserir a ponta inteira da bainha no sistema coletor. Tanto a bainha opaca quanto a transparente estão disponíveis; alguns preferem bainhas transparentes, pois permitem visualizar estruturas próximas à bainha.

Nos primeiros anos de procedimentos renais percutâneos, o trajeto era dilatado gradualmente no decorrer de vários dias, colocando-se tubos maiores sequencialmente. Castañeda-Zúñiga et al. (1982) relataram a primeira dilatação aguda do trato. Existem diversos sistemas de dilatação disponíveis. **Independentemente do método utilizado, é imperativo que o dilatador não adentre demasiadamente o sistema coletor.** Caso isso ocorra, um infundíbulo, a pelve renal ou a junção ureteropélvica podem ser perfurados, seja diretamente pelo

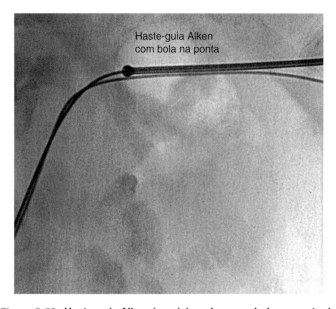

Figura 8-23. **Haste-guia Alken é posicionada com a bola na ponta da haste colocada na profundidade desejada para a dilatação.**

dilatador, seja indiretamente por um cálculo empurrado para o lado pelo dilatador. O dilatador deve ser passado apenas dentro do cálice. É melhor dilatar faltando um pouco para o cálice desejado do que dilatar demais, o que causaria trauma. A inspeção inicial com o nefroscópio confirma a entrada da bainha no cálice. Se a bainha não estiver a uma profundidade suficiente, então apenas substitua o dispositivo de dilatação e dilate novamente após avançar com o dispositivo. Os dilatadores não devem ser usados para dilatar a pele; a incisão na pele deve ser feita para permitir a entrada da bainha final sem pressão nas extremidades da pele.

Dilatadores rígidos de metal sequenciais, introduzidos por Alken (1985), são uma série de hastes de aço inoxidável coaxiais de aumento progressivo que passam através de uma haste-guia de 8 Fr. O primeiro passo na dilatação do trato é passar a haste-guia de 8 Fr por um fio-guia de 0,035 polegada. O fim da haste-guia tem uma bola que impede o avanço da primeira haste dilatadora para além da ponta. A bola é posicionada na profundidade desejada de dilatação (Fig. 8-23). Após passar a primeira haste, cada haste de metal sucessiva é passada sequencialmente por cima da anterior até que o trato almejado seja atingido, até uma haste de 30 Fr sobre a qual é passada uma bainha plástica de 30/34 Fr. **As vantagens do**

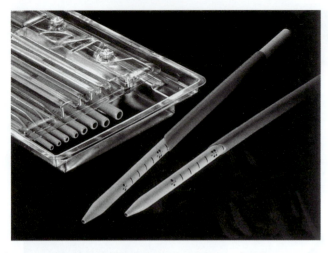

Figura 8-24. Dilatadores Amplatz com bainhas.

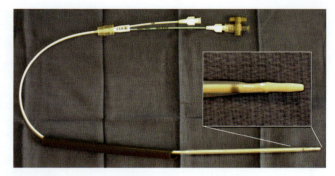

Figura 8-25. Cateter-balão de dilatação com bainha pré-carregada.

sistema dilatador de metal rígido são que este é tanto o dilatador mais eficaz, capaz de dilatar mesmo quando há cicatriz perirrenal de procedimentos anteriores, como também é barato, pois é reutilizável. A desvantagem é que, pela mesma razão que é tão eficaz, o dilatador rígido de metal pode causar dano considerável. Pode ser difícil manter a profundidade do dilatador de maneira precisa, especialmente quando este é empurrado contra tecido firme de cicatriz. Houve um grupo que modificou as hastes de metal rígido, afunilando as extremidades e adicionando marcações de centímetros (Shen et al., 2007).

Conjuntos de dilatação plástica semirrígida progressiva (frequentemente chamados de dilatadores "Amplatz" em referência a Kurt Amplatz, principal autor da publicação inicial [Rusnak et al., 1982]) consistem em dilatadores plásticos firmes (poliuretano) progressivamente maiores que são passados por um cateter-guia PTFE de 8 Fr que se encaixa sobre um fio-guia de 0,035 polegada (Fig. 8-24). Os dilatadores são passados um após o outro, não de forma coaxial como os dilatadores de metal rígido, mas progressivamente, avançando um dilatador, removendo-o, avançando o próximo dilatador e assim por diante até que o diâmetro final do trato seja alcançado.

A bainha de trabalho é passada sobre o dilatador final e então o dilatador e o cateter de 8 Fr são removidos, deixando o fio de trabalho e a bainha no lugar. Os dilatadores são feitos em aumentos de 2 Fr, mas, se o tecido que está sendo dilatado for macio, então nem todos os dilatadores precisam ser usados. **A vantagem do sistema de dilatação plástica semirrígida é que teoricamente o trauma do sistema coletor é mais improvável do que com dilatadores metais rígidos (apesar de urologistas experientes não terem descoberto nenhuma diferença entre os dois sistemas em termos de segurança), mas a desvantagem é que pode ocorrer hemorragia cada vez que um dilatador é retirado.** Os dilatadores semirrígidos atuais são vendidos como dispositivos descartáveis, de modo que são mais caros em uma base por caso do que dilatadores metais rígidos. Uma comparação retrospectiva das duas técnicas não mostrou nenhuma outra diferença (Ozok et al., 2012).

Balões dilatadores (Fig. 8-25) foram desenvolvidos para evitar a dilatação repetitiva dos sistemas de metal rígido e plástico semirrígido, sendo que ambos consomem tempo e são potencialmente perigosos. Atualmente, esse é o método mais comum de dilatação para cirurgia percutânea renal (Benway e Nakada, 2008). A bainha de trabalho apropriada é deixada atrás do cateter-balão de dilatação, que é passado sobre o fio de trabalho até que o marcador radiopaco esteja na profundidade de dilatação desejada (Fig. 8-26A). O balão de dilatação é inflado com uma seringa de pressão. Uma circunferência aparece nos lugares de maior resistência, normalmente a fáscia da parede abdominal e a cápsula renal (Fig. 8-26B). Após o balão estar completamente expandido (Fig. 8-26C), a bainha de trabalho é deslizada através do balão (Fig. 8-26D) (Fig. 8-27, disponível exclusivamente on-line, em inglês, no site www.expertconsult.com) . O cateter-balão tem um "ombro", que é a porção entre o fim do balão e a ponta onde o diâmetro máximo é atingido. A bainha não deve ser passada além do diâmetro máximo do balão porque isso pode causar lesões significativas. **Balões de dilatação, que são dispositivos caros e de uso único, são menos eficazes que os sistemas de dilatações de metal rígido e de plástico semirrígido em tecido com cicatrizes profundas, mas são mais eficazes quando o rim tem hipermobilidade** (Kumar e Keeley, 2008). A maioria (Heggagi et al., 1991; Davidoff e Bellman, 1997; Safak et al., 2003; Kukreja et al., 2004), mas não todos (Gonen et al., 2008a; Wezel et al., 2009), dos relatos de séries de casos únicos sugeriu que taxas de hemorragia e transfusão são menores com balões de dilatação em comparação com dilatadores de metal rígido e plástico semirrígido. No entanto, em um estudo grande e multi-institucional, balões de dilatação foram associados com maior tempo de operação e maiores taxas de sangramento e transfusão quando comparados com dilatadores de metal rígido e plástico semirrígido (Lopes et al., 2011). Dados iniciais diferentes entre os grupos, incluindo mais cálculos por rim e tratamento mais frequente de cálculo coraliforme no balão de dilatação, podem ter influenciado contra o balão de dilatação.

Em um esforço para simplificar a dilatação do trajeto de acesso renal no futuro, várias técnicas de passos únicos foram descritas. A mais simples é a passagem do dilatador plástico final semirrígido, sem dilatação anterior por dilatadores menores (Frattini et al., 2001). Uma metanálise de quatro estudos randomizados controlados comparando um único dilatador plástico com dilatadores de metal rígido sequenciais sugeriu que o dilatador plástico estava associado à redução dos tempos de acesso e de fluoroscopia sem aumento de complicações (Li et al., 2013b). Dispositivos desenvolvidos especialmente para dilatação em um único passo incluem o balão de dilatação com bainha expansível (Pathak e Bellman, 2005; Baldwin et al., 2006; Maynes at al., 2008; Kalpee et al., 2012) e o dilatador rígido com bainha expansível (Goharderakhshan et al., 2001). Resultados preliminares com esses dispositivos pareceram favoráveis.

A causa mais comum de dificuldade na dilatação do trajeto é cirurgia renal prévia (Joel et al., 2005). Rins com cicatrizes densas são um desafio. Mesmo que os dilatadores de metal rígido e plástico semirrígido falhem, novos usos do dispositivo como faca de Collings e balões de corte de aterectomia podem ser usados (Davis et al., 1991; Williams et al., 2008). Um grupo relatou utilização de um ressectoscópio bipolar com eletrodo de vaporização de plasma para aumentar o trajeto percutâneo e em seu estudo aleatório controlado houve algumas vantagens em relação ao balão de dilatação (Chiang et al., 2013).

Modificações em Situações Especiais

Em casos de rins com anomalias (má rotação, ptótico, ectópico, em ferradura e outros rins fundidos), pode ser necessária alteração da abordagem percutânea ao sistema coletor do trato urinário superior. Conforme descrito anteriormente, em algumas situações deve ser considerada orientação da punção da agulha em tempo real com TC ou RM e orientação por ultrassonografia pode ser útil, mas, na maioria dos casos, TC ou ressonância magnética pré-operatórias são suficientes. Uma vez que a orientação de alguns órgãos pode mudar com o posicionamento do paciente, realizar a imagem na posição ideal para a cirurgia pode ser útil. **Imagem transversal pré-operatória do rim anômalo ajuda a planejar a posição do paciente, a escolha do cálice e a orientação do trajeto, levando em consideração a dis-**

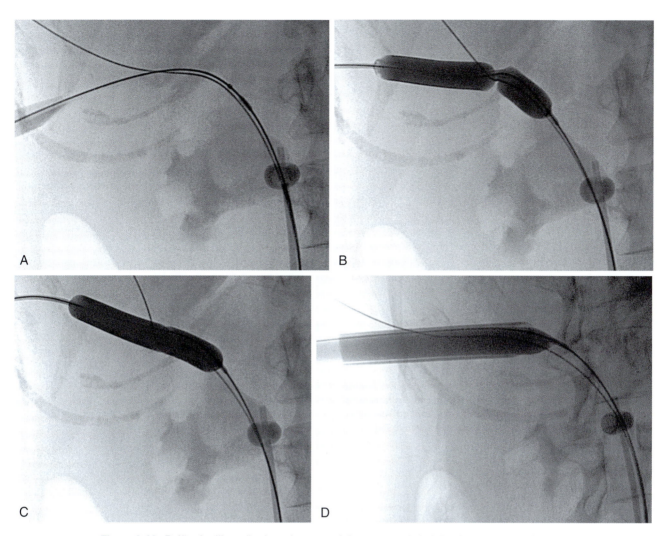

Figura 8-26. Balão de dilatação do trajeto e posicionamento da bainha de trabalho. A, O cateter-balão é inserido através do fio-guia, com marcador radiopaco distal na profundidade de dilatação desejada. B, A "cintura" aparece conforme o balão é inflado. C, Balão completamente expandido. D, A bainha é passada pelo balão, tomando cuidado para não avançar além do ponto de diâmetro máximo do balão.

tância do rim em relação à pele, a orientação calicial, a vasculatura e a orientação relativa dos órgãos adjacentes.

Rins em ferradura frequentemente precisam de intervenção percutânea. Apesar de o acesso anterógrado em rins em ferradura ser de alguma forma diferente daquele em rins normais, as técnicas-padrão, em geral, ainda podem ser utilizadas. TC ou RM devem ser consideradas para avaliação pré-operatória de rins em ferradura, ambas para analisar a possibilidade de cólon retrorrenal (Skoog et al., 1985) e para avaliar a vasculatura e relação dos cálices de forma a antecipar o local de punção. Em um estudo seriado com 12 pacientes com rins em ferradura submetidos a nefrolitomia, cinco apresentaram intestino posterior ao rim durante a TC (Al-Otaibi e Hosking, 1999). Rins em ferradura frequentemente apresentam cálices extras ou excêntricos que podem dificultar o acesso. Por outro lado, acesso percutâneo ao rim em ferradura é mais favorável do que em rins normais. A inclinação anteroposterior do rim é proeminente, o que faz com que o polo superior seja o aspecto mais superficial e posterior do rim em ferradura. Além disso, o polo superior é normalmente inferior às costelas. **O acesso do polo superior é útil para rins em ferradura, pois esse é o cálice mais fácil de entrar. A punção raramente necessita ser supracostal e permite excelente acesso à maior parte do rim e do ureter devido ao alinhamento do eixo longitudinal da metade** (Fig. 8-28). A entrada inicial em um rim em ferradura é mais medial do que em rins normais e pode passar pela musculatura paravertebral. A distância até o polo inferior e o ureter pode ser grande em um paciente com sobrepeso ou musculoso, de forma que nefroscópios rígidos extralongos ou nefroscopia flexível podem ser necessários. Em alguns casos, acesso mediano calicial é preferível devido ao polo superior estar tão longe da patologia, mas os cálices do polo inferior geralmente não são acessíveis de maneira segura com punção percutânea direta. A vasculatura dos rins em ferradura é aberrante, mas os vasos entram e saem do rim em uma localização anteromedial (com exceção de alguns no istmo), de modo que a lesão direta do vaso é rara quando o acesso é bem planejado (Janetschek e Kunzel, 1988). No geral, entre um total de 256 procedimentos percutâneos (principalmente nefrolitotomia) relatados recentemente em rins em ferradura, houve 11 (4,3%) grandes complicações hemorrágicas e somente uma (<0,4%) lesão do cólon (Al-Otaibi e Hosking, 1999; Shokeir et al., 2004; Lojanapiwat, 2005; Darabi Mahboub et al., 2007; Mosavi-Bahar et al., 2007; Viola et al., 2007; Majidpour e Yousefinejad, 2008; Miller et al., 2008; Symons et al., 2008; Gupta et al., 2009).

Outra forma de acessar rins anômalos é com uma abordagem anterior utilizando assistência laparoscópica. Essa forma é mais aplicada a rins ectópicos da pelve, pois uma abordagem posterior é frequentemente bloqueada por pelve óssea, apesar de que a assistência por laparoscopia tem sido usada para nefrolitotomia percutânea de cálculo grande em um cálice direcionado anteriormente no istmo de um rim em ferradura (Maheshwari et al., 2004b) e um cálculo grande num divertículo anterior de um rim em ferradura (Wong e

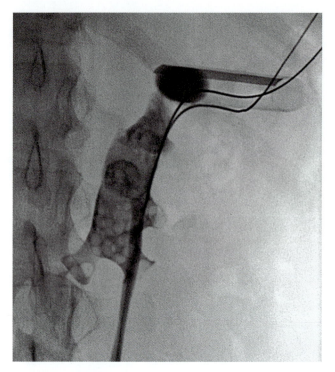

Figura 8-28. Bainha de acesso percutâneo (radiotransparente, exceto por uma faixa radiopaca) no polo superior de um rim em ferradura. Observe o cálice do polo inferior medialmente direcionado. Apesar de não aparente nessa radiografia, o local de acesso é subcostal.

Zimmerman, 2005). Os intestinos podem ser mobilizados por laparoscopia fora da superfície do rim e o acesso da agulha é passado através da parede abdominal anterior em direção ao rim por meio de visão laparoscópica. Assistência retrógrada ainda é desejável, pois a opacidade do sistema coletor ajuda na confirmação fluoroscópica simultânea da entrada calicial e passagem da guia. Dilatação e inserção de bainha podem ser avaliadas tanto por laparoscopia como por fluoroscopia. Em um estudo seriado, publicado desde 2001, de 12 nefrolitotomias percutâneas anterógradas diretas em rins pélvicos, num total de 35 pacientes, todos os procedimentos foram relatados como bem-sucedidos e sem complicações (Troxel et al., 2002; Maheshwari et al., 2004a; Santos et al., 2004; Aron et al., 2005b; Aquil et al., 2006; Goel et al., 2006; Matlaga et al., 2006; El-Kappany et al., 2007; Mousavi-Bahar et al., 2008; Gupta et al., 2009; Tahmaz et al., 2009; Tepeler et al., 2013). Como alternativa mais simples à assistência por laparoscopia, acesso percutâneo anterior aos rins pélvicos usando uma posição oblíqua supina com uma almofada embaixo da hemipelve ipsolateral, bem como utilização de ultrassonografia para avaliar a intervenção do intestino, foi relatado como uma técnica mais segura em pacientes selecionados (Desai e Jasani, 2000; Mosavi-Bahar et al., 2007). Se o osso não interferir entre o cálice apropriado e a pele, então uma abordagem posterior pode ser usada logo acima do osso ilíaco (Atmaca et al., 2007) ou através do forame isquiático maior (Watterson et al., 2001).

Rins transplantados também demandam mudanças na abordagem do acesso percutâneo do trato urinário superior. O rim transplantado, tipicamente posicionado extraperitonealmente na fossa ilíaca, tem ângulos variáveis de cálices, dependendo do local em que o cirurgião que realizou o transplante colocou o rim. A abordagem mais comum é a partir da direção anterolateral, com o paciente em decúbito dorsal. **Nefrostomia percutânea é a abordagem preferível para obstrução e para endoscopia do sistema coletor em rim transplantado** (Mostafa et al., 2008). Ultrassonografia é mais conveniente no caso de acesso inicial ao sistema coletor, pois assistência retrógrada para fluoroscopia é difícil devido ao local e ângulo do ureter reimplantado. A fluoroscopia pode então ser usada conforme necessário para facilitar passos subsequentes. A fibrose densa, que com frequência circunda um rim transplantado, pode dificultar a dilatação do trato, de modo que dilatadores plásticos semirrígidos ou metais rígidos podem ser necessários caso a dilatação com balão falhe. De 75 procedimentos percutâneos em rins transplantados relatados em 10 estudos seriados que usaram acesso percutâneo direcionado por fluoroscopia ou ultrassonografia, apenas seis não tiveram sucesso tecnicamente e não houve complicações maiores (Francesca et al., 2002; Klingler et al., 2002; Challacombe et al., 2005a; He et al., 2007; Krambeck et al., 2008b; Rifaioglu et al., 2008; Wyatt et al., 2009; Oliveira et al., 2011; Stravodimos et al., 2012; Verrier et al., 2012).

> ### PONTOS-CHAVE: OBTENDO ACESSO PERCUTÂNEO
>
> - O ideal é que o urologista esteja presente no momento em que o acesso percutâneo é obtido, seja realizando o procedimento, seja apenas orientando o radiologista.
> - Se houver aumento da probabilidade de bacteriúria, é recomendada cultura da urina antes do procedimento. Profilaxia antimicrobiana periprocedural é recomendada em todos os casos.
> - Exceto para aspirina em alguns casos, anticoagulante via oral ou medicamentos antiagregantes plaquetários devem ter o uso interrompido antes da cirurgia renal percutânea.
> - Imagem transversal pré-operatória de casos complexos, especialmente rins anômalos, ajuda a planejar a posição do paciente, a escolha do cálice e a orientação do trato.
> - Em algumas situações, as posições de decúbito dorsal e decúbito lateral oferecem alguns benefícios em potencial em relação ao decúbito ventral, mas a preferência do cirurgião em geral pode determinar a escolha da posição para cirurgia renal percutânea.
> - Na posição de decúbito ventral, são preferíveis os cálices posteriores. O acesso percutâneo nunca deve ser diretamente dentro de um infundíbulo ou da pelve renal.
> - Cálices do polo superior são geralmente locais mais versáteis para adentrar o sistema coletor do trato urinário superior.
> - Acesso subcostal é o percurso mais seguro ao rim, mas, se a entrada diretamente acima da 12ª costela fornecer o melhor acesso ao cálice ideal, então o benefício geralmente supera o risco.
> - Assistência retrógrada facilita o acesso anterógrado ao sistema coletor do trato urinário superior.
> - Ultrassonografia e fluoroscopia são comumente usadas para guiar o acesso percutâneo ao sistema coletor intrarrenal. Uma combinação útil é usar a ultrassonografia para guiar o posicionamento inicial da agulha, sendo então seguida por fluoroscopia para confirmar que o cálice almejado foi acessado e para dirigir e monitorar os passos subsequentes do procedimento.

DRENAGEM PÓS-NEFROSTOMIA

A última consideração cirúrgica após a cirurgia renal percutânea é decidir qual ou quais dreno(s), se é que será usado dreno, inserir no sistema coletor do trato urinário superior. As opções incluem um cateter de nefrostomia ou um *stent* nefroureteral externos, um *stent* ureteral interno ou externo ou mesmo nenhum cateter de drenagem. Uma discussão dessas opções pode ser encontrada no Capítulo 6.

Cateter de Nefrostomia

Há anos, a drenagem-padrão após a cirurgia percutânea do sistema coletor do trato urinário superior tem sido um cateter de nefrostomia externo. Existem várias opções de cateteres de nefrostomia pós-operatórios.

Cateteres-balão

Os cateteres de Foley e Councill usados para drenagem transuretral também podem ser usados como cateteres de nefrostomia (Fig. 8-29). Esses cateteres podem ser encontrados com diversos diâmetros; normalmente, os cateteres usados para drenagem por nefrostomia pós-operatória são os de 16 a 24 Fr. **O balão de retenção de 5 mL talvez** seja muito grande para alguns sistemas coletores e não precisa ser inflado por completo. O balão pode causar obstrução calicial se puxado para dentro de um infundíbulo. **Para inflar o balão, devem ser usados soro fisiológico ou água, pois material de contraste viscoso pode dificultar o esvaziamento do balão no momento da remoção.** Uma vantagem do cateter de Councill é sua habilidade de passar um cateter de pequeno calibre pelo buraco final e para dentro do ureter, proporcionando acesso mais seguro ao sistema coletor do trato urinário superior e mantendo a permeabilidade ureteral. **Todos os cateteres de nefrostomia, mesmo aqueles com dispositivos internos de retenção robustos, devem ser fixados à pele externamente com sutura ou outro mecanismo.** No entanto, a fixação externa de um cateter não necessariamente previne deslocamento interno do cateter. Especialmente em pacientes grandes, a distância da pele ao sistema coletor do trato urinário superior pode mudar com o movimento do paciente e o cateter (preso à pele) pode puxar o rim para fora. **A possibilidade de ocorrer o deslocamento do cateter é um dos argumentos mais importantes a favor de cateteres de nefrostomia que apresentam alguma extensão para dentro do ureter de modo a manter um canal ao sistema coletor do trato urinário superior, mesmo se a porção pélvica renal do tubo for puxada do rim.**

Cateter Malecot

As asas do cateter Malecot se expandem quando o cateter está parado, fornecendo um mecanismo de retenção modesto, mas não traumático e não obstrutivo (Fig. 8-30A). Quando o cateter está sendo colocado ou removido, um enrijecedor é inserido através do cateter para empurrar a extremidade distal da ponta do cateter Malecot e ajustar as asas. Durante a remoção, esse enrijecedor pode desalinhar com a ponta Malecot se o cateter não estiver reto; puxar o cateter de volta até que o tubo esteja reto ajuda a alinhar o enrijecedor apropriadamente. **O cateter Malecot também está disponível com uma extensão que é direcionada ureter abaixo. Essa modificação é chamada cateter de "reentrada", pois simplifica o posicionamento do fio-guia pelo cateter Malecot e dentro do ureter em direção à bexiga (Fig. 8-30B).** Sua extensão é longa o suficiente (18 cm) de forma que, na maioria dos pacientes, o cateter Malecot pode ser retirado antes que as asas estejam na parte externa e um fio-guia pode ser colocado no ureter. Cateteres Malecot para uso renal são cateteres de calibre grande, variando entre 16 e 30 Fr, ainda que cateteres Malecot tão pequenos quanto 8 Fr estejam disponíveis.

Cateter Cope

O cateter de nefrostomia Cope fornece um mecanismo de retenção mais seguro. **Uma corda sai do cateter alguns centímetros da ponta distal e então entra novamente no cateter perto da ponta (Fig. 8-31). Puxar a corda forma um espiral seguro que não é facilmente deslocado da pelve renal.** A corda é fixada na parte externa do final do tubo com um mecanismo de bloqueio ou é enrolada em volta do tubo fixando-a no lugar com um manguito de borracha. Cateteres Cope apresentam o formato do *pigtail* dos *stents* ureterais. O reforço ativo da força do espiral pela corda parece fornecer retenção mais segura do que o espiral passivo do *pigtail*, apesar de um estudo comparado não ter confirmado isso (Chuang et al., 2011) e, assim, os cateteres Cope substituíram os cateteres *pigtail* para a maioria dos usos percutâneos. Cateteres de nefrostomia Cope, variando de 6 a 14 Fr de diâmetro, podem ser usados para procedimentos simples de drenagem e instilação do trato urinário superior, bem como depois da cirurgia percutânea.

Stent *Nefroureteral*

O mecanismo de retenção do cateter Cope também é usado em *stents* nefroureterais. O *stent* nefroureteral tem um espiral renal como o do cateter de nefrostomia Cope, mas seu tubo continua em uma extensão ureteral que percorre o ureter para terminar em um *pigtail* passivo que repousa na bexiga (Fig. 8-32). A porção ureteral pode ter o mesmo diâmetro que a porção de nefrostomia ou pode ser mais estreita. O *stent* nefroureteral é passado percutaneamente ao longo de um fio que termina na bexiga. Após o final ser enrolado generosamente na bexiga, uma inspeção cuidadosa da imagem fluoroscópica mostra a localização dos orifícios laterais no espiral renal. Ao mover o cateter para dentro e para fora enquanto puxa

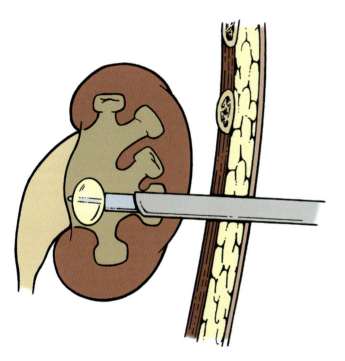

Figura 8-29. Cateter Councill.

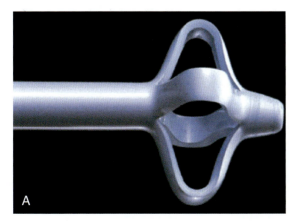

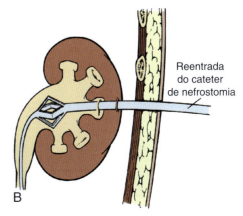

Figura 8-30. A, Cateter Malecot. B, Cateter Malecot com extensão ureteral (cateter de "reentrada").

a corda e rotaciona a porção externa do tubo no sentido horário, o espiral de retenção Cope é formado na pelve renal (Figs. 8-33 e 8-34, disponível exclusivamente on-line, em inglês, no site www.expertconsult.com). O *stent* **nefroureteral oferece excelente controle do trato urinário superior inteiro, da pelve renal até a bexiga, e é improvável que se desloque.** *Stents* nefroureterais estão disponíveis em diâmetros de 8,5 ou 10,2 Fr e o comprimento-padrão (do espiral que vai do rim à bexiga) é de 20 a 28 cm.

Cateter Circular

Um tipo final de tubo de nefrostomia é o tubo circular de nefrostomia (Fig. 8-35), **que pode ser trocado de maneira fácil e segura, provoca poucos traumas, raramente fica obstruído e proporciona uma drenagem e um caminho excelentes para a irrigação da pelve renal.** O tubo circular de nefrostomia requer dois locais de acesso percutâneo aos rins e esse tubo é mais útil quando a manutenção dos dois tratos for necessária, como para a irrigação da pelve renal, ou se mais de um acesso for preciso para *second-look* por nefroscopia (Kim et al., 2005). Após obter acesso em dois cálices distantes, um nefroscópio flexível ou ureteroscópio flexível passado sobre uma guia é usado para agarrar uma outra guia proveniente da outra nefrostomia. Quando o endoscópio é retirado, o fio fica na posição para guiar a colocação do tubo circular de nefrostomia. Os marcadores radiopacos no tubo delineiam o local dos orifícios de drenagem, que devem ser mantidos no sistema de coleta intrarrenal. A drenagem externa do tubo circular de nefrostomia requer um conector Y.

Considerações Gerais

Dentre as vantagens de um tubo circular de nefrostomia são incluídos a boa drenagem e o controle do trato urinário superior, bem como a manutenção do acesso percutâneo para procedimentos adicionais. Inicialmente, pensava-se que uma nefrostomia pós-operatória servia para tamponamento do trajeto da nefrostomia e redução da hemorragia; no entanto, estudos posteriores sugeriram que esse não é o caso. Quando a hemorragia ocorre, no entanto, um tubo de nefrostomia com calibre maior proporciona uma drenagem melhor do sistema coletor do trato urinário do que um *stent* ureteral interno. Além disso, se uma grande perfuração ocorrer durante o procedimento, o desvio adicional de urina para fora do local pode ser uma vantagem. Normalmente, o tubo de nefrostomia seguinte à cirurgia renal percutânea é posicionado no local de acesso dilatado. Pelo menos um grupo tentou reduzir o desconforto associado à cirurgia percutânea renal supracostal por meio da colocação de um tubo de nefrostomia pós-operatório de pequeno calibre e deixando o local de acesso supracostal sem um tubo de nefrostomia (embora não houvesse um grupo-controle para comparação) (Kim et al., 2006).

Juntamente com a nefrostomia, um tubo que adentra o ureter fornece um grande controle e garantia de drenagem. Contudo, como a entrada de um tubo na bexiga está associada a sintomas adicionais, tal tubo deve ser utilizado apenas quando necessário. Dentre as considerações, incluem-se o tamanho do paciente (que determina o risco de deslocamento do tubo), a importância da manutenção da drenagem e a necessidade de uma entubação ureteral (p. ex., obstrução ureteral que pode ser solucionada se entubada, lesão ureteral que deve ser contornada). Além da escolha do mecanismo de retenção, a principal consideração remanescente é o diâmetro do tubo de nefrostomia.

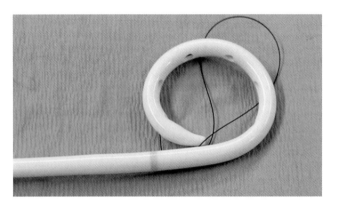

Figura 8-31. Cateter Cope, com o fio de retenção solto para demonstração.

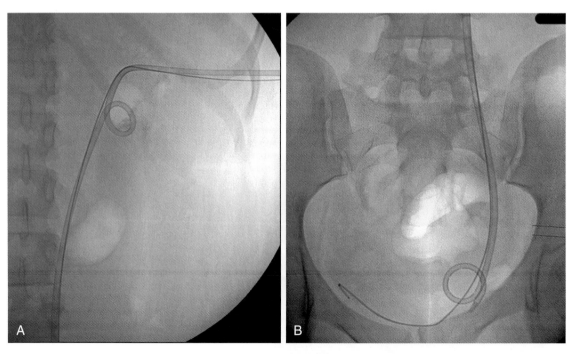

Figura 8-32. *Stent* nefroureteral. A, Espiral renal. B, Espiral na bexiga.

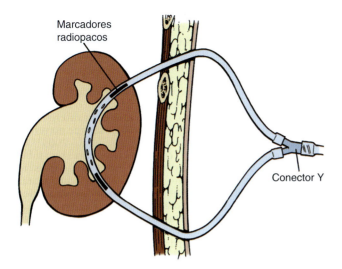

Figura 8-35. Tubo circular de nefrostomia.

Diversos estudos compararam o impacto do diâmetro do tubo de nefrostomia após cirurgia renal percutânea, incluindo dois estudos prospectivos não randomizados (Maheshwaru et al., 2000; De Sio et al., 2011) e quatro estudos controlados randomizados comparando tubos de grandes calibres (20 a 24 Fr) com tubos de pequenos calibres (8 a 18 Fr) (Liatsikos et al., 2002; Pietrow et al., 2003; Desai et al., 2004; Marcovich et al., 2004).

Dentre os seis estudos, compostos por um total de 215 pacientes com tubos de nefrostomia, cinco demonstraram sentir menos dor e dois relataram um vazamento urinário menor em pacientes com tubos menores. Sangramento não aumentou em nenhum dos estudos para os grupos com tubos menores. Apenas um estudo não mostrou benefício ao tubo menor (Marcovich et al., 2004). Ainda que o diâmetro não esteja relacionado ao sangramento em geral, a remoção de tubos maiores pode ser seguida por hemorragia imediata; isso é raro com tubos menores. Sendo assim, tubos de nefrostomia de grande calibre devem ser removidos na sala de radiologia, onde há a possibilidade de substituição imediata do tubo. Tubos de pequeno calibre podem ser removidos com segurança no próprio leito após um período de fixação para avaliar clinicamente a obstrução ureteral distal.

"Sem Tubo" com *Stent* Ureteral

Wickham et al. (1984) inicialmente propuseram um procedimento percutâneo "sem tubo" (*tubeless*) — que não deixa tubo de nefrostomia pós-operatório. Essa prática nunca obteve grande aceitação, principalmente após Wickham et al. (1986) relatarem resultados desastrosos com essa técnica. O conceito foi revivido em 1997 por Bellman et al. (1997), com a adição de um *stent* ureteral colocado no lugar por 1 ou 2 semanas. Desde então, muitos estudos avaliaram a prática de omissão do tubo de nefrostomia após cirurgia renal percutânea. Ainda que essa técnica seja chamada de "sem tubo", é comum utilizar um *stent* ureteral por um pequeno período pós-operatório.

Opções para o *stent* ureteral sem um tubo de nefrostomia após a cirurgia renal percutânea incluem um *stent* ureteral interno que é removido por meio de cistoscopia, um *stent* ureteral interno com um fio que sai do flanco para permitir a remoção do *stent* ureteral sem cistoscopia e um *stent* ureteral externo (fora da uretra) que é removido juntamente com o cateter uretral ao qual está preso. As possíveis vantagens da ausência de tubo de nefrostomia após cirurgia renal percutânea incluem reduzir a dor e o uso de analgésicos, evitar o uso de um dispositivo de drenagem externo, abreviar a permanência no hospital e diminuir os gastos com assistência médica (consequência da menor duração da hospitalização). Desde o relatório de Belmman et al. (1997), muitos estudos, dentre eles diversos estudos controlados randomizados, avaliaram a omissão de um tubo de nefrostomia pós-operatório com a colocação de um *stent* ureteral interno. É importante observar que a maioria desses estudos excluiu pacientes com sangramento significativo ou perfuração ou aqueles para quem um segundo procedimento percutâneo foi antecipado.

Uma metanálise de nefrolitotomias percutâneas sem tubo publicada em 2012 incluiu nove estudos controlados randomizados envolvendo 547 pacientes (Shen et al., 2012). Os resultados foram estratificados em quatro grupos relacionados à drenagem pós-procedimental: sem tubo com *stent* ureteral interno, tubo de nefrostomia pequeno (8 a 9 Fr), tubo de nefrostomia médio (16 a 18 Fr) e tubo de nefrostomia grande (20 a 24 Fr). A metanálise demonstrou que a permanência no hospital e a dor pós-operatória foram reduzidas no grupo sem tubo em comparação com grupos com tubos grande e médio, mas foi similar nos grupos sem tubo e com tubo pequeno. Não houve diferenças significativas entre o grupo sem tubo e quaisquer grupos com tubo de nefrostomia em relação a febre/infecção, transfusão ou tempo operatório. Em duas metanálises recentes que combinaram os grupos de nefrostomia em dois, em vez de três grupos, 4 a 10 Fr *versus* 14 a 24 Fr (Yuan et al., 2011) e 8 a 9 Fr *versus* 14 a 26 Fr (Ni et al., 2011), foi possível observar uma menor permanência no hospital e dor pós-operatória reduzida nos grupos sem tubo, mesmo se comparados ao grupo de nefrostomia pequena. Logo, a preponderância de evidência sugere que **nefrolitotomia percutânea sem tubo leva a uma permanência menor no hospital em comparação ao uso de tubos de nefrostomia pós-procedimento grandes, mas que esses benefícios são menores em comparação aos tubos de nefrostomia pequenos.** Estudos controlados randomizados subsequentes (Kara et al., 2010; Etemadian et al., 2011; Marchant et al., 2011; Shoma e ELshal, 2012; Lu et al., 2013) e um grande estudode caso-controle multi-institucional envolvendo 488 pacientes (Cormio et al., 2013) apresentaram resultados semelhantes, com a exceção de um estudo que não indicou benefício na abordagem sem tubo quando o tubo de nefrostomia no grupo de comparação foi removido na manhã seguinte ao procedimento (Mishra et al., 2010). Esse último estudo, no entanto, contou com apenas 22 pacientes; todas as tendências favoreceram o grupo sem tubo, mas as diferenças não atingiram significância estatística. Em um estudo controlado randomizado, a omissão de tubo de nefrostomia foi associada ao custo reduzido (Feng et al., 2001). A abordagem sem tubo parece ser segura mesmo quando o acesso supracostal é usado (Shah et al., 2006b; Jun-Ou e Lojanapiwat, 2010; Duty et al., 2013) e em procedimentos simultâneos bilaterais (Gupta et al., 2003; Shah et al., 2005).

Contudo, existem algumas desvantagens no uso de um *stent* ureteral interno como uma alternativa para o tubo de nefrostomia, incluindo a perda de trato percutâneo para um procedimento secundário e o custo, a inconveniência e o desconforto associados ao *stent* ureteral, que requer uma remoção cistoscópica posteriormente. Para evitar os problemas associados ao *stent* ureteral, diversos grupos ofereceram alternativas, incluindo a inserção de um *stent* ureteral externo ou de um *stent* interno com um fio anexado que sai do flanco. Em ambos os casos, o *stent* pode ser removido antes da alta hospitalar sem um procedimento adicional. Goh e Wolf (1999) relataram pela primeira vez o uso de um *stent* ureteral externo (*pigtail*) como uma alternativa a um tubo de nefrostomia pós-operatório. Desde então, diversos relatórios apresentaram essa opção (Lojanapiwat et al., 2001; Abou-Elela et al., 2007; Karami et al., 2007; Rana and Mithani, 2007; Al-Ba'adani et al., 2008), incluindo três estudos controlados randomizados, um comparando um *stent* ureteral externo a um tubo de nefrostomia de grande calibre, que sugeriu um benefício em termos de redução de uso de narcóticos e permanência no hospital (Tefekli et al., 2007), e dois comparando *stents* ureterais internos e externos, que não mostraram diferenças entre as duas técnicas, exceto para a associação de um *stent* externo com falta de sintomas relacionados ao *stent* de pacientes ambulatoriais em um estudo (Gonen et al., 2009) e permanência reduzida no hospital e menor queda de hematócritos em outro estudo (Mercado et al., 2013). Shpall et al. (2007) descreveram a modificação de deixar o fio no *stent* e posicionar esse *stent* "de cabeça para baixo", de forma que o fio possa sair do flanco. Eles descreveram a remoção do *stent* em pacientes ambulatoriais 3 e 12 dias após a operação, mas, desde então, outros relataram a remoção do *stent* no leito no primeiro dia após a operação (Berkman et al., 2008). O uso de um *stent* Polaris Loop (Boston Scientific, Natick, MA) colocado "de cabeça para baixo" oferece menor resistência no momento de remoção (Fig. 8-36).

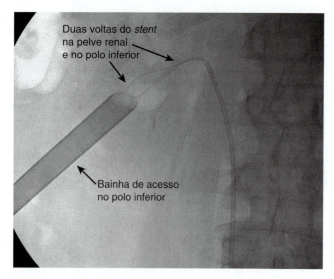

Figura 8-36. Uso de um *stent* Polaris Loop (Boston Scientific, Natick, MA) posicionado "de cabeça para baixo". Um fio preso sai do flanco, permitindo a remoção do *stent* sem procedimentos adicionais.

Essas modificações da omissão do tubo de nefrostomia evitam muitas das desvantagens de um *stent* ureteral interno, mas ainda apresentam o problema de perda de acesso, caso um segundo procedimento seja necessário. Com endoscópio aperfeiçoado, melhores ferramentas auxiliares e experiência crescente com cirurgia percutânea, a necessidade de um segundo procedimento está diminuindo. Em pacientes adequadamente selecionados, incluindo aqueles que, por alguma razão, não precisam de drenagem externa (p. ex., pionefrose, sangramento significativo, lesão significativa do sistema de coleta) e aqueles que dificilmente precisarão de um segundo procedimento, a omissão do tubo de nefrostomia pós-operatório parece ser segura e eficaz.

Sem Tubo de Drenagem

Mais recentemente, a ideia de uma cirurgia renal percutânea "totalmente desprovida de tubo", omitindo tanto o tubo de nefrostomia quanto o cateter ureteral, foi reintroduzida. Isso pode ser considerado em pacientes selecionados com cálculos de pequeno volume, acesso único atraumático e ausência de hemorragia, perfuração ou obstrução. Uma metanálise de cinco estudos controlados randomizados e de quatro estudos comparativos não randomizados, comparando a nefrolitotomia percutânea "totalmente desprovida de tubo" à nefrolitotomia percutânea com um tubo de nefrostomia pós-procedimento, sugere que a abordagem "totalmente desprovida de tubo" reduz a permanência no hospital, a necessidade de analgésicos e o tempo para voltar às atividades normais sem aumentar as complicações (Zhong et al., 2013). Uma comparação mais pertinente é entre a abordagem "totalmente desprovida de tubo" contra o *stent* interno sem tubo de nefrostomia ("sem tubo"); uma comparação não randomizada retrospectiva mostrou que a abordagem "totalmente desprovida de tubo" estava associada a uma maior permanência no hospital do que a abordagem "sem tubo" (Istanbulluoglu et al., 2010).

Adjuntos para Drenagem sem Tubos de Nefrostomia

Uma das preocupações com qualquer abordagem que omite o tubo de nefrostomia após a cirurgia renal é a hemorragia do trajeto. Ainda que evidências dos estudos controlados randomizados sugiram que o calibre ou a presença do tubo de nefrostomia não afetem o grau de sangramento pós-operatório, ainda há a possibilidade de um sangramento grave após qualquer procedimento percutâneo — e tal sangramento seria mais problemático sem um tubo de nefrostomia no local. Diversos grupos descreveram adjuntos destinados a aprimorar a hemostasia do trajeto percutâneo, incluindo colocação de sutura fascial (Li et al., 2011), cauterização monopolar direta do trajeto (Mouracade et al., 2008; Chang et al., 2011), criotratamento do trajeto (Okeke et al., 2009) e inserção/instilação de agentes hemostáticos no trajeto, incluindo celulose oxidada (Aghamir et al., 2006), esponja gelatinosa (Singh et al., 2008), grânulos gelatinosos com trombina (Lee et al., 2004b; Nagele et al., 2006; Li et al., 2011), cola de fibrina (Noller et al., 2004; Gudeman et al., 2012) e matriz de colágeno revestida com cola de fibrina (Cormio et al., 2012). Uma comparação não randomizada da nefrolitotomia percutânea com e sem eletrocauterização do trajeto relatou uma baixa taxa de transfusão de sangue no primeiro grupo (1,2% *vs.* 6,5%, respectivamente) (Jou et al., 2004). Uma comparação não randomizada da crioterapia do trajeto sem tubo de nefrostomia em 30 pacientes indicou uma hospitalização mais curta, menores hemorragia e vazamento de urina em pacientes tratados com crioterapia. A alta taxa de hemorragia pós-operatória necessitando de angioembolização no grupo-controle (13%) confunde a análise (Okeke et al., 2009). Quatro estudos controlados randomizados de adjuntos hemostáticos para cirurgia renal percutânea sem tubos de nefrostomia compararam pacientes manejados sem adjuntos hemostáticos àqueles em que se usou esponja gelatinosa (Singh et al., 2008), celulose oxidada (Aghamir et al., 2006), cola de fibrina (Shah et al., 2006a) e matriz de colágeno revestida com cola de fibrina (Cormio et al., 2012). Nenhum dos três estudos mostrou um impacto do adjunto na medição da hemostasia (hematócrito pós-operatório, hemorragia e/ou transfusões de sangue). O uso de narcóticos foi menor no grupo de adjunto em dois dos três estudos nos quais foi avaliado. A permanência no hospital e o vazamento de urina foram avaliados nos três estudos e melhoraram em dois deles. Alguns estudos não randomizados também sugeriram hospitalização reduzida e/ou uso reduzido de narcóticos após manobras hemostáticas do trajeto, mas, como melhorias na hemostasia e no vazamento de urina não foram consistentemente encontradas, o mecanismo do benefício nesses resultados secundários não é claro (Mikhail et al., 2003; Aron et al., 2004; Borin et al., 2005). Alternativas para tratamento local do trajeto incluem melhora sistêmica da hemostasia. Em um estudo randomizado, a administração oral do ácido tranexâmico, antifibrinolítico, foi associada a uma menor redução de hematócritos e a uma taxa reduzida de transfusão de sangue (Kumar et al., 2013). **A utilidade de quaisquer adjuntos para a hemostasia do trajeto não é certa e requer mais estudos.**

> ### PONTOS-CHAVE: DRENAGEM PÓS-NEFROSTOMIA
>
> - As vantagens de um tubo de nefrostomia pós-operatório incluem boa drenagem e controle do trato urinário superior, bem como manutenção do acesso percutâneo para procedimentos adicionais. Inclusão de uma extensão no ureter proporciona maior controle e garantia de drenagem.
> - Tubos de nefrostomia de pequeno calibre estão associados a menor dor do que os tubos de nefrostomia de grande calibre e não estão associados a nenhum aumento de hemorragia.
> - O uso de um *stent* ureteral em vez de um tubo de nefrostomia de grande calibre está associado ao uso reduzido de narcóticos e ao menor tempo de permanência no hospital. O benefício da omissão da nefrostomia é menos aparente quando comparado à nefrostomia de pequeno calibre. Em pacientes adequadamente selecionados, o uso de um *stent* ureteral em vez de um tubo de nefrostomia não afeta as taxas de complicação e livres do cálculo.
> - Opções para a colocação do *stent* ureteral sem o uso posterior de tubo de nefrostomia incluem um *stent* ureteral interno que é removido cistoscopicamente, um *stent* ureteral interno removido por um fio que sai do flanco e um *stent* ureteral externo que é removido juntamente com o cateter uretral ao qual está colado.
> - Seguindo procedimentos simples com acesso único atraumático e sem hemorragia, perfuração ou obstrução, alguns pacientes podem ser tratados sem um tubo de nefrostomia ou um *stent* ureteral.
> - A utilidade de adjuntos para hemostasia do trato é incerta.

TREINAMENTO EM PROCEDIMENTOS E ACESSO PERCUTÂNEOS

Esforços para aprimorar o treinamento para cirurgia percutânea do trato urinário superior focaram em obter acesso percutâneo. Resumindo sua própria experiência e outros relatos (Allen et al., 2005; Tanriverdi et al., 2007), de la Rosette et al. (2008) estimaram que a pessoa em treinamento deve realizar, aproximadamente, 24 nefrolitotomias percutâneas para atingir proficiência, enquanto a competência não é atingida até que a experiência inclua 60 casos e a excelência não é obtida até que 100 casos sejam realizados. A "Practice Guideline for the Performance of Percutaneous Nephrostomy" (Diretrizes Práticas para a Realização da Nefrostomia Percutânea) do American College of Radiology recomenda que um médico tenha realizado, pelo menos, 15 nefrostomias percutâneas como cirurgião primário, com resultados aceitáveis, para ser considerado qualificado como médico supervisor (ACR, 2007). O treinamento durante a residência é o processo mais eficaz para o desenvolvimento de habilidade, mas a manutenção dessas habilidades requer experiência contínua. Em um estudo de urologistas que concluíram um programa único de residência, aqueles treinados em acesso percutâneo estavam mais propensos a realizar procedimentos cirúrgicos percutâneos do que aqueles que não treinaram em acesso percutâneo (92% vs. 33%). Em relação àqueles que realizaram cirurgia percutânea, urologistas com treinamento realizaram mais procedimentos do que aqueles sem treinamento (14,0 vs. 3,3 procedimentos anualmente). No entanto, cerca de apenas um terço dos entrevistados em ambos os grupos continuou a alcançar seu próprio acesso percutâneo (27% vs. 11%) (Lee et al., 2004a).

Modelos não humanos também podem auxiliar no treinamento (Laguna et al., 2002). Manequins de treino podem ser feitos usando-se gelatina e uma luva de vinil (Rock et al., 2010) e a Limbs and Things (Savannahm GA) disponibiliza modelos comerciais. Diversos modelos biológicos usando rins de porco incorporam um simulador de parede corporal composto por carcaça de frango (Hammond et al., 2004; Hacker et al., 2007) ou pele de porco com a espessura total incluindo o tecido subcutâneo e músculo, com ou sem costelas (Strohmaier e Giese, 2009; Imkamp et al., 2011; Qiu et al., 2011). O mais avançado treinador é o PERC Mentor (Simbionix, Lod, Israel), um simulador assistido por computador para procedimentos de acesso percutâneo guiado por fluoroscopia (Fig. 8-37).

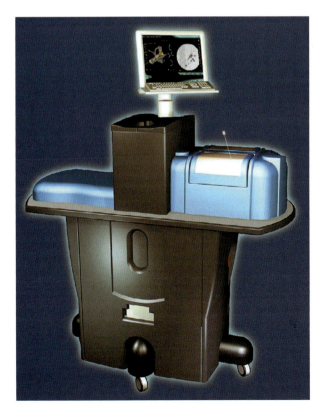

Figura 8-37. PERC Mentor (Simbionix, Lod, Israel).

Alguns dos modelos biológicos podem ser usados para ensinar etapas no procedimento subsequente (p. ex., nefrolitotomia, endopielotomia), mas o foco principal está em alcançar o acesso percutâneo. O PERC Mentor passou por validação pré-clínica, comprovando que treinar no PERC Mentor aprimora o desempenho no PERC Mentor (Knudsen et al., 2006; Zhang et al., 2013) e que pessoas treinadas alcançam o acesso renal percutâneo de maneira mais proficiente em modelos suínos vivos (Margulis et al., 2005), mas falta a validação do impacto no desempenho na sala de operação humana (Stern et al., 2007). Ao menos, esses treinadores podem servir como uma introdução para orientar a pessoa em treinamento em relação às considerações anatômicas e para familiarizá-las com os movimentos físicos do procedimento. Ainda não se sabe se esses ou outros dispositivos podem ser usados para validar as habilidades das pessoas em treinamento. Além disso, o treinamento mais eficaz irá incorporar tarefas cognitivas, bem como tarefas psicomotoras (Tjiam et al., 2012; Mishra et al., 2013).

Levando a simulação ainda mais longe, Bruyère et al. (2008) utilizaram um modelo assistido por computador e prototipagem rápida com base em imagens de TC para criar um modelo de silicone do rim de um paciente, completo com flanco artificial e movimento respiratório. Após praticar a nefrolitotomia percutânea no modelo diversas vezes, a nefrolitotomia percutânea no paciente correu bem, utilizando a técnica praticada. Atualmente, criar um modelo renal específico para cada paciente é caro e trabalhoso para aplicação de rotina, mas com o aperfeiçoamento técnico antecipado essa interação de "medicina personalizada" pode desempenhar uma função importante no treinamento e planejamento do tratamento.

COMPLICAÇÕES

Dados tempo suficiente e local de acesso ao sistema de coletor do trato urinário superior, na maioria dos casos, o objetivo principal do procedimento percutâneo pode ser atingido. O desafio da cirurgia percutânea é, então, realizá-la ao mesmo tempo em que se evitam complicações. Se ocorrerem complicações, reconhecimento e tratamento imediatos normalmente evitam maiores morbidades. A TC parece ser a ferramenta mais sensível para determinar as complicações pós-operatórias (Semins et al., 2011; Gnessin et al., 2012). Algumas complicações da cirurgia renal percutânea são específicas do procedimento, incluindo migrações de cálculos para fora dos rins, retenção de corpos estranhos como pontas de fios e sondas, semeadura de tumor do trajeto percutâneo. Nesta seção, serão discutidas as complicações gerais da cirurgia renal percutânea.

Usando o sistema de Clavien modificado por Dindo para categorizar as complicações seguindo a nefrolitotomia percutânea, 77% dos pacientes em uma revisão sistematizada, incluindo um total de 11.929 pacientes, não apresentaram complicações (Clavien 0) (Seitz et al., 2012). Um adicional de 11% dos pacientes exibiu apenas pequenos desvios do curso pós-operatório normal (apenas tratamento farmacológico mínimo, Clavien 1) e 7% apresentaram complicações Clavien 2 (que incluem tratamento farmacológico adicional, transfusão de sangue e nutrição parenteral). "Maiores" complicações ocorreram em <5% dos pacientes (4,1% Clavien 3, incluindo complicações com risco de morte; 0,04%, Clavien 5, mortalidade). Resultados semelhantes foram relatados em um grande estudo multi-institucional (incluindo 5.724 pacientes), que também utilizou o sistema Clavien modificado por Dindo (Labate et al., 2011). Dentre os pacientes, 79% não apresentaram complicações, 16% apresentaram complicações Clavien 1 ou 2 e 4,2% apresentaram complicações Clavien 3 ou superior.

Hemorragia Aguda

A hemorragia aguda é a complicação significativa mais comum do acesso percutâneo ao sistema coletor do trato urinário superior. **A nefrostomia percutânea por si só pode resultar em hemorragia, sendo necessária transfusão em 0,5% a 4% dos procedimentos** (Radecka e Magnusson, 2004; Wah et al., 2004; ACR, 2007; Rana et al., 2007). **Com a adição da nefrolitotomia percutânea, devido ao grande calibre do trajeto percutâneo e à maior manipulação intrarrenal, a incidência de hemorragia necessitando de transfusão de sangue aumenta entre 0,8% e 20%** (Kukreja et al., 2004;

Netto et al., 2005; Preminger et al., 2005; Muslumanoglu et al, 2006; Duvdevani et al., 2007; Chew et al., 2009; Tomaszewski et al., 2010b; Akman et al., 2011; Labate et al., 2011; Keoghane et al., 2012). Essa grande variação na taxa de transfusão, que é muito mais variável que a taxa de hemorragia significativa, reflete as diferenças em complexidade do procedimento, fatores do paciente e critérios médicos para o uso de hemoderivados. Em uma revisão sistematizada incluindo um total de 11.929 pacientes, uma taxa de 7% de transfusão de sangue foi relatada (Setiz et al., 2012). **Fatores associados à hemorragia durante a cirurgia renal percutânea incluem características do paciente, múltiplos acessos, acesso supracostal, aumento do tamanho do trajeto, dilatação do trajeto com outros métodos que não a dilatação por balão, tempo prolongado de cirurgia e perfuração pélvica renal** (Stoller et al., 1994; Martin et al., 1999; Kukreja et al., 2004; Netto et al., 2005; Hegarty e Desai, 2006; Chew et al., 2009; Rastinehad et al., 2009; Akman et al., 2011; Keoghane et al., 2012). Em um grande estudo multi-institucional abrangendo 5.537 pacientes, os únicos fatores associados à hemorragia durante a cirurgia renal percutânea foram bainha de Amplatz de tamanho maior, tempo prolongado de cirurgia e cálculo maior (Yamaguchi et al., 2011).

Erros técnicos também causam predisposição à hemorragia. A entrada indunfibular corre o risco de lesionar a artéria interlobar (infundibular). Acesso em um cálice anterior ou em qualquer cálice que não fornece acesso direto à patologia provoca torção excessivamente agressiva da bainha e do endoscópio rígido, que também pode levar à hemorragia. Se o acesso direto não pode ser obtido, então a instrumentação flexível deve ser considerada. Além disso, o mau uso de instrumentos — litotriptores, ressectoscópios, guias, bainha do Amplatz, pinças e assim por diante — pode causar hemorragia.

A maioria das hemorragias ocorre a partir do parênquima renal e, na maioria dos casos, a hemorragia não é significativa. Pequenas artérias e veias sempre são lesionadas, até certo ponto, por entradas percutâneas no rim. O sangramento parenquimatoso é minimizado com entrada e dilatação adequadas e pela manipulação cuidadosa da bainha, mas, ainda assim, pode ocorrer. **A bainha de acesso fornece tamponamento intraoperatório do sangramento parenquimatoso. No pós-operatório, a hemostasia é atingida por meio da retração parenquimatosa.** A menos que o tubo de nefrostomia pós-operatório seja tão grande quanto a bainha usada durante o procedimento, é improvável que ele contribua para a hemostasia. Não há diferença nas medições de sangramento pós-operatório entre tubos pequenos (8 a 18 Fr) e grandes (20 a 28 Fr) (Maheshwari et al., 2000; Liatsikos et al., 2002; Pietrow et al., 2003; Desai et al., 2004; Marcovich et al., 2004; De Sio et al., 2011) e estudos controlados e randomizados sugerem que a hemorragia não é maior quando o tubo de nefrostomia é omitido (Shen et al., 2012). **Se houver um sangramento importante do trajeto após a remoção da bainha seguindo-se um procedimento comum, isso sugere sangramento de vasos intraparenquimatosos.** Manobras hemostáticas como cauterização ou posicionamento de material hemostático podem ser consideradas, **mas, no geral, o melhor manejo é inserir ocluir o tubo de nefrostomia, aplicando pressão na incisão e permitindo a formação de coágulo no sistema coletor.** Uma abordagem sem tubo não é aconselhada em tais casos, pois a manutenção do acesso percutâneo ao trato superior pode facilitar a abordagem. Tubos de nefrostomia que não estiverem drenando adequadamente não devem ser irrigados no dia ou na noite após o procedimento; é melhor permitir que o sistema coletor permaneça obstruído para tamponar o sangramento. Na manhã seguinte, é seguro irrigar o tubo cuidadosamente, pois é mais provável que a hemostasia tenha ocorrido.

Se o procedimento não foi complicado por sangramento, mas uma hemorragia severa ocorreu após a remoção da bainha e é refratária às medições hemostáticas descritas anteriormente, então o uso de um Balão de Tamponamento de Nefrostomia Kaye (Cook Utological, Spencer, IN) deve ser considerado. Esse é um tubo de nefrostomia envolto por um balão (Fig. 8-38) (Kaye e Clayman, 1986), que é inflado até 36 Fr para tamponar o sangramento parenquimatoso, assim como a bainha no intraoperatório. Esse dispositivo deve ser removido sob orientação fluoroscópica com acesso de fio-guia no ureter, caso a reinserção do tubo seja necessária para o sangramento recorrente.

A hemorragia intraoperatória de uma veia ou artéria lesionada no sistema coletor exige a suspensão do procedimento em caso de obstrução da visão.

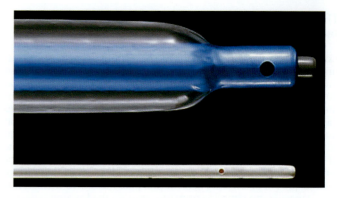

Figura 8-38. Balão de tamponamento da nefrostomia Kaye.

Na maioria dos casos, principalmente se a lesão parece ser venosa, coloca-se um tubo de nefrostomia deixando a coagulação do sistema coletor ocorrer de modo eficaz. Contudo, se isso for eficaz, Gupta et al. (1997) descreveram a inserção de um cateter de Councill como um tubo de nefrostomia, inflando o balão lentamente no local onde o material de contraste entra no sistema venoso, até a nefrostografia repetida não mostrar mais extravasamento do material de contraste (Fig. 8-39). Um furo deve ser feito no tubo perto do balão para fornecer a drenagem dos cálices obstruídos pelo balão (Fig. 8-40). Millard et al. (2010) relataram uma adição a essa técnica, na qual o selante hemostático de matriz gelatinosa é injetado no trajeto periférico ao balão que obstrui a lesão renal e, então, um segundo cateter é inserido com o balão posicionado logo abaixo da superfície da pele, de forma que o trato fique obstruído e o selante hemostático de matriz gelatinosa contribua para a hemostasia. Outra alternativa, descrita em um caso de grande lesão venosa, é posicionar um cateter de grande calibre através do local lesionado na veia renal e, então, retirá-lo muitos dias depois (Shaw et al., 2005). Uma pequena lesão arterial pode, às vezes, ser abordada com fulguração sob visão direta, mas, caso não haja sucesso e o sangramento não cesse com pressão, ou se a hemorragia arterial for significativa, então, é provável que uma angioembolização seja necessária (ver adiante).

Hemorragia Tardia

A hemorragia pós-operatória pode ocorrer com o tubo de nefrostomia no local, no momento da remoção ou após a alta hospitalar. **Aproximadamente 1% dos grandes procedimentos percutâneos tem complicações devido à hemorragia tardia e requer tratamento** (Kessaris et al., 1995; Martin et al., 2000; Richstone et al., 2008; Tomaszewski et al., 2010b; Keoghane et al., 2012). Em uma grande série, a incidência foi maior seguindo uma ressecção do carcinoma urotelial do trato superior (3,2%) e menor seguindo uma endopielotomia percutânea (0,8%) (Richstone et al., 2008). Em uma revisão sistematizada, incluindo um total de 11.929 pacientes, uma taxa de 0,4% de hemorragia tardia necessitando de tratamento foi relatada (Seitz et al., 2012). **A hemorragia tardia é, normalmente, resultado de fístulas arteriovenosas ou de pseudoaneurismas arteriais, sendo os últimos mais comuns.** Fístulas arteriovenosas ocorrem quando há a lesão conjunta da artéria e da veia e o sangue arterial entra diretamente na veia (Fig. 8-41). A parede frágil da veia não suporta a alta pressão arterial e rompe. O sangramento no sistema coletor é mais comumente notado, mas pode ocorrer fora dos rins também. Deve-se suspeitar desse último em caso de queda de hematócrito, mas a urina permanece, relativamente, límpida. Isso pode ser confirmado com uma TC ou ultrassonografia. Um pseudoaneurisma arterial ocorre quando uma artéria é lesionada, coagula e se rompe intermitentemente após coagular novamente em intervalos variáveis (Fig. 8-42A). O sangramento contínuo sugere uma fístula arteriovenosa e o sangramento intermitente sugere o pseudoaneurisma arterial, mas a distinção não é essencial, pois o tratamento é o mesmo. Em um grande estudo conduzido por Kessaris et al. (1995), de 0,8% dos 2.200 pacientes que necessitaram de tratamento para hemorragia tardia após cirurgia renal percutânea, 24% das hemorragias ocorreram dentro de 24 horas após a cirurgia, 41% entre 2 e 7 dias após a cirurgia e 35% após 7 dias.

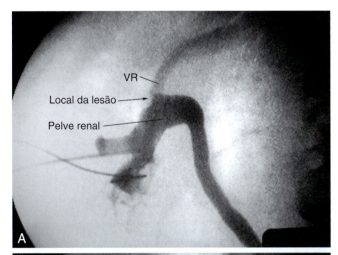
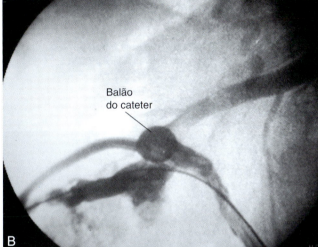
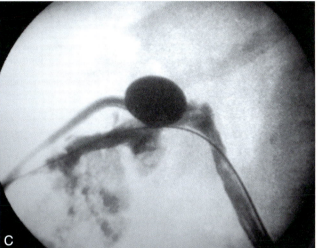

Figura 8-39. A, O nefrostograma mostra o material de contraste entrando na veia renal (VR), indicando uma grande lesão venosa. B, O balão de um tubo de nefrostomia de cateter de Councill é inflado no local da lesão (C) até que o material de contraste não entre mais na VR.

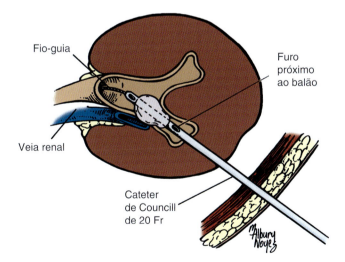

Figura 8-40. Um furo extra criado perto do balão do cateter de Councill permite a drenagem dos cálices obstruídos pelo balão.

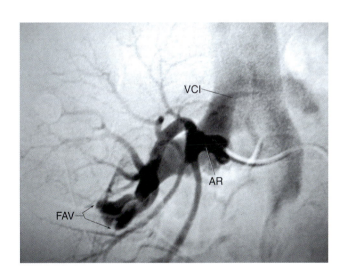

Figura 8-41. A angiografia da artéria renal (AR) é seguida imediatamente pelo material de contraste aparecendo na veia cava inferior (VCI), sugerindo a presença de uma fístula arteriovenosa (FAV).

Pacientes que apresentem sangue vermelho-brilhante na urina após uma cirurgia percutânea renal devem ser imediatamente internados e uma angiografia deve ser considerada, pois ela é diagnóstica em mais de 90% dos casos (Richstone et al., 2008). O tratamento-padrão de fístulas arteriovenosas renais e pseudoaneurismas arteriais é a angioembolização seletiva, que é altamente eficaz. Dentre cinco estudos relatando um total de 109 pacientes que passaram por angioembolização seletiva após cirurgia percutânea renal, sucesso foi obtido após um tratamento único em 98 pacientes (90%) (Patterson et al., 1985; Martin et al., 2000; Richstone et al., 2008; Jain et al., 2009; Ji et al., 2012).

A nefrectomia pode ser necessária se angioembolização seletiva falhar e, se a angioembolização seletiva não for suficiente, pode ocorrer perda renal parcial ou total (Fig. 8-42B). Além disso, as molas de

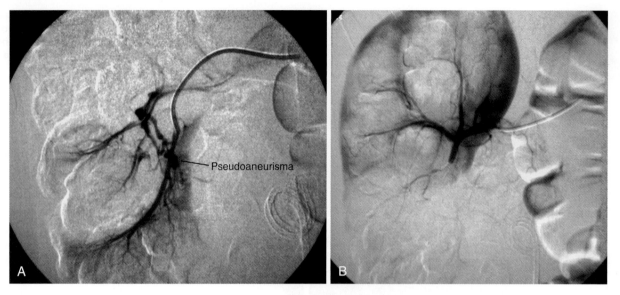

Figura 8-42. **A,** Angiografia demonstra um pseudoaneurisma no polo inferior do rim direito. **B, A** angioembolização obteve sucesso ao obstruir o pseudoaneurisma, mas também desvascularizou uma grande parte do polo inferior.

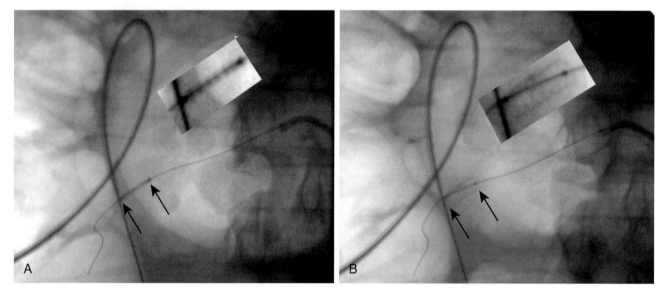

Figura 8-43. *Stent* arterial revestido, colocado em uma ramificação arterial lesionada durante uma endopielotomia. **A,** *Stent* antes do balão de expansão. **B,** *Stent* após o balão de expansão. Cada imagem do *stent* foi ampliada duas vezes (setas).

embolização podem migrar para locais indesejados imediatamente ou essa migração pode ser retardada.

Uma alternativa recentemente apresentada para angioembolização é a introdução endovascular de um *stent* coberto para ocluir o local de lesão arterial (Sprouse e Hamilton, 2002; Areste et al., 2005). Esse tratamento mantém desobstrução da artéria de alimentação, preservando assim o parênquima renal, e elimina o risco de migração de molas de embolização (Fig. 8-43). Outra alternativa é a punção percutânea orientada por ultrassonografia de um pseudoaneurisma arterial, com injeção de trombina ou adesivo de fibrina no pseudoaneurisma (Benjaminov e Atri, 2002; Lagana et al., 2006; Sakr et al., 2009).

Coagulopatia não tratada é uma contraindicação absoluta para a cirurgia renal percutânea. Pode-se obter o acesso percutâneo com segurança se coagulopatia for revertida ou se os medicamentos anticoagulantes estiverem suspensos. Os anticoagulantes podem ser reiniciados depois que a urina estiver limpa, de preferência após a remoção do tubo de nefrostomia, mas o paciente deve ser cuidadosamente monitorado.

Lesão do Sistema Coletor

Cortes no infundíbulo não são incomuns durante a cirurgia percutânea do sistema coletor do trato urinário superior. Eles geralmente não causam problemas intraoperatórios, desde que não haja nenhuma hemorragia. Lesões ureterais são raras, mas podem ocorrer como um resultado do enchimento do cateter-balão de oclusão ureteral no ureter ou durante outra manipulação ureteral. Essas lesões geralmente vão se curar por meio de um *stent* ureteral. Pode ocorrer perfuração da pelve renal durante o acesso ou a dilatação. A pressão forte demais em um cálculo na pelve renal durante litotripsia, ou o mau uso de um litotriptor ou ressectoscópio, também podem perfurar a pelve renal. **A perfuração pélvica renal é geralmente reconhecida no**

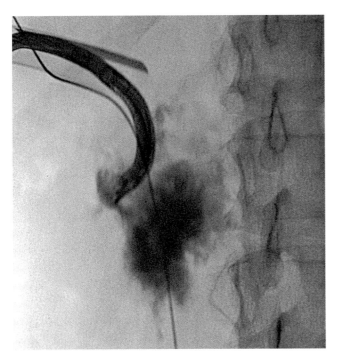

Figura 8-44. **Perfuração pélvica renal confirmada com injeção de contraste através de nefroscópio flexível.**

intraoperatório (Fig. 8-44). Caso não seja visualizada à primeira vista, o colapso de uma pelve renal previamente distendida é um sinal de alerta. A perfuração que não tenha sido reconhecida no intraoperatório pode ser anunciada por distensão abdominal ou íleo e/ou febre no pós-operatório. **Se a perfuração for observada no intraoperatório, deve-se abortar o procedimento, a menos que esteja perto da conclusão, no caso de a tarefa poder ser concluída com menor pressão de irrigação, se o paciente estiver indo bem clinicamente.** Na conclusão de um caso em que a perfuração pélvica renal foi observada, deve-se inserir um *stent* nefroureteral ou um tubo de nefrostomia, além de um *stent* ureteral interno para otimizar a drenagem, e esperar de 2 a 7 dias antes da nefrostografia e da remoção do tubo, dependendo da gravidade da lesão. Se a perfuração pélvica renal for detectada após o procedimento, além da drenagem adequada do sistema coletor, é necessária, em seguida, a colocação de um dreno percutâneo no urinoma. Há relatos de coleta intra-abdominal de fluido extravasado recorrente após a cirurgia renal percutânea (Peterson et al., 1985; Pugach et al., 1999; Ghai et al., 2003; Etemadian et al., 2012).

Lesão Visceral

Qualquer órgão abdominal perto do rim pode ser lesado durante a cirurgia renal percutânea, incluindo cólon, duodeno, jejuno, baço, fígado e sistema biliar.

A lesão do cólon ocorre durante a cirurgia renal percutânea na posição prona em menos do que 1% (Segura et al., 1985; Lee et al., 1987; Gerspach et al., 1997; El-Nahas et al., 2006; Duvdevani et al., 2007; Michel et al., 2007; Kachrilas et al., 2012). **Como seria de se esperar com base na anatomia, com a aposição do cólon para o rim sendo maior do lado esquerdo e no polo inferior, o cólon esquerdo é lesado duas vezes mais que o direito e a maioria das lesões do cólon envolve acesso ao polo inferior** (El-Nahas et al., 2006). Fatores de risco adicionais incluem idade avançada do paciente, cólon dilatado, cirurgia de cólon ou doenças precedentes, pacientes de corpo magro e presença de um rim em forma de ferradura (Goswami et al., 2001; El-Nahas et al., 2006; Michel et al., 2007; Korkes et al., 2009). A lesão pode ser menos provável no paciente em posição supina; um estudo relatou um cólon retrorrenal na TC em 1,9% dos pacientes na posição supina *versus* 10% em pacientes na posição prona (Hopper et al., 1987). A incidência clínica das lesões do cólon, no entanto, é muito mais baixa do que estes dados sugerem.

A detecção intraoperatória de lesão colônica torna o manejo mais fácil. Se não identificada no intraoperatório, a lesão do cólon deve ser considerada no pós-operatório, caso um paciente desenvolva febre inexplicável, íleo prolongado, leucocitose inexplicável, sangramento retal, evidência de inflamação peritoneal, fecalúria ou pneumatúria. Clinicamente, a fístula nefrocolônica aparente pode ser o sinal de apresentação ou a lesão não poderá ser observada até o momento do nefrostograma pós-operatório. **A maioria das lesões do cólon são extraperitoneais e podem ser conduzidas de forma conservadora** (Gerspach et al, 1997; El-Nahas et al, 2006; Korkes et al, 2009; Traxer, 2009; Goger et al, 2012; Kachrilas et al, 2012). **O princípio mais importante do atendimento é a drenagem imediata e separada do cólon e do sistema coletor urinário.** O cirurgião deve retroceder o tubo de nefrostomia no cólon para servir como um tubo de colostomia, pode trocá-lo por um tubo maior para melhorar a drenagem do cólon e obter acesso independente para o trato urinário superior também com um novo acesso percutâneo que não atravessa cólon ou colocando um *stent* ureteral retrógrado. Devem-se administrar antibióticos de amplo espectro. O paciente não deve ingerir nada pela boca por alguns dias, depois iniciando com líquidos claros. Se não houver nenhum aumento da produção de colostomia, em seguida, administrar a suplementação de proteína de alto valor calórico e, eventualmente, uma dieta regular. Geralmente, não é necessária nutrição parenteral. Deve-se confirmar a interrupção da comunicação entre o cólon e o sistema coletor com injeção de contraste nos tubos antes de removê-los. Se a lesão é intraperitoneal, ou se o paciente desenvolve peritonite ou sepse, a reparação cirúrgica aberta, em seguida, pode ser necessária.

Lesões no intestino delgado são muito menos comuns do que lesões no cólon, descritas em apenas alguns relatos de casos (Culkin et al., 1985; Morris et al., 1991; Kumar et al., 1994; Ahmed e Reeve, 1995; Santiago et al., 1998; Lopes-Neto et al., 2000; Al-Assiri et al., 2005; Ricciardi et al., 2007; Traxer, 2009; Winer et al., 2009). A detecção é feita por meio de sinais e sintomas clínicos de peritonite ou observando-se uma fístula nefroentérica durante nefrostografia pós-operatória. Embora a cirurgia aberta possa ser necessária, o tratamento conservador utilizando cateterismo percutâneo intraduodenal, drenagem nasogástrica ou nasoduodenal simples, combinada com drenagem do trato urinário superior, jejum e alimentação parenteral, tem sido bem-sucedido.

Estudos baseados em TC e RM têm sugerido que lesões esplênicas e hepáticas devem ser improváveis, a menos que o rim seja acessado acima da 10ª costela, embora o acesso acima da 11ª ou 12ª costela possa atravessar esses órgãos em casos raros (Hopper e Yakes, 1990; Robert et al., 1999). Se houver esplenomegalia ou hepatomegalia, essas relações mudam e recomenda-se o acesso guiado por TC. Lesões esplênicas ou hepáticas em órgãos ortotópicos e de tamanho normal ocorrem quase que exclusivamente com acesso renal do polo superior supracostal. A lesão do baço pode exigir laparotomia e potencialmente esplenectomia, devido a hemorragia (Kondas et al., 1994; Shah et al., 2007), mas o tratamento conservador também tem sido bem-sucedido (Goldberg et al., 1989; Santiago et al., 1998; Carey et al., 2006; Schaeffer et al., 2008; Thomas et al., 2009; Desai et al., 2010). A lesão hepática é menos provável de ser associada com hemorragia significativa — de fato, o fígado pode ser atravessado por via percutânea, para se obter acesso biliar (Nadler et al., 2002), e têm-se relatado casos de cirurgia renal percutânea transepática intencional (Matlaga et al., 2006). Como tal, lesões hepáticas durante a cirurgia renal percutânea podem ser manejadas de forma conservadora (El-Nahas et al., 2008).

Tem havido alguns casos relatados de peritonite biliar decorrentes da lesão da vesícula biliar ou árvore biliar, que requerem laparotomia exploradora/laparoscopia e colecistectomia devido à alta taxa de mortalidade de peritonite biliar (Martin et al., 1996; Saxby, 1996; Kontothanassis e Bissas, 1997; Fisher et al., 2004; Ricciardi et al., 2007; Patel e Nakada, 2010). Há relatos também de pancreatite pós-operatória, sem evidência de lesão pancreática direta (Chitale et al., 2005).

Lesão Pleural

O hidrotórax e, ocasionalmente, o pneumotórax são um risco do acesso percutâneo para o sistema coletor do trato urinário superior. **O acesso supracostal é o principal fator de risco; o acesso abaixo da 12ª costela raramente resulta em hidrotórax ou pneumotórax (<0,5%)** (Munver et al., 2001; Radecka et al., 2003; Lojanapiwat e

Prasopsuk, 2006; Maheshwari et al., 2009). A incidência de complicações pleurais com furos acima da 12ª costela (11° espaço intercostal) é geralmente considerada um risco aceitável, se essa abordagem fornecer o acesso ideal ao trato urinário superior. O acesso acima da 11ª costela ou superior carrega um risco muito maior de lesão pleural. **Entre 16 relatos que distinguiram entre acesso acima da 12ª costela e acesso acima da 11ª costela, relatando um total de 1.384 acessos supracostais percutâneos, a incidência de hidro/pneumotórax que necessitou de intervenção variou de 0% a 18% para o acesso superior à 12ª costela (média ponderada de 4,6%) e entre 0% e 100% para o acesso superior à 11ª costela (média ponderada de 24,6%)** (Young et al., 1985; Picus et al., 1986; Narasimham et al., 1991; Golijanin et al., 1998; Kekre et al., 2001; Munver et al., 2001; Gupta et al., 2002; Wong e Leveillee, 2002; Muzrakchi et al., 2003; Radecka et al., 2003; Aron et al., 2005c; Lojanapiwat e Prasopsuk, 2006; Yadav et al., 2006; Shaban et al., 2008; Sukumar et al., 2008; Yadav et al., 2008).

A fístula nefropleural (urinotórax) é uma comunicação direta e persistente entre o sistema coletor intrarrenal e a cavidade intratorácica (Ray et al., 2003; Shleyfer et al., 2006; Handa et al., 2007). Ela pode seguir o acesso renal percutâneo do trato urinário superior em situação de transgressão pleural. Algum grau de obstrução uretral distal geralmente contribui para o problema. Mais comumente, a fístula nefropleural é diagnosticada após o tubo percutâneo ser removido, mas pode ocorrer quando um hidrotórax é reconhecido, quando a comunicação persistente está registrada na nefrostografia, no momento da retirada do dreno pretendido. Lallas et al. (2004) relataram que a fístula nefropleural nunca ocorreu em associação com o acesso subcostal, mas dificultou 2,3% de punções superiores à 12ª costela e 6,3% das punções superiores à 11ª costela.

Complicações pleurais de acesso percutâneo supracostal muitas vezes podem ser detectadas com fluoroscopia do tórax durante ou após a conclusão do procedimento. O líquido pode ser visto procurando-se ao longo das fronteiras laterais da cavidade torácica e comprimindo o pulmão ipsolateral. Embora a radiografia de tórax no pós-operatório seja mais sensível que a fluoroscopia intraoperatória, alguns autores relatam que a pleurostomia nunca foi necessária, com base na radiografia de tórax no pós-operatório, quando a fluoroscopia intraoperatória de tórax foi negativa (Ogan et al., 2003; Bjurlin et al., 2012). **No entanto, a radiografia de tórax formal é recomendável, seguindo todos os casos de acesso renal percutâneo supracostal.**

A pleurostomia não é necessária para todos os pacientes com hidrotórax. Se o hidrotórax for observado no intraoperatório, em seguida deve-se inserir um tubo de nefrostomia de calibre pequeno (8 Fr a 12 Fr) como uma toracostomia (Fig. 8-45), usando a orientação fluoroscópica e as mesmas técnicas gerais do que para o acesso renal percutâneo anterógrado (Ogan e Pearle, 2002). Tudo o que se necessita na ausência de lesão pulmonar é uma válvula de Heimlich, em vez de drenagem de vedação de água. Se um hidrotórax é observado na radiografia de tórax no pós-operatório, em seguida deve-se colocar um tubo de pequeno calibre, apenas se o derrame for grande ou se houver evidência de comprometimento respiratório ou instabilidade hemodinâmica. A drenagem pleural de grande calibre para lesão pulmonar raramente é necessária.

Complicações Metabólicas e Fisiológicas

O líquido de irrigação deve ser a solução salina normal durante a cirurgia renal percutânea, com exceção de glicina ou fluidos isotônicos não eletrolíticos similares, quando o electrocautério monopolar for usado. **A irrigação com água durante a cirurgia renal percutânea gera riscos de hemólise intravascular, o que pode ser fatal.** Pelo menos uma morte associada com irrigação de água durante nefrolitotomia percutânea foi descrita (Bennett et al., 1984) e o autor tem conhecimento de um caso não relatado. O extravasamento intravascular ou extravascular de fluido isotônico não eletrolítico de irrigação contínua, no cenário de uma grande lesão venosa ou na perfuração do sistema coletor, respectivamente, pode resultar em hiponatremia e outros distúrbios eletrolíticos, disfunção renal ou hepática e alterações do estado mental. Quando a solução salina normal é utilizada em casos não complicados, a quantidade de absorção de fluido em geral é clinicamente insignificante (Kukreja et al., 2002; Koroglu et al., 2003), embora em um estudo 28% dos pacientes tenham absorvido mais de um litro (Malhotra et al., 2001). Uma grande quantidade de extravasamento de solução salina pode levar a um desconforto respiratório clinicamente significativo ou insuficiência cardíaca resultante da sobrecarga de volume.

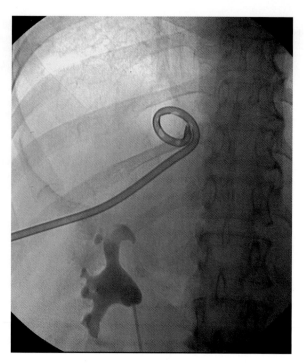

Figura 8-45. **O cateter Cope de 12 Fr inserido no tórax quando um grande hidrotórax foi observado no intraoperatório em uma fluoroscopia.**

A embolia de gás venoso é uma complicação rara, mas potencialmente fatal, da cirurgia renal percutânea. **O gás (no presente caso, ar) entra no sistema venoso e passa através do lado direito do coração para a circulação pulmonar, bloqueando a saída do lado direito do coração, o que resulta em hipoxemia, hipercapnia e depressão da função cardíaca.** O gás também pode passar através de um forame oval patente para entrar no sistema arterial, o que pode resultar em déficits neurológicos. Entre os seis casos relatados de embolia gasosa venosa associada à cirurgia renal percutânea, três foram relacionados à pielografia de ar em combinação com o acesso percutâneo do rim (Miller et al., 1984; Cadeddu et al., 1997a; Droghetti et al., 2002), um à cirurgia percutânea sem pielografia de ar (Turillazzi et al., 2009) e houve duas ocorrências após injeção retrógrada de ar para dentro da pelve renal, mas antes da punção percutânea (Varkarakis et al., 2003; Song et al., 2007). A embolia gasosa venosa é indicada por hipoxemia, evidência de edema pulmonar, aumento da pressão das vias aéreas, hipotensão, distensão venosa jugular, pletora facial, disritmias e ausculta de sopro cardíaco com som de rodamoinho e/ou aparecimento de um complexo QRS alargado com os padrões de tensão do lado direito do coração no eletrocardiograma. A medida mais sensível é uma diminuição repentina na leitura da capnometria do $P(final\ da\ expiração)CO_2$. A resposta imediata é necessária e inclui ventilação rápida, com 100% de oxigênio, posicionamento da cabeça do paciente para baixo com o lado direito para cima e manobras de ressuscitação gerais.

Sepse e Febre Pós-operatórias

Após nefrolitotomia percutânea, 15% a 30% dos pacientes desenvolvem febre. Fatores de risco para febre/complicações infecciosas seguindo uma nefrolitotomia percutânea incluem diabetes melito, paraplegia, *stent* ureteral ou tubo de nefrostomia por longo período, nefrolitotomia percutânea anterior, múltiplas vias de acesso, cálculos infectados, cultura de urina pré-operatória positiva, cálculos maiores e hidronefrose (Charton et al., 1986; Troxel e Low, 2002; Aghdas et al., 2006; Draga et al., 2009; Korets et al., 2011; Lojanapiwat e Kitirattrakarn, 2011; Kumar et al., 2012; Gutierrez et al., 2013). **A maioria dos pacientes com febre após nefrolitotomia percutânea, assumindo uma profilaxia antimicrobiana adequada, não tem infecção (Cadeddu et al., 1998). A sepse ocorre em 0,5% a 2,5% de pacientes após o procedimento** (Dogan et al., 2007; Duvdevani et al., 2007; Gonen et al., 2008b; Labate et al., 2011; Lojanapiwat e Kitirattrakarn, 2011; Seitz et al., 2012; Li et al., 2013a). A sepse implica uma infecção que não está sempre presente; "síndrome da resposta inflamatória sistêmica" é uma descrição mais precisa. Culturas de urina pré-operatórias positivas devem ser tratadas. Mesmo se a cura bacteriológica não for possível (p. ex., cálculo infectado, tubo de nefrostomia interiorizado), as contagens de bactérias devem ser suprimidas tanto quanto possível, para reduzir o risco de complicações infecciosas. No entanto, uma cultura de urina negativa não garante que não haja sepse, porque uma cultura de urina negativa pode não refletir a urina intrarrenal (Rao et al., 1991; Mariappan et al., 2005; Lojanapiwat e Kitirattrakarn, 2011; Korets et al., 2011). **Como não se pode prever se o paciente febril irá evoluir para sepse, a observação cuidadosa, a avaliação de diagnóstico apropriado e o início da terapia antimicrobiana e de outros cuidados de suporte são indicados se uma febre pós-operatória não se resolver prontamente.**

Se pus é aspirado a partir da entrada percutânea inicial para o trato urinário superior, a medida mais segura é cancelar o procedimento e deixar um tubo de nefrostomia para drenagem. Aron et al. (2005a), com base na sua experiência em 19 pacientes com fluido purulento a partir do rim na punção inicial para nefrolitotomia percutânea, sugeriram que abortar o procedimento pode não ser sempre necessário. Eles continuaram o procedimento em 12 pacientes e o retardaram em sete. Dos 12 pacientes nos quais o procedimento foi continuado, dois (17%) sofreram de sepse após o procedimento. Entre os sete pacientes nos quais o processo foi atrasado (durante 3 a 7 dias), dois (29%) desenvolveram sepse após o segundo procedimento (ambos tinham porções adicionais de rim contendo pus não drenado, que foram descobertas no tempo em que a nefrolitotomia percutânea foi retardada). Uma diferença importante estava na qualidade do material aspirado. Um paciente em quem nefrolitotomia percutânea foi continuada e dois nos quais o procedimento foi adiado tinham "pus franco" em oposição ao "fluido purulento" nos outros casos. Todos os três pacientes com pus franco estavam entre os quatro que desenvolveram sepse. Os autores recomendam que, se o pus franco for aspirado, em seguida, o procedimento deve ser abortado. Se for um líquido não viscoso turvo, é seguro prosseguir. Essa abordagem ainda não foi validada em estudos adicionais. Esse relato também sugere que nem todos os pacientes com "fluido purulento" estão infectados. Dos 19 pacientes, a cultura do que foi aspirado mostrou bactérias em apenas seis. Isto sugere que a infecção pode ter sido esterilizada por utilização anterior de antibióticos. O fluido turvo pode indicar uma infecção estéril em resposta inflamatória ao cálculo ou o fluido pode consistir em detritos relacionados ao cálculo renal. Outro ponto importante é que um único tubo de nefrostomia pode não drenar todas as áreas de infecção no rim, especialmente se houver obstrução intrarrenal.

Complicações Neuromuscoloesqueléticas

A posição prona para a cirurgia renal percutânea tem potencial para um grande número de lesões esqueléticas (Shermak et al., 2006; Edgcombe et al., 2008). **A pressão excessiva sobre estruturas neurais e vasculares, seja diretamente na mesa operatória, seja indiretamente, através do posicionamento dos membros, pode levar, em curto ou longo prazo, à incapacidade.** A maioria das lesões relatadas associadas à posição prona está relacionada com a região da cabeça e do pescoço, incluindo lesão ocular, resultando em perda visual; lesão do nervo facial ou necrose de ossos faciais ou da ponta do nariz; e acidente vascular cerebral resultante de dissecção da artéria carótida ou vertebrobasilar. O apoio cuidadoso da cabeça, em uma posição neutra e não estendida, é importante. O mau posicionamento das extremidades pode levar a lesões de nervos periféricos (Winfree e Kline, 2005). O ombro e o cotovelo não devem ser colocados a mais do que 90 graus, de modo a evitar plexopatia braquial, e apoio generoso no cotovelo e antebraço reduz o risco de compressão do nervo. Os joelhos precisam ser apoiados. Os tornozelos devem ser elevados para reduzir a pressão sobre o dorso do pé.

Tromboembolismo Venoso

A incidência de tromboembolia venosa na cirurgia renal percutânea é baixa (<3% em séries mais antigas de nefrolitotomia percutânea) (Segura et al., 1985; Lee et al., 1987), mas não existem dados recentes. A *Best Practice Statement* da AUA para a prevenção de trombose venosa profunda em pacientes submetidos à cirurgia urológica não inclui cirurgia renal percutânea entre os procedimentos para os quais se indica profilaxia contra tromboembolismo venoso. (Forrest et al., 2009). A deambulação precoce é a melhor medida para reduzir o já baixo risco de tromboembolismo venoso.

Deslocamento do Tubo

Independentemente da intenção de deixar o tubo de nefrostomia percutânea em curto ou longo prazo, os riscos de deslocamento inadvertidos prejudicam os resultados dos pacientes. Não é necessário que o tubo saia completamente do paciente; especialmente em um doente com uma grande camada subcutânea, o tubo pode permanecer aderente à pele, mas deve ser puxado para fora do rim quando a distância entre a pele e o rim aumentar com o movimento do paciente. No entanto, **todos os tubos devem ser fixados na pele, para reduzir o risco de, pelo menos, um mecanismo de perda de tubo.** Os tubos variam em sua capacidade inerente de resistir à remoção. **Os drenos tipo Malecot são os mais fáceis de perder e os tubos circulares de nefrostomia, os mais difíceis. O mecanismo de contenção Cope é mais seguro do que as asas Malecot, mas menos do que um balão** (Canales et al., 2005). Para permanência por longo período, tubos circulares de nefrostomia e tubos Cope de nefrostomia são mais comumente usados. Ironicamente, o tubo Malecot é também o mais provável de ficar preso; o tecido pode crescer sobre as asas, fazendo a remoção difícil e traumática (cateter retido) (Sardina et al., 1995; Tasca e Cacciola, 2004). Se um tubo de nefrostomia for usado apenas por um curto período de tempo, então o deslocamento completo, muitas vezes, leva à completa perda de acesso percutâneo. Utilizar um tubo de nefrostomia com uma extensão ureteral, se for apenas parcialmente para baixo no ureter, como no tubo de reentrada Malecot, ou por todo o caminho até dentro da bexiga, como em um *stent* nefroureteral, irá aumentar a probabilidade de ter algum acesso de volta para o rim, mesmo se o dispositivo de retenção renal for puxado para fora. Para tubos que estiveram no lugar por mais de algumas semanas, o trajeto é geralmente maduro o suficiente para que uma sondagem cuidadosa com um fio hidrofílico angular e o uso criterioso de material de contraste para delinear o trajeto possam permitir a restauração do acesso percutâneo. O mau posicionamento do tubo geralmente pode ser corrigido sob controle fluoroscópico, mas a orientação por TC pode ser útil também (Jones e McGahan, 1999).

Obstrução do Sistema Coletor

A obstrução ureteral transitória devida ao edema ureteral ou coágulo sanguíneo ocorre comumente. Para avaliar isso, os tubos de nefrostomia devem ser removidos após uma nefrostografia ou após um período de clampeamento da nefrostomia para avaliar clinicamente a obstrução ureteral distal. Muito mais rara é a formação de estenose, que pode ocorrer no ureter, na junção ureteropélvica ou em um infundíbulo. Se o estreitamento ocorrer no pós-procedimento precoce, uma fístula nefrocutânea irá se desenvolver. Se a estenose se desenvolve tardiamente, hidronefrose ou hidrocálice irão ocorrer. **Em uma grande série houve uma taxa de 2% de estenose infundibular, após nefrolitotomia percutânea** (Parsons et al., 2002). As obstruções ocorrem nas áreas que foram acessadas por via percutânea. Os fatores predisponentes neste e em outros relatos menores (Ballanger et al., 1987; Weir e Honey, 1999; Buchholz, 2001) incluem cálculo de grande volume exigindo procedimentos múltiplos ou demorados e drenagem com tubos de nefrostomia prolongada, cirurgia de cálculo aberta anterior, diabetes melito e obesidade. O ureter (Culkin et al., 1987; Lopes-Neto et al., 2008) e a junção ureteropélvica (Green et al., 1987; Ben Slama et al., 2005) têm calibres menores do que o sistema coletor intrarrenal e, portanto, são também suscetíveis a trauma.

A obstrução após a cirurgia renal percutânea deve responder ao tratamento endoscópico na maioria dos casos, mas cirurgia aberta reconstrutiva ou excisão com nefrectomia parcial ou total podem ser necessárias.

Perda da Função Renal

Apesar da punção direta do parênquima renal e dilatação de, por vezes, vários trajetos de até 34 Fr, o rim sofre poucos danos permanentes após a cirurgia renal percutânea descomplicada. A função renal diminui ligeiramente, logo após a cirurgia renal percutânea, atingindo um nadir 48 horas após o procedimento (Nouralizadeh et al., 2011), mas existe perda em longo prazo negligenciável da função (Ekelund et al., 1986; Chen et al., 1992; Saxby, 1997; Kilic et al., 2006) e, em um estudo, pareceu haver menos danos no rim após nefrolitotomia percutânea do que após litotripsia por onda de choque (Lechevallier et al., 1993). Em se tratando de função renal prejudicada, especialmente na obstrução por cálculo, a cirurgia percutânea, muitas vezes, melhora a função renal (Chandhoke et al., 1992; Chatham et al., 2002; Bilen et al., 2008). A cirurgia renal percutânea também não provoca nenhuma mudança significativa na função de rins solitários (Jones et al., 1991; Liou e Streem, 2001; Canes et al., 2009). Em um estudo de pacientes que foram avaliados cerca de 19 anos após o tratamento, não houve diferença entre a litotripsia por ondas de choque e a nefrolitotomia percutânea no desenvolvimento de insuficiência renal ou hipertensão (Krambeck et al., 2008a).

Quando há perda renal após cirurgia percutânea renal, normalmente é o resultado de lesão vascular desastrosa ou da angioembolização utilizada para tratar uma hemorragia. Na diretriz AUA original sobre cálculo coraliforme (Segura et al., 1994), a perda renal após a nefrolitotomia percutânea foi estimada em 1,6%; os dados foram insuficientes para calcular um novo quadro na atualização das diretrizes de 2005 (Preminger et al., 2005).

Morte

A morte após a cirurgia renal percutânea é extremamente rara e, quando ocorre, geralmente é o resultado de condições cardiovasculares subjacentes (Labate et al., 2011; Seitz et al., 2012). Na atual diretriz da AUA sobre a abordagem dos cálculos coraliformes, a estimativa mediana para a morte na nefrolitotomia percutânea foi zero, o que reflete a escassez de dados sobre o assunto (Preminger et al., 2005).

Acesse www.expertconsult.com para assistir aos vídeos deste capítulo.

REFERÊNCIAS

Para consultar a lista completa de referências, acesse www.expertconsult.com.

LEITURA SUGERIDA

Basiri A, Ziaee AM, Kianian HR, et al. Ultrasonographic versus fluoroscopic access for percutaneous nephrolithotomy: a randomized clinical trial. J Endourol 2008;22:281-4.

Cadeddu JA, Chen R, Bishoff J, et al. Clinical significance of fever after percutaneous nephrolithotomy. Urology 1998;52:48-50.

Desai MR, Kukreja R, Desai MM, et al. A prospective randomized comparison of type of nephrostomy drainage following percutaneous nephrostolithotomy: large bore versus small bore versus tubeless. J Urol 2004;172:565-7.

El-Nahas AR, Shokeir AA, El-Assmy AM, et al. Colonic perforation during percutaneous nephrolithotomy: study of risk factors. Urology 2006;67:937-41.

Labate G, Modi P, Timoney A, et al. The percutaneous nephrolithotomy global study: classification of complications. J Endourol 2011;25:1275-80.

Miller NL, Matlaga BR, Lingeman JE. Techniques for fluoroscopic percutaneous renal access. J Urol 2007;178:15-23.

Munver R, Delvecchio FC, Newman GE, et al. Critical analysis of supracostal access for percutaneous renal surgery. J Urol 2001;166:1242-6.

Netto NR Jr, Ikonomidis J, Ikari O, et al. Comparative study of percutaneous access for staghorn calculi. Urology 2005;65:659-62.

Ogan K, Corwin TS, Smith T, et al. Sensitivity of chest fluoroscopy compared with chest CT and chest radiography for diagnosing hydropneumothorax in association with percutaneous nephrostolithotomy. Urology 2003;62:988-92.

Patel B, Mason BM, Hoenig DM. Retrograde endoscopic-assisted percutaneous renal access: a novel "lasso" technique to achieve rapid secure access to the collecting system. J Endourol 2008;22:591-6.

Preminger GM, Assimos DG, Lingeman JE, et al. Chapter 1: AUA guideline on management of staghorn calculi: diagnosis and treatment recommendations. J Urol 2005;173:1991-2000.

Rastinehad AR, Andonian S, Smith AD, et al. Management of hemorrhagic complications associated with percutaneous nephrolithotomy. J Endourol 2009;23:1763-7.

Richstone L, Reggio E, Ost MC, et al. Hemorrhage following percutaneous renal surgery: characterization of angiographic findings. J Endourol 2008;22:1129-35.

Sampaio FJ, Zanier JF, Aragao AH, et al. Intrarenal access: 3-dimensional anatomical study. J Urol 1992;148:1769-73.

Seitz C, Desai M, Häcker A, et al. Incidence, prevention, and management of complications following percutaneous nephrolitholapaxy. Eur Urol 2012;61:146-58.

PONTOS-CHAVE: COMPLICAÇÕES

- A hemorragia durante a cirurgia percutânea é associada a acesso inadequado, acessos múltiplos, acesso supracostal, tamanho aumentado do trajeto, dilatação do trajeto com os outros métodos que não a dilatação por balão, tempo operatório prolongado e perfuração pélvica renal ou outros erros técnicos intraoperatórios.
- Na maioria dos casos de hemorragia durante a cirurgia percutânea ou no momento da remoção da bainha, colocar um tubo de nefrostomia e deixar formar um coágulo no sistema coletor é eficaz. Se o sangramento for mais grave, podem ser necessárias medidas adicionais.
- A hemorragia tardia é geralmente causada por fístulas arteriovenosas ou pseudoaneurismas arteriais. Caso haja sangue vermelho-brilhante na urina após a cirurgia renal percutânea, deve-se pedir a internação hospitalar e considerar uma arteriografia. A angioembolização seletiva é altamente bem-sucedida no tratamento dessa condição.
- Se a perfuração da pelve renal for observada no intraoperatório, deve-se abortar o procedimento, a menos que ele esteja próximo da conclusão. Deve-se inserir um *stent* nefroureteral ou um tubo de nefrostomia além de um *stent* ureteral para otimizar a drenagem.
- A maioria das lesões do cólon na cirurgia renal percutânea é extraperitoneal e pode ser manejada de forma conservadora pela drenagem do cólon e do sistema coletor urinário separadamente.
- Hidrotórax ou pneumotórax que requerem intervenção estão relacionados com o nível de acesso percutâneo. Estimativas de incidência são de menos de 0,5% abaixo da 12ª costela, 4,6% acima da 12ª costela e 24,6% acima da 11ª costela. Complicações pleurais muitas vezes podem ser detectadas com fluoroscopia torácica durante o procedimento, mas uma radiografia de tórax também deve ser obtida seguindo todos os casos de acesso renal percutâneo supracostal.
- Solução salina normal deve ser o fluido utilizado para a irrigação durante a cirurgia renal percutânea, com a exceção da glicina ou uma solução não condutora similar, quando eletrocautério monopolar for usado.
- Se for aspirado pus na entrada percutânea inicial para o trato urinário superior, a medida mais segura é cancelar o procedimento e deixar um tubo de nefrostomia para drenagem.

9 Avaliação e Manejo da Hematúria

Stephen A. Boorjian, MD, Jay D. Raman, MD e Daniel A. Barocas, MD, MPH, FACS

Classificação e Momento da Hematúria

Hematúria Microscópica

Avaliação de Pacientes com Hematúria Microscópica

Hematúria Microscópica Sintomática

Hematúria Macroscópica

Cistite Hemorrágica

Hematúria de Origem Prostática

Sangramento Uretral

Hematúria Originária do Trato Urinário Superior

A hematúria tem sido reconhecida como um sinal de adoecimento desde a antiguidade (Ellis, 1979; Shokeir e Hussein, 1999; Armstrong, 2006), mas somente na era moderna foram desenvolvidos a tecnologia para detectar sangue microscópico, os meios para identificar a causa da hematúria e o entendimento de anatomia, fisiologia e processos patológicos subjacentes a esse importante sinal. Hoje, a hematúria é uma das indicações mais comuns para avaliação urológica (Mariani et al., 1989) e é reconhecida como um sinal de doença potencialmente importante. Portanto, conhecimento do diagnóstico diferencial, dos princípios de avaliação e das estratégias para manejo da hematúria é fundamental.

CLASSIFICAÇÃO E MOMENTO DA HEMATÚRIA

A hematúria pode ser classificada de acordo com sua visibilidade e o momento durante o qual aparece durante a micção. Assim, hematúria macroscópica (HM), algumas vezes referida como *hematúria franca, hematúria macroscópica ou hematúria visível*, é a hematúria que pode ser vista a olho nu. A HM pode ser adicionalmente caracterizada como inicial, terminal ou total, dependendo da fase do jato urinário em que é visível. Essa caracterização pode dar alguma indicação da causa da hematúria, com a hematúria inicial mais comumente proveniente de uma causa de origem uretral; a hematúria terminal, originária do trígono vesical, do colo vesical ou da próstata; e a hematúria total, originária da bexiga ou acima (Sokolosky, 2001).

A HM deve ser distinguida de pigmentúria, que pode ser devido a causas endógenas (p. ex., bilirrubina, mioglobina, porfirinas), ingestão de alimentos (p. ex., ruibarbo e beterraba), fármacos (p. ex., fenazopiridina) e simples desidratação. Esta distinção pode ser feita facilmente pela urinálise com microscopia. Notavelmente, a mioglobinúria e outros fatores podem causar testes químicos falso-positivos para hemoglobina, assim exame microscópico da urina é necessário para confirmar o diagnóstico de hematúria. **A HM também deve ser diferenciada do sangramento vaginal nas mulheres,** o que usualmente pode ser obtido pela obtenção de uma história menstrual cuidadosa, coleta de material quando a paciente não tem sangramento menstrual ou ginecológico ou, se necessário, obtenção de material por cateterização. A HM pode também ser detectada pela presença de manchas de sangue nas roupas íntimas de pacientes incontinentes. Após descarte de sangramento vaginal e falsas hematúrias, deve-se suspeitar de uma causa urológica.

HEMATÚRIA MICROSCÓPICA

Em contraste com a HM, a hematúria microscópica ou micro-hematúria (MH) é um sinal e não um sintoma; um diagnóstico laboratorial definido como a presença de hemácias no exame microscópico de urina não evidente no exame visual da urina. **A prevalência de MH entre pacientes saudáveis em estudos de triagem foi de 6,5% (intervalo de confiança de 95% [IC] 3,4 a 12,2)**, com taxas mais elevadas nos estudos com predominância de pacientes masculinos, idosos e tabagistas (Davis et al., 2012). MH pode ser categorizada pela presença (sintomática) ou ausência (assintomática) de sintomas associados e pode ser quantificada de acordo com o número de hemácias por campo visual. A coleta apropriada da amostra de urina e os detalhes do teste com fita e urinálise estão descritos no Capítulo 1.

Critérios para Diagnóstico de Hematúria Microscópica

Um pequeno número de hemácias pode passar pela urina mesmo em condições e situações normais (p. ex., atividade sexual, exercício), o que pode resultar em pequenas quantidades de MH (Kohanpour et al., 2012). **A diretriz do consenso da American Urologic Association (AUA) definiu a MH como três ou mais hemácias por campo de grande aumento (400 ×)**, concluindo que limiares mais elevados podem acarretar a perda do diagnóstico das condições urológicas tratáveis (Davis et al., 2012). **Além disso, tem sido demonstrado que MH intermitente pode ser causada por condições médicas significativas, tais como malignidade do trato urinário** (Davis et al., 2012). De fato, uma metanálise relatou que o índice de malignidade detectado entre pacientes avaliados por simples urinálise positiva para MH foi 3,6% (Davis et al., 2012). Assim, a diretriz do consenso da AUA determinou que **urinálise positiva isolada é suficiente para uma pronta avaliação** (Davis et al., 2012).

Necessidade da Avaliação Microscópica

O resultado do teste urinário com fita isoladamente é considerado insuficiente para iniciar avaliação e deve ser confirmado através de urinálise com microscopia. De fato, testes químicos para hematúria detectam a atividade da peroxidase da hemoglobina utilizando benzidina e, portanto, condições tais como mioglobinúria podem falsamente ativar o teste (Mariani et al., 1984). Então, um teste de fita positivo merece um exame microscópico do sedimento urinário, porém não garante a avaliação plena, a menos que a microscopia confirme a presença de três ou mais hemácias por campo de grande aumento (400 ×). Se a urinálise com microscopia não for confirmatória, mas a suspeita clínica permanecer, é aceitável a repetição do exame microscópico com a frequência individualizada, com base no julgamento do profissional.

Espécimes coletadas imediatamente após prolongado período do paciente em posição deitada (primeira micção da manhã) ou após vigorosa atividade física ou sexual podem gerar resultado falso-positivo para hematúria (Addis, 1926; Kincaid-Smith, 1982). Adicionalmente, urina diluída (osmolalidade < 308 mOsm) pode provocar exame microscópico falso-negativo resultante da lise de hemácias (Vaughan e Wyker, 1971).

Avaliação de Pacientes com Hematúria Microscópica

Na maioria dos estudos, em **um a dois terços dos pacientes avaliados para MH tem sido encontrada uma causa demonstrável** (Mohr et al., 1986; Murakami et al., 1990), incluindo cálculos (6%), hipertrofia prostática benigna (12,9%), estenose uretral (1,4%) e variadas outras condições (12,9%) (Tabela 9-1) (Davis et al., 2012). É importante salientar que a **avaliação de pacientes com MH obteve diagnóstico de malignidade em 1,8% a 4,3% dos casos**, dependendo das características da população avaliada, do limiar da MH e da complexidade da avaliação (Davis et al., 2012). A probabilidade da identificação de malignidade é maior dentre pacientes com níveis mais altos de hematúria microscópica (> 25 hemácias por campo), hematúria macroscópica ou com fatores de risco para malignidade (Sultana et al., 1996; Shephard et al., 2012; Loo et al., 2013). Os fatores de risco para malignidade entre os pacientes com hematúria incluem gênero masculino, idade avançada e tabagismo (Quadro 9-1).

Seleção de Pacientes para Avaliação de Hematúria Microscópica

Há um crescente interesse na seleção baseada em evidências de pacientes para avaliação da MH, devido ao reconhecimento de que um a dois

TABELA 9-1 Diagnóstico Diferencial de Hematúria Microscópica Assintomática*

CATEGORIA	EXEMPLOS	APRESENTAÇÃO CLÍNICA COMUM E FATORES DE RISCO
Neoplasia	Qualquer	Ver Quadro 9-1
	Câncer de bexiga	Idade avançada, predomínio do masculino, tabagismo, exposições ocupacionais, sintomas irritativos inespecíficos
	Câncer ureteral ou de pelve renal	História familiar de tumores do cólon precoces ou do trato urinário superior, dor no flanco
	Tumor cortical renal	História familiar de tumores renais precoces, dor no flanco, massas no flanco
	Câncer de próstata	Idade avançada, história familiar, afro-americanos
	Câncer ureteral	Sintomas obstrutivos, dor, descarga sanguinolenta
Infecção/Inflamação	Qualquer	História de infecção
	Cistite	Predomínio feminino, disúria
	Pielonefrite	Febre, dor no flanco, diabetes, predomínio feminino
	Uretrite	Exposição a infecções sexualmente transmissíveis, descarga uretral, disúria
	Tuberculose	
	Esquistossomose	Viagem para áreas endêmicas
	Cistite hemorrágica	Viagem para áreas endêmicas
		Ver Quadro 9-2
Litíase	Qualquer	Dor no flanco, história familiar, litíase prévia
	Nefroureterolitíase	Obstrução de bexiga
	Litíase vesical	
Hiperplasia benigna da próstata		Homem, idade avançada, sintomas obstrutivos
Doença renal clínica[†]	Qualquer	Hipertensão, azotemia, eritrócitos dismórficos, cilindros epiteliais, proteinúria
	Nefrite	
	Nefropatia por IgA	
Anormalidade anatômica congênita ou adquirida	Doença policística renal	História familiar de doença renal cística
	Obstrução da junção ureteropélvica	História de infecção, litíase, dor no flanco
	Estenose ureteral	História de cirurgia ou radiação, dor no flanco, hidronefrose, estrangúria, micção espalhada
	Divertículo uretral	Leucorreia, gotejamento, dispareunia, história de ITU, predomínio feminino
	Fístula	Pneumatúria, fecalúria, dor abdominal, ITU recorrente, história de diverticulite ou câncer de cólon
Outras	Hematúria induzida pelo exercício[‡]	Exercício físico vigoroso recente
	Endometriose	Hematúria cíclica em mulher menstruando
	Doença trombótica ou hematológica	História familiar ou história pessoal de sangramento ou trombose
	Necrose papilar	Afro-americanos, doença falciforme, diabetes, abuso de analgésicos
	Malformação arteriovenosa	
	Trombose da veia renal	
	Cistite intersticial	Sintomas inespecíficos
	Traumatismo	História
	Cirurgia ou instrumentação geniturinária recente	História

IgA, imunoglobina A; ITU, infecção do trato urinário.
*Diagnóstico diferencial, tendo descartado causas benignas óbvias, tais como menstruação, manipulação recente, cistite não complicada etc.
[†]Presença de doença hematológica, doença renal clínica ou uso de agentes anticoagulantes ou antiplaquetários não evitando a necessidade de avaliação para hematúria
[‡]Hematúria induzida por exercício físico é um diagnóstico de exclusão. A ausência de hematúria após abstinência de atividade física deve ter sido confirmada.

> **QUADRO 9-1** Fatores de Risco Comuns para Malignidade do Trato Urinário em Pacientes com Hematúria Microscópica
>
> Gênero masculino
> Idade acima de 35 anos
> História de tabagismo atual ou passada
> Exposição ocupacional ou outros agentes químicos ou corantes (benzenos ou aminas aromáticas)
> Abuso de analgésico
> História de hematúria macroscópica
> História de desordem ou doença urológica
> História de sintomas irritativos inespecíficos
> História de radiação pélvica
> História de infecção crônica do trato urinário
> Exposição a agentes sabidamente carcinogênicos ou quimioterapia, tais como agentes alquilantes
> História de corpo estranho interno crônico

Modificado das diretrizes da American Urological Association

terços destes pacientes terão avaliação negativa, o que pode minimizar o peso financeiro e os riscos da avaliação de todos os pacientes (Mohr et al., 1986; van der Molen e Hovius, 2012; Loo et al., 2013). Por exemplo, o grupo Kaiser Permanente demonstrou que, entre os pacientes submetidos a uma avaliação completa para hematúria, aqueles com risco mais elevado para malignidade (idade > 50 anos, história de hematúria macroscópica, tabagismo, gênero masculino ou > 25 hemácias por campo) têm as maiores taxas de malignidade (10,7% a 11,6%) do que os pacientes com risco intermediário (1,1% a 2,5%) ou baixo (0 a 0,3%) (Loo et al., 2013). Entretanto, apesar do estudo do Kaiser mostrar que nós podemos ser capazes de decidir entre os pacientes que serão referenciados ao urologista e os que podem seguramente evitar uma avaliação completa, a realidade é que **menos de 25% dos pacientes com achado de hematúria são encaminhados para avaliação e menos de 10%, submetidos a uma avaliação completa com cistoscopia e exame de imagem**, mesmo entre os pacientes com elevado risco para malignidade (Elias et al., 2010; Buteau et al., 2012). Juntos, esses estudos sugerem que ainda tem muito espaço para melhorar o desenvolvimento dos algoritmos baseados em evidências, com o objetivo de direcionar o uso da avaliação da hematúria e reduzir as causas não clínicas da variabilidade à aderência de práticas baseadas em evidência.

As diretrizes da AUA recomendam a avaliação de pacientes com MH "na ausência de uma causa benigna evidente", tal como infecção e menstruação. Portanto, **é imperativo que os pacientes que apresentam MH com suspeita de causa benigna tenham essa causa benigna objetivamente demonstrada e sejam adicionalmente avaliados somente após a causa benigna ter sido resolvida.** Infelizmente, não existe uma concordância uniforme de como identificar causas benignas de hematúria. Talvez, como resultado, tem ocorrido atraso substancial no diagnóstico e nos resultados de câncer da parte inferior da bexiga relacionados com infecções do trato urinário (ITU) por repetidos tratamentos empíricos baseados nos sintomas miccionais, particularmente, entre mulheres (Henning et al., 2013; Lyratzopoulos et al., 2013; Tracey et al., 2014). Nossa recomendação é que a **presença de infecção deve ser confirmada com uma cultura de urina e a urinálise deve ser repetida após o tratamento da ITU com o objetivo de documentar a resolução da hematúria.** Se a hematúria persistir, a avaliação adicional é justificada.

Além disso, exercício físico vigoroso pode estar associado com MH, porém esta entidade deve ser considerada como diagnóstico de exclusão (Kincaid-Smith, 1982; McInnis et al., 1998; Kohanpour et al., 2012). Assim, é necessário confirmar a ausência de MH após um período de abstinência aos exercícios. Outro ponto importante é que os **pacientes que apresentam hematúria (microscópica ou macroscópica) que estão em uso de medicação anticoagulante ou antiplaquetária (p. ex., warfarina, enoxaparina, heparina, aspirina, clopidogrel, anti-inflamatórios não esteroides) devem ser submetidos a uma avaliação completa, da mesma forma que os pacientes não usuários dessas medicações**. Isso porque a prevalência de hematúria, como também da probabilidade de câncer geniturinário, entre pacientes com hematúria sob anticoagulação tem sido relatada como semelhante à dos pacientes que não estão em uso desses medicamentos (Culclasure et al., 1994; Khadra et al., 2000; Davis et al., 2012; Jeong et al., 2013). De fato, tem sido observado que essas medicações podem desmascarar lesões geniturinárias em estágios iniciais (Antolak e Mellinger, 1969; Kraus et al., 1984; Schuster e Lewis, 1987; Mariani, 1989). Em uma série, em 82% dos pacientes do gênero masculino anticoagulados avaliados por MH foram encontradas lesões urológicas significativas (Antolak e Mellinger, 1969) e 13,9% de tais lesões em outras séries foram diagnosticadas como malignas (Schuster e Lewis, 1987). Enquanto isso, a MH no trauma urológico é detalhada em outro lugar (Caps. 50 e 101) e não é descrita aqui.

A Questão da Triagem para Hematúria e Câncer de Bexiga

O câncer de bexiga é o sexto tipo de câncer mais comumente diagnosticado nos Estados Unidos e, apesar de não terem sido realizadas pesquisas sobre triagem em grande escala, **a maioria acredita que os danos e custos do rastreamento em massa para o câncer de bexiga deve superar os benefícios potenciais** (http://seer.cancer.gov/statfacts/html/urinb.html; Chou e Dana, 2010). Não obstante, muitos profissionais da atenção básica realizam urinálise como parte dos exames de rotina, criando numerosos eventos de rastreamento oportunístico (Prochazka et al., 2005).

> **PONTOS-CHAVE: HEMATÚRIA MICROSCÓPICA**
>
> - Hematúria microscópica é definida como três ou mais hemácias por campo, identificada em uma ou mais ocasiões na microscopia urinária. O teste de fita da urina é insuficiente para o diagnóstico de hematúria microscópica.
> - Hematúria microscópica é bastante comum, com prevalência de aproximadamente 6,5% dos adultos, variando de acordo com as características da população.
> - Malignidade tem sido detectada em aproximadamente 4% dos pacientes avaliados para hematúria microscópica assintomática. A proporção de malignidades detectadas é mais elevada em pacientes com maior grau de hematúria e/ou riscos de malignidade.

AVALIAÇÃO DE PACIENTES COM HEMATÚRIA MICROSCÓPICA

Ver Figura 9-1 com algoritmo para avaliação de MH a partir das diretrizes da AUA (Davis et al., 2012). É importante salientar a recomendação para que **os pacientes enquadrados nos critérios de avaliação façam a avaliação completa, mesmo se uma das fases mostrar uma causa que justifique a MH.** Por exemplo, um paciente com achado de tumor renal ou litíase durante o início da avaliação deve ser ainda submetido a cistoscopia para descarte de processos patológicos na bexiga e uretra.

A avaliação de um paciente apropriadamente selecionado com MH começa com história e exame físico meticulosos. Especificamente, devem ajudar na identificação das causas que possam indicar uma variação a partir da avaliação-padrão, tais como infecção, menstruação, exercício físico vigoroso, doença renal conhecida, quadro viral agudo, traumatismo e presença de corpo estranho no trato urinário ou recente manipulação urológica. A história deve também incluir uma análise dos sintomas associados, tais como hematúria macroscópica, sintomas miccionais ou dor no flanco. Os fatores de risco para causas conhecidas de hematúria também devem ser investigados. É importante conhecer a história urológica, particularmente quaisquer cirurgias ou ITU febris. É também fundamental perguntar ao paciente sobre história médica geral, para identificar diagnósticos potencialmente contribuintes, tais como hipertensão arterial sistêmica, insuficiência renal, desordens hematológicas ou doença falcêmica. Uso regular de medicamentos, incluindo terapias anticoagulantes e antiplaquetárias, deve ser descoberto, juntamente com recentes valores de provas de coagulação e qualquer medicamento concomitante que tenha potencial efeito de diluição sanguínea. A história familiar de nefrite, rins policísticos e síndromes tumorais familiares raras do rim (p. ex., von

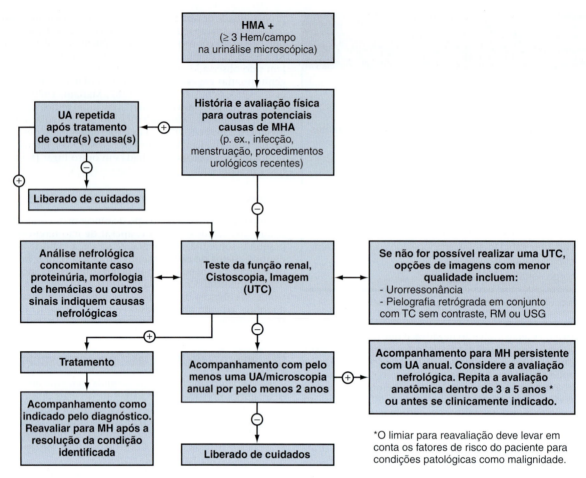

Figura 9-1. Algoritmo da diretriz da American Urological Association para avaliação de pacientes adultos com hematúria microscópica assintomática. CAR, campo de alta resolução; Hem, hemácias; HMA, hematúria microscópica assintomática; MH, micro-hematúria; RM, ressonância magnética; TC, tomografia computadorizada; UA, urinálise; USG, ultrassonografia; UTC, urografia por tomografia computadorizada. (De American Urological Association.)

Hippel-Lindau) ou do urotélio (p. ex., síndrome de Lynch) também pode ser informativa. Ainda, a possibilidade de achado de doença relacionada ao tabagismo, tal como câncer de bexiga, torna este um potencial "momento educativo" para os tabagistas (Bassett et al., 2012; Fiore e Baker, 2013). Portanto, o aconselhamento para suspensão do tabagismo deve ser um componente-padrão da discussão da avaliação de hematúria.

O exame físico deve focar no sistema geniturinário (p. ex., dor no flanco; massas no flanco, abdome, região suprapúbica ou uretra; e próstata aumentada, nodular, dolorosa ou flutuante). O exame físico também pode identificar sinais de coagulopatia (equimoses), infecção (febre) ou doença renal (hipertensão arterial sistêmica, edema). Se estenose uretral ou hiperplasia benigna da próstata (HBP) são suspeitas, a medida do índice de fluxo urinário e residual pós-miccional pode ser bem útil.

Os exames laboratoriais incluem urinálise (se não foi realizada previamente) para confirmar a hematúria e checar a presença de células vermelhas dismórficas (dismorfismo eritrocitário), cilindros celulares ou proteinúria; uma cultura da urina caso a urinálise ou o quadro clínico sugiram infecção; exames de função renal (creatinina sérica) para determinar se a avaliação nefrológica concomitante está indicada e para direcionar a seleção de imagens apropriadas do trato superior e antígeno prostático específico no cenário adequado.

Se uma causa benigna de hematúria for descoberta durante o início da história e do exame físico (p. ex., ITU), esta causa deve ser verificada e tratada e, então, a urina deve ser reavaliada para garantir que a hematúria foi resolvida, agora na ausência de uma presumida causa benigna. Além disso, **se houver uma suspeita de causa renal para a hematúria baseada na presença de insuficiência renal, hipertensão arterial sistêmica ou anormalidades na urinálise, a avaliação nefrológica é recomendada, porém o paciente deve ainda ser submetido à avaliação urológica.**

Cistoscopia na Avaliação Diagnóstica de Hematúria

A cistoscopia é um componente-chave da avaliação da hematúria, porque é o jeito mais fidedigno de avaliar a bexiga quanto à presença de câncer e proporcionar a oportunidade de avaliar a uretra. **A cistoscopia deve ser realizada em todos os adultos que se encaixem nos critérios para avaliação de hematúria, que tenham 35 anos de idade ou mais e/ou tenham fatores de risco para malignidade.** Os potenciais riscos incluem desconforto, lesão da uretra, infecção e necessidade de procedimentos adicionais, tais como biópsia. Em nível populacional, o câncer de bexiga é bastante raro (< 1 por 100.000) entre as pessoas com 35 anos de idade ou mais jovens (van der Molen e Hovius, 2012; http://seer.cancer.gov/statfacts/html/urinb.html). Ou seja, entre 3.762 indivíduos com MH assintomática a partir de 17 estudos de rastreamento, 98 (2,6%) foram diagnosticados com uma malignidade do trato urinário, dos quais 95 (97%) tinham mais de 35 anos de idade. Por essa razão, a **cistoscopia pode ser omitida em pessoas com menos de 35 anos de idade sem fatores de risco ou suspeita clínica para câncer de bexiga ou patologia uretral** (Quadro 9-1).

É preciso salientar que a cistoscopia com luz azul utilizando o ácido 5-aminolevulínico (ALA) ou instilação de hexilaminolevulinato (HAL) é aprovada pela U.S. Food and Drug Administration (FDA) para avaliação de pacientes com suspeita de câncer de bexiga papilar, porém os estudos sustentam seu uso em pacientes com câncer de bexiga já conhecido, desse modo limitando o uso nos pacientes em avaliação de MH (Davis et al., 2012; Malmstrom et al., 2012). Em face ao pequeno risco aumentado pelo uso de ALA ou HAL e cistoscopia de luz azul (choque anafilático raro, hipersensibilidade, dor, cistite, disúria, hematúria) e o risco de biópsias desnecessárias comparado com a cistoscopia de luz branca convencional, a **diretriz da AUA não recomenda a utilização da cistoscopia com luz azul para avaliação de MH** (Davis et al., 2012).

Imagem do Trato Superior na Avaliação Diagnóstica da Hematúria

A tomografia computadoriza multifásica (TC) urográfica (i.e., TC com séries pré-contraste, nefrográficas e excretórias, também dita urotomografia) é o estudo de imagem de escolha para a avaliação de MH assintomática (Vikram et al., 2009), pois a uroTC oferece imagem completa do trato urinário e tem as mais elevadas taxas de sensibilidade e especificidade para detecção de lesões do parênquima renal e do trato urinário superior. Não obstante, a uroTC carrega riscos e pode não ser apropriada para todos os pacientes (p. ex., gravidez, alergia a contraste iodado, insuficiência renal). Sendo assim, na contraindicação para uroTC, a ressonância magnética urográfica (uroRM) pode ser realizada para o estudo do trato superior. Além do mais, para pacientes com contraindicação para a uroRM (p. ex., uso de marca-passo), assim como no comprometimento significativo da função renal (i.e., taxa de filtração glomerular estimada < 30), quando a administração do gadolínio pode gerar risco de fibrose nefrogênica sistêmica, a imagem do parênquima renal com TC sem contraste ou ultrassonografia, em conjunção com pielografia retrógrada para avaliar cálices, pelve renal e ureteres, pode ser mais apropriada.

Citologia Urinária e Biomarcadores Urinários na Avaliação Diagnóstica de Hematúria

O exame citológico de urina é altamente sensível e específico para a detecção de carcinoma urotelial de alto grau, porém a sensibilidade diminui significativamente para carcinoma urotelial de baixo grau, resultando em uma sensibilidade global de 15,8% a 54,5% e especificidade de 95% a 100% para detecção de câncer de bexiga (Miyanaga et al., 1999; Zippe et al., 1999; Chahal et al., 2001; Grossman et al., 2005; Steiner et al., 2008). De fato, em um amplo estudo de pacientes com hematúria, a sensibilidade e a especificidade da citologia positiva/suspeita/atípica foram de 45,4% e 89,5%, respectivamente. (Mishriki et al., 2013).

Entretanto, apesar de vários biomarcadores urinários terem sido aprovados ou reprovados pela FDA para detecção e vigilância de câncer de bexiga, alguns estudos têm sido conduzidos para avaliar esses marcadores em pacientes com MH, que não tinham história de câncer de bexiga. Ensaios disponíveis incluem matriz nuclear da proteína 22 (NMP-22), antígeno tumoral de bexiga, hibridização com fluorescência *in situ* (FISH) para anormalidades dos cromossomos 3, 7, 17 e 9p21 (UroVysion [Abbott Molecular, Abbott Park, IL]) e imunocitologia para antígeno carcinoembrionário e glicoproteínas mucina (ImmunoCyt [Scimedx, Denville, NJ] e CertNDx [PCLS, Rock Hill, SC]).

A NMP-22 oferece uma vantagem potencial no manejo de pacientes com MH que têm disponível o exame como um *point-of-care*. Entretanto, somente dois estudos focaram em pacientes assintomáticos com MH, com um achando uma elevada sensibilidade (90,9%) e o outro, em rastreamento populacional, demonstrando uma sensibilidade muito baixa (6%). A especificidade foi moderada ou elevada em ambos os estudos (76,3% e 82,5%, respectivamente) (Miyanaga et al., 1999; Steiner et al., 2008). Além disso, um estudo avaliou o exame FISH em pacientes com MH assintomáticos e citologia negativa e encontrou que a sensibilidade e a especificidade podem ser elevadas para tumores do trato superior nesses pacientes (Huang et al., 2012). Um estudo isolado de FISH em pacientes assintomáticos com MH (embora sem achados citológicos prévios negativos) mostrou sensibilidade e especificidade de 61% e 93%, respectivamente, para tumores de bexiga (Steiner et al., 2008). A imunocitologia foi realizada para portadores de MH assintomáticos em um estudo com 189 pacientes (Schmitz-Drager et al., 2007). Aqui, oito tumores de bexiga foram identificados, destes sete foram identificados pelo exame ImmunoCyt, para uma sensibilidade de 87%. Entretanto, estudos no cenário de acompanhamento de carcinoma urotelial têm encontrado uma sensibilidade mais modesta (68,1%) (Comploj et al., 2013). Finalmente, o teste multianalítico de urina CertNDx avalia vários marcadores (*FGFR3* mutante, matriz de metaloproteinase-2 [MMP2] quantificada e hipermetilação de *TWIST1* e *NID2*). Em uma população de pacientes com hematúria (macroscópica e microscópica) de 50 anos de idade ou mais sem diagnóstico de câncer de bexiga, a sensibilidade e a especificidade deste exame foram de 87,9% e 56,3%, respectivamente (Karnes et al., 2012).

Com base na evidência atual de que nenhum dos biomarcadores urinários disponíveis, incluindo citologia, parece ser suficientemente sensível ou validado para substituir cistoscopia ou imagens, **estes estudos não são recomendados na avaliação inicial de pacientes com MH assintomática** (Davis et al., 2012). Entretanto, **o exame citológico pode ser considerado em pacientes com investigação inicial negativa em que ainda se mantém a suspeita de carcinoma urotelial, assim como nos pacientes com MH sintomática**.

História Natural de Hematúria Microscópica em Pacientes com Avaliação Inicial Negativa

Uma das mais incômodas questões no manejo de MH é como prosseguir nos pacientes para os quais a avaliação inicial foi negativa. Tem sido relatada a resolução da micro-hematúria em aproximadamente um terço dos pacientes num período de 3 meses a vários anos (Yamagata et al., 1996; McGregor et al., 1998; Jaffe et al., 2001). Todavia, vale salientar que esses estudos contêm muitos pacientes jovens, muitos dos quais não foram submetidos a uma investigação completa naquele momento, aumentando a possibilidade de doença urológica oculta persistente. Nos estudos em que os pacientes foram submetidos a avaliação adicional para MH após uma avaliação inicial negativa, identificaram-se 41 malignidades entre 1.475 pacientes (2,8%). Entretanto, as avaliações iniciais nestas séries foram frequentemente incompletas, as avaliações de acompanhamento foram variáveis e a maioria das malignidades foi encontrada em um estudo utilizando uroTC em pacientes que não foram avaliados por TC na primeira abordagem (Davis et al., 2012).

Na ausência de evidência de elevada qualidade, a AUA publicou a homologação de três diretrizes, baseadas na opinião de especialistas, que dizem respeito ao acompanhamento de pacientes com investigação inicial negativa (Davis et al., 2012). Os dois primeiros podem ser sumarizados como recomendação de **acompanhamento anual com urinálise por 2 anos após uma investigação completa negativa para hematúria e liberação do cuidado se a urinálise confirmar a resolução da hematúria. A terceira homologação recomenda a repetição da avaliação para hematúria dentro de 3 a 5 anos nos casos de MH assintomática persistente ou recorrente ou se aparecerem sintomas ou hematúria macroscópica.** Nós devemos adicionar que pacientes com MH persistente ou recorrente no cenário de uma investigação inicial incompleta poderiam ter a avaliação completada ou repetida.

> **PONTOS-CHAVE: AVALIAÇÃO DE PACIENTES COM HEMATÚRIA MICROSCÓPICA**
>
> - Avaliação de adultos com hematúria microscópica inclui história e exame físico, teste da função renal e imagem do trato urinário superior para todos os pacientes.
> - Cistoscopia com luz branca é recomendada na avaliação de MH assintomática para pacientes com 35 anos de idade ou mais e/ou aqueles com fatores de risco para malignidade.
> - Urografia por TC (uroTC) é a modalidade de imagem preferida para avaliação de hematúria.
> - Exame citológico de urina e biomarcadores não estão indicados na avaliação inicial da MH assintomática.
> - Pacientes com avaliação completa negativa podem ser liberados de cuidados, se a urinálise subsequente confirmar a resolução da MH. A reavaliação deve ser considerada em pacientes com MH recorrente/persistente e naqueles com uma avaliação inicial incompleta.

HEMATÚRIA MICROSCÓPICA SINTOMÁTICA

O diagnóstico diferencial para MH sintomática é equivalente àqueles para pacientes com MH assintomática. Entretanto, o risco de malignidade pode ser significativamente maior do que em pacientes com MH assintomática (10,5% vs. 5% ou menos) (Sultana et al., 1996; Shephard et al., 2012). Na medida em que os sintomas ajudam a identificar uma causa benigna óbvia de hematúria (p. ex., infecção) e a hematúria se resolve após o tratamento desta causa benigna (documentada pela cultura), uma investigação completa pode ser evitada. Todavia, nas situações em que uma causa benigna óbvia não é definitivamente identificada, a hematúria não se resolve após o tratamento da causa benigna ou os sintomas ou outros fatores de risco podem ser consistentes com malignidade, uma avaliação completa é recomendada. Ademais, devido a presença de hematúria sintomática estar ligada a um risco aumentado de malignidade, as diretrizes atuais da AUA incluem várias modificações leves nas recomendações para investigação. Especificamente, **a cistoscopia é recomendada em tais pacientes, independentemente da idade** (Davis et al., 2012). Além disso, apesar de a citologia não ser recomendada como parte da investigação de rotina para o paciente assintomático com hematúria microscópica, **exame citológico é considerado uma opção no caso de sintomas irritativos miccionais**, apesar de a cistoscopia não dever ser omitida mesmo se os achados citológicos forem negativos (Davis et al., 2012).

HEMATÚRIA MACROSCÓPICA

O diagnóstico diferencial para hematúria macroscópica permanece o mesmo esboçado anteriormente para hematúria microscópica. Entretanto, **conforme o grau da hematúria aumenta, a probabilidade de achados clinicamente significativos de lesões durante a investigação também aumenta**. Isto é, a diferença de detecção de lesões com risco de morte entre pacientes com hematúria macroscópica *versus* microscópica tem sido altamente significativa (Mariani, 1989). Entre pacientes com hematúria macroscópica, em 50% foi encontrada uma causa demonstrável, com 20% a 25% de achados de malignidade urológica, mais comumente câncer de bexiga e de rim (Lee e Davis, 1953; Khadra et al., 2000; Alishahi et al., 2002; Edwards et al., 2006).

Dada a maior frequência com que achados clinicamente significativos estão associados com a hematúria macroscópica, a investigação recomendada nesta situação é relativamente uniforme. Isto é, **pacientes apresentando hematúria macroscópica na ausência de antecedentes traumáticos ou ITU documentada com cultura devem ser avaliados com um exame citológico de urina, cistoscopia e imagem do trato urinário superior, preferencialmente uroTC**. Enquanto isso, pacientes com hematúria macroscópica com ITU confirmada por cultura devem ter a infecção tratada e uma urinálise de acompanhamento obtida para assegurar o término da hematúria. A avaliação inicial para pacientes apresentando hematúria macroscópica deve incluir uma história clínica, exame físico e exames laboratoriais recomendados para pacientes com hematúria microscópica. Adicionalmente, pacientes com hematúria macroscópica devem ser avaliados quanto a estabilidade hemodinâmica com cuidadosa atenção para sinais vitais, anemia com contagem total de hemácias e, para pacientes anticoagulados, parâmetros de coagulação para garantir se estes níveis estão na faixa terapêutica. Após a estabilização inicial, a investigação diagnóstica deve, então, prosseguir com manejo da causa específica conforme delineado abaixo.

Apesar da falta de recomendações claras para a investigação de pacientes com hematúria macroscópica que não tiveram diagnóstico na avaliação inicial, a programação para o acompanhamento conforme determinada para pacientes com hematúria microscópica assintomática pode ser utilizada como uma referência, com consideração dada para uma avaliação repetida completa, se houver recorrência de episódios de hematúria macroscópica.

CISTITE HEMORRÁGICA

A hematúria intratável originária da bexiga ou cistite hemorrágica pode variar em relação à severidade de uma condição transitória que se resolve rapidamente após manejo conservador até uma condição com risco de morte requerendo uma intervenção urgente. Infelizmente, pacientes nesta situação são, frequentemente, idosos e enfermos, com comorbidades que complicam os planos de cuidado.

A cistite hemorrágica é caracterizada por inflamação difusa e sangramento originado na mucosa da bexiga (Rastinehad et al., 2007). Numerosas causas para esta condição estão descritas (Quadro 9-2) e algumas necessitam de uma menção particular aqui. As infecções bacterianas, por exemplo, são a causa mais comum de hematúria macroscópica, que devem resolver após o tratamento apropriado. A cistite hemorrágica induzida por vírus pode afetar crianças e adultos imunodeprimidos, particularmente aqueles em acompanhamento devido a transplante renal ou de medula. **O vírus BK, um membro da família dos poliomavírus, é o vírus mais comumente associado com cistite hemorrágica** (Gorczynska et al., 2005) e o adenovírus, particularmente dos tipos 11 e 35, tem sido correlacionado com cistite hemorrágica em crianças e pacientes transplantados de rim (Lee et al., 1996; Hofland et al., 2004). O tratamento para cistite hemorrágica viral é primariamente de suporte, com hidratação, diurese e irrigação vesical, apesar da existência de casos relatados do uso de terapia antiviral (Rastinehad et al., 2007).

A cistite hemorrágica também pode resultar de exposição a agentes quimioterápicos da classe das oxazafosforinas, especificamente a ciclofosfamida e a ifosfamida. De fato, tem sido relatada a

---

QUADRO 9-2 Diagnóstico Diferencial para Cistite Hemorrágica*

Infecção
    Bacteriana
    Viral (especialmente vírus BK, adenovírus)
    Fúngica
    Parasitária
Traumatismo
    Externo
    Pós-cirúrgico (ressecção transuretral de bexiga)
Malignidade
    Primária de bexiga
    Invasão da bexiga de tumor local ou distante
Malformação vascular
Exposição química
    Ciclofosfamida
    Ifosfamida
    Bussulfan
    Thiotepa
    Temozolomida
    Corante anilina
    Éter
    Nonoxynol-9 (inserção uretral acidental de contraceptivo vaginal)
História de radioterapia (p. ex., câncer de próstata, câncer cervical)
Induzida por medicação
    Penicilina e derivados (via reação imune)
    Bleomicina
    Danazol
    Tiaprofenico
    Alopurinol
    Fensuximida
    Mandelato de metenamina
    Ácido acético
Manifestação de doença sistêmica
    Amiloidose
    Artrite reumatoide
    Doença de Crohn

*Sangramento localizado de bexiga após avaliação diagnóstica para hematúria macroscópica com cistoscopia, citologia urinária e imagem do trato urinário superior sem clareza da fonte alternativa do sangramento.

ocorrência de cistite hemorrágica em 2% a 40% dos pacientes tratados com ciclofosfamida (Rastinehad et al., 2007) e é dose-dependente. **A toxicidade vesical é resultante da excreção renal do metabólito acroleína, que é produzido pelo fígado e é estimulante da descamação da mucosa da bexiga e com subsequentes edema tecidual/ fibrose** (O'Reilly et al., 2002). O começo da hematúria é tipicamente com 48 horas de tratamento (Cox, 1979; Stillwell e Benson, 1988). O **sulfonato 2-mercaptoetano (mesna), que se liga à acroleína e a torna inerte, tem sido sugerido como profilaxia contra a cistite hemorrágica induzida pela ciclofosfamida** (O'Reilly et al., 2002). Todavia, 10% a 40% dos pacientes desenvolverão a condição apesar do tratamento preventivo (Shepherd et al., 1991) e continua o debate sobre se a mesna é mais efetiva na prevenção da cistite hemorrágica do que a hiperidratação com diurese forçada e/ou irrigação contínua da bexiga (Shepherd et al., 1991; Vose et al., 1993).

Entretanto, **a radioterapia para malignidade pélvica representa outro fator predisponente para cistite hemorrágica**. De fato, hematúria de moderada a severa tem sido relatada em aproximadamente 5% dos pacientes após radioterapia pélvica, com início entre 6 meses até 10 anos após o tratamento (Corman et al., 2003). Mecanicamente, os danos da radiação ao endotélio vascular induzem subsequentes inflamação, fibrose e isquemia, com necrose tecidual e descamação da mucosa ocorrendo através de endarterite obliterativa progressiva (Hader et al., 1993; Bevers et al., 1995; Chong et al., 2005). No cenário de tal comprometimento vascular local, infecção secundária frequentemente ocorre, comprometendo a cicatrização tecidual (Del Pizzo et al., 1998).

Manejo da Cistite Hemorrágica

O manejo da cistite hemorrágica pode ocasionalmente ser direcionado pela causa particular que gerou a condição (p. ex., tratamento da infecção), apesar de que, na maioria dos casos, uma terapia dirigida à causa não pode ser oferecida e, em vez disso, uma abordagem sequencial, dependendo da severidade da condição, deve ser empreendida (Fig. 9-2). A abordagem de suporte sob a forma de aumento do débito urinário via hidratação/diurese, colocação de cateter com irrigação contínua da bexiga e transfusão, conforme necessário, representa o esteio da terapêutica de primeira linha e é, tipicamente, suficiente para os casos leves. Se a hematúria continua e/ou coágulos na urina não podem ser controlados com irrigação vesical, a cistoscopia sob anestesia com a retirada dos coágulos e cauterização dos locais com sangramento discreto é, então, recomendada.

Para hematúria que persiste apesar de tais medidas conservadoras, diversos agentes têm sido pesquisados para controle do sangramento. Vale salientar que faltam estudos amplos, multicêntricos e prospectivos

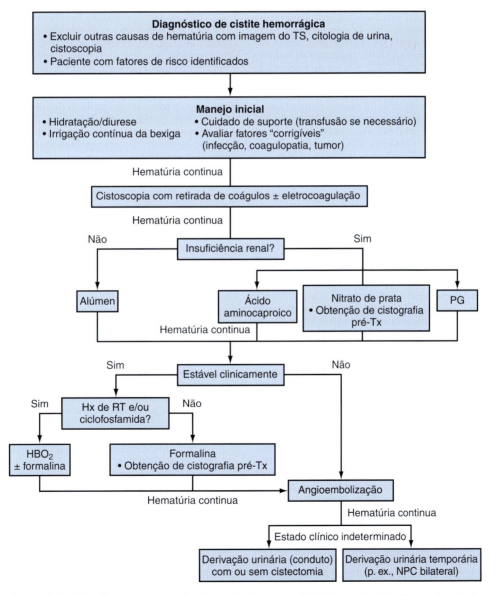

Figura 9-2. Algoritmo para manejo de pacientes com cistite hemorrágica. HBO$_2$, oxigênio hiperbárico; Hx, história; NPC, nefrostomia percutânea; PG, prostaglandina; TS, trato superior; Tx, tratamento.

avaliando a eficácia e segurança dos tratamentos. Ainda assim, uma visão global dessas medidas pode facilitar uma abordagem sistemática para o manejo desses casos. O alúmen (sulfato de alumínio e amônio ou sulfato de alumínio e potássio) pode ser dissolvido em água estéril (50 gramas de alúmen em um frasco de 5 litros de água estéril [solução de alumínio a 1%]) e, então, é utilizado para irrigar a bexiga numa taxa de 200 a 300 mL/h. O alúmen **atua através da ação como adstringente nos locais de sangramento e pode causar precipitação da proteína no revestimento urotelial** (Ostroff e Chenault, 1982), **estimulando a vasoconstrição e diminuindo a permeabilidade capilar** (Choong et al., 2000). **Estudos com pequenas séries mostraram taxas de sucesso de 66% a 100% após instilação de alúmen** (Choong et al., 2000; Abt et al., 2013). Apesar de a penetração celular e, portanto, a toxicidade global deste agente serem pequenas (consistindo principalmente em desconforto suprapúbico e espasmos vesicais), **a absorção sistêmica pode ocorrer e resultar em toxicidade pelo alumínio, com consequente alteração do estado mental, particularmente entre pacientes com insuficiência renal**. Por outro lado, o alúmen pode ser instilado sem anestesia e tem uma eficácia relativamente favorável e um bom perfil de segurança. Assim, **este agente pode ser considerado como terapia de primeira linha intravesical entre pacientes com cistite hemorrágica, cujas medidas iniciais de suporte falharam, particularmente entre aqueles que não têm insuficiência renal**.

Existem vários agentes alternativos para terapia de instilação intravesical. As prostaglandinas (p. ex., carboprost trometamina [PGF2-α]) (Abt et al., 2013) têm sido utilizadas intravesicalmente para cistite hemorrágica e, apesar de o mecanismo preciso da atuação permanecer desconhecido, estes agentes são considerados causadores de vasoconstrição, agregação plaquetária e citoproteção via regulação da barreira mucosa (Choong et al., 2000; Abt et al., 2013). Taxas de resposta de 50% a 60% têm sido relatadas (Choong et al., 2000; Abt et al., 2013) e de fato em um pequeno estudo randomizado prospectivo (19 pacientes) não foi detectada diferença significativa na eficácia entre a PGF2 e o alúmen (Praveen et al., 1992). Entretanto, merece ser destacado que as dificuldades com acesso, estocagem e elevados custos da PGF2 têm limitado sua utilização generalizada (Abt et al., 2013). Alternativamente, o nitrato de prata pode ser instilado dentro da bexiga, resultando em coagulação química nos locais de sangramento. Uma solução de 0,5% a 1% é instilada por 10 a 20 minutos (Rastinehad et al., 2007). O potencial para precipitação e obstrução do trato urinário superior com este agente leva a recomendação para realização de cistografia com o objetivo de excluir refluxo vesicoureteral antes da administração (Rastinehad et al., 2007).

O ácido aminocaproico representa outro tratamento intravesical alternativo. Um análogo da lisina, o ácido aminocaproico é um inibidor competitivo de ativadores do plasminogênio, incluindo uroquinase e, portanto, interrompem a fibrinólise e a cascata que perpetua a hemorragia (Garber e Wein, 1989; Stefanini et al., 1990; Abt et al., 2013). **A irrigação contínua da bexiga com 200 mg de ácido aminocaproico por litro de solução salina normal a 0,9% tem sido descrita como resolutiva e deve ser mantida por 24 horas após a resolução da hematúria**. A resolução tem sido relatada em mais de 92% dos pacientes (Singh e Laungani, 1992). O risco de eventos tromboembólicos pode aumentar com este tratamento e vale salientar que o ácido aminocaproico deve ser dado somente após ter sido confirmada a inexistência de coágulos na bexiga, porque o agente levará a formação de coágulos duros que apresentam dificuldade de ser eliminados da bexiga (Rastinehad et al., 2007).

O manejo de pacientes nos quais a hematúria permanece refratária, apesar das medidas citadas anteriormente, é particularmente desafiador e é, frequentemente, guiado pelo estado clínico do paciente. Isto é, para pacientes clinicamente estáveis a **formalina intravesical, uma solução de formaldeído que induz a precipitação da proteína celular e oclusão capilar** (Choong et al., 2000), **pode ser utilizada**. O controle do sangramento com formalina tem sido relatado em 80% a 90% dos casos (Choong et al., 2000), índices relativamente mais elevados do que os que têm sido descritos com outros tratamentos intravesicais. Entretanto, devido a instilação de formalina poder induzir a dor significativa, é recomendada a administração sob anestesia geral ou peridural. Além disso, **a terapia intravesical com formalina está associada com complicações importantes, incluindo fibrose vesical com diminuição da capacidade vesical e estenose ureteral com hidronefrose a montante/injúria renal** (Choong et al., 2000; Abt et al., 2013). Assim, a cistografia pré-tratamento é recomendada para excluir a presença de refluxo vesicoureteral e/ou perfuração da bexiga (Donahue e Frank, 1989). Se o refluxo for documentado, a colocação de cateter ureteral oclusivo é recomendado para limitar a exposição do trato superior à medicação. No entanto, baixas concentrações de formalina (1% a 2%) devem ser utilizadas inicialmente, porque os índices de complicações (embora as taxas de eficácia também) têm sido ligados a dosagem (Donahue e Frank, 1989). A irrigação (com volumes acima de 300 mL ou da capacidade vesical) (Choong et al., 2000) deve ser realizada por gravidade, com o cateter não mais que 15 cm acima da sínfise púbica. A irrigação deve ser limitada de 10 a 15 minutos e ser realizada com uma leve tração do cateter para prevenir exposição uretral, tendo o cuidado de proteger todas as áreas externas de pele. Dadas as potenciais toxicidades da formalina e a necessidade da administração sob anestesia, este agente deve ser reservado para segunda linha terapêutica.

Outra opção de tratamento para pacientes com cistite hemorrágica refratária, particularmente devido a radioterapia ou induzida por ciclofosfamida (Brastas et al., 2004), **é a terapia hiperbárica com oxigênio (HBO$_2$)**. O tratamento é executado em uma câmara especialmente desenhada e envolve a administração de oxigênio a 100% sob pressão de 2 a 3 atmosferas por aproximadamente 90 minutos em 30 a 40 sessões (Bevers et al., 1995; Del Pizzo et al., 1998; O'Reilly et al., 2002). Com isso, a tensão de oxigênio no tecido local aumenta, aumentando assim a extração de oxigênio pelos tecidos, desse modo diminuindo o edema e promovendo a neovascularização, passos críticos no processo de cicatrização da lesão (Hader et al., 1993). Taxas de resposta a HBO$_2$ de 80% a 90% têm sido relatadas (Bevers et al., 1995; O'Reilly et al., 2002; Corman et al., 2003; Chong et al., 2005) e têm sido mantidas por mais de 2,5 anos após o tratamento (Weiss et al., 1994). Entretanto, com seguimento mais prolongado muitos pacientes voltaram a apresentar sintomas, de tal forma que 5 anos de resposta completa têm sido vistos em somente 27% (Del Pizzo et al., 1998). As complicações relacionadas incluem claustrofobia (20%), otalgia (17%) e, raramente, convulsões (O'Reilly et al., 2002).

Para pacientes clinicamente instáveis e naqueles com sangramento refratário ao tratamento, **a angioembolização da artéria ilíaca interna representa um próximo passo potencial no manejo**. Como relatado em 1974 (Hald e Mygind, 1974), a angioembolização pode ser realizada unilateralmente ou bilateralmente mesmo em pacientes debilitados, com risco relativamente baixo (Ward et al., 2003). A embolização seletiva do ramo anterior da artéria ilíaca interna bilateralmente é requerida para alcançar a hemostasia. Cuidado deve ser tomado para evitar embolização do ramo posterior da artéria ilíaca interna, porque a subsequente oclusão da artéria glútea superior pode resultar em dor glútea significativa.

No caso de falência da angioembolização e de outras abordagens conservadoras, a **cistectomia com derivação urinária pode ser necessária para controlar o sangramento**. De fato, dependendo do perfil clínico/comorbidades dos pacientes, pode-se considerar a derivação urinária supravesical, incluindo inserção de tubo de nefrostomia bilateral com oclusão dos ureteres (Gonzalez et al., 2001) ou derivação com conduto ileal sem cistectomia. O racional dessa abordagem é diminuir a exposição da bexiga hemorrágica a uroquinase e assim, teoricamente, facilitar a hemostasia (Rastinehad et al., 2007) enquanto o procedimento minimiza a morbidade relacionada. Entretanto, as complicações têm sido relatadas em mais de 80% dos pacientes com bexiga preservada, incluindo nova hospitalização em 43% (Eigner e Freiha, 1990), sugerindo que a cistectomia deve ser realizada no momento da derivação urinária, caso seja factível. Infelizmente, tais pacientes estão doentes e, portanto, em más condições para cirurgia. Como resultado, os índices de complicação podem ser tão altos quanto aqueles relatados após cistectomia devido a câncer de bexiga.

HEMATÚRIA DE ORIGEM PROSTÁTICA

Assim como na cistite hemorrágica, a hematúria de origem prostática é um diagnóstico feito após uma investigação completa de hematúria macroscópica (incluindo citologia, imagem do trato superior e cistoscopia) para confirmar que nenhuma outra causa de hematúria está presente. Existem causas variadas para hematúria relacionadas a próstata e a severidade de cada sangramento pode

> **PONTOS-CHAVE: CISTITE HEMORRÁGICA**
>
> - O agente terapêutico oxazafosforina tem sido ligado ao desenvolvimento de cistite hemorrágica através da exposição do urotélio ao metabólito acroleína.
> - O alúmen pode ser utilizado como uma terapêutica intravesical de primeira linha para cistite hemorrágica em pacientes sem disfunção renal.
> - A formalina é um medicamento altamente eficaz para o tratamento intravesical da cistite hemorrágica. Uma cistografia deve ser obtida antes do tratamento para garantir que não existe refluxo vesicoureteral.
> - HBO_2 tem sido associado com taxas de resposta em 80% a 100% dos pacientes com cistite hemorrágica.

variar de episódios transitórios autolimitados até sangramento maciço contínuo, resultando em obstrução ao fluxo urinário e na necessidade de transfusão. Mais comumente, o sangramento relacionado com a próstata é devido a HBP, infecção prostática (prostatite) ou câncer de próstata (Fig. 9-3).

A HBP representa a causa mais comum de sangramento relacionado com a próstata e é a causa mais comum de hematúria macroscópica em homens com mais de 60 anos de idade (Borth e Nickel, 2006). De fato, a HBP tem sido relatada como sendo uma causa de sangramento isolada em cerca de 20% dos casos, a partir de estudos de hematúria (Hasan et al., 1994; Lynch et al., 1994). **O motivo pelo qual a HBP está relacionada com hematúria deve-se ao aumento da vascularização prostática resultante da aumentada densidade de microvasos no tecido prostático hiperplásico** (Deering et al., 1995; Foley et al., 2000; Pareek et al., 2003; Borth e Nickel, 2006). Este aumento na densidade de microvasos tem sido ligado aos níveis aumentados de fator de crescimento endotelial vascular (VEGF, do inglês, *vascular endothelial growth factor*) (Walsh et al., 2002; Pareek et al., 2003; Borth e Nickel, 2006).

Frequentemente, episódios de hematúria relacionados com a HBP são leves e autolimitados, de tal forma que, uma vez tendo o diagnóstico sido estabelecido, a conduta expectante com encorajamento à hidratação pode ser adotada. Curiosamente, apesar de a hematúria macroscópica ter sido historicamente considerada como uma indicação para cirurgia na HBP, um melhor conhecimento da via molecular no processo fisiopatológico (i.e., VEGF aumentado) tem modificado o que pode ser considerado objetivo da conduta terapêutica clínica para pacientes com hematúria relacionada com HBP.

Especificamente, devido a fisiopatologia do sangramento na HBP estar relacionada com um aumento da proliferação celular estimulando o aumento da vascularização, esforços para suprimir o crescimento da próstata via ablação androgênica têm sido explorados (Marshall e Narayan, 1993; Foley et al., 2000). Tanto estrogênio quanto antiadrógenos têm sido, em poucos casos relatados, associados com diminuição do sangramento prostático, presumivelmente através da regressão da angiogênese estimulada por andrógeno e pela indução de morte celular programada (apoptose) dentro da próstata (Marshall e

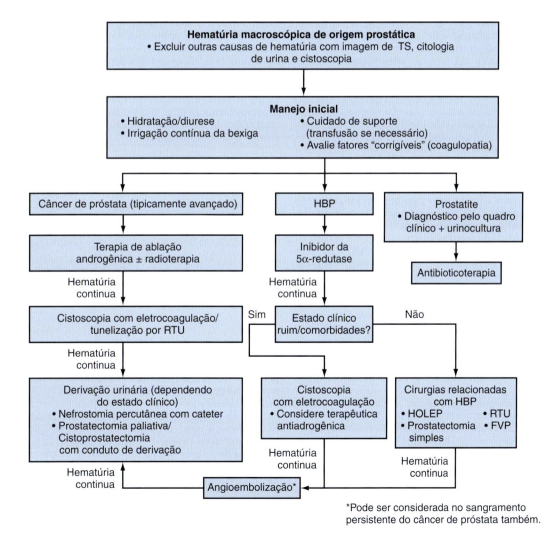

Figura 9-3. Algoritmo para manejo de pacientes com hematúria persistente de origem prostática. FVP, fotovaporização da próstata; HBP, hiperplasia benigna de próstata; HOLEP, enucleação da próstata com *laser* de hólmio; RTU, ressecção transuretral da próstata; TS, trato superior.

Narayan, 1993; Rittmaster et al., 1996). Particularmente a finasterida, um inibidor 5α-redutase que bloqueia a conversão de testosterona em di-hidrotestosterona e é usado no tratamento dos sintomas obstrutivos relacionados com a próstata, tem sido investigada extensivamente para coibir sangramentos relacionados com HBP. **O tratamento com finasterida está associado com diminuição da expressão de VEGF** (Pareek et al., 2003), **da densidade da microvascularização da próstata** (Pareek et al., 2003) **e do fluxo sanguíneo prostático** (Frauscher et al., 2003).

Clinicamente, **múltiplas séries demonstraram eficácia da finasterida para controlar a hematúria relacionada a HBP, incluindo pacientes que foram tratados com anticoagulação. A melhora ou resolução do sangramento tem sido consistentemente observada em aproximadamente 90% dos pacientes** (Puchner e Miller, 1995; Carlin et al., 1997; Miller e Puchner, 1998; Sieber et al., 1998; Kearney et al., 2002). Um estudo randomizado e prospectivo sobre finasterida versus conduta expectante em 57 pacientes com hematúria induzida por HBP encontrou uma taxa de hematúria recorrente significativamente mais elevada entre os pacientes do braço de controle (63%) versus finasterida (14%) ($P < 0,05$), com 26% dos pacientes no braço de controle necessitando de cirurgia para resolver o sangramento versus nenhum dos pacientes tratados com finasterida (Foley et al., 2000). O início da ação da finasterida é variável, com melhora do sangramento observada tão rápido quanto 2 semanas até 9 meses após o início do tratamento. Um estudo randomizado de finasterida versus acetato de ciproterona versus conduta expectante demonstrou uma diminuição significativa na hematúria recorrente em ambos os grupos, de finasterida e acetato de ciproterona, sem diferença entre eles (Perimenis et al., 2002). Portanto, apesar de várias formas de terapia hormonal permanecerem como opção para sangramento relacionado com HBP, os melhores dados, até agora, são para inibição pela 5α-redutase, que, provavelmente, também acarreta o menor perfil de efeitos colaterais.

Em casos de sangramento por HBP nos quais os pacientes têm dificuldade no esvaziamento da bexiga e/ou presença de coágulo, é recomendada a colocação de um cateter calibroso com irrigação para que ocorra eliminação de todo o material coagulado da bexiga, seguido por irrigação vesical contínua até a urina ficar clara. Se tais medidas não forem suficientes para o controle do sangramento, os pacientes devem ser submetidos a procedimento endoscópico sob anestesia, com evacuação dos coágulos e cauterização elétrica ou a *laser*. Apesar de a variedade de terapias intravesicais inespecíficas que são utilizadas nos casos de cistite hemorrágica (p. ex., ácido aminocaproico) também ser sugerida para uso neste cenário (Borth e Nickel, 2006), limitadas evidências sustentam a eficácia destes agentes no sangramento relacionado com HBP. **Apesar das terapias conservadoras e/ou eletrocoagulação endoscópica, os pacientes com sangramento persistente por HBP têm sido tradicionalmente tratados com ressecção transuretral de próstata (RTU)**, particularmente quando coexistem indicações adicionais para cirurgia de HBP. Apesar das formas alternativas da remoção/destruição de tecido prostático por via endoscópica (p. ex., vaporização fotosseletiva da próstata, enucleação da próstata com *laser* de hólmio) e mesmo prostatectomia suprapúbica/retropúbica poderem ser realizadas, o princípio com tais intervenções é a remoção do tecido hiperplásico e a zona de transição friável da próstata. Nos casos de sangramento persistente depois da RTU, a angioembolização e mesmo a prostatectomia radical ou cistoprostatectomia devem ser consideradas, apesar de, como na cistite hemorrágica, frequentemente esses pacientes não serem bons candidatos a cirurgia devido a comorbidades associadas.

A prostatite, tradicionalmente secundária a infecção bacteriana, também pode resultar em hematúria macroscópica. De fato, um estudo prévio relacionou hematúria como uma manifestação sintomatológica em 2,5% dos homens com prostatite (Rizzo et al., 2003). O mecanismo da hematúria na prostatite não está claro e pode estar relacionado com a inflamação (Borth e Nickel, 2006). A abordagem nesses casos em que a prostatite é documentada com cultura bacteriana deve consistir no uso de antibióticos. Hematúria recorrente significativa em caso de prostatite não bacteriana é relativamente incomum e tem sido sugerido que em tais situações deva ser tratada com antibióticos, além das medidas padronizadas de suporte (Borth e Nickel, 2006).

Enquanto isso, **a hematúria causada por câncer de próstata em geral resulta de casos com tumores localmente avançados**, frequentemente com invasão da base/trígono da bexiga. A hematúria tem sido observada como o sintoma local mais comum entre os pacientes com cânceres prostáticos sintomáticos avançados (Din et al., 2009). Vale ressaltar que se deve confirmar se a hematúria nesses pacientes, particularmente naqueles que foram submetidos previamente a radioterapia para o manejo do câncer de próstata, é de origem prostática ou não, através de avaliação cistoscópica, pois pode ser, por exemplo, resultante de cistite hemorrágica ou metástase vesical. Infelizmente, esses tumores são tipicamente invasivos da bexiga e/ou parede lateral púbica (T4) e os pacientes são frequentemente idosos e com estado geral debilitado. Portanto, o tratamento é primariamente com intenção paliativa. As medidas conservadoras iniciais incluem drenagem da bexiga com cateter com ou sem irrigação contínua, o que é suficiente para muitos casos de sangramento prostático leve. Para pacientes nos quais a hematúria não põe em risco de morte em curto prazo, radioterapia externa paliativa com ou sem terapia de privação androgênica pode ser administrada. Realmente, algumas séries relataram que hematúria devido a câncer de próstata avançado respondeu a radiação paliativa em 81% dos pacientes em 6 semanas após o tratamento; entretanto, o controle durável do sintoma foi limitado, de tal forma que o índice de resposta em 7 meses após o tratamento foi de somente 29% (Din et al., 2009). **Entre pacientes que não são candidatos à terapia local, como também entre aqueles cuja doença recidivou após o referido tratamento, a terapia com privação androgênica pode resolver a hematúria** (Marshall e Narayan, 1993) **pela diminuição da vascularização prostática** (Kaya et al., 2005).

Na situação de hematúria persistente com câncer de próstata, em particular se houver obstrução infravesical, a cistoscopia sob anestesia com eletrocoagulação e/ou ressecção de tecido prostático transuretral limitada ou tunelização deve ser realizada. Além disso, pode ser considerada a embolização seletiva da artéria ilíaca interna que tem sido relatada para sangramento severo pós-RTU, apesar de os dados sobre essa abordagem no caso de malignidade prostática serem escassos. Finalmente, se o sangramento persistir ou intensificar, deve-se considerar a realização de derivação urinária, que inicialmente pode ser realizada com inserção de cateter para nefrostomia percutânea. Se ainda assim a hemorragia prostática persiste, a cirurgia extirpativa paliativa, que pode ser uma prostatectomia radical, mais usualmente uma cistoprostatectomia com conduto ileal, deve ser considerada de acordo com o estado clínico e as comorbidades.

> **PONTOS-CHAVE: HEMATÚRIA DE ORIGEM PROSTÁTICA**
>
> - HBP representa a causa mais comum de hematúria macroscópica em homens com mais de 60 anos de idade.
> - Inibidores da 5α- redutase podem ser utilizados para hematúria macroscópica relacionada com HBP.
> - Ablação androgênica pode ser efetiva para pacientes com câncer de próstata localmente avançado.
> - Angioembolização e/ou derivação urinária representam opções de salvamento para o manejo de pacientes com hematúria refratária e estado clínico indeterminado.

SANGRAMENTO URETRAL

O sangramento uretral (uretrorragia) é definido como sangramento proveniente da uretra em um ponto distal ao colo da bexiga, ocorrendo independente da micção (Gontero, 2013). Uma cuidadosa história clínica e um exame físico acurado podem ajudar a elucidar se a causa do sangramento é verdadeiramente de origem uretral ou de outros locais do trato urinário inferior. Por exemplo, **sangramento do meato uretral na ausência de micção voluntária, hematúria inicial ou presença de sangue no início da diurese frequentemente implicam processos patológicos distais ao esfíncter urinário externo**. Mas nas mulheres a diferenciação entre sangramento de origem uretral e ginecológico baseada somente na história pode ser desafiadora e o exame pélvico é tipicamente necessário para esclarecer o local de origem (Sandhu et al., 2009). Vale salientar que uma uretrografia retrógrada e uretrocistoscopia permanecem como fundamentais para o diagnóstico em pacientes com suspeita de sangramento uretral, pois a visualização direta permite a identificação de processos patológicos na uretra e a biópsia e eletrocoagulação permitem a caracterização histológica e o fim do sangramento.

As causas de sangramento uretral são mais bem classificadas por sexo (Quadro 9-3). **Nos homens, traumatismo do epitélio uretral representa a causa mais comum de sangramento uretral**. Por exemplo, trauma contuso por queda em cavaleiro, chute na região perineal ou fratura pélvica frequentemente se manifestam com sangramento e retenção urinária concomitante (Mundy e Andrich, 2011). Contusão perineal ou peniana acompanhada de hematoma frequentemente é uma indicação clara de injúria relacionada a traumatismo. **A uretrografia retrógrada é essencial nos casos de traumatismo quando existe a suspeita de lesão de uretra** (Avery e Scheinfeld, 2012). Entretanto, para pacientes com hematúria e história de inserção de corpo estranho pode ser necessário o estudo com exames de imagem para assegurar a ausência de fragmentos residuais do corpo estranho, pois a permanência pode perpetuar o sangramento ou resultar em subsequente formação de cálculo (Rahman et al., 2004). **Particular menção deve ser feita para avaliação de descarga uretral sanguinolenta e/ou hematúria ocorrendo em pacientes com fratura peniana. Neste cenário, a pronta avaliação via uretrografia retrógrada deve ser realizada para pesquisar lesão uretral e identificar a natureza e a localização da injúria antes da exploração cirúrgica** (Avery e Scheinfeld, 2012).

Uretrite refere-se a infecção ou inflamação do epitélio de revestimento da uretra e tem sido relatada como secundária a infecção bacteriana ou viral, irritantes químicos (i.e., gel espermicida) e, raramente, condições sistêmicas autoimunes (antígeno leucocitário humano B27 [HLA-B27], síndrome de Reiter). A descarga uretral durante a palpação (ordenha) pode ser percebida nos casos de uretrite em homens. A microscopia urinária e as culturas, assim como o *swab* uretral em busca dos organismos causadores, representam componentes essenciais da avaliação.

Tumores uretrais são raros, apesar de o sangue pelo meato poder ser um sinal de manifestação em pacientes com carcinoma urotelial, especificamente em homens submetidos a cistectomia radical com uretra deixada *in situ* (White e Malkowicz, 2010). Ao mesmo tempo, carúnculas uretrais são lesões uretrais benignas, tipicamente originárias da borda posterior da uretra, mais comumente encontradas em mulheres na pós-menopausa (Conces et al., 2012). Essas lesões surgem a partir de prolapso da uretra distal como consequência da deficiência de estrogênio. Além da apresentação clássica com disúria, dispareunia e gotejamento, mulheres com divertículo uretral também podem relatar episódios intermitentes de sangramento e descarga uretral pode ser percebida ao exame.

HEMATÚRIA ORIGINÁRIA DO TRATO URINÁRIO SUPERIOR

A hematúria proveniente do trato urinário superior é, frequentemente, assintomática, apesar de o sangramento macroscópico com coágulos poder resultar em obstrução ureteral subsequente, com os pacientes experimentando "cólica por coágulo", como também anemia e, até raramente, instabilidade hemodinâmica (Lano et al., 1979). Mais frequentemente, a hematúria originada no trato urinário superior se manifesta como hematúria total ou sangramento ao longo de toda micção (Mazhari e Kimmel, 2002) e pode ser caracterizada por coágulos semelhantes a vermes passando pela uretra. Uma variedade de causas pode resultar em sangramento proveniente do trato superior (Quadro 9-4), sendo as mais comuns os cálculos, traumatismo e cânceres. A avaliação

---

QUADRO 9-3 Diagnóstico Diferencial para Sangramento Uretral

HOMEM
Traumatismo
    Contuso (queda em cavaleiro, chute no períneo)
    Penetrante (inserção de corpo estranho, lesão por cateterização uretral)
    Relacionado com intercurso (fratura de pênis, masturbação)
Uretrite
    Bacteriana (gonocócica, não gonocócica)
    Viral
    Química
    Autoimune (síndrome de Reiter)
Malignidade
    Carcinoma urotelial
    Carcinoma de células escamosas (meato/glande)
Condiloma
Doença litiásica

MULHER
Traumatismo
    Contuso (fratura pélvica)
    Penetrante (corpo estranho)
Divertículo uretral
Carúncula uretral
Uretrite
Malignidade
Doença litiásica

QUADRO 9-4 Diagnóstico Diferencial para Sangramento do Trato Urinário Superior

Doenças renais glomerulares
    Nefropatia por IgA (doença de Berger)
    Doença da membrana basal fina
    Glomerunefrite aguda (p. ex., pós-estreptocócica)
    Nefrite lúpica
    Nefrite hereditária (p. ex., síndrome de Alport)
Doenças renais tubulointersticiais
    Necrose papilar
        Nefropatia por células falciformes
        Nefropatia analgésica
    Doença renal policística
    Rim esponjo-medular
Vasculite
    Púrpura de Henoch-Schönlein
    Granulomatose de Wegener
Infecção
    Pielonefrite
    Pielonefrite xantogranulomatosa
    Tuberculose renal
    Infecção fúngica
Obstrução
    Obstrução da junção ureteropélvica
    Estenose ureteral
Nefrolitíase
Malignidade
    Tumores renais corticais (carcinoma de células renais, tumores benignos)
    Carcinoma urotelial do trato superior
Pólipo fibroepitelial
Doenças vasculares
    Malformações arteriovenosas renais (congênita, adquirida)
    Fístula entre artéria ilíaca e ureter
    Aneurisma da artéria renal (especialmente roto)
    Pseudoaneurisma da artéria renal
    Trombose da artéria e/ou veia renal
    Hemangioma
    Doença ateroembólica
    Síndrome do quebra-nozes
    Síndrome de dor lombar com hematúria
Traumatismo
    Contuso
    Penetrante
Hematúria essencial lateralizada

e o manejo destas entidades estão descritos em outro lugar. Aqui, vamos ressaltar outras causas de hematúria do trato urinário superior, apesar de menos frequentes.

Doença Renal Clínica

As doenças glomerulares são uma constelação de patologias adquiridas e hereditárias, nas quais os glomérulos são danificados. As consequências incluem perda de hemácias e proteína pela urina, com sequela clínica de hematúria, hipoproteinemia com edema associado e redução da taxa de filtração glomerular. **Os achados urinários sugestivos de causa glomerular incluem a presença de cilindros hemáticos no sedimento urinário, hemácias dismórficas e proteinúria** (Yun et al., 2004). Causas comuns adquiridas de doenças glomerulares são descritas no Capítulo 46.

De uma forma genérica, doenças tubulointersticiais se referem a doenças do rim afetando estruturas fora do glomérulo. Por exemplo, **nefropatia de célula falciforme está associada com doença falciforme, segundo a qual eritrócitos falcêmicos diminuem o fluxo sanguíneo medular, causando isquemia local, microinfartos e necrose papilar** (Pham et al., 2000). Nefropatia analgésica pode da mesma forma causar necrose papilar renal e, subsequentemente, nefrite intersticial crônica. A biópsia renal percutânea pode ser valiosa para estabelecer um diagnóstico quando existe suspeita para causas glomerulares e tubulointersticiais na hematúria.

Condições Vasculares Afetando o Trato Urinário

Uma variedade de condições vasculares pode causar hematúria. Por exemplo, fístula da artéria ilíaca com o ureter (ureteroilíaca) é uma causa incomum de hematúria, porém com potencial risco de morte. **Os fatores predisponentes incluem cirurgia pélvica ou vascular, irradiação pélvica, mobilização ureteral extensa e presença crônica de** *stent* **ureteral** (Muraoka et al., 2008). No que diz respeito ao manejo, índices elevados de mortalidade têm sido relacionados com reparo cirúrgico de fístulas ureteroilíacas e **a localização angiográfica com colocação de stent vascular tornou-se a abordagem atualmente preferida** (Keller et al., 1990). Entretanto, as malformações arteriovenosas renais (MAV) são comunicações anormais entre os sistemas venoso e arterial intrarrenal, com causas congênitas e adquiridas (iatrogênicas). **As MAV adquiridas quantificam 75% dos casos e estão associadas com biópsia renal, cirurgia renal (nefrectomia parcial, nefrolitotomia) e traumatismo** (Muraoka et al., 2008). **A arteriografia com angioembolização seletiva é tanto diagnóstica quanto uma opção terapêutica para a MAV renal**, proporcionando resolução sintomatológica com preservação máxima do parênquima e da função renal. Portanto, **uma rápida angiografia deve ser considerada para pacientes com uma história recente de procedimento renal apresentando hematúria macroscópica.** O objetivo da embolização da MAV é a erradicação do local onde existe a anormalidade da comunicação arteriovenosa. Os aneurismas de artéria renal e pseudoaneurismas são geralmente manejados por abordagens via endovascular nos pacientes hemodinamicamente estáveis, embora intervenções cirúrgicas sejam necessárias nos pacientes instáveis (Mohan e Stephens, 2013).

Adicionalmente, **"síndrome do quebra-nozes" (i.e., síndrome do aprisionamento da veia renal) é definida como a compressão da veia renal esquerda entre a aorta abdominal, posteriormente, e a artéria mesentérica superior, anteriormente.** A hematúria tem sido postulada por ocorrer como resultado do aumento da pressão na veia renal esquerda, causando ruptura de pequena monta das finas paredes dos capilares no sistema coletor (Wolfish et al., 1986). A transposição da veia renal esquerda, da artéria mesentérica superior e a nefrectomia têm sido descritas como abordagens cirúrgicas para o manejo desta condição (Hohenfellner et al., 2002). Mais recentemente, tem sido relatada a colocação de *stent* por via endovascular, para manter a permeabilidade da veia renal.

Hematúria Essencial Lateralizada e a Avaliação do Sangramento do Trato Urinário Superior

A hematúria essencial lateralizada, também denominada de *hematúria essencial benigna* ou *hematúria essencial unilateral crônica*, é definida como hematúria macroscópica localizada cistoscopicamente em um lado do sistema urinário (Nakada, 2003). Pacientes têm, tipicamente, estudos radiográficos prévios normais. Apesar de raras, as manifestações da hematúria essencial lateralizada podem variar de hematúria macroscópica minimamente sintomática até retenção de coágulos e anemia (Nakada, 2003). O diagnóstico diferencial para esta entidade é, conforme citado anteriormente, semelhante ao do sangramento do trato superior (Quadro 9-4), apesar de que em muitos casos não há identificação da causa determinante.

A cistoscopia no momento do sangramento pode permitir a lateralização da causa da hematúria em um dos lados do trato superior. Subsequentemente, na ausência de causa clara para o sangramento, a inspeção endoscópica direta por meio de ureteropieloscopia flexível é recomendada como modalidade diagnóstica e potencialmente terapêutica (Nakada, 2003). **Os componentes críticos da ureteropieloscopia diagnóstica incluem o uso sensato de fios-guia (para evitar lesão urotelial inadvertida), irrigação de baixa pressão e avaliação sistemática de todos os cálices, a partir de uma abordagem superoinferior** (Ankem e Nakada, 2006). Uma amostra para biópsia pode ser obtida de lesões suspeitas de malignidade e cauterização de tais tumores ou outras causas percebidas pelo sangramento (i.e., hemangioma) podem ser acompanhadas também.

> **PONTOS-CHAVE: SANGRAMENTO URETRAL E HEMATÚRIA ORIGINÁRIA DO TRATO URINÁRIO SUPERIOR**
>
> - Sangramento uretral deve ser suspeitado com a presença de sangue no meato e/ou hematúria inicial.
> - Uma suspeita de lesão por trauma uretral exige a pronta realização de uma uretrografia retrógrada.
> - Achados urinários sugestivos de causa glomerular incluem a presença de cilindros hemáticos no sedimento urinário, hemácias dismórficas e proteinúria.
> - Nos pacientes com hematúria macroscópica após um procedimento renal recente, uma rápida angiografia dever ser considerada para permitir diagnóstico e manejo da MAV renal.

REFERÊNCIAS

Para consultar a lista completa de referências, acesse www.expertconsult.com.

LEITURA SUGERIDA

Bevers RFM, Bakker DJ, Kurth KH. Hyperbaric oxygen treatment for haemorrhagic radiation cystitis. Lancet 1995;346:803-5.

Davis R, Jones JS, Barocas DA, et al. Diagnosis, evaluation and follow-up of asymptomatic microhematuria (AMH) in adults: AUA guideline. J Urol 2012;188:2473-81.

Foley SJ, Soloman LZ, Wedderburn AW, et al. A prospective study of the natural history of hematuria associated with benign prostatic hyperplasia and the effect of finasteride. J Urol 2000;163:496-8.

Loo RK, Lieberman SF, Slezak JM, et al. Stratifying risk of urinary tract malignant tumors in patients with asymptomatic microscopic hematuria. Mayo Clin Proc 2013;88:129-38.

Muraoka N, Sakai T, Kimura H, et al. Rare causes of hematuria associated with various vascular diseases involving the upper urinary tract. Radiographics 2008;28:855-67.

10 Fundamentos da Cirurgia Urológica Laparoscópica e Robótica

Michael Ordon, MD, MSc, FRCSC, Louis Eichel, MD e Jaime Landman, MD

Preparo Pré-operatório

Na Sala de Cirurgia

Posicionamento Estratégico da Equipe Cirúrgica e dos Equipamentos

Realização do Procedimento

Considerações Fisiológicas no Adulto

Complicações e Resolução de Problemas na Cirurgia Laparoscópica e Robótica

Treinamento e Prática de Cirurgia Laparoscópica e Robótica

Conclusão

Há mais de 100 anos, o "pai da medicina moderna," *Sir* William Osler, desafiou cirurgiões a refinarem perpetuamente os seus ofícios, afirmando: "Doenças que causam dano requerem tratamentos que danificam menos." Em busca deste nobre objetivo, os urologistas do século 20 nos trouxeram grandes realizações no campo cirúrgico, mas foi ao longo dos últimos 25 anos, em particular, que a área da urologia minimamente invasiva tornou-se predominante. As primeiras técnicas que fizeram as bases para a laparoscopia moderna e para os procedimentos urológicos robóticos foram desenvolvidas em instituições acadêmicas em todo o mundo e continuamente foram validadas e melhoradas. Posteriormente, um número crescente de estudos multi-institucionais surgiu comparando os procedimentos laparoscópicos e robóticos com as suas cirurgias abertas correspondentes e mostraram equivalente eficácia e aceitável eficiência, bem como as distintas vantagens de diminuição da dor pós-operatória, melhoria estética, recuperação mais rápida, permanência hospitalar mais curta e, em muitos casos, custo mais baixo. Na verdade, tornou-se cada vez mais claro que os objetivos de muitas cirurgias urológicas abertas, sejam elas da glândula adrenal, do rim, do ureter, da bexiga, da próstata ou dos linfonodos, agora podem ser alcançados através da cirurgia minimamente invasiva com menos danos e sofrimento ao paciente. Portanto, enquanto a cirurgia aberta tem tido um papel cada vez menor no tratamento de doenças urológicas, as cirurgias laparoscópica e robótica tornaram-se prevalentes na cirurgia urológica e o conhecimento de princípios e técnicas necessários é essencial para a prática do urologista. Este capítulo se destina a fornecer os fundamentos básicos do conhecimento sobre os quais o urologista aspirante à cirurgia minimamente invasiva pode desenvolver.

PREPARO PRÉ-OPERATÓRIO

Seleção do Paciente e Contraindicações

A seleção cuidadosa do paciente e a identificação das possíveis contraindicações relativas e absolutas para procedimentos laparoscópicos e robóticos são vitais para um bom resultado. Para este fim, uma meticulosa história pregressa, com foco em cirurgias anteriores, e um exame físico, detalhando a localização e extensão de todas as cicatrizes abdominais, são os passos iniciais na avaliação do paciente.

Exames laboratoriais baseados na idade e na saúde do paciente, um eletrocardiograma e uma radiografia de tórax devem ser obtidos de acordo com os mesmos critérios estabelecidos para qualquer outro procedimento cirúrgico significativo que é realizado com anestesia geral.

Em pacientes com doença pulmonar obstrutiva crônica (DPOC) grave, outros estudos (i.e., gasometria arterial e testes de função pulmonar) são necessários por causa dos efeitos fisiológicos do pneumoperitônio de CO_2. As arritmias cardíacas devem ser avaliadas e tratadas no pré-operatório, porque a hipercapnia e a acidose resultante, originárias do pneumoperitônio, podem ter efeitos adversos sobre o miocárdio, agravando assim qualquer instabilidade miocárdica já existente.

Contraindicações para a cirurgia laparoscópica incluem coagulopatia incorrigível, obstrução intestinal (a menos que haja uma intenção de tratá-la), infecção da parede abdominal significativa, hemoperitônio maciço ou hemorretroperitônio, peritonite generalizada e suspeita de ascite maligna. Determinadas circunstâncias em que a laparoscopia está sendo planejada necessitam de uma avaliação do risco-benefício cuidadosa e detalhada e de consentimento específico informado com o paciente. As seguintes condições podem ser presságios de potenciais dificuldades com uma abordagem laparoscópica.

Obesidade Mórbida

Procedimentos laparoscópicos em pacientes com obesidade mórbida são tecnicamente desafiadores. As dificuldades podem incluir comprimento insuficiente dos instrumentos, diminuição da amplitude de movimento de trocartes e dos instrumentos, necessidade de pressões mais elevadas de pneumoperitônio para distender a parede abdominal e orientação anatômica reduzida devido a quantidades excessivas de tecido adiposo. Tradicionalmente, essas dificuldades são traduzidas para uma maior taxa de complicações associadas (Mendoza et al., 1996; Anast et al., 2004; Parker et al., 2008; Aboumarzouk et al., 2012). No entanto, em comparação com a cirurgia aberta, verificou-se que a via laparoscópica para procedimentos renais e suprarrenais, na verdade, tem várias vantagens. Estudos demonstraram na adrenalectomia e na nefrectomia em pacientes obesos que o grupo de laparoscopia teve resultados significativamente superiores em relação a perda de sangue, retomada da ingestão oral e deambulação, necessidade de analgésicos narcóticos, mediana de tempo de hospitalização e convalescença, em comparação com a abordagem aberta (Fazeli-Matin et al., 1999; Fugita et al., 2004; Kapoor et al., 2004; Shuford et al., 2004). Esses achados foram confirmados por procedimentos complicados, tais como laparoscopia e nefrectomia parcial robótica (Colombo et al., 2007; Romero et al., 2008; Isac et al., 2012) e nefroureterectomia laparoscópica (Brown et al., 2008).

No que diz respeito à prostatectomia radical laparoscópica e robótica em homens obesos, verificou-se que, embora a operação possa ser realizada sem comprometer os resultados patológicos, pacientes obesos têm um maior risco de complicações perioperatórias (26% *vs.* 5%) (Ahlering et al., 2005).

Cirurgia Abdominal Extensa Prévia ou Pélvica

Quando aderências extensas intra-abdominais ou pélvicas são suspeitadas, uma cuidadosa atenção deve ser dada ao possível local de inserção da agulha de Veress, bem como à obtenção de acesso aberto com uma cânula tipo Hasson. O ponto de Palmer (subcostal na linha hemiclavicular no lado esquerdo) é o local preferido para a inserção da agulha de Veress quando aderências intra-abdominais extensas são suspeitadas (Palmer, 1974). Em alternativa, nestes pacientes uma abordagem retroperitoneal pode ser preferível a uma abordagem transperitoneal ou o procedimento pode ser iniciado retroperitonealmente e, posteriormente, acessa-se o peritônio (Cadeddu et al., 1999).

Fibrose Pélvica

A fibrose pélvica causada por peritonite prévia, cirurgia pélvica ou endometriose extensa pode constituir um grande desafio técnico ao cirurgião laparoscópico quando a cirurgia do trato urinário inferior é indicada. Problemas semelhantes podem ser encontrados ao tentar executar a dissecção de linfonodos pélvicos em pacientes que têm uma prótese de quadril; o vazamento do cimento de polimetilmetacrilato pode criar uma densa reação inflamatória e uma fibrose na pelve adjacente (Cooper et al., 1997).

Organomegalia

De diagnóstico conhecido ou diagnosticada no pré-operatório, a organomegalia (p. ex., hepatomegalia ou esplenomegalia) requer uma abordagem cautelosa ao obter-se o pneumoperitônio. O local de inserção da agulha de Veress deve ser escolhido a uma distância de segurança a partir de qualquer aumento de órgãos ou, de preferência, um acesso aberto usando uma cânula de Hasson pode ser considerado.

Ascite: Causa Benigna

Pacientes com ascite grave estão sob maior risco de prejuízo para o intestino, devido à proximidade das alças intestinais ao peritônio anterior. Além disso, um fechamento estanque da ferida é necessário e uma sutura firme deve ser aplicada para evitar extravasamento pós-operatório prolongado.

Gravidez

O acesso inicial ao abdome deve ser obtido a uma distância segura do fundo do útero grávido. Portanto, a colocação do trocarte é usualmente realizada mais cefálica na parede abdominal, de acordo com o fundo do útero. O quadrante superior esquerdo na linha hemiclavicular subcostal (i.e., ponto de Palmer) é muitas vezes o local preferido de acesso. Pressões intra-abdominais prolongadas de 15 mmHg ou maiores podem resultar em hipotensão devido ao retorno venoso significativamente reduzido, uma vez que a veia cava já está mecanicamente comprometida pelo útero aumentado. O pneumoperitônio de CO_2 prolongado, que pode resultar em hipercapnia e acidose, com efeitos adversos subsequentes sobre o feto, deve ser evitado. Por conseguinte, um pneumoperitônio de 10 a 12 mmHg é recomendado na paciente grávida. **O segundo trimestre é o período preferido para a realização de uma cirurgia necessária, dada a conclusão da organogênese fetal e a redução da possibilidade de induzir o parto.**

Conforme avança a gravidez além da 20ª semana, a possibilidade de realização de procedimentos laparoscópicos diminui significativamente devido ao tamanho crescente do útero gravídico. Salienta-se que a nefrectomia e a adrenalectomia laparoscópicas foram realizadas com sucesso em mulheres grávidas (Nezhat et al., 1997; O'Connor, et al., 2004; Sainsbury et al., 2004).

Hérnia

A hérnia diafragmática pode determinar vazamento de uma quantidade significativa de CO_2 para o mediastino, o que, embora raramente identificado, pode eventualmente resultar em problemas clínicos, tais como comprometimento respiratório ou tamponamento cardíaco (p. ex., pneumopericárdio) (Knos et al., 1991).

Qualquer evidência de hérnia umbilical não tratada ou corrigida cirurgicamente ou hérnia da parede abdominal deve excluir estes locais para obtenção de um pneumoperitônio.

Aneurisma Ilíaco e Aórtico

Aneurismas significativos requerem a avaliação pelo cirurgião vascular. Se o aneurisma não necessitar de correção cirúrgica imediata, a inserção da agulha de Veress deve ser realizada no quadrante superior esquerdo, para ficar bem longe da área do aneurisma. Naturalmente, o acesso aberto com a técnica de Hasson pode ser usado como alternativa. A inserção dos trocartes acessórios deve ser feita sob controle endoscópico rigoroso, de modo a evitar a área do aneurisma.

Preparo do Intestino Grosso

Para extraperitonioscopia e retroperitonioscopia, não há necessidade de preparo do intestino grosso. Da mesma forma, para via laparoscópica transperitoneal ou procedimentos robóticos que *não* envolvam o uso de segmentos intestinais para a reconstrução do trato urinário, um preparo intestinal mecânico não é necessário. Uma análise recente baseada no escore de propensão em larga escala demonstrou não haver nenhum benefício no preparo mecânico do intestino no tempo cirúrgico, na permanência hospitalar pós-operatória ou em complicações gerais nos pacientes submetidos à nefrectomia laparoscópica (Sugihara et al., 2013a). Da mesma forma, o mesmo grupo não encontrou nenhum benefício no preparo intestinal mecânico em pacientes submetidos à prostatectomia radical laparoscópica em termos de complicações, tempo de cirurgia e tempo de permanência hospitalar pós-operatória (Sugihara et al., 2013b).

Mais recentemente, ênfase foi dada aos pacientes "fast-tracking" em um esforço para agilizar o atendimento e diminuir o tempo de internação. Breda et al. (2007) descobriram que uma preparação do intestino modificada e o fato de se evitar o uso de analgésicos narcóticos no pós-operatório (com administração rotineira de cetorolaco) foram fundamentais para alcançar uma internação de 1,1 dia para os pacientes submetidos à nefrectomia laparoscópica do doador vivo. O preparo intestinal consiste em administrar líquidos claros por 2 dias antes da cirurgia, duas garrafas de citrato de magnésio na véspera da cirurgia, um enema na noite antes da cirurgia e nenhuma ingestão via oral depois da meia-noite (Breda et al., 2007).

A necessidade de preparo mecânico completo do intestino e do uso de antibiótico é algo a se questionar e torna-se necessário somente se houver aderências intra-abdominais densas ou se a cirurgia envolver a abertura do intestino. No entanto, a literatura recente sugere que não há benefício em um preparo intestinal mecânico completo para pacientes submetidos à cistectomia radical com a criação de conduto ileal ou neobexiga ortotópica (Hashad et al., 2012; Large et al., 2012; Raynor et al., 2013).

Preparação dos Produtos Sanguíneos

A tipagem sanguínea e avaliação sérica são suficientes para procedimentos laparoscópicos e robóticos com um baixo risco de hemorragia significativa. Procedimentos tais como a nefrectomia radical laparoscópica e a nefroureterectomia têm uma baixa taxa de transfusão (3% a 12%), com uma perda sanguínea média estimada na faixa de 106 a 255 mL (Ono et al., 1999; Dunn et al., 2000; Jeschke et al., 2000; Shalhav et al., 2000). Da mesma forma, a taxa de transfusão na prostatectomia laparoscópica ou robótica radical é baixa (2,5% em centros experientes) (Guillonneau e Vallancien 2000; Ahlering et al., 2004).

Procedimentos laparoscópicos robóticos mais extensos (p. ex., nefrectomia parcial, cistectomia radical, nefrectomia radical com trombectomia da veia cava inferior), especialmente realizados por quem tem pouca experiência, devem ser geridos como qualquer outro procedimento cirúrgico aberto grande, com concentrado de hemácias disponível antes da cirurgia. Com quem tem maior experiência, uma tipagem e uma análise sanguínea podem ser suficientes para certos procedimentos mais extensos (p. ex., nefrectomia parcial), porque o risco de transfusão é baixo (6% a 7%) (Ghani et al., 2014).

NA SALA DE CIRURGIA

Organização da Sala de Cirurgia

A sala de cirurgia deve proporcionar espaço suficiente para acomodar toda a equipe e os equipamentos necessários, tanto os do cirurgião, como os do anestesista. O posicionamento dos equipamentos, do cirurgião, dos assistentes, dos enfermeiros, do anestesista e de outras equipes de apoio

QUADRO 10-1 Checklist de Instrumentação para a Realização de uma Incisão na Pele para a Obtenção do Pneumoperitônio

1. A unidade de irrigação-aspiração está funcionando.
2. A unidade eletrocirúrgica está funcionando.
3. O tanque de CO_2 está cheio, o tanque de CO_2 extra está na sala.
4. A câmera está equilibrada no *white-balance*, a fonte de luz está funcionando.
5. O fluxo da insuflação está checado em relação à resposta ao dobramento do tubo.
6. A agulha de Veress está checada com relação ao fluxo e à retração da ponta apropriada.

PONTOS-CHAVE: PREPARAÇÃO PRÉ-OPERATÓRIA

- Seleção cuidadosa do paciente e identificação de contraindicações relativas e absolutas são vitais para um resultado de sucesso dos procedimentos laparoscópicos e robóticos. Para este fim um histórico clínico meticuloso, focando em cirurgias anteriores, e um exame físico detalhando a localização e a extensão de todas as cicatrizes abdominais são essenciais para a avaliação da possível cirurgia minimamente invasiva.
- Contraindicações da cirurgia laparoscópica incluem coagulopatia não-corrigida, obstrução intestinal, a não ser se deseje realizar seu tratamento, infecção significativa da parede abdominal, hemoperitônio massivo ou hemorretroperitônio, peritonite generalizada e suspeita de ascite maligna.

deve ser claramente definido e estabelecido para cada caso laparoscópico ou robótico. Todo o equipamento deve estar totalmente funcionando e em condições cirúrgicas antes que qualquer procedimento laparoscópico seja iniciado (Quadro 10-1). Uma bandeja separada com instrumentos para laparotomia aberta deve estar pronta para uso imediato em caso de complicações ou problemas que necessitem de cirurgia aberta de emergência.

Posicionamento do Paciente

O posicionamento do paciente depende primeiramente do procedimento a ser realizado. Na posição supina, os braços podem ser dobrados confortavelmente ao lado ou podem descansar em apoios especialmente concebidos. Na posição de Trendelenburg ou lateral, fitas e cintos de segurança aplicados no peito e nas coxas fornecem um posicionamento seguro e estável do paciente. Na posição lateral, todas as proeminências ósseas em contato com a mesa devem ser cuidadosamente acolchoadas; da mesma forma, o ponto de contato entre qualquer uma das áreas de apoio e o quadril ou ombro deve ser preenchido. Na posição lateral, a perna inferior é flexionada a aproximadamente 45 graus, enquanto a perna superior é mantida em linha reta; travesseiros são colocados entre as pernas como uma almofada e também para elevar a perna superior de modo que ela se encontre ao nível do flanco, evidenciando assim qualquer estiramento indevido do nervo ciático. Almofadas devem ser colocadas entre a mesa e o joelho e o tornozelo, porque estas são áreas de alta pressão. Na posição de decúbito lateral deve ser utilizado um rolo axilar. A aplicação de um sistema de aquecimento ativo pode evitar a hipotermia, devendo ser utilizada antes de um procedimento laparoscópico demorado.

Uma série de novos avanços no estofamento e em acessórios montados na mesa está disponível, mas nenhum demonstrou significativa redução na pressão sobre o flanco do paciente na posição lateral. Pesquisadores da University of Califórnia, Irvine, mostraram que as mulheres têm pressões de interface significativamente mais baixas do que os homens (Deane et al., 2008). Um índice de massa corporal (IMC) maior ou igual a 25, o uso de um apoio (coxim) renal e a flexão total da mesa ao contrário da meia flexão foram associados com o aumento da pressão de interface; destes, **o uso de um apoio (coxim) renal demonstrou ser o mais prejudicial e a sua utilização para além de 20 a 30 minutos foi desencorajada.** Portanto, os pacientes do sexo masculino com um IMC de 25, ou maior, submetidos à cirurgia laparoscópica em decúbito lateral com apoio renal elevado e a mesa completamente flexionada estão sob maior risco de desenvolver rabdomiólise ocasionada pela pressão no flanco. Nesse estudo, um colchão de mesa cirúrgica reduzido foi superior ao colchão piramidal ou ao de preenchimento com gel como um material de superfície de aumento; deve-se notar que o estofamento piramidal foi igual ou superior ao preenchimento de gel mais caro.

Os acessórios montados na mesa para todas as principais mesas de sala cirúrgica comerciais que existem até o momento ajudam no posicionamento com segurança e na eficácia dos pacientes em decúbito lateral e na posição prona. Para procedimentos laparoscópicos ou robóticos sobre a pelve, o paciente pode ser colocado em posição de Trendelenburg com as pernas em posicionadores de separação de pernas (Fig. 10-1A, *disponível exclusivamente on-line, em inglês, no site www.expertconsult.com*) ou em perneiras de Allen (Fig. 10-1B, *disponível exclusivamente on-line, em inglês, no site www.expertconsult.com*). Os suportes de ombro ou as cintas nunca devem ser usados nesta posição devido ao risco de lesão do nervo braquial.

Profilaxia e Outros Preparos

As meias de compressão pneumática podem ser aplicadas na profilaxia anti-trombótica. Além disso, a administração de 5.000 unidades de heparina por via subcutânea no pré-operatório é também uma opção. Em pacientes de alto risco, como os com obesidade mórbida, ambas podem ser consideradas (ver a discussão de complicações pós-operatórias iniciais). Antes de procedimentos laparoscópicos ou retroperitonioscópicos, a colocação de um cateter de Foley deve ser realizada para permitir a medição precisa da diurese, para descomprimir a bexiga e melhorar a visibilidade do espaço de trabalho e para reduzir o risco de lesão com procedimentos pélvicos. Da mesma forma, quando necessário, um tubo nasogástrico ou orogástrico pode ser inserido para melhorar o espaço de trabalho disponível na parte superior do abdome.

POSICIONAMENTO ESTRATÉGICO DA EQUIPE CIRÚRGICA E DOS EQUIPAMENTOS

Torres de Laparoscopia Padrão

Tradicionalmente, o *hardware* obrigatório para procedimentos laparoscópicos (monitor, fonte de luz, insuflador) está localizado em carrinhos ou "torres" que podem ser rolados em torno da sala de cirurgia e adaptados a vários tipos de procedimentos e abordagens cirúrgicas (Fig. 10-2A, *disponível exclusivamente on-line, em inglês, no site www.expertconsult.com*). A torre principal laparoscópica deve conter o insuflador, a fonte de luz, os controles de câmera e qualquer dispositivo de gravação. Idealmente, o insuflador deve ser colocado ao nível dos olhos do cirurgião para permitir o monitoramento contínuo da pressão de CO_2.

Sistemas Integrados de Endoscopia

Mais recentemente, a maioria dos principais fabricantes de equipamentos de endoscopia oferecem sistemas "integrados" que consistem em visores de tela plana e torres de equipamentos que são montados em barras de teto ajustáveis (Fig. 10-2B, *disponível exclusivamente on-line, em inglês, no site www.expertconsult.com*). Isto permite que os monitores de exibição sejam suspensos sobre o paciente e colocados diretamente na frente do cirurgião, a qualquer altura ou ângulo. Esse recurso pode reduzir o desgaste dos olhos e do corpo. Além disso, a torre que contém a fonte de luz, o sistema de câmara e o insuflador pode ser colocada em qualquer área ao redor do paciente, dependendo da operação em questão.

Sistemas Robóticos

Atualmente, o único sistema cirúrgico robótico usado em larga escala para a cirurgia laparoscópica é o Sistema Robótico da Vinci (Intuitive Surgical, Sunnyvale, CA). Os três principais componentes do sistema são a torre robótica (i.e., o carrinho ao lado do paciente), à qual estão ligados os instrumentos ou braços robóticos que são mecanicamente manipulados dentro do paciente; um console do cirurgião, que é a estação de trabalho na qual o cirurgião fica para manipular os instrumentos robóticos; e finalmente o carro auxiliar de visão, que suporta um monitor de tela plana, um insuflador, uma fonte de luz e os componentes do sistema de câmera (Fig. 10-3, *disponível exclusivamente on-line, em inglês, no site www.expertconsult.com*). Monitores adicionais podem ser ligados ao sistema robótico e utilizados para a visualização de imagem para a equipe auxiliar e de apoio. A mais recente geração do sistema cirúrgico robótico (da Vinci Si) tem capacidade para acoplar um segundo console do cirurgião para fornecer suporte a treinamento e colaboração.

Posicionamento da Equipe Cirúrgica para Procedimentos Laparoscópicos

Procedimentos Transperitoneais no Abdome Superior

Laparoscópicos. Para procedimentos cirúrgicos laparoscópicos transperitoneais renais e adrenais, o paciente é posicionado em decúbito lateral modificado. O cirurgião e o assistente normalmente ficam em frente ao abdome com o paciente em decúbito lateral (i.e., para uma nefrectomia esquerda o cirurgião e o assistente ficam no lado direito da mesa de cirurgia). A mesa de instrumentos e o instrumentador são mais bem localizados no lado oposto do paciente perto do pé da cama, de modo que os instrumentos possam ser entregues ao cirurgião através da mesa (Fig. 10-4A). As linhas de entrada do insuflador, de aspiração e irrigação, dispositivos eletrocirúrgicos e assim por diante entram a partir do lado contralateral da mesa ou da cabeça ipsolateral da mesa. Tecnologias adicionais (p. ex., ultrassom de sonda laparoscópica) podem ser transferidas para a mesa de cirurgia, dependendo das necessidades do cirurgião, bem como da disponibilidade de espaço.

Para fornecer um posicionamento mais confortável dos braços do cirurgião, estrados de 6 polegadas, com 6 × 4 pés, podem ser usados quando a mesa de cirurgia não pode ser suficientemente abaixada para permitir que o cirurgião mantenha os instrumentos laparoscópicos com os seus cotovelos sustentados confortavelmente na parte lateral em vez de estendidos lateralmente. Isso torna-se mais importante durante a sutura.

Robóticos. Para procedimentos cirúrgicos laparoscópicos robótico-assistidos renais e adrenais por acesso transperitoneal, o paciente é novamente colocado em uma posição de decúbito lateral modificada. O assistente geralmente está na frente do abdome com o paciente em decúbito lateral (i.e., para uma nefrectomia esquerda, o assistente fica no lado direito da mesa de cirurgia). Os braços robóticos (i.e., o carrinho ao lado do paciente) são trazidos do lado oposto (i.e., de frente para a parte de trás com o paciente em decúbito lateral), de modo que os braços robóticos estiquem-se sobre o paciente e possam então ser acoplados a entradas pré-preparadas. Em geral, é melhor angular o robô ligeiramente de tal modo que o posicionamento da câmera esteja apontando diretamente para o local de interesse. Desse modo, dependendo do posicionamento exato do acesso, os braços robóticos podem ser trazidos para dentro segundo um ângulo na direção da cabeça do paciente, em oposição perpendicular à mesa de cirurgia, para minimizar o choque dos braços robóticos uma vez ancorados (Fig. 10-5, *disponível exclusivamente on-line, em inglês, no site www.expertconsult.com*). A mesa de instrumentos e o instrumentador são mais bem localizados no pé da cama ao mesmo lado do paciente, assim como o cirurgião assistente, de tal forma que os instrumentos possam ser facilmente entregues ao cirurgião assistente (ver Fig. 10-4B). O console robótico pode ser colocado em qualquer lugar na sala longe da mesa cirúrgica e da mesa de instrumentos, de tal modo que esteja fora do caminho, mas na visão dos monitores do paciente e da anestesia. Todas as linhas de entrada do insuflador, da sucção e da irrigação e os dispositivos eletrocirúrgicos entram a partir do lado contralateral do pé da mesa ou da cabeça ipsolateral da mesa.

Procedimentos Retroperitoneais no Abdome Superior

Laparoscópicos. Para procedimentos retroperitoneais renais e adrenais, o paciente é colocado na posição de decúbito verdadeira de 90 graus, com o corpo em ângulo reto com a mesa. Todos os passos apropriados para o acolchoamento nesta posição devem ser seguidos (ver anteriormente). **A mesa é angulada no quadril para acentuar e aumentar a distância entre a 12ª costela e a crista ilíaca. Maximizar essa distância é de suma importância no que diz respeito à colocação do acesso.** Tanto o cirurgião principal quanto o assistente de câmera devem ficar de frente para a parte de trás do paciente (Fig. 10-6A). O instrumentador deve ficar voltado para frente do paciente e os instrumentos são entregues cruzando o paciente de maneira adequada.

Robóticos. Para procedimentos robótico-assistidos retroperitoneais renais e adrenais, o paciente é colocado de modo semelhante na posição de decúbito lateral verdadeira a 90 graus. O assistente cirúrgico pode ficar de frente para o abdome ou atrás do paciente, dependendo da preferência do cirurgião na colocação do acesso. A mesa de instrumentos e o instrumentador são mais bem colocados no mesmo lado que o assistente, perto dos pés na mesa. Os braços robóticos são colocados sobre a cabeça do paciente (Fig. 10-6B). Devido ao fato de os braços robóticos estarem posicionados sobre a cabeça do paciente, o anestesista e o carrinho de anestesia e monitores devem ser posicionados ao lado, na frente do paciente, na cabeceira da cama.

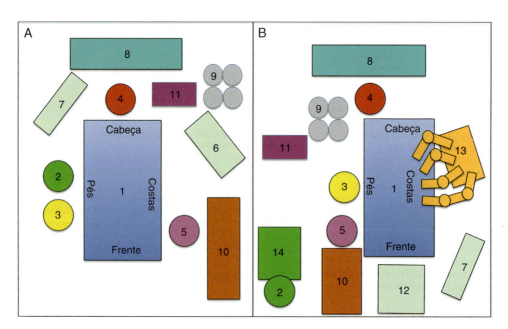

Figura 10-4. Posicionamento da equipe de operação para procedimentos transperitoneais no abdome superior. A, Procedimento laparoscópico. B, Procedimento robótico. 1, Mesa de cirurgia; 2, cirurgião; 3, assistente; 4, anestesiologista; 5, assistente de entrega; 6, carrinho de laparoscopia ou torre; 7, monitor de vídeo auxiliar; 8, equipamento de anestesia; 9, unidade de sucção e irrigação; 10, mesa de instrumentos do assistente de entrega; 11, unidade de eletrocautério; 12, carrinho de visão auxiliar; 13, torre robótica; 14, console do cirurgião.

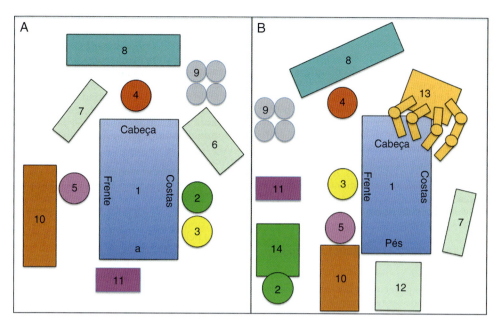

Figura 10-6. Posicionamento da equipe de cirurgia para procedimentos retroperitoneais no abdome superior. A, Procedimento laparoscópico. B, Procedimento robótico. 1, Mesa de cirurgia; 2. cirurgião; 3, assistente; 4, anestesiologista; 5, assistente de entrega; 6, carrinho de laparoscopia ou torre; 7, monitor de vídeo auxiliar; 8, equipamento de anestesia; 9, unidade de sucção e irrigação; 10, mesa de instrumentos do assistente de entrega; 11, unidade de eletrocautério; 12, carrinho de visão auxiliar; 13, torre robótica; 14, console do cirurgião.

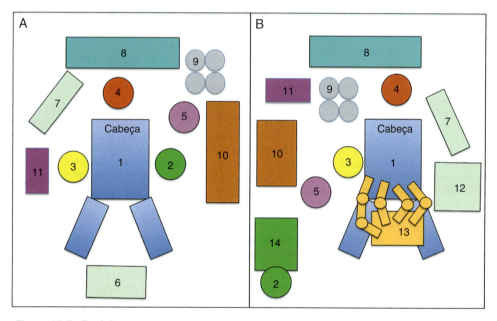

Figura 10-7. Posicionamento da equipe de operação para cirurgia pélvica. A, Procedimento laparoscópico. B, Procedimento robótico. 1, Mesa de cirurgia; 2. cirurgião; 3, assistente; 4, anestesiologista; 5, assistente de entrega; 6, carrinho de laparoscopia ou torre; 7, monitor de vídeo auxiliar; 8, equipamento de anestesia; 9, unidade de sucção e irrigação; 10, mesa de instrumentos do assistente de entrega; 11, unidade de eletrocautério; 12, carrinho de visão auxiliar; 13, torre robótica; 14, console do cirurgião.

Procedimentos Pélvicos Transperitoneais e Extraperitoneais

Laparoscópicos. O paciente é posicionado em decúbito dorsal com as pernas em posicionadores de separação de pernas ou elevadas em perneiras que têm suportes de joelhos e pernas para evitar lesão do nervo perineal. A mesa é ligeiramente inclinada (flexionada) no quadril para acentuar a pelve. Os braços do paciente são dobrados para os lados; apoios de plástico podem ser usados para apoiar os braços. A cinta de peito deve ser colocado diretamente sobre o peito do paciente. A mesa é colocada na posição de Trendelenburg a 30 graus. O cirurgião fica do lado da mesa onde ele esteja confortável e o assistente fica no lado oposto (Fig. 10-7A).

Robóticos. Para procedimentos robóticos na pelve, o paciente é posicionado exatamente como descrito anteriormente para os procedimentos laparoscópicos pélvicos. Após a colocação do acesso, os braços robóticos são colocados entre as pernas do paciente e o assistente pode permanecer em qualquer lado da mesa, dependendo da preferência do cirurgião (Fig. 10-7B). O instrumentador pode ser posicionado no mesmo lado que o assistente para facilitar a passagem dos instrumentos, porque passar os instrumentos através dos braços robóticos pode ser complicado.

REALIZAÇÃO DO PROCEDIMENTO

Antes da Incisão Inicial

Uma lista de verificação assegurando que todo o equipamento essencial e operacional está presente deve ser concluída logo antes do início do pneumoperitônio (Quadro 10-1).

Itens adicionais para verificar quando se utiliza o Sistema Robótico da Vinci incluem a garantia de que todos os plugues para console, torre de visão e torre com braços robóticos ao lado do paciente estão ligados a circuitos diferentes e que todos os cabos de ligação dessas torres estão corretamente conectados. O sistema deve estar ligado e o autoteste e o teste de rotina devem ser completos. A câmera de três dimensões (3D) e os endoscópios devem estar calibrados, a imagem em preto e branco, balanceada, e o alinhamento-alvo, de acordo com as instruções do fabricante. A torre com os braços robóticos ao lado do paciente deve ser coberta e preparada.

Alcançando o Acesso Transperitoneal e Estabelecendo o Pneumoperitônio

Alcançar o acesso transperitoneal é o primeiro passo antes de estabelecer um pneumoperitônio. Isso pode ser feito usando uma técnica fechada (i.e., agulha de Veress) ou aberta (i.e., cânula Hasson).

Técnicas Fechadas

Agulha de Veress. Uma agulha de Veress descartável (70 ou 120 mm, de calibre 14, de diâmetro externo de 2 mm) ou não descartável pode ser utilizada. O funcionamento adequado da agulha deve ser assegurado antes do procedimento. Especificamente, a ponta cega da agulha é testada para se certificar de que retrai facilmente e a agulha é ligada ao insuflador de CO_2 para assegurar que não há resistência ao fluxo de gás (i.e., de 2 L/min de fluxo, pressão contínua a ≤ 2 mm). Por último, solução salina deve ser passada através da agulha com a ponta ocluída manualmente, para certificar-se de que não há vazamento na junção entre o eixo e a ponta da agulha.

Para a colocação correta, a agulha de Veress é segurada no terço médio e é passada perpendicularmente através da pele usando uma pressão suave e constante. Dois pontos de resistência são percorridos: a fáscia da parede abdominal e o peritônio.

Locais para a Passagem da Agulha. Com o paciente em decúbito dorsal, a cabeceira da cama é reduzida de 10 a 20 graus; a inserção da agulha de Veress é normalmente realizada na borda superior do umbigo. Há certas vantagens para a escolha da área umbilical como o local para colocação inicial do trocarte: a parede abdominal é mais fina e a estética pós-operatória é excelente. No entanto, este ponto de entrada possui grande potencial de lesão a um grande vaso, em particular os vasos ilíacos comuns, a aorta ou a veia cava esquerda. Como tal, é importante salientar, quando se considera a área umbilical como o local para a colocação da agulha de Veress, que o biotipo influencia na localização relativa do umbigo para estruturas vasculares subjacentes. Em pacientes obesos, o umbigo tende a migrar inferiormente, enquanto em pacientes não obesos o umbigo encontra-se na sua posição comumente descrita, diretamente acima da bifurcação da aorta e veia cava. Assim, para o acesso umbilical em pacientes não obesos, a agulha de Veress deve ser passada inclinada através da parede abdominal em direção à pelve para evitar lesões no intestino e grandes vasos que se encontram logo abaixo. Em pacientes mais obesos, devido ao fato de o umbigo estar em posição mais caudal, uma menor angulação é necessária e a agulha de Veress deve ser passada perpendicular à cicatriz umbilical (Loffer e Pent, 1976).

O quadrante inferior direito ou esquerdo também pode ser usado com o paciente na posição supina, diminuindo a probabilidade de lesão vascular. No entanto, é preciso estar ciente do risco de lesão do cólon neste local. Se o paciente está em posição de decúbito lateral, então a agulha de Veress pode ser passada dois dedos superior e medialmente à espinha ilíaca anterossuperior.

Outros potenciais locais de inserção quando o paciente está em decúbito dorsal em posição de decúbito lateral são o ponto de Palmer (i.e., subcostalmente na linha hemiclavicular do lado esquerdo) e o local correspondente no lado direito. O ponto de Palmer é o local preferido quando extensas aderências intra-abdominais são suspeitas (Palmer, 1974). Com qualquer um desses locais de inserção, cuidados devem ser tomados; se a agulha é inserida muito profundamente, existe o potencial para atingir o fígado em ambos os lados ou, raramente, o baço, no lado esquerdo. Alternativamente, no abdome que tenha sido previamente operado, a inserção deve ser realizada em um quadrante sem cicatrizes. Se não há área livre de cicatriz, então uma técnica aberta (ver adiante) deve ser usada. A segurança da técnica da agulha de Veress foi demonstrada em numerosos estudos, incluindo um estudo feito por Chung et al. (2003), que analisou os resultados de 622 casos consecutivos de inserção da agulha de Veress. Uma cirurgia abdominal anterior havia sido realizada em 192 pacientes (31%) e o IMC foi de 30 ou superior em 98 pacientes. A colocação da agulha de Veress às cegas foi bem-sucedida em 579 (93%) e o resultado não foi associado a lateralidade, tipo de cirurgia ou cirurgia anterior. Em 34 casos (5%), uma laceração menor no fígado foi tratada de forma conservadora, sem sequelas; e em 21 casos (3%) o omento ou o ligamento falciforme foi percorrido sem lesão significativa. Não houve complicações maiores, como perfuração vascular ou de órgão causada pela agulha de Veress ou pelo trocarte. O baço ou o intestino nunca foram lesionados.

Avaliando a Colocação Apropriada da Agulha. Primeiramente, o teste de aspiração-irrigação-aspiração deve ser executado. Com o uso de uma seringa de 10 mL, contendo 5 mL de solução salina, a agulha de Veress é aspirada para verificar o conteúdo de sangue ou do intestino. Se o resultado deste teste é negativo, então a solução salina é injetada na cavidade abdominal; isso deve ocorrer sem qualquer resistência. Em seguida, o êmbolo da seringa é novamente retirado; nenhum fluido deve retornar para dentro do cilindro da seringa. Uma injeção adicional de 2 a 3 mL de solução salina irá ajudar a expelir qualquer omento que pode ter sido sugado para a ponta da agulha com a técnica de aspiração inicial. Finalmente, a seringa é desacoplada da agulha de Veress e qualquer fluido deixado no centro da agulha deve cair rapidamente para dentro da cavidade peritoneal (i.e., o teste de "gota").

Em segundo lugar, o teste de avanço pode ser realizado. Se a agulha tiver realmente acabado de entrar na cavidade peritoneal, então o cirurgião deve ser capaz de avançar a agulha 1 cm mais profundamente sem que a ponta da agulha encontre qualquer resistência. Uma resistência nesta fase geralmente significa que a agulha ainda se encontra no espaço pré-peritoneal e tem de ser avançada através do peritônio restante.

A insuflação nunca deve ser iniciada a menos que *todos* os sinais de entrada adequada peritoneal (aspiração negativa, fácil irrigação com solução salina, aspiração negativa de solução salina, teste de gota positivo e teste de avanço normal) tenham sido confirmados. Uma vez que a colocação da agulha adequada é verificada, a insuflação é iniciada a 2 L/min com a pressão abdominal fixada em 10 mmHg. Se o livre fluxo de CO_2 é verificado (i.e., restos de pressão intra-abdominais < 10 mmHg), então depois que 0,5 L entrou no abdome o fluxo pode ser aumentado até a capacidade máxima de 9 L/min (no entanto, não mais de 2 L/min de fluxo pode ser alcançado através de uma agulha de calibre 14) e a pressão abdominal, fixada em 15 mmHg. Assim que o limite pré-estabelecido de 15 mmHg de pressão intra-abdominal é atingido, o fluxo livre é interrompido.

O pinçamento da aponeurose da parede abdominal com pinças de Backhaus ou de Allis no momento da punção com agulha de Veress pode ajudar na estabilização da fáscia; no entanto, não se deve levantar a fáscia, porque isto irá aumentar o espaço entre a fáscia e o peritônio, embora não altere o espaço intra-abdominal.

Entrada da EndoTIP. *Acesse www.expertconsult.com para mais informações.*

Técnicas de Acesso Aberto

Técnica de Hasson. O pneumoperitônio pode ser mais fácil e, nas primeiras experiências de um cirurgião, estabelecido com mais segurança usando a técnica aberta de Hasson; no entanto, a sua utilização envolve fazer uma incisão maior e aumenta as chances de vazamento de gás pelo acesso durante o procedimento. **A técnica aberta é recomendada especialmente quando aderências extensas são presentes. Estudos em cirurgia geral têm mostrado a técnica aberta como sendo tão eficiente quanto a abordagem fechada e ligeiramente mais ou igualmente segura** (Bonjer et al., 1997).

No abdome sem cicatrizes, com o paciente na posição supina, uma incisão semicircular de 2 cm é feita na borda inferior ou ligeiramente

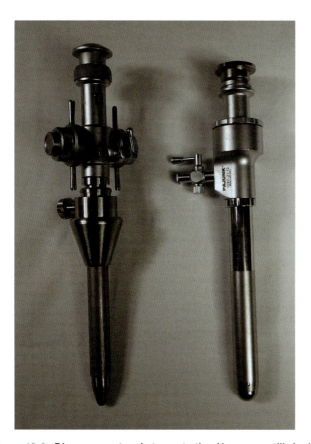

Figura 10-9. Diversas pontas de trocarte tipo Hasson reutilizáveis.

abaixo do umbigo. A fáscia e o peritônio são abertos individualmente com uma incisão transversal, suficiente para acomodar o dedo indicador do cirurgião. Após a confirmação visual e digital de entrada na cavidade peritoneal, duas suturas de tração com seda 0 são colocadas em cada extremidade em cada ponta da fáscia. Em seguida, a cânula de Hasson é avançada através da incisão com a ponta romba saliente (Fig. 10-9). O adaptador em forma de funil da cânula de Hasson é avançado até que se assente com firmeza na incisão e em seguida é apertado sobre a cânula com o parafuso acoplado; a fixação para a parede abdominal é fornecida com as suturas fasciais que são enroladas em torno das presilhas no adaptador em forma de funil da cânula de Hasson, ancorando-o desse modo no seu lugar. Após a remoção do obturador, o fluxo livre de CO_2 na cavidade peritoneal é conseguido ligando-se o tubo de CO_2 à cânula. O insuflador pode ser ajustado no fluxo máximo, criando assim o pneumoperitônio rapidamente.

Um tipo muito mais simples de cânula romba é um dispositivo de retenção de balão (p. ex., Blunt Tip Trocar com Ballon Tip, US Surgical, Norwalk, CT ou Kii Balloon Blunt Tip System, Applied Medical Resources, Rancho Santa Margarita, CA) (Fig. 10-10, *disponível exclusivamente on-line, em inglês, no site www.expertconsult.com*) . Uma vez que a cânula é posicionada na cavidade abdominal, o balão é inflado; a cânula é puxada para cima, até que o balão se encontre ajustado no lado de baixo da parede abdominal. Em seguida, a espuma macia ou o colar de borracha sobre a superfície externa da cânula são deslizados para baixo até que esteja confortável na pele e bloqueado no lugar. Esse processo cria uma excelente vedação, impedindo fuga de gás e enfisema subcutâneo.

Acesso para Trocarte de Mão (*Hand-assisted*). O pneumoperitônio pode ser obtido antes ou depois de fazer a incisão para o tocarte de mão. Se o cirurgião tem pouca experiência na realização de um pneumoperitônio, a manobra mais segura é usar uma técnica aberta e colocar a porta de acesso na mão em uma incisão aberta de 6,5 a 7,5 cm e, em seguida, criar o pneumoperitônio através do acesso pela mão (i.e., acesso para trocarte de mão). Para essa técnica, o processo inicia-se fazendo uma incisão na linha média padrão ou uma menor no quadrante inferior no local da mão planejado. A cavidade peritoneal é acessada no modo cirúrgico aberto padrão, depois do qual o dispositivo auxiliar de mão é colocado de acordo com as instruções do fabricante. Em seguida, uma cânula romba é passada através do dispositivo auxiliar de mão e um pneumoperitônio é estabelecido. Trocartes adicionais de 5 mm ou de 10 a 12 mm podem ser colocados rapidamente sob controle manual com a mão intra-abdominal do cirurgião sendo utilizada como guia para orientar os trocartes adicionais através da parede abdominal. Alternativamente, um laparoscópio pode ser colocado através do orifício colocado no dispositivo de auxílio à mão para insuflação e o resto dos trocartes podem ser então colocados sob visão direta.

Técnica para Cirurgia Laparoendoscópica de Acesso Único (LESS)

Acesse www.expertconsult.com para mais informações.

Alcançando o Acesso Retroperitoneal e Desenvolvendo o Espaço Retroperitoneal

Técnica para Colocação do Balão e Colocação do Dilatador de Estilo Próprio: Técnica Aberta (Hasson)

A técnica de Hasson é a técnica mais utilizada porque proporciona a maior precisão durante o desenvolvimento do espaço retroperitoneal (Gill, 1998). O acesso inicial é obtido através de uma incisão transversal de 2,0 a 2,5 cm na linha axilar média, logo abaixo da ponta da 12ª costela. A ferida é aberta com um par de afastadores em S. Sob visão direta, na camada posterior da fáscia lombo-dorsal deve ser feita uma incisão e as fibras musculares são afastadas e separadas. O espaço retroperitoneal é acessado, **sob visão direta**, fazendo-se uma pequena incisão na fáscia toracolombar anterior com uma lâmina de bisturi elétrico ou, mais raramente, por perfuração brusca da fáscia digitalmente ou com uma pinça hemostática. Cuidados devem ser tomados para que esta abertura fascial seja em torno do dedo indicador e não maior, de modo que fuga de ar intraoperatória seja minimizada. A palpação com o dedo indicador do ventre do músculo psoas posteriormente e da fáscia de Gerota — cobertura anterior do polo inferior do rim anteriormente confirma a entrada adequada no espaço retroperitoneal (Fig. 10-11A). O dedo indicador é usado para criar digitalmente um espaço neste local necessário para a colocação do balão dilatador; duas inflações do balão são então feitas — uma em direção cefálica e a segunda em direção caudal para dilatar plenamente o espaço retroperitoneal (Fig. 10-11B). Assim, a dilatação com balão é realizada anteriormente ao músculo psoas e à fáscia e externa e posteriormente à fáscia de Gerota. Nesses casos que envolvem mobilização ureteral definitiva (p. ex., nefrectomia retroperitoneoscópica, nefroureterectomia), uma dilatação com balão adicional pode ser executada em direção mais caudal ao local principal da dilatação (Gill et al., 1995). Do mesmo modo, durante uma adrenalectomia retroperitoneoscópica, é útil, após a dilatação por balão inicial, mover o balão até a região mais superior no retroperitônio e executar uma segunda dilatação ainda mais cefálica com balão ao longo da superfície inferior do diafragma (Sung e Gill, 2000).

Balão de Dilatação. Uma distensão gradual de um balão dilatador no espaço retroperitoneal de maneira atraumática desloca a gordura móvel e move o peritônio para frente em relação à musculatura imóvel do corpo. Este dispositivo cria assim um espaço de trabalho equivalente ao tamanho do balão. Tanto os dilatadores comercialmente disponíveis (Fig. 10-12) como os de produção própria podem ser usados.

Detalhes sobre balões e dilatadores de estilo próprio comercialmente disponíveis são encontrados em www.expertconsult.com.

Dilatação Manual. *Acesse www.expertconsult.com para mais informações.*

Alcançando o Acesso Extraperitoneal e Desenvolvendo o Espaço Extraperitoneal

Técnica para Balão ou Colocação do Dilatador de Estilo Próprio: Técnica Aberta (Hasson)

Uma incisão curvilínea de 1,5 a 2 cm é feita ao longo do vinco umbilical inferior. A bainha do músculo reto anterior é então objeto de uma incisão vertical de 1,5 cm e o músculo reto abdominal é separado na linha média para expor a sua bainha posterior. Com o dedo indicador

Figura 10-11. A, Acesso ao retroperitônio direito. Através da incisão da porta primária na ponta da costela mais baixa (12ª), o acesso aberto é obtido dentro do retroperitônio após perfuração da fáscia toracolombar. A dissecação com o dedo é realizada anteriormente ao músculo psoas e à sua fáscia para criar um espaço para inserção do balão dilatador. A confirmação de que a dissecação com o dedo foi realizada no plano apropriado é obtida pela palpação do psoas e dos músculos eretores da espinha entre o dedo indicador localizado retroperitonealmente e as ponta do dedo da mão oposta posicionados nas costas do paciente. O polo inferior recoberto por gordura do rim pode ser palpado na direção cefálica girando-se o dedo no sentido horário no retroperitônio no lado direito. **B,** A dilatação do balão no espaço pararrenal posterior facilita a criação de um espaço de trabalho para a nefrectomia retroperitoneal laparoscópica (*visão coronal*).

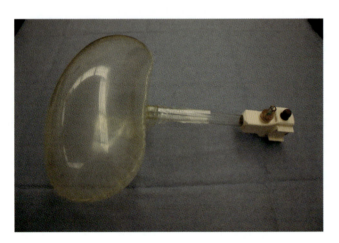

Figura 10-12. Exemplo de um dilatador em balão disponível comercialmente para a criação de um espaço no retroperitônio: dissecador em balão pré-peritoneal.

do cirurgião posicionado posteriormente ao músculo reto e anteriormente à bainha posterior desse músculo, movimentos de tunelamento suaves são feitos em um sentido caudal até que a área da sínfise púbica seja atingida. Nessa localização distal, a fáscia transversal é perfurada com a ponta do dedo e uma dissecção gentil digital de lado a lado é executada no espaço pré-vesical, posterior ao osso púbico. Neste espaço pré-desenvolvido, um balão dilatador ou um dilatador de estilo próprio (ver anteriormente) é inserido e distendido para criar um espaço de trabalho adequado. A dilatação com balão ou dilatação de estilo próprio desloca eficazmente a gordura pré-vesical e reflete o peritônio cefálico. O balão é, inicialmente, inflado na linha média e, em seguida, reinflado em ambos os lados para expandir ainda mais a área de trabalho (Meraney e Gill, 2001).

Ressalva: Em estudos anteriores de retroperitonioscopia, enfisema subcutâneo excessivo de dióxido de carbono e níveis mais elevados eram a norma, devido ao uso da cânula padrão de Hasson (Wolf et al., 1995; Nunes et al., 1999); esta situação foi retificada com a introdução de uma porta de acesso aberto para o balão sem corte, que tem um balão para protegê-lo contra a parte inferior da parede abdominal e um anel de espuma macia para fixá-lo à parede abdominal exterior, criando uma vedação hermética (Ng et al., 1999).

Limitações e Vantagens da Abordagem Transperitoneal versus Extraperitoneal para Flanco e Pelve

Acesse www.expertconsult.com para mais informações.

Tecnologia de Acesso: Trocartes, Portais para Acesso da Mão (Hand Ports) e Portais de Acesso Único

Trocartes

Trocartes permitem que o laparoscopista introduza instrumentos de trabalho no abdome ou retroperitônio preenchido com gás. Eles também mantêm o pneumoperitônio através da ligação ao insuflador e podem servir como caminhos para a retirada de pequenas amostras de tecido dissecado da área cirúrgica. Tipicamente, um trocarte é constituído por uma bainha exterior oca (também chamada de uma *cânula* ou de porta) e um obturador interior, que é removido logo que a bainha exterior entra na cavidade peritoneal.

Uma variedade de trocartes descartáveis e não descartáveis está disponível (Fig. 10-13). Os modelos-padrão variam de 3 a 20 mm de diâmetro e de 5 a 20 cm de comprimento. Válvulas de sentido único dentro do trocarte permitem que o cirurgião troque de instrumentos através da porta sem o escape de quantidades significativas de gás. Alguns modelos de trocarte mais antigos têm alçapão ou válvulas em aba. Em tais trocartes é necessário deprimir a alavanca da válvula para abrir a válvula amplamente durante a retirada de amostra tecidual ou de agulhas. Mais recentemente, válvulas do tipo **selamento múltiplo** tornaram-se disponíveis para trocarte de 10 e 12 mm que acomodam a passagem de instrumentos de 5 mm e maiores, sem ocorrer qualquer vazamento de ar; se grandes quantidades de tecido serão retiradas, a remoção do selo exterior ou de toda a válvula será necessária para este procedimento. O selo externo e a válvula podem ser então substituídos antes da reinserção dos instrumentos.

Inicialmente, apenas os trocartes de ponta incisiva ou de lâminas estavam disponíveis. Em relação a esses trocartes, o obturador afiado faz a incisão das várias camadas de tecido ao entrar na cavidade peritoneal. Para proteger as vísceras subjacentes da ponta afiada desses trocartes, um escudo de segurança de plástico foi mais tarde incorporado nos trocartes descartáveis, o qual salta para frente para proteger a lâmina uma vez que o trocarte entra no abdome inflado com gás. **No entanto, trocartes com lâminas devem ser apenas de interesse histórico, porque eles foram substituídos pelos torcateres dilatadores não cortantes mais seguros (i.e., sem corte), que já não necessitam de uma proteção de segurança.** Esses trocartes entram no abdome,

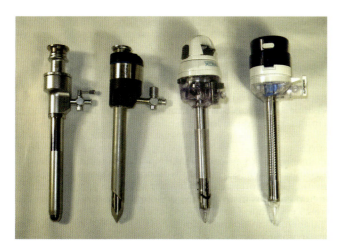

Figura 10-13. Vários *designs* de trocartes mostrando *(da direita para a esquerda)* as pontas não cortantes reutilizáveis, cortantes reutilizáveis e dois *designs* descartáveis de obturadores visuais dilatadores da fáscia.

divulgindo e afastando a musculatura da parede abdominal, em vez de cortá-la. Portanto, há menos chance de ferir um vaso da parede abdominal e o local de entrada resultante é menos propenso a hérnia posterior. Com efeito, estudos têm mostrado que o risco de injúria epigástrica inferior ou hérnia local da porta é cinco vezes menor com o trocarte não cortante do que o risco associado ao uso de trocartes afiados (Hashizume e Sugimachi, 1997; Thomas et al., 2003). Além disso, uma metanálise recente demonstrou um menor risco relativo de sangramento do local onde se encontra o trocarte com extremidades lisas (3% *versus* 9%) e de complicações gerais (3% *versus* 10%) quando comparado com o risco associado ao uso de trocartes com lâmina (Antoniou et al., 2013).

Tal como acontece com os trocartes afiados mais antigos, existem trocartes com ponta romba descartáveis e não descartáveis. Uma forma de trocarte descartável romba é a agulha *Step-Sleeve* (Covidien). Esse sistema descartável usa uma agulha com um diâmetro exterior de 2,1 mm (6,5 Fr) que incorpora um introdutor de agulha de Veress (Fig. 10-14, *disponível exclusivamente on-line, em inglês, no site www.expertconsult.com*). Após uma punção correta e bem-sucedida o abdome e o estabelecimento do pneumoperitônio, o introdutor da agulha de Veress é removido e a bainha restante é uma porta expansível que pode então ser expandida por meio de passagem de um obturador de ponta romba para expandir a bainha colapsada em 5, 10 ou 12 mm, dependendo das necessidades do cirurgião.

Outros trocartes de ponta romba são produzidos por todos os principais fabricantes de trocartes. Esses dispositivos têm uma variedade de pontas que permitem a sua colocação pela separação dos tecidos; alguns também têm uma ponta de plástico transparente (i.e., trocarte óptico) de tal forma que o cirurgião pode passar um endoscópio no trocarte para monitorar endoscopicamente sua passagem através da parede abdominal e sua entrada no abdome preenchido com gás.

Um trocarte de ponta romba reutilizável único, o sistema EndoTIP (Karl Storz), é um dispositivo tipo parafuso que não tem pontas afiadas ou arestas de corte (Fig. 10-8). Ele vem em modelos de 5, 10 e 12 mm; contudo, os trocartes de 10-12 mm requerem a utilização de um sistema redutor complicado porque não são de um *design* de **selamento múltiplo** (ver anteriormente). Ao contrário da ação de trocartes com uma ponta afiada, o tecido não é cortado, mas é apenas deslocado e dilatado sem corte, preservando assim o mecanismo de fecho do músculo sobrejacente e a fáscia. Devido ao seu *design* inovador, esse dispositivo reduz prejuízo para os órgãos intra-abdominais, permanecendo firmemente no lugar e vedando o ponto de entrada contra qualquer perda acidental de gás.

Para o Sistema Robótico da Vinci, a lente da câmera se ajusta a uma variedade de trocartes descartáveis de 12 mm padrão. Os instrumentos de 8 e 5 mm adequam-se a trocartes, originais da fabricante, reutilizáveis de 8 e 5 mm que se acoplam diretamente com os braços robóticos. Esses trocartes de metal reutilizáveis têm válvulas descartáveis que devem ser trocadas a cada novo caso e a opção de uma cânula interna com corte reutilizável ou uma cânula interna sem corte descartável para uso durante a colocação.

Nos trocartes tradicionais com válvulas em aba ou alçapão, um redutor é necessário para permitir a redução de canais de trabalho em 10 mm ou trocartes maiores para acomodar instrumentos de trabalho menores, como de 5 mm, sem qualquer vazamento de CO_2. No entanto, o desenvolvimento da tecnologia de selamento múltiplo e da tecnologia AirSeal ainda mais recente (ver adiante) resultou em válvulas que podem acomodar os instrumentos de 5 a 12 mm, sem a necessidade de um redutor, o que pode poupar tempo de maneira significativa durante um procedimento longo.

A retenção da cânula no local do portal é essencial para diminuir o escape de ar e o enfisema subcutâneo e facilitar a conclusão de um procedimento a tempo. No passado, era necessário fixar o trocarte com um fio de sutura na lateral e na pele para proteger o trocarte. Atualmente, existem diversos mecanismos de fixação para evitar o deslocamento do trocarte, tais como bainhas rosqueadas, bainhas rosqueadas ajustáveis, braços expansíveis e balões insufláveis. O trocarte *Blunt Tip* com a *Ballon Tip* (US Surgical) e o balão Sistema *Kii Ballon Blunt Tip* (Applied Medical Resources) (Fig. 10-10, *disponível exclusivamente on-line, em inglês, no site www.expertconsult.com*) têm um balão de fixação que pode ser insuflado na cavidade peritoneal e depois tracionado firmemente contra o peritônio parietal da parede abdominal; um anel de espuma ou borracha de vedação exterior pode então ser avançado para baixo no eixo extra-abdominal da cânula, imprensando assim a parede abdominal entre o balão inflado e a espuma ou borracha de vedação, efetivamente impedindo qualquer fuga de gás durante a cirurgia. **A utilização desse dispositivo minimiza a fuga de CO_2 em torno da incisão do trocarte primário, reduzindo assim a incidência de enfisema subcutâneo e hipercapnia.** Isso é especialmente eficaz quando se fazem procedimentos retroperitonioscópicos. Outro trocarte autovedante, o AnchorPort (SurgiQuest, Milford, CT), tem uma haste autovedante elástica que se molda automaticamente à parede abdominal do paciente quando a cânula interna é removida, criando uma vedação estanque.

Um avanço tecnológico recente dos trocartes e da tecnologia de insuflação abordou algumas das limitações dos sistemas de trocarte existentes, incluindo vazamento de ar, necessidade de redutores e remoção do espécime. Esse novo sistema, o Sistema AirSeal (SurgiQuest), consiste em um sistema especializado *Intelligent Flow System* (Fig. 10-15A, *disponível exclusivamente on-line, em inglês, no site www.expertconsult.com*) que caracteriza um design de fluxo circulatório, um Acess Port livre de válvula (Fig. 10.15B e C, *disponível exclusivamente on-line, em inglês, no site www.expertconsult.com*) e um conjunto de tubos Tri-Lumen Filtered (Fig. 10-15D, *disponível exclusivamente on-line, em inglês, no site www.expertconsult.com*). Esse sistema tem a capacidade de fornecer um pneumoperitônio estável, apesar de um alto fluxo de aspiração contínuo, do deslocamento do trocarte ou do vazamento excessivo no portal. O *design* sem válvula do Access Port permite a inserção da óptica sem sujá-la, a remoção de amostras intactas e a fácil inserção e retirada de instrumentos de tamanhos variados. O Sistema AirSeal também fornece evacuação de fumaça contínua sem o receio de ventilação da fumaça cirúrgica na sala de cirurgia.

Dispositivos de Assistência Manual (Hand-Assist)

Existem diversos dispositivos de assistência manual, incluindo o GelPort (Applied Medical Resources), o Omniport (Advanced Surgical Concepts, Wicklow, Irlanda) e o Lap Disc (Ethicon, Cincinnati, OH).

Um estudo em que 130 urologistas participaram de uma série de cursos de *hand-assisted* avaliou esses três dispositivos com relação a uma variedade de características. O dispositivo GelPort foi o de maior pontuação global, seguido pelo Lap Disc e, em seguida, pelo Omniport (Patel e Stifelman, 2004). As vantagens do GelPort incluíram robustez, facilidade de troca de mão, manutenção do pneumoperitônio e capacidade de passar tanto uma mão quanto um instrumento laparoscópico simultaneamente.

Uma advertência importante no que diz respeito à utilização de dispositivos de *hand-assisted* é o impacto sobre o cirurgião. Os estudos mostraram que, em comparação com a laparoscopia padrão, dor e dormência da mão do cirurgião, do punho e do antebraço e, em menor grau, fadiga geral são muito maiores com o uso desses dispositivos (Monga et al., 2004; Gofrit et al., 2008).

Acesse www.expertconsult.com para mais informações.

Dispositivos de Acesso de Cirurgia Laparoendoscópica de Local Único (LEES – LaparoEndoscopic Single Site Surgery)

Acesse www.expertconsult.com para mais informações.

Colocação do Trocarte

Colocação de Trocarte Inicial

Quando a técnica da agulha de Veress é usada, após o estabelecimento do pneumoperitônio, é feita uma incisão para a colocação do trocarte inicial. Alternativamente, se foi feita uma incisão para a colocação da agulha de Veress, as bordas da ferida e do tecido subcutâneo são ampliadas com um fórceps não cortante. Em seguida, o trocarte é segurado na mão dominante, com o dedo médio se estendendo ao longo do eixo, e o trocarte é inserido usando um movimento descendente torcido. A mão não dominante pode ser colocada ao nível da pele, segurando delicadamente o trocarte para estabilizá-lo e evitar um avanço súbito. Se o local da cirurgia é na parte média ou superior do abdome, o trocarte é passado perpendicularmente à incisão umbilical; no entanto, para os procedimentos pélvicos, o trocarte é dirigido 70 graus em direção caudal. A prova de entrada de gás na cavidade intraperitoneal é o som de CO_2 escapando da válvula lateral aberta. Depois que a válvula lateral está fechada, o obturador é removido e a conexão de insuflação com CO_2 é ligada à válvula lateral do trocarte. Em alternativa, se um trocarte rombo sem ponta (i.e., de um trocarte óptico) é utilizado, uma lente laparoscópica de 0 grau é colocada no interior do trocarte de maneira que toda a sua entrada é monitorada por via endoscópica.

Alguns cirurgiões preferem aumentar o pneumoperitônio depois de conseguir o acesso com a agulha de Veress em preparação para a colocação inicial do trocarte, de modo a diminuir o risco de dano vascular subjacente ou lesão visceral na inserção do trocarte (Vilos et al., 2007). Recomenda-se aumentar a pressão a 20 mmHg. No entanto, existem alguns dados que sugerem que isso pode não aumentar o volume do pneumoperitônio ou a facilidade de inserção do trocarte (McDougall et al., 1994).

Quando uma **técnica aberta** é realizada para obter o pneumoperitônio, a cânula tipo Hasson que é usada para obter acesso ao abdome também serve como trocarte inicial.

Colocação com Assistência Manual (Hand-Assist)

O dispositivo de assistência manual (*hand-assist*) pode ser colocado como um "portal" inicial, como descrito anteriormente, ou como um portal secundário, dependendo da preferência do cirurgião. Quando colocado como um portal secundário, um pneumoperitônio pela técnica de Veress ou Hasson é inicialmente estabelecido e o dispositivo de assistência manual é então colocado sob monitoração endoscópica. Estabelecer o pneumoperitônio antes da colocação pode ajudar a minimizar o tamanho da incisão na pele, uma vez que a pele está esticada. O cirurgião deve planejar cuidadosamente o local de entrada desse trocarte, bem como os locais de instrumentos adicionais e do trocarte da câmera. Cada dispositivo de assistência manual tem uma "impressão" que pode ser marcada na parede abdominal; essa impressão varia de acordo com o diâmetro do aparelho externo. **Cuidados devem ser tomados para planejar os locais dos trocartes adicionais com atenção, de modo a evitar a interferência entre o trocarte de assistência manual e os trocartes dos instrumentos**; isso é mais facilmente feito uma vez que o pneumoperitônio foi estabelecido. Uma vez que a impressão tenha sido traçada, o local da incisão para trocarte de assistência manual é marcado; o comprimento da incisão deve corresponder ao tamanho da luva do cirurgião (p. ex., tamanho da luva 7 = 7 cm de incisão). A pele é incisada e a fáscia é dividida. O peritônio é acessado e a insuflação é temporariamente interrompida. O dispositivo de porta manual é então colocado de acordo com as instruções do fabricante.

Antes de iniciar um processo de assistência manual, é recomendado ao cirurgião embrulhar a costura braço-luva na mão que será utilizada através da porta lateral com um campo cirúrgico 1.010 ou um Ioban (3M, St. Paul, MN) "firmemente armar" para impermeabilizar o seu braço. **Por último, a utilização de uma luva marrom no lado intra-abdominal é recomendada porque não reflete a luz do laparoscópio e, assim, reduz o brilho** (Wolf, 2005).

Colocação do Trocarte Secundário

Depois de obter o acesso, o primeiro passo antes da colocação do trocarte secundário é inspecionar todo o abdome sistematicamente para afastar qualquer prejuízo para as vísceras subjacentes que possa ter ocorrido durante o acesso ou a colocação do trocarte inicial. Depois disso, pode-se proceder com a colocação de um trocarte secundário.

O número, o tamanho e a localização exata dos trocartes secundários dependem amplamente do procedimento laparoscópico pretendido. Sua configuração deve ser planejada de modo que nem as pontas nem as alças das cânulas atravessem ou entrem em contato próximo umas com as outras (um problema denominado *conflito e choque entre os instrumentos*) de modo que o espaço de trabalho adequado é fornecido para todos os instrumentos a serem utilizados durante um procedimento em particular e permitindo a triangulação eficaz no local da cirurgia através do endoscópio e dos dois trocartes de trabalho. Em geral, é razoável colocar os trocartes em uma disposição de diamante de quatro pontas, de tal maneira que o local da cirurgia é limitado dentro do diamante. **Isso é particularmente importante quando se consideram procedimentos renais reconstrutivos, porque o ângulo entre o plano horizontal e os porta-agulhas deve ser inferior a 55 graus, enquanto o ângulo entre os instrumentos de sutura do cirurgião devem estar entre 25 e 45 graus** (Rassweiler e Frede, 2002).

Também é importante colocar cada trocarte de maneira que ele esteja apontando para o campo cirúrgico, para evitar contínuo redirecionamento forçado do trocarte durante o procedimento, o que pode resultar na ampliação do tecido ao redor do trocarte e no desenvolvimento de enfisema subcutâneo.

Abordagem Padrão. Trocartes secundários são colocados sob controle óptico direto. A lente de 30 graus é ideal para essa parte do procedimento, porque virar a lente 180 graus de distância do local da cirurgia fornece ao cirurgião uma vista panorâmica da parede abdominal anterior. As luzes da sala cirúrgica são diminuídas e a ponta do laparoscópio é movida para cima para o local pretendido da colocação do trocarte, assim, no paciente magro, transiluminando quaisquer vasos sanguíneos superficiais que precisem ser evitados, enquanto se passa o trocarte. Com uma lâmina, uma incisão na pele é feita de maneira larga o suficiente para entrar a cânula selecionada. Ao se colocarem portas secundárias, é de grande importância orientá-las para o campo cirúrgico destinado a proporcionar a capacidade de manobra sem tensão dos instrumentos laparoscópicos. Isso é especialmente importante em pacientes obesos, porque o trocarte colocado erradamente irá fornecer resistência ao cirurgião durante o resto do procedimento. Semelhantemente à colocação da porta inicial, todas as portas secundárias são avançadas através da parede abdominal usando um movimento lento de torção e com pressão constante. Cada trocarte secundário é passado para dentro da cavidade peritoneal sob monitoração endoscópica meticulosa. Para evitar o deslocamento, trocartes que não possuem mecanismos de autorretração podem ser fixados à pele usando suturas 2.0 não absorvíveis. **A este respeito, nunca se deve utilizar um trocarte de metal em conjunto com um anel de retração plástico, uma vez que a corrente elétrica através da cânula de metal pode ser dissipada diretamente para a parede abdominal circundante e, portanto, qualquer estrutura visceral justaposta pode ser danificada em uma área remota da visão do laparoscopista.**

Abordagem de Assistência Manual. Quando o dispositivo de assistência manual está colocado, então trocartes secundários podem ser colocados com a orientação digital. Após a inspeção do abdome excluir qualquer aderência potencialmente interferente, o dedo indicador do cirurgião é colocado no lado inferior da parede abdominal no local previsto de colocação do trocarte. Uma incisão na pele é feita sobre o dedo indicador do cirurgião e o trocarte sem corte é passado com a outra mão e guiado pelo dedo do cirurgião para a cavidade abdominal. Essa é uma maneira muito rápida e segura de colocar todos os trocartes não cortantes secundários.

Configuração do Trocarte

Um número de diferentes configurações de trocartes existe dependendo se a pessoa está realizando uma laparoscopia transperitoneal ou retroperitoneal abdominal superior ou robótica. Detalhes e diagramas dessas configurações podem ser encontrados no Capítulo 61. Da mesma forma, uma série de configurações de trocartes existe para procedimentos pélvicos laparoscópicos transperitoneais e extraperitoneais e robóticos, os quais são detalhados no Capítulo 115. O mais importante, independentemente da configuração escolhida, é assegurar a colocação meticulosa dos trocartes de maneira a minimizar o choque de instrumentos tanto intra como extracorporalmente.

Considerações Robóticas

Se um procedimento robótico é planejado, então o portal da câmera é um de trocarte de 12 mm e as duas (ou três, se o quarto braço é utilizado) portas auxiliares são de 8 mm. **Todas as portas devem ser colocadas com uma distância de 8 a 10 cm entre si, para reduzir a possibilidade de os braços robóticos colidirem uns com os outros.** Além disso, se o paciente está em posição de flanco, então a colocação do trocarte inferior não deve ser abaixo do umbigo ou então o braço pode ser bloqueado de um movimento completo pela parte de cima da perna do paciente. Uma porta auxiliar é colocada em uma linha caudal ou inferior aos braços robóticos; a colocação da porta auxiliar entre os braços do robô torna bastante difícil para o assistente trabalhar e limita a amplitude de movimento de instrumentos do assistente devido à colisão com os braços do robô. Deve-se notar que todas as portas robóticas de 8 mm precisam de ser avançadas para assegurar que a marcação preta no eixo do trocarte está abaixo da parede abdominal.

Instrumentação Laparoscópica

Instrumental para Visualização

Para criar uma imagem laparoscópica, quatro componentes são necessários: a óptica laparoscópica, a fonte de luz, a câmera e o monitor. Para gravar a imagem, gravadores de vídeo, discos de vídeo digitais e impressoras de vídeo estão disponíveis.

Óptica Laparoscópica e Câmera
Sistemas-Padrão. As ópticas laparoscópicas mais usadas têm lentes de 0 ou 30 graus (variação de 0 a 45 graus) e estão disponíveis nos tamanhos de 2,7 a 10 mm. Tipicamente, a lente de 30 graus proporciona ao cirurgião uma visão mais completa do campo cirúrgico do que a lente de 0 grau, permitindo que o cirurgião veja estruturas vasculares ao redor através da rotação da lente. Recentemente, novos laparoscópios defletores foram desenvolvidos, nos quais a extremidade do endoscópio pode refletir em quatro direções até 90 graus (EndoEYE Deflectable-Tip Video Laparoscope [Olympus, Melville, NY]); eles oferecem muitos potenciais ângulos para visualizar uma estrutura, mas requerem um assistente. Um outro novo endoscópio é o EndoCAMeleon (Karl Storz). Esta óptica mantém a sensação familiar de um laparoscópio rígido padrão, mas tem um prisma com balanço de visão variável que permite ao cirurgião mudar os ângulos de visualização de 0 a 30, 45, 90 ou 120 graus. Uma vantagem do EndoCAMeleon é que ele tem um padrão de ocular, permitindo que seja usado com a maioria dos sistemas de câmera.

Com a óptica-padrão, a transmissão da imagem usa uma lente objetiva, um sistema de hastes de lentes com ou sem uma ocular e um cabo de fibra óptica. A partir da ocular, a imagem óptica é magnificada e transferida para a câmera e para o monitor. A luz é transmitida a partir da fonte de luz através do cabo de fibra óptica na coluna de luz do laparoscópio (Fig. 10-19A, *disponível exclusivamente on-line, em inglês, no site www.expertconsult.com*). Alguns laparoscópios mais recentes têm um minidispositivo de acoplamento a carga (DAC) montado na ponta (EndoEYE [Olympus]), o que melhora a qualidade da imagem e evita a necessidade de uma fonte de luz externa, que, por vezes, pode impedir o movimento de outros instrumentos (Fig. 10-19B, *disponível exclusivamente on-line, em inglês, no site www.expertconsult.com*).

O problema mais comum com qualquer laparoscópio é o embaçamento da lente. Para evitar o embaçamento do laparoscópio após a inserção na cavidade intraperitoneal quente, é aconselhável aquecer inicialmente o laparoscópio em um recipiente contendo solução salina quente antes de introduzi-lo no abdome. A maneira mais eficiente para aquecer o laparoscópio é usar uma térmica com solução salina aquecida e que seja longa o suficiente para acomodar o laparoscópio; alternativamente, um aquecimento térmico pode ser usado (Applied Medial Resources). Além disso, enxugar a ponta com um fluido desembaçador comercial ou com uma solução de iodo-povidina também é recomendado. Se o acúmulo de umidade ocorrer entre a ocular e a câmera, os dois componentes devem ser desconectados e cuidadosamente limpos com uma gaze seca; isso não é um problema com os endoscópios digitais, porque a única ligação é a partir do endoscópio diretamente na tela de exibição.

Uma observação final importante é assegurar que a óptica estéril seja calibrada nos diferentes tons de branco (*white balance*).

O **sistema de câmera** consiste em uma câmera e um monitor de vídeo. Todas as câmeras feitas atualmente podem ser esterilizadas com gás ou líquido, facilitando assim a sua utilização e limitando a possível contaminação intraoperatória. Para laparoscópios convencionais, a câmara está montada diretamente na extremidade do laparoscópio e transfere a visão do campo cirúrgico através de um cabo para a unidade da câmera. Após a reconstrução da informação óptica, a imagem é exibida em um ou dois monitores de vídeo.

Sistemas Laparoscópicos Tridimensionais. Os sistemas laparoscópicos tridimensionais oferecem ao cirurgião a distinta vantagem de percepção de profundidade. A laparoscopia 3D ótima é realizada com um sistema de duas lentes que duplicam a percepção dos dois olhos do 3D. Dessa forma é mantida uma visão binocular. O sistema de visão 3D mais utilizado atualmente em é o Sistema InSite Vision (Intuitive Surgical), o qual fornece uma visão para o Sistema Robótico da Vinci. O laparoscópio e a câmera de alta definição são pesados (5,5 libras para o alcance de alta definição e a cabeça da câmera), mas são controlados por um braço robótico que está sob o controle direto do cirurgião no console ergonômico. O cirurgião mantém uma visão magnificada constante em 3D do campo cirúrgico. Lentes de 0 e 30 graus estão disponíveis no momento.

Sistemas laparoscópicos portáteis 3D também estão disponíveis, mas atualmente exigem que o cirurgião use um capacete com telas de vídeo em miniatura para mostrar a imagem 3D (EndoSite 3Di Digital Vision System [Viking Systems, La Jolla, CA]) ou óculos com lentes polarizadas passivas especializadas enquanto se visualiza a imagem em um monitor 3D (Karl Storz) (Fig. 10-20, *disponível exclusivamente on-line, em inglês, no site www.expertconsult.com*). Alguns estudos recentes (Honeck et al,. 2012; Tanagho et al., 2012; Lusch et al., 2014) demonstraram **uma percepção superior de profundidade, localização espacial e precisão do desempenho cirúrgico com sistemas 3D em comparação com sistemas bidimensionais (2D) ao completar trabalhos laparoscópicos em um cenário** *ex vivo*.

Instrumental para Dissecação com Pinças e sem Corte

A maioria das pinças de apreensão e dissecação utilizadas é de tamanho 5 mm, mas está disponível numa gama de 3 a 12 mm, em formas predominantemente reutilizáveis. Os instrumentos de apreensão em garras têm ação simples (apenas uma mandíbula se move durante a abertura) ou dupla ação (ambos os maxilares se movem) na ponta.

Existem grandes variações em relação à configuração da ponta, às características da superfície das mandíbulas, ao *design* e às possíveis propriedades eletrocirúrgicas. Os *designs* de ponta incluem ponta grossa sem corte, pontiaguda, em linha reta (bico de pato), curva (Maryland) e em ângulo. A superfície das mandíbulas pode ser atraumática ou traumática. As superfícies serrilhadas ou lisas permitem a manipulação delicada dos tecidos com pinças atraumáticas (p. ex., uma pinça intestinal com mandíbula comprida de apreensão de 3 cm). As pinças de preensão traumáticas têm dentes ou superfícies com garras em suas mandíbulas para lhes permitir agarrar e segurar os tecidos firmemente. Além disso, cada um desses instrumentos pode ser equipado com uma ponta com rotação e/ou características de articulação. Ambos os instrumentos reutilizáveis e descartáveis estão disponíveis.

Dependendo do desenho do cabo, os instrumentos de preensão podem ser com ou sem trava. A maioria dos fórceps sem trava tem uma alça do tipo tesoura. Os *designs* diferentes permitem capacidades de travamento; em particular, os do tipo em barra e alças de bloqueio de mola são convenientes quando é necessária a apreensão prolongada de tecido. Algumas pinças de apreensão mais recentes, além de aderência e de rotação, na verdade, oferecem graus de liberdade adicionais por meio de uma junta de articulação ativada através de movimentos do punho do cirurgião ([Surgical Systems Novare, Cupertino, CA] RealHand; Autonomy Laparo-Angle [Cambridge endoscópica dispositivos, Framingham, MA]). **Esses instrumentos são mais úteis se é para executar um procedimento LESS, porque a angulação do eixo fornece a triangulação necessária para se aproximar do campo cirúrgico.** Além disso, os eixos desses instrumentos podem ser de comprimentos variáveis (i.e., 34, 45, ou 75 cm), mais uma vez permitindo um menor conflito entre as pinças durante um procedimento LESS.

Além dos instrumentos de dissecção padrão, tanto o aparato de sucção laparoscópica (aspirador) quanto o "ângulo" da pinça em gancho (*hook*) podem ser utilizados para uma dissecação sem corte eficaz e rápida. Nessa mesma linha, o desenvolvimento de pinças laparoscópicas "amendoim" ou *Kittners* (i.e., pinças de dissecção de 5 e 10 mm descartáveis com ponta de gaze) tem sido mais útil. Esses dissectores podem ser girados ou movidos para os lados ou para cima e para baixo em uma área de tecido adiposo para provocar rapidamente afastamento da gordura em torno de estruturas vitais, como o hilo renal ou a glândula adrenal. Além disso, o dispositivo pode ser utilizado para levantar uma área completa de tecido (p. ex., gordura pararrenal), permitindo a sua divisão rápida e segura, porque nem o eixo nem a ponta do Kittner irão conduzir corrente eletrocirúrgica.

Pinças de dissecção a jato de água, como o Helix Hydro-Jet (ERBE Elektromedizin, Tübingen, Alemanha), usam um jato laminar de líquido de alta pressão extremamente fino para desenvolver um plano de clivagem nos tecidos. Pressões de 250 a 350 psi são suficientes para dissecar o tecido mole, deixando estruturas vasculares e nervos intactos (Shekarriz et al., 2004). O dispositivo é ativado através de um pedal de pé e o jato de água é administrado a partir de uma cânula de 5 mm. Este dispositivo pode ter aplicação em particular na transecção de um parênquima como na nefrectomia parcial ou em procedimentos poupadores de nervos, tais como durante a dissecação do nódulo linfático retroperitoneal (Basting et al., 2000; Shekarriz et al., 2004). No entanto, esses dispositivos não entraram em uso generalizado devido ao acúmulo de líquido no abdome, às mudanças na turgescência do tecido e, em particular, aos "espirros" de líquido que podem sujar a lente da óptica.

Instrumental para Incisão e Hemostasia

Tesouras laparoscópicas, bisturis, eletrocautérios, dispositivos de ultrassom e *lasers* (CO_2, neodímio: ítrio-alumínio-granada [Nd: YAG], ou fosfato-titânio-potássio [KTP]) são utilizados para incisão ou corte de tecido durante cirurgia laparoscópica. O corte de tecido com eletrocauterização e *lasers* é alcançado quando a temperatura celular é elevada até que a pressão do gás concomitante faça com que as células explodam. Por outro lado, com dispositivos ultrassônicos o mecanismo de corte é uma lâmina com acentuada vibração a 25 kHz a 55 kHz a uma distância de até 100 µm.

Os eletrocautérios monopolar e bipolar e outras tecnologias existem para a hemostasia. O mecanismo básico para coagular os vasos sangrantes é semelhante entre as várias modalidades, em que os vasos são selados e oclusos por desnaturação proteica; no entanto, a maneira na qual as proteínas são desnaturadas é diferente para cada modalidade. Eletrocauterização e *lasers* desnaturam as proteínas por aquecimento dos tecidos com corrente elétrica no primeiro caso e com luz neste último, a uma temperatura muito elevada. Por outro lado, dispositivos ultrassônicos desnaturam proteínas através da transferência de energia mecânica pela vibração de alta frequência ultrassônica (25 kHz a 55 KHz).

Pinças Cortantes. **Tesouras laparoscópicas** estão disponíveis em formas descartáveis e não descartáveis. As lâminas das tesouras laparoscópicas são mais curtas do que as suas homólogas em cirúrgicas abertas. A configuração da ponta pode ser útil para situações selecionadas: pontas de gancho para corte de suturas, microtesouras para espatuação do ureter durante uma pieloplastia e pontas curvas para dissecação. As tesouras podem vir tanto com lâminas permanentes quanto com pontas substituíveis; a utilização dessas últimas garante uma tesoura "afiada" para cada procedimento. Além disso, o eixo da tesoura pode rodar e, em algumas tesouras descartáveis, ainda articular-se a 90 graus. Um **bisturi laparoscópico** também se encontra disponível.

Dispositivos Eletrocirúrgicos Monopolares. Para **incisão eletrocirúrgica** do tecido, uma seleção de diferentes eletrodos está disponível: eletrodos de agulha (tipo Corson) produzem cortes finos que são úteis em fazer incisões peritoneais, eletrodos em espátula são usados na dissecação sem corte e com corte e eletrodos de gancho (com configurações em J e L) são de particular valor durante a dissecação de vasos porque o tecido pode ser puxado a partir de estruturas delicadas antes de a corrente de corte ser ativada. **Quanto mais fina a ponta metálica da pinça, mais elevada é a densidade da corrente elétrica e maior é o poder de corte.**

Tal como acontece com todos os instrumentos isolados, certas precauções devem ser seguidas durante a eletrocauterização monopolar para evitar lesão térmica transmitida localmente ou à distância. Consequentemente, **a sonda eletrocirúrgica não deve ser ativada a menos que a parte metálica esteja completamente em vista. O isolamento do instrumento de eletrocauterização deve ser cuidadosamente verificado com relação à existência de qualquer dano. A corrente não deve ser ativada a menos que a pinça esteja em contato direto com o tecido a ser objeto de uma incisão.**

Para evitar os perigos potenciais de corrente de fuga pelo uso do eletrocautério monopolar, o cirurgião pode usar corrente monopolar em conjunto com o monitoramento de eletrodo ativo (Encision, Boulder, CO). Essa instrumentação é construída de tal modo que não há realimentação em curso durante a ativação da corrente elétrica; portanto, qualquer ruptura no isolamento do eixo resulta em desativação imediata do instrumento.

Para a coagulação eletrocirúrgica monopolar, o eletrodo em esfera flutuante (Surgical Technologies saliente, Dover, NH), que é um selante coagulador de superfície com solução salina refrigerada com radiofrequência, também existe. Ao se deslizar a esfera flutuante sobre uma superfície de tecido em pequenos círculos, sela-se o tecido, interrompe-se o fluxo de sangue e outros fluidos, encolhendo efetivamente o colágeno natural no tecido. A energia molhada arrefece o tecido e mantém a temperatura abaixo de 100 °C, evitando a carbonização do tecido e a formação de escaras. Esse dispositivo tem demonstrado ser bastante útil para coagular o leito de parênquima após a nefrectomia parcial antes da aplicação de um agente hemostático e/ou de reforço (Stern et al., 2004; Urena et al., 2004).

Dispositivos Eletrocirúrgicos Bipolares. O cirurgião laparoscópico também pode usar dispositivos de eletrocautério bipolar que requerem menos energia para o desempenho do que seus correspondentes monopolares. Há também uma diminuição da probabilidade de lesões ao tecido circundante devido a duas razões importantes. Primeira, porque **se a corrente elétrica só passar de um maxilar do instrumento para o outro, ela elimina o potencial problema de acoplamento capacitivo**, comum com a corrente eletrocirúrgica monopolar. Em segundo lugar, **com corrente bipolar, a extensão dos danos de coagulação é inferior à da monopolar**: 1 a 6 mm em comparação com 5 a 7 mm com corrente monopolar (Landman et al., 2003a).

Um dos dispositivos eletrocirúrgicos bipolares atualmente disponíveis é o sistema selante de vasos LigaSure (Covidien) (Fig. 10-21, *disponível exclusivamente on-line, em inglês, no site www.expertconsult.com*). Ele é constituído por uma pinça dissecante com garra de 5 ou 10 mm conectada a um gerador de radiofrequência bipolar. Quando a estrutura vascular é apreendida pelo instrumento, o tecido é avaliado por um sistema de resposta em *feedback* que subsequentemente fornece a energia ótima necessária para vedar o vaso de forma eficaz. Devido à corrente de alta e baixa tensão de saída, a estrutura vascular fechada pelos maxilares do instrumento é degradada rapidamente e uma vedação à base de proteínas é presumivelmente criada; esse mecanismo de fornecimento da corrente eléctrica para os tecidos resulta em menos carbonização e menos danos colaterais térmicos (1 a 3 mm) (Landman et al., 2003a). Na verdade, o uso desse instrumento durante a nefrectomia parcial não compromete a capacidade do patologista em ler a margem cirúrgica (Phillips et al., 2008). Um sinal audível alerta o cirurgião que a vedação do vaso foi completada; o instrumento tem uma lâmina ativada por gatilho que o cirurgião pode então usar para cortar o tecido selado. Os vasos até 7 mm de diâmetro demonstraram ser efetivamente fechados, com pressões acima das fisiológicas normais, com este dispositivo (Carbonell et al., 2003; G Andman et al., 2003a). No entanto, somente uma aplicação do LigaSure na estrutura a ser selada é o recomendado, devido ao fato de que várias aplicações podem enfraquecer o selamento (Truong et al., 2008).

Um outro dispositivo de vedação e de corte simultâneo em vasos é o EnSeal PTC (Ethicon). Este é um instrumento de 5 mm, que também pode atuar como uma pinça de dissecação. O *design* do eletrodo utiliza um polímero resistente à temperatura que ajuda a limitar a propagação de corrente para os tecidos circundantes. O dispositivo tem uma lâmina em forma de barra em I que junta as maxilas do instrumento juntamente com o aumento da força quando a lâmina é avançada através do tecido. Por isso, o cirurgião pode controlar a taxa de corte com a rapidez de como o cabo do instrumento é apertado. O dispositivo pode ser usado para selar vasos até 7 mm, mas é relatado que este dispositivo requer um tempo de selagem de vasos maior do que o LigaSure V (Covidien) (Lambe et al., 2008).

Dispositivos de *Laser*. *Lasers* são mais frequentemente utilizados pelo canal de trabalho de uma operação laparoscópica. O *laser* de CO_2 oferece excelente corte e vaporização de lesões superficiais e requer uma peça de mão rígida e uma sonda (*probe*). Em contraste, as fibras KTP de 400 e 600 µm são flexíveis e permitem o corte sem contato e fulguração. As fibras de *laser* Nd:YAG também são flexíveis e permitem fulguração sem contato e corte por contato. As fibras de *laser* Holmium também são flexíveis e são usadas em um modo de contato para o corte. Normalmente, *lasers* não são utilizados na laparoscopia urológica, onde eles têm sido largamente suplantados por instrumentos eletrocirúrgicos. Apenas em ginecologia o *laser* de CO_2 é utilizado extensivamente, em geral, no tratamento de endometriose.

Dispositivos de Ultrassom. A tecnologia ultrassônica (Harmonic scalpel, Ethicon; e Sonicbeat, Olympus, Center Valley, PA) é outra opção para corte e hemostasia em cirurgia laparoscópica. Ela fornece uma alternativa especialmente atraente para eletrocirurgia monopolar quando se está trabalhando em torno de tecidos particularmente delicados ou operando pacientes implantados com marca-passo ou desfibrilador cardioversor (Gossot et al., 1999; Strate et al., 1999). Em dispositivos ultrassônicos, a energia elétrica é transformada em energia mecânica através da utilização de um sistema de cristal piezoelétrico. Especificamente, a energia elétrica é produzida por um gerador de fonte de alimentação e transformada em vibrações mecânicas na ponta do instrumento, através de uma interface cristal piezoelétrico (Suzuki et al., 1995; Takeda et al., 1997; Gossot et al., 1999). As vibrações mecânicas produzidas por esse sistema na ponta do instrumento são capazes de causar cavitação, coaptação e coagulação e corte no tecido alvo (Strate et al., 1999). Existem vários benefícios importantes no sistema de ultrassom. Estes incluem a ausência do risco de danos térmicos locais e carbonização do tecido devido a uma temperatura de trabalho inferior a 80 °C. Subsequentemente, a reduzida carbonização do tecido pode resultar numa taxa reduzida de aderências pós-operatórias (Amaral e Chrotstek, 1997). Um segundo benefício é que a profundidade de penetração é limitada ao tecido alvo dentro de um diâmetro de 1 mm, para que haja um mínimo de expansão térmica e potencial para danos aos tecidos (Landman et al., 2003a). Os dispositivos ultrassônicos também minimizam a fumaça, melhorando a visibilidade no campo cirúrgico. Além disso, os sistemas de ultrassom eliminam outros problemas associados com a eletrocauterização monopolar, especificamente, os danos em tecidos a distância causados por acoplamento capacitivo, defeitos de isolamento na instrumentação e o acoplamento direto. Finalmente, como com a energia bipolar, o uso de energia ultrassônica durante a nefrectomia parcial não compromete a capacidade do patologista em ler a margem cirúrgica (Phillips et al., 2008).

As desvantagens potenciais da tecnologia de ultrassom incluem selamento de vasos mais lento (Lambe et al., 2008) e o fato de a porção de metal da tesoura tornar-se muito quente durante a ativação (muitas vezes acima de 200 °C, em comparação com os dispositivos baseados em energia bipolar, que permanecem abaixo de 100 °C) e não devem entrar em contato direto com qualquer parte do intestino ao redor da área de dissecação. Na verdade, as tesouras harmônicas levam aproximadamente o dobro do tempo para esfriar até uma temperatura "segura" (muitas vezes até 45 segundos), quando comparadas com o dispositivo LigaSure (Covidien) (Kim et al., 2008).

Dispositivos Combinados e Outros Instrumentos. *Acesse www.expertconsult.com para mais informações.*

Medicamentos Cirúrgicos

Recentemente, uma vasta gama de agentes hemostáticos tópicos e selantes que podem ser utilizados para uma variedade de tarefas cirúrgicas entrou no domínio cirúrgico e tornou-se valiosa para a atuação do cirurgião. Uma comparação dos agentes hemostáticos populares é apresentada na Tabela 10-1.

Acesse www.expertconsult.com para mais informações.

Instrumental para Sutura e Anastomose do Tecido

Porta-agulhas. A sutura e o nó intracorpóreos estão entre as tarefas mais difíceis na cirurgia laparoscópica. Um tempo significativo de prática é necessário para atingir um nível suficiente de proficiência. **Porta-agulhas laparoscópicos** têm uma mandíbula fixa e uma mandíbula que se abre apertando o punho do instrumento de mola. Todos eles têm um mecanismo de bloqueio (cremalheira) para fixar a agulha em suas mandíbulas; isso é feito com uma catraca, carregada por mola ou um mecanismo de tipo Castroviejo. Alguns porta-agulhas também possuem uma característica que permite que as mandíbulas rodem em torno do eixo principal em relação ao punho. As alças podem ser retas ou fornecer um cabo do tipo pistola (Fig. 10-22, *disponível exclusivamente on-line, em inglês, no site www.expertconsult.com*). Além dos porta-agulhas rígidos padrão, algumas empresas recentemente desenvolveram porta-agulhas articulados que ajudam na obtenção de ângulos de sutura mais ideais com a agulha. O funcionamento do mecanismo de articulação é controlado pelos movimentos do punho do cirurgião (Laparo-Angle [Cambridge Endoscopic Devices]; RealHand [Surgical Systems Novare]).

Endo Stitch. O dispositivo Endo Stitch (Covidien) é um instrumento descartável inovador de 10 mm que facilita a colocação de sutura laparoscópica e a amarração com nó (Adams et al., 1995). Com o aumento da experiência com porta-agulhas laparoscópicos padrão e especialmente com o advento de procedimentos com assistência robótica, o uso do Endo Stitch tornou-se menos comum.

Acesse www.expertconsult.com para mais informações.

Clipes Lapra-ty. Os clipes Lapra-ty (Ethicon) são um complemento muito útil para sutura e amarração de nó. **O clipe age como um nó, evitando assim a realização demorada de nó intracorporal laparoscópico** (Fig. 10-23). Esses clipes de 3,5 mm são feitos de polidioxanona absorvível e são projetados para fornecer ancoragem segura de suturas por até 14 dias em ambientes de baixa a média tensão (Ames et al., 2005). De acordo com o fabricante, essas âncoras de sutura podem ser fixadas na extremidade de um único fio de poliglactina 910 (Vicryl) de sutura tão fino quanto 4-0. Modelos experimentais de dois laboratórios diferentes mostraram que esses clipes são os menos propensos a cair com suturas de poliglactina 910 de tamanho de 1-0 a 3-0 (Ames et al., 2005; Weld et al., 2008). No ambiente de laboratório, clipes Lapra-Ty têm mostrado serem tão resistentes quanto Monocryl 2-0 e sutura de polidioxanona (PDS). Em vários ensaios de teste para cada tipo de sutura, um percentual de suturas de monofilamento de tamanho 3-0 e também menores como 4-0 de qualquer tipo teve o deslizamento do clipe. Por isso, parece lógico evitar usar Lapra-Ty com sutura de 4-0 e evitar a tensão excessiva ao usar esses clipes com sutura de monofilamento 3-0. Os clipes Lapra-Ty podem ser utilizados para fixar uma sutura única ou uma sutura contínua e para ancorar a sutura durante a renorrafia para nefrectomia parcial laparoscópica ou robótica (Orvieto et al., 2004).

Instrumental para Grampeamento

Dispositivos de Grampeamento. Vários dispositivos de grampeamento estão disponíveis para oclusão de tecido e secção. O gram-

TABELA 10-1 Alguns Selantes Teciduais Tópicos Comumente Usados e Agentes Hemostáticos

AGENTE	FABRICANTE (TEMPO DE AÇÃO)	INGREDIENTES ATIVOS	PRINCIPAIS USOS E PROPRIEDADES
Tisseel	Baxter, Glendale, CA (20 min)	Fibrinogênio CaCl Aprotinina Trombina	Hemostasia tópica Cola tecidual
Crosseal	Johnson & Johnson, New brunswick, NJ (Imediata)	Fibrinogênio CaCl Aprotinina Trombina	Hemostasia tópica Cola tecidual
Floseal	Baxter (2 min)	Grânulos cruzados de gelatina Trombina	Hemostasia tópica
EndoAvitene	Davol, Craston, RI (Imediata)	Pó de colágeno Avitene monofibrilar	Hemostasia tópica
BioGlue	CryoLife, Kennesaw, GA (Imediata)	Albumina sérica bovina e glutaraldeído	Selante tecidual
Coseal	Baxter (Imediata)	Dois polímeros de polietilenoglicol	Selante tecidual

CaCl, cloreto de cálcio.

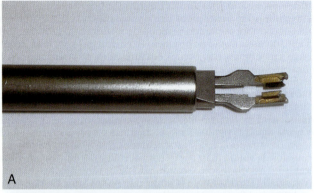

Figura 10-23. A, Ponta de um dispositivo de laparoscópio para aplicar o clipe Lapra-Ty (Ethicon, Somerville, NJ). B, Clipe Lapra-Ty afixado a uma sutura.

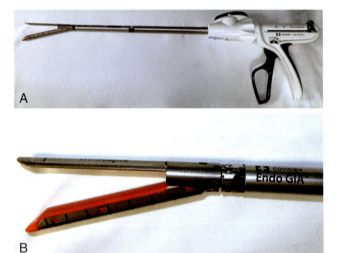

Figura 10-24. A, Exemplo de dispositivo grampeador laparoscópico Endo GIA. B, Ponta do dispositivo grampeador. (A, Cortesia de Coviden Ltd., Mansfield, MA. Todos os direitos reservados. Usada com permissão da Coviden.)

peador Endo GIA Universal de 12 mm e o dispositivo de corte linear (Covidien) requerem um trocarte de 12 mm e oferecem duas fileiras de grampos triplos escalonados e, simultaneamente, corte entre as fileiras (Fig. 10-24). O grampeador Universal pode ser carregado com uma variedade de cargas de 30, 45 ou 60 mm e disparado por inúmeras vezes. Da mesma forma, o grampeador ETS-Flex 45 (Ethicon) também requer um portal de 12 mm e proporciona duas fileiras triplas de grampos durante o corte entre linhas 3 e 4. Esse grampeador possui um limite máximo de disparo de oito cargas de grampos. Grampeadores articulados e roticulados estão disponíveis em ambas as empresas e permitem que o cirurgião alinhe corretamente o instrumento com o tecido a ser ocluído e dividido. **Cada cartucho de carregamento de grampos é codificado por cores, dependendo do tamanho dos grampos: grampos de 2,0 mm (cinza) ou grampos de 2,5 mm (brancos) são preferidos para grampeamentos vasculares (veia renal ou da artéria renal), ao passo que grampos de 3,8 mm (azuis) e 4,8 mm (verdes) são usados em tecidos mais grossos (ureter, intestino, bexiga).** Além disso, para nefrectomia laparoscópica do doador, um único grampeador Endo-TA (linear não cortante) pode ser usado para proteger a veia renal do lado do paciente, proporcionando assim uma veia renal mais longa, porque não há necessidade de cortar grampos a partir dos vasos antes de anastomosar no receptor (Meng et al., 2003). Grampeadores lineares não cortantes fornecem três ou quatro fileiras de grampos, com 30 ou 60 mm de comprimento. Esses grampeadores também podem ser usados para fechar uma enterotomia após uma anastomose do intestino de um lado ao outro. **Quando são utilizados grampeadores laparoscópicos, especial atenção deve ser dada aos marcadores no cartucho para que todo o tecido alvo situe-se adequadamente próximo aos marcadores antes de o cartucho ser disparado. O grampeador não deve ser disparado sobre grampos previamente colocados porque pode, eventualmente, causar mau funcionamento.** De fato, em uma revisão do uso de grampeadores de 9 anos (1992 a 2001), Brown e Woo (2004) notaram relatos de 112 casos de mortalidade e 2180 lesões atribuídas ao uso de grampeadores nos relatos da Food and Drug Administration (FDA); no geral foram relatados 22.804 casos de mau funcionamento.

Clipadores. Clipadores descartáveis e não descartáveis estão disponíveis de diferentes fabricantes e necessitam de portais laparoscópicos de 5, 10 ou 12 mm. Em geral, eles contêm clipes oclusivos que variam em tamanho de 6 a 11 mm. Os clipadores descartáveis possuem um eixo de rotação e de múltiplos disparos e são autorrecarregáveis, enquanto os não descartáveis têm que ser recarregados para cada clipe a ser implantado (Fig. 10-25).

A eletrocoagulação deve ser evitada na vizinhança dos clipes colocados para oclusão dos vasos, para evitar a necrose do tecido condutor e subsequente deslocamento do clipe. Para garantir um funcionamento confiável, as extremidades fechadas dos clipes oclusivos devem ser vistas prolongando-se ligeiramente para além do vaso alvo e devem ser colocadas perpendicularmente ao eixo longitudinal do vaso.

Além de clipes de titânio, clipes de polímero que circundam completamente e bloqueiam em torno do vaso estão disponíveis (Weck Hemolok polymer ligation clip system [Teleflex, Research Triangle Park, NC]) (Fig. 10-25). Eles estão disponíveis em quatro tamanhos (M, ML, L e XL). Até 10 mm de tecido pode ser ligado por meio de um trocarte de 5 mm e até 16 mm de tecido pode ser ligado por meio de um trocarte de 10 mm. Deve-se notar que, por causa dos resultados de uma pesquisa avançada realizada pela American Society of Transplant Surgeons, em que o uso desses clipes foi associado com hemorragia do tronco da artéria renal, a empresa que produz os clipes colocou uma declaração de contraindicação do seu uso para fixação da artéria renal durante nefrectomias laparoscópicas em doadores vivos (Friedman et al., 2006). Posteriormente, um estudo multi-institucional de 1.695 pacientes de nove instituições diferentes submetidos a nefrectomia laparoscópica com ligadura da artéria renal com clipes Hem-o-lok concluiu que os clipes foram seguros, porque nesta revisão não houve eventos adversos hemorrágicos (Ponsky et al., 2008a). Os autores reconhecem, no entanto, que a técnica adequada de aplicação deve ser estritamente respeitada, incluindo a aplicação de, pelo menos, dois clipes no coto da artéria, e que uma margem de 2 mm da artéria deve ser deixada distal para os clipes (Quadro 10-2). A remoção de um clipe Hem-o-lok é possível usando o instrumento de remoção específico, caso uma estrutura tenha sido grampeada erroneamente.

Instrumental para Remoção do Espécime

Diversos sistemas de remoção de órgãos e recuperação de espécimes estão disponíveis. Dependendo do tamanho do tecido e se o morcelamento *in situ* ou a remoção do órgão intacto são previstos, o cirurgião laparoscópico é capaz de escolher entre diferentes tamanhos de sacos, materiais e *designs*. Estudos foram conduzidos para testar sacos

Capítulo 10 Fundamentos da Cirurgia Urológica Laparoscópica e Robótica

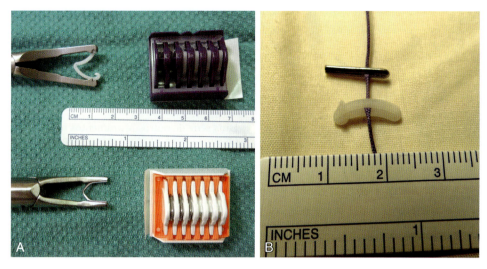

Figura 10-25. **A,** Clipe Weck Hem-o-lok e ponta do aplicador laparoscópico *(parte superior)* (Teleflex, Research Triangle Park, NC) e clipe metálico e ponta do aplicador laparoscópico *(parte inferior)*. **B,** Clipe metálico *(topo)* e clipe Weck Hem-o-lok afixado a uma sutura.

QUADRO 10-2 Princípios Básicos da Colocação do Clipe Hem-o-lok

- Dissecação circunferencial completa do vaso.
- Visualização da ponta curva do clipe em volta e além do vaso, frequentemente com a ponta curva do clipe colocada entre a artéria e a veia.
- Confirmação do estalo tátil quando o clipe se prende.
- Não realizar o *cross-cliping*.
- Não apertar os clipes de maneira muito forte (comparado com a aplicação dos clipes de metal).
- Remoção cuidadosa do aplicador após a aplicação; as pontas são afiadas e podem causar a laceração de vasos próximos (veia renal).
- Durante a operação dos vasos, somente uma divisão parcial dos vasos é realizada inicialmente para confirmar a hemostasia antes da operação completa.
- Mínimo de dois clipes colocados no lado do paciente do vaso hilar renal.

De Ponsky L, Cherullo E, Moinzadeh A, et al. The Hem-o-lok clip is safe for laparoscopic nephrectomy: a multi-institutional review. Urology 2008;71:593-6.

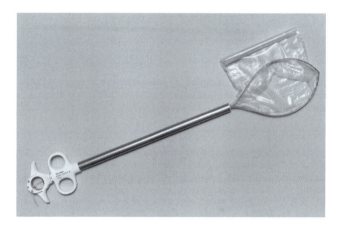

Figura 10-26. **Bolsa de retirada de órgão.**

de remoção de órgãos com relação à permeabilidade para as células tumorais e bactérias antes e depois do morcelamento, bem como com relação à estabilidade durante o morcelamento e à resistência para rompimento (Urban et al., 1993; Rassweiler et al., 1998b). O originalmente concebido (1990) LapSac (Cook Urological, Spencer, IN), que é feito de náilon com um revestimento interior de poliuretano e de um cordão de polipropileno, é o saco menos suscetível a rasgos (EIchel et al., 2004) ou a fuga de células. Até 2 kg de espécime podem ser obtidos com garantia dentro do LapSac; no entanto, a implantação do LapSac e o subsequente encarceramento no órgão permanecem sendo esforços desafiadores.

Outros sacos de remoção oferecem grandes vantagens quando o único objetivo é a remoção intacta de órgãos, em vez de morcelamento. Esses sacos têm molas aramadas que, quando ativadas pelo cirurgião, armam o saco após a sua introdução no abdome; isso facilita a retenção do tecido, porque o suporte de fio estabiliza o saco aberto, permitindo assim que o cirurgião coloque o espécime no interior do saco (Fig. 10-26). O espécime aprisionado no saco pode ser facilmente retirado através de uma porta de assistência manual ou ampliando um portal de acesso laparoscópico, geralmente, de 5 a 7 cm para a maioria dos espécimes.

Instrumental para Morcelamento

Várias técnicas de morcelamento de tecido têm sido utilizadas em cirurgias laparoscópicas. O método mais simples para a fragmentação do tecido dentro do saco de aprisionamento é o uso do dedo indicador, de uma pinça em anel ou pinça Kelly. Recentemente, no entanto, tem sido demonstrado que as pinças em anel são o instrumento preferido para o morcelamento manual, porque elas têm menor probabilidade de perfurar o saco de remoção (Eichel et al., 2004).

Acesse www.expertconsult.com para mais informações.

Instrumental para Retração

Muitas variedades de retratores com características diferentes estão disponíveis.

Acesse www.expertconsult.com para mais informações.

Instrumental Robótico

Para o Sistema Robótico da Vinci (Intuitive Surgical), uma grande variedade de instrumentos articulados está disponível. A exclusiva tecnologia EndoWrist oferece uma articulação na ponta dos instrumentos com 7 graus de liberdade e 90 graus de articulação, imitando os movimentos do punho do cirurgião no console robótico (Fig. 10-27). Uma linha completa de instrumentos EndoWrist de 8 mm está dis-

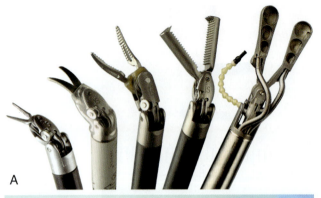
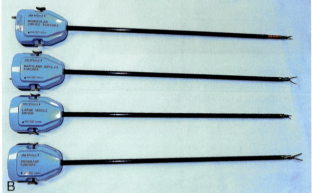

Figura 10-27. A e B, Exemplos de instrumentos intercambiáveis de 8 mm para o Sistema Robótico da Vinci. (©2015 Intuitive Surgical, Inc. Usada com permissão.)

ponível, mas deve-se notar que todos os instrumentos robóticos para o sistema cirúrgico da Vinci (exceto os laparoscópios) têm um limite de 10 casos antes que eles devam ser substituídos. O número de "vidas" deixadas em cada instrumento deve ser gravado a cada caso.

Instrumental para Incisão e Hemostasia

Existe uma variedade de tesouras e bisturis EndoWrist para incisão de tecidos e inclui a tesoura de ponta redonda, curvada e de Potts, bem como o instrumento bisturi Snap-fit. Os eletrocautérios monopolar e bipolar EndoWrist estão disponíveis para incisão, dissecção e hemostasia durante procedimentos. Os instrumentos monopolares incluem a tesoura curva Hot Shears e o gancho de cauterização (*hook*) e espátula. Os instrumentos bipolares incluem pinça Maryland, pinça de dissecção PK (Intuitive Surgical), pinças fenestradas, micro, PreCise e bipolar curva. Um dispositivo de ultrassom (Harmonic CE curved shears [Ethicon]) também está disponível para dissecção e hemostasia.

Instrumental para Preensão e Dissecção sem Corte

Existe uma grande variedade de pinças EndoWrist, variando desde pinças sem corte a denteada, de fina a grossa, para uso em situações variadas. A pinça mais comumente usada em procedimentos urológicos é a pinça ProGrasp sem corte.

Uma característica de segurança em todos os dispositivos robóticos de preensão é um parafuso Allen pequeno que pode abrir manualmente as maxilas do instrumento, no caso de um mau funcionamento do braço robótico ou de queda de energia, no qual a pinça está fixada no tecido ou em uma agulha no momento da falha. Deve-se notar que a falha do robô é um evento bastante raro. Na série da University of Chicago, a ocorrência de falha do robô foi verificada em menos de 1% dos casos e metade desses problemas (p. ex., a incapacidade de ligar, o mau funcionamento óptico) foi descoberta antes que o paciente entrasse na sala de cirurgia. Além disso, nos poucos casos em que houve um mau funcionamento do sistema (p. ex., perda de visão 3D, insuficiência do braço robótico) durante o caso (0,4%), o procedimento pôde ainda ser concluído sem a conversão para um procedimento aberto (Zorn et al., 2007).

Instrumental para Sutura e Anastomose de Tecidos

Quatro diferentes agulhas EndoWrist estão disponíveis para sutura. Existem dois tamanhos de porta-agulha disponíveis tanto no convencional, como no *design* SutureCut. O *design* SutureCut permite que o cirurgião seja capaz de cortar o fio de sutura usando o gancho do instrumento.

Outros Instrumentais Disponíveis de 8 mm e 5 mm

Uma série de outros instrumentos robóticos também está disponível. Os clipadores EndoWrist existem tanto para os clipes de titânio, pequenos e médios-grandes, quanto para os clipes grandes de polímero Weck Hem-o-lok (Teleflex). Além disso, existe o dispositivo de articulação e de irrigador do aspirador, a sonda de estabilização e afastadores especiais.

Uma linha de instrumentos de 5 mm está também disponível, a qual é ligeiramente mais limitada, mas oferece ainda uma linha relativamente completa de instrumentos. Deve-se notar, no entanto, que a óptica robótica de 5 mm oferece uma imagem 2D, não 3D.

Instrumental para Cirurgia Laparoendoscópica de Único Acesso (LESS)

Acesse www.expertconsult.com para mais informações.

Instrumental para Cirurgia Endoscópica Transluminal por Orifício Natural (NOTES)

Acesse www.expertconsult.com para mais informações.

Saindo do Abdome

Remoção do Trocarte e Fechamento da Aponeurose

A remoção de trocarte e o fechamento da aponeurose são elementos-chave do procedimento que, se não forem realizados em um passo a passo, de maneira organizada, podem resultar em complicações grandes e possivelmente fatais. A herniação, o possível encarceramento intestinal e a hemorragia pós-operatória são os resultados de uma saída mal executada ou acidental, excessivamente rápida do abdome.

Antes que a remoção do trocarte seja iniciada, o local da cirurgia e os sítios de entrada intra-abdominais de cada cânula devem ser cuidadosamente inspecionados com a pressão intra-abdominal reduzida a 5 mmHg. Após a realização da perfeita hemostasia, a remoção de todos os trocartes laparoscópicos deve ser efetuada estritamente sob controle visual laparoscópico, para evitar que qualquer herniação aguda possa ocorrer com conteúdos intra-abdominais nos locais anteriores dos trocartes.

Atualmente, com o afastamento do uso de lâminas para trocartes não cortantes, a necessidade de fechamento da aponeurose, mesmo para portal de 12 mm, tem sido questionada. A maioria irá recomendar que, **na remoção de qualquer um dos trocartes de ponta romba, a aponeurose não necessita ser suturada, exceto para portais maiores do que 10 mm colocados na linha média. No entanto, um relatório mostrou que os trocartes de 12 mm, independentemente do local (i.e., na linha média *vs*. transmuscular), não exigiram o fechamento fascial, uma vez que a palpação pós-operatória do local de entrada revelou um pequeno defeito** (Siqueira et al., 2004). **Na literatura, a troca de trocartes laminados para trocartes sem corte resultou numa diminuição acentuada do sangramento da parede abdominal (de 0,83% para apenas 0,16%) e na formação de hérnia no local do portal (1,83% a 0,19%)** (Hashizume e Sugimachi, 1997; Thomas et al., 2003).

No caso raro em que trocartes com lâminas são usados, a aponeurose em todos os locais de portal de 10 a 12 mm deve ser fechada. Após a inspeção a 5 mmHg, o primeiro portal de 10 ou 12 mm é removido e a fáscia frontal no local de entrada é fixada com Vicryl 0-0, quer por colocação direta de uma sutura fascial, quer pela utilização de um dispositivo de passagem de sutura (ver adiante). **Portais de 5 mm não são fechados no paciente adulto, mas sim no paciente pediátrico com um único fio absorvível.** Idealmente, cada sutura fascial será colocada sob visão endoscópica direta antes da remoção definitiva do trocarte. Desse modo, cada portal é avaliado visualmente por qualquer sangramento de 5 mmHg, excluindo assim a possibilidade de que durante a remoção de um portal se deixe um vaso lesionado. Após a remoção de todos os trocartes, o CO_2 é evacuado passivamente através dos locais de portal de 5 mm.

No que diz respeito ao dispositivo de *assistência manual*, deve ser removido antes da remoção dos outros portais. A ferida é então fechada, do mesmo modo que se fecharia uma ferida abdominal típica. Após o fechamento, o pneumoperitônio é restabelecido e os outros locais de portais são fechados, como descrito anteriormente. Procedendo dessa forma se evita a chance de lesão do intestino ou do omento sob o local do portal de assistência manual e se garante um fechamento hermético.

Instrumental para Fechamento do Local do Trocarte

Várias possibilidades de fechamento fascial dos locais do trocarte existem. O método **mais simples** é retrair a pele com afastadores, agarrando a fáscia e suturando-a com sutura absorvível 0-0. No entanto, em pacientes com um IMC acima de 30, o acesso seguro à fáscia é muito difícil de realizar.

Felizmente, vários dispositivos para completo fechamento de fáscia, músculo e peritônio sob visão direta foram desenvolvidos (Carter 1994; Monk et al., 1994; Garzotto et al., 1995; Elashry et al., 1996). Esses funcionam bem em pacientes de todos os tamanhos.

O **passador de ponto de agulha de sutura Carter-Thomason** (CooperSurgical, Pleasanton, CA) é constituído por um cone de 5, 10 ou 12 mm que tem duas passagens integradas, ocas, inclinadas e cilíndricas, localizadas 180 graus uma em frente da outra (Fig. 10-29). Com a ponta da agulha afiada e pinça de ação única, o Vicryl 0-0 é inserido através de um dos cilindros no cone de metal ou de plástico, atravessando, assim, o músculo, a fáscia e as camadas peritoneais em um ângulo cada vez maior. A extremidade do fio de sutura é pega com uma pinça de 5 mm através de um dos outros portais. A pinça de ponto de agulha é reintroduzida através do outro cilindro do cone e o final intraperitoneal da sutura é agarrado pela pinça de ponto de agulha e puxado para fora do abdome. O cone é deslizado para fora de ambas as extremidades da sutura. Subsequentemente, o fechamento da fáscia, da camada de músculo e do peritônio é realizado mediante a ligadura do fio de sutura. **O dispositivo de ponto de agulha Carter-Thomason não é apenas útil para o fechamento de feridas, mas também pode ser utilizado como uma quinta porta durante a nefrectomia para ajudar a segurar o saco aberto ou para envolver o ureter com um** *loop* **de vaso através de uma pequena incisão.**

O passador de sutura **Endo Close descartável** (Covidien) é um dispositivo de sutura com um transportador carregado por mola na sua ponta. Carregado com um fio de sutura, o dispositivo atravessa a fáscia, o músculo e o peritônio ao lado da porta. Após a reinserção no lado oposto da porta de entrada, ele é recarregado com o fio de sutura, auxiliado por uma pinça de 5 mm, e puxado para fora de novo de modo que o fio de sutura possa então ser amarrado.

Uma solução muito mais simples, menos dispendiosa e caseira está disponível para todos os cirurgiões para fechar os portais em um paciente obeso. Essa **técnica de angiocateter** aplica os princípios previamente descritos. Uma agulha de calibre 14 com bainha é passada ao lado do portal através das camadas abdominais. Após a remoção da agulha, uma sutura de Vicryl 0-0 é inserida através da bainha do angiocateter até que esteja profundamente no interior da cavidade peritoneal. Após remoção da bainha, a mesma manobra é repetida no lado oposto, mas desta vez uma linha de sutura de 30 polegadas de sutura Prolene 0-0 dobrada na metade é passada para dentro da cavidade peritoneal através da bainha, para atuar como um *loop* de recuperação. Uma pinça de 5 mm passada por um outro portal é então passada através do *loop* da linha de sutura Prolene 0-0 e usada para agarrar a extremidade do fio de sutura Vicryl 0-0. A linha de sutura Vicryl 0-0 é puxada através do *loop* da Prolene e liberada. Ao puxar o *loop* da Prolene para cima através da bainha de angiocateter, a linha de sutura Vicryl 0-0 presa é então recuperada do abdome. Depois que a bainha de angiocateter é removida, as duas extremidades do fio de sutura podem ser amarradas.

Fechamento da Pele

A pele de todos os locais de portais de 10 mm é fechada com uma sutura subcuticular 4-0 absorvível. Fitas adesivas são aplicadas em todos os locais de portal para fechar (para incisões <10 mm) ou para aproximar ainda mais (para incisões ≥ 10 mm) a pele. Como uma alternativa, a pele pode ser fechada com cola de octilcianoacrilato. Essa demonstrou acelerar o tempo de fechamento e fornecer um resultado cosmético equivalente, quando comparada com a sutura (Sebesta e Bishoff, 2004).

> ### PONTOS-CHAVE: REALIZANDO O PROCEDIMENTO
>
> - Um *checklist* garantindo que todos os equipamentos essenciais e operacionais estão presentes deve ser completado logo antes do início do pneumoperitônio. Itens adicionais para checar ao usar o Sistema Robótico da Vinci incluem garantir que todos os plugues para o console, o carro de visão e o carro lateral do paciente estão plugados em circuitos diferentes e que todos os cabos conectando estes carrinhos estão conectados de maneira apropriada.
> - Após a colocação da agulha de Veress, a insuflação nunca deve ser iniciada até que todos os sinais de entrada no peritônio (aspiração negativa, irrigação fácil com salina, aspiração negativa de salina, resultado positivo no teste de gota e teste de avanço normal) sejam confirmados.
> - A técnica aberta é recomendada especificamente quando adesões extensas são antecipadas.
> - Trocartes não cortantes dilatadores possuem lâminas trocadas porque estas são mais seguras. Estes trocartes entram no abdome pelo espalhamento da musculatura, não através de cortes, e, portanto, fornecem menor chance de danificar um vaso da parede do abdome e o local de entrada resultante é menos propenso a herniação subsequente.

CONSIDERAÇÕES FISIOLÓGICAS NO ADULTO

O número rapidamente crescente de novos procedimentos laparoscópicos e robóticos em urologia resultou na necessidade crescente da familiarização dos urologistas com a fisiologia e as potenciais complicações relacionadas com o pneumoperitônio e o posicionamento do paciente.

Escolha do Gás para Insuflação

Dióxido de Carbono

O CO_2 **é o gás insuflante mais comumente usado para a cirurgia laparoscópica e é o preferido pela maioria dos laparoscopistas graças às suas propriedades (incolor, não inflamável, muito solúvel no sangue e barato).** A distensão pós-operatória prolongada do abdome não ocorre porque o CO_2 é rapidamente absorvido (Wolf e Stoller, 1994). Ele é altamente solúvel em água e difunde-se facilmente nos tecidos corporais. Ele prontamente sai da cavidade peritoneal, como resultado de um elevado gradiente de difusão provocado pela diferença de concentração de CO_2 entre o espaço intraperitoneal e os componentes circundantes (p. ex., sangue). No entanto, a característica de absorção rápida, que diminui a chance de embolia por gás CO_2, também pode levar a potenciais problemas (p. ex., hipercapnia, hipercarbia e arritmias cardíacas associadas). Em particular, os pacientes com DPOC podem não ser capazes de compensar o CO_2 absorvido pelo aumento da ventilação; isso pode resultar em níveis perigosamente elevados de CO_2 nesses pacientes, necessitando, assim, de gasometria arterial durante a laparoscopia em pacientes com comprometimento pulmonar. O CO_2 também estimula o sistema nervoso simpático, o que resulta em um

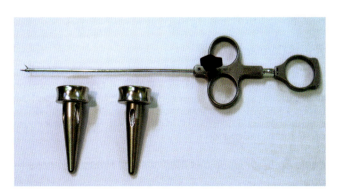

Figura 10-29. Dispositivo de Carter-Thomason. Cone e garra de ponta de agulha de ação única na posição aberta.

aumento da frequência cardíaca, da contratilidade cardíaca e da resistência vascular. Por último, o CO_2 também é armazenado em vários compartimentos do corpo (p. ex., em vísceras, ossos e músculos). Após procedimentos laparoscópicos prolongados, pode levar horas para que o paciente elimine o CO_2 extra que se acumulou nessas áreas de armazenamento; novamente, isso é mais frequente no caso de pacientes com comprometimento pulmonar (Lewis et al., 1972; Puri e Singh, 1992; Tolksdorf et al., 1992; Wolf e Stoller, 1994). Portanto, como observado anteriormente, todos os pacientes e, em particular, aqueles com doença pulmonar devem ser cuidadosamente monitorados após um procedimento laparoscópico longo com relação à existência de possíveis sinais ou sintomas de hipercarbia; na verdade, a maior chance de comprometimento deles, como resultado da hipercarbia, pode ocorrer após a extubação na sala de recuperação pós-anestésica.

Gases Alternativos

O **óxido nitroso** é o menos irritante para o peritônio e causa menos alterações acidobásicas e efeitos cardiovasculares adversos (p. ex., arritmias) do que o CO_2 (Scott e Julian, 1972; El-Minawi et al., 1981; Minoli et al., 1982; Sharpa et al., 1982). No entanto, alguns estudos têm demonstrado que a insuflação de óxido nitroso reduz o débito cardíaco e aumenta a pressão arterial média, a frequência cardíaca e a pressão venosa central (Marshall et al., 1972; Shulman e Aronson, 1984). Devido ao fato de o óxido nitroso contribuir para a combustão, ele pode ser usado apenas durante procedimentos laparoscópicos que não envolvem a utilização de instrumentos eletrocirúrgicos.

O **hélio** é um insuflante inerte e não combustível. Estudos iniciais efetuados em vários modelos animais mostraram efeitos favoráveis sobre a pressão arterial parcial de CO_2 e no pH, **sem qualquer evidência de hipercapnia** (Fitzgerald et al., 1992; Leighton et al., 1993; Rademaker et al., 1995). Esses resultados foram corroborados por estudos clínicos (Bongard et al., 1991; Fitzgerald et al., 1992; Leighton et al., 1993; Neuberger et al., 1994; Rademaker et al., 1995; Jacobi et al., 1997). **Portanto, o gás hélio é particularmente útil para os pacientes com doença pulmonar nos quais a hipercapnia seria mal tolerada.** Foi feito um estudo relativamente recente da Johns Hopkins University, com 10 pacientes com alto risco de hipercarbia que foram submetidos a cirurgia renal laparoscópica com insuflação de gás hélio. Esses pacientes foram tratados com sucesso e apenas um paciente desenvolveu uma pressão final de expiração de CO_2 acima de 45 mmHg (Makarov et al., 2007). **Da mesma forma, se ocorre o desenvolvimento de hipercapnia durante um procedimento de laparoscopia com CO_2, em vez de abortar o processo ou converter o procedimento para abordagem aberta, o cirurgião pode alterar a insuflação para gás hélio e, em geral, salvar o caso** (Brackman et al., 2003). Existem também evidências de que o uso de hélio pode causar uma diminuição no crescimento de células tumorais e em reações inflamatórias no interior da cavidade peritoneal (Jacobi et al., 1997, 1999; Dahn et al., 2005). A insuflação com hélio pode ser usada para procedimentos laparoscópicos (p. ex., colecistectomia, apendicectomia, correção de hérnia) realizados com anestesia local e regional em pacientes de alto risco, não só por causa de suas características metabólicas favoráveis, mas também por causa de sua ausência de irritação peritoneal e sua associação com a diminuição da dor pós-operatória (Crabtree e Fishman, 1999). **No entanto, laparoscopistas devem ter em mente que o hélio pode estar associado a um maior risco de embolia gasosa devido à sua baixa solubilidade no sangue.** Quando o hélio for usado, é aconselhável obter, inicialmente, o pneumoperitônio com CO_2 e, em seguida, deve-se alterar para o uso de gás hélio, diminuindo assim as chances de uma embolia por gás hélio. Além disso, o hélio é significativamente mais caro do que o CO_2. Por último, com o uso de hélio uma "forquilha" separada (i.e., a linha do tanque de gás para o insuflador) é necessária; nesse sentido, é preciso certificar-se de que uma "linha de hélio" está disponível na sala de cirurgia ou devem-se tomar providências para que se obtenha uma ao realizar a laparoscopia em pacientes com comprometimento pulmonar grave. Na prática, a utilização do hélio pode ser bastante difícil; no entanto, o argônio pode também ser utilizado em circunstâncias em que ocorre hipercapnia. Com efeito, o gás a partir do feixe coagulador de argônio pode ser usado para manter o pneumoperitônio. No entanto, como argônio é um gás inerte, tal como o hélio, as mesmas precauções se aplicam (Badger et al., 2008).

Outros insuflantes (p. ex., ar ambiente, oxigênio) foram utilizados para estabelecer um pneumoperitônio no passado. No entanto, efeitos adversos sérios são possíveis de ocorrer (p. ex., embolia aérea, explosão intra-abdominal, combustão com o oxigênio e ar ambiente), o que encerrou o seu uso clínico. Outras opções de insuflantes incluem alguns dos outros gases nobres (p.ex., xenônio, argônio e criptônio), que são inertes e não inflamáveis; porém, o seu amplo uso clínico não foi adotado devido ao alto custo e à baixa solubilidade no sangue.

Escolha da Pressão do Pneumoperitônio

Em geral, a pressão mais selecionada para a realização de laparoscopia é a de 15 mmHg; no entanto, estudos recentes sustentam que uma pressão de 12 mmHg seria a mais adequada, devido ao fato de não haver perturbações nos parâmetros cardíacos (i.e., nenhuma mudança na taxa de AVC) contra uma pressão de 15 mmHg (Mertens zur Borg et al., 2004). Trabalhar com pressões de pneumoperitônio inferiores também demonstrou reduzir a dor pós-operatória (Sarli et al., 2000). A utilização de uma pressão ainda mais baixa de trabalho, de 10 mmHg, resultou em uma redução significativa da oligúria (McDougall et al., 1994), mas isso é provavelmente por causa de menor espaço de trabalho. Por outro lado, notou-se que com uma pressão de 20 mmHg produziu-se um aumento de 22% no volume de insuflação, determinando, possivelmente, menos hemorragias venosas durante o procedimento (Adams et al., 1999). No entanto, o benefício absoluto do aumento do preenchimento com o insuflante é discutível; HcDougall et al. (1994) observaram que, apesar do aumento do volume, houve apenas um aumento muito pequeno no perímetro abdominal a pressões mais elevadas.

Vários efeitos cardiovasculares, renais e respiratórios observados durante as diferentes pressões intra-abdominais na posição supina estão resumidos na Tabela 10-2. Deve-se notar que esses parâmetros fisiológicos podem ainda ser alterados (i.e., substituídos ou revertidos), devido ao estado de saúde do paciente individual e às mudanças na posição do paciente.

Efeitos Cardiovasculares do Pneumoperitônio

Fluxo Venoso

Estudos em animais mostraram que os efeitos do pneumoperitônio no retorno venoso dependem das pressões atriais, as quais, por sua vez, são um reflexo do estado de hidratação do paciente (Ivankovich et al., 1975; Diamant et al., 1978; Kashtan et al., 1981). Se as pressões atriais estão baixas (em estado normal ou hipovolêmico), então, durante um pneumoperitônio de até 20 mmHg, o retorno venoso é reduzido devido ao aumento da compressão da veia cava pelo pneumoperitônio. Se as pressões atriais estão elevadas (estado hipervolêmico), a veia cava resiste à elevação da pressão intra-abdominal e o retorno venoso mantém-se elevado. No entanto, esses princípios aplicam-se apenas a uma pressão intra-abdominal de até 20 mmHg. Ao se aumentarem ainda mais as pressões do pneumoperitônio, especialmente até e superior a 40 mmHg, os vasos de capacitância são colapsados, a resistência vascular aumenta, o fluxo sanguíneo diminui acentuadamente e o retorno venoso é reduzido significativamente. O retorno venoso dos membros inferiores também é reduzido por pressões intra-abdominais elevadas. O fluxo sanguíneo venoso reduzido nas extremidades inferiores poderia facilitar ocorrência de trombose venosa profunda; no entanto, essa continua a ser uma complicação clínica rara de laparoscopia (Jorgensen et al., 1993).

Esses eventos fisiopatológicos, adquiridos através de experiências com animais, foram corroborados por estudos clínicos (Kelman et al., 1972; Motew et al., 1973; Lee, 1975; Jorgensen et al., 1993). Como resultado desses ensaios, não se deve permitir que as pressões intra-abdominais excedam 20 mmHg na laparoscopia durante períodos prolongados (Arthur, 1970; Seed et al., 1970; Lee, 1975) e uma pressão de trabalho de 10 a 12 mmHg é recomendada.

Arritmias Cardíacas

A taquicardia e a extrassístole ventricular podem ser vistas como resultados de hipercapnia (Scott e Julian, 1972). A irritação peritoneal pode levar a estimulação vagal e, subsequentemente, bradiarritmias (Doyle e Marcos, 1989). Além disso, as arritmias podem servir como sinais de alerta clínicos para a ocorrência de pneumotórax, hipoxia e embolia gasosa (Wolf e Stoller, 1994).

Falta de Confiabilidade das Medições da Pressão Venosa Central

Conforme previamente observado, as pressões intravenosas podem realmente aumentar com as baixas pressões intra-abdominais. Além

TABELA 10-2 Efeitos sobre as Pressões: 5, 10, 20 e 40 mmHg

EFEITOS	5 mmHg	10 mmHg	20 mmHg	40 mmHg
CARDIOVASCULARES				
Frequência cardíaca	↑	↑	↑	↓
Pressão arterial média	↑	↑	↑	↑
Resistência vascular sistêmica	↑	↑	↑	↑
Retorno venoso	→/↓	↓↑	↓↑	↓
Débito cardíaco	→/↓	→/↑	→/↑	↓
RENAIS				
Taxa de filtração glomerular	→	↓	↓↓	↓↓
Produção de urina	→	↓	↓↓	↓↓
RESPIRATÓRIOS				
Pressão de expiração final de CO_2	→	→/↑	→/↑	↑
P_{CO2}	→	↑	↑	↑
pH arterial	→	→/↓	↓	↓

CO_2, dióxido de carbono; P_{CO2}, pressão parcial de dióxido de carbono.

disso, o aumento das pressões intra-abdominais pode artificialmente elevar a medição da pressão venosa central, devido a um aumento da pressão intratorácica. Portanto, é importante para o anestesista não confiar em leituras de pressão venosa central para qualquer tomada de decisão clínica.

Efeitos Respiratórios do Pneumoperitônio

Efeitos Mediados pela Pressão

Devido ao aumento da pressão intra-abdominal, a movimentação do diafragma é limitada. O espaço morto pulmonar permanece inalterado, mas a capacidade de reserva funcional diminui (Wolf e Stoller, 1994). A pressão média de pico das vias aéreas necessária para manter um volume corrente constante aumenta paralelamente ao aumento da pressão intra-abdominal (Alexander et al., 1969; Motew et al., 1973; Wolf e Stoller, 1994).

Embora geralmente não seja de grande importância clínica em uma população de pacientes saudáveis, é aconselhável a utilização de técnicas de pressão positiva expiratória final quando os pacientes com doença pulmonar são submetidos a anestesia geral para um procedimento laparoscópico (Ekman et al., 1988; Wolf e Stoller, 1994; Hazebroek et al., 2002).

Efeitos Respiratórios não Relacionados à Pressão do Pneumoperitônio

A posição de cabeça para baixo, comumente usada em procedimentos laparoscópicos, tem um efeito adverso sobre a respiração. Ela eleva o diafragma e diminui a capacidade vital. Ela também pode levar a um deslocamento do tubo endotraqueal que, por sua vez, pode causar a entubação do brônquio principal direito. Embora de pouca significância clínica em pacientes saudáveis, a posição de cabeça para baixo pode causar edema pulmonar em pacientes com aumento da pressão cardíaca do lado esquerdo (Prentice e Martin, 1987). Além disso, durante procedimentos de longa duração realizados com o paciente na posição de cabeça para baixo, é útil limitar a administração de fluidos, se possível, porque isso irá minimizar o edema facial pós-operatório.

Efeitos Renais do Pneumoperitônio

Uma pressão intra-abdominal aumentada foi encontrada como estando associada com uma diminuição significativa do débito urinário. Um número de pesquisadores, com o estudo mais antigo datando de 1923, observou oligúria e anúria associadas a um aumento contínuo da pressão intra-abdominal (Thorington e Schmidt, 1923; Harmann et al., 1982; Richards et al., 1983). A diminuição do fluxo de sangue da veia renal e a compressão do parênquima renal direto, mais do que as alterações hormonais expressivas ou a compressão ureteral, têm mostrado ser as razões prováveis para o estado oligúrico (Chiu et al., 1994; McDougall et al., 1996). Ressalta-se que o fluxo sanguíneo renal cortical diminui com o aumento da pressão intra-abdominal, enquanto o fluxo sanguíneo renal medular aumenta a pressões de 20 mmHg; acima deste nível, o fluxo sanguíneo medular também diminui (Chiu et al., 1994).

Em geral, se é almejado evitar um estado oligúrico durante um procedimento de laparoscopia, uma pressão de 10 mmHg ou menos é recomendada. Além disso, a utilização clínica de furosemida (Lasix), manitol (12,5 a 25 g) e dopamina na dose de 2 µg/kg/min pode ajudar a superar a oligúria. Com esse regime e com a administração de fluido cuidadosa, o paciente pode normalmente ser mantido com uma produção de urina superior a 100 mL/h. A chave é usar essas modalidades farmacêuticas em vez de hidratação excessiva e fluido em *bolus* (Perez et al., 2002), o que pode levar a sobrecarga de fluidos significativa e edema.

Efeitos do Pneumoperitônio Sobre o Fluxo Sanguíneo Mesentérico e a Motilidade Intestinal

A diminuição do fluxo sanguíneo durante a cirurgia laparoscópica foi encontrada não apenas no rim, mas também em vasos mesentéricos e em outros órgãos (p. ex., fígado, pâncreas, estômago, baço, intestino delgado e grosso) (Caldwell e Ricotta, 1987; Ishizaki et al., 1993; Hashikura et al., 1994). Isso raramente pode levar a trombose mesentérica com resultados catastróficos. Essa complicação pode levar dias para se desenvolver (Schorr, 1998).

A cirurgia abdominal aberta geralmente resulta em alguma deficiência no pós-operatório do esvaziamento intestinal e gástrico devido à paralisia intestinal (íleo fisiológico) (Kemen et al., 1991). É interessante notar que observação clínica e estudos realizados durante colecistectomias laparoscópicas e abertas demonstraram que a cirurgia laparoscópica provoca menos distúrbios significativos do padrão de motilidade gastrointestinal, portanto, resultando em ausência ou menor íleo fisiológico pós-operatório, quando comparada com o que ocorre com a cirurgia aberta (Sezeur et al., 1993; Halevy et al., 1994). Os mecanismos exatos responsáveis por essa diferença ainda têm de ser definidos; no entanto, postulou-se que talvez isso esteja relacionado com a hipercapnia (Aneman et al., 2000). Além disso, a perfusão intestinal não muda significativamente durante o pneumoperitônio a uma pressão de 15 mmHg com CO_2 ou hélio (Loitein et al., 2005); entretanto, pelo menos num modelo experimental em ratos, parece haver um aumento da translocação bacteriana que é proporcional à pressão do pneumoperitônio (Sukhotnik et al., 2006).

Além disso, apesar do aumento das pressões intra-abdominais associadas com a cirurgia laparoscópica, não houve nenhum aumento da incidência de refluxo gastroesofágico e regurgitação em pacientes submetidos a procedimentos laparoscópicos (Schippers et al., 1992).

Efeitos Acidobásicos Metabólicos do Pneumoperitônio

Estudos em animais e humanos têm demonstrado que os procedimentos laparoscópicos prolongados podem resultar em hipercapnia e acidose respiratória (Motew et al., 1973). Devido ao fato de não haver nenhum aumento no espaço morto ventilatório durante a laparoscopia, a acidose respiratória resultante tem sido atribuída à absorção transperitoneal de CO_2 durante estabelecimento e manutenção do pneumoperitônio (Motew et al., 1973; Leighton et al., 1993). Embora a acidose respiratória leve resultante não altere de maneira adversa os pacientes normais e possa ser corrigida com a ventilação por minuto, o aumento da absorção de CO_2 pode tornar-se perigoso em pacientes com DPOC, devido à sua capacidade diminuída para liberar CO_2 pulmonar. **Para garantir um acompanhamento adequado do estado acidobásico, amostragem intermitente para gasometria arterial deve ser realizada em pacientes com DPOC durante qualquer procedimento laparoscópico que requeira mais de 1 hora de insuflação com CO_2; também em pacientes com DPOC, a amostragem de gases no sangue arterial deve continuar na área de recuperação pós-anestésica, porque após a extubação esses pacientes podem estar em risco significativo de hipercarbia, devido à mobilização posterior do CO_2 absorvido.**

O potencial para o desenvolvimento de hipercarbia existe tanto **durante a laparoscopia transperitoneal, como durante a laparoscopia pré-peritoneal.** O dióxido de carbono é absorvido a partir da membrana peritoneal durante a laparoscopia transperitoneal e do tecido adiposo pré-peritoneal e do tecido conjuntivo durante a retroperitonioscopia e a extraperitonioscopia (Collins, 1981). Outros têm também sugerido o rompimento de canais microvasculares e linfáticos com a absorção de CO_2 durante a laparoscopia pré-peritoneal (Glascock et al., 1996). Vários estudos têm demonstrado que a absorção de CO_2 durante laparoscopia transperitoneal ou retroperitoneal aumenta significativamente durante os primeiros 30 a 60 minutos do procedimento e atinge um patamar de estável após esse tempo (Wolf et al., 1995; Ng et al., 1999). Qual das duas abordagens está associada a uma maior absorção de CO_2 é uma questão que continua a ser debatida. Embora alguns estudos tenham demonstrado maior absorção durante a laparoscopia transperitoneal (Giebler et al., 1997), outros têm demonstrado uma maior absorção durante a laparoscopia retroperitoneal usando uma cânula de Hasson padrão (Wolf et al., 1995). No entanto, num outro estudo, não houve diferença clínica significativa (Ng et al., 1999), uma vez que uma cânula com ponta tipo balão foi usada e selou hermeticamente o local de entrada entre o balão e o balonete no eixo da cânula.

Embora abordagens transperitoneais e retroperitonioscópicas sejam rotineiramente utilizadas com segurança em numerosos centros em todo o mundo, o manejo da anestesia perioperatória vigilante é essencial para evitar o desenvolvimento de potenciais complicações relacionadas ao acúmulo de CO_2, particularmente em doentes com comprometimento de vias respiratórias preexistente e comprometimento cardiovascular. A saturação de CO_2 e O_2 no fim da expiração deve ser monitorada no intraoperatório com um capnógrafo. Além disso, os gases sanguíneos arteriais são analisados durante os procedimentos laparoscópicos prolongados e em doentes com risco aumentado de desenvolver hipercapnia (devido a doença das vias aéreas, insuficiência renal, insuficiência cardíaca congestiva ou idade avançada). **Um aumento de CO_2 no fim da expiração deve levar o anestesista a ajustar a frequência respiratória e o volume corrente para aumentar a eliminação de CO_2. Simultaneamente, o cirurgião deve diminuir a pressão de insuflação de CO_2 ou, se necessário, desinsuflar o abdome até que a hipercapnia seja resolvida.**

Efeitos Hemodinâmicos Relacionados à Posição do Paciente e ao Tipo de Abordagem

Vários estudos em animais e humanos têm analisado as alterações hemodinâmicas resultantes de diferentes posições cirúrgicas durante a laparoscopia (Kelman et al., 1972; Joris et al., 1993; Williams e Murr, 1993). Na posição supina, o débito cardíaco mantém-se inalterado ou diminui quando as pressões intra-abdominais são inferiores a 15 mmHg, enquanto a pressão arterial média (PAM) e a resistência vascular sistêmica aumentam (Pearle, 1996). Se as pressões do pneumoperitônio são aumentadas para além de 20 mmHg, o débito cardíaco é reduzido devido à diminuição do retorno venoso e, portanto, a PAM diminui. Como alternativa, na posição de cabeça para cima, a frequência cardíaca aumenta, a PAM diminui, aumenta a resistência vascular sistêmica e o débito cardíaco diminui. Na posição de cabeça para baixo, a frequência cardíaca cai, a PAM sobe, a resistência vascular sistêmica cai e o débito cardíaco aumenta (Pearle, 1996). Esses resultados também demonstraram ser verdadeiros na posição de Trendelenburg íngreme utilizada para prostatectomia radical laparoscópica e robótica (Falabella et al., 2007). A posição de cabeça para baixo parece ser favorável para o paciente laparoscópico devido ao débito cardíaco maior causado pelo retorno venoso aumentado.

Há alguma evidência de que a abordagem extraperitoneal possa ser benéfica no que diz respeito aos efeitos hemodinâmicos, em comparação com a laparoscopia transperitoneal. Giebler et al. (1997) demonstraram que a laparoscopia transperitoneal foi associada a alterações mais pronunciadas no débito cardíaco ($P = 0,001$), na pressão arterial pulmonar ($P = 0,007$), na pressão venosa central ($P = 0,001$), na pressão venosa ilíaca ($P = 0,001$) e no gradiente de pressão da veia cava inferior ($P = 0,00001$), em comparação com a laparoscopia retroperitoneal. No que diz respeito à laparoscopia pélvica, Meininger et al. (2004) compararam os efeitos da insuflação intraperitoneal prolongada e extraperitoneal de CO_2 na hemodinâmica e nas trocas gasosas. Com ambos os métodos de insuflação, a pressão arterial de CO_2 aumentou rapidamente, atingindo níveis mais elevados com a insuflação extraperitoneal. Assim, os pacientes em que se realizou a insuflação extraperitoneal requiseram significativamente maior ventilação por minuto. A frequência cardíaca e a pressão venosa central aumentou em ambos os grupos, enquanto a pressão arterial média e o pH diminuíram em ambos os grupos.

Efeitos Hormonais e Metabólicos durante a Cirurgia Laparoscópica

Como em outros procedimentos cirúrgicos, vários hormônios (tais como β-endorfina, cortisol, prolactina, epinefrina, norepinefrina, dopamina) demonstraram elevação durante a cirurgia laparoscópica, como uma resposta a manipulação de tecidos, trauma intraoperatório e dor pós-operatória (Cooper et al., 1982; Lehtinen et al., 1987; Lefebvre et al., 1992). A significância clínica do aumento dos níveis de vasopressina arginina sérica observado em cirurgia aberta e em resposta a insuflação intraperitoneal durante a laparoscopia permanece inexplicada (Cochrane et al., 1981; Melville et al., 1985; Solis Herruzo et al., 1989).

Várias alterações metabólicas adversas observadas durante a colecistectomia aberta são menos pronunciadas com a colecistectomia laparoscópica: (1) redução na elevação pós-operatória da glicemia, (2) menos diminuição da sensibilidade à insulina e (3) redução da resposta hepática ao estresse (Thorell et al., 1993; Jakeways et al., 1994; Glerup et al., 1995).

Uma característica importante da resposta catabólica é um deslocamento intraórgão complexo de nitrogênio; essa reação foi mais bem caracterizada no fígado (Glerup et al., 1995). A conversão de aminoácidos em ureia pelo fígado é muito maior após a colecistectomia aberta do que após a colecistectomia laparoscópica. Assim, a reação catabólica do corpo é reduzida com uma abordagem laparoscópica *versus* uma abordagem aberta (Fischer, 1995). De fato, no paciente laparoscópico, a redução do estresse catabólico hepático pós-operatório associado à perda reduzida de tecido de aminonitrogênio pode, de alguma forma, ser responsável pela convalescença mais rápida que é a marca da laparoscopia em geral. Por fim, as respostas catabólicas, sob a forma de citocinas libertadas e opioides, resultantes dos estímulos neuro-humorais aumentados causados por trauma tecidual pela incisão, podem também ser reduzidas com uma abordagem laparoscópica (Fischer, 1995).

Efeitos Imunológicos da Cirurgia Laparoscópica

Um número de estudos clínicos com animais medindo um largo espectro de mediadores da resposta inflamatória (p. ex., proteína C reativa, interleucina-6) e outros marcadores de funções imunológicas celulares (pan-T [CD3], as células T auxiliares [CD4], células supressoras [CD8] e células *natural killer* [CD16]); testes cutâneos de hipersensibilidade tardia; proliferação de células T induzida por fito-hemaglutinina sugeriu que os procedimentos laparoscópicos em geral resultam em menor imunossupressão do que os seus homólogos abertos (Kloosterman et al., 1994; Trokel et al., 1994;

Cristaldi et al., 1997; Karayiannakis et al., 1997; Nguyen et al., 1999; Bolla e Tuzzato, 2003). Isso também pode desempenhar um papel na aceleração da convalescença após procedimentos laparoscópicos. Alguns dados sugerem que o pneumoperitônio de CO_2 em si e por si, em oposição à exposição dos tecidos ao ar ambiente, resulta em um estado imunológico mais favorável (Watson et al., 1995). Além disso, a evidência experimental mostra que um menor crescimento tumoral ocorre após procedimentos laparoscópicos, quando comparado a procedimentos abertos (Bouvy et al., 1997). Embora esses dados sejam intrigantes, estudos clínicos futuros bem realizados, prospectivamente randomizados, são necessários para comparar as respostas imunológicas após procedimentos laparoscópicos *versus* procedimentos cirúrgicos abertos para o câncer urológico. De fato, em um estudo realizado por Landman et al. (2004), não houve diferença perceptível nos parâmetros imunológicos entre pacientes submetidos à nefrectomia total ou radical laparoscópica transperitoneal ou aberta para o câncer renal. Em última análise, permanece por ser determinado se uma diminuição nos mediadores da resposta inflamatória e a melhoria no estado imunológico pós-laparoscópico vão se traduzir em um melhor prognóstico em longo prazo para pacientes com tumores urológicos.

> **PONTOS-CHAVE: CONSIDERAÇÕES FISIOLÓGICAS NO ADULTO**
>
> - O dióxido de carbono é mais comumente usado como insuflante devido ao fato de ser não combustível e rapidamente absorvível no sangue.
> - O gás hélio é particularmente usado em pacientes com doença pulmonar, nos quais a hipercarbia seria pouco tolerada.
> - As pressões intra-abdominais durante a laparoscopia não devem exceder 20 mmHg por períodos longos e a pressão de trabalho de 10 a 12 mmHg é a recomendada.

COMPLICAÇÕES E RESOLUÇÃO DE PROBLEMAS NA CIRURGIA LAPAROSCÓPICA E ROBÓTICA

Historicamente, em grandes séries, a incidência global de complicações laparoscópicas na urologia tem sido em torno de 4% e **a mortalidade foi nitidamente infrequente, com uma taxa de 0,03% a 0,08%** (Mintz 1977; Winfield et al., 1991; Fahlenkamp et al., 1999). Séries mais contemporâneas demonstram uma taxa de complicação variando de 13% a 22% (Tabela 10-3) (Vallancien et al., 2002; Parsons et al., 2004; Permpongkosol et al., 2007); provavelmente esse aumento se deu pela introdução de novos procedimentos laparoscópicos mais sofisticados e pela maior utilização de laparoscopia. Complicações vasculares seguidas por lesões de órgãos adjacentes são as mais comuns (Permpongkosol et al., 2007; Breda et al., 2009). A seção seguinte abrange as inúmeras complicações que podem ocorrer com qualquer procedimento laparoscópico ou robótico. O reconhecimento, a resolução e a prevenção desses vários problemas serão discutidos.

Minimizando a Incidência de Complicações durante a Curva de Aprendizado

Previamente à aquisição de experiência por um profissional em treinamento na cirurgia laparoscópica e robótica, é aconselhável primeiro aplicar essa técnica em candidatos de baixo risco com *habitus* corporal normal. Além disso, é aconselhável e recomendado por muitas organizações de laparoscopia, bem como pelos conselhos de credenciamento hospitalar, que o cirurgião iniciante minimamente invasivo procure treinamento em três áreas: (1) cursos de imersão em ensino, incluindo transmissões didáticas de "casos ao vivo" e sessões de laboratório tipo "hands-on"; (2) treinamento com preceptor em que o cirurgião em treinamento veja cinco ou mais procedimentos a serem feitos por um cirurgião laparoscópico ou robótico já experimentado; e (3) uma experiência de tutoria, durante a qual um cirurgião de laparoscopia ou robótica treinado supervisiona os procedimentos iniciais realizados pelo cirurgião em formação (Society of American Gastrointestinal and Endoscopic Surgeons, 2010). Mais treinamentos podem ser obtidos através da autoaprendizagem utilizando fitas de vídeo, uma caixa de treinamento laparoscópica e simuladores de realidade virtual (RV). Uma caixa de treinamento laparoscópica é extremamente útil para o desenvolvimento do senso de propriocepção laparoscópica e para que se torne fácil a sutura laparoscópica e a amarração com nó. Dados mostraram claramente os benefícios para os indivíduos que tenham praticado suas habilidades laparoscópicas usando uma caixa de treinamento em todas as áreas da laparoscopia (corte, grampeamento e sutura), em comparação com os indivíduos que não tiveram essa formação (Derossis et al., 1998). Da mesma forma, a participação em uma minirresidência de 1 semana demonstrou aumentar a probabilidade de que os participantes realizem procedimentos laparoscópicos mais complexos (81% dos participantes) (Corica et al., 2006). Além disso, os simuladores de realidade virtual têm demonstrado melhorar o desempenho operacional de estagiários com experiência laparoscópica limitada, quando comparado com nenhum treinamento ou com prática em caixa de treinamento (Nagendran et al., 2013).

Além do treinamento nas habilidades básicas psicomotoras, o cirurgião iniciante minimamente invasivo deve ser instruído no que diz respeito a prevenção, reconhecimento e tratamento adequado das complicações.

Complicações Gerais do Procedimento Cirúrgico

Mau Funcionamento do Equipamento

Um bom resultado de qualquer procedimento de laparoscopia ou robótico depende não só das competências técnicas psicomotoras do cirurgião, mas também de um bom conhecimento do funcionamento de todos os equipamentos envolvidos na realização desses procedimentos. Para garantir o funcionamento adequado de toda a tecnologia, o cirurgião deve ser apoiado por funcionários bem treinados que são capazes não só de rapidamente reconhecer qualquer mau funcionamento do equipamento, mas também de dar uma resposta imediata, suficiente para corrigir problemas. A esse respeito, a Society of American Gastrointestinal Endoscopic Surgeons emitiu um guia de solução para falhas em vídeo e eletrônica. Para os sistemas de sala de operações integradas oferecidos pela maioria dos principais fabricantes de equipamentos e o Sistema Robótico da Vinci, o cirurgião e o pessoal operacional da sala precisam receber treinamento aprofundado sobre o funcionamento do sistema, as capacidades e as limitações. Dessa forma, a falha do equipamento será minimizada. Além disso, as informações de contato com peritos de resolução de problemas, tanto do fornecedor do equipamento, como de apoio local, devem estar prontamente disponíveis.

No que diz respeito ao Sistema Robótico da Vinci, o mau funcionamento do equipamento é raro. Em uma revisão de 11 instituições com um total de 8.240 casos analisados, a incidência global de mau funcionamento foi de 0,4%. Dos 34 casos com mau funcionamento, 24 casos foram cancelados antes do procedimento, dois casos foram

TABELA 10-3 Principais Complicações da Cirurgia Transperitoneal Abdominal

PROCEDIMENTOS TOTAIS	894* (100% ABDOMINAIS)	1.311† (84% PÉLVICOS)
Complicações gerais	13,2%	22,6%
Intraoperatórias/pós-operatórias	5,7%/7,5%	3,6%/19%
Morte	0,2%	0%
Lesão vascular	2,8%	0,5%
Lesão no intestino	1,1%	1,2%
Lesão em órgão adjacente	1,1%	0,8%
Taxa de conversão	1,7%	1,7%

*Dados de Parsons JK, Varkarakis I, Rha KH, et al. Complications of abdominal urologic laparoscopy: longitudinal five-year analysis. Urology 2004;63:27–32.
†Dados s de Vallancien G, Cathelineau X, Baumert H, et al. Complications of transperitoneal laparoscopic surgery in urology: review of 1,311 procedures at a single center. J Urol 2002;168:23–6.

convertidos em procedimentos laparoscópicos e oito foram convertidos em cirurgia aberta (Lavery et al., 2008).

Complicações Relacionadas à Obtenção do Pneumoperitônio

Complicações Associadas com Acesso Fechado (Colocação da Agulha de Veress)

Colocação Pré-peritoneal. A colocação da agulha Veress pode impedir a colocação bem-sucedida do trocarte. Se não for reconhecida no início, de 1 a 2 L de CO_2 podem ser instilados e, uma vez que essa quantidade de CO_2 tenha sido insuflada dentro do espaço pré-peritoneal, muitos sinais indicativos de correta insuflação intraperitoneal podem estar presentes (p. ex., distensão, som timpânico na percussão) enganando o cirurgião até que o primeiro trocarte seja colocado. **O primeiro sinal de insuflação pré-peritoneal é que pode haver um forte aumento da pressão com apenas 500 mL de CO_2; além disso, se mais CO_2 é instilado, ocorre uma distensão desigual do abdome.** Se esse sinal precoce é perdido, então o laparoscópio revela apenas gordura após a colocação do trocarte; as vísceras intraperitoneais não são vistas.

O próximo passo é evacuar o CO_2 através da bainha do trocarte e prosseguir com uma técnica de inserção aberta. A incisão inicial pode ser ampliada e a superfície peritoneal pode ser apreendida com um par de pinças Allis e incisão. A cânula de Hasson é colocada e a cavidade peritoneal é insuflada.

Várias medidas podem ser tomadas para evitar essa complicação. Em primeiro lugar, se a agulha de Veress se encontra de modo pré-peritoneal na insuflação inicial, as pressões são geralmente mais elevadas do que a pressão máxima inicial admissível de 10 mm. Segundo, se a agulha de Veress se encontra de modo pré-peritoneal, pode não ser facilmente avançada 1 cm mais profundo sem resistência. Se houve realmente penetração na cavidade peritoneal corretamente, a agulha de Veress deve ser capaz de ser movida de 0,5 a 1 cm mais profundamente sem encontrar qualquer resistência.

Lesões Vasculares. Durante a colocação inicial da agulha de Veress no umbigo, os vasos sanguíneos intra-abdominais menores ou maiores podem ser perfurados pela agulha de calibre 14. O primeiro sinal de entrada intravascular é o sangue que aparece no centro da agulha. A aspiração resulta em sangue adicional enchendo a seringa. Contanto que a agulha não seja manipulada, ela pode normalmente ser retirada sem sangramento excessivo. Um local alternativo para a colocação da agulha de Veress ou para inserção da cânula aberta deve ser usado neste momento. Na entrada adequada para a cavidade peritoneal e para a criação de um pneumoperitônio, **é importante que o caminho da passagem inicial da agulha de Veress seja rastreado. O local antes da passagem da agulha de Veress deve ser cuidadosamente inspecionado a uma pressão de 5 mmHg. Qualquer local de sangramento pode ser tratado através da aplicação de uma ligeira pressão e da aplicação de um agente hemostático cirúrgico, conforme necessário.**

Para evitar esse problema, é importante, quando se utilizar uma abordagem umbilical, dirigir a agulha de Veress em direção à pelve. Uma técnica para ajudar a prevenir esse problema, quando se utiliza um acesso umbilical, é passar a agulha de Veress depois de fazer uma incisão de 12 mm, espalhando a gordura subcutânea sem corte e agarrando e estabilizando a fáscia anterior, com um par de pinças de Allis. Essas manobras tornam-se especialmente importantes em crianças, que têm menos espaço entre as estruturas intra-abdominais e a parede abdominal.

Os cirurgiões também devem estar cientes de que qualquer instabilidade hemodinâmica associada à perda de "espaço de trabalho" dentro do abdome durante o procedimento pode representar uma expansão de um hematoma retroperitoneal "não visto" de uma lesão da agulha de Veress não reconhecida.

A prevenção de complicações vasculares pode ainda ser conseguida através do uso de um local não umbilical para a passagem da agulha de Veress (i.e., logo superior e medial à crista ilíaca ou subcostal na linha hemiclavicular), onde não há grandes vasos a serem colocados em perigo.

Lesões Viscerais. Durante a colocação da agulha de Veress, órgãos intra-abdominais podem ser perfurados. Os sinais iniciais dessa complicação consistem na aspiração de sangue, urina ou conteúdos intestinais através da agulha de Veress ou, no caso de um órgão sólido, em altas pressões de insuflação inicial.

O manejo consiste em simplesmente remover a agulha de Veress. A agulha de Veress pode então ser reintroduzida em um local diferente ou uma técnica aberta de Hasson pode ser usada através de um local de incisão separado. Na entrada para o abdome, qualquer local do sangramento no fígado ou no baço pode ser tratado com uma leve pressão, um coagulador de feixe de argônio ou a aplicação de um agente hemostático cirúrgico, conforme necessário. Uma consulta ao cirurgião geral deve ser feita nos casos em que há dificuldade de se alcançar hemostasia.

A entrada no intestino ou na bexiga pela agulha de Veress não precisa de nenhum outro tratamento que não seja a retirada da agulha. A colocação de uma sonda nasogástrica e um cateter vesical transuretral para descomprimir o estômago e a bexiga, respectivamente, antes da passagem da agulha de Veress, pode ajudar a prevenir esses problemas.

Complicações durante o Acesso Aberto (Técnica de Hasson). Os potenciais problemas associados com acesso aberto são semelhantes, embora menos frequentes do que aqueles associados com um acesso fechado com agulha de Veress. O principal risco com o acesso aberto é a lesão das vísceras subjacentes ao atravessar o peritônio. Em um abdome com cicatrizes densas, o intestino pode ser aderente à parte de baixo da parede abdominal e, portanto, pode ser ferido. Se uma lesão intestinal é reconhecida no início, ela pode muitas vezes ser reparada através da mesma incisão que foi feita para a inserção da cânula de Hasson. Embora a lesão vascular com essa abordagem seja distintamente rara, o cirurgião deve perceber que, mesmo com o acesso aberto, essa complicação devastadora pode ocorrer (Hanney et al., 1999).

Complicações Relacionadas à Insuflação e ao Pneumoperitônio

Insuflação do Intestino. Se a entrada para o intestino não é reconhecida no momento de irrigação e aspiração através da agulha de Veress, em seguida o cirurgião pode insuflar o intestino grosso ou delgado. **O primeiro sinal desse problema é a distensão abdominal assimétrica seguida por flatos e insuflação de apenas uma pequena quantidade de CO_2 (<2 L) antes que pressões elevadas sejam atingidas.**

Se essa complicação é suspeitada, em seguida, a insuflação deve ser interrompida; a saída de gás irá imediatamente confirmar a entrada no intestino. A agulha pode ser retirada e a colocação da cânula de acesso aberto deve ser feita em um local abdominal diferente.

A prevenção desse problema é assegurada se testes de aspiração são realizados adequadamente, assim como testes de irrigação e de aspiração para a colocação segura da agulha de Veress e ao se evitarem locais de cirurgias prévias. Alternativamente, o uso inicial da técnica de acesso aberto deve evitar essa complicação.

Embolia Gasosa. O gás CO_2 tem uma solubilidade favorável no sangue, ao contrário do ar ambiente, do gás hélio ou do óxido nitroso; no entanto, a utilização de CO_2 pode ainda resultar em um êmbolo gasoso. A causa mais comum de embolia por CO_2 é a punção de um vaso sanguíneo ou órgão com a agulha de Veress, seguida pela insuflação; isso pode ocorrer apenas quando o cirurgião ignorou os testes descritos anteriormente para a entrada apropriada na cavidade peritoneal. O primeiro sinal de insuflação intravascular é o colapso cardiovascular agudo. Outros sinais incluem arritmias, taquicardia, cianose e edema pulmonar. **O diagnóstico geralmente é feito pelo anestesiologista com base em um aumento abrupto de CO_2 ao final da expiração, acompanhado por um declínio súbito na saturação de oxigênio e, em seguida, por uma acentuada diminuição no CO_2 corrente final** (Loris, 1994). Por vezes, um sopro precordial de "roda de moinho" pode ser auscultado (Keith et al., 1974). Além disso, o anestesiologista pode observar a formação de espuma na amostra de sangue, se resultante da presença de CO_2 insuflado.

O tratamento é a cessação imediata da insuflação e a desinsuflação imediata da cavidade peritoneal. O paciente, se possível, é movido para a posição de decúbito lateral esquerdo (i.e., o lado direito para cima), na posição de cabeça para baixo, na esperança de minimizar problemas na saída do ventrículo direito e forçando o êmbolo de ar a subir para o ápice do ventrículo direito. O paciente é hiperventilado com 100% de oxigênio. A inserção de um cateter venoso central para o lado direito do coração com as tentativas subsequentes de aspirar o gás raramente pode ser útil. O uso de oxigênio hiperbárico e circulação extracorpórea também foi relatado (McGrath et al., 1989; Diakun, 1991; Abdel-Meguid e Gomella, 1996).

Essa complicação devastadora pode ser impedida pela atenção meticulosa na colocação da agulha de Veress e do trocarte inicial e pelo desempenho de cada um dos testes recomendados para a entrada intraperitoneal. A insuflação nunca deve ser iniciada se o cirurgião tem a menor dúvida sobre o posicionamento correto da agulha de Veress; em vez disso, o cirurgião deve retirar a agulha de Veress e passá-la em um local alternativo ou ainda deve proceder imediatamente com o acesso aberto.

Barotrauma. Pressões elevadas prolongadas (> 15 mmHg) podem resultar em barotrauma (McGrath et al., 1989; Diakun, 1991; Abdel-Meguid e Gomella, 1996). Pressões elevadas prolongadas podem ser causadas por monitoração da pressão de CO_2 insuficiente e infrequente, pelo mau funcionamento do insuflador ou por pressões adicionais produzidas por meio de dispositivos auxiliares (p. ex., feixe coagulador de argônio, *laser* refrigerado de CO_2). Além disso, o barotrauma pode ser causado por técnicas de ventilação usando pressão expiratória final positiva, resultando em ruptura de uma bolha pulmonar.

O sinal inicial de barotrauma pode ser hipotensão causada por redução do débito cardíaco, secundária a uma queda aguda no retorno venoso causada pela compressão da veia cava. Além disso, um pneumotórax ou pneumomediastino pode desenvolver-se devido às altas pressões de ventilação. Ainda, o aumento da pressão intra-abdominal pode exacerbar uma hérnia hiatal.

O anestesiologista, que irá notar um aumento das pressões de ventilação, geralmente alerta o cirurgião sobre a pressão excessiva intra-abdominal. O cirurgião deve desinsuflar o abdome e, uma vez que as alterações hemodinâmicas tenham sido revertidas, deve-se reiniciar o pneumoperitônio a 10 mmHg. Qualquer insuflador mal funcionando deve ser substituído. Além disso, se a pessoa está usando um feixe de coagulador de argônio ou um dispositivo refrigerado a *laser* de CO_2, um braço lateral em uma porta deve ser deixado aberto para permitir que o gás de alta pressão em excesso escape enquanto o dispositivo está sendo ativado.

O barotrauma resultante do mau funcionamento do insuflador pode ser evitado através da verificação rotineira e da solução de problemas antes de cada caso.

Enfisema Subcutâneo. O enfisema subcutâneo desenvolve-se devido ao posicionamento inadequado da agulha de Veress ou, mais comumente, devido a fugas de CO_2 em torno dos portais. A última situação ocorre quando uma vedação segura em torno da cânula de Hasson não é obtida, as incisões para os trocartes são grandes demais, o procedimento é longo demais ou altas pressões intra-abdominais são utilizadas. O sinal patognomônico é crepitação sobre abdome e tórax; em pacientes do sexo masculino, um pneumoescroto também pode se desenvolver.

Se o problema for causado pela colocação imprópria da agulha de Veress, em seguida, a retirada da agulha de Veress e a utilização da técnica aberta são recomendadas. Se o problema se desenvolve no intraoperatório, o cirurgião deve verificar se há vazamento de gás em torno de um trocarte, incluindo a cânula de Hasson, se foi utilizada a técnica aberta. Se o vazamento for encontrado, o cirurgião pode colocar uma sutura em bolsa ao redor da porta ou, de preferência, mudar o trocarte para um tamanho maior ou ainda mudar para um trocarte em balão, o que cria um selo apertado entre o balão intra-abdominal e a bainha exterior. Além disso, o cirurgião deve considerar a redução da pressão de insuflação. Essa complicação é eminentemente evitável se o cirurgião adere a todos os testes de diagnóstico para a colocação adequada agulha de Veress e se ele garante que todas as incisões dos locais de portas estão cuidadosamente reduzidas ao tamanho do trocarte a ser colocado. A esse respeito, é importante colocar cada trocarte de modo a apontar para o campo cirúrgico, para evitar o redirecionamento vigoroso contínuo durante o procedimento que resulta em alargamento do tecido a volta do trocarte e subsequente fuga de CO_2 para os tecidos subcutâneos circundantes.

Vários estudos têm demonstrado que a incidência de enfisema subcutâneo é maior durante a laparoscopia retroperitoneal do que durante a laparoscopia transperitoneal, embora sem qualquer sequela clinicamente significativa (Wolf et al., 1995; Zhao et al., 2008). Em qualquer caso, os riscos de enfisema cirúrgico e outra sequela relacionada ao CO_2 durante a cirurgia retroperitonioscópica e extraperitonioscópica podem ser eficazmente minimizados ao se trabalhar com uma pressão mais baixa (i.e., 12 mmHg *versus* 15 mmHg) (Rassweiler et al., 1998a) e ao se utilizar um trocarte de balão para selar o local de entrada inicial (Gill, 1998; Nunes et al., 1999).

Pneumomediastino, Pneumotórax e Pneumopericárdio. A fuga de gás ao longo dos principais vasos sanguíneos através de defeitos congênitos ou de alargamento resultante de aberturas no diafragma pode levar a pneumomediastino, pneumopericárdio ou pneumotórax (Kalhan et al., 1990; Pascual et al., 1990; Ver et al., 1993; Abreu et al., 2004; Zhao et al., 2008). Embora um pneumomediastino não esteja geralmente associado com sintomas clínicos específicos, um pneumopericárdio pode resultar em uma função cardíaca enfraquecida. A incidência de pneumopericárdio é estimada como sendo de 0,8% (Abreu et al., 2004). O diagnóstico geralmente é feito em uma radiografia de tórax realizada na sala de recuperação, exceto em casos raros, quando a insuficiência cardíaca ocorre durante o procedimento. Se há súbita descompensação cardíaca durante um procedimento, as mesmas manobras devem ser realizadas conforme descrito para o tratamento de uma suspeita de embolia gasosa, incluindo interrupção do processo e desinsuflação do abdome. Se houver uma forte suspeita de tamponamento cardíaco, a pericardiocentese é indicada.

Um pneumotórax pode estar associado com pneumomediastino, barotrauma ou punção direta do espaço pleural com um trocarte (Médico e Hussain, 1973; Kalhan et al., 1990; Pascual et al., 1990). A incidência dessa complicação tem sido encontrada como sendo de 1,6% a 4,0% (Abreu et al., 2004; Zhao et al., 2008). Tal como no enfisema subcutâneo, a incidência de pneumotórax é mais comum em procedimentos retroperitoneais (Zhao et al., 2008). Os primeiros sinais desse problema podem ser o desenvolvimento de enfisema subcutâneo, especialmente na área do pescoço e no peito. Sinais mais graves, como hipotensão e diminuição dos sons da respiração, com um aumento na pressão ventilatória, são indicativos de um pneumotórax *hipertensivo*. Apesar de uma radiografia de tórax confirmar o diagnóstico, o desenvolvimento do colapso pulmonar com perda de sons de respiração em um lado requer descompressão imediata do tórax pela passagem de uma agulha de calibre 16 para o segundo ou terceiro espaço intercostal na linha hemiclavicular, seguida por drenagem pleural, se um pneumotórax hipertensivo é suspeitado (See et al., 1993).

A prevenção desses problemas é semelhante aos modos de se evitar o enfisema subcutâneo: manter a pressão intra-abdominal de preferência a 12 mmHg, certificar-se de que todos os locais de incisões dos trocartes estão apertados em torno da cânula laparoscópica e certificar-se de que todas as cânulas estão bem encaixadas na cavidade peritoneal. Além disso, todos os trocartes devem permanecer abaixo da 12ª costela. Enquanto se procede à dissecação nos quadrantes superiores do abdome, especialmente durante a cirurgia renal ablativa laparoscópica, o cirurgião deve estar ciente das relações anatômicas dos rins, das glândulas suprarrenais e dos grandes vasos para o diafragma de modo a evitar lesão direta.

Complicações Relacionadas à Colocação "às Cegas" do Primeiro Trocarte depois de se Obter um Pneumoperitônio com Agulha de Veress

Com o advento dos trocartes não cortantes (vários dos quais também têm pontas transparentes para visualização direta das camadas das paredes abdominais individuais durante a colocação), a probabilidade de lesões catastróficas em estruturas vitais foi marcadamente reduzida (Thomas et al., 2003).

Danos em Órgãos Gastrointestinais. A perfuração do intestino delgado ou grosso, durante a passagem do primeiro acesso, é a causa mais comum de lesão de órgãos gastrointestinais induzida por trocarte. Outros órgãos (p. ex., estômago) são afetados com muito menos frequência. Dado o posicionamento lateral do baço e do fígado, lesões desses órgãos com a passagem do trocarte principal são distintamente pouco comuns. O primeiro sinal de que se entrou no intestino depende de se o dano é por meio de uma parede ou ambas as paredes do intestino. No primeiro exemplo, logo que o laparoscópio é introduzido, o cirurgião vê as pregas da mucosa do interior do intestino. No entanto, em uma lesão através das duas paredes o diagnóstico não é feito até que o primeiro trocarte secundário seja passado; **nessa ocasião, o cirurgião deve rotineiramente passar o laparoscópio através do acesso secundário para inspecionar o local da punção do acesso inicial.** O trocarte será visto passando completamente através de ambas as paredes do intestino. Se o cirurgião não executar essa manobra rotineiramente, essa lesão não será observada até o fim do procedimento, quando os trocartes estão para serem removidos, resultando, assim, em uma lesão mais ampla e em um tempo prolongado de contaminação intraperitoneal. Uma lesão do intestino dessa natureza quando não diagnosticada no intraoperatório leva a peritonite e possível morte quando descoberta apenas no período pós-operatório.

No caso de uma lesão de uma parede do intestino, o cirurgião pode decidir deixar o trocarte no lugar e passar um segundo trocarte em outro local, usando uma técnica de acesso aberto. Em uma inspeção do abdome, o local da lesão no intestino será imediatamente aparente porque o trocarte inicial ainda será residente no intestino. A essa altura, o cirurgião pode eleger abrir e reparar o intestino ou, se for especialista em laparoscopia, pode colocar mais duas portas e proceder ao fechamento do intestino usando sutura laparoscópica ou técnicas de grampeamento. Uma consulta intraoperatória com um cirurgião geral deve ser feita independentemente de o urologista realizar a reparação; do ponto de vista médico-legal e da qualidade dos cuidados, o envolvimento do cirurgião geral no momento do evento agudo facilita cuidados posteriores que devem continuar a surgir com as complicações, garantindo simultaneamente a melhor reparação possível da lesão no momento do evento agudo.

Quando a lesão no intestino é de uma parede a outra, ela pode igualmente ser reparada com uma abordagem aberta ou laparoscópica. Em ambos os casos, o abdome deve ser irrigado com 4 a 5 L de solução salina contendo uma solução de antibiótico e o paciente deve ser colocado sobre a cobertura de um antibiótico de largo espectro.

Uma perfuração do estômago é distintamente rara; no entanto, para melhor evitar esse problema os pacientes devem abster-se de ingestão oral por 12 horas antes da cirurgia. O manejo dessa complicação é o mesmo que ocorre para lesões no intestino, com fechamento primário e consulta a um cirurgião geral. Além disso, quando o estômago encontra-se distendido, uma sonda nasogástrica ou orogástrica deve ser colocada para descomprimir o estômago e facilitar ainda mais a inserção do trocarte.

Lesões nos Vasos Intra-abdominais. Lesão vascular maior é uma complicação rara, porém grave, ocorrendo em 0,11% a 2% dos casos (Hanney et al., 1995; Geers e Holden, 1996; Usal et al., 1998; Lin e Crescer, 1999; Vallancien et al., 2002; Parsons et al., 2004). É muito mais comum em processos relacionados ao retroperitônio, em oposição à laparoscopia pélvica. As artérias aorta e ilíaca comuns são mais frequentemente envolvidas. A veia cava inferior é menos afetada por causa da sua localização lateral em relação à aorta; da mesma forma, a veia ilíaca comum raramente está envolvida dada a sua posição posterior em relação à artéria ilíaca comum. Além disso, os vasos epigástricos estão em risco de danos durante a colocação do trocarte.

O primeiro sinal de uma complicação vascular importante é o aparecimento de hipotensão súbita e taquicardia associada. Se o trocarte não foi movido, então, conforme o obturador é retirado, o diagnóstico é feito imediatamente com base em se há um sangramento pulsátil (arterial) ou não pulsátil (venoso) abundante da bainha do trocarte. Se o trocarte foi deslocado do vaso lesionado, então, dependendo do vaso danificado, quando o laparoscópio é introduzido o cirurgião verá o sangue rapidamente acumular-se na cavidade abdominal, um hematoma mesentérico, o gotejamento do sangue a partir do local de entrada de trocarte ou, raramente, sangue que se acumula preferencialmente no retroperitônio, caso em que o espaço no interior da cavidade peritoneal parece ser significativamente reduzido e diminuindo de forma ativa por causa do hematoma retroperitoneal em expansão.

A resposta à lesão de uma estrutura arterial ou venosa importante deve ser rápida. Um cirurgião vascular ou de trauma deve ser chamado para a sala. Se o sangue está vindo através do trocarte, então o trocarte deve ser fechado e deixado no local. Uma laparotomia de emergência é realizada e o vaso seguido até o seu ponto de entrada para dentro do vaso. O vaso danificado deve ser controlado proximal e distal em relação ao local da lesão do trocarte com *vessel loops* ou grampos *bulldog* ou, alternativamente, uma pinça hemostática tipo Satinsky pode ser colocada para isolar a área da lesão de modo que, à medida que o trocarte é retirado, a ferida possa ser controlada e reparada rapidamente. Se a lesão é descoberta no momento da passagem o laparoscópio (i.e., o trocarte já não é residente no vaso), em seguida, a bainha e o laparoscópio podem ser movidos para cima e para baixo da parede abdominal e uma incisão imediata pode ser feita sobre o laparoscópio e a bainha, proporcionando, desse modo, uma laparotomia rápida e segura. Alternativamente, nessa situação, o procedimento pode ser convertido em uma abordagem manual aberta e o cirurgião pode então usar a mão intra-abdominal para controlar o vaso com sangramento.

A melhor maneira de lidar com essa complicação é evitá-la completamente. A esse respeito, o conhecimento da localização exata e das possíveis variações anatômicas de grandes vasos sanguíneos intra-abdominais é obrigatório. A tomografia computadorizada (TC) de varredura pré-operatória deve ser revista antes da cirurgia, de modo a procurar a veia cava ou outras anormalidades dos grandes vasos. Devido ao espaço intraperitoneal limitado, um cuidado especial deve ser dado à colocação de trocarte em crianças e adultos muito magros. É importante notar que várias manobras podem ser usadas para ajudar a prevenir a lesão vascular. Essas incluem garantir que todos os sinais de segurança de passagem de uma agulha de Veress estão presentes antes de prosseguir com a passagem do trocarte, obter um pneumoperitônio adequado antes da passagem do trocarte (a pressão intra-abdominal pode estar aumentada para 25 mmHg temporariamente para a colocação do trocarte primário), passar o trocarte inicial sob controle endoscópico direto (i.e., trocarte óptico), usar trocartes não cortantes e evitar a passagem do trocarte inicial através de uma cicatriz abdominal.

Além disso, é útil considerar ter uma bandeja "para hemorragia" disponível na sala de cirurgia em todos os momentos (Quadro 10-3). Essa bandeja laparoscópica deve conter uma braçadeira Satinsky, uma ponta de aspiração de 10 mm para evacuação de coágulos grandes, um dispositivo de Endo Stich com uma sutura Vicryl 4-0, um aplicador de clipe Lapra-Ty e uma carga de clipes Lapra-Ty (seis clipes por carga), dois porta-agulhas laparoscópicos e suturas 4-0 vasculares. Com essa bandeja disponível, algumas lesões nas principais estruturas venosas podem ser resolvidas com sucesso por laparoscopia.

Lesão no Trato Urinário. Lesões do trato urinário durante a laparoscopia são mais comumente associadas com a passagem do trocarte, especificamente danos na bexiga no momento da colocação do trocarte inicial. A incidência varia amplamente na literatura ginecológica, de 0,02% a 8,3% (Ostrzenski e Ostrzenska, 1998; Lin e Grow, 1999; Soong et al., 2007). As possibilidades de ocorrer esse problema têm sido grandemente reduzidas pela introdução de trocartes não cortantes.

O sinal inicial desse problema é pneumatúria ou hematúria macroscópica. O diagnóstico pode ser confirmado por instilação intravesical retrógrada de índigo-carmim diluído com soro fisiológico; isso permite que o cirurgião identifique rapidamente o local de cistotomia. A lesão pode ser reparada por laparoscopia com técnicas de sutura laparoscópica; no entanto, os danos extensos podem exigir o reparo cirúrgico aberto (Ostrzenski e Ostrzenska, 1998). Essas lesões devem ser sempre fechadas e não devem ser deixadas cicatrizar por conta própria com prolongada drenagem por cateter de Foley.

A prevenção desse problema é simples. A colocação pré-operatória de um cateter uretral para drenar a bexiga é recomendada em todos os principais casos urológicos laparoscópicos. Não só em grande parte isso impede danos à bexiga, mas também fornece os meios necessários para a monitoração da diurese durante os principais procedimentos laparoscópicos.

Complicações Relacionadas à Colocação de Trocartes Secundários

Sangramento no Local da Bainha. Sangue escorrendo do local de entrada do trocarte e sobre as vísceras abdominais subjacentes é o primeiro sinal de um vaso da parede abdominal lesado. O local exato de hemorragia é determinado pelo escoramento do trocarte em cada um dos quatro quadrantes e notando que a posição do trocarte tampona o sangramento.

O tratamento definitivo para esse problema pode ser realizado em uma das três maneiras. O método mais simples, embora o mais dispendioso, é a inserção de tesoura curva eletrocirúrgica ou fórceps por

---

QUADRO 10-3 Conteúdos da Bandeja de Hemorragia para Cirurgia Laparoscópica

Grampo laparoscópico Satinsky
Ponta de irrigação-sucção de 10 milímetros
Dispositivo Endo Stitch com sutura absorvível 4-0
Aplicador de clipe LapraTy e clipes Lapra-Ty empacotados
Sutura vascular 4-0 de 6 polegadas de comprimento em uma agulha SH com um clipe Lapra-Ty pré-colocado na ponta
Dois condutores de agulha laparoscópica
Agente hemostático tópico de escolha

meio de outro trocarte, que pode então ser articulado no local para coagular o vaso sangrante.

O método menos caro é suturar a área de hemorragia. Isso pode ser conseguido através da inserção de uma agulha Keith reta com uma sutura absorvível 0-0 a partir do exterior do abdome de um lado do quadrante afetado e, em seguida, agarrando a agulha com pinças laparoscópicas e empurrando-a para fora do abdome na parte lateral oposta do quadrante afetado, até que possa ser recuperada na superfície do abdome (Fig. 10-30). Essa sutura ampla é então amarrada sobre uma gaze de 4 x 4 polegadas na superfície abdominal; a porta pode ser usada durante todo o procedimento. Alternativamente, vários dispositivos de fechamento de porta, em particular o dispositivo de Carter-Thomason, podem ser utilizados para passar uma sutura semelhante para controlar o sangramento (Ortega, 1996). Em última análise, no final do procedimento, um dispositivo dessa natureza deve ser usado para definitivamente fechar a porta e ocluir o vaso lesionado, não importando qual das técnicas mencionadas é utilizada.

Esse problema pode frequentemente ser evitado por transiluminação da parede abdominal, especialmente no paciente magro, antes da colocação do trocarte, de modo que vasos grandes de superfície e vasos peritoneais sobrepostos podem ser evitados e para ajudar a identificar a área dos vasos epigástricos inferiores. Além disso, a dissecção rotineira do tecido subcutâneo no local do portal proposto com uma pinça sem corte (p. ex., pinça Kelly) pode ser útil e **a utilização apenas de trocartes sem corte demonstrou reduzir a chance de lesão da parede vascular de maneira significativa** (Bhoyrul et al., 2000). Em particular, uma diminuição em cinco vezes da lesão do vaso epigástrico foi demonstrada com o uso de trocartes não cortantes (incidência reduzida de 0,83% para 0,16%) (Hashizume e Sugimachi, 1997; Thomas et al., 2003). A incidência de qualquer hemorragia na parede abdominal também demonstrou ser drasticamente reduzida (3% *versus* 9%) com o uso de trocartes com extremidades não cortantes *versus* trocartes cortantes (Antoniou et al., 2013). A colocação de trocartes na linha média, ou pelo menos 6 cm lateral à linha média, também demonstrou reduzir o risco de lesão do vaso epigástrico (Hashizume e Sugimachi, 1997).

Problemas Relacionados com a Posição do Trocarte. Três problemas potenciais podem ocorrer quando os trocartes secundários não estão posicionados corretamente: "espadas cruzadas", "alças salientes", e "capotamento". O problema de espadas cruzadas é causado pelos trocartes que foram colocados muito próximos um do outro; como resultado, as porções intra-abdominais dos dois trocartes se cruzam entre si de modo que os dois trocartes não possam ser facilmente usados para fornecer instrumentos para o mesmo sítio cirúrgico. Do mesmo modo, o problema de alças salientes também é causado por trocartes colocados muito perto um do outro. Como resultado, as porções superiores dos trocartes batem uma sobre a outra na superfície abdominal, novamente impedindo o fornecimento de instrumentos a um local cirúrgico específico. O capotamento é uma variante do problema de espadas cruzadas, mas ocorre entre o laparoscópio e um instrumento. Em vez de correr paralelamente à zona cirúrgica, a cânula que prende o laparoscópio primário e uma das portas secundárias de retenção de instrumento estão apontadas uma para a outra. Por conseguinte, como o instrumento é avançado em direção ao local da cirurgia, ele bate e é defletido pelo laparoscópio maior, rolando, assim, sobre o laparoscópio e, portanto, movendo-se para fora do campo de visão.

Por definição, esses problemas são mais prováveis de ocorrer durante uma cirurgia LESS. Uma vez que os portais são propositadamente colocados em estreita proximidade uns dos outros, o cirurgião tem de utilizar técnicas avançadas ou equipamentos especiais para superar essas armadilhas. Esse equipamento especial pode incluir instrumentação articular, instrumentos com diferentes comprimentos de eixo e um laparoscópio de perfil baixo de 5 mm.

Quando o Sistema Robótico da Vinci for utilizado, as portas devem ser colocadas pelo menos 8 a 10 cm distantes uma da outra para evitar a colisão dos braços robóticos — o equivalente robótico de alças salientes. Isso às vezes pode ser um desafio em pacientes magros com espaço limitado de parede abdominal.

Normalmente esses problemas são um aborrecimento menor e o cirurgião e o assistente precisam enfrentar o problema apenas uma vez para ajustá-lo. Para compensar o problema das alças salientes, caso ele ocorra, as bainhas podem ser retiradas um pouco do abdome,

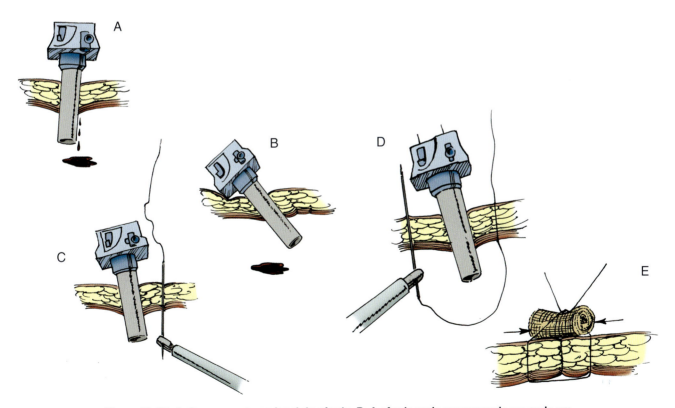

Figura 10-30. A, Sangramento no local da cânula. **B,** A cânula pode ser escorada em cada um dos quatro quadrantes diferentes para identificar a origem do sangramento. **C e D,** A agulha Sytraight Keith pode ser usada para transpassar o local do sangramento. **E,** A sutura é amarrada em um apoio de gaze. (De Clayman RV, Mc Dougall EM, editors. Laparoscopic urology. St. Louis: Quality Medical Publishing; 1993.)

aumentando assim o espaço entre as alças dos instrumentos. Os problemas de espadas cruzadas e capotamento podem ser remediados, movendo-se as alças dos trocartes de passagem mais próximos uns dos outros, assim movendo as pontas dos trocartes mais distantes. Quando isto é feito para corrigir um capotamento, o local cirúrgico pode ser deslocado para um canto do monitor; no entanto, o fornecimento desejado do aparelho para o local cirúrgico pode então ser realizado. Uma óptica laparoscópica de 30 graus pode geralmente permitir que o laparoscópio seja colocado paralelamente ao instrumento sobre o qual ele é rolado e, em seguida, rotacionado para manter a imagem local da cirurgia e eliminar a sobreposição.

A melhor forma de lidar com essas situações é colocar de forma adequada e direcionar cada trocarte no início da cirurgia, para evitar a ocorrência desses problemas. Para alguns procedimentos, como pieloplastia, isso pode ser conseguido através da colocação de todos os trocartes na mesma linha (i.e., na linha média), de modo que eles estejam todos trabalhando de modo paralelo um com o outro, enquanto para procedimentos tais como a nefrectomia o objetivo é colocar os trocartes de modo que rodeiem o local da cirurgia, formando um padrão de diamante no qual reside o rim. Independentemente disso, cada trocarte precisa ser inserido de tal forma que ele aponte para a patologia; isso impede o problema de ter que reorientar o trocarte durante a cirurgia, adicionando fadiga ao cirurgião e traumas desnecessários ao peritônio e à musculatura da parede abdominal. **Por último, se as interações dos trocartes tornam-se particularmente irritantes durante um procedimento, o cirurgião não deve hesitar em colocar um trocarte adicional de 5 mm em um local mais propício para eliminar o problema.**

Complicações Relacionadas à Anestesia Geral para Laparoscopia

Acesse www.expertconsult.com para mais informações.

Complicações Relacionadas ao Procedimento Cirúrgico

Lesões no Intestino: Eletrocirúrgicas. Uma lesão térmica induzida eletrocirurgicamente pode ocorrer através de um dos quatro mecanismos: ativação direta inadequada; acoplamento a um outro instrumento; acoplamento capacitivo; e falha de isolamento.

Um trauma ativo do eletrodo pela ativação involuntária causa dano direto ao intestino ou a outros órgãos e pode ocorrer quando o instrumento eletrocirúrgico não é observado dentro da cavidade peritoneal, quando ele está fora do campo de visão da câmera ou quando alguém que não o cirurgião principal faz a ativação do eletrodo. Além disso, o trauma do eletrodo ativo pode ser visto quando a coagulação se estende para além do local pretendido (expansão térmica) e atinge outras estruturas adjacentes (p. ex., intestino, vasos sanguíneos, ureter). Isso é mais comumente visto quando são usadas as configurações de alta eletrocoagulação (i.e., > 30 watts).

O acoplamento direto pode ocorrer quando o instrumento eletrocirúrgico ativo toca outro instrumento que está em contato direto com outro tecido (p. ex., o intestino). Se isso acontecer fora do campo de visão do laparoscópio, pode passar despercebido pela equipe cirúrgica.

Os danos causados por acoplamento capacitivo ocorrem quando não é permitido que a carga circundante, que é intrínseca a todos os eletrodos monopolares ativados, conduza de volta e há dispersão através da parede abdominal (Zucker et al., 1995; Munro, 1997). Essa condição pode desenvolver-se quando uma cânula de metal está ancorada sobre a pele com um grampo não condutor de plástico, o que, como observado anteriormente, nunca deve ser feito (Fig. 10-31). Como resultado, o campo elétrico, que se acumula em torno do instrumento eletrocirúrgico ativado e é conduzido para o trocarte de metal por meio da qual foi colocado, não pode então ser conduzido para a parede abdominal porque o grampo de plástico atua como um isolador. Isso pode levar a uma elevada densidade de potência ao longo da porção da cânula de metal que está no interior do abdome. A carga elétrica construída sobre a cânula pode então viajar para outros tecidos em contato com a cânula. Similarmente, o acoplamento capacitivo pode constituir um risco quando as sondas eletrocirúrgicas são usadas através de laparoscópios operacionais, que são, por sua vez, inseridos através de bainhas de plástico. A haste metálica do laparoscópio torna-se então um depósito de corrente elétrica e pode descarregar essa energia para qualquer tecido em contato com o laparoscópio. O risco dessa complicação também é aumentado quando são utilizados geradores mais velhos com alta voltagem de saída e/ou eletrodos com diâmetros mais espessos de alta tensão, especialmente na coagulação, em vez de no modo cortante (Munro, 1997).

Por último, a quebra do isolamento pode permitir que a corrente escape ao longo do eixo do instrumento, prejudicando, assim, os tecidos que estão fora do campo de visão do laparoscópio. A interrupção do isolamento ao longo do eixo do instrumento pode ser um resultado do uso repetido, de uma nova esterilização ou de danos mecânicos ao instrumento durante a inserção repetida através de um trocarte. Nessa situação, uma pequena quebra no isolamento resulta em uma área de muito alta densidade de potência que, em seguida, descarrega para o tecido mole mais próximo.

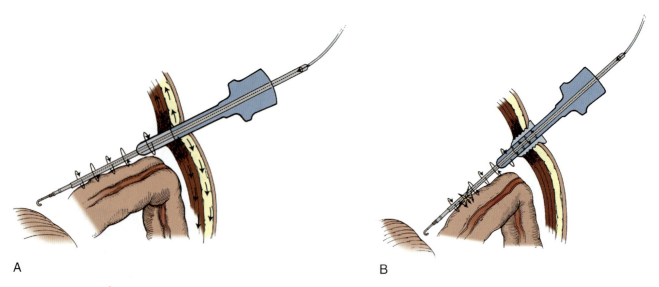

Figura 10-31. Acoplamento capacitivo. **A,** A carga em volta do eletrodo monopolar ativado é conduzida de volta para a cânula toda de metal e dispersada pela parede do abdome. **B,** O instrumento eletrocirúrgico está sendo usado através de uma cânula de metal que foi ancorada à pele com uma garra de plástico não condutora; então, o campo elétrico não pode ser conduzido para a parede abdominal porque o retentor de plástico atua como um isolante; uma carga elétrica mais forte é então conduzida para qualquer tecido em contato com a cânula.

No intraoperatório, lesões térmicas do intestino podem se manifestar como manchas esbranquiçadas na camada serosa. Em casos graves, a camada muscular da mucosa ou do lúmen intestinal pode ser vista. No entanto, em muitos pacientes, a lesão térmica do intestino não é reconhecida no momento do procedimento. **No pós-operatório, o paciente com trauma intestinal não reconhecido pode não desenvolver febre, náuseas ou sinais de peritonite por muitos dias, uma vez que a extensão da necrose intestinal pode levar até 18 dias para se desenvolver plenamente** (Abdel-Meguid e Gomella, 1996). Portanto, o problema pode não se tornar evidente até que o paciente realmente tenha tido alta do hospital.

Assim, lesões do intestino devem ser excluídas em qualquer paciente que desenvolve febre além do 1º dia pós-operatório ou que se queixa de aumento do desconforto abdominal. Embora muitos pacientes possam ter os sinais típicos de febre, dor abdominal, íleo e náuseas e vômitos, isso nem sempre é o caso. Em vez disso, muitos **pacientes poderão ter temperatura baixa, leucopenia e dor persistente e relativamente extrema no local do trocarte mais próximo da lesão do intestino** (Bishoff et al., 1999). Alternativamente, valores laboratoriais podem ser notáveis para leucocitose com desvio à esquerda associado (i.e., o aumento da porcentagem de neutrófilos). Em alguns pacientes, isso ocorre em face de uma contagem normal ou mesmo baixa de leucócitos, tornando o desvio à esquerda um sinal mais confiável do que a contagem de células brancas absoluta. As radiografias abdominais são notoriamente imprecisas porque o CO_2 da laparoscopia pode permanecer como ar livre por até 9 dias após o procedimento; no entanto, um padrão de íleo é geralmente presente. Um teste mais sensível é uma tomografia computadorizada abdominal com contraste oral acompanhada por filmes atrasados.

Pequenas lesões térmicas pós-operatórias do intestino descobertas tardiamente no pós-operatório (i.e., mais de 5 a 7 dias de pós-operatório) podem ser tratadas de forma conservadora, auxiliada por administração de antibióticos e uma dieta restritiva. Na verdade, uma fístula fechada pode se desenvolver, o que poderá determinar cura com essa abordagem. No entanto, se o paciente não responder rapidamente ou desenvolver peritonite grave, exploração cirúrgica aberta é obrigatória. Lesões térmicas causadas pelo cautério monopolar muitas vezes resultam em danos no tecido que se estendem para além da área visível de necrose. Com isso em mente, o cirurgião deve realizar uma ressecção intestinal com uma margem de segurança de 6 cm de cada lado antes de completar uma anastomose terminoterminal (Abdel-Meguid e Gomella, 1996).

A lesão térmica causada pela eletrocirurgia bipolar é mais confinada à área visível de danos. Essas lesões ocorrem apenas como resultado da queima direta do instrumento no intestino. Se a lesão é pequena, pode ser gerida por excisão simples do local e fechamento da parede do intestino. Danos bipolares que envolvem mais do que a metade da circunferência do intestino devem ser tratados por excisão do segmento afetado do intestino, seguida por anastomose terminoterminal (Abdel-Meguid e Gomella, 1996).

O objetivo do cirurgião laparoscópico deve ser nunca experimentar uma complicação térmica. Para este fim existem várias ações que o cirurgião pode tomar para diminuir os riscos. Em primeiro lugar, os instrumentos eletrocirúrgicos devem ser cuidadosamente inspecionados antes da utilização para "quebras" no isolamento; se essas forem encontradas, o instrumento deve ser enviado para recapamento. Em segundo lugar, os instrumentos eletrocirúrgicos nunca devem ser deixados de maneira negligente dentro do abdome; quando eles não estiverem em uso, devem ser removidos do abdome. Em terceiro lugar, *apenas* o cirurgião principal deve controlar a ativação do eletrodo. Em quarto lugar, o isolamento da área a ser cauterizada a partir dos tecidos circundantes (vasos, nervos, ureter), bem como o uso de eletrocautério bipolar, reduz o risco de propagação térmica e lesão de outros tecidos. Em quinto lugar, o dispositivo eletrocirúrgico nunca deve ser ativado, a menos que toda a extensão da porção de metal do instrumento esteja em vista. Isso inclui não apenas a ponta ativa do instrumento, mas também qualquer junta exposta de metal não revestida que pode estar por detrás da ponta do instrumento. Dessa maneira, tanto a lesão direta inadvertida ao tecido adjacente como o acoplamento direto a outro instrumento podem ser evitados. Em sexto lugar, os problemas de acoplamento capacitivo podem ser impedidos não se criando uma situação em que uma mistura de elementos não condutores e condutores seja utilizada pelo cirurgião (p. ex., trocartes metálicos combinados com retentores de plástico). Além disso, o uso de geradores modernos e de eletrodos de pequeno diâmetro pode significativamente diminuir o risco de acoplamento capacitivo (Munro, 1997), conforme ocorre com o uso da corrente mista ou puramente cortante. As altas voltagens necessárias para a corrente de coagulação pura representam a maior ameaça de lesão eletrocirúrgica, especialmente através do mecanismo de acoplamento capacitivo e falha de isolamento. Por último, um sistema de monitoramento de eletrodo ativo (Encision, Boulder, CO) é extremamente útil. Com esse sistema, qualquer quebra súbita no isolamento do instrumento eletrocirúrgico (p. ex., com uma tesoura ou eletrodo de gancho) resulta em encerramento imediato da corrente eletrocirúrgica, impossibilitando assim uma lesão eletrocirúrgica.

Lesão no Intestino: Mecânica. Danos mecânicos inadvertidos podem ser causados por uma ampla variedade de instrumentos cortantes e sem corte (p. ex., pinças, tesouras laparoscópicas, retratores). Esse tipo de lesão é mais visível para o cirurgião e é geralmente descoberto durante o estado intraoperatório ou no final do procedimento. A identificação visual direta durante o procedimento permite que o cirurgião repare a lesão por laparoscopia, mesmo que o paciente não tenha tido um preparo formal do intestino. Dada a sua natureza localizada, a ressecção intestinal é raramente necessária. O abdome deve ser irrigado copiosamente no final do procedimento, com 4 a 5 L de uma solução contendo antibiótico.

Se a lesão intestinal mecânica passa despercebida durante o procedimento, em seguida os sintomas pós-operatórios geralmente se desenvolvem muito mais cedo do que com uma lesão eletrocirúrgica. Febre, náuseas, íleo e peritonite desenvolvem-se no período pós-operatório muito cedo e o diagnóstico é confirmado por uma tomografia computadorizada abdominal com contraste oral. Esse tipo de lesão deve ser gerido com retorno imediato à sala de cirurgia para corrigir o problema por excisão local ou ressecção do intestino com a subsequente anastomose de uma parede a outra e irrigação abundante do abdome.

Uma manipulação delicada do tecido com instrumentos laparoscópicos pelo cirurgião principal e pelos assistentes é essencial para evitar essa complicação. Pinças atraumáticas devem sempre ser usadas no manuseio do intestino. Da mesma forma, é importante que todos os instrumentos sejam introduzidos sob orientação visual estrita na cavidade peritoneal. Instrumentos nunca devem ser abandonados e devem ser retirados da cavidade abdominal quando não estiverem em uso. Atenção, a economia de movimentos e destreza de toque são características essenciais do cirurgião tanto para o procedimento aberto, como para o laparoscópico bem-sucedido.

Lesão Vascular. Felizmente, a lesão vascular direta maior durante a dissecção laparoscópica é um evento raro. O uso apenas de trocartes sem corte, a natureza pequena da instrumentação, as limitações de velocidade cirúrgica e a magnificação do campo cirúrgico pelo laparoscópio se combinam para diminuir esse problema em potencial.

Durante a dissecção renal direita, em particular, a possibilidade de lesão na veia cava, veia renal ou veia gonadal é intensificada. Quando isso ocorre, o cirurgião pode realizar várias etapas para resolver o sangramento. **Em primeiro lugar, a pressão de pneumoperitônio pode ser aumentada para 25 mmHg, reduzindo ou eliminando qualquer sangramento venoso.** Com o uso do irrigador-aspirador, o sangue pode ser limpo e o local de hemorragia, identificado. Em seguida, através de uma das portas de 12 mm, uma esponja ou compressa de gaze pode ser introduzida no abdome e segurada com uma pinça de preensão, permitindo assim que o cirurgião identifique e faça o tamponamento da área de sangramento. Se a lesão for pequena, então ela pode responder apenas à pressão direta. Alternativamente, produtos farmacêuticos cirúrgicos, tais como cola de fibrina ou selante de matriz de gelatina de trombina (p. ex., Floseal [Baxter, Deerfield, IL]), podem ser aplicados. Se a lesão for maior, em seguida, o cirurgião pode decidir se deve converter a um procedimento aberto ou com assistência manual, para tentar proteger e reparar a lesão por laparoscopia. Dependendo da gravidade da lesão, uma consulta a um cirurgião vascular pode ser apropriada. Se a reparação laparoscópica for tentada, uma sutura intracorporal e, possivelmente, a utilização de uma pinça laparoscópica de Satinsky podem ser necessárias. Ao longo desse período, é essencial para o anestesiologista administrar fluidos suficientes ou reposição de sangue para impedir um estado hipovolêmico, uma vez que o paciente hipovolêmico tem maior risco de possível embolia aérea a essas pressões intra-abdominais altas (O'Sullivan et al., 1997).

Se o cirurgião for capaz de obter controle temporário do vaso com uma pinça, então é muitas vezes útil colocar um orifício de 5 mm adicional que pode ser utilizado pelo assistente para a aspiração e irrigação ou para otimizar o plano de abordagem ao dano laparoscópico, facilitando assim a sutura. De qualquer forma, a porta adicional permite que o cirurgião repare o local do sangramento usando as duas mãos, com excelente visualização do campo cirúrgico.

Em alternativa, o cirurgião pode converter de uma abordagem laparoscópica padrão para uma abordagem com assistência manual. A mão, neste caso, é valiosa porque pode tamponar rapidamente o local de hemorragia. Nesse sentido, recomenda-se, se possível, comprimir as paredes laterais da veia (p. ex., veia cava inferior) fechadas, em vez de apenas colocar pressão direta sobre o topo da lesão; a última abordagem tem uma tendência a resultar em um aumento gradual do buraco na veia. Além disso, se o buraco for comprimido e tamponado, uma pinça de Satinsky pode ser mais facilmente passada por baixo dos dedos do cirurgião para fornecer um controle confiável da lesão em preparação para um reparo por sutura.

Lesões arteriais menores geralmente respondem ao tamponamento. Lesões aórticas maiores ou renais são muito mais difíceis de resolver por via laparoscópica. Embora essa última, se ocorrer durante uma nefrectomia planejada, possa ser tratada tomando-se rapidamente a artéria renal com um grampeador vascular, a forma convencional pode levar à conversão imediata e reparação aberta. Como mencionado anteriormente, a adição de uma porta adicional de 5 mm pode ser muito útil para ajudar a estabelecer um campo claro e fornecer ao cirurgião o controle com as duas mãos da lesão. Se for necessária a conversão para um procedimento aberto, a área da lesão deve ser tamponada com pinças laparoscópicas e o cirurgião pode continuar a fazer rapidamente uma linha média ou incisão subcostal oscilando uma das portas até a parte inferior da parede abdominal e cortando o eixo da porta. Os fórceps laparoscópicos de tamponamento são importantes para dirigir o cirurgião imediatamente para o local da lesão, que pode então ser adequadamente reparada. Mais uma vez, um cirurgião vascular deve ser chamado para a sala, se necessário.

Como mencionado anteriormente neste capítulo, devido ao fato de a maioria dos episódios de sangramento ser inesperada, é aconselhável ter no quarto uma bandeja para hemorragia equipada com todos os instrumentos necessários para controlar o sangramento e para a conversão para o procedimento aberto em potencial (Quadro 10-3).

Lesão do Nervo. A lesão do nervo é invariavelmente um resultado de posicionamento do paciente em combinação com a duração do procedimento. A incidência exata desse problema não é conhecida. Uma pesquisa de lesões neuromusculares associadas à cirurgia urológica laparoscópica concluída por 18 urologistas de 15 instituições nos Estados Unidos, publicada em 2000, revelou que de um total de 1.651 procedimentos havia 46 lesões neuromusculares em 45 pacientes (2,8%). Isso incluiu neuralgia de parede abdominal (14), déficit sensorial de extremidade (12), déficit motor de extremidade (oito), rabdomiólise clínica (seis), contusão do ombro (quatro) e espasmo das costas (dois) (Wolf et al., 2000).

Se o paciente é posicionado e/ou acolchoado de forma inadequada, isso pode resultar em dano do nervo por alongamento anormal ou compressão. Entre as lesões nervosas relacionadas com a posição, o plexo braquial parece estar mais em risco. A lesão pode estar infligida de várias maneiras: (1) abdução do braço por mais de 90 graus, (2) rotação extrema para fora da cabeça do úmero e (3) danos de compressão quando as cintas de ombro são usadas na posição de Trendelenburg (Phong e Koh, 2007), o que empurra a clavícula no espaço retroclavicular. Em particular, isso tem sido reportado como um problema com a prostatectomia radical robótica quando uma posição de Trendelenburg íngreme é necessária e cintas no paciente podem ser requeridas para evitar o escorregamento. Outros nervos que podem ser afetados pelo posicionamento incluem o nervo femoral, por causa da rotação extrema lateral e abdução da articulação do quadril, especificamente na posição de litotomia, e o nervo ciático, por causa do alongamento ao longo da perna superior quando o paciente está em decúbito lateral (Hershlag et al., 1990; Abdel-Meguid e Gomella, 1996; Liss et al., 2013). Além disso, os nervos podem ser lesados durante a própria cirurgia por causa de qualquer lesão mecânica direta ou corrente eletrocirúrgica monopolar.

A paralisia do nervo causada por posicionamento só é reconhecida no pós-operatório, muitas vezes no primeiro dia de pós-operatório quando o paciente tenta deambular. Tanto do ponto de vista médico, como do ponto de vista legal, uma consulta ao neurologista deve ser feita logo que o paciente chama a atenção do cirurgião a uma possível lesão no nervo. O exame neurológico com possíveis estudos de condução nervosa para documentar os danos agudos é importante. A fisioterapia pode facilitar a recuperação. No entanto, a recuperação, nesses casos, se não ocorrer dentro dos primeiros dias de pós-operatório, é muitas vezes lenta, exigindo meses.

A prevenção é primordial. Acessórios de montagem na mesa para todas as principais mesas de sala de operação comerciais que existem ajudam no posicionamento seguro e eficaz dos pacientes em decúbito lateral e na posição prona. Se os braços devem ser mantidos ao lado do paciente, eles devem ser pronados para proteger o plexo braquial. Se o paciente está em uma posição de decúbito lateral, todas as proeminências ósseas devem ser preenchidas com almofadas de gel adicionais (i.e., quadril, joelho e tornozelo abaixo da perna) e um travesseiro é sempre colocado entre as pernas. Enchimento também deve ser colocado por baixo das tiras de Velcro e da fita, que podem ser utilizadas na parte superior de quadril e ombro. Se o paciente está na posição de litotomia com Trendelenburg íngreme, como é muitas vezes necessário durante prostatectomia radical laparoscópica ou robótica, as cintas de ombro não devem ser utilizadas devido ao risco de lesão do plexo braquial. Em vez disso, o uso de alças largas bem acolchoadas diretamente em toda a parte superior do tórax e a utilização de *beanbags* cirúrgicas (Carey e Léveillée 2007) são excelentes maneiras de proteger o paciente. A abdução extrema do quadril também deve ser evitada; cuidado meticuloso ao posicionar o paciente na posição de flexão do quadril deve ser tomado quando o paciente é colocado em litotomia por um período prolongado. O acolchoamento deve ser verificado cada vez que a posição da mesa é alterada e deve-se checar de novo se há a possibilidade de o paciente deslizar sobre a mesa.

Danos em Trato Urinário, Baço ou Pâncreas. De modo similar à cirurgia aberta, durante os procedimentos cirúrgicos laparoscópicos ou robóticos, o trato urinário, o baço ou o pâncreas podem ser lesados.

Uma discussão sobre incidência, apresentação, manejo e prevenção está disponível em www.expertconsult.com.

Complicações Relacionadas à Saída do Abdome

Encarceramento do Intestino. Durante a remoção de portas laparoscópicas e desinsuflação do pneumoperitônio, o omento ou o intestino podem ser encarcerados em um dos locais de porta. Se essa ocorrência não foi observada durante o processo de remoção da cânula, então no período pós-operatório imediato, geralmente no segundo ou terceiro dia de pós-operatório, o paciente pode desenvolver um íleo e um flegmão no local da incisão da porta.

O tratamento é cirúrgico. O pneumoperitônio é restabelecido através de um dos locais de portal não afetado e três portas são substituídas: uma para a câmera e duas para pinças de apreensão. O intestino encarcerado é visualizado e uma pinça atraumática de intestino é colocada no intestino em ambos os lados da área de hérnia. Uma vez feito isso, a pele do local da porta afetada é cuidadosamente incisada e a ferida é aberta. O cirurgião utiliza a ponta do dedo para reduzir manualmente o intestino para a cavidade abdominal. O intestino pode então ser cuidadosamente inspecionado; se parecer viável, o que é normalmente o caso, ele pode ser deixado no lugar e o local da porta é fechado. Raramente são requeridas uma ressecção intestinal formal e uma reanastomose.

Esse problema em específico é o resultado de um erro técnico. Na verdade, a maioria das portas laparoscópicas tem um buraco aberto para o lado da porta a poucos milímetros da extremidade do eixo da porta. Esse buraco equaliza a pressão na porta e no abdome, conforme a porta é puxada para fora do abdome, impedindo assim que qualquer parte do intestino seja retirada com a porta. Além disso, se cada local porta for inspecionado endoscopicamente no momento da retirada da cânula, o intestino ou o omento que podem ter entrado no local da porta podem ser facilmente identificados e posicionados de volta para a cavidade abdominal. Quando a última porta conduzindo o endoscópio é removida, o assistente deve puxar para cima as suturas de fechamento ou a pinça fascial e o cirurgião deve trazer a cânula para fora da ferida e para cima do eixo do endoscópio, de modo a que o endoscópio seja a última coisa a deixar o abdome.

Sangramento no Local da Bainha. O sangramento no local da bainha foi previamente discutido em Complicações Relacionadas à Colocação de Trocartes Secundários. No entanto, há ocasiões em que esse problema não se torna aparente até ao final do processo, devido ao tamponamento do próprio trocarte. Mais uma vez, é essencial inspecionar cada local do trocarte a 5 mmHg para descartar esse problema.

Complicações Imediatas do Período Pós-operatório

Dor. A dor pode ser localizada ou difusa. No início do período pós-operatório, o desconforto no local da porta é de se esperar. No entanto, se a dor pós-operatória é limitada a um local de porta, também pode ser secundária a hérnia (imediata ou tardia), lesão do intestino ou infecção (tardia). A dor localizada, em conjunto com uma protuberância subcutânea, pode indicar hematoma da bainha do reto, sangramento e formação de hematoma em um local de porta ou hérnia no local da porta. Dor num local de porta sem inchaço pode ser devido a uma sutura fascial particularmente ampla ou à palpação do nó da porta em um local de sutura fascial em um paciente magro. Em última análise, se a dor no local da porta estiver aumentando nos dias pós-operatórios subsequentes, uma hérnia deve ser suspeitada.

Dor abdominal severa, imediata e difusa pode estar relacionada com a liberação de material nocivo durante o procedimento (p. ex., fluido de cisto em pacientes com doença renal policística autossômica dominante) ou uma lesão intestinal. Desconforto escapular imediato pós-operatório pode ser um resultado do CO_2 do pneumoperitônio causando alguma irritação do diafragma. Raramente, esse desconforto pode ser suficientemente grave para imitar os sintomas de uma embolia pulmonar. Deve-se notar que essa dor é, invariavelmente, ao longo da área da região posterior do ombro direito. O desconforto abdominal difuso tardio e o desenvolvimento de sinais peritoneais, ou o simples desconforto abdominal contínuo acompanhado por febre baixa, podem ser o resultado de uma lesão do intestino despercebida no transoperatório.

Hérnia Incisional. Em adultos, a ocorrência de uma hérnia incisional é geralmente confinada aos locais de porta maiores do que 10 mm. No entanto, na população pediátrica, essa complicação pode ocorrer mesmo com portas de 5 mm. O paciente geralmente relata desconforto localizado acompanhado de náuseas e sinais de íleo. Raramente, dor abdominal difusa e/ou sinais de uma obstrução completa do intestino podem estar presentes. Exames revelam aumento de temperatura e, às vezes, inchaço sobre o local da porta afetada. Radiografias simples do abdome podem mostrar um padrão de íleo; no entanto, o estudo definitivo é uma TC abdominal, que pode realmente revelar o intestino saliente acima do nível fascial.

A reparação laparoscópica com dissecção da hérnia e o subsequente fechamento intra-abdominal podem ser realizados. O método para realizar esse processo já foi descrito. Em casos complicados em que uma hérnia estrangulada é suspeitada ou confirmada por laparoscopia, uma consulta a um cirurgião geral deve ser feita.

Como discutido anteriormente, **o risco de hérnia incisional pode ser grandemente reduzido através da utilização de trocartes não cortantes em oposição a trocartes cortantes.** Quando são usados trocartes cortantes, hérnias podem ser evitadas através da realização de um fecho de sutura fascial meticuloso de todos os locais de entrada de trocarte de 10 mm ou mais, em todos os adultos. Em crianças, é aconselhável realizar o fechamento fascial de qualquer local de porta "cortante" de 5 mm ou maior. A camada fascial está normalmente fechada com uma sutura absorvível, tal como anteriormente descrito. **Para pacientes nos quais foram utilizados apenas trocartes não cortantes, o fechamento fascial é indicado apenas para portas na linha média de 10 mm ou maiores** (Kang et al., 2012) **ou qualquer outro local de porta que tenha sido excessivamente esticado.** Na verdade, alguns autores recomendam o não fechamento até os locais de trocartes não cortantes na linha média (Siqueira et al., 2004). Embora tenha havido alguns relatos de uma hérnia de desenvolvimento após a utilização de um trocarte não cortante (Lowry et al., 2003; Kouba et al. 2007; Zemet et al. 2012), isso é distintamente raro. De fato, a incidência da formação de hérnia no pós-operatório caiu de 1,8% com trocartes de lâmina para apenas 0,19% com trocartes não cortantes (Boike et al., 1995; e Hashizume Sugimachi, 1997; Thomas et al., 2003). Deve-se notar que, com a abordagem da assistência manual na linha média, uma maior incidência de formação de hérnia foi identificada do que seria esperado: 4,0% a 7,3% (Troxel e Das, 2005). Por isso, alguns autores têm recomendado o fechamento dessa incisão na linha média com sutura interrompida não absorvível, em vez de sutura contínua (Troxel e Das, 2005).

Além disso, a incisão transversal na linha média fascial tem demonstrado ser superior à incisão da linha média fascial vertical na redução do risco de hérnia (Brown e Goodfellow 2005; Halm et al., 2009). Especificamente, para a prostatectomia radical robótica, a mudança de incisão vertical para horizontal da porta da câmara e o subsequente local de remoção da próstata resultaram numa redução da hérnia incisional de 5,4% a 0,4% (Liss et al., 2013).

Trombose Venosa Profunda e Embolia Pulmonar. Embora pareça razoável esperar por diminuição do retorno venoso e, consequentemente, pelo aumento da estase com maior risco concomitante de trombose venosa profunda (TVP) e embolia pulmonar (EP) em pacientes submetidos a laparoscopia, esse não é notavelmente o caso. Na verdade, não há nenhuma evidência de que essa complicação ocorra mais frequentemente durante os procedimentos laparoscópicos ou robóticos *versus* na cirurgia aberta (Abdel-Meguid e Gomella, 1996; Secin et al., 2008).

Até agora não houve ensaios clínicos randomizados abordando a questão da profilaxia da TVP em pacientes submetidos a cirurgia laparoscópica e robótica. **A American Urological Association lançou uma recomendação de melhores práticas para a prevenção de TVP em pacientes submetidos à cirurgia urológica.** Notando a falta de dados disponíveis relativos diretamente à cirurgia laparoscópica e robótica, foi recomendado o uso de meias de compressão pneumática colocadas no momento do procedimento laparoscópico em todos os pacientes. Além disso, eles reconheceram que certos grupos de risco elevado podem exigir a utilização de baixas doses de heparina não fracionada ou heparina de peso molecular baixo, antes, durante ou após a cirurgia.

As meias de compressão pneumática devem ser colocadas no período pré-operatório e devem permanecer durante 48 a 72 horas no período pós-operatório. Além disso, em pacientes com obesidade mórbida ou em indivíduos com alto risco de trombose (tabagismo, antecedentes de TVP), a adição de heparina perioperatória não fracionada (5.000 unidades, 2 horas no pré-operatório e, em seguida, a cada 12 horas de pós-operatório) também foi recomendada (Clagett et al., 1995; Miller e Capan, 1999, Secin et al., 2008). Deve-se notar que **especificamente em relação a procedimentos laparoscópicos retroperitoneais superiores (renal, adrenal, ureter), pelo menos um estudo** (Montgomery e Wolf, 2005) **indicou que o uso sequencial de meias compressoras pneumáticas proporciona profilaxia para a TVP equivalente, em comparação com o uso de heparina fracionada subcutânea, e que a utilização de heparina subcutânea pode aumentar a incidência de complicações hemorrágicas.** No entanto, deve-se ressaltar que esse foi um estudo não randomizado, obtido a partir de um banco de dados prospectivo aumentado pela revisão de prontuários.

Infecções de Feridas. No geral, esta é uma complicação rara na laparoscopia padrão. No entanto, com a abordagem de assistência manual, uma maior incidência de infecções de feridas tem sido observada. Em um relatório, a taxa de infecção da ferida pós-operatória na assistência manual foi de 9% (Nelson e Wolf, 2002). A prevenção dessa complicação é semelhante à que ocorre na cirurgia aberta e inclui atenção para preparação antisséptica e campos cirúrgicos adesivos estéreis da parede abdominal, irrigação de cada local de porta no final do procedimento e fechamento meticuloso da ferida.

Rabdomiólise. A rabdomiólise é uma complicação devastadora após a cirurgia laparoscópica. A incidência exata desse problema não é conhecida, mas uma pesquisa de lesões neuromusculares associadas à cirurgia urológica laparoscópica descobriu que de um total de 1.651 procedimentos houve seis casos (0,4%) de rabdomiólise clínica (Wolf et al., 2000). Em um estudo mais recente, estima-se que a ocorrência do problema em pacientes submetidos a procedimentos laparoscópicos retroperitoneais (p. ex., renal, ureteral, suprarrenal) foi superior a 1% (Reisiger et al., 2005). A rabdomiólise está invariavelmente associada a pacientes do sexo masculino submetidos a procedimentos laparoscópicos renais longos, especialmente se o coxim do rim foi usado por todo o processo. Embora a cobertura extra aplicada às áreas de pressão possa ser útil para evitar compressão do nervo e rabdomiólise, almofadas de gel e acolchoamento com espuma piramidal não demonstraram conclusivamente de modo significativo reduzir a pressão sobre o flanco dos pacientes na posição lateral (Deane et al., 2008). Como discutido anteriormente, **os pacientes do sexo masculino com um IMC de 25 ou superior submetidos à cirurgia laparoscópica na posição lateral com o coxim de rim elevado e a mesa completamente flexionada estão em maior risco de desenvolver rabdomiólise como resultado da pressão de flanco.**

A rabdomiólise se manifesta imediatamente na sala de recuperação pós-anestésica com o paciente com queixa de dor intensa na área inferior do quadril. A urina marrom também é vista. O valor de creatina quinase sérica invariavelmente excede 5.000 unidades/dL.

A prevenção desse problema é essencial. Isso pode ser feito, de certo modo, evitando-se o uso do coxim renal ou usando-o apenas para a primeira parte da cirurgia (i.e., menos de 1 hora) e evitando-se períodos prolongados de hipotensão durante o procedimento (Cadeddu et al., 2001; Kuang et al., 2002; Parsons et al., 2004; Reisiger et al., 2005). Por último, com as crescentes habilidade e experiência, alguns procedimentos devem prosseguir para além de 5 horas.

Complicações Pós-operatórias Tardias

As complicações após o período pós-operatório de 3 semanas são raras. Elas incluem principalmente complicações linfáticas e hérnia incisional. Este último caso é abordado na discussão prévia porque também pode aparecer como uma complicação pós-operatória precoce.

Acesse www.expertconsult.com para mais informações.

PONTOS-CHAVE: COMPLICAÇÕES E RESOLUÇÕES DE PROBLEMAS NA CIRURGIA LAPAROSCÓPICA E ROBÓTICA

- Logo no início da experiência de um cirurgião em cirurgia laparoscópica e robótica, é sábio aplicar a abordagem da cirurgia minimamente invasiva a candidatos com baixo risco e *habitus* corporal normal.
- O primeiro sinal de embolia gasosa é o aumento abrupto da pressão expiratória final de CO_2, acompanhado de declínio repentino da saturação de oxigênio e declínio acentuado da pressão de CO_2 do final da expiração.
- Dano térmico no intestino induzido por eletrocirurgia pode ocorrer através de quatro mecanismos: ativação direta inapropriada; acoplamento de outro instrumento; acoplamento capacitivo e falha no isolamento.
- Um planejamento cuidadoso da colocação do trocarte é essencial para evitar as espadas cruzadas, as alças salientes, o capotamento e as colisões dos braços robóticos.

TREINAMENTO E PRÁTICA DE CIRURGIA LAPAROSCÓPICA E ROBÓTICA

Acesse www.expertconsult.com para mais informações.

CONCLUSÃO

Os procedimentos laparoscópicos antes impensáveis no início de 1990 agora são realizados rotineiramente. Além disso, a utilização de uma plataforma cirúrgica robótica para realizar procedimentos reconstrutivos complexos está aumentando a precisão e, frequentemente, os resultados dessas cirurgias; e, mais importante, tornou possível que um maior número de urologistas realize procedimentos laparoscópicos de alta qualidade. A ampla adoção da laparoscopia e da laparoscopia assistida por robótica destaca a importância de se ter uma compreensão detalhada e robusta dos princípios básicos da cirurgia minimamente invasiva, incluindo os efeitos fisiológicos do pneumoperitônio, a obtenção de acesso e o gerenciamento de complicações. Conforme a tecnologia robótica e a guiada por endoscopia flexível avancem no futuro, poderemos ver a adoção de NOTES e nossos pacientes poderão ser submetidos a operações que não deixam cicatrizes visíveis. O benefício será tanto maior para cirurgiões em laparoscopia e robótica, que poderão lidar com qualquer procedimento e qualquer complicação sem as incisões grandes que eram feitas anos atrás, quanto para os pacientes, que serão tratados com uma técnica minimamente invasiva de fato. Tal deve ser o próximo passo do nosso caminho de descoberta cirúrgica e evolução. Nesse ponto, a admoestação de Osler, no século 20, "Doenças que causam danos exigem tratamentos que prejudicam menos", será verdadeiramente atendida. Estamos ainda na ponte para o futuro.

AGRADECIMENTOS

Agradecimentos especiais ao Dr. Robert Sowerby pelo seu trabalho duro e pela ajuda com as figuras do capítulo.

REFERÊNCIAS

Para consultar a lista completa de referências, acesse www.expertconsult.com.

LEITURA SUGERIDA

Antoniou SA, Antoniou GA, et al. Blunt versus bladed trocars in laparoscopic surgery: a systematic review and meta-analysis of randomized trials. Surg Endosc 2013;27(7):2312-20.

Bhoyrul S, Payne J, et al. A randomized prospective study of radially expanding trocars in laparoscopic surgery. J Gastrointest Surg 2000;4(4):392-7.

Bishoff JT, Allaf ME, et al. Laparoscopic bowel injury: incidence and clinical presentation. J Urol 1999;161:887-90.

Bongard F, Planim M, et al. Using helium for insufflation during laparoscopy. JAMA 1991;266:3131.

Breda A, Bui MH, Liao JC, et al. Association of bowel rest and ketorolac analgesia with short hospital stay after laparoscopic donor nephrectomy. Urology 2007;69(5):828-31.

Breda A, Finelli A, et al. Complications of laparoscopic surgery for renal masses: prevention, management, and comparison with the open experience. Eur Urol 2009;55(4):836-50.

Brown SL, Woo EK. Surgical stapler–associated fatalities and adverse events reported to the Food and Drug Administration. J Am Coll Surg 2004;199(3):374-81.

Brown SR, Goodfellow PB. Transverse versus midline incisions for abdominal surgery. Cochrane Database Syst Rev 2005;CD005199.

Cadeddu JA, Wolfe JS Jr, et al. Complications of laparoscopic procedures after concentrated training in urological laparoscopy. J Urol 2001;166(6):2109-11.

Fahlenkamp D, Rassweiler J, et al. Complications of laparoscopic procedures in urology: experience with 2,407 procedures at 4 German centers. J Urol 1999;162:765-70.

Frede T, Stock C, et al. Geometry of laparoscopic suturing and knotting techniques. J Endourol 1999;13(3):191-8.

Ghani KR, Sukumar S, et al. Practice patterns and outcomes for open and minimally invasive partial nephrectomy since the introduction of robotic partial nephrectomy: results from the Nationwide Inpatient Sample. J Urol 2014;191(4):907-12.

Halm JA, Lip H, et al. Incisional hernia after upper abdominal surgery: a randomized controlled trial of midline versus transverse incision. Hernia 2009;13:275-80.

Landman J, Kerbl K, et al. Evaluation of a vessel sealing system, bipolar electrosurgery, harmonic scalpel, titanium clips, endoscopic gastrointestinal anastomosis vascular staples and sutures for arterial and venous ligation in a porcine model. J Urol 2003;169(2):697-700.

Liu CD, McFadden DW. Laparoscopic port sites do not require fascial closure when nonbladed trocars are used. Am Surg 2000;66(9):853-4.

Montgomery JS, Wolf JS Jr. Venous thrombosis prophylaxis for urological laparoscopy: fractionated heparin versus sequential compression devices. J Urol 2005;173(5):1623-6.

Orvieto MA, Chien GW, Laven B, et al. Eliminating knot tying during warm ischemia time for laparoscopic partial nephrectomy. J Urol 2004;172(6 Pt 1):2292-5.

Parsons JK, Varkarakis I, Rha KH, et al. Complications of abdominal urologic laparoscopy: longitudinal five-year analysis. Urology 2004;63(1):27-32.

Patel R, Stifelman MD. Hand-assisted laparoscopic devices: the second generation. J Endourol 2004;18(7):649-53.

Patel VR, Palmer KJ, Coughlin G, et al. Robot-assisted laparoscopic radical prostatectomy: perioperative outcomes of 1500 cases. J Endourol 2008;22(10):2299-305.

Pearle M. Physiologic effects of pneumoperitoneum. St. Louis: Quality Medical Publishing;; 1996.

Pempongkosol S, Link RE, et al. Complications of 2,775 urological laparoscopic procedures: 1993 to 2005. J Urol 2007;177(2):580-5.

Ponsky L, Cherullo E, et al. The Hem-o-lok clip is safe for laparoscopic nephrectomy: a multi-institutional review. Urology 2008;71(4):593-6.

Recart A, Duchene D, et al. Efficacy and safety of fast-track recovery strategy for patients undergoing laparoscopic nephrectomy. J Endourol 2005;19(10):1165-9.

Secin FP, Jiborn T, et al. Multi-institutional study of symptomatic deep venous thrombosis and pulmonary embolism in prostate cancer patients undergoing laparoscopic or robot-assisted laparoscopic radical prostatectomy. Eur Urol 2008;53(1):134-45.

Vallancien G, Cathelineau X, et al. Complications of transperitoneal laparoscopic surgery in urology: review of 1,311 procedures at a single center. J Urol 2002;168(1):23-6.

Wolf JS. Tips and tricks for hand-assisted laparoscopy. AUA Update Ser 2005;24(2):10-5.

Wolf JS, Stoller M. The physiology of laparoscopy: basic principles, complications and other considerations. J Urol 1994;152:294-302.

11 Basic Energy Modalities in Urologic Surgery

Shubha De, MD, FRCPC, Manoj Monga, MD, FACS e Bodo E. Knudsen, MD, FRCSC

Tissue Dissection and Cauterization

Intracorporeal Lithotripters

PARTE III
Infecções e Inflamação

12
Infecções do Trato Urinário
Anthony J. Schaeffer, MD, Richard S. Matulewicz, MS, MD e David James Klumpp, PhD

Definições

Incidência e Epidemiologia

Patogenia

Manifestações Clínicas

Técnicas de Diagnóstico por Imagem

Princípios de Terapia Antimicrobiana

Profilaxia Antimicrobiana para Procedimentos Urológicos Comuns

Infecções Vesicais

Infecções Renais

Bacteriemia, Sepse e Choque Séptico

Bacteriúria na Gravidez

Bacteriúria em Pacientes Idosos

Bacteriúria Associada a Cateteres

Tratamento das Infecções do Trato Urinário em Pacientes com Lesão da Medula Espinal

Outras Infecções

As infecções do trato urinário (ITU) são comuns, afetam homens e mulheres de todas as idades, variam acentuadamente na sua apresentação e sequelas, constituem uma causa comum de morbidade e podem levar a uma taxa de mortalidade significativa. Embora em condições normais não ocorra crescimento bacteriano nas vias urinárias, as bactérias que geralmente ascendem a partir do reservatório renal podem ocasionar ITU. Quando a virulência bacteriana aumenta ou os mecanismos de defesa do hospedeiro diminuem, ocorrem inoculação, colonização e infecção bacterianas das vias urinárias. Na maioria dos casos, diagnóstico e tratamento cuidadosos levam a uma resolução bem-sucedida das infecções. Os conhecimentos adquiridos sobre a patogenia das ITUs e o papel dos fatores do hospedeiro e bacterianos aumentaram a capacidade de identificar os pacientes que correm risco e de prevenir ou reduzir ao máximo as sequelas. As manifestações clínicas podem variar desde uma colonização bacteriana assintomática da bexiga até sintomas irritativos, como polaciúria e urgência, associados à infecção bacteriana; infecções do trato urinário superiores associadas a febre, calafrios e dor no flanco; e bacteriemia associada a morbidade grave, incluindo sepse e morte. Os novos agentes antimicrobianos, que alcançam níveis urinários e teciduais elevados, podem ser administrados por via oral, não são nefrotóxicos e reduziram de maneira significativa a necessidade de internação devido a infecção grave. A terapia de duração mais curta e os agentes antimicrobianos profiláticos reduziram a morbidade e o custo associados à cistite recorrente nas mulheres. Embora a maioria dos pacientes responda com rapidez e obtenha uma cura com o tratamento, a identificação e o tratamento precoces dos pacientes com infecções complicadas que produzem risco significativo continuam sendo um desafio clínico para os urologistas.

DEFINIÇÕES

A *ITU* representa uma resposta inflamatória do urotélio a uma invasão bacteriana, que habitualmente está associada a bacteriúria e piúria.

A *bacteriúria* refere-se à presença de bactérias na urina que, em condições normais, não contém esses microrganismos. A sua presença é considerada um indicador válido de colonização ou infecção bacteriana das vias urinárias. Embora isso costume ser verdadeiro, estudos conduzidos em animais (Hultgren et al., 1985; Mulvey et al., 1998) e em seres humanos (Elliott et al., 1985) indicaram que é possível encontrar bactérias no urotélio na ausência de bacteriúria. De modo alternativo, a bacteriúria pode apresentar uma contaminação bacteriana de uma amostra abacteriúrica durante a coleta.

A possibilidade de contaminação aumenta à medida que a confiabilidade da técnica de coleta da amostra diminui, de maior fiabilidade na aspiração suprapúbica para o cateterismo e, por fim, coleta de urina durante a micção. O termo *bacteriúria significativa* possui uma conotação clínica e é utilizado para descrever o número de bactérias em uma amostra de urina aspirada por punção suprapúbica, cateterismo ou durante a micção que ultrapassa aquele habitualmente causado por contaminação bacteriana de pele, uretra ou prepúcio ou vestíbulo da vagina, respectivamente. Por conseguinte, representa uma ITU.

A **bacteriúria pode ser *sintomática* ou *assintomática*.** Quando detectada por estudos populacionais (rastreamentos), a *bacteriúria de rastreamento* é um termo mais preciso e descrito do que *bacteriúria assintomática*, particularmente pelo fato de que este último termo é clinicamente útil para descrever a presença ou ausência de sintomas no paciente.

A *piúria*, que se refere à presença de leucócitos na urina, indica geralmente uma infecção e/ou uma resposta inflamatória do urotélio à presença de bactérias, cálculos ou outro corpo estranho residente. A bacteriúria sem piúria em geral indica uma colonização bacteriana sem infecção das vias urinárias. A piúria sem bacteriúria justifica uma avaliação quanto à possibilidade de tuberculose, cálculos ou câncer.

Com frequência, as infecções são clinicamente definidas pelo seu suposto local de origem. A *cistite* descreve uma síndrome clínica de disúria, polaciúria, urgência e, em certas ocasiões, dor suprapúbica. Esses sintomas, embora geralmente sejam indicativos de cistite bacteriana, também podem estar associados à infecção da uretra ou da vagina ou a condições não infecciosas, como cistite intersticial, câncer de bexiga ou cálculos. Por outro lado, os pacientes podem ser assintomáticos e apresentar infecção da bexiga e, possivelmente, das vias urinárias superiores.

A *pielonefrite aguda*, uma síndrome clínica de calafrios, febre e dor no flanco, é acompanhada de bacteriúria e piúria, uma associação razoavelmente específica de infecção bacteriana aguda do rim. Esse termo não deve ser utilizado na ausência de dor no flanco. Pode não haver um componente morfológico ou funcional detectável pelas modalidades clínicas de rotina. Pode ser difícil estabelecer o diagnóstico em pacientes com lesão da medula espinal e idosos, que podem ser incapazes de identificar a localização do desconforto.

A *pielonefrite crônica* descreve um rim contraído e cicatricial, cujo diagnóstico se baseia em evidências morfológicas, radiológicas ou funcionais de doença renal, que pode ser pós-infecciosa, mas que frequentemente não está associada a ITU. A infecção bacteriana do rim pode causar uma *cicatriz grosseira e focal* no córtex renal sobre um cálice, quase sempre acompanhada de alguma distorção caliceal (Fig. 12-1), que pode ser detectada radiograficamente ou por exame macroscópico do rim. Com menos frequência, a cicatriz renal de uma infecção pode resultar em pielonefrite atrófica ou adelgaçamento generalizado do córtex renal, com pequeno rim que parece radiograficamente semelhante a um rim com atrofia pós-obstrutiva (Fig. 12-2).

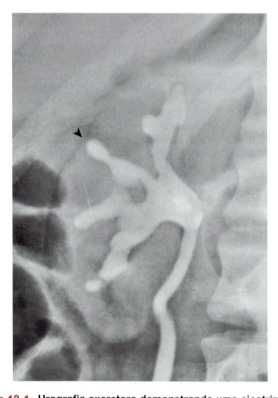

Figura 12-1. Urografia excretora demonstrando uma cicatriz grosseira e focal no rim direito de uma paciente de 18 anos de idade com história de numerosos episódios de febre recorrente entre 2 meses e 2 anos de idade. Uma cistografia realizada quando a paciente tinha 2 anos de idade revelou atrofia do rim esquerdo com acentuado refluxo para este rim e ligeiro refluxo para o rim direito. Uma urografia excretora aos 6 anos de idade estabeleceu a presença de atrofia grave do rim esquerdo. Não houve infecção entre 6 e 15 anos de idade. Várias reinfecções ocorreram aos 15 anos, as quais cessaram com a terapia profilática. A pressão arterial permaneceu normal, e o nível sérico de creatinina foi de 0,9 mg/dL aos 18 anos. Com 21 anos de idade, a paciente interrompeu a profilaxia antimicrobiana por 18 meses, sem infecções nem colonização do vestíbulo da vagina por *Enterobacteriaceae*. Observe que todos os cálices estão suprimidos e que um deles se estende até a cápsula (**ponta de seta**) devido à atrofia do córtex sobrejacente.

As ITUs também podem ser descritas em termos de sua localização anatômica ou estado funcional das vias urinárias e saúde do hospedeiro.

Não complicada descreve uma infecção em um paciente saudável com via urinária normal dos pontos de vista estrutural e funcional. A maioria desses pacientes consiste em mulheres com cistite bacteriana isolada ou recorrente ou com pielonefrite aguda, e os patógenos infecciosos são habitualmente sensíveis e erradicados por um ciclo curto de antibioticoterapia oral de baixo custo.

Uma infecção *complicada* está associada a fatores que aumentam a probabilidade de adquirir bactérias e à diminuição da eficácia da terapia (Quadro 12-1). A estrutura e a função das vias urinárias estão anormais, o hospedeiro está comprometido e/ou as bactérias apresentam virulência aumentada ou resistência aos agentes antimicrobianos. Esses pacientes são, em sua maioria, homens.

As doenças renais que reduzem a capacidade de concentração do rim ou as condições neurológicas que alteram a capacidade de esvaziamento da bexiga constituem anormalidades funcionais comumente encontradas.

Exemplos de anormalidades anatômicas incluem obstrução associada a cálculos ou aumento da próstata, ou locais congênitos ou adquiridos de urina residual, como divertículos caliceais ou vesicais. Uma infecção complicada é frequentemente causada por bactérias que têm exposição a numerosos agentes antimicrobianos.

O termo *crônico* é impreciso, e deve ser evitado no contexto da ITU, exceto para pielonefrite crônica ou prostatite bacteriana, visto que a duração da infecção não é definida.

As ITUs também podem ser definidas pela sua relação com outras ITUs.

Uma *primeira* infecção ou infecção *isolada* é a que ocorre em um indivíduo que nunca teve uma ITU ou que apresenta uma infecção remota de ITU prévia.

Uma infecção *não resolvida* é a que não respondeu à terapia antimicrobiana e é documentada pelo mesmo microrganismo, com perfil de resistência semelhante.

Uma infecção *recorrente* é a que ocorre após resolução bem-sucedida e documentada de infecção antecedente. Existem dois tipos diferentes de infecção recorrente:

1. A *reinfecção* descreve um novo evento associado à reintrodução de bactérias do meio externo para dentro das vias urinárias.
2. A *persistência bacteriana* refere-se a uma ITU recorrente causada pela mesma bactéria que reemerge a partir de um foco dentro das vias urinárias, como cálculo infeccioso ou próstata. O termo *recidiva* é frequentemente usado como sinônimo. Essas definições exigem uma cuidadosa avaliação clínica e bacteriológica e são importantes, visto que influenciam o tipo e a extensão da avaliação e do tratamento do paciente.

A *profilaxia antimicrobiana* consiste na prevenção de reinfecções do trato urinário pela administração de fármacos antimicrobianos. Se o termo for usado corretamente em relação às vias urinárias, pode-se considerar que as bactérias foram eliminadas antes do início da profilaxia. A profilaxia antimicrobiana cirúrgica implica a administração de um agente antimicrobiano antes de um procedimento e por um tempo *limitado* depois de sua realização para prevenir infecções locais ou sistêmicas pós-intervenção.

A *supressão antimicrobiana* refere-se à prevenção do crescimento de um foco de persistência bacteriana que não pode ser erradicado. Uma dose baixa de um agente antimicrobiano administrada à noite habitualmente resulta em ausência de crescimento na urina, como no caso de um cálculo colonizado por bactérias (i.e., cálculo infeccioso) ou na prostatite bacteriana causada por *Escherichia coli*. O termo *supressivo* também é útil quando sintomas agudos recorrentes são prevenidos em um paciente de baixo risco, como um paciente com grande cálculo coraliforme, em que o agente antimicrobiano reduz, porém não elimina, as bactérias na urina.

As ITUs *domiciliares* ou *ambulatoriais* ocorrem em pacientes que não são hospitalizados ou institucionalizados por ocasião da infecção. Em geral, as infecções são causadas por bactérias intestinais comuns (p. ex., *Enterobacteriaceae* ou *Enterococcus faecalis*), que são sensíveis à maioria dos agentes antimicrobianos.

As ITUs *hospitalares* ou *associadas aos cuidados de saúde* ocorrem em pacientes hospitalizados ou institucionalizados, e são infecções tipicamente causadas por *Pseudomonas* ou outras cepas mais resistentes a agentes antimicrobianos.

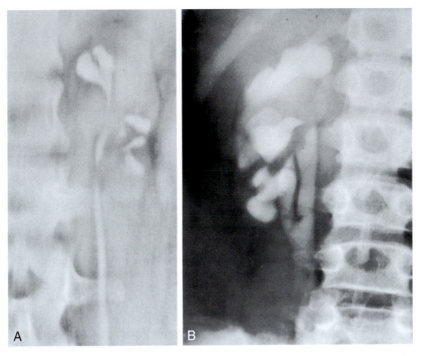

Figura 12-2. A, Urografia excretora do rim esquerdo contralateral da mesma paciente da Figura 12-1. A atrofia pielonefrítica grave, sem dúvida alguma causada por infecções urinárias febris na lactância, com refluxo em diferentes segmentos do rim, produziu uma cicatriz cortical irregular. Observe como todos os cálices se estendem até a cápsula com áreas intervenientes irregulares de córtex. **B,** Atrofia pielonefrítica sugestiva de atrofia pós-obstrutiva em uma mulher de 20 anos de idade com espinha bífida, bexiga neurogênica e numerosos episódios de febre e bacteriúria no início da infância. Observe a atrofia regular e uniforme do córtex renal, que sugere refluxo de bactérias de modo simultâneo em praticamente todos os néfrons. Esse tipo de atrofia pielonefrítica é incomum, em comparação com aquela mostrada em A, e é característica de obstrução com infecção sobreposta.

QUADRO 12-1 Fatores que Sugerem Infecção Complicada do Trato Urinário

Anormalidade anatômica ou funcional do trato urinário
Sexo masculino
Gravidez
Paciente idoso
Diabetes
Imunossupressão
Infecção das vias urinárias na infância
Uso recente de agentes antimicrobianos
Cateter urinário de demora
Instrumento do trato urinário
Infecção hospitalar
Sintomas com duração de mais de 7 dias na apresentação

De Schaeffer AJ. Urinary tract infections. Em: Gillenwater JY, Grayhack JT, Howards SS, et al, editors. Adult and pediatric urology. Philadelphia: Lippincott Williams & Wilkins; 2002. p. 212.

PONTOS-CHAVE: DEFINIÇÕES

- Ocorre infecção das vias urinárias quando a virulência bacteriana aumenta e/ou os mecanismos de defesa do hospedeiro diminuem.
- A maioria dos pacientes responde com rapidez a ciclos curtos de terapia antimicrobiana.
- A identificação e o tratamento precoces das ITUs complicadas são essenciais para a prevenção de sequelas significativas ou morte.

INCIDÊNCIA E EPIDEMIOLOGIA

As ITUs são consideradas as infecções bacterianas mais comuns. Respondem por mais de sete milhões de visitas a consultórios médicos e exigem ou complicam mais de um milhão de visitas ao consultório e um milhão de visitas ao serviço de emergência, resultando em 100.000 internações por ano (Patton et al., 1991; Hooton e Stamm, 1997; Foxman, 2002). **São responsáveis por 1,2% de todas as visitas a consultórios por mulheres e por 0,6% de todas as visitas a consultórios por homens** (Schappert, 1997).

A **prevalência global da bacteriúria em mulheres** foi estimada em 3,5%, e a prevalência geralmente aumenta com a idade, de acordo com uma tendência linear (Evans et al., 1978). As pesquisas de rastreamento para bacteriúria mostraram que cerca de 1% das meninas na escola (de 5 a 14 anos de idade) (Kunin et al., 1962) apresenta bacteriúria, com aumento para cerca de 4% na idade adulta jovem e, em seguida, 1% a 2% adicionais por década de idade (Fig. 12-3). Quase 30% das mulheres aos 24 anos de idade terão tido uma ITU sintomática exigindo terapia antimicrobiana, e quase metade de todas as mulheres irá apresentar uma ITU durante a sua vida. A prevalência da bacteriúria em mulheres jovens é 30 vezes maior do que nos homens. Entretanto, **com o aumento da idade, a razão entre mulheres e homens com bacteriúria diminui progressivamente. Pelo menos 20% das mulheres e 10% dos homens com mais de 65 anos de idade apresentam bacteriúria** (Boscia e Kaye, 1987; Juthani-Mehta, 2007).

A incidência da bacteriúria também aumenta com a institucionalização ou a internação e a presença de doença concomitante (Sourander, 1966). Em um estudo de mulheres e homens com mais de 68 anos de idade, Boscia e Kaye (1987) constataram que 24% dos residentes de clínicas geriátricas com comprometimento funcional apresentam bacteriúria, em comparação com 12% de indivíduos domiciliares saudáveis (Boscia et al., 1986). As ITUs são responsáveis por aproximadamente 38% dos dois milhões de infecções hospitalares a cada ano (Sedor e Mulholland, 1999; Lo et al., 2008); **as ITUs**

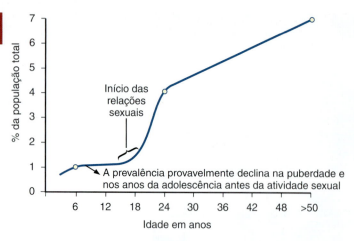

Figura 12-3. Prevalência da bacteriúria nas mulheres em função da idade. (De Stamey TA. The prevention of recurrent urinary infections. New York: Science and Medicine; 1973.)

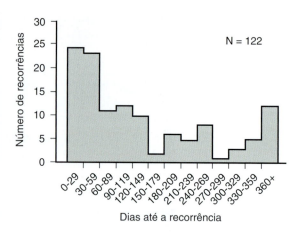

Figura 12-4. Dias entre infecções recorrentes das vias urinárias agrupadas em intervalos de 30 dias. (De Kraft JK, Stamey TA. The natural history of symptomatic recurrent bacteriuria in women. Medicine 1977;56:55-60.)

associadas a cateter (ITUACs) constituem a infecção hospitalar mais comum. Mais de 80% das ITUs hospitalares são secundárias a um cateter uretral de demora (Sedor e Mulholland, 1999; Foxman, 2002). A incidência de ITU também aumenta durante a gestação e em pacientes com lesões da medula espinal, diabetes, esclerose múltipla e infecção pelo vírus da imunodeficiência humana (HIV)/síndrome de imunodeficiência adquirida (AIDS).

O **impacto financeiro** das ITUs adquiridas na comunidade é de quase 1,6 bilhão de dólares nos Estados Unidos (Foxman, 2002); o custo anual das ITUs hospitalares foi estimado entre 515 e 548 milhões de dólares (Jarvis, 1996). Estima-se que cada ITUAC seja responsável por um custo entre 589 e 758 dólares (Tambyah et al., 2002; Anderson et al., 2007). Em pacientes que necessitam de cuidados intensivos, o custo é de aproximadamente 2.000 dólares por ITU hospitalar (Chen et al., 2009).

Pouco se sabe acerca da história natural da bacteriúria não tratada em mulheres, visto que elas, em sua maioria, são tratadas quando diagnosticadas, e foram realizados poucos estudos em que o tratamento com agentes antimicrobianos foi comparado com placebo. Esses estudos mostram que 57% a 80% das mulheres com bacteriúria que não são tratadas ou que recebem tratamento com placebo apresentam resolução espontânea da infecção (Mabeck, 1972; Guttmann, 1973). Mabeck (1972) verificou que oito de 53 mulheres com bacteriúria que receberam placebo necessitaram de tratamento com agente antimicrobiano devido aos sintomas; entretanto 32 das 45 mulheres restantes tiveram resolução dentro de 1 mês sem tratamento, e 43 das 45 mulheres apresentaram resolução espontânea da bacteriúria dentro de 5 meses; apenas duas tiveram bacteriúria persistente.

Uma vez que um indivíduo tenha uma infecção, ele terá tendência a desenvolver infecções subsequentes. Muitos adultos tiveram ITUs quando crianças, ressaltando a importância dos fatores genotípicos nas ITUs (Gillenwater et al., 1979). De 45 mulheres com ITUs não tratadas, cuja infecção chegou à resolução, 20 (46%) tiveram recidiva dentro de 1 ano (Mabeck, 1972).

Quando mulheres com bacteriúria recorrente foram observadas após tratamento, cerca de um sexto (37 de 219) apresentou uma taxa de recorrência muito elevada (2,6 infecções por ano), enquanto as mulheres remanescentes tiveram uma taxa de recorrência de apenas 0,32 por ano (Mabeck, 1972). Foi observada uma diferença semelhante em um estudo prospectivo no qual apenas 28,6% de 60 mulheres que apresentaram a sua primeira ITU sintomática tiveram infecções recorrentes nos primeiros 18 meses de observação, em comparação com recidivas em 82,5% de 106 mulheres que tiveram ITUs prévias (Harrison et al., 1974). **Outros pesquisadores também constataram que a probabilidade de ITUs recorrentes aumenta com o número de infecções anteriores e diminui em proporção inversa ao tempo decorrido entre a primeira e a segunda infecção** (Mabeck, 1972). Dessas infecções recorrentes, 71% a 73% são causadas por reinfecção por microrganismos diferentes, e não por recidiva pelo mesmo microrganismo (Mabeck, 1972; Guttmann, 1973).

Mulheres com reinfecções frequentes apresentam uma taxa de 0,13 a 0,25 ITU por mês (1,6 a 3,1 infecções por ano) quando as infecções são tratadas com agentes antimicrobianos (Mabeck, 1972; Guttmann, 1973; Kraft e Stamey, 1977; Vosti, 2002).

Em um estudo prospectivo em longo prazo de 235 mulheres com mais de 1.000 infecções confirmadas, avaliadas durante um período que variou entre 1 e quase 20 anos, cerca da metade das pacientes teve períodos de infecções agrupadas, com uma frequência que variou de duas a 12 infecções por período. As infecções foram seguidas de intervalos sem remissão, cuja duração foi de aproximadamente 1 ano. **A maioria das reinfecções ocorreu depois de 2 semanas** (Harrison et al., 1974) e dentro dos primeiros 5 meses (Mabeck, 1972), e a maior parte foi observada no início desse intervalo (Kraft e Stamey, 1977; Vosti, 2002) (Fig. 12-4). As taxas de reinfecção foram independentes da presença de disfunção vesical, alterações radiológicas associadas à pielonefrite crônica e refluxo vesicoureteral (Guttmann, 1973). As reinfecções não ocorreram de maneira igual ao longo do tempo. Na série de Stanford (Kraft e Stamey, 1977) foram avaliadas 23 mulheres com frequentes infecções recorrentes por meio de culturas de urina mensais quando assintomáticas e de culturas imediatas nos casos em que houve sintomas de cistite por um período médio de 3 anos. Trinta e quatro por cento das infecções foram seguidas por intervalos livres de infecção de pelo menos 6 meses de duração (média, 12,8 meses), e 22 das 23 mulheres apresentaram esses intervalos. Entretanto, até mesmo esses intervalos longos foram seguidos de novas infecções (Kraft e Stamey, 1977), ressaltando, assim, a importância dos fatores genotípicos na patogenia das ITUs em mulheres (Schaeffer et al., 1981).

Quando se analisam os dados de Stanford (Kraft e Stamey, 1977) sobre ITUs recorrentes em mulheres altamente suscetíveis por meio do exame de séries de infecções separadas por remissões de pelo menos 6 meses, verifica-se que 69% das séries apresentam apenas uma infecção. Depois dessa primeira série, as séries remanescentes exibem uma taxa de remissão de 33%, o que significa que uma paciente que teve duas ou mais infecções dentro de 6 meses apresenta uma probabilidade de apenas 33% de permanecer sem infecção nos próximos 6 meses. Por conseguinte, **se a profilaxia antimicrobiana for iniciada depois da segunda infecção ou de qualquer infecção posterior dentro de uma série, cerca de dois terços das mulheres irão se beneficiar.**

Independentemente de um paciente não receber algum tratamento ou receber tratamento antimicrobiano em curto prazo, em longo prazo ou profilático, o risco de bacteriúria recorrente continua o mesmo; a terapia antimicrobiana profilática diminui a ocorrência de reinfecções, porém não altera a predisposição subjacente à infecção recorrente. Asscher et al. (1973) observaram a ocorrência de reinfecções em 17 pacientes (34%) tratados com um ciclo de nitrofurantoína durante 7 dias e em 13 pacientes (29%) que receberam placebo durante um acompanhamento de 3 a 5 anos. Mabeck (1972) verificou que 46% (20 de 43) dos pacientes não tratados apresentaram infecções recorrentes dentro de 12 meses, em comparação com cerca de 40% daqueles tratados que tiveram recidivas. Ambos os estudos sugerem que há pouca diferença se uma ITU é curada com um agente antimicrobiano ou se ela desaparece espontaneamente — a suscetibilidade à ITU recorrente permanece a mesma. Além disso, os pacientes com ITUs frequentes que recebem agentes antimicrobianos profiláticos por um período prolongado (≥6 meses) podem exibir uma diminuição das infecções durante o período de profilaxia; entretanto a taxa de infecção retorna à taxa anterior ao tratamento após a interrupção da profilaxia (Stamm et al., 1980a; Vosti, 1975). Por conseguinte, até mesmo interrupções prolongadas no padrão de recorrência não parecem alterar a suscetibilidade básica do paciente a desenvolver infecções.

As sequelas das ITUs complicadas são substanciais. Na presença de obstrução, litíase infecciosa, diabetes melito e outros fatores de risco, foi documentado que as ITUs em adultos podem levar à lesão renal progressiva (Freedman, 1975). **Os efeitos das ITUs recorrentes não complicadas em longo prazo não são totalmente conhecidos; todavia, até o momento, não foi estabelecida uma associação entre as infecções recorrentes e as cicatrizes renais, a hipertensão ou a azotemia progressiva** (Asscher et al., 1973; Freedman, 1975). De fato, um pesquisador foi incapaz de identificar um único caso de pielonefrite crônica não obstrutiva documentado em 22 pacientes nos quais a pielonefrite crônica constituiu a causa de insuficiência renal terminal (Schechter et al., 1971). Foram relatados dados semelhantes por Huland e Busch (1982).

Nas gestantes, a prevalência e a taxa de infecção recorrente são as mesmas, entretanto a bacteriúria progride para a pielonefrite aguda clínica com mais frequência do que nas mulheres não grávidas. Essa variação na história natural das infecções recorrentes em mulheres é discutida em uma seção posterior sobre as ITUs na gravidez.

PONTOS-CHAVE: INCIDÊNCIA E EPIDEMIOLOGIA

- As ITUs constituem as infecções bacterianas mais comuns.
- Causam morbidade significativa, porém não provocam lesão renal, a não ser que o paciente apresente comorbidades.
- A terapia antimicrobiana profilática diminui a morbidade e o tempo decorrido até a bacteriúria recorrente, porém o risco de recorrência permanece o mesmo.

PATOGENIA

As ITUs resultam de interações entre o uropatógeno e o hospedeiro. A infecção das vias urinárias que se estabelece com sucesso é determinada, em parte, pelos fatores de virulência das bactérias, pelo tamanho do inóculo e pela presença de mecanismos de defesa do hospedeiro inadequados. Esses fatores também desempenham um papel na determinação do nível final de colonização e lesão das vias urinárias. Embora o aumento da virulência bacteriana pareça ser necessário para superar a forte resistência do hospedeiro, as bactérias com fatores de virulência mínima são capazes de infectar pacientes que apresentam imunocomprometimento significativo.

Vias de Infecção

Via Ascendente

Na maioria dos casos, as bactérias entram nas vias urinárias a partir do reservatório intestinal por via ascendente através da uretra até dentro da bexiga. A aderência dos patógenos à mucosa do vestíbulo da vagina e ao urotélio desempenha um papel significativo nas infecções ascendentes. Essa via é ainda mais favorecida nos indivíduos com contaminação significativa do períneo com fezes, em mulheres que utilizam agentes espermicidas (Hooton et al., 1996; Foxman, 2002; Handley et al., 2002) e em pacientes com cateteres intermitentes ou de demora.

Embora a cistite seja com frequência restrita à bexiga, cerca de 50% das infecções podem se estender às vias urinárias superiores (Busch e Huland, 1984). As evidências clínicas e experimentais sugerem fortemente que os **episódios de pielonefrite são, em sua maioria, causados pela ascensão retrógrada de bactérias da bexiga, através do ureter, até a pelve e parênquima renais.** Embora o refluxo de urina provavelmente não seja necessário para a ocorrência de infecções ascendentes, o edema associado à cistite pode causar alterações suficientes da junção ureterovesical para permitir o refluxo. Uma vez introduzidas no ureter, as bactérias podem ascender até o rim sem ajuda. **Entretanto, essa ascensão seria acentuadamente aumentada por qualquer processo capaz de interferir na função peristáltica ureteral normal. As bactérias Gram-negativas e suas endotoxinas, assim como a gravidez e a obstrução ureteral, exercem um efeito antiperistáltico significativo.**

As bactérias que alcançam a pelve renal podem entrar no parênquima renal por meio dos ductos coletores nas pontas das papilas e, em seguida, ascender para dentro dos túbulos coletores. Esse processo é acelerado e exacerbado pelo aumento da pressão intrapélvica em consequência de obstrução ureteral ou refluxo vesicoureteral, em particular quando associado a refluxo intrarrenal.

Via Hematogênica

A infecção do rim por via hematogênica é incomum em indivíduos normais. Todavia, em certas ocasiões, o rim sofre infecção secundária em pacientes com bacteriemia por *Staphylococcus aureus* proveniente da cavidade oral ou por *fungemia por Candida*. Dados experimentais indicam que a infecção é favorecida quando o rim está obstruído (Smellie et al., 1975).

Via Linfática

A extensão direta das bactérias dos órgãos adjacentes por via linfática pode ocorrer em circunstâncias incomuns, como infecção intestinal grave ou abscessos retroperitoneais. Há poucas evidências de que as vias linfáticas possam desempenhar um papel significativo na maioria dos casos de ITUs.

Patógenos Urinários

As ITUs são causadas, em sua maioria, por microrganismos anaeróbios facultativos, que habitualmente se originam da flora intestinal. Os uropatógenos, como *Staphylococcus epidermidis* e *Candida albicans*, originam-se da flora da vagina ou da pele perineal.

A *E. coli* constitui, sem dúvida alguma, a causa mais comum de ITU, sendo responsável por 85% das infecções adquiridas na comunidade e por 50% das infecções hospitalares. Outras *Enterobacteriaceae* Gram-negativas, incluindo *Proteus* e *Klebsiella*, e os microrganismos Gram-positivos *E. faecalis* e *Staphylococcus saprophyticus* são responsáveis pelo restante da maioria das infecções adquiridas na comunidade. As **infecções hospitalares** são causadas por *E. coli*, *Klebsiella*, *Enterobacter*, *Citrobacter*, *Serratia*, *Pseudomonas aeruginosa*, *Providencia*, *E. faecalis* e *S. epidermidis* (Kennedy et al., 1965). Outros microrganismos menos comuns, como *Gardnerella vaginalis*, espécies de *Mycoplasma* e *Ureaplasma urealyticum*, podem infectar pacientes com cateterismo intermitente ou de demora (Josephson et al., 1988; Fairley e Birch, 1989).

As cepas de *E. coli* que mediam infecções extraintestinais tipicamente são divididas em amplas classes filogenéticas pela reação em cadeia da polimerase multíplex (Clermont et al., 2000), em que 70% dos isolados de *E. coli* uropatogênica (UPEC) encontram-se no grupo B2 (Johnson et al., 2001). Estudos mais recentes utilizaram a tipagem por sequenciamento de *multilocus* para definir e caracterizar mais detalhadamente as cepas de *E. coli* que mediam as ITUs e outras infecções em nível do "tipo de sequência". **A *E. coli* com tipo de sequência ST131 (sorótipo O25b:H4) merece atenção especial como causa rapidamente emergente de infecções resistentes a múltiplos fármacos, incluindo ITU** (Johnson et al., 2010; Kudinha et al., 2013). Embora observada pela primeira vez em β-lactamases de espectro estendido, a resistência às fluoroquinolonas constitui um fenótipo característico entre isolados ST131. Pesquisas recentes com isolados ST131 geograficamente diversos revelaram que uma única linhagem subclonal de ST131, *H30*, emergiu em aproximadamente uma década como importante causa de infecções por *E. coli* resistente a múltiplos fármacos e está altamente associada a ITU recorrente e sepse (Johnson et al., 2013; Tchesnokova et al., 2013). Entretanto, como os isolados ST131 não demonstraram ser mais virulentos em um modelo de sepse murina, é provável que o sucesso epidemiológico de ST131 seja devido a uma melhor adaptação em episódios de infecção precoce ou transmissão (Johnson et al., 2012).

A prevalência de microrganismos infecciosos é influenciada pela idade do paciente. Por exemplo, *S. saprophyticus* é atualmente reconhecido como agente etiológico de cerca de 10% das infecções sintomáticas do trato urinário baixo em mulheres jovens sexualmente ativas (Latham et al., 1983), enquanto raramente causa infecções em homens e indivíduos idosos. Foi relatada uma variação sazonal, com incidência máxima no final do verão até o outono (Hovelius e Mardh, 1984).

Microrganismos Exigentes

Anaeróbios nas Vias Urinárias

Embora se tenha documentado a ocorrência de infecções sintomáticas das vias urinárias por anaeróbios, elas são pouco frequentes. Entretanto, a parte distal da uretra, o períneo e a vagina são normalmente colonizados por anaeróbios. Enquanto 1% a 10% das amostras de urina obtidas por micção são positivas para microrganismos anaeróbios (Finegold, 1977), os microrganismos anaeróbios encontrados em aspirados suprapúbicos são muito mais incomuns (Gorbach e Bartlett, 1974). As ITUs clinicamente sintomáticas, nas quais são cultivados apenas microrganismos anaeróbios, são raras; todavia, **deve-se suspeitar desses microrganismos quando um paciente com sintomas vesicais irritativos apresenta cocos ou bacilos Gram-negativos no exame microscópico da urina centrifugada** (obtida por cateterismo, aspiração suprapúbica ou urina do jato médio), **e as culturas quantitativas habituais para aeróbios não resultam em proliferação de microrganismos** (Ribot et al., 1981).

Com frequência, são encontrados microrganismos anaeróbios nas **infecções supurativas** do trato geniturinário. Em um estudo de infecções geniturinárias supurativas em homens, 88% dos abscessos escrotais, prostáticos e perinéfricos apresentaram anaeróbios entre os microrganismos infecciosos (Bartlett e Gorgach, 1981). Os microrganismos encontrados consistem habitualmente em espécies de *Bacteroides*, incluindo *B. fragilis*, espécies de *Fusobacterium*, cocos anaeróbios e *Clostridium perfringens* (Finegold, 1977). O crescimento de clostrídios pode estar associado a cistite enfisematosa (Bromberg et al., 1982).

Mycobacterium tuberculosis e Outras Micobactérias não Tuberculosas

O *Mycobacterium tuberculosis* e outras micobactérias não tuberculosas podem ser identificados quando se solicita a realização de culturas para bactérias álcool-acidorresistentes; **esses microrganismos não se proliferam em condições aeróbicas de rotina e podem ser encontrados durante a avaliação de paciente para piúria estéril.** Foi ressaltado que a mera presença de micobactérias pode não indicar a ocorrência de invasão tecidual. Por conseguinte, devem-se considerar certos fatores, como sintomas, evidências endoscópicas ou radiológicas de infecção, sedimento urinário anormal, ausência de outros patógenos, demonstração repetida do microrganismo e presença de granulomas, antes de instituir a terapia (Brooker e Aufderheide, 1980; Thomas et al., 1980). (O *M. tuberculosis* é discutido no Cap. 17.)

Chlamydia

As clamídias não se proliferam habitualmente em culturas aeróbicas, porém foram implicadas em infecções geniturinárias. (Seu papel nas vias urinárias é discutido no Cap. 15.)

Fatores de Virulência Bacterianos

As características da virulência desempenham um papel na determinação tanto da capacidade de invasão das vias urinárias pelo microrganismo quanto do nível subsequente de infecção dentro do trato. Em geral, acredita-se que as cepas uropatogênicas residentes na flora intestinal, como UPEC, possam infectar as vias urinárias não apenas de modo casual, mas também por meio da expressão de fatores de virulência que lhes permitem aderir e colonizar o períneo e a uretra e migrar até as vias urinárias, onde desencadeiam uma resposta inflamatória no urotélio (Schaeffer et al., 1981; Yamamoto et al., 1997; Schlager et al., 2002; Moreno et al., 2008). Os mesmos fatores de virulência podem ser encontrados em cepas bacterianas que provocam ITUs recorrentes em pacientes (Foxman et al., 1995). Alguns desses determinantes de virulência estão localizados em uma de aproximadamente 20 ilhas específicas associadas à patogenicidade da UPEC, cujo tamanho varia de 30 a 170 kb (Hacker et al., 1999; Oelschlaeger et al., 2002). Essas ilhas de patogenicidade em conjunto aumentam o tamanho do genoma do patógeno em cerca de 20% em comparação com uma cepa comensal. Uma análise recente do genoma de uma cepa de UPEC revelou a presença de genes para supostos sistemas de condutores-chaperonas, bem como de proteínas autotransportadoras que podem atuar como adesinas, toxinas, proteases, invasinas, fatores de resistência séricos ou mediadores da motilidade (Henderson e Nataro, 2001). Um autotransportador específico de UPEC, Sat, parece tóxico para as células das vias urinárias *in vitro* (Guyer et al., 2000) e pode causar vacuolização citoplasmática e lesão histológica grave em rins de camundongo (Guyer et al., 2002). Outra toxina, a hemolisina (HlyA), forma poros em uma variedade de membranas celulares do hospedeiro (Uhlen et al., 2000). Além das proteases e toxinas, a UPEC produz vários sistemas de aquisição de ferro, incluindo aerobactina (Johnson et al., 1988; Johnson, 2003) e o sistema IroN, mais recentemente descrito (Russo et al., 1999; Sorsa et al., 2003). Por fim, a maioria das cepas de UPEC produz uma cápsula de polissacarídeo ácido, que protege a bactéria da fagocitose pelos leucócitos polimorfonucleares humanos e inibe a ativação do complemento (Johnson, 2003).

Eventos Precoces na Patogenia da UPEC

Aderência Bacteriana

A aderência bacteriana às células epiteliais vaginais e uroteliais constitui uma etapa essencial no início das ITUs. Essa interação é influenciada pelas características adesivas das bactérias, pelas qualidades receptivas da superfície epitelial e pelo líquido que banha ambas as superfícies. A aderência bacteriana é uma interação específica que desempenha um papel na determinação do microrganismo, do hospedeiro e do local de infecção. Partes dessa seção sobre a aderência das bactérias foram publicadas (Schaeffer et al., 1981).

Adesinas Bacterianas. **A UPEC expressa diversas adesinas que possibilitam a sua fixação aos tecidos das vias urinárias** (Mulvey, 2002). Essas adesinas são classificadas em adesinas das **fímbrias** ou adesinas **não associadas a fímbrias**, dependendo de a adesina ser expressa ou não como parte de uma fímbria rígida ou *pilus* (Fig. 12-5). As bactérias podem produzir diversos *pili* diferentes do ponto de vista antigênico e funcional sobre a mesma célula; outras bactérias produzem um único tipo; por fim, em algumas, não se observa um *pilus* (Klemm, 1985). Uma célula típica com *pili* pode conter até 100 a 400 *pili*. O *pilus* tem habitualmente 5 a 10 nm de diâmetro, mede até 2 μm de comprimento e parece ser composto principalmente de subunidades, conhecidas como *pilina* (Klemm, 1985). Do ponto de vista funcional, os *pili* são definidos pela sua capacidade de mediar a hemaglutinação de tipos específicos de eritrócitos. Os *pili* mais bem descritos são os tipo 1, P e S.

***Pili* Tipo 1 (Sensíveis à Manose).** Os *pili* tipo 1 costumam ser expressos em *E. coli* tanto não patogênica quanto patogênica. Os *pili* tipo 1 consistem em um bastonete helicoidal composto de subunidades FimA repetidas, unidas a uma estrutura distal em ponta de 3 nm de largura, que contém a adesina FimH (Jones et al., 1995). Esses *pili* mediam a hemaglutinação dos eritrócitos de cobaia (Duguid et al., 1979). A reação é inibida pela adição de manose; por conseguinte, os *pili* tipo 1 são denominados *hemaglutinação sensível à manose* (MSHA, do inglês *mannose-sensitive hemagglutination*) (Svenson et al., 1984; Reid e Sobel, 1987).

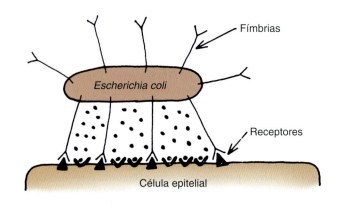

Figura 12-5. Aderência bacteriana. As adesinas nos *pili* (fímbrias) mediam a fixação a receptores específicos das células epiteliais.

Foi estabelecido o papel dos *pili* tipo 1 como fatores de virulência nas ITUs. Essa evidência foi obtida (1) da análise de bactérias isoladas da urina de pacientes com ITUs, as quais expressavam adesinas sensíveis à manose (MS, do inglês *mannose-sensitive*) (Ljungh e Wadstrom, 1983); (2) de estudos em modelos animais (Fader e Davis, 1982; Hagberg et al., 1983a, 1983b; Iwahi et al., 1983; Hultgren et al., 1985) nos quais a inoculação de microrganismos com *pili* tipo 1 na bexiga resultou em colonização significativamente maior das vias urinárias do que a inoculação de microrganismos sem *pili*; e (3) da observação de que os anticorpos *antipili* tipo 1 e os inibidores competitivos, como metil-α-D-manopiranosídeo, protegem os camundongos contra o desenvolvimento de ITUs (Aronson et al., 1979; Hultgren et al., 1985). Estudos recentes demonstraram que as interações entre FimH e receptores expressos sobre a superfície luminal do epitélio vesical são fundamentais para a capacidade de muitas cepas de UPEC colonizarem a bexiga e causarem doença (Connell et al., 1996; Langermann et al., 1997; Thankavel et al., 1997; Mulvery et al., 1998).

Pili P (Resistentes à Manose). Os *pili* P conferem tropismo para os rins, e a designação "P" refere-se a pielonefrite (Mulvey, 2002). Os *pili* P, que são encontrados na maioria das cepas de UPEC produtoras de pielonefrite, mediam a hemaglutinação dos eritrócitos humanos, que não é alterada pela manose e é, portanto, denominada *hemaglutinação resistente à manose* (MRHA, do inglês *mannose-resistant hemagglutination*) (Kallenius et al., 1979). A adesina PapG, situada na extremidade do *pilus*, reconhece a porção α-D-galactopiranosil-(1-4)-β-D-galactopiranosídeo presente nas globosidades dos glicolipídeos (Kallenius et al., 1980; Leffler e Svanborg-Eden, 1980), que são encontrados nos antígenos do grupo sanguíneo P e no uroepitélio (Svenson et al., 1983).

As adesinas de MRHA da UPEC que não exibem a especificidade de ligação de digalactosídeo receberam o nome provisório de *adesinas X* (Vaisanen et al., 1981). Em algumas cepas de UPEC, a hemaglutinação é mediada por adesinas ou hemaglutininas sem *pili* (Duguid et al., 1979).

Svanborg-Eden et al. (1978) foram os primeiros a relatar uma correlação entre a aderência bacteriana e a gravidade das ITUs. Esses autores mostraram que cepas de UPEC provenientes de meninas com pielonefrite aguda apresentavam uma alta capacidade de aderência, enquanto as cepas que causam bacteriúria assintomática ou provenientes de fezes de meninas saudáveis a exibiram baixa. Entre 70% e 80% das cepas pielonefríticas, porém apenas 10% dos isolados intestinais, tiveram capacidade de aderência. Além disso, foi constatada a presença de *pili* P em 91% das cepas urinárias que causam pielonefrite, em 19% das cepas que produzem cistite e em 14% das cepas que provocam bacteriúria assintomática, porém em apenas 7% dos isolados intestinais de crianças saudáveis, ressaltando, assim, a correlação existente entre a aderência bacteriana e as ITUs (Kallenius et al., 1981).

Enquanto a MRHA e os *pili* P estão fortemente associados à pielonefrite, esses fatores de virulência não estão associados à cicatrização renal e ao refluxo causados por infecção bacteriana (Vaisanen et al., 1981). Os estudos realizados sugerem uma correlação mínima entre as cepas de *E. coli* com *pili* P e a pielonefrite recorrente com refluxo macroscópico em meninas (Lomberg et al., 1983). Por conseguinte, parece que os *pili* P na pielonefrite aguda são importantes principalmente em crianças sem refluxo ou com refluxo mínimo.

Outras Adesinas. Os *pili* S, que se ligam a resíduos de ácido siálico por meio da adesina SfaS, foram associados à infecção tanto vesical quanto renal (Mulvey, 2002). Os *pili* F1C ligam-se a glicoesfingolipídeos nas células epiteliais renais e induzem uma resposta inflamatória de interleucina-8 (Backhed et al., 2002).

A UPEC também expressa um grupo de adesinas sem fímbrias (AFA, do inglês *afimbrial adhesins*), que foram agrupadas com a família de adesinas Dr em virtude de seu reconhecimento do fator acelerador da decomposição e estrutura genética semelhante. O fator acelerador da decomposição é encontrado em numerosos sítios epiteliais diferentes, e as adesinas Dr ligam-se a muitos locais em toda a via urinária (Anderson et al., 2004b).

Ligações de Captura. De modo não surpreendente, as adesinas da UPEC evoluíram para lidar com a dinâmica física da via urinária, e isso está mais bem elucidado no caso da FimH. Utilizando ensaios de hemaglutinação e abordagens de citometria de fluxo, **foi constatado que a afinidade da *E. coli* que expressa alelos FimH específicos para os eritrócitos é intensificada pelo estresse de cisalhamento**, e mutações que anularam as interações FimH-eritrócito em condições estáticas não tiveram impacto sobre nas afinidades dinâmicas (Thomas et al., 2002). Por outro lado, condições estáticas reduziram as interações FimH-eritrócito. Conhecido como *ligação de captura*, esse mecanismo semelhante a um *fingertrap* é mediado por interações alteradas pelo cisalhamento entre a pilina FimH e domínios de ligação da manose, que resultam em retesamento induzido pela força da bolsa de ligação da manose (Le Trong et al., 2010). Atualmente, uma ligação semelhante favorecida pelo cisalhamento parece ser disseminada em biologia e inclui as fímbrias P de *E. coli* (revisão em Sokurenko et al., 2008). As implicações das ligações de captura para a aderência da UPEC e da patogenia das ITUs são evidentes. **O aumento da aderência na presença de cisalhamento parece promover a retenção da UPEC na uretra e na bexiga durante a micção e nos ureteres contra o peristaltismo. Na ausência de cisalhamento, a redução da afinidade de FimH facilitaria a difusão, promovendo, assim, a infecção ascendente.**

Variação de Fase dos *Pili* Bacterianos *in Vivo*

As primeiras evidências acerca do papel dos *pili* tipo 1 e P na aderência nas ITUs em seres humanos eram contraditórias. Os *pili* foram visíveis em *E. coli* na microscopia eletrônica de amostras de urina de 31 de 37 pacientes (Ljungh e Wadstrom, 1983). Por outro lado, nenhuma adesina MS foi detectada em 22 de 24 amostras de urina de pacientes com cateteres de demora (Ofek et al., 1981), e 19 de 20 amostras de pacientes com ITUs agudas eram desprovidas de *pili* e não aderentes até a sua subcultura em caldo (Harber et al., 1982). A avaliação da produção de *pili* por isolados clínicos de *E. coli* demonstra que as condições ambientais de crescimento podem produzir rápidas alterações na expressão do *pilus* (Duguid et al., 1966; Goransson e Uhlin, 1984; Hultgren et al., 1986), em que as células mudam de fase entre a produção de *pili* e não produção de *pili* (Eisenstein, 1981). Por exemplo, algumas bactérias que crescem em meio de cultura com caldo expressam *pili*, enquanto a mesma cepa cultivada no mesmo meio em estado sólido interrompe a produção de *pili*. **Esse processo, denominado *variação de fase*, também pode ocorrer *in vivo* e possui consequências biológicas e clínicas evidentes.** Por exemplo, a presença de *pili* tipo 1 pode ser vantajosa para que as bactérias possam aderir à mucosa vesical e colonizá-la, porém pode ser desvantajosa considerando-se o fato de que os *pili* intensificam a fagocitose e a sua destruição pelos neutrófilos (Silverblatt et al., 1979).

Um modelo animal de ITU ascendente e os estudos de bactérias isoladas de diferentes locais em pacientes com ITU fornecem evidências de que pode ocorrer variação de fase durante a ITU por *E. coli in vivo*. As cepas de *E. coli* com *pili* tipo 1 com capacidade de variação de fase foram introduzidas na bexiga de camundongo na fase de produção de *pili*, e as bactérias recuperadas da bexiga e da urina dentro de 24 horas ou mais após a inoculação foram testadas quanto à presença de *pili*. Todos os animais apresentavam colonização da bexiga, e 78% das bactérias isoladas demonstraram a formação de *pili* tipo 1. Com frequência, o estado bacteriológico da urina demonstrou ser diferente daquele da bexiga. A urina foi estéril em 59% dos animais com colonização vesical, e os microrganismos recuperados da urina frequentemente não apresentavam *pili*.

Quando culturas vesicais e renais foram examinadas dentro de 1, 3 e 5 dias após inoculação intravesical de bactérias com *pili*, os microrganismos recuperados da bexiga continuavam com *pili*, enquanto aqueles recuperados do rim exibiram uma quantidade significativamente menor de *pili* (Schaeffer et al., 1987) (Fig. 12-6).

Estudos realizados em seres humanos com imunofluorescência indireta de bactérias em amostra de urina fresca confirmaram a expressão e a fase de variação de *pili in vivo*. A análise da urina de adultos com ITU inferior detectou a presença de *pili* tipo 1 em 31 de 41 amostras e de *pili* P em seis de 18 amostras (Kisielius et al., 1989). O estado dos *pili* da população bacteriana na urina demonstrou ser heterogêneo, variando desde um predomínio de *pili* até uma mistura de células com *pili* e sem *pili* (Fig. 12-7). As cepas isoladas de diferentes locais do trato urogenital demonstraram uma variação no estado de produção de *pili*. Esses resultados mostram que os *pili* tipo 1 e P são expressos e sujeitos a variação de fase *in vivo* durante as ITUs agudas.

Esse processo de variação de fase possui influências biológicas e clínicas evidentes. Por exemplo, a presença de *pili* tipo 1 pode ser vantajosa para que as bactérias possam inicialmente aderir-se à mucosa vesical e colonizá-la. Subsequentemente, os *pili* tipo 1 podem não ser necessários para as cepas em suspensão na urina e, na verdade, deletérios, visto que eles intensificam a apoptose, a fagocitose e a destruição pelos neutrófilos (Silverblatt et al., 1979; Mulvey et al., 1998). Nos rins,

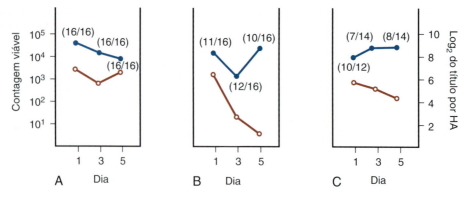

Figura 12-6. Estudo do tempo após a inoculação intravesical da cepa de *Escherichia coli* I-149, que comparou a contagem média de bactérias viáveis (*círculos sólidos*) com o título obtido por hemaglutinação (*círculos abertos*) para amostras de bexiga (A), rim (B) e urina (C) dos mesmos animais. Cada ponto representa a média de todos os animais avaliados. Os números entre parênteses mostram a proporção de animais inoculados que apresentaram culturas positivas. Os títulos obtidos por HA foram testados depois de 18 horas de proliferação em ágar. O título por HA das bactérias recuperadas do rim diminuiu de modo significativo no quinto dia ($P < 0,001$). (De Schaeffer AJ, Schwan WR, Hultgren SJ, et al. Relationship of type 1 pilus expression in *Escherichia coli* to ascending urinary tract infections in mice. Infect Immun 1987;55:373-80).

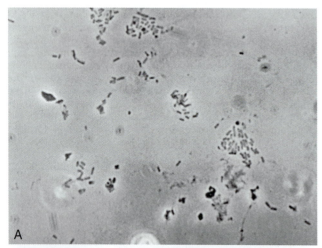

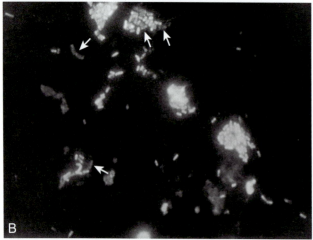

Figura 12-7. Micrografia de contraste de fase (A) e micrografia por imunofluorescência (B) de uma amostra corada com antissoro contra *pili* tipo 1 da cepa *Escherichia coli* e com um segundo anticorpo conjugado a isotiocianato de fluoresceína contra a I-49 não aderente na urina de um paciente com infecção urinária aguda, mostrando uma mistura de células com *pili* e sem *pili* (*setas* em B) (De Kisielius PV, Schwan WR, Amundsen SK, et al. In vivo expression and variation of *Escherichia coli* type 1 and P pili in the urine of adults with acute urinary tract infections. Infect Immun 1989;57:1656–62.)

os *pili* P podem então atuar como mediadores primários da fixação das bactérias por meio de sua ligação aos receptores de glicolipídeos (Stapleton et al., 1995).

Receptividade das Células Epiteliais

Células Vaginais

A importância da receptividade das células epiteliais na patogenia da ITU ascendente foi inicialmente estudada por meio de exame da aderência de *E. coli* às células epiteliais da vagina e células uroepiteliais coletadas de amostras de urina durante a micção. Fowler e Stamey (1977) estabeleceram que determinados microrganismos nativos (p. ex., lactobacilos, *S. epidermidis*) fixam-se com avidez e em grandes números a células epiteliais irrigadas. Quando foram coletadas células epiteliais da vagina de pacientes suscetíveis a reinfecção, e essas células foram comparadas com células obtidas de controles resistentes à ITU, as cepas de *E. coli* que causam cistite aderiram com avidez muito maior às células epiteliais das mulheres suscetíveis. **Esses estudos estabeleceram que o aumento da aderência das bactérias patogênicas às células epiteliais da vagina constitui a primeira diferença biológica demonstrável e passível de ser observada em mulheres suscetíveis à ITU.**

Subsequentemente, Schaeffer et al. (1981) confirmaram essas diferenças vaginais em mulheres; todavia, além disso, constataram que **o aumento da aderência das bactérias também era uma característica das células epiteliais bucais.** Conforme ilustrado na Figura 12-8, existe uma notável semelhança na capacidade de ambos os tipos celulares de se ligar à mesma cepa de *E. coli*. Além disso, foi constatada uma relação significativa entre a receptividade das células vaginais e a das células bucais. Foram avaliadas 77 cepas diferentes de *E. coli* quanto à sua capacidade de ligação às células epiteliais vaginais e bucais. Foi confirmada uma relação direta não linear entre a aderência bucal e vaginal em controles e pacientes para amostras urinárias, vaginais e anais. Por conseguinte, a alta receptividade das células vaginais foi associada a uma receptividade também elevada das células bucais.

Essas observações ressaltam o fato de que o aumento dos sítios receptores para a UPEC nas células epiteliais de mulheres com ITUs recorrentes não se limita à vagina e, portanto, sugere que um traço genotípico para a receptividade das células epiteliais pode constituir um importante fator de suscetibilidade nas ITUs. Esse conceito foi ampliado com o exame dos antígenos leucocitários humanos (HLAs, do inglês *human leukocyte antigens*), que constituem o complexo principal de histocompatibilidade nos seres humanos e que têm sido associados estatisticamente a muitas doenças (Schaeffer et al., 1983). Foi identificado o antígeno A3 em 12 (34%) dos pacientes, o que é significativamente maior do que a frequência de 8% observada em controles saudáveis. Por conseguinte, o HLA-A3 pode estar associado a um risco aumentado de ITUs recorrentes.

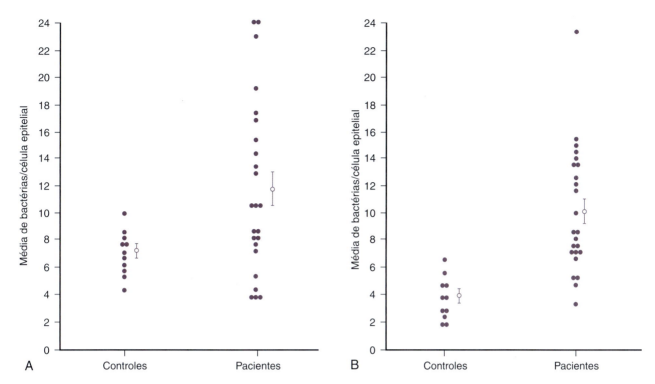

Figura 12-8. Aderência de *Escherichia coli* in vitro a células vaginais (A) e bucais (B) de controles saudáveis e de pacientes com infecções recorrentes das vias urinárias. Os valores representam uma média de 14 (A) e 11 (B) determinações em cada indivíduo. Os *círculos abertos* e as *barras* representam as médias + erro padrão da média. (De Schaeffer AJ, Jones JM, Dunn JK. Association of in vitro *Escherichia coli* adherence to vaginal and buccal epithelial cells with susceptibility of women to recurrent urinary tract infections. N Engl J Med 1981;304:1062–6.)

Variação na Receptividade. Pode-se observar uma pequena variação na receptividade tanto das células vaginais quanto das células bucais de um dia para outro em controles saudáveis. A aderência varia de 1 a 17 bactérias por célula e parece ser tanto cíclica quanto repetitiva. Quando se correlaciona a aderência com os dias do ciclo menstrual de uma mulher, observam-se valores mais altos na fase inicial, diminuindo pouco depois do momento da ovulação esperada (dia 14). O número de bactérias por células epiteliais frequentemente demonstra uma correlação com o valor obtido no mesmo dia do ciclo menstrual 1 ou 2 meses antes. As mulheres pré-menopáusicas são particularmente suscetíveis à fixação de *E. coli* uropatogênica e dos lactobacilos não patogênicos em determinados momentos durante o ciclo menstrual e de *E. coli* durante os primeiros estágios da gravidez. **Por conseguinte, a importância de determinados hormônios, como os estrogênios, na patogênese da ITU é objeto de grande interesse, particularmente porque o urologista clínico pode atender mulheres que apresentam cistite recorrente a intervalos regulares, possivelmente em resposta a essas alterações hormonais.**

Reid e Sobel (1987) constataram que os uropatógenos se fixam a grandes números de células uroepiteliais de mulheres com mais de 65 anos de idade do que às células de mulheres pré-menopáusicas entre 18 e 40 anos de idade. Raz e Stamm (1993) assinalaram que **a suscetibilidade à ITU recorrente aumentou em consequência dos baixos níveis de estrogênios encontrados nas mulheres na pós-menopausa e que a reposição de estrogênio reduziu a colonização de bactérias uropatogênicas e a incidência de ITU.**

Os antígenos de grupo sanguíneo e as estruturas de carboidratos ligadas aos lipídeos ou às proteínas de membrana também constituem uma importante parte das membranas das células uroepiteliais. **A presença ou ausência de determinantes de grupos sanguíneos sobre a superfície das células uroepiteliais podem influenciar a suscetibilidade do indivíduo a desenvolver ITU.** Sheinfeld et al. (1989) determinaram os fenótipos de grupo sanguíneo em mulheres com ITU recorrente e os compararam com aqueles de mulheres do grupo de controles da mesma idade. Observa-se maior frequência de fenótipos Lewis não secretor Le(a + b-) e recessivo Le(a-b-) entre mulheres com ITUs recorrentes. Não foi observada diferença significativa na distribuição dos fenótipos dos grupos sanguíneos ABO ou P. O antígeno Lewis controla a fucosilação. O efeito protetor nas mulheres com o fenótipo secretor Le(a-b +) pode ser devido a estruturas fucosiladas na superfície das células vaginais ou no muco suprajacente, diminuindo a disponibilidade de supostos receptores para *E. coli* (Navas et al., 1993). O estado não secretor também tem sido associado à pielonefrite aguda não complicada em mulheres, particularmente nas pré-menopáusicas (Ishitoya et al., 2002). Stapleton et al. (1995) demonstraram que são encontrados glicerídeos singulares de ligação da *E. coli* nas células epiteliais vaginais de mulheres não secretoras, mas não das mulheres secretoras. **Esses estudos sustentam, tanto de modo individual quanto coletivo, o conceito de que existe uma receptividade epitelial aumentada para a *E. coli* na mucosa do vestíbulo da vagina, uretra e bucal, que é característica das mulheres suscetíveis a ITUs recorrentes e que pode constituir um traço genotípico.**

A possibilidade de que o muco vaginal possa influenciar a receptividade bacteriana foi investigada por Schaeffer et al. (1994). A *E. coli* com *pili* tipo 1 liga-se a todas as amostras de líquido vaginal (Venegas et al., 1995). A capacidade de ligação do líquido vaginal de mulheres colonizadas por *E. coli* foi maior que a de mulheres não colonizadas (Schaeffer et al., 1999). A importância do líquido vaginal nas interações entre bactérias e células epiteliais foi investigada em um modelo *in vitro*, que mediu o efeito do líquido vaginal sobre a ligação das bactérias a uma linhagem de células epiteliais (Gaffney et al., 1995). O líquido vaginal das mulheres colonizadas intensificou a ligação das bactérias às células epiteliais. Em contrapartida, o líquido vaginal das mulheres não colonizadas inibiu a aderência. Por conseguinte, **o líquido vaginal parece influenciar a aderência às células** e, provavelmente, a colonização da mucosa vaginal. Estudos subsequentes demonstraram que a imunoglobulina A (IgA) secretora constitui a principal glicoproteína responsável pela receptividade do líquido vaginal (Rajan et al., 1999).

Células da Bexiga

A FimH liga-se a resíduos manosilados nas moléculas de uroplaquina que recobrem as células epiteliais superficiais da bexiga. A superfície luminal da bexiga é revestida por células em guarda-chuva. As superfícies apicais dessas células aparecem como um arranjo quase cristalino de complexos hexagonais, compostos de quatro proteínas de membrana integrais, conhecidas como *uroplaquinas* (Sun, 1996). Ensaios de ligação *in vitro* demonstraram que duas das uroplaquinas, UPIa e UPIb, podem ligar-se especificamente à UPEC que expressa *pili* tipo 1 (Wu et al., 1996). A microscopia eletrônica de alta resolução com criofratura demonstrou que as pontas desses *pili*, incluindo as adesinas, estão imersas na cavidade central dos anéis hexaméricos de uroplaquina (Mulvey et al., 2000) (Fig. 12-9A). **Por conseguinte, a ligação mediada pela FimH ao epitélio vesical constitui a etapa inicial na complexa cascata de eventos que levam ao desenvolvimento de ITU.** As respostas uroteliais imediatas à UPEC podem ser desencadeadas pelas próprias uroplaquinas, visto que foi demonstrado que a ligação de FimH a UPIb resulta em fosforilação de UPIII e aumentos subsequentes do cálcio intracelular mediados pela UPIII (Thumbikat et al., 2009b).

Persistência da UPEC na Bexiga. Pouco depois da fixação ao epitélio, a UPEC é rapidamente internalizada nas células superficiais da bexiga (Martinez e Hultgren, 2002; Anderson et al., 2004b) (Fig. 12-9B). A FimH é essencial para a invasão da UPEC; os mutantes FimH isogênicos não invadem as células, e a invasão por bactérias de tipo silvestre pode ser inibida pela adição de manose. Além disso, esferas de látex de poliestireno recobertas com FimH são rapidamente internalizadas, em um processo idêntico ao das bactérias que expressam *pili* tipo 1. Esse processo resulta do rearranjo localizado da actina e da fagocitose da bactéria aderida pelo fechamento da membrana ao redor do microrganismo (Martinez e Hultgren, 2002). A invasão do epitélio superficial da bexiga permite que a UPEC estabeleça um novo nicho, em um esforço de se proteger da resposta imune inata do hospedeiro (Anderson et al., 2004b).

Foram sugeridos múltiplos receptores uroteliais envolvidos na invasão da UPEC. Foi demonstrado que a FimH liga-se às integrinas α_3 e β_1 *in vitro*, e anticorpos anti-integrina bloquearam a invasão de células uroteliais em cultura pela UPEC, um processo modulado por quinases da família Src e fosforilação da integrina (Eto et al., 2007). Foi também constatado que a ligação de FimH resulta em fosforilação de UPIII pela caseína quinase II (Thumbikat et al., 2009b). A invasão pela UPEC foi significativamente reduzida em células em cultura por mutagênese direcionada do sítio de fosforilação de UPIII, e a perturbação da função da caseína quinase II reduziu a invasão da UPEC tanto *in vitro* quanto *in vivo*. Por conseguinte, a UPEC invade as células uroteliais por meio de receptores distintos, os quais, por sua vez, desencadeiam diversas cascatas de sinalização.

Uma vez dentro da célula, as UPECs se proliferam e dividem-se rapidamente dentro do citosol da célula, formando pequenos agrupamentos de bactérias, denominados *comunidades bacterianas intracelulares precoces* (IBC, do inglês *intracellular bacterial communities*) (Anderson et al., 2004b; Justice et al., 2004). Com a sua proliferação, as bactérias mantêm o seu formato típico de bastonetes de aproximadamente 3 μm e formam um agrupamento frouxamente organizado, com microrganismos de orientação aleatória no citoplasma da célula. Entre 6 e 8 horas após a inoculação, as IBCs precoces exibem uma queda na velocidade de crescimento das bactérias, resultando em tempos de duplicação de mais de 60 minutos, em redução significativa da morfologia bacteriana em uma média de 0,7 μm e em modificação fenotípica para uma cultura semelhante a um biofilme (Justice et al., 2004) (Fig. 12-9C).

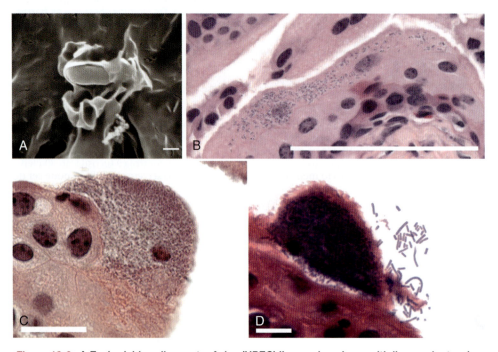

Figura 12-9. A *Escherichia coli* uropatogênica (UPEC) liga-se, invade e multiplica-se dentro das células superficiais do epitélio vesical. **A,** A microscopia eletrônica de varredura mostra uma única UPEC ligada à superfície de uma célula vesical. O contato entre a bactéria e a célula do hospedeiro, mediado pelo *pilus* tipo 1, desencadeia cascatas de sinalização na célula vesical, levando a rearranjos localizados de actina e a protrusões da membrana ao redor da bactéria. Barra da escala, 0,5 μm. **B,** Uma vez dentro das células superficiais da bexiga, a UPEC multiplica-se rapidamente para formar agrupamentos desordenados de bactérias no citoplasma da célula do hospedeiro, denominados comunidade bacteriana intracelular (CBI) precoce. As bactérias são visíveis na forma de bacilos de coloração escura dentro da célula nesse corte delgado de bexiga corado pela hematoxilina e eosina (H&E). Barra da escala, 100 μm. **C,** O corte delgado de bexiga corado pela H&E revela uma CBI no centro, na qual as bactérias constituintes se organizaram em um estado semelhante a um biofilme dentro da célula vesical. Barra da escala, 20 μm. **D,** Uma CBI tardia, visível por meio de coloração pela H&E, caracteriza-se pelo desprendimento das bactérias periféricas e fluxo desses microrganismos para o lúmen da bexiga. Barra da escala, 10 μm. (De Anderson GG, Martin SM, Hultgren SJ. Host subversion by formation of intracellular bacterial communities in the urinary tract. Microbes Infect 2004;6:1094–101.)

Foram identificadas células uroteliais semelhantes repletas de bactérias em 22% das amostras de urina obtidas por micção de pacientes com IVTU com *E. coli* (Rosen et al., 2007). Um achado importante é o fato de que a **UPEC isolada de células humanas semelhantes às IBCs foi capaz de infectar camundongos e recapitular as IBCs** (Garofalo et al., 2007).

Os biofilmes protegem as bactérias dos desafios ambientais, como os agentes antimicrobianos e a resposta imune do hospedeiro (Donlan e Costeron, 2002). As características do biofilme que aumentam a proteção consistem em taxa de crescimento mais lenta das bactérias, com mudanças fisiológicas associadas, expressão de fatores que inibem a atividade antimicrobiana e a incapacidade do agente antimicrobiano de penetrar na matriz do biofilme (Anderson et al., 2004b). O biofilme também protege as bactérias dos neutrófilos, visto que estes são incapazes de penetrar efetivamente na IBC e fagocitar as bactérias. Em modelos de animais, as bactérias na borda das IBCs acabam se desprendendo, diferenciam-se em bacilos típicos, tornam-se móveis e, em seguida, escapam da célula do hospedeiro para dentro do lúmen da bexiga, em um processo denominado *fluxo* (Mulvey et al., 2001) (Fig. 12-9D). Essas bactérias podem tornar-se altamente filamentosas, alcançando até 70 μm ou mais de comprimento. Esse processo ocorre dentro de cerca de 24 horas após a inoculação (Justice et al., 2004). É possível que os filamentos possam ajudar as bactérias a escapar da resposta imunológica.

As bactérias que escaparam voltam a aderir e a invadir as células superficiais, levando à formação de uma segunda IBC. Em ciclos subsequentes, ocorre formação de mais IBC. Depois de alguns dias, as bactérias invasoras tornam-se mais quiescentes. Em modelos animais, as bactérias podem persistir nesse estado latente de reservatório por algum tempo antes de reemergir para causar ITUs recorrentes (Anderson et al., 2004a). De fato, na ITU murina, animais com urina estéril podem conter, entretanto, milhares de UPECs viáveis dentro do tecido vesical (Mulvey et al., 2001), sugerindo que as IBCs podem constituir um intermediário transitório no estabelecimento de reservatórios estáveis de UPEC dentro da bexiga. A esfoliação das células uroteliais superficiais (ver adiante) expõe as células de transição subjacentes. Diferentemente dos agregados citosólicos de UPEC característicos das IBCs, a invasão das células de transição pela UPEC resulta em bactérias envolvidas por membrana e limitadas a duas a quatro bactérias por célula (Justice et al., 2004). Essas UPECs intracelulares permanecem quiescentes, de modo que essas células de transição são designadas como *reservatórios intracelulares quiescentes* (RIQ) (Mysorekar e Hultgren, 2006). Entretanto, a perturbação química do urotélio para induzir uma diferenciação urotelial causou a reemergência de UPEC dos RIQs, caracterizada por proliferação bacteriana significativa. Em seu conjunto, esses achados sugerem que os reservatórios vesicais de UPECs intracelulares podem contribuir para a ITU recorrente em indivíduos suscetíveis, à medida que as células de transição sofrem diferenciação.

Defesas Naturais das Vias Urinárias

Regiões Periuretral e Uretral

A flora normal do vestíbulo da vagina, da área periuretral e da uretra contém habitualmente microrganismos, como lactobacilos, estafilococos coagulase-negativos, corinebactérias e estreptococos, que formam uma barreira contra a colonização de uropatógenos (Fair et al., 1970; Pfau e Sacks, 1977; Marrie et al., 1978). As mudanças no ambiente vaginal relacionadas com os estrogênios, a IgA cervical (Stamey et al., 1978) e o pH vaginal baixo (Stamey e Timothy, 1975) podem alterar a capacidade de colonização dessas bactérias. Entretanto, com mais frequência, a ocorrência de alterações agudas na colonização tem sido associada ao uso de agentes antimicrobianos e agentes espermicidas, que modificam a flora normal e aumentam a receptividade do epitélio aos uropatógenos.

Pouco se sabe a respeito dos fatores que predispõem os pacientes à colonização uretral por uropatógenos. A proximidade do óstio externo da uretra das áreas vulvar e perianal sugere que a contaminação ocorre com frequência. A natureza dos mecanismos de defesa uretrais, além do fluxo de urina, é em grande parte desconhecida. A multiplicação das bactérias na uretra normal pode ser inibida pela flora nativa (Chan et al., 1984). Embora a colonização das regiões periuretral e uretral seja um pré-requisito para a maioria das infecções, a capacidade dos microrganismos de superar os mecanismos de defesa normais da urina e da bexiga é claramente fundamental.

Urina

Em geral, os microrganismos exigentes que normalmente colonizam a uretra não se multiplicam na urina e raramente causam ITU (Cattell et al., 1974). Por outro lado, a urina habitualmente sustenta o crescimento de bactérias não exigentes (Asscher et al., 1968). **A urina de indivíduos normais pode ter propriedades inibidoras, particularmente quando inóculo é pequeno** (Kaye, 1968). Os **fatores mais inibitórios consistem na osmolalidade, na concentração de ureia, na concentração de ácidos orgânicos e no pH. A proliferação bacteriana é inibida por uma urina muito diluída ou por uma elevada osmolalidade quando associada a um pH baixo.** Grande parte da atividade antimicrobiana da urina está relacionada com o seu elevado conteúdo de ureia e de ácidos orgânicos (Solomon et al., 1983). Entretanto, dentro de uma perspectiva clínica, essas condições não parecem distinguir significativamente os pacientes suscetíveis e aqueles resistentes à infecção.

A **uromodulina** (proteína de Tamm-Horsfall), uma proteína manosilada derivada do rim, que está presente em concentrações extremamente altas na urina (>100 mg/mL), **pode desempenhar um papel de defesa ao saturar todos os sítios de ligação da manose dos *pili* tipo 1, bloqueando potencialmente a ligação das bactérias aos receptores de uroplaquina no urotélio** (Duncan, 1988; Kumar e Muchmore, 1990).

Estudos recentes têm explorado a tecnologia de sequenciamento do DNA de próxima geração para quantificar quaisquer bactérias na urina normal e, assim, caracterizar o microbioma urinário normal das mulheres. A flora identificada na urina obtida por aspiração suprapúbica de participantes saudáveis diferiu daquela da urina obtida por micção e continha espécies que não foram passíveis de cultura em condições aeróbicas ou anaeróbicas (Wolfe et al., 2012). A urina obtida por aspiração suprapúbica (ou por cateter) que foi negativa na cultura revelou diversos gêneros na maioria das participantes. Embora a cultura de urina continue sendo o padrão-ouro para a avaliação de ITU, essa pesquisa também sugere uma ecologia mais complexa da bexiga; uma única participante cuja cultura de urina foi positiva para *E. coli* apresentou uma abundância relativa de DNA de aproximadamente 45% de *Aerococcus*, 21% de *Actinobaculum* e apenas 2% de *E. coli*. Em seguida, os autores questionam se os sintomas clínicos refletem a baixa abundância de uropatógenos, as bactérias exigentes mais abundantes ou ambas. Uma vez que a maioria das participantes saudáveis apresentou flora urinária, os futuros estudos deverão definir o papel do microbioma urinário na resistência e na suscetibilidade às ITU.

Bexiga

As bactérias presumivelmente têm acesso à bexiga com bastante frequência. A persistência e a multiplicação de pequenos inóculos de bactérias e a infecção do hospedeiro dependem, em parte, da capacidade de esvaziamento da bexiga (Cox e Hinman, 1961). Outros fatores responsáveis pela defesa envolvem a imunidade tanto inata quando adaptativa e a esfoliação das células epiteliais.

Resposta Imune
Reconhecimento do Patógeno. O reconhecimento do patógeno pelo hospedeiro é mediado por uma série de receptores de padrões moleculares associados ao patógeno (PAMP, do inglês *pathogen-associated molecular pattern*), como receptores tipo Toll (TLR, do inglês *Toll-like receptors*) (Anderson et al., 2004b), que estabelecem a conexão entre o reconhecimento dos microrganismos invasores e o desenvolvimento da resposta imune inata. Os TLRs reconhecem padrões moleculares que são conservados entre muitas espécies de microrganismos patogênicos, como lipopolissacarídeo (LPS) e peptidoglicano (PG), e ativam vias de sinalização que desencadeiam respostas imunes e inflamatórias para destruir os patógenos. As células epiteliais superficiais da bexiga expressam TLR4 em suas membranas, que, juntamente com CD14, reconhecem os LPS das bactérias e ativam a resposta imune inata (Anderson et al., 2004a). O TLR11 recém-identificado, que reconhece a UPEC e protege os rins de infecção ascendente, também é expresso nas células uroepiteliais, bem como nas células renais (Zhang et al., 2004).

A resposta do sistema inato a uma infecção na bexiga ou nos rins consiste principalmente em inflamação local.

A resposta imune inata ocorre mais rapidamente do que a resposta adaptativa e envolve uma variedade de tipos de células, incluindo

leucócitos polimorfonucleares, neutrófilos, macrófagos, eosinófilos, células *natural killer*, mastócitos e células dendríticas. Além disso, a transcrição aumentada da óxido nítrico sintase induzível pelos leucócitos polimorfonucleares resulta em níveis elevados de óxido nítrico e produtos de degradação relacionados, que também possuem efeitos tóxicos sobre as bactérias (Poljakovic et al., 2001; Poljakovic e Persson, 2003). A resposta inata contribui para estabelecer a imunidade adaptativa devido a interações dos macrófagos, das células dendríticas e células *natural killer* com os linfócitos T e B. A imunidade adaptativa envolve o reconhecimento específico dos patógenos pelos linfócitos T e B e a produção de anticorpos de alta afinidade em um processo que leva 7 a 10 dias após a infecção.

Dados adicionais acerca da resposta imunológica à ITU, da ideia de imunização e das funções dos lipopolissacarídeos estão disponíveis em www.expertconsult.com.

Múltiplas Funções dos Lipopolissacarídeos. Como a sinalização do TLR desencadeia respostas imunes inatas e medeia interações entre o sistema inato e o sistema adaptativo, diversos patógenos têm como alvo a sinalização do TLR. De acordo com isso, a modulação do TLR foi identificada na UPEC. Foi constatado que a UPEC modula respostas inflamatórias uroteliais nos níveis de ativação do fator nuclear κβ (NF-κB) e supressão das citocinas, e essa supressão inflamatória é disseminada entre as cepas clínicas de *E. coli* (Klumpp et al., 2001; Hunstad et al., 2005; Billips et al., 2007). Diferentemente das bactérias que modulam respostas inflamatórias por meio da ação de fatores de virulência secretados, a triagem genética da UPEC identificou genes associados à modificação de ligantes de TLR (Hunstad et al., 2005; Billips et al., 2008). Uma dessas triagens revelou que os genes da UPEC que inibem as respostas das citocinas uroteliais são os genes *waaL, ampG* e *alr*, que codificam a LPS antígeno-O ligase, a muropeptídeo permease e a alanina racemase, respectivamente (Billips et al., 2008). O gene *waaL* está envolvido na biossíntese de LPS, enquanto tanto o *ampG* quanto o *alr* contribuem para o metabolismo dos peptidoglicanos, os ligantes para TLR4 e TLR2, respectivamente. As cepas de UPEC com deleções direcionadas de *waaL* ou *ampG* foram atenuadas em um modelo de ITU murino (Billips et al., 2008), indicando que a modulação das respostas mediadas por TLR é importante na patogenia da ITU por UPEC. Em uma triagem genética semelhante, foi constatado que os óperons de biossíntese de LPS, *rfa* e *rfb*, e a proteína de membrana, a isomerase *surA*, medeiam a supressão das citocinas (Hunstad et al., 2005). Algumas cepas de UPEC até mesmo codificam inibidores diretos da sinalização dos TLRs (Cirl et al., 2008). Em seu conjunto, esses achados sugerem que a **UPEC aumenta a virulência ao modular respostas inflamatórias em nível do reconhecimento de TLR, estendendo, assim, uma "janela de oportunidade"** para estabelecer uma infecção por meio da evasão dos mecanismos de vigilância imunes.

Estudos de ITU murina também sugerem que essas observações podem ser exploradas para o desenvolvimento de novas vacinas contra a UPEC, visto que a imunização com o mutante *waaL* da cepa NU14 da UPEC conferiu proteção contra a NU14 de tipo silvestre (Billips et al., 2009). A imunização com o mutante *waaL* de NU14, uma cepa do grupo filogenético B2, também conferiu proteção contra outras cepas B2, assim como contra cepas A e D, e evitou a infecção renal. Em conformidade com o desvio das respostas imunes mediado pelo TLR (Schnare et al., 2001), o mutante *waaL* também promoveu a esterilização vesical de reservatórios estáveis de UPEC, indicando aumento da imunidade celular. Esses achados sugerem que os **mutantes de UPEC representam candidatos a vacinas vivas atenuadas para ITUs recorrentes.**

O LPS também emergiu como determinante-chave da resposta sintomática à *E. coli* nas vias urinárias em estudos recentes que usaram a alodinia tátil como medida de dor pélvica na ITU murina. O microrganismo isolado NU14 da cistite desencadeou uma resposta aguda de dor pélvica, enquanto a bacteriúria assintomática pela cepa 83.972 de *E. coli* não teve esse efeito, recapitulando, assim, o espectro da resposta sintomática humana à colonização da bexiga (Rudick et al., 2010). De modo surpreendente, preparações de LPS purificado de NU14 e 83.972 produziram as mesmas respostas de dor/ausência de dor que as bactérias intactas; contudo o nível de influxo de neutrófilos e citocinas induzidos por cada LPS foi semelhante. As respostas de dor também foram mediadas pelo receptor de LPS, TLR4. A porção antígeno-O que define os soropositivos de *E. coli* constitui um importante determinante do fenótipo de dor bacteriano, visto que, dependendo do estado do antígeno-O, foi constatado que uma única cepa de *E. coli* pode se desviar de um fenótipo de dor aguda para um fenótipo de dor crônica e um fenótipo de ausência de dor (Rudick et al., 2012). Mais uma vez, embora as respostas de dor sejam dependentes do TLR4, as bactérias que provocaram respostas distintas de dor induziram uma patologia e influxo de neutrófilos semelhantes. Esses achados indicam que o **LPS define o fenótipo de dor de *E. coli* e que a dor bacteriana não está correlacionada com a inflamação.** Além disso, como algumas cepas que carecem de antígeno-O causaram dor que persistiu por muito tempo após a eliminação das bactérias, esses achados demonstram que a *E. coli* pode causar dor crônica pós-ITU.

Esfoliação Induzida. Mulvey et al. (1998) demonstraram que a esfoliação e a excreção de células superficiais infectadas e lesionadas são mediadas por bactérias com *pili* tipo 1, que induzem morte celular programada. Com o uso de um modelo murino *in vivo*, foi demonstrado que camundongos que exibem uma intensa resposta esfoliativa à infiltração pela UPEC têm pouca probabilidade de formar IBC (Anderson et al., 2004b). Entretanto, os camundongos com uma resposta de esfoliação muito mais leve tendem a formar biofilmes, que ficam sequestrados na bexiga e que presumivelmente podem levar a ITUs recorrentes. Além disso, foi demonstrado que muitas bactérias uropatogênicas podem suprimir o NF-κB, aumentar a apoptose e diminuir as respostas inflamatórias (Klumpp et al., 2001) em um processo que pode levar à invasão subsequente das bactérias em tecidos mais profundos. Por conseguinte, em alguns casos, a apoptose pode constituir uma manobra ofensiva bacteriana, em lugar de uma defesa do hospedeiro.

A mesma cascata de sinalização de UPIII-caseína quinase II que medeia a invasão da UPEC também impulsiona a apoptose urotelial induzida por FimH (Thumbikat et al., 2009b). Em conformidade com essa observação, o aumento da expressão de UPIII durante a diferenciação urotelial sensibiliza as células uroteliais à UPEC e à apoptose induzida por FimH (Thumbikat et al., 2000a). Entretanto, como a apoptose urotelial induzida por FimH e o estabelecimento bem-sucedido do ciclo de vida intracelular da UPEC são mutuamente exclusivos, fatores da UPEC e/ou do hospedeiro podem definir o destino de cada célula urotelial e a bifurcação entre invasão e apoptose.

Alterações nos Mecanismos de Defesa do Hospedeiro

Obstrução

A obstrução do fluxo de urina em todos os níveis anatômicos constitui um fator fundamental no aumento da suscetibilidade do hospedeiro ao desenvolvimento de ITU. A obstrução inibe o fluxo normal de urina, e a estase resultante compromete os mecanismos de defesa da bexiga e dos rins. **A estase também contribui para a proliferação das bactérias na urina e a sua capacidade de aderir às células uroteliais.** No modelo animal de pielonefrite hematogênica experimental, o rim mostra-se relativamente resistente à infecção, a não ser que efetue a ligadura de um ureter. Nessas circunstâncias, apenas o rim destruído torna-se infectado (Beeson e Guze, 1956). As observações clínicas respaldam o papel da obstrução na patogenia da ITU e na gravidade crescente da infecção. **Os episódios leves de cistite ou de pielonefrite podem comportar risco de vida na presença de obstrução do fluxo de urina.** Embora a obstrução aumente claramente a gravidade da infecção, não é necessariamente um fator predisponente. Por exemplo, os homens com grande volume de urina residual podem permanecer sem infecção durante anos. Entretanto, se forem cateterizados, até mesmo um pequeno inóculo pode levar a infecções graves de erradicação difícil.

Refluxo Vesicoureteral

Hodson e Edwards (1960) foram os primeiros a descrever a associação entre o refluxo vesicoureteral, a ITU e alargamento e cicatrizes renais. **As crianças com refluxo macroscópico e ITU habitualmente desenvolvem lesão renal progressiva, que se manifesta por cicatrizes renais, proteinúria e insuficiência renal. As crianças com menor grau de refluxo em geral melhoram ou recuperam-se por completo de modo espontâneo ou após tratamento da ITU. Nos adultos, a presença de refluxo não parece diminuir a função renal, a não ser que ocorram estase e ITU concomitantes.**

Doença Subjacente

Observa-se uma elevada incidência de cicatrizes renais em pacientes com condições subjacentes que provocam nefrite intersticial crônica, e praticamente todas elas produzem lesão papilar renal primária. Essas condições incluem diabetes melito, distúrbios falciformes, nefrocalcinose do adulto, hiperfosfatemia, hipercalemia, abuso de analgésicos, nefropatia por sulfonamidas, gota, intoxicação por metais pesados e envelhecimento (Freedman, 1979).

Diabetes Melito

Parece ocorrer uma incidência elevada de ITU clínica assintomática e sintomática em mulheres com diabetes melito, porém não se observa aumento substancial entre homens diabéticos (Vejlsgaard, 1973; Ooi et al., 1974; Forland et al., 1977; Meiland et al., 2002). O diabetes melito também resulta em três vezes mais internações por pielonefrite aguda entre mulheres (10,86/10.000) do que entre homens (3,32/10.000) (Nicolle et al., 1996). Em estudos de necropsia, foi constatado que a incidência de pielonefrite é quatro a cinco vezes mais alta em indivíduos diabéticos do que em não diabéticos (Robbins e Tucker, 1944). Entretanto, esses estudos podem gerar confusão, visto que é difícil distinguir as alterações do parênquima renal provocadas pela pielonefrite das alterações inflamatórias intersticiais da nefropatia diabética.

Embora as ITUs em pacientes diabéticos sejam, em sua maior parte, assintomáticas, o diabetes parece predispor o paciente a infecções mais graves. Não há evidências de que a frequência aumentada de infecção seja decorrente da glicosúria (Geerlings et al., 2000). Em um estudo que utilizou técnicas com bactérias cobertas por anticorpos para localizar a infecção, foi constatado que as vias urinárias superiores estão afetadas em quase 80% dos pacientes diabéticos com ITU (Forland et al., 1977). Essa evidência de resposta imunológica crescente em pacientes diabéticos que adquirem bacteriúria sugere um comprometimento do parênquima renal e aumento potencial da morbidade.

Com frequência, as infecções são causadas por microrganismos atípicos, como leveduras, e resultam em infecções do trato urinário superior e sequelas significativas, como pielonefrite enfisematosa, necrose papilar, abscesso perinéfrico ou infecção metastática (Wheat, 1980; Stapleton, 2002).

Necrose Papilar Renal

O papel da infecção no desenvolvimento e na progressão da necrose papilar renal (NPR) é controverso. **Múltiplas condições predisponentes foram associadas ao desenvolvimento de NPR, particularmente diabetes melito, abuso de analgésicos, hemoglobinopatia falciforme e obstrução** (Quadro 12-2).

QUADRO 12-2 Condições Associadas à Necrose Papilar Renal

Diabetes melito
Pielonefrite
Obstrução do trato urinário
Abuso de analgésicos
Hemoglobinopatias falciformes
Rejeição de transplante renal
Cirrose hepática
Desidratação, hipóxia e icterícia em lactentes
Diversas: trombose da veia renal, crioglobulinemia, candidíase renal, injeção de meios de contraste, amiloidose, arterite caliceal, angiite necrosante, glomerulonefrite rapidamente progressiva, choque hipotensivo, pancreatite aguda

De Eknoyan G, Qunibi WY, Grissom RT, et al. Renal papillary necrosis: an update. Medicine 1982;61:55.

Do ponto de vista clínico, a NPR constitui um espectro de doenças. Os pacientes podem apresentar uma doença fulminante aguda, com rápida progressão, ou podem ter uma doença crônica que é descoberta de modo incidental. Alguns pacientes podem excretar tecido necrótico na urina de forma crônica (Hernandez et al., 1975), enquanto outros podem nunca eliminar papilas (Lindvall, 1978). As papilas necróticas retidas podem sofrer calcificação, particularmente em associação à infecção. Além disso, esse tecido necrótico pode constituir um nicho para o desenvolvimento de infecção crônica. Foi descrita a ocorrência de infecções fúngicas oportunistas (Madge e Lombardias, 1973; Juhasz et al., 1980; Vordermark et al., 1980; Tomashefski e Abramowsky, 1981). A ecografia renal pode ser útil para diagnosticar a NPR (Buonocore et al., 1980; Hoffman et al., 1982).

O diagnóstico precoce de NPR é importante para melhorar o prognóstico e reduzir a morbidade. Além da infecção crônica, os pacientes com necrose papilar associada ao abuso de analgésicos podem exibir maior incidência de tumores uroteliais; os exames citológicos urinários de rotina podem ser úteis para o diagnóstico precoce desses tumores (Jackson et al., 1978). Em pacientes que apresentam NPR induzida por abuso de analgésicos, a doença se estabiliza caso o uso do analgésico seja interrompido (Gower, 1976). Além disso, a terapia antimicrobiana adequada para controlar a infecção e o reconhecimento e tratamento precoces da obstrução ureteral causada pelo tecido necrótico descamado podem reduzir ao máximo o declínio da função renal. **Uma obstrução ureteral aguda causada pelo desprendimento de uma papila em um paciente que apresenta ITU concomitante constitui uma emergência urológica.** Neste caso, é necessário proceder à remoção imediata da papila que provoca obstrução com cesta para extração de cálculos (Jameson e Heal, 1973) ou drenagem aguda do rim com cateter ureteral ou nefrostomia percutânea.

Outras entidades passíveis de aumentar a suscetibilidade do rim à infecção incluem a hipertensão e a obstrução vascular (Freedman, 1979). A associação de infecção renal com várias outras doenças renais, como glomerulonefrite, aterosclerose e necrose tubular, que não estão associadas a necrose papilar, não leva à pielonefrite e à formação de cicatrizes.

Vírus da Imunodeficiência Humana

As ITUs são cinco vezes mais prevalentes nos indivíduos HIV-positivos do que nos controles (Schowald et al., 1999). Além disso, a flora patológica tipicamente corresponde mais àquela das ITUs complicadas. É também provável que os pacientes HIV-positivos com ITU tenham tendência a sofrer recorrência e necessitem de tratamento mais prolongado.

Gravidez

A prevalência da bacteriúria em mulheres grávidas varia de 4% a 7%, e a incidência de pielonefrite clínica aguda oscila entre 25% e 35% em mulheres com bacteriúria sem tratamento (Stamey, 1980). É provável que isso resulte da dilatação dos ureteres e da pelve renal em consequência das alterações hormonais relacionadas com a gestação. Além disso, a urina obtida de mulheres grávidas exibe um pH mais favorável para a proliferação de *E. coli* em todos os estágios da gestação (Asscher et al., 1973). **Não é surpreendente que a bacteriúria não tratada durante o primeiro trimestre seja acompanhada de um aumento substancial na incidência de pielonefrite aguda, visto que metade dessas mulheres apresenta bacteriúria das vias urinárias superiores** (Fairley et al., 1966).

Maiores detalhes estão disponíveis em www.expertconsult.com.

Lesão da Medula Espinal com Bexiga de Alta Pressão

De todos os pacientes com bacteriúria, nenhum grupo se compara, quanto a gravidade e morbidade, com aqueles que apresentam lesão da medula espinal. Quase todos esses pacientes necessitam de cateterismo pouco depois da lesão devido à hiperatividade ou flacidez da bexiga, e, em um número significativo desses pacientes, observam-se desenvolvimento de ectasia ureteral, hidronefrose, refluxo e cálculos renais. Os avanços bacteriológicos e urodinâmicos no tratamento desses pacientes reduziram de modo significativo a sua morbidade e a taxa de mortalidade. Em uma seção posterior deste capítulo, são apresentados problemas especiais associados à lesão da medula espinal.

> **PONTOS-CHAVE: PATOGENIA**
>
> - As ITUs são causadas, em sua maioria, por bactérias que habitualmente se originam da flora intestinal.
> - Os fatores de virulência bacterianos, como a adesina, desempenham um papel na determinação das bactérias que têm capacidade de invasão e na extensão da infecção.
> - O aumento da receptividade das células epiteliais, que constitui um traço genotípico, predispõe os pacientes a sofrer ITUs recorrentes.
> - A obstrução ao fluxo de urina constitui um fator fundamental no aumento da suscetibilidade do hospedeiro às ITUs.

MANIFESTAÇÕES CLÍNICAS

Sinais e Sintomas

A cistite está habitualmente associada a disúria, polaciúria e/ou urgência. A dor suprapúbica e a hematúria são menos comuns. Os sintomas das vias urinárias inferiores estão comumente presentes e, em geral, precedem em vários dias o aparecimento dos sintomas das vias urinárias superiores. A pielonefrite está classicamente associada a febre, calafrios e dor lombar. Pode-se observar a presença de náusea e vômitos. O abscesso renal ou perirrenal pode causar febre indolente e massa com hipersensibilidade na região lombar. No indivíduo idoso, os sintomas podem ser muito mais sutis (p. ex., desconforto epigástrico ou abdominal), ou o paciente pode ser assintomático (Romano e Kaye, 1981). Os pacientes com cateteres de demora frequentemente apresentam bacteriúria assintomática, porém a febre associada à bacteriemia pode ocorrer com rapidez e comportar risco de vida.

Diagnóstico

O diagnóstico presuntivo de ITU é estabelecido por meio de exame direto ou indireto da urina e confirmado pela cultura de urina. A urina e as vias urinárias normalmente não apresentam bactérias nem inflamação. Podem-se obter resultados falso-negativos do exame e da cultura de urina na presença de ITU, particularmente no início de uma infecção, quando o número de bactérias e de leucócitos é baixo, ou esses elementos estão diluídos devido a um aumento no aporte de líquidos e diurese subsequente. Em certas ocasiões, a urina pode estar livre de bactérias e leucócitos, apesar da colonização bacteriana e da inflamação do uroepitélio (Elliott et al., 1985; Hultgren et al., 1985). O exame e a cultura de urina falso-positivos são devidos à contaminação da amostra de urina por bactérias e leucócitos durante a coleta. Isso tem mais tendência a ocorrer em amostras obtidas durante a micção, mas também pode ser observado durante o cateterismo uretral. A aspiração suprapúbica de urina da bexiga tem menos probabilidade de produzir contaminação da amostra; por conseguinte, possibilita uma avaliação mais acurada do estado da urina na bexiga.

Coleta de Urina

Amostras Obtidas Durante a Micção e por Cateterismo. É possível aumentar a acurácia diagnóstica ao reduzir a contaminação bacteriana quando se coleta a urina. Nos homens circuncidados, as amostras obtidas por micção não exigem alguma preparação. Nos homens não circuncidados, o prepúcio deve ser retraído, devendo-se lavar a glande com sabão e, em seguida, enxaguá-la com água antes da coleta da amostra. Devem-se obter os primeiros 10 mL de urina (representativos da uretra) e uma amostra do jato médio (representativa da bexiga). O líquido prostático é obtido por meio de massagem prostática digital e a sua coleta, colocada em uma lâmina de vidro. Além disso, a coleta dos primeiros 10 mL de urina eliminadas após a massagem reflete o líquido prostático adicionado à amostra uretral. O cateterismo de um paciente do sexo masculino para cultura de urina não está indicado, a não ser que este seja incapaz de urinar.

Nas mulheres, a contaminação de uma amostra de urina do jato médio com bactérias e leucócitos do vestíbulo da vagina é comum, particularmente quando a mulher tem dificuldade em abrir os lábios do pudendo e mantê-los separados. Por conseguinte, as mulheres devem ser instruídas sobre a maneira de abrir os lábios do pudendo, lavar e limpar a área periuretral com gaze úmida e, em seguida, coletar uma amostra de urina do jato médio. A limpeza com antissépticos não é recomendada, visto que eles podem contaminar a amostra obtida e levar a uma cultura de urina falso-negativa. **A amostra obtida por micção está contaminada quando apresenta evidências de células epiteliais vaginais e lactobacilos no exame de urina, e deve-se coletar uma amostra durante a metade do cateterismo.**

O cateterismo e a coleta da metade desse procedimento fornecem uma amostra mais acurada do que aquela obtida por micção, porém está associada a um risco de infecção iatrogênica. **Embora em uma dose única de um agente antimicrobiano oral, como trimetoprima-sulfametoxazol (TMP-SMX) possa ser efetiva como medida profilática,** visto que o uso de antimicrobianos estimula o desenvolvimento de resistência bacteriana, a profilaxia deve ser limitada a pacientes de alto risco.

Aspiração Suprapúbica. A aspiração suprapúbica é altamente acurada; todavia, como está associada a certo grau de morbidade, a sua **utilidade clínica é limitada, exceto para pacientes que não podem urinar quando solicitados,** como aqueles com lesão da medula espinal. Esse método é muito útil em recém-nascidos (Newman et al., 1967) e em pacientes com paraplegia. Uma única amostra obtida por punção suprapúbica revela o estado bacteriológico da bexiga, sem introduzir bactérias na uretra, as quais poderiam iniciar uma nova infecção.

Antes da realização de uma aspiração suprapúbica, o paciente deve ingerir líquidos até que a bexiga fique cheia. O local da punção com agulha é na linha média, entre a sínfise púbica e o umbigo, e diretamente sobre a bexiga palpável. No homem, a bexiga cheia é habitualmente palpável, em virtude de seu maior tônus muscular; infelizmente, a bexiga cheia na mulher frequentemente não é palpável. Nessas pacientes, o médico que realiza a punção deve se basear na observação de que a pressão suprapúbica aplicada diretamente sobre a bexiga produz um desejo inconfundível de urinar. Após determinar o local aproximado para a punção com agulha, procede-se à tricotomia da área e a pele é desinfetada com álcool; realiza-se uma pápula cutânea com uma agulha de calibre 25 e qualquer anestésico local. Uma agulha espinal de 8,5 cm e calibre 22 é introduzida na pele anestesiada. O progresso da agulha é interrompido logo abaixo da pele dentro da área anestesiada, e, com um rápido movimento de introdução, semelhante ao de qualquer injeção intramuscular, a agulha é avançada dentro da bexiga. A maioria dos pacientes sente mais desconforto durante a aplicação inicial da anestesia da pele do que durante a segunda fase, quando a agulha é avançada dentro da bexiga. Uma vez introduzida a agulha, utiliza-se uma seringa de 20 mL para aspirar 5 mL de urina para cultura e 15 mL de urina para centrifugação e exame de urina. O obturador é reintroduzido na agulha, e ambos são retirados. Coloca-se um pequeno curativo sobre o local da punção na pele. Se nenhuma urina for obtida com a introdução completa da agulha, a bexiga do paciente não está cheia ou encontra-se habitualmente dentro da região retropúbica. Quando não se obtém urina na primeira tentativa, é provavelmente mais sensato aguardar até que a bexiga fique cheia.

Exame de Urina

Nos pacientes com sintomas urinários, deve-se efetuar um exame microscópico da urina à procura de bacteriúria, piúria e hematúria. O exame de urina possibilita a rápida identificação de bactérias e leucócitos e estabelece um diagnóstico presuntivo de ITU. Em geral, analisa-se o sedimento de uma amostra de aproximadamente 5 a 10 mL obtido por centrifugação durante 5 minutos, a 2.000 rpm. **Em mais de 90% das infecções, verifica-se a presença de bacteriúria microscópica, com contagens de 10^5 unidades formadoras de colônias (ufc) por mililitro de urina ou mais, e esse achado é considerado altamente específico** (Stamm, 1982; Jekins et al., 1986). Entretanto, as bactérias habitualmente não são detectáveis ao exame microscópico nas infecções com contagens mais baixas de colônias (10^2 a 10^4/mL). Esse erro importante (i.e., resultado falso-negativo) deve-se à limitação imposta pelo microscópio em relação ao volume de urina que pode ser observado. Se o volume de urina que pode facilmente ser colocado debaixo de uma lamínula padrão de 22 mm for cuidadosamente medido (0,01 mL), e se for calculado o número de campos de grande aumento ($570 \times$) presentes debaixo da lamínula, constata-se que um campo de grande aumento representa um volume de aproximadamente 1/30.000 mL. Existem excelentes estudos que mostram que a contagem de bactérias precisa ser de aproximadamente 30.000/mL para que se possam detectar bactérias no sedimento, corado ou não corado e submetido a centrifugação ou não (Sanford et al., 1956; Kunin, 1961). **Por essas razões, um exame de urina negativo**

para bactérias nunca exclui a presença de bactérias em concentrações de 30.000/mL ou menos.

O segundo erro do exame de urina (i.e., resultado falso-positivo) é o inverso do primeiro erro: são observadas bactérias no sedimento microscópico, porém a cultura de urina não apresenta crescimento. A urina obtida por micção em uma mulher pode conter muitos milhares de lactobacilos e corinebactérias. Essas bactérias são observadas com facilidade ao microscópio, e, embora sejam Gram-positivas, elas frequentemente aparecem Gram-negativas (Gram-variáveis) quando coradas. Os anaeróbios estritos, que habitualmente consistem em bacilos Gram-negativos, também representam uma massa significativa da flora vaginal normal (Marrie et al., 1978).

Na prática, esses problemas podem ser reduzidos ao máximo com o uso de outras informações fornecidas pelo exame de urina, que podem ajudar o médico a decidir se um paciente apresenta ITU, como piúria (Stamm et al., 1982b). **A validação da amostra obtida a partir do jato médio de urina pode ser questionada se for constatada a presença de numerosas células epiteliais pavimentosas (que indicam contaminantes do prepúcio, da vagina ou da uretra).**

A piúria e a hematúria constituem bons indicadores de resposta inflamatória. Embora o número de leucócitos por campo de grande aumento em uma amostra de urina centrifugada seja útil, é importante lembrar que outros fatores podem influenciar o número de células observadas. Esses fatores incluem o estado de hidratação; a intensidade da reação tecidual; o método de coleta da urina; o volume, a velocidade e o tempo de centrifugação; e o volume no qual o sedimento é novamente suspenso.

A presença de bacteriúria apresenta uma sensibilidade para ITU de 40% a 70% e uma especificidade de 85% a 95% dependendo do número de bactérias observadas (Fihn, 2003).

A piúria significativa pode ser determinada de maneira simples e confiável com um microscópio por meio do exame acurado do sedimento centrifugado ou com um hemocitômetro para a contagem de leucócitos na amostra de urina não centrifugada. O achado de um ou dois leucócitos por campo de grande aumento (HPF, do inglês *high-power field*) no sedimento de uma amostra centrifugada representa cerca de 10 leucócitos/mm^3 em uma amostra não centrifugada. A presença de mais de dois leucócitos por HPF em uma amostra centrifugada ou 10 leucócitos/mm^3 de urina correlaciona-se bem com o diagnóstico de bacteriúria e raramente é observada em pacientes sem bacteriúria (Stamm et al., 1981). **Nos estudos clínicos conduzidos, a determinação da piúria em amostras de urina obtidas por micção apresenta uma sensibilidade relatada de 80% a 95% e uma especificidade de 50% a 76% para a ITU (dependendo da definição de infecção, da população de pacientes e do método utilizado para avaliar a piúria)** (Stamm, 1982; Schultz et al., 1984; Wong et al., 1984; Wigton et al., 1985).

A ausência de piúria deve levar ao questionamento do diagnóstico de ITU até a disponibilidade dos resultados de cultura de urina. Por outro lado, muitas doenças das vias urinárias produzem piúria significativa na ausência de bacteriúria. Enquanto a **tuberculose é o exemplo bem reconhecido de piúria na ausência de bactéria**, os cálculos coraliformes e os cálculos de menor tamanho podem produzir piúria intensa com aglomerados de leucócitos na ausência de ITU. Quase todas as lesões das vias urinárias, desde a uretrite por *Chlamydia* até a glomerulonefrite e a cistite intersticial, podem levar à produção de grandes quantidades de leucócitos polimorfonucleares frescos (células brilhantes). Dependendo do estado de hidratação, da intensidade da reação tecidual que produz as células e do método de coleta de urina, pode-se observar qualquer número de leucócitos no sedimento microscópico em caso de vias urinárias não infectadas.

A hematúria microscópica é detectada em 40% a 60% dos casos de cistite e é incomum em outras síndromes de disúria (Stamm et al., 1980b; Wigton et al., 1985).

Métodos Rápidos de Avaliação. Foram planejados exames bioquímicos e enzimáticos para a detecção da bacteriúria e da piúria (Pezzlo, 1988). O teste de Griess detecta a presença de **nitrito** na urina, que se forma quando as bactérias reduzem o nitrato que está normalmente presente na urina. Foram também desenvolvidos testes para detectar a piúria pela determinação da **atividade da esterase leucocitária** (Chernow et al., 1984). Em um estudo que comparou a cultura de urina tradicional com esses métodos indiretos, a combinação dos testes de nitrito e da esterase leucocitária (algum teste positivo) apresentou uma sensibilidade de 71% e uma especificidade de 83%, em comparação com culturas de urina de 10^3 ufc/mL ou mais (Pfaller e Koontz, 1985). Entretanto, vários pesquisadores (Pels et al., 1989; Hurlbut e Littenberg, 1991) observaram uma variabilidade substancial nos resultados de sensibilidade e especificidade, que podem ser acentuadamente influenciados pelos tipos de pacientes e infecções selecionadas para avaliar os testes. Esse conceito de viés de espectro foi ilustrado por um estudo que relatou diferenças na sensibilidade das tiras reagentes do teste, variando de 56% a 92%, apenas por uma modificação dos grupos de pacientes incluídos na análise. **Embora a obtenção de resultados falso-positivos seja relativamente incomum, a sensibilidade limítrofe desses testes, particularmente em pacientes com sintomas menos característicos de ITU, não permite que esses testes econômicos substituam um exame de urina microscópico cuidadoso em pacientes sintomáticos** (Semeniuk e Church, 1999). **Seu principal papel consiste na avaliação de pacientes assintomáticos** (Pezzlo, 1988).

Cultura de Urina

Dispõe-se de duas técnicas para a cultura de urina. **A semeadura direta de uma quantidade** conhecida de urina em placas descartáveis com ágar dividido constitui a técnica de cultura quantitativa tradicional, que é utilizada pela maioria dos laboratórios de microbiologia. Uma metade da placa consiste em ágar-sangue, onde crescem bactérias tanto Gram-positivas quanto Gram-negativas, enquanto a outra metade é composta de desocolato ou eosina-azul de metileno (EMB), na qual proliferam bactérias Gram-negativas (algumas delas, como *E. coli*, de modo muito característico). Os conta-gotas simples com ponta curva são suficientes para colocar cerca de 0,1 mL de urina em cada metade da placa. Depois de uma noite de incubação, calcula-se o número de colônias, que são frequentemente identificadas (depois de alguma experiência), e multiplica-se o número obtido por 10 para expressar o número de ufc por mililitro de urina. A técnica foi descrita de modo detalhado em outras fontes de referência.

Uma técnica mais simples, porém menos acurada, consiste no uso de **lâminas de imersão** (Fig. 12-10). Essas lâminas de plástico econômicas são fixadas a uma tampa de rosca; contêm ágar-soja (um ágar nutriente geral para o crescimento de todas as bactérias) em um dos lados e EMB, ou ágar de MacConkey, para as bactérias Gram-negativas no outro lado. Uma lâmina é mergulhada na urina, o excesso é então drenado, e coloca-se a lâmina dentro da garrafa de plástico para incubação. O volume de urina que adere à lâmina é de 1/100 mL a 1/200 mL. Por conseguinte, a contagem de colônias é 100 a 200 vezes o número de colônias que ficam visíveis com a incubação. Na prática, o crescimento obtido é comparado com um padrão visual e relatado dessa maneira. É mais difícil identificar as espécies de bactérias quando se utiliza essa técnica, porém o procedimento é totalmente adequado.

A urina precisa ser refrigerada imediatamente após a sua coleta e deve ser cultivada dentro de 24 horas após a sua refrigeração. Uma vantagem da lâmina de imersão é a facilidade com que a urina pode ser imediatamente cultivada sem a necessidade de refrigeração. Os pacientes podem efetuar a cultura de sua própria urina em casa, manter a lâmina em temperatura ambiente e levá-la ao consultório dentro de 48 horas.

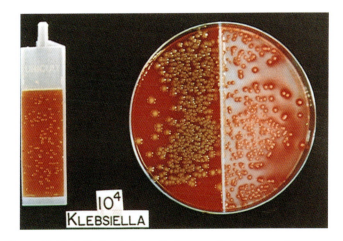

Figura 12-10. A lâmina de imersão à esquerda é comparada com uma placa com superfície de ágar dividida à direita. A urina revelou 10.000 colônias de *Klebsiella* por mililitro (cerca de 200 vezes o número de colônias na lâmina de imersão e 10 vezes o número em cada metade da placa de ágar dividido).

Embora as bactérias incubadas por várias horas na urina da bexiga alcancem, em sua maioria, contagens de ufc de 10^5/mL, esse número estatístico possui duas limitações. A primeira é que 20% a 40% das mulheres com ITU sintomática apresentam contagens de bactérias de 10^2 a 10^4 ufc/mL de urina (Stamey et al., 1965; Mabeck, 1969; Kunz et al., 1975; Kraft e Stamey, 1977), provavelmente devido ao tempo de duplicação lenta das bactérias na urina (a cada 30 a 45 minutos), associado ao frequente esvaziamento da bexiga (a cada 15 a 30 minutos) devido à irritação. **Por conseguinte, nos pacientes com disúria, o valor limiar apropriado para definir uma bacteriúria significativa é de 10^2 ufc/mL de um patógeno conhecido** (Stamm e Hooton, 1993). Felizmente, a maioria desses pacientes apresenta sintomas de ITU e piúria no exame de urina.

A segunda limitação do valor de corte de 10^5 é o diagnóstico excessivo. As mulheres suscetíveis a desenvolver infecções frequentemente são portadoras de grandes números de bactérias patogênicas no períneo, que contaminam a urina vesical estéril. Os homens não circuncidados podem abrigar bactérias uropatogênicas no prepúcio. Nos estudos originais de Kass (1960), uma única cultura de 10^5 ufc/mL ou mais tinha uma probabilidade de 20% de representar uma contaminação. Não existe nenhuma forma estatística de evitar essas duas limitações importantes na interpretação da cultura de urina obtida do jato médio em mulheres e em homens não circuncidados sem uma preparação cuidadosa.

Localização

Rim
Febre e Dor Lombar. A febre e a dor lombar são consideradas como indicação para o diagnóstico de pielonefrite, porém poucos estudos testaram essa hipótese. Em estudos de localização agressivos conduzidos em crianças e adultos (Huland e Busch, 1982; Busch e Huland, 1984), bem como em pacientes com doença renal terminal (Huland et al., 1983), foi demonstrada uma incidência substancial de febre e até mesmo de dor lombar em pacientes com bacteriúria, nos quais a infecção estava localizada na bexiga (ver seção adiante, Pielonefrite Aguda).

Cateterismo Ureteral. O cateterismo ureteral possibilita não apenas distinguir a persistência de bactérias nas vias urinárias superiores e inferiores, como também diferenciar a infecção entre um rim e o outro, e até mesmo localizar a infecção em ureteres ectópicos ou em cotos ureterais sem refluxo (com uso de irrigação com soro fisiológico) (Stamey, 1980).

Em 1959, Stamey começou a localizar a origem da bacteriúria por meio de estudos com cateterismo ureteral; a técnica foi publicada em 1963 (Stamey e Pfau, 1963) e os resultados, divulgados em 1965 (Stamey et al., 1965). A técnica é simples, porém exata; o urologista deve consultar uma descrição mais detalhada (Stamey, 1980) antes de realizar essa técnica de localização. A validade depende do controle do número de bactérias provenientes da bexiga que contaminam os cateteres uretrais quando estes passam através da bexiga para dentro dos orifícios uretrais. A bexiga deve ser irrigada por completo antes de introduzir ambos os cateteres ureterais em um pequeno volume de líquido residual de irrigação. Obtém-se uma amostra de ambos os cateteres ureterais simultaneamente, e, em seguida, cada cateter é introduzido no ureter ou na pelve renal. São obtidas quatro culturas seriadas de cada rim. É obrigatório que o paciente comece a tomar o agente antimicrobiano adequado antes de deixar a sala de cistoscopia. Além das contagens bacterianas quantitativas em cada amostra, a determinação da densidade específica ou dos níveis urinários de creatinina nas amostras renais pode ser de grande utilidade na interpretação de uma mudança da diurese em relação às contagens de bactérias. Foram publicados exemplos de infecções localizadas na bexiga, em um rim ou em ambos os rins (Stamey, 1980). A Tabela 12-1, disponível exclusivamente on-line em inglês no site www.expertconsult.com, fornece exemplos clínicos dos resultados de cada localização.

Quando essa técnica foi aplicada a um grande número de pacientes com bacteriúria, 45% apresentaram apenas infecção vesical; 27% demonstraram bacteriúria renal unilateral e 28% bacteriúria renal bilateral (Tabela 12-2, disponível exclusivamente on-line em inglês no site *www.expertconsult.com*) (Stamey et al., 1965). Esses valores foram confirmados por pelo menos cinco pesquisadores em três países (Estados Unidos, Inglaterra e Austrália) e podem ser considerados como uma boa aproximação para qualquer população adulta geral com bacteriúria. **Embora os cálculos renais e outras anormalidades renais na presença de bacteriúria possam aumentar a proporção de infecções renais, o urologista nunca deve pressupor que o rim esteja comprometido se for necessária tomar uma decisão importante.**

Culturas de Tecido e de Cálculos. A cultura de cálculos extraídos das vias urinárias é clinicamente útil para documentar a residência de bactérias dentro de seu interstício. As culturas de tecidos são principalmente úteis para fornecer informações em pesquisa.

Com o uso de uma técnica estéril na mesa cirúrgica, o cirurgião coloca o cálculo ou o fragmento de tecido em um tubo de cultura estéril contendo 5 mL de solução fisiológica; a cultura é colocada em um recipiente com gelo e enviada ao laboratório de bacteriologia, onde, após agitação do cálculo ou da amostra de tecido nos 5 mL de solução fisiológica, aplica-se 0,1 mL em estrias na superfície de ágar-sangue e ágar EMB. Em seguida, retira-se a solução fisiológica da amostra, e, com pinças estéreis, o cálculo ou o tecido é transferido para um segundo recipiente contendo 5 mL de solução fisiológica estéril. Após agitação para garantir uma razoável ação de lavagem, a solução salina é mais uma vez decantada, e a amostra é transferida para um terceiro recipiente com 5 mL de solução fisiológica e, por fim, para um recipiente com 5 mL de solução fisiológica. Esta última lavagem em solução fisiológica é submetida a cultura quantitativa da mesma maneira que a primeira. O restante desse quarto recipiente com 5 mL de solução fisiológica é despejado com o cálculo em um almofariz estéril e pilão.

Após fragmentar o cálculo (ou moer o tecido em liquidificador de tecido) no quarto lavado da solução fisiológica, efetua-se outra cultura de 0,1 mL em ágar-sangue e ágar EMB. A diferença nas contagens de colônias entre a primeira e a quarta amostra de solução fisiológica representa o efeito de lavagem das transferências de solução fisiológica sobre as bactérias de superfície no cálculo ou no tecido. A diferença entre a quarta lavagem de solução fisiológica antes e depois da fragmentação (ou da trituração para o tecido) representa a diferença entre as bactérias de superfície e as bactérias dentro da amostra.

Estudos de Localização para a Próstata e a Uretra. A técnica para a localização de infecções na uretra ou na próstata é descrita de modo detalhado no Capítulo 13.

> **PONTOS-CHAVE: MANIFESTAÇÕES CLÍNICAS**
> - Em condições normais, a urina e as vias urinárias são estéreis.
> - A presença de bacteriúria e de leucócitos fornece um diagnóstico presuntivo de ITU.
> - No diagnóstico de pacientes, o achado de 10^2 ufc/mL confirma uma ITU sintomática.

TÉCNICAS DE DIAGNÓSTICO POR IMAGEM

Na maioria dos casos de ITU, não há necessidade de exames de imagem, visto que os achados clínicos e laboratoriais são suficientes para estabelecer um diagnóstico correto e instituir um tratamento adequado na maioria dos pacientes. Todavia, a infecção na maioria dos homens, ou em um hospedeiro imunocomprometido, as infecções febris, a presença de sinais ou sintomas de obstrução das vias urinárias, ausência de resposta à terapia adequada e um padrão de infecções recorrentes sugerindo uma persistência bacteriana nas vias urinárias justificam a obtenção de exames de imagem para identificar as anormalidades subjacentes que exigem uma modificação do tratamento clínico ou uma intervenção percutânea ou cirúrgica.

Indicações

Não há necessidade de exames radiológicos para a avaliação da maioria das mulheres com infecções geniturinárias. Vários relatos de mulheres com ITUs recorrentes mostram que não há necessidade de urografia excretora para a avaliação de rotina, se forem excluídas as pacientes que apresentam fatores de risco especiais (Fair et al., 1979; Engel et al., 1980; Fowler e Pulaski, 1981; Fairchild et al., 1982). Em nenhum desses estudos, a urografia excretora forneceu qualquer informação que fosse útil no manejo dessas pacientes. Além disso, a exclusão da urografia excretora na avaliação sistemática dessas pacientes representa uma economia substancial.

Entretanto, em pacientes de alto risco, incluindo mulheres com infecções febris e a maioria dos homens, os exames radiológicos podem revelar a presença de processos infecciosos agudos que exigem maior intervenção, ou podem identificar a causa de infecções complicadas.

Em primeiro lugar, são necessários procedimentos radiológicos em pacientes com fatores de risco que podem exigir intervenção, além do tratamento antimicrobiano (Quadro 12-3).

QUADRO 12-3 Indicações para a Realização de Exames Radiológicos na Pielonefrite Clínica Aguda

Obstrução ureteral potencial (p. ex., causada por cálculos, estenose ureteral, tumor)
História de cálculos, particularmente cálculos infecciosos (de estruvita)
Necrose papilar potencial (p. ex., pacientes com anemia falciforme, diabetes melito grave, abuso de analgésicos)
História de cirurgia geniturinária que predispõe à obstrução, como reimplante ureteral ou derivação ureteral
Resposta inadequada aos agentes antimicrobianos adequados depois de 5 a 6 dias de tratamento
Diabetes melito
Rins policísticos em pacientes submetidos a diálise ou com insuficiência renal grave
Bexiga neuropática
Microrganismos infecciosos incomuns, como tuberculose, fungos ou microrganismos desdobradores da ureia (p. ex., *Proteus*)

QUADRO 12-4 Anormalidades Urológicas Passíveis de Correção que Produzem Persistência Bacteriana

Cálculos infecciosos
Prostatite bacteriana crônica
Rim atrófico infectado unilateral
Duplicação ureteral e ureteres ectópicos
Corpos estranhos
Divertículos uretrais e infecção das glândulas periuretrais
Rim esponjoso medular unilateral
Cotos ureterais infectados sem refluxo e de aspecto normal após nefrectomia
Cistos do úraco infectados
Cistos comunicantes infectados dos cálices renais
Necrose papilar
Abscesso perivesical com fístula para a bexiga

É preciso avaliar uma ITU associada a possível obstrução das vias urinárias. Esses pacientes apresentam cálculos, particularmente cálculos infecciosos (de estruvita), tumores ureterais, estenose ureteral, obstruções congênitas ou cirurgia geniturinária prévia, como reimplante ureteral ou procedimentos de derivação urinária, que podem ter causado obstrução. Os pacientes com **diabetes melito** podem desenvolver complicações especiais em consequência de ITU e adquirir pielonefrite enfisematosa ou necrose papilar. As **papilas necróticas impactadas** podem causar obstrução ureteral aguda. Os pacientes com **doença renal policística submetidos a diálise** são particularmente propensos a desenvolver abscessos perinéfricos.

Os exames de imagem urológicos estão indicados para pacientes cujos sintomas de pielonefrite clínica aguda persistem depois de 5 a 6 dias de terapia antimicrobiana adequada; com frequência, apresentam abscessos perinéfricos ou renais. Além disso, os **pacientes com microrganismos incomuns**, incluindo microrganismos desdobradores da ureia (p. ex., espécies de *Proteus*), devem ser examinados à procura de anormalidades dentro das vias urinárias, como cálculos causando obstrução, estenoses ou bola de fungos.

A segunda razão para realizar uma avaliação radiológica consiste no diagnóstico de um foco de persistência bacteriana. **Nos pacientes cuja bacteriúria não responde à terapia antimicrobiana adequada ou que sofrem rápida recorrência da infecção, devem-se investigar anormalidades passíveis de causar persistência bacteriana.** Embora esses pacientes não sejam frequentes, é importante identificá-los, visto que podem apresentar anormalidades urológicas passíveis de correção, que representam as únicas causas cirurgicamente curáveis de ITU recorrente. O Quadro 12-4 fornece uma lista das anormalidades urológicas adquiridas ou congênitas que podem resultar em ITUs recorrentes ou que não apresentam resolução.

Ultrassonografia

A ultrassonografia renal é uma importante técnica de diagnóstico por imagem, visto que não é invasiva, é rápida e fácil de realizar e não oferece nenhum risco de radiação ou de meios de contraste para o paciente. A ultrassonografia mostra-se particularmente útil para a identificação de cálculos, hidronefrose, pionefrose e abscessos perirrenais. A ultrassonografia deve ser acompanhada de uma única **radiografia para cálculos**. A ultrassonografia também é útil para o diagnóstico de urina residual pós-miccional. Uma desvantagem é que esse exame depende das habilidades de interpretação e realização do examinador. Além disso, o exame pode ser tecnicamente inadequado em pacientes com obesidade ou que apresentam curativos, tubos de drenagem ou feridas abertas na área a ser avaliada.

Tomografia Computadorizada e Ressonância Magnética

As modalidades radiológicas que oferecem os melhores detalhes anatômicos são a TC e a RM. Esses exames são mais sensíveis do que a urografia excretora ou a ultrassonografia para o diagnóstico de nefrite bacteriana focal aguda, abscessos renais e perirrenais e cálculos radiotransparentes (Kuhn e Berger, 1981; Mauro et al., 1982; Wadsworth et al., 1982; Soulen et al., 1989; Soler et al., 1997). Quando utilizada para a localização de abscessos renais e perirrenais, a TC melhora a abordagem para a drenagem cirúrgica e possibilita uma abordagem percutânea. A RM não suplantou a TC na avaliação da inflamação renal, porém demonstrou ter algumas vantagens para delinear a extensão extrarrenal da inflamação.

Cistouretrografia Miccional

A cistouretrografia miccional é um exame importante na avaliação do refluxo vesicoureteral. Pode ser utilizada para avaliar pacientes com bexiga neuropática e os raros casos em que uma mulher apresenta divertículo uretral como causa de infecções persistentes.

Exames com Radionuclídeos

A cintigrafia com hipurano I-131 e tecnécio 99m (^{99m}Tc) glico-heptonato é utilizada para a detecção de lesão parenquimatosa focal, comprometimento da função renal e diminuição da perfusão renal em infecções renais agudas (McAfee, 1979). Embora se tenha relatado a utilidade da cintilografia com gálio-67 no diagnóstico da pielonefrite e abscessos renais, ela é raramente necessária e pode fornecer resultados positivos em entidades não infecciosas. Os exames com leucócitos marcados com índio-111 possuem eficácia limitada no estabelecimento da presença de um foco inflamatório, particularmente quando a apresentação clínica do paciente não sugere um processo infeccioso.

PONTOS-CHAVE: TÉCNICAS DE DIAGNÓSTICO POR IMAGEM

- Não há necessidade de exames de imagem na maioria das mulheres com ITU.
- Os homens e os pacientes imunocomprometidos ou aqueles que não respondem à terapia devem ser submetidos a exames de imagem para a identificação de anormalidades.
- A TC e a RM fornecem os melhores dados anatômicos sobre a localização, a causa e a extensão da infecção.

PRINCÍPIOS DA TERAPIA ANTIMICROBIANA

A terapia para as ITUs precisam, em última análise, eliminar o crescimento de bactérias nas vias urinárias. Isso pode ser obtido dentro de algumas horas se for utilizado o agente antimicrobiano apropriado (Stamey, 1980). A eficácia da terapia antimicrobiana depende fundamentalmente dos níveis dos fármacos antimicrobianos na urina e do tempo de permanência desse nível acima da concentração inibitória mínima do microrganismo infeccioso (Hooton e Stamm, 1991). Por conseguinte, a resolução da infecção está estreitamente associada à sensibilidade das bactérias à concentração do agente antimicrobiano alcançada na urina (McCabe e Jackson, 1965; Stamey et al., 1965,

TABELA 12-3 Níveis Séricos e Urinários de Agentes Antimicrobianos em Adultos*

AGENTE ANTIMICROBIANO	DOSE (mg)	NÍVEL SÉRICO MÁXIMO (mg/mL)	PORCENTAGEM DE LIGAÇÃO ÀS PROTEÍNAS	MEIA-VIDA SÉRICA MÁXIMA (h)	NÍVEIS URINÁRIOS MÉDIO (ATIVOS)* (g/mL)	DOSE EXCRETADA NA URINA (%)	DOSE ATIVA NA URINA (SE FOR DIFERENTE) (%)
Ampicilina	250 VO, quatro vezes ao dia	3 em 2 h	15	1	350	42	–
Carbenicilina	764 VO, quatro vezes ao dia	11-17 em 1,5 h	60	1,2	100	40	–
Cefalexina	250 VO, quatro vezes ao dia	9 em 2 h	12	0,9	800	98	–
Ciprofloxacino	500 VO, duas vezes ao dia	2,3 em 1,2 h	35	3,9	200	50	–
Colistina	75 IM, duas vezes ao dia	1,8 em 4 h	10	2	34	75	50
Gentamicina	1 mg/kg IM, três vezes ao dia (200 mg/dia)	4 em 1 h	Desprezível	2	125	80	–
Canamicina	500 IM, duas vezes ao dia	18 em 1 h	Desprezível	2	750	94	–
Levofloxacino	500 mg VO, uma vez ao dia	6,0 mg/L	30-50	6	N/A	95	95
Ácido nalidíxico	1.000 VO, quatro vezes ao dia	34 em 2-23 h	85	1,5	75	79	5
Nitrofurantoína	100 VO, quatro vezes ao dia	<2		0,3	150	42	–
Penicilina G	500 VO, quatro vezes ao dia	1 em 1 h	60	0,5	300	60-85	–
Sulfametizol	250 VO, quatro vezes ao dia		98	10	700	95	85
Cloridrato de tetraciclina	250 VO, quatro vezes ao dia	2-3 em 4 h	31	6	500	60	–
Trimetoprima-sulfametoxazol	800/160 VO duas vezes ao dia	32/1,7 em 2 h	66/45	9/10	400/150	50/55	–/37
Trimetoprima	100 VO, duas vezes ao dia	1,0 em 2-4 h	45	10	92	55	

*Essas concentrações urinárias médias baseiam-se na quantidade de fármaco biologicamente ativo excretado por rins normais com fluxo urinário de 1.200 mL/24 h.
Modificada de Stamey TA. The pathogenesis and treatment of urinary infections. Baltimore: Williams & Wilkins; 1980. p. 59.

1974). A Tabela 12-3 fornece as concentrações séricas e urinárias de agentes antimicrobianos úteis em adultos sadios, e demonstra que, com frequência, os **níveis urinários são várias centenas de vezes mais elevados do que os níveis séricos. São obtidas concentrações inibitórias na urina após a administração oral de todos os agentes antimicrobianos comumente usados, com exceção dos macrolídeos (eritromicina).** A questão dos níveis séricos *versus* níveis urinários é de ordem prática, visto que a política de testar a sensibilidade a agentes antimicrobianos em concentrações apenas obtidas no soro não estimula o médico a usar fármacos que são efetivos em nível urinário; por exemplo, a penicilina G oral para *E. coli* e *Proteus mirabilis* e a tetraciclina para *P. aeruginosa*.

A concentração do agente antimicrobiano alcançada no sangue não é importante no tratamento das ITUs não complicadas. Entretanto, os níveis sanguíneos são fundamentais em pacientes com bacteriemia e infecções urinárias febris compatíveis com o comprometimento parenquimatoso do rim e da próstata.

Em pacientes com insuficiência renal, é necessário efetuar uma modificação das doses dos fármacos que são eliminados principalmente pelos rins e que não podem ser depurados por outro mecanismo. Na insuficiência renal, os rins podem não ser capazes de concentrar o agente antimicrobiano na urina; por conseguinte, pode haver dificuldade em erradicar as bactérias. A obstrução das vias urinárias também pode reduzir a concentração dos agentes antimicrobianos na urina.

A decisão sobre a seleção dos agentes antimicrobianos e a duração da terapia deve considerar o espectro de atividade do fármaco contra o patógeno identificado ou o patógeno mais provável, com base na suposta fonte de aquisição da infecção, independentemente de a infecção ser considerada complicada ou não complicada, dos efeitos adversos potenciais e do custo. Uma característica frequentemente subestimada, porém importante, é o impacto do fármaco sobre a flora intestinal e vaginal e o ambiente bacteriano do hospital. A suscetibilidade bacteriana varia acentuadamente em pacientes expostos a agentes antimicrobianos e nos indivíduos internados e ambulatoriais. É imprescindível que todos os médicos estejam a par das mudanças que afetam o uso dos agentes antimicrobianos e os padrões de sensibilidade.

Resistência Bacteriana

Nos últimos anos, a frequência e o espectro de ITUs resistentes a agentes antimicrobianos aumentaram tanto no hospital quanto na comunidade. A frequência crescente de resistência aos fármacos foi atribuída a combinações de características microbianas, pressão seletiva sobre as bactérias causada pelo uso de agentes antimicrobianos e mudanças sociais e tecnológicas que promovem a transmissão da resistência a fármacos (Shepherd e Potinger, 2013). Foi constatado que os padrões de resistência variam de acordo com a localização geográfica (Manges et al., 2001).

Pode ocorrer resistência bacteriana devido à resistência hereditária mediada por cromossomos ou devido a uma resistência mediada por cromossomos ou mecanismos extracromossômicos (plasmídeos) causada pela exposição de um microrganismo a agentes antimicrobianos.

Ocorre *resistência cromossômica hereditária* em uma espécie bacteriana devido à ausência do mecanismo apropriado sobre o qual o agente antimicrobiano possa atuar. Por exemplo, as espécies de *Proteus* e *Pseudomonas* são sempre resistentes à nitrofurantoína.

A *resistência cromossômica adquirida* ocorre durante o tratamento das ITUs. Antes da terapia com agentes antimicrobianos, pode-se verificar a presença, na urina, de bactérias relativamente resistentes, denominadas *mutantes*, em concentrações muito baixas. As frequências das mutações que produzem resistência a antimicrobianos de alto nível são 1.000 vezes mais altas nos mutantes do que nas cepas normais, indicando um aumento da adaptabilidade dessas cepas (Miller et al., 2004). O restante das bactérias, que são sensíveis ao agente antimicrobiano administrado, é erradicado pelo tratamento; entretanto, dentro de 24 a 48 horas, a realização de outra cultura de urina irá revelar uma alta contagem bacteriana do mutante resistente. Em essência, a terapia antimicrobiana selecionou o mutante resistente. Esse fenômeno tem mais tendência a ocorrer quando o nível do agente antimicrobiano na urina está abaixo ou aproxima-se da concentração inibitória mínima do fármaco. **Ocorre seleção de clones resistentes durante o tratamento de uma população bacteriúrica previamente sensível em 5% a 10% dos casos, o que claramente representa um fator significativo, que precisa ser considerado na resolução da bacteriúria.** A administração de doses abaixo das necessárias e a não adesão do paciente ao tratamento, bem como a diurese induzida pelo aumento da ingestão de líquido, podem contribuir para esse processo. Por conseguinte, o médico deve selecionar um agente antimicrobiano com uma concentração urinária que ultrapasse a concentração inibitória mínima pela maior margem possível, evitar a administração de doses abaixo das necessárias e ressaltar a importância da adesão ao tratamento por parte do paciente.

A *resistência mediada por mecanismos extracromossômicos* pode ser adquirida e transferida por plasmídios, que contêm o material genético para a resistência. **Esse tipo de resistência, denominada resistência de fator R, ocorre na flora intestinal e é muito mais comum do que a seleção de mutantes preexistentes nas vias urinárias. Todas as classes de agentes antimicrobianos são capazes de causar resistência mediada por plasmídeos. Entretanto, para as fluoroquinolonas, a resistência raramente é transmitida por plasmídeos, e não foi relatada a ocorrência de resistência à nitrofurantoína mediada por plasmídeos.** Por conseguinte, os pacientes previamente expostos a β-lactâmicos, aminoglicosídeos, sulfonamidas, TMP e tetraciclina frequentemente apresentam resistência de fator R tanto ao agente antimicrobiano ao qual as bactérias foram expostas quanto a outros antimicrobianos. Além disso, os plasmídeos portadores do material genético resistente podem ser transferidos tanto dentro de uma espécie quanto através do gênero. Assim, por exemplo, um paciente em uso de tetraciclina pode abrigar várias cepas intestinais que são resistentes a tetraciclina, ampicilina, sulfonamidas e TMP. **Como a flora intestinal constitui o principal reservatório de bactérias que, em última análise, colonizam as vias urinárias, as infecções que ocorrem após terapia com agentes antimicrobianos e que podem gerar resistência mediada por plasmídeos são comumente causadas por microrganismos com resistência a múltiplos fármacos. Entretanto, a *E. coli* resistente na flora intestinal que infecta as vias urinárias quase sempre apresenta sensibilidade à nitrofurantoína ou às quinolonas.**

A resistência a agentes antimicrobianos também é influenciada pela duração e quantidade do antimicrobiano administrado. Por exemplo, o uso aumentado documentado das fluoroquinolonas no ambiente hospitalar tem sido diretamente associado a um aumento na resistência das bactérias (particularmente *Pseudomonas*) às fluoroquinolonas. A resistência tende a aumentar com o maior tempo de uso do fármaco. Por outro lado, uma diminuição na duração da terapia e na quantidade do fármaco administrado pode levar ao reaparecimento de cepas mais sensíveis.

Os estudos de resistência a antimicrobianos foram baseados, em sua maioria, em pesquisas de isolados de laboratório, geralmente sem nenhuma correlação com fatores clínicos ou epidemiológicos (p. ex., a presença e natureza dos sintomas, idade, sexo e complicação ou não da infecção). Gupta et al. (2011) determinaram a prevalência e as tendências de resistência antimicrobiana entre uropatógenos isolados de uma grande população bem definida de mulheres com cistite aguda não complicada. A prevalência de resistência à TMP-SMX e a ampicilina é de mais de 20% em muitos países (Gupta et al., 2011) e a resistência à cefalotina aumentou de modo significativo, enquanto a resistência à microfurantoína e ao ciprofloxacino permaneceu rara. **Entretanto, a resistência de *E. coli* às fluoroquinolonas continua sendo inferior a 10% na maior parte da América do Norte e Europa** (Gupta et al., 2011). **A resistência às fluoroquinolonas também foi associada a uma resistência mais frequente a múltiplos fármacos** (Karlowsky et al., 2006). Estudos mais recentes em um único centro hospitalar constataram padrões de resistência ainda mais altos, de aproximadamente 26% (Siddiqui, 2008). Em uma unidade de transplante, onde as fluoroquinolonas costumam ser administradas de modo profilático, a resistência de *E. coli* pode ser de 80%. **O uso prévio de fluoroquinolonas e a presença de doenças urológicas subjacentes foram os determinantes mais fortes para o desenvolvimento de ITUs causadas por cepas resistentes** (Ena et al., 1995). A resistência às fluoroquinolonas representa um problema crescente em alguns países da Europa. Na maioria dos países da Europa, existe atualmente um fenótipo de resistência múltipla envolvendo a resistência às fluoroquinolonas, e esse fenótipo é selecionado não apenas pela administração de quinolonas, mas também pelo uso de ampicilina, sulfametoxazol e TMP-SMX (Kahlmeter e Menday, 2003). Isso representa um problema, visto que as fluoroquinolonas, que estão associadas a uma resistência mediada por cromossomos, mas não por plasmídeos, constituem os fármacos atuais de escolha para pacientes que foram expostos a agentes causando resistência mediada por plasmídeos.

A importância clínica dessas tendências de resistência *in vitro* foi avaliada em estudos que correlacionaram a resistência *in vitro* à TMP-SMX com o resultado clínico na cistite e pielonefrite não complicadas (Gupta e Stamm, 2002). Ocorreram fracassos clínicos em 40% a 50% das mulheres na presença de bactérias resistentes, e o fracasso bacteriológico aproximou-se de 70%. (Para informações mais detalhadas sobre o papel da TMP-SMX na profilaxia, consulte Infecções da Bexiga, mais adiante neste capítulo.)

Antimicrobianos

O mecanismo de ação, a cobertura confiável e as reações adversas comuns, precauções e contraindicações para os agentes antimicrobianos usados no tratamento das ITUs são apresentados nas Tabelas 12-4, 12-5 e 12-6, respectivamente.

Nitrofurantoína

A nitrofurantoína mostra-se efetiva contra uropatógenos comuns, porém não é efetiva contra as espécies de *Pseudomonas* e *Proteus* (Iravani, 1991). **A nitrofurantoína é rapidamente excretada pela urina, porém não alcança níveis terapêuticos na maioria dos tecidos corporais, incluindo o trato gastrintestinal (GI). Por conseguinte, não é útil para as infecções das vias superiores e complicadas** (Wilhelm e Edson, 1987) **e tem efeitos mínimos sobre as floras intestinal e vaginal residentes e tem sido usada de modo efetivo em esquemas profiláticos há mais de 40 anos.** A resistência bacteriana adquirida a esse fármaco é extremamente baixa. A nitrofurantoína só pode ser usada durante os primeiros dois trimestres de gravidez. A nitrofurantoína pode causar desconforto GI e raros problemas pulmonares quando usada de modo crônico. Deve ser também evitada em pacientes com suspeita ou confirmação de deficiência de glicose-6-desidrogenase (G6PD), visto que pode resultar em anemia hemolítica.

Trimetoprima-sulfametoxazol

A associação de TMP-SMX é o agente antimicrobiano mais amplamente usado no tratamento das ITUs agudas. A TMP isoladamente é tão efetiva quanto a associação para a maioria das infecções não complicadas e pode estar associada a menos efeitos colaterais (Johnson e Stamm, 1989); entretanto, a adição de SMX contribui para a sua eficácia no tratamento da infecção das vias urinárias superiores por meio de um efeito bactericida sinérgico e pode diminuir o desenvolvimento de resistência (Burman, 1986), alcançando níveis terapêuticos na maioria dos tecidos. **A TMP isoladamente ou em associação com SMX é efetiva contra os uropatógenos mais comuns, com a notável exceção das espécies de *Enterococcus* e *Pseudomonas*. A TMP e a TMP-SMX são fármacos econômicos, que possuem efeitos adversos mínimos na flora intestinal. As desvantagens consistem em efeitos adversos relativamente comuns, principalmente exantemas e queixas gastrintestinais** (Cockerill e Edson, 1991). Deve-se evitar o uso de TMP-SMX durante a gravidez.

Fosfomicina

A fosfomicina, um agente antimicrobiano bactericida oral semelhante ao ácido fosfônico na sua estrutura química, mostra-se ativa contra a

TABELA 12-4 Mecanismo de Ação dos Antimicrobianos Comuns Utilizados no Tratamento das Infecções do Trato Urinário

FÁRMACO OU CLASSE DE FÁRMACO	MECANISMO DE AÇÃO	MECANISMOS DE RESISTÊNCIA A FÁRMACOS
β-lactâmicos (penicilinas, cefalosporinas, aztreonam)	Inibição da síntese da parede celular bacteriana	Produção de β-lactamase Alteração do sítio de ligação da proteína de ligação da penicilina Alterações no tamanho das porinas da parede celular (diminuição da penetração)
Aminoglicosídeos	Inibição da síntese de proteína ribossômica	Infrarregulação da captação do fármaco nas bactérias Produção bacteriana de enzimas que modificam os aminoglicosídeos
Quinolonas	Inibição da DNA girase bacteriana	Mutação no sítio de ligação da DNA girase Alterações no tamanho das porinas da parede celular (diminuição da penetração) Efluxo ativo
Fosfomicina	Inibição da síntese da parede celular bacteriana	Novas substituições de aminoácidos ou perda da função de transportadores
Nitrofurantoína	Inibição de vários sistemas enzimáticos bacterianos	Não totalmente elucidado — desenvolvimento lento Com exposição prolongada
Trimetoprima-sulfametoxazol	Antagonismo do metabolismo do folato das bactérias	Retira folato do ambiente (enterococos)
Vancomicina	Inibição da síntese das paredes celulares bacterianas (nos β-lactâmicos)	Alteração enzimática do peptidoglicano em um ponto diferente do alvo

TABELA 12-5 Cobertura Confiável dos Antimicrobianos Usados no Tratamento das Infecções do Trato Urinário Causadas por Patógenos Comumente Encontrados*

AGENTE ANTIMICROBIANO OU CLASSE	PATÓGENOS GRAM-POSITIVOS	PATÓGENOS GRAM-NEGATIVOS
Amoxicilina ou ampicilina	Streptococcus Enterococos	Proteus mirabilis
Amoxicilina com clavulanato	Streptococcu Enterococoss	P. mirabilis Espécies de Klebsiella
Ampicilina com sulbactam	Staphylococcus (não SARM) Enterococos	P. mirabilis Haemophilus influenzae, espécies de Klebsiella
Penicilinas antiestafilocócicas	Streptococcus Staphylococcus (não SARM)	Nenhum
Penicilina antipseudomonas	Streptococcus Enterococos	A maioria, incluindo Pseudomonas aeruginosa
Cefalosporinas de primeira geração	Streptococcus Staphylococcus (não SARM)	Escherichia coli P. mirabilis Espécies de Klebsiella
Cefalosporinas de segunda geração (cefamandol, cefuroxima, cefaclor)	Streptococcus Staphylococcus (não SARM)	E. coli, P. mirabilis H. influenzae, espécies de Klebsiella
Cefalosporinas de segunda geração (cefoxitina, cefotetana)	Streptococcus	E. coli, espécies de Proteus (incluindo indol-positivas) H. influenzae, espécies de Klebsiella
Cefalosporinas de terceira geração (ceftriaxona)	Streptococcus Staphylococcus (não SARM)	A maioria, exceto P. aeruginosa
Cefalosporina de terceira geração (ceftazidima)	Streptococcus	A maioria, exceto P. aeruginosa
Aztreonam	Nenhum	A maioria, exceto P. aeruginosa
Amiglicosídeos	Staphylococcus (urina)	A maioria, exceto P. aeruginosa
Fluoroquinolonas	Streptococcus*	A maioria, exceto P. aeruginosa
Nitrofurantoína	Staphylococcus (não SARM) Enterococos	Muitas Enterobacteriaceae (mas não Providencia, Serratia, Acinetobacter) Espécies de Klebsiella
Fosfomicina	Enterococos	Maioria das Enterobacteriaceae (mas não P. aeruginosa)
Pivmecilinam	Nenhum	A maioria, excluindo P. aeruginosa
Trimetoprima-sulfametoxazol	Streptococcus Staphylococcus	A maioria das Enterobacteriaceae (mas não P. aeruginosa)
Vancomicina	Todos, incluindo SRAM	Nenhum

SARM, *Staphylococcus aureus* resistente à meticilina.
*Depende do agente antimicrobiano.

TABELA 12-6 Reações Adversas Comuns, Precauções e Contraindicações dos Agentes Antimicrobianos Usados no Tratamento da Infecção do Trato Urinário

FÁRMACO OU CLASSE DE FÁRMACO	REAÇÕES ADVERSAS COMUNS	PRECAUÇÕES E CONTRAINDICAÇÕES
Amoxicilina ou ampicilina	Hipersensibilidade (imediata ou tardia) Diarreia (particularmente com ampicilina), desconforto GI CPAAM Exantema maculopapular (sem hipersensibilidade) Diminuição da agregação plaquetária	Risco aumentado de exantema com doenças virais concomitantes, terapia com alopurinol
Amoxicilina com ácido clavulânico	Aumento da diarreia, desconforto GI com amoxilina/ácido clavulânico	
Ampicilina com sulbactam	Iguais às da amoxicilina/ampicilina	
Penicilinas antiestafilocócicas	Iguais às amoxicilina/ampicilina	
	Desconforto GI (com agentes orais)	
	Nefrite intersticial aguda (particularmente com meticilina)	
Penicilinas antipseudomonas	Iguais às da amoxicilina/ampicilina Hipernatremia (esses fármacos são administrados como sais de sódio; particularmente a carbenecilina, ticarcilina) Reações locais na área da injeção	Utilizar com cautela em pacientes muito sensíveis a uma carga de sódio
Cefalosporinas	Hipersensibilidade (menos do que as penicilinas) Desconforto GI (com agentes orais) Reações locais na área de injeção CPAAM Teste de Coombs positivo Diminuição da agregação plaquetária (particularmente com cefotetano, cefamandol, cefoperazona)	Não devem ser usadas em pacientes com hipersensibilidade imediata às penicilinas; podem ser utilizadas com cautela em pacientes com reações de hipersensibilidade tardia
Aztreonam	Hipersensibilidade (menos do que com as penicilinas)	Incidência de reatividade cruzada de menos de 1% em pacientes alérgicos à penicilina ou às cefalosporinas; pode ser usado com cautela nesses pacientes
Aminoglicosídeos	Ototoxicidade: componentes vestibular e auditivo Nefrotoxicidade: azotemia não oligúrica Bloqueio neuromuscular com altos níveis	Evitar em pacientes grávidas, exceto na presença de pielonefrite. Evitar, se possível, em pacientes com grave comprometimento da função renal, diabetes ou insuficiência hepática. Usar com cautela em pacientes com miastenia grave (devido ao potencial de bloqueio neuromuscular). Usar com cautela com outros fármacos potencialmente ototóxicos e nefrotóxicos.
Fluoroquinolonas	Efeitos GI leves; tontura, vertigem; fotossensibilidade Efeitos sobre o sistema nervoso central, incluindo tontura, tremores, confusão, transtorno do humor, alucinações Ruptura de tendão	Evitar em crianças ou pacientes graves devido aos efeitos artropáticos. A administração concomitante de antiácido, ferro, zinco ou sucralfato diminui acentuadamente a absorção oral; utilizar outro agente antimicrobiano ou interromper o uso do sucralfato durante a administração das quinolonas. Estabelecer um intervalo de pelo menos 2 h entre a administração de quinolonas e a de antiácidos, ferro ou zinco para garantir uma absorção adequada. Garantir uma hidratação adequada do paciente. Esses agentes podem aumentar significativamente os níveis plasmáticos de teofilina (o ciprofloxacino e o enoxacino parecem exercer maior efeito do que o norfloxacino ou o ofloxacino); evitar as quinolonas ou monitorar rigorosamente os níveis de teofilina.

(Continua)

TABELA 12-6 Reações Adversas Comuns, Precauções e Contraindicações dos Agentes Antimicrobianos Usados no Tratamento da Infecção do Trato Urinário *(Cont.)*

FÁRMACO OU CLASSE DE FÁRMACO	REAÇÕES ADVERSAS COMUNS	PRECAUÇÕES E CONTRAINDICAÇÕES
		Esses fármacos podem reduzir o limiar convulsivo; evitar o seu uso em pacientes com epilepsia e naqueles com outros fatores de risco (medicamentos ou doença) passíveis de diminuir o limiar convulsivo. Monitorar os níveis de glicemia em pacientes em uso de fármacos antidiabéticos, visto que foi relatada a ocorrência de hipoglicemia e hiperglicemia em pacientes tratados concomitantemente com fluoroquinolonas e agentes antidiabéticos. Esses fármacos podem aumentar os efeitos da varfarina; monitorar rigorosamente as provas de coagulação.
Pivmecilinam	Exantema Desconforto GI	Utilizar com cautela em pacientes com hipersensibilidade à penicilina.
Nitrofurantoína	Desconforto GI Polineuropatia periférica (particularmente em pacientes com comprometimento da função renal, anemia, diabetes, desequilíbrio eletrolítico, deficiência de vitamina B e debilidade) Hemólise em pacientes com deficiência de G6PD As reações de hipersensibilidade pulmonar podem variar desde agudas a crônicas e podem incluir tosse, dispneia, febre e alterações intersticiais	Não utilizar em pacientes com baixa depuração de creatinina (<50 mL/min), visto que não serão alcançadas concentrações urinárias adequadas. Monitorar rigorosamente os pacientes em longo prazo. Evitar o uso concomitante de probenecida, que bloqueia a excreção renal de nitrofurantoína. Evitar a administração concomitante de magnésio ou quinolonas, que são antagonistas da nitrofurantoína.
Trimetoprima-sulfametoxazol	Hipersensibilidade, exantema Desconforto GI Fotossensibilidade Toxicidade hematológica (pacientes com AIDS)	Ocorre uma maior incidência de todas as reações adversas em pacientes com AIDS e em indivíduos idosos. Evitar em pacientes grávidas. Evitar em pacientes em uso de varfarina; a administração concomitante pode elevar significativamente o tempo de protrombina.
Vancomicina	"Síndrome do homem vermelho": rubor, febre, calafrios, exantema, hipotensão (efeito histamínico) Nefrotoxicidade e/ou ototoxicidade quando combinada com outros fármacos nefrotóxicos e/ou ototóxicos Reações locais na área de injeção	Usar com cautela com outros fármacos potencialmente ototóxicos e nefrotóxicos.

AIDS, síndrome de imunodeficiência adquirida; CPAAM, colite pseudomembranosa associada a antimicrobianos; GI, gastrintestinal; G6PD, glicose-6-fosfato desidrogenase.
Modificada de McEvoy GK, editor. American Hospital Formulary Service drug information. Bethesda (MD): American Society of Health-System Pharmacists; 1995.

maioria dos uropatógenos. Seu principal benefício consiste em sua resistência cruzada limitada com a maioria dos outros agentes antibacterianos comuns, bem como a sua eficácia contra a maioria dos microrganismos Gram-negativos e *Enterococcus* resistente à vancomicina (ERV). Além disso, foi demonstrada a sua eficácia como agente administrado em dose única, quando usado como tratamento empírico da cistite não complicada. Em geral, a fosfomicina é bem tolerada, com baixa incidência de desconforto GI e cefaleia e eventos adversos muito raros observados em múltiplos ensaios clínicos (Patel et al., 1997).

Fluoroquinolonas

As fluoroquinolonas compartilham um predecessor comum no ácido nalidíxico e inibem a DNA girase, uma enzima bacteriana integral envolvida na replicação. As fluoroquinolonas possuem amplo espectro de atividade, tornando-as ideais para o tratamento empírico das ITUs. São altamente efetivas contra as *Enterobacteriaceae*, bem como contra *P. aeruginosa*. A sua atividade também é elevada contra *S. aureus* e *S. saprophyticus*; todavia, em geral, a cobertura contra estreptococos é marginal. As bactérias anaeróbicas são, em sua maioria, resistentes a esses fármacos; por conseguinte, a flora vaginal e intestinal normal não é alterada (Wright et al., 1993). Inicialmente, a resistência bacteriana era incomum; entretanto, está sendo relatada com frequência crescente, em virtude do uso indiscriminado desses agentes (Wright et al., 1993; Vromen et al., 1999).

Esses fármacos não são nefrotóxicos, porém a insuficiência renal prolonga a sua meia-vida sérica, exigindo um ajuste da dose em pacientes com depuração (*clearance*) da creatinina inferior a 30 mL/min. As reações adversas são incomuns, enquanto os distúrbios gastrointestinais são mais frequentes. Foi relatada a ocorrência de hipersensibilidade, reações cutâneas, reações leves do sistema nervoso central e sistema nervoso periférico e até mesmo insuficiência renal aguda (Hootkins et al., 1989). A ocorrência de distúrbios do tendão do calcâneo, incluindo ruptura, foi estimada em 20 casos por 100.000, de modo que o uso de fluoroquinolonas deve ser interrompido ao primeiro sinal de dor no tendão (Greene, 2002). O mecanismo de ruptura do tendão ainda não está bem esclarecido, porém o ciprofloxacino estimula a atividade da protease dos fibroblastos envolvida na degradação da matriz e exerce um efeito inibidor sobre o metabolismo dos fibroblastos e a síntese de substância fundamental da matriz, representando fatores que podem contribuir para a tendinopatia (Williams et al., 2000). A administração de fluoroquinolonas a animais jovens provocou lesão da cartilagem em desenvolvimento; por conseguinte, o seu uso está atualmente contraindicado para crianças, adolescentes e mulheres grávidas ou na fase de amamentação (Christ et al., 1988). Existem interações medicamentosas importantes associadas às fluoroquinolonas. A Organização Mundial da Saúde (OMS) alerta sobre os raros casos de aumento dos efeitos anticoagulantes do Coumadin quando tomado com fluoroquinolonas. Os antiácidos que contêm magnésio ou alumínio interferem na absorção das fluoroquinolonas (Davies e Maesen, 1989). Algumas fluoroquinolonas (enoxacino e ciprofloxacino) aumentam os níveis plasmáticos de teofilina e prolongam a sua meia-vida (Wright et al., 1993). Na maioria das ITUs não complicadas, as fluoroquinolonas têm sido apenas ligeiramente mais efetivas do que TMP-SMX. Entretanto, com o aumento da resistência a TMP-SMX, as fluoroquinolonas possuem vantagens distintas no tratamento empírico de pacientes recentemente expostos a agentes antimicrobianos e no tratamento ambulatorial de ITUs complicadas (Dalkin e Schaeffer, 1988; Gupta et al., 1999). **As fluoroquinolonas podem ser consideradas como agentes de primeira linha em áreas onde existe um nível significativo de resistência (>20%) (em bactérias comuns) a determinados agentes, como ampicilina e TMP-SMX.**

Cefalosporinas

Todas as três gerações de cefalosporinas têm sido utilizadas no tratamento das ITUs agudas (Wilhelm e Edson, 1987). Em geral, como grupo, a atividade desses fármacos apresenta-se elevada contra as *Enterobacteriaceae* e escassa contra os enterococos. As cefalosporinas de primeira geração possuem maior atividade contra microrganismos Gram-positivos, bem como contra uropatógenos comuns, como *E. coli* e *Klebsiella pneumoniae*, enquanto as cefalosporinas de segunda geração exibem atividade contra anaeróbios. As cefalosporinas de terceira geração são mais ativas contra microrganismos Gram-negativos adquiridos na comunidade e hospitalares, em comparação com outros antimicrobianos β-lactâmicos. **A pressão seletiva gerada por esses agentes de amplo espectro deve limitar o seu uso às infecções complicadas e a situações nas quais há necessidade de terapia parenteral e existe a probabilidade de resistência aos agentes antimicrobianos-padrão.** As cefalosporinas também são seguras para uso durante a gravidez.

Aminopenicilinas

A ampicilina e a amoxicilina foram usadas com frequência no passado para o tratamento das ITUs; entretanto, o desenvolvimento de resistência em 40% a 60% dos microrganismos urinários comuns reduziu a utilidade desses fármacos (Hooton e Stamm, 1991; Gupta et al., 2011). Os efeitos desses agentes sobre a flora intestinal e vaginal normal podem predispor os pacientes à reinfecção por cepas resistentes e, com frequência, levam ao desenvolvimento de vaginite por *Candida* (Iravani, 1991). A adição de clavulanato, um inibidor da β-lactamase, à amoxicilina melhora acentuadamente a atividade contra bactérias produtoras de β-lactamase resistentes à amoxicilina administrada isoladamente. Entretanto, a sua utilidade é limitada em virtude de seu elevado custo e dos efeitos colaterais gastrintestinais frequentes. Os derivados da ampicilina de espectro ampliado (p. ex., pivmecilinam, piperacilina, mezlocilina, azlocilina) mantêm a atividade da ampicilina contra os enterococos e exibem atividade contra muitos bacilos Gram-negativos resistentes à ampicilina. **Isso faz que as aminopenicilinas sejam fármacos atraentes para uso em pacientes com ITUs hospitalares e como tratamento parenteral inicial da pielonefrite aguda não complicada adquirida fora do hospital**, embora existam agentes de menor custo igualmente efetivos.

Aminoglicosídeos

Quando associados com TMP-SMX ou ampicilina, os aminoglicosídeos constituem os primeiros fármacos de escolha para as ITUs febris. Suas nefrotoxicidade e ototoxicidade são bem reconhecidas; por conseguinte, indica-se um monitoramento cuidadoso dos pacientes à procura de comprometimento renal e auditivo associado à infecção. Foram instituídos esquemas de aminoglicosídeos uma vez ao dia para maximizar a destruição das bactérias ao otimizar a relação entre a concentração máxima e a concentração inibitória mínima e ao reduzir o potencial de toxicidade (Fig. 12-11) (Nicolau et al., 1995). A administração de um aminoglicosídeo uma vez ao dia pode aproveitar não apenas a sua capacidade de destruição dos microrganismos dependente da concentração, mas também duas outras características importantes: a toxicidade dependente do tempo e um efeito pós-antimicrobiano mais prolongado (Gilbert, 1991; Zhanel et al., 1991). O esquema consiste em uma dose fixa de 7 mg/kg de gentamicina ou de 5 a 7 mg/kg de tobramicina. São efetuados ajustes posteriores do intervalo utilizando uma única concentração sérica e um nomograma desenvolvido para monitorar a terapia com uma única dose ao dia (Fig. 12-12). As doses de antimicrobiano são administradas no intervalo determinado pela concentração do fármaco em uma

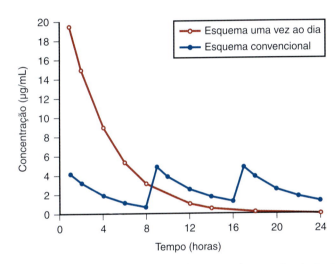

Figura 12-11. Perfil de concentração-*versus*-tempo simulado de esquemas de administração uma vez ao dia (7 mg/kg/24 h) e convencional (1,5 mg/kg/8 h) para pacientes com função renal normal. (De Nicolau DP, Freeman CD, Belliveau PP, et al. Experience with a once-daily aminoglycoside program administered to 2,184 adult patients. Antimicrob Agents Chemother 1995;39:650–5.)

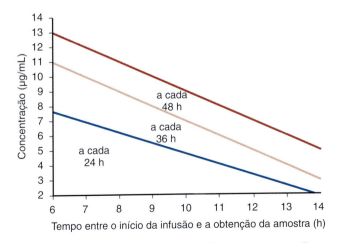

Figura 12-12. Nomograma de aminoglicosídeos uma vez ao dia para a gentamicina e a dobramicina, na dose de 7 mg/kg. (De Nicolau DP, Freeman CD, Belliveau PP, et al. Experience with a once-daily aminoglycoside program administered to 2,184 adult patients. Antimicrob Agents Chemother 1995;39:650–5.)

amostra obtida após iniciar a infusão. Por exemplo, se a concentração sérica foi de 7 mg/mL 10 horas após o início da infusão, devem-se administrar doses subsequentes de 7 mg/kg a cada 36 horas. Esse esquema é clinicamente efetivo, reduz a incidência de nefrotoxicidade e fornece um método custo-efetivo para a administração de aminoglicosídeos, reduzindo a duração dos serviços auxiliares e as determinações da concentração sérica de aminoglicosídeos.

Aztreonam

O aztreonam possui um espectro de atividade semelhante ao dos aminoglicosídeos e, à semelhança de todos os β-lactâmicos, não é nefrotóxico. Entretanto, o seu espectro de atividade é menos amplo que o das cefalosporinas de terceira geração. **O aztreonam deve ser usado principalmente em pacientes com alergia à penicilina.**

Pivmecilinam

O pivmecilinam é um antibiótico β-lactâmico semelhante à penicilina, que é o profármaco do mecilinam. Possui alta atividade contra microrganismos Gram-negativos e é utilizado principalmente nos países nórdicos para o tratamento empírico da cistite não complicada. **Atualmente, não está disponível nos Estados Unidos,** porém foi demonstrado que ele apresenta padrões de baixa resistência (cerca de 2% de *E. coli*), além de ser seguro e efetivo (Graninger, 2003).

Escolha dos Agentes Antimicrobianos

Muitos agentes antimicrobianos demonstraram ser efetivos no tratamento das ITUs. **Os fatores importantes que ajudam na seleção da terapia empírica incluem o fato de a infecção ser complicada ou não complicada; o espectro de atividade do fármaco contra o patógeno provável; uma história de hipersensibilidade; efeitos colaterais potenciais, incluindo toxicidades renal e hepática; e custo do fármaco.** Além disso, nas mulheres com ITUs recorrentes, os efeitos favoráveis ou desfavoráveis do agente antimicrobiano sobre a flora vaginal e intestinal são importantes. A sensibilidade bacteriana e o custo do fármaco variam acentuadamente entre ambientes hospitalares e ambulatoriais nos Estados Unidos. Por conseguinte, é de suma importância que todos os médicos acompanhem as mudanças que ocorrem na sensibilidade bacteriana e nos custos dos fármacos e utilizem as informações atuais no momento de escolher os agentes antimicrobianos.

Duração da Terapia

A duração da terapia necessária para curar uma ITU parece estar relacionada com diversas variáveis, incluindo a extensão e a duração da invasão tecidual, a concentração de bactérias na urina, a concentração urinária alcançada pelo agente antimicrobiano e os fatores de risco (ver adiante) que comprometem os mecanismos de defesa do hospedeiro e naturais.

PONTOS-CHAVE: PRINCÍPIOS DE TERAPIA ANTIMICROBIANA

- A terapia antimicrobiana efetiva deve eliminar o crescimento bacteriano nas vias urinárias.
- A resistência a antimicrobianos está aumentando em virtude de seu uso excessivo.
- A seleção do agente antimicrobiano deve ser influenciada pela eficácia, segurança, custo e adesão do paciente ao tratamento.

PROFILAXIA ANTIMICROBIANA PARA PROCEDIMENTOS UROLÓGICOS COMUNS

Princípios

A profilaxia antimicrobiana em cirurgia consiste no tratamento com um agente antimicrobiano antes e por um período de tempo *limitado* depois de um procedimento, a fim de evitar infecções locais ou sistêmicas após o procedimento. Para a maioria dos procedimentos, a profilaxia deve ser iniciada entre 30 e 120 minutos antes de sua realização (Bratzler e Houck, 2004). **Devem-se manter níveis eficazes durante todo o procedimento e, em circunstâncias especiais, por um período de tempo limitado (24 horas, no máximo) após o procedimento** (Bratzler e Houck, 2004). Embora existam estudos prospectivos sobre a profilaxia em procedimentos urológicos, a maioria está focalizada apenas em uma gama estreita de procedimentos. Entretanto, a aplicação dos princípios desses estudos, com consideração complementar do paciente e do tipo de procedimento, fornece uma base para estabelecer o momento e o tipo de profilaxia antimicrobiana indicada. Outro tipo de profilaxia não tradicional em urologia consiste no tratamento das vias urinárias com um agente antimicrobiano durante o procedimento, a fim de evitar sequelas locais ou sistêmicas em consequência da manipulação de dispositivos colonizados, como *stent* ou cateter uretral.

Numerosos pacientes são submetidos a procedimentos invasivos em urologia. A capacidade de um hospedeiro de responder à bacteriúria ou bacteriemia e as sequelas de uma possível infecção são duas considerações importantes quando se avalia a necessidade de profilaxia antimicrobiana. Os fatores que afetam a capacidade do hospedeiro de responder à infecção consistem em idade avançada, anomalias anatômicas, estado nutricional inadequado, tabagismo, uso crônico de corticosteroides, uso concomitante de outras medicações e imunodeficiências, como infecção pelo HIV não tratada (Quadro 12-5). Além disso, os dispositivos de uso crônico, o material endógeno infectado, como cálculos, os locais infecciosos distantes e a hospitalização prolongada também aumentam o risco de complicações infecciosas, devido ao aumento da concentração local de bactérias e/ou alteração do espectro da flora bacteriana. A semeadura potencial de valvas cardíacas artificiais ou de próteses articulares aumenta as sequelas da infecção sistêmica em hospedeiros que, de outro modo, podem não correr risco aumentado de infecção. Por conseguinte, a obtenção de uma história detalhada e a realização de um exame físico completo do paciente são fundamentais para direcionar a profilaxia antimicrobiana antes de um procedimento urológico.

O tipo de procedimento também ajuda a determinar o momento, a duração e o espectro da profilaxia antimicrobiana necessária (consulte a Tabela 12-7 para um resumo das recomendações de profilaxia antimicrobiana). Deve-se considerar a extensão da lesão tecidual local, bem como o tipo esperado de flora no local.

A profilaxia antimicrobiana não é isenta de morbidade, visto que a ocorrência de complicações alérgicas, embora raras, pode resultar em reações menores, como exantema ou distúrbios gástricos, ou em sequelas significativas, como interrupção precoce da terapia, nefrite alérgica ou anafilaxia.

Cateterismo Uretral e Retirada do Cateter

As indicações para o uso rotineiro de agente antimicrobianos profiláticos antes do cateterismo uretral variam e dependem da saúde, do sexo e das circunstâncias de vida específicas do paciente, bem como da indicação para cateterismo (Schaffer, 2006). O risco de

---

QUADRO 12-5 Fatores do Hospedeiro que Aumentam o Risco de Infecção

Idade avançada
Anomalias anatômicas
Estado nutricional inadequado
Tabagismo
Uso crônico de corticosteroides
Imunodeficiência
Dispositivos de uso crônico
Material endógeno/exógeno infectado
Infecção coexistente a distância
Internação prolongada

Dados de Cruse PJ. Surgical wound infection. In: Wonsiewicz MJ, editor. Infectious disease. Philadelphia: WB Saunders; 1992. p. 758–64; and Mangram AJ, Horan TC, Pearson ML, et al. Guideline for prevention of surgical site infection, 1999. Hospital Infection Control Practices Advisory Committee. Infect Control Hosp Epidemiol 1999;20:250–78; quiz 279–80.

infecção após cateterismo uretral é de 1% a 2% em mulheres ambulatoriais sadias; entretanto, esse risco aumenta significativamente em pacientes internados (Turck et al., 1962; Thiel e Spuhler, 1965). Por conseguinte, nos pacientes com fatores de risco para infecção (Quadro 12-5), a profilaxia antimicrobiana com um fármaco oral, como TMP-SMX ou uma fluoroquinolona, deve diminuir o risco de infecção após o procedimento (Tabela 12-7).

O uso de um cateter uretral durante um período prolongado é comum em pacientes internados e está associado a um risco aumentado de colonização bacteriana, com uma incidência de bacteriúria por dia de permanência do cateter de 3% a 10% em um estudo e incidência de 100% de bacteriúria com cateterismo em longo prazo (>30 dias) (Kass, 1956; Nickel et al., 1985; Liedl, 2001). **Em geral, não se recomenda a administração profilática de agentes antimicrobianos durante o cateterismo,** visto que isso pode levar ao rápido desenvolvimento de resistência bacteriana, complicando o tratamento posterior com agentes antimicrobianos (Clarke et al., 2005). Isso foi confirmado pelos Cochrane Database of Systematic Reviews, que concluíram que a administração de agentes antimicrobianos após o procedimento até a retirada do cateter, ou nos primeiros 3 dias do pós-operatório, não reduziu as taxas de bacteriúria ou de infecção (Niël-weise e van den Broek, 2005).

TABELA 12-7 Guia para a Profilaxia Antimicrobiana em Procedimentos Urológicos não Complicados

PROCEDIMENTO	MICRORGANISMOS	PROFILAXIA INDICADA	ESCOLHA DO(S) ANTIMICROBIANO(S)	ANTIMICROBIANO(S) ALTERNATIVO(S)	DURAÇÃO DA TERAPIA[A]
INSTRUMENTAÇÃO DO TRATO URINÁRIO INFERIOR					
Retirada de cateter urinário externo	Trato GU[b]	Se houver fatores de risco[c]	Fluoroquinolona TMP-SMX[d]	Amignoglicosídeo ± ampicilina Cefalosporina de primeira/segunda geração[d]	≤ 24 h[d]
Cistografia, estudo urodinâmico ou cistouretroscopia simples	Trato GU	Se houver fatores de risco[c]	Fluoroquinolona TMP-SMX[d]	Amoxicilina/clavulanato Aminoglicosídeo ± ampicilina Cefalosporina de primeira/segunda geração	≤ 24 h
Cistouretroscopia com manipulação[e]	Trato GU	Todos os casos	Fluoroquinolona TMP-SMX	Amoxicilina/clavulanato	≤ 24 h
Braquiterapia ou crioterapia da próstata	Pele	Incerta	Cefalosporina de primeira geração	Aminoglicosídeo ± ampicilina Cefalosporina de primeira/segunda geração Amoxicilina/clavulanato Clindamicina[f]	≤24 h
Biópsia de próstata transretal	Intestino[g]	Todos os casos	Fluoroquinolona Profilaxia direcionada[h]	TMP-SMX Aminoglicosídeo ± metronidazol ou clindamicina[f]	±24 h
INSTRUMENTAÇÃO DO TRATO URINÁRIO SUPERIOR					
Litotripsia extracorpórea por ondas de choque	Trato GU	Todos os casos	Fluoroquinolona TMP-SMX	Aminoglicosídeo ± ampicilina Cefalosporina de primeira/segunda geração	≤24 h
Cirurgia renal percutânea	Trato GU e pele[i]	Todos os casos	Cefalosporina de primeira/segunda geração Aminoglicosídeo + metronidazol ou clindamicina	Amoxicilina/clavulanato Ampicilina/sulbactam Fluoroquinolona	≤24 h
Ureteroscopia	Trato GU	Todos os casos	Fluoroquinolona TMP-SMX	Aminoglicosídeo ± ampicilina Cefalosporina de primeira/segunda geração Amoxicilina/clavulanato	≤24 h
CIRURGIA A CÉU ABERTO OU LAPAROSCÓPICA					
Cirurgia vaginal	Trato GU, pele e *Streptococcus* do grupo B	Todos os casos	Cefalosporina de primeira/segunda geração Aminoglicosídeo + metronidazol ou clindamicina	Ampicilina/sulbactam	≤24 h
Sem entrada no trato urinário	Pele	Se houver fatores de risco	Cefalosporina de primeira geração	Fluoroquinolona	Dose única
Envolvendo a entrada no trato urinário	Trato GU e pele	Todos os casos	Cefalosporina de primeira/segunda geração Aminoglicosídeo + metronidazol ou clindamicina	Clindamicina	≤24 h

(Continua)

TABELA 12-7 Guia para a Profilaxia Antimicrobiana em Procedimentos Urológicos não Complicados *(Cont.)*

PROCEDIMENTO	MICRORGANISMOS	PROFILAXIA INDICADA	ESCOLHA DO(S) ANTIMICROBIANO(S)	ANTIMICROBIANO(S) ALTERNATIVO(S)	DURAÇÃO DA TERAPIA[a]
Envolvendo o intestino[j]	Trato GU, pele e intestino	Todos os casos	Cefalosporina de segunda/terceira geração Aminoglicosídeo + metronidazol ou clindamicina	Ampicilina/sulbactam Fluoroquinolona	≤24 h
Envolvendo próteses implantadas	Trato GU e pele	Todos os casos	Aminoglicosídeo + cefalosporina de primeira/segunda geração ou vancomicina	Ampicilina/sulbactam Ticarcilina/clavulanato Piperacilina/tazobactam Fluoroquinolona Ampicilina/sulbactam Ticarcilina/clavulanato Piperacilina/tazobactam	≤24 h

A ordem dos agentes em cada coluna não é indicativa de preferência. A ausência de um agente não exclui o seu uso apropriado, dependendo da situação específica.
GU, geniturinário; TMP-SMX, trimetoprima-sulfametoxazol.
Doses dos fármacos: ampicilina, 25 mg/kg/dose; gentamicina, 1,5 mg/kg/dose; cefazolina, 25 mg/kg/dose.
[a]Pode-se recomendar uma terapia antimicrobiana adicional por ocasião da retirada de um cateter urinário externalizado.
[b]Trato GU: os microrganismos comuns do trato urinário consistem em *E. coli*, espécies de *Proteus*, espécies de *Klebsiella*, *Enterococcus*.
[c]Se a cultura de urina não apresentar nenhum crescimento antes do procedimento, não há necessidade de profilaxia antimicrobiana.
[d]Ou um ciclo completo de agentes antimicrobianos direcionados para os microrganismos da cultura para infecção documentada (que consiste em tratamento, e não profilaxia).
[e]Inclui a ressecção transuretral de tumor de bexiga e da próstata e qualquer biópsia, ressecção, fulguração, remoção de corpo estranho, dilatação uretral ou uretrotomia ou instrumentação ureteral, incluindo cateterismo e colocação/retirada de *stent*.
[f]A clindamicina ou um aminoglicosídeo + metronidazol ou clindamicina constituem uma alternativa para as penicilinas e as cefalosporinas em pacientes que apresentam alergia à penicilina, mesmo quando não especificamente listados.
[g]Intestino: os microrganismos intestinais comuns consistem em *E. coli*, espécies de *Klebsiella*, *Enterobacter*, espécies de *Serratia*, espécies de *Proteus*, *Enterococcus*, e anaeróbios.
[h]Realizar uma cultura de *swab* retal e antibiograma antes da realização de biópsia; selecionar a profilaxia antimicrobiana adequada.
[i]Pele: os microrganismos comuns na pele incluem *S. aureus*, espécies de *Staphylococcus* coagulase-negativas, espécies de *Streptococcus* do grupo A.
[j]Para cirurgia envolvendo o cólon, o preparo do intestino com neomicina oral + eritromicina base ou metronidazol pode ser acrescentado aos agentes sistêmicos ou substituí-los.
Modificada de Wolf JS Jr, Bennett CJ, Dmochowski RR, et al. Best practice policy statement on urologic surgery antimicrobial prophylaxis. J Urol 2008;179:1379-90.

A história natural da bacteriúria após a retirada do cateter não foi estudada de modo abrangente. Harding et al. (1991) relataram que, em mulheres assintomáticas com bacteriúria que foram submetidas a cateterismo por 4 a 6 dias, 25% desenvolveram ITU dentro de 14 dias após a retirada do cateter. Nesse estudo, o tratamento com TMP-SMX por 1 dia foi tão efetivo quanto um ciclo de 10 dias para a resolução das infecções. Não foram realizados estudos semelhantes sobre a história natural da bacteriúria após cateterismo em pacientes do sexo masculino. Convém assinalar que o tratamento antimicrobiano antes da retirada de um cateter de demora em um paciente com suspeita de bacteriúria não é considerado como profilaxia, mas como tratamento para uma suposta ITU; em geral, a duração do tratamento deve obedecer às diretrizes anteriormente delineadas para ITUs não complicadas ou complicadas.

Os dados de Polastri et al. (1990) sugerem que não se deve indicar a profilaxia antimicrobiana para as mudanças de cateteres de demora. Em seu estudo de 46 trocas de cateteres, ocorreu bacteriemia em 4% dos casos e, quando identificada, foi associada a concentrações muito baixas de bactérias nas culturas. Não foram observadas sequelas sistêmicas.

Urodinâmica

A urodinâmica, à semelhança da cistoscopia, é um procedimento minimamente traumático com lesão urotelial limitada, que está associado a um pequeno risco de infecção local em hospedeiros com anatomia e resposta imune normais. Esse conceito é sustentado por vários estudos recentes. Em uma série de mulheres com incontinência urinária, randomizadas para receber nitrofurantoína ou placebo durante um dia, Cundiff et al. (1999) não observaram nenhuma diferença no desenvolvimento de ITU após o procedimento (5% *versus* 7%) dentro de 1 semana após a avaliação. De modo semelhante, Peschers et al. (2001) relataram a ocorrência de infecções 1 semana após a realização de estudos urodinâmicos com canais múltiplos em 5% a 6% de mulheres não diabéticas tratadas com placebo ou com cotrimoxazol. Kartal et al. (2006) demonstraram uma redução das ITUs de 14% para 1% com a administração de uma dose única de ciprofloxacino em um ensaio clínico cego de 192 pacientes. A maioria das séries que examinaram o uso da profilaxia antimicrobiana exclui pacientes com alteração da anatomia, como próstata grande, ou comorbidades, incluindo bexiga neurogênica, lesão da medula espinal ou diabetes melito, isto é, fatores que aumentam o risco de infecção. Isso foi ilustrado no trabalho realizado por Payne et al., em que as frequências de bacteriúria após urodinâmica foram muito mais altas nos homens (36%) do que nas mulheres avaliadas (15%) (Payne et al., 1988). **Em resumo, deve-se considerar a profilaxia antimicrobiana para pacientes com história clínica ou anatomia mais complexas, como homens com grande resíduo pós-miccional ou pacientes com lesão da medula espinal.**

Biopsia de Próstata Transretal Guiada por Ultrassonografia

A administração de antimicrobianos profiláticos para a biopsia de próstata transretal guiada por ultrassonografia (BPTGU) reduz a febre e a ITU após o procedimento na maioria dos estudos. A classe e a duração do tratamento antimicrobiano são mais variadas e controvertidas. Foi demonstrado que a profilaxia antimicrobiana com fluoroquinolonas reduz significativamente as taxas de complicações infecciosas em comparação com placebo (8% *versus* 25%) (Siber et al., 1997; Taylor e Bingham, 1997a, 1997b; Kapoor et al., 1998; Shandera et al., 1998; Tal et al., 2003; Zani et al., 2011).

Entretanto, **vários estudos recentes ressaltaram a existência de uma tendência crescente a complicações infecciosas causadas por microrganismos resistentes às fluoroquinolonas** entre homens submetidos a BPTGU (Binsaleh et al., 2004; Han et al., 2005; Feliciano et al., 2008; Ng e Chan, 2008; Lange et al., 2009; Young et al., 2009;

Zaytoun et al., 2011). Nessa população de pacientes, foram relatadas taxas de prevalência de colonização por microrganismos resistentes às fluoroquinolonas de até 22% (Liss et al., 2011). Entretanto, mais de 90% dos urologistas continuam fazendo uso empírico das fluoroquinolonas para profilaxia antimicrobiana antes da BPTGU (Shandera et al., 1998). A prevalência crescente de complicações infecciosas por bactérias resistentes às fluoroquinolonas em homens submetidos a BPTGU sugere que essa abordagem pode não ser criteriosa para alguns pacientes (Taylor et al., 2012). Com efeito, entre as cepas resistentes às fluoroquinolonas obtidas por *swabs* retais de homens antes da realização da biópsia de próstata, 70% consistiram em isolados ST131 (Liss et al., 2013). Consulte a seção de Patógenos Urinários anteriormente, neste capítulo, para informações mais detalhadas sobre ST131 e resistência.

A profilaxia empírica com uma associação de aminoglicosídeos e fluoroquinolonas tem sido efetiva em estudos recentes (Kehinde et al., 2013; Ho et al., 2009). Todavia, é inevitável que essa abordagem também fracasse futuramente, em consequência do desenvolvimento de resistência aos antimicrobianos. **A cultura de *swab* retal obtida antes da BPTGU possibilita o isolamento e a identificação de microrganismos resistentes às fluoroquinolonas da flora intestinal nativa do paciente.** Em um estudo que utilizou profilaxia direcionada, com base na sensibilidade bacteriana de *swabs* retais antes da realização de BPTGU, 19,6% dos homens apresentaram microrganismos resistentes às fluoroquinolonas. Não foram observadas complicações infecciosas nos homens que receberam profilaxia direcionada, enquanto ocorreram complicações infecciosas, incluindo sepse, em 2,6% dos pacientes que receberam profilaxia empírica (Taylor et al., 2012). Uma análise de custo-efetividade revelou que a profilaxia direcionada possibilitou uma economia de 4,499 dólares por cada complicação infecciosa pós-BPTGU evitada. Com base nas estimativas, 38 homens precisariam obter um *swab* retal antes da BPTGU para evitar uma complicação infecciosa. Por conseguinte, o benefício da avaliação antes da realização de BPTGU e da profilaxia direcionada deve ser considerado como uma alternativa ponderada e previsível para a profilaxia empírica.

Estudos recentes sugeriram que uma dose única de fluoroquinolonas por dia é tão efetiva quanto 3 dias de tratamento (Sabbagh et al., 2004). Em conjunto, esses dados sugerem a indicação de um mínimo de 1 dia de tratamento antimicrobiano para a biópsia de próstata transretal guiada por ultrassom.

Litotripsia Extracorpórea por Ondas de Choque

A incidência de ITU após litotripsia extracorpórea por ondas de choque varia de 0% a 28% sem profilaxia antimicrobiana. Uma metanálise recente de ensaios clínicos controlados randomizados contemporâneos examinou a utilidade e a relação custo-efetividade da profilaxia antimicrobiana para a litotripsia extracorpórea e demonstrou que, nos indivíduos com culturas de urina estéreis antes do procedimento, houve uma redução na taxa de ITU após litotripsia extracorpórea de 5,7% para 2,1% (Pearle e Roehrborn, 1997). Essa análise também demonstrou a relação custo-efetividade da profilaxia, quando foi considerado o tratamento das complicações raras, porém mais graves de urossepse e pielonefrite. Uma história recente de ITU ou de cálculos infecciosos deve justificar um ciclo de tratamento completo com agentes antimicrobianos antes da realização de litotripsia extracorpórea por ondas de choque.

Procedimentos Endoscópicos: Vias Urinárias Inferiores

Cistoscopia

A cistoscopia é um procedimento minimamente traumático com lesão urotelial limitada, que é realizado em uma variedade de pacientes, incluindo mulheres jovens sadias e homens idosos. Vários ensaios clínicos prospectivos (Manson, 1988; Clark e Higgs, 1990; Burke et al., 2002) de pacientes com urina estéril antes do procedimento relataram taxas de ITU comprovada por cultura entre 2,2% e 7,8% após cistoscopia sem profilaxia antimicrobiana. No relato de Clark, o risco de infecção foi mais alto em pacientes com história pregressa de ITU. Em um estudo com planejamento semelhante, Rane et al. (2001) relataram uma taxa de infecção comprovada por cultura significativamente mais alta após o procedimento, de 21%, sem profilaxia antimicrobiana. Mais recentemente, Johnson et al. (2007) relataram um ensaio clínico controlado randomizado de mais de 2.000 pacientes que demonstraram uma redução da bacteriúria com a administração de trimetoprima ou ciprofloxacino em dose única. Em todos esses estudos, a administração de uma dose única de agentes antimicrobianos reduziu as infecções entre 1% e 5%. Em nenhum desses estudos foi descrita a ocorrência de infecções sistêmicas significativas após os procedimentos cistoscópicos.

Em conjunto, esses estudos ilustram dois conceitos fundamentais: (1) apesar do preparo apropriado durante o procedimento, é possível haver introdução de um pequeno inóculo bacteriano na bexiga durante a cistoscopia, e (2) a importância da bacteriúria depende dos fatores do hospedeiro, incluindo a capacidade de desencadear uma resposta imune apropriada à inoculação bacteriana e a capacidade de eliminar esse inóculo. Por exemplo, em um homem com retenção urinária, um pequeno inóculo de bactérias pode persistir e dividir-se no volume retido de urina, resultando em infecção sintomática. Em um hospedeiro com capacidade reduzida de responder à infecção, essa bacteriúria poderia se tornar significativa. Por outro lado, uma mulher de meia-idade submetida a cistoscopia devido a hematúria microscópica tem mais tendência a esvaziar eficientemente a bexiga e a eliminar o inóculo, mas pode ser exposta a um grande inóculo de bactérias se for inadequadamente preparada para o exame. **Por conseguinte, recomenda-se a profilaxia quando existem fatores aberrantes do hospedeiro passíveis de aumentar a probabilidade ou a importância de uma infecção** (Tabela 12-7). Uma dose única de uma fluoroquinolona é comumente administrada, porém são também utilizados outros agentes, como a trimetoprima.

Ressecção Transuretral da Próstata e da Bexiga

Os procedimentos transuretrais terapêuticos para as vias urinárias inferiores aumentam o risco de infecções localizadas, em comparação com a cistoscopia diagnóstica simples. Embora não tenham sido descritos em qualquer estudo prospectivo, vários fatores de risco tendem a aumentar as complicações infecciosas, incluindo traumatismo da mucosa, maior duração e/ou grau de dificuldade do procedimento, uso de irrigantes pressurizados e manipulação ou ressecção do material infectado. O procedimento para as vias urinárias inferiores mais bem estudado é a **ressecção transuretral da próstata.** Em uma metanálise de 32 estudos (Berry e Barratt, 2002), foi observada uma redução do risco de bacteriúria de 26 para 9% em culturas de urina obtidas dentro de 2 a 5 dias após o procedimento em pacientes tratados com agentes antimicrobianos profiláticos. De modo semelhante, a septicemia (definida pela presença de rigidez, temperatura persistentemente elevada [>38,5 °C] e níveis elevados de proteína C-reativa) diminuiu de 4,4% para 0,9% com o uso de profilaxia antimicrobiana. As classes de agentes antimicrobianos mais efetivos incluíram fluoroquinolonas, aminoglicosídeos, cefalosporinas e TMP-SMX. **As doses únicas de agentes antimicrobianos diminuíram o risco relativo de bacteriúria, porém não de forma tão significativa quanto os agentes antimicrobianos administrados em ciclos de curta duração (2 a 5 dias), enquanto o cateter uretral permaneceu no local.** Embora a continuação da terapia antimicrobiana enquanto o cateter permanece no local não seja verdadeiramente uma profilaxia, a continuação do agente antimicrobiano profilático inicial por um curto período de tempo antecipado (com o cateter no local) não aumenta o risco de desenvolvimento de microrganismos resistentes a antimicrobianos. Nenhum dos ensaios clínicos recentes investigou a profilaxia para a **ressecção transuretral de tumores vesicais;** todavia, **as evidências obtidas dos procedimentos de ressecção transuretral da próstata sugerem que a profilaxia deve reduzir a bacteriúria nesses procedimentos.**

Em pacientes que apresentam ITUs documentadas no pré-operatório, devem-se erradicar as infecções antes de iniciar o procedimento; por conseguinte, nesses pacientes, os agentes antibacterianos pré-operatórios são terapêuticos, e não profiláticos. A incapacidade de erradicar a bacteriúria resulta em bacteriemia em 50% dos pacientes (Morris et al., 1976).

Os estudos de diagnóstico e terapia das vias urinárias superiores que são realizados com substâncias irrigantes pressurizadas podem induzir lesão urotelial. Indica-se a profilaxia com agentes antimicrobianos que forneçam cobertura contra uropatógenos.

Procedimentos Endoscópicos: Vias Urinárias Superiores

Ureteroscopia

Os procedimentos endoscópicos diagnósticos e terapêuticos das vias urinárias superiores apresentam um risco aumentado de infecções localizadas, em comparação com a cistoscopia diagnóstica simples, devido a vários fatores, incluindo traumatismo aumentado da mucosa, maior duração e/ou grau de dificuldade da maioria dos procedimentos ureteroscópicos, aumento da pressão das substâncias de irrigação e (quando aplicável) manipulação ou ressecção do material infectado. **O uso de profilaxia antimicrobiana é sustentado** por um ensaio clínico randomizado conduzido por Knopf et al. (2003), no qual a administração profilática de fluoroquinolonas reduziu de modo significativo o desenvolvimento de ITU após o procedimento em uma população de indivíduos sadios cm cálculos ureterais e urina não infectada no pré-operatório. Se houver suspeita de infecção ou de material infeccioso, recomendam-se a realização de uma cultura e tratamento completo com um agente antimicrobiano apropriado antes do procedimento. Alguns urologistas recomendam uma diurese médica durante o procedimento com furosemida.

Procedimentos Percutâneos

A cirurgia renal por via percutânea é comumente realizada para grandes cálculos renais, obstrução da junção ureteropélvica e vigilância por carcinoma de células transicionais. Com frequência, ocorrem pirexia e bacteriemia, que provavelmente se originam de uma combinação de lesão do parênquima renal, irrigação pressurizada e, em alguns casos, manipulação de cálculos infecciosos. Em vários estudos, foi demonstrado uma relação entre o risco de complicações infecciosas pós-operatórias (incluindo bacteriemia e sepse) e a duração do procedimento e quantidade do líquido de irrigação utilizado (Dogan et al., 2002). **Se as culturas de urina no pré-operatório forem positivas, deve-se instituir o tratamento da infecção antes da cirurgia. Por outro lado, se as culturas pré-operatórias forem negativas, deve-se instituir uma profilaxia antimicrobiana com cobertura contra os patógenos urinários comuns** (Wolf et al., 2008) (Tabela 12-7).

Cirurgia Aberta e Laparoscópica

Os procedimentos com cirurgia aberta podem ser classificados em limpos, limpos contaminados, contaminados e sujos (Tabela 12-8). **A profilaxia antimicrobiana está indicada para feridas limpas contaminadas e contaminadas, enquanto o tratamento antimicrobiano com um agente adequado deve ser instituído para as feridas infectadas sujas.** Até o momento, nenhum estudo de grande porte avaliou o risco de infecção do sítio cirúrgico em diferentes procedimentos urológicos laparoscópicos. Entretanto, os dados provenientes da literatura cirúrgica geral sugerem que a abordagem laparoscópica diminui o risco de infecções no sítio cirúrgico (Kluytmans, 1997). As cirurgias limpas em urologia incluem a nefrectomia radical se as vias urinárias não forem abertas. **Todos os procedimentos cirúrgicos nos quais as vias urinárias são abertas de modo eletivo são considerados procedimentos limpos contaminados, enquanto a entrada em uma via urinária infectada é considerada como procedimento contaminado** e está associada a um maior risco de infecção do sítio cirúrgico (Cruse, 1992). **Os agentes antimicrobianos devem ser ativos contra o microrganismo infeccioso mais provável e devem ser administrados dentro de 1 hora após o procedimento e suspensos dentro de 24 horas,** visto que vários estudos não conseguiram demonstrar efeitos benéficos de ciclos longos de profilaxia (Conte et al., 1972; Goldmann et al., 1977). Nos Estados Unidos, as cefalosporinas de primeira geração costumam ser usadas para a profilaxia de procedimentos limpos contaminados, visto que esses fármacos apresentam baixa incidência de reações alérgicas, têm meias-vidas longas e são de baixo custo. Nos pacientes com alergia a β-lactâmicos, as diretrizes do National Surgical Infection Prevention Project (NSIPP) de 2004 recomendam a administração de vancomicina ou de clindamicina. A profilaxia para reconstrução urinária com intestino exige maior cobertura contra anaeróbios, e, portanto, recomenda-se o uso de cefalosporinas de segunda geração (Bratzler e Houck, 2004). Quando se antecipa o uso de cólon ou do apêndice para reconstrução urológica, as recomendações do NSIPP de 2004 incluem o preparo intestinal com antimicrobianos administrados por via oral (neomicina mais eritromicina ou neomicina mais metronidazol) 18 a 24 horas antes da cirurgia, com administração parenteral de cefotetano ou cefoxitina 30 a 60 minutos antes da incisão (Bratzler e Houck, 2004). Nos pacientes com alergia a β-lactâmicos, recomenda-se o uso de clindamicina mais gentamicina, aztreonam ou ciprofloxacino. As feridas sujas em urologia incluem todos os abscessos e a perfuração traumática do trato geniturinário. O tratamento de uma ferida suja deve começar com ampla cobertura contra os microrganismos antecipados e realização de culturas intraoperatórias da ferida. A duração do tratamento subsequente depende da sensibilidade dos microrganismos cultivados.

Considerações Especiais

Pacientes com Risco de Endocardite

O risco de endocardite infecciosa (EI) após a realização de procedimentos urológicos é baixo. As diretrizes anteriores da American Heart Association (AHA) recomendavam a profilaxia de rotina; entretanto, a diretriz atual é **não recomendar** o uso de antibióticos profiláticos apenas para a prevenção da EI (Wilson et al., 2007). Todavia, essas diretrizes reconhecem que a instrumentação do trato GU pode resultar em bacteriemia enterocócica transitória. As evidências que sustentam isso são empíricas, e não existem dados para demonstrar uma ligação conclusiva entre a bacteriemia e a EI ou a prevenção da EI com a administração profilática de antimicrobianos. De qualquer modo, as diretrizes sustentam que a antibioticoterapia para esterilizar a urina pode ser razoável em pacientes com certas condições concomitantes (próteses de valvas cardíacas, EI prévia, cardiopatia congênita, transplante cardíaco) e infecção ativa ou colonização, que irão se submeter a manipulação do trato GU, incluindo cistoscopia eletiva (evidência de Classe IIb). A amoxicilina ou a ampicilina foram sugeridas como agentes de primeira linha para os enterococos, a vancomicina é usada para pacientes que não conseguem tolerar a ampicilina, ou são administrados agentes direcionados para a cultura, quando possível (Wilson et al., 2007).

Pacientes com Materiais Ortopédicos Permanentes

A colonização bacteriana dos materiais ortopédicos implantados é um evento raro, porém mórbido. Uma comissão mista da American Urological Association (AUA), da American Academy of Orthopaedic Surgeons (AAOS), e de especialistas em infectologia foi convocada em 2003 e divulgou uma declaração sobre a profilaxia antimicrobiana para pacientes urológicos submetidos a substituição total de uma articulação (American Urological Association e American Academy of Orthopaedic Surgeons, 2003) (Tabela 12-9). **Em geral, não se indica a profilaxia antimicrobiana para pacientes urológicos submetidos a substituição total de articulação, pinos, placas ou parafusos. A profilaxia é aconselhada para indivíduos que correm maior risco de semeadura de uma prótese articular, incluindo aqueles submetidos a implantes recentes (há pelo menos 2 anos) e/ou com fatores de

TABELA 12-8 Classificação das Feridas Cirúrgicas

TERMO	DESCRIÇÃO
Limpa	Ferida não infectada sem inflamação nem entrada no trato genital, trato urinário ou trato alimentar
	Fechamento da ferida primária ± drenagem fechada
Limpa contaminada	Ferida não infectada com entrada controlada no trato genital, sistema urinário ou trato alimentar
	Fechamento primário da ferida ± drenagem fechada
Contaminada	Ferida não infectada com ruptura importante da técnica estéril (derrame macroscópico de material do trato gastrintestinal ou inflamação não purulenta)
	Feridas acidentais abertas
Suja infectada	Ferida com infecção clínica preexistente ou víscera perfurada
	Feridas traumáticas antigas com tecido desvitalizado

Modificada de Mangram AJ, Horan TC, Pearson ML, et al. Guideline for prevention of surgical site infection, 1999. Hospital Infection Control Practices Advisory Committee. Infect Control Hosp Epidemiol 1999;20:250–78; quiz 279–80.

TABELA 12-9 Esquemas de Agentes Antimicrobianos para Pacientes com Materiais Ortopédicos Permanentes	
TIPO DE PACIENTE	**RECOMENDAÇÃO DOS AGENTES ANTIMICROBIANOS**
Articulação total inserida há >2 anos, pinos, placas, parafusos + sem fatores de risco do hospedeiro	Sem recomendação empírica
Articulação total inserida há <2 anos ou fatores aberrantes do hospedeiro	Quinolona ou ampicilina por via oral, 2 g IV + gentamicina, 1,5 mg/kg IV, 30 a 60 min antes do procedimento Substituir por vancomicina, 1 g IV, durante 1 a 2 h antes do procedimento se houver alergia à ampicilina

De American Urological Association and American Academy of Orthopaedic Surgeons. Antibiotic prophylaxis for urological patients with total joint replacements. J Urol 2003;169:1796–7.

> **QUADRO 12-6** Fatores de Risco para o Desenvolvimento de Infecções do Trato Urinário
>
> **REDUÇÃO DO FLUXO URINÁRIO**
> Obstrução do fluxo de saída, hiperplasia prostática, carcinoma de próstata, estenose uretral, corpo estranho (cálculo)
> Bexiga neurogênica
> Aporte inadequado de líquidos (desidratação)
>
> **PROMOÇÃO DA COLONIZAÇÃO**
> Atividade sexual — aumento da inoculação
> Espermicida — aumento da aderência
> Depleção de estrogênio — aumento da aderência
> Agentes antimicrobianos — diminuição da flora nativa
>
> **ASCENSÃO FACILITADA**
> Cateterismo
> Incontinência urinária
> Incontinência fecal
> Urina residual com isquemia da parede da bexiga

risco do hospedeiro, conforme descrito anteriormente. Deve-se instituir uma profilaxia com base na semeadura potencial de uma prótese articular para a realização de procedimentos, incluindo manipulação de cálculos, incisão transmural das vias urinárias, procedimentos endoscópicos das vias urinárias superiores, procedimentos que envolvem segmentos intestinais e biópsia de próstata transretal. Além disso, os pacientes com próteses articulares recentes ou comprometimento dos fatores do hospedeiro e derivações urinárias, *stents* ou cateteres de demora, história recente de retenção urinária ou ITU devem receber profilaxia antimicrobiana antes da realização de procedimentos nas vias urinárias. A Declaração Consultiva da AUA recomenda, para esses pacientes, a administração de uma quinolona oral ou ampicilina, 2 g por via intravenosa (IV) (1 g de vancomicina IV durante 1 a 2 horas para pacientes alérgicos à penicilina) e 1,5 mg/kg de gentamina IV, 30 a 60 minutos antes do procedimento.

> **PONTOS-CHAVE: PROFILAXIA ANTIMICROBIANA PARA PROCEDIMENTOS UROLÓGICOS COMUNS**
>
> - A profilaxia antimicrobiana consiste no tratamento com um agente antimicrobiano antes e por um tempo limitado depois de um procedimento para prevenir infecções locais ou sistêmicas após o procedimento.
> - O tipo de procedimento e a competência das defesas do hospedeiro determinam a necessidade de profilaxia antimicrobiana.
> - As considerações especiais para a profilaxia antimicrobiana incluem pacientes submetidos a BPTGU, aqueles com risco de endocardite e pacientes com materiais ortopédicos permanentes.

INFECÇÕES VESICAIS

Cistite não Complicada

A maioria dos casos de cistite não complicada ocorre em mulheres. A cada ano, cerca de 10% das mulheres relatam a ocorrência de ITU, e mais de 50% de todas as mulheres apresentam pelo menos uma infecção desse tipo durante toda vida (Foxman et al., 2000). Em certas ocasiões, ocorre cistite não complicada em meninas pré-puberais, porém a sua incidência aumenta acentuadamente no final da adolescência e durante a segunda e quarta décadas de vida. Entre 25% e 30% das mulheres de 20 a 40 anos de idade apresentam uma história de ITU (Kunin, 1987). **Embora seja muito menos comum, os homens jovens também podem apresentar cistite aguda, sem anormalidades estruturais ou funcionais subjacentes das vias urinárias** (Krieger et al., 1993). Os fatores de risco (Quadro 12-6) incluem relações sexuais e uso de espermicidas (Hooton et al., 1996; Foxman, 2002; Handley et al., 2002). Foi sugerida a transmissão sexual dos uropatógenos pela demonstração de *E. coli* idêntica na flora intestinal e urinária das parceiras sexuais (Johnson e Stamm, 1989).

Apresentação Clínica

Os sintomas de apresentação da cistite não variáveis, porém consistem habitualmente em disúria, polaciúria e/ou urgência (Fig. 12-13). Pode haver desenvolvimento de dor suprapúbica, hematúria ou urina de odor desagradável. A probabilidade de cistite em uma mulher com esses sintomas, isoladamente ou combinados, é de 50% e 90%, respectivamente (Bent et al., 2002). Quando uma mulher com antecedentes de cistite apresenta sintomas que sugerem uma recorrência, a probabilidade de uma infecção é de cerca de 90% (Gupra et al., 2001). Por definição, a cistite aguda é uma infecção superficial da mucosa vesical, de modo que não deve haver febre, calafrios, nem outros sinais de disseminação. Alguns pacientes podem apresentar hipersensibilidade suprapúbica, porém a maioria não tem achados físicos diagnósticos. Nas mulheres, o exame físico deve incluir a possibilidade de vaginite, herpes e patologia uretral, como divertículo.

Um espectro notavelmente estreito de agentes etiológicos com perfis altamente previsíveis de sensibilidade a antimicrobianos provoca infecções em mulheres jovens com cistite aguda não complicada. *E. coli* constitui o microrganismo etiológico em 75% a 90% dos casos de cistite aguda em mulheres jovens (Latham et al., 1983; Ronald, 2002). *S. saprophyticus*, um microrganismo comensal da pele, constitui a segunda causa mais comum de cistite aguda em mulheres jovens, respondendo por 10% a 20% dessas infecções (Jordan et al., 1980). Outros organismos envolvidos com menos frequência incluem espécies de *Klebsiella* e *Proteus* e *Enterococcus*. Nos homens, *E. coli* e outras *Enterobacteriaceae* constituem os microrganismos identificados com mais frequência.

Diagnóstico Laboratorial

O diagnóstico laboratorial presuntivo de cistite aguda baseia-se no exame microscópico da urina, que indica a presença de piúria microscópica, bacteriúria e, em certas ocasiões, hematúria. Os testes indiretos com tiras reagentes para bactérias (nitrito) ou piúria (esterase leucocitária) também podem fornecer informações e são mais convenientes, porém menos sensíveis do que o exame microscópico da urina. As tiras reagentes são mais acuradas quando a presença de nitrito ou de esterase leucocitária é considerada como resultado positivo. A cultura de urina continua sendo o exame definitivo, e, nos pacientes sintomáticos, a presença de 10^2 ufc/mL ou mais de urina indica habitualmente infecção (Stamm et al., 1982b). Entretanto, conforme anteriormente discutido, são necessários valores diferentes com base em diferentes situações clínicas.

Entretanto, com frequência, não é necessária a realização de culturas de urina de rotina. Em geral, o tratamento de muitos pacientes que

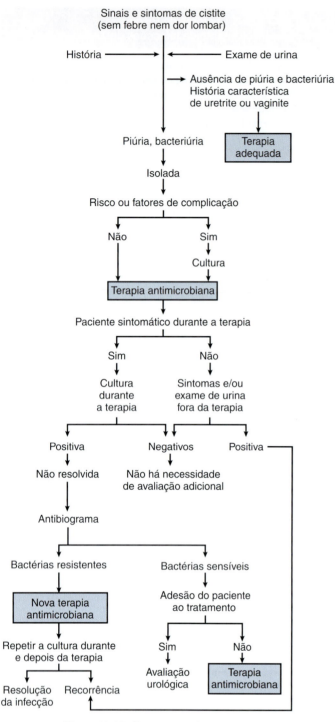

Figura 12-13. **Tratamento da cistite aguda.**

apresentam sintomas e achados característicos de cistite não complicada no exame de urina, sem cultura de urina inicial, é mais custo-efetivo, visto que as decisões terapêuticas são habitualmente tomadas e o tratamento com frequência é concluído antes da obtenção dos resultados de cultura (Komaroff, 1986). Essa posição foi sustentada por um estudo de custo-efetividade (Carlson e Mulley, 1985), no qual foi estimado que o uso rotineiro de culturas de urina pré-terapêuticas para infecções do trato urinário inferior aumenta os custos em 40%, porém diminui a duração total dos sintomas em apenas 10%.

Por conseguinte, em mulheres com início recente de sinais e sintomas sugestivos de cistite aguda e nas quais não há fatores associados à infecção das vias urinárias superiores ou complicadas, **uma análise de urina positiva para piúria, bacteriúria ou hematúria ou uma combinação desses achados fornece uma documentação suficiente de ITU, podendo-se omitir a cultura de urina** (McIsaac et al., 2002). Deve-se obter uma cultura de urina em pacientes nos quais os sintomas e os achados no exame de urina levam a uma dúvida quanto ao diagnóstico de cistite. As culturas pré-terapêuticas e o antibiograma também são essenciais no manejo de pacientes com terapia antimicrobiana recente ou ITU. Nessas situações, pode-se verificar a presença de vários patógenos, e a terapia antimicrobiana é menos previsível e deve ser individualizada para o microrganismo específico (Stamm, 1986).

Diagnóstico Diferencial

A cistite deve ser diferenciada de outras condições infecciosas inflamatórias, nas quais a disúria pode constituir o sintoma mais proeminente, incluindo vaginite, infecções uretrais causadas por patógenos sexualmente transmitidos e diversas causas não inflamatórias de desconforto uretral (Komaroff, 1984). Os aspectos característicos da história, do exame físico e da urina obtidos durante a micção ou outras amostras possibilitam a classificação dos pacientes com disúria dentro de uma dessas categorias diagnósticas. A **vaginite** caracteriza-se por micção irritativa associada a irritação vaginal, e o seu início é subagudo. É comum obter uma história de secreção ou odor vaginais e múltiplos ou novos parceiros sexuais. Não há polaciúria, urgência, hematúria nem dor suprapúbica. O exame físico revela corrimento vaginal, e o exame do líquido vaginal demonstra a presença de células inflamatórias. O diagnóstico diferencial inclui herpes vírus simples, gonorreia, *Chlamydia*, tricomoníase, leveduras e vaginose bacteriana. A **uretrite** provoca disúria, que habitualmente é de início subagudo e associada a uma história de corrimento e novos ou múltiplos parceiros sexuais. Pode-se verificar a presença de polaciúria e urgência, porém são menos pronunciadas do que em pacientes com cistite, e não há febre nem calafrios. No homem, é característica a ocorrência de secreção uretral com células inflamatórias ou piúria inicial. As causas comuns de uretrite consistem em *Neisseria gonorrhoeae*, *Chlamydia*, herpes-vírus simples e tricomoníase. Indica-se a realização de culturas apropriadas e testes imunológicos. A **lesão uretral** associada à relação sexual, a irritantes químicos ou à alergia também pode causar disúria. Tipicamente, obtém-se uma história de traumatismo ou exposição a agentes irritantes e ausência de corrimento ou piúria.

Tratamento

Seleção dos Antimicrobianos. A Tabela 12-10 fornece uma lista dos agentes antimicrobianos orais para o tratamento da cistite aguda não complicada.

A nitrofurantoína manteve um excelente nível de atividade no decorrer das últimas quatro décadas e é bem tolerada, porém é de maior custo do que TMP-SMX e é consideravelmente menos ativa contra bacilos Gram-negativos aeróbicos diferentes de *E. coli*. Além disso, a nitrofurantoína é habitualmente prescrita por 5 dias e pode causar desconforto gastrintestinal. Entretanto, não está associada a uma resistência mediada por plasmídeos, de modo que constitui uma excelente escolha para pacientes com exposição recente à maioria dos outros agentes antimicrobianos. A alta resistência *in vitro* à ampicilina e à sulfonamida e o elevado custo da amoxicilina/clavulanato e cefalosporinas limitam a sua utilidade.

A TMP e a TMP-SMX são agentes efetivos e de baixo custo para a terapia empírica, produzindo cura bacteriológica (i.e., erradicação do patógeno da urina) dentro de 7 dias após o início do tratamento em cerca de 94% das mulheres (Warren et al., 1999). **São recomendados em áreas onde a prevalência de resistência a esses fármacos entre cepas de *E. coli* causadoras de cistite é de menos de 20%** (Gupta et al., 2011). É possível prever a probabilidade de cepas resistentes em parte com base na história de uso recente de antimicrobianos. As mulheres que recentemente fizeram uso de TMP-SMX têm uma probabilidade aproximadamente 16 vezes maior de adquirir infecção por um microrganismo resistente a esse agente, em comparação com mulheres que recentemente não tomaram nenhum agente antimicrobiano. Além disso, aquelas que tomaram qualquer outro agente antimicrobiano têm mais de duas vezes a probabilidade de adquirir infecção por uma cepa resistente (Brown et al., 2002). Com uma taxa de resistência a TMP-SMX de 30%, estima-se que a taxa de erradicação bacteriológica seja de 80%, e a taxa de cura clínica é prevista em 85% (Gupta et al., 2001). Quando usado isoladamente, o TMP é tão eficaz quanto a combinação TMP-SMX e está associado a menos efeitos colaterais, provavelmente devido à ausência do componente sulfa (Harbord e Gruneberg, 1981). Pode ser prescrito a pacientes que são alérgicos às

TABELA 12-10 Esquemas de Tratamento para Cistite Aguda

CIRCUNSTÂNCIAS	VIA	FÁRMACO	DOSE (mg)	FREQUÊNCIA POR DOSE	DURAÇÃO (DIAS)	CUSTO POR DIA (EM DÓLARES)
MULHERES						
Sadias	Oral	Macrocristais de nitrofurantoína	100 mg	Duas vezes ao dia	5	3,24
		TMP-SMX	Um comprimido de dupla concentração (800-160 mg)	Duas vezes ao dia	3	0,26
		Trimetoprima	100 mg	Duas vezes ao dia	3	1,32
		Fosfomicina trometamol	3 g	Dose única	–	47,99
		Pivmecilinam	400 mg	Duas vezes ao dia	3-7	Não disponível nos EUA
		Ciprofloxacino	250 mg[+]	Duas vezes ao dia	3	0,50
		Levofloxacino	250 mg[+]	Uma vez ao dia	3	5,07
Sintomas durante >7 dias, infecção recente do trato urinário, idade >65 anos, diabetes, uso de diafragma		TMP-SMX ou fluoroquinolona	Como o anterior	Como o anterior	7	Como o anterior
Gravidez	Oral	Amoxicilina	Como o anterior	Como o anterior	3-7	0,68
		Cefalexina	Como o anterior	Como o anterior		1,76
		Macrocristais de nitrofurantoína	Como o anterior	Como o anterior		Como o anterior
		TMP-SMX*	Como o anterior	Como o anterior		Como o anterior
HOMENS						
Sadios e idade <50 anos	Oral	TMP-SMX	Como o anterior	Como o anterior	7	Como o anterior
		Ciprofloxacino	500 mg	Duas vezes ao dia	7	Como o anterior
		Levofloxacino	500 mg	Uma vez ao dia	7	Como o anterior

*A TMP-SMX durante o primeiro trimestre de gravidez deve ser usada, visto que existe o potencial precoce de teratogenicidade e potencial tardio de *kernicterus* depois do parto.
[†]As fluoroquinolonas devem ser reservadas para infecções importantes, diferentes da cistite aguda, exceto em situações específicas.
Modificada de Schaeffer AJ. Urinary tract infections. In: Gillenwater JY, Grayhack JT, Howards SS, et al, editors. Adult and pediatric urology. Philadelphia: Lippincott Williams & Wilkins; 2002. p. 211–72; e Gupta K, Hooton TN, Naber KG, et al: International clinical practice guidelines for the treatment of acute uncomplicated cystitis and pyelonephritis in women: a 2010 update by the Infectious Diseases Society of America and the European Society for Microbiology and Infectious Diseases. Clin Infect Dis 2011;52:e103–20.

sulfas. Todavia, o TMP pode causar hipersensibilidade e exantemas, que podem ser atribuídos erroneamente à sulfa (Alonso et al., 1992).

A **fosfomicina trometamol** (3 g em dose única) constitui uma escolha adequada para terapia, quando disponível, devido à resistência e propensão mínimas a lesão colateral; entretanto, pode ter eficácia inferior em comparação com esquemas padronizados de ciclo curto, de acordo com os dados apresentados à U.S. Food and Drug Administration (FDA) e resumidos na Medical Letter (A-1) (Fosfomicina para infecções do trato urinário, 1997; Gupta et al., 2011).

O **pivmecilinam** (400 mg duas vezes ao dia, durante 3 a 7 dias) é uma escolha adequada para terapia em regiões onde o fármaco está disponível (disponibilidade limitada a alguns países da Europa; não licenciado e/ou disponível para uso na América do Norte), devido à resistência e propensão mínimas a lesão colateral; entretanto, pode ter eficácia inferior em comparação com outras terapias disponíveis (A-1) (Gupta et al., 2011).

As fluoroquinolonas possuem excelente atividade e são bem toleradas. A resistência às fluoroquinolonas permanece abaixo de 5% na maioria dos locais (Fin et al., 1988); entretanto, está aumentando em determinadas regiões. As fluoroquinolonas de liberação prolongada, administradas duas vezes e uma vez ao dia, são igualmente efetivas (Henry et al., 2002). Esses fármacos possuem alta propensão ao colateral (i.e., efeitos adversos ecológicos, como resistência a fármacos) e devem ser reservados para infecções importantes, diferentes da cistite aguda; por conseguinte, devem ser considerados como antimicrobianos alternativos para a cistite aguda (Gupta et al., 2011). O seu uso na cistite não complicada deve limitar-se a pacientes que são alérgicos a TMP-SMX, a pacientes com exposição anterior a agentes antimicrobianos que causam resistência bacteriana e a áreas onde a prevalência da resistência à TMP ou a TMP-SMX é de 20% ou mais (Warren et al., 1999; Hooton et al., 2004).

Os efeitos de um agente antimicrobiano sobre a flora vaginal também são importantes na recorrência da bacteriúria (Fihn et al., 1988). As concentrações de TMP e das fluoroquinolonas que foram avaliadas em secreções vaginais são elevadas, possibilitando a erradicação de *E. coli*, porém alterando minimamente a flora vaginal anaeróbica e microaerofílica (Hooton e Stamm, 1991). Os esquemas de dose única que utilizam esses fármacos são menos efetivos do que os esquemas em múltiplos dias nesse aspecto (Fihn et al., 1988), o que provavelmente explica a razão pela qual ocorrem mais infecções recorrentes precoces após tratamento com esses fármacos em dose única. Em geral, a nitrofurantoína e os β-lactâmicos não são efetivos na eliminação de *E. coli* da vagina.

Duração da Terapia. A terapia durante 3 dias constitui o esquema preferido para a cistite não complicada em mulheres (Norrby, 1990; Warren et al., 1999). Em uma excelente revisão de mais de 300 ensaios clínicos sobre tratamentos com dose única, de 3 ou 7 dias de duração com TMP, TMP-SMX, fluoroquinolonas e antimicrobianos β-lactâmicos, foi concluído que, independentemente do agente antimicrobiano usado, a terapia durante 3 dias é mais efetiva do que a terapia com dose única. A terapia com TMP-SMX, TMP, amoxicilina ou cloxacilina durante 3 dias foi associada a taxas de cura semelhantes àquelas obtidas com ciclos mais longos de terapia e a uma incidência de efeitos adversos aproximadamente tão baixa quanto aquela observada com a terapia em dose única e mais baixa do que aquela de ciclos mais longos de terapia (Charlton et al., 1976; Kunin, 1985; McCue, 1986; Warren et al., 1999). Como a terapia durante 7 dias frequentemente provoca mais efeitos adversos, ela é recomendada apenas para mulheres com sintomas de 1 semana ou mais de duração, homens e indivíduos com possíveis fatores que causam complicação. Outras opções incluem a nitrofurantoína, talvez como terapia de 7 dias de duração e fosfomicina em dose única, porém cada uma dessas opções exige mais estudos. Os β-lactâmicos como grupo são menos efetivos no tratamento da cistite do que TMP, TMP-SMX e fluoroquinolonas.

A terapia durante 7 dias constitui o esquema preferido na cistite não complicada em homens.

Custo da Terapia. O custo do tratamento de uma ITU envolve não apenas a avaliação inicial e o custo do fármaco, mas também os eventos subsequentes. A estimativa mais importante de uma alta relação custo-efetividade é a sua alta eficácia contra o patógeno urinário mais comum, a *E. coli*. Quanto menor a efetividade contra essa bactéria, maior o número de retornos para consultas, casos de progressão para a pielonefrite e custos de acompanhamento. O custo dos agentes antimicrobianos é um preditor fraco da relação custo-efetividade, conforme ilustrado pelo achado de que os fármacos de maior custo e menor custo, as fluoroquinolonas e a TMP-SMX são aproximadamente iguais na sua relação custo-efetividade (Rosenberg, 1999). Ambos são mais custo-efetivos do que a nitrofurantoína e a amoxicilina.

Acompanhamento

Cerca de 90% das mulheres tornam-se assintomáticas dentro de 72 horas após iniciar a terapia antimicrobiana (Fihn et al., 1988). Não há necessidade de uma consulta de acompanhamento nem culturas em mulheres jovens que se tornam assintomáticas depois do tratamento. Recomendam-se uma consulta de acompanhamento, exame de urina e cultura de urina em mulheres idosas ou naquelas com fatores de risco potenciais e nos homens. A avaliação urológica não é necessária em mulheres e, em geral, também é desnecessária em homens jovens que respondem ao tratamento (Lipsky, 1989; Abarbanel et al., 2003). Entretanto, as ITUs na maioria dos homens devem ser consideradas complicadas, até prova em contrário. Andrews et al. (2002) mostraram que cerca de 50% dos homens com ITU apresentam alguma anormalidade significativa. Além disso, se um paciente não responder à terapia, devem-se efetuar avaliações urológicas microbiológicas apropriadas para identificar as causas de ITU sem resolução e complicada.

Bacteriúria Assintomática

A bacteriúria assintomática é um diagnóstico microbiológico, baseado no isolamento de uma contagem quantitativa específica de bactérias em uma amostra de urina obtida por meio de técnica apropriada em um paciente sem sinais nem sintomas atribuíveis à ITU. Nos indivíduos saudáveis, a ausência de sintomas é evidente; todavia, por exemplo, em pacientes submetidos a cateterismo ou com comprometimento neurológico, pode ser difícil estabelecer se a ITU é verdadeiramente assintomática. Kass (1962) propôs originalmente que, nas mulheres assintomáticas, a obtenção de duas amostras consecutivas de urina coletadas durante a micção, com isolamento da mesma cepa bacteriana com contagens quantitativas de 10^5 ufc/mL, é compatível com bacteriúria assintomática. Nos homens, uma única amostra de urina obtida de maneira asséptica durante a micção, com contagens semelhantes, é adequada. Uma única amostra de urina obtida por cateterismo, com isolamento solitário e contagem quantitativa de 10^5 ufc/mL, identifica a presença de bacteriúria em mulheres ou homens (Nicolle et al., 2005). A prevalência de piúria com bacteriúria assintomática varia de cerca de 30% em mulheres jovens (Hooton et al., 2000) até 100% em pacientes cateterizados. Além disso, numerosos fatores coexistentes, como cálculos, podem desencadear uma inflamação nesses pacientes, de modo que a presença ou ausência de piúria não é suficiente para estabelecer o diagnóstico de bacteriúria, e tampouco diferencia os pacientes sintomáticos dos assintomáticos nem fornece uma indicação para o tratamento antimicrobiano (Nicolle et al., 2005).

A prevalência de bacteriúria assintomática varia amplamente e depende da idade, do sexo e da presença de outras anormalidades

TABELA 12-11 Prevalência da Bacteriúria Assintomática em Populações Selecionadas

POPULAÇÃO	PREVALÊNCIA (%)	REFERÊNCIA
Mulheres sadias na pré-menopausa	1,0-5,0	Nicolle, 2003
Mulheres grávidas	1,9-9,5	Nicolle, 2003
Mulheres na pós-menopausa de 50 a 70 anos de idade	2,8-8,6	Nicolle, 2003
Pacientes diabéticos		
Mulheres	9,0-27	Zhanel, 1991
Homens	0,7-11	Zhanel, 1991
Indivíduos idosos na comunidade		
Mulheres	10,8-16	Nicolle, 2003
Homens	3,6-19	Nicolle, 2003
Indivíduos idosos em uma instituição de cuidados prolongados		
Mulheres	25-50	Nicolle, 2003
Homens	14-50	Nicolle, 2003
Pacientes com lesões da medula espinal		
Uso intermitente de cateter	23-89	Bakke e Digranes, 1991
Esfincterotomia e cateter com preservativo	57	Waites et al., 1993b
Pacientes submetidos a hemodiálise	28	Chaudhry, 1993
Pacientes com uso de cateter de demora		
Em curto prazo	9-23	Stamm, 1991
Em longo prazo	100	Warren, 1982

De Nicolle LE, Bradley S, Colgan R, et al. Infectious Diseases Society of America guidelines for the diagnosis and treatment of asymptomatic bacteriuria in adults. Clin Infect Dis 2005;40:643–54.

geniturinárias (Tabela 12-11). A *E. coli* constitui o microrganismo isolado mais comum entre pacientes com bacteriúria e possui menos características de virulência do que os isolados de pacientes com infecções sintomáticas (Svanborg e Goday, 1997). Outras *Enterobacteriaceae* (p. ex., *P. mirabilis*) e uropatógenos Gram-positivos, incluindo estreptococos do grupo B e estafilococos coagulase-negativos, tornaram-se mais prevalentes quando associados a anormalidades subjacentes aumentadas. Nos pacientes que residem em instituições e/ou que apresentam dispositivos urológicos de demora, *P. aeruginosa, Proteus* e outros microrganismos altamente resistentes são mais prevalentes.

O tratamento da bacteriúria assintomática é determinado pela população e pelo risco de resultados adversos, que podem ser evitados mediante tratamento antimicrobiano da bacteriúria assintomática (Nicolle et al., 2005) (Tabela 12-12). Essas recomendações baseiam-se na observação de que, em populações adultas, a bacteriúria assintomática não demonstrou ser prejudicial. Além disso, embora os indivíduos com bacteriúria corram risco aumentado de desenvolver infecções sintomáticas das vias urinárias, o tratamento da bacteriúria assintomática não diminui a frequência de infecções sintomáticas nem

TABELA 12-12 Rastreamento e Tratamento da Bacteriúria Assintomática

Mulheres na pré-menopausa não grávidas	Não recomendados
Mulheres grávidas	Recomendados
Mulheres diabéticas	Não recomendados
Indivíduos idosos que residem na comunidade	Não recomendados
Indivíduos idosos em instituições	Não recomendados
Indivíduos com lesões da medula espinal	Não recomendados
Pacientes com cateteres uretrais de demora	Não recomendados
Nota: Pode-se considerar o tratamento antimicrobiano de mulheres assintomáticas com bacteriúria associada ao cateter que persiste por 48 horas após a retirada do cateter	
Intervenções urológicas	Recomendados
Pacientes imunocomprometidos e transplantados	Não recomendados

De Nicolle LE, Bradley S, Colgan R, et al. Infectious Diseases Society of America guidelines for the diagnosis and treatment of asymptomatic bacteriuria in adults. Clin Infect Dis 2005;40:643–54.

QUADRO 12-7 Fatores do Hospedeiro que Causam Complicações

Anormalidades funcionais/estruturais do trato urinário
Instrumentação recente do trato urinário
Administração recente de agentes antimicrobianos
Diabetes melito
Imunossupressão
Gravidez
Infecção hospitalar

melhora outros resultados. Por conseguinte, exceto em populações nas quais foi documentado o benefício do tratamento (p. ex., mulheres grávidas e pacientes submetidos a intervenções urológicas), o rastreamento ou o tratamento da bacteriúria assintomática não são apropriados e não devem ser estimulados (Nicolle et al., 2005).

Cistite Complicada

As ITUs complicadas são as que ocorrem em pacientes com comprometimento das vias urinárias ou que são causadas por um patógeno muito resistente (Quadro 12-7). Esses fatores de complicação podem ser facilmente evidenciados com base na gravidade da apresentação da doença ou história médica pregressa. Entretanto, esses fatores podem não ser óbvios a princípio e podem se tornar evidentes apenas com a incapacidade subsequente do paciente de responder à terapia apropriada (ver discussão adiante sobre ITUs sem resolução ou recorrentes).

O espectro clínico varia desde a cistite leve até infecções renais e urossepse que comportam risco de morte (as infecções renais e a urossepse são descritas mais adiante). Essas infecções podem ser causadas por uma ampla variedade de bactérias com resistência a múltiplos agentes antimicrobianos. Por conseguinte, as culturas de urina são obrigatórias para identificar as bactérias e a sua sensibilidade a antimicrobianos.

Devido à ampla variedade de condições do hospedeiro e patógenos e à falta de ensaios clínicos controlados adequados, as diretrizes para o tratamento empírico são limitadas. Em pacientes com doença leve a moderada, que podem ser tratados de modo ambulatorial com terapia oral, as fluoroquinolonas proporcionam um amplo espectro de atividade, com níveis urinários e teciduais excelentes e segurança. Se o padrão de sensibilidade do patógeno for conhecido, a TMP-SMX pode ser efetiva (Tabela 12-13).

Para pacientes que exigem internação, devem-se administrar antimicrobianos IV com base nos padrões de sensibilidade dos uropatógenos conhecidos na respectiva instituição.

Como a terapia será comprometida se não forem considerados os fatores que complicam o processo, todos os esforços devem ser envidados para corrigir quaisquer anormalidades subjacentes das vias urinárias e tratar os fatores do hospedeiro que exacerbam a infecção.

Em geral, a terapia deve ser continuada por 10 a 14 dias, e a via parenteral deve ser substituída pela oral quando o paciente estiver afebril e clinicamente estável. Devem-se repetir as culturas de urina se o paciente não responder ao tratamento.

ITUs não Resolvidas

Apresentação Clínica

A ausência de resolução de uma infecção indica que a terapia inicial foi inadequada para eliminar os sintomas e/ou a proliferação bacteriana nas vias urinárias. Se não houver resolução dos sintomas de ITU no final do tratamento, ou se houver recidiva dos sintomas pouco depois da terapia, devem-se obter uma análise e cultura de urina com antibiograma. Se os sintomas do paciente forem significativos, a terapia empírica com uma fluoroquinolona é adequada, enquanto se aguardam os resultados da cultura e do antibiograma.

As causas de ausência de resolução da bacteriúria durante a terapia antimicrobiana são apresentadas no Quadro 12-8. Com mais frequência, as bactérias são resistentes ao agente antimicrobiano selecionado para tratar a infecção. Tipicamente, o paciente recebeu a terapia antimicrobiana no passado recente e desenvolveu uma colonização intestinal com bactérias resistentes. Os β-lactâmicos, tetraciclinas e

TABELA 12-13 Tratamento das Infecções Complicadas do Trato Urinário

PATÓGENOS COMUNS	CIRCUNSTÂNCIAS ATENUANTES	TRATAMENTO EMPÍRICO RECOMENDADO
E. coli, espécies de *Proteus,* espécies de *Klebsiella,* espécies de *Pseudomonas* Espécies de *Serratia,* enterococos, estafilococos	Doença leve a moderada, ausência de náusea ou vômitos — tratamento ambulatorial	Ciprofloxacino ou ofloxacino por via oral* durante 10 a 14 dias
	Doença grave ou possibilidade de urossepse — necessidade de internação	Ampicilina e gentamicina, ciprofloxacino, levofloxacino, ceftriaxona, aztreonam, ticarcilina-clavulanato ou imipenem-cilastatina por via parenteral[†] até a resolução da febre; em seguida, trimetoprima-sulfametoxazol, norfloxacino, ciprofloxacino ou levofloxacino por via oral* durante 14 a 21 dias

*Esquemas orais para pielonefrite e infecção urinária complicada: trimetoprima-sulfametoxazol, 800 e 160 mg a cada 12 h; ciprofloxacino, 500 mg a cada 12 h; levofloxacino, 500 mg/dia.
[†]Esquemas por via parenteral: ciprofloxacino, 400 mg a cada 12 h; levofloxacino, 250 mg/dia; gentamicina, 1 mg/kg a cada 8 h; ceftriaxona, 1 a 2 g/dia; ampicillina, 1 g a cada 6 h; imipenem-cilastatina, 250 a 500 mg a cada 6 a 8 h; ticarcilina-clavulanato, 3,1 g a cada 6 h; e aztreonam, 1 g a cada 8 a 12 h.
Modificada de Stamm WE, Hooton TM. Management of urinary tract infections in adults. N Engl J Med 1993;329:1328–34. Copyright 1993, Massachusetts Medical Society. Todos os direitos reservados.

QUADRO 12-8 Causas de Bacteriúria não Resolvida por Ordem Decrescente de Importância

Resistência bacteriana ao fármaco selecionado para o tratamento
Desenvolvimento de resistência em bactérias inicialmente sensíveis
Bacteriúria causada por duas espécies diferentes de bactérias com sensibilidade que se excluem mutuamente
Reinfecção rápida por uma nova espécie resistente durante a terapia inicial para o microrganismo original sensível
Azotemia
Necrose papilar por abuso de analgésicos
Cálculos coraliformes gigantes, nos quais a "massa crítica" de bactérias sensíveis é demasiado grande para ser inibida por agentes antibacterianos
Infecções autoinfligidas ou enganos na tomada dos agentes antimicrobianos (variante da síndrome de Munchausen)

as sulfonamidas são conhecidos por produzirem fatores R mediados por plasmídeos, que transportam simultaneamente uma resistência a múltiplos agentes antimicrobianos. **A segunda causa mais comum consiste em desenvolvimento de resistência em uma população de bactérias previamente sensíveis durante o tratamento da ITU. Esse problema é observado em cerca de 5% dos pacientes que recebem terapia antimicrobiana.** O seu reconhecimento clínico é fácil, visto que a cultura durante a terapia mostra que a população previamente sensível foi substituída por bactérias resistentes da mesma espécie. É possível demonstrar a presença de microrganismos resistentes antes do contato com o agente antimicrobiano inicial, porém eles estavam presentes em números tão baixos que foi impossível detectá-los em estudos de sensibilidade *in vitro* antes da terapia. Quando a concentração urinária de antimicrobiano é insuficiente para destruir todas as bactérias presentes, verifica-se o aparecimento das formas mais resistentes. Isso é observado caracteristicamente em pacientes que recebem doses abaixo das necessárias ou que não aderem adequadamente ao tratamento e que, portanto, apresentam esquemas posológicos inadequados. A terceira causa consiste na presença de um segundo patógeno não suspeitado, que estava presente inicialmente e que se mostra resistente à terapia antimicrobiana escolhida. O tratamento do microrganismo dominante revela a presença da segunda cepa. A quarta causa consiste na rápida reintrodução de nova espécie resistente enquanto o paciente está recebendo o tratamento inicial. Uma reinfecção rápida que simula uma bacteriúria não resolvida deve alertar o médico quanto à possibilidade de fístula enterovesical.

Se a cultura obtida durante a terapia revelar que a espécie inicial ainda está presente e é sensível ao agente antimicrobiano escolhido para tratar a infecção, a infecção não resolvida deve ser causada pela incapacidade de fornecer uma concentração adequada dos agentes antimicrobianos às vias urinárias ou por um número excessivo de bactérias que "superam" a atividade antimicrobiana. Em pacientes com azotemia, a determinação das concentrações urinárias de antimicrobiano habitualmente mostra que o nível do fármaco encontra-se abaixo da concentração inibitória mínima do microrganismo infeccioso.

Nos pacientes com necrose papilar, a ocorrência de defeitos graves na capacidade de concentração medular leva à diluição do agente antimicrobiano. Uma grande massa de bactérias dentro das vias urinárias está mais comumente associada a um cálculo coraliforme gigante. Apesar da presença de níveis urinários adequados de fármacos bactericidas, a concentração é inadequada para esterilizar a urina. Isso se deve ao fato de que até mesmo as bactérias sensíveis não podem ser inibidas quando alcançam uma certa densidade crítica, particularmente se estiverem fixadas a um corpo estranho.

A última causa de bacteriúria não resolvida é observada em pacientes com variantes da síndrome de Munchausen. Esses pacientes autoinoculam secretamente suas bexigas com uropatógenos ou omitem os agentes antimicrobianos orais, enquanto afirmam de modo inabalável que eles nunca omitem uma dose. O paciente com síndrome de Munchausen apresenta uma história clínica inconsistente, e o exame de imagem urológico demonstra invariavelmente vias urinárias normais. Em geral, as observações bacteriológicas cuidadosas indicam a improbabilidade do quadro clínico.

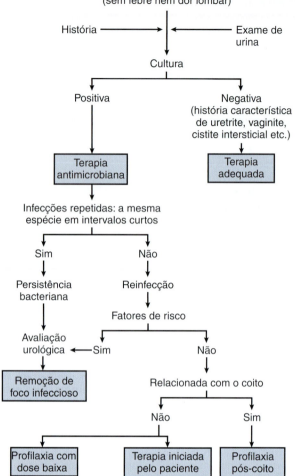

Figura 12-14. Manejo da infecção das vias urinárias recorrentes.

Diagnóstico Laboratorial

A análise e a cultura de urina são indispensáveis para determinar a causa da bacteriúria não resolvida. As primeiras quatro causas associadas a bactérias resistentes não exigem nenhuma avaliação adicional. Entretanto, se uma nova cultura mostrar que as bactérias são sensíveis ao agente antimicrobiano que o paciente está tomando, deve-se efetuar uma avaliação radiológica e da função renal para identificar a presença de anormalidades renais ou das vias urinárias.

Tratamento

A seleção inicial do antimicrobiano empírico deve-se basear na suposição de que as bactérias são resistentes. Por conseguinte, deve-se escolher um agente antimicrobiano diferente do fármaco original. As fluoroquinolonas oferecem uma excelente cobertura na maioria dos casos e são administradas durante 7 dias. Quando se dispõe de antibiograma, podem-se efetuar ajustes, se necessário. Devem-se realizar culturas de urina durante a terapia e 7 dias depois para assegurar a eficácia microbiológica.

ITUs Recorrentes

As ITUs recorrentes são causadas pela reemergência de bactérias de um local dentro das vias urinárias (persistência bacteriana) ou por novas infecções produzidas por bactérias fora das vias urinárias (reinfecção). A identificação clínica desses dois tipos de recorrência baseia-se no padrão das infecções recorrentes (Fig. 12-14). A persistência bacteriana deve ser produzida pelo mesmo microrganismo em todos os casos, e a ocorrência de infecções a intervalos curtos é característica. Por outro lado, as reinfecções habitualmente ocorrem a intervalos variáveis e, algumas vezes, longos, e com frequência são causadas por espécies diferentes. A distinção entre persistência bacteriana e reinfecção é importante para o tratamento, visto que os pacientes com persistência bacteriana geralmente podem ser curados das infecções recorrentes por meio de identificação e remoção cirúrgica ou correção do foco de infecção. Por outro lado, as mulheres com reinfecção habitualmente não apresentam anormalidades urológicas modificáveis e exigem tratamento clínico em longo prazo. Nos homens, as reinfecções são raras e podem estar associadas a uma anormalidade subjacente, como estenose uretral; por conseguinte, indica-se no mínimo uma avaliação endoscópica.

Persistência Bacteriana

Após a resolução da bacteriúria (i.e., quando a urina não revela nenhum crescimento por vários dias após a interrupção do agente antimicrobiano), a recorrência com o mesmo microrganismo pode provir de um local *dentro* das vias urinárias que não recebeu as altas concentrações urinárias do agente antimicrobiano. O Quadro 12-4 fornece uma lista das 12 anormalidades urológicas passíveis de correção, que causam persistência das bactérias dentro das vias urinárias. A relação dessas anormalidades com a persistência bacteriana, bem como a documentação de que a excisão cirúrgica remove a infecção como fonte de bacteriúria recorrente, é descrita de modo detalhado em outros livros (Stamey, 1980). Uma vez reconhecida a persistência bacteriana como causa da bacteriúria recorrente do paciente, o urologista pode consultar o Quadro 12-4, que fornece uma lista das causas conhecidas corrigíveis. Algumas das etiologias são sutis e podem exigir localização da infecção por cistoscopia com cateteres uretrais para definir de modo acurado o foco da persistência bacteriana.

Embora os pacientes com persistência de bactérias sejam relativamente incomuns, a sua identificação é importante, visto que eles apresentam a única causa cirurgicamente curável de ITU recorrente. É imprescindível realizar uma avaliação radiológica e endoscópica sistemática das vias urinárias. A TC e a cistoscopia proporcionam o rastreamento inicial. A uretrocistografia retrógrada pode ser necessária em pacientes selecionados para delinear a existência de anormalidades, como divertículo ou coto ureteral sem refluxo.

Bactérias Desdobradoras de Ureia que Causam Cálculos Renais de Estruvita. A infecção que finalmente leva ao desenvolvimento de um cálculo infeccioso costuma começar de modo imperceptível, como cistite inadequadamente tratada. Em sua maioria, os pacientes com cistite por *P. mirabilis* não formam cálculos de estruvita. Entretanto, **verifica-se a formação de cálculos de estruvita em pacientes que apresentam infecção prolongada por *P. mirabilis*,** uma infecção que, com frequência, é assintomática ou minimamente sintomática. *P. mirabilis* provoca alcalinização intensa da urina, com precipitação de sais de cálcio, magnésio, amônio e fosfato e formação subsequente de cálculos renais de estruvita ramificados. A bacteriúria, na maioria desses pacientes com cálculos de estruvita, sofre recidiva quase imediatamente após interrupção da terapia antimicrobiana, em geral dentro de 5 a 7 dias. As consequências bacteriológicas são significativas, visto que **as bactérias persistem dentro desses cálculos de estruvita, mesmo quando a urina não apresenta nenhum crescimento bacteriano.** De fato, os cálculos infecciosos de estruvita, juntamente com os cálculos ocasionais de oxalato ou de apatita que se tornam secundariamente colonizados, constituem a principal causa de persistência bacteriana em mulheres, na ausência de azotemia.

As anormalidades subjacentes das vias urinárias não constituem um pré-requisito para esse tipo de infecção. Entretanto, os cateteres de demora, derivações urinárias ou outras anormalidades das vias urinárias são particularmente sensíveis a essas infecções. Os microrganismos desdobradores da ureia, como *P. mirabilis,* produzem cálculos infecciosos que são relativamente radiotransparentes. Se houver suspeita desse tipo de cálculo, deve-se obter uma tomografia simples ou uma TC sem meio de contraste (Greenberg et al., 1982). O tratamento médico com administração contínua de antimicrobianos supressores e acidificação alivia de modo temporário os sintomas e retarda a deterioração da função renal em alguns pacientes. **Em geral, é necessária a remoção completa do cálculo para a cura bacteriológica e para evitar o dano renal causado pela obstrução** (Silverman e Stamey, 1983). A nefrolitotomia percutânea e a litotripsia extracorpórea por ondas de choque constituem atualmente o tratamento preferido para a maioria dos cálculos renais e da porção superior dos ureteres.

Quando se utiliza a litotripsia extracorpórea por ondas de choque para fragmentar cálculos infecciosos, o paciente deve ser mantido com terapia antimicrobiana apropriada até a eliminação dos fragmentos. Em certas ocasiões, a terapia em longo prazo com agentes antimicrobianos pode resultar na erradicação da bacteriúria, mesmo se alguns fragmentos persistirem após a litotripsina, presumivelmente fato de que as ondas de choque tornaram as bactérias retidas mais sensíveis à terapia antimicrobiana (Michaels et al., 1988). **Se for realizada uma cirurgia percutânea ou aberta, devem-se eliminar todas as partículas residuais de cálculos de estruvita durante a cirurgia para evitar a ocorrência de bacteriúria recorrente em consequência da persistência de bactérias nos cálculos.** Rocha e Santos (1969) mostraram que a imersão desses cálculos em iodo e álcool por 6 horas não destrói as bactérias existentes dentro do cálculo. **A importância de reconhecer esse fato é dupla: (1) As bactérias não podem ser destruídas pela terapia antimicrobiana, embora a urina possa não revelar nenhum crescimento bacteriano durante meses ou até mesmo anos** (Shortliffe et al., 1984), e **(2) quaisquer fragmentos que tenham permanecidos por ocasião da remoção cirúrgica deixam bactérias residuais dentro dos interstícios do cálculo, e essas bactérias asseguram a recorrência do cálculo coraliforme, com a sua morbidade associada.**

Se permanecerem fragmentos após a cirurgia, deve-se deixar um pequeno cateter de polietileno com múltiplos orifícios para irrigação pós-operatória com solução de Renacidin ou Suby G (Silverman e Stamey, 1983). As radiografias de acompanhamento são essenciais para assegurar a remoção de todos os fragmentos do cálculo, e as culturas devem demonstrar a erradicação das bactérias desdobradoras da ureia.

A maioria das outras anormalidades congênitas ou adquiridas listadas no Quadro 12-4 exige remoção cirúrgica para a erradicação da fonte de persistência bacteriana. A prostatite bacteriana crônica é inicialmente tratada com terapia antimicrobiana em longo prazo e, em casos selecionados, por meio de ressecção transuretral radical (Meares, 1978).

Em pacientes nos quais não é possível erradicar o foco de infecção, é necessário efetuar uma supressão antimicrobiana em longo prazo com doses baixas para evitar os sintomas de infecção. Os agentes antimicrobianos usados para profilaxia em doses baixas também são efetivos para a supressão bacteriana se a cepa persistente for sensível. Esses fármacos incluem nitrofurantoína, TMP-SMX, cefalexina e as fluoroquinolonas.

Reinfecções

Os pacientes com infecções recorrentes causadas por diferentes espécies ou que ocorrem a longos intervalos quase sempre apresentam **reinfecções. Com mais frequência, essas reinfecções são observadas em mulheres e meninas e estão associadas à colonização ascendente pela flora intestinal.** Nos homens, as reinfecções frequentemente estão associadas a uma anormalidade das vias urinárias. Deve-se considerar a possibilidade de fístula vesicoentérica ou vesicovaginal quando o(a) paciente apresenta qualquer história de pneumatúria, fecalúria, diverticulite, constipação intestinal, cirurgia pélvica prévia ou radioterapia. **A avaliação do paciente com suposta reinfecção deve ser individualizada.**

A incapacidade de reconhecer e de corrigir as anormalidades que reduzem a formação, a transmissão e a eliminação da urina pelas vias urinárias aumenta a incidência de reinfecção em pacientes suscetíveis e diminui a efetividade da terapia antimicrobiana. As anormalidades devem ser corrigidas, e deve-se restaurar a função das vias urinárias por meio de tratamento clínico, farmacológico ou cirúrgico. É essencial proceder a uma avaliação urológica completa em todos os homens e em mulheres com evidências de infecção das vias urinárias superiores (febre, calafrios, dor lombar, cistite hemorrágica ou outros fatores de risco, como história de hematúria inexplicável, sintomas obstrutivos, disfunção vesical neurogênica, cálculos renais, fístula, abuso de analgésicos ou doença grave, como diabetes melito). Nas mulheres, o uso de diafragma e espermicida tem sido associado a um risco aumentado de ITU e colonização vaginal por *E. coli* (Hooton et al., 1991b). Os espermicidas que contêm o ingrediente ativo nonoxinol-9 podem oferecer uma vantagem seletiva na colonização da vagina, talvez por meio de uma redução no número de lactobacilos vaginais e aumento da aderência de *E. coli* às células epiteliais (Hooton et al., 1991a; Gupta et al., 2000). Por conseguinte, deve-se suspender o uso de espermicidas em mulheres com ITUs recorrentes, e devem-se utilizar outras formas de contracepção.

As mulheres na pós-menopausa apresentam reinfecções frequentes (Hooton e Stamm, 1991; Raz e Stamm, 1993). **Algumas vezes,** essas infecções são **atribuídas à presença de urina residual** após a micção, que frequentemente está associada a prolapso vesical ou uterino. Além disso, **a ausência de estrogênio provoca alterações acentuadas na microflora vaginal,** incluindo perda dos lactobacilos e aumento da colonização por *E. coli* (Raz e Stamm, 1993). Com frequência, a reposição estrogênica restabelece o ambiente vaginal normal, possibilita a recolonização com lactobacilos e, assim, elimina a colonização por bactérias uropatogênicas. Foi documentada uma redução na incidência de ITU com essa abordagem (Raz e Stamm, 1993).

Os exames de imagem das vias urinárias demonstram a anatomia do sistema urinário e fornecem uma avaliação razoável de seu estado funcional. Em mulheres saudáveis, as anormalidades das vias urinárias superiores associadas a reinfecções são muito raras; por conseguinte, não se indica a realização de exames de imagem urológicos de rotina. A cistoscopia deve ser realizada em homens ou mulheres que apresentam reinfecções frequentes e sintomas sugestivos de obstrução, disfunção vesical e fístula. Se o paciente tiver urina residual considerada significativa (p. ex., 100 mL) e ocasionada por um estreitamento da uretra, a dilatação isolada da uretra para melhorar o esvaziamento vesical parece apropriada. Entretanto, há poucas evidências de que a dilatação uretral repetida esteja indicada no tratamento de rotina da maioria das mulheres.

O tratamento antimicrobiano em mulheres que tiveram duas ou mais ITUs sintomáticas no decorrer de um período de 6 meses ou três ou mais episódios dentro de um período de 12 meses consiste em um dos três esquemas seguintes: profilaxia contínua com doses baixas, tratamento intermitente iniciado pela própria paciente ou profilaxia após o coito.

Profilaxia Contínua com Doses Baixas
Base Biológica da Profilaxia Bem-sucedida: Efeito dos Antimicrobianos sobre a Flora Bacteriana Intestinal e Vaginal. O sucesso da profilaxia depende, em grande parte, do efeito que um agente antimicrobiano exerce sobre os reservatórios de bactérias patogênicas no vestíbulo da vaginal e no intestino. Os agentes antimicrobianos que eliminam as bactérias patogênicas desses locais e/ou que não provocam resistência bacteriana nessas regiões podem ser efetivos para profilaxia antimicrobiana das ITUs (Tabela 12-14).

Winberg et al. foram os primeiros a ressaltar que a terapia oral com antimicrobianos leva ao desenvolvimento de cepas resistentes na flora intestinal e a ITUs subsequentes por microrganismos resistentes (Lincoln et al., 1970; Winberg et al., 1973). O aumento nas cepas resistentes de *E. coli* está bem documentado, assim como a proliferação de outras espécies de *Enterobacteriaceae*, *Candida albicans*, enterococos e outras bactérias patogênicas na flora intestinal e vaginal que acompanha a administração oral em curto prazo de doses integrais de tetraciclinas, ampicilina, sulfonamidas, amoxicilina e cefalexina (Sharp, 1954; Daikos et al., 1968; Hinton, 1970; Lincoln et al., 1970; Datta et al., 1971; Gruneberg et al., 1973; Winberg et al., 1973; Toivanen et al., 1976; Ronald et al., 1977; Preksaitis et al., 1981). Essas alterações ecológicas podem interferir na profilaxia antimicrobiana das vias urinárias e precisam ser consideradas na escolha dos agentes profiláticos.

Fármacos Efetivos. Os agentes antimicrobianos por via oral com efeitos adversos mínimos sobre a flora intestinal e vaginal são a TMP-SMX ou a TMP isoladamente, a nitrofurantoína, a cefalexina (em dose mínima) e as fluoroquinolonas.

A TMP-SMX erradica a flora aeróbica Gram-negativa do intestino e do líquido vaginal. As determinações da TMP e do SMX no líquido

TABELA 12-14 Profilaxia das Infecções Recorrentes do Trato Urinário em Mulheres com Doses Baixas

PESQUISADORES	ESQUEMA	INFECÇÕES POR PACIENTE POR ANO
Bailey et al. (1971)	Nitrofurantoína, 50 ou 100 mg ao dia	0,09
	Nitrofurantoína, 50 mg ao dia	0,19
	Placebo	2,1
Harding e Ronald (1974)	Sulfametoxazol, 500 mg ao dia	2,5
	TMP-SMX, 200 e 40 mg ao dia	0,1
	Mandelato de metenamina, 2 g ao dia, mais ácido ascórbico, 2 g	1,6
Kasanen et al. (1974)	Nitrofurantoína, 50 mg ao dia	0,32
	Hipurato de metenamina, 1 g ao dia	0,39
	Trimetoprima, 100 mg ao dia	0,13
	TMP-SMX, 400 e 80 mg ao dia	0,19
Gower (1975)	Cefalexina, 125 mg ao dia	0,10
Stamey et al. (1977)	TMP-SMX, 200 e 40 mg ao dia	0,00
	Macrocristais de nitrofurantoína, 100 mg ao dia	0,74
Harding et al. (1979)	TMP-SMX, 200 e 40 mg, três vezes por semana	0,1
Stamm et al. (1980)	TMP-SMX, 200 e 40 mg ao dia	0,15
	Trimetoprima, 100 mg ao dia	0,00
	Macrocristais de nitrofurantoína, 100 mg ao dia	0,14
	Placebo	2,8
Brumfitt et al. (1981)	Nitrofurantoína, 50 mg duas vezes ao dia	0,19
	Hipurato de metenamina, 1 g duas vezes ao dia	0,57
Harding et al. (1982)	TMP-SMX, 200 e 40 mg três vezes por semana	0,14
Brumfitt et al. (1983)	Trimetoprima, 100 mg ao dia	1,53
	Hipurato de metenamina, 1 g ao dia	1,38
	Lavado de iodopovidona, duas vezes ao dia	1,79
Wong et al. (1985)	TMP-SMX, 200 e 40 mg ao dia	0,2
	Cotrimoxazol autoadministrado, 4 × 80 e 400 mg	2,2
Martinez et al. (1985)	Cefalexina, 250 mg ao dia	0,18
Brumfitt et al. (1985)	Trimetoprima, 100 mg ao dia	1,00
	Macrocristais de nitrofurantoína, 100 mg ao dia	0,16
Nicolle et al. (1989)	Nitrofurantoína, 200 mg ao dia	0,00

TMP-SMX, trimetoprima-sulfametoxazol.
Modificada de Nicolle LE, Ronald AR. Recurrent urinary tract infection in adult women: diagnosis and treatment. Infect Dis Clin North Am 1987;1:793–806.

vaginal mostraram que o TMP infundido através da parede vaginal não inflamada produziu concentrações que ultrapassaram os níveis séricos (Stamey e Condy, 1975); todavia, o SMX permaneceu indetectável no líquido vaginal. Essas observações sobre a difusão e a concentração de TMP no líquido vaginal e sobre os efeitos da TMP-SMX na eliminação das *Enterobacteriaceae* da flora retal e vaginal indicam claramente a razão pela qual a TMP-SMX é um fármaco profilático tão potente para a prevenção de reinfecções nas mulheres. Esses efeitos biológicos importantes ocorrem além dos níveis bactericidas de TMP-SMX observados na urina durante a profilaxia noturna.

Na Finlândia, Kasanen et al. (1978) avaliaram a flora intestinal em voluntários e pacientes que receberam 100 mg de TMP ao dia, por períodos de 3 semanas a 36 meses; quatro dos 20 pacientes tratados por longos períodos desenvolveram sobre a difusão bactérias coliformes resistentes ao TMP (>8 μg/mL). Svensson et al. (1982) administraram 100 mg de TMP uma vez ao dia durante 6 meses a 26 pacientes com ITUs recorrentes. A taxa de recorrência da infecção antes da profilaxia era de 26 por 100 meses, em comparação com 3,3 casos de recorrência por 100 meses durante a profilaxia ($P = 0,001$). A taxa de infecção após a profilaxia retornou a 23 casos de recorrência por 100 meses. É importante assinalar que todas as ITUs causadas por *E. coli* que ocorreram após a profilaxia foram sensíveis ao TMP, que o número de *Enterobacteriaceae* retais foi acentuadamente reduzido durante a profilaxia e que, embora se tenha observado uma incidência de 10% de microrganismos resistentes ao TMP em *swabs* retais dentro de menos de 1 mês de profilaxia, não houve nenhum acúmulo significativo adicional de bactérias resistentes.

Esses estudos sobre a TMP isoladamente sugerem que esse fármaco deve ser tão efetivo quanto a TMP-SMX para a prevenção das ITUs recorrentes. Stamm et al. (1980a) só encontraram uma cepa resistente de *E. coli* em 316 amostras retais, uretrais e vaginais de 15 pacientes que receberam 100 mg de TMP e de outros 15 pacientes que receberam 40 mg de TMP com 200 mg de SMX à noite, durante 6 meses; a recuperação inacreditavelmente baixa de *E. coli* resistente ao TMP resultou de seu método de obtenção das amostras, que não incluiu culturas com estriações desses locais de colonização diretamente em meios contendo TMP.

Esses estudos sobre a terapia profilática com TMP-SMX e com TMP habitualmente se limitaram a 6 meses para avaliar a suscetibilidade contínua em pacientes com reinfecções. Entretanto, dois estudos (Pearson et al., 1979; Harding et al., 1982) continuaram a profilaxia com TMP-SMX durante 2 a 5 anos, sem demonstrar qualquer aumento de infecções "de escape" ou qualquer aumento de infecções recorrentes resistentes ao TMP. De fato, nos 15 pacientes tratados durante 2 anos com meio comprimido de TMP-SMX três vezes por semana (Harding et al., 1982), 100 de 116 culturas da área periuretral (91%) e 60 de 97 culturas do canal anal (68%) não revelaram bacilos Gram-negativos aeróbicos nesses locais de colonização.

A nitrofurantoína, que não altera a flora intestinal, é encontrada em altas concentrações na urina durante um breve período e leva à eliminação repetida de bactérias da urina, interferindo, presumivelmente, no início da infecção bacteriana. Em virtude de sua absorção completa na parte superior do trato intestinal ou de sua degradação e inativação no trato intestinal, a nitrofurantoína produz efeitos mínimos sobre a flora intestinal (Stamey et al., 1977). Diferentemente da situação observada na profilaxia com TMP-SMX, que elimina a colonização, na profilaxia com nitrofurantoína, a colonização do vestíbulo da vagina com *Enterobacteriaceae* continua durante todo o tratamento. As bactérias que colonizam a vagina quase sempre permanecem sensíveis, devido à ausência de resistência bacteriana na flora intestinal. Os pacientes que recebem tratamento em longo prazo devem ser monitorados à procura de reações adversas (p. ex., fibrose pulmonar). **O risco de ocorrência de reação adversa aumenta com a idade, e o maior número é observado em pacientes com mais de 50 anos de idade. Se um paciente apresentar tosse crônica, o fármaco deve ser interrompido, e deve-se obter uma radiografia de tórax.**

Fairley et al. (1974) relataram pela primeira vez a eficácia profilática da administração de 500 mg de **cefalexina** ao dia na prevenção de infecções recorrentes durante um período de observação de 6 meses. Dos 22 pacientes, 17 permaneceram livres de infecção, o que representa um registro impressionante, visto que vários pacientes tinham necrose papilar, pielonefrite crônica e até mesmo cálculos renais. Gower (1975) tratou 25 mulheres com 125 mg de cefalexina à noite durante 6 a 12 meses e constataram a ocorrência de apenas uma infecção, enquanto 13 de 25 mulheres que receberam placebo tiveram infecções.

Martinez et al. (1985) estudaram o efeito de 250 mg de cefalexina à noite, durante 6 meses, sobre a flora vaginal e retal de 23 pacientes com reinfecções do trato urinário. Durante toda a profilaxia, 22 das 23 pacientes apresentaram urina estéril, e uma única paciente desenvolveu duas ITUs por enterococos, ambas as quais responderam à nitrofurantoína. Não foi detectada nenhuma alteração no estado de portador de *Enterobacteriaceae* no reto ou na vagina. O resultado mais importante foi o fato de que não foi detectada nenhuma cepa resistente de *E. coli* em 154 culturas obtidas a intervalos mensais durante a terapia com cefalexina. Esses resultados contrastam com aqueles de Preiksaitis et al. (1981), que verificaram uma resistência das *Enterobacteriaceae* retais em 38% dos pacientes quando a cefalexina foi administrada em uma dose de 500 mg, quatro vezes ao dia, durante 14 dias. **A cefalexina administrada à noite, na dose de 250 mg ou menos, constitui um excelente agente profilático, visto que não há desenvolvimento de resistência da flora intestinal com essa dose baixa.**

Com um ciclo curto de terapia com fluoroquinolonas (Hooton et al., 1989), foi documentada a erradicação das *Enterobacteriaceae* do intestino e da vagina (Nord, 1988; Tartaglione et al., 1988), e essas observações foram exploradas no uso desses agentes para profilaxia. Mais recentemente, Nicolle et al. (1989) documentaram a eficácia profilática do norfloxacino para a prevenção de ITUs recorrentes em mulheres. Das 11 mulheres que completaram 1 ano de profilaxia (200 mg por via oral), todas permaneceram livres de infecção. Em comparação, a maioria dos indivíduos que receberam placebo desenvolveu ITU. O fármaco foi bem tolerado. Além da prevenção das ITUs sintomáticas, o norfloxacino praticamente erradicou a colonização periuretral e intestinal por microrganismos Gram-negativos aeróbicos. Esses resultados foram confirmados por um estudo de maior porte conduzido por Raz e Boger (1991).

Como as fluoronoquinolonas são de alto custo e só podem ser usadas em mulheres não grávidas, preferimos o seu uso apenas quando houver resistência a agentes antimicrobianos ou intolerância do paciente a TMP-SMX, TMP, nitrofurantoína ou cefalexina. São necessários estudos adicionais para determinar o esquema efetivo mínimo e a eficácia das fluoroquinolonas na profilaxia das ITUs recorrentes em mulheres.

Eficácia da Profilaxia. A profilaxia contínua com doses baixas está indicada quando a cultura de urina não exibe nenhum crescimento (habitualmente quando o paciente completou a terapia antimicrobiana). Em seguida, a terapia administrada à noite é iniciada com um dos seguintes fármacos: (1) nitrofurantoína, 50 a 100 mg meia-concentração (HS, do inglês *half-strength*) (Stamey et al., 1977); (2) TMP-SMX, 200 e 40 mg (Stamm et al., 1982a); (3) TMP, 50 mg (Stamm et al., 1982a); ou (4) cefalexina (Keflex), 250 mg (Martinez et al., 1985). **Foi documentada repetidamente a efetividade da terapia profilática no tratamento de mulheres com ITUs recorrentes, com redução das recorrências em 95%, em comparação com placebo ou com experiências anteriores dos pacientes como controles.** Esses resultados da profilaxia, juntamente com os fármacos e as doses, foram resumidos por Nicolle e Ronald (1987) (Tabela 12-14). Esses estudos demonstram consistentemente uma notável redução da taxa de reinfecção de 2,0 a 3,0 por paciente por ano para 0,1 a 0,4 por paciente por ano com o uso de profilaxia. Os antissépticos urinários, como o mandelato ou o hipurato de metenamina, resultaram em alguma diminuição das recorrências, porém não são tão efetivos quanto os agentes antimicrobianos.

A terapia em noites alternadas também é efetiva e provavelmente usada pela maioria dos pacientes. **Quando ocorrem infecções inesperadas, elas não são necessariamente acompanhadas de sintomas; por conseguinte, recomendamos o monitoramento das infecções a cada 1 a 3 meses, mesmo em pacientes assintomáticos. Em geral, as infecções inesperadas respondem à terapia em doses integrais com o fármaco usado para profilaxia. Entretanto, as culturas e o antibiograma podem revelar a indicação de outro fármaco. Uma vez curada a infecção, a profilaxia pode ser reinstituída. Em geral, a profilaxia com doses baixas é interrompida depois de cerca de 6 meses, e o paciente é monitorado quanto à possibilidade de reinfecção.** Cerca de 30% das mulheres irão apresentar remissões espontâneas de até 6 meses de duração (Kraft e Stamey, 1977). Infelizmente, muitas das remissões são seguidas de reinfecções, sendo necessário reinstituir a profilaxia com doses baixas. Nesse estágio, muitas pacientes preferem uma forma alternativa de tratamento.

Terapia Intermitente Iniciada pelo Próprio Paciente. Na terapia intermitente iniciada pelo próprio paciente, ele recebe um frasco com lâmina presa à tampa para cultura da urina e é instruído a realizar uma urinocultura quando aparecem sintomas de ITU (Schaeffer e Stuppy, 1999; Blom et al., 2002). O paciente também recebe um ciclo de 3 dias de terapia antimicrobiana empírica em dose integral, que deve ser iniciado imediatamente após a realização da cultura. É importante que o agente antimicrobiano selecionado para a terapia iniciada pelo paciente tenha amplo espectro de atividade e alcance níveis urinários elevados para reduzir ao máximo o desenvolvimento de mutantes resistentes. Além disso, o fármaco deve exercer efeito mínimo ou nenhum efeito sobre a flora intestinal. As fluoroquinolonas são ideais para a terapia iniciada pelo próprio paciente, visto que elas possuem um espectro de atividade mais amplo do que qualquer um dos outros agentes orais disponíveis e mostram-se superiores a muitos agentes antimicrobianos parenterais, incluindo aminoglicosídeos. A nitrofurantoína e a TMP-SMX são alternativas aceitáveis, embora sejam ligeiramente menos efetivos. Os agentes antimicrobianos como a tetraciclina, a ampicilina, a TMP-SMX e a cefalexina em doses integrais devem ser evitadas, visto que podem levar ao desenvolvimento de bactérias resistentes (Wong et al., 1985).

A cultura é levada ao consultório o mais rápido possível. Se a cultura for positiva, e o paciente for assintomático, deve-se realizar uma cultura dentro de 7 a 10 dias após a terapia para determinar a sua eficácia. Na maioria dos casos, a terapia limita-se a duas culturas realizadas em frasco com lâmina presa à tampa, que são econômicas, e a um ciclo curto de terapia antimicrobiana. Se o paciente tiver sintomas que não respondem à terapia antimicrobiana inicial, uma nova cultura e um antibiograma da amostra de cultura inicial são realizados, e a terapia é ajustada de acordo com os resultados obtidos. Se os sintomas de infecção não estiverem associados a culturas positivas, deve-se efetuar uma avaliação urológica para descartar a possibilidade de outras causas de sintomas vesicais irritativos, incluindo carcinoma in situ, cistite intersticial e disfunção vesical neurogênica. Nossa experiência com essa técnica tem sido muito favorável e é particularmente interessante para os pacientes que apresentam infecções menos frequentes e desejam desempenhar um papel ativo no seu diagnóstico e tratamento.

Profilaxia após o Coito. O tratamento com agentes antimicrobianos por meio de profilaxia após o coito baseia-se em pesquisas que estabeleceram que a relação sexual pode representar um importante fator de risco para cistite aguda em mulheres (Nicolle et al., 1982). As usuárias de diafragma correm risco significativamente maior de ITU do que as mulheres que usam outros métodos contraceptivos (Fihn et al., 1985). A terapia com agentes antimicrobianos após o coito, como nitrofurantoína, cefalexina, TMP-SMX ou uma fluoroquinolona em dose única, reduz efetivamente a incidência de reinfecção (Pfau et al., 1983; Melekos et al., 1997).

Outras Estratégias. O suco de *cranberry* contém proantocianidinas, que bloqueiam a aderência dos patógenos às células uroepiteliais *in vitro* (Foo et al., 2000). Ensaios clínicos randomizados conduzidos em pacientes de baixo risco mostraram que o consumo diário de 200 a 750 mL de suco de oxicoco ou de airela vermelha ou de comprimidos de concentrado de *cranberry* reduz o risco de infecção recorrente sintomática em 12% a 20% (Avorn et al., 1994; Kontiokari et al., 2001; Stothers, 2002; McMurdo et al., 2009). Entretanto, o verdadeiro conteúdo de *cranberry* dos sulcos e dos comprimidos varia de modo substancial, de modo que a sua eficácia não é previsível (Consumer Reports, 2001; Klein, 2002). Além disso, outros ensaios clínicos de produtos à base de *cranberry* não mostraram nenhum benefício, e não há evidências de que sejam efetivos para o tratamento das ITUs (Jepson et al., 2001; Raz et al., 2004).

Outros fatores, como higiene, frequência e horários de micção, padrões de enxugar, uso de banheiras quentes e tipo de roupa íntima, não demonstraram predispor as mulheres à infecção recorrente, e não existe nenhuma justificativa para o fornecimento de instruções específicas sobre esses fatores às mulheres.

PONTOS-CHAVE: INFECÇÕES VESICAIS

- A cistite não complicada deve ser tratada durante 3 dias.
- A bacteriúria assintomática só deve ser tratada em mulheres grávidas e antes de uma intervenção urológica.
- ITUs recorrentes causadas por persistência bacteriana exigem tratamento urológico; as reinfecções podem ser tratadas clinicamente.

INFECÇÕES RENAIS

Infecção Renal (Nefrite Bacteriana)

Embora a infecção renal seja menos prevalente do que a infecção vesical, ela com frequência representa um problema mais difícil para o paciente e o seu médico, devido às suas apresentação e evolução frequentemente variadas e mórbidas, à dificuldade em estabelecer um diagnóstico microbiológico e patológico firme, e ao potencial de comprometimento significativo da função renal. **Embora os sintomas clássicos de início agudo de febre, calafrios e dor lombar indiquem habitualmente uma infecção renal, alguns pacientes com esses sintomas não apresentam infecção. Por outro lado, a ocorrência de infecção renal significativa pode estar associada a um início insidioso de sintomas locais ou sistêmicos inespecíficos ou pode ser totalmente assintomática.** Por conseguinte, há necessidade de um elevado índice clínico de suspeita e realização de exames radiológicos e laboratoriais apropriados para estabelecer o diagnóstico de infecção renal.

Infelizmente, **a relação entre os achados laboratoriais e a presença de infecção renal frequentemente é fraca. A bacteriúria e a piúria, que constituem as características essenciais da ITU, não são preditivas de infecção renal.** Por outro lado, pacientes com infecção renal significativa podem apresentar urina estéril se o ureter que drena o rim estiver obstruído, ou se a infecção estiver localizada fora do sistema coletor.

Os critérios patológicos e radiológicos para o diagnóstico de infecção renal também podem ser enganosos. A inflamação renal intersticial, que outrora considerava-se ter como causa causada predominantemente uma infecção bacteriana, é hoje reconhecida como uma alteração histopatológica inespecífica associada a uma variedade de lesões imunológicas, congênitas ou químicas, que habitualmente se desenvolvem na ausência de infecção bacteriana. Com frequência, as doenças granulomatosas infecciosas do rim exibem características radiológicas ou patológicas que simulam a doença cística renal, a neoplasia ou outra doença inflamatória renal.

O efeito da infecção renal sobre a função renal é variado. A pielonefrite aguda ou crônica pode alterar a função renal de modo transitório ou permanente, porém a pielonefrite não obstrutiva não é mais reconhecida como importante causa de insuficiência renal (Baldassarre e Kaye, 1991; Fraser et al., 1995). Entretanto, a pielonefrite, quando associada à obstrução das vias urinárias ou à infecção renal granulomatosa, pode levar rapidamente a complicações inflamatórias significativas, insuficiência renal ou até mesmo morte.

Patologia

A oportunidade de confirmação patológica da **nefrite bacteriana aguda** é rara. O rim pode estar edematoso. A nefrite bacteriana supurativa aguda focal, causada pela disseminação hematogênica de bactérias para o córtex renal, caracteriza-se por múltiplas áreas focais de supuração na superfície do rim (Fig. 12-15). O exame histológico do córtex renal revela destruição supurativa focal dos glomérulos e túbulos. As estruturas corticais adjacentes e a medula não estão envolvidas na reação inflamatória. **A pielonefrite ascendente aguda** caracteriza-se por bandas lineares de inflamação que se estendem da medula até à cápsula renal (Fig. 12-16). Em geral, o exame histológico revela uma área cuneiforme focal em forma de cunha de inflamação intersticial aguda, com o ápice da cunha na medula renal. São observados leucócitos polimorfonucleares ou uma resposta predominantemente de linfócitos e plasmócitos. Pode-se verificar também a presença de bactérias.

As alterações que parecem ser mais específicas da **pielonefrite crônica** são evidentes no exame macroscópico cuidadoso do rim e consistem em cicatriz cortical associada à retração da papila renal correspondente (Hodson, 1965; Hodson e Wilson, 1965; Heptinstall, 1974; Freedman, 1979). O rim exibe evidências de comprometimento focal, com numerosos focos inflamatórios crônicos limitados principalmente ao córtex, mas que também afetam a medula (Fig. 12-17).

As cicatrizes podem ser separadas por zonas intervenientes de parênquima normal, produzindo um contorno renal visivelmente irregular. O aspecto microscópico, como na maioria dos casos de doença intersticial crônica, consiste na presença de linfócitos e plasmócitos. Embora os glomérulos dentro das cicatrizes possam ser circundados por um manguito de fibrose ou apresentar hialinização parcial ou

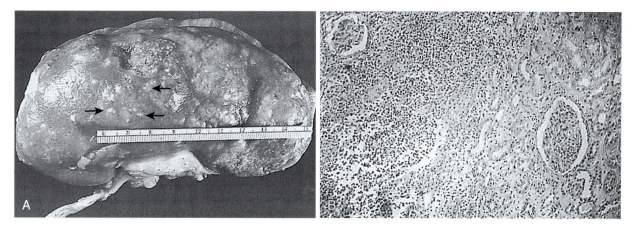

Figura 12-15. Nefrite bacteriana aguda supurativa focal. A, Superfície do rim. As *setas* indicam áreas focais de supuração. B, Córtex renal mostrando a supuração focal e destruição dos glomérulos e túbulos. (De Schaeffer AJ. Urinary tract infections. In: Gillenwater JY, Grayhack JT, Howards SS, et al, editors. Adult and pediatric urology. Philadelphia: Lippincott Williams & Wilkins; 2002. p. 211-72.)

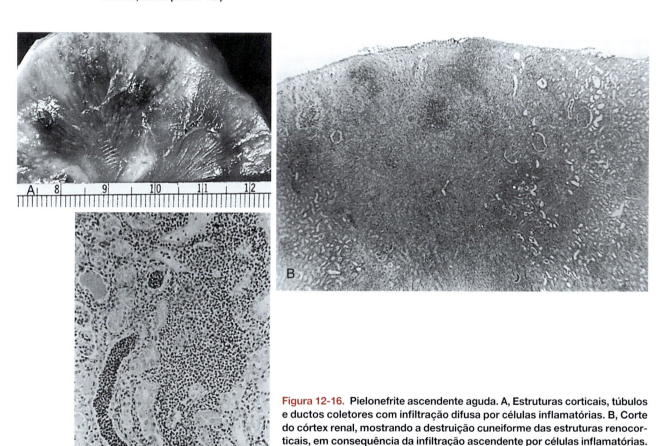

Figura 12-16. Pielonefrite ascendente aguda. A, Estruturas corticais, túbulos e ductos coletores com infiltração difusa por células inflamatórias. B, Corte do córtex renal, mostrando a destruição cuneiforme das estruturas renocorticais, em consequência da infiltração ascendente por células inflamatórias. C, Tecido espessado e inflamado ao redor dos ductos coletores na medula. Um cilindro polimorfonuclear de neutrófilos segmentados está claramente visível. (De Schaeffer AJ. Urinary tract infections. In: Gillenwater JY, Grayhack JT, Howards SS, et al, editors, Adult and pediatric urology. Philadelphia: Lippincott Williams & Wilkins; 2002. p. 211-72.)

completo, aqueles situados fora dessas zonas intensamente cicatrizadas são relativamente normais. O comprometimento vascular é variável; todavia, em pacientes com hipertensão, pode-se observar a presença de nefrosclerose. As anormalidades papilares incluem deformidade, esclerose e, algumas vezes, necrose. Estudos realizados em animais indicaram claramente o papel crítico da papila na iniciação da pielonefrite (Freedman e Beeson, 1958). Entretanto, essas alterações não são necessariamente específicas de infecção bacteriana e podem ocorrer na ausência de infecção, em consequência de outros distúrbios, como abuso de analgésicos, diabetes e doença falciforme.

Pielonefrite Aguda

Embora a pielonefrite seja definida como uma inflamação do rim e da pelve renal, o diagnóstico é clínico. A infecção verdadeira das "vias urinárias superiores" pode ser comprovada por cateterismo (cateterismo ureteral ou lavado vesical) conforme descrito neste capítulo, porém esses exames não são práticos e são desnecessários na maioria dos pacientes com pielonefrite aguda. Nenhum dos testes não invasivos que foram desenvolvidos para determinar a presença de infecção no rim ou na bexiga é totalmente confiável.

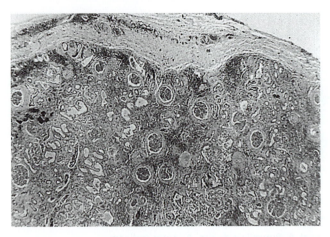

Figura 12-17. Pielonefrite crônica. O córtex renal apresenta uma cápsula fibrosa espessa e cicatriz retraída focal na superfície do rim. A destruição focal dos túbulos no centro da figura é acompanhada de fibrose periglomerular e cicatriz. (De Schaeffer AJ. Urinary tract infections. In: Gillenwater JY, Grayhack JT, Howards SS, et al, editors. Adult and pediatric urology. Philadelphia: Lippincott Williams & Wilkins; 2002. p. 211–72.)

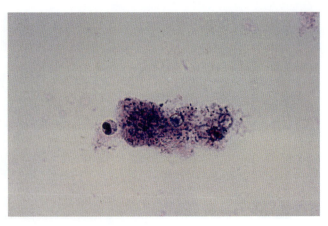

Figura 12-18. Micrografia de campo claro de um cilindro leucocitário bacteriano misto de pacientes com pielonefrite aguda. Apenas as bactérias e o núcleo de um leucócito exibem coloração intensa. Muitas bactérias são claramente demonstradas por focalização (coloração com azul de toluidina O, aumento de 640 ×). (De Lindner LE, Jones RN, Haber MH. A specific urinary cast in acute pyelonephritis. Am J Clin Pathol 1980;73:809–11.)

Apresentação Clínica. O padrão clínico varia desde sepse por microrganismos Gram-negativos até cistite com dor lombar leve (Stamm e Hooton, 1993). A apresentação clássica consiste em início abrupto de calafrios, febre (38 °C ou mais) e dor e/ou hipersensibilidade lombar uni ou bilateral ou no ângulo costovertebral. Esses denominados sinais do trato superior são frequentemente acompanhados de disúria, polaciúria e urgência.

Embora alguns autores considerem a dor lombar e a febre em associação com bacteriúria significativa como diagnósticas de pielonefrite aguda, é evidente, com base em exames de localização que utilizam o cateterismo ureteral (Stames e Pfau, 1963) ou a técnica de lavado vesical (Fairley et al., 1967), que os sintomas clínicos exibem pouca correlação com o local da infecção (Stamey et al., 1965; Eykyn et al., 1972; Fairley, 1972; Smeets e Gower, 1973).

Em um estudo de grande porte de 201 mulheres e 12 homens com ITUs recorrentes, Busch e Huland (1984) mostraram que a febre e a dor lombar não são mais diagnósticas de pielonefrite do que de cistite. Entre os pacientes com dor lombar e/ou febre, mais de 50% apresentaram bacteriúria das vias urinárias inferiores. Por outro lado, pacientes com sintomas ou sem sintomas vesicais frequentemente tinham bacteriúria do trato superior. Cerca de 75% dos pacientes tinham história pregressa de infecções das vias urinárias inferiores.

Ao exame físico, ocorre frequentemente hipersensibilidade à palpação profunda no ângulo costovertebral. Foram reconhecidas variações dessa apresentação clínica. A pielonefrite aguda também pode simular anormalidades do trato gastrintestinal com dor abdominal, náusea, vômitos e diarreia. Pode ocorrer progressão assintomática da pielonefrite aguda para a pielonefrite crônica, particularmente em hospedeiros imunocomprometidos, na ausência de sintomas francos. Em raros casos, pode-se observar a presença de insuficiência renal aguda (Richet e Mayaud, 1978; Olsson et al., 1980).

Diagnóstico Laboratorial. O paciente pode apresentar leucocitose, com predomínio de neutrófilos. Em geral, o exame de urina revela numerosos leucócitos, frequentemente em agregados, e bacilos bacterianos ou cadeias de cocos. Pode-se verificar a presença de leucócitos exibindo movimento browniano no citoplasma (células brilhantes) se a urina for hipotônica, porém eles não são diagnósticos de pielonefrite. A presença de grandes quantidades de cilindros granulosos ou leucocitários no sedimento urinário é sugestiva de pielonefrite aguda. Um tipo específico de cilindro urinário, caracterizado pela presença de bactérias em sua matriz, foi demonstrado na urina de pacientes que tiveram pielonefrite aguda (Fig. 12-18) (Lindner et al., 1980). As bactérias nos cilindros não foram facilmente distinguidas pela microscopia de campo claro simples sem coloração especial do sedimento. A coloração do sedimento com corante básico, como azul-de-toluidina diluído ou corante KOVA (I.C.L. Scientific, Fountain Valley, CA), demonstrou sem dificuldade a presença das bactérias nos cilindros. Os exames de sangue podem revelar leucocitose com predomínio de neutrófilos, aumento da velocidade de hemossedimentação, níveis elevados de proteína C-reativa e níveis elevados de creatinina na presença de insuficiência renal. Além disso, a depuração da creatinina pode estar diminuída. As hemoculturas podem ser positivas.

Bacteriologia. As culturas de urina são positivas, porém cerca de 20% dos pacientes apresentam culturas com menos de 10^5 ufc/mL e, portanto, resultados negativos na coloração de Gram da urina (Rubin et al., 1992).

A *E. coli*, que constitui um subgrupo singular que possui fatores de virulência especiais, é responsável por 80% dos casos. Na ausência de refluxo vesicoureteral, um paciente com fenótipo de grupo sanguíneo P pode apresentar suscetibilidade especial à pielonefrite recorrente causada por *E. coli* que apresenta *pili* P e ligação aos receptores de antígeno de grupo sanguíneo P (Lomberg et al., 1983). Os antígenos K e endotoxinas bacterianos também podem contribuir para a patogenicidade (Kaijser et al., 1977). Muitos casos de pielonefrite adquirida na comunidade são causados por um número limitado de grupos clonais resistentes a múltiplos agentes antimicrobianos (Manges et al., 2004).

Deve-se suspeitar de espécies mais resistentes, como *Proteus, Klebsiella, Pseudomonas, Serratia, Enterobacter* ou *Citrobacter* em pacientes que apresentam ITUs recorrentes, estão internados ou têm cateteres de demora, bem como naqueles que tiveram necessidade recente de instrumentação das vias urinárias. Com exceção de *E. faecalis, S. epidermidis* e *S. aureus*, as bactérias Gram-positivas raramente provocam pielonefrite.

As hemoculturas são positivas em cerca de 25% dos casos de pielonefrite não complicada em mulheres, e a maioria replica-se na cultura de urina e não influencia as decisões acerca da terapia. Por conseguinte, não há necessidade de obtenção rotineira de hemoculturas para a avaliação da pielonefrite não complicada em mulheres. Entretanto, devem ser realizadas em homens e mulheres com toxicidade sistêmica ou em pacientes que necessitam de internação ou que apresentam fatores de risco, como gravidez (Velasco et al., 2003).

Ultrassonografia e Tomografia Computadorizada do Rim. Esses exames são comumente realizados para a avaliação inicial de pacientes com ITUs ou fatores complicadao ou para a reavaliação de pacientes que não respondem depois de 72 horas de terapia (ver adiante). A ultrassonografia (Fig. 12-19) e a TC revelam aumento dos rins, parênquima hipoecoico ou atenuado e sistema coletor comprimido. Além disso, esses exames podem delinear a nefrite bacteriana focal e obstrução. Quando a destruição do parênquima torna-se pronunciada, podem-se identificar um parênquima mais desorganizado e a formação de abscesso em associação a infecções renais e perirrenais complicadas (Soulen et al., 1989).

Diagnóstico Diferencial. A apencidite aguda, a diverticulite e a pancreatite podem causar dor de intensidade semelhante, porém a sua localização é frequentemente diferente. Os resultados do exame de urina são habitualmente normais. O herpes-zóster pode causar dor superficial na região do rim, porém não está associado a sintomas de ITU; o diagnóstico torna-se evidente com o aparecimento do zóster.

Tratamento
Tratamento Inicial. A infecção em pacientes com pielonefrite aguda pode ser subdividida em (1) infecção não complicada que não justifica a internação do paciente, (2) infecção não complicada em pacientes com vias urinárias normais que estão doentes o suficiente para justificar a sua internação para terapia parenteral e (3) infecção complicada associada a internação, cateterismo, cirurgia urológica ou anormalidades das vias urinárias (Fig. 12-20).

É de importância crítica determinar se o paciente apresenta ITU não complicada ou complicada, visto que foram encontradas anormalidades significativas em 16% dos pacientes com pielonefrite aguda (Shen e Brown, 2004). Em pacientes com suposta pielonefrite não complicada que serão tratados de modo ambulatorial, a avaliação radiológica inicial habitualmente pode ser adiada. **Entretanto, se houver qualquer motivo para suspeitar de algum problema, ou se o paciente não tiver acesso razoável a exames de imagem caso não haja nenhuma mudança em sua condição, preferimos a ultrassonografia renal para descartar a possibilidade de cálculos ou de obstrução.** Em pacientes com pielonefrite complicada suspeitada ou diagnosticada, a TC fornece uma excelente avaliação do estado das vias urinárias e da gravidade e extensão da infecção.

Para pacientes que serão tratados de modo ambulatorial, a terapia oral com uma fluoroquinolona é mais efetiva do que a TMP-SMX para pacientes com infecções domiciliares (Talan et al., 2000). Muitos médicos administram uma dose parenteral única de um agente antimicrobiano (ceftriaxona, gentamicina ou uma fluoroquinolona) antes de iniciar o tratamento oral (Israel et al., 1991; Pinson et al., 1994). Se houver suspeita de microrganismo Gram-positivo, recomenda-se o uso de amoxicilina ou amoxicilina/ácido clavulânico (Warren et al., 1999).

Se um paciente tiver infecção não complicada, porém apresentar doença de gravidade suficiente para exigir a sua internação (febre alta, contagem elevada de leucócitos, vômitos, desidratação, evidências de sepse), tiver pielonefrite complicada ou não demonstrar nenhuma melhora durante o período inicial de tratamento ambulatorial, recomenda-se a administração de uma fluoroquinolona parenteral, um aminoglicosídeo com ou sem ampicilina ou uma cefalosporina de espectro ampliado (Warren et al., 1999) (Tabela 12-15). Se o agente etiológico consistir em cocos Gram-positivos, recomenda-se o uso de ampicilina/sulbactam, com ou sem aminoglicosídeo.

A internação, a hidratação venosa e os antipiréticos são necessários.

O rim com obstrução tem dificuldade de concentrar e excretar os agentes antimicrobianos. Qualquer obstrução substancial precisa ser rapidamente aliviada pelo meio mais simples e mais seguro.

A coloração de Gram do sedimento urinário é útil para orientar a escolha da terapia antimicrobiana empírica inicial. Em todos os casos, a terapia antimicrobiana deve ser ativa contra os uropatógenos potenciais e alcançar níveis antimicrobianos no tecido renal e na urina.

Tratamento Subsequente. Embora a urina habitualmente se torne estéril dentro de poucas horas após o início da terapia antimicrobiana, os pacientes com pielonefrite aguda não complicada podem continuar

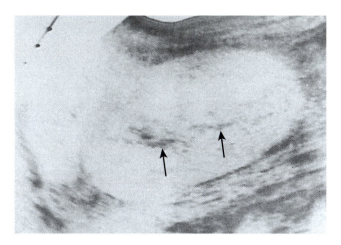

Figura 12-19. Pielonefrite aguda. Imagem de ultrassonografia do rim direito, demonstrando aumento do rim, parênquima hipoecoico e complexo coletor central comprimido (*setas*). (De Schaeffer AJ. Urinary tract infections. In: Gillenwater JY, Grayhack JT, Howards SS, et al., editors. Adult and pediatric urology. Philadelphia: Lippincott Williams & Wilkins; 2002. p. 211-72.)

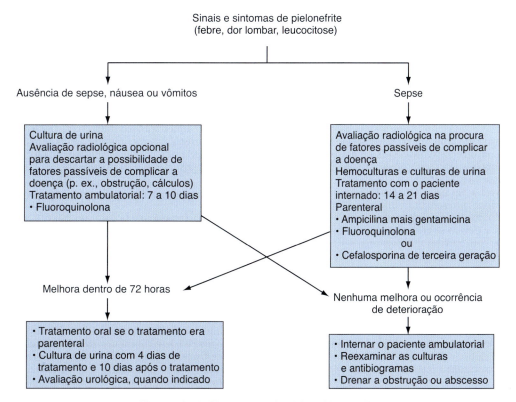

Figura 12-20. Tratamento da pielonefrite aguda.

TABELA 12-15 Esquemas de Tratamento para a Pielonefrite Aguda Complicada e não Complicada em Mulheres

CIRCUNSTÂNCIAS	VIA	FÁRMACO	DOSE	FREQUÊNCIA POR DOSE	DURAÇÃO (DIAS)
Ambulatorial — moderadamente doente, sem náusea ou vômitos	Oral	TMP-SMX DS Ciprofloxacino Levofloxacino	160-800 mg 500 mg 500 mg	Duas vezes ao dia Duas vezes ao dia Uma vez ao dia	10-14 3-7
Paciente internada — gravemente doente, possibilidade de sepse	Parenteral	Ampicilina e gentamicina Ciprofloxacino Levofloxacino Ceftriaxona TMP-SMX ou fluoroquinolona Ceftriaxona	1 g 1,5 mg/kg 400 mg 500 mg 1 a 2 g 1-2 g	Quatro vezes ao dia Três vezes ao dia Duas vezes ao dia Uma vez ao dia Uma vez ao dia Uma vez ao dia	14 10 Tomar até ficar afebril, em seguida usar a via oral 14
Grávida	Parenteral Oral	Ampicilina e gentamicina Aztreonam Cefalexina	1 g 1 mg/kg 1 g 500 mg	Quatro vezes ao dia Três vezes ao dia Três a quatro vezes ao dia Duas vezes ao dia	 Tomar até ficar afebril, em seguida usar a via oral

DS, dupla concentração; TMP-SMX, trimetoprima-sulfametoxazol.
Modificada de Stamm WE, Hooton TM. Management of urinary tract infections in adults. N Engl J Med 1993;329:1328-34. Copyright 1993, Massachusetts Medical Society. Todos os direitos reservados.

apresentando febre, calafrios e dor lombar por vários dias após a instituição da terapia antimicrobiana bem-sucedida (Behr et al., 1996). Esses pacientes devem ser observados.

Os pacientes ambulatoriais devem ser tratados com uma fluoroquinolona por 7 dias (Talan et al., 2000). A terapia com fluoroquinolona está associada a uma maior taxa de cura bacteriológica e clínica do que a terapia com TMP-SMX durante 14 dias (Talan et al., 2000). Podem-se efetuar mudanças na terapia antimicrobiana dependendo da resposta clínica do paciente e dos resultados da cultura e do antibiograma. O antibiograma também deve ser usado para substituir fármacos potencialmente tóxicos, como os aminoglicosídeos, por agentes menos tóxicos, como as fluoroquinolonas, o aztreonam e as cefalosporinas.

Os pacientes com pielonefrite complicada e hemoculturas positivas devem ser tratados com terapia parenteral até ficarem clinicamente estáveis. Se as hemoculturas forem negativas, a terapia parenteral por 2 a 3 dias é suficiente. Após terapia parenteral, o tratamento deve ser continuado com um fármaco antimicrobiano oral apropriado (fluoroquinolona, TMP, TMP-SMX ou amoxicilina/ácido clavulânico para microrganismos Gram-positivos) em dose total por um período adicional de 10 a 14 dias.

Resposta Desfavorável à Terapia. Quando a resposta à terapia é lenta, ou a urina continua apresentando infecção, é imprescindível efetuar uma reavaliação imediata. A cultura de urina e a hemocultura precisam ser repetidas, e devem-se efetuar mudanças apropriadas na terapia antimicrobiana, com base no antibiograma. A TC está indicada para tentar identificar a presença de uropatia obstrutiva não suspeitada, formação de abscesso, urolitíase ou anormalidades anatômicas subjacentes que podem ter predisposto o paciente à infecção, que podem ter impedido uma resposta terapêutica rápida ou ter causado complicações do processo infeccioso, como abscesso renal ou perinéfrico. **Em pacientes com febre de mais de 72 horas de duração, a TC é de grande utilidade para descartar a possibilidade de obstrução e para identificar infecções renais e perirrenais** (Soulen et al., 1989). O exame de imagem com radionuclídeos pode ser útil para demonstrar alterações funcionais associadas à pielonefrite aguda (diminuição do fluxo sanguíneo renal, retardo na função máxima e excreção tardia do radionuclídeo (Fischman e Roberts, 1982) e defeitos corticais associados ao refluxo vesicoureteral.

Acompanhamento. As culturas de urina devem ser repetidas do 5° ao 7° dia de terapia e dentro de 10 a 14 dias após interromper a terapia antimicrobiana para certificar-se de que as vias urinárias estejam livres de infecção. Entre 10% e 30% dos indivíduos com pielonefrite aguda sofrem recidiva depois de um ciclo de 14 dias de terapia. Os pacientes que sofrem recidiva são habitualmente curados com um segundo ciclo de terapia de 14 dias; todavia, em certas ocasiões, é necessário um ciclo de 6 semanas (Tolkoff-Rubin et al., 1984; Johnson e Stamm, 1987).

Dependendo da apresentação clínica e da resposta e avaliação urológica inicial, alguns pacientes podem necessitar de avaliação adicional (p. ex., uretrocistografia miccional, cistoscopia, exames para localização das bactérias) e correção de alguma anormalidade subjacente das vias urinárias. Raz et al. (2003) avaliaram o impacto em longo prazo da pielonefrite aguda nas mulheres. A cintigrafia com TC^{99m}-ácido dimercaptossuccínico (Tc^{99m}-DMSA) dentro de 10 a 20 anos após a ocorrência de pielonefrite aguda revela cicatrizes em cerca de 50% das pacientes, porém as alterações da função renal são mínimas e não estão associadas a cicatriz renal.

Nefrite Bacteriana Aguda Focal ou Multifocal

A nefrite bacteriana aguda focal ou multifocal é uma forma grave e incomum de infecção renal aguda, em que um denso infiltrado de leucócitos limita-se a um único lobo renal (focal) ou a múltiplos lobos (multifocal).

Apresentação Clínica. A apresentação clínica de pacientes com nefrite bacteriana aguda assemelha-se àquela de pacientes com pielonefrite aguda, porém é habitualmente mais grave. Cerca de 50% dos pacientes são diabéticos, e é comum a ocorrência de sepse. Em geral, observa-se a presença de leucocitose e ITU por microrganismos Gram-negativos, porém mais de 50% dos pacientes apresentam bacteremia (Wicks e Thornbury, 1979). Há evidências crescentes de que a nefrite bacteriana aguda focal (NBAF) representa um ponto médio no espectro entre a pielonefrite e o abscesso renal.

Achados Radiológicos. O diagnóstico deve ser estabelecido pelo exame radiológico. A massa apresenta uma densidade ligeiramente menos nefrográfica do que o parênquima renal normal circundante.

A ultrassonografia e a TC estabelecem o diagnóstico. Na ultrassonografia, a lesão caracteriza-se por ter margens pouco definidas e ser relativamente sonolucente, com ecos de baixa amplitude ocasionais que rompem a junção medular cortical (Corriere e Sandler, 1982) (Fig. 12-21A). **Na TC, é necessário o realce com meio de contraste, visto que a lesão é difícil de visualizar no exame sem realce** (Fig. 12-21B). **São observadas áreas cuneiformes de realce diminuído.** Nenhuma parede definida é evidente, e não há liquefação franca. Por outro lado, os abscessos tendem a apresentar centros líquidos e são habitualmente redondos; estão presentes tanto antes quanto depois do realce com meio de contraste. Os abscessos mais crônicos também podem exibir uma área de maior realce em forma de anel, circundando a lesão (Corriere e Sandler, 1982). A cintilografia com gálio revela uma captação que está dentro da região e que é maior do que a massa previamente demonstrada (Rosenfield et al., 1979). Em pacientes com doença multifocal, os achados são semelhantes, porém há comprometimento de múltiplos lobos.

Tratamento. A nefrite bacteriana aguda provavelmente representa uma fase relativamente precoce da formação de abscessos francos. Em uma série de casos relatados por Lee et al. (1980), um paciente com nefrite bacteriana aguda focal evoluiu para a formação de abscesso. McCoy et al. relataram uma progressão comprovada radiologicamente da nefrite aguda para um abscesso, a despeito do tratamento clínico adequado (McCoy et al., 1985). Shimizu et al. descreveram o caso de uma mulher de 16 anos de idade com TC compatível com NBAF, sem qualquer evidência de coleção de líquido passível de drenagem, que, no 13° dia de internação, progrediu para um grande abscesso hipodenso na área previamente ocupada pela nefrite enquanto estava sendo tratada (Shimizu et al., 2005). **O tratamento consiste em hidratação e agentes antimicrobianos IV durante pelo menos 7 dias, seguidos de 7 dias de terapia antimicrobiana oral.** Nos casos típicos, os pacientes com nefrite bacteriana respondem à terapia clínica, e os estudos de acompanhamento mostram uma resolução das zonas cuneiformes de atenuação diminuída. **A ausência de resposta à terapia antimicrobiana constitui uma indicação para a realização de exames apropriados que se destinam a descartar a possibilidade de uropatia obstrutiva, abscesso renal ou perirrenal, carcinoma renal ou trombose aguda da veia renal.** Os exames de acompanhamento em longo prazo realizados em alguns pacientes com doença multifocal demonstraram uma diminuição do tamanho do rim e deformidades focais dos cálices, sugerindo necrose papilar (Davidson e Talner, 1978).

Pielonefrite Enfisematosa

A pielonefrite enfisematosa é uma emergência urológica, caracterizada por infecção necrosante aguda do parênquima e perirrenal, causada por uropatógenos formadores de gás. A patogenia não está bem elucidada. **Como a condição ocorre habitualmente em pacientes diabéticos, foi postulado que os altos níveis teciduais de glicose fornecem o substrato para microrganismos, como E. coli, que são capazes de produzir dióxido de carbono pela fermentação do açúcar** (Schainuck et al., 1968). Embora a fermentação da glicose possa constituir um fator, a explicação não leva em consideração a raridade da pielonefrite enfisematosa, apesar da elevada frequência de ITU por microrganismos Gram-negativos em pacientes diabéticos, e tampouco explica a rara ocorrência do distúrbio em pacientes não diabéticos.

Além do diabetes, muitos pacientes apresentam obstrução das vias urinárias associada a cálculos urinários ou necrose papilar e comprometimento significativo da função renal. A taxa de mortalidade global foi relatada entre 19 (Huang e Tseng, 2000) e 43% (Freiha et al., 1979).

Apresentação Clínica. Quase todos os casos documentados de pielonefrite enfisematosa ocorreram em adultos (Hawes et al., 1983). Os pacientes com diabetes juvenil não parecem correr risco. As mulheres são afetadas mais frequentemente do que os homens.

A apresentação clínica habitual consiste em pielonefrite aguda grave, embora, em alguns casos, o episódio agudo seja precedido de infecção crônica. **Quase todos os pacientes exibem a tríade clássica de febre, vômitos e dor lombar** (Schainuck et al., 1968). Não há pneumatúria, a não ser que a infecção acometa o sistema coletor. Os resultados das culturas de urina são sempre positivos. A *E. coli* é identificada com mais frequência, enquanto *Klebsiella* e *Proteus* são menos comuns.

Achados Radiológicos. O diagnóstico é estabelecido com base nas radiografias. **O gás tecidual que se distribui pelo parênquima pode aparecer em radiografias de abdome como sombras de gás mosqueadas sobre o rim acometido** (Fig. 12-22). Com frequência, esse achado é confundido com gás intestinal. Uma coleção de gás crescêntica sobre o polo superior do rim é mais característica. Com a progressão da infecção, o gás se estende até o espaço perinéfrico e retroperitônio. Essa distribuição do gás não deve ser confundida com casos de pielite enfisematosa, em que se observa a presença de gás no sistema coletor dos rins. A pielite enfisematosa é secundária a uma ITU por bactérias formadoras de gás, ocorre frequentemente em pacientes não diabéticos, é menos grave e responde habitualmente à terapia antimicrobiana.

Em geral, a ultrassonografia demonstra ecos focais fortes, sugerindo a presença de gás intraparenquimatoso (Brenbridge et al., 1979; Conrad et al., 1979). **A TC constitui o exame de imagem de escolha para definir a extensão do processo enfisematoso e orientar o tratamento** (Figs. 12-23 e 12-24). A ausência de líquido nas imagens de TC ou a presença de gás entremeado ou mosqueado, com ou sem gás espumante ou loculado, parecem estar associadas a uma rápida

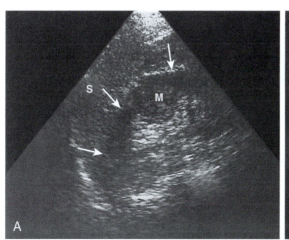
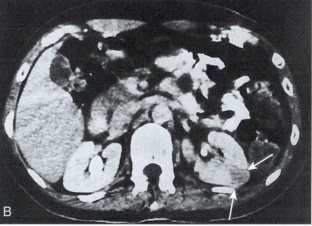

Figura 12-21. Nefrite bacteriana aguda focal. A, Imagem de ultrassonografia; vista longitudinal do rim esquerdo, demonstrando o baço (S) e o rim esquerdo (*setas*). Observe a massa (M) irregular na metade do polo de textura com eco ligeiramente maior do que o parênquima renal normal circundante. B, Tomografia computadorizada com meio de contraste, demonstrando uma área cuneiforme de baixa densidade (*setas*) na porção média do rim esquerdo. Houve resolução desses achados após terapia antimicrobiana. (De Schaeffer AJ. Urinary tract infections. In: Gillenwater JY, Grayhack JT, Howards SS, et al, editors. Adult and pediatric urology. Philadelphia: Lippincott Williams & Wilkins; 2002. p. 211–72.)

destruição do parênquima renal e a uma taxa de mortalidade de 50% a 60% (Wan et al., 1996; Best et al., 1999). A presença de líquido renal ou perirrenal, a observação de gás espumante ou loculado ou de gás no sistema coletor e a ausência de padrões de gás entremeado ou mosqueado estão associadas a uma taxa de mortalidade de menos de 20%. Foi demonstrada a ocorrência de obstrução em cerca de 25% dos casos. Deve-se efetuar uma cintilografia renal nuclear para avaliar o grau de comprometimento da função renal no rim acometido, bem como o estado do rim contralateral.

Tratamento. A pielonefrite enfisematosa é uma emergência cirúrgica. Na maioria dos casos, os pacientes apresentam sepse, e a reanimação com hidratação e terapia com antimicrobianos de amplo espectro são essenciais. Se o rim estiver funcionando, pode-se considerar a terapia clínica (Wan et al., 1996. Best et al., 1999). Recomenda-se a nefrectomia para pacientes que não melhoram depois de alguns dias de tratamento (Malek e Elder, 1978). Se o rim afetado não estiver funcionando, e se não houver obstrução, a nefrectomia deve ser realizada, visto que o tratamento clínico isolado é habitualmente letal. Se um dos rins estiver obstruído, deve-se instituir uma drenagem com cateter. Se houver melhora da condição do paciente, a nefrectomia pode ser adiada enquanto se aguarda uma avaliação urológica completa. Embora existam relatos de casos isolados de manutenção da função renal após terapia clínica combinada com alívio da obstrução, a maioria dos pacientes requer nefrectomia (Hudson et al., 1986).

Abscesso Renal

O abscesso renal ou carbúnculo é uma coleção de material purulento confinada ao parênquima renal. Antes do advento dos agentes antimicrobianos, 80% dos abscessos renais eram atribuídos à disseminação hematogênica dos estafilococos (Campbell, 1930). Além disso, historicamente, os pacientes que apresentavam abscessos eram homens jovens, sem doença renal anterior. Embora dados experimentais e clínicos tenham documentado a facilidade de formação de abscesso nos rins normais após inoculação hematogênica com estafilococos, o uso disseminado dos agentes antimicrobianos desde aproximadamente a década de 1950 parece ter diminuído a propensão à formação de abscessos por microrganismos gram-positivos (DeNavasquez, 1950; Cotran, 1969). Tipicamente, o caso-índice atual é um paciente com história de doença ou obstrução renal, sem predomínio de sexo nem lateralidade, e a infecção é causada, nos casos típicos, por um microrganismo Gram-negativo.

Desde aproximadamente a década de 1970, os microrganismos Gram-negativos foram implicados na maioria dos casos de abscessos renais em adultos. Pode ocorrer disseminação renal hematogênica por microrganismos Gram-negativos, porém esta provavelmente não constitui a principal via para a formação de abscessos por microrganismos Gram-negativos. Clinicamente, não há evidências de que a maioria das lesões seja precedida de septicemia por microrganismos Gram-negativos. Além disso, é praticamente impossível que a pielonefrite hematogênica por microrganismos Gram-negativos ocorra em animais, a não ser que o rim tenha sofrido traumatismo ou esteja totalmente obstruído (Cotran, 1969; Timmons e Perlmutter, 1976). À semelhança do rim normal, o rim com obstrução parcial rejeita os inóculos Gram-negativos transportados pelo sangue. Por conseguinte,

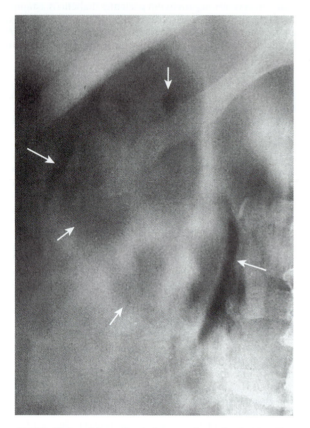

Figura 12-22. Pielonefrite enfisematosa; radiografia simples. Presença de gás perinéfrico (*setas longas*) e intraparenquimatoso (*setas curtas*) extenso, em consequência de pielonefrite bacteriana aguda. (De Schaeffer AJ. Urinary tract infections. In: Gillenwater JY, Grayhack JT, Howards SS, et al, editors. Adult and pediatric urology. Philadelphia: Lippincott Williams & Wilkins; 2002. p. 211–72.)

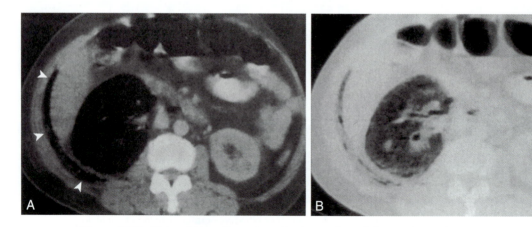

Figura 12-23. Pielonefrite enfisematosa tipo I com destruição renal completa em uma mulher de 49 anos de idade. A, Tomografia computadorizada (TC) do rim direito, mostrando destruição completa com gás (*pontas de setas*) estendendo-se além da fáscia renal. B, TC com janela pulmonar modificada, mostrando o gás entremeado característico no rim totalmente destruído. O paciente faleceu ao chegar no serviço de emergência. (De Wan YL, Lee TY, Bullard MJ, et al. Acute gas-producing bacterial renal infection: correlation between imaging findings and clinical outcome. Radiology 1996;198:433-8.)

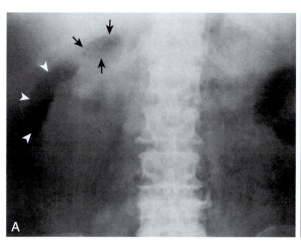
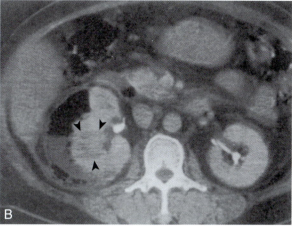

Figura 12-24. Pielonefrite enfisematosa tipo II em uma mulher de 57 anos de idade. A, Radiografia mostrando a presença de gás em forma de crescente (*pontas de seta brancas*) e loculado (*setas pretas*) na área do rim direito. B, Tomografia computadorizada obtida após a administração de meio de contraste, mostrando uma área de baixa atenuação (*pontas de setas*) no rim direito, devido à pielonefrite aguda, bem como um abscesso subcapsular com líquido e gás espumante e loculado. A paciente sobreviveu após a realização de drenagem percutânea. (De Wan YL, Lee TY, Bullard MJ, et al. Acute gas-producing bacterial renal infection: correlation between imaging findings and clinical outcome. Radiology 1996;198:433-8.)

a infecção ascendente associada à obstrução tubular em consequência de infecções prévias ou cálculos parece constituir a principal via para o estabelecimento de abscessos por microrganismos Gram-negativos. Nos adultos, dois terços dos abscessos por Gram-negativos estão associados a cálculos renais ou lesão dos rins (Salvatierra et al., 1967; Siegel et al., 1996). Embora a associação da pielonefrite com refluxo vesicoureteral seja bem estabelecida, a associação do abscesso renal com o refluxo vesicoureteral tem sido raramente observada (Segura e Kelalis, 1973). Existem relatos de casos na literatura pediátrica, porém os relatos na população adulta são escassos. Entretanto, observações mais recentes indicam que o refluxo está frequentemente associado a abscessos renais e persiste por longo período de tempo após a esterilização das vias urinárias (Timmons e Perlmutter, 1976; Anderson e McAninch, 1980).

Apresentação Clínica. O paciente pode apresentar febre, calafrios, dor abdominal ou lombar e, em certas ocasiões, perda de peso e mal-estar. Podem ocorrer sintomas de cistite. Em certas ocasiões, esses sintomas são indefinidos e retardam o diagnóstico até a exploração cirúrgica ou, nos casos mais graves, até a necropsia (Anderson e McAninch, 1980). **Uma história meticulosa pode revelar uma fonte de infecção por microrganismos GRAM-positivos 1 a 8 semanas antes do início dos sintomas das vias urinárias ou sintomas compatíveis com ITU ou pielonefrite nas semanas anteriores** (Hung et al., 2007). A infecção pode ter ocorrido em qualquer área do corpo. A presença de múltiplos carbúnculos cutâneos e o abuso de drogas IV introduzem microrganismos Gram-positivos na corrente sanguínea. Outros locais comuns incluem a boca, os pulmões e a bexiga (Lyons et al., 1972). As ITUs complicadas associadas a estase, cálculos, gravidez, bexiga neurogênica e diabetes melito também parecem predispor o paciente à formação de abscesso (Anderson e McAninch, 1980).

Diagnóstico Laboratorial. Nos casos típicos, o paciente apresenta leucocitose pronunciada. Na série de 52 pacientes de Siegel et al. (1996), as hemoculturas foram positivas em 28% das vezes, enquanto Yen et al. (1999) publicaram uma série de 78 pacientes, dos quais 25 (32%) apresentaram hemoculturas positivas. Quando se comparam as culturas positivas em todos os três tipos de líquidos (abscesso, sangue, urina) apenas um paciente dos 78 apresentou microrganismos idênticos em todos os três. A cultura de urina e do abscesso teve uma taxa de cultura idêntica de 15%, enquanto o sangue e o abscesso tiveram uma taxa de cultura idêntica de 13% (Yen et al., 1999). A piúria e a bacteriúria podem não ser evidentes, a não ser que o abscesso se comunique com o sistema coletor. **Como os microrganismos Gram-negativos são mais frequentemente transportados pelo sangue, as culturas de urina nesses casos tipicamente não exibem crescimento, ou revelam**

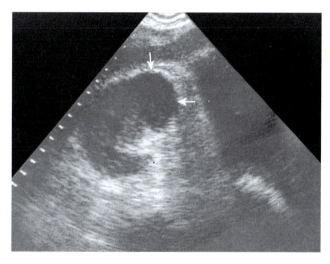

Figura 12-25. Abscesso renal agudo. Imagem de ultrassom transversa do rim direito, demonstrando uma massa hipoecoica focal arredondada pouco marginada (*setas*) na porção anterior do rim.

um microrganismo diferente daquele isolado do abscesso. Outro estudo mostrou não apenas uma taxa de bacteriemia de 26%, mas também culturas de urina positivas em aproximadamente 30% dos pacientes (Shu et al., 2004).

A ultrassonografia e a TC distinguem o abscesso de outras doenças renais inflamatórias. **A ultrassonografia constitui o método mais rápido e mais econômico para demonstração de um abscesso renal. A imagem do ultrassom revela uma lesão expansiva livre de eco ou de ecodensidade baixa, com transmissão aumentada** (Fig. 12-25). As margens de um abscesso são indistinguíveis na fase aguda, porém a estrutura contém alguns ecos, e o parênquima renal circundante é edematoso (Fiegler, 1983). Subsequentemente, o aspecto tende a ser o de uma massa bem definida. Entretanto, a aparência interna pode variar, desde uma massa transparente praticamente sólida até uma massa com grande número de ecos internos de baixo nível (Schneider et al., 1976). O número de ecos depende da quantidade de *debris* celulares dentro do abscesso. A presença de ar resulta em forte eco com uma sombra. A diferenciação entre um abscesso e um tumor é, em muitos casos, impossível. A arteriografia raramente é usada para a demonstração de abscesso. O centro da massa tende a ser hipervascular ou avascular, com aumento da vascularidade das margens corticais e ausência de deslocamento vascular e neovascularidade.

A TC parece ser o procedimento diagnóstico de escolha para os abscessos renais, visto que fornece um excelente delineamento do tecido. Na TC, os abscessos tipicamente estão bem definidos tanto antes quanto depois de realce com agente de contraste. Os achados dependem, em parte, da idade e da gravidade do abscesso (Baumgarten e Baumgartner, 1997). No início, a TC mostra um aumento renal e áreas arredondadas e focais de atenuação diminuída (Fig. 12-26). Dentro de vários dias após o início da infecção, uma parede fibrótica espessa começa a se formar ao redor do abscesso. Observa-se uma massa livre de eco ou ligeiramente ecogênica produzida pela presença de restos necróticos. A TC de um abscesso crônico revela obliteração dos planos teciduais adjacentes, espessamento da fáscia de Gerota, uma massa parenquimatosa redonda ou oval de baixa atenuação e uma parede inflamatória circundante de atenuação ligeiramente maior, que forma um anel quando a tomografia é realizada com meio de contraste (Fig. 12-27). O final do anel é produzido pela vascularidade aumentada da parede do abscesso (Callen, 1979; Gerzof e Gale, 1982).

A cintilografia com radionuclídeos, com gálio ou índio, é algumas vezes útil na avaliação de pacientes com abscessos renais (ver seções anteriores neste capítulo e Cap. 2).

Tratamento. Embora o tratamento clássico para o abscesso seja a incisão percutânea ou aberta e drenagem, há boas evidências de que o uso de agentes antimicrobianos IV e a observação cuidadosa de um pequeno abscesso com menos de 3 cm ou até mesmo 5 cm em um paciente clinicamente estável são apropriados. Os antibióticos, se forem iniciados precocemente na evolução do processo, podem evitar a necessidade de procedimentos cirúrgicos (Hoverman et al., 1980; Levin et al., 1984; Shu et al., 2004). **A aspiração com agulha guiada por TC ou ultrassom pode ser necessária para diferenciar um abscesso de um tumor hipervascular.** O material aspirado deve ser cultivado, e deve-se instituir uma terapia antimicrobiana adequada, com base nos achados.

A antibioticoterapia IV deve ser iniciada imediatamente em todos os pacientes. A escolha da terapia antimicrobiana empírica depende da suposta fonte de infecção e dos padrões de resistência no hospital. Quando há suspeita de disseminação hematogênica, o microrganismo patogênico é, com mais frequência, *Staphylococcus* resistente à penicilina, de modo que o agente antimicrobiano de escolha é uma penicilina resistente à penicilinase (Schiff et al., 1977). Se for obtida uma história de hipersensibilidade à penicilina, a vancomicina é o fármaco recomendado. Os abscessos corticais que ocorrem nas vias urinárias anormais estão associados a patógenos Gram-negativos mais típicos secundários a uma infecção ascendente e devem ser tratados de modo empírico com cefalosporinas de terceira geração IV, penicilinas antipseudomonas ou aminoglicosídeos até que se possa instituir a terapia específica. Os pacientes devem ser submetidos a exames seriados com ultrassonografia ou TC até a resolução do abscesso. A evolução radiográfica ou a resolução dos abscessos tipicamente irão determinar o tratamento clínico. Deve-se suspeitar de diagnóstico incorreto ou de infecção não controlada com o desenvolvimento de abscesso perinéfrico ou infecção por um microrganismo resistente aos agentes antimicrobianos usados no tratamento, com agravamento do quadro clínico.

Uma vez iniciada a antibioticoterapia IV e após confirmação radiográfica do abscesso, o tamanho do abscesso é que determina tipicamente o tratamento. Os abscessos com 3 cm ou menos podem ser tratados apenas com antibióticos (Shu et al., 2004; Lee et al., 2010; Siegel et al., 1996). Na Coreia do Sul, em uma série de 49 pacientes com vias urinárias normais e abscessos com menos de 5 cm, houve 100% de resolução dos abscessos com antibióticos apenas, confirmada pela TC (Lee et al., 2010).

Embora se disponha de menos dados sobre pacientes com obstrução ou anomalias das vias urinárias, os **abscessos com 3 a 5 cm de diâmetro devem ser tratados inicialmente de modo conservador na presença de parâmetros clínicos estáveis.** Sugerimos o acompanhamento da evolução clínica e tamanho do abscesso radiograficamente

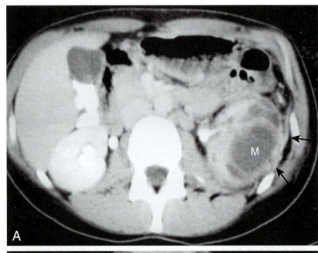

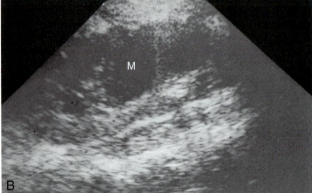

Figura 12-27. Abscesso renal crônico. A, Tomografia computadorizada com realce, mostrando uma massa (M) de baixa densidade, septada e irregular, envolvendo extensamente o rim esquerdo. Observe o estreitamento da fáscia perinéfrica (*setas*) e a compressão extensa do sistema coletor renal. Os achados são típicos de abscesso renal. B, Imagem longitudinal de ultrassom, mostrando uma massa (M) hipoecoica septada ocupando grande parte do volume do parênquima renal.

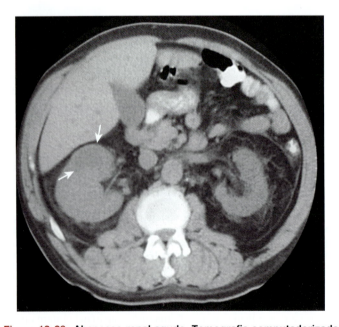

Figura 12-26. Abscesso renal agudo. Tomografia computadorizada sem realce através da parte média do polo do rim direito, demonstrando aumento do rim direito e uma área de atenuação diminuída (*setas*). Após terapia antimicrobiana, uma tomografia de acompanhamento revelou a regressão completa desses achados.

para avaliar a ocorrência de melhora. Caso o paciente progrida, deve-se considerar a drenagem percutânea. Os abscessos de todos os tamanhos em hospedeiros imunocomprometidos ou naqueles que não respondem à terapia antimicrobiana devem ser drenados por via percutânea (Fernandez et al., 1985; Fowler e Perkins, 1994; Siegel et al., 1996). **Entretanto, a drenagem percutânea continua sendo o procedimento de escolha para a maioria dos abscessos renais com mais de 5 cm de diâmetro.** Tipicamente, os abscessos desse tamanho necessitam de múltiplos drenos, múltiplas manipulações dos drenos ou *washout* cirúrgico final e nefrectomia potencial (Siegel et al., 1996).

Hidronefrose Infectada e Pionefrose

A *hidronefrose infectada* é uma infecção bacteriana em um rim hidronefrótico. O termo *pionefrose* refere-se a uma hidronefrose infectada associada à destruição supurativa do parênquima renal, em que ocorre perda total ou quase total da função renal (Fig. 12-28). É difícil determinar clinicamente quando a hidronefrose infectada termina e a pionefrose começa. O diagnóstico e tratamento rápidos da pionefrose são essenciais para evitar a perda permanente da função renal e o desenvolvimento de sepse.

Apresentação Clínica. O paciente habitualmente está muito doente, com febre alta, calafrios, dor lombar e hipersensibilidade. Todavia, em certas ocasiões, um paciente pode só apresentar temperatura elevada e queixa de desconforto gastrintestinal vago. É comum a obtenção de uma história pregressa de cálculos das vias urinárias, infecção ou cirurgia. **Pode não haver bacteriúria em caso de obstrução completa do ureter.**

Achados Radiológicos. O diagnóstico de hidronefrose infectada por ultrassonografia depende da demonstração de ecos internos dentro da porção dependente de um sistema pielocaliceal dilatado. A TC é inespecífica, mas pode revelar espessamento da pelve renal, aderência da gordura perirrenal e nefrograma estriado. A ultrassonografia demonstra hidronefrose e níveis de líquido e *debris* celulares dentro do sistema coletor dilatado (Corriere e Sandler, 1982) (Fig. 12-29A). O diagnóstico de pionefrose é sugerido quando se observam áreas focais de ecogenicidade diminuída do parênquima hidronefrótico.

Tratamento. Uma vez estabelecido o diagnóstico de pionefrose, o tratamento é iniciado com agentes antimicrobianos apropriados **e drenagem da pelve infectada.** Pode-se inserir um cateter ureteral para drenagem do rim; entretanto, se esse procedimento não for possível devido à presença de obstrução, deve-se colocar um tubo de nefrostomia por via percutânea (Corriere e Sandler, 1982) (Fig. 12-29A). Quando o paciente alcança uma estabilidade hemodinâmica, outros procedimentos são habitualmente necessários para identificar e tratar a fonte da obstrução.

Abscesso Perinéfrico

O abscesso perinéfrico **habitualmente resulta da ruptura de um abscesso cortical agudo dentro do espaço perinéfrico, ou de disseminação hematogênica de locais de infecção.** Os pacientes com pionefrose, particularmente na presença de cálculo renal, são suscetíveis à formação

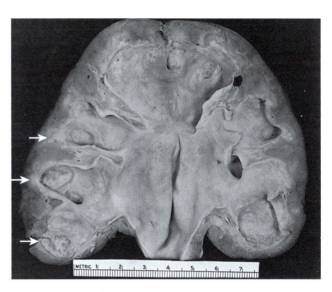

Figura 12-28. Pionefrose: espécime macroscópico. O rim mostra um acentuado adelgaçamento do córtex e da medula, destruição supurativa do parênquima (*setas*) e distensão da pelve e dos cálices. A incisão prévia liberou uma grande quantidade de material purulento. O ureter demonstrou obstrução distal ao ponto de corte.

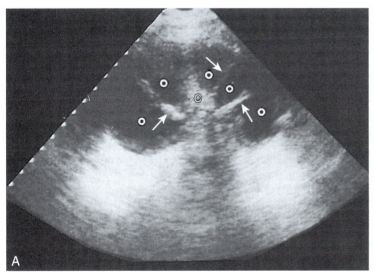
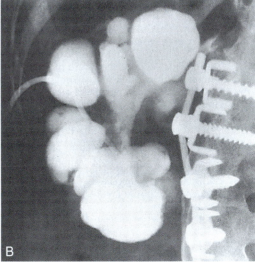

Figura 12-29. Pionefrose. A, Imagem longitudinal de ultrassom do rim direito, demonstrando o complexo coletor (C) central ecogênico com septos ecogênicos que se irradiam (*setas*) e parênquima hipoecoico delgado. São observados múltiplos cálices (o) dilatados, com ecos de baixo nível difusos. B, A pielografia anterógrada realizada através de cateter de nefrostomia percutânea correlaciona-se bem com a imagem do ultrassom. São observados cálices dilatados cheios de pus. A pelve renal está obliterada por cicatriz crônica e litíase. O rim não recuperou a sua função. (De Schaeffer AJ. Urinary tract infections. In: Gillenwater JY, Grayhack JT, Howards SS, et al., editors. Adult and pediatric urology. Philadelphia: Lippincott Williams & Wilkins; 2002. p. 211–72.)

de abscesso perinéfrico. **Ocorre diabetes melito em aproximadamente um terço dos pacientes com abscesso perinéfrico** (Edelstein e McCabe, 1988; Meng et al., 2002). **Em cerca de um terço dos casos, o abscesso perinéfrico é causado por disseminação hematogênica, habitualmente advinda de locais de infecção cutânea** (Gardiner et al., 2011). Um hematoma perirrenal pode ser secundariamente infectado por via hematogênica ou por extensão direta de infecção renal primária. Quando uma infecção perinéfrica sofre ruptura através da fáscia de Gerota para dentro do espaço pararrenal, o abscesso torna-se paranéfrico. Os abscessos paranéfricos também podem resultar de distúrbios infecciosos do intestino, pâncreas ou cavidade pleural. Por outro lado, o abscesso perinéfrico ou do psoas pode resultar de perfuração intestinal, doença de Crohn ou disseminação da osteomielite da coluna toracolombar. *E. coli*, *Proteus* e *S. aureus* são responsáveis pela maioria das infecções.

Apresentação Clínica. Nos casos típicos, o início dos sintomas é insidioso. Os sintomas já estão presentes por mais de 5 dias na maioria dos pacientes com abscesso perinéfrico, em comparação com apenas cerca de 10% dos pacientes com pielonefrite. A apresentação clínica pode assemelhar-se àquela da pielonefrite; entretanto, pode não haver febre em mais de um terço dos pacientes. Pode-se palpar uma massa no abdome ou no flanco em cerca da metade dos casos; tipicamente, há hipersensibilidade no ângulo costovertebral. Deve-se suspeitar de abscesso do psoas se o paciente tiver claudicação e flexão e rotação lateral do quadril ipsolateral. As características laboratoriais consistem em leucocitose, níveis séricos elevados de creatinina e piúria em mais de 75% dos casos. Edelstein e McCabe (1988) mostraram que os resultados das culturas de urina revelam os possíveis microrganismos isolados de abscesso perinéfrico em apenas 37% dos casos; uma hemocultura, particularmente com múltiplos microrganismos, frequentemente indicou a presença de abscesso perinéfrico, porém identificou todos os microrganismos em apenas 42% dos casos. Meng et al. (2002) mostraram que aproximadamente 75% dos pacientes tiveram uma cultura positiva. A urina foi estatisticamente mais sensível do que o sangue e a coleta de líquido do abscesso nesse estudo. Por conseguinte, deve-se ter cautela quando se escolhe a terapia com base nos resultados das culturas de urina e hemoculturas, visto que os dados algumas vezes podem ser inadequados. Em geral, a pielonefrite responde dentro de 4 a 5 dias de terapia antimicrobiana adequada, o que não ocorre com o abscesso perinéfrico. Por conseguinte, deve-se suspeitar de abscesso perinéfrico em um paciente com ITU e massa abdominal ou no flanco ou com febre persistente depois de 4 dias de terapia antimicrobiana. É comum observar abscessos perinéfricos concomitantemente com abscessos renais.

A TC é particularmente valiosa para demonstrar o abscesso primário. Em alguns casos, o abscesso é confinado ao espaço perinéfrico; entretanto, pode ocorrer extensão para o flanco ou o músculo psoas (Fig. 12-30). A TC é capaz de revelar com detalhe anatômico singular a via de disseminação da infecção dentro dos tecidos circundantes (Fig. 12-31). Essa informação pode ser útil no planejamento da abordagem para drenagem cirúrgica. A ultrassonografia demonstra um aspecto diverso, que varia desde uma massa quase anecoica que desloca o rim até uma coleção ecogênica que tende a se misturar com a gordura normalmente ecogênica dentro da fáscia de Gerota (Corriere e Sandler, 1982). Em certas ocasiões, uma infecção retroperitoneal ou subdiafragmática pode se disseminar para a gordura paranéfrica que está fora dessa fáscia. Os sintomas clínicos de início insidioso de febre, massa no flanco e hipersensibilidade são indistinguíveis daqueles associados ao abscesso perinéfrico. Entretanto, não há ITU. A ultrassonografia e a TC habitualmente podem delinear o abscesso fora da fáscia de Gerota.

Os progressos nas técnicas de imagem diminuíram a taxa de mortalidade de 40% a 50% em séries anteriores para aproximadamente 12%, porém houve ainda um período de demora médio de 3,4 dias antes do estabelecimento do diagnóstico correto em uma série atual (Meng et al., 2002). Apenas 35% dos pacientes tiveram diagnóstico correto por ocasião da apresentação na série de Meng, e esse tempo de latência contribuiu para a mortalidade em quase todos os pacientes dessa série. Um limiar apropriado para os exames de imagem continuará melhorando a taxas de diagnóstico correto.

Tratamento. Os agentes antimicrobianos devem ser imediatamente iniciados uma vez estabelecido o diagnóstico de abscesso perinéfrico. A coloração de Gram identifica a patogênese e orienta a terapia antimicrobiana. Deve-se administrar imediatamente um aminoglicosídeo, juntamente com um agente antiestafilocócico, como meticilina ou

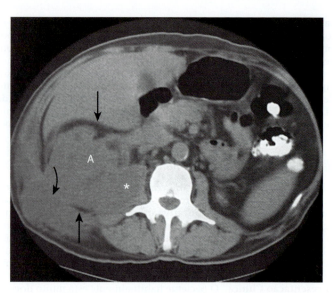

Figura 12-30. Tomografia computadorizada sem realce através do polo inferior do rim direito (nefrectomia prévia do rim esquerdo), mostrando um abscesso perinéfrico extenso. O abscesso (A) extenso distorce e aumenta o contorno renal, infiltra a gordura perinéfrica (*setas retas*) e também se estende dentro do músculo psoas (*asterisco*) e os tecidos moles do flanco (*seta curva*). Observe também que a gordura do sistema coletor renal normal foi obliterada pelo processo.

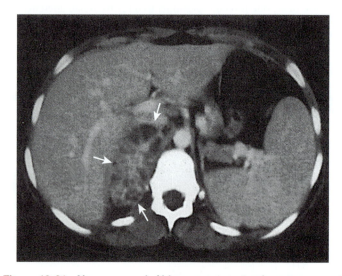

Figura 12-31. Abscesso perinéfrico comprometendo a suprarrenal direita. A tomografia computadorizada mostra uma grande massa pararrenal direita (*setas*) com múltiplas áreas internas de baixa densidade. Na cirurgia, foi encontrado um grande abscesso pararrenal com extenso comprometimento da glândula suprarrenal direita. (De Schaeffer AJ. Urinary tract infections. In: Gillenwater JY, Grayhack JT, Howards SS, et al., editors. Adult and pediatric urology. Philadelphia: Lippincott Williams & Wilkins; 2002. p. 211–72.)

oxacilina. Se o paciente tiver hipersensibilidade à penicilina, podem-se utilizar a cefalotina ou a vancomicina.

Além de controlar a sepse e prevenir uma maior disseminação da infecção, Meng et al., em sua série de 25 pacientes, sugerem que, no caso dos pequenos abscessos perinéfricos (<3 cm), os antibióticos apenas podem tratar adequadamente os pacientes imunocompetentes (Meng et al., 2002). Oito dos 10 pacientes tratados apenas com antibióticos tiveram resolução completa depois de uma média de 10 dias de internação. O tamanho médio do abscesso tratado foi de 1,8 cm. Siegel et al. (1996) também obtiveram uma boa resolução dos abscessos perinéfricos de menos de 3 cm, com cura em todos os cinco pacientes da série.

Para coleções maiores ou para pacientes que não respondem à antibioticoterapia inicial, a próxima etapa no tratamento consiste em intervenção. **A drenagem cirúrgica ou a nefrectomia, caso o rim não esteja funcionando ou esteja gravemente infectado, era o tratamento clássico para os abscessos perinéfricos. Todavia, com o advento da radiologia intervencionista e progressos nas técnicas de drenagem percutânea, a aspiração percutânea guiada por ultrassonografia renal e TC e a drenagem das coleções perirrenais constituem atualmente uma boa opção para terapia.** No estudo de Meng, 11 dos 25 pacientes foram submetidos a drenagem percutânea, além do uso de antibióticos (Meng et al., 2002). O tamanho médio do abscesso foi de 11 cm, e o tempo médio para sua resolução foi de 25 dias. Quatro desses pacientes acabaram necessitando de exploração cirúrgica aberta e drenagem. Todos os rins removidos demonstraram características de função mínima. **Diferentemente dos abscessos renais, recomenda-se a drenagem precoce dos abscessos com mais de 3 cm de diâmetro.**

Após a drenagem do abscesso perinéfrico, deve-se abordar o problema subjacente. Algumas afecções, como o abscesso cortical renal ou a comunicação entérica, exigem atenção imediata. Pode-se realizar uma nefrectomia para a pionefrose concomitantemente com a drenagem do abscesso perinéfrico se o estado de saúde do paciente for bom. Em outros casos, é mais adequado drenar o abscesso perinéfrico em primeiro lugar e corrigir o problema subjacente ou realizar uma nefrectomia quando o estado do paciente tiver melhorado. Na série de Meng de 11 pacientes com abscessos de mais de 11 cm, cerca de 33% exigiram nefrectomia (Meng et al., 2002). Embora isso represente um alto número em pacientes que tendem a ser diabéticos, nos quais a abordagem com preservação dos néfrons é ideal, é decididamente mais baixo do que a taxa histórica de nefrectomia, provavelmente devido às maiores taxas de drenagem percutânea bem-sucedida. Em três dos pacientes com pequenos abscessos perinéfricos e hidronefrose, os antibióticos e a drenagem do sistema urinário obstruído levaram à cura.

Abscesso Perinéfrico *versus* Pielonefrite Aguda. Já foi ressaltado que o maior obstáculo ao tratamento do abscesso perinéfrico é a demora no estabelecimento do diagnóstico. **Na série de Thorley et al. (1974), um diagnóstico incorreto comum foi de pielonefrite aguda; o estudo de Meng mostrou um atraso semelhante de aproximadamente 3 a 4 dias no estabelecimento do diagnóstico apropriado em um estudo moderno** (Meng et al., 2002). No estudo de Thorley, foram encontrados dois fatores capazes de diferenciar o abscesso perinéfrico da pielonefrite aguda: (1) a maioria dos pacientes com pielonefrite não complicada apresentou sintomas durante menos de 5 dias antes da internação, enquanto a maioria daquele com abscessos perinéfricos apresentou sintomas durante mais de 5 dias; e (2) nenhum paciente com pielonefrite aguda permaneceu com febre por mais de 4 dias após o início dos agentes antimicrobianos apropriados. Todos os pacientes com abscessos perinéfricos tiveram febre durante pelo menos 5 dias, com duração mediana de 7 dias. Resultados semelhantes foram observados por Fowler e Perkins (1974).

Os pacientes com doença renal policística submetidos a hemodiálise podem ser particularmente suscetíveis à progressão da ITU aguda para o abscesso perinéfrico. De 445 pacientes submetidos a hemodiálise crônica no *Regional Kidney Disease Program*, em Minneapolis, 5,4% apresentaram doença renal policística, e 33,3% desses pacientes desenvolveram ITUs sintomáticas (Sweet e Keane, 1979). Oito pacientes (62,5%) desenvolveram abscessos perinéfricos, e três desses pacientes morreram. De acordo com os pesquisadores, todas as ITUs, até mesmo as que progrediram para abscessos perinéfricos, foram tratadas prontamente com agentes antimicrobianos adequados, e todos os pacientes desse grupo ficaram sem febre e assintomáticos quando os agentes foram interrompidos. Contudo, posteriormente, houve desenvolvimento de sintomas atribuíveis ao abscesso perinéfrico em oito dos pacientes. O mecanismo desse processo ainda não está bem esclarecido, porém a biodisponibilidade limitada de alguns agentes antimicrobianos em cistos é variável e pode ter contribuído para a progressão da infecção renal.

Pielonefrite Crônica

Nos pacientes sem doença subjacente dos rins ou das vias urinárias, a pielonefrite crônica secundária à ITU é uma doença rara e constitui uma causa ainda mais rara de insuficiência renal crônica. Entretanto, nos pacientes com anormalidades funcionais ou estruturais subjacentes das vias urinárias, a infecção renal crônica pode causar comprometimento renal significativo. Por conseguinte, é essencial a realização de exames apropriados para diagnosticar, localizar e tratar a infecção renal crônica.

A prevalência da pielonefrite crônica também foi estimada em pacientes submetidos a diálise para doença renal terminal. Apesar de uma prevalência de 2% a 5% de bacteriúria nas mulheres, a pielonefrite não complicada por obstrução ou por malformação das vias urinárias não provoca doença renal terminal. Schechter et al. (1971) analisaram a causa da insuficiência renal em 170 pacientes encaminhados para diálise. A pielonefrite crônica constituiu a principal causa de doença renal terminal em 22 (13%) desses pacientes, porém estava habitualmente associada a um defeito estrutural subjacente. Não foi constatada a ocorrência de pielonefrite crônica não obstrutiva inequívoca. As infecções sintomáticas tiveram tendência a ocorrer antes do início da azotemia na maioria dos pacientes com pielonefrite crônica. De modo semelhante, Huland e Busch (1982) avaliaram 161 pacientes com doença renal terminal e constataram que 42 apresentavam pielonefrite crônica. Entretanto, além de uma história de ITU, esses 42 pacientes tinham defeitos que complicavam a doença, como refluxo vesicoureteral, abuso de analgésicos, nefrolitíase ou obstrução. A ITU não complicada não obstrutiva isoladamente nunca foi encontrada como causa de insuficiência renal. Por conseguinte, quando se utiliza a doença renal terminal observada na necropsia ou na clínica de diálise como indicador, a prevalência de pielonefrite bacteriana crônica não complicada é rara.

Além disso, o papel da infecção bacteriana no desenvolvimento da doença renal crônica pode ser avaliado em pacientes com lesão intersticial e tubular renal semelhante àquela que foi classicamente denominada pielonefrite crônica. A frequência com que várias causas potenciais de lesão intersticial são operantes em pacientes com nefrite intersticial foi estimada por Murray e Goldberg (1975). Esses pesquisadores não apenas concluíram que a ITU raramente constitui a única causa de doença renal crônica no adulto, mas também observaram que 89% de seus pacientes com azotemia tinham uma causa primária facilmente identificável de nefrite intersticial. Por conseguinte, quando pacientes com diagnóstico clínico de nefrite intersticial crônica são selecionados como ponto de partida, é fácil associar muitos fatores a essa doença, porém a ITU não parece ser uma delas.

Apresentação Clínica. **A pielonefrite crônica não está associada a nenhum sintoma até que produza insuficiência renal; em seguida, os sintomas assemelham-se àqueles de qualquer outra forma de insuficiência renal crônica.** Nos casos em que se acredita que a pielonefrite crônica de um paciente seja o resultado final de muitos episódios de pielonefrite aguda, pode-se obter uma história de sintomas intermitentes de febre, dor lombar e disúria. De modo semelhante, existe pouca correlação entre os achados urinários e a presença de infecção renal. A bacteriúria e a piúria, que constituem as características essenciais da ITU, não são preditivas de função renal. Por outro lado, pacientes com infecção renal significativa podem ter urina estéril se houver obstrução do ureter que drena o rim, ou se a infecção estiver fora do sistema coletor.

Os critérios patológicos e radiológicos para o diagnóstico de infecção renal também podem ser enganosos. Asscher (1980) catalogou oito estudos de acompanhamento em longo prazo da literatura sobre os rins de adultos com ITU. As informações obtidas desses relatos de 901 pacientes mostram que a bacteriúria presente em adultos saudáveis nos demais aspectos por um longo período de tempo pode estar associada a nenhuma evidência ou a evidência extremamente mínima de dano renal. Por outro lado, os pacientes que apresentam pielonefrite crônica podem ter culturas de urina negativas.

Achados Radiológicos. **O diagnóstico de pielonefrite crônica pode ser estabelecido com máxima confiança com base nos achados da urografia excretora. As características essenciais consistem em assimetria e irregularidade do contorno dos rins, atenuação e dilatação de um ou mais cálices e cicatrizes corticais no local correspondente** (Fig. 12-32). Na ausência de cálculos, obstrução e tuberculose, e com a única exceção da nefrite por analgésicos com necrose papilar (que pode ser excluída com facilidade a partir da história), a pielonefrite crônica constitui praticamente a única doença que provoca cicatriz localizada em um cálice deformado (Stamey, 1980). Na pielonefrite avançada, a distorção e a irregularidade dos cálices, juntamente com cicatrizes corticais, completam o quadro. Independentemente da etiologia da pielonefrite crônica, os achados na TC são compatíveis com atrofia, adelgaçamento cortical/parenquimatoso, cálices em forma de clava e possível hipertrofia do tecido normal residual e assimetria

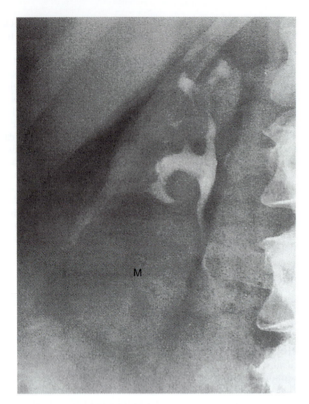

Figura 12-32. Pielonefrite crônica. A urografia excretora de 10 minutos demonstra um contorno renal irregular com atrofia parenquimatosa do polo superior. Observe a perda significativa da espessura do córtex renal sobre os cálices embotados e dilatados. A massa (M) no polo inferior é um cisto simples. (De Schaeffer AJ. Urinary tract infections. In: Gillenwater JY, Grayhack JT, Howards SS, et al, editors. Adult and pediatric urology. Philadelphia: Lippincott Williams & Wilkins; 2002. p. 211–72.)

(Craig et al., 2008). D'Souza et al. (1995) mostraram a existência de uma relação linear entre a perda de volume do parênquima renal e o declínio da função, conforme avaliado por cintigrafia com DMSA. Hodson e Wilson (1965) assinalaram que o infarto renal, uma condição extremamente rara, pode assemelhar-se estreitamente a cicatrizes pielonefríticas, porém as pirâmides renais permanecem no infarto renal, diferentemente da pielonefrite.

Patologia. Na pielonefrite crônica, o rim com frequência está difusamente contraído, com cicatriz e deprimido. As cicatrizes consistem em depressões em forma de Y, planas e largas, com base granulares castanho-avermelhadas. O tecido cicatricial frequentemente é polar, com embotamento subjacente dos cálices. O parênquima é delgado, e há perda da demarcação corticomedular. **As alterações histológicas são focais.** Em geral, observa-se um infiltrado intersticial de linfócitos, plasmócitos e células polimorfonucleares ocasionais. Partes do parênquima podem ser substituídas por fibrose, e, embora os glomérulos possam ser preservados, ocorre frequentemente fibrose periglomerular. Em algumas áreas afetadas, pode haver fibrose completa dos glomérulos e atrofia dos túbulos. Algumas vezes, são observados cilindros leucocitários e hialinos nos túbulos; estes últimos podem exibir semelhança com o coloide da tireoide, daí a descrição *tireoidização renal* (Braude, 1973). Em geral, as alterações são inespecíficas; elas também podem ser observadas em casos de exposição tóxica, atrofia pós-obstrutiva, distúrbios hematológicos, nefrite pós-irradiação, doença renal isquêmica e nefrosclerose.

Tratamento. O tratamento para a evidência radiográfica de pielonefrite deve ser dirigido para a infecção, quando presente, para a prevenção de infecções futuras e monitoramento e preservação da função renal. O tratamento da infecção estabelecida deve se basear em cuidadoso antibiograma e seleção dos fármacos passíveis de alcançar concentrações bactericidas na urina, sem, contudo, ter efeitos nefrotóxicos. A obtenção de níveis bactericidas aceitáveis de um fármaco na urina de um paciente com pielonefrite crônica pode ser difícil, visto que a capacidade de concentração diminuída observada na pielonefrite pode comprometer a excreção e a concentração do agente antimicrobiano. Com frequência, a duração da terapia antimicrobiana é prolongada para maximizar a probabilidade de cura. Nos pacientes em que há desenvolvimento ou progressão da lesão renal na presença de ITU, a hipótese de trabalho é a que deve haver uma condição renal subjacente, habitualmente lesão papilar ou distúrbio urológico subjacente, como obstrução ou cálculo, que exibe maior suscetibilidade à lesão renal. Deve-se proceder a uma avaliação nefrológica e urológica apropriada para identificar essas anormalidades e, se possível, corrigi-las.

"Recidiva" Bacteriana a partir de um Rim Normal

O conceito de que as bactérias persistem no parênquima renal entre episódios de bacteriúria, causando ITUs "recidivantes", baseou-se no estudo de Turck et al. (1968), que sugeriram que a persistência bacteriana poderia ser reconhecida pela simples identificação de duas infecções recorrentes consecutivas pelo mesmo microrganismo. Infelizmente, esse estudo não indicou se a urina era cultivada durante o tratamento para assegurar a erradicação efetiva da infecção original. É possível que algumas dessas denominadas recidivas fossem, de fato, infecções iniciais não resolvidas, e que o edema ureteral associado ao cateterismo pode ter impedido a eliminação da cepa infecciosa inicial.

Estudos subsequentes, resumidos por Stamey (1980) e por Forland et al. (1977) **mostraram que, na presença de vias urinárias normais, as infecções recorrentes não são causadas pela recidiva da persistência bacteriana nos rins.** Com o uso de técnicas de cateterismo ureteral, Cattell et al. (1973) identificaram o local de bacteriúria em 42 pacientes que foram acompanhados durante 6 meses após a terapia. Os autores analisaram a resposta a uma terapia antimicrobiana de 2 semanas de duração. Dos 26 pacientes que foram curados da infecção inicial, 16 tiveram recidiva pelo mesmo microrganismo, oito com infecções do trato urinário superior e oito com bacteriúria vesical.

A maioria das alterações observadas na pielonefrite crônica parece ocorrer na lactância, provavelmente pelo fato de que o rim em crescimento é mais suscetível à formação de cicatriz. Uma revisão que examinou o efeito em longo prazo da ITU em adultos concluiu que a lesão renal é rara nas ITUs não obstrutivas (Stamey, 1980), embora realmente ocorra (Bailey et al., 1969; Davies et al., 1972; Davidson e Talner, 1973; Feldberg, 1982).

A associação entre hipertensão e rim pielonefrítico foi investigada por Pfau e Rosenmann (1978), que concluíram que a associação da pielonefrite crônica com hipertensão é habitualmente coincidente. Sua conclusão concorda com a de um estudo conduzido por Parker e Kunin (1973), que examinaram 74 mulheres internadas há 10 a 20 anos devido a pielonefrite. Apenas 14,5% dessas mulheres tinham hipertensão, ou seja, uma taxa semelhante àquela observada em uma população aleatória de mulheres da mesma idade.

Nefrite Granulomatosa Infecciosa

Pielonefrite Xantogranulomatosa

A pielonefrite xantogranulomatosa (PXG) é uma infecção renal crônica rara e grave, que tipicamente resulta em destruição renal difusa. Os casos são, em sua maioria, unilaterais e resultam em rins aumentados e não funcionantes associados a uropatia obstrutiva secundária à nefrolitíase. A PXG caracteriza-se pelo acúmulo de macrófagos espumosos carregados de lipídeos. Começa dentro da pelve e dos cálices e, subsequentemente, estende-se dentro do parênquima renal e tecidos adjacentes, destruindo-os. No exame radiográfico, foi constatado que a PXG imita praticamente qualquer outra doença inflamatória do rim, bem como o carcinoma de células renais (Malek e Elder, 1978; Tolia et al., 1980). Além disso, o aspecto microscópico da PXG tem sido confundido com o adenocarcinoma de células claras do rim em cortes congelados, levando à realização de nefrectomia radical (Anhalt et al., 1971; Malek e Elder, 1978; Flynn et al., 1979; Lorentzen e Nielsen, 1980; Tolia et al., 1980). A entidade é rara e encontrada em apenas cerca de 0,6% (Malek et al., 1972) a 1,4% (Ghosh, 1955) dos pacientes com inflamação renal que são avaliados patologicamente.

Patogênese. Os principais fatores envolvidos na patogenia da PXG consistem em nefrolitíase, obstrução e infecção (Gregg et al.,

1999). Em várias séries, a nefrolitíase foi observada em até 83% dos pacientes, e aproximadamente metade dos cálculos renais tem sido do tipo coraliforme (Parsons et al., 1983; Chuang et al., 1992; Nataluk et al., 1995). Foi proposto clinicamente e demonstrado de modo experimental que a obstrução primária seguida de infecção por E. coli pode levar à destruição tecidual e a coleções de material lipídico por macrófagos (Povysil e Konickova, 1972). Esses macrófagos (células xantomatosas) distribuem-se em lâminas ao redor dos abscessos parenquimatosos e cálices e estão misturados com linfócitos, células gigantes e plasmócitos. As bactérias parecem ter baixa virulência, visto que a ocorrência de bacteriemia espontânea tem sido raramente descrita. Outros fatores inter-relacionados possíveis incluem oclusão venosa e hemorragia, metabolismo anormal dos lipídeos, bloqueio linfático, fracasso da terapia antimicrobiana na ITU, alteração da competência imunológica e isquemia renal (Friedenberg e Spjut, 1963; Mering et al., 1973; Goodman et al., 1979; McDonald, 1981; Tolia et al., 1981). O conceito de que a PXG está relacionada com degradação bacteriana incompleta e alteração da resposta do hospedeiro tem recebido suporte misto (Nielsen e Lorentzen, 1981; Khalyl-Mawad et al., 1982). Por conseguinte, parece que não existe provavelmente um único fator que seja fundamental na patogenia dessa doença. Mais exatamente, existe uma resposta inflamatória aguda inadequada do hospedeiro dentro de um rim obstruído, isquêmico ou necrótico.

Patologia. Em geral, o rim exibe aumento maciço e contorno normal. A PXG pode ser difusa, conforme observado em 80% dos pacientes, ou segmentar. Na forma difusa da doença, ocorre comprometimento de todo o rim, ao passo que, na PXG segmentar, apenas o parênquima que circunda um ou mais cálices ou um polo de um sistema coletor duplicado está comprometido. Em corte, o rim habitualmente demonstra nefrolitíase e fibrose peripélvica. Os cálices estão dilatados e repletos de material purulento, porém a fibrose que circunda a pelve habitualmente impede a ocorrência de dilatação. Com frequência, as papilas estão destruídas por necrose papilar (Goodman et al., 1979). Nos estágios avançados da doença, múltiplos abscessos parenquimatosos estão repletos de pus viscoso e revestidos por tecido amarelado (Fig. 12-33A). Com frequência, o córtex é delgado e substituído por tecido xantogranulomatoso. A cápsula frequentemente está espessa, e é comum haver extensão do processo inflamatório para dentro do espaço perinéfrico ou paranéfrico (Goodman et al., 1979; McDonald, 1981; Greg et al., 1999).

Ao exame microscópico, os nódulos amarelados que revestem os cálices e circundam os abscessos parenquimatosos contêm lâminas escuras de macrófagos repletos de lipídeos (histiócitos espumosos com pequenos núcleos escuros e citoplasma claro) misturados com linfócitos, células gigantes e plasmócitos (Fig. 12-33B). As células xantogranulomatosas não são específicas da PXG, e podem ser observadas em qualquer local onde haja coexistência de inflamação ou obstrução. A origem da substância gordurosa é controversa. Os ésteres de colesterol que compõem parte do lipídeo podem derivar da lise dos eritrócitos após a hemorragia (Saeed e Fine, 1963).

Apresentação Clínica. Deve-se suspeitar de PXG em pacientes com ITU e aumento unilateral de um rim não funcionante ou pouco funcionante, com cálculo ou lesão expansiva indistinguível de tumor maligno. A maioria dos pacientes apresenta dor lombar, febre e calafrios (69%) e bacteriúria (69%) persistente (46%) (Malek e Elder, 1978). Pode-se observar a presença de outros sintomas vagos, como mal-estar generalizado. Ao exame físico, 62% dos pacientes apresentaram massa no flanco e 35% tiveram previamente cálculos (Malek e Elder, 1978). Com menos frequência, a queixa de apresentação consiste em hipertensão, hematúria ou hepatomegalia. A história clínica é frequentemente positiva para ITU e instrumentação urológica (Malek e Elder, 1978; Flynn et al., 1979; Goodman et al., 1979; Grainger et al., 1982; Yazaki et al., 1982; Petronic et al., 1989; Eastham et al., 1994; Nataluk et al., 1995). Os indivíduos diabéticos também parecem correr maior risco de desenvolver a doença (Eastham et al., 1994). Embora

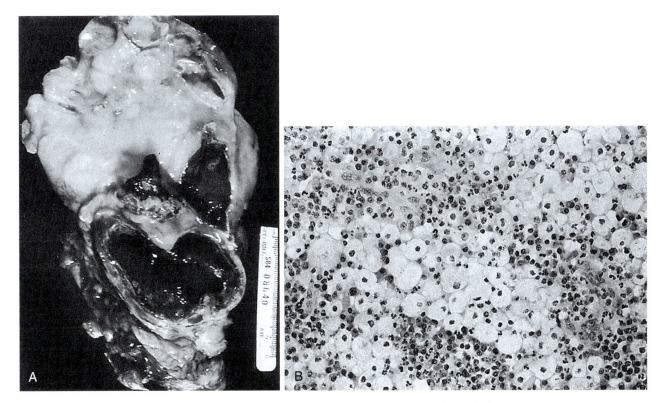

Figura 12-33. Pielonefrite xantogranulomatosa. A, Espécime macroscópico. O rim está acentuadamente aumentado, medindo 23 × 12 cm; a arquitetura normal é substituída por uma massa amarelada e emaranhada no polo superior, que corresponde à inflamação xantogranulomatosa e a numerosos cálices distorcidos e dilatados. B, Ao exame microscópico, o tecido amarelado e emaranhado é composto principalmente de histiócitos repletos de lipídeos, misturados com outras células inflamatórias. (De Schaeffer AJ. Urinary tract infections. In: Gillenwater JY, Grayhack JT, Howards SS, et al., editors. Adult and pediatric urology. Philadelphia: Lippincott Williams & Wilkins; 2002. p. 211–72.)

possa ocorrer em qualquer idade, a incidência máxima da PXG é na quinta à sexta décadas. As mulheres são mais comumente afetadas do que os homens. Não há predileção pelo rim.

Bacteriologia e Diagnóstico Laboratorial. Embora a revisão da literatura mostre que o *Proteus* constitui o microrganismo mais comum envolvido na PXG (Anhalt et al., 1971; Tolia et al., 1981), a *E. coli* também é comum. A prevalência do *Proteus* pode refletir sua associação à formação de cálculos e obstrução crônica e irritação subsequentes. Malek e Elder (1978), em sua análise de 26 casos, constataram o crescimento de bactérias nas culturas de tecido renal em 22 de 23 casos. Foram também cultivados anaeróbios (Malek e Elder, 1978).

Cerca de 10% dos pacientes apresentaram culturas mistas. Em cerca de um terço dos pacientes, não houve nenhum crescimento na cultura de urina, provavelmente pelo fato de que muitos pacientes tinham recebido recentemente ou estavam tomando agentes antimicrobianos quando as culturas foram obtidas. O microrganismo infectante só pode ser identificado por meio de culturas teciduais obtidas durante a cirurgia. Em geral, o exame de urina revela a presença de pus e proteína. Além disso, os exames de sangue frequentemente demonstram a presença de anemia e podem revelar disfunção hepática em 50% dos pacientes (Malek e Elder, 1978).

A PXG é quase sempre unilateral; por conseguinte, é incomum a ocorrência a azotemia ou insuficiência renal franca (Goodman et al., 1979; Gregg et al., 1999).

A TC constitui provavelmente a técnica radiológica mais útil na avaliação de pacientes com PXG (Fig. 12-34). Cinquenta por cento a 80% dos pacientes apresentam a tríade clássica de aumento unilateral do rim com pouca ou nenhuma função e grande cálculo na pelve renal (Elder, 1984). Em geral, a TC demonstra a presença de uma grande massa reniforme, com a pelve renal circundando estreitamente uma calcificação central, porém sem dilatação pélvica (Solomon et al., 1983; Goldman et al., 1984; Hartman, 1985). O parênquima renal é substituído por múltiplas massas com densidade da água, que representam cálices dilatados e cavidades de abscessos preenchidas com quantidades variáveis de pus e resíduos. Nos exames com realce, as paredes dessas cavidades demonstram um rubor proeminente, devido à vascularidade abundante dentro do tecido de granulação. Entretanto, as próprias cavidades não têm realce, enquanto os tumores e outras lesões inflamatórias habitualmente exibem realce. A TC é particularmente útil para demonstrar a extensão do comprometimento renal e pode indicar se os órgãos adjacentes ou a parede abdominal estão acometidos pela PXG (Eastham et al., 1994; Kaplan et al., 1997).

A ultrassonografia habitualmente demonstra um aumento global do rim (Merenich e Popky, 1991). A arquitetura renal normal é substituída por múltiplas massas hipoecoicas repletas de líquido, que correspondem a cálices dilatados e repletos de *debris* ou focos de destruição do parênquima (Fagerholm, 1983; Hartman et al., 1984). No comprometimento focal, uma massa sólida envolvendo um segmento do rim é demonstrada com um cálculo associado no sistema coletor ou ureter. O carcinoma de células renais e outras lesões renais sólidas devem ser considerados no diagnóstico diferencial.

A cintilografia renal com radionuclídeos utilizando TC^{99m}-DMSA é realizada para confirmar e quantificar a ausência diferencial de função no rim acometido (Gregg et al., 1999). A RM ainda não suplantou a TC na avaliação da inflamação renal, porém oferece algumas vantagens ao delinear a extensão extrarrenal da inflamação (Soler et al., 1997). As lesões da PXG podem aparecer como focos císticos de sinal de intensidade intermediária nas imagens ponderadas em T1 e de hiperintensidade nas imagens ponderadas em T2. A arteriografia revela áreas hipervasculares, porém pode haver algumas áreas hipovasculares (Malek e Elder, 1978; Van Kirk et al., 1980; Tolia et al., 1981). Por conseguinte, os exames radiológicos, apesar de distintos, frequentemente não podem ser usados para diferenciar a PXG do carcinoma de células renais.

Diagnóstico Diferencial. O diagnóstico de PXG segmentar sem cálculos pode ser difícil. A PXG em associação a dilatação pélvica maciça não pode ser distinguida da pionefrose. Quando a PXG ocorre dentro de um rim pequeno e contraído, os achados radiográficos são inespecíficos e não são diagnósticos. A malacoplaquia do parênquima renal pode revelar aumento renal e múltiplas massas inflamatórias que substituem o parênquima renal normal, porém geralmente não há cálculos. O linfoma renal pode estar associado a múltiplas massas hipoecoicas circundando a pelve contraída e não dilatada, porém o linfoma é, em geral, clinicamente evidente, e o comprometimento renal é habitualmente bilateral e não está associado a cálculos.

Tratamento. O principal obstáculo ao tratamento correto da PXG é o diagnóstico incorreto. Atualmente, com a tecnologia da TC, o diagnóstico de PXG é estabelecido no pré-operatório em quase 90% dos casos (Eastham et al., 1994; Nataluk et al., 1995). A terapia antimicrobiana pode ser necessária para estabilizar o paciente no pré-operatório, e, **em certas ocasiões, a terapia antimicrobiana em longo prazo erradica a infecção e restabelece a função renal** (Mollier et al., 1995). Como a anormalidade renal pode ser diagnosticada no pré-operatório como tumor renal e/ou é difusa, **a nefrectomia é habitualmente realizada.** Se a PXG localizada for diagnosticada no pré-operatório ou na exploração, é acessível à nefrectomia parcial (Malek e Elder, 1978; Tolia et al., 1980; Osca et al., 1997).

Entretanto, os macrófagos repletos de lipídeos associados à PXG assemelham-se estreitamente ao adenocarcinoma de células claras, e pode ser difícil diferenciá-los baseando-se apenas em corte congelado. Além disso, a PXG tem sido associada ao carcinoma de células renais, carcinoma papilífero de células transicionais da pelve ou da bexiga e carcinoma de células escamosas infiltrativo da pelve (Schoborg et al., 1980; Pitts et al., 1981; Tolia et al., 1981); por conseguinte, se não for possível descartar a possibilidade de tumor renal maligno, deve-se proceder à nefrectomia. Quando existe doença difusa e extensa no retroperitônio, pode ser necessária a remoção do rim e da gordura perinéfrica. Nessas circunstâncias, a cirurgia pode ser difícil e pode envolver dissecção do tecido granulomatoso do diafragma, grandes vasos e intestino (Malek e Elder, 1978; Flynn et al., 1979). É importante remover toda a massa inflamatória, visto que, em quase três quartos dos pacientes, o tecido xantogranulomatoso está infectado. Se forem realizadas apenas uma incisão e drenagem, em lugar da nefrectomia, o paciente pode continuar apresentando doença debilitante prolongada ou pode desenvolver uma fístula cutânea renal; nessa situação, será necessário realizar uma nefrectomia ainda mais difícil. Em uma série anterior de casos combinados de nefrectomias laparoscópicas realizadas para PXG, foi concluído que os benefícios da cirurgia laparoscópica não se estendem para o tratamento dessa doença (Bercowsky et al., 1999); entretanto, uma revisão maior de uma experiência moderna com PXG sugere que a nefrectomia laparoscópica constitui uma abordagem razoável ao tratamento. Alguns estudos sugerem uma abordagem retroperitoneal laparoscópica e,

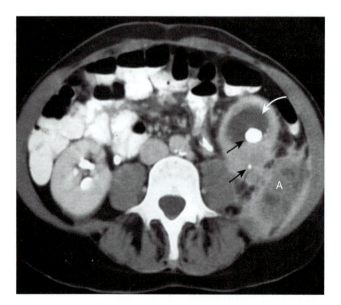

Figura 12-34. Pielonefrite xantogranulomatosa. Tomografia computadorizada com realce, mostrando o sistema coletor e cálculos parenquimatosos (*setas pretas retas*) com pionefrose no polo inferior (*seta branca curva*) e um abscesso (A) perinéfrico irregular, predominantemente de baixa densidade, que se estende dentro dos tecidos moles do flanco.

se for transperitoneal, o uso de uma porta assistida manualmente (Tobias-Machado et al., 2005). Foram observadas taxas elevadas de conversão em múltiplos estudos (Korkes et al., 2008).

Malacoplaquia

A malacoplaquia, da palavra grega que significa "placa mole", é uma doença inflamatória rara, originalmente descrita na bexiga, mas que também afeta os tratos geniturinário e gastrintestinal, a pele, os pulmões, os ossos e os linfonodos mesentéricos. Trata-se de uma lesão inflamatória descrita originalmente por Michaelis e Guttmann (1902). Foi caracterizada por von Hansemann (1903) como placas moles castanho-amareladas com lesões granulomatosas, nas quais os histiócitos contêm corpos de inclusão lisossômicos basofílicos distintos ou corpúsculos de Michaelis-Gutmann. Embora sua patogenia exata não seja conhecida, a malacoplaquia provavelmente resulta de uma função anormal dos macrófagos em resposta a uma infecção bacteriana, que é mais frequentemente causada por *E. coli*.

Patogenia. A patogenia não é conhecida, porém várias teorias são populares. Em 93 pacientes nos quais foram realizadas culturas de urina, tecido enfermo ou sangue, 89,4% apresentaram infecções coliformes (Stanton e Maxted, 1981). Além disso, 40% dos pacientes nessa revisão apresentavam síndrome de imunodeficiência, doença autoimune, carcinoma ou outro distúrbio sistêmico. Essa associação de infecções coliformes e comprometimento do estado de saúde é bem reconhecida em pacientes com malacoplaquia.

Foi formulada a hipótese de que as bactérias ou fragmentos bacterianos formam o nicho para os cristais de fosfato de cálcio que formam lâminas nos corpúsculos de Michaelis-Gutmann. A maioria das investigações sobre a patogenia dessa doença sustenta teorias segundo as quais um defeito na digestão bacteriana dentro dos fagossomos responde pela resposta imunológica incomum que provoca malacoplaquia.

Patologia. O diagnóstico é estabelecido por biópsia. A lesão caracteriza-se por grandes histiócitos, conhecidos como *células de von Hansemann*, e por pequenas esférulas basofílicas, extracitoplasmáticas ou intracitoplasmáticas, denominadas *corpúsculos de Michaelis-Gutmann*, que são patognomônicos (Fig. 12-35). A microscopia eletrônica revelou a presença de bactérias coliformes intactas e fragmentos bacterianos dentro dos fagolisossomos dos histiócitos da malacoplaquia de aspecto espumoso (Lewin et al., 1976; Stanton e Maxted, 1981). Em sua revisão, Stanton e Maxted (1981) e Esparza et al. (1989) ressaltaram que, embora sejam patognomônicos da doença, os corpúsculos de Michaelis-Gutmann podem estar ausentes no estágio inicial da malacoplaquia, e a sua presença não é necessária para o estabelecimento do diagnóstico.

Foi demonstrado que os macrófagos na malacoplaquia que acomete o rim e a bexiga contêm altas quantidades de α_1-antitripsina imunorreativa (Callea et al., 1982). A quantidade de α_1-antitripsina permanece inalterada durante os estágios morfogenéticos do processo patológico. Os macrófagos de outros processos patológicos, que se assemelham estreitamente à malacoplaquia, mas que carecem de corpúsculos de

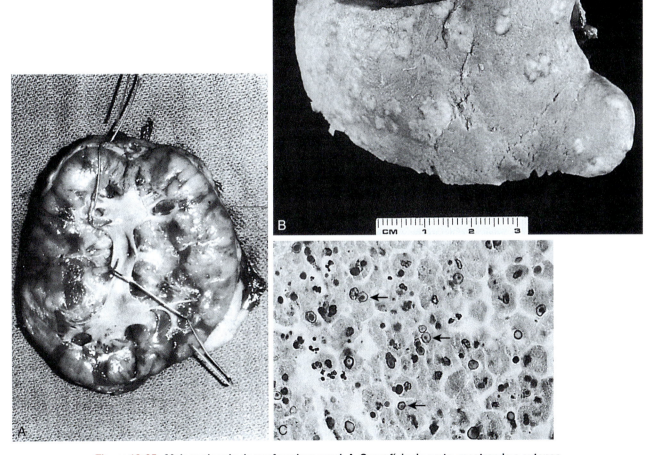

Figura 12-35. Malacoplaquia do parênquima renal. A, Superfície de corte, mostrando a extensa substituição cortical e medular superior por massas multifocais, confluentes e semelhantes a tumores. B, Superfície cortical mostrando múltiplas lesões firmes semelhantes a placas. C, A característica da malacoplaquia consiste na demonstração do corpúsculo de Michaelis-Gutmann (*setas*), que representa bactérias parcialmente destruídas, circundadas por uma membrana de lipoproteína (coloração pela hematoxilina e eosina). (De Hartman DS. Radiologic pathologic correlation of the infectious granulomatous diseases of the kidney: I and II. Monogr Urol 1985;6:3.)

Michaelis-Gutmann, não contêm α_1-antitripsina, com exceção de alguns macrófagos na tuberculose e na PXG. **Por conseguinte, a coloração imuno-histoquímica para α_1-antitripsina pode representar um teste valioso para o diagnóstico diferencial precoce e acurado da malacoplaquia.**

Apresentação Clínica. **A maioria dos pacientes tem mais de 50 anos de idade.** A proporção entre mulheres e homens com malacoplaquia das vias urinárias é de 4:1, porém essa disparidade não é observada em outros tecidos corporais (Stanton e Maxted, 1981). Com frequência, os pacientes estão debilitados e imunossuprimidos e apresentam outras doenças crônicas. Os sintomas de malacoplaquia da bexiga consistem em irritabilidade vesical e hematúria. A cistoscopia revela placas mucosas ou nódulos. Conforme essas lesões progridem, elas podem se transformar em massas de crescimento fungiforme, firmes e sésseis, que causam defeitos de enchimento da bexiga, ureter ou pelve na urografia excretora. A parte distal do ureter pode apresentar estreitamento ou estenose, causando obstrução renal subsequente ou ausência de função (Sexton et al., 1982). O paciente típico com doença do parênquima renal pode exibir uma ou mais massas radiográficas e infecções crônicas por *E. coli*. A malacoplaquia do parênquima renal pode ser complicada por trombose das veias renais e da veia cava inferior (McClure, 1983). Quando a malacoplaquia acomete o testículo, verifica-se a presença de epidídimo-orquite. A malacoplaquia da próstata é rara; entretanto, quando ocorre, pode ser confundida clinicamente com carcinoma (Shimizu et al., 1981). A taxa de mortalidade pode ultrapassar 50%, e a morbidade pode ser substancial (Stanton e Maxted, 1981).

Achados Radiológicos. **Na urografia excretora, a malacoplaquia multifocal apresenta-se na forma de rins de tamanho aumentado com múltiplos defeitos de enchimento.** Não há calcificação renal, litíase nem hidronefrose. A natureza multifocal é mais bem evidenciada pela ultrassonografia, TC ou arteriografia. A ultrassonografia pode revelar aumento dos rins e distorção do complexo eco central. Com frequência, as massas são confluentes, resultando em aumento geral na ecogenicidade do parênquima renal (Hartman et al., 1980). Na TC, os focos de malacoplaquia são menos densos do que o parênquima circundante com realce (Hartman, 1985). Nos casos típicos, a arteriografia revela uma massa hipovascular sem neovascularidade periférica (Cavins e Goldstein, 1977; Trillo et al., 1977).

Na urografia excretora, a malacoplaquia unifocal aparece como uma massa não calcificada, que é indistinguível de outras lesões inflamatórias ou neoplásicas. A ultrassonografia e a TC podem demonstrar uma estrutura sólida ou cística, dependendo do grau de necrose interna. A angiografia pode demonstrar neovascularidade (Trillo et al., 1977). A extensão além dos rins, que pode ocorrer com a malacoplaquia multifocal ou uniforme, é mais bem demonstrada na TC.

Diagnóstico Diferencial. O diagnóstico diferencial inclui doença cística renal, neoplasia e doença inflamatória renal (Hartman, 1985). Deve-se considerar a possibilidade de malacoplaquia quando se observa a presença de uma ou mais massas renais, particularmente em mulheres com ITUs recorrentes por *E. coli*, síndromes de alteração da resposta imune ou evidências cistoscópicas de malacoplaquia ou defeitos de enchimento no sistema coletor (Charboneau, 1980). Deve-se suspeitar também de malacoplaquia quando esses achados radiográficos ocorrem em um paciente de transplante renal que apresenta ITU persistente, apesar da terapia antimicrobiana adequada. Em geral, pode-se descartar a possibilidade de doença cística por meio de avaliação cuidadosa com ultrassonografia e TC. Em geral, o comprometimento renal com doença metastática ou linfomas ocorre tardiamente na evolução da doença, que está bem estabelecida. Com mais frequência, o carcinoma de células renais multifocal é observado no contexto da doença de von Hippel-Lindau com suas outras manifestações clínicas. Os pacientes com PXG apresentam habitualmente sinais e sintomas de ITU. À semelhança da malacoplaquia, o rim acometido está aumentado, porém é comum a ocorrência de cálculos renais e obstrução. Com frequência, múltiplos abscessos renais estão associados à disseminação hematogênica em consequência da doença cardíaca.

Tratamento. **O tratamento da malacoplaquia deve ser dirigido para o controle das ITUs, o que deve estabilizar o processo patológico.** Esse assunto foi bem analisado por Stanton e Maxted (1981). Embora múltiplos agentes antimicrobianos, incluindo numerosos agentes antituberculose, tenham sido usados em longo prazo, acredita-se que as sulfonamidas, a rifampicina, a doxiciclina e o TMP sejam particularmente úteis, em razão de sua atividade bactericida intracelular (Maderazo et al., 1979). As fluoroquinolonas são captadas diretamente pelos macrófagos e também são de eficácia comprovada no tratamento da malacoplaquia (Vallorosi et al., 1999). Outros pesquisadores usaram o ácido ascórbico e agentes colinérgicos, como o betanecol, juntamente com a terapia antimicrobiana e relataram a obtenção de resultados satisfatórios (Abdou et al., 1977; Zornow et al., 1979; Stanton et al., 1983). Acredita-se que ambos os agentes sejam capazes de aumentar os níveis intracelulares de monofosfato de guanosina cíclico, que foram postulados como defeito biológico responsável pela disfunção dos macrófagos. Entretanto, pode haver necessidade de intervenção cirúrgica se a doença progredir a despeito do tratamento antimicrobiano. A nefrectomia é habitualmente realizada para o tratamento das lesões renais unilaterais sintomáticas.

O prognóstico em longo prazo parece estar relacionado com a extensão da doença. Quando a malacoplaquia do parênquima renal é bilateral ou acomete o rim transplantado, a morte habitualmente ocorre dentro de 6 meses (Bowers e Cathey, 1971; Deridder et al., 1977). Os pacientes com doença unilateral habitualmente apresentam sobrevida em longo prazo após a nefrectomia.

Equinococose Renal

A equinococose é uma infecção parasitária causada pelo estágio larvário da tênia *Echinococcus granulosus*. A doença é prevalente em cães, ovinos, bovinos e seres humanos na África do Sul, Austrália, Nova Zelândia, Países Mediterrâneos (particularmente Grécia) e algumas partes da antiga União Soviética. Nos EUstados Unidos, a doença é rara, porém é encontrada em imigrantes da Europa Oriental ou de outras áreas endêmicas de outros países ou como infecção nativa entre índios norte-americanos no sudoeste e em esquimós (Plorde, 1977).

Patogênese e Patologia. A equinococose é produzida pelo estágio de larva da tênia que, em sua forma adulta, reside no intestino do cão, o hospedeiro definitivo. O verme adulto mede 3 a 9 mm de comprimento. Os ovos nas fezes do cão contaminam o pasto e o solo arável e são ingeridos por ovinos, suínos ou seres humanos, que são hospedeiros intermediários. As larvas eclodem, penetram nas vênulas na parede do duodeno e são transportadas na corrente sanguínea até o fígado. As larvas que escapam do fígado são então filtradas pelos pulmões. Cerca de 3% dos organismos que escapam do fígado e dos pulmões podem entrar na circulação sistêmica e infectar os rins. As larvas sofrem vesiculação, e o cisto hidático desenvolve-se gradualmente, em uma velocidade de cerca de 1 cm/ano. Por conseguinte, o cisto pode levar 5 a 10 anos para alcançar um tamanho patológico.

Os cistos da equinococose nos rins são habitualmente únicos e localizados no córtex (Nabizadeh et al., 1983). A parede do cisto hidático apresenta três zonas: uma zona periférica de fibroblastos derivados dos tecidos do hospedeiro, que passa a constituir a adventícia e pode sofrer calcificação; uma camada laminada intermediária, que se torna hialinizada; e uma única camada interna composta de epitélio nucleado, denominada *camada germinativa*. A camada germinativa dá origem a cápsulas prolígeras que aumentam em número, tornam-se vacuoladas e permanecem ligadas à membrana germinativa por um pedículo. Novas larvas (escóleces) desenvolvem-se em grandes números a partir da camada germinativa dentro da cápsula (Fig. 12-36). O cisto hidático também é repleto de líquido. Quando as cápsulas prolígeras se desprendem, elas aumentam e movem-se livremente no líquido e são então designadas como cistos-filhos. A areia hidática é composta de lavas livres e cistos-filhos.

Apresentação Clínica. Os sintomas da equinococose são aqueles de um tumor de crescimento lento. Os pacientes são, em sua maioria, assintomáticos ou apresentam uma massa no flanco, dor surda ou hematúria (Gilsanz et al., 1980; Nabizadeh et al., 1983). Como o cisto é focal, ele raramente afeta a função renal. Em raros casos, o cisto sofre ruptura no sistema coletor, e o paciente pode apresentar cólica intensa e eliminação de resíduos que se assemelham a peles de uvas na urina (hidatidúria). O cisto também sofrer ruptura em uma víscera adjacente ou na cavidade peritoneal. O líquido é extremamente antigênico (Hartman, 1985).

Diagnóstico Laboratorial. Caso ocorra ruptura do cisto, o diagnóstico definitivo pode ser estabelecido pela identificação dos cistos-filhos na urina ou pela identificação da parede laminada do cisto (Sparks et al., 1976). Menos de 50% dos pacientes apresentam eosinofilia. O exame complementar mais confiável utiliza antígenos do arco 5 hidáticos parcialmente purificados em um teste de dupla difusão (Coltorti e Varela-Diaz, 1978). A fixação do complemento, a hemaglutinação (HA) e os testes cutâneos intradérmicos de Casoni são

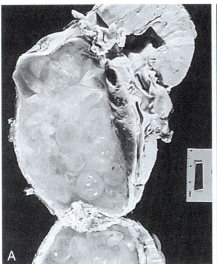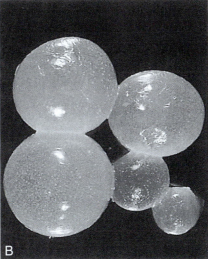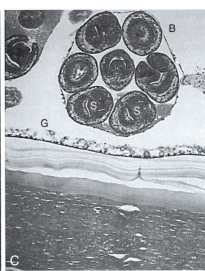

Figura 12-36. Equinococose. A, Peça macroscópica. Massa cística medindo 7 × 11 cm no polo inferior. Os cistos-filhos menores são identificados dentro da massa cística maior. B, Peça macroscópica. Os cistos-filhos representam cápsulas prolígeras que se desprenderam e movem-se livremente. C, Fotomicrografia. As cápsulas prolígeras (B), que se originam da camada germinativa (G), contêm escóleces (S) viáveis e em processo de degeneração. (De Hartman DS. Radiologic pathologic correlation of the infectious granulomatous diseases of the kidney: III and IV. Monogr Urol 1985;6:26.)

menos confiáveis; entretanto, quando combinados, são positivos em cerca de 90% dos pacientes (Sparks et al., 1976).

Achados Radiológicos. Nos casos típicos, a urografia excretora revela uma massa cística com parede espessa, ocasionalmente calcificada (Buckley et al., 1985). Se o cisto sofrer ruptura dentro do sistema coletor, os cistos-filhos podem ser delineados na pelve como uma massa irregular ou como múltiplas lesões solitárias (Gilsanz et al., 1980). Em certas ocasiões, ocorre enchimento direto do cisto com meio de contraste.

A ultrassonografia e a TC são úteis para caracterizar a massa. Em geral, a ultrassonografia demonstra uma massa multicística ou multiloculada. Uma mudança súbita de posição pode demonstrar ecos brilhantes que correspondem à areia hidática, que pode ser observada durante a avaliação dos cistos hidáticos em tempo real (Saint Martin e Chiesa, 1984).

Na TC, podem ser identificados vários padrões de equinococose renal. O mais específico consiste em uma massa cística, com cistos-filhos arredondados e distintos e uma membrana bem definida com realce (Martorana et al., 1981). O padrão menos específico consiste em massa cística multiloculada de parede espessa (Gilsanz et al., 1980). A presença de cistos-filhos dentro do cisto-mãe diferencia a lesão de um cisto renal simples e de abscessos renais, cistos infectados e neoplasia necrótica.

Tanto a TC quanto a ultrassonografia mostram-se úteis para a avaliação do fígado. A angiografia raramente é necessária. **A aspiração diagnóstica não deve ser realizada, devido ao risco de ruptura e derrame do conteúdo altamente antigênico do cisto e risco de anafilaxia fatal.** Entretanto, Baijal et al. (1995) descreveram o tratamento da hidatidose renal por via percutânea como opção diagnóstica e terapêutica minimamente invasiva.

Tratamento. O prognóstico da equinococose é satisfatório, porém depende da localização e do tamanho dos cistos. O tratamento médico com compostos de benzindazol, como mebendazol ou albendazol, demonstrou ter sucesso limitado, com efeitos colaterais significativos (Nabizadeh et al., 1983).

A cirurgia continua sendo a base do tratamento para a equinococose renal (Poulios, 1991). O cisto deve ser removido sem causar a sua ruptura, a fim de reduzir a probabilidade de disseminação, reação antigênica e recorrência. Se a parede do cisto estiver calcificada, as larvas provavelmente estão mortas, e o risco de disseminação é baixo, embora um cisto-filho possa ser viável. Se o cisto sofrer ruptura, ou se não for possível removê-lo, e houver necessidade de marsupialização, deve-se aspirar inicialmente o conteúdo do cisto e enchê-lo com um agente escolicida, como cloreto de sódio a 30%, nitrato de prata a 0,5%, formalina a 2% ou iodo a 1% durante aproximadamente 5 minutos para destruir a porção germinal (Sparks et al., 1976; Nabizadeh et al., 1983; Shetty et al., 1992).

PONTOS-CHAVE: INFECÇÕES RENAIS

- Classicamente, a pielonefrite aguda manifesta-se como início abrupto de calafrios, febre e hipersensibilidade lombar ou no ângulo costovertebral, porém pode apresentar sintomas leves, como cistite, ou graves, como sepse.
- A pielonefrite enfisematosa é uma infecção que comporta risco de morte, diagnosticada radiograficamente pela presença de gás no parênquima e sistema coletor; o tratamento é cirúrgico.
- Os abscessos renais são bem delineados pela TC e são classicamente tratados com agentes antimicrobianos IV e drenagem. Os abscessos menores podem responder ao tratamento conservador com manejo clínico.
- A pionefrose é uma infecção bacteriana em um rim hidronefrótico. O diagnóstico imediato é fundamental; o tratamento consiste em agentes antimicrobianos intravenosos e drenagem da unidade renal obstruída.
- A PXG é uma infecção renal crônica, que frequentemente é encontrada em unidades renais de função deficiente, obstruídas secundariamente à nefrolitíase. A PXG pode ser confundida com tumores renais.
- A malacoplaquia é uma doença inflamatória rara, que se acredita seja devida a uma função anormal dos macrófagos. Os corpúsculos de Michaelis-Gutmann são corpúsculos de inclusão lisossomais que caracterizam essa doença ao exame microscópico.

BACTERIEMIA, SEPSE E CHOQUE SÉPTICO

A sepse é uma síndrome clínica, caracterizada por extremos de temperatura corporal, frequência cardíaca, frequência respiratória e contagem dos leucócitos, que ocorrem em resposta a uma infecção. O Quadro 12-9 fornece uma lista detalhada das características potenciais da sepse. A sepse grave e o choque séptico constituem extensões do espectro da sepse e envolvem disfunção orgânica aguda e hipotensão potencialmente fatal, que não responde à reanimação com fluidos (Dellinger et al., 2008). Uma resposta típica do hospedeiro à infecção envolve a contenção localizada e eliminação das bactérias e

QUADRO 12-9 Características Potenciais do Espectro da Sepse

GERAIS
Febre (temperatura interna >38,3 °C)
Hipotermia (temperatura interna <36 °C)
Frequência cardíaca >90 min, 1 ou 2 DP acima do valor normal para a idade
Taquipneia
Alteração do estado mental
Edema significativo ou balanço hídrico positivo (20 mL/kg/24 h)
Hiperglicemia (glicose plasmática >120 mg/dL ou 7,7 mmol/L) na ausência de diabetes

INFLAMATÓRIAS
Leucocitose (contagem de leucócitos >12.000/µL)
Leucopenia (contagem de leucócitos >4.000/µL)
Contagem de leucócitos normal com >10% de formas imaturas

DISFUNÇÃO ORGÂNICA
Hipoxemia arterial (PaO_2/FIO_2 >300)
Oligúria aguda (débito urinário de 0,5 mL/kg em 1 h durante pelo menos 2 h)
Aumento da creatinina de 0,5 mg/dL
Anormalidades da coagulação (INR de 1,5 ou TTPa >60 s)
Íleo (ausência de sons intestinais)
Trombocitopenia (contagem de plaquetas <10.000/µL)
Hiperbilirrubinemia (bilirrubina total plasmática >4 mg/dL ou 70 mmol/L)

PERFUSÃO TECIDUAL
Hiperlactatemia (>1 mmol/L)
Diminuição do enchimento capilar ou mosqueamento

INR, relação normalizada internacional; TTPa, tempo de tromboplastina parcial ativada.
De Levy MM, Fink MP, Marshall JC, et al. 2001 SCCM/ESICM/ACCP/ATS/SIS International Sepsis Definitions Conference. Crit Care Med 2003;31:1250–6.

o reparo do tecido lesionado. Esse processo é facilitado por macrófagos e células dendríticas e coordenado pelas células auxiliares T CD4+, por meio da liberação de moléculas tanto pró-inflamatórias quanto anti-inflamatórias (citocinas, quimiocinas, interferons). Ocorre sepse quando um processo infeccioso local transforma-se em uma resposta inflamatória sistêmica transportada pelo sangue e descontrolada, que resulta em lesão dos tecidos ou órgãos distantes do local inicial de infecção ou lesão. Os extremos do espectro são letais em um de cada quatro pacientes, e, nos Estados Unidos, a estimativa é de 750.000 casos (três casos por 1.000 habitantes) de sepse ou choque séptico a cada ano (Rivers et al., 2001; Dellinger et al., 2008). De modo muito semelhante a outras emergências médicas, incluindo politraumatismo, infarto agudo do miocárdio, e acidente vascular cerebral, o reconhecimento precoce e o tratamento adequado influenciam significativamente o resultado, e esses momentos são comumente conhecidos como "as horas de ouro".

Definições

- **Bacteriemia:** presença de bactérias viáveis no sangue
- **Síndrome de resposta inflamatória sistêmica (SRIS):** síndrome clínica caracterizada pela International Sepsis Definitions Conference de 2001 (Levy et al., 2003) como extremos de temperatura corporal, frequência cardíaca, ventilação e resposta imune. A SRIS pode ocorrer em resposta a múltiplos insultos, incluindo infecção sistêmica, traumatismo, lesão térmica ou inflamação estéril.
- **Sepse:** documentação ou forte suspeita de SRIS e infecção
- **Sepse grave:** sepse com disfunção orgânica induzida por sepse ou hipoperfusão tecidual, tipicamente pressão arterial sistólica (PAS) inferior a 90 mmHg ou pressão arterial média (PAM) inferior a 70 mmHg.
- **Choque séptico:** forma extrema de sepse com hipotensão induzida por sepse, que persiste apesar da reanimação adequada com fluidos; os achados podem incluir níveis elevados de ácido lático ou oligúria.

Fisiopatologia

Os estudos iniciais sobre as características fisiopatológicas do choque séptico concentraram-se nas interações dos lipopolissacarídeos (LPS) da parede celular das bactérias Gram-negativas com diversas vias do sistema imune inato. Pesquisas mais recentes tiveram como enfoque uma compreensão da ativação e regulação dos sistemas imunes tanto inato quanto adquirido e da diversidade de citocinas que são liberadas durante as respostas inflamatórias localizadas e sistêmicas.

Componentes da Parede Celular das Bactérias no Choque Séptico

As exotoxinas produzidas por algumas bactérias (p. ex., exotoxina A produzida por *P. aeruginosa*) podem dar início ao choque séptico. Entretanto, as próprias bactérias e, em particular, os componentes de suas paredes celulares são principalmente responsáveis pelo desenvolvimento do choque séptico. Esses componentes ativam numerosas vias imunológicas inatas, incluindo macrófagos, neutrófilos, células dendríticas e o sistema complemento. O principal iniciador do choque séptico causado por bactérias Gram-negativas é a endotoxina, um componente LPS da membrana externa bacteriana. A endotoxina pode ativar diretamente os sistemas da coagulação, complemento e fibrinólise, levando à liberação de pequenas moléculas que provocam vasodilatação e aumento da permeabilidade endotelial (Tapper e Herwald, 2000).

Rede de Citocinas

As células monocíticas parecem desempenhar um papel fundamental na mediação dos efeitos biológicos da SRIS e do choque séptico. Os monócitos são capazes de remover e destoxificar o LPS e podem ser benéficos para o hospedeiro. Entretanto, os monócitos estimulados por LPS produzem citocinas, como o fator de necrose tumoral (TNF) e a interleucina (IL)-1. A ativação intravascular dos sistemas inflamatórios envolvidos no choque séptico representa principalmente a consequência de uma produção excessiva dessas citocinas e de outras citocinas. A produção dessas citocinas é modulada pelas células T auxiliares CD4+. As células T auxiliares CD4+ tipo I liberam citocinas pró-inflamatórias, incluindo TNF-α, interferon-γ e IL-2. Essas citocinas também são produzidas por macrófagos, células endoteliais e outras células estimuladas por produtos microbianos. A liberação sistêmica de grandes quantidades da citocina TNF está associada à morte por choque séptico nos seres humanos (Waage et al., 1987; Calandra et al., 1988; Girardin et al., 1988). Entretanto, apesar do fato de o TNF ser classicamente considerado como o mediador central das alterações fisiopatológicas associadas à sepse, o papel da atenuação dessa citocina e de outras citocinas pró-inflamatórias permanece incerto. Por exemplo, em um modelo animal de peritonite, a sobrevida foi agravada pela administração de anticorpos bloqueadores de TNF (Eskandari et al., 1992). Além disso, pacientes que sofrem de artrite reumatoide que são tratados com agentes TNF-α permanecem suscetíveis ao desenvolvimento de choque séptico. Por fim, uma metanálise de ensaios clínicos que utilizaram agentes anti-inflamatórios na sepse sugeriu que esses fármacos foram geralmente prejudiciais em todos os casos, exceto em um pequeno subgrupo de pacientes (Hotchkiss e Karl, 2003). Mais recentemente, foram também observados níveis elevados de citocinas anti-inflamatórias, incluindo IL-4 e IL-10, liberadas por células T auxiliares CD4+ tipo II, na sepse, ilustrando ainda mais a complexa regulação das citocinas tanto pró-inflamatórias quanto anti-inflamatórias em um paciente com sepse. Em resumo, as citocinas tanto pró-inflamatórias quanto anti-inflamatórias constituem elementos do estágio inicial da sepse; entretanto, o papel da modulação das citocinas no tratamento da sepse ainda não está bem esclarecido.

Apresentação Clínica e Diagnóstico

Os sinais iniciais da síndrome de resposta inflamatória sistêmica consistem em extremos de temperatura (>38 °C ou <36 °C), taquicardia (frequência cardíaca >90 batimentos/min), taquipneia e alteração do estado mental. Os achados clássicos à cabeceira do paciente que diferenciam o choque séptico de outros tipos de choque incluem paciente com temperatura elevada, enchimento capilar vigoroso e pulso alternante, refletindo pirexia, vasodilatação periférica e diminuição da resistência vascular sistêmica. Outros critérios diagnósticos incluem evidências de disfunção orgânica, como hipotensão, oligúria ou íleo, e **anormalidades laboratoriais**, que consistem em leucocitose e leucopenia, hiperbilirrubinemia, hiperlactatemia, hiperglicemia, anormalidades da coagulação e níveis elevados de proteína C-reativa e pró-calcitonina (Quadro 12-9). A apresentação clínica clássica de febre e calafrios, seguidos de hipotensão, só se manifesta em cerca de 30% dos pacientes com bacteriemia por Gram-negativos (McClure, 1983). Mesmo antes dos extremos de temperatura e do início dos calafrios, os pacientes com bacteriemia frequentemente começam a hiperventilar. Por conseguinte, **a alteração metabólica mais precoce na septicemia consiste em alcalose respiratória resultante**. Nos pacientes em estado crítico, o início súbito de hiperventilação deve levar a uma coleta de sangue para cultura e avaliação cuidadosa do paciente. **As alterações do estado mental também podem constituir indícios clínicos importantes**. Embora o padrão mais comum observado seja de letargia ou obnubilação, alguns pacientes podem apresentar excitação, agitação ou agressividade. Podem-se identificar manifestações cutâneas, como lesão em olho de boi, associadas à *P. aeruginosa*.

Foram descritas infecções metastáticas em consequência de bacteriemia do trato geniturinário (Siroky et al., 1976). Nessa revisão de 137 pacientes que desenvolveram infecções metastáticas em consequência de bacteriemia com fonte geniturinária, 79% tinham sido submetidos anteriormente a instrumentação urológica, 59% desenvolveram infecções ósseas, principalmente da coluna, e 29% apresentaram endocardite, mais comumente causada por *E. faecalis*.

Bacteriologia

Nos estudos clássicos de síndrome de sepse e choque séptico, as bactérias Gram-negativas foram os microrganismos predominantes isolados em 30% a 80% dos casos, enquanto as bactérias Gram-positivas foram identificadas em 5% a 24% (Ispahani et al., 1987; Calandra et al., 1988; Bone, 1991). Embora *E. coli* seja o microrganismo mais comum responsável pela bacteriemia por Gram-negativos, muitas infecções hospitalares associadas a cateter são causadas por microrganismos Gram-negativos altamente resistentes: *P. aeruginosa*, *Proteus*, *Providencia* e *Serratia*. O *Acinetobacter* e o *Enterobacter* estão emergindo como importantes patógenos hospitalares. Em uma grande série, *E. coli* foi responsável por cerca de um terço dos casos; a família *Klebsiella-Enterobacter-Serratia*, por cerca de 20%; e *Pseudomonas*, *Proteus*, *Providencia* e espécies anaeróbicas, por aproximadamente 10% cada uma (Kreger et al., 1980). Os microrganismos anaeróbicos podem causar bacteriemia quando a fonte consiste em abscesso intra-abdominal pós-operatório ou biópsia de próstata por via transretal. **Estudos mais recentes sugerem que a incidência de sepse causada tanto por bactérias Gram-positivas quanto por fungos está aumentando** (Martin et al., 2003) e reforçam a necessidade de uma cobertura antimicrobiana de amplo espectro inicial.

Tratamento

Os princípios de tratamento da sepse incluem reanimação, cuidados de suporte, monitoramento, administração de agentes antimicrobianos de amplo espectro e drenagem ou eliminação da infecção (Sessler et al., 2004; Dellinger et al., 2008). Embora a identificação e a intervenção precoce da sepse pelo urologista sejam importantes, recomenda-se também uma comunicação com consultores especialistas, visto que o tratamento da sepse no paciente em estado crítico é complexo e sempre está progredindo. A terapia precoce dirigida para metas continua sendo a abordagem-padrão, visto que foi demonstrado ser significativamente benéfica em um estudo de 263 pacientes conduzido por Rivers et al., em 2001.

Os princípios de reanimação incluem suporte da via respiratória e da respiração e otimização da perfusão com o uso de monitoramento invasivo da pressão com acesso central (Rivers et al., 2001). A entubação e a ventilação mecânica podem ser necessárias em pacientes que estão obnubilados e incapazes de proteger as vias respiratórias. Pode-se administrar oxigênio suplementar, porém a administração de oxigênio em quantidades supranormais não é mais considerada como meta de terapia (Dellinger et al., 2008). **A perfusão tecidual deve ser inicialmente otimizada** com reanimação com fluidos para restaurar a pressão de enchimento média circulante, e os fluidos podem incluir tanto cristaloides quanto coloides/hemoderivados. Se houver necessidade de suporte adicional da pressão arterial, podem-se administrar agentes vasoativos, incluindo fenilefrina, norepinefrina, vasopressina e dopamina; todavia, a administração de dopamina em dose baixa para proteção renal não é mais recomendada por especialistas de cuidados críticos. Outros princípios de reanimação e cuidados de suporte incluem otimização do aporte de oxigênio, correção da coagulopatia, quando clinicamente significativa, manutenção dos níveis de glicemia abaixo de 110 mg/dL com insulinoterapia intensiva (Van den Berghe et al., 2001) e implementação de hemofiltração, quando necessário (Schiffl et al., 2002). O uso de terapia com hidrocortisona em pacientes com choque séptico não demonstrou ter benefício de sobrevida ou específico da doença nos pacientes em um estudo de grande porte (Sprung et al., 2008).

Deve-se identificar a fonte presuntiva de infecção e devem-se obter culturas dos líquidos correspondentes e do sangue antes de iniciar a terapia antimicrobiana. Devem-se obter múltiplas hemoculturas para microrganismos aeróbicos e anaeróbicos. Além disso, todas as fontes potenciais de bacteriemia precisam ser cultivadas (i.e., urina, escarro e feridas). Deve-se tentar cuidadosamente identificar a fonte de infecção, visto que a escolha da cobertura antimicrobiana apropriada depende dos microrganismos que se acredita sejam mais provavelmente a causa da infecção. A gravidade da doença subjacente e a possibilidade de interações sinérgicas também são considerações importantes. Se as vias urinárias forem a porta de entrada mais provável, deve-se administrar um agente antimicrobiano de amplo espectro, isoladamente ou em associação com um aminoglicosídeo. Três fatores clínicos têm sido preditivos do isolamento subsequente de um patógeno resistente: (1) o uso de um fármaco antimicrobiano no último mês, (2) idade avançada e (3) sexo masculino (Leibovici et al., 1992). Se a infecção for adquirida no hospital, ou se o paciente teve múltiplas infecções e está imunocomprometido ou em estado grave, deve-se utilizar um aminoglicosídeo e um β-lactâmico anti-*Pseudomonas* ou uma cefalosporina de terceira geração. Após a identificação e a realização do antibiograma do microrganismo agressor, a terapia antimicrobiana deve ser modificada para usar o fármaco antimicrobiano menos tóxico e mais econômico, com cobertura antimicrobiana mais estreita. O tratamento antimicrobiano deve ser mantido até que o paciente permaneça afebril por 3 a 4 dias e esteja clinicamente estável. As infecções locais que podem ter proporcionado o foco para a bacteriemia devem ser tratadas individualmente, quando apropriado. A campanha de sobrevivência à sepse sugere a instituição dos antibióticos de amplo espectro dentro de 1 hora após o diagnóstico de choque séptico (Dellinger et al, 2008).

> **PONTOS-CHAVE: BACTERIEMIA, SEPSE E CHOQUE SÉPTICO**
>
> - A sepse é uma síndrome clínica, caracterizada por extremos de temperatura corporal, frequência cardíaca, frequência respiratória e contagem de leucócitos, que ocorre em resposta a uma infecção.
> - Os princípios de tratamento da sepse incluem reanimação, cuidados de suporte, monitoramento, administração de agentes antimicrobianos de amplo espectro e drenagem ou eliminação da infecção.
> - A campanha de sobrevivência à sepse e a terapia precoce dirigida para metas demonstraram melhorar os resultados em pacientes em estado crítico.

BACTERIÚRIA NA GRAVIDEZ

A bacteriúria assintomática é um dos problemas infecciosos mais comuns encontrados durante a gestação. A prevalência da bacteriúria assintomática não se modifica com a ocorrência de gravidez e varia de 2% a 7% (Hooton et al., 2000). O risco de adquirir bacteriúria durante a gravidez aumenta com nível socioeconômico mais baixo, multiparidade e traço falciforme (Patterson e Andriole, 1987; Stenqvist et al., 1989).

O local da bacteriúria em mulheres grávidas provavelmente reflete também a situação antes da concepção. Em dois estudos que localizaram a origem da bacteriúria, um deles utilizando a técnica de cateterismo ureteral de Stamey, e o outro o lavado vesical de Fairley, foram encontradas infecções do trato urinário superior em 44% e 24,5% das mulheres grávidas, respectivamente (Fairley et al., 1966; Heineman e Lee, 1973). Nas mulheres não grávidas com bacteriúria recorrente, Stamey (1980) relatou uma probabilidade de aproximadamente 50% de uma origem nas vias urinárias superiores. Com outras técnicas, que podem refletir a gravidade da infecção tecidual, mais do que a localização da infecção, os resultados são semelhantes; aproximadamente 50% das mulheres com triagem de bacteriúria da gravidez apresentam anticorpos fluorescentes positivos (Fa$^+$) e, portanto, apresentam evidências de infecção das vias urinárias superiores (Harris et al., 1976). Fairley e seu grupo (1973) constataram que o local da infecção não está relacionado com a probabilidade de desenvolvimento de pielonefrite durante a gravidez.

A resolução espontânea da bacteriúria em mulheres grávidas é improvável, a não ser que seja tratada. As pacientes não grávidas frequentemente apresentam resolução da bacteriúria assintomática (Hooton et al., 2000), porém as mulheres grávidas tornam-se sintomáticas com mais frequência e tendem a permanecer com bacteriúria (Elder et al., 1971).

Observa-se o desenvolvimento de pielonefrite em 1% a 4% de todas as mulheres grávidas (Sweet, 1977) e em 20% a 40% das mulheres grávidas com bacteriúria não tratada (Pedler e Bint, 1987; Wright et al., 1993). Entre as mulheres que desenvolvem pielonefrite durante a gravidez, 60% a 75% a adquirem durante o terceiro trimestre (Cunningham et al., 1973), quando a hidronefrose e a estase nas vias urinárias são mais pronunciadas. Cerca de 10% a 20% das mulheres grávidas que adquirem pielonefrite voltam a desenvolvê-la antes ou logo depois do parto (Cunningham et al., 1973; Gilstrap et al., 1981). Além disso, um terço das mulheres grávidas que desenvolvem pielonefrite apresenta história pregressa documentada de pielonefrite (Gilstrap et al., 1981). A probabilidade aumentada de que a bacteriúria possa progredir para a pielonefrite aguda durante a gravidez altera a morbidade da bacteriúria nesse grupo de pacientes. O tratamento da bacteriúria da gravidez diminui a incidência de pielonefrite aguda durante a gestação de 13,5% a 65% para uma faixa de 0% a 5,3% (Sweet, 1977).

Patogenia

As alterações anatômicas e fisiológicas induzidas pela gestação modificam significativamente a história natural da bacteriúria (Patterson e Andriole, 1987). **Essas alterações podem fazer que as mulheres grávidas sejam mais suscetíveis à pielonefrite e possam exigir uma mudança de tratamento.** Essas alterações foram bem resumidas em várias revisões (Davidson e Talner, 1978; Waltzer, 1981).

Alterações Anatômicas e Fisiológicas durante a Gravidez

Aumento do Tamanho do Rim

O comprimento do rim aumenta aproximadamente 1 cm durante a gestação normal. Acredita-se que isso não represente uma verdadeira hipertrofia, porém o resultado de um aumento da vascularização e volume intersticial renais. Não foi identificada nenhuma alteração histológica nas biópsias renais (Waltzer, 1981).

Atonia do Músculo Liso do Sistema Coletor e da Bexiga

O sistema coletor, particularmente os ureteres, apresenta uma redução do peristaltismo durante a gravidez, e a maioria das mulheres no terceiro trimestre exibe dilatação ureteral significativa (Davison e Lindheimer, 1978; Kincaid-Smith, 1978; Waltzer, 1981) (Fig. 12-37).

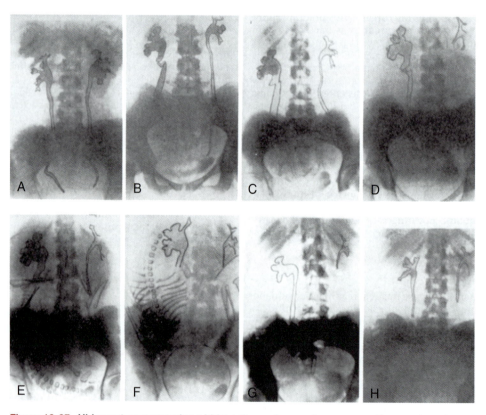

Figura 12-37. Hidroureter progressivo e hidronefrose observados na urografia excretora durante uma gravidez normal. A, 15 semanas; B, 18 semanas; C, 22 semanas; D, 26 semanas; E, 34 semanas; F, 39 semanas; G, 1 semana pós-parto; H, 6 semanas após o parto. Hidroureter bilateral e hidronefrose, conforme mostrado com apenas 15 semanas (A). B a H, as urografias sucessivas foram realizadas em uma paciente durante uma gestação normal. Ocorre dilatação principalmente do lado direito, e ambas as vias urinárias estão normais dentro de 6 semanas após o parto. (De Hundley JM, Walton HJ, Hibbits JT, et al. Physiologic changes occurring in the urinary tract during pregnancy. Am J Obstet Gynecol 1935;30:652-49.)

Esse hidroureter tem sido atribuído tanto aos efeitos relaxantes musculares do aumento da progesterona durante a gravidez quanto à obstrução mecânica dos ureteres pelo crescimento do útero na abertura superior da pelve. O relaxamento do músculo liso induzido pela progesterona também pode causar aumento da capacidade vesical (Waltzer, 1981). Posteriormente, durante a gestação, a dilatação pode resultar do efeito obstrutivo do útero em crescimento (Poole e Thorsen, 1999).

Alterações da Bexiga

O útero em crescimento desloca a bexiga em direção superior e anterior. A bexiga torna-se hiperêmica e pode apresentar congestão na endoscopia (Waltzer, 1981). A estimulação estrogênica provavelmente provoca hipertrofia vesical, bem como alterações pavimentosas da uretra (Waltzer, 1981).

Aumento da Função Renal

Vários autores resumiram bem os aumentos transitórios da taxa de filtração glomerular e do fluxo plasmático renal durante a gravidez, que são provavelmente secundários ao aumento do débito cardíaco (Zacur e Mitch, 1977; Davison e Lindheimer, 1978; Kincaid-Smith, 1978; Waltzer, 1981). **A filtração glomerular aumenta em 30% a 50%, e a excreção urinária de proteínas também aumenta. A importância dessas alterações fisiológicas torna-se evidente quando se avaliam os níveis séricos normais de creatinina e ureia em mulheres grávidas** (Tabela 12-16). **Os valores considerados normais em mulheres não grávidas podem indicar uma insuficiência renal durante a gravidez.**

Davidson e Lindheimer (1978) recomendam que as pacientes grávidas com níveis séricos de creatinina superiores a 0,8 mg/dL ou com níveis de ureia acima de 13 mg/dL sejam submetidas a uma avaliação adicional da função renal. De modo semelhante, **a proteína urinária durante a gravidez não é considerada anormal, até que sejam excretados mais de 300 mg de proteína em 24 horas.**

Essas alterações fisiológicas significativas durante a gestação, que podem surgir já no primeiro trimestre, levam à estase urinária e hidroureteronefrose leve e contribuem para o desenvolvimento de pielonefrite.

Estudos recentes de adesinas de *E. coli* e seus respectivos receptores teciduais específicos estabeleceram um mecanismo baseado nas adesinas de nascimentos prematuros e de baixo peso ao nascer induzidos pela pielonefrite em camundongos (Kaul et al., 1999). Em mulheres com pielonefrite gestacional, observa-se uma maior incidência de adesinas Dr de *E. coli* durante o primeiro trimestre de gravidez (Nowicki et al, 1994), e ocorre uma suprarregulação da adesina Dr no rim, no endométrio e na placenta durante o primeiro trimestre de gravidez (Martens et al., 1993). Quando infectados por via intravesical por *E. coli* portadora de adesina Dr, quase 90% das fêmeas de camundongos que demonstraram ser hiporresponsivas ao lipopolissacarídeo bacteriano e apresentaram resposta imune deficiente tiveram parto prematuro, em comparação com 10% das fêmeas infectadas por *E. coli* sem adesina Dr. Além disso, houve uma redução significativa do peso ao nascimento no grupo infectado com adesina Dr. A cultura tecidual demonstrou uma disseminação sistêmica da *E. coli* portadora de adesinas Dr para a placenta e o feto.

TABELA 12-16 Valores Médios dos Níveis Séricos de Creatinina e Ureia

	MULHERES NÃO GRÁVIDAS (mg/dL)	MULHERES GRÁVIDAS (mg/dL)
Creatinina sérica	0,7	0,5
Ureia	13,0	9,0

Dados de Davison JM, Lindheimer MD. Renal disease in pregnant women. Clin Obstet Gynecol 1978;21:411.

Complicações Associadas à Bacteriúria durante a Gravidez

Prematuridade e Mortalidade Pré-natal

Na era pré-antibiótica, as mulheres grávidas com ITUs sintomáticas e pielonefrite bacteriana apresentavam uma alta incidência de prematuridade, baixo peso ao nascer e morte (Gilstrap et al., 1981). A relação entre a bacteriúria assintomática e a prematuridade é menos evidente. Gilstrap et al. (1981) não encontraram nenhuma diferença durante a gravidez em pacientes tratadas para bacteriúria assintomática, em comparação com controles sem bacteriúria. Entretanto, a revisão de Cunnington sugere que as infecções ascendentes do trato GU podem contribuir com até 50% dos partos prematuros, particularmente antes de 30 semanas de gestação (Cunnington et al., 2013). **Como as mulheres com bacteriúria assintomática correm maior risco de desenvolver ITU sintomática, resultando em sequelas adversas para o feto, complicações associadas à bacteriúria durante a gravidez e pielonefrite com suas possíveis sequelas, como sepse na mãe, todas as mulheres com bacteriúria assintomática devem ser tratadas** (Smaill, 2001).

Anemia Materna

Embora vários estudos tenham sugerido que a bacteriúria não tratada durante a gravidez está associada a anemia materna, nem todos sustentam esse fato. Algumas dificuldades na interpretação dos resultados dessas pesquisas devem-se a uma documentação inadequada da bacteriúria. Em uma pesquisa na qual foram obtidas culturas de urina por aspiração suprapúbica, os dados sugerem que as mulheres grávidas que necessitaram de três ou mais tratamentos para a bacteriúria tiveram níveis séricos mais baixos de hemoglobina e folato do que as do grupo de controle (McFadyen et al., 1973). Em outro estudo conduzido na Inglaterra, os pesquisadores mostraram uma diferença estatisticamente significativa na incidência de anemia entre 410 mulheres grávidas com bacteriúria e 409 mulheres grávidas de controle (Williams et al., 1973). Nessa pesquisa, 14,6% das mulheres com bacteriúria e 10% das mulheres de controle apresentaram anemia na primeira consulta pré-natal. Essa diferença aumentou durante o terceiro trimestre (32 semanas), quando 25% das mulheres tratadas com placebo apenas apresentaram anemia, em comparação com apenas 16,8% das mulheres tratadas com agentes antimicrobianos. Além disso, nas 31 mulheres com bacteriúria não tratadas (tratadas com placebo) que subsequentemente desenvolveram pielonefrite, a incidência de anemia foi de 45,2%. Esses pesquisadores concluíram que "a bacteriúria não tratada aumenta a probabilidade de desenvolvimento de anemia durante a gravidez, e esse risco é aumentado pelo desenvolvimento de pielonefrite aguda, mesmo quando tratada imediatamente."

Diagnóstico Laboratorial

São observadas taxas significativas de resultados falso-negativos quando o rastreamento é realizado por meio de exame de urina ou tiras reagentes (McNair et al., 2000; Preston et al., 1999). **Por conseguinte, deve-se efetuar uma cultura de triagem inicial em todas as mulheres grávidas durante o primeiro trimestre** (Stenqvist et al., 1989). Se a cultura não demonstrar nenhum crescimento, geralmente não há necessidade de repeti-la, visto que as **pacientes que não apresentam crescimento bacteriano na urina no início da gestação não têm tendência a desenvolver bacteriúria posteriormente** (Norden e Kass, 1968; McFadyen et al., 1973). As mulheres grávidas com histórico de ITU recorrente ou refluxo vesicoureteral podem beneficiar-se da profilaxia antimicrobiana (Bukowski et al., 1998).

Tratamento

Entretanto, a escolha de um agente antimicrobiano para o tratamento da bacteriúria deve ser feita levando-se em consideração a **toxicidade materna e fetal.** As alterações fisiológicas que ocorrem durante a gestação podem diminuir as concentrações dos fármacos nos tecidos e no soro. A expansão do volume de líquido materno, a distribuição do fármaco no feto, o aumento do fluxo sanguíneo renal e a filtração glomerular aumentada diminuem as concentrações séricas do fármaco. Se **a cultura for positiva, é preciso considerar particularmente a seleção dos agentes antimicrobianos escolhidos para tratar a infecção, a fim de prevenir a toxicidade fetal.** Os patógenos assemelham-se àqueles observados em mulheres não

TABELA 12-17 Agentes Antimicrobianos Orais Usados durante a Gravidez

FÁRMACO	DOSE	COMENTÁRIOS
AGENTES CONSIDERADOS SEGUROS		
Penicilinas		
Ampicilina	500 mg quatro vezes ao dia	Extensamente usada
Amoxicilina	250 mg três vezes ao dia	Segura e efetiva
Penicilina V	500 mg quatro vezes ao dia	Usada com menos frequência, porém alcança níveis urinários excelentes
Cefalosporinas		
Cefalexina	500 mg quatro vezes ao dia	Extensamente usada
Cefaclor	500 mg quatro vezes ao dia	Ligeiramente mais efetivo contra microrganismos Gram-negativos
Nitrofurantoína	100 mg quatro vezes ao dia	Pode ser usada durante os primeiros dois trimestres; pode resultar em anemia hemolítica em pacientes com deficiência de G6PD
AGENTES QUE DEVEM SER EVITADOS		
Fluoroquinolonas		Possível lesão da cartilagem imatura
Cloranfenicol		Associado à síndrome do "bebê cinzento"
Trimetoprima		Pode causar anemia megaloblástica, devido à ação antiácido fólico
Eritromicina		Associada a icterícia colestática materna
Tetraciclinas		Podem causar descompensação hepática aguda na mãe e inibição de novo crescimento ósseo no feto

G6PD, glicose-6-fosfato desidrogenase.
Modificada de Schaeffer AJ. Urinary tract infections. In: Gillenwater JY, Grayhack JT, Howards SS, et al, editors. Adult and pediatric urology. Philadelphia: Lippincott Williams & Wilkins; 2002. p. 211-72.

grávidas (MacDonald et al., 1983). A Tabela 12-17 fornece uma lista dos agentes antimicrobianos e doses para uso durante a gravidez. **As aminopenicilinas e as cefalosporinas são consideradas seguras e, em geral, são efetivas durante toda a gestação.** Em mulheres com alergia à penicilina, a nitrofurantoína constitui uma alternativa razoável. A nitrofurantoína pode ser usada com segurança durante os primeiros dois trimestres em pacientes sem deficiência de glicose-6-fosfato desidrogenase. Tendo em vista a baixa eficácia de um ciclo curto de terapia com β-lactâmicos em mulheres não grávidas, é prudente prescrever um ciclo completo de 3 a 7 dias em mulheres grávidas. Uma recente revisão de Cochrane, concluída por Widmer et al., sugere que não há evidências adequadas no momento para sugerir que o tratamento em dose única não seja inferior ao tratamento padrão de 7 dias (Widmer et al., 2011). Devem-se obter culturas de acompanhamento para documentar a ausência de infecção. Se a cultura for positiva, a causa da bacteriúria precisa ser determinada como ausência de resolução, persistência bacteriana ou reinfecção. Se a infecção não for resolvida, a seleção adequada e a administração de outro fármaco provavelmente irão solucionar o problema. Se o problema consistir em persistência bacteriana ou reinfecção rápida, deve-se considerar a supressão antimicrobiana da infecção ou profilaxia (Pfau e Sacks, 1992) durante o restante da gravidez.

As mulheres grávidas com pielonefrite aguda devem ser internadas e tratadas inicialmente com agentes antimicrobianos por via parenteral. Mais de 95% dessas pacientes respondem dentro de 24 horas com o uso de ampicilina e de um aminoglicosídeo (Cunningham et al., 1973) ou cefalosporinas (Sanchez-Ramos et al., 1995). Em seguida, são administrados agentes orais apropriados durante pelo menos 14 dias (Faro et al., 1984). Uma vez concluído o ciclo de tratamento, foi constatado que a profilaxia com nitrofurantoína, amoxicilina ou cefalexina em dose baixa é efetiva na prevenção de reinfecção (Van Dorsten et al., 1987; Sandberg e Brorson, 1991). Foi relatada a eficácia da profilaxia pós-coito com cefalexina (250 mg) ou nitrofurantoína (50 mg) (Pfau e Sacks, 1992).

Os fármacos que estão relativamente contraindicados durante a gravidez incluem as fluoroquinolonas, o TMP, o cloranfenicol, a eritromicina, a tetraciclina, as sulfonamidas e, algumas vezes, a nitrofurantoína (Nicolle, 1987). As fluoroquinolonas estão contraindicadas em virtude de seus efeitos sobre a cartilagem imatura. O TMP pode ter efeitos teratogênicos e deve ser evitado, particularmente no primeiro trimestre. A síndrome do "bebê cinzento" consiste em um efeito tóxico do cloranfenicol sobre os recém-nascidos, devido à incapacidade do lactente de metabolizar ou excretar o fármaco. A eritromicina pode causar icterícia colestática na mãe. A tetraciclina pode provocar malformações no feto e descompensação hepática materna. As sulfonamidas podem causar *kernicterus* e hiperbilirrubinemia neonatal, e deve-se evitar o seu uso no terceiro trimestre. Conforme assinalado anteriormente, a nitrofurantoína pode causar anemia hemolítica tanto na mãe quanto na criança na presença de deficiência de glicose-6-fosfato desidrogenase (Nicolle, 1987).

Gravidez em Mulheres com Insuficiência Renal

Com o tratamento atual das ITUs recorrentes, as infecções isoladamente não representam uma contraindicação para a gravidez. Em pacientes que apresentam insuficiência renal com ou sem ITU, Davison e Lindheimer (1978) ressaltaram a necessidade de proceder a uma cuidadosa avaliação da função renal por meio dos níveis séricos e da depuração de creatinina antes que uma mulher seja aconselhada sobre uma concepção ou continuação de uma gravidez. Embora pouco se saiba acerca do resultado de gestações com diferentes graus de insuficiência renal, sabe-se que uma **gravidez normal é rara se o nível sérico de creatinina antes da concepção ultrapassar 3 mg/dL (depuração de cerca de 30 mL/min).**

O grau de comprometimento da função renal constitui o principal determinante para o resultado da gestação. **A sobrevivência de fetos de mulheres grávidas com doença renal leve ou moderada (nível sérico de creatinina de <1,4 mg/dL e de 1,4 mg/dL a 2,4 a 2,8 mg/dL, respectivamente) está apenas ligeiramente diminuída, e é raro haver deterioração irreversível da função renal materna.** Entretanto, a taxa de mortalidade perinatal é aproximadamente quatro vezes maior na presença de doença grave. A taxa de morbidade perinatal causada por baixo peso ao nascer ou prematuridade duplica com a doença renal leve a moderada e mais uma vez com a doença moderada a grave (Vidaeff et al., 2008).

BACTERIÚRIA EM PACIENTES IDOSOS

As ITUs no idoso representam um problema de saúde comum e em expansão (Kaye, 1980). Em 2003, havia quase 34 milhões de norte-americanos com mais de 65 anos de idade (U.S. Census Bureau, 2003). Com o aumento da expectativa de vida, o diagnóstico, o tratamento, a morbidade e a mortalidade das ITUs no idoso irão assumir uma importância cada vez maior.

> **PONTOS-CHAVE: BACTERIÚRIA NA GRAVIDEZ**
>
> - A triagem para bacteriúria com cultura deve ser realizada em todas as mulheres grávidas durante o primeiro trimestre.
> - A prevalência da bacteriúria não se modifica com a ocorrência de gravidez; entretanto, diferentemente das mulheres não grávidas, a resolução espontânea da bacteriúria é improvável em mulheres grávidas.
> - Todas as mulheres grávidas com bacteriúria devem ser tratadas.
> - A bacteriúria progride mais comumente para a pielonefrite aguda durante a gravidez.
> - Ocorre desenvolvimento de pielonefrite em 1% a 4% de todas as mulheres grávidas (Swett, 1977) e em 20% a 40% das mulheres grávidas com bacteriúria não tratada.
> - As mulheres grávidas com pielonefrite aguda devem ser internadas e tratadas inicialmente com agentes antimicrobianos por via parenteral.

Epidemiologia

Pelo menos 20% das mulheres e 10% dos homens com mais de 65 anos de idade apresentam bacteriúria (Boscia e Kaye, 1987). Diferentemente dos adultos jovens, nos quais a bacteriúria é 30 vezes mais prevalente nas mulheres do que nos homens, a proporção entre mulheres e homens com bacteriúria diminui progressivamente para 2 : 1. Os pacientes idosos com bacteriúria são, em sua maioria, assintomáticos; as estimativas entre mulheres que residem em clínicas de repouso variam de 17% a 55%, em comparação com 15% a 31% para as coortes de homens (Nicolle, 1994). A prevalência da bacteriúria no idoso aumenta com a idade (Tabela 12-18) (Sourander, 1966; Brocklehurst et al., 1968) e com doença concomitante (Fig. 12-38) e pode ultrapassar 50% em grupos seletivos (Boscia e Kaye, 1987; Schaeffer, 1991). Os fatores de risco podem ser complexos. Em um estudo de 373 mulheres e 150 homens com mais de 68 anos de idade, 24% dos residentes de clínicas geriátricas com comprometimento funcional apresentaram bacteriúria, em comparação com 12% dos indivíduos domiciliares saudáveis (Boscia et al., 1986). Estudos longitudinais esclareceram o aspecto dinâmica da bacteriúria no idoso, com alteração espontânea frequente entre culturas de urina positivas e negativas (Monane et al., 1995) (Fig. 12-39). Existe apenas um pequeno grupo de pacientes idosos com bacteriúria persistente (Kaye, 1980). A incidência de bacteriúria assintomática é muito mais comum do que fica aparente com base em um único levantamento, indicando que a maioria dos indivíduos idosos finalmente deverá apresentar episódios de bacteriúria (Boscia et al., 1986).

Patogenia

A fisiopatologia do aumento da suscetibilidade é multifatorial e pouco elucidada. As alterações relacionadas com a idade incluem declínio da imunidade celular, disfunção vesical neurogênica, aumento da contaminação perineal em consequência de incontinência fecal e urinária, incidência aumentada de colocação de cateter uretral e, nas mulheres, alterações do ambiente vaginal associadas à depleção de estrogênio (Schaeffer, 1991; Raz e Stamm, 1993). Foram observados um aumento da receptividade das células uroteliais (Reid et al., 1984) e diminuição dos fatores antimicrobianos prostáticos e vaginais associados a alterações do pH e dos níveis de zinco e hormônios (Boscia et al., 1986). As características bacteriológicas da infecção no indivíduo idoso diferem daquelas de pacientes mais jovens (Baldassarre e Kaye, 1991). *E. coli* continua sendo o uropatógeno mais comum, responsável por 75% dessas infecções. Observa-se um **aumento significativo na incidência de espécies de *Proteus*, *Klebsiella*, *Enterobacter*, *Serratia* e *Pseudomonas*, bem como de enterococos.** A bacteriúria causada por bactérias Gram-positivas é muito mais comum em homens idosos do que em mulheres idosas (Jackson et al., 1962). *S. saprophyticus* não é observado nessa população. A bacteriúria polimicrobiana é mais frequente entre os indivíduos idosos (Nicolle et al., 1987). A mudança no padrão de uropatógenos, a alta frequência de infecções polimicrobianas e a resistência a agentes antimicrobianos nas ITUs em indivíduos idosos resultam, em grande parte, da elevada frequência de institucionalização e internação, do cateterismo e do uso de fármacos antimicrobianos nessa população (Fig. 12-40).

Diagnóstico Laboratorial

O diagnóstico de bacteriúria e ITU no indivíduo idoso pode ser difícil. Com frequência, os sintomas das vias urinárias estão ausentes, e a doença concomitante pode mascarar uma ITU ou imitá-la. Mesmo as infecções graves das vias urinárias superiores podem não estar associadas a febre ou leucocitose (Baldassarre e Kaye, 1991). Por conseguinte, justifica-se um alto índice de suspeita, e o diagnóstico deve se basear nos resultados de um exame e cultura de urina cuidadosamente obtidos. **A presença de mais de 10^5 ufc/mL de urina continua sendo o padrão para o diagnóstico** nesses pacientes. Entretanto, **as contagens**

TABELA 12-18 Bacteriúria em Duas Pesquisas de População

IDADE (ANOS)	HOMENS (%)	MULHERES (%)
65-70	2-3	20-21
>80	21-22	23-50

Dados de Brocklehurst JC, Dillane JB, Griffiths L, et al. Prevalence and symptomatology of urinary infection in an aged population. Gerontol Clin 1968;10:242–53; and Sourander LB. Urinary tract infections in the aged: an epidemiological study. Ann Med Intern Fenn 1966;55:7–55.

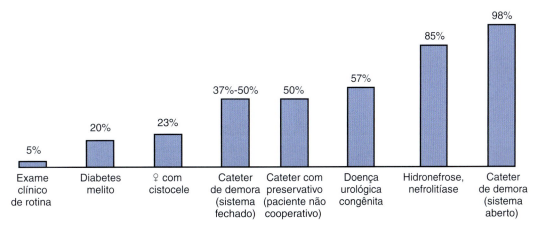

Figura 12-38. Frequência da bacteriúria significativa relacionada com doença subjacente. (Modificada de Jackson GG, Arana-Sialer JA, Andersen BR, et al. Profiles of pyelonephritis. Arch Intern Med 1962;110:63–75.)

de 10^2 ou mais bactérias são clinicamente significativas em amostras obtidas por cateterismo (Kunin, 1987; Nicolle et al., 2005).

A piúria isoladamente não constitui um bom preditor ou uma indicação para o tratamento antimicrobiano da bacteriúria nessa população de pacientes (Ouslander et al., 1996; Nicolle et al., 2005). Boscia et al. (1989) relataram que mais de 60% das mulheres com piúria com 10 leucócitos/mm^3 ou mais (em amostras do jato médio) não apresentaram bacteriúria concomitante. Entretanto, **a ausência de piúria não foi um bom preditor da ausência de bacteriúria.**

Tendo em vista que as anormalidades das vias urinárias frequentemente podem predispor à bacteriúria e complicá-la no indivíduo idoso, justifica-se uma avaliação urológica completa. Deve-se identificar a presença de disfunção renal, cálculos, hidronefrose, retenção urinária, disfunção vesical neurogênica e outras anormalidades com base na determinação dos níveis séricos de creatinina, urografia excretora, TC, ultrassonografia, urodinâmica e/ou cistoscopia. O momento de realização e a sequência desses exames devem ser determinados pelo contexto clínico.

Importância do Rastreamento da Bacteriúria

O rastreamento da bacteriúria assintomática em residentes idosos na comunidade ou em instituições de cuidados prolongados não é recomendado (Nicolle et al., 1983; Nordenstam et al., 1986; Boscia et al., 1987; Abrutyn et al., 1994). **Não existe nenhuma relação documentada entre a bacteriúria assintomática e as ITUs não complicadas e o agravamento da função renal nessa população. Não se justifica o tratamento da bacteriúria assintomática para melhorar a incontinência** (Baldassarre e Kaye, 1991; Ouslander et al., 1995). Embora os estudos realizados tenham demonstrado uma redução da sobrevida em pacientes com bacteriúria em comparação com controles sem bacteriúria, ainda não foi esclarecido se as taxas aumentadas de mortalidade possuem uma relação causal (Baldassarre e Kaye, 1991; Abrutyn et al., 1994).

Os estudos que encontraram um aumento significativo na taxa de mortalidade entre indivíduos com bacteriúria avaliaram populações heterogêneas quanto à idade e à doença subjacente (Dontas et al., 1981; Latham et al., 1985). Uma diferença de idade de apenas 2 anos aumenta a mortalidade em 20% (Dontas et al., 1968). Por conseguinte, nos estudos anteriormente mencionados (Dontas et al., 1968) e em outros estudos (Abrutyn et al., 1994), não está bem definido o quanto da associação observada entre bacteriúria e mortalidade foi devido a diferenças na idade entre os grupos com e sem bacteriúria. Em um estudo de bacteriúria e mortalidade em uma população homogênea de indivíduos com 70 anos de idade, a associação entre bacteriúria e mortalidade foi mais fraca e foi ligada a doenças fatais não atribuíveis à bacteriúria (Dontas et al., 1968). Nicolle et al. (1987) randomizaram mulheres institucionalizadas com bacteriúria para tratamento ou observação e acompanharam essas pacientes por mais de 1 ano. O tratamento não resultou em melhora da sobrevida e foi associado a diversos efeitos adversos.

As ITUs resultantes de bacteriúria em indivíduos idosos, na presença de anormalidades estruturais subjacentes das vias urinárias (p. ex., obstrução com hidronefrose) ou condições sistêmicas (p. ex., diabetes melito grave) são clinicamente significativas, podem levar à insuficiência renal e exigem terapia imediata. Além disso, as ITUs causadas por bactérias desdobradoras da ureia, como espécies de *Proteus* e *Klebsiella* que causam formação de cálculos infecciosos, também podem levar à lesão renal grave.

A sepse e suas sequelas (síndrome de sepse e choque séptico) são cada vez mais comuns no indivíduo idoso. Isso se deve, em parte, ao uso agressivo de cateteres (Kunin et al., 1992) e de outro equipamento

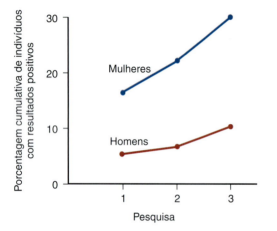

Figura 12-39. Porcentagem cumulativa de indivíduos (idade = 65 anos) com pelo menos um resultado positivo nas culturas de urina durante três pesquisas realizadas a intervalos de 6 meses. (De Boscia JA, Kobasa WD, Knight RA, et al. Epidemiology of bacteriuria in an elderly ambu- latory population. Am J Med 1986;80:208–14.)

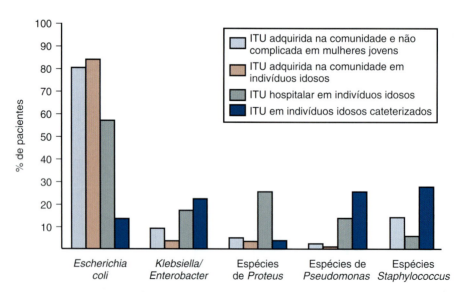

Figura 12-40. Microbiologia das infecções do trato urinário (ITUs). (Dados de Stark RP, Maki DG. Bacteriuria in the catheterized patient: what quantitative level of bacteriuria is relevant? N Engl J Med 1984;311:560–4; Kunin CM. Detection, prevention, and management of urinary tract infections. 4th ed. Philadelphia: Lea & Febiger, 1978, p xiii; Nicolle LE, Bjornson J, Harding GK, et al. Bacteriuria in elderly institutionalized men. N Engl J Med 1983; 309:1420–5; and Krieger JN, Kaiser DL, Wenzel RP. Urinary tract etiology of bloodstream infections in hospitalized patients. J Infect Dis 1983;148:57–62.)

invasivo, à implantação de próteses e à administração de quimioterapia a pacientes com câncer ou de corticosteroides em outros pacientes imunossuprimidos com transplante de órgãos ou doenças inflamatórias. Além disso, a moderna assistência médica proporcionou um maior tempo de vida ao idoso e aos pacientes com distúrbios metabólicos, neoplásicos ou de imunodeficiência, que continuam correndo risco aumentado de infecção.

Tratamento

Ensaios clínicos comparativos, randomizados e prospectivos de homens e mulheres idosos residentes em clínicas geriátricas com **bacteriúria assintomática, com ou sem terapia antimicrobiana documentam consistentemente a ausência de benefício da terapia antimicrobiana.** Não foi constatada nenhuma redução dos episódios sintomáticos, e tampouco houve melhora da sobrevida. De fato, a terapia antimicrobiana aumenta a ocorrência de efeitos farmacológicos adversos e reinfecção por microrganismos resistentes e aumenta o custo do tratamento. **Por conseguinte, a bacteriúria assintomática em residentes idosos de instituições de cuidados prolongados não deve ser tratada com agentes antimicrobianos.**

Quando os pacientes apresentam sintomas das vias urinárias inferiores, recomenda-se um tratamento de 7 dias. Para indivíduos que apresentam febre ou infecção sistêmica mais grave, são recomendados 10 a 14 dias de terapia. A meta nessa população é eliminar os sintomas, mas não esterilizar a urina (McMurdo e Gillespie, 2000).

A diminuição de 10% a 15% na sensibilidade dos uropatógenos a β-lactâmicos, TMP-SMX e fluoroquinolonas em microrganismos isolados de residentes de clínicas geriátricas é inquietante e deve-se, mais provavelmente, a um padrão de prescrição empírica nas clínicas geriátricas. Por outro lado, a sensibilidade de isolados de pacientes com ITU aguda não complicada em ambiente ambulatorial não se modificou de modo apreciável em 10 anos. A diferença na sensibilidade entre isolados de pacientes ambulatoriais e pacientes de clínicas geriátricas pode ser atribuída à presença de fatores de risco adicionais para resistência a agentes antimicrobianos neste último grupo. Esses fatores de risco incluem uso frequente de agentes antimicrobianos, superlotação, patologia subjacente e presença de cateteres e outros dispositivos invasivos. O uso de agentes antimicrobianos precisa ser orientado por estudos de vigilância atuais de bactérias uropatogênicas e implementado (Vromen et al., 1999).

A população idosa é mais suscetível do que os pacientes jovens aos efeitos tóxicos e adversos dos agentes antimicrobianos (Grieco, 1980; Carty et al., 1981; Boscia et al., 1986), visto que o metabolismo e a excreção dos agentes antimicrobianos podem estar comprometidos, e os níveis séricos elevados resultantes podem causar maior dano à função renal. Podem ocorrer interações com outros medicamentos (Stahlmann e Lode, 2003). A margem de segurança entre doses terapêuticas e tóxicas é significativamente estreitada. Por conseguinte, os agentes antimicrobianos precisam ser usados de modo criterioso, e as doses e níveis dos fármacos têm de ser cuidadosamente monitorados.

As fluoroquinolonas mostram-se efetivas nessa população, e os efeitos colaterais não são mais evidentes do que na população mais jovem. Entretanto, as fluoroquinolonas podem causar prolongamento do intervalo QT, e, portanto, o seu uso deve ser evitado em pacientes com prolongamento conhecido do intervalo QT, em pacientes com hipocalemia ou hipomagnesemia não corrigidas e naqueles que estão recebendo alguns agentes antiarrítmicos (Stahlmann e Lode, 2003).

A condrotoxicidade das fluoroquinolonas levou a seu uso restrito em pacientes pediátricos, porém não há nenhuma indicação de que possam ocorrer efeitos semelhantes na cartilagem articular de adultos. Em casos raros, foi constatada a ocorrência de tendinite e ruptura de tendões. As doenças renais crônicas, o uso concomitante de corticosteroides e a idade acima dos 60 anos têm sido reconhecidos como fatores de risco para distúrbios dos tendões induzidos pelas fluoroquinolonas (Stahlmann e Lode, 2003).

BACTERIÚRIA ASSOCIADA A CATETERES

A bacteriúria associada a cateteres constitui a infecção hospitalar mais comum, responsável por até 40% dessas infecções e por mais de um milhão por ano (Haley et al., 1985; Stamm, 1991).

O desenvolvimento de bacteriúria na presença de cateter de demora é inevitável e ocorre com uma incidência aproximada de 10% por dia de cateterismo. O cateterismo intermitente estéril e limpo tem sido associado a taxas de bacteriúria que variam de 1% a 3% por cateterismo (Warren, 1997). Os fatores de risco mais importantes associados a um aumento da probabilidade de desenvolvimento de bacteriúria associada a cateter consistem na duração do cateterismo, sexo feminino, ausência de agentes antimicrobianos sistêmicos e violações nos cuidados do cateter (Stamm, 1991). As ITUs associadas a cateteres são, em sua maioria, assintomáticas. Em pacientes com uso de cateter em curto prazo, apenas 10% a 30% dos episódios de bacteriúria produzem sintomas típicos de infecção aguda (Haley et al., 1981; Harstein et al., 1981). De modo semelhante, embora pacientes com cateteres em longo prazo tenham bacteriúria, a incidência de episódios febris ocorre em uma taxa de apenas 1 por 100 dias de cateterismo (Warren, 1991). Só nos Estados Unidos, o impacto financeiro das ITUs adquiridas na comunidade é de quase 1,6 bilhão de dólares (Foxman, 2002); o custo anual das ITUs hospitalares foi estimado entre 515 e 548 milhões de dólares (Jarvis, 1996). Cada infecção das vias urinárias associada a cateter (IVUAC) tem um custo estimado entre 589 e 758 dólares (Tambyah et al., 2002; Anderson et al., 2007). Em pacientes que necessitam cuidados intensivos, o custo é de aproximadamente 2.000 dólares por ITU hospitalar (Chen et al., 2009). Os custos hospitalares para infecções por *E. coli* com cepas relativamente sensíveis são consideravelmente menores do que aqueles associados a bactérias Gram-negativas resistentes, que frequentemente exigem o uso de terapia antimicrobiana parenteral de alto custo (Tambyah et al., 2002). Recentemente, o Center for Medicare and Medicaid Services (CMS) anunciaram que os hospitais não serão mais reembolsados pelos custos extras relacionados com as ITUs associadas a cateteres.

PONTOS-CHAVE: BACTERIÚRIA NO INDIVÍDUO IDOSO

- A bacteriúria é muito comum em mulheres e homens idosos.
- Não se recomenda a triagem para bacteriúria em pacientes idosos, visto que não existe nenhuma relação entre a bacteriúria assintomática e as ITUs não complicadas e a deterioração da função renal; a bacteriúria assintomática não deve ser tratada.
- As infecções do trato urinário podem apresentar sinais sutis, e, com frequência, é necessário um elevado índice de suspeita para o diagnóstico.
- O tratamento da ITU sintomática exige modificações para as condições fisiológicas e fisiopatológicas do indivíduo idoso.

Patogênese

As bactérias entram nas vias urinárias de um paciente cateterizado por diversas vias. **As bactérias podem ser introduzidas por ocasião da colocação do cateter** por inoculação mecânica das bactérias uretrais ou contaminação devido a uma técnica precária. **Subsequentemente, as bactérias mais comumente ganham acesso por uma via periuretral ou intraluminal** (Stamm, 1991). Nas mulheres, a entrada periuretral é mais prevalente. Daifuku e Stamm (1984) observaram que, entre 18 mulheres que desenvolveram bacteriúria associada a cateteres, 12 tiveram colonização uretral antecedente com a cepa infecciosa. **As bactérias também podem entrar na bolsa de drenagem e seguir a via intraluminal para a bexiga.** Essa via é particularmente comum em pacientes que estão agrupados com outros pacientes com cateteres de demora (Maizels e Schaeffer, 1980; Tambyah et al., 1999).

O sistema de cateter urinário fornece um ambiente singular que possibilita o desenvolvimento de duas populações distintas de bactérias: as que crescem dentro da urina e outra população que prolifera na superfície do cateter. Um **biofilme** representa um ambiente microbiano de bactérias mergulhadas em uma matriz extracelular de produtos bacterianos e proteínas do hospedeiro, que frequentemente levam à incrustação do cateter (Stamm, 1991; Bonadio et al., 2001). Certas bactérias, particularmente as das espécies de *Pseudomonas* e *Proteus*, são propensas ao crescimento em biofilmes, o que pode explicar a sua maior incidência nesse ambiente clínico (Mobley e Warren, 1987).

Os uropatógenos isolados das vias urinárias cateterizadas frequentemente diferem daqueles encontrados em pacientes ambulatoriais sem cateterismo. A *E. coli* continua sendo o microrganismo isolado mais comum, porém as espécies de *Pseudomonas, Proteus* e *Enterococcus* são prevalentes (Warren, 1991). Em pacientes com cateterismo prolongado de mais de 30 dias, a bacteriúria é habitualmente polimicrobiana, e não é rara a presença de quatro ou cinco patógenos (Warren et al., 1982). Embora certas espécies possam persistir por um longo período de tempo, as populações bacterianas nesses pacientes tendem a ser dinâmicas.

Apresentação Clínica

Os pacientes são, em sua maioria, assintomáticos. O desconforto suprapúbico e o desenvolvimento de febre, calafrios ou dor lombar podem indicar uma ITU sintomática.

Diagnóstico Laboratorial

Em pacientes com cateteres, ocorre bacteriúria significativa quando se verifica a presença de mais de 100 ufc/mL, visto que até mesmo esse nível baixo progride para mais de 10^5 ufc/mL em quase todos os pacientes (Maizels e Schaeffer, 1980; Stark e Maki, 1984). A piúria não constitui um indicador discriminador de infecção nessa população.

Tratamento

A inserção asséptica cuidadosa do cateter e a manutenção de um sistema de drenagem dependente fechado são essenciais para reduzir ao máximo o desenvolvimento de bacteriúria. A junção cateter-meato deve ser limpa diariamente com água; entretanto, deve-se evitar o uso de agentes antimicrobianos, visto que eles levam à colonização por patógenos resistentes, como *Pseudomonas*.

Foi relatado que a incorporação de óxido de prata (Schaeffer et al., 1988) ou de uma liga de prata (Saint et al., 1998) no cateter e de peróxido de hidrogênio na bolsa de drenagem diminui a incidência de bacteriúria em alguns estudos (Schaeffer et al., 1988), mas não em outras populações (Stamm, 1991). **O principal benefício da liga de prata é diminuir a probabilidade de bacteriúria em adultos internados com cateterismo prolongado** (Saint et al., 2000; Newton et al., 2002; Brosnahan et al., 2004). Se um paciente assintomático tiver um cateter de demora por 3 dias ou mais, pode-se utilizar uma tira reagente para descartar a possibilidade de bacteriúria após a sua retirada (Tissot et al., 2001). **A administração concomitante de agentes antimicrobianos sistêmicos diminui transitoriamente a incidência de bacteriúria associada a cateterismo em curto prazo; todavia, depois de 3 a 4 dias, a incidência de bacteriúria assemelha-se à taxa observada em pacientes cateterizados que não estejam tomando agentes antimicrobianos sistêmicos, e a prevalência de bactérias resistentes e efeitos colaterais é substancial.** O conceito de instilar bactérias não virulentas dentro da bexiga para bloquear por completo a colonização e a infecção por patógenos foi testado em pacientes com lesões da medula espinal (Hull et al., 2000). Os pacientes colonizados com sucesso pela cepa não virulenta tiveram uma redução de ITU sintomática e uma melhora subjetiva da qualidade de vida.

Os pacientes com cateteres de demora só devem ser tratados se apresentarem sintomas (p. ex., febre). Devem-se efetuar culturas de urina antes de iniciar a terapia antimicrobiana. O agente antimicrobiano deve ser interrompido dentro de 48 horas após a resolução da infecção. Quando o cateter é mantido por várias, a incrustação pode proteger as bactérias do agente antimicrobiano; por conseguinte, deve-se trocar o cateter.

Quando um cateter é retirado, e existe uma alta probabilidade de bacteriúria, ou a tira reagente é positiva, deve-se obter uma cultura 24 horas antes de sua retirada (Tissot et al., 2001). Se a probabilidade for baixa, ou a tira reagente for negativa, pode não haver necessidade de cultura. Deve-se iniciar a terapia antimicrobiana empírica, como TMP-SMX ou uma fluoroquinolona, imediatamente antes da retirada do cateter, e deve-se mantê-la por 2 dias. Deve-se obter uma cultura após a terapia dentro de 7 a 10 dias para confirmar a erradicação da bacteriúria.

> **PONTOS-CHAVE: BACTERIÚRIA ASSOCIADA A CATETERES**
>
> - A inserção asséptica cuidadosa do cateter e a manutenção de um sistema de drenagem dependente fechado são essenciais para reduzir ao máximo o desenvolvimento de bacteriúria.
> - O desenvolvimento de bacteriúria associada a cateteres é inevitável.
> - Se houver suspeita de infecção em um paciente com cateterismo, deve-se obter uma cultura, e deve-se iniciar a terapia antimicrobiana antes da retirada do cateter.
> - Somente as ITUs sintomáticas associadas a cateteres necessitam de tratamento.
> - A terapia antimicrobiana deve ser continuada por 2 a 3 dias, e deve-se obter uma cultura após a terapia, dentro de 7 a 10 dias.

TRATAMENTO DAS INFECÇÕES DO TRATO URINÁRIO EM PACIENTES COM LESÃO DA MEDULA ESPINAL

Os pacientes com lesão da medula espinal apresentam problemas singulares que afetam o risco, o diagnostico e o tratamento das ITUs, que são todas consideradas complicadas.

Epidemiologia

As ITUs estão entre as complicações urológicas mais comuns da lesão da medula espinal. Foi estimado que cerca de 33% dos pacientes com lesão da medula espinal apresentam bacteriúria em algum momento (Stover et al., 1989) e que, com o passar do tempo, quase todos os pacientes com lesão da medula espinal terão bacteriúria, e muitos irão apresentar morbidade e mortalidade significativas. Em um estudo prospectivo de pacientes com cateterismo intermitente ou cateterismo com preservativo, foi relatado uma incidência de bacteriúria significativa de 18 episódios por pessoa por ano e uma incidência anual de ITU febril de 1,8 por pessoa por ano (Waites et al., 1993a). Além disso, a **ITU constitui a causa mais comum de febre no paciente com lesão da medula espinal** (Beraldo et al., 1993). O National Institute on Disability and Rehabilitation Research Consensus Conference de 1992 examinou os problemas associados às ITUs em pacientes com lesão da medula espinal (National Institute on Disability and Rehabilitation Research, 1993). **Entre os fatores de risco identificados, destacam-se comprometimento da micção, distensão excessiva da bexiga, elevação da pressão intravesical, risco aumentado de obstrução urinária, refluxo vesicoureteral, instrumentação e incidência aumentada de cálculos. Outros fatores que foram implicados incluem diminuição do aporte de líquido, higiene precária, colonização perineal, decúbito e outras evidências de traumatismo tecidual local e redução da defesa do hospedeiro associada a doença crônica** (Gilmore et al., 1992; Waites et al., 1993a).

Patogenia

O método de manejo da bexiga tem impacto profundo sobre a ITU. O National Institute on Disability and Rehabilitation Research Consensus Conference observaram que os cateteres de demora constituem, mais provavelmente, a causa da ITU, e que a maioria dos pacientes com cateter de demora durante 30 dias apresenta bacteriúria (National Institute on Disability and Rehabilitation Research, 1993). Os cateteres suprapúbicos e os cateteres uretrais de demora apresentam finalmente uma taxa de infecção equivalente (Kunin et al., 1987; Tambyah e Maki, 2000; Biering-Sorensen, 2002). Entretanto, o início da bacteriúria pode ser retardado quando se utiliza um cateter suprapúbico, em comparação com o cateter uretral. Durante um período de 2 anos, 170 pacientes com lesão da medula espinal foram avaliados quanto ao tipo de drenagem urinária e infecção (Warren et al., 1982). Nos pacientes que utilizaram cateteres uretrais de demora, todas as culturas de urina foram positivas. Os valores correspondentes para o grupo que usou cateteres suprapúbicos foram de 44%. Os sistemas de drenagem com preservativo também estão associados a uma incidência de bacteriúria de 63% (Dukes, 1928) a 100% (Pyrah et al., 1955).

Desde a sua introdução por Lapides et al. (1972), o cateterismo intermitente limpo (CIL) (mas não estéril) ganhou reconhecimento geral no tratamento de pacientes com lesão da medula espinal (National Institute on Disability and Rehabilitation Research, 1993). **Embora nunca tenha sido rigorosamente comparado com o cateterismo uretral de demora, foi demonstrado que o CIL diminui as complicações das vias urinárias inferiores ao manter uma pressão intravesical baixa e ao reduzir a incidência de cálculos** (Stover et al., 1989). O CIL também parece reduzir as complicações associadas ao cateter de demora, como ITU, febre, bacteriemia e infecções locais, como epididimite e prostatite. Weld e Dmochowski (2000) acompanharam 316 pacientes com lesão da medula espinal com diferente manejo da bexiga por um período médio de 18,3 anos e relataram todas as complicações. O grupo com CIL apresentou taxas de complicações significativamente mais baixas em termos estatísticos, em comparação com o grupo com cateterismo uretral, e não apresentou taxas de complicações significativamente mais altas em comparação com todos os outros métodos de manejo para cada tipo de complicação analisada. Por conseguinte, existe um acordo geral de que o **CIL em pacientes com lesão da medula espinal está associado ao menor risco de complicações significativas e em longo prazo das vias urinárias** (Stamm, 1975).

Há evidências controversas sobre o valor dos métodos estéril *versus* não estéril ou "sem toque" de CIL. Alguns estudos relataram uma menor incidência de infecção em pacientes tratados com técnicas estéreis (Foley, 1929), o que não ocorreu com outros estudos (Pyrah et al., 1955; Nyren et al., 1981). Bennett et al. (1997) relataram um método estéril de CIL que utiliza uma ponta para introdução, a fim de evitar a parte distal de 1,5 cm da uretra e demonstraram uma redução significativa de IVT com o uso da ponta introdutora uretral. Diferentes tipos de cateteres têm sido usados para CIL. Os cateteres de baixo atrito podem ser menos traumáticos para a uretra (Casewll e Phillips, 1977; Garibaldi et al., 1980), porém é necessário estudar o seu impacto sobre a bacteriúria e a ITU.

Apresentação Clínica

Os pacientes com lesão da medula espinal que apresentam bacteriúria são, em sua maioria, assintomáticos. **Em razão da perda de sensação, os pacientes habitualmente não apresentam polaciúria, urgência ou disúria. Com mais frequência, queixam-se de desconforto no flanco, lombar ou abdominal, vazamento entre os cateterismos, aumento da espasticidade, mal-estar, letargia e/ou urina turva e de odor fétido. A ITU constitui a causa mais comum de febre em pacientes com lesão da medula espinal** (Beraldo et al., 1993).

Bacteriologia e Diagnóstico Laboratorial

O exame de urina revela presença de bacteriúria e piúria. A piúria não é diagnóstica de infecção, visto que ela pode ocorrer em consequência dos efeitos irritativos do cateter. O National Institute on Disability and Rehabilitation Research Consensus Statement recomendou os seguintes critérios para o diagnóstico de bacteriúria significativa em pacientes com lesão da medula espinal (National Institute on Disability and Rehabilitation Research, 1993). Quaisquer bactérias detectáveis de aspirados de cateteres de demora ou suprapúbicas foram consideradas significativas, visto que a maioria dos pacientes com cateter de demora e bacteriúria de baixo nível apresentou um aumento de mais de 10^5 ufc/mL dentro de um curto período de tempo (Cardenas e Hooton, 1995). Para pacientes submetidos a CIL, a obtenção de 10^2 ufc/mL ou mais foi considerada significativa. Nos homens sem cateteres, uma amostra de urina obtida com técnica limpa mostrando 10^4 ufc/mL ou mais foi considerada significativa.

A bacteriúria em pacientes com lesão da medula espinal difere daquela observada em pacientes com medula espinal intacta quanto à sua etiologia, complexidade e sensibilidade aos antimicrobianos e é influenciada pelo tipo e pela duração do cateterismo. A *E. coli* é isolada em aproximadamente 20% dos pacientes. Os enterococos, *P. mirabilis* e *Pseudomonas* são mais comuns entre pacientes com lesão da medula espinal do que entre pacientes com medula espinal intacta. Outros microrganismos comuns incluem espécies de *Klebsiella*, espécies de *Serratia, Staphylococcus* e espécies de *Candida*. A maioria dos casos de bacteriúria no cateterismo em curto prazo é causada por um único microrganismo, enquanto pacientes cateterizados por mais de 1 mês habitualmente demonstram uma flora polimicrobiana constituída por uma ampla variedade de espécies de bactérias Gram-negativas e Gram-positivas (Edwards et al., 1983). Essas amostras geralmente apresentam duas a quatro espécies de bactérias, cada uma delas em concentrações de 10^5 ufc/mL ou mais (Monson e Kunin, 1974; Nickel et al., 1987). Algumas podem apresentar até seis a oito espécies nessa mesma concentração (Monson e Kunin, 1974). Esse fenômeno deve-se a uma incidência de novos episódios de bacteriúria aproximadamente a cada 2 semanas e à capacidade dessas cepas de persistir por várias semanas e meses nas vias urinárias cateterizadas (Edwards et al., 1983; Gabriel et al., 1996). *E. coli* e *Providencia stuartii* são duas das espécies mais persistentes. *P. stuartii* é raramente encontrada fora das vias urinárias com cateterismo em longo prazo e pode utilizar o próprio cateter como nicho (Lindberg et al., 1975; Hockstra, 1999).

Tratamento

Devido à flora diversa e à alta probabilidade de resistência bacteriana, deve-se obter uma cultura de urina antes de iniciar a terapia empírica. Para pacientes sem febre, o agente de escolha consiste em uma fluoroquinolona (Cardenas e Hooton, 1995). Os β-lactâmicos, a TMP-SMX e a nitrofurantoína não são recomendados, em razão da alta prevalência de resistência bacteriana a esses fármacos. O cateter de demora deve ser trocado para assegurar uma drenagem máxima e eliminar focos bacterianos nas incrustações do cateter. **Os pacientes com lesão da medula espinal que apresentam febre ou calafrios são habitualmente internados e tratados com um aminoglicosídeo e uma penicilina ou cefalosporina de terceira geração por via parenteral** (Cardenas e Hooton, 1995). Nessa população de pacientes, pode ser necessário consultar o médico com experiência no tratamento com fármacos antimicrobianos, particularmente no caso de pacientes com infecções recorrentes.

Se não houver melhora clínica dentro de 24 a 48 horas, deve-se repetir a cultura e efetuar um ajuste na terapia antimicrobiana com base na cultura e antibiograma iniciais. Devem-se obter exames de imagem para descartar a possibilidade de obstrução, cálculos e abscesso. A duração da terapia não está estabelecida, porém recomenda-se um período de 4 a 5 dias para o paciente levemente sintomático e de 10 a 14 dias para pacientes mais doentes (Cardenas e Hooton, 1995). Em geral, não há necessidade de culturas após a terapia, visto que a recolonização assintomática é comum, porém não é clinicamente significativa. Entretanto, se for identificada uma bactéria desdobradora de ureia, deve-se obter uma cultura de acompanhamento para assegurar a sua erradicação. Os pacientes com lesão da medula espinal que apresentam ITUs sintomáticas recorrentes devem ser submetidos a exames de imagem das vias urinárias e exames urodinâmicos, e deve-se proceder a uma revisão do programa de manejo da bexiga, com atenção particular para a drenagem do cateter, as técnicas de cateterismo intermitente e a frequência de cateterismo intermitente ou horários de micção (Cardenas e Hooton, 1995).

A profilaxia antimicrobiana não é sustentada para a maioria dos pacientes que apresentam bexiga neurogênica causada por lesão da medula espinal (Morton et al., 2002). A profilaxia antimicrobiana não diminuiu significativamente as ITUs sintomáticas e resultou em um aumento de aproximadamente duas vezes nas bactérias resistentes a agentes antimicrobianos.

As ITUs recorrentes podem estar associadas a uma alta pressão de armazenamento, e a intervenção para diminuir a pressão de armazenamento pode reduzir a incidência de ITU sintomática. As evidências de estudos conduzidos em pacientes com lesão da medula espinal sugerem que o cateterismo vesical por mais de 10 anos está associado a um risco aumentado de carcinoma da bexiga. West et al. (1999) examinaram dois bancos de dados com mais de 33.000 pacientes com lesão da medula espinal e identificaram 130 pacientes com câncer de bexiga (0,4%) durante um período de 5 anos. Foram propostos vários fatores de risco para o câncer de bexiga. Vereczky et al. (citados em Weyrauch e Bassett, 1951) avaliaram diferentes fatores de risco com base nos resultados de 153 pacientes com lesão da medula espinal, dos quais sete foram diagnosticados com câncer de bexiga. De um total de 31 preditores possíveis, apenas a duração do cateterismo foi significativa. **A infecção crônica e a inflamação da mucosa vesical podem constituir o estímulo carcinogênico nesses pacientes** (Pyrah et al., 1955). **As nitrosaminas produzidas na urina infectada também foram implicadas** (Najenson et al., 1969).

Para uma discussão mais pormenorizada da lesão da medula espinal e infecção urinária, consulte o Capítulo 75.

> **PONTOS-CHAVE: TRATAMENTO DA INFECÇÃO DAS VIAS URINÁRIAS EM PACIENTES COM LESÃO DA MEDULA ESPINAL**
>
> - A ITU em pacientes com lesão da medula espinal apresenta-se comumente na forma de febre, desconforto no flanco, lombar ou abdominal, vazamento entre os cateterismos, aumento da espasticidade, mal-estar, letargia e/ou urina turva de odor fétido.
> - Os pacientes com lesão da medula espinal que apresentam bacteriúria são, em sua maioria, assintomáticos.
> - Apenas os pacientes sintomáticos necessitam de tratamento.
> - A cultura de urina antes de iniciar a terapia empírica é essencial, visto que os pacientes com lesão da medula espinal frequentemente têm culturas de flora diversa com alta probabilidade de resistência bacteriana.
> - O cateterismo intermitente limpo faz que os pacientes com lesão da medula espinal tenham menor risco de complicações significativas e em longo prazo das vias urinárias.
> - A infecção crônica pode ser carcinogênica.

OUTRAS INFECÇÕES

Gangrena de Fournier

A gangrena de Fournier é uma forma potencialmente fatal de fascite necrosante que acomete a genitália masculina. É também conhecida como gangrena idiopática do escroto, gangrena escrotal estreptocócica, flegmão perineal e gangrena fulminante espontânea do escroto (Fournier, 1883, 1884). Conforme originalmente descrita por Baurienne, em 1764, e por Fournier, em 1883, caracterizava-se pelo início abrupto de gangrena genital rapidamente fulminante de origem idiopática em pacientes jovens previamente saudáveis, resultando em destruição gangrenosa da genitália. Hoje em dia, a doença difere dessas descrições, visto que acomete uma maior faixa etária, incluindo pacientes idosos (Bejanga, 1979; Wolach et al., 1989), segue uma evolução mais indolente e apresenta um início menos abrupto; além disso, em cerca de 95% dos casos, é possível identificar atualmente uma fonte (Macrea, 1945; Burpee e Edwards, 1972; Kearney e Carling, 1983; Jamieson et al., 1984; Spirnak et al., 1984).

A infecção surge mais comumente na pele, na uretra ou na região retal. Foi documentada uma associação entre a obstrução uretral relacionada com estenoses e extravasamento e instrumentação. **Os fatores predisponentes incluem diabetes melito, traumatismo local, parafimose, extravasamento periuretral de urina, infecções perirretais ou perianais e cirurgia, como circuncisão ou herniorrafia.** Nos casos que se originam na genitália, especificamente em consequência de obstrução uretral, as bactérias infecciosas provavelmente passam através da fáscia de Buck do pênis e disseminam-se ao longo da fáscia do músculo dartos do escroto e pênis, fáscia de Colles do períneo e fáscia de Scarpa da parede anterior do abdome. Em vista do odor fétido típico associado a essa afecção, é provável que as bactérias anaeróbicas desempenhem um importante papel. Em geral, as culturas de ferida produzem múltiplos microrganismos, implicando um sinergismo anaeróbico-aeróbico (Meleney, 1933; Miller, 1983; Cohen, 1986). Foram obtidas culturas mistas das lesões contendo microrganismos facultativos (*E. coli*, *Klebsiella*, enterococos), juntamente com anaeróbios (*Bacteroides*, *Fusobacterium*, *Clostridium*, estreptococos microaerofílicos).

Apresentação Clínica

Com frequência, os pacientes apresentam história de traumatismo perineal recente, instrumentação, estenose uretral associada a doença sexualmente transmissível ou fístula cutânea uretral. A dor, o sangramento retal e uma história de fissuras anais sugerem uma fonte retal da infecção. As fontes dérmicas são sugeridas por uma história de infecções agudas e crônicas do escroto e hidratenite supurativa recorrente ou balanite.

A infecção começa habitualmente na forma de celulite adjacente à porta de entrada. No início, a área acometida está tumefeita, eritematosa e hipersensível à medida que a infecção começa a acometer a fáscia profunda. A dor é proeminente, e a febre e toxicidade sistêmicas são pronunciadas (Paty e Smith, 1992). O edema e a crepitação do escroto rapidamente aumentam, e aparecem áreas de coloração púrpura escura que progridem para a gangrena extensa. Se houver comprometimento da parede abdominal em um paciente obeso com diabetes, o processo pode se disseminar com muita rapidez. Os sintomas geniturinários específicos associados à afecção incluem disúria, secreção uretral e micção obstruída. A alteração do estado mental, a taquipneia, a taquicardia e uma temperatura acima de 38,3 °C ou inferior a 35,6 °C sugerem sepse por microrganismos Gram-negativos.

Diagnóstico Laboratorial e Achados Radiológicos

Ocorre anemia secundariamente a uma diminuição da massa de eritrócitos funcionais causada por trombose e equimose, juntamente com produção diminuída em consequência de sepse (Miller, 1983). É comum a ocorrência de níveis séricos elevados de creatinina, hiponatremia e hipocalcemia. Acredita-se que a hipocalcemia seja secundária a lipases bacterianas que destroem os triglicerídeos e liberam ácidos graxos livres que quelam o cálcio em sua forma ionizada.

Como a crepitação é frequentemente um achado precoce, a radiografia simples do abdome pode ser útil para a identificação de ar. A ultrassonografia do escroto também é útil nesse aspecto. A biópsia da base de uma úlcera caracteriza-se por epiderme superficialmente intacta, necrose da derme e trombose vascular e invasão dos leucócitos polimorfonucleares com necrose tecidual subcutânea. Stamenkovic e Lew (1984) observaram que o uso de cortes congelados dentro de 21 horas após o início dos sintomas pode confirmar um diagnóstico mais precoce e levar à instituição precoce do tratamento adequado.

Tratamento

O diagnóstico imediato é de importância crítica, devido à velocidade com que o processo pode evoluir. Pode ser difícil diferenciar clinicamente a fascite necrosante da celulite, visto que os sinais iniciais, incluindo dor, edema e eritema, não são distintos. Entretanto, **a presença de toxicidade sistêmica acentuada desproporcional ao achado local deve alertar o médico.** A hidratação intravenosa e a terapia antimicrobiana estão indicadas no preparo para debridamento cirúrgico. Os esquemas antimicrobianos incluem antibióticos de amplo espectro (β-lactâmico mais inibidor da β-lactamase), como piperacilina-tazobactam, particularmente se houver suspeita de *Pseudomonas*, ampicilina mais sulbactam ou vancomicina ou carbapenens mais clindamicina ou metronidazol (Morpurgo e Galandiuk, 2002).

O debridamento imediato é essencial. No paciente no qual existe claramente uma suspeita do diagnóstico em bases clínicas (dor intensa com áreas focais de hipoestesia superficial ou crepitação, ou bolhas e necrose cutânea), indica-se uma intervenção cirúrgica direta. **Deve-se efetuar uma incisão extensa através da pele e tecidos subcutâneos, indo além das áreas de comprometimento até alcançar a fáscia normal.** A gordura e fáscia necróticas devem ser excisadas, e a ferida deve ser mantida aberta. Indica-se um segundo procedimento dentro de 24 a 48 horas se houver qualquer dúvida quanto à adequação do debridamento inicial. **A orquiectomia quase nunca é necessária,** visto que os testículos possuem o seu próprio suprimento sanguíneo independente da circulação cutânea e da fáscia comprometida do escroto. **Pode-se efetuar uma derivação suprapúbica nos casos em que há suspeita de traumatismo uretral ou extravasamento. Deve-se realizar uma colostomia se houver perfuração do cólon ou do reto.** A terapia com oxigênio hiperbárico demonstrou ser promissora para reduzir o tempo de internação, aumentar a cicatrização da ferida e diminuir a disseminação gangrenosa quando usada em associação com desbridamento e agentes antimicrobianos (Paty e Smith, 1992). Uma vez ocorrida da cicatrização da ferida, a reconstrução (p. ex., com uso de retalhos miocutâneos) melhora os resultados estéticos.

Prognóstico

A taxa de mortalidade é, em média, de cerca de 20% (Cohen, 1986; Baskin et al., 1990; Clayton et al., 1990), porém varia de 7% a 75%. São encontradas taxas mais elevadas de mortalidade em diabéticos, alcoólicos e pacientes com fontes colorretais de infecção que frequentemente têm uma apresentação menos típica, maior demora no estabelecimento do diagnóstico e extensão mais disseminada. Independentemente de sua apresentação, **a gangrena de Fournier é uma verdadeira emergência urológica que exige reconhecimento precoce, tratamento agressivo com agentes antimicrobianos e debridamento cirúrgico para reduzir a morbidade e a mortalidade.**

Abscesso Periuretral

O abscesso periuretral é uma infecção da uretra masculina e dos tecidos periuretrais que comporta risco de morte. Inicialmente, a área de comprometimento pode ser pequena e localizada pela fáscia de Buck. Entretanto, quando a fáscia de Buck é invadida, pode ocorrer necrose extensa do tecido subcutâneo e da fáscia. A fascite pode se disseminar até as nádegas posteriormente e até a clavícula, superiormente. O rápido diagnóstico e tratamento imediato são essenciais para reduzir a morbidade e a alta taxa de mortalidade historicamente associadas a essa doença.

Patogenia

O abscesso periuretral frequentemente constitui uma sequela da gonorreia, doença por estenose uretral ou cateterismo uretral. A instrumentação frequente também está associada à formação de abscesso periuretral. A urina constitui a fonte do microrganismo infeccioso. Os microrganismos identificados com mais frequência incluem bacilos Gram-negativos, enterococos e anaeróbios. É comum a presença de múltiplos microrganismos. Os anaeróbios, que são residentes normais da uretra masculina, também são encontrados com frequência em culturas de ferida.

Apresentação Clínica

Os sinais e sintomas de apresentação consistem em edema escrotal em 94% dos pacientes, febre (70%), retenção urinária aguda (19%), abscesso de drenagem espontânea (11%) e disúria ou secreção uretral (5% a 8%). O intervalo médio entre o início dos sintomas e a apresentação é de 21 dias. O exame de urina da primeira amostra revela piúria e bacteriúria.

Tratamento

O tratamento consiste em drenagem urinária suprapúbica imediata e amplo debridamento. Em geral, a terapia antimicrobiana com um aminoglicosídeo e uma cefalosporina é adequada para cobertura empírica. Pode-se instituir uma terapia antimicrobiana mais seletiva quando se conhece a sensibilidade antimicrobiana dos microrganismos. Em certas ocasiões, a uretrostomia perineal ou a derivação suprapúbica crônica têm sido úteis para prevenção das recidivas, e a sua realização deve ser considerada em pacientes com doença com estenose difusa. A presença de neoplasia maligna é incomum, porém a biopsia é importante.

> **PONTOS-CHAVE: OUTRAS INFECÇÕES**
> - A gangrena de Fournier consiste em fascite necrosante que surge na pele perineal, escroto, uretra ou reto.
> - O debridamento cirúrgico de emergência e os agentes antimicrobianos de amplo espectro são essenciais no tratamento da gangrena de Fournier.
> - Pode ocorrer abscesso periuretral secundariamente à estenose uretral ou cateterismo; o tratamento consiste em debridamento cirúrgico, drenagem urinária suprapúbica e agentes antimicrobianos.

REFERÊNCIAS

Para consultar a lista completa de referências, acesse www.expertconsult.com.

LEITURA SUGERIDA

Anderson GG, Dodson KW, Hooton TM, et al. Intracellular bacterial communities of uropathogenic *Escherichia coli* in urinary tract pathogenesis. Trends Microbiol 2004;12:424-30.
Asscher AW, Chick S, Radford N, et al. Natural history of asymptomatic bacteriuria in nonpregnant women. In: Brumfitt W, Asscher AW, editors. Urinary tract infection. London: University Press; 1973. p. 51.
Dajani AS, Taubert KA, Wilson W, et al. Prevention of bacterial endocarditis: recommendations by the American Heart Association. JAMA 1997;277:1794-801.
Eknoyan G, Qunibi WY, Grissom RT, et al. Renal papillary necrosis: an update. Medicine (Baltimore) 1982;61:55-73.
Elliott TS, Reed L, Slack RC, et al. Bacteriology and ultrastructure of the bladder in patients with urinary tract infections. J Infect 1985;11:191-9.
Foxman B. Epidemiology of urinary tract infections: incidence, morbidity, and economic costs. Am J Med 2002;113(Suppl. 1A):5S-13S.
Gupta K, Scholes D, Stamm WE. Increasing prevalence of antimicrobial resistance among uropathogens causing acute uncomplicated cystitis in women. JAMA 1999;281:736-8.
Hooton TM, Stamm WE. Management of acute uncomplicated urinary tract infection in adults. Med Clin North Am 1991;75:339-57.
Hultgren SJ, Porter TN, Schaeffer AJ, et al. Role of type 1 pili and effects of phase variation on lower urinary tract infections produced by *Escherichia coli*. Infect Immun 1985;50:370-7.
Hultgren SJ, Schwan WR, Schaeffer AJ, et al. Regulation of production of type 1 pili among urinary tract isolates of *Escherichia coli*. Infect Immun 1986;54:613-20.
Mabeck CE. Treatment of uncomplicated urinary tract infection in non-pregnant women. Postgrad Med J 1972;48:69-75.
Martinez JJ, Hultgren SJ. Requirement of Rho-family GTPases in the invasion of type 1-piliated uropathogenic *Escherichia coli*. Cell Microbiol 2002;4:19-28.
Mulvey MA. Adhesion and entry of uropathogenic *Escherichia coli*. Cell Microbiol 2002;4:257-71.
Mulvey MA, Lopez-Boado YS, Wilson CL, et al. Induction and evasion of host defenses by type 1-piliated uropathogenic *Escherichia coli*. Science 1998;282:1494-7.
Mulvey MA, Schilling JD, Martinez JJ, et al. Bad bugs and beleaguered bladders: interplay between uropathogenic Escherichia coli and innate host defenses. Proc Natl Acad Sci U S A 2000;97:8829-35.
National Institute on Disability and Rehabilitation Research. The prevention and management of urinary tract infections among people with spinal cord injuries. National Institute on Disability and Rehabilitation Research consensus statement. January 27-29, 1992. SCI Nurs 1993;10:49-61.
Nicolle LE, Bradley S, Colgan R, et al. Infectious Diseases Society of America guidelines for the diagnosis and treatment of asymptomatic bacteriuria in adults. Clin Infect Dis 2005;40:643-54.
Schaeffer AJ, Jones JM, Dunn JK. Association of in vitro *Escherichia coli* adherence to vaginal and buccal epithelial cells with susceptibility of women to recurrent urinary-tract infections. N Engl J Med 1981;304:1062-6.
Stamey TA. Pathogenesis and treatment of urinary tract infections. Baltimore: Williams & Wilkins; 1980.
Stamey TA, Govan DE, Palmer JM. The localization and treatment of urinary tract infections: the role of bactericidal urine levels as opposed to serum levels. Medicine (Baltimore) 1965;44:1-36.
Stamm WE. Recent developments in the diagnosis and treatment of urinary tract infections. West J Med 1982;137:213-20.
Stamm WE. Catheter-associated urinary tract infections: epidemiology, pathogenesis, and prevention. Am J Med 1991;91:65S-71S.
Turck M, Goffe B, Petersdorf RG. The urethral catheter and urinary tract infection. J Urol 1962;88:834-7.
Vromen M, van der Ven AJ, Knols A, et al. Antimicrobial resistance patterns in urinary isolates from nursing home residents: fifteen years of data reviewed. J Antimicrob Chemother 1999;44:113-6.
Warren JW, Abrutyn E, Hebel JR, et al. Guidelines for antimicrobial treatment of uncomplicated acute bacterial cystitis and acute pyelonephritis in women. Infectious Diseases Society of America (IDSA). Clin Infect Dis 1999;29:745-58.

13 Transtornos Inflamatórios e Dolorosos do Trato Geniturinário Masculino: Prostatite e Transtornos Dolorosos Relacionados, Orquite e Epididimite

J. Curtis Nickel, MD, FRCSC

Prostatite e Síndrome da Dor Pélvica Crônica

Outros Transtornos Inflamatórios e Dolorosos do Trato Urinário Inferior

PROSTATITE E SÍNDROME DA DOR PÉLVICA CRÔNICA

Perspectiva Histórica

A apresentação clínica, a patologia e a avaliação microscópica de amostras específicas da próstata de pacientes com prostatite foram firmemente estabelecidas (Young et al., 1906) na virada do século XX. Os estudos de localização bacteriana e citológica do trato urinário inferior foram descritos logo depois (Hitchens e Brown, 1913) e padronizados por volta de 1930 (Von Lackum, 1927, 1928; Nickel, 1930, 1999c). **A forma primária de terapia da prostatite durante a maior parte do século XX foi a massagem prostática repetitiva** (Farman, 1930; O'Conor, 1936; Henline, 1943; Campbell, 1957). O tratamento antimicrobiano passou a ser o pilar terapêutico com a introdução da sulfanilamida na década de 1930 (Ritter e Lippow, 1938). No entanto, mesmo nas décadas de 1950 e 1960, a importância das células inflamatórias e bactérias na secreção prostática expressa(EPS, do inglês *expressed prostatic secretion*) foi questionada (O'Shaughnessy et al., 1956; Bowers e Thomas, 1958; Bourne e Frishette, 1967) e até mesmo foi reconhecido que, em muitos casos, os antibióticos tinham eficácia um pouco superior à do placebo no tratamento da prostatite (Gonder, 1963).

A era seguinte do tratamento da prostatite começou na década de 1960, com a descrição por Meares e Stamey (1968) do estudo de localização segmentada do trato urinário inferior com quatro frascos. A massagem prostática como pilar do tratamento da prostatite foi abandonada e a terapia antimicrobiana foi racionalizada para uma porcentagem muito pequena de pacientes com bactérias localizadas em amostras específicas da próstata. Infelizmente, a maioria dos pacientes que foram diagnosticados com uma causa não bacteriana continuou a sofrer as degradações do triste tratamento urológico (Nickel, 1998b). O estabelecimento de novas definições e de um sistema de classificação, o melhor entendimento da etiopatogênese, a realização de ensaios randomizados controlados com placebo com índices validados de resultado e a crescente compreensão de que os pacientes com prostatite apresentam fenótipos clínicos variáveis mudaram radicalmente a forma de tratamento dessa doença.

Epidemiologia

A prostatite é o diagnóstico urológico mais comum em homens com menos de 50 anos e o terceiro diagnóstico urológico mais comum em homens com mais de 50 anos após a hiperplasia prostática benigna (HPB) e o câncer de próstata (Collins et al., 1998). Como parte do preparo da diretriz (*guideline*) sobre sintomas do trato urinário inferior masculino (LUTS do inglês *lower urinary tract symptoms*) da International Consultation on Urologic Disease (ICUD), a prevalência e a incidência de prostatite e/ou síndrome da dor pélvica crônica foram estimadas (Nickel et al., 2013b). Dos 24 estudos identificados, 13 eram da América do Norte (Moon et al., 1997; Roberts et al., 1998; Collins et al., 1998, 2002; Nickel et al., 2001a Roberts et al., 2002; Clemens et al., 2006, 2007; Daniels et al., 2007; Walz et al., 2007; Tripp et al., 2008; Wallner et al., 2009; Cheng et al., 2010); seis da Ásia (Ku et al., 2001; Tan et al., 2002; Cheah et al., 2003a; Kunishima et al., 2006; Liang et al., 2009; Lan et al., 2011); dois da Europa (Mehik et al., 2000; Marszalek et al., 2007); dois da África (Ejike et al., 2008; Tripp et al., 2012); e um da Austrália (Ferris et al., 2010). Após a compilação dos resultados de todos os estudos, com um total de 336.846 pacientes, a prevalência foi estimada em 7,1% (com variação de 2,2% a 16%, com taxa mediana de prevalência de 6,7%). Treze desses estudos eram populacionais e examinaram 48.824 pacientes. A prevalência geral foi de 7,7%, com variação de 2,2% a 14,2%, com taxa mediana de prevalência de 8,4%. Cinco estudos dependeram dos diagnósticos médicos de sintomas similares aos da prostatite, incluindo aqueles usando grandes bancos de dados para extração de códigos usados por médicos no diagnóstico. A prevalência relatada variou entre 2,7% e 8,8%. A prevalência geral nesses estudos foi de 10.592 pacientes diagnosticados dentre 186.533 examinados (média, 5,7%; mediana, 8%). Cinco estudos usaram a lembrança do paciente do diagnóstico de prostatite. De 101.489 pacientes, 9.388 autorrelataram o diagnóstico de prostatite, com prevalência de 9,3%, variando de 4,3% a 16%. A prevalência média nos estudos, de acordo com o continente de origem, foi de 6,9% na América do Norte, 7,5% na Ásia, 7,6% na Austrália, 8,6% na Europa e 12,1% na África. Uma discussão detalhada dessa revisão epidemiológica pode ser encontrada no documento de 2012 da International Consultation (Nickel et al., 2013b).

Um estudo avaliou a incidência de síndrome da dor pélvica crônica (SDPC) em homens na população tratada (Clemens et al., 2005). A incidência foi de 3,30 casos por 1.000 homens por ano, representando uma incidência de 267.000 casos por ano, caso esses dados possam ser extrapolados para a população norte-americana geral. A prostatite gera um número substancial de consultas médicas. O estudo *Urologic Diseases in America* relatou a taxa anual de consultas de 1.798 por 100.000 pessoas devido à prostatite (Pontari et al., 2007). Os pacientes com sintomas de prostatite parecem ser mais suscetíveis a apresentar sintomas persistentes e episódios recorrentes. Os participantes com diagnóstico prévio de prostatite apresentaram probabilidade cumulativa muito maior de episódios subsequentes de prostatite (Roberts et al., 1998; Turner et al., 2004b).

Em resumo, a prevalência de sintomas similares aos da prostatite varia de 2,2% a 16%, com taxa mediana de prevalência de prostatite crônica e SDPC próxima a 7%.

A prostatite crônica está associada a custos substanciais e consumo significativo de recursos previstos (Calhoun et al., 2004; Turner et al., 2004a; Duloy et al., 2007; Clemens et al., 2009). Nos Estados Unidos, o custo geral do diagnóstico e do tratamento da prostatite, exclusivo ao gasto farmacêutico, totalizou 84 milhões de dólares em 2000 e parece estar aumentando (Pontari et al., 2007). Este fator econômico precisa de maior atenção ao avaliar a incidência e o tratamento dessa prevalente doença.

PONTOS-CHAVE: EPIDEMIOLOGIA

- Dos homens com mais de 18 anos, 2% a 12% atualmente experimentam sintomas de prostatite.
- Uma média de 7% dos homens têm prostatite crônica ou síndrome de dor pélvica crônica.
- A prostatite é responsável por 6% a 8% das consultas externas de homens com urologistas.

Histopatologia

Para o patologista, a prostatite é definida como um número aumentado de células inflamatórias no parênquima prostático (Cotran et al., 1999). A inflamação prostática pode ou não ser observada em pacientes com diagnóstico de prostatite (True et al., 1999), HPB (Nickel et al., 1999c) ou câncer de próstata (Zhang et al., 2000) e é observada em séries de necropsia em até 44% das amostras de tecido prostático de homens sem qualquer doença prostática definitiva (McNeal, 1968).

Padrões consistentes, razoavelmente distintos, embora muitas vezes coexistentes, de inflamação crônica podem ser encontrados nas próstatas de pacientes com ou sem doença prostática. O padrão mais comum de inflamação é o infiltrado linfocítico no estroma imediatamente adjacente aos ácinos prostáticos (Kohnen e Drach, 1979; Nickel et al., 1999c). A intensidade do processo inflamatório varia consideravelmente, de apenas linfócitos dispersos a nódulos linfoides densos. Os infiltrados linfocíticos estromais frequentemente coexistem com a inflamação periglandular. Camadas, agregados e nódulos ocasionais de linfócitos e plasmócitos dispersos são observados no estroma fibromuscular sem relação aparente com os ductos e ácinos. Os infiltrados de células inflamatórias restritos ao epitélio e ao lúmen glandular são encontrados em associação à prostatite e HPB, mas podem ser encontrados em pacientes assintomáticos. As células inflamatórias intraepiteliais podem ser neutrófilos, linfócitos e/ou macrófagos, ao passo que os neutrófilos e macrófagos geralmente são encontrados no lúmen. Uma descrição mais detalhada acerca dos padrões inflamatórios histológicos na próstata está disponível (Nickel et al., 2001d). A Figura 13-1 ilustra os diversos padrões inflamatórios observados em um espécime de próstata de um paciente com prostatite crônica (PC).

Os **corpos amiláceos**, que podem se desenvolver a partir da deposição de secreções prostáticas ao redor de uma célula epitelial degradada ou outro irritante, geralmente não são associados à inflamação a não ser que sejam volumosos o suficiente para distender ou obstruir a glândula prostática (Attah, 1975). Os cálculos prostáticos podem contribuir para a inflamação prostática ao obstruírem os ductos centrais do órgão e, assim, impedirem a drenagem ou formarem um nicho onde as bactérias podem sobreviver às defesas do hospedeiro e aos antibióticos (Meares, 1974; Roberts et al., 1997).

A **prostatite granulomatosa** apresenta um padrão histológico não específico e variável, caracterizado por extensos infiltrados inflamatórios lobulares e mistos com grande quantidade de histiócitos, linfócitos e plasmócitos. Granulomas pequenos e discretos podem ser observados ou o padrão pode ser caracterizado por granulomas bem-definidos. A inflamação prostática granulomatosa é uma consequência comum da cirurgia (Eyre et al., 1986) ou do tratamento com bacilo de Calmette-Guérin (BCG) (Lafontaine et al., 1997) e é um evento raro em pacientes com tuberculose sistêmica (Saw et al., 1993).

Etiologia

Microbiologia

Uropatógenos Gram-negativos. A prostatite bacteriana aguda é uma infecção generalizada da próstata e é associada à infecção do trato urinário inferior (ITU) e à sepse generalizada. A prostatite bacteriana crônica é associada às ITUs inferiores recorrentes (i.e., cistite) secundárias a áreas focais de bactérias uropatogênicas residentes na próstata. A causa mais comum da prostatite bacteriana é a família Enterobacteriaceae de bactérias Gram-negativas, que são originárias da flora gastrintestinal. Os microrganismos mais comuns

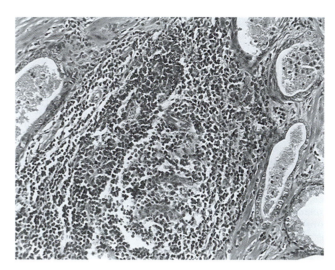

Figura 13-1. Preparação histológica de um espécime de próstata, mostrando áreas de inflamação glandular, periglandular e estromal (400 ×). (Cortesia de Dr. Alexander Boag.)

são cepas de *Escherichia coli*, identificadas em 65% a 80% das infecções (Stamey, 1980; Lopez- Plaza e Bostwick, 1990; Weidner et al., 1991b; Schneider et al., 2003). *Pseudomonas aeruginosa*, espécies de *Serratia*, espécies de *Klebsiella* e *Enterobacter aerogenes* são identificados em mais 10% a 15% dos casos (Meares, 1987; Weidner et al., 1991b). **No entanto, na prostatite bacteriana aguda, os microrganismos decorrentes da manipulação prévia do trato urinário inferior (incluindo a biópsia de próstata) apresentam diferentes padrões de virulência e resistência (p. ex., a quinolonas e cefalosporinas) em comparação aos microrganismos associados à prostatite aguda espontânea** (Millán-Rodríguez et al., 2006; Ha et al., 2008). A cultura positiva para *E. coli* produtora de β-lactamase de amplo espectro (ESBL, do inglês extended-spectrum β-lactamase) após a biópsia de próstata parece ser um fator de risco para a progressão à PC (Oh et al., 2013).

Os fatores de urovirulência desempenham um papel significativo na patogênese da prostatite bacteriana (Ruiz et al., 2002; Johnson et al., 2005). Por exemplo, as fímbrias P bacterianas (ou *pili*) se ligam a receptores uroteliais e isto subsequentemente facilita a ascensão no trato urinário, bem como o estabelecimento de infecções profundas na próstata em si (Dilworth et al., 1990; Neal et al., 1990; Andreu et al., 1997). A colonização do trato urinário inferior por *E. coli* é também facilitada pela presença de fímbrias tipo 1, também conhecidas como *fímbrias sensíveis à manose*. O receptor é uma porção comum do uromucoide uroepitelial; esta associação demonstrou ser importante no desenvolvimento da cistite em seres humanos e sua presença na prostatite também é documentada (Correll et al., 1996). Os *pili* tipo 1 podem sofrer variação fásica durante o estabelecimento da prostatite bacteriana aguda (Schaeffer, 1991). Múltiplos fatores de virulência parecem ser necessários para causar prostatite (Mitsumori et al., 1999; Ruiz et al., 2002). As bactérias residem em porções profundas dos ductos da próstata e, quando ameaçadas pela defesa do hospedeiro e pela terapia antimicrobiana, tendem a formar agregados (também chamados *biofilmes*), que parecem ser um mecanismo protetor que permite que as bactérias persistam na próstata mesmo quando a cistite é tratada com antibióticos (Nickel e Costerton, 1993; Nickel et al., 1994). A hemolisina parece ser um fator de virulência associado à prostatite aguda por *E. coli*, mas esta molécula pode também ser associada à maior capacidade de persistência prostática de determinadas cepas de *E. coli* como biofilmes em pacientes com prostatite bacteriana crônica (Soto et al., 2007).

Bactérias Gram-positivas. Acredita-se que os enterococos sejam responsáveis por 5% a 10% das infecções prostáticas documentadas (Drach, 1974a; Meares, 1987; Bergman, 1994). O papel de outros microrganismos Gram-positivos, que também são microrganismos comensais na uretra anterior, é controverso (Fowler e Mariano, 1984a; Jimenez-Cruz et al., 1984; Krieger et al., 2002). Diversos autores sugeriram um papel etiológico de microrganismos Gram-positivos, como *Staphylococcus saprophyticus*, estreptococos hemolíticos, *Staphylococcus* *aureus* e outros estafilococos coagulase-negativos (Drach, 1974a, 1986; Bergman, 1994). Nickel e Costerton (1992) mostraram a presença de *Staphylococcus* coagulase-negativo na EPS e também na biópsia transperineal de tecido prostático de homens com PC (microscopia e cultura). Embora este e outros estudos (Carson et al., 1982; Pfau, 1983; Bergman et al., 1989; Wedren, 1989) tenham sugerido a participação de estafilococos coagulase-negativos na patogênese da PC, estas pesquisas não demonstraram, de forma conclusiva, que estas bactérias realmente causavam a inflamação e o complexo de sintomas, em vez da simples colonização da próstata (Krieger et al., 2002). No entanto, a erradicação de bactérias Gram-positivas na próstata de homens com sintomas recentes de prostatite obteve resultados clínicos similares aos observados em homens com uropatógenos Gram-negativos localizados na próstata (Magri et al., 2007a; Nickel e Xiang, 2008). Em ambos os casos, a erradicação das bactérias localizadas na próstata foi fortemente correlacionada ao bom resultado clínico. No entanto, a localização inconsistente de bactérias Gram-positivas em amostras específicas da próstata de pacientes com PC sugere que esta relação pode não ser tão forte quanto sugerido (p. ex., Krieger et al., 2005).

Bactérias Anaeróbicas. Em estudos em que amostras específicas da próstata foram cultivadas de forma anaeróbica, as bactérias anaeróbicas puderam ser identificadas em um pequeno número de pacientes (Nielsen e Justesen, 1974; Mardh e Colleen, 1975; Szoke et al., 1998). Este não é um achado consistente e o papel de bactérias anaeróbicas é, em grande parte, desconhecido.

Infecção por *Corynebacterium*. As espécies de *Corynebacterium* geralmente são consideradas não patogênicas na próstata, mas foram sugeridas como possíveis agentes etiológicos nesta doença (Riegel et al., 1995; Domingue, 1998). Domingue et al. (1997) sugeriram que essas bactérias, de cultura difícil, podem não ser detectadas nas culturas de rotina de EPS. A coloração direta por Gram da EPS mostrou bastonetes cocobacilares pleomórficos Gram-variáveis que geralmente não crescem em meios de rotina. A presença desses bastonetes ingurgitados pleomórficos foi também demonstrada na coloração fluorescente por acridina laranja. Tanner et al. (1999), usando técnicas de reação em cadeia da polimerase (PCR), foram capazes de identificar o sinal bacteriano (microrganismos filogeneticamente Gram-positivos com predominância de espécies de *Corynebacterium*) em 65% dos 17 pacientes com PC. Aproximadamente metade desses pacientes tendeu a responder à terapia antimicrobiana, enquanto os pacientes nos quais os sinais moleculares dessas bactérias não puderam ser identificados, não responderam.

Infecção por Clamídia. As evidências que indicam o papel de *Chlamydia trachomatis* como agente etiológico na inflamação prostática crônica são confusas e conflitantes. Mardh e Colleen (1972) descobriram que um terço dos homens com PC apresentava anticorpos contra *C. trachomatis* em comparação a 3% dos controles. Shortliffe et al. (1992) descobriram que 20% dos pacientes com prostatite não bacteriana apresentavam títulos de anticorpo anticlamídia no fluido prostático. Koroku et al. (1995) detectaram imunoglobulina A (IgA) específica para *C. trachomatis* em 29% dos homens com prostatite crônica não bacteriana. Bruce et al. (1981), no exame da primeira urina da manhã, fluido prostático ou sêmen, descobriram que 56% dos pacientes com "prostatite subaguda ou crônica" eram infectados por *C. trachomatis*. Em um estudo de acompanhamento, Bruce e Reid (1989) descobriram que seis de 55 homens com prostatite não bacteriana, incluindo 31 com possível prostatite por clamídia, atendiam a critérios estritos para o diagnóstico positivo de prostatite por clamídia com base na identificação de microrganismos por cultura ou imunofluorescência. Kuroda et al. (1989) identificaram *C. trachomatis* nas uretras de 20% dos homens com prostatite. Outros pesquisadores chegaram a conclusões similares (Nilsson et al., 1981; Weidner et al., 1983). A *Chlamydia* também foi isolada em amostras do tecido prostático. Poletti et al. (1985) isolaram *C. trachomatis* de amostras de próstata obtidas por biópsia transretal por aspiração de homens com "prostatite não aguda não bacteriana". Abdelatif et al. (1991) identificaram *Chlamydia* intracelular por meio do uso de "técnicas de hibridização *in situ*" em fragmentos prostáticos transuretrais em 30% dos homens com evidências histológicas de "prostatite não bacteriana crônica". Shurbaji et al. (1998) identificaram *C. trachomatis* em secreções embebidas em parafina de 31% dos homens com evidências histológicas de prostatite, em comparação a nenhum entre pacientes com HPB sem inflamação.

Embora Mardh e Colleen (1972) sugerissem que a *C. trachomatis* possa ser implicada em até um terço dos homens com PC, seus estudos de acompanhamento empregando cultura e exames sorológicos não puderam confirmar este microrganismo como agente etiológico na prostatite idiopática (Mardh e Colleen, 1975; Mardh et al., 1978). Shortliffe e Wehner (1986) chegaram a uma conclusão similar quando seu grupo avaliou títulos de anticorpo anticlamídia no fluido prostático. Doze por cento dos controles (em comparação a 20% dos pacientes com prostatite não bacteriana) apresentavam anticorpos detectáveis. Berger et al. (1989) não puderam cultivar a *C. trachomatis* a partir das uretras de homens com PC, nem encontraram resposta sorológica ou imune local a *C. trachomatis* em tais pacientes. Doble et al. (1989b) não foram capazes de cultivar a *Chlamydia* ou detectá-la por imunofluorescência em amostras de biópsia transperineal de áreas anormais da próstata de homens com prostatite crônica. Krieger et al. (1996b) foram capazes de encontrar a *Chlamydia* em apenas 1% das amostras de biópsia de tecido prostático de homens com PC. Uma série posterior de localização e cultura de Krieger et al. (2000) também não conseguiu cultivar a *Chlamydia* a partir de amostras de uretra ou próstata. A maior elucidação do papel da *Chlamydia* na etiologia da infecção prostática é necessária antes que qualquer declaração definitiva possa ser feita quanto à associação entre isolamento desse microrganismo e sua origem e efeito prostático (Weidner et al., 2002).Dito isto, a terapia antimicrobiana para a suspeita de infecção prostática *Chlamydia* não leva à melhora dos sintomas em muitos casos (Skerk et al., 2002b, 2003; Perletti et al., 2013).

Infecção por *Ureaplasma*. O *Ureaplasma urealyticum* é um microrganismo comum isolado da uretra de homens assintomáticos e homens com uretrite não específica. Weidner et al. (1980) encontraram altas concentrações de *U. urealyticum* em amostras específicas da próstata em pacientes com sinais e sintomas de prostatite não bacteriana. Isaacs (1993) et al. cultivaram *U. urealyticum* a partir de secreções prostáticas em 8% dos pacientes com prostatite crônica não bacteriana. Fish e Danziger (1993) encontraram concentrações significativas de *U. urealyticum* em 13% dos pacientes com prostatite. O tratamento antimicrobiano específico eliminou o microrganismo em todos os casos. Ohkawa et al. (1993a) isolaram células de *U. urealyticum* das próstatas de 18 de 143 pacientes com PC. Os antibióticos erradicaram o microrganismo em todos os casos, melhoraram os sintomas em 10 e eliminaram os leucócitos na EPS em quatro (Ohkawa et al., 1993b).

Outros pesquisadores (Mardh e Colleen, 1975), empregando técnicas similares, não conseguiram implicar o *U. urealyticum* em pacientes com prostatite não bacteriana. Os problemas encontrados por todos esses estudos incluem a ausência de controles e a dificuldade de considerar uma possível contaminação uretral na coleta de espécimes específicos da próstata. No entanto, os macrolídeos parecem melhorar bastante os sintomas de PC quando *Ureaplasma* ou *Mycoplasma* são identificados em espécimes de próstata (Perletti et al., 2013).

Outros Microrganismos. A *Candida* (Golz e Mendling, 1991; Indudhara et al., 1992) e outras infecções micóticas, como aspergilose e coccidioidomicose (Schwarz, 1982; Chen e Schijj, 1985; Campbell et al., 1992; Truett e Crum, 2004), foram implicadas na inflamação prostática. No entanto, na maioria dos casos, geralmente foi um achado isolado em pacientes imunossuprimidos ou com infecção fúngica sistêmica. Os vírus (Doble et al., 1991; Benson e Smith, 1992) também foram implicados na inflamação prostática, mas a avaliação sistemática do papel desses agentes na prostatite não foi realizada. O *Trichomonas* foi descrito nas próstatas de pacientes com queixas de sintomas similares aos da prostatite (Kuberski, 1980; Gardner et al., 1996; Skerk et al., 2002a). Anticorpos contra *Helicobacter pylori* foram encontrados no soro de 76% dos homens com PC em comparação a 62% dos controles ($P < 0,05$). Embora significativamente maior, um grande número de pacientes sem sintomas era soropositivo (Karatas et al., 2010).

Segundo um conceito mais novo, não é o tipo específico de bactérias, mas a virulência das bactérias em homens com SDPC que é maior, gerando ou mesmo causando sintomas que persistem após a erradicação do microrganismo (Ivanov et al., 2009; Ivanov et al., 2010; Rudick et al., 2011; Galeone et al., 2013; Quick et al., 2013). É interessante observar que os padrões de sintomas em pacientes que desenvolvem SDPC associada à infecção bacteriana prévia podem ser diferentes daqueles em pacientes que desenvolvem a síndrome não relacionada à infecção prévia (Magri et al., 2013).

Microrganismos não Cultiváveis. As técnicas de cultura usadas na tentativa de identificação dos microrganismos causadores associados à prostatite têm limitações significativas (Lowentritt et al., 1995; Domingue et al., 1997; Domingue, 1998). As bactérias podem existir em biofilmes agregados, aderidos às paredes do ducto prostático ou em ductos obstruídos da próstata (Nickel e MacLean, 1998). Nickel e Costerton (1993) observaram que 60% dos pacientes com prostatite bacteriana crônica previamente diagnosticada que progrediram às culturas estéreis de EPS, mas continuaram a ter sintomas apesar da terapia antimicrobiana, apresentaram culturas positivas em biópsias de amostras de próstata, mostrando um microrganismo similar ao inicial. Como anteriormente discutido, tais microrganismos parecem persistir em pequenos agregados ou biofilmes nos ductos e ácinos da próstata.

Berger et al. (1997) cultivaram amostras de urina e biópsias transperineais de próstata especificamente para detecção de microrganismos comensais e fastidiosos (que se desenvolvem apenas em meio de cultura específo). Esses pesquisadores demonstraram que, nas culturas de biópsia de próstata, os homens com evidências de inflamação na EPS são mais propensos a ter bactérias isoladas, culturas positivas para bactérias anaeróbicas, maiores contagens bacterianas totais e mais espécies bacterianas isoladas do que homens sem inflamação na EPS. Krieger et al. (1996b), Riley et al. (1998) e Tanner et al. (1999) usaram uma combinação de métodos clínicos, de cultura e de biologia molecular (PCR) e descobriram uma forte correlação entre a inflamação e a EPS e a detecção de 16S rRNA bactéria-específico(organismos Gram-negativos e Gram-positivos) no tecido prostático.Outros pesquisadores não descobriram qualquer associação entre os achados da cultura e da PCR em homens com prostatite não bacteriana em comparação a homens com sintomas de prostatite (Keay et al., 1999; Lee et al., 2003; Leskinen et al., 2003b). As nanobactérias são microrganismos intrigantes de difíceis isolamento e cultura, mas podem ser implicadas em algumas doenças urológicas crônicas, incluindo a PC (Wood e Shoskes, 2006). Diversos pesquisadores (Shoskes et al., 2005; Zhou et al., 2008) demonstraram a possibilidade de que as nanobactérias associadas ou não aos cálculos prostáticos podem ser implicadas em alguns casos de PC.

Estima-se que menos de 10% de todas as bactérias ambientais foram identificadas (Domingue, 1998); desse modo, é possível que microrganismos fastidiosos e não cultiváveis possam estar presentes na próstata e que tais microrganismos possam participar do processo inflamatório e do subsequente desenvolvimento de sintomas.

Defesa Alterada na Próstata do Hospedeiro

Os fatores de risco que permitem a colonização ou infecção da próstata com bactérias possivelmente patogênicas incluem o refluxo ductal intraprostático (Kirby et al., 1982); **a fimose** (VanHowe, 1998); **grupos sanguíneos específicos** (Lomberg et al., 1986); **intercurso analretal sem proteção; ITU; epididimite aguda** (Berger et al., 1987); **drenagem por cateteres uretrais permanentes e cateteres do tipo preservativo** (Meares, 1998); **e cirurgia transuretral, especialmente em homens com urina infectada e não tratada** (Meares, 1989). A disfunção secretória da próstata caracterizada por uma alteração na composição de secreções prostáticas pode ser diagnóstica nos pacientes com prostatite — ou seja, uma redução dos níveis de frutose; ácido cítrico; fosfatase ácida; dos cátions zinco, magnésio e cálcio; e do fator antibacteriano prostático contendo zinco — enquanto o pH, a razão entre as isoenzimas lactato desidrogenase 5 e lactato desidrogenase 1 e proteínas inflamatórias, como a ceruloplasmina e o componente C3 do sistema complemento, estão aumentados (Meares, 1989). Essas alterações definidas na função secretora da próstata também têm sido culpadas por afetar, de forma adversa, a natureza antibacteriana normal das secreções prostáticas. A redução do fator antibacteriano prostático pode reduzir a atividade antibacteriana intrínseca do fluido prostático (Fair et al., 1976), enquanto o pH alcalino pode prejudicar a difusão de determinados fármacos antimicrobianos básicos no tecido e no fluido prostático (Fair e Cordonnier, 1978). No entanto, deve-se ter cautela, pois não se sabe se essas alterações de composição são causa ou consequência da inflamação. Foi também sugerido que a síndrome metabólica (Wang et al., 2013) e a disfunção endotelial com rigidez arterial (Shoskes et al., 2011) podem ser fatores de risco, mecânicos ou associados, provavelmente pela alteração das vias inflamatórias.

Disfunção da Micção

A obstrução anatômica ou neurofisiológica causada por padrões de fluxo disfuncional de alta pressão foi implicada na patogênese da síndrome de prostatite. Blacklock (1974, 1991) demonstrou que as anomalias anatômicas do colo da bexiga, da próstata e da uretra predispuseram alguns homens ao desenvolvimento de prostatite. Estudos urodinâmicos confirmam que muitos pacientes, principalmente aqueles com prostatodinia, apresentam menor velocidade máxima do fluxo urinário e padrões de fluxo aparentemente obstrutivos (Barbalias et al., 1983; Ghobish, 2002). Em estudos vídeo-urodinâmicos, muitos pacientes com síndromes de prostatite apresentam afunilamento incompleto do colo da bexiga, bem como padrões dissinérgicos vesicouretrais (Kaplan et al., 1994, 1997; Hruz et al., 2003). Os pesquisadores (Dellabella et al., 2006) descreveram alterações ultrassonográficas do esfíncter pré-prostático em homens com PC. Em um estudo com 48 pacientes com PC refratária ao tratamento sem infecção associada, Hruz et al. (2003) determinaram que 29 (60%) apresentavam hipertrofia do colo da bexiga diagnosticada por critérios endoscópicos e urodinâmicos. Essa micção dissinérgica pode levar a uma superestimulação autônoma do sistema nervoso perineal-pélvico, com subsequente desenvolvimento de dor neuropática crônica ou estado neuromuscular. Alternativamente, essa micção disfuncional de alta pressão pode resultar em refluxo ductal intraprostático em indivíduos suscetíveis (ver a próxima seção).

Refluxo Ductal Intraprostático

O refluxo de urina e, talvez, as bactérias nos ductos prostáticos foram postulados como um dos mecanismos causadores envolvidos na patogênese da inflamação prostática crônica bacteriana e não bacteriana em alguns indivíduos. Anatomicamente, a drenagem ductal da zona periférica é mais suscetível do que outras zonas prostáticas ao refluxo dos ductos intraprostáticos (Blacklock, 1974, 1991). Kirby et al. (1982) instilaram uma solução de partículas de carbono nas bexigas de homens diagnosticados com prostatite não bacteriana. As partículas de carbono foram encontradas em macrófagos da EPS, nos ácinos prostáticos e no sistema de ductos após a cirurgia em homens com prostatite não bacteriana. Persson e Ronquist (1996) observaram altos níveis de urato e creatinina na EPS, que postularam ser causados pelo refluxo de urina nos ductos prostáticos. Terai et al. (2000) obtiveram evidências epidemiológicas moleculares da infecção ascendente na prostatite bacteriana aguda.

Os cálculos prostáticos são compostos por substâncias encontradas apenas na urina, não nas secreções prostáticas (Sutor e Wooley, 1974; Ramiraz et al., 1980), **outra evidência de que o refluxo intraprostático urinário ocorre e provavelmente contribui para a formação de cálculos prostáticos. Em caso de refluxo de bactérias patogênicas para a próstata, estas podem existir em agregados protegidos nos próprios cálculos prostáticos** (Mazzoli, 2010). À cultura, altas contagens de patógenos incrustados nos cálculos prostáticos foram demonstradas por Eykyn et al. (1974). Esse tipo de colonização bacteriana em agregados ou biofilmes bacterianos protegidos associados aos cálculos prostáticos podem levar à PC recalcitrante e às subsequentes ITUs recorrentes, apesar da aparente antibioticoterapia adequada. Ludwig et al. (1994), empregando a ultrassonografia transretal, mostraram que homens com prostatite inflamatória crônica apresentavam frequência significativamente maior de cálculos prostáticos em comparação a homens sem inflamação na próstata. Parece que a calcificação prostática é comum em pacientes com PC não bacteriana e é associada a maior inflamação, colonização bacteriana, espasmo do assoalho pélvico e duração dos sintomas (Shoskes et al., 2007). A inflamação decorrente da estimulação química, bacteriana ou imunológica demonstrou ser uma possível causa de aumento das pressões intraprostáticas, mensurável pela inserção transperineal de transdutores (Mehik et al., 2002).

Alterações Imunológicas

O sistema imune local da próstata é ativado pela infecção na prostatite bacteriana. Na prostatite bacteriana aguda, IgG e IgA antígeno-específicas (i.e., antígeno bacteriano) podem ser detectadas no soro e no fluido prostático imediatamente após o início da infecção, e, após a antibioticoterapia eficaz, seus níveis caem e voltam ao normal nos próximos 6 a 12 meses (Meares, 1977; Fowler e Mariano, 1984b; Kumon, 1992; Meares, 1998). Os níveis de antígeno prostático específico (PSA, do inglês *prostate-specific antigen*) podem ser bastante elevados durante um episódio agudo de prostatite bacteriana (Dalton, 1989; Moon et al., 1992; Neal et al., 1992) e lentamente voltam ao normal ao longo de 6 semanas a muitos meses, desde que não haja recrudescimento da infecção. Na prostatite bacteriana crônica, não há elevação da concentração sérica de Ig, enquanto os níveis de IgA e IgG no fluido prostático estão aumentados (Shortliffe e Wehner, 1986; Kumon, 1992). Após a antibioticoterapia eficaz, os níveis de IgG voltam ao normal após vários meses, mas as concentrações de IgA (principalmente de IgA secretora) continuam elevadas por quase 2 anos (Shortliffe et al., 1981a, 1981b; Fowler e Mariano, 1984b). A presença de bactérias revestidas por anticorpo detectada na urina, na EPS e no sêmen é outra característica proeminente da prostatite bacteriana crônica (Riedasch et al., 1984, 1991).

A inflamação não infecciosa (prostatite não bacteriana ou SDPC) pode também ser secundária à inflamação imunologicamente mediada causada por algum antígeno desconhecido ou, talvez, até mesmo relacionado a um processo autoimune. Os níveis de anticorpos IgA e IgM (não microrganismo-específicos) estão elevados (Shortliffe e Wehner, 1986; Shortliffe et al., 1989, 1992), e anticorpos similares, bem como fibrinogênio e componente C3 do sistema complemento (Vinje et al., 1983; Doble et al., 1990) foram identificados em amostras de biópsia prostática de pacientes com PC. Estudos em modelos animais (Donadio et al., 1998; Ceri et al., 1999; Lang et al., 2000; Breser et al., 2013; Chen et al., 2013; Quick et al., 2013) e humanos (Alexander et al., 1997; Batstone et al., 2002; Maake et al., 2003; Motrich et al., 2007) sugeriram que a prostatite pode ser um processo autoimune. Diversos fatores foram sugeridos como autoantígenos, incluindo o PSA (Ponniah et al., 2000). Outras alterações imunológicas e neuroendócrinas específicas, como a produção de citocinas (Alexander et al., 1998; Jang et al., 2003), fator de crescimento nervoso (Miller et al., 2002) e a ativação de mastócitos (Done et al., 2012), atuam de forma subsequente no processo de inflamação. Especificamente, a interleucina 10 (IL-10) foi implicada na causa e nas manifestações clínicas da PC (Miller et al., 2002; Shoskes et al., 2002), mas outras citocinas, como IL-1β e fator de necrose tumoral-α (TNF-α, do inglês *tumor necrosis factor–α*), foram também implicadas (Nadler et al., 2000). A IL-8 é a citocina mais comum localizada no sêmen de homens com PC (Khadra et al., 2006; Penna et al., 2007). É possível que exista um fenótipo genético que promova parâmetros imunológicos específicos e predisponha ao desenvolvimento da inflamação prostática imunologicamente induzida (Shoskes et al., 2002; Riley et al., 2002). Esses padrões imunofenotípicos foram até mesmo observados na categoria não inflamatória IIIB de PC/SDPC (Barghorn et al., 2001). **Um dos conceitos mais novos emergindo na literatura é que a SDPC pode existir por meio de mecanismos imunológicos persistentes muito tempo após a erradicação das bactérias** (Ivanov et al., 2009, 2010; Rudick et al., 2011; Galeone et al., 2013; Quick et al., 2013). **Seja qual for o evento inicial, a cascata imunológica parece ter um importante papel no desenvolvimento de prostatite ou SDPC em pacientes que apresentam inflamação prostática** (Moon, 1998; Kumon, 1999).

Inflamação Quimicamente Induzida

Os pesquisadores demonstraram que a urina e seus metabólitos (p. ex., urato) estão presentes na secreção prostática de pacientes com PC (Persson e Ronquist, 1996). Esses pesquisadores formularam a hipótese de que a inflamação prostática e os sintomas subsequentes podem ser apenas o resultado da inflamação quimicamente induzida secundária a substâncias nocivas da urina que refluíram para o ducto prostático.

Anomalias do Músculo do Assoalho Pélvico

Pesquisadores (Zermann et al., 1999) **propuseram que os distúrbios sensoriais e/ou motores consistentes com a desregulação nervosa do trato urinário inferior podem ser uma consequência de anomalias adquiridas do sistema nervoso central (SNC).** Obviamente, a sensibilidade extraprostática é identificada em muitos pacientes com PC (Berger et al., 2007; Shoskes et al., 2008). Zermann e Schmidt (1999) descreveram 103 pacientes com dor pélvica crônica avaliados em uma unidade neurológica especializada. Esses autores demonstraram que a maioria dos homens apresentava controle consciente insuficiente do músculo estriado de inervação somática do assoalho pélvico. Os pacientes apresentaram diversos níveis de identificação de seus músculos do assoalho pélvico, mas nenhum foi capaz de demonstrar a gama total de contração e relaxamento do assoalho pélvico de forma repetitiva e sem esforço. Isso ocorreu na presença ou não de evidências de inflamação. Os pesquisadores concluíram que seus achados refletem uma dissociação funcional entre o SNC e o alvo periférico, os músculos do assoalho pélvico.

Outros clínicos (Anderson, 1999; Potts, 2003; Hetrick et al., 2003; Shoskes et al., 2008; Anderson et al., 2009b) propuseram que a fonte da dor está especificamente na área de inserção da musculatura pélvica no sacro, no cóccix, na tuberosidade do ísquio, nos ramos púbicos e nas fáscias endopélvicas. Essas áreas são imediatamente adjacentes à próstata e à bexiga e podem ser reconhecidas pela demonstração de um ponto hiperirritável ou de *trigger point* miofascial, que é doloroso à compressão. Acredita-se que a formação de *trigger points* miofascial nessa área decorra de anomalias mecânicas no quadril e nos membros inferiores, padrões crônicos de tensão, como aqueles que ocorrem quando a criança deixa de usar fraldas, abuso sexual, trauma menor repetitivo e constipação, esportes que criam estimulação pélvica crônica, atividade sexual traumática ou incomum, infecções recorrentes e cirurgia (Anderson, 1999). Mais recentemente, formulou-se a hipótese de que a dor sentida por alguns homens com SDPC pode ser explicada pelo encarceramento do nervo pudendo, que provoca dor neuropática subsequente (Antolak et al., 2002).

Sensibilização Nervosa

A dor associada às síndromes de PC é similar, em muitos aspectos, à neuropática. Alterações objetivas do sistema nervoso autônomo podem ser observadas em homens com PC, sugerindo que as respostas alteradas do sistema nervoso autônomo podem ser responsáveis pela dor associada à SDPC (Miller et al., 2002; Yang et al., 2003; Yilmaz et al., 2007, 2010). A dor que pode ser originária da próstata ou dos músculos do assoalho pélvico, por meio de mecanismos de sensibilização cruzada, pode se propagar a órgãos e/ou estruturas adjacentes. Faz pouco tempo que os pesquisadores começaram a entender a complexidade das vias neurológicas sobrejacentes e os possíveis mecanismos de comunicação cruzada entre os órgãos pélvicos (Malykhina, 2007), incluindo o intestino (Takahashi et al., 2013). Hoje, parece que alterações realmente mensuráveis (funcionais e anatômicas) na função cerebral podem ser observadas em homens com SDPC prolongada (Farmer et al., 2011; Mordasini et al., 2012).

Recentemente, foi demonstrado que **homens com PC apresentam evidência de disfunção do eixo hipotalâmico-hipofisário-suprarrenal**, que se reflete em maiores respostas de cortisol ao despertar (Anderson et al., 2008), as quais podem ser ainda mais induzidas por estresse (Anderson et al., 2009a). Outro estudo avaliou as anomalias de hormônio adrenocortical em homens com PC, sugerindo que alguns pacientes com essa doença podem até mesmo atender aos critérios diagnósticos da hiperplasia congênita não clássica (Dimitrakov et al., 2008).

Associações Psicossociais

Os fatores psicológicos foram sempre considerados importantes no desenvolvimento ou exacerbação das síndromes de PC. Alguns pesquisadores que investigaram a psicopatologia desses pacientes concluíram que essa síndrome deve ser vista como uma doença psicossomática (Mendlewich et al., 1971; Mellan et al., 1973; Keltikangas-Jarvinen et al., 1982). De la Rosette et al. (1993b) compararam um grupo de 50 pacientes com PC a um grupo de 50 pacientes que foram atendidos logo após a vasectomia e mostraram que, apesar da existência de diferenças estatísticas significativas entre os grupos (os pacientes com PC apresentaram pontuações consistentemente maiores relativas ao transtorno de personalidade), essas diferenças em pontuações foram bastante pequenas se comparadas às diferenças entre os indivíduos com prostatite e pacientes psiquiátricos. Berghuis et al. (1996) compararam 51 pacientes com prostatite a um grupo de 34 homens sem qualquer dor crônica e concluíram que a depressão e os distúrbios psicológicos são comuns entre os portadores de prostatite. Egan e Krieger (1994) compararam pacientes com prostatite àqueles que buscavam tratamento para dor lombar crônica. A depressão maior foi mais comum nos pacientes com prostatite, mas a dor lombar causou mais depressão e ansiedade de foco somático. Ku et al. (2002) sugeriram que a depressão e a fraca identidade masculina podem ser associadas a um estágio inicial de PC. Um grande estudo de caso-controle confirmou que depressão e os transtornos de pânico são significativamente mais comuns em homens com dor pélvica crônica do que nos controles (Clemens et al., 2008). **Esses estudos mais recentes demonstram que fatores psicológicos participam da doença, mas parece não haver justificativa para rotular este grupo de pacientes como "neuróticos" ou portadores de uma psicopatologia.** No entanto, análises recentes de grandes coortes de prostatite mostraram que **variáveis psicológicas, como depressão, técnicas mal adaptadas de enfrentamento (p. ex., catastrofismo da dor, métodos de contenção da dor), mau suporte social, ansiedade e estresse, são importantes na evolução da PC** (Tripp et al., 2005; Ulrich et al., 2005; Tripp et al., 2006; Nickel et al., 2008c; Chung e Lin, 2013; Kwon e Chang, 2013). Fatores como o catastrofismo são bastante importantes, já que foi descoberto que são fatores preditivos mais potentes de relatos de dor do paciente do que a depressão (Tripp et al., 2006), indicando que avaliações cognitivas negativas da dor sentida podem ser o alvo primário para as intervenções psicossociais. Isto pode ser especialmente importante, uma vez que há uma forte associação entre o catastrofismo da dor e o aumento da depressão, deficiência e pior qualidade de vida nos pacientes com PC (Tripp et al., 2005, 2006; Nickel et al., 2008c; Hedelin, 2012; Tripp et al., 2013).

Associação à Cistite Intersticial ou à Síndrome de Dor Vesical

A cistite intersticial, agora chamada por muitos de *síndrome da bexiga dolorosa*, é uma SDPC mal definida que ocorre principalmente em mulheres e que, segundo diversos pesquisadores, pode ter causa similar à SDPC em homens (Pontari, 2006; Forrest et al., 2007). Infelizmente, a causa da cistite intersticial continua desconhecida, mas acredita-se que os mecanismos patogênicos sejam muito similares àqueles que provocam PC e/ou dor pélvica crônica em homens (Sant e Nickel, 1999; Eisenberg e Moldwin, 2003; Parsons 2003). Alguns pesquisadores propuseram que, em alguns pacientes diagnosticados com prostatite, um mecanismo de cistite intersticial dirigido à bexiga é o responsável pelos sintomas e a próstata é acometida apenas de forma indireta (Sant e Kominski, 1997). Obviamente, a dor e os sintomas miccionais de cistite intersticial e PC estão, de certa forma, sobrepostos (Miller et al., 1995; Novicki et al., 1998; Sant e Nickel, 1999; Forrest e Schmidt, 2004) e homens com diagnósticos de prostatite apresentam achados muito similares em exames cistoscópicos (Berger et al., 1998), urodinâmicos (Siroky et al., 1981) e de sensibilidade ao potássio (Parsons e Albo, 2002; Parsons et al., 2005) aos observados em pacientes com cistite intersticial. No entanto, Yilmaz et al. (2004) não confirmaram os resultados positivos do teste de sensibilidade ao potássio em pacientes com prostatite e Keay et al. (2004) mostraram que homens diagnosticados com PC (dor apenas) apresentam atividade de fator antiproliferativo (APF, do inglês *antiproliferative factor*) normal, enquanto homens diagnosticados com cistite intersticial (dor e sintomas miccionais irritativos) apresentam níveis detectáveis de APF na urina.

Resumo: Fisiopatologia da Prostatite e Síndromes Relacionadas

É provável que as síndromes não bacterianas de prostatite apresentem uma causa multifatorial — seja o espectro de mecanismos causadores ou, mais possivelmente, a progressão ou cascata de eventos que ocorre após um ou mais dos fatores iniciadores descritos na seção anterior. Em uma revisão acerca dos mecanismos envolvidos na patogênese da PC, Pontari e Ruggieri (2004) concluíram que "os sintomas de prostatite crônica/síndrome da dor pélvica crônica parecem ser decorrentes de uma interação entre fatores psicológicos e disfunção nos sistemas imune, neurológico e endócrino". A Figura 13-2 descreve um cenário fisiopatológico sugerido, que pode envolver a maioria das causas propostas e inter-relacionadas descritas nesta seção.

> **PONTOS-CHAVE: ETIOLOGIA**
> - Enterobacteriaceae Gram-negativos e espécies de *Enterococcus* são responsáveis pela maioria dos casos de prostatite bacteriana.
> - Outros microrganismos podem ser implicados.
> - A prostatite não bacteriana e a síndrome da dor pélvica crônica são causadas por uma cascata inter-relacionada de mecanismos inflamatórios, imunológicos, endócrinos, musculares, neuropáticos e psicológicos que começam com um iniciador em um homem genética ou anatomicamente suscetível.

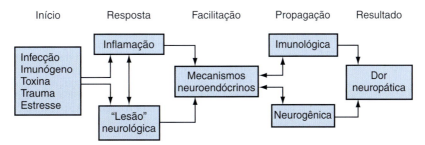

Figura 13-2. A causa e a patogênese da prostatite crônica/síndrome da dor pélvica crônica (SDPC de categoria III) parecem envolver um mecanismo pluricausal e multifatorial. Um estímulo inicial, como infecção, refluxo de alguma substância tóxica ou imunogênica da urina ou trauma perineal ou pélvico, começa uma cascata de eventos em um homem anatômica ou geneticamente suscetível, levando a uma resposta local de inflamação e/ou lesão neurogênica. Outros mecanismos imunológicos, neuropáticos, endocrinológicos e psicológicos inter-relacionados propagam ou mantêm a cronicidade do evento inicial (ou em andamento). O resultado final é a manifestação clínica de dor perineal ou pélvica crônica e os sintomas associados, com mecanismos neuropáticos locais e centrais acometendo áreas fora da próstata ou da área pélvica.

Definição e Classificação

O sistema tradicional é baseado no artigo fundamental de Meares e Stamey (1968) que descreve o diagnóstico diferencial das síndromes de prostatite. Esse artigo clássico descreve, em detalhes, as culturas seriadas (e o tratamento) em quatro pacientes com PC e introduz o assim chamado *exame com quatro frascos de Meares-Stamey*. Esse exame de localização, que avalia de forma segmentada a inflamação e as culturas do trato urinário inferior masculino, é descrito em detalhes na seção sobre a Avaliação do Trato Urinário Inferior. **Com base em 10 anos de experiência clínica com esse exame, um sistema de classificação descrevendo quatro categorias de prostatite foi descrito por Drach et al. em 1978. A diferenciação das quatro categorias se baseou da análise do fluido prostático, que incluiu microscopia (para detecção de leucócitos, agregados de células inflamatórias, *debris* mucosos, corpos xantomatosos ovais e macrófagos) e cultura (para identificação de uropatógenos tradicionais).** Esse sistema tradicional de classificação, que categoriza os pacientes como portadores de prostatite bacteriana aguda, prostatite bacteriana crônica, prostatite não bacteriana ou prostatodinia, é descrito na Tabela 13-1.

As limitações do algoritmo diagnóstico tradicional e do sistema tradicional de classificação levaram ao desenvolvimento do sistema de classificação do National Institutes of Health (NIH) (Tabela 13-1) (Krieger et al., 1999). A nova definição reconheceu que a dor é o principal sintoma na "prostatite não bacteriana crônica" (com disfunção miccional e sexual variável) e foi o critério ideal para diferenciação dos pacientes PC dos pacientes controles ou que apresentaram outros problemas geniturinários (p. ex., HPB). **A classificação do NIH difere do sistema tradicional em duas áreas principais: as descrições da PC/SDPC de categoria III e da prostatite inflamatória assintomática de categoria IV.**

A **categoria I** é idêntica à categoria de prostatite bacteriana aguda do sistema tradicional de classificação. A **categoria II** é idêntica à classificação tradicional da prostatite bacteriana crônica, exceto que, agora, geralmente se refere a pacientes com ITUs inferiores recorrentes (com a próstata sendo o nicho de infecção) (Schaeffer, 2006). A **categoria III** é definida como a "presença de dor geniturinária na ausência de bactérias uropatogênicas detectadas por metodologia microbiológica padrão". Essa síndrome ainda é dividida em **categoria IIIA** ou PC/SDPC inflamatória (com base na presença de leucócitos em excesso nas EPSs, urina ou sêmen pós-massagem prostática) e **categoria IIIB** ou PC/SDPC não inflamatória (sem número significativo de leucócitos em amostras similares). A inclusão da **categoria IV** ou prostatite inflamatória assintomática resolveu um dos principais problemas e omissões do sistema tradicional de classificação. Os pacientes são classificados como portadores de prostatite de categoria IV pela presença de um número significativo de leucócitos (e/ou bactérias) em amostras específicas da próstata (EPS, sêmen e amostras de biópsia de tecido) na ausência de dor pélvica crônica típica.

O valor deste sistema de classificação, não apenas em estudos de pesquisa clínica, mas também na prática clínica, foi bem aceito (Nickel et al., 1999d).

TABELA 13-1 Sistema de Classificação para as Síndromes de Prostatite

TRADICIONAL	NATIONAL INSTITUTES OF HEALTH	DESCRIÇÃO
Prostatite bacteriana aguda	Categoria I	Infecção aguda da próstata
Prostatite bacteriana crônica	Categoria II	Infecção crônica da próstata
N/A	Categoria III Síndrome da dor pélvica crônica (SDPC)	Dor geniturinária crônica na ausência de bactérias uropatogênicas localizadas na próstata empregando metodologia padronizada
Prostatite não bacteriana	Categoria IIIA SDPC inflamatória	Número significativo de leucócitos em secreções prostáticas expressas, sedimento urinário pós-massagem prostática (VB3) ou sêmen
Prostatodinia	Categoria IIIB SDPC não inflamatória	Número não significativo de leucócitos em secreções prostáticas expressas, sedimento urinário pós-massagem prostática (VB3) ou sêmen
N/A	Categoria IV Prostatite inflamatória assintomática (PIA)	Leucócitos (e/ou bactérias) em secreções prostáticas expressas, sedimento urinário pós-massagem prostática (VB3), sêmen ou espécimes histológicos de próstata

PONTO-CHAVE: CLASSIFICAÇÃO

- A classificação das síndromes de prostatite do National Institutes of Health é hoje reconhecida como o melhor sistema para a pesquisa e a prática clínica.

Apresentação Clínica

Categoria I: Prostatite Bacteriana Aguda

A prostatite bacteriana aguda, de categoria I, é uma doença infecciosa rara, mas importante, do trato urinário inferior. É caracterizada por início agudo de dor associada a sintomas urinários de armazenamento (irritativos) e esvaziamento (obstrutivos) em um paciente com manifestações de doença febril sistêmica. O paciente geralmente relata frequência, urgência urinária e disúria. As queixas de micção obstrutiva, incluindo hesitação, jato fraco e interrompido, estrangúria e até mesmo retenção urinária aguda, são comuns. O paciente percebe dor perineal e suprapúbica e pode apresentar dor ou desconforto na genitália externa. Além disso, geralmente há sintomas sistêmicos significativos, incluindo febre, calafrios, mal-estar, náusea e vômito e até mesmo septicemia franca com hipotensão. A combinação e a gravidade dos sintomas na categoria I, a prostatite bacteriana aguda, variam de paciente para paciente. Aproximadamente 5% dos pacientes com prostatite bacteriana aguda podem progredir para prostatite bacteriana crônica (Cho et al., 2005).

Categoria II: Prostatite Bacteriana Crônica

A indicação mais importante para o diagnóstico da categoria II, a prostatite bacteriana crônica, é a história de ITUs recorrentes documentadas. De 25% a 43% dos pacientes diagnosticados com prostatite bacteriana crônica por meio do uso de um exame de quatro frascos apresentam uma história de ITUs recorrentes (Weidner e Ludwig, 1994; Wright et al., 1994). Os pacientes podem ser relativamente assintomáticos entre os episódios agudos ou apresentar um longo histórico de SDPC, que é descrita de forma extensa na próxima seção. A prevalência de prostatite bacteriana varia de 5% a 15% dos casos de prostatite (Schaeffer et al., 1981; Krieger e Egan, 1991; Weidner e Ludwig, 1994). Em uma das maiores e mais abrangentes séries clínicas, Weidner et al. (1991b) encontraram bacteriúria significativa (com microrganismos uropatogênicos) em 4,4% dos pacientes com sintomas de PC.

Categoria III: Prostatite Crônica/Síndrome da Dor Pélvica Crônica

Os sintomas apresentados por pacientes com PC/SDPC inflamatória de categoria IIIA são indistinguíveis daqueles de pacientes com a doença não inflamatória de categoria IIIB. Os sintomas de pacientes com PC/SDPC foram extensamente estudados por Krieger et al. (1996a). Estes autores avaliaram 50 pacientes com PC/SDPC atendidos com clínica de prostatite (em comparação a 75 pacientes controles). Alexander e Trissel (1996) analisaram uma coorte de 163 pacientes com prostatite na Internet. Estes sintomas foram mais bem definidos no desenvolvimento de pontuações de sintomas de prostatite por Neal e Moon (1994), Krieger et al. (1996a), Nickel e Sorensen (1996) e Brahler et al. (1997). **O sintoma predominante em todos esses estudos foi a dor, mais comumente localizada no períneo, na área suprapúbica e no pênis, mas que pode também ocorrer nos testículos, na virilha ou na região lombar. A dor durante ou após a ejaculação é uma das características mais proeminentes, importantes e incômodas em muitos pacientes** (Shoskes et al., 2004). Os sintomas urinários de armazenamento e micção, incluindo urgência, frequência, hesitação e jato fraco e interrompido, são associados a esta síndrome em muitos pacientes. A disfunção erétil e os transtornos sexuais foram relatados em pacientes com SDPC (Mehik et al., 2001; Liang et al., 2004; Zaslau et al., 2005; Muller e Mulhall, 2006; Smith et al., 2007a, 2007b; Lee et al., 2008b; Magri et al., 2008; Chung et al., 2012), mas não são características patognomônicas desta síndrome. A melhor descrição do paciente PC/SDPC foi dada pelo *NIH Chronic Prostatitis Cohort Study* (Schaeffer et al., 2002). A descrição detalhada de 488 homens com PC/SDPC observou que a dor ou desconforto mais frequentemente relatado foi no períneo, seguido pela dor ou desconforto na área suprapúbica. Mais da metade dos homens apresentava dor ou desconforto durante ou após o clímax sexual (a dor ejaculatória pode ser o sintoma mais característico). A análise recente de uma coorte internacional de 1.563 pacientes com PC/SDPC foi realizada por Wagenlehner et al. (2013) para determinar a prevalência e o impacto das localizações e tipos de dor e melhorar a estratégia de tratamento individualizado e orientado pelo fenótipo. Essa avaliação confirmou que a dor ou o desconforto perineal foi o sintoma de dor mais prevalente (63%), seguido pela dor testicular (58%), dor na área púbica (42%) e dor no pênis (32%); os relatos de dor durante a ejaculação e a micção foram de 45% e 43%, respectivamente. O estudo posterior dessa coorte mostrou que a dor tem mais impacto na qualidade de vida do que os sintomas urinários; a gravidade e a frequência da dor são mais importantes do que sua localização ou tipo.

Por definição, a síndrome se torna crônica após 3 meses de duração. Os sintomas tendem a ser intermitentes; aproximadamente um terço dos pacientes melhora em 1 ano (geralmente aqueles com menor duração da doença e menos sintomas) (Nickel et al., 2002; Turner et al., 2004b; Propert et al., 2006b). Um estudo de caso-controle, e idade-equiparada de fatores de risco em homens com PC/SDPC (Pontari et al., 2005) mostrou que, em comparação a controles assintomáticos, os indivíduos com PC/SDPC relataram prevalência significativamente maior de uretrite não específica (12% *vs.* 4%), doença cardiovascular (11% *vs.* 2%), doença neurológica (41% *vs.* 14%), transtornos psiquiátricos (29% *vs.* 11%) e doença sanguínea ou infecciosa (41% *vs.* 20%) durante a vida.

O impacto dessa doença no estado geral é significativo. A qualidade de vida de muitos pacientes diagnosticados com PC/SDPC é bastante diminuída. Wenninger et al. (1996), empregando uma medida genérica do estado geral, o Perfil de Impacto da Doença, mostraram que as pontuações médias ficaram na mesma faixa relatada na literatura de pacientes com história de infarto do miocárdio, angina ou doença de Crohn. McNaughton Collins et al. (2001b) empregaram instrumentos similares para avaliação da qualidade de vida no *NIH Chronic Prostatitis Cohort Study*, com quase 300 pacientes, e confirmaram esse achado. Esses pesquisadores observaram que o componente de saúde mental foi mais afetado do que o componente físico da avaliação de qualidade de vida. A qualidade de vida dos pacientes com PC/SDPC foi menor do que a observada em subgrupos de homens mais gravemente doentes com insuficiência cardíaca congestiva e diabetes melito. Esse impacto significativo sobre a qualidade de vida também é relatado em uma coorte de pacientes com PC/SDPC avaliados em serviços básicos de saúde (Turner et al., 2002). Os pacientes com diagnóstico de PC/CSDPC podem apresentar depressão (Tripp et al., 2005, 2006), estresse (Ulrich et al., 2005) ou história de abuso (sexual, físico ou emocional) (Hu et al., 2007). A depressão, as técnicas mal adaptadas de enfrentamento (p. ex., catastrofismo e métodos de contenção da dor) e o baixo suporte social são associados à pior qualidade de vida (Nickel et al., 2008c).

Categoria IV: Prostatite Inflamatória Assintomática

A prostatite inflamatória assintomática categoria IV, por definição, não causa sintomas. Os pacientes apresentam HPB, elevação do nível de PSA, câncer de próstata ou infertilidade. A subsequente microscopia da EPS ou do sêmen e/ou o exame histológico do tecido da HPB, os espécimes de câncer de próstata ou de biópsia de próstata revelam evidências de inflamação prostática.

Avaliação

Avaliação dos Sintomas

Na PC/SDPC, que é definida primariamente por seu complexo de sintomas, as análises dos sintomas específicos similares aos da prostatite, da qualidade de vida, da condição funcional e da satisfação com o atendimento médico não apenas melhora a avaliação do paciente com prostatite, mas também o acompanhamento terapêutico. Os índices de sintomas cientificamente validados não apenas melhoram o cuidado dos pacientes, mas também otimizam a decisão clínica em termos de comparação a resultados de ensaios clínicos. Desde o início da década de 1990, vários diferentes índices de sintomas foram descritos na pesquisa clínica (Neal e Moon, 1994; Krieger et al., 1996a; Nickel e Sorensen, 1996; Brahler et al., 1997; Chiang et al., 1997) e foram esporadicamente empregados na prática clínica (McNaughton Collins e O'Leary, 1999). Embora cada um desses índices de sintomas tenha sido eficaz quando desenvolvido para um fim ou estudo específico, nenhum foi considerado ideal para uso na pesquisa geral ou na prática clínica porque eles não foram validados de acordo com os rigorosos padrões que agora devem ser atendidos para que um índice doença urológica-específico seja aceito (O'Leary et al., 1992).

A *NIH Chronic Prostatitis Collaborative Research Network* (CPCRN) desenvolveu um instrumento reprodutível e válido para medida dos sintomas e da qualidade de vida dos pacientes com PC, para uso em protocolos de pesquisa e na prática clínica (Litwin et al., 1999). As etapas do desenvolvimento do Índice de Sintomas de Prostatite Crônica do NIH (NIH-CPSI) incluíram a revisão sistemática da literatura, grupos de estudo, testes cognitivos, a revisão por um painel de especialistas, um teste de validação e análises psicométricas. **O CPSI final foi composto por nove perguntas acerca das três mais importantes ocorrências da PC. A dor (que é o sintoma primário de PC/SDPC) foi abordada em quatro perguntas acerca de seu local, gravidade e frequência. A função urinária, o segundo componente mais importante dos sintomas dos pacientes, foi abordada em duas perguntas, uma acerca da função de armazenamento (irritativa) e outra sobre a micção (obstrutiva). A qualidade de vida ou o impacto foi abordada em três outras perguntas acerca do efeito dos sintomas sobre as atividades diárias. O NIH-CPSI (Fig. 13-3) é agora aceito pela comunidade internacional de pesquisa em prostatite como uma medida aceitável de resultado** (Nickel et al., 1999d) **e demonstrou ter validade e responsividade em amostras do serviço básico de saúde** (Turner et al., 2003) **e ensaios clínicos** (Propert et al., 2006a). Esse índice foi traduzido e validado em muitos idiomas que não o inglês (Collins et al., 2001; Kunishima et al., 2002; Leskinen et al., 2003a; Schneider et al., 2004; Karakiewicz et al., 2005). O índice de sintomas também comprovou sua utilidade na avaliação e no acompanhamento de pacientes na prática clínica urológica geral (Nickel, 1999d; Nickel et al., 2001c). Os níveis de corte das categorias de gravidade de dor foram: branda, 0 a 3; moderada, 4 a 6; e severa, 7 a 10 no item 4 do CPSI (0 a 10); as pontuações de dor do CPSI (0 a 21) foram branda, 0 a 7; moderada, 8 a 13; e severa, 14 a 21 (Wagenlehner et al., 2013).

Índice de Sintomas de Prostatite Crônica do NIH

Dor ou Desconforto

1. Na última semana, você sentiu qualquer tipo de dor ou desconforto nas seguintes áreas?

	Sim	Não
a. Área entre o reto e os testículos (períneo)	❑1	❑0
b. Testículos	❑1	❑0
c. Extremidade do pênis (não relacionada à micção)	❑1	❑0
d. Abaixo da cintura, no púbis ou na área da bexiga	❑1	❑0

2. Na última semana, você sentiu:

	Sim	Não
a. Dor ou queimação ao urinar?	❑1	❑0
b. Dor ou desconforto durante ou após o clímax sexual (ejaculação)?	❑1	❑0

3. Com qual frequência você sentiu dor ou desconforto em qualquer uma dessas áreas na última semana?

- ❑0 Nunca
- ❑1 Raramente
- ❑2 Às vezes
- ❑3 Com frequência
- ❑4 Geralmente
- ❑5 Sempre

4. Qual número melhor descreve sua dor ou desconforto MÉDIO, nos dias em que você os sentiu, durante a última semana?

❑ ❑ ❑ ❑ ❑ ❑ ❑ ❑ ❑ ❑ ❑
0 1 2 3 4 5 6 7 8 9 10
SEM DOR   A PIOR DOR QUE VOCÊ PODE IMAGINAR

Micção

5. Com qual frequência você teve a sensação de não esvaziar completamente a bexiga após terminar de urinar durante a última semana?

- ❑0 Nenhuma
- ❑1 Menos de uma vez em cinco
- ❑2 Menos de metade das vezes
- ❑3 Cerca de metade das vezes
- ❑4 Mais de metade das vezes
- ❑5 Quase sempre

NIH-CPSI

6. Com qual frequência você precisou urinar de novo menos de 2 horas após ter urinado durante a última semana?

- ❑0 Nenhuma
- ❑1 Menos de uma vez em cinco
- ❑2 Menos de metade das vezes
- ❑3 Cerca de metade das vezes
- ❑4 Mais de metade das vezes
- ❑5 Quase sempre

Impacto dos Sintomas

7. Quanto os seus sintomas lhe impediram de fazer as coisas que você normalmente faz durante a última semana?

- ❑0 Nada
- ❑1 Só um pouco
- ❑2 Alguma quantidade
- ❑3 Muito

8. Quanto você pensou nos seus sintomas durante a última semana?

- ❑0 Nada
- ❑1 Só um pouco
- ❑2 Alguma quantidade
- ❑3 Muito

Qualidade de Vida

9. Se você tivesse que passar o resto da vida com seus sintomas, exatamente como foram na última semana, como se sentiria?

- ❑0 Muito feliz
- ❑1 Feliz
- ❑2 Bastante satisfeito
- ❑3 Dividido (igualmente satisfeito e insatisfeito)
- ❑4 Bastante insatisfeito
- ❑5 Infeliz
- ❑6 Muito infeliz

Pontuação dos Domínios Índice de Sintomas de Prostatite Crônica do NIH

Dor: Total dos itens 1a, 1b, 1c, 1d, 2a, 2b, 3 e 4 = ___

Sintomas Urinários: Total dos itens 5 e 6 = ___

Impacto sobre a Qualidade de Vida: Total dos itens 7, 8 e 9 = ___

Figura 13-3. O Índice de Sintomas de Prostatite Crônica do National Institutes of Health (NIH-CPSI) contém os três domínios mais importantes da experiência da prostatite: dor (local, frequência e gravidade), micção (sintomas irritativos e obstrutivos) e qualidade de vida (incluindo impacto). Este índice é útil em estudos de pesquisa e na prática clínica. (De Litwin MS, McNaughton Collins M, Fowler FJ, et al. The NIH Chronic Prostatitis Symptom Index [NIHCPSI]: development and validation of a new outcome measure. J Urol 1999;162:369–75.)

PONTO-CHAVE: AVALIAÇÃO DE SINTOMAS

- O Índice de Sintomas de Prostatite Crônica validado do National Institutes of Health (NIH-CPSI) é uma ferramenta útil de pesquisa e prática clínica para a avaliação de pacientes com prostatite crônica e síndrome da dor pélvica crônica.

Exame Físico

O exame físico é uma parte importante da avaliação do paciente com prostatite e, embora não confirme o diagnóstico definitivo, é muito útil na classificação da doença e até mesmo no direcionamento da terapia. O exame ajuda a descartar outras anomalias perineais, anais, neurológicas, pélvicas ou prostáticas e é uma parte integral da avaliação do trato urinário inferior ao fornecer amostras específicas da próstata (Nickel, 2002a).

Na **categoria I,** a prostatite bacteriana aguda, o paciente pode apresentar sintomas tóxicos — ou seja, rubor, febre, taquicardia, taquipneia e até mesmo hipotensão. O paciente geralmente apresenta desconforto suprapúbico e, ocasionalmente, retenção urinária aguda clinicamente detectável. A dor perineal e o espasmo do esfíncter anal podem complicar o exame retal digital. A próstata em si geralmente é descrita como quente, com consistência de borracha e muito sensível. Acredita-se que a expressão de fluido prostático seja totalmente desnecessária e, talvez, até danosa.

O exame físico de um paciente com **categoria II,** prostatite bacteriana crônica, e **SDPC de categoria III** geralmente não revela alterações (à exceção de dor). Exame e palpação cuidadosos da genitália externa, virilha, períneo, cóccix, esfíncter anal externo (tônus) e assoalho pélvico interno e paredes laterais podem indicar áreas proeminentes de dor ou desconforto (Shoskes et al., 2008; Anderson et al., 2009b). Os achados de disfunção do assoalho pélvico e dor espástica, dor miofascial ou pontos de desencadeamento (*trigger points*) de dor têm implicações significativas no desenvolvimento de planos terapêuticos. O exame retal digital deve ser realizado após a coleta de amostras de urina pré-massagem prostática (ver adiante) e após o exame perineal e pélvico. A próstata pode apresentar tamanho e consistência normais ou aumento de volume e consistência de borracha (vagamente definida por mim como mais macia do que o normal). O grau de dor gerada durante a palpação prostática é variável e não auxilia a diferenciação da síndrome de prostatite. A presença de nódulos prostáticos deve ser cuidadosamente verificada antes da vigorosa massagem prostática para produção de amostras específicas do órgão (EPS e amostra de urina pós-massagem prostática).

Exame Citológico e Técnicas de Cultura do Trato Urinário Inferior. Em pacientes com a categoria I, prostatite bacteriana aguda, a cultura de urina é a única avaliação laboratorial do trato urinário inferior necessária. Foi sugerido que a vigorosa massagem prostática necessária à produção de EPS pode exacerbar a situação clínica, embora tais temores nunca tenham sido substanciados na literatura. Uma amostra do jato médio de urina apresenta leucocitose significativa e bacteriúria à microscopia e a cultura tende a revelar a presença de uropatógenos típicos. As hemoculturas podem mostrar o mesmo microrganismo.

Em 1968, Meares e Stamey descreveram a clássica técnica de coleta de quatro frascos de urina para diferenciação das infecções de uretra, bexiga e próstata em homens com PC e, por três décadas, este método foi o padrão-ouro para a avaliação desta síndrome do trato urinário inferior. A amostra 1 (VB1) inclui os primeiros 10 mL de urina e representa o espécime uretral. A amostra 2 (VB2) é similar a coletada no meio do jato de urina e representa a urina da bexiga. A EPS deve ser coletada diretamente em um recipiente estéril durante a massagem prostática. A amostra 3, que representa (VB3) os primeiros 10 mL de urina eliminada após a massagem prostática, inclui qualquer EPS aprisionada na uretra prostática. Todas as quatro amostras são enviadas ao laboratório de microbiologia clínica para realização de cultura quantitativa. Partes das três amostras de urina são centrifugadas por 5 minutos e o sedimento é examinado em grande aumento para detecção de leucócitos (incluindo aglomerados de leucócitos), macrófagos, corpos xantomatosos ovais, eritrócitos, bactérias e hifas fúngicas. Parte de uma gota de EPS pode ser examinada a fresco com lamínula de maneira similar. Alguns pesquisadores (Muller et al., 2001; Krieger et al., 2003) ressaltam que a determinação quantitativa da concentração de leucócitos na EPS, através do uso de câmara hematimétrica, é superior ao método padrão a fresco, mas provavelmente apenas indicada em estudos de pesquisa. Na verdade, o *NIH Chronic Prostatitis Cohort Study* (Schaeffer et al., 2002; Nickel et al., 2003a) sugeriu que a determinação de leucócitos pareceu não dar informações clínicas significativas à avaliação de um paciente com PC/SDPC. A Figura 13-4 ilustra a técnica e a interpretação do exame de quatro frascos.

A categoria II, prostatite bacteriana crônica, é diagnosticada em caso de aumento de 10 vezes do número de bactérias na EPS ou VB3 em comparação às amostras VB1 e VB2. Em um paciente com cistite aguda, essa localização é impossível e, neste caso, o paciente pode ser tratado, por um período curto (1 a 3 dias), com um antibiótico como a nitrofurantoína, que tem má penetração na próstata, mas erradica a bacteriúria na bexiga. A localização subsequente de bactérias na urina ou EPS pós-massagem prostática é, então, diagnóstica da prostatite de categoria II. A PC/SDPC de categoria IIIA é diagnosticada na ausência de cultivo de bactérias uropatogênicas, mas a leucocitose excessiva (geralmente definida como mais do que cinco a 10 leucócitos por campo de grande aumento [HPF]) é observada em amostras específicas da próstata (EPS e/ou VB3). A PC/SDPC de categoria IIIB é diagnosticada na ausência de cultivo de bactérias uropatogênicas e de leucocitose significativa ao exame microscópico da EPS ou do sedimento de VB3.

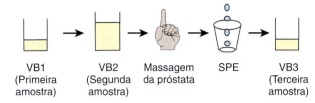

Figura 13-4. Técnica e interpretação do teste de quatro vidros de Meares-Stamey para localização no trato urinário inferior, usado na prostatite crônica e síndrome de dor pélvica crônica. CAT, categoria; SPE, secreção prostática expressa; BV, bexiga vazia.

Embora o exame de quatro frascos continue a ser o padrão-ouro da avaliação diagnóstica em pacientes com prostatite, diversas pesquisas (Moon, 1997; Nickel et al., 1998a; McNaughton Collins e O'Leary, 1999; McNaughton Collins et al., 2000a) confirmaram que os clínicos mais ou menos abandonaram esta avaliação demorada, cara e exigente. **O exame pré-massagem e pós-massagem (ou exame de dois frascos), originariamente sugerido por Weidner e Ebner** (1985) e **popularizado por Nickel** (1995, 1996, 1997a), **é uma triagem simples e de bom custo-benefício para categorizar os pacientes com PC.** O paciente fornece uma amostra de urina do jato médio pré-massagem e uma amostra de urina (inicial 10 mL) após a massagem prostática. A microscopia (sedimento) e cultura dessas duas amostras de urina de triagem permitem a categorização da maioria dos pacientes com síndrome de PC. A Figura 13-5 ilustra a técnica e a interpretação do exame pré-massagem e pós-massagem com dois frascos.

Em uma série pessoal retrospectiva e na revisão de estudos da literatura, Nickel (1997a) observou que este exame tem 91% de sensibilidade e especificidade em comparação ao exame padrão-ouro de Meares-Stamey. Acreditava-se que suas limitações fossem decorrentes da exclusão das amostras de uretra e EPS. No entanto, em pacientes sem uretrite clínica, Krieger et al. (2000) demonstraram que os *swabs* uretrais são mais eficientes na detecção da inflamação uretral do que a amostra VB1. Mas, nesta série de 235 pacientes, apenas 3% apresentavam mais de um leucócito/HPF. Portanto, as amostras uretrais raramente levam à detecção de inflamação uretral significativa e, nesta série, os microrganismos cultivados raramente mudaram a direção do tratamento clínico em pacientes com prostatite (sem uretrite clínica). No mesmo estudo (Krieger et al., 2000), comparando a EPS à urina pós-massagem prostática, os pesquisadores demonstraram que o exame da EPS detectou 76%, enquanto o exame de urina pós-massagem detectou 82% dos pacientes com inflamação em um ou ambos os exames. Ludwig et al. (2000), em uma série de 328 pacientes submetidos à coleta de EPS e VB3, demonstraram que VB3 é quase tão preciso quanto a EPS (92% de sensibilidade; 99% de especificidade) na detecção da inflamação específica da próstata. Seiler et al. (2003) chegaram à mesma conclusão em seu estudo com 143 pacientes com CP. Nickel et al., do NIH-CPCRN, examinaram uma coorte de 353 homens com PC/SDPC com dados completos de quatro frascos e observaram que o exame de dois

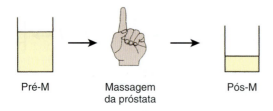

Exame com 2 Frascos (EPPM)			
Classificação	Espécime	Pré-M	Pós-M
CAT II	Leucócitos	+/–*	+
	Cultura	+/–*	+
CAT IIIA	Leucócitos	–	+
	Cultura	–	–
CAT IIIB	Leucócitos	–	–
	Cultura	–	–

Figura 13-5. Técnica e interpretação do exame de localização no trato urinário inferior com dois frascos pré e pós-massagem para diagnóstico de prostatite crônica e síndrome da dor pélvica crônica. CAT, categoria; EPPM, exame pré e pós-massagem.

frascos previu o resultado positivo com quatro frascos com precisão clinicamente aceitável (mais de 95% dos homens teriam o mesmo diagnóstico se o exame de quatro frascos fosse realizado) (Nickel et al., 2006). Este exame, porém, é apenas uma triagem, e nos pacientes em que é importante localizar as bactérias na próstata ou na uretra (p. ex., pacientes com ITUs recorrentes, suspeita de anomalia uretral), uma amostra de VB1 de acompanhamento ou *swab* uretral pode ser muito útil. Em caso de localização de microrganismos uretrais típicos na próstata após o exame pré-massagem e pós-massagem, se o clínico estiver inclinado a considerá-las patogênicas e subsequentemente tratar os pacientes, a obtenção de amostras uretrais e da EPS para determinar de forma definitiva a colonização da próstata por bactérias específicas é adequada. Como regra geral, é sempre melhor examinar a EPS (se sua obtenção for possível) microscopicamente.

A importância e o valor diagnóstico da análise de sêmen na prostatite bacteriana crônica foram extensamente debatidos e continuam controversos. Em um pequeno estudo com 70 homens com PC e 17 controles assintomáticos, Zegarra Montes et al. (2008) concluíram que, embora a cultura positiva de sêmen em um paciente sintomático possa ser útil na decisão de iniciar o tratamento antibiótico, a cultura negativa não descarta a doença. Amostras segmentadas de urina do trato urinário inferior são necessárias para o diagnóstico definitivo. Dados analisados por Magri et al. (2009), de 696 pacientes sintomáticos submetidos ao exame de quatro frascos seguido pela cultura e análise do sêmen, apoiam a utilidade da análise de sêmen nos exames para diagnóstico de pacientes com prostatite, mas apenas quando este exame é usado para complementar o exame de quatro frascos de Meares e Stamey.

> **PONTO-CHAVE: TÉCNICA DE CULTURA DO TRATO URINÁRIO INFERIOR**
>
> • O exame com dois frascos pré- e pós-massagem é simples e útil para detecção da inflamação e infecção do trato urinário inferior em pacientes com prostatite crônica.

Considerações Microbiológicas

O sistema de classificação da Síndrome da Prostatite depende da cultura de uropatógenos padrão. As Enterobacteriaceae (p. ex., *E. coli, Serratia, Klebsiella, Proteus, Pseudomonas*) representam os uropatógenos mais comuns, seguidos pelos enterococos Gram-positivos. No entanto, como anteriormente discutido na seção sobre etiologia, outros microrganismos Gram-positivos que geralmente colonizam a uretra (*Staphylococcus epidermidis, S. saprophyticus,* espécies de *Streptococcus, Corynebacterium e Bacteroides*) podem ser localizados nas amostras da próstata, incluindo sêmen (>10 vezes o número de unidades formadoras de colônias em amostras específicas da próstata em comparação às amostras pré-massagem prostática) e sua associação ao complexo de sintomas da inflamação prostática ainda não foi esclarecida. Hoje, esses pacientes ainda são considerados portadores de PC/CSDPC de categoria III, mas isto pode mudar com novos resultados de pesquisas e a evolução do atual entendimento acerca da patogenicidade bacteriana na próstata (Nickel e Moon, 2005; Nickel e Xiang, 2008). Em pacientes com prostatite aguda, a realização de hemocultura deve ser considerada, principalmente se o paciente apresentar sinais e sintomas de infecção sistêmica (Etienne et al., 2010).

Considerações Citológicas

A diferenciação dos dois subtipos da PC/SDPC de categoria III depende do exame citológico da urina e/ou da EPS. As amostras de urina são centrifugadas por 5 minutos; o sedimento é ressuspenso sob lamínula e examinado em grande aumento (300× a 400×) e a montagem a fresco de uma gota de EPS é examinada sob lamínula com o mesmo aumento. O número de leucócitos é tradicionalmente relatado por campo de grande aumento (Fig. 13-6). **Não há ponto de corte validado para o nível de leucócitos por campo de grande aumento necessário à diferenciação da PC/SDPC inflamatória e não inflamatória. Embora os limites sugeridos tenham variado de baixos, como 2** (Anderson e Weller, 1979), **a altos, como 20** (Blacklock e Beavis, 1978), **o consenso parece favorecer cinco a 10 leucócitos/HPF na EPS como nível superior da normalidade** (Meares e Stamey, 1968; Pfau et al., 1978; Schaeffer et al., 1981), mas as células inflamatórias na EPS variam com o passar do tempo (Anderson e Weller, 1979; Schaeffer et al., 1981) e a frequência de ejaculação (Jameson, 1967; Yavascaoglu et al., 1999). A desvantagem de examinar uma gota de fluido prostático ou sedimento urinário é a possibilidade de formação de grumos ou agregados de células, o que praticamente impede sua quantificação. Além disso, a amostra não corada não permite a diferenciação dos tipos de leucócitos presentes (p. ex., leucócitos polimorfonucleares, linfócitos, monócitos, macrófagos). Em caso de necessidade de precisão (p. ex., para pesquisa), os leucócitos podem ser contados em câmara hematimétrica de vidro (para que possam ser quantificados como células por milímetro quadrado) e subsequentemente corados para diferenciação do subtipo de célula inflamatória (Anderson e Weller, 1979).

A relevância clínica da adição do exame citológico de amostras de sêmen (que é difícil sem técnicas especiais de coloração) é desconhecida. Obviamente, o exame do sêmen aumenta a porcentagem de pacientes diagnosticados como portadores de PC/SDPC inflamatória de categoria IIIA (Krieger et al., 2000).

Nickel et al. (2003a) compararam o número de leucócitos na EPS em pacientes com PC/SDPC ao número em amostras de EPS de homens normais, controles assintomáticos, e observaram que, embora houvesse uma diferença estatística significativa nas contagens de leucócitos em homens com PC/SDPC, o significado clínico não foi aparente (i.e., 50% dos homens com SDPC apresentavam mais de cinco leucócitos/HPF em comparação a 40% dos controles). A relevância do exame de urina e EPS para quantificação de leucócitos na prática clínica de rotina foi desafiada (Nickel et al., 2003a). Na verdade, **meus colegas e eu não conseguimos confirmar a associação entre a inflamação prostática com comprovação histológica e os sintomas de prostatite** (Nickel et al., 2007), **confundindo ainda mais a questão acerca da necessidade de determinação de inflamação em uma amostra específica da próstata,** que é, de fato, apenas um representante da inflamação prostática. No entanto, alguns pesquisadores (Nickel, 2002b) recomendaram o exame citológico de uma alíquota separada de urina para detecção de células malignas, principalmente quando o complexo de sintomas incluir sintomas de armazenamento urinário, disúria e/ou dor suprapúbica ou vesical.

Urodinâmica

A dor é o sintoma dominante em pacientes com PC/SDPC, mas uma ampla constelação de sintomas de armazenamento e esvaziamento

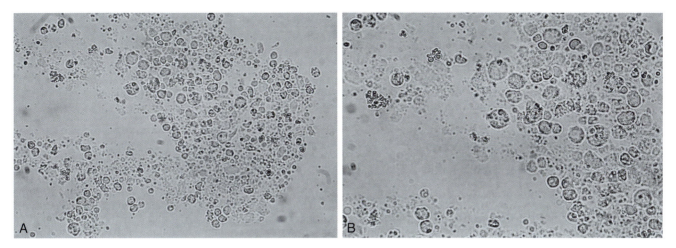

Figura 13-6. A e B, Fotomicrografias não coradas, mostrando leucócitos isolados, agregados de leucócitos e macrófagos repletos de lipídeos na secreção prostática expressa de um paciente com síndrome da dor pélvica crônica de categoria IIIA (A, 250 × ; B, 400 ×).

é associada a esta síndrome. As causas propostas como responsáveis pelos sintomas urinários persistentes incluem a dissinergia do detrusor do colo vesical ou do esfíncter externo, a obstrução uretral proximal ou distal e a fibrose ou hipertrofia do colo vesical (Blacklock, 1974; Bates et al., 1975; Orland et al., 1985; Blacklock, 1986; Theodorou et al., 1999). Essas anomalias geralmente podem ser esclarecidas e diagnosticadas por meio da urodinâmica, principalmente da vídeo-urodinâmica. Outros sugeriram que os homens com disfunção miccional primária foram erroneamente diagnosticados com PC (Webster et al., 1980; Siroky et al., 1981; Murnaghan e Millard, 1984). Segundo Siroky et al. (1981), a urodinâmica revelou que 50% de 47 homens com sintomas urinários recorrentes e/ou dor perigenital previamente diagnosticados como PC apresentavam ausência de contratilidade da bexiga durante o estudo sem relaxamento do assoalho perineal (espasmo do músculo estriado) e que outros 36% apresentavam hiperatividade do detrusor com o relaxamento adequado do esfíncter estriado. Barbalias (1990) e Barbalias et al. (1983) observaram menores fluxos médio e máximo, elevação significativa da pressão máxima de fechamento uretral e afunilamento incompleto do colo da bexiga acompanhado por estreitamento uretral à altura do esfíncter urinário externo durante a micção à avaliação urodinâmica de homens diagnosticados com PC. Hellstrom et al. (1987) também observaram pressões uretrais elevadas, "hiper-reflexia" do esfíncter uretral externo e refluxo intraprostático em três pacientes com sintomas persistentes de prostatite crônica não bacteriana.

Kaplan et al. (1994, 1996, 1997) postularam que os sintomas crônicos do trato urinário inferior em homens jovens tendem a ser erroneamente diagnosticados como portadores de prostatite crônica não bacteriana quando, na verdade, indicam uma coorte de homens com disfunção miccional crônica não diagnosticada. Essa conclusão é baseada em estudos vídeo-urodinâmicos de 137 homens consecutivos com 50 anos de idade ou menos e diagnosticados com PC sem resposta à terapia-padrão (Kaplan et al., 1996). Esses pesquisadores demonstraram diversas anomalias urodinâmicas nessa população selecionada, incluindo 54% dos pacientes com obstrução primária do colo vesical, 24% com obstrução funcional localizada na uretra membranosa (pseudodissinergia), 17% com alteração da contratilidade vesical e 5% com ausência de contração da bexiga. Os autores observaram hiperatividade do detrusor em 49% dos homens. A simples documentação de anomalias na urofluxometria e na urina residual na bexiga pode sugerir a realização de urodinâmica mais sofisticada (Ghobish, 2000). Outros grupos discutem os benefícios da urodinâmica e observaram pouquíssimas anomalias urodinâmicas nos pacientes típicos com sintomas clássicos de CP (Mayo et al., 1998).

Endoscopia

A experiência clínica (diferentemente dos estudos clínicos controlados) sugere que a endoscopia do trato urinário inferior (i.e., a cistoscopia) não é indicada à maioria dos homens com PC/SDPC. No entanto, a cistoscopia é indicada em pacientes cuja história (p. ex., hematúria), a avaliação do trato urinário inferior (p. ex., urinálise de VB1) ou estudos auxiliares (p. ex., urodinâmica) indicam a possibilidade de diagnóstico que não PC/SDPC. Nesses pacientes, tumores malignos do trato urinário inferior, cálculos, estenoses uretrais, anomalias do colo da bexiga e outras anomalias do trato urinário inferior que podem ser cirurgicamente corrigidas são ocasionalmente descobertos. A cistoscopia talvez possa ser justificada em homens com doença refratária à terapia-padrão.

Ultrassonografia

A ultrassonografia transretal passou a ser um dos melhores métodos radiológicos para avaliação da doença prostática e se tornou uma ferramenta clínica especialmente útil na avaliação do volume da próstata e na orientação ultrassonográfica das agulhas de biópsia. O valor diagnóstico da ultrassonografia na diferenciação entre doença prostática benigna e maligna é controverso, e ainda mais na diferenciação das diversas doenças benignas da próstata. Di Trapani et al. (1988) descreveram estruturas ecográficas não homogêneas, dilatação constante do plexo venoso periprostático, alongamento das vesículas seminais e espessamento dos septos internos em pacientes com prostatite. Doble e Carter (1989) descreveram sete sinais ultrassonográficos associados à presença de sintomas de PC em comparação com controles, e, embora a sensibilidade aumentasse conforme a elevação das contagens de leucócitos, os sinais não foram específicos a ponto de diferenciar os grupos clínicos.

Peeling e Griffiths (1984) descreveram a heterogeneidade do padrão ecográfico e dos cálculos prostáticos como características ultrassonográficas relacionadas à prostatite. Ludwig et al. (1994) descreveram características ultrassonográficas, como calcificações prostáticas e anomalias da vesícula seminal, que parecem ser indicativas de sinais de inflamação, mas não comprovam a presença de PC. Harada et al. (1980) concluíram que a presença de cálculos não é relacionada a uma doença prostática específica. De la Rosette et al. (1992b) realizaram ultrassonografias em 22 pacientes com prostatite não bacteriana e compararam os resultados com aqueles do grupo-controle de 22 pacientes sem sintomas do trato urinário inferior. Este estudo indicou que houve ausência de diferenças significativas nos padrões ultrassonográficos dos pacientes com prostatite não bacteriana e o grupo-controle. Outros empregaram a ultrassonografia com Doppler colorido (Veneziano et al., 1995) e análise computadorizada automática (de la Rosette et al., 1995) na tentativa de melhorar o valor da ultrassonografia transretal na avaliação de pacientes com prostatite; porém, os resultados não são conclusivos a ponto de indicar que esta é uma ferramenta clinicamente útil.

A ultrassonografia transretal pode ser valiosa no diagnóstico de cistos prostáticos mediais em pacientes com sintomas similares aos da prostatite (Dik et al., 1996), **no diagnóstico e drenagem de abscessos prostáticos** (Granados et al., 1992) **ou no diagnóstico e drenagem da obstrução de vesículas seminais** (Littrup et al., 1988). Não é necessária em todos os casos de prostatite bacteriana aguda, mas apenas naqueles pacientes em que a terapia antimicrobiana adequada é ineficaz (Horcajada et al., 2003).

A ultrassonografia transabdominal (Khorasani et al., 2012) e do assoalho pélvico (Davis et al., 2011) foram sugeridas como modalidades que podem ser usadas na avaliação da mobilidade do assoalho pélvico; porém, seu uso não foi padronizado a ponto de possibilitar sua recomendação na prática clínica.

Biópsia de Próstata

Ocasionalmente, devido à elevação do nível de PSA ou aos achados anormais ao exame retal digital, a biópsia de próstata é indicada (Kawakami et al., 2004). Alguns clínicos consideram iniciar o tratamento antibiótico em pacientes com níveis elevados de PSA à triagem e história de prostatite ou sintomas de SDPC, mas esta prática é razoável apenas em pacientes com prostatite bacteriana aguda ou crônica (Nickel, 2002e), doenças que invariavelmente aumentam a concentração de PSA. O diagnóstico de PC/SDPC deve ser usado apenas como motivo para não realização da biópsia de próstata caso o clínico precise de tal desculpa (Nickel, 2002e). O tratamento antimicrobiano ou anti-inflamatório de pacientes assintomáticos com prostatite de categoria IV detectada à biópsia em homens com níveis elevados de PSA é controverso e não é possível dar recomendações baseadas em evidências. Existem revisões sobre PSA e prostatite (Kawakami et al., 2004, Hochreiter, 2008, Sandhu, 2009).

Por desespero, os urologistas às vezes solicitam uma biópsia de próstata na tentativa de demonstrar evidências histológicas de inflamação prostática ou cultivar um microrganismo que não pode sê-lo com a abordagem-padrão. A importância e a interpretação das biópsias de próstata na prostatite, realizadas por motivos que não a detecção de câncer de próstata, não foram esclarecidas. Doble et al. (1990) demonstraram imunocomplexos nas próstatas dos pacientes com prostatite, mas consideraram a cultura do tecido prostático inútil (Doble et al., 1989a). Nickel e Costerton (1993) foram capazes de confirmar a presença de bactérias possivelmente uropatogênicas em pacientes com história documentada de prostatite bacteriana crônica e onde as culturas de EPS ficaram estéreis após a antibioticoterapia. Berger et al. (1997) também confirmaram a presença de possíveis bactérias uropatogênicas em biópsias de amostras de próstata (correlacionadas, em certo grau, à inflamação prostática na EPS) de pacientes em que as mesmas bactérias não cresceram nas amostras prostáticas comuns (p. ex., EPS). Krieger et al. (1996b) demonstraram a possível presença de microrganismos nas próstatas da maioria dos homens com síndrome de PC por meio do uso da técnica de biologia molecular PCR. **Hoje, as avaliações histológicas, de cultura e biologia molecular de biópsias de amostras de próstata em pacientes com PC/SDPC continuam a ser apenas ferramentas de pesquisa.**

Avaliação da Suspeita de Vesiculite Seminal

Ocasionalmente, a vesiculite seminal pode ocorrer como consequência da infecção bacteriana local na prostatite bacteriana aguda e crônica (Zeitlin, 1999) e os pacientes podem desenvolver abscessos na vesícula seminal (Stearns, 1963; Kennelly e Oesterling, 1989). Os abscessos da vesícula seminal foram tradicionalmente diagnosticados de forma clínica, por meio da cultura positiva do ejaculado e da vesiculografia seminal (Dunnick et al., 1982; Baert et al., 1986), mas agora são vistos à tomografia computadorizada (Patel e Wilbur, 1987), ultrassonografia transretal (Littrup et al., 1988), ressonância magnética (RM) (Sue et al., 1989) ou, recentemente, com exame com *scan* de ciprofloxacino marcado com radioisótopo tecnécio-99m (Choe et al., 2003).

Outros Possíveis Marcadores

Wishnow et al. (1982) descobriram que pacientes-controles (10 pacientes) e homens com prostatite não bacteriana crônica (quatro pacientes) não apresentavam anticorpos contra antígenos de bactérias Gram-negativas, diferentemente dos homens com prostatite bacteriana (seis pacientes). Estes autores formularam a hipótese de que a análise imunológica pode ser uma melhor ferramenta diagnóstica do que a cultura e a microscopia. Shortliffe et al. (1981a, 1981b, 1986, 1989, 1992) descobriram que os níveis totais de IgA e IgG no fluido prostático de homens com prostatite não bacteriana crônica foram maiores do que os observados nos controles. Esses autores também descobriram que o fluido prostático de pacientes controles ou com prostatite não bacteriana não continha anticorpos específicos contra patógenos urinários Gram-negativos (diferentemente dos homens com prostatite bacteriana). Nickel et al. (2001b) usaram uma triagem similar com anticorpos na avaliação de 102 homens com PC/SDPC que foram subsequentemente tratados com antibióticos da família das quinolonas. No entanto, os pacientes "positivos para anticorpos" não apresentavam resposta melhor à antibioticoterapia do que os "negativos para anticorpos" após 12 semanas de tratamento. Li et al. (2001) demonstraram maiores concentrações de endotoxina na EPS e VB3 de homens com prostatite bacteriana e SDPC inflamatória de categoria IIIA e sugeriram que os níveis de endotoxina podem ser usados na identificação destas categorias de pacientes comPC.

Alexander et al. (1998) descobriram que os homens com prostatite não bacteriana crônica apresentavam maiores níveis médios das citocinas pró-inflamatórias IL-1α e TNF-α no plasma seminal em comparação aos controles. Ruggieri et al. (2000) observaram que os níveis de IL-1α e IL-8 foram significativamente maiores no sêmen de pacientes da categoria IIIA (leucócitos) do que da categoria IIIB, mas não houve diferença estatística significativa nos níveis de TNF-α, IL-1α ou IL-6. Esse grupo não observou uma correlação entre os níveis de citocina e o número de leucócitos na EPS. Os maiores níveis de IL-8 no sêmen dos pacientes com sintomas de prostatite foram confirmados por Khadra et al. (2006) e Penna et al. (2007), sugerindo que esta citocina pode ser um marcador substituto de PC/SDPC. Nadler et al. (2000) descobriram que os níveis médios de IL-1α na EPS foram maiores em homens com prostatite inflamatória não bacteriana crônica e prostatite não inflamatória bacteriana crônica em comparação aos controles. Hochreiter et al. (2000a) encontraram uma correlação significativa direta entre o número de leucócitos na EPS e os níveis de IL-1α na EPS. **Dentre os possíveis marcadores mais intrigantes, estão a proteína quimiotática de monócitos 1 e a proteína inflamatória de macrófagos 1α detectadas na EPS. As concentrações dessas duas quimiocinas são elevadas na PC/SDPC de categorias IIIA e IIIB, e a proteína inflamatória de macrófagos 1α ainda pode ser um marcador da dor clínica nesses pacientes** (Desireddi et al., 2008). A sensibilidade, a especificidade e, mais importante, a aplicabilidade clínica de todos estes exames imunológicos são, na verdade, desconhecidas e nenhum deles já é indicado na prática clínica.

Marmar et al. (1980) formularam a hipótese de que os níveis de zinco na EPS seria um marcador útil na prostatite e descobriram que, de fato, as concentrações desse mineral em homens com prostatite não bacteriana crônica e prostatite bacteriana foram significativamente menores do que os observados em pacientes controles e homens com prostatodinia. No entanto, Zaichick et al. (1996) não encontraram diferenças nos níveis de zinco entre pacientes com prostatite não bacteriana crônica, com HPB e controles. Hoje, a medida dos níveis de zinco em amostras de próstata ou sêmen não tem utilidade clínica.

Tanner et al. (1999) detectaram sinais positivos (técnica molecular baseada em rRNA no fluido prostático) em 65% dos pacientes com PC. A doença de sete de 11 pacientes com sinais bacterianos, mas de nenhum dos seis pacientes sem sinais bacterianos, melhorou com a antibioticoterapia. O mesmo grupo (Shoskes e Shahed, 2000) subsequentemente confirmou este achado em uma coorte maior de pacientes. Esses resultados são intrigantes, e estudos controlados para avaliação da possível importância clínica de diferenciação de pacientes com base em técnicas de biologia molecular são necessários.

Uma Proposta para o Diagnóstico e a Classificação

Um algoritmo diagnóstico que forneça uma abordagem prática aos exames na maioria dos homens com PC/SDPC é demonstrado na

Figura 13-7. O Quadro 13-1 mostra os exames recentemente recomendados pela diretriz da ICUD para Homens com LUTS (Nickel et al., 2013b).

Avaliação Fenotípica na Prostatite Crônica e Síndrome da Dor Pélvica Crônica

Os pesquisadores e clínicos perceberam que os pacientes com SDPC urológica, como PC/SDPC, não formam um grupo homogêneo dos pacientes com mecanismos causadores, dor geniturinária, sintomas urinários e/ou problemas psicossexuais idênticos, mas sim um grupo heterogêneo de indivíduos com fenótipos clínicos muito diferentes. Essa percepção levou o NIH a fundar o grupo de estudo *Multidisciplinary Approach to the Study of Chronic Pelvic Pain* (MAPP) (www.mappnetwork.org) para explorar a ciência básica (principalmente com estudos de biomarcadores e mecanismos causadores) e epidemiologia para maior compreensão das diferenças neste grupo muito heterogêneo de pacientes. Espera-se que a "fenotipagem" possa explicar nossos resultados terapêuticos muito inconsistentes e que o conceito possa, finalmente, ser aplicado à melhoria direta das estratégias de tratamento.

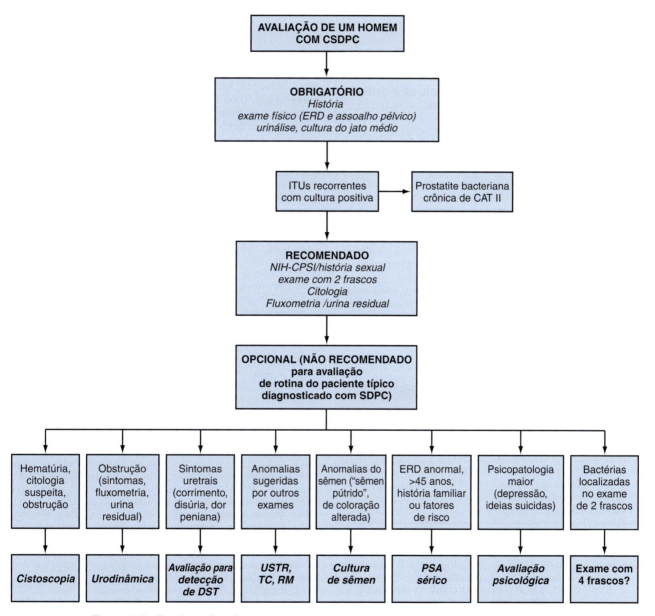

Figura 13-7. Algoritmo diagnóstico sugerido pelas recomendações da International Consultation on Urological Diseases (ICUD) de 2012 para a avaliação dos pacientes com prostatite crônica e síndrome da dor pélvica crônica (CSDPC). CAT, categoria; DST, doença sexualmente transmissível; ERD, exame retal digital; ITUs, infecções do trato urinário; NIH-CPSI, Índice de Sintomas de Prostatite Crônica do National Institutes of Health; PSA, antígeno prostático específico; RM, ressonância magnética; TC, tomografia computadorizada; USTR, ultrassonografia transretal. (Modificada de Nickel JC, Wagenlehner F, Pontari M, et al. Male chronic pelvic pain syndrome (CPPS). In: Chapple C, Abrams P, editors. Male lower urinary tract symptoms (LUTS). An International Consultation on Male LUTS, Fukuoka, Japan, Sept 30-Oct 4, 2012. Montreal: Société Internationale d'Urologie (SIU); 2013. p. 331–72.)

QUADRO 13-1 Avaliação do Homem Típico com Síndrome da Dor Pélvica Crônica

OBRIGATÓRIO
História
Exame físico, incluindo exame retal digital e avaliação do assoalho pélvico
Urinálise e cultura

RECOMENDADO
Avaliação do trato urinário inferior com 2 frascos
Índice ou inventário de sintomas (Índice de Sintomas de Prostatite Crônica do National Institutes of Health [NIH-CPSI])
Avaliação da função sexual (questionário)
Velocidade de fluxo
Determinação de urina residual
Citologia de urina

NÃO RECOMENDADO NA AVALIAÇÃO INICIAL DE ROTINA*
Avaliação do trato urinário inferior com 4 frascos
Análise e cultura de sêmen
Avaliação para detecção de doenças sexualmente transmissíveis ou cultura uretral
Estudos de pressão e fluxo
Vídeo-urodinâmica (incluindo fluxo-EMG)
Ultrassonografia transretal da próstata
Diagnóstico por imagem da pelve — ultrassonografia, TC, RM
Antígeno prostático específico (PSA)

*Opcional em determinados pacientes.
EMG, eletromiografia; RM, ressonância magnética; TC, tomografia computadorizada.
Modificada de Nickel JC, Wagenlehner F, Pontari M, et al. Male chronic pelvic pain syndrome (CPPS). In: Chapple C, Abrams P, editors. Male lower urinary tract symptoms (LUTS). An International Consultation on Male LUTS, Fukuoka, Japan, Sept 30-Oct 4, 2012. Montreal: Société Internationale d'Urologie (SIU); 2013. p. 331–72.

PONTOS-CHAVE: AVALIAÇÃO DO TRATO URINÁRIO INFERIOR

- A avaliação obrigatória inclui história, exame físico, urinálise e cultura de urina.
- A avaliação recomendada inclui o exame de localização no trato urinário inferior, o Índice de Sintomas de Prostatite Crônica do National Institutes of Health (NIH-CPSI), a avaliação da função sexual, a velocidade de fluxo, a determinação de urina residual e a citologia de urina.

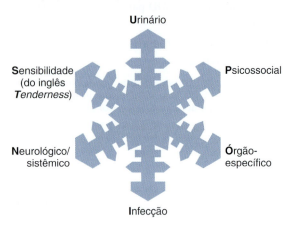

Figura 13-8. O sistema de classificação fenotípica UPOINT possui seis domínios clinicamente definidos (*u*rinário, *p*sicossocial, *ó*rgão-específico, *i*nfecção, *n*eurológico/sistêmico e sensibilidade [do inglês *t*enderness]). Uma vez que cada paciente apresenta um fenótipo exclusivo, o sistema UPOINT com seis pontas tem sido chamado de a "hipótese do floco de neve".

Em 2009, um sistema de classificação de fenotipagem com aplicação na prática clínica de pacientes diagnosticados com SDPC urológica (PC/SDPC e cistite intersticial) foi proposto (Nickel, 2009; Nickel e Shoskes, 2009; Shoskes et al., 2009a, 2009b). **O UPOINT é um sistema de classificação clínico de seis pontos que categoriza o fenótipo dos pacientes com SDPC urológica em um ou mais de seis domínios clinicamente identificáveis: *u*rinário, *p*sicossocial, *ó*rgão-específico, *i*nfecção, *n*eurológico/sistêmico e sensibilidade (do inglês *t*enderness)(muscular)** (Fig. 13-8). Os fenótipos do UPOINT podem ser diferencialmente identificados em pacientes por meio do uso da avaliação clínica padrão descrita na seção anterior e ilustrada na Figura 13-7. O UPOINT passou a ser uma nova ferramenta clínica para que os urologistas entendam melhor seus pacientes e direcionem a terapia individualizada. O UPOINT foi avaliado e validado na cistite intersticial feminina (Nickel et al., 2009) e na PC/SDPC masculina (Shoskes et al., 2009a). Na PC/SDPC, cada domínio foi clinicamente definido por meio da avaliação clínica padrão, associada a mecanismos específicos de produção ou propagação de sintomas e à terapia específica (os detalhes são descritos na seção sobre tratamento).

Em um estudo, os pesquisadores determinaram o fenótipo de uma coorte de homens com PC/SDPC documentada por meio do uso do sistema UPOINT e avaliaram a frequência de domínios individuais e seu efeito sobre a gravidade dos sintomas (Shoskes et al., 2009a). As porcentagens dos pacientes positivos em cada domínio foram de 52%, 34%, 61%, 16%, 37% e 53% nos domínios urinário, psicossocial, órgão-específico, de infecção, neurológico/sistêmico e de sensibilidade, respectivamente. Apenas 22% foram positivos em apenas um domínio e um aumento gradual significativo foi observado na pontuação total de CPSI (*Chronic Prostatitis Symptom Index*) conforme o aumento do número de domínios positivos (em outras palavras, a gravidade dos sintomas foi associada ao número de domínios identificados). O aumento da duração dos sintomas se refletiu no número de domínios positivos (sugerindo a progressão do fenótipo). Os domínios com efeito mais significativo sobre os sintomas foram o urinário, o psicossocial, o órgão-específico e o neurológico/sistêmico. Em relação à dor, os domínios psicossocial, neurológico/sistêmico e de sensibilidade apresentaram pontuações significativamente maiores, enquanto apenas os domínios psicossocial e neurológico/sistêmico influenciaram a qualidade de vida dos pacientes. Isto sugere que os domínios ativos fora da pelve podem ter efeito mais profundo sobre os sintomas e a qualidade de vida. Outra avaliação de pacientes com PC/SDPC (Samplaski et al., 2012) sugere o agrupamento de domínios específicos à pelve (urinário, órgão-específico e de sensibilidade) contra os domínios sistêmicos (neurológico, infecção e psicossocial). Essa perspectiva implica a existência de duas populações de pacientes, que podem diferir quanto à fisiopatologia e à resposta terapêutica. Postula-se que a identificação e o tratamento desses domínios fenotípicos podem resultar na melhora mais eficaz dos sintomas de PC/SDPC e melhores resultados na qualidade de vida (Nickel, 2009; Nickel e Shoskes, 2009). Desde que este sistema foi descrito, diversos pesquisadores avaliaram suas implicações (Hedelin, 2009; Magri et al., 2010; Samplaski et al., 2012) e sugeriram modificações (Hedelin, 2009; Davis et al. 2013a), adicionando a inclusão do fenótipo de disfunção sexual (UPOINT"s") (Magri et al., 2010; Davis et al., 2013b), embora isto tenha sido contestado por alguns pesquisadores (Samplaski et al., 2011). Este sistema de classificação fenotípica foi usado em inglês (Shoskes et al., 2009a, 2009b), alemão (Magri et al., 2010), italiano (Magri et al., 2010), sueco (Hedelin, 2009) e chinês (Liu et al., 2012; Zhao et al., 2013) e, em cada idioma e cultura, sua utilidade como ferramenta clínica foi comprovada. Orientações canadenses, europeias e internacionais atualizadas para o tratamento da PC/SDPC (Nickel, 2011; Engeler et al., 2013; Nickel et al., 2013b) recomendaram que os pacientes sejam submetidos à fenotipagem clínica durante a avaliação e tratados de acordo com os fenótipos individuais identificados. Essa terapia direcionada pelo fenótipo é discutida na seção sobre tratamento. Meus colegas e eu estamos testando questionários específicos que deem um instrumento clínico aos urologistas para a identificação dos seis fenótipos principais e também as demais subclassificações que provavelmente serão relevantes em cada domínio específico. O melhor entendimento da causa, dos mecanismos de doença e da progressão da doença e a descoberta de marcadores específicos (p. ex., do estudo NIH MAPP) que permitirão a melhor identificação do fenótipo aumentarão nossa compreensão e o tratamento da PC/SDPC.

> **PONTO-CHAVE: CLASSIFICAÇÃO FENOTÍPICA NA PROSTATITE CRÔNICA E SÍNDROME DA DOR PÉLVICA CRÔNICA**
>
> • A Classificação UPOINT de pacientes com prostatite crônica e síndrome da dor pélvica crônica permite uma melhor descrição dos fenótipos individuais.

Tratamento

Esta seção apresenta o fundamento lógico de cada um dos diversos tratamentos recomendados para as síndromes de prostatite e revê os dados de ensaios clínicos que apoiam (ou não) o uso daquelas modalidades terapêuticas específicas na prática clínica. Recentes estudos prospectivos rigorosos em prostatite bacteriana crônica e ensaios randomizados controlados com placebo empregando definições padronizadas e resultados validados na PC/SDPC nos permitiram o desenvolvimento de melhores estratégias terapêuticas baseadas em evidências no campo terapêutico, que costumava ser baseado em maus dados clínicos, dogmas e experiências pessoais (McNaughton Collins et al., 2000b, 2001a; Nickel, 2002c, 2002d, 2004; Schaeffer, 2006; Nickel, 2008b; Anothaisintawe et al., 2011; Nickel, 2011; Cohen et al., 2012; Thakkinstian et al., 2012; Engeler et al., 2013; Nickel et al., 2013b) (Tabelas 13-2 e 13-3).

Antimicrobianos

Fundamento Lógico. De modo geral, aceita-se que as prostatites bacterianas aguda e crônica são diretamente relacionadas à infecção bacteriana da próstata. Muitos urologistas também acreditam que, embora as bactérias sejam cultivadas em apenas 5% a 10% dos casos de prostatite, esses microrganismos podem ser a causa dos sintomas de PC em uma porcentagem significativa de pacientes com essa síndrome. **A terapia antimicrobiana é o tratamento mais comumente prescrito nas síndromes de PC** (Moon, 1997; Nickel et al., 1998a; McNaughton Collins et al., 2000b, 2001a; Taylor et al., 2008), independentemente dos resultados da cultura.

Farmacologia e Farmacocinética. A maioria dos estudos farmacocinéticos em antimicrobianos foi realizada em modelos animais (cães e ratos) (Madsen et al., 1978; Nickel, 1997b). Stamey (1980) e Stamey et al. (1970) descobriram que os antibióticos ácidos podem ser detectados em secreções prostáticas apenas em concentrações muito baixas, mesmo quando as concentrações plasmáticas do fármaco são muito altas. Os antibióticos alcalinos são encontrados em concentrações maiores do que os simultâneos níveis plasmáticos. Esse fenômeno de aprisionamento iônico e o fato de que a penetração do fármaco era creditada a um mecanismo passivo de transporte, com base em difusão e concentração, sugeriram que a penetração do medicamento depende da solubilidade lipídica, do grau de ionização, do grau de ligação à proteína e do tamanho e formato da molécula antimicrobiana. Em cães, o pH do plasma é de 7,4 e o da secreção prostática é de 6,4. Portanto, nesse modelo, ácidos fracos (baixo pKa) se concentram no plasma, enquanto os antibióticos com maiores pKa (bases fracas) se concentram na secreção prostática.

Uma vez que a infecção pode alterar o ambiente local da próstata, modificando, assim, os parâmetros farmacocinéticos, modelos animais que introduziram a infecção no processo foram desenvolvidos (Baumueller e Madsen, 1977; Madsen et al., 1994; Nickel et al., 1995). Todos esses estudos animais (com e sem infecção) mostraram que a trimetoprima se concentra na secreção prostática e no fluido intersticial prostático (excedendo os níveis plasmáticos), mas não o sulfametoxazol e a ampicilina. As fluoroquinolonas, que não são ácidos ou bases puros, mas apresentam características de ambos, sendo fármacos zwitteriônicos (i.e., possuem dois valores de pKa) (Gasser et al., 1986), devem permitir a concentração de fármaco na próstata em diversas faixas de pH. A carbenicilina e os aminoglicosídeos não se concentraram no fluido prostático em modelos em cães.

É difícil extrapolar os estudos farmacocinéticos realizados em animais para seres humanos (Sharer e Fair, 1982). Fair e Cordonnier (1978) descobriram que **a secreção prostática de homens normais é levemente alcalina (pH de aproximadamente 7,3), mas também que o pH da secreção prostática em homens com infecção prostática é bastante maior (pH de aproximadamente 8,3).** Isto foi confirmado em outros estudos (Anderson e Fair, 1976; Blacklock e Beavis, 1978; Pfau et al., 1978), e **uma vez que a graduação do pH é crucial ao aprisionamento iônico, os resultados de estudos animais não devem ser aplicados diretamente a seres humanos**. Infelizmente, a realização de estudos de difusão de fármaco em seres humanos é difícil e a maioria dos estudos determina as concentrações de antibióticos em adenomas de HPB ressecados por via transuretral. Esses estudos são ainda complicados porque as altas concentrações de medicamentos na urina podem alterar os resultados de forma substancial. Empregando um método para redução da contaminação da urina, Naber e Madsen (1999) demonstraram que a razão de concentrações da maioria das fluoroquinolonas entre o fluido prostático e o plasma é inferior a 1 (razão da norfloxacino, 0,12, razão da ciprofloxacino, 0,18 a 0,26, razão da lomefloxacino, 0,48). As concentrações no fluido seminal geralmente são superiores às concentrações plasmáticas correspondentes de ciprofloxacino e ofloxacino, e a ciprofloxacino mostra a maior razão entre o fluido seminal e o plasma (Naber, 1999). Os diversos estudos que avaliaram as concentrações de fluoroquinolona no tecido prostático demonstraram que a concentração do fármaco no tecido do adenoma geralmente é maior do que no plasma.

Dados de Ensaios Clínicos. A não ser que o paciente apresente uma anomalia anatômica significativa no trato urinário inferior ou um abscesso de próstata, a terapia antimicrobiana é universalmente eficaz na erradicação das bactérias e cura o paciente com prostatite bacteriana aguda (Nickel e Moon, 2005). **Na próstata com inflamação aguda, é provável que as considerações farmacocinéticas descritas na seção anterior não influenciem a penetração de antibióticos de forma significativa** e acredita-se que a maioria dos antibióticos atinja concentrações intraprostáticas razoáveis na fase aguda da doença. Embora não existam dados de ensaios clínicos prospectivos, **a maioria dos especialistas sugere a terapia inicial com antibióticos parenterais (dependendo da gravidade da infecção), seguida por antibióticos orais com atividade antimicrobiana de amplo espectro** (Becopoulos et al., 1990). Os medicamentos mais comuns sugeridos na terapia inicial (Neal, 1999; Benway e Moon, 2008; Ludwig, 2008) são a combinação de penicilina (i.e., ampicilina) e um aminoglicosídeo (i.e., gentamicina), cefalosporinas de segunda ou terceira geração ou uma das fluoroquinolonas. Essa abordagem tradicional mudou recentemente devido ao maior risco de infecção prostática com microrganismos ESBL após a biópsia do órgão (Ozden et al., 2009; Oh et al., 2013). Há agora fatores identificados de risco para este desvio, como a exposição prévia a fluoroquinolonas (Mosharafa et al., 2011; Ekici et al., 2012). Tanto os microrganismos (Bang et al., 2013) quanto o tratamento clínico mais longo e difícil da prostatite após a intervenção urológica (Kim et al., 2012) ilustram as diferenças com a prostatite aguda espontânea. Em pacientes com prostatite aguda com confirmação ou suspeita da presença de ESBL (geralmente associados às biópsias transretais de próstata), o tratamento com um carbapenem (ertapenem, imipenem ou meropenem), amicacina ou colistina por pelo menos 10 a 14 dias é recomendado (Paterson e Bonomo, 2005; Pallett e Hand, 2010; Fournier et al., 2013). **Após a resolução da infecção aguda, a terapia deve ser continuada com um dos agentes antimicrobianos orais adequados ao tratamento da prostatite bacteriana crônica (p. ex., trimetoprima ou fluoroquinolonas ou fármacos eficazes contra ESBL, conforme os resultados do antibiograma). A duração ideal da terapia é desconhecida; o período entre 2 e 4 semanas foi sugerido** (Bjerklund Johansen et al., 1998; Nickel, 1998a; Wagenlehner et al., 2007; Ludwig, 2008). Foi sugerido que o tratamento ineficaz da prostatite bacteriana aguda possa levar ao aparecimento de uma categoria de PC (Rudick et al., 2011; Galeone et al., 2013), principalmente se o microrganismo for E. coli ESBL após a biópsia de próstata (Oh et al., 2013).

Nas décadas de 1970 a 1990, os agentes antimicrobianos mais comumente usados no tratamento da PC foram a trimetoprima-sulfametoxazol (cotrimoxazol) (Moon, 1997; Nickel et al., 1998a) **e, em menor extensão, a trimetoprima sozinha. Em pacientes com prostatite**

TABELA 13-2 Ensaios Clínicos Randomizados e Controlados com Placebo de Avaliação do Tratamento da Prostatite Crônica e da Síndrome da Dor Pélvica Crônica (PC/SDPC)*

AGENTE ATIVO	REFERÊNCIA	DURAÇÃO	PACIENTES (N) ATIVO	PACIENTES (N) PLACEBO	RESPONDEDORES (%) ATIVO	RESPONDEDORES (%) PLACEBO	ALTERAÇÃO NO NIH-CPSI ATIVO	ALTERAÇÃO NO NIH-CPSI PLACEBO	EFEITO TERAPÊUTICO
Levofloxacino	Nickel et al., 2003b	6 semanas	35	45	42	37	−5,4	−2,9	2,5
Tetraciclina	Zhou et al., 2008	12 semanas	24	24	NC	NC	−18,5[†]	−1,0	17,5[†]
Ciprofloxacino	Alexander et al., 2004	6 semanas	49	49	22	22	−6,2	−3,4	2,8
Tansulosina			49		24		−4,4		1,0
Ciprofloxacino e tansulosina			49		10		−4,1		0,7
Terazosina	Cheah et al., 2003b	14 semanas	43	43	NC	NC	−14,3[†]	−10,2	4,1[†]
Alfuzosina	Mehik et al., 2003	24 semanas	17	20	65[†]	24	−9,9[†]	−3,8	6,1[†]
Tansulosina	Nickel et al., 2004a	6 semanas	27	30	52	33	−9,1[†]	−5,5	3,6[†]
Alfuzosina	Nickel et al., 2008c	12 semanas	138	134	49,3[‡] 34,8[§]	49,3[‡] 33,6[§]	−7,1	−6,5	0,6
Doxazosina	Tugcu et al., 2007	24 semanas	30	30	66[†]	33	−12,4[†]	−1,0	11,4
Tansulosina (0,2 mg)	Chen et al., 2011	24 semanas	50	50	50	50	−7,5[†]	−4,0	3,5[†]
Silodosina, 4 mg	Nickel et al., 2011a	12 semanas	45	54	63	35	−12,1[†]	−8,5	3,6[†]
Silodosina, 8 mg			52		51		−10,2		1,7
Rofecoxib, 25 mg	Nickel et al., 2003c	6 semanas	53	59	46	40	−4,9	−4,2	0,7
Rofecoxib, 50 mg	Nickel et al., 2003c	6 semanas	49	59	63[†]	40	−6,2	−4,2	2,0
Prednisona	Bates et al., 2007	4 semanas	6	12	50	50	NC	NC	Ausência de diferença significativa
Celecoxib	Zhao et al., 2009	6 semanas	32	32	78[†]	32	−8,0[†]	−4,0	4,0[†]
Tanezumab	Nickel et al., 2012	Dose única IV	30	32	24	23,1	−4,3	−2,8	1,5
Polissulfato de pentosan	Nickel et al., 2005a	16 semanas	51	49	37	18	−5,9	−3,2	2,7
Finasterida	Nickel et al., 2004b	24 semanas	33	31	33	16	−3,0	−0,8	2,2
Mepartricina	De Rose et al., 2004	8 semanas	13	13	NC	NC	−15,0[†]	−5,0	10,0[†]
Quercetina	Shoskes et al., 1999	4 semanas	15	13	67[†]	20	−7,9[†]	−1,4	6,5[†]
Extrato de pólen (Cernilton®)	Wagenlehner et al., 2009	12 semanas	70	69	62,9[†]	41,8	−7,5[†]	−5,4	2,1[†]
Pregabalina	Pontari et al., 2010	6 semanas	103	106	47,2[‡] (31[†])[§]	35,8[‡] (19)[§]	−6,6[†]	−4,2	2,4[†]

*Estes estudos atenderam aos critérios baseados em evidências atualizados pelo International Consultation on Urologic Disease (ICUD) Committee de 2012 (Nickel et al., 2013b), que incluiu delineamento randomizado e controlado com placebo com o Índice de Sintomas de Prostatite Crônica do National Institutes of Health (NIH-CPSI) como um dos resultados.
[†]Diferença significativa entre tratamento ativo e placebo ($P < 0,05$).
[‡]Desfecho primário (Respondedores de CPSI — ver o texto).
[§]Respondedores da Avaliação de Resposta Global.
NC, não conhecido.

TABELA 13-3 Ensaios Controlados de Avaliação de Terapias não Medicamentosas Usando o Índice de Sintomas de Prostatite Crônica do National Institutes of Health (NIH-CPSI) como Parâmetro de Resultado

TERAPIA	REFERÊNCIA	DURAÇÃO DA TERAPIA E DO ACOMPANHAMENTO (SEMANAS)	PACIENTES (N) ATIVO	PACIENTES (N) CONTROLE	ALTERAÇÃO EM NIH-CPSI ATIVO	ALTERAÇÃO EM NIH-CPSI CONTROLE	EFEITO TERAPÊUTICO
Fisioterapia dirigida*	FitzGerald et al., 2009	12	10	11	− 14,4	− 6,8	7,6
Estimulação do nervo tibial posterior	Kabay et al., 2009	12	45	44	− 13,4	− 1,4	12,0 †
Acupuntura	Lee et al., 2008a	10	44	45	− 10	− 6	4,0†
Eletroacupuntura	Lee e Lee, 2009	6	12	12	− 9,5	− 3,5	6,0†
Terapia com onda de choque extracorpórea	Zimmermann et al., 2009	4	30	30	− 3,7	− 0,1	3,6†
Terapia com onda de choque extracorpórea	Vahdatpour et al., 2013	4 (avaliação às 12 semanas)	20	20	− 7,1	− 0,2	6,9†
Toxina botulínica A	Gottsch et al., 2011	4	13	16	+ 0,4	− 2,2	2,6

*A terapia randomizada não foi o controle, mas sim a terapia com massagem relaxante.
†Diferença estatística significativa entre grupos.

bacteriana crônica, a erradicação de patógenos (a única medida objetiva na maioria dos estudos de PC) com trimetoprima-sulfametoxazol ou apenas trimetoprima variou de baixa, de 0% (Smith et al., 1979), a alta, de 67% (Paulson e White, 1978); a maioria dos estudos mostrou uma taxa de eficácia entre 30% e 50% (Meares, 1973; Drach, 1974b; Meares, 1975; McGuire e Lytton, 1976; Meares, 1978). Parece que a terapia de duração mais longa (90 dias) traz os melhores resultados clínicos. **A trimetoprima-sulfametoxazol é menos eficaz na erradicação bacteriana e na relação custo-benefício quando comparada às fluoroquinolonas mais novas** (Kurzer e Kaplan, 2002).

Com exceção das bem-estudadas fluoroquinolonas, a maioria dos antibióticos (incluindo a minociclina, a cefalexina e a carbenicilina) não apresenta eficácia clínica significativa em estudos clínicos nos quais os pacientes foram observados por tempo suficiente (Paulson e White, 1978; Oliveri et al., 1979; Mobley, 1981). Uma exceção notável foram os macrolídeos eritromicina (Mobley, 1974), azitromicina (Skerk et al., 2003) e claritromicina (Skerk et al., 2002b), principalmente na presença de C. trachomatis. Uma recente revisão Cochrane (Perletti et al., 2013) concluiu que, embora as taxas de cura microbiológica e clínica fossem maiores com os macrolídeos em comparação às fluoroquinolonas no tratamento de patógenos intracelulares (Chlamydia ou Mycoplasma), não houve diferença significativa entre a azitromicina e a claritromicina.

As fluoroquinolonas geraram melhores resultados terapêuticos, especialmente na prostatite causada por E. coli e outros membros da família Enterobacteriaceae, mas não necessariamente na prostatite causada por P. aeruginosa ou enterococos. Naber (1999) analisou os muitos estudos existentes na literatura que avaliam as fluoroquinolonas no tratamento da PC e descobriu oito estudos comparáveis em que o diagnóstico foi obtido por meio de estudos de localização e os pacientes foram observados por tempo suficiente após o término da terapia (Weidner et al., 1987; Pust et al., 1989; Heidler, 1990; Schaeffer e Darras, 1990; Pfau, 1991; Weidner et al., 1991a; Ramirez et al., 1994; Koff, 1996); nesses estudos, os pesquisadores avaliaram o norfloxacino, o ciprofloxacino, o ofloxacino e o lomefloxacino. Em 2005, Naber, na *Sixth Internacional Consultation on New Developments in Prostate Cancer and Prostate Disease*, realizada em Paris em junho de 2005 (Schaeffer et al., 2006), adicionou três estudos mais recentes que atendiam a esses critérios estritos (Naber et al., 2000, Naber e European Lomefloxacin Prostatitis Study Group, 2002; Bundrick et al., 2003) e realizou mais uma adição em 2008 (Naber et al., 2008). A conclusão geral foi que as fluoroquinolonas foram os agentes antimicrobianos ideais no tratamento da prostatite bacteriana crônica. Em uma revisão Cochrane de 2013, Perletti et al. (2013) fizeram uma ambiciosa revisão abrangente acerca da terapia antimicrobiana na prostatite bacteriana crônica por meio da avaliação e comparação de 18 ensaios clínicos (Smith et al., 1979; Paulson et al., 1986; Cox, 1989; Ohkawa et al., 1993b; Koff 1996; Bustillo et al., 1997; Naber e European Lomefloxacin Prostatitis Study Group, 2002; Skerk et al., 2002a, 2002b; Bundrick et al., 2003; Skerk et el., 2003, 2004a, 2004b, 2006; Giannarini et al., 2007; Aliaev et al., 2008; Cai et al., 2009, 2010; Zhang et al., 2012) que atenderam critérios estritos de inclusão, dentre eles a padronização dos diagnósticos microbiológicos e dos resultados (microbiológicos e clínicos) em estudos randomizados controlados com comparação ao placebo, aos diferentes esquemas de administração ou a outros antibióticos ou combinações de antibióticos e outros agentes. Os autores concluíram que há ausência de diferenças significativas na eficácia microbiológica e clínica ou nas taxas de efeitos adversos entre as fluoroquinolonas orais ciprofloxacino, levofloxacino, lomefloxacino, ofloxacino e prulifloxacino. Como anteriormente mencionado, os macrolídeos parecem ser superiores às fluoroquinolonas no tratamento das infecções comprovadas por Chlamydia. Os autores também perceberam que há evidências inconclusivas de estudos randomizados controlados acerca do papel de tratamentos combinados da prostatite bacteriana crônica com substâncias antimicrobianas e não antimicrobianas, como inibidores de fosfodiesterase 5 ou preparados herbais.

Na PC causada por E. coli, o tratamento por 1 mês com fluoroquinolonas parece ser superior ao tratamento usual por 3 meses com trimetoprima-sulfametoxazol. Foi sugerido que os antibióticos devem ser mantidos por apenas por 4 a 6 semanas caso as culturas pré-tratamento sejam positivas e/ou o paciente tenha relatado efeitos positivos do tratamento (Wagenlehner et al., 2007); porém, a duração da terapia não pode ser confirmada pela análise dos estudos disponíveis (Perletti et al., 2013). Alguns clínicos observaram que até 20% dos pacientes cujo período inicial de tratamento foi ineficaz podem ser resgatados com um segundo ciclo de tratamento com outros antibióticos (Magri et al., 2007b). Na prostatite bacteriana crônica com diagnóstico microbiológico, a erradicação de bactérias é associada ao sucesso clínico em curto e longo prazo (Nickel e Xiang, 2008). Isto parece ser verdade em homens com prostatite de aparecimento recente associada à localização bacteriana com uropatógenos tradicionais (uropatógenos Gram-negativos e espécies de Enterococcus), bem como bactérias não tradicionais (bactérias Gram-positivas, como espécies de estafilococos e estreptococos coagulase-negativos) (Magri et al., 2007a; Nickel e Xiang, 2008). Diversos pesquisadores (Baert e Leonard, 1988; Jimenez-Cruz et al., 1988; Yamamoto et al., 1996; Guercini et al., 2005b) defenderam a injeção direta de antibióticos na próstata, mas este método nunca foi avaliado de forma rigorosa ou se tornou popular entre os urologistas. Parece que a cura de homens com prostatite bacteriana crônica e cálculos prostáticos é mais difícil (Zhao et al., 2012). Muitos médicos recorreram à terapia prolongada com antimicrobianos profiláticos ou supressores em baixa dose na prostatite recorrente ou refratária, respectivamente, embora esta prática não tenha sido confirmada em estudos clínicos. Muitos estudos avaliaram as práticas padronizadas dos médicos nas síndromes de prostatite (de la Rosette et al., 1992a; Moon, 1997; Collins et al., 1998; Nickel et al., 1998a; McNaughton Collins et al., 2000a; Taylor et al., 2008) e confirmaram que a maioria dos pacientes diagnosticados com PC, independentemente dos resultados da cultura, é tratada com antimicrobianos. Estudos mais antigos geralmente indicavam que cerca de 40% dos pacientes com PC não bacteriana apresentavam certa melhora sintomática com a terapia antimicrobiana (Berger et al., 1989; Weidner, 1992; de la Rosette et al., 1993a; Ohkawa et al., 1993b; Bergman, 1994; Bjerklund Johansen et al., 1998; Tanner et al., 1999; Nickel et al., 2001b). A antibioticoterapia pode beneficiar pacientes com PC/SDPC por três mecanismos diferentes: um forte efeito placebo, a erradicação ou supressão de microrganismos não cultivados (Nickel et al., 2001b) ou o efeito anti-inflamatório independente de alguns antibióticos (Yoshimura et al., 1996; Galley et al., 1997). Um grupo europeu de consenso que avaliou o papel de antibióticos no tratamento da PC (Bjerklund Johansen et al., 1998; Engeler et al., 2013) sugeriu que esses fármacos podem ser considerados no tratamento empírico da PC/SDPC de categoria IIIA, mas os benefícios devem ser analisados após, no mínimo, 2 a 4 semanas de terapia. Os antibióticos podem ser continuados por 4 a 6 semanas caso o paciente relate efeitos positivos do tratamento (Wagenlehner et al., 2007). Essas recomendações continuam controversas em interpretações conflitantes. Dois estudos multicêntricos randomizados controlados com placebo avaliaram a eficácia do tratamento por 6 semanas com levofloxacino (Nickel et al., 2003b) e ciprofloxacino (Alexander et al., 2004) em homens com PC/SDPC. Nesses ensaios, os participantes apresentavam sintomas crônicos de longa duração (muitos anos) e haviam sido submetidos a tratamentos extensos (inclusive com antibióticos). No estudo de Nickel et al. (2003b), 80 pacientes foram randomizados ao tratamento com levofloxacino ou placebo, enquanto no estudo patrocinado pelo NIH e relatado por Alexander et al. (2004), 196 homens com PC/CSDPC foram randomizados em modelo multivariante, 2 × 2, ao tratamento com ciprofloxacino, tansulosina, a combinação de ciprofloxacino e tansulosina, ou placebo. Nesses dois ensaios multicêntricos controlados prospectivos, a ausência de diferença significativa entre a fluoroquinolona e o placebo, em termos de melhora sintomática, foi relatada. **Os antibióticos não devem ser prescritos a homens previamente tratados com PC/SDPC de longa duração.** No entanto, dois ensaios prospectivos compararam o efeito da administração de antibióticos por 4 a 6 semanas (Magri et al., 2007a; Nickel e Xiang, 2008) em homens com localização de uropatógenos tradicionais e microrganismos geralmente não considerados uropatogênicos (e, portanto, classificados como portadores de PC/SDPC de categoria III) e mostraram taxas similares de erradicação e sucesso clínico (75% a 80%). Além disso, no estudo de Nickel e Xiang (2008), a erradicação daqueles microrganismos, fossem ou não considerados uropatógenos, foi correlacionada ao sucesso clínico em curto e longo prazo. Uma vez que a maioria dos pacientes do estudo de Nickel e Xiang (2008) apresentava histórico curto de prostatite e não haviam sido tratados com antibióticos naquele episódio, os autores concluíram que o **tratamento com antibióticos pode ser considerado em pacientes ainda não tratados com estes medicamentos e com diagnóstico recente de prostatite, independentemente dos resultados da cultura.**

Terapia com Bloqueador α-Adrenérgico

Fundamento Lógico. Os pacientes com PC/SDPC apresentam sintomas significativos do trato urinário inferior, que parecem ser relacionados ao mau relaxamento do colo da bexiga durante a micção (Barbalias et al., 1983; Murnaghan e Millard, 1984; Blacklock, 1986; Hellstrom et al., 1987; Barbalias, 1990; Kaplan et al., 1997). A subsequente micção "disfuncional" turbulenta pode predispor o paciente ao refluxo de urina nos ductos prostáticos, causando inflamação intraprostática e, então, dor (Kirby et al., 1982). **O colo da bexiga e a próstata são ricos em α-receptores e acredita-se que o bloqueio α-adrenérgico possa melhorar a obstrução do fluxo de saída, aumentando o fluxo urinário e, talvez, diminuindo o refluxo do ducto intraprostático.**

Dados de Ensaio Clínico. Diversos ensaios clínicos mais antigos sugeriram que os bloqueadores α-adrenérgicos difenoxibenzamina (Dunzendorfer, 1983), fenoxibenzamina (Osborn et al., 1981), alfuzosina (de la Rosette et al., 1992c; Barbalias et al., 1998), terazosina (Neal e Moon, 1994; Barbalias et al., 1998; Lacquaniti et al., 1999; Gül et al., 2001), doxazosina (Evliyaoglu e Burgut, 2002) e tansulosina (Lacquaniti et al., 1999) provocaram melhora sintomática significativa dos sintomas relacionados à prostatite; porém, estes ensaios eram pequenos, em sua maioria não controlados, e as medidas de resultado não foram validadas. Estudos de Barbalias et al. (1998) e Youn et al. (2008) também pareceram indicar que a combinação de antibióticos e bloqueadores α-adrenérgicos melhora os resultados clínicos em pacientes com prostatite bacteriana crônica.

Pelo menos seis ensaios randomizados controlados por placebo e com pacientes claramente definidos com PC/CSDPC (classificação do NIH) e empregando o NIH-CPSI como o parâmetro de resultado parecem ter confirmado a eficácia de bloqueadores α-adrenérgicos, mas apenas em homens com aparecimento recente da doença, não extensamente tratados previamente e submetidos ao tratamento por mais do que 6 semanas. Cheah et al. (2003b) randomizaram 86 pacientes com PC ao tratamento com terazosina ou placebo por 14 semanas. Os pacientes tratados com terazosina apresentaram 50% de redução na pontuação média de sintomas, em comparação a 37% no grupo tratado com placebo. A terazosina levou a uma melhora modesta, mas significativa, em todos os domínios do NIH-CPSI. Mehik et al. (2003) acompanharam 19 pacientes randomizados ao tratamento com alfuzosina por 6 meses e 20 pacientes tratados com placebo por 6 meses; ambos os grupos foram acompanhados por mais 6 meses após o término da medicação ativa ou do placebo. Os pacientes do grupo da alfuzosina apresentaram melhora significativa de sintomas em comparação ao grupo do placebo, que foi evidente aos 4 meses e realmente passou a ser clinicamente significativa aos 6 meses. Aos 6 meses, 65% dos pacientes que receberam alfuzosina foram considerados respondedores, em comparação a 24% do grupo do placebo. O efeito benéfico pareceu desaparecer nos 6 meses seguintes à interrupção da administração de alfuzosina. Nickel et al. (2004c) randomizaram 57 homens com PC/SDPC ao tratamento com 0,4 mg de tansulosina ou placebo após o uso de placebo por 2 semanas e observaram os dois grupos por 6 semanas. Os pacientes tratados com tansulosina apresentaram efeito terapêutico estatisticamente significativo (mas apenas modesto quanto ao significado clínico) em comparação aos pacientes que receberam placebo. O efeito terapêutico significativo não foi observado em pacientes com sintomas brandos, mas os indivíduos com sintomas graves (75° percentil) apresentaram resposta estatística e clinicamente significativa em comparação aos tratados com placebo. Parece que a resposta aos bloqueadores α-adrenérgicos é durável, por pelo menos até 24 a 38 semanas, desde que o paciente continue tomando a medicação (Mehik et al., 2003; Cheah et al., 2004). Outro estudo (Tugcu et al., 2007) incluiu 90 pacientes com PC/SDPC nunca tratados, randomizados ao tratamento com doxazosina, 4 mg/dia, sozinha, ou à terapia tripla (doxazosina, 4 mg/dia, mais um anti-inflamatório — ibuprofeno, 400 mg/dia — e um miorrelaxante — tiocolchicosídeo, 12 mg/dia) ou placebo. Por 6 meses, a pontuação do NIH-CPSI total foi significativamente melhor no grupo tratado com doxazosina (de 23,1 a 10,5 pontos) e nos grupos que receberam a terapia tripla (de 21,9 a 9,2) e continuou estável no grupo de placebo (de 22,9 a 21,9). Chen et al. (2011) examinaram um total de 100 homens diagnosticados com PC/SDPC alocados de forma aleatória ao tratamento com 0,2 mg de tansulosina por dia ou placebo por 6 meses. Os pacientes tratados com tansulosina apresentaram resultados satisfatórios modestos em comparação ao grupo do placebo durante a terapia. Seis meses após início de tratamento, as reduções médias na pontuação do NIH-CPSI total nos grupos de tansulosina e placebo foram de 7,5 ±1,9 e 4,0 ±2,3, respectivamente ($P < 0,01$). Após a interrupção de terapia, a diferença significativa caiu de forma gradual. Dois anos após a interrupção do tratamento, as reduções médias na pontuação do NIH-CPSI total nos dois grupos foram de 3,0 ±1,3 e 1,9 ±0,9, respectivamente ($P > 0,05$). Isto sugere que, nos pacientes que respondem a α-bloqueadores, a terapia deve ser continuada em longo prazo. Por fim, Nickel et al. (2011a) avaliaram a eficácia e a segurança da administração de duas doses de silodosina em comparação ao placebo em 151 homens com PC/SDPC não previamente tratados com α-bloqueadores. Os pacientes randomizados ao tratamento com 4 mg de silodosina apresentaram redução significativa na pontuação total do NIH-CPSI, de −12,1 versus placebo (−8,5). Com essa dose, os homens também apresentaram redução significativa na pontuação urinária e de qualidade de vida, bem como no componente físico da avaliação de qualidade de vida *Medical Outcomes Study Short Form 12*. Na Avaliação de Resposta Global, 56% dos pacientes tratados com 4 mg de silodosina, contra 29% daqueles recebendo placebo, relataram melhora moderada ou grande (também significativa). O aumento da dose de silodosina para 8 mg não elevou os efeitos terapêuticos.

Em contraste, os resultados do ensaio randomizado controlado NIH CPCRN (*Chronic Prostatitis Collaborative Research Network*) (Alexander et al., 2004), **comparando o tratamento por 6 semanas com ciprofloxacino, tansulosina e a combinação de ciprofloxacino e tansulosina ao placebo em pacientes com doença muito crônica e submetidos a terapias prévias extensas, não mostraram qualquer melhora nos indivíduos que receberam tansulosina (com ou sem ciprofloxacino) em relação aos pacientes tratados com placebo.** Diversas metanálises e revisões abrangentes desses dados sugeriram que os bloqueadores α-adrenérgicos provocam melhora sintomática significativa apenas após mais de 6 semanas de terapia em pacientes submetidos a tratamentos menos extensos com aparecimento recente de sintomas moderados a graves (Yang et al., 2006; Mishra et al., 2007; Nickel, 2008a). **Ao analisar essa hipótese, um ensaio multicêntrico, randomizado, duplo-cego e controlado com placebo do NIH foi conduzido para avaliar a eficácia do tratamento com alfuzosina ou placebo por 12 semanas na redução de sintomas em 272 homens com PC/SDPC diagnosticados nos 2 anos anteriores e que não haviam sido previamente tratados com um bloqueador α-adrenérgico** (Nickel et al., 2008a). A taxa do resultado primário (redução de pelo menos 4 pontos na pontuação total de NIH-CPSI em relação ao valor basal) foi de 49% em ambos os grupos terapêuticos. As taxas de resposta às 12 semanas com a Avaliação de Resposta Global foram também similares: 34% e 35% nos grupos de placebo e alfuzosina, respectivamente ($P = 0,90$). **Esses importantes achados não apoiam o uso de bloqueadores α-adrenérgicos em homens com PC/SDPC recentemente diagnosticada e ainda não submetidos a este tratamento.**

Agentes Anti-inflamatórios e Imunomoduladores

Fundamento Lógico. A inflamação prostática é associada à PC/SDPC de categoria IIIA, e níveis elevados de citocina são observados no sêmen (Alexander et al., 1998; Ruggieri et al., 2000) e na EPS (Hochreiter et al., 2000b; Nadler et al., 2000) dos pacientes com SDPC inflamatória. **Os fármacos anti-inflamatórios não esteroides, os corticosteroides e os imunossupressores teoricamente devem melhorar os parâmetros inflamatórios na próstata e, talvez, reduzir os sintomas** (Pontari, 2002).

Dados de Ensaio Clínico. Canale et al. (1993a) descobriram que a nimesulida (um anti-inflamatório não esteroide) rapidamente reduziu os sintomas relacionados à inflamação, como disúria, estrangúria e ejaculação dolorosa. Um segundo estudo de Canale et al. (1993b) descobriu que, por via retal, o cetoprofeno foi inferior à nimesulida (os dois fármacos foram usados como supositórios). A prednisolona foi sugerida como um potente anti-inflamatório na PC (Bates e Talbot, 2000), e um estudo randomizado apresentado por Dimitrakov et al. (2004) indica que uma alta dose de metilprednisolona (seguida pela rápida redução gradual da dose) pode ter mais eficácia do que o placebo, mesmo após 12 meses, mas o perfil de efeitos colaterais faz que este tipo de terapia seja menos atraente. Um pequeno ensaio randomizado que avaliou os corticosteroides orais não mostrou superioridade da terapia ativa em comparação ao placebo (Bates et al., 2007).

A nova classe de inibidores de ciclo-oxigenase-2 tem eficácia comprovada no tratamento em longo prazo de outras doenças inflamatórias crônicas, como artrite reumatoide e osteoartrite crônica; muitos urologistas empregam essas medicações em pacientes com prostatite, com alguns sucessos individuais relatados. Os resultados de um ensaio controlado randomizado norte-americano que comparou o inibidor de ciclo-oxigenase-2 rofecoxib com o placebo indicou que muitos homens com SDPC foram beneficiados (em termos de dor e qualidade de vida) pela terapia com rofecoxib em comparação ao placebo. Nesse estudo, em que 161 pacientes foram randomizados ao tratamento com 25 mg de rofecoxib, 50 mg de rofecoxib ou placebo, apenas os indivíduos que receberam a dose alta apresentaram qualquer melhora clínica em comparação ao placebo. Pouquíssimos pacientes, porém, apresentaram resolução completa de seus sintomas (Nickel et al., 2003c). Outro estudo, da China (Zeng et al., 2004), avaliou a eficácia de duas doses do inibidor de ciclo-oxigenase-2 celecoxib e também demonstrou uma resposta dose-dependente (a administração de 200 mg duas vezes por dia por 6 semanas foi mais eficaz do que a de 200 mg uma vez por dia). Zhao et al. (2009) randomizaram 64 pacientes com SDPC de categoria IIIA ao tratamento com celecoxib (200 mg por dia) e placebo por 6 semanas, com 8 semanas de acompanhamento. Esses pesquisadores mostraram que o celecoxib gera melhora sintomática significativa, mas o benefício foi limitado à duração da terapia. Hoje, a monoterapia de longa duração com inibidores de ciclo-oxigenase-2 em altas doses não é recomendada.

Uma vez que as características clínicas e patológicas são similares às da cistite intersticial e há evidências de que o polissulfato de pentosan, uma glicosaminoglicana usada no tratamento da cistite intersticial, tenha efeitos anti-inflamatórios significativos (Sunaga et al., 2012), Wedren (1987) comparou a eficácia do polissulfato de pentosan à do placebo. Nesse pequeno estudo, o grupo tratado apresentou melhora sintomática estatisticamente significativa, mas os principais sintomas que melhoraram foram as mialgias e artralgias não específicas. Um estudo-piloto não controlado avaliou a administração oral de polissulfato de pentosan em 32 homens com SDPC e demonstrou melhora de sintomas e da qualidade de vida em mais de 40% dos pacientes após o tratamento por 6 meses (Nickel et al., 2000). Os resultados de um ensaio multicêntrico, randomizado e controlado com placebo com 100 homens tratados com 900 mg/dia de polissulfato de pentosan (o triplo da dose usual) ou placebo indicaram que essa medicação trouxe benefício modesto em alguns homens com CSDPC (Nickel et al., 2005a).

A talidomida, um fármaco modulador de citocinas, foi avaliada em 30 homens com prostatite não bacteriana crônica e níveis anormais de citocina no sêmen (IL-2, IL-6, IL-8, IL-10 e TNF-α) em um ensaio randomizado controlado com placebo (Guercini et al., 2005a). Apesar da redução significativa dos níveis de citocina no sêmen, não houve alívio sintomático. Uma ausência similar de eficácia foi observada em um pequeno ensaio controlado com placebo para avaliação do antagonista de leucotrieno zafirlukast (Goldmeier et al., 2005).

O potencial de diversos agentes anti-inflamatórios, imunomoduladores e inibidores de citocina faz que estas classes de medicamentos possam vir a ser úteis como terapia adjunta nas síndromes de PC, mas ensaios clínicos sugerem que não são uma monoterapia eficaz.

Relaxantes Musculares

Fundamento Lógico. Muitos pesquisadores acreditam que a SDPC é o reflexo final do fenômeno de desregulação neuromuscular lisa e esquelética no períneo ou no assoalho pélvico (Osborn et al., 1981; Egan e Krieger, 1997; Anderson, 1999; Zermann e Schmidt, 1999). **O uso de α-bloqueadores para relaxamento da musculatura lisa** (ver a discussão anterior acerca dos bloqueadores α-adrenérgicos) **e de relaxantes musculares esqueléticos combinados à terapia médica e fisioterápica adjuvantes foi recomendado e promovido** (Anderson, 1999; Zermann e Schmidt, 1999).

Dados de Ensaio Clínico. Em um dos poucos estudos a comparar relaxantes musculares ao placebo, Osborn et al. (1981) conduziram uma pesquisa duplo-cega prospectiva para comparação de fenoxibenzamina, baclofeno (um relaxante da musculatura estriada) e placebo em 27 pacientes com prostatodinia (categoria IIIB). Os pacientes foram tratados com cada agente por 1 mês em um ensaio transversal. A melhora sintomática foi observada em 37% dos pacientes tratados com baclofeno em comparação a 8% dos tratados com placebo. Simmons e Thin (1985) compararam o diazepam com um antibiótico em pacientes com prostatite não bacteriana crônica e não descobriram diferenças na melhora sintomática entre o grupo tratado com diazepam (8 de 11 homens melhoraram) e o grupo tratado com antibiótico (7 de 12 homens melhoraram). Infelizmente, **esses estudos foram prejudicados pela ausência de critérios controlados e claramente definidos de inclusão e de medida quantificada das respostas dos pacientes e, portanto, o papel dos relaxantes musculares ainda precisa ser determinado.**

Terapia Hormonal

Fundamento Lógico. O crescimento e a função da próstata são influenciados pelo ambiente hormonal local, especialmente por andrógenos. Teoricamente, os antiandrógenos (incluindo os inibidores de 5 α-reductase) podem levar à regressão do tecido glandular prostático (acredita-se que a inflamação comece no epitélio ductal), menor pressão intraprostática (Mehik et al., 2002), melhoria dos parâmetros de micção (principalmente em pacientes idosos com HPB e prostatite) e redução do refluxo ductal intraprostático (Nickel, 1999a).

Dados de Ensaio Clínico. Holm e Meyhoff (1996) foram os primeiros a notar que o inibidor de 5 α-reductase finasterida poderia aliviar os sintomas ao observar o efeito deste fármaco em quatro pacientes com PC ou prostatodinia. Leskinen et al. (1999) randomizaram 41 pacientes com prostatite idiopática crônica (i.e., prostatite não bacteriana e prostatodinia) ao tratamento com placebo (25% ou 10 pacientes) ou finasterida (75% ou 31 pacientes) por 1 ano. Em comparação ao placebo, a finasterida reduziu as pontuações dos sintomas de prostatite e HPB; porém, não houve diferença estatística significativa na dor entre os dois grupos. As características basais dos dois grupos não foram comparáveis e os pacientes incluídos eram de uma população mista desconhecida com síndromes inflamatórias e não inflamatórias de prostatite. Um ensaio comparativo randomizado aberto em homens com PC/SDPC mostrou a melhora significativamente maior de homens tratados por 1 ano com finasterida em comparação ao *saw palmetto*, um fitoterápico (Kaplan et al., 2004). Um ensaio controlado randomizado comparou a redução de NIH-CPSI em 64 homens com PC/SDPC randomizados ao tratamento com finasterida ou placebo (Nickel et al., 2004b). O tratamento com finasterida por 6 meses levou à redução numérica, mas não estatisticamente significativa, dos sintomas em comparação ao grupo de placebo. No ensaio de redução do câncer de próstata *Reduction by Dutasteride of Prostate Cancer Events* (REDUCE), de 4 anos de duração, a terapia com dutasterida produziu benefícios estatisticamente e, talvez, clinicamente significativos em comparação ao placebo em homens com prostatite ou sintomas de prostatite preexistentes (Nickel et al., 2011b). **A finasterida e a dutasterida não podem ser recomendadas como monoterapias, exceto em homens com HPB associada.**

A testosterona e a di-hidrotestosterona não são os únicos hormônios com possível efeito sobre a inflamação prostática; os estrógenos podem também atuar. Diversos estudos pequenos e mal controlados (Cavallini, 2001; Saita et al., 2001) sugeriram que a mepartricina (um medicamento que reduz os níveis de estrógeno na próstata) pode ser útil no tratamento da PC/SDPC. Um pequeno ensaio prospectivo randomizou 26 homens com PC/SDPC a 60 dias de terapia com mepartricina ou placebo (De Rose et al., 2004). O estudo mostrou benefício estatístico e, talvez, clinicamente significativo (60% vs. 20% de melhora, respectivamente), o que deve estimular as pesquisas acerca do papel da manipulação hormonal (neste caso, estrógenos) no tratamento da PC/SDPC.

Agentes Fitoterápicos

Fundamento Lógico. Diversos extratos botânicos demonstraram, em muitos experimentos *in vitro*, atividade de 5 α-reductase, bloqueio α-adrenérgico, efeitos sobre a contratilidade da bexiga e propriedades anti-inflamatórias (Lowe e Fagelman, 1999; Shoskes, 2002).

Dados de Ensaio Clínico. Três agentes fitoterápicos específicos foram testados em ensaios clínicos bem-controlados: Cernilton®, um extrato de pólen (Buck et al., 1989; Rugendorff et al., 1993; Wagenlehner et al., 2009); quercetina, um bioflavonoide natural (Shoskes et al., 1999); e extrato de *Serenoa repens* (*saw palmeto*) (Kaplan et al., 2004; Reissigl et al., 2004). Rugendorff et al. (1993) observaram que mais da metade de 72 pacientes com PC sem outras anomalias do trato urinário inferior apresentaram melhoras favoráveis na dor e nos sintomas miccionais irritativos quando tratados com Cernilton®, mas este estudo não possuía grupo-controle. Um estudo randomizado com o extrato de pólen (Cernilton®) em 122 homens com PC/SDPC de categoria IIIA mostrou que os pacientes que receberam o tratamento ativo apresentaram melhora estatisticamente significativa nos componentes de dor e qualidade de vida do CPSI (Wagenlehner et al., 2009). Um estudo controlado e randomizado de um preparado similar, Prostat/Poltit® (extrato de pólen de gramíneas, incluindo pólen de centeio), com 60 pacientes, mostrou maior melhora nos indivíduos que receberam a terapia ativa em comparação ao placebo, mas nenhum índice validado de resultado foi incorporado no delineamento experimental (Elist, 2006). Shoskes et al. (1999) randomizaram 15 pacientes ao tratamento com o bioflavonoide quercetina e 13 pacientes com placebo por 1 mês. Sessenta e sete por cento dos pacientes no grupo tratado foram considerados respondedores em comparação a apenas 20% dos pacientes no braço placebo. Kaplan et al. (2004) observaram possíveis benefícios com o uso de *saw palmeto*, mas nenhuma melhora apreciável em longo prazo em quaisquer parâmetros do PC/SDPC em comparação à terapia com finasterida por 12 meses em um estudo randomizado comparativo aberto. No entanto, Reissigl et al. (2004) relataram a ocorrência de melhora moderada a grande em mais de 60% dos 72 pacientes com PC/SDPC após a terapia com extrato de *S. repens* por 12 meses em comparação a menos de 25% nos 70 homens do grupo tratado com placebo. No entanto, o acompanhamento posterior não apoiou a durabilidade dessa terapia (Reissigl et al., 2005). **Na PC/SDPC, a fitoterapia pode parecer promissora, mas a realização de outros ensaios multicêntricos randomizados controlados com componentes herbais bem-caracterizados, padronizados e estáveis deve ser considerada para avaliação de seu papel terapêutico.**

Terapia Neuromoduladora

Fundamento Lógico. Um mecanismo proposto é que a PC/SDPC, principalmente nos casos crônicos e prolongados, representa uma síndrome de dor neurogênica, e que a dor subsequente é, na verdade, neuropática (Pontari e Ruggieri, 2004). Os pacientes com PC/SDPC apresentam uma história de doença neurológica que é quase cinco vezes mais provável que nos casos-controle (Pontari et al., 2005) e os homens com PC/SDPC apresentam anomalias dos sistemas nervosos aferentes e eferentes (Yang et al., 2003; Yilmaz et al., 2007; Yang, 2013). Esse tipo de dor neuropática relacionada à sensibilização do SNC responde a gabapentinoides em outros transtornos dolorosos crônicos (Rosenstock et al., 2004; Crofford et al., 2005).

Dados de Ensaio Clínico. Um recente ensaio randomizado controlado com placebo do NIH CPCRN avaliou o efeito do gabapentinoide pregabalina sobre os sintomas de homens com PC/SDPC prolongada e refratária ao tratamento (Pontari et al., 2010). Entre os 103 homens tratados com pregabalina, 47% relataram uma redução de pelo menos 6 pontos na pontuação de NIH-CPSI total às 6 semanas (desfecho primário) em comparação a 35,8% dos 106 homens que receberam placebo ($P = 0,072$). A pontuação total de NIH-CPSI caiu, em média, 6,6 e 4,2 pontos (de 43) nos grupos tratados com pregabalina e placebo, respectivamente ($P = 0,008$), enquanto um número significativamente maior de homens no braço pregabalina relatou melhora extensa ou moderada em comparação ao placebo (31% e 19%, respectivamente; $P = 0,023$). Embora o tratamento com pregabalina por 6 semanas não tenha sido superior à administração de placebo no tratamento dos sintomas de PC/SDPC com base no desfecho primário, as diferenças impressionantes nos desfechos secundários sugerem que a pregabalina pode ser eficaz em alguns homens com PC/SDPC prolongada. Um recente estudo de bom poder estatístico avaliou o tanezumab (Nickel et al., 2012), um anticorpo monoclonal humanizado contra o fator de crescimento nervoso, e não foi capaz de demonstrar um benefício significativo em uma população geral não selecionada de homens com PC/SDPC; porém, um sinal sugeriu que o medicamento pode ser benéfico em alguns homens (talvez aqueles com expressão do fator de crescimento nervoso), um conceito que deve ser mais explorado (Watanabe et al., 2011). **Parece que a eficácia da terapia neuromoduladora dependerá de seu direcionamento a um fenótipo específico ao paciente; porém, marcadores clínicos ou laboratoriais ainda devem ser confirmados.**

Alopurinol

Fundamento Lógico. Persson e Ronquist (1996) acreditam que o refluxo de urina no ducto intraprostático aumenta a concentração de metabólitos contendo bases de purina e pirimidina nos ductos prostáticos, causando inflamação.

Dados de Ensaio Clínico. Persson et al. (1996) compararam a terapia com alopurinol ou placebo em um estudo duplo-cego controlado com 54 homens. Os grupos tratados com alopurinol apresentaram menores níveis séricos e urinários de urato e menores concentrações de urato e xantina na EPS. Com variações na metodologia estatística aceita, os pesquisadores foram capazes de mostrar uma diferença na pontuação média de desconforto relatado pelo paciente entre os grupos de estudo e controle em determinados momentos neste ensaio com 330 dias de acompanhamento. No entanto, um novo exame dos dados, com uso de análises estatísticas mais padronizadas, não convenceu outros grupos de que as alterações nas bases de purina e pirimidina na urina e na secreção prostática levaram à melhora significativa de sintomas neste ensaio em particular (Nickel et al., 1996). Um ensaio clínico randomizado de acompanhamento também não mostrou vantagem do alopurinol em comparação ao placebo (Ziaee et al., 2006).

Massagem Prostática

A massagem prostática foi o principal tratamento para a prostatite desde a virada do século XX (O'Conor, 1936; Campbell, 1957). Com a introdução da abordagem científica defendida por Meares e Stamey em 1968, a massagem prostática passou a ter importância apenas como ferramenta diagnóstica, mas, como terapia, foi abandonada pelos urologistas. Por fim, readquiriu certa popularidade, principalmente devido à ineficácia da terapia medicamentosa padrão em pacientes com sintomas refratários de PC. Acredita-se que seus benefícios sejam decorrentes da drenagem de ductos prostáticos teoricamente ocluídos e da melhora da circulação e da penetração de antibióticos (Hennenfent e Feliciano, 1998). Estudos independentes, mas não controlados (Nickel et al., 1999b; Shoskes e Zeitlin, 1999) observaram benefícios clínicos em um a dois terços dos pacientes tratados com massagem prostática repetitiva (duas a três vezes por semana) por 4 a 6 semanas juntamente com a antibioticoterapia. No entanto, outro ensaio indicou que a massagem prostática não melhora significativamente a resposta de homens com PC/SDPC tratados com antibióticos (Ateya et al., 2006). Parece que alguns pacientes podem melhorar com a massagem prostática, mas um painel de especialistas em prostatite da América do Norte (Nickel et al., 1999a) não conseguiu chegar a um consenso acerca do possível benefício geral ou mesmo o mecanismo de obtenção deste benefício, caso ocorra. **Uma revisão sistemática subsequente da literatura concluiu que as evidências de um papel da massagem prostática repetitiva como um adjunto ao tratamento da PC são, no máximo, tênues, mas que a prática pode ser considerada como parte da terapia multimodal em determinados pacientes** (Mishra et al., 2008). Foi sugerido que a ejaculação frequente pode ter a mesma função que a massagem prostática (Yavascaoglu et al., 1999).

Fisioterapia do Assoalho Pélvico (Incluindo Massagem Dirigida ao Períneo e/ou Assoalho Pélvico e Liberação do Ponto de Desencadeamento (Trigger point) Miofascial)

A maioria dos clínicos reconhece que os homens com síndromes de prostatite, especialmente a SDPC de categoria III, apresentam áreas anatômicas específicas que causam desconforto. Anderson (1999) acredita que a tensão, distensão ou distorção prolongada ou crônica de bandas musculares (p. ex., no períneo) gera um ponto de desencadeamento que é responsável pela dor. Os fatores predisponentes que levam à formação de pontos de desencadeamento miofascial no períneo ou na pelve podem incluir anomalias mecânicas no quadril e membros inferiores, padrões crônicos de retenção de urina (problemas na fase de retirada das fraldas), abuso sexual, trauma menor repetitivo, constipação, trauma, atividade sexual incomum, infecções recorrentes ou cirurgia e, talvez, estresse e ansiedade (Anderson et al., 2009a). O tratamento desses pontos de desencadeamento inclui terapia com calor, massagem fisioterápica, compressão isquêmica, alongamento, injeções de anestésicos, acupuntura, modulação eletronervosa e interações mente-corpo, como exercícios de relaxamento progressivo, ioga e hipnose (Potts, 2003). Anderson et al. (2005) relatam que o emprego dessas técnicas por uma equipe composta por urologista, fisioterapeuta e psicólogo fez que mais da metade dos pacientes apresentem ou mostrem melhora clinicamente detectável. Uma análise de estudo de caso indica que essa abordagem terapêutica pode ser eficaz em alguns pacientes (Anderson et al., 2005) e melhora não apenas a dor, mas também a função sexual (Anderson et al., 2006). Essa técnica foi ainda refinada e modificada por meio do emprego do treinamento de relaxamento (Anderson et al., 2011b). Essa técnica foi até mesmo descrita como autotratamento, usando uma "varinha de ponto de desencadeamento miofascial" (Anderson et al., 2011a). Obviamente, muitos médicos que tratam pacientes com PC/SDPC perceberam que a fisioterapia dirigida gera benefícios significativos em determinados indivíduos com patologias do assoalho pélvico diagnosticadas ao exame físico (Van Alstyne et al., 2010). Um estudo-piloto do NIH com homens e mulheres portadores de dor pélvica crônica randomizados ao tratamento com massagem de relaxamento ou massagem pélvica específica demonstrou melhora; porém, os efeitos benéficos foram observados principalmente em mulheres após 6 meses e os pesquisadores não conseguiram corroborar esses achados nos 23 homens analisados (FitzGerald et al., 2009). Por outro lado, Marx et al. (2009), que randomizaram 35 homens à terapia osteopática, observaram diferenças estatísticas significativas em favor do grupo tratado ($P < 0,0005$). O acompanhamento em longo prazo de 19 dos 20 homens randomizados ao braço de tratamento continuou a mostrar benefícios por 5 anos (Marx et al., 2013). **A maioria dos clínicos com experiência no campo acredita que as variações da fisioterapia do assoalho pélvico podem ser extremamente úteis em pacientes com patologia demonstrável nessa região anatômica, que foi refratária a outros tratamentos** (Fitzgerald et al., 2013).

Tratamento do Encarceramento do Nervo Pudendo

Formulou-se a hipótese que os sintomas de SDPC podem ser causados pelo encarceramento do nervo pudendo, talvez entre os ligamentos sacrotuberoso e sacroespinhoso, no canal de Alcock ou pelo processo falciforme do ligamento sacrotuberoso (Robert et al., 1998). O bloqueio do nervo pudendo (Thoumas et al., 1999; McDonald e Spigos, 2000; Peng e Tumber, 2008) e a cirurgia de neurólise (Robert et al., 1993; Mauillon et al., 1999) foram sugeridos no tratamento. O papel do nervo pudendo na dor perineal crônica merece maior escrutínio científico.

Biofeedback

É possível que os sintomas miccionais e dolorosos associados à PC/SDPC sejam secundários à alguma forma de pseudodissinergia durante a micção ou ao espasmo repetitivo do músculo perineal; o *biofeedback* pode melhorar esse processo. Em pequenos estudos não controlados, Kaplan et al. (1997), Nadler (2002), Ye et al. (2003) e Cornel et al. (2005) demonstraram que o *biofeedback* melhora os sintomas específicos similares aos da prostatite em alguns homens. Ensaios clínicos controlados serão necessários à avaliação dessa forma de tratamento.

Acupuntura

A acupuntura é uma terapia chinesa tradicional e aceita para a dor crônica, incluindo a dor decorrente da prostatite (Ge et al., 1988; Katai, 1992; Ikeuchi e Iguchi, 1994). Em um estudo-piloto com 12 homens refratários ao tratamento, Chen e Nickel (2003) determinaram que a acupuntura era segura e produziu melhora sintomática eficaz e durável. Um estudo subsequente de comparação de 10 semanas de acupuntura e acupuntura de controle indicou que o tratamento ativo apresentou quase o dobro de probabilidade de melhora dos sintomas da PC/SDPC do que a terapia-controle (Lee et al., 2008a). Um ensaio seguinte comparou a eletroacupuntura à terapia-controle (Lee e Lee, 2009) e também confirmou a eficácia dessa abordagem. Uma análise de Lee et al., de 2011, também confirmou que ensaios de comparação entre a acupuntura e terapias-controle são viáveis (Lee et al., 2011). Uma subsequente revisão sistemática (Posadzki et al., 2012) concluiu que a acupuntura é uma escolha terapêutica razoável em alguns homens com PC/SDPC.

Apoio Psicológico

Dados da *NIH Prostatitis Cohort* (Tripp et al., 2004, 2005, 2006; Nickel et al., 2008c) apoiam um modelo biopsicossocial que relaciona a dor crônica e a má qualidade de vida na PC/SDPC à depressão e sugerem que os médicos podem ser capazes de aconselhar os pacientes a evitar determinadas estratégias de enfrentamento da dor que podem ser associadas à depressão maior. Nickel et al. (2008b) desenvolveram um programa de tratamento comportamental cognitivo baseado em evidências para homens com PC/SDPC (descrito em Tripp et al., 2011). Esse programa é especificamente direcionado a variáveis biopsicossociais com suporte empírico (p. ex., catastrofismo da dor, pensamento depressivo, apoio social) e encoraja os pacientes a avaliar seus padrões de pensamento de forma crítica e a formular novos pensamentos e respostas comportamentais a seus sintomas incômodos, com o objetivo final de melhorar a qualidade geral de vida. Uma avaliação-piloto do programa demonstrou o mérito significativo dessa abordagem (Tripp et al., 2011).

Estudos também mostraram que as técnicas mal adaptadas de enfrentamento da dor, empregando "métodos de contenção da dor" (usando o repouso, em vez de comportamentos mais ativos de controle da dor), são relatadas por pacientes com PC/SDPC em resposta à sua dor (Tripp et al., 2006; Nickel et al., 2008c). Tripp et al. (2006) sugeriram que tais comportamentos sedentários na presença de dor podem ser associados à maior incapacidade em homens com PC/SDPC. Um estudo randomizado duplo-cego mostrou que os homens que realizaram exercícios aeróbicos ficaram significativamente melhores do que aqueles que fizeram exercícios de alongamento e movimentação, sugerindo que a maior atividade física é uma opção válida em homens com PC/SDPC (Giubilei et al., 2007). Os resultados de um estudo que examinou a utilidade percebida de estratégias terapêuticas médicas e autônomas sugeriram que os clínicos podem achar útil apoiar os pacientes a empregar abordagens seguras e baratas de autotratamento, como banhos quentes, maior ingestão de água, realização de exercícios e evitar ficar sentado por períodos prolongados (Turner et al., 2006). Esses resultados também parecem indicar que o apoio do parceiro pode ter impacto negativo ou positivo sobre a dor, a incapacidade e a função sexual (Smith et al., 2007b; Ginting et al., 2011).

Modificação do Estilo de Vida e Outras Terapias Conservadoras

A terapia conservadora deve sempre ser considerada como terapia primária na PC/SDPC, apesar da ausência de evidências. A opinião e a experiência de especialistas atestam que os tratamentos não medicamentosos e/ou invasivos conservadores podem trazer maior benefício (Turner et al., 2006; Herati e Moldwin, 2013). Minha experiência sugere que a educação (às vezes, a única terapia necessária); evitar alimentos, bebidas e/ou atividades que exacerbem os sintomas; a realização de exercícios de baixo impacto (caminhada, aparelho elíptico, natação, ioga, alongamento); a terapia local com calor (bolsa de água quente, compressas quentes, banho de imersão com água quente); e a atitude positiva e o desenvolvimento de habilidades pessoais de enfrentamento são a base de todas as demais terapias. **A maioria destas intervenções, até mesmo a modificação da dieta** (Herati et al., 2013), **não foi comprovada em ensaios clínicos randomizados especificamente na PC/SDPC; porém, sua utilidade e valor foram validados na prática clínica** (Turner et al., 2006) **e em outras síndromes dolorosas** (Giubilei et al., 2007).

Terapias Minimamente Invasivas

Dilatação com Balão. Lapatin et al. (1990) empregaram a dilatação com balão em um ensaio não controlado com sete pacientes portadores de prostatite não bacteriana e prostatodinia e mostraram a melhora dos sintomas miccionais durante o acompanhamento por 1 a 5 meses. A dor e o desconforto não foram avaliados. Esse efeito terapêutico nunca foi substanciado e a dilatação com balão não é empregada de forma rotineira na prática clínica. Suzuki et al. (1995) combinaram os possíveis efeitos benéficos da dilatação com balão com hipertermia prostática em cinco homens com PC/SDPC e demonstraram melhora significativa dos sintomas em um paciente e melhora parcial em três. Nickel et al. (1998b) não foram capazes de duplicar esse efeito benéfico em um pequeno ensaio-piloto para avaliação do "balão aquecido" (aquecimento por radiofrequência em vez de *laser*).

Ablação com Agulha Transuretral. Chiang et al. (1997) empregaram a ablação com agulha transuretral (TUNA, do inglês *transurethral needle ablation*) da próstata em sete pacientes com prostatite crônica não bacteriana, avaliaram os pacientes antes e após a terapia (6 meses de acompanhamento) com uma modificação do Índice de Gravidade dos Sintomas (Nickel e Sorensen, 1996) e relataram resultados favoráveis em quatro. Um estudo de acompanhamento de Chiang e Chiang (2004) mostrou melhora sintomática significativa na maioria dos 32 pacientes tratados com a TUNA. No entanto, Leskinen et al. (2002) investigaram a eficácia e a durabilidade da TUNA em 25 pacientes randomizados ao tratamento ativo e oito pacientes ao tratamento-controle e relataram que a eficácia da TUNA na PC/SDPC é comparável à do controle, de modo que não é possível recomendá-la na PC/SDPC.

Terapia com Ondas de Choque Extracorpóreas. A litotripsia com ondas de choque extracorpóreas foi sugerida para o alívio sintomático dos sintomas perineais locais associados à PC/SDPC (Zimmerman et al., 2008). Zimmerman et al. (2009) randomizaram 60 homens à terapia perineal com ondas de choque extracorpóreas (ESWT, do inglês *extracorporeal shockwave therapy*) ou placebo e mostraram efeitos benéficos estatisticamente significativos em comparação ao placebo. Outro estudo randomizou 40 pacientes à ESWT ou placebo (Vahdatpour et al., 2013) e, novamente, mostrou melhora significativa no grupo tratado. Essa modalidade terapêutica obviamente deve ser mais bem analisada em ensaios clínicos confirmatórios de porte maior, principalmente por parecer ter poucas complicações.

Terapias Minimamente Invasivas de Neuromodulação. As técnicas de neuromodulação usadas nas doenças de dor pélvica crônica incluem a estimulação do nervo sacro (ENS), a estimulação percutânea do nervo tibial (EPNT) e a estimulação do nervo pudendo (Yang, 2013). Ruedi et al. (2003) sugeriram que a eletroestimulação em alta frequência pode ser usada no tratamento da PC. Outros (Schneider et al., 2013) avaliaram as terapias de eletroestimulação e sugeriram que podem ser benéficas. Em um estudo publicado na literatura não inglesa, Yang et al. (2011) dividiram, de forma aleatória, um total de 140 pacientes com PC/SDPC diagnosticada em um grupo-controle (n = 20), um grupo de *biofeedback* (n = 40), um grupo de estimulação elétrica (n = 40) e um grupo de *biofeedback* mais estimulação elétrica (n = 40). Todos os tratamentos pareceram ser melhores do que o grupo-controle, e a terapia combinada foi a mais eficaz. Em um estudo que avaliou a estimulação do nervo tibial posterior (Kabay et al., 2009), um total de 89 pacientes com dor pélvica resistente ao tratamento foi randomizado à estimulação nervosa (n = 45) ou à terapia-controle (n = 44). Os autores demonstraram que a EPNT percutânea pode aliviar a dor em pacientes com PC/SDPC de categoria IIIB. A ENS foi estudada na cistite intersticial (síndrome de dor vesical) (Yang, 2013), mas a dor típica e a ausência de sintomas miccionais na SDPC masculina dificultam muito o tratamento com esta estratégia (Yang et al., 2003). Yang (2013) revisou a literatura sobre neuromodulação invasiva e concluiu que os benefícios dessas modalidades terapêuticas podem vir a ser comprovados em pacientes com SDPC. No entanto, devido à escassez de dados e às limitações dos estudos de pequeno porte, as conclusões da literatura existente devem ser cuidadosamente analisadas.

Hipertermia por Micro-ondas e Termoterapia. Acredita-se que o calor aplicado à próstata pelo processo de micro-ondas pode encurtar a resolução natural do processo inflamatório, talvez por aceleração do processo de fibrose ou formação de cicatrizes na área de inflamação crônica. Além disso, a terapia com calor, principalmente com as maiores temperaturas obtidas através da termoterapia com micro-ondas transuretrais, pode alterar as fibras nervosas aferentes que transmitem o sintoma objetivo de dor da próstata inflamada (simpatectomia intraprostática) (Perachino et al., 1993). É até mesmo possível que as micro-ondas matem bactérias não cultiváveis ou crípticas no interior da próstata (Sahin et al., 1998).

Embora muitos ensaios não controlados empregando a terapia com calor tenham mostrado benefício (Nickel, 1999b; Zeitlin, 2002), apenas três estudos publicados usaram controles e, infelizmente, o NIH-CPSI não foi utilizado como parâmetro de resultado nestes estudos. Vassily et al. (1999) observaram melhora sintomática em 75% dos homens em um grupo tratado com a hipertermia transretal por micro-ondas, em comparação a 52% dos homens do grupo-controle. Shaw et al. (1993) documentaram o sucesso terapêutico (definido como melhora sintomática superior a 50%) em 55% dos homens no grupo tratado com a hipertermia transretal por micro-ondas (15 pacientes), em comparação a 10% dos pacientes submetidos à terapia controle (13 pacientes) aos 3 meses. Nickel e Sorensen (1996) examinaram a segurança e a eficácia da termoterapia transuretral com micro-ondas em 20 homens randomizados ao tratamento ou ao controle. Aos 3 meses de acompanhamento, os pacientes submetidos à termoterapia transuretral com micro-ondas apresentaram pontuações significativamente melhores de sintomas em comparação aos pacientes do grupo-controle (sete de 10 homens submetidos à termoterapia transuretral com micro-ondas apresentaram resultados favoráveis, em comparação a um de 10 homens do grupo-controle). Um estudo recente em homens com PC/SDPC submetidos à termoterapia transuretral arrefecida com micro-ondas, usando o NIH-CPSI como resultado (Kastner et al., 2004), novamente sugeriu que essa técnica continua a ser um tratamento promissor na PC intratável, em especial quando associada à HPB concomitante. Embora esse estudo prospectivo tenha mostrado uma redução significativa na pontuação NIH-CPSI em comparação ao valor basal em 35 homens acompanhados por 12 meses, não era um ensaio randomizado controlado. A terapia com calor parece ser uma abordagem terapêutica promissora, mas, até a realização de estudos em escala maior, deve ser restrita a pacientes com sintomas refratários ou terminais. Em 2012, Gao et al. tentaram relacionar a melhora observada com a hipertermia transretal às alterações fisiológicas da próstata.

Outros Procedimentos Cirúrgicos Minimamente Invasivos. Serel et al. (1997) relataram efeitos benéficos significativos do uso de *laser* de neodímio:ítrio-alumínio-*garnet* em 30 pacientes com prostatite não bacteriana crônica e prostatodinia. Diversos outros tratamentos minimamente invasivos foram examinados em pequenos estudos-pilotos. Dentre estes, está a terapia eletromagnética pélvica e sacral (Leippold et al., 2005; Rowe et al., 2005; Kim et al., 2013). Foi sugerido que a injeção de toxina botulínica diretamente na próstata pode beneficiar alguns pacientes (Chuang e Chancellor, 2006). A injeção de toxina botulínica A (BTX-A) foi avaliada em um pequeno estudo-piloto, em que 29 pacientes foram randomizados à administração de 100 U de BTX-A ou soro fisiológico normal no corpo perineal e músculo bulboesponjoso (Gottsch et al., 2011). A pontuação total de CPSI não atingiu a importância necessária no grupo tratado com BTX-A em comparação aos controles; porém, a pontuação no subdomínio de dor do CPSI teve importância estatística nos pacientes tratados com BTX-A em comparação aos controles ($P = 0,05$); 30% dos pacientes tratados, em comparação a 13% dos que receberam placebo, atingiram pelo menos a condição de respondedor mínimo ($P = 0,0002$).

Alguns procedimentos cirúrgicos minimamente invasivos, neuromodulação elétrica, terapia com onda de choque extracorpórea, eletroacupuntura e, talvez, a termoterapia transuretral com micro-ondas (TUMT, do inglês *transurethral microwave thermotherapy*) e a injeção de toxina botulínica podem ser benéficas no tratamento da PC/SDPC em determinados pacientes (ver Tabela 13-3); **porém, ensaios controlados de grande porte e bom delineamento experimental são necessários antes que estas terapias possam ser recomendadas.**

Cirurgia Tradicional

Na prostatite bacteriana aguda (categoria I), a obstrução urinária é um sintoma muito comum. Tradicionalmente, sugeriu-se que a inserção de uma sonda suprapúbica de cistotomia é a terapia ideal, já que o cateter permanente de Foley pode obstruir ainda mais os ductos uretrais, possibilitando o desenvolvimento de abscessos prostáticos (Dajani e O'Flynn, 1968; Pai e Baht, 1972; Weinberger et al., 1988). **Na maioria dos pacientes, porém, o cateterismo de alívio da obstrução inicial ou o cateterismo permanente em curto prazo (12 horas) com um cateter de Foley de calibre pequeno é adequado. O abscesso prostático, mais bem detectado pela ultrassonografia transretal ou tomografia computadorizada** (Rovik e Doehlin, 1989), **que não responde rapidamente a antibióticos, deve ser drenado por meio de incisão transuretral** (Pai e Baht, 1972). **No entanto, a incisão transperineal e a drenagem** (Granados et al., 1992) **devem ser consideradas quando o abscesso penetrou além da cápsula prostática ou o músculo elevador do ânus. Mais recentemente, sugeriu-se que a drenagem percutânea do abscesso é o procedimento de maior eficácia e menor morbidade** (Varkarakis et al., 2004).

A cirurgia não tem papel importante no tratamento da maioria das síndromes de PC a não ser que uma indicação específica seja descoberta durante a avaliação do paciente (Kirby, 1999). Essas indicações são geralmente observadas durante investigações específicas e auxiliares, como cistoscopia, ultrassonografia transretal, urodinâmica, tomografia computadorizada ou RM. Obviamente, os pacientes com estenoses uretrais são beneficiados pela correção cirúrgica. Kaplan et al. (1994) sugeriram que os homens com sintomas similares aos da prostatite crônica não bacteriana e evidências urodinâmicas de obstrução do colo vesical são beneficiados pela incisão endoscópica do colo da bexiga.

Os abscessos da vesícula seminal podem ser tratados com antibioticoterapia, aspiração transretal, e, se necessário, cirurgia para remoção das vesículas seminais. Tradicionalmente, a vesiculectomia seminal era um procedimento aberto difícil, mas a excisão laparoscópica das vesículas seminais foi relatada como o procedimento de menor morbidade (Nadler e Rubenstein, 2001).

A ressecção transuretral radical da próstata (Barnes et al., 1982; Sant et al., 1984) foi recomendada a pacientes portadores de prostatite bacteriana crônica (categoria II) recidivante ou refratária e secundária à persistência bacteriana na próstata. Embora os cálculos prostáticos não sejam patognomônicos de prostatite (Harada et al., 1980), a persistência de bactérias em biofilmes ou agregados protetores nos interstícios ou na superfície do material do cálculo foi claramente demonstrada (Meares, 1974; Nickel et al., 1994). Teoricamente, a remoção de todo o material infectado, incluindo os cálculos com possível infecção, pode ser alcançada (com radiografias ou ultrassonografias adequadas durante a cirurgia), mas, à exceção de uma pequena série de casos (Barnes et al., 1982; Sant et al., 1984), a eficácia da cirurgia prostática maior na PC de categoria II não foi comprovada de forma substancial na literatura. A ressecção transuretral radical da próstata não é recomendada na PC/SDPC de categoria III, mas, em estudos sem o rigor científico necessário, a prostatectomia aberta radical beneficiou poucos pacientes com sintomas de prostatite não bacteriana e/ou prostatodinia (Davis e Weigel, 1990; Frazier et al., 1992). **Não há nenhuma série clínica definitiva ou acompanhamento em longo prazo e, hoje, este tipo de cirurgia não deve ser encorajado ou recomendado.**

Estratégia Terapêutica Multimodal Direcionada pelo Fenótipo

Há diversos motivos pelos quais a maioria dos estudos randomizados com placebo ou controle relatados na literatura e neste capítulo foi considerada "negativa" ou apenas modestamente "positiva", dificultando o desenvolvimento de orientações terapêuticas baseadas em evidências. O primeiro motivo é que os tratamentos baseados em um único mecanismo causal podem ser condenados ao fracasso quando testados em toda a população com PC/SDPC. Como anteriormente discutido na seção sobre etiologia, a maioria dos mecanismos examinados é baseada em sólidas teorias científicas e todos são associados a pelo menos alguns dados clínicos confirmatórios, mas parece que os pacientes apresentam diferentes mecanismos e progressões patogênicas. Devemos aceitar que não há um mecanismo causal abrangente responsável por todos os casos de PC/SDPC. Como discutido na seção sobre a avaliação, é agora evidente que os pacientes também apresentam fenótipos clínicos bastante heterogêneos. Além disso, não é possível ter certeza de que os pacientes rotineiramente atendidos na prática clínica sejam os mesmos incluídos em ensaios clínicos. Na verdade, os ensaios randomizados controlados de delineamento experimental mais rigorosos e patrocinados pelo NIH (Alexander et al., 2004; Nickel et al., 2008b; Pontari et al., 2010) não incluem mais de 90% dos pacientes com PC/SDPC que foram submetidos à triagem. Por fim, os ensaios negativos relatados na literatura e neste capítulo foram mesmo negativos? Uma reavaliação dos resultados do estudo sugere o contrário. Os antibióticos tenderam a funcionar melhor em pacientes submetidos ao tratamento crônico menos extenso (melhora marginalmente significativa no ensaio com levofloxacino [Nickel et al., 2003b] em comparação ao ensaio com ciprofloxacino [Alexander et al., 2004]), o que também foi substanciado pela melhora de 75% observada com o uso de ciprofloxacino ou levofloxacino em pacientes com apresentação muito precoce (em 4 a 8 semanas de sintomas associados àquele episódio em particular) (Nickel e Xiang, 2008). Enquanto os grandes estudos multicêntricos patrocinados pelo NIH não conseguiram confirmar os benefícios dos bloqueadores α-adrenérgicos em pacientes com PC/SDPC submetidos ao tratamento crônico extenso (Alexander et al., 2004) e recentemente diagnosticados e que nunca haviam recebido esses fármacos (Nickel et al., 2008b), pelo menos seis outros ensaios randomizados controlados (Cheah et al., 2003b; Mehik et al., 2003; Nickel et al., 2004b; Tugcu et al., 2007; Chen et al., 2011; Nickel et al., 2011a), com critérios menos rigorosos de seleção, mostraram a eficácia significativa dos bloqueadores α-adrenérgicos. Embora os resultados de ensaios com agentes anti-inflamatórios (Nickel et al., 2003b), polissulfato de pentosan (Nickel et al., 2005a), finasterida (Nickel et al., 2004b), celecoxib (Zhao et al., 2009), tanezumab (Nickel et al., 2012) e o neuromodulador pregabalina (Pontari et al., 2010) tenham sido considerados apenas marginalmente positivos ou mesmo negativos com base na análise do desfecho primário, esses estudos mostraram a eficácia em muitos dos resultados validados (incluindo as análises de resposta usando a escala subjetiva global ou a Avaliação de Resposta Global validada), com significado estatístico ou marginal. Na verdade, usando uma abordagem de metanálise em rede, Anothaisintawee et al. (2011) avaliaram todos os dados randomizados controlados de terapias medicamentosas e concluíram que quase todas levaram a uma melhora estatisticamente significativa em comparação ao placebo. No entanto, **a importância clínica desse benefício e a ausência de conexão entre a melhora na pontuação de sintomas e os dados de resposta indicam que esses tratamentos não são muito eficazes quando usados de forma indiscriminada em toda a população com PC/SDPC.** É muito provável que nunca descubramos uma única cura geral para todos os pacientes diagnosticados com essa doença. Essa reavaliação de resultados científicos, porém, sugere fortemente que alguns pacientes realmente respondem a essas diversas terapias. **A terapia multimodal com múltiplas estratégias terapêuticas concomitantes parece oferecer os melhores resultados** (Shoskes et al., 2003; Shoskes e Katz, 2005), **pelo menos em comparação à abordagem monoterápica sequencial** (Nickel et al., 2004a; Nickel, 2008b). No entanto, diversos estudos prospectivos bem-controlados não demonstraram maior eficácia com a combinação de bloqueadores α-adrenérgicos e antibióticos (Alexander et al., 2004) ou bloqueadores α-adrenérgicos e agentes anti-inflamatórios (Batstone et al., 2005). Uma possível explicação para essa dificuldade no tratamento da PC é a sensibilização periférica e central dos pacientes e a relativa ineficácia do tratamento direcionado aos iniciadores locais do processo quando a doença se torna crônica e acomete outras estruturas além da pelve (Yang et al., 2003; Pontari e Ruggieri, 2004; Pontari, 2007). Devemos ser capazes de identificar os pacientes que podem responder a terapias específicas, e, hoje, o sistema de fenotipagem clínica UPOINT, descrito em detalhes na seção de avaliação, pode ser a melhor abordagem.

Foi sugerido que o **UPOINT será uma nova ferramenta clínica para que os urologistas direcionem a terapia individualizada.** Cada domínio foi clinicamente definido usando a avaliação clínica padrão e associado a mecanismos específicos de produção ou propagação de sintomas (ver mais detalhes na seção de avaliação). Cada um desses domínios foi associado a uma terapia específica, com base nas melhores evidências e na experiência de especialistas (Fig. 13-9). Um ensaio para avaliação clínica dessa abordagem na PC/SDPC mostrou o que parece ser um benefício clínico superior. Nesse estudo, de Shoskes et al. (2010), quase 100 homens consecutivos encaminhados a uma clínica especializada em PC foram categorizados de acordo com o sistema UPOINT e, então, tratados conforme um algoritmo similar ao descrito

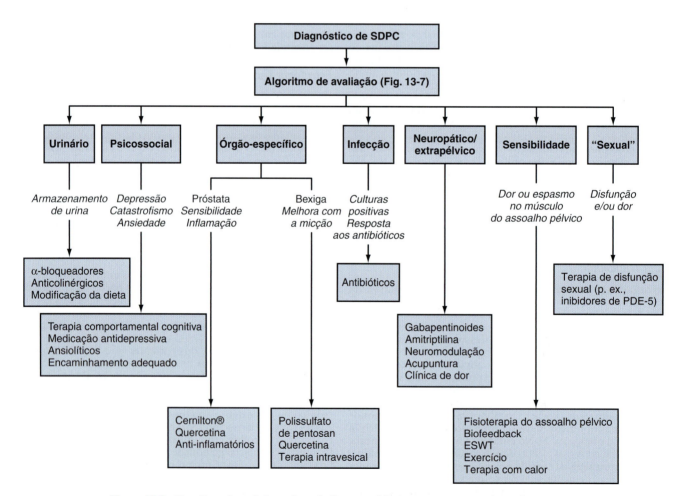

Figura 13-9. Algoritmo diagnóstico e terapêutico sugerido para o tratamento de pacientes com prostatite crônica e síndrome da dor pélvica crônica (SDPC) com base na estratégia de fenotipagem clínica UPOINT. ESWT, terapia extracorpórea com ondas de choque; PDE-5, fosfodiesterase tipo 5. (Modificada de Nickel JC. Prostatitis. CUA Guideline. Can Urol Assoc J 2011;5:306–15; and Nickel JC, Wagenlehner F, Pontari M, et al. Male chronic pelvic pain syndrome (CPPS). In: Chapple C, Abrams P, editors. Male lower urinary tract symptoms (LUTS). An International Consultation on Male LUTS, Fukuoka, Japan, Sept 30-Oct 4, 2012. Montreal: Société Internationale d'Urologie (SIU); 2013. p. 331–72.)

neste capítulo (Fig. 13-9) e acompanhados por 6 meses. Acredita-se que uma redução de seis pontos na pontuação total NIH-CPSI seja um resultado clinicamente significativo nesses pacientes submetidos ao tratamento crônico e extenso, e 84% dos homens relataram esse nível de melhora aos 6 meses. A pontuação do NIH-CPSI geral média no grupo caiu de 25,2 (±6,1) para 13,2 (±7,2), um resultado clínica e estatisticamente significativo ($P < 0,0001$). Com base nos dados anteriores de ensaios clínicos, na má experiência clínica no oferecimento de benefícios terapêuticos a pacientes com PC/SDPC, nos primeiros estudos e na contínua experiência clínica, as orientações europeias (Engeler et al., 2013), canadenses (Nickel, 2011) e da Internacional Consultation on Urinary Disease (Nickel et al., 2013b) sugerem que a abordagem fenotípica à terapia, como descrita no sistema UPOINT, seja considerada na prática clínica. (Os critérios de inclusão nos domínios específicos à PC/SDPC e os tratamentos direcionados sugeridos são mostrados na Fig. 13-9.)

Resumo do Tratamento

O tratamento da prostatite bacteriana aguda é relativamente simples; as bactérias são erradicadas com a antibioticoterapia adequada. No entanto, a infecção com ESBL relacionada à biópsia de próstata está se tornando um problema mundial. Na prostatite bacteriana crônica, o objetivo é similar — a erradicação de bactérias —, mas a melhora sintomática em longo prazo às vezes não ocorre. Nossos padrões terapêuticos para a PC/SDPC, quando usados como monoterapia, oferecem uma melhora apenas modesta nos sintomas (Nickel et al., 2004a, 2008b). O Quadro 13-2 traz uma lista dos diversos padrões terapêuticos atualmente recomendados. A Tabela 13-4 descreve as doses-padrão das diversas terapias medicamentosas.

Para avaliar e comparar dos muitos ensaios clínicos que analisam as diversas terapias recomendadas na PC/SDPC é importante definir e classificar, de forma clara, a população de pacientes (sistema de classificação do NIH), determinar os resultados usando um índice padronizado de desfechos (NIH-CPSI), comparar o grupo tratado com um grupo similar randomizado ao tratamento com placebo, e atender aos requisitos da revisão por pares para publicação em revista de boa reputação (Nickel et al., 1999b; Propert et al., 2002). Nos últimos anos, os resultados de um número significativo de tais ensaios foram publicados (Nickel, 2004; Schaeffer, 2006; Nickel, 2008a; Anothaisintawe et al., 2011; Nickel, 2011; Cohen et al., 2012; Thakkinstian et al., 2012; Engeler et al., 2013; Nickel et al., 2013a), permitindo que o leitor analise e compare a eficácia de antibióticos, bloqueadores α-adrenérgicos, agentes anti-inflamatórios, fitoterapias, agentes hormonais e abordagens minimamente invasivas na PC/SDPC (Tabelas 13-2 e 13-3). **Uma estratégia fenotípica direcionada ao paciente (como a abordagem UPOINT), com desenvolvimento de um plano terapêutico multimodal exclusivo, conforme as melhores evidências, para cada indivíduo, pode ser a forma ideal de utilização dos dados existentes de ensaios clínicos para a melhora final do tratamento do paciente com PC/SDPC** (Fig. 13-9).

PONTOS-CHAVE: TERAPIA

- As seguintes terapias medicamentosas foram avaliadas em ensaios padronizados, randomizados e controlados com placebo na síndrome da dor pélvica crônica (SDPC): antibióticos, bloqueadores α-adrenérgicos, agentes anti-inflamatórios, terapias hormonais, fitoterapias e pregabalina. As seguintes terapias minimamente invasivas foram avaliadas em estudos randomizados com placebo ou controle na SDPC: terapia com ondas de choque extracorpóreas (ESWT), terapia transuretral com micro-ondas (TUMT) e neuromodulação (eletroestimulação, toxina botulínica).
- As seguintes terapias mostraram benefícios em estudos com placebo ou controle na SDPC: grande benefício — nenhuma; benefício moderado em alguns ensaios — bloqueadores α-adrenérgicos e pregabalina; e benefício modesto — agentes anti-inflamatórios, fitoterapias, ESWT, TUMT, determinadas neuroestimulações.
- A terapia multimodal específica direcionada a fenótipos UPOINT pode ter melhores resultados terapêuticos.

QUADRO 13-2 Terapias Sugeridas para a Prostatite Crônica e a Síndrome da Dor Pélvica Crônica (Categoria III do National Institutes of Health)

RECOMENDADAS
1. Terapia com α-bloqueador como parte de uma estratégia terapêutica multimodal para pacientes recém-diagnosticados, ainda não tratados com α-bloqueadores e que apresentam sintomas miccionais.
2. Terapia antimicrobiana em alguns pacientes recém-diagnosticados e ainda não tratados com antimicrobianos.
3. Algumas fitoterapias: Cernilton® e Quercetina.
4. Terapia multimodal determinada pelo fenótipo clínico.
5. Fisioterapia dirigida. Embora não existam evidências de nível 1, as evidências de múltiplos ensaios de pequeno porte e da vasta experiência clínica sugerem fortemente um benefício em determinados pacientes.

NÃO RECOMENDADAS
1. Monoterapia com α-bloqueador, principalmente em pacientes previamente tratados com α-bloqueadores.
2. Monoterapia anti-inflamatória.
3. Terapia antimicrobiana como tratamento primário, principalmente em pacientes em que o tratamento prévio com antibióticos foi ineficaz.
4. Monoterapia com inibidor de 5 α-reductase; pode ser considerada em pacientes idosos com hiperplasia prostática benigna coexistente.
5. A maioria das terapias minimamente invasivas, como a ablação com agulha transuretral (TUNA) e os tratamentos com *laser*.
6. Terapias cirúrgicas invasivas, como a ressecção transuretral da próstata (TURP) e a prostatectomia radical.

COM NECESSIDADE DE MAIOR AVALIAÇÃO
1. Tratamento com ondas de choque em baixa intensidade.
2. Acupuntura.
3. *Biofeedback*.
4. Neuromodulação invasiva (p. ex., modulação do nervo pudendo).
5. Estimulação eletromagnética.
6. Injeção de toxina botulínica A.
7. Terapias medicamentosas, incluindo mepartricina, relaxantes musculares, neuromoduladores e imunomoduladores.

Modificado de Nickel JC, Wagenlehner F, Pontari M, et al. Male chronic pelvic pain syndrome (CPPS). In: Chapple C, Abrams P, editors. Male lower urinary tract symptoms (LUTS). An International Consultation on Male LUTS, Fukuoka, Japan, Sept 30-Oct 4, 2012. Montreal: Société Internationale d'Urologie; 2013. p. 331–72.

OUTROS TRANSTORNOS INFLAMATÓRIOS E DOLOROSOS DO TRATO URINÁRIO INFERIOR

Orquite

Definição e Classificação

Por definição, a orquite é a inflamação dos testículos, mas o termo foi usado para descrever a dor testicular localizada nos testículos sem evidências objetivas de inflamação. A **orquite aguda** representa a ocorrência súbita de dor e aumento de volume dos testículos associados à inflamação aguda nesses órgãos. A **orquite crônica** envolve a inflamação e dor nos testículos, geralmente sem aumento de volume, com persistência superior a 6 semanas. Uma classificação (Nickel e Beiko, 2001) baseada na causa é mostrada no Quadro 13-3.

TABELA 13-4 Terapia Medicamentosa Sugerida para Prostatite Crônica e Síndrome da Dor Pélvica Crônica

CLASSE DE FÁRMACO	TERAPIA ESPECÍFICA	DOSE	DURAÇÃO DA TERAPIA (SEMANAS)	EVIDÊNCIAS
Antibióticos	TMP-SMX	160/800 mg duas vezes ao dia	12	Veja o resumo dos dados do ensaio clínico no texto.
	Norfloxacino	400 mg duas vezes ao dia	4-12	
	Ciprofloxacino	500 mg duas vezes ao dia	4-12	
	Ofloxacino	300 mg duas vezes ao dia	4-12	
	Lomefloxacino	400 mg por dia	4-12	
	Levofloxacino	500 mg por dia	4-12	
Bloqueadores α-adrenérgicos	Terazosina	5 mg por dia	>14	Cheah et al., 2003b
	Alfuzosina	10 mg por dia	>12	Mehik et al., 2003
				Nickel et al., 2008b
	Tansulosina	0,4 mg por dia	>6	Nickel et al., 2004c
				Alexander et al., 2004
	Silodosina	4 mg por dia	>12	Nickel et al., 2011a
Fitoterapia	Extrato de pólen	1 comprimido três vezes ao dia	24	Buck et al., 1989
				Rugendorff et al., 1993
				Wagenlehner et al., 2009
	Quercetina	500 mg duas vezes ao dia	4	Shoskes et al., 1999
	Saw palmetto	150 mg por dia	24	Reissigl et al., 2004
Agentes anti-inflamatórios	Nimesulida	100 mg duas vezes ao dia	2-4	Canale et al., 1993a
	Rofecoxib	25-50 mg por dia	>6	Nickel et al., 2003c
	Outros AINEs Indometacina Diclofenaco Ibuprofeno	Diversas	2-4	Evans, 1999
	Polissulfato de pentosan	100 mg três vezes ao dia	24	Wedren, 1987
				Nickel et al., 2000
				Nickel et al., 2005a
Agentes hormonais	Finasterida	5 mg por dia	24	Leskinen et al., 1999
				Nickel et al., 2004b
	Mepartricina	40 mg por dia	8	De Rose et al., 2004
Gabapentinoides	Pregabalina	50-100 mg três vezes ao dia	6	Pontari et al., 2010

AINEs, anti-inflamatórios não esteroidais; TMP-SMX, trimetoprima-sulfametoxazol.

QUADRO 13-3 Classificação da Orquite

Orquite bacteriana aguda
    Secundária à infecção do trato urinário
    Secundária à doença sexualmente transmissível
Orquite infecciosa não bacteriana
    Viral
    Fúngica
    Parasitária
    Causada por riquétsias
Orquite não infecciosa
    Idiopática
    Traumática
    Autoimune
Orquite crônica
Orquialgia crônica

Patogênese e Etiologia

A orquite isolada é uma doença relativamente rara e, de modo geral, tem origem viral. A infecção chega aos testículos por via hematogênica. A maioria dos casos de orquite, principalmente bacteriana, é secundária à disseminação local de uma epididimite ipsilateral e chamada *epidídimo-orquite*. As ITUs tendem a ser a fonte subjacente de infecção em meninos e idosos. Em homens jovens e com vida sexual ativa, as doenças sexualmente transmissíveis geralmente são responsáveis pela orquite (Berger, 1998). A verdadeira orquite não infecciosa geralmente é idiopática ou relacionada a trauma, embora doenças autoimunes tenham sido raramente implicadas (Pannek e Haupt, 1997). A diferenciação clínica entre a orquite crônica e a orquialgia crônica talvez seja impossível.

A **orquite bacteriana** geralmente é associada à epididimite e, portanto, causada por patógenos urinários, incluindo *E. coli* e *Pseudomonas*. Menos comumente, espécies de *Staphylococcus* ou *Streptococcus* são responsáveis. Os microrganismos sexualmente transmissíveis mais comuns responsáveis pela orquite bacteriana são *Neisseria gonorrhoeae*, *C. trachomatis* e *Treponema pallidum*. A orquite xantogranulomatosa, geralmente associada a *Proteus* e *E. coli*, é uma lesão inflamatória destrutiva, extremamente rara, dos testículos, que é tratada com orquiectomia (Al-Said et al., 2007; Kang et al., 2007).

As **infecções micobacterianas**, a tuberculose (Chen et al., 2004; Park et al., 2008; Gomez-Garcia et al., 2010) e a terapia com BCG (Hill et al., 2008) também podem causar orquite. A causa mais comum da **orquite viral** é a caxumba (Jalal et al., 2004; Masarani et al., 2006; Emerson et al., 2007; Davis et al., 2010), mas a mononucleose infecciosa também é implicada (Weiner, 1997). As **infecções fúngicas** ocasionalmente acometem os testículos, e a candidíase, a aspergilose, a histoplasmose, a coccidioidomicose, a blastomicose e a actinomicose foram relatadas como causas de orquite (Wise, 1998). As **infecções parasitárias** raramente causam orquite no hemisfério ocidental, mas a filariose (Hazen Smith e von Lichtenberg, 1998) e a tripanossomíase (Ehrhardt et al., 2006) foram descritas em algumas áreas endêmicas da África, da Ásia e da América do Sul.

A **orquite autoimune** pode ser uma causa relevante de menor fertilidade em homens com a presença concomitante de anticorpos antiespermatozoides. As causas dessa variante da orquite e/ou vasculite testicular são associadas às doenças autoimunes, principalmente àquelas com vasculite primária, como poliarterite nodosa, doença de Behçet e púrpura de Henoch-Schönlein (Hedger, 2011; Silva et al., 2012).

Diagnóstico

Em pacientes com **orquite infecciosa aguda,** a história releva o aparecimento recente de dor testicular, geralmente associada a desconforto abdominal, náusea e vômito. Esses sintomas podem ser precedidos por sintomas de parotidite em meninos ou homens jovens, ITUs em meninos ou idosos ou, alternativamente, de uma doença sexualmente transmissível em homens com vida sexual ativa. Embora o processo geralmente seja unilateral, é às vezes bilateral, especialmente quando viral. O exame físico pode revelar a presença de toxemia e febre. A pele do hemiescroto acometido é eritematosa e edematosa e os testículos são bastante sensíveis à palpação ou podem ser associados à hidrocele com transiluminação. O paciente deve ser clinicamente avaliado para diagnóstico de prostatite e uretrite. Na orquite não infecciosa aguda, o quadro clínico lembra a descrição anterior, à exceção da toxemia e da febre.

Na **orquite e orquialgia crônicas**, pode haver uma história de episódios prévios de dor testicular, geralmente secundária à orquite bacteriana aguda, trauma ou outras causas. O paciente apresenta dor testicular crônica (e, talvez, epidimal) em grau que pode afetar seriamente suas atividades diárias e qualidade de vida. Os pacientes com esse diagnóstico geralmente ficam muito frustrados com esse problema. Ao exame, o paciente parece não apresentar toxemia e não tem febre. O escroto geralmente não é eritematoso, mas os testículos podem estar um pouco endurecidos e quase sempre são sensíveis à palpação.

Os **exames laboratoriais** empregados para auxiliar o diagnóstico incluem urinálise, microscopia de urina e cultura de urina. No paciente com suspeita de doença sexualmente transmissível, um *swab* uretral também deve ser coletado para cultura. Caso o diagnóstico não seja evidente a partir da história, do exame físico e desses exames simples, a ultrassonografia escrotal deve ser realizada (para descartar a presença de um tumor maligno em pacientes com orquite ou orquialgia crônica). A ultrassonografia com Doppler colorido é um método razoavelmente confiável para a avaliação de pacientes com doenças escrotais, incluindo aumento de volume e dor (Rizvi et al., 2011), e a RM foi sugerida como investigação de segunda linha (Parenti et al., 2009; Makela et al., 2011). O diagnóstico diferencial mais importante em homens jovens e meninos é a torção testicular. A torção testicular é geralmente difícil de diferenciar de uma doença inflamatória aguda. A avaliação ultrassonográfica do escroto (com uso de Doppler para determinação do fluxo sanguíneo testicular) é bastante útil no diagnóstico diferencial (Mernagh et al., 2004; Gunther et al., 2006), mas, às vezes, o diagnóstico não é feito (principalmente nos casos de torção intermitente ou parcial) e o clínico deve errar em favor do diagnóstico de torção passível de correção cirúrgica.

Tratamento

Os **princípios gerais da terapia** incluem repouso no leito, suporte escrotal, hidratação, antipiréticos, agentes anti-inflamatórios e analgésicos. A **antibioticoterapia** (específica para ITUs, prostatite ou doenças sexualmente transmissíveis) deve ser empregada na orquite infecciosa e o ideal é que seja baseada nos resultados da cultura e do antibiograma, mas pode ser baseada nos resultados obtidos à microscopia ou à coloração de Gram. A orquite causada pela infecção por *Mycobacterium tuberculosis* requer tratamento com medicamentos antituberculosos (rifampina, isoniazida e pirazinamida ou etambutol) e, raramente, cirurgia (Gomez-Garcia et al., 2010). Não há agentes antivirais específicos para tratamento da orquite causada pela caxumba, e as medidas de suporte previamente mencionadas são importantes. Caso os achados dos primeiros exames sejam negativos ou não estejam disponíveis, o tratamento empírico deve ser instituído, direcionado aos patógenos mais prováveis com base nas informações clínicas obtidas; a fluoroquinolona é o melhor agente nesse caso. A maioria dos pacientes pode ser facilmente tratada em ambulatório. A intervenção cirúrgica raramente é indicada, a não ser nos casos de suspeita de torção testicular (ou nos poucos casos de orquite xantogranulomatosa) (conforme discutido). Os bloqueios do cordão espermático com injeção de um anestésico local podem, às vezes, ser necessários para aliviar a dor grave. A formação de abscessos é rara; caso ocorra, a drenagem percutânea ou aberta é necessária. Os glicocorticoides e os imunossupressores podem ser indicados na orquite autoimune associada às doenças autoimunes sistêmicas ativas (Silva et al., 2012).

O tratamento da orquite ou orquialgia crônica é de suporte. Agentes anti-inflamatórios, analgésicos, de suporte, terapias com calor e bloqueios nervosos têm papel na melhoria dos sintomas. A neuromodulação, geralmente medicamentosa (antidepressivos tricíclicos ou gabapentinoides), pode ser útil, e a ENS foi sugerida como possível modalidade terapêutica (McJunkin et al., 2009), mas não há evidências reais para justificar a realização desse procedimento invasivo hoje. De modo geral, acredita-se que a doença seja autolimitada, mas a resolução pode levar anos (às vezes, décadas). A **orquidectomia é indicada apenas nos casos em que o controle da dor é refratário a todas as outras medidas (e até mesmo esta cirurgia pode não ser eficaz no alívio da dor crônica)** (Nariculam et al., 2007).

Epididimite

Definições e Classificação

A epididimite é, por definição, a inflamação do epidídimo. A **epididimite aguda** representa a ocorrência súbita de dor e aumento de volume do epidídimo associados à inflamação aguda do órgão (Nickel et al., 2002). A **epididimite crônica** é ocorrência de inflamação e dor no epidídimo, geralmente sem aumento de volume (mas com enduração nos casos prolongados), com persistência superior a 6 semanas (Nickel et al., 2002). A inflamação nem sempre é clinicamente evidente em muitos casos de dor epididimal localizada. Aproximadamente um homem em 100 atendidos em uma clínica urológica na América do Norte tem diagnóstico de epididimite (Nickel et al., 2005b). No final da década de 1990, o custo médio por episódio de epididimite tratado nos Estados Unidos foi de 368 dólares (Gift e Owens, 2006), consideravelmente menor do que o relatado em homens com diagnóstico de PC. A classificação da epididimite é apresentada no Quadro 13-4 (Nickel et al., 2002).

Patogênese e Etiologia

A epididimite aguda geralmente é decorrente da disseminação da infecção da bexiga, uretra ou próstata através dos ductos ejaculatórios e canal deferente até o epidídimo. O processo começa na cauda do epidídimo e, então, se dissemina pelo corpo da estrutura e cabeça do órgão. Em bebês e meninos, a epididimite é geralmente relacionada à ITU e/ou a uma anomalia geniturinária congênita subjacente (Merlini et al., 1998) ou mesmo à presença de prepúcio (Bennett et al., 1998). Em homens idosos, a HPB e a estase associada, a ITU e o cateterismo são as causas mais comuns de epididimite. A prostatite bacteriana e/ou a vesiculite seminal são associadas à infecção do epidídimo em homens pós-púberes de todas as idades (Furuya et al., 2004). Em homens com vida sexual ativa e menos de 35 anos de idade, a epididimite tende a ser decorrente de uma doença sexualmente transmissível (Berger, 1998). Na maioria dos casos de epididimite aguda, os testículos também são acometidos e, assim, a doença é chamada *epidídimo-orquite*.

QUADRO 13-4 Classificação da Epididimite

Epididimite bacteriana aguda
    Secundária à infecção do trato urinário
    Secundária à doença sexualmente transmissível
Epididimite infecciosa não bacteriana
    Viral
    Fúngica
    Parasitária
Epididimite não infecciosa
    Idiopática
    Traumática
    Autoimune
    Induzida por amiodarona
    Associada a uma síndrome conhecida (p. ex., doença de Behçet)
Epididimite crônica
Epididimialgia crônica

A epididimite crônica pode ser decorrente da epididimite aguda inadequadamente tratada, da epididimite recorrente ou de alguma outra causa, incluindo associações a outros processos patológicos, como a doença de Behçet (Cho et al., 2003; Arromdee e Tanakitivirul, 2006; Pektas et al., 2008) ou o tratamento com amiodarona (Nikolaou et al., 2007). A causa da epididimialgia crônica geralmente é desconhecida. Obviamente, um dos quadros mais bem-conhecidos e estudados é a epididimite crônica ou epididimalgia que ocorre em alguns homens após a vasectomia. Cerca de um em 100 homens descreve dor grave 6 meses após a vasectomia, com influência notável sobre a qualidade de vida (até 15% dos homens relatam algum desconforto 6 meses após o procedimento) (Leslie et al., 2007).

Os microrganismos causadores mais comuns nas faixas etárias pediátricas e idosas são os coliformes que provocam bacteriúria (Berger et al., 1979). Em homens com menos de 35 anos de idade que são sexualmente ativos com mulheres, os microrganismos que mais comumente causam epididimite são as bactérias usuais que provocam uretrite, em especial *N. gonorrhoeae* e *C. trachomatis* (Ito et al., 2012). Em homens homossexuais que praticam sexo anal, *E. coli* e *Haemophilus influenzae* são mais comumente responsáveis. A tuberculose (Liu et al., 2005; Tsili et al., 2008) e as micobactérias, como BCG (Harada et al., 2006), podem ser associadas à epididimite. Como na orquite, vírus, fungos, micoplasmas e parasitas foram implicados na epididimite (Berger, 1998; Hazen Smith e von Lichtenberg, 1998; Wise, 1998; Scagni et al., 2008). Em raros casos, a epididimite foi descrita como uma complicação da brucelose (Akinci et al., 2006; Queipo-Ortuno et al., 2006; Colmenero et al., 2007).

Diagnóstico

A epididimite infecciosa aguda e não infecciosa aguda se manifestam de forma muito similar à orquite infecciosa aguda e não infecciosa aguda, respectivamente. O exame físico localiza a sensibilidade ao epidídimo. No entanto, em muitos casos, os testículos também são acometidos pelo processo inflamatório e dor subsequente; a doença é, então, chamada *epidídimo-orquite*. O cordão espermático geralmente apresenta sensibilidade e aumento de volume. Logo no início do processo, apenas a cauda do epidídimo é sensível, mas a inflamação rapidamente se dissemina ao restante do órgão e, caso continue para os testículos, o epidídimo edemaciado passa a ser indistinguível dos testículos.

Pode não haver diferenciação clínica ou etiológica entre a epididimite e epididimalgia crônica. O paciente geralmente apresenta uma história prolongada de dor (intermitente ou constante) localizada no epidídimo, e, como na orquite e orquialgia crônica, esses sintomas podem ter impacto significativo sobre a qualidade de vida do indivíduo (Nickel et al., 2002).

Os **exames laboratoriais** devem incluir a coloração de Gram de um esfregaço uretral e de uma amostra do jato médio de urina. Bacilos Gram-negativos geralmente podem ser identificados em pacientes com cistite subjacente. Se o esfregaço uretral revelar a presença de diplococos intracelulares Gram-negativos, o diagnóstico de infecção por *N. gonorrhoeae* é estabelecido. Se apenas leucócitos forem observados no esfregaço uretral, o diagnóstico de *C. trachomatis* será estabelecido em dois terços das vezes. O *swab* uretral e a amostra do meio do jato de urina devem ser enviados para cultura e antibiograma. O bebê ou menino diagnosticado com epididimite deve ser submetido à ultrassonografia abdominopélvica, cistouretrografia de micção e, talvez, cistoscopia (Shortliffe e Dairiki, 1998; Al-Taheini et al., 2008). Em caso de diagnóstico incerto, a ultrassonografia duplex com Doppler do escroto, para observação do maior fluxo sanguíneo ao epidídimo acometido, pode ser realizada (também para descartar a torção, descrita na seção sobre a orquite) (Mernagh et al., 2004; Rizvi et al., 2011). A ultrassonografia pode, às vezes, ser útil para descartar outra patologia do epidídimo e do escroto (Lee et al., 2008). A RM pode ser considerada como investigação de segunda linha (Parenti et al., 2009; Makela et al., 2011).

Tratamento

O tratamento da epididimite infecciosa aguda depende da causa provável e do microrganismo (Tracy et al., 2008). **As orientações do Centers for Disease Control and Prevention dos Estados Unidos de 2006 para o tratamento da epididimite infecciosa incluíram ceftriaxona ou doxiciclina em homens com menos de 35 anos de idade e levofloxacino ou ofloxacino em homens com mais 35 anos de idade** (Centers for Disease Control and Prevention et al., 2006). As orientações atualizadas em 2010 (Centers for Disease Control and Prevention, 2010) não alteraram a recomendação de ceftriaxona, mas sugerem o uso de azitromicina em vez de doxiciclina. As recentes orientações do Reino Unido (Street et al., 2011) são muito similares.

Na epididimite crônica, o tratamento por 4 a 6 semanas com antibióticos eficazes contra possíveis patógenos bacterianos e, principalmente, *C. trachomatis*, pode ser adequado (Nickel, 2005). Agentes anti-inflamatórios, analgésicos, suporte escrotal e bloqueios nervosos foram recomendados como tratamentos empíricos (Nickel, 2005). De modo geral, acredita-se que a epididimite crônica é uma doença autolimitada que acabará por ser resolver sozinha, mas isto pode levar anos (ou mesmo décadas). **A remoção cirúrgica do epidídimo (epididimectomia) deve ser considerada apenas quando todas as medidas conservadoras foram exauridas e o paciente aceita que a operação terá, no máximo, 50% de chance de curar sua dor** (Padmore et al., 1996; Tracy et al., 2008; Calleary e Masood, 2009). A eficácia do bloqueio do cordão espermático (alívio temporário da dor) parece prever o melhor resultado cirúrgico (Benson et al., 2013). Os melhores resultados cirúrgicos (até 70%) foram também relatados com a epididimectomia realizada devido à dor pós-vasectomia (Siu et al., 2007; Lee et al., 2011). Foi recentemente relatado que a inibição da aderência e da fibrose após a epididimectomia, com aplicação local de ácido hialurônico e carboximetilcelulose, melhora o alívio da dor e a satisfação do paciente (Chung et al., 2013). Muitos clínicos mostraram que a denervação microcirúrgica do cordão espermático pode ter os mesmos resultados que a epididimectomia completa (Choa et al., 1992; Heidenreich et al., 2002; Strom e Levine, 2008; Parekattil et al., 2013).

> **PONTOS-CHAVE: ORQUITE E EPIDIDIMITE**
>
> - A orquite geralmente ocorre com a epididimite (à exceção das etiologias virais).
> - A causa da epididimite e da orquite é geralmente relacionada à idade do paciente.
> - A apresentação aguda é geralmente relacionada à infecção ou isquemia.
> - No paciente jovem, o diagnóstico diferencial mais importante é a torção dos testículos.
> - O tratamento da epididimite crônica ou da epidídimo-orquite é difícil.

REFERÊNCIAS

Para consultar a lista completa de referências, acesse www.expertconsult.com.

LEITURA SUGERIDA

Anothaisintawee T, Attia J, Nickel JC, et al. The management of chronic prostatitis/chronic pelvic pain syndrome: a systematic review and network meta-analysis. JAMA 2011;305:78-86.

Drach GW, Fair WR, Meares EM, et al. Classification of benign diseases associated with prostatic pain: prostatitis or prostatodynia? J Urol 1978;120(2):266.

Kavoussi PK, Costabile RA. Orchialgia and the chronic pelvic pain syndrome. World J Urol 2012;31:773-8.

Krieger JN, Nyberg LJ, Nickel JC. NIH consensus definition and classification of prostatitis. JAMA 1999;282:236-7.

Litwin MS, McNaughton Collins M, Fowler FJ Jr, et al. The National Institutes of Health Chronic Prostatitis Symptom Index: development and validation of a new outcome measure. J Urol 1999;162(2):369-75.

Nickel JC, Alexander RB, Schaeffer AJ, et al. Leukocytes and bacteria in men with chronic prostatitis/chronic pelvic pain syndrome compared to asymptomatic controls. J Urol 2003;170(3):818-22.

Nickel JC, Shoskes D. Phenotypic approach to the management of chronic prostatitis/chronic pelvic pain syndrome. Curr Urol Rep 2009;10(4):307-12.

Nickel JC, Shoskes DA, Wagenlehner FM. Management of chronic prostatitis/chronic pelvic pain syndrome (CP/CPPS): the studies, the evidence and the impact. World J Urol 2013;31:747-53.

Nickel JC, Wagenlehner F, Pontari M, et al. Male chronic pelvic pain syndrome (CPPS). In , Chapple, C., Abrams, P., editors. Male lower urinary tract symptoms (LUTS). An International Consultation on Male LUTS, Fukuoka, Japan, Sept 30-Oct 4, 2012. Montreal: Societe Internationale d'Urologie (SIU); 2013. 331-72.

Pontari MA, Ruggieri MR. Mechanisms in prostatitis/chronic pelvic pain syndrome. J Urol 2004;172(3):839-45.

Schaeffer AJ. Chronic prostatitis and chronic pelvic pain syndrome. N Engl J Med 2006;355:1690-8.

Schaeffer AJ, Landis JR, Knauss JS, Chronic Prostatitis Collaborative Research Network Group. et al. Demographic and clinical characteristics of men with chronic prostatitis: the National Institutes of Health chronic prostatitis cohort study. J Urol 2002;168(2):593-8.

Tracy CR, Steers WD, Costabile R. Diagnosis and management of epididymitis. Urol Clin North Am 2008;35(1):101-8.

Wagenlehner FME, VanTill JW, Magri V, et al. National Institutes of Health Chronic Prostatitis Symptom Index (NIH-CPSI) symptom evaluation in multinational cohorts of patients with chronic prostatitis/chronic pelvic pain syndrome. Eur Urol 2013;63(5):953-9.

Weidner W, Schiefer HG, Krauss H, et al. Chronic prostatitis: a thorough search for etiologically involved microorganisms in 1461 patients. Infection 1991;19:119-25.

14 Síndrome da Bexiga Dolorosa (Cistite Intersticial) e Transtornos Relacionados

Philip M. Hanno, MD, MPH

Definição

Perspectiva Histórica

Epidemiologia

Etiologia

Patologia

Diagnóstico

Classificação

Tratamento

Princípios Terapêuticos

A síndrome da bexiga dolorosa ou cistite intersticial (SBD/CI) é uma **doença cujo diagnóstico baseia-se essencialmente em critérios clínicos** e que requer um alto índice de suspeição por parte do médico. É uma doença bastante desafiadora, que **deve ser considerada no diagnóstico diferencial do paciente com dor, pressão ou desconforto pélvico crônico geralmente exacerbado pelo enchimento da bexiga e associado a pelo menos um outro sintoma urinário, geralmente o aumento da frequência miccional.** Pode-se considerar que a SBD/CI é um *complexo de sintomas*, cujo diagnóstico diferencial deve ser explorado logo antes ou mesmo no momento da instituição da terapia empírica (Blaivas, 2007). É um diagnóstico de exclusão em pacientes que apresentam sintomas por pelo menos 6 semanas. Após outras doenças terem sido descartadas, pode ser considerada uma síndrome que geralmente responde, na maioria dos casos, a uma das várias abordagens terapêuticas. **Acredita-se que sintomas compatíveis com o diagnóstico afetem até 3% da população feminina** (Berry et al., 2011). Embora a razão mulher-homem historicamente seja de cerca de 5:1, novos dados epidemiológicos sugerem que a prevalência masculina de sintomas pode ser similar à feminina nos Estados Unidos (Suskind et al., 2013a).

A percepção de que o termo original, *cistite intersticial*, não descrevia bem a síndrome clínica ou mesmo os achados patológicos em muitos pacientes, levou à atual tentativa de reconsideração do nome da doença e até mesmo da forma em que é posicionada no espectro médico (Hanno, 2008a). **Originariamente considerada uma doença da bexiga, é agora considerada uma síndrome de dor crônica** (Janicki, 2003), **que pode começar como um processo patológico na bexiga da maioria dos pacientes e, por fim, progredir para uma doença que, em um pequeno subgrupo de indivíduos acometidos, nem mesmo a cistectomia é benéfica** (Baskin e Tanagho, 1992). Sua relação com síndrome da dor pélvica crônica (SDPC) de tipo 3 ou com prostatite não bacteriana não foi esclarecida (Chai, 2002; Hakenberg e Wirth, 2002). Sua associação com outras síndromes de dor crônica recentemente ganhou maior importância como uma indicação promissora à resolução da complexidade etiológica e terapêutica desta doença (Rodriguez et al., 2009).

A **SBD/CI compreende uma grande parte do complexo da doença da "bexiga dolorosa". As doenças da bexiga dolorosa acometem um grande grupo de pacientes com dor vesical, uretral e/ou pélvica; sintomas miccionais irritativos (urgência, frequência, noctúria, disúria); e uroculturas negativas.** As doenças da bexiga dolorosa com causas bem estabelecidas incluem a cistite actínica, a cistite causada por microrganismos que não são detectados nas metodologias de cultura de rotina, a cistite por quetamina (Winstock et al., 2012) e as doenças sistêmicas que afetam a bexiga. Além disso, muitas doenças ginecológicas podem mimetizar a SBD/CI (Kohli et al. 1997; Howard 2003a, 2003b). A SBD/CI não tem uma causa facilmente reconhecível.

Os sintomas são alodínicos, uma exacerbação das sensações normais. Não há achados patognomônicos ao exame patológico e até mesmo o achado de petéquias hemorrágicas na mucosa vesical durante a cistoscopia após a hidrodistensão da bexiga sob anestesia não é mais considerado *sine qua non* **da SBD/CI** (Erickson, 1995; Waxman et al., 1998; Erickson et al., 2005). **A SBD/CI é, de fato, um diagnóstico de exclusão.** Pode ter múltiplas causas e representar uma reação comum final da bexiga a diferentes tipos de insulto. O diagnóstico errôneo, como problema psicológico, bexiga hiperativa ou infecção urinária crônica, atormentou os pacientes com a síndrome. **Um subgrupo distinto de pacientes apresenta lesões inflamatórias na mucosa vesical (lesões de Hunner), com características específicas, e medidas terapêuticas para este subgrupo específico estão disponíveis** (Nordling et al., 2012).

DEFINIÇÃO

"Lembra uma constelação; seus componentes são reais o suficiente, mas o padrão está nos olhos do observador" (Mäkelä e Heliövaara, 1991). Esta descrição evocativa da fibromialgia pode igualmente se aplicar à SBD/CI. Na verdade, argumentou-se, embora não necessariamente de forma convincente, que cada especialidade médica possui pelo menos uma síndrome somática (síndrome do intestino irritável, dor pélvica crônica, fibromialgia, cefaleia tensional, dor torácica não cardíaca, síndrome de hiperventilação) que pode ser mais bem conceituada como parte de uma síndrome somática funcional geral do que a classificação baseada em sintomas que temos agora, o que pode ser um reflexo maior da especialização profissional e acesso ao tratamento (Wessely e White, 2004).

A SBD/CI é um diagnóstico clínico baseado primariamente nos sintomas crônicos de dor, que o paciente sente emanar da bexiga e/ou da pelve, associados a urgência ou frequência urinária na ausência de outra causa identificável. A doença foi definida e redefinida no século passado e, assim como o problema de definição tem ficado mais proeminente, houve um aumento no número de definições e tentativas de cristalizar exatamente o que o diagnóstico significa (Quadro 14-1). A International Continence Society (ICS) prefere o termo *síndrome da bexiga dolorosa*, definido como "a queixa de dor suprapúbica relacionada ao enchimento da bexiga, acompanhada por outros sintomas como maior frequência urinária diurna ou noturna, na ausência de infecção urinária comprovada ou outra patologia óbvia" (Abrams et al., 2002). A ICS reserva o diagnóstico de *cistite intersticial* aos pacientes com "características cistoscópicas e histológicas

QUADRO 14-1 História das Definições da Síndrome da Dor na Bexiga, Síndrome da Bexiga Dolorosa e Síndrome da Cistite Intersticial

- 1887, Skene (Skene, 1887): Uma inflamação que destruiu a membrana mucosa de forma parcial ou total e se estendeu às paredes musculares.
- 1915, Hunner (Hunner, 1915): Uma forma peculiar de úlcera vesical cujo diagnóstico depende, em última instância, de sua resistência a todas as formas comuns de tratamento em pacientes com frequência e sintomas vesicais (espasmos).
- 1951, Bourque (Bourque, 1951): Os pacientes que sofrem cronicamente por causa da bexiga — aqueles que são incomodados, não apenas periodicamente, mas constantemente, tendo que urinar todas as horas do dia e da noite e que sentem dores sempre que urinam.
- 1978, Messing e Stamey (Messing e Stamey, 1978): Sintomas não específicos e altamente subjetivos de frequência, urgência e dor constantes, parcialmente aliviadas pela micção quando associadas a glomerulações à distensão vesical sob anestesia.
- 1990, Critérios revistos do National Institute of Diabetes and Digestive and Kidney Diseases (NIDDK) (Wein et al., 1990): Dor associada à bexiga ou à urgência urinária e glomerulações ou úlcera de Hunner à cistoscopia sob anestesia, em pacientes com sintomas por 9 meses ou mais — pelo menos oito micções por dia, uma micção por noite e capacidade cistométrica da bexiga inferior a 350 mL.
- 1997, Critérios de entrada no estudo NIDDK Interstitial Cystitis Data Base (Simon et al., 1997): Urgência ou frequência não explicada (sete ou mais micções por dia) ou dor pélvica, de pelo menos 6 meses de duração, na ausência de outras causas definíveis.
- 2008, European Society for the Study of Interstitial Cystitis (ESSIC) (van de Merwe et al., 2008): Dor pélvica, pressão ou desconforto crônico (por mais de 6 meses) percebido como relacionado à bexiga urinária e acompanhado por pelo menos um outro sintoma urinário, como urgência persistente de urinar ou frequência. Doenças confundíveis devem ser excluídas como causa dos sintomas.
- 2009, Japanese Urological Association (Homma et al., 2009): A doença da bexiga urinária diagnosticada por três condições: (1) sintomas do trato urinário inferior, como frequência urinária, hipersensibilidade vesical e/ou dor vesical; (2) patologia vesical comprovada endoscopicamente por úlcera de Hunner e/ou sangramento mucoso após a superdistensão; e (3) exclusão de doenças confundíveis, como infecção, tumor maligno ou cálculos do trato urinário.
- 2009, Reunião internacional de diálogo informal e consenso da Society for Urodynamics and Female Urology (SUFU) (Hanno e Dmochowski, 2009): Uma sensação desagradável (dor, pressão, desconforto) percebida como relacionada à bexiga urinária, associada a sintomas do trato urinário inferior com mais de 6 semanas de duração, na ausência de infecção ou outras causas identificáveis.
- 2011, American Urological Association: Uma sensação desagradável (dor, pressão, desconforto) percebida como relacionada à bexiga urinária, associada a sintomas do trato urinário inferior com mais de 6 semanas de duração, na ausência de infecção ou outras causas identificáveis.

---

típicas", sem maior especificação. **Esta definição pode não detectar 36% dos pacientes, principalmente por confinar a dor à região suprapúbica e determinar a relação entre a dor e o enchimento da bexiga** (Warren et al., 2006).

Na ausência de critérios claros para a CI, este capítulo se referirá à SBD/CI e à CI de forma intercambiável, já que toda a literatura, à exceção da mais recente, chama a síndrome de *cistite intersticial*. A definição da European Society for the Study of Interstitial Cystitis (ESSIC) tem utilidade clínica e as alterações feitas desde sua primeira publicação provavelmente a tornaram mais sensível e inclusiva (Mouracade et al., 2008). As modificações menores realizadas na reunião da Society for Urodynamics and Female Urology (SUFU) podem ser preferidas por alguns clínicos. A definição da SUFU foi adotada nas orientações da American Urological Association (AUA), assim como a nomenclatura *cistite intersticial/síndrome da bexiga dolorosa* (Hanno et al., 2011). Talvez mais do que na maioria das doenças, a forma como chegamos a este ponto é instrutiva e essencial ao entendimento geral da SBD/CI. A mudança de paradigma que levou uma doença originariamente considerada vesical (e, assim, chamada *cistite intersticial*) a ser percebida como uma síndrome de dor crônica *(síndrome da bexiga dolorosa)* também merece discussão.

PERSPECTIVA HISTÓRICA

Recentes revisões históricas confirmam que a CI foi reconhecida como entidade patológica durante o século XIX (Christmas e Sant, 1997; Parsons e Parsons, 2004). Joseph Parrish, um cirurgião da Filadélfia, nos Estados Unidos, descreveu três pacientes com sintomas severos do trato urinário inferior na ausência de um cálculo vesical em um texto de 1836 (Parrish, 1836) e chamou a doença de *tique doloroso da bexiga*. Teichman argumentou que esta pode representar a primeira descrição da CI (Teichman et al., 2000). Cinquenta anos depois, Skene usou o termo *cistite intersticial* para descrever uma inflamação que havia "destruído parcial ou totalmente a membrana mucosa e se estendido às paredes musculares" (Skene, 1887).

No início do século XX, em uma reunião da Região da Nova Inglaterra da AUA, Guy Hunner relatou os casos de oito mulheres com história de dor suprapúbica, frequência, noctúria e urgência com duração média de 17 anos (Hunner, 1915, 1918). Hunner chamou atenção à doença, e as áreas vermelhas, hemorrágicas, que descreveu na parede da bexiga passaram a ser chamadas *úlceras de Hunner*. Como Walsh (1978) observou, isso gerou problemas. No começo do século XX, mesmo com os melhores cistoscópios, a visualização do fundo da bexiga era mal definida e pouco iluminada. Não é surpresa que Hunner, ao ver áreas vermelhas e hemorrágicas na porção superior da parede da bexiga, achou que fossem úlceras. Nos 60 anos seguintes, os urologistas procurariam úlceras e perderiam o diagnóstico em sua ausência. Acreditava-se que a doença era focal, ao invés de uma pancistite.

Hand (1949) foi o autor da primeira revisão abrangente sobre a doença, relatando uma série de 223 pacientes. Em retrospecto, seu artigo foi realmente seminal, anos à frente de seu tempo. Muitos de seus achados epidemiológicos se mantêm até hoje. Sua descrição dos achados clínicos merece ser repetida. "Observo com frequência que o que parecia ser uma mucosa normal antes e durante a primeira distensão vesical apresentou a cistite intersticial típica à distensão subsequente". Hand observou "hemorragias submucosas pequenas, discretas, com forma variável... sangramentos puntiformes... pequena ou nenhuma restrição à capacidade vesical". Hand mostrou três graus de doença, sendo que o grau 3 era compatível à bexiga com lesões mucosas e de pequena capacidade descrita por Hunner. Sessenta e nove por cento dos pacientes apresentavam a doença em grau 1 e apenas 13% em grau 3.

Mais tarde, Walsh (1978) cunhou o termo *glomerulações* para descrever as petéquias hemorrágicas que Hand havia observado. Entretanto, apenas após a discussão acerca do "diagnóstico inicial" de CI de Messing e Stamey (1978), que transferiu a atenção da detecção de úlceras para estabelecimento do diagnóstico para os conceitos de que (1) os sintomas e as glomerulações no momento da distensão vesical sob anestesia eram características da doença e (2) o diagnóstico era primariamente de exclusão.

A "descrição de Tia Minnie[1]" de Bourque da CI (isto é, difícil de definir, mas que se sabe o que é ao ver) tem mais de 60 anos e vale a pena recordá-la. "Todos nós já encontramos, uma vez ou outra, pacientes que sofrem cronicamente por causa da bexiga; estes são os pacientes que são incomodados, não apenas de forma periódica, mas sempre, precisando urinar em todos os momentos do dia e da noite e sentindo dores todas as vezes que urinam. Todos nós sabemos como estes pobres pacientes são infelizes e como esses incômodos sintomas vesicais acabam influenciando o estado geral, primeiro físico e, depois de um tempo, mental" (Bourque, 1951).

Embora memorável, esta descrição e outras similares não foram adequadas à definição desta doença de uma forma que ajude os médicos a fazer o diagnóstico e projetar estudos de pesquisa para o maior aprendizado do problema. O interesse médico e a participação governamental em pesquisas aumentaram com os esforços de um grupo de pacientes frustrados liderados pela Dra. Vicki Ratner, uma cirurgiã ortopédica da cidade de Nova Iorque, Estados Unidos, que fundou o primeiro grupo de apoio a pacientes, a Interstitial Cystitis Association, na sala de seu pequeno apartamento em 1984 (Ratner et al., 1992, 1997). A primeira etapa foi o desenvolvimento de um trabalho para a adequada definição da doença. A história moderna da SBD/CI é mais bem vista a partir do desenvolvimento desta definição.

Evolução da Definição

Há dados que sugerem que a verdadeira frequência urinária em mulheres pode ser definida como a necessidade regular de urinar em intervalos inferiores a 3 horas e que 25% das mulheres com mais de 40 anos apresentam noctúria pelo menos uma vez (Glenning, 1985; Fitzgerald e Brubaker, 2003). Embora a capacidade vesical tenda a cair em mulheres na oitava e nona década de vida, o volume no primeiro desejo miccional tende a aumentar com a idade (Collas e Malone-Lee, 1996). Com base no limiar de percentil 90 para determinação da faixa de normalidade, a frequência "normal" varia, na quarta década, de seis vezes em homens a nove vezes em mulheres (Burgio et al., 1991). **A grande variação no grau de incômodo, com taxas variáveis de frequência** (Fitzgerald et al., 2002), **faz que o diagnóstico sintomático de SBD/CI baseado no número absoluto de micções seja questionável** e a frequência por volume de ingesta ou até mesmo o conceito de "percepção de frequência" como um problema pode ser mais precisa do que um número absoluto.

Em um esforço para definir a CI de modo que pacientes em diferentes áreas geográficas e sob os cuidados de diferentes médicos possam ser comparados, o National Institute of Diabetes and Digestive and Kidney Disesases (NIDDK) realizou uma reunião em agosto de 1987 que estabeleceu critérios consensuais para o diagnóstico de CI (Gillenwater e Wein, 1988). Estes critérios não objetivaram definir a doença, mas sim, assegurar que os grupos dos pacientes incluídos em pesquisas básicas e clínicas fossem relativamente comparáveis. Após a realização de estudos pilotos para sua análise, estes critérios foram revistos em outra reunião do NIDDK um ano mais tarde (Wein et al., 1990). Esses critérios são apresentados no Quadro 14-2.

Embora inicialmente projetada apenas como ferramenta de pesquisa, a "definição científica" da NIDDK passou a ser a definição de fato desta doença, diagnosticada por exclusão e pitorescamente chamada "buraco de ar" por Hald (George et al., 1986). Alguns dos critérios de exclusão servem unicamente para atentar ao diagnóstico diferencial da CI, mas não devem, de forma nenhuma, ser usados para a exclusão categórica deste diagnóstico. No entanto, devido à ambiguidade envolvida, é provável que esses pacientes sejam excluídos de pesquisas ou categorizados de forma separada. Em particular, os critérios de exclusão 4, 5, 6, 8, 9, 11, 12, 17 e 18 são apenas relativos. A porcentagem de pacientes com "urgência sensorial" idiopática (hipersensibilidade sem menor complacência ou hiperatividade detrusora) que tem SBD não foi determinada (Frazer et al., 1990). **A especificidade do achado de glomerulações vesicais antes ou após a distensão foi questionada** (Erickson 1995; Waxman et al., 1998; Tomaszewski et al., 2001). Da mesma maneira, **a sensibilidade das glomerulações também é desconhecida, mas, claramente, os**

> **QUADRO 14-2** Critérios Diagnósticos para Cistite Intersticial do National Institute of Diabetes and Digestive and Kidney Diseases (NIDDK)
>
> Para serem diagnosticados com cistite intersticial, os pacientes devem apresentar glomerulações ao exame cistoscópico ou a clássica úlcera de Hunner, além de dor associada à bexiga ou urgência urinária. O exame para detecção de glomerulações deve ser realizado após a distensão da bexiga sob anestesia a 80 a 100 cm H_2O por 1 a 2 minutos. A bexiga pode ser distendida até duas vezes antes da avaliação. As glomerulações devem ser difusas — presentes em pelo menos três quadrantes da bexiga — e em número de pelo menos 10 glomerulações por quadrante. As glomerulações não devem ficar na via do cistoscópio (para eliminação de artefatos por contato com o instrumento). A presença de qualquer um dos seguintes exclui o diagnóstico de cistite intersticial:
>
> 1. Capacidade vesical superior a 350 mL à cistometria sem sedação usando meio de enchimento gasoso ou líquido
> 2. Ausência de urgência intensa de urinar com a bexiga enchida com 100 mL de meio de enchimento gasoso ou 150 mL de meio de enchimento líquido
> 3. Demonstração de contrações fásicas involuntárias da bexiga à cistometria realizada com a taxa de enchimento acima descrita
> 4. Duração dos sintomas inferior a 9 meses
> 5. Ausência de noctúria
> 6. Sintomas aliviados por agentes antimicrobianos, agentes antissépticos urinários, agentes anticolinérgicos ou agentes antiespasmódicos
> 7. Frequência de micção inferior a oito vezes por dia com o paciente desperto
> 8. Diagnóstico de cistite bacteriana ou prostatite em um período de 3 meses
> 9. Cálculos vesicais ou ureterais
> 10. Herpes genital ativo
> 11. Câncer uterino, cervical, vaginal ou uretral
> 12. Divertículo uretral
> 13. Cistite induzida por ciclofosfamida ou qualquer tipo de cistite química
> 14. Cistite tuberculosa
> 15. Cistite induzida por radiação
> 16. Tumores vesicais benignos ou malignos
> 17. Vaginite
> 18. Idade inferior a 18 anos
>
> De Wein AJ, Hanno PM, Gillenwater JY. Interstitial cystitis: an introduction to the problem. In: Hanno PM, Staskin DR, Krane RJ, et al., editors. Interstitial cystitis. London: Springer-Verlag; 1990. p. 13–5.

pacientes com sintomas de CI podem não apresentar glomerulações sob anestesia (Awad et al., 1992; Al Hadithi et al., 2002). **A úlcera de *Hunner* é rara** (Sant, 1991). Uma série da Califórnia, nos Estados Unidos, demonstrou que 20% dos pacientes apresentam úlceras (Koziol, 1994). As lesões de Hunner foram mais comumente reconhecidas, já que muitos urologistas e ginecologistas passaram a perceber os achados, às vezes sutis, que sugerem a presença da lesão, que ocorre em até 50% dos pacientes na Escandinávia (Logadottir et al., 2012). Achados patológicos específicos representam uma grande omissão de critérios, já que **não há consenso acerca de quais achados patológicos, se existentes, são necessários para estabelecimento ou mesmo sugestivos de um diagnóstico histológico** (Hanno et al., 1990, 2005a; Tomaszewski et al., 1999, 2001).

O uso inesperado dos critérios de pesquisa da NIDDK pela comunidade médica como uma definição da CI levou à preocupação de que muitos pacientes com esta síndrome possam ser erroneamente subdiagnosticados. O estudo multicêntrico *Interstitial Cystitis Data Base* (ICDB) de dados acumulados pela NIDDK de 424 pacientes com CI incluiu pacientes de maio de 1993 a dezembro de 1995. Os

---

[1] Nota da Tradução: "Aunt Minnie description", expressão idiomática que, em medicina, indica uma filosofia que é bastante usada e importante no diagnóstico, embora não tenha base científica sólida.

QUADRO 14-3 Critérios de Elegibilidade ao Estudo *Interstitial Cystitis Data Base* (ICDB)

1. Assinatura do termo de consentimento livre e esclarecido para participação no estudo
2. Concordância em realização de cistoscopia sob anestesia geral ou regional quando indicada durante o estudo
3. Pelo menos 18 anos de idade
4. Sintomas de urgência urinária, frequência ou dor por mais que 6 meses
5. Urinar pelo menos sete vezes por dia ou ter alguma urgência ou dor (medida pelas escalas análogas lineares)
6. Ausência de história de tuberculose genitourinária atual
7. Ausência de história de câncer uretral
8. Ausência de história de tumor vesical maligno, displasia de alto grau ou carcinoma *in situ*
9. Homens: ausência de história de câncer de próstata
10. Mulheres: ausência de câncer ovariano, vaginal ou cervical nos últimos 3 anos
11. Mulheres: ausência de vaginite atual, células-chave ou infecção por *Trichomonas* ou fungos
12. Ausência de cistite bacteriana nos últimos 3 meses
13. Ausência de herpes ativo nos últimos 3 meses
14. Ausência de tratamentos antimicrobianos para infecções do trato urinário nos últimos 3 meses
15. Pacientes nunca tratados com ciclofosfamida
16. Ausência de cistite induzida por radiação
17. Ausência de disfunção vesical neurogênica (p. ex., por lesão da medula espinal, derrame, doença de Parkinson, esclerose múltipla, espinha bífida ou cistopatia diabética)
18. Ausência de obstrução infravesical (determinada pela investigação urodinâmica)
19. Homens: ausência de prostatite bacteriana nos últimos 6 meses
20. Ausência de cálculos vesicais, ureterais ou uretrais nos últimos 3 meses
21. Ausência de uretrite nos últimos 3 meses
22. Ausência de dilatação uretral, cistometria, cistoscopia vesical com anestesia geral ou biópsia de bexiga nos últimos 3 meses
23. Pacientes nunca submetidos a cistoplastia de aumento, cistectomia, cistólise ou neurectomia
24. Ausência de estenose uretral inferior a 12 Fr

De Simon LJ, Landis JR, Erickson DR, et al. The Interstitial Cystitis Data Base study: concepts and preliminary baseline descriptive statistics. Urology 1997;49:64–75.

---

critérios de inclusão foram muito mais determinados pelos sintomas do que aqueles promulgados em estudos científicos (Simon et al., 1997) e são mostrados no Quadro 14-3. Em uma análise dos critérios de definição (Hanno et al., 1999a, 1999b), pareceu que os critérios científicos da NIDDK cumpriram o seu objetivo. No total, 90% dos clínicos especialistas concordaram que os pacientes diagnosticados com CI pelos critérios do ICDB realmente tinham a doença. No entanto, 60% dos pacientes considerados portadores de CI por esses clínicos experientes não atenderiam aos critérios científicos da NIDDK. A definição da ESSIC (dor pélvica por mais de 6 meses; pressão ou desconforto percebido como relacionado à bexiga urinária e acompanhado por pelo menos um outro sintoma urinário, como urgência persistente ou frequência miccional; exclusão de doenças confundíveis como causa dos sintomas) (van de Merwe et al., 2008) permite a inclusão de mais pacientes na síndrome de SBD/CI, facilitando o diagnóstico e o tratamento de muitos pacientes que, caso contrário, continuariam sem diagnóstico (Proaño et al., 2013). **Embora escores de sintomas e problemas de CI tenham sido desenvolvidos e validados** (O'Leary et al., 1997; Goin et al., 1998), eles **não se destinam a diagnosticar ou definir a CI, mas sim medir a gravidade da sintomatologia e monitorar a progressão ou regressão da doença** (Moldwin e Kushner, 2004).

A SBD/CI agora é vista não apenas pelo paradigma de uma síndrome de dor crônica que se manifesta por sintomas relacionados à bexiga, mas como uma síndrome que pode não ser somente uma verdadeira doença vesical em muitos pacientes (Hanno, 2008b). Este paradigma se reflete na atual Rede de Pesquisa *Multidisciplinary Approach to the Study of Chronic Pelvic Pain* (MAPP; mappnetwork.org), um projeto contínuo de pesquisa de 10 anos dos National Institutes of Health dos Estados Unidos. O subgrupo de pacientes com lesões de Hunner realmente parece ter uma doença vesical primária, mas seu complexo de sintomas é indistinguível daquele observado na população geral com SBD/CI sem o auxílio do exame endoscópico (Nordling et al., 2012). Em média, esses pacientes têm duas décadas a mais dos indivíduos sem lesões de Hunner e apresentam menor capacidade vesical sob anestesia (Logadottir et al., 2012).

Nomenclatura e Taxonomia

De acordo com as orientações da AUA, este capítulo usa a terminologia da International Consultation on Incontinence — *síndrome da bexiga dolorosa* —, mas mantém o termo *cistite intersticial* para facilitar o reconhecimento e o entendimento. Essa alteração significa que são os sintomas que determinam o tratamento e **que ainda não se sabe se *cistite intersticial* deve se referir a um subgrupo distinto de pacientes com síndrome da bexiga dolorosa (p. ex., aqueles com lesão de Hunner)** (Hanno et al., 2011; Fall e Peeker, 2013; Hanno et al., 2013).

A literatura dos últimos 170 anos mostrou diversas alterações na descrição e nomenclatura da doença. A síndrome já foi chamada *tique doloroso da bexiga, cistite intersticial, cistite parenquimatosa, lesão de Hunner, cistite ulcerativa pan-mural, síndrome uretral e síndrome da bexiga dolorosa* (Skene, 1887; Hunner, 1918; Powell e Powell, 1949; Bourque, 1951; Christmas e Sant, 1997; Teichman et al., 2000; Dell e Parsons, 2004). O termo *cistite intersticial*, creditado a Skene e que Hunner trouxe ao uso comum, é incorreto; em muitos pacientes, não apenas não há inflamação intersticial, como também, à histopatologia, pode não haver inflamação alguma (Lynes et al., 1990a; Denson et al., 2000; Tomaszewski et al., 2001; Rosamilia et al., 2003). Focando exclusivamente a bexiga urinária, o termo *cistite intersticial* também não faz jus à doença do ponto de vista do médico e do paciente. A exclusividade textual ignora a alta comorbidade com diversos sintomas pélvicos, extrapélvicos e não urológicos e doenças associadas (Clauw et al., 1997) que frequentemente precedem ou se desenvolvem após o início da doença vesical (Wu et al., 2006).

Com a definição formal do termo *síndrome da bexiga dolorosa* pela ICS em 2002, a discussão sobre a terminologia ganhou intenso foco internacional (Abrams et al., 2002).

- Em Kyoto, Japão, na International Consultation on Interstitial Cystitis (ICICJ), em março de 2003, concordou-se que o termo *cistite intersticial* deve ser expandido para *cistite intersticial/síndrome da dor pélvica crônica* quando a dor pélvica tem pelo menos de 3 meses de duração e é associada a nenhuma doença ou patologia tratável óbvia (Ueda et al., 2003).
- A ESSIC realizou sua primeira reunião em Copenhagen, logo após o evento em Kyoto. A nomenclatura foi discutida, mas não se chegou a nenhuma decisão; a reunião se concentrou na forma de avaliação dos pacientes para o diagnóstico (Nordling et al., 2004).
- Na reunião de 2003 da NIDDK intitulada "Research Insights into Interstitial Cystitis", conclui-se que o termo "cistite intersticial" seria finalmente substituído como nome único para esta síndrome. Este seria um processo gradual de alguns anos. Na reunião, a doença foi chamada *cistite intersticial/síndrome da bexiga dolorosa* conforme a nomenclatura da ICS (Hanno et al., 2005b).
- Na reunião inaugural, em 2004, da Multinational Interstitial Cystitis Association, em Roma, concluiu-se que a síndrome deve ser chamada *síndrome da bexiga dolorosa/cistite intersticial* ou *SBD/CI* para indicar a hierarquia intelectual e taxonômica no acrônimo (Hanno et al., 2005b).
- A International Consultation on Incontinence, em 2004, patrocinada pela ICS e pela Société Internationale d'Urologie em associação à Organização Mundial da Saúde, incluiu a síndrome como parte de sua consulta. No relatório, o capítulo foi intitulado "Síndrome da

TABELA 14-1 Sistema de Classificação da European Society for the Study of Interstitial Cystitis

	CISTOSCOPIA COM HIDRODISTENSÃO			
BIÓPSIA	NÃO REALIZADA	NORMAL	GLOMERULAÇÕES*	LESÃO DE HUNNER[†]
Não realizada	XX	1X	2X	3X
Normal	XA	1A	2A	2A
Inconclusiva	XB	1B	2B	3B
Positiva[‡]	XC	1C	2C	3C

*Granulações de grau II a III à cistoscopia.
[†]Com ou sem glomerulações.
[‡]Histologia mostrando infiltrados inflamatórios e/ou mastocitose do músculo detrusor e/ou tecido de granulação e/ou fibrose interfascicular.
De van de Merwe JP, Nordling J, Bouchelouche P, et al. Diagnostic criteria, classification, and nomenclature for painful bladder syndrome/interstitial cystitis: an ESSIC proposal. Eur Urol 2008;53:60.

Bexiga Dolorosa (Incluindo a Cistite Intersticial)", sugerindo que a CI formou um subgrupo identificável dentro de uma síndrome mais ampla. Uma vez que a definição de tal distinção é difícil, no capítulo, de autoria de nove membros do comitê e cinco consultores de quatro continentes, a síndrome foi chamada de *SBD/CI* (uma entidade inclusiva) (Hanno et al., 2005a). **A CI pode ser um subgrupo que compreende pacientes com características histológicas e cistoscópicas típicas** (Peeker e Fall, 2002a), **mas a definição dessas características ainda é controversa e um pouco vaga.**

- Em junho de 2006, Abrams et al. publicaram um editorial acerca do problema de nomenclatura (Abrams et al., 2006). Esses autores observaram que "é bom que um termo médico tenha características diagnósticas claras que se traduzem em um processo patofisiológico conhecido, permitindo a administração de um tratamento eficaz. Infelizmente, isso não ocorre em muitas das síndromes de dor que acometem os pacientes atendidos na maioria das clínicas de dor, ginecologia e urologia. Em sua maior parte, esses "diagnósticos" descrevem síndromes que não têm definições padronizadas reconhecidas, mas ainda implicam no conhecimento de uma causa fisiopatológica para os sintomas. Infelizmente, a terminologia usada na descrição de uma doença pode promover pensamentos errôneos acerca do tratamento por parte dos médicos, cirurgiões e pacientes. Esses diagnósticos baseados em órgãos são misteriosos, confusos e inúteis e podem levar a terapias que são mal direcionadas ou até mesmo perigosas". O editorial também declara que o uso de um único termo de descrição patológica *(cistite intersticial)* para um espectro de combinações de sintomas é ruim para os pacientes. O termo generalista *síndrome da bexiga dolorosa* foi proposto, com o objetivo de definir e investigar subgrupos de pacientes que podem ser claramente identificados dentro do espectro da SBD. Cairia na rubrica da SDPC. Os pacientes acometidos seriam identificados de acordo com o órgão primário que parece clinicamente afetado. A dor não associada a um determinado órgão seria descrita conforme os sintomas.

Pode-se ver nisso o começo de um novo paradigma que provavelmente mudará a ênfase das pesquisas clínicas e básicas e que remove a suposição automática de que o órgão final no nome da doença deve necessariamente ser o alvo único ou primário de tais investigações.

- Na grande conferência bianual de pesquisa em CI, no outono de 2006, patrocinada pelo NIDDK ("*Frontiers in Painful Bladder Syndrome/Interstitial Cystitis*"), o grupo da ESSIC teve tempo para apresentar suas ideias e conclusões. Uma vez que o termo *síndrome da bexiga dolorosa* (1) não se encaixa na taxonomia de outras síndromes de dor pélvica, como as síndromes de dor uretral ou vulvar, (2) como definido pela ICS, deixa de diagnosticar um terço de pacientes acometidos e (3) é um termo aberto a diferentes interpretações, a ESSIC sugeriu que a *síndrome da dor na bexiga* seja chamada *síndrome da bexiga dolorosa* seguida pela designação de tipo. A SBD é indicada por dois símbolos: O primeiro corresponde aos achados da cistoscopia com hidrodistensão (CHD) (1, 2 ou 3, indicando maiores graus de gravidade) e o segundo, aos achados da biópsia (A, B e C, indicando maiores graus de gravidade patológica) (Tabela 14-1). Embora nem a CHD nem a biópsia de bexiga sejam prescritas como

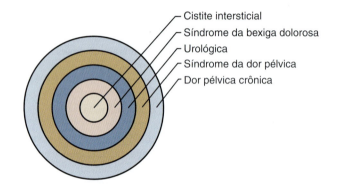

Figura 14-1. Conceptualização da classificação da síndrome da dor pélvica. (De Hanno PM. Interstitial cystitis/painful bladder syndrome/bladder pain syndrome: the evolution of a new paradigm, Proceedings of the International Consultation on Interstitial Cystitis, Japan: Comfortable Urology Network; 2008. p. 2–9.)

parte essencial da avaliação, a categorização de pacientes em termos de qual procedimento foi realizado, e os resultados, possibilita o acompanhamento de pacientes com achados similares e o estudo de cada coorte identificada para comparação da história natural, do prognóstico e da resposta à terapia (van de Merwe et al., 2008).

- Como disseram Baranowski et al. no início de 2008, **a SBD é, portanto, definida como uma síndrome de dor com uma coleção de sintomas, dos quais o mais importante é dor percebida como originária da bexiga** (Baranowski et al., 2008). **A CI distingue-se como uma síndrome de dor de órgão terminal, visceral-nervosa, enquanto a SBD pode ser considerada uma síndrome de dor que envolve um órgão terminal (bexiga) e mecanismos neuroviscerais (miopáticos). Na CI, espera-se uma patologia primária no órgão terminal. Esse não é necessariamente o caso na SBD, que é mais ampla.**

Uma forma didaticamente muito demonstrativa de conceituar a origem da mudança na concepção da doença é o desenho de um alvo (Fig. 14-1). A dor pélvica crônica pode ter muitas causas. Quando a causa não pode ser determinada, a doença é caracterizada como síndrome da dor pélvica. À extensão em que pode ser distinguida como urológica, ginecológica, dermatológica e afins, é mais bem categorizada por sistema orgânico. Uma síndrome de dor urológica pode, às vezes, ser ainda diferenciada com base no local da dor sentida. A partir daí, vêm as síndromes de dor vesical, prostática, testicular e epididimal. Por fim, os tipos de SBD podem ainda ser definidos como a CI ou simplesmente categorizados conforme os critérios da ESSIC. Os grupos de paciente expressaram suas preocupações relativas a qualquer alteração de nomenclatura que possa eliminar o termo *cistite intersticial*, já que a Social Security Administration dos Estados Unidos e os planos de saúde privados reconhecem a CI, mas não o termo *síndrome da bexiga dolorosa*, o que poderia afetar os benefícios de forma adversa. Há controvérsias se o termo *cistite intersticial*, por ser de difícil definição e talvez enganoso em relação à causa e acometimento de órgão terminal, deve ser mantido (Hanno e Dmochowski, 2009).

PONTOS-CHAVE: DEFINIÇÃO

- O *complexo da doença bexiga dolorosa* inclui um grande grupo de pacientes com dor vesical e/ou uretral e/ou pélvica, sintomas miccionais irritativos e culturas estéreis de urina, muitos com causas identificáveis específicas.
- A *síndrome da bexiga dolorosa* compreende uma parte deste complexo e é um diagnóstico clínico baseado primariamente nos sintomas crônicos de dor que o paciente sente emanar da bexiga e/ou da pelve e associada à urgência ou frequência urinária *na ausência de* outras causas identificadas para os sintomas.
- Ainda não se sabe se o antigo termo *cistite intersticial* deve se referir a um subgrupo distinto de SBD (p. ex., aquele com lesões de Hunner).

A urgência miccional é uma queixa comum deste grupo de pacientes. **A definição de urgência da ICS** (Abrams et al., 2002), "a queixa de um desejo súbito e incontrolável de urinar, que é difícil de inibir", **pode ser interpretada como compatível com a hiperatividade detrusora ou SBD/CI, dependendo do peso dado à palavra** *súbito*. Há aqueles que veem a hipersensibilidade ou urgência sensorial como uma ponte entre a bexiga hiperativa e a SBD/CI (Haylen et al., 2007; Yamaguchi et al., 2007) e a questão foi bem discutida por Homma (2008). **A dor e a pressão são mais envolvidas na frequência da SBD/CI e o medo da incontinência parece ser o motivo da urgência na bexiga hiperativa** (Abrams, 2005). Embora os pacientes com SBD possam apresentar frequências significativamente maiores de micção, menores volumes miccionais e faixas mais estreitas de volume urinado em comparação àqueles com bexiga hiperativa (Kim et al., 2014), não é possível diferenciar essas duas síndromes com base em um diário miccional. A urgência não é necessária à definição da SBD/CI, já que tenderia a ofuscar os limites entre a bexiga hiperativa e SBD/CI e não é usada com objetivos de caracterização. O termo *urgência*, como compreendido pelos pacientes, não é um sintoma bem-definido e comumente entendido que pode ser usado na distinção clara entre a SBD/CI e a bexiga hiperativa (Clemens et al., 2011). A Figura 14-2 (Abrams et al., 2005) é uma representação gráfica de uma perspectiva da relação entre essas duas doenças, às vezes confundidas. A incidência de 14% de hiperatividade detrusora urodinâmica nos pacientes com SBD/CI (Nigro et al., 1997a) provavelmente é o mais próximo que podemos chegar à população geral caso submetida a estudos urodinâmicos (Salavatore et al., 2003).

Ainda há certa ambiguidade, e mais pesquisas são necessárias em relação à urgência (Hanno et al., 2009). Os estudos são prejudicados pelo fato de que os pacientes tendem a usar palavras para descrever os sintomas do trato urinário inferior, mas com significados que são diferentes daqueles atribuídos a essas palavras por médicos e pesquisadores (Digesu et al., 2008). Uma análise da urgência, realizada pelo grupo da University of Maryland, relatou que 65% dos pacientes com SBD apresentava urgência em urinar para aliviar a dor, sendo que 46% concordavam que tinham urgência em aliviar a dor e não em prevenir a incontinência. Além disso, 21% relataram que a urgência era decorrente do medo da incontinência iminente e que esta sensação não existia antes do aparecimento dos sintomas da SBD (Diggs et al., 2007). Em alguns pacientes, o termo indica uma intensificação da urgência normal em urinar e, em outros, é uma sensação diferente (Blaivas et al., 2009).

Novos esforços para determinar o fenótipo das síndromes de dor crônica urológica (SBD e prostatite crônica não bacteriana e SDPC em homens) estão sendo envidados (Shoskes et al., 2009). Um deles é a Rede de Pesquisa MAPP, um projeto contínuo de pesquisa de 10 anos dos National Institutes of Health (mappnetwork.org). Os pacientes com lesões de Hunner pareceriam ter a doença mais centrada na bexiga e menor propensão a comorbidades (Peters et al., 2011). Espera-se que a análise dos parâmetros psicológicos, físicos e órgão-específicos dos pacientes acometidos e o enfoque especial às doenças associadas venham a auxiliar a seleção adequada de agentes terapêuticos que possam ter especificidade seletiva a diferentes constelações de sintomas e também melhorar a produtividade e os resultados das pesquisas sobre etiologia, prognóstico e novos fármacos.

PONTOS-CHAVE: URGÊNCIA

- A urgência foi definida como a queixa de um súbito desejo incontrolável de urinar, que é difícil de conter.
- O que o paciente acredita precipitar a sensação não é parte da definição, o que gerou certa ambiguidade. O medo da incontinência é mais consistente com a bexiga hiperativa, enquanto a pressão, a dor ou o desconforto sugere SBD.

EPIDEMIOLOGIA

Prevalência

Os estudos de epidemiologia na SBD/CI foram prejudicados por muitos problemas (Bernardini et al., 1999). A ausência de uma definição aceita, a falta de um marcador diagnóstico validado e dúvidas acerca da etiologia e da fisiopatologia dificultam a interpretação de boa parte da literatura. Isto é mais aparente ao observar a variação nos **relatos de prevalência** nos Estados Unidos e no mundo. Estes relatos **variam de 1,2 a 4,5 por 100.000 mulheres no Japão** (Ito et al., 2000) **a 20.000 por 100.000 mulheres norte-americanas de acordo com um estudo baseado em questionário** (Parsons e Tatsis, 2004). **O consumo de chá e o tabagismo foram considerados fatores de risco em um grande estudo sueco com gêmeas** (Tettamanti et al., 2011); **porém, o consumo** *per capita* **de chá no Reino Unido é mais que o dobro do observado na maioria da população mundial e nenhum estudo relata maior prevalência de SBD naquela região.**

Estimou-se que a prevalência populacional de dor crônica por causas benignas é de, pelo menos, 10% (Verhaak et al., 1998). Diversas séries de casos formaram, até recentemente, a base das informações epidemiológicas acerca da SBD/CI. Farkas et al., discutiram a CI em adolescentes do sexo feminino (Farkas et al., 1977). Hanash e Pool reviram sua experiência com a CI em homens (Hanash e Pool, 1969). Geist e Antolak reviram e adicionaram relatos da doença na infância (Geist e Antolak, 1970). **A doença infantil é extremamente rara e deve ser diferenciada da** *síndrome da frequência urinária extraordinária da infância*, muito mais comum e de comportamento benigno, uma doença autolimitante de causa desconhecida (Koff e Byard, 1988; Robson e Leung, 1993). Ainda assim, há uma pequena coorte

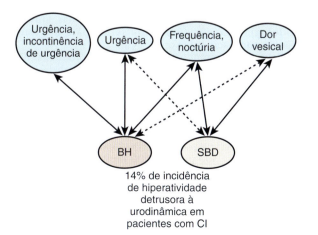

Figura 14-2. Bexiga hiperativa (BH) e sua relação com a síndrome da bexiga dolorosa (SBD). CI, cistite intersticial. (De Abrams P, Hanno P, Wein A. Overactive bladder and painful bladder syndrome: there need not be confusion. Neurourol Urodyn 2005;24:149–50.)

de crianças com sintomas crônicos de dor vesical, frequência urinária e urgência sensorial na ausência de infecção que foi avaliada por meio de urodinâmica, cistoscopia e distensão vesical e apresentou achados consistentes com o diagnóstico de SBD/CI. Em uma revisão com 20 dessas crianças, realizada por Close et al., a idade mediana de **aparecimento foi inferior a 5 anos e a maioria dos pacientes apresentava remissão em longo prazo após a distensão vesical** (Close et al., 1996).

Um estudo conduzido no Scripps Research Institute (Koziol et al., 1993) incluiu 374 pacientes da instituição, bem como alguns membros da Interstitial Cystitis Association, a maior organização de apoio aos pacientes. Os achados de um estudo mais recente, mas similar, da Inglaterra (Tincello e Walker, 2005) concordaram com os achados de urgência, frequência e dor na maioria desses pacientes, efeitos devastadores sobre a qualidade de vida e tentativas, geralmente ineficazes, de tratamento com vários métodos observados na pesquisa realizada no Scripps. Embora tais revisões tragam algumas informações, parecem necessariamente ter um viés devido a seu delineamento experimental.

Vários estudos populacionais foram relatados na literatura (Fig. 14-3) e tendem a apoiar os achados das revisões de determinados pacientes ou clínicas e o abrangente estudo caso-controle de Koziol (1994). O primeiro estudo populacional (Oravisto, 1975) incluiu "quase todos os pacientes com cistite intersticial na cidade de Helsinque". Este soberbo e breve relato da Finlândia analisou todos os casos diagnosticados em uma população de quase 1 milhão de pessoas. A prevalência da doença em mulheres foi de 18,1 por 100.000. A prevalência conjunta em ambos os sexos foi de 10,6 casos por 100.000. A incidência anual de novos casos em mulheres foi de 1,2 por 100.000. Os casos graves foram responsáveis por cerca de 10% do total. Dez por cento dos casos foram observados em homens. O aparecimento da doença geralmente foi subagudo, em vez de insidioso, e o desenvolvimento completo do complexo de sintomas clássicos ocorreu em um período relativamente curto. A CI não progride de forma contínua, mas geralmente atinge seu estágio final com rapidez (em 5 anos no estudo de Koziol [Koziol et al., 1993]) e, então, continua sem alteração significativa da sintomatologia. Oravisto descobriu que a maior deterioração subsequente é incomum. No estudo finlandês, os sintomas surgiram 3 a 5 anos antes do diagnóstico. Os números análogos de um artigo norte-americano clássico, publicado 25 anos antes, foram de 7 a 12 anos (Hand, 1949).

Outro estudo populacional pioneiro, dos Estados Unidos, foi o primeiro a demonstrar a possível extensão do que era considerada uma doença muito rara (Held et al., 1990). Os seguintes grupos populacionais foram analisados: (1) 127 urologistas registrados que responderam a uma pesquisa aleatória; (2) 64 pacientes com CI, escolhidos pelos urologistas analisados e divididos entre o último paciente com CI atendido e o último paciente com CI diagnosticada; (3) 904 pacientes do sexo feminino pertencentes à Interstitial Cystitis Association; e (4) 119 pessoas da população norte-americana que responderam a uma pesquisa aleatória por telefone. Este estudo de 1987 revelou o seguinte:

1. 43.500 a 90.000 casos diagnosticados de CI nos Estados Unidos (o dobro da prevalência finlandesa)
2. Aumento de até cinco vezes da prevalência de CI caso todos os pacientes com bexiga dolorosa e urina estéril recebesse o diagnóstico, gerando até meio milhão de possíveis casos nos Estados Unidos
3. Idade mediana de aparecimento de 40 anos
4. A deterioração tardia dos sintomas é incomum
5. Taxa de remissão espontânea temporária de 50%, com duração média de 8 meses
6. Incidência 10 vezes maior de problemas vesicais durante a infância em pacientes com CI em comparação aos controles
7. O dobro da prevalência de história de infecção do trato urinário em comparação aos controles
8. 14% dos pacientes com CI eram judeus (15% na amostra de Koziol [1994]), contra 3% de indivíduos judeus na amostra da população geral
9. Menor qualidade de vida do que os pacientes em programa de diálise
10. Custos, incluindo perda de produção econômica em 1987, de US$427 milhões

Outros estudos populacionais foram realizados mais tarde. Jones et al. obtiveram seus dados do autorrelato de diagnóstico prévio de CI no *National Household Interview Survey* de 1989 (Jones e Nyberg, 1997). A pesquisa estimou que 0,5% da população, ou mais de 1.000.000 pessoas nos Estados Unidos, relataram ter diagnóstico de CI. Não houve verificação deste autorrelato por meio da análise de prontuários médicos. Bade et al. realizaram uma pesquisa baseada em um questionário médico na Holanda e observaram prevalência geral de 8 a 16 por 100.000 mulheres; o diagnóstico era bastante dependente da histopatologia com a presença de mastócitos (Bade et al., 1995). Esta prevalência em mulheres é comparada à 4,5 por 100.000 observada no Japão (Ito et al., 2000). O *Nurses' Health Study* I e II (Curhan et al., 1999) mostrou a prevalência de CI de 52 a 67 por 100.000 nos Estados Unidos, o dobro da encontrada no estudo de Held (Held et al., 1990) e o triplo da observada na Holanda (Bade et al., 1995). A prevalência aumentou em estudos anteriores por meio da utilização de uma grande amostra derivada da população geral e pela certificação cuidadosa do diagnóstico. Caso a taxa de confirmação de 6,4% desses estudos fosse aplicada aos dados de Jones et al., do *National Health Interview Survey*, a prevalência estimada nos dois estudos seria praticamente idêntica.

O estudo mais sofisticado de prevalência populacional foi conduzido pela Rand Corporation. Com o uso de uma definição de caso com 83% de especificidade, uma amostra aleatória de 146.231 domicílios foi contatada por telefone e 12.752 mulheres responderam ao questionário; 2,7% atenderam à definição de alta especificidade de SBD. Menos de 10% dessas mulheres tinham diagnóstico clínico de SBD/CI. Esses números correspondem a 3,3 milhões de mulheres no Estados Unidos com 18 anos de idade ou mais e sintomas compatíveis com o diagnóstico (Berry et al., 2011). Quando a mesma metodologia foi aplicada a homens, os achados sugeriram que 1,9% dos homens adultos norte-americanos apresentavam sintomas de SBD/CI, mais do que a prevalência ponderada de prostatite crônica e SDPC (Suskind et al., 2013a). **Os dados de prevalência de Rand são muito altos, mas, ainda assim, a metodologia é excepcionalmente sólida para um estudo de prevalência populacional** (Konkle et al., 2012).

Leppilahti et al. usaram o índice sintomas e problemas de cistite intersticial de O'Leary-Sant (nunca validado no estabelecimento do diagnóstico *per se*) para selecionar mulheres com sintomas de CI no registro populacional da Finlândia. De 1.331 respondedoras, 32 apresentavam sintomas moderados ou graves com suspeita de SBD/CI (pontuação de sintomas igual ou maior a 7). Das 21 mulheres que consentiram com a realização da avaliação clínica, 7 apresentavam SBD/CI provável ou possível. As estimativas corrigidas geraram uma prevalência de 300 por 100.000 mulheres (Leppilahti et al., 2002, 2005). Estudos similares sem confirmação clínica sugeriram a prevalência em mulheres austríacas de 306 por 100.000 (Temml et al., 2007) e japonesas de 265 por 100.000 (Inoue et al., 2009). Com o uso do questionário de Sintomas do Trato Urinário Inferior Feminino de Bristol, a prevalência de sintomas de SBD de 100 por 100.000 em mulheres da cidade chinesa de Fuzhou foi relatada (Song et al., 2009).

Roberts et al., usando o diagnóstico médico como parâmetro da CI, observaram incidência anual no Condado de Olmsted, em

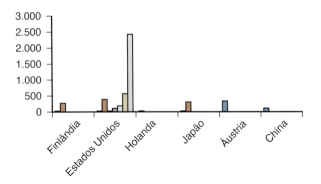

Figura 14-3. Prevalência da síndrome da bexiga dolorosa por 100.000 mulheres em estudos relatados de todo o mundo. Ver detalhes no texto.

Minnesota, Estados Unidos, de 1,6 por 100.000 em mulheres e 0,6 por 100.000 em homens, números muito similares aos encontrados em Helsinki por Oravisto (Roberts et al., 2003). A prevalência cumulativa em idade superior a 80 anos no estudo de Minnesota foi de 114 por 100.000, comparável ao do *Nurses' Health Study* se considerarmos a faixa etária menor dos dados de Curhan. Clemens calculou a prevalência da doença diagnosticada em uma população tratada em 197 por 100.000 mulheres e 41 por 100.000 homens, mas, quando o diagnóstico foi testado para eliminação dos casos não submetidos à endoscopia ou daqueles com critérios de exclusão, os números caíram de forma considerável (Clemens et al., 2005). A Pesquisa *Boston Area Community Health* (BACH) estimou a prevalência de sintomas de SBD em 1% a 2% da população, dependendo da definição usada (Clemens et al., 2007). Um estudo populacional da Coreia observou prevalência em mulheres de 0,26% (Choe et al., 2011). Um estudo japonês estimou a incidência de hospitalizações relacionadas à SBD/CI em 1,35 por 100.000 pessoa-anos (Sugihara et al., 2012).

Em relação a consultas em clínicas direcionadas a problemas urológicos, 2,8% dos pacientes de consultórios urológicos canadenses apresentavam SBD/CI (Nickel et al., 2005b) e o diagnóstico provável de SBD/CI foi observado em 0,57% dos pacientes em uma clínica geral de Michigan, Estados Unidos (Rosenberg e Hazzard, 2005).

Até o estudo de Rand, uma estimativa razoável de prevalência (reconhecendo que uma definição consistente da doença não havia sido usada em estudos epidemiológicos) parecia ser de cerca de 300 por 100.000 em mulheres; em homens, a estimativa era 10% a 20% daquela observada em mulheres. Agora, parece que o problema pode ser 10 vezes maior.

Uma pergunta importante ainda a ser respondida é se a considerável variabilidade da prevalência em estudos realizados nos Estados Unidos e em todo o mundo está relacionada à metodologia ou a reais diferenças de incidência. Um motivo pode ser que a dor que o paciente percebe como relacionada à bexiga é um conceito problemático, já que a maioria dos pacientes tem diferentes razões para chegar à tal conclusão (Warren et al., 2011b). É claro que a prevalência dos sintomas de SBD/CI é muito maior do que a prevalência do diagnóstico médico da doença (Clemens et al., 2007). A ocorrência familiar de SBD/CI foi relatada (Dimitrakov, 2001). **Um aspecto hereditário da incidência foi sugerido** por Warren em um estudo pioneiro. Este autor observou que mulheres adultas parentes em primeiro grau de pacientes com CI podem ter prevalência da doença 17 vezes maior do que a encontrada na população geral. Isso, junto com evidências previamente relatadas da maior concordância de CI entre gêmeos monozigóticos e dizigóticos, sugere, mas não prova, a suscetibilidade genética à doença que pode explicar parcialmente a discordância das taxas de prevalência em diferentes populações (Warren et al., 2001b, 2004).

PONTO-CHAVE: PREVALÊNCIA

- Estudos de prevalência mostram ampla variação; porém, estudos mais modernos acerca da prevalência de SBD/CI por 100.000 mulheres tendem a mostrar valores maiores.

Prevalência de SBD/CI por 100.000 Mulheres

Oravisto, 1975 (Finlândia)	18
Jones e Nyberg, 1997 (Estados Unidos)	500
Held et al., 1990 (Estados Unidos)	30
Bade et al., 1995 (Holanda)	12
Curhan et al., 1999 (Estados Unidos)	60
Ito et al., 2000 (Japão)	4,5
Roberts et al., 2003 (Estados Unidos)	1,6
Leppilahti et al., 2005 (Finlândia)	300
Clemens et al., 2007 (Estados Unidos)	197
Temml et al., 2007 (Áustria)	306
Song et al., 2009 (China)	100
Berry et al., 2011 (Estados Unidos)	2.700

Características e História Natural

Antes do estudo de Rand (Suskind et al., 2013a), **a maioria das pesquisas mostrava uma preponderância mulher-homem igual ou superior a 5:1** (Clemens et al., 2005; Hanno et al., 2005a). Na ausência de um marcador validado, é geralmente difícil distinguir a SBD/CI da SDPC (prostatite não bacteriana, prostatodinia) que acomete os homens (Forrest e Schmidt, 2004) e a porcentagem de homens com SBD/CI pode, na verdade, ser maior (Miller et al., 1995, 1997; Novicki et al., 1998). **Os homens tendem a ser diagnosticados em idade maior e apresentam maior porcentagem de lesões de Hunner nas séries de casos relatadas** (Novicki et al., 1998; Roberts et al., 2003). **Os custos da doença não são insignificantes e podem variar de US$4.000 a US$7.000 dólares por ano, não incluindo perdas salariais e custos, anteriores ao diagnóstico, de terapias alternativas e atribuíveis a diagnósticos errôneos** (Clemens et al., 2008c, 2009b).

Os pacientes com SBD/CI analisados em um amplo espectro de idades no momento do diagnóstico apresentam diferentes perfis de sintomas. Os indivíduos diagnosticados em idades menores apresentam significativamente mais urgência urinária, frequência, disúria, dispareunia e dor na genitália externa. Os pacientes idosos apresentam maior incidência de noctúria, incontinência urinária e lesões de Hunner (Rais-Bahrami et al., 2012). Os pacientes com sintomas brandos no aparecimento da doença parecem atingir a estabilidade sintomática em 3 anos, enquanto aqueles com síndrome de fadiga crônica concomitante ao aparecimento dos sintomas tendem à progressão sintomática da SBD/CI com o passar do tempo (Warren et al., 2013a).

A coorte de pacientes do ICDB foi cuidadosamente estudada e os achados parecem confirmar aqueles de outras pesquisas epidemiológicas (Propert et al., 2000). Os padrões de alteração dos sintomas com o passar do tempo sugerem a regressão à média e um efeito da intervenção associado ao maior acompanhamento e cuidado dos participantes da coorte. **Embora todos os sintomas flutuassem, não houve evidências de alteração significativa em longo prazo na gravidade geral da doença. Os dados sugerem que a SBD/CI é uma doença crônica e que nenhum tratamento atual tem impacto significativo sobre os sintomas com o passar do tempo na maioria dos pacientes. Estudos acerca da qualidade de vida sugerem que os pacientes com SBD/CI são seis vezes mais propensos do que os indivíduos da população geral a reduzir tempo de trabalho devido aos problemas de saúde, enquanto os pacientes com artrite apresentam apenas metade dessa propensão** (Shea-O'Malley e Sant, 1999). Há uma alta incidência associada de comorbidades, incluindo depressão, dor crônica e ansiedade e problemas gerais de saúde mental (Michael et al., 2000; Rothrock et al., 2002; Hanno et al., 2005a). A incapacidade pode ser parcialmente explicada pelo impacto do afeto negativo e do catastrofismo (Katz et al., 2013). **Aparentemente, não há efeitos sobre os resultados da gestação** (Onwude e Selo-Ojeme, 2003).

As pacientes com SBD/CI do sexo feminino parecem relatar dispareunia significativa e outras manifestações de disfunção sexual. **Todos os domínios da função sexual feminina, incluindo desconforto sexual, desejo e frequência de orgasmo, podem ser afetados** (Ottem et al., 2007; Peters et al., 2007b). A função sexual é um importante fator preditivo da qualidade de vida física e foi o único fator preditivo potente de qualidade de vida mental em um estudo com pacientes portadores de SBD/CI grave (Nickel et al., 2007).

A Pesquisa BACH (Link et al., 2008) mostrou uma prevalência geral de sintomas sugestivos de SBD de 2%, afetando duas vezes mais mulheres do que homens. A doença foi mais comum entre os respondedores de meia-idade, com pico mais precoce em mulheres. Também foi mais comum entre minorias e indivíduos com menor condição socioeconômica - e esta pareceu sobrepujar qualquer efeito racial ou étnico. O abuso emocional, sexual e físico demonstrou ser um fator de risco na Pesquisa BACH (Link e Lutfey, 2007), o que foi comprovado em outros estudos. Um estudo de Michigan, Estados Unidos, comparou um grupo controle de 464 mulheres com 215 pacientes com SBD/CI e descobriu que 22% do grupo controle havia sofrido abuso, contra 37% do grupo de pacientes (Peters et al., 2007b). Aqueles com história de abuso sexual podem ter mais dor e menos sintomas miccionais (Seth e Teichman, 2008). Não se sabe o quanto estes dados são confiáveis e seria errado tirar quaisquer conclusões sobre abuso em um determinado paciente. No entanto, os clínicos precisam ter sensibilidade quanto à possibilidade de história de relação abusiva em todos os pacientes com dor e, em especial, nos portadores de SBD. Quando os pacientes apresentam múltiplos diagnósticos, a taxa de abuso prévio também aumenta, e esses pacientes podem precisar de encaminhamento a um centro de tratamento psiquiátrico (Fenton et al., 2008).

> **PONTOS-CHAVE: HISTÓRIA NATURAL**
>
> - A preponderância mulher-homem foi estimada em 5:1. Novos dados sugerem que a prevalência pode ser similar em homens e mulheres.
> - Os sintomas tendem a flutuar, e a maioria dos pacientes não apresenta deterioração em longo prazo.
> - Não há efeito deletério nos resultados da gestação.
> - Os homens são diagnosticados em idade superior e apresentam a maior prevalência de lesões de Hunner.
> - A qualidade de vida é significativamente afetada em quase todos os domínios.

Doenças Associadas

O conhecimento de doenças associadas é relevante devido às indicações relativas à causa e ao possível tratamento desta enigmática síndrome álgica. Sabe-se bem que os pacientes com síndromes de dor crônica, incluindo a síndrome de fadiga crônica, a fibromialgia e a doença temporomandibular, compartilham sintomas importantes e geralmente podem desenvolver doenças sobrejacentes, incluindo a dor pélvica crônica (Aaron e Buchwald 2001; Aaron et al., 2001). Pacientes do sexo feminino com SBD/CI relatam significativamente mais sintomas não dolorosos e de dor fora da pelve do que as mulheres controles atendidas por urologistas. Diferentemente dos homens com SDPC e prostatite não bacteriana, as mulheres com SBD/CI são mais propensas a relatar múltiplos sintomas incômodos e sem explicação médica em diversos sistemas orgânicos (Lai et al., 2012). Os sintomas vesicais não são uniformemente anteriores aos sintomas não vesicais (Clemens et al., 2012). O número de síndromes somáticas funcionais talvez seja o fator mais potente de risco para o desenvolvimento de outras síndromes que não a de dor vesical na população com SBD/CI. Isto é especialmente observado na síndrome do intestino irritável, na fibromialgia e na síndrome de fadiga crônica (Warren et al., 2013a). Essas síndromes associadas têm um impacto negativo equivalente à SBD/CI em termos de qualidade de vida (Suskind et al., 2013b).

Em um estudo caso-controle, Erickson observou que pacientes com CI apresentavam maiores pontuações de desconforto pélvico, dor lombar, vertigem, dor torácica, dor articular, cólicas abdominais, náusea, palpitações e cefaleia do que os controles (Erickson et al., 2001). Segundo Buffington, um padrão comum de estresse-resposta de maior função do sistema nervoso simpático na ausência de ativação comparável do eixo hipotalâmico-hipofisário-adrenal pode ser responsável por alguns destes sintomas relacionados (Buffington, 2004). A prevalência de depressão e episódios de pânico é alta em pacientes com sintomas de SBD/CI (Watkins et al., 2011). Foi sugerido que o transtorno do pânico, um diagnóstico associado a alguns pacientes com SBD/CI (Clemens et al., 2008a), pode, às vezes, ser parte de uma síndrome familiar que inclui a CI, as doenças da tireoide e outras doenças de possível controle autônomo ou neuromuscular (Weissman et al., 2004; Subaran et al., 2012). A depressão foi associada à SBD/CI em homens e mulheres (Clemens et al., 2008a; Hall et al., 2008), mas não se sabe se esta é uma associação ou um efeito da doença (FitzGerald et al., 2007).

Os pacientes recém-diagnosticados são mais preocupados com a possibilidade de a SBD/CI ser um precursor do carcinoma vesical. Até recentemente, nenhum relato havia documentado a relação que sugeria a CI como uma lesão pré-maligna. Utz e Zincke observaram câncer de bexiga em 12 de 53 homens submetidos ao tratamento da CI na Mayo Clinic (Utz e Zincke, 1974). É provável que o diagnóstico inicial estivesse errado. Três de 224 mulheres foram por fim diagnosticadas com câncer de bexiga. Quatro anos depois, mais casos foram relatados (Lamm e Gittes, 1977). Tissot et al. relataram que 1% de 600 pacientes previamente diagnosticados com CI apresentavam carcinoma de células de transição como causa dos sintomas (Tissot et al., 2004). De certa forma um mau sinal, dois desses pacientes não apresentavam hematúria. Em todos os pacientes, os sintomas irritativos se resolveram após o tratamento do tumor maligno. Dessa experiência vem a observação de que todos os pacientes com CI presumida devem ser submetidos a cistoscopia, citologia de urina e biópsia de bexiga de qualquer lesão suspeita para assegurar que um carcinoma vesical não está se mascarando de SBD/CI. Parece que, na ausência de micro-hematúria e com citologia negativa, o risco de não diagnosticar um câncer é muito baixo, mas não zero. Um estudo de Taiwan relata um risco relativo de desenvolvimento de câncer de bexiga de 2,95 em pacientes com SBD/CI em comparação a controles com base nos dados analisados do Taiwan National Health Insurance Program (Keller et al., 2013b). Isso deixa a questão sem respostas.

Uma pesquisa de grande escala com 6.783 indivíduos diagnosticados como portadores de SBD/CI por seus médicos estudou a incidência de doenças associadas nessa população (Alagiri et al., 1997). Dados de 2.405 respondedores foram validados por meio da comparação com 277 não respondedores (Fig. 14-4). As **alergias** foram a associação mais comum, com mais de 40% de pacientes acometidos. A alergia foi também a associação primária no estudo de Hand (1949). Trinta por cento dos pacientes apresentavam diagnóstico de **síndrome do intestino irritável**, um achado confirmado de Koziol (1994). A alteração da sensibilidade visceral foi implicada na síndrome do intestino irritável, em que os pacientes sentem dor intestinal em volumes de gás no órgão que são menores do que aqueles que causam dor em pessoas saudáveis (Lynn e Friedman, 1993), de forma muito similar à dor provocada pela distensão vesical na CI.

A **fibromialgia**, outra doença frequentemente considerada funcional devido à ausência de identificação de uma causa estrutural ou bioquímica específica, também é super-representada na população com SBD/CI. Esta é uma doença dolorosa não articular com acometimento predominante de músculos; é a causa mais comum de dor musculoesquelética disseminada crônica. A fibromialgia é geralmente associada a fadiga persistente, sono não restaurador e enrijecimento generalizado. As mulheres são pelo menos 10 vezes mais afetadas do que os homens (Consensus document on fibromyalgia, 1993). A associação é intrigante porque as duas doenças têm características demográficas, fatores moduladores, sintomas associados e respostas a compostos tricíclicos similares (Clauw et al., 1997; Chelimsky et al., 2012).

Os diagnósticos de **vulvodinia, enxaqueca, endometriose, síndrome de fadiga crônica, incontinência e asma têm prevalência similar à da população geral**. Várias publicações observaram uma associação entre a SBD/CI e o lúpus eritematoso sistêmico (LES) (Fister, 1938; Boye et al., 1979; de la Serna e Alarcon-Segovia, 1981; Weisman et al., 1981; Meulders et al., 1992). Sempre se questionou se os sintomas vesicais representam uma associação entre essas duas doenças ou se são uma manifestação do acometimento da bexiga pelo LES (Yukawa et al., 2008) ou mesmo a mielopatia com acometimento da medula sacral em um pequeno grupo desses pacientes (Sakakibara et al., 2003). A resposta benéfica da cistite do LES aos corticosteroides (Meulders et al., 1992) tende a apoiar esta última hipótese. Nenhuma associação ao lúpus discoide foi demonstrada (Jokinen et al., 1972b). De modo geral, a incidência de colagenose vascular na população com CI é baixa. Parsons observou que apenas 2 de 225 pacientes consecutivos com CI tinham história de doença autoimune (Parsons, 1990).

O National Health Insurance Research Database do Taiwan National Health Insurance Programme gerou dados acerca de muitas associações com a SBD, e algumas aguardam confirmação de outros estudos populacionais. Entre elas estão a depressão, a ansiedade, os cálculos urinários, a disfunção erétil, a esofagite por refluxo, a doença coronariana, a apneia obstrutiva do sono, a artrite reumatoide e a doença cerebrovascular isquêmica (Chung et al., 2013, 2014a, 2014b, 2015; Kang et al., 2013; Keller et al., 2013a, 2013c, 2013d; Chen et al., 2014b). Um estudo usando este banco de dados verificou diversas outras doenças por meio da análise de regressão logística e somente o câncer metastático não teve taxa estatisticamente maior de prevalência em pacientes com SBD, dificultando a interpretação dos dados (Keller et al., 2012).

A **doença intestinal inflamatória** foi observada em mais de 7% da população com CI estudada por Alagiri, um número 100 vezes maior do que na população geral e nunca corroborado por outras pesquisas epidemiológicas (Alagiri et al., 1997). Embora não explicada hoje, a

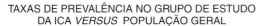
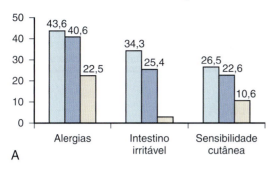
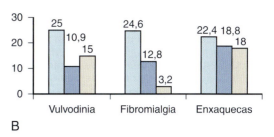
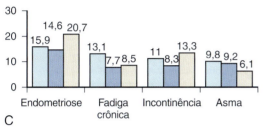
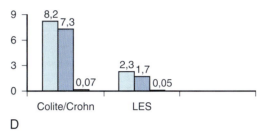
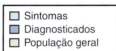

Figura 14-4. A a D, Comparação das taxas de prevalência de doença entre os pacientes do grupo de estudo da Interstitial Cystitis Association (ICA) que relatam sintomas de uma doença e foram diagnosticados com uma doença e a população geral. LES, lúpus eritematoso sistêmico. (De Alagiri M, Chottiner S, Ratner V, et al. Interstitial cystitis: unexplained associates with other chronic pain syndromes. Urology 1997;49[Suppl. 5A]:52–7.)

atividade leucocitária anormal foi implicada nas duas doenças (Bhone et al., 1962; Kontras et al., 1971).

O grupo da *University of Maryland* pesquisou síndromes não vesicais antecedentes em 313 pacientes com SBD/CI incidental e os compararam a 313 controles compatíveis (Warren et al., 2009). Esses autores observaram que 11 síndromes antecedentes foram mais diagnosticadas nos pacientes com SBD/CI e a maioria das síndromes aparecia em associações. A associação **mais proeminente (45%) era de fibromialgia – dor disseminada crônica, síndrome de fadiga crônica, síndrome de Sjögren e/ou síndrome do intestino irritável.** A maioria das outras síndromes e associações identificadas foi vinculada a esta. Estes pesquisadores observaram a provável síndrome de fadiga crônica em 20% dos pacientes com SBD/CI, a provável fibromialgia em 22% e a provável síndrome do intestino irritável em 27% dos pacientes com SBD. Um número bastante menor apresentava diagnósticos dessas síndromes relatados por médico, e as razões de probabilidade (ORs) de SBD/CI em comparação aos controles foram de 2,5 a 2,9. A SBD/CI foi significativamente mais associada ao uso prévio de hormônio feminino, história de menos gestações (em mulheres pré-menopáusicas) e síndromes não vesicais antecedentes (Warren et al., 2011a). Talvez de forma não surpreendente, no mês anterior ao início da SBD/CI, a incidência anual aproximada de cirurgias não vesicais foi 15 vezes maior e de histerectomia, 25 vezes maior do que as incidências em anos anteriores e, da mesma maneira, maior do que nos controles. A taxa caiu aos níveis pré-índice nos 2 primeiros anos de SBD/CI (Warren et al., 2013b). Embora seja possível postular que a cirurgia foi um fator iniciante, talvez seja mais provável que a dor pélvica da SBD não diagnosticada tenha levado à cirurgia pélvica em primeiro lugar.

O estudo de um banco de dados de tratamento de Portland, Oregon, Estados Unidos, revelou que os pacientes com diagnóstico de gastrite (OR = 12,2), abuso infantil (OR = 9,3), fibromialgia (OR = 3,0), transtorno de ansiedade (OR = 2,8), cefaleia (OR = 2,5) ou depressão (OR = 2,0) foram comumente diagnosticados com SBD/CI (Clemens et al., 2008b).

As mulheres com SBD apresentam níveis muito altos de disfunção sexual (Bogart et al., 2011). **Uma doença não explicada que foi associada à CI é a vulvodinia com vulvite focal** (Gardella et al., 2011; Reed et al., 2012). A síndrome de vestibulite vulvar é uma constelação de sintomas e achados limitados ao vestíbulo vulvar, composta por (1) dor grave ao toque vestibular na tentativa de penetração vaginal, (2) sensibilidade à pressão localizada no vestíbulo vulvar e (3) achados físicos confinados ao eritema vulvar em diversos graus (Marinoff e Turner, 1991). McCormack relatou 36 pacientes com vulvite focal, das quais 11 também tinham CI (McCormack, 1990). Fitzpatrick adicionou mais três pacientes (Fitzpatrick et al., 1993). A vulvodinia é associada não apenas à SBD/CI, mas também à síndrome do intestino irritável e à fibromialgia (Nguyen et al., 2013). A concordância dessas síndromes inflamatórias não infecciosas que acometem os tecidos derivados do seio urogenital embrionário e a similaridade dos dados demográficos indicam uma causa comum.

Uma associação foi relatada entre a CI e a **síndrome de Sjögren** (SS), uma exocrinopatia autoimune com preponderância feminina manifestada por olhos secos, boca seca e artrite, mas que também pode causar febre, secura e problemas gastrointestinais e pulmonares. Van de Merwe et al (1993) investigaram a ocorrência de SS em 10 pacientes com CI. Dois pacientes apresentavam ceratoconjuntivite seca e sialoadenite linfocítica focal, o que permite o diagnóstico primário de SS. Apenas 2 pacientes não apresentavam nenhum desses dois achados. Mais tarde, esses autores relataram uma incidência de 28% de SS em pacientes com CI (van de Merwe et al., 2003). A incidência de sintomas de SBD/CI em pacientes com SS foi estimada em até 5% (Leppilahti et al., 2003). Os pacientes com SS podem ter sintomas vesicais de hiperatividade detrusora, e cada paciente deve ser cuidadosamente avaliado de forma individual antes do estabelecimento do diagnóstico de SBD/CI (Lee et al., 2011a).

Uma correlação negativa ao diabetes foi observada (Parsons, 1990; Koziol, 1994; Warren et al., 2009). Embora os pacientes com múltiplas localizações de dor (maior fenótipo de dor) possam ter pior ajuste psicossocial e menor qualidade de vida (Tripp et al., 2012), não é possível distinguir os pacientes com lesões de Hunner daqueles sem lesões de Hunner em relação ao número de áreas dolorosas ou ao local de dor (Killinger et al., 2013).

A realização de outros estudos epidemiológicos é justificada, já que a epidemiologia desta doença pode vir a revelar muitas indicações de causa e tratamento, bem como outras linhas de pesquisa. A heterogeneidade das causas e sintomas da SDPC sugere que a fenotipagem clínica adequada pode levar ao desenvolvimento de melhores tratamentos para cada fenótipo e de tratamentos mais eficazes para todos os pacientes acometidos (Baranowski et al., 2008; Shoskes et al., 2009).

> **PONTOS-CHAVE: DOENÇAS ASSOCIADAS**
> - Procure por sintomas das seguintes doenças, que podem ser associadas a alguns casos de SBD: depressão, SS, síndrome do intestino irritável, alergias, fibromialgia, síndrome de fadiga crônica, doença intestinal inflamatória, vulvite focal.
> - A SBD não é considerada uma doença pré-maligna.

ETIOLOGIA

É provável que a SBD/CI tenha uma causa multifatorial que pode agir predominantemente por uma ou mais vias, resultando no complexo típico de sintomas (Holm-Bentzen et al., 1990; Mulholland e Byrne, 1994; Erickson, 1999; Levander, 2003; Keay et al., 2004b) (Fig. 14-5). Há muitas teorias acerca de sua patogênese, mas poucas evidências

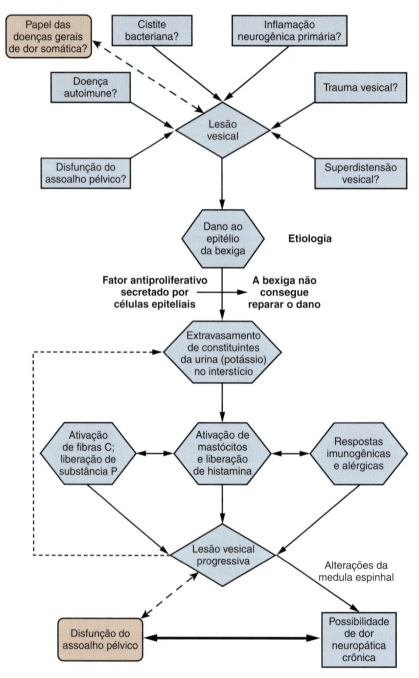

Figura 14-5. Hipótese da cascata causadora da síndrome da bexiga dolorosa. (De Hanno P, Dinis P, Lin A, et al. Bladder pain syndrome. In: Abrams P, Cardozo L, Khoury S, et al., editors. Incontinence. Paris: International Consultation on Urological Diseases/European Association of Urology; 2013. p. 1583–649.)

confirmatórias obtidas na prática clínica. Entre as diversas **propostas** que são mais bem exploradas nesta seção estão o **"epitélio com vazamento", a ativação de mastócitos e a inflamação neurogênica, ou alguma combinação desses** e outros **fatores que levam à autoperpetuação do processo, gerando por vesical crônica e disfunção miccional** (Elbadawi, 1997). A síndrome do intestino irritável, a fibromialgia, a síndrome de fadiga crônica e diversas outras doenças de dor crônica podem preceder ou acompanhar o desenvolvimento da SBD/CI em alguns pacientes (Kim e Chang, 2012), mas a ocorrência das síndromes associadas não é completamente inevitável e sua relação à causa é, hoje, desconhecida (Warren et al., 2009). Foi postulado que as interações cruzadas nervosas nos gânglios da raiz dorsal, na medula espinal e no cérebro podem atuar no desenvolvimento de doenças de dor crônica e suas associações clínicas por meio da sensibilização central (Furuta et al., 2012a). Em ratos, a injeção de ácido clorídrico no glúteo pode induzir hipersensibilidade plantar e frequência urinária por até 2 semanas após a administração (Furuta et al., 2012b).

Uma discussão acerca dos modelos animais e o possível papel de infecções, autoimunidade, inflamação, mastócitos, histamina, permeabilidade epitelial, fator antiproliferativo (APF), fatores neurogênicos, sensibilização cruzada, anomalias urinárias, fatores genéticos, estresse e disfunção do assoalho pélvico pode ser encontrada em www.expertconsult.com.

PATOLOGIA

A patologia pode ser compatível com o diagnóstico de SBD, mas **não há histologia patognomônica desta síndrome. O papel da histopatologia no diagnóstico de SBD é, primariamente, a exclusão de outros possíveis diagnósticos. Deve-se descartar carcinoma e carcinoma *in situ*, cistite eosinofílica e cistite tuberculosa, bem como quaisquer outras doenças com diagnóstico tecidual específico** (Hellstrom et al., 1979; Johansson e Fall, 1990; Tsiriopoulos et al., 2006).

Embora os primeiros relatos descrevessem uma pancistite edematosa crônica, com infiltração de mastócitos, ulcerações submucosas e acometimento da parede da bexiga e infiltrado linfocítico crônico (Smith e Dehner, 1972; Jacobo et al., 1974), estes eram casos de pacientes com doença grave e não representativos da maioria dos pacientes hoje diagnosticados. **Os achados histopatológicos na SBD não são consistentes.** Houve uma grande variação na aparência histológica relatada em amostras de biópsia de pacientes com SBD e até mesmo variação entre amostras retiradas de um único paciente com o passar do tempo (Gillenwater e Wein, 1988).

Lépinard et al., (1984) relataram a pancistite com acometimento das três camadas da parede da bexiga. Na doença não ulcerativa, a parede vesical nunca era normal, com adelgaçamento do epitélio e acometimento muscular. Johansson e Fall examinaram 64 pacientes com doença ulcerativa e 44 com CI não ulcerativa (Johansson e Fall, 1990). O primeiro grupo apresentou ulceração mucosa e hemorragia, tecido de granulação, infiltrado inflamatório intenso, contagens elevadas de mastócitos e infiltrados perineurais. O grupo não ulcerativo, apesar de ter os mesmos sintomas graves, apresentava mucosa relativamente inalterada com resposta inflamatória esparsa, sendo que as principais características eram as múltiplas pequenas rupturas mucosas e hemorragias suburoteliais observadas em uma alta proporção dos pacientes. Como quase todas essas amostras foram obtidas imediatamente após a hidrodistensão, não se sabe quanto dos achados reconhecidamente mínimos do grupo não ulcerativo eram puramente iatrogênicos.

Amostras completamente normais de biópsia não são incomuns no grupo da SBD não ulcerativa (Johansson e Fall, 1994). **A transição da SBD não ulcerativa à ulcerativa é um evento raro** (Fall et al., 1987) e, **histopatologicamente, os dois tipos de CI podem ser doenças completamente separadas.** Embora os mastócitos sejam mais comumente observados no detrusor em pacientes com SBD ulcerativa (Holm-Bentzen et al., 1987a), também são comuns em pacientes com hiperatividade detrusora não neurogênica (Moore et al., 1992). Na SBD, a mastocitose é mais bem documentada por meio da coloração imunocitoquímica com triptase (Theoharides et al., 2001). Larsen et al., recomendaram a obtenção de amostras de biópsia do detrusor de pacientes com suspeita de SBD e seu exame em cortes de 3 mícrons de espessura e corados com triptase, usando o sétimo corte para quantificação. Esses autores consideram a presença de 27 mastócitos/mm^2 indicativa de mastocitose (Larsen et al., 2008). Apesar das tentativas de desenvolvimento de um algoritmo diagnóstico com base na razão de mastócitos no detrusor e na mucosa e a proliferação de fibras nervosas (Hofmeister et al., 1997), **as contagens de mastócitos em si não têm utilidade no diagnóstico diferencial desta síndrome clínica.**

Os mastócitos podem ser valiosos na fenotipagem clínica, mas esta importância ainda não foi comprovada. Os mastócitos desencadeiam a inflamação associada à dor local, mas os mecanismos mediadores da dor não foram esclarecidos. Em um modelo murino de cistite neurogênica, Rudick et al. demonstraram que os mastócitos promovem a dor e a fisiopatologia vesical da cistite por meio de ações distintas da histamina e do fator de necrose tumoral (TNF), respectivamente (Rudick et al., 2008). Portanto, a dor é independente da patologia e da inflamação, e os receptores de histamina podem representar alvos terapêutico diretos para a dor da SBD e outros transtornos dolorosos crônicos.

Lynes et al concluíram que as amostras de biópsia geralmente não são úteis na confirmação do diagnóstico (Lynes et al., 1990a). Embora os pacientes com SBD em seu estudo apresentassem maior incidência e grau de epitélio desnudo, ulceração e inflamação submucosa, nenhum desses achados foi patognomônico. Além disso, esses achados "típicos" ocorreram apenas em pacientes com SBD com piúria ou baixa capacidade vesical. O espessamento epitelial e da membrana basal, o edema submucoso, a ectasia vascular, a fibrose e a inflamação e fibrose do músculo detrusor não foram significativamente diferentes em pacientes com SBD e controles.

As tentativas de estabelecimento do diagnóstico definitivo de SBD por microscopia eletrônica também não tiveram sucesso. O grupo de Collan, no primeiro estudo deste tipo (Collan et al., 1976), escreveu que a similaridade da ultraestrutura das células epiteliais em pacientes controles e com CI faz que seja improvável que a doença seja originária do epitélio. Outros pesquisadores não descobriram diferenças nas aparências morfológicas do glicocálice e das células uroteliais em pacientes com CI em comparação a controles (Dixon et al., 1986). Anderstrom et al., não observaram características superficiais específicas à CI (Anderstrom et al., 1989), mas acreditavam que a camada de mucina que revestia as células uroteliais parecia menor em pacientes com CI em comparação aos controles, um fato contestado por Nickel em um interessante artigo(Nickel et al., 1993). Elbadawi e Light observaram alterações ultraestruturas suficientemente distintas para serem diagnósticas em amostras enviadas para confirmação patológica de CI não ulcerativa (Elbadawi e Light, 1996). O extenso edema de diversos elementos teciduais e células pareceu ser um denominador comum de muitas das alterações observadas. A ampla discussão da etiologia da CI em seu artigo é fascinante, mas os achados patológicos talvez sejam prejudicados pela metodologia, já que as amostras foram obtidas após a hidrodistensão diagnóstica (Elbadawi,1997).

Então, qual é o papel do exame histopatológico tecidual na SBD? As tentativas de classificação da bexiga dolorosa de acordo com os critérios anatomopatológicos descritos por Holm-Bentzen (1989) têm valor questionável. Há um grupo de pacientes os quais a autora descreve como portadores de *miopatia não obstrutiva do detrusor* (Holm-Bentzen et al., 1985). Em sua série, esses pacientes com alterações degenerativas no músculo detrusor geralmente apresentavam urina residual, história de retenção urinária e ausência de urgência sensorial à cistometria com capacidades vesicais acima de 400 mL. A maioria desses sinais não seria clinicamente confundida com a SBD. Uma série inglesa similar (Christmas et al., 1996b), porém, incluiu pacientes que atendiam aos critérios da pesquisa do NIDDK e a miopatia associada do detrusor, com menor complacência deste músculo e, por fim, contratura da bexiga.

O estudo do ICDB analisou de forma inversa, dos sintomas para a patologia, e concluiu que determinados sintomas são fatores preditivos de achados patológicos específicos (Tomaszewski et al., 1999, 2001). Denson et al., analisaram amostras de biópsia com fórceps de 65 mulheres e 4 homens com SBD (Denson et al., 2000). Dez por cento das amostras apresentaram vasodilatação ou edema submucoso. A inflamação estava ausente em 30% dos pacientes e era branda em outros 41%. As alterações cistoscópicas não são correlacionadas ao grau de inflamação. Hanus et al., estudaram 84 amostras de biópsia de 112 pacientes com SBD e relataram uma relação linear entre a capacidade vesical média sob anestesia e a gravidade das glomerulações (Hanus et al., 2001). Esses autores não encontraram uma correlação entre a gravidade dos sintomas e as alterações histopatológicas observadas à microscopia óptica ou eletrônica.

Rosamilia reviu a literatura acerca da patologia da SBD e apresentou seus próprios dados (Rosamilia et al., 2003; Hanno et al., 2005a). A autora comparou amostras de biópsia com pinça de 35 controles e 34 pacientes com SBD/CI, 6 com capacidades vesicais inferiores a 400 mL sob anestesia. A desnudação epitelial, o edema submucoso, a congestão e ectasia e o infiltrado inflamatório foram maiores no grupo do SBD. A hemorragia submucosa não diferencia os grupos, mas o epitélio desnudo foi exclusivamente observado no grupo com SBD e é mais comum nos indivíduos com doença grave. O achado mais notável de seu estudo foram os parâmetros histológicos normais e indistinguíveis aos dos controles em 55% dos pacientes com SBD. O método de biópsia pode ser importante na interpretação dos achados, porque as amostras de biópsia por ressecção transuretral tendem a apresentar rupturas mucosas, hemorragia submucosa e inflamação branda (Johansson e Fall, 1990); por outro lado, a histologia é normal em aproximadamente metade das vezes em amostras de biópsia obtidas com pinça a frio (Mattila, 1982; Lynes et al., 1990a; Rosamilia et al., 2003).

A histopatologia desempenha, no melhor dos casos, um papel auxiliar no diagnóstico (Johansson et al., 1997). Os principais procedimentos reconstrutivos parecem ter resultados melhores em pacientes com patologia compatível com lesões de Hunner (Rössberger et al., 2007). As características inflamatórias podem ser observadas em 24% a 76% dos pacientes sem lesão de Hunner visível (Erickson et al., 2008b). Embora os estudos sugerissem que a patologia gravemente anormal pudesse ser associada a mau prognóstico (McDougald e Landon, 2003; Nordling et al., 2004), nem sempre isso ocorre (MacDermott et al., 1991a). Agora, a exclusão de outras doenças passíveis de identificação patológica é o uso clínico primário da biópsia de bexiga neste grupo de pacientes.

PONTOS-CHAVE: PATOLOGIA

- O papel da histopatologia é primariamente a exclusão de outros possíveis diagnósticos que podem ser responsáveis pelos sintomas.
- Não há histologia patognomônica de SBD e não é possível estabelecer o diagnóstico com base apenas na patologia e na ausência de sintomas cardinais.
- A aparência completamente normal em amostras de biópsia de bexiga de pacientes sintomáticos não é incomum.

DIAGNÓSTICO

A SBD/CI pode ser considerada uma doença álgica funcional (Mayer e Bushnell, 2009) e uma das síndromes de dor visceral crônica que afetam a área urogenital e retal, muitas das quais são bem descritas, mas pouco compreendidas (Wesselmann et al., 1997; Wesselmann, 2001). Entre essas síndromes, estão a vulvodinia, a orquialgia, a dor peniana, a dor perineal e a dor retal. Em homens, muitas das doenças agora são incluídas na rubrica da SDPC e podem ser difíceis de diferenciar da SBD/CI (Hakenberg e Wirth, 2002; Forrest e Schmidt, 2004). O diagnóstico da SBD/CI é, por sua própria natureza, baseado na definição. Antigamente, esta definição era formada pelos critérios de sintomas enumerados pelo NIDDK (Hanno et al., 1999a, 1999b) (Quadro 14-2). **Agora, transformou-se principalmente em um diagnóstico de dor, pressão ou desconforto crônico associado à bexiga, geralmente acompanhado por frequência urinária na ausência de qualquer causa identificável** (Hanno et al., 2005a, 2005b). As abordagens diagnósticas são muito variáveis, e a **concordância geral de um algoritmo diagnóstico continua sendo um objetivo futuro** (Chai, 2002; Nordling, 2004; Nordling et al., 2004). O diagnóstico da doença pode ser muito difícil até que os sintomas fiquem bem estabelecidos, a não ser que haja alto nível de suspeita (Porru et al., 2004). **A frequência e a dor pélvica de longa duração percebida como relacionada à bexiga e sem outras causas conhecidas estabelece a iniciativa diagnóstica.** De modo geral, é difícil que os pacientes diferenciem as sensações de dor, pressão, desconforto e urgência. **Pergunte ao paciente porque ele urina de hora em hora e ele geralmente dirá que é por desconforto, e não conveniência.** A dependência exagerada em outros aspectos dos critérios da pesquisa do NIDDK levará ao subdiagnóstico de mais da metade dos pacientes (Hanno et al., 1999b). **As escalas de sintomas de CI** (O'Leary et al., 1997; Goin et al., 1998; Moldwin e Kushner, 2004), **como a pontuação AUA de sintomas de BPH, são projetadas para avaliação da gravidade da sintomatologia e monitoramento da progressão ou regressão da doença com ou sem tratamento. Estas escalas não foram validadas como critérios diagnósticos.**

É necessário descartar a presença de infecção e de doenças menos comuns mas não raras, incluindo, carcinoma (Utz e Zincke, 1974; Tissot et al., 2004), cistite eosinofílica (Hellstrom et al., 1979; Sidh et al., 1980; Littleton et al., 1982; Aubert et al., 1983; Abramov et al., 2004), **malacoplaquia, esquistossomose, esclerodermia** (Batra e Hanno, 1997) **e endometriose vesical** (Sircus et al., 1988; Price et al., 1996). Em homens com menos de 50 anos de idade, a vídeo-urodinâmica é importante para descartar a disfunção da micção causada por obstrução do colo vesical, "pseudo" dissinergia ou alteração da contratilidade (Kaplan et al., 1996). A disfunção musculoesquelética pode também atuar como causa ou no aumento da gravidade dos sintomas e deve ser pesquisada na fase diagnóstica da avaliação (Prendergast e Weiss, 2003). Relatos do tratamento eficaz dos sintomas de CI por adesiólise laparoscópica (Chen et al., 1997) ou excisão do divertículo uretral (Daneshgari et al., 1999) dão crédito ao fato de que a CI é um diagnóstico de exclusão. Muitos fármacos, incluindo a ciclofosfamida, o ácido acetilsalicílico, os agentes anti-inflamatórios não esteroidais e o alopurinol, causam cistite não bacteriana que se resolve após a interrupção do tratamento (Bramble e Morley, 1997; Gheyi et al., 1999).

O cloridrato de quetamina, comumente usado como anestésico, é um antagonista do receptor de N-metil D-aspartato (NMDA). Sua ação é rápida e curta e produz um estado cataléptico em que o paciente é dissociado do ambiente a seu redor por efeito direto sobre o córtex e o sistema límbico. Em algumas partes do mundo, como Taiwan, é uma escolha cada vez mais popular entre jovens usuários de droga, principalmente em danceterias. A quetamina pode causar disúria, sintomas do trato urinário inferior, dor pélvica e alteração da capacidade funcional da bexiga. À endoscopia, a ulceração com hemorragia difusa grave e baixa capacidade da bexiga foi descrita (Chen et al., 2011; Middela e Pearce, 2011). **A menor ativação de E-caderina e a maior apoptose são mais graves na cistite por quetamina do que na SBD** (Lee et al., 2013). **O tratamento é a interrupção do abuso da droga.**

Os cistos de Tarlov são encontrados em 4,6% da população. Quando presentes à altura lombossacra, os sintomas podem incluir pressão perineal e a dor e micção características da SBD. O tratamento eficaz com a administração epidural de corticosteroides foi relatado (Freidenstein et al., 2012).

Diversos problemas ginecológicos podem mimetizar a dor da CI (Kohli et al., 1997). A **síndrome de congestão pélvica**, uma doença da idade reprodutiva e igualmente prevalente entre mulheres multíparas ou nulíparas, manifesta-se com dor em locais alternados, dispareunia profunda e dor pós-coito e exacerbação da dor após períodos prolongados em posição sentada (Cálculos, 2003). Sintomas similares podem ser observados na SBD/CI. Outras doenças ginecológicas podem incluir **os tumores pélvicos, a atrofia vaginal, a vulvodinia, a vestibulite, o relaxamento pélvico, a doença de aderência pélvica, a mialgia do elevador do ânus e a dor pélvica crônica não diagnosticada** (Myers e Aguilar, 2002). **A cirurgia pélvica é mais comum em mulheres com diagnóstico de SBD/CI do que na população controle** (Ingber et al., 2008). **No estudo de Ingber, o diagnóstico de SBD/CI ocorreu 1 a 5 anos após a histerectomia na maioria das pacientes, sugerindo que a cirurgia pélvica pode ser realizada devido à dor relacionada à SBD não diagnosticada.**

A endometriose pode ser a causa da dor pélvica (Evans et al., 2007), uma ideia baseada, em grande parte, nos achados de dois estudos randomizados e controlados com placebo acerca da laparoscopia a *laser* (Sutton et al., 1995, 1997; Abbott et al., 2004). Ainda assim, é desconcertante que **qualquer afirmação que associe a endometriose à dor não considere a experiência de que lesões idênticas podem ser encontradas em mulheres sintomáticas e assintomáticas** (Vercellini, 1997). Entre 2% e 43% das mulheres assintomáticas têm endometriose (Moen e Stokstad, 2002). Além disso, não parece haver qualquer risco de desenvolvimento de sintomas pelas pacientes com endometriose branda assintomática, mesmo após mais de 10 anos (Moen e Stokstad, 2002). Embora 70% a 90% das mulheres com dor pélvica crônica tenham endometriose, isso definitivamente não estabelece uma relação causal (Gambone et al., 2002). **Por esses motivos, a laparoscopia, que não é vista como essencial antes do início do tratamento hormonal da endometriose** (Ling, 1999; Howard, 2003b), **não deve ser considerada parte de qualquer avaliação de rotina para diagnóstico de SBD/CI, a não ser que um clínico experiente acredite na possibilidade de benefício à paciente.**

Um diagnóstico presuntivo pode ser feito meramente para descartar causas conhecidas de frequência, dor e urgência em um paciente com sintomas crônicos compatíveis (Quadro 14-5). Isso serve para adolescentes e adultos (Yoost et al., 2012). De modo geral, isso envolve história completa, exame físico, culturas adequadas e cistoscopia. O achado de sensibilidade ao exame da parede vaginal anterior com a bexiga vazia ao exame inicial pode levar à suspeita de SBD (Paulson e Paulson, 2011). **Na ausência de micro-hematúria, o valor da citologia é questionável** (Duldulao et al., 1997), **mas é algo que ainda consideramos importante, especialmente se a possibilidade de haver um carcinoma vesical *in situ* é grande, como em pacientes com mais de 40 anos e aqueles com história de tabagismo.** O relato de uma grande série de pacientes com SBD/CI, indicando que 1% realmente apresentava carcinoma de células de transição e que quatro dos seis pacientes com câncer não apresentavam micro-hematúria, traz evidências que justificam a realização do exame cistoscópico (Tissot et al., 2004).

Deve-se reconhecer que pode ser necessário sacrificar certo nível de confiança no diagnóstico sem as evidências de apoio que podem ser obtidas com outros estudos. Em uma doença mais prolongada, como a SBD/CI, muitos pacientes e médicos querem uma base para estabelecimento do diagnóstico e do plano terapêutico com o conjunto mais completo de dados possível (Rovner e Wein, 1999). **Uma avaliação mais rigorosa também incluiria a urodinâmica e a cistoscopia sob anestesia com hidrodistensão da bexiga** (Hanno et al., 1990; Hanno, 1994b). **A biópsia de bexiga é indicada apenas se houver necessidade de descartar outras doenças que possam ser sugeridas pelo achado cistoscópico. A cistoscopia sob anestesia com distensão vesical foi importante na identificação da lesão de Hunner.** Dados experimentais sugerem que a dosagem de maiores níveis de óxido nítrico na bexiga pode também identificar, de forma precisa, os pacientes com doença ulcerativa (Logadottir et al., 2004). De modo geral, o diagnóstico é sujeito a exames mais rigorosos na Europa (Fall et al., 2008) do que na América do Norte, onde os sintomas, na ausência de outras causas óbvias, parecem ser o padrão ouro (Nordling, 2004; Nordling et al., 2004; Hanno et al., 2005a). As orientações japonesas são listadas no Quadro 14-6.

Embora as sensações relatadas durante a fase de enchimento vesical à cistometria sejam subjetivas, elas se apresentam normais e podem auxiliar na diferenciação de patologia vesical (Wyndaele, 1998). Muitos contestam a necessidade de realização do estudo urodinâmico (Cameron e Gajewski, 2009), mas Siroky e Kim argumentam que este exame não apenas pode ajudar a avaliação da complacência e da sensibilidade da bexiga e reproduzir os sintomas do paciente durante o enchimento vesical, mas também auxiliar a descartar o

---

QUADRO 14-5 International Consultation on Incontinence 2009: Diagnóstico da Síndrome da Bexiga Dolorosa

HISTÓRIA
História geral meticulosa, enfatizando os seguintes pontos:
1. Cirurgia pélvica prévia
2. Infecção prévia do trato urinário
3. História de doenças vesicais e urológicas
4. Local da dor pélvica e relação ao enchimento e esvaziamento da bexiga
5. Características, início, correlação da dor com outros eventos
6. Irradiação pélvica prévia
7. Doenças autoimunes
8. Síndromes associadas (intestino irritável, fibromialgia, fadiga crônica)

EXAME FÍSICO
Exame físico, enfatizando os seguintes pontos:
1. Em pé: cifose, cicatrizes, hérnia
2. Deitado: abdução e adução dos quadris, áreas hiperestéticas
3. Mulheres: exame vaginal com mapeamento da dor na região vulvar, palpação vaginal para detecção de sensibilidade em bexiga, uretra, músculos elevador e adutor do assoalho pélvico
4. Homens: exame retal digital com mapeamento de dor na região escrotal-anal e palpação para detecção de sensibilidade em bexiga, próstata, músculos elevador e adutor do assoalho pélvico e conteúdo escrotal

EXAMES LABORATORIAIS
1. Urinálise
2. Cultura de urina
3. Citologia de urina em grupos de risco

AVALIAÇÃO DE SINTOMAS
1. Diário miccional
2. Índice de sintomas e problemas de O'Leary-Sant
3. Escala análoga visual de dor nas últimas 24 horas

OUTRAS AVALIAÇÕES
Urodinâmica (opcional)
    Cistoscopia com ou sem hidrodistensão sob anestesia (opcional)
    Biópsia de bexiga (opcional)

De Hanno P, Lin AT, Nordling J, et al. Bladder pain syndrome. In: Abrams P, Cardozo L, Khoury S, et al., editors. Incontinence. Paris: Health Publication; 2009. p. 1459–518.

QUADRO 14-6 Exames Recomendados para Diagnóstico da Cistite Intersticial segundo a Japanese Urological Association

OBRIGATÓRIO
Histórico clínico
Exame físico
Urinálise

RECOMENDADO
Cultura de urina
Citologia de urina
Escores de sintomas
Escores de qualidade de vida
Diário miccional
Medida de urina residual
Antígeno prostático específico
Cistoscopia
Hidrodistensão

OPCIONAL
Ultrassonografia
Estudo urodinâmica
Radiografia
Teste de sensibilidade ao potássio
Biópsia

De Homma Y, Ueda T, Ito T, et al. Japanese guideline for diagnosis and treatment of interstitial cystitis. Int J Urol 2009;16:4–16. Copyright © Japanese Urological Association.

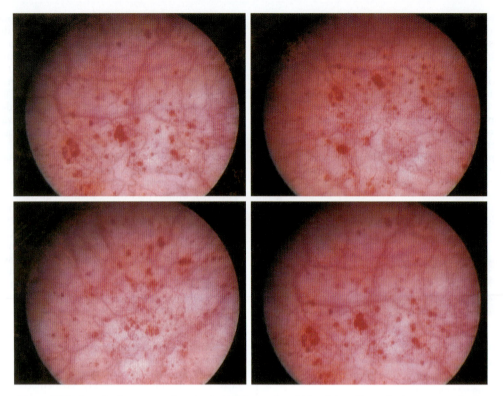

Figura 14-9. Aparência comum das glomerulações após a hidrodistensão vesical em um paciente com síndrome da bexiga dolorosa não ulcerativa.

diagnóstico de hiperatividade detrusora (Siroky, 1994; Kim et al., 2009b). As mulheres com dor ao enchimento podem ser indistinguíveis daquelas com hiperatividade detrusora quanto à percepção da repleção da bexiga (Creighton et al., 1991). **Deve-se ficar atento ao diagnóstico de SBD/CI em pacientes com contrações vesicais discretas e involuntárias, cujos sintomas respondem ao tratamento antimuscarínico. Os dois problemas podem coexistir em 15% a 19% dos pacientes** (Gajewski et al., 1997, Kirkemo et al., 1997), **mas a fisiopatologia talvez seja muito diferente.** Os pacientes que respondem à medicação anticolinérgica tendem a não melhorar com a terapia padrão da SBD (Perez-Marrero et al., 1987). Em caso de observação de contrações involuntárias e se os sintomas de frequência e dor continuam apesar do tratamento da bexiga hiperativa, o diagnóstico de SBD/CI deve ser fortemente considerado. Casos complexos podem ser auxiliados pelos estudos vídeo-urodinâmicos completos (Carlson et al., 2001).

A cistometria em pacientes conscientes com SBD geralmente mostra a função normal, exceto pela menor capacidade vesical e hipersensibilidade. A dor ao enchimento da bexiga, que reproduz os sintomas do paciente, é muito sugestiva do diagnóstico. O volume na grande vontade de urinar foi considerado um fator preditivo do resultado do tratamento (Kuo e Kuo, 2013). **A complacência da bexiga em pacientes com SBD/CI é normal, já que a hipersensibilidade impediria o enchimento vesical ao ponto de acarretar déficit de complacência** (Siroky, 1994; Rovner e Wein, 1999). A possível adição de um segundo cistometrograma após a instilação intravesical de lidocaína para ajudar a determinar se a dor é relacionada à bexiga é uma questão provocativa que merece maior estudo (Teichman et al., 1997). Não é incomum encontrar evidências de obstrução infravesical na SBD/CI, talvez relacionadas à disfunção associada do assoalho pélvico (Cameron e Gajewski, 2009).

Bem antes de ser considerada uma ferramenta diagnóstica, a CHD foi usada como modalidade terapêutica na SBD (Bumpus, 1930). **A CHD sob anestesia permite a distensão suficiente da bexiga para visualização de glomerulações** (Fig. 14-9) **ou lesões de Hunner** (Fig. 14-10). Após o enchimento a 80 cm de pressão de água por 1 a 2 minutos, a bexiga é drenada e novamente enchida. A porção terminal do efluente geralmente é tingida por sangue. A nova inspeção revela hemorragias petequiais diminutas que se desenvolvem em todo o órgão após a distensão e que geralmente

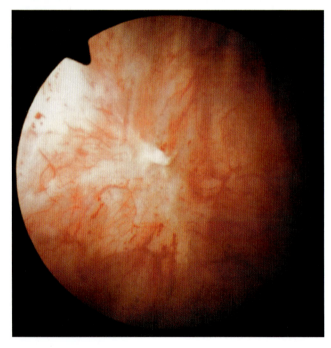

Figura 14-10. Aparência típica da lesão de Hunner em um paciente com síndrome da bexiga dolorosa antes da distensão vesical.

não são observadas durante o exame sem anestesia (Nigro et al., 1997b).

As glomerulações não são específicas da SBD/CI (Erickson, 1995; Waxman et al., 1998) e apenas quando observadas em conjunto aos critérios clínicos de dor e frequência é que o achado de glomerulações pode ser visto como possivelmente significativo. As glomerulações podem ser observadas após a radioterapia, em pacientes com carcinoma, após a exposição a substâncias químicas tóxicas ou a agentes quimioterápicos e geralmente são vistas em pacientes submetidos à diálise ou após a derivação urinária quando a bexiga não foi enchida por períodos prolongados. Essas lesões foram relatadas na maioria dos homens com **síndromes álgicas prostáticas,** levando ao questionamento da forte associação entre a SDPC e a CI nesses pacientes (Berger et al., 1998). As glomerulações são observadas em até 20% dos homens submetidos à ressecção transuretral da próstata devido a sintomas do trato urinário inferior (Furuya et al., 2007). Especulamos que podem simplesmente refletir a resposta da bexiga à distensão após um período prolongado de baixo enchimento crônico devido à urgência sensorial, em vez de serem provocadas por um processo patológico primário. Embora a presença das lesões de Hunner seja associada à dor e à urgência urinária, o achado de sangue no fluido de irrigação ou de glomerulações não é fortemente associado a qualquer sintoma nos pacientes no ICDB (Messing et al., 1997).

Maior confusão surge quando o paciente apresenta sintomas de CI, mas os achados cistoscópicos sob anestesia são completamente normais. Isso ocorreu em 8,7% dos pacientes submetidos à CHD inseridos no banco de dados de CI (Messing et al., 1997). Awad et al., reconheceram esta entidade logo após a descrição dos critérios de pesquisa do NIDDK. Esses autores relataram uma série de pacientes com sintomatologia, achados à avaliação urodinâmica, histologia e resposta à terapia idêntica aos da CI, mas com resultados normais à CHD. Este quadro foi chamado *redução idiopática do armazenamento da bexiga* (Awad et al., 1992). Os dados clínicos, urodinâmicos e cistoscópicos sugerem fortemente que a presença de glomerulações não indica uma diferença significativa em pacientes com sintomas de SBD/CI (Al Hadithi et al., 2002). **A presença de anomalias cistoscópicas, como glomerulações à cistoscopia sob anestesia que atendem aos critérios do NIDDK, pode identificar o grupo de pacientes com pior frequência diurna e noctúria, menores volumes médios de micção e menor capacidade vesical sob anestesia, mas não tem qualquer relação com os achados à biópsia, a dor vesical ou a urgência** (Erickson et al., 2005; Boudry et al., 2013).

A Busca por um Marcador

Qual é o valor de um "exame diagnóstico" para o que é essencialmente uma síndrome clínica definida por um complexo de sintomas? Se o paciente apresenta dor crônica associada à bexiga e geralmente acompanhada por frequência urinária sem causa discernível, diagnosticamos a SBD/CI. Basicamente, após descartarmos doenças bem caracterizadas, o paciente faz o diagnóstico ao relacionar os sintomas, assim como o paciente com disfunção erétil faz o diagnóstico. Os exames realizados em casos de disfunção erétil podem indicar a causa, mas não podemos descartá-la fazendo um exame em um paciente sem função sexual!

Isso não significa que o estabelecimento de um marcador diagnóstico válido não seria um grande avanço em nosso entendimento da CI. Assim como a fenotipagem, será importante, já que pode prever o prognóstico e a resposta terapêutica em um determinado grupo de pacientes e/ou diferenciar a SBD/CI e outra possível causa do complexo de sintomas diagnosticados. Por fim, a identificação de um marcador pode permitir a estratificação dos pacientes com o complexo de sintomas, de forma que o tratamento seja específico à causa específica (isto é, doença) apresentada pelo paciente. Como diversas causas são passíveis de identificação, o diagnóstico de SBD pode, em si, se transformar em uma raridade, assim como aconteceu com a "síndrome uretral aguda" (Stamm et al., 1980).

Para tanto, diversos pesquisadores analisaram os mastócitos como possíveis marcadores diagnósticos da CI. O padrão atual envolve amostras de biópsia do músculo detrusor corados com triptase em cortes de 3 μm, com realização da quantificação em cada sétimo corte (Larsen et al., 2008). A presença de vinte e sete mastócitos por milímetro cúbico é considerada indicativa de mastocitose. No passado, os resultados foram muito contraditórios, e, **hoje, o uso de critérios mastocitários no diagnóstico ainda é debatido** (Kastrup et al., 1983; Feltis et al., 1987; Holm-Bentzen et al., 1987a; Lynes et al., 1987; Hanno et al., 1990; Christmas e Rode, 1991; Moore et al., 1992; Dundore et al., 1996; Hofmeister et al., 1997). A metil histamina, um metabólito de histamina encontrado na urina e que se acredita refletir a ativação dos mastócitos, não foi associada a escore de sintomas, resposta à distensão vesical, achados cistoscópicos ou características à biópsia de bexiga, incluindo a determinação de mastócitos por coloração com triptase (Erickson et al., 2004).

Outros marcadores foram pesquisados (Erickson, 2001), incluindo a proteína catiônica eosinofílica (Lose et al., 1987), a excreção de glicosaminoglicanas (GAG) (Hurst et al., 1993) e a histamina e a metil histamina urinária (El Mansoury et al., 1994). Propostas de mensuração da expressão de isoactina na musculatura lisa (Rivas et al., 1997) e dos níveis urinários de neurotrofina 3, fator de crescimento neuronal, fator neurotrófico derivado da linhagem de células da glia e triptase (Okragly et al., 1999) foram sugeridas. Os baixos níveis de GP51, uma glicoproteína urinária com peso molecular de 5 kDa, foram documentados em pacientes com CI em comparação a controles normais e pacientes com outras doenças do trato urinário (Byrne et al., 1999). Culturas celulares (Elgavish et al., 1997) foram propostas como técnica de triagem.

A medida de níveis elevados de óxido nítrico no ar instilado e incubado na bexiga foi proposta para a triagem em consultório (Lundberg et al., 1996; Ehrén et al., 1999). Maiores níveis de óxido nítrico de formação endógena em pacientes com CI correspondem à maior expressão de mRNA de óxido nítrico sintase indutível (iNOS) e níveis proteicos nessas pacientes. Além disso, a iNOS foi encontrada no urotélio, mas também em macrófagos da mucosa vesical (Koskela et al., 2008). A técnica simples permite a discriminação da doença ulcerativa ou não (Logadottir et al., 2004) e pode dar uma medida objetiva da resposta terapêutica (Hosseini et al., 2004).

O fator antiproliferativo urinário identificado por Keay (veja acima) pode se mostrar um marcador preciso de SBD/CI caso possa ser confirmado por outros centros e passar a ser um marcador bioquímico, e não biológico. **Parece ter maior sensibilidade e especificidade dentre os diversos possíveis marcadores testados** e se encaixa muito bem em um esquema etiológico (Keay et al., 2001a, 2001b; Erickson et al., 2002). Foi também demonstrado que diferencia homens com sintomas de SBD/CI dos controles e diferencia os homens com dor associada à bexiga e sintomas miccionais irritativos daqueles com dor apenas pélvica ou perineal e outros achados não específicos compatíveis com a SDPC em homens (SDPC III), anteriormente chamada *prostatite não bacteriana* (Keay et al., 2004a). Essa questão — se a SDPC e a SBD/CI são duas doenças diferentes — será, sem dúvida, assunto de futuros estudos e é uma questão integral que o NIDDK espera responder com a pesquisa atual (www.mappnetwork.org). Não há dados acerca da reprodutibilidade do APF e quaisquer usos clínicos práticos.

Muitos trabalhos estão sendo feitos com marcadores. A uroplaquina III-delta 4 é um possível marcador por identificação da CI não ulcerativa (Zeng et al., 2007). A viabilidade do diagnóstico de CI em seres humanos e gatos domésticos com espectros de filmes séricos secos (DSFs) usando microespectroscopia com infravermelho foi relatada (Rubio-Diaz et al., 2009).

Teste com Cloreto de Potássio

Parsons realizou um experimento intravesical com KCl, comparando a capacidade de provocação nervosa sensorial do sódio ou do potássio com uma solução de KCl a 0,4 M. A dor e a ocorrência de sintomas constitui o resultado positivo ao exame. **Não se sabe se os resultados indicam uma anomalia na permeabilidade epitelial no subgrupo de pacientes positivos ou uma hipersensibilidade dos nervos sensoriais.** É possível que o epitélio vesical normal nunca seja absolutamente vedado e sempre há algum extravasamento, embora pequeno (Hohlbrugger e Sant, 1997). A concentração de potássio usada é de 400 mEq/L, bem superior às concentrações fisiológicas urinárias de 20 a 80 mEq/L, dependendo da dieta (Vander, 1995). Controles saudáveis podem diferenciar o KCl do cloreto de sódio, embora não sintam dor grave (Roberto et al., 1997). **A esperança é que este exame possa estratificar os pacientes naqueles que responderão a determinados tratamentos (talvez aqueles designados a fortalecer a camada de GAG), mas, hoje, tais informações não existem** (Teichman e Nielsen-Omeis, 1999).

O exame com KCl não é válido no diagnóstico da CI (Chambers et al., 1999). Os critérios do NIDDK são o padrão ouro para definição da SBD/CI com fins científicos. Esses critérios são reconhecidos como um conjunto de pacientes que, com a concordância de praticamente todos os pesquisadores, são portadores de SBD/CI, embora sejam muito restritivos para uso na prática clínica (Hanno et al., 1999b). Assim, este grupo de pacientes deve ser praticamente todo positivo caso o exame com KCl tenha a sensibilidade necessária para auxiliar o diagnóstico. **Até 25% dos pacientes que atendem aos critérios do NIDDK são negativos ao exame com KCl** (Parsons et al., 1998). **No** grupo de pacientes onde deveria apresentar um rendimento diagnóstico melhor, o teste com KCl peca em sensibilidade.

Ao olharmos para o quesito da especificidade da equação, no contexto de pessoas não selecionadas, os estudos relataram uma taxa de 36% de falso-positivos em homens assintomáticos (Yilmaz et al., 2004) e uma taxa de 33% de positivos em uma população de tecelões turcos (Sahinkanat et al., 2008). Na população de paciente com doenças confundíveis, onde gostaríamos de ajudar a separar a SBD/CI de outras doenças, 25% dos pacientes com bexiga hiperativa foram positivos e praticamente todos os pacientes com sintomas irritativos da cistite induzida por radiação e infecção do trato urinário foram positivos ao exame (Parsons et al., 1994b, 1998). Os resultados com a prostatite crônica e a SDPC em homens são variáveis, mas 50% a 84% dos indivíduos foram positivos ao exame (Parsons e Albo, 2002; Yilmaz et al., 2004; Parsons et al., 2005). Em mulheres com dor pélvica, os resultados são similares (Parsons et al., 2002b) e, com base nesses achados, Parsons acredita que a SBD/CI possa afetar mais de 20% da população feminina dos Estados Unidos (Parsons et al., 2002a). Outra forma de interpretar os achados é considerar o exame com KCl não muito específico, com perda de um número significativo de pacientes com SBD/CI e com diagnóstico excessivo de grande parte da população.

Estudos prospectivos e retrospectivos acerca do exame com KCl para o diagnóstico de pacientes com sintomas de SBD/CI não o consideraram melhor em comparação às técnicas padrões de diagnóstico (Chambers et al., 1999; Gregoire et al., 2002; Kuo, 2003) e não observaram sua utilidade no monitoramento dos resultados do tratamento (Sairanen et al., 2007). O desenvolvimento de uma modificação indolor do exame com KCl (Daha et al., 2003) usando a capacidade cistométrica e uma solução a 0,2 M pode melhorar sua aceitação pelos pacientes, porém mais pesquisas são necessárias para determinar qual será o papel, caso existente, deste exame no algoritmo diagnóstico ou terapêutico.

Doenças Confundíveis (Diagnóstico Diferencial)

O diagnóstico de SBD pode ser estabelecido com base na exclusão de doenças confundíveis e confirmado pelo reconhecimento da presença da combinação específica de sintomas e sinais de SBD. Caso os principais sintomas urinários não sejam explicados por um único diagnóstico, a presença de um segundo diagnóstico é possível. É preciso lembrar que a SBD pode ocorrer junto com doenças confundíveis, como as infecções urinárias crônicas ou em remissão ou a endometriose. A Tabela 14-3 resume as doenças confundíveis relacionadas à SBD

TABELA 14-3 Doenças que Podem Ser Confundidas com a Síndrome da Bexiga Dolorosa

DOENÇA CONFUNDIDA	EXCLUÍDA OU DIAGNOSTICADA POR
Carcinoma e carcinoma *in situ*	Cistoscopia e biópsia
Infecção com: Bactérias intestinais comuns *Chlamydia trachomatis, Ureaplasma urealyticum, Mycoplasma hominis, Mycoplasma genitalium, Corynebacterium urealyticum,* espécies de *Candida, Mycobacterium tuberculosis* Herpes simples e papilomavírus humano	Cultura bacteriana de rotina Culturas especiais Tira reagente; em caso de piúria "estéril", cultura de *M. tuberculosis* Exame físico
Radiação	História
Quimioterapia, incluindo imunoterapia com ciclofosfamida	História
Terapia anti-inflamatória com ácido tiaprofênico	História
Obstrução do colo da bexiga e bexiga neurogênica	Urofluxometria e ultrassonografia
Cálculo vesical	Imagem ou cistoscopia
Cálculo ureteral distal	História e/ou hematúria; exame de imagem do trato urinário superior (TC ou UGE)
Divertículo uretral	História e exame físico
Prolapso urogenital	História e exame físico
Endometriose	História e exame físico
Candidíase vaginal	História e exame físico
Câncer de colo uterino, útero e ovário	Exame físico
Esvaziamento vesical incompleto (retenção)	Resíduo pós-miccional ultrassonográfico
Bexiga hiperativa	História e urodinâmica
Câncer de próstata	Exame físico e dosagem de PSA
Obstrução prostática benigna	Urofluxometria e estudo fluxo-pressão
Prostatite bacteriana crônica	História, exame físico, cultura
Prostatite crônica não bacteriana	História, exame físico, cultura
Encarceramento do nervo pudendo	História, exame físico; o bloqueio nervoso pode comprovar o diagnóstico
Dor relacionada à musculatura do assoalho pélvico	História, exame físico

TC, tomografia computadorizada; UGE, urografia excretora; PSA, antígeno prostático específico.
De van de Merwe JP, Nordling J, Bouchelouche P, et al. Diagnostic criteria, classification, and nomenclature for painful bladder syndrome/interstitial cystitis: an ESSIC proposal. Eur Urol 2008;53:60–7.

e seu modo de exclusão com base nas propostas diagnósticas acima mencionadas e procedimentos delineados pelo grupo ESSIC (van de Merwe et al., 2008).

> **PONTOS-CHAVE: DIAGNÓSTICO**
>
> - A SBD ainda é um diagnóstico de exclusão em pacientes que atendem aos critérios sintomáticos para o diagnóstico após a exclusão das doenças confundíveis.
> - A cistoscopia com hidrodistensão vesical sob anestesia auxilia o diagnóstico da úlcera de Hunner, mas não é considerada um pré-requisito para o início do tratamento.
> - A cistoscopia e o diagnóstico por imagem do trato superior são obrigatórios em pacientes com hematúria ainda não avaliados por estas técnicas.
> - A urodinâmica é opcional e geralmente reservada para casos complexos. Não há marcadores laboratoriais comumente disponíveis que contribuam para o diagnóstico de forma substancial.

CLASSIFICAÇÃO

A CI foi originariamente descrita como uma doença vesical com grave inflamação da parede da bexiga, descrita por Hunner como uma úlcera (Hunner, 1915). A lesão, porém, não é uma úlcera, mas uma ferida (fraqueza, vulnerabilidade) que pode ulcerar à distensão, e o nome da lesão vesical foi, consequentemente, alterado para *lesão de Hunner* (van de Merwe et al., 2008). O achado de uma lesão de Hunner pode, portanto, ser originariamente considerado um critério diagnóstico da CI. Messing e Stamey introduziram as glomerulações isoladas como outro achado típico da CI, que foram incluídas nos critérios do NIDDK (Wein et al., 1990).

Magnus Fall propôs que os pacientes com lesões de Hunner (IC clássica) e os pacientes com glomerulações (tipo não Hunner) representavam dois subtipos diferentes (Fall et al., 1987). Esses indivíduos podem apresentar diferentes quadros clínicos, resultados e respostas ao tratamento (Peeker e Fall, 2002b). Os pacientes com lesões de Hunner apresentaram níveis 5 a 20 vezes maiores de quimiocinas CXCL-10 e CXCL-1, interleucina 6 e fator de crescimento nervoso em comparação a pacientes com SBD sem lesões de Hunner (Tyagi et al., 2012). Diferentes padrões de expressão dos genes envolvidos em reações inflamatórias pró-nociceptivas sugerem fisiopatologias distintas em pacientes com lesão de Hunner em comparação a pacientes com SBD sem lesões de Hunner (Homma et al., 2013).

Assim, os pacientes que atendem os critérios do NIDDK representam pelo menos duas (e, talvez, mais) diferentes populações de pacientes. Além disso, até 60% dos pacientes clinicamente considerados portadores de SBD por clínicos experientes não atendem aos critérios do NIDDK (Hanno et al., 1999b) e não se sabe se esses pacientes são ou não comparáveis àqueles que atendem a tais critérios. Por fim, urologistas japoneses consideram que o termo *cistite intersticial* deve ser preservado como o nome da doença apresentada por pacientes com sintomas urinários e achados cistoscópicos de glomerulações ou lesão de Hunner, como descrito nos critérios do NIDDK (Homma, 2008).

Em uma tentativa de unir essas diferentes filosofias em um esquema coerente, a ESSIC propôs a classificação da SBD com base nos achados da CHD e em achados morfológicos em amostras de biópsia de bexiga (van de Merwe et al., 2008) (Tabela 14-1). A classificação inclui grupos não submetidos à CHD (grupo X), bem como grupos não submetidos à investigação morfológica de amostras de biópsia de bexiga (grupo XX). Usando essa classificação, os futuros pesquisadores serão capazes de descobrir se os achados de glomerulações e/ou lesão de Hunner, bem como as alterações morfológicas em amostras de biópsia de bexiga, têm importância significativa no prognóstico da doença e/ou no resultado terapêutico (Geurts et al., 2011).

TRATAMENTO

Terapias Conservativas

Após o estabelecimento do diagnóstico, deve-se decidir por instituir a terapia ou empregar uma política de observação vigilante. **Caso o paciente não tenha sido submetido ao tratamento empírico com antibióticos devido aos sintomas quando o diagnóstico de SBD/CI for estabelecido, tal abordagem é razoável.** A doxiciclina foi considerada eficaz em um estudo suíço (Burkhard et al., 2004). É improvável que outras tentativas de aliviar os sintomas com antibióticos valham a pena, e esses tratamentos não são recomendados na ausência de culturas positivas. **Redução do estresse, exercícios, banhos quentes de imersão e esforços do paciente para manutenção de um estilo de vida normal contribuem para a qualidade geral de vida** (Whitmore, 1994). Em uma grande pesquisa com pacientes, modificações dietéticas, aplicação de compressas quentes ou frias e redução do estresse tiveram taxas de respostas positivas em mais de 80% dos respondedores (O'Hare et al., 2013). Em um estudo controlado com 45 pacientes com SBD/CI e 31 controles saudáveis, maiores níveis de estresse foram relacionados a maior dor e urgência nos portadores de CI, mas não no grupo controle (Rothrock et al., 2001). Estratégias mal adaptadas de enfrentamento com estresse podem afetar os sintomas de forma adversa (Rothrock et al., 2003).

Biofeedback, **técnicas de massagem e outras fisioterapias podem auxiliar o relaxamento muscular do assoalho pélvico** (Mendelowitz et al., 1997; Meadows, 1999; Holzberg et al., 2001; Lukban, et al., 2001; Markwell, 2001). Esta é uma intervenção razoável, graças à forte associação entre a disfunção do assoalho pélvico e a SBD/CI (Peters et al., 2007a; Bassaly et al., 2011). Um estudo preliminar do NIDDK demonstrou a viabilidade de tal ensaio e sugeriu fortemente a eficácia da fisioterapia em comparação à massagem terapêutica global (FitzGerald et al., 2009). Isso foi confirmado em um estudo controlado randomizado comparando 10 tratamentos agendados de fisioterapia miofascial ou massagem terapêutica global em 11 centros clínicos da América do Norte. A taxa de resposta na Avaliação de Resposta Global (GRA) foi de 26% no grupo da massagem terapêutica global e de 59% no grupo da fisioterapia miofascial (p =0,0012) (FitzGerald et al., 2012).

Mendelowitz e Moldwin obtiveram uma taxa de sucesso de 69% em 16 pacientes tratados com o *biofeedback* eletromiográfico (Mendelowitz et al., 1997), mas a resposta terapêutica não foi correlacionada a alterações na identificação do músculo e o efeito placebo pode ter sido considerável. A **acupuntura** foi usada na SBD/CI e em muitas outras síndromes de dor crônica. Há **poucas evidências de que é mais eficaz do que o não tratamento na dor crônica** e evidências inconclusivas de que a acupuntura é mais eficaz do que o placebo, a acupuntura controle (*"sham"*) ou o tratamento padrão (Ezzo et al., 2000). **Os resultados da acupuntura na SBD/CI foram desapontadores** (Geirsson et al., 1993).

Dieta

Restrições dietéticas elaboradas não são apoiadas por nenhuma literatura, mas muitos pacientes percebem que seus sintomas são adversamente afetados por alimentos específicos e fazem bem em evitá-los (Koziol et al., 1993; Koziol, 1994). **De modo geral, esses alimentos incluem cafeína, álcool, adoçantes artificiais, pimentas e bebidas que podem acidificar a urina, como o suco de *cranberry*** (Shorter et al., 2007). Várias subunidades de canais iônicos sensíveis a ácidos são expressas na bexiga humana, e a regulação positiva de alguns desses canais em pacientes com SBD/CI sugere o envolvimento na maior dor e hiperalgesia (Sanchez-Freire et al., 2011). **A associação sem comprovação entre a CI e muitos alimentos levou à recomendação de diversas "dietas para cistite intersticial" com pouca base objetiva ou científica** (Quadro 14-7). O único estudo dietético controlado com placebo, embora pequeno, não conseguiu demonstrar uma relação entre a dieta e os sintomas (Fisher et al., 1993). Bade et al., observaram que os pacientes com CI tendem a ter uma dieta mais saudável do que a população geral, mas não perceberam qualquer fundamento lógico na alteração dietética ou na ingestão de líquido que não a redução do consumo de cafeína (Bade et al., 1997b). Nguan et al., realizaram um estudo transversal prospectivo e duplo-cego com instilações de urina em pH fisiológico (5,0) e tamponado neutro (7,5) (Nguan et al., 2005). Não houve diferença estatística significativa nas pontuações subjetivas de dor, sugerindo que o ajuste do pH da urina com dieta ou suplementos dietéticos pode ter pouca influência sobre a sintomatologia. Os sucos de laranja e toranja (*grapefruit*), ricos em potássio e citrato, tendem a aumentar o pH urinário (Wabner e Pak, 1993), mas são evitados por muitos pacientes com CI com base nas recomendações da "dieta para CI" e sua experiência pessoal de exacerbações relacionadas a alimentos. A tentativa de alcalinização da urina pode valer a pena, mas não existem estudos que a apoiem. Alguns pacientes apresentaram

QUADRO 14-7 Recomendações da Interstitial Cystitis Association de Alimentos a Serem Evitados

Leite e laticínios
Queijos curados
Creme azedo
Iogurte
Chocolate

Vegetais
Fava
Feijão-de-lima
Cebolas
Tofu
Soja
Tomate

Frutas
Maçã
Damasco
Abacate
Banana
Meloa ou cantalupo
Frutas cítricas
Oxicoco (cranberries)
Uva
Nectarina
Pêssego
Abacaxi
Ameixa
Romã
Ruibarbo
Morango
Sucos das frutas acima

Carboidratos e grãos
Pão de centeio
Pão fermentado

Carnes e peixe
Carnes e peixe em conserva, enlatados, curados, processados, defumados

Nozes
Bebidas
Bebidas alcoólicas, incluindo cerveja e vinho
Bebidas com gás
Café
Chá
Sucos de fruta

Temperos
Maionese
Ketchup
Mostarda
Vinagrete
Comidas condimentadas (chinesa, mexicana, indiana, tailandesa)
Molho de soja
Missô
Molhos para salada
Vinagre

Conservantes e aditivos
Álcool benzílico
Ácido cítrico
Glutamato monossódico
Adoçantes artificiais
Conservantes
Ingredientes artificiais
Corante alimentar

Diversos
Tabaco
Cafeína
Remédios para emagrecer
Junk foods (guloseimas)
Drogas recreacionais
Medicamentos para alergia com efedrina ou pseudoefedrina
Determinadas vitaminas

Modificado de Interstitial Cystitis Association. Understanding the interstitial cystitis/painful bladder syndrome diet, <http://www.ichelp.org/document.doc?id=7 >; 2009 [accessed 29.10.14].

melhora com o glicerofosfato de cálcio, um agente redutor da acidez dos alimentos de venda livre (Hill et al., 2008; O'Hare et al., 2013), mas não há ensaios controlados que apoiem seu uso. Um método controlado para determinação das sensibilidades dietéticas, como uma dieta de eliminação, pode ter papel importante no tratamento do paciente (Friedlander et al., 2012).

Em um grande estudo dos National Institutes of Health, os pacientes com SBD/CI recém-diagnosticada foram tratados com enfoque em quatro áreas alvos: (1) controle ou redução dos sintomas, (2) controle da ingestão de fluido, (3) alteração da dieta para possível melhora dos sintomas e (4) treinamento vesical e supressão da urgência. A abordagem comportamental ao estresse e manejo da dor foi também usada para auxiliar os pacientes a aprenderem habilidades de redução do estresse em suas vidas. Dos 135 pacientes randomizados a esta abordagem sem medicação adicional, 45% apresentaram melhora modera ou grande ao desfecho de 12 semanas (Foster et al., 2010). Em outro ensaio, a hidrodistensão seguida pelo treinamento vesical gerou respostas melhores e estatisticamente significativas às 24 semanas após o procedimento em comparação à hidrodistensão isolada (Hsieh et al., 2012). Infelizmente, a educação e a autoajuda geralmente não são suficientes e a maioria dos pacientes precisa de uma ou mais dentre várias terapias.

Terapias Orais (Tabela 14-4)

Amitriptilina

A amitriptilina, um antidepressivo tricíclico, passou a ser essencial no tratamento oral da SBD/CI. Os tricíclicos apresentam graus variáveis de pelo menos **três ações farmacológicas maiores:** (1) Têm ações anticolinérgicas centrais e periféricas em alguns, mas não todos os sítios, (2) bloqueiam o sistema de transporte ativo na terminação nervosa pré-sináptica responsável pela captação das aminas neurotransmissoras serotonina e noradrenalina liberadas e (3) são sedativos, uma ação que presumivelmente se dá de forma central, mas talvez seja relacionada às suas propriedades anti-histamínicas. A amitriptilina, na verdade, é um dos antidepressivos tricíclicos mais potentes em termos do bloqueio de receptores H_1-histaminérgicos (Baldessarini et al., 1985). Há também evidências de que esses fármacos dessensibilizam os receptores α2 em neurônios noradrenérgicos centrais. Paradoxalmente, também bloqueiam receptores α-adrenérgicos e de serotonina. Em teoria, os agentes tricíclicos têm ações que podem tender a estimular predominantemente receptores β-adrenérgicos na musculatura lisa do corpo da bexiga, uma ação que facilitaria mais o armazenamento de urina por redução da excitabilidade da musculatura lisa naquela área (Barrett et al., 1987).

Hanno e Wein foram os primeiros a relatar a resposta terapêutica na CI após notar uma resposta "acidental" à amitriptilina em um de seus pacientes também tratado por ter depressão (Hanno e Wein, 1987). No ano seguinte, surgiu um relato similar, relacionando a resposta ao cloridrato de desipramina (Renshaw, 1988). Considerando que um fármaco usado com sucesso, em doses relativamente baixas, em muitos tipos de síndromes de dor crônica, e que também apresenta propriedades anticolinérgicas, efeitos β-adrenérgicos na bexiga, características sedativas e forte atividade anti-histamínica H_1 parecia ideal à CI, o primeiro ensaio clínico foi realizado com resultados promissores (Hanno et al., 1989). Um estudo subsequente de acompanhamento (Hanno, 1994a) relatou que, dos 28 de 43 pacientes que puderam tolerar a terapia por pelo menos 3 semanas em dose de 25 mg antes de dormir, com aumento gradual para 75 mg no mesmo horário por 2 semanas, 18 apresentaram remissão total dos sintomas ao acompanhamento médio de 14,4 meses, 5 desistiram devido aos efeitos colaterais e 5 não tiveram benefício clínico. Os benefícios foram aparentes em 4 semanas. Em todos os pacientes, a hidrodistensão e a terapia intravesical com DMSO haviam sido ineficazes. **A sedação foi o principal efeito colateral.** Kirkemo et al., trataram 30 pacientes e obtiveram uma taxa de 90% de melhora subjetiva às 8 semanas (Kirkemo et al., 1990). Ambos os estudos observaram que os pacientes com capacidades vesicais acima de 450 a 600 mL sob anestesia pareciam ter os melhores resultados. Outro estudo não controlado de 11 pacientes com frequência urinária e dor pélvica (Pranikoff e Constantino, 1998) relataram sucesso em 9 dos pacientes, dos quais 5 apresentaram resolução completa dos sintomas e 4, alívio significativo. Dois pacientes não toleraram a medicação. Em um ensaio duplo-cego com intenção de tratamento e controlado com placebo, conduzido por 4 meses em 50 pacientes, 63% dos tratados com amitriptilina em doses de 25 a 75 mg (doses toleradas) antes de

TABELA 14-4 Grau e Nível de Evidências de acordo com o Sistema Oxford das Terapias Orais e Intravesicais

TRATAMENTO	ICI*	EAU†	GIANNANTONI‡
TERAPIAS ORAIS			
Amitriptilina	B: 2	A: 1	A: 1
Analgésicos	C: 4	C: 2	
Hidroxizina	D: 1	A: 1	
PPS	D: 1	A: 1	C: 1
Ciclosporina	C: 3	A: 1	A: 1
L-arginina	–	A: 1	A: 1
Antibióticos	D: 4		
Azatioprina	D: 4		
Benzidamina	D: 3		
Derivados de cloroquina	D: 4		
Cimetidina	C: 3		
Doxiciclina	D: 4		
Duloxetina	–	C: 4	
Gabapentina	C: 4		
Metotrexato	D: 4		
Misoprostol	D: 4		
Montelukast	D: 4		
Nalmefeno	–	A: 1	
Nifedipina	D: 4		
Quercetina	D: 4		
Tanezumab	D: 1		
Tosilato de suplatast	D: 3		
Vitamina E	D: 4		
TERAPIAS INTRAVESICAIS			
Lidocaína	C: 2		
DMSO	B: 2	A: 1	
Heparina	C: 3		
Ácido hialurônico	D: 1	B: 2	
Sulfato de condroitina	D: 4	B: 2	A: 1
PPS	D: 4	A: 1	
Capsaicina/RTX	–	A: 1	
BCG	–	A: 1	A: 1
Oxibutinim	D: 4		
BTX (intramural)	A: 1		A: 1

BCG, bacilo de Calmette-Guérin; BTX, toxina botulínica; DMSO, dimetil sulfóxido; EAU: European Association of Urology; ICI, International Consultation on Incontinence, 2012; PPS, polissulfato de pentosan; RTX, resiniferatoxina.
*Hanno P, Dinis P, Lin A, et al. Bladder pain syndrome. In: Abrams P, Cardozo L, Khoury S, et al., editors. Incontinence. Paris: International Consultation on Urological Diseases/European Association of Urology; 2013. p. 1583-649.
†Fall M, Baranowski AP, Elneil S, et al. EAU guidelines on chronic pelvic pain. Eur Urol 2010;57:35-48.
‡Giannantoni A, Bini V, Dmochowski R, et al. Contemporary management of the painful bladder: a systematic review. Eur Urol 2012;61:29-53. From Committee on Bladder Pain Syndrome. Fifth International Consultation on Incontinence; 2012 Feb; Paris, France.

dormir relataram satisfação boa ou excelente, em comparação a 4% dos indivíduos que receberam placebo (van Ophoven et al., 2004a). Aos 19 meses de acompanhamento, houve poucos casos de taquifilaxia e boas taxas de respostas foram observadas em todo o espectro de sintomas de SBD/CI (van Ophoven e Hertle, 2005).

O grande ensaio randomizado controlado duplo-cego do NIDDK comparou a educação e a modificação comportamental com e sem a administração oral de amitriptilina e mostrou uma resposta de 55% no braço que incluiu a medicação e a terapia conservativa em comparação à resposta de 45% do grupo submetido apenas à educação e à terapia comportamental (Foster et al., 2010). A diferença não foi estatisticamente significativa. No entanto, se apenas os pacientes que podem tolerar 25 mg ou mais de medicação ou placebo forem incluídos, o sucesso em comparação à terapia conservativa isolada foi de 73% contra 53% em 12 semanas. A frequência e as pontuações de sintomas e problemas de O'Leary-Sant também mostraram melhora significativa. Assim, **com base na intenção de tratamento, a amitriptilina não teve benefício significativo, mas, nos 62% de pacientes capazes de tolerar essas doses relativamente baixas do fármaco, os benefícios parecem substanciais** (Yang et al., 2014). Os pacientes devem ser alertados quanto a **fadiga, constipação, boca seca, aumento do apetite e vertigem.** A titulação lenta e semanal da dose, começando com 10 mg antes de dormir e com aumentos semanais de 10 mg à dose máxima tolerada de 50 mg no mesmo horário, parece minimizar a ocorrência de efeitos colaterais. A eficácia da amitriptilina parece não ser relacionada à presença ou ausência da lesão de Hunner, e os achados à cistoscopia não tem valor preditivo no resultado do tratamento (Sun et al., 2014). O medicamento pode também ser benéfico no tratamento da síndrome de dor vulvar que às vezes acompanha a SBD (Ventolini, 2013).

A amitriptilina tem eficácia analgésica comprovada, com **dose preferida mediana de 50 mg em uma faixa de 25 a 150 mg por dia.** Esta faixa é menor do que as doses tradicionais usadas no tratamento da depressão, de 150 a 300 mg. O efeito é muito mais rápido (1 a 7 dias) do que o relatado na depressão, e o efeito analgésico é distinto de qualquer efeito sobre o humor (McQuay e Moore, 1997). Os antidepressivos tricíclicos são contraindicados em pacientes com síndrome de QT longo ou doença significativa do sistema de condução (bloqueio bifascicular ou trifascicular) após o infarto do miocárdio recente (nos últimos 6 meses), angina instável, insuficiência cardíaca congestiva, contrações ventriculares prematuras frequentes ou história de arritmias ventriculares sustentadas. Esses medicamentos devem ser usados com cautela em pacientes com hipotensão ortostática (Low e Dotson, 1998). Doses superiores a 100 mg são associadas ao maior risco relativo de morte cardíaca súbita (Ray et al., 2004).

Outros Antidepressivos

Outros antidepressivos tricíclicos foram usados na SBD. Um ensaio empregou uma combinação de doxepina e piroxicam, um inibidor de ciclo-oxigenase 2 (COX-2). Vinte e seis de 32 pacientes (81%) apresentaram remissão dos sintomas (Wammack et al., 2002). Outro estudo relatou resultados satisfatórios com a desipramina (Renshaw, 1988). A segurança e a eficácia da duloxetina, um inibidor da recaptação de serotonina e noradrenalina, na SBD/CI foi avaliada em um estudo observacional com 48 mulheres (van Ophoven e Hertle, 2007). Os pacientes foram prospectivamente tratados por 2 meses após um protocolo de titulação positiva até a dose alvo de 40 mg de duloxetina duas vezes ao dia. Cinco pacientes foram identificados como respondedores e 17 desistiram do tratamento devido aos efeitos colaterais, incluindo náusea em todos os 17 indivíduos. Nenhum evento adverso grave foi relatado. Nos 5 respondedores, uma dose de 40 mg duas vezes ao dia foi necessária para a observação de eficácia. De modo geral, a duloxetina não leva à melhora clinicamente significativa dos sintomas.

Anti-histamínicos

O uso de anti-histamínicos data do final da década de 1950 e vem do trabalho de Simmons, que postulou que a liberação local de histamina pode ser responsável pelo desenvolvimento da CI ou acompanhá-lo (Simmons, 1961). O autor relatou os casos de 6 pacientes tratados com piribenzamina. Os resultados não foram expressivos, e apenas metade dos pacientes apresentaram alguma resposta. A terapia é notável por ter sido concebida de forma muito lógica para essa doença. Theoharides liderou a pesquisa sobre mastócitos neste campo e foi o maior proponente moderno do tratamento com anti-histamínicos (Theoharides, 1994). Esse pesquisador usou o antagonista exclusivo do receptor H_1, hidroxizina, um anti-histamínico de primeira geração (Simons, 2004), que pode bloquear a ativação neuronal dos mastócitos (Minogiannis et al., 1998). Em 40 pacientes tratados com 25 mg antes de dormir, com aumento, durante 2 semanas (caso a sedação não fosse problema), para

50 mg à noite e 25 mg pela manhã, praticamente todos os sintomas avaliados melhoraram em 30%. Apenas 3 pacientes não apresentaram resposta alguma. Como em muitos relatos com fármacos na CI, essas respostas foram avaliadas de forma subjetiva e sem cegamento ou controle com placebo. Um estudo subsequente sugeriu eficácia maior em pacientes com alergias documentadas e/ou evidências de ativação de mastócitos na bexiga (Theoharides et al., 1997; Theoharides e Sant, 1997). **No ensaio controlado com placebo do NIDDK, a hidroxizina não provocou resposta significativa** (Sant et al., 2003).

Não se sabe por que um antagonista H_2 seria eficaz, mas estudos não controlados mostram a melhora dos sintomas em dois terços dos pacientes tratados com cimetidina em doses divididas, totalizando 600 mg (Seshadri et al., 1994; Lewi, 1996). O tratamento foi eficaz em um ensaio duplo-cego e controlado com placebo (Thilagarajah et al., 2001), mas estudos histológicos mostram que a mucosa vesical apresenta diferenças antes e após a administração e o mecanismo de qualquer eficácia ainda não foi explicado (Dasgupta et al., 2001). A cimetidina é um tratamento comum no Reino Unido, onde mais de um terço dos pacientes relatam sua utilização (Tincello e Walker, 2005).

Polissulfato Sódico de Pentosan

A sugestão de Parson, de que um defeito na barreira de permeabilidade epitelial, a camada de glicosaminoglicanas (GAG), contribui para a patogênese da CI, levou a uma tentativa de correção de tal defeito com o polissacarídeo sulfatado sintético polissulfato sódico de pentosan (PPS), um análogo de heparina disponível em formulação oral, com 3% a 6% de excreção na urina (Barrington e Stephenson, 1997). O PPS é vendido com o nome comercial Elmiron®. **Os achados em estudos foram contraditórios.**

Fritjofsson tratou 87 pacientes em um ensaio multicêntrico aberto na Suécia e na Finlândia (Fritjofsson et al., 1987). O volume vesical com e sem anestesia não foi alterado. O alívio da dor foi completo em 35% e parcial em 23% dos pacientes. A frequência diurna caiu de 16,5 a 13 e a noctúria, de 4,5 a 3,5. Os volumes médios eliminados aumentaram em quase uma colher de sopa no grupo sem úlcera. Holm-Bentzen estudou 115 pacientes em um ensaio duplo-cego e controlado com placebo (Holm-Bentzen et al., 1987b). Os sintomas, os parâmetros urodinâmicos, a aparência cistoscópica e as contagens de mastócitos não se alteraram após 4 meses. A capacidade vesical sob anestesia aumentou significativamente no grupo com mastocitose, mas sem alteração dos sintomas ou capacidade diurna.

A primeira experiência de Parsons foi mais encorajadora (Parsons et al., 1983) e, subsequentemente, os resultados de dois ensaios multicêntricos controlados com placebo e realizados nos Estados Unidos foram publicados (Mulholland et al., 1990; Parsons et al., 1993). No primeiro estudo, a melhora geral superior a 25% foi relatada em 28% do grupo tratado com PPS em comparação a 13% do grupo placebo. No segundo estudo, os números respectivos foram de 32% nos pacientes tratados com o fármaco e de 16% nos indivíduos que receberam placebo. O volume eliminado médio no grupo PPS aumentou em 20 mL. Nenhuma outra melhora objetiva foi documentada. Um estudo fatorial, 2 × 2, do NIDDK avaliou o PPS e a hidroxizina usados de forma isolada e combinada e comparou os resultados com os do grupo placebo (Sant et al., 2003). Os pacientes foram tratados por 6 meses. Nenhuma resposta estatisticamente significativa a qualquer uma das medicações foi documentada. Nenhuma tendência significativa foi observada nos grupos terapêuticos com PPS (34%) em comparação aos grupos não PPS (18%). Dos 29 pacientes tratados apenas com PPS, 28% apresentaram uma resposta global (o desfecho primário) de melhora moderada ou grande, em comparação a 13% nos indivíduos tratados com placebo, um número muito similar aos resultados dos ensaios pilotos de 3 meses, embora sem obtenção de importância estatística no estudo de 6 meses. Um ensaio subsequente, patrocinado pela indústria, não mostrou uma resposta de eficácia relacionada à dose na faixa de 300 a 900 mg por dia; porém, os eventos adversos *foram* relacionados à dose (Nickel et al., 2005a). Outro ensaio de 6 meses que comparou o PPS à ciclosporina A gerou uma taxa de resposta de 19% no grupo tratado com PPS e de 75% de resposta global no grupo que recebeu ciclosporina A (Sairanen et al., 2005).

A experiência em longo prazo com o PPS em estudos não controlados é compatível com a eficácia em um subgrupo de pacientes (Al-Zahrani e Gajewski 2011), **que pode cair abaixo de 30% daqueles inicialmente tratados** (Jepsen et al., 1998). **A taquifilaxia parece ser incomum nos respondedores.** Um estudo de fase 4 ordenado pela Food and Drug Administration dos Estados Unidos (FDA) e iniciado em julho de 2004 terminou em janeiro de 2011. O estudo avaliou a segurança e a eficácia do PPS, comparando a administração de 100 mg uma vez ao dia, 100 mg três vezes ao dia e placebo por 24 semanas em 66 centros e 369 pacientes. O estudo acabou quando a análise parcial mostrou que sua continuação era inútil e o fármaco foi ineficaz (http://clinicaltrials.gov/ct2/show/resultados/NCT00086684?term=elmiron&rank=1).

Os eventos adversos do PPS ocorreram em menos de 4% dos pacientes com a dose de 100 mg três vezes ao dia (Hanno, 1997) e incluíram alopecia reversível, diarreia, náusea e *rash*. Raros problemas de sangramento foram relatados (Rice et al., 1998). O PPS promove a proliferação celular *in vitro* na linhagem de câncer de mama MCF-7 e sugeriu-se cautela ao prescrevê-lo a grupos com alto risco de desenvolvimento de câncer de mama e mulheres no período pré-menopausa (Zaslau et al., 2004). **O tratamento por 3 a 6 meses geralmente é necessário para observação da melhora sintomática.** Em um pequeno ensaio, o PPS foi eficaz quando administrado por via intravesical (Bade et al., 1997a). O fármaco pode ter valor no tratamento da cistite induzida por radiação (Parsons, 1986; Hampson e Woodhouse, 1994) e da cistite causada por ciclofosfamida (Toren e Norman, 2005), mas **seu valor no tratamento da SBD/CI parece ser marginal.**

Fármacos Imunomoduladores

Ciclosporina. A ciclosporina, um imunossupressor bastante usado em transplante de órgãos, foi analisada em um novo ensaio na SBD (Forsell et al., 1996). Onze pacientes receberam ciclosporina por 3 a 6 meses em dose inicial de 2,5 a 5 mg/kg por dia e dose de manutenção de 1,5 a 3 mg/kg por dia. A frequência de micção diminuiu e os volumes médios e máximos eliminados aumentaram de forma significativa. A dor vesical diminuiu ou desapareceu em 10 pacientes. Após a interrupção de tratamento, a maioria dos pacientes não apresentaram recidiva dos sintomas.

Em um estudo de acompanhamento de período maior, 20 de 23 pacientes com CI refratária, tratados com ciclosporina e observados por, em média, 60,8 meses, apresentaram ausência de dor vesical. A capacidade vesical mais que dobrou. Em 11 pacientes, a terapia foi então interrompida e, em 9, os sintomas reapareceram em meses, mas responderam ao reinício da administração de ciclosporina (Sairanen et al., 2004). Sairanen et al., também descobriram que a ciclosporina A foi bem superior ao PPS sódico em todos os parâmetros clínicos de resultados aos 6 meses (Sairanen et al., 2005). Os pacientes que responderam à ciclosporina A apresentaram redução significativa dos níveis urinários de fator de crescimento endotelial (EGF) (Sairanen et al., 2008). Dados de três centros dos Estados Unidos relataram sucesso em 23 de 34 pacientes com lesões de Hunner e 3 de 10 pacientes sem lesões de Hunner (Forrest et al., 2012). O tratamento por 3 a 4 meses foi sugerido para aferir sua eficácia. A medida luminal de óxido nítrico correlacionou os níveis inferiores à resposta terapêutica à ciclosporina (Ehrén et al., 2013). Um relato de caso destacou o sucesso em um paciente com SS e SBD primária (Emmungil et al., 2012).

Tosilato de suplatast. O tosilato de suplatast (IPD-1151T) é um imunorregulador que suprime a produção de IgE e a eosinofilia de forma específica, por meio da supressão de linfócitos T auxiliares que produzem IL-4 e IL-5. É usado no Japão para o tratamento de doenças alérgicas, incluindo asma, dermatite atópica e rinite. Ueda et al., relataram um pequeno estudo em 14 mulheres com CI (Ueda, 2000). O tratamento por 1 ano aumentou significativamente a capacidade vesical e reduziu a urgência urinária, a frequência e a dor abdominal em 10 mulheres. Alterações concomitantes ocorreram nos marcadores sanguíneos e urinários, sugerindo uma resposta do sistema imune. Ensaios maiores, multicêntricos, randomizados e controlados nos Estados Unidos e no Japão não levaram à aprovação governamental da indicação na SBD/CI ou introdução do fármaco nos Estados Unidos.

Azatioprina e Derivados de Cloroquina. Em um único relato de 1976, Oravisto et al., usaram azatioprina ou derivados de cloroquina em pacientes com SBD sem resposta a outros tratamentos (Oravisto e Alfthan, 1976). Cerca de 50% dos pacientes responderam ao tratamento.

Micofenolato Mofetil. Em um ensaio multicêntrico, randomizado e controlado com placebo do NIDDK, o micofenolato mofetil

(CellCept®), em doses divididas de 1 a 2 g por dia, não foi eficaz no tratamento dos sintomas da SBD/CI refratária. O ensaio, que incluiu 59 pacientes randomizados de forma 2:1 ao braço ativo, foi interrompido quando a FDA emitiu um novo alerta para o fármaco *(aborto espontâneo e malformações congênitas foram associados a seu uso)*, e **uma análise parcial não mostrou benefícios** (Yang et al., 2011).

Adalimumab. Um ensaio randomizado duplo-cego controlado com placebo deste agente anti-inflamatório inibidor de TNF não conseguiu demonstrar uma prova de conceito positiva para este fármaco, que é aprovado para uso no tratamento de artrites (reumatoide, psoriática e de outros tipos), da psoríase em placa, da doença de Crohn e da colite ulcerativa (Bosch, 2014).

Outros Agentes

L-arginina. Foster e Weiss foram os primeiros a propor a administração de L-arginina no tratamento da CI (Foster et al., 1997). Oito pacientes com CI receberam 500 mg de L-arginina três vezes por dia. Após 1 mês, a atividade urinária de NOS aumentou 8 vezes e 7 de 8 pacientes observaram melhora nos sintomas. Um estudo aberto com 11 pacientes mostrou melhora em todos os 10 indivíduos que continuaram o tratamento com L-arginina por 6 meses (Smith et al., 1997).

Um estudo aberto com 9 mulheres na Suécia não conseguiu encontrar qualquer alteração em escores de sintomas ou produção de óxido nítrico na bexiga (Ehrén et al., 1998). Um ensaio randomizado controlado com placebo de 53 pacientes com SBD/CI não encontrou diferença na análise da intenção de tratamento entre os pacientes tratados com o fármaco e placebo (Korting et al., 1999). Um ensaio transversal randomizado e controlado com placebo, de menor porte, conduzido em 16 pacientes com SBD não observou melhora clinicamente significativa com a L-arginina e concluiu que não é possível recomendá-la no tratamento da CI (Cartledge et al., 2000).

O corpo de evidências não apoia o uso de L-arginina para alívio dos sintomas de CI.

Quercetina. A quercetina, um bioflavonoide encontrado em muitos produtos de venda livre, pode ter os efeitos anti-inflamatórios de outros membros desta classe de compostos existentes em frutas, vegetais e alguns condimentos. Katske et al., administraram 500 mg de quercetina, duas vezes ao dia, a 22 pacientes com SBD por 4 semanas (Katske et al., 2001). Todos os pacientes, exceto 1, apresentaram certa melhora nas pontuações de sintomas e problemas de O'Leary-Sant, bem como na pontuação da avaliação global. Outros estudos de grande porte e controlados com placebo são necessários para determinar sua eficácia.

Antibióticos. Warren et al., (2000) randomizaram 50 pacientes ao tratamento, por 18 semanas, com placebo ou antibióticos, incluindo rifampicina mais uma sequência de doxiciclina, eritromicina, metronidazol, clindamicina, amoxicilina e ciprofloxacina por 3 semanas cada. A análise da intenção de tratamento demonstrou que 12 dos 25 pacientes tratados com antibióticos e 6 dos 25 pacientes do grupo placebo relataram melhora geral, enquanto 10 e 5, respectivamente, notaram melhora na dor e na urgência. O estudo foi complicado pelo fato de que 16 dos pacientes do grupo tratado com antibióticos foi submetido a uma nova terapia para a SBD durante o estudo, assim como 13 pacientes do grupo placebo. Não houve diferença estatística. O que foi estatisticamente significativo foi a ocorrência de eventos adversos em 80% dos participantes que receberam antibióticos, em comparação a 40% dos controles com placebo. Náusea e/ou vômito e diarreia foram os efeitos colaterais predominantes. A maioria dos pacientes tratados com antibióticos adivinhou, corretamente, em qual braço terapêutico estavam; aqueles que adivinharam de forma correta apresentaram tendência significativamente maior de observar melhora após o estudo. A duração da melhora após o término do tratamento com antibióticos não foi relatada.

Burkhard et al., registraram uma taxa de sucesso de 71% em 103 mulheres com história de urgência e frequência urinária e dor pélvica e/ou uretral crônica geralmente associadas à dispareunia e/ou à história de infecção recorrente do trato urinário (Burkhard et al., 2004). Este foi um grupo grande, inclusivo e provavelmente mais amplo do que o da SBD que enfocamos. Ainda assim, Burkhard recomendou o tratamento empírico com doxiciclina neste grupo. A maioria dos pacientes com SBD foi submetida à antibioticoterapia empírica antes do diagnóstico.

Hoje, não há evidências que sugiram um lugar para os antibióticos no tratamento da SBD na ausência de infecção documentada por cultura (Maskell, 1995). **Ainda assim, não deixa de ser razoável tratar os pacientes com antibióticos, de forma empírica,** *uma* **vez caso nunca tenham recebido esses medicamentos para seus sintomas urinários.**

Metotrexato. A baixa dose oral de metotrexato melhorou significativamente a dor vesical em quatro de nove mulheres com SBD, mas não alterou a frequência urinária, o volume máximo eliminado ou o volume médio eliminado (Moran et al., 1999). Nenhum estudo randomizado controlado com placebo foi realizado com este agente.

Montelukast. Os mastócitos desencadeiam a liberação de dois tipos de mediadores pró-inflamatórios, incluindo grânulos pré-formados armazenados, como heparina e histamina, e as prostaglandinas e os leucotrienos B4 e C4 recém-sintetizados. Os antagonistas clássicos, como o montelukast, o zafirlukast e o pranlukast, bloqueiam os receptores de cisteinil leucotrieno 1. Em um estudo piloto (Bouchelouche et al., 2001b), 10 mulheres com CI e mastocitose do músculo detrusor receberam 10 mg de montelukast por dia por 3 meses. A frequência, a noctúria e a dor melhoraram expressivamente em 8 das pacientes. A realização de novos estudos parece justificada, especialmente em pacientes com mastocitose do músculo detrusor, definida pela presença de mais de 28 mastócitos/mm^2 (Traut et al., 2011).

Nifedipina. O antagonista de canal de cálcio nifedipina inibe a contração da musculatura lisa e a imunidade celular. Em um estudo piloto (Fleischmann, 1994), 30 mg de um preparado de liberação prolongada foram administrados a 10 pacientes do sexo feminino e titulados a 60 mg por dia em 4 das pacientes sem melhora dos sintomas. Em 4 meses, 5 pacientes apresentaram redução de pelo menos 50% das pontuações de sintomas e 3 de 5 eram assintomáticas. Nenhum outro estudo foi relatado.

Misoprostol. O análogo de prostaglandina de administração oral misoprostol foi estudado em 25 pacientes em dose de 600 µg por dia (Kelly et al., 1998). Aos 3 meses, 14 pacientes apresentavam melhora significativa e, aos 6 meses, 12 ainda respondiam ao tratamento. Uma ação citoprotetora na bexiga urinária foi postulada.

Dextroanfetamina. Um único trabalho com seis pacientes relatou o benefício do uso de 30 mg de sulfato de dextroanfetamina por dia, com retorno dos sintomas à interrupção da medicação (Check et al., 2013).

Inibidores de Fosfodiesterase. O uso de inibidores de fosfodiesterase (PDE) na SBD é considerado há muito tempo. Acredita-se que os inibidores de PDE do tipo 5 (PDE5) relaxem a musculatura lisa ou estruturas envolvidas na sinalização aferente e suprimam a atividade espontânea da musculatura lisa (Truss et al., 2001; Hanna-Mitchell e Birder, 2011; Chen et al., 2014a). Ensaios com estes fármacos na SBD estão sendo realizados.

Analgésicos

O uso adequado e prolongado de analgésicos é parte integral do tratamento de uma doença de dor crônica, como a CI. A maioria dos pacientes pode ser bastante beneficiada pelo manejo clínico da dor, usando os analgésicos comumente administrados nas síndromes de dor neuropática crônica, incluindo antidepressivos, anticonvulsivantes e opioides (Wesselmann et al., 1997). Muitos analgésicos não opioides, incluindo o acetaminofeno e os anti-inflamatórios não esteroidais (AINE), e até mesmo os agentes antiespasmódicos (Rummans, 1994), têm lugar na terapia junto a alguns medicamentos especificamente projetados para tratar a doença em si.

Há poucos estudos com o uso de analgésicos na SBD, e a maioria dos dados foi inferida de tipos de dor que não a SBD e da opinião de especialistas. Os profissionais de saúde devem perguntar sobre a dor, e o relato do próprio paciente deve ser a fonte primária de avaliação. Os clínicos devem avaliar a dor por meio de escalas de pontuação de fácil administração e documentar a eficácia do alívio da dor em intervalos regulares após o início ou alteração do tratamento.

Diferentemente dos opioides, com o aumento das doses, o acetaminofeno, o ácido acetilsalicílico e os demais AINEs atingem um teto de efeito analgésico máximo (Drugs for pain, 1998). A gabapentina, lançada em 1994 como anticonvulsivante, foi eficaz nas dores neuropáticas, inclusive na neuropatia diabética (Backonja et al., 1998) e na neuralgia pós-herpética (Rowbotham et al., 1998). O fármaco apresenta sinergia à morfina na dor neuropática (Gilron et al., 2005). A gabapentina pode ter algum benefício na SDPC e na SBD/CI (Sasaki et al., 2001). A pregabalina também é relatada como eficaz na dor neuropática e na dor da fibromialgia (Freynhagen et al., 2005; Arnold et al., 2008).

Como os resultados da cirurgia de grande porte ainda são incertos, a terapia em longo prazo com opioides também pode ser considerada em pacientes submetidos às terapias mais conservadoras sem sucesso (Quadro 14-8). Os opiáceos raramente são os analgésicos de primeira escolha nos estados de dor crônica, mas não devem deixar de ser usados em caso de insucesso de analgésicos menos potentes (Portenoy et al., 1997; Bennett, 1999). Esta é uma decisão difícil, que requer muita consideração e discussão entre o paciente e o urologista; a participação de um especialista em dor é indicada. Um único médico precisa assumir a responsabilidade pelo tratamento da dor e fazer todas as prescrições dessas medicações (Brookoff e Sant, 1997). Os opioides são eficazes na maioria das formas de dor moderada e grave e não têm efeito máximo, a não ser o imposto pelos efeitos adversos. Os efeitos colaterais comuns incluem sedação, náusea, confusão branda e prurido. De modo geral, esses efeitos são transitórios e facilmente resolvidos. A depressão respiratória é extremamente rara caso os medicamentos sejam usados da maneira prescrita. A ocorrência de constipação é comum e um laxante brando geralmente é necessário. O maior impedimento ao uso adequado desses fármacos, quando prescritos por longo prazo para a dor não maligna, é o medo do vício. Estudos sugerem que o risco é baixo (Gourlay, 1994). As formulações de narcóticos de ação longa, que resulta em níveis constantes de fármaco por muitas horas, são preferíveis.

Os pacientes com dor crônica geralmente recebem doses inadequadas de analgésicos de ação curta, o que gera ciclos de alívio em curto prazo, ansiedade e dor. Isso leva ao comportamento de procurar diversos médicos e tentativas de conseguir o medicamento, o que é confundido com a adição. Embora a dependência física aos opioides seja inevitável, a adição física, uma doença crônica caracterizada pelo uso compulsivo de uma substância e que gera dano físico, psicológico ou social ao usuário e continua apesar de tal dano, é rara. A terapia crônica com opioides pode ser considerada em pacientes cuidadosamente selecionados. É mais bem administrada em clínicas especializadas em dor e requer a reavaliação frequente pelo paciente e pelo médico (Portenoy e Foley, 1986).

QUADRO 14-8 Orientações Gerais para Uso de Opioides na Dor Urogenital Crônica ou não Aguda

1. Todos os outros tratamentos razoáveis foram tentados e considerados ineficazes.
2. A decisão de instituir a terapia prolongada com opioide deve ser feita por um especialista adequadamente treinado em consulta com outro médico (preferencialmente o clínico geral do paciente).
3. Em caso de história ou suspeita de abuso de drogas, um psiquiatra ou psicólogo com experiência em manejo da dor e adição a drogas deve participar do tratamento.
4. A dose necessária precisa ser calculada por meio da titulação cuidadosa.
5. O paciente deve ser conscientizado (e, se possível, assinar um termo de consentimento livre e esclarecido) dos seguintes:
    a. Os opioides são fármacos potentes e associados à adição e dependência.
    b. Os opioides serão normalmente prescritos por apenas uma fonte.
    c. Os medicamentos serão prescritos por períodos fixos e uma nova receita não será dada antes do fim de tal período.
    d. O paciente estará sujeito a exames de urina e, talvez, de sangue para verificar se o medicamento está sendo usado como prescrito e que fármacos não prescritos não estão sendo tomados.
    e. O comportamento agressivo inadequado associado à exigência do medicamento não será aceito.
    f. O exame com um especialista do hospital normalmente ocorrerá pelo menos uma vez ao ano.
    g. O paciente pode ser solicitado a comparecer a uma consulta com psiquiatra ou psicólogo.

O não atendimento às normas acima pode resultar no encaminhamento do paciente a uma agência para dependência em drogas, e o uso de opioides analgésicos terapêuticos será interrompido.

6. A morfina é um fármaco de primeira linha, a não ser que haja contraindicações a seu uso ou indicações especiais para outro medicamento. O fármaco deve ser prescrito em forma de liberação lenta ou modificada. Os preparados de curta ação são indesejáveis e devem ser evitados se possível. A administração parenteral é indesejável e deve ser evitada quando possível.

De Fall M, Baranowski A, Elneil S, et al. Guidelines on chronic pelvic pain. European Association of Urology; 2008. p. 1–99. www.uroweb.org/professional-resources/guidelines/.

PONTOS-CHAVE: TERAPIAS ORAIS

- Poucas das terapias orais comumente usadas no tratamento da SBD têm evidências inequívocas de eficácia em ensaios clínicos controlados, multicêntricos e randomizados de grande porte.
- Há poucas evidências de que qualquer uma dessas terapias altere a história natural da doença, embora muitas pareçam eficazes em determinados pacientes.

Terapias Intravesicais (Tabela 14-4)

Acesse www.expertconsult.com para mais informações sobre o uso de nitrato de prata e Clorpactin®.

Dimetil Sulfóxido

O pilar do tratamento da SBD é a instilação intravesical de DMSO a 50% (Sant, 1987). O DMSO é, às vezes, administrado em uma solução com bicarbonato de sódio, heparina e/ou corticosteroide, mas a FDA apenas aprovou seu uso isolado (Stav et al., 2012; Gafni-Kane et al., 2013). O DMSO é um subproduto da indústria da madeira e derivado da lignina. Tem propriedades solventes excepcionais e é livremente miscível em água, lipídios e substâncias orgânicas. Deve-se saber a absorção sistêmica dos agentes coadministrados. As propriedades farmacológicas incluem penetração em membranas, maior absorção de fármaco, ação anti-inflamatória (Kim et al., 2011), efeitos analgésicos, dissolução de colágeno, relaxamento muscular e liberação de histamina por mastócitos. Os efeitos *in vitro* sobre a função vesical não correspondem a seus efeitos positivos *in vivo* (Freedman et al., 1989), em que a liberação de histamina não foi demonstrada após o tratamento (Stout et al., 1995). Foi sugerido que o DMSO, na verdade, dessensibiliza as vias nociceptivas do trato urinário inferior (Birder et al., 1997). A administração de DMSO no tratamento de doenças humanas começou nos anos 1960 nas áreas de inflamação musculoesqueléticas e manifestações cutâneas da esclerodermia.

Stewart et al., são creditados pela popularização da administração intravesical de DMSO na SBD/CI (Stewart et al., 1967). Em meados da década de 1960, Stewart aplicou DMSO na pele sobre a área suprapúbica de um grupo de pacientes refratários a formas convencionais de terapia. Os resultados foram ruins, mas a instilação intravesical de 50 mL de uma solução de 50% instilada por 15 minutos por meio de cateter e repetida em intervalos de 2 a 4 semanas gerou efeitos positivos com 2 a 12 meses de duração em seis de oito pacientes. A ausência de efeitos colaterais, à exceção do odor de alho no hálito, e a não necessidade de administração em ambiente hospitalar foram novidades significativas em relação aos tratamentos anteriores. Outros relatos deste grupo confirmaram a segurança e a eficácia (Stewart et al., 1971, 1972; Stewart e Shirley, 1976; Shirley et al., 1978), com intervalos livres de sintomas de 1 a 3 meses em 73% dos pacientes. Ek relatou uma taxa de sucesso de 70%, mas observou que a maioria dos pacientes, por fim, precisava da repetição do tratamento ou da instituição de outras modalidades (Ek et al., 1978). Séries prospectivas de Fowler (1981) e Barker et al., (1987) revelaram taxas de sucesso sintomático superiores a 80%, embora as recidivas não tenham sido incomuns. Fowler observou apenas melhoras mínimas na capacidade funcional vesical e atribuiu os efeitos benéficos do DMSO a um efeito direto sobre os nervos sensoriais da bexiga. Perez-Marrero comparou o DMSO ao soro fisiológico e observou melhora objetiva de 93% e melhora subjetiva de 53% contra 35% e 18%, respectivamente, com a utilização de soro fisiológico (Perez-Marrero et al., 1988). Os pacientes com instabilidade vesical não respondem ao tratamento (Emerson e Feltis, 1986). Stav e Hung relataram taxas de sucesso de 60% e recomendaram sua consideração como terapia de primeira linha (Stav et al., 2012; Hung et al., 2012).

Devido à facilidade de administração (Biggers, 1986), **a baixa morbidade e os resultados sintomáticos razoáveis, o DMSO obviamente merece seu lugar como tratamento eficaz na SBD/CI.** Estudos in vivo em tiras de bexiga de rato expostas a diversas concentrações de DMSO por 7 minutos mostraram a ausência de contração por estimulação de campo elétrico à concentração de 40% e menor complacência à concentração de 30% (Melchior et al., 2003). Neste modelo, as concentrações de 25% ou menos tiveram efeitos negligenciáveis. Não se sabe como tal achado está relacionado ao uso de DMSO em seres humanos. Um caso raro de cistite eosinofílica foi relatado após a instilação de DMSO (Abramov et al., 2004).

O DMSO é geralmente administrado como parte de um "coquetel intravesical" (50 mL de DMSO + 10 mg de Triancinolona + 44 mEq de bicarbonato de sódio + 20.000 a 40.000 unidades de heparina, por via intravesical) semanalmente, por 6 semanas. Em caso de boa resposta clínica, a terapia de manutenção, composta pela administração mensal do coquetel por 6 meses, foi empregada. Não há estudos controlados acerca da eficácia desta terapia combinada nem relatos de sua segurança em longo prazo. Há um problema inerente à realização de ensaios controlados com placebo com o DMSO devido ao forte odor de alho resultante da instilação, que rapidamente leva à perda do cegamento em qualquer estudo.

Glicosaminoglicanas

As GAGs exógenas foram eficazes na formação de uma barreira à permeabilidade epitelial em bexigas cujo epitélio foi lesionado com protamina (Nickel et al., 1998). A **heparina,** que pode mimetizar a atividade do revestimento de mucopolissacarídeo da própria bexiga (Hanno et al., 1978b), possui efeitos anti-inflamatórios e inibe a proliferação de fibroblastos, a angiogênese e a proliferação de células da musculatura lisa. Devido a seus diversos efeitos, a possibilidade de utilização da heparina por motivos terapêuticos que não o controle da coagulação foi objeto de muitas pesquisas e especulações (Lane e Adams, 1993). Weaver foi o primeiro a relatar o uso de heparina intravesical no tratamento da CI (Weaver et al., 1963). Administrada por via intravesical, a absorção sistêmica da heparina é praticamente nula, mesmo na bexiga inflamada (Caulfield et al., 1995). Embora estudos não controlados sugerissem algum efeito benéfico da administração subcutânea (Lose et al., 1983, 1985), os riscos óbvios de anticoagulação e osteoporose impediram que esta via fosse mais estudada e empregada. A dose de 10.000 unidades pode ser administrada de forma intravesical em água estéril, combinada ou não ao DMSO, em intervalos variáveis e com bons resultados relatados (Perez-Marrero et al., 1993; Parsons et al., 1994a). Kuo relatou melhora de 50% ou mais no Escore Internacional de Sintomas Prostáticos em 29 de 40 mulheres com CI tratadas com 25.000 unidades por via intravesical, duas vezes por semana, por 3 meses (Kuo, 2001).

Parsons usou doses intravesicais diárias de 40.000 unidades de heparina em 20 mL de água estéril, com manutenção por 30 a 60 minutos. A "melhora razoável dos sintomas" pode ser esperada entre 6 meses e 2 anos após o início de terapia (Parsons, 2000). A adição de lidocaína alcalinizada à instilação de heparina melhora o alívio da dor (Parsons, 2005). A adição de 8 mL de lidocaína a 2% e 4 mL de bicarbonato de sódio a 8,4% pode melhorar os resultados (Welk e Teichman, 2008). Na verdade, a combinação de 200 mg de lidocaína com bicarbonato de sódio a 8,4% (10 mL de solução total) *sem* heparina gerou uma taxa de resposta de 30% 3 dias após o término da administração intravesical diária por 5 dias e foi estatisticamente superior ao coquetel placebo (Nickel et al., 2009b). Um estudo japonês relatou altas taxas de sucesso com a instilação intravesical semanal de 20.000 unidades de heparina com 5 mL de lidocaína a 4% e 25 mL de bicarbonato de sódio a 7% por 12 semanas (Nomiya et al., 2013). A administração intravesical de uma solução de lidocaína e heparina foi proposta como tratamento das exacerbações de sintomas (Parsons et al., 2012).

Outro análogo de GAG, o **PPS,** administrado por via intravesical (300 mg, duas vezes por semana, em 50 mL de soro fisiológico) teve benefício modesto em um ensaio de pequeno porte (Bade et al., 1997a). Um estudo com 41 pacientes comparando a administração oral de PPS à administração oral e intravesical mostrou uma redução de 24% nas pontuações de O'Leary-Sant com a terapia oral e uma diminuição de 46% no grupo que também recebeu o PPS por via intravesical (Davis et al., 2008).

A GAG não sulfatada **ácido hialurônico** também é usada por via intravesical. Ensaios usando 40 mg dissolvidos em 40 mL de soro fisiológico por semana, por 4 a 6 semanas e, então, mensalmente, mostraram taxas de resposta entre 71% (Morales et al., 1996) e 30% (Porru et al., 1997). No verão de 2003, a Bioniche Life Sciences e, na primavera de 2004, a Seikagaku Corporation relataram estudos clínicos multicêntricos, duplo-cegos e controlados com placebo de seus preparados de ácido hialurônico (40 mg ou 200 mg por mililitro, respectivamente), e nenhum mostrou a eficácia significativa do hialuronato de sódio em comparação ao placebo. Esses estudos negativos não foram publicados na literatura revista por pares. Nenhum dos preparados foi aprovado para uso no tratamento da SBD/CI nos Estados Unidos. Um estudo aberto austríaco mostrou que 13 de 27 pacientes com SBD e resultado positivo ao exame com potássio responderam à administração intravesical de 40 mg de ácido hialurônico por semana por 10 semanas, embora os primeiros não respondedores às 5 semanas também tenham sido tratados com 200 mg de PPS intravesical, três vezes por semana, pelas 5 semanas restantes (Daha et al., 2008). Os melhores resultados do ácido hialurônico são de Riedl, que estudou 126 pacientes com resultado positivo ao exame modificado com potássio e capazes de tolerar a manutenção da solução por 2 horas, usando 40 mg por semana por um mínimo de 10 semanas; 84% dos pacientes apresentaram melhora significativa (Riedl et al., 2008). Os casos resistentes ao tratamento foram submetidos a uma combinação de distensão vesical sequencial sob anestesia e instilação de ácido hialurônico a cada 1 a 3 meses, dependendo da resposta, com taxa de sucesso de 74% em 23 pacientes (Ahmad et al., 2008). Embora o medicamento pareça eficaz em ensaios não controlados (Van Agt et al., 2011; Engelhardt et al., 2011; Figueiredo et al., 2011; Lv et al., 2012; Lai et al., 2013), **a eficácia do ácido hialurônico na SBD/CI ainda não foi comprovada em estudos controlados e duplo-cegos** (Iavazzo et al., 2007). O fármaco ainda não foi aprovado para uso na SBD nos Estados Unidos.

O sulfato de condroitina desempenha um importante papel na função da barreira vesical (Janssen et al., 2013). Hurst mostrou, por imuno-histoquímica, um déficit de sulfato de condroitina na superfície luminal da bexiga de pacientes com CI (Hurst, 2003). A administração intravesical de sulfato de condroitina inibiu o recrutamento de células inflamatórias em um modelo experimental de "bexiga com extravasamento" de cistite (Engles et al., 2012). Pequenos estudos não controlados usando a administração intravesical de **sulfato de condroitina** mostraram taxas de sucesso de 33% a 75% (Steinhoff et al., 2002; Sorensen, 2003; Tornero et al., 2013). Um estudo multicêntrico aberto usando administrações semanais de uma solução de sulfato sódico de condroitina a 2% por 6 semanas e, então, mensais por 4 meses, mostrou taxa de resposta de 60%, sem problemas de segurança (Nickel et al., 2009a). Um estudo maior de acompanhamento não conseguiu demonstrar a eficácia significativa do medicamento (Nickel et al., 2012; Thakkinstian e Nickel, 2013). Um grande experimento aberto usando o fármaco em todas as formas de "cistite crônica" concluiu sua eficácia na melhora da urgência, dos volumes eliminados e da noctúria, e sua boa tolerância quando administrado semanalmente por, no máximo, oito instilações (Nordling e van Ophoven, 2008).

As GAGs foram combinadas na instilação, com bons resultados relatados em estudos não controlados (Cervigni et al., 2008; Cervigni et al., 2012; Porru et al., 2012; Giberti et al., 2013).

Uma grande análise da terapia de reposição da camada de GAG com GAG intravesicais concluiu que, apesar do uso deste tratamento por mais de duas décadas, a maioria dos estudos era não controlada, foi mal realizada e teve um pequeno número de pacientes. Ensaios randomizados controlados em grande escala são urgentemente necessários para definição do benefício deste tipo de tratamento. Grupos distintos de pacientes (bem fenotipados) precisam ser confirmados quanto aos achados ao diagnóstico definitivo (Madersbacher et al., 2013). Outra revisão conclui, com tristeza, que "ensaios randomizados controlados sugeriram que os análogos de GAG são tão bons quanto o placebo" (Chintea e Belal, 2013).

Outras Terapias Intravesicais

 Acesse www.expertconsult.com para mais informações sobre o uso de doxorrubicina, BCG, capsaicina e resiniferatoxina (RTX).

> **PONTOS-CHAVE: TERAPIAS INTRAVESICAIS**
> - A possibilidade de alta eficácia combinada à segurança e ao baixo perfil de efeitos colaterais ganho pela aplicação do tratamento diretamente ao revestimento da bexiga fez que a pesquisa de novos métodos de terapia intravesical tenha alta prioridade para pesquisadores e empresas farmacêuticas.
> - Os pacientes cuja dor e outros sintomas não estão diretamente relacionados à patologia da bexiga tendem a não responder tão bem a este tipo de terapia direcionada ao órgão.

Terapias Intradetrusoras

O valor terapêutico da **toxina botulínica tipo A (BTX-A)** é parcialmente derivado de sua capacidade de inibição temporária da liberação de acetilcolina e outros neurotransmissores, causando paralisia flácida dose-dependente no músculo esquelético. Este fármaco pode corrigir a distonia focal quando injetado no músculo. A administração intradetrusora de BTX-A é agora aprovada para uso nos Estados Unidos para o tratamento da hiperatividade detrusora neurogênica e idiopática refratária. A BTX-A também tem propriedades analgésicas (Rajkumar e Conn, 2004). A princípio, acreditava-se que este efeito era decorrente do alívio do espasmo muscular. No entanto, a toxina reduz a sensibilização periférica por meio da inibição da liberação de vários marcadores de sinalização neuronal, incluindo glutamato e substância P, e diminui a expressão do gene *c-Fos*. A BTX-A pode afetar a alça de *feedback* sensorial para o sistema nervoso central por redução da estimulação do tecido muscular, talvez por inibição da liberação de acetilcolina por neurônios motores gama que inervam as fibras intrafusais do feixe muscular (Rosales et al., 1996). A toxina inibe a liberação de neurotransmissores sensoriais de preparados vesicais isolados em modelos com bexiga de ratos de lesão aguda e inflamação crônica (Lucioni et al., 2008). A inflamação crônica e a apoptose são significativamente reduzidas após injeções repetidas de BTX-A em pacientes com SBD (Shie et al., 2013). A BTX-A foi usada com eficácia por anos em diferentes doenças com hipercontrações musculares. A administração intravesical de BTX bloqueia a liberação do peptídeo relacionado ao gene de calcitonina (CGRP) induzido por ácidos acéticos em terminações nervosas aferentes na camada mucosa da bexiga de ratos (Chuang et al., 2004). Em um modelo animal de perda da barreira de permeabilidade da bexiga, a administração intravesical de BTX-A minimizou a irritabilidade do órgão e restaurou as respostas nervosas aferentes aos níveis basais (Vemulakonda et al., 2005). Esses resultados apoiam a realização de ensaios clínicos com a BTX-A no tratamento da SBD/CI e outros tipos de dor visceral (Chancellor e Yoshimura, 2004).

Uma série multi-institucional de casos usando injeções intravesicais de Botox® ou Dysport® em 13 pacientes com SBDSBD/CI refratária relatou melhora em 9 pacientes. As melhoras dos sintomas duraram, em média, 3,72 meses (variação de 1 a 8 meses). Nenhuma complicação sistêmica foi observada, embora 2 pacientes tivessem apresentado redução de fluxo, com certa necessidade de fazer força à micção (Smith e Chancellor, 2004). Rackley et al., da Cleveland Clinic, relataram ausência de alteração nas medidas objetivas ou subjetivas de resultados em uma série de 10 pacientes com SBD/CI, onde o trígono foi poupado na técnica de injeção (Rackley et al., 2005). O acompanhamento de 1 ano em 15 pacientes tratados com 200 unidades de BTX-A em 20 mL de soro fisiológico mostrou que a taxa de sucesso caiu de 86,6% em 3 meses a 26,6% em 5 meses e foi igual a 0 em 12 meses (Giannantoni et al., 2008). A biópsia de bexiga realizada 2 semanas após a injeção intradetrusora de BTX-A mostrou que os níveis de produção de fator de crescimento neuronal caíram em pacientes que responderam ao tratamento em relação aos controles (Liu et al., 2009). Acredita-se que os pacientes refratários ao tratamento podem ter desenvolvido anticorpos após a primeira injeção de BTX (Schulte-Baukloh et al., 2008).

O grupo português do Porto defendeu a limitação das injeções a 100 unidades, divididas em 10 pontos de administração, todos no trígono. O tratamento foi eficaz em mais de 50% dos pacientes, com duração de 9 meses e ausência de observação de disfunção miccional (Pinto et al., 2010). Parece haver pouca taquifilaxia associada ao tratamento e a repetição das injeções em intervalos regulares ou quando há recidiva dos sintomas continua eficaz (Kuo, 2013; Pinto et al., 2013). **A toxina onabotulínica A parece ser um tratamento razoável para a SBD que é refratária à terapia conservadora padrão por via oral e intravesical** (Mangera et al., 2011; Yokoyama et al., 2012). Ao ser injetada no trígono, em alíquotas de 10 unidades (total de 100 unidades), o risco de prejuízo ao esvaziamento da bexiga parece ser minimizado.

A injeção submucosa de 10 mL de uma solução de **triancinolona acetonida** a 40 mg/mL, em alíquotas de 0,5 mL, foi usada no tratamento de lesões de Hunner em 30 pacientes (Cox et al., 2009). Setenta por cento dos pacientes apresentaram melhora importante, com duração estimada em 7 a 12 meses.

Neuromodulação

Uma vez que a SBD/CI é uma síndrome de dor crônica, é razoável considerar opções terapêuticas de interface direta com o sistema nervoso. Esta abordagem é ainda mais apoiada pela associação entre a disfunção do assoalho pélvico e as síndromes de dor pélvica (Zermann et al., 1999).

A redução da dor pela **estimulação nervosa elétrica transcutânea (TENS)** é rotina em diversos transtornos dolorosos (Fall, 1987). Fall et al., foram os primeiros a usar a estimulação elétrica na CI, relatando 14 mulheres tratadas com sucesso pela estimulação nervosa intravaginal em longo prazo ou TENS (Fall et al., 1980). Subsequentemente, McGuire observou melhora em 5 de 6 pacientes tratadas com a estimulação elétrica (McGuire et al., 1983).

A intenção primária da aplicação da estimulação nervosa elétrica periférica na CI é aliviar a dor por meio da estimulação de aferentes mielinizados para ativação de circuitos inibidores segmentares. Como efeito secundário, a frequência urinária pode também ser reduzida. Na revisão mais completa sobre o assunto (Fall e Lindstrom, 1994), 33 pacientes com CI ulcerativa e 27 pacientes com CI não ulcerativa foram submetidos à TENS suprapúbica. Os eletrodos foram posicionados de 10 a 15 cm de distância, imediatamente acima da sínfise púbica. A TENS foi realizada em alta ou baixa frequência (2 a 50 Hz). Em caso de ausência de efeito com a TENS de alta frequência após 1 mês, a terapia em baixa frequência foi usada. A aplicação de TENS por 30 a 120 minutos foi prescrita por dia. A dor melhora mais do que a frequência. Bons resultados ou remissões foram descritas em 26% dos pacientes com CI não ulcerativa e, surpreendentemente, em 54% dos pacientes com a doença ulcerativa. Fall e Lindstrom (1994) advertem que a experiência é baseada em estudos abertos, com número relativamente baixo de pacientes, e que há um efeito placebo significativo com a estimulação dolorosa periférica.

A **acupuntura** foi usada no tratamento da frequência, da urgência e da disúria (Chang, 1988). Vinte e dois dos 26 pacientes tratados no ponto SP 6 apresentaram melhora clínica sintomática. Um estudo com acupuntura e TENS na CI mostrou efeitos limitados de ambas as modalidades (Geirsson et al., 1993). O bloqueio epidural lombar foi avaliado em um relato de caso positivo (Pelaez et al., 2004), mas, em uma série anterior, levou apenas ao alívio da dor em curto prazo (em média, por 15 dias) na CI (Irwin et al., 1993). A estimulação do nervo tibial posterior foi eficaz em 60% de 37 pacientes com sintomas de atividade excessiva da bexiga em um estudo holandês não controlado (van Balken et al., 2001). Um estudo duplo-cego controlado com placebo realizado na Austrália com a terapia com *laser* transdérmico no nervo tibial posterior não mostrou benefício em 56 pacientes quando comparada ao braço placebo, mas o efeito placebo foi muito forte, indicando a importância de tais ensaios na avaliação de terapias invasivas (O'Reilly et al., 2004). Um estudo chinês de estimulação do nervo tibial posterior duas vezes por semana por 5 semanas em pacientes com SBD/CI não mostrou melhora nas pontuações de dor, e nenhum dos 18 pacientes achou que o tratamento tinha efeito significativo (Zhao et al., 2008).

A estimulação direta do nervo sacral foi explorada no tratamento da SBD, da urgência e da frequência e é chamada **neuromodulação,** uma técnica cujo potencial urológico foi desenvolvido por meio da pesquisa básica e clínica de Tanagho e Schmidt (Schmidt, 1993; Fandel e Tanagho, 2005). Esses e outros autores observaram que os pacientes que realmente melhoram com esta modalidade terapêutica são aqueles com dor e disfunção identificável nos músculos pélvicos (Everaert et al., 2001; Siegel et al., 2001; Aboseif et al., 2002). Os pacientes que relataram dor pélvica na ausência de disfunção do assoalho pélvico e sensibilidade do músculo elevador passíveis de demonstração não responderam bem (Schmidt, 2001). A princípio, a estimulação era realizada com a colocação de um eletrodo percutâneo temporário por 3 a 4 dias para avaliação de eficácia. O nervo S3 era o mais frequentemente usado. Um eletrodo com fio era inserido no forame e conectado a um gerador externo de pulsos (Medtronic, Minneapolis, MN, Estados Unidos). Se este tratamento fosse eficaz, o paciente seria candidato ao implante de uma prótese nervosa permanente. Mais recentemente, um procedimento estadiado suplantou a abordagem percutânea tradicional, já que a resposta à estimulação pode ser mais bem avaliada com a colocação mais precisa e maior estabilidade do eletrodo do que por meio do implante percutâneo por tentativa e erro (Peters et al., 2003). A taxa entre tentativa e implante de Peters aumentou de 52% para 94%. Outros relatos observaram taxa entre tentativa e implante com a técnica percutânea de 76% em 33 pacientes com SBD/CI (Whitmore et al., 2003) a 40% em 211 pacientes com incontinência de urgência refratária, frequência de urgência e retenção urinária (Scheepens et al., 2002b).

A neuromodulação mostrou-se eficaz no tratamento da incontinência urinária com urgência refratária (Schmidt et al., 1999; Spinelli et al., 2001). A seguir, estudos sobre o potencial terapêutico na SBD/CI foram realizados (van Kerrebroeck, 1999). O grupo da University of Maryland descreveu uma redução na atividade antiproliferativa e normalização dos níveis de HB-EGF em pacientes em que o teste de estimulação foi bem-sucedido (Chai et al., 2000a). Peters et al., relataram sucesso em dois terços dos pacientes com SBD/CI submetidos à estimulação do nervo sacral (Peters et al., 2003). A pontuação GRA determinada pelos pacientes foi correlacionada aos achados objetivos (Peters et al., 2008). Outro estudo (Comiter, 2003) observou que 17 de 25 pacientes apresentaram sucesso ao teste de estimulação e foram submetidos ao implante permanente do dispositivo InterStim® (Medtronics, St. Paul, MN, Estados Unidos). Os dispositivos foram implantados de forma permanente em 13 dos 15 pacientes submetidos ao procedimento estadiado, em comparação a 4 dos 10 pacientes submetidos ao teste de estimulação percutânea. Com um acompanhamento médio de 14 meses, o procedimento foi considerado eficaz em 16 de 17 pacientes, gerando uma taxa de sucesso de intenção de tratamento de 64%. Embora a neuromodulação sacral possa reduzir a necessidade de uso de narcóticos de forma significativa na SBD/CI refratária, a maioria dos pacientes que tomam tais medicamentos de maneira crônica tende a continuar seu uso para alívio da dor mesmo após o implante (Peters e Konstandt, 2004). Um centro relatou uma taxa de melhora da urgência e da frequência em longo prazo de 45% (Elhilali et al., 2005). Os resultados do tratamento não parecem ser dependentes da idade (Peters et al., 2013b). A função sexual das mulheres pode também melhorar (Yih et al., 2013). **Vários estudos agora atestam os benefícios da neuromodulação sacral na SBD** (Ghazwani et al., 2011; Marinkovic et al., 2011; Vaarala et al., 2011; Tirlapur et al., 2013b).

A estimulação unilateral deve ser realizada antes de a estimulação sacral bilateral ser considerada (Oerlemans e van Kerrebroeck, 2008). A realização do teste de estimulação bilateral pode ser indicada em caso de insucesso da técnica unilateral (Steinberg et al., 2007). O único ensaio transversal prospectivo randomizado que comparou a estimulação unilateral e bilateral do nervo sacral observou ausência de diferenças significativas entre os resultados (Scheepens et al., 2002a). A presença de dor é um fator preditivo da ocorrência de eventos adversos (White et al., 2009) e, embora a neuromodulação sacral seja eficaz em 56% dos pacientes com urgência e frequência, aconselha-se cautela quando a dor é a queixa principal. Ainda assim, **as revisões de múltiplos estudos, em grande parte não controlados, mostram taxas de sucesso de 60% a 80% em relação à dor pélvica crônica** (Marcelissen et al., 2011; Srivastava, 2012). **As taxas de revisão cirúrgica são de 7% a 0%** (van Kerrebroeck et al., 2007; Gajewski e Al-Zahrani, 2011). No tratamento dos sintomas de SBD, a reprogramação frequente é geralmente necessária (Maxwell et al., 2008). A presença de urgência pode ser um fator preditivo positivo do sucesso em longo prazo (Gajewski e Al-Zahrani, 2011).

> **PONTOS-CHAVE: NEUROMODULAÇÃO**
>
> - A associação entre a disfunção do assoalho pélvico e a síndrome da dor pélvica faz que a neuromodulação seja uma alternativa terapêutica racional.
> - Os pacientes com dor pélvica na ausência de disfunção demonstrável do assoalho pélvico e sensibilidade do elevador podem não responder tão bem quanto aqueles com urgência e frequência associadas à disfunção do assoalho pélvico. Ensaios controlados acerca da estimulação do nervo sacral na SBD são necessários.

Terapia Cirúrgica

Hidrodistensão

A hidrodistensão vesical sob anestesia, embora tecnicamente seja um tratamento cirúrgico, geralmente é a primeira modalidade terapêutica empregada, muitas vezes como parte da avaliação diagnóstica. **Uma vez que não há padronização dos métodos de hidrodistensão** (Turner e Stewart, 2005), **os resultados variam bastante.** Frontz foi o primeiro a sugerir a superdistensão hidráulica da bexiga na CI em 1922 (Frontz, 1922), e Bumpus relatou a primeira série 8 anos depois (Bumpus, 1930). O simples enchimento da bexiga à cistoscopia traz alívio a alguns pacientes (Hald et al., 1986); outros pesquisadores relatam o uso de um procedimento em consultório, com anestesia intravesical com lidocaína e administração de fármaco eletromotivo (Rose et al., 2005); e Dunn relatou 25 pacientes submetidos à distensão sob anestesia ao nível da pressão arterial sistólica por até 3 horas (Dunn et al., 1977). Dezesseis dos pacientes não apresentaram sintomas ao acompanhamento médio de 14 meses; 2 pacientes sofreram ruptura de bexiga. **A bexiga de pacientes com CI pode ser muito delgada, e a possibilidade de perfuração ou ruptura deve ser sempre lembrada e discutida com o paciente** (Badenoch, 1971; Hamer et al., 1992). **A distensão prolongada provavelmente traz pouco ou nenhum benefício em comparação à distensão em curto prazo, por minutos** (Taub e Stein, 1994; McCahy e Styles, 1995). Usando anestesia epidural e técnica de distensão com balão à pressão arterial média por 3 horas consecutivas, Glemain et al., relataram eficácia boa, mas transitória, em pacientes com capacidade vesical superior a 150 mL à cistometria pré-distensão (Glemain et al., 2002). Em sua série prospectiva de 30 pacientes, 18 mantiveram a resposta terapêutica aos 6 meses e 13 em 1 ano de acompanhamento. A ocorrência de hematúria moderada foi quase universal, com piora dos sintomas em 5% dos pacientes; a dor lombar e hipogástrica foram sequelas comuns. Uma ruptura de bexiga, um episódio de sepse e um episódio de retenção prolongada foram observados.

Nosso método compreende a realização de um exame cistoscópico (cujos achados geralmente não são dignos de nota), obtenção de urina para citologia e distensão da bexiga por 1 a 2 minutos em pressão de 80 cm H_2O. A bexiga é esvaziada e, então, novamente enchida para permitir a observação de glomerulações ou ulcerações. A seguir, a distensão hidráulica terapêutica é feita por mais 8 minutos. A biópsia, se indicada, é realizada após a segunda distensão. As respostas terapêuticas em pacientes com capacidade vesical sob anestesia inferior a 600 mL são excelentes em 26% e moderadas em 29%, em comparação a excelentes em 12% e moderadas em 43% dos pacientes com capacidades vesicais maiores (Hanno e Wein, 1991). A maioria das respostas favoráveis foi extremamente breve, porém um único paciente apresentou melhora por 6 meses, sendo, assim, um candidato à repetição da distensão terapêutica.

A hidrodistensão aguda não parece provocar qualquer disfunção vesical em longo prazo (Kang et al., 1992; Lasanen et al., 1992).

Qualquer eficácia é provavelmente relacionada ao dano às terminações nervosas aferentes na mucosa (Dunn et al., 1977). A técnica não tem benefícios em pacientes com hiperatividade detrusora (Taub e Stein, 1994; McCahy e Styles, 1995). Mais da metade dos homens com dor prostática e ausência de bacteriúria pode ter glomerulações. Neste grupo, os sintomas melhoraram com a hidrodistensão (Berger et al., 1998). **Embora muitos pacientes com CI apresentem urgência sensorial em capacidades diurnas inferiores a 100 mL, a hidrodistensão sob anestesia parece permitir o "estadiamento" da doença, dando ao clínico alguma ideia sobre a possibilidade de instituição de terapias conservativas.** A capacidade sob anestesia inferior a 200 mL não prognosticaria bem a probabilidade de sucesso da terapia medicamentosa. Felizmente, esses casos são relativamente raros.

Considerações Cirúrgicas

A terapia cirúrgica de grande porte extirpativa e/ou reconstrutiva é uma opção na SBD após o insucesso de todos os tratamentos conservadores — a um ponto que não pode ser excessivamente enfatizado. A SBD/CI, embora uma causa de morbidade significativa, é um processo não maligno com taxa de remissão espontânea temporária de até 50% (Held et al., 1990) que não resulta diretamente em mortalidade. Os óbitos são autoinduzidos ou decorrentes de complicações da terapia. **Em nenhum outro caso o princípio da não maleficência (*primum non nocere*) tem maior relevância;** o tratamento não deve ser pior do que a doença (Siegel et al., 1990). A cirurgia deve ser reservada ao paciente motivado e bem-informado que apresenta doença extremamente grave e não responsiva, um grupo composto por menos de 10% dos pacientes (Irwin e Galloway, 1994; Parsons, 2000).

Histórico dos Procedimentos

Muitas abordagens cirúrgicas foram empregadas na CI, e algumas merecem a discussão de suas perspectivas históricas. A simpatectomia e as injeções intramedulares de álcool foram usadas no tratamento da dor pélvica (Greenhill, 1947). A neurotomia sacral diferencial foi relatada em 3 pacientes com bons resultados (Meirowsky, 1969), mas, como a maioria dos procedimentos de desnervação, jamais ganhou popularidade devido aos maus resultados subsequentes. A infiltração transvesical dos plexos pélvicos com fenol foi ineficaz em 5 de 5 pacientes com CI (Blackford et al., 1984). Com uma taxa significativa de complicação, de 17% (McInerney et al., 1991), é raramente, se alguma vez, realizada hoje no tratamento dos transtornos de urgência sensorial ou hiperatividade do detrusor. Há vários relatos sobre a cistólise, desde aquele realizado por Richer, em 1929 (Bourque, 1951). Worth e Turner-Warwick relataram certo benefício em curto prazo, mas resultados imprevisíveis em longo prazo (Worth e Turner-Warwick, 1973; Worth, 1980). Freiha e Stamey usaram a cistólise em 6 pacientes com CI e obtiveram bons resultados em 4 (Freiha e Stamey, 1979). Albers relatou o acompanhamento em longo prazo de 11 pacientes com CI, com apenas 1 sucesso (Albers e Geyer, 1988). Os procedimentos de desnervação apresentam taxa de falência tardia notoriamente alta, e sua realização na SBD/CI não é justificada (Walsh, 1985; Stone, 1991). Na verdade, Rogers concluiu que não há estudos clínicos convincentes para recomendação de procedimentos cirúrgicos para interrupção das vias nervosas viscerais em mulheres com qualquer tipo de dor pélvica crônica (Rogers, 2003).

Cirurgia para Tratamento da Lesão de Hunner

A ressecção transuretral da lesão de Hunner, como relatada pela primeira vez por Kerr, pode trazer alívio sintomático (Kerr, 1971). Fall ressecou lesões ulceradas de 30 pacientes, com desaparecimento inicial da dor em todos e redução da frequência urinária em 21 indivíduos (Fall, 1985). Resultados similares foram obtidos com o *laser* de neodímio-ítrio-alumínio-garnet (YAG) (Shanberg et al., 1985, 1989; Rofeim et al., 2001). A maioria dos pacientes requer a fulguração repetida, já que a recidiva de lesões e sintomas é esperada nos meses a anos seguintes (Hillelsohn et al., 2012). Extrema cautela é essencial ao uso do *laser* na bexiga com SBD/CI, porque a dispersão frontal por este órgão delgado, provocando lesão intestinal, é um risco sempre presente. A literatura parece não justificar o uso do *laser* no tratamento de áreas de glomerulação ou da forma não ulcerativa da doença (Shanberg et al., 1997).

Procedimentos Cirúrgicos Maiores

A cistectomia supratrigonal e a formação de uma anastomose enterovesical com segmentos de intestino (cistoplastia de substituição) foi um procedimento cirúrgico popular na CI intratável. A bexiga doente é inteiramente removida, deixando apenas uma área de 1 cm ao redor do trígono, a qual o segmento intestinal é anastomosado (Worth et al., 1972; Irwin e Galloway, 1994). Embora nem sempre a literatura diga claramente qual a extensão da ressecção vesical, os resultados relatados desses procedimentos na CI foram, quando muito, mistos. Badenoch operou 9 pacientes, dos quais 4 pioraram resultando e 3 acabaram sendo submetidos à derivação urinária (Badenoch, 1971). Flood et al., revisaram 122 procedimentos de aumento, dos quais 21 foram realizados devido à CI. Os pacientes com CI apresentaram os piores resultados de qualquer grupo e o resultado foi "excelente" em apenas 10 (Flood et al., 1995). Wallack relataram 2 sucessos (Wallack et al., 1975); Seddon teve sucesso em 7 de 9 pacientes (Seddon et al., 1977); e Freiha terminou realizando a derivação urinária formal em 2 de 6 pacientes submetidos à cecocistoplastia de aumento (Freiha et al., 1980). Weiss teve sucesso em 3 de 7 paciente submetidos à sigmoidocistoplastia (Weiss et al., 1984) e Lunghi não obteve nenhum resultado excelente em 2 pacientes com CI (Lungi et al., 1984). Webster reviu seus dados de 19 pacientes e concluiu que apenas os pacientes com capacidades vesicais sob anestesia inferiores a 350 mL devem ser submetidos à cistoplastia de substituição (Webster e Maggio, 1989). Hughes reduziu o limiar a menos de 250 mL (Hughes et al., 1995).

Séries mais recentes sobre a cistectomia subtotal com ampliação foram um pouco mais positivas (Costello et al., 2000; Chesa et al., 2001). Peeker obteve bons resultados em todos os 10 pacientes com CI ulcerativa, mas maus resultados nos 3 pacientes com doença não ulcerativa submetidos à cirurgia (Peeker et al., 1998). O autor não realiza mais o procedimento neste último grupo. Linn teve sucesso em 20 de 23 pacientes (apenas 2 com CI ulcerativa) submetidos à cistectomia subtotal e substituição ortotópica de bexiga com bolsa ileocecal (Linn et al., 1998). O autor recomenda a cistectomia supratrigonal. Uma série espanhola relatou sucesso em 13 de 17 procedimentos, com acompanhamento médio de 94 meses (Rodriguez Villamil et al., 1999). O grupo da University of Alabama relatou o sucesso em longo prazo em 1 de 4 pacientes com neobexigas ortotópicas e 1 de 3 submetidos à cistoplastia de aumento (Lloyd, 1999). Um relato alemão acerca da cistoplastia de substituição poupando o trígono foi bastante entusiasmado, detalhando uma taxa livre de dor de 78% em 18 pacientes tratados com o aumento ileocecal (10) ou substituição ileal (8) ao acompanhamento médio de 57 meses (van Ophoven et al., 2002). Dois pacientes não apresentaram qualquer alívio da dor e 4 precisaram ser submetidos ao cateterismo intermitente em longo prazo ou à drenagem suprapúbica para esvaziamento da neobexiga.

Nem todos os pacientes esvaziam a bexiga de forma espontânea após a cistoplastia de substituição. Embora a necessidade de cateterismo intermitente limpo não impeça o sucesso do resultado no paciente submetido ao tratamento da bexiga contraída decorrente de cistite tuberculosa, pode ser um doloroso desastre no paciente com CI. Nurse et al., foram além e recomendaram a realização de biópsia do trígono antes da cistoplastia de substituição (Nurse et al., 1991). A cistouretrectomia parcial e/ou total é recomendada em caso de acometimento do trígono pela CI. Não está claro como isso é determinado histologicamente, já que não há achados histológicos patognomônicos na CI e, de modo geral, o processo não é localizado. Nielsen et al., descreveram oito mulheres submetidas à cistoplastia de substituição (Nielsen et al., 1990). Em seis pacientes, o tratamento foi ineficaz e os resultados das biópsias pós-operatórias do trígono não mostraram diferença na quantidade de fibrose, grau de alterações degenerativas no músculo e densidade de mastócitos entre as duas pacientes curadas e as demais.

Não se sabe se o processo de CI pode ocorrer em um retalho transposto de intestino (McGuire et al., 1973; Kisman et al., 1991; Singh e Thomas, 1996) ou mesmo no ureter (Smith e Christmas, 1996). Se sim, isso não apenas seria uma contraindicação relativa ao aumento da bexiga, mas também apoiaria a ideia de que uma substância na urina possa estar envolvida na patogênese. Há, porém, evidências de que a inflamação e a fibrose são as reações usuais do intestino à exposição à urina; portanto, os achados patológicos, sozinhos, não seriam conclusivos da disseminação da CI em tais pacientes (MacDermott et al., 1990).

A cistoplastia de aumento tem muitas possíveis complicações, da rara incidência de neoplasia vesical (Golomb et al., 1989) à obstrução do trato superior, que é mais comum (Cheng e Whitfield, 1990). Nas melhores mãos, as complicações podem ocorrer em quase 50% dos pacientes, com necessidade de intervenção cirúrgica em 25% (Khoury et al., 1992; Bunyaratavej et al., 1993). Embora os problemas sejam mais comuns em pacientes submetidos a cirurgias para tratamento de doenças que não a CI, **a razão de risco-benefício da cistoplastia de substituição parece ter desencorajado seu uso nos últimos anos.**

A derivação urinária com ou sem cistouretrectomia é a resposta cirúrgica final ao dilema da CI, como o corte de um "nó górdio". Caso a derivação isolada seja escolhida, é necessário lembrar os possíveis problemas que podem sobrevir à bexiga remanescente, incluindo piociste, hemorragia, dor grave e sensação constante de esvaziamento incompleto e espasmo (Eigner e Freiha 1990; Adeyoju et al., 1996). A ocorrência de carcinoma vesical também é relatada após a derivação urinária, mas não é especificamente associada à SBD (Hanno e Tomaszewski, 1982). A realização de cistouretrectomia é **indicada apenas em pacientes que apresentam a doença muito grave, para os quais todas as outras terapias foram ineficazes e com cronicidade tamanha que a remissão é considerada extremamente improvável.** Felizmente, poucos pacientes pertencem a esta categoria. **Teoricamente, a derivação com conduto parece ser razoável em caso de preocupação acerca da recidiva da doença em qualquer tipo de reconstrução com armazenamento continente.** A cistectomia estendida simples realizada em casos intratáveis de CI pode levar, em si, à formação de uma enterocele anterior por enfraquecimento da parede vaginal anterior, cuja prevenção é justificada ao momento da cirurgia (Anderson et al., 1998).

Bejany e Politano relataram resultados excelentes em 5 pacientes submetidos à substituição total da bexiga e recomendaram a reconstrução neovesical (Bejany e Politano, 1995). Keselman et al., tiveram 2 insucessos em 11 pacientes tratados com a derivação continente e atribuíram esses casos às complicações cirúrgicas (Keselman et al., 1995). Um grupo finlandês observou insucesso em 2 de 4 pacientes submetidos a cistectomia e derivação com conduto devida à dor persistente (Lilius et al., 1973). Baskin e Tanagho também advertiram acerca da persistência de dor pélvica após a cistectomia e a derivação continente, discutindo o caso de 3 desses pacientes (Baskin e Tanagho, 1992). Um relato similar foi publicado a seguir (Irwin e Galloway, 1992). Webster et al., tiveram 10 insucessos em 14 pacientes submetidos à derivação urinária e cistectouretrectomia (Webster et al., 1992). Dez pacientes apresentaram dor pélvica persistente e 4 deles também se queixaram de dor na bolsa. Houve resolução dos sintomas em apenas 2 pacientes. Um estudo inglês com 27 pacientes submetidos a cistectomia e substituição da bexiga com a bolsa de Kock observou o sucesso do tratamento da dor em todos os pacientes, mas o acompanhamento foi limitado (Christmas et al., 1996a). Parsons sugere que a dor na bolsa ocorre em 40% a 50% dos pacientes em 6 a 36 meses da cirurgia (Parsons, 2000).

Tentou-se melhorar os resultados ao limitar a cirurgia aos pacientes sem mastocitose do músculo detrusor (Trinka et al., 1993) e àqueles sem "dor neuropática pélvica" (Lotenfoe et al., 1995). Com base na experiência das últimas décadas, não se sabe se esses esforços terão qualquer sucesso. Parece que os riscos de falência peculiares à CI incluem o desenvolvimento de dor com o passar do tempo em qualquer mecanismo de armazenamento continente construído e o risco de dor fantasma na pelve que persiste apesar da remoção do estímulo que inicialmente ativou os neurônios nociceptivos (bexiga doente) (Cross, 1994). Brookhoff propôs a tentativa de bloqueio anestésico medular diferencial antes de considerar a realização da cistectomia (Brookoff e Sant, 1997). A continuidade da dor vesical após a anestesia medular à altura de T10 pode ser considerada um indicador de que o sinal de dor está sendo gerado a um nível maior na medula espinal e que a cirurgia da bexiga não irá resolvê-la. Alguns pacientes com frequência urinária intratável optam pela derivação simples apenas do conduto urinário, acreditando que sua qualidade de vida irá melhorar independentemente da "peça de dor do quebra-cabeça". Apesar de todos esses problemas, muitos pacientes ficam bem após a cirurgia de grande porte e a qualidade de vida pode melhorar de forma mensurável (Rupp et al., 2000). Em caso de dor neovesical após a cistectomia subtotal e a enterocistoplastia ou derivação continente, a nova tubularização do segmento intestinal anteriormente usado parece uma maneira segura de construção de um conduto urinário para a derivação urinária direta sem risco significativo de dor no conduto (Elzawahri et al., 2004).

A experiência de Gothenburg foi recentemente revista, com análise dos resultados de 47 pacientes submetidos à cirurgia de reconstrução ou extirpação (Rössberger et al., 2007). Dentre estes casos, 23 eram cistoplastias de substituição, 12 derivações de conduto e 10 bolsas de Kock. Vinte e oito de 34 pacientes com lesões clássicas de Hunner apresentaram resolução completa dos sintomas após o primeiro procedimento cirúrgico. Quatro dos 6 pacientes restantes precisaram ser submetidos à derivação urinária, à cistectomia ou à ressecção de úlcera no resquício do trígono, mas, por fim, o resultado foi bom. Apenas 3 de 13 pacientes com doença não ulcerosa apresentaram resolução dos sintomas após a cirurgia reconstrutiva, dos quais 2 precisaram ser submetidos à derivação do conduto. O grupo de Peeker concluiu que apenas os pacientes com lesões de Hunner refratárias à terapia padrão tendem a melhorar após a cirurgia de grande porte.

A experiência tailandesa com cistectomia e neobexiga ileal em mulheres submetidas à terapia conservadora sem sucesso relatou bons resultados em todas as 35 pacientes tratadas (Kochakarn et al., 2007). A micção espontânea com urina residual mínima foi observada em 33 pacientes, e as 2 restantes apresentaram micção espontânea com urina residual e necessidade de cateterismo intermitente limpo.

Quarenta anos atrás, Pool reconheceu que o "tratamento cirúrgico não foi a bênção que muitos esperavam ser" (Pool, 1967). "A derivação da urina não é a resposta completa à situação. A remoção da lesão na bexiga não teve benefício. Da mesma maneira, a remoção de quase toda a porção móvel da bexiga foi ineficaz". Blaivas et al., (2005) descreveram os resultados da enterocistoplastia de aumento e a derivação continente em 76 pacientes consecutivos com uma doença benigna, com acompanhamento médio de 9 anos. Os procedimentos em todos os 7 pacientes com o diagnóstico de CI foram classificados como ineficazes, enquanto 67 dos 69 pacientes remanescentes foram curados ou melhoraram. Quando um dos maiores especialistas em reconstrução urológica de grande porte escreve, "Acho muito difícil justificar tal cirurgia extensa (derivação continente, cistouretrectomia) com resultados tão limitados e, por esses motivos, não participei de cirurgias para o tratamento da CI nos últimos 3 anos" (Webster, 1993), é óbvio que é necessário pensar com cuidado e apenas realizar a cirurgia após a discussão completa com um paciente muito motivado e bem-informado. Relatos recentes parecem ser mais otimistas em relação a esses procedimentos.

PONTOS-CHAVE: TERAPIA CIRÚRGICA

- A cirurgia de grande porte para a SBD é uma alternativa razoável em pacientes com sintomas graves para os quais os tratamentos comuns falharam e quando a progressão da doença sugere que a remissão espontânea dos sintomas é improvável.
- Os pacientes com capacidade vesical pequena sob anestesia são menos propensos a responder aos tratamentos conservadores.
- Os pacientes com lesão de Hunner podem apresentar os melhores resultados após a cirurgia de grande porte.
- Ao conceituar a SBD como duas doenças, uma de dor e outra de frequência, fica mais fácil, para o paciente e o médico, racionalizar a decisão.
- A derivação do conduto urinário pode ser usada na resolução dos sintomas de frequência; se o paciente considerar que apenas isso faz que o procedimento seja um sucesso, há motivo para ponderar seriamente a realização desta opção.
- A derivação, e até mesmo a cistectomia com derivação, não pode garantir a ausência de dor, e é essencial que o paciente considere este fator na decisão acerca desta etapa geralmente irrevogável.

Um conduto ileal simples sem cistectomia ou tentativa de derivação continente pode ser um tratamento aceitável com bons resultados clínicos e melhora da qualidade de vida (Norus et al., 2014). A cistectomia pode ter complicações e levar à necessidade de realização de uma nova cirurgia (Peters et al., 2013a). A cistectomia subtotal com aumento da bexiga pode não reduzir a dor em mais de um terço dos pacientes (Andersen et al., 2012).

Avaliação dos Resultados do Tratamento

A diversidade de terapias para a SBD/CI enfatiza a ausência de entendimento sobre o tratamento desta síndrome (Rovner et al., 2000). Não apenas é uma doença de difícil diagnóstico, mas também a avaliação do impacto terapêutico é complicada. **Há uma incidência de 50% de remissão temporária não relacionada à terapia, com duração média de 8 meses** (Held et al., 1990). **Uma recente metanálise de artigos publicados entre 1990 e 2010 sobre o tratamento da SBD/CI concluiu que há poucas evidências que comprovem a eficácia da terapia e atribuiu a ausência de conclusões definitivas à grande heterogeneidade de metodologia, avaliação dos sintomas, duração do tratamento e acompanhamento, tanto em ensaios randomizados controlados quanto em trabalhos não randomizados** (Giannantoni et al., 2012). Isso não deve ser interpretado como uma conclusão de que todos os tratamentos para indivíduos acometidos são ineficazes, mas sim uma demonstração de que os efeitos terapêuticos em populações de pacientes são problemáticos devido às razões observadas. A ausência de conhecimento sobre a melhor forma de fenotipagem da síndrome destaca-se como uma importante peça faltante.

Um achado um tanto surpreendente do ICDB foi que, apesar da melhora sintomática inicial, em parte devido à regressão à média (Sech et al., 1998) e ao efeito da intervenção, não há evidências de uma alteração em longo prazo na gravidade média dos sintomas durante o período de acompanhamento de 4 anos (Propert et al., 2000). Na doença crônica, devastadora, com sintomatologia primariamente subjetiva, sem causa ou cura conhecida, os pacientes estão desesperados e geralmente parecem responder a qualquer nova terapia (Fig. 14-11). Essas pessoas tendem a ser vítimas de profissionais de saúde não ortodoxos e de tratamentos não testados — alguns clínicos, alguns homeopáticos e até mesmo alguns cirúrgicos.

O Enigma do Placebo

Quando possível, os resultados de estudo controlados randomizados devem ser usados para a tomada de decisão. Os ensaios duplo-cegos e controlados com placebo são ideais nesta doença, já que não há uma terapia padrão de eficácia geral.

O efeito placebo influencia os resultados após qualquer tratamento que o clínico e os pacientes acreditam que seja eficaz, incluindo a cirurgia. O efeito placebo, somado à história natural da doença e à regressão à média, pode gerar altas taxas de bons resultados, que podem ser erroneamente interpretadas como efeitos terapêuticos específicos (Gillespie et al., 1991; Gillespie, 1994; Turner et al., 1994; Propert et al., 2000). Infelizmente, **pouquíssimos tratamentos da SBD foram analisados em estudos controlados com placebo.** Isso não equivale a dizer que o que parece eficaz não é, mas sim que um alto índice de ceticismo é saudável, mesmo em tratamentos testados em ensaios controlados (Schulz et al., 1995).

Em muitas doenças, é possível argumentar contra o uso de um verdadeiro controle com placebo em oposição a um tratamento ortodoxo de valor aprovado ou aceito (Rothman e Michels, 1994), mas, na SBD, a real comparação com o placebo pode ser facilmente defendida. Os caprichos da história natural, a ausência geral de progressão da gravidade dos sintomas com o passar do tempo e o fato de que a doença não tem risco de morte indicam que há pouco a perder e muito a ganhar ao submeter novos tratamentos ao escrutínio rigoroso do controle com placebo. Muitos pacientes que são voluntários em tais estudos já passaram pela gama de terapias aceitas (embora, de modo geral, não comprovadas). Há tempos se reconhece que, nos protocolos que empregam critérios subjetivos de avaliação, a "melhora" pode ser esperada em até 35% dos pacientes tratados com placebo (Benson e Epstein, 1976). A taxa de remissão espontânea (embora temporária) da SBD é de 11% (Oravisto e Alfthan, 1976) a 50% (Held et al., 1990) e isso, combinado à melhora obtida com o placebo, dificulta a comprovação da eficácia.

Mesmo em ensaios controlados com placebo, é razoável supor que certo grau de perda do cegamento pode ser decorrente de efeitos

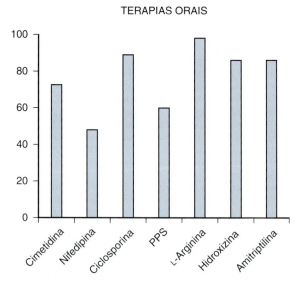

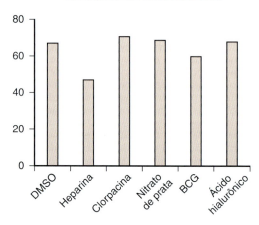

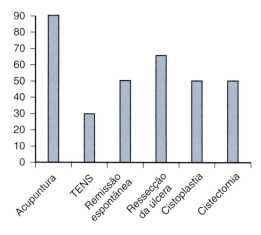

Figura 14-11. Alguns resultados relatados de tratamentos em estudos não controlados na literatura da síndrome da bexiga dolorosa e cistite intersticial: Porcentagem dos pacientes com melhora inicial. BCG, bacilo de Calmette-Guérin; DMSO, dimetil sulfóxido; PPS, polissulfato sódico de pentosan; TENS, estimulação nervosa elétrica transcutânea.

colaterais somáticos ou psicológicos no braço ativo, prejudicando a validade dos resultados e dando certa vantagem ao braço ativo em relação ao placebo (DuBeau et al., 2005; Rees et al., 2005). O não reconhecimento da perda de cegamento pode facilmente influenciar os resultados de um estudo e não foi rotineiramente medido em ensaios clínicos (Desbiens, 2002). Nas fases finais de um estudo, após o período em que o aparecimento do efeito terapêutico seria esperado, a perda do cegamento pode ser decorrente do perfil de efeitos colaterais ou da eficácia do fármaco. Logo no início da pesquisa, reflete o mal delineamento experimental do placebo ou do estudo. O grau de cegamento precisa ser aferido durante o ensaio. Esta é uma preocupação específica na SBD e em qualquer doença em que os resultados primários podem ser sujeitos a fatores psicológicos e fisiológicos específicos ao paciente.

A ética e a necessidade de realização de ensaios controlados com placebo foram questionadas, especialmente em situações em que há um tratamento eficaz e também em que o retardo da instituição do tratamento levou à progressão da doença (Streiner, 1999; Anderson, 2006; Polman et al., 2008). No entanto, há questões metodológicas relativas a estudos de comparação com equivalência e não inferioridade ao agente ativo (Streiner, 2007). Entre tais questões, incluem-se a incapacidade de determinar se os tratamentos são igualmente bons ou igualmente ruins e a possibilidade de que sucessivos ensaios de não inferioridade possam levar à redução gradual da eficácia do tratamento. Embora o uso de ensaios controlados com placebo levante questões éticas quando há um tratamento comprovado e eficaz para a doença que está sendo pesquisada, são eticamente justificados desde que critérios rigorosos para proteção dos pacientes sejam satisfeitos (Miller et al., 2004).

O valor dos ensaios controlados com placebo é bem ilustrado pelas recentes decisões das indústrias farmacêuticas de não tentar a aprovação da FDA nos Estados Unidos de terapias intravesicais aparentemente promissoras para a SBD/CI (Morales et al., 1996; Chancellor e de Groat, 1999) depois que ensaios controlados com placebo não conseguirem estabelecer a eficácia. Entre tais terapias estão o ácido hialurônico em baixa concentração (Bioniche, Canadá), o ácido hialurônico em alta concentração (Seikagaku, Tóquio, Japão) e RTX (ICOS, Bothell, WA, Estados Unidos). O nalmefeno, uma terapia oral a princípio promissora na década de 1990 (Stone, 1994), também não foi eficaz em ensaios de fase 3 (IVAX, Miami, FL, Estados Unidos). Os ensaios com placebo são impraticáveis em cirurgia, e pode ser difícil avaliar os relatos cirúrgicos. As medicações muito mais antigas hoje usadas de forma "*off-label*" podem não ter sucesso caso testadas da maneira rigorosa empregada em novas moléculas. O custo da análise das terapias atualmente usadas de forma "*off-label*" geralmente requer a dependência na generosidade das agências governamentais, como os National Institutes of Health (Propert et al., 2002; Sant et al., 2003; Mayer et al., 2005).

Por fim, ao considerar as alterações objetivas, o conceito de estatísticas *versus* importância clínica é importantíssimo. Os pesquisadores devem, mas raramente o fazem, indicar as diferenças entre a melhora estatística e o que consideram ser uma melhora clinicamente significativa (Wein e Broderick, 1994). Como Gertrude Stein supostamente disse, "Uma diferença, para ser uma diferença, deve fazer a diferença". Um aumento da capacidade vesical de 30 mL pode ser estatisticamente significativo, mas clinicamente irrelevante. Os dados de números que precisam ser tratados e números necessários para aferir danos (McQuay, 2003) podem ser bastante importantes na SBD/CI e geralmente não são incluídos na análise de eficácia.

Escalas de Sintomas Clínicos

Os questionários de sintomas da SBD/CI incluem o Inventário de Cistite Intersticial da University of Wisconsin, o índice de sintomas de CI e o índice de problemas de CI de O'Leary-Sant e a escala de Dor Pélvica e Urgência/Frequência (PUF).

A **escala de CI da University of Wisconsin** inclui sete itens relativos aos sintomas da SBD/CI (Tabela 14-5). **Esta escala não foi validada na identificação ou no diagnóstico da SBD/CI e avalia a gravidade de expressão dos sintomas** (Keller et al., 1994; Goin et al., 1998). Os pacientes com SBD/CI não parecem relatar pontuações indiscriminadamente maiores do que os controles em diferentes queixas somáticas e gerais (Porru et al., 2005). Diferentemente dos outros dois instrumentos, trata de algumas questões de qualidade de vida, o que é uma vantagem quando tais perguntas são assunto da investigação. Seus aspectos mais atraentes são sua validade clínica aparente e facilidade de instituição.

Os **índices de O'Leary-Sant** (Tabela 14-6) são um questionário **validado** que foi originariamente desenvolvido por grupos de pesquisa, submetidos à análise de confiabilidade de teste e reteste e validados para a administração a pacientes com CI e controles

TABELA 14-5 Instrumento de Sintomas da University of Wisconsin

SINTOMA	PONTUAÇÃO 1-6 (0 = NADA, 6 = MUITO)
1. Desconforto vesical	___
2. Dor vesical	___
3. Outro desconforto pélvico	___
4. Cefaleia	___
5. Dor nas costas	___
6. Vertigem	___
7. Sensação de sufocamento	___
8. Dor torácica	___
9. Zumbido	___
10. Levantar-se à noite para ir ao banheiro	___
11. Dor articular	___
12. Inchaço nos tornozelos	___
13. Congestão nasal	___
14. Gripe	___
15. Cólicas abdominais	___
16. Dormência ou formigamento nos dedos das mãos ou dos pés	___
17. Náusea	___
18. Ir frequentemente ao banheiro durante o dia	___
19. Pontos cegos ou visão borrada	___
20. Palpitações cardíacas	___
21. Dificuldade de dormir devido aos sintomas vesicais	___
22. Dor de garganta	___
23. Urgência em urinar	___
24. Tosse	___
25. Queimação na bexiga	___

De Sirinian E, Azevedo K, Payne CK. Correlation between 2 interstitial cystitis symptom instruments. J Urol 2005;173:835–40.

assintomáticos (O'Leary et al., 1997; Lubeck et al., 2001). O questionário é centrado em três perguntas relacionadas à urgência e à frequência e uma à dor associada à bexiga. O questionário não trata da dor pélvica generalizada ou da sintomatologia associada à atividade sexual. Isso não ocorre porque essas perguntas não foram consideradas no preparo do questionário. Das 73 perguntas do instrumento preliminar acerca dos domínios de sintomas urinários, dor, função sexual, variabilidade menstrual e saúde geral, apenas as quatro questões que agora fazem parte do questionário foram necessárias para descrição da doença de forma confiável e validada por pacientes com CI e sua diferenciação de indivíduos sem a doença (O'Leary e Sant, 1997).

Outro instrumento é o **questionário PUF** (Parsons et al., 2002a) (Tabela 14-7). Este questionário foi especificamente projetado para incluir perguntas que refletem diretamente a ampla variedade de sintomas apresentados pelos pacientes acometidos por essa doença. Um terço das perguntas trata da dor pélvica, incluindo a dor em qualquer lugar da pelve: vagina, lábios, porção inferior do abdome, uretra, períneo, testículos, pênis ou escroto. Um grande estudo usando o questionário PUF concluiu que até 23% das mulheres norte-americanas têm SBD/CI (Parsons et al., 2002a). Isso questiona a utilidade e a validade real do PUF (Ito et al., 2003). A pontuação total de 10 a 14, 15 a 19 e superior a 20 indica a probabilidade de resultado positivo teste de sensibilidade ao potássio (TSP) de, respectivamente, 74%, 76% e 91%. A confiabilidade dos dados do PUF é questionada à medida em que o TSP é suspeito. A pergunta 4 do PUF é problemática. Os pacientes que são sexualmente ativos podem ganhar até 6 mais pontos do que aqueles que não são, e os pacientes que, com o passar do tempo,

TABELA 14-6 Índices de O'Leary-Sant

ÍNDICE DE SINTOMAS DE CISTITE INTERSTICIAL	ÍNDICE DE PROBLEMAS DE CISTITE INTERSTICIAL
Durante o último mês:	Durante o último mês, quanto cada item abaixo foi um problema para você?
P1. Com qual frequência você sentiu grande necessidade de urinar com pouco ou nenhum aviso? 0. ___ Nenhuma 1. ___ Menos de 1 vez em 5 2. ___ Menos de metade das vezes 3. ___ Cerca de metade das vezes 4. ___ Mais que metade das vezes 5. ___ Quase sempre	P1. Urinar frequentemente durante o dia 0. ___ Nenhum problema 1. ___ Problema muito pequeno 2. ___ Problema pequeno 3. ___ Problema médio 4. ___ Problema grande
P2. Com qual frequência você precisou urinar menos de 2 horas após ter terminado de urinar? 0. ___ Nenhuma 1. ___ Menos de 1 vez em 5 2. ___ Menos de metade das vezes 3. ___ Cerca de metade das vezes 4. ___ Mais que metade das vezes 5. ___ Quase sempre	P2. Levantar-se à noite para urinar 0. ___ Nenhum problema 1. ___ Problema muito pequeno 2. ___ Problema pequeno 3. ___ Problema médio 4. ___ Problema grande
P3. Com qual frequência você geralmente se levanta para urinar? 0. ___ Nenhuma 1. ___ Uma vez 2. ___ 2 vezes 3. ___ 3 vezes 4. ___ 4 vezes 5. ___ 5 vezes	P3. Necessidade de urinar com pouco aviso 0. ___ Nenhum problema 1. ___ Problema muito pequeno 2. ___ Problema pequeno 3. ___ Problema médio 4. ___ Problema grande
P4. Você já sentiu dor ou queimação na bexiga? 0. ___ Nunca 2. ___ Algumas vezes 3. ___ Com certa frequência 4. ___ Com muita frequência 5. ___ Quase sempre	P4. Queimação, dor, desconforto ou pressão na bexiga 0. ___ Nenhum problema 1. ___ Problema muito pequeno 2. ___ Problema pequeno 3. ___ Problema médio 4. ___ Problema grande
Some os valores numéricos das respostas.	Some os valores numéricos das respostas.
Pontuação total: _____	Pontuação total: _____

De O'Leary MP, Sant GR, Fowler FJ, et al. The interstitial cystitis symptom index and problem index. Urology 1997;49:58-63.

começam a ter atividade sexual porque se sentem melhor podem, na verdade, acumular uma pontuação falsamente elevada no PUF devido a esta anomalia.

Nenhum dos questionários mostrou ter valor diagnóstico (Moldwin e Kushner, 2004), **embora possam sugerir quem deve ser submetido à triagem maior para detecção da síndrome** (Kushner e Moldwin, 2006). **As escalas de O'Leary-Sant e da University of Wisconsin são fortemente correlacionadas em uma grande população de pacientes com SBD/CI** (Sirinian e Payne, 2001). **Os questionários de O'Leary-Sant e da University of Wisconsin respondem à alteração com o passar do tempo e, assim, são bons no acompanhamento da história natural da doença e dos resultados do tratamento.**

Estudos acerca do resultado do tratamento também usaram a **Avaliação de Resposta Global (GRA)**, um relato equilibrado do próprio paciente sobre a resposta geral à terapia, desenvolvida pelos ensaios terapêuticos multicêntricos patrocinados pelo NIDDK (Sant et al., 2003) (Quadro 14-9). A alteração de uma categoria da GRA é correlacionada a uma alteração de 1,2 pontos nos índices de O'Leary-Sant e de 3,1 pontos no instrumento da University of Wisconsin (Propert et al., 2006). Mais recentemente, o Índice de Dor Genitourinária (GUPI) validado foi usado para avaliação do grau de sintomas em homens e mulheres com queixas genitourinárias (Clemens et al., 2009a) (Figs. 14-12 e 14-13).

PRINCÍPIOS TERAPÊUTICOS

As informações atualmente disponíveis na literatura não facilitam a formulação do diagnóstico ou de orientações terapêuticas que seriam aceitas de forma universal. Diferentes grupos de especialistas sem dúvidas criam diferentes melhores práticas. Os algoritmos para diagnóstico e tratamento construídos pela AUA (Hanno et al., 2011) e pela International Consultation on Incontinence são mostrados nas Figuras 14-14 e 14-15. A abordagem conciliatória construída por um conjunto de urologistas e ginecologistas experientes, de todo o mundo, na reunião do International Consultation on Incontinence de 2012, realizada em Paris, parece razoável e permite uma extensão significativa de prática individual e preferência do paciente (Hanno et al., 2013). Esta abordagem é descrita nas seções a seguir.

Definição da Síndrome da Bexiga Dolorosa

(Na ausência de uma definição universalmente aceita, a definição da ESSIC é dada junto com a definição da AUA.)

ESSIC: Dor pélvica crônica, pressão ou desconforto de mais de 6 meses de duração e percebido como relacionado à bexiga urinária e acompanhado por pelo menos um outro sintoma urinário, como

TABELA 14-7 Dor Pélvica e Urgência/Escala de Frequência de Sintomas do Paciente

Nome do Paciente: _____ Data de Hoje: _____ [
Circule a resposta que melhor descreve como você se sente sobre cada pergunta.

	0	1	2	3	4	PONTUAÇÃO DE SINTOMAS	PONTUAÇÃO DE INCÔMODO
1. Quantas vezes você vai ao banheiro durante o dia?	3-6	7-10	11-14	15-19	20+		
2. a. Quantas vezes você vai ao banheiro à noite?	0	1	2	3	4+		
b. Se você se levantar à noite para ir ao banheiro, isso te incomoda?	Nunca incomoda	Ocasionalmente	Geralmente	Sempre			
3. Hoje você é sexualmente ativo? SIM ___ NÃO ___							
4. a. Se você for sexualmente ativo, você sente ou já sentiu dor ou sintomas durante ou após a atividade sexual?	Nunca	Ocasionalmente	Geralmente	Sempre			
b. Se você sentiu dor, fez que você evitasse a atividade sexual?	Nunca	Ocasionalmente	Geralmente	Sempre			
5. Você sente dor associada à bexiga ou pelve (vagina, lábios, porção inferior do abdome, uretra, períneo, pênis, testículos ou escroto)?	Nunca	Ocasionalmente	Geralmente	Sempre			
6. a. Se você sentir dor, geralmente é		Branda	Moderada	Grave			
6b. A dor te incomoda?	Nunca	Ocasionalmente	Geralmente	Sempre			
7. Você ainda sente urgência após ter ido ao banheiro?	Nunca	Ocasionalmente	Geralmente	Sempre			
8. a. Se você tiver urgência, geralmente é		Branda	Moderada	Grave			
8b. A urgência te incomoda?	Nunca	Ocasionalmente	Geralmente	Sempre			
Pontuação total (Pontuação de Sintomas + Pontuação de Incômodo) Pontuação de Sintomas (1, 2a, 4a, 5, 6a, 7, 8a) Pontuação de Incômodo (2b, 4b, 6b, 8b) A pontuação total varia de 1 a 35.							

De Parsons CL, Dell J, Stanford EL, et al. Increased prevalence of interstitial cystitis: previously unrecognized urologic and gynecologic cases identified using a new symptom questionnaire and intravesical potassium sensitivity. Urology 2000;60:573–8.

QUADRO 14-9 Avaliação de Resposta Global

− 3: Bastante pior
− 2: Moderadamente pior
− 1: Levemente pior
0: Sem alteração
+ 1: Levemente melhor
+ 2: Moderadamente melhor
+ 3: Bastante melhor

Dados de Sant GR, Propert KJ, Hanno PM, et al. A pilot clinical trial of oral pentosan polysulfate and oral hydroxyzine in patients with interstitial cystitis. J Urol 2003;170(3):810–5.

a urgência persistente de urinar ou a frequência urinária. As doenças confundíveis devem ser excluídas como causa dos sintomas.

Definição da orientação da AUA: Uma sensação desagradável (dor, pressão, desconforto) percebida como relacionada à bexiga urinária, associada a sintomas do trato urinário inferior com mais de 6 semanas de duração e na ausência de infecção ou outras causas identificáveis.

Nomenclatura

O comitê científico da Internacional Consultation votou no uso do termo *síndrome de dor vesical* para a doença comumente chamada *cistite intersticial*. O termo *síndrome da bexiga dolorosa* foi retirado do léxico. O termo *cistite intersticial* implica em uma inflamação na parede da bexiga urinária, com acometimento de fissuras ou espaços no tecido vesical. Isso não descreve, de forma precisa, a maioria dos pacientes com essa síndrome. A expressão *síndrome da bexiga dolorosa* como definida pela ICS é muito restritiva para a síndrome clínica.

Adequadamente definido, o termo *síndrome de dor vesical* parece se encaixar bem na taxonomia da International Association for the Study of Pain (IASP) (ver mais adiante) e enfoca o complexo real de sintomas, em vez do que parece ser um antigo conceito errado sobre a patologia subjacente.

Síndrome da Bexiga Dolorosa (XXIII-2) (segundo a IASP)

A SBD é a ocorrência de dor persistente ou recorrente na região da bexiga urinária e acompanhada por pelo menos um outro sintoma, como piora da dor com o enchimento vesical e frequência urinária diurna e/ou noturna. Não há infecção comprovada ou outra patologia

Índice de Dor Genitourinária em Mulheres

1. Na última semana, você sentiu qualquer dor ou desconforto nas seguintes áreas?

   a. Introito vaginal   ☐₁ Sim   ☐₀ Não
   b. Vagina   ☐₁ Sim   ☐₀ Não
   c. Uretra   ☐₁ Sim   ☐₀ Não
   d. Abaixo da cintura, na área púbica ou da bexiga   ☐₁ Sim   ☐₀ Não

2. Na última semana, você sentiu:

   a. Dor ou queimação ao urinar?   ☐₁ Sim   ☐₀ Não
   b. Dor ou queimação durante ou após o ato sexual?   ☐₁ Sim   ☐₀ Não
   c. Dor ou queimação quando a bexiga está cheia?   ☐₁ Sim   ☐₀ Não
   d. Dor ou queimação aliviada pela micção?   ☐₁ Sim   ☐₀ Não

3. Com qual frequência você sentiu dor ou desconforto em qualquer uma destas áreas na última semana?

   ☐₀ Nunca   ☐₁ Raramente   ☐₂ Às vezes   ☐₃ Com frequência   ☐₄ Geralmente   ☐₅ Sempre

4. Qual número melhor descreve sua dor ou desconforto MÉDIO nos dias que você o sentiu na última semana?

   ☐ 0   ☐ 1   ☐ 2   ☐ 3   ☐ 4   ☐ 5   ☐ 6   ☐ 7   ☐ 8   ☐ 9   ☐ 10
   Sem dor   A pior dor que se pode imaginar

5. Com qual frequência você teve a sensação de não ter esvaziado completamente a bexiga após terminar de urinar durante a última semana?

   ☐₀ Nenhuma   ☐₁ Menos de 1 vez em 5   ☐₂ Menos de metade das vezes   ☐₃ Cerca de metade das vezes   ☐₄ Mais de metade das vezes   ☐₅ Quase sempre

6. Quantas vezes você precisou urinar de novo menos de 2 horas após ter terminado de urinar durante a última semana?

   ☐₀ Nenhuma   ☐₁ Menos de 1 vez em 5   ☐₂ Menos de metade das vezes   ☐₃ Cerca de metade das vezes   ☐₄ Mais de metade das vezes   ☐₅ Quase sempre

7. Quanto seus sintomas o impediram de fazer as coisas que você normalmente faz durante a última semana?

   ☐₀ Nada   ☐₁ Só um pouco   ☐₂ Mais ou menos   ☐₃ Muito

8. Quanto você pensou sobre seus sintomas durante a última semana?

   ☐₀ Nada   ☐₁ Só um pouco   ☐₂ Mais ou menos   ☐₃ Muito

9. Se você tivesse que passar o resto da vida com seus sintomas, exatamente como foram na última semana, como se sentiria?

   ☐₀ Muito feliz
   ☐₁ Feliz
   ☐₂ Bastante satisfeito
   ☐₃ Dividido (igualmente satisfeito e insatisfeito)
   ☐₄ Bastante insatisfeito
   ☐₅ Infeliz
   ☐₆ Muito infeliz

Figura 14-12. Índice de dor genitourinária em mulheres.

Índice de Dor Genitourinária em Homens

1. Na última semana, você sentiu qualquer dor ou desconforto nas seguintes áreas?

a. Área entre o reto e o testículo (períneo) ☐₁ Sim ☐₀ Não
b. Testículos ☐₁ Sim ☐₀ Não
c. Extremidade do pênis (não relacionado à micção) ☐₁ Sim ☐₀ Não
d. Abaixo da cintura, na área púbica ou da bexiga ☐₁ Sim ☐₀ Não

2. Na última semana, você sentiu:

a. Dor ou queimação ao urinar? ☐₁ Sim ☐₀ Não
b. Dor ou queimação durante ou após o clímax sexual (ejaculação)? ☐₁ Sim ☐₀ Não
c. Dor ou queimação quando a bexiga está cheia? ☐₁ Sim ☐₀ Não
d. Dor ou queimação aliviada pela micção? ☐₁ Sim ☐₀ Não

3. Com qual frequência você sentiu dor ou desconforto em qualquer uma destas áreas na última semana?

☐₀ Nunca ☐₁ Raramente ☐₂ Às vezes ☐₃ Com frequência ☐₄ Geralmente ☐₅ Sempre

4. Qual número melhor descreve sua dor ou desconforto MÉDIO nos dias que você o sentiu na última semana?

☐ ☐ ☐ ☐ ☐ ☐ ☐ ☐ ☐ ☐ ☐
0 1 2 3 4 5 6 7 8 9 10
Sem dor   A pior dor que se pode imaginar

5. Com qual frequência você teve a sensação de não ter esvaziado completamente a bexiga após terminar de urinar durante a última semana?

☐₀ Nenhuma ☐₁ Menos de 1 vez em 5 ☐₂ Menos de metade das vezes ☐₃ Cerca de metade das vezes ☐₄ Mais de metade das vezes ☐₅ Quase sempre

6. Quantas vezes você precisou urinar de novo menos de duas horas após ter terminado de urinar durante a última semana?

☐₀ Nenhuma ☐₁ Menos de 1 vez em 5 ☐₂ Menos de metade das vezes ☐₃ Cerca de metade das vezes ☐₄ Mais de metade das vezes ☐₅ Quase sempre

7. Quanto seus sintomas o impediram de fazer as coisas que você normalmente faz durante a última semana?

☐₀ Nada ☐₁ Só um pouco ☐₂ Mais ou menos ☐₃ Muito

8. Quanto você pensou sobre seus sintomas durante a última semana?

☐₀ Nada ☐₁ Só um pouco ☐₂ Mais ou menos ☐₃ Muito

9. Se você tivesse que passar o resto da vida com seus sintomas, exatamente como foram na última semana, como se sentiria?

☐₀ Muito feliz
☐₁ Feliz
☐₂ Bastante satisfeito
☐₃ Dividido (igualmente satisfeito e insatisfeito)
☐₄ Bastante insatisfeito
☐₅ Infeliz
☐₆ Muito infeliz

Figura 14-13. Índice de dor genitourinária em homens.

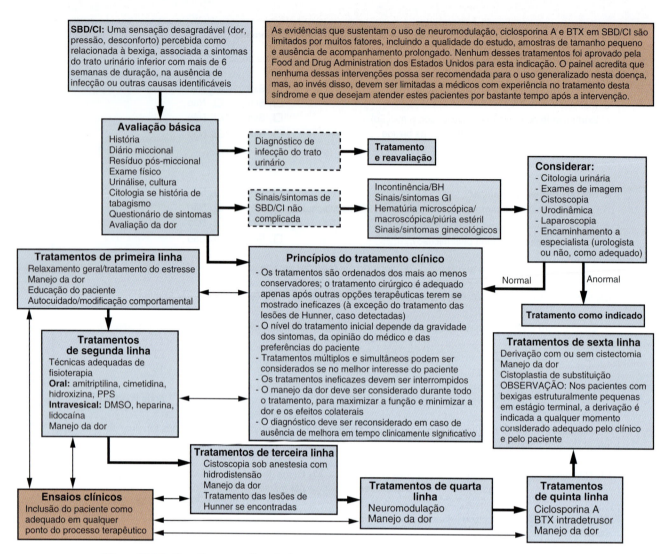

Figura 14-14. Algoritmo para diagnóstico e tratamento da cistite intersticial/síndrome da bexiga dolorosa (SBD/CI) da American Urological Association. BTX, toxina botulínica; DMSO, dimetil sulfóxido; GI, gastrintestinal; BH, bexiga hiperativa; PPS, polissulfato de pentosan. (De Hanno PM, Burks DA, Clemens JQ, et al; Interstitial Cystitis Guidelines Panel of the American Urological Association Education and Research, Inc. AUA guideline for the diagnosis and treatment of interstitial cystitis/bladder pain syndrome. J Urol 2011;185[6]:2162–70. Copyright © 2010 American Urological Association Education and Research, Inc.)

local óbvia. A SBD geralmente é associada a consequências cognitivas, comportamentais, sexuais ou emocionais negativas, bem como a sintomas sugestivos de disfunção do trato urinário inferior e sexual.

História e Avaliação Inicial

Os pacientes cujos sintomas atendem aos requisitos da definição de SBD devem ser avaliados. A presença de doenças comumente associadas, incluindo síndrome do intestino irritável, síndrome de fadiga crônica e fibromialgia, na presença dos sintomas cardeais de SBD, também sugere o diagnóstico. Achados ginecológicos anormais em mulheres e doenças confundíveis bem caracterizadas que possam explicar os sintomas devem ser descartados.

A avaliação inicial é composta pelo diário miccional, exame físico específico, urinálise e cultura de urina. A citologia de urina, a cistoscopia e a avaliação urodinâmica são recomendadas se clinicamente indicadas e/ou em caso de dúvida no diagnóstico. Os pacientes com infecção urinária devem ser tratados e reavaliados. Aqueles com infecção urinária recorrente, resultados anormais à citologia urinária e hematúria macro ou microscópica devem ser submetidos a procedimentos adequados de diagnóstico por imagem e endoscopia e, apenas se os achados não conseguirem explicar os sintomas, são diagnosticados com SBD.

Tratamento Inicial

O tratamento inicial de SBD é composto por:
- Educação do paciente
- Manipulação dietética
- Analgésicos
- Redução do estresse
- Técnicas de relaxamento do assoalho pélvico

No paciente com achados sugestivos de disfunção do assoalho pélvico, a fisioterapia do assoalho com liberação do ponto miofascial de desencadeamento e massagem intravaginal de Thiele geralmente é uma intervenção terapêutica eficaz. O **tratamento da dor** precisa ser resolvido diretamente e, em alguns casos, o encaminhamento a um centro de anestesiologia ou dor pode ser uma etapa inicial adequada junto ao tratamento contínuo da síndrome.

Quando a terapia conservadora é ineficaz ou os sintomas são graves e é improvável que o tratamento conservador tenha sucesso, o seguinte pode ser prescrito:
- Medicação oral
- Tratamento intravesical

Recomenda-se a instituição de uma única forma de terapia e a observação de resultados, com adição de outras modalidades ou substituição

Capítulo 14 Síndrome da Bexiga Dolorosa (Cistite Intersticial) e Transtornos Relacionados

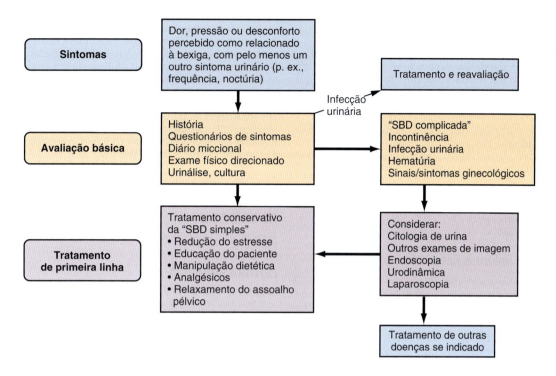

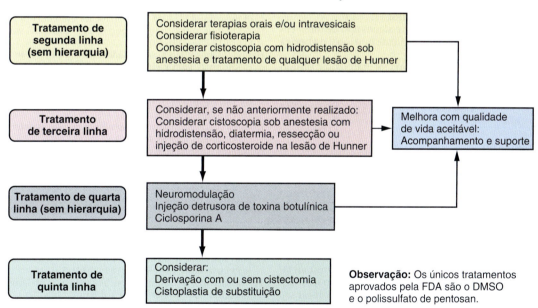

Figura 14-15. Algoritmo para diagnóstico e tratamento da síndrome da bexiga dolorosa (SBD) de acordo com o Committee on Bladder Pain Syndrome da Fifth International Consultation on Incontinence, realizada em Paris, em fevereiro de 2012, sob os auspícios da International Consultation on Urological Diseases e com o generoso apoio da European Association of Urology. O manejo da dor é uma consideração primária em todas as etapas do algoritmo. A inclusão do paciente em um ensaio clínico adequado é uma opção razoável em qualquer ponto. As evidências que sustentam a utilização da neuromodulação, ciclosporina A e toxina botulínica na SBD são limitadas. Essas intervenções são adequadas apenas para clínicos com experiência no tratamento da SBD e que desejam atender esses pacientes por bastante tempo após a intervenção. DMSO, dimetil sulfóxido; FDA, Food and Drug Administration dos Estados Unidos. (De Hanno P, Dinis P, Lin A, et al. Bladder pain syndrome. In: Abrams P, Cardozo L, Khoury S, et al, editors. Incontinence. Paris: International Consultation on Urological Diseases/European Association of Urology; 2013. p. 1583–649.)

de outras, conforme indicado pelo grau de resposta ou ausência de resposta ao tratamento.

Avaliação Secundária

Em caso de insucesso da primeira terapia oral ou intravesical ou antes da instituição de tal tratamento com base no julgamento clínico, é razoável considerar a realização de **uma nova avaliação**, que pode incluir urodinâmica, diagnóstico por imagem da pelve e cistoscopia com hidrodistensão vesical e uma possível biópsia de bexiga sob anestesia.

- Os achados de hiperatividade detrusora sugerem uma tentativa de terapia antimuscarínica.
- A presença de uma lesão de Hunner sugere a terapia com ressecção transuretral, fulguração da lesão ou injeção direta de corticosteroide na lesão.
- A hidrodistensão vesical em si pode ter benefício terapêutico em 30% a 50% dos pacientes, embora os benefícios raramente persistam por mais de alguns meses.
- **Grau de recomendação: C**

Síndrome da Bexiga Dolorosa Refratária

Os pacientes com sintomas persistentes e inaceitáveis apesar da terapia oral e/ou intravesical são candidatos a modalidades mais agressivas. Muitos destes tratamentos são mais bem administrados no contexto de um estudo clínico, caso possível. Dentre estes, incluem-se:

1. Neuromodulação
2. BTX intradetrusora
3. Ciclosporina A oral
4. Ensaios clínicos com técnicas recém-descritas de tratamento farmacológico

Neste ponto, a maioria dos pacientes será beneficiada pela experiência de uma clínica de anestesiologia ou dor.

A última etapa do tratamento geralmente é algum tipo de intervenção cirúrgica destinada ao aumento da capacidade funcional da bexiga ou derivação urinária.

- A derivação urinária com ou sem cistectomia foi usada como último recurso, com bons resultados em determinados pacientes.
- A cistoplastia de aumento ou substituição parece menos eficaz e com maior tendência à recidiva da dor crônica em pequenas séries relatadas.

Filosofia do Tratamento

Acredito que, por causa da história natural da doença, é melhor progredir com cautela por diversos tratamentos. Embora a abordagem forçada com prescrição simultânea de várias medicações aos pacientes recém-diagnosticados pareça ter muitos adeptos, a administração de um tratamento por vez faz que a história natural da doença em si seja um aliado do processo terapêutico. Os pacientes devem ser encorajados a maximizar suas atividades e viver da forma mais normal possível, em vez de serem prisioneiros da doença. Apesar de algumas atividades ou alimentos poderem agravar os sintomas, nada demonstrou afetar negativamente a doença em si. Portanto, os pacientes devem ter liberdade para experimentar e decidir, por si mesmos, como modificar seu estilo de vida sem a culpa proveniente da sensação de se prejudicarem em caso de exacerbação dos sintomas. As restrições e dietas dogmáticas devem ser evitadas a não ser que o paciente apresente melhora dos sintomas.

Em um futuro próximo, a fenotipagem dos pacientes com SBD/CI pode melhorar os resultados do tratamento, mas apenas o tempo e os estudos subsequentes dirão se isso é verdade (Baranowski et al., 2008). Os manuscritos fundamentais da Rede de Pesquisa MAPP (mappnetwork.org), um trabalho de 11 anos do NIDDK, estavam em fase final de preparo para publicação em 2014 e destacam este grande esforço, que ajudará a responder à questão da fenotipagem (Clemens et al., 2014a, 2014b; Krieger et al., 2014; Landis et al., 2014). A resposta à eterna pergunta, "Podemos, como profissionais de saúde, tomar decisões baseadas em evidências na SBD/CI hoje?", a resposta não mudou desde a última edição deste texto: *Às vezes* (Fall et al., 2008).

Acesse www.expertconsult.com para assistir aos vídeos deste capítulo.

REFERÊNCIAS

Para consultar a lista completa de referências, acesse www.expertconsult.com.

LEITURA SUGERIDA

Berry SH, Elliott MN, Suttorp M, et al. Prevalence of symptoms of bladder pain syndrome/interstitial cystitis among adult females in the United States. J Urol 2011;186(2):540-4.

Fall M, Baranowski AP, Elneil S, et al. EAU guidelines on chronic pelvic pain. Eur Urol 2010;57(1):35-48.

FitzGerald MP, Payne CK, Lukacz ES, et al. Randomized multicenter clinical trial of myofascial physical therapy in women with interstitial cystitis/painful bladder syndrome and pelvic floor tenderness. J Urol 2012;187(6):2113-8.

Giannantoni A, Bini V, Dmochowski R, et al. Contemporary management of the painful bladder: a systematic review. Eur Urol 2012;61(1):29-53.

Hand JR. Interstitial cystitis: report of 223 cases (204 women and 19 men). J Urol 1949;61:291-310.

Hanno P, Dinis P, Lin A, et al. Bladder pain syndrome. In: Abrams P, Cardozo L, Khoury S, editors. Incontinence. Paris: nternational Consultation on Urological Diseases/European Association of Urology; 2013. p. 1583-649.

Hanno PM, Burks DA, Clemens JQ, et al. AUA guideline for the diagnosis and treatment of interstitial cystitis/bladder pain syndrome. J Urol 2011;185(6):2162-70.

Homma Y. Lower urinary tract symptomatology its definition confusion. Int J Urol 2008;15(1):35-43.

Nordling J, Anjum FH, Bade JJ, et al. Primary evaluation of patients suspected of having interstitial cystitis (IC). Eur Urol 2004;45(5):662-9.

Norus T, Fode M, Nordling J. Ileal conduit without cystectomy may be an appropriate option in the treatment of intractable bladder pain syndrome/interstitial cystitis. Scand J Urol 2014;48(2):210-5.

Sairanen J, Forsell T, Ruutu M. Long-term outcome of patients with interstitial cystitis treated with low dose cyclosporine A. J Urol 2004;171:2138-41.

Suskind AM, Berry SH, Ewing BA, et al. The prevalence and overlap of interstitial cystitis/bladder pain syndrome and chronic prostatitis/chronic pelvic pain syndrome in men: results of the RAND Interstitial Cystitis Epidemiology male study. J Urol 2013;189(1):141-5.

van de Merwe JP, Nordling J, Bouchelouche P, et al. Diagnostic criteria, classification, and nomenclature for painful bladder syndrome/interstitial cystitis: an ESSIC proposal. Eur Urol 2008;53(1):60-7.

15 Doenças Sexualmente Transmissíveis*

Michel Arthur Pontari, MD

Epidemiologia das Doenças Sexualmente Transmissíveis

Uretrite

Epididimite

Úlceras Genitais

Vírus da Imunodeficiência Humana/Síndrome da Imunodeficiência Adquirida e o Urologista

EPIDEMIOLOGIA DAS DOENÇAS SEXUALMENTE TRANSMISSÍVEIS

Nos Estados Unidos, o Centro de Controle e Prevenção de Doenças (Centers for Disease Control and Prevention - CDC) publica relatórios anuais sobre o número de casos de doenças sexualmente transmissíveis (DSTs) (CDC, 2013). Os dados de 2012 estão resumidos nas Tabelas 15-1 e 15-2. No geral, estima-se que aproximadamente 20 milhões de novos casos de DSTs ocorram a cada ano nos Estados Unidos, metade destes em pessoas com idades entre 15-24 anos. Este grupo foi responsável por 58% dos casos de gonorreia e 69% dos casos de clamídia em 2012. Outro grupo que apresenta risco desproporcional são os homens que fazem sexo com homens (HSH). Este grupo corresponde por 75% de todos os casos, primários e secundários, de sífilis. Os fatores que aumentam o risco de contrair uma DST incluem um alto número de parceiros sexuais ao longo da vida, o sexo desprotegido sem o uso de preservativo, parceiros sexuais de risco e o efeito de álcool ou drogas na tomada de decisão sexual (Pollack et al., 2013).

Recomendações para Triagem do CDC

1. Pesquisa anual de clamídia em todas as mulheres sexualmente ativas com idade até 25 anos e mais jovens, bem como para mulheres com fatores de risco como múltiplos ou novos parceiros sexuais.
2. Pesquisa anual para gonorreia em mulheres sexualmente ativas em situação de risco, que incluem mulheres com novos ou múltiplos parceiros sexuais, ou mulheres que estão vivendo em áreas com altas taxas dessa doença.
3. Triagem para sífilis, vírus da imunodeficiência humana (HIV) e clamídia para todas as mulheres grávidas, e pesquisa de gonorreia para mulheres grávidas que estejam em situação de risco a partir do início da gestação, com repetições dos testes conforme necessário.
4. Pelo menos uma pesquisa anual para sífilis, clamídia, gonorreia e HIV para todos homossexuais sexualmente ativos, bissexuais e outros HSH. Homens que têm parceiros múltiplos ou anônimos devem ser testados com maior frequência para DSTs, em intervalos de 3 a 6 meses. Triagens mais frequentes também são recomendadas para HSH que usam drogas ilícitas, particularmente metanfetamina, ou cujos parceiros sexuais as utilizem.

---

*O CDC fornece orientações anuais para o diagnóstico e tratamento de doenças sexualmente transmissíveis. As diretrizes de 2010 foram utilizadas como base quando este capítulo foi escrito (CDC, 2010c). Estas orientações são periodicamente atualizadas com baseadas em revisões recentes de literatura, e os leitores são encorajados a verificar se existem atualizações disponíveis no CDC antes de tratar os pacientes com DSTs. As orientações também incluem instruções para o tratamento do parceiro e recomendações sobre acompanhamento.

Doenças que Devem ser Notificadas às Autoridades Locais de Saúde

Sífilis, gonorreia, clamídia, cancroide, infecção por HIV e síndrome da imunodeficiência adquirida (AIDS) são doenças de notificação compulsória em todos os estados. Verifique os requisitos para notificação de outras doenças sexualmente transmissíveis por estado.

URETRITE

Uretrite, ou inflamação uretral, pode ser resultante de DSTs. Os sintomas incluem corrimento uretral, prurido e disúria. Vários organismos podem causar uretrite. As duas maiores classes são uretrite gonocócica (UG) causada por *Neisseria gonorrhoeae* e uretrite não gonocócica (UNG) causada por qualquer outro microrganismo.

Diagnóstico

Tradicionalmente a uretrite é diagnosticada com base no exame da secreção purulenta utilizando a coloração de Gram, a qual exibirá mais do que cinco leucócitos por campo de alto poder (HPF, do inglês, *high-power field*) e a constatação da presença ou ausência de leucócitos com morfologia de diplococos Gram-negativos, indicando UG. A análise do fluido uretral pode fornecer resultados falso-negativos, com relatos de sensibilidade superior a cinco leucócitos/HPF tão baixos quanto 29% nas infecções por clamídia (Janier et al., 1995). Outro critério é o resultado positivo para o teste de esterase leucocitária na primeira urina do dia ou no exame microscópico dos sedimentos da primeira urina demonstrando mais que 10 leucócitos/HPF (CDC, 2010c). Testes de amplificação de ácido nucleico (NAATs, do inglês, *nucleic acid amplification tests*) realizados na urina podem ser utilizados para a pesquisa de *N. gonorrhoeae* e *Chlamydia trachomatis* (Geisler et al., 2005). **Testes de hibridização e cultura que exigem amostras de *swab* (cotonete) uretral estão disponíveis. Entretanto, NAATs são preferíveis devido a sua maior sensibilidade,** (Geisler, 2011) **e *swabs* uretrais não são recomendados para a avaliação da uretrite.** Todos pacientes devem ser testados tanto para gonorreia quanto para clamídia, devido à elevada associação de coinfecção.

Infecções Gonocócicas

Neisseria gonorrhoeae é um diplococo Gram-negativo. É o segundo agente bacteriano mais comum causador de DSTs nos Estados Unidos (CDC, 2013). O período de incubação varia entre 3 e 14 dias. Homens, geralmente, irão apresentar sintomas que os levarão a buscar tratamento rapidamente, o suficiente para evitar a transmissão para outras pessoas. Esses podem incluir uretrite, epididimite, proctite ou prostatite. Frequentemente as mulheres são assintomáticas. Em mulheres, as complicações incluem doença inflamatória pélvica (DIP), cicatrizes das trompas uterinas, infertilidade, gravidez ectópica e dor pélvica crônica (Short et al., 2009). Gonorreia disseminada é uma condição

TABELA 15-1 Casos de Doenças Sexualmente Transmissíveis, 2012, a cada 100.000 Habitantes

	CASOS RELATADOS EM 2012	TAXA POR 100.000 PESSOAS	OBSERVAÇÕES SOBRE MUDANÇAS
Clamídia	1.422.976	456,7	Estável desde 2011
Gonorreia	334.826	107,5	Aumento de 4,1% desde 2011
Sífilis primária e secundária	15.667	5,0	Aumento de 11,1% desde 2011
Cancro	15		Declínio entre 1987–2001, desde então flutuação constante

TABELA 15-2 Casos de Doenças Sexualmente Transmissíveis, 2012, Reportados na Primeira Visita em Centros de Saúde

DOENÇA SEXUALMENTE TRANSMISSÍVEL	NÚMERO DE CASOS REPORTADOS DURANTE A PRIMEIRA VISITA EM CENTROS DE SAÚDE
Herpes genital	228.000
Papilomas genitais	353.000
Tricomoníase vaginal	219.000
Outras vaginites	3.452.000

rara atualmente, mas pode produzir artrite, dermatite, meningite e endocardite. Infecção gonocócica também pode aumentar o risco de contrair e transmitir HIV (Cohen et al., 1997).

Tratamento

A terapia dupla é necessária tanto para *N. gonorrhoeae* quanto para clamídia, pela elevada taxa de coinfecção. O tratamento para gonorreia é dificultado pela habilidade da bactéria em desenvolver resistência antimicrobiana. Nos Estados Unidos, desde 2007, as quinolonas não são mais recomendadas para o tratamento da gonorreia e condições associadas, tais como DIP (CDC, 2007). A partir de agosto de 2012, por causa da elevada resistência, o cefixime não é mais recomendado como terapia de primeira escolha para o tratamento de gonorreia (CDC, 2012; Kirkcaldy et al., 2013). O tratamento de infecções gonocócicas não complicadas da cérvix, uretra e reto, envolve ceftriaxona 250 mg IM, dose única, combinada com azitromicina 1 g via oral em uma única dose, ou doxiciclina 100 mg oralmente, duas vezes ao dia durante 7 dias. O fato de NAATs não fornecerem resultados de sensibilidade, nos casos de falha de tratamento deve ser realizado teste de cultura, juntamente com o teste de sensibilidade antimicrobiana. Todas as pessoas com gonorreia devem ser testadas para outras DSTs, incluindo clamídia, sífilis e HIV. O tratamento não é diferente em pessoas com HIV. Em pessoas com história de alergia à penicilina, as cefalosporinas de terceira geração possuem uma baixa incidência de reatividade cruzada, inferior a 5%, para 10% nas cefalosporinas de primeira geração.

Uretrite não Gonocócica

Chlamydia trachomatis é responsável por 15% a 40% dos casos de UNG, as causas menos comuns incluem *Mycoplasma genitalium* (15% a 25%), *Trichomonas vaginalis*, adenovírus e herpes-vírus simplex tipo 1 (HSV-1); e o agente patogênico não é identificado em 20% a 50% dos casos (Deguchi e Maeda, 2002; Bradshaw et al., 2006; Tabrizi et al., 2007). A uretrite por HSV-1 pode estar associada com o sexo oral (Bradshaw et al., 2006).

Clamídia

Clamídia é a causa mais comum de doença bacteriana sexualmente transmissível nos Estados Unidos. Os 1.422.976 casos de infecção por *C. trachomatis* reportados ao CDC em 2012 compreendem o maior número de casos já relatados ao CDC em qualquer condição (CDC, 2013). O período de incubação varia de 3 a 14 dias. A prevalência de clamídia é maior em pessoas com 25 anos de idade ou mais (Geisler, 2011). Outras consequências da infecção por clamídia em homens incluem epididimite e síndrome de Reiter (Geisler et al., 2008). Uma das principais preocupações com infecções por clamídia não tratadas em homens é a transmissão para suas parceiras do sexo feminino (Geisler, 2011). Até 75% das mulheres com infecção por clamídia podem ser assintomáticas. Infecções ascendentes por clamídia podem resultar em cicatrizes das trompas uterinas, DIP, risco de gravidez ectópica, dor pélvica e infertilidade. O risco de uma infecção por clamídia, que não for tratada, produzir DIP é estimado entre 9,5% e 27% (Gottlieb et al., 2013).

Mycoplasma genitalium e Ureaplasma

Micoplasmas são os menores procariotos capazes de realizar replicação autônoma. O gênero *Mycoplasma* pertence à classe Mollicutes, juntamente com o *Ureaplasma*. Os micoplasmas não possuem parede celular e não são corados por Gram. Eles possuem uma estrutura de adesão terminal que os auxilia na ligação às células epiteliais (Cazanave et al., 2012). *M. genitalium* foi primeiramente descrito como um patógeno associado à uretrite em 1980, e desde essa considerável evidência, este organismo foi estabelecido como causa de UNG aguda (Manhart et al., 2011). A maioria dos pacientes infectados é sintomática, mas aproximadamente 25% podem ter infecção uretral assintomática (Taylor-Robinsone Jensen, 2011). *M. genitalium* pode tornar-se intracelular, o que pode estabelecer uma infecção crônica e contribuir para a anulação da resposta imune e de antibióticos (McGowin et al., 2009). A prevalência de *M. genitalium* em uretrite crônica é estimada em 12% a 41% (Manhart et al., 2011). Os fatores de risco para infecção por *M. genitalium* em homens são jovens, relato de relações sexuais no mês anterior, e parceiro sexual com história recente de diagnóstico, ou tratamento, de DST (Mena et al., 2002). A cultura é muito difícil, o diagnóstico é realizado por reação em cadeia da polimerase (PCR), mas nenhum teste comercial válido está disponível (Cazanave et al., 2012; Sena et al., 2012).

Outras espécies de Mollicutes incluem *Ureaplasma urealyticum* e *Ureaplasma parvum* (Cazanave et al., 2012). A comprovação de que Ureaplasma seja um agente causador de UNG é controversa (Taylor-Robinson et al., 1979). Em um estudo de caso-controle de 329 homens, com sintomas de uretrite e controles sem sintomas, tanto *U. urealyticum* e *U. parvum* foram encontrados com mais frequência nos controles do que nos casos, e, portanto, não foram considerados associados com UNG nesta população (Bradshaw et al., 2006). Uma série mais recente relatou *U. urealyticum* em 24% dos casos de UNG (Wetmore et al., 2011a). Uma explicação para a diferença entre os números dos estudos foi proposta por Wetmore et al. (2011b). Em um estudo de caso-controle que incluiu homens com sinais clínicos e sintomas de UNG e controles de uma clínica de DST ou sala de emergência, a associação global entre *U. urealyticum* e UNG foi pouco significativa, e *U. parvum* não foi associado com UNG. Entretanto, em homens com menos que 10 parceiras sexuais ao longo de sua vida, *U. urealyticum* foi significativamente associado com UNG. A hipótese proposta é que a imunidade adaptativa, por exposição repetitiva ou prolongada ao *U. urealyticum*, através de múltiplos parceiros sexuais, possa resultar em infecção assintomática, sem sinais de inflamação uretral.

Trichomonas

Trichomonas vaginalis é um parasita flagelado que infecta exclusivamente o trato urinário (Muzny e Schwebke, 2013). *T. vaginalis* é um patógeno vaginal muito comum, mas também pode causar uretrite em homens. Entre os homens atendidos em clínica de DST, a prevalência é relatada entre 3% e 17% (Schwebke e Hook, 2003; Bachmann et al., 2011). Esfregaços úmidos examinados para *T. vaginalis* são tradicionalmente usados no diagnóstico, com uma sensibilidade de apenas 60%; a cultura também tem sido utilizada como padrão-ouro para o diagnóstico. Ambos estão sendo substituídos por NAATs (Schwebke et al., 2011).

Tratamento da Uretrite não Gonocócica

Inicialmente, os pacientes são tratados para ambos, *N. gonorrhoeae* e clamídia. O tratamento consiste em azitromicina 1 g, por via oral como dose única, ou doxiciclina 100 mg, via oral, duas vezes por dia, durante 7 dias.

Uretrite Recorrente e Persistente

Pessoas que não estavam em conformidade com o tratamento inicial, ou foram expostas novamente a parceiro sexual não tratado, podem ser tratadas novamente com as medicações iniciais. A persistência dos sintomas após o tratamento com doxiciclina pode ser causada por *M. genitalium* ou *T. vaginalis* resistentes a doxiciclina. Uma amostra de urina pode ser enviada para análise (Schwebke e Hook, 2003). Os tratamentos alternativos incluem metronidazol 2 g, por via oral, em dose única, ou tinidazol 2 g, por via oral, em dose única combinado com azitromicina 1 g, via oral, dose única (se não utilizada no episódio inicial). Outra opção para segunda tentativa de tratamento é moxifloxacino 400 mg, por via oral, durante 7 dias, que é eficaz contra *M. genitalium* (Bradshaw et al., 2008). A taxa de resistência do *M. genitalium* à azitromicina foi descrita entre 16% e 24% (Bradshaw et al., 2008; Twin et al., 2012). Em homens com sintomas persistentes, a avaliação urológica geralmente não identifica uma causa específica para a uretrite. Uma consideração é certificar-se de que não há dor em alguma outra região da pelve, o que poderia indicar síndrome da dor pélvica crônica, ao contrário de uretrite localizada (Nickel et al., 2003).

EPIDIDIMITE

A epididimite aguda é caracterizada por dor, inchaço e inflamação do epidídimo, que tem duração menor do que 6 semanas (Tracy et al., 2008). Geralmente os testículos estão envolvidos (orquiepididimite). Entre os homens sexualmente ativos com idade inferior a 35 anos, a epididimite aguda é frequentemente causada por *C. trachomatis* ou *N. gonorrhoeae*. Entre HSH, a epididimite aguda pode ser causada por organismos entéricos como *Escherichia coli* e *Pseudomonas* como resultado de sexo anal. A epididimite aguda sexualmente transmissível é geralmente acompanhada por uretrite, embora esta possa ser assintomática. Em homens com mais de 35 anos é incomum que a causa seja sexualmente transmissível, e o organismo infectante é frequentemente associado com a bacteriúria resultante de uma obstrução ou de hiperplasia prostática benigna (HPB), sendo *E. coli* o organismo mais associado (Berger et al., 1979). Podem ocorrer organismos atípicos em homens com HIV, incluindo citomegalovírus (CMV), *Salmonella, Ureaplasma, Corynebacterium, Mycoplasma* e fungos (Parr et al., 1993; Hohmann, 2001). A epididimite crônica é caracterizada por dor no escroto, testículos e epidídimo, com duração maior do que 6 semanas. A epididimite infecciosa crônica é mais comumente associada com tuberculose (TB), como a consequência da disseminação hematógena, em vez de descender do trato urinário dos rins (Heaton et al., 1989).

Para o diagnóstico de epididimite aguda deve-se descartar a torção testicular, especialmente em pacientes mais jovens. A ultrassonografia escrotal pode ser útil, mas nem sempre é diagnóstica (Pontari, 2013). A avaliação da epididimite aguda deve incluir a coloração de Gram das secreções uretrais, como observado anteriormente para uretrite, uma porção da urina para teste de esterase leucocitária na primeira urina do dia, ou exame microscópico da primeira urina demonstrando mais do que 10 leucócitos/HPF. A urina pode ser enviada para NAAT (CDC, 2010c). A terapia empírica é indicada antes que os resultados dos testes laboratoriais estejam disponíveis. A primeira opção de tratamento em homens com menos de 35 anos é a ceftriaxona 250 mg IM mais doxiciclina 100 mg, por via oral, duas vezes ao dia, durante 10 dias. Para os pacientes com suspeita de organismos entéricos, o tratamento é ceftriaxona, mais levofloxacino 500 mg, via oral, uma vez ao dia, durante 10 dias (CDC, 2010c).

ÚLCERAS GENITAIS

Nos Estados Unidos, a maioria dos jovens pacientes sexualmente ativos que têm úlceras (Tabela 15-3) possui herpes genital ou sífilis, sendo herpes genital o mais comum. As causas menos comuns são cancro mole e donovanose. As úlceras também podem ser associadas com causas não infecciosas, como leveduras, trauma, doença maligna, aftas, dermatite medicamentosa permanente e psoríase (CDC, 2010c). Além do exame físico e a história, todos os pacientes com úlceras precisam ser testados sorologicamente, e se possível realizar exame de campo escuro, para sífilis; cultura ou teste de PCR para HSV, e diagnóstico sorológico para determinar o tipo específico de HSV. Em meios onde o cancro mole é prevalente, o teste para *Haemophilus ducreyi* deve ser realizado. Pacientes que não sabem informar se são HIV-positivos, devem ser testados para HIV. Mesmo após a avaliação completa de diagnóstico, 25% dos pacientes com úlceras genitais não terão o diagnóstico confirmado laboratorialmente. É indicado realizar biópsia das úlceras se forem incomuns ou não responderem à terapia inicial.

Sífilis

A sífilis é causada pelo *Treponema pallidum*, uma bactéria com forma de espiral do grupo dos espiroquetas. *Treponema pallidum* não é facilmente cultivado. A transmissão ocorre por contato sexual, através de microabrasões na pele e nas membranas mucosas dos pacientes com sífilis primária e secundária (Ho e Lukehart, 2011). O risco é maior conforme o aumento do número de parceiros sexuais (French, 2007). A sífilis replica-se no local de infecção e se divide a cada 30 a 33 horas (Fieldsteel et al., 1981). Estima-se que entre 50% e 60% dos contatos sexuais de indivíduos com sífilis no estágio inicial irão adquirir sífilis (Schober et al., 1983).

Sífilis Primária

As lesões ocorrem no local inicial da infecção. O período de incubação é tipicamente entre 2 e 3 semanas, mas pode variar entre 9 e 90 dias para o aparecimento de lesões após a infecção (French, 2007). As lesões são geralmente únicas e indolores, mas podem ser múltiplas e até um quarto dos cancros pode ser doloroso (Read e Donovan, 2012). É comum ocorrer linfadenopatia no local. Lesões não tratadas melhoram espontaneamente em 3 a 8 semanas (Ho e Lukehart, 2011).

TABELA 15-3 Doenças Ulcerativas Genitais

DOENÇAS	LESÕES	LINFADENOPATIA	SINTOMAS SISTÊMICOS
Sífilis primária	Indolor, endurecida, com base limpa, geralmente única	Sem inchaço, elástico, não supurativa, linfadenopatia bilateral	Nenhum
Herpes genital	Vesículas dolorosas, superficiais, geralmente múltiplas	Inchaço, adenopatia inguinal bilateral	Presente durante a infecção primária
Cancroide	Pápula macia, dolorosa, úlcera purulenta, única ou múltipla	Inchaço, regional, doloroso, nódulos supurativos	Nenhum
Linfogranuloma	Pequenas, vesícula ou pápula indolor que progride para úlcera	Dolorosas, agrupadas, nódulos grandes com fístulas	Presente depois da cicatrização das lesões genitais

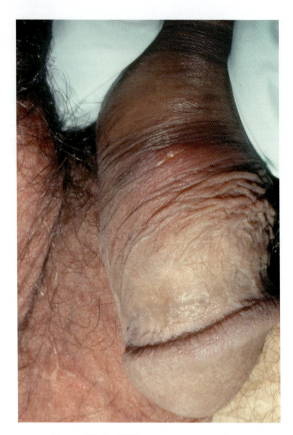

Figura 15-1. Sífilis com cancro peniano.

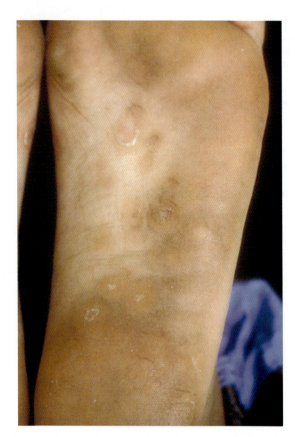

Figura 15-3. Sífilis secundária afetando a sola dos pés.

infecção inicial e é caracterizada por uma erupção maculopapular, muitas vezes generalizada e envolvendo o couro cabeludo, palmas das mãos e sola dos pés em 75% dos pacientes (Fig. 15-3) (Read e Donovan, 2012). A erupção cutânea pode ulcerar e levar a condiloma lata, que se assemelha a papilomas. Os outros sintomas incluem febre, mal-estar, perda de peso, alopecia irregular e inflamação ocular (Mindel et al., 1989). Há também uma extensa vasculite, que em aproximadamente 10% dos pacientes pode ocasionar manifestações como hepatite, irite, nefrite e problemas neurológicos, incluindo dor de cabeça e o envolvimento de nervos cranianos, especialmente o VIII (auditivo). Geralmente as recidivas ocorrem no primeiro ano após a infecção, e raramente no segundo ano. Em seguida, a infecção torna-se latente e assintomática.

Sífilis Latente

A sífilis latente é definida como sororreatividade sem nenhuma evidência de doença, e é arbitrariamente dividida entre infecção precoce e tardia. Para ser diagnosticado com sífilis latente precoce, o paciente não deve ter sinais de doença primária ou secundária e deve possuir sorologia positiva para sífilis, precedida por sorologia negativa no ano anterior, ou contato recente com um paciente infectado (CDC, 2010c). Pacientes assintomáticos com nenhuma evidência de sorologia negativa recente ou tratamento prévio são classificados como tendo sífilis de duração desconhecida e considerados com sífilis latente tardia (Read e Donovan, 2012).

Sífilis Terciária ou Tardia

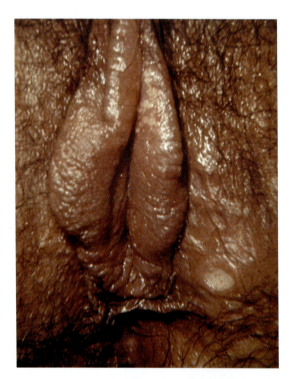

Figura 15-2. Sífilis com cancro vulvar.

Em homens, as lesões são tipicamente na glande ou na coroa ou na região perineal (Fig. 15-1), e nas mulheres, na área dos lábios e perianal (Fig. 15-2).

Sífilis Secundária

Treponema pallidum eventualmente torna-se uma infecção sistêmica com bacteriemia. A sífilis secundária surge entre 3 e 5 meses após a

Aproximadamente 35% dos indivíduos com sífilis latente tardia desenvolverão manifestações tardias de sífilis, as quais incluem neurossífilis, sífilis cardiovascular e sífilis gomosa. Esses quadros são raros fora de países em desenvolvimento. A neurossífilis pode ser observada na sífilis secundária, e sífilis meningovascular também ocorre na sífilis terciária. O período de incubação é geralmente de 5 a 12 anos. Depois de 10 a 20 anos, a coluna vertebral e o cérebro também podem estar envolvidos. A síndrome da medula espinal é chamada *tabes dorsalis*, e a síndrome cerebral também é chamada de *paralisia geral do demente* (Danielsen et al., 2004; French, 2007). A sífilis cardiovascular ocorre

15 a 30 anos após a infecção, e pode acometer qualquer grande vaso (French, 2007).

Testes para Sífilis

Pesquisa em Campo Escuro. Não é possível realizar cultura de *T. pallidum in vitro*. Os testes diretos incluem a identificação de *T. pallidum* em microscópio de campo escuro, a partir de amostras coletadas de lesão, com uma taxa de sensibilidade de até 97% (Wheeler et al., 2004). No entanto, isto requer pessoal treinado.

Sorologia
Testes não Treponêmicos. A quantificação de anticorpos é importante para triagem e diagnóstico de sífilis. Existem duas categorias de teste: não treponêmicos, que são dirigidos contra fosfolipídeos, e treponêmicos, que são direcionados contra os polipeptídeos de *T. pallidum*. Os anticorpos não treponêmicos ligam os lipídeos que se ligaram ao treponema e tornam-se antigênicos (Lafond e Lukehart, 2006). Os anticorpos não treponêmicos são detectáveis com o teste reagina plasma rápido (RPR), o teste do Venereal Disease Research Laboratory (VDRL) e o *Toluidine Red Unheated Serum Test* (TRUST). Os resultados são positivos dentro de 21 dias, mas algumas vezes podem demorar até 6 semanas pós-infecção. Eles são universalmente positivos na sífilis secundária (Read e Donovan, 2012). **Os resultados dos testes não treponêmicos necessitam de confirmação com um teste treponêmico, pois eles podem ser positivos em outras condições como em infecções virais, gravidez, doenças malignas, doença autoimune e idade avançada** (Larsen et al., 1995). Reações falso-negativas ocorrem se há um excesso de anticorpos que prevalecem no teste, e isto se chama *efeito de pró-zona* (CDC, 2010c). **Os testes não treponêmicos são utilizados para monitorar a atividade da doença. Uma mudança de quatro vezes em um título equivale a uma mudança de duas diluições (p. ex., de 1:16 para 1:4); esta mudança é considerada necessária para demonstrar uma diferença significativa clinicamente. O mesmo teste deve ser utilizado em uma determinada pessoa, pois os testes não são diretamente comparáveis** (CDC, 2010c). Os testes não treponêmicos geralmente se tornam não reativos algum tempo depois do tratamento, mas, em alguns pacientes, os níveis de anticorpos podem persistir por um longo período, inclusive para toda vida, uma resposta referida como *reação sorológica rápida* (CDC, 2010c).
Testes Treponêmicos. Os anticorpos treponêmicos são detectáveis por imunofluorescência pelo teste de absorção de anticorpo fluorescente treponêmico (FTA-ABS, do inglês, *fluorescent treponemal antibody absorption*), ou por aglutinação no ensaio de micro-hemaglutinação para *T. pallidum* (MHA-TP), o ensaio de hemaglutinação de *T. pallidum* (TPHA), ou o teste de aglutinação de partículas de *T. pallidum* (TP-PA). Resultados falso-positivos são incomuns, mas podem ocorrer em pacientes com doença do colágeno, lúpus eritematoso sistêmico e em outras infecções (Hart, 1986). **Os resultados dos testes treponêmicos permanecem positivos por toda a vida, exceto entre 15% e 25% dos pacientes tratados precocemente para sífilis primária** (Young et al., 2009). **Os testes treponêmicos não são usados para determinar a atividade da doença ou a resposta ao tratamento.**
Outros Testes. A reação em cadeia da polimerase (PCR) para identificar *T. pallidum* pode ser útil, com descrição de 94,7% de sensibilidade e especificidade de 98,6% (Palmer et al., 2003). Os testes rápidos para sífilis, incluindo o ensaio imunoabsorevente ligado à enzima (ELISA, do inglês, *enzyme-linked immunosorbent assays*), também estão disponíveis e são aprovados pela U.S. Food and Drug Administration (FDA) e são mais baratos que os testes não treponêmicos geralmente utilizados no diagnóstico inicial. Eles geram resultados entre 5 e 20 minutos, mas não são capazes de distinguir entre sífilis tratada e sífilis ativa (Ho e Lukehart, 2011). Um novo paradigma a ser testado é primeiramente utilizar um teste rápido, e se o resultado for positivo, realizar um teste não treponêmico utilizando os títulos para guiar o tratamento. Se o resultado do teste não treponêmico for negativo, um teste treponêmico diferente deve ser realizado.

Coinfecção com o Vírus da Imunodeficiência Humana (HIV)

Dos pacientes que se tornam infectados com sífilis, até 25% são infectados pelo HIV, e a taxa de incidência de sífilis em pacientes com HIV tem sido relatada como 77 vezes maior que na população em geral (Chesson et al., 2005). O curso clínico da sífilis em uma pessoa com HIV é similar ao das pessoas imunocompetentes. Entretanto, pacientes HIV-positivos podem apresentar grandes úlceras na fase primária e podem possuir risco de uma mais rápida progressão à neurossífilis com uma contagem CD4 de 350 ou menor e/ou um resultado de teste sorológico não treponêmico de 1:32 ou maior (French, 2007). Ocasionalmente, uma resposta sorológica não usual pode apresentar um resultado falso-negativo. Se o curso clínico sugerir fortemente sífilis e os resultados dos testes sorológicos forem negativos, devem-se considerar outros testes como biópsia da lesão ou da erupção cutânea (CDC, 2010c). **Todos os pacientes com sífilis devem ser testados para HIV.**

Tratamento da Sífilis

O tratamento-padrão para todos os estágios da sífilis é a penicilina G benzatina. O estágio e as manifestações clínicas da sífilis determinam a preparação, dosagem e duração do tratamento. As orientações do CDC para o tratamento são apresentadas na Tabela 15-4 (CDC, 2010c). Não são consideradas apropriadas para o tratamento as combinações de benzetamina e penicilina procaína (Bicillin C-R), nem penicilina oral. Os pacientes com HIV recebem o mesmo regime de tratamento que as pessoas não infectadas pelo HIV. **Pode ocorrer uma reação que consiste em febre, mal-estar, náusea e vômito, a qual é chamada de reação de Jarisch-Herxheimer. Esta não é uma reação alérgica à penicilina, mas ocorre com o tratamento dos treponemas, e mais comumente no tratamento com penicilina e na sífilis precoce.** Isto também pode estar associado com calafrios e exacerbação da erupção cutânea secundária. O tratamento é repouso e medicamentos

TABELA 15-4 Tratamento da sífilis (Diretrizes de 2010 do Centers for Disease Control and Prevention para o Tratamento de Doenças Sexualmente Transmissíveis)

ESTÁGIO DA SÍFILIS	TRATAMENTO COM PENICILINA	PACIENTES ALÉRGICOS À PENICILINA
Sífilis primária, secundária e latente inicial, sem envolvimento neurológico	Penicilina G benzatina 2,4 UI, IM, dose única	Doxiciclina 100 mg, VO, duas vezes/dia, por 2 semanas Tetraciclina 500 mg, VO, quatro vezes por dia, por 2 semanas
Sífilis latente tardia ou latente de duração desconhecida, sem envolvimento neurológico	Penicilina G benzatina, 2,4 UI, IM, uma vez por semana, durante 3 semanas	Doxiciclina 100 mg, VO, duas vezes ao dia, por 28 dias Tetraciclina 500 mg, VO, quatro vezes/dia, por 28 dias
Sífilis terciária tardia, sem envolvimento neurológico	Penicilina G benzatina, 2,4 UI, IM, uma vez por semana, durante 3 semanas	Consulte especialista em doenças infecciosas
Neurossífilis Regime Alternativo	Penicilina G cristalina aquosa 3-4 UI, IV a cada 4 h, ou IV infusão contínua com total de 18-24 UI por dia, durante 10-14 dias Penicilina procaína 2,4 UI, IM diariamente mais probenicida 500 mg, VO, quatro vezes/dia, ambas por 10-14 dias	

anti-inflamatórios não esteroides. Os sinais de falha no tratamento incluem persistência e recidiva dos sinais e sintomas da sífilis, e aumento de quatro vezes no resultado do teste não treponêmico, ou falha em diminuir em quatro vezes em 6 meses de terapia. Os pacientes devem ser (1) retestados para HIV, (2) avaliados para neurossífilis com exame do fluído cerebrospinal (CSF) e (3) retratados com injeções semanais de penicilina G benzatina, 2,4 milhões de unidades IM por 3 semanas, a menos que neurossífilis seja diagnosticada.

Herpes

Os vírus herpes simples (HSV) tipo 1 e tipo 2 são vírus DNA com dupla-fita. Eles compartilham 83% de homologia da sequência de suas regiões codificadoras de proteínas e compartilham estruturas similares em seus genomas (Gupta et al., 2007). Eles podem ser distinguidos sorologicamente. O HSV-1 provoca principalmente infecções orais, mas atualmente também responde por, pelo menos, metade dos episódios de infecções genitais por HSV (Roberts et al., 2003). Supõe-se que isto seja uma combinação de aquisição tardia de HSV-1 oral, o qual conferiria imunidade à infecção genital, e um aumento no sexo oral em adultos jovens (Halpern-Felsher et al., 2005). HSV-2 causa herpes genital e é transmitido por contato sexual. As mulheres são mais suscetíveis a infecção por HSV-2 do que os homens e são mais propensas a apresentarem infecções sintomáticas (Langenberg et al., 1999). A maior parte das transmissões de HSV-2, portanto, ocorre a partir de pessoas que não sabem que estão infectadas (Mertz, 2008). Em um estudo com 5452 adultos atendidos em pronto-socorro nos Estados Unidos, a soroprevalência de HSV-2 foi de 25,5%, mas somente 12% destes pacientes relataram uma história de infecção prévia (Leone et al., 2004). A infecção por HSV-2 aparentemente confere proteção contra a infecção por HSV-1, mas HSV-1 demonstra apenas uma pequena parcela de proteção contra a infecção por HSV-2 (Looker e Garnett, 2005).

Fisiopatologia

A replicação do vírus herpes simples inicia-se nas células epiteliais no local de entrada, danifica as células, e o vírus entra nas extremidades dos nervos sensoriais periféricos. O vírus é então transportado de uma maneira retrógrada para o corpo celular, na raiz dos gânglios sensoriais. Na infecção inicial, o herpes também se espalha para os nódulos linfáticos locais e regionais. Uma vez no corpo da célula nervosa, o HSV entra em estado latente (Jerome et al., 1998). A reativação e recidiva do vírus ocorrem através do transporte, pelos nervos periféricos, de volta à mucosa ou à superfície da pele. Eventos que desencadeiam a reativação do HSV incluem trauma local, como cirurgia ou luz ultravioleta, imunossupressão ou febre (Gupta et al., 2007). A recidiva pode levar ao reaparecimento das lesões de mucosa, rachaduras na pele, ou pode ocorrer com ausência de lesões reconhecíveis. Isto é denominado de *mudança subclínica* ou *assintomática* (Wald et al., 1995; Wald et al., 2000).

História Natural e Diagnóstico

A primeira apresentação clássica do herpes primário é um aglomerado de pápulas eritematosas e vesículas, que não seguem uma distribuição neuronal, na genitália externa (Figs. 15-4 e 15-5). Isto geralmente ocorre de 4 a 7 dias após a relação sexual (Looker e Garnett, 2005). Muitas lesões herpéticas não apresentam a aparência clássica e podem parecer com fissuras ou furúnculos, e em mulheres podem se manifestar como eritema vulvar (Koutsky et al., 1992). Os pacientes têm dor, queimação ou coceira, e 80% das mulheres relatam disúria. Outros sintomas associados incluem febre, dor de cabeça, mal-estar e mialgias (Corey et al., 1983). Inchaço inguinal e dos nódulos linfáticos femorais pode estar presente. A infecção genital primária por HSV-1 pode não ser distinguida da infecção por HSV-2 somente com exame clínico e requer testes laboratoriais. Ao longo das 2 a 3 semanas seguintes, 75% dos pacientes apresentam novas lesões, que podem progredir para vesículas e pústulas e vir a coalescer em úlceras, antes das crostas e da cicatrização (Corey et al., 1983). As possíveis complicações incluem meningite asséptica e disfunção autonômica que pode levar a retenção urinária (Corey et al., 1983).

Episódios Recorrentes

Uma infecção primária por herpes genital, quer com HSV-1 ou HSV-2, é mais severa na ausência de imunidade preexistente ao HSV-1 (Corey

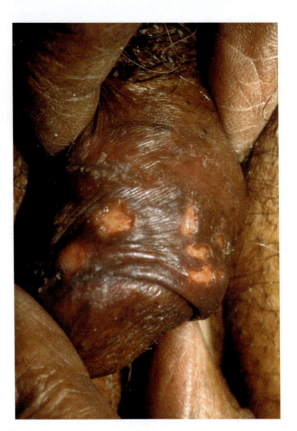

Figura 15-4. Infecção peniana pelo vírus herpes simples.

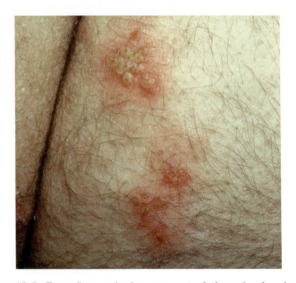

Figura 15-5. Erupções vesiculares características do vírus herpes simples.

et al., 1983). Os episódios subsequentes recorrentes com imunidade estabelecida são mais leves do que a infecção inicial. **O HSV-1 genital recorre menos frequentemente (0,02 recidiva por mês) que as infecções genitais por HSV2 (0,23 recidiva por mês), na ordem de 10 vezes menos** (Lafferty et al., 1987a). Embora a propagação seja maior nos primeiros 6 a 12 meses, ele pode perdurar por anos (Schacker et al., 1998; Benedetti et al., 1999). As lesões cicatrizam em 5 a 10 dias na ausência de tratamento antiviral. A recorrência do HSV diminui após o primeiro ano, embora alguns picos de recorrência de HSV-2 sejam observados, mesmo depois de 4 anos de acompanhamento (Benedetti et al., 1999).

Diagnóstico e Pesquisa do Vírus Herpes Simples

Um diagnóstico definitivo do subtipo de HSV deve ser feito tanto para confirmar o diagnóstico quanto para obter informações

TABELA 15-5 Tratamento Oral Recomendado para Infecção Genital pelo Vírus Herpes Simples

AGENTE	PRIMEIRO EPISÓDIO CLÍNICO	TERAPIA EPISÓDICA	TERAPIA SUPRESSIVA
Aciclovir	400 mg três vezes/dia, por 7 dias *ou* 200 mg 5 vezes/dia por 7-10 dias	400 mg três vezes/dia, por 5 dias *ou* 800 mg três vezes/dia por dois dias *ou* 800 mg duas vezes/dia por 5 dias	400 mg duas vezes/dia
Fanciclovir	250 mg duas vezes/dia por 7-10 dias	125 mg duas vezes/dia por 5 dias *ou* 1.000 mg duas vezes/dia por 1 dia *ou* 500 mg uma vez seguido de 250 mg duas vezes/dia por 2 dias	250 mg duas vezes/dia
Valaciclovir	1 g duas vezes/dia durante 7-10 dias	500 mg duas vezes/dia por 3 dias *ou* 1 g duas vezes/dia por 5 dias	500 mg uma vez/dia *ou* 1 g uma vez/dia

Modificada de Workowski KA, Berman S; Centers for Disease Control and Prevention (CDC). Sexually transmitted diseases treatment guidelines, 2010. MMWR Recomm Rep 2010; 59(RR-12):1–110.

importantes para o prognóstico, dada a disparidade clínica entre HSV-1 e -2. Em pacientes com lesões, o fluido pode ser obtido da base da lesão genital e enviado para cultura viral, detecção de antígeno para HSV ou PCR para detecção do DNA do HSV (Rose et al., 2008; Nguyen et al., 2010). A taxa de detecção de HSV a partir de lesões é de 80% para infecções primárias, mas somente de 25% a 50% nas lesões recorrentes, e ainda menos se a lesão já estiver começando a cicatrizar (Lafferty et al., 1987b). Em pacientes sem lesões ativas, a sorologia deve ser utilizada — ou seja, pesquisa de anticorpos. A pesquisa específica de imunoglobulina G (IgG) para glicoproteína G do HSV-1 ou HSV-2 pode distinguir entre os dois tipos de HSV (Ashley, 2001). A sorologia é recomendada para a confirmação de um diagnóstico clínico de herpes genital em pacientes com sintomas genitais recorrentes, lesões atípicas, ou úlceras cicatrizadas e culturas virais negativas. Os anticorpos específicos para o herpesvírus podem levar de 2 semanas até 3 meses para se desenvolver; desse modo, em uma pessoa com herpes adquirida recentemente, uma sorologia negativa inicial, seguida de um teste positivo após 12 semanas, confirma uma nova infecção (CDC, 2010c).

Tratamento (Tabela 15-5)

Atualmente os medicamentos disponíveis para tratamento do herpes não erradicam o vírus, mas visam à redução dos sinais e sintomas da infecção e à prevenção de novas lesões. Os fármacos disponíveis incluem o aciclovir (somente intravenoso), valaciclovir e fanciclovir (CDC, 2010c). O tratamento de um primeiro episódio clínico deve ser iniciado por motivos clínicos antes da confirmação laboratorial do diagnóstico. O tratamento é geralmente entre 7 e 10 dias, mas deve ser estendido se as lesões não estiverem adequadamente cicatrizadas (CDC, 2010c). O aciclovir via intravenosa (5 a 10 mg/kg a cada 8 horas) pode ser necessário para pacientes com complicações neurológicas, aqueles incapazes de tomar medicamentos via oral, ou com alguma doença generalizada (p. ex., pacientes imunocomprometidos) (Gupta et al., 2007). **O tratamento de episódios recorrentes reduz as suas severidade e duração. A terapia oral dentro de 24 horas dos primeiros sinais ou sintomas de recidiva aumenta a chance de solucionar uma recidiva sem lesões** (Leone et al., 2002; Wald et al., 2002; Aoki et al., 2006). Em pacientes com recidivas frequentes, a terapia supressiva diária pode ser utilizada para reduzir as recidivas em 70% a 80% (Wald et al., 2006). Pacientes com HIV podem apresentar episódios prolongados ou severos de infecção por HSV, e a propagação é aumentada em pessoas infectadas pelo HIV. Em pacientes com HIV, as dosagens e duração dos medicamentos são aumentadas para supressão e tratamento dos episódios de infecção por HSV (CDC, 2010c).

Cancroide

O cancroide é causado pela bactéria Gram-negativa *H. ducreyi* (Lewis, 2003). A infecção leva à ulceração anogenital e à linfadenite com progressão para formação de bubões (Lewis e Ison, 2006). O período de incubação é de 3 a 10 dias, com formação inicial de uma pápula que

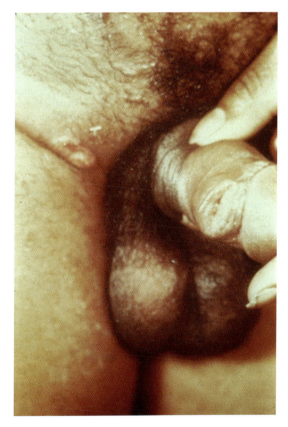

Figura 15-6. Cancroide com adenopatia regional.

pode progredir e formar uma úlcera (Fig. 15-6) (Lewis e Ison, 2006). Homens circuncisados possuem menos risco de serem infectados pelo cancro mole (Weiss et al., 2006). A prevalência de cancro mole tem diminuído nos Estados Unidos (CDC, 2013), mas o cancroide ainda é endêmico em algumas partes do mundo, como África, Ásia, América Latina e partes do Caribe; uma úlcera genital em pessoa com história de viagem para estas áreas deve levantar a suspeita de cancro mole (Lewis e Ison, 2006). O cancroide, assim como o herpes genital e sífilis, é um fator de risco para a transmissão de HIV (Magro et al., 1996).

Um diagnóstico definitivo do cancro mole requer o cultivo em meios não disponíveis rotineiramente (Lockett et al., 1991). Não há testes aprovados pela FDA. **O CDC recomenda que um provável diagnóstico de cancro mole seja feito (1) se o paciente tem uma ou mais úlceras dolorosas; (2) caso não exista evidência de *T. pallidum* no exame de campo escuro de úlceras ou pelo teste** sorológico para sífilis, realizado a pelo menos 7 dias após o surgimento das úlceras; (3) se presentes úlceras e linfadenopatia que são típicas de cancroide; e (4) se os resultados dos testes para HSV do exsudato da úlcera forem negativos (CDC, 2010c). O tratamento é realizado com azitromicina 1 g em dose única, ou ceftriaxona 250 mg IM em dose única, ou ciprofloxacino 500 mg, via oral, duas vezes ao dia, durante 3 dias, ou base de eritromicina 500 mg, via oral, três vezes ao dia, durante 7 dias. Os pacientes devem ser testados para HIV no momento do diagnóstico de cancroide. Se os resultados dos testes iniciais forem negativos, deve ser realizada a repetição dos testes, em 3 meses, para sífilis e HIV. Os pacientes com HIV têm menor probabilidade de responder ao tratamento, possuem cicatrização mais lenta das úlceras e exigem cursos longos de terapia (CDC, 2010c).

Granuloma Inguinal

O granuloma inguinal é uma infecção causada por *Klebsiella granulomatis*, uma bactéria Gram-negativa (anteriormente chamada de *Calymmatobacterium granulomatis*) que produz úlceras genitais. O granuloma inguinal não costuma ocorrer nos Estados Unidos. Os locais no mundo mais comuns para granuloma inguinal são Papua Nova Guiné, África do Sul, partes da Índia e Brasil, e a comunidade aborígine na Austrália (Lagergard et al., 2011). O período de incubação médio é de 50 dias (O'Farrell, 2002). A doença manifesta-se como úlceras indolores de progressão lenta nos órgãos genitais e períneo. Apesar do nome, o envolvimento inguinal é incomum (10%) (Velho et al., 2008). As lesões são descritas como vermelhas e carnudas devido à alta vascularização, e sangram facilmente. O local mais comum de propagação extragenital é a boca, produzindo perda de dentes devido à destruição óssea, mas também pode ocorrer na pelve, órgãos intra-abdominais e outros ossos (especialmente a tíbia) (Velho et al., 2008).

Essa bactéria é um patógeno estritamente humano, o que faz que seu cultivo seja difícil. O diagnóstico requer a visualização de corpos de Donovan com coloração escura em preparações de compressão ou biópsias, descrito por Donovan em 1905 (Richens, 2006). Estes são inclusões intracelulares da bactéria dentro do citoplasma de macrófagos, e aparecem como roxo-escuros quando corados com Wright, Giemsa ou coloração de Leishman (Lagergard et al., 2011). Não há teste molecular aprovado pela FDA para a detecção de *K. granulomatis*. O tratamento é realizado com doxiciclina 100 mg, via oral, duas vezes ao dia, por pelo menos 3 semanas e até que todas as lesões tenham cicatrizado (CDC, 2010c).

Linfogranuloma Venéreo

O linfogranuloma venéreo (LGV) é uma infecção causada por *Chlamydia*, especificamente pelos sorótipos L1, L2 ou L3 (Mabey e Peeling, 2002). Tradicionalmente o LGV é raro em países desenvolvidos, mas é endêmico em partes da África, Ásia, América do Sul e Caribe (Mabey e Peeling, 2002). No entanto, a incidência de LGV está aumentando desde a primeira vez que a infecção foi descrita na Europa Ocidental em 2003, principalmente entre HSH, e LGV está ocorrendo no mundo todo, incluindo os Estados Unidos (White, 2009). O período de incubação é de 3 a 30 dias. Uma úlcera ou pápula genital autolimitada algumas vezes está presente no local da infecção, mas geralmente desaparece antes da apresentação. O segundo estágio é o mais comum em heterossexuais e é marcado por inchaço inguinal e/ou linfadenopatia femoral tipicamente unilateral (Fig. 15-7). Os nódulos linfáticos inguinais são mais comuns em homens, pois a drenagem linfática da cérvix e vagina é retroperitoneal, em vez de linfonodos inguinais (Mabey e Peeling, 2002). Os nódulos linfáticos inguinais, acima e abaixo do ligamento inguinal, podem originar o "sinal do sulco" em 10% a 20% dos pacientes (Schachter e Osoba, 1983). A exposição retal em mulheres ou HSH pode resultar em proctite com hemorroidas, dor anal ou retal, secreção retal, constipação e febre (Arnold et al., 2013). Pode-se desenvolver uma terceira fase. Se a LGV não for tratada, a proctocolite pode evoluir para fístulas colorretais crônicas e críticas. A infecção crônica também pode levar a obstrução linfática com elefantíase da genitália em ambos os sexos. LGV não aparenta ocorrer com maior frequência ou com uma maior virulência em indivíduos HIV-positivos (Jebbari et al., 2007).

O diagnóstico é feito através da coleta com *swab* (cotonete) da lesão ou aspiração dos bubões dos órgãos genitais ou linfonodos, envio dos mesmos para cultura, imunofluorescência ou detecção

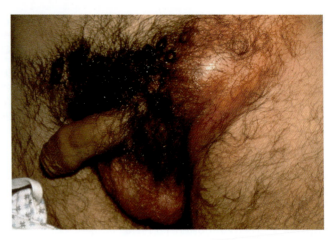

Figura 15-7. Linfogranuloma venéreo com adenopatia inguinal.

de ácidos nucleicos. NAATs são utilizados para amostras uretrais, mas não são aprovados pela FDA para amostras retais. A sorologia para clamídia com títulos de fixação de complemento que excedam 1:64 pode auxiliar no diagnóstico de LGV (CDC, 2010c). Quando um teste de diagnóstico específico não estiver disponível, o paciente deve ser tratado presuntivamente para LGV. O tratamento consiste em doxiciclina 100 mg por via oral, duas vezes ao dia, durante 21 dias (CDC, 2010c).

Papilomavírus Humano

O papilomavírus humano (HPV) é um vírus de DNA de cadeia dupla pertencente à família Papilomaviridae. Existem mais de 100 tipos de HPV, dos quais mais de 40 espécies de HPV podem infectar a área genital e ser sexualmente transmissíveis (Dunne et al., 2011). Os tipos 6 e 11 não são oncogênicos e são os responsáveis por quase 90% das verrugas anogenitais (Gissmann et al., 1983; Garland et al., 2009). Outros subtipos, incluindo o 16 e o 18, são responsáveis por câncer cervical e outros tipos de câncer anogenital, incluindo vulvar, vaginal, anal e câncer de pênis (De Vuyst et al., 2009 ; Li et al., 2011). Embora certos tipos de HPV estejam associados com determinadas características morfológicas, esta associação não é absoluta. O frequente câncer peniano de células escamosas queratinizante é associado com HPV em somente 11% dos pacientes, com taxas muito mais elevadas de positividade para DNA do HPV fortemente associadas tanto com mudanças basaloides ou verrugas (47%), quanto com mudanças puramente basaloides (75%) (Giuliano et al., 2008).

Mais de 50% das pessoas sexualmente ativas irão ser infectadas pelo menos uma vez em sua vida (Myers et al., 2000). Aproximadamente 70% das infecções por HPV se resolvem espontaneamente em 1 ano, e 90%, em 2 anos, e uma infecção persistente desenvolve-se nas pessoas restantes (Veldhuijzen et al., 2010). A transmissão pode ocorrer através de pacientes assintomáticos e subclínicos. Na população em geral, entre as mulheres assintomáticas, a prevalência de infecção por HPV varia de 2% a 44%, e entre homens, de 2,3% a 34,8% (Burchell et al., 2006). A infecção por HPV inicia-se na camada celular basal das células epiteliais escamosas estratificadas, o que então estimula a proliferação celular no epitélio. Os papilomas por HPV podem ocorrer também na uretra, causando hematúria, disúria ou dificuldades para micção. A papulose bowenoide envolve pápulas verrucosas marrom-avermelhadas no pênis, que são um carcinoma *in situ* de baixo grau com uma possibilidade de transformação maligna de 2% a 3% (Cubie, 2013). Tumores de Buschke-Lowenstein, ou condilomas acuminados gigantes, são grandes lesões verrucosas exofíticas no pênis ou períneo, associadas com HPV-6 ou HPV-11. Esses tumores são considerados um carcinoma verrucoso de baixo grau, e em geral somente a invasão local está presente (Armstrong et al., 2009; Cubie, 2013).

As lesões como papilomas podem ser visualizadas clinicamente (Figs. 15-8 e 15-9), mas o vírus HPV também pode estar presente subclinicamente. Os vírus latentes são detectáveis somente através do DNA do HPV na pele ou na mucosa (Cubie, 2013). O uso de ácido acético para detectar lesões de pele não visíveis não é recomendado devido

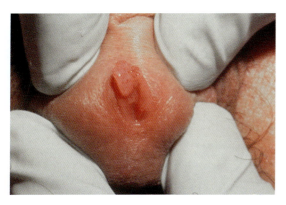

Figura 15-8. Papiloma meatal causado pelo papilomavírus humano.

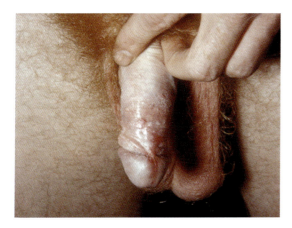

Figura 15-9. Papiloma peniano.

ao alto número de resultados falso-positivos. Os testes para HPV que detectam o ácido nucleico viral (i.e., DNA ou RNA) ou proteína do capsídeo estão disponíveis para mulheres com idade superior a 30 anos submetidas a triagem para câncer cervical. Esses testes não devem ser utilizados em homens, em mulheres com menos de 20 anos, ou como um teste geral para DSTs (CDC, 2010c). Nas seguintes situações, a biópsia pode ser necessária para descartar uma lesão maligna: (1) o diagnóstico é incerto; (2) o paciente é imunocomprometido; (3) os papilomas são pigmentados, endurecidos ou fixos; (4) as lesões não respondem, ou se agravam com o tratamento padrão; (5) existe ulceração persistente ou sangramento.

Tratamento

O objetivo do tratamento é a remoção dos papilomas; o tratamento não irá erradicar a infecção. O tratamento é guiado pelo tamanho do papiloma, número, localização e preferência do paciente. Os regimes de tratamento são divididos em aplicações pelo paciente e modalidades de aplicação por profissional da saúde (CDC, 2010c).

Tratamentos utilizados em pacientes com HPV (observe que estes não são aprovados para uso durante a gestação):

1. Solução de podofilox a 0,5% ou gel até 0,5 mL/dia, aplicado duas vezes ao dia durante 3 dias, então cessar a terapia durante 4 dias, realizar até 4 ciclos. O total da área do papiloma não deve exceder 10 cm^2.
2. Creme de imiquimode a 5% uma vez ao dia na hora de deitar, três vezes por semana até 16 semanas; deve ser lavado entre 6 e 10 horas depois da aplicação.
3. Pomada de sinecatequina 15% (sinecatequinas são grandes polifenóis encontrados no chá de folhas verdes) (Dunne et al., 2011), três vezes ao dia, durante 16 semanas. Esta não deve ser lavada após a aplicação. Evitar contato sexual enquanto a pomada estiver sobre a pele. Este tratamento não é recomendado para pacientes com HIV, herpes, ou aqueles que possuem outras formas de imunossupressão.

Tratamentos administrados pelo profissional da saúde:

4. Resina de podofilina a 10% a 25% em tintura de benjoim, aplicada no papiloma e deixada secar. Este procedimento pode ser repetido semanalmente. Para evitar complicações de absorção sistêmica e toxicidade, garantir que (1) a aplicação seja limitada a uma área inferior a 10 cm^2 ou usar menos de 0,5 mL de podofilina e (2) a área de tratamento não contenha quaisquer lesões ou verrugas abertas.
5. Crioterapia com nitrogênio líquido, que induz a citólise. A aplicação pode ser repetida a cada 1 a 2 semanas. Os profissionais devem ser treinados para o uso desse método. Papilomas grandes podem necessitar de anestesia local, pois existe a possibilidade de dor durante a aplicação.
6. Ácido tricloroacético (ATA) ou ácido bicloroacético (ABA) de 80% a 90%; estes ácidos destroem os papilomas por coagulação química das proteínas dos papilomas. Aplicar no papiloma e esperar secar, antes que o paciente se levante; se, após a aplicação, dor intensa persistir, neutralizar o ácido com água e sabão ou bicarbonato de sódio. Esse tratamento pode ser repetido semanalmente.
7. A terapia cirúrgica inclui excisão direta com tesoura, excisão tangencial rente, curetagem ou terapia utilizando *laser* de CO$_2$ (Aynaud et al., 2008). Considerar a colaboração de um cirurgião plástico para grandes lesões que requeiram amplas áreas de excisão, especialmente no pênis ou nas dobras da virilha.

Os papilomas uretrais são geralmente causados por subtipos de HPV com baixo risco de malignidade (Beutner et al., 1999). Os tratamentos para papilomas no meato uretral incluem crioterapia com nitrogênio líquido e podofilina a 10% a 15% combinados com tintura de benjoim. A pele adjacente deve estar seca antes do tratamento. Homens com papilomas uretrais externos devem ser submetidos à uretroscopia para descartar papilomas intrauretrais (Fralick et al., 1994). Papilomas de bexiga também podem estar presentes. O 5-fluorouracil tem sido utilizado por via intrauretral, mas seu uso é limitado pela significativa inflamação produzida. O *laser* de Holmium pode ser utilizado para lesões na uretra e bexiga. A biópsia é recomendada para descartar quaisquer lesões malignas ou lesões pré-cancerosas.

Vacina para Papilomavírus Humano

Em junho de 2006, uma vacina tetravalente para HPV (Gardasil®) foi licenciada nos Estados Unidos para meninas e mulheres com idades entre 9 e 26 anos (Markowitz et al., 2007). Em outubro de 2009, essa vacina também foi licenciada para uso em meninos e homens com idades entre 9 e 26 anos (CDC, 2010b). Essa vacina confere proteção contra HPV tipos 6, 11, 16 e 18. Em outubro de 2009, uma vacina bivalente para HPV (Cervarix®) que fornece proteção contra os tipos 16 e 18 foi licenciada para uso em meninas e mulheres com idades entre 10 e 25 anos (CDC, 2010a). Em geral a vacina bivalente previne os tipos de HPV que causam 70% dos cânceres cervicais e a vacina tetravalente previne os tipos de HPV que causam 70% dos cânceres cervicais e 90% dos papilomas genitais. Qualquer dessas vacinas é recomendada para meninas a partir de 11 a 12 anos e podem ser administradas a meninas com 9 anos. Meninas e mulheres com idades entre 13 e 26 anos que não tenham iniciado ou concluído a série de vacinas também devem receber a vacina. A vacina é mais eficaz se administrada antes do começo da atividade sexual. A vacina é administrada em uma série de três doses de injeções intramusculares, em um período de 6 meses. As mulheres ainda devem se submeter a uma triagem para câncer cervical, pois 30% dos tipos de câncer cervical são causadas por outros subtipos de HPV. Nos Estados Unidos, as vacinas não são licenciadas para uso em mulheres com idade superior a 26 anos (Dunne et al., 2011).

A vacina tetravalente é utilizada em homens para prevenção de papilomas genitais e em ambos os sexos para prevenção de câncer anal (Dunne et al., 2011). HSH são particularmente um grupo de risco para o desenvolvimento de neoplasia e câncer anal (Burchell et al., 2006). Como nas mulheres e meninas, o mais recomendado é iniciar a vacinação antes do início da vida sexual. As vacinas são desenvolvidas para prevenir a infecção e não são efetivas na remoção de uma infecção previamente estabelecida (Markowitz, 2007). Uma pesquisa do ano de 2010 descreve que a utilização da vacina ainda é relativamente baixa,

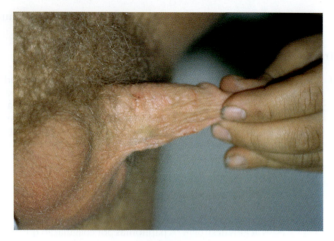

Figura 15-10. Escabiose afetando o pênis.

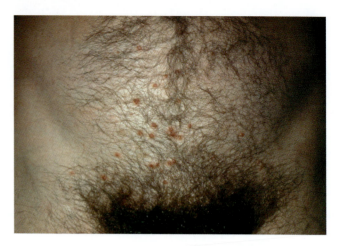

Figura 15-11. Molusco contagioso no abdome.

com 49% das meninas e mulheres, com idades entre 13 e 19 anos que receberam pelo menos uma dose, e 32% tendo recebidos as três doses. Apesar das baixas taxas de utilização, a prevalência de subtipos de HPV em meninas e mulheres vacinadas caiu de 11,5% durante os anos de 2003-2006 para 5,1% durante o período entre 2007-2010, após o início da vacinação (Markowitz et al., 2013).

Escabiose

A escabiose é uma infecção causada pelo ácaro *Sarcoptes scabiei* variedade *hominis* e é conhecido há mais de 2.500 anos (Chosidow, 2000). As fêmeas depositam seus ovos na pele e a transmissão ocorre pelo contato pessoa a pessoa e pele a pele, com a passagem dos ácaros fêmeas grávidas. Isto pode ocorrer durante o contato sexual (Fig. 15-10). Os ácaros também podem ser comumente transmitidos de pessoa a pessoa em situações de superlotação (Hay et al., 2013) e pelo contato com roupas ou roupas de cama infectadas. Geralmente os sintomas não aparecem de 2 a 6 semanas após a infestação, e as pessoas infectadas, com ausência de sintomas, podem passar os ácaros (Chosidow, 2000). Os sintomas mais comuns são erupções cutâneas e prurido, especialmente à noite, a partir de uma reação alérgica à proteína dos ácaros. Os ácaros da sarna fêmea podem escavar um túnel sob a pele, produzindo linhas finas elevadas e tortuosas ou serpiginosas sobre a pele. O ato de coçar a ferida pode levar a infecção por *Staphylococcus aureus* ou *Streptococcus* β-hemolítico. Essas infecções secundárias têm sido associadas pós glomerulonefrite estreptocócica (Svartman et al., 1972).

Uma área mais concentrada de ácaros pode formar uma crosta que é denominada *escabiose crostosa* ou *sarna norueguesa*. Isto pode ocorrer em pessoas que têm dificuldade em se arranhar ou estão impedidas de coçar, tais como aquelas com lesão de medula espinal ou deficiência mental, e também ocorre em pessoas idosas e imunocomprometidas, incluindo aquelas com infecção por HIV. Estes indivíduos são muito contagiosos (Chosidow, 2000). O diagnóstico é realizado pela demonstração de ácaros, ovos de ácaros ou material fecal (cíbalas) no exame microscópico de um raspado de pele. Para o tratamento, utiliza-se creme de permetrina (5%) aplicado em todas as áreas do corpo, do pescoço para baixo, e lavagem após 8 a 14 horas, ou ivermectina 200 mg/kg por via oral, repetida em 2 semanas. Uma alternativa é a loção ou creme de lindane a 1%, mas este tratamento só é utilizado se o paciente não tolerar outras terapias, ou se as outras terapias falharam, pois a toxicidade do lindane provoca efeitos no sistema nervoso central (SNC), convulsões e anemia aplásica (Chosidow, 2006). Roupa de cama e roupas devem ser descontaminadas por lavagens e secagens com ciclos quentes, ou por remoção e colocação em um saco descontaminação por mais de 72 horas. Os ácaros geralmente não sobrevivem mais de 2 ou 3 dias longe da pele humana.

Pediculose Pubiana (*Phthirus pubis*): Piolho do Púbis ou Piolho Caranguejo

A pediculose (piolhos) é conhecida há mais de 10.000 anos (Orion et al., 2004). Os piolhos são parasitas sugadores de sangue, obrigatórios de humanos. Os piolhos públicos são muito mais curtos do que aqueles que ocorrem no couro cabeludo ou no corpo. A transmissão requer contato próximo. O ciclo de vida das fêmeas dura, pelo menos, de 1 a 3 meses. As fêmeas colocam os ovos (lêndeas) na junção dos pelos com a pele; a maturação em piolhos ocorre em 20 dias. A infestação púbica é comum em pessoas sexualmente ativas e tende a recorrer em homossexuais. A transmissão não é impedida com o uso de preservativos. O piolho púbico, especificamente, possui uma superfície serrilhada em suas patas para facilitar a adesão em superfícies lisas e sem pelos (Orion et al., 2006). Em crianças, a presença de piolhos públicos não implica contato sexual definido, pois a infestação pode ser adquirida por contato com familiar infectado (Chosidow, 2000).

A apresentação típica é o prurido, o qual é causado por uma reação de hipersensibilidade tardia ao piolho. Uma primeira exposição pode resultar em sintomas em 2 a 6 semanas (Orion et al., 2004). Os sintomas se desenvolvem mais rapidamente com as exposições subsequentes, na ordem de 1 a 2 dias. Os ovos permanecem *in situ* depois de liberarem suas larvas (ninfas), e suas cascas vazias permanecem nos pelos por muitos meses, mesmo depois de a infestação ter sido erradicada; portanto, o diagnóstico é somente pela identificação do piolho vivo ou de ovos viáveis (Chosidow, 2000). O tratamento utilizado é a lavagem com creme de permetrina a 1%, aplicado nas áreas afetadas e lavado após 10 minutos (CDC, 2010c). As roupas e roupas de cama devem ser descontaminadas com limpeza a seco; lavagens e secagem em temperatura elevada; ou privação do contato corporal por 72 horas. Os pacientes com pedículos púbicos devem ser avaliados para outras DSTs.

Molusco Contagioso

O molusco contagioso é uma doença de pele, superficial, causada por um poxvírus. O vírus possui dupla-fita de DNA e a replicação ocorre no citoplasma das células infectadas, independentemente do núcleo do hospedeiro (Myskowski, 1997). Ele pode ser transmitido sexualmente. As lesões características são pequenas, com pápulas cerosas, discretas, com 3 a 5 mm de diâmetro, com uma depressão no centro (Fig. 15-11). O núcleo central pode manifestar a produção de material branco. Dermatite eczematosa localizada é comumente visualizada ao redor das lesões (Chen et al., 2013). A infecção é geralmente autolimitada e desaparece espontaneamente entre 6 e 12 meses, mas pode levar até 4 anos para sua resolução. Entretanto, a infecção em indivíduos imunossuprimidos, como aqueles com HIV, é tipicamente mais severa e extensa. Os pacientes com HIV podem desenvolver lesões generalizadas e grandes, incluindo lesões "gigantes" maiores que 15 mm de diâmetro (Cronin et al., 1996). O aumento no número de lesões pode ser visualizado em pacientes com HIV como uma manifestação da síndrome de reconstituição imunológica, que ocorre pouco depois do início da terapia antirretroviral (ARV) em pacientes severamente imunocomprometidos (Pereira et al., 2007). O diagnóstico é baseado, geralmente, na aparência característica das lesões de pele. A biópsia é indicada em casos de diagnóstico inconclusivo, especialmente em pacientes imunossuprimidos com apresentações não usuais, em que a malignidade deve ser excluída (Trope e Lenzi, 2005). As biópsias de pele irão demonstrar "corpos de molusco" típicos ou corpos de

Henderson-Patterson, que são inclusões eosinofílicas na epiderme (Eleftheriou et al., 2011).

Uma das opções de tratamento é esperar, pois a infecção é geralmente autolimitada. As opções rápidas de tratamento incluem a crioterapia (congelamento das lesões), curetagem com perfuração da lesão e remoção do conteúdo e terapia com *laser*. A terapia oral com cimetidina tem sido utilizada (Dohil e Prendiville, 1996). As terapias tópicas incluem creme de podofilotoxina a 0,5% em homens (este não pode ser utilizado por mulheres grávidas devido a sua toxicidade fetal), iodo e ácido salicílico, hidróxido de potássio (KOH), cantaridina (um agente de formação de bolhas) e imiquimode (Gottlieb e Myskowski, 1994). A primeira opção de tratamento em pacientes com HIV é o uso de ARV. O número de lesões por molusco contagioso é inversamente proporcional à contagem de células CD4 (Myskowski, 1997). Foi descrita a regressão das lesões recalcitrantes de molusco contagioso após o início do uso de ARV (Cattelan et al., 1999). Cidofovir tópico ou sistêmico pode trazer benefícios no tratamento de lesões extensas por molusco contagioso associado com imunossupressão (Davies et al., 1999).

Vaginite

Infecções vaginais são caracterizadas por corrimento, coceira ou dor. Três doenças são associadas com mais frequência com corrimento vaginal: a vaginose bacteriana (VB), tricomoníase e candidíase. A VB e tricomoníase são sexualmente transmissíveis. O diagnóstico pode ser feito através dos critérios de Amsel: pH, teste de KOH e exame microscópico de amostras frescas do corrimento (Tabela 15-6).

Vaginose Bacteriana

A vaginose bacteriana é causada por substituição das espécies de *Lactobacillus* produtores de peróxido de hidrogênio, normais da vagina, por altas concentrações de bactérias anaeróbicas incluindo *Prevotella*, *Mobiluncus*, *Gardnerella vaginalis*, *Ureaplasma*, *Mycoplasma* e outros anaeróbios fastidiosos. Embora a VB seja o diagnóstico mais comum em mulheres que procuram atendimento para esses sintomas, a maioria das mulheres com VB é assintomática. As mulheres com VB são um grupo de risco para a aquisição de algumas DSTs, incluindo HIV, *N. gonorrhoeae*, *C. trachomatis* e HSV-2. O diagnóstico pode ser feito por coloração de Gram, para avaliação relativa das quantidades de *Lactobacillus* e das outras bactérias características de VB. Os achados característicos de VB no exame microscópico são fileiras de bactérias que estão cobrindo as células epiteliais vaginais. O regime de tratamento indicado inclui metronidazol 500 mg por via oral, duas vezes ao dia durante 7 dias, ou creme de metronidazol a 0,75%, um aplicador completo (5 g) intravaginal, uma vez ao dia durante 5 dias, ou creme de clindamicina a 2%, um aplicador completo (5 g) intravaginal, no horário de dormir durante 7 dias (CDC, 2010c). Observar que a clindamicina é à base de óleo e pode enfraquecer preservativos e diafragmas durante 5 dias após o tratamento.

Tricomoníase

A tricomoníase é causada pelo protozoário *T. vaginalis*. Na tricomoníase, o corrimento é difuso, malcheiroso, amarelo-esverdeado, com irritação vulvar, embora nem todas as mulheres infectadas sejam sintomáticas. Geralmente o diagnóstico é realizado por microscopia das secreções vaginais demonstrando os microrganismos *Trichomonas*. A sensibilidade da microscopia é apenas de 60% a 70%. Há dois testes rápidos aprovados pela FDA para *Trichomonas*: o Teste Rápido OSOM Trichomonas (Sekisui Diagnostics, Lexington, MA), que utiliza a tecnologia de imunocromatografia de fluxo capilar em vareta, e o Affirm VPIII (Becton, Dickinson and Company, Sparks, MD), que é um teste com sonda de ácidos nucleicos. A cultura também está disponível para *T. vaginalis*. O tratamento é metronidazol 2 g, por via oral em dose única (CDC, 2010c). **Os pacientes são advertidos a abster-se do consumo de bebidas alcóolicas durante 24 horas depois da administração de metronidazol, e 72 horas após tinidazol.** Existem evidências da interação entre HIV e *T. vaginalis*, de modo que a infecção por *T. vaginalis* em mulheres infectadas pelo HIV pode aumentar a transmissão do HIV devido ao aumento na carga viral (Wang et al., 2001). Em mulheres com HIV, é recomendado um regime de tratamento com multidose de metronidazol 500 mg, por via oral, administrado duas vezes ao dia durante 7 dias, em vez da dosagem de 2 g (Kissinger et al., 2008; Kissinger et al., 2010).

Candidíase

A candidíase vulvovaginal é geralmente causada pela *Candida albicans*, mas ocasionalmente outras espécies de *Candida* ou leveduras também são relacionadas. A candidíase vaginal é classificada como complicada ou não complicada, com base nos critérios clínicos (CDC, 2010c). Casos não complicados envolvem infecções que são esporádicas ou infrequentes, que produzem sintomas leves a moderados, são comumente causadas por *C. albicans* e ocorrem em mulheres imunocompetentes. Os casos complicados envolvem candidíase recorrente (quatro ou mais episódios de candidíase vulvovaginal sintomática em 1 ano), infecção severa, outras candidíases não *C. albicans*, e mulheres com diabetes não controlado, debilitadas ou imunossuprimidas. Aproximadamente 10% a 20% dos casos de candidíase vulvovaginal serão complicados. Culturas vaginais devem ser obtidas em pacientes com candidíase vulvovaginal recorrente, pois os tratamentos antimicóticos convencionais não são tão efetivos frente a espécies atípicas como *Candida glabrata*. O diagnóstico é feito por meio de preparação úmida com salina ou KOH; coloração de Gram do corrimento vaginal que demonstrará leveduras, hifas ou pseudo-hifas; ou uma cultura que exibirá *Candida* ou outras espécies de leveduras. *Swabs* úmidos devem ser realizados em todas as pacientes, e utilizar a cultura para aquelas pacientes com sintomas e *swabs* úmidos negativos.

O tratamento para candidíase vulvovaginal não complicada inclui numerosos agentes intravaginais, como creme de butoconazol ou clotrimazol, miconazol em creme ou supositório intravaginal, ou pomada de tioconazol. As formulações para tratamentos prescritos incluem creme de butoconazol, creme ou supositório vaginal de terconazol, supositório vaginal de nistatina, ou uma dose oral de fluconazol 150 mg (CDC, 2010c). Uma mulher que possua sintomas persistentes ou recidiva após 2 meses da realização de tratamento sem receita deve ser avaliada. Em casos de recidiva, é indicada uma terapia de longa duração, como 7 a 14 dias de terapia tópica ou uma dose de fluconazol a cada 3 dias,

TABELA 15-6 Diagnóstico Diferencial de Vaginite em Mulheres

	CORRIMENTO VAGINAL	PH	LEUCÓCITOS	MICROSCOPIA	SINTOMAS
Normal	Branco, liso, denso	≤4,5	Ausente	Lactobacilos	Nenhum
Candidíase	Branco, denso, com grumos	≤4,5	Ausente	Micélio	Prurido vulvar, disúria superficial ou externa
Tricomoníase	Espumoso ou purulento	≥4,5	Presente	Presença de tricomonas móveis Odor forte	Eritema e edema vulvar, cérvix com lesões tipo morango
Vaginose bacteriana	Fino, branco homogêneo	≥4,5	Ausente	Escassez de lactobacilos (75% dos pacientes) Odor forte Vestígios de células	Odor de peixe e aumento do corrimento vaginal

com um total de três doses (CDC, 2010c). O tratamento de candidíase vulvovaginal não C. albicans não é padronizado.

VÍRUS DA IMUNODEFICIÊNCIA HUMANA/SÍNDROME DA IMUNODEFICIÊNCIA ADQUIRIDA E O UROLOGISTA

O HIV é um retrovírus que infecta células T e células dendríticas (Klasse, 2012). O HIV se espalha através do sangue, sêmen, fluido vaginal ou leite materno. A imunossupressão resultante leva à AIDS. O diagnóstico da AIDS é feito se a contagem de CD4 for menor que 200 células/mm^3, ou se há uma infecção oportunística grave, neoplasia ou outra condição com risco de morte. Um total de 26 condições é limitante para AIDS, incluindo o câncer cervical, linfomas e infecções por *Candida* e citomegalovírus (CMV) (National Institutes of Health, 2013).

As estimativas de incidência nacional de HIV nos Estados Unidos são calculadas pelo CDC. No final de 2010, aproximadamente 1,1 milhão de americanos estavam convivendo com o HIV, e estima-se que 16% não saibam que estão infectados (Lansky et al., 2010). Aproximadamente 50.000 novas infecções ocorrem a cada ano, um número que se mantém estável desde meados da década de 1990 (Hall et al., 2008). O HIV ocorre com mais frequência em algumas populações. Entre as novas infecções, dois terços ocorrem em HSH, com mais da metade ocorrendo em jovens negros. Os heterossexuais corresponderam a um quarto de todas as novas infecções em 2010, e dois terços destes são mulheres. Os usuários de drogas injetáveis constituem de 8% a 10% dos novos casos (Lansky et al., 2010). A faixa etária mais afetada foi de 25 a 34 anos (31%), seguida por 13 a 24 anos (26%) e 35 a 44 anos (24%) (CDC, 2014).

Acesse www.expertconsult.com para mais informações.

Diagnóstico da Infecção pelo Vírus da Imunodeficiência Humana

O CDC recomenda a triagem para HIV de todos os pacientes com idade entre 13 e 64 anos em instituições de cuidados com a saúde (Branson et al., 2006). Os pacientes devem ser aconselhados e notificados de que o teste será realizado e que será oferecida a opção de recusa ou adiamento dele. O consentimento por escrito não é necessário. O diagnóstico de HIV inclui o uso de testes sorológicos que detectam anticorpos contra HIV-1 (e HIV-2) e testes virológicos que detectam antígenos de HIV ou RNA. O teste inicial é uma triagem para anticorpos, ou o convencional imunoensaio enzimático rápido (EIA). O resultado inicial pode ser obtido em 30 minutos. Os testes de triagem reativos ou positivos devem ser confirmados por um teste complementar de anticorpos, *Western blot* e ensaio de imunofluorêscencia indireta (IFI), ou teste virológico, o ensaio de RNA para HIV-1 (CDC, 2004). Um teste com resultado positivo confirmado estabelece o diagnóstico. O HIV é detectável em 95% dos pacientes dentro de 3 meses após a infecção.

Durante esse período inicial de 3 meses, o período de "janela", o resultado do teste de triagem pode ser negativo, mas a pessoa pode estar infectada. Os testes virológicos para RNA de HIV-1 podem ser utilizados para detectar uma infecção aguda em pessoas negativas para anticorpos do HIV. Isto deve ser utilizado juntamente com o teste de anticorpos inicial para a definição da suspeita de síndrome retroviral aguda (ver a discussão de infecção aguda). Um resultado positivo para RNA deve ser confirmado por um teste de anticorpos subsequente. A maioria das infecções nos Estados Unidos é por HIV-1. A infecção por HIV-2 deve ser suspeitada em pessoas com uma apresentação clínica não usual ou com fatores de risco que incluem ter tido, ou ter, um parceiro sexual de uma região endêmica (África ocidental, Portugal), ter um parceiro sexual sabidamente positivo para HIV-2, ou ter realizado transfusão sanguínea ou injeção não estéril em área endêmica (CDC, 2004, 2010c).

Acesse www.expertconsult.com para mais informações.

Manifestações Urológicas da Infecção pelo Vírus da Imunodeficiência Humana

Interação com outras Doenças Sexualmente Transmissíveis

O teste para HIV é recomendado para qualquer pessoa com um diagnóstico de DST, ou que esteja em risco para alguma DST (CDC, 2010c). Em muitas populações, o padrão de aquisição do HIV é paralelo ao de outras DSTs (Quinn et al., 1988; Clottey e Dallabetta, 1993); a presença de uma DST aumenta o risco de transmissão e aquisição da infecção por HIV. As DSTs que produzem úlceras estão particularmente associadas com HIV; a *odds ratio* (OR) ajustada para o efeito de doenças ulcerativas genitais aumenta o risco de aquisição de HIV de 2,2 a 11,3 (Quinn et al., 1990; Hook et al., 1992; Fleming e Wasserheit, 1999).

Vários fatores contribuem para essa associação (Fleming e Wasserheit, 1999). Úlceras genitais frequentemente sangram durante a relação sexual, o que pode ocasionar um aumento da infectividade. O HIV tem sido detectado em exsudatos de úlceras genitais (Kreiss et al., 1989). Em indivíduos HIV-soronegativos, as úlceras podem aumentar a suscetibilidade à infecção pela ruptura da integridade de mucosa e pelo recrutamento de células imunes para o local da úlcera, como na infecção por *H. ducreyi* (Magro et al., 1996). A infecção por HIV pode tornar os queratócitos vulneráveis ao HIV, ampliando os alvos para a infecção (Heng et al., 1994). O HSV também aumenta a replicação de HIV em pessoas infectadas por ambos os vírus (Van de Perre et al., 2008). As DSTs não produtoras de úlceras, como clamídia e gonorreia, aumentam a excreção de HIV nas células inflamatórias de indivíduos infectados (Moss et al., 1995). A excreção de HIV é associada com gonorreia, cervicite e vaginite em mulheres (Mostad et al., 1997); altos níveis são associados com a infecção concomitante por *M. genitalium* (Manhart et al., 2008). Pacientes infectados por HIV podem apresentar, também, grandes lesões como no caso de HPV com condiloma gigante (Fig. 15-16).

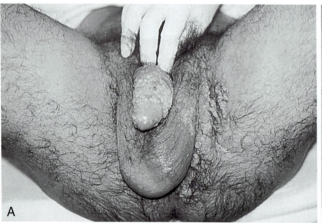
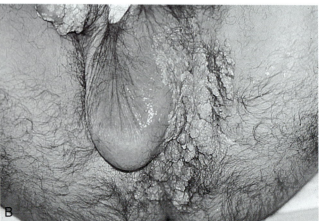

Figura 15-16. A e B, Síndrome da imunodeficiência adquirida em paciente com condiloma genital extenso.

Infecções Renais

Infecções por micobactérias nos rins são detectadas na autópsia de 6% a 23% dos pacientes com AIDS, e um número significativo não apresentou sintomas antes da morte (Shindel et al., 2011a). Pessoas com infecção por HIV são mais suscetíveis ao desenvolvimento de TB clínica, se infectados, incluindo manifestações de doença renal e outras extrapulmonares (Weiss et al., 1998). O tratamento para TB inclui rifampicina, que induz o citocromo P450 e reduz as concentrações de inibidores de protease e NNRTIs. Pacientes com HIV que estão sendo tratados para TB devem ser cuidadosamente monitorados, e os níveis de medicamentos devem ser ajustados e monitorados (Sterling et al., 2010). Outras infecções renais que ocorrem com a AIDS incluem CMV (van der Reijden et al., 1989) e infecções por *Aspergillus* e *Toxoplasma*. Abscessos podem se desenvolver e requerem drenagem percutânea ou aberta, ou nefrectomia.

Prostatite

A infecção da próstata pode ser mais comum em pessoas com HIV. Um estudo com 209 homens hospitalizados com HIV identificou prostatite em 8%, com um índice aumentando de 3% nos homens com infecção assintomática por HIV para 14% em pacientes com AIDS (Leport et al., 1989). A maioria dos homens era sintomática com febre e sintomas urinários; o inchaço da próstata não era universal, mas foi encontrado, ao exame, em 41% dos casos. A prostatite é frequentemente causada por *E. coli*, mas, em homens infectados com HIV, muitos outros microrganismos podem causar infecção da próstata, incluindo *S. aureus, Klebsiella pneumoniae, Pseudomonas aeruginosa, Serratia marcescens, Salmonella typhi, Mycobacterium tuberculosis* e *Mycobacterium avium intracellulare*, e CMV (Weinberger et al., 1988; Benson e Smith, 1992). As infecções fúngicas também podem causar prostatite, particularmente em pacientes imunocomprometidos com contagens de células T inferior a 200 células/µL. Esses microrganismos incluem *C. albicans, Aspergillus fumigatus, Cryptococcus neoformans* e *Histoplasma capsulatum* (Santillo e Lowe, 2006).

Em homens com HIV devem ser realizadas culturas, não somente para as bactérias habituais, mas também para microrganismos atípicos incluindo aeróbios, anaeróbios, fungos e *M. tuberculosis* (Heyns e Fisher, 2005). O tratamento de escolha nesses homens é o uso de antimicrobianos durante 4 a 6 semanas; em homens com HIV deve ser considerada a administração de baixa supressão antimicrobiana durante algum tempo para reduzir o risco de recidiva (Santillo e Lowe, 2006). Em pacientes que já estão sendo tratados com ART e ainda permanecem imunocomprometidos, os antimicrobianos imunossupressores com tempo de vida estão sendo recomendados para reduzir o risco de progressão para abscesso prostático (Lee et al., 2001). Os abscessos prostáticos podem se desenvolver a partir de uma infecção não tratada ou recorrente, e geralmente ocorre com severidade em pacientes imunossuprimidos. A incidência de abscesso de próstata em homens com HIV está diminuindo pelo uso de ART, o que diminuiu a incidência de infecções oportunistas (Murphy et al., 2001), e também pelo uso de antibióticos de longa duração em homens com HIV com infecções atípicas ou bacterianas do trato urinário (ITUs). O diagnóstico é feito por ultrassonografia transretal ou tomografia computadorizada (TC). É importante evitar a progressão para sepse com o uso de antibióticos de amplo espectro e realização de drenagem cirúrgica.

Infecção do Trato Urinário

Em um estudo prospectivo de culturas urinárias em um grupo de homens HIV-positivos, 30% do grupo com contagens de CD4 inferiores a 200 tiveram um episódio de bacteriúria que foi significativamente maior do que no grupo com contagens de CD4 de 200 a 500 (11%) e acima de 500 (0%) (Hoepelman et al., 1992). Não houve associação com idade ou prática de relação sexual anal. Dos episódios de bacteriúria, 42% foram assintomáticos. O índice de bacteriúria também aumentou com a progressão da AIDS (De Pinho et al., 1994). As bactérias encontradas em ITU nos indivíduos infectados por HIV também podem ser diferentes. Dados de uma única área mostraram que, ao longo de um período de 9 anos, os principais microrganismos causadores de ITU em pacientes infectados pelo HIV, homens e mulheres, foram *Enterococcus* (26%), enquanto em controles não infectados foi *E. coli* (64,8%). *Proteus* também foi detectado cinco vezes mais no grupo infectado por HIV (Schonwald et al., 1999). Em pacientes severamente imunossuprimidos, organismos não usuais podem causar ITUs, incluindo CMV (Benson et al., 1988). A mucosa pode parecer normal na infecção por CMV, sendo necessárias biópsias profundas para diagnosticar cistite intersticial por CMV (Whitaker et al., 2008). Outras infecções urinárias incluem fungos, tais como *Cryptococcus, Candida*, ou *Aspergillus* (Kiertiburanakul et al., 2004); outros vírus, incluindo eritrovírus B19 (parvovírus B19) (Christensen et al., 2001) e adenovírus; e parasitas como *Toxoplasma gondii* e *Mycobacterium* (Heyns et al., 2009).

Globalmente, a incidência de bacteriúria não aparenta ser alta em mulheres com HIV, mas pode estar associada com o valor da carga viral (Park et al., 2002). Em pacientes infectadas pelo HIV, a conduta da ITU pode ser complicada, devido ao uso concomitante de outros antibióticos para a profilaxia de infecções variadas. Na avaliação de uma série de pacientes positivos para HIV, a utilização de cotrimoxazol como agente para a profilaxia de infecções pulmonares não reduziu os riscos de ITU (Evans et al., 1995). No entanto, o uso de outros antibióticos pode selecionar microrganismos resistentes aos antibióticos. Entre as bactérias isoladas de 350 casos de ITUs sintomáticas em indivíduos infectados pelo HIV, 29 isolados de *E. coli* do total de 36 eram multirresistentes. Em geral, 83% das bactérias isoladas foram resistentes a trimetoprima-sulfametoxazol (Vignesh et al., 2008). Estes resultados devem auxiliar na prevenção da terapia empírica da ITU sintomática nesses pacientes.

Testículo, Epidídimo e Vesículas Seminais

O HIV no sêmen é o principal vetor para a transmissão e pode persistir apesar das altas doses de ART (Roulet et al., 2006). O interstício dos testículos contém células com receptores e correceptores de CXCR4, CCR5, CD4 e DC-SIGN, e é permissivo à infecção pelo HIV. Essas células parecem ser macrófagos (Roulet et al., 2006). As vesículas seminais também parecem ser um reservatório de HIV, com a infecção localizada novamente nos macrófagos (Deleage et al., 2011).

A patologia intraescrotal mais comum em homens com HIV/AIDS é a atrofia testicular. Pode surgir a partir de desequilíbrios endócrinos, episódios febris, desnutrição, infecções testiculares e efeitos tóxicos da terapia (Leibovitch e Goldwasser, 1994). Tem sido demonstrada uma correlação com o índice de massa corporal (IMC); pacientes infectados por HIV, emagrecidos, foram 3,5 vezes mais propensos a apresentar atrofia testicular na autópsia (Mhawech et al., 2001). Em homens com HIV, o exame histológico exibe inflamação intersticial peritubular, fibrose intersticial e espessamento da membrana basal (De Paepe et al., 1989). A espermatogênese está diminuída e uma parada na maturação é observada (Leibovitch e Goldwasser, 1994). Acredita-se que o próprio HIV seja citotóxico para as células de Sertoli e germinativas; em média, 30% das células germinativas são infectadas (Shevchuk et al., 1998).

Os testículos também podem estar diretamente infectados por infecções oportunistas. Até 39% dos testes examinados em séries de autópsia podem ter uma infecção oportunista (Leibovitch e Goldwasser, 1994). Os patógenos mais comuns são CMV, *T. gondii* e *M. avium intracellulare* (Lo e Schambelan, 2001). O tratamento requer terapia antibiótica inicial, seguida por um período de manutenção da supressão, especialmente se *Salmonella* for identificada como microrganismo causador (Shindel et al., 2011a). Pacientes com AIDS são também propensos a desenvolver epididimite tuberculosa (Heyns et al., 2009). Pode ocorrer falência testicular como resultado da atrofia, da infecção ou de outras injúrias. **Os níveis de testosterona caem com o progresso da doença HIV, em conjunto com causas extratesticulares** (Lo e Schambelan, 2001; Moreno-Perez et al., 2010a).

Função Renal

Muitos fatores afetam a função renal em pacientes com HIV/AIDS (Miro et al., 2012). HIVAN (do inglês, *HIV-associated nephropathy*) tem recebido considerável atenção, devido ao rápido declínio clínico desses pacientes, à progressão para falência renal irreversível e à predileção por afro-americanos (Pardo et al., 1984; Rao et al., 1984). A apresentação clínica clássica é a de azotemia progressiva rápida com proteinúria severa, frequentemente com quadro nefrótico e pouco ou nenhum edema periférico. As lesões patológicas iniciais descritas são glomeruloesclerose segmentar focal ou global (GESF). Outras características adicionadas a descrição incluem colapso das alças glomerulares capilares, chamado de "glomerulopatia colapsada" (Weiss et al., 1986). Uma revisão recente de uma grande série de casos de rins com HIVAN também descreveu uma nova variante, denominada "variante fetal", pois histologicamente se assemelha a um glomérulo fetal (Wearne et al., 2012). Parece haver um espectro de achados histológicos associados com HIVAN, tornando a definição um consenso (Wearne et al., 2012).

A patogênese de HIVAN envolve a infecção das células do epitélio renal por vírus HIV, incluindo os podócitos, células epiteliais glomerulares parietais e células tubulares (Leventhal e Ross, 2008). A infecção pode se dar por vírus livre de células ou por transferência do vírus a partir de células T infectadas para as células epiteliais tubulares renais (Chen et al., 2011). Os genes *vpr* e *nef* do HIV-1 são os principais responsáveis pela indução de HIVAN (Leventhal e Ross, 2008). Recentemente, a predisposição genética para HIVAN tem sido caracterizada. Afro-americanos transportam duas variantes do gene APOL–1 e são um grupo de alto risco para o desenvolvimento de HIVAN. Estes genes codificam uma proteína de ligação lipídica secretada chamada *apolipoproteína–1 (apoL1)*. As variantes G1 e G2 são comuns em cromossomos africanos, mas ausentes em cromossomos europeus; estas variantes realizam lise tripanossômica, incluindo *Trypanosoma brucei rhodesiense*, que provoca a doença do sono africana (Genovese et al., 2010). Dessa forma, estes *loci* parecem ser selecionados nesta população. A presença desses dois genes juntos aumenta o risco em 29 vezes, o que resulta em 50% de risco de desenvolvimento de HIVAN em indivíduos não tratados (Kopp et al., 2011), em comparação com um risco baseado em 12% (Shahinian et al., 2000). GESF encontrada em indivíduos com dois genes de risco também ocorre em idade precoce e progride mais rapidamente (Kopp et al., 2011). Também pode haver uma contribuição do gene 9 da cadeia pesada de miosina (*MYH9*), que é um local adjacente ao gene *APOL–1* no cromossomo 22, e tem sido implicado na doença renal rara, produzindo glomeruloesclerose e obliteração dos podócitos (Hays e Wyatt, 2012). A deleção específica de podócitos de *Myh9* predispõe ratos à injúria renal (Johnstone et al., 2011). *APOL–1* e *MYH9* são prováveis contribuintes para HIVAN, mas não somente os únicos (Kopp et al., 2008).

A incidência de HIVAN pode ser diminuída por tratamento para reduzir a carga viral (Lucas et al., 2004). O estudo de Wearne et al., na África do Sul (Wearne et al., 2012), incluiu os resultados de um tempo quando a ART ainda não havia sido aprovada ou fornecida pelo governo da África do Sul. Portanto, estão disponíveis dados sobre a história natural de HIVAN não tratada. A sobrevida de 50% dos pacientes com HIVAN sem ART foi de 4,47 meses. O uso de ART, não importando quando iniciado, reduziu a mortalidade em 57%. Os pacientes com melhores taxas estimadas de filtração glomerular (eGFR) na apresentação obtiveram os melhores resultados (taxa de perigo ajustada [AHR, do inglês, *adjusted hazard ratio*] 0,72%).

Disfunção Miccional

Uma série de casos antigos sobre a disfunção miccional em pacientes HIV-positivos relatou, em grande parte dos pacientes com AIDS e complicações neurológicas, bexiga neurológica (Gyrtrup et al., 1995; Menéndez et al., 1995). Arreflexia detrusora foi comumente observada em pacientes com AIDS (Khan et al., 1992), mas pacientes HIV-positivos e sem AIDS apresentaram hiper-reflexia detrusora (hiperatividade) (Kane et al., 1996). Com o uso de ART, os pacientes estão vivendo mais tempo e com menos complicações severas, e, portanto, é esperado que ocorra um aumento da incidência da disfunção miccional como resultado do envelhecimento desse grupo. Em uma pesquisa na internet com HSH, o *status* para HIV foi um fator de risco independente para os sintomas incômodos do trato urinário inferior (STUI), e uma história de AIDS foi um fator de risco para doenças severas. Outros fatores de risco para STUI moderado, mas não severo, foram ITU, prostatite e gonorreia. Embora a causa da associação seja desconhecida, este estudo levantou a questão quanto ao fato de um efeito tóxico direto do vírus ou o ART desencadeando STUI (Breyer et al., 2011).

Hematúria

Um estudo de 1995 analisou os registros de 1.326 pacientes com HIV da Força Aérea dos Estados Unidos. A urinálise foi realizada e se encontrou alta taxa de hematúria (25%). Dos 67 pacientes com hematúria que foram submetidos à avaliação, o manejo foi comprometido em três pacientes (4%). A recomendação naquela época era de que uma avaliação urológica poderia ser evitada, em pacientes jovens, assintomáticos, HIV-positivos, com hematúria microscópica (Cespedes et al., 1995). Note que este estudo é o primeiro que define hematúria como uma a quatro hemácias por campo (HPF); dada a definição atual de micro-hematúria como três ou mais hemácias por HPF, alguns desses pacientes que foram diagnosticados com micro-hematúria podem não ser diagnosticados de acordo com os critérios atuais. Dos homens com câncer de células renais, em uma série recente de pacientes com HIV, 44% tiveram hematúria na apresentação (Gaughan et al., 2008). Devido à maior expectativa de vida em pacientes infectados pelo HIV com ART, a hematúria no contexto da infecção por HIV deve ser avaliada como em outros indivíduos.

Disfunção Erétil

A prevalência de disfunção erétil (DE) leve, moderada e severa é relatada como sendo maior em infectados por HIV do que em não homens infectados, em todas as faixas de idade. Na análise multivariada, a infecção por HIV é o preditor mais forte de DE, com uma OR de 42,26 ($P < 0,001$) (Crum et al., 2005; Ende et al., 2006; Crum-Cianflone et al., 2007; Zona et al., 2012). Outros estudos têm demonstrado que a progressão para AIDS também leva a uma maior DE (Shindel et al., 2011b). A DE é comum em homens infectados com HIV com menos de 50 anos, relatada em 50% de homens infectados com menos de 30 anos, 48% destes com idade entre 31 e 40 anos, e 53% destes com idade entre 41 a 50 anos (Zona et al., 2012). O HIV também leva a um risco aumentado e com início precoce, entre 10 e 15 anos, de outras comorbidades como doença coronariana, diabetes e fraturas (Guaraldi et al., 2011). Assim, acredita-se que a DE seja uma das manifestações de um fenômeno de envelhecimento precoce que está acontecendo em indivíduos infectados por HIV. Outros fatores também influenciam o desenvolvimento de ED nesta população, incluindo depressão (Crum-Cianflone et al., 2007), sofrimento psicológico associado com mudanças na composição corporal (lipodistrofia) (Guaraldi et al., 2012), hipogonadismo (Crum et al., 2005; Zona et al., 2012) e diabetes (Shindel et al., 2011b). A disfunção endotelial medida pela dilatação de fluxo mediado da artéria braquial não foi associada com ED em homens com HIV (Guaraldi et al., 2012).

O papel da ART no desenvolvimento da DE em homens com HIV é incerto. Muitos estudos têm demonstrado uma associação com ART, incluindo a duração de ART (Moreno-Perez et al., 2010b) e, particularmente, inibidores da protease (Martinez et al., 1999; Lamba et al., 2004; Asboe et al., 2007). Outros estudos não confirmaram estas associações (Ende et al., 2006; Zona et al., 2012). Uma consideração no tratamento da DE em homens com HIV é a possível interação com inibidores da fosfodiesterase tipo 5 (PDE5) e medicamentos antirretrovirais. Inibidores da PDE5 dependem da CYP3A para a depuração, e todos inibidores da protease e NNRTIs são inibidores da CYP3A em algum grau (Rosen et al., 2006). Isto pode levar a um aumento significativo nas dosagens de soro dos inibidores de PDE5, e, portanto, eles devem ser iniciados com a menor dosagem possível em pacientes que fazem uso de medicamentos ART (Merry et al., 1999).

Cálculos e o Vírus da Imunodeficiência Humana

Uma das complicações de algumas medicações para o tratamento de HIV é a formação de cálculos urinários. Os inibidores específicos de protease podem levar à formação de cálculos. O indinavir pode formar cristais na urina (Kopp et al., 1997). A incidência de cálculos de indinavir é relatada como maior que 22% (Brodie et al., 1998). É relatado um risco maior em pacientes com hepatite (Malavaud et al., 2000) ou hemofilia (Brodie et al., 1998). Os cálculos de indinavir são tipicamente radiolucentes na radiografia simples e na TC, mas podem também conter cálcio e aparecer radiopacos (Sundaram e Saltzman, 1999). Inibidores mais recentes, incluindo lopinavir, atazanavir, amprenavir e nelfinavir, também são associados com o desenvolvimento de cálculos, mas com menor frequência que o indinavir (Shindel et al., 2011a). A incidência de cálculos com atazanavir foi de 0,97% em uma série (Couzigou et al., 2007). Um possível fator de risco para cálculos por atazanavir é a interrupção do tenofovir. A administração concomitante de tenofovir reduz os níveis circulantes de atazanavir, de modo que a descontinuação aumenta os níveis de plasma; acredita-se que este desempenhe algum papel nos vários casos de cálculos por atazanavir (Fabbiani et al., 2011).

A hidratação após a administração de inibidores de protease possivelmente reduz o risco de formação de cálculos (Daudon et al., 1997). Em pacientes com cálculos de protease e naqueles com tratamento conservador é possível, como um primeiro passo, a descontinuação do medicamento, e deve ser tentada a hidratação. O sucesso dessas medidas associadas tem sido descrito em 70% (Kohan et al., 1999). Os pacientes com HIV podem apresentar outras condições que contribuem para a formação de cálculos, incluindo a desidratação com alta gravidade específica, baixo pH, hiperoxalúria, hipercalciúria e hipocitratúria (Gagnon et al., 2000; Nadler et al., 2003). É relatado outro tipo de cálculo mais comum em pacientes com HIV, que são os cálculos de urato ácido de amônio, possivelmente refletindo a diarreia crônica e desnutrição causadas pela doença crônica (Nadler et al., 2003).

Vírus da Imunodeficiência Humana e Neoplasmas

Na história da infecção por HIV, os problemas oncológicos predominantes foram os cânceres definidores de AIDS: o sarcoma de Kaposi (SK), o linfoma não Hodgkin, e em mulheres o câncer cervical invasivo. Com o advento de terapias mais efetivas, a ART melhorou consideravelmente a expectativa de vida, tornando o HIV uma doença crônica. A ênfase foi deslocada para as neoplasias não definidas por AIDS (Bonnet et al., 2009). Em geral, os pacientes com HIV, comparados com a população em geral, possuem um maior risco de desenvolver não somente as neoplasias definidas pela patogênese viral, como também os cânceres não relacionados à AIDS, com um risco duas vezes maior, em estudo recente (Albini et al., 2013). Muitos fatores têm sido sugeridos para explicar o aumento do risco, incluindo comportamentos de alto risco como tabagismo, que é de duas a três vezes maior em pacientes infectados pelo HIV (Rahmanian et al., 2011); imunodeficiência (Grulich et al., 2007); inflamação (Borges et al., 2013); e a própria idade, pois as pessoas estão vivendo mais com a infecção por HIV (Albini et al., 2013). Para o urologista, o SK tem a maior relevância entre as neoplasias relacionadas à AIDS, devido à possibilidade de lesões do SK no pênis. Há um aumento nos dados relacionados às taxas e curso clínico das neoplasias urológicas não relacionadas à AIDS.

Sarcoma de Kaposi

O sarcoma de Kaposi foi descrito em 1872 por Moritz Kaposi, que descreveu três casos fatais de hemangiossarcomas pigmentados em homens idosos (Ruocco et al., 2013). Quatro formas são descritas: clássica, como descrita por Kaposi; endêmica africana, com ocorrência em homens negros e jovens, entre 25 a 40 anos; uma forma iatrogênica, descrita pela primeira vez em 1970 em pacientes sob terapia imunossupressora; e a forma de SK relatada pela primeira vez em 1981 em homens jovens homossexuais, chamada de "forma epidêmica" (Hymes et al., 1981; Ruocco et al., 2013). SK é o segundo tumor mais comum em pacientes infectados por HIV no mundo todo (Martellotta et al., 2009). No entanto, a incidência de SK tem diminuído drasticamente desde o advento do uso de ART. Em um recente estudo prospectivo, nenhum caso novo foi notificado no período de 1997 a 2000 (Speeckaert et al., 2011). Os pacientes com SK tipicamente têm uma contagem celular de CD4 inferior a 150 células/mm^3 e uma carga viral mais elevada do que 10.000 cópias/mL (Gallafent et al., 2005). Tem sido relatado um conjunto de pacientes com SK, apesar de estar em ART e com contagem de células CD4 acima de 300 células/mm^3 e carga viral abaixo de 300 cópias/mL por pelo menos 2 anos (Maurer et al., 2007). O agente causal encontrado em mais de 90% dos pacientes com SK de todos os quatro tipos é o herpesvírus humano 8 (KSHV/HHV-8), um vírus DNA dupla-fita (Chang et al., 1994; Buonaguro et al., 1996). Agora o HHV-8 é considerado uma condição necessária para o desenvolvimento do SK, mas nem todas as pessoas com HHV-8 irão desenvolver SK; os fatores genéticos, imunológicos e ambientais são necessários como cofatores para o desenvolvimento de SK (Ruocco et al., 2013). A infecção por KSHV leva à proliferação de ambas as células: endoteliais e fusiformes, tipo celular predominante em SK e angiogênese (Martellotta et al., 2009; Ma et al., 2013). O SK tipicamente se manifesta através de lesões de pele pigmentadas e disseminadas, de alguns milímetros até muitos centímetros, com coloração rósea-arroxeada a marrom, associadas com edema e envolvimento dos linfonodos e vísceras em até 50% dos pacientes. Outros locais comuns de envolvimento são a cavidade oral,

trato gastrointestinal (TGI) e pulmões (Mitsuyasu, 1993). O prognóstico depende da extensão do tumor, do estado do sistema imune pela contagem de CD4 e da presença de doença sistêmica. A sobrevida de 3 anos, para pacientes em bom estado, é de 80% a 88%, e para aqueles com muitos fatores de risco associados, é de 53% (Nasti et al., 2003). O tratamento depende do tipo e se é local ou sistêmico (Curatolo et al., 2012; Ruocco et al., 2013). O principal para a terapia sistêmica de SK epidêmico é o uso de ART, o qual tem a capacidade de produzir uma taxa de remissão entre 35% a 50% (Nguyen et al., 2008; Ruocco et al., 2013). Tipicamente, as lesões começam a diminuir de tamanho em algumas semanas a meses, após o início do tratamento (Spano et al., 2008). Após o início de ART, o SK pode inflamar drasticamente, e isto é chamado de *síndrome inflamatória de reconstituição imunológica* (SIR), reação observada em pacientes HIV-positivos com contagens iniciais baixas de CD4 e alta carga viral (Leidner e Aboulafia, 2005). O início da SIR ocorre tão cedo como 3 semanas, com uma média de 5 semanas, e a síndrome pode ser fatal (Leidner e Aboulafia, 2005). A primeira linha de tratamento para a doença em estado avançado é antraciclina lipossomal (doxorrubicina lipossomal peguilada [associada a um polímero polietilenglicol], citrato de daunorrubicina lipossomal DNX). Os lipossomas peguilados se acumulam preferencialmente nas lesões altamente vascularizadas do SK e são mais efetivos que os esquemas convencionais de quimioterapia, e com menos efeitos colaterais (Krown et al., 2004). A terapia de segunda escolha é o paclitaxel ou docetaxel (Lim et al., 2005; Cianfrocca et al., 2010).

Neoplasias Urológicas não Associadas com AIDS

Tumores Testiculares. Em estudos iniciais, o risco de desenvolvimento de tumores testiculares foi relatado como sendo 20 vezes mais frequente e com tamanho 50 vezes maior em homens com HIV do que em homens não infectados, e, em geral, são seminomas. Estudos posteriores analisaram homens com infecção por HIV, mas após o desenvolvimento de ART ter colocado o risco relativo em um nível ainda significativo, porém muito mais baixo. Powles et al. descobriram um risco relativo para tumores de células germinativas não seminomatosas (TCGNS) e seminoma de 4,36 (IC 95% 2,71 a 6,55) e 5,45 (IC 95% 3,35 a 8,10) (Powles et al., 2003). Em um estudo realizado nos Estado Unidos, entre 1980 e 2003, com mais de 260.000 homens, o risco para seminoma foi de 1,9 (IC 95% 1,6 a 2,2) e não houve aumento dos casos de TCGNS (Goedert et al., 2007). Um aumento no risco de 3,11 (IC 95% n1,48 a 6,52) foi recentemente descrito em estudo de coorte na Itália, com nenhuma distinção entre seminomas e tumores não seminomatosos (Albini et al., 2013). O tratamento para homens HIV-positivos com tumores testiculares de células germinativas é o mesmo realizado em indivíduos não infectados (Powles et al., 2003). Homens infectados com HIV também possuem risco de linfoma testicular não Hodgkin, o qual pode estar disseminado no momento da apresentação, mas tende a apresentar a mesma resposta à terapia que indivíduos não infectados (Heyns et al., 2009).

Neoplasia de Próstata. O risco relativo de câncer de próstata em homens com HIV, comparado com indivíduos não infectados, tem sido descrito como não diferente, ou até menor, em torno de 0,70 (Grulich et al., 2007; Bedimo et al., 2009; Albini et al., 2013). Tem sido descrito que a ART pode ter um efeito protetor no câncer de próstata, independentemente do efeito no aumento da contagem de CD4+ (Chao et al., 2012). A radioterapia em homens HIV-positivos não está associada com aumento nas complicações efeito na contagem de CD4 (Ng et al., 2008). Um aumento nas infecções complicadas com a prostatectomia radical pode ser observado em pacientes com baixas contagens de CD4 e altos títulos virais, mas nenhuma outra complicação adversa perioperatória ou diferenças na resposta à terapia (Huang et al., 2006). Em uma série de pacientes submetidos ao procedimento de prostatectomia radical robótica, para neoplasias de próstata, os pacientes infectados com HIV possuem uma elevada taxa de transfusão e íleo comparada com homens sem HIV; nenhuma outra complicação foi diferente entre os dois grupos, e o antígeno prostático específico (PSA) não foi detectável por até 8 meses em todos os homens HIV-positivos (Silberstein et al., 2010). Os níveis de PSA não aparentam ser diferentes em homens com base no estado do HIV (Vianna et al., 2006; Pantanowitz et al., 2008). Os pacientes HIV-positivos são descritos como tendo uma maior probabilidade de um resultado positivo na biópsia de próstata, comparados com homens não infectados (IC 95% de 1,3 a 11,5, OR 3,9) (Hsiao et al., 2009), mas, nas biópsias, o escore de Gleason não é diferente (Pantanowitz et al.,

2008). No geral, a avaliação e o tratamento de neoplasia de próstata em pacientes com HIV não aparentam ser significativamente diferentes daqueles em homens não infectados (Levinson et al., 2005). Dada a sobrevida média, após o começo da ART, ser estimada em mais de 13 anos (Walensky et al., 2006), os pacientes com HIV devem ser examinados e tratados como homens não infectados.

Neoplasia Renal. É relatado um aumento no risco de carcinoma de células renais e infecção por HIV. Em um estudo com mais de 300.000 adultos, com idades entre 15 e 69 anos, com HIV/AIDS, em múltiplas localizações geográficas nos Estados Unidos, em comparação com as taxas de incidência esperada na população geral, a neoplasia de rim foi 1,5 vez mais provável na população com HIV, similarmente a outro grande estudo com mais de 44.000 pacientes (Frisch et al., 2001; Grulich et al., 2007). Não houve aumento no risco de progressão para AIDS, indo contra a teoria de que a imunossupressão fosse um fator contribuinte (Frisch et al., 2001). Foi relatado um alto risco de desenvolvimento de neoplasia de células renais em pessoas infectadas por HIV, em uma série de um único centro (Cleveland, Estados Unidos) — um fator de risco aumentado em 8,5 vezes, bem como a apresentação de 15 anos antes do esperado (Baynham et al., 1997) — e em Uganda (África) relatou-se um risco relativo de até 16 vezes (Mbulaiteye et al., 2006). Uma série de casos, com nove homens com carcinoma de células renais, recebeu o diagnóstico com a idade média de 48 anos, sem nenhuma associação com a imunossupressão, apresentação clínica ou resposta ao tratamento, que pareceu similar à de indivíduos não infectados (Gaughan et al., 2008). O diagnóstico diferencial de massa renal em uma pessoa infectada pelo HIV deve incluir linfoma.

Neoplasia Peniana. O risco relativo de desenvolvimento de neoplasia peniana é aproximadamente quatro vezes maior do que em homens não infectados (Frisch et al., 2001; Grulich et al., 2007). Homens com HIV tiveram uma alta prevalência de tipos de HPV de alto risco, 16 e 18, no ânus, pênis e na boca, sem qualquer evidência de lesões nessas áreas (Sirera et al., 2006). Isto ocorre tanto em homens heterossexuais quanto em HSH (Videla et al., 2013). O risco de neoplasia peniana aumenta quanto maior o tempo do homem desenvolver AIDS ou tiver manifestação de AIDS (Chaturvedi et al., 2009). Apesar de o tumor de células escamosas poder ser agressivo em indivíduos HIV-positivos (Nguyen et al., 2002), lesões precoces, como carcinoma intraepitelial peniano, podem ainda responder ao tratamento com terapia local (Ramoni et al., 2009).

Neoplasia de Bexiga. Em uma grande série descrevendo a incidência de neoplasias em pacientes HIV-positivos comparados com indivíduos sem infecção, a neoplasia de bexiga não foi mais frequente que em pessoas não infectadas (Frisch et al., 2001; Grulich et al., 2007; Mbulaiteye et al., 2006). Foi descrita uma teoria de redução de risco (Layman e Engels, 2008). Uma série de casos de pacientes com câncer de bexiga e HIV indicou que não há diferença no curso clínico ou na resposta ao tratamento (Gaughan et al., 2009). Uma possível diferença no tratamento de pacientes HIV-positivos é redobrar os cuidados ao decidir utilizar o bacilo de Calmette-Guérin (BCG) intravesical. A eficácia da BCG é dependente de um sistema imune funcional, portanto este agente não é rotineiramente utilizado em pacientes imunocomprometidos. Teoricamente, existe o risco de disseminação da infecção. Foi descrito um caso de pneumonia intersticial bilateral em um paciente infectado por HIV depois do tratamento com BCG intravesical (Kristjansson et al., 1993). No entanto, em uma série de casos, Gaughn et al. descreveram que um de seus pacientes HIV-positivos recebeu BCG sem complicações (Gaughan et al., 2009).

> **PONTOS-CHAVE**
>
> - Pacientes com uretrite necessitam ser tratados para gonorreia e clamídia. Além do exame microscópico do corrimento uretral, a urina também deve ser enviada para teste de amplificação de ácidos nuceicos, para pesquisa de gonorreia e clamídia. O *swab* uretral não é mais indicado.
> - Nos Estados Unidos, a maior parte das úlceras genitais é devida ao herpes ou à sífilis, sendo a maioria causada por herpes. Cancro ocorre em algumas partes dos Estados Unidos, mas a donovanose, geralmente não. A incidência de LGV é maior em HSH, inclusive nos Estados Unidos.
> - Estão disponíveis vacinas para prevenir doenças associadas com HPV, como papilomas genitais e câncer anal em ambos os sexos, e neoplasia cervical no sexo feminino; essas vacinas estão disponíveis para homens e mulheres com menos de 26 anos, preferivelmente antes do início da vida sexual.
> - O teste de HIV é recomendado para qualquer pessoa com DST ou com risco de adquirir uma DST.
> - O tratamento para HIV com ART é indicado em todas as pessoas infectadas independentemente das contagens de CD4.
> - O HIV está se tornando uma doença crônica e muitos dos problemas associados são relacionados com o envelhecimento acompanhado de doença crônica, em vez da imunossupressão.

REFERÊNCIAS

Para consultar a lista completa de referências, acesse www.expertconsult.com.

LEITURA SUGERIDA

Beutner KR, Wiley DJ, Douglas JM, et al. Genital warts and their treatment. Clin Infect Dis 1999;28:S37-56.

Deeks SG, Lewin SR, Havlir DV. The end of AIDS: HIV infection as a chronic disease. Lancet 2013;382:1525-33.

Dunne EF, Friedman A, Datta SD, et al. Updates on human papillomavirus and genital warts and counseling messages from the 2010 sexually transmitted diseases treatment guidelines. Clin Infect Dis 2011;53:S143-52.

Ho EL, Lukehart SA. Syphilis: using modern approaches to understand an old disease. J Clin Invest 2011;121:4584-92.

Lewis DA, Ison CA. Chancroid. Sex Transm Infect 2006;82:19-20.

Patel R, Rompalo A. Managing patients with genital herpes and their sexual partners. Infect Dis Clin North Am 2005;19:427-38.

Steinbrook R. Preexposure prophylaxis for HIV infection. JAMA 2012;308: 865-6.

Taylor-Robinson D, Jensen JS. Mycoplasma genitalium: from chrysalis to multicolored butterfly. Clin Microbiol Rev 2011;24:498-514.

Thompson MA, Aberg JA, Hoy JF, et al. Antiretroviral treatment of adult HIV infection: 2012 recommendations of the International Antiviral Society—USA Panel. JAMA 2012;308:387-402.

Wetmore CM, Manhart LE, Lowens MS, et al. Demographic, behavioral, and clinical characteristics of men with nongonococcal urethritis differ by etiology: a case-comparison study. Sex Transm Dis 2011;38:180-6.

16 Doenças Cutâneas da Genitália Externa

Richard Edward Link, MD, PhD e Theodore Rosen, MD

Introdução à Dermatologia Básica

Terapia Dermatológica

Dermatite Alérgica

Desordens Papuloescamosas

Desordens Vesicobolhosas

Úlceras não Infecciosas

Infecções e Infestações

Condições Neoplásicas

Doenças Cutâneas Benignas Específicas da Genitália Masculina

Diversas Doenças Cutâneas Comuns

O diagnóstico e o tratamento das doenças cutâneas nos genitais externos continuam sendo elementos importantes na prática urológica. Muitas vezes negligenciado na educação formal durante a residência urológica, este assunto encontra-se na interface de inúmeras especialidades, incluindo a urologia, o diagnóstico de doenças infecciosas, a reumatologia, a imunologia, a alergologia e a dermatologia.

INTRODUÇÃO À DERMATOLOGIA BÁSICA

A dermatologia é uma disciplina clínica com foco na biologia normal e patogênese de doenças e desordens cutâneas. O diagnóstico das doenças cutâneas depende criticamente da história e do exame físico, com exames laboratoriais, muitas vezes, relegados a um papel periférico e de confirmação. Em muitos casos, apenas a inspeção visual é necessária para um diagnóstico. Por outro lado, a pele apresenta um repertório limitado de expressão morfológica. Dessa forma, não se deve hesitar em realizar uma biópsia de pele, quando indicada, ou solicitar diversos exames laboratoriais quando necessário para distinguir entre duas ou mais condições clínicas.

A pele é dividida em três camadas: a epiderme, a derme e o tecido subcutâneo. A epiderme é composta por epitélio escamoso estratificado e pode variar de 0,05 a 1,5 mm em espessura, dependendo da localização. Os melanócitos (células produtoras de pigmentos) estão localizados nas camadas inferiores da epiderme. A derme, composta por colágeno, elastina e fibras reticulares, pode ser dividida em duas camadas: uma fina camada superficial (derme papilar) e uma camada profunda mais espessa (derme reticular). As estruturas mesenquimais (como vasos sanguíneos e nervos) estão localizadas dentro da derme. A camada inferior da pele (conhecida como tecido subcutâneo) é constituída, em grande parte, por gordura.

Literalmente, centenas de doenças cutâneas podem acometer a genitália externa. Além disso, para cada doença pode haver uma variação significativa na aparência e nos sintomas, como um processo de desenvolvimento para cada condição. Por essa razão, uma abordagem metódica e sistemática é essencial para se estabelecer um diagnóstico coerente. A história dermatológica deve se concentrar na duração, data de início, localização, sintomas associados, história familiar, alergias, ocupação e tratamento prévio da condição (Habif, 2004). Os sintomas mais comuns incluem: prurido (coceira), queimação, ardência e dor. A *ausência* de sintomas (como a dor) pode ser importante para um diagnóstico correto, devendo assim, ser registrada.

O exame físico deve ser direcionado para a distribuição das lesões cutâneas primárias e secundárias. **É importante realizar um exame completo da pele, e não se concentrar apenas na área da pele genital afetada.** A maioria das doenças da pele se inicia com uma lesão primária característica, um elemento importante para o diagnóstico.

Uma descrição precisa da lesão inclui o registro da sua cor (vermelha, marrom, preta, amarelo, branca, azul ou verde) e morfologia (mácula, pápula, placa, nódulo, pústula, vesícula, bolha ou pápula; Tabela 16-1) (Habif, 2004). Devido à natureza de mucosa da pele genital, as lesões papulares e maculares podem apresentar-se como erosões nessas regiões (Margolis, 2002). As lesões cutâneas secundárias se desenvolvem como uma evolução da condição ou são causadas pelo ato de coçar, esfregar ou por uma infecção sobre a lesão. A lesão secundária também deve ser classificada morfologicamente como uma descamação, crosta, erosão, úlcera, atrofia, espessamento ou cicatriz (Tabela 16-2).

Após a verificação da morfologia clínica, os exames laboratoriais podem ser utilizados para confirmar o diagnóstico. Para identificar fungos cutâneos, como dermatófitos e espécies de *Candida*, o hidróxido de potássio (KOH) ou ácido periódico de Schiff podem ser utilizados em amostras ou raspados da pele.

O KOH dissolve a queratina, deixando evidente ao microscópio as paredes das hifas fúngicas. Do mesmo modo, a preparação de Tzanck pode auxiliar na identificação de agentes virais, como o herpes simples, o herpes-zóster e o molusco contagioso.

Nos casos difíceis ou naqueles em que há suspeita de malignidade, uma biópsia de pele pode ser indicada. Existem várias técnicas para esta finalidade, incluindo curetagem, punção, raspagem e biópsias incisionais ou excisionais. Para lesões escrotais ou da haste peniana, essas técnicas são normalmente realizadas no consultório com anestesia local. Para lesões maiores ou envolvendo o meato uretral, a biópsia deve ser realizada em centro cirúrgico. Em geral, o diagnóstico definitivo é obtido com uma pequena biópsia (2 a 3 mm). O defeito resultante pode ser facilmente fechado com um ou dois pontos de sutura de náilon (6.0 ou 7.0), evitando, assim, qualquer cicatriz substancial.

Testes diagnósticos adicionais podem ser valiosos em alguns casos, e incluem o sorológico (p. ex., testes sorológicos para sífilis), de cultura (p. ex., cultura de *Pseudomonas aeruginosa*), e o de imuno-histoquímica (p. ex., identificação de tipos específicos de citoqueratinas associados a diferentes variantes de líquen escleroso).

TERAPIA DERMATOLÓGICA

A terapia médica para condições dermatológicas consiste em uma ampla gama de compostos tópicos e sistêmicos.

Para a terapia sistêmica, classes de medicamentos úteis incluem os antibióticos, os antifúngicos, os antivirais, os anti-inflamatórios e os anti-histamínicos. Agentes menos utilizados, incluindo os medicamentos biológicos e quimioterápicos (p. ex., metotrexato, ciclofosfamida, adalimumabe, etanercepte, infliximabe e ustequinumabe), imunossupressores (p. ex., azatioprina, ciclosporina, tacrolimo) e hidroxiureia, serão discutidos na parte das doenças específicas.

TABELA 16-1 Lesões Cutâneas Primárias

LESÃO PRIMÁRIA	DESCRIÇÃO
PLANA	
Mácula	Uma descoloração plana, circunscrita, que pode ser marrom, azul, vermelha ou hipopigmentada
SÓLIDA, ELEVADA	
Pápula	Uma lesão sólida e elevada de até 0,5 cm de diâmetro e cor variável. As pápulas podem se tornar confluentes e formar placas
Nódulo	Uma lesão sólida, elevada, circunscrita e > 0,5 cm de diâmetro
Placa	Uma lesão sólida, elevada, superficial, circunscrita e > 0,5 cm de diâmetro
PREENCHIDA POR LÍQUIDO	
Vesícula	Uma coleção de líquido livre circunscrita ≤ 0,5 cm de diâmetro
Bolha	Uma coleção de líquido livre circunscrita > 0,5 cm de diâmetro
Pústula	Uma coleção circunscrita de leucócitos e líquido livre (pus)
Pápula (colmeia)	Uma placa eritematosa firme resultante da infiltração da derme com fluido (pode ser transitória)

De Habif TP. Clinical dermatology: a color guide to diagnosis and therapy. Edinburgh: Mosby; 2004.

TABELA 16-2 Lesões Cutâneas Secundárias

LESÃO SECUNDÁRIA	DESCRIÇÃO
Escama	Células mortas da epiderme em excesso que são produzidas por uma queratinização anormal
Crosta	Uma coleção de soro ressecado e resíduos celulares (casca)
Erosão	Uma perda focal da epiderme. As erosões não penetram abaixo da junção dermoepidérmica e a cura ocorre sem a formação cicatriz
Úlcera	Uma perda focal da epiderme e derme, a cura ocorre com a formação de cicatriz
Fissura	Uma perda linear da epiderme e derme com paredes verticais bem definidas
Atrofia	Uma depressão na pele resultante da diminuição da epiderme ou derme
Cicatriz	Uma formação anormal do tecido conjuntivo provocando danos na derme

De Habif TP. Clinical dermatology: a color guide to diagnosis and therapy. Edinburgh: Mosby; 2004.

A falta de familiaridade dos urologistas com as doenças cutâneas que afetam os órgãos genitais pode diminuir a prescrição de antibióticos sistêmicos para essas condições. Infelizmente, esses agentes apresentam riscos significativamente maiores do que os agentes tópicos, incluindo a formação de microrganismos resistentes, interação com outros medicamentos e desregulação da flora intestinal e vaginal normal. É interessante notar que as alterações na flora bacteriana ou em seus padrões de suscetibilidade aos antimicrobianos podem persistir por longos períodos, ressaltando, assim, a necessidade da utilização realmente apropriada dos antibióticos (Jernberg et al., 2010). Recomendações semelhantes se aplicam aos antifúngicos sistêmicos, como o fluconazol, o cetoconazol e a terbinafina. As micoses superficiais, como as que causam a *Tinea cruris*, geralmente respondem bem à aplicação cuidadosa de antifúngicos tópicos. **Os antifúngicos sistêmicos são somente indicados para dermatofitoses cutâneas muito extensas, micoses endêmicas com envolvimento cutâneo, infecção profunda envolvendo os folículos pilosos (granuloma de Majocchi) ou infecções fúngicas em indivíduos imunocomprometidos** (Lesher e McConnell, 2003). Em alguns casos, mesmo nos indivíduos imunocompetentes, os antifúngicos sistêmicos são necessários para o tratamento de infecções resistentes à terapia tópica (Lesher, 1999). Por outro lado, as advertências enfatizam a necessidade de evitar o uso rotineiro de alguns antifúngicos sistêmicos (como o cetoconazol) para infecções cutâneas superficiais por causa do risco imprevisível de hepatotoxicidade, podendo levar a insuficiência adrenal e óbito (US Food and Drug Administration, 2013). Os agentes anti-inflamatórios sistêmicos, especialmente os glicocorticosteroides (GCC), merecem atenção adicional. Os GCC orais são absorvidos no jejuno e as concentrações plasmáticas máximas ocorrem em 30 a 90 minutos (Lester, 1989). Apesar do curto tempo de meia-vida (de 1 a 5 horas), a duração do efeito dos GCC dura entre 8 e 48 horas, dependendo do medicamento utilizado (Nesbitt, 2003). Esses fármacos apresentam efeitos anti-inflamatórios **generalizados**. Eles liberam os neutrófilos da medula óssea, mas inibem a sua passagem para os locais da inflamação tecidual. Ainda prejudicam tanto a ativação das células T quanto a apresentação do antígeno pelas células dendríticas (Nesbitt, 2003). **Para o tratamento de condições dermatológicas no curto prazo (≤ 3 semanas), como uma dermatite alérgica de contato** (Feldman, 1992), **uma única dose matinal de GCC é realizada para minimizar a supressão do eixo hipotalâmico-hipofisário-adrenal** (Myles, 1971). A prednisona é geralmente o GCC de escolha devido ao seu baixo custo, à duração intermediária e a uma variedade de formas de dosagem, embora a metilprednisolona possa ser substituída para reduzir os efeitos dos mineralocorticoides (Wolverton, 2001). **O tratamento de longa duração com GCC sistêmicos pode trazer vários efeitos adversos, incluindo osteoporose, formação de cataratas, hipertensão, obesidade, hiperglicemia, necrose asséptica da cabeça femoral, imunossupressão e alterações psiquiátricas** (Nesbitt, 2003). Por essa razão, a utilização de esteroides tópicos (ver adiante) é preferível ao uso sistêmico, quando clinicamente possível.

Os agentes tópicos constituem a base terapêutica para diversas doenças da pele que afetam os órgãos genitais. Em geral, os urologistas são menos familiarizados com o uso desses medicamentos do que os dermatologistas. **Os medicamentos tópicos podem ser divididos em cinco classes gerais: os emolientes, os anti-inflamatórios, os antibióticos, os antifúngicos e os agentes quimioterápicos.**

Os agentes tópicos apresentam o princípio ativo e também um veículo que determina a velocidade com que esses elementos são absorvidos pela pele. **Os emolientes restabelecem a água e lipídeos para a epiderme e são úteis para as doenças de pele seca.** Eles devem ser aplicados sobre a pele úmida para um efeito máximo (p. ex., após o banho). Os agentes que contêm ureia (p. ex., Carmol, vanadina) ou ácido lático (Lac-Hydrin, AmLactin) são hidratantes particularmente potentes (Habif, 2004). Foi observado que as ceramidas (combinações de um ácido graxo com uma base esfingoide), principais lipídeos intercelulares naturais na camada mais externa da pele, são importantes para manter a hidratação cutânea normal e uma barreira funcional (Weber et al., 2012). Por esse motivo, as novas fórmulas contendo ceramidas (CeraVe) podem também ser particularmente úteis nas condições cutâneas caracterizadas pela xerose (secura). Os corticosteroides tópicos são potentes agentes anti-inflamatórios e estão disponíveis em uma infinidade de fórmulas e preparações. Uma análise detalhada da utilização e dosagem dos corticosteroides tópicos está além do escopo deste capítulo, e o leitor pode consultar excelentes livros de dermatologia para detalhes adicionais (Habif, 2004). **É importante reconhecer que mesmo os corticosteroides tópicos podem apresentar efeitos adversos significativos, tanto pela absorção sistêmica quanto pelos resultados da aplicação local.** Os efeitos locais incluem atrofia epidérmica e o desenvolvimento de estrias na porção superior da parte interna da coxa, alterações dérmicas (telangiectasias, hipopigmentação), reações alérgicas e alterações negativas no curso normal de infecções e infestações cutâneas (Burry, 1973). Na maioria dos casos, a atrofia é um processo reversível e sua resolução é esperada dentro de vários meses (Sneddon, 1976). A atrofia é particularmente problemática se corticosteroides são aplicados sob o prepúcio, que pode servir como um "curativo" oclusivo e intensificar a penetração do medicamento (Fig. 16-1) (Goldman e Kitzmiller, 1973).

Uma variedade de modalidades físicas também é utilizada para o tratamento de problemas dermatológicos, incluindo a terapia de luz ultravioleta, a terapia fotodinâmica, laserterapia e criocirurgia. A terapia com luz ultravioleta, tanto a ultravioleta B (UVB) banda larga quanto a banda estreita, é utilizada para tratar a dermatite atópica, a psoríase, a dermatite seborreica e o vitiligo (Honigsmann e Schwarz, 2003).

Existem hoje várias unidades de *laser* UVB (308 nm) de comprimento de onda único com pequeno ponto de tamanho, que são particularmente úteis para o tratamento de áreas localizadas de psoríase genital ou vitiligo; acredita-se que máquinas de espectro estreito não trazem risco de induzir o câncer da pele não melanoma que está associado com a luz de grande espetro. Os psoralenos, quando combinados com radiação ultravioleta A de onda longa (terapia de psoraleno e ultravioleta A [PUVA]) apresentam um efeito fototóxico que é benéfico para o tratamento da psoríase (Honigsmann, 2001; Stern, 2007), do vitiligo (Honigsmann e Schwarz, 2003), da dermatite atópica (Morison, 1992) e do líquen plano (Honigsmann e Schwarz, 2003). Em geral, o *laser* e a UVB de banda estreita superaram a terapia PUVA, pois esta acarreta um risco considerável no desenvolvimento do carcinoma de células escamosas (CCE) quando utilizada por um período prolongado (*Stern and PUVA Follow-Up Study*, 2012). A terapia fotodinâmica é um novo campo da terapia dermatológica e uma promessa para o tratamento de inúmeras condições inflamatórias, malignas e infecciosas da pele. Por exemplo, a terapia fotodinâmica é eficiente, tanto como monoterapia quanto em associação com a criocirurgia, ablação a *laser* de CO$_2$ e curetagem, no tratamento de verrugas genitais ou condilomas acuminados grandes ou resistentes que ocorrem durante a gravidez (Scheinfeld, 2013b). A desvantagem dessa promissora modalidade é que ainda não foi estabelecido um regime ideal para sua utilização em algumas condições, inclusive para as verrugas genitais. O *laser* e a criocirurgia desempenham um papel reduzido no tratamento das lesões genitais, embora o *laser* de CO$_2$ tenha sido utilizado para tratar efetivamente o condiloma acuminado genital, e a criocirurgia seja útil para o molusco contagioso genital e suprapúbico.

DERMATITE ALÉRGICA

A dermatite alérgica ou "eczematosa" consiste em um conjunto de processos alergicamente mediados que levam ao desenvolvimento de lesões cutâneas pruriginosas (Quadro 16-1).

Dermatite Atópica (Eczema)

A dermatite atópica (DA) é uma dermatite crônica recidivante com uma predileção por superfícies flexoras da pele e está associada com prurido intenso e danos à epiderme (Williams, 2005). **As lesões características são pápulas e placas finas e eritematosas com escoriações secundárias** (Fig. 16-2) (Kang et al., 2003). Em geral, as lesões não apresentam

QUADRO 16-1 Diagnóstico Diferencial das Dermatites Alérgicas
Eczema
Dermatite alérgica
Dermatite seborreica
Intertrigo
Dermatite de contato
Dermatite irritativa
Balanopostite
Balanite de Zoon
Doenças relacionadas à candidíase
Impetigo
Herpes simples
Herpes-zóster
Reação medicamentosa

De Margolis DJ. Cutaneous disease of the male external genitalia. In: Walsh PC, editor. Campbell's urology. Philadelphia: Saunders; 2002.

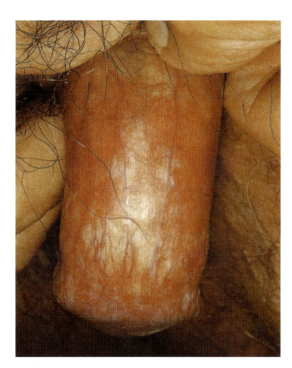

Figura 16-1. Atrofia por esteroides da pele do pênis após a aplicação de corticoides no prepúcio durante 8 semanas. (De Habif TP. Clinical dermatology. Edinburgh: Mosby; 2004. p. 36.)

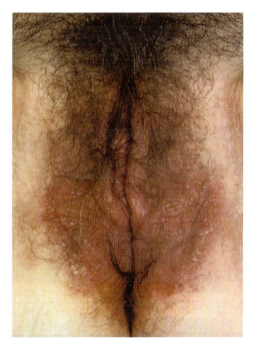

Figura 16-2. Eczema envolvendo a vulva. (De du Vivier A. Atlas of clinical dermatology. London: Churchill Livingstone; 2002. p. 687.)

uma borda bem definida, como é comum nas doenças papuloescamosas (Margolis, 2002). Aproximadamente 90% dos pacientes com DA manifestam a sua condição antes dos 5 anos de idade, mas essa doença pode se desenvolver em qualquer idade (Rajka, 1989). Os pacientes portadores de DA também apresentam uma propensão para desenvolver asma e rinite alérgica.

A suscetibilidade genética para a DA tem sido amplamente investigada. Em um estudo de 372 pacientes com DA, 73% apresentavam história familiar positiva para atopia. Da mesma forma, estudos com gêmeos demonstraram um risco de DA de 0,86 para gêmeos monozigóticos em comparação com apenas 0,21 para gêmeos dizigóticos. Essas descobertas têm estimulado uma intensa busca por genes envolvidos na atopia e DA (Wollenberg e Bieber, 2000). Embora nenhum gene tenha sido encontrado para ser um marcador único para a doença, pelo menos 11 regiões genéticas parecem estar intimamente associadas com DA (Kang et al., 2003; Ellinghaus et al., 2013). O defeito genético isolado mais importante determina uma incapacidade em sintetizar adequadamente a filagrina. Essa anormalidade estrutural resulta tanto na barreira epitelial "vazada" quanto na ativação imunológica crônica e contribui para a fisiopatologia dessa doença de pele comum (Heimall e Spergel, 2012).

O prurido intenso é a marca da DA, e controlar o impulso de coçar do paciente é importante para o sucesso do tratamento (Przybilla et al., 1994). Em geral, a coceira é mais intensa durante a noite, podendo ser agravada pela transpiração, roupas fechadas ou de lã (Kang et al., 2003). O tratamento das lesões pode contribuir para as complicações clínicas da DA, incluindo a sobreinfecção com as espécies de *Staphylococcus aureus* (Ogawa et al., 1994). Há cada vez mais evidências de que as toxinas bacterianas podem servir como superantígenos que impulsionam uma cascata inflamatória e sustentam a DA (Skov e Baadsgaard, 2000; Skov et al., 2000).

Clinicamente, não há nenhum teste laboratorial específico, resultado histopatológico ou característica clínica única que permitam um diagnóstico definitivo da DA. A associação com uma história pessoal ou familiar de atopia é um indício fundamental para o diagnóstico (Kang et al., 2003). Para pacientes que apresentam lesões genitais, o envolvimento extragenital é comum.

Uma variedade de "fatores-gatilho" foi relacionada à exacerbação da DA, incluindo produtos químicos, detergentes e os ácaros. A remoção desses fatores ambientais pode ser benéfica em uma avaliação individualizada. A exposição aos ácaros, em particular, tem recebido uma atenção significativa na literatura. Apesar de vários estudos demonstrarem melhoria modesta na DA com a redução dos ácaros (Kubota et al., 1992; Tan et al., 1996), outros relatos indicam que a redução não está associada com nenhum benefício clínico (Colloff et al., 1989; Gutgesell et al., 2001).

Os tratamentos para a DA incluem uma limpeza suave com sabonetes não alcalinos ou substitutos de sabão (p. ex., Cetaphil, Aquanil) e a utilização frequente de emolientes. A evaporação de líquido a partir da pele pode provocar DA (Kang et al., 2003) e o banho frequente não é incentivado. A imersão pode ajudar durante os episódios de sobreinfecção bacteriana, mas ela deve ser interrompida após a resolução da infecção (Margolis, 2002). Os corticosteroides tópicos podem ser necessários para controlar o prurido, mas só devem ser utilizados em cursos de curta duração, com uma diminuição rápida para evitar complicações locais de atrofia e discromia da pele. Os agentes imunomoduladores macrolídeos tópicos, como o tacrolimo e pimecrolimo, demonstraram eficácia no tratamento da DA (Meagher et al., 2002; Nghiem et al., 2002; Luger e Paul, 2007; Leung et al., 2009) e esses agentes podem diminuir a necessidade de corticosteroides durante a terapia em longo prazo (Zuberbier et al., 2007). Os anti-histamínicos, como a difenidramina ou uma variedade de agentes não sedativos, como a cetirizina, a loratadina e seus análogos, podem ser úteis para interromper o prurido da DA, em particular quando administrada antes de dormir (Kang et al., 2003).

Os medicamentos antiestafilocócicos orais não melhoraram significativamente a DA em um estudo randomizado duplo-cego (Ewing et al., 1998). O tratamento sistêmico com azatioprina, corticosteroides, ciclosporina, metotrexato ou micofenolato de mofetila raramente pode ser indicado para os casos graves amplamente disseminados (Cooper, 1993; Salek et al., 1993; Denby e Beck, 2012).

Dermatite de Contato

A dermatite de contato pode ser dividida em duas entidades distintas: a dermatite de contato irritativa (DCI) e a dermatite de contato alérgica (DCA). Embora os mecanismos difiram significativamente, a apresentação clínica das duas condições pode ser semelhante. Mais concretamente, a área afetada é fortemente limitada à área de exposição da pele ao material alérgico verdadeiro ou irritante químico. O modo primário de tratamento consiste em identificar e reduzir a exposição ao agente agressor.

A DCI resulta do efeito citotóxico direto de um produto químico irritante com a pele, sendo responsável por aproximadamente 80% dos casos de dermatite de contato (Marks et al., 2002). Exemplos de agentes agressores incluem sabão, sais de metais, solventes e compostos contendo ácidos ou alcalinos. A DCI ocupacional é um grave problema de saúde pública e contribui nos custos em cerca de US$ 1 bilhão por ano nos Estados Unidos (Cohen, 2000). As manifestações clínicas da DCI dependem da identidade da substância irritante, bem como da duração do contato, concentração, temperatura, pH, e local de exposição. A DCI aguda, que pode resultar de um acidente de trabalho, geralmente apresenta picos dentro de minutos a horas após a exposição e, em seguida, começa a curar. Sintomas como ardor, picadas e dor podem ser acompanhados por eritema, edema, bolhas ou necrose franca em uma região bem definida correspondente à pele exposta (Cohen e Bassiri-Tehrani, 2003). Há também uma variedade de formas subagudas de DCI que resultam de agressões repetidas a pele. O prurido é muito mais comum nessas condições mais crônicas, e as lesões cutâneas não são bem demarcadas. Existe também uma variedade de formas subagudas da DCI que resultam de repetidos insultos na pele subliminar. O prurido é muito mais comum nessas condições mais crônicas e as lesões de pele não são bem demarcadas. A base do tratamento para a DCI é evitar o contato da pele com os irritantes causadores, através da utilização de roupas de proteção, práticas de trabalho seguras e a utilização de formulações como barreira da pele, tais como pomadas, cremes emolientes ou espumas de proteção. Alguns produtos de barreira disponíveis comercialmente incluem Atopiclair, Biafine, EpiCeram, MimyX, Neosalus Foam, e PruMyx (Berndt et al., 2000; Draelos, 2012).

Em contraste, a DCA representa uma reação local de hipersensibilidade tipo IV para um alérgeno da pele de um indivíduo que tenha sido previamente exposto e sensibilizado. A aparência típica é uma erupção pruriginosa bem demarcada, que pode se manifestar como bolhas na fase aguda ou com placas escamosas em desenvolvimento na fase mais crônica (Mowad e Marks, 2003). Em 2003 e 2009, o *North American Contact Dermatitis Group* (NACDG) relatou uma longa lista de alérgenos comuns implicados na DCA com base em resultados dos testes das placas (Zug et al., 2009). Listagens semelhantes que foram produzidas posteriormente apresentam o mesmo conjunto de alérgenos, com apenas algumas exceções. O teste de sensibilidade é uma técnica simples de expor uma área da pele a uma variedade de potenciais alérgenos com uma concentração conhecida num modelo de grade (Fig. 16.3). Geralmente realizado por dermatologistas, o teste de contato pode ajudar a confirmar tanto o diagnóstico da DCA quanto o alérgeno envolvido. O alérgeno sensibilizante mais comumente identificado pelo NACDG foi o sulfato de níquel (Zug et al., 2009), que é um componente comum de bijuterias e fivelas de cinto (Fig. 16-4).

Embora tradicionalmente a dermatite ocorra no lóbulo da orelha pela utilização de brincos, a sensibilidade ao níquel pode ser uma causa potencial de DCA genital resultante do aumento da prevalência do uso de *piercing* genital. Outros alérgenos importantes incluem corantes têxteis, antibióticos tópicos, perfumes e outros materiais de fragrâncias, conservantes de liberação de formaldeído, o látex dos preservativos e corticosteroides tópicos. Quando a DCA é suspeitada, deve-se sempre perguntar sobre o uso de alguns produtos, como hidratantes genitais, preparações com antifúngicos e antipruríticos, e lubrificantes durante a relação sexual. Os anti-histamínicos orais podem ser úteis para o controle da DCA sintomática quando combinados com a remoção do alérgeno causador. A DCA severa *não* deve ser tratada com um curso curto de esteroides sistêmicos, mas sim com uma diminuição gradual da dose de prednisona por 3 semanas.

Eritema Multiforme e Síndrome de Stevens-Johnson

O eritema multiforme (EM) é uma doença de pele generalizada que pode envolver a genitália. **O EM pode ser subdividido em duas formas: maior e menor.**

O EM menor foi descrito pela primeira vez em 1860 por um dermatologista austríaco, Ferdinand von Hebra (von Hebra, 1860). Essa

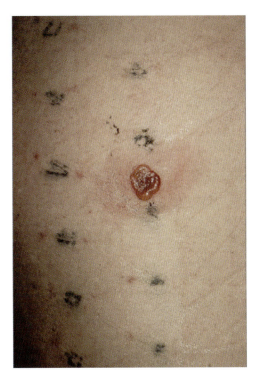

Figura 16-3. Um exemplo de teste de contato com uma resposta positiva ao níquel. (De Bolognia JL, Jorizzo JL, Rapini RP. Dermatology. Edinburgh: Mosby; 2003. p. 233.)

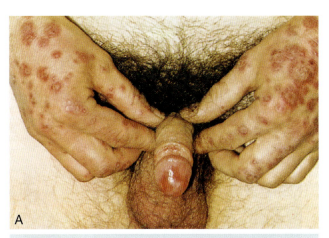

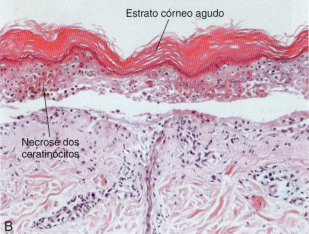

Figura 16-5. Eritema multiforme (EM). A, Lesões em alvo nas mãos e pênis. B, Imagem microscópica típica de EM com um estrato córneo normal, ceratinócitos necróticos na epiderme e um infiltrado linfoide. (A, De Korting GW. Practical dermatology of the genital region. Philadelphia: Saunders; 1981. p. 16; B, De Elston DM, Ferringer T. Dermatopathology. Edinburgh: Saunders; 2009. p. 147.)

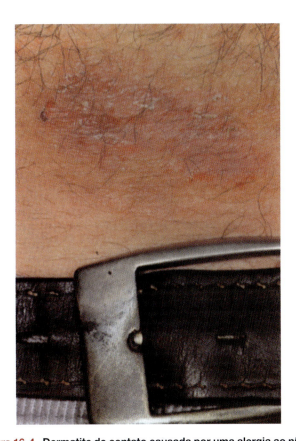

Figura 16-4. Dermatite de contato causada por uma alergia ao níquel de uma fivela de cinto. (De Habif TP. Clinical dermatology. Edinburgh: Mosby; 2004. p. 94.)

condição é uma doença de pele aguda, autolimitada, caracterizada pelo início abrupto de pápulas vermelhas fixas e simétricas que podem evoluir para lesões em alvo (Weston, 1996). O diagnóstico do EM é clínico, em vez de histopatológico. Em geral, as pápulas e as lesões em alvo estão agrupadas e podem estar presentes em qualquer parte do corpo, incluindo os órgãos genitais (Fig. 16-5A). Existe também uma predileção para o envolvimento das membranas mucosas da boca, bem como das palmas e solas.

A maioria dos casos de recorrência do EM menor é precipitada pelos herpesvírus humanos 1 e 2 (Schofield et al., 1993; Nikkels e Pierard, 2002), com lesões herpéticas geralmente precedendo o desenvolvimento das lesões em alvo em 10 a 14 dias (Lemak et al., 1986). Embora o aciclovir supressivo contínuo possa evitar episódios de EM em pacientes com infecção por herpes (Tatnall et al., 1995), a administração desse medicamento após o desenvolvimento de lesões em alvo não apresenta nenhum benefício (Huff, 1988). A história natural do EM menor é uma resolução espontânea e sem sequelas após várias semanas (Schofield et al., 1993), embora a recorrência seja comum (Huff e Weston, 1989). Os anti-histamínicos orais podem proporcionar um alívio da sintomatologia. Para os pacientes imunossuprimidos, o tempo do EM menor pode ser mais longo e a frequência da recorrência, maior (Schofield et al., 1993).

A forma maior do EM foi denominada de síndrome de Stevens-Johnson (SSJ) no passado, embora ainda haja alguma controvérsia se o EM maior e a SSJ são entidades distintas ou fazem parte de um espectro da doença (Bachot e Roujeau, 2003; Williams e Conklin, 2005). A SSJ é uma doença muito mais grave do que o EM menor e inclui características semelhantes a queimaduras cutâneas extensas (Parrillo, 2007). Na sua forma mais grave, a SSJ pode mimetizar a necrólise epidérmica tóxica, com risco de morte. A admissão na unidade de cuidados intensivos ou unidade de queimados pode reduzir significativamente a morbidade e mortalidade dessa condição (Wolf et al., 2005). **A maioria dos pacientes com SSJ exibe uma doença respiratória de via superior prodrômica (febre, tosse, rinite, dor de**

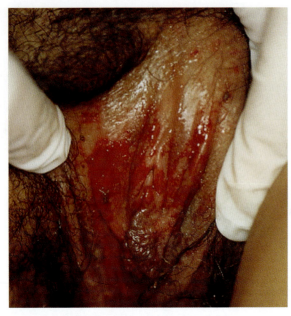

Figura 16-6. Erosões labiais em um caso de síndrome de Stevens-Johnson. (De Bolognia JL, Jorizzo JL, Rapini RP. Dermatology. Edinburgh: Mosby; 2003. p. 319.)

QUADRO 16-2 Diagnóstico Diferencial das Lesões Papuloescamosas
Psoríase
Dermatite seborreica
Infecção dermatofítica
Eritrasma
Sífilis secundária
Pitiríase rósea
Lúpus discoide
Micose fungoide
Líquen plano
Erupção fixa medicamentosa
Artrite reativa
Pitiríase versicolor
Doença de Bowen
Doença de Paget extramamária

De Margolis DJ. Cutaneous disease of the male external genitalia. In: Walsh PC, editor. Campbell's urology. Philadelphia: Saunders; 2002.

garganta e dor de cabeça), que progride após um período de 1 a 14 dias para o desenvolvimento abrupto de máculas vermelhas com formação de bolhas e áreas de necrose da epiderme. O envolvimento genital inclui eritema e erosões dos lábios (Fig. 16-6), pênis e região perianal.

Diversos fatores que desencadeiam a SSJ foram implicados, com a exposição a medicamentos sendo o mais comumente identificado.

Os agentes agressores mais comuns são os agentes anti-inflamatórios não esteroides, particularmente as sulfonamidas (cotrimoxazol), tetraciclina e doxiciclina, penicilina e cefalosporinas e uma vasta gama de anticonvulsivantes (Chan et al., 1990). Em contraste com o EM menor, raramente existe uma associação com um agente infeccioso (Weston, 2003). Em geral, a SSJ apresenta um curso prolongado de 4 a 6 semanas e pode incluir uma taxa de mortalidade que se aproxima dos 30%. As cicatrizes graves da pele desnudada podem resultar em uma série de complicações, incluindo contraturas articulares, sinéquias vulvares, estenose vaginal, estenose do meato uretral e estreitamento anal (Brice et al., 1990; Weston, 2003). O tratamento envolve a remoção imediata do medicamento agressor e os cuidados de suporte semelhantes ao tratamento de queimaduras graves. Atualmente, não há nenhuma evidência forte para qualquer terapia medicamentosa específica para o tratamento da SSJ (Weston, 2003), e o papel dos corticosteroides sistêmicos permanece controverso (Rasmussen, 1976; Tripathi et al., 2000; Weston, 2003). As modalidades mais recentes informalmente relatadas para terapia incluem a ciclosporina (3 a 5 mg/kg/dia), os inibidores do fator de necrose tumoral (TNF)-α, a plasmaférese, e, especialmente, a imunoglobulina intravenosa (Mockenhaupt, 2011; Worswick e Cotliar, 2011). Os cuidados do paciente com SJS são mais bem realizados através de uma abordagem com uma equipe multidisciplinar.

DESORDENS PAPULOESCAMOSAS

As desordens papuloescamosas são um grupo heterogêneo de doenças que compartilham uma lesão primária comum: pápulas e placas escamosas (Quadro 16-2).

Psoríase

A psoríase é uma doença comum que afeta até 2% da população (Christopher, 2001; Nestle et al., 2009). Os pacientes com uma predisposição, provavelmente de natureza poligênica, provocada por fatores como trauma, infecção, estresse psicológico ou novos medicamentos, podem gerar uma expansão no fenótipo psoriático. Um terço dos pacientes afetados apresenta uma história familiar de psoríase (Melski e Stern, 1981; Hensler e Christophers, 1985; Margolis, 2002).

A lesão característica é uma placa eritematosa bem demarcada, com escamas de cores branca e prateada (van de Kerkhof, 2003). O seu padrão de desenvolvimento pode ser limitado aos cotovelos ou joelhos ou pode ser distribuído sobre toda a superfície da pele. Embora a psoríase possa ocorrer em qualquer idade, foram identificados dois picos de início: dos 20 aos 30 anos e dos 50 aos 60 anos. Os pacientes se queixam de um prejuízo significativo em sua qualidade de vida como resultado do prurido e sangramento, assim como do impacto estético e psicossocial dessas placas visíveis.

O envolvimento psoriático dos órgãos genitais é relativamente comum, embora seja geralmente dentro do contexto de uma doença cutânea generalizada. Os pacientes podem apresentar preocupações quanto à malignidade ou à doença sexualmente transmissível (DST) quando as lesões de psoríase estão presentes na genitália. A psoríase genital leva a um prejuízo na autoestima e a uma redução da autoimagem sexual, interferindo assim nas relações íntimas normais, especialmente em mulheres (Magin et al., 2010; Meeuwis et al., 2011). A presença de lesões características nos cotovelos, joelhos, nádegas, unhas, couro cabeludo e umbigo pode ajudar a direcionar o diagnóstico (Fig. 16-7A) (Margolis, 2002).

Quando estão presentes lesões nas dobras inguinais e fenda interglútea, a descamação pode estar ausente (a chamada psoríase inversa) (Goldman, 2000). Ao se avaliar placas eritematosas sem escamas nas pregas inguinais, um envolvimento fúngico (i.e., tínea ou Candida) deve ser considerado e descartado pela preparação KOH ou cultura de fungos. Em homens circuncidados, as placas de psoríase estão frequentemente presentes na glande e corona, enquanto em homens não circuncidados as lesões estão comumente escondidas sob a pele do prepúcio (Buechner, 2002). Em alguns casos, no entanto, a psoríase envolve todo o pênis e escroto (Fig. 16-8). A psoríase é uma doença crônica com um curso reincidente e remitente. Várias terapias tópicas e sistêmicas foram desenvolvidas e são aplicadas a este problema difícil. No entanto, apesar da variedade de agentes terapêuticos, muitos pacientes com psoríase (cerca de 40%) expressam frustração com a ineficácia dos tratamentos atuais (Krueger et al., 2001). Para a psoríase genital, a base da terapia é a utilização tópica de cremes com corticosteroides de baixa potência para os casos de curta duração (Kalb et al., 2009). Tais agentes incluem uma preparação de carbonis licor detergens a 3% (um derivado de alcatrão) com hidrocortisona a 1% ou butirato de hidrocortisona a 0,1% (Fisher e Margesson, 1998). Essas preparações não devem ser utilizadas por mais de 2 semanas contínuas na pele genital fina ou em áreas obstruídas por dobras cutâneas (Margolis, 2002). Outros tratamentos tópicos para a psoríase incluem os análogos da vitamina D_3 (calcitriol, calcipotriene), inibidores tópicos da calcineurina (pimecrolimo em creme e pomada de tacrolimo) e retinoides de baixa potência, embora estes agentes sejam, por vezes, muito irritativos ou não suficientemente efetivos. A fotoquimioterapia combinada a um psoraleno ingerido com radiação ultravioleta (PUVA) foi amplamente utilizada para o tratamento da psoríase (Stern, 2007). No entanto, um aumento dose-dependente no risco de desenvolvimento do CCE genital foi associado com a terapia com doses elevadas de PUVA para psoríase em qualquer outra parte do corpo (Stern, 1990; Stern et al., 2002). A proteção genital durante a terapia com PUVA é fortemente recomendada. Por conseguinte, essa modalidade é contraindicada para o tratamento de lesões de psoríase localizadas na pele genital. Para os pacientes com psoríase extensa, a terapia sistêmica com metotrexato, ciclosporina, retinoides ou um dos inibidores de TNF-α aprovados (adalimumabe, etanercepte) ou inibidores das IL12/23 (ustekinumabe) pode ser apropriada. O *laser* de excímero 308 nm (Gerber et al., 2003) está atualmente aprovado para o tratamento da psoríase. As terapias experimentais que demonstraram uma promessa no tratamento da psoríase incluem os receptores ligantes de vitamina D (Bos e Spuls, 2008) e anticorpos ou oligonucleotídeos antissenso contra moléculas da superfície dos linfócitos T (Gottlieb et al., 2000b), TNF (Chaudhari et al., 2001; Bos e Spuls, 2008), ou moléculas de adesão intracelular (Gottlieb et al., 2000a)

Artrite Reativa (anteriormente Síndrome de Reiter)

A artrite reativa (anteriormente denominada síndrome de Reiter) é composta por uretrite, artrite, achados oculares, úlceras orais e lesões cutâneas. Apenas cerca de um terço de todos os pacientes com este transtorno exibe todas as manifestações clínicas. Os achados cutâneos, particularmente quando presentes na genitália, podem ser confundidos com lesões de psoríase (Fig. 16-9). A artrite reativa é mais comum em homens do que em mulheres e raramente é diagnosticada em crianças. **Em geral, ela é precedida por um episódio de uretrite (*Chlamydia*, *Gonococcus*) ou infecção gastrintestinal (espécies de *Yersinia*, *Salmonella*, *Shigella*, *Campylobacter*, *Neisseria* ou *Ureaplasma*) e é mais comum em pacientes HIV-positivos** (Rahman et al., 1992; Margolis,

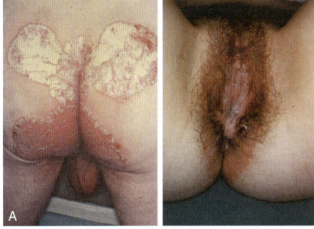

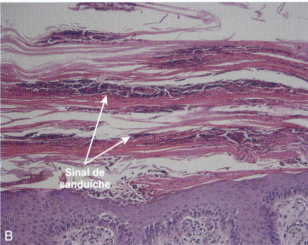

Figura 16-7. Psoríase. A, Escamas prateadas em uma base eritematosa. B, Neutrófilos alternados e paraceratose no estrato córneo da psoríase em placas (sinal de sanduíche). (A, De Callen JP, Greer DE, Hood AF, et al. Color atlas of dermatology. Philadelphia: Saunders; 1993. p. 320; B, De Elston DM, Ferringer T. Dermatopathology. Edinburgh: Saunders; 2009. p. 152.)

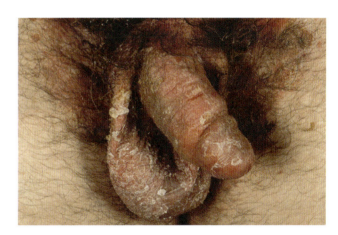

Figura 16-8. Psoríase envolvendo todo o pênis e escroto. (De Bolognia JL, Jorizzo JL, Rapini RP. Dermatology. Edinburgh: Mosby; 2003. p. 130.)

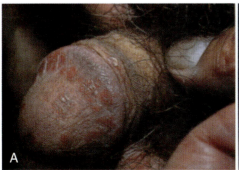
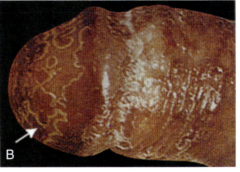

Figura 16-9. Comparação entre a psoríase (A) e a artrite reativa (B) (balanite circinada) envolvendo a glande. Observe, neste caso de artrite reativa, a coalescência muito característica das lesões, formando um padrão ondulado (*seta*). (De Habif TP. Clinical dermatology. Edinburgh: Mosby; 2004. p. 217.)

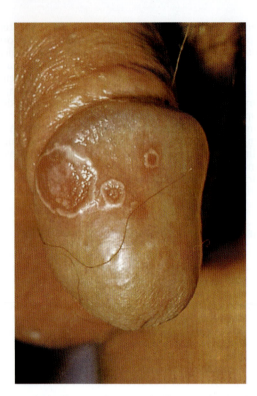

Figura 16-10. As lesões erosivas psoriasiformes da glande do pênis (artrite reativa; balanite circinada) também podem não apresentar um padrão ondulado, o que dificulta a sua diferenciação da psoríase genital. (De Callen JP, Greer DE, Hood AF, et al. Color atlas of dermatology. Philadelphia: Saunders; 1993. p. 160.)

2002; Wu e Schwartz, 2008). **Existe uma forte associação genética com o antígeno leucocitário humano (HLA) haplótipos-B27.** Se a reatividade cruzada entre antígenos bacterianos e HLA-B27 leva a uma autoimunidade na artrite reativa, ainda permanece controverso (Ringrose, 1999; Yu e Kuipers, 2003).

A conjuntivite é a manifestação clínica mais comum da doença, mas também pode ocorrer irite, uveíte, glaucoma e ceratite. A poliartrite e sacroileíte são as queixas ortopédicas mais comuns e podem levar à incapacidade crônica em uma pequena minoria dos casos (van de Kerkhof, 2003). As lesões cutâneas eritematosas, escamosas psoriasiformes, que aparecem no pênis são referidas como *balanite circinada* (Fig. 16-10) e as lesões semelhantes nas solas são referidas como *ceratoderma blenorrágico*. **A distinção dessas lesões com as da psoríase é difícil, e a análise histopatológica de amostras de biópsia pode não diferenciar consistentemente as duas condições** (Margolis, 2002). O curso da artrite reativa envolvendo a genitália é geralmente autolimitado, com duração de algumas semanas a meses. As lesões podem responder aos corticosteroides tópicos de baixa potência, e a terapia sistêmica raramente é necessária. As lesões nas solas, no entanto, são mais persistentes; estas respondem bem à aplicação de retinoides tópicos potentes, como o tazaroteno (Lewis et al., 2000).

Líquen Plano

O líquen plano (LP), protótipo das dermatoses liquenoides, é uma doença inflamatória idiopática da pele e membranas mucosas. A "reação liquenoide tecidual" típica é caracterizada por danos às células basais da epiderme, que está associada a uma grande infiltração de células mononucleares na derme papilar (Shiohara e Kano, 2003). O LP cutâneo pode afetar até 1% da população adulta (Boyd e Neldner, 1991) e as lesões orais podem estar presentes em até 4% (Scully et al., 1998). A patogênese do LP parece estar relacionada com uma reação autoimune contra os ceratinócitos basais, que expressam autoantígenos alterados nas suas superfícies (Morhenn, 1986).

A lesão primária do LP é uma pequena pápula violácea, de forma poligonal, de topo achatado. Essas lesões podem se apresentar amplamente separadas ou podem coalescer e formar placas maiores (podendo ulcerar), particularmente em superfícies mucosas. O LP comumente envolve as superfícies flexoras das extremidades, o tronco, a região lombar, a mucosa oral e a glande (Margolis, 2002). **Na genitália masculina, a apresentação clínica de LP pode ser bastante variável e inclui pápulas isoladas ou agrupadas em um padrão reticular branco ou em um arranjo anelar (em forma de anel), com ou sem ulceração** (Fig. 16.11).

Em alguns casos, as lesões formam padrões lineares relacionados com o trauma da pele (o chamado fenômeno de Koebner, que também é observado na psoríase). Nos órgãos genitais femininos, placas e erosões eritematosas dolorosas são comuns. No LP vulvar de longa duração, algumas áreas de hiperceratose muito hidratada (manifestando-se como placas brancas) podem circundar as erosões superficiais. Nas mulheres, mais do que nos homens, o LP oral concomitante pode ser encontrado na mucosa bucal ou língua (Santegoets et al., 2010). O diagnóstico diferencial do LP inclui o CCE invasivo ou *in situ*, balanite de Zoon, psoríase, sífilis secundária, herpes, doença de Paget extramamária e lúpus eritematoso. A biópsia pode ser necessária para estabelecer o diagnóstico, particularmente quando as lesões são pequenas, múltiplas e ulceradas (Shiohara e Kano, 2003). As reações liquenoides também podem ocorrer em resposta à utilização de medicamentos e alérgenos de contato, e uma pesquisa cuidadosa de potenciais agentes agressores é apropriada.

A história natural do LP é benigna e a resolução espontânea das lesões cutâneas foi observada em até dois terços dos casos após o período de 1 ano (Shiohara e Kano, 2003), **mas a forma oral pode persistir significativamente por mais tempo. Casos isolados de CCE resultante do LP genital crônico foram relatados** (Mignogna et al., 2000). Embora o prurido incômodo (mais frequente em homens) ou dor/queimação (mais frequente em mulheres) seja comum no LP, as lesões assintomáticas na genitália não necessitam de tratamento. A modalidade de tratamento primário do LP genital sintomático é a aplicação de um corticoide tópico de alta potência (como o clobetasol a 0,05% ou halobetasol a 0,05%). Existe também um papel dos inibidores tópicos da calcineurina (pomadas de pimecrolimo, tacrolimo) no tratamento do LP genital (Luger e Paulo, 2007). Para casos graves, os corticoides sistêmicos (15 a 20 mg/dia; durante 2 a 6 semanas) (Boyd e Neldner, 1991) demonstraram diminuir o tempo de cura das lesões de LP de 29 semanas para 18 semanas (Cribier et al., 1998). Outras terapias sistêmicas para o LP grave incluem ciclosporina, tacrolimo, griseofulvina, metronidazol e acitretina (Ho et al., 1990; Boyd e Neldner, 1991; Cribier et al., 1998; Buyuk e Kavala, 2000; Madan e Griffiths, 2007), embora faltem estudos randomizados que demonstrem sua eficácia. De fato, como demonstrado em uma metanálise exaustiva, não há nenhuma evidência confiável para a eficácia de qualquer tratamento único para o LP erosivo das mucosas, incluindo a aplicação de um esteroide tópico de alta potência, que é a terapia de escolha e amplamente aceita (Cheng et al., 2012).

Líquen Nítido

O líquen nítido (LN) é uma erupção inflamatória incomum caracterizada por pápulas pequenas, discretas e normocrômicas que se aglomeram. Embora haja algum debate sobre se o LN representa uma variante do LP (Aram, 1988), as duas entidades são histologicamente distintas. O LN apresenta um denso infiltrado linfo-histiocitário bem circunscrito, que está intimamente justaposto à epiderme (Shiohara e Kano, 2003). Os locais comumente envolvidos incluem as superfícies flexoras das extremidades superiores, os órgãos genitais, o tronco e região dorsal das mãos. O envolvimento ungueal é comum. De forma semelhante ao LP, a história natural do LN é de resolução espontânea, e a maioria dos pacientes (69%) manifesta a doença em menos de 1 ano (Lapins et al., 1978). Os pacientes devem ser tranquilizados de que essas lesões genitais não são infecciosas e que elas devem se resolver com o tempo. Para o prurido sintomático, as lesões genitais geralmente respondem aos corticoides tópicos (de média a baixa potência) e anti-histamínicos orais (Shiohara e Kano, 2003)

Líquen Escleroso

O líquen escleroso (LS) e atrófico é uma doença inflamatória crônica de etiologia desconhecida com uma predileção pelos genitais externos. O LS é mais prevalente em mulheres (seis a 10 vezes) do que em homens,

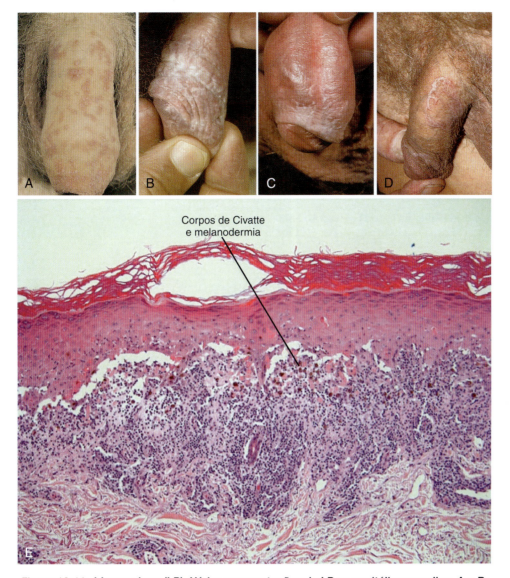

Figura 16-11. Líquen plano (LP). Várias apresentações de LP na genitália masculina. A e B, Pápulas roxas individuais e agrupadas no eixo do pênis, algumas orientadas em um padrão linear. C, Padrão reticular branco, por vezes observado no LP. D, Aspecto anular (em forma de anel), com uma superfície brilhante. E, Histopatologicamente, o LP é caracterizado por destruição da camada basal, um padrão de cristas epiteliais em dente de serra, presença de corpos de Civatte e melanócitos dérmicos e ausência de paraceratose ou eosinófilos. (A, De Korting GW. Practical dermatology of the genital region. Philadelphia: Saunders; 1981. p. 29; B, C e D, De du Vivier A. Atlas of clinical dermatology. London: Churchill Livingstone; 2002. p. 100; E. De Elston DM, Ferringer T. Dermatopathology. Edinburgh: Saunders; 2009. p. 137.)

geralmente ocorrendo na época da menopausa ou na pré-puberdade (Wojnarowska e Cooper, 2003). Tende a afetar homens mais velhos (> 60 anos de idade) (Ledwig e Weigand, 1989) e pode ser associado com dor durante a ereção ou ejaculação (Margolis, 2002). Existe uma forte predisposição familiar para essa desordem, sugerindo uma contribuição genética (Sherman et al., 2010). Dos pacientes com LS genital, 15% a 20% apresentam doença extragenital (Powell e Wojnarowska, 1999). O LS é, em última instância, uma desordem cicatrizante caracterizada por palidez tecidual, perda da arquitetura resultante da fibrose e hiperceratose (Fig. 16-12). Alguns casos de LS podem demonstrar fissuras e púrpuras proeminentes; a primeira pode ser tão grave e ocultar a cor típica "branca" da doença.

A glande e o prepúcio são geralmente afetados, e o envolvimento perianal (comum em mulheres) é geralmente ausente. As cicatrizes prepuciais do LS podem levar a fimose, e a postectomia é geralmente curativa, embora possa ocorrer recorrência na cicatriz da postectomia.

A fase tardia da doença é chamada de *balanite xerótica obliterante*, que pode envolver a uretra peniana e resultar em importante estenose uretral. Nas mulheres, a doença pode eventualmente levar a aderências vulvares, fusão labial, fimose clitoriana e obstrução vaginal. O LS também pode ser a causa de prurido genital considerável, ardor, dor e dispareunia em mulheres.

Apesar das semelhanças no nome, o LS tem pouco a ver com LP e LN e apresenta uma predileção para a região genital. **Outra distinção importante é que o LS foi associado com o CCE de pênis e vulva, particularmente aquelas variantes não associadas com o papilomavírus humano (HPV). Assim, o LS pode representar uma condição potencialmente maligna** (Velazquez e Cubilla, 2003; Bleeker et al., 2009; van de Nieuwenhof et al., 2011).

As características histopatológicas específicas do LS incluem a vacuolização de células basais, atrofia epidérmica, marcado edema dérmico, homogeneização de colágeno, infiltrado inflamatório focal

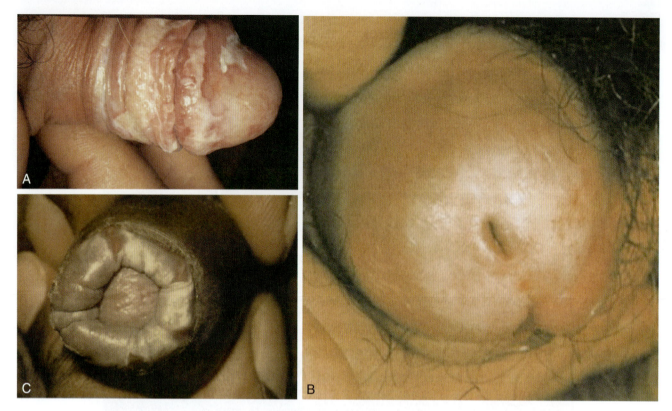

Figura 16-12. A a C, Líquen escleroso e atrófico (balanite xerótica obliterante) do pênis. Observe as placas eritematosas e brancas que envolvem a haste do pênis, a pele do prepúcio e a glande. (A, De Callen JP, Greer DE, Hood AF, et al. Color atlas of dermatology. Philadelphia: Saunders; 1993. p. 327; B, De du Vivier A. Atlas of clinical dermatology. London: Churchill Livingstone; 2002. p. 716; C, De Bolognia JL, Jorizzo JL, Rapini RP. Dermatology. Edinburgh: Mosby; 2003. p. 1101.)

perivascular da derme papilar e tamponamento dos óstios foliculares das estruturas écrinas (Margolis, 2002). A biópsia é válida tanto para confirmar o diagnóstico quanto para excluir malignidades (Powell e Wojnarowska, 1999). Foi sugerido que a expressão de marcadores celulares selecionados (como p53, survivina, telomerase, Ki-67 e ciclina D1) pode ajudar a distinguir entre o LS indolente e o LS com verdadeiro potencial maligno (Carlson et al., 2013). No futuro, as amostras de biópsia poderão ser rotineiramente investigadas para estes (e outros) marcadores proteicos a fim de determinar o prognóstico.

Em relação ao tratamento, o acompanhamento em longo prazo dos pacientes com LS é importante por causa da sua associação com CCE. A aplicação de esteroides tópicos potentes (como o propionato de clobetasol a 0,05% ou halobetasol a 0,05%) de longa duração (3 meses) está bem estabelecida como um tratamento para o LS em mulheres, e tanto pode melhorar os sintomas como pode inverter o progresso da doença (Dalziel et al., 1991). Este regime é contrário à política habitual de evitar tratamentos longos com esteroides para a pele genital. A eficácia de abordagens semelhantes não foi definitivamente confirmada em homens adultos, mas benefícios foram demonstrados na faixa etária pediátrica (Kiss et al., 2001). Um estudo multicêntrico Europeu de fase II também apoiou a segurança e a eficácia do tacrolimo tópico no tratamento de LS de longa duração (Hengge et al., 2006). A aplicação da terapia tópica e administração de retinoides sistêmicos, bem como a terapia fotodinâmica, podem ser opções terapêuticas em casos refratários raros às abordagens terapêuticas convencionais. Devido a uma elevada taxa de recorrência (40% a 50%) após a terapia inicial aparentemente bem-sucedida, alguns especialistas sugerem o uso rotineiro de terapia de manutenção (profilática), com esteroides tópicos de média potência (como o furoato de mometasona a 0,1%) ou inibidores tópicos da calcineurina (Virgili et al., 2013).

Erupção Fixa Medicamentosa

A erupção fixa medicamentosa ocorre em resposta ao uso de medicamentos orais, normalmente 1 a 2 semanas após a primeira exposição, e comumente envolve os lábios, face, mãos, pés e genitais, especialmente a glande do pênis (Fig. 16-13). Após uma exposição subsequente ao mesmo medicamento, a reação apresenta exatamente no mesmo local, geralmente dentro de 24 horas (por isso o termo "fixa"). Os medicamentos mais comuns que causam esta reação são as sulfonamidas, os agentes anti-inflamatórios não esteroides, os barbitúricos, as tetraciclinas, a carbamazepina, a fenolftaleína, os contraceptivos orais e os salicilatos (Kauppinen e Stubb, 1985; Stubb et al., 1989; Thankappan e Zacarias, 1991). Houve relatos isolados de erupção fixa medicamentosa associada com medicamentos urológicos, como a finasterida, tadalafil e fluconazol (administrado para a candidíase vulvovaginal).

Quando presentes na haste peniana ou glande, essas lesões são geralmente placas inflamatórias, solitárias e violáceas, que podem se tornar erosivas e dolorosas (Margolis, 2002). Na genitália, o diagnóstico diferencial inclui infecção por herpes simples ou uma picada de inseto. A remoção do agente agressor geralmente resulta na resolução da lesão, embora possa permanecer uma pigmentação castanha pós-inflamatória. Não deve existir um defeito funcional residual de longa duração deste processo.

Dermatite Seborreica

A dermatite seborreica (DS) é uma doença comum da pele caracterizada pela presença de placas bem demarcadas, de cores que variam do vermelho-amarronzado até o rosa-amarelado, cobertas com uma casca escamosa aderente. Tal condição apresenta diversas características em comum com a dermatite eczematosa e pode ser facilmente agrupada nessa categoria. A caspa comum é uma forma leve de DS localizada no couro cabeludo. Apresenta predileção por áreas ricas em

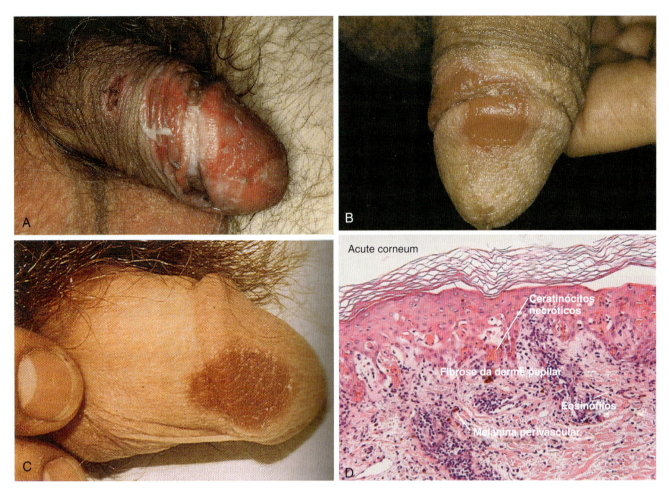

Figura 16-13. Erupções fixas por medicamentos. A a C, Envolvimento do pênis. D, Características histológicas compreendendo um estrato córneo normal com as alterações crônicas na derme superficial, incluindo um infiltrado eosinofílico. (A, De Callen JP, Greer DE, Hood AF, et al. Color atlas of dermatology. Philadelphia: Saunders; 1993. p. 160; B, De Bolognia JL, Jorizzo JL, Rapini RP. Dermatology. Edinburgh: Mosby; 2003. p. 345; C. De Habif TP. Clinical dermatology. Edinburgh: Mosby; 2004. p. 492; D, De Elston DM, Ferringer T. Dermatopathology. Edinburgh: Saunders; 2009. p. 149.)

glândulas sebáceas e está, em geral, presente apenas durante os primeiros meses de vida ou na pós-puberdade, quando as glândulas sebáceas estão ativas. As áreas comumente afetadas incluem o couro cabeludo, sobrancelhas, pregas nasolabiais, orelhas e tórax, mas o ânus, a glande e as áreas pubianas também podem estar envolvidos (Margolis, 2002). A circuncisão pode proteger um pouco contra o desenvolvimento da DS. Em um estudo com 357 pacientes, o risco de desenvolver DS no pênis foi 2,5 vezes maior em indivíduos não circuncidados (Mallon et al., 2000).

A DS no indivíduo adulto inclui um curso crônico de recidivas (Webster, 1991). **Esta condição é particularmente comum em pacientes com doença de Parkinson, e até 83% dos pacientes com síndrome de imunodeficiência adquirida (AIDS) podem apresentar DS** (Fröschl et al., 1990; Gupta e Bluhm, 2004). Particularmente em indivíduos imunocomprometidos, a DS pode envolver uma proporção significativa de área de superfície corporal. **A DS extensa e/ou grave deve levantar preocupações com uma possível infecção pelo HIV** (Fritsch e Reider, 2003). A DS pode ser pruriginosa e a diferenciação com a psoríase pode, ocasionalmente, ser problemática. No entanto, ao contrário da psoríase, a DS raramente envolve as unhas e apresenta uma escama mais fina.

Controvérsia sobre a etiologia da DS se dá em torno de uma possível resposta autoimune a um componente da flora normal da pele, a levedura *Malassezia furfur* (*Pityrosporum ovale*). Apesar de a *M. furfur* poder ser isolada das lesões de DS, o número de microrganismos é apenas cerca de duas vezes aquele observado na pele de indivíduos-controles normais (Nenoff et al., 2001). Da mesma forma, pacientes com HIV gravemente afetados pela DS não apresentam mais microrganismos do que os pacientes com HIV que não apresentam DS (Pechere et al., 1999). Outro fator potencialmente associado à DS é um nível elevado de triglicerídeos e colesterol na superfície da pele (Fritsch e Reider, 2003).

Cremes ou espumas contendo um antifúngico tópico (p. ex., cetoconazol) são a base do tratamento da DS corporal e incluem uma taxa de resposta de 75% a 90% (Faergemann, 2000; Fritsch e Reider, 2003; Elewski et al., 2007). Para o couro cabeludo, xampus "anticaspa" contendo zinco, ácido salicílico, sulfureto de selênio, alcatrão ou ciclopirox olamina ou cetoconazol a 1% ou 2% são eficazes (Margolis, 2002; Squire e Goode, 2002). Devido à natureza crônica e recidivante da DS, o tratamento muitas vezes precisa ser repetitivo e prolongado. Os corticoides tópicos de baixa potência podem desempenhar um papel importante durante o tratamento inicial de casos graves, mas não devem ser a principal forma de tratamento para esta condição devido aos potenciais efeitos colaterais dos esteroides.

DESORDENS VESICOBOLHOSAS

As desordens vesicobolhosas são condições incomuns, muitas vezes caracterizadas por um dano autoimune à epiderme ou membrana basal (Quadro 16-3). Embora as bolhas intactas possam ser observadas na virilha e na pele suprapúbica, a ruptura das vesículas e bolhas na genitália deixa apenas erosões residuais (Margolis, 2002).

QUADRO 16-3 Diagnóstico Diferencial das Desordens Vesicobolhosas

Penfigoide bolhoso
Pênfigo vulgar
Pênfigo foliáceo
Balanite de Zoon
Síndrome de Behçet
Dermatite de contato
Dermatite herpetiforme
Porfiria cutânea tardia
Herpes-zóster
Herpes simples
Linfangioma circunscrito
Impetigo
Erupção fixa medicamentosa
Dermatite factícia
Trauma inócuo
Penfigoide familial benigno (doença de Hailey-Hailey)

De Margolis DJ. Cutaneous disease of the male external genitalia. In: Walsh PC, editor. Campbell's urology. Philadelphia: Saunders; 2002.

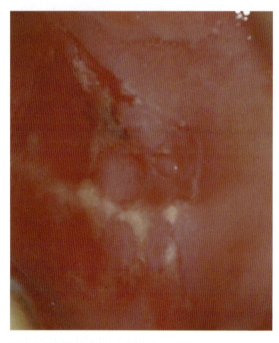

Figura 16-14. Pênfigo vulgar. Erosões dolorosas na mucosa oral. (De Bolognia JL, Jorizzo JL, Rapini RP. Dermatology. Edinburgh: Mosby; 2003. p. 455.)

Pênfigo Vulgar

O pênfigo é um grupo de doenças autoimunes bolhosas, caracterizado pela presença de bolhas intraepidérmicas resultantes da perda de adesão célula-célula dos ceratinócitos (Martel e Joly, 2001). Essas bolhas estão localizadas na epiderme profunda perto da camada de células basais. A imunopatologia proposta inclui o desenvolvimento de autoanticorpos dirigidos contra marcadores de superfície dos ceratinócitos e desmossomas (Amagai et al., 1996; Zhou et al., 1997; Joly et al., 2000).

Quase todos os pacientes com pênfigo exibirão erosões dolorosas na mucosa bucal, e mais da metade apresentarão bolhas cutâneas que podem envolver a genitália. As lesões bucais características são, portanto, um indício importante para o diagnóstico (Fig. 16-14). As bolhas cutâneas apresentam paredes finas e se rompem com facilidade, deixando uma erosão dolorosa. A perda de coesão epidérmica observada no pênfigo leva a um característico sinal de Asboe-Hansen: liberação de fluido sob a pele adjacente aparentemente normal longe da direção da pressão sobre a bolha (Amagai, 2003). **Em casos graves e sem tratamento adequado, o pênfigo pode conduzir a uma septicemia fatal, como resultado da perda da função de barreira da epiderme em grandes áreas afetadas.** Em geral, os corticoides sistêmicos são utilizados para o tratamento do pênfigo, embora minimizar a dose dos esteroides seja uma meta importante para limitar seus efeitos colaterais. A adição de agentes imunossupressores, como a azatioprina, a ciclofosfamida, e o micofenolato de mofetila, pode ser benéfica, devido a seu efeito poupador de corticoide (Amagai, 2003). Nos últimos anos, a utilização do rituximabe como monoterapia (1.000 mg administrados por via intravenosa no 1° e no 15° dia; repetidos em 1 mês, se necessário) tem ganhado apoio considerável por suas altas taxas de eficácia (> 70% com um único ciclo) e baixas taxas de recidiva (22% em 8 a 12 meses) (Lesem et al., 2013). A infusão de imunoglobulina intravenosa também se revela efetiva e apresenta uma vantagem inerente de diminuir as complicações infecciosas (Ruocco et al., 2013). O tratamento do pênfigo é difícil e deve ser sempre realizado em conjunto com um dermatologista ou reumatologista com experiência nesta doença.

Penfigoide Bolhoso

O penfigoide bolhoso (PB) é uma doença subepidérmica bolhosa que comumente afeta pacientes masculinos com mais de 60 anos de idade (Rzany e Weller, 2001). Existe um enriquecimento para alelos HLA classe II específicos em pacientes com PB quando comparados com um grupo-controle de indivíduos sem a doença (Delgado et al., 1996), suportando, assim, uma patogênese autoimune. No PB, autoanticorpos contra proteínas específicas envolvidas na adesão célula-célula (BP180, BP230) estão presentes. Essas proteínas são componentes dos hemidesmossomos, que são estruturas que realizam a adesão entre a epiderme e o estroma. A ligação dos autoanticorpos a essas estruturas leva a ativação do complemento e a uma cascata de eventos que resultam em danos teciduais, separação entre a epiderme e a derme e formação de bolhas (Kitajima et al., 1994; Lin et al., 1997).

A apresentação clínica do PB é altamente variável. Em geral, se inicia com uma fase não bolhosa caracterizada por prurido grave e achados cutâneos inespecíficos. À medida que a doença avança para a fase bolhosa, vesículas e bolhas aparecem na pele normal ou, mais caracteristicamente, em áreas que contêm placas eritematosas confluentes. As bolhas são tensas, se localizam em superfícies flexoras e pode envolver a parte interna das coxas e genitália (Fig. 16-15A). O acometimento das membranas mucosas também pode ser observado, embora isso seja menos comum do que no pênfigo. **O diagnóstico é realizado através de uma combinação de achados clínicos, histopatológicos, e, muitas vezes, mais importante, os testes imuno-histoquímicos, em que se observa uma deposição de anticorpos IgG ao longo da membrana basal** (Fig. 16-15B) (De Jong et al., 1996).

Nos Estados Unidos, o tratamento do PB é tradicionalmente semelhante ao descrito para o pênfigo, com a utilização de corticoides sistêmicos e vários imunossupressores como agentes principais (Kirtschig e Khumalo, 2004). No entanto, com base nos resultados de vários estudos comparativos randomizados, os europeus indicam a utilização de esteroides tópicos de alta potência para o tratamento, mesmo em lesões extensas (Joly et al., 2002, 2009). Certamente, o tratamento do penfigoide (limitado ou extenso) depende em grande parte dos corticoides tópicos, em vez dos sistêmicos. Para os casos resistentes ao tratamento por via oral, o metotrexato, a imunoglobulina intravenosa, a plasmaférese ou o rituximabe intravenoso podem ser benéficos (Hatano et al., 2003; Lee et al., 2003; Ruetter e Luger, 2004; Wetter et al., 2005; Shetty e Ahmed, 2013).

Dermatite Herpetiforme e Dermatose Bolhosa por IgA linear

As duas entidades são doenças autoimunes bolhosas da pele, associadas à deposição de anticorpos IgA na membrana basal.

A dermatite herpetiforme é uma manifestação cutânea de doença celíaca e está geralmente associada com a sensibilidade ao glúten (Karpati, 2004). É mais comum em pessoas de origem do norte da

Capítulo 16 Doenças Cutâneas da Genitália Externa **399**

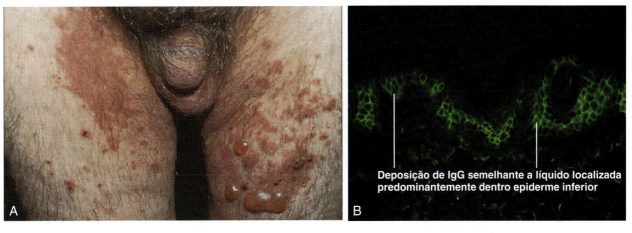

Figura 16-15. Penfigoide bolhoso (PB). A, Envolvimento da parte interna das coxas. Observe as placas confluentes e bolhas tensas na região inguinal. **B,** Imunofluorescência direta do PB demonstrando a deposição de autoanticorpos (IgG) na junção dermoepidérmica. (A, De Bolognia JL, Jorizzo JL, Rapini RP. Dermatology. Edinburgh: Mosby; 2003. p. 465; B, De Elston DM, Ferringer T. Dermatopathology. Edinburgh: Saunders; 2009. p. 169.)

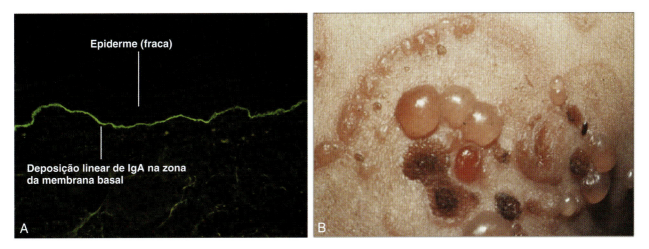

Figura 16-16. Dermatose Bolhosa por IgA linear. A, Imunofluorescência direta exibindo deposição linear de IgA ao longo da junção dermoepidérmica. **B,** Padrões lineares e circunferenciais típicos de vesículas. (A, De Elston DM, Ferringer T. Dermatopathology. Edinburgh: Saunders; 2009. p. 170; B, De Bolognia JL, Jorizzo JL, Rapini RP. Dermatology. Edinburgh: Mosby; 2003. p. 485.)

Europa. Existe uma estreita associação da dermatite herpetiforme com determinados alelos de HLA classe II DQ2 (DQA1 *0501, DQB1 *02) (Reunala, 1998). A presença de placas, pápulas e vesículas pruriginosas, em uma distribuição simétrica, caracteriza a dermatite herpetiforme. Essas vesículas podem formar grupamentos "herpetiformes" na base eritematosa. Os pacientes também podem se queixar de dor e queimação. O diagnóstico pode ser confirmado pela biópsia e imunofluorescência direta, que demonstra um padrão granular de deposição de IgA na membrana basal. O tratamento inclui o uso de dapsona e uma dieta sem glúten (Frodin et al., 1981; Andersson e Mobacken, 1992).

Em contrapartida, a dermatose bolhosa por IgA linear (DBAL) não está associada à doença celíaca. Como o nome sugere, um padrão linear da deposição de anticorpos na membrana basal é observado na imuno-histoquímica nessa condição (Fig. 16-16). As características clínicas incluem a formação de vesículas e bolhas localizadas em uma combinação de orientações circunferenciais e lineares. O tratamento com sulfapiridina ou dapsona é geralmente efetivo no controle dessa condição, e sua taxa de remissão espontânea no longo prazo é de 30% a 60% (Wojnarowska et al., 1988). Em contraste com o pênfigo e o PB, a dermatite herpetiforme e a DBLA não afetam geralmente a região cutânea genital ou perigenital.

Doença de Hailey-Hailey

A doença de Hailey-Hailey é uma dermatose bolhosa, autossômica dominante, associada a diversas mutações no gene ATP2C1. O gene ATP2C1 codifica a proteína hSPCA1 que transporta Ca^{2+}/Mn^{2+}. Esta proteína é responsável pela homeostase do cálcio no aparelho de Golgi necessária para o processamento pós-traducional de proteínas juncionais envolvidas na adesão adequada entre as células epidérmicas. Em geral, a doença de Hailey-Hailey se desenvolve dentro da segunda ou terceira década de vida (Burge, 1992). Tal condição apresenta uma predileção característica para as áreas intertriginosas, incluindo o pescoço, axilas, virilha e região perianal (Fig. 16-17). Nas mulheres, a localização nas dobras inframamárias é comum, mas a doença vulvar é incomum (Wieselthier e Pincus, 1993). Os sintomas incluem uma combinação infeliz de prurido, dor e um odor fétido. Como o calor e a sudorese agravam a condição, a doença de Hailey-Hailey tende a piorar dramaticamente durante os meses de

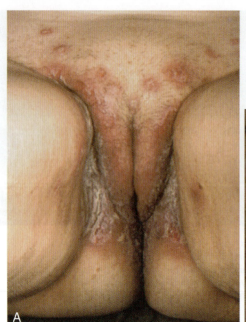
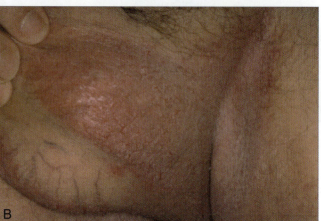

Figura 16-17. Apresentações genitais da doença de Hailey-Hailey. A, A vulva e a virilha são recobertas por uma erupção vesicular que se tornou confluente e macerada. B, Placas eritematosas com maceração no canal inguinal e escroto. (A, De du Vivier A. Atlas of clinical dermatology. London: Churchill Livingstone; 2002. p. 688; B, De Bolognia JL, Jorizzo JL, Rapini RP. Dermatology. Edinburgh: Mosby; 2003. p. 830.)

QUADRO 16-4 Diagnóstico Diferencial das Úlceras
Sífilis
Cancroide
Herpes simples
Doença de Crohn
Úlcera aftosa
Doença de Behçet
Granuloma inguinal
Ferida por mordida genital
Linfogranuloma venéreo
Dermatite factícia
Granulomatose de Wegener
Vasculite leucocitoclástica
Pioderma gangrenoso

De Margolis DJ. Cutaneous disease of the male external genitalia. In: Walsh PC, editor. Campbell's urology. Philadelphia: Saunders; 2002.

verão (Burge, 1992). Os achados cutâneos incluem áreas confluentes de vesículas e bolhas frágeis, que se formam como resultado de uma inadequada adesão entre os ceratinócitos. As lesões podem estar confinadas à axila ou à virilha, e uma superinfecção por leveduras, bactérias ou vírus do herpes simples pode agravar o quadro. O exame histopatológico pode ser útil na diferenciação entre a doença de Hailey-Hailey do impetigo, pênfigo, intertrigo e doença de Darier (Margolis, 2002).

O tratamento inclui a utilização de roupas leves para evitar o atrito e a sudorese. As lesões podem responder aos corticoides tópicos ou intralesionais, mas as ressalvas mencionadas anteriormente sobre a utilização desses agentes na pele intertriginosa devem ser consideradas. Para a doença que é resistente à terapêutica, uma ampla excisão com enxerto de pele foi efetiva, assim como técnicas de ablação local, como a dermoabrasão, terapia fotodinâmica, vaporização a *laser* com CO_2 ou *erbium*-YAG (Hamm et al., 1994; Christian e Moy, 1999; Hohl et al., 2003).

ÚLCERAS NÃO INFECCIOSAS

As úlceras genitais podem ser de origem infecciosa e não infecciosa (Quadro 16-4).

Úlceras Aftosas e Doença de Behçet

As úlceras aftosas são pequenas erosões dolorosas que geralmente envolvem a cavidade oral (as chamadas aftas), mas, ocasionalmente, podem estar presentes na genitália. **Quando as úlceras aftosas orais e genitais coexistem, o clínico deve considerar seriamente o diagnóstico da doença Behçet (DB).** A DB é uma doença mucocutânea ulcerativa reincidente e generalizada que provavelmente envolve uma predisposição genética e uma participação autoimune na sua patogênese (Sakane, 1997; Mendes et al., 2009). Embora muitos *loci* genéticos tenham sido implicados, talvez a associação mais forte seja com a HLA B51. O estresse oxidativo relacionado com a superprodução de radicais superóxido pelos neutrófilos também foi implicado no desenvolvimento dessa condição (Freitas et al., 1998; Najim et al., 2007). No entanto, um grande número de outros mecanismos etiopatogênicos foi proposto e suportado por estudos experimentais (como a mutação no gene IL-10) (Remmers et al., 2010). A variabilidade notável em termos de eficácia para qualquer das intervenções terapêuticas enumeradas posteriormente sugere que as vias de inflamação na DB não são uniformes. A DB apresenta uma alta prevalência na Turquia (80 por 100.000), Israel (15 por 100.000) e Japão (10 a 12 por 100.000), mas é muito rara nos Estados Unidos (0,12-5,0 por 100.000) (Arbesfeld e Kurban, 1988; Calamia et al., 2009). Os indivíduos afetados também podem desenvolver epididimite, tromboflebite, aneurisma (particularmente da artéria pulmonar) e problemas gastrintestinais, neurológicos e de artrite. (Koc et al., 1992; Tuzun et al., 1997; Cetinel et al., 1998; Krause et al., 1999; Aykutlu et al., 2002; Margolis, 2002). A DB ocorre com frequência semelhante entre os gêneros, embora os homens geralmente experimentem um curso mais grave da doença.

As lesões mucocutâneas da cavidade oral e genitália (Fig. 16-18) e o envolvimento ocular (uveíte) formam uma tríade das características clínicas da DB. As lesões genitais são maiores e geralmente mais dolorosas do que as lesões orais. O envolvimento ocular ocorre em 90% dos casos e pode levar à cegueira (Moschella, 2003). O *Behçet International Study Group* definiu o diagnóstico como ulceração recorrente oral associada a dois dos seguintes critérios: ulceração genital recorrente, lesões oculares, lesões cutâneas e sensibilidade da pele à punção com agulha (teste de patergia) (Critérios para o diagnóstico de doença de Behçet. Behçet International Study Group, 1990). No entanto, outras causas para a ulceração genital, incluindo úlceras aftosas simples, sífilis primária, herpes simples e cancroide, devem ser consideradas antes que um diagnóstico de DB seja estabelecido (Margolis, 2002). Mesmo que a utilização desses critérios seja aceita, deve-se considerar que a ulceração oral é a lesão mais sensível e a genital, a mais específica. Esta última é, por conseguinte, a lesão mais clinicamente útil no diagnóstico da DB de acordo com esse esquema.

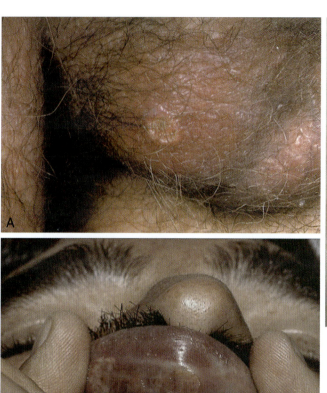
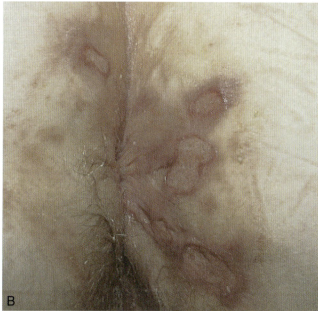

Figura 16-18. Ulcerações escrotais (A), perianais (B) e orais (C) observadas na doença de Behçet. (A, De du Vivier A. Atlas of clinical dermatology. London: Churchill Livingstone; 2002. p. 713; B e C, De Bolognia JL, Jorizzo JL, Rapini RP. Dermatology Edinburgh: Mosby; 2003. p. 419.)

No entanto, o diagnóstico da DB depende exclusivamente da associação dos resultados clínicos, pois não há nenhum achado laboratorial, radiológico, genético ou histopatológico que seja específico para confirmar o diagnóstico (Hatemi et al., 2013).

O curso clínico da DB é multiforme e os ensaios clínicos randomizados de apoio à terapia específica são atualmente limitados (Kaklamani e Kaklamanis, 2001). Diversos agentes tópicos e sistêmicos foram administrados para tratar a DB com sucesso variável, incluindo corticoides, dapsona, colchicina, imunossupressores, derivados do 5-amino-salicílico (ácido 5-ASA), ciclosporina A e inibidores do TNF-α (especialmente o infliximabe e o adalimumabe) (Moschella, 2003; Kose et al., 2009). Dessa forma, torna-se evidente que o tratamento mais precoce e agressivo da DB (com envolvimento significativo de órgãos) com imunossupressores e agentes biológicos melhorou o resultado global. A consulta com um reumatologista é aconselhada quando esse diagnóstico for suspeitado.

Pioderma Gangrenoso

O pioderma gangrenoso (PG) é uma rara doença cutânea ulcerativa associada a doenças sistêmicas, incluindo a doença intestinal inflamatória, artrite, doença vascular do colágeno, hepatite crônica ativa, infecção pelo HIV e doenças reumáticas (Moschella, 2003). **Em geral, afeta mais comumente as mulheres entre a segunda e a quinta década de vida e, provavelmente, apresenta uma patogênese autoimune, devido a sua associação com outras doenças autoimunes.** No entanto, entre 20% e 50% dos casos são de origem idiopática. A incidência anual de PG nos Estados Unidos é de cerca de um caso por 100.000 indivíduos.

A apresentação morfológica clássica do PG é uma ulceração dolorosa da pele e das membranas mucosas, muitas vezes com grande perda tecidual e uma base purulenta (Fig. 16-19). Embora incomum, o PG pode envolver o pênis, escroto, vulva e regiões periestomais (Cairns et al., 1994). De forma semelhante à DB, nenhum teste laboratorial para diagnóstico específico ou achado histopatológico é patognomônico para o PG, apesar de uma história de doença sistêmica subjacente possa levantar suspeitas. Além das DST ulcerativas, o diagnóstico diferencial de PG peniano inclui calcifilaxia, DB, fasciite necrosante, doença de Crohn metastática cutânea, infecção fúngica profunda, pênfigo vegetante, gangrena de Fournier, condições neoplásicas, LP erosivo, traumas e danos facciosos (Badgwell e Rosen, 2006). O tratamento inclui uma combinação de corticoterapia local e sistêmica, com ou sem imunossupressores adjuvantes (i.e., ciclosporina) (Chow e Ho, 1996). A minociclina, a sulfassalazina e a talidomida foram utilizadas em associação com os corticoides em um pequeno número de casos. O tratamento tópico com os inibidores de calcineurina também pode ser utilizado nos casos de PG genital (Lally et al., 2005).

Causas Traumáticas

As lesões cutâneas dos órgãos genitais externos, incluindo ulceração, podem ser causadas pelo trauma local e devem ser incluídas no diagnóstico diferencial. **Elas podem pode ser acidentais ("trauma inocente") ou autoinfligidas ("dermatite factícia" ou "dermatite artefacta").** As lesões acidentais podem ser resultado de um trauma durante a prática sexual (incluindo mordidas genitais), ornamentação (i.e., *piercing*) ou ausência de práticas de higiene (i.e., limpeza) (Margolis, 2002). **A dermatite factícia é um distúrbio psicocutâneo em que o indivíduo provoca lesões cutâneas geralmente por um motivo inconsciente ou por causa de uma doença mental subjacente (Fig. 16-20). As lesões factícias ocasionalmente são produzidas deliberadamente com a esperança de algum ganho secundário (como produto de litígio de responsabilidade cível).** Uma associação entre dermatite factícia e transtorno de personalidade *borderline* parece existir (Koblenzer, 2000). Outros transtornos a serem considerados incluem a síndrome de

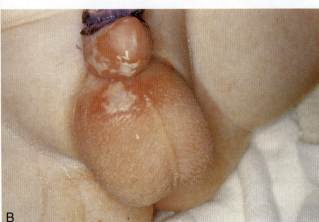

Figura 16-19. Pioderma gangrenoso envolvendo a parte interna da coxa de uma mulher com artrite reumatoide (A) e no pênis e escroto (B). (A, De du Vivier A. Atlas of clinical dermatology. London: Churchill Livingstone; 2002. p. 387; B, De Callen JP, Greer DE, Hood AF, et al. Color atlas of dermatology. Philadelphia: Saunders; 1993. p. 330.)

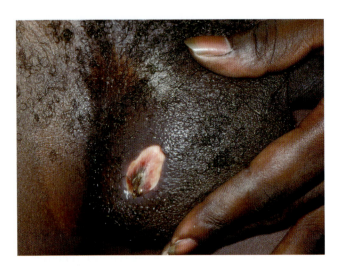

Figura 16-20. Úlcera factícia do escroto causada pelo ato de pegar repetidamente a pele do escroto.

Munchausen, transtorno dismórfico corporal e simulação, se existirem problemas de ganho secundário. Embora rara, a dermatite factícia deve sempre ser considerada no diagnóstico diferencial de lesões genitais incomuns, incluindo erosões e ulcerações estranhamente configuradas (Verma et al., 2012).

INFECÇÕES E INFESTAÇÕES

Doenças Sexualmente Transmissíveis

As doenças sexualmente transmissíveis com manifestações cutâneas genitais incluem o linfogranuloma, o granuloma inguinal, o herpes simples, o cancroide, o molusco contagioso, o HPV e a sífilis (Fig. 16-21). Essas condições são discutidas em detalhe no Capítulo 15.

Balanite e Balanopostite

A balanite é uma doença inflamatória da glande. Quando o processo envolve a pele do prepúcio em homens não circuncidados, ela é denominada balanopostite. Em crianças, as infecções bacterianas são a causa predominante. Em homens adultos, a causa pode ser intertrigo, DCI, trauma local, candidíase ou infecções bacterianas (Fig. 16-22). O tratamento inclui a remoção de agentes irritantes, a melhoria da higiene, antibióticos e antifúngicos tópicos e, ocasionalmente, um tratamento curto com corticoides tópicos de baixa potência (Margolis, 2002). Quando o tratamento falha, o diagnóstico diferencial deve incluir doenças neoplásicas, balanite de Zoon, psoríase e agentes infecciosos alternativos, como o HPV (Wikstrom et al., 1994). A balanopostite tende a ocorrer em pacientes com fimose e a circuncisão pode ser curativa em alguns casos recorrentes. A balanopostite também pode resultar de superinfecção bacteriana em casos de falta de higiene e neutropenia (Manian e Alford, 1987).

Celulite e Erisipela

A celulite é uma infecção da derme profunda e dos tecidos subcutâneos, mais frequentemente causada por microrganismos Gram-positivos (*S. pyogenes* e *S. aureus*) (Lewis, 1998). Em indivíduos imunocompetentes, os microrganismos normalmente entram no local da infecção através de uma ruptura na barreira da pele. Em pacientes imunocomprometidos, uma via de transmissão sanguínea é a mais comum. Os sinais sistêmicos da doença incluem febre, calafrios e mal-estar geral. Os sinais locais incluem eritema (rubor), calor, dor e edema (tumor) no local e apresentam bordas indefinidas (Fig. 16-23). O tratamento inclui antibióticos sistêmicos com atividade contra as espécies de *S. pyogenes* e *S. aureus*. O clínico pode ser forçado a contar com padrões de sensibilidade antimicrobiana conhecidos, porque a obtenção de material satisfatório para a cultura pode ser difícil. Em casos associados com o diabetes, uma flora mista pode estar presente e cobertura antibiótica deve ser ampliada. Marcar a área da celulite, no início da terapia, é um passo importante para permitir que a progressão e a resolução da celulite possam ser monitoradas durante o tratamento.

A erisipela é uma infecção bacteriana superficial da pele limitada à derme, com envolvimento linfático. Em geral, essa doença ocorre nos extremos da idade e muitas vezes envolve o rosto. Em contraste com a lesão cutânea de celulite, a erisipela exibe geralmente uma borda elevada e distinta na interface com a pele normal. Em geral, o microrganismo causador é o *S. pyogenes*.

Gangrena de Fournier (Fasciite Necrosante do Períneo)

A gangrena de Fournier (GF) é uma infecção progressiva potencialmente fatal localizada no períneo e genitais (Morpurgo e Galandiuk, 2002). Na região genital, a maioria dos casos de GF é causada pela flora bacteriana mista, que inclui bactérias Gram-positivas, Gram-negativas

Capítulo 16   Doenças Cutâneas da Genitália Externa   **403**

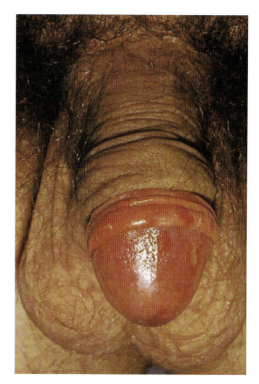

Figura 16-22. Balanopostite por *Candida*. (De Korting GW. Practical dermatology of the genital region. Philadelphia: Saunders; 1981. p. 159.)

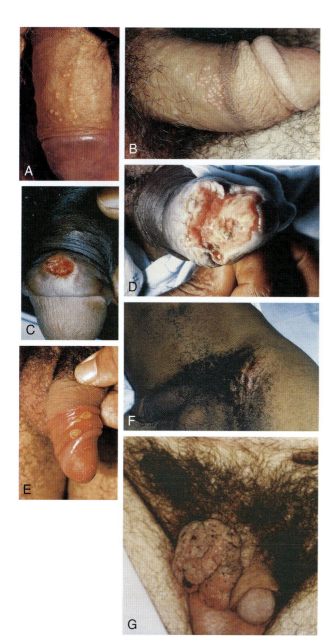

Figura 16-21. Lesões genitais associadas a doenças sexualmente transmissíveis. A, Vírus Herpes simples. B, Molusco contagioso. C, Cancro sifilítico. D, Granuloma inguinal. E, Cancro mole. F, Linfogranuloma venéreo. G, Condiloma acuminado. (De Callen JP, Greer DE, Hood AF, et al. Color atlas of dermatology. Philadelphia: Saunders; 1993.)

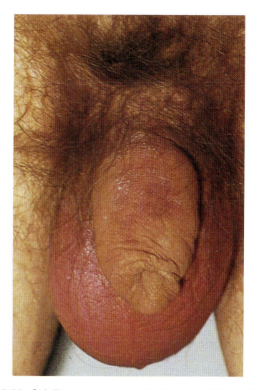

Figura 16-23. Celulite penoescrotal. (De Korting GW. Practical dermatology of the genital region. Philadelphia: Saunders; 1981. p. 37.)

e bactérias anaeróbias. *Escherichia coli*, *Bacteroides* spp., *S. pyogenes* e *S. aureus* são patógenos etiológicos comuns. Os fatores de risco para o desenvolvimento de GF incluem alcoolismo subjacente, diabetes, câncer, desnutrição, idade avançada, instrumentação colorretal ou trauma urogenital recente, e doença vascular periférica preexistente. No entanto, a fasciite necrosante estreptocócica do grupo A pode ocorrer em pessoas imunocompetentes.

A marca da GF é uma progressão rápida dos sinais e sintomas da celulite (eritema, edema e dor), formação de vesículas, isquemia clinicamente visível, e, finalmente, lesões necróticas com odor fétido (Fig. 16-24). A infecção pode se disseminar pelos planos faciais e, portanto, os achados cutâneos da superfície exterior da pele podem representar apenas uma pequena parte do tecido infectado e necrosado. O diagnóstico da GF é uma emergência cirúrgica, pois uma progressão da genitália para o períneo e para parede abdominal pode ocorrer de forma extremamente rápida (muitas vezes dentro de horas). A disseminação da infecção do tecido é acompanhada por um risco cada vez maior de septicemia bacteriana, geralmente a eventual causa da morte. Assim, exclusão da GF deve ser uma prioridade durante cada consulta para a infecção dos tecidos moles da genitália. Dor muito acentuada com extensão visível da infecção deve levantar a suspeita de GF. A pele também pode apresentar um

404 PARTE III Infecções e Inflamação

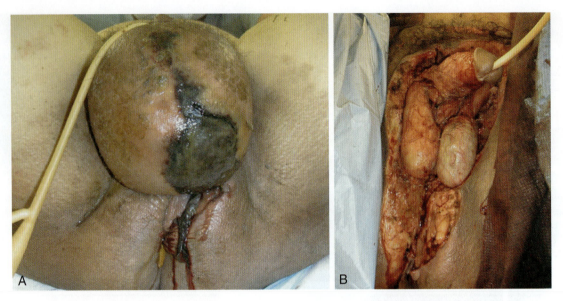

Figura 16-24. Gangrena de Fournier do escroto. A, Aparência da superfície do escroto e área de necrose franca do períneo. B, Grau de debridamento dos tecidos moles necessário para alcançar margens de tecido viável. Note que os testículos dentro de seu compartimento de túnica vaginal são poupados. (De Korting GW. Practical dermatology of the genital region. Philadelphia: Saunders; 1981.p. 159.)

aspecto acinzentado ou odor fétido característico da celulite genital. Os exames de imagem dos genitais, como radiografias simples, tomografia computadorizada e/ou ultrassonografia (Amendola et al., 1994; Avery e Scheinfeld, 2013) podem demonstrar bolhas de gás dentro do tecido, embora o atraso para realização da imagem não deva adiar a intervenção cirúrgica em casos óbvios.

O tratamento envolve uma combinação de antibióticos de amplo espectro e um extenso debridamento cirúrgico da margem tecidual saudável. Em geral, esses pacientes necessitam de uma segunda cirurgia após 24 a 48 horas para excluir ainda mais a progressão da doença (Gurdal et al., 2003). Durante o debridamento cirúrgico da GF escrotal, os testículos e outras estruturas dentro da túnica vaginal quase sempre podem ser poupados, embora a perda de tecido na parede abdominal possa ser extensa por causa da propagação bacteriana ao longo de planos fasciais. As indicações para oxigenoterapia hiperbárica adjuvante na GF permanecem controversas, embora vários grupos tenham relatado resultados favoráveis (Dahm et al., 2000; Eke, 2000; Jallali et al., 2005).

Também pode haver um benefício potencial da utilização de dispositivos a vácuo na GF (Czymek et al., 2009). No entanto, apesar do tratamento moderno e agressivo, a mortalidade nos casos de GF pode ser tão elevada quanto 16% a 40% (Dahm et al., 2000; Eke, 2000; Blume et al., 2003; Yeniyol et al., 2004; Sorensen et al., 2009). Várias diferentes escalas de pontuação numérica foram aplicadas à GF, numa tentativa de prever, de forma proativa, os pacientes que estão em maior risco de morte e que devem receber uma intervenção mais agressiva. Estas incluem o *FG Severity Index and the Uludag FG Severity Index*, bem como o *Age-Adjusted Charlson Comorbidity Index (ACCI)* e o recentemente introduzido Escore do Apgar Cirúrgico (sAPGAR). Um estudo verificou que todos esses sistemas de pontuação são métodos válidos para avaliar pacientes no cenário da GF, e a adoção de um deles pode ajudar o médico na tomada de decisões terapêuticas (Vyas et al., 2013). Entre os pacientes que sobrevivem a um episódio de GF, haverá provavelmente uma invalidez permanente e funcionalidade reduzida durante meses ou anos. A disfunção sexual é bastante comum (~65%) (Czymek et al., 2013). Portanto, os sobreviventes da GF devem receber cuidados de longa duração por vários especialistas.

Foliculite

A foliculite é um distúrbio comum caracterizado por pústulas perifoliculares em uma base eritematosa (Kelly, 2003). Ocorre mais

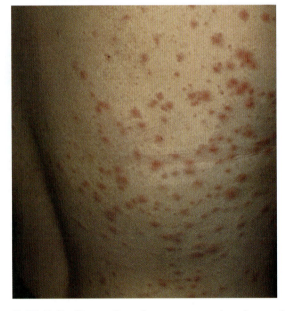

Figura 16-25. Foliculite por *Pseudomonas* causada pelo uso de uma banheira de hidromassagem. (Bolognia JL, Jorizzo JL, Rapini RP. Dermatology. Edinburgh: Mosby; 2003. p. 554.)

frequentemente em grandes áreas capilares, como o couro cabeludo, barba, axilas, virilha e nádegas, podendo ser exacerbada pelo trauma local de oclusão prolongada (p. ex., motoristas de caminhão), ato de barbear, esfregar a área ou irritação pelo vestuário (Margolis, 2002). Os pacientes podem se queixar de prurido ou dor na área afetada. Por outro lado, os sintomas podem estar totalmente ausentes. As culturas são geralmente negativas, apesar de uma variedade de microrganismos infecciosos ter sido associada à foliculite, incluindo *S. aureus*, *Pseudomonas* spp., fungos e vírus do herpes simples. A foliculite também foi associada com a utilização de banheiras de hidromassagem e piscinas contaminadas, e o microrganismo agressor geralmente é a *Pseudomonas aeruginosa* (Fig. 16-25.) (Gregory e Schaffner, 1987; Rolston e Bodey, 1992). O tratamento para a foliculite inclui boa higiene, remoção de irritantes e a utilização adequada de antibióticos, antifúngicos ou antivirais tópicos ou sistêmicos.

Os resultados de um estudo de vigilância indicam que 96% dos isolados de *P. aeruginosa* testados em piscinas e banheiras de hidromassagem foram resistentes a múltiplos fármacos (Lutz e Lee, 2011). Estes resultados podem ter implicações importantes para indivíduos imunocomprometidos nos quais a infecção com *P. aeruginosa* resistente a múltiplos fármacos apresenta um maior impacto. A falta de resposta às medidas conservadoras devem levar a cultura da lesão com testes de suscetibilidade antimicrobiana concomitante.

Furunculose

Os furúnculos e os abscessos são coleções circunscritas de pus. **Embora os abscessos possam ocorrer em qualquer parte do corpo, o furúnculo está, por definição, relacionado a um folículo piloso.** Os furúnculos tendem a ocorrer em áreas de menor trauma, incluindo a virilha e as nádegas (Fig. 16-26). O agente etiológico mais comum é o *S. aureus*, mas os microrganismos anaeróbios podem estar presentes. Os fatores de risco incluem diabetes melito, obesidade, falta de higiene e imunossupressão (Brook e Finegold, 1981). Compressas quentes podem ser benéficas, e lesões maiores podem requerer incisão e drenagem, assim como para qualquer abscesso. Quando não está associada à celulite, um antibiótico sistêmico com atividade contra os estafilococos deve ser administrado. No cenário atual de estafilococos resistentes à meticilina, a cobertura para esses microrganismos é aconselhável, caso eles sejam predominantes na comunidade.

Hidradenite Supurativa (Acne Inversa)

A hidradenite supurativa (HS) é uma doença crônica da glândula apócrina de suporte da pele com uma predileção para as regiões axilares e anogenitais (Kelly, 2003; Ali Khan et al., 2009). **Em geral, a condição começa após a puberdade, e uma forma familial, com um padrão de herança autossômico dominante, foi descrita** (Von Der Werth et al., 2000). Inicialmente pensava-se ser uma doença das glândulas apócrinas, mas agora se acredita que seja uma desordem epitelial dos folículos pilosos (Jansen et al., 2001). Embora possa ocorrer superinfecção das lesões da HS, a infecção bacteriana parece não ser a causa primária. Durante a patogênese da HS, os folículos pilosos se tornam aumentados e entupidos. **Após a ruptura do conteúdo folicular (incluindo bactérias e queratina) na derme circundante, inicia uma resposta inflamatória significativa, com a formação de abcessos e tratos sinusais** (Slade et al., 2003).

As características clínicas da HS incluem nódulos inflamatórios dolorosos e abcessos estéreis localizados nas axilas, virilha e áreas perianais e inframamárias (Fig. 16-27) (Kelly, 2003). Com o tempo, ocorre a drenagem dos tratos sinusais e cicatrizes hipertróficas se desenvolvem. Complicações severas da HS podem ocorrer, incluindo hipoproteinemia, amiloidose secundária e desenvolvimento de fístulas na uretra (Gronau e Pannek, 2002), bexiga, peritônio e reto (Nadgir et al., 2001) e CCE nas áreas de grande cicatrização (Altunay et al., 2002; Rosenzweig et al., 2005).

O tratamento da HS inclui uma melhor higiene, redução de peso e esforços para minimizar a fricção e umidade nas áreas afetadas (i.e., utilização de roupas soltas e pó absorvente) (Kelly, 2003). Não existe uma intervenção terapêutica única universalmente efetiva. A clindamicina tópica ou a combinação de clindamicina oral ou minociclina com rifampicina oral podem ser benéficas para alguns pacientes (Gener et al., 2009). Em um estudo randomizado duplo-cego, a terapia sistêmica com tetraciclina não foi mais eficaz do que a clindamicina tópica na HS (Jemec e Wendelboe, 1998). Outros agentes orais, que se revelam por vezes benéficos, incluem a dapsona (50 a 200 mg/dia), zinco (40 a 80 mg/dia de zinco elementar), retinoides (acitretina 25 a 50 mg/dia ou isotretinoína 1 mg/kg/dia), ciclosporina (4 mg/kg/dia) e bloqueadores hormonais (espironolactona e contraceptivos orais para as mulheres e finasterida e dutasterida para os homens) (Scheinfeld, 2013a). Os corticoides sistêmicos podem melhorar HS, mas recidiva é certa após a interrupção da terapêutica (Slade et al., 2003). O lítio pode exacerbar HS ou limitar sua resposta à terapia médica convencional (Gupta et al., 1995). Embora as incisões recorrentes e a drenagem das lesões da HS sejam desencorajadas, uma excisão ampla e profunda com enxerto de pele tem sido eficaz (Rompel e Peters, 2000; Bocchini et al., 2003). Novas abordagens para o tratamento da HS (incluindo a utilização de *laser* Nd: YAG e CO_2) estão sendo investigadas (Lapins et al., 1994; Madan et al., 2008; Tierney et al., 2009). A administração (*off-label*) de bloqueadores de TNF-α (particularmente o adalimumabe por via subcutânea: 40 mg/semana) foi variavelmente efetiva no tratamento da HS em alguns pacientes quando a cirurgia não é viável (Shuja et al., 2010).

Infecção por Corinebactérias (Tricomicose Axilar e Eritrasma)

A tricomicose axilar é uma infecção bacteriana superficial das axilas e pelos pubianos causada por corinebactérias. Nódulos amarelos, vermelhos ou pretos são visíveis nas hastes capilares (Fig. 16-28) com um odor característico (Blume et al., 2003). Existe uma associação com a hiperidrose (Margolis, 2002). O diagnóstico diferencial inclui a infestação com infecção fúngica (piedra) ou pediculose (Avram et al., 1987), mas um exame de aumento geralmente pode distinguir a tricomicose axilar dessas condições. A raspagem pode proporcionar uma melhoria imediata, e a utilização de sabonetes antibacterianos pode evitar novas infecções (Blume et al., 2003). Para a tricomicose axilar na região púbica, a utilização de clindamicina, bacitracina e eritromicina também foi efetiva (Bargman, 1984; Blume et al., 2003).

Eritrasma é uma infecção cutânea causada pela *Corynebacterium minutissimum* que resulta em placas descamadas com bordas acentuadas, de cor que varia do vermelho-claro ao marrom-escuro, em áreas úmidas, particularmente na virilha e axila. Essas lesões podem ser pruriginosas ou assintomáticas e podem ser confundidas com a infecção por dermatófitos (*Tinea cruris*) (Sindhuphak et al., 1985). Sob uma lâmpada de Wood, as lesões exibem uma fluorescência coral/vermelha característica (Fig. 16-28) (Halprin, 1967). Os tratamentos eficazes incluem sabonetes antibacterianos, cloreto de alumínio tópico, gel ou solução de clindamicina a 1%, creme de miconazol a 1%, e eritromicina (500 a 1.000 mg/dia) (Cochran et al., 1981; Holdiness, 2002).

Ectima Gangrenoso

Ectima gangrenoso é uma manifestação cutânea rara de septicemia por pseudomonas que se desenvolve mais comumente na região anogenital em pacientes com neutropenia, imunossuprimidos ou debilitados.

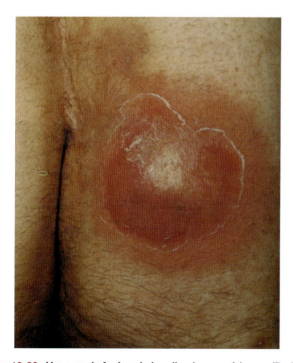

Figura 16-26. Um grande furúnculo localizado nas nádegas. (De Habif TP. Clinical dermatology: Edinburgh: Mosby; 2004. p. 284.)

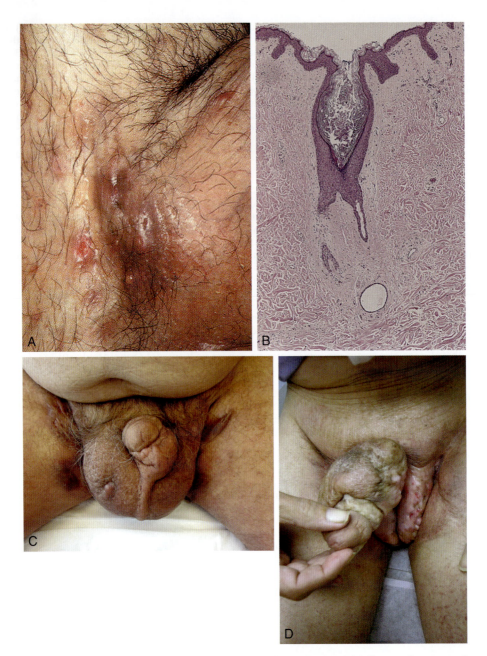

Figura 16-27. Hidradenite supurativa. **A,** Pápulas dolorosas características e drenagem dos tratos sinusais. **B,** Histopatologia evidenciando a obstrução folicular e uma conexão a um ducto apócrino dilatado. **C e D,** Exemplos de envolvimento genital grave de hidradenite, o que tornaria o tratamento cirúrgico difícil. (A, De du Vivier A. Atlas of clinical dermatology. London: Churchill Livingstone; 2002. p. 712; B, De Bolognia JL, Jorizzo JL, Rapini RP. Dermatology. Edinburgh: Saunders; 2008. Fig. 39.13.)

As lesões do ectima gangrenoso são máculas eritematosas agrupadas suavemente que podem evoluir e formar bolhas ou rupturas, produzindo uma úlcera gangrenosa coberta por uma crosta grossa e enegrecida (Fig. 16-29) (Blume et al., 2003). No exame histopatológico, uma vasculite necrosante e microrganismos Gram-negativos estão presentes. O diagnóstico diferencial inclui PG, vasculite necrosante, crioglobulinemia e êmbolos sépticos contendo outros microrganismos, incluindo *Candida, Aspergillus, Citrobacter, E. coli, Aeromonas hydrophila*, e *Fusarium* (Altwegg e Geiss, 1989; Martino et al., 1994; Gucluer et al., 1999; Reich et al., 2004). De acordo com a sepse subjacente, o ectima gangrenoso apresenta um prognóstico sombrio, e o tratamento imediato com antibióticos intravenosos antipseudomonas é indicado. O debridamento das feridas pode também ser necessário (Collini et al., 1986).

Feridas por Mordidas Genitais

Depois de uma mordida intencional ou acidental nos órgãos genitais, *Eikenella corrodens*, um componente normal da microflora oral humana, pode ser implantado na pele genital. Isto resulta no rápido desenvolvimento de ulcerações necróticas extremamente dolorosas no local da mordida (Fig. 16-30.) (Rosen e Conrad, 1999; Rosen, 2005). Uma rápida ulceração, um grande desconforto e uma história de trauma orogenital ajudam a distinguir este tipo de infecção das doenças

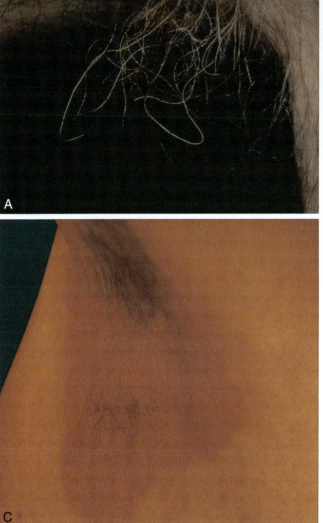
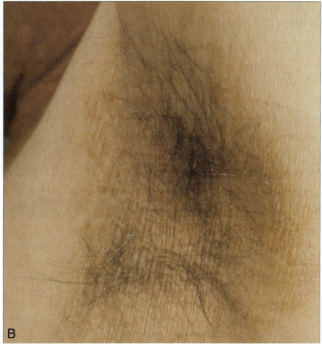

Figura 16-28. Infecções por corinebactéria da pele. A, Tricomicose axilar. B e C, Eritrasma sob luz branca (B) e lâmpada de Wood (C) demonstrando fluorescência coral/vermelha. (De Bolognia JL, Jorizzo JL, Rapini RP. Dermatology. Edinburgh: Mosby; 2003.)

sexualmente transmissíveis mais comuns e outras úlceras genitais. O tratamento é a utilização de amoxicilina + clavulanato (1.500 mg/dia) até a completa resolução da lesão.

Intertrigo Candidiásico

A infecção fúngica das dobras cutâneas maceradas pode ocorrer com espécies de *Candida* e envolve os dedos e áreas intertriginosas. A pele pruriginosa afetada fica avermelhada e lesões satélites características podem estar presentes (Fig. 16-31). O diagnóstico diferencial inclui infecção por dermatófitos (*Tinea cruris*), penfigoide, psoríase, DS e dermatite de contato (Margolis, 2002). As formas fúngicas (levedura redondas, bem como pseudo-hifas alongadas) podem ser observadas em preparos de raspagem cutânea após o tratamento com KOH. Em geral, a cultura é desnecessária. O tratamento tópico diário com qualquer agente antifúngico do tipo imidazol, durante pelo menos 2 semanas, é normalmente necessário para o intertrigo. Os antifúngicos orais (como o fluconazol 150 mg/dia) são eventualmente necessários (Cullin, 1977). Manobras para diminuir a umidade e maceração cutânea, como a utilização de pó absorvente e roupas soltas, podem também ajudar a prevenir recorrências. O intertrigo candidiásico pode ser um sinal de diabetes, e as análises laboratoriais adequadas devem ser realizadas para descartar essa doença como uma condição predisponente.

Infecção por Dermatófitos

Os dermatófitos são fungos de três gêneros (*Trichophyton*, *Microsporum*, *Epidermophyton*), com tendência de invadir e crescer dentro de tecidos queratinizados, como a pele, cabelos e unhas. Esses fungos produzem queratinases, que quebram a queratina e facilitam sua invasão (Veraspir et al., 2001). Além disso, as mananas na parede celular de alguns dermatófitos produzem efeitos imunoinibitórios (Dahl, 1994).

Tinea cruris é o termo aplicado à infecção por dermatófitos na área da virilha e genital, comumente conhecido como "comichão de Jock." Essa condição é mais comum em homens do que em mulheres, sendo favorecida por ambientes quentes e úmidos e por uma concomitante infecção dermatofítica dos pés (*tinea pedis*). A obesidade também pode ser um fator de risco significativo (Scheinfeld, 2004). As coxas e região inguinal são as áreas mais comumente afetadas, e o escroto e pênis são geralmente poupados. No entanto, dematofitoses isoladas no pênis são descritas (Pielop e Rosen, 2001). **Por outro lado, um envolvimento escrotal significativo deve levantar a hipótese de candidíase cutânea como um diagnóstico alternativo**

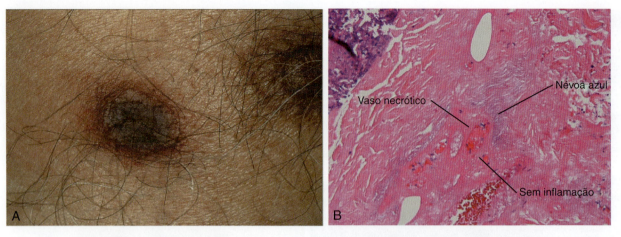

Figura 16-29. Ectima gangrenoso. A, Envolvimento da parede torácica. Note o centro necrótico e a borda eritematosa ao redor da lesão. B, Histopatologicamente, vasos necróticos rodeados por uma "névoa azul" de microrganismos caracterizam o ectima gangrenoso. (A, De Bolognia JL, Jorizzo JL, Rapini RP. Dermatology. Edinburgh: Mosby; 2003. p. 1132; B, De Elston DM, Ferringer T. Dermatopathology. Edinburgh: Saunders; 2009. p. 263.)

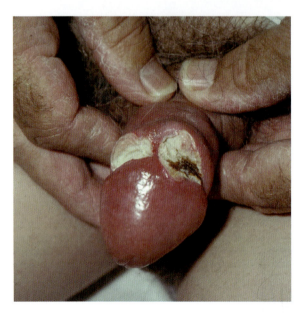

Figura 16-30. Ulceração após uma mordida humana no pênis.

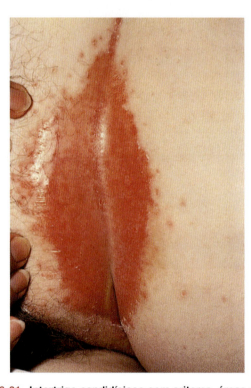

Figura 16-31. Intertrigo candidísiaco com eritema, áreas de maceração tecidual e lesões satélites. (De Callen JP, Greer DE, Hood AF, et al. Color atlas of dermatology. Philadelphia: Saunders; 1993. p. 318.)

(Sobera e Elewski, 2003). As lesões características de *Tinea cruris* são bem demarcadas com uma borda eritematosa elevada (Fig. 16-32) e podem ser intensamente pruriginosas. Várias desordens podem imitar a infecção por dermatófitos, incluindo DS, psoríase, dermatite de contato e eritrasma. O diagnóstico de infecção fúngica pode ser confirmado pelo raspado cutâneo e uma preparação de KOH. A cultura raramente é necessária, pois os microrganismos são bem visualizados microscopicamente.

Uma boa higiene pode ser benéfica na prevenção da doença recorrente, incluindo a utilização de roupas soltas, limpeza de peças de vestuário contaminadas, redução de peso e o uso de pó tópico para manter as áreas intertriginosas secas (Sobera e Elewski, 2003). Os antifúngicos tópicos são os agentes primários para o tratamento, e as formulações em pó apresentam a vantagem adicional de secagem das áreas úmidas. **Cuidados devem ser tomados para tratar apenas a doença ativa e não a hiperpigmentação pós-inflamatória que pode ocorrer com a infecção crônica recorrente por dermatófitos** (Margolis, 2002). Os antifúngicos sistêmicos raramente são necessários para o tratamento da infecção por dermatófitos na virilha. No entanto, quando necessário, o fármaco de escolha atual é terbinafina em uma dose de 250 mg/dia durante 1 semana (Farag et al., 1994).

Infestação

A escabiose (*Sarcoptes scabiei*) e a pediculose do púbis são as infestações mais comuns que envolvem a região genital.

A infestação por piolho-caranguejo (*Phthirus pubis*) causa a pediculose do púbis, uma condição pruriginosa da genitália, que pode coexistir com outras doenças sexualmente transmissíveis (Opaneye et al., 1993; Varela et al., 2003). Em um estudo com adolescentes do gênero masculino, os pacientes com pediculose do púbis apresentaram um risco de infecção concomitante por clamídia ou gonorreia duas vezes maior do que os controles normais (Pierzchalski et al., 2002). A infestação por piolho não está limitada aos órgãos genitais, e pode incluir outras áreas do corpo, como os cílios, a barba e as axilas

Capítulo 16 Doenças Cutâneas da Genitália Externa 409

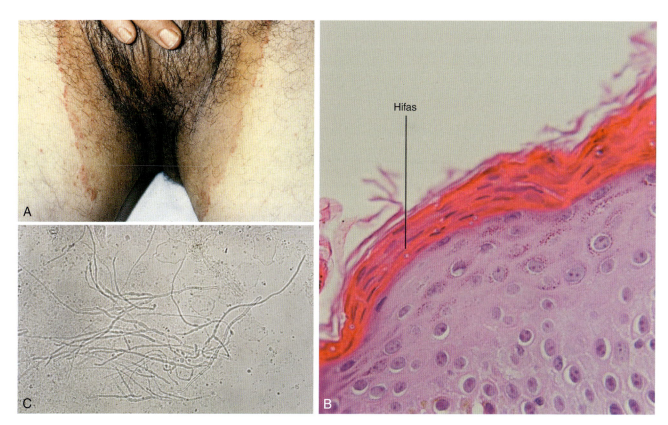

Figura 16-32. Infecção por dermatófitos. A, *Tinea cruris* demonstrando áreas de hiperpigmentação pós-inflamatória e infecção ativa na borda das lesões. B, Histopatologicamente, as hifas fúngicas estão localizadas dentro da camada de um compacto estrato córneo. C, Preparo de hidróxido de potássio de uma raspagem demonstrando as formas fúngicas. (A, De Callen JP, Greer DE, Hood AF, et al. Color atlas of dermatology. Philadelphia: Saunders; 1993. p. 318; B e C, De Elston DM, Ferringer T. Dermatopathology. Edinburgh: Saunders; 2009. p. 275.)

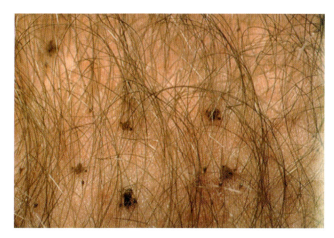

Figura 16-33. Pediculose do púbis. Vários piolhos são visíveis. (De du Vivier A. Atlas of clinical dermatology. London: Churchill Livingstone; 2002. p. 338.)

(Meinking, 1999). O diagnóstico é confirmado pela identificação de piolhos aderidos aos pelos (Fig. 16-33), muitas vezes com um eritema perifolicular associado. **Em geral, a transmissão da pediculose do púbis é realizada pelo contato sexual, mas roupas contaminadas, roupas de cama e toalhas também foram relacionadas em alguns casos** (Meinking, 1999). O tratamento convencional é a aplicação de um creme com permetrina a 5% durante a noite em todas as áreas afetadas, com uma segunda aplicação 1 semana depois (Meinking et al., 2003).

A segunda aplicação de permetrina é importante, pois a taxa de sucesso do tratamento com uma única aplicação pode ser tão baixa quanto 57% (Kalter et al., 1987). Para casos raros refratários à terapêutica tópica ou aqueles que envolvem os cílios (*tinea palpebrarum*), a adição de ivermectina oral pode ser efetiva para a cura (Burkhart e Burkhart, 2000). Curiosamente, por causa da remoção generalizada de pelos pubianos entre jovens adultos de ambos os sexos ("depilação brasileira"), a incidência de infestação de piolho púbico nos países industrializados diminuiu drasticamente nos últimos anos.

Outra infestação importante envolvendo a genitália é a escabiose, causada pela fêmea do ácaro *Sarcoptes scabiei*. **A escabiose é um problema mundial, e fatores como a massificação, tratamento tardio de casos primários e a falta de consciência pública contribuem para sua propagação** (Meinking et al., 2003). A transmissão é comum entre as pessoas próximas e membros da família (Burkhart et al., 2000). O número de ácaros que habitam um hospedeiro imunocompetente é geralmente pequeno (<100) (Arlian et al., 1988), embora um número muito maior possa ser readquirido em caso de imunossupressão (conhecida como escabiose norueguesa ou crostosa). O período de incubação, antes de desenvolver sintomas após a infestação, pode variar de dias a meses de duração, mas normalmente ocorre dentro de 6 semanas.

O prurido severo é a marca da escabiose, muitas vezes acentuada durante a noite ou após o banho (Meinking et al., 2003). Em ambos os sexos, as áreas genitais são comumente afetadas. Pequenas pápulas eritematosas e pruriginosas estão presentes e escoriações por uma infecção bacteriana secundária podem ocorrer (Fig. 16-34). **Tocas finas, cinza ou brancas, podem ser observadas e são patognomônicas da infestação por escabiose. A escabiose que afeta a pele genital se apresenta como em outros locais anatômicos: como placa(s) com crostas grossas** (Perna et al., 2004). Na ausência de tocas visíveis, vários diagnósticos diferenciais devem ser considerados, incluindo DA, pioderma, psoríase e outras picadas de insetos. Como no caso da

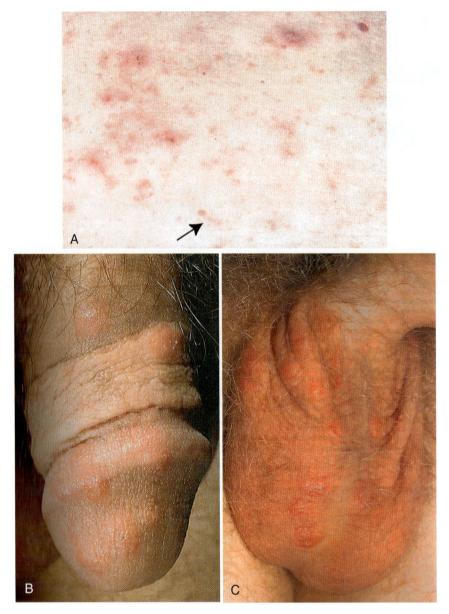

Figura 16-34. Escabiose. A, Erupção papular com visíveis tocas características (seta). B e C, Escabiose clássica dos genitais com pápulas erodidas sobre a glande e escroto. (A, De du Vivier A. Atlas of clinical dermatology. London: Churchill Livingstone; 2002. p. 332; B e C, De Habif TP. Clinical dermatology. Edinburgh: Mosby; 2004. p. 501.)

pediculose do púbis, o tratamento de escolha para a escabiose é um creme de permetrina a 5% aplicado no corpo todo durante a noite com uma segunda aplicação 1 semana depois. Um escabicida tópico alternativo, o lindano, não é indicado devido a sua toxicidade do sistema nervoso central em crianças e a um aumento da taxa de resistência dos ácaros (Purvis e Tyring, 1991; Elgart, 1996; Boix et al., 1997). A ivermectina oral (200 µg/kg/dose, duas doses administradas com intervalo de 2 semanas) é um esquema alternativo que foi utilizado com sucesso para o tratamento da escabiose (Chouela et al., 2002; Heukelbach et al., 2004; Karthikeyan, 2005). Um estudo comparativo randomizado demonstrou que a permetrina foi ligeiramente mais eficaz do que a ivermectina, quando esta última foi administrada em uma dose única (Goldust et al., 2012). **É importante ressaltar que o prurido pode persistir por várias semanas, apesar do tratamento bem-sucedido, e que todos os contatos íntimos também devem ser tratados para evitar a reinfestação.** Mesmo com o tratamento eficaz, nódulos pruriginosos podem permanecer na glande. Aplicações intralesionais de quantidades diminutas de acetonido de triancinolona diluído (2 a 3 mg/mL) podem facilitar a resolução desses nódulos.

CONDIÇÕES NEOPLÁSICAS

Carcinoma de Células Escamosas *in Situ*

O carcinoma de células escamosas *in situ* (CCEis) é uma condição intraepidérmica de espessura completa (Miller e Moresi, 2003). Bowen originalmente descreveu esta condição em 1912, por isso o termo "doença de Bowen" (Bowen, 1912). Em locais extragenitais, existe uma forte associação entre os CCEis e a exposição à luz ultravioleta (Reizner et al., 1994). **Em geral presente na sétima década de vida com uma ligeira predominância para o gênero feminino** (Hemmmki e Dong, 2000; Arlette, 2003), **o CCEis apresenta um curso clínico indolente e raramente progride para a doença invasiva. Quando ocorre em superfícies mucosas da genitália masculina, principalmente na glande de homens não circuncidados, esta entidade é referida como eritroplasia de Queyrat** (Fig. 16-35). Outro nome para esta entidade é neoplasia intraepitelial peniana. Na mulher, o CCEis na vulva é chamado de neoplasia intraepitelial vulvar. Nestes locais, a coinfecção com os tipos de HPV 16, 8 (70%) e outros subtipos (30%)

foi identificada (Wieland et al., 2000). Outros fatores de risco para o desenvolvimento de CCEis incluem radiação ionizante, imunossupressão, lesão térmica, exposição ao arsênico, dermatoses crônicas (como o LP de longa duração) e LS da glande (Euvrard et al., 1995; Nasca et al., 1999; Powell et al., 2001; Centeno et al., 2002; Arlette, 2003).

As lesões do CCEis são placas escamosas, de cor que varia do vermelho ao rosa, bem demarcadas, solitárias, e que podem ser confundidas com carcinoma basocelular, eczema, seborreia ou psoríase. O CCEis na vulva ou nas proximidades pode ser fortemente pigmentado e se assemelhar com o melanoma ou verrugas genitais externas. Quando localizado na haste peniana, o CCEis pode apresentar um aspecto verrucoide mais espessado. Em geral, essas lesões são assintomáticas, mas também podem ser pruriginosas ou dolorosas. O diagnóstico é confirmado pela avaliação histopatológica, e várias áreas teciduais devem ser obtidas para excluir a presença de invasão dérmica (Margolis, 2002).

O tratamento primário de CCEis envolve tanto a excisão cirúrgica quanto uma ablação tecidual. Em áreas acessíveis, como o escroto, a excisão simples com uma margem de 5 mm é apropriada (Bissada, 1992; Margolis, 2002). Para áreas em que a preservação tecidual é mais crítica, a microcirurgia de Mohs, a terapia a *laser* e a crioablação podem desempenhar um bom papel (Sonnex et al., 1982b; van Bezooijen et al., 2001; Leibovitch et al., 2005). O tratamento tópico com 5-fluorouracil ou imiquimode a 5% também demonstrou efetividade para casos selecionados de CCEis envolvendo os órgãos genitais (Gerber, 1994; Orengo et al., 2002; Arlette, 2003; Micali et al., 2003).

Papulose Bowenoide

A papulose bowenoide é uma condição incomum encontrada no pênis e na vulva dos adultos sexualmente ativos, com um pico de incidência na terceira década de vida (Schwartz e Janniger, 1991). **Essa condição se assemelha histologicamente com a doença de Bowen, exceto pelos ceratinócitos anormais que são distribuídos descontinuamente ao longo da epiderme** (Margolis, 2002). As lesões típicas são múltiplas pápulas eritematosas e pequenas que podem se aglutinar e formar placas com superfície verrucosa, semelhante a uma verruga genital (Fig. 16-36). Existe uma evidente associação com o subtipo do HPV 16. **As parceiras de homens com papulose bowenoide apresentam um risco aumentado de neoplasia cervical e, por isso, devem receber um acompanhamento de perto para alguma lesão do colo uterino** (Rosemberg et al., 1991). Em geral, a papulose bowenoide apresenta um curso benigno, podendo ocorrer regressão espontânea (Eisen et al., 1983; Giam e Ong, 1986; Feng et al., 2013). Assim, em um jovem paciente e de confiança, apenas o acompanhamento pode ser instituído. Se o tratamento for desejado, a terapia local conservadora com agentes tópicos (5-fluorouracil a 0,5%, tazarotene a 0,5% ou imiquimode a 5%) ou medidas ablativas (eletrodissecção, crioterapia com nitrogênio líquido, ablação a *laser*) é geralmente apropriada (Margolis, 2002).

Carcinoma de Células Escamosas

O CCE invasivo envolvendo a genitália (Fig. 16-37) é discutido em detalhes no Capítulo 37.

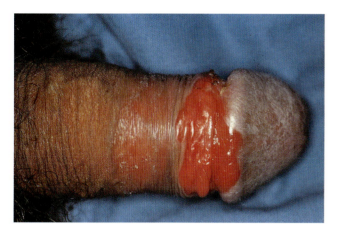

Figura 16-35. Eritroplasia de Queyrat. Carcinoma de células escamosas envolvendo a glande do pênis. (De Callen JP, Greer DE, Hood AF, et al. Color atlas of dermatology. Philadelphia: Saunders; 1993. p. 330.)

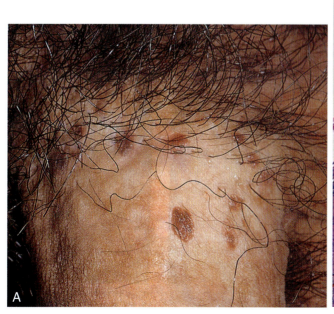
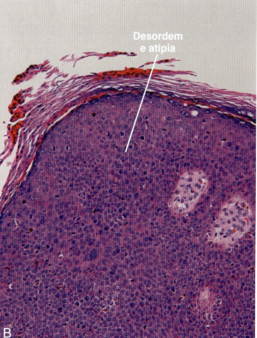

Figura 16-36. Papulose bowenoide. A, Envolvimento da haste peniana. Note as múltiplas pápulas verrucosas marrons na haste peniana. B, Atipia de espessura total característica, que pode ser confundida com doença de Bowen. (A, De Habif TP. Clinical dermatology. Edinburgh: Mosby; 2004. p. 343; B,. De Elston DM, Ferringer T. Dermatopathology. Edinburgh: Saunders; 2009. p. 293.)

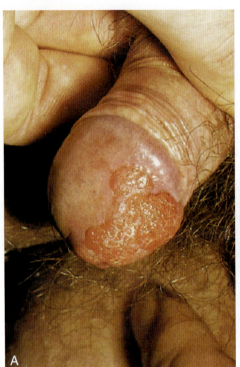
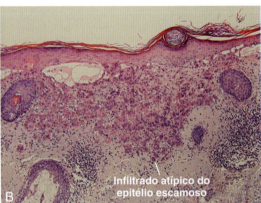

Figura 16-37. Carcinoma de células escamosas (CCE). A, Lesão erosiva e exofítica na glande com queratinização evidente. B, Ceratinócitos atípicos invadindo a derme no CCE. (A, De Callen JP, Greer DE, Hood AF, et al. Color atlas of dermatology. Philadelphia: Saunders; 1993. p. 129; B, De Elston DM, Ferringer T. Dermatopathology. Edinburgh: Saunders; 2009. p. 57.)

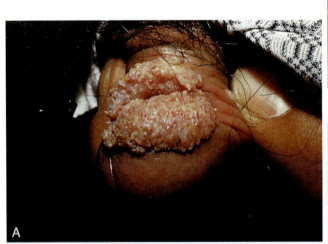
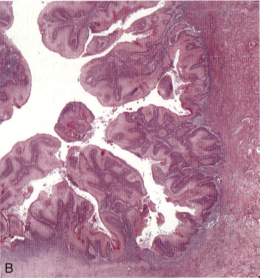

Figura 16-38. Carcinoma verrucoso do pênis (tumor de Buschke-Lowenstein). A, Observe o aspecto exofítico semelhante a uma verruga. B, Características histopatológicas do carcinoma verrucoso. (A, De Callen JP, Greer DE, Hood AF, et al. Color atlas of dermatology. Philadelphia: Saunders; 1993. p. 330; B, De Elston DM, Ferringer T. Dermatopathology. Edinburgh: Saunders; 2009. p. 58.)

Carcinoma Verrucoso (Tumor de Buschke-Lowenstein)

O carcinoma verrucoso é uma variante de baixo grau do CCE, localmente agressivo e exofítico com potencial metastático baixo (Habif, 2004). **O tumor de Buschke-Lowenstein é um carcinoma verrucoso da superfície da mucosa anogenital e pode representar até 24% de todos os tumores penianos** (Schwartz, 1995). Este tumor ocorre com mais frequência em homens não circuncisos na glande ou prepúcio, embora as lesões semelhantes possam ser encontradas na vulva, colo do útero ou ânus. O carcinoma verrucoso foi associado com os subtipos do HPV 6 e 11 e não com os subtipos oncogênicos clássicos 16 e 18 (Yasunaga et al., 1993; Chan et al., 1994; Margolis, 2002; Ahmed et al., 2006).

As lesões do carcinoma verrucoso possuem uma aparência rugosa e, muitas vezes, são grandes e em "couve-flor" na genitália (Fig. 16-38). Além dos locais genitais, essas lesões podem também estar presentes no interior das cavidades orais e nasais e superfícies plantares dos pés. As lesões apresentam crescimento lento e são localmente destrutivas, e com frequência se estendem profundamente nos tecidos subjacentes. O tratamento de escolha é a excisão local. A cirurgia micrográfica de Mohs pode ser útil para rastrear o tumor e minimizar a perda tecidual. **A radioterapia primária é relativamente contraindicada devido ao potencial de transformação anaplásico, com um aumento subsequente do potencial metastático** (Stehman et al., 1980; Andersen e Sorensen, 1988; Fukunaga et al., 1994; Vandeweyer et al., 2001).

Carcinoma Basocelular

O carcinoma basocelular (CBC) é a neoplasia maligna cutânea mais comum, decorrente, na maioria dos casos, da exposição crônica de áreas da pele ao sol, como a cabeça e o pescoço. O CBC genital também foi descrito como uma entidade muito rara, mais comumente envolvendo a pele do escroto nos homens e a vulva nas mulheres (Nahass et al., 1992; Benedet et al., 1997; Esquivias Gomez et al., 1999; Kinoshita et al., 2005). Na literatura médica mundial, até o momento, menos de 100 casos de CBC foram descritos, envolvendo todos os possíveis locais genitais (pênis, escroto, vulva). Vários subtipos de CBC foram definidos, incluindo o nodular, o superficial, o morfeiforme, o micronodular e o infiltrativo. A variante nodular responde por 60% dos CBCs extragenitais e praticamente todos os CBCs genitais, e esta variante se apresenta como uma pápula ou placa normocrômica perolada muitas vezes com telangiectasias recobrindo o tumor (Fig. 16-39) (Miller e Moresi, 2003). Essas lesões podem sofrer ulceração central e apresentam um potencial metastático baixo. O tratamento é a excisão local. Como a preservação da pele genital é importante, tanto para a forma quanto para função, a utilização da cirurgia de Mohs pode ser indicada para o CBC genital.

Sarcoma de Kaposi

O sarcoma de Kaposi (SK) é uma doença de origem nas células endoteliais. Existem controvérsias sobre se o SK é um processo neoplásico ou hiperplásico, com evidências a favor e contra a expansão clonal (Rabkin et al., 1997; Gill et al., 1998). Antes do início da epidemia da AIDS, o KS era considerado uma doença crônica afetando homens idosos de descendência europeia oriental, judaica ou mediterrânea ("SK clássico") (Safai, 1987). No entanto, a infecção com HIV-1 aumentou a incidência de KS em mais de 7.000 vezes (Miles, 1994; Margolis, 2002). Em geral, o SK afeta pacientes infectados pelo HIV com doença avançada pelo comprometimento imunológico (contagem de células T CD4+ <500 células/mm) (Tappero et al., 1993). Aproximadamente 40% dos homens homossexuais com AIDS desenvolvem SK, em comparação com menos de 5% em outros grupos de risco (Rogers et al., 1987; North et al., 2003). Existe também uma clara associação entre a infecção com o herpesvírus humano 8 e o desenvolvimento de SK (Boshoff e Weiss, 1997; Weiss et al., 1998). A este respeito, o outro grupo de risco para o desenvolvimento do SK associado com a infecção pelo herpesvírus humano 8 inclui os receptores de transplantes de órgãos sólidos (Riva et al., 2012).

O SK clássico em indivíduos imunocompetentes se apresenta como máculas, pigmentadas (azul, vermelha ou intensamente violácea), de crescimento lento, nas extremidades inferiores. Embora as lesões possam ocorrer em boca e região gastrintestinal, a genitália raramente é envolvida. Tal fato está em contraste com os casos de AIDS ("SK epidêmico") em que uma lesão solitária genital pode ser a primeira manifestação da doença (Lowe et al., 1989). As características clínicas do SK em pacientes com AIDS e transplantados de órgãos sólidos são diversas e vão desde uma única lesão cutânea disseminada até uma doença visceral (Fig. 16-40). As lesões podem se coalescer e afetar grandes áreas da pele, podendo resultar em bloqueio linfático ou venoso e levar a um edema local (Margolis, 2002). Quando as lesões envolvem a glande, elas podem causar a obstrução do meato uretral ou fossa navicular (Swierzewski et al., 1993). Deve notar-se, no entanto, que o SK no pênis ainda é raro, mesmo entre as pessoas infectadas com o HIV-1; apenas cerca de 3% dos pacientes com AIDS irão desenvolver SK nos órgãos genitais (Rosen et al., 1999).

O tratamento deve ser adaptado para cada caso clínico e a cura completa pode ser um objetivo irreal. Para as lesões solitárias, a

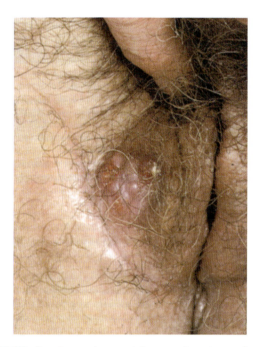

Figura 16-39. Carcinoma basocelular envolvendo a vulva. (De du Vivier A. Atlas of clinical dermatology. London: Churchill Livingstone; 2002. p. 688.)

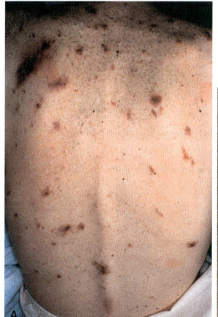
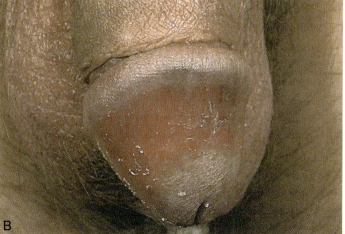

Figura 16-40. Sarcoma de Kaposi. Lesões maculares clássicas observadas nas costas (A) e glande (B). (A, De Callen JP, Greer DE, Hood AF, et al. Color atlas of dermatology. Philadelphia: Saunders; 1993. p. 220; B, De du Vivier A. Atlas of clinical dermatology. London: Churchill Livingstone; 2002. p. 716.)

terapia local (como a excisão cirúrgica, ablação por *laser*, crioterapia, imiquimode a 5% de uso tópico ou aplicação intralesional de agentes quimioterápicos como a vimblastina) pode ser benéfica (Chun et al., 1999; Schwartz, 2004; Heyns e Fisher, 2005; Rosen, 2006). Para a doença locorregional extensa, a radioterapia (15 a 30 Gy) apresenta uma taxa de resposta objetiva maior do que 90% (Kirova et al., 1998; Cattelan et al., 2002). Para SK amplamente disseminado, a quimioterapia sistêmica (vincristina, doxorrubicina e bleomicina) é o tratamento de escolha (Aversa et al., 1999). Para SK associado com o transplante de órgãos, a redução no grau de imunossupressão pós-operatória ou a mudança de um inibidor da calcineurina para um inibidor de mTOR pode levar à resolução do SK sem qualquer intervenção adicional (Riva et al., 2012).

Balanite Pseudoepiteliomatosa Micácea e Ceratótica

A balanite pseudoepiteliomatosa micácea e ceratótica (BPMC) é uma entidade rara caracterizada pelo desenvolvimento de uma placa espessa, hiperceratótica, na glande do pênis em homens mais velhos (Fig. 16-41). O termo *micácea* refere-se à aparência escamosa e branca das lesões (Child et al., 2000). Acredita-se que a BPMC seja um processo puramente benigno, apesar de vários relatos de casos terem documentado a presença de carcinomas verrucosos concomitantes associados à lesão (Child et al., 2000). A controvérsia sobre se a BPMC é uma condição potencialmente maligna ainda permanece (Read e Abell, 1981; Beljaards et al., 1987; Jenkins e Jakubovic, 1988). O exame histopatológico é essencial para excluir a presença de CCE e carcinoma verrucoso (Margolis, 2002). A histopatologia da BPMC exibe uma epiderme hiperplásica com sulcos que se estendem profundamente para dentro da derme (Jenkins e Jakubovic, 1988). Essas lesões devem ser tratadas localmente, seja por excisão cirúrgica ou por técnicas ablativas. O acompanhamento rigoroso é essencial (Read e Abell, 1981; Bargman, 1985). Há também relatos de tratamento bem-sucedido usando topicamente um creme com 5-fluorouracil (Bargman, 1985; Krunic et al., 1996).

Melanoma

O melanoma é uma neoplasia maligna dos melanócitos. A incidência do melanoma aumentou de 3% a 7% durante as últimas décadas (Nestlé e Kerl, 2003). Os fatores de risco para o desenvolvimento da doença incluem história familiar, certos marcadores genéticos, pele clara, olhos de cor clara e uma história de exposição excessiva à radiação ultravioleta (especialmente múltiplas bolhas provocadas por queimaduras quando criança ou adolescente). O melanoma primário da genitália masculina é uma entidade incomum, com poucos casos (cerca de 100 relatos) relatados na literatura (Sanchez-Ortiz et al., 2005). O melanoma na uretra masculina é ainda mais raro (Oliva et al., 2000). Não se pode afirmar o mesmo para as mulheres, pois o melanoma compreende cerca de 7% a 10% de todas as malignidades vulvares e continua sendo o segundo tumor mais comum nessa região, depois do CCE (Suwandinata et al., 2007). Embora o melanoma vulvar seja mais comum nas mulheres caucasianas, o prognóstico é pior para as mulheres afro-americanas (Mert et al., 2013).

Em geral, o melanoma genital se apresenta como uma mácula ou pápula pigmentada com bordas irregulares, mas lesões não pigmentadas e ulcerações também podem estar presentes (Margolis, 2002). **O diagnóstico precoce é essencial, porque o tratamento local de lesões superficiais, com ampla excisão local ou penectomia parcial, pode fornecer excelente controle da doença** (Stillwell et al., 1988; Sanchez-Ortiz et al., 2005). **As mesmas ressalvas são verdadeiras em pacientes do sexo feminino**. Em contraste, os pacientes com a doença metastática confirmada pela biópsia apresentam tradicionalmente um mau prognóstico, apesar do tratamento cirúrgico agressivo e quimioterapia citotóxica com múltiplos agentes. Nos últimos anos, no entanto, vários medicamentos obtiveram aprovação regulamentar para o tratamento do melanoma metastático e inoperável, pelo aumento no conhecimento da biologia molecular e imunologia específico para o melanoma. A eficácia da pequena molécula BRAF (p. ex., vemurafenibe, dabrafenibe, trametinibe) e de inibidores da MAP-ERK (MEK), bem como os inibidores dos pontos de verificação (*checkpoint*) imune (p. ex., ipilimumabe e os anticorpos anti-PD1/PDL1 lambrolizumabe e nivolumabe), avançou o tratamento do melanoma.

Doença de Paget Extramamária

A doença de Paget extramamária (DPE) é um adenocarcinoma intraepitelial incomum de locais com glândulas apócrinas (Zollo e Zeitouni, 2000). A maioria dos pacientes com DPE compreende mulheres caucasianas e idosas. O envolvimento do pênis e escroto é extremamente raro (Park et al., 2001; van Randenborgh et al., 2002; Yang et al., 2005). Nas mulheres, a vulva é a localização genital mais comumente envolvida, seguida da região perianal em homens (Wojnarowska e Cooper, 2003). **Existe uma associação importante entre DPE e outra malignidade subjacente em pelo menos 10% a 30% dos casos** (Payne e Wells, 1994; Nunes et al., 2001; Margolis, 2002). Uma investigação em um hospital especializado em câncer sugeriu que essa associação pode ser ainda mais forte nos homens do que anteriormente descrito (Hegarty et al., 2011). Nos homens, associações entre malignidades apócrinas da uretra, próstata, bexiga e reto com DPE foram descritas (Hayes et al., 1997; Salamanca et al., 2004; Hegarty et al., 2011). **É fundamental, portanto, realizar uma avaliação sistemática para o carcinoma subjacente em todos os casos de DPE.**

Em geral, a lesão da DPE é uma placa eritematosa com uma borda nítida entre a pele normal e a área envolvida (Fig. 16-42). Pode ser assintomática, pruriginosa ou dolorosa (queimação). O diagnóstico é confirmado histopatologicamente pela presença de células de Paget vacuolizadas na epiderme que cora para citoqueratinas glandulares, antígenos de membrana epitelial e antígeno carcinoembrionário (Wojnarowska e Cooper, 2003). Em geral, o tratamento é realizado pela excisão cirúrgica ou cirurgia de Mohs. A radioterapia, a terapia fotodinâmica e o imiquimode tópico a 5% ou 5-fluorouracil também têm sido utilizados com sucesso (Sillman et al., 1985; Bewley et al., 1994; Brown et al., 2000; Brown et al., 2002; Guerrieri e Back, 2002; Moreno-Arias et al., 2003; Qian et al., 2003; Lee et al., 2009).

Linfoma Cutâneo de Células T

O linfoma cutâneo das células T (LCCT) representa um grupo de neoplasias relacionadas derivadas de células T que se localizam na pele. O LCCT inclui uma variedade de condições, incluindo micose fungoide, síndrome de Sézary, papulose linfoide e reticulose pagetoide (Willemze, 2003). Existe um risco aumentado de LCCT associado com a infecção pelo HIV (Biggar et al., 2001).

Embora essa condição possa envolver os órgãos genitais de ambos os sexos, a doença extragenital geralmente existe. O LCCT é responsável pela maioria dos linfomas cutâneos primários, e os linfomas de células B representam apenas 20% a 25% dos casos (Willemze et al., 1997, 2005). O diagnóstico definitivo é estabelecido pela biópsia e análise histopatológica.

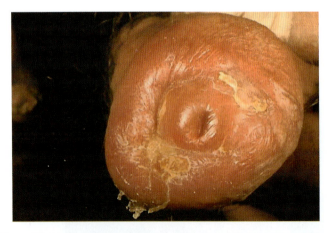

Figura 16-41. Balanite pseudoepiteliomatosa micácea e ceratótica. A glande torna-se recoberta com escamas tipo mica (semelhante a amianto) e crostas. (De du Vivier A. Atlas of clinical dermatology. London: Churchill Livingstone; 2002. p. 717.)

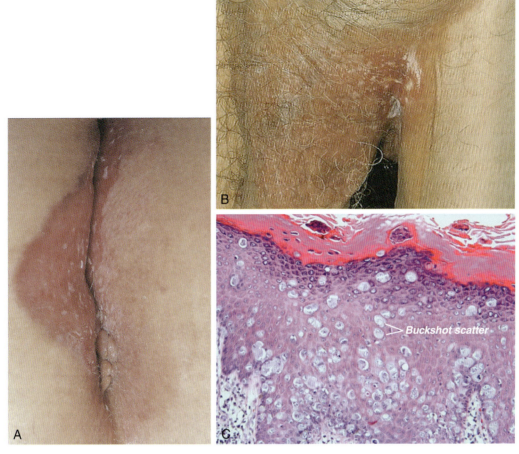

Figura 16-42. Doença de Paget extramamária envolvendo a vulva (A) e a base do escroto (B). Note a borda bem demarcada entre a lesão e a pele adjacente normal. C, Células tumorais distribuídas por toda a epiderme (*buckshot scatter*). (A, De Habif TP. Clinical dermatology. Edinburgh: Mosby; 2004. p. 764; B, De Bolognia JL, Jorizzo JL, Rapini RP. Dermatology. Edinburgh: Mosby; 2003. p. 1108; C, De Elston DM, Ferringer T. Dermatopathology. Edinburgh: Saunders; 2009. p. 66.)

Em geral, o LCCT se apresenta inicialmente como manchas pruriginosas que devem ser diferenciadas de uma variedade de dermatoses benignas, incluindo a psoríase, o eczema, infecções fúngicas superficiais e reações medicamentosas. **As lesões iniciais do LCCT possuem uma forte predileção para ambos os sexos e ocorrem na pele suprapúbica e/ou nádega**. Os pacientes podem, posteriormente, apresentar um envolvimento hematológico (síndrome de Sézary) e placas, erosões, úlceras ou tumores cutâneos (Fig. 16-43) (Margolis, 2002). O LCCT é uma condição crônica que pode evoluir ao longo de muitos anos. Os tratamentos tópicos incluem a aplicação de corticoides de alta potência, mostarda nitrogenada e carmustina, com taxas de remissão completa de aproximadamente 60% (Vonderheid et al., 1989; Zackheim et al., 1998). Outros tratamentos incluem a radioterapia (incluindo a irradiação total corporal de feixe de elétrons), fototerapia (PUVA), e o tratamento sistêmico com quimioterapia, interferon ou retinoides (Hoppe et al., 1990; Olsen e Bunn, 1995; Diederen et al., 2003; Querfeld et al., 2005).

DOENÇAS CUTÂNEAS BENIGNAS ESPECÍFICAS DA GENITÁLIA MASCULINA

Angioceratoma de Fordyce

Os angioceratomas de Fordyce são ectasias vasculares dos vasos sanguíneos da derme que podem ser visíveis no pênis e escroto de homens adultos (Bechara et al., 2002). Essas lesões surgem como pápulas vermelhas ou roxas de 1 a 2 mm (Fig. 16-44A), podendo estar associadas a uma vermelhidão generalizada do escroto (Miller e James, 2002). Em geral, é uma condição benigna, sem manifestações sistêmicas, embora raramente possa ser uma fonte de sangramento (Taniguchi et al., 1994; Hoekx e Wyndaele, 1998). Alterações similares podem ser observadas na doença de Fabry (Fig. 16-44B), que é uma deficiência rara no armazenamento de glicogênio. Embora o tratamento seja geralmente desnecessário para os angioceratomas de Fordyce, vários autores relataram bons resultados utilizando fotocoagulação a *laser* com *erbium*:YAG, Nd:YAG, KTP e *Argon* em casos selecionados (Occella et al., 1995; Bechara et al., 2004; Ozdemir et al., 2009).

Pápulas Peroladas do Pênis

As pápulas peroladas do pênis são pequenas pápulas espaçadas, de cor branca, em forma de cúpula ou filiformes localizadas na glande (Fig. 16-44C). Elas são, muitas vezes, dispostas de modo circunferencial na corona. As pápulas peroladas do pênis são lesões comuns encontradas em aproximadamente 14% a 48% dos jovens adultos pós-puberdade, particularmente se o pênis não é circuncidado (Rehbein, 1977; Khoo e Cheong, 1995; Sonnex e Dockerty, 1999). **Embora essas pápulas peroladas possam ser ocasionalmente diagnosticadas como condiloma, a evidência disponível não suporta um papel do HPV no seu desenvolvimento e nenhuma associação com a neoplasia intraepitelial cervical em parceiras do gênero feminino foi demonstrada** (Hogewoning et al., 2003).

Balanite de Zoon

A balanite de Zoon, também chamada de balanite de células plasmáticas e balanite plasmocelular, ocorre em homens não circuncidados a partir da terceira década de vida (Pastar et al., 2004). Placas lisas, úmidas, eritematosas e bem circunscritas na glande caracterizam essa doença (Fig. 16-44D). As erosões superficiais estão frequentemente presentes (Yoganathan et al., 1994) e as lesões podem ser muito grandes (até 2 cm de diâmetro) (Margolis, 2002). CCE e EPD devem ser excluídos, normalmente pela biópsia. A circuncisão parece impedir o desenvolvimento da doença e pode ser realizada para curar a maioria dos casos (Sonnex et al., 1982a; FERRANDIZ e Ribera, 1984). Para os pacientes avessos à circuncisão, os corticoides tópicos podem proporcionar alívio sintomático, e os inibidores tópicos da calcineurina (tacrolimo ou pimecrolimo) e terapia a *laser* também podem desempenhar um papel no alívio dessa condição (Baldwin e Geronemus, 1989; Tang et al., 2001; Albertini et al., 2002; Retamar et al., 2003; Wojnarowska e Cooper, 2003; Rallis et ai, 2007).

Linfangite Esclerosante

A linfangite esclerosante não venérea é uma lesão peniana rara que consiste em uma veia endurecida, ligeiramente sensível, que envolve o sulco coronal e a pele peniana adjacente (Gharpuray e Tolat, 1991; Rosen e Hwong, 2003). Geralmente é normocrômica, mas ocasionalmente pode ser vermelha. Um mecanismo relacionado com a trombose dos vasos linfáticos foi proposto. Existe uma associação com a atividade sexual e masturbação vigorosa, e a resolução geralmente ocorre dentro de várias semanas (Sieunarine, 1987; Margolis, 2002). Embora um pouco controverso, uma pesquisa por uretrite gonocócica e não gonocócica pode ser aconselhável nesses casos.

Cistos da Rafe Mediana

Os cistos da rafe mediana ocorrem em homens jovens na região ventral do pênis, mais comumente perto da glande (Stone, 2003). Embora se acredite que esses cistos se desenvolvam a partir de epitélio uretral alterado, eles não se comunicam com a uretra (Asarch et al., 1979). O tratamento é realizado pela remoção cirúrgica.

Glândulas Sebáceas Ectópicas

As glândulas sebáceas ectópicas na região do pênis podem ser observadas como pequenas lesões papulosas, normocrômicas, que podem ser confundidas com verrugas (Fig. 16-44E) (Margolis e Wein, 2002). Não há indicação para o tratamento dessas lesões benignas e assintomáticas, de modo que tranquilizar o paciente já é suficiente.

DIVERSAS DOENÇAS CUTÂNEAS COMUNS

Acrocórdones

Os acrocórdones e pólipos fibroepiteliais (*skin tags*) são lesões pediculadas, macias e normocrômicas, que podem estar presentes em qualquer parte do corpo, mas apresentam uma forte predileção pelo pescoço, axilas e pregas inguinais. Em geral, as lesões são assintomáticas, mas podem ser dolorosas (secundárias ao trauma local ou como resultado da torção e infarto em casos raros). Essas lesões são comuns, e até 50% de todos os indivíduos podem ter pelo menos uma lesão (Banik e Lubach, 1987). **É importante diferenciar essas lesões das lesões cutâneas hamartomatosas (fibrofoliculomas múltiplos) associadas com a síndrome de Birt-Hogg-Dube, que são histopatologicamente distintas** (De la Torre et al., 1999). Quando as lesões (*skin tag*) causam qualquer desconforto ou desconforto estético, elas podem ser facilmente removidas por excisão cirúrgica e eletrocauterização. Quando um grande número de lesões aparece em uma idade relativamente jovem (<40), pode haver uma associação com a polipose do trato gastrintestinal inferior maligna ou benigna, e o encaminhamento ao gastroenterologista para uma endoscopia deve ser considerado (Piette et al., 1988).

Cistos Epidermoides

Os cistos epidermoides ou de inclusão epidérmica são os cistos cutâneos mais comuns e podem ser encontrados em qualquer parte do corpo, incluindo os órgãos genitais. Eles são particularmente comuns no escroto (Fig. 16-45E). **O termo "cisto sebáceo" deve ser evitado porque o conteúdo desses cistos não apresenta origem sebácea** (Stone, 2003). Embora não seja doloroso, a ruptura da parede do cisto pode conduzir a uma reação inflamatória grave que é extremamente dolorosa. O tratamento definitivo requer a excisão cirúrgica de toda a parede do cisto para evitar recorrência. O cisto epidermoide inflamado ou muito infectado pode exigir a incisão, drenagem e antibioticoterapia, caso haja uma celulite adjacente. A calcificação distrófica do cisto epidermoide do escroto pode ser derivada da calcinose escrotal (Dare e Axelsen, 1988; Michl et al., 1994).

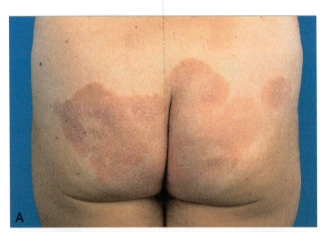

Figura 16-43. Micose fungoide (linfoma cutâneo de células T) envolvendo as nádegas. A, Demonstra a fase limitada a placas e (B) exibe um caso mais avançado com placas e tumores. (De Bolognia JL, Jorizzo JL, Rapini RP. Dermatology. Edinburgh: Mosby; 2003.)

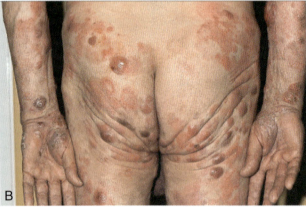

Figura 16-44. Desordens cutâneas benignas específicas da genitália masculina. A, Angioceratoma de Fordyce exibindo malformações vasculares roxas no escroto. B, Doença de Fabry: deficiência no armazenamento de glicogênio com malformações vasculares roxas associadas à haste peniana. C, Pápulas peroladas do pênis localizadas na corona da glande. D, Balanite de Zoon na glande. E, Glândulas sebáceas ectópicas na haste peniana. (A, B e E, De Callen JP, Greer DE, Hood AF, et al. Color atlas of dermatology. Philadelphia: Saunders; 1993; C e D, De Korting GW. Practical dermatology of the genital region. Philadelphia: Saunders; 1981.)

Capítulo 16   Doenças Cutâneas da Genitália Externa   **417**

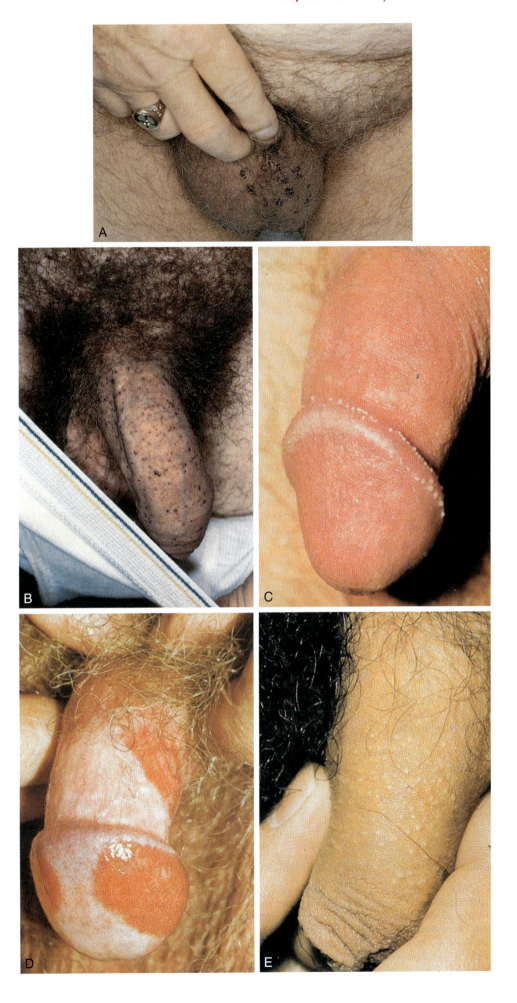

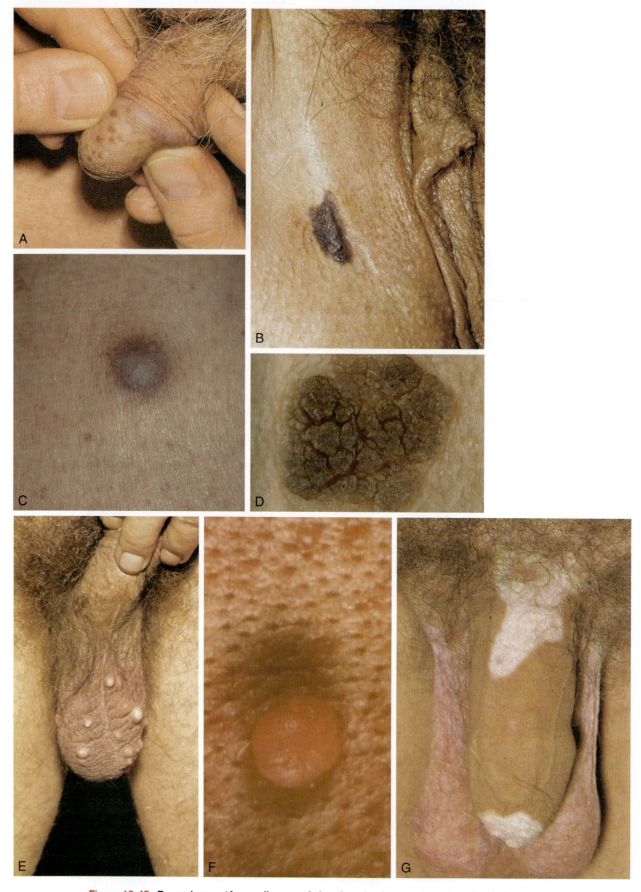

Figura 16-45. Desordens cutâneas diversas. **A,** Lentigo simples envolvendo a glande (melanose peniana). **B,** Nevo melanocítico composto na dobra inguinal. **C,** Dermatofibroma na extremidade inferior. **D,** Ceratose seborreica característica mostrando a aparência cerosa "grudada". **E,** Cistos epidermoides no escroto. **F,** Neurofibroma pediculado. **G,** Vitiligo envolvendo o eixo peniano. (A, B, E e G, De Korting GW. Practical dermatology of the genital region. Philadelphia: Saunders; 1981; C, De Bolognia JL, Jorizzo JL, Rapini RP. Dermatology. Edinburgh: Mosby; 2003; D, De Habif TP. Clinical dermatology. Edinburgh: Mosby; 2004.)

Ceratose Seborreica

As ceratoses seborreicas são máculas, placas e pápulas extremamente comuns, de cor que varia do bege ao marrom-escuro, e afetam os indivíduos com idade superior a 30 anos. Sua incidência aumenta em frequência com o avançar da idade. As lesões são mais comuns na face, pescoço e tronco, embora qualquer local do corpo, exceto as palmas das mãos, plantas dos pés, e as membranas mucosas, possa ser afetado. O grau de pigmentação pode variar significativamente, e lesões mais escuras podem ser confundidas com melanoma ou verrugas (Pierson et al., 2003). **Essas lesões apresentam uma cera de aparência "grudada" (Fig. 16-45D) e os pacientes podem notar que elas saem espontaneamente e então, regridem** (Margolis, 2002). O tratamento com excisão por raspagem ou destruição com nitrogênio líquido é normalmente realizado por razões estéticas. **Um aumento abrupto no tamanho e número de múltiplas ceratoses seborreicas foi denominado de sinal de Leser-Trelat e relacionado como um marcador cutâneo de malignidade interna oculta** (Chiba et al., 1996; Heaphy et al., 2000; Vielhauer et al., 2000; Ginarte et al., 2001).

Lentigo Simples

O lentigo simples é uma condição caracterizada pela presença de máculas pigmentadas (marrons) não relacionadas com a exposição à luz solar (Fig. 16-45A). Essas lesões podem ser encontradas em qualquer parte do corpo, incluindo as membranas mucosas e unhas. Na área genital (lentiginose genital benigna), essas lesões se apresentam geralmente nos lábios, canal vaginal, períneo e glande (melanose peniana). As lesões do lentigo simples são geralmente menores do que as observadas nos nevos melanocíticos. Embora geralmente benignas, as lesões de lentigo simples podem necessitar de avaliação histopatológica nos casos com forma ou coloração atípica. Quando presente de maneira descontínua em vários locais, o diagnóstico de melanoma genital torna-se menos provável em comparação com a probabilidade de lentiginose genital benigna. **Finalmente, a combinação de múltiplas lesões pigmentadas associadas com polipose intestinal deve levantar a suspeita de síndrome de Peutz-Jeghers.**

Nevo (Mole)

Nevos ou moles cutâneos são caracterizados por melanócitos ligeiramente alterados, também chamados de "células nevus" arranjados em grupamentos. A localização do grupamento determina o tipo de nevo. O nevo juncional está localizado entre a epiderme e a derme e normalmente se apresenta como uma lesão plana, pequena (<5 mm), nitidamente delimitada e de cor que varia do castanho ao preto (Margolis, 2002). Os nevos intradérmicos apresentam grupamentos dentro da derme e são geralmente pequenos (<5 mm), de cor menos intensa e com bordas afiadas. Os nevos compostos apresentam grupamentos nos dois locais e são geralmente mais escuros e elevados como uma pápula (Fig. 16-45B). A biopsia excisional é indicada nos casos de qualquer lesão pigmentada, com cor ou bordas irregulares e rápida mudança morfológica com o tempo.

Dermatofibroma

Os dermatofibromas são pequenos nódulos hiperpigmentados que ocorrem mais comumente nas extremidades inferiores e, ocasionalmente, na genitália (Fig. 16-45C). A compressão dessas lesões provoca um movimento descendente do tumor (o chamado sinal de ondulação) (Kamino e Pui, 2003). Essas lesões são benignas, com um padrão histopatológico característico de fibroblastos e miofibroblastos fusiformes arranjados em fascículos. O tratamento por excisão cirúrgica é geralmente desnecessário e pode deixar uma cicatriz menos estética do que a lesão original (Kamino e Pui, 2003).

Neurofibroma

Os neurofibromas são tumores comuns compostos por tecido mesenquimal neural e axônios residuais. Eles podem estar presentes em qualquer parte do corpo, incluindo os lábios vaginais e o escroto (Yoshimura et al., 1990; Singh et al., 1992; Mishra et al., 2002; Kantarci et al., 2005). Em geral, se apresentam como lesões nodulares normocrômicas com consistência mole, semelhante à borracha, e podem ser pediculados (Fig. 16-45F). **A pressão digital sobre a lesão provoca uma invaginação ou o chamado *button-holing*** (Habif, 2004). As lesões podem ser solitárias ou múltiplas, e deve-se considerar a presença de neurofibromatose ou doença de Von Recklinghausen.

Hemangioma Capilar

Os hemangiomas capilares são proliferações dos vasos sanguíneos que estão presentes ao nascimento ou se desenvolvem rapidamente durante o período neonatal. Essas lesões podem envolver a região anogenital e levar a hemorragia ou podem causar a obstrução da uretra, vagina ou ânus (Sharma et al., 1981; Roberts e Devine, 1983). A maioria das lesões involui durante a infância ou início da adolescência (Margolis, 2002). Uma inovação no tratamento de hemangiomas muito grandes, persistentes e/ou obstrutivos é a administração sistêmica de propranolol; como este tratamento pode apresentar algum risco, ele deve ser realizado e supervisionado por um médico experiente com esta modalidade (Izadpanah et al., 2013).

Vitiligo

O vitiligo é uma doença autoimune adquirida da pele que leva a despigmentação e afeta 0,5% a 2% da população mundial (Ortonne, 2003). Tal condição pode se manifestar em qualquer idade e sua patogênese precisa continua sendo foco de intensas pesquisas. Grandes áreas de pele tornam-se completamente amelanóticas. Embora a pele seja branca, ela é completamente normal. As bordas da pele afetada geralmente são nítidas e bem definidas (Fig. 16-45G). Esta condição é particularmente observada em indivíduos de pele mais escura e em locais do corpo que normalmente são hiperpigmentados. O vitiligo limitado aos órgãos genitais foi observado em menos de 0,3% da população masculina (Moss e Stevenson, 1981). As lesões tendem a aumentar com o tempo, de modo circunferencial, e podem se desenvolver em locais de trauma (fenômeno de Koebner). O vitiligo genital deve ser diferenciado da LS e da hipopigmentação pós-inflamatória (Margolis, 2002). O tratamento inclui repigmentação temporária com cosméticos tópicos, exposição à luz ultravioleta, terapia PUVA e ENXERTO de pele. A utilização do *laser* de excímero para induzir a produção de melanina é particularmente adequada para os órgãos genitais. **Após o diagnóstico de vitiligo deve-se realizar uma triagem para a doença autoimune da tireoide.**

PONTOS-CHAVE

- O diagnóstico das doenças cutâneas da genitália externa depende criticamente de história e exame físico completos. Os achados extragenitais podem fornecer elementos para o diagnóstico. O urologista deve realizar uma avaliação completa da pele e não somente avaliar a área da pele genital afetada.
- Os efeitos colaterais dos corticoides tópicos são significativos, tanto pela absorção sistêmica quanto pela local. Os efeitos adversos podem ser agravados se estes agentes forem aplicados sob o prepúcio, que pode servir como um curativo oclusivo. Em geral, quando aplicados na pele genital, apenas corticoides tópicos de baixa potência devem ser utilizados para tratamentos de curta duração.
- As desordens cutâneas da genitália externa podem ser divididas em categorias gerais: alérgicas, papuloescamosas, vesiculares, ulcerativas, infecciosas, neoplásicas e doenças diversas.
- A análise histopatológica das amostras de biópsia desempenha um papel importante na diferenciação de doenças cutâneas com características clínicas semelhantes e também para exclusão de malignidades.
- Formas de tratamento local, incluindo a utilização de *laser*, terapia fotodinâmica, radiação ultravioleta e crioterapia, estão sendo aplicadas com sucesso em várias desordens cutâneas genitais e oferecem, em alguns casos, uma alternativa à excisão cirúrgica.

REFERÊNCIAS

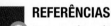

Para consultar a lista completa de referências, acesse www.expertconsult.com.

LEITURA SUGERIDA

Bhattacharya M, Kaur I, Kumar B. Lichen planus: a clinical and epidemiological study. J Dermatol 2000;27:576-82.

Bolognia JL, Jorizzo JL, Schaffer JV. Dermatology. 3rd ed. Edinburgh: Saunders; 2012.

Criteria for diagnosis of Behçet's disease. International Study Group for Behçet's Disease. Lancet 1990;335:1078-80.

Czymek R, Kujath P, Bruch HP, et al. Treatment, outcome and quality of life after Fournier's gangrene: a multicentre study. Colorectal Dis 2013;15: 1529-36.

Denby KS, Beck LA. Update on systemic therapies for atopic dermatitis. Curr Opin Allergy Clin Immunol 2012;12:421-6.

Eke N. Fournier's gangrene: a review of 1726 cases. Br J Surg 2000;87:718-28.

Ellinghaus D, Baurecht H, Esparza-Gordillo J, et al. High-density genotyping study identifies four new susceptibility loci for atopic dermatitis. Nat Genet 2013;45:808-12.

Hatemi G, Yazici Y, Yazici H. Behçet's syndrome. Rheum Dis Clin North Am 2013;39:245-61.

Krueger G, Koo J, Lebwohl M, et al. The impact of psoriasis on quality of life: results of a 1998 National Psoriasis Foundation patient-membership survey. Arch Dermatol 2001;137:280-4.

Leibovitch I, Huilgol SC, Selva D, et al. Cutaneous squamous carcinoma in situ (Bowen's disease): treatment with Mohs micrographic surgery. J Am Acad Dermatol 2005;52:997-1002.

Mallon E, Hawkins D, Dinneen M, et al. Circumcision and genital dermatoses. Arch Dermatol 2000;136:350-4.

Morpurgo E, Galandiuk S. Fournier's gangrene. Surg Clin North Am 2002;82:1213-24.

Rompel R, Petres J. Long-term results of wide surgical excision in 106 patients with hidradenitis suppurativa. Dermatol Surg 2000;26:638-43.

Ruocco E, Wolf R, Ruocco V, et al. Pemphigus: associations and management guidelines: facts and controversies. Clin Dermatol 2013;31:382-90.

Sanchez-Ortiz R, Huang SF, Tamboli P, et al. Melanoma of the penis, scrotum and male urethra: a 40-year single institution experience. J Urol 2005;173:1958-65.

Scheinfeld N. Hidradenitis suppurativa: a practical review of possible medical treatments based on over 350 hidradenitis patients. Dermatol Online J 2013;19:1.

Stern RS. PUVA Follow-Up Study. The risk of squamous cell and basal cell cancer associated with psoralen and ultraviolet A therapy: a 30-year prospective study. J Am Acad Dermatol 2012;66:553-62.

Wolf R, Orion E, Marcos B, et al. Life-threatening acute adverse cutaneous drug reactions. Clin Dermatol 2005;23:171-81.

Wollenberg A, Bieber T. Atopic dermatitis: from the genes to skin lesions. Allergy 2000;55:205-13.

Worswick S, Cotliar J. Stevens-Johnson syndrome and toxic epidermal necrolysis: a review of treatment options. Dermatol Ther 2011;24:207-18.

17 Tuberculose e Infecções Parasitárias do Trato Geniturinário

Alicia H. Chang, MD, MS, Brian G. Blackburn, MD e Michael H. Hsieh, MD, PhD

Tuberculose Geniturinária

Infecções Parasitárias do Trato Urogenital

TUBERCULOSE GENITURINÁRIA

A tuberculose (TB) pode afetar qualquer órgão ou sistema do corpo, incluindo o trato geniturinário (GU). Se não tratada, a TB GU pode causar danos teciduais irreparáveis com graves consequências, como insuficiência renal e infertilidade; por isso, é crucial que os médicos considerem a TB no diagnóstico diferencial de distúrbios do trato GU. Descrita como a segunda "grande imitadora" (depois da sífilis) (Sievers, 1961), a tuberculose pode imitar muitas outras doenças e complicar o diagnóstico e o tratamento corretos dos pacientes infectados. À medida que a TB se torna menos comum nas nações industrializadas, o diagnóstico de TB GU depende cada vez mais do reconhecimento clínico e de um alto índice de suspeita.

História

Análises genômicas sugerem que o *Mycobacterium tuberculosis* coevoluiu com os seres humanos. Sua progenitora inicial, a bactéria *Mycobacterium prototuberculosis,* possivelmente infectou os primeiros hominídeos há mais de 3 milhões de anos (Gutierrez et al., 2005). Lesões ósseas compatíveis com TB foram detectadas em um esqueleto de *Homo erectus* de 500 mil anos de idade (Kappelman et al., 2008). A mais antiga confirmação microbiológica de infecção por *M. tuberculosis* em humanos remonta ao período Neolítico, com a utilização de DNA isolado a partir de esqueletos de 9 mil anos de idade de uma mulher e de uma criança encontrados em um sítio pré-histórico no Mediterrâneo Oriental (Hershkovitz et al., 2008). Achados microscópicos e moleculares de bacilos da tuberculose foram documentados em múmias egípcias de 3000 a.C (Zimmerman, 1979; Nerlich et al., 1997). É possível encontrar descrições de TB em registros escritos de civilizações desde a antiga Ásia Oriental, passando pelas culturas do Novo Mundo nas Américas, até sociedades do Hemisfério Ocidental, como os gregos e romanos, e seguindo pela história moderna (Daniel, 2006). Foi somente após os séculos XVIII e XIX, no entanto, que a TB atingiu proporções epidêmicas e assolou a Europa e América do Norte. A "consumpção", como era conhecida, foi a responsável por até 25% das mortes durante a Era Industrial (Chalke, 1959). O ponto decisivo na história da TB veio em 24 de março de 1882, quando Robert Koch notoriamente apresentou à comunidade científica o primeiro isolamento e identificação bem-sucedidos do bacilo da tuberculose (Sakula, 1982). Em honra ao Dr. Koch, o dia 24 de março tornou-se o Dia Mundial da Tuberculose.

Microbiologia

A tuberculose é causada por um grupo de bactérias ácido-resistentes, estreitamente relacionadas, denominado complexo *Mycobacterium tuberculosis* (MTBC). As espécies que constituem o complexo são *M. tuberculosis, Mycobacterium africanum, Mycobacterium bovis, Mycobacterium canettii, Mycobacterium microti, Mycobacterium caprae, Mycobacterium mungi, Mycobacterium orygis* e *Mycobacterium pinnipedii* (Alexander et al., 2010; Coscolla et al., 2013). O *M. tuberculosis* e o *M. africanum* infectam apenas os seres humanos, enquanto os outros infectam os seres humanos e outros mamíferos. De longe, as espécies mais frequentemente isoladas na TB humana é o *M. tuberculosis.* Esta espécie tornou-se sinônimo de TB e é muitas vezes usada para representar todo o complexo. Embora as espécies de micobactérias do complexo sejam clinicamente indistinguíveis, a sensibilidade aos fármacos entre eles pode ser diferente. O *M. bovis*, por exemplo, tem uma resistência inata à pirazinamida, que é um dos agentes de primeira linha contra o *M. tuberculosis.*

Epidemiologia

A Organização Mundial da Saúde (OMS) estima que um terço da população mundial está infectada com MTBC em sua forma latente. Em 2012 havia 8,6 milhões de novos casos de TB ativa e 1,3 milhões de mortes por TB em todo o mundo, um declínio que tem continuado desde o ano 2000. A mortalidade por TB caiu em 45% desde 1990 (OMS, 2013). No entanto, também vieram à tona novos obstáculos no controle da TB. Estes incluem condições médicas que promovem o ressurgimento da tuberculose, tais como a epidemia do vírus da imunodeficiência humana (HIV) na África subsaariana e o rápido aumento da obesidade e do diabetes em todo o mundo. O aparecimento de resistência a múltiplos fármacos e grande resistência a fármacos também compromete o controle da TB.

Nos Estados Unidos, foram relatados 9.945 casos de TB ativa em 2012 (3,2 por 100 mil pessoas). A incidência de TB nos Estados Unidos tem diminuído constantemente desde o seu ressurgimento na década de 1980 e seu pico em 1992. Nos Estados Unidos, a TB afeta, de forma desproporcional, os nascidos no exterior. Em 2012, a incidência entre indivíduos nascidos no exterior foi 11 vezes maior do que entre pessoas nascidas nos Estados Unidos (Centers for Disease Control e Prevention [CDC], 2013d).

A frequência de envolvimento do trato GU entre os pacientes que desenvolvem TB varia significativamente dependendo da população estudada. Em países desenvolvidos, a TB GU foi encontrada entre 2% e 10% dos pacientes com TB pulmonar. Por outro lado, a frequência em países em desenvolvimento se aproxima de 15% a 20% (Figueiredo e Lucon, 2008). No mundo em desenvolvimento, o trato GU é o segundo local extrapulmonar mais comum depois dos linfonodos (Wong et al., 2013). Nos Estados Unidos, a TB GU é a terceira forma mais comum depois da TB pleural e linfática e é encontrada em 27% dos casos extrapulmonares (Daher Ede et al., 2013.). Cerca de dois terços dos pacientes são homens. A TB GU geralmente é uma doença de adultos, embora tenha sido relatada em crianças a partir dos 2 anos de idade (Merchant et al., 2013a).

Transmissão e Resposta Imunológica do Hospedeiro

O modo inicial de entrada do MTBC no hospedeiro é por inalação de aerossóis infecciosos gerados por tosse, embora haja relatos de casos de inoculação direta de MTBC em tecidos moles (Angus et al., 2001). Quando os bacilos atingem os alvéolos, eles são fagocitados pelos macrófagos alveolares. Em algumas pessoas, os organismos do MTBC são mortos pelos macrófagos neste ponto e eliminados do corpo de forma eficaz. Essas pessoas não desenvolvem infecção nem uma resposta imunológica adaptativa (Walzl et al., 2011). Em outras, os bacilos do MTBC escapam da morte, começam a se replicar no interior dos macrófagos e estabelecem a infecção. Doze semanas podem se passar até que uma resposta imunológica celular esteja detectável (Dannenberg, 1994), e antes deste desenvolvimento, os bacilos da tuberculose podem se espalhar através dos vasos linfáticos para os linfonodos hilares e, enfim, atravessar a corrente sanguínea para semear órgãos distantes.

O hospedeiro tenta conter a infecção por MTBC por meio da formação de granulomas. Os macrófagos infectados secretam citocinas inflamatórias, como interleucina-6 (IL-6), IL-12, IL-1 β e fator de necrose tumoral-α (TNF-α) e recrutam uma variedade de células imunes para cercá-los. Macrófagos esponjosos, células epitelioides e células gigantes multinucleadas (células de Langhans) aglomeram-se no centro do granuloma e são rodeados por um linha de linfócitos (Silva Miranda et al., 2012). O processamento e apresentação de antígenos leva à ativação das células T e ao início de uma resposta celular adaptativa contra o MTBC (Schluger e Rom, 1998). As células T secretam citocinas, tais como IL-2, TNF-α e, o mais importante, interferon-γ (IFN-γ) para manter o granuloma e induzir a morte tanto dos macrófagos infectados como dos bacilos infecciosos. Quando não se alcança a morte, o granuloma ainda pode sequestrar, de forma bem-sucedida, bacilos viáveis da TB, que param de se replicar e se tornam latentes. Em 90% a 95% das pessoas, a TB é controlada neste ponto e entra em fase de latência (Boom et al., 2003). A TB latente é marcada por cicatrização e calcificação de granuloma. Em menos de 5% das pessoas infectadas, a infecção inicial não é controlada e progride dentro de um ano para tuberculose ativa (progressão primária). Depois que a latência é estabelecida, o MTBC pode ressurgir anos mais tarde para causar a reativação da TB. O processo de reativação não é muito bem compreendido. O desenvolvimento de certas condições, tais como idade avançada, insuficiência renal, diabetes melito, desnutrição, infecção por HIV e outras causas de imunossupressão alteram o equilíbrio entre hospedeiro e patógeno, favorecendo o agente patogênico. Uma série de eventos ocorrem posteriormente, levando à renovação da replicação e liberação bacilar, caseificação de granuloma (a lesão patognomônica da TB) e reativação. Estima-se que o risco de reativação da TB ao longo da vida esteja entre 5% e 10%, embora o risco seja maior em pacientes com as comorbidades médicas mencionadas anteriormente. O tratamento com isoniazida (INH) durante 9 meses dos pacientes que sofrem de tuberculose latente pode diminuir o risco de reativação em até 90%.

Desenvolvimento da Doença Geniturinária

Existem quatro meios pelos quais a TB GU se desenvolve. A principal rota é a disseminação hematogênica do MTBC. A doença clínica pode ocorrer logo após os bacilos chegarem ao sistema de GU, ou eles podem entrar em um período de latência antes de se tornarem clinicamente ativos (Figueiredo e Lucon, 2008; Patterson et al., 2012). Tipicamente, a TB GU torna-se evidente depois de uma latência prolongada, chegando a até 46 anos (Christensen, 1974; Narayana, 1982). A disseminação hematogênica pode localizar-se apenas no trato GU ou pode espalhar-se amplamente para múltiplos sistemas de órgãos. Os locais típicos para disseminação do GU são os rins e epidídimos. Outros órgãos do trato GU são infectados por disseminação contígua a partir desses locais iniciais.

A infecção ascendente ou retrógrada através do sistema urinário é a segunda via de infecção, embora seja significativamente menos comum do que a disseminação hematogênica. Este é o caso na TB GU após irrigação da bexiga com bacilo de Calmette-Guérin (BCG) para o tratamento de câncer da bexiga. BCG é uma vacina viva atenuada, derivada do *M. bovis*, um membro do MTBC. Embora raro, a TB GU complica 0,9% dos tratamentos de pacientes com irrigação com BCG (Lamm et al., 1992). Os casos descritos incluem pielonefrite, abscessos renais, obstrução uretral, cistite, prostatite e orquiepididimite (Squires et al., 1999; Demers e Pelsser, 2012; Parker e Kommu, 2013).

Raramente, a tuberculose também pode atingir o sistema GU pela propagação contígua de outros sistemas de órgãos ou inoculação direta. A TB é uma das poucas doenças infecciosas que não respeitam fronteiras anatômicas. A extensão da tuberculose da coluna vertebral e do músculo psoas para os rins já foi descrita (Kothari et al., 2001). Da mesma forma, a TB gastrintestinal (GI) pode se estender para o trato GU, formando fístulas enterorrenais e enterovesicais (Ney e Friedenberg, 1981; Merchant et al., 2013a). A inoculação direta é extremamente rara. Os casos incluem autoinoculação de genitália externa por fezes ou urina infectados, e inoculação genital pessoa-a-pessoa após o contato com lesões orais ou genitais infectadas (Angus et al., 2001).

Manifestações Clínicas e Características Patológicas

Os sinais e sintomas de TB GU são, muitas vezes, inespecíficos. Os pacientes costumam ser tratados para outras infecções bacterianas (às vezes, repetidamente) ou são avaliados para uma possível malignidade antes que a TB GU seja considerada. Os sintomas correlacionam-se com a gravidade e a localização da doença. A TB renal, por exemplo, pode ser progressiva e destrutiva, mas sintomaticamente silenciosa até que se estenda para a bexiga. Nos países desenvolvidos, onde os pacientes com TB tendem a procurar atenção médica mais no começo do processo da doença, 8,4% dos pacientes com TB GU são assintomáticos (Figueiredo e Lucon, 2008). Os sintomas constitucionais típicos da TB são febre, perda de peso, suores noturnos e mal-estar, que estão presentes em menos de 20% dos pacientes (Simon et al., 1977). Até 50% dos pacientes com TB GU têm apenas disúria, 50% têm sintomas de armazenamento e 33% têm hematúria e dor no flanco (Figueiredo e Lucon, 2008). A cólica renal ocorre em menos de 10% dos pacientes e corresponde à passagem de tecido papilar necrótico, coágulos, pedras e flegmão caseoso em pacientes com pielonefrite grave (Simon et al., 1977; Eastwood et al., 2001). Os achados laboratoriais típicos incluem piúria e/ou hematúria estéreis. Essa combinação é encontrada em mais de 90% dos pacientes com TB GU nos países em desenvolvimento.

Rim

O rim é o local mais comum de TB GU (Wong et al., 2013). A infecção renal é progressiva e altamente destrutiva ao longo do tempo. Os achados patológicos no rim variam muito, dependendo da gravidade da doença.

As lesões mais insidiosas são encontradas em pacientes com TB pulmonar e insuficiência renal, com ou sem piúria, que não apresentam alterações visíveis nos exames por imagem do trato GU. Nesses pacientes, as biópsias renais revelam nefrite intersticial granulomatosa induzida por tuberculose (Ram et al., 2011). A histologia renal mostra granulomas, que são, às vezes, caseosos. Em alguns pacientes, o tratamento reverte a insuficiência renal associada (Eastwood et al., 2001). Outras alterações microscópicas no rim incluem glomerulonefrite por deposição de complexos imunes ou amiloidose secundária à tuberculose (Sun et al., 2012). Nesses pacientes, o acometimento dos rins é um dano colateral provocado pela doença pulmonar ou sistêmica.

Quando a infecção renal é o resultado de TB amplamente disseminada para vários sistemas de órgãos, a disseminação hematogênica de elevado número de bacilos leva a aglomeração de inúmeros granulomas pequenos (3 mm) e pálidos que se parecem com sementes de milheto espalhadas, no exame macroscópico dos rins. Esta forma de TB disseminada é conhecida como *TB miliar* e tem mortalidade alta. No rim, as *milia* podem ser encontradas no exame do córtex e medula renal e, normalmente, não afetam a função renal (Eastwood et al., 2001).

Na infecção mais localizada do rim, os bacilos da tuberculose se alojam primeiro nos capilares periglomerulares. Os granulomas formam-se no parênquima renal e coalescem. Quando eles se caseificam, formam-se cavidades com material necrosado, que podem resultar em abscessos evidentes, pielonefrite crônica, necrose parenquimal e papilar. Podem surgir fístulas cutâneas ao longo dos flancos (Bhatt e Lodha, 2012; Patterson et al., 2012). Os achados no exame nesta fase podem incluir dor no ângulo costovertebral (Gokce et al., 2002). À medida que a infecção avança, os cálices se inflamam e, por fim, se calcificam, resultando em distorção, dilatação e estenose calicinal (Merchant et al., 2013a).

Com suficiente progressão da doença, o rim torna-se não funcional, um processo chamado *autonefrectomia* (Teo e Wee, 2011). Esta complicação ocorre em até 33% dos pacientes com TB GU. Há dois tipos de autonefrectomia. O primeiro é o tipo caseocavernoso, em que o tecido viável é substituído por granulomas e cavidades preenchidas de exsudato inflamatório. Este tipo de autonefrectomia ocorre com e sem calcificação. O segundo tipo é o fibrótico, com graves cicatrizes e calcificação resultando em um rim atrofiado (Fischmann, 1951).

A insuficiência renal terminal desenvolve-se em aproximadamente 7% dos pacientes (Figueiredo e Lucon, 2008). A inflamação crônica pode levar a metaplasia escamosa na pelve renal que persiste após o tratamento, com risco de carcinoma de células escamosas (Byrd et al., 1976).

Ureter

A TB nos ureteres ocorre pela descida dos bacilos dos rins. À medida que esses bacilos passam na urina através do ureter, podem se formar granulomas ao longo das paredes. Cálculos infectados também podem descer e se alojar nos ureteres. A inflamação resultante causa cicatrizes e estenoses, comumente na extremidade distal do ureter, na junção ureterovesical (Patterson et al., 2012). As estenoses também podem ocorrer ao longo do ureter, criando uma aparência de "saca-rolhas ou rosário de contas" (Wong et al., 2013). Quando os ureteres ficam distorcidos em decorrência de cicatrizes, tanto obstrução quanto refluxo urinário podem se desenvolver (Eastwood et al., 2001). A obstrução urinária resultante de estenoses é uma importante causa de insuficiência renal na TB GU (Carl e Stark, 1997).

Bexiga

A infecção descendente para a bexiga geralmente começa perto dos orifícios ureterais e se espalha ao longo dos vasos linfáticos para outras áreas. Da mesma forma como na TB ureteral, os bacilos implantam-se no urotélio e causam uma cistite irregular. Podem se desenvolver ulcerações em áreas onde grandes granulomas se aglutinam. A cúpula vesical é o local mais afetado, ao passo que o trígono e o colo geralmente permanecem normais. Hematúria, friabilidade e inflamação da mucosa desenvolvem-se em seguida (Wong et al., 2013). Após aproximadamente um ano de inflamação crônica e cicatrização da mucosa, ocorre a contração da bexiga (Singh et al., 2013). Frequência e urgência urinária, dor ao urinar e disúria tornam-se proeminentes quando a capacidade da bexiga diminui para menos de 100 mL. A bexiga "dedal", que está severamente contraída, normalmente tem uma capacidade menos de 20 mL. A contração da bexiga é uma complicação tardia da TB GU e é mais comum no mundo em desenvolvimento (12% vs. 4% dos casos GU em países desenvolvidos), onde o diagnóstico ocorre depois que a doença já está mais avançada (Figueiredo e Lucon, 2008).

Epidídimo, Ductos Deferentes, Testículos e Escroto

O epidídimo, o segundo local GU mais comum de disseminação hematogênica depois dos rins, está envolvido em 10% a 55% de pacientes com TB GU. A infecção é bilateral em 34% dos casos. A doença afeta inicialmente o *globus minor* (cauda do epidídimo), que é mais vascularizado. Granulomas no epitélio epididimário provocam inflamação crônica que leva a estenose e obliteração do lúmen. Com a progressão da doença, grandes granulomas caseosos resultam em um epidídimo nodular. No exame, o epidídimo pode parecer inchado ou endurecido (Fraietta et al., 2003). Os granulomas podem aderir à pele sobrejacente e ulcerar, e em até 50% dos pacientes desenvolve-se uma fístula cutânea na superfície posterior do escroto (Ferreira et al., 2011). Depois que a infecção se espalha para os ductos deferentes, eles tornam-se mais espessos e com nódulos ao exame físico (Kulchavenya et al., 2012).

Infecções isoladas no epidídimo ou testículos são raras, mas já foram descritas (Chan e Kho, 2012; Shenoy et al., 2012). Mais comumente, a TB epididimária se estende para os testículos. Formam-se granulomas dentro do epitélio tubular seminífero, bem como no tecido conjuntivo testicular. Com o passar do tempo, o tecido normal é substituído por tecido granulomatoso e fibrose. As massas endurecidas que se desenvolvem imitam tumores testiculares. Em aproximadamente 5% dos pacientes desenvolve-se hidrocele.

Próstata e Vesículas Seminais

A próstata é infectada por disseminação hematogênica ou por contaminação urinária. Com a disseminação hematogênica, as lesões prostáticas podem ser encontradas na periferia, com preservação da uretra. A doença, então, permanece assintomática e progride para calcificação e endurecimento da glândula. A infecção por via urinária muitas vezes envolve a uretra e se manifesta mais como prostatite bacteriana. Nódulos ou flutuações na próstata podem ser palpados no exame. Deve-se suspeitar de TB em pacientes com prostatite crônica que persiste apesar do uso de antibióticos. Quinolonas usadas para tratar a prostatite bacteriana de rotina também são ativas contra MTBC. No entanto, os cursos mais curtos utilizados para prostatite bacteriana não são suficientes para a prostatite por TB, e os sintomas não se resolverão ou rapidamente voltarão a ocorrer. Os abscessos prostáticos são raros, mas ocorrem particularmente em pacientes com Síndrome da Imunodeficiência Adquirida (AIDS) (Figueiredo e Lucon, 2008).

A TB das vesículas seminais pode causar infertilidade, que pode ser o primeiro sintoma de TB GU (Lübbe et al., 1996). Os bacilos chegam às vesículas seminais através dos ductos deferentes em pacientes com TB nos testículos ou epidídimo, ou através da uretra e ductos ejaculatórios em pacientes com TB renal, vesical ou prostática. Granulomas desenvolvem-se nas paredes das vesículas seminais, e o lúmen pode ser preenchido por cáseo. Com o tempo, acontece calcificação. Os pacientes podem ter baixo volume ejaculado, oligospermia, azoospermia ou hemospermia. A TB raramente pode causar abscessos das vesículas seminais (Eastham et al., 1999). O exame físico pode revelar vesículas seminais aumentadas na avaliação precoce, ou nódulos endurecidos na doença avançada.

Pênis e Uretra

A uretra parece ser um tanto quanto resistente à infecção por TB e é acometida em apenas 1,9% a 4,5% dos pacientes com TB GU. Costuma estar associada à infecção da próstata e pode se manifestar com fístulas uretroescrotais. A TB uretral isolada é muito rara, mas já foi relatada (Bouchikhi et al., 2013). Da mesma forma, a tuberculose primária no pênis é extremamente rara. As lesões penianas começam na pele como uma pápula inflamada ou uma placa ceratótica (também conhecida como *lupus vulgaris*). As lesões então ulceram e se espalham para o tecido cavernoso. É possível sentir nódulos do tamanho de ervilhas nos corpos cavernosos e na uretra, que correspondem a granulomas coalescentes. Eles podem ser duros e indolores, semelhantes a tumores. Quando se desenvolve fibrose, o pênis pode ficar distorcido (Angus et al., 2001; Gupta, et al., 2008b; Kar e Kar, 2012).

A TB orificial, uma forma rapidamente necrótica de TB peniana, também já foi relatada (Ramesh e Vasanthi, 1989). Esta forma tem sido descrita em pacientes imunocomprometidos ou gravemente debilitados. Ela surge da autoinoculação da pele peniana com urina ou fezes infectadas do paciente, ou, raramente, por disseminação hematogênica ou linfática (Wilkinson et al., 2010). Surgem úlceras dolorosas revestidas com pseudomembrana, as quais podem erosar as estruturas mais profundas (Chen et al., 2000). A TB orificial é uma apresentação de TB muito grave e avançada em outro local do trato GI e GU ou tem um prognóstico desfavorável.

Uma forma extremamente rara de TB peniana é a tuberculíde papulonecrótica (PNT) (Dandale et al., 2013). Ela é uma manifestação cutânea da tuberculose na glande do pênis e pode ocorrer em outras áreas de pele também. A PNT do pênis tem sido descrita no Japão, África do Sul e Índia. As tuberculídes são pápulas vermelhas que surgem na pele, ulceram e deixam cicatriz varioliforme. Ao contrário da TB primária de pênis, estas úlceras podem ser indolores e não contêm bacilos da tuberculose. As tuberculídes são reações de hipersensibilidade aos antígenos do MTBC que se disseminaram na pele de outros focos infecciosos; como tal, elas são negativas para cultura e, tipicamente, para reação em cadeia da polimerase (PCR). A histologia, muitas vezes, é inconclusiva, uma vez que nem sempre se veem granulomas maduros. As lesões recorrentes são facilmente confundidas com sífilis, doença de Behçet, herpes simples recorrente, balanite e carcinoma de células escamosas. O reconhecimento desta entidade é o primeiro passo no diagnóstico, e a resposta ao tratamento empírico da TB apesar de culturas negativas confirma o diagnóstico.

Diagnóstico

Nos países desenvolvidos, o objetivo principal da investigação diagnóstica é o isolamento do MTBC na cultura para o teste de sensibilidade a medicamentos. No contexto clínico certo, amostras de tecido demonstrando granulomas caseosos podem corroborar um diagnóstico de TB quando os resultados de culturas ou teste de DNA forem negativos. Na ausência desses, o diagnóstico de pacientes com TB GU baseia-se na constelação de achados clínicos consistentes em um paciente com exposição provável e resposta ao tratamento médico empírico. Como até 20% da TB GU ocorrem simultaneamente com

TB pulmonar (Figueiredo e Lucon, 2008), também é útil avaliar se há doença pulmonar.

Cultura

O padrão ouro atual para o diagnóstico de TB GU é a cultura de bacilos ácido-álcool resistentes (BAAR) na urina. O primeiro jato de urina é a melhor amostra, porque a urina está mais concentrada neste momento. Devem ser recolhidas de três a cinco amostras de urina em dias consecutivos para o rendimento máximo. Estas devem ser cultivadas imediatamente após a coleta, porque a exposição prolongada à acidez da urina pode retardar o crescimento de micobactérias (American Thoracic Society, 2000a). A sensibilidade das culturas de BAAR da urina chega a 80% quando realizada desta maneira. Na prática cotidiana, no entanto, a sensibilidade pode chegar a apenas 10% (Abbara e Davidson, 2011). A coloração de Ziehl-Neelsen pode ser feita na urina também, mas a sensibilidade é inferior a 50%. Além disso, qualquer tecido obtido por meio de biópsia ou cirurgia também deve ser cultivado.

O complexo *Mycobacterium tuberculosis* tem sido tradicionalmente cultivado em meio de Löwenstein-Jensen (LJ), sólido e à base de ovo. Esse método é trabalhoso e demorado; geralmente, são necessárias de 4 a 6 semanas para o crescimento de MTBC possa ser detectado. O LJ continua sendo o meio preferencial nos países em desenvolvimento, porque é o menos caro e não requer nenhum equipamento especializado. Em países desenvolvidos, a urina é cultivada em meios sólidos transparentes mais caros, à base de ágar, tais como Middlebrook 7H10. Com este meio, as colônias podem ser visualizadas aproximadamente 1 semana antes do que com o meio LJ. Os sistemas de detecção à base de líquido, tal como o BACTEC Mycobacteria Growth Indicator Tube (MGIT), também são utilizados nos países desenvolvidos. O MGIT é um sistema totalmente automatizado que utiliza supressão de fluorescência para detectar o crescimento de micobactérias em meios líquidos em menos de 10 dias. As diretrizes atuais recomendam a cultura em, pelo menos, um meio sólido simultaneamente com o sistema líquido para maximizar o rendimento (American Thoracic Society, 2000a). Outros métodos de detecção disponíveis incluem sistemas semiautomáticos que usam sistema de cultura radiométrico em meio líquido. A susceptibilidade a antibióticos pode ser testada utilizando-se qualquer um dos métodos de cultura descritos anteriormente. Tipicamente, a susceptibilidade a medicamentos de primeira linha contra a tuberculose é testada "*in house*" com o uso do instrumento MGIT. Os testes de susceptibilidade para medicamentos de segunda linha contra a TB costumam ser realizados apenas em laboratórios de referência.

Testes de Amplificação de Ácido Nucleico

Foram desenvolvidos vários testes de amplificação para acelerar a detecção do MTBC, fornecendo resultados em 1 a 2 dias. Isso também pode ajudar na detecção em casos com baixa carga bacilar, em que a cultura pode não conseguir isolar os organismos. Os testes relatam sensibilidades que variam de 87% a 96%, quando comparados com a cultura. No entanto, as amostras não provenientes de escarro, tais como a de urina, contêm inibidores naturais que interferem no processo de amplificação de DNA ou RNA, resultando, potencialmente, em resultados de testes falso-negativos (Moussa et al., 2000; Chawla et al., 2012; Mehta et al., 2012). A sensibilidade dos ensaios de PCR para a TB GU também depende do tipo de amplificação de sequência usada. Ensaios com base na sequência de inserção repetitiva IS6110 do MTBC têm um melhor desempenho do que aqueles que amplificam 16S-rRNA (Moussa et al., 2000).

Em geral, os testes de amplificação de ácidos nucleicos (NAATs) são frequentemente subutilizados nos países desenvolvidos porque é necessária a cultura para o teste de sensibilidade aos fármacos. Nos países em desenvolvimento, o custo e a necessidade de equipamentos caros têm sido os obstáculos. Ao contrário das culturas, os NAATs não podem ser utilizados para monitorar a resposta ao tratamento, porque os ácidos nucleicos são retirados de organismos mortos e os resultados dos testes podem permanecer positivos apesar do tratamento adequado (American Thoracic Society, 2000a).

Em 2010, a OMS apoiou entusiasticamente o mais novo ensaio PCR para TB no mercado, o GeneXpert MTB/RIF. O sistema fornece uma plataforma autossuficiente que automatiza o processamento do escarro, a extração de DNA e a amplificação em menos de 2 horas. Ele detecta simultaneamente a presença de MTBC e resistência à rifampicina. Como mais de 90% das cepas resistentes à rifampicina também são resistentes à INH (isoniazida), a resistência à rifampicina serve como um marcador substituto para a tuberculose resistente a múltiplos fármacos (MDR-TB) (Ioannidis et al., 2011). O ensaio foi mais estudado com amostras de escarro e parece ter sensibilidade semelhante à cultura. Seu uso para a TB GU ainda está sendo avaliado. Em um pequeno estudo de TB extrapulmonar, que incluiu 91 amostras de urina (apenas cinco das quais foram negativas para cultura), o GeneXpert teve sensibilidade de 100% e especificidade de 98,6% (Hillemann et al., 2011).

Histopatologia

O exame histopatológico mostra achados compatíveis com TB em 38,3% dos casos de TB GU nos países desenvolvidos e 21,9% dos casos em todo o mundo. Como as culturas de urina são às vezes negativas, a biópsia de tecido pode ajudar no diagnóstico da TB GU (Kulchavenya et al., 2013). Embora micobactérias muitas vezes não sejam vistas, o achado de granulomas caseosos no contexto clínico adequado pode ajudar a estabelecer um diagnóstico de TB GU.

Testes de Rastreamento

O teste tuberculínico (TT) e os ensaios de liberação de interferon-gama (IGRA) não fazem a diferenciação entre a TB latente e a ativa. Eles têm utilidade limitada no diagnóstico da doença ativa, embora sejam amplamente utilizados e são aprovados pela Food and Drug Administration (FDA) dos Estados Unidos para esta finalidade. Um resultado positivo não pode confirmar a TB ativa, e um resultado negativo não pode descartá-la. O uso ideal para estes testes é na triagem de indivíduos quanto a infecção latente por tuberculose. No entanto, na ausência de outros resultados positivos, o uso desses testes de rastreamento pode, por vezes, ajudar a influenciar o médico a fazer um diagnóstico de doença tuberculosa ativa.

Teste tuberculínico (TT), Proteína Purificada Derivada, Teste de Mantoux. O TT avalia a presença de uma resposta imune celular existente aos antígenos do MTBC, que deve estar presente em pessoas que foram infectadas. A tuberculina é uma suspensão estéril de proteínas extraídas de culturas de *M. tuberculosis* e é injetada intradermicamente na face volar do antebraço. Após 48 a 72 horas, a hipersensibilidade do tipo retardada causará induração no local da injeção naqueles com *priming* imunológico prévio. As diretrizes do CDC para interpretação de um resultado positivo do teste dependem dos fatores de risco do paciente. Foram definidos três pontos de corte distintos para positividade de acordo com o risco. Para as pessoas que tiveram contato recente com um paciente com TB, com alterações fibróticas em radiografias de tórax que são compatíveis com TB prévia, ou aqueles imunossuprimidos, 5 mm de induração ou mais é positivo. Para imigrantes recentes vindos de países de alta prevalência, residentes ou trabalhadores de instituições de alto risco, usuários de drogas injetáveis e pessoas com comorbidades médicas que aumentam o risco de TB ativa, 10 mm de induração ou mais é positivo. Para o público em geral, 15 mm ou mais é positivo (Quadro 17-1) (American Thoracic Society, 2000b).

Embora seja necessária uma formação inicial da equipe tanto na aplicação quanto na interpretação do teste, o TT tem muitas vantagens. Ele é barato, não requer um laboratório e é fácil de realizar. A principal desvantagem é que o TT não é específico para MTBC. A vacinação com BCG e infecção por micobactérias não tuberculosas pode provocar uma reação positiva. Além disso, o TT requer uma segunda visita do paciente para a leitura do teste, o que pode ser difícil de garantir. Podem ocorrer resultados falso-negativos em 10% a 25% das pessoas com TB ativa (Huebner et al., 1993). Em um estudo, o resultado do TT foi positivo em 85% a 95% dos pacientes com TB GU (Figueiredo e Lucon, 2008).
Ensaios de Liberação de Interferon-Gama. Os IGRAs são exames de sangue que medem o nível de IFN-γ (um substituto da reatividade imune celular) produzido em resposta a antígenos específicos ao MTBC, semelhante a um TT *in vitro* específico para MTBC. As pessoas infectadas com MTBC têm células T circulantes que reconhecem, de forma rápida, os antígenos de MTBC e secretam IFN-γ na reexposição. Os antígenos utilizados nos IGRAs estão ausentes de todas as cepas de BCG e da maioria das micobactérias não tuberculosas e, por isso, a exposição a estes organismos não resulta em um resultado positivo no IGRA. Os resultados já estão disponíveis após 24 horas.

Existem dois tipos de IGRA disponíveis nos Estados Unidos: o QuantiFERON-TB® Gold In-Tube (QFT-GIT) e o T-SPOT.TB®. O QFT-GIT é mais simples de ser aplicado, enquanto o T-SPOT.TB® requer mais etapas. No QFT-GIT, o sangue total é recolhido em três tubos

QUADRO 17-1 Diretrizes para Determinar uma Reação Positiva ao Teste Tuberculínico

INDURAÇÃO ≥ 5 MM
- Pessoas HIV-positivas
- Contatos recentes do paciente com TB ativa
- Alterações fibróticas na radiografia de tórax compatíveis com TB prévia
- Pacientes com transplantes de órgãos e outros pacientes imunodeprimidos (que tenham recebido o equivalente a > 15 mg/dia de prednisona por mais de 1 mês, ou antagonistas de TNF-α)

INDURAÇÃO ≥ 10 MM
- Chegadas recentes (<5 anos) de países de alta prevalência
- Usuários de drogas injetáveis
- Residentes e empregados de ambientes de alto risco com grande congregação de pessoas: prisões e cadeias, casas de repouso e outros serviços de saúde, instalações residenciais para pacientes com AIDS e abrigos para população sem-teto
- Trabalhadores de laboratórios de micobacteriologia
- Pessoas com condições clínicas que os coloque em alto risco: silicose, *diabetes mellitus*, insuficiência renal crônica, alguns distúrbios hematológicos (p. ex., leucemias e linfomas), outras malignidades específicas (p. ex., carcinoma da cabeça ou pescoço e do pulmão), perda de peso superior a 10% do peso corporal ideal, gastrectomia, desvio jejunoileal
- Crianças menores de 4 anos ou bebês, crianças e adolescentes expostos a adultos em categorias de alto risco

INDURAÇÃO ≥ 15 MM
- Pessoas sem fatores de risco para a TB; no entanto, programas dirigidos de teste cutâneo só devem ser conduzidos entre os grupos de alto risco

AIDS, Síndrome da imunodeficiência adquirida; HIV, vírus da imunodeficiência humana; TB, tuberculose; TNF, fator de necrose tumoral.

Modificado de Diagnostic standards and classification of tuberculosis in adults and children (Normas de diagnóstico e classificação da tuberculose em adultos e crianças). Esta declaração oficial da American Thoracic Society e dos Centers for Disease Control and Prevention foi aprovada pelo Council of the Infectious Disease Society of America, em setembro de 1999. Am J Respir Crit Care Med 2000;161(4 Pt. 1):1376–95; and Centers for Disease Control and Prevention. Tuberculosis (TB) fact sheets, <http://www.cdc.gov/tb/publications/factsheets/testing/skintesting.htm>; Setembro 1, 2012 [acessado em 09.02.15].

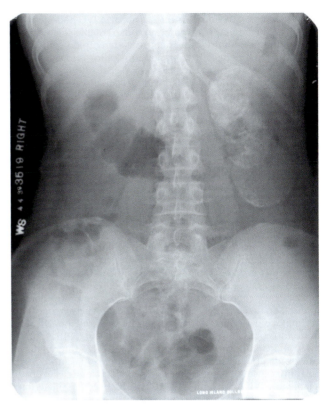

Figura 17-1. Radiografia de rins-ureter-bexiga em um paciente com tuberculose renal esquerda, com calcificações associadas.

Radiografia

A TB GU gera um amplo espectro de achados nos exames por imagem. O exame preferido depende da localização da doença e deve ser escolhido com base nos sintomas e outros dados clínicos. O exame por imagem é, muitas vezes, o primeiro teste que indica que a TB é a causa de uma doença GU.

Radiografia Simples. A radiografia (RX) de rins-ureter-bexiga (RUB) frequentemente mostra calcificações causadas pela TB, as quais estão presentes em mais de 50% dos pacientes (Merchant et al., 2013a). As lesões renais iniciais podem aparecer como calcificações puntiformes dentro do parênquima. Com a progressão da TB, o filme de RUB pode mostrar calcificações globulares que correspondem a uma massa tuberculosa (Fig. 17-1). A necrose papilar aparece como calcificações triangulares anelares no sistema coletor. Na autonefrectomia fibrótica, a RX simples mostra um rim pequeno, encolhido, calcificado, com aparência de "cimento" ou "massa", em que bordas calcificadas delineiam cada lóbulo renal; este padrão lobar é patognomônico da TB renal em estágio final.

Uma RX simples também pode demonstrar cálculos renais e ureterais infectados com o bacilo. As pedras podem tomar formas estranhas, já que se formam em uma pelve renal deformada e fibrosada. Uma pedra com a forma de uma seta para cima pode indicar uma pelve renal que foi "puxada para cima" pela contração causada por cicatriz.

O RX simples também pode mostrar calcificações ureterais, que são caracteristicamente intraluminais, ao contrário das calcificações murais da esquistossomose. Calcificações da parede da bexiga não são muito comuns, exceto em casos tardios de contração da bexiga. Calcificações da próstata e das vesículas seminais são vistas em 10% dos pacientes. Achados em radiografias simples claramente sugestivos de TB também podem ser vistos em tecidos circundantes, aparecendo como erosões dos corpos vertebrais ou calcificações em abcessos frios do músculo psoas (Teo e Wee, 2011; Merchant et al., 2013a).

Urografia Excretora Intravenosa. A urografia excretora intravenosa (IVU) é o padrão-ouro para exames por imagem da TB renal inicial. As alterações erosivas iniciais do urotélio aparecem como perda de nitidez e irregularidades nas bordas (Figueiredo e Lucon, 2008). As erosões no sistema coletor têm uma aparência de "roído por traça" (Patterson et al., 2012). É possível ver defeitos de enchimento, causados por tuberculomas

de ensaio específicos, um contendo os antígenos do MTBC ESAT-6, CFP-10 e TB7.7, e dois controles (negativo e positivo). O sangue é incubado diretamente nos tubos de coleta durante 16 a 24 horas. O plasma é então separado e o IFN-γ é medido utilizando-se um ensaio imunoenzimático (ELISA). Os resultados do teste são lidos como positivo, negativo ou indeterminado, com base no nível de IFN-γ produzido em relação aos controles negativos e positivos. No ensaio T-SPOT.TB, as células mononucleares do sangue periférico são separadas do sangue total e, em seguida, incubadas com ESAT-6 e CFP-10 em poços sensibilizados com anticorpos que capturam o IFN-γ. O teste imunológico ligado a enzimas (ELISPOT) é usado para detectar um aumento no número de células (que aparecem como pontos em cada poço de teste) que secretam IFN-γ em relação a um controle negativo. Os pontos são contados manualmente, e o resultado do teste é lido como positivo, negativo ou limítrofe. Apesar da maior dificuldade para realizar o T-SPOT.TB em comparação com o QFT-GIT, ele é o teste mais sensível. Estudos agrupados estimam sensibilidade de 83% para o QFT-GIT e de 91% para o T-SPOT, contra 89% para TT em casos de TB confirmada por cultura (Mazurek et al., 2010).

que se rompem no cálice ou por necrose papilar. A IVU pode demonstrar cavidades medulares que se comunicam com o sistema coletor. Quando um cálice ou infundíbulo sofre estenose, a excreção do contraste pelo parênquima renal pode falhar, criando um "cálice fantasma" no local onde o cálice deveria estar visível (Eastwood et al., 2001). A TB ureteral pode se manifestar como um ureter rígido, calcificado, retificado, em forma de "haste de cachimbo", que é tubular e sem a atividade peristáltica normal. O ureter também pode assumir a aparência de um saca-rolhas com nódulos, como resultado de fibrose nodular ao longo de todo o trajeto. Os achados em haste de cachimbo e saca-rolhas são altamente sugestivos de TB, especialmente quando vistos simultaneamente com alterações nos rins ou na bexiga. A IVU também pode detectar rins não funcionais resultantes de autonefrectomia, bem como uma bexiga fibrosada e contraída (Fig. 17-2). Por vezes, pode-se sugerir a existência de um abscesso perirrenal, particularmente se há restrição do movimento renal com a respiração, ou deslocamento ureteral na IVU.

Os achados mais comuns na IVU, no entanto, são alterações obstrutivas resultantes de cicatrizes e distorção do sistema coletor: obliteração do sistema coletor, estreitamento infundibular, hidrocalicose, hidronefrose segmentar ou total e hidroureter (Figs. 17-3 e 17-4). A dilatação e distorção do sistema coletor apresentará um típico padrão em "trevo na radiografia" (Carl e Stark, 1997). A obstrução da junção ureterovesical é causada por cistite tuberculosa ou por estenoses do terço distal do ureter (Fig. 17-5). O achado de uma pelve renal "puxada para cima", com acentuada angulação da junção ureteropélvica (JUP), é conhecido como "torção de Kerr" (Merchant et al, 2013a).

Tomografia Computadorizada com Urografia. A tomografia computadorizada (TC) com urografia é a modalidade mais utilizada para realizar imagens de TB em países desenvolvidos, onde ela substituiu amplamente a IVU (Merchant et al., 2013b). *Scanners* multidetectores de última geração podem detectar lesões tão pequenas quanto 3 a 4 mm. Com a administração de contraste intravenoso, a TC pode avaliar a função renal durante diferentes fases da excreção. Semelhante à RX simples e à IVU, a TC revela calcificações, cicatrizes e sinais de obstrução (Fig. 17-6). A TC é mais sensível do que a RX simples na detecção de calcificações e espessamento dos ductos coletores. Ela é particularmente útil na avaliação de pacientes com TB complicado e extenso. Abcessos perinefréticos e do músculo psoas também podem ser vistos, bem como qualquer patologia nos linfonodos, vértebras, baço ou fígado. Também é possível visualizar patologias na próstata e vesículas seminais, incluindo aumento, necrose, cavitações e abscessos e calcificações.

A TC tem desvantagens. Ela é menos sensível para detectar o menor dos espessamentos uroteliais, necrose papilar sutil e outras alterações causadas pela TB renal precoce, para o qual a IVU ainda é o estudo preferido. Além disso, a TC confere uma dose maior de radiação do que a IVU.

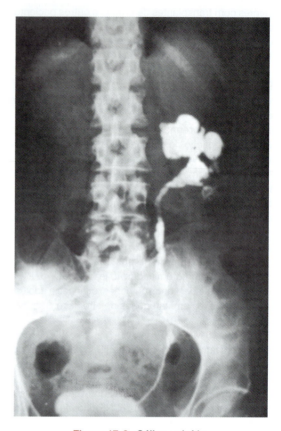

Figura 17-3. Cálice ocluído.

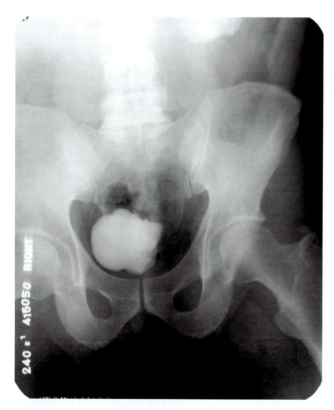

Figura 17-2. A parte do cistograma de uma pielografia intravenosa em um paciente com tuberculose renal esquerda. Observe a contração no lado esquerdo da bexiga, que é consequência da fibrose causada pela tuberculose.

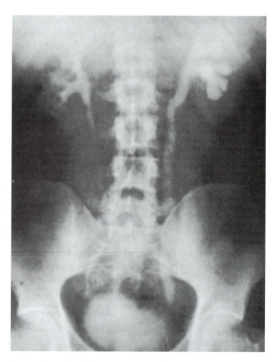

Figura 17-4. Grave destruição calicinal e parenquimal.

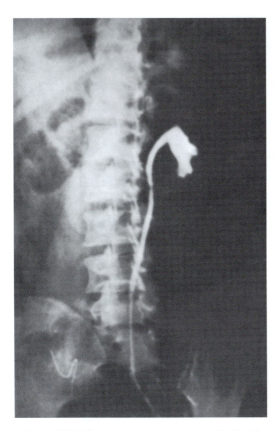

Figura 17-5. Estenose no ureter esquerdo distal.

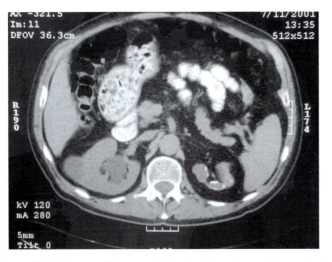

Figura 17-6. Tomografia computadorizada após uso de contraste oral em um paciente com tuberculose renal bilateral. O rim direito está hidronefrótico em consequência da estenose infundibular, mas manteve boa função. O rim esquerdo é um rim atrófico não funcional em fase terminal com calcificação.

Pielografia Retrógrada e Pielografia Anterógrada. Tanto a pielografia retrógrada quanto a anterógrada, com contraste administrado por via percutânea ou por via endoscópica, foi substituída pela TC com urografia. No entanto, quando nem a IVU nem a TC podem ser feitas por causa da insuficiência renal ou por alergia ao contraste, essas modalidades podem ser úteis para delinear as distorções na anatomia GU. Além disso, esses testes podem ser utilizados em conjunto com a IVU para determinar se as cavitações são obstrutivas ou não, e se elas se comunicam com o sistema coletor urinário ou não (Merchant et al., 2013b).

Ultrassonografia

A ultrassonografia (US) tem um papel limitado no diagnóstico da TB GU, pois os resultados geralmente são inespecíficos e a visualização não é tão clara como com a TC. Ela é útil em pacientes pediátricos ou grávidas por causa da ausência de exposição à radiação. A US também é menos cara que a TC. A US pode ser usada para avaliar os testículos, epidídimo, e, com a US transretal, a próstata e as vesículas seminais, que se apresentarão espessadas. A US também pode localizar abcessos ou cavidades nos rins. Lesões císticas com septações sugerem infecção crônica (Wong et al., 2013). As calcificações focais aparecem como áreas altamente ecogênicas, com sombra distal. A restrição da circulação renal durante a respiração sugere um abcesso perirrenal ou do músculo psoas. Como na TC, a US pode fornecer informações simultâneas sobre o abdome, tal como a presença de ascite, linfadenopatia ou bolo omental. A principal utilização da US na TB GU é acompanhar a hidronefrose em pacientes que estejam recebendo tratamento médico porque a fibrose durante a cicatrização pode piorar a obstrução urinária.

Ressonância Magnética

A ressonância magnética (RM) não é comumente usada no diagnóstico da TB GU por causa das muitas outras modalidades de exame por imagem disponíveis (Merchant et al., 2013b). Assim como na US, a RM pode ser útil em pacientes pediátricos ou grávidas, para evitar a exposição à radiação. A RM pode detectar um único granuloma. Pequenas lesões são hipointensas tanto em T1 como em T2. Lesões maiores têm hiperintensidade central nas imagens T2 devido ao aumento da celularidade no centro do granuloma. Lesões tuberculosas maiores podem imitar malignidades, e nem sempre é possível diferenciar os dois.

A urografia por ressonância magnética (URM) pode ser mais sensível do que a IVU para mostrar espessamento urotelial e caliectasia. O acréscimo da imagem ponderada em difusão (DWI) pode ajudar a distinguir entre hidronefrose e pionefrose. Várias técnicas têm sido exploradas com RM para estudar a TB, incluindo a cine-URM e a URM dinâmica, que pode avaliar peristaltismo ureteral. A RM com DWI pode ser usada para monitorar fibrose renal. Os coeficientes de difusão aparente (CDA) diminuem com a fibrose e podem ser usados para estimar o estágio da tuberculose, incluindo o efeito do tratamento. Deve-se ter cuidado com o uso de gadolínio em pacientes com insuficiência renal devido ao risco de desenvolvimento de fibrose nefrogênica disseminada.

Cistoscopia e Ureteroscopia

A endoscopia desempenha um papel limitado no diagnóstico da TB. Embora permita uma visualização direta das lesões, os achados podem ser inespecíficos. Eles incluem hiperemia local, erosão da mucosa, ulceração, massas granulomatosas e irregularidade dos orifícios ureterais. As lesões ulcerativas podem imitar malignidades. Um orifício ureteral em "buraco de golfe" é sugestivo de tuberculose e, quando encontrado, devem-se realizar exames por imagens ou endoscopia do trato superior (Fig. 17-7). As biópsias devem ser realizadas quando possível, especialmente se malignidade for uma possibilidade. Embora uma urocultura positiva para MTBC seja suficiente para o diagnóstico, os resultados podem não ficar disponíveis com rapidez suficiente. Além disso, naqueles casos com culturas de urina negativa, a biópsia da bexiga pode ter sensibilidade de 19% a 52% para tuberculose (Figueiredo e Lucon, 2008).

Tratamento

Antes do desenvolvimento de agentes antimicrobianos, o tratamento da tuberculose baseava-se, principalmente, em descanso e nutrição em sanatórios; e naqueles pacientes com doença GU grave, a cirurgia extirpativa era a melhor esperança para cura. Com o desenvolvimento da estreptomicina em 1944, seguido pela isoniazida (INH) em 1952 e a rifamicina em 1957, o tratamento medicamentoso com fármacos antituberculose substituiu os sanatórios e os procedimentos cirúrgicos (Daniel, 2006). Hoje, a maioria dos pacientes com TB pode ser tratada medica e ambulatorialmente, mesmo aqueles com MDR-TB. A cirurgia agora serve, principalmente, para estabelecer um diagnóstico ou como um adjuvante aos antibióticos em casos avançados (Abbara e Davidson, 2011).

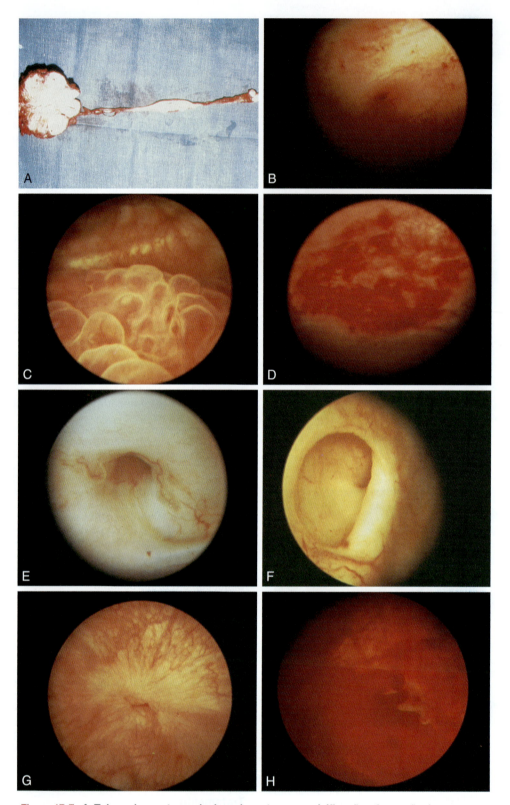

Figura 17-7. A, Tuberculose extensa do rim e do ureter com calcificação e formação de estenose. B, Inflamação aguda do orifício ureteral. C, Granulações bolhosas tuberculosas. D, Úlcera aguda tuberculosa. E, Ureter tuberculoso em "buraco de golfe". F, Ureter tuberculoso em "buraco de golfe", severamente recolhido. G, Lesão tuberculosa curada. H, Cistite tuberculosa aguda, com ulceração.

Tratamento Clínico

O tratamento clínico bem-sucedido da TB requer múltiplos fármacos por várias razões (CDC, 2003). Em primeiro lugar, os bacilos da tuberculose existem em diferentes microambientes dentro do hospedeiro. Eles aplicam diferentes pressões no organismo e apresentam diferentes necessidades metabólicas e velocidades de replicação. Os fármacos variam na sua atividade contra o MTBC; alguns são bactericidas, enquanto outros são apenas bacteriostáticos. Alguns medicamentos funcionam melhor em bactérias com replicação rápida, ao passo que outros são mais eficazes contra bacilos dormentes. As substâncias também penetram de forma diferente em variados

TABELA 17-1 Medicamentos Antituberculose de Primeira Linha

MEDICAMENTO/FORMULAÇÃO	DOSE PARA ADULTOS (DIÁRIA)[1]	DOSE PARA ADULTOS (INTERMITENTE)[2]	PRINCIPAIS EFEITOS ADVERSOS
Isoniazida (INH)[3] 100 mg, 300 mg tabletes 50 mg/5 mL xarope 100 mg/mL injeção	5 mg/kg (máx. 300 mg)	15 mg/kg (máx. 900 mg) 3 vezes/semana	Toxicidade hepática, neuropatia periférica
Rifampicina (Rifadin®, Rimactane®)[4] 150 mg, 300 mg cápsulas 600 mg pó injetável	10 mg/kg (máx. 600 mg)	10 mg/kg (máx. 600 mg) 3 vezes/semana	Toxicidade hepática, síndrome semelhante à gripe, prurido, interações medicamentosas
Rifabutina (Mycobutin®)[5] 150 mg cápsulas	5 mg/kg (máx. 300 mg)	5 mg/kg (máx. 300 mg) 3 vezes/semana	Toxicidade hepática, síndrome semelhante à gripe, uveíte, neutropenia, interações medicamentosas
Rifapentina (Priftin®)[6] 150 mg tabletes		10 mg/kg/semana VO (máx. 600 mg) Fase de continuação apenas em pacientes selecionados	Semelhante à rifampicina
Pirazinamida 500 mg tabletes	40-55 kg: 1.000 mg 56-75 kg: 1.500 mg 76-90 kg: 2.000 mg	3 vezes/semana: 40-55 kg: 1.500 mg 56-75 kg: 2.500 mg 76-90 kg: 3.000 mg	Artralgias, toxicidade hepática, prurido, erupção cutânea, hiperuricemia, desconforto gastrintestinal
Etambutol (Myambutol®) 100 mg, 400 mg tabletes	40-55 kg: 800 mg 56-75 kg: 1.200 mg 76-90 kg: 1.600 mg	3 vezes/semana: 40-55 kg: 1.200 mg 56-75 kg: 2.000 mg 76-90 kg: 2.400 mg	Diminuição da discriminação de cores vermelha e verde, diminuição da acuidade visual, neurite óptica

1 Ou 5 vezes/semana, por tratamento diretamente observado (DOT).
2 Terapia intermitente (administrada por DOT) apenas durante a fase de continuação do tratamento. A Organização Mundial de Saúde (OMS) não recomenda mais intervalos de dosagem menores que 3 vezes/semana.
3 A piridoxina de 25 a 50 mg deve ser indicada para prevenir a neuropatia em pacientes desnutridos ou grávidas e aqueles com infecção pelo vírus da imunodeficiência humana (HIV), insuficiência renal, doença da tireoide, alcoolismo ou diabetes.
4 Em geral, não pode ser usada por pessoas infectadas pelo HIV que tomam inibidores da protease ou certos inibidores da transcriptase reversa não análogos de nucleosídeos (ITRNNs).
5 Quando tomada com efavirenz, a dose de rifabutina é aumentada para 450 mg/dia ou 600 mg 3 vezes/semana. Quando tomado com fosamprenavir, nelfinavir ou indinavir, a dose de rifabutina é de 150 mg/dia ou 300 mg, 3 vezes/semana. Com ritonavir, atazanavir ou ritonavir combinado com outros inibidores da protease, a dose de rifabutina é de 150 mg em dias alternados ou 3 vezes/semana; alguns especialistas acreditam que esta dose é subterapêutica e recomendam 150 mg por dia ou 300 mg 3 vezes/semana, com acompanhamento atento para toxicidade por rifabutina, em especial uveíte.
6 *A rifapentina é contraindicada para pessoas HIV-positivas, em pessoas com doença pulmonar cavitária e em pessoas com tuberculose extrapulmonar.* O uso de rifapentina uma vez por semana não é defendido pela OMS.
De Drugs for tuberculosis. Treat Guidel Med Lett 2012;10(116):29–36; e modificado por Centers for Disease Control and Prevention (CDC). Treatment of tuberculosis, American Thoracic Society, CDC, and Infectious Diseases Society of America. MMWR Recomm Rep 2003;52(RR-11):1–77.

tecidos e têm um desempenho ótimo a diferentes pH. Além disso, a terapia de múltiplos fármacos impede o surgimento de cepas resistentes a medicamentos.

A terapia de combinação com fármacos de primeira linha antituberculose alcança as melhores taxas de cura no menor período de tempo (Tabela 17-1). O tratamento deve começar com esses fármacos – INH, rifampicina, pirazinamida e etambutol. Antes do início do tratamento, as medidas básicas devem incluir hemogramas e testes de função hepática e renal. Os pacientes também devem ser testados para HIV e, quando apropriado, para hepatite B e C. O tratamento clínico deve ser adaptado de acordo com os dados provenientes do teste de sensibilidade aos medicamentos, quando disponíveis. Deve-se empregar o tratamento diretamente observado (TDO) para garantir a adesão à medicação e minimizar a probabilidade de desenvolvimento de cepas resistentes a medicamentos.

Os agentes de segunda linha são reservados para pacientes nos quais os agentes de primeira linha falharam ou para os pacientes que sofreram efeitos colaterais causados por esses agentes, e para os casos de resistência a fármacos. Os agentes de segunda linha variam na tolerabilidade e facilidade de administração (Tabela 17-2). Os medicamentos recentes adicionados aos agentes de segunda linha são as fluoroquinolonas e a linezolida (Lee et al., 2012), ambos os quais foram desenvolvidos para o tratamento de outras infecções bacterianas, e a bedaquilina – o primeiro novo medicamento em 40 anos desenvolvido especificamente para TB. Ele foi aprovado em regime prioritário (*fast-track*) pela FDA e aprovado para uso em 28 de dezembro de 2012 após concluídos apenas os estudos de fase 2b. Atualmente, ele é aprovado apenas como parte da terapia de combinação para TB pulmonar resistente a medicamentos (CDC, 2013b).

A TB geniturinária pode ser tratada com sucesso com o regime padrão de curta duração de 6 meses com fármacos antituberculosos de primeira linha (CDC, 2003). O tratamento começa com uma fase intensiva de 2 meses de INH, rifampicina e pirazinamida diariamente, seguida por uma fase de continuação de 4 meses com INH e rifampicina administradas diariamente ou, como uma alternativa, três vezes por semana. A administração duas vezes por semana durante a fase de continuação não é mais recomendada (OMS, 2010). A administração de piridoxina (vitamina B_6) minimiza o risco de neuropatia periférica induzida por INH. O etambutol é adicionado no início do tratamento, dependendo da susceptibilidade a fármacos, e é interrompido caso se descubra que a cepa é susceptível aos outros medicamentos de primeira linha. Os fármacos de primeira linha atingem altas concentrações na urina e funcionam bem em ambientes ácidos. A fase de tratamento intensivo tem como alvo as bactérias que se multiplicam rapidamente, enquanto a fase de continuação tenta erradicar bactérias persistentes e que se multiplicam de forma lenta e esporádica.

Embora 6 meses seja a duração do tratamento padrão de curso curto, regularmente surgem contextos clínicos que exigem um prolongamento do tratamento. Tanto o tipo de doença clínica presente quanto os fármacos antituberculose usados afetam a duração do tratamento

TABELA 17-2 — Medicamentos Antituberculose de Segunda Linha

MEDICAMENTO/FOMULAÇÃO	DOSE PARA ADULTOS (DIÁRIA)[1]	PRINCIPAIS EFEITOS ADVERSOS
Estreptomicina[2]	15 mg/kg IM, IV (máx. 1 g)	Toxicidade vestibular e auditiva, dano renal
Capreomicina (Capastat®)[2]	15 mg/kg IM, IV (máx. 1 g)	Toxicidade vestibular e auditiva, dano renal, desequilíbrio eletrolítico
Canamicina (Kantrex® e outros)[2]	15 mg/kg IM, IV (máx. 1 g)	Ototoxicidade, dano renal
Amicacina (Amikin® e outros)[2]	15 mg/kg IM, IV (máx. 1 g)	Ototoxicidade, dano renal
Cicloserina (Seromycin®)[3]	10-15 mg/kg em 2 doses (máx. 500 mg 2 vezes/dia) VO	Sintomas psiquiátricos, convulsões
Etionamida (Trecator-SC®)	15-20 mg/kg em 1 ou 2 doses (máx. 500 mg 2 vezes/dia) VO	Toxicidade gastrintestinal e hepática, hipotireoidismo, neurite óptica, neurotoxicidade
Levofloxacina (Levaquin®)	500-1.000 mg VO, IV	Toxicidade gastrintestinal, efeitos sobre o sistema nervoso central, erupção cutânea, disglicemia, prolongamento do intervalo QT, tendinite ou ruptura de tendão
Moxifloxacino (Avelox®)	400 mg VO, IV	Toxicidade gastrintestinal, efeitos sobre o sistema nervoso central, erupção cutânea, disglicemia, prolongamento do intervalo QT, tendinite ou ruptura de tendão
Ácido aminosalicílico (PAS; Paser®)	8-12 g em 2 ou 3 doses VO	Distúrbios gastrintestinais, hepatite, hipotireoidismo
Linezolida (Zyvox®)	600 mg duas vezes VO	Supressão da medula óssea, neuropatia periférica e óptica, toxicidade hepática
Bedaquilina (Sirturo®)[4]	400 mg VO	Cefaleia, náuseas, artralgias, prolongamento do intervalo QT, toxicidade hepática

1A dosagem pode precisar de ajustes em pacientes com insuficiência renal.
2Em geral, administrada 5 a 7 vezes/semana (15 mg/kg, ou um máximo de 1 g por dose) por um período inicial de 2 a 4 meses e, em seguida (se necessário), 3 vezes/semana (20 a 30 mg/kg, ou um máximo de 1,5 g por dose). A administração com frequência menor do que 3 vezes/semana não é mais recomendada. Para pacientes com mais de 59 anos, a dose é reduzida para 10 mg/kg (máx. 750 mg por dose). Deve-se reduzir a dose se a função renal estiver diminuída.
3Alguns especialistas recomendam a piridoxina a 50 mg para cada 250 mg de cicloserina para diminuir a incidência de efeitos adversos neurológicos.
4A bedaquilina é administrada a 400 mg por via oral com alimentos, todo dia, por 2 semanas e, então, 200 mg por via oral 3 vezes/semana.
De Drugs for tuberculosis. Treat Guidel Med Lett 2012;10(116):29–36; e modificado por Centers for Disease Control and Prevention (CDC). Treatment of tuberculosis, American Thoracic Society, CDC, and Infectious Diseases Society of America. MMWR Recomm Rep 2003;52(RR-11):1–77; Lee M, Lee J, Carroll MW, et al. Linezolid for treatment of chronic extensively drug-resistant tuberculosis. N Engl J Med 2012;367(16):1508–18; and CDC. Provisional CDC guidelines for the use and safety monitoring of bedaquiline fumarate (Sirturo) for the treatment of multidrug-resistant tuberculosis. MMWR Recomm Rep 2013;62(RR-09):1–12.

(CDC, 2003). Por exemplo, o tratamento durante pelo menos 9 meses é recomendado para extensos focos de infecção, doença pulmonar cavitária com baciloscopia positiva concomitante, envolvimento do sistema nervoso central, ou um atraso na conversão de culturas positivas em negativas. Caso o paciente não consiga tomar a pirazinamida por pelo menos 2 meses, devido a efeitos colaterais ou resistência aos medicamentos, a duração do tratamento também deve ser de 9 meses ou mais. Alguns médicos recomendam 12 meses de tratamento para TB GU por causa das altas taxas de recidiva de até 22% quando o tratamento é administrado por apenas 6 meses (Gokalp et al., 1990). Devido às complexidades que costumam surgir com a escolha do regime, interações medicamentosas e efeitos colaterais, qualquer desvio do tratamento padrão de curta duração deve ser discutido com especialistas com experiência no tratamento da tuberculose.

Durante a terapia, as enzimas hepáticas devem ser monitoradas mensalmente naqueles pacientes com doença hepática preexistente, porque todos os agentes de primeira linha, exceto o etambutol, podem causar toxicidade hepática que pode ser revertida com a descontinuação do medicamento (CDC, 2003). Os pacientes devem ser aconselhados a absterem-se de álcool e outras substâncias hepatotóxicas. Embora o tratamento seja, em geral, bem tolerado, há relatos de lesão hepática grave. A acuidade visual e a percepção de cores para vermelho e verde também devem ser monitoradas em pacientes tratados com etambutol. O acompanhamento rigoroso dos pacientes é necessário, não apenas para monitorar os efeitos colaterais, mas também porque lesões renais podem piorar com o tratamento medicamentoso. O processo de cura é, às vezes, acompanhado por nova fibrose, que pode piorar a obstrução urinária e contração da bexiga (Psihramis e Donahoe, 1986). Os esteroides podem ajudar no tratamento destes pacientes (ver a seguir). A intervenção cirúrgica para aliviar a piora ou obstruções recém-desenvolvidas pode ser necessária.

Corticosteroides. O papel dos corticosteroides adjuvantes para o tratamento da TB ativa ainda precisa ser complemente elucidado. Acredita-se que os efeitos anti-inflamatórios dos corticosteroides evitam que uma resposta imunológica descontrolada do hospedeiro cause destruição e cicatrização excessivas dos tecidos. Eles são altamente recomendados para a meningite por TB e a pericardite por TB, e são usados, às vezes, em pacientes com TB pulmonar grave, quando o tratamento com antibióticos leva a um agravamento paradoxal dos sintomas (Breen et al., 2004). Os esteroides também têm sido utilizados em alguns pacientes com TB GU para evitar estenoses ureterais e contração da bexiga, mas essas situações são anedóticas e não foram realizadas ensaios clínicos. Uma revisão e uma metanálise recentes de ensaios clínicos publicados sobre o uso de corticosteroides na TB pulmonar, meníngea, pleural, pericárdica e peritoneal mostrou que, independentemente de qual sistema de órgãos foi afetado, os esteroides reduziram a mortalidade em 17% (Critchley et al., 2013).

Tratamento Cirúrgico

Cerca de 55% dos pacientes com TB GU precisa de tratamento cirúrgico durante o curso da doença (Wong et al., 2013). A intervenção é mais frequente com o avanço da doença. Os procedimentos cirúrgicos são realizados para aliviar a obstrução urinária e drenar material infectado, para remover rins infectados inoperantes em casos com resistência à cura, para melhorar a hipertensão medicamente resistente em consequência de um rim funcionalmente excluído, ou para reconstruir o trato urinário. Atualmente, mais de metade das operações realizadas para tuberculose é reconstrutiva (Gupta et al., 2008b). O momento ideal para cirurgia é de 4 a 6 semanas após o início da terapia medicamentosa. Este tempo permite que a inflamação ativa cesse, a carga bacilar diminua, e que as lesões se estabilizem.

Procedimentos para Aliviar a Obstrução. O alívio imediato da obstrução é emergencialmente necessário em casos de uremia ou sepse. A obstrução bilateral ou a obstrução unilateral de um rim funcionalmente solitário é, muitas vezes, a causa da insuficiência renal. O cateter ureteral precoce ou a nefrostomia percutânea (PCN) para estenoses ureterais tuberculosas limita a perda da função renal e aumenta a oportunidade para uma cirurgia reconstrutiva posterior (Shin et al., 2002). A drenagem imediata e temporária da obstrução é recomendada, de preferência, com a colocação de cateter ureteral duplo J, por via retrógrada. Um cateter duplo J de demora pode ser colocado, até que a condição do paciente esteja otimizada. O posicionamento retrógrado é bem-sucedido em 41% dos casos (Ramanathan et al., 1998). Quando isso não for tecnicamente viável, um cateter ureteral anterógrado, interno ou externo é colocado através de punção percutânea do rim obstruído. Caso este procedimento também falhe, um cateter de nefrostomia é deixado no local até o tratamento definitivo. Como há a possibilidade de formação de estreitamentos e cicatrizes fibrosas, mais de uma nefrostomia pode ser necessária (Carl e Stark, 1997). A PCN deve ser seguida pela correção da causa da obstrução. Uma fístula cutânea tuberculosa pode se desenvolver caso a PCN seja simplesmente removida, embora isso seja menos provável de se desenvolver se o tratamento médico eficaz estiver sendo realizado simultaneamente. Se o rim for irrecuperável, uma nefrectomia pode se tornar necessária. Devem-se evitar pressões de injeção de alto contraste durante a colocação do stent e da PCN para evitar uma possível disseminação da infecção (Salem, 2008).

Nefrectomia. A preservação dos órgãos é o objetivo fundamental do tratamento cirúrgico da TB GU. No entanto, a nefrectomia total é levada em consideração em duas situações. A primeira é o paciente com um rim não funcional e TB recalcitrante ou recorrente, apesar do tratamento médico ótimo. Após a nefrectomia do rim infectado, foram relatadas taxas de recidiva de menos de 1% após o tratamento médico de curta duração (Figueiredo e Lucon, 2008). A segunda situação em que a nefrectomia é considerada é quando o paciente tem um rim não funcional e hipertensão resistente a medicamentos. A nefrectomia melhora a hipertensão em 65% dos pacientes (Flechner e Gow, 1980). Em geral, a nefrectomia é realizada em 27% dos pacientes com TB GU, e a frequência é semelhante entre países desenvolvidos e em desenvolvimento (Figueiredo e Lucon, 2008).

Por causa da fibrose extensiva que muitas vezes está presente, a técnica tradicional para o rim é feita através de uma incisão retroperitoneal oblíqua, que pode estender-se dorsal ou ventralmente, conforme necessário. Em casos raros, a gordura perinéfrica pode parecer ter massas granulomatosas ou cavidades caseosas. Estas devem ser removidas com a amostra. A ligadura individual da artéria e veia renal é a técnica preferida para limitar o risco de fístula arteriovenosa tardia. Os ureteres geralmente não são retirados simultaneamente. Deve-se tomar cuidados para minimizar o rompimento dos linfonodos circundantes e para evitar entrar na cavidade pleural ou peritoneal durante o procedimento.

Mais recentemente, a nefrectomia laparoscópica ganhou popularidade (Lee et al., 2002; Hemal, 2011), apesar das preocupações de que a fibrose extensiva associada à TB tornaria uma abordagem laparoscópica subótima. Vários pesquisadores relataram bons resultados e sugerem que ela deve ser a abordagem preferida devido à menor perda de sangue e a uma recuperação mais rápida do paciente (Chibber et al., 2005; Zhang et al., 2005; Gupta et al., 2008a). Em mãos experientes, a nefrectomia laparoscópica para o tratamento da tuberculose renal é um procedimento um pouco mais longo do que quando é feita por outras razões, mas em um estudo o procedimento levou apenas meia hora a mais, em média (Lee et al., 2002).

Cirurgia Ureteropélvica e Ureteral. Estenoses na JUP e no ureter podem receber, temporariamente, um cateter para permitir a melhora da função renal antes do tratamento definitivo. A estenose do ureter superior e do ureter médio são raras e podem ser tratadas pelo método endourológico. Estenoses no ureter inferior são mais comuns e geralmente precisam de intervenção cirúrgica aberta. A extensão e o grau de estenose, a possibilidade de passar um fio-guia ou não, o suprimento vascular à lesão e a função renal são fatores importantes a serem considerados no tratamento dos pacientes (Kim et al., 1993).

Tratamento Endoscópico. As estenoses ureterais tuberculosas são caracterizadas por densa fibrose e isquemia da mucosa. Assim, as taxas de sucesso para o tratamento endoscópico das estenoses por outras causas não necessariamente se aplicam às estenoses causadas por TB. Em geral, estenoses curtas com lúmen residual, em pacientes com função renal satisfatória, apresentam os melhores resultados. As estenoses que se formam durante o tratamento médico e que são tratadas com implante precoce de cateter (colocação de duplo J) podem se estabilizar e não necessitam de tratamento adicional (Shin et al., 2002). Há descrição de dilatação com balão por acesso retrógrado ou anterógrado para estenoses causadas por TB do ureter, JUP, junção ureterovesical e infundíbulos calicinais (Murphy et al., 1982; Kim et al, 1993). Costuma-se colocar um cateter após a dilatação. Devido às elevadas taxas de insucesso, muitas vezes são necessários procedimentos repetidos.

Os exames por imagem (US ou IVU) para acompanhamento de todos os pacientes com estenoses ureterais é necessário, especialmente os que foram tratados por via endoscópica, porque algumas estenoses pioram durante o processo de cicatrização, como resultado da fibrose e cicatrização. É possível adicionar corticosteroides ao tratamento caso se detecte deterioração. A ausência de melhora ou progressão após 6 semanas de tratamento médico é uma indicação para cirurgia aberta.

Opções para Cirurgia Aberta. Estenoses longas e complexas exigem reparação cirúrgica aberta. Devido à fibrose, perda de elasticidade e reduzida vascularização, a mobilização das estruturas pode ser difícil. O reparo de cicatriz na JUP é mais desafiador em pacientes com TB do que naqueles com estenose congênita. A pieloplastia desmembrada é viável para pelves extrarrenais com cicatrizes de curto segmento. A técnica da pieloplastia não desmembrada (retalho) é a preferida para estenoses mais longas, mas pode não ser viável devido a cicatrizes excessivas da pelve. Quando a reconstrução anatômica não for possível, a ureterocalicostomia (anastomose do ureter para o cálice do polo inferior) é uma opção. A cápsula renal deve ser preservada de modo a cobrir o polo inferior do rim. Caso não haja cápsula suficiente disponível, o omento pode ser usado para evitar a estenose da anastomose calicoureteral (Carl e Stark, 1997).

Estenoses ureterais superiores e médias podem ser tratadas por excisão do segmento doente, e, com a mobilização adequada, uma ureteroureterostomia primária sem tensão pode ser realizada. Por outro lado, a lise de aderências e intubação (ureterotomia entubada de Davis) pode ser feita. As estenoses ureterais inferiores que requeiram cirurgia são tratadas de forma mais eficaz pela excisão completa de todo o segmento afetado do ureter até à mucosa ureteral saudável que tenha um bom suprimento sanguíneo. A brecha resultante é preenchida com uma anastomose bem vascularizada e sem tensão para a bexiga saudável (ureteroneocistostomia). Existem vários procedimentos para aproximar a bexiga da extremidade ureteral. A simples mobilização das ligações laterais da bexiga no lado contralateral, acompanhada por divisão da artéria vesical superior, pode fornecer 2 a 3 cm de extensão para cobrir uma pequena lacuna. Em pacientes com boa capacidade vesical, a técnica de "Psoas Hitch" também pode ser realizada. Deve-se tomar cuidado para evitar os nervos genitofemoral e femoral ao suturar esta área. Um "Psoas Hitch" bem-executado pode preencher uma lacuna de até 5 cm. Um retalho de Boari é outro método para preencher uma lacuna longa de 10 a 15 cm; esta técnica pode ser realizada em combinação com um "Psoas Hitch" (Sankari, 2007). É importante observar que um retalho de Boari mal executado pode comprometer a capacidade vesical. Bexigas contraídas por conta de cistite causada por TB podem não ter superfície nem elasticidade suficientes para permitir a criação do retalho. Por fim, a interposição ileal (substituição ureteral com segmento ileal) pode ser realizada em pacientes com estenoses múltiplas ou recorrentes, quando o ureter nativo já não for um conduto adequado (Goel e Dalela, 2008).

Cirurgia da Bexiga. A cistoplastia de aumento e a substituição da bexiga são opções no tratamento da bexiga contraída em decorrência de tuberculose. Descrito pela primeira vez no século XIX para uma bexiga contraída em decorrência de TB, o aumento é indicado quando a frequência, noctúria, urgência, dor e hematúria tornam-se intoleráveis – normalmente quando a capacidade da bexiga é inferior a 100 mL (Gupta et al., 2008b). Para bexigas gravemente contraídas, segmentos de sigmoide ou ileocecais são os mais adequados. Quando apenas metade da bexiga está comprometida, o íleo frequentemente é usado. Outros segmentos utilizados no aumento incluem estômago e ceco. As regras gerais para incorporação do intestino no trato urinário aplicam-se neste caso, tal como uma avaliação cuidadosa da função renal, reconfiguração de um reservatório de baixa pressão (de Figueiredo et al., 2006), orientação do paciente e condução de acompanhamento a longo prazo. Bexigas em "dedal", com capacidade inferior a 20 mL, são melhor tratadas por substituição ortotópica da bexiga (Hemal e Aron, 1999). As complicações do aumento ou da substituição da bexiga incluem a produção de muco, distúrbios eletrolíticos e infecção bacteriana secundária.

Procedimentos Uretrais. A contratura do colo da bexiga é melhor tratada por via endoscópica por incisão transuretral da contratura. As

estenoses uretrais também são tratadas por via endoscópica e, muitas vezes, demandam repetidos procedimentos. As fístulas uretrais tuberculosas são tratadas por terapia medicamentosa e drenagem suprapúbica da bexiga. Dá-se preferência à reconstrução tardia. Há relatos de drenagem de uma cavidade tuberculosa da vesícula seminal para a bexiga por incisão com bisturi a frio (Dewani et al., 2006).
Cirurgia Genital. A cirurgia extirpativa para TB genital é considerada apenas para os pacientes nos quais a terapia medicamentosa não obteve êxito. Quando o epidídimo é infectado, mas os testículos foram poupados, deve-se fazer todo esforço para executar apenas uma epididimectomia, sem realização de orquiectomia. A preservação do suprimento de sangue testicular é importante durante a dissecção do epidídimo. Iniciar a dissecção no *globus minor* (cauda do epidídimo) após a ligadura dos ductos facilita a excisão. Se os testículos estiverem infectados, uma orquiectomia escrotal pode ser feita. O envolvimento dos ductos deferentes pela TB normalmente é distal em relação ao anel externo, e a ligadura ao nível do anel é possível e suficiente.

Monitoramento para Recidiva de Tuberculose

Mesmo com o tratamento otimizado, como com qualquer infecção, a TB pode recidivar em 2% a 6% dos pacientes com tuberculose pulmonar, particularmente no primeiro ano após o tratamento (CDC, 2003). Necessita-se, então, de um segundo curso de tratamento medicamentoso, mais longo ou diferente. Os pacientes com TB GU podem ter uma taxa mais elevada de recidiva do que os pacientes com TB pulmonar, em 6,3% a 22% dos casos, mesmo depois de 12 meses de terapia medicamentosa (Figueiredo e Lucon, 2008). O rim extensivamente doente pode conter inumeráveis focos de bacilos da tuberculose. A dificuldade em conseguir a esterilização completa de todos os focos com fármacos antituberculose pode ser a razão para uma maior taxa de recidiva. Bacilos viáveis foram identificados nos rins mesmo após 9 meses de tratamento (Figueiredo e Lucon, 2008). Em todos os pacientes com TB recorrente, devem-se envidar esforços extras para isolar o organismo para o teste de sensibilidade a fármacos. Os pacientes com TB pulmonar geralmente são acompanhados por 2 anos após a conclusão do tratamento; para os pacientes com TB GU, alguns pesquisadores têm recomendado 10 anos de acompanhamento, porque o tempo médio de recidiva foi de 5,3 anos (Gokce et al., 2002).

Tratamento da Tuberculose Geniturinária em Situações Especiais

Cada uma das situações especiais a seguir requer um manejo especial do regime antituberculose devido aos efeitos colaterais, interações e toxicidades medicamentosas. Deve-se buscar aconselhamento com especialistas em doenças infecciosas ou com médicos que tenham experiência no tratamento da TB.

Tuberculose Multirresistente e Extensivamente Resistente

Pessoas com cepas de MTBC que são resistentes tanto à INH quanto à rifampicina (os dois agentes de primeira linha mais importantes) têm MDR-TB. Em todo o mundo, aproximadamente 3,7% dos pacientes recém-diagnosticados e 20% dos pacientes previamente tratados têm MDR-TB (CDC, 2013b). O tratamento é complicado pela necessidade de utilizar regimes que duram mais que 18 meses. A taxa de cura é de 50% a 60% em comparação com 94% a 97% em pacientes com TB suscetível a fármacos (CDC, 2009). Entre os pacientes com MDR-TB, 9% têm resistência adicional a fármacos, qualificando a doença como tuberculose extensivamente resistente aos medicamentos (XDR-TB) (CDC, 2013b). A XDR-TB é resistente a INH, rifampicina, qualquer fluoroquinolona e, pelo menos, um dos aminoglicosídeos injetáveis de segunda linha (amicacina, canamicina ou capreomicina). A XDR-TB é extremamente difícil de ser curada, com regimes complicados, envolvendo cinco ou seis fármacos por dois anos ou mais. Como resultado, a taxa de cura de pacientes com XDR-TB é de apenas 30% a 50% (CDC, 2013c).

Gravidez e Lactação

Mulheres em idade fértil devem ser aconselhadas a evitar a gravidez durante o tratamento para a tuberculose ativa. Se o diagnóstico for descoberto durante a gravidez, a terapia deve ser iniciada imediatamente porque o risco da tuberculose para o feto é mais significativo que o risco dos efeitos adversos dos medicamentos. O tratamento consiste em INH, etambutol, rifampicina e piridoxina, por 9 meses. A pirazinamida é evitada, pois os efeitos no feto são desconhecidos. No pós-parto, as mulheres podem amamentar seu bebê, pois as concentrações da substância no leite materno são demasiado baixas para causar toxicidade.

Infecção pelo Vírus da Imunodeficiência Humana

A infecção por HIV aumenta o risco de TB ativa em 30 vezes. Com a coinfecção HIV/TB, cada doença acelera a outra. Todos os pacientes com TB devem ser testados para HIV. Entre as pessoas HIV-positivas no mundo, quase 25% das mortes são devidas à TB (OMS, 2013). Esta taxa se assemelha às taxas de mortalidade de tuberculose na Europa dos séculos XVIII e XIX.

A TB extrapulmonar e, consequentemente, a TB GU podem ser mais comuns em pacientes HIV-positivos. Em um pequeno estudo realizado na Índia, a TB GU foi encontrada *post-mortem* em 49% dos pacientes com AIDS (Lanjewar et al., 1999). Em pacientes HIV-positivos, a TB GU pode estar mais disseminada, com mais linfadenomegalia e doença renal bilateral. Geralmente, há menos caseação, necrose e fibrose, pois é necessário um sistema imunológico competente para o vigoroso processo inflamatório que causa fibrose e cicatrizes. Como resultado disso, entre os pacientes com TB GU, a estenose do sistema coletor ocorre com menos frequência (12,5% *vs.* 93,8% em pessoas HIV-negativas), e há menor incidência de contratura vesical (12,5% *vs.* 65,3% em pessoas HIV-negativas com TB GU) (Figueiredo et al., 2009). Apesar da incidência mais baixa de lesões cicatriciais obstrutivas, a TB GU em pessoas soropositivas está associada a alta mortalidade.

O tratamento da TB em pacientes HIV-positivos não deve ser adiado. As diretrizes de tratamento são semelhantes às de pessoas sem infecção por HIV. A quimioterapia de curta duração durante 6 meses é eficaz, e 9 meses de tratamento já não são recomendados rotineiramente. Em vez disso, a duração do tratamento é determinada pelos fatores habituais: localização e gravidade da doença, fármacos tolerados e resposta. Durante a fase de continuação do tratamento, no entanto, os pacientes HIV-positivos devem ser submetidos à administração diária ou três vezes por semana, não menos frequente que isso. As interações medicamentosas com antirretrovirais podem ser complexas e precisam ser consideradas. As rifamicinas (rifampicina e, em menor medida, a rifabutina) podem diminuir os níveis séricos de medicamentos antivirais a níveis sub-ótimos. Podem ser necessários aumentos de dose como resultado disso (Kaplan et al., 2009).

Receptores de Transplante Renal

A TB por enxerto renal é rara. A infecção geralmente ocorre em pacientes que receberam transplante de rim em até 6 meses após o procedimento, mas pode ocorrer até 7 anos depois. O intervalo mais curto entre a infecção e a apresentação pode ser um resultado da imunossupressão necessária para o enxerto ou de TB pré-existente no rim doador. Como os pacientes são vistos bem no início do processo da doença, normalmente não são observadas alterações nos exames por imagens. Além disso, a imunossupressão impede o aparecimento de grande parte da patologia que faz parte do curso natural da TB GU. O diagnóstico é difícil porque muitos dos sintomas e achados da TB GU estão ausentes. A febre é o sintoma de apresentação de costume. Os sintomas urinários estão presentes em apenas 20% dos casos (el-Agroudy et al., 2003). Achados na radiografia de tórax são anormais, mas não específicos em 55% dos pacientes. Independentemente dos achados na RX de tórax, 56% dos pacientes têm culturas de escarro positivas. Em um estudo, a cultura de BAAR da urina foi positiva em 100% dos pacientes (Dowdy et al., 2001). Muitos pacientes são diagnosticados após nefrectomia do enxerto com histopatologia (Lorimer et al., 1999).

O tratamento é complicado por interações medicamentosas entre as rifamicinas e os fármacos imunossupressores, demandando frequente monitorização dos níveis séricos dos fármacos e ajustes de dosagem. Os regimes sem rifamicina são possíveis, mas prolongam a duração do tratamento para, pelo menos, 12 a 18 meses. As complicações em pacientes transplantados incluem a rejeição do enxerto, tuberculose disseminada e morte em até 36% dos pacientes (Dowdy et al., 2001).

INFECÇÕES PARASITÁRIAS DO TRATO UROGENITAL

Um certo número de infecções parasitárias afeta o trato urogenital. Embora os urologistas que atendem em áreas não endêmicas raramente encontrem pacientes com infecções parasitárias urogenitais, é crucial, no entanto, que os médicos compreendam essas doenças, de modo a facilitar o diagnóstico e o tratamento apropriados dos indivíduos afetados. Entre as infecções parasitárias relevantes para a urologia estão a esquistossomose urogenital, filariose, amebíase, enterobíase e equinococose.

Esquistossomose

Mais de 200 milhões de pessoas no mundo todo estão infectadas pelas espécies *Schistosoma*. As três espécies de maior importância médica são o *Schistosoma mansoni* (encontrado principalmente na África, Península Arábica e América do Sul), *Schistosoma japonicum* (China e Sudeste da Ásia) e *Schistosoma haematobium* (África e Península Arábica). Enquanto o *S. mansoni* e o *S. japonicum* afetam primariamente o fígado e trato gastrintestinal, a infecção por *S. haematobium* afeta principalmente o trato GU e é o foco deste capítulo. A esquistossomose urogenital é uma doença que apresenta um complexo ciclo de vida do parasita, uma doença humana multifacetada e estreitas ligações ecológicas com o meio ambiente. O *S. haematobium* provavelmente coevoluiu com humanos e primatas não humanos por milênios; como resultado, até mesmo civilizações antigas perceberam a constelação de sinais e sintomas associados à esquistossomose urogenital.

História

A presença de antígenos de esquistossomos em múmias egípcias (cerca de 3500 a.C.), incluindo múmias mais recentes com confirmação de ovos de *S. haematobium* em tecidos (Deelder et al., 1990), confirma que a esquistossomose urogenital tem acompanhado o *Homo sapiens* há milênios. De fato, os egípcios reconheceram esta infecção e deram a ela o nome de "doença a-a-a", que foi retratada hieroglificamente por um pênis gotejando urina com sangue (Hanafy et al., 1974; Shokeir e Hussein, 1999). Mais tarde, o patologista alemão Theodor Bilharz, realizando autópsias no Cairo, em 1852, encontrou vermes em veias mesentéricas e ligou-os aos ovos encontrados na urina e nas fezes humanas.

Biologia e Ciclo de Vida

A infecção humana é iniciada pela penetração das cercárias de *S. haematobium* através da pele (até mesmo intacta) que esteja em contato com água fresca infestada (Fig. 17-8). A vida média das cercárias é

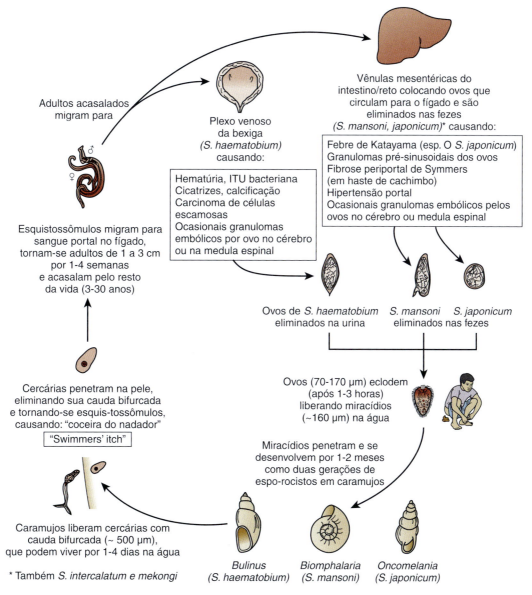

Figura 17-8. Ciclo de vida de um esquistossomo. ITU, Infecções do trato urinário. (De King CH. Schistosomiasis. In: Guerrant RL, Walker DH, Weller PF, editors. Tropical infectious diseases, principles, pathogens, and practice. 2nd ed. Philadelphia: Churchill Livingstone; 2006. p. 1341–8.)

de 1 dia. As taxas de sucesso de penetração diminuem rapidamente algumas horas depois da eliminação de cercárias do caramujo hospedeiro intermediário (King, 2006).

Após a penetração, os esquistossomos, inicialmente cercárias de vida livre, transformam-se em parasitas obrigatórios chamados *esquistossômulos*, primeiro eliminando suas caudas por aproximadamente 90 a 120 minutos e, em seguida, passando por uma série de mudanças estruturais (Melo e Pereira, 1985). Os esquistossômulos transformados migram para os pulmões através da corrente sanguínea ou vasos linfáticos, e, em seguida, para o fígado através da circulação venosa (Wilson, 2009). A migração da pele para o interior dos pulmões leva várias semanas (Rheinberg et al., 1998; Wilson, 2009).

Os jovens esquistossomos chegam, então, aos sinusoides hepáticos por meio da circulação venosa, onde eles começam a se alimentar com sangue. Logo depois, os vermes agora maduros migram, preferencialmente, para o plexo venoso da bexiga e de outros órgãos pélvicos, onde vivem por uma média de 3 a 5 anos. O período que a cercária leva para se transformar em verme adulto varia de 80 a 110 dias. Depois do emparelhamento dos vermes, os machos abrigam as fêmeas em um sulco ventral denominado *canal ginecóforo*, usando seus corpos musculares para ajudar as fêmeas a bombear o sangue do hospedeiro para suas bocas e secretando sinais químicos para estimular a oviposição (Gupta e Basch, 1987).

Os ovos são colocados por fêmeas dos vermes adultos na circulação venosa pélvica. Os esquistossomos humanos são muito fecundos, com taxas de postura de ovos de centenas a milhares de ovos por fêmea por dia. Os ovos do *S. haematobium* são ovoides, medindo cerca de 140 µm de comprimento e com uma coluna terminal (Loker, 1983; Ratard e Greer, 1991) (Fig. 17-9). Os ovos devem penetrar o endotélio para alcançar o lúmen da bexiga para sair através do fluxo urinário, chegar na água fresca, e eclodir para se transformar em miracídios. Alguns ovos de *S. haematobium* também são excretados nas fezes após a expulsão da parede intestinal. Estima-se que menos da metade dos ovos produzidos são excretados com sucesso na urina. O resto é retido no corpo, onde a resposta imunológica provoca uma patologia significativa.

Os ovos podem sobreviver por aproximadamente 20 dias, desde que permaneçam molhados. Em contato com a água fresca e luz, os ovos eclodem, liberando os miracídios, que são a fase larval do parasita. Os miracídios ciliados de *S. haematobium* infectam caramujos hospedeiros intermediários do gênero *Bulinus*. Os caramujos *Bulinus* preferem habitats com água doce, de fluxo lento, e são capazes de resistir a condições com baixo oxigênio.

O tempo de vida típico de um miracídio é de 6 horas. Se durante este breve período um caracol *Bulinus* for encontrado, os miracídios penetrarão o tecido do caramujo e formarão um esporocisto primário. Depois de alguns dias, de 20 a 40 esporocistos secundários são gerados pelo esporocisto primário. Estes se amadurecem, transformando-se em 200 a 400 cercárias (por esporocisto), que são lançadas novamente à água. O período pré-patente (o tempo entre a penetração inicial do caramujo por um miracídio e a liberação das primeiras cercárias) varia com a temperatura da água; em temperaturas inferiores a 15° C ou superiores a 35° C, não há eliminação de cercárias (Pflüger et al., 1984).

Epidemiologia

A distribuição geográfica da esquistossomose urogenital depende das condições tropicais exigidas pelo *S. haematobium* e seus caramujos hospedeiros específicos. Consequentemente, o *S. haematobium* é endêmico na maior parte da África Subsaariana e em partes do Norte da África e Oriente Médio. Aproximadamente 112 milhões de pessoas em todo o mundo têm esquistossomose urogenital (van der Werf et al., 2003). Até 150.000 pessoas morrem anualmente somente de insuficiência renal obstrutiva induzida por *S. haematobium*. Calcula-se que em um período de 2 semanas em 2003, 70 milhões e 32 milhões de pessoas na África subsaariana sofreram de hematúria e disúria induzida por *S. haematobium* (respectivamente), e que patologias graves da parede da bexiga e hidronefrose grave estavam presentes em 18 e 10 milhões de pessoas (respectivamente) (van der Werf et al., 2003).

Para as pessoas, o risco de contrair esquistossomose urogenital está ligado, principalmente, à natureza e duração do contato com água doce contaminada. As mulheres e as crianças de áreas rurais podem ser expostas durante tarefas domésticas, quando usam lagos, rios e lagoas infestadas de *S. haematobium* como sua fonte de fornecimento de água (p. ex., para lavar roupa e louça). As crianças também podem ser infectadas enquanto brincam e nadam em águas infestadas. Homens e mulheres podem ser expostos quando pescam em água doce, lavam carros e trabalham em áreas agrícolas com culturas com uso intenso de água, como arroz e cana-de-açúcar (Hunter et al., 1993). Em áreas endêmicas, a prevalência de esquistossomose costuma ser altamente focal devido à natureza localizada da transmissão dependente de água.

A nível regional, os padrões de uso da terra e mudanças ecológicas podem levar a uma maior carga de esquistossomose em algumas áreas, até mesmo resultando em surtos. Por exemplo, reconhece-se há pelo menos um século que a construção de barragens e sistemas de irrigação podem aumentar a transmissão da esquistossomose por meio da criação de *habitats* de água doce, com fluxo lento, para o caramujo hospedeiro intermediário, e pela promoção do aumento da densidade populacional humana associado à agricultura expandida. Assim, os dados provenientes da África mostram, de forma consistente, que as populações que vivem perto de barragens e de campos de irrigação têm um risco maior de contrair esquistossomose se comparadas com as populações que vivem distantes desses sistemas (Steinmann et al., 2006).

Na década de 1930, após a construção da Represa Baixa de Aswan no Egito, que levou a uma conversão da irrigação antiga por inundação em irrigação perene, a prevalência da esquistossomose aumentou de menos de 11% para mais de 75% em algumas regiões (Hunter et al., 1993). Achados similares ocorreram após a construção da Represa Alta de Aswan no Egito durante a década de 1960 (Malek, 1975) e da represa Diama, na África Ocidental, durante os anos 1980 (Malek, 1975; Talla et al., 1990).

As comunidades com saneamento insuficiente e falta de acesso a água limpa e encanada geralmente correm maior risco de abrigar esquistossomose (OMS, 2014b). As crianças são desproporcionalmente afetadas, com as maiores cargas parasitárias ocorrendo naquelas com idades entre 5 a 15 (Anderson e May, 1992). Não está claro se esta distribuição etária resulta de uma maior exposição entre crianças ou de uma susceptibilidade inerente mais alta (Woolhouse et al., 1991).

A esquistossomose está associada à pobreza por uma série de razões. Em primeiro lugar, os caramujos aquáticos que abrigam as formas larvais dos esquistossomos estão distribuídos em países tropicais e subtropicais em desenvolvimento, ao passo que eles não estão presentes em países desenvolvidos em zonas temperadas. Em segundo lugar,

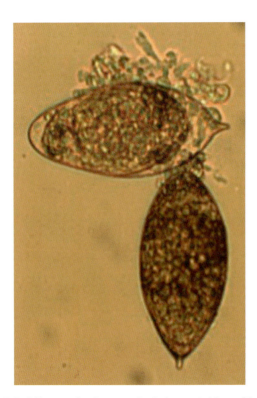

Figura 17-9. Micrografia de ovos de *S. haematobium*. Observe as características espinhas terminais dos ovos. (De Ray D, Nelson TA, Fu CL, et al. Transcriptional profiling of the bladder in urogenital schistosomiasis reveals pathways of inflammatory fibrosis and urothelial compromise. PLoS Negl Trop Dis 2012; 6(11):e1912.)

o saneamento inadequado agrava o problema da esquistossomose porque o ciclo de vida do esquistossomo exige um influxo de ovos a partir de excrementos humanos para águas doces superficiais. Além disso, o contato prolongado com a água doce de superfície é promovido pela falta de abastecimento de água potável, levando a um maior risco de infecção (Soares Magalhães et al., 2011). Por fim, a esquistossomose contribui para a perpetuação da pobreza. A infecção crônica afeta negativamente o crescimento, desenvolvimento e aprendizagem infantis, bem como a produtividade do trabalhador (Bonds et al., 2010).

Patogênese e Patologia

A penetração das cercárias na pele é facilitada por moléculas segregadas, tais como proteases, que iniciam as respostas celular e humoral à infecção por esquistossomos (Curwen et al., 2006). No entanto, provavelmente como um resultado da estratégia do parasita de modular a resposta imunológica do hospedeiro a partir do momento do primeiro contato, uma breve penetração de cercárias normalmente não induz a uma resposta imunológica para além da inflamação localizada da pele (Jenkins et al., 2005). Independentemente disso, a exposição repetida a esquistossômulos pode levar à hipersensibilização e ao desenvolvimento de um exantema maculopapular.

Durante a subsequente maturação em vermes adultos, os esquistossômulos começam a gerar uma superfície externa com bicamada lipídica dupla (tegumento), que lhes permite escapar de uma resposta imunopatológica e permanecer no hospedeiro durante anos, facilitando a infecção crônica. Como a sobrevivência do verme dentro do hospedeiro depende significativamente do tegumento, são empregados numerosos mecanismos para evasão imunológica, incluindo mimetismo de antígenos do hospedeiro, contínuo *turnover* da membrana, proteínas e proteases imunomoduladoras, tegumento com propriedades biofísicas de evasão do hospedeiro e modulação da expressão de antígenos de superfície (Abath e Werkhauser, 1996).

Como é difícil estudar a patogênese natural da doença associada aos ovos em humanos, muito do nosso conhecimento decorre de estudos de necropsia e de modelos animais. Diferente da resposta imune relativamente silenciosa aos vermes, as principais respostas imunopatológicas suscitadas contra o S. *haematobium* são acionadas pela oviposição nas paredes da bexiga e em outros órgãos pélvicos. Com uma alta carga parasitária, a deposição de ovos nos órgãos pélvicos leva ao desenvolvimento de granuloma e, por fim, de fibrose, frequentemente obstruindo o fluxo de sangue ou de urina. Os granulomas são caracterizados por uma infiltração leucocitária mista, incluindo eosinófilos, células plasmáticas e linfócitos. Devido à oviposição contínua, todas as fases de granulomas estão simultaneamente presentes nos indivíduos com infecção crônica. Granulomas compostos e coalescentes são comuns, em decorrência da deposição de ovos do S. *haematobium* em aglomerados. No exame macroscópico, a inflamação granulomatosa pode formar massas volumosas, hiperêmicas e polipoides que se projetam para dentro do lúmen da bexiga (Fig. 17-10). Demonstrou-se que, entre outros fatores que influenciam a resposta imunológica do hospedeiro e a gravidade resultante da doença, estão a genética do hospedeiro, a sensibilização *in utero* para antígenos parasitários e coinfecção por outros micróbios ou parasitas (Pearce e MacDonald, 2002; Eriksson et al., 2007; Grant et al., 2011). Os ovos de S. *haematobium* parecem induzir rapidamente a expressão vesical de genes associados à inflamação do tipo 2 e suprimir a transcrição de genes relacionados à função de barreira urotelial (Fu et al., 2012; Ray et al., 2012). Esses achados sugerem que o parasita e o hospedeiro humano podem compartilhar o objetivo de expelir os ovos da parede da bexiga, através de uma barreira urotelial temporariamente reduzida, e para o fluxo urinário.

Embora o S. *haematobium* tenha tropismo para os órgãos pélvicos, algumas oviposições ocorrem no sistema portal. Como resultado disso, ocorre hipertensão portal quando os ovos são arrastados para o fígado, obstruem os capilares pré-sinusoidais, induzem a formação de granulomas e, consequentemente, bloqueiam a vasculatura hepática. Por outro lado, os ovos embolizados podem provocar áreas portais granulomatosas e fibróticas e a dilatação de desvios portossistêmicos colaterais, permitindo o alojamento de ovos nestes vasos e a formação de fibrose em haste de cachimbo (fibrose de Symmer) (Aubry et al., 1980). A hepatoesplenomegalia é uma manifestação clínica da fibrose de Symmer, embora a susceptibilidade para o seu desenvolvimento dependa, em larga medida, da variabilidade das respostas imunes do indivíduo. Além do envolvimento portal, a migração de pares de vermes para os vasos pulmonares pode resultar em oviposição nos

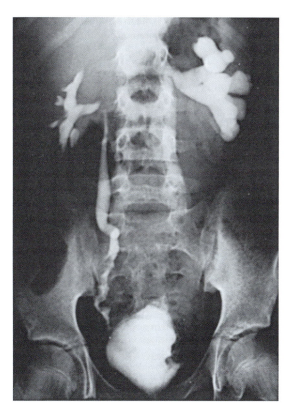

Figura 17-10. Urografia intravenosa em um menino egípcio exibe ondulação da bexiga e da parte inferior direita do ureter por lesões nodulares da esquistossomose.

pulmões. Em geral, a esquistossomose pulmonar desenvolve-se apenas em casos muito graves de infecção e quando a patogênese em outros órgãos (p. ex., pélvicos) já ocorreu (Borgstein, 1964). Quando ocorre a oviposição pulmonar, os ovos podem obstruir a vasculatura pulmonar e levar a fibrose pulmonar, hipertensão pulmonar e/ou *cor pulmonale* (Bedford et al., 1946).

A imunidade adquirida naturalmente à esquistossomose urogenital existe; alguns indivíduos mantêm contagens negativas de ovos na urina por pelo menos 5 anos, apesar de nunca terem recebido anti-helmínticos, mesmo diante de uma exposição contínua ao S. *haematobium* (McManus e Loukas, 2008). A resistência desses indivíduos à reinfecção tem sido atribuída ao envolvimento de uma resposta de citocinas do tipo T-helper 1 (Th1) e Th2, enquanto os indivíduos cronicamente infectados desenvolvem exclusivamente uma resposta do tipo Th2 (McManus e Loukas, 2008). Em alguns indivíduos, a atividade potencialmente protetora dos anticorpos imunoglobulina E (IgE) pode ser bloqueada por anticorpos IgG4 gerados contra os antígenos de vermes e de ovos, possivelmente dificultando o desenvolvimento de imunidade protetora à esquistossomose (Hagan et al., 1991).

Como se observou que os níveis de anticorpos IgE contra antígenos de vermes aumenta com a idade (Roberts et al., 1993), muitos trabalhadores sugeriram um desenvolvimento imunomediado de resistência. Essa tendência dependente da idade, no entanto, poderia ser um resultado de alterações comportamentais ou imunológicas, pois estudos em comunidades endêmicas verificaram um declínio geral no contato com água infectada com o aumento da idade (Dalton e Pole, 1978). Mesmo assim, análises recentes sugerem que mesmo quando a exposição à água infectada é controlada, a idade pode desempenhar um papel importante no desenvolvimento da resistência.

Os ovos que não são prontamente expelidos de órgãos pélvicos se calcificam, incluindo aqueles na bexiga e ureteres. O acúmulo de ovos resulta na diminuição da complacência do trato urinário e aumenta as pressões dos tratos superiores. Por sua vez, isso promove o desenvolvimento de estase urinária, hidronefrose e hidroureter (Cheever et al., 1975). O grau de calcificação no órgão pode, muitas vezes, ser identificado através de imagens radiológicas e está mais ou menos correlacionado à carga de ovos calcificados no tecido (Cheever et al., 1975). O nível anatômico da obstrução envolve o meato ureteral (1%), ureter intersticial (10% a 30%), ureter justavesical (20% a 60%), o terço inferior do ureter (15% a 50%), ou uma combinação contígua destas áreas (30% a 60%) (Gelfand, 1948; Smith et al., 1977b; Al-Shukri e Alwan, 1983). Três padrões de hidroureter estão associados à esquistossomose urogenital: segmentar (p. ex., cilíndrico ou fusiforme), tônico e átono (Smith et al., 1977a). Cerca de um quarto dos casos de uropatia obstrutiva envolvem a dilatação ureteral segmentar, com 80% dos casos ocorrendo no ureter inferior. As dilatações ocorrem acima de áreas de substituição muscular ureteral concêntrica por fibrose e "manchas arenosas". É incomum que as lesões segmentares causem hidronefrose significativa. Até 30% das uropatias obstrutivas são causadas por hidroureter tônico. Este caracteriza-se por ureteres dilatados, torcidos, com paredes espessas e trabeculadas, com acentuada hipertrofia muscular ureteral e peristaltismo prejudicado. Tipicamente, todo o ureter em localização proximal a uma lesão obstrutiva é envolvido, gerando uma estenose funcional. Isso é muitas vezes acompanhado por hidronefrose significativa, que é reversível caso a obstrução seja aliviada (Smith et al., 1977a). Os hidroureteres atônicos costumam ser encontrados no restante dos pacientes com uropatia obstrutiva. Esses ureteres encontram-se marcadamente dilatados, muito retorcidos e com paredes finas, sem peristaltismo, e estão associados a atrofia e fibrose do músculo ureteral.

Normalmente, o hidroureter por esquistossomose precede o desenvolvimento de hidronefrose (Lehman et al., 1973; Cheever et al., 1978). Se não tratada, a hidronefrose por esquistossomose progride do agravamento da dilatação piélica, passando pela atrofia medular até a supressão medular e atrofia cortical (Smith et al., 1974, 1977b). Esta sequência fisiopatológica justifica a perda da função tubular (especialmente a capacidade de concentração) antes do comprometimento da função glomerular (Lehman et al., 1971, 1973).

Os pacientes com infecção crônica por S. haematobium apresentam maior risco de superinfecções bacterianas do trato urinário, possivelmente porque as bactérias podem se fixar ao tegumento de vermes adultos, ou devido a estase urinária ou imunomodulação. Os pacientes infectados com S. haematobium também correm mais risco de sofrer câncer de bexiga, especialmente o carcinoma de células escamosas. A relação entre S. haematobium e câncer de bexiga talvez seja a mais forte entre qualquer associação entre infecção helmíntica e câncer. Esta associação é corroborada por estudos epidemiológicos (particularmente no Egito) e modelos experimentais (Mostafa et al., 1999). As taxas de câncer de bexiga estão ligadas à duração e à gravidade da infecção, e estão associadas a uma taxa de mortalidade que chega a 10,8 por 100.000 homens no Egito (Mustacchi, 2003).

A esquistossomose genital feminina (FGS) permanece pouco compreendida. O sequestro de ovos no trato reprodutivo feminino resulta na formação de nódulos fibróticos, ou de manchas arenosas, no útero, colo do útero e trato genital inferior (Badawy, 1962) (Fig. 17-11). Sabe-se pouco sobre o mecanismo pelo qual o S. haematobium causa a doença genital feminina, além do aumento da vascularização da mucosa genital feminina que ocorre como resultado da presença dos ovos (Jourdan et al., 2011).

Outras consequências vesicais da infecção a longo prazo por S. haematobium incluem o desenvolvimento de hiperplasia urotelial, metaplasia escamosa, displasia urotelial, e, com o tempo, carcinoma urotelial ou de células escamosas. O câncer de bexiga é a sequela patológica final da esquistossomose. O câncer de bexiga por esquistossomose tem início precoce (40 a 50 anos) e, muitas vezes, é um carcinoma de células escamosas (60% a 90%) ou um adenocarcinoma (5% a 15%) (Cheever et al., 1978; Lucas, 1982; Al-Shukri et al., 1987; Thomas et al., 1990; Bedwani et al., 1998). Mais de 40% dos carcinomas de células escamosas da bexiga associados à esquistossomose são bem diferenciados e verrucosos e apresentam um prognóstico geral satisfatório. Na metade das vezes, os tumores são encontrados na parede posterior, e, em aproximadamente 30% dos casos, na parede lateral. As neoplasias exofíticas representam cerca de dois terços dos cânceres de bexiga associados à esquistossomose, e o restante dos casos são tumores endofíticos ulcerativos. Campanhas de administração de medicamentos em massa (MDA) no Egito estão associadas a uma redução geral de neoplasias da bexiga de 28% para 12%, e a uma mudança de carcinomas de células escamosas para carcinomas de células transicionais (Gouda et al., 2007). Apesar de os carcinomas de células transicionais da bexiga serem menos frequentemente associados à infecção por S. haematobium (Michaud, 2007), alguns epidemiologistas acreditam que a taxa relativamente elevada de tabagismo nas regiões endêmica de esquistossomose pode aumentar ainda mais o risco de câncer de bexiga, possivelmente, em sinergia com a infecção por S. haematobium (Bedwani et al., 1998). No entanto, estudos de autópsias não selecionadas das mesmas regiões relataram frequências semelhantes de cânceres de bexiga em pacientes sem esquistossomose (Smith et al., 1977a; Cheever et al., 1978).

A deposição de ovos na parede da bexiga foi implicada como um fator importante na carcinogênese, e o S. haematobium foi classificado como um agente Classe I (carcinogênico para os seres humanos) pela Agência Internacional de Pesquisa do Câncer da Organização Mundial da Saúde (Agência Internacional de Pesquisa em Câncer, 2011). O fator de crescimento endotelial vascular (VEGF) encontra-se aumentado na bexiga logo após a exposição aos ovos de S. haematobium (Fu et al., 2012; Ray et al., 2012; Salem et al., 2012). O VEGF pode promover a vasculogênese do tumor e facilitar a carcinogênese e/ou progressão do câncer. Uma via potencial para a oncogênese por esquistossomose na bexiga pode ser iniciada quando os papilomas se fundem com o epitélio transicional basal, formando crescimentos papilares fibroepiteliais benignos. Depois de sucessivos episódios de inflamação e fibrose, algumas das células uroteliais podem sequestrar em conjunto (ou se expandir clonalmente) e formar lesões potencialmente pré-cancerosas, incluindo metaplasia escamosa (Mustacchi, 2003). O perfil molecular da bexiga de camundongos indica que a exposição aos ovos de S. haematobium induz alterações de transcrição nas vias de sinalização relacionadas à carcinogênese na bexiga (Ray et al., 2012). Coinfecções bacterianas do trato urinário também podem contribuir para o carcinoma de bexiga associado ao S. haematobium, uma vez que o S. haematobium aumenta a capacidade das bactérias de reduzir os nitratos a nitrosaminas, o que pode alquilar proteínas e ácidos nucleicos (Grisham e Yamada, 1992). As mutações resultantes nos oncogenes (p. ex., p53) podem, então, contribuir para a neoplasia (Mustacchi, 2003).

Manifestações Clínicas

A esquistossomose aguda engloba as respostas humanas transitórias à penetração pelas cercárias e as respostas mais duradouras à migração e à maturação do esquistossomo no tecido. A esquistossomose crônica resulta da resposta imunológica à oviposição prolongada, que muitas vezes dura anos e leva a danos em órgãos. Como resultado disso, a esquistossomose crônica clinicamente aparente está limitada às pessoas que residem há muito tempo em áreas endêmicas, que são continuamente reinfectadas, têm cargas parasitárias altas e de longa duração, e que são reexpostas aos ovos. Tal como acontece com a maioria dos helmintos humanos, a espécie Schistosoma não pode completar seu ciclo de vida nem se replicar no hospedeiro humano. Assim, em turistas ou visitantes por curtos períodos que são expostos uma vez ao parasita, mesmo na ausência da quimioterapia eficaz, os vermes adultos morrem de senescência dentro de 3 a 5 anos, o que limita a patologia subsequente.

Esquistossomose aguda. A primeira manifestação clínica da esquistossomose geralmente é um exantema maculopapular pruriginoso (dermatite cercariana), geralmente dentro de 1 a 2 dias após a penetração das cercárias. O exantema geralmente desaparece antes que os viajantes tenham retornado das áreas endêmicas, dificultando o diagnóstico (Stuiver, 1984).

A esquistossomose aguda é vista 2 a 8 semanas depois em alguns pacientes durante a infecção primária (embora seja silenciosa em muitos pacientes). O notório epônimo para a esquistossomose aguda, "febre de Katayama", deriva-se das primeiras descrições da síndrome no Vale de Katayama no Japão; ela ocorre mais comumente com intensas infecções primárias por S. japonicum, menos comumente com o S. mansoni e raramente com o S. haematobium. Os sinais e sintomas iniciais da febre de Katayama incluem febre, tosse seca, fadiga, dor de cabeça, diarreia, eosinofilia, dor no pescoço e urticária (Jaureguiberry et al., 2010). Esquistossomose aguda raramente é observada entre pessoas que vivem em áreas endêmicas (Meltzer et al., 2006). Como os sinais e sintomas da esquistossomose aguda são inespecíficos, os casos frequentemente permanecem não diagnosticados ou confundidos com outras doenças endêmicas, como a malária ou febre entérica (Jensen et al., 1995).

Como a esquistossomose aguda pode ser clinicamente silenciosa, todos os indivíduos que foram expostos à água potencialmente infestada devem estar cientes da possibilidade de infecção, com considerações para um diagnóstico e tratamento precisos com base nesses fatores (Jauréguiberry et al., 2010).

Esquistossomose Crônica. Os vermes adultos *S. haematobium* depositam seus ovos na parede da bexiga, aproximadamente 8 a 12 semanas depois da infecção. Isso às vezes apresenta-se como hematúria indolor e recorrente, disúria ou frequência urinária (Mahmoud, 2001). Em algumas culturas altamente endêmicas, a hematúria nos homens é vista como um sinal de puberdade e pode ser suficientemente grave para resultar em anemia (Wilkins et al., 1985). A proteinúria também é frequentemente associada a esquistossomose urogenital. A hematúria é um sinal consistente e suficientemente específico de infecção que é usado como uma técnica de diagnóstico primário em áreas endêmicas. Entretanto, dadas as muitas outras causas possíveis de hematúria, a esquistossomose urogenital é, muitas vezes, insuspeitada ou erroneamente diagnosticada em viajantes infectados que retornam para seus países de origem (não endêmicos) (Raglio et al., 1995).

A esquistossomose urogenital a longo prazo resulta em fibrose que pode obstruir a drenagem urinária, tendo como consequência a disfunção do órgão. A deposição de ovos nos ureteres e a posterior formação de granulomas, pólipos e úlceras aumenta o risco de hidronefrose e hidroureter causados pelos movimentos peristálticos prejudicados das paredes da pelve renal e do ureter, o que, por sua vez, pode resultar em obstrução e refluxo vesicoureteral. A recuperação da função renal pode ser alcançada por meio de terapia anti-helmíntica em infecções de curto prazo, ao passo que a reparação cirúrgica do ureter ou a derivação urinária podem ser necessárias durante a doença mais grave em fase avançada (Mahmoud, 2001).

A FGS é outra forma de esquistossomose crônica e ocorre em 33% a 75% das mulheres infectadas por *S. haematobium*, como resultado da deposição de ovos nas tubas uterinas, colo do útero, vagina, vulva, ovários e/ou no útero (Kjetland et al., 2012). Como resultado, podem surgir lesões mucosas friáveis (manchas arenosas), que, muitas vezes, sangram ao contato durante exames pélvicos ou relação sexual (Hotez e Fenwick, 2009). Dispareunia, dor pélvica e abdominal, corrimento e sangramento vaginal, frequência urinária e infertilidade são comuns, mas se assemelham a sinais e sintomas de infecções do trato urinário (ITU) e de doenças sexualmente transmitidas (DST) que tenham outras causas; sendo assim, a FGS muitas vezes é diagnosticada erroneamente e não tratada (Hotez e Fenwick, 2009).

Os homens podem abrigar um elevado número de ovos de *S. haematobium* nos ductos ejaculatórios e vesículas seminais, e sangue e/ou ovos de esquistossomo podem estar presentes no ejaculado antes que eles estejam detectáveis na urina. Os pacientes com acometimento destas estruturas urogenitais muitas vezes têm uma massa testicular ou dor escrotal. Os depósitos de ovos no epidídimo, ovários e tubas uterinas costumam ser maiores do que nos testículos, útero e vagina (Cheever et al., 1977, 1978; Helling-Giese et al., 1996a).

Conforme a infecção progride, um estágio tardio, crônico e ativo se desenvolve quando as cargas de ovos nos tecidos alcançam um pico. Dor pélvica e suprapúbica crônica com urgência, frequência e incontinência urinária associada, são sintomas clássicos de bexiga contraída relacionados à esquistossomose (Duvie, 1986). Frequentemente, o trígono parece normal ou um pouco hiperêmico e edematoso, ao passo que o restante do músculo detrusor encontra-se espessado e endurecido, assim como toda a parede da bexiga. A capacidade funcional da bexiga pode diminuir para até 50 mL em adultos.

Ao longo dos anos, a infecção ativa torna-se mais latente, e a deposição e excreção de ovos ocorre a uma taxa mais baixa e os sintomas tornam-se menos intensos. Mais de 30% das infecções leves tornam-se assintomáticas em algumas regiões endêmicas (Rutasitara e Chimbe, 1985). Apesar disso, a uropatia obstrutiva clinicamente silenciosa pode evoluir ao longo deste período à medida que a fibrose substitui as lesões polipoides e a bexiga e os ureteres sofrem danos, por vezes, irreversíveis. Como resultado, uma uretero-hidronefrose grave pode se desenvolver de modo insidioso.

Os indivíduos infectados podem entrar em uma fase inativa crônica, em que ovos viáveis não são mais detectados na urina ou tecidos. Os sinais e sintomas que ocorrem nesta fase são causados por sequelas e complicações da reação imunológica aos ovos mortos calcificados, e não pela infecção esquistossomótica em si. Infelizmente, entre os pacientes com uropatia obstrutiva esquistossomótica, 40% a 60% consultam urologistas nesta fase final (Smith e Christie, 1986). Em regiões fortemente endêmicas, é comum observar rins com pouca ou nenhuma função em pacientes que estão assintomáticos. Cerca de metade dos pacientes desenvolvem coinfecções bacterianas do trato urinário sobrepostas à sua uropatia obstrutiva esquistossomótica. As bactérias associadas à esquistossomose urogenital são os mesmos organismos que causam ITU em pacientes sem esquistossomose. Há evidências de que essas coinfecções podem ocorrer mais rapidamente devido à imunomodulação conduzida pelo parasita no hospedeiro (Hsieh et al., 2014). Algumas séries observaram uma associação de ITU crônicas ou recorrentes causada por *Salmonella*, muitas vezes associada a bacteremia intermitente em alguns pacientes com esquistossomose urogenital (King, 2001). Essa associação sugere que a bacteriúria por *Salmonella* nesse contexto pode, na verdade, ser uma disseminação de bactérias no fluxo urinário. Os organismos *Salmonella* residem nas invaginações apicais do tegumento do esquistossomo, onde ficam protegidos das defesas do hospedeiro e de antibióticos. O conhecimento dessa associação pode levar ao tratamento de ambas as infecções, com boa resposta. O tratamento feito exclusivamente com antibióticos não resolve totalmente este processo.

Outra manifestação da esquistossomose urogenital é o desenvolvimento de úlceras uroteliais da bexiga (Smith et al., 1977a). Na apresentação, as úlceras esquistossomóticas agudas raramente estão na fase ativa, quando pólipos necróticos se desprendem na urina e deixam para trás uma úlcera urotelial. A úlcera crônica da bexiga, mais comum, é uma sequela tardia da infecção intensa. Esta lesão está associada a uma constante sensação de ardor e de dor pélvica e suprapúbica intensa. A maioria desses pacientes apresenta piúria e hematúria macroscópica.

A eosinofilia é muito comum durante a esquistossomose aguda e é vista até mesmo durante a infecção crônica. Durante a infecção crônica, a eosinofilia geralmente é de baixa intensidade, e embora não seja sensível nem específica para a esquistossomose, sua presença pode ser um indício de que uma infecção parasitária, tal como esquistossomose, pode estar presente. Podem ocorrer exceções a esta sequência habitual de infecção aguda e crônica, e que, por vezes, se manifestam sob a forma de esquistossomose pulmonar ectópica, neuroesquistossomose e FGS.

Diagnóstico

A presença de ovos de *S. haematobium* na urina ou fezes continua a ser o padrão-ouro para o diagnóstico da infecção ativa, embora os ovos não apareçam até que a oviposição tenha começado, 8 a 12 semanas após a infecção inicial. Como a eliminação máxima de ovos na urina atinge seu pico ao meio-dia, as amostras de urina para exame devem ser coletadas idealmente entre 9:00 e 15:00 (Doehring et al., 1983, 1985). As amostras de urina podem ser concentradas para aumentar a sensibilidade e detectar infecções de baixa intensidade. Se não forem encontrados ovos na urina ou nas fezes, mas a suspeita clínica continua alta e a sorologia for compatível com a exposição, pode-se considerar uma biópsia de tecido. Deve-se realizar uma biópsia retal antes de uma biópsia vesical, porque os ovos são comuns na mucosa retal e o risco de complicações relacionadas à biópsia da bexiga (p. ex., infecção, perfuração) é evitado. A técnica de esmagamento da amostra coletada entre lâminas de vidro é superior à análise histopatológica, pois é mais sensível e permite a determinação da viabilidade dos ovos. Em casos potenciais de FGS, a inspeção microscópica das amostras de biópsias provenientes de lesões na vulva, vagina ou colo do útero pode resultar na identificação de ovos e no diagnóstico (Helling-Giese et al., 1996b). A detecção visual e com tiras reagentes de hematúria macroscópica ou microscópica e de turbidez na urina também é usada para diagnosticar indiretamente a esquistossomose urogenital, embora esses métodos sejam menos sensíveis e específicos e funcionam melhor quando combinados com ferramentas diagnósticas já estabelecidas; elas são mais comumente usadas no mundo em desenvolvimento como parte de campanhas de controle e eliminação (Adesola et al., 2012).

Testes sorológicos que combinam um teste de triagem de Falcon/ensaio imunoenzimático (FAST-ELISA) com um ensaio de *Western blot* estão disponíveis no CDC (Center of Diseases Control – Atlanta, EUA) (Wilson et al., 1995; Al-Sherbiny et al., 1999). Combinados, os ensaios têm mais de 90% de sensibilidade e especificidade para a infecção por *S. haematobium*. Quando o diagnóstico é suspeitado, mas os ovos não estão presentes, a sorologia pode ser útil, mas ela não faz a distinção entre infecção aguda e crônica, pois os títulos de anticorpos permanecem positivos mesmo após a quimioterapia curativa. Outros ensaios sorológicos também estão disponíveis em laboratórios comerciais. Geralmente, os pacientes apresentam resultado positivo para anticorpos cerca de 4 a 6 semanas após a infecção (Schwartz et al., 2005).

A ultrassonografia (US) também pode ser útil e pode demonstrar espessamento da parede vesical ou ureteral, lesões polipoides, hidroureter, hidronefrose, calcificações do trato urinário e até mesmo carcinoma da bexiga (Kardorff e Döhring, 2001). Radiografias simples do abdome

438 PARTE III Infecções e Inflamação

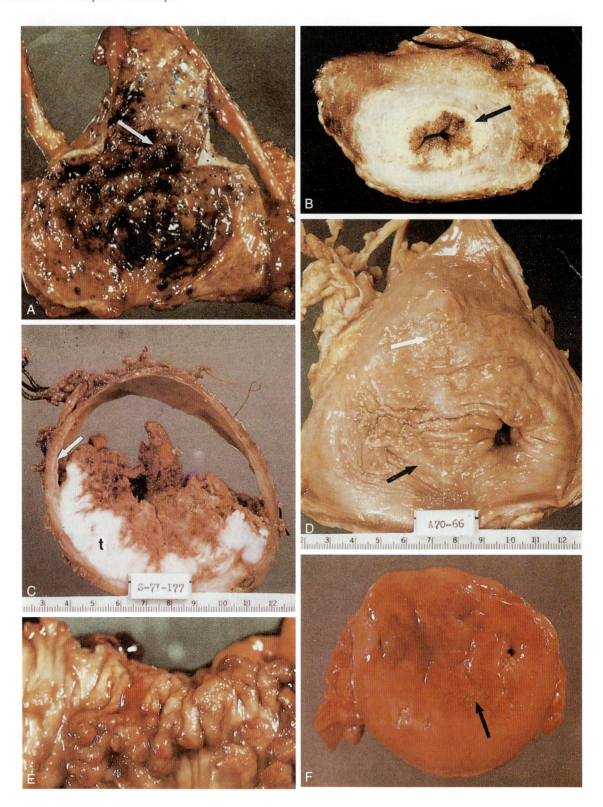

podem revelar calcificações do trato urinário; uma bexiga calcificada, que pode assemelhar-se a uma cabeça fetal na pelve, é característica da esquistossomose urogenital crônica (Fig. 17-12). A próstata, vesículas seminais, uretra posterior, ureteres distais e, ocasionalmente, o cólon também podem demonstrar calcificações.

As primeiras alterações radiográficas no IVU parecem ser estrias nos ureteres e na pelve renal (Hugosson, 1987). A calcificação ureteral é tipicamente intramural, e os ureteres estão dilatados. Isso difere das calcificações vistas na TB, que formam moldes de ureteres não dilatados. Outros achados na IVU incluem hidronefrose, hidroureter, rim não funcional, estenose ureteral e defeitos de enchimento na bexiga e ureteres causados por lesões polipoides. Lesões semelhantes também podem ser identificadas por US. Com a IVU, muitas vezes são necessárias imagens tardias na presença de uropatia obstrutiva grave para que se possa discernir os rins e ureteres distendidos. Imagens pós-miccionais podem revelar obstrução do colo da bexiga com retenção. A combinação de IVU com fluoroscopia pode auxiliar na diferenciação entre ureteres tônicos e átonos (Abdel-Halim et al., 1985) e na identificação de ureteres imóveis e não estenóticos.

A TC pode detectar uropatias obstrutivas e lesões calcificadas no cólon e no trato urinário (Jorulf e Linstedt, 1985), o que caracteriza uma vantagem potencial em relação à IVU. A RM ainda não parece apresentar uma superioridade diagnóstica suficiente para justificar seu uso generalizado (Kohno et al., 2008). A uretrocistografia miccional pode detectar refluxo vesicoureteral, que ocorre em 25% dos ureteres infectados. A uretrocistografia pode também revelar lesões na mucosa vesical (Fig. 17-13). A pielografia retrógrada durante a uretrocistografia pode revelar detalhes importantes sobre a anatomia ureteral e drenagem.

A detecção de antígenos ou a PCR pode ser um meio diagnóstico mais sensível. As amostras de soro ou urina de indivíduos infectados podem ser testadas quanto à presença de antígenos anódicos circulantes (CAA) e antígenos catódicos circulantes (CCA) para esquistossomose. Os CAA e os CCA são específicos para a infecção ativa porque eles são liberados apenas por vermes adultos viáveis e têm a vantagem adicional de produzir medições quantitativas úteis para a determinação da gravidade da infecção (Kremsner et al., 1994; Agnew et al., 1995). Além disso, o desenvolvimento de um teste ELISA em tiras reagentes para amostras de urina permitiu uma detecção de CCA à beira do leito (*point-of-care*), que tem utilização mais simples e é aplicável em situações de campo (van Dam et al., 2004). No entanto, em algumas ocasiões, o teste de CCA falhou completamente na tarefa de detectar a infecção por *S. haematobium* (*versus* mais de 80% de sensibilidade e especificidade para a detecção por *S. mansoni*) (Stothard et al, 2006); além disso, ele é relativamente caro para uso em larga escala no mundo em desenvolvimento.

Sem dúvida o método mais sensível para o diagnóstico de esquistossomose urogenital a partir de amostras de urina ou até mesmo de fezes é a PCR (Obeng et al., 2008; ten Hove et al., 2008). A PCR também é altamente sensível e específica para o diagnóstico de FGS a partir de amostras de lavado vaginal, embora a detecção possa variar de acordo com a idade do paciente e a duração da infecção (Kjetland et al., 2009). Infelizmente, a PCR é difícil de ser usada nos países em desenvolvimento e em campo porque requer técnicos altamente treinados e o uso de solventes orgânicos e *kits* comerciais. Ainda assim, no contexto do controle de transmissão e da vigilância epidemiológica, especialmente em contextos de transmissão de baixa intensidade, a PCR é uma opção útil.

Mundialmente, muitos casos de esquistossomose urogenital permanecem não detectados e não tratados porque a maioria é diagnosticada apenas pela detecção direta de ovos, e não por métodos mais sensíveis. A necessidade de ferramentas diagnósticas mais confiáveis e acessíveis é, portanto, particularmente importante para o desenvolvimento de estratégias mais eficazes para o controle da esquistossomose nos países em desenvolvimento.

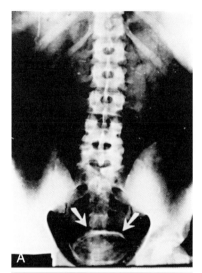

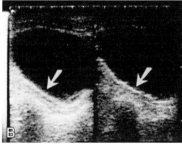

Figura 17-12. Calcificação vesical em um fazendeiro egípcio de 30 anos de idade. A, Radiografia simples do abdome mostra uma borda de calcificação em torno da bexiga (*setas*). B, Ultrassonografia abdominal mostra uma linha brilhante em torno da bexiga, com uma borda escura definida por trás (*setas*). (A e B, Cortesia de G. Thomas Strickland, MD. De Abdel-Wahab MF, Ramzy I, Esmat G, et al. Ultrasonography for detecting Schistosoma haematobium urinary tract complications: comparison with radiographic procedures. J Urol 1992;148:346.)

Figura 17-11. Aspecto macroscópico da esquistossomose urinária humana. A, Bexiga urinária aberta com uma incisão anterior em Y. As paredes posterior e apical têm muitos pólipos eritematosos, granulares, sésseis e pedunculados (*seta*), característicos do estágio inicial ativo da esquistossomose urinária. B, Secção coronal do ápice de uma bexiga urinária fixada em formol. A lâmina própria expandiu-se e foi substituída por uma mancha arenosa amarelo-acastanhado, finamente granulada (*seta*), que é característica de focos crônicos inativos. Pequenas manchas arenosas estão espalhadas através do músculo detrusor, que está atrófico e fibrótico, incluindo a gordura perivesical. A porção eritematosa mais superficial da lâmina própria contém alguns ovos viáveis com resposta granulomatosa (fase ativa crônica da esquistossomose urinária). C, Secção coronal pelo meio de uma bexiga após a inflação e fixação com formal. A lâmina própria (*seta*) foi substituída por uma mancha arenosa concêntrica, mais proeminente nas margens de um carcinoma exofítico de células escamosas, moderadamente diferenciado. A parede vesical está mais fina, exceto pelo tumor (t). Não foi encontrada evidência de oviposição recente no trato urinário inferior (fase inativa crônica da esquistossomose urinária, normalmente encontrada na síndrome do câncer de bexiga por esquistossomose). D, Bexiga aberta com incisão anterior em Y exibe várias características da esquistossomose urinária grave inativa e crônica. Toda a lâmina própria foi substituída por uma mancha arenosa. É possível ver focos de epidermização na seta branca, ou próximo a ela. O orifício ureteral esquerdo (*à direita*) está marcadamente dilatado (o chamado ureter em "buraco de golfe" da uropatia esquistossomótica). O orifício ureteral direito (*seta preta apontando*) está marcadamente estenótico. E, Cólon retossigmoide com polipose. Numerosos pólipos sésseis e pedunculados estão visíveis. Muitos deles são eritematosos, o que é indicativo de oviposição ativa, com formação de granulomas. Alguns têm extremidades necróticas hemorrágicas. F, Superfície da mucosa de amostra de cistectomia parcial (de elipse 4 a 5 cm) retirada de um paciente com doença no estágio inativo crônico. Há uma úlcera esquistossomótica crônica em forma de estrela. Apesar da inatividade da doença, essas úlceras podem sangrar profusamente. As manchas mucoides pálidas na margem da úlcera (*seta*) são áreas de metaplasia adenoide (células caliciformes).

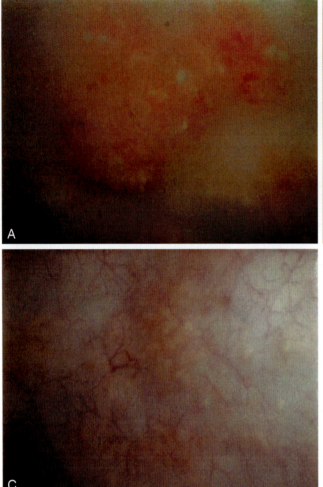
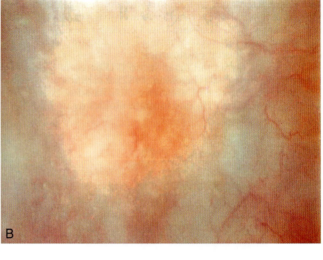

Figura 17-13. A a C, Vistas uretrocistográficas de lesões vesicais. É possível ver lesões da mucosa e submucosa papilares na bexiga de uma criança da Somália que foi submetida a uretrocistografia para avaliação de hematúria e disúria intermitentes. (Cortesia Craig Peters, MD.)

Tratamento

Tratamento Medicamentoso. O praziquantel (PZQ) atualmente é o único fármaco recomendado pela OMS para esquistossomose (OMS, 2014A) e substituiu o metrifonato e a oxamniquina como o principal agente terapêutico. Embora a dependência de uma única substância aumente o potencial para resistência parasitária, a eficácia, a disponibilidade disseminada e a baixa toxicidade do PZQ são fatores favoráveis, e tem havido pouco incentivo para o desenvolvimento de fármacos alternativos. Duas doses orais de 20 mg/kg de PZQ são administradas no mesmo dia, com um intervalo de 6 a 8 horas entre elas, (ou, como alternativa, uma dose de 40 ou 60 mg/kg) para infecções por S. haematobium. Frequentemente, corticosteroides são adicionados para o tratamento da esquistossomose aguda (febre de Katayama).

De acordo com a redução de ovos e taxa de cura, a eficácia do PZQ é de 60% a 90% (Danso-Appiah et al., 2008; Doenhoff et al., 2008). Mesmo naqueles que não foram curados, a carga parasitária pode estar substancialmente reduzida, o que diminui, de forma significativa, as possibilidades de desenvolvimento de sequelas infecciosas posteriores. Após o tratamento de um paciente com PZQ, aconselha-se o monitoramento da contagem de ovos em amostras de urina e fezes, e a realização de estudos ultrassonográficos seriados do trato urogenital para avaliar a resposta à terapia medicamentosa. Repetidos cursos de PZQ podem ser administrados caso haja uma preocupação com infecção persistente.

O PZQ tem um perfil farmacocinético e de efeitos colaterais favorável. Os efeitos colaterais mais comuns (dor abdominal, náuseas, dor de cabeça e tonturas) são tipicamente brandos, geralmente ocorrem dentro de 3 a 4 horas após a administração e se resolvem de forma espontânea. A maioria dos pacientes sente pouco ou nenhum efeito colateral (N'Goran et al., 2003). Contudo, as pílulas de PZQ são grandes e de gosto amargo, fazendo que a administração oral seja difícil de tolerar, especialmente para crianças (Meyer et al., 2009). Talvez por causa de sua classificação pela FDA como uma substância de Categoria B de risco ao feto (considerada segura para mulheres lactantes e gestantes com base apenas em estudos com animais), muitos programas de quimioterapia excluem grávidas e lactantes. No entanto, há poucos relatos de efeitos adversos do PZQ entre os milhões de mulheres grávidas tratadas com ele (Olds, 2003).

O PZQ é menos eficaz contra esquistossômulos do que contra vermes adultos, o que pode explicar, em parte, as taxas de cura mais baixas em áreas com altas taxas de transmissão e reinfecção por esquistossomose. Além disso, isso significa que o PZQ não pode ser usado para interromper o processo de infecção logo após a exposição. Doses múltiplas de PZQ, administradas com várias semanas de intervalo, podem garantir que os esquistossomos jovens que não foram atingidos pela primeira administração sejam erradicados após a maturação (Doenhoff et al., 2008).

Ainda se discute se os esquistossomos estariam desenvolvendo resistência ao PZQ. A maioria dos grandes estudos realizados em indivíduos infectados por S. haematobium sugere pouca resistência aos medicamentos em áreas endêmicas (King et al., 2000; Guidi et al., 2010). No entanto, há relatos de falhas no tratamento com PZQ de viajantes ou militares que regressam de áreas endêmicas (Doenhoff et al., 2008). Mesmo que a resistência ao PZQ não esteja evoluindo ainda, isso poderia ocorrer no futuro. Espera-se que o uso de medicamentos alternativos e a combinação de programas de tratamento com fármacos com programas de controle ambiental (controle de caramujos e melhorias no saneamento) possam reduzir a transmissão e diminuir suficientemente o uso de PZQ para prevenir isso.

A artemisinina e seus análogos (artemeter e artesunato, atualmente usados como antimaláricos) são alternativas quimioprofiláticas ao PZQ porque se concentram especificamente na fase de esquistossômulo do S. haematobium. O artemeter e o artesunato têm eficácia de 90% a 97% na prevenção da esquistossomose, mas são tratamentos ineficazes para as infecções estabelecidas. A administração combinada de PZQ e derivados de artemisinina resulta em taxas de infecção mais baixas do que com o PZQ isolado e oferece, portanto, uma valiosa ferramenta para programas de MDA, especialmente em áreas de altas taxas de transmissão e reinfecção. No entanto, uma grande preocupação em relação ao uso de artemisininas dessa maneira é a indução de resistência à malária aos derivados de artemisinina. Devido a isso, a terapia de combinação generalizada de PZQ e derivados de artemisinina não deve ser utilizada em áreas coendêmicas para malária e esquistossomose (Liu et al., 2011).

Tratamento Cirúrgico. A eficácia e a facilidade da terapia com PZQ para esquistossomose urogenital, em conjunto com a possível reversibilidade da doença em estágio inicial (Richter et al., 1996; Richter, 2000), significa que, na maioria dos pacientes, devem ser realizados ensaios de terapia medicamentosa antes da realização de cirúrgicas eletivas (Cioli et al., 1995). Em geral, a cirurgia é reservada para complicações que não responderam ao tratamento médico adequado dentro de um período razoável de acompanhamento e para aquelas situações em que a intervenção cirúrgica imediata é necessária. Por exemplo, hemorragia vesical grave é um motivo comum para intervenção cirúrgica urgente.

Prostatite e hipertrofia prostática são incomuns na esquistossomose. Por isso, muitos estudos de autópsia não conseguiram demonstrar evidências de obstrução infravesical anatômica (Smith et al., 1974; Cheever et al., 1977, 1978). No entanto, estudos clínicos consistentemente relatam alterações cistoscópicas (Fam, 1964), urodinâmicas (Sabha e Nilsson, 1988) e elevados volumes de resíduo pós-miccional, que são evidência de obstrução infravesical funcional que, ocasionalmente, requer intervenção cirúrgica em pacientes com grave esquistossomose urinária inativa (Abdel-Halim et al., 1985).

Endurecimento escrotal associado à infecção por *S. haematobium*, dor e aumento de volume, associado à epididimite, podem levar a cirurgia devido à suspeita de um tumor testicular.

A cirurgia é indicada para bexigas irreversivelmente contraídas; entre os procedimentos estão a desnervação vesical, derivação urinária, ileocistoplastia e hidrodistensão vesical. Qualquer tratamento, no entanto, deve ser realizado em conjunto com a quimioterapia. Úlceras vesicais crônicas e profundas podem exigir cistectomia parcial, uma vez que a fulguração raramente traz qualquer alívio sintomático ou cicatrização da úlcera. A hiperplasia urotelial está fortemente associada a esquistossomose urogenital grave, ao passo que a displasia urotelial e a metaplasia comumente acompanham câncer da bexiga por esquistossomose (Khafagy et al., 1972). O tratamento de câncer de bexiga secundário à esquistossomose é tipicamente cirúrgico e é discutido em outro capítulo do livro (Capítulos 92 a 96).

As sequelas mais frequentes de esquistossomose urinária resultam do envolvimento ureteral que causa uropatia obstrutiva (Lehman et al., 1973; Smith et al., 1974; Cheever et al., 1978; Smith e Christie, 1986). Hidroureter e hidronefrose estão ligados à intensidade da infecção por *S. haematobium*. **Como a obstrução ureteral observada durante a esquistossomose é mais frequentemente causada por lesões polipoides concêntricas ou hemiconcêntricas que "cercam" o músculo ureteral no ureter intramural e extravesical adjacente, ela costuma responder bem ao tratamento medicamentoso apenas.** A resolução completa da função renal deteriorada causada pela uropatia obstrutiva associada à infecção ativa aparece depois de 1 a 2 meses de tratamento com PZQ (Lehman et al., 1973). A quimioterapia não apenas reverte a uropatia obstrutiva causada por esquistossomose, mas também pode preveni-la, mesmo em pessoas que são continuamente reinfectadas (Subramanian et al., 1999). No entanto, na esquistossomose urinária tardia, crônica, ativa e inativa, a obstrução anatômica pode ser menos suscetível à cura por tratamento medicamentoso.

A estenose ureteral anatômica, com ou sem cálculos, é identificada em até 80% dos pacientes com obstrução uretral (Lehman et al., 1973; Smith et al., 1977b; Al-Shukri e Alwan, 1983; El-Nahas et al., 2003). **Quando a estenose ureteral residual persiste após a terapia medicamentosa, ela geralmente é suscetível à intervenção cirúrgica. Dependendo da localização e extensão da estenose, procedimentos que envolvem a dilatação ou excisão têm sido empregados.** O balão de dilatação é eficaz com estenoses anatômicas (Jacobsson et al., 1987), mas a dilatação mecânica é frequentemente afligida por re-estenoses (Wishahi, 1987). Quando o meato ureteral, o ureter intramural, a junção ureterovesical ou o ureter distal estão envolvidos, as opções para reconstruir uma válvula funcional incluem uma variedade de operações plásticas. A maioria desses procedimentos é variante da técnica de Politano-Leadbetter (Politano e Leadbetter, de 1958; Leadbetter e Leadbetter, 1961). Embora os procedimentos sejam altamente eficazes para alguns pacientes (Smith et al., 1977b; Al-Shukri e Alwan, 1983), outros autores observaram que pode ocorrer re-estenose (Umerah, 1981).

Em lesões longas ou multifocais do ureter, a excisão da parte afetada pode deixar um ureter residual inadequado para a reimplantação ou ureteroureterostomia simples; nesses pacientes, os cirurgiões têm empregado, com sucesso, o retalho de Boari, conduto ileal, ureterostomia intravesical suprapúbica (em que o segmento ureteral obstruído é contornado com o uso de um cateter de diálise peritoneal e drenado para dentro da bexiga), e substituição do ureter por segmentos do íleo, tendo o cuidado de manter uma direção isoperistáltica do segmento ileal (Abdel-Halim, 1980, 1984; e Al-Shukri Alwan, 1983; Abu-Aisha et al., 1985). A estenose meatal isolada do ureter pode ser tratada com meatoplastia simples (Al-Shukri e Alwan, 1983). Quando um ureter está irremediavelmente obstruído e não pode ser reconstruído, drenagem por nefrostomia de longo prazo é outra opção.

Prognóstico

Aproximadamente 112 milhões de pessoas estão infectadas com *S. haematobium*, mas **a maioria tem infecções brandas e um bom prognóstico. A morbidade e a mortalidade da esquistossomose urogenital são determinadas pela intensidade global da infecção e por polimorfismos genéticos para genes de resposta imune relevantes** (Kouriba et al., 2005; He et al., 2008; Isnard e Chevillard, 2008; Isnard et al., 2011; Ouf et al., 2012). Em regiões de baixa prevalência de *S. haematobium*, como a Nigéria, não se observa mortalidade relacionada à esquistossomose, e a frequência e a gravidade da uropatia obstrutiva por esquistossomose são baixas. Por outro lado, quando o Egito tinha uma prevalência de 50%, a esquistossomose contribuía para a mortalidade em 10% dos indivíduos infectados por *S. haematobium* (Smith et al., 1974; Cheever et al., 1978). **Entre os pacientes com doença grave, a mortalidade alcançou 50% em 2 a 5 anos** (Lehman et al., 1970).

Os pacientes que morrem de uropatia obstrutiva por esquistossomose (hidronefrose bilateral terminal ou hidronefrose unilateral com doença renal terminal contralateral não esquistossomótica) em geral têm cerca de 20 anos de idade e têm altas cargas totais de ovos. Os pacientes que desenvolvem as complicações de pielonefrite e câncer urotelial comumente têm mais de 40 anos de idade, de acordo com a patologia relacionada ao tempo e à intensidade (Christie et al., 1986; Smith e Christie, 1986).

O prognóstico para os pacientes com lesões do trato urinário melhorou expressivamente com a terapia com PZQ. Em crianças com pólipos obstrutivos, a uropatia geralmente se resolve completamente com 2 a 6 semanas de tratamento. Para os pacientes com uropatia obstrutiva crônica causada por manchas arenosas e fibrose, o prognóstico é menos claro. Alguns indivíduos toleram a uropatia obstrutiva avançada com pouca, ou nenhuma, deterioração da função renal. **Uropatia obstrutiva por esquistossomose, urolitíase, obstrução infravesical e cistite bacteriana são condições que predispõem à pielonefrite.** Uma superinfecção bacteriana é potencialmente fatal e deve ser tratada de forma agressiva e imediata. Por fim, para **aqueles que desenvolvem alguma malignidade da bexiga, seu prognóstico depende da agressividade do tumor.**

Prevenção e Controle

Os viajantes para áreas endêmicas devem ser aconselhados a evitar o contato com água fresca potencialmente infestada (córregos, rios, lagoas e lagos). As fontes de água de fluxo lento ainda podem abrigar o *S. haematobium*. Aquecer a água a mais de 52° C durante 5 minutos mata as cercárias, assim como adicionar cloro e permitir que a água fique parada por mais de 2 dias em um ambiente livre de caramujos. Desde o advento do PZQ no final dos anos 1970 e o início de sua distribuição em massa na década de 1980, o tratamento da esquistossomose tornou-se relativamente simples e acessível, mas ainda é difícil controlá-la. Ao longo das últimas três décadas, os esforços para controle têm-se centrado fortemente na redução da morbidade, por meio do tratamento periódico de medicamentos em massa com PZQ, normalmente com frequência anual, uma estratégia defendida pela OMS. No entanto, quando não há acesso a água potável, as comunidades rurais pobres estão sujeitas a ciclos viciosos de infecção, tratamento e reinfecção, tornando necessária a administração mais frequente de PZQ. Melhorias sanitárias, educação em saúde e controle do caramujo são abordagens usadas para quebrar o ciclo de transmissão, ao desacelerar ou interromper o afluxo de ovos para o *habitat* aquático, diminuir a exposição individual e reduzir a disponibilidade de caramujos hospedeiros intermediários, respectivamente. Embora o PZQ seja barato, o custo-benefício da terapia medicamentosa varia amplamente entre as configurações de MDA como resultado das variações no número de doses de PZQ administradas por pessoa, variabilidade nos custos de transporte e entrega, bem como o potencial para o aproveitamento de programas de controle de saúde pública preexistentes ou outra infraestrutura (Brooker et al., 2008). O custo por pessoa nas campanhas de controle geralmente é US$ 0,50 – embora mesmo este custo modesto, a uma escala suficiente, possa exceder os recursos disponíveis de muitos países endêmicos (Hotez et al., 2009). Felizmente, uma série de empresas farmacêuticas e fundações estão doando o PZQ para uso em campanhas de MDA.

Como a reprodução assexuada do caramujo hospedeiro permite que o parasita se multiplique rapidamente, os programas de saneamento e campanhas de tratamento medicamentoso devem reduzir a entrada de ovos no ambiente em quase 90% antes que se possa alcançar uma diminuição substancial na transmissão (Woolhouse, 1992). Reduções nas populações do caramujo, por outro lado, podem, teoricamente, causar reduções proporcionais no risco de transmissão da doença (Woolhouse, 1992). No entanto, considerando-se que os vermes adultos podem viver durante anos no hospedeiro humano, sem um tratamento em massa simultâneo, o controle populacional do caramujo teria que persistir durante muitos anos para eliminar a transmissão. Assim, campanhas integradas com foco em três objetivos (tratamento de pacientes humanos, redução do contato de humanos e seus resíduos com água infestada, e controle dos caramujos) podem ser mais bem-sucedidas.

Outros esforços de controle incluem o uso de moluscicidas (Zhang e Jiang, 2011; Knopp et al., 2012, 2013), controle biológico utilizando predadores ou competidores do caramujo (Roberts e Kuris, 1990; Mkoji et al., 1999; Pointier e Jourdane, 2000; Allen e Victory, de 2003; Coelho et al., 2004; Sokolow et al., 2014), e o desenvolvimento de vacinas (embora, atualmente, uma vacina eficaz continue fora de alcance) (Bethony et al., 2008; Gray et al., 2010). Programas de água, saneamento e higiene ("WASH") também estão, mais uma vez, ganhando importância e apresentam muitos benefícios adicionais, além da potencial redução da esquistossomose (Soares Magalhães et al., 2011; Giné Garriga e Pérez Foguet, 2013).

A esquistossomose foi eliminada em 10 países até o momento (Irã, Japão, Líbano, Malásia, Martinica, Montserrat, Marrocos, Tailândia, Tunísia e Turquia) (Amarir et al., 2011; Rollinson et al., 2013). Na 65ª Assembleia Mundial da Saúde da OMS (maio de 2012), foi aprovada a resolução WHA65.21, invocando a comunidade global a "disponibilizar os meios e recursos necessários e suficientes... para intensificar programas de controle na maioria dos países com doenças endêmicas e iniciar campanhas de eliminação, sempre que necessário" (OMS, 2012). Representando uma mudança do controle da morbidade para um novo foco em eliminação, esta resolução representa um estimulante e esperançoso marco na luta global contra a esquistossomose.

> **PONTOS-CHAVE: ESQUISTOSSOMOSE**
>
> - Os vermes *S. haematobium* podem sobreviver em hospedeiros humanos de anos a décadas. Um cuidadoso histórico de viagem e social é crucial para identificar exposições potenciais, correlacioná-las com sintomas urogenitais e determinar a necessidade de realização de ensaios diagnósticos específicos.
> - A terapia com praziquantel da esquistossomose urogenital em fase inicial pode reverter as lesões inflamatórias do trato urinário, incluindo fibrose, causadas pela resposta do hospedeiro aos ovos depositados nos tecidos.
> - O padrão-ouro para o diagnóstico da esquistossomose urogenital ativa é a identificação de ovos na urina, fezes ou em amostras de biópsia da bexiga ou do reto. Ensaios sorológicos ou com base em PCR são altamente sensíveis, mas podem não distinguir entre a infecção ativa e a curada, e são impraticáveis em regiões endêmicas.

Filariose

As filárias são nematoides de tecidos transmitidas por vetores. Os patógenos humanos neste grupo incluem os agentes da **filariose linfática** (FL), *Onchocerca volvulus* e *Loa Loa*.

A FL é causada pelos helmintos transmitidos por mosquitos *Wuchereria bancrofti*, *Brugia malayi* e *Brugia timori*. Os sintomas de FL variam de inflamação linfática aguda a dilatação linfática crônica com hidrocele, linfedema e elefantíase dos membros.

Organismos

W. bancrofti, *B. malayi* e *B. timori* são nematoides filiformes. As larvas infecciosas (terceira fase) são transmitidas ao homem por picadas de mosquitos. Depois de entrarem nos humanos, as larvas migram para vasos linfáticos centrais e, por fim, maturam (de 6 a 9 meses) como vermes adultos machos ou fêmeas. Os adultos (cerca de 20 a 100 mm × 0,2 mm) são consideravelmente maiores do que as microfilárias (cerca de 200 μm × 10 μm) (Fig. 17-14). Os vermes adultos vivem, principalmente, nos vasos linfáticos aferentes, especialmente nos membros inferiores (vasos linfáticos inguinais, ilíaca e periaórticos) e (no caso do *W. bancrofti* apenas) na genitália masculina (epidídimo, cordão espermático, testículos). Os vermes adultos vivem cerca de 5 a 7 anos.

Após o acasalamento com os machos, os vermes fêmeas liberam grandes números de microfilárias. Nas áreas mais endêmicas, a microfilaremia de *W. bancrofti* e *Brugia* atinge seu pico no meio da noite, como uma adaptação para facilitar a transmissão, coincidindo com o pico da atividade do mosquito vetor local. Em algumas partes do Pacífico, a periodicidade do *W. bancrofti* é diurna, e não noturna. Após a ingestão pelo mosquito, as microfilárias maturam ao longo de 10 a 14 dias para transformarem-se em larvas infectantes de terceiro estágio.

As espécies *W. bancrofti* e *Brugia* abrigam um endossimbionte obrigatório semelhante à riquétsia (*Wolbachia*). Esses endossimbiontes estão envolvidos na embriogênese, e a terapia antimicrobiana (p. ex., doxiciclina) os mata, resultando na diminuição da liberação de microfilárias e supressão da muda larval (Hoerauf et al., 2001).

Epidemiologia

Mundialmente, 120 milhões de pessoas estão infectadas com a FL. Mais de 90% das infecções são causadas por *W. bancrofti*, a maioria na África subsaariana, Sul e Sudeste da Ásia e no Pacífico ocidental. Nas Américas, o *W. bancrofti* é endêmico apenas para o Haiti, República Dominicana, Guiana e Brasil. A infecção por *B. malayi* é limitada à Ásia e a várias ilhas do Pacífico (p. ex., Indonésia e Filipinas). A infecção por *B. timori* ocorre apenas no sudeste da Indonésia. Dentro de uma

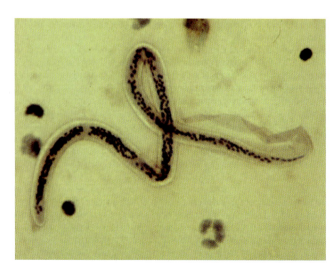

Figura 17-14. Microfilárias de *Wuchereria bancrofti* no sangue periférico. (Cortesia de Division of Parasitic Diseases and Malaria, Centers for Disease Control and Prevention.)

determinada área geográfica, a distribuição de FL muitas vezes é bastante heterogênea. Vários gêneros de mosquitos são capazes de transmissão, incluindo o *Anopheles* (África rural e Pacífico), o *Culex* (áreas urbanas, especialmente na Índia) e o *Aedes aegypti* em algumas ilhas do Pacífico, e outros.

Embora varie entre as diferentes localidades e mosquitos vetores, a transmissão da FL é relativamente ineficiente, e a doença linfática obstrutiva costuma ser vista apenas em pessoas repetidamente infectadas ao longo de muitos anos (p. ex., geralmente residentes de longa duração de áreas endêmicas). Em comunidades endêmicas, a prevalência aumenta da infância até a terceira ou quarta década de vida, após a qual ela permanece razoavelmente constante (por causa da acumulação gradual de vermes no estágio adulto na população ao longo do tempo). Linfedema e doença genital são raros antes dos 10 anos, mas aumentam em prevalência com a idade. No geral, cerca de um terço das pessoas infectadas têm doença clinicamente evidente. A probabilidade de desenvolver manifestações clínicas é particularmente alta na Índia, Papua Nova Guiné e África, e é menor nas Américas (Kazura et al., 1997).

Patologia e Manifestações Clínicas

A resposta imune inicial a larvas infectantes e vermes adultos é, em geral, pró-inflamatória (envolvendo respostas de células T Th1 e Th2). A contribuição da imunidade humoral inclui um aumento nos títulos de IgE específicos para filária. É provável que a morte, mediada por eosinófilos, das microfilárias também desempenhe um papel. Com o início da microfilaremia, as respostas de células T diminuem, mediadas por IL-10, anticorpos inibidores de IgG4 e células T supressoras específicas ao antígeno. É difícil determinar se há o desenvolvimento de imunidade protetora, mas grupos de indivíduos permaneceram livres de infecção, apesar da exposição a longo prazo em contextos altamente endêmicos (Steel et al., 1996).

As manifestações clínicas em pacientes infectados são muito diversificadas, variando desde infecção subclínica até deformação grave dos membros e genitália. Os danos causados por infecção estabelecida são cumulativos devido às cicatrizes progressivas e obstrução linfática. A terapia medicamentosa não reverte rapidamente esses danos, mas pode impedir a progressão em pacientes com infecção ativa por FL. Embora raramente seja fatal, a FL pode causar incapacidade grave e, entre as infecções parasitárias, ela é responsável pelo terceiro maior número de anos de vida perdidos ajustados por incapacidade (DALYs) em todo o mundo.

Os mecanismos que levam ao linfedema ainda não foram bem estabelecidos. No entanto, fatores derivados do parasita são, pelo menos parcialmente, responsáveis pela dilatação linfática inicial, com contribuições subsequentes de infecções bacterianas secundárias e respostas inflamatórias aos parasitas mortos ou moribundos. Os endossimbiontes *Wolbachia* também parecem estimular uma resposta pró-inflamatória. As lesões variam de inflamação nodular à supuração e, na histologia, têm aparência de granulomas em torno dos vermes, às vezes com eosinófilos teciduais (Fig. 17-15). Um ciclo vicioso pode resultar disso, com ataques agudos agravando o linfedema, predispondo a mais infecções secundárias, que agravam o linfedema, e assim por diante; a inflamação filarial episódica com o tempo diminui, deixando os vasos linfáticos obliterados rodeados por tecido cicatricial. A elefantíase, ou hidrocele é, então, o estágio final em alguns pacientes.

Infecção Subclínica. A maioria das pessoas infectadas com FL tem poucas manifestações clínicas ostensivas, mesmo com microfilaremia de alto grau. No entanto, embora a infecção seja clinicamente assintomática, praticamente todas as pessoas com infecção patente por *W. bancrofti* ou *B. malayi* têm, pelo menos, alguma doença subclínica (p.ex., vasos linfáticos dilatados, linfangiectasia escrotal, hematúria microscópica ou proteinúria). A eosinofilia também é muito comum na maioria das formas de FL.

Adenolinfangite Aguda. A **adenolinfangite aguda** (ADL) costuma ser a primeira manifestação clínica da FL, consistindo em febre, linfadenite, linfangite e edema que geralmente duram dias a uma semana. A linfangite é retrógrada (que se estende perifericamente), o que a distingue da linfangite bacteriana. Embora os quatro membros possam ser acometidos tanto na filariose bancroftiana quanto na brugiana, os vasos linfáticos genitais são afetados quase que exclusivamente pela infecção por *W. bancrofti*. Isso pode resultar em funiculite, epididimite, dor escrotal, sensibilidade e linfoescroto (vesículas linfáticas rompidas na pele do escroto e que produzem uma secreção esbranquiçada e infecções bacterianas secundárias).

Outra manifestação aguda, a **dermatolinfangioadenite** (DLA), é caracterizada por febre, calafrios, mialgias e cefaleia. Surgem placas edematosas inflamatórias, bem como hiperpigmentação, bolhas e úlceras, muitas vezes no local de uma lesão cutânea incitante. A inflamação progride proximalmente e acredita-se que seja secundária a infecções bacterianas.

Linfedema. O edema de membros inferiores ou superiores é a manifestação crônica mais comum da FL; o edema de membros inferiores é a forma mais prevalente. A filariose bancroftiana envolve, tipicamente, todo o membro, enquanto a filariose por *Brugia* geralmente acomete apenas a perna, abaixo do joelho. Embora ambos os membros inferiores costumem ser afetados, o envolvimento assimétrico é mais comum. A pele sobrejacente pode exsudar um líquido seroso. A mama também pode ser acometida em mulheres.

Manifestações Geniturinárias. O envolvimento genital masculino é muito comum na filariose bancroftiana, mas incomum na infecção por Brugia. A prevalência de envolvimento genital feminino ainda não foi bem estabelecida, embora as evidências sugiram que é incomum (Nutman e Kazura, 2011). A doença genital não costuma aparecer pelo menos até a adolescência. Episódios agudos de dor devido à epididimite (geralmente unilateral) ou funiculite, acompanhados por febre e mal-estar, podem durar vários dias e são uma das consequências mais comuns da filariose bancroftiana.

Funiculoepididimite. A funiculoepididimite é caracterizada por inchaços palpáveis semelhantes a um cordão e edema. Embora a condição geralmente seja autolimitada, recorrências e o desenvolvimento subsequente de linfedema crônico são comuns. A funiculite filarial raramente resulta em esterilidade ou orquite, porque o cordão espermático normalmente permanece incólume. Essa manifestação é frequentemente confundida com malignidade, e muitos pacientes são submetidos a cirurgia como resultado disso (incluindo orquiectomia). A varicocele pode complicar a inflamação, aumentando a dor e o inchaço. A superinfecção bacteriana é uma complicação rara, mas grave, muitas vezes com dor extraordinária e tromboflebite séptica.

Hidrocele. A doença crônica dos órgãos genitais masculinos muitas vezes resulta em hidrocele, que pode ser muito volumosa (Fig. 17-16). Em áreas endêmicas, a diferenciação entre hidrocele filarial e não filarial é difícil, e raramente se detectam parasitas no fluido da hidrocele. A hidrocele acompanhada de nódulos no cordão ou epidídimo, e uma história de viagem para/de residência em área endêmica sugere FL. Uma

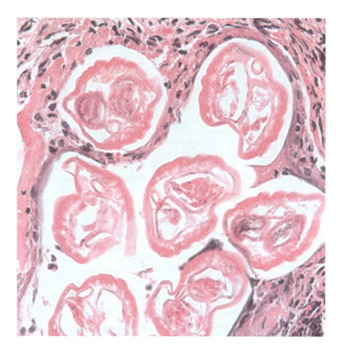

Figura 17-15. Corte de um organismo Brugia adulto em um linfonodo. (Cortesia de Division of Parasitic Diseases and Malaria, Centers for Disease Control and Prevention.)

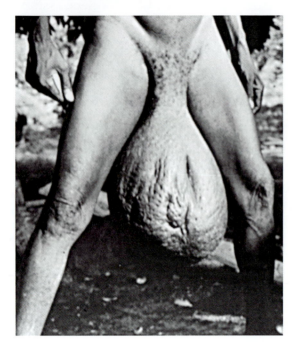

Figura 17-16. Hidrocele gigante e elefantíase escrotal. (Cortesia do Dr. B. H. Kean. From Zaiman H. A pictorial presentation of parasites, Valley City, ND.)

túnica fibrosa espessa, especialmente com depósitos de colesterol ou de cálcio, também é sugestiva de FL.

A hidrocele geralmente é indolor, a menos que sofra complicações por epididimite aguda ou funiculite. A pele escrotal também pode estar espessada e endurecida como resultado do linfedema, com exsudação de linfa. Os pacientes com hidrocele filarial raramente sofrem de superinfecção bacteriana, embora aqueles com elefantíase e linfoescroto frequentemente estejam superinfectados.

Elefantíase Escrotal e Peniana. Edema escrotal leve não é incomum durante o início da infecção ou com hidrocele estabelecida. Por outro lado, o edema peniano é incomum, e o aumento maciço do escroto ou do pênis ocorre tardiamente, principalmente em indivíduos com acesso precário a cuidados médicos. A elefantíase genital raramente resulta de outras causas além da FL.

Quilúria. A quilúria ocorre quando os vasos linfáticos do trato GU estão danificados, resultando na passagem de linfa para a urina e perda intensa de gordura e de proteína. Embora rara, ela pode resultar em graves consequências nutricionais. A quilúria geralmente ocorre mais no início da história natural da filariose do que a elefantíase genital. A quilúria geralmente é intermitente e pode ceder de forma espontânea.

Eosinofilia Pulmonar Tropical. A eosinofilia pulmonar tropical (EPT) é uma síndrome caracterizada por tosse paroxística e sibilos (geralmente noturnos), febre, adenopatia, eosinofilia pronunciada e elevados níveis de IgE. Ela é causada por uma reação alérgica aos antígenos microfilariais e é vista mais comumente no Sul e Sudeste da Ásia. As radiografias de tórax variam de normais a infiltrados reticulonodulares difusos, e os testes de função pulmonar demonstram defeitos restritivos (e, às vezes, obstrutivos). Caso seja feita, a biópsia pulmonar revela uma pneumonite intersticial eosinofílica. A microfilaremia normalmente está ausente.

Diagnóstico

Em moradores de áreas endêmicas, é mais provável que o linfedema ou a doença genital masculina seja, do ponto de vista epidemiológico, o resultado de FL do que uma apresentação semelhante no mundo desenvolvido (supondo que nenhuma outra causa de edema secundário esteja presente). Ainda assim, a tuberculose, a infecção por *S. haematobium* (esquistossomose urogenital) e a gonorreia também podem produzir funiculoepididimite e estão no diagnóstico diferencial. Além disso, a hidrocele não filarial é comum tanto em áreas tropicais quanto não tropicais. No entanto, a hidrocele ocorre em grupos etários mais jovens e com maior frequência em áreas endêmicas para filariose.

Para a confirmação parasitológica, é difícil visualizar diretamente os vermes adultos porque eles estão localizados nos vasos linfáticos; eles costumam ser vistos apenas no exame histológico de amostras cirúrgicas ou de biópsia (nas quais a visualização dos vermes adultos é definitiva do ponto de vista diagnóstico, mas insensível). No entanto, o exame de ultrassom dos vasos linfáticos tem pelo menos 80% de sensibilidade em algumas configurações, em parte porque os vermes adultos vivos têm um padrão distinto de circulação (o "**sinal da dança da filária**") (Amaral et al., 1994). É possível encontrar exemplos on-line em www.youtube.com/watch?v=ER1BFx4_qGc, http://www.filariajournal.com/content/2/1/3/figure/F1?highres=y e www.youtube.com/watch?v=d3KWh6xqQm0. Radiografias simples podem revelar calcificações, que também são sugestivas de FL no contexto clínico apropriado.

As microfilárias podem ser encontradas no sangue e, ocasionalmente, em outros fluidos corpóreos; elas são melhor detectadas por um esfregaço de sangue corado por Giemsa. O momento da coleta de sangue deve ser baseado na periodicidade das microfilárias na localização geográfica envolvida (mais alta à meia-noite na maioria dos casos). A microfilaremia é encontrada em apenas 30% a 40% de todas as infecções e o diagnóstico definitivo em casos com ausência de microfilaremia pode ser mais difícil. A detecção de antígenos circulantes de *W. bancrofti* é um meio para detectar tais infecções, e pode ser feita tanto com um teste ELISA e um teste imunocromatográfico rápido em cartão (TIC). Recentemente, um novo TIC (o Teste em Tiras para Filariose da Alere – *Alere Filariasis Test Strip*®) demonstrou melhor sensibilidade em condições de campo do que o TIC BinaxNOW Filariasis®, que tem sido usado durante os últimos 10 a 20 anos (Weil et al., 2013). Atualmente, não há testes para antígenos circulantes na filariose por *Brugia*. Os ensaios baseados em PCR para *W. bancrofti* e *B. malayi* no sangue têm alta sensibilidade, mas ainda não estão amplamente disponíveis.

Os ensaios à base de anticorpos para o diagnóstico de FL tradicionalmente sofrem de baixa especificidade. Os anticorpos IgG4 têm menos reatividade cruzada para antígenos de helmintos não filariais e, portanto, são mais específicos. A especificidade também melhorou com antígenos específicos da espécie, tanto para infecção por *Brugia* quanto por *Bancrofti*. Foi desenvolvido um teste rápido de anticorpos para a filariose por *Brugia* (Weil et al., 2011).

Os pacientes com as chamadas infecções *burned-out* (p. ex., aqueles que receberam terapia antiparasitária ou que deixaram áreas endêmicas anos atrás e nos quais os vermes já morreram) muitas vezes têm danos permanentes (p. ex., linfedema, doença genital e outras manifestações clínicas). Nesses pacientes, o teste negativo para microfilaremia e antígenos circulantes não exclui a possibilidade de que suas lesões sejam resultado da FL. Entretanto, esses pacientes geralmente são positivos para anticorpos de FL.

A linfocintilografia com radionuclídeo demonstra, de forma confiável, anomalias linfáticas em pacientes com FL. Apesar de útil na documentação do grau dos danos associados à infecção, este exame não é útil para diferenciar a FL de outras causas de doença linfática.

Tratamento

Uma vez que a maioria dos pacientes com microfilaremia tem pelo menos doença subclínica, o tratamento é recomendado tanto para os indivíduos sintomáticos quanto assintomáticos com microfilaremia. A dietilcarbamazina (DEC, 2 mg/kg por via oral, três vezes ao dia) é o tratamento de escolha para a FL ativa (microfilaremia, positividade para antígeno, ou vermes adultos vivos na ultrassonografia). Um curso de 1 dia parece ser tão eficaz quanto o regime tradicional de 12 dias para a maioria dos pacientes (CDC, 2013a), embora aqueles com EPT (eosinofilia pulmonar tropical) devem receber um curso de 2 a 3 semanas. A DEC mata as microfilárias, mas tem atividade apenas modesta contra os vermes adultos e, nos Estados Unidos, é disponibilizada apenas por meio do CDC. A DEC não deve ser administrada a pessoas provenientes de áreas coendêmicas para oncocercose ou *L. loa* (p. ex., África Ocidental e Central), a menos que essas infecções tenham sido excluídas devido aos efeitos colaterais potencialmente graves relacionados à eliminação desses parasitas pela DEC. Entre as alternativas para a FL estão o albendazol e a ivermectina. O albendazol (400 mg por via oral, duas vezes ao dia, por 21 dias) tem atividade microfilaricida e macrofilaricida, mas a atividade da ivermectina (150-400 μg/kg por via oral, uma vez) é limitada principalmente às microfilárias.

Os efeitos colaterais da DEC incluem febre, calafrios, artralgias, cefaleia, náusea e vômito. Em pacientes altamente infectados, nódulos dolorosos na pele, linfadenite e epididimite podem ocorrer como uma reação aos parasitas moribundos ou aos endossimbiontes *Wolbachia*, geralmente dias ou semanas após o início da terapia. A ivermectina tem um perfil de efeito colateral semelhante ao da DEC quando utilizada para FL; ela também deve ser usada com precaução caso haja a possibilidade de coinfecção com *L. loa*. O albendazol (quando usado em regimes de dose única; ver mais adiante) tem relativamente poucos efeitos colaterais quando usado para FL.

A doxiciclina (200 mg por dia) aumenta a supressão da microfilaremia induzida por substâncias antifilariais e tem alguma atividade macrofilaricida. Cursos prolongados (4 a 8 semanas) tornam os vermes adultos estéreis (Kappagoda et al., 2011). Os indivíduos tratados com doxiciclina podem sentir melhoras substanciais no linfedema e hidrocele. Esses benefícios são vistos mesmo em pacientes com linfedema, mas sem infecção ativa, o que sugere que o benefício da doxiciclina estende-se para além da atividade macrofilaricida e anti-*Wolbachia* desta substância (Mand et al., 2012). O curso prolongado é problemático para a administração nos países em desenvolvimento, e a doxiciclina não pode ser administrada a mulheres grávidas ou crianças pequenas. No entanto, nos Estados Unidos, um curso de tratamento de 6 semanas com este medicamento é uma consideração razoável em pacientes adequadamente selecionados.

Em pessoas com linfedema crônico, a prevenção de infecções bacterianas secundárias, boa higiene, meias elásticas, elevação das pernas e fisioterapia são importantes para o controle da morbidade. A terapia antiparasitária nesses pacientes deve ser reservada para aqueles com infecção ativa. A correção cirúrgica é complicada e, muitas vezes, desnecessária. As anastomoses linfovenosas e nodal-venosas para o tratamento da elefantíase têm se mostrado relativamente bem-sucedidas na diminuição do inchaço nas pernas, assim como a cirurgia reconstrutiva para o envolvimento genital. Os efeitos a longo prazo dessas técnicas cirúrgicas intensivas ainda não foram determinados.

A elefantíase genital raramente é passível de cirurgia, e a linfadenectomia pode comprometer ainda mais a drenagem linfática e piorar os sintomas. Em alguns casos de funiculoepididimite, a cirurgia, tal como a descompressão ou excisão de nódulos filariais, pode ser indicada para preservar os testículos e cordão espermático. Quando a funiculoepididimite é recorrente, dolorosa e deformadora ou complicada pelo acometimento de vasos sanguíneos, a cirurgia mais radical é justificada. A drenagem da hidrocele proporciona alívio imediato, embora a recorrência seja comum na ausência de terapia medicamentosa e cirúrgica definitiva. A hidrocelectomia muitas vezes é indicada para hidroceles grandes ou sintomáticas. A excisão do saco intacto da hidrocele é o procedimento de escolha; como uma alternativa, a inversão com excisão parcial também pode ser considerada. Quando identificados, vasos linfáticos com dilatação ou vazamento devem ser suturados ou excisados. Pequenas hidroceles que não aumentam de tamanho geralmente não demandam cirurgia. A reconstrução do escroto ou da vulva, com remoção do tecido redundante, também pode fornecer alívio sintomático a pacientes selecionados.

Prevenção e Controle

Para protegerem-se contra a infecção por FL, os indivíduos devem evitar o contato com mosquitos infectados por meio de medidas de proteção pessoal e mosquiteiros impregnados com inseticida de longa duração (LLIN); recentemente, demonstrou-se que os LLIN são uma ferramenta valiosa para o controle e eliminação da FL (Reimer et al., 2013). A eliminação de microfilárias nas comunidades pode interromper a transmissão, pois a microfilaremia patente é necessária para que os mosquitos transmitam a infecção de pessoa para pessoa. No entanto, como a quimioterapia não mata todos os vermes adultos, é necessário continuar a administração intermitente de medicamentos antiparasitários por muitos anos, até que os vermes adultos morram de senescência. Esta estratégia pode ser eficaz para a eliminação do *W. bancrofti* (Molyneux, 2009), porém é mais difícil em áreas endêmicas para o *Brugia*, pois os animais também servem como reservatórios de infecção para este último. As campanhas de MDA (envolvendo a distribuição de doses anuais únicas de albendazol mais DEC ou ivermectina, a qual tem um efeito microfilaricida sustentado, para a maior parte da população) são o sustentáculo dos programas de controle na África (albendazol/ivermectina) e em outros lugares (albendazol/DEC). Essas campanhas têm se mostrado bem-sucedidas no controle e eliminação da FL, especialmente em muitos dos países endêmicos de renda média da Ásia, da América Latina e do Pacífico.

A **oncocercose**, também conhecida como **cegueira dos rios**, é uma infecção filarial causada pelo *O. volvulus*. A infecção é transmitida pelas moscas negras *Simulium*; 99% dos casos de oncocercose são encontrados na África, com focos limitados na América Latina e Península Arábica. Cerca de 37 milhões de pessoas estão infectadas em todo o mundo (Taylor et al., 2010). Tal como acontece com a FL, a transmissão é ineficiente e altamente focal. Vermes adultos vivem em nódulos subcutâneos (tempo de vida médio de 9 a 10 anos) e liberam microfilárias que viajam pela pele (e olhos). *O. volvulus* adultos também abrigam endossimbiontes *Wolbachia*. A infecção tipicamente provoca dermatite, ceratite e coriorretinite, sendo a cegueira o resultado final depois de muitos anos, em consequência das cicatrizes na córnea. O diagnóstico é confirmado por exame microscópico de fragmentos da pele para confirmar a presença de microfilárias, descoberta de vermes adultos em nódulos subcutâneos, ou visualização de microfilárias na câmara anterior do olho por meio de lâmpada de fenda. Os testes para detecção de anticorpos e antígenos não são tão desenvolvidos quanto os testes para FL.

Em estágios avançados, a infecção por *Onchocerca* pode produzir "virilha pendente" ou elefantíase escrotal, como resultado de linfadenite recorrente e perda de elasticidade da pele. A histologia demonstra atrofia e fibrose dos linfonodos inguinais, com edema subcutâneo e fibrose. A oncocercose também é ocasionalmente acompanhada por linfadenopatia inguinal maciça.

A ivermectina é o tratamento de escolha (150 μg/kg por via oral, uma vez, repetida a cada 6 a 12 meses, até que o paciente esteja assintomático), embora ela mate apenas as microfilárias. A ivermectina deve ser usada com cautela caso haja possibilidade de coinfecção com *L. loa*. Os efeitos colaterais incluem febre, erupção cutânea, tontura, prurido, mialgias, artralgias e linfadenopatia, causada, principalmente, por filárias e *Wolbachia* moribundas. Seis semanas de doxiciclina (200 mg/dia por via oral) mata mais de 60% das fêmeas de vermes adultos e esteriliza a maioria dos vermes restantes (Hoerauf, 2011). A DEC não deve ser administrada a pessoas infectadas com oncocercose, pois pode haver cegueira e toxicidade sistêmica devido às respostas inflamatórias oculares e sistêmicas.

A **loíase** é causada pelo *L. loa*, uma infecção por filária que se limita à África Central e Ocidental e é transmitida por moscas *Chrysops*. Os vermes adultos migram nos tecidos subcutâneos e as microfilárias circulam no sangue no período diurno. O *L. loa* não abriga *Wolbachia*. A maioria das pessoas infectadas apresenta eosinofilia assintomática; alguns têm urticária, lesões subcutâneas migratórias e vermes visíveis que migram através da conjuntiva (*vermes do olho*). Há hematúria e proteinúria em 30% dos pacientes; linfadenite e hidrocele também ocorrem raramente. A DEC (2 a 3 mg/kg por via oral, três vezes ao dia, durante 14 a 21 dias) é eficaz contra a loíase, embora possa haver a necessidade de vários cursos (Klion e Nutman, 2011). O tratamento pode provocar prurido, artralgias, inchaços migratórios, febre, verme do olho, diarreia e insuficiência renal. Os pacientes com microfilaremia detectável (particularmente mais de 2.500-8.000 microfilárias por mililitro) estão em risco de encefalopatia associada ao tratamento, que pode ser melhorada pela aférese pré-tratamento. O albendazol (200 mg por via oral, duas vezes por dia por 3 semanas) está associado a um menor risco de encefalopatia do que a DEC e pode ser mais seguro em pacientes com parasitemia intensa (Kappagoda et al., 2011).

Outros Parasitas Geniturinários não Filariais

Equinococose

O *Echinococcus granulosus* é um cestoide (tênia), que provoca a equinococose cística. A infecção resulta da ingestão de alimentos ou água contaminada com ovos de *Echinococcus* ou do contato com cães infectados. A prevalência é elevada em comunidades pastoris, particularmente na América do Sul, litoral do Mediterrâneo, Leste Europeu, Oriente Médio, África Oriental, Ásia Central, China, Rússia e Austrália. Após a infecção, os parasitas se encistam, normalmente no fígado ou (com menor frequência) nos pulmões. Apesar de raros, os cistos podem crescer ectopicamente em quase todos os órgãos do corpo, sendo os rins o terceiro órgão mais comumente afetado, depois do fígado e pulmões (<2% a 3% de casos) (Moscatelli et al., 2013). Inicialmente, os cistos são assintomáticos, mas, com o tempo, eles aumentam de tamanho (1 a 2 cm/ano) e acabam causando dor ou uma massa abdominal palpável; ocorrem hidatidúria e cólica renal em uma minoria dos pacientes. A função renal geralmente não é afetada. Os exames por imagem mostram um cisto esférico repleto de líquido e com paredes espessas, muitas vezes com uma parede calcificada; a aparência ajuda a definir o estágio da doença e, por sua vez, as estratégias de tratamento. O teste sorológico é um adjuvante para o diagnóstico, com uma sensibilidade de apenas 60% a 90%. Embora o uso de punção percutânea, aspiração, injeção e reaspiração (PAIR) seja uma boa opção terapêutica para cistos no fígado, esse procedimento não é realizado para cistos renais, para os quais as únicas opções são a ressecção cirúrgica ou a quimioterapia antiparasitária. O albendazol (400 mg por via oral, duas vezes por dia, durante 1 a 6 meses) é a terapia farmacológica recomendada (Kappagoda et al., 2011). A excisão cirúrgica é indicada em alguns pacientes por causa do tamanho ou localização das lesões. A ruptura do cisto pode causar anafilaxia. Algumas evidências sugerem que o PZQ somado ao albendazol no período pré-operatório e pós-operatório podem minimizar a disseminação secundária e infecção metastática (Bygott e Chiodini, 2009).

Enterobíase

O *Enterobius vermicularis* (oxiúro) causa a enterobíase, que ocorre em todo o mundo (comum tanto em países temperados como tropicais). Os vermes vivem no cólon proximal e migram para a região perianal para pôr ovos, que se tornam infecciosas após 6 horas. A transmissão acontece, principalmente, de pessoa a pessoa, muitas vezes por meio de contaminação fecal-oral das mãos ou de fômites. Embora a maioria das infecções seja assintomática, o prurido perianal pode ser grave. Raramente, os oxiúros também podem migrar ectopicamente, inclusive pela vagina, útero e tubas uterinas, e passar para o interior da cavidade peritoneal das mulheres. Os vermes mortos e os ovos produzem granulomas e aderências. Podem surgir granulomas vulvares e cervicais, salpingite, ooforite, abcesso tubo-ovariano, apendicite e peritonite. Os relatos de envolvimento do epidídimo e hérnias inguinais são raros em homens (Moore e McCarthy, 2011).

O tratamento com albendazol em dose única (400 mg por via oral) ou mebendazol (100 mg por via oral) é altamente eficaz. Entre as alternativas está a ivermectina (200 μg/kg, oralmente, uma vez). Os contatos domiciliares e outros contatos mais próximos devem ser tratados, e o tratamento deve ser repetido após 2 semanas devido à frequente reinfecção e autoinfecção (Kappagoda et al., 2011).

Amebíase

O *Entamoeba histolytica*, um protozoário transmitido pela via fecal-oral, é mais comum em regiões tropicais. A maior parte das pessoas infectadas permanece assintomática, mas 10% desenvolvem sintomas em outros órgãos, incluindo os rins. A amebíase cutânea também pode ocorrer, com úlceras dolorosas que, muitas vezes, envolvem a área perianal e os genitais (Peterson et al., 2011). O tratamento é feito com tinidazol (2 g por via oral por dia, durante 3 dias) ou metronidazol (750 mg, por via oral, três vezes ao dia, durante 10 dias), seguido por paromomicina (8 a 12 mg/kg por via oral, três vezes ao dia, durante 7 dias) ou iodoquinol (650 mg, por via oral, três vezes ao dia, durante 20 dias) (Kappagoda et al., 2011).

Tricomoníase

O *Trichomonas vaginalis* é um protozoário comum sexualmente transmissível. Consulte o Capítulo 15 para obter detalhes.

REFERÊNCIAS

Para consultar a lista completa de referências, acesse www.expertconsult.com.

LEITURA SUGERIDA

TUBERCULOSE

American Thoracic Society. Diagnostic Standards and Classification of Tuberculosis in Adults and Children. This official statement of the American Thoracic Society and the Centers for Disease Control and Prevention was adopted by the ATS Board of Directors, July 1999. This statement was endorsed by the Council of the Infectious Diseases Society of America, September 1999. Am J Respir Crit Care Med 2000a;161(4 Pt 1):1376-95.

Centers for Disease Control and Prevention (CDC). Treatment of tuberculosis, American Thoracic Society, CDC, and Infectious Diseases Society of America. MMWR Recomm Rep 2003; 52(RR-11):1-77.

Figueiredo AA, Lucon AM. Urogenital tuberculosis: update and review of 8961 cases from the world literature. Rev Urol 2008;10(3):207-17.

Goel A, Dalela D. Options in the management of tuberculous ureteric stricture. Indian J Urol 2008;24(3):376-81.

Gupta NP, Kumar A, Sharma S. Reconstructive bladder surgery in genitourinary tuberculosis. Indian J Urol 2008;24(3):382-7.

Hemal AK. Laparoscopic retroperitoneal extirpative and reconstructive renal surgery. J Endourol 2011;25(2):209-16.

Merchant S, Bharati A, Merchant N. Tuberculosis of the genitourinary system—Urinary tract tuberculosis: Renal tuberculosis—Part I. Indian J Radiol Imaging 2013;23(1):46-63.

Sakula A. Robert Koch: centenary of the discovery of the tubercle bacillus, 1882. Thorax 1982;37(4):246-51.

ESQUISTOSSOMOSE

Doenhoff MJ, Cioli D, Utzinger J, Praziquantel:. mechanisms of action, resistance and new derivatives for schistosomiasis. Curr Opin Infect Dis 2008;21:659-67.

Drugs for parasitic infections. 3rd ed. New Rochelle (NY): The Medical Letter; 2013.

Elliott DE. Schistosomiasis. Pathophysiology, diagnosis, and treatment. Gastroenterol Clin North Am 1996;25:599-625.

Fu CL, Odegaard JI, Herbert DR, et al. A novel mouse model of Schistosoma haematobium egg–induced immunopathology. PLoS Pathog 2012;8(3):e1002605.

Gryseels B, Polman K, Clerinx J, et al. Human schistosomiasis. Lancet 2006;368:1106-18.

Hsieh YJ, Fu CL, Hsieh MH. Helminth-induced interleukin-4 abrogates invariant natural killer T cell activation-associated clearance of bacterial infection. Infect Immun 2014;82(5):2087-97.

International Agency for Research on Cancer. Schistosoma haematobium. In: A review of human carcinogens: biological agents. Geneva: World Health Organization; 2011. p. 377–90.

King C. Schistosomiasis. In: Guerrant RL, Walker DH, Weller PF, editors. Tropical infectious diseases: principles, pathogens, and practice. 2nd ed. Philadelphia: Saunders; 2006. p. 1341-8.

Mahmoud AAF. Schistosomiasis. London: Imperial College Press; 2001.

Meltzer E, Artom G, Marva E, et al. Schistosomiasis among travelers: new aspects of an old disease. Emerg Infect Dis 2006;12:1696-700.

Mustacchi P. Schistosomiasis. In: Kufe D, Pollack R, Weichselbaum R, editors. Cancer medicine. 6th ed. Hamilton (Ontario, Canada): BC Decker; 2003.

Ray D, Nelson TA, Fu CL, et al. Transcriptional profiling of the bladder in urogenital schistosomiasis reveals pathways of inflammatory fibrosis and urothelial compromise. PLoS Negl Trop Dis 2012;6(11):e1912.

Shokeir AA, Hussein M. The urology of Pharaonic Egypt. BJU Int 1999;84:755-61.

Stuiver PC. Acute schistosomiasis (Katayama fever). Br Med J (Clin Res Ed) 1984;288:221-2.

van der Werf MJ, de Vlas SJ, Brooker S, et al. Quantification of clinical morbidity associated with schistosome infection in sub-Saharan Africa. Acta Trop 2003;86(2–3):125-39.

OUTRAS INFECÇÕES PARASITÁRIAS

Kappagoda S, Singh U, Blackburn BG. Antiparasitic therapy. Mayo Clin Proc 2011;86:561-83.

Taylor MJ, Hoerauf A, Bockarie M. Lymphatic filariasis and onchocerciasis. Lancet 2010;376:1175-85.

PARTE IV — Biologia Molecular e Celular

18 — Basic Principles of Immunology and Immunotherapy in Urologic Oncology
Charles G. Drake, MD, PhD

- Basic Immunology
- Chronic Inflammation and the Endogenous Immune Response to Genitourinary Cancers
- Immunotherapy for Genitourinary Cancers
- Cancer Vaccines
- Immune Checkpoint Blockade in Genitourinary Cancers
- Conclusions

19 — Molecular Genetics and Cancer Biology
Mark L. Gonzalgo, MD, PhD, Karen S. Sfanos, PhD e Alan K. Meeker, PhD

- Cell Cycle Deregulation
- DNA Methylation
- DNA Damage and Repair
- Genomic Alterations
- Telomeres and Telomerase
- Apoptosis
- Stem Cells and Cancer

20 — Principles of Tissue Engineering
Anthony Atala, MD

- Regenerative Medicine: Strategies for Tissue and Organ Reconstitution
- Sources of Cells for Therapy
- Biomaterials and Vascularization for Genitourinary Regenerative Medicine
- Regenerative Medicine of Urologic Structures

PARTE V
Função Reprodutiva e Sexual

21 Anatomia Cirúrgica, Radiográfica e Endoscópica do Sistema Reprodutor Masculino

Parviz K. Kavoussi, MD, FACS

Testículo

Epidídimo

Ducto Deferente

Vesículas Seminais e Ductos Ejaculatórios

Próstata

Uretra

Pênis

Escroto

O entendimento da anatomia genital masculina é necessário para a compreensão da reprodução normal, bem como da patologia e das opções de tratamento. Este capítulo fornece uma estrutura da anatomia cirúrgica, radiográfica e endoscópica do sistema reprodutor masculino normal. Como este capítulo dedica-se totalmente à anatomia do sistema reprodutor masculino, por favor consulte o Capítulo 68 para a descrição adicional da anatomia pélvica, incluindo ossos, tecidos moles, circulação e inervação da pelve não diretamente relacionados com a reprodução.

TESTÍCULO

Estrutura Macroscópica

Os testículos são órgãos pareados dentro do escroto, que incluem funções tanto reprodutoras quanto endócrinas. É comum que o testículo direito esteja em um nível mais baixo em comparação com o esquerdo em aproximadamente 85% dos homens. **As dimensões dos testículos normais incluem um comprimento de 4 a 5 cm, uma largura de 3 cm e uma profundidade de 2,5 cm; o testículo normalmente apresenta um volume de 15 a 25 mL.** O órgão exibe formato ovoide e tem coloração branca (Prader, 1966; Tishler, 1971). Existe um pequeno corpo pedunculado ou séssil no polo superior do testículo, que é conhecido como o testículo apendicular. Uma cápsula tensa envelopa o testículo, composta de fora para dentro da túnica vaginal visceral, túnica albugínea e túnica vascular, antes de alcançar o parênquima do testículo. A túnica albugínea é composta de células musculares lisas que passam através do tecido colagenoso (Langford e Heller, 1973). Acredita-se que essas células musculares lisas promovam à cápsula testicular alguma capacidade de se contrair e possam impactar o fluxo arterial para dentro do testículo. Elas também podem promover o fluxo do líquido do túbulo seminífero em sua trajetória de saída do testículo (Schweitzer, 1929; Rikmaru e Shirai, 1972; Davis e Horowitz, 1978). A inserção no epidídimo ocorre na face posterolateral do testículo (Figs. 21-1 e 21-2).

Arquitetura Microscópica

A túnica albugínea invagina para dentro do testículo para formar o mediastino do testículo, onde os vasos e os ductos atravessam a cápsula testicular. O mediastino do testículo envia septos que se inserem na superfície interna da túnica albugínea para formar 200 a 300 lóbulos em forma de cone, cada qual contendo um ou mais túbulos seminíferos contornados. Cada lóbulo contém uma artéria centrífuga. Os túbulos seminíferos são espiralados e longos, com ambas as extremidades terminando tipicamente na rede do testículo. Os túbulos seminíferos contêm as células germinativas e as células de sustentação, incluindo células de Sertoli, fibrócitos e células mioides da membrana basal. Cada túbulo seminífero tem formato de U, porém se um túbulo seminífero fosse esticado a partir de sua forma contornada, cada um mediria quase 1 m de comprimento. **Cada túbulo seminífero no testículo normal contém células germinativas em desenvolvimento. As células de Leydig produtoras de testosterona estão dispersas e entremeadas no tecido frouxo ao redor dos túbulos seminíferos.** O tecido intersticial inclui células de Leydig, mastócitos, macrófagos, nervos, vasos sanguíneos e vasos linfáticos. Esse tecido intersticial constitui um total de 20% a 30% de volume testicular (Setchell e Brooks, 1988). As células de Sertoli revestem os túbulos seminíferos e repousam sobre a membrana basal tubular. As características celulares das células de Sertoli incluem um baixo índice mitótico, nucléolos proeminentes e núcleos com formatos irregulares. Existem fortes junções de oclusão (*tight junctions*) entre as células de Sertoli, as quais compartimentalizam o espaço tubular seminífero dentro dos espaços adluminal e basal. Os túbulos seminíferos estendem-se e se transformam nos túbulos retos no sentido do ápice de cada lóbulo, onde eles penetram no mediastino do testículo e se anastomosam a uma rede de túbulos revestidos por epitélios achatados. Essa rede tubular é a rede do testículo e forma 12 a 20 ductos eferentes que se anastomosam na cabeça do testículo. Neste ponto, os ductos eferentes fazem convoluções, dilatam-se e formam os lóbulos cônicos. Cada lóbulo produz um ducto que desemboca em um único ducto epidimal. O ducto epididimal teria aproximadamente 6 m de comprimento se fosse esticado. Ele emaranha-se dentro do epidídimo para formar o corpo e a cauda do epidídimo, todos os quais são circundados por uma bainha fibrosa. O espessamento e o retesamento do ducto formam o ducto deferente à medida que alcança a cauda do epidídimo (Figs. 21-3 e 21-4).

Suprimento Arterial

Existem três suprimentos arteriais para o testículo: a artéria testicular (espermática interna), a artéria do ducto deferente (artéria do ducto deferente) e a artéria cremastérica (espermática externa) (Harrison e Barclay, 1948). A artéria testicular é o principal suprimento sanguíneo para o testículo e seu diâmetro é maior que o diâmetro combinado

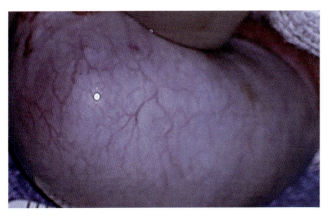

Figura 21-1. A aparência do testículo com sua camada da túnica albugínea brilhosa.

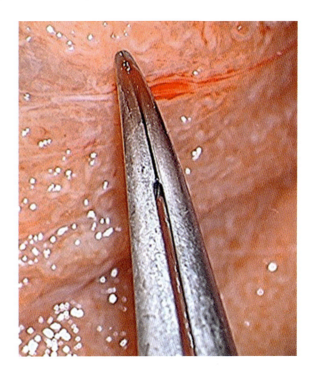

Figura 21-3. Aparência dos túbulos seminíferos sob ampliação.

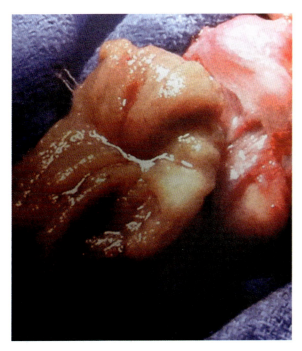

Figura 21-2. A aparência do parênquima testicular quando bivalvulada. O nódulo branco na margem inferior direita representa um nódulo sarcoide.

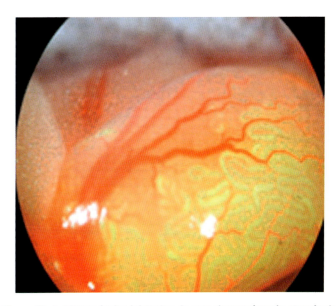

Figura 21-4. Micropérolas injetadas de maneira retrógrada através da rede testicular para dentro dos túbulos seminíferos demonstrando a estrutura tubular. Este é um testículo de rato que apresenta arquitetura muito similar à do testículo humano. (Cortesia de Jeffrey Lysiak, PhD.)

das artérias deferencial e cremastérica (Raman e Goldstein, 2004). A artéria testicular origina-se da aorta abdominal e desce no estrato intermediário do retroperitônio para penetrar no anel inguinal interno. A partir de sua origem aórtica, ela cruza o músculo psoas e o ureter para alcançar o anel inguinal e entrar no cordão espermático. À medida que a artéria testicular desce no sentido do testículo, ela ramifica-se em uma artéria interna e uma artéria testicular inferior e em uma artéria capital para a cabeça do epidídimo. Pode haver variação no nível dessa ramificação, que mostrou ocorrer dentro do canal inguinal em 31% a 88% dos casos (Beck et al., 1992; Jarow et al., 1992). Em 56% dos casos, apenas uma artéria entra no testículo. Em 31% dos casos, existem dois ramos, sendo que, em 13%, existem três ou mais ramos dessa artéria (Kormano e Suoranta, 1971). A anastomose arterial acontece na cabeça do epidídimo, possibilitando um rico aporte sanguíneo entre as artérias testicular e capital. Na cauda do epidídimo, as anastomoses arteriais são formadas entre as artérias testicular, epididimal, cremastérica e do ducto deferente. As artérias testiculares entram no mediastino do testículo e suprem a túnica na porção anterior do polo superior do testículo e as porções anterior,

medial e lateral do polo inferior do testículo. Portanto, deve-se ter o cuidado de não desvascularizar o testículo ao passar uma sutura de tração através do polo inferior, bem como ao realizar biópsias de testículo nas superfícies medial ou lateral do polo superior para minimizar o risco de lesão vascular. O meio do testículo possui menos vasos que os polos superior ou inferior. A artéria do ducto deferente deriva da artéria ilíaca interna ou se origina da artéria vesical superior. A artéria cremastérica deriva da artéria epigástrica inferior e supre principalmente a túnica vaginal, porém ela apresenta ramos que vão para o testículo. As artérias centrífugas, que são artérias individuais que suprem os túbulos seminíferos, passam dentro dos septos contendo os túbulos seminíferos e se ramificam em arteríolas que, por fim, se

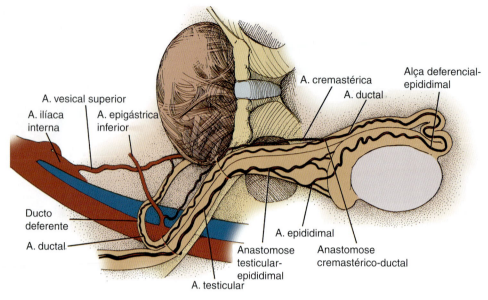

Figura 21-5. Circulação arterial colateral para o testículo. (De Hinman F Jr. Atlas of urosurgical anatomy. Philadelphia: Saunders; 1993, p. 497.)

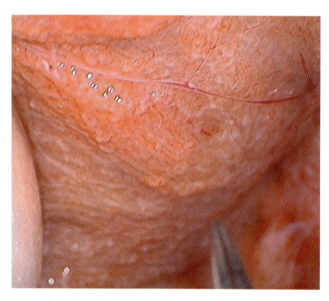

Figura 21-6. Vista microcirúrgica do suprimento arterial para o parênquima testicular.

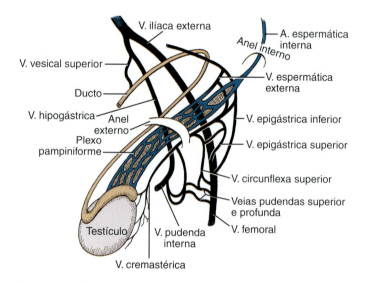

Figura 21-7. Drenagem venosa do testículo e epidídimo. Observe as conexões entre o plexo pampiniforme e as veias safena, ilíaca interna e ilíaca externa.

transformam nos capilares intertubulares e peritubulares (Muller, 1957). Embora no caso de laqueadura ou ligação da artéria testicular, as artérias deferencial e cremastérica possam prover adequadamente o suprimento sanguíneo apropriado para o testículo, a atrofia e/ou a azospermia resultaram da ligação da artéria testicular em adultos e crianças. Os homens submetidos à vasectomia merecem atenção especial para a preservação da artéria testicular em futuras cirurgias, como a de varicoceles, por causa do risco de ter a artéria do ducto deferente comprometida no momento da vasectomia (Lee et al., 2007) (Figs. 21-5 e 21-6).

Drenagem Venosa

Diferentemente da maioria dos outros padrões venosos no corpo humano, as veias do testículo não fazem trajeto com suas artérias correspondentes. As pequenas veias parenquimatosas drenam quer para um grupo de veias próximas ao mediastino do testículo, quer para as veias na superfície do testículo (Setchell e Brooks, 1988). Esses dois grupos de veias anastomosam-se entre si e as veias deferenciais para formar o plexo pampiniforme. O plexo pampiniforme consiste em uma rede testicular que se anastomosa à medida que ascende ao redor da artéria testicular. Isso permite uma troca de calor por contracorrente, a qual resfria o fluxo sanguíneo dentro da artéria testicular. Por fim, essas veias se unem entre si para formar duas ou três veias no nível do canal inguinal e, em seguida, formam uma veia que ascende para drenar para a veia cava inferior, à direita, e para a veia renal no lado esquerdo. Podem existir variações em que as veias testiculares podem anastomosar-se com as veias pudenda externa, cremastérica e do ducto deferente; isso pode possibilitar que as ablações de varicocele resultem em recidiva (Figs. 21-7 e 21-8).

Suprimento Linfático

Os canais linfáticos oriundos do testículo drenam para os linfonodos **para-aórticos e interaortocavais.** Esses canais linfáticos ascendem dentro do cordão espermático depois de sair do testículo (Hundeiker, 1969).

Suprimento Nervoso

A inervação visceral para o testículo e o epidídimo origina-se nos plexos renal e aórtico e faz trajeto ao longo dos vasos gonadais. Essa é a inervação autônoma, pois o testículo não possui qualquer inervação

Capítulo 21 Anatomia Cirúrgica, Radiográfica e Endoscópica do Sistema Reprodutor Masculino   **501**

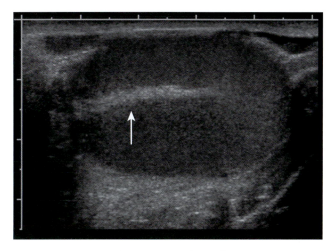

Figura 21-9. **A imagem de ultrassom do testículo demonstra a rede do testículo (*seta*).**

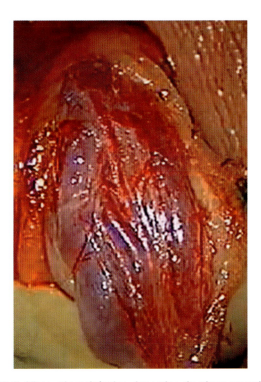

Figura 21-8. **Vista microcirúrgica das veias do plexo pampiniforme durante a ligação de varicocele através de uma abordagem subinguinal.**

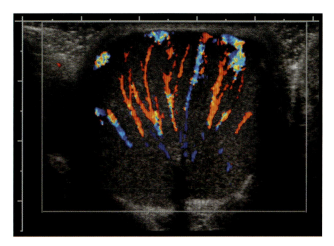

Figura 21-10. **A imagem do testículo por ultrassonografia com Doppler demonstra a radiação dos vasos testiculares semelhante a raios originando-se do mediastino do testículo.**

somática conhecida (Mitchell, 1935). O plexo pélvico, em associação com o ducto deferente, oferece nervos gonadais aferentes e eferentes adicionais (Rauchenwald et al., 1995). Três distribuições anatômicas dos nervos distintas foram isoladas dentro do cordão espermático e se acredita que elas sejam os principais contribuintes nos homens para a orquialgia crônica. Essas incluem um complexo periductal, o complexo lipomatoso/periarterial posterior e o complexo intracremastérico (Parekattil et al., 2013). Alguns nervos aferentes e eferentes cruzam para o plexo pélvico contralateral (Taguchi et al., 1999). Isso pode contribuir para a patologia em um testículo impactando a função do testículo contralateral, o que foi reportado com varicoceles e tumores testiculares. **O ramo genital do nervo genitofemoral supre principalmente a sensação para as túnicas vaginais parietal e visceral e para o escroto suprajacente.** Esses nervos fazem trajeto ao longo da artéria testicular para alcançar o testículo. Esses nervos ramificam-se dentro da túnica albugínea, mas não entram nos túbulos seminíferos. Os nervos estão ausentes do epitélio seminífero.

Barreira Hematotesticular

Demonstrou-se que o liquido originário dos túbulos seminíferos e que sai do testículo possui uma composição líquida substancialmente diferente daquela do sangue ou dos vasos linfáticos. Isso sugere que os compostos não se difundem livremente para dentro e para fora dos túbulos, indicando que existe uma barreira, a qual é conhecida como barreira hematotesticular (Setchell e Waites, 1975). Existem junções de oclusão extremamente fortes entre as células de Sertoli, as quais propiciam uma barreira intracelular que possibilita a espermatogênese em um local imunoprivilegiado. Essa é a barreira conhecida como barreira hematotesticular (Ewing et al., 1980). Isso contribui para o componente anatômico da barreira hematotesticular. O componente funcional será discutido no Capítulo 22.

Ultrassonografia

A ultrassonografia é a principal modalidade de imagem utilizada para investigar o escroto e seu conteúdo. A ultrassonografia escrotal utiliza transdutores de alta frequência (7,5 a 10 MHz), técnicas em tempo real e escala de cinza, bem como o Doppler com fluxo colorido. O paciente é colocado na posição supina e um gel de transmissão é usado com a sonda do transdutor sobre a pele escrotal. A parede escrotal normal tem 3 a 4 mm de espessura e é hipoecoica. Comumente, visualiza-se uma área anecoica entre a parede escrotal ecogênica e o testículo, a qual representa uma pequena quantidade de liquido fisiológico entre as camadas parietal e visceral da túnica vaginal. O mediastino do testículo é visualizado posteriormente como uma faixa ecogênica em paralelo com o epidídimo. Ele pode ter comprimento e espessura variáveis, dependentes da fisiologia de cada paciente (Dogra et al., 2003). **O padrão de eco do testículo normal é fino, uniforme e com um padrão de eco de nível médio.** Do ponto de vista sonográfico, o testículo normal mede aproximadamente 5 cm × 3 cm × 2 cm (Dogra et al., 2001). O Doppler colorido pode identificar os vasos testiculares na maioria dos pacientes (Spirnak e Bernick, 2002). As formas de onda originárias das artérias intratesticulares e das artérias capsulares testiculares demonstram padrões consistentes de baixa impedância com altos níveis de fluxo diastólico. Isso representa a resistência vascular menor do testículo. As artérias supratesticulares também são identificáveis do ponto de vista ultrassonográfico e mostram formas de onda de baixa impedância das artérias testicular, deferencial e cremastérica (Middleton et al., 1989) (Figs. 21-9 e 21-10).

EPIDÍDIMO

Estrutura Macroscópica

O epidídimo é um ducto ou túbulo que se fixa à face posterolateral do testículo e fica mais próximo ao testículo em seu polo superior. Seu

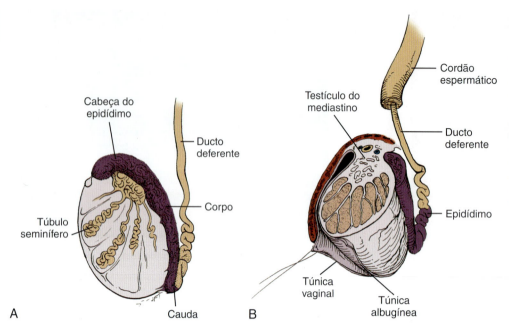

Figura 21-11. Testículo e epidídimo. A, Um a três túbulos seminíferos preenchem cada compartimento e desembocam na rede do testículo no mediastino. Doze a 20 ductos eferentes tornam-se contornados na cabeça do epidídimo e drenam para um único ducto espiralado do epidídimo. O ducto é contornado em sua primeira porção. B, Corte transversal do testículo, mostrando o mediastino e as septações contínuas com a túnica albugínea. As túnicas vaginais parietal e visceral confluem onde os vasos e nervos penetram na face posterior do testículo.

PONTOS-CHAVE: TESTÍCULO

- Os túbulos seminíferos contêm células germinativas em desenvolvimento.
- As células de Leydig produzem testosterona.
- Existem três suprimentos arteriais para o testículo, incluindo a artéria testicular, a artéria do ducto deferente e a artéria cremastérica.
- Os canais linfáticos originários do testículo drenam para os linfonodos para-aórtico e interaortocavais.
- Os nervos que contribuem para a orquialgia crônica incluem um complexo periductal, o complexo lipomatoso/periarterial posterior e o complexo intracremastérico.
- As junções impermeáveis entre as células de Sertoli compreendem o componente anatômico da barreira hematotesticular.
- A ultrassonografia é a modalidade de imagem principal para avaliar o conteúdo intraescrotal.

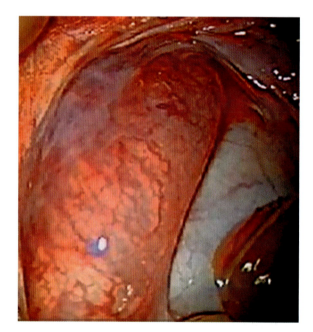

Figura 21-12. Aparência microcirúrgica macroscópica da cabeça e do corpo do epidídimo.

polo inferior está conectado ao testículo por tecido fibroso. O epidídimo tem a forma de vírgula. O epidídimo encontra-se firmemente espiralado e encapsulado dentro da bainha da túnica vaginal e mediria 3 a 4 m de comprimento caso fosse esticado (Von Lanz e Neuhaeuser, 1964; Turner et al., 1978). Os septos formam-se por extensões da bainha da túnica vaginal para dentro de espaços interductais que dividem o ducto em áreas histologicamente características (Kormano e Reijonen, 1976). As três áreas são caracterizadas como a cabeça, o corpo e a cauda do epidídimo. A cabeça do epidídimo está conectada ao testículo por múltiplos ductos eferentes. O ducto rigidamente espiralado, que constitui o epidídimo, exibe continuidade com o ducto deferente na porção mais distal da cauda do epidídimo. Adjacente ao testículo, esse ducto exibe formato irregular e é comparativamente grande. O ducto torna-se mais estreito e concêntrico próximo à junção com o ducto do epidídimo. O diâmetro do ducto permanece inalterado por todo o corpo do epidídimo. O diâmetro do canal aumenta e se torna irregular na cauda do epidídimo. Em seguida, o ducto progride distalmente para formar o ducto deferente. Um corpo cístico no polo superior da cabeça do epidídimo, que pode ser pedunculado ou séssil, é conhecido como o apêndice do epidídimo (Figs. 21-11, 21-12 e 21-13).

Arquitetura Microscópica

Existem dois tipos principais de células por todo o epidídimo: células principais e células basais (Holstein, 1969; Venderly, 1989).

Desde a cabeça até a cauda, a altura do epitélio diminui, enquanto o diâmetro do canal e a luz aumentam. Existem estereocílios que encurtam de forma progressiva do epidídimo proximal para o distal. No epidídimo proximal esses estereocílios medem 120 μm em altura e diminuem até 50 μm no epidídimo distal. As células principais contêm núcleos alongados que, comumente, são fendidos e possuem um ou dois nucléolos. Como as células principais apresentam as funções absortiva e secretora, o ápice de cada uma dessas células contém muitas fóveas revestidas, vesículas membranosas, corpúsculos multivesiculares, vesículas micropinocíticas e um extenso aparelho de Golgi (Venderly e Dadoune, 1988). Existe um número muito maior de células principais no epitélio epididimal que o número de células basais lá existentes. As células basais estão entremeadas entre as células principais. As células basais possuem o formato de lágrima. Elas estão posicionadas sobre a lâmina basal e apresentam 25 μm de comprimento, à medida que elas ascendem no sentido da luz. Em oposição à morfologia das células principais, a qual varia por todo

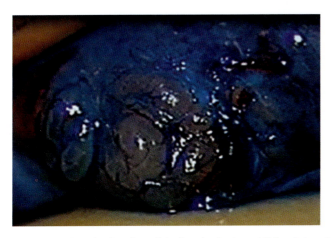

Figura 21-13. Aparência microcirúrgica do ducto epididimal depois de ser corado com azul de metileno.

o epidídimo, o formato das células basais permanece relativamente consistente por toda a extensão do epidídimo. Acredita-se que as células basais derivam dos macrófagos e que são precursoras das células principais. Há uma quantidade razoável de variabilidade na natureza do epitélio do epidídimo, a qual é dependente da região. Nota-se uma clara transição de um epitélio cuboide baixo para o alto, onde a rede do testículo e os ductos do epidídimo se encontram. Os ductos eferentes contêm células ciliadas e não ciliadas e o epitélio parece desigual (Holstein, 1969). O epitélio do ducto eferente proximal consiste principalmente em células não ciliadas com os ápices se estendendo pelo que se acredita ser a função secretora. As células ciliadas conduzem as células espermáticas do ducto eferente para o epidídimo e se dispersam amplamente por todo o epitélio (Venderly, 1981). Os complexos juncionais mantêm juntas as células ciliadas e não ciliadas em seus ápices, sugerindo uma barreira hematoepididimal (Suzuki e Nagano, 1978; Turner, 1979; Hoffer e Hinton, 1984). No ducto eferente, no corpo epididimal proximal e na porção distal do corpo do epidídimo, existem células contráteis ao redor do túbulo em uma camada profunda de duas a quatro células frouxas (Baumgarten et al., 1971). As junções semelhantes ao nexo conectam essas células contráteis entre si e cada célula contém miofilamentos. Essas células são maiores e aparecem como células musculares lisas finas na porção distal do corpo do epidídimo, onde elas possuem menos junções intracelulares. As células musculares lisas espessas são encontradas na cauda do epidídimo. As células musculares lisas são organizadas em três camadas. As células apresentam uma orientação longitudinal nas duas camadas externas e uma orientação circular na camada central. A espessura da camada contrátil distal aumenta progressivamente à medida que ela forma o ducto deferente.

Suprimento Arterial

Um ramo da artéria testicular supre a cabeça e o corpo do epidídimo. Em seguida, esse ramo arterial se divide adicionalmente para originar os ramos epididimais superior e inferior (Macmillan, 1954). **A artéria do ducto deferente também fornece o suprimento vascular do epidídimo.** Os ramos originários da artéria do ducto deferente irrigam a cauda do epidídimo. Da mesma forma que com o testículo, as artérias do ducto deferente e cremastérica também suprem o epidídimo e podem compensar uma artéria testicular ligada. As bainhas de tecido conjuntivo que formam os septos no epidídimo são os pontos de entrada para o suprimento arterial dentro do epidídimo. Os vasos espiralados por fim se retesam para formar o leito microvascular dentro do epidídimo (Kormano e Reijonen, 1976). A densidade da microvasculatura diminui progressivamente, com a cabeça contendo a densidade mais elevada da microvasculatura e os segmentos mais distais contendo menor densidade (Clavert et al., 1981).

Drenagem Venosa

O corpo e a cauda do epidídimo apresentam suas drenagens venosas através das veias marginais de Haberer, desembocando no plexo pampiniforme através das veias marginais do testículo ou através das veias do ducto deferente ou cremastéricas (Macmillan, 1954).

Suprimento Linfático

Semelhantes aos dos testículos, a cabeça e o corpo do epidídimo possuem suas drenagens linfáticas através dos canais que acompanham o trajeto da veia espermática interna, desembocando nos linfonodos pré-aórticos. Os canais linfáticos oriundos da cauda do epidídimo unem-se àqueles que saem do ducto deferente para drenar, por fim, para dentro dos linfonodos ilíacos externos.

Suprimento Nervoso

A porção superior do plexo hipogástrico e do plexo pélvico fornece os nervos espermáticos intermediário e inferior, respectivamente, os quais inervam o epidídimo (Mitchell, 1935). As fibras oriundas do sistema nervoso simpático inervam escassamente a porção proximal do epidídimo, bem como os ductos eferentes (Baumgarten e Holstein, 1967; Baaumgarten et al., 1971). Essas fibras formam um plexo peritubular que fica adjacente à vasculatura. O corpo do epidídimo inclui quantidades escassas de fibras nervosas e a densidade das fibras nervosas aumenta progressivamente no trajeto no sentido da cauda do epidídimo. A densidade das fibras começa a aumentar na porção média do corpo do epidídimo e o aumento progressivo nas fibras está associado à proliferação progressiva das células musculares lisas (Baumgarten et al., 1971).

Ultrassonografia

O epidídimo pode ser visualizado por meios ultrassonográficos em sua posição posterolateral em relação ao testículo. **O epidídimo aparece hiperecoico ou isoecoico em comparação com o testículo** (Spirnak e Resnick, 2002). Em comparação com o testículo, a cabeça do epidídimo é tipicamente isoecoica, o corpo do epidídimo é hipoecoico e o ducto deferente é anecoico (Puttemans et al., 2006). O epidídimo é tipicamente homogêneo, com ecos bem definidos circundando-o e representando o revestimento fascial (Black e Patel, 1996). Através da medição ultrassonográfica, o diâmetro da cabeça do epidídimo normal mede entre 10 mm e 12 mm e o corpo do epidídimo normal mede entre 2 mm e 5 mm (Pezzella et al., 2013). Em 98% dos homens, a cabeça do epidídimo está acima do polo superior do testículo, com o corpo do epidídimo tipicamente lateral ao testículo. O corpo do epidídimo é posterior ao corpo do testículo em 6% dos homens. O epidídimo está invertido, com a cabeça do epidídimo inferior ao polo inferior do testículo, em 2,4% dos homens (Puttemans et al., 2006). O apêndice do epidídimo pode ser identificado como uma estrutura anecoica presa à cabeça do epidídimo (Black e Patel, 1996). O fluxo vascular é detectável com o Doppler pulsado e com o Doppler colorido em todas as regiões do epidídimo nos estados não patológicos. O índice de resistência médio por todo o epidídimo normal é de aproximadamente 0,55 (Keener et al., 1997) (Fig. 21-14).

> **PONTOS-CHAVE: EPIDÍDIMO**
>
> - Os dois principais tipos de célula por todo o epidídimo são as células principais e as células basais.
> - O suprimento arterial para a cabeça e para o corpo do epidídimo advém de um ramo da artéria testicular e a cauda é suprida dos ramos da artéria do ducto deferente.

DUCTO DEFERENTE

Estrutura Macroscópica

O ducto deferente, também conhecido como canal deferente, estende-se desde a extremidade distal da cauda do epidídimo. Ele é tubular e sua origem embriológica é o ducto mesonéfrico (de Wolff). O ducto deferente é tortuoso por 2 a 3 cm quando deixa o epidídimo (o ducto deferente contornado). Desde a cauda do epidídimo até

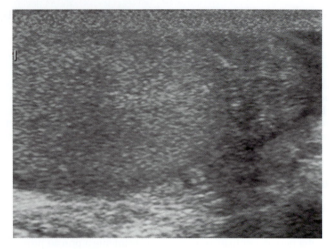

Figura 21-14. Imagem ultrassonográfica da cabeça do epidídimo, a qual aparece hiperecoica em relação ao testículo e está à direita do testículo nesta imagem.

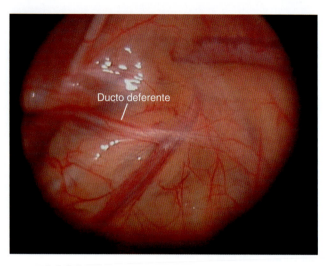

Figura 21-16. Visualização laparoscópica do ducto deferente.

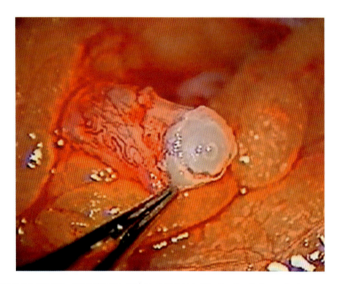

Figura 21-15. Aparência microcirúrgica do ducto deferente transeccionado no momento da vasectomia.

seu término no canal ejaculatório, o ducto deferente mede entre 30 e 35 cm de comprimento. O ducto deferente faz trajeto posteriormente ao longo do cordão espermático, atrás dos vasos no cordão. O ducto deferente passa através do canal inguinal e entra na pelve lateralmente aos vasos epigástricos. Ao entrar na pelve, depois de atravessar o anel inguinal interno, o ducto deferente se destaca dos vasos testiculares. Por fim, o ducto deferente alcança a base posterior da próstata depois de fazer um trajeto medial até a parede lateral pélvica. O ducto deferente é compartimentalizado em cinco regiões diferentes. A primeira é o segmento epididimal dentro da túnica vaginal, a qual possui uma bainha. A segunda é o segmento dentro do escroto. O terceiro segmento é aquele dentro do canal inguinal. A quarta é o segmento retroperitoneal e a quinta é a ampola do ducto deferente (Lich et al., 1978). O lúmen do ducto deferente varia entre 0,2 a 0,7 mm de diâmetro, dependendo do segmento. O diâmetro externo do ducto deferente varia entre 1,5 mm e 2,7 mm (Middleton et al., 2009) (Figs. 21-15 e 21-16).

Arquitetura Microscópica

Existe uma camada de tecido conjuntivo adventício externa que circunda o ducto deferente, a qual contém vasos sanguíneos e pequenos nervos. Dentro dessa camada de tecido conjuntivo, as células musculares lisas constituem a parede espessa do ducto deferente. Essas células musculares lisas estão organizadas como uma camada longitudinal interna e externa, uma camada circular média e a camada epitelial colunar pseudoestratificada com estereocílios imóveis como revestimento interno, conhecido como sua mucosa (Neaves, 1975; Paniagua et al., 1981). A altura da célula epitelial diminui progressivamente durante toda a extensão do ducto deferente, desde o testículo até a vesícula seminal. Existem três tipos de células epiteliais finas e altas, bem como as células basais, compondo o epitélio pseudoestratificado do ducto deferente (Hoffer, 1976; Paniagua et al., 1981). As células principais, as células em lápis e as células ricas em mitocôndrias compreendem as células colunares que se estendem desde a base epitelial até o lúmen. As células colunares possuem núcleos contornados com formato irregular e apresentam estereocílios. No ducto deferente proximal, as células principais constituem o tipo celular predominante. À medida que nos deslocamos no sentido mais distal por todo o ducto deferente, notamos a presença de mais células em lápis e de células ricas em mitocôndrias. A camada muscular do ducto deferente diminui progressivamente da porção proximal para a distal.

Suprimento Arterial

A artéria vesical superior emite a artéria do ducto deferente, a qual irriga o ducto deferente (Sjostrand, 1965).

Drenagem Venosa

A drenagem venosa do canal deferente escrotal se faz por meio da veia do canal deferente, a qual desemboca no plexo pampiniforme. A drenagem venosa do ducto deferente pélvico é feita pelo plexo venoso pélvico.

Suprimento Linfático

A drenagem linfática originária do ducto deferente faz trajeto até os linfonodos ilíacos externos e internos.

Suprimento Nervoso

O ducto deferente recebe inervação simpática e parassimpática (Sjostrand, 1965). Os nervos adrenérgicos simpáticos fazem trajeto por meio do nervo pré-sacral a partir do nervo hipogástrico (Batra e Lardner, 1976; McConnell et al., 1982). Todas as três camadas da túnica muscular do ducto deferente possuem fibras adrenérgicas, porém a maior densidade dessas fibras nervosas é encontrada na camada longitudinal externa (McConnell et al., 1982). Foram identificados outros tipos de neurotransmissores dentro dos neurônios, como somatostatina, galanina, encefalina, neuropeptídeo Y, peptídeo intestinal vasoativo e óxido nítrico. A função desses neurotransmissores no ducto deferente não é bem compreendida (Dixon et al., 1998).

Vasografia

Outrora, a vasografia era considerada como sendo o teste radiográfico de escolha para avaliar próstata, canal ejaculatório e vesículas seminais no homem infértil. A vasografia foi substituída em sua maior parte pela ultrassonografia transretal e somente é utilizada em conjunto com a cirurgia reconstrutora (Honig, 1994).

> **PONTOS-CHAVE: DUCTO DEFERENTE**
>
> - O lúmen do ducto deferente varia entre 0,2 e 0,7 mm de diâmetro, dependendo do segmento.
> - A artéria vesical superior origina a artéria do ducto deferente, a qual irriga o ducto deferente.
> - Uma vasografia somente deve ser realizada em conjunto com a cirurgia reconstrutora.

VESÍCULAS SEMINAIS E DUCTOS EJACULATÓRIOS

Estrutura Macroscópica

As vesículas seminais são órgãos pareados que estão posicionados posteriormente à bexiga e à próstata. A vesícula seminal é um crescimento lateral externo do ducto deferente. Ela possui uma capacidade de 3 a 4 mL de volume e, tipicamente, a vesícula seminal não obstruída mede 5 a 7 cm de comprimento e 1,5 cm de largura. A vesícula seminal é um tubo único intensamente espiralado e forma diversos crescimentos externos, sendo que ela teria 15 cm de comprimento caso fosse esticada. A junção da vesícula seminal com o ducto deferente cria o ducto ejaculatório. As bainhas musculares lisas oriundas da vesícula seminal e do ducto deferente se combinam com a cápsula da próstata na base desta. O ducto excretor das vesículas seminais une-se ao ducto da ampola do ducto deferente quando ele penetra na próstata.

Os ductos ejaculatórios se posicionam na junção do ducto deferente e da vesícula seminal. Os ductos ejaculatórios são órgãos viscerais pareados. **Por fim, eles desembocam através do colículo seminal na uretra prostática.** O ducto ejaculatório é dividido em três regiões anatômicas distintas. Elas incluem a região extraprostática (proximal), a região intraprostática (média) e a região distal, que une a face lateral do colículo seminal até desembocar na uretra prostática (Nguyen et al., 1996). Em contraste com as duas primeiras regiões, a terceira região distal não é circundada por uma camada circular externa e não forma um esfíncter anatômico no orifício do ducto ejaculatório no colículo seminal (Nguyen et al., 1996).

Arquitetura Microscópica

A vesícula seminal possui um epitélio colunar com células caliciformes. O tubo da vesícula seminal é circundado por uma fina camada de células musculares lisas, a qual é envelopada por uma camada adventícia frouxa. As três camadas que compõem o túbulo da vesícula seminal incluem uma membrana mucosa interna, uma camada média colagenosa e as camadas musculares longitudinal e circular externas. As camadas musculares contribuem com 80% da espessura da parede da vesícula seminal (Nguyen et al., 1996). A mucosa fina e dobrada da vesícula seminal é composta de células colunares ou cuboidais pseudoestratificadas não ciliadas. Os ductos ejaculatórios possuem arquitetura microanatômica similar à das vesículas seminais, mas eles não exibem a camada muscular circular externa que é encontrada na vesícula seminal (Nguyen et al., 1996). A camada epitelial interna do ducto ejaculatório é composta por células colunares simples e pseudoestratificadas em um padrão pregueado.

Suprimento Arterial

O suprimento arterial para a vesícula seminal origina-se da artéria vesical superior, a qual se ramifica na artéria vesiculodeferencial. A artéria vesiculodeferencial irriga a superfície anterior da vesícula seminal desde sua porção proximal até sua extremidade. A artéria ilíaca interna e a artéria vesical inferior fornecem o suprimento arterial adicional para a vesícula seminal por meio do ramo prostatovesicular (Clegg, 1955). As variações do aporte arterial incluem o ramo prostatovesicular originário da artéria pudenda ou da artéria vesical superior. O suprimento arterial para o ducto ejaculatório advém de ramos da artéria vesical inferior.

Drenagem Venosa

A drenagem venosa da vesícula seminal acompanha o suprimento arterial através das veias vesiculodeferenciais e do plexo vesical inferior até o plexo venoso pélvico.

Suprimento Linfático

A drenagem linfática da vesícula seminal acontece para os linfonodos ilíacos internos (Mawhinney e Tarry, 1991).

Suprimento Nervoso

A inervação parassimpática da vesícula seminal origina-se do plexo pélvico com o sistema nervoso simpático, contribuindo com fibras oriundas dos nervos hipogástricos e dos nervos lombares superiores (Kolbeck e Steers, 1993). O plexo pélvico inerva os ductos ejaculatórios.

Ultrassonografia Transretal

As vesículas seminais podem ser avaliadas por ultrassonografia transretal, pois elas se posicionam posteriormente na base da próstata. As vesículas seminais aparecem hipoecoicas na comparação com a próstata, além de serem pareadas, simétricas e em forma de crescente. A vesícula seminal normal mede 2 cm de largura e 4,5 a 5,5 cm de comprimento. Elas podem ser visualizadas como portadoras de orientação horizontal no plano transverso. O tecido adiposo hipoecoico pode ser visto separando as vesículas seminais da base da próstata. Os ductos ejaculatórios podem ser ocasionalmente observados por ultrassonografia transretal e aparecem hipoecoicos quando entram na próstata posteriormente.

Tomografia Computadorizada

A tomografia computadorizada (TC) pode visualizar as vesículas seminais. As medições médias pela TC das vesículas seminais são de 3 cm de comprimento e de 1,5 cm de largura. Nenhuma alteração significativa é percebida por TC no comprimento da vesícula seminal com base na idade. No entanto, a largura da vesícula seminal é menor em homens com idade crescente. O plexo venoso pudendo pode ser identificado por TC como pequenas densidades puntiformes ao longo da face lateral da vesícula seminal (Silverman et al., 1985).

Ressonância Magnética

A imagem por ressonância magnética (RM) das vesículas seminais normais demonstra intensidade de sinal similar àquela da bexiga ou do músculo na imagem em T1. As vesículas seminais demonstram uma intensidade de sinal mais elevada que a gordura adjacente na imagem em T2 (King et al., 1989; Secaf et al., 1991) (Fig. 21-17; ver também a Fig. 21-16).

> **PONTOS-CHAVE: VESÍCULAS SEMINAIS E DUCTOS EJACULATÓRIOS**
>
> - A vesícula seminal não obstruída mede tipicamente 5 a 7 cm de comprimento e 1,5 cm de largura.
> - Os ductos ejaculatórios desembocam na uretra prostática através do colículo seminal.
> - A ultrassonografia transretal, a TC e a RM podem visualizar as vesículas seminais.

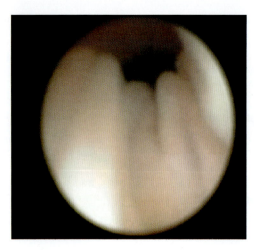

Figura 21-17. Visualização endoscópica dentro do óstio do ducto ejaculatório por meio transuretral.

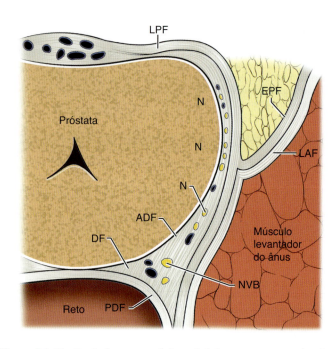

Figura 21-18. Corte transversal da próstata com as camadas fasciais prostáticas delineadas, incluindo fáscia prostática lateral (LPF), fáscia endopélvica (EPF), fáscia do levantador do ânus (LAF), fáscia de Denonvilliers (DF), lâmina anterior da fáscia de Denonvilleirs (ADF), lâmina posterior da fáscia de Denonvilliers (PDF), feixe neurovascular (NVB) e nervos laterais (N). (De Watz J, Graefen M, Huland H. Basic principles of anatomy for optimal surgical treatment of prostate cancer. World J Urol 2007;25:31-8.)

PRÓSTATA

Estrutura Macroscópica

A próstata normal tem formato ovoide e mede 3 cm de comprimento, 4 cm de largura e 2 cm de profundidade; ela exibe um peso de 18 a 20 g. Ela é homóloga às glândulas de Skene no sexo feminino. A próstata é composta de elementos glandulares e estroma fibromuscular. A próstata fica posicionada exatamente inferior à bexiga. A uretra prostática atravessa a próstata. **A base da próstata fica na junção prostatovesicular e o ápice estreitado é a porção mais inferior da próstata, alcançando o diafragma urogenital.** A próstata é palpável aproximadamente 4 cm a partir do ânus no exame retal digital. **O ápice da próstata é contínuo com o esfíncter uretral estriado.** A próstata é composta por uma superfície anterior, uma superfície posterior e superfícies laterais, sendo que estas estão relacionadas com a uretra prostática que atravessa a próstata. Uma cápsula de colágeno, elastina e tecido muscular envelopa a próstata. Na média, a cápsula mede 0,5 mm de espessura posterior e lateralmente. Não existe cápsula prostática real no ápice da próstata, onde observamos a próstata normal se misturando com a musculatura estriada do esfíncter uretral. De maneira similar, não existe cápsula real na base, separando a próstata da bexiga, onde as fibras longitudinais externas do músculo detrusor se fundem com a cápsula fibromuscular da próstata (Epstein, 1989). A cápsula da próstata mescla-se com a continuação da fáscia endopélvica nas faces anterior e anterolateral da próstata. A próstata fixa-se anteriormente ao púbis através do ligamento puboprostático próximo ao ápice da próstata. O ramo superficial da veia dorsal posiciona-se na gordura retropúbica, fora da fáscia prostática. Ele desemboca no complexo da veia dorsal. A porção pubococcígea do músculo levantador do ânus abraça as faces laterais da próstata e se relaciona com a fáscia endopélvica suprajacente. A cápsula da próstata e a fáscia pélvica separam-se abaixo da junção das fáscias endopélvicas parietal e visceral (arco tendíneo da fáscia pélvica). O tecido adiposo areolar e os ramos laterais do complexo da veia dorsal ocupam o espaço dessa separação entre a cápsula da próstata e a fáscia pélvica. **Os nervos cavernosos fazem trajeto dentro da fáscia pélvica parietal, também conhecida como fáscia prostática lateral, posterolateral à próstata.** À medida que maior atenção anatômica foi dada com técnicas robóticas com maior ampliação no momento da prostatectomia radical, a fáscia prostática lateral foi definida em maiores detalhes em um esforço de preservar os nervos cavernosos. Foram identificados feixes nervosos fazendo trajeto ao longo da próstata lateral e anteriormente ao feixe neurovascular previamente definido (Fichelberg et al., 2007; Raychaudhuri e Cahill, 2008) (Fig. 21-18).

A próstata foi dividida em zonas anatômicas distintas. Essas zonas podem ser identificadas com a ultrassonografia transretal. A zona de transição é a menor das zonas da próstata. Os ductos da zona de transição começam no ângulo que divide as uretras pré-prostática e prostática, sendo que eles viajam abaixo do esfíncter pré-prostático para cursar ao longo de seus lados lateral e posterior. A zona de transição compreende 5% a 10% do tecido glandular da próstata normal. A zona de transição é separada do restante dos componentes glandulares da próstata por uma faixa fibromuscular distinta. A hiperplasia benigna da próstata ocorre mais comumente na zona de transição. Os ductos da zona central ficam posicionados circunferencialmente, circundando as aberturas dos ductos ejaculatórios. Essa zona se expande no sentido da base da bexiga, circundando os ductos ejaculatórios, em uma forma de cone. A zona central compreende 25% do tecido glandular da próstata. Acredita-se que as glândulas da zona central tenham origem nos canais de Wolff, pois elas exibem diferença imuno-histoquímica e anatômica em relação às outras glândulas da próstata (McNeal, 1988). **A zona periférica da próstata é a maior zona. Setenta por cento do tecido glandular da próstata é composto pela zona periférica.** A zona periférica constitui as faces lateral e posterior da próstata. Os ductos da zona periférica drenam para o seio prostático ao longo de toda a extensão da uretra prostática pós-esfinctérica. Setenta por cento dos cânceres de próstata são encontrados na zona periférica. O estroma fibromuscular anterior aglandular é encontrado se estendendo desde o colo da bexiga até o esfíncter estriado, podendo englobar até um terço da massa da próstata. É composto de colágeno, músculos liso e estriado, elastina. Ele é anatomicamente contínuo com a fáscia visceral anterior, com o esfíncter pré-prostático anterior e com a cápsula da próstata.

A próstata também é compartimentalizada clinicamente com base no exame retal digital e na aparência cistoscópica. Um sulco central divide os dois lobos laterais da próstata e um lobo médio. O lobo médio pode tornar-se hiperplásico e pode estender-se para dentro do colo da bexiga com a idade (Fig. 21-19).

Arquitetura Microscópica

Setenta por cento da composição da próstata é de elementos glandulares, enquanto 30% são constituídos de estroma fibromuscular.

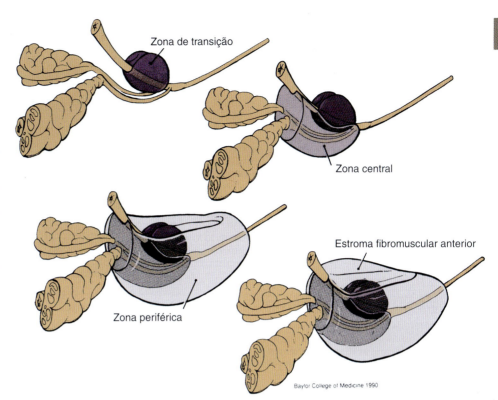

Figura 21-19. Anatomia zonal da próstata conforme descrito por McNeal (1988). A zona de transição circunda a uretra proximal aos ductos ejaculatórios. A zona central circunda os ductos ejaculatórios e se projeta sob a base da bexiga. A zona periférica constitui a massa das faces apical, posterior e lateral da próstata. O estroma fibromuscular anterior estende-se desde o colo da bexiga até o esfíncter uretral estriado. (© 1990, Baylor College of Medicine.)

As células epiteliais da próstata são cuboides ou colunares. Essas células epiteliais secretoras exibem diferenciação terminal, apresentam um baixo índice proliferativo e medem de 10 a 20 μm de altura (De Marzo et al., 1998). Essas células epiteliais apresentam uma abundância de grânulos secretores e se organizam em fileiras com seus ápices projetando-se para dentro da luz e suas bases fixadas a uma membrana basal (Knox et al., 1994). Os núcleos das células estão em suas bases, abaixo do aparelho de Golgi. Os ápices luminais apresentam microvilosidades. As células epiteliais revestem a periferia do ácino e secretam para dentro do ácino, o qual drena para dentro nos ductos e desemboca por fim na uretra. As glândulas tubuloalveolares exibem padrões de ramificação simples. As células basais indiferenciadas achatadas revestem cada ácino abaixo das células epiteliais. Uma fina camada de tecido conjuntivo e de músculo liso do estroma circunda cada ácino. As células secretoras possuem células neuroendócrinas não proliferativas, com diferenciação terminal disseminada entre elas. Dois tipos de células neuroendócrinas foram identificados na próstata. Um é uma célula fechada com processos semelhantes a dendritos que se estendem no sentido das células epiteliais e das células basais em suas proximidades. O outro tipo de célula neuroendócrina observado é a aberta, com microvilosidades se estendendo para o lúmen (di Sant'Agnese e De Mesy Jensen, 1984; Abrahamsson, 1999; Vashchenko e Abrahamsson, 2005). O estroma é composto de músculo liso, o qual é rico em α-actina, miosina e desmina, e é também composto de colágeno e tem continuidade com a cápsula da próstata. Na junção da próstata, a uretra prostática, as células de transição do epitélio da uretra prostática, pode estender-se para dentro dos ductos prostáticos. O esfíncter pré-prostático (uretral interno) envolve as pequenas glândulas prostáticas periuretrais sem a musculatura lisa periglandular, sendo que essas glândulas se posicionam entre as fibras do músculo liso longitudinal. Posteriormente à próstata, faixas microscópicas de músculo liso se fundem com a fáscia de Denonvilliers depois de se estenderem desde a face posterior da cápsula prostática. Existe um plano de tecido areolar frouxo entre a fáscia de Denonvilliers e o reto.

Suprimento Arterial

A artéria vesical inferior constitui o suprimento arterial típico para a próstata. A artéria vesical inferior ramifica-se nas artérias uretrais que penetram na junção prostatovesical e fazem um trajeto perpendicular

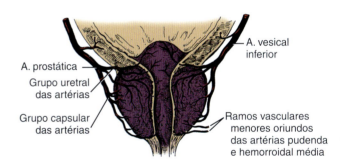

Figura 21-20. Suprimento arterial da próstata. (Modificada de Flocks RH. The arterial distribution within the prostate gland: its role in transurethral prostatic resection. J. Urol 1937; 37:527.)

à uretra. Elas exibem uma trajetória no sentido do colo vesical com os maiores ramos posteriormente, aproximando o colo da bexiga nas posições de 1 hora a 5 horas e de 7 horas a 11 horas. Em seguida, elas suprem a uretra depois de fazer um giro caudal para correr em paralelo com a uretra. Esses ramos irrigam a uretra, as glândulas periuretrais e a zona de transição da próstata (Flocks, 1937). A artéria vesical inferior também se ramifica na artéria capsular. A artéria capsular emite pequenos ramos que suprem a cápsula prostática anterior. Os ramos capsulares entram na próstata em ângulo de 90 graus e proporcionam o suprimento arterial para os tecidos glandulares, fazendo trajeto ao longo das faixas reticulares do estroma. A maioria da artéria vesical inferior cursa posterolateralmente à próstata para formar os feixes neurovasculares que cursam com os nervos cavernosos, terminando no diafragma pélvico. Os ramos oriundos da artéria pudenda interna e da artéria retal média (hemorroidal) também contribuem com um suprimento para a próstata (Fig. 21-20).

Drenagem Venosa

A próstata inclui a drenagem venosa abundante através do plexo periprostático. **O plexo periprostático anastomosa-se com a veia dorsal profunda do pênis e com as veias ilíacas internas (hipogástricas).**

Drenagem Linfática

Os linfonodos obturadores e ilíacos internos são os sítios primários da drenagem linfática oriunda da próstata. O grupo pré-sacral ou, de maneira rara, os linfonodos ilíacos externos podem receber uma pequena parcela da drenagem linfática inicial.

Suprimento Nervoso

Os nervos cavernosos proporcionam as inervações simpática e parassimpática para a próstata a partir do plexo pélvico. As inervações para os elementos glandular e do estroma da próstata são encontradas fazendo trajeto com os ramos da artéria capsular. As fibras simpáticas inervam o músculo liso da cápsula e o estroma para a contração. Os nervos parassimpáticos promovem a função secretora ao terminar nos ácinos. O relaxamento da musculatura lisa da próstata pode ser afetado pelos neurônios peptidérgicos e pelos neurônios contendo óxido nítrico sintase que foram identificados na próstata (Burnett, 1995). Os plexos pélvicos carregam neurônios aferentes oriundos da próstata até os centros espinais pélvico e toracolombar.

Ultrassonografia Transretal da Próstata

A ultrassonografia transretal da próstata tem múltiplas utilidades diagnósticas, incluindo avaliar o volume da próstata, localizar anormalidades focais, avaliar os pacientes com infertilidade com suspeita de obstrução e orientar as biópsias da próstata. A próstata é avaliada com transdutores endorretais biplanos, multiplanares e com extremidade livre, com uma frequência variando de 6 a 8 MHz. O paciente deve ser posicionado quer em decúbito lateral, quer na posição de litotomia dorsal, sendo que uma sonda transretal bem lubrificada é gentilmente introduzida no reto acima do verge anal. A próstata e as vesículas seminais devem ser sistematicamente examinadas nas orientações longitudinal e transversal. As imagens pertinentes devem ser registradas e rotuladas (Terris et al., 1992). **A próstata normal apresenta uma ecogenicidade cinza salpicada e se mostra homogênea.** A cápsula aparece ecogênica, contínua e bem definida. **Podem ser identificados os compartimentos zonais.** Uma camada distinta de tecido fibroso ecogênico separa as zonas. A próstata exibe uma forma semilunar e parece simétrica na orientação transversal. A zona periférica exibe um padrão de eco homogêneo e fino. O tecido periuretral fica posicionado centralmente e se mostra hipoecoico. A relação da próstata com as estruturas adjacentes como as vesículas seminais, o colo da bexiga e a uretra prostática pode ser identificada na orientação longitudinal. A uretra aparecerá curva dentro da porção central da próstata.

O volume da próstata pode ser medido com o uso da ultrassonografia transretal com uma exatidão dentro de 5% de seu peso verdadeiro (Hastak et al., 1982). As orientações transversal e longitudinal são empregadas para medir o comprimento, a largura e a altura da próstata. Uma fórmula elipsoide é então utilizada para estimar o volume da próstata: Volume = $4/3\pi \times$ comprimento $\times$ largura $\times$ altura (Boehrborn et al., 1986) (Fig. 21-21).

Ressonância Magnética da Próstata

A RM da próstata tem sido usada para fornecer imagens claras e de alta qualidade. O imageamento multiplanar direto da RM possibilitou a demonstração da anatomia da próstata (Dooms e Hricak, 1986). A anatomia zonal pode ser demonstrada com maior clareza pela RM usando cortes de 0,5 cm. A zona periférica mostrou intensidade de sinal mais elevada que as outras zonas e pode ser bem visualizada nos planos coronal, sagital e transversal. A zona central foi bem visualizada nos planos coronal e sagital, apresentando intensidade de sinal baixa. A zona de transição mostrou parâmetros de RM semelhantes aos da zona central (Hricak et al., 1987). **A anatomia zonal é mais bem demonstrada pelas imagens ponderadas em T2** (Gevenois et al., 1990). Utilizando uma sequência de pulso específica, o plexo venoso periprostático pode ser definido (Poon et al., 1985). A mola superficial endorretal foi utilizada para aumentar a resolução (Schnall e Pollack, 1990). O uso da RM da

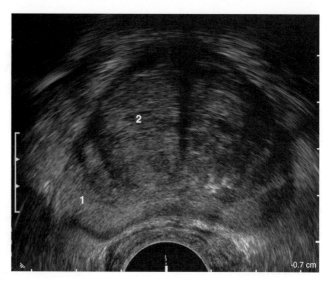

Figura 21-21. Ultrassom transretal da próstata demonstrando a zona periférica (1) e a zona de transição (2).

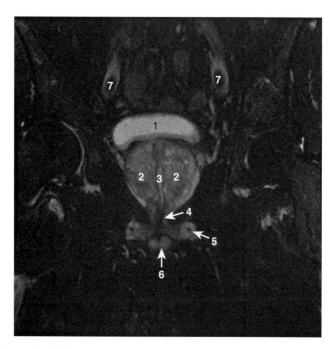

Figura 21-22. Imagem de ressonância magnética axial ponderada em T2 da pelve masculina através da próstata e das estruturas adjacentes. 1, Bexiga urinaria; 2, lobos laterais da próstata; 3, colículo seminal; 4, esfíncter uretral estriado; 5, ramo pubiano inferior; 6, corpo esponjoso no corte transversal; 7, artéria ilíaca externa.

próstata tornou-se mais frequente para utilização com processos patológicos (Fig. 21-22).

URETRA

A uretra está contida dentro do corpo esponjoso vascular e da glande do pênis. **O diâmetro uretral normal é de 8 a 9 mm.** Os anatomistas organizaram a uretra em múltiplas divisões segmentais diferentes. Ela foi categorizada em dois segmentos amplos: a uretra anterior e a uretra

> **PONTOS-CHAVE: PRÓSTATA**
>
> - A próstata normal mede 3 cm de comprimento, 4 cm de largura e 2 cm de profundidade, tendo um peso de 18 a 20 g.
> - Não existe cápsula prostática verdadeira no ápice da próstata.
> - Os nervos cavernosos fazem trajeto dentro da fáscia prostática lateral, posterolateralmente à próstata.
> - A hiperplasia benigna da próstata ocorre mais comumente na zona de transição da próstata.
> - Um total de 70% do tecido glandular da próstata é composto da zona periférica e 70% dos cânceres de próstata são encontrados na zona periférica.
> - Setenta por cento da composição da próstata inclui elementos glandulares, enquanto 30% são constituídos do estroma fibromuscular.
> - A artéria vesical inferior é o aporte arterial típico para a próstata.
> - O plexo periprostático anastomosa-se com a veia dorsal profunda do pênis e com as veias ilíacas internas (hipogástricas).
> - Os linfonodos obturador e ilíacos internos constituem os sítios primários da drenagem linfática a partir da próstata.
> - A ultrassonografia transretal da próstata é útil para avaliar o volume da próstata, localizar anormalidades focais, avaliar pacientes com infertilidade com suspeita de obstrução e orientar as biópsias de próstata.

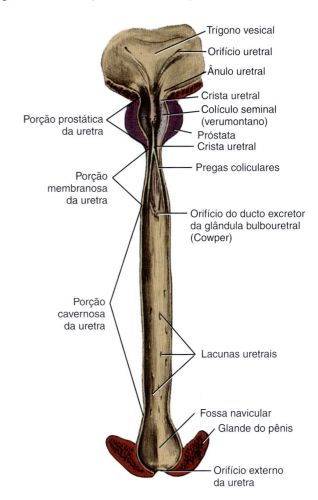

Figura 21-23. **Parede posterior da uretra masculina.** (De Anson BJ, McVay CB. Surgical anatomy. 6th ed. Philadelphia; Saunders; 1984, p. 833.)

posterior. **A uretra anterior começa na membrana perineal e continua distalmente até o meato uretral. A uretra posterior começa distal ao colo da bexiga e a transição para a uretra posterior é feita na membrana perineal.** Os segmentos foram adicionalmente divididos para caracterizar a anatomia uretral com maior exatidão. **O epitélio uretral é de transição até que se torna escamoso depois de atravessar a glande do pênis.** A submucosa contém músculo liso, tecido conjuntivo e tecido elástico. As glândulas de Littre estão na submucosa e seus ductos desembocam na luz uretral. **O suprimento arterial para a uretra origina-se da artéria pudenda interna,** cujos ramos bulbouretrais irrigam a uretra, o corpo esponjoso, bem como a glande do pênis. A drenagem venosa da uretra drena para o plexo pudendo, o qual desemboca na veia pudenda interna. Os vasos linfáticos da uretra vão para os linfonodos ilíacos internos (hipogástricos) e ilíacos comuns (Fig. 21-23).

Uretra Prostática

A uretra prostática faz trajeto ao longo da extensão da próstata e se encontra mais próxima à superfície anterior da próstata. Uma crista uretral se estende para dentro, a partir da linha média posterior da uretra prostática, estando presente por todo o comprimento da uretra prostática. Esta crista uretral não é mais encontrada no nível do esfíncter estriado. Todos os elementos glandulares da próstata drenam para os seios prostáticos, os quais se posicionam em ambos os lados da crista uretral (McNeal, 1972). O urotélio da uretra prostática é constituído de células epiteliais de transição. Esse epitélio de transição pode estender-se para dentro dos ductos prostáticos. Um ângulo no ponto médio da uretra prostática gira 35 graus anteriormente e se destaca da uretra prostática em segmentos anatômica e funcionalmente distintos. Eles são denominados segmentos pré-prostático (proximal) e prostático (distal) da uretra prostática. Esse ângulo pode variar de zero a 90 graus, dependendo da anatomia variável (McNeal, 1972, 1988). Todos os elementos glandulares da próstata desembocam na uretra prostática além do ângulo uretral. **O colículo seminal é formado pelo alargamento e pela protrusão da crista uretral a partir da parede posterior. O orifício do utrículo prostático aparece como uma fenda no ápice do colículo seminal.** O orifício do utrículo é visível a nível cistoscópico e mede 6 mm. **O utrículo prostático é um resquício do canal de Muller.** As duas pequenas aberturas dos ductos ejaculatórios localizam-se em ambos os lados do orifício utricular. Depois de se formarem na junção do ducto deferente e das vesículas seminais, os ductos ejaculatórios percorrem aproximadamente 2 cm através da próstata, circundados por músculo liso circular, até que, por fim, eles desembocam na uretra prostática distal. O esfíncter pré-prostático é composto de músculo liso circular espessado, sinônimo do esfíncter uretral interno no segmento proximal. O segmento prostático é inervado por fibras somáticas motoras com uma ausência de qualquer inervação autônoma (Figs. 21-24 e 21-25).

Uretra Membranosa

Em média, a uretra membranosa mede 2 a 2,5 cm de comprimento e se estende entre o ápice prostático e a membrana perineal (Myers, 1991). Uma camada muscular lisa fina atravessa a uretra membranosa. Uma camada externa de músculo estriado com disposição circular na forma de ferradura próximo ao ápice prostático é encontrada na superfície anterior da uretra. O músculo estriado origina-se da base da bexiga e na face anterior da próstata, estendendo-se por toda a extensão da uretra membranosa. Esse esfíncter estriado em forma de anel de sinete possui uma base ampla e se estreita à medida que ela faz trajetória através do hiato urogenital do levantador do ânus até alcançar o ápice prostático. A porção posterior do esfíncter estriado insere-se no corpo perineal por toda a sua extensão (Strasser et al., 1998). O esfíncter estriado é anterior ao complexo da veia dorsal e lateral ao levantador do ânus. A faixa de tecido fibroso que suspende a uretra a partir do púbis anteriormente e que forma o ligamento suspensor do pênis, posteriormente, é constituída de tecido conjuntivo oriundo da parte profunda dentro das paredes anterior e lateral. A luz do esfíncter estriado consiste em um epitélio colunar pseudoestratificado. Existe uma submucosa vascular que é circundada pelos

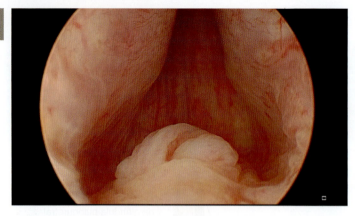

Figura 21-24. Aparência cistoscópica do colículo seminal. (Cortesia David Leavitt, MD.)

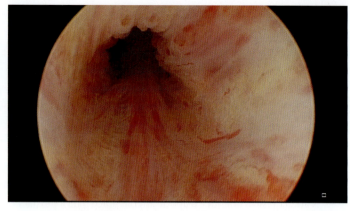

Figura 21-26. Aparência cistoscópica do esfíncter estriado. (Cortesia de David Leavitt, MD.)

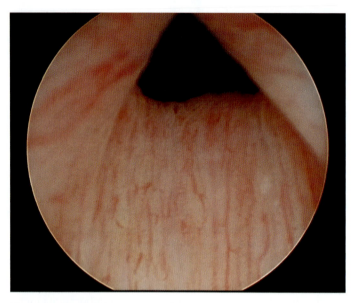

Figura 21-25. Aparência cistoscópica do colo da bexiga. (Cortesia de David Leavitt, MD.)

músculos lisos uretrais longitudinal e circular, os quais perfazem o componente intrínseco do esfíncter externo (Raz et al., 1972). O nervo pudendo fornece a inervação para o esfíncter estriado (Tanagho et al., 1982). Um ramo do plexo sacral que faz trajeto ao longo da superfície do levantador do ânus proporciona outra fonte de inervação somática para o esfíncter (Hollabaugh et al., 1997). Acredita-se que os nervos cavernosos fornecem a inervação autônoma para o músculo liso intrínseco da uretra membranosa (Steiner et al., 1991). O estroma uretral contém fibras de elastina e fibras de colágeno organizadas longitudinalmente (Hickey et al., 1982). A drenagem linfática da uretra membranosa faz trajeto na frente da próstata para se unir aos canais linfáticos que drenam a bexiga anteroinferior. Esses canais terminam nos linfonodos retrofemorais anteriores ou mediais e no linfonodo médio do grupo medial de linfonodos ilíacos externos. A inervação advém unicamente de fibras somáticas motoras, sem inervação autônoma. A raiz ventral de S3, com alguma contribuição de S2, propicia o suprimento somático. O suprimento ramifica-se para o nervo pélvico (esplâncnico) e passa para o plexo pélvico (hipogástrico inferior). A inervação sensorial proveniente do esfíncter estriado atravessa os nervos pudendos por meio de S2 e, em menor extensão, de S3, fazendo trajeto até o linfonodo de Onuf centralmente (Fig. 21-26).

Uretra Peniana

A uretra peniana, também conhecida como a uretra pendulosa e a uretra esponjosa, pois é circundada pelo corpo esponjoso, compreende a uretra distal à uretra membranosa. Com frequência, a uretra é adicionalmente subdividida na junção das uretras membranosa e peniana, sendo denominada de uretra bulbomembranosa. Essa região compreende um comprimento de 2 cm da uretra dentro do diafragma urogenital, bem como se encontra no interior do esfíncter uretral estriado e nos primeiros centímetros proximais da uretra bulbosa, exatamente distal ao esfíncter dentro do bulbo peniano. A uretra bulboesponjosa começa alguns centímetros distal à uretra membranosa e se estende distalmente até o nível do ligamento suspensor. A luz alarga-se para formar o bulbo uretral. As glândulas bulbouretrais, também conhecidas como glândulas de Cowper, desembocam nessa região nas posições de 3 horas e de 9 horas. As próprias glândulas bulboesponjosas exibem localização mais proximal em ambos os lados da uretra membranosa. A uretra peniana mede aproximadamente 15 cm de comprimento em sua totalidade, desde o ligamento suspensor até o meato. Ela fica posicionada mais dorsal que ventralmente dentro do corpo esponjoso. O bulbo e a fossa navicular são os dois segmentos do alargamento da luz uretral; de outra maneira, o diâmetro luminal é relativamente consistente durante todo o trajeto. A mucosa da uretra peniana inclui um epitélio de transição até ela alcançar a fossa navicular. A camada muscular é constituída de um extrato interno longitudinal, um extrato circular medial e um extrato longitudinal externo caracterizado de maneira inconsistente. As glândulas de Littre são compostas de pequenas células secretoras de muco que lubrificam a uretra antes da ejaculação e elas desembocam em orifícios na parede posterior da uretra peniana. As glândulas de Littre são ricas em células caliciformes e entram no tecido esponjoso entre os espaços vasculares e as trabéculas. **A uretra peniana recebe o suprimento arterial a partir de um ramo da artéria pudenda interna, a qual entra no nível do bulbo peniano, sendo conhecida como artéria bulbouretral.** A drenagem venosa da uretra bulbar se faz através das veias bulbares que drenam para o plexo prostático, o qual é a veia pudenda interna. Os vasos linfáticos da uretra peniana drenam através de uma rede linfática que está associada à mucosa. Esses canais linfáticos fazem trajeto longitudinalmente, porém se anastomosam de maneira transversa e oblíqua. Os canais linfáticos drenam proximalmente para os troncos na uretra bulbomembranosa. A drenagem linfática bulbomembranosa pode ser variável. Alguma drenagem linfática faz trajeto ao longo da artéria uretral ou da artéria do bulbo, enquanto outras drenam para o linfonodo retrofemoral medial depois de viajar atrás da sínfise do púbis. A inervação sensorial da uretra peniana corre através de axônios submucosos que passam centralmente através do nervo dorsal do pênis (Fig. 21-27).

Fossa Navicular

A porção glandular da uretra é conhecida como fossa navicular, onde seu calibre se dilata quando comparado com a uretra proximal à fossa navicular. Ela se estreita novamente no meato uretral. **Diferentemente do epitélio de transição do restante da uretra, a mucosa uretral que atravessa a glande do pênis é um epitélio escamoso.** Essas células se tornam queratinizadas próximo ao meato. O epitélio é separado

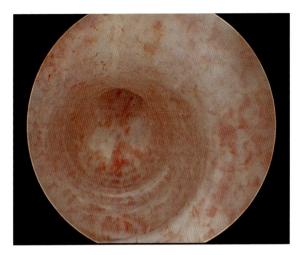

Figura 21-27. Aparência cistoscópica da uretra bulbar. (Cortesia de David Leavitt, MD.)

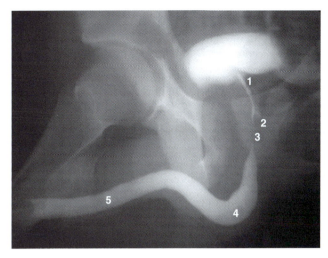

Figura 21-29. Uretrografia retrógrada da uretra masculina demonstrando a anatomia uretral. 1, Uretra prostática; 2, colículo seminal, dentro do qual penetram os ductos ejaculatórios; 3, uretra membranosa, observe o estreitamento fisiológico do diâmetro luminal uretral resultante do esfíncter estriado externo; 4, uretra bulbar; 5, uretra pendular.

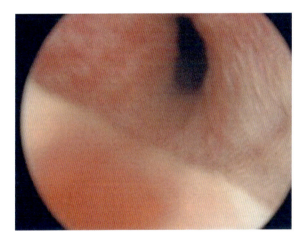

Figura 21-28. Aparência cistoscópica da fossa navicular.

do músculo liso do tecido esponjoso pelo tecido conjuntivo frouxo e a muscular da mucosa se encontra ausente. Existem múltiplas bolsas nas superfícies dorsal e lateral da fossa navicular. A lacuna magna (Morgagni) é uma grande bolsa que desemboca no teto da fossa navicular (Figs. 21-28, 21-29 e 21-30).

PONTOS-CHAVE: URETRA

- A uretra está contida dentro do corpo esponjoso e da glande do pênis.
- A uretra anterior começa na membrana perineal e continua distalmente até o meato uretral.
- A uretra posterior começa distal ao colo da bexiga e a transição para a uretra anterior é feita na membrana perineal.
- O epitélio uretral é do tipo transicional até o ponto em que se torna escamoso, quando ele atravessa a glande do pênis na fossa navicular.
- O suprimento arterial para a uretra origina-se da artéria pudenda interna, cujos ramos bulbouretrais suprem a uretra, o corpo esponjoso e a glande do pênis.
- O colículo seminal é formado pelo alargamento e pela protrusão da crista uretral a partir da parede posterior.
- O orifício do utrículo prostático (resquícios do canal de Müller) aparece como uma fenda no ápice do colículo seminal.

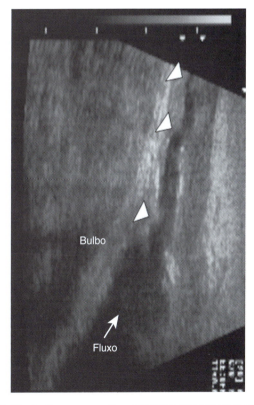

Figura 21-30. A ultrassonografia uretral foi utilizada para auxiliar na avaliação da uretra de uma maneira não invasiva. As *pontas de seta* indicam a direção do fluxo urinário durante a micção em uma uretra normal sem estenose. (Cortesia de Jonathan Rhee, MD.)

PÊNIS

Estrutura

As estruturas macroscópicas do pênis podem ser divididas em compartimentos anatômicos distintos. **Os corpos cavernosos pareados**, que são os corpos eréteis, prolongam-se proximalmente como a cruz e se fixam ao arco pubiano. A uretra viaja através do corpo cavernoso, com seu segmento proximal conhecido como bulbo. A glande do pênis é uma expansão do corpo esponjoso. A superfície superior do pênis durante a ereção, contendo a uretra, é conhecida como ventre. A porção maior do corpo do pênis é formada pelos corpos cavernosos quando eles se unem abaixo do púbis (hilo do pênis). **Um septo separa os corpos cavernosos, porém é permeável a nível distal para permitir a livre comunicação entre seus espaços vasculares.** A túnica albugínea é a camada de tecido conjuntivo resistente que envelopa os corpos cavernosos e é principalmente colagenosa. Com a ereção, as camadas longitudinais externas e as fibras circulares internas da túnica albugínea são esticadas de modo firme, sendo que, no estado flácido, elas formam uma rede ondulante (Goldstein et al., 1982). Os feixes musculares lisos que atravessam os corpos cavernosos formam os seios cavernosos revestidos por tecido endotelial. As junções mioendoteliais, que são extensões celulares através da lâmina elástica interna, foram identificadas, conectando as células musculares lisas vasculares às células endoteliais. Foram observadas máculas comunicantes no ponto de contato entre as células na junção mioendotelial (Kavoussi et al., 2010). O corpo esponjoso afila e faz trajeto ventral até os corpos cavernosos, distal ao bulbo. A glande do pênis constitui a expansão mais distal do corpo esponjoso. O corpo do pênis e a base da glande são separados pela coroa. Os corpos cavernosos são circundados pela fáscia de Buck dorsalmente. A fáscia de Buck divide-se para circundar o corpo esponjoso ventralmente. O ligamento fundiforme do pênis é composto de fibras colágenas e elásticas originárias da bainha dos retos, misturando-se e circundando a fáscia de Buck. O ligamento suspensor do pênis é constituído de fibras mais profundas oriundas do púbis. Profundamente aos músculos dos corpos cavernosos, a túnica albugínea e a fáscia de Buck se fundem (Uhlenhuth et al., 1949). A fáscia de Buck une-se à base da glande na coroa distalmente. A pele do corpo do pênis é muito elástica e seus únicos elementos glandulares são as glândulas produtoras de esmegma, localizadas na base da coroa. A pele do pênis é muito móvel e sua túnica dartos de sustentação liga-se de modo muito frouxo à fáscia de Buck. Nos homens circuncidados, o prepúcio é a pele do pênis quando ela se dobra sobre a glande e se insere abaixo da coroa. A pele da glande do pênis é imóvel e se insere na túnica albugínea abaixo dela (Figs. 21-31 e 21-32).

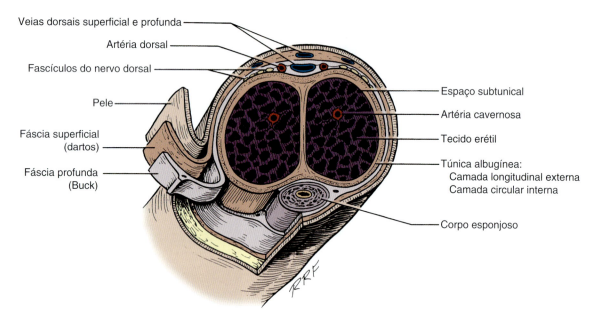

Figura 21-31. Corte transversal do pênis, demonstrando a relação entre corpos corporais, fáscia peniana, vasos e nervos. (De Devine CJ Jr, Angermeier KW. Anatomy of the penis and male perineum. AUA Update Series 1994;13:10-23.)

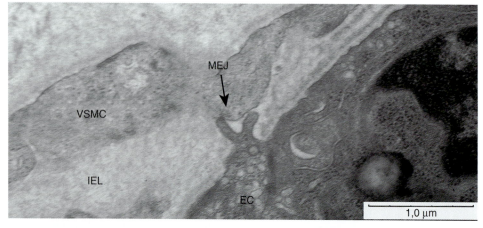

Figura 21-32. Microscopia eletrônica de uma junção mioendotelial (MEJ) no tecido do corpo cavernoso humano. A MEJ está se estendendo desde a célula endotelial (EC) através da lâmina elástica interna (IEL) para se comunicar com a célula muscular lisa vascular (VSMC).

Suprimento Arterial

Existe um sistema arterial superficial que irriga o pênis, que se origina das artérias pudendas externas, e um sistema arterial profundo que advém de cada lado das artérias pudendas internas. A artéria pudenda ramifica-se em uma artéria profunda, que supre os corpos cavernosos, uma artéria dorsal e uma artéria bulbouretral. Acima da membrana perineal, a artéria comum do pênis faz trajeto no canal de Alcock e supre os corpos cavernosos por meio de três ramos. A artéria bulbouretral penetra na membrana perineal, onde ela entra no corpo esponjoso, desde acima em sua borda posterolateral. Isso propicia o suprimento arterial para corpo esponjoso, glande e uretra. A artéria cavernosa penetra no corpo cavernoso no hilo do pênis até próximo ao centro do tecido erétil. Ela emite artérias retas e helicoidais que suprem os seios cavernosos. Depois que faz trajeto entre a cruz e o púbis, a artéria dorsal do pênis irriga as superfícies dorsais dos corpos corporais. A artéria dorsal viaja entre a veia dorsal e o nervo dorsal do pênis e eles se inserem no lado inferior da fáscia de Buck. A artéria dorsal faz trajeto distalmente no sentido da glande e supre os ramos cavernosos e os ramos circunferenciais para a uretra e para o corpo esponjoso (Devine e Angermeier, 1994). Pode haver uma grande variabilidade nas artérias do pênis (Bare et al., 1994). Uma artéria cavernosa única pode suprir tanto os corpos cavernosos quanto pode estar totalmente ausente. Em alguns casos, uma artéria pudenda acessória pode suplementar ou tomar por completo o lugar dos ramos da artéria comum do pênis (Breza et al., 1989). O suprimento arterial para a pele do pênis origina-se dos ramos pudendos externos dos vasos femorais. Esses vasos correm longitudinalmente na camada da túnica dartos e propiciam um rico suprimento sanguíneo depois de entrar na base do pênis (Fig. 21-33).

Drenagem Venosa

A veia dorsal superficial tem localização externa à fáscia de Buck, onde a veia dorsal profunda fica abaixo da fáscia de Buck e corre entre as artérias dorsais. Inúmeros canais venosos anastomosam-se na base da glande para formar a veia dorsal do pênis. **A veia dorsal faz trajeto entre os corpos corporais, em um sulco, e desemboca no plexo pré-prostático.** Nos dois terços distais do corpo do pênis, as veias circunflexas originárias do corpo esponjoso fazem trajeto ao redor dos corpos cavernosos para entrar perpendicularmente na veia dorsal profunda. De modo peculiar, existem três a 10 veias circunflexas. Os seios cavernosos formam vênulas intermediárias que desembocam no plexo capilar subtúnica. As veias emissárias originárias desses plexos fazem trajeto obliquamente entre as camadas da túnica e drenam para as veias circunflexas dorsolateralmente. As veias emissárias formam duas a cinco veias cavernosas no terço proximal do pênis, unindo-se na superfície dorsomedial dos corpos cavernosos.

Essas veias fazem trajeto entre o bulbo e a cruz no hilo do pênis. Elas recebem ramos a partir do bulbo e da cruz e desembocam nas veias pudendas internas.

Suprimento Linfático

Os vasos linfáticos originários da pele do pênis drenam para os linfonodos inguinais superficiais e subinguinais. **Os vasos linfáticos do corpo do pênis convergem no dorso e se ramificam para ambos os lados da virilha para desembocar nos linfonodos inguinais.** Os linfáticos oriundos da glande correm profundos à fáscia de Buck dorsalmente para desembocar nos linfonodos inguinais superficiais e profundos bilateralmente. Alguns estudos sugeriram canais linfáticos diretos da glande para os linfonodos pélvicos, bem como estudos propuseram a drenagem linfática através de linfonodos sentinela posicionados medialmente às veias epigástricas superficiais. Esses modelos foram contestados (Catafona, 1988).

Suprimento Nervoso

A inervação sensorial do pênis ocorre através dos nervos dorsais. Esses nervos inervam muito a glande. Os nervos dorsais fazem trajeto ao lado das artérias dorsais. Os pequenos ramos do nervo perineal inervam a região ventral do pênis até um ponto tão distal quanto a glande (Uchio et al., 1999). O suprimento nervoso somático origina-se dos nervos espinais S2, S3 e S4, por meio do nervo pudendo. O nervo pudendo passa através do canal de Alcock e continua como o nervo dorsal do pênis. Os nervos cavernosos suprem a inervação simpática e parassimpática do plexo pélvico para os corpos corporais depois de penetrarem para se ramificar no tecido erétil (Fig. 21-34).

Cavernosografia

As cavernosografias eram historicamente utilizadas de forma primária para auxiliar no diagnóstico da disfunção erétil por extravasamento venoso. O contraste radiopaco é injetado no corpo corporal com o imageamento por radiografia simples. Esse exame diagnóstico não é mais comumente utilizado, porém é às vezes empregado no momento da reparação de uma fratura de pênis (Fitzpatrick e Cooper, 1975; Mydlo et al., 1998) (Fig. 21-35).

PONTOS-CHAVE: PÊNIS

- Os corpos eréteis pareados são conhecidos como corpos cavernosos.
- A glande do pênis é uma expansão do corpo esponjoso.
- Um septo permeável separa os corpos cavernosos para a livre comunicação entre seus espaços vasculares.
- O sistema arterial superficial para o pênis origina-se das artérias pudendas externas, sendo que um sistema arterial profundo advém das artérias pudendas internas.
- A veia dorsal corre entre os corpos corporais e drena para o plexo pré-prostático.
- Os vasos linfáticos do corpo do pênis convergem para o dorso e se ramificam para ambos os lados da virilha para drenar para os linfonodos inguinais.
- A inervação sensorial do pênis se faz através dos nervos dorsais e o suprimento nervoso somático se origina dos nervos espinais S2, S3 e S4 por meio do nervo pudendo.

ESCROTO

Estrutura Macroscópica

A pele escrotal contém pelos, é pigmentada, com glândulas sebáceas e sudoríparas abundantes, exibindo uma ausência de tecido adiposo. Ela

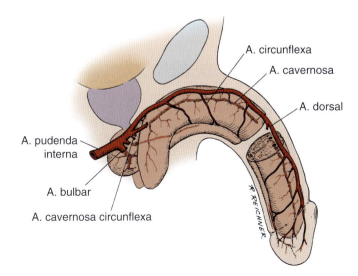

Figura 21-33. Suprimento arterial do pênis.

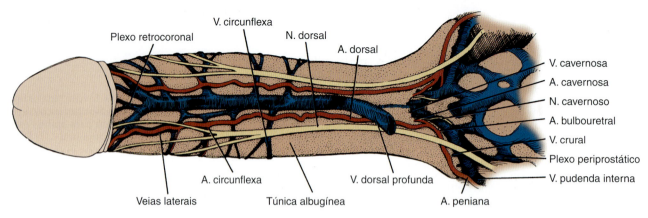

Figura 21-34. Artérias, veias e nervos dorsais do pênis. (De Hinman F Jr. Atlas of urosurgical anatomy. Philadelphia: Saunders; 1993, p. 445.)

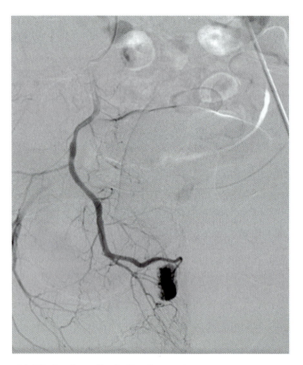

Figura 21-35. Angiografia da fístula arteriocorporal no paciente com priapismo não isquêmico mostrando o enchimento do corpo cavernoso direito.

o testículo posterolateralmente em seu mesentério, onde se insere na parede escrotal. O gubernáculo se liga ao testículo em seu polo inferior (Fig. 21-36).

Suprimento Arterial

As artérias pudendas externas irrigam a parede anterior do escroto. **As artérias fazem trajeto em paralelo com as rugas e não cruzam a rafe mediana.** A face posterior do escroto apresenta o suprimento arterial oriundo dos ramos perineais. O aporte arterial para a fáscia espermática advém dos ramos cremastérico, testicular e do canal deferente.

Drenagem Venosa

As veias pudendas externas drenam a parede escrotal anterior. As veias correm em paralelo às rugas e não cruzam a rafe mediana.

Suprimento Linfático

Os linfáticos escrotais não atravessam a rafe mediana e drenam para os linfonodos inguinais superficiais no lado ipsolateral.

Suprimento Nervoso

Os ramos dos nervos ilioinguinal e genitofemoral inervam a parede escrotal anterior. Os nervos correm em paralelo às rugas e não atravessam a rafe mediana. A face posterior do escroto recebe a inervação a partir dos ramos escrotais dos nervos perineais, bem como dos ramos do nervo cutâneo femoral posterior (S3).

é variável e pode ser preguada com rugas transversais ou pode parecer frouxa e brilhosa. Sua aparência depende da tonalidade do músculo liso dartos subjacente. A rafe mediana corre longitudinalmente na linha média, desde o meato uretral até o ânus. Profundamente à rafe, o escroto é dividido por um septo em dois compartimentos, cada qual contendo um testículo. O músculo liso da túnica dartos subjacente à pele é contínuo com as fáscias de Colles e Scarpa e com a túnica dartos do pênis. As fáscias espermáticas são camadas da parede abdominal que se estendem para formar a fáscia espermática externa, a qual se insere nas bordas do anel inguinal externo. O oblíquo interno estende-se para formar a fáscia e o músculo cremaster, que se inserem no ligamento inguinal lateralmente, no iliopsoas lateralmente e no tubérculo pubiano medialmente. A fáscia transversal continua a se tornar a fáscia espermática interna no escroto. Um derivado peritoneal conhecido como as túnicas vaginais parietal e visceral circunda o testículo com uma bolsa revestida por mesotélio. A túnica vaginal é contínua com

> **PONTOS-CHAVE: ESCROTO**
>
> - O músculo liso da túnica dartos subjacente à pele escrotal é contínuo com as fáscias de Colles e Scarpa e com a túnica dartos do pênis.
> - As artérias da parede escrotal correm em paralelo às rugas e não cruzam a rafe mediana.
> - Os ramos dos nervos ilioinguinal e genitofemoral inervam a parede escrotal anterior.

REFERÊNCIAS

Para consultar a lista completa de referências, acesse www.expertconsult.com.

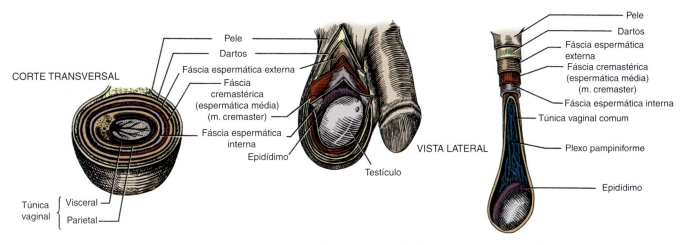

Figura 21-36. Escroto e suas camadas. (De Pansky B. Review of gross anatomy. 6th ed., New York: Mc Graw-Hill; 1987.)

LEITURA SUGERIDA

Breza J, Aboseif SR, Orvis BR, et al. Detailed anatomy of penile neurovascular structures: surgical significance. J Urol 1989;141(2):437-43.

Clegg EJ. The arterial supply of the human prostate and seminal vesicles. J Anat 1955;89(2):209-16.

Devine CJ Jr, Angermeier KW. Anatomy of the penis and male perineum. AUA Update Series 1994;13:10-23.

Dogra VS, Gottlieb RH, Oka M, et al. Sonography of the scrotum. Radiology 2003;227(1):18-36.

Epstein J. The prostate and seminal vesicles. New York: Raven; 1989.

McNeal JE. The prostate and prostatic urethra: a morphologic synthesis. J Urol 1972;107(6):1008-16.

Setchell BP, Brooks DI. Anatomy, vasculature, innervation and fluids of the male reproductive tract. New York: Raven Press; 1988.

22 Fisiologia do Sistema Reprodutor Masculino

Paul J. Turek, MD. FACS, FRSM

Eixo Hipotalâmico-Hipofisário-Gonadal

Testículo

Epidídimo

Ducto Deferente

Vesícula Seminal e Ductos Ejaculatórios

Espermatozoides

Resumo

O eixo reprodutivo masculino de hormônios e órgãos é um sistema biológico eficiente, bem orquestrado e precisamente controlado que evoluiu ao longo de milhões de anos. Ele é responsável pela formação do trato reprodutivo e pelo desenvolvimento, pela fertilidade, pelo potencial à puberdade e pela manutenção da masculinidade adulta. Este capítulo explora a nossa compreensão atual desse sistema complexo definindo a anatomia e fisiologia dos seus componentes, incluindo eixo hormonal, hipotalâmico-hipofisário-gonadal (HPG), espermatogênese e produção de androgênios dentro do testículo, maturação e transporte do esperma no sistema ductal. Além disso, novos conceitos em infertilidade genética, ciência de células-tronco e fisiologia ejaculatória são explicados. Através dessa dissecção intelectual rigorosa, aprecia-se a verdadeira beleza e sofisticação do processo reprodutivo.

EIXO HIPOTALÂMICO-HIPOFISÁRIO-GONADAL

O eixo HPG desempenha um papel crítico durante o desenvolvimento e a idade adulta em quatro processos fisiológicos: (1) Desenvolvimento do **sexo fenotípico** durante a embriogênese, (2) **maturação sexual** na puberdade, (3) função endócrina do testículo – **produção de testosterona** – e (4) função exócrina do testículo – **produção de esperma**.

Conceitos Endócrinos Básicos

Dois tipos de hormônios mediam comunicação no eixo reprodutivo: peptídeos e esteroides. **Hormônios peptídicos são pequenas proteínas secretórias que atuam através de receptores na superfície celular.** Os sinais hormonais são traduzidos por uma dentre várias vias de segundos-mensageiros (Fig. 22-1). Em última análise, a maioria dos hormônios peptídicos induz fosforilação de proteínas que alteram função celular. Exemplos de hormônios peptídicos são o hormônio luteinizante (LH) e o hormônio folículo-estimulante (FSH). Em contraste, **os hormônios esteroides são derivados de colesterol. Eles não são armazenados em glândulas secretórias, consequentemente, a secreção de esteroides reflete diretamente as taxas de produção de hormônio.** No plasma, esses hormônios estão usualmente ligados a proteínas transportadoras e como eles são lipofílicos, os hormônios esteroides são permeáveis na membrana celular. Após ligação a receptores intracelulares, os esteroides são translocados para locais de reconhecimento no DNA nuclear e regulam a transcrição dos genes-alvos. Exemplos de hormônios esteroides do eixo reprodutivo são a testosterona e o estradiol.

A sinalização hormonal dentro do eixo HPG é governada hierarquicamente por um gerador de pulsos funcionando livremente dentro do hipotálamo. A amplitude e a frequência com as quais as secreções de hormônios ocorrem dentro do eixo reprodutivo determinam as respostas dos órgãos "corrente abaixo". Controle por feedback é o principal mecanismo através do qual ocorre regulação hormonal no eixo HPG (Fig. 22-2). Com controle por feedback, um hormônio pode regular a síntese e a ação dele próprio ou de outro hormônio. **No eixo HPG, atividade de feedback negativo é principalmente responsável por minimizar perturbações e manter homeostasia.**

Componentes do Eixo Reprodutivo

Hipotálamo

No centro integrador do eixo HPG, o hipotálamo recebe entrada neuronal a partir de amígdala, tálamo, ponte, retina, córtex olfatório e muitas outras áreas (Fig. 22-2). O gerador de pulsos para a secreção cíclica de hormônios hipofisários, **o hipotálamo, é anatomicamente ligado à hipófise por um sistema vascular portal e vias neuronais.** Evitando a circulação sistêmica, o sistema vascular portal permite fornecimento direto de hormônios hipotalâmicos à hipófise anterior.

O hormônio hipotalâmico mais importante para a reprodução é o hormônio liberador de gonadotropina (GnRH) ou hormônio liberador de hormônio luteinizante (LHDH), um peptídeo com 10 aminoácidos gerado nos corpos celulares neuronais nos núcleos pré-óptico e arqueado. **Atualmente, a única função conhecida do GnRH é estimular a secreção de LH e FSH a partir da hipófise anterior.** O GnRH tem uma meia-vida plasmática de aproximadamente 5 a 7 minutos e é quase inteiramente removido na primeira passagem através da hipófise, seja por internalização dos receptores, seja por degradação enzimática. A secreção de GnRH resulta da integração seja por entrada dos efeitos de estresse, exercício e dieta, a partir de centros cerebrais superiores, gonadotropinas secretadas pela hipófise e hormônios gonadais circulantes. Substâncias conhecidas como reguladoras da secreção de GnRH estão listadas na Tabela 22-1. Na síndrome de Kallman, caracterizada por hipogonadismo hipogonadotrópico congênito, os neurônios precursores de GnRH falham em migrar normalmente, com uma ausência subsequente de secreção hipotalâmica de GnRH (Bick et al, 1992; Dode et al, 2003). Os indivíduos afetados têm puberdade retardada ou infertilidade devido à falta de produção de testosterona.

A produção de GnRH exibe vários tipos de ritmicidade: estacional, em uma escala de tempo de meses e com pico na primavera; circadiana, resultando em níveis mais altos de testosterona durante as primeiras horas da manhã; e pulsátil, com picos de GnRH ocorrendo a cada 90 a 120 minutos em média. A importância das secreções pulsáveis de GnRH na função normal do eixo HPG é corretamente demonstrada pela capacidade de agonistas exógenos do GnRh (p. ex., acetato de leuprolida) de sustar produção de testosterona testicular trocando a exposição hipofisária ao GnRH de um padrão cíclico para um constante.

Hipófise Anterior

Localizada no interior da sela túrcica óssea do crânio, a hipófise tem dois lobos: posterior e anterior. O lobo posterior ou neuro-hipófise

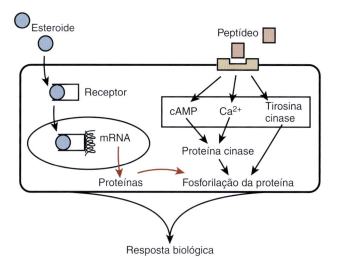

Figura 22-1. Dois tipos de classes de hormônios medeiam a comunicação intercelular no eixo dos hormônios reprodutivos: peptídeos e esteroides. (Modificado de Turek PJ. Male infertility. Em: Tanagho EA, McAmich JC, edutirs, Smith's urology. 16th ed. Stamford [CT]: Appleton & Lange; 2008.)

TABELA 22-1 Substâncias Que Modulam Secreção de Hormônio Liberador de Gonadotropina (GnRH)

MODULADOR DO GNRH	TIPO DE FEEDBACK	EXEMPLOS
Opioides	Negativo	β-Encefalina
Catecolaminas	Variável	Dopamina
Hormônios peptídicos	Negativo	FSH-LH
Esteroides sexuais	Negativo	Testosterona
Prostaglandinas	Positivo	PGE_2
Insulina	Positivo	Insulina
Kisspeptinas	Positivo	Kisspeptina (puberdade)
Leptinas	Positivo	Leptina

FSH, hormônio folículo-estimulador; LH, hormônio luteinizante; PGE_2, prostaglandina E_2.

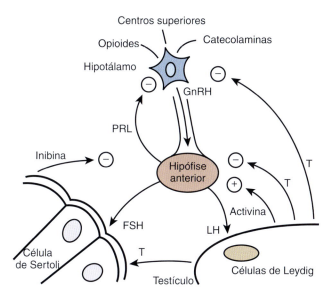

Figura 22-2. Diagrama do eixo hormonal hipotalâmico-hipofisário-testicular. +, Feedback positivo. −, feedback negativo; FSH, hormônio folículo-estimulador; GnRH, hormônio liberador de gonadotropina; LH, hormônio luteinizante; PRL, prolactina; T, testosterona. (Modificado de Turek PJ. Male infertility. Em: Tanagho EA, McAmich JC, editors. Smith's urology. 16th ed. Stamford [CT]: Appleton & Lange; 2008.)

secreta dois hormônios, ocitocina e vasopressina, e é impulsionado por estímulos neurais. Em contraste, a hipófise anterior, ou adeno-hipófise, é regulada por fatores sanguíneos e é o sítio de ação do GnRH (Fig. 22-2). GnRH estimula a produção e liberação de FSH e LH por um mecanismo fluxo-dependente. A sensibilidade dos gonadotrofos hipofisários para o GnRH varia com a idade e a situação hormonal do indivíduo. LH e FSH são os hormônios hipofisários principais que regulam a função do testículo. Eles são glicoproteínas compostas de duas subunidades de cadeias polipeptídicas, chamadas α e β, cada uma codificada por um gene. A subunidade α de cada hormônio é idêntica ou é semelhante à de todos os outros hormônios hipofisários; atividades biológicas e imunológicas são conferidas exclusivamente pela subunidade β. Ambas as subunidades são requeridas para atividade endócrina. Açúcares ligados a essas subunidades peptídicas, consistindo em oligossacarídeos com resíduos de ácido siálico, diferem em conteúdo entre FSH e LH e provavelmente se responsabilizam por diferenças nas taxas de remoção do plasma. Os pulsos secretórios de LH variam em frequência de 8 a 16 pulsos em 24 horas e variam em amplitude por uma a três vezes. Esses padrões de pulsos refletem estreitamente a liberação de GnRH. **Tanto androgênios quanto estrogênios regulam a secreção de LH através de feedback negativo.** Em média, pulsos de FSH ocorrem aproximadamente a cada 1,5 horas e variam em amplitude por 25%. A resposta de FSH ao GnRH é mais difícil de avaliar que a do LH por duas razões: (1) FSH tem uma resposta menor de amplitude e uma meia-vida sérica mais longa e (2) **as proteínas gonadais inibina e activina podem afetar a secreção de FSH e são consideradas responsáveis pela relativa independência secretória do FSH da secreção de GnRH.**

FSH e LH são conhecidos por atuar apenas nas gônadas. Eles ativam adenilato ciclase, o que leva a aumentos no adenosina monofosfato cíclico (cAMP) intracelular. No testículo, LH estimula esteroidogênese dentro das células de Leydig induzindo a conversão mitocondrial de colesterol em pregnenolona e testosterona. **FSH se liga às células de Sertoli e membranas de espermatogônias dentro do testículo durante o desenvolvimento. FSH é essencial para a iniciação da espermatogênese na puberdade.** No adulto, o principal papel fisiológico do FSH é estimular níveis quantitativamente normais de espermatogênese.

Um terceiro hormônio hipofisário, prolactina, também pode afetar o eixo HPC e a fertilidade. A prolactina é uma grande proteína globular de 199 aminoácidos (23 kD) que é responsável pela síntese de leite durante a gravidez e a lactação nas mulheres. Nenhuma mutação humana foi encontrada no gene da prolactina humana ou no seu receptor (Goffin et al, 2002). O papel normal da prolactina em homens está menos claro, mas ele pode aumentar a concentração de receptores a LH nas células de Leydig e sustentar altos níveis normais de testosterona intratesticular. Também pode potencializar os efeitos de androgênios sobre o crescimento e as secreções das glândulas sexuais acessórias masculinas (Wennbo et al, 1997; Steger et al, 1998). Níveis normais de prolactina podem ser importantes para manter libido. Embora baixos níveis de prolactina não sejam necessariamente patológicos, hiperprolactinemia abole a pulsatilidade de gonadotropina interferindo com a liberação episódica de GnRH. Além disso, a hipófise anterior contém células que secretam outros hormônios glicoproteínas: hormônio adrenocorticotrópico (ACTH), hormônio do crescimento (GH) e hormônio tireoestimulador (TSH). Esses hormônios glicoproteicos também podem ter efeitos importantes sobre a reprodução masculina.

Testículo

Virilidade e fertilidade masculinas normais exigem a colaboração do testículo exócrino e endócrino (Fig. 22-2). O compartimento intersticial, composto principalmente de células de Leydig, é responsável por esteroidogênese. Os túbulos seminíferos produzem espermatozoides.

A produção normal de testosterona em homens é aproximadamente 5 g/dia e a secreção ocorre de uma maneira amortecida, irregular, pulsátil (nictemeral). A testosterona é metabolizada para dois metabólitos ativos principais no tecido-alvo: (1) o principal androgênio **di-idrotestosterona (DHT)** a partir da ação da 5α-redutase e (2) o estrogênio **estradiol** através da ação de aromatase. DHT é um androgênio muito mais potente que a testosterona. Na maioria dos tecidos periféricos, redução da testosterona a DHT é necessária para ação androgênica, mas no testículo e músculo esquelético, a conversão a DHT não é essencial para atividade hormonal.

O local principal de ação do FSH é sobre as células de Sertoli dentro dos túbulos seminíferos. Em resposta ao FSH, as células de Sertoli produzem proteína ligadora de androgênio (ABP), transferrina, lactato, ceruloplasmina, clusterina, ativador de plasminogênio, prostaglandinas e fatores de crescimento. Através desses fatores mediados por FSH, o crescimento dos túbulos seminíferos é estimulado durante o desenvolvimento e a produção de esperma é iniciada durante a puberdade. É interessante notar que estudos em camundongos FSH knockout sugerem que FSH não é essencial para espermatogênese, pois os camundongos afetados podem ser férteis (Levallet et al, 1999). Em humanos, admite-se que FSH é necessário para espermatogênese normal (Tapanainen et al, 1997).

O testículo também produz os hormônios proteicos inibina e **activina** (Itman et al, 2006). Inibina é uma proteína de 32 kD sintetizada pelas células de Sertoli que inibe liberação de FSH da hipófise. Dentro do testículo, **produção de inibina é estimulada por FSH e atua por feedback negativo na hipófise ou no hipotálamo.** Activina, uma proteína do testículo com estreita homologia estrutural ao **fator de crescimento de transformação-β (TGF-β), exerce um efeito estimulador sobre a secreção de FSH.** Receptores a activina são encontrados em uma multiplicidade de tecidos extragonadais, sugerindo que esse hormônio pode ter papéis de fator de crescimento ou regulatório no corpo.

Supressão por feedback negativo da liberação de GnRH pela testosterona ocorre através de receptores androgênicos (AR) em neurônios hipotalâmicos e na hipófise. **Em estudos de mutações genéticas, está claro que tanto a testosterona quanto o estrogênio participam no feedback negativo** (Shupnik e Schreihofer, 1997). Feedback negativo esteroide resulta principalmente da ligação de AR à testosterona, com uma contribuição menor de ligação de estradiol. **Feedback de testosterona ocorre principalmente no hipotálamo, enquanto feedback de estrogênio acontece na hipófise** (Santen, 1975). Também parece que, embora testosterona seja o principal regulador da secreção de LH, estradiol (juntamente com inibina a partir das células deSertoli) é o regulador predominante da secreção de FSH.

Desenvolvimento do Eixo Hipotalâmico-Hipofisário-Gonadal

A determinação do sexo é realizada geneticamente nos humanos. **Um gene crítico para determinação de sexo é *SRY* (gene de região determinante do sexo no Y), no braço curto do cromossomo Y.** O produto do gene *SRY* é uma proteína com uma sequência de *group box* de alta mobilidade (HMG), o que leva a um DNA altamente conservador na sua ligação. Esse efeito de ligação do DNA altera a expressão do gene, levando à formação do testículo e subsequentemente ao fenótipo masculino. Entretanto, o gene *SRY* não atua isoladamente para determinar o sexo humano. *DAX1*, um gene receptor a hormônio nuclear, é capaz de alterar atividade de *SRY*, durante desenvolvimento, suprimindo genes para *SRY* que normalmente induziriam diferenciação de testículo. Um segundo gene, *WNT4*, em grande parte limitado ao ovário adulto, também pode servir como um gene "antitestículo". A descoberta desses genes alterou significativamente as teorias de determinação de sexo. No passado, o genótipo feminino era considerado de fato a via de desenvolvimento *SRY*-negativa. **Agora fica claro que genes tais como *WNT4* e *DAX1* podem proativamente induzir desenvolvimento gonadal feminino, mesmo na presença de *SRY*** (DiNapoli e Capel, 2008).

Uma vez determinado o sexo gonadal, as células de Leydig fabricam **testosterona**, a qual induz desenvolvimento da **genitália interna** (Fig. 22-3). As células de Leydig também sintetizam **fator de crescimento semelhante a insulina-3** para promover **migração testicular transabdominal** para dentro do escroto. DHT masculiniza o anlage genital para formar a **genitália externa** (Fig. 22-3). Adicionalmente, células de Sertoli dentro do testículo em desenvolvimento sintetizam **substância inibidora mülleriana (MIS)** ou **hormônio antimülleriano (AMH)**, o qual **impede que o ducto mülleriano se desenvolva para dar útero e trompas de Falópio e mantém as células quiescentes** no testículo (Fig. 22-4). Em geral, deficiências

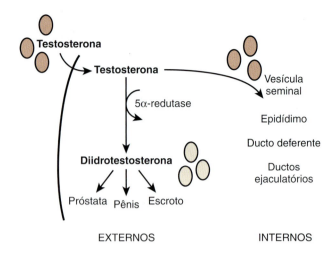

Figura 22-3. Diagrama do desenvolvimento da genitália interna e externa. Testosterona é o principal esteroide androgênico responsável pelo desenvolvimento da genitália interna, enquanto diidrotestosterona é o principal androgênio responsável pelo desenvolvimento da genitália externa.

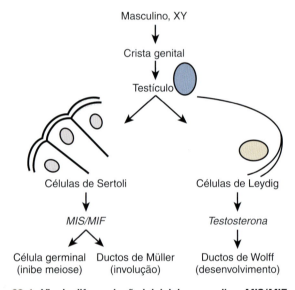

Figura 22-4. **Via de diferenciação inicial do masculino. *MIS/MIF*, substância ou fator inibidor mülleriano.** (Modificado de Turek PJ. Male infertility. Em: Tanagho EA, McAmich JC, editors. Smith's urology. 16th ed, Stamford [CT]: Appleton & Lange; 2008.)

nessas vias de desenvolvimento resultam em defeitos congênitos ou distúrbios intersexos.

As relações de feedback hormonal dentro do eixo HPG se tornam estabelecidas durante a gestação. **A expressão de proteína kisspeptina é em parte responsável pela ativação dos neurônios GnRH e desencadeamento da liberação de GnRH.** Além disso, SF-1, um receptor nuclear órfão, é secretado pelas células de Sertoli em desenvolvimento e contribui para desenvolvimento do eixo HPG (Val et al, 2003). Depois da retirada dos esteroides placentários ao nascimento, há um período de alta secreção de gonadotropina no recém-nascido. Subsequentemente, à medida que aumenta a sensibilidade do eixo à gonadotropina, as secreções de FSH e LH caem para os baixos níveis característicos da infância. Puberdade começa com pulsação de GnRH, levando gonadotropinas a aumentarem para níveis adultos e subsequentemente a aumentarem hormônios sexuais. **A capacidade hipotalâmica para gerar pulsos de GnRH surge na puberdade, usualmente iniciando-se por volta do 12° ano em meninos. A puberdade começa com as taxas críticas de crescimento, peso e nutrição em meninos e meninas e é provavelmente iniciada pela kisspeptina, melatonina e leptina** (Clement et al, 1998). O hormônio de adipócitos leptina é sinal regulador do corpo que governa o tamanho das reservas de gordura e há cada vez maior evidência de que a leptina modula atividade hipotalâmica e hipofisária (Caprio et al, 1999; Kiess et al, 1999; Quinton et al, 1999).

Envelhecimento e o Eixo Hipotalâmico-Hipofisário-Gonadal

Um declínio progressivo na produção de testosterona e esperma ocorre com a idade, de tal modo que os homens na sétima década têm níveis de testosterona médios 35% mais baixos que homens jovens (Vermeulen et al, 1995). A consequência disso é um fenômeno que tem sido variavelmente chamado menopausa masculina, climatério masculino, andropausa ou, mais apropriadamente, deficiência parcial de androgênio no homem em envelhecimento (PADAM). As alterações do epitélio seminífero com a idade incluem diminuições no volume e comprimento dos túbulos seminíferos. Uma diminuição relacionada à idade na produção de esperma em testículos mais velhos parece se originar da proliferação diminuída das células germinais em vez de degeneração celular aumentada. Correspondentemente, os níveis de FSH também aumentam com a idade, com valores médios três vezes mais altos em homens mais velhos do que em jovens. A causa do declínio relacionado à idade na função do eixo HPG é multifatorial. A produção de testosterona é reduzida por causa de menores números de células de Leydig e mais proteínas ligadoras de testosterona. Variação diurna da secreção de testosterona é também perdida nos homens idosos. Com a idade, há também evidência de uma resposta de feedback do HPG amortecida à baixa testosterona (apesar de níveis geralmente altos de gonadotropinas) e à estimulação de GnRH. Finalmente, liberação pulsátil normal de GnRH é substituída por pulsos irregulares que são menos efetivos para estimular liberação de gonadotropina (Mulligan et al, 1997). Uma combinação desses efeitos é provavelmente responsável por função diminuída do HPA com a idade.

> **PONTOS-CHAVE: EIXO HIPOTALÂMICO-HIPOFISÁRIO-GONADAL**
>
> - Produção normal de testosterona e esperma depende da secreção pulsátil de GnRH e LH hipotalâmicos e FSH da hipófise anterior.
> - Regulação dos hormônios do eixo HPG ocorre principalmente através de feedback negativo.
> - A determinação de masculinidade é derivada do gene *SRY* no cromossomo Y. Entretanto, genes responsáveis pelo desenvolvimento tais como *WNT4* e *DAX1* são considerados genes antitestículo e podem induzir proativamente ao desenvolvimento gonadal feminino.
> - Alterações do eixo HPG com a idade paterna incluem níveis mais baixos de testosterona, menor resposta ao feedback e pulsatilidade hormonal irregular.

TESTÍCULO

Arquitetura Macroscópica

O testículo é um órgão branco, ovoide, que normalmente tem 15 a 25 mL em volume (Prader, 1966) e tem um comprimento de 4,5 a 5,1 cm (Tishler, 1971; Winter e Faiman, 1972). A túnica albugínea possui células musculares lisas que correm através de tecido predominantemente colagenoso (Langford e Heller, 1973). Células musculares lisas podem conferir capacidade contrátil à cápsula (Rikmaru e Shirai, 1972), podem afetar fluxo sanguíneo para o testículo (Scweitzer, 1929) e promover o fluxo de líquido dos túbulos seminíferos a partir do testículo (Davis e Horowitz, 1978).

O parênquima do testículo é dividido em compartimentos por septos. Cada septo divide túbulos seminíferos em lobos, em que cada um contém uma artéria centrífuga. **Túbulos seminíferos individuais abrigam células germinais em desenvolvimento. Tecido intersticial é composto de células de Leydig, mastócitos, macrófagos, nervos e vasos sanguíneos e linfáticos. Em humanos, o tecido intersticial compreende 20% a 30% do volume testicular total** (Setchel e Brooks, 1988). A relação entre os túbulos seminíferos e a anatomia do tecido intersticial está demonstrada na Figura 22-5. Os túbulos seminíferos são altamente convolutos e cheios de alças. Ambas as extremidades terminam na *rete testis*. **O comprimento combinado dos 600 a 1.200 túbulos no testículo humano é estimado em 250 metros** (Lennox e Ahmad, 1970) (Fig. 22-6). O "cubo" (*hub* ou *pinhão*) do testículo, também chamado **rete testis**, coalesce para formar 6 a 12 **ductos eferentes** que transportam líquido testicular e espermatozoides para a cabeça do **epidídimo** (Fig. 22-6).

O suprimento arterial para testículo e epidídimo é derivado de três fontes: a artéria espermática interna, a artéria deferencial (vasal) e a artéria espermática externa (ou cremastérica) (Harrison e Barclay, 1948). A artéria espermática interna origina-se da aorta abdominal e é intimamente associada com o plexo pampiniforme de veias. O arranjo vascular dentro do plexo pampiniforme, com artéria e veias contrafluindo, facilita a troca de calor e pequenas moléculas. Por exemplo, testosterona se difunde passivamente das veias para a artéria de uma maneira limitada pela concentração (Bayard et al, 1975). **A troca de calor por contracorrente supre sangue arterial ao testículo que é 2 a 4 °C mais baixo que a temperatura retal em homens normais** (Ager. 1971). Uma perda do diferencial de temperatura é associada com disfunção testicular em homens com varicocele (Goldstein e Eid, 1989) e criptorquidismo (Marshall e Edler, 1982). Uma vez que o cordão espermático é comumente dissecado durante reparo de varicocele, é cirurgicamente relevante saber que uma artéria única é observada em 50% dos cordões espermáticos, com duas artérias em 30% e três artérias em 22% dos casos (Beck et al, 1992).

Inferior ao plexo pampiniforme e próximo do testículo mediastinal, a artéria espermática é altamente enrolada e se ramifica antes de entrar no testículo. Interconexões extensas, especialmente entre as artérias espermática interna e artérias deferenciais, possibilitam a manutenção da viabilidade do testículo mesmo após divisão da artéria espermática interna (Fig. 22-7). Conforme estudos angiográficos, uma artéria única entra no testículo em 56% dos casos: dois ramos entram em 31% dos casos e três ou mais ramos em 13% dos

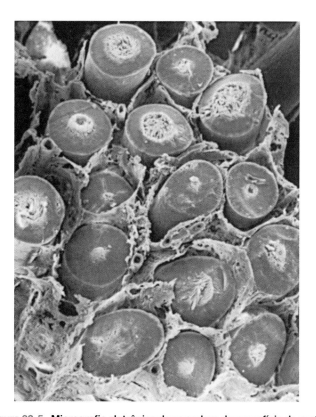

Figura 22-5. Micrografia eletrônica de varredura da superfície de corte do testículo humano. Observar a relação do tecido intersticial com os túbulos seminíferos. (De Christensen AK. Leydig cells. Em: Greep RO, Astwood EB, editors. Handbook of physiology. Washington [DC]: American Physiological Society; 1975; p. 57–94.)

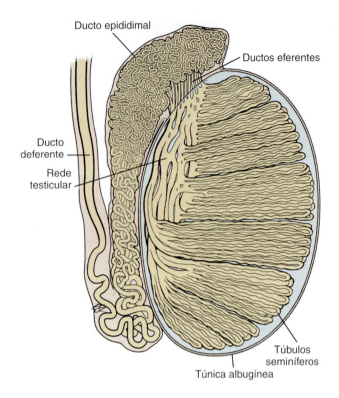

Figura 22-6. Desenho do testículo humano mostrando túbulos seminíferos (250 metros de comprimento), epidídimo (3 a 4 metros de comprimento) e ducto deferente. (Baseado em Hirsch AV. The anatomical preparations of the human testis and epidydimis in the Glasgow Hunterian Collection. Hum Reprod Update 1995;1:515–21.)

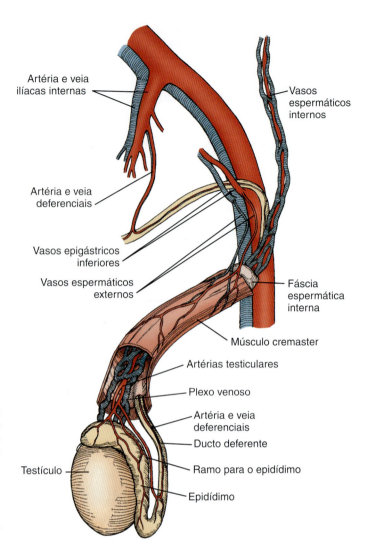

Figura 22-7. Ilustração esquemática das interconexões entre os vasos espermáticos internos, espermáticos externos (cremastéricos) e deferenciais na região peritesticular e no cordão espermático.

testículos (Kormano e Suoranta, 1971). Em homens com uma única artéria testicular, sua interrupção pode resultar em atrofia testicular (Silber, 1979). As artérias testiculares penetram a túnica albugínea e a seguir viajam inferiormente ao longo da superfície posterior do testículo dentro do parênquima. Artérias ramificando-se passam anteriormente sobre o parênquima testicular. Ramos importantes da artéria testicular também viajam sobre o polo inferior do testículo, passam anteriormente e se ramificam sobre a superfície do testículo. A localização desses vasos é clinicamente importante, porque eles podem ser lesados durante orquidopexia ou procedimentos de biópsia de testículo (Jarow, 1991; Schlegel e Su, 1997). **O corte médio do testículo tem relativamente menos vasos em comparação com as áreas superior ou inferior.** Artérias individuais para os túbulos seminíferos, chamadas *artérias centrífugas*, viajam dentro dos septos, os quais contêm túbulos. Ramos das artérias centrífugas dão origem a arteríolas que suprem capilares individuais intertubulares e peritubulares (Muller, 1957). Os capilares intertubulares são localizados dentro das colunas de tecido intersticial, enquanto os capilares semelhantes a uma escada correndo perto do túbulo seminífero são chamados *capilares peritubulares*. Através desse complexo vascular, o testículo humano é provido com 9 mL de sangue por 100 g de tecido por minuto (Patterson et al, 1973).

Veias dentro do testículo são inusuais porque elas não correm com as artérias intratesticulares correspondentes. Pequenas veias parenquimatosas esvaziam-se ou dentro das veias na superfície do testículo ou para dentro de um grupo de veias perto do mediastino do testículo que viaja ao longo da *rete testis* (Setchel e Brooks, 1988). Esses dois conjuntos de veias se juntam com as veias deferenciais para formar o plexo pampiniforme ao ascenderem para o escroto. Veias do plexo pampiniforme são de paredes finas, o que provavelmente contribui para a difusão passiva de testosterona e calor com a artéria espermática estreitamente associada.

O testículo não possui inervação somática conhecida. Ele recebe inervação autonômica principalmente a partir dos nervos intermesentéricos e do plexo renal (Mitchell, 1935). Esses nervos correm ao longo da artéria testicular para testículo. Parece que inervação adrenérgica testicular é restrita principalmente a pequenos vasos sanguíneos que suprem coleções de células de Leydig que podem regular esteroidogênese das células de Leydig (Baumgarten et al, 1968; Turnbull e Rivier, 1997). Admite-se que o tônus vascular no testículo pode envolver regulação em vários níveis (Linzell e Setchell, 1969), incluindo autorregulação de artérias capsulares (Davis et al, 1990), variação regional baseada na necessidade metabólica local e governada por peptídeos tais como peptídeo natriurético atrial (Collin et al, 1997) e transporte assistido de moléculas como LH através do endotélio vascular (Milgrom et al, 1997). De fato, essas observações sugerem uma função altamente especializada para a microvasculatura do testículo (ver revisão por Desjardins [1989]).

Linfáticos proeminentes podem ser observados dentro do cordão espermático (Hundeiker, 1971). A obstrução desses ductos resulta em dilatação do interstício do testículo, mas não dos túbulos seminíferos, sugerindo que o espaço intersticial é drenado por linfáticos, mas os túbulos seminíferos não o são. **Obstrução linfática pode também resultar em formação de hidrocele, uma complicação conhecida de procedimentos de varicocelectomia e herniorrafia.** O líquido intratubular contendo esperma que banha as células de Sertoli flui a partir dos túbulos seminíferos para dentro da *rete testis* e subsequentemente para a cabeça do epidídimo. Esse líquido, isosmótico com plasma, é considerado principalmente originado do túbulo seminífero (Setchel e Brooks, 1988). **A reabsorção desse líquido dentro da *rete testis* e dos ductos eferentes é regulada por estrogênios** (Lee et al, 2000). A composição do líquido tubular é pronunciadamente diferente do plasma sanguíneo ou linfáticos, sugerindo que substâncias não são livremente difusíveis para dentro e para fora dos túbulos (Setcjeçç e Waites, 1975). Isso levou ao conceito de uma "barreira sangue-testículo" a ser discutida mais tarde.

Citoarquitetura do Testículo

Interstício

Células de Leydig. O interstício do testículo contém vasos sanguíneos, linfáticos, fibroblastos, macrófagos, mastócitos e células de Leydig (Fig. 22-8). **Células de Leydig são responsáveis pela massa produzida de esteroide testicular. As células de Leydig diferenciam-se de células precursoras pela 7ª semana de gestação.** A ativação da esteroidogênese das células de Leydig correlaciona-se com o início da diferenciação androgênio-dependente do sistema reprodutivo masculino. Embora as células de Leydig expressem enzimas esteroidogênicas antes de se tornarem responsivas ao LH (El-Gehani et al, 1998; Maidic et al, 1998), elas também se diferenciam de precursores sob a influência de LH e gonadotropina coriônica humana (hCG) derivada da placenta e do efeito de fatores parácrinos locais, tais como fator de crescimento semelhante a insulina-1 (IGF-1) (Huntamniemi e Pellinieni, 1992; Teeds e Dorrington, 1993; LeRoy et al, 1999). **Aos 2 a 3 meses após o nascimento, uma segunda onda de diferenciação das células de Leydig ocorre em resposta a produção de gonadotropina hipofisária, elevando brevemente os níveis de testosterona.** Androgênio

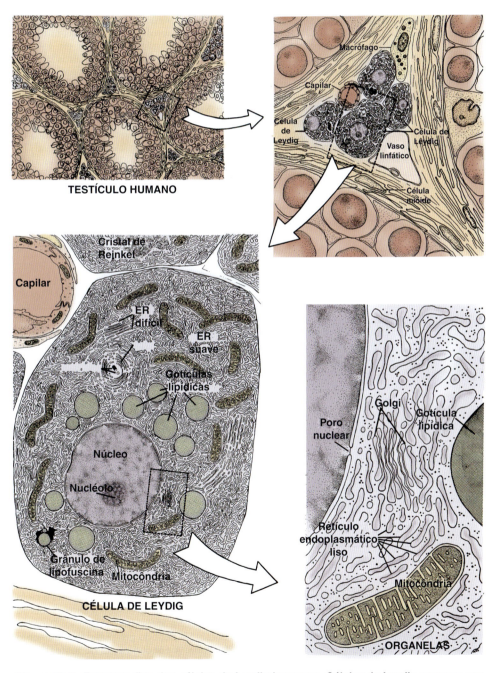

Figura 22-8. Estrutura fina das células de Leydig humanas. Células de Leydig ocorrem em coleções no interstício entre os túbulos seminíferos *(esquerda em cima)*. Tecido intersticial *(direita em cima)* contém macrófagos e fibroblastos e capilares e vasos linfáticos. A organela mais abundante dentro do citoplasma da célula de Leydig é o retículo endoplasmático liso *(esquerda embaixo)*. Organelas vistas em maior detalhe *(direita embaixo)*. (De Christensen AK. Leydig cells. Em: Greep RO, Astwood WB, editors. Handbook of Physiology. Baltimore: Williams & Wilkins; 1975. Copyright 1975, American Physiological Society, Bethesda, MD.)

produzido durante o início da vida do recém-nascido masculino exerce uma marca hormonal no hipotálamo, no fígado e na próstata de tal modo que eles respondam apropriadamente à estimulação por andrógeno mais tarde na vida. **Depois da reativação do eixo HPG na puberdade, análise esterológica revelou que um único testículo de um adulto jovem contém aproximadamente 700 milhões de células de Leydig** (Kaler e Neaves, 1978).

Testosterona. Testosterona, sintetizada a partir de colesterol, é o **principal esteroide produzido pelo testículo** (Lipsett, 1974; Ewing e Brown, 1977). Colesterol precisa ser transportado para dentro das mitocôndrias das células de Leydig, onde a enzima de clivagem da cadeia lateral do colesterol o converte em pregnenolona. As três fontes principais de colesterol na célula de Leydig são (1) externa, a partir de lipoproteína transportada pelo sangue e internalização de complexos lipoproteína-receptor a lipoproteína, (2) síntese de novo a partir de acetato e (3) ésteres de colesterol armazenados em gotículas lipídicas. Manutenção de reservas de colesterol faz parte da função normal das células de Leydig; estimulação pelo LH evoca mobilização de colesterol através da atividade de colesterol esterase. Pregnenolona é transportada para fora da membrana mitocondrial para dentro do retículo endoplasmático liso, onde ele é convertido em testosterona. Testosterona se difunde através da membrana celular e é apreendida dentro do líquido extracelular e plasma sanguíneo por proteínas ligadoras de esteroide.

Transporte de colesterol para a membrana interna da mitocôndria é regulado por duas proteínas de transpette: proteína regulatória aguda esteroide (StAR) e receptor a benzodiazepina periférico (PBR). Ligação a LH evoca síntese de StAR na célula de Leydig, a qual se enfia através da membrana mitocondrial externa para facilitar o transporte de colesterol (Stocco, 2000). PBR forma um canal para o colesterol na membrana mitocondrial (Culty et al, 1999), mas não está claro se PBR interage funcionalmente com StAR (West et al, 2001).

As quatro principais enzimas que participam na biossíntese da testosterona a partir da pregnenolona são enzima de clivagem da cadeia lateral do colesterol, 3β-hidroxisteroide desidrogenase, citocromo p450 17α-hidroxilase/C17-20 liase e 17β-hidroxisteroide desidrogenase. A enzimologia, as localizações cromossômicas e a genética molecular dessas enzimas estão bem descritas (Payne e Hales, 2004). Mutações nos genes que codificam essas enzimas foram descritas e os distúrbios resultantes de biossíntese de andrógenos são uma causa relativamente rara de ambiguidade sexual em homens cromossomicamente normais (Miller, 2002).

Controle da Síntese de Testosterona. O controle da esteroidogênese da célula de Leydig é complexo e envolve fatores hipofisários e não hipofisários (Payne e Youngblood, 1995). **O regulador mais importante da produção de testosterona é LH. Após ligar LH, através do segundo mensageiro cAMP, as células de Leydig iniciam transporte de colesterol para dentro das mitocôndrias.** Outros peptídeos hipofisários que não sejam LH (p. ex., FSH e prolactina) modificam a resposta ao LH (Ewing, 1983). Outros fatores não hipofisários capazes de modificar a produção de esteroides pelas células de Leydig incluem **GnRH** (Sharpe. 1984); **inibina** e **activina** (Bardin et al, 1984); **fator de crescimento epidérmico (EGF), IGF-1 e TGF-β** (Ascoli e Segaloff, 1989; Saez et al, 1981); prostaglandinas (Eik-Nes, 1975) e estimulação adrenérgica (Eik-Nes, 1975). Além disso, inibição direta da esteroidogênese de células de Leydig também pode ocorrer através de **estrogênios e androgênios** (Ewing, 1983; Darney et al, 1996).

Ciclos de Testosterona. Os níveis sanguíneos de testosterona alteram-se dramaticamente durante a vida humana fetal, neonatal e adulta. A Figura 22-9 mostra que um pico de testosterona ocorre no feto humano às 12 a 18 semanas de gestação. Outro pico de testos-

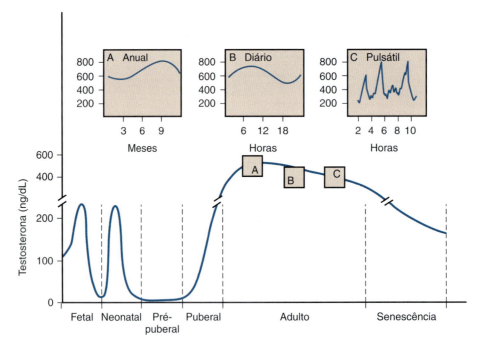

Figura 22-9. Níveis de testosterona no sangue periférico no masculino humano durante o ciclo da vida. O pico de testosterona fetal ocorre às 12 a 18 semanas de gestação *(canto esquerdo inferior; idade gestacional não mostrada)*. O pico neonatal ocorre aproximadamente aos 2 meses de idade. A testosterona declina para baixos níveis durante o período pré-puberal. O aumento puberal na testosterona ocorre aos 12 a 17 anos de idade. A concentração de testosterona no adulto atinge seu máximo durante a segunda ou terceira década de vida e a seguir declina lentamente. A testosterona declina dramaticamente durante a senescência. *Detalhe A* mostra o ritmo anual na concentração de testosterona no masculino humano. O pico e o nadir ocorrem no outono e na primavera, respectivamente. *Detalhe B* mostra o ritmo diário na concentração de testosterona. O pico e o nadir ocorrem pela manhã e à noite, respectivamente. *Detalhe C* mostra as flutuações frequentes e irregulares na concentração de testosterona. (De Ewing LL, Davis JC, Zirkin BR. Regulation of testicular function: a spatial and temporal view. Em: Greep RO, editor. International review of physiology. Baltimore: University Park Press; 1980. p. 41.)

terona ocorre aproximadamente com 2 meses de idade. Um terceiro pico de testosterona ocorre durante a segunda ou terceira década de vida. Depois disso, há um platô e a seguir um declínio lento com a idade. Superpondo-se a isso, há dirtmos anuais e diários de produção de testosterona (Fig. 22-9, *detalhes A e B*) e flutuações diárias irregulares na testosterona (Fig. 22-9, *detalhe C*). Essas alterações temporais na produção de testosterona durante a vida humana refletem uma interação complexa entre a hipófise e o testículo. **Os picos de testosterona correspondem temporalmente a quatro eventos do desenvolvimento: (1) a diferenciação e o desenvolvimento do trato reprodutivo fetal, (2) a organização neonatal ou "imprinting" dos tecidos alvos androgênio-dependentes, (3) a masculização do homem na puberdade e (4) a manutenção do crescimento e da função dos órgãos androgênio-dependentes no adulto.** Este tópico foi completamente revisto por Swerdloff e Heber (1981).

Túbulos Seminíferos

Os túbulos seminíferos consistem em células germinativas e células de suporte e constituem um ambiente único para produção de gametas. Células de suporte incluem células de Sertoli e fibróticos e células mioides da membrana basal. As células germinais incluem uma população de células-tronco dividindo-se lentamente, espermatogônias e espermatócitos proliferando mais rapidamente e espermátides em metamorfose.

Células de Sertoli. Os túbulos seminíferos são revestidos com células de Sertoli que repousam sobre a membrana basal tubular e estendem ramificações citoplasmáticas para dentro da sua luz (Fig. 22-10). As características ultraestruturais das células de Sertoli estão bem descritas (Bardin et al, 1994). Elas possuem núcleos de forma irregular, nucléolos proeminentes, um baixo índice mitótico e exibem exclusivos **complexos de junção íntima** entre células de Sertoli adjacentes. **Essas junções íntimas são as mais fortes barreiras intercelulares no corpo. Elas dividem o espaço do túbulo seminífero em compartimentos basal (membrana basal) e adluminal (lúmen)** (Fig. 22-10). Esse arranjo anatômico forma a base para a barreira **sangue-testículo** e permite que a espermatogênese ocorra em um local imunologicamente privilegiado. **As células de Sertoli servem como células nutridoras para espermatogênese, nutrindo as células germinais em desenvolvimento dentro e entre projeções citoplasmáticas das células de Sertoli. As espermatogônias indiferenciadas estão próximo da membrana basal do túbulo, enquanto os espermatócitos e espermátides mais avançados estão perto da superfície luminal.** Assim a célula de Sertoli é um epitélio polarizado cuja base se aproxima do ambiente plasmático e cujo ápice abriga um ambiente exclusivo do túbulo seminífero (Ewing et al, 1980).

As células de Sertoli nutrem desenvolvimento de células germinais **(1) fornecendo um microambiente adluminal especializado, (2) suportando células germinativas através de junções de espaço entre as células de Sertoli e germinativas e (3) possibilitando migração de células germinativas em desenvolvimento dentro do túbulo** (Fig. 22-10). As junções íntimas entre as células de Sertoli são constantemente remodeladas para permitir "abertura" e "fechamento" necessários para interação e migração de células germinativas (Mruk e Cheng, 2004). Complexos ligante-receptor, como c-kit e kig ligante, estão provavelmente envolvidos na mediação de comunicação entre células germinais e de Sertoli. As células de Sertoli também participam na fagocitose de células germinais e produzem e secretam fluido e importantes moléculas efetoras (Hanssib e Djoseland, 1972). ABP é um portador intracelular de androgênio dentro da célula de Sertoli. **Ligando testosterona, ABP mantém altos níveis de androgênio (50 vezes mais alto que soro) dentro dos túbulos seminíferos.** Testosterona também desempenha um papel importante na regulação da função das células de Sertoli, incluindo produção de ABP (Griswold et al, 1988). Inibina é derivada de célula de Sertoli e desempenha um papel regulatório importante na alça de feedback negativo de secreção de FSH. Inibina B está emergindo como um marcador endócrino importante da função da célula de Sertoli na avaliação de infertilidade masculina.

Como protetores do santuário imunológico no testículo, as células de Sertoli mantêm um microambiente de célula germinal inteiramente distinto daquele do plasma. Como tais, as células de Sertoli secretam numerosos outros produtos incluindo componentes da matriz extracelular (lamina, colágeno tipo IV e colágeno tipo I) e proteínas, tais como ceruloplasmina, transferrina, glicoproteína 2, ativador de plasminogênio, substâncias semelhantes a somatomedina, proteína T, antígeno H-Y, clusterina, proteínas cíclicas, fatores de crescimento e somatomedina (Mruk e Cheng, 2004). Esteroides, tais como DHT, testosterona, andostenodióis, 17β-estradiol e numerosos outros C21 esteroides, são também produzidos pelas células de Sertoli (Ewing et al, 1980; Mather et al, 1983). Embora a função de muitas células de Sertoli e substâncias derivadas peritubulares não esteja clara, pesquisa adicional deve iluminar nossa compreensão de como as células de Sertoli orquestram e suportam a espermatogênese.

Células Germinais. Dentro do túbulo seminífero humano, as células germinativas dão origem a aproximadamente 123×10^6 (variação, 21 a 374×10^6) espermatozoides diariamente (Amman e Howards, 1980). Isso equivale à produção de 1.200 espermatozoides por batimento cardíaco. Dentro do túbulo seminífero, as células germinais ficam dispostas em uma sequência altamente ordenada a partir da membrana basal para o lúmen. **Análise morfológica das várias células germinativas revela pelo menos 13 tipos reconhecíveis de células germinativas no testículo humano** (Clermont, 1963; Heller e Clermont, 1964) (Fig. 22-11). Cada tipo de célula é considerado como representando um passo diferente no processo espermatogênico. Prosseguindo do menos para o mais diferenciado, com base na aparência morfológica, elas foram denominadas **espermatogônia tipo A escuro (Ad); espermatogônia tipo B (B); espermatócitos primários preleptóteno (R), leptótemp (L). zigóteno (Z) e paquíteno (P); espermatócitos secundários (II); e espermátides Sa, Sb, Sc, Sd$_1$ e Sd$_2$.** As junções íntimas mantêm espermatogônias e espermatócitos iniciais dentro do compartimento basal e todas as células germinativas subsequentes no compartimento adluminal.

Estrutura Peritubular

O túbulo seminífero humano é rodeado por várias camadas de tecido peritubular (Hermo et al, 1977). Na camada do meio estão células mioides entremeadas com lamelas de tecido conjuntivo. A camada interna consiste em uma matriz colágena. Em humanos as células mioides peritubulares são consideradas como tendo função contrátil (Toyama, 1997). Células mioides secretam ativamente componentes da matriz extracelular fibronectina e colágeno tipo I e produzem a camada colagenosa interna (Tung et al, 1984). Células mioide podem também afetar função de células de Sertoli e interação epitelial. Skinner et al. (1988) isolaram um fator parácrino produzido por células mioides, P-Mod-S (peritubular modifica Sertoli), que afeta profundamente funções sintéticas e diferenciação de células de Sertoli *in vitro*. Células peritubulares humanas também foram demonstradas secretando testosterona e podem influenciar atividade de células de Sertoli (Cigorraga et al, 1994).

Barreira Sangue-Testículo

Corantes e outras substâncias, quando injetados dentro da corrente sanguínea de animais, aparecerão rapidamente através de todos os tecidos do corpo, mas deixarão de penetrar em regiões do cérebro e testículo. Isso conduziu ao conceito da existência de uma barreira sangue-testículo. **Chamada mais apropriadamente "barreira sangue–túbulo seminífero", ela possui dois componentes: um elemento anatômico ou mecânico e elementos funcionais.** A barreira mecânica é criada, em parte, por células mioides semelhantes a músculo que circundam os túbulos seminíferos (Dym e Fawcett, 1970; Fawcett et al, 1970). Regulação do tráfego molecular também ocorre ao nível de células endoteliais capilares. Entretanto, o componente mais importante dessa barreira são as junções íntimas sinápticas entre as células de Sertoli que impedem a passagem de grandes moléculas e linfócitos. Esses elementos anatômicos da barreira são necessários, mas não suficientes para manter a situação de "santuário" imunológico dentro do túbulo, porque elas não são observadas em outras áreas protegidas do trato reprodutivo (Tung et al, 1971; Brown et al, 1972).

Assim, embora a barreira mecânica contribua para o isolamento do testículo, outros componentes "funcionais" devem também existir para suprimir a resposta imune normal. Diversos mecanismos provavelmente operam em concerto para proteger espermatozoides da destruição. Primeiro, linfócitos são excluídos de regiões anato-

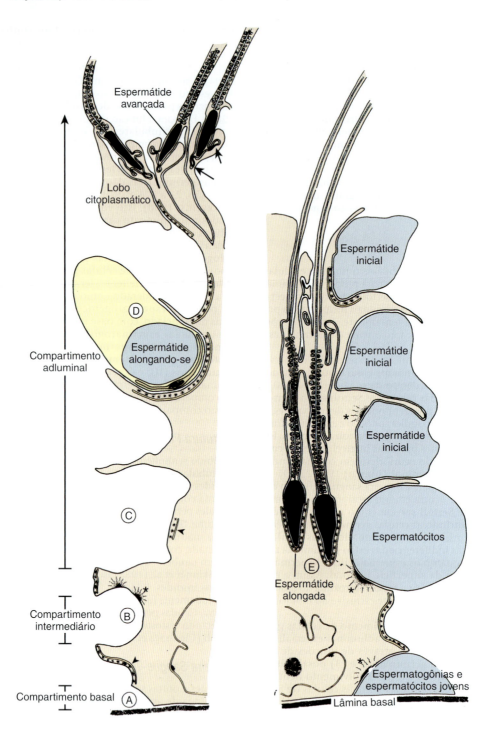

Figura 22-10. Representação da célula de Sertoli em três formas com uma porção central espessada ou "tronco" e processos mais delicados ou "membros". Notar os compartimentos basal, intermediário e adluminal do epitélio seminífero. *A*, Espermatogônias e espermatócitos iniciais compartilham posições sobre a lâmina basal e são envoltos por células de Sertoli adjacentes que se juntam para formar complexos juncionais íntimos (local de barreira sangue-testículo). *B*, Células de Sertoli formam complexos juncionais tanto acima quanto abaixo de espermatócitos leptóteno-zigótenos à medida que eles se translocam dos compartimentos basais para adluminais. *C*, Os espermatócitos entram no compartimento adluminal quando junções íntimas de Sertoli se dissociam. *D*, A espermátide alongando-se está situada dentro de um recesso estreito do tronco da célula de Sertoli. *E*, À medida que a espermátide se alonga ainda mais, a célula fica alojada dentro do corpo da célula de Sertoli. A espermátide avançada se move para a luz do epitélio em preparação para espermiação. Apenas a cabeça do esperma permanece em contato íntimo com a célula de Sertoli. Contatos célula-célula especializados: *asteriscos,* complexo desmossomo-junção de espaço *pontas de setas,* especializações ectoplasmáticas; *setas isoladas,* complexos tubulobulbares. (De Russell L. Sertoli-germ cell interactions: a review. Gamete Res 1980;3:179.)

Capítulo 22 Fisiologia do Sistema Reprodutor Masculino 525

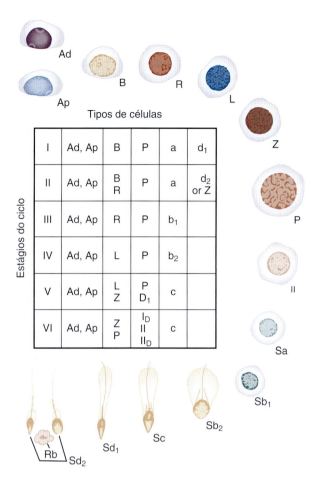

Figura 22-11. Os passos da espermatogênese no homem. Ad, espermatogônia tipo A escuro; Ap, espermatogônia tipo A claro (pálido); B, espermatogônia tipo B; II, espermatócito secundário; L, espermatócito leptóteno; P, espermatócito paquíteno; R, espermatócito em repouso ou primário pré-leptóteno; Rb, corpo residual; Sa(a), Sb$_1$ (b$_1$), Sb$_2$ (b$_2$), Sc (c), Sd$_1$ (d$_1$), Sd$_2$ (d$_2$), espermátides; Z, espermatócito zigóteno. A tabela mostra células que constituem os seis estágios do "ciclo" do epitélio seminífero (I a VII): D$_1$, diacinesia; ID e IID, primeira e segunda divisões de maturação dos espermatócitos. (Modificado de Clermont Y. Renewall of espermatogonia in man. Am J Anat 1966;118:509.)

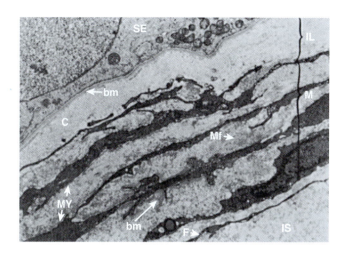

Figura 22-12. Micrografia eletrônica com baixo aumento de tecido testicular peritubular humano. Tecido peritubular reside entre a membrana basal (bm) do epitélio seminífero (SE) e o tecido intersticial (IS). Tecido peritubular tem três zonas: a lamela interna (IL); a camada mioide (M), contendo células mioides (MY) com microfibrilas abundantes (Mf); e uma camada adventícia contendo fibroblastos (F). (De Hermo L, Lalli M, Clermont Y. Arrangement of connective tissue elements in the walls of seminiferous tubules of man and monkey. Am J Amat 1977;148:433–46.)

micamente vulneráveis no sistema imune. Nesse sentido, o valor de uma barreira sangue-testículo é complemento realizado após a puberdade, porque "antígenos" estranhos em células germinais pós-meiótica existem apenas depois da espermarca. Um insulto testicular tal como biópsia, torção ou trauma não induzirá anticorpos antiespermatozoides se ele ocorrer antes da puberdade. Depois da puberdade, no entanto, infertilidade imunológica constitui um risco conhecido (Turek, 1997). Clinicamente, a barreira sangue-testículo pode também limitar acesso de quimioterapia a células de câncer sequestradas atrás dele e resultar em recorrência de câncer isolada dentro do testículo.

Espermatogênese

A espermatogênese é um processo notavelmente complexo e especializado de redução do DNA e metamorfose das células germinativas. Estudos mais antigos estimaram que o processo inteiro em humanos requer aproximadamente 64 dias (Clermont, 1972). Entretanto, um estudo cinético *in vivo* em homens sadios revelou que o tempo total para produzir um esperma ejaculado varia de 42 a 76 dias, sugerindo que a duração da espermatogênese pode variar amplamente entre os indivíduos (Misell et al, 2006) (Fig. 22-13). Espermatogênese envolve (1) uma fase proliferativa, quando as espermatogônias se dividem para repor seu número (autorrenovação) ou se diferenciam para células-filhas que se tornam gametas maduros; (2) uma fase

meiótica, quando as células germinativas sofrem uma divisão de redução, resultando em espermátides haploides (metade do complemento normal de DNA); e (3) uma fase de espermiogênese, na qual as espermátides sofrem uma metamorfose profunda para se tornarem espermatozoides maduros. (Para excelentes revisões, ver Steinberger [1976] e de Kretser e Kerr [1988].)

Um ciclo de espermatogênese envolve a divisão de células-tronco espermatogoniais em células-tronco subsequentes. Vários ciclos de espermatogênese existem dentro do epitélio germinal a qualquer tempo e eles são descritos morfologicamente como estágios. Se a espermatogênese for vista de um ponto fixo único dentro de um túbulo seminífero, seis associações celulares reconhecíveis, ou estágios, são previsivelmente observadas em humanos (Heller e Clermont, 1964) (Fig. 22-11). Ademais, há também uma organização específica de ciclos espermatogênicos dentro do espaço tubular, chamada *ondas espermatogênicas*. A melhor evidência sugere que a espermatogênese humana existe em uma disposição celular espiral ou helicoidal, assegurando assim que a produção de espermatozoides é um processo contínuo e não pulsátil (Schulze, 1989) (Fig. 22-14).

Migração, Renovação e Proliferação de Células-tronco Testiculares

Migração das Células-Tronco Testiculares. Durante o desenvolvimento pré-natal, **células-tronco primordiais** migram para a crista gonadal e se associam com células de Sertoli para formar cordões testiculares primitivos (Witschi, 1948). As células-tronco germinativas primitivas são chamadas **gonócitos** depois que a gônada se diferencia para um testículo formando cordões seminíferos. Elas são chamadas **espermatogônias** após migração para a periferia do túbulo (Gondos e Hobel, 1971). É interessante notar que as células germinativas migrando inicialmente têm propriedades muito semelhantes a células-tronco embrionárias e são provavelmente a fonte de tumores de células germinativas adultas (Ezeh et al, 2005).

Renovação das Células-Tronco Testiculares. Espermatogônias dentro do nicho de células-tronco testiculares são preenchidas em um processo chamado *renovação de células-tronco*. O sistema kit ligante fator de crescimento/receptor c-kit (GDNF) parece estar envolvido nesse processo (Oatley e Brinster, 2008). De fato, o receptor c-kit é um marcador de células-tronco espermatogoniais (Dym, 1994) e a espermatogênese no rato é um processo c-kit-dependente, enquanto a renovação de células tronco espermatogoniais pode ser c-kit independente (Yoshinaga et al, 1991). Estudos recentes mostraram

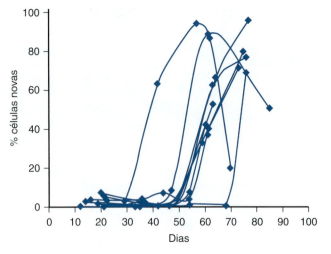

Figura 22-13. Tempo para fabricar e ejacular esperma humano. Curvas combinadas de rotulação de espermatócitos de 11 indivíduos com qualidade normal de sêmen que ingeriram 50 mL de ^2H_2O duas vezes por dia durante 3 semanas. Novo esperma ejaculado foi encontrado tão cedo quanto 42 dias após a ingestão do marcador e houve considerável variação interindividual no tempo para elaborar e ejacular esperma. (De Misell LM, Holochwost D, Boban D, et al. A stable isotope/mass spectrometric for measuring the kinetics of human spermatogenesis in vivo. J Urol 2006;175:242–6.)

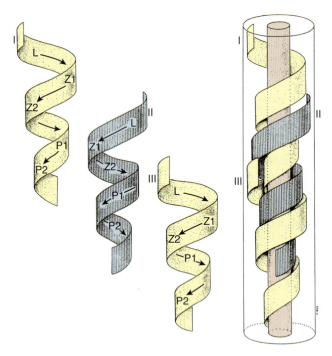

Figura 22-14. Configuração helicoidal dos ciclos epiteliais dos túbulos seminíferos no homem, formando ondas superpostas de espermatogênese que mantêm constante a produção de esperma. (De Schulze W, Rehder U. Organization and morphogenesis of the human seminiferous epithelium. Cell Tissue Res 1984;237:395–407.)

também que as células-tronco espermatogoniais humanas podem ser reprogramadas *in vitro* para se tornarem células-tronco semelhantes às embrionárias (Conrad et al, 2008; Kossack et al, 2009) (Fig. 22-15). Obtidas de espécimes de biópsia de testículo adulto, as células semelhantes a embrionárias expressam marcadores distintos de pluripotência (*OCT4, SOX02, STELLAR, GDF-3*), podem formar todas as três camadas germinais, manter um cariótipo normal, formar teratomas e expressar níveis apropriados de marcadores epigenéticos e telomerase (Kossack et al, 2009). Esse achado sugere que no futuro

o testículo pode ser uma fonte de células-tronco paciente-específicas para terapia de base celular.

Proliferação de Células-tronco Testiculares. No humano, as espermatogônias tipo A claro (Ap) no nicho de células-tronco basal do túbulo seminífero se dividem a intervalos de 16 dias (Clermont, 1972) para formar espermatogônias B. Espermatogônias B são destinadas a se tornarem espermatócitos, mas o citoplasma entre as células filhas espermatogoniais permanece unido após mitose, formando pontes citoplasmáticas entre as células adjacentes. Essas **pontes citoplasmáticas são observadas entre células germinais de todas as classes em toda a espermatogênese** (Ewing et al, 1980). Essas pontes poderiam ser importantes para proliferação celular sincronizada e diferenciação e para regulação de expressão de genes.

Meiose

As células somáticas replicam-se por mitose, na qual são formadas células filhas idênticas. **As células germinais se replicam por meiose, na qual o material genético é dividido ao meio para possibilitar reprodução.** A meiose gera diversidade genética, provendo uma fonte mais rica de material sobre o qual a seleção natural pode atuar. A replicação celular por mitose é uma sequência precisa, bem orquestrada de eventos envolvendo duplicação do material genético (cromossomos), ruptura do envelope nuclear e igual divisão dos cromossomos e do citoplasma dentro das células filhas. **A diferença essencial entre replicação mitótica e meiótica é que um único passo de duplicação de DNA é seguido por apenas uma divisão celular na mitose, mas duas divisões celulares na meiose (quatro células filhas).** Consequentemente, as células filhas contêm apenas metade do conteúdo cromossômico das células mães. Assim uma célula mãe diploide ($2n$) se torna um gameta haploide (n). Outras diferenças importantes entre mitose e meiose estão delineadas na Tabela 22-2. A pesquisa mostrou que pequenas moléculas de RNA (pequenos RNA), incluindo pequenos RNA interferenciais (siRNA), microRNA (miRNA) e piwi-interatuantes RNA (piRNA), são reguladores importantes da expressão de células germinais no nível pós-transcricional ou de tradução (Tolia e Joshua-Tor, 2007; He et al, 2009).

Espermatogênese começa com espermatogônias tipo B dividindo-se mitoticamente para formar espermatócitos primários dentro do compartimento adluminal. **Espermatócitos maduros são as primeiras células germinativas a sofrer meiose** (Kerr e de Kretser, 1981). Nesse processo, uma divisão meiótica é seguida por uma divisão de redução mitótica típica, resultando em células filhas com um complemento cromossômico haploide. Além disso, como uma consequência de recombinação cromossômica, cada célula filha contém informação genética diferente. A célula resultante é a espermátide Sa (Fig. 22-11).

Recombinação cromossômica, a característica que define a meiose nos mamíferos, assegura que gametas haploides diferem geneticamente dos seus precursores adultos e constitui o motor real da diversidade e evolução. Durante a prófase meiótica, ocorre a formação de um complexo sinaptonêmico com pareamento de cromossomos homólogos (maternos e paternos), juntamente com interação física e troca de DNA através de locais recíprocos de *crossing over* (quiasmas) entre os homólogos. Pesquisa recente mostrou que defeitos na fidelidade de recombinação dentro das células germinais masculinas humanas podem causar azoospemia e infertilidade masculina (Walsh et al, 2009). **Em um estudo, 10% dos homens azoospérmicos não obstrutivos tinham defeitos importantes na recombinação em comparação com espermatogênese normal** (Gonsalves et al, 2004). Adicionalmente, em homens com padrão de parada da maturação na biópsia testicular, a recombinação defeituosa foi observada em cerca da metade dos casos, fornecendo evidência de que recombinação defeituosa está ligada à má produção de esperma (Gonsalves et al, 2004). Além disso, entre homens com padrão de parada da maturação em biópsia de testículo, recombinação defeituosa foi observada em cerca da metade dos casos, fornecendo evidência de que recombinação defeituosa está ligada à má produção de esperma (Gonsalves et al, 2004). Variações na recombinação também têm implicações para aneuploidia dos espermatozoides, porque alterações na posição de *crossover* constituem fatores de risco para não-disjunção cromossômica. **De fato, evidência sugere que a correlação de recombinação defeituosa e aneuploidia do esperma em homens azooospérmicos é suficientemente forte para explicar a taxa mais alta de

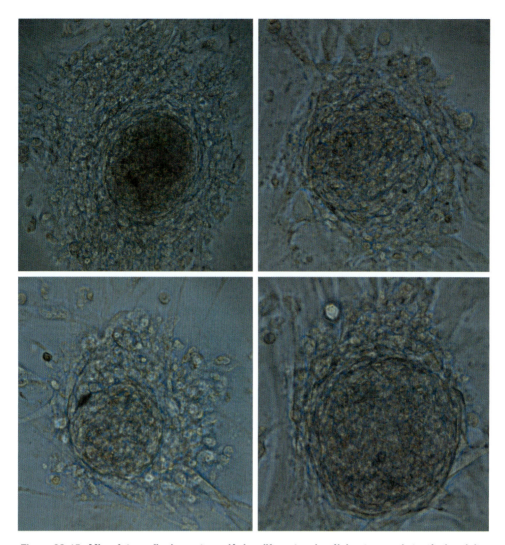

Figura 22-15. Microfotografia de quatro colônias diferentes de células-tronco de testículo adulto derivadas de espermatogônias. Coleções de células são o resultado de reprogramação das espermatogônias adultas em condições de cultura usadas para células-tronco embrionárias humanas (HESC). Elas exibem a aparência de pavimentação de pedras redondas das HESC e são funcionalmente multipotentes.

anormalidades cromossômicas na prole concebida com fertilização *in vitro* (IVF) e injeção intracitoplasmática de espermatozoide (ICSC) (Sun et al, 2008).

Espermiogênese

Durante a espermiogênese, espermátides Sa redondas amadurecem para espermatozoides (Fig. 22-11). Durante essa sequência de maturação, não ocorre divisão celular, mas há alterações extensas do núcleo e citoplasma da espermátide. **Essas incluem a perda de citoplasma, migração de organelas citoplasmáticas, formação do acrossomo a partir do aparelho de Golgi, formação do flagelo a partir do centríolo, compactação nuclear a cerca de 10% do tamanho anterior e reorganização das mitocôndrias em torno da peça intermediária do espermatozoide** (Kerr e de Kretser, 1981). O núcleo da espermátide redonda muda de esférico para assimétrico quando a cromatina condensa. Muitos elementos celulares contribuem para o processo de reformação, incluindo estrutura do cromossomo, proteínas cromossômicas associadas, a camada da teca citoesquelética perinuclear, a *manchete* de microtúbulos nucleares, actina subacrossômica, e

TABELA 22-2 Diferenças Essenciais: Mitose e Meiose

MITOSE	MEIOSE
Ocorre em células somáticas	Ocorre em células sexuais
Uma divisão celular, duas células filhas	Duas divisões celulares, quatro células filhas
Número de cromossomos mantido	Número de cromossomos dividido à metade
Sem pareamento, cromossomos homólogos	Sinapse dos homólogos, prófase I
Sem *crossovers*	Mais de um *crossover* por par de homólogos
Centrômeros se dividem, anáfase	Centrômeros se dividem, anáfase II
Genótipo idêntico das filhas	Variação genética nas células filhas

interações com as células de Sertoli. Com o completo alongamento da espermátide, o citoplasma da célula de Sertoli se retrai em torno do espermatozoide em desenvolvimento, extirpando-o de todo citoplasma desnecessário e expelindo-o para dentro da luz do túbulo. O espermatozoide maduro possui notavelmente pouco citoplasma e é produzido em quantidades maciças – até 300 por grama de testículo por segundo.

Interação Célula de Sertoli – Célula Germinal

Uma rede complexa de interações entre células existe dentro do testículo entre células de Leydig e células de Sertoli, entre células de Leydig e células peritubulares, entre células de Sertoli e células peritubulares e entre células de Sertoli e células germinais. Várias associações de células de Sertoli–células germinais em testículos mamíferos estão ilustradas na Figura 22-10 (Russell e Clermont, 1976; Romme e Ross, 1979; Skinnerm 1995). Ademais, há fatores que podem romper reversivelmente a barreira sangue-testículo, incluindo TGF-β3 e fator de necrose tumoral-α (TNF-α). Essas substância atuam reduzindo os níveis de ocludina e zonula occludens-1 (ZO-1) na barreira através de uma proteína cinase p38 mitogênio-ativada (MAP) sinalizando a via (Xia et al, 2009). Isso representa apenas um fragmento do processo notavelmente complexo e altamente interativo que caracteriza a espermatogênese.

Genética

Causas genéticas de espermatogênese anormal foram identificadas como mutações pontuais em genes isolados herdados de maneira mendeliana (p. ex., fibrose cística) e como doenças cromossômicas nas quais segmentos de cromossomos (ou cromossomos inteiros) possuem anormalidades estruturais ou numéricas. Encaminhamos o leitor a Turek e Reijo Pera (2002) para revisão abrangente desses distúrbios. A postulação de que deleções no braço longo do cromossomo Y causam azoospermia foi feita mais de três décadas atrás (Tiepolo et al, 1976). Com base em análise citogenética, essa região teórica foi chamada *fator azoospérmico* (AZF). **Atualmente, os padrões posicionais de deleções (chamadas *microdeleções*) na região AZF são usadas para subdividir a região em subregiões AZFa, AZFb e AZFc** (Vogt et al, 1996). **Deleções regionais do cromossomo Y, chamadas *Ya microdeleções*, ocorrem em 6% a 8% dos homens gravemente oligospérmicos e em 15% dos homens azoospérmicos** (Reijo et al, 1996). Tomadas juntas, essas deleções são a causa molecular mais comumente definida de infertilidade masculina (Kostiner et al, 1998).

Dados recentes da literatura confirmam o valor prognóstico de deleções AZF específicas. Em contraste com pacientes AZFc-deleção parcial e completa, nos quais espermatozoides frequentemente são encontrados em análise de sêmen ou biópsia de testículo, a chance de encontrar espermatozoides ejaculados ou testiculares em homens com deleções completas AZFa ou AZFb é altamente improvável (Hopps et al, 2003). Deleções AZFa completas são associadas com aplasia de células germinativas ou histologia com apenas células de Sertoli. Em geral, deleções completas AZFb são associadas com parada da maturação nos estágios de espermatócito primário (inicial) ou espermátide (tardio). Deleções de AZFc são associadas com hipoespermatogênese ou um padrão somente de células de Sertoli com focos de espermatogênese. Espermatozoides foram detectados em ejaculados de homens com deleções AZFa e AZFb presumidas e parcialmente confirmadas (Foresta et al, 2001). Similarmente, espermatozoides ejaculados em homens com deleções AZFa + b e AZFb + c (presumivelmente deleções parciais) também foram relatados, mas o achado de deleções AZFa – c foi associado com azoospermia e ausência de espermatozoides em biópsia testicular.

Mais recentemente, tornou-se claro que o **cromossomo X** também é importante para espermatogênese, primeiramente postulada em estudos com roedores. Em 2001, Wang et al. descreveram uma pesquisa sistemática de genes expressos exclusivamente em espermatogônias de camundongo (Wang et al, 2001). Vinte e cinco genes foram identificados por subtração de DNA complementar (cDNA), dos quais 10 se localizaram no cromossomo X, sugerindo que o cromossomo X pode ter um papel nos estádios pré-meióticos da espermatogênese. Uma comparação recente dos cromossomos X de camundongo e humano sugere que esse cromossomo pode levar uma vida dupla e contribuir significativamente para fertilidade masculina e feminina (Mueller et al, 2013). Estudos de mutação de genes ligados ao X em pacientes com infertilidade masculina identificaram o gene *SOX3* (região determinadora de sexo Y box 3) e o gene *FATE* como dois potenciais candidatos a genes de fertilidade (Olessen et al, 2003; Reverot et al, 2004). No futuro, mutações nesses e noutros genes de cromossomo X têm o potencial para definir muitos casos atualmente inexplicados de infertilidade masculina.

Genética e Idade Paterna

Anomalias Cromossômicas Relacionadas à Idade do Espermatozoide. O estado de aneuploidia e o estado de poliploidia do espermatozoide foram primeiramente investigados devido à preocupação de que idade paterna avançada fosse associada com casos aumentados de trissomia, especialmente trissomia 21 ou síndrome de Down na prole. Com tecnologia de *hibridação fluorescente in situ* (FISH), efeitos sutis da idade paterna sobre aneuploidia são agora evidentes. **O efeito da idade paterna parece aumentar a fração de espermatozoides com aneuploidias cromossômicas** (Wrobek et al, 1996). **Entretanto, há pouca evidência para suportar um aumento relacionado à idade paterna nos nascimentos aneuploides, exceto possivelmente pela trissomia 21 e dissomia do cromossomo 1 (muito rara).** Examinando anormalidades estruturais cromossômicas espermáticas, Martin e Rademake (1987) observaram que existe uma significativa relação linear entre idade paterna e frequência de anomalias estruturais nos espermatozoides ($r = 0{,}63$). **Uma explicação para essa associação pode ser que a divisão celular continuada durante a espermatogênese coloca as células germinais em risco de lesão cromossômica, especialmente com idade paterna avançada.** Exceto por translocações recíprocas, no entanto, há pouca evidência a indicar que essa associação leve a uma frequência aumentada de prole com anomalias cromossômicas estruturais *de novo*.

Mutações Genéticas dos Espermatozoides Relacionadas à Idade. Defeitos de genes isolados em espermatozoides resultam de erros na replicação do DNA. Até agora, tem sido difícil avaliar a presença ou ausência desses defeitos no esperma. Entretanto, o efeito da idade paterna avançada sobre condições nos filhos associadas com deleções de único gene é claro. Esses distúrbios estão listados no Quadro 22-1 e consistem em doenças autossômicas dominantes que possuem associações conhecidas com idade paterna avançada. Eles são chamados *fenótipos sentinelas* porque são doenças de importante frequência e baixa aptidão física e se originam de mutações altamente penetrantes. **Um mecanismo para o desenvolvimento de novas mutações de um único**

QUADRO 22-1 Doenças Genéticas nos Filhos Associadas com Idade Paterna Avançada

Acondroplasias
Aniridia
Síndrome de Apert
Retinoblastoma bilateral
Síndrome de Crouzon
Fibrodisplasia ossificante
Hemofilia A
Síndrome de Lesch-Nyhan
Síndrome de Marfan
Neurofibromatose
Síndrome oculodentodigital
Doença de rins policísticos
Polipose do cólon
Progeria
Síndrome de Treacher Collins
Esclerose tuberosa
Síndrome de Waardenburg
Esquizofrenia (postulada)
Doença bipolar (postulada)
Autismo (postulado)

gene com a idade implica o processo característico e contínuo de divisão celular espermatogonial na espermatogênese. Pela puberdade, 30 divisões celulares de espermatogônias ocorreram, resultando em um grande fundo de células indiferenciadas. Depois da puberdade, 23 divisões por ano ocorrem nessas células. **O simples fato de que as espermatogônias dos homens mais velhos sofreram numerosas divisões celulares pode torná-las mais propensas a abrigar erros na transcrição do DNA, a origem dos defeitos de único gene.** Existem estimativas formais do risco da contribuição da idade paterna avançada para mutações autossômicas dominantes. Em homens com menos de 29 anos, o risco de uma mutação ocorrer na prole é 0,22 por 1.000 nascidos. Esse risco duplica (0,45 por 1.000) nas idades paternas de 40 a 44 e a seguir ascende para 3,7 por 1.000 nascidos com idades mais velhas que 45 (Friedman, 1981).

PONTOS-CHAVE: TESTÍCULO

- O testículo contém 250 metros de túbulos seminíferos e 700 milhões de células de Leydig no adulto jovem.
- Espermatogênese ocorre em estágios, ciclos e ondas para assegurar produção constante de esperma.
- Genes no cromossomo X, bem como no Y, governam a espermatogênese e contribuem para infertilidade masculina.
- Com a idade paterna, há aumentos nas anormalidades cromossômicas no esperma e mutações autossômicas dominantes que conduzem a fenótipos sentinela na prole.

EPIDÍDIMO

Arquitetura Macroscópica

O epidídimo é um órgão em forma de vírgula localizado ao longo da superfície posterolateral do testículo. **Passagem através do epidídimo induz muitas transformações no espermatozoide recém-formado, incluindo ganhos em motilidade funcional e alterações em carga de superfície, proteínas da membrana, imunorreatividade, fosfolipídios, conteúdo de ácidos graxos e atividade de adenilato ciclase. Essas transformações melhoram a integridade estrutural da membrana, aumentam a capacidade de fertilização e melhoram a motilidade.** Os espermatozoides no interior do testículo possuem muito pouca ou nenhuma motilidade. Eles se tornam progressivamente móveis e funcionam somente depois de atravessarem o epidídimo. O tempo de trânsito do esperma através do epidídimo nos humanos é de aproximadamente 12 dias (Johnson e Vamer, 1988).

O epidídimo é um túbulo ou ducto que tem **3 a 4 metros de comprimento e é apertadamente enrolado e encapsulado dentro da bainha de tecido conjuntivo da túnica vaginal** (Lanz e Neuhauser, 1964; Turner et al, 1978). Extensões a partir da bainha entram em espaços interductais e formam septos que dividem o ducto em regiões histologicamente específicas (Kormano e Reiionen, 1976). **Anatomicamente, essas são classicamente divididas em três regiões: caput ou cabeça, corpus ou corpo e cauda** (Fig. 22-16). A cabeça do epidídimo consiste em 8 a 12 ductos eferentes a partir do testículo. O lúmen dos ductos eferentes é grande e um pouco irregular em forma próximo ao testículo, tornando-se estreito e oval perto da junção com o ducto do epidídimo. Distal a essa junção, o diâmetro do ducto aumenta ligeiramente e depois se torna constante no corpo do epidídimo. Na volumosa cauda do epidídimo, o diâmetro do túbulo aumenta substancialmente e adquire uma forma irregular. Progredindo distalmente, o túbulo assume gradualmente a aparência característica do ducto deferente.

Suprimento Vascular e Linfático

Em humanos, a cabeça e o corpo do epidídimo recebem sangue arterial de um ramo da artéria testicular (Fig. 22-7). Ela subsequentemente se divide em ramos epididimais superior e inferior (MacMillan, 1954). O epidídimo também recebe sangue de ramos

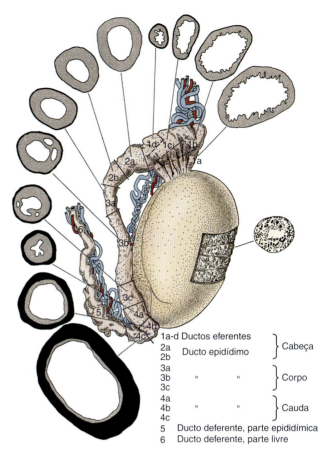

Figura 22-16. Desenho do epidídimo humano mostrando regionalização do epitélio ductal e da camada muscular. Locações do segmento epididimal estão mostradas em corte transversal e estão identificadas por número. (De Baumgarten HG, Holstein AF. Rosengren E. Arrangement, ultrastructure, and adrenergic innervation of smooth musculature of the ductal eferentes, ductus epidydimis, and ductus deferens in man. Z Zellforsch Milkrosk Anat 1971;120-37.)

das artérias deferentes (artéria do ducto deferente) e vasos colaterais conectam a artéria deferente ao suprimento sanguíneo testicular. A cauda do epidídimo é suprida por ramos da artéria deferente. **As artérias deferentes e cremastérica servem como fontes colaterais para o epidídimo, quando a artéria testicular principal é obstruída ou ligada.** Os ramos arteriais dentro do epidídimo entram ao longo de septos formados a partir da bainha de tecido conjuntivo. Esses vasos enrolam-se extensamente antes de se transformarem nos vasos retos do leito microvascular (Kormano e Reiionen, 1976). A densidade de microvascularização varia significativamente ao longo da extensão do epidídimo, com a cabeça proximal contendo a mais densa rede capilar subepitelial e os segmentos mais distais abrigando vascularização menos densa. A partir de estudos em animais, a rede capilar epididimal existe sob controle hormonal. Por exemplo, em coelhos, castração hormonal bilateral resulta em deterioração progressiva e eventual desaparecimento da rede capilar epididimal (Clevert et al, 1981). Não está claro se a vascularização no epidídimo humano é controlada similarmente.

De acordo com MacMillan (1954), as drenagens venosas do corpo e da cauda do epidídimo se juntam para formar a veia marginal do epidídimo de Haberer. Essas veias drenam para dentro do plexo pampiniforme através da veia marginal do testículo ou através das veias cremastéricas ou deferenciais. Drenagem linfática do epidídimo ocorre através de dois caminhos (Wenzel e Kellermann, 1966). Linfa da cabeça e do corpo do epidídimo é removida através do mesmo caminho que o descrito para o testículo. Esses vasos correm lado a lado com a veia espermática interna e afinal terminam nos gânglios pré-aórticos. Vasos linfáticos da cauda do epidídimo juntam-se àqueles que drenam o ducto deferente e terminam nos linfonodos ilíacos externos.

Inervação

A inervação do epidídimo humano é derivada principalmente dos nervos espermáticos intermediário e inferior que se originam da parte superior do plexo hipogástrico e plexo pélvico, respectivamente (Mitchell, 1935). Os ductos eferentes e os segmentos proximais do epidídimo são esparsamente inervados por fibras simpáticas (Baumgarten e Holstein, 1966; Baumgarten et al, 1968). Nessas regiões, as fibras são observadas em um plexo peritubular e são principalmente associadas com vasos sanguíneos. Muito mais fibras são observadas no médio corpo do epidídimo e sua densidade aumenta progressivamente com progressão ao longo do epidídimo, coincidindo com aparecimento e proliferação de células musculares lisas nestas áreas (Baumgarten et al, 1971). A distribuição de células contráteis e nervos simpáticos dentro do epidídimo pode explicar os movimentos peristálticos rítmicos dos ductos eferentes e segmentos epididimais iniciais, bem como a atividade contrátil intermitente da cauda do epidídimo e ducto deferente durante emissão (Risely, 1963). Essas contrações fisiológicas são críticas para o movimento do esperma através do epidídimo.

Citoarquitetura

Epitélio Epididimal

A histologia do epidídimo humano foi revista por Holsein (1969) e Vendrely (1981). Ela consiste em dois tipos celulares principais: **células principais e células basais** (vistas com baixa ampliação ultraestrutural na Figura 22-17). As células principais variam em altura ao longo da extensão do epidídimo devido ao comprimento dos estereocílios (microvilos, não cílios). Em geral, estereocílios altos (120 μm) são encontrados no epidídimo proximal e estereocílios menores ou mais curtos (50 μm) são observados em regiões mais distais. Os núcleos nas células principais são alongados e frequentemente possuem grandes fendas e um ou dois nucléolos. Compativelmente com a ideia de que as células principais executam processos absortivos e secretivos, os seus ápices celulares possuem numerosas fossetas (*pits*) revestidas, vesículas micropinocitóticas, corpos multivesiculares, vesículas membranosas irregularmente configuradas e um extenso aparelho de Golgi. Uma vez que esses aspectos citológicos variam ao longo do comprimento do epidídimo, sugerem que há variada capacidade absortiva e secretória ao longo do comprimento do ducto (Vendrely e Dadoume, 1988).

Há muito menos células basais do que células principais revestindo o epitélio epididimal e elas estão dispersas entre as células principais mais numerosas. Células basais em forma de lágrima repousam sobre a lâmina basal e se estendem na direção do lúmen, seus ápices formando ranhuras entre células principais adjacentes. Elas são consideradas derivadas de macrófagos. Diferentemente das células principais, a morfologia das células basais permanece relativamente constante através de todo o ducto epididimal. Elas são consideradas os precursores das células principais.

O epitélio do epidídimo exibe diferenças regionais ao longo da sua extensão. Dentro do epidídimo propriamente dito, o epitélio é pseudoestratificado e consiste em células principais e basais conforme descrito anteriormente. Proximamente, na junção da *rete testis* e dos ductos eferentes, há uma transição nítida de um epitélio cuboide baixo para alto. O epitélio nos ductos eferentes consiste em células ciliadas e não ciliadas (Holstein, 1969). As células ciliadas conduzem esperma dos ductos eferentes para o epidídimo. As células não ciliadas com ápices protrusos são provavelmente de natureza secretória e predominam nos ductos eferentes proximais (Vendrely, 1981). Outras células não ciliadas possuem microvilos sugestivos de atividade reabsortiva e predominam nos ductos eferentes distais. Tanto as células não ciliadas quanto as ciliadas recebem a junção apicalmente de complexos juncionais. Isso sugere a existência de uma barreira sangue-epidídimo análoga à barreira sangue-testículo (Suzuki e Nagano, 1978; Hoffer e Hinton, 1984). **Embora não tão densa quanto a barreira sangue-testículo, a barreira sangue-epidídimo se estende desde a cabeça até a cauda do epidídimo e pode desempenhar um papel importante em influenciar a composição do líquido dentro de diferentes segmentos da luz epididimal** (Turner, 1979).

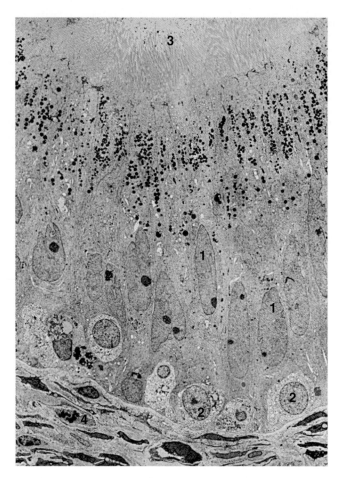

Figura 22-17. Micrografia eletrônica de um epidídimo humano em corte transversal. Componentes principais do epitélio luminal são células principais (1), células basais (2), estereocílios (3) e miofilamentos (4). Ampliação aproximadamente ×1800. (De Holstein AF. Em: Hafez ESE, editor. Human sêmen and fertility regulation in men. St. Louis: Mosby; 1976.)

Tecido Contrátil Epididimal. Periféricas à lâmina basal dos ductos eferentes e do túbulo epididimal há várias células contráteis (Baumgarten et al, 1971) (Fig. 22-17). Nos ductos eferentes (regiões distais da cabeça e corpo proximal do epidídimo), as células contráteis formam uma camada frouxa, com duas a quatro células de profundidade, em torno do túbulo. Essas células contêm miofilamentos e são conectadas por numerosas junções semelhantes a nexos. No corpo do epidídimo distal, existem células contráteis maiores com menos junções intracelulares semelhantes a nexos, as quais se assemelham a células musculares lisas. Na cauda do epidídimo, as células contráteis finas são substituídas por células musculares lisas espessas as quais formam três camadas – as duas camadas externas orientadas longitudinalmente e a camada central circularmente. Essa camada contrátil distal aumenta em espessura à medida que ela forma o ducto deferente. O tecido contrátil em toda a extensão do epidídimo está provavelmente envolvido no transporte do esperma.

Função Epididimal

Variações descritas na anatomia e na histologia do túbulo epididimal desde a cabeça até a cauda sugerem que o epidídimo é na realidade diversos tecidos funcionais diferentes (Vendrely, 1981). Está claro que transporte e armazenagem de espermatozoides, capacidade de fertilização e maturação da motilidade são várias consequências da passagem epididimal. Isso se encontra analisado mais completamente em revisões por Robaire e Hermo (1988) e por Moore e Smith (1988).

Transporte do Esperma

O transporte do esperma através do epidídimo humano foi calculado como levando 2 a 12 dias (Johson e Varner, 1988). O tempo de trânsito através da cabeça-corpo do epidídimo é aproximadamente similar ao tempo de trânsito através da cauda do epidídimo e é provavelmente relacionado à produção diária testicular de esperma em vez de á idade do homem ou à frequência de ejaculação (Amman, 1981; Johnson e Varner, 1988). Em um estudo, o tempo de trânsito epididimal do esperma foi em média 2 dias em homens com uma alta taxa diária de produção de esperma, em comparação com 6 dias em homens com baixa produção diária de esperma (Johnson e Varmer, 1981; Johnson e Varmer, 1988). Embora a frequência de atividade sexual não afete o tempo de trânsito através da cabeça e do corpo do epidídimo, "emissões recentes" podem reduzir o tempo de trânsito através da cauda do epidídimo em 68% (Amman, 1981).

Uma vez que espermatozoides testiculares humanos normais são imóveis dentro da cabeça, **outros mecanismos que não motilidade do esperma devem existir para transportar esperma através do epidídimo**. Estudos em animais foram reveladores a esse respeito (Bedford, 1975; Hamilton, 1977; Courot, 1981; Jaakola e Talo, 1982; Jaakola, 1983). Inicialmente, espermatozoides são carregados para dentro dos ductos eferentes pelo líquido da rede testicular e **o fluxo líquido é facilitado pela reabsorção de líquido pelas células epiteliais ductais mediada pelo receptor estrogênico**. Cílios móveis e contrações das células mioides dentro dos ductos eferentes também assistem o movimento do esperma. **Dentro do epidídimo propriamente dito, o principal mecanismo responsável por transporte de esperma é provavelmente a contração rítmica espontânea das células contráteis que circundam o ducto epididimal**.

Armazenamento do Esperma

Após migrar através da cabeça e do corpo do epidídimo, o esperma é retido na cauda do epidídimo por variáveis extensões de tempo, dependendo da frequência da atividade sexual. Em homens de 21 a 55 anos de idade, **uma média de 155 a 209 milhões de espermatozoides estão presentes em cada epidídimo** (Amman, 1981; Johnson e Varner, 1988) **e aproximadamente metade está armazenada na região caudal**.

Espermatozoides armazenados na cauda do epidídimo, diferentemente do esperma testicular, são capazes de motilidade progressiva e capazes de fertilizar óvulos. A quantidade exata de tempo que o esperma pode permanecer fértil dentro do epidídimo não está clara, mas estudos animais mostraram que espermatozoides podem permanecer viáveis durante várias semanas depois de ligadura de ducto deferente (Hammond e Asdell, 1926; Young, 1929). Entretanto, também está claro que a fertilidade do espermatozoide medida in vivo diminui quando esperma é mantido no epidídimo durante períodos prolongados de tempo (Cooper e Orgebin-Crist, 1977; Cuaniscu e Bedford, 1989). Em humanos, envelhecimento de espermatozoides como resultado de prolongado tempo de trânsito epididimal e armazenamento prolongado podem contribuir para fertilidade reduzida (Johnson e Varmer, 1988).

O destino exato do esperma epididimal não ejaculado é desconhecido. Em animais, espermatozoides são perdidos através de descarga seminal espontânea, através de autolimpeza oral (Martan, 1969), na urina (Lino et al, 1967) ou por reabsorção epididimal (Amman e Almquist, 1961). Fagocitose de espermatozoides por macrófagos (espermiófagos) dentro do lúmen epididimal foi observada em humanos após ligadura de ducto deferente (Alexander, 1972). Contudo, não está claro se esse mecanismo é capaz de remover grandes números de espermatozoides do epidídimo de homens não vasectomizados.

Maturação dos Espermatozoides

Motilidade do Esperma. Esperma ganha uma capacidade aumentada de motilidade com a migração através do epidídimo. Isso é observado tanto como uma mudança no padrão de motilidade de quanto como um aumento na proporção de espermatozoides exibindo padrões "maduros" de motilidade. Bedford et al. (1973) observaram pela primeira vez que a maior parte do esperma dos ductos eferentes, quando colocada em meio de cultura, é imóvel ou mostra apenas fraco movimento de abalos. Ocasionalmente, eles também observaram esperma mostrando movimentos de cauda "imaturos" caracterizados por movimentos "de sovar" em arcos largos que resultam em pouca progressão para frente. A proporção do esperma com esse padrão imaturo de motilidade aumentou dentro do segmento epididimal inicial. Entretanto, na região do corpo, a proporção de esperma exibindo esse padrão de motilidade diminuiu. Dentro da região do corpo, houve um aumento na fração de esperma com um padrão "maduro" de motilidade caracterizado por batimentos de alta frequência, baixa amplitude, que resulta em motilidade progressiva (Fig. 22-18). Dentro da cauda do epidídimo, mais de 50% dos espermatozoides tiveram um padrão maduro de motilidade, com os restantes ou imóveis ou mostrando padrões imaturos de motilidade descritos anteriormente. Moore et al. (1983) também demonstraram formalmente a capacidade aumentada do esperma humano monstrando motilidade progressiva para frente com trânsito epididimal. Quando colocados em tampão in vitro, crescentes proporções de esperma foram móveis quando eles progrediram dos ductos eferentes para cabeça, corpo proximal, corpo distal e cauda do epidídimo (Fig. 22-19).

A importância relativa do tempo de contato epididimal global versus maturação região-específica para ganhos em motilidade madura do esperma é desconhecida. Estudos animais indicam que a maturação da motilidade pode, em parte, ser um processo intrínseco do esperma que ocorre independente de interações epididimais específicas. Por exemplo, embora espermas de hamster e coelho sejam em geral imóveis dentro da cabeça do epidídimo, espermatozoides móveis são encontrados nessa região (embora desenvolvendo motilidade muito mais lentamente e persistindo durante períodos mais curtos do que no sistema normal) após ligadura do ducto epididimal dentro da região do corpo (Orgebin-Crist, 1969; Horan e Bedford, 1972). Estudos humanos em pacientes obstruídos com ausência congênita do ducto deferente ou obstrução epididimal também relatam pouca motilidade do esperma no epidídimo proximal (Silber, 1989; Matthews et al, 1995). Quando combinadas, **essas observações sugerem que os espermatozoides são capazes de desenvolver motilidade baseada no tempo de contato com o epitélio epididimal proximal**. Entretanto, esse processo de maturação pode não ser o mesmo como o que ocorre através da interação do esperma com o epidídimo durante migração através de todas as regiões ductais.

Fertilidade do Esperma. Espermatozoides testiculares são incapazes de fertilizar óvulos a menos que injetados dentro deles com micromanipulação (Orgebin-Crist, 1969; Bedford, 1974; Yanagimachi, 2005). Na maioria dos animais, a capacidade do esperma de fertilizar ovos é adquirida gradualmente à medida que o esperma passa através do epidídimo distal (Fig. 22-19). De fato, foi mostrado em coelhos

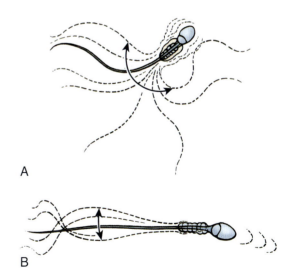

Figura 22-18. Padrões de movimento da cauda do espermatozoide humano. A, O padrão mostrado por espermatozoide tirado do epidídimo proximal é caracterizado por batimentos de alta amplitude, baixa frequência, produzindo pequeno movimento para frente. **B,** Em contraste, movimento da cauda em uma grande proporção dos espermatozoides da cauda do epidídimo é caracterizado por batimentos rápidos, de baixa amplitude, com progressão anterógrada. (De Bedford JM, Calvin HI, Cooper GW. The maturation of spermatozoa in the human epididymis. J Reprod Fertil 1973;18:199–213.)

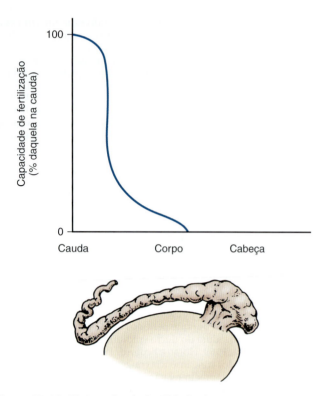

Figura 22-19. Maturação da fertilidade do esperma no epidídimo humano. A capacidade fertilizadora do esperma foi avaliada usando ovos de hamster sem zona pelúcida e por alterações na motilidade. (De Bedford JM. The bearing of epididymal function in strategies for in vitro fertilization and gamete intrafallopian transfer. Ann N Y Acad Sci 1988;541:284–91.)

que espermatozoides da cabeça, do corpo e da cauda do epidídimo podem fertilizar 1%, 63% e 90% dos óvulos de coelho, respectivamente (Orgebin-Crist, 1969). Experimentos *in vitro* humanos usando ovos de hamster isentos de zona pelúcida corroboraram esses achados (Moore et al, 1983). Em um estudo que avaliou a capacidade de fertilização de esperma epididimal humano, Hinrichsen e Blaquier (1980) demonstraram que, embora esperma do epidídimo proximal seja capaz de se ligar a ovos livres de zona pelúcida, apenas espermatozoides da cauda do epidídimo são capazes de se ligar e penetrar nos óvulos. **Assim a maturação da fertilidade do esperma é, na sua maior parte, adquirida ao nível do corpo adiantado ou da cauda inicial do epidídimo.**

Observações clínicas recentes, no entanto, desafiam a ideia de que a maturação da fertilidade requeira migração do esperma através do epidídimo inteiro. De fato, pacientes com obstrução epididimal ou ausência congênita do ducto deferente podem alcançar gravidezes naturais após vasoepididimostomia ao nível dos ductos eferentes (Schowsman e Bedford, 1986; Silber 1989). Isso sugere que obstrução induz enviesamento da sequência de maturação ao longo do ducto epididimal ou que pode haver um fluxo reduzido de esperma através do epidídimo após esses procedimentos de desvio, permitindo mais tempo de contato e maturação dos espermatozoides (Orgebin-Crist, 1969; Turner e Roddym 1990). Apesar dessa observação, **admite-se geralmente que a probabilidade de fertilidade é maior quando a anastomose cirúrgica é executada mais distalmente no epidídimo** (Thomas, 1987). Achados adicionais a partir da reversão de vasectomias mais antigas (> 15 anos de obstrução) sugerem que, embora concentrações de esperma ejaculado pós-operatório sejam mantidas após reversões com intervalos obstrutivos prolongados, a motilidade do esperma é significativamente diminuída. Isso indica que disfunção epididimal adquirida resultante de bloqueamento prolongado pode desempenhar um papel importante no potencial de fertilidade de homens após reversão de vasectomia (Mui et al, 2014).

Alterações Bioquímicas do Esperma. O esperma atravessa muitas transformações bioquímicas com a passagem através do epidídimo (Brooks, 1983). **O trânsito epididimal do esperma induz uma transformação na membrana de superfície líquida negativa** (Bedford et al, 1973) **e grupos sulfidrila na membrana do espermatozoide se oxidam para laços dissulfeto, melhorando a rigidez estrutural do esperma necessária para motilidade progressiva e penetração no óvulo** (Bedford et al, 1973; Reyes et al, 1976). Outras modificações pós-testiculares das membranas do esperma incluem alterações nas propriedades de ligação de lectina do esperma (Courtens e Foulnier-Delpech, 1979; Olson e Danzo, 1981), conteúdo de fosfolipídios e lipídios (Nikolopoulou et al, 1985), composição em glicoproteína (Brown et al, 1983), imunorreatividade (Tezón et al, 1985) e características de iodação (Olson e Danzo, 1981). **Globalmente, essas modificações de membrana durante passagem epididimal podem aumentar a aderência à zona pelúcida do óvulo** (Orgebin-Crist e Fournier-Delpech, 1982; Blobel et al, 1990). O esperma também sofre numerosas mudanças metabólicas durante o trânsito epididimal (Dacheux e Paquignon, 1980). Essas incluem uma capacidade aumentada de glicólise (Hoskins et al, 1975), alterações no pH e conteúdo de cálcio intracelulares, modificação da atividade de adenilato ciclase (Casillas et al, 1980), alterações em conteúdo de fosfolipídio e ácido graxo semelhante a fosfolipídio celulares (Voglmayr, 1975).

Regulação da Função Epididimal

Transformações dos espermatozoides dentro do epidídimo são provavelmente influenciadas por fluidos e secreções dentro do lúmen epididimal (Robaire e Hermo, 1988; Blaquier et al, 1989). A composição bioquímica do líquido epididimal difere daquela do soro e também mostra diferenças regionais em osmolaridade, conteúdo eletrolítico e composição de proteínas (Robaire e Hermo, 1988). Essas diferenças são provavelmente a consequência de variações na vascularização, atividade de barreia sangue-epidídimo e absorção e secreção seletivas de substâncias tais como glicerilfosforicolina (GCP), carnitina e ácidos siálicos ao longo do ducto epididimal. Proteínas dentro do líquido epididimal que se sabe terem efeitos fisiológicos sobre esperma *in vitro* incluem proteína de motilidade anterógrada (Brandt et al, 1978), fator de sobrevida de esperma (Morton et al, 1978), fator sustentador de motilidade progressiva (Sheth et al, 1981), glicioproteína epididimal ácida (Pholpramool et al, 1983) e as proteínas EP2-EP3 que induzem ligação de esperma à zona pelúcida (Guasnicu et al, 1984; Blaquier et al, 1988). Assim, variações nas características do líquido tubular epididimal desempenham um papel importante na maturação do esperma durante o trânsito epididimal. Não é de surpreender, então, que o epidídimo seja uma origem importante de disfunção espermática e infertilidade masculina.

A função epididimal é regulada hormonalmente. Testosterona e DHT são encontradas em concentrações muito altas dentro do epidídimo e não mostram gradientes regionais nos níveis de androgênio (Leinonen et al, 1980). Isso sugere a importância dos androgênios para função epididimal (Brooks e Tiver, 1983). Em animais, castração resulta não apenas na perda de proteínas epididimais androgênio-dependentes, mas também em peso epididimal, alterações na histologia luminal, alterações na síntese e secreção de líquido epididimal, GPC, carnitina e ácido siálico. Em última análise, o epidídimo castrado perde a capacidade de sustentar motilidade do esperma, maturação da fertilidade e capacidade de armazenamento de esperma, processos que são revertidos com reposição de androgênio.

Em comparação com outras glândulas sexuais acessórias, o epidídimo requer níveis relativamente mais altos de androgênio para manter sua estrutura e função (Prasad e Rajalakshmi, 1976). **Efeitos dos androgênios sobre o epidídimo são mediados principalmente através do DHT, o principal androgênio nos extratos teciduais epididimais** (Pujol et al, 1976), e/ou 5α-androstano-3α, 17β-diol (3α-diol) (Orgebin-Crist et al, 1975). De fato, isso é corroborado pelo fato de que as enzimas Δ4-5α-redutase (que catalisam formação de DHT a partir de testosterona) e 3α-hidroxisteroide desidrogenase (que converte DHT em 3α-diol), as quais produzem metabólitos da testosterona, são também encontradas no epidídimo humano (Kinoshita et al, 1980; Larminat et al, 1980). Também pode ajudar a explicar a observação recente de que o uso clínico de inibidores de 5α-redutase é associado com qualidade prejudicada do sêmen (Amory et al, 2007).

A função epididimal é também influenciada pela temperatura (Fpldesy e Bedford, 1982; Wong et al, 1982). Exposição crônica do epidídimo a temperaturas elevadas, por exemplo colocando-o dentro do abdome, resulta na perda das funções de armazenamento de esperma e transporte de eletrólitos. O efeito da temperatura sobre a função epididimal pode ajudar a explicar como varicocele e criptorquidismo afetam infertilidade masculina. Anormalidades na contratilidade das células mioides também podem influenciar a função epididimal. No rato, desnervação cirúrgica parcial do epidídimo resulta em uma acumulação anormal de esperma dentro da cauda do epidídimo e uma diminuição na velocidade de natação do esperma (Billups et al, 1990). Os achados têm implicações para infertilidade por causas neuropáticas tais como lesão raquimedular e diabetes mellitus.

PONTOS-CHAVE: EPIDÍDIMO

- O epidídimo consiste em células principais com função absortiva e secretória, células basais derivadas de macrófago e células contráteis que facilitam transporte de esperma.
- Durante passagem epididimal, o esperma amadurece ganhando progressiva motilidade e capacidade de se ligar e penetrar na zona pelúcida do óvulo.
- A função epididimal é dependente de temperatura e androgênio (principalmente DHT), considerações importantes para criptorquidismo, varicocele e uso de 5α-redutase.

DUCTO DEFERENTE

Arquitetura Macroscópica

O ducto deferente é um órgão tubular derivado do ducto mesonéfrico (de Wolff). Em humanos, o ducto deferente tem 30 a 35 cm de comprimento, começando na cauda do epidídimo e terminando no ducto ejaculatório, medial à vesícula seminal e posterior à próstata. Ele é classicamente dividido em cinco regiões: (1) o segmento epididimal sem bainha contido dentro da túnica vaginal, (2) o segmento escrotal, (3) o segmento inguinal, (4) a parte retroperitonial ou pélvica e (5) a ampola (Lich et al, 1978). Em corte transversal o ducto deferente consiste em uma lâmina de tecido conjuntivo adventícia externa contendo vasos sanguíneos e pequenos nervos, uma capa muscular que consiste em uma camada circular intermediária rodeada por camadas musculares longitudinais interna e externa e uma camada mucosa interna com um revestimento epitelial (Neaves, 1975). O diâmetro externo do ducto deferente varia de 1,5 a 3 mm e o lúmen do ducto deferente inobstruído varia de 200 a 700 µm em diâmetro (Middleton et al, 2009).

O ducto deferente recebe seu suprimento sanguíneo da artéria deferencial, um ramo da artéria vesical superior. A drenagem venosa corresponde ao suprimento arterial. O ducto deferente recebe inervação de tanto do sistema nervoso simpático quanto do parassimpático (Sjostran, 1965). O suprimento colinérgico não parece importante para atividade motora do ducto deferente (Baumgarten et al, 1975). Há um risco de suprimento de nervos adrenérgicos simpáticos derivados do nervo hipogástrico correndo via nervo pré-sacral (Batra e Lardner, 1976; McConnell et al, 1982). Fibras nervosas adrenérgicas foram observadas em todas as três camadas da muscular do ducto, com a maior concentração na camada longitudinal externa (McConnell et al, 1982). O ducto deferente também recebe um nervo adrenérgico curto (Sjostrand, 1965) e possui uma abundância de receptores purinérgicos ativados por ligantes nas suas membranas musculares lisas, sugerindo co-transmissão simpática e purinérgica no transporte e na ejaculação do esperma (Gur et al, 2007). Neurônio contendo outros neurotransmissores, incluindo neuropeptídeo Y, encefalina, galanina, somatostatina, polipeptídeo intestinal vasoativo e óxido nítrico, também foram identificados; entretanto, seu papel na função do ducto deferente é desconhecido (Dixon et al, 1998). É interessante notar que observações de espécimes de ducto deferente humano obtidos em vasovasostomia após vasectomia mostram uma pronunciada redução na densidade de nervos secretomotores musculares não adrenérgicos e subepiteliais em segmentos testiculares comparados com segmentos abdominais. Essas alterações podem influenciar processos subsequentes de transporte do esperma e, portanto, sucesso do procedimento, após reversão de vasectomia (Dixon et al, 1998).

Citoarquitetura

O ducto deferente humano é revestido por epitélio pseudoestratificado (Paniagua et al, 1981). A altura do epitélio diminui ao longo do comprimento do ducto deferente desde o testículo até a vesícula seminal. Além disso, as dobras epiteliais longitudinais são mais simples perto do testículo e se tornam mais complexas distalmente. O revestimento vasal (ductal) de epitélio pseudoestratificado é composto de células basais e três tipos de células colunares altas e finas (Hoffer, 1976; Paniagua et al, 1981). As células colunares, estendendo-se desde a base epitelial até o lúmen, incluem células principais, mas também células lápis e células ricas em mitocôndrias. Todas as células colunares exibem estereocílios e núcleos convolutos irregulares. Células principais são o mais frequente tipo de célula colunar no ducto deferente proximal, enquanto tanto as células lápis quanto as células ricas em mitocôndrias aumentam em densidade distalmente. A espessura da camada muscular total diminui gradualmente ao longo do comprimento do ducto deferente. Essa citoarquitetura complexa sugere fortemente que o ducto deferente é mais do que simplesmente um conduto passivo para transporte de esperma.

Função do Ducto Deferente

Transporte de Esperma

O transporte do esperma através do ducto deferente é influenciado por vários processos fisiológicos. Primeiro, **o ducto deferente humano exige motilidade espontânea** (Ventura et al, 1973). **Ele também tem a capacidade de responder quando distendido** (Bruschini et al, 1977). **Finalmente, líquido dentro do ducto deferente pode ser impulsionado para dentro da uretra por fortes contrações peristálticas provocadas por estimulação elétrica do nervo hipogástrico** (Bruschini et al, 1977) ou por neurotransmissores adrenérgicos (Bruschini et al, 1977; Lipshultz et al, 1981). Isso sugere que imediatamente após emissão, com estimulação simpática, esperma é rapidamente transportado desde o epidídimo distal através do ducto deferente para o ducto ejaculatório. **Esse transporte rápido é compatível com o ducto deferente possuir a mais alta relação músculo-para-lúmen (aproximadamente 10:1) de qualquer víscera oca no corpo.**

As reservas de esperma no ducto deferente foram estimadas em aproximadamente 130 milhões, sugerindo que uma proporção importante do esperma ejaculado humano é armazenada no ducto deferente (Amann e Howards, 1980). Além disso, a qualidade do esperma vasal (ductal), conforme avaliada em homens férteis no momento da vasectomia, é muito semelhante àquela do ejaculado, com 71% de motilidade e 91% de viabilidade (Bachtell et al, 1999). No coelho, foi mostrado que, durante repouso sexual, esperma epididimal é transportado através do ducto deferente e vaza para dentro da uretra em pequenas quantidades (Prins e Zaneveld, 1979, 1980a, 1980b). Isso sugere que o ducto deferente está envolvido em livrar o epidídimo do esperma armazenado em excesso. Sob estimulação sexual, o esperma do coelho é transportado através do ducto deferente similarmente aos humanos. **Após estimulação sexual, no entanto, o conteúdo do ducto deferente é propelido proximamente na direção do epidídimo porque o ducto deferente distal se contrai com maior amplitude, frequência e duração do que o segmento proximal** (Prins e Zaneveld, 1980a). Digno de nota, com repouso sexual prolongado, esperma epididimal em excesso é uma vez mais transportado distalmente, apoiando a ideia de que o ducto deferente é importante para transporte do esperma e para manutenção de reservas de esperma epididimais.

Absorção e Secreção

Com base na sua citoarquitetura, o ducto deferente humano provavelmente possui funções absortivas e secretórias (Hoffer, 1976; Paniagua et al, 1981). As principais células são tipicamente as que sintetizam e secretam glicoproteínas (Bennett et al, 1974; Gupta et al, 1974). Os estereocílios, a vesiculação apical e os lisossomos primários e secundários dentro das células principais são também característicos de células envolvidas em função absortiva (Friend e Farquhar, 1967;

Murakami et al, 1988). É importante notar que a função normal do ducto deferente tende a ser androgênio-dependente porque o ducto deferente converte ativamente testosterona em DHT (Dupuy et al, 1979). Castração causa atrofia da – e tratamento com testosterona, restauração da – citoarquitetura do ducto do macaco (Dinakar et al, 1977) e contrações espontâneas e α e β-adrenérgico-estimuladas do ducto deferente do rato são alteradas pela castração (Borda et al, 1981). Assim, embora em certa época considerado um simples conduto muscular para esperma, o ducto deferente agora é visto como um órgão reprodutivo complexo.

VESÍCULA SEMINAL E DUCTOS EJACULATÓRIOS

Arquitetura Macroscópica e Citoarquitetura

Vesícula Seminal

No adulto, as vesículas seminais são órgãos viscerais ocos formando um par, alongadas, localizadas posteriormente a próstata e bexiga. Cada vesícula seminal tem 5 a 7 cm de comprimento e até 1,5 cm de largura. Cada vesícula seminal consiste na realidade em um túbulo que tem 15 cm de comprimento e é altamente enrolado e convoluto. **O próprio túbulo é composto de três camadas: o revestimento interno é uma membrana mucosa úmida e pregueada; a camada média é em grande parte colagenosa; e a camada externa consiste em camadas musculares circular e longitudinal que constituem 80% da espessura da parede** (Nguyen et al, 1996). A mucosa da vesícula seminal, principalmente células colunares ou cuboides pseudoestratificadas, não ciliadas, é notável por muitas dobras finas complicadas que produzem numerosas criptas. O ducto excretório da vesícula seminal se abre dentro do ducto deferente ampular quando ele entra na glândula prostática.

O suprimento sanguíneo para a vesícula seminal origina-se da artéria ilíaca interna e artéria vesicular inferior através do ramo prostatovesicular (Clegg, 1955). A artéria prostatovesicular também pode se originar da artéria vesicular superior ou da artéria pudenda. Mais comumente, a artéria prostatovesicular tem ramos anterior e posterior que suprem as respectivas superfícies da vesícula seminal. A drenagem linfática da vesícula seminal é através dos linfonodos ilíacos internos. As vesículas seminais são inervadas através de nervos simpáticos a partir dos nervos lombar superior e hipogástrico. Inervação parassimpática ocorre através do plexo pélvico.

Ductos Ejaculatórios

Os ductos ejaculatórios são estruturas tubulares colagenosas formando um par, as quais começam na junção do ducto deferente e da vesícula seminal, correm através da próstata e se esvaziam para dentro da uretra prostática no verumontanum. Histologicamente, os ductos ejaculatórios são uma continuação da vesícula seminal, exceto que a camada muscular circular externa não se estende aos ductos (Nguyen et al, 1996). Há três regiões anatômicas distintas do ducto ejaculatório: a porção proximal, extraprostática; o segmento intraprostático intermediário; e um segmento distal curto incorporando o aspecto lateral do verumontanum na uretra (Nguyen et al, 1996) (Fig. 22-20). Embora o ducto ejaculatório contenha uma camada muscular externa nos seus segmentos extraprostático e intraprostático, à medida que o ducto corre distalmente a camada muscular externa se dissipa e **não existe um "esfíncter" muscular semelhante a uma válvula no orifício do ducto ejaculatório**, como foi admitido anteriormente (Nguyen et al, 1996) (Fig. 22-21). Em vez disso, refluxo urinário é evitado e continência ejaculatória é mantida pelo ângulo agudo de inserção do ducto para dentro da uretra. A camada epitelial interna dos ductos ejaculatórios é também complexa e pregueada e consiste em células colunares simples e pseudoestratificadas. Os ductos ejaculatórios recebem seu suprimento sanguíneo de ramos da artéria vesical inferior e são inervados através do plexo pélvico.

Função Unitária Vesícula Seminal – Ducto Ejaculatório

Estudos animais sugerem que **vesícula seminal e ductos ejaculatórios são funcionalmente similares à bexiga e à uretra** (Turek et al, 1998). **A vesícula seminal é um órgão muscular liso contrátil, complacente, com propriedades dinâmicas análogas às da bexiga, enquanto os ductos ejaculatórios servem como um conduto semelhante**

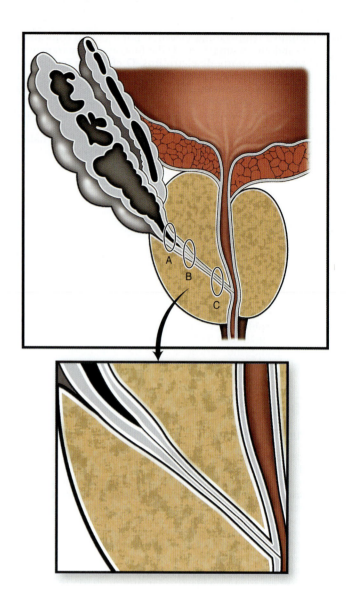

Figura 22-20. Anatomia esquemática do complexo do ducto ejaculatório humano. Regiões: *A*, proximal; *B*, intraprostática ou média; e *C*, ducto ejaculatório distal. O *detalhe* mostra como a camada muscular se afina no segmento médio. (De Nguyen HT, Etzell J, Turek PJ, et al. Normal human ejaculatory duct anatomy: a study of cadaveric and surgical specimens. J Urol 1996;155:1639–42.)

a uretra. Essa teoria permite a classificação da obstrução de ducto ejaculatório em **dois tipos de distúrbios, análogos à obstrução da saída da bexiga: (1) obstrução resultando de bloqueamento físico dos ductos, similar a obstrução da saída vesical, e (2) obstrução "funcional" da vesícula seminal, similar a disfunção miccional causada por miopatia da bexiga**. Ademais, isso tem implicações para o diagnóstico de distúrbios de ducto ejaculatório porque o imageamento anatômico "estático", tal como ultrassonografia transretal, pode não ser suficiente para diferenciar entre essas afecções e medicações e condições (como diabetes) poderiam predispor o sistema a disfunção de vesículas seminais.

Função das Vesículas Seminais

As vesículas seminais secretam uma proporção importante (80%) do líquido seminal e essas secreções são encontradas em frações mais tardias do ejaculado, após as secreções epididimais ricas em espermatozoides. Após ejaculação, esperma passa para dentro e através do muco cervical feminino e subsequentemente do útero para entrar no oviduto, onde ocorre a fertilização. Durante a residência no trato reprodutivo feminino, o esperma precisa sofrer capacitação antes da

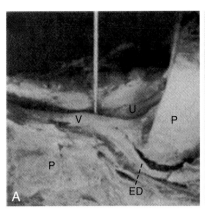 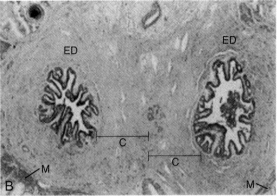

Figura 22-21. Anatomia macroscópica e microscópica do ducto ejaculatório humano de espécimes de cadáver. A, Corte sagital através da linha mediana com alfinete no orifício do ducto ejaculatório e no ducto ejaculatório (ED) e veru (V), uretra (U) e próstata (P) visíveis. B, Microfotografia do par de ductos ejaculatórios com uma camada muscular fina, externa (M). (De Nguyen HT, Etzell J, Turek PJ, et al. Normal human ejaculatory duct anatomy: a study of cadaveric and surgical specimens. J Urol 1996;155:1639–42.)

fertilização de oócito. Durante a capacitação, ocorre a reação de acrossomo e desenvolvimento de motilidade hiperativada (Yanagimachi, 1994). Não está claro se secreções prostáticas ou das vesículas seminais contribuem para a capacitação.

De fato, o papel fisiológico exato do líquido de vesícula seminal não está claro, embora em roedores ele funcione como um tampão ou barreira que reduz as probabilidades de o esperma de um macho subsequente fertilizar o oócito. Antes da ejaculação, sêmen é um líquido e, depois que todos os componentes se misturam com as secreções de vesícula seminal, ele coagula. O principal componente do coágulo é **semenogelina I, uma proteína de 52 kD expressada exclusivamente nas vesículas seminais** (Robert et al, 1999). **Através de sêmen coagulando, as secreções de vesículas seminais podem promover motilidade do esperma, aumentar a estabilidade da cromatina do esperma e suprimir atividade imune no trato reprodutivo feminino.** A função mais bem elucidada do **sêmen humano** parece ser sua capacidade de **fornecer proteção antioxidativa para o esperma**. Sêmen é rico em enzimas antioxidantes, incluindo glutation peroxidase, superóxido dismutase e catalase (Yeung et al, 1998). Em adição, as moléculas antioxidantes taurina, hipotaurina e tirosina estão presentes em altas concentrações (van Overveld et al, 2000). Grânulos de lipofuscina a partir de células epiteliais mortas dão às secreções das vesículas seminais uma cor branco-amarelo. Além disso, secreções das vesículas seminais são alcalinas e contêm frutose, muco, vitamina C, flavinas, fosforil colina e prostaglandinas. Altos níveis de frutose fornecem energia nutriente para o esperma quando estudados *in vitro*. A mistura de secreções de vesícula seminal com secreções prostáticas resulta em o esperma humano ter um pH brandamente alcalino. **Ejaculado ácido (pH < 7,2) é associado com bloqueio ou ausência de vesículas seminais** (Turek, 2005).

PONTOS-CHAVE: DUCTO DEFERENTE, VESÍCULA SEMINAL E DUCTOS EJACULATÓRIOS

- O ducto deferente tem origem a partir dos ductos de Wolff (mesonéfricos) e serve para transportar esperma da cauda do epidídimo para o ducto ejaculatório durante emissão seminal.
- A vesícula seminal e o ducto ejaculatório se unem de modo análogo à bexiga e à uretra e são sujeitos a bloqueamento e distúrbios funcionais que resultam em infertilidade.

ESPERMATOZOIDES

Anatomia e Fisiologia

O espermatozoide humano tem aproximadamente 60 µm de comprimento e é dividido em três seções morfológicas: cabeça, colo e cauda (Fig. 22-22). A **cabeça do espermatozoide**, oval, com cerca de 4,5 µm de comprimento e 3 µm de largura, contém um núcleo com **cromatina** altamente compactada e um **acrossomo**, um organelo limitado por membrana que abriga enzimas necessárias para penetração dos revestimentos externos do ovo antes da fertilização (Yanagimachi, 1978). O **colo do espermatozoide** mantém a conexão entre a cabeça do esperma e a cauda. Ele consiste em **peça conectora** e **centríolo proximal**. O **complexo axonêmico** se estende do centríolo proximal através da cauda do espermatozoide. A **cauda** abriga a **peça média, peça principal e peça terminal** (Zamboni, 1992). A peça média tem 7 a 8 µm de comprimento e é o segmento mais proximal da cauda, terminando no ânulo. Ela contém o **axonema**, com seu arranjo característico de microtúbulos, e circundando **fibras densas externas** (Fig. 22-23). Também contém a **bainha mitocondrial**, a qual é disposta helicoidalmente em torno das fibras densas externas. As fibras densas externas, ricas em laços dissulfeto, não são proteínas contráteis, mas são consideradas como provendo à cauda do espermatozoide a rigidez elástica necessária para motilidade progressiva (Oko e Clermont, 1990). Similar em estrutura à peça intermediária, a peça principal possui diversas colunas de fibras densas externas que são substituídas pela bainha fibrosa. A bainha fibrosa consiste em **colunas longitudinais** e **costelas transversas**. O espermatozoide termina na peça terminal, o segmento mais distal da cauda do espermatozoide contém estruturas axonêmicas e a bainha fibrosa. Exceto a região da peça terminal, o espermatozoide é envolvido por uma membrana plasmática altamente especializada que regula o movimento transmembrânico de íons e outras moléculas (Friend, 1989).

O espermatozoide é uma máquina metabólica e genética notavelmente complexa. As 75 mitocôndrias do espermatozoide que rodeiam o axonema contêm enzimas necessárias para metabolismo oxidativo e produção de adenosina trifosfato (ATP), a principal molécula de energia para a célula. As mitocôndrias são organelas que produzem energia celular e podem também causar morte celular apoptótica através da liberação de citocromo *c*. As mitocôndrias são compostas de membranas externa e interna. A membrana interna forma dobras fundas dentro da matriz, chamadas cristas, as quais tornam a área de superfície da membrana interna maior que a membrana externa. Cinco complexos de cadeias respiratórias distintos abrangem a largura da membrana interna e são necessários para fosforilação oxidativa: nicotinamida adenosina difosfato (NADPH) desidrogenase, succinato desidrogenase, citocromo *bc*1, citocromo *c* oxidase e complexos ATP sintase. Contidos dentro da matriz há ciclo de ácido cítrico, ácidos graxos e enzimas oxidativas de aminoácidos; ATP recém-fabricado, DNA mitocondrial (mtDNA); e ribossomos.

As mitocôndrias humanas contêm DNA (mtDNA) que é distinto do DNA nuclear do espermatozoide. mtDNA consiste em um cromossomo circular, livre de histona, de 16.569 pares de bases arranjados em um filamento leve único e isolado e **codifica proteínas subunidades de cadeia respiratória, rRNA mitocondriais e tRNA usados para síntese de proteínas**. Esses genes não possuem íntrons. mtDNA é também muito mais suscetível a mutações do que DNA nuclear (estimado em 40 a 100 vezes mais). Razões para isso podem incluir o fato de que as mitocôndrias estão próximas dos complexos de cadeia respiratória e podem ser facilmente atacadas por espécies de oxigênio reativo. Além disso, mtDNA não é capeado com histonas protetoras e as mitocôndrias possuem mecanismos muito limitados de reparo de DNA (Hirata et al, 2002). **O fato de as mitocôndrias rapidamente acumularem mutações sugere a necessidade de degradar todo o mtDNA paterno no ovo fertilizado.** Essa degradação provavelmente é mediada pelo pequeno polipeptídeo ubiquitina, que regula proteólise em muitos tecidos (Sutovsky et al, 1999).

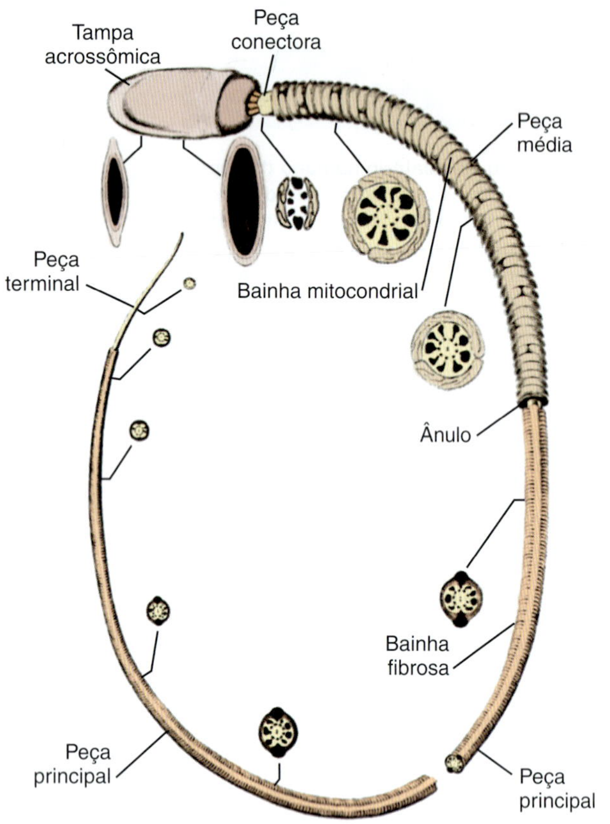

A partir de estudos em animais, está claro que a membrana plasmática que cobre a região da cabeça do espermatozoide abriga proteínas especializadas que participam na interação esperma-ovo (Saling, 1999). De fato, proteínas ligadoras de carboidrato na membrana do esperma interagem com a proteína ZP3 espécie-específica na zona pelúcida do ovo, resultando primeiro em ligação do espermatozoide à zona e subsequentemente à indução da reação de acrossomo (Shabanowitz, 1999). Outra proteína da membrana do esperma, PH30, está presente no esperma testicular, é modificada durante a migração do esperma através do epidídimo e funciona como uma proteína de fusão entre as membranas do espermatozoide e o ovo na fertilização (Primakoff et al, 1987; Blobel et al, 1990).

Fisiologicamente, o axonema é o verdadeiro conjunto motor e exige 200 a 300 proteínas para função adequada. Entre essas, o padrão "9 + 2" de dubletos externos e internos de microtúbulos é o componente mais bem compreendido (Fig. 22-23). A proteína dineína se estende de um dubleto microtúbulo ao dubleto adjacente e formam ambos os braços interno e externo do axonema. **O axonema do esperma contém as enzimas e proteínas estruturais necessárias para a transdução química do ATP em movimento mecânico e motilidade.** Dineína é uma grande (2000 kD) ATPase estimulada por Mg^{2+} responsável por deslizamento de microtúbulo gerado por ATP que causa dobramento axonêmico e, em última análise, movimento flagelar do esperma. A estrutura da dineína possui duas ou três cabeças de cadeia globulares (pesadas) (500 kD) unidas a um tronco comum. As cabeças controlam movimento ao longo dos microtúbulos. Os braços de cadeia interna (leves) (14 a 120 kD) são os principais efetores de movimento e são associados com os raios radiais da montagem de dineína. Espermatozoides com braços externos mutantes têm motilidade reduzida e aqueles com braços internos mutantes não têm motilidade. Ligações radiais ou raios tipo roda conectam um microtúbulo de cada dubleto ao dubleto interno central e consistem em um complexo de proteínas. O dubleto interno central é rodeado por uma bainha helicoidal semelhante a um anel à qual as ligações radiais a partir dos dubletos externos são conectadas. Tectinas são proteínas associadas com os dubletos microtubulares e ligações de nexina são proteínas que conectam os dubletos externos um a outro e mantêm a forma axonêmica cilíndrica.

O fenótipo de estrutura defeituosa do esperma foi reconhecido como discinesia ciliar. Embora infertilidade seja a regra com discinesias ciliares, espermatozoides ejaculados podem ser móveis e as concentrações de esperma podem ser normais. Com ICSI, gravidezes clínicas e nascidos vivos foram descritos após uso de espermatozoides afetados (Cayan et al, 2001). Uma vez que a herança é usualmente recessiva, filhos normais são prováveis. Em geral, os pacientes suspeitos de abrigar defeitos estruturais do esperma exibem motilidade gravemente comprometida (< 10%). Microscopia eletrônica do esperma

Figura 22-22. Diagrama de um espermatozoide típico de mamífero. A membrana plasmática está omitida para ilustrar os principais componentes celulares. Detalhes de corte transversal mostram a orientação das estruturas celulares internas. (De Fawcett DW. The mammalian spermatozoon. Dev Biol 1975;44:394–436.)

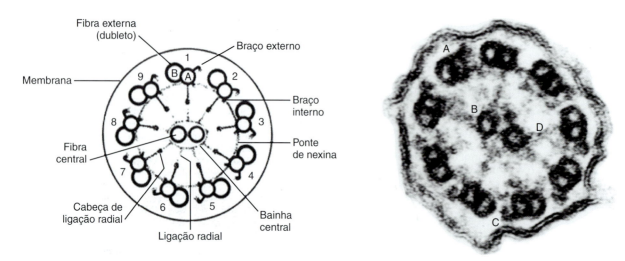

Figura 22-23. A estrutura axonêmica "9 + 2" do espermatozoide. *Esquerda,* Corte transversal esquemático do axonema, demonstrando arranjo de microtúbulos. *Direita,* Micrografia eletrônica de axonema. A, dubleto externo; B, dubleto central interno; C, braço de dineína externo; D, ligação radial.

pode revelar anormalidades ultraestruturais ou funcionais do esperma. As anormalidades estruturais dos espermatozoides estão atualmente categorizadas por Chennes (2000) do seguinte modo:

1. **Anomalias flagelares inespecíficas.** Essa é a anomalia flagelar mais frequente subjacente à baixa motilidade e mostra um fenótipo estrutural de alterações microtubulares aleatórias heterogêneas. Essas anomalias podem se originar de distúrbios corrigíveis como varicocele, espécies de oxigênio reativo e exposição a gonadotoxina. Não há evidência de ocorrência familial.
2. **Displasia da bainha fibrosa.** Essa condição é um anormalidade sistemática do esperma, usualmente associada com imobilidade quase completa ou total. Ela tem um fenótipo mais homogêneo e específico caracterizado por deformações da bainha fibrosa do esperma, axonêmicas e periaxonêmicas. Um subconjunto desses pacientes exibe a discinesia ciliar clássica (antigamente *síndrome de imobilidade ciliar*), na qual imobilidade do esperma é associada com doença respiratória e dextrocardia. Há uma forte incidência familial, sugerindo que essas condições são de origem genética.

PONTOS-CHAVE: ESPERMATOZOIDES

- Espermatozoides são células ciliadas que possuem uma estrutura axonêmica "9 + 2" que permite motilidade.
- Estima-se que 200 a 300 genes regulam a motilidade do esperma.
- Defeitos da motilidade do esperma, chamados *discinesias ciliares*, são comuns e podem ser corrigíveis (anomalias flagelares inespecíficas) ou genéticos (displasia da bainha fibrosa).
- mtDNA espermático humano é um anel de DNA circular, livre de histona e de íntron, que codifica proteínas complexas de cadeia respiratória e é muito suscetível a mutações.

RESUMO

A espermatogênese é um processo notavelmente intrigante e complexo que é dirigido por secreções precisamente reguladas de GnRH, LH e FSH a partir do eixo HPG. Perturbações nesse ambiente hormonal são causas comuns de infertilidade masculina. Produção de espermatozoides no testículo funciona otimamente a 2°C a 4°C abaixo da temperatura corporal e gera um esperma humano maduro em 64 dias. Ciclos e ondas bem integrados de espermatogênese asseguram que a produção de esperma humano seja constante a cerca de 1.200 espermatozoides por segundo. Espermatogênese é um processo dependente de androgênio que ocorre com níveis intratesticulares muito altos de testosterona. Produto da espermatogênese, os espermatozoides deixam o testículo como células imóveis com limitada capacidade de fertilizar oócitos. Após trânsito epididimal, os espermatozoides são tipicamente móveis e capazes de fertilização. Durante ejaculação, os espermatozoides são rapidamente transportados através dos ductos ejaculatórios para dentro da uretra a partir do epidídimo distal. O próprio ejaculado suporta metabolismo e motilidade do esperma, serve como antioxidante e também como uma barreira para excluir depósitos de gametas subsequentes de ganharem acesso ao ovo.

REFERÊNCIAS

Para consultar a lista completa de referências, acesse www.expertconsult.com.

LEITURA SUGERIDA

Akre O, Richiardi L. Does a testicular dysgenesis syndrome exist? Hum Reprod 2009;24:2053-60. [An excellent and critical review of the TDS concept].

Cornwall GA. New insights into epididymal biology and function. Hum Reprod Update 2009;15:213-27. [Up-to-date review of epididymal biology].

De Jonge CJ, Barratt CL, editors. The sperm cell: production, maturation, fertilization, regeneration. New York: Cambridge University Press; 2006. [An up-to-date review of mammalian and human sperm biology, genetics, and function].

DiNapoli L, Capel B. SRY and the standoff in sex determination. Mol Endocrinol 2008;22:1-9. [A review of the new theory of sex determination in which "testis genes" coexist with "antitestis genes"].

Itman C, Mendis S, Barakat B, et al. All in the family: TGF-beta family action in testis development. Reproduction 2006;132:233-46. [An excellent review of HPG axis factors inhibin and activin].

Masters V, Turek PJ. Ejaculatory physiology and dysfunction. Urol Clin North Am 2001;28:363. [Review of the fundamentals of the physiology and pathology of ejaculation].

Payne AH, Hales DB. Overview of steroidogenic enzymes in the pathway from cholesterol to active steroid hormones. Endocr Rev 2004;25:947-70. [Review of the complex biology of steroid hormone production].

Robaire B, Hinton BT, editors. The epididymis: from molecules to clinical practice: a comprehensive survey of the efferent ducts, the epididymis and vas deferens. New York: Kluwer Academic and Plenum; 2002. [Easily the most comprehensive basic science text on the biology of the epididymis and vas deferens].

Skinner MK, Griswold MD, editors. Sertoli cell biology. San Diego: Elsevier; 2005. [State-of-the-art update on Sertoli cells and male reproduction].

Smith JF, Turek PJ. Ejaculatory duct obstruction. Urol Clin North Am 2008;35:221-7. [Comprehensive review of the biology, physiology, and pathology of the seminal vesicle and ejaculatory duct complex].

Turek PJ. Male infertility. In: Tanagho EA, McAninch JC, editors. Smith's urology. 17th ed. Stamford (CT): Lange Clinical Medicine; 2007. *[Basic review of human meiosis]*.

Turek PJ, Reijo Pera RA. Current and future genetic screening for male infertility. Urol Clin North Am 2002;29:767-92. [Comprehensive review of genetic associations with male infertility].

Walker WH. Molecular mechanisms of testosterone action in spermatogenesis. Steroids 2009;74:602. [Up-to-date review of the hormone biology of spermatogenesis].

23 Saúde Masculina Integrada: Deficiência de Androgênio, Risco Cardiovascular e Síndrome Metabólica

J. Kellogg Parsons, MD, MHS, FACS e Tung-Chin Hsieh, MD

Deficiência Androgênica: Uma Abordagem Baseada em Evidências

Doença Cardiovascular e Testosterona

Síndrome Metabólica e Doenças Urológicas

DEFICIÊNCIA ANDROGÊNICA: UMA ABORDAGEM BASEADA EM EVIDÊNCIAS

Introdução

A testosterona é um hormônio masculino essencial. No útero, ele tem um papel primordial no desenvolvimento adequado dos órgãos genitais masculinos. Na puberdade, ele é importante para a iniciação da espermatogênese e pelas características sexuais secundárias. Durante a idade adulta, a testosterona mantém-se como o androgênio circulante predominante e importante regulador do eixo reprodutivo hormonal masculino.

As lições aprendidas com a terapia de bloqueio androgênico (TBA) para o câncer de próstata têm demonstrado os efeitos prejudiciais da deficiência androgênica (DA) na saúde geral do homem. **A DA está associada à mortalidade em homens e a uma diminuição significativa na qualidade de vida, desde disfunção sexual até complicações metabólicas e osteomusculares** (Basaria, 2008). Com o envelhecimento da população, a DA nos homens que estão envelhecendo, conhecida como hipogonadismo masculino tardio (HMT), tornou-se um assunto de interesse crescente em todo o mundo.

O declínio da função gonadal foi reconhecido como parte do processo normal de envelhecimento masculino. **Estima-se que os níveis de testosterona em homens com mais de 40 anos diminuem a uma taxa de 1% a 2% por ano** (Bremner et al., 1983). No entanto, ao contrário da menopausa feminina, que é um processo universal associado ao envelhecimento, a taxa de declínio exata e os sintomas apresentados são altamente variáveis nos homens. Ao mesmo tempo, medições bioquímicas entre ensaios também produzem valores de referência que não são uniformes devido à variação de sensibilidade do ensaio, dificultando o diagnóstico (Lazarou et al., 2006).

O aumento da consciência a respeito da DA tem levado ao desenvolvimento de muitas opções de tratamento para o HMT. A literatura é limitada em relação aos resultados em longo prazo do HMT. **Apesar do amplo reconhecimento e da adaptação à intervenção, há controvérsias a respeito dos benefícios e, mais importante ainda, a respeito dos riscos associados ao tratamento** (Conners e Morgentaler, 2013). Embora se tenha a impressão de que se sabe mais sobre o envelhecimento feminino, a saúde masculina é um campo em rápida evolução e a maioria dos médicos está ativamente comprometida com a superação das significativas lacunas de conhecimento e de habilidades relativas ao cuidado da população masculina em processo de envelhecimento.

Definição

A International Society for the Study of the Aging Male definiu a síndrome da DA como "uma síndrome bioquímica associada ao avanço da idade caracterizada por uma deficiência nos níveis séricos de androgênios, com ou sem uma diminuição da sensibilidade genômica para androgênios. Ela pode resultar em alterações significativas na qualidade de vida e afeta negativamente a função de múltiplos sistemas de órgãos" (Morales e Lunenfeld, 2002). A definição precisa do HMT ainda não foi estabelecida na literatura, apesar do fato de que o Professor Brown-Sequard relatou a síndrome pela primeira vez no século XIX (Brinkmann, 2011). Sem novos marcadores diagnósticos, nem os parâmetros bioquímicos nem os parâmetros clínicos por si sós são suficientes para a identificação dos indivíduos afetados.

Epidemiologia

De acordo com dados da Organization for Economic Cooperation and Development e do Centers for Disease Control and Prevention, a expectativa de vida nos Estados Unidos era de 78,7 anos em 2011 (76 para homens norte-americanos e 81 para as mulheres norte-americanas). Isso representa um aumento de 9 anos desde os anos 1960, o qual aumento é consistente com outras tendências observadas em países industrializados e expressa tendências na população em processo de envelhecimento em todo o mundo. As doenças associadas ao envelhecimento são, agora, parte integrante do futuro da medicina, com a DA desempenhando um importante papel na saúde masculina. A verdadeira prevalência da DA no homem adulto é desconhecida devido às diferentes definições na literatura.

O estudo *Hypogonadism in Males* (O Hipogonadismo em Homens) foi uma análise de coorte: foram obtidos níveis séricos de testosterona pela manhã em homens de 45 anos ou mais atendidos em unidades de atenção primária à saúde nos Estados Unidos (Mulligan et al., 2006). **Usando 300 ng/dL como um limiar para o diagnóstico bioquímico da DA, a prevalência global foi de 38,7%. Descobriu-se que um total de 52,4% dos valores de testosterona de homens obesos e 50% dos valores de homens diabéticos estavam abaixo do limiar da DA.** Apesar de terem sido avaliados os sintomas de DA, foi utilizada apenas a definição bioquímica de DA no estudo.

Os estudos que incorporaram os sintomas associados aos testes bioquímicos incluem o *Massachusetts Male Aging Study* (MMAS) e o *European Male Aging Study* (EMAS). O MMAS foi um estudo de coorte longitudinal: homens com idade entre 40 e 70 anos, com três ou mais sinais ou sintomas de DA, foram incluídos (Araujo et al., 2004). **Usando um valor de corte inferior a 200 ng/dL para a testosterona total, a prevalência de DA foi de 6% e 12,3% em um seguimento de aproximadamente 8,8 anos.** Os pesquisadores relataram uma taxa bruta de incidência de 12,3 por 1.000 pessoas-ano ou cerca de 481.000 casos de DA em homens norte-americanos com idade entre 40 e 69 anos.

No EMAS, a prevalência observada para DA foi de 2,1% em homens com idades entre 40 e 79 anos (Wu et al., 2010). Os homens foram classificados como portadores de DA se a sua testosterona sérica estivesse abaixo do limiar de 11 nmol/L (cerca de 320 ng/dL) e três sintomas sexuais estivessem presentes (disfunção erétil, diminuição da libido e redução da frequência de ereções matinais). Sem levar em conta os sintomas de hipogonadismo, a prevalência de DA bioquímica foi de 17% na coorte.

A prevalência de DA é mais elevada quando associada a uma doença sistêmica do que no processo de envelhecimento normal, fato já bem documentado na literatura (Quadro 23-1). Desde os anos 1970, a DA tem sido descrita na doença aguda associada a cirurgia, no acidente vascular cerebral, na lesão cerebral traumática, no infarto

QUADRO 23-1 Doenças Sistêmicas Associadas à Deficiência Androgênica

- Queimaduras
- Traumatismo craniano
- Doença respiratória
- Estresse cirúrgico
- Exposição crônica a opioides
- Doença hepática crônica
- Vírus da imunodeficiência humana
- Diabetes
- Acidente vascular encefálico
- Infarto do miocárdio
- Sepse
- Câncer
- Insuficiência renal crônica
- Artrite reumatoide
- Doença pulmonar obstrutiva crônica
- Obesidade

De Kalyani RR, Gavini S, Dobs AS. Male hypogonadism in systemic disease. Endocrinol Metab Clin North Am 2007;36:333–48.

do miocárdio, na doença respiratória e nas queimaduras (Kalyani et al., 2007). Constatou-se que até 90% dos homens com um total de 15% ou mais de queimaduras corporais têm DA (Vogel et al., 1985). Tanto os valores de testosterona livre quanto total diminuem rapidamente 24 horas após a lesão e alcançam um nadir, em média, por volta do 11° dia (Lephart et al., 1987). O nível médio de testosterona entre os pacientes em unidades de terapia intensiva também foi sugerido como um preditor para a mortalidade: demonstrou-se que os pacientes sobreviventes apresentam níveis de testosterona significativamente mais elevados do que os não sobreviventes (Luppa et al., 1991).

Antes da terapia antirretroviral de alta potência (HAART, do inglês, *highly active antiretroviral therapy*), a prevalência de DA variava de 30% a 50% em homens acometidos pela síndrome da imunodeficiência adquirida (AIDS) (Crum et al., 2005). Atualmente, a emaciação ainda ocorre em 20% a 25% dos homens infectados pelo vírus da imunodeficiência humana (HIV) submetidos à HAART. Usando um limiar de concentração de testosterona inferior a 300 ng/dL, a DA está associada à síndrome de emaciação da AIDS e a um declínio na qualidade de vida.

A DA em decorrência da exposição crônica a opioides foi descrita pela primeira vez em 1976 (Cicero et al., 1976). Os níveis de testosterona podem atingir níveis de castração (reduzidos em > 85% quando comparados aos controles) dentro de 24 horas após a administração de um único opioide (Aloisi et al., 2005). Ao contrário de outros efeitos colaterais induzidos por opiáceos, a DA persiste ao longo do tratamento. Além de sua influência sobre a função sexual, outras alterações fisiológicas, tais como fadiga, perda de massa muscular, osteoporose e mudanças na dor, também foram observadas (Aloisi et al., 2009).

A disfunção testicular está presente no pré-tratamento e no pós-tratamento de pacientes oncológicos. Aproximadamente um terço dos pacientes com doença de Hodgkin exibe oligospermia e até 70% dos homens apresentam parâmetros seminais anormais (Shekarriz et al., 1995). No câncer testicular, mais de 50% dos homens têm oligospermia antes do tratamento (Meirow e Schenker, 1995). Embora o mecanismo exato da disfunção testicular não esteja claro, tanto efeitos centrais como diretos nos testículos têm sido sugeridos (Kalyani et al., 2007).

Cerca de dois terços dos homens submetidos a hemodiálise para doença renal terminal (DRT) exibem valores de testosterona na faixa da DA (Johansen, 2004). Nos homens com doença renal crônica que não estão em tratamento dialítico, a DA está associada à disfunção endotelial e eventos cardiovasculares (CV) (Yilmaz et al., 2011). Em um estudo de coorte de homens com DRT, a DA esteve independentemente associada a inflamação, comorbidade CV e mortalidade (Carrero et al., 2011). **O transplante renal parece reverter as anomalias hormonais associadas à DRT** (Prem et al., 1996). Estudos de longo prazo sobre a eficácia e a segurança da terapia com testosterona (TT) em homens com disfunção renal ainda são necessários.

Fisiologia

Transporte e Metabolismo da Testosterona

Depois que a testosterona é eliminada na circulação, a maior parte dela está ligada às proteínas plasmáticas. As principais proteínas ligadoras de androgênio são a globulina ligadora de hormônios sexuais (SHBG, do inglês, *sex hormone binding globulin*) e a albumina. **A maior parte da testosterona está ligada à albumina (54% a 68%); uma fração menor está ligada à SHBG (30% a 44%) e apenas 0,5% a 3% permanece não ligado ou na forma de testosterona livre** (Pardridge, 1986). A SHBG é produzida pelo fígado e liga-se avidamente à testosterona, tornando-a biologicamente indisponível. A associação da albumina com a testosterona é muito mais fraca; a testosterona ligada à albumina e a testosterona livre compõem o que é denominado *testosterona biodisponível*. Essas moléculas de testosterona biodisponível têm a capacidade de entrar em órgãos-alvo, ligarem-se ao receptor androgênico (RA) e iniciar a síntese proteica.

O metabolismo da testosterona é importante para manter o equilíbrio adequado entre a produção e para alcançar níveis apropriados de androgênio nos órgãos-alvo. **O metabolismo da testosterona ocorre, principalmente, no fígado** (Luetjens e Weinbauer, 2012). A aromatização extratesticular resulta na conversão de androstenediona em estrona, com a subsequente redução a estradiol. A meia-vida da testosterona no plasma é de apenas cerca de 12 minutos; o estrogênio influencia os efeitos da testosterona ao agir de forma sinérgica ou antagônica. O estrogênio e a testosterona biodisponíveis estão fortemente associados a elevada remodelação óssea, baixa densidade mineral óssea e risco de fraturas osteoporóticas. Acredita-se que o desequilíbrio da proporção entre testosterona e estrogênio seja responsável pelo desenvolvimento de intolerância à glicose e de resistência à insulina no contexto de homens com deficiência de aromatase (Maffei et al., 2004).

A testosterona dá origem à 5 α-di-hidrotestosterona (DHT) através da 5α-redução, principalmente nos órgãos-alvo. Apesar de a testosterona e a DHT se ligarem ao mesmo RA intracelular, elas produzem respostas biológicas distintas. Duas isoformas de 5 α-redutase foram identificadas em seres humanos. A 5 α-redutase tipo 1 foi localizada em pele não genital, fígado, cérebro, próstata e testículos, enquanto a de tipo 2 é principalmente ativa nos tecidos androgênio-dependentes clássicos, tais como órgãos genitais, epidídimo, vesículas seminais, testículos e próstata, mas também em fígado, útero, mama, folículos capilares e placenta (Luetjens e Weinbauer, 2012). **A DHT é responsável pelo desenvolvimento sexual normal e pela virilização nos homens e, quando combinada com a transativação do RA, leva à transcrição gênica e ao crescimento da próstata** (Penning et al., 2000).

Um RA funcional é essencial para a ação adequada dos androgênios. O RA é um fator de transcrição ativado por ligante presente em todos os tecidos que respondem à testosterona ou à DHT. O gene humano do RA foi clonado e mapeado no cromossomo Xq11-12 há mais de 20 anos (Chang et al., 1988). O domínio N-terminal abriga duas repetições polimórficas, incluindo uma repetição de poliglutamina de 9-36 resíduos e uma repetição de poliglicina de 10-27 resíduos de glicina, e o comprimento dessas repetições afeta a transativação e a sensibilidade do RA (Werner et al., 2006). O comprimento das repetições do trinucleotídeo citosina, adenosina e guanosina (CAG) tem sido implicado em vários processos patológicos relativos ao hiperandrogenismo e ao hipoandrogenismo. A contribuição da repetição do polimorfismo CAG ao câncer de próstata foi bem descrita, no que diz respeito à idade de início (Latil et al., 2001) ou ao risco geral de desenvolvimento da doença (Balic et al., 2002). Quanto mais tempo a repetição CAG no gene do RA traduzir para diminuição da sensibilidade ao androgênio, mais cedo observa-se o início da DA e mais graves são os seus sintomas (Dejager et al., 2002). **Etiologia.** A DA pode ser um resultado de uma insuficiência testicular (hipogonadismo primário) ou pode ser causada pela interrupção no nível do eixo hipotálamo-hipófise-gonadal (HHG) (hipogonadismo secundário). É importante identificar os defeitos no nível central, uma vez que podem ser uma consequência de patologia hipofisária, que pode ser reparada por estimulação hormonal na maioria dos pacientes com hipogonadismo secundário (Tabela 23-1). A fisiopatologia dessas doenças é caracterizada pela alteração da secreção ou da ação do hormônio liberador de gonadotrofina (GnRH), o que resulta em diminuição da secreção de hormônio luteinizante (LH) e de hormônio foliculoestimulante (FSH) pela hipófise (Pitteloud et al., 2010).

À medida que os homens envelhecem, os níveis séricos de testosterona diminuem progressivamente (Harman et al., 2001). Apesar

TABELA 23-1 Formas de Hipogonadismo

HIPOGONADISMO PRIMÁRIO

DOENÇA	CAUSAS DE DEFICIÊNCIA
Testículo retido ou ectópico	Falha na descida testicular, 85% idiopática
Orquite	Etiologia viral ou bacteriana
Anorquia congênita (bilateral em um em 20.000 homens, unilateral com frequência quatro vezes maior)	Provavelmente torção intrauterina
Anorquia adquirida	Traumática, por torção, inflamação, orquiectomia
Disfunção testicular secundária	Medicação, doença sistêmica, radioterapia ou exposição a toxina
Distúrbios 46,XY do desenvolvimento sexual (pseudo-hermafroditismo masculino)	Defeitos enzimáticos da biossíntese de esteroides
Síndrome 47,XXY	Não disjunção na meiose paterna
Disgenesia gonadal	Mutações genéticas
Hipoplasia das células de Leydig	Mutação do receptor do hormônio luteinizante
Síndrome de Noonan	Distúrbio autossômico dominante congênito

De Dohle GR, Arver S, Bettocchi C, et al. Guidelines on male hypogonadism, <http://www.uroweb.org/gls/pdf/17_Male_Hypogonadism_LR.pdf>; 2013 [acessado em 04.11.14].

do reconhecimento desse fenômeno desde o século XIX, o mecanismo exato ainda está para ser elucidado. **As concentrações de LH circulante não diminuem à medida que os homens envelhecem** (Harman e Tsitouras, 1980), **sugerindo que a redução da testosterona resulta de hipofunção gonadal primária e não de mudanças nos níveis hipotalâmico-hipofisários.**

A redução dos níveis de testosterona pode ser causada por um número reduzido de células de Leydig ou pela redução da atividade androgênica das células. A DA também é observada com o envelhecimento em roedores. No rato-marrom da Noruega, foram observadas alterações hormonais semelhantes com o envelhecimento e eles foram estudados extensivamente como modelos para o envelhecimento de testículos (Chen et al., 1994). Demonstrou-se que o número de células de Leydig por testículos permanece inalterado, sugerindo que as mudanças no mecanismo esteroidogênico das células individuais, não o seu número reduzido, são responsáveis pela diminuição das concentrações de testosterona sérica. Além disso, demonstrou-se que as células de Leydig de ratos-marrons idosos produzem menos cAMP e testosterona em resposta ao LH quando comparadas com as de ratos jovens (Chen et al., 2002). Assim como nos estudos com animais, demonstrou-se que a administração de gonadotrofina coriônica humana (HCG) estimula a produção de testosterona em um grau menor em homens mais velhos do que em homens mais jovens (Liu et al., 2005), sugerindo uma reduzida capacidade de resposta das células de Leydig ao LH. Embora os níveis séricos de LH não mudem significativamente com a idade, foram relatadas alterações relacionadas à idade na frequência e amplitude do pulso de LH (Bonavera et al., 1997) e essas alterações podem afetar a produção de testosterona pelas células de Leydig.

No contexto de doença sistêmica, foram demonstradas alterações tanto no eixo HHG quanto na função testicular. A supressão do eixo HHG foi observada após lesão aguda: quedas significativas no FSH e LH, juntamente com a testosterona e o estradiol foram encontradas em ambos os sexos (Woolf et al., 1985; Bonavera et al., 1997). Além do declínio dos níveis de LH, também se encontrou diminuição da pulsatilidade da secreção de LH em pacientes queimados, sugerindo outro mecanismo plausível para o hipogonadismo central (Semple et al., 1987). O grau de supressão HHG está relacionado à gravidade da doença em pacientes criticamente enfermos. Mostrou-se que tanto o escore APACHE (*Acute Physiology and Chronic Health Evaluation*, Avaliação da Saúde Crônica e da Fisiologia Aguda, em português) quanto o grau de queimaduras em pacientes se correlacionam com grau de DA (Kalyani et al., 2007). A gravidade do trauma cranioencefálico também se correlaciona com a DA e os pacientes que apresentam menor pontuação na Escala de Coma de Glasgow exibem níveis mais baixos de testosterona e de FSH na linha de base e no pico (Dimopoulou et al., 2004).

Outras doenças também exibem supressão do eixo HHG. O hipogonadismo central é mais comum em pacientes HIV-positivos. Desnutrição com doença aguda ou crônica pode causar perda de peso significativa e perturbar o eixo HHG (Dobs et al., 1996). As citocinas também têm sido implicadas na DA de homens infectados pelo HIV: demonstrou-se que a interleucina (IL)-1 inibe a liberação de gonadotrofina e a ligação de LH às células de Leydig e o fator de necrose tumoral também pode afetar o eixo HHG (Mylonakis et al., 2001). Os opiáceos naturais (endorfinas) inibem o GnRH e o efeito supressor direto da exposição crônica a opioides na hipófise e nos testículos foi proposto (Blank et al., 1986). A uremia também diminui a amplitude da secreção pulsátil de LH, levando ao hipogonadismo secundário (Palmer, 1999).

Demonstraram-se muitos mecanismos de lesão testicular por doença sistêmica. Tanto o epitélio germinativo quanto as células de Leydig dos testículos de adultos são mais predispostos a danos citotóxicos do que os testículos de pré-púberes. Em um estudo de coorte de pacientes submetidos a quimioterapia de altas doses para uma variedade de malignidades hematológicas, um terço dos pacientes exibiu evidências de disfunção de células de Leydig e 90% dos pacientes apresentaram insuficiência do epitélio germinativo (Howell et al., 1999). A irradiação em dose única a partir de 0,1 Gy pode causar disfunção testicular e doses superiores a 0,8 Gy resultam em azoospermia (Rowley et al., 1974). Entre os fatores que afetam a deficiência e a recuperação da função testicular após a terapia citotóxica estão o agente utilizado, a dose recebida e a maturação dos testículos no momento do insulto (Pryzant et al., 1993). A atrofia testicular em decorrência de infecções oportunistas também foi sugerida; inflamação intersticial inespecífica e fibrose foram observadas em 32% dos pacientes com AIDS durante a autópsia (De Paepe e Waxman, 1989). Um fator sérico presente na uremia inibe o receptor de LH, resultando em sensibilidade diminuída das células de Leydig ao LH (Handelsman e Dong, 1993). Na doença hepática alcoólica, a insuficiência testicular primária resultante da morfologia defeituosa das células de Leydig causada pelo etanol pode ocorrer antes mesmo que qualquer sinal e sintoma clínico de DA esteja presente (Gursoy et al., 2004).

A doença sistêmica também pode afetar o metabolismo e o transporte da testosterona. A prevalência de DA na doença hepática crônica é desconhecida. A insuficiência hepática e outras doenças sistêmicas estão associadas a níveis elevados de globulina ligadora dos hormônios sexuais (SHBG), levando à superestimação da testosterona biodisponível. Por conseguinte, um ensaio direto para a medição da testosterona livre pode ser usado na avaliação inicial do estado endócrino do paciente, porque a DA é um fator de risco significativo para a osteoporose e para fratura da coluna vertebral e é um preditor de mortalidade em homens (Grossmann et al., 2012).

PONTOS-CHAVE: EPIDEMIOLOGIA E FISIOLOGIA

- A verdadeira prevalência da DA no homem adulto é desconhecida, como um resultado das definições inconsistentes utilizadas na literatura. Estudos de base populacional sugerem que a prevalência esteja entre 2,1% e 38,7%.
- A prevalência de DA em homens que sofrem de doenças sistêmicas é significativamente mais alta do que naqueles que não apresentam essas doenças. Os médicos responsáveis por esses pacientes precisam estar cientes do aumento da prevalência e precisam oferecer a triagem adequada.
- A DA pode ser um resultado de insuficiência testicular primária ou pode ser causada por transtorno no eixo HHG. O metabolismo e o transporte da testosterona também podem ser afetados por doenças sistêmicas.
- Um RA funcional é crucial para a ação dos androgênios. É provável que o polimorfismo do RA contribua para a sintomatologia clínica, resposta ao tratamento e reações adversas ao tratamento.

TABELA 23-2 Comparação entre Questionários Disponíveis

AGING MALE SYMPTOM	ANDROGEN DEFICIENCY IN AGING MALE	MASSACHUSETTS MALE AGING STUDY
1. Bem-estar geral	1. Baixa libido	1. Idade
2. Sintomas musculoesqueléticos	2. Falta de energia	2. Diabetes melito
3. Transpiração	3. Diminuição da força	3. Asma
4. Problemas de sono	4. Perda de altura	4. Qualidade do sono
5. Cansaço	5. Redução da alegria de viver	5. Tabagismo
6. Irritabilidade	6. Tristeza	6. Cefaleias
7. Nervosismo	7. Problemas sexuais	7. Problemas sexuais
8. Ansiedade	8. Redução no desempenho esportivo	8. Personalidade dominante
9. Falta de vitalidade	9. Cansaço após o jantar	9. Altura e peso
10. Diminuição da força muscular	10. Redução no desempenho profissional	
11. Depressão		
12-13. Sentimento de esgotamento emocional		
14. Redução do crescimento da barba		
15. Diminuição no desempenho sexual		
16. Redução das ereções noturnas		
17. Baixa libido		

De Corona G, Rastrelli G, Forti G, Maggi M. Update in testosterone therapy for men. J Sex Med 8:639-54.

Diagnóstico

O diagnóstico da DA apresenta vários desafios nos homens. Os sinais e sintomas clínicos são, muitas vezes, inespecíficos e a modificação por idade, comorbidades, gravidade e duração da DA, variação na sensibilidade ao androgênio e TT anterior são fatores que podem levar à variação na apresentação. Foram desenvolvidos vários questionários para rastrear e quantificar a severidade da DA no homem maduro (Tabela 23-2). Pesquisadores da Saint Louis University desenvolveram pela primeira vez, em 2000, o questionário *Androgen Deficiency in Aging Male* (**ADAM**, Deficiência Androgênica no Envelhecimento Masculino), em 2000 (Morley et al., 2000). O questionário ADAM padrão consiste em 10 perguntas de "sim ou não" sobre sintomas da DA, sem a gravidade dos sintomas. O relatório apresentou inicialmente uma sensibilidade de 88% e uma especificidade de 60% na identificação de homens com DA bioquímica, definida pela testosterona livre biodisponível inferior a 90 ng/dL. No entanto, demonstrou-se ter especificidade inferior a 60% em um estudo de homens espanhóis com mais de 50 anos de idade (Martinez-Jabaloyas et al., 2007). Uma modificação do ADAM original, que quantificava cada um dos 10 sintomas em uma escala de Likert de 1 a 5, mostrou uma melhor correlação do questionário com a DA bioquímica em um grupo de homens com câncer de próstata (Mohamed et al., 2010). A **escala Aging Male Symptom (AMS,** Sintomas de Envelhecimento Masculino) consiste em uma bateria de 17 perguntas graduadas em uma escala de Likert de 1 a 5, que permite quantificar o grau de melhora nos sintomas de DA após o tratamento. No entanto, como no ADAM padrão, o AMS carece de especificidade. Em um estudo de 1.174 homens com DA que estavam em tratamento com TT, os autores encontraram uma sensibilidade de 96%, mas uma especificidade de apenas 30% (Moore et al., 2004). O questionário do MMAS é, sobretudo, um questionário de risco que utiliza uma combinação de sintomas e achados epidemiológicos. Ele foi validado para DA definida pela testosterona sérica total inferior a 12,1 nmol/L (Smith et al., 2000), com uma sensibilidade de 60% e especificidade de 59% (Morley et al., 2006). Esses questionários servem, principalmente, como ferramentas de triagem; sua utilidade no diagnóstico e na avaliação da eficácia do tratamento ainda precisa ser determinada.

Homens com sinais ou sintomas suspeitos ou em risco de DA precisam de testes bioquímicos para confirmação antes que o diagnóstico seja feito. **Nós ainda desconhecemos o exato limiar bioquímico da concentração de testosterona sérica abaixo da qual os sintomas e efeitos adversos da DA ocorrem** (Tabela 23-3). Idade, tecido-alvo e sensibilidade androgênica podem afetar o limiar dos níveis de testosterona, produzindo vários sintomas. Demonstrou-se que o limiar médio de testosterona correspondente ao limite inferior da variação normal para homens jovens, aproximadamente 300 ng/dL (10,4 nmol/L), está associado a uma maior probabilidade de apresentar os sintomas clínicos (Zitzmann et al., 2006).

TABELA 23-3 Definição Bioquímica de Hipogonadismo Proposta por Várias Sociedades Internacionais

	CONCENTRAÇÃO DE TESTOSTERONA TOTAL		
	nmol/L	ng/mL	ng/dL
EAA, ISA, ISSAM	Branda <12	<3,40	<340
EAU, ASA, ISSM	Grave <8	<2,31	<231
ES*	<10,4	<3,00	<300
AACE	7	<2,00	<200

AACE, American Association of Clinical Endocrinologists; ASA, American Society of Andrology; EAA, European Academy of Andrology; EAU, European Association of Urology; ES, Endocrine Society; ISA, International Society of Andrology; ISSAM, International Society for the Study of the Aging Male; ISSM, International Society of Sexual Medicine.
*O exame por imagem da hipófise é necessário na presença de hipogonadismo secundário grave (testosterona total <5,2 nmol/L ou 150 ng/dL).
De Corona G, Rastrelli G, Forti G, Maggi M. Update in testosterone therapy for men. J Sex Med 8:639-54.

Os níveis séricos de testosterona atingem o pico na parte da manhã e variam significativamente, como resultado do ritmo circadiano e circanual (Bremner et al., 1983). A maioria das faixas de normalidade para os níveis de testosterona é estabelecida utilizando-se amostras de sangue colhidas pela manhã; por conseguinte, a medição bioquímica para o diagnóstico da DA deve ser efetuada na parte da manhã. Ainda que o efeito do ritmo circadiano diminua com o envelhecimento, uma fração substancial de homens com mais de 65 anos que apresentavam níveis baixos de testosterona sérica no período da tarde tinha concentrações normais de testosterona no período da manhã (Brambilla et al., 2007). É importante confirmar as baixas concentrações de testosterona em homens com níveis iniciais de testosterona inferiores à faixa bioquímica limítrofe. Em um estudo de coorte de homens com idade entre 30 e 79 anos, a variação diária intraindividual do nível de testosterona excedeu a diferença aproximada de 25% em metade dos homens (Brambilla et al., 2007). **A concentração de testosterona total sérica representa a testosterona ligada a proteínas e a testosterona livre em circulação. A testosterona biodisponível refere-se à testosterona livre e à testosterona ligada à albumina, que é rapidamente dissociável. As concentrações de testosterona livre ou biodisponível devem ser medidas quando os níveis de testosterona total estiverem no limite inferior da faixa normal ou quando houver suspeitas de níveis alterados de SHBG** (Quadro 23-2). Também é importante avaliar

QUADRO 23-2 Condições Associadas à Globulina Ligadora de Hormônios Sexuais (SHBG) Anormal

CONDIÇÕES ASSOCIADAS À DIMINUIÇÃO DA CONCENTRAÇÃO DE SHBG
- Obesidade
- Síndrome nefrótica
- Hipotireoidismo
- Uso de glicocorticoides, progestinas e esteroides androgênicos
- Acromegalia
- Diabetes melito

CONDIÇÕES ASSOCIADAS AO AUMENTO DA CONCENTRAÇÃO DE SHBG
- Envelhecimento
- Hepatite e cirrose
- Hipertireoidismo
- Uso de anticonvulsivos
- Uso de estrógenos
- Vírus da imunodeficiência humana

De Bhasin S, Cunningham GR, Hayes FJ, et al. Testosterone therapy in men with androgen deficiency syndromes: an Endocrine Society clinical practice guideline. J Clin Endocrinol Metab 2010;95:2536–59.

as gonadotrofinas e a prolactina durante os testes de confirmação para excluir o hipogonadismo secundário. Caso haja suspeita de anomalia no eixo HHG, a ressonância magnética (RM) do sistema nervoso central é indicada.

As concentrações de testosterona total podem ser medidas por três métodos: radioimunoensaio, ensaio imunométrico ou cromatografia líquida acoplada a espectrometria de massa em *tandem*. Na maior parte dos laboratórios, os imunoensaios automatizados para medição da testosterona total são realizados usando-se detecção por quimioluminescência. Surge um grande problema quando a faixa de referência padrão para o homem adulto não corresponde aos valores relatados por laboratórios clínicos (Bhasin et al., 2008). Há variações significativas entre as técnicas de ensaio e entre os diferentes laboratórios. Um programa externo de controle de qualidade conduzido pelo College of American Pathologists mostrou que a variação interlaboratorial de uma amostra de controle fica em uma faixa entre 215 e 348 ng/dL (7,5 e 12 nmol/L), com coeficientes de variação entre laboratórios que usam o mesmo método variando entre 5,1% e 22,7% (Wang et al., 2004). Usando a cromatografia líquida acoplada a espectrometria de massa em *tandem* como o padrão, tanto as técnicas de radioimunoensaio quanto as técnicas de imunoensaio automatizado tiveram desempenho dentro dos limites clinicamente aceitáveis de ± 20% do método de referência em mais de 60% das amostras ao diferenciar homens eugonádicos de homens com DA, com valores de referência estabelecidos para o laboratório específico. No entanto, devido a sua falta de precisão em níveis baixos de testosterona, os ensaios testados não podem ser usados para medir a testosterona com precisão em mulheres ou em indivíduos pré-púberes.

A diálise de equilíbrio é o padrão-ouro para medir a testosterona livre; no entanto, ela é dispendiosa e quase sempre indisponível em laboratórios locais. Muitos métodos analógicos costumam ser utilizados no lugar da diálise de equilíbrio, mas esses métodos são fortemente afetados pelos níveis de SHBG e são, muitas vezes, imprecisos (Rosner et al., 2007). O teste de rotina da testosterona livre usando medições análogas não é recomendado pela American Endocrine Society. Muitos cálculos foram desenvolvidos para estimar as concentrações de testosterona livre a partir da testosterona total, SHBG e albumina. Os valores calculados de testosterona livre dependem da qualidade dos ensaios para testosterona total e SHBG. Como os cálculos são sistematicamente diferentes das medições por diálise de equilíbrio, há uma variabilidade significativa nas estimativas calculadas de testosterona livre (Sartorius et al., 2009).

O diagnóstico de DA em homens deve começar com uma avaliação da saúde geral para verificar a presença de sinais clínicos, sintomas, doença sistêmica e medicamentos que possam contribuir para a diminuição transitória dos níveis de testosterona. Devem-se realizar testes bioquímicos de confirmação para corroborar quaisquer casos clinicamente suspeitos. A avaliação das gonadotrofinas e da prolactina é crucial para identificar uma alteração do eixo HHG e um estudo de imagem adequado também deve ser solicitado. Os urologistas devem familiarizar-se com a limitação dos ensaios bioquímicos e com a faixa de referência de seu laboratório local. Os profissionais de saúde devem exercer a prudência no julgamento clínico e na seleção dos pacientes adequados ao tratamento, porque nenhuma modalidade é capaz de fornecer um diagnóstico preciso da DA (Fig. 23-1).

PONTOS-CHAVE: DIAGNÓSTICO

- Todos os homens com suspeita de DA precisam submeter-se a testes bioquímicos para confirmação.
- O exato limiar bioquímico da concentração de testosterona que se correlaciona com os sintomas de DA ou efeitos adversos ainda não foi elucidado.
- O ensaio bioquímico padrão-ouro para a testosterona muitas vezes encontra-se indisponível; os médicos precisam estar familiarizados com o protocolo do laboratório local e as limitações das diferentes metodologias.
- Se os níveis de testosterona estiverem abaixo ou no limite inferior dos valores normais aceitos, um teste confirmatório de repetição pela manhã, juntamente com uma avaliação da função hipofisária, é requerido.
- Em homens com gonadotrofinas anormais (hipogonadismo secundário), a RM da hipófise pode ser indicada.

Tratamento

O objetivo do tratamento da DA é restaurar os níveis fisiológicos de testosterona e, ao mesmo tempo, aliviar os sintomas da DA. Dada a apresentação clínica não específica da DA, os médicos devem aconselhar os pacientes a adotarem mudanças no estilo de vida, além da TT. Aumento da atividade física, redução da ingestão calórica total e cessação do consumo de tabaco são medidas que se mostraram eficazes na redução do risco de doença cardiovascular (DCV) e são parte do tratamento de primeira linha da síndrome metabólica, tendo como base as recomendações da American Heart Association (Grundy et al., 2005). Somente por meio da combinação de mudanças no estilo de vida e restauração do equilíbrio androgênico é possível alcançar o estado de saúde plena do homem maduro.

Estudos randomizados controlados têm mostrado que a TT oferece vários benefícios para a composição corporal, para o controle metabólico e para os parâmetros psicológicos e sexuais. Para um grupo de homens idosos com insuficiência cardíaca congestiva estável, os pacientes que recebiam TT de ação prolongada, além de tratamento médico ideal, perceberam melhoras na capacidade de exercício (consumo máximo de oxigênio), força isométrica do quadríceps, sensibilidade à insulina e sensibilidade do barorreflexo em comparação com o grupo controlado por placebo (Caminiti et al., 2009). Em uma metanálise de ensaios randomizados controlados por placebo, a TT intramuscular (IM) foi associada a um aumento de 8% no escore de densidade mineral óssea lombar e a resultados mistos da densidade mineral óssea no colo do fêmur (Tracz et al., 2006). Os estudos de coorte sobre a TT de ação prolongada demonstraram uma clara diminuição na circunferência abdominal, uma redução significativa na composição adiposa do tronco e no índice de massa corporal (IMC) e uma melhora no perfil lipídico após 1 ano de terapia (Saad et al., 2007; Haider et al., 2010). Em um estudo prospectivo multicêntrico, homens com DA e que recebiam TT de ação prolongada exibiram uma melhora estatística no escore do Índice Internacional de Função Erétil (IIEF, do inglês, *International Index of Erectile Function*) para libido, satisfação na relação sexual e satisfação geral com 6 semanas de tratamento (Moon du et al., 2010). Uma metanálise de ensaios randomizados e controlados por placebo mostrou que a TT em pacientes com DA bioquímica limítrofe estava associada a melhora mínima na função erétil (intervalo de confiança [IC] de 95% 0,03-0,65), efeito não significativo na libido (95% de IC −0,01 a 0,83)

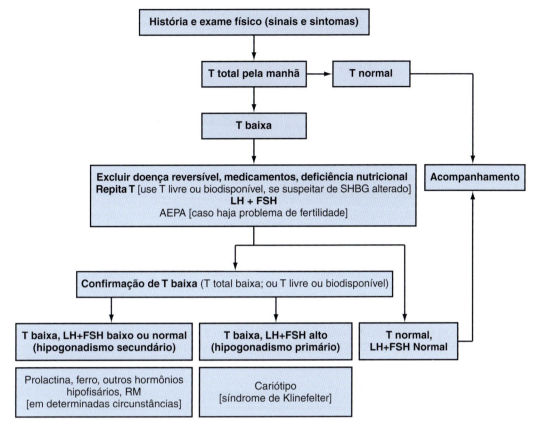

Figura 23-1. Método para avaliação de suspeita de deficiência androgênica: diretriz endócrina. AEPA, aspiração de esperma com agulha fina; FSH, hormônio folículo-estimulante; LH, hormônio luteinizante; RM, ressonância magnética; SHBG, globulina ligadora de hormônios sexuais; T, testosterona. (Modificada de Bhasin S, Cunningham GR, Hayes FJ, et al. Testosterone therapy in men with androgen deficiency syndromes: an Endocrine Society clinical practice guideline. J Clin Endocrinol Metab 2010;95:2536–59.)

e nenhum efeito sobre a satisfação sexual global (Bolona et al., 2007). Em um estudo randomizado, controlado por placebo, de homens DA com síndrome metabólica, a administração de TT de ação prolongada melhorou de forma significativa os sintomas depressivos (–2,5 pontos, escala de depressão de Beck), os sintomas de DA (–7,4 pontos, AMS) e a função sexual (+3,1 pontos, IIEF) após 30 semanas de tratamento em comparação com o grupo-controle (Giltay et al., 2010). Em ensaios randomizados controlados por placebo com homens em processo de envelhecimento, a TT não proporcionou melhora significativa na função cognitiva (Blackman et al., 2002; Kenny et al., 2004).

Estudos randomizados controlados também demonstraram o benefício da TT em pacientes que sofrem de doenças sistêmicas. Num estudo de 70 homens HIV-positivos com diagnóstico clínico e laboratorial de DA, provou-se que a TT IM quinzenal melhora a libido, a fadiga, o humor depressivo e a massa muscular, em comparação com o grupo de placebo (Rabkin et al., 2000). Em um pequeno estudo randomizado de homens asmáticos que recebiam tratamento prolongado com glicocorticoides, a TT aumentou a densidade óssea da coluna lombar em 5%, em comparação com nenhuma alteração no grupo de placebo após 1 ano de terapia (Reid et al., 1996). Em um ensaio duplo-cego controlado com placebo com homens com queimadura grave (40% a 70% da superfície corporal), descobriu-se que os pacientes tratados com um análogo da testosterona, Oxandrolona, tiveram redução significativa na perda de peso e de nitrogênio orgânico, ao mesmo tempo que melhoraram a cicatrização de feridas na área doadora, em comparação com o grupo de placebo (Demling e Orgill, 2000).

A administração de testosterona nativa, seja por via oral, seja por via parentérica, resulta na absorção pela circulação portal e no rápido metabolismo pelo fígado e apenas uma pequena concentração atinge a circulação sistêmica (Qoubaitary et al., 2005). Os progressos na modificação química pelo uso de esterificação resultam em uma série de análogos da testosterona com uma maior biodisponibilidade e uma melhor farmacocinética (Corona et al., 2011) (Fig. 23-2).

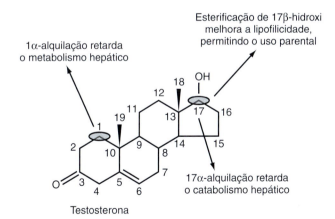

Figura 23-2. Estrutura bioquímica da testosterona e possível local de modificação: estrutura química da testosterona e possível local de modificação estrutural para melhorar sua biodisponibilidade e sua farmacocinética. (Modificada de Corona G, Rastrelli G, Forti G, et al. Update in testosterone therapy for men. J Sex Med 2011;8:639–54.)

A TT é indicada em homens com DA que apresentam declínio da força e da massa muscular, redução na densidade mineral óssea e diminuição da função sexual (Quadros 23-3 e 23-4). A TT é segura e está disponível em várias preparações: oral, bucal, transdérmica, injeções IM e implante subcutâneo (Tabela 23-4 e Quadro 23-5). O objetivo da TT é restaurar os níveis bioquímicos de testosterona à faixa de normalidade para os homens jovens e saudáveis. Os médicos precisam ter conhecimento da farmacologia das diferentes formulações da TT para evitar o subtratamento ou o sobretratamento, tendo em vista que ambos estão associados a um aumento dos eventos adversos. Deve-se seguir o princípio do tratamento com uma formulação de ação curta para avaliar a eficácia e os efeitos colaterais previamente à recomendação do uso das preparações de ação prolongada.

Preparações Orais

As preparações orais alquiladas de testosterona estão associadas a hepatotoxicidade; seu uso é considerado obsoleto e não é mais recomendado. A única formulação oral de testosterona disponível é o undecanoato de testosterona (UT), cuja absorção se dá através dos vasos linfáticos, contornando o metabolismo hepático para permitir sua biodisponibilidade (Seftel, 2007). Atualmente, essa formulação não está disponível nos Estados Unidos. A absorção através da via linfática é altamente dependente do teor de gordura contido nos alimentos ingeridos: ela deve ser tomada com pelo menos 20 mg de gordura. O

QUADRO 23-3 Indicações para Terapia com Testosterona

- Puberdade atrasada (idiopática, síndrome de Kallmann)
- Síndrome de Klinefelter com hipogonadismo
- Disfunção sexual com baixos níveis de testosterona
- Baixa massa óssea no hipogonadismo
- Homens adultos com sinais e sintomas de hipogonadismo
- Hipopituitarismo
- Disgenesia testicular com baixos níveis de testosterona

De Dohle GR, Arver S, Bettocchi C, et al. Guidelines on male hypogonadism, <http://www.uroweb.org/gls/pdf/17_Male_Hypogonadism_LR.pdf>; 2013 [acessado em 04.11.14].

QUADRO 23-4 Contraindicações para a Terapia com Testosterona

RISCO MUITO ELEVADO DE EFEITOS ADVERSOS GRAVES
Câncer metastático da próstata
Câncer de mama

RISCO MODERADO A ALTO DE EFEITOS ADVERSOS
Nódulo ou endurecimento não avaliado da próstata
Hematócrito superior a 50%
Sintomas graves do trato urinário inferior associados a hipertrofia prostática benigna (Escore Internacional de Sintomas Prostáticos da American Urological Association > 19)
Insuficiência cardíaca congestiva mal controlada
Apneia do sono não avaliada

De Bhasin S, Cunningham GR, Hayes FJ, et al. Testosterone therapy in men with androgen deficiency syndromes: an Endocrine Society clinical practice guideline. J Clin Endocrinol Metab 2010;95:2536–59.

TABELA 23-4 Preparações Disponíveis para Terapia de Testosterona

COMPOSTO	DOSE	VANTAGENS	DESVANTAGENS
AGENTES ORAIS			
Undecanoato de testosterona	120-240 mg, 2-3 vezes por dia	Oral, dose ajustável	Níveis variáveis de testosterona e resposta clínica, deve ser tomado com refeições que contenham, pelo menos, 20 g de lipídios
AGENTES INTRAMUSCULARES			
Enantato de testosterona	200 mg a cada 1-2 semanas	Baixo custo	Ampla flutuação nos níveis de testosterona, injeções múltiplas, aumento do risco de policitemia
Cipionato de testosterona	100-200 mg a cada 1-2 semanas		
Propionato de testosterona	100 mg a cada 2 dias		
Undecilato de testosterona	750-1.000 mg a cada 10-14 semanas	Normalização eficiente da testosterona, longa duração, adesão melhorada	Dor no local da injeção, requer treinamento em injeção
AGENTES SUBCUTÂNEOS			
Implantes cirúrgicos	450-700 mg a cada 4-6 meses	Normalização eficiente da testosterona, longa duração, adesão melhorada	Colocação invasiva, risco de extrusão e infecções do local
FORMULAÇÃO BUCAL DE LIBERAÇÃO CONTROLADA			
Testosterona bucal	30 mg, duas vezes por dia	Oral	Irritação da mucosa, administração duas vezes por dia
AGENTES TRANSDÉRMICOS			
Adesivos de testosterona	5-10 mg, diária	Administração simples, imita o ritmo circadiano	Irritação da pele, administração diária, problemas de higiene
Testosterona em gel 1%-2%	40-80 mg, diária	Normalização eficiente da testosterona, doses flexíveis, administração simples	Irritação da pele, administração diária, possível transferência durante contato
Testosterona em solução de 2% nas axilas	60-120 mg, diária		
Testosterona em gel 1,62%	20,25-81 mg, diária		

De Isidori AM, Buvat J, Corona G, et al. A critical analysis of the role of testosterone in erectile function, from athophysiology to treatment—asystematic review. Eur Urol 2014;65:99–112.

> **QUADRO 23-5** Monitoramento após o Início da Terapia com Testosterona
>
> 1. Avaliar o paciente a cada 3 a 6 meses após o início do tratamento e, depois, anualmente, para estimar a resposta dos sintomas e avaliar os efeitos adversos.
> 2. Monitorar o nível de testosterona 3 a 6 meses após o início do tratamento, com o objetivo de elevar o nível de testosterona sérica até um nível normal-médio.
>   Formulações injetáveis: Medir o nível de testosterona sérica a meio caminho entre as injeções.
>   Adesivo transdérmico: Avaliar o nível de testosterona 3 a 12 horas após a aplicação.
>   Géis transdérmicos: Avaliar o nível de testosterona em qualquer momento depois de 1 semana de tratamento.
>   Testosterona bucal: Avaliar o nível de testosterona imediatamente antes ou depois da aplicação.
>   Agente oral: Monitorar o nível de testosterona 3 a 5 horas após a ingestão.
>   Pellets de testosterona: Medir os níveis de testosterona no final do intervalo entre dosagens.
> 3. Verificar os hematócritos no início do estudo, no 3° e no 6° mês, depois anualmente.
>   Se o Hct estiver superior a 54%, interromper a terapia até que o Hct diminua a um nível seguro.
> 4. Medir a densidade mineral óssea da lombar e/ou do colo do fêmur 1 a 2 anos após a terapia com testosterona em homens com osteoporose ou fratura de baixo impacto.
> 5. Realizar o EDR e verificar o PSA antes do início da terapia, no 3° e no 6° mês, e, então, de acordo com as diretrizes de rastreio para câncer da próstata.
> 6. Análise diagnóstica urológica adicional é indicada se houver EDR anormal, elevação de PSA, agravamento dos sintomas do trato urinário inferior ou um AUA/IPSS superior a 19.
> 7. Avaliar os efeitos adversos específicos da formulação em cada visita.
>   Bucal: alterações no paladar e exame da gengiva e mucosa oral para possível irritação
>   Injetável: as flutuações no sintoma, retenção de líquidos
>   Adesivos de testosterona: irritação no local de aplicação
>   Géis de testosterona: Aconselhar o paciente a cobrir os locais de aplicação com roupas, realizar higiene local antes do contato pele a pele com mulheres ou crianças. Níveis séricos de testosterona são mantidos quando o local de aplicação é lavado 4 a 6 horas depois da aplicação.
>   Pellets de testosterona: Verificar se há sinais de infecção, fibrose ou extrusão do pellet.

AUA/IPSS, Escore Internacional de Sintomas Prostáticos da American Urological Association; EDR, exame digital retal; Hct, hematócrito; PSA, antígeno prostático específico.
De Bhasin S, Cunningham GR, Hayes FJ, et al. Testosterone therapy in men with androgen deficiency syndromes: an Endocrine Society clinical practice guideline. J Clin Endocrinol Metab 2010;95:2536–59.

UT oral tem uma meia-vida curta (aproximadamente 4 horas) e exige dosagem múltipla (duas a três vezes por dia), o que resulta em níveis séricos irregulares de testosterona ao longo do dia. O UT oral tem as vantagens de dosagem flexível, autoadministração e diminuição imediata das concentrações séricas de testosterona após o término da terapia.

Preparação Transbucal

Um sistema de mucoadesivo com liberação prolongada oferece uma preparação alternativa à TT por via oral. A administração transbucal permite a absorção da testosterona através da mucosa oral, contornando o metabolismo hepático. Amolecer e moldar o comprimido na forma da gengiva ajudam na aplicação do sistema e esse comprimido deve ser removido após 12 horas para evitar a irritação local. Demonstrou-se que essa formulação restaura a testosterona aos níveis fisiológicos, ao mesmo tempo que demonstra eficácia semelhante a outras formulações de testosterona (Pfeil e Dobs, 2008).

Preparações Transdérmicas

Uma variedade de formulações transdérmicas está disponível atualmente. Em geral, elas devem ser usadas diariamente e liberam níveis consistentes de testosterona sérica na circulação durante o tratamento. Os adesivos transdérmicos de testosterona disponíveis são frequentemente associados a reações cutâneas locais e baixas taxas de adesão (Seftel, 2007). Os adesivos podem ser escrotais e não escrotais, podendo incluir ou não potencializadores para aumentar a absorção pela pele.

Os géis transdérmicos de testosterona foram introduzidos pela primeira vez nos Estados Unidos em 2000. A dose de início recomendada é de 50 mg/5 g por dia, o que proporciona a liberação de aproximadamente 50 mg/dia na circulação. As formulações são géis hidroalcoólicos de testosterona a 1% ou 2%, capazes de liberar a testosterona de forma contínua por 24 horas após uma única aplicação diária. **Quando os géis transdérmicos são aplicados, a testosterona é rapidamente absorvida para o estrato córneo, que forma um reservatório e serve como uma membrana de controle de liberação** (Corona et al., 2011). Recomenda-se que a testosterona em gel seja aplicada sobre a pele seca intacta em ombros, braços, axila, abdome ou área interna da coxa. Pode ser necessário o ajuste da dose após o tratamento, pois a absorção por meio da pele varia entre homens. Os géis de testosterona apresentam um perfil de segurança aperfeiçoado, com uma diminuição significativa da reação adversa na pele em comparação com os adesivos de testosterona (Wang et al., 2000). **A transferência para outras pessoas durante o contato próximo com a superfície da pele é um evento colateral potencial quando se faz uso de géis de testosterona.** Esse risco pode ser evitado pelo uso de roupas ou pela remoção do resíduo de gel da pele por higiene local ou por banho depois do tempo de permanência obrigatória (2 a 4 horas, com base na preparação).

Preparações Injetáveis

17β-hidroxiésteres injetáveis estão disponíveis na forma de uma solução de depósito. Quando administrada no músculo, a testosterona é absorvida diretamente na corrente sanguínea. A frequência das injeções está baseada em suas meias-vidas. O éster de propionato de testosterona não é amplamente utilizado devido à sua formulação de curto prazo, que exige duas ou três doses fracionadas semanalmente. O cipionato e o enantato de testosterona são injetados a cada 2 semanas. **Após a administração de preparações injetáveis, os níveis suprafisiológicos de testosterona sérica são alcançados após 24 horas, seguidos por um declínio gradual aos níveis da DA durante os próximos 10 a 14 dias** (Matsumoto, 1994). A variação na concentração de testosterona sérica é, muitas vezes, acompanhada por variações de bem-estar e recorrência dos sintomas de hipogonadismo. Postula-se que a grande flutuação nas concentrações de testosterona contribui para os efeitos colaterais frequentes, incluindo policitemia, necessidade de ajuste da dose, interrupção temporária do tratamento e/ou flebotomia.

Há uma preparação em injeção de UT com ação mais prolongada, embora indisponível nos Estados Unidos. Ela é administrada no músculo glúteo a cada 12 semanas, após uma dose de ataque de 6 semanas. A testosterona é gradualmente liberada na circulação sistêmica em um nível fisiológico consistente e normal, ao mesmo tempo que evita as complicações associadas à flutuação dos níveis de testosterona. Estudos randomizados e controlados por placebo validaram a eficácia clínica e a capacidade de manter os níveis terapêuticos de testosterona a partir do UT injetável (Caminiti et al., 2009; Corona et al., 2011).

Preparação com Implante Subcutâneo

O *pellet* de testosterona é a única formulação de testosterona de ação prolongada aprovada para o tratamento de DA masculina nos Estados Unidos e também está disponível, mas como uma preparação diferente, na Europa e na Austrália. Os *pellets* de testosterona cristalina são inseridos no tecido subcutâneo sob anestesia local e as complicações incluem infecção local ou extrusão do *pellet*. **A testosterona sérica** atinge níveis suprafisiológicos cerca de 1 mês após o implante, com um declínio gradual durante os 3 a 6 meses seguintes (Kelleher et al., 2004). Ele oferece a mais longa duração de ação entre as preparações de TT disponíveis atualmente, com uma liberação de doses constantes e equilibradas em um estudo observacional multi-institucional (McCullough et al., 2012). A conveniência de preparações de ação prolongada de testosterona tem o potencial de aumentar a adesão do paciente ao tratamento, embora dados de longo prazo sobre a terapia com *pellet* de testosterona ainda precisem ser determinados. Em um estudo randomizado e cruzado que comparava a TT de ação prolongada (*pellet* de testosterona *vs.* UT injetável), os pacientes preferiram a formulação injetável, embora não houvesse diferença na eficácia clínica (Fennell et al., 2010). Deve-se destacar que ambas as formulações do estudo não estão disponíveis nos Estados Unidos.

Qualquer paciente submetido à TT requer um acompanhamento programado. **Durante o primeiro ano de terapia, os homens devem ser monitorados em intervalos de 3 a 6 meses e ao menos anualmente após isso** (Quadro 23-5). Uma avaliação clínica e andrológica completa é obrigatória em cada visita. **A avaliação bioquímica dos níveis hormonais, assim como do hematócrito (Hct) e do antígeno prostático específico (PSA) é indispensável. Os parâmetros metabólicos também podem ser medidos (p. ex., perfil lipídico), ao passo que o teste de função hepática não é mais exigido quando se usam as formulações de testosterona disponíveis.**

Complicações e Controvérsias

Eritrocitose

A testosterona parece estimular a eritropoiese. A TBA e a DA são fatores de risco para anemia. Nos homens com doença renal crônica, demonstrou-se que a DA está associada a uma reduzida capacidade de resposta aos agentes estimuladores da eritropoiese (Carrero et al., 2012). Apesar da associação conhecida, o mecanismo subjacente do papel da testosterona na eritropoiese é pouco compreendido. Um possível mecanismo de ação da testosterona é pela melhora da biodisponibilidade de ferro. A administração semanal de TT IM parece suprimir a hepcidina, uma proteína reguladora do ferro, resultando em eritrocitose, em uma forma dependente da dose e da idade (Bachman et al., 2010). **Homens idosos apresentam maior risco para o desenvolvimento de eritrocitose pós-tratamento.** A DHT também tem sido implicada na eritrocitose induzida por testosterona. Em um estudo randomizado e controlado por placebo, os homens que receberam DHT tópica exibiram aumentos assintomáticos de Hct, apesar de uma diminuição nas concentrações de testosterona sérica, o que requereu a interrupção do tratamento por protocolo (Idan et al., 2010).

A eritrocitose é o efeito colateral mais comum da TT, com prevalência variável, dependendo das formulações de testosterona; o tratamento com injeção está associado a um maior risco de eritrocitose, em comparação com as preparações tópicas. Comparando-se o adesivo de testosterona com as injeções IM, a taxa de eritrocitose, conforme definido por Hct superior a 52%, foi de 15,4% e 43,8%, respectivamente (Dobs et al., 1999). **O aumento da viscosidade sanguínea pode agravar a doença vascular na circulação coronária, cerebrovascular ou na circulação periférica, particularmente em idosos com condições preexistentes** (Jonathan, 2002). Portanto, os homens que recebem TT precisam ser monitorados para eritrocitose com medidas apropriadas, como redução da dose, interrupção da terapia, flebotomia terapêutica ou doação de sangue em casos selecionados.

Hiperplasia Prostática Benigna

O androgênio é importante para o desenvolvimento do tecido prostático. A castração química ou cirúrgica resulta na redução do volume da próstata. A TT se apresenta como um risco teórico em homens com sintomas do trato urinário inferior (STUI) relativos à hiperplasia benigna da próstata (HBP). **Estudos mostram um aumento significativo no volume da próstata em medições por ultrassonografia transretal durante os primeiros 6 meses de tratamento da TT** (Pechersky et al., 2002). No entanto, o aumento do volume da próstata não se traduz em um agravamento dos STUI. **Vários estudos não conseguiram demonstrar um aumento significativo nos sintomas miccionais relacionados à HBP**, medidos pelo International Prostate Symptom Score (IPSS), por taxas de fluxo urinário, pelo volume residual pós-miccional ou por complicações, tais como retenção urinária, em homens submetidos a TT, em comparação com grupos controlados por placebo (Fernandez-Balsells et al., 2010). **STUI graves (IPSS > 20) são uma contraindicação relativa à TT e os pacientes devem considerar uma avaliação e o respectivo tratamento antes do início da terapia.** Os sintomas urinários devem ser avaliados como parte da monitoração de seguimento de homens submetidos à TT.

Câncer de Próstata

O progresso na compreensão do efeito dos androgênios na próstata é a base da TBA moderna para o tratamento do câncer de próstata. Ensaios com TT têm demonstrado um aumento nos níveis séricos de PSA, o que aumentou a preocupação com o desenvolvimento de câncer da próstata (Slater e Oliver, 2000). Uma análise colaborativa de 18 estudos prospectivos não mostrou associação entre as concentrações séricas de androgênio e o risco de câncer de próstata (Roddam et al., 2008). **Estudos prospectivos sobre TT não mostraram um aumento da incidência de câncer da próstata ou do risco para biópsia da próstata em comparação com os grupos de placebo** (Fernandez-Balsells et al., 2010). A TT surgiu como uma estratégia para a reabilitação da função sexual após o tratamento de câncer de próstata. Múltiplos estudos retrospectivos de coorte de TT após o tratamento do câncer de próstata demonstraram uma melhora na recuperação da função sexual, sem um aumento da taxa de recorrência bioquímica, em comparação com controles pareados (Pastuszak et al., 2013).

Até agora, nenhuma evidência definitiva sugere que a TT tenha um papel causador no câncer de próstata ou que a elevação dos níveis séricos de testosterona por meio de TT exógena aumente o risco de câncer de próstata. Tanto o câncer da próstata quanto a DA são as doenças do envelhecimento. Por conseguinte, uma medição basal do PSA e um exame de toque retal devem ser feitos durante a avaliação da DA. Homens com PSA anormal ou exame de toque retal anormal requerem investigação diagnóstica e aconselhamento adequados antes da TT. A monitoração cuidadosa das patologias da próstata é crucial após a TT. A biópsia da próstata é indicada quando há suspeita de câncer de próstata com base nas diretrizes estabelecidas para homens eugonádicos.

Perfil Lipídico. Os dados sobre a relação entre a TT e o perfil lipídico são inconsistentes. Doses supraterapêuticas de androgênios parecem diminuir os níveis da lipoproteína de alta densidade (HDL) (Singh et al., 2002). **Vários estudos prospectivos usando a TT para restaurar a testosterona a níveis fisiológicos mostraram diminuição mínima ou inexistente do HDL** (Whitsel et al., 2001). **Os níveis de colesterol total e de lipoproteína de baixa densidade (LDL) também se mostraram inalterados ou reduzidos em comparação com os níveis pré-tratamento.** A preparação transdérmica parece ter efeitos menores no perfil lipídico em comparação com a TT injetável. Em um estudo duplo-cego controlado por placebo, não houve diferença significativa em lipídeos e apolipoproteínas séricos entre homens saudáveis que receberam testosterona transdérmica e um grupo de placebo durante 36 meses de tratamento (Snyder et al., 2001). Os dados disponíveis sugerem que a TT dentro de uma faixa fisiológica não está associada a alterações prejudiciais do perfil lipídico.

Hipofunção Testicular

O tamanho e a consistência dos testículos costumam diminuir após a TT. **A administração de testosterona exógena leva a um *feedback* excessivamente negativo do eixo HHG, o que resulta na supressão da produção de testosterona endógena e da espermatogênese.** Um estudo multicêntrico internacional sobre contracepção masculina realizado pela Organização Mundial da Saúde mostrou que a administração semanal de 100 mg de enantato de testosterona IM em homens saudáveis resultou em supressão de 98% da espermatogênese até níveis de oligospermia grave (<3 milhões de espermatozoides por mL) ou azoospermia (Organização Mundial da Saúde, 1996). **A recuperação após o término da TT geralmente ocorre dentro de 12 a 15 meses, embora nem sempre se observe espermatogênese normal** (Gu et al., 2003). Apesar da literatura existente sobre testosterona exógena como contraceptivo masculino, muitos médicos não estão cientes do efeito da testosterona exógena na fertilidade. Um levantamento com urologistas mostrou que 25% dos respondentes usariam a testosterona exógena para o tratamento da infertilidade masculina (Ko et al., 2012).

Estratégias como a criopreservação de esperma pré-tratamento ou a administração concomitante de hCG demonstraram-se capazes de preservar a espermatogênese em homens submetidos a TT (Hsieh et al., 2013). **Aconselha-se ter cautela quando se inicia a TT em homens que ainda desejam preservar a fertilidade.** Os médicos precisam fornecer aos seus pacientes um aconselhamento detalhado, um monitoramento da espermatogênese e uma estratégia adequada para preservar a fertilidade.

Outras Reações Adversas

Mostrou-se que a TT está associada ao desenvolvimento de apneia do sono (Attal e Chanson, 2010). Esse fenômeno geralmente ocorre em homens submetidos à TT em altas doses com outros fatores de risco identificáveis para apneia do sono. A anatomia das vias aéreas superiores não é afetada pela TT, sugerindo um possível mecanismo central de respiração alterada durante o sono, em vez de uma obstrução anatômica.

As reações dermatológicas são mais comuns com os adesivos transdérmicos (até 66%) do que com as preparações em gel (aproximadamente 5%) (Wang et al., 2000). A injeções IM podem causar dor local, equimose, eritema, inchaço, hematoma, abscesso ou furúnculos (von Eckardstein e Nieschlag, 2002). Acne, pele oleosa, mudanças nos pelos corporais e rubor também foram observados, mas essas reações geralmente são bem toleradas.

A retenção de líquidos é incomum e costuma ser branda. Contudo, é preciso ter cuidado quando se inicia a TT em homens com insuficiência cardíaca congestiva ou insuficiência renal.

A ginecomastia é uma complicação rara após a TT. Ela está relacionada ao aumento dos níveis séricos de estradiol devido à aromatização da testosterona e, muitas vezes, é tratada pelo ajuste da dose da TT.

Terapia com Testosterona para a Disfunção Erétil

A disfunção erétil (DE) surgiu como um importante fator de risco independente para DCV e a disfunção sexual é o sintoma mais específico de HMT (Isidori et al., 2014). **Estudos de base populacional demonstraram que a prevalência de DA em homens com DE varia de 23% a 47%** (Kohler et al., 2008). **A associação entre TBA e disfunção sexual é bem documentada, mas o papel da TT como uma monoterapia para DE está menos claro.**

A testosterona é responsável pelo desenvolvimento genital normal e a literatura corrobora seu papel na fisiologia da ereção. No sistema nervoso central, provou-se que a testosterona estimula a liberação de neurotransmissores excitatórios, tais como a dopamina, a oxitocina e o óxido nítrico, que controlam o desenvolvimento sexual dimórfico e o comportamento reprodutivo (Hull et al., 1999). Perifericamente, a testosterona modula vários componentes envolvidos na função erétil: estrutura, função e inervação das células musculares lisas, função endotelial dos vasos do pênis e propriedades fibroelásticas do corpo cavernoso (Isidori et al., 2014). Infelizmente, muitos dados disponíveis são derivados de modelos de castração de animais, que são muito diferentes da DA em homens, o que gera incertezas, complicadas ainda mais pela limitação dos dados disponíveis em humanos.

A terapia combinada com inibidores da fosfodiesterase tipo 5 (PDE5-I) e TT é um tema muito controverso. A monoterapia com PDE5-I é eficaz em melhorar a ereção, mas, muitas vezes, é insuficiente para tratar outros domínios envolvidos na disfunção sexual, como a diminuição da libido nos homens com DA. O conceito de terapia de resgate para pacientes que não respondem aos PDE5-I foi examinado em um estudo multicêntrico, duplo-cego e controlado por placebo com 173 homens (Buvat et al., 2011). A administração de TT tópica resultou em efeito benéfico adicional apenas nos homens com DA e testosterona total abaixo do limiar de 10,4 nmol/L (300 ng/dL). Posteriormente, o conceito de terapia combinada foi testado em um grande ensaio randomizado para avaliar se a TT trazia qualquer benefício adicional em homens com DA cuja função erétil já estava maximizada por um PDE5-I (Spitzer et al., 2012). O estudo confirmou, de forma definitiva, que a TT não apresenta benefício adicional quando a função erétil já está restaurada pelo PDE5-I. Entretanto, o estudo não teve poder suficiente para avaliar o papel da terapia de resgate, porque o número total de falhas ao PDE5-I foi baixo.

Em homens jovens com DA sintomática, a TT deve ser o tratamento de primeira linha, com alta probabilidade de melhora em todos os domínios da função sexual, e o PDE5-I pode ser adicionado, se necessário. Em homens idosos com DE, o PDE5-I deve ser a terapia de primeira linha, além da otimização das condições comórbidas. No caso de pacientes não respondedores, a TT deve ser reservada apenas aos homens com confirmação bioquímica de DA. A evidência disponível mostra que não há grandes preocupações relativas à segurança com a terapia combinada.

> **PONTOS-CHAVE: TERAPIA COM TESTOSTERONA PARA DISFUNÇÃO ERÉTIL**
>
> - A DE, juntamente com a disfunção sexual, é o preditor mais específico de DA.
> - A testosterona atua perifericamente para modular componentes múltiplos responsáveis pela ereção normal.
> - Quando a ereção é restaurada pelo PDE5-I, a adição de TT não resulta em mais benefícios para a função erétil.
> - Para a DE refratária ao PDE5-I, a TT tem o potencial de melhorar a eficácia da terapia apenas em homens com DA bioquímica (<300 ng/dL).

DOENÇA CARDIOVASCULAR E TESTOSTERONA

A DCV é a principal causa de morte na maioria dos países desenvolvidos, com um número estimado de 17,3 milhões de mortes no mundo por ano (Laslett et al., 2012). O risco ao longo da vida de doença cardíaca coronariana (DCC) aos 40 anos é de um em dois em homens e de um em três para mulheres (Lloyd-Jones et al., 2004). Embora a mortalidade tenha diminuído consideravelmente nos últimos anos, a DCV e suas complicações continuam altamente prevalentes e representam encargos significativos para o sistema de saúde (Smolina et al., 2012). A American Heart Association projetou que os custos com os tratamentos para DCV triplicariam de US$ 272,5 bilhões em 2010 para estimados US$818,1 bilhões em 2030 (Laslett et al., 2012). Os homens estão em maior risco para DCV do que as mulheres na pré-menopausa, sugerindo uma possível influência de hormônios sexuais (Yang e Reckelhoff, 2011).

Tanto a DCV quanto a DA são doenças relacionadas ao envelhecimento; elas compartilham muitos fatores de riscos como idade, obesidade, diabetes, consumo de álcool e doenças crônicas. **A associação entre DA e DCV tornou-se evidente em estudos observacionais** (Araujo et al., 2011). **A TBA está associada a um risco aumentado para eventos cardiovasculares em pacientes com câncer da próstata** (Levine et al., 2010). Estudos prospectivos demonstraram que a TBA aumenta a DCV, afetando vários fatores de risco: aumento do peso corporal, diminuição da sensibilidade à insulina, perfil lipídico alterado e aumento da massa adiposa. Dois estudos de base populacional relataram que a TBA está significativamente associada a DCC e morte cardíaca súbita ou arritmia com risco de morte (Saigal et al., 2007). Dados do *Cancer of the Prostate Strategic Urologic Research Endeavor* também mostraram um risco significativamente maior de morte por doença cardiovascular em homens que haviam se submetido a prostatectomia radical e recebido TBA, em comparação com aqueles submetidos apenas a cirurgia (Tsai et al., 2007). A testosterona endógena tem sido sugerida como protetora cardiovascular ou como um preditor de risco secundário de outros processos, embora o mecanismo ainda não esteja claro.

Os homens com HMT comumente apresentam fatores coexistentes de risco cardiovascular; a segurança da TT é, muitas vezes, questionada, dado o conhecido efeito adverso de policitemia. Em 2004, o Institute of Medicine avaliou as evidências sobre TT e concluiu que "não há evidências claras de benefício para qualquer um dos desfechos na saúde examinados" (Xu et al., 2013). Um estudo randomizado, controlado por placebo sobre TT em homens idosos com limitações na mobilidade foi interrompido precocemente devido a um aumento de eventos relacionados ao sistema CV no braço do tratamento, apesar de exibir uma melhora nos parâmetros musculoesqueléticos (Basaria et al., 2010). No entanto, o potencial para generalização dos resultados foi muitas vezes questionado, pois a população estudada era de homens idosos (idade média de 74 anos) com doenças crônicas graves. O número de eventos CV adversos foi pequeno e o ensaio não foi originalmente concebido para analisar os desfechos CV. Uma metanálise de estudos randomizados sobre os eventos adversos associados à TT produziu resultados mistos sobre eventos CV e mortalidade (Fernandez-Balsells et al., 2010; Xu et al., 2013). Um estudo retrospectivo de 8.709 veteranos do sexo masculino mostrou um risco 29% maior de eventos cardiovasculares em homens submetidos a TT (Vigen et al., 2013). Contudo, o estudo foi criticado por muitas falhas: exclusão e comparação inadequada de pacientes e questionamentos relativos à análise estatística. Outro estudo de coorte que usou um banco de dados do sistema de saúde (Truven Health Marketscan) sugeriu que o risco de infarto do miocárdio dobrou no prazo de 90 dias após o início da TT (Finkle et al., 2014). Os pesquisadores usaram informações provenientes de pedidos de reembolso para medicamentos, que não reflete com precisão o início da TT, uma vez que questões relativas à adesão do paciente não foram consideradas. Aplicou-se modelagem estatística adicional para os dados ponderados. A avaliação definitiva do risco cardiovascular associado à TT deve aguardar os resultados de um grande ensaio randomizado, controlado, em curso.

Doença Arterial Coronária

Tradicionalmente, a DA não é considerada um fator de risco para DAC. Um estudo longitudinal de caso-controle não evidenciou diferença significativa nos níveis de testosterona entre homens de baixo risco que desenvolveram DAC e aqueles que não desenvolveram (Heller et al., 1983). **Um número crescente de evidências sugere uma ligação entre baixos níveis de testosterona endógena e DAC.** Vários estudos demonstraram que os pacientes com DAC diagnosticada por angiografia coronária têm níveis mais baixos de testosterona se comparados com indivíduos do grupo-controle (Chute et al., 1987; Sieminska et al., 2003; Cao et al., 2010). Além da testosterona total, também se observou um nível significativamente mais baixo de testosterona biodisponível em pacientes com DAC comprovada por cateterismo (Rosano et al., 2007).

Além disso, **há relatos de que o grau de DA tem uma relação inversa com a gravidade da DAC.** Evidências epidemiológicas relataram uma diminuição de cinco vezes no risco de DAC aterosclerótica grave entre o quartil inferior e o superior de testosterona total (Chute et al., 1987). Quatro estudos pequenos demonstraram, independentemente, que, nos homens com DAC, níveis mais baixos de testosterona endógena estão associados a DAC mais grave (Phillips et al., 1994; Rosano et al., 2007; Hu et al., 2011; Li et al., 2012). Essa correlação entre baixos níveis de testosterona e gravidade da DAC também foi demonstrada tanto em homens como em mulheres na pós-menopausa com DAC (Phillips et al., 1997; Kaczmarek et al., 2003). Homens com infarto do miocárdio e isquemia foram relatados como tendo nível de testosterona menor e razão estradiol-testosterona aumentada, quando comparados com os controles (Sewdarsen et al., 1986; Lichtenstein et al., 1987).

Vários estudos populacionais examinaram a associação entre a mortalidade secundária à DCV e níveis de testosterona total. Embora alguns pesquisadores tenham encontrado uma mortalidade CV significativamente maior associada a concentrações mais baixas de testosterona, outros não o fizeram (Oskui et al., 2013). Uma metanálise mostrou uma tendência de aumento de mortalidade cardiovascular associada a níveis mais baixos de testosterona total, mas a significância estatística não foi alcançada (Araujo et al., 2011). Uma análise de 2.416 homens suecos demonstrou que os níveis de testosterona total endógena estavam inversamente associados, de forma significativa, ao risco de eventos cardiovasculares adversos (Ohlsson et al., 2011). Os homens no quartil superior de testosterona total mostraram uma melhora significativa na sobrevida livre de eventos para os eventos adversos coronarianos mais graves. Vários estudos também analisaram a associação entre testosterona biodisponível e mortalidade CV e todos indicaram que níveis mais baixos de testosterona biodisponível estão associados a maior mortalidade CV (Laughlin et al., 2008; Malkin et al., 2010; Menke et al., 2010).

Doença Vascular Cerebral

A DA também tem sido implicada no desenvolvimento de doença vascular cerebral. Baixos níveis de testosterona total e de testosterona biodisponível têm sido relatados como preditivos de um aumento na incidência de acidentes vasculares cerebrais ou ataque isquêmico transitório, mesmo após o ajuste dos fatores de risco convencionais para doença vascular cerebral (Yeap et al., 2009). Vários estudos demonstraram que uma baixa concentração de testosterona está associada ao aumento da espessura da camada íntima-média (EIM) carotídea, que serve como uma medida para aterosclerose cerebrovascular (De Pergola et al., 2003; Fukui et al., 2003; van den Beld et al., 2003). Vários estudos de base populacional relataram uma associação inversa entre níveis de testosterona total e EIM da artéria carotídea existente após a exclusão de homens com doença vascular cerebral; essa relação, no entanto, não era independente do IMC (Svartberg et al., 2006; Debing et al., 2008). Da mesma forma, uma análise transversal da coorte de Tromso demonstrou uma associação inversa entre os níveis de testosterona e a área total da placa carótida (Vikan et al., 2009). Em estudos sem associação com testosterona total, baixos níveis de testosterona biodisponível foram associados a EIM da artéria carótida após o ajuste para idade, IMC e fatores conhecidos de risco para doenças vasculares cerebrais (Tsujimura et al., 2012). A associação entre testosterona e doença vascular cerebral parece ser específica do gênero. Não se observou associação entre testosterona livre ou testosterona total e EIM da carótida de mulheres jovens ou de meia-idade (Calderon-Margalit et al., 2010), tampouco com a progressão da EIM da carótida ou com o diâmetro da adventícia em mulheres na perimenopausa (El Khoudary et al., 2012).

Mecanismo Proposto da Ação da Testosterona sobre o Sistema Cardiovascular

Disfunção Endotelial

A disfunção endotelial é o primeiro passo na formação de lesões ateroscleróticas. Demonstrou-se que a testosterona tem um efeito protetor sobre a função endotelial (Fu et al., 2008). A testosterona tem sido inversamente correlacionada à molécula de adesão celular vascular-1, que é produzida por células endoteliais e regulada positivamente quando as células endoteliais sofrem estimulação inflamatória ou maligna. Os pesquisadores relataram que homens hipogonádicos exibem níveis mais baixos de células progenitoras endoteliais, as quais são importantes para a regeneração endotelial, e níveis mais elevados de uma subpopulação de células progenitoras endoteliais osteocalcina-positiva, que estão altamente correlacionadas com a progressão da aterosclerose, em comparação com homens eugonádicos (Foresta et al., 2010). Por fim, demonstrou-se que a testosterona reduz significativamente o estresse do retículo endoplasmático e a geração de superóxido nas células endoteliais da veia umbilical humana, os quais foram implicados na aterosclerose; entretanto, quando combinado com inibidores da aromatase, o efeito protetor da testosterona foi perdido, o que sugere um mecanismo mediado por estradiol (Haas et al., 2012).

Os efeitos antianginosos e anti-isquêmicos da TT são reconhecidos desde o final da década de 1930 (Oskui et al., 2013). A TT em homens com DA que sofrem de DCC provou-se eficaz em aumentar o tempo para a depressão do segmento ST de 1 mm com um teste de esforço (Rosano et al., 1999; English et al., 2000). Embora os efeitos vasodilatadores da testosterona sejam amplamente conhecidos, o mecanismo de ação exato ainda precisa ser elucidado. A testosterona tem sido relatada como indutora do relaxamento independente do endotélio de numerosos leitos vasculares, incluindo artérias mamárias internas e artérias radiais humanas (Yildiz et al., 2005b). Tanto modelos animais *in vivo* quanto modelos *in vitro* forneceram evidências de que a testosterona induz a vasodilatação coronária por modulação da atividade dos canais iônicos. Essa resposta direta de relaxamento à testosterona tem sido atribuída à condutância do canal de potássio não sensível ao trifosfato de adenosina (Yue et al., 1995), do canal de potássio sensível ao trifosfato de adenosina (Seyrek et al., 2007) e à ação de abertura do canal de potássio ativado por cálcio de alta condutância (Yildiz et al., 2005a). Há relatos de que a testosterona também induz a vasodilatação pela redução do influxo de cálcio na musculatura lisa vascular, agindo como um inibidor seletivo e potente dos canais de cálcio do tipo L em níveis fisiológicos e como um inibidor dos canais de tipo testosterona em níveis suprafisiológicos (Scragg et al., 2004).

Por outro lado, outros estudos sugeriram um mecanismo endotélio-dependente por trás do efeito vasodilatador da testosterona (Ong et al., 2000; Kang et al., 2002). Tanto a administração aguda quanto a de longo prazo de testosterona em homens com DCC mostraram aumentar a reatividade fluxo-mediada da artéria braquial, que induz liberação de óxido nítrico por tensão de cisalhamento no endotélio, o que, posteriormente, leva à vasodilatação. Essa relação também foi demonstrada em mulheres no pós-menopausa (Montalcini et al., 2007).

A rigidez da parede arterial é um preditor independente de risco de DCV. Baixos níveis de testosterona têm sido associados à disfunção endotelial (Laurent et al., 2006). Demonstrou-se essa relação inversa usando-se a pressão de pulso e a velocidade da onda de pulso como reflexos da rigidez da parede arterial (Fukui et al., 2007; Corona et al., 2009). Curiosamente, a associação entre testosterona e mortalidade por DCV foi perdida em pacientes do sexo masculino que faziam hemodiálise após o ajuste para velocidade da onda de pulso, sugerindo que a disfunção endotelial pode ser uma possível explicação para a associação inversa da testosterona com DCV (Kyriazis et al., 2011). Contrariamente, a administração em longo prazo (8 semanas) de testosterona aumentou a perfusão miocárdica em artérias coronárias desobstruídas e reduziu os índices de amplificação radial e aórtico, indicando diminuição da rigidez da parede arterial; no entanto, não se observou qualquer efeito sobre a perfusão global ou sobre a função endotelial (Webb et al., 2008).

Inflamação

A aterosclerose é mediada por uma resposta inflamatória contínua, que é induzida por citocinas e outros marcadores inflamatórios. As citocinas causam inflamação local e celular da parede arterial e podem levar a apoptose da musculatura lisa vascular, degradação da capa fibrosa e ruptura da placa, levando, assim, a adesão plaquetária, formação de trombos e, por fim, angina ou infarto do miocárdio (Malkin et al., 2003). Uma elevação em marcadores inflamatórios ou citocinas foi identificada como sendo preditiva dos desfechos em pacientes com DCV (Libby et al., 2002). Em um estudo transversal, marcadores inflamatórios, proteína inflamatória de macrófagos 1-α, 1-β e fator de necrose tumoral-α têm sido negativamente associados aos níveis de testosterona total em homens jovens e saudáveis, sugerindo um estado inflamatório de baixo grau (Bobjer et al., 2013).

Há relatos de que a TT suprime a expressão da proteína C-reativa de alta sensibilidade e de IL-6 em pacientes submetidos a implantação de *stent* coronário, o que leva à hipótese de que a propriedade anti-inflamatória da testosterona teria o potencial de atenuar eventos CV graves (Guler et al., 2006). Em um estudo cruzado, randomizado e controlado por placebo de homens com DA, a TT reduziu os níveis de fator de necrose tumoral-α e de IL-1 β de citocinas pró-inflamatórias enquanto suprimiu os níveis de citocina IL-10 (Malkin et al., 2004). No entanto, a relação inversa entre citocinas e testosterona não foi identificada em homens com DA com insuficiência cardíaca congestiva e em homens diabéticos em comparação com os controles eugonádicos (Pugh et al., 2005; Hernandez-Mijares et al., 2010).

Coagulação

O efeito da testosterona sobre os fatores de coagulação, incluindo fibrinogênio e inibidor do ativador do plasminogênio-1 (PAI-1), foi estudado anteriormente. O fibrinogênio é um conhecido fator de risco para DCV, bem como um biomarcador inflamatório (Danesh et al., 2005); ele aumenta o risco de DCV através dos seus efeitos sobre aterogênese, trombogênese e isquemia pelo mecanismo de aumento da viscosidade do plasma e do sangue (Kaptoge et al., 2007). Mostrou-se que os níveis de testosterona endógena estavam negativamente correlacionados ao fibrinogênio (Phillips et al., 1994). Em um estudo comparando pacientes com câncer de próstata que recebiam TBA com controles saudáveis, os pacientes em TBA apresentaram níveis elevados de fibrinogênio (Ziaran et al., 2013). Além do fibrinogênio, o PAI-1, outro fator de risco para a doença isquêmica do coração, também foi negativamente correlacionado com os níveis de testosterona endógena (Yang et al., 1993; Phillips et al., 1994).

Por outro lado, um ensaio duplo-cego, randomizado e controlado por placebo de suplementação de testosterona em homens com angina crônica estável não demonstrou qualquer mudança no fibrinogênio ou PAI-1, sugerindo que a suplementação de testosterona não afeta o *status* da coagulação sanguínea (Smith et al., 2005). Além disso, um estudo comparando homens química ou cirurgicamente castrados com controles eugonádicos mostrou que os homens castrados tinham menos receptores de tromboxano A2 (TXA2) plaquetário, sugerindo que a inibição da produção de testosterona pode atenuar as respostas de agregação plaquetária (Ajayi e Halushka, 2005).

PONTOS-CHAVE: DOENÇA CARDIOVASCULAR E TESTOSTERONA

- Cada vez mais atenção tem sido dedicada à interação entre testosterona e vários aspectos da saúde CV. A literatura existente sugere que níveis mais baixos de testosterona endógena estão associados a taxas mais elevadas de mortalidade CV e por todas as causas.
- Demonstrou-se correlação negativa entre testosterona endógena e gravidade da DCC, insuficiência cardíaca congestiva e IMT da vasculatura (Oskui et al., 2013).
- Níveis normais de testosterona desempenham um papel importante na manutenção da saúde CV.
- A TT exógena em homens com DA melhora a isquemia do miocárdio, a capacidade de exercício e os fatores de risco CV.
- As diretrizes atualmente disponíveis não recomendam solicitar triagem para DA a pacientes com doença cardíaca, nem recomendam suplementar a TT para melhorar os resultados.
- Os resultados do ensaio *Results from the Effects of Testosterone Replacement on Atherosclerosis Progressions in Older Men with Low Testosterone Levels* (Efeitos da Reposição de Testosterona nas Progressões da Aterosclerose em Homens mais Velhos com Baixos Níveis de Testosterona) têm o potencial de esclarecer quaisquer consequências adversas em longo prazo e o papel da testosterona exógena na sobrevida de pacientes com doença cardíaca.

SÍNDROME METABÓLICA E DOENÇAS UROLÓGICAS

Introdução

A síndrome metabólica (SM) é uma constelação de fatores clínicos — incluindo obesidade, resistência à insulina, hipertensão (HTN) e concentrações anormais de lipídios séricos — associada a um aumento do risco de DCV incidente e diabetes melito (DM). Outros termos aplicados a esse conjunto incluem síndrome de dislipidemia por obesidade, síndrome X e quarteto mortal. A prevalência e a incidência global da SM têm aumentado substancialmente desde meados dos anos 2000, particularmente em países desenvolvidos.

Estudos epidemiológicos mostraram fortes associações entre a SM e seus componentes individuais com o aumento dos riscos de desenvolvimento de uma série de doenças urológicas benignas e malignas. Essas observações mostram novas vias na etiologia das doenças urológicas, ressaltam as ligações entre condições urológicas e a saúde geral e sugerem novas intervenções para a sua prevenção e o seu tratamento.

Esses dados também promoveram a ideia de "saúde do homem", que, em termos gerais, representa a integração entre os cuidados urológicos do homem e a prevenção e o tratamento de doenças cardiovasculares sistêmicas. No entanto, o conceito de saúde masculina é um paradigma em evolução, sem parâmetros clínicos claramente definidos. Na falta de dados consistentes provenientes de ensaios clínicos randomizados e de diretrizes baseadas em evidências, existem atualmente poucos, se houver, papéis claramente definidos para a avaliação ou o tratamento da SM na gestão prática de pacientes urológicos.

Definição e Epidemiologia

Existe divergência a respeito dos critérios diagnósticos exatos da SM. Pelo menos cinco organizações diferentes já emitiram definições e todas contêm os mesmos cinco componentes básicos (Tabela 23-5).

O *National Cholesterol Education Program* (Adult Treatment Panel [ATP] III) emitiu diretrizes em 2001, as quais o American Heart Association/National Heart, Lung and Blood Institute atualizou em 2005. Essa declaração, uma das mais comumente usadas, **atualmente define a SM como uma condição em que, pelo menos, três dos seguintes fatores estão presentes**:
- *Obesidade abdominal*
  Definida como uma circunferência da cintura maior do que ou igual a 88 cm em mulheres e maior do que ou igual a 102 cm em homens
- *Glicemia elevada*
  Glicose plasmática no jejum igual ou superior a 100 mg/dL ou tratamento medicamentoso para glicemia elevada
- *Pressão arterial elevada*
  Pressão sanguínea igual ou superior a 130/85 mmHg ou tratamento medicamentoso para pressão arterial elevada

PARTE V Função Reprodutiva e Sexual

TABELA 23-5 Definições de Síndrome Metabólica

	OMS (1998)	EGIR (1999)	AACE (2003)	IDF (2005)	NCEP ATP III (REVISÃO DE 2005)
Componente requerido	RI (IGT, IFG, DMT2 ou evidência adicional de RI)	Hiperinsulinemia* (insulina plasmática > 75° Percentil)	RI (IFG ou IGT)	OC (CC)†	Nenhum
Critérios	Componente requerido e ≥ 2/5 abaixo	Componente requerido e ≥ 2/4 abaixo	Componente requerido e qualquer um abaixo, com base no discernimento clínico	Componente requerido e ≥ 2/4 abaixo	≥ 3/5 abaixo
Obesidade	RCQ > 0,9 (M), > 0,85 (F) ou IMC > 30 kg/m²	CC ≥ 94 cm (M), ≥ 80 cm (F)	IMC ≥ 25 kg/m²	–	CC > 102 cm (M), > 88 cm (F)
Hiperglicemia (mg/dL)	+	+	+	Glicemia em jejum ≥ 100	Glicemia em jejum ≥ 100 ou Rx
Dislipidemia (mg/dL)	TG ≥ 150 ou HDL-C < 35 (M), < 39 (F)	TG ≥ 150 ou HDL-C < 39	TG ≥ 150 e HDL-C < 40 (M), < 50 (F)	TG ≥ 150 ou Rx HDL < 40 (M), < 50 (F), ou Rx	TG ≥ 150 ou Rx HDL < 40 (M), 50 (F), ou Rx
Hipertensão (mmHg)	> 140/90	> 140/90 ou Rx	> 130/85	> 130 (S), > 85 (D) ou Rx	> 130 (S), > 85 (D) ou Rx
Outros critérios	Microalbuminúria‡	–	Outras características de RI§	–	–

+, Critérios satisfeitos com componente requerido; AACE, American Association of Clinical Endocrinologists; CC, circunferência da cintura; D, diastólica; DMT2, diabetes melito tipo 2; EGIR, European Group for the Study of Insulin Resistance; F, sexo feminino; HDL, lipoproteína de alta densidade; IDF, International Diabetes Foundation; IFG, glicemia de jejum alterada; IGT, tolerância a glicose enfraquecida; IMC, índice de massa corporal; RI, resistência à insulina; M, sexo masculino; NCEP ATP III, National Cholesterol Education Program Adult Treatment Panel III; OC, obesidade central; OMS, Organização Mundial da Saúde; RCQ, relação cintura-quadril; Rx, intervenção farmacológica para esse critério; S, sistólica; TG, triglicerídeos.
*Em pacientes sem DMT2.
†Valores dependem população.
‡Excreção urinária de albumina de 20 μg/min ou relação albumina-creatinina superior ou igual a 30 mg/g.
§Isso inclui história familiar de DMT2, síndrome do ovário policístico, sedentarismo, idade avançada e grupos étnicos suscetíveis a DMT2.

- *Triglicerídeos elevados*
  Triglicerídeos séricos iguais ou superiores a 150 mg/dL ou tratamento medicamentoso para triglicerídeos elevados
- *Colesterol HDL diminuído*
  Colesterol HDL sérico inferior a 50 mg/dL em mulheres e inferior a 40 mg/dL em homens ou tratamento medicamentoso para colesterol HDL diminuído

Epidemiologia da Síndrome Metabólica

A SM é comum e há evidências de que a sua prevalência esteja aumentando substancialmente. Entre os 8.814 adultos norte-americanos que participaram do terceiro *National Health and Nutrition Examination Survey* (NHANES III, 1988-1994), a prevalência geral da SM conforme definida pelos critérios da ATP III de 2001 foi de 22%. A prevalência aumentou progressivamente com a idade; norte-americanos de origem mexicana tiveram a mais alta prevalência ajustada por idade (31,9%). A prevalência ajustada por idade para os homens (24,0%) foi semelhante à das mulheres (23,4%) (Ford et al., 2002). Uma análise atualizada entre 1.677 participantes da NHANES de 1999 a 2000 demonstrou que a prevalência global aumentou para 26,7% ($P = 0,043$), uma tendência impulsionada principalmente por um aumento de 23,5% na prevalência entre as mulheres (Ford et al., 2004).

Da mesma forma, entre 3.323 participantes adultos do *Framingham Heart Study*, a prevalência na linha de base da SM, tal como definida pelos critérios da ATP III revisados em 2005, foi de 26,8% nos homens e de 16,6% nas mulheres. Após 8 anos de seguimento, houve um aumento ajustado por idade de 56% na prevalência entre os homens e um aumento de 47% entre as mulheres (Wilson et al., 2005).

Síndrome Metabólica e Urologia Clínica

Embora um conjunto recente de conhecimento conecte a SM ao desenvolvimento de doenças urológicas e a familiaridade com esses conceitos seja importante, as aplicações práticas desses dados à prática urológica atualmente são limitadas. Pelo menos duas questões clínicas continuam sem solução no que diz respeito à síndrome metabólica e ao tratamento do paciente urológico.

Em primeiro lugar, como o tratamento das condições relacionadas à SM depende, principalmente, de cardiologistas, endocrinologistas e médicos da atenção básica, a forma como os urologistas deveriam abordar as doenças urológicas no contexto da SM ainda não está clara. Ligações fisiopatológicas entre a SM e doenças urológicas, bem como um pequeno número de ensaios clínicos, sugerem que o tratamento de manifestações sistêmicas da SM mitigará seus efeitos sobre as condições urológicas. Contudo, perda de peso, controle lipídico e outras intervenções médicas normalmente não se encaixam no campo de atuação da prática urológica; sem mudanças substanciais nos atuais paradigmas de cuidados, é improvável que os urologistas supervisionem essas terapias de forma independente de outros prestadores de cuidados de saúde.

Em segundo lugar, como DE e STUI do homem são potenciais marcadores para DCV oculta (Thompson et al., 2005), alguns pesquisadores propuseram que os urologistas realizassem triagens, de forma rotineira, para DCV. Essa, também, é uma iniciativa que os urologistas normalmente não adotam. Além disso, a triagem para DCV é uma disciplina em que a maioria dos urologistas geralmente carece de treinamento formal e está, portanto, repleta de questões práticas, médicas e médico-legais ainda sem resposta.

Síndrome Metabólica, Aumento Benigno da Próstata e Sintomas do Trato Urinário Inferior Masculino

A SM e seus componentes individuais têm sido associados ao aumento dos riscos de aumento benigno da próstata (ABP) (anteriormente conhecido como hiperplasia benigna da próstata [HBP]) e STUI masculino. As definições de ABP na literatura são heterogêneas e incluem aumento da próstata determinado por radiografia, diminuição das taxas de fluxo urinário, história de cirurgia de próstata não relacionada a câncer, diagnóstico médico e sintomas urinários.

A STUI descreve um fenótipo distinto de um grupo de distúrbios que afetam a próstata e a bexiga e que compartilham uma manifestação clínica comum. No seu relatório com base em evidências, a International Consultation on Urological Diseases (2012) usou o termo "STUI" para classificar o diagnóstico, tratamento e estudo dessas condições. STUI tornou-se também o termo preferido para o estudo de sintomas urinários nas populações. A maioria dos estudos utiliza o IPSS ou o *American Urological Association Symptom Index* (AUASI) para quantificar a gravidade dos sintomas; estudos mais antigos se concentravam em sintomas específicos, incluindo noctúria e frequência.

Síndrome Metabólica e Doença Cardiovascular

Uma metanálise e uma revisão sistemática de oito estudos envolvendo mais de 5.400 homens observaram significativas associações diretas entre um diagnóstico de SM e um volume aumentado da próstata (Gacci et al., 2015).

Outros estudos mostraram que os homens com doença cardíaca ou que estão recebendo tratamento para doença cardíaca (e, portanto, têm uma alta probabilidade de ter pelo menos um componente de SM) apresentam riscos significativamente aumentados de ABP e STUI com diagnóstico médico (De Nunzio et al., 2012).

Correlação entre Síndrome Metabólica e Doenças Prostáticas

Obesidade

O aumento da adiposidade está associado ao aumento do volume da próstata determinado por ultrassom e RM, conforme medido por peso corporal, IMC e circunferência da cintura. No estudo de coorte *Baltimore Longitudinal Study of Aging* (BLSA), cada aumento de 1 kg/m^2 no IMC correspondeu a um aumento de 0,41 mL no volume da próstata e participantes obesos (IMC ≥ 35 kg/m^2) tinham um risco 3,5 vezes maior de aumento da próstata em comparação com os participantes não obesos (IMC <25 kg/m^2) (P tendência = 0,06) (Parsons et al., 2006; Raheem e Parsons, 2014).

A obesidade tem sido associada ao aumento dos riscos de ABP e STUI sintomáticos em várias populações diferentes, incluindo o *U.S. Health Professionals Follow-up Study* (n = 26.000), um grupo de estudo na China (n = 500), uma análise prospectiva de 7 anos do *U.S. Prostate Cancer Prevention Trial* (PCPT) (n = 4.770), NHANES III (n = 2.800), o segundo *Nord-Trøndelag Health Study* (HUNT-2) (n = 21.700) e o *Prostate Study Group* da Austrian Society of Urology (n = 1500). Outros estudos demonstraram que a obesidade aumenta os riscos da cirurgia para ABP, iniciação da terapia medicamentosa para ABP e STUI (Raheem e Parsons, 2014).

A obesidade também atenua a eficácia dos inibidores de 5α-redutase (5ARI) finasterida e dutasterida, o que diminui as concentrações séricas de DHT, previne a progressão clínica de ABP e STUI e previne a ABP sintomática. Uma análise do PCPT mostrou que a obesidade diminui a eficácia da finasterida para a prevenção de ABP sintomática. Da mesma forma, uma análise secundária do ensaio *Reduction by Dutasteride of Prostate Cancer Events* (REDUCE) concluiu que a obesidade intensificava o crescimento do volume da próstata e reduzia a magnitude da redução do volume da próstata pela dutasterida. Essas observações provavelmente realçam um equilíbrio entre a redução do volume da próstata promovida pelos 5ARI e o aumento do volume da próstata estimulado pela obesidade (Parsons, 2010, 2011; Raheem e Parsons, 2014).

Diabetes e Perturbações na Homeostase da Glicose

Concentrações séricas mais elevadas do fator de crescimento semelhante à insulina-1 e da proteína de ligação do fator de crescimento semelhante à insulina-3 foram consistentemente associadas a riscos aumentados de diagnóstico de ABP e cirurgia para ABP. **DM, aumento da insulina sérica e glicose plasmática em jejum elevada foram associados a aumento do volume da próstata e aumento da próstata, diagnóstico clínico de ABP, cirurgia para ABP e STUI em muitas coortes diferentes, envolvendo, cumulativamente, dezenas de milhares de homens** (Sarma et al., 2009; Parsons, 2010, 2011; Raheem e Parsons, 2014).

Diabetes e Perturbações na Homeostase da Glicose: O Estudo da Epidemiologia das Intervenções e Complicações do Diabetes

O estudo de seguimento *Epidemiology of Diabetes Interventions and Complications* (UroEDIC) do Diabetes Control e Complications Trial (DCCT) foi uma análise *post hoc* de 591 homens inscritos em um ensaio clínico randomizado que comparava controle glicêmico convencional com controle intensivo para DM tipo 1 (Van Den Eeden et al., 2009). O objetivo foi determinar se o controle glicêmico intensivo reduz a gravidade dos STUI em homens com DM tipo 1. O tratamento intensivo consistia em insulina administrada três ou mais vezes diariamente por injeção ou por bomba de infusão, associada a um rigoroso monitoramento da glicemia. Não foram observadas associações entre STUI, conforme medido pelo AUASI, e controle glicêmico intensivo. No entanto, como esses homens eram mais jovens (idade média de 45 anos) e tinham DM tipo 1, não tipo 2, esses dados podem não se aplicar à população mais ampla de homens mais velhos, diabéticos e com STUI.

Pressão Arterial Elevada

As associações entre HTN e ABP e STUI permanecem obscuras. Houve pelo menos seis estudos entre homens com HTN, três dos quais observaram um aumento do risco de STUI, um que observou um aumento do risco de cirurgia para ABP e dois que não observaram risco algum.

Triglicerídeos Elevados e Lipoproteína de Alta Densidade Diminuída

Os estudos de ABP e STUI com triglicerídeos séricos e HDL também são conflitantes. Houve pelo menos seis estudos, incluindo três que mostraram associações positivas e três que mostraram associações nulas (Hammarsten et al., 1998; Zucchetto et al., 2005; Gupta et al., 2006; Lekili et al., 2006; Nandeesha et al., 2006; Parsons et al., 2008; Parsons, 2011).

Síndrome Metabólica e Incontinência Urinária

A SM e alguns de seus elementos, principalmente a obesidade, estavam ligados a um maior risco de incontinência urinária em mulheres.

Síndrome Metabólica

Um estudo de 400 mulheres na Turquia observou um risco aumentado, ainda que não ajustado, de incontinência urinária de esforço (IUE) naquelas com SM, em comparação com aquelas sem SM, tanto nos grupos pré- quanto nos pós-menopausa (P = 0,001 e P <0,001, respectivamente) (Octuntemur et al., 2014).

Obesidade

Vários estudos têm observado fortes associações entre obesidade e incontinência urinária em mulheres em diferentes populações. Em uma análise transversal com mulheres taiwanesas, aquelas que eram obesas (IMC> 27 kg/m^2) tinham um risco ajustado três vezes maior (*odds ratio* [OR] 3,38, IC de 95% 1,94-6,98, P <0,001) de incontinência (esforço, urgência ou mista) em comparação com aquelas com peso normal (IMC ≤ 24 kg/m^2) (Tsai e Liu, 2009).

Em um estudo com mais de 19.000 mulheres chinesas, a circunferência da cintura maior ou igual a 80 cm foi associada a um aumento do risco ajustado de IUE (OR 1,38, IC de 95% 1,25-1,52) (Zhu et al., 2009); em outro estudo dos mesmos pesquisadores que mediu o IMC, as mulheres com sobrepeso (OR 1,31, IC de 95% 1,12-1,55) e obesas (OR 1,44, IC de 95% 1,21 a 1,72) estavam mais propensas a relatar IUE (Zhu et al., 2008).

Em um ensaio clínico randomizado de mulheres com DM tipo 2 — o estudo *Action for Health in Diabetes* (Look AHEAD) — mulheres obesas (IMC> 35 kg/m^2) estavam mais propensas a sofrer de IUE e incontinência geral (Phelan et al., 2009). Em um estudo clínico randomizado de reposição hormonal em mulheres na pós-menopausa — o *Heart and Estrogen/progestin Replacement Study* (HERS) — o IMC e a razão cintura-quadril estavam individualmente associados de forma direta ao risco de IUE; o IMC também foi associado à incontinência mista (Brown et al., 1999).

Em uma pesquisa com 6.000 mulheres que vivem na região do noroeste do Pacífico dos Estados Unidos, um IMC maior ou igual a 30 kg/m^2 estava associado a um risco aumentado de incontinência urinária autorrelatada (OR 2,39, IC de 95% 1,99-2,87) (Melville et al., 2005). Por fim, em uma análise transversal de cerca de 4.000 mulheres no sul da Califórnia, a obesidade estava associada à IUE tanto em participantes não diabéticas (OR 2,62, IC de 95% 2,09-3,30) quanto em diabéticas (OR 3,67, IC de 95% 2,48-5,43) (Lawrence et al., 2007).

Obesidade: Perda de Peso e Incontinência Urinária

A IUE nas mulheres é uma das poucas condições urológicas para as quais um nível de evidência I favorece uma intervenção que, ao focar em uma característica da SM, melhora a condição urológica. O ensaio *Program to Reduce Incontinence by Diet and Exercise* (PRIDE) randomizou mulheres com sobrepeso ou obesas que tiveram 10 ou mais episódios de incontinência por semana para uma intervenção comportamental intensiva de 6 meses para perda de peso ou para um programa educacional estruturado. As mulheres do grupo de intervenção comportamental perderam mais peso e apresentaram melhoras significativas na IUE (mas não na incontinência de urgência) em comparação com aquelas no grupo do programa educacional (Subak et al., 2009). Duas revisões sistemáticas também concluíram que a perda de peso melhora a IUE em mulheres (Hunskaar, 2008; Imamura et al., 2010).

Com base nesses dados, a European Association of Urology Guidelines on Urinary Incontinence de 2012 classificou como Grau A a evidência que corroborava a perda de peso como uma eficaz intervenção no estilo de vida para incontinência e as recomendações também incentivavam as "mulheres obesas que sofrem de qualquer tipo de incontinência urinária a perderem peso (> 5%)" (http://www.uroweb.org/gls/pdf/18_Urinary_Incontinence_LR.pdf). O grau com que urologistas e outros profissionais de saúde têm adotado essa recomendação e utilizado, de forma rotineira, a perda de peso como uma intervenção de primeira linha para a incontinência em mulheres obesas, é desconhecido. As diretrizes da American Urological Association ainda não abordaram o tema das intervenções no estilo de vida e incontinência urinária (www.auanet.org).

Diabetes e Perturbações na Homeostase da Glicose

No estudo realizado no sul da Califórnia, as mulheres não obesas com DM tipo 2 tinham 80% mais probabilidade de relatar IUE (OR 1,81, IC de 95% 1,09 a 3,00) (Lawrence et al., 2007). No HERS, a DM estava associada a um aumento de 49% do risco de incontinência de urgência (OR 1,49, IC de 95% 1,11-2,00) e a um aumento de 32% do risco de incontinência mista (OR 1,04, IC de 95% 1,11-2,00) (Brown et al., 1999).

Síndrome Metabólica e Cálculos Urinários

A SM tem sido associada a um risco aumentado de litíase urinária. Entre os supostos fatores causais estão diminuição do pH da urina, hipercalciúria, hiperuricosúria e hiperoxalúria (Gorbachinsky et al., 2010).

Síndrome Metabólica

Estudos demonstraram associações consistentes entre SM e um aumento na prevalência de cálculos urinários em populações dos Estados Unidos, da Europa e do Sudeste Asiático. No NHANES dos Estados Unidos, a prevalência de uma história autorrelatada de pedras nos rins em uma coorte analítica de 14.870 homens e mulheres se elevou substancialmente com a presença de um número maior de elementos de SM, com uma prevalência de 3%, 7,5% e 9,8% nos participantes com 0, 3 e 5 componentes, respectivamente. O ajuste multivariado mostrou, ainda, que a presença de dois ou mais componentes aumentou significativamente a probabilidade de pedras nos rins e que a presença de quatro ou mais componentes aumentou a probabilidade em duas vezes, aproximadamente (West et al., 2008).

Em um estudo de uma população coreana triada (n = 34.895), aqueles que sofriam de SM mostraram um aumento de 25% nas *odds* com ajuste multivariado (OR 1,25, IC de 95% 1,03-1,50) na prevalência de pedras nos rins detectadas com tomografia computadorizada ou ultrassom.

Por fim, em um estudo italiano (n = 2.132) com pacientes hospitalizados, a SM foi associada a um risco ajustado dobrado na prevalência de pedras nos rins detectadas por ultrassom (OR 2,62, IC de 95% 1,50 a 4,64) (Rendina et al., 2009).

Obesidade

O aumento da circunferência abdominal e do IMC foi independentemente associado a um risco aumentado de pedras urinárias. Em uma análise que combinou *U.S. Health Professionals Follow-up Study* (n = 45.988 homens), o *Nurses' Health Study* I (n = 93.758) e o *Nurses' Health Study* II (n = 101.877), os participantes do sexo masculino com um IMC igual ou superior a 30 kg/m^2 mostraram um aumento de 33% do risco de doença litiásica incidente em comparação com aqueles com um IMC de 21 kg/m^2 a 22,9 kg/m^2 (risco relativo [RR] 1,33, IC de 95% 1,08-1,63, P <0,001 para tendência). Para as mesmas categorias de IMC em mulheres mais velhas e mais jovens, o aumento do risco foi de 90% (RR 1,90, IC de 95% 1,61 a 2,25; P < 0,001 para tendência) e mais que o dobro (RR 2,09, IC de 95% 1,77-2,48; P < 0,001 para tendência), respectivamente. A circunferência da cintura também foi positivamente associada a um risco aumentado de pedras em homens (P = 0,002 para tendência) e mulheres (P <0,001) (Taylor et al., 2005b).

Em um estudo de 95.598 pacientes em um banco de dados administrativo da rede de saúde dos Estados Unidos, a obesidade estava associada a um aumento significativo do risco de diagnóstico de pedra nos rins em todas as estratificações, comparando pacientes obesos e não obesos. As probabilidades geralmente aumentavam com o aumento do IMC. Em comparação com homens com IMC inferior a 20, aqueles com um IMC de 45,0-49,9 tinham um risco mais que triplicado de diagnóstico de pedras (OR 3,18, IC de 95% 1,61-6,29; P < 0,0009) (Semins et al., 2010).

No estudo coreano citado anteriormente, a probabilidade ajustada para pedras nos rins aumentou com os quintis crescentes da circunferência da cintura (P < 0,001).

Diabetes e Perturbações na Homeostase da Glicose

Em outra análise que combinou mais de 200.000 participantes do *Health Professionals Follow-up Study* e do *Nurses' Health Study* I e II, a DM estava associada a um aumento da prevalência ajustada de doença litiásica em todos os grupos, com aumento de 38% dos riscos (RR 1,38, IC de 95% 1,06-1,79) em mulheres mais velhas, 67% (RR 1,67, IC de 95% 1,28-2,20) em mulheres mais jovens e 31% (RR 1,31, IC de 95% 1,11-1,54) em homens.

Da mesma forma, em uma análise prospectiva das mesmas coortes, a incidência ajustada de pedras foi mais alta nas participantes do sexo feminino com DM em comparação com as que não tinham DM: um aumento do risco de 29% (1,29, IC de 95% 1,05-1,58) e um de 60% (1,60, IC de 95% 1,16-2,21) em mulheres mais velhas e em mais jovens, respectivamente. Embora não tenha havido associação entre DM e risco de doença litiásica renal incidente nos homens (RR 0,81, IC de 95% 0,59-1,09), os homens com pedras nos rins no início do estudo tinham 49% mais chance de desenvolver DM incidente (RR 1,49, IC de 95% 1,29-1,72) do que aqueles sem pedras nos rins, tais como as mulheres mais velhas (1,33, IC de 95% de 1,18-1,50) e mais novas (1,48, IC de 95% 1,14 a 1,91), respectivamente.

Esses pesquisadores especularam que a associação entre doença litiásica e DM incidente estava potencialmente ligada a resistência subclínica à insulina (Taylor et al., 2005a).

Pressão Arterial Elevada

No estudo coreano, os participantes com HTN apresentaram um risco ajustado aumentado de 47% de pedras nos rins (1,47, IC de 95% 1,25-1,71) em comparação com os participantes sem HTN e as probabilidades com ajuste multivariado para pedras nos rins aumentaram com os quintis crescentes de pressão sanguínea (P < 0,001).

Em um estudo com operários italianos do sexo masculino, aqueles com HTN mostraram um risco aumentado não ajustado de uma história de pedras nos rins em comparação com aqueles sem HTN (OR

2,11, IC de 95% 1,17-3,81), que foi ainda maior em homens com HTN tratada (OR 3,16, IC de 95% 1,75-5,71). Homens com HTN tratada também tiveram um risco de pedras nos rins ajustado por idade, embora ligeiramente atenuado (OR 2,63, IC de 95% 2,23-3,10) (Cappuccio et al., 1990).

Em um estudo prospectivo com a mesma população acompanhada por 8 anos, aqueles com HTN na linha de base tinham aproximadamente duas vezes mais probabilidade de desenvolver pedras nos rins (Cappuccio et al., 1999).

Outros estudos têm mostrado que a nefrolitíase é um fator de risco para o desenvolvimento de HTN, o que sugere que essas associações são bidirecionais (Madore et al., 1998a, 1998b).

Síndrome Metabólica e Disfunção Erétil

A presença de SM, de cada um dos cinco elementos individuais da SM e de DCV aumenta substancialmente o risco de DE. Várias etiologias diferentes estão possivelmente envolvidas, incluindo (mas não necessariamente limitadas às) as seguintes: inibição das vias de sintase do óxido nítrico; hipogonadismo associado à SM; vasculopatia mediada por aterosclerose; interrupção das vias de sinalização autonômicas; e promoção de fibrose dos corpos cavernosos (Gorbachinsky et al., 2010).

Síndrome Metabólica e Doença Cardiovascular

Vários estudos em todo o mundo incluíram observações mostrando um aumento significativo da prevalência de DE entre homens com um diagnóstico de SM, incluindo um projeto de triagem alemão com 2.371 homens ($P = 0,01$), uma análise de caso-controle com homens italianos ($P = 0,03$), uma coorte de 393 homens turcos ($P <0,001$), uma coorte separada de 268 homens turcos ($P <0,001$) e uma população primária baseada em casos de 3.921 homens canadenses (Esposito et al., 2005; Grover et al., 2006; Bal et al., 2007; Heidler et al., 2007).

Além disso, a DE parece ser um fator de risco independente para DCV incidente. Em um estudo de mais de 8.063 homens com idade igual ou superior a 55 anos que foram randomizados para o grupo de placebo do PCPT, aqueles com DE incidente tiveram um aumento de 25% no risco ajustado de DCV incidente (definida como infarto do miocárdio ou tratamento cirúrgico de doença arterial coronariana, angina, acidente vascular cerebral, ataque isquêmico transitório, insuficiência cardíaca congestiva ou arritmia cardíaca não fatal que requer tratamento) em comparação com aqueles sem DE (*hazard ratio* [HR] 1,25, IC de 95% 1,02-1,53). Homens com DE incidente ou prevalente exibiram um aumento de 45% do risco ajustado (HR 1,45, IC de 95% 1,25-1,69). As magnitudes desses riscos foram semelhantes às observadas para tabagismo presente ou uma história familiar de infarto do miocárdio (Thompson et al., 2005).

Conclusões semelhantes foram relatadas em outros estudos (Montorsi et al., 2006; Inman et al., 2009). A DE também tem sido associada a aterosclerose subclínica (Chiurlia et al., 2005), disfunção endotelial (Yavuzgil et al., 2005) e vasodilatação da artéria braquial reduzida (Kaiser et al., 2004).

No entanto, embora esses dados impliquem a DE como um fator de risco independente para doenças cardiovasculares clinicamente significativas, a validade do uso rotineiro da DE para a triagem ainda não foi definida (Alhathal e Carrier, 2011; Ewane et al., 2012) e ainda não existem diretrizes formais.

Obesidade

A obesidade, incluindo a obesidade central, conforme medida pela circunferência da cintura, foi um dos primeiros fatores de risco modificáveis ligados à DE (Derby et al., 2000; Feldman et al., 2000; Bacon et al., 2003; Fung et al., 2004; Carvalho et al., 2013).

Obesidade: Perda de Peso, Exercício e Disfunção Erétil

Assim como na IUE em mulheres obesas, o nível 1 de evidência indica que uma intervenção no estilo de vida visando à perda de peso melhora a função erétil em homens obesos. Em um ensaio clínico randomizado italiano, 110 homens obesos (IMC $\geq$ 30 kg/m^2) com idade entre 35 e 55 anos com DE determinada pelo escore IIEF e sem DM, HTN ou hiperlipidemia foram randomizados para uma intervenção intensiva de perda de peso por redução calórica e exercício físico ou para um estado de controle que forneceu informações gerais sobre escolhas alimentares saudáveis e exercícios. Após 2 anos, os homens do grupo de intervenção tinham perdido mais peso, estavam mais ativos fisicamente e relataram aumentos significativamente maiores no escore de IIEF do que os do grupo-controle. Além disso, em análises multivariadas, mudanças no IMC ($P = 0,02$) e na atividade física ($P = 0,02$) estavam independentemente associadas a mudanças no escore de IIEF (Esposito et al., 2004).

Não está claro até que ponto esses dados se aplicam no manejo clínico da DE. As Guidelines for the Management of Erectile Dysfunctionda American Urological Association não abordam formalmente o uso da perda de peso ou de outras intervenções no estilo de vida no tratamento da DE (www.auanet.org).

Diabetes e Perturbações na Homeostase da Glicose

Embora o diabetes seja um fator de risco bem estabelecido para DE (Feldman et al., 1994, 2000; Maiorino et al., 2014), dados também mostram conexões entre DE e estados pré-diabéticos característicos da SM. Em uma coorte de homens argentinos, a DE estava associada a um risco aumentado de resistência à insulina, definida como um modelo de avaliação da homeostase igual ou superior a 3 ($P = 0,04$) (Knoblovits et al., 2010). Da mesma forma, em uma coorte de pacientes chineses, a DE também estava associada a resistência à insulina, definida como índice de verificação quantitativo de sensibilidade à insulina menor do que ou igual a 0,357 (Chen et al., 2013).

Pressão Arterial Elevada

Homens com HTN são mais propensos a sofrer com DE do que aqueles sem HTN (Feldman et al, 1994; Saigal et al., 2006).

Síndrome Metabólica e Infertilidade Masculina

A SM e seus componentes estão associados a um risco aumentado de infertilidade. Vários fatores podem contribuir de forma potencial para a infertilidade masculina no contexto da SM e de seus componentes, incluindo associações entre obesidade e danos ao DNA espermático, baixo volume ejaculado e diminuição em motilidade, volume e contagem espermáticos; associações entre DM tipo 2 e menor mobilidade espermática, volume de sêmen e disfunção ejaculatória; e associações entre SM e hipogonadismo (Fig. 23-3) (Gorbachinsky et al., 2010).

Obesidade

Uma revisão e metanálise sistemáticas do IMC e da contagem de esperma, que incluiu 21 estudos e 13.077 homens, relatou a conclusão de que, em comparação com homens de peso normal, os homens com sobrepeso (OR 1,28, IC de 95% 1,06 a 1,55) e obesos (OR 2,04, IC de 95% 1,59 a 2,62) estavam mais propensos a ter oligozoospermia ou azoospermia (Sermondade et al., 2013).

Em um estudo norueguês com 26.303 gestações planejadas, homens com sobrepeso (IMC de 25 a 29,9 kg/m^2) e obesos (IMC de 30 a 34,9 kg/m^2) tinham 20% (OR 1,20, IC de 95% 1,04-1,38) e 36% (OR 1,36, IC de 95% 1,13-1,63) mais probabilidade, respectivamente, de relatar infertilidade, definida como uma necessidade de até 12 meses para atingir a gravidez ou uma necessidade de tratamento para infertilidade (Nguyen et al., 2007).

De forma semelhante, em um estudo prospectivo japonês de 74 homens saudáveis, aqueles com IMC mais alto tinham 20% menos propensão (HR 0,80, IC de 95% 0,67 a 0,95) de gerar uma criança durante um período médio de seguimento de 20 meses (Ohwaki et al., 2009).

Por fim, entre uma amostra analítica de 1.329 homens inscritos no *Agricultural Health Study* dos Estados Unidos, um aumento de três unidades no IMC estava associado a um aumento de risco ajustado de 12% (OR 1,12, IC de 95% 1,01 a 1,25) de infertilidade, definida como incapacidade de conceber após 12 meses ou mais de relações sexuais sem proteção, independentemente da ocorrência ou não de uma gestação após esse período (Sallmén et al., 2006).

Diabetes e Perturbações na Homeostase da Glicose

Em um estudo transversal de 857 homens no Qatar, aqueles com DM tipo 2 estavam mais propensos a serem diagnosticados com infertilida-

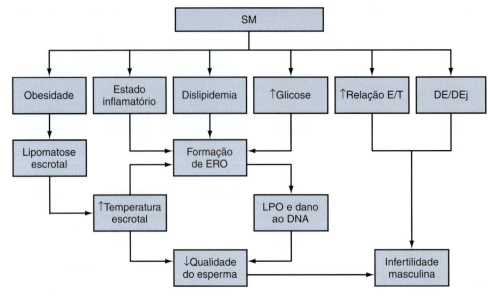

Figura 23-3. Possíveis mecanismos da infertilidade masculina na síndrome metabólica (SM). DNA, ácido desoxirribonucleico; DE/DEj, disfunção erétil/disfunção ejaculatória; E/T, estrogênio/testosterona; LPO, peroxidação lipídica; ERO, espécies reativas de oxigênio. (Modificado de Gorbachinsky I, Akpinar H, Assimos G. Metabolic syndrome and urologic diseases. Rev Urol 2010;12:e157–e180.)

de ($P = 0{,}003$). No entanto, ao chegar a essa conclusão, esses pesquisadores não forneceram definições específicas para infertilidade nem controlaram potenciais fatores de confundimento, como obesidade. De fato, os homens com DM tipo 2 eram mais propensos a serem obesos ($P = 0{,}073$) e, em uma análise de subgrupo com ajuste multivariado de homens com DM tipo 2, a obesidade foi fortemente associada à infertilidade (OR 3,36, IC de 95% 1,81-6,23), sugerindo que a obesidade pode ter confundido a associação entre DM e infertilidade nesses homens (Bener et al., 2009).

Síndrome Metabólica e Cânceres Urológicos

As associações entre SM e tumores urológicos estão começando a surgir, com estudos epidemiológicos que indicam que alguns aspectos da síndrome metabólica podem influenciar as histórias naturais dos cânceres de próstata, rim e bexiga. No entanto, alguns desses dados são conflitantes e nem todos os padrões de risco estão totalmente claros.

Câncer de Próstata

Os achados para câncer de próstata são, talvez, os mais intrigantes, com estudos que mostram a SM associada tanto a riscos aumentados quanto diminuídos de câncer de próstata incidente. Além disso, a obesidade aumenta o risco de doença incidente de alto grau e a recorrência bioquímica após a terapia primária, mas diminui o risco de doença incidente de baixo grau. A DM diminui o risco de doença incidente. Alguns pesquisadores especulam que essas observações contraditórias resultam de efeitos diferenciais de vários componentes da SM sobre a patogênese do câncer de próstata (Buschemeyer e Freedland, 2007; De Nunzio et al., 2012).

Câncer de Rim

O fator da SM para o câncer renal mais extensamente estudado é a obesidade, que tem sido associada a riscos aumentados de prevalência e incidência da doença (Chow et al., 2010; Ljungberg et al., 2011; Hakimi et al., 2013). Além da obesidade, pelo menos um estudo — uma análise de coorte de 560.388 homens e mulheres em Noruega, Áustria e Suécia — indicou um aumento do risco de carcinoma incidente de células renais com aumento da pressão arterial sistólica ou diastólica, glicemia, triglicerídeos e um escore metabólico composto que avaliou os efeitos combinados de adiposidade, pressão arterial, glicose e triglicerídeos (Häggström et al., 2013).

Câncer de Bexiga

Diversos estudos têm voltado sua atenção a obesidade, DM e câncer da bexiga. Uma metanálise de 11 estudos de coorte observou um aumento modesto, mas significativo, do risco de incidência de câncer de bexiga e prevalência para obesidade (Qin et al., 2013). Uma metanálise que combinou 36 estudos observou um risco aumentado de câncer de bexiga entre os diabéticos, com um risco aumentado total de 35% em comparação com não diabéticos (RR de 1,35, IC de 95% 1,17-1,56), embora os homens tenham, predominantemente, impulsionado o risco (Zhu et al., 2013).

> **PONTOS-CHAVE: SÍNDROME METABÓLICA E DOENÇAS UROLÓGICAS**
>
> - A SM é uma constelação de fatores clínicos associados a um aumento do risco de DCV incidente e diabetes.
> - Pelo menos três dos seguintes fatores devem estar presentes para caracterizar um diagnóstico de SM:
>   - Obesidade abdominal
>   - Glicemia elevada
>   - Pressão arterial elevada
>   - Triglicerídeos séricos elevados
>   - Colesterol HDL diminuído
> - A saúde masculina integra os cuidados urológicos do homem com prevenção e tratamento de doenças cardiovasculares sistêmicas. É um paradigma constante sem parâmetros clínicos claramente definidos.
> - Não existem diretrizes formais para avaliação ou tratamento da SM no manejo prático das condições urológicas.
> - A SM e os seus componentes estão associados a um aumento dos riscos das seguintes condições urológicas:
>   - ABP e STUI masculino
>   - Incontinência urinária feminina
>   - Pedras urinárias
>   - DE
>   - Fator masculino da infertilidade
>   - Câncer de próstata de alto grau
>   - Câncer de rim
>   - Câncer de bexiga
> - A perda de peso melhora a continência em mulheres obesas com IUE.
> - A perda de peso melhora a função erétil em homens obesos com DE.

REFERÊNCIAS

Para consultar a lista completa de referências, acesse www.expertconsult.com.

LEITURA SUGERIDA

"DEFICIÊNCIA ANDROGÊNICA: UMA ABORDAGEM BASEADA EM EVIDÊNCIAS" E "DOENÇA CARDIOVASCULAR E TESTOSTERONA"

Basaria S, Coviello AD, Travison TG, et al. Adverse events associated with testosterone administration. N Engl J Med 2010;8(363):109-22.

Bhasin S, Cunningham GR, Hayes FJ, et al. Testosterone therapy in men with androgen deficiency syndrome: an Endocrine Society clinical practice guideline. J Clin Endocrinol Metab 2010;95:2536-69.

Corona G, Rastrelli G, Forti G, et al. Update in testosterone therapy for men. J Sex Med 2011;8:639-54.

Isidori AM, Buvat J, Corona G, et al. A critical analysis of the role of testosterone in erectile function, from pathophysiology to treatment—a systematic review. Eur Urol 2014;65:99-112.

Kalyani RR, Gavini S, Dobs AS, et al. Male hypogonadism in systemic disease. Endocrinol Metab Clin N Am 2007;36:333-48.

Wang C, Nieschlag E, Swerdloff R, et al. Investigation, treatment, and monitoring of late-onset hypogonadism in males: ISA, ISSAM, EAU, EAA and ASA recommendations. Eur Urol 2009;55:121-30.

"SÍNDROME METABÓLICA E DOENÇAS UROLÓGICAS"

De Nunzio C, Aronson W, Freedland SJ, et al. The correlation between metabolic syndrome and prostatic diseases. Eur Urol 2012;61(3):560-70.

Gorbachinsky I, Akpinar H, Assimos DG. Metabolic syndrome and urologic diseases. Rev Urol 2010;12:e157-80.

Parsons JK. Modifiable risk factors for benign prostatic hyperplasia and lower urinary tract symptoms: new approaches to old problems. J Urol 2007;178:395-401.

24 Infertilidade Masculina

Craig Stuart Niederberger, MD, FACS

Epidemiologia

História

Exame Físico

Avaliação Laboratorial da Infertilidade Masculina

Imagiologia para Avaliação da Infertilidade Masculina

Histopatologia do Testículo

Reprodução Assistida

Diagnósticos e Terapias

EPIDEMIOLOGIA

A infertilidade afeta aproximadamente 15% dos casais, fazendo com que um em cada seis não tenha filhos (Organização Mundial de Saúde [OMS], 1991). Múltiplos fatores têm servido historicamente para distorcer a avaliação da contribuição de cada gênero para a infertilidade, entretanto sabemos que os homens contribuem igualmente às mulheres quando se trata de quem apresenta gametas anormais (Tielemans et al., 2002). Por isso, a avaliação precisa e o tratamento do homem se tornam de grande importância na abordagem de um problema significativo no cuidado da saúde.

Infelizmente, grande parte dos cuidados de infertilidade para homens é fornecida fora dos sistemas oficiais de saúde, impossibilitando o cálculo preciso das avaliações epidemiológicas (Meacham et al., 2007). Felizmente, o grupo profissional da American Society for Reproductive Medicine, Society for Assisted Reproductive Technologies (SART), obriga as clínicas de fertilização *in vitro* (FIV) a relatar os resultados de forma sistemática, permitindo uma avaliação limitada do impacto da infertilidade masculina. No entanto, essa avaliação é feita com base nos dados de mulheres que procuram a tecnologia mais evoluída para o cuidado reprodutivo feminino e necessariamente distorce a avaliação da incidência e prevalência da contribuição masculina para a doença.

O Projeto *Urologic Diseases in America* (UDA) incluiu a coleta de dados epidemiológicos reprodutivos masculinos de uma variedade de fontes, que, embora dispersas, permitiram uma certa análise limitada dos parâmetros da doença de infertilidade masculina (Meacham et al., 2007). Considerando a cirurgia ambulatorial para condições associadas com a infertilidade masculina, não é surpreendente que homens com idades entre 25 e 34 anos tenham a maior utilização, com uma taxa média de 126 a cada 100.000, em comparação com homens entre 35 e 44 anos de idade, com 83 a cada 100.000, e aqueles com idade entre 45 anos ou mais, com 20 a cada 100.000 (Meacham et al., 2007). Portanto, os homens mais jovens representam mais da metade dos casos de infertilidade masculina e aproximadamente um caso em cada 11 ocorre em homens na quinta década e mais velhos (Meacham et al., 2007). Considerando a distribuição geográfica nos Estados Unidos, os homens que vivem no Ocidente fizeram menor uso da cirurgia ambulatorial em comparação com os do nordeste e centro-oeste (29 a cada 100.000, 104 a cada 100.000 e 72 a cada 100.000, respectivamente) (Meacham et al., 2007).

Do ponto de vista econômico, o Projeto UDA estimou um total de despesas para o tratamento da infertilidade masculina primária em 17 milhões de dólares americanos (USD) no ano 2000, claramente subestimado por causa dos cuidados prestados fora dos bancos de dados tradicionais (Meacham et al., 2007). Pelo fato de uma quantidade significativa de atendimentos de assistência médica reprodutiva do sexo masculino envolver tecnologias assistidas para o parceiro do sexo feminino, o custo total é então avaliado em 18 bilhões de dólares (Meacham et al., 2007).

Complicando a avaliação epidemiológica está o fato de que o ensaio preliminar para a infertilidade masculina, a análise do sêmen, é um mau indicador com uma baixa área da curva de operação do receptor (COR) para todos os parâmetros disponíveis (Guzick et al., 2001). Consequentemente, os homens com alguma presença de espermatozoides na análise do sêmen podem ser imprecisamente considerados férteis e omitidos da competência precisa em uma tabulação de potencial reprodutivo insuficiente.

HISTÓRIA

A produção e a liberação do gameta masculino requerem uma alta orquestração entre os sistemas endócrino, imunológico e neural, a passagem pela anatomia primorosamente construída, sequências complexas orquestradas de expressão gênica e de eventos estruturais cromossômicos e um desenvolvimento embriológico e pós-natal adequado de todos os sistemas. Consequentemente, não surpreende que uma miríade de condições díspares contribua para a disfunção reprodutiva masculina. A Tabela 24-1 enumera as porcentagens de diagnósticos finais feitas em uma clínica de infertilidade (Sigman et al., 2009). Como ficará claro neste capítulo, as porcentagens da Tabela 24-1 para cada condição são muito variáveis, dependendo de como as condições individuais são avaliadas nos estudos publicados, e os dados contidos na tabela são uma prova de como as informações reprodutivas masculinas são sistematicamente recolhidas de forma deficiente. No entanto, a tabela demonstra a grande variedade de diagnósticos associados com a infertilidade masculina. Para tratar de todas as possibilidades potenciais, o médico deve fazer a abordagem indagando sobre a história prévia de uma forma sistemática. Por uma questão de eficiência, o paciente pode preencher um formulário em casa ou na sala de espera antes do encontro médico.

A saúde reprodutiva é um aspecto incomum da medicina em que dois pacientes são necessários para um resultado positivo. Várias consequências surgem dessa circunstância única, sendo a primeira a necessidade de uma abordagem probabilística para o diagnóstico de infertilidade. Nas melhores circunstâncias, com a relação sexual cronometrada com a menstruação e um cálculo rigoroso do momento ideal, incluindo a avaliação da qualidade do muco cervical e a medição da temperatura corporal basal, as taxas de gravidez cumulativas para todos os indivíduos rastreados em um estudo bem conduzido eram de 38% em um ciclo, de 68% em três ciclos, de 81% em seis ciclos e de 92% aos 12 ciclos (Gnoth et al., 2003). Para aquelas que em última instância ficaram grávidas, as taxas de gravidez cumulativas foram de 42% em um ciclo, de 75% em três ciclos, de 88% em seis ciclos e de 98% aos 12 ciclos (Gnoth et al., 2003). Assim, um casal em busca de tratamento para a infertilidade em 1 ou 2 meses após a interrupção das medidas contraceptivas deve ser aconselhado a continuar a tentar por mais alguns meses, a menos que existam outras condições significativas. **Uma minoria de casais que não conceberam após seis ciclos ainda pode fazê-lo e é razoável iniciar uma avaliação**

TABELA 24-1 Distribuição dos Diagnósticos Finais de uma Clínica de Infertilidade Masculina

CATEGORIA	NÚMERO	%
Imunológica	121	2,6%
Idiopática	1.535	32,6%
Varicocele	1.253	26,6%
Obstrução	720	15,3%
Fator feminino normal	503	10,7%
Criptorquidia	129	2,7%
Insuficiência ejaculatória	95	2,0%
Endocrinológica	70	1,5%
Fármacos ou radiação	64	1,4%
Genética	56	1,2%
Insuficiência testicular	52	1,1%
Disfunção sexual	32	0,7%
Piospermia	25	0,5%
Câncer	20	0,4%
Doença sistêmica	15	0,3%
Infecção	10	0,2%
Torção	5	0,1%
Ultraestrutural	5	0,1%
TOTAL	4.710	100%

De Sigman M, Lipshultz LI, Howards SS. Office evaluation of the subfertile male. In: Lipshultz LI, Howards SS, Niederberger CS, editors. Infertility in the male. 4th edition. New York: Cambridge University Press; 2009. p. 153–76.

após 6 meses com a compreensão de que alguns casais ainda irão conceber um pouco depois. É útil comunicar aos pacientes a natureza probabilística da reprodução, descrevendo cada mês de tentativas como o rolar de um dado ou a jogada de uma moeda.

Uma pergunta importante a fazer é quantas vezes o casal está tendo relação sexual. Em geral, os parâmetros do sêmen têm um pico após 1 ou 2 dias de abstinência e então diminuem (Levitas et al., 2005). Muitas vezes, em uma tentativa de acumular espermatozoides, os homens esperam longos períodos antes de tentar engravidar suas parceiras. Os dados sugerem que não só essa prática é inútil, mas também resulta em um esperma de pior qualidade (Levitas et al., 2005). **Para uma caracterização ideal do sêmen, um homem deve ser instruído a esperar 1 ou 2 dias após uma ejaculação para apresentar um espécime para análise seminal** (Levitas et al., 2005). **No entanto, para aumentar a probabilidade de concepção e gravidez, sexo todos os dias no período ovulatório é provavelmente a melhor estratégia** (Scarpa et al., 2007).

Outra consequência do fato de que dois pacientes são necessários para um resultado positivo nesta área única de medicina é que a consideração da idade da parceira é um componente crítico no julgamento potencial reprodutivo e no planejamento de estratégias terapêuticas. Considerando que os efeitos da idade do sexo masculino no potencial reprodutivo ainda precisam ser totalmente elucidados, o avanço da idade do sexo masculino parece afetar o conjunto de parâmetros seminais e o empacotamento do DNA espermático apenas em um grau limitado, permitindo ao homem ser pai em idades mais avançadas (Henkel et al., 2005; Hellstrom et al., 2006; Moskovtsev et al., 2006; Schmid et al., 2007; Sloter et al., 2007; Yang et al., 2007; Cocuzza et al., 2008a; Colin et al., 2010; Silva et al., 2012). Para a mulher, a idade é um preditor crítico do potencial reprodutivo, especialmente quando tecnologias reprodutivas artificiais são utilizadas (te Velde e Pearson, 2002; Balasch e Gratacós, 2012). **Em média, a fecundidade feminina declina abruptamente depois dos 35 anos** (Balasch e Gratacós, 2012). Em algumas regiões geográficas, a fertilidade feminina parece diminuir mais rapidamente do que em outras (Zargar et al., 1997). Assim, determinar a idade da parceira e avaliá-la no contexto de seu local são aspectos essenciais do histórico reprodutivo.

Uma pergunta geral importante a ser realizada é se o homem e sua parceira tinham previamente concebido crianças, ou se cada um deles teve filhos com outros parceiros, bem como a idade da prole. A fertilidade comprovada em algum ponto no tempo demonstra um sistema reprodutivo funcional após a puberdade, o que elimina uma série de preocupações sobre problemas congênitos.

A enumeração típica de doenças sistêmicas e cirurgias anteriores na realização da história reprodutiva revela inúmeras condições associadas com a disfunção reprodutiva. O diabetes melito e a esclerose múltipla interferem na função ejaculatória coordenada normal, assim como a lesão da medula espinal (Vinik et al., 2003; Kafetsoulis et al., 2006; Tepavcevic et al., 2008). **Mesmo antes da quimioterapia espermatotóxica, o câncer em si parece afetar negativamente a espermatogênese, especialmente se o câncer for de origem testicular** (de Bruin et al., 2009). É interessante observar que a azoospermia pode revelar um câncer e o médico que está analisando um homem sem espermatozoides no espermograma deve considerar o câncer de testículo como uma possível causa (Mancini et al., 2007). As cirurgias como a ressecção transuretral da próstata e as terapias minimamente invasivas para o alargamento da próstata estão associadas com a disfunção ejaculatória (Jaidane et al., 2010; Elshal et al., 2012). Como discutido em outra parte do presente texto, pode ocorrer ejaculação retrógrada de diferentes graus após a dissecção do nódulo linfático retroperitoneal para o câncer testicular, dependendo do tipo de dissecção e do contexto clínico no qual a dissecção ocorre.

A herniorrafia pode resultar na obstrução dos vasos deferentes (Shin et al., 2005; Hallén et al., 2011, 2012; Tekatli et al., 2012). A malha em particular parece incitar uma resposta inflamatória de corpo estranho densa que pode aprisionar o canal deferente, mesmo que a colocação de malha não seja imediatamente adjacente ao vaso (Maciel et al., 2007; Hallén et al., 2011, 2012; Tekatli et al., 2012). Se a oclusão dos vasos deferentes é a única causa da infertilidade, logo ambos os vasos devem estar obstruídos, um evento esperadamente pouco frequente. No entanto, a oclusão de um vaso pela herniorrafia com disfunção espermatogênica contralateral de outra fonte pode ser uma causa de infertilidade no homem.

Além das perguntas típicas em relação às histórias médica e cirúrgica, as respostas a uma série de questões especificamente relacionadas com a reprodução masculina podem elucidar causas da infertilidade. Se o médico não estiver usando um formulário de histórico, TICS é uma mnemônica útil, como se riscasse itens de uma lista — T para toxinas, I para doenças infecciosas, C para a história de quando criança, S para história sexual.

Espermatotoxicidade

No mnemônica TICS, T é para toxinas. Uma variedade de substâncias interfere na espermatogênese, na função do esperma maduro e no fornecimento de esperma. Muitos medicamentos comuns, prescritos no balcão, podem ser associados com a disfunção do sistema reprodutor masculino.

Moduladores Endócrinos

Os medicamentos podem afetar a razão entre estrogênio e androgênio através de uma variedade de mecanismos, incluindo uma semelhança molecular com o estrogênio, o aumento da síntese de estrogênio, o aumento da atividade da aromatase, a dissociação de globulina ligadora de hormônios sexuais (SHBG, do inglês, *sex hormone-binding globulin*), a diminuição da síntese de testosterona, competitiva e não competitiva, a ligação a receptores de esteroides, a diminuição da síntese de esteroides suprarrenais e a indução da hiperprolactinemia (Bowman et al., 2012) **Alguns dos agentes mais comuns encontrados que justificam a pergunta incluem os antiandrogênios bicalutamida, flutamida e nilutamida; a espironolactona anti-hipertensiva; os inibidores de protease, tais como indinavir; os inibidores da transcriptase reversa de nucleosídeos, tais como a estavudina; os corticosteroides, especialmente na adolescência; e o estrogênio exógeno** (Bowman et al., 2012).

Embora seja uma fonte de debate, os inibidores da 5α-redutase finasterida e dutasterida parecem ter efeitos supressores espermatogênicos limitados (Overstreet et al., 1999; Amory et al., 2007). Relatos ocasionais de casos anedóticos sugerem que os parâmetros espermáticos melhoram drasticamente em um indivíduo do sexo masculino após a descontinuação de um inibidor da 5α-redutase, mas a variabilidade substancial interensaio dos parâmetros seminais põe em dúvida se esses efeitos poderiam ser simplesmente o resultado do acaso (Chiba et al., 2011).

Principalmente através da sua conversão a estradiol pela aromatase e da consequente inibição da secreção do hormônio luteinizante (LH) pela hipófise, a testosterona exógena atua dimi-

nuindo a síntese de testosterona intratesticular e reduzindo a **espermatogênese** (Grimes et al., 2012). Agentes com propriedades androgênicas similarmente diminuem a produção de esperma (de Souza e Hallak, 2011). De fato, os pesquisadores estudaram a testosterona e os esteroides androgênicos como potenciais alvos para a contracepção masculina desde os anos 1970 (Task Force OMS, 1990; Gu et al., 2009; Grimes et al., 2012; Ilani et al., 2012). Em geral, esses estudos têm uma duração de 2 anos ou menos de aplicação de testosterona ou esteroides androgênicos e demonstram a reversibilidade com retorno de espermatozoides ao ejaculado cerca de 4 meses ou mais após a interrupção do agente contraceptivo (Task Force OMS, 1990; Gu et al., 2009; Grimes et al., 2012; Ilani et al., 2012). No entanto, se e quando a espermatogênese retorna após longos períodos de uso, é desconhecido.

Drogas Recreacionais

Embora os dados sejam conflitantes, a maioria dos estudos sugere que a *cannabis* (maconha) diminui a testosterona plasmática de uma forma dependente da dose e dependente da duração do uso (Gorzalka et al., 2010). Dados mais robustos associam a ingestão crônica de álcool com uma diminuição nos andrógenos e nos parâmetros espermáticos (Villata, et al., 1997; Pasqualotto et al., 2004). A ingestão crônica intensa de álcool também parece aumentar a aromatização de testosterona em estradiol (Purohit, 2000). Os pesquisadores observaram que o uso mais moderado de álcool pode diminuir os resultados da injeção intracitoplasmática de espermatozoides (ICSI, do inglês, *intracytoplasmic sperm injection*) (Braga et al., 2012).

Estudos iniciais sugeriram o agravamento dos parâmetros seminais gerais com o tabagismo (Stillman et al., 1986). **Embora os resultados de estudos subsequentes associando o fumo com os parâmetros gerais tenham sido conflitantes, a análise mais recente em cortes transversais tem apoiado a deterioração dos parâmetros seminais de forma dose-dependente, argumentando mais fortemente que o tabagismo prejudica o potencial reprodutivo masculino** (Ramlau-Hansen et al., 2007). Os pesquisadores observaram que o consumo de cigarros aumentou os parâmetros seminais de estresse oxidativo e diminuiu as métricas de qualidade do DNA espermático (Pasqualotto et al., 2008b; Taha et al., 2012). Uma proporção anormal de protaminas 1 e 2 foi observada em fumantes com evidência de expressão atípica de protamina 2, apontando para um empacotamento de DNA diretamente comprometido pelo uso do tabaco (Hammadeh et al., 2010). Os efeitos negativos do tabagismo sobre os parâmetros gerais do esperma e a qualidade do DNA parecem ser especialmente agudos na presença de uma varicocele clínica, sugerindo a possibilidade de toxicidade aditiva (Fariello et al., 2012b). Os pesquisadores estudaram os efeitos de um ligante do receptor de hidrocarboneto aromático presente na fumaça do cigarro e descobriram que ele induziu a apoptose no testículo fetal de uma forma que era evitável com um antagonista do receptor de hidrocarboneto aromático, fornecendo evidências de que o tabagismo materno pode afetar o potencial reprodutivo da prole masculina (Coutts et al., 2007). Consistentes com esses resultados de laboratório, os dados epidemiológicos associaram o tabagismo materno a testículos menores, mais baixas contagens de esperma e alterações nos hormônios sexuais na descendência masculina adulta (Jensen et al., 2005; Ravnborg et al., 2011). É interessante observar que a evidência epidemiológica confirma que a razão sexual secundária, a proporção de meninos e meninas nascidos, é alterada em mães que fumam (Beratis et al., 2008). Uma explicação é que o tabagismo altera as concentrações circulantes de testosterona em mulheres grávidas (James, 2002).

Anti-hipertensivos

Acesse www.expertconsult.com para mais informações.

Antipsicóticos

O mecanismo mais comum de ação de fármacos antipsicóticos é o antagonismo da dopamina, o que provoca a perda da libido como um efeito colateral na maioria dos pacientes (Stimmel e Gutierrez, 2006). Outra razão proposta para a libido reduzida com o uso de antipsicóticos é a elevação dos níveis de prolactina, o que parece ser mais acentuado para a risperidona e a olanzapina em menor grau (Melkerson, 2005). Como discutido em outra parte deste texto, os inibidores seletivos da recaptação da serotonina (SSRI, do inglês, *selective serotonin receptor inhibitors*) são comumente associados com a anorgasmia e o atraso ou a ausência de ejaculação (Clayton e Montejo, 2006; Stimmel e Gutierrez, 2006).

Opioides

Os analgésicos opioides suprimem a liberação de LH principalmente através de mecanismos mediados pelo hipotálamo e, consequentemente, reduzem a síntese de testosterona (Subirán et al., 2011). A evidência experimental em animais demonstra peptídeos opioides endógenos, seus precursores e seus receptores em vários tipos de células dos testículos (Subirán et al., 2011). Os peptídeos opioides endógenos são sintetizados principalmente pelas células de Leydig e de Sertoli e inibem a função das células de Sertoli, através de mecanismos autócrinos e parácrinos (Subirán et al., 2011). Dessa forma, não só os opioides podem induzir o hipogonadismo hipogonadotrópico, comumente observado na utilização crônica, mas podem também diminuir a espermatogênese diretamente nos testículos (Brennan, 2013; Subirán et al., 2011). As evidências sugerem que a interrupção dos analgésicos opioides pode estar associada com um rápido retorno do androgênio, talvez em apenas 1 mês (Brennan, 2013). **Com a prescrição generalizada de analgésicos opioides, a sua utilização como uma causa do hipogonadismo hipogonadotrópico deve ser suspeitada em todos os homens hipoandrogênicos.**

Antibióticos

Acesse www.expertconsult.com para mais informações.

Quimioterapia Citotóxica

Como os agentes quimioterápicos são mais efetivamente aplicados para suprimir uma população de células que se prolifera rapidamente e a via de formação do gameta envolve principalmente um grupo de células-tronco que se dividem rapidamente, não é surpreendente que as terapias médicas voltadas para os cânceres prejudiquem a espermatogênese. Os agentes alquilantes tais como ciclofosfamida e mostarda nitrogenada foram identificados como sendo prejudiciais à produção espermática (Vaisheva et al., 2007). Esses efeitos supressivos espermatogênicos foram observados como sendo dependentes de dose e tempo, com doses mais baixas e períodos mais curtos de terapia levando a disfunção reversível, mas com retorno final ao potencial de fertilidade masculina, e doses mais elevadas e maiores tempos de terapias resultando em infertilidade permanente (Vaisheva et al., 2007). Outros agentes quimioterápicos vulgarmente utilizados em conjunto com a ciclofosfamida para tratar o linfoma não Hodgkin, incluindo doxorrubicina, vincristina e prednisona, foram relatados como sendo prejudiciais à espermatogênese como agentes individuais (Vaisheva et al., 2007). Da mesma forma, os pesquisadores relataram que a cisplatina, o etoposide e a bleomicina foram associados com parâmetros espermáticos reduzidos de forma dependente de dose e tempo (Gandini et al., 2006).

Uma preocupação tanto dos pacientes quanto dos médicos é o quanto a quimioterapia danifica o DNA espermático (Robbins, 1996; Spermon et al., 2006; Stahl et al., 2006; Delbes et al., 2007; Flaherty et al., 2008; Tempest et al., 2008; O'Flaherty et al., 2010; Smit et al., 2010). A evidência sugere que os danos no DNA espermático podem ser detectados, pelo menos até 2 anos após a quimioterapia, argumentando que a criopreservação de esperma antes do tratamento com agentes quimioterápicos citotóxicos é preferível a aguardar o retorno de espermatozoides após a quimioterapia (Tempest et al., 2008). A questão é se o esperma é "seguro" para ser usado depois de um período curto de tempo após a indução de agentes quimioterápicos que podem causar mutações no DNA celular de um modo que pode ser levado por meio da linhagem germinal para a prole. Uma resposta informada a essa pergunta com base em ensaios clínicos bem conduzidos ainda não está disponível. Essa falta de conhecimento frustra os especialistas reprodutivos masculinos que aconselham os pacientes sobre se a melhor escolha é o seu próprio material biológico ou de um doador de esperma após a quimioterapia citotóxica. **As perguntas sobre a integridade e a mutagenicidade do DNA espermático após a quimioterapia servem como uma segunda razão para incentivar os homens que estão passando por uma terapia oncológica a crio-**

preservar o esperma antes da indução, porque a criopreservação apresenta um meio bem estabelecido para a preservação da fertilidade no cenário de câncer (Anger et al., 2003; Meseguer et al., 2006; Crha et al., 2009). A criopreservação adequada do esperma resulta em um potencial de longo prazo para o sucesso reprodutivo e os pacientes devem ser encorajados a armazenar o esperma, pois, dessa forma, ele estará disponível quando necessário (Rofeim e Gilbert, 2005). Embora muitos pacientes possam recuperar os espermatozoides no ejaculado após a quimioterapia citotóxica e seja muito possível que, após um período ainda a ser determinado, o ejaculado após a quimioterapia seja seguro para a concepção, muitos homens não desenvolvem espermatozoides suficientes no ejaculado para a fertilidade. Esses homens usam espermatozoides criopreservados, se disponíveis, para garantir o sucesso da paternidade (Meseguer et al., 2006).

A aplicação sistêmica de medicamentos antitumorais não é necessariamente a única forma de quimioterapia que pode alterar o potencial de fertilidade. Os pesquisadores observaram em uma pequena série de jovens que a instalação local do bacilo de Calmette-Guérin na bexiga para o carcinoma de células transicionais superficial resultou em uma diminuição significativa na concentração e na motilidade de espermatozoides (Raviv et al., 2005).

Um caso especial surge em meninos peripuberais submetidos à quimioterapia citotóxica para o câncer. Os oncologistas estão muitas vezes em uma corrida para aplicar as terapias para salvar a vida e os pais podem ficar desconfortáveis discutindo temas como masturbação para coleta de sêmen com seus filhos. No entanto, se a terapia oncológica é bem-sucedida, são justamente esses pacientes com expectativa de vida potencialmente longa que se beneficiariam de criopreservação de esperma como uma opção para a fertilidade futura. Os rapazes peripuberais são capazes de produzir amostras de sêmen adequadas para a criopreservação e é perfeitamente possível obter um ejaculado adequado para o armazenamento (van Casteren et al., 2008; Menon et al., 2009). O urologista precisa simplesmente estar confortável o suficiente para discutir as vantagens da preservação da fertilidade e os métodos para alcançá-la.

Agentes Anti-inflamatórios

Acesse www.expertconsult.com para mais informações.

Inibidores da Fosfodiesterase V

Acesse www.expertconsult.com para mais informações.

Tóxicos Ambientais

Acesse www.expertconsult.com para mais informações.

Toxicidade Térmica

Por razões não completamente claras, mas que geram muita especulação, os mamíferos evoluíram de modo a que o recipiente escrotal do testículo fosse alojado fora da cavidade do corpo, mantendo o seu conteúdo a uma temperatura consideravelmente mais fria do que a dos órgãos internos (Setchell, 1998; Thonneau et al., 1998). **A temperatura escrotal em seres humanos é mantida em cerca de 2° a 4°C abaixo da temperatura corporal central por mecanismos incluindo uma troca de calor em contracorrente entre um conjunto central de artérias lineares que dirigem o sangue para os testículos e um plexo de veias que circundam as artérias que drenam o sangue de volta para a veia cava** (Setchell, 1998; Thonneau et al., 1998). Muitos pesquisadores têm estudado exaustivamente os efeitos do calor sobre a espermatogênese em animais, observando despovoamento de células germinais, perturbações nos vários tipos de células espermatogênicas e apoptose dentro de tipos específicos de células (Setchell, 1998; Absalan et al., 2010). A criptorquidia fornece um modelo pelo qual os efeitos do calor podem ser estudados na produção de esperma: o aumento da temperatura dos testículos para a da cavidade abdominal prejudica significativamente a espermatogênese (Setchell, 1998).

O grau em que a temperatura escrotal pode ser elevada sem afetar a fertilidade masculina permanece uma questão em aberto. O vestuário, a atividade física e a postura corporal, como por exemplo se as pernas estão cruzadas ou não na posição sentada, alteram a temperatura escrotal em um grau incremental, mas se isso se traduz em alterações na espermatogênese é puramente especulativo, neste momento (Jung et al., 2005; Mieusset et al., 2007). Os pesquisadores observaram um aumento da temperatura escrotal na ordem de uma metade de um grau centígrado com a permanência prolongada na posição sentada em assentos de carro aquecidos e especulou que tal efeito pode ser aditivo para o aumento da temperatura intraescrotal que ocorre quando sentado (Jung et al., 2008). Um estudo observou que, quando um homem estava nu, a temperatura média escrotal era significativamente menor à esquerda do que à direita, mas, quando ele se vestia, a temperatura era significativamente superior à esquerda do que à direita (Bengoudifa e Mieusset, 2007). A roupa pode, assim, proporcionar um aumento diferencial maior na temperatura escrotal esquerda do que na temperatura escrotal direita (Bengoudifa e Mieusset, 2007).

Inúmeros estudos associaram a exposição ocupacional a um aumento resultante significativo da temperatura intraescrotal com efeitos prejudiciais sobre o esperma (Thonneau et al., 1998; De Fleurian et al., 2009). No entanto, outros pesquisadores não observaram efeitos negativos significativos sobre o esperma em homens férteis expostos a alto calor no local de trabalho e postularam que, no estado normal, os mecanismos compensatórios protegem os testículos quando ocorre um aumento prolongado na temperatura ambiental (Momen et al., 2010).

Os computadores portáteis irradiam calor e os pesquisadores estudaram os efeitos desses dispositivos na temperatura escrotal. Em um estudo, sob condições controladas, possuindo um computador portátil que descansa sobre o colo durante 1 hora, a temperatura escrotal aumentou a uma média de 2,6°C no lado esquerdo e 2,8°C no lado direito (Sheynkin et al., 2005). No entanto, ficar simplesmente sentado, sem um *laptop*, elevou a temperatura escrotal a uma média de 2,1°C (Sheynkin et al., 2005). Se o adicional de cerca de meio grau centígrado transmite danos significativos a espermatogênese permanece uma questão em aberto. No entanto, os pesquisadores observaram que um homem sentado com as pernas afastadas e por períodos mais curtos de tempo experimenta um aumento menor da temperatura escrotal (Sheynkin et al., 2011).

Radiação

Testículos diretamente expostos à radiação ionizante sofrem perda de células germinativas e disfunção das células de Leydig (Clermont, 1972; Castillo et al., 1990; Bahadur e Ralph, 1999; Gandini et al., 2006; Green et al., 2010). Em uma pesquisa com meninos com leucemia linfoblástica aguda que foram submetidos à irradiação testicular com 12, 15 e 24 Gray (Gy), todos se tornaram azoospérmicos, mas aqueles que receberam menos de 24 Gy tiveram uma produção normal de testosterona (Castillo et al., 1990). Os pesquisadores observaram as gonadotrofinas elevadas e notaram que essa constatação indicou a possibilidade de danos subclínicos às células de Leydig (Castillo et al., 1990). **Em um levantamento de sobreviventes de câncer infantil, as chances de ter uma futura prole foram diminuídas por doses de radiação 7,5 Gy ou mais para os testículos** (Green et al., 2010). O testículo não precisa ser diretamente irradiado para que a deterioração espermatogênica ocorra; se o campo de radiação for proximal ao testículo e a dose for suficiente, a produção de esperma pode ser diminuída mesmo se o testículo estiver blindado (Gandini et al., 2006).

Com a utilização generalizada de dispositivos de radiofrequência para telecomunicações e redes sem fio, os pesquisadores questionaram os efeitos dessa banda do espectro eletromagnético no esperma (Erogul et al., 2006; Agarwal et al., 2008b; Regue et al., 2008; Falzone et al., 2008; Agarwal et al., 2009). Os pesquisadores observaram efeitos negativos sobre os parâmetros de motilidade espermática, viabilidade e geração de espécies reativas de oxigênio (ROS) após radiação eletromagnética gerada por sistemas de transmissão de telefone celular de 850 e 900 MHz *in vitro* (Erogul et al., 2006; Falzone et al., 2008; Agarwal et al., 2009). No entanto, a exposição *in vitro* de espermatozoides à radiação eletromagnética não leva em conta a distância e o material, incluindo os tecidos biológicos, que separam um transceptor celular e os espermatozoides durante o uso comum. Para chegar a um cenário de uso mais comum, os pesquisadores usaram dados epidemiológicos para avaliar potenciais efeitos *in vivo*. Em um estudo baseado em questionários de marinheiros noruegueses expostos a campos eletromagnéticos de alta potência em um ambiente militar, os pesquisadores observaram uma relação linear significativa entre o aumento da exposição e os relatos de infertilidade (Regue et al., 2008). É interessante observar que a razão sexual da prole no nascimento também revelou uma relação linear, com uma diminuição da razão entre meninos e meninas com graus mais elevados de exposição à radiação eletromagnética (Regue et al.,2008). Os pesquisadores em outro estudo epidemiológico dividiram os homens em quatro grupos com base no tempo de uso do celular: nenhum uso; menos de 2 horas por dia; 2 a 4 horas por dia; e mais de 4 horas por dia (Agarwal et al., 2008b). Os investigadores observaram que as análises do sêmen nos quatro grupos de aumento progressivo do uso de telefone celular revelaram uma redução linear na contagem, motilidade, viabilidade e morfologia normal de espermatozoides (Agarwal et al., 2008b).

Infecções e Inflamação

No mnemônico TICS, I significa doença infecciosa e inflamatória que leva à disfunção reprodutiva masculina. As infecções de testículo, epidídimo, próstata e uretra podem levar à infertilidade masculina através de meios anatômicos e funcionais (Kasturi et al., 2009). Os organismos comuns que afetam a próstata incluem *Escherichia coli*, *Pseudomonas aeruginosa* e espécies de *Proteus*, *Enterococcus* e *Klebsiella* (Kasturi et al., 2009). Os organismos típicos do epidídimo incluem *Neisseria gonorrhoeae*, *Chlamydia trachomatis*, *E. coli* (Kasturi et al., 2009). Os organismos uretrais infecciosos no contexto da deficiência na reprodução masculina incluem espécies de *N. gonorrhoeae*, *C. trachomatis*, *Mycoplasma* e *Trichomonas vaginalis* (Kasturi et al., 2009). Embora sejam relativamente raras, as infecções dos testículos podem incluir o rubulavírus da caxumba, coxsackievírus B, *N. gonorrhoeae*, *Chlamydia trachomatis*, *E. coli*, *P. aeruginosa* e *Klebsiella*, *Staphylococcus* e espécies de *Streptococcus* (Kasturi et al., 2009). A orquite da caxumba é tipicamente tão dolorosa e bizarra para a pessoa afetada que, mesmo em uma idade muito jovem, um menino com caxumba em seu testículo provavelmente não se esquecerá do evento. Embora seja raramente encontrada nas nações industrializadas modernas, o *Mycobacterium tuberculosis* pode afetar qualquer órgão reprodutivo e causar cicatrizes nos vasos deferentes e no epidídimo (Niederberger, 2011).

As consequências infecciosas podem ser anatômicas, como a infecção da uretra levando a estenose, ou funcionais, prejudicando o esperma (Kasturi et al., 2009). As alterações funcionais podem ser derivadas de efeitos diretos do organismo infeccioso no esperma ou por meio da indução de respostas imunológicas em qualquer órgão reprodutor masculino, levando à disfunção do esperma (La Vignera et al., 2011). Como um exemplo de efeitos diretos, os pesquisadores observaram que a incubação de espermatozoides com concentrações crescentes de corpos elementares de *C. trachomatis* sorovar E foi associada com a degradação de DNA espermático de maneira tempo-dependente (Satta et al., 2005). **Embora experiências laboratoriais *in vitro* também tenham demonstrado um efeito negativo de *E. coli* no esperma, a maior parte das bactérias, incluindo *E. coli*, tem pouco ou nenhum efeito sobre a motilidade dos espermatozoides *in vivo*** (Diemer et al., 2003; Lackner et al., 2006). Considerando que as bactérias podem coexistir com o esperma sem consequências patológicas significativas, os organismos sexualmente transmissíveis podem desempenhar um papel mais virulento (Bezold et al., 2007). Os efeitos diferenciais de bactérias comuns e agentes infecciosos sexualmente transmissíveis sobre o esperma ainda precisam ser esclarecidos.

Os vírus apresentam um efeito negativo direto potencialmente exclusivo sobre os espermatozoides por integração no genoma masculino e transmissão vertical através de sua linhagem germinal (La Vignera et al., 2011). **Embora o material nucleico viral pareça estar presente no plasma seminal, nem o vírus da hepatite C nem o vírus da imunodeficiência humana parecem estar correlacionados com um efeito negativo direto sobre a função do esperma** (Garrido et al., 2005). O papilomavírus humano foi associado com uma insuficiência dos parâmetros seminais gerais e o tratamento *in vitro* de espermatozoides em laboratório com heparinase III pareceu diminuir a carga viral sem alterar significativamente os parâmetros seminais funcionais (Garolla et al., 2012).

Os pesquisadores têm estudado uma grande variedade de efeitos negativos indiretos da infecção no esperma, inclusive através de leucocitose, ROS, interleucinas-1, 6 e 8, interferon-γ, fator inibidor da migração de macrófagos, fator de necrose tumoral-α, macrófagos do epidídimo e células dendríticas (La Vignera et al., 2011). É lógico que qualquer parte do sistema imune pode perder o autorreconhecimento do esperma ou, na presença de uma infecção ativa, oprimir as defesas do esperma. As evidências sugerem que os processos inflamatórios não infecciosos ou pós-infecciosos da próstata podem levar a alterações espermáticas e à infertilidade masculina, mas o grau em que a inflamação altera o potencial reprodutivo masculino além da transmissão da infecção ainda é desconhecido (Schoor, 2002; Wagenlehner et al., 2008; Ausmees et al., 2013). Um possível mecanismo pelo qual a prostatite não bacteriana pode levar à infertilidade masculina é através da leucocitose seminal ou piospermia e da liberação de ROS resultando em danos espermáticos (Schoor, 2002). Outros meios possíveis de disfunção do esperma através da inflamação prostática incluem a geração de anticorpos antiesperma e alterações bioquímicas em íons prostáticos, tais como zinco, magnésio, cálcio ou selênio (Schoor, 2002). A prostatite pode danificar o esperma em si, induzindo os ROS sem a leucocitose como intermediário (Pasqualotto et al., 2000; Schoor, 2002).

Doenças Infantis

O C em TICS corresponde às doenças da infância (*childhood* em inglês). As doenças do desenvolvimento precoce incluem desenvolvimento anatômico deficiente levando a obstrução ou desorientação do gameta masculino, uma vez que atravessa os testículos até o trato reprodutivo feminino, e distúrbios que levam à produção deficiente de esperma ou a condições que danificam os espermatozoides maduros.

Cirurgia Pediátrica

Hidroceles e hérnias reparadas durante a infância estão associadas a uma baixa, mas discreta, incidência de complicações que causam obstrução dos vasos (Lao et al., 2012). Em uma grande série, a taxa de atrofia dos testículos após uma hérnia inguinal pediátrica foi de 0,3% (Ein et al., 2006). Como as hérnias reparadas durante a adolescência muitas vezes incluem uma malha cirúrgica, a oclusão dos vasos deferentes como resultado de inflamação associada com esse material deve ser considerada em um homem infértil com esse tipo de processo no seu histórico cirúrgico (Shin et al., 2005; Hallén et al., 2011, 2012; Lao et al., 2012; Tekatli et al., 2012). Outros procedimentos cirúrgicos durante a infância também podem afetar o estado reprodutivo futuro. Na série anterior, os pesquisadores associaram as cicatrizes de ablação da válvula uretral posterior com a disfunção reprodutiva masculina, mas em uma série mais recente as complicações de fertilidade com a cirurgia de válvula de uretra foram observadas raramente (Caione e Nappo, 2011). Os procedimentos mais antigos para restaurar a anatomia do colo da bexiga em crianças foram associados com a ejaculação retrógrada, mas essas cirurgias são raramente executadas atualmente (Sigman et al., 2009).

Torção Testicular

Para os homens de 25 anos ou mais jovens, a torção dos testículos é três vezes mais comum do que o câncer testicular, com uma incidência estimada de 4,5 casos a cada 100.000 por ano (Mansbach et al., 2005; Mellick, 2012). É interessante observar que os achados testiculares contralaterais da biópsia são anormais em 57% a 88% dos homens quando ocorre torção, o que sugere que a torção despercebida está prejudicando o testículo antes de se tornar clinicamente evidente ou que alguma patologia subjacente está presente, manifestando-se tanto como uma anatomia escrotal anormal quanto como disfunção espermatogênica (Visser e Heyns, 2003). **Cerca de metade dos homens com torção irá desenvolver efeitos adversos espermatogênicos** (Visser e Heyns, 2003). Em geral, depois de torção, de 36% a 39% dos homens apresentam concentrações espermáticas abaixo de 20 milhões/mL (Visser e Heyns, 2003). Pelo fato de a torção ser um acontecimento traumático que perturba a arquitetura intratesticular, incluindo as junções de oclusão entre as células de Sertoli que compõem a barreira hemato-testicular, não é surpreendente que 11% dos homens desenvolvam anticorpos antiespermáticos após a torção (Visser e Heyns, 2003).

Criptorquidia

Conforme descrito em outra parte deste texto, durante a quinta semana de gestação as células destinadas a se tornarem gônadas surgem na parede posterior do abdome do embrião em desenvolvimento (Lewis e Kaplan, 2009). Uma série complexa de acontecimentos sequenciados altamente orquestrados ocorre, incluindo a diferenciação de vários tipos de células dos testículos, a organização que acabará por formar compartimentos histológicos dentro do testículo e o desenvolvimento do recipiente exterior do testículo e a sua ligação com os órgãos distais para onde o esperma é por fim encaminhado (Lewis e Kaplan, 2009). A mudança anatômica mais evidente é a migração de células germinais da parede abdominal posterior para os canais inguinais nascentes e, eventualmente, para o escroto, resultando em uma localização extra-abdominal das gônadas masculinas (Lewis e Kaplan, 2009). Esse processo só é concluído no terceiro trimestre (Lewis e Kaplan, 2009). Os pesquisadores identificaram vários gatilhos reguladores em modelos animais que direcionam a descida do testículo, incluindo o gene insulina-3 *(INSL3)*, o gene do receptor do peptídeo da família da insulina/ralaxina-2 *(LGRF8)*, o hormônio antimülleriano (HAM) e os membros da família de genes *HOX*, tais como o *HOX10* (Hughes e Acerini, 2008; Lewis, e Kaplan, 2009). A disfunção de alguns desses genes pode resultar principalmente em interrupção da viagem mecânica das células germinativas, enquanto a expressão aberrante dos outros pode estar envolvida nos processos tanto de espermatogênese quanto de descida, causando infertilidade de outras formas além da toxicidade térmica à qual os testículos não descendentes são submetidos na vida reprodutiva posterior. **Os androgênios são necessários para induzir a regressão do ligamento suspensor craniano durante o quarto mês de gestação para permitir a descida do testículo** (Hughes e Acerini, 2008; Lewis e Kaplan, 2009). A disfunção de qualquer um desses processos impede a descida do testículo para o escroto, resultando em criptorquidia, que é amplamente conhecida por estar associada com o potencial reprodutivo prejudicado posteriormente ao longo da vida (Sigman et al., 2009).

Os testículos não descendentes ocorrem em até 4% dos meninos recém-nascidos a termo (Barthold e González, 2003). A prevalência de testículos criptorquídicos diminui para menos de 1,5% até 1 ano de idade (Barthold e Gonzalez, 2003; Chung e Brock, 2011). A análise de concordância da criptorquidia em gêmeos e irmãos indica um padrão de herança materna, mas também sugere que o ambiente intrauterino desempenha um papel importante (Jensen et al., 2010). Na maioria das séries, a incidência de criptorquidia unilateral geralmente é cerca de duas vezes a dos testículos não descendentes bilaterais (Barthold e González, 2003). A distinção é importante, porque o prognóstico é relacionado com o fato de a criptorquidia ser uni ou bilateral. O prognóstico reprodutivo posteriormente ao longo da vida é semelhante em homens sem história de criptorquidia e naqueles com um testículo unilateral não descendente submetidos à orquidopexia quando criança, independentemente da idade no momento da cirurgia ou do tamanho do testículo não descido (Lee et al., 2001; Miller et al., 2001). **Em um grande estudo epidemiológico de homens que sofreram orquidopexia durante a infância, as taxas de sucesso para aqueles que tentavam a paternidade com uma história de criptorquidia unilateral tratados cirurgicamente foram de 96% em comparação com uma população-controle, mas apenas 70% para aqueles que tiveram criptorquidia bilateral** (Lee, 2005). Nesse estudo, homens com criptorquidia bilateral tinham níveis do produto das células de Sertoli e marcadores de espermatogênese inibina B, que eram de aproximadamente um terço dos níveis dos controles, em comparação com os homens com testículos não descendentes unilaterais reparados na infância, que tinham níveis de inibina B de aproximadamente dois terços dos controles (Lee, 2005). As diferenças nas concentrações de testosterona eram menores do que as da inibina B, argumentando que o comprometimento da fertilidade causado pela criptorquidia se baseia menos na esteroidogênese das células de Leydig do que na disfunção do epitélio seminífero (Lee, 2005). Correspondentemente com as diferenças identificadas na inibina B entre homens com nenhum, um ou ambos os testículos não descendentes, os pesquisadores observaram que a densidade de espermatozoides na análise do sêmen é menor em homens que tinham reparo cirúrgico de criptorquidia bilateral do que naqueles com um testículo não descendente unilateral, que por sua vez é menor do que em homens com testículos descidos normalmente (Lee, 1993; Lee e Coughlin, 2001; Moretti et al., 2007). Com a microscopia eletrônica de transmissão, os pesquisadores também encontraram um número maior de defeitos ultraestruturais em homens que tiveram criptorquidia tratada cirurgicamente quando criança em comparação com os controles e o esperma de homens com testículos que não desceram bilateralmente tinha mais defeitos do que o daqueles com doença unilateral (Moretti et al., 2007).

Dados conclusivos que associam o momento da orquidopexia com resultados reprodutivos na vida adulta ainda são imprecisos. É amplamente reconhecido que a correção cirúrgica dos testículos que não desceram após a puberdade provavelmente tem efeito mínimo sobre os parâmetros gerais de análise do sêmen (Grasso et al., 1991). No entanto, a idade pré-puberal em que a orquidopexia resulta em um efeito ótimo no potencial reprodutivo ainda não foi definitivamente estabelecida. A análise de regressão demonstrou que as concentrações de testosterona no soro em homens foram negativamente correlacionadas com o aumento da idade no momento da orquidopexia, indicando que a função das células de Leydig é mais bem poupada quando a correção cirúrgica para criptorquidia é realizada em idades mais tenras (Lee, 2005). A sabedoria convencional afirmava que o desenvolvimento completo das células germinativas era interrompido e permanecia em repouso antes da puberdade, o que implicava que a orquidopexia realizada em qualquer idade pré-puberal poderia ter resultados semelhantes. No entanto, alterações de maturação podem ocorrer no hipotálamo, na hipófise e no eixo endócrino testicular muito antes da adolescência (Hadziselimovic, 2002). Da mesma forma, a transição dos tipos celulares espermatogoniais do reservatório de células germinativas fetal para o do adulto ocorre em uma idade muito precoce (Hadziselimovic, 2002).

Estudos de homens submetidos à extração de esperma dos testículos com a intenção de uso na ICSI e que tinham criptorquidia e orquidopexia em um momento anterior oferecem algumas informações sobre o momento ideal de correção cirúrgica dos testículos não descendentes, embora os resultados sejam conflitantes. Em um estudo inicial de 30 homens com azoospermia que tiveram criptorquidia bilateral, nenhuma correlação foi encontrada entre a idade da orquidopexia bilateral e a taxa de recuperação cirúrgica bem-sucedida de espermatozoides, que foi de 73% no total (Negri et al., 2003). Em um estudo posterior de 42 homens com azoospermia no qual todos, exceto dois, tiveram criptorquidia bilateral, não foram observadas diferenças significativas na taxa de recuperação cirúrgica de espermatozoides comparando homens que tiveram uma orquidopexia até os 10 anos de idade (61,9%) e homens cujos testículos foram trazidos para o escroto depois dos 10 anos de idade (57,1%) (Wiser et al., 2009). No entanto, em um estudo inicial de 38 homens com azoospermia no qual 30 tiveram criptorquidia bilateral, a recuperação cirúrgica bem-sucedida de espermatozoides em 94% dos homens que sofreram orquidopexia até os 10 anos, 43% dos 11 aos 20 anos e 44% daqueles maiores de 20 anos foi estatisticamente diferente no limiar selecionado de 10 anos ($P < 0,01$) (Raman e Schlegel, 2003). Em concordância com esses resultados, em 79 homens com azoospermia, 62% que sofreram orquidopexia bilateral e 20,3% que sofreram orquidopexia unilateral (com 17,7% desconhecido), a análise da curva COR mostrou que a idade da orquidopexia tinha a segunda maior área sob a curva (ASC) depois da testosterona na discriminação da recuperação cirúrgica bem-sucedida dos espermatozoides (Vernaeve et al., 2004). **Consequentemente, parece prudente recomendar a orquidopexia antes dos 10 anos de idade a partir de uma perspectiva reprodutiva, reconhecendo que os meninos criptorquídicos que passem esse limite ainda podem ter o esperma recuperado cirurgicamente para uso em ICSI posteriormente ao longo da vida.**

Os testículos que mudam de posição após a descida e aqueles que desceram, mas não completamente, apresentam desafios especiais na avaliação das possíveis alterações no potencial reprodutivo. Numerosos relatos documentam claramente que testículos considerados como descidos depois podem subir em graus variados (Gracia et al., 1997; Barthold e Gonzalez, 2003). Enquanto a maior parte pareceu ascender para um local distal do canal inguinal, os médicos têm relatado ascensões até uma posição intra-abdominal (Gracia et al., 1997; e Barthold González, 2003). Infelizmente, o potencial de fertilidade para esses pacientes ainda não foi sistematicamente estudado e o prognóstico de reprodução deve ser considerado atualmente como desconhecido. Para os homens com testículos retráteis, dados limitados sugerem que, embora espermatozoides sejam frequentemente observados no ejaculado em um homem, a densidade espermática é menor do que seria esperado em um homem com fertilidade normal, aproximando-o dos homens com uma história de criptorquidia (Caroppo et al., 2005).

Hipótese da Disgenesia Testicular

Acesse www.expertconsult.com para mais informações.

Genética

O que é conhecido atualmente da base genética da infertilidade masculina será discutido sistematicamente mais adiante neste capítulo. Uma boa história reprodutiva deve incluir se qualquer parente de sangue experimentou dificuldades em conceber filhos. O médico que faz a avaliação também deve perguntar sobre a presença na família do paciente de síndromes genéticas que são conhecidamente relacionadas com a disfunção reprodutiva, tais como fibrose cística e outras entidades detalhadas na última parte deste capítulo (Anguiano et al., 1992).

História Sexual

O S em *TICS* é para a história sexual. Embora possa parecer intuitivo que um casal iria se envolver em uma frequência suficiente de relações sexuais na tentativa de conceber, o estilo de vida ou as propensões podem intervir e interferir. Como discutido anteriormente neste capítulo, o melhor tempo para a relação parece ser diário em torno do momento da ovulação (Scarpa et al., 2007). Algumas mulheres preveem com precisão o período periovulatório pelos sintomas, o chamado *mittelschmerz* (O'Herlihy et al., 1980). No entanto, muitas mulheres confundem as sensações corporais como a ovulação e os sintomas por si sós não podem ser utilizados com segurança para avaliar o melhor momento para a relação sexual. **Já que a ovulação é detectável pela temperatura basal do corpo ou por meio de *kits* de hormônios caseiros basais *após* ela ter ocorrido, um casal deve ser incentivado, se possível, a registar o dia da ovulação em dois ou três ciclos menstruais e começar intercursos diários vários dias antes do primeiro dia registrado.** Esse método é impraticável para mulheres com idade avançada, já que ele atrasa potenciais terapias reprodutivas. Na situação de idade materna avançada, estratégias mais agressivas em colaboração com o especialista em fertilidade feminina devem ser consideradas.

Os lubrificantes comumente usados durante a atividade sexual, como o gel KY, a loção Keri, o Astroglide e outros, estão associados com motilidade espermática prejudicada (Sigman et al., 2009). A saliva também deve ser considerada tóxica aos espermatozoides (Sigman et al., 2009). Os pesquisadores incubaram uma variedade de lubrificantes com o esperma e observaram que a preparação isotônica Pre-Seed não resultou em uma diminuição significativa na mobilidade do esperma ou na integridade da cromatina tal como avaliado por um ensaio estrutural da cromatina espermática baseada no corante laranja de acridina (Agarwal et al., 2008a). Nesse estudo, os lubrificantes FemGlide, Replens e Astroglide resultaram em uma diminuição significativa na motilidade e o FemGlide e o gel KY resultaram em uma diminuição significativa na qualidade cromatínica do esperma (Agarwal et al., 2008a). Os pesquisadores de laboratório também forneceram evidências de que o uso de Pre-Seed durante a coleta de sêmen para a análise não afeta a avaliação dos parâmetros seminais gerais, a integridade funcional da membrana de espermatozoides, os níveis de ROS, a capacidade antioxidante total (CAT) e a integridade do DNA (Agarwal et al., 2013).

O urologista deve inquirir sobre a função erétil porque, obviamente, se a relação sexual for impedida ou impossível, o esperma não será depositado com sucesso na cúpula vaginal perto do orifício cervical. A fisiologia, a avaliação e o tratamento da disfunção erétil são amplamente discutidos em outra parte deste texto.

O peso psicológico de ter um diagnóstico de infertilidade e o estresse da terapia são significativos (Schanz et al., 2005; Volgsten et al., 2008). Um método para avaliar se a infertilidade está exercendo um efeito psicológico adverso sobre o sexo masculino é a frequência das relações, que pode ser alterada em até metade de homens a serem tratados para a infertilidade e está associada com a libido e a satisfação sexual (Ramezanzadeh et al., 2006). A questão reveladora para um homem submetido a avaliação reprodutiva masculina é se a frequência do coito mudou durante o processo.

Homens e mulheres se adaptam ao estresse da infertilidade de formas diferentes, com diferentes maneiras de lidar com a situação (Peterson et al., 2006). Os homens tendem a se distanciar e resolver o problema, enquanto as mulheres são mais propensas a buscar apoio social (Peterson et al., 2006). Homens e mulheres podem, consequentemente, interpretar a estratégia adaptativa natural do seu parceiro como problemática quando na verdade ela é simplesmente um meio diferente de enfrentamento. **Um equívoco comum é que os homens confundem a fertilidade com a masculinidade, o que de fato acontece com pouca frequência** (Fisher et al., 2010).

O estresse em si pode prejudicar a qualidade do sêmen, criando um círculo vicioso para os homens que experimentam a infertilidade e seu sofrimento psíquico relacionado (Gollenberg et al., 2010). Felizmente, as evidências sugerem que, uma vez que os homens entram na terapia médica reprodutiva, incluindo a fertilização *in vitro* com os seus parceiros, o diagnóstico de infertilidade masculina não perturba o bem-estar psicológico e as relações bem ajustadas (Holter et al., 2007). O clínico que está tratando da disfunção reprodutiva masculina deve considerar o encaminhamento para um psicólogo qualificado para facilitar a transição a partir do diagnóstico temível da infertilidade para as muitas terapias eficazes que estão disponíveis. Se a discussão for expressa em termos de resolução de problemas, muitos homens estão muito dispostos a se envolver no aconselhamento psicológico.

> **PONTOS-CHAVE: HISTÓRIA REPRODUTIVA MASCULINA**
> - O determinante mais importante do potencial reprodutivo de um casal é a idade materna
> - Muitas condições podem afetar a função reprodutiva masculina. O médico que está examinando pode organizar uma história reprodutiva masculina de intoxicantes, processos infecciosos, condições da infância e história sexual.

EXAME FÍSICO

Exame Físico Geral

Como a infertilidade masculina pode estar relacionada com muitas condições sistêmicas e genéticas, o exame físico geral muitas vezes produz indícios quanto à fonte da disfunção reprodutiva. Os rostos masculinos e femininos são morfologicamente distintos e as características faciais femininas alertam o médico a examinar possíveis distúrbios dos cromossomos sexuais e de androgenização (Velemínská et al., 2012). Alterações nas características sexuais secundárias, tais como pelos faciais, do tronco, axilares e pubianos, sugerem uma androgenização inadequada (Sigman et al., 2009). Se a androgenização for significativamente prejudicada durante puberdade, pode resultar em uma voz aguda (Sokol, 2009). Uma superabundância de estradiol endógena ou induzida terapeuticamente pode levar à ginecomastia (Sigman et al., 2009). Se a produção de testosterona durante a puberdade for tão baixa que o fechamento das epífises dos ossos longos das extremidades não ocorre, a morfologia típica do corpo irá incluir uma extensão de braço 5 cm mais longa do que a altura do paciente e um segmento de corpo inferior, como definido por uma distância púbis-calcanhar, 5 cm mais longa do que o segmento superior do corpo, medida a partir da coroa até o púbis (Sokol, 2009).

Com a falta de virilização na hora prevista da puberdade, a síndrome de Klinefelter é representada pelas caracteríticas clínicas como ginecomastia, uma aparência eunucoide e altura excessiva para a idade (Oates e Lamb, 2009). No entanto, deve-se observar que muitos homens com um cariótipo 47, XXY não exibem a morfologia típica e os hábitos corporais descritos.

A obesidade deve ser notada porque evidências substanciais associam-na com a disfunção reprodutiva masculina. **Está bem estabelecido que os homens obesos têm níveis elevados de estradiol como um resultado da conversão periférica a partir da testosterona por um excesso de células adiposas que contêm a enzima aromatase** (Hammoud et al., 2006; Aggerholm et al., 2008; Chavarro et al., 2010; Hammoud et al., 2010b; Hofny et al., 2010). Um polimorfismo TTTA da aromatase parece estar particularmente relacionado com a elevação do estradiol pelo aumento da massa corporal e aqueles com o polimorfismo têm maior probabilidade de experimentar uma diminuição do estradiol quando perdem peso (Hammoud et al., 2010b). **A testosterona sérica também é bem conhecida como sendo inferior em homens obesos** (Hammoud et al., 2006). Quatro causas principais são hipotetizadas: *feedback* negativo do estradiol sobre o eixo hipotalâmico-hipofisário, resultando em diminuição da liberação de LH; aumento da leptina; resistência à insulina; e apneia do sono (Hammoud et al., 2006; Hofny et al., 2010). Deve-se notar que, embora alguns estudos correlacionem a obesidade crescente com a diminuição do LH, outros não o fazem e o mecanismo de redução de testosterona em homens obesos pode estar relacionado com as gonadotropinas (Hammoud et al., 2006; Aggerholm et al., 2008; Pauli et al., 2008; Hofny et al., 2010; Paasch et al., 2010; Teerds et al., 2011).

A SHBG é tipicamente reduzida em homens obesos, em geral atribuída a um aumento da insulina circulante na obesidade (Hammoud et al., 2006; 2008; Pauli et al., 2008; Teerds et al., 2011). A consequência da SHBG reduzida é que a testosterona biodisponível pode ser maior do que o total de testosterona prevê e um homem obeso pode ser mais androgenizado do que o esperado na avaliação laboratorial superficial.

Os pesquisadores observaram uma correlação inversa entre concentrações séricas de inibina B e o índice de massa corporal (IMC) em homens, mas não em meninos pré-púberes (Winters et al., 2006). A associação entre a diminuição da inibina B e o aumento da obesidade em homens indica possivelmente uma diminuição do número de células de Sertoli e o fato de a relação não ser vista antes da puberdade sugere que a obesidade exerce o seu efeito negativo sobre as células de Sertoli durante a puberdade (Winters et al., 2006).

Embora esses tipos de estudos tenham associado a obesidade com hormônios masculinos alterados, o que, consequentemente, resulta em infertilidade através de um efeito endócrino, os pesquisadores também implicaram o aumento do IMC com a diminuição da paternidade nas investigações que sugerem que os efeitos adversos da obesidade sobre a reprodução masculina podem ser independentes do sistema endócrino (Pauli et al., 2008; Stewart et al., 2009). Algumas evidências sugerem que apenas a obesidade extrema afeta negativamente a fertilidade masculina através de uma via endócrina (Chavarro et al., 2010). Outros estudos publicados observaram uma relação única entre a motilidade do esperma e o IMC, mas não uma associação com a concentração de espermatozoides, sugerindo que a obesidade pode interferir principalmente com a função epididimal que transmite a motilidade ao esperma (de Martini et al., 2010). Alguns estudos indicam que a obesidade pode degradar a integridade do DNA de esperma e da atividade mitocondrial, seja através da via comum final do sistema endócrino, seja de outro mecanismo independente de hormônio (Fariello, et al., 2012a). Embora essa evidência sugira que o sistema endócrino é um alvo provável de danos aos efeitos reprodutivos no homem, a elucidação completa dos meios através dos quais o excesso de adiposidade exerce os seus efeitos na reprodução masculina está além de um processo tão singular.

Exame Físico Reprodutivo Masculino

Felizmente, para o médico examinador, a maior parte do sistema reprodutor masculino se situa fora da cavidade corporal, onde ele pode ser facilmente palpado. Como grande parte do exame físico reprodutivo do sexo masculino é mais eficazmente realizada com o paciente em pé, é importante deixar o paciente à vontade e diante de uma mesa de exame baixa ou cadeira, já que alguns homens irão desenvolver síncope durante a palpação do escroto. Perguntar a um homem sobre seu trabalho muitas vezes serve para distraí-lo do exame genital masculino (Niederberger, 2011).

Se a parceira do paciente estiver presente durante a avaliação, ela pode relatar informações valiosas. No entanto, o paciente também pode se sentir relutante em divulgar fatos específicos de importância reprodutiva na frente de sua parceira e o exame físico apresenta uma oportunidade de pedir a ela com muito tato para deixar a sala, dando tempo ao homem de discutir questões privadas com o seu médico (Niederberger de 2011).

Examinando o Escroto

A observação visual do escroto pode ser reveladora. Um ou ambos os lados podem ser hipoplásicos, indicando uma ausência de conteúdo escrotal desde o nascimento (Niederberger, 2011). Um dos lados pode ser substancialmente maior do que o outro, o que sugere uma hidrocele reativa ou tumoral. Uma varicocele pode ser tão grande que se torne visível. Finalmente, a proximidade com as coxas em um homem grande ou obeso pode indicar uma diferença insuficiente entre a temperatura intraescrotal e o corpo.

Examinando os Testículos e o Epidídimo

O examinador primeira palpa o testículo e o epidídimo através do escroto, observando qualquer anormalidade. O epidídimo é normalmente difícil de avaliar; se ele é facilmente palpado, é provável que esteja ingurgitado, o que sugere obstrução. A segmentação do epidídimo também deve ser observada: se a porção próxima ao polo superior for fácil de discernir, mas o polo inferior não, o desenvolvimento do ducto wolffiano pode ter sido incompleto (Lewis e Kaplan, 2009).

Está bem estabelecido que o tamanho do testículo se correlaciona com a produção de esperma e é, consequentemente, uma avaliação importante no exame físico do homem estéril (Takihara et al., 1987; Bujan et al., 1989). O tamanho do testículo pode ser avaliado por pinças, muitas vezes referidas como *orquidômetro de Seager* (Fig. 24-1) (Niederberger, 2011). **O eixo longo do testículo é suavemente agarrado entre as maxilas das pinças e uma medição de 4,6 cm ou menos está associada com insuficiência espermatogênica** (Schoor et al.,

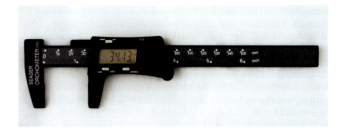

Figura 24-1. Medidor orquidômetro (Seager).

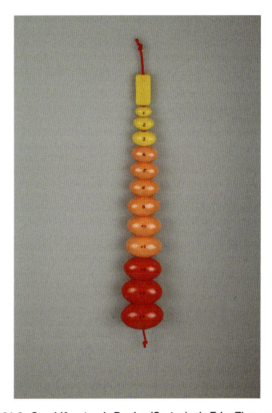

Figura 24-2. Orquidômetro de Prader. (Cortesia de Erler Zimmer GmbH & Co. KG, Germany.)

2001). Um segundo método para determinar o tamanho do testículo é comparar os achados de palpação do examinador com uma série de elipsoides de tamanho crescente com volumes marcados como mostrado na Figura 24-2 (Niederberger, 2011). **Um volume de 20 mL ou menos é considerado baixo** (Sigman et al., 2009). Finalmente, o volume do testículo pode ser medido mais diretamente por ultrassonografia do escroto (Sakamoto et al., 2007a, 2007b; Abdulwahed et al., 2013). No entanto, não está claro em que grau o aumento incremental na precisão que o ultrassom testicular adiciona aos dados obtidos pela pinça ou pelo orquidômetro de Prader se traduz em informações clinicamente úteis (Sakamoto et al., 2007a).

Examinando o Cordão Espermático

A palpação do cordão espermático fornece duas características de importância reprodutiva: se os canais deferentes são palpáveis e se uma varicocele está presente. O ducto deferente é uma estrutura firme, semelhante a um cordão diferenciado da vasculatura, dentro do cordão espermático, pela compressibilidade dos vasos. Como as veias dentro do cordão podem ser confundidas com os vasos deferentes no exame manual do escroto superior, a ausência dos vasos deferentes pode ser um sinal físico difícil de identificar. **Para o clínico com experiência em vasectomia, um método útil para identificar se a estrutura está ausente é buscar os vasos deferentes como se estivesse realizando a primeira etapa de uma vasectomia, trazendo-os para a superfície da pele.** Se o que se presume ser o ducto deferente desaparece dos dedos do examinador três vezes, o clínico pode estar confiante de que o vaso está ausente. Essa pérola é referida como *máxima de Meacham* por causa de Randall Meacham, que descreveu a técnica (Niederberger, 2011).

A ausência unilateral do canal deferente sugere a possibilidade de um desenvolvimento incompleto do ducto wolffiano desse lado, incluindo uma agenesia renal. Nesses pacientes, a ultrassonografia renal pode ser considerada para investigar se o paciente tem um rim único (Niederberger, 2011). **Se ambos os ductos deferentes estiverem ausentes, o homem tem uma alta probabilidade de ter uma mutação no gene da fibrose cística** (Anguiano et al., 1992). Em tais pacientes, é indicada a avaliação genética laboratorial da sequência do gene regulador da condutância transmembranar da fibrose cística (Lyon e Miller, 2003; Bombieri et al., 2011). Como os pesquisadores notaram uma agenesia renal em 11% dos homens com ausência congênita bilateral dos vasos deferentes (ACBVD), o ultrassom renal também pode ser considerado para investigar se um único rim está presente (Schlegel et al., 1996).

Além de avaliar a presença, a ausência e a continuidade do canal deferente, o médico que está examinando o escroto superior vê também a sua superfície, para determinar se um plexo de veias varicosas decorrentes do cordão espermático é visível e, em seguida, palpa suavemente para identificar se uma varicocele pode ser sentida. Embora os relatos esporádicos antes de 1955 tenham descrito casos em que a cirurgia de varicocele produziu evidências de uma melhora no potencial reprodutivo, W. Selby Tulloch foi o primeiro a denunciar sistematicamente uma série de casos de homens inférteis submetidos a ligadura de uma varicocele e a subsequente melhoria na contagem de espermatozoides (Tulloch, 1955). Lawrence Dubin e Richard Amelar estudaram a varicocele e seu tratamento em séries maiores e ensinaram amplamente aos cirurgiões urológicos sobre a sua patologia e os méritos da terapia (Dubin e Amelar, 1975; Nagler e Grotas, 2009).

A varicocele é a entidade patológica não ductal cirurgicamente tratável mais comumente encontrada dentre as que afetam o potencial reprodutivo masculino (Nagler e grotas, 2009). **Em geral, as estimativas de incidência na faixa de população em geral variam de um quinto a um sexto, enquanto a maioria dos estudos sugere que a incidência de varicocele em homens inférteis esteja entre um terço e metade** (Pryor e Howards, 1987; Fretz e Sandlow, 2002; Nagler e Grotas, 2009). O fato de que nem todos os homens com varicocele são inférteis continua sendo um dos problemas mais desconcertantes na medicina reprodutiva masculina hoje; a escolha da terapia para um homem em particular com uma varicocele é um desafio.

Os estudos clínicos da varicocele têm usado múltiplos sistemas de classificação para descrever a severidade da entidade, o que complica ainda mais a tarefa do avaliador (Nagler e grotas, 2009; Williams, 2011). A maioria dos sistemas utiliza três ou quatro graus, geralmente sendo a primeira uma varicocele que não pode ser palpada, mas que pode ser detectada apenas pela avaliação radiográfica, normalmente ultrassom (Nagler e grotas, 2009; Williams, 2011). Alguns sistemas diferenciam as varicoceles que podem ser palpadas apenas durante a manobra de Valsalva (Nagler e grotas, 2009). Como a maioria dos estudos concorda que o tratamento da varicocele subclínica não melhora significativamente o potencial reprodutivo masculino, um sistema de classificação sensível iria incluir essas entidades, que não devem ser tratadas, para diferenciá-las daquelas que deveriam ser tratadas com a terapia (Niederberger de 2011). Do mesmo modo, a diferença entre as varicoceles que podem ser vistas e aquelas que só podem ser sentidas é clinicamente evidente e um sistema de classificação razoável diferenciaria os dois (Niederberger, 2011). Como o significado clínico dessas varicoceles que só podem ser observadas com a manobra de Valsalva é incerto, um sistema de classificação racional não incluiria esse recurso como um importante fator de discriminação. **Por isso, o moderno sistema de classificação clínica baseado em evidências para varicocele inclui grau I, que não é palpável ou visível e só pode ser detectado por avaliação radiográfica, tal como o ultrassom com Doppler; grau II, que é palpável, mas não visível; e grau III, a varicocele que é tão grande que pode ser vista pelo médico examinador através das rugas do escroto** (Niederberger, 2011).

Examinando o Pênis

No cenário típico de relação sexual, o sêmen deve ser depositado proximal ao orifício cervical para a possibilidade ideal de reprodução. Consequentemente, qualquer anormalidade do pênis que possa impedir a colocação do sêmen naquela localidade deve ser observada pelo médico. Essas anormalidades incluem fimose, deslocamento meatal na hipospádia ou epispádia e curvatura peniana significativa (Niederberger, 2011).

Examinando a Próstata e as Vesículas Seminais

Em geral, o exame das vesículas seminais e da próstata não adiciona uma quantidade significativa de informação para a avaliação do homem estéril e, se o paciente estiver muito apreensivo sobre o exame retal digital, ele pode ser prudentemente omitido. Caso o exame retal seja executado, o médico observa a dimensão da próstata, que pode ser aplásica ou hipoplásica em caso de malformação congênita ou de hipoandrogenismo significativo (Niederberger, 2011). **As vesículas seminais normalmente não podem ser palpadas; se elas estiverem palpáveis, este é um achado anormal, sugerindo um ingurgitamento e uma eventual obstrução ductal ejaculatória** (Niederberger, 2011).

PONTOS-CHAVE: EXAME FÍSICO REPRODUTIVO MASCULINO

- A obesidade prejudica o potencial reprodutivo masculino por mecanismos endócrino-dependentes e endócrino-independentes.
- O tamanho do testículo reflete diretamente a massa espermatogênica.
- A ausência unilateral do canal deferente sugere uma anomalia do ducto wolffiano; a ausência bilateral está associada a mutações no gene responsável pela fibrose cística. Em ambos, a agenesia renal pode ocorrer.

AVALIAÇÃO LABORATORIAL DA INFERTILIDADE MASCULINA

À semelhança de outros aspectos da urologia, pode-se aprender muito sobre a condição de infertilidade masculina a partir de exames de sangue, neste caso, principalmente do sistema endócrino. Também de modo semelhante a outros campos urológicos, a avaliação genômica da função reprodutora masculina é uma área emergente de pesquisa e de utilidade clínica crescente. No entanto, a investigação laboratorial da infertilidade masculina também inclui uma maneira de avaliar diretamente a gravidade da condição, observando os gametas masculinos na análise de sêmen. Essas três avaliações gerais de laboratório abrangem a avaliação laboratorial da infertilidade masculina: a avaliação endócrina, a análise do sêmen e a avaliação genômica.

Avaliação Endócrina

Como a espermatogênese é altamente dependente da síntese intratesticular de testosterona, não é surpreendente que o hipoandrogenismo esteja associado à infertilidade masculina. Os níveis de testosterona em homens variam amplamente e a maioria dos pesquisadores utilizam tanto 280 ng/dL quanto 300 ng/dL como um limite para a androgenização adequada em um homem (Petak et al., 2002; Sokol, 2009). Cerca de 45% dos homens com azoospermia causada pela disfunção espermatogênica apresentam testosterona inferior a 300 ng/dL e níveis séricos de testosterona abaixo desse limiar são encontrados em 43% dos homens com oligospermia e 35% dos homens em uma clínica de infertilidade com densidade espermática maior do que o limiar de 20 milhões/mL especificado na quarta edição do manual de laboratório da OMS para exame e tratamento do sêmen humano (Sussman et al., 2008). Como 90% dos homens com densidade de espermatozoides de 22 milhões/mL ou menos não terão concebido com as suas parceiras dentro de 1 ano, muitos com densidade de espermatozoides inferior a esse valor deverão ter disfunção reprodutiva patológica e, consequentemente, em aproximadamente um terço isso está provavelmente relacionado com uma endocrinopatia (OMS, 2010). **A androgenização deve, portanto, ser analisada por avaliação laboratorial em todos os homens que apresentem infertilidade, incluindo aqueles em que a densidade de espermatozoides é superior a 20 milhões/mL.** O limite máximo da densidade de espermatozoides não foi estabelecido, acima do qual a disfunção endócrina é pouco provável de ser descoberta; os clínicos podem usar o valor do percentil 50 de 73 milhões/mL da quarta edição do manual da OMS com um tempo de concepção dentro de 1 ano como um guia, sugerindo que uma avaliação endócrina total não é necessária (OMS, 2010).

A testosterona circula em três formas principais: fortemente ligada à SHBG; fracamente ligada às proteínas, principalmente à albumina; e não ligada ou livre (Matsumoto e Bremner, 2011). As formas que induzem a atividade celular são livres e fracamente ligadas, formando em conjunto o que é conhecido como *testosterona biodisponível* (Matsumoto e Bremner, 2011). No homem saudável, 30% a 44% da testosterona circulante está ligada à SHBG, 54% a 68% estão fracamente ligados à albumina e 0,5% a 3,0% estão desacoplados (Matsumoto e Bremner, 2011). **Usando um limiar de 300 ng/dL para a testosterona e o limite inferior de 54,5% para a porcentagem de testosterona biodisponível, um limite inferior aceitável para a concentração de testosterona biodisponível, por consequência, será de 164 ng/dL.**

A SHBG é alterada por uma variedade de condições e estados médicos tais como a obesidade e o envelhecimento (Quadro 24-1) (Bhasin et al., 2010). O médico não pode confiar na testosterona total para medir a testosterona biodisponível e, como a obtenção de uma avaliação de laboratório precisa de testosterona livre pode ser difícil, um método prático de determinação de testosterona biodisponível é calculá-la a partir de testosterona total, SHBG e albumina (Vermeulen et al., 1999). As calculadoras estão disponíveis na Internet e nos *smartphones*; da mesma forma, a International Society for the Study of the Aging Male abriga uma calculadora em www.issam.ch/freetesto.htm e uma calculadora para dispositivos iOS pode ser encontrada no site http://itunes.apple.com/us/app/bioavailable-testosterone/id308770722.

Em homens jovens e saudáveis, a testosterona total no soro apresenta um ritmo circadiano, com um pico no início da manhã e níveis mínimos no final da tarde (Plymate et al., 1989). A SHBG apresenta um ritmo circadiano oposto em homens de todas as idades, com um pico no final da tarde e uma queda no início da manhã (Plymate et al., 1989). **Consequentemente, a testosterona biodisponível demonstra um ritmo circadiano evidente em homens jovens e saudáveis, com um pico no início da manhã e uma queda no final da tarde** (Plymate et al., 1989). Em homens mais velhos, a testosterona total e o seu ritmo circadiano são atenuados, assim como o ritmo circadiano e a concentração de testosterona biodisponível são substancialmente diminuídos (Plymate et al., 1989). Para padronizar a amostragem de testosterona total e biodisponível em todos os homens, os ensaios são tipicamente realizados na parte da manhã, embora a necessidade de tal temporização seja mais importante em homens mais jovens.

No caso do hipoandrogenismo, uma fonte hipofisária ou testicular é identificada por meio da avaliação do LH (Niederberger, 2011). Se a disfunção das células de Leydig testiculares for a causa,

---

QUADRO 24-1 Condições Associadas com Concentrações Alteradas da Globulina Ligadora de Hormônios Sexuais (SHBG)

CONDIÇÕES ASSOCIADAS COM SHBG DIMINUÍDA
Obesidade
Síndrome nefrótica
Hipotireoidismo
Terapias com glicocorticoides, progestinas e esteroides androgênicos
Acromegalia
Diabetes melito

CONDIÇÕES ASSOCIADAS COM SHBG AUMENTADA
Envelhecimento
Cirrose hepática e hepatite
Hipertireoidismo
Terapia com anticonvulsivos
Terapia com estrogênios
Doença do vírus da imunodeficiência humana

Modificado de Bhasin S, Cunningham GR, Hayes FJ, et al. Testosterone therapy in men with androgen deficiency syndromes: an Endocrine Society clinical practice guideline. J Clin Endocrinol Metab 2010;95:2536–59.

---

o LH é elevado em graus variados (Niederberger, 2011). No caso de disfunção da hipófise, o LH é diminuído (Niederberger, 2011). O médico pode avaliar o LH após a testosterona total ou biodisponível retornar com um valor baixo ou, para a eficiência, ambos os ensaios podem ser realizados simultaneamente. Como a testosterona e o LH são liberados de forma pulsátil, os resultados limítrofes podem ser investigados pela obtenção de três amostras da manhã em intervalos de 20 minutos (Sokol, 2009). Historicamente, os clínicos reuniam essas amostras para uma única medida, mas os resultados do ensaio das três separadas podem ser determinados e uma média aritmética pode ser feita.

Os produtos das células Sertoli inibina B e activina regulam o hormônio folículo estimulante (FSH) da hipófise, inibindo e estimulando, respectivamente, a sua liberação (Caroppo, 2011). Uma vez que as células de Sertoli são reguladas por uma interação parácrina robusta com as células germinativas, com o despovoamento das últimas, diminuem os níveis de inibina e, por conseguinte, aumentam os do FSH (Niederberger, 2011). Os médicos têm consequentemente utilizado o FSH como uma avaliação indireta da massa de células germinativas, com maiores concentrações de FSH indicando um aumento na disfunção e no despovoamento de células germinativas (Niederberger, 2011). **Combinado com o tamanho dos testículos medido pelo paquímetro orquidômetro, o FSH é um indicador preciso para saber se a azoospermia é um resultado da obstrução ou da disfunção espermatogênica: 96% dos homens com azoospermia obstrutiva tinham valores de ensaio de FSH de 7,6 UI/L ou menos e testículos com eixos longos maiores do que 4,6 cm, ao passo que 89% dos homens com azoospermias causadas por disfunção espermatogênica tinham valores de FSH superior a 7,6 UI/L e eixos longos do testículo com 4,6 cm ou menos** (Schoor et al., 2001). No caso da disfunção reprodutiva masculina em que o esperma está presente no ejaculado, o índice de probabilidade da concentração anormal de esperma aumentou acentuadamente para um valor de FSH de 4,5 UI/L, o que sugere outro limiar que o clínico pode utilizar para avaliar a disfunção reprodutora masculina (Gordetsky et al., 2011).

Os ensaios de inibina B estão clinicamente disponíveis e os pesquisadores têm pesquisado se medir a inibina B diretamente é uma avaliação mais precisa da função da espermatogênese do que o ensaio indireto do FSH (Kumanov et al., 2006; Muttukrishna et al., 2007; van Beek et al., 2007; Myers et al., 2009; Jørgensen et al., 2010; Grunewald et al., 2013). Em geral, esses estudos incluem análises de correlação entre inibina B ou FSH e parâmetros de esperma ou parâmetros testiculares medidos por exame físico. Muitos estudos observam uma maior precisão na medição de inibina B do que com o FSH nessas correlações e alguns dados sugerem que intervalos mais baixos de inibina B permitem uma melhor correlação (Kumanov et al., 2006; van Beek et al., 2007; Myers et al., 2009; Grunewald et al., 2013). **No entanto, a melhoria incremental na precisão é normalmente pequena e tanto a inibina quanto o FSH fornecem marcadores clinicamente úteis da função espermatogênica** (Myers et al., 2009). O médico pode, consequentemente, usar qualquer um dos marcadores com base no custo e na disponibilidade.

Como a inibina B, o HAM é um membro da família do fator transformador de crescimento-β (TGF-β) sintetizado pelas células de Sertoli e os pesquisadores têm estudado a sua utilização como um ensaio na avaliação da função espermatogênica (Fenichel et al., 1999; Fujisawa et al., 2002; Muttukrishna et al., 2007). Embora os resultados dos estudos-piloto sejam encorajadores, os conjuntos de dados relatados continuam pequenos e o uso do HAM é considerado principalmente experimental.

As enzimas aromatase convertem moléculas à base de colesterol tais como a testosterona em estrogênios e são encontradas em muitos sistemas de órgãos, incluindo os testículos, o tecido adiposo, o fígado e o cérebro (Kim et al., 2013). O estradiol é, portanto, mensurável nos homens e os pesquisadores propuseram que o estradiol elevado afeta adversamente o potencial reprodutivo masculino (Raman e Schlegel, 2002; Gregoriou et al., 2012; Schlegel, 2012). **Uma razão entre a testosterona total e o estradiol abaixo de 10:1 é um indicativo conhecido de disfunção reprodutiva** (Raman e Schlegel, 2002; Gregoriou et al., 2012; Schlegel, 2012).

O hormônio prolactina da hipófise é conhecido por inibir a produção de gonadotropinas e suprimir a testosterona nos homens e pode estar elevado na hiperplasia hipofisária, no adenoma ou em tumores (Sokol, 2009). A doença clinicamente significativa da hipófise está normalmente associada com sintomas tais como alterações de campo visual, dor de cabeça ou disfunção erétil (Niederberger, 2011). O ensaio de prolactina deve ser considerado quando esses sintomas acompanharem a infertilidade masculina, especialmente se a testosterona total ou biodisponível for baixa. No entanto, a incidência de prolactinoma clinicamente significativo é muito baixa em homens inférteis, com apenas quatro detectados em 1.035 homens em um estudo de rastreio em grande escala, e a prolactina não precisa ser rotineiramente incluída na avaliação endócrina inicial de um homem infértil (Sigman e Jarow, 1997). A prolactina é geralmente um ensaio lábil; caso o resultado apresente prolactina elevada, a repetição do teste deve ser realizada (Niederberger, 2011). A avaliação de outros hormônios hipofisários, como o hormônio estimulante da tireoide, o hormônio adrenocorticotrófico ou o hormônio do crescimento, é indicada se houver suspeita de ocupação de espaço por uma lesão hipofisária ou se esta for encontrada no exame de imagem (Sokol, 2009). Da mesma forma, devem ser observados sinais de outras doenças endócrinas, como exoftalmia, estrias, face em forma de "lua" ou alterações ósseas faciais, e deve-se cogitar a realização de teste do hormônio da tireoide, cortisol ou do hormônio de crescimento. No entanto, eles não necessitam ser incluídos na avaliação de triagem inicial de um homem infértil. **Uma análise laboratorial inicial razoável para avaliar uma base endócrina para a disfunção reprodutora masculina deveria ser realizada na parte da manhã e incluir testosterona total, SHBG e albumina para calcular a testosterona biodisponível; o LH e o FSH para avaliar a função p hipofisária; e o estradiol para avaliar a aromatização.**

Os homens com uma história de hiperplasia adrenal congênita (HAC) podem desenvolver tumores de restos adrenais testiculares e infertilidade posteriormente ao longo da vida (Pierre et al., 2012; Aycan et al., 2013). Nesses pacientes, a 17-hidroxiprogesterona, a Δ4-androstenediona, a renina e a testosterona séricas podem ser usadas para avaliar a resposta à terapia (Pierre et al., 2012).

Avaliação do Sêmen

A reprodução é um sistema probabilístico: quanto mais viável for o espermatozoide que começa sua jornada no trato reprodutivo feminino, maior a chance de um deles penetrar e fertilizar o óvulo. Nesse sentido, há apenas um resultado definitivo em uma análise seminal, que é a condição em que nenhum espermatozoide está presente; apenas neste caso um homem pode ser considerado absolutamente estéril.

Em 1951, o fisiologista John MacLeod publicou a primeira avaliação estatística rigorosa comparando o que pôde ser observado sob o microscópio de luz no sêmen de homens que tinham engravidado com êxito as suas parceiras com o sêmen dos homens que não o fizeram (MacLeod, 1951). MacLeod aplicou uma abordagem estatística descritiva, computando histogramas de probabilidade cumulativa para cada um dos parâmetros observados, e determinou os quartis para cada um dos dois grupos de homens (Macleod, 1951). Os parâmetros básicos estudados incluíram a concentração de esperma, o seu movimento e a sua forma (MacLeod, 1951). O que é imediatamente evidente a partir da publicação seminal de MacLeod é que os histogramas para parâmetros do esperma de homens férteis e inférteis são em grande parte sobrepostos, o que significa que uma gama substancial de valores para qualquer parâmetro não discrimina entre a fertilidade e a infertilidade masculina (MacLeod, 1951). MacLeod abordou sensivelmente esse problema, considerando os valores dos parâmetros espermáticos mais baixos como sendo limiares mais adequados para sugerir a infertilidade masculina; no entanto, os valores acima desses limites inferiores não confirmam a fertilidade (MacLeod, 1951). Isso se mostrou muito difícil de entender na aplicação clínica e no campo da medicina reprodutiva é comum a suposição de que se um parâmetro está acima de um limite — por exemplo, a concentração espermática superior a 20 milhões/mL — então o homem é considerado como sendo fértil, o que é incorreto. A única conclusão que pode ser tirada a partir de tal comparação é que, caso o parâmetro seja mais baixo do que o limiar, o homem provavelmente é infértil; o inverso não é necessariamente verdadeiro.

Uma abordagem geral para o problema de um ensaio para o qual os valores que representam a doença e a saúde são excessivamente coincidentes é estabelecer dois limiares, para além dois quais a saúde ou a doença é provável e dentro dos quais nenhuma afirmação preditiva pode ser feita. Em um estudo para desenvolver esses dois conjuntos de limites para a análise do sêmen, os pesquisadores aplicaram o método computacional de classificação e análise via árvore de regressão (CART, do inglês, *classification and regression tree*) para análises seminais de homens férteis e aqueles cujas esposas estavam passando por inseminação intrauterina (IIU) e para quem a infertilidade feminina foi completamente excluída (Guzick et al., 2001). **Como um exemplo, para a concentração de espermatozoides, verificou-se que 13,5 milhões/mL foi o parâmetro mais baixo e 48,0 milhões/mL foi identificado como sendo o limiar mais alto** (Guzick et al., 2001). Usando esses parâmetros, o clínico consideraria um homem cuja concentração de esperma foi menor do que 13,5 milhões/mL como provavelmente infértil e um com uma concentração maior do que 48,0 milhões/mL como provavelmente fértil. Caso a concentração do homem seja superior a 13,5 milhões/mL e inferior a 48,0 milhões/mL, nenhuma afirmação do potencial de fertilidade pode ser feita com precisão.

Parâmetros Seminais Gerais e Critérios da Organização Mundial da Saúde

Com base no trabalho original por MacLeod e no consenso derivado de um grupo de peritos, a OMS estabeleceu critérios para os parâmetros de análise de sêmen em seu manual de laboratório para exame e processamento de sêmen humano (Cooper et al., 2010; OMS, 2010; Niederberger, 2011; Murray et al., 2012). Para as quatro primeiras edições do manual, os critérios foram estabelecidos por um painel de especialistas e por dados de pesquisa e incluíram limites como a densidade de espermatozoides de 20 milhões/mL, o que seria considerado como um número razoável, abaixo do qual um homem deve ser considerado suscetível à infertilidade (Cooper et al., 2010; OMS, 2010; Niederberger, 2011; Murray et al., 2012). Os problemas de tal conjunto de critérios são significativamente evidentes: podem ser encontrados homens férteis abaixo dos limiares e homens inférteis acima.

A quinta edição do manual de laboratório difere das quatro anteriores, por enfatizar a descrição estatística da população de homens em que foi baseada (Cooper et al., 2010; OMS, 2010). Os valores para os percentis dos parâmetros seminais de homens cujas parceiras ficaram grávidas dentro de 1 ano após interrupção de contraceptivos são tabulados, permitindo que o clínico possa comparar os resultados de um homem infértil com um coorte fértil (Tabela 24-2) (Cooper et al., 2010; OMS, 2010). Duas limitações de tal abordagem são claras:

TABELA 24-2 Percentis dos Parâmetros de Análise Seminal Geral

PERCENTIL	2,5	IC DE 95%	5	IC DE 95%	10	25	50	75	90	95	97,5
Volume espermático (mL)	1,2	(1,0-1,3)	1,5	(1,4-1,7)	2	2,7	3,7	4,8	6	6,8	7
Concentração espermática (milhões/mL)	9	(8-11)	15	(12-16)	22	41	73	116	169	213	259
Número total (milhões/ejaculado)	23	(18-29)	39	(33-46)	69	142	255	422	647	802	928
Motilidade total (%)	34	(33-37)	40	(38-42)	45	53	61	69	75	78	81
Motilidade progressiva (%)	28	(25-29)	32	(31-34)	39	47	55	62	69	72	75
Forma normal (%)	3	(2,0-3,0)	4	(3,0-4,0)	5,5	9	15	24,5	36	44	48
Vitalidade (%)	53	(48-56)	58	(55-63)	64	72	79	84	88	91	92

IC, intervalo de confiança

Modificado de Cooper TG, Noonan E, von Eckardstein S, et al. World Health Organization reference values for human semen characteristics. Hum Reprod Update 2010;16(3):231–45.

primeiramente, os dados são provenientes de uma população fértil, não infértil e, em segundo lugar, o clínico não pode confiar em estatísticas descritivas para prever resultados. No entanto, as tabelas do manual oferecem ao médico uma informação comparativa útil que, de outra forma, estaria indisponível na avaliação e no tratamento de homens inférteis.

De forma confusa, a quinta edição do manual publicou juntamente com a tabela de percentil completa uma lista separada dos 5° percentis e seus intervalos de confiança de 95% (IC) (Cooper et al., 2010; OMS, 2010). Por exemplo, o 5° percentil para a densidade do esperma é de 15 milhões/mL com um intervalo de IC de 95% de 12-16 milhões/mL (Cooper et al., 2010; OMS, 2010). Embora os autores da publicação que acompanham o manual descrevam muito claramente os problemas inerentes à utilização de limiares derivados da estatística descritiva de uma população masculina fértil, a enumeração dos 5° valores percentuais pareceu estimular sua utilização como novos limiares. O melhor uso das tabelas da quinta edição do manual seria para o urologista apresentar a um homem ao lado de seus próprios parâmetros, como uma referência dos valores de uma população fértil, mas a realidade clínica determina que médicos e pacientes estão interessados em definir o que representa a infertilidade para considerar quando a terapia médica ou cirúrgica é apropriadamente considerada. A comunicação do valor do 5° percentil como aquele que provavelmente representa infertilidade e do 50° percentil como típico para um homem conceber com sua esposa dentro de 1 ano, é uma prática razoável para urologia clínica. Como um exemplo, uma densidade espermática menor do que 15 milhões/mL sugeriria uma infertilidade e de 73 milhões/mL seria considerada como típica (Cooper et al., 2010; OMS, 2010).

Para complicar as coisas, os parâmetros de análise seminal são altamente variáveis e os pesquisadores recomendam normalmente um mínimo de duas análises separadas por 2 a 3 semanas para a avaliação (Centola, 2011). Embora existam dados contrários, a maioria dos pesquisadores observa um declínio linear nos parâmetros seminais gerais com os dias crescentes de abstinência e a variabilidade na abstinência pode ser responsável pela variabilidade dos resultados da análise seminal (Levitas et al., 2005; Keel, 2006; Elzanaty de 2008). Consequentemente, o médico que avalia um homem quanto ao seu potencial reprodutivo deve se assegurar de que a duração da abstinência antes da coleta de um espécime ejaculado seja tão constante quanto possível. **Historicamente, os homens eram instruídos a esperar 2 a 5 dias após uma ejaculação para enviar uma amostra para análise seminal** (OMS, 2010; Centola, 2011). Estudos mais recentes sugerem que um único dia de abstinência é ideal para avaliar os parâmetros seminais gerais (Levitas et al., 2005; Elzanaty, 2008).

Um copo de vidro ou plástico de boca larga, não tóxico, é usado para recolher a amostra de sêmen (OMS, 2010). No caso de determinações religiosas ou culturais que não permitam a coleta pela masturbação, um preservativo não tóxico especial pode ser usado (OMS, 2010).

As características físicas e químicas de uma amostra de sêmen são avaliadas primeiramente, antes do exame microscópico. O sêmen ejaculado primeiro forma um coágulo e a amostra é deixada em repouso para se liquefazer durante 30 minutos antes da avaliação (Centola, 2011). A viscosidade é avaliada por aspiração com uma pipeta e por medição do comprimento da gota que se forma, o que não deve ser maior que 2 cm (OMS, 2010; Centola, 2011). A amostra é então inspecionada visualmente para avaliação da coloração. Uma ejaculação normal é branca ou cinza-clara; uma tonalidade amarela ou verde pode indicar infecção, icterícia, vitaminas ou medicamentos; a cor marrom é frequentemente observada em homens com lesão da medula espinal; e vermelho sugere sangue (OMS, 2010; Centola, 2011).

Historicamente, o pH do sêmen foi relatado, mas sua medição não é mais recomendada porque as condições ambientais podem alterá-lo e a intenção original do uso de pH para avaliar a existência de obstrução é dificultada pela grande diferença de tamanho entre um íon hidrogênio e a cabeça do espermatozoide (Centola, 2011). Para os parâmetros seminais gerais que descrevem as características microscópicas, uma lâmina especializada, com um compartimento de volume definido, tal como um hemocitômetro ou câmara de contagem de Makler, é normalmente usada (Centola, 2011).

Volume de Sêmen. Muitas vezes não declarado por laboratórios que raramente realizam análise seminal, o volume de sêmen é de importância clínica significativa (Niederberger, 2011). Condições que causam hipovolemia seminal incluem fatores anatômicos, como obstrução do ducto ejaculatório ou hipoplasia da próstata e das vesículas seminais, como pode ocorrer na deficiência androgênica grave ou na ACBVD; problemas funcionais, tais como na ejaculação retrógrada; condições neurológicas, tais como em lesões da medula espinal, diabetes melito ou esclerose múltipla; e fatores farmacológicos, que podem ocorrer em homens com prescrição de agentes bloqueadores α-adrenérgicos, tal como a tansulosina (Sigman et al., 2009; Niederberger, 2011). O 5° percentil para o volume de acordo com a quinta edição do manual de laboratório é de 1,5 mL com um IC de 95% de 1,4 a 1,7 mL e o percentil 2,5 é de 1,2 mL com um IC de 95% de 1,0 a 1,3 mL (OMS, 2010). **Para fins práticos, o valor limite mais utilizado para o volume é de 1,0 mL para iniciar a avaliação para hipovolemia seminal** (Niederberger, 2011).

A *aspermia*, o *ejaculado seco* e a *anejaculação* referem-se à condição em que nenhum fluido é descarregado a partir da uretra durante o orgasmo masculino (Sigman et al., 2009). É causada pelas mesmas condições associadas com a hipovolemia seminal (Sigman et al., 2009; Niederberger, 2011). **Se a aspermia ou a hipovolemia seminal for observada, uma análise de urina pós-ejaculatória é efetuada para identificar a ejaculação retrógrada e alguma forma de investigação, tal como ultrassonografia transretal (USTR), é conduzida para avaliar se obstrução ductal ejaculatória pode estar presente** (Sigman et al., 2009; Niederberger, 2011). Para a urinálise pós-ejaculatória, o paciente é instruído a urinar antes da ejaculação para uma análise seminal e urinar novamente após a coleta da amostra de sêmen em recipientes separados (Sigman et al., 2009). A urina é reconstituída por centrifugação e o número de espermatozoides no sedimento é contado (Sigman et al., 2009). Um pequeno número de espermatozoides na urina é de pouca importância se o número de espermatozoides na amostra anterógrada for grande. Em geral, se o número de espermatozoides na urina se aproxima ou excede o da amostra inicial, a ejaculação retrógrada é considerada clinicamente significativa (Sigman et al., 2009).

A hipervolemia seminal com um volume ejaculado superior a 5 mL é uma condição rara (Sigman et al., 2009). Propõe-se que ela interfira com a reprodução masculina por diluição do esperma (Sigman et al., 2009). Se um volume seminal muito grande for motivo de preocupação, o esperma pode ser reconstituído pelo processamento em um volume menor e a IIU pode ser realizada (Sigman et al., 2009; Centola, 2011).

Densidade Espermática. Densidade ou concentração espermática é tipicamente registrada em milhões por mililitro. O termo *oligospermia* refere-se à baixa densidade de espermatozoides e a *criptozoospermia* denota uma densidade tão baixa que é difícil medir de forma confiável (Niederberger, 2011). O 5° percentil para a densidade de espermatozoides de acordo com a quinta edição do manual de laboratório da OMS é de 15 milhões/mL com um IC de 95% de 12 a 16 milhões/mL e o 50° percentil é de 73 milhões/mL (Cooper et al., 2010; OMS, 2010). As edições anteriores do manual de laboratório da OMS incluem um limiar para a densidade de espermatozoides de 20 milhões/mL e era comum no passado os profissionais definirem a oligospermia como uma densidade menor do que esse valor. Com a tabulação descritiva dos parâmetros espermáticos na quinta edição do manual da OMS, a oligospermia é mais apropriadamente definida em um contexto clínico: um homem com uma única amostra de sêmen apresentando 10 milhões/mL que não tenha tido nenhuma dificuldade de engravidar sua esposa pode não ser oligospérmico, enquanto um com testículos pequenos, um FSH elevado e densidades em várias análises de sêmen que variam de 20 a 25 milhões/mL pode ser razoavelmente considerado oligospérmico. **Como descrito anteriormente, uma grande análise CART revelou que 13,5 milhões/mL é um limite inferior para a densidade do esperma e que 48,0 milhões/mL é o parâmetro superior** (Guzick et al., 2001). Na análise CART, a ASC da COR para a densidade de espermatozoides foi de 0,60, indicando uma capacidade relativamente fraca de discriminação entre os subgrupos férteis e subférteis (Guzick et al., 2001).

A contagem total ou o número de espermatozoides é calculado multiplicando-se o volume de sêmen e a densidade de espermatozoides e é normalmente registrado em milhões (Niederberger, 2011). O 5° percentil para o número total de espermatozoides de acordo com a quinta edição do manual de laboratório da OMS é de 39 milhões, com um IC de 95% de 33 a 46 milhões, e o 50° percentil é de 255 milhões (Cooper et al., 2010; OMS, 2010).

Motilidade Espermática. A motilidade espermática é avaliada de forma otimizada após os 30 minutos de liquefação e se refere a uma porcentagem do esperma observada com o movimento definido (OMS, 2010). A baixa motilidade é denominada de *astenospermia* (Niederberger, 2011). A quinta edição do manual da OMS classifica a mobilidade em três categorias — progressiva, não progressiva e imóvel — substituindo as quatro categorias dos sistemas de classificação mais velhos (de a até d, onde a e b indicam motilidade progressiva "rápida" e "lenta") (OMS, 2010). A *motilidade progressiva* é definida como o esperma que se "move ativamente, seja de forma linear, seja em um grande círculo, independentemente da velocidade" e a motilidade não progressiva como "todos os outros padrões de mobilidade com ausência de progressão" (OMS, 2010). O 5° percentil para a motilidade progressiva, de acordo com a quinta edição do manual de laboratório da OMS, é de 32% com um IC de 95% de 31% a 34% e o 50° percentil é de 55% (Cooper et al., 2010; OMS, 2010). **A análise CART revelou que 32% é o parâmetro mais baixo para a motilidade do esperma e que 63% constitui o parâmetro superior** (Guzick et al., 2001). Na análise CART, a ASC da COR para a motilidade dos espermatozoides foi de 0,59, revelando uma baixa capacidade de discriminação para esse parâmetro (Guzick et al., 2001).

Morfologia Espermática. O esperma humano é altamente pleomórfico, com uma maior quantidade de esperma de forma bizarra no ejaculado de qualquer homem do que aqueles com a configuração prevista para penetrar e fertilizar um óvulo com sucesso (Niederberger, 2011). Uma superabundância de formas anormais é denominada de *teratozoospermia* (Niederberger, 2011). As edições anteriores do manual descreveram critérios bastante generosos de como caracterizar um esperma com forma aceitável e, mesmo assim, a maioria dos espermatozoides foi classificada como disforme em um espermograma normal (Niederberger, 2011). **Na tentativa de melhorar a capacidade preditiva da morfologia espermática, Kruger propôs um sistema de classificação em que foram avaliados diversos aspectos do esperma e, se algum estava fora do intervalo, o esperma era contado como anormal** (Kruger et al., 1987; van der Merwe et al., 2005). Esse sistema é variavelmente chamado de morfologia "estrita", morfologia de "Kruger" e morfologia de "Tygerberg" e´, como um resultado dos critérios mais rigorosos que definem um esperma normal, os limiares na faixa de 5% tipicamente caracterizam uma ejaculado normal (van der Merwe et al., 2005). A quinta edição do manual da OMS adotou a morfologia estrita como sua avaliação da forma dos espermatozoides (OMS, 2010). O 5° percentil para as formas morfológicas normais de acordo com a quinta edição é de 4% com um IC de 95% de 3,0% a 4,0% e o 50° percentil é de 15% (Cooper et al., 2010; OMS, 2010). A análise CART revelou que 9% era um limite inferior para a morfologia rigorosa e que 12% era um parâmetro superior (Guzick et al., 2001). Na análise de CART, a ASC da COR para a motilidade do esperma foi de 0,66, assim como com os parâmetros gerais de densidade e motilidade revelando uma baixa capacidade discriminante (Guzick et al., 2001).

O valor preditivo da morfologia estrita é questionável. Apesar de dados limitados sugerirem que o parâmetro pode estar relacionado com a formação de embriões, a maior parte dos estudos defende que a morfologia estrita não está associada com a integridade nuclear do esperma e que não prevê os resultados da concepção natural ou da fertilização *in vitro* (Keegan et al., 2007; Dubey et al., 2008; Avendano et al., 2009; Dayal et al., 2010; French et al., 2010; Sripada et al., 2010; Morbeck et al., 2011). Para complicar as coisas, as evidências sugerem que, como os técnicos de laboratório aprenderam a inspecionar cada espermatozoide de forma detalhada buscando excentricidades na sua forma, um número crescente de homens é descrito como tendo uma menor porcentagem de espermatozoides morfologicamente normais (Morbeck et al., 2011). A implicação prática dessa tendência é que atualmente muitos homens que procuram a avaliação são identificados como tendo teratozoospermia isolada e possivelmente apresentam um potencial reprodutivo adequado.

Existem condições em que os defeitos biológicos específicos estão associados com a maioria dos espermatozoides. Por exemplo, se o acrossoma não consegue se formar, uma preponderância de espermatozoides terá cabeças pequenas e redondas, um distúrbio conhecido como *globozoospermia* (OMS, 2010). Durante a espermatogênese, se a placa basal não aderir ao núcleo no lado oposto ao acrossoma, as cabeças são absorvidas (OMS, 2010). Esse defeito resulta na observação somente de caudas e é denominado de *espermatozoide com cabeça de alfinete* (OMS, 2010). Sem dúvida, essas condições morfológicas específicas relativamente incomuns afetam o potencial reprodutivo masculino.

Acesse www.expertconsult.com para mais informações.

Vitalidade Espermática. A *vitalidade* se refere à parcela do esperma que é composta de células vivas metabolicamente ativas (OMS, 2010; Niederberger, 2011). A *necrospermia* é a condição que descreve um grande número de espermatozoides mortos (Niederberger, 2011). A avaliação da existência ou não de espermatozoide vivo é essencial se for observada astenospermia total ou quase total para discriminar se a falta de motilidade é um resultado de morte celular ou de disfunção dos processos moleculares envolvidos no movimento de espermatozoides (Niederberger, 2011; OMS, 2010). Se o teste for puramente de diagnóstico e o esperma não for ser utilizado na fertilização *in vitro*, ele é realizado por coloração com eosina Y e com ou sem nigrosina (OMS, 2010; Niederberger, 2011). Um espermatozoide metabolicamente ativo exclui o corante eosina Y, ao passo que um morto não pode e absorve o pigmento (OMS, 2010; Niederberger, 2011). A nigrosina escurece o fundo e aumenta o contraste entre ele e as cabeças de espermatozoides vivos, permitindo que eles sejam identificados mais facilmente (OMS, 2010). O 5° percentil para a vitalidade do esperma de acordo com a quinta edição do manual de laboratório da OMS é de 58% com um IC de 95% de 55% a 63% e o 50° percentil é de 79% (Cooper et al., 2010; OMS, 2010).

Um método de avaliação da vitalidade de espermatozoides de um modo não destrutivo passível de subsequente utilização na FIV é o teste de inchaço hiposmótico (IHO) (Jeyendran et al., 1984). Quando incubadas em meio hiposmótico, as caudas dos espermatozoides vivos, com membranas não danificadas, incham dentro de 5 minutos, permitindo a identificação de gametas viáveis (OMS, 2010).

Acesse www.expertconsult.com para mais informações.

Ensaios Espermáticos Secundários

O gameta masculino haploide expressa antígenos de superfície diferentes das demais células diploides no corpo masculino e, consequentemente, deve ser protegido contra o sistema imunológico por junções de oclusão entre as células de Sertoli (Walsh e Turek, 2009). Caso essa "barreira hematotesticular" seja interrompida, o esperma exposto ao sistema imunitário pode incitar uma resposta imunológica de gravidade variável envolvendo as imunoglobulinas secretoras e humorais e afetando várias regiões da superfície da célula do esperma (Walsh e Turek, 2009). **As condições associadas com a formação de anticorpos antiespermatozoide que foram observadas incluem vasectomia, trauma no testículo, orquite, criptorquidia, câncer do testículo e varicocele** (Walsh e Turek, 2009).

Os leucócitos podem ser prejudiciais para o esperma, com evidências sugerindo que a produção de ROS pode ser o mecanismo destrutivo (Pasqualotto et al., 2000; Agarwal et al., 2006; Lackner et al., 2006; Desai et al., 2009; Domes et al., 2012; Aktan et al., 2013). Níveis moderados de leucócitos no sêmen podem ser fisiológicos e podem até mesmo ser benéficos para a função espermática (Barraud-Lange et al., 2011).

O uso de um ensaio para anticorpos antiesperma deve ser cogitado se a aglutinação de espermatozoides for observada ou se a motilidade dos espermatozoides for reduzida, especialmente se existirem condições associadas com os anticorpos antiesperma (Walsh e Turek, 2009; OMS, 2010; Brannigan, 2011; Niederberger, 2011). Dois tipos de ensaios para anticorpos antiesperma estão disponíveis; aqueles que testam imunoglobulinas da superfície dos espermatozoides são referidos como testes *diretos* e aqueles que medem os anticorpos no fluido, tais como o plasma seminal ou o soro, são ensaios *indiretos* (OMS, 2010; Brannigan, 2011). **Os ensaios diretos são preferidos para a relevância clínica, porque os anticorpos no plasma ou soro podem não se correlacionar com a ligação na superfície espermática** (Walsh e Turek, 2009; Brannigan, 2011; Niederberger, 2011). Devido ao seu tamanho grande, a imunoglobulina M (IgM) está presente em quantidades muito reduzidas, se estiver presente no sêmen, e consequentemente a IgG e a IgA são os principais alvos dos ensaios (Walsh e Turek, 2009; Brannigan, 2011; Niederberger, 2011).

Dois ensaios diretos estão disponíveis, o teste de reação antiglobulina mista (RAM) e o ensaio *Immunobead* (OMS, 2010; Brannigan, 2011). O teste RAM usa esferas de látex revestidas com um anticorpo "ponte" anti-IgG ou anti-IgA incubado com o esperma, enquanto que o teste *Immunobead* direto envolve esferas de poliacrilamida revestidas com imunoglobulinas de coelho contra IgG ou IgA humanas (OMS, 2010; Brannigan, de 2011). **Em ambos os casos, após a incubação o técnico identifica a presença de anticorpos antiespermatozoide pela associação de partículas em movimento proximal aos espermatozoides móveis e, portanto, uma certa quantidade de motilidade espermática é essencial para esses ensaios; a astenospermia completa torna os ensaios diretos para anticorpos antiespermatozoides incapazes de serem realizados** (OMS, 2010;

Brannigan, 2011; NIEDERBERGER, 2011). O teste *Immunobead* direto é mais trabalhoso do que o ensaio RAM, mas fornece informações mais precisas (OMS, 2010).

O manual de laboratório da OMS especifica vagamente 50% como um limite tanto para os testes RAM quanto *Immunobead* e observa que os valores de referência não estão estabelecidos, deixando a interpretação desses ensaios para o médico, considerando o grau e a localização da ligação dos anticorpos antiespermatozoide e o contexto clínico (OMS, 2010). A ligação na cabeça do espermatozoide é considerada de maior significado clínico do que a ligação na cauda (Niederberger, 2011).

Ensaios de Piospermia. Sob a microscopia de contraste de fase sem coloração, os leucócitos e as células germinativas imaturas são indistinguíveis (Brannigan, 2011). Consequentemente, quando confrontado com um relatório indicando uma abundância de células que se assemelham a leucócitos observadas apenas por microscopia de contraste de fase, o avaliador não pode diagnosticar com precisão a piospermia (Brannigan, 2011). Felizmente, os testes de laboratório para avaliar a presença de leucócitos não são difíceis. A coloração de Papanicolaou pode ser usada para diferenciar leucócitos de células germinativas imaturas com base na morfologia nuclear (OMS, 2010). **O limite atual de consenso para os leucócitos de acordo com o manual de laboratório é de 1 milhão/mL** (OMS, 2010). Caso a piospermia seja excluída, o paciente pode ter a certeza de que a presença de células germinativas imaturas é comum e não de significado patológico (Brannigan, 2011).

Ensaios Espermáticos Terciários e Investigacionais

As limitações dos parâmetros seminais gerais forneceram uma miríade de meios adicionais para avaliar a estrutura e a função do esperma na esperança de diagnosticar melhor a disfunção reprodutiva masculina, na aplicação de terapias e na previsão de resultados em técnicas como a fertilização *in vitro*. A maioria é promissora, mas poucos estão perto de serem comprovados. Muitos fornecem conhecimentos sobre os processos biológicos envolvidos na reprodução, mas estudos similarmente projetados relatam resultados conflitantes quando esses ensaios são aplicados a problemas clínicos. Enfatizando a falta de consenso sobre como eles devem ser utilizados clinicamente, a quinta edição do manual da OMS detalha esses ensaios em seu capítulo "procedimentos de pesquisa" (OMS, 2010). O médico prudente continuará a acompanhar a literatura conforme ela evolui e a usar esses ensaios clinicamente caso surja um consenso claro sobre sua utilidade.

Ensaios da Integridade do DNA Espermático. A organização molecular e espacial do DNA espermático é altamente específica para as células do gameta masculino. O DNA espermático é seis vezes mais compacto do que nas células somáticas e é arranjado com protaminas para formar folhas firmemente lineares lado a lado (Ward e Coffey, 1991). Os pesquisadores acreditam na hipótese de que a fragmentação ou os distúrbios no arranjo do DNA levam a aberrações na função espermática, na fertilização, na implantação e na gravidez. Os dados e as opiniões divergentes são abundantes nos testes dessa hipótese, o que indica que a nossa compreensão do papel da estrutura quaternária do DNA espermático é limitada e os ensaios disponíveis são imperfeitos, ou ambos. Em geral, existem dois tipos de métodos de ensaio para avaliar a integridade estrutural do DNA (Sakkas e Alvarez, 2010). Em um deles, a fragmentação do DNA é medida diretamente (Sakkas e Alvarez, 2010). Em geral, esse tipo de avaliação é o preferido pelos laboratórios de andrologia no momento, porque parece se correlacionar mais eficazmente com os resultados clínicos (Sakkas e Alvarez, 2010). No outro, o DNA é desnaturado antes da análise (Sakkas e Alvarez, 2010). Em uma metanálise abrangente, as maiores taxas de aborto foram associadas com uma taxa de risco de aproximadamente o dobro com o aumento da fragmentação do DNA espermático, mas diferentes ensaios fornecem taxas de risco significativamente diferentes (Robinson et al., 2012).

Ensaio de TUNEL. O ensaio de marcação de "nicks" por dUTP e desoxinucleotidil terminal transferase (TUNEL) representa um método geral em amplo uso na biologia molecular para avaliar a fragmentação do DNA através da marcação da extremidade terminal de cadeias de ácido nucleico com um marcador fluorescente, sendo adotado nos laboratório de andrologia com várias modificações para detectar a fragmentação do DNA da cabeça espermática (Gavrieli et al., 1992; Mitchell et al., 2011). A Figura 24-3 detalha um método. Nos painéis A e B, um marcador fluorescente que se liga às regiões de DNA ricas em adenina e timina, 4′,6-diamidino-2-fenil-indol (DAPI), identifica

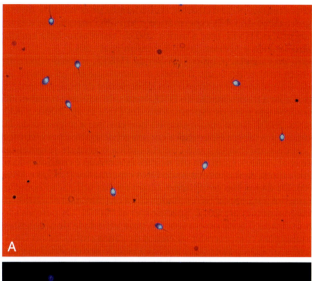
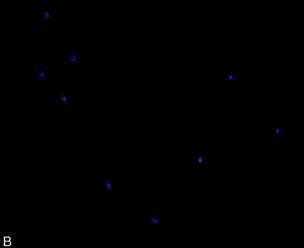
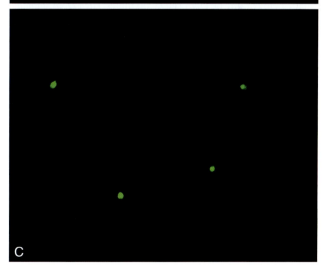

Figura 24-3. Ensaio de TUNEL. O campo claro é mostrado em A. As cabeças espermáticas são demonstradas por fluorescência em B. Os espermatozoides TUNEL-positivos são identificados em C.

as cabeças espermáticas contendo DNA empacotado. O painel A é uma imagem de campo claro que permite a visualização das caudas espermáticas, o que confirma que a área sob análise é um espermatozoide. O painel B é uma imagem fluorescente, permitindo a comparação com espermatozoides TUNEL-positivos, que se encontram identificados no painel C. Em geral, os resultados são relatados como um índice de fragmentação do DNA (IFD), que é calculado como a proporção de esperma TUNEL-positivo para o esperma total e expresso como uma porcentagem. O **TUNEL é considerado uma medida direta da fragmentação do DNA espermático e, em uma metanálise das taxas de aborto, o TUNEL teve a maior taxa de risco associada em quase quatro** (Sakkas e Alvarez, 2010; Robinson et al., 2012).

Ensaio do Cometa. Como o ensaio de TUNEL, o ensaio do cometa, também conhecido como o *ensaio de eletroforese em gel de uma única célula*, é amplamente utilizado nos laboratórios de biologia molecular para avaliar a fragmentação do DNA e tem sido adotado no laboratório de andrologia para os espermatozoides (Tice et al., 2000; Sakkas e Alvarez, 2010). É um ensaio simples que envolve a migração do DNA de uma única cabeça espermática em um gel de agarose por eletroforese e a cauda semelhante a um cometa indica o grau de fragmentação (Tice et al., 2000). Com um pH neutro, esse ensaio é considerado uma medida direta da fragmentação do DNA espermático (Sakkas e Alvarez, 2010). Os dados são conflitantes quanto à sua utilização como uma ferramenta para prever os resultados clínicos (Simon et al., 2010, 2011; Ribas-Maynou et al., 2012; Robinson et al., 2012). Os pesquisadores têm utilizado o teste do cometa em uma variedade de ambientes de pesquisa para compreender os efeitos de várias entidades no DNA do esperma, incluindo varicocele, toxinas, idade do sexo masculino e câncer de testículo (Meeker et al., 2004; Bertolla et al., 2006; Delbes et al., 2007; Schmid et al., 2007; Blumer et al., 2008; Meeker et al., 2008; Flaherty et al., 2008; Wu et al., 2009; Lacerda et al., 2011; Fariello et al. 2012b).

Ensaio do DNA Espermático Desnaturado. Uma série de ensaios desnatura o DNA do esperma antes da análise estrutural (Sakkas e Alvarez, 2010). O teste do cometa realizado em condições ácidas ou alcalinas desnatura o DNA e, como o teste do cometa, o ensaio de dispersão da cromatina espermática (DCE) permite a identificação visual da estrutura do DNA da cabeça espermática individualmente pela dispersão em agarose seguida de uma coloração do ácido nucleico (Fernández et al., 2003; Sakkas e Alvarez, 2010). O ensaio mais estabelecido para a estrutura do DNA da cabeça espermática é o Ensaio da Estrutura da Cromatina Espermática (EECE) (SCSA Diagnostics, Brookings, SD) (Evenson e Melamed, 1983; Evenson e Jost, 2000; Larson et al., 2000; Boe-Hansen et al., 2006; Chohan et al., 2006). O TECE não identifica o esperma individualmente, mas sim uma população de células por citometria de fluxo após a desnaturação em condições ácidas seguida de coloração com laranja de acridina (Evenson e Jost, 2000; Larson et al., 2000). A análise gráfica dos dados de citometria de fluxo produz vários parâmetros de resultados para o TECE, com o IFD e uma alta afinidade pelo corante de DNA (HDS, do inglês, *High DNA stainability*) sendo relatados no uso clínico comum (Evenson e Jost, 2000; Larson et al., 2000). Apesar de uma série de estudos ter associado os resultados reprodutivos humanos com os valores relatados do TECE, muitos não conseguiram encontrar correlações estatisticamente válidas (Evenson e Jost, 2000; Larson et al., 2000; Payne et al., 2005; Boe-Hansen et al., 2006; Bungum et al., 2007, 2008; Lin et al., 2008). Em uma metanálise de taxas de aborto, o TECE tinha uma razão de risco de 1,47 com um IC de 95% de 1,04-2,09, indicando uma fraca probabilidade de associação.

Espécies Reativas de Oxigênio. Reações químicas que ocorrem naturalmente geram moléculas altamente reativas com elétrons desemparelhados denominados *radicais livres*. Os radicais livres produzidos a partir de reações oxidativas são conhecidos como *espécies reativas de oxigênio*. As ERO estão envolvidas em vários processos fisiológicos importantes para a função do esperma, mas os pesquisadores teorizam que, se presentes em excesso, as ERO seminais podem causar disfunção reprodutiva (Agarwal et al., 2006, 2008c; Desai et al., 2009). A CAT pode ser quantificada no fluido seminal e um método popular de quantificar como as ERO podem afetar a função do esperma é o cálculo de um escore ERO-CAT (Rice-Evans e Miller, 1994; Sharma et al., 1999). Os pesquisadores avaliaram a atividade de ERO no envelhecimento, na prostatite, na varicocele, nos lubrificantes, na radiação, no fumo, em toxinas e na obesidade (Pasqualotto et al., 2000; Smith et al., 2005; Cocuzza et al., 2008a, 2008b; Farombi et al., 2008; Pasqualotto et al., 2008a; Agarwal et al., 2009; Hsu et al., 2009; Palmer et al., 2012; Taha et al., 2012; Agarwal et al., 2013).

 Reação Acrossômica. *Acesse www.expertconsult.com para mais informações.*

 Interação do Esperma com o Muco. *Acesse www.expertconsult.com para mais informações.*

Interação do Esperma com o Óvulo. *Acesse www.expertconsult.com para mais informações.*

Avaliação Ultraestrutural do Esperma. O EMOEM envolvendo a inspeção morfológica da cabeça do espermatozoide com a óptica do contraste interferencial de Nomarski de alta potência que amplia o campo mais de 6.000× é discutido na seção sobre a morfologia espermática neste capítulo. Embora a microscopia eletrônica seja amplamente utilizada em pesquisas científicas sobre o gameta masculino, ela também tem um lugar na avaliação clínica do homem infértil (Chemes e Rawe, 2003). **A motilidade espermática é dependente do regime ultraestrutural dos microtúbulos na cauda com uma matriz periférica de nove pares e uma central de dois microtúbulos conectados por braços de dineína** (Chemes e Rawe, 2003). **Essa arquitetura "9 + 2" é compartilhada com os cílios e as doenças genéticas que a afetam podem se manifestar como patologias respiratórias associadas com a disfunção reprodutiva masculina, conhecidas como *síndrome dos cílios imóveis, discinesia ciliar primária* (PCD) ou *síndrome de Kartagener*** (Eliasson et al., 1977; Guichard et al., 2001; Chemes e Rawe, 2003). A síndrome de Kartagener resulta em espermatozoides que são quase total ou completamente imóveis, mas metabolicamente ativos (Peeraer et al., 2004). As amostras de sêmen com menos de 10% de motilidade e vitalidade demonstradas por testes podem ser investigadas com microscopia eletrônica para avaliar os defeitos ultraestruturais da cauda (Zini e Sigman, 2009). A microscopia eletrônica não está disponível em todos os laboratórios de andrologia.

Avaliação Genômica

Por mais estranho que possa ser imaginar que os genes transmitidos de pais para filhos do sexo masculino possam ser responsáveis por uma condição que, se não tratada, iria impedir que os genes fossem passados para as gerações futuras, as evidências sugerem que a genética desempenha um papel significativo na disfunção reprodutora masculina (Oates e Lamb, 2009). As condições genéticas conhecidas associadas com o sexo masculino são detalhadas nas seções posteriores deste capítulo. Nesta seção, são descritos os ensaios clinicamente disponíveis.

Cariótipo

A coloração de cromossomos com corantes que se ligam a várias porções da estrutura química do DNA, resultando em padrões de bandas, representa os meios clássicos de análise citogenética de cromossomos (Swansbury, 2003). A hibridização *in situ* fluorescente (FISH, do inglês, *fluorescent in situ hybridization*) utiliza sondas fluorescentes que hibridizam com sequências determinadas nos cromossomos, permitindo a identificação de regiões específicas ou cromossomos inteiros, dependendo da especificidade da sonda (Swansbury, 2003). Uma vantagem da FISH é que ela oferece a capacidade de investigar a citogenética tanto de células somáticas quanto germinativas, que podem diferir além da redução esperada para metade do número de cromossomos (Martin, 2008). Outras técnicas, como o cariótipo espectral (SKY, do inglês, *spectral karyotype*), usam métodos combinatórios para visualizar todos os cromossomos em várias cores (Swansbury, 2003). **A Declaração de Boas Práticas da American Urological Association para a Avaliação Ótima da Infertilidade Masculina recomenda que os testes genéticos, incluindo o cariótipo, sejam realizados em todos os homens com azoospermia causada por disfunção espermatogênica e naqueles com oligospermia grave definida como inferior a 5 milhões de espermatozoides/mL** (Jarow et al., 2010). No entanto, como as anomalias cromossômicas numéricas e estruturais variam por região geográfica, e a obtenção de um cariótipo pode representar uma despesa significativa para o paciente, o médico pode avaliar se esse ensaio é indicado na sua população de pacientes.

Teste da Microdeleção do Cromossomo Y

O cromossomo Y é um dos menores nos seres humanos com cerca de 60 pares de megabase (Mb) (Tilford et al., 2001; Navarro-Costa, 2012). É o determinante do sexo masculino e é o único cromossomo passado diretamente de pai para filho (Navarro-Costa, 2012). Ele consiste em uma região específica do sexo masculino com nenhum par cromossômico homólogo e uma região pseudoautossômica (Graves et al., 1998; Tilford et al., 2001; Navarro-Costa, 2012). Em uma série de estudos de análises citogenéticas, **Tiepolo e Zuffardi determinaram em 1976 que uma região no braço longo do cromossomo Y era fundamental para a formação de espermatozoides no homem, ficando conhecida como *AZF* (fator de azoospermia)** (Tiepolo e Zuffardi, 1976; Chandley et al., 1989).

A porção do cromossomo Y, que não se recombina representa aproximadamente 95% da sua sequência (Tilford et al., 2001). Cerca de um terço dessa região não recombinante consiste em sequências palindrômicas internas apresentadas pelo menos duas vezes como *foward* e *reverse* conhecidos como *amplicons* (Tilford et al., 2001). Acredita-se que a estrutura dessa sequência substitua, em parte, o local de recombinação sexual na reparação do cromossomo Y, mas também pode gerar uma fragilidade particular pelo aumento da probabilidade de perda de segmentos ou deleções (Oates e Lamb, 2009). Com base no trabalho de Tiepolo e Zuffardi, os pesquisadores observaram que microdeleções de três regiões no cromossomo Y estavam comumente associadas com a azoospermia ou a oligospermia, sendo denominados de *AZFa*, *AZFb* e *AZFc* (Oates e Lamb, 2009). Embora sejam vistas como regiões separadas e distintas, a AZFb e a AZFc se sobrepõem, enquanto a AZFa está distante e isolada (Jobling e Tyler-Smith, 2003). Acredita-se que os genes *DAZ*, que estão integralmente associados com a espermatogênese, estão alojados no interior da região AZFc (Saxena et al., 2000). Os pesquisadores também fizeram referência à porção proximal do AZFc como *AZFd*, mas a utilidade de se isolar esta sub-região permanece incerta (Müslümanog̃lu et al., 2005).

Algumas deleções de AZFc parecem estar associadas com uma deficiência na espermatogênese, mas não uma falha completa (Mulhall et al., 1997; Oates et al., 2002). Da mesma forma, a relevância clínica da análise de sub-regiões AZFc tais como gr/gr não está clara, já que o esperma pode estar presente no ejaculado e nos testículos (Lardone et al., 2007; Wu et al., 2007; Giachini et al., 2008; Stouffs et al., 2008; Visser et al., 2009). No entanto, as evidências sugerem fortemente que microdeleções de AZFa e AZFb causam uma patologia significativa dos testículos, resultando em diminuição da baixa probabilidade de recuperação de espermatozoides após a cirurgia (Hopps et al., 2003). É **uma prática razoável recomendar uma avaliação de microdeleção no cromossomo Y nos homens azoospérmicos antes da extração cirúrgica de esperma para aconselhá-los sobre a probabilidade de recuperação** (Jarow et al., 2010). No entanto, também é razoável omitir o teste baseado na raridade relativa de microdeleções AZFa e AZFb na prática clínica.

Avaliação da Sequência Genômica

Uma variedade de tecnologias, tais como os microarranjos de DNA, permite que vários polimorfismos de nucleotídeo único (SNP, do inglês, *single nucleotide polymorphisms*) e mutações associadas a doenças conhecidas possam ser rastreados e reportados (Schena et al., 1995; Hunter et al., 2008; Lazarin et al., 2013). Esses relatórios podem ser usados para identificar se os pais são portadores de um grande número de doenças genéticas e a probabilidade de a descendência ser afetada. O sequenciamento do genoma inteiro como uma ferramenta clínica também está em desenvolvimento atualmente (Moorthie et al., 2013). Embora essas tecnologias possam vir a ser utilizadas para diagnosticar as causas subjacentes da disfunção reprodutora masculina, seu uso como ferramentas gerais de rastreio na avaliação da infertilidade masculina ainda não está garantido.

Avaliação da Mutação do Regulador de Condutância Transmembrana da Fibrose Cística

A relação entre as alterações no regulador de condutância transmembrana da fibrose cística (CFTR, do inglês, *cystic fibrosis transmembrane regulator*) e o mau desenvolvimento do ducto deferente é discutida na seção sobre os distúrbios do desenvolvimento neste capítulo. Esta seção descreve quais testes estão disponíveis.

A proteína codificada pelo gene CFTR forma um canal para íons cloreto e eventualmente bicarbonato e pode servir para regular o transporte de outros íons (Hampton e Stanton, 2010). Mais de 1.600 mutações foram identificadas no CFTR e elas podem ser leves ou graves dependendo da ocorrência ou não do fenótipo completo da doença da fibrose cística a partir da mutação (Ratbi et al., 2007; Oates e Lamb, 2009; Hampton e Stanton, 2010; Bombieri et al., 2011; Yu et al., 2012). **A mutação grave mais comum é a ΔF508, que resulta da deleção de três pares de bases que, consequentemente, remove o aminoácido fenilalanina normalmente na posição 508 da proteína codificada** (Hampton e Stanton, 2010). Uma alta incidência de pacientes carreia mais de uma mutação; cerca de 46% apresentam as duas mutações (Yu et al., 2012). **Uma mutação grave como a ΔF508 em cada alelo irá resultar em uma criança com fibrose cística, fazendo com que a avaliação seja fundamental para o pai e para a mãe prospectivos que apresentem suspeita de possuir alterações genéticas no CFTR.**

Atualmente os painéis de triagem disponíveis para o CFTR incluem tipicamente 25 a 40 das mutações mais comuns. Como um subconjunto de mutações conhecidas é testado, um resultado negativo ainda carrega um risco definido. O teste está comercialmente disponível para todas as mutações conhecidas, mas é esperadamente mais caro. A prevalência da mutação CFTR varia de acordo com a etnia e a geografia (Hamosh et al., 1998; Boyd et al., 2004; Foresta et al., 2005; Schulz et al., 2006; Ratbi et al., 2007; Havasi et al., 2010; Li et al., 2010; Bombieri et al., 2011). Consequentemente, o médico deve levar em conta a localização e a etnia na interpretação dos resultados. Normalmente, os relatórios dos painéis de triagem para o CFTR são estratificados por etnia.

PONTOS-CHAVE: AVALIAÇÃO LABORATORIAL DA INFERTILIDADE MASCULINA

- A avaliação endócrina do estado reprodutivo masculino inclui a testosterona total, a porção de testosterona não ligada à SHBG, o estradiol e as gonadotropinas hipofisárias FSH e LH.
- A análise de sêmen representa uma avaliação probabilística do potencial reprodutivo masculino. Além da azoospermia, nenhum limiar específico aplicado a qualquer parâmetro discerne absolutamente a infertilidade da fertilidade.
- O diagnóstico diferencial para os homens com volumes de sêmen inferiores a 1,0 mL inclui a obstrução ductal ejaculatória, a ejaculação retrógrada e o desenvolvimento deficiente dos vasos deferentes e das glândulas sexuais acessórias como ocorre com ACBVD.
- A coloração para vitalidade espermática diferencia a astenospermia completa da necrospermia. Métodos de coloração laboratoriais comuns diferenciam a piospermia das células germinativas imaturas.
- A preponderância de espermatozoides com cabeças redondas, uma condição conhecida como *globozoospermia*, indica a formação deficiente do acrossoma. O tratamento é a fertilização *in vitro* com ICSI.
- A ruptura da barreira hematotesticular formada por junções de oclusão entre as células de Sertoli resulta em anticorpos antiespermatozoides, que têm diferentes significados clínicos dependendo do grau de ligação às cabeças espermáticas.
- O rastreamento genético do CFTR em homens com ACBVD e seus parceiros identifica a presença de mutações graves, tais como a ΔF508, que pode resultar em fibrose cística clinicamente evidente na prole.

IMAGIOLOGIA PARA AVALIAÇÃO DA INFERTILIDADE MASCULINA

A imagiologia ultrassonográfica ou radiográfica é raramente necessária para o diagnóstico da disfunção reprodutiva masculina e deve ser solicitada com cautela. Condições provavelmente benignas, tais como microlitíase testicular, podem ser detectadas, resultando em sofrimento do paciente e testes adicionais muitas vezes desnecessários (Dagash e MacKinnon, 2007). As descrições de imagem seguintes na avaliação de disfunção reprodutora masculina não devem ser interpretadas como indicado na avaliação típica.

Ultrassonografia Escrotal

A avaliação do homem estéril inclui um exame manual detalhado do escroto e do seu conteúdo. Tal como acontece com o exame físico escrotal para qualquer avaliação urológica, podem ser detectadas anormalidades que demandem uma ultrassonografia escrotal para uma investigação adicional. Na Figura 24-4, a ultrassonografia com Doppler colorido duplex demonstra a varicocele. O painel A mostra a varicocele adjacente ao testículo e as áreas coloridas no painel B demonstram a direção do fluxo. O diâmetro maior da veia pode ser medido e registrado.

A ultrassonografia do cordão espermático pode ser indicada se o médico avaliador estiver incerto sobre a presença ou não de uma varicocele com a palpação (Nagler e grotas, 2009). No entanto, as varicoceles assim identificadas são muitas vezes tão pequenas que

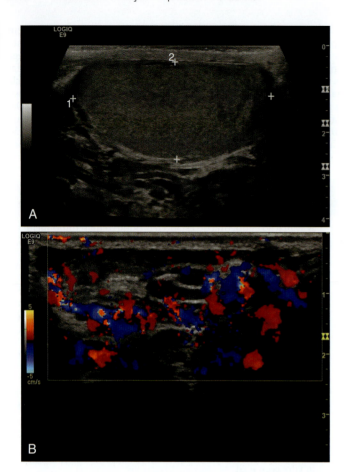

Figura 24-4. Ultrassonografia com Doppler colorido duplex do escroto demonstrando a varicocele. As veias dilatadas adjacentes ao testículo estão expostas em A e o fluxo direcional nos vasos é revelado em B.

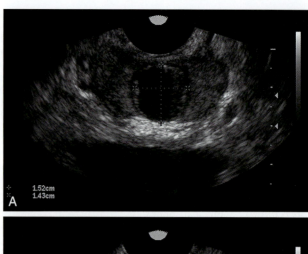

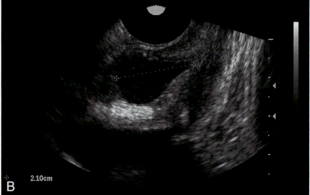

Figura 24-5. Ultrassonografia transretal revelando um cisto intraprostático. A é transversal, B é longitudinal. (Cortesia de Marcelo Vieira.)

sua relevância clínica é questionável. A varicocele se torna palpável a aproximadamente 2,7 a 3,6 mm de diâmetro e o tratamento cirúrgico das varicoceles menores do que 3,5 mm, que não são palpáveis no exame físico, mas são observáveis no ultrassom, não resulta em melhores resultados seminais (Eskew et al., 1993; Hoekstra e Witt, 1995; Jarow et al., 1996; Schiff et al., 2006). **Consequentemente, a abordagem mais racional com base no fato de a identificação de uma varicocele possivelmente afetar os resultados do tratamento não inclui o ultrassom como uma ferramenta de diagnóstico necessária.**

A direção do fluxo pode ser avaliada por ultrassonografia com Doppler colorido e os pesquisadores relataram que a inversão do fluxo é um sinal prognóstico positivo de que o tratamento cirúrgico da varicocele pode resultar em melhoria dos parâmetros seminais (Hussein, 2006; Schiff et al., 2006). Neste momento, um número insuficiente de homens com varicoceles não palpáveis que são identificados com reversão de fluxo é relatado nos estudos que investigam o tratamento cirúrgico para concluir se o ultrassom com Doppler colorido é indicado como uma modalidade de triagem para homens inférteis.

Em conjunto com o USTR, os pesquisadores observaram uma sensibilidade de 75% e uma especificidade de 72% para o diagnóstico de azoospermia causada por disfunção espermatogênica e uma sensibilidade de 29,8% e uma especificidade de 87% para o diagnóstico de azoospermia causada por obstrução (Abdulwahed et al., 2013). No entanto, dada a alta precisão na diferenciação da azoospermia causada por disfunção espermatogênica ou por obstrução fornecida pela medição do eixo longitudinal do testículo e pelo ensaio do FSH sérico, parece mais prudente e rentável não usar a ultrassonografia na tentativa de diagnosticar a causa da azoospermia em homens com volumes seminais adequados.

Vasografia

A vasografia com contraste na direção do abdome permite a determinação da permeabilidade dos vasos deferentes do escroto para os ductos ejaculatórios (Ammar et al., 2012). Atualmente, é raramente executada, porque as modalidades de imagem como USTR e ressonância magnética (RM) a substituíram; é invasiva e pode resultar na formação de tecido cicatricial no lúmen vasal e em obstrução; e a injeção de solução salina para dentro do lúmen dos vasos deferentes durante os procedimentos pretendidos de reconstrução dos vasos com o *feedback* manual de se o fluido flui com facilidade ou se ocorre refluxo oferece informação semelhante. **O fluido, o contraste ou outras substâncias nunca devem ser injetados dentro do lúmen dos vasos deferentes na direção do epidídimo, porque vão romper os túbulos delicados do epidídimo.** Caso o refluxo seja identificado durante a vasografia com salina intraoperatória, uma sutura de monofilamento de polipropileno, tal como a 4-0, pode ser inserida no lúmen dos vasos, avançando até encontrar resistência e, em seguida, sendo retirada e a distância sendo medida para determinar o local da obstrução.

Venografia

Acesse www.expertconsult.com para mais informações.

Imagem Transretal

O diagnóstico de obstrução do ducto ejaculatório é considerado quando é encontrada uma azoospermia em conjunto com um baixo volume seminal (Niederberger, 2011). O método mais antigo e ainda atualmente mais prevalente de investigar se há obstrução do ducto ejaculatório é o USTR (Jarow, 1996; Niederberger, 2011). **A evidência por imagem do USTR da obstrução do canal ejaculatório inclui um diâmetro da vesícula seminal anteroposterior maior do que 1,5 cm, com ou sem um cisto prostático na linha média** (Jarow, 1996; Niederberger, 2011; Ammar et al., 2012). A Figura 24-5 demonstra um cisto intraprostático, com o painel A exibindo a visão transversal e o painel B, a visão longitudinal. Infelizmente, embora o USTR seja conveniente e comum, a sua especificidade é baixa em comparação com outras modalidades de identificação ou se não houver obstrução (Purohit et al., 2004). Essas outras avaliações incluem radiografias após a injeção de contraste diretamente nas vesículas seminais ou vesiculografia; a aspiração das vesículas seminais para determinar se o esperma

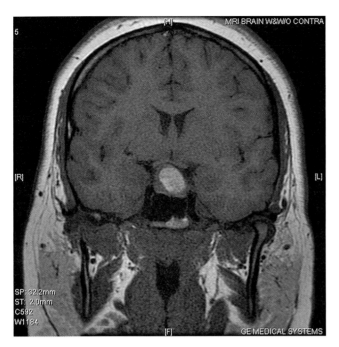

Figura 24-6. Grande macroadenoma hipofisário revelado por ressonância magnética do crânio.

está presente; e a injeção de carmim índigo diluído ou corante azul de metileno nas vesículas seminais e a observação por cistoscopia se o corante colorido flui a partir dos orifícios ductais no verumontano, uma técnica referida como *cromotubação* (Purohit et al., 2004). Em uma pequena série, a vesiculografia e a cromotubação foram mais precisas do que o USTR por uma margem de 25% (Purohit et al., 2004). No entanto, essas técnicas são mais invasivas e caras, de modo que uma melhoria incremental na precisão do diagnóstico em comparação com o USTR, se for conclusivamente demonstrada em estudos maiores, pode não justificar o risco e o custo adicionais.

Acesse www.expertconsult.com para mais informações.

Imagiologia Abdominal

Acesse www.expertconsult.com para mais informações.

Imagiologia Cranial

A ressonância magnética craniana permite avaliar se a hiperprolactinemia está associada a uma lesão hipofisária anatômica (Niederberger, 2011). A RM pode distinguir entre microadenomas e macroadenomas e pode auxiliar a avaliar se a terapia médica ou cirúrgica é indicada (Johnsen et al., 1991). A Figura 24-6 demonstra uma RM craniana revelando um grande macroadenoma hipofisário.

> **PONTO-CHAVE: IMAGIOLOGIA**
>
> - As imagens podem revelar sequelas de doenças genéticas, como ausência congênita dos vasos deferentes e aplasia renal, e podem diferenciar as razões para a hipovolemia seminal como a obstrução do ducto ejaculatório, mas raramente é necessário estabelecer diagnósticos como varicocele ou disfunção espermatogênica.

HISTOPATOLOGIA DO TESTÍCULO

Acesse www.expertconsult.com para mais informações.

REPRODUÇÃO ASSISTIDA

Acesse www.expertconsult.com para mais informações.

DIAGNÓSTICOS E TERAPIAS

O entendimento da fisiopatologia da disfunção reprodutiva masculina tem se expandido nos últimos anos, mas continua a ser manifestadamente incompleto. As dificuldades inerentes à natureza probabilística da reprodução e da sua avaliação representam desafios para o médico que avalia e, consequentemente, trata a infertilidade masculina, mas o médico possui informações suficientes para fazer suposições fundamentadas sobre a existência ou não de uma explicação patológica envolvendo o homem, a sua base provável e a terapia plausível. Esta seção revisa os diagnósticos discretos e as possíveis terapias médicas.

Síndromes Genéticas

Com a conclusão do sequenciamento do genoma humano em 2004, o conhecimento de como os genes envolvidos na reprodução humana conspiram para criar um espermatozoide totalmente formado e viável será desvendado (International Human Genome Sequencing Consortium, 2004). Como discutido na seção deste capítulo que descreve a avaliação da sequência genômica, estão disponíveis painéis amplos que identificam o risco do portador de doenças genéticas conhecida, e o sequenciamento genômico completo está em desenvolvimento. No entanto, o uso atual do primeiro e a utilização deste último, caso se torne disponível imediatamente, como ferramentas gerais de rastreio para a disfunção reprodutora masculina são dificultados pela falta de compreensão de como a maioria dos mecanismos genéticos envolvidos na espermatogênese funciona em conjunto para produzir um esperma viável. Um certo número de associações genéticas é conhecido por estar envolvido na infertilidade masculina e está detalhado nas seções subsequentes. Nesta seção, são discutidas as causas genéticas gerais da fertilidade masculina envolvendo o número, a estrutura e os mecanismos epigenéticos dos cromossomos.

Transtornos Cromossômicos Numéricos

A presença de um cromossomo X supranumerário que gera um genótipo 47,XXY ou síndrome de Klinefelter é a causa genética mais comumente identificada de infertilidade masculina (Oates e Lamb, 2009; Sigman, 2012; Groth et al., 2013). Um genótipo 47, XXY é observado em um de cada 500 a 1.000 nascidos vivos e em mais de 95% dos adultos afetados resulta em azoospermia, testículos pequenos e níveis elevados de gonadotrofinas (Maiburg et al., 2012; Groth et al., 2013). Aproximadamente 75% das crianças têm dificuldades de aprendizagem e 63% a 85% dos homens têm baixos níveis de testosterona (Groth et al., 2013). **As características da morfologia corporal, tais como aumento da estatura, são observadas em apenas 30% dos homens com Klinefelter e, consequentemente, a condição não pode ser excluída somente por meio de exame físico e inspeção física** (Groth et al., 2013). O aumento da incidência de outras doenças relacionadas com o testículo, tais como tumores de células germinativas do mediastino, está documentado em homens com síndrome de Klinefelter, sugerindo efeitos testiculares mais amplos (Sokol, 2012).

Um cariótipo 47, XXY não mosaico é observado em 80% a 90% dos homens com síndrome de Klinefelter (Maiburg et al., 2012). O restante apresenta mosaicos 46,XY/47,XXY ou com cromossomos X adicionais ou estruturalmente anormais (Maiburg et al., 2012). No homem, aproximadamente 8% têm espermatozoides no ejaculado e o restante é azoospérmico (Oates, 2012). No testículo, cerca de metade dos homens com síndrome de Klinefelter tem espermatozoides maduros suficientes e passíveis de recuperação cirúrgica do esperma para uso com FIV e ICSI (Oates, 2012). **A idade precoce no momento do diagnóstico parece oferecer um prognóstico mais favorável** (Mehta e Paduch, 2012).

Até recentemente, a gestão da fertilidade dos homens com síndrome de Klinefelter limitou-se a diagnosticar a doença com a análise de cariótipo, avaliar se os espermatozoides estavam presentes no ejaculado e tentar extrair o esperma dos testículos caso não estivesse. Muitos desses homens são identificados logo após a puberdade com baixos níveis de testosterona e com prescrição somente de testosterona exógena, suprimindo a espermatogênese nativa se presente. Citando o declínio progressivo da espermatogênese ao longo do tempo, os pesquisadores têm defendido uma gestão agressiva, incluindo uma extração cirúrgica de espermatozoides no início e em meados da puberdade antes do começo da terapia com testosterona exógena (Mehta e Paduch, 2012). Essa abordagem está principalmente sob investigação neste momento.

Anomalias Cromossômicas Estruturais

Como discutido na seção que detalhava os testes de microdeleção do cromossomo Y, os pesquisadores observaram que três regiões no cromossomo Y, designadas como AZFa, AZFb e AZFc, estavam associadas com a azoospermia ou a oligospermia (Oates e Lamb, 2009). **As microdeleções de AZFc têm atualmente pouco significado clínico esclarecido, ao passo que as deleções AZFa e AZFb estão quase sempre associadas com a ausência de espermatozoides recuperados do testículo** (Mulhall et al., 1997; Oates et al., 2002; Hopps et al., 2003; Lardone et al., 2007; Wu et al., 2007; Giachini et al., 2008; Stouffs et al., 2008; Visser et al., 2009). **As microdeleções AZFa têm um significado clínico especial, já que espacialmente a região AZFa parece estar localizada distintamente de AZFb e AZFc, com as duas últimas se sobrepondo** (Oates e Lamb, 2009).

Outras anomalias estruturais do cromossomo Y podem ser identificadas por análise cariotípica (Oates e Lamb, 2009). Duas quebras terminais em ambos os braços de cromossomos e a fusão subsequente podem levar a cromossomo Y em anel, ou r(Y), com o fenótipo variável, dependendo da quantidade de material cromossômico perdido (Arnedo et al., 2005). As anomalias cariotípicas nos cromossomos somáticos também podem estar associadas com a infertilidade (Mau-Holzmann, 2005).

Anomalias Epigenéticas

Não só a sequência de DNA deve estar intacta para a função bem-sucedida do gameta masculino, mas o DNA deve estar bem enrolado e embalado (O'Flynn O'Brien et al., 2010). Como discutido na seção que descreve ensaios de DNA do esperma desnaturado, os pesquisadores construíram vários métodos de investigação da estrutura do DNA espermático com resultados prognósticos desconhecidos até o momento. Outros componentes do empacotamento do DNA espermático podem produzir ferramentas de diagnóstico futuras; por exemplo, os estudos com animais revelaram que a tradução prematura da protamina 1 resultou em interrupção da maturação pós-meiótica da espermatogênese em camundongos e a deficiência de protamina 2 levou a danos no DNA espermático e à morte do embrião (Lee et al., 1995; Cho et al., 2003). Nos seres humanos, as evidências ligam os precursores da protamina 2 e a razão de protamina 1 para protamina 2 à qualidade do DNA espermático e aos resultados da fertilização *in vitro* (Aoki et al., 2006; Torregrosa et al., 2006; de Mateo et al., 2009). As histonas também oferecem um alvo futuro para a avaliação clínica. Elas estão localizadas em pontos altamente específicos junto ao DNA do esperma humano e os pesquisadores têm observado variantes de histonas relacionadas com a fertilidade em touros (Hammoud et al., 2009; de Oliveira et al., 2013).

A metilação do DNA permite a coordenação da expressão do gene no desenvolvimento das células somáticas (Boissonnas et al., 2013). Essa modificação epigenética, que antes se pensava que tinha pouca importância para o esperma, é considerada agora por desempenhar papéis fundamentais na espermatogênese e na embriogênese (Molaro et al., 2011; Carrell, 2012; Boissonnas et al., 2013). O padrão de metilação do promotor do gene é substancialmente diferente no DNA de células somáticas e do esperma e pode ter uma futura aplicabilidade clínica na avaliação do potencial reprodutivo masculino (Molaro et al., 2011).

Causas Testiculares

O testículo consiste, essencialmente, em dois compartimentos, os túbulos seminíferos que abrigam os gametas masculinos em desenvolvimento e os espaços intersticiais entre os túbulos, habitados por células de Leydig. Ambos são necessários para a produção do esperma que, em seguida, deve terminar com a movimentação do gameta masculino para fora. As causas testiculares de disfunção reprodutiva masculina podem, consequentemente, ser consideradas como derivadas de uma patologia na produção do esperma no epitélio seminífero ou na síntese de testosterona pelas células de Leydig ou de uma obstrução no sistema microductal de transporte de esperma para as vias de ejaculação.

Disfunção Espermatogênica

Como discutido na seção que descreve a histopatologia do testículo, a disfunção no epitélio seminífero pode ser globalmente descrita como hipoespermatogênese, o que indica uma diminuição da produção do esperma; a interrupção da maturação, o que representa suspensão da sequência de etapas do gameta masculino em algum momento ao longo do desenvolvimento pré-meiótico, meiótico e pós-meiótico; e a síndrome das células de Sertoli, o que denota um despovoamento completo de células espermatogoniais. Os mecanismos moleculares que levam à conclusão da espermatogênese ainda estão sob investigação e no futuro é provável que marcadores genômicos, proteômicos e metabolômicos estejam disponíveis ao uso clínico para diagnosticar as causas específicas de disfunção espermatogênica (Kovac et al., 2013). Atualmente, o principal meio de avaliar as deficiências na espermatogênese é a inspeção histopatológica. Tal como descrito anteriormente, caso a azoospermia esteja presente, em 89% dos casos a disfunção espermatogênica é identificada como a causa com um valor de FSH superior a 7,6 UI/L e o eixo longo do testículo com 4,6 cm ou menos (Schoor et al., 2001).

Outra forma de patologia espermatogênica surge no testículo e impede a presença dos espermatozoides no ejaculado. No epitélio seminífero, as junções de oclusão das células de Sertoli protegem as células germinativas haploides das células imunológicas circulantes, formando uma barreira sangue-testículo (Brannigan, 2011). **Condições patológicas que rompem essa barreira sangue-testículo podem expor as espermátides e os espermatozoides imunologicamente protegidos à formação de anticorpos, o que pode provocar a aglutinação do esperma, o impedimento da mobilidade espermática e fertilidade e potencial reduzidos** (Brannigan, 2011). Essas condições incluem a obstrução no trato reprodutor masculino, como a que ocorre após a vasectomia; inflamação associada com orquite, prostatite ou doenças sexualmente transmissíveis; exposição ao calor com varicocele, criptorquidia ou de fontes externas, tais como banheiras de hidromassagem; trauma e torção do testículo; e associações genéticas, incluindo o mau desenvolvimento tímico e o haplótipo HLA-B28 (Walsh e Turek, 2009). Os ensaios para anticorpos antiespermatozoide são detalhados na seção que descreve a avaliação laboratorial do sêmen.

Para o tratamento de anticorpos antiespermatozoide, medidas simples incluem o uso de preservativos e a lavagem do esperma. Nenhuma das duas possui boas evidências que fundamentem a sua utilização (Walsh e Turek, 2009). A lavagem pode remover os anticorpos não ligados, mas aqueles que importam permanecem vinculados ao esperma (Walsh e Turek, 2009). Os tratamentos mais diretos incluem a imunossupressão com corticoide e TAR. Dois estudos controlados de corticosteroides oferecem resultados conflitantes, com um só demonstrando uma melhora na fertilidade (Haas e Manganiello, 1987; Hendry et al., 1990). Seja por causa da falta de provas convincentes, seja por causa dos resultados mais diretos, a FIV e a ICSI se tornaram um tratamento comum para os anticorpos antiespermatozoide.

Disfunção Esteroidogênica

Os termos hipogonadismo hipergonadotrópico, hipogonadismo primário e hipoandrogenismo principal referem-se à síntese de testosterona prejudicada causada pela disfunção das células de Leydig (Sokol, 2009). **Essa entidade é normalmente identificada por níveis de LH elevados e pela diminuição da testosterona circulante** (Sokol, 2009). No entanto, a disfunção das células de Leydig pode existir simultaneamente com a insuficiência da hipófise e esses homens terão concentrações de testosterona diminuídas e níveis de LH variáveis que não refletem o aumento típico associado à insuficiência primária das células de Leydig (Sokol, 2009). O aumento da idade é uma condição associada com a diminuição do androgênio e uma resposta atenuada da hipófise (Feldman et al., 2002; Sokol, 2009).

Um requisito absoluto para a espermatogênese é a esteroidogênese intratesticular, que parece ser particularmente importante para a maturação pós-meiótica do esperma (Caroppo, 2011). Homens com a síndrome de Klinefelter frequentemente têm níveis mais baixos de testosterona circulante, mas o comprometimento da função das células de Leydig não pode ser o único mecanismo responsável por um fenótipo que se assemelha ao dos homens hipoandrogênicos (Sokol, 2009; Oates, 2012). Os pesquisadores relataram evidências de disfunção das células de Leydig nos seres humanos associadas com mutações no gene do receptor de LH e em camundongos receptores deficientes para o receptor de FSH e, conforme os genes responsáveis pela esteroidogênese se tornam clinicamente disponíveis para a avaliação em seres humanos, prevê-se que mais casos de disfunção das células de Leydig com causas genéticas serão identificados (Latronico et al., 1996; Baker et al., 2003). Outras causas clínicas potenciais de disfunção das células de Leydig incluem a orquite, a quimioterapia citotóxica e a exposição a tóxicos ambientais (Skakkebaek et al., 2001; Sokol, 2009).

Atualmente não há nenhuma terapia aceita para o hipoandrogenismo causado pela insuficiência das células de Leydig (Sokol, 2009). A testosterona exógena não é indicada, pois são alcançadas concentrações testiculares insuficientes de testosterona pela espermatogênese e a liberação de LH pela hipófise é suprimida (Niederberger, 2011). **Caso a azoospermia esteja associada com baixas concentrações de testosterona e níveis de LH significativamente elevados, se o paciente deseja a paternidade, o tratamento cirúrgico é a extração do esperma.**

Obstrução Microductal

Seja por via congênita seja por via adquirida, o epidídimo ou os canais deferentes escrotais podem ser obstruídos. Se a obstrução for bilateral, a azoospermia normalmente ocorre. Como discutido na seção que descreve a avaliação endócrina, o médico pode utilizar o nível de FSH combinado com o eixo longitudinal do testículo, conforme medido por pinças, para prever se a azoospermia está associada com a obstrução; 96% dos homens com azoospermia obstrutiva tinham concentração de FSH de 7,6 UI/L ou menos e um eixo longo do testículo maior que 4,6 cm (Schoor et al., 2001). A Figura 24-11 ilustra um algoritmo para a avaliação de azoospermia. A obstrução microductal também pode ser unilateral: nesse caso, os parâmetros seminais gerais podem estar reduzidos ou não, dependendo da função do testículo contralateral. Caso a obstrução unilateral esteja presente com uma espermatogênese adequada no testículo ipsilateral e a existência de patologia espermatogênica no testículo contralateral, pode ocorrer deficiência dos parâmetros seminais gerais e a reconstrução microductal pode ser indicada.

Como discutido na seção que descreve a avaliação da história cirúrgica de um homem estéril, a herniorrafia especialmente com malha pode resultar na obstrução dos vasos deferentes no canal inguinal (Shin et al., 2005; Maciel et al., 2007; Hallén et al., 2011, 2012; Tekatli et al., 2012). Se ambos os vasos estiverem obstruídos, é provável que ocorra azoospermia.

Disfunção da Hipófise

Os hormônios hipofisários LH e FSH regulam a espermatogênese: o LH dirige a esteroidogênese das células de Leydig e o FSH controla a espermatogênese através das células de Sertoli (Caroppo, 2011). Se por disfunção intrínseca ou patologia externa, o LH, o FSH ou ambos são suprimidos, a espermatogênese sofre.

Hipogonadismo Hipogonadotrópico

O *hipogonadismo hipogonadotrópico* se refere à condição de secreção hormonal hipofisária diminuída. **Kallmann descreveu a anosmia associada com a função hipofisária diminuída e a síndrome tem o seu nome** (Kallmann e Schoenfeld, 1944). A incidência da síndrome é de aproximadamente um em cada 10.000 homens e o modo de herança é mais frequentemente autossômico recessivo, mas padrões autossômicos dominantes e recessivos ligados ao X também são observados (Bhagavath et al., 2006; Sokol, 2009). Os pesquisadores identificaram associações entre a síndrome de Kallmann e o gene *KAL1* que codifica a anosmina-1 responsável por fatores de crescimento neurotrópicos durante a embriogênese, o gene *GnRHR* que codifica receptor do hormônio liberador de gonadotrofina (GnRH), o fator de transcrição específico da hipófise PIT1, o fator de transcrição PROP1 relacionado com o PIT1, o receptor de kisspeptina acoplado à proteína G GPR54, os genes homeobox *HESX1*, *LEX3* e *LEX4* e outros (Dattani et al., 1998; Wu et al., 1998; de Roux et al., 2003; Kim et al., 2003; Sobrier et al., 2004; Bhagavath et al., 2006; Newbern et al., 2013). Pesquisadores notaram que aproximadamente 10% dos homens com síndrome de Kallmann abrigam mutações tanto no gene *GnRHR* quanto no *KAL1* (Bhagavath et al., 2006).

O tratamento inclui a substituição do LH pela gonadotrofina coriônica humana (hCG) e a substituição do FSH pelo FSH recombinante (rFSH) ou hMG, que exibe uma atividade semelhante tanto ao LH quanto ao FSH (Sokol, 2009). O tratamento somente com hCG pode iniciar a espermatogênese; se hMG ou rFSH forem prescritos, depois do retorno da espermatogênese esses agentes podem ser retirados após vários meses de terapia (Sokol, 2009). Os homens que são identificados como tendo a síndrome de Kallmann, posteriormente ao longo da vida quando os interesses reprodutivos ocorrem, têm recebido muitas vezes a prescrição de andrógenos exógenos desde a adolescência. Esses homens podem necessitar de terapia de gonadotrofina por 1 a 2 anos antes de o esperma se tornar evidente no ejaculado. As doses típicas de administração intramuscular ou subcutânea de hCG são 1.500 a 5.000 unidades internacionais de duas a três vezes por semana até um máximo de 10.000 unidades internacionais por semana e são tituladas para os resultados da testosterona sérica (Sokol, 2009; Hussein et al., 2013). A dose de hMG é de 75 unidades internacionais de duas a três vezes por semana, normalmente administradas por via subcutânea (Sokol, 2009).

Raramente, os homens podem ter uma diminuição isolada da secreção do LH ou do FSH (Giltay et al., 2004; Sokol, 2009). A deficiência isolada de LH foi denominada como "síndrome do eunuco fértil" e se caracteriza por homens que têm características de hipoandrogenismo devido aos baixos níveis de LH, mas que produzem esperma como um resultado do FSH adequado (Sokol, 2009). Por outro lado, os homens com deficiência isolada de FSH têm a espermatogênese suprimida, mas uma androgenização adequada (Giltay et al., 2004). O tratamento dessas condições incomuns inclui a substituição com a gonadotrofina apropriada (Giltay et al., 2004; Sokol, 2009).

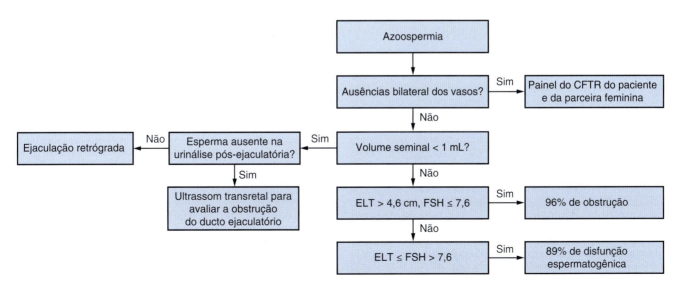

Figura 24-11. Algoritmo para avaliação de azoospermia. CFTR, Regulador de condutância transmembranar da fibrose cística; ELT, eixo longitudinal do testículo medido por um paquímetro orquidômetro; FSH, hormônio folículo estimulante.

Raramente, os homens também podem ter uma deficiência isolada de GnRH hipotalâmico (Nachtigall et al., 1997). O tratamento inclui a administração de GnRH através de uma bomba de mini-infusão portátil subcutânea a cada 2 horas e, assim como no tratamento da síndrome de Kallmann, podem ser necessários longos períodos de tratamento com duração de pelo menos 6 meses (Nachtigall et al., 1997).

A síndrome de Kallmann e as síndromes associadas de hipogonadismo hipogonadotrópico são as formas mais graves de condições resultantes da secreção diminuída de hormônio hipofisário. **As formas incompletas de hipoandrogenismo associadas com concentrações séricas de LH superiores às observadas na síndrome de Kallmann, mas menores do que o esperado para a testosterona diminuída, são comuns** (Bhagavath et al., 2006). Para esses homens, a estimulação hipofisária com agentes antiestrogênicos, tais como o clomifeno ou o tamoxifeno, ou com inibidores da aromatase, tais como anastrozol ou letrozol, pode restaurar os níveis de testosterona e, possivelmente, melhorar a espermatogênese (Raman e Schlegel, 2002; Siddiq e Sigman, 2002; Hussein et al., 2005; Ioannidou-Kadis et al., 2006; Whitten et al., 2006; Sussman et al., 2008; Katz et al., 2012; Moskovic et al., 2012; Hussein et al., 2013; Roth et al., 2013). A dose inicial de citrato de clomifeno é tipicamente de 25 mg por dia ou 50 mg a cada 2 dias e é aumentada por titulação da testosterona no soro até um máximo de 100 mg por dia (Hussein et al., 2005; Sussman et al., 2008; Hussein et al., 2013). Em alguns estudos, o alvo da titulação é a restauração dos níveis normais do andrógenos; em outros, eles são elevados a 600 a 800 ng/dL (Hussein et al., 2005; Sussman et al., 2008; Hussein et al., 2013). A dose típica de anastrozol é de 1 mg por dia (de Raman e Schlegel, 2002).

A síndrome de Prader-Willi é caracterizada pela insuficiência de crescimento na infância associada a um mau reflexo de sucção, seguidos de perda de saciedade na primeira infância, que pode levar à obesidade acentuada se mal controlada (Cassidy e Driscoll, 2009). Sua incidência é de aproximadamente um em 15.000 a 30.000 (Cassidy e Driscoll, 2009). As características associadas à síndrome incluem hipogonadismo, testículos pequenos, fácies dismórficas, deficiência de hormônio do crescimento com baixa estatura e mãos e pés pequenos, insensibilidade à dor e distúrbios cognitivos tais como traços obsessivo-compulsivos (Bervini e Herzog, 2013). Os pesquisadores já suspeitavam que a associação da deficiência de hormônio do crescimento e hipogonadismo com a síndrome derivava da disfunção hipotalâmica, mas a fisiopatologia precisa ainda é incerta (Bervini e Herzog, 2013). A síndrome de Prader-Willi é tipicamente causada pela perda da expressão de genes localizados no cromossomo humano 15q11- q13 por meio de *imprinting* deficiente, que é o fenômeno epigenético que permite que os genes em apenas um cromossomo estejam ativos (Bervini e Herzog, 2013). **No estado saudável, os genes localizados no cromossomo 15q11-q13 materno são silenciados e aqueles no cromossomo paterno são ativos; na síndrome de Prader-Willi, os genes maternos são silenciados e os paternos, inativos** (Bervini e Herzog, 2013).

Tumores e Doenças da Hipófise

As lesões que ocupam espaço na sela turca como os tumores secretores e não secretores e os craniofaringiomas podem comprimir a hipófise anterior e resultar em diferentes graus de supressão do LH e do FSH (Sokol, 2009). O tipo mais comum de tumor da hipófise que resulta em disfunção reprodutiva masculina secreta prolactina e é comumente associado a outros sintomas, tais como a disfunção erétil (Sokol, 2009). Esses tumores são raros; como descrito na seção que discute a avaliação endócrina, em uma série de 1.035 homens submetidos a uma avaliação da infertilidade, apenas quatro, ou 0,4%, tinham hiperprolactinemia (Sigman e Jarow, 1997). Esse achado questiona o valor de incluir a prolactina como um ensaio de rotina na triagem de homens inférteis, especialmente aqueles que são assintomáticos sob os demais aspectos (Sigman e Jarow, 1997; Sokol, 2009; Niederberger 2011). **Em geral, elevações leves de prolactina no intervalo de 20 a 50 μg/L não justificam uma avaliação mais aprofundada; se a prolactina estiver significativamente elevada, uma ressonância magnética do crânio é indicada** (Niederberger, 2011). Os agonistas da dopamina, bromocriptina e cabergolina, podem ser prescritos para os adenomas secretores de prolactina, para os quais a cirurgia não é indicada, com a cabergolina exibindo menos efeitos colaterais (Klibanski, 2010).

Outras Lesões Hipofisárias

As doenças que se infiltram na hipófise também podem suprimir a sua secreção de hormônios, incluindo os granulomas de infecção, a sarcoidose e a histiocitose (Sokol, 2009). A deposição de ferro por hemocromatose ou transfusões de sangue repetidas também podem gerar um hipogonadismo hipogonadotrópico (Sokol, 2009). As doenças sistêmicas tais como obesidade mórbida, desnutrição crônica e diabetes tipo 2 também pode estar associadas com o hipogonadismo hipogonadotrópico (Dhindsa et al., 2004; Sokol, 2009). O tratamento dessas desordens é destinado a melhorar a condição subjacente.

Moduladores Endócrinos Extra-hipofisários

Tal como descrito na seção que discute o papel da investigação de moduladores endócrinos quando se avalia a história de um homem infértil, os agentes androgênicos exógenos, principalmente a testosterona, suprimem as gonadotrofinas hipofisárias (Grimes et al., 2012). Também foram discutidos nessa seção a *cannabis*, os antipsicóticos, os opioides e os tóxicos ambientais, que inibem a função hipofisária através de vias estrogênicas e dopaminérgicas (Carlsen et al., 1992; Stimmel e Gutierrez, de 2006; Gorzalka et al., 2010; Subirán et al., 2011). O tratamento é dirigido para a remoção do agente agressor quando possível. A HAC, sobretudo nas formas mais suaves que se manifestam clinicamente durante a adolescência ou na vida adulta, pode estar associada com o hipogonadismo hipogonadotrópico (Reisch et al., 2011). A alta incidência de tumores testiculares de restos adrenais contribui para a disfunção reprodutiva presente nesses homens (Claahsen-van der Grinten et al., 2008; Reisch et al., 2011). A fertilidade pode ser restaurada com corticoterapia (Claahsen-van der Grinten et al., 2007). No entanto, os efeitos colaterais, como ganho de peso e alterações cutâneas decorrentes da longa aplicação de terapia necessária para tratar a longa duração da espermatogênese, podem se revelar problemáticos (Claahsen-van der Grinten et al., 2007).

Disfunção Endócrina Extratesticular

Uma vez que o estradiol inibe a liberação de gonadotrofina, as condições que aumentam a sua concentração podem levar ao hipogonadismo hipogonadotrópico. Essas incluem os agentes farmacológicos descritos na seção que discute os medicamentos que alteram a relação do estrogênio com o androgênio através de uma variedade de vias (Bowman et al., 2012). Sempre que possível, o uso de outro agente pode melhorar a fertilidade. Tal como descrito na seção que discute o exame físico geral do homem estéril, o estradiol elevado está associado com a obesidade pela massa de células adiposas contendo aromatase (Hammoud et al., 2006; Aggerholm et al., 2008; Chavarro et al., 2010; Hammoud et al., 2010b; Hofny et al., 2010). Múltiplos fatores são suspeitos de associar a obesidade com a infertilidade masculina e o hipogonadismo hipogonadotrópico pode ou não pode estar envolvido (Hammoud et al., 2006; Aggerholm et al., 2008; Pauli et al., 2008; Hofny et al., 2010; Paasch et al., 2010; Teerds et al., 2011). O questionamento sobre se a dieta, o exercício e a redução de peso melhoram o potencial reprodutivo masculino ainda não foi respondido. Os estudos com animais limitados em um modelo de roedor obeso sugerem que a dieta e o exercício melhoram os parâmetros do esperma, mas os estudos em humanos são escassos e inconclusivos (Nguyen et al., 2007; Braga et al., 2012; Palmer et al., 2012; Luconi et al., 2013). Na ausência de dados conclusivos que demonstrem um efeito causal entre perda de peso e melhoria da fertilidade masculina, ainda parece prudente recomendá-la aos homens obesos porque os benefícios auxiliares para a saúde são certos.

Os pesquisadores têm analisado o uso de inibidores da aromatase tais como o anastrozol, o letrozol e a testolactona para o estradiol elevado, demonstrando que, para o paciente masculino típico, os níveis de testosterona aumentam e os níveis de estradiol declinam (Raman e Schlegel, 2002; Gregoriou et al., 2012; Schlegel, 2012). Dados limitados apoiam essa hipótese de que os parâmetros do esperma podem simultaneamente melhorar (Raman e Schlegel, 2002; Gregoriou et al., 2012; Schlegel, 2012). Tal como descrito na seção que discute a avaliação endócrina da infertilidade masculina, os pesquisadores propuseram que a razão entre a testosterona e o estradiol em nanogramas por decilitro (ng/dL) por picogramas por mililitro (pg/mL) de menos do que 10:1 indica uma superatividade da aromatase que iria se beneficiar da terapia inibitória (Raman e Schlegel, 2002; Gregoriou et al., 2012; Schlegel, 2012). Os prescritores devem ser cautelosos no uso em longo prazo dos inibidores da aromatase, pois a densidade óssea no homem pode ser dependente de estradiol e ainda não há estudos de longo prazo dessa classe de medicamentos em homens (Khosla et al., 2001; Kim et al., 2013).

As mutações no gene do receptor androgênico (AR) localizado no braço longo do cromossomo X na região das bandas Xq11-12 levam a um espectro de transtornos desde a feminização testicular completa até a infertilidade masculina (Dowsing et al., 1999; Davis-Dao et al., 2007; Sokol, 2009). A disfunção reprodutiva masculina parece estar relacionada com um comprimento de repetição citosina-adenina-guanina (CAG) maior no éxon um do gene AR (Rabdomante et al., 1999; Davis-Dao et al., 2007; Sokol, 2009). **A infertilidade masculina associada com a insensibilidade do AR é caracterizada por um aumento da testosterona, do estradiol e do LH em graus variáveis com níveis normais de FSH; a testosterona significativamente elevada na presença de fertilidade masculina deficiente deve consequentemente levantar a suspeita de resistência do receptor androgênico** (Sokol, 2009). A terapia de testosterona de alta dose pode resultar em melhoria da espermatogênese, mas os dados sobre essa forma de tratamento são limitados (Tordjman et al., 2014). A gravidez pode ser alcançada por ICSI com esperma ejaculado ou derivado de extração cirúrgica dos testículos (Massin et al., 2012; Tordjman et al., 2014).

Como a di-hidrotestosterona regula o desenvolvimento anatômico dos órgãos genitais masculinos externos, as mutações no gene que codifica a isoenzima 2 da 5α-redutase localizada no braço curto do cromossomo 2 na região da banda 2p23 resultam em um espectro que varia desde um fenótipo feminino até um masculino (Johnson et al., 1986; Thigpen et al., 1993; Sokol, 2009). Os fenótipos femininos com mutações na 5α-redutase 2 podem ser portadores de testículos com espermatogênese intacta (Johnson et al., 1986; Thigpen et al., 1993). Nenhum tratamento médico está atualmente disponível para esse distúrbio. As gestações foram atingidas com sucesso com o uso de ICSI com esperma de homens com deficiência da 5α-redutase 2 (Matsubara et al., 2010; Kang et al., 2011).

Distúrbios de Desenvolvimento

O desenvolvimento anatômico que resulta na formação genital aberrante pode se manifestar posteriormente ao longo da vida como infertilidade masculina. As principais áreas de desenvolvimento deficiente incluem os testículos, os órgãos genitais externos e o sistema microductal reprodutivo.

Intersexo ou Distúrbios do Desenvolvimento Sexual

Anteriormente, os intersexos eram divididos em categorias, tais como pseudo-hermafroditismo masculino, pseudo-hermafroditismo feminino, hermafroditismo verdadeiro e disgenesia gonadal mista ou completa, com hermafroditas verdadeiros tendo componentes tanto dos ovários quanto dos testículos (Oates e Lamb, 2009; Ono e Harley, 2013). Os distúrbios do desenvolvimento sexual (DDS) são cada vez mais compreendidos como a consequência de genes aberrantes específicos e a nomenclatura atualmente utilizada para descrever os intersexos agora inclui o cariótipo, um termo clinicamente descritivo e a base molecular da doença, se for conhecida (Ono e Harley, 2013). Um exemplo de uma descrição de intersexo usando essa nomenclatura pode ser "46, XY DDS disgenesia gonadal completa com mutação SF1" (Ono e Harley, 2013). Os genes identificados pelo seu envolvimento no DDS são muito numerosos para serem listados aqui e o leitor é direcionado a Ono e Harley para uma revisão atual (Ono e Harley, 2013). Em geral, os genes envolvidos nos DDS que se manifestam como infertilidade masculina o fazem através de anormalidades do desenvolvimento anatômico, espermatogênese anormal ou ausente, endocrinopatia geral ou codificação para receptores endócrinos e complexos alvos defeituosos (Oates e Lamb, 2009; Ono e Harley, 2013).

Hipospádias e Epispádias

A localização anatômica aberrante da uretra na hipospádia ou epispádia pode resultar na deposição do sêmen muito distalmente na cúpula vaginal (Niederberger, 2011). Esses homens podem ter parâmetros seminais gerais adequados e, se o rastreio da análise do sêmen for realizado antes do exame físico do homem, o diagnóstico pode passar despercebido. A hipospádia parece ter causas genéticas e ambientais, com polimorfismos genéticos desempenhando um papel predominante em vez de defeitos genéticos isolados (Macedo et al., 2012). A fisiopatologia da epispádia é diferente da hipospádia e é geralmente considerada no espectro dos distúrbios do complexo bexiga-extrofia-epispádia (CBEE) (Rasouly e Lu, 2013).

Criptorquidia

A base da criptorquidia e da relação da doença com a função reprodutiva masculina é detalhada na seção deste capítulo descrevendo as doenças da infância na história reprodutiva do homem infértil. A característica mais importante relacionada com o prognóstico da criptorquidia é se a condição é uni ou bilateral (Lee et al., 2001; Miller et al., 2001; Lee, 2005).

Aplasia Microductal

Os canais deferentes podem não conseguir se desenvolver, de um lado ou de ambos. A distinção é significativa, já que a base fisiopatológica de cada um é diferente.

Ausência Unilateral Congênita do Vaso Deferente. Tal como descrito na seção que detalha o exame físico do homem estéril, a ausência unilateral do canal deferente implica que o desenvolvimento do ducto de Wolff ou do ducto mesonéfrico no lado ipsolateral foi aberrante. À medida que esses ductos se tornam o epidídimo, o canal deferente e o ducto ejaculatório na embriogênese, as porções proximal e distal podem ser malformadas ou também estar ausentes (Lewis e Kaplan, 2009). A consideração mais importante se a ausência unilateral do ducto deferente for observada é que, como o desenvolvimento renal é acoplado com o desenvolvimento do ducto wolffiano, a ausência de um único canal deferente pode ser sinal de agenesia renal (Niederberger, 2011).

Ausência Bilateral Congênita do Vaso Deferente. Oates et al. relataram no início de 1990 que os homens com ACBVD tinham uma alta frequência de alterações de sequência genéticas associadas com a fibrose cística (Anguiano et al., 1992). **Juntamente com a observação de que em quase todos os homens com fibrose cística os vasos estão ausentes bilateralmente, esses achados sugerem que a ACBVD é frequentemente o fenótipo de um espectro de doenças que envolvem mutações no gene responsável pela fibrose cística** (Anguiano et al., 1992). Tal como descrito na seção que discute a avaliação da sequência genômica na avaliação laboratorial do homem estéril, esse gene codifica um canal de íons cloreto predominantemente, denominado *regulador da condutância transmembranar da fibrose cística*, e atualmente mais de 1.600 mutações no gene foram identificadas, variando na gravidade do fenótipo desde a ACBVD até a fibrose cística (Ratbi et al., 2007; Oates e Lamb, 2009; Hampton e Stanton, 2010; Bombieri et al., 2011; Yu et al., 2012).

Acredita-se atualmente que existam duas causas genéticas da ACBVD: aquela que resulta de mutações no CFTR e outra que resulta de alterações em outros genes ainda não identificados, envolvidos no desenvolvimento ductal mesonéfrico (Oates e Lamb, 2009). As mutações do CFTR representam um espectro de gravidade da doença; caso ambos os alelos abriguem mutações graves, ocorre a fibrose cística, e, se um ou ambos os alelos contêm as formas mais brandas, pode ocorrer ACBVD (Ratbi et al., 2007; Oates e Lamb, 2009; Hampton e Stanton, 2010; Bombieri et al., 2011; Yu et al., 2012). Tal como descrito na seção que detalha a avaliação da sequência genômica, a mutação mais comum é a ΔF508, que é grave (Hampton e Stanton, 2010). **A frequência do portador de mutações do gene da fibrose cística é elevada — aproximadamente um em 20 em indivíduos de ascendência do norte da Europa — e, consequentemente, é importante investigar o estado do CFTR da parceira de um homem identificado com ACBVD, além de sua avaliação genética** (Oates e Lamb, 2009). Os sintomas tais como sinusite crônica ou infecções respiratórias podem ser ignorados se forem leves e o urologista, ao diagnosticar a ACBVD, pode ser o primeiro a descobrir uma forma indolente de fibrose cística (Oates e Lamb, 2009).

A espermatogênese em homens com ACBVD é tipicamente normal e a ICSI com esperma cirurgicamente extraído em geral é eficaz (Kamal et al., 2010). O aconselhamento genético tendo em conta a avaliação genética do CFTR do homem afetado e de sua parceira permite ao casal entender a probabilidade de fibrose cística na prole e as implicações do estado de portador, podendo ser realizado pelo urologista ou por um geneticista clínico.

Varicocele

O diagnóstico de varicocele foi discutido na seção que detalha o exame físico do homem infértil: o porquê da imagiologia tal como o ultrassom ser mais racionalmente não recomendada para a avaliação de triagem de uma varicocele é discutido na seção que descreve a imagiologia.

O fato de a maioria dos homens com varicocele ter espermatozoides presentes no espermograma provou ser um dos aspectos mais confusos do seu diagnóstico e tratamento. Como discutido na seção que descreve a análise do sêmen, os resultados desse ensaio são avaliados em um contexto probabilístico com uma variabilidade substancial, tornando difíceis as afirmações analíticas sobre seu efeito no potencial reprodutivo masculino. Levando em conta os fatores de confusão envolvendo a parceira, que muitas vezes são obscuros e difíceis de controlar nas análises, a determinação do efeito de uma varicocele sobre a gravidez, o aborto e o parto torna-se impossível. No entanto, evidências substanciais ligam a varicocele à disfunção espermatogênica e ao potencial reprodutivo masculino prejudicado.

Como a veia espermática interna esquerda drena para a veia renal esquerda aproximadamente 8 a 10 cm superiormente à entrada da veia espermática interna direita que drena para a veia cava, a coluna hidrostática do sangue no lado esquerdo predispõe este lado à incompetência nas suas válvulas venosas mais do que à direita (Shafik e Bedeir, 1980; Gat et al., 2005; Masson e Brannigan, 2014). **Como resultado, as veias varicosas no plexo pampiniforme são mais comuns à esquerda do que à direita** (Gat et al., 2005; Masson e Rannigan, 2014). A incidência de varicocele bilateral depende de técnicas envolvidas na detecção, com mais de 80% observados como sendo bilaterais na termografia de contato, sonografia com Doppler e venografia em uma série (Gat et al., 2004). Se essas varicoceles bilaterais assim identificadas são clinicamente significativas continua a ser uma questão em aberto. **Uma consequência clínica da raridade da varicocele direita solitária é que, caso seja identificada, uma patologia renal, tal como um tumor, deve ser considerada, especialmente se a varicocele do lado direito for de início abrupto** (Masson e Brannigan, 2014).

A varicocele surge como a maioria das veias varicosas por incompetência valvular intravenosa (Wishahi, 1991; Gat et al., 2005). A genética pode predispor a um defeito valvular, já que os pesquisadores observaram um aumento da incidência de varicoceles em parentes de primeiro grau dos homens com varicocele conhecida (Raman et al., 2005).

Provas substanciais correlacionam a presença de varicoceles palpáveis com a disfunção reprodutiva masculina. Os parâmetros seminais gerais são mais pobres em homens com varicocele do que na população fértil (OMS, 1992; Al-Ali et al., 2010). O tamanho dos testículos, que reflete a massa de espermatogênese, é menor em homens com varicocele e os pesquisadores documentaram atrofia progressiva associada à condição (Lipshultz e Corriere, 1977; Sakamoto et al., 2008; Patel e Sigman, 2010).

A maioria dos estudos que investigam como a varicocele exerce efeitos deletérios sobre a função reprodutora masculina considera o evento primário como sendo um aumento da temperatura intratesticular secundário à interrupção da troca de calor contracorrente fornecida no plexo pampiniforme com vetores de fluxo opostos em um sistema arterial central e nas veias circundantes (Zorgniotti e MacLeod, 1973; Goldstein e Eid, 1989; Masson e Brannigan, 2014). Os mecanismos propostos pelos quais a fertilidade masculina é prejudicada por este efeito incluem principalmente a fragmentação de DNA e a apoptose, o estresse oxidativo, a predisposição para a aneuploidia e alterações metabólicas e iônicas intracelulares (Benoff et al., 2004; Smith et al., 2005; Baccetti et al., 2006; Bertolla et al., 2006; Enciso et al., 2006; Lima et al., 2006; Zucchi et al., 2006; Shiraishi e Naito, 2007; Agarwal et al., 2008c; Blumer et al., 2008; Pasqualotto et al., 2008a; Ghabili et al., 2009; Wu et al., 2009; Abd-Elmoaty et al., 2010; El-Domyati et al., 2010).

Disfunção Ejaculatória

Os distúrbios da ejaculação podem ser anatômicos, funcionais ou neuropáticos na sua origem, resultando na ausência de emissão, resistência ou desorientação. As três principais categorias de disfunção ejaculatória encontradas em um ambiente clínico incluem a obstrução ductal ejaculatória, a ejaculação retrógrada e a anejaculação.

Obstrução Ductal Ejaculatória

Os ductos de ejaculação são estruturas principalmente intraprostáticas que se originam no terminal das vesículas seminais e servem como suas extensões, mas sem a sua musculatura, funcionando dentro da próstata como ductos simples (Nguyen et al., 1996). A ampola do ducto deferente entra na próstata medialmente e em um ângulo agudo com o membro terminal da vesícula seminal (Nguyen et al., 1996). O ducto intraprostático termina angulado no verumontano, que contém duas camadas de feixes musculares longitudinais que se prolongam para dentro da uretra (Nguyen et al., 1996).

A obstrução dos ductos ejaculatórios é pouco frequente e é a causa da azoospermia em menos de 5% dos homens sem espermatozoides no ejaculado (Wosnitzer e Goldstein, 2014). Pode ocorrer em qualquer ponto ao longo da passagem dos ductos no interior da próstata e resultar de infecção, inflamação, cirurgia prévia ou compressão por cistos congênitos (Wosnitzer e Goldstein, 2014). Conforme detalhado na seção que discute a análise do sêmen, uma avaliação para a obstrução ductal ejaculatória é indicada quando o volume seminal é inferior a 1,0 mL. Como observado na seção que descreve a imagiologia na avaliação da obstrução ductal ejaculatória, as técnicas para investigá-la incluem o USTR, a ressonância magnética, a cromotubação e as medições de pressão hidráulica. Se houver suspeita de obstrução ductal ejaculatória clinicamente significativa e se a posição da obstrução for passível de cirurgia, o tratamento é a ressecção cirúrgica.

Ejaculação Retrógrada

A ejaculação é um evento multifásico que inclui a atividade neural coordenada e a contração e o relaxamento musculares (Jefferys et al., 2012; Phillips et al., 2014). A estimulação genital aferente e a ideação cognitiva iniciam o processo, o que induz uma emissão através da estimulação simpática do colo da bexiga, das ampolas dos vasos deferentes, das vesículas seminais e da próstata (Jefferys et al., 2012; Phillips et al., 2014). **Essencial para a ejaculação anterógrada, o colo da bexiga deve fechar em primeiro lugar enquanto o sequenciamento neural temporal primeiramente causa o fechamento do esfíncter externo para criar um compartimento de alta pressão que é esvaziado com a sua abertura subsequente** (Shafik, 1995).

A ausência de resistência suficiente no colo da bexiga durante a geração do sistema de alta pressão no interior da uretra prostática pode redirecionar a emissão para a bexiga, causando a ejaculação retrógrada. As causas patológicas incluem anormalidades congênitas ou cirurgia do colo da bexiga, medula espinal ou lesão neural durante trauma ou dissecção de linfonodos retroperitoneais, diabetes melito ou causas idiopáticas (Jefferys et al., 2012). **Como a obstrução ductal ejaculatória, a ejaculação retrógrada é pouco frequente e é estabelecida como diagnóstico em menos do que 2% de homens inférteis** (Jefferys et al., 2012).

Conforme detalhado na seção que discute a análise de sêmen, uma avaliação relativa a obstrução ductal ejaculatória é indicada quando o volume seminal é inferior a 1,0 mL e inclui uma urinálise pós-ejaculatória, que é considerada significativa se o número de espermatozoides na urina se aproximar ou exceder a do espécime anterógrado (Sigman et al., 2009). **As modalidades de tratamento primário incluem a recuperação do esperma da ejaculação retrógrada e o aumento da resistência no colo da bexiga com fármacos simpaticomiméticos. Em ambos os casos, o esperma assim obtido é processado para uso em IIU ou FIV.** Se houver tentativa de recuperação, normalmente a urina é primeiramente alcalinizada com bicarbonato por via oral ou diluída por ingestão de fluidos por via oral e, em seguida, uma amostra de urina é obtida por micção ou por cateterização após a masturbação e o orgasmo (Jefferys et al., 2012). Os pesquisadores também descreveram a ejaculação com uma bexiga cheia com resultados bem-sucedidos (Crich e Jequier, 1978; Templeton e Mortimer, 1982). **Os médicos também podem utilizar agentes simpaticomiméticos tais como sinefrina, pseudoefedrina, efedrina ou fenilpropanolamina, com cerca de um em cada quatro pacientes alcançando a ejaculação anterógrada** (Jefferys et al., 2012). Os pesquisadores descreveram outras terapias, tais como agentes anticolinérgicos, acupuntura e cirurgia, mas essas devem ser consideradas sob investigação (Jefferys et al., 2012).

Anejaculação

A *anejaculação* se refere a falta de emissão seminal e ejaculação projetada, que deve ser distinguida da anorgasmia, em que a ausência de ejaculação tem uma causa cerebral (Brackett et al., 2009). As condições que resultam em anejaculação são principalmente neurológicas e incluem dissecção retroperitoneal de nódulo linfático, cirurgia pélvica, esclerose múltipla, mielite transversa, defeitos congênitos do tubo neural, diabetes melito e lesão medular (Brackett et al., 2009; Phillips et al., 2014).

Para os pacientes com função neural periférica suficiente, a neuroestimulação com dispositivos vibratórios penianos ou a aplicação de corrente com um eletrodo retal, ou eletroejaculação, pode resultar em espermatozoides suficientes para IIU ou FIV (Brackett et al., 2009; Phillips et al., 2014). **Para os homens com lesões na medula espinal ao nível de T6 ou superior, a estimulação pode causar disreflexia autonômica, um reflexo simpático desinibido acompanhado por dor de cabeça, sudorese, hipertensão, bradicardia e sudorese, que pode ser fatal.** A disreflexia autonômica pode ser abordada antes da estimulação por meio de tratamento com nifedipina e durante o procedimento com o monitoramento da atividade cardíaca e da pressão arterial (Brackett et al., 2009; Phillips et al., 2014).

O esperma conseguido por estimulação em pacientes com lesão da medula espinal é tipicamente caracterizado por contagem adequada, mas com uma motilidade deficiente (Brackett et al., 2009). As evidências apontam para a diminuição da função da glândula sexual acessória, um meio plasmático seminal nocivo e mecanismos imunopáticos como agentes causadores (Brackett et al., 2009).

A estimulação com dispositivos penianos vibratórios serve como terapia de primeira linha, com a eletroejaculação sendo usada se a primeira for bem-sucedida (Brackett et al., 2009). Se a eletroejaculação não produzir esperma ou se outros fatores impedirem seu uso, a extração cirúrgica é indicada (Brackett et al., 2009).

Anormalidades Estruturais no Esperma

Como discutido na seção que descreve a avaliação da morfologia do esperma, a maioria dos espermatozoides nos homens férteis possui forma excêntrica e a associação da variação típica da forma espermática com a relevância clínica de um modo quantificável demonstrou ser um desafio. Os pesquisadores têm caracterizado certas anormalidades estruturais discretas pouco frequentes com manifestações clínicas evidentes.

As evidências sugerem bases e consequências genéticas para dois tipos raros de anomalias específicas da cabeça espermática, a globozoospermia e a macrocefalia. Na globozoospermia, a maioria dos espermatozoides não apresenta capuz acrossômico, tornando as cabeças esféricas, em vez de ovoides. Os pesquisadores associaram a globozoospermia em seres humanos com mutações nos genes *SPATA16* na banda cromossômica 3q26.32, *PICK1* em 22q12.3-q13.2 e *DPY19L2* em 12q14.2 (Perrin et al., 2013). Tanto *SPATA16* quanto *PICK1* se localizam nos grânulos proacrossomais que estão envolvidos na formação do acrossoma durante a espermatogênese (Perrin et al., 2013). **É discutível se maiores taxas de aneuploidia estão presentes em pacientes com globozoospermia ou teratozoospermia em geral; no entanto, para os homens nos quais quase todos os espermatozoides têm as cabeças aumentadas, caudas múltiplas e acrossomas anormais, uma taxa muito elevada de aneuploidia é encontrada** (Machev et l, 2005; Sun et al., 2006). O tratamento para a globozoospermia é a FIV com ICSI; devido à elevada taxa de aneuploidia em espermatozoides associados com macrocefalia e caudas múltiplas, a ICSI não é recomendada (Machev et al., 2005; Sun et al., 2006; Perrin et al., 2013).

Como discutido na seção descrevendo a avaliação ultraestrutural do esperma, a *discinesia ciliar primária* se refere a uma condição rara na qual a arquitetura microtubular dos cílios é interrompida (Boon et al., 2013). Como as estruturas tais como a cauda do espermatozoide compartilham uma construção microtubular semelhante com os cílios, as condições que afetam essa arquitetura com frequência resultam em uma variedade de outras manifestações clínicas, como espermatozoides imóveis, doença cardíaca congênita, doenças respiratórias crônicas e infecções otorrinolaringológicas e alterações da lateralidade (Ferkol e Leigh, 2012). A DCP ocorre em um em cada 15.000 a 30.000 nascidos vivos e é normalmente herdada de forma autossômica recessiva, com relatos ocasionais de herança ligada ao X (Ferkol e Leigh, 2012; Boon et al., 2013). Os pesquisadores associaram várias mutações genéticas com a DCP, com mutações na cadeia pesada da dineína axonemal 5 (DNAH5) e na cadeia intermediária da dineína axonemal 1 (DNAI1) representando 38% dos pacientes com essa doença (Hildebrandt et al., 2011; Zariwala et al., 2011; Davis e Katsanis, 2012; Ferkol e Leigh, 2012; Boon et al., 2013). ICSI pode atingir a gravidez em casos de DCP (Peeraer et al., 2004).

Tratamento Empírico

Acesse www.expertconsult.com para mais informações.

PONTOS-CHAVE: DIAGNÓSTICO E TERAPIAS

- A síndrome de Klinefelter, caracterizada por 47,XXY, é a causa genética mais frequentemente identificada da infertilidade masculina. As características morfológicas corporais não podem excluir com segurança a presença da doença.
- A avaliação clínica de um homem identificado com ACBVD inclui a avaliação de CFTR tanto do paciente quanto de sua parceira feminina para determinar o risco de fibrose cística na prole.
- O hipogonadismo hipogonadotrópico grave pode estar associado com a anosmia e é tratado com substituição da gonadotrofina. As formas menos graves são mais comuns e os pacientes podem responder a agentes antiestrogênicos ou inibidores da aromatase.

REFERÊNCIAS

Para consultar a lista completa de referências, acesse www.expertconsult.com.

LEITURA SUGERIDA

Anguiano A, Oates RD, Amos JA, et al. Congenital bilateral absence of the vas deferens. A primarily genital form of cystic fibrosis. JAMA 1992;267:1794-7.

Dubin L, Amelar RD. Varicocelectomy as therapy in male infertility: a study of 504 cases. Fertil Steril 1975;26:217-20.

Jarow JP, Sigman M, Kolettis PN, et al. The evaluation of the azoospermic male: AUA best practice statement. Linthicum (MD): American Urological Association Education and Research; 2011.

Lipshultz LI, Howards SS, Niederberger CS. Infertility in the male. 4th ed. New York: Cambridge University Press; 2009.

MacLeod J. Semen quality in 1000 men of known fertility and in 800 cases of infertile marriage. Fertil Steril 1951;2:115-39.

Meacham RB, Joyce GF, Wise M, et al. Male infertility. J Urol 2007;177:2058-66.

Niederberger CS. An introduction to male reproductive medicine. New York: Cambridge University Press; 2011.

Niederberger CS. Current management of male infertility. Urol Clin North Am 2014;41(1).

Sigman M. A meta-analysis of meta-analyses. Fertil Steril 2011;96:11-4.

Sigman M, Kolettis PN, McClure RD, et al. The optimal evaluation of the infertile male: AUA best practice statement. Linthicum (MD): American Urological Association Education and Research; 2011.

Tilford CA, Kuroda-Kawaguchi T, Skaletsky H, et al. A physical map of the human Y chromosome. Nature 2001;409:943-5.

Vermeulen A, Verdonck L, Kaufman JM. A critical evaluation of simple methods for the estimation of free testosterone in serum. J Clin Endocrinol Metab 1999;84:3666-72.

World Health Organization (WHO). World Health Organization laboratory manual for the examination and processing of human semen. Geneva: World Health Organization; 2010.

25 Tratamento Cirúrgico da Infertilidade Masculina

Marc Goldstein, MD, DSc (Hon), FACS

Anatomia Cirúrgica

Biópsia de Testículo

Vasografia

Vasovasostomia

Cirurgia do Epidídimo

Ressecção Transuretral dos Ductos Ejaculatórios

Eletroejaculação

Técnicas de Recuperação Espermática

Varicocelectomia

Orquidopexia em Adultos

Desde a publicação da 10ª edição deste livro, as indicações e as técnicas de cirurgia para a infertilidade masculina foram muito refinadas, resultando em sucesso substancialmente aumentado no tratamento da infertilidade pelo fator masculino. Tais avanços incluem (1) a utilização crescente de marcadores genéticos e biológicos moleculares (Caps. 22 e 24) para selecionar melhor os pacientes para o tratamento cirúrgico; (2) as técnicas melhoradas de reconstrução microcirúrgica para a obstrução; (3) o uso da varicocelectomia para o aumento da espermatogênese nos homens azoospérmicos ou oligozoospérmicos graves (Inci et al., 2013; Kirac et al., 2013), para a prevenção da futura infertilidade e deficiência de androgênio em homens jovens e para o tratamento da deficiência de androgênio em homens de todas as idades (Tanrikut et al., 2011); e (4) o refinamento das técnicas microcirúrgicas para a recuperação de espermatozoides combinadas com a fertilização *in vitro* (FIV) com a injeção de esperma intracitoplasmática (ICSI, do inglês, *intracytoplasmic sperm injection*) para homens com azoospermia não obstrutiva. Mesmo **homens com azoospermia não obstrutiva causada por síndrome de Klinefelter, outrora considerados casos sem solução, podem agora ser pais de filhos biológicos com as técnicas de reprodução assistida** (Tournaye et al., 1996; Palermo et al., 1998; Ramasamy et al., 2009).

O emprego do ultrassom transretal de alta resolução, bem como da ultrassonografia escrotal com Doppler com fluxo colorido, melhorou substancialmente nossas possibilidades diagnósticas e terapêuticas. Não apenas a ultrassonografia transretal das vesículas seminais fornece informações diagnósticas, como a aspiração das vesículas seminais orientadas por ultrassom possibilita a recuperação do esperma a ser utilizado para a FIV com ICSI (Jarow, 1996). O Doppler pode possibilitar a identificação de "bolsas" de produção de espermatozoides no testículo, o que pode auxiliar a orientar a recuperação espermática em homens com azoospermia não obstrutiva (Har-Toov et al., 2004; Herwig et al., 2004; Tunc et al., 2005). O uso experimental da tomografia com multifóton em tecidos animais e humanos tem o potencial para refinar ainda mais nossa capacidade de identificar espermatozoides no testículo (Najari et al., 2012).

A FIV com ICSI expandiu nossa capacidade de tratar mesmo as formas mais graves da infertilidade por fator masculino, como obstrução do trato reprodutor não reversível e azoospermia não obstrutiva. No entanto, é um procedimento dispendioso e um processo intenso para a parceira de sexo feminino, com os riscos das complicações associadas, incluindo a hiperestimulação ovariana e as gestações múltiplas, bem como as complicações relacionadas aos procedimentos para a recuperação oocitária. Além disso, como a ICSI se desvia de todas as barreiras biológicas naturais, ela levanta preocupações reais de transmitir anormalidades genéticas para a prole (Kim et al., 1998; Foresta et al., 2005), além de estar associada a uma incidência aumentada de defeitos congênitos nas crianças nascidas através dessa técnica (Davies et al., 2012). Por outro lado, análises recentes indicam claramente que **tratamentos específicos para a infertilidade por fator masculino,** como a reconstrução microcirúrgica para a azoospermia obstrutiva e a varicocelectomia para a função testicular comprometida, em pacientes adequadamente selecionados, permanecem como as maneiras mais seguras e com melhor relação de custo-eficácia de tratamento de homens inférteis (Kolettis e Thomas, 1997; Pavlovich e Schlegel, 1997; Marmar et al., 2007; Lee et al., 2008; Smit et al., 2010). O tratamento específico voltado para corrigir ou melhorar a infertilidade masculina pode fazer com que o casal evite tratamentos de alta complexidade e possa utilizar métodos mais simples, como a inseminação intrauterina (IIU) ou, até mesmo, possa conceber naturalmente (Samplaski et al., 2013).

Para homens com obstrução com impossibilidade de reconstrução, bem como para homens com azoospermia não obstrutiva, a recuperação cirúrgica espermática constitui uma opção de tratamento adequada, podendo levar à fertilização, à gravidez e ao nascimento vivo com a técnica de FIV/ICSI. O desenvolvimento e o recente refinamento de diversas técnicas de recuperação espermática cirúrgica, a partir de testículos, epidídimos ou vesículas seminais, por meio de condutas cirúrgicas abertas ou percutâneas, expandiram o arsenal dos urologistas que tratam homens inférteis. Em particular, o emprego do microscópio cirúrgico para avaliar e identificar isoladamente túbulos seminíferos com maior probabilidade de conterem espermatozoides melhorou significativamente o sucesso da extração de esperma testicular (TESE, do inglês, *testicular sperm extraction*) (Schlegel, 1999; Dabaja e Schlegel, 2013), enquanto minimiza muito a morbidade (Tsujimura et al., 2002; Ramasamy et al., 2005).

O uso de técnicas microcirúrgicas também foi estendido para a varicocelectomia. Há muito se reconhece que a varicocele está associada à infertilidade masculina e, atualmente, demonstra-se claramente que ela resulta em lesão testicular progressiva, tempo-dependente (Russell, 1957; Lipshultz e Corriere, 1977; Nagler et al., 1985; Sigman e Jarow, 1997). **Além disso, a varicocelectomia microcirúrgica, previamente reservada apenas para homens com oligozoospermia, tem sido atualmente realizada em homens com azoospermia não obstrutiva, resultando na indução da espermatogênese e no retorno bem-sucedido do esperma ao ejaculado em muitos pacientes** (Matthews et al., 1998; Kim et al., 1999; Pasqualotto et al, 2003, 2006; Ishikawa et al., 2008; Youssef et al., 2009). Embora historicamente a varicocelectomia tenha sido reservada para o tratamento de homens inférteis e com dor induzida pela varicocele, há um conceito emergente da **reparação precoce da varicocele para evitar tanto a futura infertilidade quanto a disfunção das células de Leydig.** Acumulou-se evidência substancial sugerindo que a varicocele afeta de maneira adversa a função da célula de Leydig, resultando em níveis séricos baixos de testosterona quando comparados com controles com idade compatível sem varicocele (Tanrikut et al., 2011). A varicocelectomia pode interromper e até mesmo reverter de forma parcial esse declínio (Castro-Magana et al., 1989; Su et al., 1995; Cayan et al., 1999; Tanrikut et al., 2011). **Em homens selecionados, a varicocelectomia pode ser** um tratamento efetivo para o distúrbio androgênico do envelhecimento masculino (DAEM) sintomático, uma condição cada vez mais referida como *andropausa* ou *síndrome da deficiência de testosterona (TDS)*. Dessa maneira, com técnicas microcirúrgicas mais seguras e efetivas, a varicocelectomia precoce expandiu o papel do urologista daquele de salvador da função testicular remanescente para o de prevenir a futura infertilidade e a TDS.

Quando a cirurgia para a infertilidade masculina é realizada, apenas raramente a vida (ou a morte) do paciente está em jogo. O que está em jogo quando a cirurgia descrita neste capítulo é realizada é a nova vida, com o potencial de alterar não somente a qualidade de vida do casal, mas também o futuro de nossa espécie. As responsabilidades assumidas pelo cirurgião nessas circunstâncias exigem o máximo de seu julgamento e suas habilidades. **Muitos dos procedimentos descritos neste capítulo estão entre os tecnicamente mais exigentes de toda a urologia.** A aquisição das habilidades necessárias para realizá-los exige treinamento laboratorial intensivo na microcirurgia e um completo conhecimento da anatomia e fisiologia do sistema reprodutor masculino. **Tentar realizar essa cirurgia apenas de maneira ocasional e sem o treinamento apropriado seria fazer um terrível desserviço para o paciente e sua parceira.**

ANATOMIA CIRÚRGICA

O conteúdo escrotal é único em sua acessibilidade para exame físico, modalidades de imagem e intervenção cirúrgica. O sucesso da cirurgia para a infertilidade masculina e para os distúrbios escrotais fundamenta-se na seleção da operação correta e da conduta cirúrgica mais apropriada. Os detalhes da história e o exame físico minucioso, seguidos por procedimentos de imagem e laboratoriais criteriosamente selecionados, são apresentados no Capítulo 24. Quando está indicada a intervenção cirúrgica para fins diagnósticos ou terapêuticos, é prioritária uma compreensão completa da anatomia (Cap. 21) e da fisiologia (Cap. 22) do sistema reprodutor masculino para planejar e realizar um procedimento cirúrgico com a mais elevada probabilidade de sucesso e a mínima morbidade.

Os pontos-chave da anatomia cirúrgica são discutidos nas seções a seguir.

Suprimento Sanguíneo Testicular (Quadro 25-1)

O principal aporte sanguíneo para o testículo origina-se da artéria testicular (espermática interna) que nasce diretamente da aorta. Um segundo suprimento sanguíneo advém da artéria do ducto deferente (artéria deferencial), a qual deriva da artéria hipogástrica (ilíaca interna) ou da artéria vesical superior (também um ramo da hipogástrica). O terceiro suprimento sanguíneo, principalmente para a túnica vaginal, mas com ramos que vão para o testículo, é proveniente da artéria cremastérica (espermática externa), que deriva da artéria epigástrica inferior. **A artéria testicular é o principal suprimento sanguíneo para os testículos.** Seu diâmetro excede os diâmetros da artéria deferencial (vasal) e da artéria cremastérica combinados (Raman e Goldstein, 2004). Embora as artérias deferencial e cremastérica possam proporcionar o suprimento sanguíneo adequado para o testículo no caso em que a artéria testicular é ligada, especialmente em crianças, **podem ocorrer atrofia testicular e/ou azoospermia em casos de ligação da artéria testicular, tanto em adultos, quanto em crianças.** A experiência com a operação de Fowler-Stephens em um estágio para a orquidopexia, na qual a artéria testicular é intencionalmente ligada, indica que ocorre atrofia em 20% a 40% dos testículos, embora a taxa de atrofia seja menor no procedimento estagiado.

Deve ser dada atenção especial para os homens que foram submetidos à vasectomia, nos quais a artéria deferencial provavelmente tenha sido comprometida. Nesses homens, é primordial manter a integridade da artéria testicular em qualquer operação futura, como a varicocelectomia (Lee et al., 2007b).

Suprimento Sanguíneo Epididimário (Quadro 25-1)

O epidídimo possui um rico suprimento sanguíneo. As artérias epididimárias superior e medial derivam da artéria testicular. O aporte sanguíneo para a cauda (polo inferior) do epidídimo deriva da artéria deferencial. Os dois principais suprimentos sanguíneos para o epidídimo, que fazem trajeto superior e inferiormente, formam uma extensa interconexão de tal modo que, caso a artéria do ducto deferente seja ligada na vasectomia prévia, o aporte sanguíneo para o epidídimo oriundo da artéria testicular é mais que adequado. Além disso, na preparação para a vasoepididimostomia ou vasovasostomia, o epidídimo pode ser intencionalmente dissecado do testículo e mobilizado para a cabeça do epidídimo (ver a discussão de acompanhamento em longo prazo, avaliação e resultados), com as artérias epididimárias inferior e medial ligadas intencionalmente sem que ocorram consequências adversas. **Enquanto a artéria epididimária superior permanece intacta, o suprimento sanguíneo para o epidídimo será adequado.**

Suprimento Sanguíneo do Canal Deferente (Quadro 25-1)

O ducto deferente recebe seu aporte sanguíneo a partir de duas origens. A extremidade vesical seminal (abdominal) do ducto deferente deriva seu aporte sanguíneo da artéria do deferencial. A extremidade testicular do ducto recebe o aporte sanguíneo adicional de interconexões das artérias epididimárias inferiores, as quais se estendem até o ducto deferente. Os dois suprimentos sanguíneos para o ducto deferente anastomosam-se livremente entre si. **Depois da vasectomia, quando os vasos ductais estão ligados, a extremidade testicular do ducto recebe a totalidade de seu aporte sanguíneo por meio de ramos da artéria testicular e da artéria epididimária, enquanto que a extremidade vesical seminal (abdominal) do ducto recebe todo o seu aporte sanguíneo da artéria do ducto deferente.** O ducto deferente não recebe suprimento sanguíneo do músculo cremáster adjacente ou de qualquer vaso sanguíneo originário do cordão espermático. Portanto, quando o ducto deferente é seccionado ou obstruído em dois locais distintos, o segmento interveniente irá sofrer fibrose em virtude da ausência do suprimento sanguíneo. Por conseguinte, duas vasovasostomias simultâneas não podem ser realizadas com segurança no mesmo ducto quando os vasos do ducto foram interrompidos em ambas as localizações.

Anatomia dos Ductos Eferentes

O esperma e o líquido testicular deixam os testículos através de sete a 11 diminutos ductos eferentes. Esses ductos se tornam convolutos quando eles saem dos testículos e formam a cabeça do epidídimo (Caps. 21 e 41). Neste nível, eles anastomosam-se livremente entre si. Eles coalescem na cabeça distal para formar um único túbulo epididimário, desde a junção cabeça-corpo por toda trajetória até o ducto deferente. Portanto, **quando o epidídimo é acidentalmente lesionado ou ligado distalmente à cabeça, o sistema naquele lado será totalmente obstruído.** Isso é uma consideração importante quando se realiza a cirurgia do epidídimo ou a cirurgia próxima ao epidídimo. A **hidrocelectomia** é um procedimento cirúrgico comum que pode resultar em uma **lesão iatrogênica do epidídimo.** Nas hidroceles grandes e duradouras, o epidídimo frequentemente está alargado, sendo difícil de identificar.

> **QUADRO 25-1** Suprimento Sanguíneo para Testículo, Epidídimo e Ducto Deferente
>
> **TESTÍCULO**
> Artéria testicular (espermática interna) a partir da aorta (suprimento sanguíneo principal)
> Artéria do ducto deferente a partir da artéria ilíaca interna (hipogástrica) e artéria vesical superior
> Artéria cremastérica (espermática externa) a partir da artéria epigástrica inferior
>
> **EPIDÍDIMO**
> Artéria epididimária superior derivada da artéria testicular
> Artéria epididimária inferior derivada da artéria do ducto (deferencial)
>
> **DUCTO DEFERENTE**
> Extremidade vesical seminal: artéria do ducto deferente
> Extremidade testicular: artéria do ducto deferente e artéria epididimária inferior

O uso de um microscópio cirúrgico e da transiluminação do saco da hidrocele ajuda a evitar a lesão do epidídimo, do ducto deferente e do suprimento sanguíneo testicular (Dabaja e Goldstein, 2014). **Devem-se permitir generosas margens do epidídimo quando se realiza a hidrocelectomia** (Caps. 21 e 41). A orquidopexia para a torção também pode resultar em lesão acidental do epidídimo. **Um único ponto através de um túbulo epididimário no corpo ou na cauda resultará em obstrução completa** daquele lado. Como existem múltiplos lóbulos nos níveis da cabeça, **a punção de um único túbulo para a aspiração do esperma pode ser realizada com segurança na região mais proximal da cabeça** sem comprometer de modo significativo o fluxo de esperma para dentro do corpo. No entanto, múltiplas punções de muitos túbulos na cabeça, ou qualquer punção distal à cabeça, podem causar obstrução (Zhang et al., 2013).

Ductos Ejaculatórios

Os ductos ejaculatórios esquerdo e direito entram na porção prostática da uretra ao nível do utrículo. A obstrução dos ductos ejaculatórios pode levar à azoospermia. A ressecção transuretral (RTU) dos ductos ejaculatórios (RTUDE) pode aliviar a obstrução. A RTUDE não deve ser considerada um procedimento benigno, pois, ocasionalmente, está associada à morbidade significativa (ver seção sobre RTUDE). Normalmente, os ductos ejaculatórios contêm um mecanismo semelhante à válvula que impede o refluxo da urina para dentro do ducto ejaculatório. **Depois da RTUDE, um percentual significativo de homens desenvolve refluxo de urina para dentro do sistema ductal eferente** (Vazquez-Levin et al., 1994) provocando a epididimite química e/ou bacteriana.

BIÓPSIA DE TESTÍCULO

Indicações

As indicações para a biópsia de testículo encontram-se no Capítulo 24. Em síntese, **a biópsia de testículo está indicada em homens azoospérmicos com testículo de tamanho e consistência normais, ductos deferentes palpáveis e níveis séricos normais de hormônio folículo-estimulante (FSH, do inglês, *follicle-stimulating hormone*), assim como um teste sérico negativo para o anticorpo antiespermatozoide** (Lee et al., 2009). Sob estas circunstâncias, **a biópsia irá distinguir a azoospermia obstrutiva da não obstrutiva**. Nos homens com ausência congênita de ducto e níveis séricos normais de FSH, a biópsia sempre revela espermatogênese (Goldstein e Schlossberg, 1988) e **a biópsia não é necessária** antes da aspiração de esperma definitiva e FIV com ICSI. **Em geral, a biópsia diagnóstica deve ser realizada bilateralmente, independentemente da discrepância de tamanho entre os dois testículos.** Por vezes, encontra-se boa espermatogênese em testículos pequenos e firmes, sendo que a biópsia de testículos grandes e saudáveis pode revelar a parada da maturação.

A capacidade de alcançar a gravidez com apenas um espermatozoide testicular transformou a biópsia em um procedimento potencialmente terapêutico, assim como diagnóstico. Mesmo homens com níveis séricos de FSH acentuadamente elevados e testículos pequenos e moles, nos quais a falência testicular é certa, frequentemente alojam raros espermatozoides maduros em seus testículos. Esses espermatozoides podem ser extraídos com o uso das técnicas descritas mais adiante neste capítulo e usados para a FIV com injeção intracitoplasmática do espermatozoide testicular.

A heterogeneidade recém-descoberta dos testículos de homens com azoospermia acoplada à capacidade do esperma testicular de adquirir a motilidade (Jow et al., 1993) resultou em modificações nas técnicas de biópsia testicular. **O exame do tecido fresco e não fixado para a presença de espermatozoides com cauda** e possível motilidade e o exame de múltiplas amostras quando os espermas não são inicialmente encontrados são recomendados atualmente. Além disso, o adequado cuidado requer a disponibilidade, no momento da biópsia, de um laboratório de andrologia capaz de processar e criopreservar qualquer espermatozoide encontrado no momento da biópsia.

Biópsia Testicular Aberta: Técnica Microcirúrgica

A biópsia aberta permanece como o padrão-ouro porque ela proporciona uma quantidade ótima de tecido, tanto para o diagnóstico exato, quanto para a recuperação espermática para a FIV (Rosenlund et al., 1998; Schlegel, 1999; Dardashti et al., 2000). A biópsia testicular aberta pode ser realizada com o emprego de anestesia geral, espinal ou local. A anestesia local apenas da pele e das túnicas, sem um bloqueio de cordão, é desconfortável; a anestesia local com bloqueio do cordão espermático pode ser efetiva e confortável. No entanto, existem limitações para o bloqueio de cordão. Nos estudos em animais, a incidência de lesão acidental da artéria testicular durante o bloqueio de cordão às cegas é de 5% (Goldstein et al., 1983). Além disso, se houve cirurgia escrotal prévia com cicatrização ou aderências se pode haver necessidade de dissecção e manipulação mais extensas, prefiro utilizar a anestesia geral ou espinal.

A meta do cirurgião quando efetua uma biópsia de testículo consiste em obter uma amostra tecidual ótima, evitar o trauma da amostra e evitar a lesão do epidídimo ou do suprimento sanguíneo testicular. A biópsia aberta sob magnificação (preferivelmente com um microscópio cirúrgico) satisfaz estes requisitos.

Um assistente estica firmemente a pele escrotal sobre a superfície anterior do testículo e confirma que o epidídimo está posterior. Incisões escrotais transversais bilaterais de 1 cm dentro das pregas cutâneas escrotais proporcionam boa exposição com um mínimo de sangramento escrotal. De maneira alternativa, pode ser empregada uma única incisão vertical na rafe mediana. A incisão é feita através da pele e do músculo dartos, sendo aberta a túnica vaginal. **Quando a anatomia é distorcida pela cirurgia anterior, o epidídimo não pode ser claramente palpado a nível posterior ou a túnica albugínea não pode ser identificada, a incisão deve ser alargada e o testículo, liberado.** As bordas da túnica vaginal são mantidas abertas com pinças hemostáticas, sendo cauterizados quaisquer vasos hemorrágicos. **A utilização de lupas ou, melhor ainda, de microscópio cirúrgico permite a pronta identificação de uma mácula na túnica albugínea relativamente livre de vasos superficiais visíveis.** A ferida operatória deverá ser seca antes da incisão da túnica albugínea para evitar a saturação da biópsia com sangue. É feita uma incisão de 3 a 4 mm na túnica albugínea com um microbisturi de 15 graus (Fig. 25-1A). Pequenos vasos transversais são cauterizados com o cautério bipolar e divididos antes da excisão de uma amostra de túbulos seminíferos, do tamanho de uma ervilha, com tesoura de íris afiada (Fig. 25-1B). **Quando manusear o material da biópsia do testículo para a fixação permanente, evite esmagar o tecido de qualquer maneira (inclusive com a pinça) porque isso pode traumatizar e distorcer a arquitetura testicular.** Em seguida, a amostra é depositada diretamente na solução de Bouin, de Zenker ou de glutaraldeído tamponado com colidina. A **fixação em formalina** resulta em distorção da histologia testicular e **não deve ser utilizada para a biópsia de testículo.** É feita uma "preparação de toque" ao tocar várias vezes a superfície de corte do testículo com **uma lâmina de vidro** (Fig. 25-1C) e acrescenta-se uma gota de solução salina, solução de Ringer lactato ou líquido tubário humano com o meio da FIV e uma lamínula. O exame sob grande magnificação utilizando um microscópio óptico com ou sem contraste de fase revelará **a presença de espermatozoides com cauda e permitirá a avaliação da motilidade** (Fig. 25-1D). Quando nenhum espermatozoide é encontrado na preparação de toque, uma segunda amostra pode ser cortada para uma "preparação de esmagamento" úmida. Nesse caso, a amostra é colocada em uma lâmina, adiciona-se uma gota de soro fisiológico, e a amostra é esmagada sobre uma lamínula (Jow et al., 1993). Quando nenhum esperma é encontrado, a túnica é fechada com duas ou três suturas simples de Vicryl 5-0 (Fig. 25-1E) e a biópsia de outra área é realizada através da mesma incisão cutânea. Conforme descrito mais adiante neste capítulo, **o uso de um microscópio eletrônico gerando uma ampliação de 10× a 25× pode permitir a amostragem seletiva de túbulos seminíferos maiores e com mais probabilidade de conter o espermatozoide** (Schlegel, 1999). **Quando os espermatozoides são identificados**, a lâmina, bem como o tecido adicional, **é enviada para a criopreservação** no laboratório de andrologia. **Anota-se a localização da biópsia onde foram encontrados os espermatozoides** e a túnica albugínea é fechada com duas a três suturas simples de náilon 6-0. Isso facilita a identificação dos locais de espermatogênese para a futura TESE para FIV com ICSI.

A túnica vaginal é fechada com sutura não absorvível monofilamentar 5-0 para a hemostasia. O uso de uma sutura não absorvível facilita a identificação do local de biópsia quando os espermatozoides são encontrados naquele local e a TESE subsequente se faz necessária no momento da FIV com ICSI. A pele é fechada com Monocryl 5-0 subcuticular. As feridas são cobertas com pomada de bacitracina e um curativo do tipo *fluff* é fixado por um suporte escrotal firme. Os antibióticos são desnecessários.

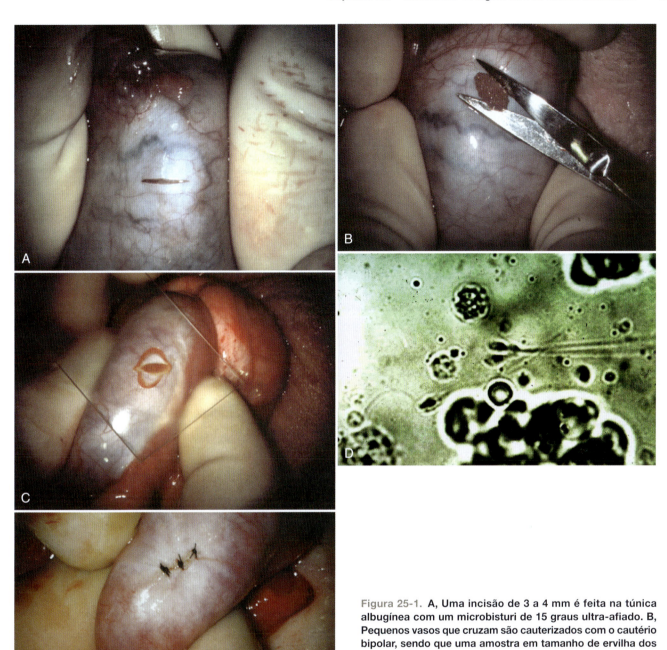

Figura 25-1. A, Uma incisão de 3 a 4 mm é feita na túnica albugínea com um microbisturi de 15 graus ultra-afiado. B, Pequenos vasos que cruzam são cauterizados com o cautério bipolar, sendo que uma amostra em tamanho de ervilha dos túbulos seminíferos é coletada com a técnica de "sem toque". C, É feita uma "preparação de toque" ao tocar várias vezes a superfície cortada do testículo com uma lâmina de vidro. D, O exame sob grande ampliação usando um microscópio óptico revelará a presença do esperma e permitirá o exame da motilidade. E, O local da biópsia é fechado com duas ou três suturas interrompidas de Prolene ou náilon 6-0.

Biópsia Testicular Percutânea

A **biópsia testicular percutânea** utilizando a mesma pistola de biópsia de calibre 14 empregada para a biópsia de próstata **é um procedimento às cegas e poderia resultar em lesão acidental do epidídimo ou da artéria testicular. Essa técnica não deve ser empregada quando cirurgia anterior resultou em cicatrização e obliteração da anatomia normal.** Em geral, a aspiração por agulha fina fornece amostras que contêm poucos túbulos com arquitetura mal preservada. Quando realizada em um paciente sob anestesia local, existe a necessidade de um bloqueio de cordão para minimizar a dor. A técnica da biópsia percutânea é descrita mais adiante neste capítulo. Como um instrumento terapêutico de recuperação espermática, **a aspiração ou a biópsia percutânea é mais útil para a recuperação do espermatozoide fresco para a FIV com ICSI nos homens com azoospermia obstrutiva e espermatogênese normal.**

Aspiração Testicular Percutânea

A aspiração testicular realizada com uma agulha de calibre 23 ou com bainha de angiocath (Marmar e Benoff, 2005) é, provavelmente, menos invasiva e menos dolorosa que a biópsia percutânea, mas em geral fornece poucos túbulos com arquitetura mal preservada. Embora a avaliação da citometria de fluxo desse material possa diferenciar as células haploides das diploides e, por conseguinte, confirmar a presença ou ausência dos estágios tardios da espermatogênese (Chan et al., 1984), o exame úmido direto do aspirado para o esperma e a avaliação da motilidade propicia informações clínicas mais práticas. Três ou quatro aspirações podem ser feitas até que os espermatozoides sejam identificados. Nos casos de azoospermia obstrutiva, esses espermatozoides podem ser utilizados para a FIV com ICSI (Craft et al., 1995) quando os espermatozoides não podem ser recuperados do epidídimo (ver seção que discute a TESE). A aspiração por agulha fina apresenta uma recuperação de esperma muito menor que a TESE microcirúrgica aberta (micro-TESE) em homens com azoospermia não obstrutiva.

Complicações da Biópsia de Testículo

Realizada com cautela, a biópsia de testículo está associada a poucas complicações (Schlegel e Su, 1997; Dardashti et al., 2000). **A complicação mais grave associada à biópsia de testículo é a biópsia acidental do epidídimo.** Quando a avaliação histológica do material da biópsia revela o epidídimo com esperma dentro do túbulo epididimário, a obstrução do epidídimo no local da biópsia é certa. No entanto, se não houver esperma dentro dos túbulos epididimários, o paciente exibe obstrução acima do nível do local da biópsia epididimária ou tem falência tubular seminífera primária e nenhum dano foi causado.

A complicação mais comum da biópsia de testículo é o hematoma. Os hematomas podem ser bastante grandes, podendo exigir a drenagem. O uso da ampliação para evitar os vasos e do cautério bipolar para a hemostasia ajudará a evitar essa complicação. O fechamento adequado da túnica vaginal bem vascularizada com uma sutura 5-0 contínua irá diminuir o sangramento e as aderências.

Com o aporte sanguíneo rico do escroto e de seu conteúdo, a infecção da ferida é rara na ausência de hematoma e os antibióticos são desnecessários.

VASOGRAFIA

Indicações

As indicações absolutas para a vasografia são as seguintes:
1. Azoospermia, mais
2. Espermatogênese completa com muitas espermátides maduras na biópsia do testículo, mais
3. Pelo menos um ducto palpável

As indicações relativas para a vasografia são as seguintes:
1. Oligozoospermia grave com biópsia testicular normal
2. Alto nível de anticorpos ligados ao espermatozoide, o que indica obstrução unilateral, bilateral ou parcial (Lee et al., 2009).
3. Baixo volume de sêmen com motilidade espermática muito ruim (obstrução parcial do ducto ejaculatório)

A vasografia deverá responder às seguintes perguntas:
1. Existem espermatozoides no líquido ductal?
2. O ducto está obstruído?

Quando a biópsia de testículo revela muitos espermatozoides, então:
1. **A ausência de esperma no líquido ductal indica** obstrução no lado testicular do local da vasotomia, mais provavelmente **uma obstrução do epidídimo.** A vasografia é realizada neste caso com soro fisiológico ou índigo-carmin para confirmar a permeabilidade da extremidade vesical seminal (distal) do ducto antes da vasoepididimostomia.
2. **O líquido ductal copioso contendo muitos espermatozoides indica a obstrução do ducto ejaculatório ou do ducto deferente** e a vasografia com contraste formal é realizada conforme descrito mais adiante para documentar a localização exata da obstrução.
3. **O líquido esbranquiçado espesso copioso sem esperma em um ducto dilatado indica a obstrução epididimária secundária,** além de uma potencial obstrução do ducto ejaculatório ou do ducto deferente.

A vasografia com meio de contraste radiográfico e radiografia intraoperatória raramente está indicada. Não há necessidade de realizar a vasografia no momento da biópsia do testículo para a azoospermia, a menos que a reconstrução imediata seja planejada e a biópsia com preparação úmida por toque revele espermatozoides adultos com cauda. Quando não é feita meticulosamente, a vasografia pode provocar estenose ou até mesmo obstrução no local da vasografia, o que pode complicar a subsequente reconstrução (Howards et al., 1975b; Poore et al., 1997). Além disso, a vasografia não tem valor na elaboração do diagnóstico da obstrução epididimária e a maioria das obstruções não relacionadas com a vasectomia é de origem epididimária.

Quando a biópsia do testículo revela espermatogênese normal e os ductos são palpáveis, a vasografia, quando necessária, deve ser realizada apenas no momento da reparação definitiva da obstrução. A anestesia geral propicia maior flexibilidade para exploração escrotal, vasografia e reparação da obstrução. Embora a anestesia local possa fornecer a analgesia adequada, os pacientes frequentemente não são capazes de deitar imóveis durante as várias horas da microcirurgia. As anestesias epidural contínua ou espinal hipobárica de longa duração podem ser uma alternativa satisfatória.

Técnica de Vasografia e Interpretação dos Achados

Sabe-se que a reparação da hérnia inguinal, principalmente quando realizada em crianças, está associada à lesão ductal que conduz à obstrução. Se não há incisão inguinal prévia e o lado da obstrução é desconhecido, o testículo é liberado através de uma incisão escrotal vertical alta (ver discussão das abordagens escrotais cirúrgicas). O ducto deferente é identificado e isolado na junção das porções reta e contornada do ducto deferente. Utilizando um microscópio cirúrgico e uma ampliação de 10×, a bainha do ducto é incisada longitudinalmente e os vasos do ducto são cuidadosamente preservados (Fig. 25-2A).

Um segmento nítido do ducto desnudo é liberado e circundado por uma alça vascular. Uma pinça reta é posicionada abaixo do ducto para atuar como uma plataforma. Sob ampliação de 25×, um microbisturi de 15 graus é empregado para hemitransseccionar o ducto até que se revele o lúmen (Fig. 25-2B). Qualquer líquido que exsuda do lúmen é colocado em uma lâmina, misturado com uma gota de solução salina e selado com uma lamínula para o exame microscópico. Quando o líquido ductal é desprovido de esperma com a

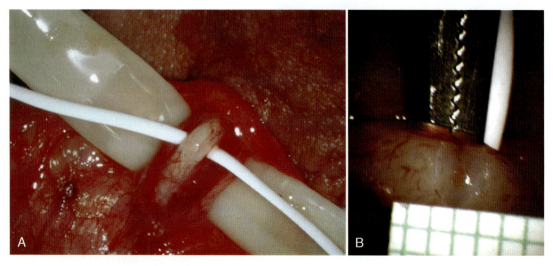

Figura 25-2. A, Com o uso de um microscópio cirúrgico e ampliação de 10×, a bainha do ducto é incisada longitudinalmente e os vasos ductais são cuidadosamente preservados. **B,** Sob ampliação de 25×, um microbisturi de 15 graus é utilizado para hemitransseccionar o ducto até que o lúmen seja revelado.

amostragem repetida depois da ordenha do epidídimo e do ducto convoluto, **a obstrução epididimária está presente**. A extremidade do ducto no sentido das vesículas seminais é então canulada com uma bainha de angiocateter de calibre 24 e recebe a injeção de 1 mL de Ringer lactato com uma seringa de tuberculina de 1 mL para confirmar sua permeabilidade (Fig. 25-3). Quando a solução de Ringer passa com facilidade, a vasografia formal não é necessária. Quando se deseja a prova adicional de permeabilidade do ducto deferente, pode ser injetado 1 mL de índigo-carmin a 50% e a bexiga é sondada. A presença do corante azul-esverdeado na urina confirma a permeabilidade do ducto. O índigo-carmin diluído 50/50 com solução de Ringer é preferível, em lugar do azul de metileno, porque mesmo em baixas concentrações o azul de metileno mata os espermatozoides e os torna inúteis para a criopreservação ou para a FIV com ICSI imediata (Chang et al., 1998; Sheynkin et al., 1999b; Wood et al., 2003). **Quando espermatozoides móveis são encontrados no ducto, a extremidade testicular deve ser submetida a injeções e aspirações suaves e repetidas com 0,2 mL do meio líquido do ducto humano**, sendo que o líquido é processado pelo laboratório de andrologia objetivando a criopreservação do esperma para o potencial uso futuro para a FIV com ICSI. Isso deve ser feito antes da injeção de índigo-carmin ou de material de contraste radiográfico (Sheynkin et al., 1999b).

Quando uma grande quantidade de líquido é encontrada no lúmen do ducto e o exame microscópico revela a presença de espermatozoide, a obstrução se faz no sentido da extremidade vesical seminal do ducto. Nesses casos, o ducto em geral se encontra acentuadamente dilatado. Um fio de Prolene 2-0 pode ser inserido no sentido da extremidade vesical seminal do ducto e uma pinça é colocada sobre o Prolene quando o fio não vai mais adiante. Isso é particularmente útil para delinear o local da obstrução inguinal decorrente da cirurgia prévia da região inguinal. Quando a obstrução é proximal à cicatriz inguinal, realiza-se a vasografia formal ao passar um cateter ureteral n° 3 com extremidade em apito no sentido da extremidade vesical seminal do ducto. Uma sonda de Foley n° 16 é aplicada na bexiga e o balão é cheio com 5 mL de ar. O posicionamento do balão sob tração suave antes da vasografia impede o refluxo do contraste para dentro da bexiga, o que pode obscurecer o detalhamento (Fig. 25-4). O balão cheio de ar também identifica a localização do colo da bexiga em relação a qualquer obstrução. Depois que o ducto foi canulado, as vasografias são realizadas com a injeção de 0,5 mL de contraste hidrossolúvel (Fig. 25-5). **Quando a vasografia revela a obstrução na região dos ductos ejaculatórios** (Fig. 25-6), **o índigo-carmin é injetado em ambos os ductos para facilitar a RTUDE** (ver seção sobre o diagnóstico da RTUDE). Quando ambos os ductos são visualizados depois da injeção do contraste dentro de apenas um ducto (Fig. 25-7), isso significa que ambos os ductos desembocam em uma única cavidade, comumente um cisto de ducto ejaculatório de linha média.

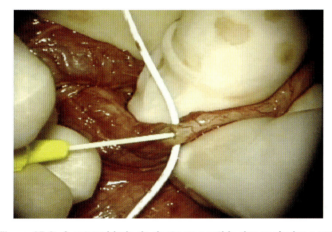

Figura 25-3. A extremidade do ducto no sentido das vesículas seminais é cateterizada com um angiocateter de calibre 24 e, depois, é injetada com 1 mL de solução de Ringer lactato com uma seringa de tuberculina de 1 mL para confirmar sua permeabilidade.

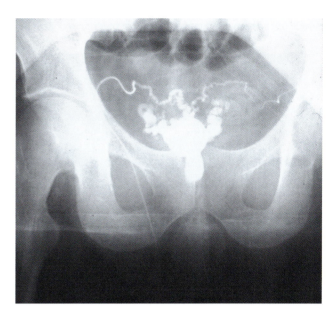

Figura 25-5. As vasografias são realizadas com 0,5 mL de meio de contraste hidrossolúvel.

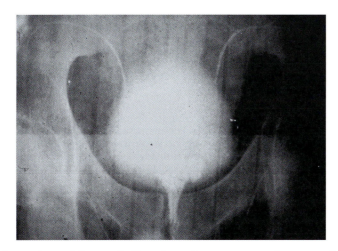

Figura 25-4. Colocar o balão sob tração suave antes da vasografia evita o refluxo do contraste para dentro da bexiga, o que pode obscurecer os detalhes.

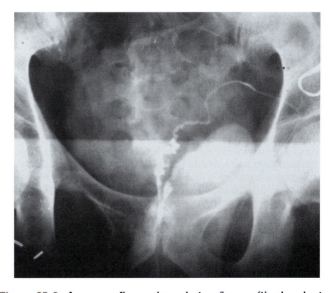

Figura 25-6. A vasografia revela a obstrução no sítio dos ductos ejaculatórios.

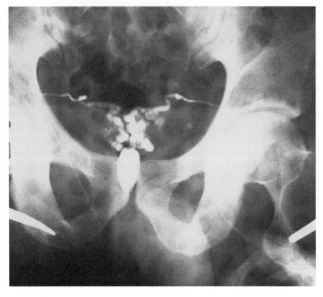

Figura 25-7. Ambos os ductos são visualizados depois da injeção do contraste apenas em um ducto, revelando a obstrução distal.

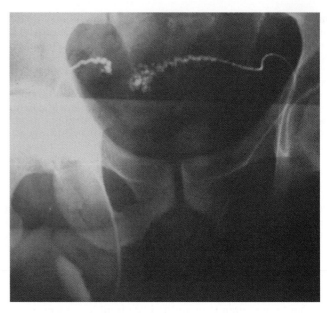

Figura 25-9. Vasografia demonstrando a ausência parcial do ducto deferente.

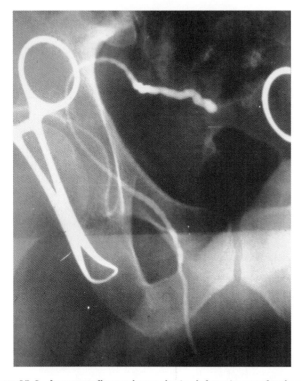

Figura 25-8. A vasografia revela um ducto deferente com fundo cego longe do ducto ejaculatório.

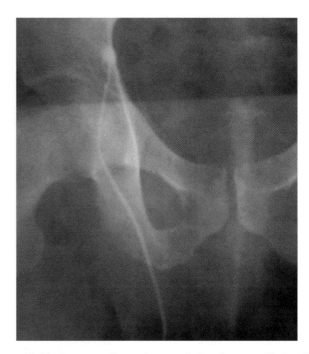

Figura 25-10. A vasografia revela uma obstrução na região inguinal.

A vasografia pode revelar o ducto deferente com terminação cega, muito longe dos ductos ejaculatórios (Fig. 25-8). Esse término indica a ausência parcial congênita do ducto deferente e esses pacientes devem ser testados para mutações da fibrose cística (Cap. 24). Quando nos confrontamos com isso a nível bilateral (Fig. 25-9), a reconstrução é impossível, porém os espermatozoides ductais ou epididimários podem ser aspirados em pipetas laboratoriais comuns (ver seção sobre as técnicas de aspiração microcirúrgica de esperma epididimário) e criopreservados para a futura FIV com ICSI. Quando a vasografia revela a obstrução na região inguinal (Fig. 25-10), pode ser feita a vasovasostomia inguinal ou a vasovasostomia transeptal cruzada, usando o ducto não obstruído contralateral (ver seção sobre vasovasostomia cruzada). **Os locais da vasografia que foram hemitransectionados são cuidadosamente fechados microcirurgicamente** usando duas ou três suturas de náilon monofilamentar 10-0 interrompidas para a mucosa e 9-0 para as camadas muscular e adventícia (ver discussão do método de microponto microcirúrgico de múltiplas camadas).

Se o líquido ductal não revela espermatozoide e a vasografia confirma a permeabilidade da extremidade vesical seminal do ducto, este é totalmente seccionado e a extremidade vesical seminal é preparada para a vasoepididimostomia (ver adiante). Quando o líquido ductal revela muitos espermatozoides e a vasografia se mostra normal, então a ejaculação retrógrada, a falta de emissão ou a aperistalse do ducto (Tiffany e Goldstein, 1985; Tillem e Mellinger, 1999) constituem a etiologia da azoospermia.

Vasografia com Agulha Fina

A exposição do ducto em sua porção reta pode permitir que a vasografia seja realizada com uma agulha fina, excluindo a necessidade de hemitransecção do ducto. Dewire e Thomas (1995) utilizaram uma agulha de linfangiografia n° 30 acoplada a um tubo de Silastic. Quando se percebe a sensação de punção da luz, o contraste hidrossolúvel a 50% é injetado para confirmar a permeabilidade por meios radiográficos. Essa mostrou ser uma técnica difícil de dominar mesmo para microcirugiões experientes. A avaliação exata do líquido ductal para a presença de espermatozoide é difícil por causa de sua escassez. Quando a injeção e a aspiração repetida com soro fisiológico ou solução de Ringer lactato revelam a presença de espermatozoide, então a obstrução epididimária foi excluída e pode-se injetar o contraste. A coleta de espermatozoide ductal para a criopreservação é difícil com essa técnica. A vasografia percutânea através da pele escrotal foi realizada com sucesso na China (Li, 1980), usando a mesma pinça de fixação anelar percutânea como para a vasectomia sem bisturi. Depois da fixação do ducto abaixo da pele escrotal, a luz do ducto é puncionada com uma agulha de calibre 22 e canulada com uma agulha cega n° 24 através da qual se realiza a vasografia. Essa técnica é ainda mais difícil que a técnica com agulha fina com visualização direta.

Complicações da Vasografia

Estenose

As múltiplas tentativas na vasografia percutânea usando agulhas finas podem resultar em estenose ou obstrução no local da vasografia. O fechamento impreciso de uma vasotomia pode resultar também em estenose e obstrução (Howards et al., 1975a; Poore et al., 1997). O emprego de agentes de contraste não hidrossolúveis também pode resultar em estenose e tais agentes não devem ser utilizados para a vasografia.

Lesão do Suprimento Sanguíneo do Ducto Deferente

Quando o aporte sanguíneo ductal é lesionado no local da vasografia, a vasovasostomia proximal ao sítio da vasografia pode resultar em isquemia, necrose e obstrução do segmento interveniente do ducto.

Hematoma

O cautério bipolar deve ser usado para a hemostasia meticulosa para prevenir o hematoma na bainha periductal.

Granuloma Espermático

O fechamento do local de uma vasografia com extravasamento pode levar ao desenvolvimento do granuloma espermático, que pode resultar em estenose ou obstrução do ducto. A técnica microcirúrgica para o fechamento dos locais de vasografia é idêntica àquela para a vasovasostomia descrita mais adiante neste capítulo.

Vasografia Transretal e Vesiculografia Seminal

Quando o ultrassom transretal revela vesículas seminais acentuadamente dilatadas e/ou um cisto do canal de Müller dilatado em um homem com azoospermia obstrutiva, a aspiração transretal seguida pela instilação de índigo-carmim misturado com contraste radiográfico é uma manobra diagnóstica útil (Jarow, 1994; Katz et al., 1994; Riedenklau et al., 1995; Eisenberg et al., 2008).

Emprega-se as mesmas preparação intestinal e cobertura antibiótica utilizadas para a biópsia de próstata transretal. O aspirado por agulha fina é examinado em busca de espermatozoides. Quando estes estão presentes, isso significa que pelo menos um ducto e o epidídimo são permeáveis. Meio mililitro de índigo-carmim é diluído com 1,5 mL de contraste hidrossolúvel a 50% e é instilado. Se uma lâmina plana revela uma lesão potencialmente ressecável, realiza-se a RTUDE (ver adiante). A visualização do corante azul efluindo a partir dos ductos ejaculatórios ou de um cisto sem parede ajuda a determinar a adequação da ressecção (Cornel et al., 1999).

Essa técnica evita a necessidade para a vasografia escrotal aberta formal em homens com lesões acessíveis por via transretal. Quando os espermatozoides são encontrados no aspirado, a RTU pode ser realizada de imediato sem penetrar no escroto. Os aspirados cheios de esperma podem ser congelados para a futura FIV com ICSI, caso a cirurgia fracasse.

Quando nenhum esperma for encontrado no líquido aspirado, isso sugere que existe obstrução epididimária secundária. A RTUDE e a vasoepididimostomia simultâneas raramente são bem-sucedidas. Diante tanto da obstrução do ducto ejaculatório quanto da obstrução epididimária bilateral, a melhor opção seria a aspiração de espermatozoide epididimário para a criopreservação para a futura FIV com ICSI.

PONTOS-CHAVE: VASOGRAFIA

- Realize a vasografia apenas quando a biópsia testicular confirmar a espermatogênese consistente com a azoospermia obstrutiva.
- Realize a vasografia somente no momento da reconstrução planejada.
- Sempre colete uma amostra inicial do líquido ductal para permitir a criopreservação de espermatozoides móveis, quando encontrados.
- Utilize índigo-carmim em lugar de azul de metileno para confirmar a permeabilidade.
- A vasografia formal com contraste radiográfico somente é necessária para localizar obstruções proximais ao anel inguinal interno.
- Quando o ultrassom transretal revela vesículas seminais dilatadas e/ou um cisto de linha média (do ducto de Müller), deve ser feita a aspiração por agulha fina transretal seguida por instilação de contraste e índigo-carmim. Quando são encontrados espermatozoides móveis, eles devem ser criopreservados.

VASOVASOSTOMIA

O número de homens norte-americanos que são submetidos à vasectomia permaneceu estável em cerca de 500.000 por ano, assim como uma taxa de divórcio de 50%. Estudos sugerem que 2% a 6% dos homens vasectomizados irão por fim procurar a reversão. Além disso, a azoospermia obstrutiva pode ser o resultado de lesões iatrogênicas para o ducto deferente, comumente a partir da reparação da hérnia, em 6% dos homens azoospérmicos (Sheynkin et al., 1998a; Shin et al., 2005).

Avaliação Pré-operatória

Antes de tentar a reconstrução cirúrgica do trato reprodutor, a espermatogênese adequada deve ser documentada. Em geral, é adequada uma história prévia de fertilidade natural pré-vasectomia.

Exame Físico

Testículo. Os testículos pequenos ou macios sugerem a espermatogênese prejudicada e predizem um resultado ruim.
Epidídimo. Um epidídimo irregular e indurado frequentemente prediz a obstrução epididimária secundária, exigindo a vasoepididimostomia.
Granuloma Espermático. Um granuloma espermático na extremidade testicular do ducto sugere que os espermatozoides estão extravasando no local da vasectomia. Isso afasta as pressões altas do epidídimo e está associado a um melhor prognóstico para a restauração da fertilidade independentemente do intervalo de tempo desde a vasectomia (Woznietzer e Goldstein, 2013).
Intervalo Ductal. Quando uma vasectomia muito destrutiva foi realizada, a maior parte do ducto reto escrotal pode estar ausente ou fibrótico e o paciente deve ser advertido de que a extensão inguinal da incisão escrotal será necessária para mobilizar o comprimento do ducto a fim de possibilitar a anastomose livre de tensão.
Cicatrizes de Cirurgias Anteriores. As cicatrizes operatórias na região inguinal ou escrotal devem alertar o cirurgião para a possibilidade de obstrução inguinal iatrogênica (reparação da hérnia) ou obstrução ductal ou epididimária (hidrocelectomia, orquiopexia) (Sheynkin et al., 1998a; Hopps e Goldstein, 2006).

Exames Laboratoriais

1. A análise do sêmen com centrifugação e o exame do "pellet" para a presença de espermatozoides devem ser realizados no período pré-operatório. Os espermatozoides completos com cauda são encontrados em 10% dos "pellets" pré-operatórios em uma

média de 10 anos depois da vasectomia (Lemarck e Goldstein, 1996). **Sob essas circunstâncias, é certo encontrar espermatozoide no ducto em pelo menos um dos lados, indicando um prognóstico favorável para a restauração da fertilidade.** Homens com um baixo volume de sêmen devem ser submetidos a um ultrassom transretal para investigar a possibilidade de uma obstrução adicional do ducto ejaculatório.

2. Exames de anticorpos séricos e antiesperma: **A presença de anticorpos antiesperma séricos corrobora o diagnóstico de obstrução e a presença de espermatogênese ativa** (Lee et al., 2009).
3. FSH sérico: Homens com testículos pequenos e amolecidos devem realizar a medição do FSH sérico. Um FSH elevado prediz a espermatogênese prejudicada e um prognóstico pior.
4. Antígeno próstata-específico (PSA): Os candidatos à reversão da vasectomia com mais de 40 anos de idade devem ter o PSA sérico medido.

Anestesia

Há preferência pela anestesia geral. Os pequenos movimentos dos pacientes são muito ampliados pelo microscópio cirúrgico e comprometem o desempenho da anastomose. Nos pacientes que cooperam, emprega-se a anestesia regional ou mesmo a local com sedação quando as extremidades ductais são facilmente palpáveis, o granuloma espermático está presente e/ou o intervalo de tempo transcorrido desde a vasectomia é curto, diminuindo a probabilidade de obstrução epididimária secundária. Quando estão presentes grandes intervalos ductais, pode haver a necessidade das extensões das incisões altas para dentro do canal inguinal. Além disso, quando a vasoepididimostomia é necessária, o tempo de cirurgia pode exceder 4 a 5 horas. **A anestesia local limita as opções disponíveis para o cirurgião.** A anestesia espinal hipobárica com agentes de ação longa, como a bupivacaína (Marcaine), pode propiciar um tempo de anestesia de 4 a 5 horas e apresenta a vantagem de eliminar o movimento da parte inferior do corpo. A anestesia epidural com um cateter de demora pode ser igualmente efetiva.

Condutas Cirúrgicas

Incisão Escrotal

As incisões escrotais verticais altas bilaterais proporcionam o acesso mais direto para o local obstruído nos casos de reversão da vasectomia. Em geral, o comprimento é um problema na extremidade abdominal, mas não na extremidade testicular. Marque a localização do anel inguinal externo (Fig. 25-11). **Quando o intervalo ductal é grande ou o local da vasectomia é alto, essa incisão pode ser facilmente estendida no sentido do anel externo.** Quando o local da vasectomia é baixo, é fácil puxar a extremidade testicular para cima. Essa incisão deve ser feita pelo menos 1 cm lateralmente à base do pênis. **O testículo deve ser liberado, mantendo-se intacta a túnica vaginal.** Isso propicia excelente exposição de todo o ducto deferente escrotal e, quando necessário, do epidídimo.

Incisão Inguinal

Uma incisão inguinal é a abordagem preferida nos homens quando se suspeita fortemente de obstrução do ducto deferente inguinal a partir da herniorrafia ou da orquidopexia. A incisão através da cicatriz anterior comumente leva diretamente ao local da obstrução. Quando a obstrução se modifica para ser escrotal ou epididimária, é uma simples questão de liberar o testículo através da incisão inguinal ou por meio de uma incisão escrotal separada para realizar a anastomose.

Preparação dos Ductos

O ducto é pinçado acima e abaixo do local de obstrução por duas pinças Babcock. Os drenos de Penrose substituem as pinças Babcock e facilitam a dissecação. Os vasos ductais e a bainha periadventícia são incluídos. **A transiluminação da bainha adventícia** através do ajuste apropriado do foco operatório **permite a nítida visualização dos vasos sanguíneos, o que facilita a dissecação da bainha periadventícia e previne a lesão dos vasos ductais.** O ducto é mobilizado o suficiente para possibilitar a anastomose sem tensão. Para preservar o bom suprimento sanguíneo, **o ducto não deve ser desnudado de sua bainha.** O segmento obstruído e, quando presente, o granuloma espermático no local da vasectomia devem ser dissecados e excisados. Ao ficar em cima do ducto e/ou do granuloma espermático durante essa dissecação, o cirurgião reduz o risco de lesionar a artéria testicular. **É provável que a lesão das estruturas do cordão adjacentes, principalmente a artéria testicular, resulte em atrofia testicular, porque a artéria deferencial comumente foi interrompida no sítio da vasectomia.**

Quando estão presentes intervalos ductais grandes, utiliza-se o dedo indicador enrolado por uma gaze para separar às cegas as estruturas do cordão e o ducto. A dissecção fechada com o dedo através do anel inguinal liberará o ducto para o anel inguinal interno quando o comprimento adicional do lado abdominal é necessário. Essas manobras deixam intactos todos os vasos ductais. **Quando o intervalo ductal é extremamente grande, o comprimento adicional pode ser alcançado ao dissecar todo o ducto convoluto de suas inserções na túnica epididimária** (Fig. 25-12), permitindo que o testículo caia de cabeça para baixo. Essas manobras podem propiciar 4 a 6 cm adicionais no comprimento. A fim de manter a integridade dos vasos ductais, essa dissecção é mais bem realizada com o emprego de lupas de aumento ou do microscópio operatório sob baixa magnificação. Quando a quantidade do ducto removida é tão grande que mesmo essas medidas falham em

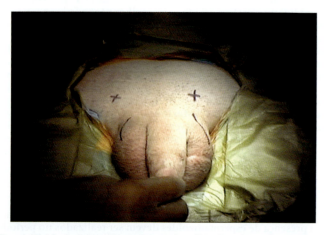

Figura 25-11. As letras X marcam as localizações do anel externo. As incisões são marcadas nos hemiescrotos.

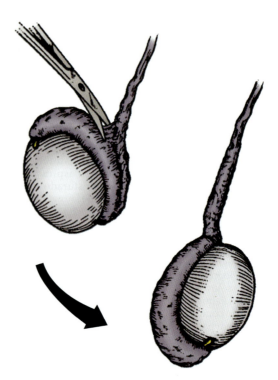

Figura 25-12. Quatro a seis centímetros de comprimento adicionais podem ser obtidos ao se dissecar o epidídimo do testículo, desde a junção vasoepididimária até a cabeça do epidídimo.

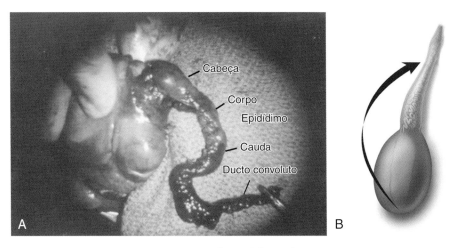

Figura 25-13. A e B, Um comprimento adicional de 4 a 6 cm pode ser obtido ao se dissecar o epidídimo do testículo, desde a junção vasoepididimária até a cabeça do epidídimo.

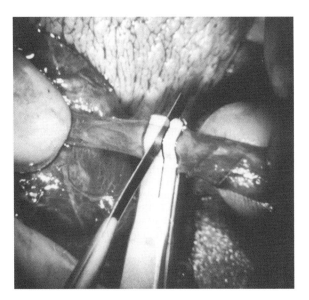

Figura 25-14. Um bisturi ultra-afiado inserido através de uma pinça de suporte de nervo de 2, 2,5 ou 3 mm de diâmetro fendida (Accurate Surgical and Scientific Instrument Corp., Westbury, NY) proporciona um corte a 90 graus perfeito.

proporcionar uma anastomose sem tensão, a incisão pode ser estendida até o anel inguinal interno, o assoalho do canal inguinal é dividido e o ducto é reorientado sob o assoalho, como em uma orquidopexia difícil. Um adicional de 4 a 6 cm de comprimento pode ser obtido ao se dissecar o epidídimo do testículo desde a junção vasoepididimária (VE) até a cabeça do epidídimo (Fig. 25-13). Os vasos epididimários superiores permanecem intactos e propiciam o suprimento sanguíneo adicional para a extremidade testicular do ducto. Com essa combinação de manobras, intervalos de até 10 cm podem ser superados.

Depois que o ducto foi liberado, a extremidade testicular do ducto é seccionada de maneira transversal. Um bisturi ultra-afiado, seguro por meio de uma pinça de fixação de nervo de 2, 2,5 ou 3 mm fendida (Accurate Surgical and Scientific Instrument Corp, Westbury, NY), propicia um corte em 90 graus perfeito (Fig. 25-14). A superfície de corte da extremidade testicular do ducto deferente é inspecionada sob ampliação de 15× a 25×. **Um anel mucoso esbranquiçado saudável deve ser visto e deve retrair-se imediatamente após a dilatação suave. A muscular deve parecer lisa e suave. Uma camada muscular com aspecto arenoso indica a presença de tecidos cicatriciais ou fibróticos.** A superfície de corte deve parecer um olho de boi com todas as três camadas nitidamente visíveis. O sangramento saudável deve ser observado a partir da borda de corte da mucosa e da superfície da muscular. Quando o suprimento sanguíneo é deficiente ou a muscular se mostra arenosa, o ducto é novamente cortado até que se encontre o tecido saudável. A artéria e a veia deferenciais são então clampeadas e ligadas com náilon 6-0. Pequenos sangramentos são controlados com pinça microbipolar ativada em força baixa. Quando uma luz permeável foi estabelecida na extremidade testicular, o ducto é ordenhado e uma lâmina de vidro limpa é tocada em sua superfície. O líquido ductal é imediatamente misturado com uma ou duas gotas de soro fisiológico ou de solução de Ringer lactato e preservado sob uma lamínula para o exame microscópico. A extremidade abdominal do ducto deferente é preparada de uma maneira similar e o lúmen é gentilmente dilatado com um dilatador microvascular e canulado com uma bainha de angiocateter de calibre 24. A injeção de soro fisiológico ou de solução de Ringer lactato confirma a sua permeabilidade. Depois da injeção da solução de Ringer lactato e de um teste de dilatação, o ducto é novamente cortado para obter uma superfície fresca. **Deve ser realizado o mínimo de instrumentação da mucosa.**

Depois da preparação, as extremidades do ducto são estabilizadas com uma pinça de aproximação Microspike (Goldstein, 1985) para remover toda a tensão antes que se efetue a anastomose. Isolar o campo através de uma fenda em um campo de borracha impede que as microssuturas façam adesão no tecido adjacente. Um abaixador de língua estéril coberto com um grande dreno de Penrose é colocado abaixo das extremidades do ducto para proporcionar uma plataforma sobre a qual se realiza a anastomose.

Quando Realizar a Vasoepididimostomia

O aspecto macroscópico do líquido expresso a partir da extremidade testicular do ducto comumente é preditivo dos achados no exame microscópico (Tabela 25-1). Quando o exame microscópico do líquido ductal revela a presença de espermatozoides com cauda, realiza-se a vasovasostomia. Quando nenhum líquido é encontrado, uma bainha de angiocateter de calibre 24 é inserida no lúmen da extremidade testicular do ducto e realizam-se a injeção e a aspiração de 0,1 mL de soro fisiológico repetidamente enquanto o ducto convoluto é vigorosamente ordenhado. O líquido resultante é colocado sobre uma lâmina e examinado. **Os homens com grandes granulomas espermáticos frequentemente apresentam nenhuma dilatação da extremidade testicular do ducto e pouco ou nenhum líquido, a princípio; no entanto, com a injeção e a aspiração de líquido e a ordenha vigorosa, invariavelmente os espermatozoides podem ser encontrados nesse líquido escasso.** Quando não existe granuloma espermático e o ducto está absolutamente seco e sem esperma depois que múltiplas amostras foram examinadas, está indicada a vasoepididimostomia. Quando se demonstra que o líquido expresso está espesso, esbranquiçado, é insolúvel em água e com qualidade semelhante à pasta de dentes, o exame microscópico raramente revela espermatozoides. Nessas circunstâncias, a túnica vaginal é aberta e o epidídimo é inspecionado. Quando a evidência nítida de obstrução é encontrada — isto é, um granuloma espermático epididimário com túbulos dilatados acima e túbulos colapsados abaixo — a vasoepididimostomia é realizada. **Caso haja dúvida ou quando não se é experiente com a vasoepididimostomia, deve ser feita a vasovasostomia.** No entanto, apenas 15% dos homens com ausência bilateral de espermatozoide no líquido ductal

TABELA 25-1 Relação entre a Aparência Macroscópica do Líquido Ductal e os Achados Microscópicos

APARÊNCIA DO LÍQUIDO DUCTAL	ACHADOS MAIS COMUNS NO EXAME MICROSCÓPICO	PROCEDIMENTO CIRÚRGICO INDICADO
Copioso, cristalino, aquoso	Nenhum espermatozoide no líquido	Vasovasostomia
Copioso, fino e turvo, hidrossolúvel	Usualmente espermatozoides com caudas	Vasovasostomia
Copioso, amarelo cremoso, hidrossolúvel	Usualmente muitas cabeças de espermatozoide, ocasionalmente espermatozoides com caudas curtas	Vasovasostomia
Copioso, esbranquiçado, espesso e semelhante à pasta de dente, insolúvel em água	Sem espermatozoide	Vasoepididimostomia
Líquido fino, escasso e esbranquiçado	Sem espermatozoide	Vasoepididimostomia
Ducto seco, sem espermatozoide; nenhum granuloma no local da vasectomia	Sem espermatozoide	Vasoepididimostomia
Líquido escasso, granuloma presente no local da vasectomia	O líquido injetado e aspirado revela espermatozoides	Vasovasostomia

depois de injeção e aspiração repetidas de fluido pelo coto proximal e uma pesquisa intensa terão o reaparecimento dos espermatozoides no ejaculado após a vasovasostomia (Sheynkin et al., 2000).

Quando o líquido copioso, cristalino e semelhante à água esguicha do ducto e nenhum espermatozoide é encontrado neste líquido, realiza-se uma vasovasostomia porque existe a probabilidade de que o esperma retorne ao ejaculado depois da realização da vasovasostomia.

Múltiplas Obstruções Ductais

Quando a injeção salina revela que a extremidade abdominal do ducto deferente não é permeável, um fio de polipropileno ou náilon 2-0 é delicadamente introduzido através do lúmen do ducto para determinar o local da obstrução. Quando a obstrução está dentro de 5 cm do local da vasectomia original, a extremidade abdominal do ducto deferente pode ser dissecada até este local e excisada. Então, a incisão deve ser estendida no sentido inguinal para liberar o ducto de maneira extensa na direção do anel inguinal interno. Então a extremidade testicular também deve ser liberada até a junção VE. Quando o local de uma segunda obstrução está muito distante do local da vasectomia a ponto de haver a necessidade de duas vasovasostomias, uma única vasovasostomia cruzada deve ser feita para proporcionar um bom sistema (ver seção sobre a vasovasostomia cruzada). Quando esta não é possível, o espermatozoide ductal ou epididimário é aspirado por micropipetas e criopreservado para a futura FIV com ICSI (ver seção sobre técnicas de recuperação espermática). **As vasovasostomias simultâneas em dois locais distintos comumente levarão à desvascularização do segmento interveniente, com fibrose e necrose.**

Varicocelectomia e Vasovasostomia

Quando se descobre que homens submetidos à vasovasostomia ou à vasoepididimostomia apresentam varicocele significativa no exame físico, é tentador reparar a varicocele ao mesmo tempo. **Quando a varicocelectomia é adequadamente realizada, todas as veias espermáticas são ligadas e os únicos trajetos remanescentes para o retorno venoso testicular acontecem por meio das veias ductais.** Nos homens submetidos a uma vasectomia que buscam a reversão, é provável que as veias ductais estejam comprometidas quer pela vasectomia original, quer pela própria reversão. Além disso, a integridade da artéria ductal nesses homens requer a preservação da artéria testicular como o suprimento sanguíneo testicular primário remanescente, assim como a preservação de algum trajeto para o retorno venoso.

A varicocelectomia microscópica pode garantir a preservação da artéria testicular na maioria dos casos. A preservação deliberada das pequenas veias cremastéricas ou periductais proporciona o retorno venoso. Em uma série de 570 homens que buscaram a reversão da vasectomia, 19 apresentavam grandes varicoceles (20 à esquerda, sete bilaterais). A varicocelectomia microcirúrgica foi realizada ao mesmo tempo que a vasovasostomia. As veias cremastéricas e a fina rede de veias aderentes à artéria testicular permaneceram intactas para o retorno venoso e para minimizar as possibilidades de lesão da artéria testicular. No período pós-operatório, cinco das 26 varicoceles recidivaram (19%) (Goldstein, 1995). Compare-se isso a uma taxa de recidiva de menos de 1% em 3.500 varicocelectomias que realizei em homens não vasectomizados nos quais os vasos ductais permaneceram intactos e em que as veias cremastéricas e a rede venosa periarterial foram laqueadas. No entanto, Mullhall et al. realizaram uma série de vasovasostomias e varicocelectomias microcirúrgicas simultâneas sem preservar intencionalmente as redes cremastérica e periarterial. Eles relataram uma baixa taxa de recidiva e nenhum caso de atrofia (Mullhall et al., 1997). É interessante notar que um aumento nas recidivas quando as veias cremastéricas e a rede venosa periarterial permaneceram intactas sugere que essas veias contribuem com uma parcela significativa de recidivas de varicocele.

Quando a varicocelectomia é realizada ao mesmo tempo que a vasovasostomia ou a vasoepididimostomia, é importante que um microscópio seja utilizado e que a artéria testicular seja preservada. Outra conduta, principalmente quando a parceira do sexo feminino é jovem, consiste em fazer em primeiro lugar a vasovasostomia ou a vasoepididimostomia. Então a qualidade do sêmen é avaliada no período pós-operatório. **Caso necessário, a varicocelectomia pode ser seguramente realizada em 6 meses ou mais quando os canais arteriais e venosos se formaram através da linha anastomótica.** Essa conduta tardia de dois estágios foi completada uma dúzia de vezes sem atrofia ou recorrência.

Técnicas Anastomóticas: Chaves para o Sucesso

Todas as técnicas de vasovasostomia bem-sucedidas dependem de que os princípios cirúrgicos que são universalmente aplicáveis às anastomoses de todas as estruturas tubulares sejam seguidos. Estes incluem:

1. **Aproximação mucosa-a-mucosa exata**
   Na vasovasostomia humana, o lúmen no lado testicular comumente está dilatada, com frequência de até um diâmetro duas a cinco vezes maior que o do lado abdominal. As técnicas que são bem-sucedidas com as luzes de igual diâmetro podem ter menos sucesso quando aplicadas a lúmens com diâmetros acentuadamente discrepantes.

2. **Anastomose à prova de extravasamento**
   Os espermatozoides são altamente antigênicos e provocam uma reação inflamatória quando eles escapam do revestimento normalmente intacto dos ductos ejaculatórios do trato reprodutor masculino. O esperma extravasado influencia adversamente o sucesso da vasovasostomia (Hagan e Coffey, 1977). **Diferentemente das anastomoses de vasos sanguíneos, nas quais as plaquetas e os fatores de coagulação selam os intervalos entre as suturas, os líquidos ductal e epididimário não contêm plaquetas ou fatores de coagulação, de modo que a impermeabilidade da anastomose depende totalmente das suturas de mucosa.**

3. **Anastomoses sem tensão**
   Quando uma anastomose é feita sob tensão, espermatozoides podem aparecer no ejaculado durante vários meses depois da cirurgia. Por fim, as contagens de espermatozoides e a motilidade diminuirão e a azoospermia pode se estabelecer. Na reexploração, apenas uma fina faixa fibrótica é encontrada na região anastomótica. Isso pode ser evitado ao se liberar adequadamente o ducto e aplicar suturas de reforço na bainha do ducto.

4. **Bom suprimento arterial**
   Quando o ducto cortado exibe o suprimento sanguíneo deficiente, ele deve ser novamente cortado até que se encontre o sangramento

saudável. Quando a ressecção extensa se faz necessária, o comprimento adicional deve ser obtido através do emprego das técnicas anteriormente descritas.

5. **Mucosa e muscular saudáveis**
Quando a mucosa ou a superfície de corte do ducto exibe deficiência de distensibilidade depois da dilatação, destaca-se da muscular subjacente ou desfia com facilidade, então o ducto deve ser novamente seccionado até que se encontre a mucosa saudável. Os cirurgiões devem estar cientes de que, se o eletrocautério por agulha foi empregado na vasectomia, a área da lesão da mucosa e da muscular pela corrente elétrica pode estender-se muito além da extremidade do cautério por agulha. Quando se demonstra que a muscular está fibrótica ou arenosa, o ducto pode ser novamente cortado até que se encontre o tecido saudável.

6. **Boa técnica anastomótica atraumática**
Se múltiplos erros cirúrgicos acontecem durante o procedimento, como o corte acidental da mucosa com as agulhas quando se aplicam as suturas, a laceração através das suturas ou o colabamento da mucosa, a anastomose deve ser ressecada e refeita imediatamente.

Montagem

Utiliza-se um microscópio operatório que fornece ampliação variável de 6× a 32×, preferencialmente que gere campos idênticos tanto para o cirurgião quanto para o assistente. Os controles de pedal para *zoom* e foco motorizados deixam livres as mãos do cirurgião.

Tanto o cirurgião quanto o assistente devem estar confortavelmente sentados em cadeiras microcirúrgicas que estabilizam os braços e as pernas. Isso melhora bastante a estabilidade e a exatidão. Uma alternativa barata é um banco rotatório simples com um saco de areia arredondado (travesseiro de meditação) fixado no ápice para acolchoamento. Duas talas de braço colocadas em ambos os lados do cirurgião e acopladas na altura apropriada com cobertores dobrados fixados às talas propiciam um excelente suporte de braço. **Um cirurgião destro deve sentar-se no lado direito do paciente**, de tal modo que a sutura frontal sempre fique no lúmen do lado abdominal menor e mais difícil.

Método do Microponto de Multicamadas Microcirúrgico

O método de microponto de multicamadas microcirúrgico da vasovasostomia pode manusear os lúmens com diâmetros acentuadamente discrepantes nas porções reta ou convoluta do ducto. **A técnica do microponto garante a aplicação exata da sutura ao mapear com exatidão cada sutura planejada. O método do microponto separa o planejamento da execução** (Goldstein et al., 1998; Dabaja et al., 2013). Isso permite focalizar-se em apenas uma tarefa por vez e resulta em acurácia substancialmente melhorada.

Uma caneta de marcação de microponto (Devon Skin Marker Extra Fine No. 151) é utilizada para mapear os pontos planejados de saída da agulha. **Exatamente seis suturas mucosas são usadas para cada anastomose** porque são fáceis de mapear e sempre resultam em um fechamento à prova de extravasamento, mesmo quando os diâmetros do lúmen são muito discrepantes.

Imediatamente após secar a superfície de corte da extremidade testicular do ducto com uma Weck-Cel, é feito um ponto na posição de 3 horas, a meio caminho entre o anel mucoso e a borda externa da camada muscular. É estendida uma linha a partir desse ponto para servir como ponto de referência. Um segundo ponto é feito na posição de 9 horas e uma linha também é estendida a partir desse ponto. Pontos adicionais são feitos nas posições de 11, 1, 5 e 7 horas para um total de seis. A extremidade abdominal do ducto é marcada da mesma maneira para compatibilizar exatamente com a extremidade testicular (Fig. 25-15). São usadas suturas de mononáilon 10-0, biagulhados, com ponta de 70 micra dispostas em uma configuração de anzol de peixe (disponível de Sharpoint e Ethicon). **As suturas com fios biagulhados permitem a aplicação de dentro para fora** (Fig. 25-16), **eliminando a necessidade de manipulação da mucosa e a possibilidade de colabamento da mucosa.** Quando os anéis mucosos não estão nitidamente definidos, as superfícies de corte das extremidades ductais são coradas com índigo-carmim para ressaltar a mucosa (Sheynkin et al., 1999b). A anastomose é iniciada com a aplicação de três suturas de mucosa 10-0 anteriormente (Fig. 25-17). **O pequeno lúmen do lado abdominal é dilatado de forma gentil e momentânea com um dilatador microvascular exatamente antes da aplicação das suturas.** Para a aproximação exata da mucosa, apenas uma pequena quantidade de mucosa

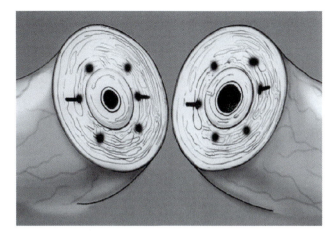

Figura 25-15. **A extremidade abdominal do ducto é marcada da mesma maneira para se compatibilizar exatamente com a extremidade testicular.**

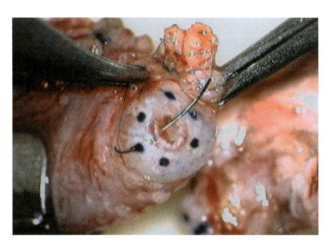

Figura 25-16. **As suturas com fios biagulhados permitem a aplicação de dentro para fora.**

é incluída, porém com um terço a metade da espessura da parede muscular. **Exatamente a mesma quantidade de tecido é incluída nas inserções em ambos os lados. A agulha deve sair através do centro de cada ponto.** Depois da aplicação, as três suturas de mucosa são apertadas. Duas suturas musculares profundas com mononáilon 9-0 são aplicadas exatamente entre as suturas de mucosa previamente colocadas, exatamente acima, mas não através da mucosa (Fig. 25-18), e, em seguida, são apertadas. Essas suturas selam os intervalos entre as suturas de mucosa sem trauma para a mucosa pela grande agulha cortante com diâmetro de 100 micra necessárias para penetrar a muscular e a adventícia tensas do ducto. O ducto é rodado em 180 graus (Fig. 25-19), sendo que três suturas 10-0 adicionais são aplicadas através de cada microponto e, em seguida, são amarradas para completar a porção mucosa da anastomose (Fig. 25-20). Exatamente antes que a última sutura de mucosa seja apertada, a luz é irrigada com solução de Ringer lactato heparinizado para evitar a formação de coágulo no lúmen. Depois do término da camada mucosa (Fig. 25-21), mais quatro suturas musculares profundas 9-0 são aplicadas exatamente entre cada sutura de mucosa, exatamente acima, mas não penetrando na mucosa. Quatro a seis suturas musculares profundas com náilon 9-0 são feitas entre cada sutura muscular. Essa é simplesmente uma camada adventícia que reveste a sutura de mucosa subjacente. A anastomose é terminada pela aproximação da bainha ductal com seis a oito suturas interrompidas com náilon 8-0, cobrindo totalmente a anastomose e a aliviando de toda a tensão (Fig. 25-22).

Anastomose no Ducto Convoluto

A vasovasostomia realizada na porção convoluta do ducto deferente é tecnicamente mais exigente que as anastomoses na porção reta. O **temor de cortar o ducto convoluto para obter tecido saudável pode**

592 PARTE V Função Reprodutiva e Sexual

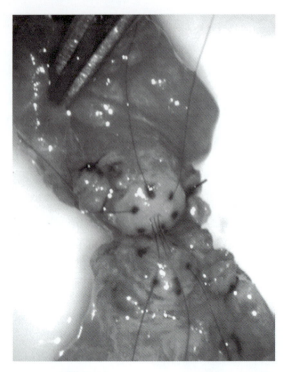

Figura 25-17. A anastomose é iniciada com a aplicação de três suturas de mucosa 10-0 anteriormente.

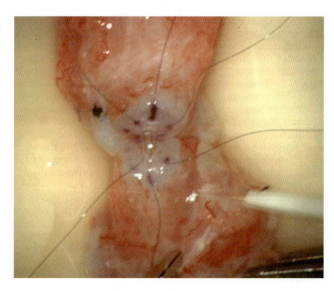

Figura 25-19. Rode o ducto em 180 graus, depois aplique mais três suturas 10-0 através dos micropontos restantes.

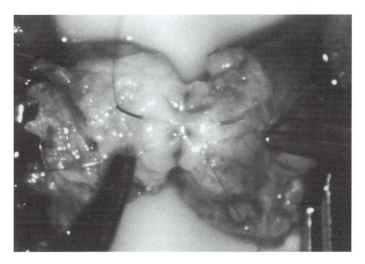

Figura 25-18. Aplique duas suturas com monofilamento de náilon 9-0 na muscular profunda exatamente entre as suturas de mucosa previamente aplicadas, imediatamente acima, mas não através da mucosa.

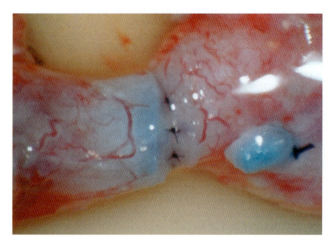

Figura 25-20. A camada mucosa está completa.

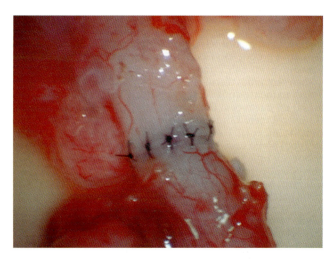

Figura 25-21. Suturas adicionais são aplicadas entre as suturas de mucosa, completando a anastomose.

levar os cirurgiões a efeturarem uma anastomose na porção reta quando a extremidade testicular do ducto apresenta um suprimento sanguíneo ruim, mucosa friável ou não saudável ou muscular fibrótica arenosa. A adesão aos seguintes princípios possibilitará que a anastomose no ducto convoluto seja tão bem-sucedida quanto aquelas na porção reta.

1. **É essencial um corte transversal perfeito fornecendo um anel arredondado de mucosa e um lúmen direcionado diretamente para baixo.** Um lúmen muito oblíquo com um retalho fino da muscular e da mucosa em um lado não é aceitável (Fig. 25-23). O ducto deve ser novamente cortado em intervalos de 0,5 mm até que se obtenha um corte perfeito com um bom suprimento sanguíneo e tecido saudável. O emprego de um clampe de nervo fendido com 2,5 ou 3 mm de diâmetro e um bisturi ultra-afiado facilita essa parte do procedimento (Fig. 25-14). Com frequência, o ducto deve ser novamente cortado duas a três vezes até que se obtenha um corte satisfatório.
2. **O ducto convoluto não deve ser desemaranhado.** Isso perturba o suprimento sanguíneo na linha anastomótica.
3. A bainha do ducto convoluto pode ser cuidadosamente dissecada e liberada de suas inserções na túnica epididimal (Fig. 25-12). Isso irá diminuir o comprometimento de seu suprimento sanguíneo e proporcionará o comprimento necessário para realizar uma anastomose sem tensão.

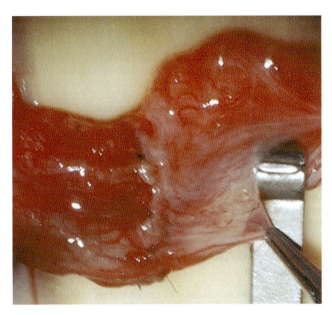

Figura 25-22. Termine a anastomose ao aproximar a bainha do ducto com seis suturas interrompidas de náilon 8-0, cobrindo por completo a anastomose e aliviando-a de toda a tensão.

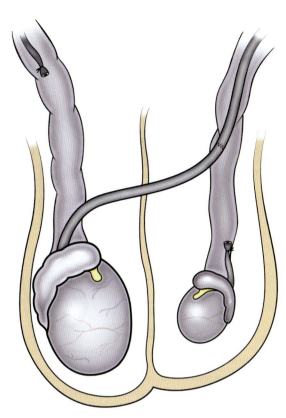

Figura 25-24. Uma vasovasostomia cruzada pode ser feita nos pacientes com um testículo atrófico unilateral.

Vasovasostomia Cruzada

A vasovasostomia cruzada é um procedimento útil que frequentemente proporciona uma solução fácil para problemas de outra forma difíceis (Lizza et al., 1985; Hamidinia, 1988; Sheynkin et al., 1998a). O cruzamento está indicado nas seguintes circunstâncias:
1. Obstrução inguinal unilateral do ducto deferente associada a um testículo atrofiado no lado contralateral. Uma vasovasostomia cruzada deve ser realizada para conectar um testículo saudável ao ducto contralateral não obstruído.
2. Obstrução ou aplasia do ducto inguinal ou do ducto ejaculatório em um lado e obstrução epididimária no lado contralateral.

É preferível realizar uma anastomose com uma elevada probabilidade de sucesso (vasovasostomia) a duas operações com uma chance muito menor de sucesso (p. ex., vasovasoepididimostomia unilateral e RTUDE contralateral).

Técnica (Fig. 25-24)

Transeccione o ducto ligado ao testículo atrofiado na junção de suas porções reta e convoluta e confirme sua permeabilidade com uma vasografia com Ringer lactato ou índigo-carmim. Disseque o ducto contralateral com o testículo normal no sentido da obstrução inguinal. Clampeie e transeccione o ducto o mais alto possível com um clampe em ângulo reto. Cruze a extremidade testicular do ducto através de uma abertura espaçosa feita no septo escrotal e prossiga com a vasovasostomia, conforme descrito anteriormente. Esse procedimento é muito mais fácil que a vasovasostomia inguinal, a qual requer encontrar ambas as extremidades do ducto dentro da densa cicatriz de uma operação inguinal prévia.

Transposição do Testículo

Ocasionalmente, quando o comprimento ductal é criticamente curto, uma anastomose cruzada sem tensão pode ser mais bem realizada por meio da transposição testicular (Fig. 25-25). O cordão espermático sempre é mais longo que o ducto. O testículo cruzará confortavelmente através de uma abertura generosa no septo e se assentará adequadamente no compartimento escrotal contralateral.

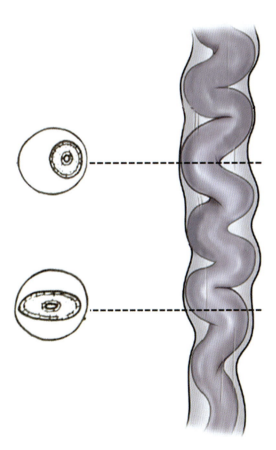

Figura 25-23. Um lúmen muito oblíquo com um retalho fino de músculo e mucosa em um lado não é aceitável.

4. Deve-se ter o cuidado de evitar realizar grandes "mordidas" nas camadas muscular e adventícia no lado convoluto para evitar a perfuração acidental das convoluções adjacentes.
5. Reforce a anastomose ao aproximar a bainha ductal da porção reta da bainha da porção contornada com seis suturas interrompidas de náilon 7-0. Isso irá remover toda a tensão da anastomose.

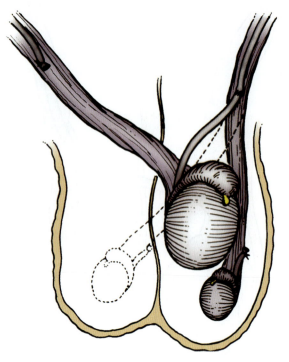

Figura 25-25. Ocasionalmente, quando o comprimento do ducto é criticamente curto, uma anastomose cruzada sem tensão pode ser mais bem realizada através da transposição testicular.

Fechamento da Ferida

Quando a dissecção ductal foi extensa, os drenos de Penrose são colocados na porção dependente dos hemiescrotos direito e esquerdo e fixados na posição com suturas e alfinetes de segurança, preferivelmente antes que se inicie a anastomose. A colocação de drenos no final do procedimento pode conturbar potencialmente a anastomose. A camada dartos é aproximada com suturas absorvíveis 4-0 interrompidas e a pele, com suturas subcuticulares de Monocryl 5-0. A ferida cura com uma cicatriz fina. Deve ser evitado o emprego de suturas cutâneas completas, as quais geram uma inaceitável cicatriz "em trilho de trem". **Quase todos os procedimentos são realizados em uma base ambulatorial.** Quando os drenos foram aplicados, os pacientes recebem instruções detalhadas (com desenhos explícitos) sobre como remover os drenos na manhã seguinte.

Tratamento Pós-operatório

Os curativos com gaze fofa estéril são mantidos na posição com um suporte escrotal com adaptação firme. São usados apenas antibióticos perioperatórios. Os pacientes recebem alta com prescrição de acetaminofeno com codeína. Eles tomam banho de chuveiro depois de 48 horas da operação. **Utilizam um suspensório escrotal durante todo o tempo (exceto durante o banho de chuveiro), mesmo ao dormir, durante 6 semanas no período pós-operatório.** Depois disso, um suspensório escrotal é utilizado durante a atividade atlética até que a gravidez seja atingida. O trabalho em escritório é retomado dentro de 3 dias. Nenhum trabalho pesado ou nenhuma atividade esportiva são permitidos durante 3 semanas. **Nenhuma relação sexual é permitida durante 3 semanas no período pós-operatório.** As análises do sêmen são obtidas com 1, 3 e 6 meses depois da operação e a cada 6 meses depois disso. Quando a azoospermia persiste com 6 meses, será necessário refazer a vasovasostomia ou uma vasoepididimostomia.

Complicações Pós-operatórias

A complicação mais comum é o hematoma. Em 2.500 operações, ocorreram sete pequenos hematomas. Nenhum precisou de drenagem cirúrgica. A maioria apresenta o tamanho de uma noz e é periductal. Eles levam 6 a 12 semanas para exibir resolução. A infecção da ferida não foi evidenciada. As complicações tardias incluem o granuloma espermático no sítio anastomótico (aproximadamente 5%). Comumente, esse é um local de obstrução eventual. De maneira decepcionante, a estenose tardia e a obstrução são comuns (ver adiante). **A perda progressiva da motilidade seguida por contagens decrescentes indica a estenose.** Nossa recente mudança do Prolene para **suturas de náilon** (Sheynkin et al., 1999a), **o uso do sistema de microponto para evitar extravasamentos, a dissecção extensa do ducto até que sejam identificadas a mucosa e a muscular saudáveis, a constante atenção para a preservação do bom suprimento sanguíneo e o uso generoso do suporte escrotal até que a gravidez seja estabelecida reduziram a incidência da obstrução tardia de 12%** (Matthews et al., 1995) **para 5%** (Kolettis e Thomas, 1997) **com 18 meses após a operação.** Por causa do risco de estenose tardia e obstrução, incentivamos fortemente a criopreservação de amostras do sêmen logo que espermatozoides móveis apareçam no ejaculado.

Avaliação de Acompanhamento de Longo Prazo após Vasovasostomia

Quando os espermatozoides são encontrados no líquido ductal em pelo menos um lado no momento da cirurgia, a técnica anastomótica descrita resulta no aparecimento de espermatozoide no ejaculado em 99,5% dos homens (Goldstein et al., 1998; Dabaja et al., 2013). A gravidez aconteceu em 52% dos casais acompanhados por um mínimo de 2 anos e em 63% quando os fatores femininos foram excluídos, com os resultados dependentes do intervalo de tempo desde a vasectomia e da idade da parceira de sexo feminino (Kolettis et al., 2003; Boorjian et al., 2004; Kolettis et al., 2005; Gerrard et al;. 2007; Woznitzer e Goldstein, 2013).

CIRURGIA DO EPIDÍDIMO

O conhecimento detalhado da anatomia e fisiologia do epidídimo (apresentados nos Caps. 21 e 22) é essencial antes de realizar a cirurgia dessa estrutura delicada, porém importante. A motilidade e a capacidade de fertilização do esperma aumentam progressivamente durante a passagem através do túbulo único, compactamente espiralado, com 3,6 a 4,5 m de comprimento e diâmetro de 200 micra. Quando o epidídimo está obstruído e funcionalmente encurtado depois da vasoepididimostomia, mesmo comprimentos muito curtos do epidídimo são capazes de se adaptar e possibilitar que algum esperma adquira motilidade e capacidade de fertilização (Silber, 1989a; Jow et al., 1993). A adaptação pode continuar gradualmente por até 2 anos depois da reconstrução cirúrgica, com melhoria progressiva na fertilidade e na motilidade espermática. Contudo, é mais provável que a preservação do maior comprimento possível de epidídimo funcional resulte na melhor qualidade do esperma depois da vasoepididimostomia (Schoysman e Bedford, 1986; Schlegel e Goldstein, 1993). Além disso, como a parede do epidídimo é mais fina na região da cabeça e se espessa gradualmente, por causa da crescente quantidade de células musculares lisas em sua extremidade mais distal (inferior), as anastomoses são tecnicamente mais fáceis de realizar e mais prováveis de serem bem-sucedidas em suas regiões distais. Como o corpo e a cauda do epidídimo constituem um único túbulo com um diâmetro muito pequeno, a lesão ou a oclusão de um túbulo em qualquer ponto de sua extensão levará à obstrução total do efluxo naquele nível. Por esses motivos, **a ampliação, com lupas para a macrodissecção e com o microscópio cirúrgico para a anastomose, é essencial para a realização de toda a cirurgia epididimária.**

Felizmente, o epidídimo é agraciado com um rico suprimento sanguíneo derivado dos vasos testiculares superiormente e de vasos do ducto deferente inferiormente (ver seção anterior sobre o aporte sanguíneo testicular e Cap. 21). Por causa das extensas interconexões entre esses ramos, quer os ramos testiculares, quer os ramos do ducto deferente (mas não ambos) para o epidídimo podem ser divididos sem comprometer a viabilidade do epidídimo.

Em contrapartida, como os ramos epididimários da artéria testicular são mediais e se separam da artéria testicular principal e das veias, os procedimentos cirúrgicos podem ser realizados no epidídimo sem comprometer o suprimento sanguíneo testicular.

TABELA 25-2 Comparação de Três Técnicas Comuns para Vasoepididimostomia

TÉCNICAS	VANTAGENS	DESVANTAGENS
Invaginação (vasoepididimostomia com invaginação longitudinal)	Duas suturas posicionadas longitudinalmente no túbulo epididimário dilatado proporcionam quatro pontos de fixação. Anastomose quase sem sangramento.	Não pode avaliar o líquido tubular para os espermatozoides antes da aplicação da anastomose.
Terminolateral	Anastomose quase sem sangramento. O líquido epididimário pode ser examinado antes da anastomose.	Sutura de difícil aplicação em um túbulo colapsado.
Terminoterminal	O líquido epididimário pode ser examinado antes da anastomose. Identificação fácil e rápida do nível de obstrução no epidídimo. Permite a mobilização para cima do epidídimo para superar um grande intervalo ductal.	Hemostasia difícil no epidídimo transeccionado. Difícil de identificar o túbulo apropriado para a anastomose. Fechamento difícil da camada externa. O suprimento sanguíneo ductal a partir da artéria epididimal inferior é sacrificado.

Vasoepididimostomia

Antes do desenvolvimento das técnicas microcirúrgicas, a aproximação exata do lúmen do ducto com aquele de um túbulo epididimário específico não era possível. A vasoepididimostomia era efetuada alinhando-se o ducto deferente adjacente a uma barra constituída de múltiplos túbulos epididimários e esperando que se formasse uma fístula. Os resultados com essa técnica primitiva eram ruins. As condutas microcirúrgicas permitem a aproximação exata da mucosa do ducto com aquela de um único túbulo epididimário (Silber, 1978), resultando em acentuada melhoria na permeabilidade e nas taxas de gravidez (Schlegel e Goldstein, 1993; Chen et al., 2005). **Contudo, a vasoepididimostomia microcirúrgica é o procedimento tecnicamente mais exigente em toda a microcirurgia.** Em quase nenhuma outra operação os resultados são tão dependentes da perfeição técnica. **A vasoepididimostomia microcirúrgica somente deve ser tentada por microcirurgiões que realizem frequentemente o procedimento.**

Indicações

As indicações para a vasoepididimostomia no momento da reversão da vasectomia são revistas na seção anterior sobre vasovasostomia. Para a azoospermia obstrutiva não causada por vasectomia, **a vasoepididimostomia está indicada quando a biópsia de testículo revela a espermatogênese completa e a exploração escrotal demonstra a ausência de espermatozoide no lúmen ductal, sem obstrução do ducto deferente ou do ducto ejaculatório.** A avaliação pré-operatória é idêntica àquela descrita anteriormente para a vasovasostomia.

Vasoepididimostomia Terminolateral Microcirúrgica

As técnicas terminolaterais de vasoepididimostomia apresentam a vantagem de serem minimamente traumáticas para o epidídimo e relativamente sem sangramento (Tabela 25-2) (Wagenknecht et al., 1980; Krylov e Borovikov, 1984; Fogdestam et al., 1986; Thomas, 1987; Chan et al., 2005; Schiff et al., 2005). A técnica terminolateral não compromete o aporte sanguíneo epididimário. Quando o nível da obstrução epididimária está claramente demarcado pela presença de túbulos acentuadamente dilatados proximalmente e túbulos colapsados distalmente, o local em que a anastomose deve ser realizada fica prontamente aparente. A conduta terminolateral tem a vantagem de permitir a aproximação exata da muscular e adventícia do ducto deferente e uma abertura exatamente modelada na túnica do epidídimo. Essa é a técnica preferida quando a vasoepididimostomia é realizada ao mesmo tempo com a vasovasostomia inguinal, porque é possível preservar o suprimento sanguíneo do ducto que deriva dos ramos epididimários da artéria testicular (Fig. 25-26). Isso fornece o suprimento sanguíneo para o segmento do ducto interveniente entre as duas anastomoses. A manutenção da contribuição da artéria do ducto deferente para o aporte sanguíneo testicular também é importante nas situações em que a integridade da artéria testicular é duvidosa em virtude da cirurgia prévia, como orquidopexia, varicocelectomia não microscópica ou reparação de hérnia.

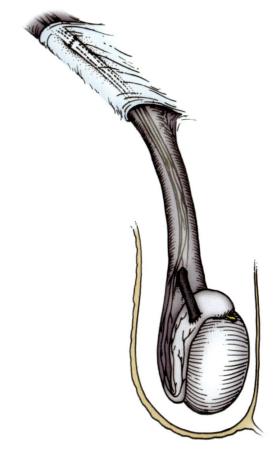

Figura 25-26. **Um diagrama de uma vasoepididimostomia terminada.**

O testículo é liberado através de uma incisão escrotal vertical alta com 3 a 4 cm. O ducto deferente é identificado, isolado com uma pinça Babcock e, em seguida, circundado por um dreno de Penrose na junção das porções reta e convoluta do ducto deferente. Sob a ampliação de 8× a 15× proporcionada por um microscópio operatório, a bainha ductal é incisada longitudinalmente por um microbisturi, liberando-se um segmento desnudo do ducto desprovido de seus vasos cuidadosamente preservados. O ducto é hemitranseccionado com um bisturi ultra-afiado até que o lúmen seja penetrado (Fig. 25-27). **O líquido ductal é coletado. Quando o exame microscópico do líquido revela a ausência do espermatozoide, confirma-se o diagnóstico de obstrução epididimária.** A permeabilidade dos ductos deferente e ejaculatório é confirmada ao se canular a extremidade abdominal do ducto com uma bainha de angiocateter de calibre 24 e injetando-se suavemente a solução de Ringer lactato com uma seringa de 1 mL (Fig. 25-3). A confirmação adicional da permeabilidade pode ser obtida ao se injetar índigo-carmim, cateterizando a bexiga e observando a urina tinta em azul. Em seguida, o ducto é totalmente transeccionado com o uso de uma pinça de nervo fendida de 2,5 mm (Fig. 25-27) e o ducto é preparado como se fosse para a vasovasostomia, conforme descrito anteriormente.

Depois que a túnica vaginal foi aberta, o epidídimo é inspecionado sob o microscópio cirúrgico. O local anastomótico é selecionado acima da área da obstrução suspeitada, proximal a qualquer granuloma espermático visível, onde os túbulos epididimários dilatados são nitidamente observados abaixo da túnica epididimária (Fig. 25-28). Uma área relativamente avascular é segura com uma pinça de joalheiro afilada, formando-se uma tenda de túnica epididimária para cima. É feita uma abertura em forma de casa de botão de 3 a 4 mm na túnica com uma microtesoura para criar uma abertura arredondada que se compatibiliza com o diâmetro externo do ducto deferente previamente preparado. Em seguida, os túbulos epididimários são gentilmente dissecados com uma combinação de dissecção aguda e fechada até que as alças dilatadas do túbulo fiquem claramente expostas (Fig. 25-29). Quando o nível de obstrução não está claramente delineado, uma agulha com diâmetro de 70 μm afilada a partir da microssutura com náilon 10-0 é usada para puncionar o túbulo epididimário, começando o mais distal possível; o líquido oriundo do local de punção é examinado sob o microscópio de bancada com ampliação de 400 vezes. Quando são encontrados espermatozoides, os locais de punção são selados com pinça microtubular, é feita uma nova abertura em "casa de botão" na túnica epididimária exatamente proximal e o túbulo é preparado conforme descrito anteriormente.

O ducto deferente é puxado através da abertura na túnica vaginal e segurado nas proximidades do local anastomótico com duas a quatro suturas interrompidas de polipropileno 6-0 aplicadas através da adventícia do ducto e da túnica vaginal. **O lúmen do ducto deve atingir a abertura na túnica epididimária com facilidade, poupando-se o comprimento.** A borda posterior da túnica epididimária é então aproximada da borda posterior da muscular e da adventícia do ducto com duas ou três suturas interrompidas com náilon 9-0 biagulhado (Fig. 25-30). Isso é feito de tal modo a trazer o lúmen do ducto em íntima aproximação com o túbulo epididimário selecionado para a anastomose.

Técnica Terminolateral Clássica

Sob ampliação de 25× a 32×, com o uso da microtesoura curva pequena ou de um microbisturi de 15 graus, uma abertura de aproximadamente 0,3 a 0,5 mm de diâmetro é realizada no túbulo selecionado. O líquido epididimário é tocado com uma lâmina, diluído

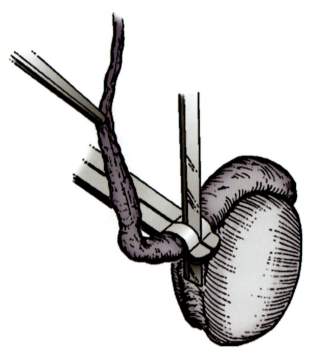

Figura 25-27. O ducto é hemitranseccionado com o bisturi ultra-afiado até que o lúmen seja penetrado.

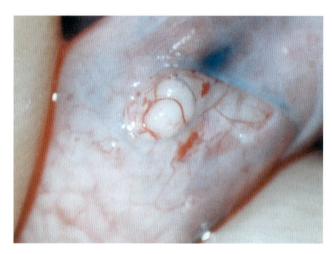

Figura 25-29. Os túbulos epididimários são então delicadamente dissecados com uma combinação de dissecção aguda e fechada até que as alças dilatadas do túbulo sejam nitidamente expostas.

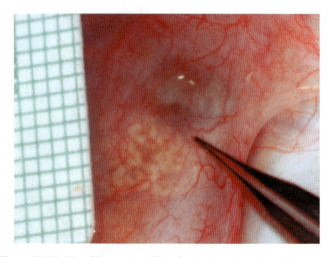

Figura 25-28. Um sítio anastomótico é selecionado acima da área com a suspeita de obstrução, proximal a qualquer granuloma espermático visível, onde os túbulos epididimários dilatados são nitidamente observados entre a túnica epididimária.

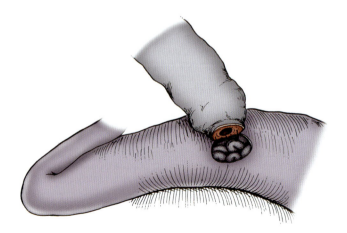

Figura 25-30. A borda posterior da túnica epididimária é então aproximada à borda posterior da muscular e adventícia do ducto com duas a três suturas interrompidas de náilon 9-0 com fio biagulhado.

com solução salina ou solução de Ringer lactato e inspecionado sob o microscópio para a presença espermatozoides. Quando nenhum espermatozoide é encontrado, a abertura no túbulo é fechada com suturas 10-0, o ducto é destacado e a incisão da túnica é fechada com suturas de náilon 9-0. Em seguida, o procedimento é repetido mais proximalmente no epidídimo.

Quando os espermatozoides são identificados, eles são aspirados para dentro de tubos capilares de vidro e lavados no meio para a criopreservação (Fig. 25-31; ver seção sobre técnica de túbulo aberto mais adiante neste capítulo) (Matthews et al., 1995). A solução de índigo-carmim é gotejada no túbulo cortado para delinear a mucosa. O azul de metileno mata instantaneamente os espermatozoides, mesmo quando diluído, tornando os espermatozoides inúteis para a criopreservação (Sheynkin et al., 1999b). O índigo-carmim, diluído a 50%, é seguro para o esperma. A borda de mucosa posterior do túbulo epididimário é aproximada à borda posterior da mucosa ductal com duas suturas com mononáilon 10-0 biagulhado interrompidas, com agulhas com gancho em anzol de peixe afiladas com diâmetro de 70 μm (Fig. 25-32). A luz é irrigada com solução de Ringer lactato exatamente antes da aplicação de cada sutura, visando a manter aberta o lúmen epididimária. O lúmen é irrigado com soro fisiológico heparinizado exatamente antes que a última sutura de mucosa seja apertada, de modo a evitar que os coágulos obstruam o lúmen. Diferentemente do que ocorre com os vasos sanguíneos, não existem plaquetas e fibrinogênio para vedar uma anastomose com extravasamento e nenhum fator de lise de coágulo para dissolver os coágulos. Depois que essas suturas de mucosa são apertadas, a anastomose da mucosa anterior é completada com duas a quatro suturas 10-0 adicionais. A muscular externa e a adventícia do ducto são então aproximadas da borda cortada da túnica epididimária com seis a 10 suturas interrompidas de náilon 9-0 biagulhado com agulhas com 100 μm de diâmetro (Fig. 25-33). A bainha do ducto é fixada à túnica epididimária com três a cinco suturas de náilon 9-0. O testículo e o epidídimo são delicadamente devolvidos à túnica vaginal, a qual é fechada com Vicryl 5-0. Em geral, os drenos de Penrose não são necessários. O escroto é fechado conforme previamente descrito para a vasovasostomia.

Técnica de Vasoepididimostomia por Invaginação por Duas Suturas

A técnica de invaginação original descrita por Berger (1998) utilizou três suturas 10-0 biagulhadas aplicadas no túbulo epididimário de uma maneira triangular e uma agulha 9-0 para lacerar uma abertura no meio do triangulo. **Atualmente, usamos uma técnica de invaginação longitudinal com duas suturas (LIVE) para todas as vasoepididimostomias. É muito mais fácil de realizar e é ainda mais bem-sucedida.** Com esse método, quatro micropontos são marcados na superfície cortada do ducto deferente e duas suturas

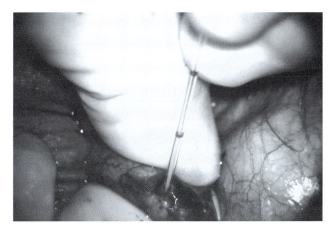

Figura 25-31. Quando os espermatozoides são identificados, eles são aspirados para dentro de capilares de vidro e lavados dentro de meios de criopreservação.

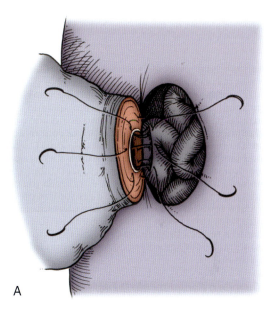

A

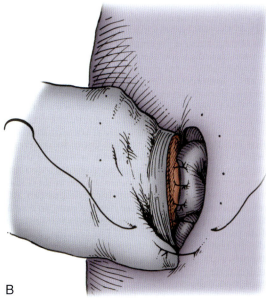

B

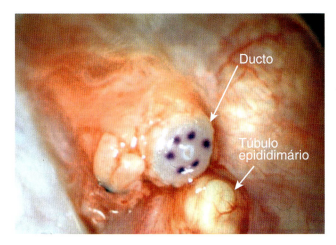

Figura 25-32. A borda de mucosa posterior do túbulo epididimário é aproximada à borda posterior da mucosa do ducto com duas suturas interrompidas de mononáilon 10-0 com fio biagulhado e com agulhas afiladas com diâmetro de 70 micra em gancho de anzol.

Figura 25-33. A e B, A muscular externa e a adventícia do ducto são então aproximadas à borda cortada da túnica epididimária com 6 a 10 suturas com fio biagulhado interrompidas adicionais de náilon 9-0 com agulhas de 100 micra de diâmetro.

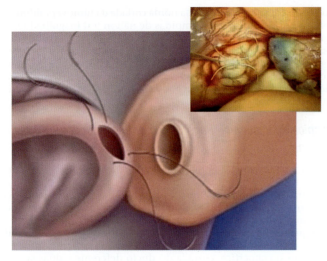

Figura 25-34. Com esse método, quatro micropontos são feitos na superfície cortada do ducto deferente e duas suturas paralelas são aplicadas no túbulo epididimário distendido longitudinalmente, mas não são puxadas através do túbulo.

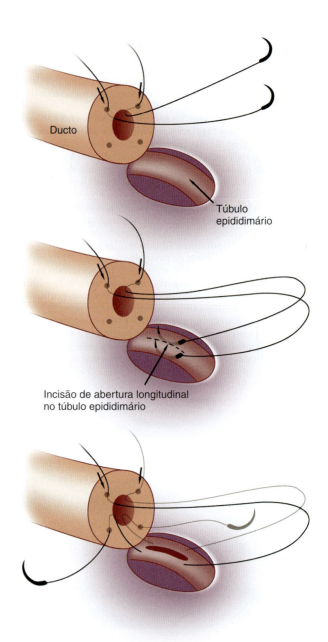

Figura 25-35. Vale ressaltar que também desenvolvemos uma técnica de ramo único para a vasoepididimostomia, a qual é quase tão efetiva quanto a técnica com fio biagulhado.

paralelas são aplicadas no túbulo epididimário distendido longitudinalmente, mas não são puxadas (Fig. 25-34). Marmar (2000) sugere montar duas agulhas no porta-agulha e colocá-las transversalmente de maneira simultânea no túbulo. No entanto, quando as agulhas não são puxadas para evitar o extravasamento do líquido e o colapso tubular, elas podem ser colocadas uma por vez com maiores controle e exatidão (Chan et al., 2005; Schiff et al., 2005). A aplicação longitudinal também permite que se faça uma abertura maior no túbulo epididimário, sem risco de transeccionar o túbulo por completo. Com um microbisturi de 15 graus, é realizada uma abertura exatamente entre e em paralelo com as duas suturas previamente aplicadas. Cabe ressaltar que também desenvolvemos uma técnica de vasoepididimostomia com fio monoagulhado que é quase tão efetiva quanto a técnica biagulhada (Fig. 25-35) (Monoski et al., 2007). Essa técnica pode ser valiosa quando as suturas biagulhadas não estão disponíveis.

Técnica Quando o Comprimento Ductal Está Gravemente Comprometido (Fig. 25-36)

Quando existe comprimento inadequado do ducto deferente para alcançar o túbulo epididimário dilatado sem tensão, o epidídimo pode ser dissecado para baixo até a junção VE e, em seguida, dissecado do testículo como na antiga operação terminoterminal.

Depois que o ducto foi preparado, a túnica vaginal é aberta e o testículo é liberado. A inspeção do epidídimo sob o microscópio operatório pode revelar um local de obstrução nitidamente delineado. Com frequência, observa-se um pequeno granuloma espermático amarelado, acima do qual o epidídimo está endurecido e os túbulos dilatados e abaixo do qual o epidídimo se mostra macio e os túbulos estão colapsados. **Quando o nível da obstrução não está claramente delineado, utiliza-se uma agulha afilada de 70 micra a partir de uma microssutura de náilon 10-0 para puncionar o túbulo epididimário, começando o mais distal possível, e o líquido é coletado do local de punção até que se encontrem espermatozoides. Nesse nível, a punção é selada com pinça microbipolar e o epidídimo é ligado exatamente proximal ao local de punção com náilon 6-0. Em seguida, o epidídimo é dissecado do testículo e levantado para cima para aumentar o comprimento.** Para fazer isso, o epidídimo é circundado com um pequeno dreno de Penrose no nível da obstrução e, sob ampliação de 2,3× por lupa, é dissecado do testículo por 3 a 5 cm, propiciando comprimento suficiente para realizar a anastomose. Comumente, um plano adequado pode ser encontrado entre o epidídimo e o testículo, sendo que a lesão do suprimento sanguíneo do epidídimo pode ser evitada ao se permanecer exatamente sobre a túnica albugínea do testículo. Os ramos epididimários inferior e, quando necessário, médio da artéria testicular são ligados e divididos para liberar o comprimento adequado do epidídimo. Os ramos epididimários superiores que penetram no epidídimo na cabeça sempre são preservados e podem fornecer o suprimento sanguíneo adequado para todo o epidídimo. Em seguida, a túnica vaginal é fechada sobre o testículo com Vicryl 5-0. Isso previne o ressecamento do testículo e a trombose dos vasos testiculares superficiais durante a anastomose. O epidídimo dissecado permanece fora da túnica vaginal.

Quando o epidídimo está endurecido e dilatado em toda a sua extensão, o epidídimo é dissecado até a junção VE. Com frequência, essa dissecção é facilitada pelo fato de se dissecar primeiramente o ducto convoluto até a junção VE desde a parte inferior e, em seguida, depois de enrolar o epidídimo com o dreno de Penrose, dissecar o epidídimo até a junção VE a partir de sua porção superior. Dessa maneira, a junção VE pode ser liberada. Isso possibilitará a preservação do comprimento epididimário máximo nos casos de obstrução distal próxima à junção VE. Depois que o epidídimo foi dissecado do testículo e levantado, uma anastomose por invaginação terminolateral com duas suturas é realizada conforme a descrição anterior.

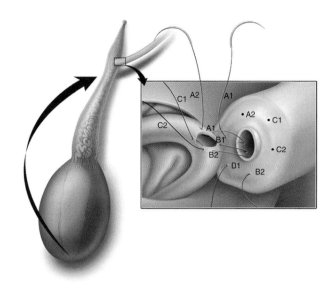

Figura 25-36. Além disso, quando o comprimento do ducto está comprometido, o epidídimo pode ser dissecado até a cabeça ao ligar os vasos epididimários inferior e medial e inverter o epidídimo para cima, proporcionando o comprimento adicional. A1, A2, B1, B2, C1 e C2 indicam os pontos de saída da agulha.

Acompanhamento de Longo Prazo: Avaliação e Resultados

A vasoepididimostomia microcirúrgica nas mãos de microcirurgiões experientes e habilidosos resultará no aparecimento de espermatozoides no ejaculado em 50% a 85% dos homens (Berger, 1998; Brandell e Goldstein, 1999; Marmar, 2000). Com o método terminolateral clássico ou com o antigo método terminoterminal, a taxa de permeabilidade é de aproximadamente 70%, sendo que 43% dos homens com espermatozoides engravidarão suas parceiras depois de um acompanhamento mínimo de 2 anos (Schlegel e Goldstein, 1993; Pasqualotto et al., 1999). Com a técnica da invaginação, as taxas de permeabilidade são de 70% a 90% (Koletti e Thomas, 1997; Chan et al., 2005; Schiff et al., 2005). Seja qual for a técnica, as taxas de gravidez são mais elevadas quanto mais distal se realiza a anastomose (Silber, 1989b). **Com os antigos métodos terminoterminal ou terminolateral, com 14 meses depois da cirurgia, 25% das anastomoses inicialmente permeáveis se fecharam** (Matthews et al., 1995). **Com a técnica da invaginação, as taxas de fechamento tardio parecem ser inferiores a 10%,** porém não se relatou o acompanhamento por longo prazo com essa técnica. **Apesar disso, recomendamos o armazenamento espermático tanto de modo intraoperatório** (Matthews e Goldstein, 1996), **quanto logo que eles apareçam no ejaculado no período pós-operatório depois da vasoepididimostomia, independentemente da técnica empregada.** Nos homens com contagens muito baixas ou com má qualidade do esperma no período pós-operatório e nos homens que permanecem azoospérmicos, o esperma preservado no período intraoperatório pode ser utilizado para a FIV com ICSI. Os homens persistentemente azoospérmicos sem espermatozoides criopreservados podem optar pela vasoepididimostomia repetida e/ou aspiração microscópica de espermatozoides epididimários combinada com a FIV com ICSI (ver seção sobre as técnicas de recuperação espermática).

RESSECÇÃO TRANSURETRAL DOS DUCTOS EJACULATÓRIOS

A obstrução do ducto ejaculatório comumente é uma anomalia congênita que representa a extremidade oposta do espectro das anomalias do sistema ductal, espectro este que começa com a ausência total congênita do ducto deferente e da maior parte do epidídimo. Quando o segmento aplásico ocorre na extremidade terminal do ducto, onde o ducto ejaculatório penetra na uretra, ele é potencialmente corrigível através da RTU (Paick et al., 2000; Schroeder-Printzen et al., 2000; Kadioglu et al., 2001; Ozgok et al., 2001; Yurdakul et al., 2008). Ocasionalmente, a obstrução do ducto ejaculatório resulta da prostatite crônica ou de cistos do ducto da vesícula seminal (Cornel et al., 1999; Paick et al., 2000; Kadioglu et al., 2001). Pressões do ducto ejaculatório mais elevadas foram medidas diretamente em homens com obstrução do ducto ejaculatório (Eisenberg et al., 2008).

Diagnóstico

A pesquisa que conduz ao diagnóstico da provável obstrução do ducto ejaculatório é coberta no Capítulo 24. Em síntese, a obstrução do ducto ejaculatório é suspeitada em homens azoospérmicos ou intensamente oligospérmicos e/ou astenospérmicos com pelo menos um ducto deferente palpável, um baixo volume de esperma, pH ácido do sêmen e níveis de frutose negativos, duvidosos ou baixos no sêmen. Quando esses homens apresentam níveis séricos de FSH normais e a biópsia de testículo revela espermatogênese normal, considera-se a possibilidade do diagnóstico da obstrução do ducto ejaculatório.

O exame retal digital pode revelar uma estrutura cística de linha média. **A ultrassonografia transretal é a chave para o diagnóstico e o tratamento da obstrução do ducto ejaculatório.** Uma lesão cística na linha média ou a dilatação dos ductos ejaculatórios e das vesículas seminais podem ser visualizados por meios ultrassonográficos. Conforme descrito na seção sobre a vasografia transretal e a vesiculografia seminal neste capítulo, **a aspiração orientada por ultrassonografia transretal dos ductos ejaculatórios ou das vesículas seminais císticos ou dilatados é realizada** (Jarow et al., 1994). O aspirado é examinado por meio microscópico; quando espermatozoides móveis são encontrados, eles são criopreservados e se instilam 2 a 3 mL de índigo-carmim diluído com contraste radiográfico hidrossolúvel. **Quando uma radiografia confirma uma lesão potencialmente ressecável, realiza-se a RTU de ductos ejaculatórios sem a necessidade de uma vasografia prévia** porque a presença de esperma nas vesículas seminais indica que pelo menos um epidídimo está permeável e que o cisto ou o ducto ejaculatório dilatado se comunica com um ducto não obstruído. A instilação de índigo-carmim auxilia a localizar a abertura do ducto ejaculatório e confirma o caso em que a ressecção logrou sucesso em abrir o sistema obstruído. **A ultrassonografia transretal com aspiração deve ser realizada imediatamente antes da cirurgia prevista e emprega as mesmas preparação intestinal e profilaxia com antibiótico que a biópsia de próstata transretal.**

Quando nenhum espermatozoide é encontrado no aspirado, a vasografia se faz necessária, conforme descrito na seção anterior sobre a técnica da vasografia e a interpretação dos achados. **Quando nenhum espermatozoide é encontrado em ambos os ductos quando se realiza a vasotomia e a vasografia revela obstrução do ducto ejaculatório, é melhor abandonar as tentativas de reconstrução e apenas realizar aspiração microcirúrgica de epidídimo e criopreservação espermática para a futura FIV com ICSI. A realização de vasoepididimostomia e RTU simultâneas nunca funcionou em minha experiência.** Se há confirmação da obstrução do ducto ejaculatório através da vasografia usando um meio de contraste hidrossolúvel a 50% e os espermatozoides estão presentes nos ductos, os *stents* de vasografia ureteral com extremidade em apito n° 3 são mantidos na posição, de tal modo que uma solução de índigo-carmim diluída pode ser injetada pelo assistente para auxiliar na ressecção.

Técnica

A incisão por bisturi frio isoladamente quase sempre conduz à reobstrução. O ressectoscópio, com uma alça de corte n° 24, é introduzido com um dedo posicionado no reto, proporcionando o deslocamento anterior do lobo posterior da próstata. Os ductos ejaculatórios fazem trajeto entre o colo da bexiga e o verumontano e saem no nível e ao longo da face lateral do verumontano (Fig. 25-37). **A ressecção do verumontano frequentemente revelará o orifício do ducto ejaculatório dilatado ou a cavidade do cisto. A ressecção deve ser efetuada nessa região com grande cuidado para preservar o colo da bexiga proximalmente, o esfíncter estriado distalmente e a mucosa retal posteriormente.** O efluxo do índigo-carmim a partir dos orifícios dilatados confirma a ressecção adequada. **Evite a coagulação excessiva.** Se a vasografia formal foi realizada, as hemivasotomias são cuidadosamente fechadas usando a técnica microcirúrgica. Uma sonda de Foley permanece durante a noite e o paciente recebe mais 7 dias de antibiótico oral.

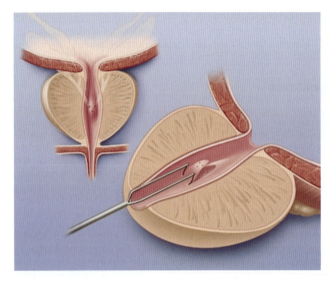

Figura 25-37. Os ductos ejaculatórios fazem trajeto entre o colo da bexiga e o verumontano e saem no nível e ao longo da face lateral do verumontano.

Complicações

Refluxo

O refluxo da urina para dentro dos ductos ejaculatórios, dos ductos deferentes e das vesículas seminais acontece depois da maioria das ressecções. Isso pode ser documentado através da uretrocistografia miccional ou da medição dos níveis de creatinina no sêmen (Malkevich et al., 1994). A contaminação do sêmen pela urina compromete a qualidade do sêmen.

Epididimite

O refluxo pode levar à epididimite aguda e crônica. Com frequência, a epididimite recorrente resulta em obstrução epidimal. A incidência de epididimite depois da RTU provavelmente é subestimada. A epididimite química crônica pode acontecer a partir da urina em refluxo. **A supressão antibacteriana em dose baixa crônica, como aquela utilizada para o refluxo vesicoureteral, pode ser necessária até que se atinja a gravidez.** Quando a epididimite é crônica e recorrente, pode haver a necessidade da vasectomia ou, até mesmo, da vasoepididimectomia.

Ejaculação Retrógrada

Mesmo quando se tomou o cuidado de poupar o colo da bexiga, a ejaculação retrógrada é comum depois da RTU. Isso pode ser evitado com o uso de pseudoefedrina, 120 mg, por via oral, 90 minutos antes da ejaculação, ou Ornade Spansules (clorfeniramina e fenilpropanolamina), duas vezes ao dia por 1 semana. Quando isso não é bem-sucedido, o esperma pode ser recuperado a partir da urina alcalinizada e usado quer para a IIU, quer para a FIV com ICSI.

Resultados

A RTUDE resulta em volume aumentado de sêmen em aproximadamente dois terços das situações e o aparecimento do sêmen no ejaculado em cerca de 50% dos homens previamente azoospérmicos. As taxas de gravidez baseiam-se em relatos de caso e em pequenas séries (Goldwasser et al., 1985; Paick et al., 2000; ozgok et al., 2001; Fuse et al., 2003; Yurdakul et al., 2008). Quando espermatozoides viáveis aparecem no ejaculado, porém a qualidade é ruim, atualmente é recomendada FIV com ICSI e fornece taxas de nascidos de até 38,5% por tentativa. Por causa do potencial para complicações graves, **a RTU deve ser realizada apenas em homens azoospérmicos ou em homens intensamente oligoastenozoospérmicos e somente depois que os parceiros masculinos e femininos afirmaram que eles não têm vontade de se submeter à FIV e foram totalmente informados sobre os riscos da RTU.**

ELETROEJACULAÇÃO

Homens com comprometimentos neurológicos no efluxo simpático, como aqueles observados na lesão traumática da medula espinal, com neuropatias desmielinizantes (esclerose múltipla) e diabetes depois da dissecção de linfonodos retroperitoneais, frequentemente apresentam anormalidades na emissão seminal ou na sua ausência. **A ejaculação pode ser induzida na maioria desses homens, em especial naqueles com lesão medular espinal alta, com estimulação vibratória** (Schellan, 1968; Brindley, 1981; Bennett et al., 1987; Brackett et al., 1997; Ohl et al., 1997). **Para homens que não respondem à estimulação vibratória, a eletroejaculação mostrou ser um meio seguro e efetivo de se conseguirem espermatozoides móveis adequados para as técnicas de reprodução assistida (IIU, FIV com ICSI).**

O procedimento é realizado com o paciente sob anestesia geral, exceto para homens com uma lesão medular espinal completa, que não requerem anestesia. **Nos homens com uma lesão medular espinal torácica alta (acima de T6) ou nos homens com história prévia de disreflexia autônoma, utiliza-se o pré-tratamento, 15 minutos antes do procedimento, com 20 mg de nifedipina sublingual.** Esses homens devem portar um acesso intravenoso e suas pressões arteriais e frequências cardíacas devem ser monitoradas a cada 2 minutos antes, durante e por 20 minutos depois da eletroejaculação. No caso de um efluxo simpático (disreflexia autônoma), o término do procedimento deve ser suficiente para quebrar a resposta; no entanto, o acesso intravenoso possibilita o fornecimento de agentes simpaticolíticos caso eles venham a ser necessários.

Antes de colocar o paciente em posição de decúbito lateral, a bexiga é cateterizada e esvaziada. Utiliza-se uma sonda de Silastic n° 12 ou 14, lubrificada com uma pequena quantidade de óleo mineral, porque os lubrificantes comuns são espermicidas. Dez mililitros de tampão (HEPES-BSA) são instilados dentro da bexiga. Antes da sequência da eletroejaculação, realizam-se um exame retal digital e uma anuscopia. Uma sonda retal com três grandes faixas horizontais é bem lubrificada, inserida com os eletrodos voltados anteriormente e aplicada contra a face posterior da próstata e das vesículas seminais. A sonda é conectada a uma fonte de energia de débito variável, a qual registra simultaneamente a temperatura da sonda através de um termistor na sonda retal. A eletroestimulação é iniciada em 3 a 5 volts e aumentada com acréscimos de 1 volt a cada estimulação (Ohl et al., 2001). Um assistente registra as temperaturas da sonda, o número de estimulações até a ereção total e a ejaculação, além de coletar o ejaculado em um recipiente de plástico estéril com boca larga. O número de estimulações e a voltagem máxima necessária são variáveis e o ejaculado pode ser retrógrado. Quando a temperatura da sonda se eleva rapidamente ou acima de 40 °C, a estimulação é suspensa até que a temperatura caia abaixo de 38 °C ou que as sondas sejam trocadas. Ao término da estimulação, a anuscopia é novamente realizada para verificar a lesão retal. A bexiga é novamente cateterizada para se coletar qualquer esperma ejaculado retrógrado. As amostras são então enviadas para o laboratório para o processamento. **Uma segunda sequência de eletroejaculação pode ser imediatamente realizada sob a mesma anestesia para se obter esperma adicional.**

Com essa técnica, os espermatozoides podem ser recuperados em mais de 90% dos homens. As taxas de gravidez totais de até 40% podem ser alcançadas depois de múltiplos ciclos com IIU. O uso da FIV com ICSI fornecerá 50% de taxas de nascidos vivos para um procedimento único (embora dispendioso) quando são obtidos espermatozoides móveis.

TÉCNICAS DE RECUPERAÇÃO ESPERMÁTICA

Os homens com ausência congênita ou com aplasia parcial bilateral do ducto deferente ou aqueles com obstruções não passíveis de reconstrução cirúrgica ou com reconstrução fracassada podem ser atualmente tratados com o emprego das técnicas de recuperação espermática em conjunto com a FIV (Tabela 25-3) (Temple-Smith et al., 1985; Silber et al., 1990; Schlegel et al., 1994; Criaft et al., 1995; Sheynkin et al., 1998b; Janzen et al., 2000; Levine et al., 2003; Qiu et al., 2003; Anger et al., 2004). Essas técnicas também são úteis para a recuperação intraoperatória do esperma durante os procedimentos de reconstrução, como a vasoepididimostomia, os quais possuem taxas de fracasso significativas. O esperma recuperado por meio intraoperatório pode ser usado imediatamente quando a parceira feminina foi preparada para a FIV ou pode ser criopreservado para o futuro ciclo de FIV com ICSI, caso a cirurgia de reconstrução não seja bem-sucedida. Os espermatozoides

TABELA 25-3 Técnicas Cirúrgicas para a Recuperação do Espermatozoide

	VANTAGENS	DESVANTAGENS
MESA (aspiração microcirúrgica epididimária de espermatozoide)	O procedimento microcirúrgico permite a menor taxa de complicação. O espermatozoide epididimário apresenta melhor motilidade que o esperma testicular. Grande quantidade de esperma pode ser coletada para a criopreservação de múltiplos frascos em um único procedimento.	Requer habilidades microcirúrgicas e anestésicas. Não indicado para a azoospermia não obstrutiva.
PESA (aspiração percutânea de esperma epididimário)	Nenhuma habilidade microcirúrgica é necessária. Anestesia local. O esperma epididimário apresenta melhor motilidade que o esperma testicular.	As complicações incluem hematoma, dor e lesão vascular dos testículos e obstrução do epidídimo. Sucesso variável na obtenção de esperma. Quantidade menor de esperma obtida que com a MESA. Não indicado para a azoospermia não obstrutiva.
TESA (aspiração de esperma testicular)	Nenhuma habilidade microcirúrgica é necessária. Anestesia local. Pode ser usada para a azoospermia obstrutiva.	Esperma testicular imaturo ou imóvel. Pequena quantidade de esperma obtida. Resultados ruins na azoospermia não obstrutiva. As complicações incluem hematoma, dor e lesão vascular dos testículos e do epidídimo.
TESE (extração de esperma testicular)	Taxa de complicação baixa quando realizada por microcirurgia. Técnica preferida para azoospermia não obstrutiva.	Requer anestesia e habilidades microcirúrgicas.

obtidos a partir de sistemas cronicamente obstruídos comumente apresentam a motilidade ruim e a capacidade de fertilização diminuída. O uso da ICSI combinada com a FIV é essencial, independentemente da contagem e da motilidade do esperma aspirado.

Técnicas de Aspiração Microcirúrgica de Esperma Epididimário

Técnica do Túbulo Aberto

A técnica aqui descrita pode ser utilizada quer para a recuperação de espermatozoides intraoperatória no momento da vasoepididimostomia, quer como um procedimento isolado em homens com ausência congênita do ducto deferente ou obstruções não passíveis de reconstrução (Matthews e Goldstein, 1996; Nudell et al., 1998). É feita uma abordagem pela rafe mediana através de duas pequenas incisões escrotais transversais dentro das pregas cutâneas escrotais. Depois da liberação do testículo, a túnica vaginal é aberta e o epidídimo é inspecionado sob a ampliação de 16× a 25× usando o microscópio operatório. A túnica epididimária é incisada sobre um túbulo dilatado, conforme descrito previamente para a vasoepididimostomia. A hemostasia meticulosa é coalcançada através do uso do cautério bipolar. Um túbulo dilatado é isolado e incisado com um microbisturi de 15 graus. O líquido é tocado com uma lâmina, recebe a adição de uma gota de meio de líquido tubário humano (HTF), é aplicada uma lamínula e o líquido é examinado. Quando não se obtêm espermatozoides, a túnica e o túbulo do epidídimo são fechados com suturas de monofilamento de náilon 10-0 e 9-0 e é feita uma incisão mais proximal no epidídimo ou, até mesmo, no nível dos ductos eferentes até que se obtenham espermatozoides móveis.

Logo que são encontrados os espermatozoides móveis, uma micropipeta (5 μL; Drummond Scientific, Broomall, PA) é aplicada adjacente ao túbulo epididimário com efluente (Fig. 25-38). Uma pipeta de hematócrito comum é menos satisfatória, mas pode ser utilizada quando as micropipetas não estão disponíveis. **Os espermatozoides são coletados na micropipeta por ação capilar simples.** A pressão negativa, idêntica àquela gerada pela ação de uma seringa em linha, não deve ser aplicada durante a recuperação do esperma porque isso poderia romper a mucosa epididimária delicada. Duas micropipetas podem ser empregadas ao mesmo tempo para aumentar a velocidade de recuperação espermática.

A taxa de fluxo mais elevada é observada imediatamente após a incisão do túbulo. Com frequência, os espermatozoides com qualidade progressivamente melhor são encontrados depois da lavagem inicial.

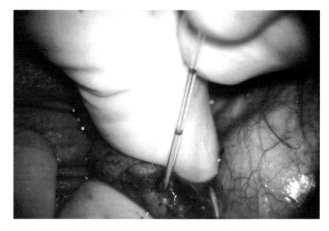

Figura 25-38. **Logo que os espermatozoides móveis são encontrados, uma micropipeta seca (5 μL; Drummond Scientific Co., Broomall, PA) é colocada adjacente ao túbulo epididimário em efluxo.**

A compressão suave do testículo e do epidídimo aumenta o fluxo a partir do túbulo incisado. Com paciência, podem ser recuperados 10 a 20 μL de líquido epididimário.

A micropipeta é conectada a um segmento curto (3 a 5 cm) de tubo de silicone (American Scientific Products, McGaw Park, IL). De maneira alternativa, um tubo acoplado a uma agulha em borboleta n° 25 pode ser utilizado. Em seguida, uma agulha n° 20 adaptada a uma seringa com extremidade de Luer é colocada em linha. O líquido é lavado com meio de FIV (0,5 a 1,0 mL) em um recipiente estéril. Quando uma micropipeta foi utilizada, ela é descartada. O líquido residual na pipeta perturbará a ação capilar. Um procedimento típico requer quatro a 12 micropipetas. O banco de sêmen deve ser instruído a criopreservar o aspirado em múltiplos frascos (alíquotas) de tal modo que vários ciclos de FIV possam ser tentados, quando necessário (Janzen et al., 2000; Anger et al., 2004).

A experiência com a técnica revelou que, paradoxalmente, em sistemas obstruídos, a motilidade do esperma é melhor de modo mais proximal no epidídimo, com o esperma mais móvel sendo frequentemente encontrado nos ductos eferentes (Fig. 25-39). A motilidade imediatamente depois da aspiração e, por conseguinte, as taxas de

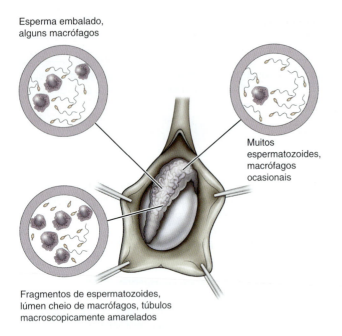

Figura 25-39. A experiência com a técnica revelou que, paradoxalmente, em sistemas obstruídos, a motilidade do espermatozoide é melhor quando localizada mais proximalmente no epidídimo, com o espermatozoide mais móvel frequentemente encontrado nos ductos eferentes.

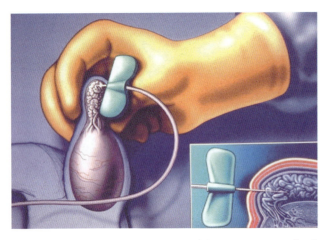

Figura 25-40. Punção percutânea do epidídimo com uma agulha fina.

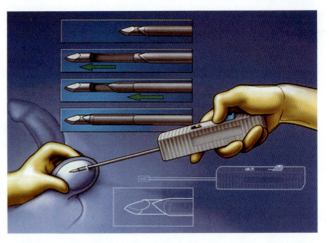

Figura 25-41. *Core* biópsia percutânea; usa a mesma pistola de biópsia de calibre 14 que a biópsia da próstata.

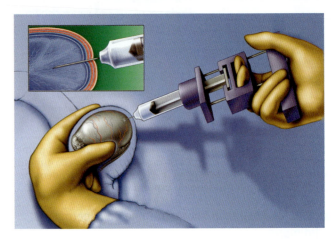

Figura 25-42. Aspiração percutânea (aspiração de esperma testicular) com seringa de vidro de alta sucção e uma agulha de calibre 23. Esse é o procedimento menos invasivo, porém requer 10 a 20 passagens para obter um material adequado.

fertilização são as mais elevadas em homens que apresentam o mais longo comprimento de túbulo epididimário disponível. Mesmo quando armazenado com resíduos distalmente, o túbulo epididimário pode ser capaz de secretar substâncias que podem se difundir proximalmente e beneficiam a motilidade e a capacidade de fertilização do esperma.

Com o uso da ICSI, taxas de gestação em curso ou taxas de nascidos superando 60% têm sido alcançadas com esta técnica usando o esperma epididimário fresco ou criopreservado (Schlegel et al., 1995; Nudell et al., 1998). A aspiração de espermatozoides epididimários pode ser feita de modo eletivo, com o esperma criopreservado sendo utilizado para múltiplos futuros ciclos de FIV (Janzen et al., 2000; Anger et al., 2004).

Aspiração Percutânea de Espermatozoide Epididimário

A punção percutânea do epidídimo com uma agulha fina (Fig. 25-40) foi bem-sucedida em obter o esperma e conseguir as gestações (Shrivastav et al., 1994; Craft e Tsirigots, 1995; Levine et al., 2003; Qiu et al., 2003; Lin et al., 2004). A técnica é menos confiável que a recuperação aberta, sendo que pequenas quantidades de esperma obtidas são por vezes inadequadas para a criopreservação. As taxas de gravidez reportadas são metade daquelas atingidas com as técnicas abertas (Sheynkin et al., 1998b). Ela pode também potencialmente obstruir o epidídimo

em homens nos quais se considera a futura vasoepididimostomia. Em virtude dos enormes custos e do esforço envolvido na FIV, a recuperação de esperma epididimário sob visualização direta é a técnica preferida (Zhang et al., 2013).

Extração de Esperma Testicular

As indicações para a TESE são as seguintes:
1. **Falha em encontrar espermatozoides no epidídimo** na presença da espermatogênese ou ausência completa do epidídimo.
2. **Azoospermia não obstrutiva** (Schlegel et al., 1997; Tsujimura et al., 2002; Ramasamy et al., 2013a, 2013b)
   Espermatozoides testiculares podem ser recuperados por meio de uma dessas três técnicas:
3. **TESE microcirúrgica aberta**, preferivelmente com um microscópio operatório (micro-TESE), que permite a recuperação da maior quantidade de esperma com potencial para a criopreservação; essa é a melhor técnica em homens com azoospermia não obstrutiva.
4. *Core* Biópsia percutânea; usa a mesma pistola de biópsia n° 14 utilizada a biópsia de próstata (Fig. 25-41).
5. Aspiração percutânea (aspiração de esperma testicular [TESA]) com uma seringa de vidro de alta sucção e uma agulha n° 23. Esse é o procedimento menos invasivo, mas, com frequência, requer 10 a 20 passagens para obter um material adequado (Fig. 25-42) (Rajfer e Binder, 1989; Harrington et al., 1996; Friedler et al., 1997; Sheynkin et al., 1998b; Mercan et al., 2000; Carpi et al., 2005).

Os métodos percutâneos são os mais apropriados em homens com espermatogênese normal e azoospermia obstrutiva quando quantidades adequadas de espermatozoides podem ser recuperadas em uma pequena quantidade de tecido (Craft et al., 1995). Os prós e os contras desses três métodos são discutidos na seção sobre biópsia de testículo, anteriormente neste capítulo.

Extração de Esperma Testicular Microcirúrgica (micro-TESE)

A utilização de um microscópio operatório para a biópsia de testículo aberta diagnóstica padrão permite a identificação de uma área na túnica albugínea livre de vasos sanguíneos (Fig. 25-43), minimizando o risco para o suprimento sanguíneo testicular e permitindo uma amostra de biópsia relativamente livre de sangue (Dardashti et al., 2000). Usando o microscópio para a biópsia de testículo, Schlegel (1999) descobriu que parte dos túbulos era maior que outras em homens com azoospermia não obstrutiva. **Os túbulos maiores são mais prováveis de revelar o esperma.** Estudos prévios revelaram que as amostras de biópsia testicular em homens com azoospermia não obstrutiva demonstram considerável heterogeneidade. O exame de amostras de biópsia fixada de modo permanente que demonstram heterogeneidade revela que **os túbulos com espermatogênese têm diâmetro consideravelmente maior que os túbulos que são apenas de células de Sertoli. Essa diferença pode ser prontamente observada sob o microscópio operatório** (Fig. 25-44).

Técnica. Com o paciente sob anestesia geral ou regional, os testículos são expostos através de uma única incisão da rafe mediana na linha média ou por duas incisões transversais dentro das linhas da pele e entre os vasos sanguíneos escrotais. O testículo é liberado dentro da ferida. A túnica vaginal é aberta e o microscópio operatório é trazido até o campo. Sob ampliação de 10×, identifica-se um plano avascular na superfície anterior da túnica albugínea. Faz-se uma incisão transversa generosa entre os vasos sanguíneos através da túnica albugínea, utilizando-se um microbisturi de 15 graus. Pequenos vasos sanguíneos que são percebidos fazendo trajeto através da incisão são coagulados com o cautério bipolar antes de serem incisados. Isso proporciona um campo sem sangue. Os túbulos seminíferos são observados. **Os túbulos somente de células de Sertoli tendem a ser finos, esbranquiçados e filiformes. Os túbulos com espermatogênese ativa são mais largos, roliços e algo amarelados.** Com um microporta-agulha ou uma micropinça bipolar, os túbulos seminíferos são dissecados em uma tentativa de identificar os túbulos maiores. Quando um túbulo desse tipo é encontrado, a tesoura em íris curva afiada é empregada para excisar seletivamente esses túbulos. A amostra é colocada em meio de líquido tubário humano, microdissecada e imediatamente examinada por um técnico de laboratório de andrologia presente na sala de operação. Depois que os espermatozoides foram encontrados, obtém-se a hemostasia com o cautério bipolar. A incisão na túnica albugínea é fechada com uma sutura de náilon 6-0. Retorna-se o testículo para a túnica vaginal, a qual é fechada com uma sutura contínua de Vicryl 5-0. Se necessário, o testículo oposto é explorado.

Resultados. Com o uso da técnica de microdissecção, os espermatozoides foram identificados em 50% dos homens explorados (Schlegel, 1999; Dabaja e Schlegel, 2013). Nos homens em que os espermatozoides são encontrados, uma taxa de gravidez de 45% com uma taxa de nascidos vivos de quase 40% foi conseguida em Cornell, utilizando a FIV com ICSI. A taxa de aborto espontâneo é de 19%. A elevada taxa de aborto espontâneo provavelmente é um resultado da incidência aumentada de anormalidades cromossômicas e de lesão do DNA no esperma de homens com azoospermia não obstrutiva (Rucker et al., 1998). Mesmo nos casos graves de insuficiência testicular congênita ou adquirida, como na síndrome apenas de células de Sertoli (*Sertoli cell only*) (Ramasami et al., 2013a), azoospermia pós-quimioterapia (Chan et al., 2001) e síndrome de Klinefelter sem mosaico (47, XXY) (Palermo et al., 1998; Ramasami et al., 2009), os espermatozoides foram encontrados e as taxas de gravidez e de nascidos vivos foram alcançadas (Tabela 25-4).

Recuperação de Esperma Pós-morte

A recuperação de esperma pós-morte e a criopreservação (porém sem gestações) foram inicialmente reportadas por Rothman em 1980 e envolviam a remoção e a trituração do epidídimo. O esperma recuperado pode ser congelado e subsequentemente usado para tentar atingir a gravidez. Atualmente, a gravidez tem sido alcançada com o esperma recuperado pós-morte usando a FIV com ICSI (revisto por Benshushan e Schenker, 1998; Tash et al., 2003; Dostal et al., 2005).

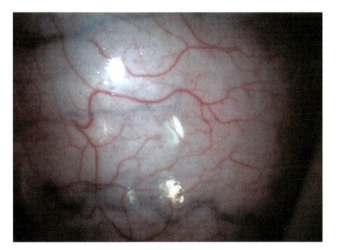

Figura 25-43. O uso de um microscópio cirúrgico para a biópsia de testículo diagnóstica aberta habitual permite a identificação de uma área na túnica albugínea sem vasos sanguíneos.

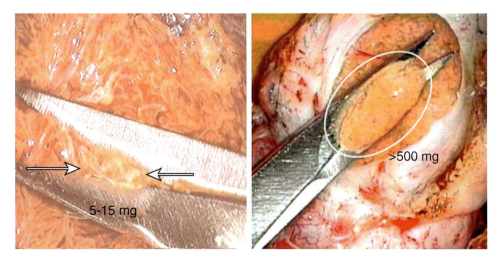

Figura 25-44. Túbulos com espermatogênese apresentam diâmetro consideravelmente maior que os túbulos que são apenas de células de Sertoli. Essa diferença pode ser prontamente observada sob o microscópio cirúrgico.

A recuperação do esperma a partir do ducto pode ser realizada com a utilização da técnica descrita para a vasectomia (ver anteriormente). Uma vez que o ducto tenha sido liberado, é feita uma hemivasotomia com um microbisturi de 15 graus (conforme descrito na seção sobre técnica de vasografia e interpretação de achados). A extremidade testicular do ducto é canulada com um angiocateter de calibre 22 e o ducto é irrigado com um volume de 0,2 mL de meio de líquido tubário humano, enquanto o ducto contornado e o epidídimo são massageados.

A adequação ética desse procedimento é a mais importante questão que envolve sua utilização, sendo que as diretrizes atuais exigem que o paciente tenha dado permissão para recuperação e utilização do esperma antes de sua morte (Trinkoff e Barone, 2013).

VARICOCELECTOMIA

A varicocele constitui, sem dúvida, a operação realizada com maior frequência para o tratamento da infertilidade masculina. **A varicocele é encontrada em aproximadamente 15% da população geral, em 35% dos homens com infertilidade primária e em 75% a 81% dos homens com infertilidade secundária.** Estudos em animais e seres humanos demonstraram que **a varicocele está associada a um declínio progressivo e dependente da duração na função testicular** (Russell, 1957; Lipshultz e Corriere, 1977; Nagler et al., 1985; Harrison et al, 1986; Kass e Belman, 1987; Hadziselimovic et al., 1989; Chehval e Purcell, 1992; Gorelick e Goldstein, 1993; Witt e Lipshultz, 1993).

A reparação da varicocele irá conter qualquer dano posterior à função testicular (Kass e Belman, 1987; Gorelick e Goldstein, 1993) e, em uma grande parcela dos homens, resultará em espermatogênese melhorada (Dubin e Amelar, 1997; Schlegel e Goldstein, 1992; Marmar et al., 2007), bem como em função aumentada da célula de Leydig (Su et al., 1995; Tanrikut et al., 2011). O papel potencialmente importante dos urologistas na prevenção da futura infertilidade e/ou deficiência de androgênio subestima a importância de utilizar uma técnica de varicocelectomia que minimize o risco de complicações e recidiva. A Tabela 25-5 resume os prós e os contras dos diversos métodos de reparação da varicocele.

TABELA 25-4 Resultados da Extração de Esperma Testicular por Diagnóstico

CONDIÇÃO	RECUPERAÇÃO
Síndrome de Klinefelter	68%
Deleções AZFc	70%
Apenas células de Sertoly	30%
Pós-quimioterapia	53%
Criptorquismo (pós-orquidopexia)	74%
Parada da maturação	40%
Deleções AZFa, AZFb	0%

AZF, fator de azoospermia (gene do cromossomo Y).
Dados de Chan et al., 2001; Hopps et al., 2003b; Raman e Schlegel, 2003; Hung et al., 2007; Ramasamy e Schlegel, 2007; Ramasamy et al., 2009.

Operações Escrotais

Diversas abordagens cirúrgicas foram defendidas para a varicocelectomia. As primeiras tentativas registradas na reparação da varicocele remontam à antiguidade e envolveram o clampeamento externo da pele escrotal, incluindo as veias aumentadas. No início dos anos 1900, utilizava-se uma abordagem escrotal aberta, envolvendo a ligação em massa e a excisão do plexo de veias varicosado. Contudo, no nível do escroto, o plexo pampiniforme de veias encontra-se intimamente entrelaçado com a artéria testicular espiralada. Por conseguinte, **as operações escrotais devem ser evitadas porque a lesão do suprimento arterial do testículo frequentemente resulta em atrofia testicular e no comprometimento posterior da espermatogênese e da fertilidade.**

Operações Retroperitoneais

A reparação retroperitoneal da varicocele envolve a incisão ao nível do anel inguinal interno (Fig. 25-45), a abertura dos músculos oblíquos interno e externo e a exposição da veia e da artéria espermáticas internas retroperitonealmente próximo ao ureter. Essa conduta apresenta a vantagem de isolar proximalmente as veias espermáticas internas, próximo ao ponto de drenagem na veia renal esquerda. Nesse nível, somente uma ou duas grandes veias estão presentes e, além disso, a artéria testicular ainda não se ramificou e, com frequência, está nitidamente separada das veias espermáticas internas. As condutas retroperitoneais envolvem a ligação do menor número de veias. Essa abordagem ainda é um método comumente utilizado para a reparação da varicocele, especialmente em crianças.

Uma desvantagem de uma abordagem retroperitoneal é a elevada incidência de recidiva da varicocele, principalmente em crianças e adolescentes, quando a artéria testicular é intencionalmente preservada. As taxas de recorrência da varicocelectomia

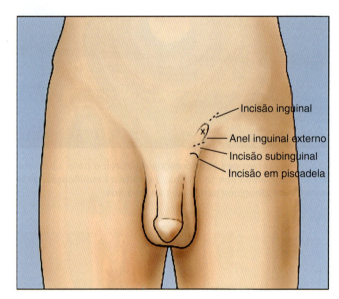

Figura 25-45. A reparação retroperitoneal da varicocele envolve a incisão no nível do anel inguinal interno.

TABELA 25-5 Técnicas de Varicocelectomia

TÉCNICA	ARTÉRIA PRESERVADA	HIDROCELE (%)	FRACASSO (%)	POTENCIAL PARA A MORBIDADE GRAVE
Retroperitoneal	Não	7	15-25	Não
Inguinal convencional	Não	3-30	5-15	Não
Laparoscópica	Sim	12	3-15	Sim
Radiográfica	Sim	0	15-25	Sim
Inguinal ou subinguinal microscópica	Sim	0	0,5-1,0	Não

retroperitoneal estão na faixa de 15% (Hommonai et al., 1980; Rothman et al., 1981; Watanabe et al., 2005). Em geral, o fracasso é consequência da preservação do plexo periarterial de veias finas (veias comunicantes) juntamente com a artéria. Demonstrou-se que essas veias se comunicam com as veias espermáticas internas maiores. Quando elas permanecem intactas, podem sofrer dilatação e causar a recidiva. Menos amiúde, o fracasso decorre da presença de colaterais inguinais ou retroperitoneais em paralelo, as quais podem sair do testículo e se desviar das veias retroperitoneais ligadas, voltando a se unir à veia espermática interna proximal ao local da laqueadura (Sayfan et al., 1981; Murray et al., 1986). As veias cremastéricas dilatadas (Sayfan et al., 1980) e as colaterais escrotais (Kaufman et al., 1983) também são causas de recidiva da varicocele e não podem ser identificadas com uma abordagem retroperitoneal. Há dificuldade na identificação e preservação da artéria testicular (1,0 a 1,5 mm) por meio da conduta retroperitoneal, principalmente em crianças nas quais a artéria é pequena. A operação consiste em trabalhar em um orifício profundo e, como neste nível os vasos espermáticos internos não podem ser liberados para dentro da ferida, eles devem ser dissecados e ligados in situ no retroperitônio. Além disso, a dificuldade de identificar e preservar os vasos linfáticos enquanto se usa essa conduta resulta em formação de hidrocele pós-operatória após 7% a 13% das operações retroperitoneais (Szabo e Kessler, 1984). A incidência da recidiva parece ser mais elevada em crianças, com taxas de 15% a 45% reportadas em adolescentes (Gorenstein et al., 1986; Levitt et al., 1987; Reitelmann et al., 1997). Kass relata que **a recidiva pode ser acentuadamente reduzida em crianças e adolescentes através da ligadura intencional da artéria testicular** (Kass e Marcol, 1992). Isso assegura a ligação da rede periarterial de veias finas. Embora a reversão da falha do crescimento testicular tenha sido documentada com a ligação intencional da artéria testicular no momento da reparação retroperitoneal em crianças, **o efeito da laqueadura arterial sobre a subsequente espermatogênese é incerto.** Nos adultos, documentou-se que a ligação bilateral da artéria causa ocasionalmente azoospermia e atrofia testicular. Pelo menos, **é indiscutível que a ligadura da artéria testicular não aumentará a função testicular.**

Varicocelectomia Laparoscópica

A reparação laparoscópica é, em suma, uma conduta retroperitoneal e muitas vantagens e desvantagens são semelhantes àquelas da abordagem retroperitoneal aberta (Donovan e Winfield, 1992; Hagood et al., 1992; Enquist et al., 1994; Hirsch et al., 1998; Riccabona et al., 2003), Watanabe et al., 2005).

Com o uso do laparoscópio, os vasos espermáticos internos e o canal deferente podem ser nitidamente visualizados através do laparoscópio, à medida que eles fazem trajeto através do anel inguinal interno. **A ampliação proporcionada pelo laparoscópio permite a visualização da artéria testicular** (Kobori et al., 2013). **Com a experiência, os vasos linfáticos também podem ser visualizados e preservados** (Glassberg et al., 2008). Com a varicocelectomia laparoscópica, as veias espermáticas internas são ligadas no mesmo nível conforme a abordagem retroperitoneal (Palomo) descrita na seção anterior sobre operações retroperitoneais. A varicocelectomia laparoscópica deve permitir a preservação da artéria testicular na maioria dos pacientes, bem como a preservação dos vasos linfáticos. É de se esperar que a incidência da recidiva da varicocele seja similar àquela associada às operações retroperitoneais abertas. Essas recorrências seriam uma consequência das colaterais que se unem à veia espermática interna próximo à sua entrada na veia renal ou que entram na veia renal separadamente.

Muitas séries de varicocelectomia laparoscópica reportam uma taxa de recidiva de 2,9% a 4,5% (May et al., 2006; Glassberg et al., 2008; Barroso et al., 2009), mas de até 17% em algumas séries (Al-Said et al., 2008). A técnica laparoscópica de ligadura de uma artéria, mas com preservação dos vasos linfáticos, reduziu muito a incidência de formação de hidrocele pós-operatória (Glassberg et al., 2008). As potenciais complicações da varicocelectomia laparoscópica (lesão do intestino, de vasos ou de vísceras; embolia gasosa; peritonite) são muito mais graves que aquelas associadas a técnicas abertas. Ademais, a varicocelectomia laparoscópica requer uma anestesia geral. As técnicas microcirúrgicas descritas a seguir podem ser realizadas com anestesia local ou regional e usam uma incisão de 2 a 3 cm para a reparação unilateral. Com frequência, isso não é superior à soma das incisões utilizadas para uma conduta laparoscópica. A dor pós-operatória e a recuperação a partir da técnica laparoscópica são idênticas àquelas associadas à varicocelectomia subinguinal (Hirsch et al., 1998). Nas mãos de um laparoscopista experiente, a conduta constitui uma alternativa razoável para a reparação de varicoceles bilaterais (Donovan e Winfield, 1992; Diamond et al., 2009; Mendez-Gallart et al., 2009; Tong et al., 2009).

Operações Inguinais e Subinguinais Microcirúrgicas: Condutas Preferidas

A varicocelectomia subinguinal é, atualmente, a abordagem mais popular. Ela tem a vantagem de permitir que as estruturas do cordão espermático sejam puxadas para cima e para fora da ferida, de tal maneira que a artéria testicular, os vasos linfáticos e as pequenas veias periarteriais possam ser identificados com maior facilidade. Além disso, **uma abordagem inguinal ou subinguinal permite o acesso às veias espermáticas externas e, até mesmo, às veias do gubernáculo** (Kaufman et al., 1983), o que pode desviar do cordão espermático e resultar em recidiva, quando não ligadas. Por fim, uma abordagem inguinal ou subinguinal possibilita o acesso ao testículo para a biópsia ou para o exame do epidídimo para a obstrução ou para a reparação da hidrocele (Dabaja e Goldstein, 2014).

As condutas tradicionais para a varicocelectomia inguinal envolvem uma incisão de 5 cm, feita sobre o canal inguinal, a abertura da aponeurose oblíqua externa e o isolamento e a liberação do cordão espermático. Em seguida, o cordão é dissecado e todas as veias espermáticas internas são ligadas (Dubin e Amelar, 1977). O ducto deferente e seus vasos são preservados. É feita uma tentativa para identificar e preservar a artéria testicular e, quando possível, os vasos linfáticos. Além disso, o cordão é elevado, sendo identificadas e ligadas quaisquer veias espermáticas externas que fazem trajeto em paralelo com o cordão espermático ou que perfuram o assoalho do canal inguinal. Na comparação com as operações retroperitoneais, as condutas inguinais não ampliadas convencionais diminuem a incidência de recidiva de varicocele, mas não modificam a incidência da formação de hidrocele ou da lesão da artéria testicular. **As operações inguinais convencionais estão associadas a uma incidência de formação de hidrocele pós-operatória, variando de 3% a 15%, com uma incidência média de 7%** (Szabo e Kessler, 1984). A análise do líquido da hidrocele indicou claramente que a formação de hidrocele depois da varicocelectomia é um resultado da laqueadura dos vasos linfáticos (Szabo e Kessler, 1984). Não é conhecida a incidência de lesão da artéria testicular durante a varicocelectomia inguinal não ampliada. Contudo, relatos de casos sugerem que essa complicação pode ser mais comum que se imaginava. Pode resultar na atrofia testicular e, quando a operação é realizada bilateralmente, a azoospermia pode se estabelecer em um homem previamente oligospérmico. Além disto, Starzl et al. reportaram uma incidência de 14% de atrofia testicular e de 70% da incidência de formação de hidrocele quando o cordão espermático foi dividido e apenas o ducto deferente e os vasos ductais foram preservados (Penn et al., 1972).

A introdução da **técnica microcirúrgica** para a varicocelectomia **resultou em uma redução substancial na incidência da formação de hidrocele** (Goldstein et al., 1992; Marmar e Kim, 1994; Matthews et al., 1998; Cayan et al., 2000). Isso acontece **porque os vasos linfáticos podem ser identificados e preservados com maior facilidade.** Além disso, o uso da **ampliação melhora a capacidade de identificar e preservar a artéria testicular (0,5 a 1,5 mm), evitando, assim, as complicações da atrofia e da azoospermia.**

Os defensores das técnicas microcirúrgicas afirmam que a artéria do ducto deferente (vasal) e, quando preservada, a artéria cremastérica proporcionarão o suprimento sanguíneo adequado para o testículo para evitar a atrofia. No entanto, estudos anatômicos demonstraram que o diâmetro da artéria testicular é maior que os diâmetros da artéria do ducto deferente e da artéria cremastérica combinados (Raman e Goldstein, 2004). **A artéria testicular é o principal suprimento sanguíneo para o testículo.** A experiência com a orquidopexia de um estágio de Fowler e Stephens, na qual a artéria testicular é ligada intencionalmente, revela que um percentual substancial desses procedimentos resulta em um testículo atrófico. Da mesma forma, os modelos em animais indicam que a varicocelectomia com preservação da artéria resulta em ultraestrutura testicular melhorada, enquanto a ligadura da artéria resultou em deterioração adicional da ultraestrutura (Zheng et al., 2008). No mínimo, é indiscutível que **é pouco provável que a ligadura da artéria testicular melhore a função testicular.**

Anestesia

Quando o testículo é liberado conforme descrito anteriormente, dá-se preferência à anestesia regional ou geral leve. Quando apenas o cordão é liberado, a anestesia local com uma combinação de 50%-50% de bupivacaína a 0,25% e lidocaína a 1% é satisfatória com a sedação intensa intravenosa auxiliar. Depois da infiltração da pele e dos tecidos subcutâneos, o cordão é infiltrado antes da liberação. O bloqueio fechado do cordão comporta consigo um pequeno risco de lesão acidental da artéria testicular (Goldstein et al., 1983). Uma agulha de calibre 30 deve ser utilizada para o bloqueio do cordão a fim de minimizar o risco da lesão e de hematoma.

Condutas Inguinal e Subinguinal

A introdução da abordagem subinguinal, exatamente abaixo do anel inguinal externo (Marmar et al., 1995), acaba com a necessidade de abrir qualquer camada fascial e está associada a menos dor e a uma recuperação rápida em comparação com os procedimentos laparoscópicos. No entanto, ao nível subinguinal, encontramos um número significativamente maior de vasos, a artéria está mais frequentemente circundada por uma rede de veias diminutas que devem ser ligadas e a artéria testicular frequentemente dividiu-se em dois ou três ramos, dificultando mais a identificação arterial e a preservação (Hoops et al., 2003a).

Ao nível subinguinal, as pulsações arteriais são frequentemente atenuadas pela compressão na borda do anel externo, tornando sua identificação um pouco mais difícil do que quando o oblíquo externo é aberto. A Tabela 25-6 resume os critérios para realizar a operação por via inguinal (oblíquo externo aberto) *versus* por via subinguinal (fáscia intacta). **Em geral, é melhor utilizar uma abordagem subinguinal nos homens com uma história de qualquer cirurgia inguinal prévia.** Sob essas circunstâncias, o cordão é enfiado até a superfície inferior do oblíquo externo e a abertura da fáscia leva ao risco de lesão do cordão. A abordagem subinguinal é mais fácil nos homens obesos nos quais a abertura e o fechamento da fáscia são difíceis através de uma pequena incisão. Uma abordagem subinguinal é mais fácil em homens com anéis externos altos, frouxos e espaçosos, bem como em homens com cordões longos e testículos baixos. Nesses homens, o nível do anel externo é bastante proximal ao testículo, sendo que a abertura da fáscia não resultará em uma diminuição significativa no número de veias a serem ligadas ou na ramificação da artéria testicular.

Sempre recomendo abrir o oblíquo externo em crianças pré-púberes sem cirurgia inguinal prévia. Nas crianças, a artéria testicular é muito pequena e a pressão arterial sistêmica é baixa, dificultando muito a identificação da artéria em uma abordagem subinguinal. A fáscia também poderia ser aberta em homens com um testículo solitário nos quais a preservação da artéria é primordial. A exposição do cordão mais proximalmente (no nível inguinal) permite a identificação da artéria antes que ela se ramifique, onde as pulsações nítidas são mais prontamente observadas.

Considere a abertura da fáscia nos homens com varicocelectomia inguinal prévia sem sucesso, para dissecar proximalmente à área da ligadura cicatrizada prévia. A microdissecção será mais rápida e mais fácil. **Uma operação subinguinal é muito mais difícil que uma operação inguinal alta e somente deve ser usada por cirurgiões que realizam a cirurgia com frequência.** Microcirurgiões menos experientes devem começar realizando as operações inguinais porque elas são mais fáceis. **Uma operação inguinal é utilizada quando se efetua a reparação da hérnia ipsolateral simultânea.**

Antes de se realizar a incisão, determina-se a localização do anel inguinal externo pela invaginação da pele escrotal e esta é marcada. O tamanho da incisão é determinado pelo tamanho do testículo quando se planeja a liberação do testículo (ver adiante). Os testículos atróficos podem ser liberados por meio de uma incisão de 2 cm a 2,5 cm. Os testículos maiores requerem uma incisão de 3 cm. A incisão é feita dentro das linhas de Langer para minimizar a cicatrização.

Quando se toma a decisão de realizar uma operação inguinal e, dessa maneira, abrir a fáscia, a incisão é iniciada no anel externo e estendida lateralmente 2 a 3,5 cm ao longo das linhas de Langer (Fig. 25-46). Quando a operação deve ser feita a nível subinguinal, a incisão é posicionada nas linhas cutâneas exatamente sobre o anel externo (Fig. 25-47).

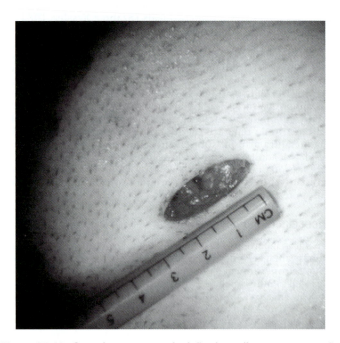

Figura 25-46. Quando se toma a decisão de realizar uma operação inguinal e, dessa maneira, abrir a fáscia, a incisão é iniciada no anel externo e é estendida lateralmente por 2 a 3,5 cm ao longo das linhas de Langer.

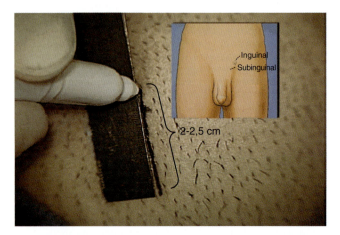

Figura 25-47. Quando a operação deve ser realizada a nível subinguinal, a incisão é aplicada nas linhas cutâneas exatamente abaixo do anel externo.

TABELA 25-6 Indicações para Varicocelectomia Inguinal (Oblíqua Externa Aberta) *versus* Subinguinal (Fáscia Intacta)

INGUINAL	SUBINGUINAL
Crianças pré-púberes	Cirurgia inguinal prévia
Testículo solitário	Obesidade
Anel externo baixo e apertado	Anel externo frouxo e volumoso
	Anel externo alto
Cordão curto, testículo alto	Cordão longo com testículo baixo
Menos experiente com reparação microcirúrgica	Muito experiente com reparação microcirúrgica

A fáscia de Camper e a fáscia de Scarpa são divididas com o eletrocautério, entre as lâminas de uma pinça de Crile. A artéria e a veia epigástrica superficial, quando encontradas, são retraídas ou, de forma alternativa, podem ser clampeadas, divididas e ligadas.

Quando se seleciona uma abordagem inguinal, a aponeurose é limpa e aberta no comprimento da incisão até o anel inguinal externo na direção de suas fibras. Uma sutura 3-0 absorvível aplicada na incisão do oblíquo externo facilita o fechamento posterior.

O cordão espermático é seguro com uma pinça Babcock e liberado através da ferida. Os ramos ilioinguinal e genital do nervo genitofemoral são excluídos do cordão, que é então circundado por um grande dreno de Penrose. Quando foi feita uma incisão subinguinal, as fáscias de Camper e Scarpa são incisadas conforme descrito anteriormente. Um dedo indicador é introduzido na ferida e ao longo do cordão para dentro do escroto. Em seguida, faz-se um gancho com o dedo indicador sob o anel inguinal externo, retraindo-o no sentido cefálico. Um pequeno retrator de Richardson é deslizado ao longo da parte posterior do indicador e retraído caudalmente sobre o cordão no sentido do escroto (Fig. 25-48). O cordão espermático será revelado entre o indicador e o retrator. O assistente segura o cordão com uma pinça Babcock e o libera através da ferida. O cordão é circundado por um grande dreno de Penrose.

Dissecção do Cordão

O microscópio operatório é então trazido para o campo cirúrgico. Sob ampliação de 6× a 10×, a fáscia espermática externa é aberta com um instrumento de eletrocautério de Bovie na direção das fibras cremastéricas para evitar a lesão das artérias cremastéricas. Uma sutura de Vicryl 5-0 é aplicada no ápice da abertura para facilitar o posterior fechamento. A fáscia espermática interna relativamente avascular é aberta com tesoura o mais alto possível e mantida aberta com a pinça-mosquito reta (Fig. 25-49). A ampliação é aumentada para 10× a 25× e, depois da irrigação com solução de papaverina a 1%, o cordão é inspecionado para a presença de pulsações que revelam a localização da artéria testicular. **O micro-Doppler é extremamente útil na identificação das artérias** (Fig. 25-50). **Quando a artéria testicular foi identificada, ela é dissecada, liberando-se do tecido adjacente, de veias diminutas e dos vasos linfáticos, por meio de um microporta-agulha com extremidades finas sem travamento e micropinças.** A artéria é envolta com uma alça vascular para identificação positiva e retração suave (Fig. 25-51). A artéria suspeita é testada ao se elevar a artéria com as extremidades do microporta-agulha, até que ela seja totalmente ocluída e, em seguida, abaixando-se lentamente até que um rubor pulsátil do sangue apareça exatamente sobre o porta-agulha. Quando a artéria não é prontamente identificada, o cordão é cuidadosamente dissecado, começando com as veias mais largas. As veias são desnudadas e limpas dos vasos linfáticos aderentes (Fig. 25-52) e as superfícies inferiores das veias maiores são inspecionadas para uma artéria aderente. **Em aproximadamente 50% dos pacientes, a artéria testicular adere à superfície inferior de uma grande veia** (Beck et al., 1992). Todas as veias dentro do cordão, com exceção das veias do ducto deferente, são duplamente laqueadas quer com um grampo hemostático (Fig. 25-53), quer passando dois fios de seda 4-0, um branco e um preto, abaixo da veia (Fig. 25-54). Em seguida, eles são amarrados e a veia é dividida. Os grampos hemostáticos médios são usados para veias com 5 mm ou mais, pequenos auto-hemogrampos para veias com 1 a 5 mm e seda 4-0 para veias menores que 2 mm. **O emprego de um grampeador automático** (Ligaclip small size, Ethicon, Sommerville, NJ) **reduz significativamente o tempo operatório.** O cautério bipolar pode ser utilizado para veias menores que 0,5 mm. As veias do ducto deferente são preservadas, proporcionando o retorno venoso. Quando o ducto deferente está acompanhado por veias dilatadas com diâmetro maior que 2,5 mm, elas são dissecadas para se desprender da artéria do ducto deferente e são ligadas. O ducto deferente sempre é acompanhado por dois conjuntos de vasos. **Enquanto pelo menos um conjunto de veias do ducto deferente permanecer intacto, o retorno venoso será adequado.** Ao término da dissecção, corre-se o dedo por sob o cordão e este é inspecionado para verificar se todas as veias foram identificadas e ligadas. Pequenas veias aderentes à artéria testicular são dissecadas, liberadas e ligadas ou, quando menores que 1 mm, cauterizadas empregando-se uma unidade bipolar com uma extremidade em pinça de joalheiro e divididas. As artérias cremastéricas são encontradas (comumente entre e aderentes às duas veias cremastéricas) e preservadas em pelo menos 90% dos pacientes. Estudos recentes utilizando o imageamento com Doppler em homens com azoospermia não obstrutiva que se submetem à TESE demonstraram que é mais provável que os túbulos contendo esperma sejam encontrados nas áreas do testículo com o suprimento sanguíneo máximo. Por conseguinte, a lógica diz que a preservação

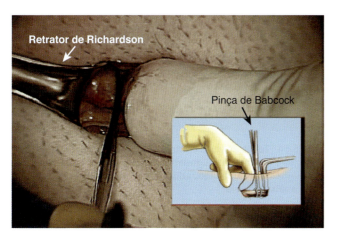

Figura 25-48. Um pequeno retrator de Richardson é deslizado ao longo do dorso do indicador e retraído caudalmente sobre o cordão no sentido do escroto.

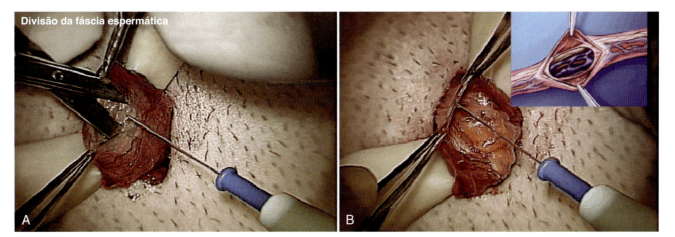

Figura 25-49. A e B, O microscópio cirúrgico é então trazido para o campo operatório. Sob ampliação de 4× a 6×, as fáscias espermáticas externa e interna são abertas.

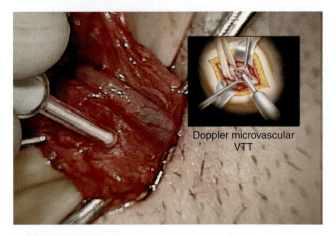

Figura 25-50. O Micro-Doppler é extremamente útil na identificação das artérias.

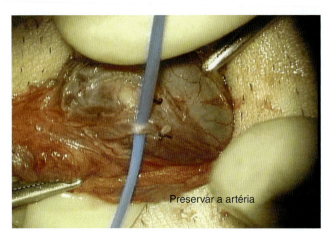

Figura 25-51. A artéria é circundada com uma alça vascular para a identificação positiva e a retração suave.

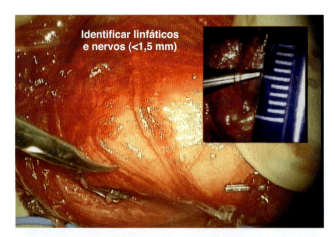

Figura 25-52. Quando a artéria não é imediatamente identificada, o cordão é cuidadosamente dissecado, começando com os vasos maiores. As veias são desnudadas, destacadas dos linfáticos aderentes.

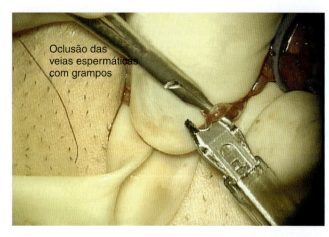

Figura 25-53. Todas as veias dentro do cordão, com exceção das veias ductais, são duplamente ligadas, quer por hemoclipes, quer ao introduzir duas laqueaduras com seda 4-0, uma preta e uma branca, abaixo da veia (Fig. 25-54).

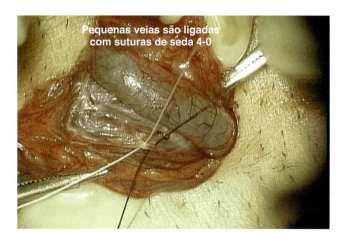

Figura 25-54. Todas as veias dentro do cordão, com exceção das veias ductais, são duplamente ligadas, quer por hemoclipes (Fig. 25-53), quer ao introduzir duas laqueaduras com seda 4-0, uma preta e uma branca, abaixo da veia.

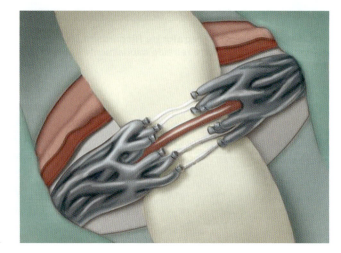

Figura 25-55. Ao término da dissecção, permanecem apenas as artérias testiculares, as artérias cremastéricas, os vasos linfáticos e o ducto deferente com seus vasos.

do aporte sanguíneo testicular máximo, incluindo as artérias testicular e cremastérica, seria benéfica para a função testicular. Ao término da dissecção, permanecem apenas as artérias testiculares, as artérias cremastéricas, os vasos linfáticos e o ducto deferente (Fig. 25-55). A dissecção não é considerada completa até que uma observação em todo o cordão revele a ausência de veias espermáticas internas e externas adicionais. Cada vez que uma veia é encontrada e ligada, qualquer veia remanescente irá se dilatar.

Liberação do Testículo

A liberação do testículo através de uma pequena incisão inguinal ou subinguinal garante o acesso visual direto a todas as possíveis

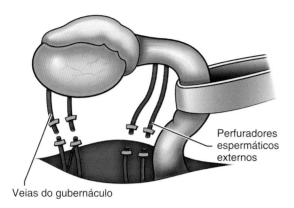

Figura 25-56. Todas as veias espermáticas externas são identificadas, duplamente ligadas com hemoclipes e divididas.

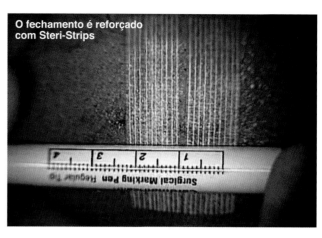

Figura 25-57. As fáscias de Scarpa e de Camper são reaproximadas com uma sutura de categute simples 3-0, única ou contínua, e a pele é aproximada com sutura subcuticular absorvível com monofilamento 5-0, reforçada com dois ou três Steri-Strips.

vias de drenagem venosa testicular. A liberação apenas do cordão permite o acesso à maioria das colaterais espermáticas externas, porém pode não perceber aquelas próximas ao testículo e não possibilitará o acesso aos vasos colaterais escrotais ou do gubernáculo, os quais se demonstrou, de modo radiográfico, que são a causa de 10% das varicoceles recorrentes (Kaufman et al., 1983). Com a tração suave para cima no cordão e pressão para cima sobre o testículo através do escroto invaginado, o testículo é facilmente liberado através da ferida. Todas as veias espermáticas externas são identificadas e duplamente laqueadas com grampos hemostáticos, sendo divididas (Fig. 25-56). O gubernáculo é inspecionado para a presença de veias que saem da túnica vaginal. Estas são cauterizadas ou duplamente grampeadas e divididas. **Quando essa fase está encerrada, a totalidade do retorno venoso testicular deve estar dentro do cordão circundado pelo dreno de Penrose.**

As hidroceles são encontradas em 15% dos testículos associados às varicoceles. **Tão pouco quanto 3 mL de líquido da hidrocele pode alterar significativamente a regulação da temperatura testicular** (Wysock et al., 2009). Se uma hidrocele é notada quando o testículo é liberado, ela é reparada. As pequenas podem ser tratadas com a excisão de um segmento do saco da hidrocele e a cauterização das bordas. As hidroceles maiores são tratadas com uma técnica de eversão ou de excisão. **A pressão venosa alta temporária imediatamente após a varicocelectomia pode fazer com que seja difícil obter uma boa hemostasia depois da hidrocelectomia excisional. Portanto, não se deve hesitar em utilizar um dreno de Penrose escrotal aplicado em uma posição dependente do escroto durante 24 horas depois de varicocelectomia e hidrocelectomia incisional combinadas.** Em seguida, o testículo é recolocado no escroto e o dreno de Penrose é mantido abaixo das estruturas do cordão.

A aponeurose do oblíquo externo, quando aberta, é reaproximada com sutura contínua usando a sutura 3-0 previamente aplicada. As fáscias de Scarpa e Camper são reaproximadas com uma sutura de categute simples 3-0 única ou contínua, sendo que a pele é aproximada com uma sutura subcuticular monofilamentar 5-0 absorvível, reforçada por dois ou três Steri-Strips (Fig. 25-57). Um suspensório escrotal é aplicado e cheio com curativos do tipo *fluff*. O paciente recebe alta no dia da cirurgia com uma prescrição de paracetamol com codeína. O trabalho leve pode ser retomado em 2 a 3 dias.

Quando quaisquer veias do gubernáculo ou externas grandes são ligadas depois da liberação do testículo, o cordão é novamente inspecionado sobre o dedo indicador para procurar por veias que possam se dilatar depois da laqueadura das veias espermáticas externas ou do gubernáculo. A fáscia espermática externa é fechada com Vicryl 5-0 interrompido, facilitado pela sutura previamente aplicada no ápice da fáscia espermática externa.

Técnicas de Oclusão Radiográfica

A venografia intraoperatória tem sido empregada para visualizar as colaterais venosas, as quais, quando permanecem sem a laqueadura, podem resultar em recidiva da varicocele (Sayfan et al., 1981; Belgrano et al., 1984; Levitt et al., 1987; Zaontz e Firlit, 1987). A venografia intraoperatória reduz a incidência da recidiva da varicocele, mas a visualização bidimensional obtida frequentemente não capacita o cirurgião a identificar a localização de todas as colaterais.

A oclusão radiográfica por mola das veias espermáticas internas tem sido utilizada com sucesso para as varicoceles (Lima et al., 1978; Walsh e White, 1981; Weissbach et al., 1981). Essas técnicas são realizadas sob um anestésico local através de uma pequena incisão sobre a veia femoral. A taxa de recidiva depois da oclusão por balão era originalmente de 11% e, mais recentemente, relatou-se que era tão baixa quanto 4% (Kaufman et al., 1983; Mitchell et al., 1985; Murray et al., 1986; Matthews et al., 1992). A falha em canular com sucesso as pequenas colaterais e as veias espermáticas externas e as colaterais escrotais resulta em recidiva. **A aplicação venográfica de balão ou mola na veia espermática interna é realizada com sucesso em 75% a 90% das tentativas** (White et al., 1981; Morag et al., 1984; Wilkenbauer et al., 1994; Sivanathan e Abernethy, 2003); **por conseguinte, um número significativo de homens que se submetem à tentativa de oclusão radiográfica exigirá, por fim, uma conduta cirúrgica.** Além disso, as técnicas radiográficas demoram 1 a 3 horas para serem realizadas em comparação com os 25 a 45 minutos para a reparação cirúrgica. Embora raras, as complicações graves da oclusão radiográfica por balão ou mola incluíram a migração do balão ou da mola para dentro da veia renal, resultando em perda de um rim, embolização pulmonar de mola ou balão (Matthews et al., 1992), perfuração ou trombose da veia femoral e reação anafilática ao contraste radiográfico. A escleroterapia escrotal anterógrada por meio da cateterização de uma veia escrotal tem sido empregada na Europa (Tauber e Johnsen, 1994; Ficarra et al., 2002; Minucci et al., 2004). A taxa de recidiva é similar àquela das técnicas com balão ou mola. O acompanhamento por longo prazo não está disponível e desconhece-se a consequência do escape do agente esclerosante para dentro da veia renal ou da veia cava. Além disso, quanto maior a varicocele, maiores são as taxas de fracasso e de recidiva com essa técnica. **Temos observado muitos homens referidos com recidiva tardia (2 a 5 anos) depois da oclusão radiográfica. Na apresentação, eles tipicamente apresentam veias com enchimento lento que ficam proeminentes no final do dia. O exame físico inicial pode não perceber essas recidivas. Acredito que, provavelmente, essas recidivas constituem o resultado da recanalização através das molas porque, diferentemente do que ocorre com a reparação cirúrgica, as veias não são ligadas e seccionadas.** Embora frequentemente bem-sucedida a princípio, acredito que a oclusão radiográfica tem menor duração que a ligação microcirúrgica.

Complicações da Varicocelectomia

Hidrocele

A formação de hidrocele é a complicação mais comum relatada depois da varicocelectomia não microscópica. A incidência dessa complicação varia de 3% a 33%, com uma incidência média de aproximadamente 7%. A análise da concentração de proteína do líquido da hidrocele indica que **a formação da hidrocele depois da varicocelectomia é provocada por obstrução linfática** (Szabo e Kessler, 1984). Pelo menos metade das hidroceles pós-varicocelectomias cresce até um tamanho suficientemente grande para assegurar a excisão cirúrgica em consequência do desconforto e do crescimento. O efeito da formação da hidrocele sobre a função do esperma e a fertilidade é incerto. Sabe-se que homens com varicocele apresentam temperaturas intratesticulares muito elevadas (Zorgniotti et al., 1979; Goldstein e Eid, 1989) e isso parece ser um importante fenômeno fisiopatológico que medeia os efeitos adversos da varicocele sobre a fertilidade (Saypol et al., 1981). O desenvolvimento de uma grande hidrocele cria uma camada de isolamento anormal que circunda o testículo. Isso pode comprometer a eficiência do mecanismo de troca calórica por contracorrente e, por conseguinte, acabar com alguns dos benefícios da varicocelectomia (Wysock et al., 2009).

O uso da ampliação para identificar e preservar os vasos linfáticos pode virtualmente eliminar o risco da formação da hidrocele depois da varicocelectomia (Goldstein et al., 1992; Marmar e Kim, 1994; Glassberg et al., 2008). O tratamento das hidroceles pós-varicocelectomias é idêntico àquele das outras hidroceles (Cap. 41).

Lesão da Artéria Testicular

O diâmetro da artéria testicular nos seres humanos é de 1,0 a 1,5 mm. A artéria testicular fornece dois terços do suprimento sanguíneo testicular, sendo que as artérias do ducto deferente e cremastérica proporcionam o terço restante (Raman e Goldstein, 2004). As microdissecções do cordão espermático humano revelaram que a artéria testicular está intimamente aderida a uma grande veia espermática interna em 40% dos homens. Em outros 20% dos homens, a artéria testicular é circundada por uma rede de diminutas veias (Beck et al., 1992). Durante o curso da dissecção do cordão para a varicocelectomia, a artéria pode sofrer um espasmo e, mesmo em seu estado não contraído, com frequência, é difícil identificar de maneira positiva e preservar. **A lesão ou ligadura da artéria testicular leva consigo o risco de atrofia testicular e/ou espermatogênese comprometida.** O grupo de Starzl (Penn et al., 1972) reportou uma incidência de 14% de atrofia testicular franca quando a artéria testicular foi ligada de propósito. A incidência real da laqueadura da artéria testicular durante a varicocelectomia é desconhecida, porém alguns estudos sugerem que ela é comum (Woznitzer e Roth, 1983). Estudos em animais indicaram que o risco de atrofia testicular depois da ligadura da artéria testicular varia de 20% a 100% (MacMahon et al., 1976; Goldstein et al., 1983). Em seres humanos, provavelmente há menor possibilidade de que a atrofia depois da laqueadura da artéria seja uma consequência da contribuição dos suprimentos arteriais cremastéricos, bem como do ducto deferente (Raman e Goldstein, 2004). **Em crianças, o potencial para neovascularização e hipertrofia compensatória dos vasos ductais e cremastéricos provavelmente é maior que nos adultos, tornando menos provável a atrofia depois da laqueadura da artéria testicular.** O uso de lupas de ampliação, ou preferivelmente um microscópio operatório e/ou uma sonda com Doppler com extremidade fina, facilita a identificação e a preservação da artéria testicular e, portanto, minimiza o risco de lesão testicular. As técnicas de oclusão radiográfica com balão ou mola também eliminam esse risco.

Recorrência da Varicocele

A incidência da recidiva da varicocele depois da reparação cirúrgica varia de 0,6% a 45% (Barbalias et al., 1998; Lemack et al., 1998; Cayan et al., 2000; Al-Kandari et al., 2007). A recorrência é mais comum depois da reparação das varicoceles pediátricas. Exames radiográficos de varicoceles recorrentes visualizam os vasos colaterais periarteriais, inguinais paralelos ou retroperitoneais médios ou, mais raramente, os vasos colaterais transescrotais (Kaufman et al., 1983). **As operações retroperitoneais não se apercebem dos vasos colaterais inguinais paralelos e escrotais.** As operações inguinais sem ampliação apresentam uma menor incidência de recorrência da varicocele, mas falham em abordar a questão dos vasos colaterais escrotais ou das pequenas veias que circundam a artéria testicular. A abordagem microcirúrgica com liberação do testículo diminui a incidência de recidiva da varicocele para menos de 1% em comparação com os 9% com o uso de técnicas inguinais convencionais (Goldstein et al., 1992; Marmar et al., 1994).

Resultados

A varicocelectomia resulta em melhoria significativa na análise do sêmen em 60% a 80% dos homens. As taxas de gravidez reportadas depois da varicocelectomia variam de 20% a 60% (Marmar et al., 2007). Um estudo controlado randomizado da cirurgia *versus* a não cirurgia em homens com varicoceles revelou uma taxa de gravidez de 44% com 1 ano no grupo da cirurgia *versus* 10% no grupo-controle (Madgar et al., 1995). Em nossa série de 1.500 operações microcirúrgicas, 43% dos casais alcançaram a gravidez em 1 ano (Goldstein e Tanrikut, 2006) e 69% em 2 anos quando foram excluídos os casais com fatores femininos. **A varicocelectomia microcirúrgica resulta no retorno espermático ao ejaculado em até 50% de homens azoospérmicos com varicoceles palpáveis** (Matthews et al., 1998; Kim et al., 1999; Pasqualotto et al., 2006; Lee et al., 2007a; Ishikawa et al., 2008).

Os resultados da varicocelectomia também se relacionam com o tamanho da varicocele. **A reparação de grandes varicoceles resulta em uma melhoria muito maior na qualidade do sêmen que a reparação de pequenas varicoceles** (Steckel et al., 1993; Jarow et al., 1996). Além disso, as grandes varicoceles estão associadas ao maior comprometimento pré-operatório na qualidade do sêmen que as varicoceles pequenas, sendo que, por conseguinte, as taxas de gravidez totais são semelhantes, independentemente do tamanho da varicocele. Algumas evidências sugerem que, quanto mais jovem for o paciente no momento da reparação da varicocele, maior será a melhora depois da reparação e é mais provável que o testículo se recupere da lesão induzida pela varicocele (Kass et al., 1987). A recidiva da varicocele, a ligadura da artéria testicular ou a formação de hidrocele pós-varicocelectomia estão frequentemente associadas a resultados pós-operatórios ruins. **Em homens inférteis com baixos níveis séricos de testosterona, a varicocelectomia microcirúrgica isolada resulta em melhoria substancial nos níveis séricos de testosterona** (Su et al., 1995; Cayan et al., 1999; Younes, 2003; Rosoff et al., 2009; Tanrikut et al., 2011).

Resumo

A varicocele é uma patologia extremamente comum, presente em 15% da população masculina. As varicoceles são encontradas em aproximadamente 35% de homens com infertilidade primária e em 75% a 81% dos homens com infertilidade secundária. As evidências acumuladas demonstram claramente que a varicocele causa lesão progressiva do testículo dependente da duração. As varicoceles maiores parecem causar mais lesão que as varicoceles menores e, em contrapartida, a reparação das grandes varicoceles resulta em maior melhoria da qualidade do sêmen. **A varicocelectomia pode estancar o declínio progressivo na qualidade do sêmen dependente da duração encontrado em homens com varicoceles.** Quanto mais precoce for a idade em que a varicocele é reparada, mais provável será a recuperação da função espermatogênica. **A varicocelectomia também pode melhorar a função da célula de Leydig, resultando em níveis de testosterona aumentados** (Su et al., 1995; Cayan et al., 1999; Younes, 2003; Tanrikut et al., 2011).

As complicações mais comuns depois da varicocelectomia são formação da hidrocele, lesão da artéria testicular e persistência ou recorrência da varicocele. **A incidência dessas complicações pode ser reduzida através do uso de técnicas microcirúrgicas, operações inguinais ou subinguinais e exposição das veias espermáticas externas e escrotais.** O uso dessas técnicas avançadas de varicocelectomia proporciona uma abordagem segura e efetiva para eliminação da varicocele, preservação da função testicular, e, em um número substancial de homens, para um aumento na qualidade do sêmen e na probabilidade de gravidez, bem como para o aumento na testosterona sérica em homens com deficiência de androgênio.

ORQUIDOPEXIA EM ADULTOS

É bem conhecido que o criptorquidismo está associado a uma elevada incidência de infertilidade, mesmo quando unilateral. Banhos quentes e saunas prolongados em seres humanos, em uma base regular, mostraram comprometer a espermatogênese. Também se acredita que a temperatura testicular elevada constitui a característica fisiopatológica primária da varicocele (Zorgniotti, 1980; Saypol et al., 1981; Goldstein e Eid, 1989; Wright et al., 1997). A espermatogênese é extremamente sensível à temperatura. Estudos tanto em seres humanos quanto em animais mostraram que a elevação artificial da temperatura testicular resulta em comprometimento da espermatogênese (Shin et al., 1997; Perez-Crespo et al., 2008; Shiraishi et al., 2010). Ela também irá preservar a função hormonal testicular. A técnica da orquidopexia em adultos é idêntica àquela empregada para crianças. Mesmo com um

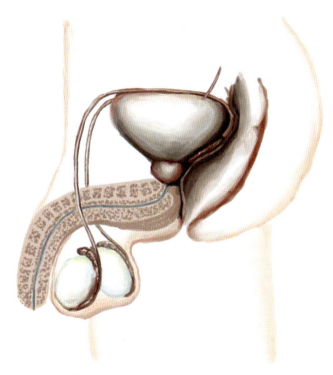

Figura 25-58. Em lugar dos testículos estarem lado a lado, um testículo ectópico fica um atrás do outro, quase no períneo.

testículo contralateral normal, a orquidopexia é aconselhável para provocar a descida de um testículo não descido unilateral até, quando possível, uma localização escrotal, onde ele possa ser examinado. A função da célula de Leydig no testículo não descido pode ser mantida. A orquidopexia em adultos com testículos não descidos bilaterais pode induzir a espermatogênese e permitir a gravidez (Shin et al., 1997). Mesmo **um testículo criptorquídico solitário, quando adequadamente posicionado no escroto, pode produzir testosterona suficiente para impedir a necessidade de reposição hormonal.** Quando a orquidopexia é realizada em adultos, o autoexame regular e a ultrassonografia anual são obrigatórios.

Testículo Retrátil ou Ectópico em Adultos

Em geral, os testículos retráteis em meninos não são cirurgicamente reparados quando podem ser manualmente manipulados para permanecer no escroto, quer no consultório, quer sob anestesia. O destino do testículo persistentemente retrátil em adultos é desconhecido. Um subgrupo de homens inférteis apresenta testículos retráteis (Caucci et al., 1997). A análise do sêmen desses homens frequentemente demonstra um padrão destacado típico similar àquele dos homens com varicocele. No entanto, esses homens não apresentam varicoceles palpáveis. Todos eles apresentam pelo menos um e, com frequência, dois testículos que se retraem para fora do escroto e para dentro do abdome, permanecendo neste local por 1 hora ou mais por dia. Em alguns homens, esses testículos permanecem no abdome quase o tempo todo, exceto quando em um banho quente ou sob anestesia. É provável que esses testículos venham a sofrer de comprometimento da regulação da temperatura e da espermatogênese prejudicada. A orquidopexia escrotal pode melhorar a qualidade do sêmen e a fertilidade de alguns desses homens. Alguns homens exibem testículos ectópicos, nos quais, em lugar dos testículos se posicionarem um ao lado do outro, um testículo está atrás do outro (Fig. 25-58), quase no períneo. Também é provável que isso eleve a temperatura do testículo.

Quando a orquidopexia escrotal é realizada para o testículo retrátil ou ectópico, a operação deve ser feita com a técnica da bolsa da túnica de dartos. A orquidopexia por sutura simples da túnica albugínea do testículo à túnica dartos, como é por vezes feita para a prevenção da torção, não impedirá a retração desses testículos para dentro da virilha. A criação de uma bolsa de dartos manterá o testículo em um posicionamento baixo dentro do escroto e impedirá a retração de maneira permanente. **Essa também é a técnica mais confiável e segura para a prevenção da torção de testículo** (Redman e Barthold, 1995).

Uma incisão transversal de 3 a 4 cm é feita nas pregas cutâneas escrotais baixas suprajacentes aos testículos. **A incisão é mantida muito superficial, exatamente através da derme e não para dentro da túnica de dartos. Uma grande bolsa deve ser criada para acomodar o testículo adulto.** O local da dissecção é acima da dartos e exatamente abaixo da pele, que é mantida fina.

Depois que uma bolsa espaçosa é criada, a túnica dartos e a túnica vaginal subjacente são incisadas verticalmente e o testículo é liberado. As fibras cremastéricas suprajacentes ao cordão espermático são divididas e ligadas para minimizar a tendência do testículo de se retrair. A abertura na túnica dartos é fechada ao redor do cordão (mas não de forma muito apertada) para evitar que o testículo caia para fora da bolsa. A borda cortada da túnica evertida é aproximada à abertura na túnica dartos com suturas absorvíveis interrompidas com monofilamento sintético. Isso permite o posicionamento do testículo na bolsa sem a necessidade de suturas de fixação na túnica albugínea (Redman e Barthold, 1995). A pele é fechada sobre o testículo com suturas interrompidas de categute cromado 4-0. Essa técnica acaba com o risco de lesão acidental e sangramento a partir da artéria testicular, a qual faz trajeto exatamente abaixo da túnica albugínea (Jarow, 1990).

AGRADECIMENTO

Agradeço a Vanessa I. Dudley e a Philip Shihua Li, MD, por suas imensuráveis assistências na preparação deste manuscrito.

Acesse www.expertconsult.com para assistir aos vídeos deste capítulo.

REFERÊNCIAS

Para consultar a lista completa de referências, acesse www.expertconsult.com.

LEITURA SUGERIDA

Dabaja A, Goldstein M. Microsurgical hydrocelectomy: rationale and technique. Urol Practice 2014;1(4):189-93.
Goldstein M, Tanrikut C. Microsurgical management of male infertility. Nat Clin Pract Urol 2006;3(7):381-91.
Marmar JL, Agarwal A, Prabakaran S, et al. Reassessing the value of varicocelectomy as a treatment for male subfertility with a new meta-analysis. Fertil Steril 2007;88(3):639-48.
Matthews GJ, Matthews ED, Goldstein M. Induction of spermatogenesis and achievement of pregnancy after microsurgical varicocelectomy in men with azoospermia and severe oligoasthenospermia. Fertil Steril 1998;70(1):71-5.
Pasqualotto FF, Lucon AM, Hallak J, et al. Induction of spermatogenesis in azoospermic men after varicocele repair. Hum Reprod 2003;18(1):108-12.
Schiff J, Chan P, Li PS, et al. Outcome and late failures compared in 4 techniques of microsurgical vasoepididymostomy in 153 consecutive men. J Urol 2005;174(2):651-5. quiz 801.
Schlegel PN. Testicular sperm extraction: microdissection improves sperm yield with minimal tissue excision. Hum Reprod 1999;14(1):131-5.
Sigman M, Jarow JP. Ipsilateral testicular hypotrophy is associated with decreased sperm counts in infertile men with varicoceles. J Urol 1997;158(2):605-7.
Tanrikut C, Goldstein M, Rosoff JS, et al. Varicocele as a risk factor for androgen deficiency and effect of repair. BJU Int 2011;108:1480-4.

26 Fisiologia da Ereção Peniana e Fisiopatologia da Disfunção Erétil

Tom F. Lue, MD, ScD (Hon), FACS

Fisiologia da Ereção Peniana

Fisiopatologia da Disfunção Erétil

Perspectivas

"O pênis não obedece a ordem de seu dono, que tenta fazê-lo ficar ereto conforme a sua vontade. Em vez disso, o pênis fica ereto livremente, enquanto seu dono está dormindo. Com um pouco de imaginação, pode-se dizer que o pênis tem mente própria".

– *Leonardo da Vinci*

FISIOLOGIA DA EREÇÃO PENIANA

Aspectos Históricos

A primeira descrição de disfunção erétil (DE) data de cerca de 2000 a.C. e foi registrada em papiros egípcios. Foram descritos dois tipos: natural ("o homem é incapaz de realizar o ato sexual") e sobrenatural (encantos e feitiços demoníacos). Mais tarde, Hipócrates relatou muitos casos de impotência masculina entre os habitantes ricos de Cítia e atribuiu a condição à prática de andar a cavalo excessivamente. Aristóteles estabeleceu que três ramos de nervos levavam o espírito e a energia até o pênis e que a ereção seria produzida pelo influxo de ar (Brenot, 1994). Sua teoria era bem aceita, até que Leonardo da Vinci (1504) notou uma grande quantidade de sangue no pênis ereto de homens enforcados e lançou dúvida quanto ao conceito de pênis cheio de ar. Entretanto, os escritos de da Vinci foram mantidos em segredo até o início do século XX (Brenot, 1994). Mesmo assim, em 1585, em *Ten Books on Surgery* e *Book of Reproduction*, Ambroise Paré fez uma descrição mais precisa da anatomia peniana e do conceito de ereção. Este autor descreveu o pênis como sendo composto por capas concêntricas de nervos, veias e artérias e por dois ligamentos (corpos cavernosos), um trato urinário e quatro músculos. "Quando o homem é inflamado pela luxúria e pelo desejo, o sangue corre para dentro do membro masculino e o faz ficar ereto", escreveu Paré. A importância de reter sangue no pênis foi destacada por Dionis (1718; citado por Brenot, 1994), que atribuiu isso aos músculos comprimindo as veias na extremidade proximal, e por Hunter (1787), que acreditava que espasmos venosos impediam a saída do sangue.

As investigações modernas sobre a hemodinâmica peniana começaram, nos anos 1970, com os estudos sobre a eliminação do xenônio e a cavernossonografia em voluntários humanos expostos a estímulos sexuais audiovisuais. Esses estudos forneceram resultados conflitantes: Shirai et al. (1978) concluíram que o fluxo venoso peniano aumenta durante a ereção, porém isso é compensado pelo fluxo arterial acentuadamente aumentado; Wagner (1981) também demonstrou um fluxo arterial aumentado, porém concluiu que a drenagem venosa diminui durante a ereção.

Grande parte do atual conhecimento sobre fisiologia erétil foi descoberta nas décadas de 1980 e 1990. Além do papel do músculo liso na regulação do fluxo arterial e venoso, foi elucidada a estrutura tridimensional da túnica albugínea e seu papel na oclusão venosa. Um avanço importante na compreensão das influências neurais foi a identificação do óxido nítrico (NO) como principal neurotransmissor da ereção e as fosfodiesterases (PDE) para a detumescência. Foi descoberto o papel do endotélio e da óxido nítrico sintase (NOS) na regulação do tônus muscular liso e das conexões intercelulares afetadas pelas junções comunicantes (*gap juctions*). A importância dos canais iônicos (potássio e cálcio) e vias Rho/Rho-quinase na contração e no relaxamento da musculatura lisa também foi demonstrada. Com relação à fisiopatologia, foram identificadas alterações envolvendo a musculatura lisa, as terminações nervosas, o endotélio e a estrutura fibroelástica associada com muitas doenças. Esses desenvolvimentos são discutidos em detalhes neste capítulo.

Anatomia Funcional do Pênis

O pênis é composto por três estruturas cilíndricas: dois corpos cavernosos e o corpo esponjoso (que abriga a uretra), cobertos por camada subcutânea frouxa e pele. Seu comprimento em flacidez é controlado pelo estado contrátil da musculatura lisa erétil e pela quantidade de sangue nos sinusoides, variando consideravelmente, dependendo do estado emocional e da temperatura exterior. Em um estudo, o comprimento do pênis, medido desde a junção pubopeniana até o meato, foi de 8,8 cm em flacidez; 12,4 cm quando esticado; e 12,9 cm quando ereto, sendo que a idade e o tamanho do pênis em flacidez não foram preditivos do comprimento do pênis em ereção (Wessells et al., 1996). Em outro estudo, Sparling (1997) concluiu que cerca de 15% dos homens exibem uma curva descendente durante a ereção; o ângulo do pênis ereto está abaixo da horizontal em ¼ dos homens; e um menor comprimento (11,4 a 14,6 cm) do pênis ereto ocorre em 40% dos homens. Desde então, foram relatados mais estudos de vários países (Awwad et al., 2005) (Tabela 26-1). Com relação à morfologia e à ereção peniana, um estudo mostrou que, durante a ereção, as forças de enrijecimento dependem não só das pressões intracavernosas como também da geometria peniana e das propriedades do tecido erétil. Os autores concluíram que, em pacientes com hemodinâmica peniana normal sem enrijecimento adequado, é necessário investigar causas estruturais (Udelson et al., 1998).

Túnica Albugínea

A túnica confere ampla flexibilidade, rigidez e força tecidual ao pênis (Hsu et al., 1992) (Fig. 26-1). **A túnica que cobre os corpos cavernosos é uma estrutura de duas camadas contendo múltiplas subcamadas. As subcamadas que constituem a camada interna, que sustentam e contêm o tecido cavernoso, exibem orientação circular. Radialmente, a partir dessa camada interna, estão os pilares intracavernosos, que atuam como escoras para reforçar o septo e fornecer o suporte essencial ao tecido erétil. As subcamadas da camada externa exibem orientação longitudinal, estendendo-se desde a glande peniana até a região proximal da crura; essas subcamadas da camada externa se inserem nos ramos pubianos inferiores, mas estão ausentes nas posições entre 5 e 7 horas. Menos abundantes são as fibras de orientação oblíqua que conectam as duas camadas principais. Em contraste, o corpo esponjoso não tem uma camada externa nem pilares intracorpóreos, garantindo assim uma estrutura de baixa pressão durante a ereção.**

TABELA 26-1 Comprimento Peniano em Adultos

PRIMEIRO AUTOR DO ARTIGO	ANO DA PUBLICAÇÃO	Nº DE INDIVÍDUOS	IDADE EM ANOS (FAIXA)	COMPRIMENTO EM FLACIDEZ (cm)	COMPRIMENTO ESTICADO OU ERETO (cm)	PAÍS
Kinsey	1948	2.770	20-59	9,7	15,5 (E)	Estados Unidos
Bondil	1992	905	17-91	10,7	16,74 (Es)	França
Wessells	1996	80	21-82	8,85	12,45 (Es), 12,89 (E)	Estados Unidos
Ponchietti	2001	3.300	17-19	9	12,5 (Es)	Itália
Ajmani	1985	320	17-23	8,16	ND	Nigéria
Schneider	2001	111	18-19	8,6	14,48 (E)	Alemanha
		32	40-68	9,22	14,18 (E)	
Awwad	2005	271 (N)	17-83	9,3	13,5 (Es)	Jordânia
		109 (DE)	22-68	7,7	11,6 (Es)	

DE, disfunção erétil; E, comprimento em ereção; Es, comprimento esticado; N, normal; ND, não disponível.
Modificada de Awwad Z, Abu-Hijleh M, Basri S, et al. Penile measurements in normal adult Jordanians and in patients with erectile dysfunction. Int J Impot Res 2005;17:191–5.

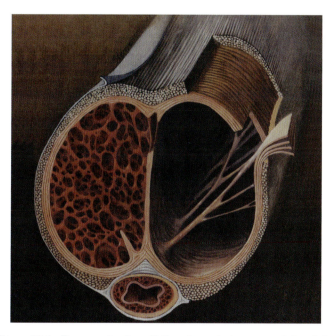

Figura 26-1. **Representação artística de corte transversal do pênis, mostrando as camadas interna circular e externa longitudinal da túnica albugínea e os pilares intracavernosos. A camada longitudinal está ausente no sulco ventral que abriga o corpo esponjoso.** (De Lue TF, Akkus E, Kour NW. Physiology of erectile function and dysfunction. Campbell' s Urology Update 1994;12:1–10.)

A túnica albugínea é composta por fibras elásticas que formam uma rede entrelaçada irregular, na qual repousam as fibras de colágeno (Fig. 26-2). A composição histológica detalhada da túnica varia de acordo com a localização anatômica e a função. Veias emissárias seguem entre as camadas interna e externa da túnica, por uma curta distância, muitas vezes perfurando obliquamente as subcamadas externas. No entanto, a artéria cavernosa e os ramos da artéria dorsal que fornecem o suprimento sanguíneo adicional para o corpo cavernoso seguem uma rota mais direta e são circundados por uma bainha de tecido frouxo periarterial, que protege as artérias de serem ocluídas pela túnica albugínea durante a ereção.

A camada externa de túnica albugínea parece exercer papel adicional na compressão das veias emissárias durante a ereção, além de determinar a variação da espessura e da força da túnica (Hsu et al., 1992). Entre as posições de 6 e 7 horas, a espessura da túnica é 0,8 ± 0,1 mm; na posição de 9 horas, é de 1,2 ± 0,2 mm; e na posição de 11 horas, é 2,2 ± 0,4 mm. Nas posições de 3, 5 e 6 horas e de 1 hora, as medidas são praticamente espelhadas com a porção contralateral. (Foi cons-

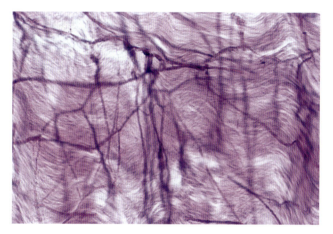

Figura 26-2. **Corte histológico da túnica albugínea humana, mostrando as fibras elásticas entrelaçadas e as fibras colágenas mais finas (coloração de Hart 100 ×).**

tatado que as diferenças em locais específicos são estatisticamente significativas.)

O estresse sobre a túnica antes da penetração de um objeto-teste foi medido como sendo de $1,6 \pm 0,2 \times 10^2$ N/m² entre as posições de 6 e 7 horas; de $3,0 \pm 0,3 \times 10^7$ N/m² na posição de 9 horas; e de $4,5 \pm 0,5 \times 10^7$ N/m² na posição de 11 horas. **A força e a espessura da túnica exibem correlação estatisticamente significativa com a localização. A área mais vulnerável está localizada no sulco ventral (entre as posições de 5 e 7 horas), onde a camada externa longitudinal está ausente; a maioria das próteses tem a tendência de perfurar esse local** (Hsu et al., 1994).

A túnica albugínea é composta por fibas colágenas (principalmente de tipo I, mas também tipo III) em arranjos entrelaçados organizados com fibras de elastina. Embora o colágeno tenha maior resistência tênsil do que o aço, é pouco distensível. Em contraste, a elastina pode ser estirada em até 150% de seu comprimento. O conteúdo de elastina possibilita a expansão da túnica e ajuda a determinar o comprimento estirado do pênis.

O suporte peniano externo consiste em duas estruturas ligamentosas: os ligamentos fusiforme e suspensório. O ligamento fusiforme se origina a partir da fáscia de Colles, lateral e superficialmente, e não se fixa à túnica albugínea dos corpos cavernosos. O ligamento suspensório se origina a partir da fáscia de Buck e consiste em dois feixes laterais e um mediano, os quais circunscrevem a veia dorsal do pênis. Sua principal função é prender a túnica albugínea dos corpos cavernosos ao púbis, além de fornecer suporte à porção móvel do pênis (Hoznek et al., 1998). Em pacientes com deficiência congênita ou nos quais este ligamento tenha sido seccionado em uma cirurgia de "alongamento peniano", o pênis erétil pode ficar instável ou caído.

Corpos Cavernosos, Corpos Esponjosos e Glande Peniana

Os corpos cavernosos são compostos por dois cilindros de tecido erétil, um ao lado do outro, envoltos pela espessa túnica albugínea. Suas extremidades proximais, na crura, originam-se na superfície inferior dos ramos puboisquiáticos, como duas estruturas separadas que se fundem sob o arco pubiano e assim permanecem até a glande. O septo entre os dois corpos cavernosos é incompleto nos homens, mas é completo em outras espécies, como nos cães.

Os corpos cavernosos são sustentados por um esqueleto fibroso que inclui túnica albugínea, septo, pilares intracavernosos, estrutura fibrosa intracavernosa e bainhas fibrosas periarterial e perineural (Goldstein e Padma-Nathan, 1990; Hsu et al., 1992). Junto à túnica, estão os sinusoides interconectados e separados por trabéculas de músculo liso circundadas por fibras elásticas, colágeno e tecido areolar frouxo. As terminações dos nervos cavernosos e as artérias helicinas estão intimamente associadas com a musculatura lisa. Cada corpo cavernoso é um conglomerado de sinusoides, maiores no centro e menores na periferia. No estado flácido, o sangue se difunde lentamente dos sinusoides centrais para os periféricos e os níveis de gases sanguíneos são similares aos observados no sangue venoso. Durante a ereção, a entrada rápida de sangue arterial nos sinusoides centrais e periféricos modifica os níveis dos gases sanguíneos intracavernosos, tornando-os próximos dos níveis arteriais (Sattar et al., 1995).

A estrutura do corpo esponjoso e da glande é similar à dos corpos cavernosos, exceto pelo fato de os sinusoides serem maiores. A túnica é mais delgada no esponjoso (contendo apenas uma camada circular [ver anteriormente]) e está ausente na glande (Tabela 26-2).

Artérias

A fonte de sangue peniano geralmente é a artéria pudenda interna, um ramo da artéria ilíaca interna (Fig. 26-3A). Em muitos casos, porém, há artérias acessórias provenientes das artérias ilíaca externa, obturatória, vesical e femoral, que podem constituir o suprimento dominante ou único para o corpo cavernoso em alguns homens (Breza et al., 1989). Em um estudo envolvendo 20 cadáveres humanos frescos, Droupy et al. (1997) relataram três padrões de suprimento arterial peniano: tipo I, proveniente exclusivamente das artérias pudendas internas (em três de 20 amostras); tipo II, proveniente das artérias acessórias e da artéria pudenda interna (em 14 de 20 amostras); e tipo III, proveniente exclusivamente de artérias pudendas acessórias (em três de 20 amostras). Nehra et al. (2008) estudaram 79 pacientes consecutivos com história de DE e notaram que 35% tinham uma artéria pudenda acessória tipicamente proveniente da artéria obturatória. Nesses homens, a pudenda acessória fornecia o suprimento sanguíneo dominante em 54% dos homens e, em 11%, o único suprimento sanguíneo cavernoso. A importância da preservação da artéria pudenda acessória durante a prostatectomia radical foi demonstrada por Mulhall et al. (2008), que relataram a recuperação mais rápida da função sexual em homens submetidos à prostatectomia radical com preservação da artéria.

A artéria pudenda interna se transforma na artéria peniana comum após emitir um ramo para o períneo. Os três ramos da artéria peniana são o dorsal, bulbouretral e cavernoso. Distalmente,

TABELA 26-2 Componentes Penianos e suas Funções Durante a Ereção Peniana

COMPONENTE	FUNÇÃO
Corpos cavernosos	Sustentam o corpo esponjoso e a glande
Túnica albugínea (dos corpos cavernosos)	Contém e protege o tecido erétil Confere rigidez aos corpos cavernosos Participa no mecanismo veno-oclusivo
Músculo liso	Regula o fluxo sanguíneo para dentro e para fora dos sinusoides
Músculo isquiocavernoso	Bombeia sangue distalmente para aumentar o grau da ereção Promove uma rigidez adicional ao pênis durante a fase de ereção rígida
Músculo bulbocavernoso	Comprime o bulbo para ajudar a expelir o sêmen
Corpo esponjoso	Pressuriza e constringe o lúmen uretral para permitir a expulsão forçada do sêmen
Glande	Atua como amortecedor para diminuir o impacto do pênis sobre os órgãos femininos Fornece estímulo sensorial para facilitar a ereção e intensificar o prazer Facilita a introdução, devido ao formato cônico

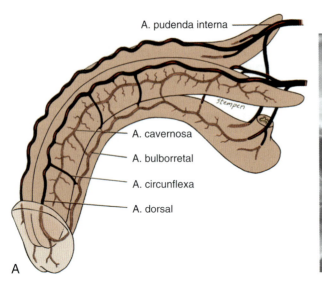
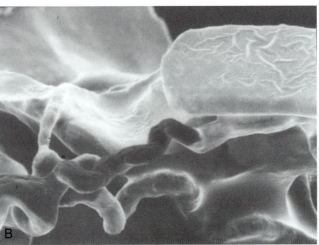

Figura 26-3. **A,** Suprimento arterial peniano. **B,** Corte de microscopia eletrônica do corpo peniano humano mostrando as artérias helicinas se abrindo diretamente para o interior dos sinusoides, sem a participação dos capilares.

esses ramos se unem para formar um anel vascular perto da glande. A artéria dorsal é responsável pelo engurgitamento da glande durante a ereção. A artéria bulbouretral supre o bulbo e o corpo esponjoso. A artéria cavernosa promove a tumescência do corpo cavernoso e entra no hilo do pênis, onde as duas cruras se fundem. Essa artéria origina muitas artérias helicinas ao longo de seu curso, as quais suprem o tecido erétil trabecular e os sinusoides (Fig. 26-3B). Essas artérias helicinas estão contraídas e tortuosas em estado flácido e se tornam dilatadas e retas durante a ereção. Diallo et al. (2013) observaram que em quatro de cinco cadáveres, a artéria dorsal enviava dois a quatro ramos penetrantes para se unir à artéria cavernosa e fornecer sangue para o terço distal do pênis. As artérias bulbouretral e uretral estão situadas fora da túnica albugínea do corpo esponjoso, no lado lateral e dorsal. A anastomose das artérias cavernosas e uretrais ocorre fora da túnica do corpo esponjoso.

Veias

A drenagem venosa dos três corpos origina-se de pequenas vênulas dos sinusoides periféricos, imediatamente abaixo da túnica albugínea. Essas vênulas seguem pelas trabéculas entre a túnica e os sinusoides periféricos, para formar o plexo venoso subtunical antes de saírem como veias emissárias (Fig. 26-4A). Fora da túnica albugínea, a drenagem acontece conforme descrito a seguir.

Pele e Tecido Subcutâneo. Múltiplas veias superficiais seguem subcutaneamente e se unem perto da raiz peniana, para formar uma veia dorsal superficial, única ou dupla, que drena para as veias safenas. Ocasionalmente, a veia dorsal superficial também pode drenar uma parte dos corpos cavernosos.

Porção Pendular do Pênis. As veias emissárias dos corpos cavernoso e esponjoso drenam dorsalmente para a veia dorsal profunda, late-

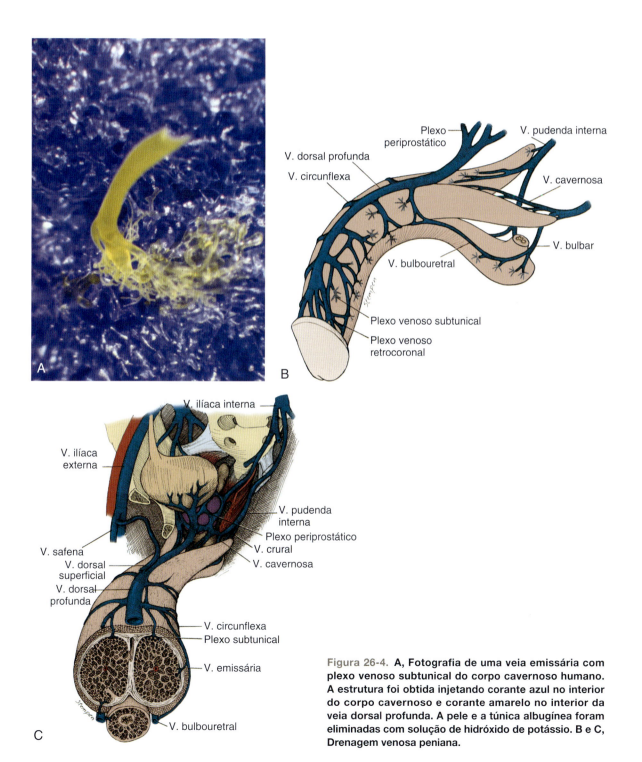

Figura 26-4. A, Fotografia de uma veia emissária com plexo venoso subtunical do corpo cavernoso humano. A estrutura foi obtida injetando corante azul no interior do corpo cavernoso e corante amarelo no interior da veia dorsal profunda. A pele e a túnica albugínea foram eliminadas com solução de hidróxido de potássio. B e C, Drenagem venosa peniana.

ralmente às circunflexas e ventralmente às periuretrais. Partindo do sulco coronal, múltiplas veias de pequeno diâmetro se unem para formar a veia dorsal profunda, a qual é a principal drenagem venosa da glande e dos dois terços distais dos corpos cavernosos. Geralmente uma única veia, mas às vezes mais de uma veia dorsal profunda, dirige-se para cima e atrás da sínfise púbica para se juntar ou ao plexo venoso periprostático. Existem ainda veias de pequeno diâmetro que acompanham as duas artérias dorsais. As veias periarteriais também seguem longitudinalmente para se juntarem à veia dorsal ou ao plexo de Santorini, proximalmente (Hsu et al., 2003). Essas veias sofrem engurgitamento depois que a veia dorsal profunda é ligada ou podem ser a causa da fuga venosa recorrente em DE veno-oclusiva (Chen et al., 2005).

Porção Infrapública do Pênis. As veias emissárias que drenam os corpos cavernosos proximais se unem para formar as veias cavernosa e crural. Estas se unem às veias periuretrais do bulbo uretral, para formar as veias pudendas internas.

As veias dos três sistemas se comunicam de modo variável entre si. As variações de número, distribuição e terminação desses sistemas venosos são comuns (Fig. 26-4B e C). Em cadáveres frescos, Hsu et al. (2012) determinaram os seguintes percentuais de fluxo venoso a partir dos corpos cavernosos: veia dorsal profunda, 65%; veia cavernosa, 11,9%; veia periarterial, 11,4%; outras, 15,6%. Esse estudo foi conduzido em cadáveres e a veia cavernosa não foi descrita da mesma maneira que outros autores.

Hemodinâmica e Mecanismo de Ereção e Detumescência

Corpos Cavernosos

O tecido peniano erétil, especificamente a musculatura lisa cavernosa e os músculos lisos das paredes arteriolar e arterial, atuam no processo erétil. **No estado flácido, esses músculos lisos são tonicamente contraídos, permitindo a entrada apenas de um pouco do fluxo arterial nos corpos.** A pressão parcial de oxigênio arterial (PO$_2$) é cerca de 35 mmHg (Sattar et al., 1995). O pênis flácido está em estado de contração moderada, evidenciado pela retração adicional em temperatura ambiental baixa e após a injeção de fenilefrina.

A estimulação sexual deflagra a liberação de neurotransmissores a partir de terminações nervosas intracavernosas. Essa liberação de neurotransmissores resulta no relaxamento desses músculos lisos e nos seguintes eventos (Fig. 26-5): (1) dilatação das arteríolas e artérias pelo fluxo sanguíneo aumentado nas fases diastólica e sistólica; (2) aprisionamento do sangue que chega pelos sinusoides em expansão; (3) compressão dos plexos venosos subtunicais entre a túnica albugínea e os sinusoides periféricos, diminuindo o fluxo venoso de saída; (4) estiramento da túnica até sua capacidade máxima, que obstrui as veias emissárias entre as camadas circular interna e longitudinal externa e diminui ainda mais o fluxo venoso de saída; e (5) aumento da PO$_2$ (para cerca de 90 mmHg) e da pressão intracavernosa (cerca de 100 mmHg), que eleva o pênis a partir da posição de flacidez para o estado de ereção (fase de ereção total). Um aumento adicional da pressão (várias centenas de milímetros de mercúrio) pode ocorrer com contrações reflexas dos músculos isquiocavernosos (fase de ereção rígida) durante a estimulação sexual.

O ângulo do pênis ereto é determinado por seu tamanho e por sua fixação aos ramos puboisquiáticos (crura) e à superfície anterior do púbis (ligamentos suspensório e fusiforme). Em homens com pênis longo e pesado ou com ligamento suspensório frouxo, o pênis geralmente aponta para baixo, mesmo quando totalmente rígido.

Três fases de detumescência foram relatadas em um estudo de experimentação animal (Bosch et al., 1991). A primeira envolve aumento transitório da pressão intracavernosa indicando o início da contração da musculatura lisa contra o sistema venoso ocluído. A segunda fase mostra uma diminuição lenta da pressão, sugerindo uma lenta reabertura dos canais venosos com retomada do nível basal de fluxo arterial. A terceira fase mostra uma queda rápida da pressão com total restauração da capacidade do fluxo venoso de saída.

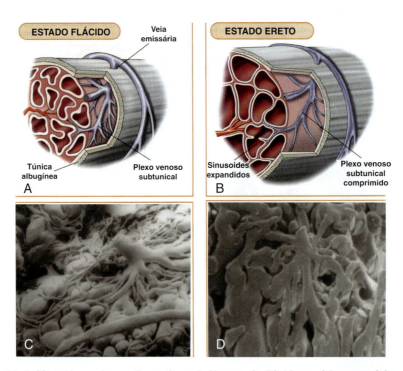

Figura 26-5. Mecanismo da ereção peniana. A, No estado flácido, artérias, arteríolas e sinusoides estão contraídos. Os plexos venosos intersinusoidais e subtunicais estão amplamente abertos, com fluxo livre para as veias emissárias. B, No estado ereto, os músculos da parede sinusoidal e as arteríolas relaxam, permitindo fluxo máximo para os espaços sinusoidais complacentes. A maioria das vênulas está comprimida entre os sinusoides em expansão. As vênulas maiores se assemelham a "sanduíches" e estão achatadas entre os sinusoides distendidos e a túnica albugínea. Essa conformação reduz efetivamente a capacidade venosa ao mínimo. C e D, Cortes de microscopia eletrônica do plexo venoso subtunical canino nos estados flácido (C) e ereto (D). (A e B, de Lue TF, Giuliano F, Khoury S, et al. Clinical manual of sexual medicine: sexual dysfunction in men. Paris: Health Publications; 2004.)

A ereção envolve relaxamento sinusoidal, dilatação arterial e compressão venosa (Lue et al., 1983). A importância do relaxamento do músculo liso foi demonstrada em estudos realizados com animais e seres humanos (Saenz de Tejada et al., 1989a; Ignarro et al., 1990). Resumindo os eventos hemodinâmicos de ereção e detumescência, foram observadas sete fases em experimentos realizados com animais, as quais refletem as alterações e a relação existente entre o fluxo arterial peniano e a pressão intracavernosa (Fig. 26-6).

Corpo Esponjoso e Glande Peniana

A hemodinâmica do corpo esponjoso e da glande peniana difere da hemodinâmica dos corpos cavernosos. **Durante a ereção, o fluxo arterial aumenta de modo similar. Entretanto, a pressão no corpo esponjoso e na glande é somente 1/3 a 1/2 da observada nos corpos cavernosos, pois a túnica que reveste o corpo esponjoso é delgada e está quase ausente sobre a glande, levando a uma oclusão venosa mínima. Durante a fase de ereção total, a compressão parcial das veias dorsal profunda e circunflexa entre a fáscia de Buck e os corpos cavernosos engurgitados contribui para a tumescência glandar, embora o corpo esponjoso e a glande funcionem basicamente como um amplo desvio arteriovenoso durante essa fase. Na fase de ereção rígida, os músculos isquiocavernoso e bulbocavernoso comprimem forçosamente as veias esponjosas e penianas, resultando no engurgitamento adicional e aumento da pressão na glande e no corpo esponjoso** (Tabela 26-3).

Neuroanatomia e Neurofisiologia da Ereção Peniana

Centros Espinhais e Vias Periféricas

A inervação do pênis é autônoma (simpática e parassimpática) e somática (sensorial e motora) (Fig. 26-7). A partir dos neurônios na medula espinal e gânglios periféricos, os nervos simpáticos e parassimpáticos se juntam para formar os nervos cavernosos. Esses entram nos corpos cavernosos e no corpo esponjoso para modular os eventos neurovasculares durante a ereção e a detumescência. Os nervos somáticos são os responsáveis primários pela sensação, bem como pela contração dos músculos bulbocavernoso e isquiocavernoso.

Vias Anatômicas. A via simpática se origina a partir do 11° segmento espinal torácico ao 2° segmento espinal lombar e atravessa a medula espinal até os gânglios da cadeia simpática. Algumas fibras seguem pelos nervos esplâncnicos lombares até os plexos mesentérico inferior e hipogástrico superior, a partir dos quais as fibras seguem dos nervos hipogástricos para o plexo pélvico. Em seres humanos, os segmentos T10-T12 são mais frequentemente a origem das fibras simpáticas, enquanto as células ganglionares da cadeia que se projetam para o pênis estão localizadas nos gânglios sacral e caudal (de Groat e Booth, 1993).

A via parassimpática surge a partir dos neurônios localizados nas colunas celulares intermediolaterais do 2°, 3° e 4° segmentos medulares espinais sacrais. As fibras pré-ganglionares passam dos nervos pélvicos para o plexo pélvico, onde se juntam aos nervos simpáticos do plexo hipogástrico superior. Os nervos cavernosos são ramos do plexo pélvico que inervam o pênis. Outros ramos inervam reto, bexiga, próstata e esfíncteres. Os nervos cavernosos são facilmente lesados durante a excisão radical de reto, bexiga e próstata. Uma compreensão clara acerca do curso desses nervos é essencial à prevenção da DE iatrogênica (Walsh et al., 1990). A dissecção cadavérica humana revelou a presença de ramos mediais e laterais dos nervos cavernosos (o primeiro acompanhando a uretra e o segundo perfurando o diafragma urogenital 4 a 7 mm lateralmente ao esfíncter), além de múltiplas comunicações entre os nervos cavernosos e dorsais (Paick et al., 1993) (Fig. 26-8). Em adição ao próprio nervo cavernoso, há células ganglionares pélvicas ao longo dos componentes nervosos e das vísceras pélvicas. Essas são vistas na junção da bexiga com a próstata, na face dorsal das vesículas seminais e ao longo da próstata. Takenaka et al. (2005) relataram variações individuais na distribuição dessas células ganglionares extramurais ao longo da pelve masculina, a qual pode complicar os esforços de preservação do nervo.

A estimulação do plexo pélvico e dos nervos cavernosos induz a ereção, enquanto a estimulação do tronco simpático causa detumescência. Isso implica claramente que o estímulo parassimpático sacral é responsável pela tumescência, enquanto a via simpática

TABELA 26-3 Comparação entre Corpo Esponjoso e Glande do Pênis

	CORPO ESPONJOSO	**GLANDE DO PÊNIS**
Túnica albugínea	Delgada (apenas uma camada circular)	Ausente
Suprimento sanguíneo principal	Artérias bulbar e esponjosa	Artéria dorsal
Oclusão venosa durante a ereção	Não	Não
Compressão pelo músculo esquelético	Sim (isquiocavernoso, bulbocavernoso)	Não

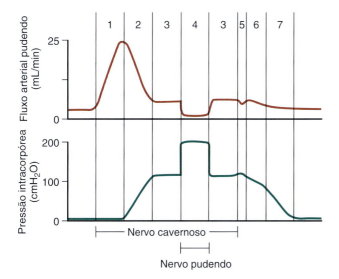

Figura 26-6. Alterações do fluxo sanguíneo e da pressão intracavernosa durante as sete fases da ereção e detumescência peniana: 0, flácida; 1, latente; 2, tumescência; 3, ereção total; 4, ereção rígida; 5, detumescência inicial; 6, detumescência lenta; 7, detumescência rápida.

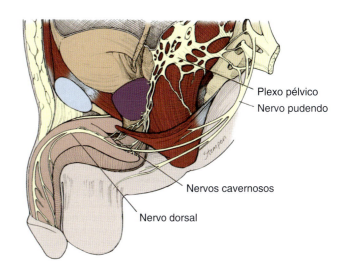

Figura 26-7. Neuroanatomia peniana.

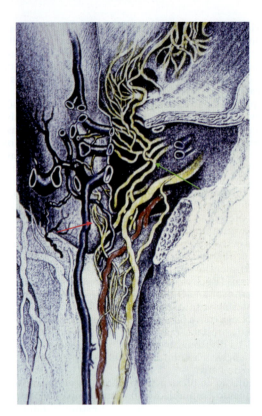

Figura 26-8. Ilustração de uma dissecção cadavérica humana mostrando os feixes medial (*seta vermelha*) e lateral (*seta verde*) do nervo cavernoso distal à próstata. (De Paick JS, Donatucci EF, Lue TF. Anatomy of cavernous nerves distal to prostate: microdissection study in adult male cadavers. Urology 1993;42:145–9, com permissão de Excerpta Medica, Inc.)

toracolombar é responsável pela detumescência. Em experimentos realizados com gatos e ratos, foi relatado que a remoção da medula espinal abaixo de L4 ou L5 eliminava a resposta erétil reflexa, mas a colocação junto a uma fêmea sob estimulação térmica (calor) ou elétrica da área pré-óptica medial (APOM) produziu ereção marcante (Giuliano et al., 1996; Sato e Christ, 2000). Paick e Lee (1994) também relataram que, no rato, a ereção induzida por apomorfina é similar à ereção psicogênica e pode ser induzida por meio da via simpática toracolombar, no caso de lesão dos centros parassimpáticos sacrais. Muitos homens com lesão medular espinal sacral mantêm a capacidade erétil psicogênica mesmo que a ereção reflexogênica esteja abolida. Essas ereções psicogênicas são encontradas com maior frequência em pacientes com lesões do neurônio motor abaixo de T12 (Courtois et al., 1999). Não ocorre ereção psicogênica em pacientes com lesões acima de T9. É sugerido que o efluxo simpático esteja nos níveis T11-T12 (Chapelle et al., 1980). Esses autores também relataram que, em pacientes com ereções psicogênicas, observa-se alongamento e tumescência do pênis com rigidez insuficiente.

É possível que, para a produção de ereção rígida em homens normais, os impulsos cerebrais atuem do seguinte modo: inibindo a via simpática e diminuindo a liberação de norepinefrina; pela via parassimpática liberando NO e acetilcolina; pela via somática, liberando acetilcolina. Em pacientes com lesão medular sacral, os impulsos cerebrais ainda podem seguir pela via simpática e inibir a liberação de norepinefrina, enquanto NO e acetilcolina podem continuar sendo liberados, via sinapses, com neurônios pós-ganglionares, parassimpáticos e somáticos. Como o número dessas sinapses é menor que em homens com medula espinal sacral intacta, a ereção resultante não será tão forte.

Vias Somáticas. A via somatossensorial tem origem nos receptores sensoriais presentes na pele peniana, na glande e na uretra, bem como junto ao corpo cavernoso. Existem numerosas terminações aferentes na glande peniana humana: terminações nervosas livres e receptores corpusculares, na proporção de 10:1. As terminações nervosas livres derivam de delgadas fibras A, mielinizadas, e fibras C, não mielinizadas, que são diferentes de outras áreas cutâneas do corpo (Halata e Munger, 1986). As fibras nervosas oriundas dos receptores convergem para formar feixes do nervo dorsal do pênis e este se une a outros nervos para formar o nervo pudendo. Este último entra na medula espinal por meio das raízes de S2-S4, para terminar nos neurônios espinais e interneurônios presentes na região da substância cinzenta central do segmento lombossacral (McKenna, 1998). A ativação desses neurônios sensoriais envia mensagens de dor, temperatura e toque por meio das vias espinotalâmica e espinorreticular para o tálamo e córtex sensorial, para a percepção sensorial.

Kozacioglu et al. (2014) relataram um estudo detalhado sobre o nervo dorsal. Esses pesquisadores observaram que o nervo dorsal do pênis é composto por dois a seis ramos e, em 16 de 22 amostras de cadáveres adultos, foram observados ramos perfurando a túnica albugínea do corpo cavernoso. O nervo dorsal do pênis era considerado puramente somático, entretanto a positividade em testes para NOS de seus feixes nervosos, de origem autônoma, foi demonstrada em seres humanos por Burnett et al. (1993) e em ratos por Carrier et al. (1995). Esses feixes nervosos, no rato, positivos para NOS no nervo dorsal, sofrem diminuição após o dano ao nervo cavernoso próximo à próstata. Giuliano et al. (1993) também demonstraram que a estimulação da cadeia sináptica, em ratos, no nível L4 a L5, deflagra uma descarga evocada no nervo dorsal e a estimulação do nervo dorsal provoca uma descarga reflexa na cadeia simpática lombossacral. Esses achados demonstram que o nervo dorsal tem componentes somáticos e autônomos que o capacitam a regular as funções erétil e ejaculatória.

O núcleo de Onuf, no 2° ao 4° segmento espinal sacral, é o centro da inervação peniana somatomotora. Esses nervos seguem dos nervos sacrais para o nervo pudendo, para inervar os músculos isquiocavernoso e bulbocavernoso. **A contração dos músculos isquiocavernosos promove a fase de ereção rígida. A contração rítmica e a compressão do músculo bulbocavernoso no corpo esponjoso proximal auxiliam a expulsão do sêmen, desde que o esfíncter urinário externo esteja relaxado e o lúmen uretral seja comprimido pelo esponjoso engurgitado.** Em estudos realizados com animais, foi identificada a inervação direta dos neurônios motores espinais sacrais pelos centros simpáticos do tronco encefálico (grupo de células A5-catecolaminérgicas e *locus ceruleus*) (Marson e McKenna, 1996). Essa inervação adrenérgica dos neurônios motores do nervo pudendo pode estar envolvida nas contrações rítmicas dos músculos do períneo durante a ejaculação. As inervações oxitocinérgica e serotoninérgica dos núcleos lombossacrais que controlam a ereção peniana e os músculos do períneo em ratos machos também foram demonstradas (Tang et al., 1998).

Dependendo da intensidade e da natureza da estimulação genital, é possível deflagrar vários reflexos espinais (Tabela 26-4). O mais conhecido é o reflexo bulbocavernoso, que constitui a base do exame neurológico genital e dos testes de latência eletrofisiológica. Embora o comprometimento dos músculos bulbocavernoso e isquiocavernoso possa comprometer a ereção, a importância da investigação do reflexo bulbocavernoso na avaliação geral da disfunção sexual é controversa.

Centros e Vias Supraespinais

A integração e o processamento de estímulos aferentes (p. ex., estimulação visual, olfativa, imaginativa, genital) nos centros supraespinais são essenciais para a iniciação e manutenção da ereção peniana. Um estudo envolvendo transecção espinal no nível T8, conduzido por Hubscher et al. (2010), revelou que as projeções bilaterais ascendentes na substância branca dorsal, dorsolateral e ventrolateral da medula espinal transmitem informação oriunda dos genitais masculinos externos para a formação reticular medular. Os autores postulam que essas múltiplas vias espinais podem corresponder a diferentes funções, incluindo as funções de processamento afetivo, prazer e motivação, nocicepção e estímulos encontro-específicos (p. ex., para ereção e ejaculação). Em estudos realizados com animais, os sistemas supraespinais centrais controladores da excitação sexual estão localizados de modo predominante no sistema límbico (p. ex., núcleos olfativos, APOM, núcleo *accumbens*, amígdala e hipocampo) e no hipotálamo (núcleos paraventricular e ventromedial). Em particular, amígdala medial, APOM, núcleo paraventricular (NPV), substância

TABELA 26-4 Reflexos Espinais Envolvidos na Estimulação do Nervo Dorsal Peniano

ESTIMULAÇÃO	CENTRO ESPINAL	EFERENTE	EFEITO
Estimulação nociva, abrupta	Neurônios motores sacrais	Nervo pudendo (motor)	Reflexo bulbocavernoso
Contínua e de baixa intensidade (p. ex., vibratória, manual)	Interneurônios e neurônios parassimpáticos sacrais	1. Nervos pélvicos 2. Nervo cavernoso	1. Inibição da bexiga e fechamento do colo da bexiga 2. Ereção peniana
Contínua e de alta intensidade	Parassimpático e parte motora sacral Neurônios simpáticos toracolombares	Nervos pudendo, pélvico e cavernoso	Ejaculação

TABELA 26-5 Centros Cerebrais Envolvidos na Função Sexual

NÍVEL	REGIÃO	FUNÇÃO
Encéfalo anterior	Amígdala medial	Controle da motivação sexual
	Estrias terminais	Inibe o impulso sexual (hipersexualidade, quando destruído)
	Córtex piriforme	Envolvido na ereção peniana
	Ínsula direita e córtex frontal inferior	Atividade aumentada durante a estimulação sexual visualmente evocada (excitação sexual)
	Córtex cingulado anterior esquerdo	
Hipotálamo	Área pré-óptica medial	Capacidade de reconhecer um parceiro sexual, integração de sinais hormonais e sensoriais
	Área pré-óptica lateral	
	Núcleo paraventricular	Controle da tumescência peniana noturna em ratos
		Favorece a ereção peniana (via neurônios oxitocinérgicos para vias eferentes somáticas e autonômicas espinais lombossacrais)
Tronco encefálico	Núcleo paragigantocelular	Inibe a ereção peniana (via neurônios serotoninérgicos para interneurônios e neurônios espinais lombossacrais)
	Grupo celular A5-catecolaminérgico	
	Locus ceruleus	Centro noradrenérgico principal
Mesencéfalo	Substância cinzenta periaquedutal	Centro de retransmissão para estímulos sexualmente relevantes

cinza periaquedutal e tegumento ventral são reconhecidos como estruturas-chave no controle central da resposta sexual masculina (Andersson, 2011; Melis e Argiolas, 2011).

Em seres humanos, a tomografia por emissão de pósitron (PET, do inglês, *positron emission tomography*) e a ressonância magnética funcional (RMf) proporcionaram um conhecimento mais amplo sobre a ativação cerebral durante a excitação sexual humana, demonstrando elevações do fluxo sanguíneo cerebral regional ou alterações da atividade cerebral regional durante um determinado momento em particular no tempo. De modo geral, em homens heterossexuais jovens, a excitação sexual é deflagrada com cenas ou vídeos de conteúdo sexual explícito. Imagens de varredura cerebral obtidas durante a excitação são comparadas com imagens obtidas em resposta à mídia sexualmente neutra (p. ex., documentários ou videoclipes humorísticos). Os centros de ativação e desativação podem ser demonstrados. Apesar da elegância da simplicidade do delineamento deste estudo, múltiplos fatores estão envolvidos na excitação sexual, em especial, quando deflagrada por indícios visuais. Os autores desses estudos estabeleceram muitas condições necessárias em seus experimentos, tentando padronizar os métodos e os participantes. No entanto, é extremamente difícil regular a complexidade da emoção humana e da resposta sexual (Tabela 26-5).

Kühn e Gallinat (2011) realizaram uma metanálise quantitativa de 11 estudos de RMf que compararam a atividade cerebral em resposta a estímulos visuais eróticos *versus* estímulos visuais neutros. A metanálise identificou uma rede neural que constitui um circuito central de excitação sexual masculina em seres humanos e consiste nos seguintes componentes: cognitivo (córtex parietal, giro cingulado anterior, tálamo, ínsula), emocional (amígdala, ínsula), motivacional (giro pré-central, córtex parietal) e fisiológico (hipotálamo/tálamo, ínsula).

Por meio da RMf também foram realizadas comparações detalhadas da ativação cerebral em resposta a estímulos sexuais visuais, em diversos grupos. Stoléns et al. (2003) compararam homens sadios com homens que sofriam de transtorno do desejo sexual hipoativo e relataram que o giro reto esquerdo, uma parte do córtex orbitofrontal medial, permaneceu ativado nesse grupo, em contraste com sua desativação no grupo de homens sadios. Acredita-se que essa região atue mediando a inibição do comportamento motivacional, sendo que a sua ativação contínua pode ajudar a explicar a fisiopatologia do transtorno do desejo sexual hipoativo. Montorsi et al. (2003) compararam homens com disfunção erétil (DE) psicogênica e indivíduos potentes como controle, após a administração de apomorfina. Durante a estimulação sexual visual, os homens com DE psicogênica evidenciaram a ativação estendida do giro cingulado, do córtex frontal mesial e do córtex frontal basal, sugerindo uma causa orgânica subjacente para a DE psicogênica. Entretanto, as imagens de RMf obtidas após a administração de apomorfina foram similares às imagens obtidas dos indivíduos-controle (potentes). A apomorfina causou ativação adicional de focos nos pacientes com DE psicogênica (vista no núcleo *accumbens*, hipotálamo e mesencéfalo), a qual foi significativamente maior no hemisfério direito do que no esquerdo. Essa ampla ativação ocorrida no lado direito é um achado comum em estudos sobre ativação cerebral sexualmente evocada.

A varredura cerebral com PET e RMf se tornou uma ferramenta poderosa no estudo da ativação central pela excitação sexual, com numerosas regiões cerebrais de ativação demonstradas nestes estudos (Tabela 26-6). DE psicogênica, ejaculação precoce, desvios sexuais e disfunção orgásmica são apenas algumas condições que podem acompanhar as alterações da função cerebral alta e, talvez, já possam ser estudadas. À medida que começarmos a entender a função cerebral com resposta e excitação sexuais normais, as causas de disfunção sexual poderão ser elucidadas.

As estruturas discutidas anteriormente são responsáveis pelos três tipos de ereção: psicogênica, reflexogênica e noturna. A ereção psicogênica resulta de estímulos audiovisuais ou fantasia. Os impulsos oriundos do cérebro modulam os centros espinais da ereção (T11-L2 e S2-S4) para ativar o processo erétil. A ereção reflexogênica é produzida por estimulação tátil dos órgãos genitais. Os impulsos atingem os centros espinais de ereção, sendo que alguns seguem para o trato ascendente, resultando em percepção sensorial, enquanto outros ativam os núcleos autônomos para enviar mensagens via nervos cavernosos ao pênis com o intuito de induzir a ereção. Esse tipo de ereção está preservado em pacientes com lesão medular espinal alta. A ereção noturna ocorre principalmente durante o sono na fase de movimentos oculares rápidos (REM, do inglês, *rapid eye movement*). A varredura com PET em seres humanos durante o sono REM mostra atividade aumentada na área pontina, na amígdala e no giro cingulado anterior, porém atividade diminuída no córtex pré-frontal e no parietal. O mecanismo que deflagra o sono REM está localizado na formação reticular da ponte cerebral. Os neurônios colinérgicos no tegmento pontino lateral são ativados, enquanto os neurônios adrenérgicos no *locus ceruleus* e os neurônios serotonérgicos na rafe mesencefálica permanecem desativados. Em um estudo de estimulação cerebral em ratos, os sítios que promovem a ereção durante o sono REM estavam localizados nas regiões dorsal e intermediária do septo lateral, enquanto a regão ventral do septo lateral era o local mais efetivo para provocar ereções durante a vigília (Gulia et al., 2008).

Os centros cerebrais ativados durante o orgasmo e a ejaculação também foram estudados. Holstege et al. (2003) usaram PET para medir os aumentos do fluxo sanguíneo cerebral regional durante a ejaculação *versus* a estimulação sexual, sem orgasmo, em voluntários heterossexuais. A estimulação manual do pênis foi realizada pela parceira sexual do voluntário. A ativação cerebral primária foi observada na zona de transição mesencefálica (incluindo a área tegumentar ventral), uma área frequentemente ativada por comportamentos de "recompensa" e com a injeção de opiáceos, como a heroína. Outras estruturas mesodiencefálicas ativadas incluem a região tegumentar central lateral mesencefálica, a zona incerta, o núcleo subparafascicular e os núcleos talâmicos intralaminar, de linha média e ventroposterior. A ativação aumentada também foi observada no putame lateral e nas partes adjacentes do *claustrum*. A atividade neocortical foi encontrada nas áreas de Broadmann 7/40, 18, 21, 23 e 47, exclusivamente no lado direito. Por outro lado, na amígdala e no córtex entorrinal adjacente, foi observada a diminuição da ativação. Elevações notavelmente intensas do fluxo sanguíneo foram observadas no cerebelo. Esses achados corroboram a noção de que o cerebelo exerce papel importante no processamento emocional. Embora a ativação dessas áreas particulares seja de grande interesse, estudos adicionais se fazem necessários para conhecer totalmente a neurobiologia do orgasmo, da ejaculação e da satisfação sexual masculina (Tabela 26-7).

Neurotransmissores

Neurotransmissores Periféricos e Fatores Derivados do Endotélio
Flacidez e Detumescência. As fibras nervosas e os receptores α-adrenérgicos foram demonstrados nas trabéculas cavernosas e circundando as artérias cavernosas, sendo a noradrenalina geralmente aceita como principal neurotransmissor de manutenção do estado flácido do pênis (Andersson, 2011; Diederichs et al., 1990). Ambos os receptores, α_1- e α_2-adrenérgicos, foram demonstrados no tecido do corpo cavernoso humano (Prieto, 2008). Os achados científicos sustentam uma predominância funcional de receptores α_1-adrenérgicos pós-juncionais para contração e de receptores α_2-adrenérgicos pré-juncionais para inibição, não só da liberação de noradrenalina, como também de NO (Prieto, 2008). A noradrenalina, liberada de nervos adrenérgicos, estimula os receptores adrenérgicos presentes nos vasos penianos e no corpo cavernoso, produzindo uma contração que envolve a entrada de Ca^{2+} via canais de cálcio, bem como mecanismos de sensibilização ao cálcio mediados pela proteína quinase C, tirosina quinases e Rho-quinase (Andersson, 2011).

A endotelina 1, sintetizada pelo endotélio, é um vasoconstritor mais potente do que a adrenalina e foi sugerida como sendo mediador de detumescência (Holmquist et al., 1990; Saenz de Tejada et al., 1991a). A endotelina 1 induz contrações de desenvolvimento lentas e de longa duração em diferentes músculos lisos do pênis: corpo cavernoso, artéria cavernosa, veia dorsal profunda e veias circunflexas penianas. A endotelina também potencializa os efeitos constritores das catecolaminas sobre a musculatura lisa trabecular (Christ et al., 1995b). Dois receptores de endotelina, endotelina A e endotelina B, medeiam

TABELA 26-6 Regiões de Ativação Cerebral Comuns com Estímulos Sexuais Visuais*

REGIÕES DE ATIVAÇÃO CEREBRAL	ASSOCIAÇÃO FUNCIONAL
Córtex temporal inferior bilateral (direito > esquerdo)	Área de associação visual
Ínsula direita	Processa informação somatossensorial com estados motivacionais
Córtex frontal inferior direito	Processa informação sensorial
Córtex cingulado anterior esquerdo	Controla as funções autônoma e neuroendócrina
Giro occipital direito	Processamento visual
Hipotálamo direito	Comportamento de cópula masculino
Caudado esquerdo (estriado)	Processa a atenção e guia a responsividade a novos estímulos ambientais

*Essas regiões mostram ativação com estímulos sexuais visuais, em múltiplos estudos.

TABELA 26-7 Centros Cerebrais do Orgasmo

	ÁREAS CEREBRAIS	RELEVÂNCIA
Atividade aumentada: área primária	Zona de transição mesodiencefálica (incluindo a área tegumentar ventral)	Centro de "recompensa" também ativado por opiáceo
Atividade aumentada: áreas secundárias	Campo tegumentar lateral mesencefálico, zona incerta, núcleo subparafascicular; núcleos talâmicos ventroposterior, de linha média e intralaminar. Putame lateral e partes adjacentes do *claustrum*. Áreas de Broadmann 7/40, 18, 21, 23 e 47, exclusivamente no lado direito	
Atividade aumentada: outra área	Cerebelo	Processamento emocional
Atividade diminuída	Amígdala e córtex entorrinal adjacente	

os efeitos biológicos da endotelina no tecido vascular: os receptores de endotelina A medeiam a contração, enquanto os receptores de endotelina B induzem o relaxamento.

Vários prostanoides constritores, incluindo prostaglandina I$_2$ (PGI$_2$), prostaglandina F$_{2\alpha}$ (PGF$_{2\alpha}$) e tromboxano A$_2$ (TXA$_2$), são sintetizados pelo tecido cavernoso humano. Estudos *in vitro* demonstraram que os prostanoides são responsáveis pelo tônus e pela atividade espontânea do músculo trabecular isolado (Christ et al., 1990). A caracterização funcional dos receptores de prostanoides nas musculaturas lisas trabecular e arterial peniana humana revelou que apenas os receptores de TXA$_2$ (RTXA$_2$) medeiam os efeitos contráteis dos prostanoides nesses tecidos (Ângulo et al., 2002). Ainda, foi observado *in vitro* que os prostanoides constritores, liberados de modo simultâneo com NO, atenuam o efeito dilatador do NO (Azadzoi et al., 1992; Minhas et al., 2001).

O sistema renina-angiotensina (SRA) também pode exercer papel significativo na manutenção do tônus da musculatura lisa peniana. O SRA compreende dois grandes braços: um vasoconstritor/proliferativo, em que o principal mediador é a angiotensina II atuando em receptores de angiotensina (AT1); e outro vasodilatador/antiproliferativo, em que o principal efetor é a angiotensina-(1-7) atuando via receptor mas acoplado à proteína G (Sousa et al., 2010). Os mediadores e receptores de ambos os braços foram demonstrados no corpo cavernoso. O sistema SRA pode ter papel duplo na função erétil: pró-detumescência mediada pelo eixo angiotensina II/AT1 e pró-ereção mediada pelo eixo angiotensina-(1-7)-Mas. Uckert et al. (2012) também relataram uma diminuição dos níveis sanguíneos cavernosos de neuropeptídeo Y durante a excitação sexual e sugeriram que o neuropeptídeo Y pode contribuir para a manutenção do pênis em estado flácido. Em adição, foi demonstrado que o endotélio libera vasoconstritores potentes, incluindo endoperóxidos, TXA$_2$ e ânions superóxido.

De acordo com o consenso atual, a manutenção da musculatura lisa intracorporal em estado semicontraído (flácido) provavelmente resulta de três fatores: atividade miogênica intrínseca (Andersson e Wagner, 1995); neurotransmissão adrenérgica; e fatores contráteis derivados do endotélio, como angiotensina II, PGF$_{2\alpha}$ e endotelina 1. A detumescência após a ereção pode resultar da interrupção na liberação de NO, quebra de monofosfato de guanosina cíclico (cGMP) por PDE e/ou na descarga simpática durante a ejaculação.

Ereção. Foi demonstrado que a acetilcolina é liberada mediante estimulação por campo elétrico do tecido erétil humano (Blanco et al., 1988). Traish et al. (1990) relataram que a densidade de receptores muscarínicos no tecido cavernoso está na faixa de 35 a 65 fmol/mg de proteína e na membrana da célula endotelial varia de 5 a 10 fmol/mg de proteína. Entretanto, a injeção intravenosa ou intracavernosa de atropina falhou em abolir a ereção induzida por neuroestimulação elétrica em animais (Stief et al., 1989a) e por estímulos eróticos em homens (Wagner e Uhrenholdt, 1980). **Embora a acetilcolina não seja o neurotransmissor predominante, ela contribui de modo indireto para a ereção peniana através da inibição pré-sináptica de neurônios adrenérgicos e pela estimulação de liberação de NO pelas células endoteliais** (Saenz de Tejada et al., 1989a).

A maioria dos pesquisadores atualmente concorda que o NO liberado por neurotransmissão não adrenérgica/não colinérgica e a partir do endotélio é o principal neurotransmissor a mediar a ereção peniana. O NO aumenta a produção de cGMP, o qual relaxa o músculo liso cavernoso (Ignarro et al., 1990; Kim et al., 1991; Burnett et al., 1992; Rajfer et al., 1992; Trigo-Rocha et al., 1993; Andersson, 2011). **O consenso é que o NO derivado da óxido nítrico sintase neuronal (nNOS) nos nervos nitrérgicos é responsável pela iniciação, por meio da qual o NO oriundo da óxido nítrico sintase endotelial (eNOS) contribui para a manutenção do relaxamento do músculo liso e da ereção** (Hurt et al., 2002). (Para uma discussão mais detalhada sobre NO, leia as seções específicas sobre óxido nítrico.)

À parte de seu papel na liberação de vasoconstritores, o endotélio também pode liberar fatores que induzem relaxamento do músculo liso, incluindo monóxido de carbono (CO), fator hiperpolarizador derivado do endotélio (EDHF), prostaciclina (PGI$_2$) e endotelina (que pode induzir relaxamento via ativação de receptores de endotelina B).

Interações entre Nervos e Neurotransmissores. Foi demonstrado que a acetilcolina, atuando em receptores pré-sinápticos dos neurônios adrenérgicos, modula a liberação de noradrenalina (Saenz de Tejada et al., 1989b), que também pode ser inibida pela PGE$_1$ (Molderings et al., 1992). No corpo cavernoso humano, as respostas noradrenérgicas estão sob controle nitrérgico. Por outro lado, os neurônios adrenérgicos, via receptores pré-juncionais α$_2$, também podem regular a liberação de NO.

Vários estudos demonstraram que a interação entre os dois sistemas também ocorre na musculatura lisa (Brave et al., 1993; Angulo et al., 2001a). A via de NO-cGMP-proteína quinase G (PKG)-1 pode levar à inibição em vários sítios na via contrátil noradrenérgica no músculo liso vascular, comprometendo a produção de inositol 1,4,5-trifosfato (IP3) pela fosfolipase C (Hirata et al., 1990), a atividade do receptor de IP3 (Schlossmann et al., 2000) e a via RhoA/Rho-quinase (Sauzeau et al., 2000). Entretanto, os sítios de interação ainda não foram identificados no músculo liso peniano. Um desequilíbrio nitrérgico-noradrenérgico devido à neurotransmissão nitrérgica defeituosa foi implicado no tecido peniano de pacientes e em modelos experimentais de animais com DE (Christ et al., 1995a; Cellek et al., 1999). Similarmente à interação entre as vias nitrérgica e noradrenérgica, foi demonstrado que as ações vasoconstritoras da endotelina são inibidas pelo NO durante a ereção (Mills et al., 2001).

Foram relatados numerosos fatores que aumentam a atividade do NOS e a liberação de NO, incluindo oxigênio molecular, andrógenos, administração prolongada de L-arginina e repetidas injeções intracavernosas de PGE$_1$ (Kim et al., 1993; Escrig et al., 1999; Marin et al., 1999). A atividade diminuída de NOS foi associada a castração, desnervação, hipercolesterolemia e diabetes melito. Também pode haver interação de diferentes tipos de NOS. Exemplificando, foi demonstrado que a atividade de nNOS diminui e os níveis de óxido nítrico sintase induzível (iNOS) aumentam após a injeção de fator transformador do crescimento (TGF)-β1 no pênis (Bivalacqua et al., 2000). Também há relatos de níveis de eNOS significativamente aumentados em camundongos nocauteados para nNOS (Burnett et al., 1996).

Em um estudo sobre neurotransmissores nos corpos cavernoso e esponjoso de humanos, Hedlund et al. (2000b) relataram que o transportador de acetilcolina vesicular, o polipeptídeo intestinal vasoativo (VIP) e a nNOS são encontrados nos mesmos terminais nervosos. Os nervos positivos para tirosina hidroxilase não contêm transportador de acetilcolina vesicular, VIP nem NOS. As enzimas heme oxigenase (HO), HO-1 e HO-2, além da eNOS, estão localizadas no endotélio. A interação desses neurotransmissores pode modificar o efeito da ativação parassimpática e simpática sobre a função peniana.

Papel da Cavéola. Cavéolas são microdomínios invaginados de membrana plasmática ricos em eNOS e caveolinas, bem como em colesterol, esfingolipídeos e proteínas ligadas a glicosil-fosfatidilinositol. Em adição, as cavéolas contêm outras numerosas proteínas sinalizadoras, como os receptores com sete domínios transmembrana, proteínas G, adenilato ciclase, fosfolipase C, proteína quinase C, bombas de cálcio e canais de cálcio. A expressão diminuída de caveolina-1 foi relatada no músculo liso cavernoso de ratos idosos (Bakircioglu et al., 2001). Linder et al. (2006) demonstraram que a ereção peniana requer associação de guanilil ciclase solúvel com caveolina-1 endotelial no corpo cavernoso de ratos. Shakirova et al. (2009) relataram que o relaxamento nervo-mediado de tecido peniano em camundongos deficientes de caveolina-1 estava comprometido. A caveolina-1, tanto no músculo liso cavernoso como no endotélio, diminui após a lesão bilateral do nervo cavernoso (Becher et al., 2009). Em um modelo experimental de ratos com diabetes induzido por frutose e estreptozotocina, Elçioglu et al. (2010) relataram atenuação das respostas de ereção em ambos os grupos diabéticos, expressão aumentada de caveolina-1 e diminuição da atividade de eNOS com diminuição concomitante da síntese de NO. Esses relatos sugerem fortemente que as cavéolas e as caveolinas estão envolvidas na regulação da função peniana.

Neurotransmissores Centrais e Neuropeptídeos. Numerosos neurotransmissores e neuropeptídeos foram implicados na regulação da **função sexual. Os principais são dopamina, oxitocina, NO, noradrenalina, serotonina (5-hidroxitriptamina [5-HT]) e prolactina. Em geral, os receptores dopaminérgicos e adrenérgicos promovem a função sexual, enquanto os receptores de 5-HT a inibem** (Foreman & Wernicke, 1990). Os andrógenos também exercem papel importante na modulação do efeito dos transmissores.

Dopamina. Existem muitos sistemas dopaminérgicos no cérebro, com axônios ultracurtos, intermediários e longos. Os corpos celulares estão localizados no tegumento ventral, na substância negra e no hipotálamo.

Um desses sistemas dopaminérgicos, o sistema tuberoinfundibular, secreta dopamina dentro dos vasos porta hipofisários, para inibir a secreção de prolactina (Ganong, 1999a). Cinco receptores de dopamina diferentes foram clonados (D_1 a D_5) e vários desses receptores existem em múltiplas formas (Ganong, 1999b). **Em homens, a apomorfina, que estimula os receptores D_1 e D_2, induz ereção não acompanhada de excitação sexual** (Danjou et al., 1988). Os neurocientistas descobriram que os receptores de dopamina (D_2, D_3 e D_4), nNOS e oxitocina são coexpressos nos corpos celulares dos neurônios oxitocinérgicos no núcleo periventricular (NPV) e na área pré-óptica medial (APOM) (Xiao et al., 2005; Baskerville et al., 2009). Em ratos machos, a injeção de agonistas dopaminérgicos no NPV com a finalidade de estimular os receptores D_2 não D_3 ou D_4, aumenta o influxo de Ca^{2+} nos corpos celulares dos neurônios oxitocinérgicos. Isso aumenta a produção de NO, que ativa a neurotransmissão oxitocinérgica em áreas cerebrais extra-hipotalâmicas e na medula espinal, levando à ereção peniana e a bocejos. A estimulação dos receptores D_4 também aumenta o influxo de Ca^{2+} e a produção de NO, levando à ereção peniana, mas não a bocejos. Mesmo assim, os receptores D_4 parecem exercer apenas um papel modesto no efeito pró-erétil (Melis e Argiolas, 2011).

O agonista dopaminérgico na forma de apomorfina sublingual é disponibilizado para o tratamento de DE em muitos países, porém sua utilidade é limitada em decorrência de seu efeito emético.

Oxitocina. A oxitocina é um hormônio neural secretado pelos neurônios na circulação. A oxitocina é encontrada na glândula hipófise posterior, mas por ser encontrada também nos neurônios que se projetam do NPV para tronco encefálico e medula espinal, funciona ainda como neurotransmissor. O seu nível sanguíneo aumenta durante a atividade sexual em seres humanos e animais. A oxitocina é um potente indutor de ereção peniana quando injetada no sistema nervoso central (SNC). Em ratos, a área cerebral mais sensível ao efeito pró-erétil da oxitocina é o NPV do hipotálamo. A liberação de oxitocina após a estimulação dos receptores de dopamina no NPV influencia os efeitos apetitivos e reforçadores da atividade sexual (Succu et al., 2007). Como mencionado antes, os neurônios presentes na área paraventricular contêm NOS e, como os inibidores de NOS previnem a ereção induzida por apomorfina e por oxitocina, fica evidente que a oxitocina atua sobre neurônios cuja atividade depende de certos níveis de NO (Vincent e Kimura, 1992; Melis e Argiolas, 2011).

Óxido Nítrico. O NO medeia a ereção peniana ao nível do NPV (Melis et al., 1998) e, em outros níveis da via neural, sustenta a resposta sexual. A presença de NO e a guanilil ciclase solúvel necessária para gerar cGMP são vistas em todo o cérebro humano. A via do NO/cGMP (ver adiante) é afetada pelo envelhecimento do cérebro e oferece um sítio potencialmente significativo, ainda que inexplorado, para mediar os efeitos deletérios da idade sobre a função sexual (Ibarra et al., 2001). Uma redução da proteína nNOS no NPV levando ao embotamento da resposta erétil foi relatada em ratos com diabetes induzido por estreptozotocina (Zheng et al., 2007). Em animais, a testosterona aumenta a NOS na APOM. O NO aumenta tanto a liberação de dopamina basal como a estimulada pelo sexo feminino, o que facilita a cópula e os reflexos genitais. Em roedores, as ereções induzidas por agonistas de receptor de dopamina foram abolidas com a castração e a reposição de testosterona restaurou a função erétil (Hull et al., 1999).

Serotonina. Neurônios contendo 5-HT têm seus corpos celulares nos núcleos da rafe mediana do tronco encefálico e se projetam para uma parte do hipotálamo, do sistema límbico, do neocórtex e da medula espinal (Ganong, 1999a). Atualmente, os receptores 1 a 7 de 5-HT foram clonados e caracterizados. Juntamente ao grupo da $5-HT_1$ estão os subtipos de $5-HT_1$ A, B, D, E e F. Juntamente ao grupo da $5-HT_2$ estão os subtipos de $5-HT_2$ A, B e C. Existem dois subtipos de $5-HT_5$: $5-HT_{5A}$ e $5-HT_{5B}$ (Ganong, 1999b). **Dados farmacológicos gerais indicam que as vias de 5-HT inibem a cópula, porém a 5-HT pode ter efeitos facilitadores e inibitórios sobre a função sexual, dependendo do subtipo de receptor, da localização do receptor e da espécie investigada** (de Groat e Booth, 1993). Andersson e Wagner (1995) resumiram os resultados da administração de agonistas seletivos e antagonistas, da seguinte forma: os agonistas do receptor de $5-HT_{1A}$ inibem a atividade erétil e auxiliam a ejaculação; a estimulação dos receptores de $5-HT_{2C}$ causa ereção; e os agonistas de $5-HT_2$ inibem a ereção e auxiliam a emissão de sêmen e a ejaculação. Do mesmo modo, Steers e de Groat (1989) demonstraram o aumento dos disparos do nervo cavernoso e da ereção com a administração de *m*-clorofenilpiperazina, um agonista de receptor de $5-HT_{2C}$, em ratos. Aplicando um novo agonista de receptor de $5-HT_{2C}$ (YM348) e o antagonista SB242084, Kimura et al. (2006) confirmaram o efeito pró-erétil da estimulação do receptor de $5-HT_{2C}$ em ratos. Em ratos, as vias de 5-HT, dopamina, oxitocina e melanocortina estão comprovadamente envolvidas na indução de ereções penianas. Kimura et al. (2008) sugeriram que os receptores de $5-HT_{2C}$ presentes nos sítios espinais lombossacrais medeiam não só a ação da dopamina-oxitocina-5-HT, como também os efeitos da melanocortina sobre as ereções penianas. Sugeriram ainda que a via da 5-HT está localizada distalmente em relação às vias da melanocortina e da dopamina-oxitocina.

Acredita-se que a 5-HT seja um transmissor inibitório no controle do impulso sexual (Foreman et al., 1989). A libido suprimida foi relatada em pacientes que faziam uso de fenfluramina, um agente liberador de 5-HT, enquanto a libido elevada ocorreu em pacientes que usavam buspirona, um supressor neuronal de 5-HT (Buffum, 1982).

Noradrenalina. Os corpos celulares dos neurônios contendo noradrenalina estão localizados no *locus ceruleus*, enquanto o grupo de células A5-catecolaminérgicas está na ponte e medula. Os axônios desses neurônios noradrenérgicos sobem para inervar os núcleos paraventriculares, supraópticos e periventriculares do hipotálamo, tálamo e neocórtex. Esses axônios também descem dentro da medula espinal e do cerebelo. **A transmissão da noradrenalina central parece ter efeito positivo sobre a função sexual.** Em seres humanos e ratos, a inibição da liberação de noradrenalina pela clonidina, um agonista α_2-adrenérgico, está associada à diminuição do comportamento sexual, enquanto a ioimbina, um antagonista de receptor α_2, apresentou aumento da atividade sexual (Clark et al., 1985). Os β-bloqueadores também foram implicados na disfunção sexual, provavelmente por causa de seus efeitos colaterais centrais, como sedação, distúrbios do sono e depressão.

Melanocortinas. O receptor de melanocortina-4 (MC4R), implicado no controle da ingesta de alimentos e no gasto de energia, também modula a função erétil e o comportamento sexual. As evidências que sustentam essa noção são baseadas em vários achados, tais como: (1) um agonista de MC4R não peptídico altamente seletivo aumenta a atividade erétil iniciada pela estimulação elétrica do nervo cavernoso em camundongos do tipo selvagem, mas não em camundongos deficientes de MC4R; (2) o comportamento de cópula é estimulado pela administração de um agonista seletivo de MC4R e está suprimido em camundongos que não expressam MC4R; (3) a reação em cadeia da polimerase transcriptase reversa e os métodos não baseados na reação em cadeia da polimerase demonstram a expressão de MC4R no pênis de ratos e de seres humanos, e em medula espinal, hipotálamo, tronco encefálico e gânglio pélvico de ratos (principal centro autônomo de retransmissão para o pênis), mas não em células musculares lisas primárias do corpo cavernoso de ratos; e (4) a hibridização *in situ* do tecido glandar a partir de pênis humano e de ratos revela a expressão de MC4R em fibras nervosas e mecanorreceptores na glande. Avaliados em conjunto, esses dados implicam o MC4R na modulação da função erétil peniana e fornecem evidências de que as respostas pró-eréteis mediadas por MC4R podem ser ativadas através do circuito neuronal nos centros eréteis medulares espinais e nos terminais nervosos aferentes do pênis (Van der Ploeg et al., 2002).

Prolactina. **Níveis aumentados de prolactina suprimem a função sexual em homens e animais de experimentação. Em ratos, níveis altos de prolactina diminuem o reflexo genital e perturbam o comportamento de cópula** (Rechman et al., 2000). É sugerido que o mecanismo de ação da prolactina se dá pela inibição da atividade dopaminérgica na APOM e pela diminuição da testosterona. Juntamente a isso, a prolactina pode exercer efeito direto sobre o pênis através de sua ação contrátil sobre o músculo liso cavernoso (Ra et al., 1996). Em um estudo sobre atividade sexual de homens casados que tinham DE, foi observado que os homens com inatividade sexual apresentavam média significativamente maior de níveis de prolactina (Paick et al., 2006) (Tabela 26-8).

Ácido γ-aminobutírico. A atividade do ácido γ-aminobutírico (GABA) no NPV fornece um mecanismo para equilibrar (inibir) a sinalização pró-erétil. A administração sistêmica ou a injeção intratecal ao nível lombossacral de baclofeno, agonista de receptor de $GABA_B$, diminuiu a frequência das ereções em ratos (Bitran e Hull, 1987). A ativação de receptores de $GABA_A$ no NPV diminuiu a ereção peniana e os bocejos de ratos machos induzidos por apomorfina, *N*-metil-D-aspartato e oxitocina (Melis e Argiolas, 2002).

TABELA 26-8 Neurotransmissores Centrais e suas Funções

NEUROTRANSMISSOR	RECEPTOR E FUNÇÃO
Dopamina	Receptores D1 e D4 — aumentam a ereção
	Receptor D2 — aumenta a emissão de sêmen
Serotonina (5-HT)	5-HT — inibe o impulso sexual e o reflexo sexual espinal
	5-HT1A — inibe a ereção, facilita a ejaculação
	5-HT2C — aumenta a ereção
Noradrenalina	Intensifica a função sexual
Ácido γ-aminobutírico	Inibe sinais eréteis
Opioides	Inibe a ereção peniana
Canabinoides	Inibe a função sexual
Oxitocina	Aumenta o apetite e os efeitos reforçadores da atividade sexual
Óxido nítrico	Medeia a ereção no núcleo paraventricular
Melanocortina	MCR4 — aumenta a ereção
Prolactina	Suprime a função sexual

Opioides. Os opioides endógenos são conhecidos por afetarem a função sexual, porém o seu mecanismo de ação é desconhecido. A injeção de pequenas quantidades de morfina na APOM auxilia o comportamento sexual em ratos. Entretanto, doses maiores inibem a ereção peniana e o bocejo induzidos pela oxitocina ou apomorfina. É sugerido que os opiáceos endógenos podem exercer controle inibitório sobre a transmissão oxitocinérgica central (Argiolas, 1992). A injeção de morfina no NPV do hipotálamo previne as ereções penianas que não são por contato e compromete a cópula em ratos. Especula-se que o NO intracelular possa estar envolvido nesse processo (Melis et al., 1999).

Canabinoides. A ativação do receptor de canabinoide CB₁ inibe a função sexual modulando os neurônios oxitocinérgicos paraventriculares, mediadores da ereção. O antagonismo dos receptores CB₁ no NPV de ratos machos induz ereção peniana, a qual parece envolver ácido glutâmico e NO (Melis et al., 2004; 2006).

Fisiologia do Músculo Liso

Em contraste com muitos outros tipos de músculo liso, o músculo liso do corpo cavernoso está em estado contraído na maior parte do tempo. Em um estudo sobre as isoformas de miosina presentes nas células de músculo liso do corpo cavernoso, DiSanto et al. (1998) relataram que sua constituição geral está entre o observado na musculatura lisa da aorta e a da bexiga, que em geral expressam características dos tipos tônico e fásico, respectivamente. A atividade contrátil espontânea do músculo liso cavernoso foi registrada *in vitro* e *in vivo*. Em um estudo feito com homens, Yarnitsky et al. (1995) encontraram dois tipos de atividade elétrica registradas a partir do corpo cavernoso: espontânea e atividade-induzida. Berridge (2008) propôs que as contrações rítmicas do músculo liso do corpo cavernoso dependem de um marca-passo endógeno controlado por um oscilador citosólico de Ca^{2+} que periodicamente libera Ca^{2+} do retículo sarcoplasmático. Esse oscilador citosólico pode ser modulado por neurotransmissores e hormônios.

Mecanismo Molecular da Contração Muscular Lisa

A contração do músculo liso é controlada por dois fatores principais: a concentração citosólica do cálcio e a sinalização de Rho-quinase (Berridge, 2008). A contração muscular lisa pode ocorrer com ou sem alteração do potencial de membrana (Somlyo e Somlyo 2000; Berridge, 2008).

Cálcio Citosólico Livre. A contração muscular lisa é regulada pelo cálcio intracelular livre (Ca^{2+}) atuando através da calmodulina. A calmodulina ligada ao cálcio sofre alteração conformacional, com consequente aumento da afinidade pela quinase da cadeia leve da miosina (MLC, do inglês, *myosin light chain*). A MLC quinase é ativada pela ligação do complexo cálcio-calmodulina, levando à fosforilação do resíduo serina-19 da MLC$_{20}$ regulatória. Em presença de trifosfato de adenosina (ATP), essa fosforilação permite que a actina ative a ATPase da miosina e inicie um ciclo de pontes cruzadas. A hidrólise de ATP pela ATPase supre a energia necessária ao processo de contração (Fig. 26-9). O processo contrátil muscular termina quando a MLC$_{20}$ é desfosforilada (inativada) pela fosfatase da cadeia leve de miosina (MLCP). A MLCP é uma holoenzima que consiste em um tipo de fosfatase 1 (PP1c); uma subunidade dirigida à miosina (MYPT1); e ainda uma subunidade de 20 kD de função desconhecida (Hersch et al., 2004; Ito et al., 2004).

Via de Sinalização de Rho-quinase (Via da Sensibilidade ao Cálcio). Teoricamente, a inibição de MLCP pode levar ao aumento da contração do músculo liso. Isso também é denominado *via de sensibilização do cálcio*. A atividade de MLCP pode ser modulada pela sinalização Rho/Rho-quinase (Fig. 26-10). A ativação agonista causa dissociação de RhoA do inibidor de dissociação Rho-guanina e ativa a Rho-quinase. A fosforilação da subunidade regulatória da MLCP pelo Rho-quinase inibe a atividade de fosfatase e intensifica a resposta contrátil (Hirano, 2007). A RhoA e a Rho-quinase são expressas no músculo liso peniano (Rees et al., 2002; Wang et al., 2002). O consenso emergente é o de que a contração fásica do músculo liso peniano é regulada pelo aumento do Ca^{2+} citosólico e a contração tônica é governada pelas vias de sensibilização do Ca^{2+} (Cellek et al., 2002). Vários estudos sugerem que o NO regula a atividade de RhoA/Rho-quinase (Bivalacqua et al., 2007; Priviero et al., 2010) e Chitaley et al. (2001) relataram que o antagonismo da Rho-quinase estimulou a ereção peniana em ratos.

Estado de Trava: Uma Característica Exclusiva da Contração Muscular Lisa. O músculo liso tem a capacidade de manter a tensão por períodos prolongados, com gasto energético mínimo. Esta eficiência é denominada estado de *trava* (originalmente *latch state*) e é decisiva para sustentar o tônus "basal" do músculo liso. Foi proposto que a miosina desfosforilada permanece ligada à actina em estado de alta afinidade, para ajudar a estabilizar o estado de trava. Outros propuseram ainda que a calponina participa do estado de trava ligando simultaneamente actina e miosina, para estabilizar as interações de ponte cruzada e a baixa taxa de separação (Szymanski, 2004).

Vias Envolvendo Inositol 1,4,5-Trifosfato, 1,2-Diacilglicerol e Proteína Quinase C. Os agonistas vasoconstritores, como noradrenalina (receptores α_1-adrenérgicos), endotelina 1 (receptores de endotelina A), angiotensina II (receptores AT1), prostaglandina $F_{2\alpha}$ (receptores PF) e TXA$_2$ (receptores TP), se ligam aos seus respectivos receptores para ativar Gq, que então estimula a fosfolipase Cβ. Essa enzima ligada à membrana hidrolisa fosfatidilinositol 4,5-bifosfato para liberar IP$_3$ e 1,2-diacilglicerol. IP$_3$ se liga a receptores específicos (receptor de IP$_3$) no retículo endoplasmático liso, para estimular a liberação de Ca^{2+} das reservas intracelulares. A ligação de IP$_3$ a esses receptores não só ativa o canal, mas também aumenta a sensibilidade do receptor de IP$_3$ ao Ca^{2+} e auxilia a **liberação de cálcio induzida por cálcio**.

Outro mecanismo de aumento de Ca^{2+} intracelular consiste em permitir a entrada de Ca^{2+} extracelular via **canais operados por receptor**, sem alteração do potencial de membrana (Large, 2002). Noradrenalina, endotelina, vasopressina e angiotensina II causam a abertura de canais de cátion não seletivos, permeáveis ao Ca^{2+}.

Mecanismo Molecular de Relaxamento do Músculo Liso

Após a contração, o relaxamento do músculo se segue à diminuição do Ca^{2+} livre no sarcoplasma. A calmodulina se dissocia da MLC quinase e a inativa. A miosina é desfosforilada pela MLCP e se separa do filamento de actina e o músculo então relaxa (Fig. 26-11) (Walsh, 1991).

Outro mecanismo de relaxamento do músculo liso é via monofosfato de adenosina cíclico (cAMP) e cGMP, que são os dois mensageiros secundários principais envolvidos no relaxamento do

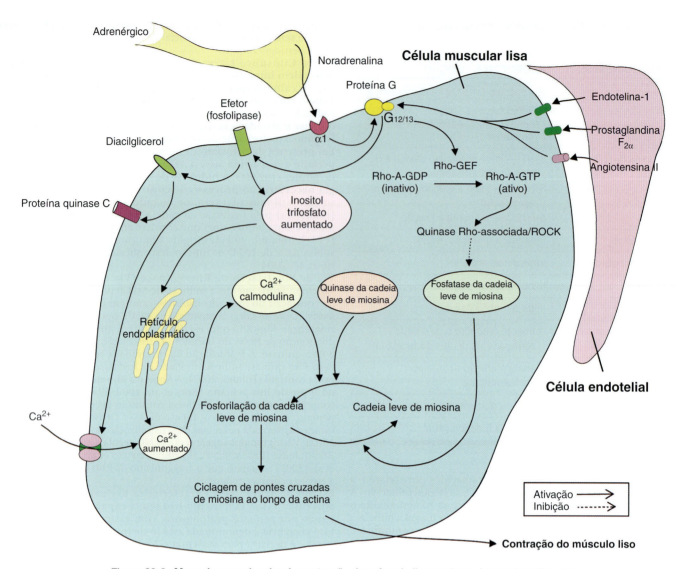

Figura 26-9. Mecanismo molecular da contração do músculo liso peniano. A noradrenalina das terminações nervosas simpáticas e as endotelinas, angiotensina II e prostaglandina $F_{2\alpha}$ do endotélio ativam receptores presentes nas células musculares lisas e iniciam a cascata de reações que eventualmente resulta em elevação das concentrações intracelulares de cálcio, ativação de Rho-quinase e contração do músculo liso. A proteína quinase C é um componente regulatório da fase Ca^{2+}-independente sustentada de respostas contráteis induzidas por agonista. GDP, difosfato de guanosina; GEF, fator de troca de nucleotídeo guanina; GTP, trifosfato de guanosina.

músculo liso. Ambos ativam proteínas quinases dependentes de cAMP e cGMP, que fosforilam certas proteínas e canais iônicos, resultando em (1) abertura de canais de potássio e hiperpolarização; (2) sequestro de cálcio intracelular pelo retículo endoplasmático; e (3) inibição dos canais de cálcio dependentes de voltagem, bloqueando o influxo de cálcio. A consequência é uma diminuição do cálcio livre no citosol e o relaxamento do músculo liso.

Via de Sinalização do Monofosfato de Adenosina Cíclico. As moléculas sinalizadoras que atuam na via do cGMP são NO, CO, sulfeto de hidrogênio (H_2S) e peptídeos natriuréticos.

Óxido Nítrico. Devido ao seu pequeno tamanho, o NO consegue se difundir dentro da célula-alvo, onde interage com moléculas contendo ferro presentes em um heme ou complexo ferro-enxofre. O receptor mais relevante, do ponto de vista fisiológico, para o NO é a guanilil ciclase solúvel (sGC) e a via NO-sGC-cGMP é responsável pelo efeito de vasorrelaxamento de muitos vasodilatadores dependentes do endotélio, incluindo histamina, estrógenos, insulina, hormônio liberador de corticotropina, nitrovasodilatadores e acetilcolina. Essa via também é responsável principalmente pela ereção peniana fisiológica.

A síntese de NO é catalisada pela NOS, que converte L-arginina e oxigênio em L-citrulina e NO. A NOS existe como três isoformas distintas em mamíferos: nNOS e eNOS são expressas de modo preferencial em neurônios/nervos e células endoteliais, respectivamente; e a iNOS é expressa em quase todos os tipos celulares. Todas as três isoformas de NOS foram identificadas no corpo cavernoso, com nNOS e eNOS sendo consideradas responsáveis pela iniciação e sustentação da ereção, respectivamente (Hurt et al., 2002; Musicki et al., 2009). Uma variante da nNOS (nNOS peniana) foi identificada em duas isoformas distintas no pênis de ratos e camundongos (Magee et al., 1996). A eNOS tem papel indispensável na ereção peniana e sua atividade e biodisponibilidade são reguladas por múltiplos mecanismos, tais como fosforilação de eNOS, interação de eNOS com proteínas reguladoras e vias contráteis e ações de espécies reativas de oxigênio. A disponibilidade de NO endotelial pode ser alterada na DE vasculogênica. A inibição da expressão de nNOS foi observada no corpo cavernoso de ratos idosos (Carrier et al., 1997), ratos castrados (Penson et al., 1996) e ratos diabéticos (Rehman et al., 1997).

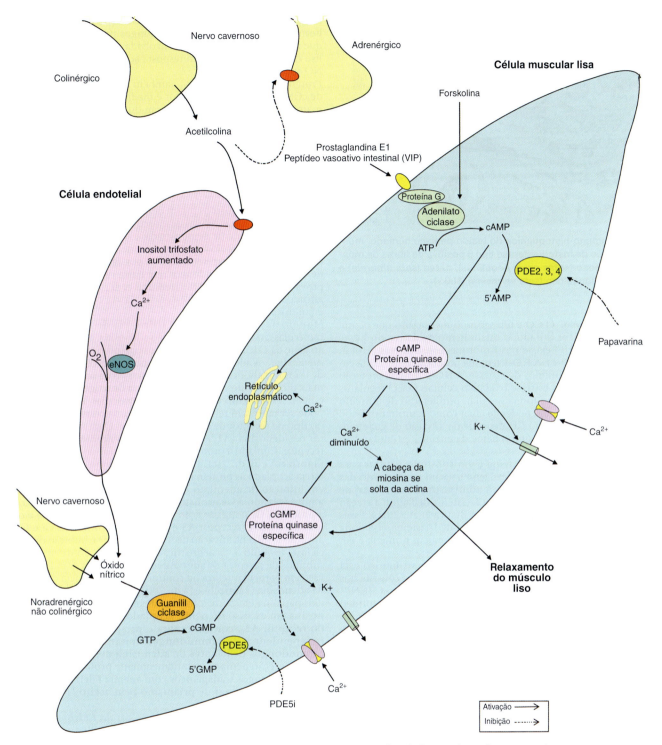

Figura 26-10. **Mecanismo molecular do relaxamento do músculo liso peniano. Os mensageiros secundários intracelulares que medeiam o relaxamento do músculo liso, monofosfato de adenosina cíclico (cAMP) e monofosfato de guanosina cíclico (cGMP), ativam suas proteínas quinases específicas que fosforilam certas proteínas para levar a abertura dos canais de potássio, fechamento dos canais de cálcio e sequestro do cálcio intracelular pelo retículo endoplasmático. A resultante diminuição do cálcio intracelular leva ao relaxamento do músculo liso. O sildenafil inibe a ação da fosfodiesterase (PDE) tipo 5 e aumenta a concentração intracelular de cGMP. A papavarina é um inibidor inespecífico de fosfodiesterase. ATP, trifosfato de adenosina; eNOS, óxido nítrico sintase endotelial; GTP, trifosfato de guanosina.**

Foi demonstrado que a transferência do gene responsável pela nNOS ou eNOS para o pênis aumenta as respostas eréteis em ratos idosos (Champion et al., 1999; Magee et al., 2002), enquanto a transferência de gene de iNOS aumentou a pressão intracavernosa (Chancellor et al., 2003). Entretanto, apesar desses resultados encorajadores, camundongos com dano do gene de nNOS ou eNOS têm função erétil normal (Burnett et al., 1996, 2002). Mecanismos compensatórios, *splicing* alternativos de genes danificados (Ferrini et al., 2003) e/ou outros mecanismos desconhecidos estão possivelmente envolvidos na preservação da função erétil em camundongos nocauteados para NOS.

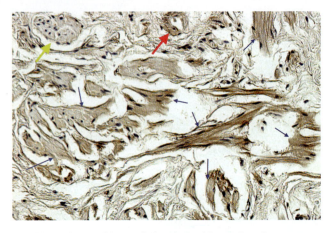

Figura 26-11. Imuno-histoquímica do tecido peniano humano, mostrando coloração de fosfodiesterase tipo 5 positiva de fibras de músculo liso cavernoso (*setas azuis pequenas*), nervo (*seta amarela*) e parede de vaso sanguíneo (*seta vermelha*) (100×).

Monóxido de Carbono. O CO é um segundo mensageiro que ocorre em sistemas biológicos durante o catabolismo oxidativo do heme pela enzima HO. A HO existe nas isoformas constitutivas (HO-2, HO-3) e induzível (HO-1). A HO-1 tem sua produção estimulada em resposta a múltiplos estímulos de estresse. A HO-1 confere proteção *in vitro* e *in vivo* contra o estresse oxidativo celular. O CO regula os processos vasculares, como tônus vascular, proliferação de músculo liso e agregação de plaquetas, podendo atuar como neurotransmissor. O efeito neurotransmissor do CO depende da ativação de guanilato ciclase pela ligação direta ao grupo heme da enzima, estimulando a produção de cGMP.

Sulfeto de Hidrogênio. A L-cisteína é um substrato natural para síntese de H_2S. L-cisteína ou H_2S exógeno causam relaxamento das tiras do corpo cavernoso humano. A administração intratecal de H_2S, hidrossulfeto de sódio (NaHS) ou L-cisteína deflagrou a ereção peniana em ratos (d'Emmanuele di Villa Bianca et al., 2011). Essas observações indicam que uma via funcional de L-cisteína/H_2S pode estar envolvida na mediação da ereção peniana em homens e em alguns mamíferos.

Peptídeos Natriuréticos. A família do peptídeo natriurético está envolvida na regulação da homeostasia cardiovascular e consiste nos peptídeos natriuréticos atrial (ANP), cerebral (BNP) e tipo C (CNP) (Matsuo, 2001). ANP e BNP são ligantes do receptor do peptídeo natriurético NPR-A, enquanto CNP é ligante do receptor de peptídeo natriurético NPR-B. Ambos os receptores são membros da família guanilil ciclase e também são chamados GC-A e GC-B.

Os efeitos do ANP, BNP e CNP sobre a produção de cGMP e o relaxamento do músculo liso do corpo cavernoso isolado de homens e animais, bem como em células de músculo liso cavernoso mantidas em cultura, foram investigados (Kim et al., 1998; Kuthe et al., 2003; Sousa et al., 2010). Os resultados indicam que o CNP é o peptídeo natriurético mais potente e relaxa o músculo liso cavernoso isolado ligando-se ao NPR-B. Entretanto, ainda não foi demonstrado se o CNP e o NPR-B atuam na ereção fisiológica.

Guanilil Ciclase. Em mamíferos, sete isoformas (GC-A a GC-G) de guanilil ciclase ligada à membrana (particulada) e uma isoforma solúvel (sGC) foram identificadas (Andreopoulos e Papapetropoulos, 2000). Embora não tenha sido comprovado que o sistema da guanilil ciclase ligada à membrana atue na ereção fisiológica, a expressão de GC-B no corpo cavernoso de seres humanos e ratos, bem como a indução do relaxamento do músculo liso cavernoso pelo CNP (ligante de GC-B), foi demonstrada (Guidone et al., 2002; Kuthe et al., 2003).

A isoforma solúvel, sGC, exerce papel central na função erétil porque fornece a ligação entre NO e cGMP, os quais representam as moléculas de sinalização extra e intracelular, respectivamente (Andersson, 2001). Como proteína heterodimérica, a sGC consiste nas subunidades α e β, cada uma das quais existindo como duas isoformas (α_1, α_2 e β_1, β_2) codificadas por dois genes separados (Andreopoulos e Papapetropoulos, 2000). Nimmegeers et al. (2008) avaliaram a importância funcional da isoforma sGCα1β1 no corpo cavernoso de homens sGCα1(−/−) e camundongos tipo selvagem, concluindo que a isoforma sGCα1β1 está envolvida no relaxamento do músculo liso do corpo cavernoso em resposta ao NO e aos estimuladores sGC NO-independentes.

Proteína Quinase C. A PKG, também chamada quinase dependente de cGMP, é o principal receptor e mediador dos sinais de cGMP. Em mamíferos, a PKG é encontrada em duas formas principais, PKG-I e PKG-II, que são codificadas por dois genes distintos. No músculo liso, apenas PKG-I é expressa e existe na forma de duas variantes de *splice* (PKG-Iα e PKG-Iβ).

cGMP e/ou PKG-I podem induzir relaxamento via ativação da bomba Ca^{2+}-ATPase na membrana plasmática, inibição da geração de IP_3, inibição de Rho-quinase, estimulação de MLCP e fosforilação de proteínas do choque térmico (Carvajal et al., 2000; Lincoln et al., 2001). Esses mecanismos foram demonstrados em várias células, mas sua relevância para as células de músculo liso nos tecidos genitais ainda não foi explicitamente demonstrada.

As tiras de músculo liso cavernoso de camundongos nocauteados para PKG-I não podem ser relaxadas por agentes que elevam os níveis de cGMP e esses camundongos têm baixa capacidade de reprodução, provavelmente devido à DE (Hedlund et al., 2000a). Essa observação afirma ainda mais o papel essencial da via cGMP/PKG-I na função erétil fisiológica.

Monofosfato de Adenosina Cíclico–Via de Sinalização. Entre as moléculas cAMP-sinalizadoras estão adenosina, peptídeos relacionados ao gene da calcitonina (CGRP), prostaglandinas e VIP.

Adenosina. A adenosina é liberada por várias células como resultado de taxas metabólicas aumentadas e suas ações sobre a vasculatura são mais proeminentes quando a demanda de oxigênio é alta (Tabrizchi e Bedi, 2001). Entretanto, a resposta vascular à ação da adenosina pode ser tanto um relaxamento como uma constrição, dependendo do tipo de receptor de adenosina ativado. Quatro subtipos de receptor de adenosina (A1, A2$_A$, A2$_B$, A3) pertencentes à superfamília do receptor acoplado à proteína G (GPCR) são atualmente reconhecidos (Tabrizchi e Bedi, 2001). Em geral, acredita-se que o receptor A1 esteja acoplado às proteínas Gi e Go, sendo que a sua ativação resulta em inibição de adenilato ciclase e ativação de fosfolipase C, com ambas levando à vasoconstrição. Os receptores A2 estão acoplados a proteínas Gs e sua ativação estimula a adenilato ciclase e o vasorrelaxamento. O receptor A3 é acoplado às proteínas Gi e Gq e sua ativação resulta na ativação da fosfolipase C/D e inibição da adenilato ciclase, levando à vasoconstrição. A distribuição diferencial desses subtipos de receptor de adenosina determina em grande parte se um vaso em particular relaxa ou contrai em consequência da estimulação da adenosina (Tabrizchi e Bedi, 2001). Não está claro se a adenosina tem papel na ereção fisiológica. **Mesmo assim, o acúmulo de adenosina em excesso no pênis, acoplado ao aumento da sinalização do receptor A2$_B$, contribui para o priapismo em duas linhagens independentes de camundongos mutantes. Uma dessas é a de camundongos deficientes de adenosina desaminase (os animais exibem ereção peniana espontaneamente prolongada) e a outra é a de camundongos transgênicos com anemia falciforme, um modelo experimental animal de priapismo bem aceito** (Bivalacqua et al., 2009; Dai et al., 2009).

Família do Peptídeo Relacionado ao Gene da Calcitonina. Peptídeo relacionado ao gene da calcitonina (CGRP), amilina e adrenomedulina são membros da família CGRP. Esses peptídeos de cadeia curta são vasodilatadores potentes liberados das fibras nervosas perivasculares. Atuam através do receptor análogo ao receptor de calcitonina, que pertence à superfamília CGRP (Conner et al., 2002).

Em ratos, foi observado que os níveis de CGRP em pênis, bexiga, rim, testículo e glândula suprarrenal aumentam gradativamente até a maturidade e, a partir de então, declinam rapidamente (Wimalawansa, 1992). Em pacientes com DE que receberam injeção intracavernosa de CGRP, houve aumento dose-relacionado no influxo arterial peniano e na ereção (Stief et al., 1991). A transferência genética de CGRP mediada por adenovírus também aumentou as respostas em ratos idosos, aparentemente via aumento dos níveis de cAMP nos corpos cavernosos (Bevilacqua et al., 2001).

Prostaglandinas. As prostaglandinas são uma família de eicosanoides capazes de iniciar numerosas funções biológicas. O modelo primordial da ação da prostaglandina é via receptores específicos de prostaglandina, os quais pertencem à família CGRP. Existem pelo menos nove subtipos conhecidos de receptor de prostaglandina em camundongos e seres humanos, além de diversas variantes de *splice* com terminais carboxil divergentes (Narumiya e FitzGerald, 2001). Quatro subtipos (EP1 a EP4) se ligam à PGE_2; dois (DP1 e DP2) se ligam à PGD_2 e os outros três subtipos (FP, IP, TP) se ligam à $PGF_{2\alpha}$ (FP), PGI_2 (IP) e TXA_2 (TP). Com base nos atributos da sinalização, os receptores de prostaglandina são classificados em três tipos. Os receptores de "relaxamento" IP, DP1, DP2 e EP4 são acoplados a uma proteína G contendo α_s e têm capacidade de estimular a adenilato ciclase a aumentar o cAMP intracelular. Os receptores "contráteis" EP1, FP e TP são acoplados a uma proteína G contendo α_q, que ativa a fosfolipase C em vez da adenilato ciclase. Esses receptores contráteis não sinalizam pela via do cAMP e o resultado de sua sinalização é o aumento do cálcio intracelular. O receptor EP3 também é um receptor contrátil, mas está acoplado a uma proteína G contendo α_i, que inibe a adenilato ciclase e assim promove diminuição da formação de cAMP.

Os corpos cavernosos de animais e de seres humanos produzem várias prostaglandinas, incluindo $PGF_{2\alpha}$, PGE_2, PGD_2, PGI_2 e TXA_2 (Moreland et al., 2001). Em estudos realizados com tecido peniano humano isolado, foi demonstrado que diferentes PG deflagram efeitos diferentes no corpo cavernoso humano, bem como no corpo esponjoso e na artéria cavernosa (Hedlund e Andersson, 1985). Embora $PGF_{2\alpha}$, PGI_2 e TXA_2 contraiam o corpo cavernoso e o corpo esponjoso, PGE_1 e PGE_2 (mas não PGI_2) relaxam os corpos cavernoso e esponjoso previamente contraídos com norepinefrina ou $PGF_{2\alpha}$. Embora a PGI_2 seja o vasorrelaxante predominante em vasos sanguíneos, sua ação no tecido erétil é contrátil ou neutra. Essa disparidade da ação de PGI_2 entre os vasos sanguíneos e o tecido erétil, bem como a diferença entre os efeitos da PGI_2, PGE_1 e PGE_2 no tecido erétil, é mais provavelmente devida às diferenças na distribuição dos receptores de prostaglandina. Outros estudos demonstraram que no corpo cavernoso os efeitos relaxantes dos prostanoides são mediados pelos receptores EP2 e/ou EP4 (para PGE_1 e PGE_2), mas não pelo receptor IP (para PGI_2) (Angulo et al., 2002).

Embora a produção de prostaglandinas e a expressão de receptores de prostaglandina no tecido erétil tenham sido demonstradas claramente, seus papéis na ereção fisiológica continuam indefinidos. **Os efeitos eretogênicos da PGE1 como agente farmacêutico foram extensivamente comprovados. Descrita pela primeira vez em 1998, a injeção intracavernosa de PGE1 é um dos tratamentos mais seguros e efetivos para DE** (Stackl et al., 1988). A aplicação transuretral é outra alternativa.

Peptídeo Vasoativo Intestinal. O pênis humano ou o pênis animal são ricamente supridos de nervos contendo VIP e peptídeos VIP-relacionados, como o polipeptídeo ativador de adenilato ciclase da hipófise. A maioria desses nervos também apresenta imunorreatividade à NOS, sendo que a colocalização de NOS e VIP junto aos nervos inerva os pênis tanto de animais como de seres humanos (Andersson, 2001). Dois subtipos de receptores de VIP, VPAC1 e VPAC2, pertencentes à família GPCR, foram clonados a partir de tecidos humanos e de ratos. O mRNA de VPAC2, porém não o VPAC1, foi identificado em cultura de células musculares lisas cavernosas de ratos (Guidone et al., 2002). Em cães, foi observado que a injeção intracavernosa de VIP induz ereção peniana (Juenemann et al., 1987b); em homens, uma ereção rígida não foi produzida, entretanto os índices de sucesso melhoram quando o VIP é combinado com papaverina e fentolamina (Kiely et al., 1989). Por outro lado, foi demonstrado que a liberação de VIP não é essencial ao relaxamento neurogênico do músculo liso cavernoso humano (Pickard et al., 1993), de modo que o papel fisiológico do VIP na ereção peniana continua não resolvido.

Adenilato Ciclase. As moléculas sinalizadoras na via do cAMP se ligam e ativam receptores de membrana citoplasmáticos específicos, que por meio de suas proteínas G acopladas ativam as adenilato ciclases. Até o momento, nove isoformas ligadas à membrana e uma forma solúvel de adenilato ciclase de mamíferos foram clonadas e caracterizadas (Patel et al., 2001). Apesar de diferentes adenilato ciclases ligadas à membrana serem reguladas de modos distintos, todas são estimuladas pela forma GTP-ligada da subunidade Gα e todas (com exceção de AC9) são estimuladas pela forskolina.

Em coelhos com diabetes induzido por aloxano, foi demonstrado que a formação de cAMP no corpo cavernoso em resposta à forskolina diminui. Isso sugere o comprometimento da função da adenilato ciclase no diabetes melito (Sullivan et al., 1998).

Proteína Quinase A. A proteína quinase A (PKA), também chamada quinase dependente de cAMP, é o principal receptor de cAMP e medeia a maioria dos efeitos do cAMP fosforilando uma ampla variedade de alvos distalmente aos compartimentos citoplasmático e nuclear (Johnson et al., 2001). A PKA é composta por duas subunidades regulatórias (R) e duas catalíticas (C), que formam uma holoenzima tetramérica R_2C_2. A ligação de cAMP às subunidades R faz a holoenzima se dissociar em um dímero $R2(cAMP)_4$ e duas subunidades C livres, cataliticamente ativas. A presença de múltiplos genes de subunidade C favorece adicionalmente a diversidade e complexidade dos vários complexos de holoenzima, que diferem quanto a propriedades bioquímicas e funcionais, assim como os padrões de expressão e localização. Essas diferenças entre as isozimas contribuem para a ampla especificidade da PKA em uma grande variedade de processos fisiológicos, em resposta à sinalização do cAMP.

Mais de 100 proteínas celulares diferentes foram identificadas como substratos fisiológicos de PKA, com mais de 90% (135 de 145) sendo fosforiladas na serina e o restante na treonina (Shabb, 2001). A sequência-alvo predominante (>50%) é Arg-Arg-X-Ser, em que Ser é o aceptor de fosfato. Três proteínas-substrato de PKA foram identificadas no tecido peniano: PDE, proteína ligadora do elemento cAMP-responsivo e canal de potássio ATP-sensível (K_{ATP}).

Ativação Cruzada. Níveis aumentados de cAMP e cGMP causam ativação de **proteínas quinase cAMP- e cGMP-dependentes** (PKA e PKG). Cada quinase dependente de nucleotídeo cíclico pode ser ativada por cAMP ou cGMP, embora a ativação cruzada requeira uma concentração aproximada de nucleotídeo cíclico 10 vezes maior (Walsh, 1994). Embora PKA e PKG possam fosforilar numerosos substratos comuns, várias linhas de evidência indicam que a ativação de PKG por cGMP e cAMP é o mecanismo predominante pelo qual os nucleotídeos cíclicos diminuem o Ca^{2+} intracelular para produzir relaxamento da musculatura lisa vascular (Lincoln et al., 1990; Jiang et al., 1992; Komalavilas e Lincoln, 1996).

Fosfodiesterase. Em cada episódio de sinalização de nucleotídeo cíclico, o aumento da concentração intracelular de cAMP ou cGMP equivale tipicamente a duas a três vezes a concentração basal (Francis et al., 2001). O declínio ocorre rapidamente e muitas vezes durante a presença continuada do hormônio sinalizador (Francis et al., 2001). O término dos sinais do nucleotídeo cíclico é efetuado sobretudo pelas PDE, que catalisam a hidrólise de cAMP e cGMP em AMP e GMP, respectivamente. Os mecanismos de *feedback* que aumentam as atividades e/ou a expressão da PDE via níveis aumentados de nucleotídeo cíclico auxiliam a degradação do mesmo (Corbin et al., 2000; Lin et al., 2001a, 2001b).

A superfamília de PDE de mamíferos consiste em 11 famílias (PDE1 a PDE11) codificadas a partir de 21 genes distintos (Lin et al., 2003; Montorsi et al., 2004). Cada gene de PDE em geral codifica mais de uma isoforma por *splicing* alternativo ou a partir de genes promotores. PDE1, PDE3, PDE4, PDE7 e PDE8 são famílias multigenes, enquanto PDE2, PDE5, PDE9, PDE10 e PDE11 são famílias unigene. PDE1, PDE2, PDE3, PDE10 e PDE11 hidrolisam cAMP e cGMP; PDE4, PDE7 e PDE8 hidrolisam cAMP; e PDE5, PDE6 e PDE9 hidrolisam cGMP.

Com exceção da PDE6, que é expressa especificamente em células fotorreceptoras, todas as PDE foram identificadas no corpo cavernoso (Küthe et al., 2001). Entretanto, há evidência significativa de que a **PDE5 é a principal PDE para o término da sinalização de cGMP cavernoso** (Fig. 26-12) e a inibição da atividade cGMP-catalítica pelos inibidores de PDE5 é altamente efetiva no tratamento da DE.

A PDE3 também parece exercer papel na ereção, como demonstrado pelo efeito eretogênico de um inibidor PDE3-específico, a milrinona (Kuthe et al., 2002). Apesar de a inibição direta de PDE5 ser o principal mecanismo pelo qual o sildenafil exerce seu efeito eretogênico, foi demonstrado que o sildenafil também aumenta significativamente a concentração de cAMP em tiras de tecido cavernoso humano isolado (Stief et al., 2000). Considera-se que esse efeito envolve a PDE3, uma vez que o cGMP, que se acumula em decorrência da inibição de PDE5 pelo sildenafil, é capaz de prevenir a degradação de cAMP ao competir pelos mesmos sítios catalíticos em moléculas de PDE3 (Francis et al., 2001). Também se acredita que esse efeito atenuante do cGMP sobre a atividade cAMP-catalítica de PDE3 explique por que a inibição de PKG poderia suprimir o efeito relaxante da forskolina no músculo liso cavernoso humano isolado (Uckert et al., 2004).

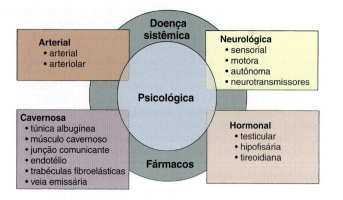

Figura 26-12. Classificação funcional de impotência. É improvável que a impotência em um paciente individual derive de uma única fonte. A maioria dos casos tem um componente psicogênico de grau variável e doenças sistêmicas e efeitos farmacológicos podem ser concomitantes e causativos. (Modificada de Carrier S, Brock G, Kour NW, et al. Pathophysiology of erectile dysfunction. Urology 1993;42:468–81, com permissão de Excerpta Medica, Inc.)

Canais Iônicos. Em geral, existem quatro tipos principais de canais iônicos: (1) portão controlado por ligante externo, que abre para uma molécula extracelular específica (p. ex., acetilcolina); (2) portão controlado por ligante interno, que abre ou fecha em resposta a uma molécula intracelular (p. ex., ATP); (3) portão controlado por voltagem, que se abre em resposta a alterações do potencial de membrana (p. ex., canais de sódio, potássio e cálcio); e (4) portão controlado mecanicamente, que abre em resposta à pressão mecânica.

O músculo liso não tem sistema de túbulos T, nem um retículo sarcoplasmático bem desenvolvido. O cálcio extracelular tem papel importante, sendo necessária a sua entrada no citoplasma através da membrana plasmática durante um potencial de ação. Existem três proteínas transmembrana que conhecidamente regulam a entrada e a saída de cálcio: os canais de cálcio são os principais reguladores da entrada, enquanto o trocador de cálcio-sódio e a cálcio-ATPase regulam a saída de cálcio das células musculares. A presença de canais de cálcio voltagem-dependentes tipo L (canal de cálcio lento, de corrente de longa duração) no músculo liso cavernoso isolado e em células musculares lisas mantidas em cultura foi descrita. Christ et al. (1993a) relataram que tanto a entrada de cálcio via canais de cálcio como a mobilização das reservas intracelulares de cálcio são envolvidas durante a contração induzida por fenilefrina e endotelina.

Estudos demonstraram a existência de pelo menos quatro subtipos de canal de potássio no músculo liso cavernoso: (1) canal de potássio cálcio-sensível (p. ex., maxi-K); (2) canais de potássio metabolicamente regulados (K_{ATP}); (3) retificador tardio; e (4) corrente A transitória rápida (Christ et al., 1993a; Fan et al., 1995). Os canais de potássio cálcio-sensíveis podem estar envolvidos no relaxamento muscular liso mediado por cAMP. Foi demonstrado que há diminuição do potássio intracitosólico e alteração da condutância de potássio no músculo liso do corpo cavernoso tratado com acetilcolina e nitroprussiato de sódio (Seftel et al., 1996). O movimento de K^+ com carga positiva para fora da célula causa hiperpolarização e relaxamento do músculo liso (Andersson, 2001).

Considera-se que os canais de cloro cálcio-ativados presentes nas células musculares lisas do corpo cavernoso estejam envolvidos na manutenção do tônus espontâneo e na resposta contrátil a epinefrina e outros agonistas (Fan et al., 1999; Chu e Adaikan, 2008).

Hiperpolarização de Células Musculares Lisas. A hiperpolarização causa fechamento dos canais de cálcio voltagem-dependentes, diminuição da concentração intracelular de cálcio livre e relaxamento do músculo liso. Um dos mecanismos de hiperpolarização é via abertura dos canais de potássio. A abertura dos canais de K^+ ATP-sensíveis (K_{ATP}) e canais de K^+ ativados por Ca^{2+} (K_{Ca}) causa hiperpolarização e relaxamento do músculo liso vascular. Esses dois tipos de canais estão presentes no músculo liso do corpo cavernoso humano (Christ et al., 1993b) e a estimulação farmacológica dos canais K_{ATP} induz relaxamento da musculatura lisa peniana (Venkateswarlu et al., 2002). Foi demonstrado que o PNU-83757, um abridor de canais K_{ATP}, induz ereção ao ser administrado por via intracavernosa em pacientes com DE (Vick et al., 2002). Foi demonstrado que a abertura de canais de K_{Ca} de ampla condutância, também conhecidos como maxi-K, hiperpolariza e relaxa o corpo cavernoso humano (Spektor et al., 2002). A abertura dos canais de K^+ pode ser estimulada por PKA, PKG ou cGMP.

A hiperpolarização do músculo liso peniano também é importante no relaxamento endotélio-dependente das artérias penianas humanas, nas quais um relaxamento significativo persiste mesmo com bloqueio de NO e da síntese de prostaglandinas (Angulo et al., 2003b). Essa atividade foi atribuída ao fator hiperpolarizante derivado do endotélio (EDHF), que abre os canais K_{Ca} e produz hiperpolarização e vasodilatação. A natureza do EDHF continua indeterminada.

Oxigênio Molecular como Modulador da Ereção Peniana. O nível de PO_2 do sangue cavernoso no estado flácido é similar ao do sangue venoso (≈35 mmHg). Durante a ereção, o amplo fluxo de entrada de sangue arterial aumenta a PO_2 para cerca de 90 mmHg (Sattar et al., 1995). O oxigênio molecular serve de substrato, aliado à L-arginina, para síntese de NO pela NOS. No estado flácido, a baixa concentração de oxigênio inibe a síntese de NO. Durante a ereção, o nível aumentado de substrato induz síntese de NO. Foi estimado que a concentração mínima de oxigênio nos corpos cavernosos necessária para alcançar a atividade integral de NOS é de 50 a 60 mmHg (Kim et al., 1993).

De modo similar, a prostaglandina H sintase também é uma oxigenase (ciclo-oxigenase) e usa oxigênio como substrato para síntese de prostanoides. Foi demonstrado que a produção de PGE_1 está inibida na flacidez e é estimulada durante a ereção. A síntese de endotelina também é modulada pelo oxigênio: uma baixa concentração de oxigênio promove produção, enquanto uma concentração alta a inibe.

Comunicação Intercelular. Durante a ereção e na detumescência, deve haver comunicação entre os músculos lisos cavernosos, para mediação de relaxamento e contração sincronizados (Christ et al., 1991). **Vários estudos demonstraram a presença de junções comunicantes (*gap junctions*) na membrana de células musculares adjacentes. Esses canais intercelulares permitem a troca de íons como cálcio e segundos mensageiros** (Christ et al., 1933a). O principal componente das junções comunicantes é a conexina-43, uma proteína preservadora de membrana de menos de 0,25 μm que foi identificada entre as células musculares lisas do corpo cavernoso humano (Campos de Carvalho et al., 1993). A comunicação célula-célula através dessas junções comunicantes mais provavelmente explica a resposta erétil sincronizada, embora seu impacto fisiopatológico ainda seja obscuro.

Arquitetura do Tecido Intracavernoso

As trabéculas dos corpos cavernosos proporcionam o suporte estrutural e o mecanismo regulatório para os espaços sinusoidais com revestimento endotelial, bem como um canal para vasos sanguíneos e nervos. O relaxamento das trabéculas permite a expansão e o enchimento dos sinusoides pelo sangue que chega, enquanto o "encolhimento" das trabéculas expele o sangue pelas veias emissárias e retorna o pênis ao estado flácido. Em 24 homens submetidos ao implante de prótese peniana para tratamento de DE grave, Nehra et al. (1996) classificaram o conteúdo muscular liso do corpo cavernoso em quatro grupos — alto (39% a 42%), intermediário (30% a 37%), baixo (13% a 29%) e normal (42% a 50%) — e relataram que o grau crescente de vazamento venoso tinha correlação com o conteúdo muscular decrescente. Em amostras obtidas de seis homens que morreram por causas não genitais, Costa et al. (2006) demonstraram que os principais constituintes trabeculares são fibras de colágeno (40,8%), músculo liso (40,4%) e fibras elásticas (13,4%). Em sete homens submetidos ao implante de prótese peniana, os três componentes eram constituídos por fibras de colágeno (41,6%), músculo liso (42%) e fibras elásticas (9,1%). A única alteração significativa ocorrida nos homens com DE, em comparação aos homens normais, foi uma redução de fibras elásticas. A partir desses dois relatos, parece provável que as alterações histológicas associadas à DE consistem primariamente no declínio de fibras de músculo liso ou elásticas.

A complexa arquitetura do pênis é mantida pela expressão e interação dinâmica de numerosos fatores tróficos. Um desses é o Sonic Hedgehog (SHH), que tem papel-chave na regulação da organogênese em vertebrados, como no crescimento dos dedos nos membros e na organização do cérebro. O SHH continua sendo importante nos adultos, nos quais controla a divisão celular das células-tronco, tendo sido implicado no desenvolvimento de alguns cânceres. O SHH foi identificado no pênis e a inibição de SHH em ratos adultos leva rapidamente à atrofia peniana e à desorganização do corpo cavernoso (Podlasek et al., 2003, 2005). Em adição, foi demonstrado que o SHH estimula a expressão de fator de crescimento do endotélio vascular (VEGF) e NOS no pênis (Podlasek et al., 2005) (Tabela 26-9).

PONTOS-CHAVE: FISIOLOGIA DO MÚSCULO LISO

- O relaxamento do músculo liso cavernoso é a chave para a ereção peniana.
- O NO liberado pela nNOS contida nos terminais do nervo cavernoso inicia o processo de ereção, enquanto o NO liberado pela eNOS no endotélio ajuda a manter a ereção.
- Ao entrar nas células musculares lisas, o NO estimula a produção de cGMP.
- O cGMP ativa a PKG, que abre os canais de potássio e fecha os canais de cálcio.
- O cálcio citosólico baixo favorece o relaxamento muscular liso.
- O músculo liso recupera o tônus quando o cGMP é degradado pela PDE.

TABELA 26-9 Moléculas-chave Envolvidas na Regulação Fisiológica do Músculo Liso Cavernoso

CONTRAÇÃO	
NOME	FUNÇÃO
Cálcio citosólico alto	Se liga à calmodulina para ativar a MLC quinase
MLC quinase	Converte MLC em sua forma ativa, MLCP
MLC fosforilada (MLCP)	Ciclagem de pontes cruzadas de miosina ao longo da actina, resultando na contração muscular
MLCP	Desfosforila MLCP a sua forma inativa, MLC
Rho-quinase	Inibe a MLC fosfatase para intensificar a contração (via de sensibilização ao cálcio)

RELAXAMENTO	
NOME	FUNÇÃO
Óxido nítrico	Se liga à guanilil ciclase solúvel para produzir cGMP
cGMP	Ativa a proteína quinase G
Proteína quinase G	Abre canais de potássio e fecha canais de cálcio
Cálcio citosólico baixo	O cálcio se dissocia da calmodulina, o músculo relaxa

cGMP, monofosfato de guanosina cíclico; MLC, cadeia leve de miosina; MLCP, cadeia leve de miosina fosfatase.

FISIOPATOLOGIA DA DISFUNÇÃO ERÉTIL

"O poema do pênis"
Meus dias de glória se acabaram, minha luz-piloto se apagou.
O que era meu sex appeal é hoje a minha bica d'água.
Foi-se o tempo em que ele saltava por conta própria das minhas calças.
Agora eu tenho uma ocupação em período integral, que é encontrar o maldito.
Costumava ser constrangedor o modo como ele se comportava.
Toda manhã, ele ficava em pé olhando eu me barbear.
Agora que a velhice se aproxima, com certeza está me fazendo ficar triste
Vê-lo com sua pequena cabeça pendida, olhando eu amarrar meus sapatos!!
— Willie Nelson

Incidência e Epidemiologia

A crescente incidência da impotência com o avanço da idade foi observada por Kinsey et al., em 1948: somente um em 50 homens com 40 anos de idade, porém um em quatro homens aos 65 anos. Em 1990, Diokno et al. relataram que 35% dos homens casados com idade a partir de 60 anos tinham passado por uma experiência de impotência erétil.

Modernas técnicas de amostragem por probabilidade foram empregadas em dois levantamentos, para obtenção de dados da prevalência de DE nos Estados Unidos: o Massachusetts Male Aging Study (MMAS) e o National Health and Social Life Survey (NHSLS). O **MMAS** envolveu 1.709 homens não institucionalizados, na faixa etária de 40 a 70 anos, que viviam na grande área de Boston e foram entrevistados primeiramente entre 1987 e 1989, depois novamente entrevistados entre 1995 e 1997 (Feldman et al., 1994; Johannes et al., 2000). Extensivas aferições fisiológicas, informações demográficas e uma autoavaliação sobre DE (questionário contendo nove itens relacionados com a potência sexual) foram os componentes deste relatório. O MMAS foi o primeiro levantamento epidemiológico multidisciplinar transversal usando amostras randomizadas e feito com base na comunidade sobre a DE e suas correlações fisiológicas e psicossociais em homens, nos Estados Unidos. **A partir das taxas de prevalência relatadas no estudo MMAS, entre as idades de 40 e 70 anos, a probabilidade de DE total havia aumentado de 5,1% para 15%, a probabilidade de disfunção moderada aumentara de 17% para 34% e a probabilidade de disfunção leve permanecera constante, em torno de 17%.**

O **NHSLS** foi um levantamento de probabilidade nacional, envolvendo homens (N = 1.410) e mulheres na faixa etária de 18 a 59 anos, vivendo nos Estados Unidos, conduzido em 1992 (Laumann et al., 1999), que consistiu principalmente em um inquérito de amplo alcance sobre as crenças e práticas sexuais dentro da faixa etária do grupo. O levantamento coletou apenas informação limitada à função sexual amplamente definida. Foram relatadas as seguintes taxas de prevalência de DE (respostas a perguntas sobre obtenção e manutenção da ereção): 7% na faixa etária de 18 a 29 anos; 9% na faixa etária de 30 a 39 anos; 11% na faixa etária de 40 a 49 anos; e 18% na faixa etária de 50 a 59 anos.

Com relação à prevalência mundial de DE, 24 estudos internacionais foram relatados entre 1993 e 2003 (Lewis et al., 2004). Todos os estudos que foram estratificados por idade mostraram prevalência crescente de DE. Para homens com menos de 40 anos de idade, a taxa foi igual a 1% a 9%; dos 40 aos 59 anos, a taxa variou de 2% a 9% a 20% a 30%, com alguns estudos demonstrando diferenças acentuadas entre os grupos das faixas etárias de 40 a 49 anos e de 50 a 59 anos. Os grupos da faixa etária de 50 a 59 anos mostraram a maior amplitude de taxas de prevalência relatadas. Para o grupo da faixa etária de 60 a 69 anos, a maior parte do mundo mostrou uma taxa elevada (20% a 40%), com alguns aumentos após os 65 anos de idade, exceto nos relatórios escandinavos, em que a idade de 70 anos ou mais era o momento de maior alteração da taxa. Quase todos os relatos mostraram altas taxas de prevalência para homens nas faixas etárias de 70 a 79 anos e 80 a 89 anos, variando de 50% a 75%.

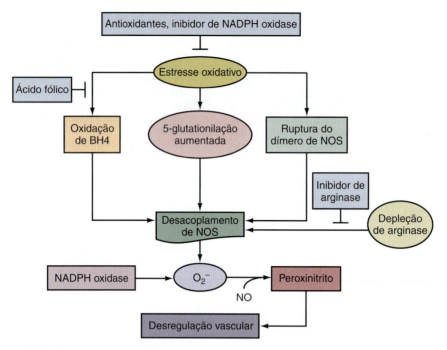

Figura 26-13. **Fatores que contribuem para o desacoplamento da óxido nítrico sintase (NOS) e potenciais inibidores. BH4,** tetra-hidrobiopterina; **NADPH,** nicotinamida adenina dinucleotídeo fosfato reduzida.

Estudos de Incidência

O MMAS (Johannes et al., 2000) é o único estudo longitudinal conduzido nos Estados Unidos (1987-1989 e 1995-1997). As análises foram realizadas em 847 dos 1.297 homens sem DE, no momento inicial (1987-1989) e com informação de seguimento de 1995-1997. Em média, a idade desses homens era de 52,2 anos (faixa etária de 40 a 69 anos). **Desse grupo de homens, a taxa de incidência bruta de impotência em homens brancos nos Estados Unidos era de 25,9 casos/1.000 homem-anos (22,5-29,9 com intervalo de confiança de 95%). As taxas anuais de incidência aumentaram a cada década (por 1.000 homem-anos): 12,4 casos na faixa etária de 40 a 49 anos; 29,8 casos na faixa etária de 50 a 59 anos; e 46,4 casos na faixa etária de 60 a 69 anos.** O risco ajustado por idade (por 1.000 homem-anos) de DE foi maior para homens com diabetes melito (50,7 casos), cardiopatas tratados (58,3 casos) e hipertensos tratados (42,5 casos). Usando estes dados e os conhecimentos prévios sobre a população dos Estados Unidos, foi estimado que, para homens brancos, os casos novos no grupo da faixa etária de 40 a 69 anos seriam 617.715 casos anuais (Lewis et al., 2000). **As taxas relatadas para Europa e Brasil também sugerem uma incidência de 25 a 30 casos por 1.000 homem-anos** (Moreira et al., 2003; Schouten et al., 2005). Um estudo que aplicou um questionário validado em uma amostra randomizada de 2.213 homens, conduzido em Olmsted County, Minnesota (Estados Unidos), no período de 1996 a 2004, revelou que cinco domínios da função sexual mudaram juntos ao longo do tempo, nesta coorte baseada na comunidade. A função erétil, a função ejaculatória e o impulso sexual diminuem com o tempo, com taxas de declínio maiores para os homens de idade mais avançada. Entretanto, homens mais idosos são menos propensos a perceberem esses declínios como problema e a expressarem insatisfação relacionada a isso (Gades et al., 2009).

Fatores de Risco

As categorias de fatores de risco comuns associadas à disfunção sexual incluem: estado geral de saúde, diabetes melito, doença cardiovascular, concomitância de outra doença geniturinária, transtornos psiquiátricos/psicológicos, outras doenças crônicas e condições sociodemográficas. Em um estudo de raça/etnia e condição socioeconômica envolvendo 2.301 homens com 30 a 79 anos de idade, oriundos de Boston, foi relatado que os homens incluídos na categoria de condição socioeconômica mais baixa apresentaram risco de DE mais que duas vezes maior (*odds ratio* ajustada de 2,26; 1,39-3,66 com intervalo de confiança de 95%). Neste estudo, o risco aumentado de DE entre homens afrodescendentes e hispânicos foi atribuído a diferenças de condição socioeconômica, em vez de fatores biológicos (Kupelian et al., 2008).

Para a DE, tabagismo, medicações e fatores hormonais também atuam como fatores de risco bem definidos. Em homens, o diabetes foi associado a uma prevalência aumentada de desejo diminuído e disfunção orgásmica, bem como de DE. Uma *odds ratio* maior é observada com o diabetes melito dependente de insulina; diabetes presente há mais de 10 anos, controle inadequado da hemoglobina glicada; tratamento por outros meios que não a dieta; história de doença arterial, doença renal, retinopatia ou neuropatia secundárias ao diabetes; e tabagismo concomitante. A disfunção endotelial é uma condição presente em muitos casos de DE, sendo que há vias etiológicas comuns com outros estados patológicos vasculares (Lewis et al., 2004).

Classificação

Muitas classificações foram propostas (Fig. 26-13). Algumas são baseadas na causa (diabética, iatrogênica, traumática), enquanto outras são baseadas no mecanismo neurovascular (falha em iniciar [neurogênico], falha de enchimento [arterial] e falha de armazenamento [venoso]) (Goldstein, comunicação pessoal, 1990). Uma classificação recomendada pela International Society of Impotence Research é mostrada no Quadro 26-1 (Lizza e Rosen, 1999).

Psicogênica

Antigamente, a impotência psicogênica era considerada a mais comum, aparentemente afetando 90% dos homens com impotência (Masters e Johnson, 1965). Essa crença deu lugar à constatação de que a **DE em geral é uma condição mista que pode ser predominantemente funcional ou física.**

O comportamento sexual e a ereção peniana são controlados pelo hipotálamo, sistema límbico e córtex cerebral. Mensagens estimuladoras ou inibitórias podem ser retransmitidas aos centros espinais de ereção, para auxiliar ou inibir a ereção. **Dois mecanismos possíveis foram propostos para explicar a inibição da ereção na disfunção psicogênica: inibição direta do centro espinal de ereção pelo cérebro, como exagero da inibição suprassacral normal** (Steers, 2000) **e fluxo de saída simpático excessivo ou níveis periféricos elevados de catecolaminas, que podem aumentar o tônus muscular liso para inibir seu relaxamento necessário.** Estudos realizados com animais

QUADRO 26-1 Classificação da Disfunção Erétil Masculina

ORGÂNICA
I. Vasculogênica
   A. Arteriogênica
   B. Cavernosa
   C. Mista
II. Neurogênica
III. Anatômica
IV. Endocrinológica

PSICOGÊNICA
I. Generalizada
   A. Irresponsividade generalizada
      1. Ausência primária de excitabilidade sexual
      2. Declínio da excitabilidade sexual relacionado à idade
   B. Inibição generalizada
      1. Distúrbio crônico de intimidade sexual
II. Situacional
   A. Relacionada com o parceiro
      1. Falta de excitabilidade em relacionamento específico
      2. Falta de excitabilidade devido à preferência por objeto sexual
      3. Alta inibição central por conflito ou ameaça do parceiro
   B. Relacionada com o desempenho
      1. Associada a outra disfunção sexual (p. ex., ejaculação rápida)
      2. Ansiedade com o desempenho situacional (p. ex., medo de falhar)
   C. Angústia psicológica ou relacionada a ajuste
      1. Associada com estado de humor negativo (p. ex., depressão) ou estresse significativo na vida (p. ex., morte do companheiro)

---

demonstraram que a estimulação dos nervos simpáticos ou a infusão sistêmica de epinefrina causa detumescência do pênis ereto (Diederichs et al., 1991a, 1991b). Do ponto de vista clínico, níveis séricos mais altos de norepinefrina foram relatados em pacientes com DE psicogênica quando em comparação com controles normais ou pacientes com DE vasculogênica (Kim e Oh, 1992).

Bancroft e Janssen (2000) propuseram que a resposta sexual masculina depende do equilíbrio entre impulsos excitatórios e inibitórios junto ao SNC. Um exemplo é a alta prevalência de disfunção sexual/DE em homens com transtornos psiquiátricos. Mosaku e Ukpong (2009) fizeram um levantamento com pacientes (média da idade de 39,6 anos; desvio padrão de 11,6 anos) diagnosticados com esquizofrenia, transtorno afetivo bipolar, transtorno depressivo recorrente e/ou transtorno relacionado ao uso de substâncias, com duração média da condição igual a 10,24 anos (desvio padrão de 8,2 anos), que eram atendidos em uma clínica psiquiátrica. Nessa população, a prevalência de DE era de 83%. A idade mais avançada, o estado civil não casado, o uso de medicações e a presença de comorbidades médicas atuavam como fatores preditivos significativos de DE.

Neurogênica

Foi estimado que 10% a 19% dos casos de DE são neurogênicos. Com a inclusão de causas iatrogênicas e DE mista, a prevalência tende a ser muito mais alta. A presença de um transtorno neurológico ou neuropático não exclui outras causas. Além disso, pode ser difícil confirmar que a DE é neurogênica. Como a ereção é um evento neurovascular, **qualquer doença ou disfunção que afete cérebro, medula espinal e nervos cavernoso ou pudendo pode induzir disfunção.**

Como já discutido, a APOM, o NPV e o hipocampo foram considerados centros de integração importantes para o impulso sexual e para ereção (Dachs e Meisel, 1988) e os processos patológicos nessas regiões, como **doença de Parkinson, acidente vascular encefálico,** encefalite ou epilepsia do lobo temporal, frequentemente estão associados com DE. O efeito do parkinsonismo pode resultar do desequilíbrio das vias dopaminérgicas (Chaudhuri e Schapira, 2009). **Outras lesões cerebrais associadas à DE são tumores, demências, doença de Alzheimer, atrofia de múltiplos sistemas e trauma.** Em estudos sobre função sexual em homens após o acidente vascular encefálico, foi constatado que a falta de desejo sexual era comum (Jung et al., 2008). A DE é mais prevalente em pacientes com lesões decorrentes de acidente vascular cerebral na área talâmica (Jeon et al., 2009).

Em homens com **lesão medular espinal**, a natureza, localização e extensão da lesão determinam amplamente a função erétil. Em adição à DE, esses homens podem ter comprometimento da ejaculação e do orgasmo. **A ereção reflexogênica está preservada em 95% dos pacientes com lesões medulares totais superiores, porém em apenas 25% dos pacientes com lesões medulares totais inferiores** (Biering-Sørensen e Sønksen, 2001). Os neurônios sacrais parassimpáticos são importantes na preservação da ereção reflexogênica, embora a via toracolombar possa compensar a perda sacral através de conexões sinápticas. Nesses pacientes, uma estimulação tátil mínima pode deflagrar a ereção, ainda que de curta duração e necessitando de estimulação contínua. **Outros distúrbios ao nível espinal** (p. ex., espinha bífida, herniação discal, siringomielia, tumores, mielite transversa e esclerose múltipla) **podem afetar a via neural aferente ou eferente de modo similar**.

Devido à estreita relação entre os nervos cavernosos e os órgãos pélvicos, a incidência de impotência iatrogênica relatada a partir de procedimentos cirúrgicos pélvicos é alta: 43% a 100% na prostatectomia radical (Walsh e Donker, 1982; Borchers et al., 2006) e 15% a 100% na ressecção abdominal perineal (Weinstein e Roberts, 1977).

Um conhecimento aprimorado da neuroanatomia dos nervos pélvicos e cavernosos (Walsh e Donker, 1982) resultou na cirurgia modificada para câncer de reto, bexiga e próstata, produzindo uma incidência menor de impotência iatrogênica. Exemplificando, a introdução da preservação nervosa diminuiu a incidência de impotência para 30% a 50% após a prostatectomia radical (Catalona e Bigg, 1990; Quinlan et al., 1991) e para menos de 10% após a cirurgia retal radical (Liang et al., 2008).

Em casos de **fratura pélvica**, a DE pode resultar de lesão em nervo cavernoso ou de insuficiência vascular, ou ainda de ambas. Em homens com lesão uretral posterior, o realinhamento precoce foi associado com uma melhor taxa de preservação de potência em relação à anastomose tardia (taxa de DE = 34% *vs.* 42%) (Mouraviev et al., 2005). Em **diabéticos**, o comprometimento do relaxamento neurogênico e endotélio-dependente resulta na liberação inadequada de NO (Saenz de Tejada et al., 1989a). Como a inervação peniana autônomica não pode ser testada diretamente, os médicos devem ser cautelosos ao estabelecerem o diagnóstico de DE neurogênica. Uma eletromiografia do corpo cavernoso foi desenvolvida e refinada para diagnosticar várias condições que afetam o pênis (incluindo a neuropatia autônoma), mas a utilidade clínica deste dispositivo ainda está sendo investigada (Guiliano e Rowland, 2013).

A diminuição da sensibilidade tátil peniana com o avanço da idade também foi relatada por Rowland et al. (1993). A estimulação sensorial da genitália é essencial para alcançar e manter a ereção reflexogênica e os estímulos se tornam ainda mais importantes quando indivíduos de idade mais avançada vão perdendo gradualmente a ereção psicogênica. A avaliação sensorial deve ser parte integral da avaliação para DE em todos os pacientes com ou sem um transtorno neurológico evidente.

Endocrinológica

O **hipogonadismo** é um achado frequente em pacientes impotentes. Os andrógenos influenciam o crescimento e desenvolvimento do trato reprodutivo masculino e das características sexuais secundárias masculinas. Seus efeitos sobre a libido e o comportamento sexual estão bem estabelecidos. Em uma revisão de artigos publicados no período de 1975 a 1992, **Mulligan e Schmitt (1993) concluíram que a testosterona (1) aumenta o interesse sexual, (2) aumenta a frequência de atos sexuais e (3) aumenta a frequência de ereções noturnas,** embora tenha pouco ou nenhum efeito sobre as ereções induzidas por fantasia ou visualmente estimuladas. Granata et al. (1997) relataram que o limiar de nível de testosterona para ereções noturnas normais é de aproximadamente 200 ng/dL. Em um levantamento observacional, baseado na população, conduzido na área de Boston, Araujo et al. (2007) relataram uma prevalência de 5,6% da deficiência sintomática de androgênio em homens na faixa etária de 30 a 79 anos, com os homens mais idosos apresentando o maior risco. A prevalência dos sintomas foi a seguintes: baixa libido, 12%; DE, 16%; osteoporose/fratura, 1%; e dois ou mais sintomas inespecíficos, 20%. Entretanto, **muitos homens com níveis baixos de testosterona são assintomáticos.** Em um estudo envolvendo pacientes com DE, Köhler et al. (2008) relataram sintomas de deficiência androgênica em 47% dos homens com níveis de testosterona <200 ng/dL; 33% dos homens com níveis <300 ng/dL; 23% dos homens com níveis <346 ng/dL; e 7% dos homens com níveis <400 ng/dL. A idade, a presença de diabetes não controlado, o colesterol total alto e a anemia estão correlacionados com níveis de testosterona significativamente diminuídos em homens com DE. Em outro relato do mesmo grupo, foi observado que a circunferência da cintura era o fator preditivo mais importante de testosterona baixa e deficiência sintomática de andrógenos (Hall et al., 2008). Em homens com índice de massa corporal (IMC) >30 kg/m^2, a testosterona total era subnormal em 57,5% e a testosterona livre era subnormal em 35,6%. A maioria desses homens tinha hipogonadismo hipogonadotrófico isolado (Hofstra et al., 2008). Em uma revisão abrangente da literatura, Traish et al. (2009) observaram que a testosterona baixa precede valores altos de insulina de jejum, glicose e hemoglobina A$_{1c}$ em homens que desenvolvem diabetes, sugerindo que o hipogonadismo pode ser um evento-sentinela no desenvolvimento de diabetes. **Os autores sugerem ainda que a deficiência de andrógeno está associada a resistência à insulina, diabetes tipo 2, síndrome metabólica e deposição aumentada de gordura visceral.** A gordura visceral pode servir de órgão endócrino, produzindo citocinas inflamatórias e promovendo disfunção endotelial e doença vascular.

O mecanismo do efeito dos andrógenos foi estudado por vários pesquisadores. Beyer e González-Mariscal (1994) relataram que a testosterona e a di-hidrotestosterona (DHT) são responsáveis pelo balanço pélvico masculino, enquanto o estradiol ou a testosterona são responsáveis pelo balanço pélvico feminino durante a cópula. Os andrógenos têm efeitos benéficos sobre as células endoteliais e células musculares lisas: os andrógenos promovem a sobrevivência da célula endotelial, diminuem a expressão endotelial de marcadores pró-inflamatórios e inibem a proliferação e migração intimal das células musculares lisas vasculares. Níveis baixos de andrógeno estão associados à apoptose de células endoteliais e de células musculares lisas. Níveis baixos de andrógeno também comprometem a proliferação, a migração e a localização das células progenitoras endoteliais, bem como a diferenciação miogênica de células progenitoras mesenquimais (Mirone et al., 2009; Traish e Galoosian, 2013). A testosterona e a DHT também podem relaxar a artéria peniana e o músculo liso cavernoso, por meio de seus efeitos não genômicos (Waldkirch et al., 2008). Em ratos, foi relatado que a castração diminui o fluxo arterial, induz vazamento venoso e reduz a resposta erétil à estimulação do nervo cavernoso em cerca de 50% (Mills et al., 1994; Penson et al., 1996). A castração também aumenta a responsividade α-adrenérgica do músculo liso peniano (Traish et al., 1999). Do ponto de vista clínico, muitos homens submetidos à terapia de bloqueio androgênico prolongado para câncer de próstata reportam libido precária e DE.

Qualquer disfunção do eixo hipotalâmico-hipofisário pode resultar em hipogonadismo. O hipogonadismo hipogonadotrófico pode ser congênito ou causado por tumor ou trauma. O hipogonadismo hipergonadotrófico pode resultar de tumor, trauma, cirurgia ou orquite por caxumba.

A hiperprolactinemia, seja secundária a um adenoma hipofisário seja ao uso de fármacos, resulta em disfunção reprodutiva e sexual. Os sintomas podem incluir perda da libido, DE, galactorreia, ginecomastia e infertilidade. A hiperprolactinemia está associada com baixos níveis circulantes de testosterona, que parecem ser secundários à inibição da secreção de hormônio liberador de gonadotrofina por níveis elevados de prolactina (Leonard et al., 1989). Em um estudo envolvendo indivíduos em consulta para disfunção sexual, foi observado que níveis de prolactina no quartil mais baixo estavam associados a síndrome metabólica e DE arteriogênica, bem como a ejaculação prematura e sintomas de ansiedade (Corona et al., 2009).

A DE também pode estar associada ao hiper e ao hipotireoidismo. O hipertireoidismo comumente está associado à libido diminuída (que pode ser causada por níveis circulantes de estrógeno aumentados) e, com menor frequência, à DE. No hipotireoidismo, a baixa secreção de testosterona e os níveis altos de prolactina contribuem para a DE.

Arteriogênica

A arteriopatia oclusiva aterogênica ou traumática da árvore arterial hipogástrica-cavernosa-helicinal pode diminuir a pressão de perfusão e o fluxo arterial para os espaços sinusoidais, aumentando o tempo para ereção máxima e diminuindo a rigidez do pênis ereto. Na maioria dos pacientes com DE arteriogênica, a perfusão peniana comprometida é um componente do processo aterosclerótico generalizado. **Entre os fatores de risco comuns associados à insuficiência arterial, estão hipertensão, hiperlipidemia, tabagismo, diabetes melito, traumatismo pélvico ou perineal contuso e irradiação pélvica** (Feldman et al., 1994; Martín-Morales et al., 2001). Shabsigh et al. (1991) relataram que os achados vasculares penianos anormais aumentaram significativamente, conforme o número de fatores de risco de DE aumentavam. Na arteriografia, a doença bilateral difusa das artérias pudenda interna, peniana comum e cavernosa foi encontrada em pacientes com DE com aterosclerose. A estenose focal da artéria cavernosa ou peniana comum é observada com maior frequência em pacientes jovens que sofreram traumatismo perineal ou pélvico contuso (Levine et al., 1990). **O ciclismo de longa distância também é um fator de risco para DE vasculogênica e neurogênica.** Existe uma relação significativa entre compressão perineal induzida por ciclismo, que leva à disfunção vascular, endotelial e neurogênica em homens e, consequentemente, ao desenvolvimento de DE (Sommer et al., 2010). **Mesmo assim, a DE nem sempre ocorre em homens que se engajam em atividades de ciclismo recreativas** (Kim et al., 2011).

A DE e a doença cardiovascular compartilham os mesmos fatores de risco, como hipertensão, diabetes melito, hipercolesterolemia e tabagismo (Feldman et al., 1994; Martín-Morales et al., 2001). As lesões nas artérias pudendas são muito mais comuns em homens com DE do que na população geral da mesma faixa etária. A remissão e a progressão natural ocorrem em um número substancial de homens com DE. A associação do IMC com a remissão e a progressão e a associação do tabagismo e da condição de saúde com a progressão oferecem potenciais meios para facilitar a remissão e o retardo da progressão por meio de intervenções no estilo de vida (Travison et al., 2007).

Doenças Cardiovasculares. A alta prevalência da DE foi relatada em homens com doenças coronarianas, cerebrais e vasculares periféricas (Bener et al., 2008; Chai et al., 2009). **Entre os homens com arteriopatia coronariana, a prevalência de DE aumenta à mesma proporção que a gravidade das lesões arteriais coronarianas** (Montorsi et al., 2006). **Vários estudos relataram uma associação entre DE e doença cardiovascular.** A associação entre essas condições poderia residir na interação entre andrógenos, inflamação crônica e fatores de risco cardiovasculares, a qual determina a disfunção endotelial e a aterosclerose, resultando em distúrbios da circulação peniana e coronariana. Como o tamanho da artéria peniana é menor, em comparação com as artérias coronarianas, o mesmo nível de disfunção endotelial causa uma redução mais significativa do fluxo sanguíneo nos tecidos eréteis, em comparação com a circulação coronariana. A DE poderia ser indicador de disfunção endotelial sistêmica (Gandaglia et al., 2014). Em pacientes com doença arterial coronariana crônica que tinham DE, o aparecimento da disfunção sexual se deu antes do surgimento da doença arterial coronariana em 93% dos casos, com tempo médio de intervalo de 24 meses (faixa de 12 a 36 meses) (Montorsi et al., 2006). Esses dados levaram alguns autores a defenderem a triagem para DE como forma de identificar homens com risco de doença cardiovascular (Gandaglia et al., 2014).

Hiperlipidemia. A DE foi associada a uma alta prevalência de hiperlipidemia e cardiopatia coronariana (Roumeguere et al., 2003). A hipercolesterolemia na avaliação inicial também é comprovadamente um fator preditivo de DE subsequente no decorrer do curso de 25 anos, em 570 pacientes do sexo masculino incluídos no *Rancho Bernardo Study* (Fung et al., 2004). Um levantamento de 1.899 homens, na faixa etária de 30 a 79 anos e vivendo na área de Boston, não apresentou associação entre hiperlipidemia não tratada e DE (Hall et al., 2009).

O efeito da hipercolesterolemia sobre a função erétil foi estudado em diferentes modelos experimentais. Em coelhos hipercolesterolêmicos, o exame ultraestrutural do corpo cavernoso revelou um processo aterosclerótico precoce em curso nos sinusoides cavernosos (Kim et al., 1994). Embora a via do NO/cGMP endotelial esteja comprometida nesse modelo, a vasodilatação neuronal não parece ser afetada (Azadzoi et al., 1998). O efeito da via do NO/cGMP é provavelmente devido à produção aumentada de superóxido (Kim et al., 1997) ou aos inibidores endógenos de NOS, como o monoacetato de NG-monometil-L-arginina e a dimetilarginina assimétrica (ADMA). A suplementação com L-arginina reverte o comprometimento do relaxamento endotélio-dependente (Azadzoi et al., 1998). O VEGF é um importante fator angiogênico para manutenção da saúde endotelial. Ryu et al. (2006) relataram que os receptores de VEGF 1 e 2 são negativamente regulados no tecido cavernoso de ratos alimentados com uma dieta contendo 4% de colesterol por 3 meses. Xie et al. (2005) observaram que os níveis de mRNA de VEGF estão reduzidos, com a subsequente observação de comprometimento do relaxamento endotélio-dependente em coelhos alimentados com dieta contendo 1% de colesterol.

Em um modelo experimental de isquemia mais grave, coelhos foram submetidos à de-endotelização com balão das artérias ilíacas seguida de dieta rica em colesterol (Azadzoi et al., 1992). Os coelhos desenvolveram insuficiência arterial peniana e disfunção veno-oclusiva devido à expansibilidade diminuída do músculo liso cavernoso (Azadzoi et al., 1997; Nehra et al., 1998). Foram observadas alterações na vasculatura ilíaca e peniana, associadas com atividade diminuída de NOS e redução do relaxamento cavernoso mediadas pelas vias endotelial e neurogênica mediada pelo NO (Azadzoi et al., 1999). Como resultado da atividade comprometida de NO, a produção de tromboxano e prostaglandina contrátil aumentou, levando à potencialização das contrações neurogênicas do músculo liso cavernoso (Azadzoi et al., 1998, 1999).

Nas artérias de grande calibre de coelhos, as lipoproteínas oxidadas de baixa densidade inibiram o relaxamento denpendente do endotélio mediado pelo NO (Murohara et al., 1994). A contratilidade aumentada do músculo do corpo cavernoso por ação das lipoproteínas oxidadas de baixa densidade também foi relatada por Ahn et al. (1999).

Obesidade. Em um estudo conduzido nos Estados Unidos envolvendo homens residentes de habitações comunitárias, com 65 anos de idade ou mais, Garimella et al. (2013) relataram 42% de prevalência de DE total em homens que completaram a escala MMAS (N = 4.108). Entre os homens sexualmente ativos que completaram o questionário *International Index of Erectile Function* (IIEF-5) (N = 1.659), de cinco itens, a prevalência de DE moderada a grave foi de 56%. **Na análise multivariável-ajustada, o alto peso corporal, o IMC e o percentual de gordura corporal total estavam independentemente associados a uma maior prevalência de DE total moderada a grave.**

O tecido adiposo perivascular (TAPV) é reconhecido como um fator contribuidor ativo da função vascular. Os adipócitos e as células estromais contidos no TAPV são fontes de moléculas com diversos efeitos parácrinos sobre as células musculares lisas e endoteliais, incluindo adipocinas, citocinas, espécies reativas de oxigênio e compostos gasosos. Na obesidade e no diabetes, a TAPV estendida contribui para a resistência à insulina vascular. As citocinas derivadas de TAPV podem influenciar etapas-chave da aterogênese. O efeito fisiológico anticontrátil do TAPV está gravemente diminuído na hipertensão. Acima de tudo, um denominador comum da disfunção do TAPV em todas essas condições é a infiltração de células imunes, que deflagra subsequentes inflamação, estresse oxidativo e processos hipóxicos para promover disfunção vascular (Szasz et al., 2013).

Hipertensão. **A hipertensão é um fator de risco independente para DE** (Feldman et al., 1994; Johannes et al., 2000) **e suas consequentes complicações cardiovasculares, como a cardiopatia isquêmica e a insuficiência renal, estão associadas a uma prevalência de DE ainda maior** (Feldman et al., 1994; Kaufman et al., 1994; Johannes et al., 2000). Entretanto, na hipertensão, a pressão arterial aumentada em si não compromete a função erétil e, em vez disso, as alterações arteriais bioquímicas e estruturais associadas são consideradas as causas (Hsieh et al., 1989; Behr-Roussel et al., 2005). Em duas análises que incluíram mais de 270.000 homens com DE oriundos de um banco de dados de requerentes dos Estados Unidos, a prevalência de hipertensão em homens com *versus* sem DE foi de 41,2% *versus* 19,2%, respectivamente (Seftel et al., 2004; Sun e Swindle, 2005).

Os potenciais determinantes de DE em homens hipertensos são idade avançada, duração mais prolongada da doença, maior gravidade da hipertensão e uso de medicação anti-hipertensiva (Doumas et al., 2006). A hipertensão arterial é caracterizada por tônus vascular alterado e contratilidade vascular aumentada, resultando em pressão arterial elevada. É acompanhada de proliferação, migração de células vasculares da musculatura lisa e níveis variáveis de inflamação da parede arterial. A via da Rho-quinase exerce papel decisivo na regulação da pressão arterial (Nunes et al., 2010). Disfunção endotelial, estresse oxidativo e doenças autoimunes também são potenciais causas de doença arterial e DE. A ativação do receptor tipo *Toll* nas células da vasculatura em resposta à liberação de padrões moleculares associados ao dano e as consequências dessa ativação sobre inflamação, vasorreatividade e remodelamento vascular foram propostas como uma nova associação entre inflamação e hipertensão (McCarthy et al., 2014). Em adição, o estresse do retículo endoplasmático levando a respostas contráteis endotélio-dependentes na aorta foi proposto como causa de hipertensão no modelo experimental de ratos espontaneamente hipertensivos (SHR) (Spitler et al., 2013). A atividade aumentada de nicotinamida adenina dinucleotídeo fosfato oxidase reduzida mediada pela angiotensina II em ratos hipertensos é sugerida como causa do aumento dos ânions superóxido (Jin et al., 2008).

Mecanismo de Disfunção Erétil Vascular

Alterações Estruturais. Na DE arteriogênica, a tensão de oxigênio no sangue do corpo cavernoso é menor do que na DE psicogênica (Tarhan et al., 1997). A formação de PGE_1 e PGE_2 depende de oxigênio e, no corpo cavernoso de coelhos e seres humanos, a tensão aumentada de oxigênio foi associada a elevação de PGE_2 e supressão da síntese de colágeno induzida por TGF-β1 (Moreland et al, 1995; Nehra et al, 1999). Uma diminuição da tensão de oxigênio pode diminuir o conteúdo de músculo liso trabecular cavernoso e levar ao extravasamento venoso difuso (Saenz de Tejada et al., 1991b; Nehra et al., 1998).

Um lúmen estreito ou uma razão parede/lúmen aumentada nas artérias contribui para a resistência vascular periférica aumentada na hipertensão. A resistência aumentada também foi observada na vasculatura peniana de SHR — uma alteração atribuída às mudanças estruturais envolvendo os tecidos arterial e erétil (Gradin et al., 2006; Arribas et al., 2008). Dano mitocondrial (em células musculares lisas e células endoteliais) e degeneração nervosa foram descritos em SHR (Jiang et al., 2005). O sucesso parcial na prevenção ou reversão das alterações estruturais foi descrito quando ratos foram tratados com bloqueador de receptor de angiotensina II tipo 1 (AT1); um bloqueador AT1 com inibidor PDE5; e um β1-bloqueador seletivo, o nebivolol (Mazza et al., 2006; Toblli et al., 2006a, 2006b).

Contração Muscular Lisa Aumentada e Vasoconstrição. Em modelos de experimentação animal, é proposto que o aumento da atividade de Rho/Rho-quinase leva ao aumento da contratilidade do músculo liso corporal e contribui para a DE em diabetes (Bevilacqua et al., 2004), hipercolesterolemia (Morikage et al., 2006), hipertensão (Fibbi et al., 2008), hipogonadismo (Vignozzi et al., 2007) e envelhecimento (Jin et al., 2006; Andreson, 2011). Park et al. (2006) observaram que a via da Rho/Rho-quinase está substancialmente envolvida no desenvolvimento de DE e aterosclerose pélvica, que poderiam ser prevenidas com tratamento prolongado à base de fasudil, um inibidor da Rho-quinase.

Os níveis de endotelina-1 estão elevados no plasma de homens com aterosclerose, hipertensão e hipercolesterolemia. Homens com DE orgânica também têm níveis sanguíneos venosos e cavernosos de endotelina-1 mais elevados (Nohria et al., 2003; El Melegy et al., 2005). Apesar disso, um estudo-piloto usando antagonista de receptor de endotelina-A como tratamento para homens com DE falhou em produzir resultados positivos (Kim et al., 2002). O antagonista de receptor de AT1 e o inibidor da enzima conversora de angiotensina (ECA) se mostraram promissores para o tratamento de homens com DE e hipertensão e de homens com DE e aterosclerose, respectivamente (Speel et al., 2005; Baumhäkel et al., 2008).

Comprometimento do Relaxamento Muscular Liso Dependente do Endotélio. Foi proposto que a disfunção endotelial é o ponto comum ligando a doença cardiovascular e a DE (Brunner et al., 2005). O comprometimento da dilatação endotélio-dependente e fluxo-mediada da artéria braquial foi relatado em homens com DE e está correlacionado com a gravidade da DE (Kovacs et al., 2008). Um dispositivo de pletismografia projetado para avaliar a vasodilatação endotélio-dependente do pênis não encontrou correlação entre as artérias braquial e peniana em homens com DE (Vardi et al., 2009).

As células progenitoras endoteliais são células regenerativas produzidas na medula óssea, que migram para os vasos periféricos para reparar defeitos endoteliais. O número de células progenitoras endoteliais está diminuído em homens com DE e cardiopatia coronariana, bem como em homens com sobrepeso (Foresta et al., 2005; Baumhäkel et al., 2006; Esposito et al., 2009). A administração em curto e longo prazo de inibidores de PDE5 aumenta o número de células progenitoras endoteliais circulantes e melhora as funções endotelial e erétil (Foresta et al., 2005, 2009).

TABELA 26-10 Alterações Vasculares e Estruturais Levando à Disfunção Erétil

ESTRUTURA PENIANA	ALTERAÇÕES NA DISFUNÇÃO ERÉTIL
Artéria cavernosa	Resistência vascular aumentada, lúmen estreito
Músculo liso	Tônus aumentado (hipertonicidade)
	Diminui o conteúdo muscular
	Alteração dos canais de potássio e das junções comunicantes
Tecido erétil	Fibrose
	Mecanismo veno-oclusivo comprometido
Endotélio	Relaxamento endotélio-dependente comprometido
Túnica albugínea	Alteração das fibras elásticas e colágenas
Neurotransmissores	Diminuição de nNOS, eNOS

eNOS, óxido nítrico sintase endotelial; nNOS, óxido nítrico sintase neuronal.

Em SHR, o efeito relaxante da acetilcolina está reduzido nas tiras corpóreas (Behr-Roussel et al., 2003). O comprometimento do relaxamento endotélio-dependente nas artérias de SHR poderia ser atribuído a angiotensina II (Rajagopalan et al., 1996), tromboxano e superóxido (Cosentino et al., 1998) ou à própria pressão arterial elevada (Paniagua et al., 2000) (Tabela 26-10).

Cavernosa (Venogênica)

A falha de oclusão venosa adequada foi proposta como uma das causas mais comuns de impotência vasculogênica (Rajfer et al., 1988). **A disfunção veno-oclusiva pode resultar de vários processos fisiopatológicos, incluindo alterações degenerativas da túnica, alterações estruturais fibroelásticas, relaxamento muscular esquelético trabecular insuficiente e *shunts* venosos.**

As alterações degenerativas (p. ex., doença de Peyronie, idade avançada e diabetes) ou a lesão traumática à túnica albugínea (p. ex., fratura peniana) podem comprometer a compressão das veias subtunicais e emissárias (Gonzalez-Cadavid, 2009). **Na doença de Peyronie, a túnica albugínea inelástica pode impedir o fechamento das veias emissárias** (Metz et al., 1983). Chiang et al. (1992) postularam que a diminuição das fibras elásticas da túnica albugínea e a alteração de sua microarquitetura podem contribuir para a impotência em alguns homens. As alterações ocorridas na camada areolar subtunical podem comprometer o mecanismo veno-oclusivo, como ocorre ocasionalmente nos pacientes após a cirurgia para doença de Peyronie (Dalkin e Carter, 1991).

As alterações estruturais nos componentes fibroelásticos das trabéculas, no músculo liso cavernoso e no endotélio podem resultar em vazamento venoso. O relaxamento insuficiente do músculo liso trabecular, causando expansão sinusoidal inadequada e compressão insuficiente das vênulas subtunicais, pode ocorrer em indivíduos ansiosos, apresentando tônus adrenérgico excessivo ou em pacientes com liberação inadequada de neurotransmissores. Foi demonstrado que a alteração de um α-adrenorreceptor ou a diminuição da liberação de NO podem aumentar o tônus muscular liso e comprometer o relaxamento em resposta a relaxantes musculares endógenos (Christ et al., 1990).

Os *shunts* venosos adquiridos — resultado da correção operatória do priapismo — podem causar *shunts* persistentes da glande/cavernoso ou cavernoso/esponjoso.

Componente Fibroelástico. A perda da complacência dos sinusoides penianos associada ao aumento da deposição de colágeno e à diminuição das fibras elásticas pode ser vista em diabetes, hipercolesterolemia, doença vascular, trauma peniano ou idade avançada. Sattar et al. (1994) relataram diferenças significativas de percentual médio de fibras elásticas penianas: 9% em homens normais; 5,1% em pacientes com vazamento venoso; e 4,3% em pacientes com doença arterial. Em um modelo de experimentação animal de DE vasculogênica, Nehra et al. (1998) demonstraram que a expansibilidade cavernosa está correlacionada com o conteúdo muscular liso e pode ser usada para prever a histologia trabecular. Moreland et al. (1995) mostraram que a PGE_1 suprime a síntese de colágeno pelo TGF-β1 no músculo liso cavernoso humano, o que implica a injeção intracavernosa de PGE_1 como sendo benéfica na prevenção da fibrose intracavernosa.

Músculo Liso. Como o músculo liso corpóreo controla os eventos vasculares que levam à ereção, espera-se que a alteração do conteúdo e da ultraestrutura do músculo liso afete a resposta erétil. Em um estudo sobre o tecido peniano humano, Sattar et al. (1996) demonstraram uma diferença significativa entre o percentual médio de músculo liso cavernoso em homens potentes normais, corado com antidesmina (38,5%) ou antiactina (45,2%), e no grupo venogênico (27,4% com antidesmina; 34,2% com antiactina) ou no grupo arteriogênico (23,7% com antidesmina; 28,9% com antiactina). Um estudo bioquímico *in vitro* demonstrou o comprometimento do relaxamento neurogênico e endotélio-relacionado do músculo liso peniano em homens diabéticos impotentes (Saenz de Tejada et al., 1989a). Na DE vasculogênica e neurogênica, o músculo liso danificado pode ser um fator decisivo, agravando a causa primária (Mersdorf et al., 1991). Pickard et al. (1994) também demonstraram comprometimento do relaxamento nervo-evocado e da contração α-adrenérgica-estimulada do músculo cavernoso, além de conteúdo muscular reduzido em homens com impotência venosa ou venosa/arterial mista.

Os canais iônicos estão intimamente envolvidos nos eventos bioquímicos da função muscular. Fan et al. (1995) relataram alteração dos canais maxi-K^+ em células de pacientes impotentes e sugeriram que isso poderia contribuir para diminuição da capacidade hiperpolarizante, homeostase do cálcio alterada e relaxamento muscular liso comprometido. Em estudos realizados com animais, Jünemann et al. (1991) demonstraram significativa degeneração muscular lisa acompanhada de perda do contato intercelular em coelhos alimentados com dieta rica em colesterol por 3 meses. Em um modelo experimental de impotência vasculogênica em coelhos, Azadzoi et al. (1997) demonstraram que a disfunção veno-oclusiva poderia ser induzida por isquemia cavernosa. A lesão do nervo cavernoso também pode afetar o relaxamento muscular liso cavernoso, como demonstrado em cães neurotomizados (Paick et al., 1991).

Junções Comunicantes. As junções comunicantes (*gap junctions*), canais de comunicação intercelular, são responsáveis pela sincronização e coordenação da resposta erétil (Christ et al., 1991). Na doença arterial grave, a presença de fibras colágenas entre as membranas celulares diminui ou anula seu contato (Persson et al., 1989). Suadicani et al. (2009) relataram uma diminuição significativa de conexina 43, uma proteína das junções comunicantes, no corpo cavernoso em ratos idosos e com diabetes induzido por estreptozotocina.

Endotélio. Atualmente, é reconhecido que o endotélio constitui fonte importante não só de NO como também de muitas moléculas sinalizadoras, entre as quais EDHF, PGI_2 e peróxido de hidrogênio. Em adição, o endotélio, via mediadores químicos transferidos (p. ex., NO e PGI_2) e/ou acoplamento elétrico de baixa resistência através das junções comunicantes mioendoteliais, modula a vasodilatação fluxo-mediada e influencia a atividade mitogênica, a agregação plaquetária e a adesão de neutrófilos. A desorganização da função endotelial é um indicador precoce do desenvolvimento de doença vascular (Triggle et al., 2012). Foi demonstrado que diabetes e hipercolesterolemia alteram a função do relaxamento endotélio-mediado do músculo cavernoso (Azadzoi et al., 1991) e comprometem a ereção. Em um estudo sobre proteínas de junção celular em camundongos hipercolesterolêmicos, Ryu et al. (2013) relataram regulação negativa de proteínas de junção intercelular específicas do endotélio, entre as quais claudina-5, caderina endotelial vascular e molécula de adesão celular endotelial plaquetária 1, bem como diminuição do conteúdo endotelial, que pode contribuir para a DE nesses camundongos.

Manutenção da Integridade Estrutural. A SHH é uma das três proteínas presentes na família hedgehog mamífera, com as outras duas sendo a hedgehog do deserto e a hedgehog indiana. A SHH exerce papel central na regulação da organogênese de vertebrados, como no crescimento dos dedos nos membros e na organização do cérebro. A SHH também é importante em adultos, controlando a divisão celular das células-tronco e tendo implicação no desenvolvimento de alguns cânceres. Foi demonstrado que SHH regula a apoptose do músculo liso cavernoso em resposta a sinais do nervo cavernoso. Em um modelo experimental de DE neurogênica induzida em animais, o tratamento do pênis com proteína SHH previne a apoptose induzida por lesão de nervo cavernoso e as alterações estruturais (Podlasek, 2009).

Marcadores da Função Erétil. A proteína A1 de sequência codificadora variável (Vcsa1) foi proposta como marcador da função erétil em ratos. Vcsa1 está inibida em modelos experimentais de DE neurogênica, diabética e idade-associada. O produto da proteína Vcsa1, sialorfina, é um inibidor de endopeptidase neutra endógena. Em seres humanos, há pelo menos três homólogos do gene de Vcsa1 (hSMR3A, hSMR3B e PROL1). A inibição de hSMR3A foi relatada em homens com DE (Davies e Melman, 2008).

Vários fatores de risco cardiovascular foram associados ao aparecimento e à gravidade da DE, incluindo os marcadores de função endotelial, trombose e dislipidemia. Esses marcadores podem ser usados como perfil de risco cardiometabólico em pacientes com DE. Embora NO, ADMA, endotelina e polimorfismos genéticos sejam um tanto promissores como marcadores bioquímicos de doença cardiovascular e DE, ainda estão sendo desenvolvidos (Lippi et al., 2012).

Induzida por Fármacos

A DE é comum entre homens de idade avançada e invariavelmente coexiste com outras condições que, por si mesmas, constituem fatores de risco de DE, como depressão, diabetes e doença cardiovascular (Feldman et al., 1994). Em adição, os sintomas sexuais relacionados à medicação podem envolver uma combinação de queixas relacionadas com desejo, excitação e orgasmo, em vez de se limitarem ao comprometimento funcional. É preciso interpretar com cautela os dados obtidos por autorrelato e questionário referentes à DE como efeito colateral de medicação.

Agentes Anti-hipertensivos. Quase todos os fármacos anti-hipertensivos listam a DE como um potencial efeito colateral. Mesmo assim, estudos clínicos mais recentes, bem delineados e controlados, esclareceram alguns mitos.

Diuréticos. Os diuréticos tiazídicos são inibidores de anidrase carbônica que alcalinizam células e causam vasodilatação. A atividade predominante dos diuréticos tiazídicos é inibir um cotransportador de Na-Cl diretamente acoplado ao longo do túbulo contorcido distal do rim. Agudamente, quando há depleção do volume de líquido extracelular em consequência do desperdício de sal, o débito cardíaco tende a declinar, resultando em vasoconstrição reativa. Entretanto, em longo prazo, o débito cardíaco é regulado conforme as necessidades metabólicas e a vasodilatação predomina, fazendo o débito cardíaco voltar ao nível basal. Isso transforma a hipotensão de hipovolêmica em vasodilatadora (Ellison et al., 2009).

Essa classe de fármaco foi extensivamente estudada. Dados obtidos por um amplo estudo conduzido no Reino Unido mostraram que o número de homens tomando tiazídicos para hipertensão branda com relato de DE era duas vezes maior que o número de homens tomando propranolol ou placebo — causa mais comum da retirada do ramo bendrofluazida do estudo ("Reações adversas à bendrofluazida e ao propranolol para tratamento de hipertensão branda", 1981).

Achados similares foram relatados a partir do *Treatment of Mild Hypertension Study* (TOMHS), em que a prevalência da DE aos 2 anos entre homens que tomavam dose baixa de tiazídicos era duas vezes maior do que entre homens que tomavam placebo ou agentes alternativos (Grimm et al., 1997). Após 4 anos de tratamento, a prevalência da DE no grupo de placebo se aproximou da prevalência observada no grupo de tiazídico — um achado não totalmente explicado pelas desistências. Pode ser que a terapia com tiazídicos, em vez de causar diretamente DE, a revele em um estágio mais precoce. Um estudo comparou os efeitos colaterais sexuais de tiazídicos, placebo ou atenolol em pacientes hipertensos também encontrou uma frequência maior de DE no grupo de tiazídico, embora isso tenha sido melhorado pela perda de peso (Wassertheil-Smoller et al., 1991). **O mecanismo da DE induzida por diurético ainda precisa ser elucidado.**

Bloqueadores β-Adrenérgicos. Estudos sobre receptor mostram que apenas 10% dos adrenorreceptores presentes no tecido peniano são do tipo β, cuja estimulação é considerada mediadora de relaxamento (Andersson & Wagner, 1995). **Essa resposta é atenuada in vitro por fármacos não seletivos, como propranolol, possivelmente via efeito sobre o β₂-receptor pré-juncional** (Srilatha et al., 1999), **mas não por agentes cardíaco-seletivos, como practolol.** Os β-antagonistas também exercem efeito inibitório junto ao SNC, talvez levando à diminuição dos níveis de hormônio sexual (Suzuki et al., 1988).

Os efeitos diferenciais dos antagonistas β-adrenoceptores sobre a função erétil podem ser explicados pelo fato de se tratar de antagonistas gerais, antagonistas seletivos ou por propriedades vasodilatadoras. **Os fármacos não seletivos, como propranolol, estão associados a uma prevalência maior de DE** em comparação com a prevalência de DE observada entre pacientes tratados com placebo ou inibidores da ECA (Croog et al., 1986). Estudos subsequentes empregando **agentes com maior seletividade para β₁-adrenoceptor, como acebutolol, demonstraram uma diminuição significativa de DE** e ausência de diferença entre grupos tratados com placebo e inibidor de ECA (Grimm et al., 1997). O carvedilol, antagonista geral de β-adrenoceptor que também causa vasodilatação via bloqueio de α₁-adrenoceptores, foi associado à piora da função sexual (Fogari et al., 2001). Alguns antagonistas de β₁-adrenoceptores mais recentemente introduzidos, como nebivolol, produzem efeitos vasodilatadores mediados pela liberação de NO (Reidenbach et al., 2007). Em estudos transversais usando nebivolol *versus* antagonistas seletivos de β₁-adrenoceptor, metoprolol e atenolol, o nebivolol não diminuiu a atividade de intercurso sexual em homens hipertensos e, em alguns casos, produziu efeitos positivos sobre a função erétil (Boydak et al., 2005; Brixius et al., 2007).

Bloqueadores de α-Adrenoceptor. Estudos realizados com animais demonstraram um efeito positivo de α-antagonistas sobre a ereção, em particular dos antagonistas que atuam no α₁-receptor, aumentando ou prolongando a resposta relaxante do músculo liso cavernoso (Andersson e Wagner, 1995). Em adição, a ativação do α₂-receptor pré-juncional modula a liberação de noradrenalina, sugerindo um papel relaxante putativo para os α₂-bloqueadores. Em observações clínicas, **fármacos como a doxazosina**, usada no tratamento da hipertensão (Grimm et al., 1997) ou para minimizar os sintomas envolvendo o trato urinário (Flack, 2002), **não estavam associados a queixas de DE** e apresentaram taxas menores do que nos grupos de placebo. **Fármacos estimuladores de α₂-receptor, como a clonidina, resultam em função erétil diminuída,** clínica e experimentalmente, por mecanismos periféricos e centrais (Srilatha et al., 1999). A **metildopa**, um fármaco de ação central, **também foi associada com DE** em estudos controlados que a compararam ao placebo e a outros agentes anti-hipertensivos (Croog et al., 1988), podendo atuar via antagonismo de α₂-adrenoceptores hipotalâmicos.

Inibidores de Enzima Conversora de Angiotensina. Os inibidores de ECA não produzem nenhum efeito periférico ou central facilmente observado, que possa interferir na função sexual. Um experimento *in vivo* demonstrou que o inibidor de ECA captopril não causou nenhum efeito adverso significativo sobre a função sexual de ratos normotensos despertos (Srilatha et al., 1999). Em três estudos clínicos sobre o tratamento da hipertensão comparando um inibidor de ECA a outros agentes e placebo, todos constataram ausência de diferença em relação ao placebo ou de melhora da função sexual em relação ao basal, comparativamente aos outros agentes (Croog et al., 1988; Suzuki et al., 1988; Grimm et al., 1997).

Antagonista do Receptor de Angiotensina II Tipo 1. Em estudos envolvendo animais hipertensos ou normotensos em processo de envelhecimento, os antagonistas do receptor de AT1 (p. ex., losartana, valsartana, candesartana) reverteram as alterações estruturais ocorridas na vasculatura peniana e pareceram conservar a função erétil (Hale et al., 2001, 2002; Park et al., 2005; Hannan et al., 2006). Em estudos clínicos transversais, os antagonistas de receptor de AT1, em contraste com outros fármacos anti-hipertensivos, pareceram melhorar a função erétil (Doumas et al., 2006). Em um estudo cruzado comparando a valsartana ao antagonista de β-adrenoceptor carvedilol, foi observado que a valsartana produziu efeito benéfico sobre a disfunção sexual preexistente e não causou efeitos sexuais adversos no decorrer dos 12 meses de tratamento (Fogari et al., 2001). Também foi relatado que o tratamento com losartana durante 3 meses melhorou a função sexual (Llisterri et al., 2001).

Bloqueadores de Canais de Cálcio. Estudos clínicos sobre bloqueadores de canal de cálcio demonstraram **ausência de efeito adverso sobre a ereção**. As queixas referentes à ejaculação, que podem ser devidas à força diminuída dos músculos bulbocavernosos, parecem ter curta duração (Suzuki et al., 1988). No estudo TOMHS, não houve aumento da incidência de DE no grupo anlodipina, em comparação com o placebo (Grimm et al., 1997). Outro estudo também demonstrou ausência de aumento da prevalência de DE quando a hipertensão foi tratada apenas com diltiazem ou com a combinação de diltiazem + inibidor de ECA (Cushman et al., 1998).

Antagonista de Receptor de Aldosterona. A espironolactona e a eplerenona são agentes bloqueadores de mineralocorticoides usados por sua capacidade de bloquear as ações epiteliais e não epiteliais da aldosterona. A espironolactona é um antagonista não seletivo de receptor de mineralocorticoide com afinidade moderada pelos receptores de progesterona e andrógeno. Essa última propriedade aumenta a probabilidade de efeitos colaterais endócrinos, incluindo perda de libido, ginecomastia e impotência. A eplerenona é um antagonista de receptor de aldosterona de última geração seletivo apenas para receptores de aldosterona. Tem menor afinidade pelos receptores de progesterona e andrógenos (Sica, 2005).

Resumo. O tratamento da hipertensão leve a moderada requer o uso de agentes com perfil de efeitos colaterais aceitável, para minimizar a falta de aderência terapêutica. Os diuréticos tiazídicos estão associados a taxas maiores de DE, embora essas taxas possam ser reduzidas pela combinação de terapia com perda de peso. Os α_1-bloqueadores e bloqueadores de receptor de angiotensina II tendem a melhorar o funcionamento sexual durante o tratamento e podem ser úteis ao iniciar uma terapia anti-hipertensiva em homens com DE preexistente (Khan et al., 2002) (Tabela 26.11).

Medicações Psicotrópicas. Como na hipertensão, o distúrbio subjacente pode ser mais relevante para a DE do que a medicação. Entretanto, a complexidade do receptor e a inter-relação das vias junto ao SNC tornam extremamente provável que os neurônios e gânglios envolvidos no funcionamento sexual venham a ser afetados por fármacos psicotrópicos, levando a alterações funcionais que podem ser positivas ou negativas. Um exemplo é a perda do desejo sexual entre pacientes não medicados que sofrem de esquizofrenia, enquanto pacientes que fazem uso de fármacos antipsicóticos apresentam maior desejo, porém perturbação ejaculatória e erétil mais acentuada (Aizenberg et al., 1995).

Antipsicóticos. Os membros desta classe de fármacos têm muitos efeitos sobre os receptores do SNC e podem agir ao nível periférico. Considera-se que o efeito terapêutico dos antipsicóticos esteja relacionado ao bloqueio de receptores dopaminérgicos junto às áreas límbica e pré-frontal do cérebro. Seus efeitos indesejados são devidos ao bloqueio β-adrenérgico e às propriedades anticolinérgicas, bem como às ações antidopaminérgicas junto aos gânglios basais, produzindo os efeitos colaterais extrapiramidais que comumente produzem sintomas sexuais (Sillivan e Lukoff, 1990).

A ocorrência de efeitos extrapiramidais diferencia os antipsicóticos mais antigos "típicos" (efeitos extrapiramidais frequentes) dos antipsicóticos modernos "atípicos" (efeitos extrapiramidais menos comuns). Essa diferença provavelmente está relacionada a afinidades diferenciais para classes particulares de receptor (Strange, 2001) ou à avidez por determinadas áreas do córtex cerebral (Westerink, 2002). Um efeito adicional do bloqueio da dopamina, a hiperprolactinemia, que também altera a função sexual diminuindo a liberação de dopamina nos centros cerebrais permissivos, é mais comum com os agentes mais antigos "típicos" (Smith & Talbert, 1986).

Experimentos realizados com animais, principalmente com ratos, mostram que a ativação do receptor D1 na APOM do hipotálamo facilita a ereção ao longo das vias intermediária oxitocinérgica e espinal colinérgica. Outra possibilidade é a de que a ativação de receptores D2 nesta área produza o efeito oposto (Zarrindast et al., 1992). Agentes mais antigos, como haloperidol e flupentixol, demonstraram diminuir a ereção induzida por apomorfina em animais de experimentação, por meio do antagonismo do receptor D1 (Andersson e Wagner, 1995). Em adição, a administração sistêmica de agentes antipsicóticos em coelhos produziu ereção por meio de uma ação não dopaminérgica local, possivelmente envolvendo antagonismo de α_1-adrenoceptores (Naganuma et al., 1993). **O efeito clínico dos antipsicóticos sobre a função sexual varia conforme sua afinidade por receptores particulares.**

Em um estudo comparativo não randomizado sobre medicações antipsicóticas, a prevalência da disfunção sexual variou de 40% a 70% (Wirshing et al., 2002). Os agentes mais modernos, como a clozapina, apresentaram menor redução do desejo sexual, sendo que o grupo que tomou risperidona apresentou maior diminuição da frequência erétil.

Antidepressivos. Os efeitos colaterais sexuais dos antidepressivos em homens e mulheres são variados, mas constituem fatores importantes que governam a aderência ao tratamento, uma vez que esses fármacos são prescritos com frequência para adultos mais jovens e de meia-idade. **Em uma revisão Cochrane de 15 estudos randomizados, além da mudança de medicações, a adição de bupropiona ou de um inibidor de PDE5 a um antidepressivo parece ser um método efetivo de corrigir a DE associada a antidepressivo** (Rudkin et al., 2004).

Os *tricíclicos* atuam inibindo a recaptação de catecolaminas no SNC. **Considera-se que o perfil de efeitos colaterais desses agentes esteja relacionado a efeitos anticolinérgicos e β-adrenérgicos periféricos.** Também é possível que antagonizem os receptores 5-HT. Estudos clínicos controlados sugerem que **distúrbios orgásmicos em indivíduos de ambos os sexos são frequentes,** explicando o uso desses fármacos como inibidores da ejaculação (Harrison et al., 1986; Monteiro et al., 1987).

Em estudos controlados, os *inibidores de monoamina oxidase* estão associados a **taxas maiores de disfunção orgásmica** (Harrison et al., 1986), porém a natureza dos mecanismos centrais ou periféricos envolvidos é incerta.

Os *inibidores seletivos da recaptação de serotonina* (SSRI) atualmente são a classe de fármaco usada com mais frequência para tratar a depressão. Esses agentes inibem a recaptação de 5-HT para dentro dos neurônios do SNC e podem produzir efeitos estimulantes em vários receptores de 5-HT. Estima-se que até **50% dos pacientes que tomam SSRI experimentam alteração da função sexual** (Rosen et al., 1999; Keltner et al., 2002). Entre os possíveis mecanismos, estão a estimulação dos receptores de 5-HT$_2$ e 5-HT$_3$, que podem inibir as vias eretogênicas junto à medula espinal (Tang et al., 1998); liberação diminuída de dopamina em APOM (Maeda et al., 1994); inibição de NOS; e níveis séricos menores de hormônio luteinizante, hormônio folículo-estimulante e testosterona (Safarinejad, 2008). Um estudo clínico controlado sugeriu que a melhora da função sexual resultante do alívio da depressão clínica com uso de SSRI supera qualquer efeito negativo (Michelson et al., 2001). Entretanto, outros estudos randomizados controlados com placebo revelaram disfunção sexual aumentada, principalmente anorgasmia, no grupo tratado com SSRI (Labbate et al., 1998; Croft et al., 1999). Estudos adicionais sugeriram que **esses efeitos adversos podem ser modificados pelo co-tratamento com outros fármacos, como sildenafil** (Fava et al., 2006) **ou mianserina** (Aizenberg et al., 1997).

TABELA 26-11 Efeito de Agentes Anti-hipertensivos sobre a Função Sexual

AGENTE	EFEITO	MECANISMO
Diuréticos	DE (duas vezes mais comum que placebo)	Desconhecido
β-bloqueador (não seletivo)	DE	Inibição de α_2-receptor pré-juncional
β$_1$-bloqueador (seletivo)	Nenhum	
α_1-bloqueador	Diminui a incidência de DE, mas pode causar ejaculação retrógrada	Falha de fechamento simpaticamente induzido do esfíncter interno e da uretra proximal durante a ejaculação
α_2-bloqueador	DE	Inibição de α_2-receptor
Inibidor de enzima conversora de angiotensina	Nenhum	
Bloqueador de receptor de angiotensina II	Diminui a incidência de DE	
Bloqueador de canal de cálcio	Nenhum	

DE, disfunção erétil.

Os SSRI diferem quanto à capacidade de causar DE. Uma alta incidência foi observada entre pacientes tratados com paroxetina (Kennedy et al., 2000), enquanto um impacto menor foi relatado com citalopram (Mendels et al., 1999). Essa diferença sugere que outros mecanismos, além da inibição da recaptação de serotonina, podem estar envolvidos e ser sustentados pelo relato de que a administração de paroxetina em curto ou longo prazo, mas não de citalopram, causou DE em ratos pela inibição da produção de NO (Angulo et al., 2001b). Os efeitos inibitórios induzidos pela administração em curto prazo de paroxetina sobre a função erétil no rato podem ser prevenidos pela inibição de PDE5 com vardenafil (Angulo et al., 2003a).

Outros Antidepressivos. Experimentos realizados com animais sugerem que a simulação de receptores 5-HT$_1$ junto ao SNC modula a função sexual, com o subtipo 5-HT$_{1A}$ aumentando a ejaculação e o subtipo 5-HT$_{1C}$ melhorando a ereção. Os antidepressivos mais recentes, como mirtazapina e nefazodona, tendem a produzir efeitos benéficos sobre a função sexual, possivelmente ao promoverem a ativação do receptor de 5-HT$_{1C}$, que aumenta a resposta sexual (Stancampiano et al., 1994), embora também possam antagonizar o receptor 5-HT$_{2C}$ (Millan et al., 2000). Os relatos isolados de priapismo observados com um agente protótipo, a trazodona, podem estar relacionados ao efeito eretogênico de 5-HT$_{1C}$ visto com seu metabólito primário, a *m*-clorofenilpiperazina, em animais de experimentação (Andersson e Wagner, 1995). Em um estudo clínico, foi demonstrado que a trazodona aumenta a atividade erétil noturna, apesar de diminuir o sono REM (Ware et al., 1994).

Ansiolíticos. Embora não tenham sido previamente associados à DE, os ansiolíticos foram implicados em problemas sexuais pelo estudo MMAS (Derby et al., 2001). Considera-se que os benzodiazepínicos potencializam a ação de GABA junto aos sistemas reticular e límbico, mas também podem afetar as vias serotonérgicas e dopaminérgicas. Estudos experimentais sugerem que os fármacos GABAérgicos inibem a ereção induzida pela apomorfina, um agonista da dopamina (Zarrindast e Farahvash, 1994). Um estudo clínico controlado demonstrou que uma combinação de lítio com benzodiazepínico estava associada a uma taxa significativamente maior de disfunção sexual do que com o uso isolado de lítio (Ghadirian et al., 1992). Os agentes ansiolíticos mais modernos, como a bupropiona, que atua principalmente inibindo a recaptação de dopamina, e a buspirona, atuando nos receptores de 5-HT$_{1A}$, não estavam associados a efeitos colaterais sexuais em estudos controlados com placebo (Coleman et al., 2001) e podem ser usados para aliviar os sintomas sexuais causados por outras medicações antidepressivas (Gitlin et al., 2002).

Anticonvulsivantes. As descargas epiléticas podem afetar a função do eixo hipotalâmico-hipofisário e o nível de hormônios importantes para a função sexual (Morris e Vanderkolk, 2005). A função sexual, os níveis de testosterona biodisponível e a eficiência gonadal em homens com epilepsia que tomam lamotrigina são comparáveis aos valores de indivíduos-controle e não tratados, significativamente maiores do que em homens tratados com carbamazepina ou fenitoína (Herzog et al., 2004). A disfunção orgásmica é comum em pacientes submetidos à terapia com carbamazepina, enquanto a perda do desejo sexual é comum em homens tratados com valproato (Kuba et al., 2006). Existem relatos de melhora da função sexual e hipersexualidade em pacientes tratados com lamotrigina (Gil-Nagel et al., 2006; Grabowska-Grzyb et al., 2006).

Antiandrogênicos

Acredita-se que os andrógenos modifiquem o comportamento sexual modulando os receptores de andrógeno junto ao SNC. **Os antiandrogênicos causam bloqueio parcial ou quase total da ação dos andrógenos, por inibirem a produção ou antagonizarem o receptor de andrógeno.** Os efeitos da deficiência de andrógeno sobre a atividade sexual variam desde a perda completa até a função normal. Estudos experimentais realizados com seres humanos sugerem que as ereções noturnas ocorridas durante o sono REM são dependentes de andrógeno, enquanto as ereções em resposta à estimulação sexual visual são independentes (Andersson e Wagner, 1995). Um efeito periférico adicional foi sugerido a partir de experimentos em que a castração diminuiu a atividade de NOS junto ao corpo cavernoso de ratos, levando a uma atividade erétil diminuída. A testosterona restaurou a atividade da NOS, mas o tratamento com finasterida impediu essa recuperação, sugerindo que a DHT pode ser o andrógeno mais relevante no tecido peniano (Lugg et al., 1995).

Os inibidores de 5α-redutase, finasterida e dutasterida, são os antiandrógenos com menor efeito sobre a testosterona circulante. Em estudos randomizados controlados com placebo envolvendo pacientes que receberam finasterida (5 mg/dia) para tratamento de sintomas prostáticos, cerca de **5% se queixaram de diminuição do desejo e DE, em comparação ao 1% no grupo de placebo** (Gormley et al., 1992). Na menor dose usada para tratar a alopecia de padrão masculino (1 mg/dia), nenhuma disfunção sexual foi observada (Tosti et al., 2001). Entretanto, há relatos de uma disfunção sexual persistindo por meses a anos após a descontinuação da finasterida usada como tratamento para perda de cabelo (Propecia; 1 mg). Os efeitos colaterais incluem baixa libido, DE, diminuição da excitação e dificuldade para atingir o orgasmo (Irwig e Kolukula, 2011).

Uma ablação mais completa de andrógenos é obtida com o antagonismo competitivo ao nível do receptor de andrógeno, prevenindo a transdução de sinal da testosterona e da DHT. Os fármacos não esteroides, como a flutamida e a bicalutamida, produzem efeitos relativamente puros sobre o receptor de andrógeno. O antiandrógeno esteroide acetato de ciproterona também produz efeitos inibitórios sobre o hipotálamo. Esses fármacos são usados no tratamento paliativo do câncer de próstata localmente avançado e metastático, seja de forma isolada, seja combinada com um agonista ou antagonista de hormônio liberador de hormônio luteinizante (LHRH). Quando usados de forma isolada, os antiandrógenos não esteroides estão associados a um aumento dos níveis séricos de testosterona. Quando o antiandrógeno não esteroide é combinado a um agonista ou antagonista de LHRH, a combinação reduz a testosterona à faixa de castração. O principal efeito colateral é a diminuição do desejo sexual, que ocorre em até 70% dos casos (Iversem et al., 2001).

Em um estudo clínico com tamanho amostral maior e duração mais prolongada, o tratamento apenas com bicalutamida resultou em uma menor diminuição do desejo sexual, em comparação ao observado com a castração (Iversen et al., 2000). Entretanto, em outro estudo controlado amplo, o tratamento com flutamida ou ciproterona resultou na perda gradual do desejo sexual ao longo de um período de 2 a 6 anos, em cerca de 80% dos casos (Schroder et al., 2000). Em um estudo controlado com placebo, metade dos pacientes submetidos à terapia com bicalutamida experimentaram perda da função erétil, até mesmo com a administração de uma dose baixa de 50 mg (Eri e Tveter, 1994).

A quase completa privação de andrógeno obtida com a castração médica usando antagonista (supressão imediata da testosterona) ou agonista de LHRH (com uma elevação inicial de testosterona) resulta em perda profunda do desejo sexual, que em geral é acompanhada de DE (Basaria et al., 2002). Em um estudo pequeno, o monitoramento da tumescência peniana noturna (TPN) feito antes e após a iniciação da terapia forneceu confirmação objetiva (Marumo et al., 1999).

Fármacos Diversos

Foi sugerido que muitos outros fármacos produzem efeitos colaterais sexuais, particularmente a DE em homens, mas essas contenções em geral são baseadas em relatos de casos anedóticos ou em alertas pós-comercialização de fármacos, em vez de estudos controlados.

Digoxina. Em um estudo experimental *in vitro* usando tecido isolado de corpo cavernoso humano, a digoxina atenuou a resposta de relaxamento à acetilcolina e à estimulação intrínseca do nervo. Isso teve associação com achados de rigidez peniana diminuída não observados em homens que receberam placebo após a estimulação sexual visual (Gupta et al., 1998). Um estudo clínico randomizado confirmou um efeito negativo sobre o funcionamento sexual geral ligado à diminuição da testosterona no plasma (Neri et al., 1937). Por outro lado, outros pesquisadores falharam em encontrar alteração dos níveis de hormônios sexuais e suprarrenais em homens que tomavam digitálicos (Kley et al., 1984).

Estatinas. As **estatinas** são usadas para diminuir os níveis de lipídios e são administradas com frequência em homens que tendem a ter fatores de risco estabelecidos de disfunção sexual, em particular DE. Em um único estudo controlado com placebo, a taxa de DE foi duas vezes maior (12% *vs.* 6%) em homens que tomavam estatina, apesar da melhora observada em outros parâmetros de disfunção endotelial hiperlipidêmica (Bruckert et al., 1996). Em outro estudo envolvendo 93 homens atendidos em clínicas de risco cardiovascular, decorridos 6 meses da terapia com estatinas, a média dos escores IIEF caiu de 21 para 6,5 (faixa de 0 a 25; $P < 0,001$) e 22% dos pacientes experimentaram um novo episódio de DE. Os autores sugerem que a DE subsequente à terapia com estatina é mais provável em pacientes com disfunção endotelial grave secundária a fatores de risco cardiovascular estabelecidos, como idade, tabagismo e diabetes (Solomon et al., 2006). Em contraste, no estudo do levantamento escandinavo de sinvastatina, 4.444 pacientes com doença arterial coronariana foram aleatoriamente designados para receberem tratamento com sinvastatina ou placebo por até 6 anos. DE foi encontrada em 28 pacientes tratados com placebo (oito resolvidos) e em 37 pacientes tratados com sinvastatina (14 resolvidos) (Pedersen e Faergeman, 1999). **O processo patológico subjacente, não o fármaco em si, pareceu ser a causa da DE em homens tratados com estatinas.**

Com relação aos efeitos adversos sexuais, a estatina mais estudada é a atorvastatina. Em estudos clínicos, foi relatado que a atorvastatina produz os seguintes efeitos positivos: (1) melhora da atividade peniana noturna e da média de escores no questionário *Sexual Health Inventory in Men*, de 14,2 para 20,7 em pacientes hiperlipidêmicos tratados por 4 meses (Saltzman et al., 2004); (2) quando combinada ao inibidor de ECA quinapril, produz efeitos positivos sobre a DE em homens com doença peniana estabelecida e resposta subótima aos inibidores de PDE (Bank et al., 2006); (3) melhora da resposta ao sildenafil em homens com DE inicialmente irresponsiva ao sildenafil (Herrmann et al., 2006); (4) quando combinada ao sildenafil, melhora a recuperação da função erétil de homens submetidos à prostatectomia radical, com preservação de nervos bilateral (Hong et al., 2007); e (5) efeito positivo sobre os escores no questionário IIEF de pacientes com hiperlipidemia acompanhados por 12 meses (Dogru et al., 2008).

As estatinas são classificadas como naturais (lovastatina), semissintéticas (sinvastatina) e sintéticas (atorvastatina, cerivastatina) e são estruturalmente heterogêneas. As estatinas produzem efeitos distintos sobre a função sexual, os quais ainda precisam ser elucidados.

Antagonistas do Receptor de Histamina H$_2$. A cimetidina e a ranitidina eram amplamente prescritas para fins de profilaxia e tratamento da úlcera péptica. Os relatos de caso sugeriram que a cimetidina estava associada à DE. Um estudo *in vitro* isolado, empregando animais de experimentação, sugeriu que a estimulação de receptor H$_2$ causa relaxamento cavernoso, possivelmente via liberação endotelial de NO (Andersson e Wagner, 1995).

Opioides. Em longo prazo, a administração intratecal de opioides resulta em hipogonadismo hipogonadotrófico e está associada à disfunção sexual que pode ser restaurada com suplementação adequada (Abs et al., 2000). Por outro lado, a administração de antagonistas de opiáceo em homens de idade mais avançada com DE falhou em melhorar a função erétil medida de forma objetiva por monitoramento da TPN (Billington et al., 1990). Os opioides produzem um efeito depressivo generalizado sobre a função sexual ao serem diretamente administrados na APOM no cérebro de ratos, porém o tratamento com naloxona, um antagonista de receptor de opioide, não teve efeito sexual em voluntários sadios do sexo masculino (Andersson e Wagner, 1995).

Agentes Antirretrovirais. Hipogonadismo e DE parecem ser mais comuns entre homens infectados pelo vírus da imunodeficiência humana (HIV), em comparação com o observado em homens da mesma idade, na população geral dos Estados Unidos (Crum et al., 2005). **A disfunção sexual parece ser um evento comum após a introdução da terapia antirretroviral.** A prevalência média da DE é de 46%; de libido diminuída, de 44%; de distúrbios ejaculatórios, de 39%; e de distúrbios orgásmicos, de 27% (Collazos, 2007). Esses distúrbios pareceram ser mais comuns em pacientes tratados com inibidores de protease. Como esses pacientes podem ter doenças envolvendo vários sistemas de órgãos e podem estar tomando múltiplos fármacos, é difícil determinar os mecanismos precisos.

Tabaco. O tabagismo pode induzir vasoconstrição e vazamento venoso peniano, devido ao seu efeito contrátil sobre o músculo liso cavernoso (Juenemann et al., 1987a). Em um estudo sobre TPN em fumantes, Hirshkowitz et al. (1992) relataram uma correlação inversa entre ereção noturna (rigidez e duração) e número de cigarros consumidos por dia: homens que fumavam mais de 40 cigarros tinham as ereções noturnas mais fracas e curtas. O levantamento *Boston Area Community Health* **(BACH)** usou uma amostra aleatória estratificada em estágios múltiplos, para recrutar 2.301 homens, na faixa etária de 30 a 79 anos, de Boston (Estados Unidos). O relato dos autores **indica uma associação dose-resposta entre tabagismo e DE com efeito estatisticamente significativo observado com 20 ou mais maços/anos de exposição. O tabagismo passivo está associado a um aumento pequeno e estatisticamente não significativo do risco de DE, comparável a cerca de 10 a 19 maços/anos de tabagismo ativo** (Kupelian et al., 2007). Em um experimento conduzido para elucidar os mecanismos de DE associados ao tabagismo, extrato de fumaça de cigarro livre de nicotina e livre de alcatrão foi injetado por via subcutânea em coelhos machos adultos, uma vez por dia, durante 5 semanas. Os autores relataram comprometimento da produção de NO resultante da atividade atenuada de NOS, inibição da proteína nNOS, acúmulo de inibidores de NOS endógenos, atividade aumentada de arginase e estimulação de proteína arginase 1 no tecido cavernoso. O extrato de fumaça de cigarro também causou acúmulo de inibidores de NOS endógenos secundário ao comprometimento da atividade de dimetilarginina dimetilamino-hidrolase e à expressão diminuída de proteína dimetilarginina dimetilamino-hidrolase 1. Essas alterações podem ser relevantes para a DE após a administração de extrato de fumaça de cigarro (Imamura et al., 2007).

Álcool. **Em quantidades pequenas, o álcool melhora a ereção e o impulso sexual, devido ao seu efeito vasodilatador e à supressão da ansiedade; entretanto, grandes quantidades de álcool podem causar sedação central, diminuição da libido e DE transitória.** No *Western Australia Men's Health Study*, Chew et al. (2009) relataram que, em comparação com indivíduos que nunca consumiram bebida alcoólica, as probabilidades idade-ajustadas de DE foram menores entre os atuais etilistas, aqueles que consumiam álcool nos fins de semana e aqueles que consumiam álcool apenas em bebedeiras e foram mais altas entre os ex-etilistas.

O alcoolismo crônico pode resultar em disfunção hepática, testosterona diminuída e níveis aumentados de estrógeno, além de polineuropatia alcoólica, que também pode afetar os nervos penianos (Miller e Gold, 1988). Em um estudo *in vivo*, em que coelhos receberam álcool a 5% por 6 semanas, Saito et al. (1994) relataram aumento da contração muscular lisa e do relaxamento pela estimulação com campo elétrico para vasoconstritores, como fenilefrina e cloreto de potássio, mas não para nitroprussiato de sódio, sugerindo alterações na função neurovascular. Em um estudo sobre o efeito subagudo do álcool, camundongos foram expostos ao vapor de álcool por 7 ou 14 dias. Os autores relataram comprometimento do relaxamento endotélio-dependente do músculo liso cavernoso e dano ao endotélio no grupo de camundongos expostos por 14 dias, mas não no grupo de animais expostos por 7 dias (Aydinoglu et al., 2008) (Tabela 26-12).

TABELA 26-12 Disfunção Erétil Induzida por Fármacos e Alternativas Sugeridas

CLASSE	CAUSA COMPROVADA DE DISFUNÇÃO ERÉTIL	ALTERNATIVAS SUGERIDAS
Anti-hipertensivos	Diuréticos tiazídicos β-bloqueadores gerais	α-bloqueadores Bloqueadores de canal de cálcio β-bloqueadores específicos Inibidores de enzima conversora de angiotensina Antagonistas de receptor de angiotensina II
Psicotrópicos	Antipsicóticos Antidepressivos Ansiolíticos	Ansiolíticos mais novos (bupropiona, buspirona)
Antiandrógeno	Antagonistas de receptor de andrógeno Agonistas de hormônio liberador de hormônio luteinizante Inibidores de 5α-redutase	
Opioide		
Agentes antirretrovirais		
Tabaco		Parar de fumar
Álcool	Grande quantidade	Pequena quantidade

U.S. Community Survey of Prescription Drugs and Erectile Dysfunction. O levantamento BACH empregou um delineamento estratificado em múltiplos estágios para recrutar uma amostra aleatória de 2.301 homens, com 30 a 79 anos de idade, para investigar a associação da DE com as medicações comumente usadas, incluindo agentes anti-hipertensivos, agentes psicoativos e medicações contra dor e anti-inflamatórios. A DE foi avaliada usando o questionário IIEF-5. Análises de variáveis múltiplas mostraram que os benzodiazepínicos e antidepressivos tricíclicos estavam associados com DE, enquanto nenhuma associação foi observada entre SSRI/inibidores da recaptação de serotonina-norepinefrina e antipsicóticos atípicos. O uso de tratamento anti-hipertensivo, seja como monoterapia, seja combinado a outros, bem como de medicações analgésicas ou anti-inflamatórios, não mostrou associação com a DE, depois que os fatores de confusão foram considerados (Kupelian et al., 2013).

Envelhecimento, Doença Sistêmica e Outras Causas

Numerosos estudos indicaram um declínio progressivo da função sexual em homens "sadios" em processo de envelhecimento. Masters e Johnson (1977) observaram muitas alterações em homens de idade avançada, incluindo **maior latência até a ereção, menor turgidez, perda da potência ejaculatória e volume ejaculado diminuído, além de um período refratário mais longo.** A frequência e a duração diminuídas da ereção noturna com o avanço da idade foram relatadas em um grupo de homens que mantinham intercursos regulares (Schiavi e Schreiner-Engel, 1988). **Outras pesquisas também indicaram uma diminuição da sensibilidade tátil peniana com o avanço da idade** (Rowland et al., 1989). Um tônus muscular cavernoso aumentado também pode contribuir para a resposta erétil diminuída em homens mais idosos (Christ et al., 1990). Em um estudo, foi relatada uma diminuição da testosterona em homens impotentes em processo de envelhecimento associada a níveis relativamente normais de gonadotrofinas, sugerindo disfunção hipotalâmico-hipofisária (Kaiser et al., 1988). **A disfunção endotelial vascular é considerada uma expressão fenotípica primária do envelhecimento humano normal. Esse distúrbio induzido pela senescência é provavelmente justificado pelo aumento de doenças cardiovasculares e metabólicas com o envelhecimento.** O envelhecimento compromete a função endotelial através de expressão e ação reduzidas da eNOS, degradação acelerada de NO, atividade aumentada de PDE, inibição da atividade de NOS por inibidores endógenos de NOS, produção aumentada de espécies reativas de oxigênio, reações inflamatórias, diminuição do número e da função das células progenitoras endoteliais e atividade comprometida de telomerase ou encurtamento de telômeros (Toda, 2012).

Alterações penianas estruturais e funcionais foram relatadas em vários estudos realizados com animais. Costa e Vendeira (2008) relataram declínio progressivo do conteúdo muscular liso e aumento do calibre dos espaços vasculares no corpo cavernoso com o avanço da idade em ratos Wistar. Suadicani et al. (2009) demonstraram uma diminuição significativa da proteína conexina 43, presente nas junções comunicantes, e do subtipo P2X1R de purinorreceptor, além de aumento do subtipo P2X7R de purinorreceptor no corpo cavernoso de ratos Fischer-344 em processo de envelhecimento. Ferrini et al. (2001a, 2001b) relataram aumento de NO induzível, formação de peroxinitrito e elevação do índice apoptótico no corpo cavernoso e em regiões hipotalâmicas. A propriedade contrátil aumentada do tecido erétil associada ao envelhecimento pode ser devida a atividade elevada de RhoA/Rho-quinase (Jin et al., 2006), intensificação do sistema renina-angiotensina (Park et al., 2005) ou comprometimento do relaxamento mediado pela angiotensina-(1-7) (Yousif et al., 2007).

Diabetes Melito. O diabetes melito é uma doença crônica comum, que afeta 0,5% a 2% da população mundial. A **prevalência da DE é três vezes maior entre os homens diabéticos (28% *vs.* 9,6%)** (Feldman et al., 1994), **ocorre em indivíduos mais jovens e aumenta com a duração da doença,** sendo de aproximadamente 15% aos 30 anos de idade e aumentando para 55% aos 60 anos (McCulloch et al., 1980, 1984). Entre homens diabéticos, a **DE é mais frequente naqueles com neuropatia coexistente.** Em um estudo sobre homens com DE, os autores detectaram um aumento de duas vezes na incidência de hipogonadismo entre homens diabéticos (24% *vs.* 12%) (Corona et al., 2006). **A presença de DE está associada a um risco de mais de 14 vezes maior de doença arterial coronariana silenciosa, morbidade cardiovascular significativa e mortalidade em homens diabéticos** (Gazzaruso et al., 2004). Essa evidência indica que a **presença de DE em pacientes diabéticos poderia ser preditora de futuros eventos cardiovasculares maiores. O diabetes melito pode causar DE afetando um ou uma combinação dos seguintes fatores: bem-estar psicológico, função do SNC, secreção de andrógenos, atividade do nervo periférico, função celular endotelial e contratilidade da musculatura lisa** (Dunsmuir e Holmes, 1996).

Em 12% dos homens diabéticos, a deterioração da função sexual pode ser o primeiro sintoma. O ultrassom com Doppler após a injeção intracavernosa revelou uma alta prevalência (>75%) de insuficiência arterial peniana entre homens diabéticos com DE (Wamg et al., 1993). As alterações patológicas nas artérias cavernosas (Michal, 1980), as alterações ultraestruturais na musculatura lisa cavernosa (Mersdorf et al., 1991) e o relaxamento endotélio-dependente comprometido no músculo liso corpóreo (Saenz de Tejada et al., 1989a) também foram observados em amostras penianas obtidas de homens diabéticos com DE. Hirshkowitz et al. (1990) relataram que homens impotentes com diabetes têm menos ereções relacionadas ao sono, tempo de tumescência menor, rigidez peniana diminuída, resposta de frequência cardíaca diminuída à respiração profunda e menor pressão arterial peniana, em comparação ao observado em homens não diabéticos da mesma idade. Graus diferentes de gravidade de apoptose endotelial entre pacientes diabéticos "respondedores" e "não respondedores" ao sildenafil também foram relatados (Condorelli et al., 2013).

Numerosos modelos experimentais de diabetes tipos 1 e 2 induzido em animais foram usados para estudar os mecanismos básicos da DE induzida por diabetes. Nesses animais, o diabetes causa disfunção celular endotelial, com incompetência das junções intercelulares endoteliais cavernosas, resultando em prevalência aumentada de doença vascular (Ryu et al., 2013). Outros efeitos incluem nNOS diminuída, atividade diminuída de eNOS, estresse oxidativo, aumento da formação de resíduos de glicação avançada, diminuição de elastina, diminuição de VEGF, hipercontratilidade do tecido erétil cavernoso e diminuição da proporção músculo liso/colágeno levando ao comprometimento do mecanismo veno-oclusivo. Kilarkaje et al. (2013) relataram que a sinalização da angiotensina II também está envolvida nas alterações estruturais induzidas pelo diabetes e no dano oxidativo ao DNA observado no corpo cavernoso de ratos, sendo que a modulação da sinalização por captopril, losartana e angiotensina-(1-7) restaura os efeitos do diabetes melito. A Rho-quinase ativada media a elevação induzida pelo diabetes da ativação de arginase vascular, sendo que o comprometimento do relaxamento dos corpos cavernosos também foi relatado (Toque et al., 2013). Cellek et al. (2013) revisitaram o conceito de "ponto sem retorno" no curso da DE diabética e propuseram que o foco da pesquisa fosse o papel dos *vasa nervorum* e dos resíduos de glicação avançada. As Tabelas 26-13 e 26-14 mostram os resumos de estudos de mecânica envolvendo seres humanos e modelos de experimentação animal derivados do relatório do comitê do *Second International Consultation of Sexual Medicine* (Saenz de Tejada et al., 2005).

Síndrome Metabólica. A síndrome metabólica inclui intolerância à glicose, resistência à insulina, obesidade, dislipidemia e hipertensão. **Foi relatada uma prevalência maior de DE (26,7%) entre homens com síndrome metabólica, em relação ao observado entre indivíduos-controle (13%). A prevalência da DE aumenta à medida que o número de componentes da síndrome metabólica aumenta** (Esposito et al., 2005). Em uma análise do *Baltimore Longitudinal Study of Aging,* em que foi feito o seguimento de homens por 5,8 anos, **Rodriguez et al. (2007) confirmaram que a prevalência da síndrome metabólica aumenta com o avanço da idade e está associada a níveis mais baixos de andrógenos. Esses pesquisadores constataram ainda que níveis menores de testosterona total, aliados a níveis reduzidos de globulina ligadora de hormônio sexual, são preditores de incidência aumentada de síndrome metabólica. Homens com síndrome metabólica têm prevalência aumentada de DE, escores reduzidos de função endotelial e concentrações circulantes maiores de proteína C-reativa, em comparação com homens sem síndrome metabólica** (Esposito et al., 2005). La Vignera et al. (2012) estudaram a renovação celular endotelial mediada por células progenitoras endoteliais sanguíneas e micropartículas endoteliais e relataram os níveis mais altos em homens com síndrome metabólica e DE arteriogênica, seguidos dos homens com síndrome metabólica sem DE e, em terceiro lugar, homens sem síndrome metabólica e DE. Em um estudo sobre a função endotelial em pacientes com síndrome metabólica e DE, Tomada et al. (2013) relataram um desequilíbrio de angiopoietinas em pacientes com síndrome metabólica e DE e sugeriram que as

TABELA 26-13 Resumo dos Achados de Estudos em Pacientes Diabéticos

FOCO	ACHADO
Anatômico	• Número aumentado de lesões ateromatosas em vasos de grande calibre e estenose nas artérias pudenda e ilíaca
Funcional	• Número e rigidez diminuídos de ereções noturnas • Rigidez peniana mais baixa após a injeção intracavernosa de vasodilatadores • Alta prevalência de insuficiência arterial peniana estudada com ultrassom com Doppler
ESTUDOS NO TECIDO CAVERNOSO	
Ultraestrutural	• Conteúdo muscular liso diminuído, colágeno aumentado, espessamento da lâmina basal e perda de células endoteliais (mais grave em homens com diabetes)
Funcional	• Diminuição do relaxamento muscular liso peniano mediado por NO endotelial e NO neurogênico, mas não do relaxamento induzido por nitroprussiato (sugerindo comprometimento da liberação ou síntese de NO) • Aumento dos resíduos de glicação avançada no tecido cavernoso • A resposta contrátil a agonista α-adrenérgico é maior no diabetes tipo 1 do que no diabetes tipo 2 • Nas artérias penianas humanas, o relaxamento mediado por EDHF endotélio-dependente é significativamente diminuído nas artérias penianas de resistência de pacientes diabéticos • A exposição à hiperglicemia induz expressão aumentada de colágeno, proliferação diminuída e morte celular programada aumentada (apoptose). A expressão de fator de necrose tumoral-α também está aumentada. • Considera-se que a insulina aumenta a atividade de NOS aumentando o transporte de L-arginina para dentro da célula e fornecendo quantidades maiores do cofator essencial NADPH. Esses efeitos são revertidos na deficiência ou resistência à insulina no diabetes. • A forma induzível (arginase II) de arginase, uma enzima que compete com NOS pelo substrato L-arginina, é superexpressa no corpo cavernoso de pacientes diabéticos, onde a inibição de arginase restaura a atividade de NOS.

EDHF, fator hiperpolarizador derivado do endotélio; NADPH, nicotinamida adenina dinucleotídeo fosfato reduzida; NO, óxido nítrico; NOS, óxido nítrico sintase.

TABELA 26-14 Resumo dos Achados de Estudos em Modelos Experimentais de Animais Diabéticos

FOCO	ACHADO
Camundongos ou ratos com diabetes induzido por estreptozocina	• Atividade aumentada de AC e GC, resultando em produção de mais cAMP e cGMP em resposta a PGE_1 e nitroprussiato, respectivamente • Diminuição do relaxamento muscular cavernoso mediado por NO endotelial e neurogênico • Síntese aumentada de prostaciclina • Tônus aumentado do músculo cavernoso, devido ao estímulo de receptores ET-A • Aumento das prostaglandinas contráteis e dos radicais livres de oxigênio no estado hiperglicêmico, resultando em resposta diminuída à acetilcolina (revertida por indometacina e antioxidantes) • Níveis aumentados de radicais livres de oxigênio e lesão por estresse oxidativo. O tratamento preventivo com antioxidante impediu o aparecimento de disfunção endotelial no tecido cavernoso, enquanto o tratamento restaurador com o mesmo antioxidante reverteu apenas parcialmente o relaxamento endotélio-dependente comprometido. • Aumento da hemoglobina glicada, que compromete o relaxamento endotélio-dependente na aorta e no corpo cavernoso de ratos diabéticos. Esse efeito é revertido pela SOD, varredora de ânions superóxido. • A inibição da resposta de formação de AGE melhora o relaxamento endotélio-dependente e restaura a função erétil em ratos diabéticos. • Respostas comprometidas atribuíveis ao EDHF na vasculatura de animais diabéticos. • Concentração plasmática e conteúdo vascular de L-arginina reduzidos em ratos diabéticos. • Degeneração nervosa nitrérgica seletiva NO-dependente no diabetes
Coelho diabético	• A produção de cAMP em resposta à PGE_1 ou à forskolina está diminuída após 6 meses, mas não em 3 meses • Aumento da produção glicose-induzida de PKC mediada por estresse oxidativo em células musculares lisas de corpo cavernoso de coelho • O estresse oxidativo interfere na função endotelial junto ao tecido erétil diabético. Isso é sustentado pelo efeito potencializador de SOD ou do antioxidante natural, vitamina E, sobre o relaxamento endotélio-dependente do corpo cavernoso de coelhos.

AC, adenilato ciclase; AGE, resíduo de glicação avançada; cAMP, monofosfato de adenosina cíclico; cGMP, monofosfato de guanosina cíclico; EDHF, fator hiperpolarizador endotélio-derivado; ET-A, endotelina-A; GC, guanilil ciclase; NO, óxido nítrico; PGE_1, prostaglandina E_1; PKC, proteína quinase C; SOD, superóxido dismutase.

angiopoietinas podem ser marcadores precoces de disfunção endotelial nessa população de risco cardiovascular mais alto. Em ratos Zucker obesos com resistência à insulina, Sánchez et al. (2012) relataram o desacoplamento de nNOS no vasorrelaxamento nitrérgico disfuncional das artérias penianas (Fig. 26.13).

Insuficiência Renal Crônica. **A disfunção sexual é comum em homens com insuficiência renal crônica.** Em um levantamento envolvendo 69 homens em hemodiálise, apenas 55% eram sexualmente ativos e as disfunções sexuais predominantes eram perda ou diminuição das necessidades sexuais (84,7%), DE (44,5%) e inibição ou falta de ejaculação (51,5%) (Lew-Starowicz e Gellert, 2009). De modo similar, a DE foi relatada em 52% dos homens submetidos à diálise peritoneal (Lai et al., 2007). A presença de sintomas depressivos, altamente prevalentes em pacientes em hemodiálise, é um fator independente de disfunção sexual em pacientes dialíticos do sexo masculino (Peng et al., 2007). A melhora significativa da função sexual foi relatada após o transplante renal (Tavallaii et al., 2009). Mesmo assim, em um relato envolvendo 182 homens que tinham sido submetidos ao transplante de rim, Espinoza et al. (2006) observaram que 49% dos homens continuavam tendo DE; 33% dos homens tinham função sexual normal; e 18% não tinham atividade sexual. **Muitos dos efeitos da uremia podem contribuir potencialmente para o desenvolvimento de DE, incluindo perturbação do eixo hipotalâmico-hipofisário-testicular, hiperprolactinemia, doença ateromatosa acelerada e fatores psicológicos** (Ayub e Fletcher, 2000).

Bagcivan et al. (2003) sugeriram que a DE pode ser devida à **produção diminuída ou à biodisponibilização reduzida de NO endógeno.** Evidências fornecidas por modelos de experimentação animal com uremia crônica sugerem que uma diminuição do NO funcional pode ser responsável pelos efeitos colaterais vasculares, entre os quais a DE.

Evidências de **neuropatia autônoma** como fator contribuindo para a DE em homens com insuficiência renal crônica são fornecidas por estudos que encontraram alta incidência de anormalidade nos reflexos vascular e bulbocavernoso, sugerindo disfunção nervosa (Campese et al., 1982; Vita et al., 1999). A neuropatia é uma complicação comum da doença renal em estágio terminal, que se manifesta tipicamente como um processo simétrico distal de aparecimento insidioso e progressão ao longo de meses. Foi estimado que a neuropatia ocorre em 60% a 100% dos pacientes em diálise. Foi demonstrado que os nervos dos pacientes urêmicos permanecem em estado despolarizado crônico antes do início da diálise, com subsequentes melhora e normalização do potencial de membrana em repouso após a iniciação da diálise. O grau de despolarização está correlacionado com o K^+ sérico, sugerindo que a despolarização hipercalêmica crônica exerce papel importante no desenvolvimento de disfunção nervosa na doença renal em estágio terminal (Krishnan e Kiernan, 2007). A investigação da função vascular cavernosa em 20 homens submetidos à terapia de substituição renal mostrou que 80% tinham insuficiência arterial e disfunção veno-oclusiva concomitantes (Kaufman et al., 1994). Uma ligação entre comprometimento da via NO-cGMP relacionado à insuficiência do relaxamento cavernoso é dada pelo achado de níveis séricos aumentados de ADMA em pacientes urêmicos (Kielstein e Zoccali, 2005).

Pacientes com doença pulmonar grave frequentemente temem o agravamento da dispneia durante o intercurso sexual. Pacientes com angina, insuficiência cardíaca ou infarto do miocárdio podem se tornar impotentes por causa de ansiedade, depressão ou insuficiência arterial. A infecção por HIV em si é o fator preditivo mais forte de DE, sendo que muitos fatores relacionados com a infecção — medo da transmissão do vírus, alterações da imagem corporal, comorbidades relacionadas com a infecção por HIV, estigma da infecção, uso obrigatório de preservativo — comprometem a função erétil (Santi et al., 2014). Em dois estudos europeus amplos, Corona et al. (2012) relataram que o hipertireoidismo clínico estava associado ao risco aumentado de DE grave. Por outro lado, nenhuma associação entre hipotireoidismo primário e DE foi observada. Outras doenças sistêmicas, como cirrose hepática, escleroderma, debilidade crônica e caquexia, também são causas comprovadas de DE.

Disfunção Erétil Primária

A DE primária se refere à **incapacidade vitalícia de iniciar e/ou manter ereções começando a partir do primeiro encontro sexual. Embora a maioria dos casos seja devido a fatores psicológicos, alguns homens afetados têm uma causa física que resulta do mau desenvolvimento do pênis ou do suprimento de sangue e nervos.** A disfunção **psicológica primária em geral está relacionada à ansiedade com o desempenho sexual, que tem raízes em eventos adversos ocorridos na infância, experiência sexual inicial traumática ou falta de informação.** As anormalidades endócrinas, em particular os níveis baixos de testosterona, também podem estar implicadas na DE primária, embora o impulso sexual diminuído seja provavelmente o principal sintoma. As evidências que sustentam esses conceitos se restringem a estudos observacionais envolvendo números variáveis de casos. O maior estudo já descrito envolveu 67 pacientes, dos quais 10 (15%) tinham causa predominantemente psicológica (Stief et al., 1989b). Pacientes com anormalidades físicas tinham diversas disfunções neurológicas, arteriais e veno-oclusivas.

Micropênis. A hipoplasia simétrica do falo, micropênis, muitas vezes está relacionada a anormalidades do desenvolvimento uretral, como hipospádia e epispádia (Reilly e Woodhouse, 1989), ou deficiência hormonal. Nesses casos, o tecido erétil muitas vezes funciona normalmente e a disfunção sexual em geral está relacionada com a insuficiência do comprimento peniano ou o grau de curvatura ventral do pênis (*chordee*), em vez de DE (Woodhouse, 1998).

Anormalidades Vasculares. A DE primária em presença de um falo externamente normal é incomum. Alguns autores descreveram anormalidades estruturais do tecido cavernoso, como ausência (Teloken et al., 1993) ou substituição por tecido fibroso (Aboseif et al., 1992). Outros encontraram anormalidades vasculares, incluindo hipoplasia das artérias cavernosas (Montague et al., 1995) ou disfunção veno-oclusiva decorrente de drenagem venosa cavernosa aberrante (Lue, 1999). A causa subjacente dessas anormalidades congênitas é desconhecida. O tratamento, na maioria dos casos, é cirurgia vascular ou implante de prótese peniana.

PONTOS-CHAVE: OUTRAS CAUSAS DE DISFUNÇÃO ERÉTIL

- O envelhecimento é o fator contribuinte mais importante para DE. O processo de envelhecimento pode afetar o mecanismo regulatório central, a função hormonal e neural e a estrutura peniana.
- O diabetes melito e a síndrome metabólica podem afetar múltiplos sistemas de órgãos e causar envelhecimento precoce de estruturas centrais e periféricas, além de moléculas reguladoras do processo erétil.
- As doenças causadoras de insuficiência renal crônica também podem causar DE e a condição pode persistir até mesmo com um transplante bem-sucedido.
- A DE primária pode ter causa psicogênica ou pode ser devida a inexperiência, insuficiência arterial congênita ou a canais venosos anormais.

PONTOS-CHAVE: FISIOPATOLOGIA

- A prevalência de DE aumenta com a idade e a presença de condições médicas concomitantes. A incidência aproximada é de 25 a 30 casos em cada 1.000 pessoas-anos.
- A DE é um sintoma de muitas condições e doenças subjacentes.
- Qualquer condição que afete nervo, artéria, endotélio, músculo liso ou túnica albugínea do pênis pode causar DE.
- A disfunção endotelial parece ser uma via final comum em pacientes com hiperlipidemia, diabetes melito, hipertensão e insuficiência renal crônica.
- Os fármacos mais comumente associados com DE incluem antiandrógenos, antidepressivos e anti-hipertensivos.

PERSPECTIVAS

As duas últimas décadas assistiram a uma explosão contínua de informações novas sobre a fisiologia da ereção peniana e a fisiopatologia da DE. Essas novas descobertas não só aumentaram o nosso conhecimento sobre o processo patológico como também forneceram uma base sólida para aprimorar o diagnóstico e o tratamento. Podemos ter a expectativa de que a aplicação de novas ferramentas de pesquisa e informação em biologia molecular, transdução de sinais, fatores de crescimento, microarranjos e células-tronco venha a elevar as pesquisas em função erétil e DE a um nível ainda mais alto num futuro próximo.

REFERÊNCIAS

 Para consultar a lista completa de referências, acesse www.expertconsult.com.

LEITURA SUGERIDA

Andersson KE. Mechanisms of penile erection and basis for pharmacological treatment of erectile dysfunction. Pharmacol Rev 2011;63:811-59.

Feldman HA, Goldstein I, Hatzichristou DG, et al. Impotence and its medical and psychosocial correlates: results of the Massachusetts Male Aging Study. J Urol 1994;151:54-61.

Gandaglia G, Briganti A, Jackson G, et al. A systematic review of the association between erectile dysfunction and cardiovascular disease. Eur Urol 2014;65:968-78.

Gratzke C, Angulo J, Chitaley K, et al. Anatomy, physiology, and pathophysiology of erectile dysfunction. J Sex Med 2010;7(1 Pt 2):445-75.

Lue TF. Erectile dysfunction. N Engl J Med 2000;342:1802-13.

Montorsi F, Adaikan G, Becher E, et al. Summary of the recommendations on sexual dysfunctions in men. J Sex Med 2010;7:3572-88.

Nehra A, Jackson G, Miner M, et al. The Princeton III Consensus recommendations for the management of erectile dysfunction and cardiovascular disease. Mayo Clin Proc 2012;87:766-78.

27 Avaliação e Manejo da Disfunção Erétil

Arthur L. Burnett, MD, MBA, FACS, II

Perspectiva Histórica

Importância para a Saúde Pública

Princípios do Tratamento

Avaliação Diagnóstica

Avaliação e Teste Especializados

Considerações sobre o Tratamento

Caminhos Futuros

PERSPECTIVA HISTÓRICA

O manejo da disfunção erétil (DE) evoluiu de forma significativa nas últimas décadas, graças ao progresso constante e considerável da ciência básica, epidemiologia, investigação clínica e das pesquisas em serviços de saúde dentro dessa dinâmica área. O campo tem avançado desde seus primórdios com a psicanálise e terapia sexual, acompanhada pelo uso de afrodisíacos, suplementos com ervas e tratamentos hormonais, tipificando o conhecimento e a abordagem à prática clínica nos anos de 1970 para um processo cada vez mais estruturado, balanceado e baseado em evidências de avaliação e intervenção clínica da era contemporânea (Tabela 27-1).

Os princípios bem estabelecidos no manejo da DE baseados nos mais altos padrões clínicos de ética, qualidade, segurança e relação custo-eficácia são agora bem aceitos pelas comunidades científica e clínica na medicina sexual. Essas "diretrizes" são derivadas de rigorosa e oportuna avaliação, organização e reavaliações de conhecimentos em constante evolução neste campo, realizadas através de reuniões de consenso, que representam o espectro de autoridades internacionais e interdisciplinares na medicina sexual. Mais notavelmente, a International Consultations on Sexual Medicine (ICSM), diversas vezes co-patrocinada pela Organização Mundial da Saúde, International Consultation on Urological Diseases, pela American Urological Association, pela Société Internationale D'Urologie e pela Sociedade Internacional de Medicina Sexual, assumiu este papel e publicou tópicos sobre o tema (Jardin et al., 2000; Lue et al., 2004; Montorsi et al., 2010).

IMPORTÂNCIA PARA A SAÚDE PÚBLICA

A DE é uma condição médica com grande importância para a saúde, com implicações que se estendem além do tratamento ocasional do paciente, que possui um problema da magnitude que aparentemente não causa risco de vida. **O valor de avaliar e manejar apropriadamente a DE relaciona-se não só com os indivíduos afetados e seus parceiros, mas também com a sociedade como um todo, e seu escopo abrange aspectos de bem-estar físico e mental relacionados com a atenção (ou a falta de atenção) a disfunção sexual, questões de manejo concomitantes da doença, bem como seu ônus socioeconômico.**

Epidemiologia

A investigação epidemiológica, a qual especifica que os resultados de estudos são prontamente generalizados para a população masculina em geral, tem fornecido informação poderosa a respeito da natureza, da etiologia e das ramificações prognósticas da DE. **Como a disfunção sexual mais minuciosamente estudada no contexto da pesquisa epidemiológica, estima-se que a DE prevaleça em uma taxa de 10% a 20% em homens adultos em geral (com mais de 20 anos de idade), com a maioria dos estudos relatando uma taxa mais perto de 20%** (Derogatis e Burnett, 2008; Lewis et al., 2010). É sabido que existe uma correlação etária para a prevalência da DE, com prevalência mundial de 1% a 10% para homens com menos de 40 anos, 15% para homens entre 40 e 49 anos, 30% para homens entre 50 e 59 anos, 40% para homens entre 60 e 69 anos e 50% a 100% para homens em seus 70 e 80 anos (Lewis et al., 2010). Estimou-se que havia mais de 152 milhões de homens no mundo com DE em 1995, com uma projeção da prevalência alcançando aproximadamente 322 milhões de homens tendo DE até 2025 (Aytac et al., 1999). Essa tendência é mantida independentemente de origem étnica/racial ou região geográfica.

Dados atuais também confirmaram que a prevalência da DE acompanha a presença de comorbidades médicas, que incluem diabetes melito tipo 2, obesidade, doença cardiovascular, hipertensão, dislipidemia, depressão e doenças da próstata/hiperplasia prostática benigna (Braun et al., 2000; Martin-Morales et al., 2001; Nicolosi et al., 2004; Rosen et al., 2004c; Saigal et al., 2006; Laumann et al., 2007; Selvin et al., 2007). Essa correlação tem corroborado a premissa de que DE e comorbidades médicas compartilham mecanismos fisiopatológicos, como disfunção endotelial, oclusão arterial e inflamação sistêmica (Solomon et al., 2003; Montorsi et al., 2004; Billups, 2005; Ganz, 2005; Kloner, 2005; Guay, 2007).

Novas relações de risco-doença para DE têm sido descritas, provavelmente também exibindo tais associações de mecanismos fisiopatológicos concomitantes, como disfunção endotelial e inflamação sistêmica. Essas relações de doenças incluem epilepsia (Keller et al., 2012b), perda de audição neurossensorial (Keller et al., 2012a), glaucoma de ângulo aberto (Chung et al., 2012a), cálculos urinários (Chung et al., 2011), psoríase (Chung et al., 2012b), dermatite atópica (Chung et al., 2012d), periodontite crônica (Keller et al., 2012d), hepatite viral (Chung et al., 2012c), varicocele (Keller et al., 2012c) e úlceras gástricas (Keller et al., 2012e).

Embora sejam poucos em número, estudos longitudinais conduzidos prospectivamente têm documentado a verdadeira incidência e relação risco-doença para DE. Em um estudo, uma taxa bruta de incidência de DE foi de 25,9 casos/1.000 homens-ano entre homens de 40 a 69 anos (Johannes et al., 2000). De acordo com outro estudo, as estatísticas de ocorrência de DE foram 57% em 5 anos e 65% em 7 anos em homens com 55 anos ou mais (Thompson et al., 2005). Tais estudos apontaram unicamente preditores para o desenvolvimento de DE, o que inclui idade, menor educação, diabetes, doença cardiovascular, hipertensão, tabagismo (cigarro ou charuto), exposição passiva à fumaça de cigarro e obesidade (Feldman et al., 2000; Johannes et al., 2000; Inman et al., 2009).

Entretanto, a força da associação do risco também é medida pela direção analítica oposta e a ocorrência da DE pode, de fato, informar o risco subsequente de morbidade e mortalidade de doença. Essa relação foi mais bem demonstrada até agora no que diz respeito à

TABELA 27-1 Evolução no Manejo da Disfunção Erétil

	DIAGNÓSTICO	TRATAMENTOS	GUIAS
Pré 1970	História psicossocial	Terapia psicossocial Suplementos com ervas	Estudos de Masters e Johnson
Anos de 1970	História médica e psicossocial Teste de tumescência peniana noturna	Cirurgia de prótese peniana Revascularização peniana	Conferências internacionais sobre a revascularização do corpo cavernoso
Anos de 1980	Exame físico Avaliação endócrina Ultrassonografia duplex peniana, DICC	Medicações orais Farmacoterapia intracavernosa Terapia por dispositivo a vácuo	Manejo direcionado ao objetivo
Anos de 1990	Injeção intracavernosa e estimulação combinadas	Farmacoterapia intrauretral Terapia com fosfodiesterase tipo 5	*NIH Consensus Statement* Processo de modelo de cuidados
2000 - Presente	Neuroimagem e biomarcadores de saúde vascular	? Terapia genética ? Terapia com células-tronco ? Engenharia tecidual	Algoritmos ICUD (abordagem centrada no paciente) Diretrizes de prática AUA (abordagem baseada em evidência)

AUA, Associação Americana de Urologia; DICC, cavernosometria e cavernosografia com infusão dinâmica; ICUD, Consulta internacional sobre doenças urológicas; NIH, Institutos Nacionais de Saúde.

---

doença cardiovascular. No grupo placebo do *Prostate Cancer Prevention Trial* constatou-se que a DE é um marcador para risco futuro de eventos cardiovasculares, comparável ao tabagismo atual ou uma história familiar de infarto do miocárdio (Thompson et al., 2005). Este estudo estabeleceu que homens com DE tinham 45% mais chances que homens sem DE de sofrer um evento cardíaco após seguimento de 5 anos (Thompson et al., 2005). Em outro estudo baseado na população de homens moradores da comunidade acompanhados longitudinalmente, a DE foi associada com risco aproximadamente 80% maior de doença coronariana subsequente após 10 anos (Inman et al., 2009). Em um seguimento de longo prazo (15 anos) do Massachusetts Male Aging Study (Feldman et al., 1994), a DE foi positivamente associada com todas as causas subsequentes e mortalidade por doença cardiovascular e constituiu um risco semelhante aos fatores de risco convencionais, tais como índice de massa corporal aumentado, diabetes e hipertensão (Araujo et al., 2009). Uma observação cada vez mais reconhecida e marcante, feita a partir de estudos epidemiológicos que demonstraram a associação da DE com eventos cardiovasculares, é que o desenvolvimento da DE em uma idade mais jovem aumenta esse risco particular (Chew et al., 2010; Miner et al., 2012; Vlachopoulos et al., 2013).

Metanálise recente de estudos longitudinais corrobora os achados de pesquisas anteriores e tem fornecido estimativas de risco relativo. Uma metanálise de sete estudos prospectivos de coorte forneceu riscos relativos ajustados para homens com DE comparados com indivíduos saudáveis, calculando aumento de 1,47 vezes para eventos cardiovasculares e aumento de 1,23 vezes para mortalidade por qualquer causa (Guo et al., 2010). Outra metanálise de 12 estudos de coorte analisou o risco relativo geral combinado para homens com DE comparados com o grupo de referência como sendo 1,48 para doença cardiovascular, 1,46 para doença coronariana, 1,35 para acidente vascular cerebral e 1,19 para mortalidade por qualquer causa (Dong et al., 2011). Outra metanálise que incluiu 14 estudos documentou risco relativo de 1,44 para mortalidade cardiovascular, 1,19 para infarto do miocárdio, 1,62 para eventos cerebrovasculares e 1,25 para mortalidade por qualquer causa para homens com DE em comparação com aqueles sem DE (Vlachopoulos et al., 2013).

Além da relação preditora de doença cardiovascular baseada na incidência de DE, uma relação similar foi sugerida a respeito do risco de câncer. O estudo Longitudinal Health Insurance Database em Taiwan mostrou que o risco de desenvolver um câncer foi 1,42 vezes maior em pacientes com DE quando comparado com os pacientes sem DE durante um seguimento de 5 anos, após o ajuste das variáveis socioeconômicas e de comorbidades (Chung et al., 2011).

Esses dados convincentes em relação à prevalência e aos fatores de risco para DE contribuem bastante para a compreensão da importância dessa condição médica. **O tema da DE representa um barômetro clínico do verdadeiro estado geral de saúde dos homens e os esforços voltados para os avanços no seu manejo levam a prevenção de doenças, promoção da saúde e melhora da sobrevida.**

Política de Saúde

Disfunções sexuais e DE especificamente têm tomado importância cada vez maior no que diz respeito ao seu impacto socioeconômico. **Além de sua associação com comorbidades médicas, a DE é reconhecida por afetar adversamente a qualidade de vida, por reduzir a produtividade ocupacional e por aumentar o uso de recursos da saúde** (Krane et al., 1989; Litwin et al., 1998). Devido a maior facilidade de uso e disponibilidade de tratamentos efetivos de primeira linha combinados com a crescente conscientização da DE pela sociedade e maior aceitação de seu tratamento, é compreensível a tendência de uma maior demanda nos serviços de saúde relacionados à DE (Wessells et al., 2007; Polinski e Kesselheim, 2011).

A DE pode ser incluída entre uma série de doenças urológicas que têm um peso financeiro substancial. O custo total para o manejo clínico de DE de pacientes externos (exclusivamente farmacêutico) nos Estados Unidos no ano 2000 foi de aproximadamente US$330 milhões, classificando-a como o nono mais dispendioso entre os diagnósticos urológicos mais frequentes (Litwin et al., 2005). Em contraste, esse custo foi de aproximadamente US$185 milhões em 1994 (Wessells et al., 2007). Os custos em nível individual em uma base anual associados ao diagnóstico de DE (incluindo os custos farmacêuticos) entre os homens de 18 a 64 anos nos Estados Unidos em 2002 foram calculados em US$1107 (Wessells et al., 2007). A estimativa do Congressional Budget Office dos gastos do governo americano com fármacos para DE em 2005 foi de US$2 bilhões para os 10 anos subsequentes (Polinski e Kesselheim, 2011). Esses dados têm enormes implicações para agências governamentais e não governamentais nos Estados Unidos e no mundo, cujo trabalho deve considerar a distribuição prática e alocação fiscal de recursos para a DE. Alguns especialistas solicitam um relatório da necessidade médica e do custo da terapia para DE para a formulação de fundamentos para a cobertura dos seguros de saúde (Polinski e Kesselheim, 2011). Entretanto, evidências apontam para uma cobertura racional à terapia da DE e, na verdade, um uso significativamente menor dessa terapia tem sido mostrado quando comparado com a prevalência da DE (Hornbrook e Holup, 2011). Discussões corroboram o fato de que a DE não é uma indicação frívola para a intervenção clínica, tendo implicações sobre qualidade de vida e bem-estar, bem como importância no que diz respeito à saúde e à preservação da vida.

> **PONTOS-CHAVE: EPIDEMIOLOGIA E POLÍTICA DE SAÚDE**
>
> - Aproximadamente 20% dos homens adultos no mundo sofrem de DE.
> - Os fatores de risco para DE incluem idade avançada e presença de comorbidades médicas como diabetes melito tipo 2, obesidade, doença cardiovascular, hipertensão, dislipidemia, depressão e doença da próstata/hiperplasia prostática benigna.
> - Resultados de pesquisas mostram que a DE necessita de intervenção clínica, tendo implicações na qualidade de vida e no bem-estar, assim como importância no que diz respeito à saúde e à preservação da vida.
> - A DE está entre os *top* 10 diagnósticos urológicos mais comuns nos Estados Unidos e deve ser incluída nas considerações sobre a destinação de recursos nos serviços de saúde.

TABELA 27-2 Principais Fatores de Risco para Disfunção Erétil

CONDIÇÃO	RAZÃO DE PROBABILIDADE MULTIVARIADA AJUSTADA
Diabetes melito	2,9
Hipertensão	1,6
Doença cardiovascular	1,1
Hipercolesterolemia	1,0
Aumento benigno da próstata	1,6
Sintomas urinários obstrutivos	2,2
Índice de massa corporal aumentado (> 30 kg/m²)	1,5
Inatividade física	1,5
Tabagismo atual	1,6
Uso de antidepressivo	9,1
Uso de anti-hipertensivo	4,0

De Francis ME, Kusek JW, Nyberg LM, Eggers PW. The contribution of common medical conditions and drug exposures to erectile dysfunction in adult males. J Urol 2007;178:591–6; and Selvin E, Burnett AL, Platz EA. Prevalence and risk factors for erectile dysfunction in the US. Am J Med 2007;120:151–57.

PRINCÍPIOS DO TRATAMENTO

A abordagem para avaliação e tratamento da DE é certamente diferente de outras tantas doenças urológicas em vários aspectos básicos. O diagnóstico da DE envolve costumeiramente o reconhecimento da queixa subjetiva da inabilidade erétil pelo paciente (ou paciente e parceiro) e procedimentos diagnósticos extensos geralmente não são requeridos para o diagnóstico. Além disso, a intervenção atual de primeira linha é a farmacoterapia oral, facilmente prescrita e administrada e frequentemente bem-sucedida na maioria dos pacientes. Contudo, não obstante a aparência de que o tratamento da DE é bastante descomplicado, é um processo estruturado que incorpora criticamente diversos conceitos de prática clínica para trazer os melhores resultados terapêuticos aos pacientes.

Detecção Precoce

Investigações epidemiológicas e clínicas sugerem que muitos pacientes com DE mantêm condições clínicas adversas e fatores relacionados ao estilo de vida (p. ex., diabetes, doenças cardiovasculares, doenças da próstata, condição de obesidade, tabagismo atual e inatividade física) que potencialmente comprometem a função erétil (Saigal et al., 2006; Laumann et al., 2007; Selvin et al., 2007; Lewis et al., 2010). A extensão desses fatores de risco compreende um maior perfil de risco cardiometabólico global em pacientes com DE (Miner et al., 2012; Nehra et al., 2012). O risco relativo calculado para os vários fatores de risco para DE destaca até que ponto eles se correlacionam com a DE (Tabela 27-2). Esses dados corroboram a afirmação de que os pacientes com fatores de risco identificáveis para DE provavelmente já sofrem de disfunção sexual atualmente ou irão, eventualmente, desenvolvê-la em algum momento. O rastreio clínico de tais pacientes baseado em tais indicações é vantajoso ao permitir possibilidades de diagnosticar e tratar a DE.

Evidências crescentes também têm sugerido que o genótipo do paciente influencia no risco de desenvolver DE, consistente com propostas de que mecanismos moleculares e genéticos são responsáveis pelo fenótipo de DE (Andersen et al., 2011; Lippi et al., 2012). Esse conceito se encaixa com a perspectiva de que biomarcadores geneticamente determinados irão eventualmente ser definidos para avaliar o perfil de risco para DE, assim como o nível de responsividade a uma terapia específica para DE com o avanço da medicina de precisão.

O uso de medicação também tem sido associado com a DE em até 25% das apresentações (Keene e Davies, 1999; Francis et al., 2007). As classes de fármacos mais comumente implicadas incluem medicamentos anti-hipertensivos, como os diuréticos tiazídicos e antagonistas β-adrenérgicos, e medicamentos psicoterapêuticos, particularmente os antidepressivos inibidores seletivos da recaptação da serotonina (SIRI). A Tabela 27-3 lista diversas classes de fármacos comumente associados com a DE. É importante reconhecer que medicamentos podem afetar outros componentes do ciclo de resposta sexual masculino incluindo desejo sexual, excitação e orgasmo, o que dificulta secundariamente a função erétil. De importância adicional, a atribuição da causalidade da DE a qualquer medicação específica é condicional, exigindo que um aumento da prevalência exista na população alvo em comparação com o grupo placebo após estratificação para fatores de risco conhecidos ou comparado com outro medicamento com efeito terapêutico equivalente e, além disso, um mecanismo fisiológico plausível deve ser estabelecido experimentalmente (Sáenz de Tejada et al., 2005).

TABELA 27-3 Medicações Associadas com a Disfunção Erétil

CLASSE	AGENTES ESPECÍFICOS
Anti-hipertensivos	Diuréticos tiazídicos, β-bloqueadores não seletivos
Antidepressivos	Tricíclicos, inibidores seletivos da recaptação da serotonina
Antipsicóticos	Fenotiazinas
Antiandrógenos	Não esteroidais (flutamida); esteroidais (acetato de ciproterona); hormônio liberador do hormônio luteinizante
Medicações antiulcerantes	Antagonistas do receptor de histamina H_2 (cimetidina)
Agentes citotóxicos	Ciclofosfamida, metotrexato
Opioides	Morfina

Tratamento Direcionado ao Objetivo

No manejo de pacientes com DE tem sido adotada uma abordagem direcionada ao objetivo ao longo das últimas décadas, desde a descrição original de Lue (Lue, 1990). A abordagem determina que a avaliação diagnóstica e o planejamento terapêutico se relacionam com a apresentação do paciente individual e com a forma de obter satisfação, de acordo com um quadro centrado no paciente (Hatzichristou et al., 2010). **A principal intenção do tratamento direcionado é permitir que o paciente ou o casal faça uma escolha esclarecida sobre a melhor terapia para a satisfação sexual com base em uma sólida compreensão de todas as opções de tratamento e depois de realizar uma discussão aprofundada com o médico. Os pacientes diferem na aceitação de seus distúrbios sexuais e em seu interesse em buscar tratamento. Suas decisões seguem as preferências, necessidades e expectativas individuais no que diz respeito às opções de tratamento.** As avaliações dessa abordagem têm afirmado sua utilidade e demonstram que as preferências terapêuticas do paciente são as formas menos invasivas de tratamento (Jarow et al., 1996; Hanash, 1997).

Papel da Entrevista com o Parceiro

A entrevista com o parceiro é um componente crítico no manejo inicial da DE. Tem-se demonstrado que as entrevistas com parceiros impactam no diagnóstico e tratamento em até 58% dos casos (Tiefer e Schuetz-Mueller, 1995; Chun e Carson, 2001). O parceiro pode ser a fonte de informações importantes que podem auxiliar na intervenção e na avaliação de resposta à terapia. O parceiro pode compartilhar uma perspectiva nova e diferente sobre as questões sexuais que afetam o casal, pode fornecer uma visão sobre a qualidade da relação do casal e pode relatar seu papel na disfunção sexual (Speckens et al., 1995; Fisher et al., 2009). O envolvimento do parceiro e sua atitude podem impactar a iniciação e adesão do paciente à terapia (Jackson e Lue, 1998; Fisher et al., 2005).

Uma consideração adicional importante é que o bem-estar do parceiro pode ser afetado pela condição de DE do paciente. Estudos mostraram que mulheres parceiras de homens com DE têm mais chance de ter, elas próprias, disfunção sexual ou de cessar com a atividade sexual por inteiro (Ichikawa et al., 2004; Montorsi e Althof, 2004; Fisher et al., 2005; Sand e Fisher, 2007). Essa observação incita ainda mais o papel facilitador do parceiro no manejo da DE, o que maximiza o sucesso da terapia e, inerentemente, a satisfação do casal.

Na prática, e conforme necessário, visitas adicionais ao consultório, durante as quais o parceiro acompanha o paciente e este comunica informações educacionais ao parceiro, são técnicas recomendadas para envolver os parceiros no manejo da DE (Dean et al., 2008).

Avaliação de Risco Cardíaco

A coexistência frequente de DE e doença cardiovascular, conforme estabelecido por estudo clínico epidemiológico e por pesquisa na área de ciência básica, torna necessária a inclusão de procedimentos que apontem riscos para a saúde cardiovascular no manejo do paciente com DE. A Conferência de Consenso de Princeton, um fórum multidisciplinar convocado sucessivamente em três ocasiões desde o início dos anos 2000, enfatizou a ligação entre atividade sexual e risco cardíaco, sugerindo, portanto, que todos os homens com DE, mesmo na ausência de manifestação de sintomas cardíacos, devem ser considerados como tendo riscos potenciais para doença cardiovascular (DeBusk et al., 2000; Kostis et al., 2005; Jackson et al., 2006b; Nehra et al., 2012).

De acordo com o painel de diretrizes de especialistas do Consenso de Princeton, é recomendado que pacientes com DE sejam submetidos a avaliação médica completa com estratificação do risco cardiovascular em alto, médio ou baixo (Fig. 27-1). Pacientes classificados como tendo risco alto seriam aqueles com angina instável ou refratária, histórico recente de infarto do miocárdio, certas arritmias ou hipertensão não controlada. Para esses pacientes, a atividade sexual com qualquer terapia particular para DE deve ser adiada até que a condição cardíaca seja estabilizada. Tais pacientes devem idealmente ser encaminhados para referência cardiológica para testes de estresse cardiovascular e subsequente terapia de redução de risco. É importante ressaltar que mesmo os pacientes com baixo risco de eventos cardiovasculares devem receber as recomendações mínimas de manejo da doença cardiovascular. A intervenção básica inclui aconselhamento para modificações no estilo de vida, tais como aumento da atividade física e melhor controle de peso, combinado com o acompanhamento regular da saúde pelo clínico geral do paciente (Kostis et al., 2005). Uma abordagem mais abrangente especifica a redução do risco cardiovascular e avalia a tolerância ao exercício da atividade sexual seguido de avaliação de risco cardiovascular não invasivo, que pode envolver um especialista ou uma equipe médica colaborativa com tal experiência (Nehra et al., 2012).

Abordagem Terapêutica Gradual

No manejo da DE sempre buscou-se uma abordagem racional para a implementação de opções de diagnóstico e de terapia. O Process of Care Model for Erectile Dysfunction foi proposto como uma metodologia passo a passo, combinando processos, ações e resultados no manejo do paciente com DE (*Process of Care Consensus Panel*, 1999). É especificado um algoritmo para a tomada de decisão terapêutica que leva em conta as necessidades e preferências do paciente (manejo direcionado ao objetivo), embora também seja baseada em critérios

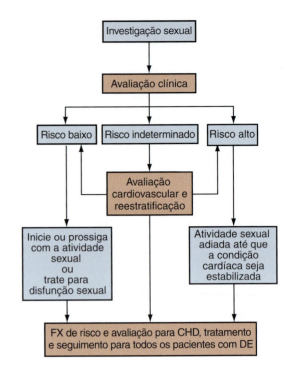

Figura 27-1. Algoritmo para avaliação do paciente com doença cardiovascular recomendado pelo Segundo Painel de Princeton. CHD, doença coronariana; DE, disfunção erétil; FX, fatores.

específicos, tais como facilidade de administração, reversibilidade, invasividade relativa e custo das terapias. Esse algoritmo apresenta uma estratégia de terapia em estágios (isto é, intervenções de primeira, segunda e terceira linhas), que variam desde a modificação do estilo de vida à cirurgia. **Em conceito, o esquema foi emprestado e endossado por outros painéis de consenso que reconhecem o papel da educação e do aconselhamento do paciente, juntamente com terapias médicas como formas iniciais de manejo da DE** (Montague et al., 2005; Hatzichristou et al., 2010).

Tomada de Decisão e Planejamento de Tratamento Compartilhados

O plano terapêutico pode variar para cada paciente e para cada casal e depende de uma série de fatores, incluindo as particularidades do paciente, assim como indicações e contraindicações médicas. **Um processo de tomada de decisão consciente e informado deve ditar a melhor opção terapêutica.** Ele segue uma discussão minuciosa, guiada pelo médico, sobre todas as opções de tratamento, tanto médicas quanto não médicas, e suas vantagens e desvantagens esperadas. Os riscos e benefícios percebidos, que podem ser influenciados pela situação clínica individual, devem ser pesados. Entende-se que o paciente pode selecionar apropriadamente uma opção de tratamento preferida sem necessariamente aderir a uma sucessão de terapias estritamente prescritas. O paciente pode também escolher adiar o tratamento. O que quer que o paciente (ou casal) escolha deve ser seguido dentro dos limites de segurança, sob a relação de parceria de seu médico.

Encaminhamento ao Especialista

O advento de farmacoterapia oral efetiva para DE permitiu que muitos clínicos se sentissem confortáveis com o manejo da maioria das apresentações clínicas da DE. Ao mesmo tempo, entende-se que podem surgir situações em que o paciente ou o médico podem requerer a assistência de um especialista (p. ex., cardiologista, endocrinologista, psicólogo ou urologista) para uma melhor avaliação diagnóstica e um tratamento além dos limites do manejo inicial (Process of Care Consensus Panel, 1999). Esses encaminhamentos podem ser necessários para indivíduos com apresentações complicadas ou atípicas da DE, representando desafios diagnósticos que excedem as práticas clínicas comuns de não especialistas. Para essas apresentações, a avaliação e o manejo especializados potencialmente oferecem resultados terapêuticos melhores.

As indicações geralmente recomendadas para avaliações especializadas e os respectivos especialistas indicados são: falha no tratamento inicial, encaminhar ao urologista; pacientes mais jovens com histórico de trauma pélvico ou perineal, encaminhar ao urologista; pacientes com deformidade peniana significativa (p. ex., doença de Peyronie, pênis curvo congênito), encaminhar ao urologista; endocrinopatias complicadas (p. ex., hipogonadismo secundário, adenoma pituitário), encaminhar ao endocrinologista; distúrbios psiquiátricos ou psicossexuais complicados (p. ex., depressão refratária, desejo sexual hipoativo), encaminhar ao psiquiatra; apresentações requerendo intervenção vascular ou neurocirúrgica (p. ex., aneurisma aórtico, doença discal lombossacra), encaminhar ao cirurgião vascular ou neurocirurgião, respectivamente; razões médico-legais (p. ex., reivindicações de compensação do trabalhador), encaminhar ao urologista.

Deve ser feito esforço no momento do encaminhamento para garantir que os pacientes sejam plenamente informados sobre motivo, custos, riscos e potenciais resultados do encaminhamento e possíveis procedimentos adicionais. Essa recomendação é feita de acordo com os princípios da medicina centrada no paciente, pelos quais os pacientes (e parceiros, sempre que possível) devem ser incluídos no processo de tomada de decisão.

Seguimento

O seguimento é uma parte essencial do manejo da DE e não deve ser menosprezado. Os objetivos dessa ação são vários. **A base principal é garantir o sucesso do tratamento. Demonstrou-se que a interrupção do tratamento ocorre em taxas elevadas entre os pacientes que não são reavaliados regularmente** (Albaugh et al., 2002). Os propósitos adicionais são reavaliar as condições médicas e psicossociais que afetam negativamente a DE e o sucesso da terapia, avaliar a necessidade de titulação da dose ou a substituição do tratamento e monitorar interações medicamentosas adversas. O adequado seguimento médico oferece oportunidades educacionais para o paciente e seu parceiro em relação à abordagem das preocupações de saúde sexual, além de orientações para as questões de saúde relacionadas.

AVALIAÇÃO DIAGNÓSTICA

O princípio fundamental da avaliação da DE envolve uma história clínica detalhada, preferencialmente colhida do paciente e parceiro, exame físico e testes laboratoriais apropriados (Fig. 27-2). O diagnóstico pode ser feito com base no relato individual da inabilidade consistente em obter e manter ereção do pênis suficiente para permitir relação sexual satisfatória (NIH Consensus Statement, 1992; Lewis et al., 2004). É válido ressaltar que a definição original do National Institutes of Health não especifica um parâmetro de duração dos sintomas para a confirmação do diagnóstico. Em reuniões de consenso subsequentes aplicou-se um intervalo de três meses como requisito mínimo para diagnóstico, com exceção de casos de DE por trauma ou induzida cirurgicamente (Lewis et al., 2004).

História Sexual, Médica e Psicossocial

A avaliação abrangente de qualquer problema sexual começa com a realização de uma história clínica detalhada, incluindo componentes sexuais, médicos e psicossociais. O médico pode usar breves *checklists* ou questionários com a finalidade de reconhecer o problema e iniciar a sua avaliação, embora ele/ela deva realizar rotineiramente uma entrevista detalhada para compreender a natureza da queixa sexual. O histórico sexual, em particular, deve ser obtido com a máxima sensibilidade, dados os aspectos intrapessoais e interpessoais da disfunção sexual (Rosen et al., 2004d; Althof et al., 2013). Ênfase adicional tem sido direcionada para fornecer competência cultural ao interagir com os pacientes (Hatzichristou et al., 2010). **Toda a discussão de assuntos sexuais é realizada privada e confidencialmente, sendo necessário que o médico transmita confiança e preocupação de forma a não julgar o que simboliza a relação médico-paciente.** O médico não deve presumir que todo paciente está envolvido em uma relação monogâmica e heterossexual. No entanto, pode-se apresentar uma situação em que o parceiro pode ser entrevistado e essa oportunidade pode ser utilizada, com a aprovação do paciente, para corroborar aspectos da história clínica e confirmar os objetivos terapêuticos mútuos.

História Sexual

O histórico sexual é o componente central da história clínica e serve para confirmar a queixa de DE do paciente. **Os objetivos da entrevista também são de delinear o problema de acordo com características, como início, duração, condições, severidade e etiologia.** As condições do problema geralmente são determinadas com a revisão das circunstâncias que facilitam ou impedem a função erétil. As circunstâncias para ereções atingíveis incluem estímulos durante os encontros sexuais, ereção ao acordar e papel da autoestimulação. As circunstâncias associadas com a dificuldade erétil incluem ansiedade de desempenho, inabilidade de desempenho com certa(o) parceira(o) e fatores motivacionais afetando a relação sexual. Outras questões pertinentes incluem disponibilidade, interesse e saúde do parceiro, mudanças no estado médico ou outros eventos relacionados ao início da DE e tentativas prévias de manejo do problema pelo paciente ou cuidador.

A severidade da DE pode ser definida como leve, moderada ou severa/completa, de acordo com os crescentes graus de diminuição da rigidez peniana e a interferência associada com a

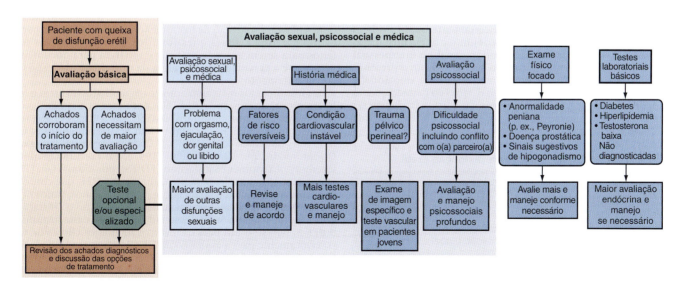

Figura 27-2. Algoritmo diagnóstico para disfunção erétil (DE) recomendado pela International Consultations on Sexual Medicine.

atividade sexual. Por exemplo, a DE leve pode se referir à habilidade minimamente diminuída de obter e/ou manter uma ereção com desempenho sexual satisfatório intermitente, a DE moderada pode se referir à habilidade minimamente diminuída de obter e/ou manter uma ereção com desempenho sexual satisfatório infrequente e a DE severa pode se referir à habilidade substancialmente diminuída de obter e/ou manter uma ereção com desempenho satisfatório raro ou ausente.

A potencial etiologia da DE é comumente explorada e pode ser categorizada como psicogênica, orgânica ou mista de acordo com a existência ou não de um determinante psicológico ou interpessoal presumido (psicogênico), uma causa endocrinológica, neurológica ou cardiovascular específica (orgânico) ou coexistência de fatores psicológicos ou de relacionamento e causas orgânicas (misto) (Tabela 27-4) (Ralph e McNicholas, 2000; Hatzichristou et al., 2010). É aceito que por muitas vezes a DE não pode ser totalmente dicotomizada em categorias psicogênica e orgânica. Entretanto, sua caracterização por uma base etiológica predominante pode, não obstante, facilitar os objetivos terapêuticos. A entrevista também deve avaliar se a DE é a fonte primária da queixa ou secundária a algum outro aspecto do ciclo de resposta sexual (p. ex., desejo, ejaculação, orgasmo) que também pode estar relacionado à apresentação clínica (Rosen, 2004a). A associação da diminuição da excitação pode ser explorada também e avaliada para determinar se ela precedeu ou foi consequência do desenvolvimento da DE.

História Médica

A história médica serve primariamente para identificar e avaliar preditores e fatores de risco associados com a DE. O principal objetivo é explorar o papel de condições médicas possivelmente relacionadas ou subjacentes e verificar a existência de comorbidades. O reconhecimento da associação entre condições médicas e DE pode fornecer uma visão sobre a possível causa da DE, pode orientar a escolha da terapia, como também pode especificar fatores reversíveis ou tratáveis associados com a DE. Estes últimos, por sua vez, podem ser corrigidos com uma expectativa de melhora do nível da função erétil.

Condições médicas associadas com DE incluem estados de doença (p. ex., diabetes mellitus tipo 2, doença cardiovascular, hipertensão, dislipidemia, doença neurológica, hipogonadismo, distúrbios da tireoide), sequelas de trauma envolvendo partes do corpo, pelve ou genitália (p. ex., lesão à medula espinhal, cirurgia pélvica ou radiação, lesões sexuais), e também os efeitos colaterais dos medicamentos ou substâncias recreativas que perturbam os processos bioquímicos da ereção peniana. A idade é relatada, devido à conhecida associação entre envelhecimento e DE. É importante que as comorbidades (p. ex., depressão, ansiedade, raiva) sejam registradas devido à sua relação bidirecional com a DE.

História Psicossocial

A coleta da história psicossocial é uma parte necessária da história clínica. O melhor desempenho sexual certamente implica o bem-estar da mente e do corpo agindo em conjunto e as circunstâncias psicossociais instáveis de contextos intrapessoal ou interpessoal podem afetar adversamente a função sexual. Assim, a presença e a interação de problemas de saúde mental, estresse emocional e dificuldades de relacionamento interpessoal, tanto do passado quanto no presente, devem ser esclarecidas. Perguntas adicionais podem ser solicitadas, relativas a *status* profissional, segurança financeira, vida familiar e apoio social, que também podem influenciar a função sexual.

Exame Físico

O exame físico é um componente altamente recomendado na avaliação abrangente de disfunções sexuais e complementa a história clínica (Ghanem et al., 2013). Ele pode mostrar possíveis etiologias para a DE.

Essa avaliação consiste em avaliação das medidas antropométricas básicas (ou seja, peso, altura, circunferência abdominal), avaliação do biotipo corporal (aparecimento de características sexuais secundárias) e exame de partes do corpo pertinentes relacionadas aos sistemas cardiovascular, neurológico e genital, com um foco particular na genitália externa. A observação de um biotipo classicamente distintivo e consistente com síndrome de Kallman ou Klinefelter, ou sinais físicos óbvios de hipogonadismo, tais como ginecomastia e desenvolvimento masculino pobre em geral, podem sugerir uma base endócrina para a DE.

Achados como obesidade, pressão arterial elevada ou pulsos femoral ou pedioso anormais, todos sinais representativos de doença cardiovascular, levam a uma causa vascular potencial. Achados de sensação genital e perineal anormais ou ausência do reflexo bulbocavernoso (pressão aplicada na glande do pênis resultando em contração do músculo bulbocavernoso detectada pela contração do esfíncter anal e avaliada por toque retal) podem indicar a presença de uma neuropatia periférica associada com distúrbio neurológico ou diabetes.

A detecção de deformidade peniana como micropênis, pênis curvo congênito ou placas fibrosas no corpo cavernoso relacionadas com a doença de Peyronie corrobora a possibilidade de que um impedimento físico seja responsável pela DE. Achados de exame genital com testículos em posição, tamanho e consistência anormais também podem sugerir hipogonadismo e indicam que a DE existe por razão endócrina.

Questionários e Escores de Sintoma de Função Sexual

Questionários de DE autoadministrados são auxiliares extremamente úteis na história clínica e confirmam o autorrelato do paciente no estabelecimento do diagnóstico. Questionários usados no passado eram muito detalhados, como o Derogatis Sexual Function Inventory (245 itens) (Derogatis e Melisaratos, 1979) e o Golombok Rust Inventory of Sexual Satisfaction (GRISS) (28 itens) (Rust e Golombok, 1986), e tinham como objetivo diferenciar a DE psicogênica e não psicogênica ou avaliar a função sexual no contexto do casal. Instrumentos desenvolvidos mais recentemente foram implementados principalmente em ensaios clínicos associados ao desenvolvimento de novos medicamentos e, particularmente, focaram os pontos finais de eficácia, incluindo interesse sexual, desempenho e satisfação. No entanto, como parte de mudanças de padrão de conduta que ocorreram no manejo da DE nos últimos anos, tem havido uma crescente ênfase na aplicação de instrumentos de autorrelato do paciente na prática clínica. Esses questionários autorresponsivos foram feitos para serem breves e práticos e servirem para documentar a presença e a gravidade da DE, além da capacidade de resposta da DE ao tratamento.

Os instrumentos mais amplamente referenciados incluem o Índice Internacional de Função Erétil (IIEF), por Rosen et al. (1997), o Brief Male Sexual Function Inventory (BMSFI), por O'Leary et al. (1995), o Center for Marital and Sexual Health Sexual Functioning Questionnaire, por Glick et al. (1997), o Changes in Sexual Functioning Questionnaire, por Clayton et al. (1997), e o Erectile Dysfunction Inventory of Treatment Satisfaction (EDITS), por Althof et al. (1999). O questionário mais largamente utilizado é o IIEF, que contém 15 itens que quantificam e falam sobre cinco domínios: função erétil, função orgásmica, desejo sexual, satisfação no coito e satisfação em geral (Fig. 27-3). Uma versão resumida de 5 itens deste instrumento, o IIEF-5, tem sido útil para os médicos na prática clínica de rotina especificamente para a avaliação da DE (Rosen et al., 1999a). O instrumento classifica a severidade da DE em cinco categorias: severa (5 a 7), moderada (8 a 11), leve a moderada (12 a 16), leve (17 a 21) e ausência de DE (22 a 25). O Questionário de Saúde Sexual Masculina oferece um outro instrumento que avalia componentes centrais da função sexual masculina (isto é, desejo, ereção, ejaculação, satisfação)

TABELA 27-4 Classificação da Disfunção Erétil

PSICOGÊNICA	ORGÂNICA
Início repentino	Início gradual
Perda imediata completa	Progressão incremental
Disfunção situacional	Disfunção global
Ereções ao acordar presentes	Ereções ao acordar pobres/ausentes

Modificado de Ralph D, McNicholas T. UK management guidelines for erectile dysfunction. BMJ 2000;321:499–503.

Nome do Paciente: _____ **Número de identificação:** _____ **Data:** _____

AO LONGO DAS ÚLTIMAS QUATRO SEMANAS

1. Com qual frequência você foi capaz de obter uma ereção durante a atividade sexual?
   0 = Sem atividade sexual
   1 = Quase nunca/nunca
   2 = Algumas vezes (muito menos que metade das vezes)
   3 = Às vezes (quase metade das vezes)
   4 = Maioria das vezes (muito mais que metade das vezes)
   5 = Quase sempre/sempre

2. Quando você tem ereções com estimulação sexual, com qual frequência essas ereções são rígidas o suficiente para penetração?
   0 = Sem atividade sexual
   1 = Quase nunca/nunca
   2 = Algumas vezes (muito menos que metade das vezes)
   3 = Às vezes (quase metade das vezes)
   4 = Maioria das vezes (muito mais que metade das vezes)
   5 = Quase sempre/sempre

3. Quando você tentou relação sexual, com qual frequência você foi capaz de penetrar (entrar)?
   0 = Não tentou relação sexual
   1 = Quase nunca/nunca
   2 = Algumas vezes (muito menos que metade das vezes)
   3 = Às vezes (quase metade das vezes)
   4 = Maioria das vezes (muito mais que metade das vezes)
   5 = Quase sempre/sempre

4. Durante a relação sexual, com qual frequência você foi capaz de manter sua ereção após você ter penetrado (entrado) sua parceira?
   0 = Não tentou relação sexual
   1 = Quase nunca/nunca
   2 = Algumas vezes (muito menos que metade das vezes)
   3 = Às vezes (quase metade das vezes)
   4 = Maioria das vezes (muito mais que metade das vezes)
   5 = Quase sempre/sempre

5. Durante a relação sexual, quão difícil foi manter sua ereção para completar a relação?
   0 = Não tentou relação sexual
   1 = Extremamente difícil
   2 = Muito difícil
   3 = Difícil
   4 = Levemente difícil
   5 = Nada difícil

6. Quantas vezes você tentou ter relação sexual?
   0 = Nenhuma tentativa
   1 = Uma a duas tentativas
   2 = Três a quatro tentativas
   3 = Cinco a seis tentativas
   4 = Sete a dez tentativas
   5 = Onze ou mais tentativas

7. Quando você tentou ter relação sexual, com qual frequência ela foi satisfatória para você?
   0 = Não tentou relação sexual
   1 = Quase nunca/nunca
   2 = Algumas vezes (muito menos que metade das vezes)
   3 = Às vezes (quase metade das vezes)
   4 = Maioria das vezes (muito mais que metade das vezes)
   5 = Quase sempre/sempre

8. O quanto você apreciou a relação sexual?
   0 = Sem relação
   1 = Sem apreciação
   2 = Não muito apreciável
   3 = Razoavelmente apreciável
   4 = Altamente apreciável
   5 = Muito altamente apreciável

9. Quando você teve relação ou estimulação sexual, com qual frequência você ejaculou?
   0 = Sem relação ou estimulação sexual
   1 = Quase nunca/nunca
   2 = Algumas vezes (muito menos que metade das vezes)
   3 = Às vezes (quase metade das vezes)
   4 = Maioria das vezes (muito mais que metade das vezes)
   5 = Quase sempre/sempre

10. Quando você teve relação ou estimulação sexual, com qual frequência você teve a sensação de orgasmo ou clímax?
    0 = Sem relação ou estimulação sexual
    1 = Quase nunca/nunca
    2 = Algumas vezes (muito menos que metade das vezes)
    3 = Às vezes (quase metade das vezes)
    4 = Maioria das vezes (muito mais que metade das vezes)
    5 = Quase sempre/sempre

11. Com que frequência você sente desejo sexual?
    1 = Quase nunca/nunca
    2 = Algumas vezes (muito menos que metade das vezes)
    3 = Às vezes (quase metade das vezes)
    4 = Maioria das vezes (muito mais que metade das vezes)
    5 = Quase sempre/sempre

12. Como você classificaria seu nível de desejo sexual?
    1 = Muito baixo/nenhum
    2 = Baixo
    3 = Moderado
    4 = Alto
    5 = Muito alto

13. Quão satisfeito você tem ficado com sua vida sexual em geral?
    1 = Muito insatisfeito
    2 = Moderadamente insatisfeito
    3 = Igualmente satisfeito e insatisfeito
    4 = Moderadamente satisfeito
    5 = Muito satisfeito

14. Quão satisfeito você tem ficado com seu relacionamento sexual com seu parceiro?
    1 = Muito insatisfeito
    2 = Moderadamente insatisfeito
    3 = Igualmente satisfeito e insatisfeito
    4 = Moderadamente satisfeito
    5 = Muito satisfeito

15. Como você classifica sua confiança em que você poderia obter e manter uma ereção?
    1 = Muito baixo
    2 = Baixo
    3 = Moderado
    4 = Alto
    5 = Muito alto

Figura 27-3. Questionário internacional do índice de função erétil.

e é útil em ambientes clínicos e de pesquisa (Rosen et al., 2004b). O Questionário de Experiência Sexual é uma ferramenta breve, porém abrangente, para avaliar os conceitos de qualidade de vida relacionados com a saúde e compreende ereção, satisfação individual e domínios de satisfação do casal (Mulhall et al., 2008).

Uma limitação conhecida do questionário autoadministrado é que eles não distinguem uma base etiológica para a DE, ou seja, eles não diferenciam entre as várias causas da DE (Blander et al., 1999; Kassouf e Carrier, 2003). Além disso, eles não podem indicar suficientemente a severidade da DE que é evidenciada objetivamente (Tokatli et al., 2006). Embora a natureza exata do diagnóstico da DE não seja absolutamente necessária para iniciar o tratamento com as opções de manejo atual, pode ser necessária uma avaliação clínica adicional com testes diagnósticos para discernir a causa e extensão da DE por sistemas (p. ex., vascular, neurológico, endócrino) e assim tomar as medidas que podem ser mais eficazes e possivelmente corretivas.

Ferramentas de Avaliação de Risco Cardiovascular

Uma tendência na avaliação da DE é a aplicação de modelos preditores de risco cardiovascular, que são utilizados como instrumentos de escore para ajudar na avaliação de homens com DE (Nehra et al., 2013). **Tais modelos como o Escore de Risco de Framingham ou um escore de risco global alternativo, que incorporam variáveis preditivas cardiovasculares, como história familiar de doença coronariana, índice de massa corporal e biomarcadores laboratoriais metabólicos, oferecem um passo inicial poderoso para caracterizar e possivelmente reduzir o risco cardiovascular neste cenário clínico.**

Testes Laboratoriais

Testes laboratoriais apropriados podem ser considerados parte de uma avaliação clínica sistemática para indivíduos apresentando DE (Ghanem et al., 2013). **Essa avaliação pode confirmar ou definir condições médicas etiológicas associadas com a disfunção sexual. Por vezes, ela pode identificar condições tratáveis ou estados de doença previamente não detectados que podem contribuir para a DE.** Um painel padronizado de testes pode ser oferecido para o homem com disfunção sexual, incluindo-se a DE. Testes laboratoriais adicionais podem ser adaptados para a situação clínica. Da mesma forma, a avaliação endocrinológica especializada pode ser realizada em apresentações clínicas selecionadas.

Testes laboratoriais recomendados para homens com problemas sexuais incluem tipicamente bioquímica sérica, glicemia de jejum, hemograma completo, perfil lipídico e testosterona total sérica. Testosterona total, medida a partir de uma coleta de sangue pela manhã, serve para mapear o *status* androgênico e, se anormalmente baixo, a testosterona livre (ou biodisponível) e o hormônio luteinizante (LH) devem ser medidos. A medição da prolactina também pode ser feita para a avaliação hormonal. Os testes de função da tireoide podem ser realizados a critério do médico. O teste antígeno prostático específico é realizado caso exista uma suspeita de patologia da próstata que pode ser agravada pela testosterona administrada exogenamente. Análise de urina por fitas reagentes pode revelar glicosúria, o que sugere o diagnóstico de diabetes.

AVALIAÇÃO E TESTE ESPECIALIZADOS

O objetivo implícito de avaliações especializadas em medicina é aumentar a acurácia do diagnóstico e proporcionar a terapia direta bem-sucedida com base no diagnóstico específico. Um princípio similar se aplica à medicina sexual. No entanto, no presente momento, apesar da disponibilidade de várias tecnologias que podem especificar e definir a causa da DE (ou seja, vasculogênica, neurogênica, endócrina, psicogênica), o plano de tratamento para essa disfunção sexual muitas vezes pode ser formulado sem a realização de testes diagnósticos extensos. **No entanto, tais testes são frequentemente aplicados para a precisão do diagnóstico, geralmente por especialistas, particularmente em cenários de apresentações clínicas complexas.** A Tabela 27-5 resume os procedimentos de testes baseados em evidências mais utilizados para as avaliações de diagnóstico da DE (Rosen et al., 2004d).

Avaliação Vascular

A avaliação vascular para DE consiste conceitualmente em pesquisar os requisitos vasculares do órgão sexual para a resposta erétil: fluxo de sangue arterial, ingurgitamento de sangue e retenção de sangue dentro das estruturas corporais. **Do ponto de vista diagnóstico, os estudos visam a auxiliar na determinação dos diagnósticos clássicos de insuficiência arterial e disfunção veno-oclusiva.** Como para todos os testes diagnósticos, o exame hemodinâmico do pênis

TABELA 27-5 Testes Baseados em Evidências para Disfunção Erétil Orgânica e Recomendações

TESTE	RECOMENDAÇÃO*
VASCULAR	
Cavernosometria e cavernosografia com infusão dinâmica (DICC)	B
Teste de ereção por injeção intracavernosa (ICI)	B
ICI e ultrassom duplex colorido	B
Arteriografia	C
Angiografia por tomografia computadorizada	D
Ressonância magnética (RM)	D
Espectrofotometria infravermelho	D
Penograma com radioisótopos	D
ESTIMULAÇÃO SEXUAL AUDIOVISUAL (AVSS)	
Independente ou em conjunto com teste vascular	C
Com ou sem estimulação farmacológica (oral, ICI)	C
NEUROFISIOLÓGICA	
Tumescência peniana noturna e rigidez (NPTR)	B
Erectômetro/rigidômetro	D
Biotesiometria (limiares vibratórios)	C
Velocidade de condução do nervo dorsal	C
Latência do reflexo bulbocavernoso	B
Pletismografia/eletrobioimpedância	D
Eletromiografia do corpo cavernoso (CC-EMG)	C
RM ou tomografia por emissão de pósitrons do cérebro (durante AVSS)	D

A: Pelo menos uma metanálise, uma revisão sistemática ou um estudo randomizado controlado com um baixo nível de viés e diretamente aplicáveis à população alvo.
B: Um corpo de evidências, incluindo revisões sistemáticas de alta qualidade de controle de caso ou de estudos de coorte diretamente aplicáveis à população alvo e demonstrando consistência global dos resultados.
C: Um corpo de evidência incluindo estudos de controle de caso ou de coorte bem conduzidos com baixo risco de confusão, viés ou acaso e probabilidade moderada de que o relacionamento seja causal, diretamente aplicáveis à população alvo, com consistência global dos resultados.
D: Estudos não analíticos (p. ex., relatos de casos, séries de casos, opinião de especialistas).
*Graus de recomendação:
Modificado de Harbour R, Miller J. A new system for grading recommendations in evidence-based guidelines. BMJ 2001;323:334–6; and Rosen RC, Hatzichristou D, Broderick G, et al. Clinical evaluation and symptom scales: sexual dysfunction assessment in men. In: Lue TF, Basson R, Rosen F, et al., editors. Sexual medicine: sexual dysfunctions in men and women. Paris: Health Publications; 2004. p. 173–220.

requer aconselhamento do paciente em relação a propósito, alternativas, riscos e benefícios de qualquer procedimento antes de sua implementação.

Injeção Intracavernosa e Estimulação Combinadas

O teste de injeção intracavernosa e estimulação combinadas (CIS) serve como uma avaliação de primeira linha do fluxo sanguíneo peniano por conta de sua forma básica de administração e avaliação. **O teste envolve a injeção intracavernosa de um fármaco vasodilatador ou fármacos que desempenham um estímulo farmacológico direto, combinado com estimulação sexual audiovisual ou genital, e a resposta erétil é observada e avaliada por um avaliador independente** (Donatucci e Lue, 1992; Katlowitz et al., 1993). **O teste é designado para ultrapassar influências neurológicas e hormonais envolvidas na resposta erétil e permitir que o médico avalie o estado vascular peniano diretamente e objetivamente.**

O médico pode decidir o protocolo para o uso de fármacos vasodilatadores. Os regimes alternativos incluem apenas o alprostadil (Caverject ou Edex, de 10 a 20 µg), uma combinação de papaverina e fentolamina (Bimix, 0,3 mL) ou uma mistura desses três agentes (Trimix, 0,3 mL). O procedimento requer uma seringa com uma agulha de insulina de 5/8 polegadas (27 a 29 G), a qual é inserida na base lateral do pênis diretamente no corpo cavernoso para administração de medicação. Após a retirada da agulha, a compressão manual é aplicada ao local de injeção durante 5 minutos para evitar a formação de hematoma local. A avaliação é feita periodicamente, classificando-se a rigidez e a duração da resposta. Se a resposta erétil for insatisfatória, a dosagem pode ser repetida. Antes de permitir que o paciente deixe o consultório, é necessário o retorno ao estado de flacidez e, se a detumescência não ocorrer espontaneamente em cerca de uma hora após a aplicação, a injeção intracavernosa de uma solução de fenilefrina diluída (500 µg/mL) pode ser administrada a cada 3 a 5 minutos até que a flacidez retorne.

Um teste CIS normal, baseado na avaliação de uma ereção sustentavelmente rígida, é indicativo de uma hemodinâmica erétil normal. Diagnósticos alternativos de DE psicogênica neurogênica ou endocrinológica podem, então, ser considerados. No entanto, sabe-se que resultados falso-positivos podem ocorrer em até 20% dos pacientes com fluxo arterial limítrofe (conforme definido pela medição de 25 a 35 cm/s do pico do fluxo sistólico arterial cavernoso em ultrassonografia duplex) (Pescatori et al., 1994). Resultados falso-negativos também são possíveis e ocorrem mais frequentemente por causa de ansiedade do paciente, fobia de agulhas ou dosagem inadequada.

Ultrassonografia Duplex (Escalas de Cinza ou Colorida)

Ultrassonografia duplex do pênis após fármaco-estimulação ou CIS representa a avaliação de segunda linha do fluxo sanguíneo peniano. No entanto, é a modalidade diagnóstica mais confiável e menos invasiva para avaliar DE. O teste adiciona uma dimensão de imagem e um componente de quantificação para a avaliação do fluxo sanguíneo peniano distintivamente da avaliação de primeira linha, que depende apenas do julgamento do avaliador.

A técnica consiste em uma ultrassonografia em tempo real de alta resolução (7,5 a 12 MHz) e Doppler pulsátil e colorido que serve para visualizar as artérias dorsais e cavernosas seletivamente e na realização da análise dinâmica do fluxo sanguíneo peniano (Lue et al., 1989; Sikka et al., 2013). A exploração da imagem é aplicada à superfície do pênis e pode incluir a totalidade do pênis a partir da crura, no períneo até a extremidade distal. As cores indicam a direção do fluxo sanguíneo dentro dos vasos, vermelho no sentido do probe e azul no sentido contrário ao probe (Broderick e Arger, 1993; Herbener et al., 1994). As velocidades do fluxo são medidas antes da injeção e comumente a cada 5 minutos e subsequentemente até 20 minutos. Diâmetros arteriais cavernosos também podem ser medidos. Comunicações anatômicas vasculares, entre as artérias cavernosas ou entre as artérias dorsais e cavernosas, podem ser identificadas (Fig. 27-4). A qualidade da ereção também deve ser simultaneamente avaliada e classificada. Em caso de ereção insatisfatória durante o exame, possivelmente associada à ansiedade do paciente, administra-se nova dose de vasodilatador, como recomendado para o teste CIS.

Uma morfologia padrão de onda de fluxo ocorre com as alterações hemodinâmicas na pressão corporal durante a progressão para

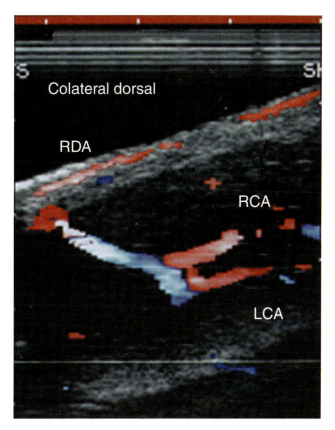

Figura 27-4. Circulação colateral ligando a artéria dorsal direita (RDA) à artéria cavernosa direita (RCA) e a artéria cavernosa esquerda (LCA) é mostrada pela ultrassonografia duplex colorida em uma visão longitudinal.

a ereção completa normal (Fig. 27-5) (Schwartz et al., 1991). Na fase de enchimento, quando a resistência sinusoidal é baixa (cerca de 5 minutos após a injeção de vasodilatador), há uma elevação aguda da forma de onda consistente com o fluxo intenso durante a sístole e a diástole. Com o aumento da pressão intracavernosa, a velocidade diastólica reduz. Com ereção completa, as formas de onda sistólica apresentam um pico acentuado e podem ser ligeiramente inferiores do que durante a tumescência completa. Na máxima rigidez, quando a pressão intracavernosa excede a pressão arterial diastólica, o fluxo diastólico pode ser zero. O padrão de cor ultrassonográfico da artéria cavernosa pode demonstrar uma mudança impressionante de vermelho para azul em decorrência da inversão do fluxo diastólico.

Valores normativos foram descritos para o pico de velocidade sistólica (PSV) e do diâmetro das artérias cavernosas durante o aumento no fluxo arterial para o pênis. Estudos iniciais documentaram que o PSV das artérias cavernosas excedia consistentemente 25 cm/s dentro de 5 minutos após a injeção do vasodilatador em pacientes com causas não arteriogênicas de DE (isto é, psicogênica, neurogênica) (Lue et al., 1985; Mueller e Lue, 1988). Investigadores posteriormente confirmaram a média de PSV das artérias cavernosas após a fármaco-estimulação como variando de 35 cm/s para 47 cm/s em indivíduos normais (Benson e Vickers, 1989; Shabsigh et al., 1990). O ponto de corte de 25 cm/s incluiu uma sensibilidade de 100% e uma especificidade de 95% em pacientes com arteriografia pudenda anormal (Quam et al., 1989). Os aumentos de diâmetro da artéria cavernosa após a injeção vasodilatadora foram inferiores a 75% e raramente excedendo 0,7 milímetros em pacientes com DE vascular grave (Lue e Tanagho, 1987; Mueller e Lue, 1988). Ao contrário das mudanças de PSV, não foi encontrada correlação entre o percentual de vasodilatação arterial cavernosa e os achados da arteriografia pudenda (Jarow et al., 1993).

Variantes anatômicas arteriais podem confundir a interpretação da ultrassonografia duplex (Breza et al., 1989; Jarow et al., 1993). Ramificação arterial cavernosa precoce ou presença de múltiplas ramificações

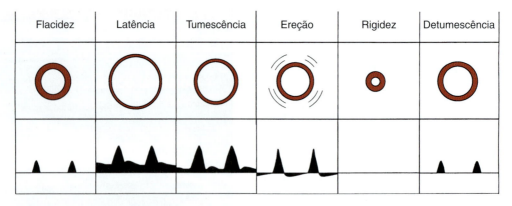

Figura 27-5. A concepção do artista das alterações de diâmetro e forma de onda do fluxo nas artérias cavernosas induzidas por injeção intracavernosa de prostaglandina E1, em um jovem potente, como demonstrado pela ultrassonografia duplex. Pulsações concêntricas fortes são particularmente visíveis durante a ereção completa.

podem afetar a determinação da velocidade do fluxo sanguíneo da artéria cavernosa principal. A presença de perfurantes arteriais distais estendendo-se a partir das artérias dorsais ou esponjosas também pode alterar a medida da velocidade do fluxo arterial cavernoso. Assim, o médico deve reconhecer essas variantes para evitar o diagnóstico incorreto de DE arteriogênica. Por outro lado, o fluxo sanguíneo assimétrico das artérias cavernosas pode ter importância diagnóstica. Os resultados de medições de velocidade arteriais cavernosas com diferença maior do que 10 cm/s entre os lados ou inversão de fluxo através de uma colateral podem sugerir uma lesão aterosclerótica significativa (Benson et al., 1993).

Medições de ultrassom duplex são informativas para diagnosticar DE vasculogênica (Rosen et al., 2004 d). **Insuficiência arterial cavernosa é sugerida quando PSV é inferior a 25 cm/s; PSV consistentemente maior que 35 cm/s define fluxo arterial cavernoso normal.** Tempo de aceleração arterial cavernoso (isto é, PSV dividido pelo tempo de elevação sistólica) superior a 122 ms também pode indicar esse diagnóstico. Disfunção veno-oclusiva cavernosa, que se refere a uma falha de manutenção da ereção apesar de influxo arterial cavernoso adequado, é sugerida por parâmetros ecográficos variados. Esses parâmetros podem ser observados 15 a 20 minutos após a injeção e incluem velocidades persistentes de intenso fluxo sistólico (PSV > 25 cm/s) e velocidades de fluxo diastólico persistentemente elevadas (EDV > 5 cm/s), acompanhadas por rápida detumescência. Além disso, o índice de resistência vascular (RI), com base na fórmula escrita como RI igual a PSV menos EDV, o qual é depois dividido por PSV, tem tido uma enorme utilidade diagnóstica a esse respeito. O parâmetro é baseado no conceito de que, conforme a pressão peniana intracavernosa durante a obtenção da ereção iguale-se ou exceda a pressão diastólica, o fluxo diastólico nos corpos cavernosos se aproximará de zero e o valor de RI vai se aproximar de um. **Um RI maior do que 0,9 tem sido associado a função vascular peniana normal e menor que 0,75, consistente com disfunção veno-oclusiva** (Naroda et al., 1996).

Foram descritas várias modificações técnicas de avaliação ultrassonográfica do pênis. Uma unidade portátil Midus de Doppler pulsado conectada a um computador portátil para teste ambulatorial registra de forma confiável a forma de onda das artérias cavernosas, apesar da falta de imagem de ultrassom em tempo real (Metro e Broderick, 1999). O "Power Doppler" oferece uma técnica ainda mais especializada para visualizar ramificações distais da artéria cavernosa principal até o nível das arteríolas (Sarteschi et al., 1998; Golubinski e Sikorski, 2002). Uma abordagem um pouco mais invasiva que avalia a integridade do fluxo arterial cavernoso consiste na medição da pressão de oclusão sistólica arterial cavernosa (CASOP) por um transdutor de Doppler durante a infusão de solução salina intracavernosa (Rhee et al., 1995). Uma variação no componente estimulador do ultrassom peniano, a combinação de inibidor da fosfodiesterase 5 (PDE5) em associação com o estímulo erótico visual, provou ser um método eficaz, não invasivo (Bacar et al., 2001; Speel et al., 2001). A vasodilatação pós-oclusiva das artérias cavernosas avaliada ultrassonograficamente está relacionada com a função endotelial intacta no pênis e pode servir para o diagnóstico de DE orgânica (Virag et al., 2004). A espessura íntima-média da artéria cavernosa demonstrada pela ultrassonografia Doppler colorida de alta resolução tem sido apontada como mais precisa do que o PSV para predizer o diagnóstico de DE vasculogênica (Caretta et al., 2009).

Cavernosometria e Cavernosografia com Infusão Dinâmica

Cavernosometria e cavernosografia referem-se à avaliação da hemodinâmica funcional e à avaliação radiográfica dos corpos cavernosos e representam a terceira linha de investigação da integridade vascular peniana. **O teste é indicado para pacientes selecionados, suspeitos de ter um vazamento venoso de local específico, resultante de trauma perineal ou pélvico, ou que têm DE de longa data (DE primário). Quando usado, geralmente precede a consideração para a cirurgia peniana vascular corretiva.**

A técnica envolve duas agulhas inseridas no pênis para infusão salina simultânea e monitoramento da pressão intracavernosa após a injeção farmacológica intracavernosa (Glina e Ghanem, 2013). O teste requer relaxamento completo do músculo liso trabecular a fim de evitar resultados errados e protocolos de doses farmacológicas máximas são recomendados (Hatzichristou et al., 1995). As medições da taxa de fluxo de manutenção, a queda de pressão e CASOP são realizadas para verificar o relaxamento completo do músculo liso (Fig. 27-6). Cavernosometria e cavernosografia com infusão dinâmica avaliam o sistema de fluxo venoso peniano. **A existência de disfunção veno-oclusiva é indicada pela incapacidade de aumentar a pressão intracavernosa para o nível da pressão sanguínea sistólica média com infusão de solução salina ou pela demonstração de uma rápida queda da pressão intracavernosa após a cessação da infusão de solução salina** (Puyau e Lewis, 1983; Rudnick et al., 1991; Shabsigh et al., 1991; Motiwala, 1993). A taxa de fluxo necessária para manter a ereção a uma pressão intracavernosa de mais de 100 mmHg é normalmente inferior a 3 a 5 mL/min e o decréscimo de pressão a partir de 150 mmHg deve ser inferior a 45 mmHg em 30 segundos. A **cavernosografia segue os padrões da avaliação cavernosométrica e destina-se a mostrar o local de vazamento venoso** (Fig. 27-7). Com a função veno-oclusiva normal, deve haver opacificação do corpo cavernoso com mínima ou nenhuma visualização das estruturas venosas ou do corpo esponjoso. Com função veno-oclusiva prejudicada, o vazamento pode ser identificado em locais como glande, corpo esponjoso, veias dorsais superficiais e veias cavernosas e crurais. Mais do que um local é visualizado na maioria dos pacientes (Lue et al., 1986; Rajfer et al., 1988; Shabsigh et al., 1991).

Angiografia Peniana

Angiografia peniana refere-se essencialmente a um estudo anatômico da vascularização arterial do pênis e também representa uma investigação de terceira linha do sistema vascular peniano. **É comumente reservada para o paciente jovem com DE secundária a uma ruptura arterial traumática ou para o paciente com um histórico de lesão** por compressão do pênis, sendo considerado para a cirurgia de revascularização peniana (Sikka et al., 2013).

O procedimento envolve canulação seletiva da artéria pudenda interna e injeção de contraste radiográfico. A injeção intracavernosa de um agente vasodilatador é utilizada para induzir vasodilatação máxima do suprimento arterial peniano. A anatomia e o aspecto radiográfico das artérias ilíaca, pudenda interna e penianas são, então, avaliados e documentados (Fig. 27-8). As artérias epigástricas inferiores são frequentemente estudadas para determinar a sua adequação para utilização em revascularização cirúrgica. Deve-se reconhecer que existe variação significativa da anatomia arterial intrapeniana, desafiando o angiografista na diferenciação entre variações congênitas e anormalidades adquiridas e no estabelecimento da sua relevância clínico-patológica (Bähren et al., 1988; Benson et al., 1993).

Estudos Históricos e Investigativos do Fluxo Sanguíneo Peniano

Índice de Pressão Peniana Braquial (Pênis-braço)

O teste do índice de pressão peniana braquial (PBI) refere-se à pressão arterial sistólica peniana dividida pela pressão arterial sistólica braquial. A técnica envolve a aplicação de um manguito pediátrico na base do pênis flácido e a medição da pressão arterial sistólica com uma sonda de Doppler de onda contínua. Um PBI de 0,7 ou menos tem sido utilizado para indicar DE arteriogênica (Metz e Bengtsson, 1981). **A técnica não tem sido considerada confiável porque não avalia as propriedades hemodinâmicas de uma ereção induzida funcionalmente e, portanto, não é recomendada para utilização** (Aitchison et al., 1990; Mueller et al., 1990).

Pletismografia Peniana (Gravação do Volume Pulsátil Peniano)

Este teste avalia o traçado do pulso arterial no pênis através das contribuições de todos os vasos penianos (Kedia, 1983). Requer a aplicação de um manguito de 2,5 ou 3 cm ligado a um pletismógrafo de ar aplicado à base do pênis. Insufla-se o manguito a uma pressão maior do que a pressão sistólica braquial e, em seguida, reduz-se a pressão com incrementos de 10 mmHg enquanto ocorre a gravação dos traçados das ondas de pressão. Formas anormais de onda de pressão por critérios diagnósticos têm sido utilizadas para indicar DE vasculogênica (Doyle e Yu, 1986). **Uma vez que este estudo é realizado no pênis flácido, como é com o PBI, a sua relevância clínica tem sido questionada.** Apesar dessa preocupação, uma modificação técnica que mede dilatação pós-isquêmica mediada pelo fluxo foi introduzida como sendo informativa sobre a função endotelial vascular peniana (Dayan et al., 2005; Vardi et al., 2009).

Penografia Radioisotópica

Este teste quantifica alterações no volume sanguíneo peniano após a injeção intracavernosa de um agente vasoativo usando glóbulos vermelhos marcados com ^{99m}Tc (Shirai et al., 1976). Um fluxo extremamente baixo é entendido como DE arteriogênica (Smith et al., 1998). Uma avaliação comparando ultrassonografia duplex colorida e penografia radionuclídea mostrou uma fraca correlação (Glass et al., 1996).

Imagem Peniana por Ressonância Magnética

Este teste apresenta significativas aplicações potenciais para a avaliação de detalhes anatômicos do pênis e da microcirculação peniana. Técni-

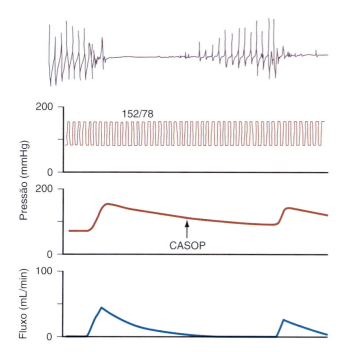

Figura 27-6. Este traçado demonstra quatro variáveis simultâneas obtidas durante a terceira fase da cavernosometria e cavernosografia com infusão dinâmica. De cima para baixo: fluxo arterial cavernoso gravado através de uma sonda de ultrassom Doppler de onda contínua; pressão arterial diastólica e sistólica braquial sistêmica (150/87 mm Hg); pressão intracavernosa, que variou de 70 a 160 mmHg neste traçado; e influxo de solução salina heparinizada intracavernosa. A pressão intracavernosa em que as pulsações da artéria cavernosa retornam, sendo a pressão sistólica de oclusão da artéria cavernosa eficaz (CASOP), foi de 108 mmHg. O gradiente entre as pressões oclusivas sistólicas arteriais cavernosas e branquiais foi de 150 a 108, ou 42 mmHg, que é anormal.

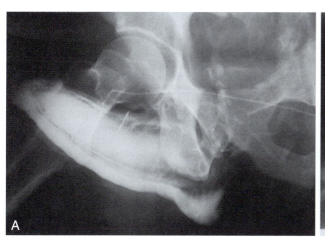
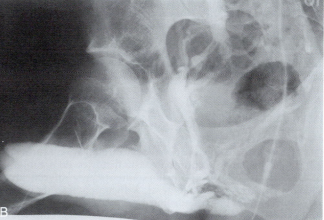

Figura 27-7. Cavernosografia farmacológica. A, Em um paciente, 1 ano após a fratura peniana, uma comunicação entre o corpo cavernoso e o esponjoso é vista. B, Em um homem mais velho de 27 anos com impotência primária, vazamento venoso da crura é visto.

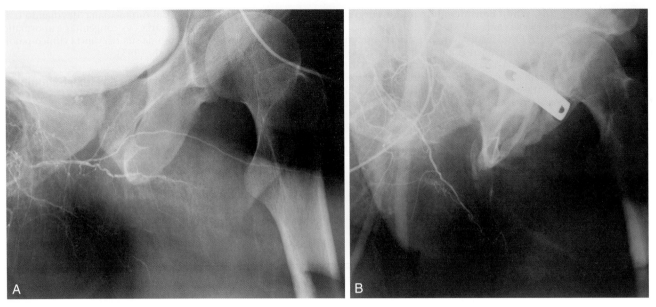

Figura 27-8. Neste paciente com uma lesão pélvica, arteriografia farmacológica peniana (após a injeção intracavernosa de 60 mg de papaverina) apresenta patência nas artérias cavernosas, dorsais e penianas (A) e não visualização da artéria peniana comum e suas ramificações (B).

cas de angiografia podem ser combinadas com este teste para avaliar os detalhes anatômicos da ilíaca interna e da vasculatura peniana. Angiografia por ressonância magnética mostrou boa correlação com o teste de ultrassom duplex colorido (Stehling et al., 1997; John et al., 1999).

Espectrofotometria Peniana no Infravermelho Próximo

Este teste fornece medições contínuas e quantitativas do fluxo sanguíneo peniano usando um instrumento especializado, o espectrofotômetro infravermelho próximo (Burnett et al., 2000). Pode ser aplicado com um estímulo erétil e documenta o fenômeno hemodinâmico da ereção. A espectrofotometria peniana tem sido investigada em combinação com farmacoterapia intrauretral, documentando aumento do fluxo sanguíneo para o pênis com esta modalidade de estímulo (Padmanabhan e McCullough, 2007). Futuras investigações desta técnica são necessárias para estabelecer a sua utilidade clínica.

Conteúdo do Músculo Liso Cavernoso

Este teste avalia a composição do músculo liso do tecido corporal por microscopia de luz e pela avaliação morfométrica computadorizada de biópsias do pênis e pode servir de forma complementar no diagnóstico de DE vasculogênica (Wespes et al., 1992). Uma proporção reduzida do músculo liso corporal (e correspondentemente aumento de colágeno) foi observada em homens mais velhos com disfunção veno-oclusiva (19% a 36% de músculo liso) e DE arteriogênica (10% a 25%), em comparação com homens jovens saudáveis com ereções normais e curvatura peniana (40% a 52%) (Wespes et al., 1991). Em parte devido ao seu caráter invasivo, o teste é controverso e, portanto, permanece sob investigação no presente.

Avaliação Psicofisiológica

A avaliação psicofisiológica da DE visa a avaliar a resposta erétil por meio da aplicação de técnicas que medem diretamente a tumescência e rigidez peniana. Do ponto de vista histórico do diagnóstico de DE, o teste foi aplicado primeiramente para diferenciar DE psicogênica de orgânica. Em geral, a documentação de uma ereção completa indica integridade funcional do eixo neurovascular regulando ereção peniana e, assim, gera a suspeita de uma etiologia psicogênica. Existem várias abordagens para realizar essa avaliação. É importante ressaltar que a avaliação psicofisiológica atualmente não representa a avaliação de primeira linha para DE, em grande parte devido a limitações técnicas e de custos quando associada com as técnicas atuais. Quando considerados para quaisquer desses testes como parte de um plano diagnóstico, os pacientes são orientados a respeito de expectativa do uso, riscos e benefícios dos testes.

Tumescência Peniana e Monitoramento da Rigidez

O monitoramento da tumescência peniana noturna (NPT), que descreve o estudo de ereções que ocorrem durante o sono à noite, foi classicamente descrito como uma técnica que oferece a avaliação da capacidade erétil fisiológica (Wasserman et al., 1980). **Como padrão, o teste laboratorial da rigidez e tumescência peniana noturna durante o sono (NPTR) aplica dispositivos noturnos de monitoramento que medem o número de episódios, a tumescência (mudança de circunferência por medidores de tensão), a rigidez peniana máxima e a duração das ereções noturnas** (Kessler, 1988). A abordagem convencional é realizar o monitoramento em conjunto com eletroencefalografia, eletroftalmografia e eletromiografia (EMG), com fluxo de ar nasal e saturação de oxigênio para documentar o movimento rápido dos olhos (REM) do sono e a presença ou ausência de hipóxia (apneia do sono). É importante notar que a documentação do REM seja realizada por causa da observação de que os verdadeiros fenômenos eréteis que ocorrem durante o sono estão associados com a fase do sono REM (Fisher et al., 1965). Padrões de movimento do sono também são monitorados por causa de transtornos dos movimentos periódicos dos membros estarem associados com NPT anormal. Rigidez axial é medida juntamente com a fotografia do pênis ereto ao despertar o paciente em tumescência máxima; um dispositivo constritor é aplicado à extremidade do pênis para medir a sua resistência (500 g, no mínimo para a penetração vaginal, 1,5 kg sugestivo de rigidez completa) (Karacan et al., 1977). NPT tem sido tradicionalmente realizado durante 2 a 3 noites para ultrapassar o assim chamado efeito de primeira noite, quando a fase REM do sono é inconsistente. O teste formal, que envolve um laboratório do sono especialmente equipado composto por observadores treinados, é caro. O monitoramento da tumescência peniana diurna, em comparação com o monitoramento realizado durante o sono diurno, tem servido como uma alternativa para a avaliação ambulatorial (Morales et al., 1994).

RigiScan (Timm Medical Technologies, Inc., Minneapolis, MN) é um dispositivo automático e portátil usado para estudo da rigidez e da NPT (NPTR), que combina o monitoramento de rigidez radial, tumescência, número e duração dos eventos de ereção (Bradley et al., 1985). O dispositivo emprega duas argolas (braçadeiras), uma colocada na base do pênis e a outra colocada no sulco coronal (respectivamente, os locais de gravação da base e da extremidade), e essas argolas registram a tumescência peniana (circunferência) e a rigidez radial com constrições padronizadas e cronometradas das argolas. A inicialização de linha de base é realizada com o paciente no consultório e então é calibrada para uso em casa. Em casa, os registos de rigidez peniana são feitos a cada 3 minutos, aumentando para cada 30 segundos, quando a argola da base detecta um aumento de circunferência maior do que 10 mm (Fig. 27-9). **Os critérios recomendados para NPTR normal incluem quatro a cinco episódios de ereção por noite, com média de duração superior a 30 minutos, um aumento na circunferência de mais de 3 cm na base e mais de 2 cm na extremidade peniana e rigidez máxima superior a 70% tanto na base quanto na extremidade** (Cilurzo et al., 1992). Um programa computacional forneceu medições de dados padronizados de acordo com a distribuição cumulativa de medidas tempo e intensidade, definidas como unidades de atividade de tumescência (TAU) e unidades de atividade de rigidez radial (RAU) (Burris et al., 1989; Levine e Carroll, 1994). Potenciais limitações de RigiScan incluem o fato de que a rigidez radial pode não prever com precisão a rigidez axial (Allen et al., 1993; Licht et al., 1995) e aparentemente existe variabilidade considerável mesmo em indivíduos normais (Levine e Carroll, 1994). Além disso, o modo de teste não permite a verificação da presença da fase REM do sono.

A eletrobioimpedância TPN (NEVA, American Medical Systems, Inc, Minnetonka, MN) é um dispositivo recentemente introduzido que avalia alterações volumétricas no pênis durante ereções noturnas (Knoll e Abrams, 1999). O dispositivo consiste em três pequenos eletrodos aplicados sobre o quadril, a glande e a base do pênis e um pequeno dispositivo de gravação anexado à coxa do paciente. Em operação, uma corrente alternada indetectável é transmitida do eletrodo da glande para a área do quadril e o eletrodo da base do pênis mede a impedância e as alterações no comprimento do pênis. A impedância mede a redução concomitantemente a aumentos na área transversal do pênis durante a tumescência noturna. Mais pesquisas são necessárias para estabelecer a relação entre as mudanças volumétricas e a rigidez do pênis. Semelhante ao RigiScan, a técnica também não inclui o monitoramento da fase REM do sono e de suas correlações.

Em resumo, o monitoramento NPTR é uma abordagem atraente para avaliar objetivamente a base somática da capacidade erétil, teoricamente sem interferência psicológica. No entanto, possui diversas aparentes deficiências, as quais limitam o seu uso rotineiro para fins de diagnóstico (Jannini et al., 2009). As questões centrais são que o teste não indica a causa e a gravidade da DE e que os resultados podem ser fracamente reprodutíveis. Outra questão fundamental é se o teste avalia adequadamente em estado de vigília as ereções sexualmente relevantes. Com efeito, ereções espontâneas observadas durante a monitorização RTPN não são inequivocamente equiparadas com as ereções suficientes para um desempenho sexual e resultados falso-positivos são possíveis para várias situações clínicas (p. ex., esclerose múltipla). Resultados falso-negativos podem ocorrer em pacientes idosos e naqueles com depressão ou ansiedade, o que pode afetar fisiologicamente os fenômenos de ereção relacionados com o sono. No entanto, a monitorização RTPN pode ser considerada em circunstâncias especiais, como quando a causa da disfunção erétil é obscura e um teste não invasivo é desejável.

Estimulação Vibratória e Audiovisual

Métodos alternativos para provocar a ereção podem ser usados em conjunto com testes diagnósticos de função erétil. **Estimulação erótica por meio de vídeo de sexo explícito, com monitoramento, tem sido usada como um método confiável, bem como uma alternativa tempo e custo eficazes para a RTPN, com a finalidade de diferenciar entre apresentações orgânicas e psicogênicas de DE** (Sakheim et al., 1987; Bancroft et al., 1991). **Além disso, o teste com o paciente acordado é considerado mais fisiológico e consistente com o comportamento erétil.** O teste possui limitações potenciais, com a ocorrência de possíveis resultados falso-negativos na presença de alterações endócrinas (Carani et al., 1992; Greenstein et al., 1995) e falso-positivos em situações psicológicas como a inibição da excitação erótica (Chung e Choi, 1990). Pode-se inferir que esses métodos podem ser aplicados em conjunto com outras formas de estimulação da ereção (p. ex., testes de ereção farmacológica), assim como abordagens de avaliação da função erétil (p. ex., monitorização com RigiScan) (Katlowitz et al., 1993; Martins e Reis, 1997).

Neuroimagem

Técnicas de diagnóstico para avaliar os mecanismos centrais da excitação sexual masculina têm contribuído para a investigação psicofisiológica da DE. Tomografia por emissão de pósitrons (Miyagawa et al., 2007) e ressonância magnética funcional (Park et al., 2001; Montorsi et al., 2003; Mouras et al., 2003; Ferretti et al., 2005) têm sido usadas em associação com a estimulação sexual por vídeo ou a farmacológica (p. ex., apomorfina via oral). Estudos têm documentado regiões do cérebro associadas à excitação sexual que induzem a ereção do pênis (p. ex., giro anterior do cíngulo, ínsula, amígdala, hipotálamo e córtex somatossensorial secundário). Curiosamente, anormalidades funcionais no cérebro têm sido mostradas em pacientes com disfunção erétil psicogênica, o que sugere que esse diagnóstico pode ser atribuído a uma base biológica real. Mais investigação nesta área é necessária antes de se determinar o seu papel clínico.

Avaliação Psicológica

A avaliação psicológica da DE aborda contribuições psicogênicas para apresentações clínicas, essencialmente fatores psicológicos e interpessoais que interferem com a função erétil. Esses aspectos não devem ser subestimados, pois é bem documentado em estudos populacionais que a DE está associada a ansiedade, depressão, baixa autoestima, visão negativa sobre a vida, estresse emocional autorreferido e história de

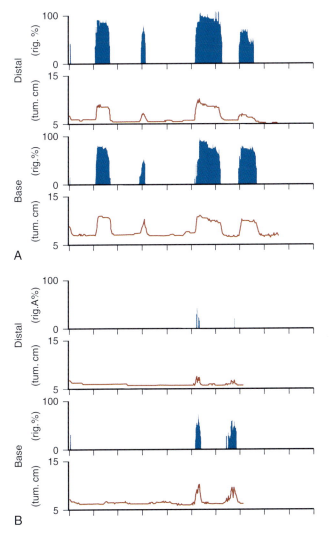

Figura 27-9. O aparelho RigiScan foi elaborado para avaliar a rigidez peniana durante o monitoramento domiciliar noturno. **A,** Um estudo realizado em um paciente com, pelo menos, dois episódios de ereções noturnas bem sustentadas, completamente rígidas. **B,** Um estudo com dois episódios de ereções noturnas mal sustentadas e pouco rígidas. Tais estudos domiciliares falham em documentar a qualidade do sono.

coerção sexual (Feldman et al., 1994; Laumann et al., 2007). O papel do urologista no início de uma avaliação psicológica não é necessariamente complicado e uma tentativa básica de usar questionários sobre a saúde psicológica de um paciente é útil na avaliação de sua saúde sexual (Rowland et al., 2005).

A anamnese é fundamental para a avaliação psicológica e esse processo deve ser claramente conduzido. Causas discerníveis de disfunção sexual podem ser imediatamente descobertas, como medo de fracasso sexual, ansiedade pelo desempenho (para os viúvos, isso pode incluir complexas interações de encontros, novos parceiros e luto/culpa não resolvida), estimulação sexual insuficiente, perda de atração pelo parceiro, adaptação a uma doença crônica ou cirurgia e conflitos de relacionamento. Além disso, causas que são menos imediatamente perceptíveis podem ser identificadas para incluir ligações parentais não resolvidas, questões de identidade sexual, história de trauma sexual, ocorrência de problemas extraconjugais e tabus culturais e religiosos (Leach e Bethume, 1996; Laumann et al., 2007).

O entrevistador deve estar atento para a possibilidade de uma apresentação de DE psicogênica primária (Turnbull e Weinberg, 1983). Na ausência de fatores de risco orgânicos, pode-se suspeitar de DE psicogênica como causa. Um suporte adicional para o diagnóstico pode ser feito com a confirmação de ereções sem coito (p. ex., masturbação, noturna ou ao acordar). Subtipos clínicos de DE psicogênica podem ser também identificados: (1) generalizada *versus* situacional e (2) crônica (primária) *versus* adquirida (secundária, incluindo abuso de substâncias ou doenças psiquiátricas graves).

O entrevistador também deve questionar sobre fatores de relacionamento (Rosen, 2001). Conflitos no relacionamento podem ser a fonte da DE ou, então, exacerbar a DE orgânica. As adversidades de um casal incluem: intimidade e confiança, *status* e dominância, perda de atração sexual, capacidade de atingir a satisfação sexual sem ereção e problemas de comunicação. Informações importantes podem advir não apenas da anamnese com o paciente sozinho, mas também com o casal e com os parceiros separadamente, podendo assim fornecer uma percepção melhor.

Causas intrapsíquicas complexas de disfunção sexual são, muitas vezes, relevantes para a apresentação da DE e podem se tornar evidentes durante a anamnese. O histórico clínico pode mostrar uma experiência de vida significativamente traumática, conflitos culturais ou religiosos, comportamento sexual compulsivo ou processo neurótico. Isso pode sugerir a presença de comorbidades psiquiátricas graves, como abuso de substâncias, sintomas depressivos, transtorno de ansiedade ou de personalidade. É reconhecido que o urologista pode não ter a experiência profissional, o conforto ou o tempo necessário para abordar essas questões de forma definitiva, portanto um encaminhamento a um especialista para maior atenção psicológica seria certamente adequado.

Avaliação Neurológica

A avaliação neurológica da DE se refere às associações neurogênicas com apresentações de DE. A importância de testar as alterações do sistema neurológico diz respeito à principal função reguladora desse sistema que rege a função erétil. Locais alvo para avaliação incluem centros periféricos, espinhais e supraespinhais, bem como ambas as vias, somáticas e autonômicas, envolvidas nessa resposta biológica. Alinhados com essa finalidade, foram introduzidos vários testes de diagnóstico. No entanto, até agora tiveram um impacto limitado sobre as decisões de manejo clínico de rotina e grande parte dos testes disponíveis nesse domínio é reservada para protocolos de pesquisa e investigações médico-legais (Giuliano e Rowland, 2013). Além disso, problemas fundamentais margeiam a falta de sensibilidade, reprodutibilidade, confiabilidade e validade para muitos desses testes. Essa preocupação é particularmente verdadeira para os testes da função autonômica, diferentes dos testes de função somática, que se têm mostrado reprodutíveis e válidos. Por outro lado, os testes que poderiam ser mais úteis para a avaliação de ereção peniana, como, por exemplo, a libertação de neurotransmissores, estão pouco desenvolvidos.

Sistema Nervoso Somático

Bioestesiometria. Este teste, que representa uma técnica para avaliar a função sensorial aferente do pênis (Padma-Nathan, 1988), envolve um dispositivo eletromagnético portátil colocado sobre a polpa dos dedos indicadores, ambos os lados da haste peniana e na glande. As medições do limiar de percepção sensorial são obtidas como resposta a várias amplitudes de estimulação vibratória. Pesquisadores têm questionado a utilidade da glande na bioestesiometria, que não retrata com precisão a função neurofisiológica do nervo dorsal do pênis devido às limitações no registro das respostas a estímulos vibratórios da pele da glande (Bemelmans et al., 1995).

Resposta Sacral Evocada: Latência do Reflexo Bulbocavernoso. Este teste é utilizado para avaliar o reflexo somatossensorial da ereção peniana. O teste utiliza um estimulador de corrente contínua que produz impulsos elétricos na forma de onda quadrada aplicados no pênis, por meio de dois eletrodos estimuladores em forma de anel colocados ao redor da haste peniana, um fixado perto da coroa e o outro 3 cm proximal, e de dois eletrodos concêntricos de agulha, colocados nos músculos bulbocavernosos direito e esquerdo, que captam a resposta. O período de latência é medido como o intervalo a partir do início de cada estímulo até o início de cada resposta. Um tempo de latência anormal, definido como um valor superior a três desvios padrão acima da média (30 a 40 ms), indica alta probabilidade de haver uma neuropatia (Padma-Nathan, 1988). No entanto, o uso deste teste tem sido questionado, tendo-se demonstrado que uma bateria completa de ensaios eletrofisiológicos, avaliando funções nervosas de membros do corpo, é mais sensível para o diagnóstico de neuropatia do que estes testes específicos para a função do nervo pudendo isoladamente (Vodusek et al., 1993; Ho et al., 1996).

Velocidade de Condução do Nervo Dorsal. Conceitualmente, esse teste se estende a partir do teste do reflexo do nervo pudendo e envolve estimulação eletrofisiológica, com dois eletrodos estimuladores colocados na glande e na base do pênis para a obtenção de duas medidas da latência do reflexo bulbocavernoso. A velocidade de condução do nervo dorsal é obtida pela divisão entre a distância entre os dois eletrodos de estimulação e a diferença entre os tempos de latência gravados de ambos os locais. Uma velocidade média de condução de 23,5 m/s, variando de 21,4 a 29,1 m/s, é considerada normal (Gerstenberg e Bradley, 1983). Velocidades de condução nervosa anormal foram encontradas como diagnóstico para DE neurogênica em pacientes com diabetes (Kaneko e Bradley, 1987).

Potencial Genitocerebral Evocado. Este teste foi concebido para avaliar mecanismos sensoriais aferentes e o processamento de estímulos nos níveis dos sistemas nervosos espinhal e supraespinhal. O teste requer equipamento eletrônico complexo para gravar as formas de ondas dos potenciais evocados, conduzido desde a medula espinhal sacral até o córtex cerebral, em resposta à estimulação elétrica do nervo dorsal peniano (Spudis et al., 1989). O tempo dessa condução central é a diferença entre o tempo registrado de latência da primeira reposta duplicada espinhal obtida pela estimulação e o tempo registrado de latência da primeira resposta duplicada cerebral obtida pela estimulação (Padma-Nathan, 1988). O teste tem sido questionado como tendo um fraco valor discriminatório das latências de resposta (Pickard et al., 1994). No entanto, ainda pode servir como uma ferramenta objetiva para definir as características de disfunção sensorial aferente peniana em pacientes com anormalidades sutis no exame neurológico.

Sistema Nervoso Autônomo

Variabilidade da Frequência Cardíaca e Resposta Cutânea Simpática. O teste de controle da frequência cardíaca (principalmente parassimpática) consiste em medir variações na frequência cardíaca durante a respiração em repouso, respiração profunda e em resposta à elevação dos pés. Parâmetros normativos têm sido documentados. O teste cutâneo envolve a produção de resposta simpática a um estímulo de choque elétrico em um determinado local, como, por exemplo, nervo mediano ou tibial, e registro do potencial evocado em outro lugar, como, por exemplo, mão ou pé contralateral ou pênis. O registro obtido do pênis é considerado um método potencialmente útil como teste da inervação autonômica peniana (Daffertshofer et al., 1994).

Teste Sensorial Térmico Peniano. Este teste serve para avaliar a condutância das pequenas fibras nervosas sensoriais, que são afetadas por distúrbios autonômicos consistentes com neuropatia. O teste mede o limiar térmico. Em estudos do pênis, parece se correlacionar bem com a determinação clínica da DE neurogênica (Lefaucheur et al., 2001; Bleustein et al., 2003).

Eletromiografia do Corpo Cavernoso e Análise Potencial Única da Atividade Elétrica Cavernosa. Este teste oferece um registro direto da atividade elétrica cavernosa, que varia entre a flacidez e a tumescência peniana (Wagner et al., 1989; Leddy et al., 2012). No pênis flácido normal, a atividade elétrica é descrita como apresentando uma onda lenta rítmica com rajadas intermitentes de atividade. Conforme ocorre a tumescência peniana (tal como em resposta a estimulação sexual visual ou após a injeção intracavernosa de um dilatador do músculo liso), essa atividade cessa. Durante a detumescência, a atividade elétrica basal retorna. Foi demonstrado que pacientes com suspeita de neuropatia autonômica exibem um padrão discordante, tendo a atividade elétrica continuado durante os estímulos sexuais (Wagner et al., 1989). Técnicas de registro foram padronizadas e valores normativos foram definidos para incluir amplitudes máximas de pico-a-pico, entre 120 e 500 mV, e sugerir o tempo médio do potencial de 12 segundos (Stief et al., 1994). No entanto, a utilidade clínica deste teste permanece em questionamento (Kellner et al., 2000; Jiang et al., 2003).

Avaliação Hormonal

A avaliação hormonal para DE explora uma base endocrinológica para a disfunção sexual e reconhece evidências de que as endocrinopatias têm um impacto potencial na fisiologia da ereção peniana (Traish e Guay, 2006; Minore et al., 2009). **Várias condições endócrinas são particularmente relevantes a esse respeito: hipogonadismo (diminuição ou ausência de secreção hormonal das gônadas), hipertireoidismo (liberação excessiva do hormônio tireoidiano) e diabetes (modulação alterada da função andrógena)** (Wang et al., 2011; Maggi et al., 2013). A avaliação diagnóstica pode ser realizada em virtude das suas possíveis influências sobre a função erétil. A história clínica pode levantar suspeitas quanto ao diagnóstico, embora o quadro clínico de uma endocrinopatia possa ser variável. Vários questionários têm sido propostos para utilização na triagem, particularmente no que diz respeito ao hipogonadismo (Morley et al., 2000; Daig et al., 2003; Heinemann, 2005). Um novo modo de avaliar o hipogonadismo, validado psicometricamente, foi desenvolvido para identificar homens com sintomas de hipogonadismo (Rosen et al., 2011). No entanto, sua falta geral de especificidade para a maioria das apresentações e a falta de sensibilidade para algumas outras têm limitado a sua ampla aplicação (Morales et al., 2007). A principal característica dessa avaliação envolve testes bioquímicos para determinar os níveis hormonais séricos (Bhasin et al., 2010).

Dosagem da Testosterona Sérica

Muito do foco na avaliação do impacto de endocrinopatias na função sexual masculina está centrado no papel dos andrógenos. Deficiência androgênica ou baixo nível de testosterona sérica têm sido observados em desde 2% até 33% dos homens com DE clínica (Koreman et al, 1990; Citron et al, 1996; Soran e Wo, 2005). As diferenças nas populações de pacientes em estudo provavelmente são responsáveis pelas variações estatísticas. Reconhecendo que o envelhecimento pode representar a principal causa do declínio dos andrógenos, termos como deficiência androgênica do envelhecimento masculino (DAEM ou ADAM), deficiência androgênica parcial do envelhecimento masculino (DAPEM ou PADAM), hipoandrogenismo, hipogonadismo sintomático de início tardio (SLOH ou HSIT) e andropausa têm sido usados para designar essa associação.

É importante entender a biologia de produção e a função da testosterona para prosseguir com a sua avaliação laboratorial. **A testosterona circula em três frações: livre (0,5% a 3%), fortemente ligada à globulina transportadora de hormônio sexual (SHBG) (~ 30%) e fracamente ligada à albumina e a outras proteínas séricas (~ 67%)** (Basaria e Dobs, 2001; Freeman et al., 2001). **A testosterona livre e as porções ligadas à albumina compõem a fração de testosterona biodisponível. As concentrações relativas das proteínas transportadoras (SHBG e albumina) servem para modular a função androgênica.** Numerosas condições podem alterar a fração de SHBG e, consequentemente, afetar, de certo modo, a testosterona biodisponível, ainda que a medida de testosterona total permaneça inalterada (Bhasin et al., 2010). A redução da SHBG está associada a obesidade moderada, síndrome nefrótica, hipotireoidismo e uso de glicocorticoides, progesterona e esteroides androgênicos, o que leva ao aumento da testosterona biodisponível. A elevação da SHBG está associada a envelhecimento, cirrose hepática, hipertireoidismo, infecção pelo vírus da imunodeficiência humana e uso de anticonvulsivantes e estrógenos, o que leva a redução da testosterona biodisponível. Apesar da constatação de que níveis mais baixos de SHBG estão associados à resistência à insulina (Stellato et al., 2000), níveis variáveis de SHBG têm sido documentados em homens diabéticos,

possivelmente devido a fatores como obesidade e envelhecimento, e o diagnóstico de hipogonadismo nesta população deve se basear na constatação de um baixo nível sérico de testosterona biodisponível (ver mais adiante) (Kapoor et al., 2007).

Teoricamente, a dosagem da fração não ligada ou livre de testosterona promove a determinação mais relevante da biodisponibilidade de testosterona. No entanto, ensaios comerciais para testosterona livre são conhecidos por serem inconsistentes e foram considerados inválidos por alguns pesquisadores (Vermeulen et al., 1999; Ly et al., 2010; Field e Wheeler, 2013). **O melhor indicador do estado androgênico é a testosterona biodisponível calculada (testosterona livre e testosterona ligada à albumina).** Uma fórmula para este cálculo pode ser encontrada no *website* da International Society for the Study of the Aging Male em http://www.issam.ch/freetesto.htm e essa fórmula requer a inserção dos valores de testosterona total e SHBG. Em homens com doença hepática grave ou hipoalbuminemia, a inclusão do valor da albumina sérica pode ser útil para a obtenção de uma valor calculado mais preciso.

Para efeitos de triagem, a determinação do nível de testosterona sérica total é geralmente suficiente. Recomenda-se que a coleta de sangue seja realizada entre 7 e 11 horas da manhã, quando há um pico no nível de testosterona sérica, explicando o fato de que a variação diurna ocorre em homens mais jovens e de meia-idade (Wang et al., 2009). **O intervalo, como valor normal de referência, para a dosagem da testosterona sérica total é de 280 a 1.000 ng/dL. Por causa da variabilidade individual, reconhece-se que a faixa normal de testosterona, a partir da qual se deve iniciar a terapia de reposição, permanece não resolvida.** Se o nível de testosterona estiver abaixo ou no limite inferior do normal, a coleta de sangue deve ser repetida para confirmação. Por outro lado, um nível ligeiramente anormal de testosterona pode ser considerado normal em 30% dos pacientes na repetição das dosagens (Bhasin et al., 2010). O cenário clínico, como a presença de condições que alterem a proteína transportadora de testosterona, pode incitar novos testes e decisões relativas à avaliação.

Dosagem da Gonadotrofina Sérica

Ao se proceder à segunda determinação da testosterona total, a dosagem sérica do hormônio luteinizante (LH) e da prolactina também deve ser incluída. A medida da gonadotrofina ajudará a localizar a origem do hipogonadismo. É compreendido que a liberação de testosterona envolve a atividade integradora do eixo hipotálamo-hipófise-testículo e os seus mecanismos de *feedback* regulatórios e perturbações em qualquer nível deste eixo podem ser responsáveis pelo hipogonadismo (Bhasin et al., 2010). Baixo nível de testosterona diminui a retroalimentação negativa para hipotálamo e hipófise, causando aumento na secreção de LH e do hormônio folículo-estimulante (FSH). Elevados níveis séricos de LH e FSH são respostas da hipófise, de forma apropriada, para os níveis baixos de testosterona sérica, o que é consistente com insuficiência testicular (hipogonadismo primário). Em contrapartida, LH e FSH séricos normais ou baixos, em ambiente de baixos níveis de testosterona sérica, indicam resposta inadequada e sugerem desordem central (hipogonadismo secundário).

Dosagem da Prolactina Sérica

A hiperprolactinemia causa hipogonadismo devido à supressão do hormônio liberador de gonadotrofina pelo hipotálamo, o que prejudica a secreção pulsátil de LH necessária para a produção de testosterona sérica pelas gônadas (Moraleset al., 2014). Um possível mecanismo adicional de disfunção sexual, especificamente a perda da libido sexual, em pacientes com hiperprolactinemia, independentemente do nível de testosterona circulante, diz respeito a uma interferência da conversão periférica da testosterona em di-hidrotestosterona (DHT) (Lobo e Kletzky, 1983). **Suspeita-se de hiperprolactinemia no paciente com baixos níveis séricos de testosterona e níveis baixos ou inapropriadamente normais de LH.** No entanto, controvérsias envolvem a consideração de determinações de rotina de prolactina em homens com DE, com algumas indicando o baixo benefício em fazê-lo (Johnson e Jarow, 1992; Govier et al., 1996) e outras encontrando que baixos níveis séricos de testosterona ou pouco desejo sexual não coincidem sempre com o diagnóstico (Buvat e Lemaire, 1997; Johri et al., 2001). Causas de hiperprolactinemia incluem vários medicamentos, como agentes antipsicóticos, antidepressivos tricíclicos e opiáceos, tumores secretores de prolactina, hipotireoidismo, lesões hipotalâmicas, insuficiência renal, cirrose e lesões da parede torácica (Zeitlin e Rajfer, 2000; Molitch, 2005).

Rastreio por Ressonância Magnética

Os casos de hipogonadismo central (hipogonadotrófico), bem como hiperprolactinemia inexplicada, incitam à visualização imediata da hipófise. Essa avaliação comumente envolve imagens de ressonância magnética, as quais podem identificar anormalidades estruturais (Citron et al., 1996; Petak et al., 2002; Rhoden et al., 2003). **As diretrizes, geralmente aceitas, fornecem indicações para o emprego de imagem da hipófise: casos graves de hipogonadismo central (testosterona < 150 ng/dL) e suspeita de doença hipofisária (p. ex., pan-hipopituitarismo, hiperprolactinemia persistente ou sintomas do efeito da massa tumoral).**

Testes da Função Tireoidiana Sérica

O hipertireoidismo é associado à DE, eventualmente pelo aumento da aromatização da testosterona em estrogênio (o que eleva os níveis de SHBG) (Morales et al., 2004) ou pelo aumento do tônus adrenérgico (que provoca efeitos contráteis de músculos lisos ou exerce efeitos psicocomportamentais) (Carani et al., 2005). Os sintomas do hipertireoidismo, como hiperatividade, irritabilidade, intolerância ao calor, palpitações, fadiga e perda de peso, muitas vezes são relatados e sinais físicos como taquicardia, tremor, bócio e retração da pálpebra, muitas vezes identificados. O diagnóstico é feito bioquimicamente pela constatação de altos níveis séricos do hormônio tireoidiano (tiroxina total ou livre [T4] ou tri-iodotironina [T3]), com um baixo nível sérico do hormônio estimulante da tireoide.

CONSIDERAÇÕES SOBRE O TRATAMENTO

Axiomaticamente, o tratamento da DE segue uma avaliação diagnóstica adequada. Embora, etiologicamente, as intervenções atuais sejam tanto específicas quanto não específicas, uma intervenção específica para a causa da DE oferece, idealmente, a oportunidade de tratar a DE com o propósito de cura da mesma. **As recomendações atuais são direcionadas para um foco centrado no objetivo da terapia do paciente e especificam que as opções terapêuticas são apresentadas de acordo com uma abordagem clínica passo a passo** (Fig. 27-10) (Montague et al., 2005; Hatzichristou et al., 2010).

> **PONTOS-CHAVE: AVALIAÇÃO DIAGNÓSTICA**
>
> - A avaliação básica da DE consiste em uma história clínica detalhada, exame físico e testes laboratoriais adequados
> - A história sexual deve definir as características clínicas da DE com relação ao início, duração, particularidades, severidade e etiologia.
> - As avaliações do risco cardíaco e ações para redução desse risco são apropriadas quando necessárias para todos os pacientes em avaliação de DE.
> - A avaliação hormonal para DE engloba uma abordagem endocrinológica para a desordem, com especial atenção dada ao hipogonadismo, hipertireoidismo e diabetes como possíveis influências.
> - Questionários e outras medidas de auto-relato de pacientes oferecem ajuda prática na documentação da presença, gravidade e responsividade ao tratamento de disfunção erétil.
> - Avaliações e testes especializados podem ser necessários para indivíduos com apresentações complicadas ou atípicas de DE, e eles potencialmente oferecem melhores resultados terapêuticos para estas apresentações.

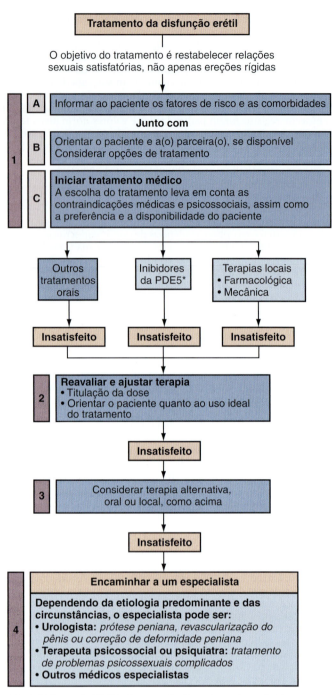

Figura 27-10. Algoritmo de tratamento da disfunção erétil recomendado pela International Consultations on Sexual Medicine. PDE5, fosfodiesterase do tipo 5

Alteração do Estilo de Vida

O risco de desenvolver DE é significativamente associado à presença de comorbidades, como diabetes, doenças cardiovasculares e síndromes metabólicas, que são preveníveis ou minimamente tratáveis para otimizar o estado de saúde (Kostis et al., 2005). É óbvio que a otimização dessas doenças oferece oportunidades para prevenir o desenvolvimento da DE ou reduzir a sua dimensão (Glina et al., 2013).

Estudos epidemiológicos têm mostrado a descoberta de fatores de risco potencialmente modificáveis e, em alguns casos, que a modificação do risco pode efetivamente melhorar a função erétil. Por exemplo, vários relatos têm sugerido que a interrupção do tabagismo resulta na recuperação do estado funcional de ereção (Mannino et al., 1994; Feldman et al., 2000; Bacon et al., 2006). Também foi evidente o papel benéfico do aumento de exercícios para homens com disfunção erétil que apresentam estilo de vida sedentário (Feldman et al., 1994; Derby et al., 2000). Em um estudo prospectivo, homens obesos com DE moderada, sem sintomas evidentes de doença cardiovascular, mostraram melhora significativa em escores IIEF após exercícios físicos e controle de peso quando em comparação com um grupo controle que seguiu apenas um programa educativo (Esposito et al., 2004). Mudanças significativas no índice de massa corporal (IMC), na proteína C-reativa e nos escores de atividade física foram observadas no grupo de intervenção em comparação com o grupo controle. Dietas tipo mediterrânea e uma redução da ingestão calórica demonstraram melhorar a função erétil em homens com síndrome metabólica (Esposito et al., 2006). Em um estudo intervencional de curto prazo em homens ciclistas profissionais com DE, demonstrou-se que a mudança de um selim convencional para um selim "sem nariz" recupera a função erétil por aliviar, presumivelmente, o trauma perineal (Schrader et al., 2008).

Relatos indicando que há potencial melhora da DE com modificações no estilo de vida e nos fatores de risco que predispõem a essa disfunção sexual são mais esclarecedores. O papel das modificações no estilo de vida para prevenir ou tratar a disfunção erétil ganhou apoio por meio de revisões sistemáticas e metanálises (Kupelian et al., 2010; Gupta et al., 2011; Porst et al., 2013). Os mecanismos desse efeito podem incluir redução de fatores de risco cardiovascular, aumento dos níveis séricos de testosterona e melhora do humor em geral e da autoestima (Gupta et al., 2011; Meldrum et al., 2012; Glina et al., 2013). **Uma permanente investigação científica básica e clínica pode afirmar ainda mais os benefícios da modificação do estilo de vida e esclarecer o seu mecanismo.**

Mudança de Medicação

É possível que uma determinada medicação seja um fator agressor que resulte na manifestação clínica de DE. Depois de feita essa inferência, seria apropriado, como passo seguinte, mudar a dose ou o tipo de medicação, considerando que isso pode resolver a DE em alguns pacientes (Ralph e McNicholas, 2000). Em terapias anti-hipertensivas, por exemplo, a troca de diuréticos à base de tiazida e betabloqueadores por bloqueadores dos canais de cálcio e inibidores do sistema renina-angiotensina (p. ex., inibidores da enzima conversora de angiotensina e bloqueadores dos receptores de angiotensina) pode restabelecer a função erétil em homens que desenvolvam DE num quadro clínico com essas características. Do mesmo modo, em pacientes com disfunções sexuais (p. ex., DE e retardo na ejaculação) como efeito adverso de ISRS, estratégias de tratamento como substituição do medicamento (p. ex., bupropiona, nefazodona, buspirona, mirtazapina), períodos de suspensão do medicamento (*drug holidays*), redução da dose de ISRS, conduta expectante e administração de inibidores da PDE5 permitiram a recuperação da função sexual (Rosen et al., 1999b; Nurnberg et al., 2001).

Psicoterapia Sexual

Devido à frequente interação entre fatores psicológicos e interpessoais nas apresentações clínicas de DE, não é de surpreender que a psicoterapia sexual deveria ser incluída como parte do arsenal terapêutico voltado para essa disfunção sexual. Uma grande limitação nessa área é que faltam, em geral, investigações baseadas em evidências e pesquisas de avaliação de resultados, controladas e de larga escala, que documentem a eficácia dessas intervenções. Na prática, de fato, a psicoterapia sexual consiste em uma combinação mal definida de intervenções e interpretações, com base em conceitos psicológicos comportamentais, relacionais, psicoanalíticos e cognitivos. **Diversas intervenções são empregadas: redução/dessensibilização sistemática da ansiedade, exercício de pontos sensíveis (*sensate focus*), terapia interpessoal, terapia comportamental cognitiva, educação sexual, treinamento da capacidade de comunicação e das habilidades sexuais dos casais e exercícios de masturbação** (Althof et al., 2005). **Tratamentos integrados, combinando intervenções psicossexuais com terapias médicas, tais como injeções intracavernosas, terapias orais e dispositivos a vácuo, também se provaram bem -sucedidos no manejo da disfunção erétil, em particular naquelas associadas a obstáculos motivacionais** (Hawton, 1998; Althof et al., 2005). É compreensível que urologistas comumente não se sintam confortáveis ou não tenham o treinamento necessário para abordar questões psicossociais complicadas. Entretanto, nos problemas psicossociais leves a moderados, o urologista pode estar preparado para empregar um modelo "biopsicossocial" que envolva um mínimo de conhecimento de questões psicossociais e de preparação para orientar o paciente ou o casal no que diz respeito à função sexual e a comportamentos sexuais adequados (Althof e Needle, 2011). Pode ser necessário a colaboração com um médico de saúde mental ou um especialista em psicoterapia sexual, para que se instituam técnicas terapêuticas intensivas.

Terapia Hormonal

A prescrição da terapia hormonal é considerada quando se quer impactar a apresentação clínica da DE em pacientes nos quais se identificou algum distúrbio hormonal. Ao urologista, cabe o papel de tratar o hipogonadismo primário e a hiperprolactinemia, ao passo que, em outras endocrinopatias, o endocrinologista deve ser considerado o especialista mais importante.

Reposição de Testosterona

A reposição de androgênios é uma abordagem direta às queixas clínicas associadas ao hipogonadismo. Como princípio geral da terapia de reposição de esteroides sexuais, o ideal é que os níveis séricos de hormônios a serem atingidos diariamente, durante 24 horas, alcancem os valores de referência e se assemelhem ao padrão diurno normal. **É imperativo que se analisem os níveis séricos de testosterona antes do tratamento e no decorrer dele, embora a eficácia da suplementação de testosterona seja mais bem avaliada pela resposta clínica do que pela determinação exata da testosterona. As recomendações atuais sugerem que é justificável a realização de testes terapêuticos de curta duração (p. ex., três meses). Na ausência de resposta, a administração de testosterona deve ser interrompida** (Wang et al., 2009; Bhasin et al., 2010). Devem-se conhecer os potenciais efeitos adversos (p. ex., eritrocitose, apneia do sono, sintomas urinários, risco de progressão do câncer de próstata, ginecomastia, acne) da terapia com androgênios (Morales et al., 2004; Wald et al., 2006). **A monitorização dos pacientes em tratamento consiste em avaliação inicial que inclui exame retal digital, teste do PSA (antígeno prostático específico) no soro e análise laboratorial (p. ex., níveis de hemoglobina/hematócrito, testes de função hepática, níveis de colesterol e perfil lipídico), seguida de avaliação da eficácia do tratamento após 3-6 meses e, daí em diante, anualmente para verificar a resposta dos sintomas e quaisquer eventos adversos** (Morales et al., 2004; Bhasin et al., 2010). No início do tratamento, deve-se dar preferência a preparações de ação curta, de modo que a terapia possa ser interrompida em caso de algum efeito adverso (Wang et al., 2009).

Diversas preparações de testosterona estão disponíveis para tratamento do hipogonadismo e elas podem ser administradas por várias vias: intramuscular, subcutânea, transdérmica (adesivos e géis), bucal e oral (Edelstein et al., 2006; Morgentaler et al., 2008; Wang et al., 2009; Bhasin et al., 2010; Corona et al., 2011). A seguir, é feita uma descrição resumida das terapias disponíveis (ver também Tabela 27-6).

Via Intramuscular. O cipionato e o enantato de testosterona, preparações injetáveis de ação retardada, são aplicados por meio de injeção intramuscular profunda (200 ou 250 mg a cada 2-3 semanas). O cronograma da terapia resulta em níveis suprafisiológicos de testosterona por 72 horas, com declínio exponencial contínuo, por 10 a 12 dias, até níveis subfisiológicos. Em situações nas quais o paciente apresenta sintomas de alterações de humor ou flutuações sexuais, com registro de baixos valores precoces, pode-se considerar a dose alternativa de 100 mg a cada sete a 10 dias. O propionato de testosterona, outra preparação parenteral, também é aplicado por via intramuscular na dose de 200 mg, mas a cada dois ou três dias, devido à sua meia-vida mais curta, e também pode provocar flutuações de testosterona no soro. O undecanoato de testosterona (UT), na forma de preparação de ação retardada e dosagem de 750 ou 1.000 mg a cada 10 semanas, tem sido usado na Europa desde 2003, mas ainda não está disponível nos Estados Unidos.

Via Subcutânea. Os implantes oferecem formulações subcutâneas de ação retardada. O Testopel® é um medicamento para implante que contém 75 mg de testosterona. Normalmente, a dose requer de dois a seis implantes (150-450 mg de testosterona) subcutâneos a cada três a seis meses.

Via Transdérmica. As opções transdérmicas consistem em adesivos e géis, com formulações de liberação que simulam de forma intencional os níveis circadianos normais de testosterona. Quando o paciente aplica a medicação pela manhã, uma absorção inicial mais elevada mimetiza a variação diurna normal.

TABELA 27-6   Preparações de Testosterona

FORMULAÇÃO	ESTRUTURA QUÍMICA	MEIA-VIDA	DOSE PADRÃO	VANTAGENS	DESVANTAGENS
AGENTES ORAIS					
Undecanoato de testosterona	17-α-hidroxil-éster	4 h	120-240 mg 2-3 vezes/dia	Conveniência da administração oral Dose modificável	Níveis séricos de testosterona e respostas clínicas variam Deve ser tomado com as refeições
Metiltestosterona	17-α- alquilado	3,5 h	20-50 mg 2-3 vezes/dia	Conveniência da administração oral Dose modificável	Potencial hepatotóxico Tratamento considerado obsoleto
Mesterolona	1-alquilado	8 h	100-150 mg 2-3 vezes/dia	Conveniência da administração oral Dose modificável	Não convertida em estrogênio por aromatização
AGENTES INTRAMUSCULARES					
Enantato de testosterona	17-α-hidroxil-éster	4-5 dias	250 mg a cada 2-3 semanas	Baixo custo Dose modificável	Grande flutuação nos níveis circulantes de testosterona Muitas injeções Risco relativamente maior de policitemia
Cipionato de testosterona	17-α-hidroxil-éster	8 dias	200 mg a cada 2-3 semanas	Baixo custo Dose modificável	Grande flutuação nos níveis circulantes de testosterona Muitas injeções
Propionato de testosterona	17-α-hidroxil-éster	20 h	100 mg a cada 2 dias	Baixo custo	Grande flutuação nos níveis circulantes de testosterona Muitas injeções Risco relativamente maior de policitemia
Undecilato de testosterona	17-α-hidroxil-éster	34 dias	1.000 mg a cada 10-14 semanas	Níveis de testosterona mantidos dentro dos limites normais Ação prolongada Administração menos frequente	Dor no local da injeção
AGENTES SUBCUTÂNEOS					
Implantes cirúrgicos	Testosterona natural	–	4-6 implantes de 200 mg, que duram ≤ 6 meses	Tratamento apenas 2 vezes ao ano	Colocação invasiva Risco de extrusão e infecções no local
AGENTES DE LIBERAÇÃO CONTROLADA DE TESTOSTERONA EM FORMULAÇÃO BUCAL					
Testosterona bucal	Testosterona natural	12 h	30 mg 2 vezes/dia	Níveis de testosterona mantidos dentro dos limites fisiológicos	Possível irritação oral Irritação 2 vezes ao dia Gosto desagradável
AGENTES TRANSDÉRMICOS					
Adesivos de testosterona	Testosterona natural	10 h	5-10 mg/dia	Mimetizam o ritmo circadiano Fácil aplicação	Irritação cutânea Aplicação diária
Gel de testosterona a 1%-2%	Testosterona natural	6 h	5-10 g/dia	Níveis de testosterona mantidos dentro dos limites normais Flexibilidade para mudança de dose Irritações de pele são menos comuns do que com os adesivos	Possível transferência durante contato íntimo Administração diária
Solução de testosterona a 2%	Testosterona natural	ND	60-120 mg/dia	Níveis de testosterona mantidos dentro dos limites normais	Possível transferência durante contato íntimo Administração diária

ND, não disponível.
Adaptado de Corona G, Rastrelli G, Forti G, et al. Update in testosterone therapy for men. J Sex Med 2011;8:639-54.

O Testoderm® foi aprovado inicialmente como emplastro escrotal, sem adesivo, para aplicação diária (4-6 mg), mas caiu em desuso pela dificuldade de aplicá-lo, pela necessidade de depilação do escroto e pelo achado de que ele produzia níveis significativamente elevados de DHT, devido à conversão pela atividade da 5-alfa redutase, que é abundante na pele escrotal. O Testoderm TTS® apresentou uma formulação alternativa, evitando as inconveniências da aplicação escrotal. Sua aplicação é feita no braço, nas costas ou na nádega, na apresentação de adesivo de 5 mg. O Androderm®, um produto alternativo, libera 2,5 ou 5 mg de testosterona ao dia. Ambos os adesivos foram associados a prurido, irritação crônica da pele e dermatite alérgica de contato. A irritação cutânea pode ser aliviada pela aplicação local de creme de cortisona. Os pacientes são orientados a alternar os locais de aplicação e evitar áreas expostas ao sol.

O AndroGel® (gel de testosterona a 1%) é um envelope de gel tópico que contém 50, 75 ou 100 mg de testosterona, com apenas 10% da medicação sendo absorvida durante um período de 24 horas. O Testim®, que também oferece testosterona a 1%, é um produto alternativo embalado na forma de tubo de 5 g, contendo 50 mg de testosterona. Ambos são aplicados uma vez ao dia, pela manhã, na pele limpa e seca do ombro, do braço ou do abdome. Antes de se vestir, o paciente deve permitir que o medicamento seque. Outro produto transdérmico aprovado pela FDA (U.S. Food and Drug Administration) é o Axiron® (solução de testosterona a 2%), com aplicação de 30 mg de testosterona em cada axila, uma vez ao dia, por meio de aplicador com medidor. Em relação à aplicação axilar, considerações especiais incluem a localização ocultável e a alta permeabilidade das axilas, que têm níveis relativamente elevados de atividade da 5-alfa-redutase.

Via Bucal. O Striant® (30 mg de testosterona) é um sistema de tratamento semelhante a um comprimido, mucoadesivo, que libera a medicação continuamente. É aplicado duas vezes ao dia no tecido gengival, acima dos incisivos, permitindo que a testosterona seja absorvida via mucosa bucal.

Via Oral. As preparações orais de testosterona são limitadas. Há preocupação quanto à hepatotoxicidade da testosterona (p. ex., hepatite, icterícia obstrutiva, hepatomas, cistos hepáticos hemorrágicos e carcinoma hepatocelular), relacionada com as altas doses necessárias para que se alcancem níveis séricos normais (Bagatell e Bremner, 1996). Oralmente, as doses altas (> 200 mg/dia) são necessárias, porque grande parte do que é administrado se apresenta metabolicamente inativo durante a "primeira passagem" da circulação pelo fígado. Para superar as reações adversas, foram experimentadas modificações químicas da testosterona oral. Embora tenham sido formuladas, a 17-alfa-metiltestosterona e a fluoximesterona não devem ser prescritas, devido à sua variabilidade de efeitos entre pacientes, com risco potencial de hepatotoxicidade (Wang et al., 2009). Por escapar parcialmente da inativação hepática, o UT, como formulação oral em ácido oleico, é seguro (Köhn e Schill, 2003), mas demonstrou grande variação, de indivíduo para indivíduo, quanto ao tempo das respostas máximas, assim como ao momento em que a testosterona sérica máxima é atingida. O undecanoato de testosterona oral segue sem aprovação nos Estados Unidos.

Tratamentos Hormonais Alternativos

Terapias alternativas de reposição hormonal têm sido propostas e tanto demonstraram certas características desejáveis quanto despertaram ressalvas. A DHT é atraente como forma direta de terapia, devido à sua ação como um androgênio puro que não é convertido por aromatização em estradiol, e de fato demonstrou-se que o hormônio não tem efeitos estrogênicos adversos no crescimento da próstata e no perfil lipídico (Kunelius et al., 2002; Sakhri e Gooren, 2007). Um gel de DHT, disponível para uso em doses de 125 a 250 mg/dia, produz níveis plasmáticos de DHT comparáveis aos níveis fisiológicos de testosterona (Kunelius et al., 2002). A de-hidroepiandrosterona (DHEA), um suplemento hormonal com efeitos semelhantes aos dos androgênios e dos estrogênios, tem sido utilizada, embora as evidências de que ela melhore a função sexual sejam limitadas (Baulieu et al., 2000; Morales et al., 2004). É importante notar que o tratamento não pode ser considerado isento de riscos, existindo a possibilidade de que a DHEA e outras preparações de precursores de androgênios sem testosterona (p. ex., DHEA-S, androstenodiol, androstenodiona) estimulem doenças sensíveis a hormônios, como os cânceres de mama e de próstata. A gonadotrofina coriônica humana (HCG) demonstrou elevar a testosterona e o estradiol totais e livres para 50% acima da linha de base, sendo razoável supor que ela traria, para homens com hipogonadismo, benefícios semelhantes aos da administração de androgênios. Investigações clínicas da HCG mostraram alguns efeitos antropométricos (p. ex., diminuição da adiposidade corporal, aumento da massa corporal magra) e melhora nas concentrações séricas de testosterona em homens com deficiência de androgênios, sem registro de benefícios para a função sexual (Liu et al., 2002; Tsujimura et al., 2005). Os antiestrogênios e os inibidores da aromatase demonstraram elevar os níveis endógenos de testosterona e moduladores seletivos dos receptores androgênicos estão sendo desenvolvidos. Devido à insuficiência de evidências quanto a benefícios terapêuticos e efeitos adversos das terapias alternativas de reposição em homens mais velhos com hipogonadismo, elas não são recomendadas para uso atualmente (Wang et al., 2009).

Tratamento da Hiperprolactinemia

No tratamento da hiperprolactinemia, deve-se ter consciência de que a terapia de reposição de testosterona não corrige a função sexual nem é suficiente para melhorá-la. O objetivo terapêutico, em vez disso, é identificar e tratar a causa subjacente, o que pode melhorar a DE. Medicamentos que podem causar alguma injúria, como estrogênios, morfina, sedativos e neurolépticos, devem ser suspensos (Molitch, 2008). Adenomas secretores de prolactina devem ser tratados clinicamente e, se necessário, cirurgicamente. A bromocriptina, um agonista da dopamina que reduz os níveis de prolactina e normaliza a testosterona, diminui o tamanho do tumor. A ablação neurocirúrgica se torna necessária quando não há resposta terapêutica à medicação ou quando são observados efeitos na visão associados à compressão do nervo óptico (Gillam et al., 2006). A recuperação da ereção é mais evidente no tratamento de homens com prolactina sérica significativamente elevada (> 40 ng/ml) (Netto Júnior e Claro, 1993).

Terapia Farmacológica

A premissa das terapias farmacológicas é de que elas estimulam os mecanismos bioquímicos e moleculares de ação que regem naturalmente a resposta erétil. **Em termos conceituais, a estratégia das terapias erectogênicas é promover mecanismos pró-eréteis ou se opor a mecanismos antieréteis, tanto no nível periférico quanto no nível central do eixo vascular responsável pela ereção peniana** (Rowland e Burnett, 2000). No nível periférico, esses mecanismos influenciam o tônus da musculatura lisa cavernosa. A promoção de mecanismos pró-eréteis é feita por meio de: indução da ativação do músculo liso corporal por meio de efetores ou agonistas de receptores celulares das vias de relaxamento tecidual (p. ex., estimulando a síntese de nucleotídeos cíclicos que atuam como segundos mensageiros [monofosfato cíclico de guanosina {cGMP} ou monofosfato cíclico de adenosina {cAMP}]); ou inibição da desativação das vias de relaxamento do músculo liso (p. ex., inibindo as fosfodiesterases). Já a oposição a mecanismos antieréteis é feita pela diminuição da contração do músculo liso por meio de antagonistas de receptores das vias de contração do tecido (p. ex., inibidores adrenérgicos alfa 1). No nível do sistema nervoso central (p. ex., cérebro ou medula espinal), as vias neuronais são influenciadas, dando oportunidades de promover as vias pró-eréteis (p. ex., agonistas dos receptores dopaminérgicos do tipo D2, no hipotálamo médio) ou de criar oposição a vias antieréteis (p. ex., antagonistas dos receptores [serotoninérgicos] 5-HT$_{1A/2}$, na medula espinal).

Diversas terapias foram sugeridas ao longo do tempo, embora nem sempre sua eficácia e sua segurança tenham sido definidas com clareza. Os padrões atuais de aprovação pelas agências reguladoras têm ajudado a esclarecer as propriedades das terapias desenvolvidas e comercializadas (Hirsch et al., 2004).

Terapia Oral

Medicações para DE administradas por via oral preenchem muitos dos requisitos para uma "terapia ideal", que incluem conveniência, simplicidade e caráter não invasivo (Morales et al., 1995). A demanda por que as terapias orais cumpram também o objetivo de eficácia clínica é cada vez maior.

Inibidores da Fosfodiesterase do Tipo 5. Essa classe de medicamentos foi lançada e ganhou fama nos Estados Unidos, como tratamento eficaz da DE, depois que a FDA aprovou o citrato de sildenafila (Viagra®, Pfizer Inc., Nova York, NY, EUA) em 1998, o hidrocloreto de vardenafila (Levitra®, Bayer Schering Pharma AG, Berlim, Alemanha) e a tadalafila (Cialis®, Lilly LLC, Indianapolis, IN, EUA) em 2003 e a avanafila (Stendra®, Vivus Inc., Mountain View, CA, EUA) em 2012 (Bruzziches et al., 2013; Porst et al., 2013). **Os inibidores de PDE5 atuam bloqueando a ação catalítica da enzima que degrada o cGMP, que é o efetor a jusante do mediador de ereção (óxido nítrico), o qual facilita os mecanismos de transdução de sinal do relaxamento do músculo liso cavernoso do corpo requerido para a ereção peniana. É importante notar que as medicações aumentam a resposta erétil, mas não a induzem. A indução da ereção requer a liberação do óxido nítrico pelas terminações do nervo peniano e pelo endotélio vascular, sob influência de estímulos sexuais** (Burnett, 2005). As altas concentrações de inibidores da PDE5 no músculo liso dos corpos cavernosos explicam a seletividade do seu efeito.

Apesar dos modos similares de ação, os inibidores da PDE5 diferem em suas propriedades bioquímicas, seu perfil farmacocinético e seu desempenho clínico (Tabela 27-7). A estrutura química dos inibidores da PDE5 é semelhante, contendo uma base do tipo guanina, um sistema do tipo ribose ou desoxirribose e uma ligação do tipo diéster de fosfato, o que lhes confere a capacidade de se ligar de forma eficiente ao sítio catalítico da enzima PDE5. As estruturas químicas da sildenafila e da vardenafila são semelhantes entre si, mas diferentes da estrutura da tadalafila, e essa diferença explica algumas distinções observadas entre esses agentes (Corbin e Francis, 1999). A estrutura química da avanafila difere do modelo padrão dos outros três agentes, o que também pode explicar algumas das suas ações seletivas (Kedia et al., 2013). **A reação cruzada da sildenafila e da vardenafila com a fosfodiesterase do tipo 6, expressa na retina, é maior que a da tadalafila e a da avanafila e essa diferença pode esclarecer as queixas de distúrbios visuais observadas com o uso das duas primeiras.** Ao contrário do que ocorre com os outros três inibidores da PDE5, a reação cruzada da tadalafila com a PDE do tipo 11 é mínima, porém o significado disso não está claro. Os demais efeitos colaterais comumente observados no tratamento com inibidores da PDE5 estão associados à inibição da PDE5 presente em outros tecidos-alvo, como os músculos lisos vascular e gastrointestinal. A meia-vida da tadalafila é maior que a dos outros três inibidores da PDE5. Isso sugere que a janela terapêutica da tadalafila tem maior duração – uma característica exclusiva desse agente –, o que pode ser mais conveniente para alguns casais.

Em ensaios clínicos, os quatro inibidores da PDE5 demonstraram eficácia e tolerabilidade equivalentes no tratamento de DE de causas e graus de gravidade variados (Carson e Lue, 2005; Hellstrom, 2007; Giuliano et al., 2010; Bruzziches et al., 2013; Porst et al., 2013; Yuan et al., 2013). Os projetos dos ensaios diferiam entre os agentes, limitando a utilidade das comparações entre eles, o que não permite proclamar a superioridade de nenhum agente em particular, enquanto não forem feitos estudos de comparação direta (Carson e Lue, 2005; Khera e Goldstein, 2011). **Em geral, os agentes alcançam taxas de sucesso de cerca de 70%** (Carson e Lue, 2005; Khera e Goldstein, 2011). Taxas um pouco menores, de 40% a 50%, foram relatadas em pacientes diabéticos com DE (Fonseca et al., 2004; Safarinejad, 2004) e em pacientes com DE associada a prostatectomias radicais (Hatzimouratidis et al., 2009). No entanto, em pacientes submetidos a prostatectomia radical com preservação bilateral de nervos, as taxas de sucesso nas relações sexuais são um pouco melhores do que no grupo como um todo, sendo comuns relatos de taxas de ereção próximas de 60% a 70% com esse tratamento.

De acordo com as recomendações padrão da dose, os pacientes são orientados a tomarem a medicação sob demanda, entre 30 e 60 minutos antes de manterem relações sexuais. Esse intervalo é especificado para que se obtenha vantagem do tempo que a medicação leva para atingir o pico de concentração sérica (p. ex., cerca de meia hora para a avanafila; uma hora para a sildenafila e a vardenafila; e duas horas para a tadalafila). Embora se tenha registrado que o início da atividade ocorre possivelmente em 20 minutos para cada agente, essa característica é menos importante para os pacientes do que a rigidez e a manutenção das ereções (Claes et al., 2008). Para a tadalafila, o regime de uma dose diária foi aprovado como esquema terapêutico alternativo, para tornar mais conveniente a manutenção de relações sexuais quando em uso desse agente (Porst et al., 2006; Shabsigh et al., 2010). **Com todos os inibidores da PDE5, a otimização do efeito também é obtida por meio de: estimulação sexual adequada, como pré-requisito para a liberação de óxido nítrico; redução da ingestão de alimentos, que pode atrasar a absorção da droga; aumento da dose conforme necessário; e insistência no uso da medicação (até nove ou 10 tentativas proporcionam probabilidade máxima de sucesso)** (McCullough et al., 2002; Barada, 2003; Shindel, 2009). **Corrigir ou melhorar condições de saúde adversas (p. ex., controle da glicemia, controle da hiperlipidemia e reposição de androgênios), que afetam a eficácia da medicação, também se mostrou potencialmente benéfico** (Guay, 2003; Sadovsky et al., 2009). Como evidência da eficácia terapêutica, a satisfação do paciente e da(o) parceira(o) com o tratamento (como mostrado para a sildenafila) tem sido bem demonstrada (Montorsi e Althof, 2004). Baixa aceitação e falta de aderência ao tratamento (até 47% dos pacientes) foram relatados, o que pode indicar a influência de fatores e desafios psicossociais em um tratamento que requer doses repetidas (Seftel, 2002; Al-Shaiji e Brock, 2009).

Pacientes em uso de inibidores da PDE5 devem receber todas as orientações quanto às precauções necessárias (Quadro 27-1). A segurança cardiovascular dessa classe de compostos foi bem demonstrada,

TABELA 27-7 Comparação entre Quatro Inibidores da Fosfodiesterase do Tipo 5 Disponíveis nos Estados Unidos

	SILDENAFILA	VARDENAFILA	TADALAFILA	AVANAFILA
$C_{máx}$ (ng/mL)	450	20,9	378	2.153
$T_{máx}$ (h)	0,8	0,7-0,9	2	0,3-0,5
Início da ação (min)	15-60	15-60	15-120	15-60
Meia-vida (h)	3-5	4-5	17,5	3-5
Biodisponibilidade	40%	15%	Não testada	30%
Alimentos gordurosos	Absorção reduzida	Absorção reduzida	Sem efeito	Absorção reduzida
Dose recomendada	25, 50, 100 mg	5, 10, 20 mg	5, 10, 20 mg	50, 100, 200 mg
Efeitos colaterais:				
Cefaleia, dispepsia, rubor facial	Sim	Sim	Sim	Sim
Dor nas costas, mialgia	Raramente	Raramente	Sim	Raramente
Visão turva/visão azulada	Sim	Raramente	Raramente	Não
Cuidado em relação aos antiarrítmicos	Não	Sim	Não	Não
Contraindicação com nitratos	Sim	Sim	Sim	Sim

$C_{máx}$, concentração plasmática máxima; meia-vida, tempo necessário para a eliminação de metade da medicação do plasma; $T_{máx}$, tempo necessário para atingir a $C_{máx}$.

> **QUADRO 27-1** Advertências e Interações Medicamentosas
>
> As bulas dos quatro inibidores da fosfodiesterase do tipo 5 (PDE5) advertem quanto ao seu uso em pacientes com doenças cardiovasculares graves e obstrução do fluxo ventricular esquerdo (p. ex., estenose aórtica e estenose subaórtica idiopática), pacientes com deficiências graves do controle autonômico da pressão arterial e pacientes não estudados em ensaios clínicos (informação para prescrição [nos EUA] de Viagra®, Cialis®, Levitra® e Stendra®, setembro de 2013). Isso inclui pacientes com:
> - Infarto do miocárdio, acidente vascular cerebral ou arritmia com risco de vida nos seis meses anteriores
> - Doença da artéria coronariana ou insuficiência cardíaca de classe II ou superior segundo a New York Heart Association, causando angina instável
> - Hipotensão (< 90/50 mmHg) ou hipertensão (> 170/100 mmHg) em repouso
> - Anormalidades hereditárias degenerativas da retina, incluindo retinite pigmentosa
> - Insuficiência hepática grave (Child-Pugh C) ou doença renal terminal requerendo hemodiálise
>
> Determinados agentes, como o cetoconazol e o itraconazol, e inibidores de protease, como o ritonavir, podem prejudicar a degradação metabólica dos inibidores da PDE5, por meio do bloqueio da via da CYP3A4. Esses agentes podem elevar os níveis sanguíneos dos inibidores, demandando a redução da dose de PDE5. Por outro lado, agentes como a rifampicina podem induzir a CYP3A4, aumentando a degradação dos inibidores e demandando doses maiores de PDE5. As disfunções renal e hepática podem demandar ajustes ou advertências.

embora deva ser enfatizado que, dados os riscos cardiovasculares da atividade sexual e a possibilidade de interações medicamentosas adversas durante o tratamento, devem-se considerar a avaliação e a estabilização do risco cardiovascular, em todos os pacientes, antes de se instituir terapia com inibidores da PDE5. **Estudos controlados e pós-comercialização desses agentes demonstraram que eles não aumentam as taxas de infarto do miocárdio ou morte em comparação com as taxas esperadas das populações controle de estudo** (Jackson et al., 2006a; Hellstrom, 2007; Nehra, 2009). Além disso, pacientes com doença arterial coronariana ou insuficiência cardíaca, em uso de inibidores da PDE5, não mostraram vasoconstrição coronariana, agravamento da isquemia ou piora hemodinâmica em testes de esforço ou em cateterizações cardíacas. Recomenda-se cuidado com o uso de inibidores da PDE5 em pacientes com determinadas condições: estenose aórtica, obstrução do fluxo ventricular esquerdo, hipotensão e hipovolemia. O efeito desses agentes sobre o intervalo QTc é mínimo (Morganroth et al., 2004). Entre os inibidores da PDE5, a vardenafila não é indicada em pacientes que tomam antiarrítmicos do tipo 1A (p. ex., quinidina e procainamida) ou do tipo 3 (p. ex., sotalol e amiodarona), nem em pacientes com síndrome congênita do QT longo.

O uso de nitrato, sob qualquer forma (nitroglicerina sublingual, dinitrato de isossorbida, outras preparações de nitrato empregadas no tratamento de angina, nitrito de amila e drogas ilícitas que contenham nitrato de amila), é uma contraindicação absoluta. Porém, a utilização anterior de nitratos, isto é, mais de duas semanas antes do uso de inibidores da PDE5, não é considerada uma contraindicação. **Se, em uso de um inibidor da PDE5, ocorrer angina durante a atividade sexual, o paciente deve interromper o ato e procurar cuidados de emergência imediatamente.** Ele deve informar os profissionais médicos de que tomou um inibidor da PDE5 e evitar o uso de nitroglicerina por um período de 24 horas, no caso da sildenafila e da vardenafila, ou 48 horas, no caso da tadalafila (Cheitlin et al., 1999). Se ocorrer infarto agudo do miocárdio quando em uso de inibidores da PDE5, podem ser aplicadas as terapias usuais, com exceção dos nitratos orgânicos. Se houver hipotensão decorrente do uso inibidores da PDE5, deve-se colocar o paciente na posição de Tredelenburg e administrar líquidos intravenosos e agonistas alfa adrenérgicos (p. ex., fenilefrina), conforme necessário. Em hipotensões refratárias, é necessário balão de contra-pulsação aórtico, conforme especificado pelas diretrizes do American College of Cardiology e da American Heart Association. Não há antídotos farmacológicos para a interação de inibidores de PDE5 com nitratos. Quando inibidores da PDE5 são coadministrados com bloqueadores adrenérgicos alfa, é necessário cuidado, porque os dois agentes são vasodilatadores, com efeitos de redução da pressão arterial.

Os efeitos colaterais observados no tratamento com inibidores da PDE5 incluem cefaleia (7%-16%), dispepsia (4%-10%), rubores (4%-10%), mialgia/dor lombar (0-3%), congestão nasal (3%-4%) e distúrbios visuais (p. ex., fotofobia e visão azulada) (0-3%). Estudos controlados randomizados registraram que rubores e distúrbios visuais são mais comuns nos pacientes em uso de sildenafila ou vardenafila, enquanto dor lombar/mialgia é mais comum com tadalafila. Esses eventos geralmente são de leve intensidade e diminuem com o tempo, demandando descontinuação somente em alguns pacientes (Hellstrom, 2007; Porst et al., 2013). **Foram levantadas preocupações em relação ao desenvolvimento, durante tratamento com inibidores da PDE5, de neuropatia óptica isquêmica anterior não-arterítica (NAION), que pode causar cegueira, embora diversas revisões sistemáticas sobre a segurança dessa classe de compostos não tenham demonstrado aumento do risco de NAION ou outros eventos oculares adversos associados ao seu uso** (Laties, 2009; Porst et al., 2013). Em relatos pós-comercialização, os pacientes acometidos eram possivelmente portadores de fatores de risco para cegueira, como hipertensão, diabetes e hiperlipidemia. No momento atual, apesar da inexistência de uma ligação comprovada entre inibidores da PDE5 e distúrbios oculares sérios, o médico deve continuar a advertir o paciente quanto à necessidade de interromper o uso do agente e buscar atenção médica imediata, como medida de segurança, em caso de perda súbita de visão (Laties, 2009; Porst et al., 2013).

O interesse em estender o uso dos inibidores da PDE5 para além do papel de agentes erectogênicos sob demanda, passando-se a utilizá-los para recuperação ou manutenção da vitalidade natural do pênis, em face de condições ou estados patológicos associados à DE, tem sido investigado. Essa proposta tem sido considerada particularmente no contexto clínico das prostatectomias radicais, tendo sido introduzida como estratégia terapêutica para reabilitação peniana, na qual as medicações são tomadas de uma forma regular programada, com o objetivo de promover a recuperação da função erétil espontânea. Atualmente, esse papel ainda não está claro, devido ao poucos ensaios clínicos bem projetados e bem conduzidos (p. ex., randomizados e controlados) sobre o uso de inibidores da PDE5 nesse cenário clínico (Mulhall et al., 2013). Em um ensaio encorajador sobre o tratamento com sildenafila por 36 semanas, com início quatro semanas após a cirurgia, 27% dos pacientes que fizeram uso do agente recuperaram ereções definidas como "boas o suficiente para a atividade sexual", em comparação com 4% dos pacientes do grupo placebo, cerca de um ano depois da cirurgia (Padma-Nathan et al., 2008). Em outro ensaio, porém, sobre o tratamento com vardenafila por nove meses, tanto sob demanda quanto com uso diário iniciado 14 dias após a cirurgia, não houve diferença na recuperação da ereção entre os pacientes fazendo uso da vardenafila – sob qualquer dos dois regimes – e os do grupo placebo cerca de um ano depois da cirurgia (Montorsi et al., 2008). Outro ensaio, que randomizou pacientes para uso de sildenafila todas as noites ou para uso sob demanda, por 12 meses, com pausa temporal (*washout*) de um mês, não observou diferença na recuperação da ereção entre os grupos de pacientes (Pavlovich et al., 2013). Ensaios controlados randomizados em outros contextos de DE também não foram capazes de demonstrar melhora da função erétil natural sustentada após interrupção de regimes contínuos de inibidores da PDE5 (Zumbé et al., 2008; Burnett et al., 2009).

A combinação de inibidores da PDE5 com outros tratamentos da DE, como farmacoterapias penianas com vasodilatadores, foi proposta (Lau et al., 2006; McMahon et al., 2006). Essa estratégia deve ser considerada "fora de bula" e precauções clínicas são recomendadas.

Antagonistas dos Receptores α-Adrenérgicos. O mesilato de fentolamina é um antagonista não específico dos receptores alfa adrenérgicos, com igual afinidade pelo bloqueio de receptores adrenérgicos alfa 1 e alfa 2. Seu modo de ação, presumivelmente, é produzir o relaxamento do músculo liso cavernoso, por meio do bloqueio do receptor alfa 1 adrenérgico pós-sináptico (anti-erétil) (Juenemann et al., 1986). Em homens com DE mínima, ensaios clínicos sugeriram taxas de eficácia de cerca de 40% (Goldstein, 2000). O fármaco foi considerado relativamente seguro, com menos de 10% dos pacientes em uso da dose de 40 mg manifestando cefaleia, rubor facial ou congestão nasal. Contudo, mais estudos são necessários para determinar se esse agente produz respostas eréteis de qualidade suficiente para relações sexuais satisfatórias, em particular nos homens com DE mais grave.

O hidrocloreto de ioimbina, um alcaloide de indolalquilamina derivado da casca das árvores *yohimbe*, exerce efeitos centrais na mediação da ereção peniana, operando como um antagonista dos receptores alfa 2 adrenérgicos (Clark, 1991; Giuliano e Rampin, 2000). Proposto originalmente como agente erectogênico e afrodisíaco, o fármaco foi estudado como tratamento autêntico da DE. Sua prescrição convencional é oral, na dose de 5,4 mg, três vezes ao dia, observando-se se há melhora durante pelo menos um mês. Uma metanálise de todos os ensaios randomizados e controlados com placebo, sobre a ioimbina, sugere que, quando comparada com placebo, a medicação tem efeito superior (Ernst e Pittler, 1998). **No entanto, a capacidade do fármaco de possibilitar relações sexuais bem-sucedidas não parece ser maior que a do placebo em homens com DE orgânica confirmada** (Montague et al., 1996; Telöken et al., 1998). Os efeitos adversos, que parecem ser relativamente infrequentes, incluem hipertensão, ansiedade, taquicardia e cefaleia. Embora a ioimbina possa ser bem tolerada, seus modestos resultados sugerem que pode ser melhor limitá-la a homens com DE psicogênica (Porst et al., 2013).

Agonistas Dopaminérgicos. A apomorfina (Uprima®, TAP Pharmaceutical Products Inc., Lake Forest, IL, EUA) é um agente dopaminérgico que ativa os receptores D_1 e D_2 em nível central, no núcleo paraventricular do cérebro, o que indica sua particular relevância no tratamento de homens com DE psicogênica (Lal et al., 1987). A medicação, cuja administração é sublingual, em doses de 2, 4 ou 6 mg, não tem eficácia erétil se engolida (Heaton, 2000). O início de sua ação é rápido, com tempo médio de ereção de 12 minutos. A apomorfina atinge concentração plasmática máxima em 50 minutos, mas sua janela de oportunidade se estende por cerca de duas horas após a administração. Em ensaios clínicos com homens com DE de etiologia e gravidade variados, o fármaco obteve taxas de relações sexuais bem-sucedidas de 50,6% com a dose de 4 mg, em comparação com 33,8% do placebo (Heaton, 2000). Os efeitos colaterais incluem náusea (16,9%), tontura (8,3%), bocejos (7,9%), sonolência (5,8%), sudorese (5%) e êmese (3,7%). Em 0,6% dos pacientes em uso da dose mais alta recomendada, ocorreu síncope, com pródromo de náusea, vômito, sudorese, tontura e cefaleia leve, mas sem sequelas cardíacas. Os efeitos colaterais foram minimizados quando os pacientes tiveram a dose reduzida da maior para a menor. O medicamento foi aprovado para comercialização pelas autoridades europeias no início de 2001, mas ainda não obteve aprovação nos Estados Unidos.

Agonistas dos Receptores de Melanocortina. Em ensaios clínicos iniciais, os análogos da melanocortina (p. ex., melanotan II, PT-141) demonstraram eficácia na indução da resposta erétil (Wessells et al., 2000; Diamond et al., 2004). Essas medicações atuam centralmente, nos receptores da melanocortina 4, que foram implicados no controle da ingestão de alimentos e do gasto de energia, bem como na modulação da função erétil e do comportamento sexual. Rubores e náusea foram relatados como efeitos colaterais. Esses medicamentos não obtiveram aprovação das agências reguladoras para tratamento da DE.

Efetores dos Receptores de Serotonina. A trazodona (Desyrel®) é um antidepressivo associado ao priapismo, encorajando pesquisas "fora da bula" sobre seu possível uso no tratamento da DE (Lal et al., 1990). Ela atua, supostamente, por meio de mecanismos no nível da medula espinal, com diversos efeitos serotoninérgicos (Allard e Giuliano, 2001). O metabólito ativo da trazodona age como agonista dos receptores pró-eréteis $5-HT_{2C}$, por meio da inibição da reabsorção, com algum grau de afinidade com o receptor $5-HT_{2A}$, embora também possa atuar como antagonista dos receptores antieréteis $5-HT_{1A}$ (Andersson e Wagner, 1995). Avaliações rigorosas não demonstraram eficácia clínica que superasse as respostas ao placebo na obtenção de ereções penianas (Costabile e Spevak, 1999). Devido aos possíveis efeitos colaterais (p. ex., sonolência, náusea, êmese, alterações na pressão arterial, retenção urinária e priapismo) e à ausência de efeitos em geral, essa medicação parece ter um papel limitado no tratamento da DE.

Outras Terapias Orais. Foram propostas outras possibilidades para o tratamento oral da DE, como L-arginina (aminoácido precursor do óxido nítrico), levodopa (precursor da dopamina), limaprost (prostaglandina E_1) e naltrexona (antagonista opioide) (Burnett, 1999). Cada um desses agentes tem um mecanismo plausível de ação para induzir a ereção. Entretanto, eles ainda não foram suficientemente estudados e seu papel clínico segue indefinido (Porst et al., 2013).

Injeção Intracavernosa

A largada do movimento em direção a tratamentos médicos para a DE é creditada à descoberta, em 1982, de que agentes vasodilatadores aplicados por meio de injeção no pênis induziam ereção (Virag, 1982; Zorgniotti, 1985). **Desde então, houve uma explosão de pesquisas clínicas e científicas, levando ao desenvolvimento e uso de diversos vasodilatadores de aplicação local, com mecanismos de ação que provocam relaxamento do músculo liso cavernoso**. Embora um grande número de medicamentos tenha sido explorado com essa finalidade, somente três deles são usados regularmente na prática clínica: alprostadil, papaverina e fentolamina (Tabela 27-8). **Eles têm sido clinicamente administrados como agentes isolados (p. ex., monoterapia) ou em combinações variadas (p. ex., *Bimix* [dois agentes] e *Trimix* [três agentes]). As terapias combinadas proporcionam uma atuação sinérgica dos agentes vasodilatadores para provocar respostas eréteis máximas, em particular entre pacientes que não obtiveram sucesso com a monoterapia** (Zorgniotti e Lefleur, 1985; Bennett et al., 1991; Floth e Schramek, 1991; Khera e Goldstein, 2011; Porst et al., 2013). Essa alternativa também pode ser utilizada para contornar efeitos colaterais de um agente específico (p. ex., dor peniana associada ao alprostadil).

Uma regra geral prática é começar com uma pequena dose da medicação, em especial nos pacientes com formas não vasculogênicas de DE. Antes que o próprio paciente aplique as injeções em casa, recomenda-se o treinamento da autoaplicação no consultório

TABELA 27-8 Farmacoterapias Intracavernosas

NOME COMERCIAL	FÁRMACO	DOSES	EFICÁCIA (COITO)
Caverject®	Alprostadil (Prostin VR®)	5-40 µg/mL	≈ 70%
Viradal®/Edex®	Alprostadil (Prostin VR®)	5-40 µg/mL	≈ 70%
Bimix	Alprostadil + fentolamina	20 µg/mL + 0,5 mg/mL	≈ 90%
Bimix Androskat® (UE)	Papaverina + fentolamina	30 mg/mL + 0,5 mg/mL	≈ 90%
Trimix	Alprostadil + papaverina + fentolamina	10 µg/mL + 30 mg/mL + 1,0 mg/mL	≈ 90%
Invicorp®	VIP + fentolamina	ND	≈ 80%

UE, União Europeia; ND, não disponível; VIP, polipeptídeo intestinal vasoativo.

e essa oportunidade também pode ser utilizada para titular a dose da medicação, de modo a chegar à dose que produza, com segurança, uma ereção rígida o suficiente para a manutenção de relações sexuais, mas que não dure mais de uma hora (Bénard e Lue, 1990; Fallon, 1995). **O tratamento é contraindicado para homens com instabilidade psicológica, histórico que indique risco de priapismo, histórico de coagulopatia grave ou doença cardiovascular instável, pouca destreza manual (embora a[o] parceira[o] possa ser treinada[o] para aplicar a injeção) e em uso de inibidores da monoaminoxidase (devido ao risco de desencadeamento de crise hipertensiva com risco de vida em caso de aplicação de agonistas alfa adrenérgicos intracavernosos para reversão de um episódio de priapismo)** (Sharlip, 1998).

Alprostadil. O alprostadil (Prostin VR®) é uma forma sintética de um ácido graxo que ocorre naturalmente, a prostaglandina E_1, e que se liga a receptores específicos nas células da musculatura lisa e ativa a adenilatociclase para que produza cAMP, o qual, por sua vez, induz o relaxamento do tecido por meio de um sistema de segundos mensageiros (Palmer et al., 1994). Atualmente, o alprostadil é a única medicação injetável aprovada pela FDA para tratamento da DE, sendo comercializado sob os nomes de Caverject® (Pfizer Inc., New York, NY, EUA) e Viradel®/Edex® (Schwarz Pharma, Milwaukee, WI, EUA) (Linet e Ogrinc, 1996; Porst, 1996; Buvat et al., 1998). Após a injeção intracavernosa, 96% do medicamento são metabolizados localmente em 60 minutos e o fármaco não entra na circulação periférica de forma considerável (van Ahlen et al., 1994). **Em doses de 10 a 20 μg, o alprostadil produz ereções completas em 70% a 80% dos pacientes com DE** (Linet e Neff, 1994; Khera e Goldstein, 2011; Porst et al., 2013). Os efeitos colaterais mais comuns do tratamento são dor no local da injeção ou durante a ereção (11% dos pacientes), hematomas/equimoses (1,5%), ereção prolongada/priapismo (1% a 5%) e lesões fibróticas no pênis (2%) (Linet e Ogrinc, 1996). Em relação a outros agentes intracavernosos, **a vantagem observada com o alprostadil é a menor incidência de ereção prolongada, efeitos colaterais sistêmicos e fibrose peniana. As desvantagens incluem maior incidência de ereções dolorosas, custo mais elevado e o fato de que, após reconstituído de pó em líquido, o alprostadil tem meia-vida mais curta se não for mantido sob refrigeração.**

Papaverina. A papaverina, um alcaloide do ópio, isolado da papoula, é um inibidor não específico da PDE que impede a degradação do cAMP e do cGMP, fazendo com que esses nucleotídeos cíclicos se acumulem nas células da musculatura lisa e, dessa forma, promovam o relaxamento crescente do tecido (Kukovetz et al., 1975). O composto também bloqueia os canais de cálcio dependentes de voltagem ao longo da parede da membrana, impedindo assim o influxo de cálcio para a célula, um processo que desencadeia a contração do músculo liso (Brading et al., 1983; Sunagane et al., 1985). A papaverina é metabolizada no fígado e sua meia-vida plasmática é de uma a duas horas. Sua eficácia geral na promoção da ereção peniana, após administração intracavernosa, é de cerca de 60% (Porst et al., 2013). A medicação é estável à temperatura ambiente e barata. Já suas desvantagens incluem elevação das enzimas hepáticas (comumente observada), risco de priapismo (até 35%) e risco de fibrose peniana (1% a 33%), o que levou ao seu abandono como monoterapia (Lakin et al., 1990; Fallon, 1995; Porst, 1996; Moemen et al., 2004).

Fentolamina. Além do seu alegado papel na terapia oral da ED, o mesilato de fentolamina é administrado – de forma mais habitual – como agente intracavernoso (Regitina®). Embora seu efeito erectogênico seja mediado pelo bloqueio do receptor adrenérgico alfa 1 pós-sináptico (anti-erétil) (Sironi et al., 2000), acredita-se que, devido à sua potencial inibição do receptor adrenérgico alfa 2 pré-juncional – que interfere na reabsorção da norepinefrina –, o efeito relaxante da medicação no tecido, para que a ereção ocorra, seja antagonizado (Juenemann et al., 1986). Esse duplo efeito do medicamento explica provavelmente o limitado sucesso da sua administração intracavernosa como agente isolado (Blum et al., 1985). O mesilato de fentolamina tem meia-vida plasmática curta (30 minutos). Os efeitos colaterais comuns associados ao seu uso incluem hipotensão sistêmica, taquicardia reflexa, congestão nasal e desconforto gastrointestinal.

Polipeptídeo Intestinal Vasoativo. O polipeptídeo intestinal vasoativo (VIP, *vasoactive intestinal polypeptide*), um hormônio com 28 aminoácidos isolado originalmente do intestino delgado, foi sugerido desde o início como o esquivo mediador não adrenérgico e não colinérgico (NANC) da ereção peniana, devido aos seus potentes efeitos vasodilatadores em diversos tecidos (Adaikan et al., 1986). Seu mecanismo de ação no músculo liso se dá por meio de ligação a receptores de proteínas específicos e ativação da adenilatociclase, promovendo assim a síntese de cAMP e o subsequente relaxamento do tecido (Anderson e Wagner, 1995). A droga teve efeitos desapontadores quando administrada isolada, porém, quando combinada com outros agentes, como a papaverina ou a fentolamina, provocou respostas eréteis (Kiely et al., 1989; Dinsmore e Wyllie, 2008). A aprovação da combinação do VIP com a fentolamina (Invicorp®) está sendo atualmente solicitada nos Estados Unidos.

Supositório Intrauretral

A administração de fármacos vasodilatadores, via canal uretral do pênis, foi introduzida na esperança de proporcionar um procedimento menos invasivo do que as injeções intracavernosas para indução da ereção peniana. **Essa técnica se baseia na absorção da medicação, via camada mucosa, pelo corpo esponjoso circunjacente, com passagem, através de pequenos canais vasculares, para os corpos eréteis principais, os corpos cavernosos.** A transferência da medicação da uretra para o tecido cavernoso varia entre os homens, de acordo com as variações anatômicas. Após um ensaio inicial, que demonstrou a eficácia da prostaglandina E_2 na indução de tumescência completa em 30% dos pacientes e tumescência parcial em 40% (Wolfson et al., 1993), uma formulação sintética da prostaglandina E_1 foi desenvolvida, tendo sido aprovada pela FDA em novembro de 1996, sob o nome comercial de Muse® (Medicated Urethral System for Erection, MEDA Pharmaceuticals Inc., Somerset, NJ, EUA) (Hellstrom et al., 1996; Padma-Nathan et al., 1997). O Muse® é um supositório que deve ser inserido na abertura da uretra e que libera um *pellet* semissólido (1 x 3 mm) de alprostadil (em doses de 125, 250, 500 ou 1.000 μg) na uretra distal (a 3 cm do meato uretral externo). Diversos procedimentos técnicos otimizam o sucesso do tratamento, como a introdução correta, a distribuição manual da medicação pelo interior do pênis e a permanência do paciente em pé durante alguns minutos após a aplicação. O treinamento no consultório e a monitoração da resposta inicial podem ajudar a otimizar a técnica e permitir ajustes na dose antes da realização do tratamento em casa.

A taxa final de pacientes que respondem ao Muse® é calculada em cerca de 50% e, entre os que respondem, aproximadamente 70% das aplicações resultam em relações sexuais (Hellstrom et al., 1996; Padma-Nathan et al., 1997; Guay et al., 2000; Khera e Goldstein, 2011; Porst et al., 2013). O uso combinado com um anel ajustável de constrição peniana (Actis®) foi desenvolvido – e aprovado pela FDA – para aumentar a retenção local e o efeito da medicação (Lewis, 2000). A combinação transuretral do alprostadil com o antagonista adrenérgico alfa 1 prazosina (Alibra®) demonstrou, em um ensaio multicêntrico com cerca de 400 pacientes, aumentar a taxa de pacientes responsivos, com relações sexuais bem-sucedidas em casa, de 47% com alprostadil isolado para 70% com o Alibra® (Qureshi, 2001).

A terapia intrauretral é entendida como uma alternativa de nicho, o que está associado à sua menor eficácia em comparação com os tratamentos com inibidores da PDE5 e com autoinjeções intracavernosas (Khera e Goldstein, 2011; Porst et al., 2013). As principais indicações da terapia intrauretral são ausência de resposta aos inibidores da PDE5, em decorrência de prejuízos ao suprimento do nervo peniano autônomo (p. ex., prostatectomia radical, cistectomia e trauma), e desejo de fazer uso da terapia em combinação com os inibidores da PDE5. Outra rara indicação é a queixa de síndrome da glande flácida (fria), que pode ocorrer após o implante de próteses penianas ou como entidade clínica autônoma (Porst et al., 2013).

Os efeitos colaterais mais comuns do Muse® são dor local (cerca de um terço dos pacientes) e hemorragia uretral leve (5%) (Padma-Nathan et al., 1997; Guay et al., 2000). Outras complicações também foram observadas, como hipotensão (3%), tontura (4%) e priapismo (0,1%). O Muse® é contraindicado em pacientes com hipersensibilidade conhecida ao alprostadil, anatomia peniana anormal ou condições que aumentem o risco de priapismo. Embora pareça seguro para parceiras do sexo feminino, com incidência de ardência e prurido vaginais de apenas 5,8%, o medicamento não deve ser usado sem preservativos em relações sexuais com mulheres grávidas.

Farmacoterapia Transdérmica/Tópica

O conceito de aplicar fármacos vasodilatadores diretamente na superfície do pênis está de acordo com o apelo geral, baseado na via de aplicação, de muitas terapias transdérmicas (p. ex., géis e cremes): conveniência, simplicidade e efeitos adversos sistêmicos presumivelmente restritos. Diversos tratamentos tópicos da DE têm sido explorados, embora certos obstáculos tenham limitado a disseminação do seu uso. A nitroglicerina, um doador de óxido nítrico formulado como pasta a 2%, demonstrou produzir tumescência, mas raramente rigidez peniana suficiente para a manutenção de relações sexuais (Owen et al., 1989). Essa relativa ineficácia, combinada com o efeito colateral de cefaleia tanto no paciente quanto na(o) parceira(o) após a absorção e a ação da medicação como potente vasodilatador sistêmico, impediu seu uso na prática clínica. A papaverina, formulada em gel, foi estudada no tratamento tópico da DE, mas foi abandonada quando se descobriu que o grande tamanho de sua molécula (peso molecular de 376 Da) interfería na sua absorção transdérmica (Kim et al., 1995).

O alprostadil tem sido uma opção mais promissora. Comercialmente, ele foi desenvolvido para administração na glande peniana em combinação com pontencializadores da absorção transdérmica: alprostadil a 0,3% combinado com um potencializador da permeação patenteado (Vitaros®, Apricus Biosciences, San Diego, CA, EUA) e alprostadil combinado com NexACT® (Alprox-TD®, NexMed Inc., Robbinsville, NJ, EUA). Em ensaios clínicos, esses agentes, com aplicação intrameatal, demonstraram eficácia, com taxas de penetração vaginal e relações sexuais bem-sucedidas pequenas, mas significativamente maiores que as do placebo, e tiveram efeitos colaterais menores (ardência ou calor de sítio específico) comparáveis aos do placebo (McVary et al., 1999; Goldstein et al., 2001; McMahon, 2002; Padma-Nathan e Yeager, 2006; Rooney et al., 2009; Porst et al., 2013). Acredita-se que o éster etílico da prostaglandina E_1, um pró-fármaco da prostaglandina E_1, tenha melhor permeação transdérmica e cause menos irritação cutânea do que agentes pontencializadores, devido à sua esterificação (Schanz et al., 2009). Aplicado no corpo do pênis, esse medicamento alcançou, em ensaios clínicos iniciais, taxas de rigidez significativamente maiores que as do placebo. É provável que, no geral, o tratamento transdérmico com alprostadil obtenha um papel clínico semelhante ao atribuído à farmacoterapia transuretral. Novos ensaios clínicos serão úteis para definir seu lugar no tratamento da DE.

Dispositivos Médicos

Em pacientes que não respondem às farmacoterapias orais ou vasodilatadoras locais, ou que não querem se submeter a elas, o tratamento com dispositivos de ereção a vácuo pode ser uma alternativa. **O princípio do tratamento é criar, mecanicamente, uma pressão negativa em torno do pênis, para enchê-lo de sangue e, então, impedir que esse sangue saia do órgão, mantendo assim um efeito similar a uma ereção** (Nadig et al., 1986; Broderick et al., 1992). Embora o tratamento não produza ereções fisiológicas verdadeiras e o sangue seja predominantemente venoso (Bosshardt et al., 1995), o efeito se assemelha a uma ereção normal e é suficiente para o coito. Uma característica peculiar é que a glande, não somente os corpos cavernosos, se enche de sangue, tornando o tratamento benéfico também para pacientes com incompetência vascular na glande (síndrome da glande flácida).

O dispositivo padrão de ereção a vácuo consiste em um cilindro plástico de sucção, normalmente transparente, e uma fonte geradora de vácuo (bomba manual ou movida a bateria) em uma peça. O dispositivo deve ser posto diretamente sobre o pênis flácido e operado. Após a ereção ter sido obtida, um anel elástico de constrição é colocado na base do pênis. O vácuo é então liberado e o dispositivo, retirado (Montague et al., 1996; McMahon, 1997). O cilindro possui uma válvula de liberação de pressão, projetada para evitar lesões penianas por excesso de pressão negativa. O coito pode, então, se realizar. Recomenda-se, no entanto, que o anel não seja mantido em posição por mais de 30 minutos. Aconselham-se dispositivos com prescrição e anéis de metal ou outros materiais não elásticos são contraindicados.

Foram relatadas taxas de eficácia de até 90% na obtenção de ereções satisfatórias em DE de etiologia e gravidade variadas, mas as taxas de satisfação com o dispositivo são menores, variando normalmente entre 30% e 70% (Hellstrom et al., 2010; Porst et al., 2013). A ocorrência de atrito foi relatada e pode ter relação com a ineficácia em formas mais graves de DE, embora as taxas de persistência em longo prazo cheguem a até 60% (Porst et al., 2013). Os índices de sucesso são limitados em pacientes com anormalidades vasculares graves, como vazamento venoso proximal e insuficiência arterial, ou fibrose secundária a priapismo ou infecção de prótese (Marmar et al., 1988). As preferências do paciente também determinam o sucesso em longo prazo. O dispositivo é mais bem aceito por homens mais velhos em relacionamentos estáveis do que por homens jovens e solteiros. Entre as expectativas básicas do tratamento, os pacientes devem ser informados da possibilidade de: desconforto ou dor local associada ao anel de constrição; movimento de pião do pênis devido à ocorrência de turgidez apenas na posição distal à do anel; descoloração cianótica e esfriamento do pênis em decorrência de congestão extra corpo cavernoso; e retenção da ejaculação causada por constrição da uretra (Witherington, 1989; Sidi et al., 1990; Cookson e Nadig, 1993). As complicações comuns são leves e incluem dor e dormência peniana, dificuldade de ejaculação, equimoses e púrpuras. Complicações graves (p. ex., necrose da pele do pênis, varicosidades uretrais e gangrena de Fournier) não são frequentes. Pacientes em tratamento com anticoagulantes (p. ex., aspirina e warfarina) e pacientes com distúrbios hemorrágicos devem utilizar o dispositivo com cautela (Limoge et al., 1996). Usos especiais dessa terapia foram tentados. A sua combinação com farmacoterapia oral, intracavernosa ou intrauretral foi bem-sucedida na produção de respostas eréteis (Marmar et al., 1988; Chen et al., 1995; John et al., 1996; Chen et al., 2004; Canguven et al., 2009). Os dispositivos aumentam o efeito erétil em casos de mau funcionamento de próteses penianas (Sidi et al., 1990; Korenman e Viosca, 1992). Além disso, eles podem oferecer um meio de preservar a elasticidade dos tecidos do pênis após priapismo ou retirada de próteses penianas (Moul e McLeod, 1989; Soderdahl et al., 1997) e após correção cirúrgica da doença de Peyronie (Yurkanin et al., 2001). Sugeriu-se, ainda, que os dispositivos facilitam a recuperação da ereção após tratamentos de câncer de próstata (Raina et al., 2006; Köhler et al., 2007).

Cirurgia

As intervenções cirúrgicas sempre desempenharam um importante papel no arsenal terapêutico das DE. **Elas são utilizadas com frequência em lesões penianas resultantes de traumatismo genital ou pélvico, em deformidades estruturais do pênis associadas à doença de Peyronie e, possivelmente, em fibroses cavernosas secundárias a priapismo isquêmico prolongado ou infecção. As cirurgias também são consideradas quando as terapias clínicas são contraindicadas, malsucedidas ou indesejáveis.**

Implante de Próteses Penianas

A cirurgia de implante de próteses penianas é um recurso para criação de uma rigidez peniana que difere das ereções fisiológicas ou farmacologicamente induzidas. Atualmente, estão disponíveis implantes maleáveis (semirrígidos) e infláveis (hidráulicos). Detalhes sobre essa opção terapêutica são apresentados em outra parte deste livro.

Cirurgia de Revascularização do Pênis

Dadas as necessidades de influxo e retenção de sangue no pênis para que ocorra a ereção, dificilmente é de espantar que as cirurgias vasculares tenham sido agressivamente demandadas a auxiliar ou restabelecer esses processos biológicos.

Revascularização Arterial. Em termos conceituais, a cirurgia de revascularização arterial foi concebida para criar influxo arterial para os corpos cavernosos, apenas nos casos de DE arteriogênica. Foram descritos diversos procedimentos que cumprem esse objetivo, com a criação de uma anastomose da artéria epigástrica inferior diretamente para o corpo cavernoso ou da artéria para a vascularização do pênis, como a artéria dorsal (p. ex., revascularização), a veia dorsal profunda (p. ex., arterialização) e a veia dorsal profunda com ligação venosa (p. ex., arterialização com reconstrução venosa) (Hellstrom et al., 2010). O sucesso dessas cirurgias tem sido variável e depende da seleção cuidadosa dos pacientes. Para estabilizar defeitos arteriais anatômicos do pênis, é necessária arteriografia peniana e devem-se excluir outras causas orgânicas de DE (p. ex., incompetência venosa) que limitem o sucesso da cirurgia. **De acordo com a literatura atual, os seguintes critérios de inclusão devem ser preenchidos na seleção de pacientes para a cirurgia arterial: idade inferior a 55 anos, não fumante, não diabético, inexistência de doença cavernovenoclusiva e confirmação radiográfica de estenose da artéria pudenda interna** (Hellstrom et al., 2010; Sohn et al., 2013). **As taxas mais altas de sucesso são relatadas em homens jovens (menos de 30 anos de idade) com estenose arterial isolada após traumatismo perineal ou pélvico** (Babaei et al., 2009). As complicações da cirurgia de revascularização arterial incluem hiperemia da glande (13%), trombose da derivação (8%) e hérnias inguinais (6,5%) (Manning et al., 1998; Kawanishi et al., 2004).

Reconstrução Venosa. A reconstrução venosa foi concebida para impedir a saída patológica de sangue do pênis, compreensivelmente servindo para a correção da DE cavernovenoclusiva. A maioria dos procedimentos se concentrou na ligação ou na embolização das veias penianas (p. ex., veia dorsal superficial, veia dorsal profunda e veia crural) ou na compressão cirúrgica da crura peniana (p. ex., plicatura/ligadura crural e cavernoplastia) (Hellstrom et al., 2010). **O sucesso dessas cirurgias não tem se confirmado, devido principalmente a métodos imprecisos e deficientes de diagnóstico e de correção de defeitos anatômicos relevantes. A abordagem cirúrgica ideal continua por ser definida e, desse modo, a reconstrução venosa é hoje considerada investigativa** (Montague et al., 2005; Hellstrom et al., 2010; Sohn et al., 2013). As complicações relatadas dessa cirurgia incluem hipoestesia/anestesia da glande, necrose cutânea, infecção da ferida, encurvamento/encurtamento do pênis e hiperemia da glande.

Terapias Combinadas

É sabido que muitos pacientes com DE não respondem satisfatoriamente à monoterapia, com taxas registradas de ausência de resposta de até 40% (Porst et al., 2013). De fato, alguns pacientes podem conseguir ótimas respostas terapêuticas com as terapias combinadas. Além disso, é possível que efeitos adversos limitantes da dose estejam associados à monoterapia, caso em que os tratamentos combinados podem parecer vantajosos. Certamente, diversas combinações podem ser propostas para tratamento das DE. A literatura existente descreve várias combinações bem-sucedidas: inibidores orais da PDE5 com aconselhamento psicossocial (Althof et al., 2005), inibidores orais da PDE5 com terapia de reposição de testosterona (Shabsigh et al., 2004), inibidores orais da PDE5 com alprostadil intrauretral (Mydlo et al., 2000; Nehra et al., 2002), inibidores orais da PDE5 com farmacoterapia intracavernosa (McMahon et al., 1999), inibidores orais da PDE5 com dispositivos de vácuo (Chen et al., 2004; Canguven et al., 2009), farmacoterapia intracavernosa com dispositivos de vácuo (Chen et al., 1995), farmacoterapia intrauretral com dispositivos de vácuo (John et al., 1996) e farmacoterapia intrauretral com implante de prótese peniana (Benevides e Carson, 2000). **Recomenda-se cautela ao iniciar terapias combinadas, de modo a observar complicações que podem ser exacerbadas pela combinação dos tratamentos. Como medida adicional de segurança, podem-se considerar avaliações no consultório antes do prosseguimento da terapia em casa.**

Terapias Alternativas

Há muito, as terapias alternativas vêm sendo consideradas para tratamento da DE: das ervas, dos unguentos e elixires da Antiguidade às vitaminas e aos suplementos nutricionais disponíveis comercialmente hoje. Nesse campo, o movimento em direção aos medicamentos alternativos ganhou realmente impulso durante a última década, com o surgimento de terapias orais eficazes, na forma de inibidores da PDE5, o que abriu caminho para a produção de falsificações e imitações dessas substâncias e para a promoção de produtos não aprovados pelas agências reguladoras. Na verdade, a real eficácia das terapias alternativas propostas (p. ex., *Ginkgo biloba*, L-arginina e ginseng vermelho coreano) permanece indefinida, por falta de ensaios clínicos controlados, randomizados e conduzidos com rigor que evidenciem seus benefícios (Moyad et al., 2004; Khera e Goldstein, 2011). O sucesso desses produtos é atribuído, em alguma medida, ao conhecido efeito placebo de agentes usados no tratamento da DE, que chegou a 25%-50% em ensaios clínicos adequadamente conduzidos. **Antes que o emprego de terapias alternativas possa ser defendido, é necessária a realização de mais estudos, que demonstrem os mecanismos de ação e a significância da eficácia desses agentes.**

PONTOS-CHAVE: CONSIDERAÇÕES SOBRE TRATAMENTO

- Um processo de informação/tomada de decisão balanceado, que combine interesses e preferências do paciente e da(o) parceira(o), através da orientação clínica, pode permitir a melhor escolha terapêutica.
- Embora sejam necessárias evidências definitivas que confirmem os benefícios da modificação dos riscos para a preservação da saúde erétil, são feitas recomendações para a manutenção de um estilo de vida saudável e adequado com essa finalidade.
- A orientação e o aconselhamento do paciente e a instituição de terapias médicas, como forma de conduta inicial na DE, constituem a abordagem básica na prática comum.
- A psicoterapia sexual tem um papel no tratamento integrado da DE.
- Diversas farmacoterapias, com modalidades variadas de administração, como oral, intracavernosa, intrauretral e transdérmica/tópica, são empregadas com sucesso ou estão sendo estudadas para tratamento da DE.
- Os dispositivos de ereção a vácuo oferecem uma alternativa às farmacoterapias orais e vasodilatadoras locais da DE.
- As intervenções cirúrgicas, principalmente o implante de próteses penianas, representam uma importante opção terapêutica, podendo ser consideradas quando os tratamentos médicos não cirúrgicos são contraindicados, malsucedidos ou indesejados.
- A cirurgia de revascularização arterial é oferecida somente a pacientes selecionados, que preencham rigorosos critérios clínicos e radiográficos para o sucesso da intervenção.

CAMINHOS FUTUROS

Progressos notáveis têm sido feitos no campo do tratamento da DE, abrangendo todas as áreas da epidemiologia, da pesquisa científica de base, da investigação clínica e da pesquisa sobre serviços de saúde. Seguramente, os caminhos futuros vão seguir, com particular interesse, esses novos tratamentos. Em um futuro próximo, é provável que as farmacoterapias continuem tendo um papel de protagonismo, impulsionadas também por descobertas sobre os mecanismos moleculares e celulares responsáveis pela resposta erétil. Os avanços tecnológicos na linha dos dispositivos de intervenção despertaram rapidamente o interesse. Hoje, estão em estudo alternativas como o implante de *stents* farmacológicos periféricos com zotarolimus, em casos de lesão aterosclerótica nas artérias pudendas internas (Rogers et al., 2012), e a terapia com ondas de choque extracorpórea, de baixa intensidade, aplicadas no pênis (Vardi et al., 2012). São opções que dão sustentação à ideia de que essas e outras intervenções poderão atingir o objetivo de restabelecer a função erétil ou melhorá-la de forma efetiva, a longo prazo. Com a mesma finalidade, abordagens futuristas como a terapia genética, a terapia com células-tronco e a engenharia de tecidos avançaram principalmente na fase pré-clínica de desenvolvimento, mas qual será, afinal, seu papel é algo que continua sendo ansiosamente aguardado. O futuro desse campo parece excitante, e ele deve trazer os melhores resultados para os pacientes com DE.

REFERÊNCIAS

 Para consultar a lista completa de referências, acesse www.expertconsult.com.

LEITURA SUGERIDA

Bhasin S, Cunningham GR, Hayes FJ, et al. Testosterone therapy in men with androgen deficiency syndromes: an Endocrine Society clinical practice guideline. J Clin Endocrinol Metab 2010;95:2536-59.

Khera M, Goldstein I. Erectile dysfunction. Clin Evid (Online) 2011 Jun;29:1803.

Lewis RW, Fugl-Meyer KS, Corona G, et al. Definitions/epidemiology/risk factors for sexual dysfunction. J Sex Med 2010;7:1598-607.

Montague DK, Jarow JP, Broderick GA, et al. Chapter 1: the management of erectile dysfunction: an AUA update. J Urol 2005;174:230-9.

Montorsi F, Adaikan G, Becher E, et al. Summary of the recommendations on sexual dysfunctions in men. J Sex Med 2010;7:3572-88.

Porst H, Burnett A, Brock G, et al. SOP conservative (medical and mechanical) treatment of erectile dysfunction. J Sex Med 2013;10:130-71.

28 Priapismo

Gregory A. Broderick, MD

Definindo Priapismo

Priapismo: Perspectivas Históricas

Epidemiologia e Fisiopatologia do Priapismo

Base Molecular do Priapismo Isquêmico e Intermitente

Avaliação e Diagnóstico de Priapismo

Tratamentos Médicos

Tratamento Cirúrgico do Priapismo Isquêmico

Angiografia Interventiva no Tratamento do Priapismo Arterial (Não Isquêmico, Alto Fluxo)

Tratamento Cirúrgico do Priapismo Arterial (Não isquêmico, Alto Fluxo)

Resumo

O priapismo é uma ereção persistente decorrente de disfunção dos mecanismos que regulam tumescência, rigidez e flacidez peniana. O diagnóstico de priapismo é uma questão de urgência que requer a identificação da hemodinâmica subjacente.

Organizações científicas incluindo a American Urological Association (AUA) em 2003 (www.auanet.org) e a International Society for Sexual Medicine em 2006 (www.issm.info) recomendaram as diretrizes para o tratamento do priapismo. Ambos os grupos observaram que a literatura sobre priapismo é composta principalmente de uma pequena série de casos e relatórios individuais que incluem definições inconsistentes e metodologias com poucos dados da função erétil residual a longo prazo. Uma série de casos recentes demonstra uma metodologia detalhada incluindo duração e causa do priapismo alem da função erétil residual. Neste capitulo estão resumidas a ciência básica sobre a patogênese do priapismo e as mais efetivas estratégias de tratamento, além de recomendações para uma melhor prática médica e sugestões em pesquisa.

DEFININDO PRIAPISMO

O priapismo é uma ereção completa ou parcial que continua por mais de 4 horas, não relacionada com estímulo sexual e orgasmo.

Priapismo Isquêmico (Veno-oclusivo, Baixo Fluxo)

O priapismo isquêmico é uma ereção persistente marcada pela rigidez do corpo cavernoso (CC) e por influxo arterial baixo ou ausente. No priapismo isquêmico há alterações dependentes de tempo com hipóxia progressiva, hipercapnia e acidose. O paciente tipicamente relata dor peniana após 6 a 8 horas e o exame revela uma ereção rígida. A doença é análoga à síndrome compartimental muscular, com oclusão inicial de efluxo venoso e paralisação subsequente de influxo arterial. Mudanças histológicas bem-documentadas ocorrem no músculo liso cavernoso como consequência de isquemia prolongada. **Intervenções depois de 48 a 72 horas do início podem ajudar a aliviar a ereção e a dor, mas possuem pouco benefício em preservar a ereção.** Histologicamente, em 12 horas os espécimes de tecido cavernoso mostram edema intersticial, progredindo para destruição do endotélio sinusoidal, exposição da membrana basal e aderência de trombócitos em 24 horas. Após 48 horas, é evidente a presença de trombo que pode ser encontrado nos espaços sinusoidais, além da necrose do músculo liso com transformação celular do tipo fibroblasto (Spycher e Hauri, 1986).

O priapismo isquêmico é uma emergência. Quando não tratado, a disfunção erétil (DE) ocorre invariavelmente e a resolução pode demorar dias (Fig. 28-1A e B).

Priapismo Intermitente

O priapismo intermitente é caracterizado por um padrão de recidiva. O termo foi historicamente descrito em homens com doença falciforme (DF) (Serjeant et al., 1985). Os pacientes tipicamente acordam com uma ereção que persiste por várias horas. Homens com DF podem apresentar priapismo intermitente desde a infância; nesses pacientes o padrão de oscilação pode aumentar em frequência e duração, levando a um episódio completo de priapismo isquêmico incestante. Qualquer paciente que tenha enfrentado um episódio de priapismo isquêmico também está em risco de priapismo intermitente.

Priapismo nãoIsquêmico (Arterial, Alto Fluxo)

Priapismo nãoisquêmico é uma ereção persistente causada pelo influxo arterial cavernoso irregular. Tipicamente, o corpo é tumescente, mas não rígido, e o pênis não está dolorido. História de traumatismo contuso ao pênis ou uma lesão iatrogênica com agulha são frequentes. Qualquer que seja o mecanismo de lesão, o resultado é uma ruptura da anatomia arterial cavernosa criando uma fístula arteriolar-sinusoidal. O ambiente cavernoso não se torna isquêmico e os gases sanguíneos cavernosos não mostram hipóxia, hipercapnia ou acidose. Este tipo de priapismo, uma vez devidamente diagnosticado, não requer intervenção emergente. Além do trauma agudo, os pacientes não relatam dor. A função erétil é restabelecida após a recuperação do evento inicial, apesar da persistência da ereção parcial não associada ao desejo sexual.

PRIAPISMO: PERSPECTIVAS HISTÓRICAS

O termo *priapismo* tem sua origem em referência ao deus grego Priapus, que era adorado como o deus da fertilidade e protetor da horticultura. Priapus é recordado em esculturas por seu falo gigante. O primeiro relato registrado de priapismo na literatura médica inglesa aparece no *Lancet* e é atribuído a Tripe (1845). Historicamente, a observação mais comumente citada sobre essa doença na literatura norte-americana é o artigo marco de Frank Hinman, que descreve a história natural do priapismo (Hinman, 1914). Subsequentemente,

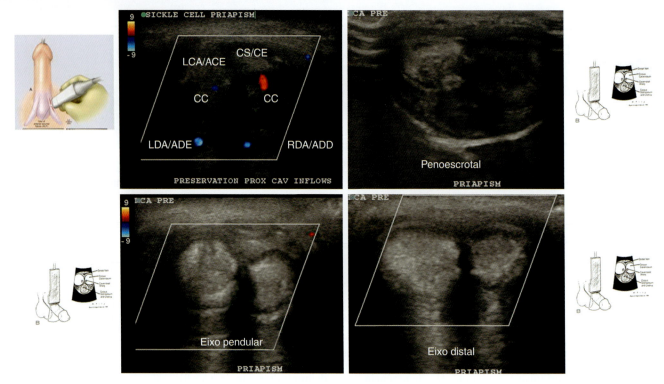

Figura 28-1. Este homem nigeriano de 21 anos de idade teve disfunção erétil após episódios recorrentes de priapismo isquêmico de doença falciforme. A, Imagem transperineal com Doppler colorido mostra a preservação do influxo arterial cavernoso na origem do corpo cavernoso. B a D, Ecogenicidade aumentada em ultrassonografia de escala de cinza do eixo peniano: penoescrotal, eixo pendular e eixo distal. Essas descobertas são resultado de priapismo isquêmico recorrente, o qual deixa o paciente com fibrose corpórea distal. CC, corpo cavernoso; CE, corpo esponjoso; ACE, artéria cavernosa esquerda; ADE, artéria dorsal esquerda; ADD, artéria dorsal direita.

em 1960, seu filho, Frank Hinman Jr., propôs que a estase venosa, a viscosidade sanguínea aumentada e a isquemia eram responsáveis pelo priapismo e enfatizou que as falhas em corrigir essas anormalidades no ambiente peniano eram essencialmente responsáveis pela falta de respostas ao tratamento (Hinman, 1960). Os avanços em nosso entendimento da fisiologia da ereção e da fisiopatologia da DE fundamentaram hipóteses precoces de que a veno-oclusão prolongada dentro dos corpos cavernosos é análoga à síndrome compartimental. Hauri et al. demonstraram as diferenças radiológicas entre priapismo veno-oclusivo e arterial (1983).

Frank Hinman (1914) primeiramente descreveu "crises transitórias agudas de priapismo" em vez de persistência ou recidiva rápida de um único episódio. O próprio termo *priapismo intermitente* é atribuído a Emond et al. (1980) em observações de pacientes com DF em uma clínica Jamaicana. Eram vistos aumentos de episódios de priapismo intermitente em frequência e duração, levando a maiores, incessantes ocorrências de priapismo isquêmico. Tentativas de tratar pacientes com DF com priapismo isquêmico intermitente resultaram em uma precoce recomendação para supressão hormonal de ereções noturnas e intermitências com estrogênio (Serjeant et al., 1985).

Priapismo não-isquêmico é relatado bem menos comumente do que priapismo isquêmico na literatura urológica. **Priapismo não-isquêmico é invariavelmente associado com trauma perineal ou peniano pregressos.** Foi primeiramente descrito na literatura inglesa por Burt (Burt et al., 1960).

EPIDEMIOLOGIA E FISIOPATOLOGIA DO PRIAPISMO

Etiologia do Priapismo Isquêmico (Veno-oclusivo, Baixo Fluxo)

O priapismo isquêmico representa a maioria dos casos descritos na literatura. A ereção do priapismo isquêmico pode começar durante o

> **PONTOS-CHAVE: DEFINIÇÕES DE PRIAPISMO**
>
> - Priapismo é uma ereção parcial ou completa que persiste por mais de 4 horas independentemente de estímulo sexual e orgasmo.
> - Priapismo isquêmico (baixo fluxo) é uma ereção persistente marcada pela rigidez do CC, com influxo arterial cavernoso baixo ou ausente.
> - Priapismo não-isquêmico (arterial, alto fluxo) é uma ereção persistente causada pelo influxo arterial cavernoso não-regulado. O corpo está tumescente, mas não rígido, e a ereção não é dolorosa.
> - Priapismo intermitente se caracteriza por episódios de recidiva. O termo foi tradicionalmente descrito como ereções recorrentes prolongadas e dolorosas em homens com DF.

estímulo sexual ou a administração de agentes farmacológicos. **Uma vez que uma ereção persista por mais de 4 horas e não seja aliviada por orgasmo ou reversão farmacológica, os fenômenos fisiopatológicos do priapismo isquêmico se iniciam.** Ereções que durem até 4 horas são por consenso definidas como "prolongadas"; fabricantes de farmacoterapias que facilitam a ereção (oral, injetáveis e intrauretrais) recomendam que o paciente procure consulta médica de emergência para ereção prolongada.

Os casos por 100.000 pessoas-ano foram calculados em diversos países; esses dados dependem do registro de apresentações aos médicos e hospitais onde os casos são registrados. Kulmala et al. (1995) calcularam que casos por 100.000 pessoas-anos sejam 0,34 a 0,52 de 1975 a 1990 na Finlândia; Eland et al. (2001) calcularam que os casos na Holanda sejam de 1,5 por 100.000 pessoas-ano; Earle et al. (2003) calcularam 0,84 por 100.000 pessoas-ano na Austrália de 1985 a 2000. Essas taxas de incidência relatadas eram estatisticamente significativas e afetadas pela introdução e proliferação de injeções vasoativas intracavernosas para o controle de DE; na Finlândia, durante os últimos 3 anos do estudo a incidência de priapismo dobrou para 1,1 casos por 100.000 pessoas-ano. Esses e outros relatos sobre epidemiologia e etiologia do priapismo também são muito influenciados pela prevalência de DF nas populações descritas. **A probabilidade no tempo de vida de um homem com DF desenvolver priapismo isquêmico varia de 29% a 42%** (Emond et al., 1980). Duas análises retrospectivas – a Nationwide Inpatient Sample (NIS) e a Nationwide Emergency Department Sample – forneceram estimativas da incidência de priapismo nos Estados Unidos. Chrouser et al. (2011) acestaram dados da NIS entre 1998 a 2006; a extrapolação da base de dados da NIS sugere que aproximadamente 1.868 a 2.960 pacientes com priapismo são admitidos anualmente aos hospitais dos Estados Unidos. Na amostra real (4.237 hospitalizações), 30% dos pacientes eram brancos, 61,1% eram negros e 6,3% eram hispânicos; 41,9% dos pacientes tinham um diagnóstico de DF; e 36,2% dos pacientes precisaram de cirurgia peniana. A idade média no momento da admissão hospitalar por priapismo associado com DF foi de 23,8 anos e sem DF foi 40,8 anos. Roghmann et al. (2013) examinaram a Nationwide Emergency Department Sample (Amostra do Departamento de Emergência Nacional). Eles estimaram que entre 2006 a 2009 houve 32.462 visitas aos departamentos de emergência por priapismo. O número das visitas aos departamentos de emergência por priapismo nos Estados Unidos foi mais alto durante o verão e 13,3% dos pacientes foram admitidos ao hospital.

Em 1986, Pohl et al. relataram 230 casos. A causa do priapismo foi identificada como idiopática na maioria; 21% dos casos foram associados com álcool ou uso ou abuso de drogas, 12% com trauma perineal e 11% com DF (Pohl et al., 1986). Embora DF seja uma causa predominante de priapismo veno-oclusivo na literatura, há uma ampla variedade de associações relatadas de retenção urinária até picadas de insetos (Hoover e Fortenberry, 2004). O priapismo foi até mesmo relatado após picadas de aranhas e envenenamento da aranha da banana Brasileira, *Phoneutria nigriventer* (Andrade et al., 2008; Villanova et al., 2009). O gênero *Phoneutria* (do Grego para "assassina") tem oito espécies. *P. nigriventer* é conhecida por esconder-se em lugares escuros e úmidos, vagar no solo de florestas e esconder-se em carregamentos de bananas. *P. nigriventer* é responsabilizada pela maioria dos casos de envenenamento no Brasil; seu veneno contém uma neurotoxina que possui propriedades bloqueadoras de canais de cálcio, inibe a liberação de glutamato e inibe a recaptação de cálcio e receptação de glutamato. As picadas podem causar dor intensa, perda de controle muscular – paralisia, problemas de respiração – asfixia e priapismo. Dois peptídeos isolados do veneno de *P. nigriventer* foram diretamente ligados à indução de ereções persistentes e dolorosas em mamíferos (Tx2-5 e Tx2-6) (Leite et al., 2012). A proteína foi nomeada *eretina* e demonstrou possuir uma interferência altamente específica ao nível molecular na via de óxido nítrico (NO). A ereção peniana foi induzida *in vivo* com eretina pela injeção intraperitoneal direta com uma dose efetiva mínima de 0,006 μg/kg (Andrade et al., 2008).

Discrasias hematológicas são um grande fator de risco para priapismo isquêmico. O priapismo foi descrito como uma complicação de DF, talassemia, esferocitose hereditária, hemoglobinúria paroxística noturna, deficiência em glicose 6-fosfato desidrogenase, deficiência da glucose 6-fosfato isomerase e anemia diseritropoética congênita (Burnett, 2005; Kato, 2012). **Estados de doença trombótica também foram citados como precipitantes de priapismo isquêmico;** essas condições incluem asplenia, uso de eritropoietina, hemodiálise com uso de heparina e cestação de terapia de Comadina. A heparina intracavernosa dada como terapia para priapismo causado por estados de hipercoagulabilidade de rebote tem, na verdade, agravado a doença (Fassbinder et al., 1976; Bschleipfer et al., 2001). **O priapismo pode ocorrer em pacientes com contagens excessivas de leucócitos.** A incidência de priapismo em pacientes homens adultos com leucemia é de 1% a 5% (Chang et al., 2003). A hiperleucocitose causa priapismo nestes pacientes; acredita-se que a pressão mecânica nas veias abdominais secundárias à esplenomegalia causa congestão do efluxo cavernoso e dos resíduos de células leucêmicas no CC. Quando o priapismo ocorre em ambiente oncológico, a avaliação e o tratamento da doença predisponente devem acompanhar intervenções direcionadas ao pênis. Em malignidades hematológicas, a leucoferese e a terapia citotóxica (hidroxiureia, citosina-arabinósido) podem reduzir os números de glóbulos brancos circulantes (Ponniah et al., 2004; Manuel et al., 2007). **O priapismo secundário em relação às lesões sólidas infiltradas metastáticas em vez de reação leucemoide é extremamente raro.** Na maioria dos casos relatados de priapismo metastático, a malignidade primária é geniturinária (próstata e bexiga). A infiltração metastática do pênis pode proceder com substituição sólida ou depósitos focais dentro do CC, da glande e do corpo esponjoso. Teoricamente, os depósitos metastáticos dentro do corpo poderiam obstruir o efluxo venoso, resultando em priapismo isquêmico. Dependendo do *status* do paciente, as lesões metastáticas podem ser tratadas com conduta expectante, com penectomia parcial ou total, quimioterapia ou irradiação. Esses casos são muito raramente e precariamente descritos para definir recomendações das melhores práticas (Robey e Schellhammer, 1984; Chan et al., 1998; Guvel et al., 2003; Celma Doménech et al., 2008) (Caixa 28-1).

Doença Falciforme

Discrasias sanguíneas são um fator de risco para priapismo isquêmico. O priapismo da DF tem sido tradicionalmente atribuído à estagnação do sangue dentro dos sinusoides do CC durante a ereção fisiológica, secundário à obstrução do efluxo venoso por eritrócitos falciformes (Lue, 2002). Nelson e Winter (1977) descreveram uma série de casos nos quais a DF foi a causa primária do priapismo isquêmico em 23% dos adultos e 63% de escolares. **A hemoglobinopatia da doença falciforme é responsável por pelo menos um terço de todos os casos de priapismo** e, de fato, a prevalência de priapismo isquêmico varia significativamente dentro da população de homens em uma comunidade com DF. **Os estudos observacionais de Emond et al. (1980) demonstraram a incidência de 42% de priapismo em 104 homens com doença falciforme homozigotica (SS) que frequentavam uma clínica de doença falciforme ambulatorial em Kingston, Jamaica** (Emond et al., 1980). Em uma série clínica dos EUA, Tarry et al. (1987) descobriram que 6,4% dos escolares do sexo masculino tiveram história de priapismo em uma clínica de doença falciforme ambulatorial. Adeyoju et al. (2002), em um estudo de observação de múltiplos centros internacionais sobre DF, entrevistaram 130 pacientes que frequentaram clínicas de DF no Reino Unido e na Nigéria. Os entrevistados variavam em idade de 4 a 66 anos, com uma idade média de 25 anos. Os autores citaram que a idade média para o aparecimento do priapismo é de 15 anos, sendo que 75% dos pacientes tiveram o seu primeiro episódio antes dos 20 anos de idade e são raras as apresentações pela primeira vez até a terceira década de vida. Nos questionários, uma clara distinção foi feita entre priapismo prolongado grave agudo com duração superior a 24 horas requerendo atenção emergencial e o priapismo intermitente recorrente de duração mais curta e autolimitada. Nessa população, a incidência do priapismo agudo foi de 35% desses pacientes, 72% tinham história de priapismo intermitente. A frequência média da ocorrência de priapismo intermitente foi de três vezes por mês; a duração média de cada episódio foi de 1,2 horas, com a mais longa durando 8 horas. Os eventos precipitantes relatados de maior a menor foram excitação sexual ou relação sexual, febre, sono, clima frio e desidratação. Regimes autoadministrados foram analgésicos, consumo de água e exercícios. Vinte e um por cento dos pacientes que relataram história de priapismo também relataram DE. Apenas 7% dos homens jovens que não experimentaram priapismo sequer tinham conhecimento de que o priapismo era uma complicação potencial de DF. Com base no mapa da prevalência global de DF da Organização Mundial de Saúde, Aliyu et al. (2008) estimaram que 20 a 25 milhões de indivíduos ao redor do mundo têm DF homozigótica: 12 a 15 milhões na África subsaariana, 5 a 10 milhões na Índia e 3 milhões em outras regiões do mundo. Eles também descobriram que 70.000 pacientes com DF vivem nos Estados Unidos (Aliyu et al., 2008).

A mutação genética da doença falciforme é o resultado de uma única substituição de aminoácido na subunidade de β-globina da hemoglobina S (HbS). As características clínicas são vistas em pacientes com DF homozigótica: hemólise crônica, oclusão vascular, isquemia do tecido e danos a órgãos-alvo. A HbS polimeriza quando desoxigenada, lesionando o eritrócito falciforme, ativando uma cascata de hemólise e vaso-oclusão. O dano na membrana resulta em falcização densa de células vermelhas, causando interações adesivas entre células falciformes, células endoteliais e leucócitos. A hemólise libera hemoglobina no

QUADRO 28-1 Causas do Priapismo

ANTAGONISTAS DE RECEPTORES ALFA-ADRENÉRGICOS
Prazosina, terazosina, doxazosina, tamsulosina

AGENTE ANTIANSIEDADE
Hidroxizina

ANTICOAGULANTES
Heparina, varfarina

ANTIDEPRESSIVOS E ANTIPSICÓTICOS
Trazodona, bupropiona, fluoxetina, sertralina, lítio, clozapina, risperidona, olanzapina, clorpromazina, tioridazina, fenotiazinas

ANTI-HIPERTENSIVOS
Hidralazina, guanetidina, propranolol

AGENTES DE TRANSTORNO DE HIPERATIVIDADE/*DEFICIT* DE ATENÇÃO
Metilfenidato (Concerta, Daytrana, Focalin, Metadate, Quillivant, Ritalina)
Atomoxetina (Strattera)

DROGAS RECREATIVAS
Álcool, cocaína (intranasal e tópica), crack, maconha

CONDIÇÕES GENITURINÁRIAS
Lesão pernalta, lesão no coito, trauma pélvico, chute no pênis ou períneo, cirurgia de bypass arteriovenosa ou arteriocavernosa, retenção urinária

DISCRASIAS HEMATOLÓGICAS
Doença falciforme, talassemia, leucemia granulocítica, leucemia mieloide, leucemia linfocítica, mieloma múltiplo, variante de hemoglobina Olmsted, êmbolos de gordura associados com hiperalimentação, hemodiálise, deficiência em glucose-6-fosfato desidrogenase

HORMÔNIOS
Hormônio de liberação de Gonadotropina, testosterona

CAUSAS INFECCIOSAS (MEDIDAS POR TOXINA)
Picada de escorpião, picada de aranha, raiva, malária

CONDIÇÕES METABÓLICAS
Amiloidose, doença de Fabry, gota

CAUSAS NEOPLÁSICAS (METASTÁTICAS OU INFILTRAÇÃO REGIONAL)
Próstata, uretra, testículos, bexiga, reto, pulmão, rim

CONDIÇÕES NEUROGÊNICAS
Sífilis, lesão da medula espinal, compressão da cauda equina, neuropatia autonômica, hérnia de disco lombar, estenose espinhal, acidente vascular cerebral, tumor cerebral, raquianestesia, síndrome de cauda equina

AGENTES ERÉTEIS VASOATIVOS
Papaverina, fentolamina, prostaglandina E_1, inibidores orais de fosfodiesterase tipo 5, terapia de combinação intracavernosa

Modificado de Lue TF. *Physiology of penile erection and pathophysiology of erectile dysfunction and priapism.* Em: Walsh PC, Retik AB, Vaughan ED, et al., editores. Campbell's urology. Filadelfia: Saunders; 2002. p. 1610-96

---

plasma. A hemoglobina livre reage com NO para produzir meta-hemoglobina e nitrato. Essa é uma reação de limpeza; o NO vasodilatador é oxidado para inertizar o nitrato. Os eritrócitos falciformes liberam arginase-I no plasma sanguíneo, a qual converte L-arginina em ornitina, efetivamente removendo o substrato para a síntese de NO. Os radicais oxidantes reduzem ainda mais a biodisponibilidade de NO. Os efeitos combinados da limpeza de NO e catabolismo de arginina resultam em um estado de resistência de NO e insuficiência denominado *disfunção endotelial associada à hemólise* (Morris et al., 2005; Rother et al., 200%; Kato et al., 2007; Aliyu et al., 2008).

A ciência contemporânea implica a hemólise e o NO reduzido na patogênese de hipertensão pulmonar, úlceras nas pernas, priapismo e AVC em pacientes com DF, acreditando-se que a viscosidade elevada do sangue seja responsável por crises dolorosas, osteonecrose e síndrome torácica aguda (Kato, 2012; Kato et al., 2006). Os pacientes com DF com priapismo têm risco cinco vezes maior de desenvolver hipertensão pulmonar. **O priapismo DF também é associado a níveis reduzidos de hemoglobina e marcadores hemolíticos elevados: contagem de reticulócitos, bilirrubina, lactato desidrogenase e aspartato aminotransferase.** Acidentes vasculares cerebrais são mais frequentes, próximos a episódios de priapismo pleno; a síndrome ASPEN (associação de DF, priapismo, exsanguineotransfusão e eventos neurológicos) descreve acidentes vasculares cerebrais em pacientes DF que receberam exsanguineotransfusão (Siegel et al., 1993; Merritt et al., 2006). O traço falciforme é considerado uma doença benigna; poucas complicações foram associadas ao esforço físico extremo. Houve relatos do traço falciforme como fator predisponente para priapismo isquêmico (Larocque e Cosgrove, 1974; Birnbaum e Pinzone, 2008).

Priapismo Iatrogênico: Injeções Intracavernosas

A ereção prolongada é mais comumente relatada do que o priapismo após injeção terapêutica ou diagnóstica de medicações vasoativas intracavernosas (Broderick e Lue, 2002). Apesar da introdução de medicações orais efetivas para DE em 1998, a injeção intracavernosa (ICI) permanece uma opção terapêutica importante para homens com DE grave nos quais o inibidor de fosfodiesterase tipo 5 (PDE5) falha ou que não podem tomar inibidores PDE5 porque eles requerem medicações com nitratos. Em muitas comunidades, pacientes que recebem medicações intracavernosas para DE superarão numericamente pacientes com DE. **O priapismo após ICI é um problema que todos os urologistas encontrarão e devem estar preparados para tratar.** Em uma revisão de casos mundiais em programas ICI, Junemann et al. (1990) observaram que a injeção de diagnóstico resultou em 5,3% dos homens contraindo o priapismo isquêmico e 0,4% dos homens relataram priapismo após injetar em casa. Em programas de ICI baseados em papaverina, os relatórios de ereções prolongadas e priapismo estão precariamente distinguidos e variam de 0% a 35% (Broderick e Lue, 2002). Em ensaios clínicos no mundo inteiro do Alprostadil Study Group, a ereção prolongada (definida de 4 a 6 horas) foi descrita em 5% dos pacientes e o priapismo (mais do que 6 horas) em 1% (Porst, 1996). Nos Estados Unidos, o rótulo e a bula aprovados para um produto (alprostadil [Caverject®]) citam a frequência de ereção prolongada (4 a 6 horas) como 4% e frequência de priapismo como 0,4%. O rótulo recomenda que "para minimizar as chances de ereção prolongada ou priapismo, o Caverject® deve ser titulado lentamente para a dosagem efetiva mais baixa". Em programas ICI de papaverina/

fentolamina/alprostadil, as ereções prolongadas foram relatadas em 5% a 35% dos pacientes (Broderick e Lue, 2002)

Priapismo Iatrogênico: Inibidores Orais de Fosfodiesterase Tipo 5 e Medicações para Déficit de Atenção/Transtorno de Hiperatividade

Todos os PDE5 têm efeitos colaterais similares relacionados diretamente ao seu modo de ação, ao teor de tecido de substrato e à seletividade farmacológica para inibição tipo 5 *versus* outras enzimas de fosfodiesterase. Os efeitos colaterais que ocorrem em 2% ou mais dos pacientes incluem cefaleia, rubor, dispepsia, rinite, sensibilidade à luz e mialgia. Morales et al. (1998) analisaram dados de 4.274 homens que receberam tratamento duplo-cego com sildenafil ou placebo por até 6 meses e 2.199 que receberam sildenafil de rótulo aberto a longo prazo por até 1 ano. Nenhum caso de priapismo (ereção durando mais de 4 horas) foi relatado. Nenhum caso de priapismo foi relatado por Montorsi et al. (2004) em estudos controlados com placebo, duplo-cego, com 24 meses de extensão de 8 ou 12 semanas, de rótulo aberto e múltiplos centros, avaliando eficácia, segurança e tolerância de tadalafil a longo prazo em 1.173 homens com DE. Não obstante, **o rótulo aprovado do produto pela seção de indicações e uso da U.S. Food and Drug Administration (FDA) (U.S. prescribing information [USPI]) para inibidores PDE5** contém este aviso: "Houve raros relatos de ereção prolongada por mais de 4 horas e priapismo (ereções dolorosas > 6 horas de duração) para esta classe de compostos". As informações de rótulos tanto da USPI quanto do European Summary of Product Characteristics contêm avisos de precaução sobre o uso desses agentes em homens que têm condições predisponentes ao priapismo. A FDA aprovou o Cialis (tadalafil) como um tratamento oral para DE (2,5 mg, 5 mg, 10 mg, e 20 mg) em 2003. Tadalafil uma vez ao dia (2,5 mg e 5 mg) foi aprovado para tratamento oral de DE em 2008 e subsequentemente em 2011 tadalafil (2,5 mg e 5 mg) foi aprovado para sinais e sintomas de hiperplasia prostática benigna (HPB) e tratamento de DE. Tadalafil 5 mg diariamente não causou priapismo na segunda fase do estudo clínico de 281 homens com história de sintomas no trato urinário inferior secundários a HPB por 6 semanas, seguido de escalação de dosagem para 20 mg uma vez ao dia por 6 semanas (McVary et al., 2007). **O rótulo de 2013 para inibidores PDE5, recentemente aprovados, Stendra (avanafil 150 mg, 100 mg, 200 mg), contém redação de precaução praticamente idêntica aos rótulos anteriores para, conforme necessidade (PRN), formas orais de sildenafil, vardenafil e tadalafil: "Houve raros casos relatados de ereção prolongada maior do que 4 horas e priapismo (ereções dolorosas que durem mais de 6 horas)".**

De 1999 a 2007 houve ao menos nove relatos baseados em casos de uso de inibidor PDE5 oral e priapismo adulto e ao menos um paciente pediátrico (Aoyagi et al., 1999; Kassim et al., 2000; Sur e Kane, 2000; Goldmeier, 2002; McMahon, 2003; Wilt e Fink, 2004; Galatti et al., 2005; King et al., 2005; Kumar et al., 2005; e Wills et al., 2007). **A maioria dos relatos de casos detalhando priapismo após o uso de um inibidor PDE5 revela históricos de risco elevado para priapismo: DF, lesão da medula espinal, uso de inibidor de PDE5 para fins recreativos, uso de inibidor de PDE5 em combinação com ICI, história de trauma peniano, uso de medicações psicotrópicas ou uso de drogas recreativas.** Wills et al. (2007) descreveram um menino de 19 meses de idade pesando 10 kg que acidentalmente havia ingerido até seis comprimidos de sildenafil 50 mg. A criança teve taquicardia sinusal persistente e ereção parcial por 24 horas; os autores presumem que esse foi um priapismo de alto-fluxo (PAF) porque o eixo não estava nem completamente rígido nem dolorido. A ereção na criança diminuiu espontaneamente após hidratação intravenosa e observação durante a noite.

Em 2013, a FDA emitiu um alerta de que as medicações de metilfenidato usadas no tratamento de déficit de atenção/transtorno de hiperatividade (TDAH) podem resultar em ereção prolongada ou priapismo. A FDA também alerta que a atomoxetina, outro medicamento para TDAH, tem sido associada a relatos de priapismo em escolares, adolescentes e adultos. A terapia medicamentosa no TDAH é utilizada em escolares, adolescentes e adultos para aumentar a habilidade de prestar atenção e diminuir a impulsividade e hiperatividade. Bloom et al., em 2013, estimaram que mais de 6,4 milhões de escolares com idade de 4 a 17 anos foram diagnosticados com TDAH; isso representa um aumento de 41% em mais de uma década. Os Centers for Disease Control and Prevention (CDC) estimam adicionalmente que dois terços desses escolares têm prescrições para medicações de metilfenidato (Centros para Controle e Prevenção de Doenças, 2013).

O metilfenidato é um estimulante do sistema nervoso central; a atomoxetina é um inibidor de reabsorção de norepinefrina seletivo. A FDA adverte que médicos podem estar tentados a trocar a medicação de pacientes de metilfenidato para atomoxetina, mas que o priapismo é na verdade mais comum em pacientes que tomam atomoxetina (Food and Drug Administration, EUA, 2013). **A idade média de pacientes homens que tomam metilfenidato e que desenvolveram priapismo (ereção que dura mais de 4 horas) foi de 12,5 anos.**

> **PONTOS-CHAVE: PRIAPISMO ISQUÊMICO COMO UMA COMPLICAÇÃO DE TERAPIA DE DISFUNÇÃO ERÉTIL**
>
> - A ereção prolongada é mais comumente relatada do que o priapismo após injeção terapêutica ou de diagnóstico de medicações vasoativas intracavernosas.
> - Em testes clínicos no mundo inteiro de alprostadil, a ereção prolongada (definida como 4 a 6 horas) ocorreu em 5% das administrações e o priapismo (mais do que 6 horas) em 1%.
> - Na prática clínica, ICI de Trimix (papaverina, fentolamina e alprostadil) resulta em ereções prolongadas de 5% a 35% das administrações.
> - Poucos relatos de casos documentaram o priapismo após terapia com inibidor PDE5. Esses relatos sugerem que homens estavam com risco elevado de priapismo devido a DF, lesão da medula espinal, uso de inibidor de PDE5 para fins recreativos, uso de inibidor de PDE5 em combinação com ICI, história de trauma peniano, uso de medicações psicotrópicas ou abuso de narcóticos.
> - Medicações de metilfenidato e atomoxetina usadas no tratamento de TDAH podem resultar em ereção prolongada ou priapismo.

Etiologia do Priapismo Intermitente

O priapismo intermitente descreve um padrão de priapismo recorrente. O termo tem sido tradicionalmente usado para descrever ereções recorrentes indesejadas e dolorosas em homens com DF. **Os pacientes tipicamente acordam com uma ereção que persiste por até 4 horas e torna-se progressivamente dolorosa secundária a isquemia. Pacientes com DF podem experimentar priapismo intermitente desde a infância. Qualquer paciente que tenha sofrido priapismo isquêmico está em risco de priapismo intermitente. Pacientes com priapismo intermitente experimentarão crises intermitentes dolorosas, repetidas por até várias horas antes da remissão.** Homens jovens afetados sofrem constrangimento, privação de sono e desempenho de ansiedade com parceiras sexuais (Chow e Payne, 2008). Em um estudo de 130 pacientes com DF, Adeyoju et al. (2002) relataram que 46 (35%) tinham história de priapismo e, desses, 33 (72%) tinham priapismo intermitente. Em 75% dos pacientes, o primeiro episódio de priapismo intermitente ocorreu antes dos 20 anos de idade. Dois terços dos homens com priapismo isquêmico DF na apresentação irão descrever crises precedentes de intermitência (Jesus e Dekermacher, 2009). **Fatores predisponentes comumente relatados de priapismo por DF são ereções intermitentes noturnas ou no início da manhã, desidratação, febre e exposição ao frio** (Broderick, 2012).

Etiologia e Fisiopatologia do Priapismo nãoIsquêmico (Arterial, Alto-fluxo)

PAF é uma ereção persistente causada por influxo arterial cavernoso desregulado. Os dados epidemiológicos sobre priapismo nãoisquêmico são quase exclusivamente derivados de pequenas séries de casos ou relatos de casos individuais. O priapismo não-isquêmico é muito mais raro do que o priapismo isquêmico e a causa é amplamente atribuída a trauma. Forças podem ser contusas ou penetrantes, resultando em laceração da artéria cavernosa ou de um de seus ramos no corpo. A causa mais comumente relatada é o trauma perineal. Outros mecanismos incluem trauma no coito, chutes ao pênis ou períneo, fraturas pélvicas, trauma no canal do nascimento ao recém-nascido do sexo masculino, lacerações de agulhas, complicações de diagnósticos penianos e erosões vasculares que complicam a infiltração metastática do corpo cavernoso (Witt et al., 1990; Brock et al., 1993; Dubocq et al., 1998; Burgu et al., 2007; Jesus e Dekermacher, 2009). Embora trauma contuso acidental seja a causa mais comum, PAF tem sido descrito após lesão iatrogênica de uretrotomia com faca fria, corporoplastia de Nesbitt e arterialização da veia dorsal profunda (Wolf e Lue, 1992; Liguori et al., 2005). Qualquer mecanismo que lacere a artéria cavernosa ou as arteríolas pode produzir acúmulo de sangue não-regulado no espaço sinusoidal com ereção consequente. O priapismo não-isquêmico é tipicamente de aparecimento tardio quando comparado com o episódio de trauma contuso (Ricciardi et al., 1993). **A ereção parcial mantida pode desenvolver-se 24 horas após o trauma contuso perineal ou peniano.** Acredita-se que as hemodinâmicas da ereção noturna perturbem o coágulo e as artérias ou as arteríolas danificadas rompam; o influxo arterial não-regulado cria uma fístula sinusoidal. Conforme a cicatrização progride com a limpeza do coágulo e o tecido muscular não estriado necrótico, a fístula forma uma pseudo-cápsula. A formação de uma pseudo-cápsula no local da fístula pode levar várias semanas ou meses.

Os relatórios contemporâneos sugerem que PAF pode ter uma subvariedade única. **Diversos autores observaram que, depois de tratamento médico agressivo do priapismo isquêmico ou de desvio cirúrgico, o priapismo pode rapidamente reaparecer com conversão de isquemia para alto fluxo.** PAF tem sido relatado após aspiração ou injeção de alfa-adrenérgicos no controle do priapismo isquêmico (McMahon, 2002; Rodriguez et al., 2006; Bertolotto et al., 2009). A ultrassonografia com Doppler colorido mostrou formação de uma fístula sinusoidal arteriolar no local da intervenção (laceração com agulha ou local de desvio) (Fig. 28-2). Em raras ocasiões após a reversão do priapismo isquêmico, um novo estado hemodinâmico de alto-fluxo das artérias cavernosas ocorre sem evidência de fístula. Deve-se suspeitar desta apresentação de PAF em pacientes nos quais recidiva rápida, persistência de ereção com rigidez peniana parcial ou priapismo intermitente não associado com dor seja evidente. O tipo não-fistular de priapismo arterial é o resultado da desregulação dos influxos cavernosos. O priapismo arterial não-fistular é uma complicação rara após o tratamento do priapismo isquêmico (Seftel et al., 1998; Cruz Guerra et al., 2004; Wallis et al., 2009). A sensibilidade peniana à palpação é facilmente confundida com a dor contínua de isquemia persistente. O edema de tecido mole e a equimose tornam os resultados do exame físico equívocos após manobras médicas e cirúrgicas para aliviar o priapismo. **Influxos arteriais desregulados com ou sem uma fístula podem ser melhor distinguidos de priapismo isquêmico persistente através de US com Doppler.**

PONTOS-CHAVE: PRIAPISMO DE ALTO FLUXO

- Priapismo não-isquêmico é muito mais raro do que priapismo isquêmico.
- PAF resulta de laceração ou ruptura de artéria cavernosa ou arteríola.
- A causa mais comum é o trauma na região perineal.
- Outros mecanismos incluem trauma no coito, chutes ao pênis ou períneo, fraturas pélvicas, trauma no canal do nascimento ao recém-nascido do sexo masculino, lacerações com agulhas, complicações de diagnósticos penianos e erosões vasculares que complicam a infiltração metastática do corpo.
- PAF tem sido descrito após trauma iatrogênico com uretrotomia com faca fria, corporoplastia e procedimentos de revascularização peniana.

Priapismo em Escolares

O priapismo em escolares e adolescentes é mais comumente relacionado com DF. A literatura sugere que a incidência de priapismo em clínicas de células falciformes pediátricas é de 2% a 6% (Tarry et al., 1987; Jesus e Dekermacher, 2009). A maioria do priapismo DF é isquêmica. No período de recém-nascido, há predomínio da hemoglobina fetal, não HbS (Burgu et al., 2007). Fenótipos de DF relacionados com crises isquêmicas ou oclusivas são improváveis de estar evidentes enquanto a hemoglobina fetal persistir. O priapismo de recém-nascido é um fenômeno extremamente raro apenas com relatos de casos limitados e raras aplicações de modalidades diagnósticas contemporâneas. A ereção é frequentemente provocada em homens durante o período de recém-nascido. Em recém-nascidos do sexo masculino, uma estimulação tátil simples, como troca de fraldas, banho, e cateterismo uretral, pode resultar em ereção; a ereção rapidamente diminui após a cestação dos estímulos. Menos de 20 casos de priapismo em recém-nascidos foram relatados na literatura e raramente houve uma causa definida; as causas incluíram policitemia, transfusão de sangue e trauma no canal do nascimento (Amlie et al., 1977; Leal et al., 1978; Shapiro, 1979; Walker e Casale, 1997). A maioria dos casos foi tratada de forma conservadora com resolução espontânea relatada entre horas e dias. Diagnósticos minimamente invasivos (US com doppler) devem ser realizados (Pietras et al., 1979; Meijer e Bakker, 2003). Em escolares que desenvolvem o priapismo após trauma perineal, todos os esforços devem ser feitos para localizar a fístula sinusoidal arteriolar. Hatzichristou et al. (2002) relataram que a identificação da fístula por ultrassom Doppler acompanhado de compressão manual direta suaviza a ereção de alto-fluxo e pode acelerar a resolução espontânea. Eles sugeriram que essa terapia não-invasiva provavelmente funciona em escolares e não adultos porque o períneo tem consideravelmente menos gordura subcutânea e porque os corpos crurais são mais facilmente comprimidos.

BASE MOLECULAR DO PRIAPISMO ISQUÊMICO E INTERMITENTE

Avanços na nossa compreensão da base molecular de priapismo esboçaram significantemente estudos experimentais *in vitro e in vivo* usando modelos animais. Dados dos verdadeiros mecanismos envolvidos que incitem o priapismo isquêmico estão emergindo. **Priapismo isquêmico consiste em um desequilíbrio dos mecanismos vasoconstritores e vasorrelaxantes predispondo o pênis à hipóxia e à acidose.** Estudos *in vitro* demonstraram que, quando o músculo liso corporal e desepitelizado e quando as células cultivadas do músculo liso corporal são expostas a condições hipóxicas, estimulação alfa-adrenérgica falha em induzir a contração do músculo liso corporal (Broderick e Harkaway, 1994; Saenz de Tejada et al., 1997; Muneer et al., 2005). Períodos extensos de anoxia severa prejudicam significantemente a contratilidade do músculo liso corporal e causam significante apoptose das células do músculo liso e, por último, fibrose do CC.

Em modelos animais experimentais de priapismo isquêmico, peroxidação lipídica, um indicador de lesão induzida por amostras reativas de oxigênio (ROSs) e expressão elevada de hema-oxigenase ocorrem no pênis durante e após o priapismo isquêmico (Munarriz et al., 2003; Jin et al., 2008). Mecanismos fisiopatógicos adicionais envolvidos na progressão de fibrose induzida pela isquemia são a regulação positiva de fatores de crescimento induzidos por hipóxia. Fatores de transformação do crescimento β (TGF-β) são uma citocina vital para o reparo do tecido. No entanto, quantidades excessivas podem induzir danos ao tecido ou cicatrizes. Regulação positiva de TGF-β ocorre durante a hipóxia e em resposta ao estresse oxidativo (Moreland et al., 1995; Jin et al., 2008).

É hipotético que TGF-β pode estar envolvido na progressão da fibrose do músculo liso cavernoso (Bivalacqua et al., 2000; Jeong et al., 2004). Modelos de camundongos transgênicos de AF manifestam priapismo (Beuzard, 1996; Bivalacqua et al., 2009b). Ocorreram duas grandes descobertas na elucidação do mecanismo molecular de priapismo isquêmico. Mi et al. (2008) mostraram que camundongos transgênicos falciformes CC melhoraram o relaxamento do músculo liso com estimulação de campo elétrico. Camundongos transgênicos falciformes e camundongos sem expressão de gene de síntese endotelial

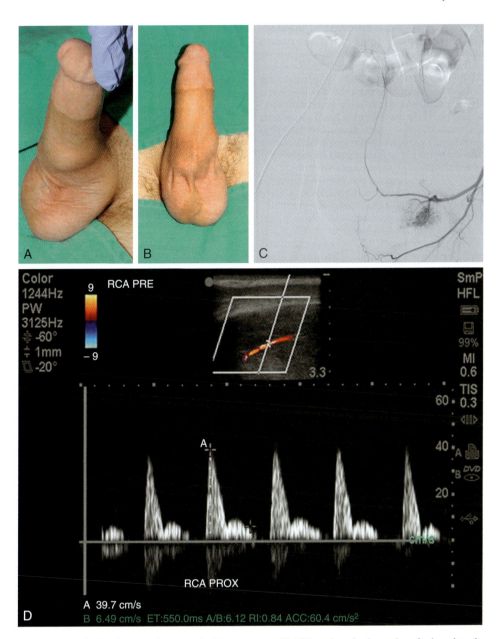

Figura 28-2. A, Um homem branco de 21 anos com histórico de priapismo isquêmico depois de excessos de álcool, maconha e energéticos. O paciente teve uma série de procedimentos bruscos penianos na tentativa de reverter o priapismo isquêmico: Winter, Al-Ghorab, cavernosa corporal bilateral para esponjoso. Seis meses depois ele procurou avaliação para ereção parcial persistente e embaraçosa; consistente em converter de priapismo isquêmico para priapismo de alta pressão, ele não sentiu dor. A, eixo tumescente com cicatriz na glande. B, Abaulamento penoscrotal no local da derivação esponjosa cavernosa. C, Angiograma da fistula originada da artéria bulbouretral. D, Ultrassonografia Doppler inicia com picos sistólicos de velocidade de 39 cm/seg e 6 cm/seg; termina o fluido diastólico e resistivo índice, 84.

(eNOS) mostraram ereções suprafisiológicas e atividade priápica fásica espontânea in vivo (Bivalacqua et al., 2006, 2007).

Células endoteliais regulam ativamente os tônus vasculares basais e a reatividade vascular respondendo a forças mecânicas e mediadores neuro-humorais com a liberação de uma variedade de relaxantes e fatores contratantes. No pênis, o endotélio vascular é uma fonte de fatores vasorrelaxantes como NO e adenosina, assim como fatores vasoconstritores como RhoA/Rho-quinase. Evidências recentes sugerem que em estados de priapismo pode haver sinais aberrantes de NO e adenosina, identificando, assim, o papel potencial de monofosfato de guanosina cíclico/NO (cGMP), assim como sinais de adenosina e RhoA/Rho-quinase na fisiopatologia de priapismo isquêmico (Champion et al., 2005; Mi et al., 2008; Bivalacqua et al., 2009a).

Camundongos eNOS -/- mutantes tiveram uma resposta erétil exagerada para estímulos do nervo cavernoso e tiveram mudanças fenotípicas na função erétil consistente ao priapismo (Champion et al., 2005; Bivalacqua et al., 2006). Camundongos sem o gene eNOS manifestam um fenótipo de priapismo através dos mecanismos envolvendo a função regulatória PDE5 defeituosa no pênis, resultando em sinais endoteliais alterados de NO/cGMP no órgão (Lin et al., 2003; Bivalacqua et al., 2006). Apoiando esta hipótese, a expressão de PDE5 é reduzida significantemente nas células do músculo liso dos corpos cavernosos (CCSMC) que cresceram sob condições de células anóxicas e hipóxicas cultivadas (Lin et al., 2003). **No contexto de desregulação molecular, o nucleotídeo cíclico cGMP é produzido em pequenas quantidades de estado estacionário sob a influência da destruição do** endotélio vascular relacionada ao priapismo, e assim reduz a atividade endotelial de NO; esta situação regula negativamente o ponto correto da função PDE5, secundária a mecanismos alterados de controle de experiência cGMP-dependentes (Champion et al., 2005; Bivalacqua et al., 2006; Burnett e Bivalacqua, 2007). **Quando NO é produzido em resposta neuronal ao estímulo erectogênico ou a ereções noturnas, a produção de cGMP surge numa forma que conduz ao relaxamento excessivo do tecido erétil por causa da insuficiência basal de enzima PDE5 para degradar o nucleotídeo cíclico.** Além disso, atividade Rho-quinase (mediador contratante) reduzida pode contribuir para a sustentabilidade do tecido corporal para relaxamento excessivo por dois mecanismos moleculares distintos. Dois mecanismos moleculares distintos agem em conjunto para promover o priapismo isquêmico intermitente: aumenta o relaxamento dos vasos desinibindo cGMP e diminuindo efeitos contráteis do Rho-quinase. Camundongos transgênicos falciformes também têm reduções significantes nos sinais penianos de NO/cGMP conduzindo a expressão e atividade deficiente de PDE5, assim como reduzindo a expressão de RhoA/Rho-quinase, que causa aumento na resposta erétil e priapismo recorrente (Champion et al., 2005). Outra causa potencial de aumento do relaxamento do músculo liso corporal em priapismo associado a AF são níveis elevados de adenosina peniana, que faz com que CC fique em estado vasodilatador crônico (Mi et al., 2008). **Juntos, esses dados sugerem que o priapismo isquêmico e, mais importante, o priapismo intermitente são resultados diretos do desequilíbrio de NO, resultando em sinais moleculares aberrantes, desregulação do PDE5, superprodução de adenosina e reduções na atividade de Rho-quinase, resultando em relaxamento elevado do músculo liso corporal e inibição da vasoconstricção do pênis.**

PONTOS-CHAVE: DOENÇA FALCIFORME E PRIAPISMO

- A hemoglobinopatia falciforme contabiliza pelo menos um terço de todos os casos de priapismo isquêmico.
- A mutação genética falciforme é o resultado de uma única substituição de aminoácido na subunidade β-globina de hemoglobina.
- Características clínicas são vistas nos pacientes de AF homozigótica: hemólise crônica, oclusão vascular, isquemia do tecido e lesão de órgão terminal.
- Hemólise e NO reduzido são centrais na patogênese de hipertensão pulmonar, úlceras nas pernas, priapismo e acidente vascular encefálico em pacientes de AF.
- O aumento da viscosidade do sangue é responsável por crises dolorosas, osteonecrose e síndrome torácica aguda.
- Pacientes de AF talvez apresentem priapismo intermitente na infância.
- Pacientes de AF com priapismo intermitente vão apresentar surtos repetitivos, dolorosos e intermitentes até várias horas antes da melhora.
- Priapismo intermitente em AF é resultado da desregulação molecular com o aumento das forças vasorrelaxantes do músculo liso corporal e da inibição das forças vasocontráteis no pênis.

AVALIAÇÃO E DIAGNÓSTICO DE PRIAPISMO

História

Com a intenção de iniciar o tratamento apropriado, o clínico deve determinar se as hemodinâmicas do priapismo subjacente são isquêmicas ou não-isquêmicas. **Recomenda-se tratamento urgente de priapismo isquêmico. Deve-se suspeitar de isquemia** quando o paciente tem dores progressivas no pênis associadas à duração da ereção; se tiver usado alguma medicação conhecida associada ao priapismo; tiver AF ou outra discrasia sanguínea; ou se tem uma condição neurológica conhecida, especialmente aquelas que afetam a medula espinhal. O histórico de priapismo intermitente é um dos recorrentes episódios de ereções prolongadas, geralmente ereções matinais anormais. **Priapismo

QUADRO 28-2 Elementos para Tomar o Histórico de Priapismo

Duração da ereção
Presença de dor
Episódios anteriores de priapismo e métodos de tratamento
Função erétil de linha de base
Uso de qualquer terapia erectogênica (suplementos de prescrição e/ou nutricionais)
Medicações e drogas recreativas
Doença falciforme, hemoglobinopatias, estados hipercoaguláveis
Trauma em pélvis, períneo ou pênis

não-isquêmico deve ser suspeitado** quando não há dor e a duração da ereção não é acompanhada por desconforto progressivo. Existe um histórico de lesão perineal, trauma coital, trauma contuso ao pênis ou períneo, injeção peniana, cirurgia peniana ou um procedimento diagnóstico de vasos pélvicos e penianos. O começo de PAF pós-traumático em adultos e crianças pode demorar de horas a vários dias depois da lesão inicial (Quadro 28-2).

Exame Físico

Inspeção e palpação do pênis são recomendadas para determinar a extensão e o grau de tumescência e rigidez; o envolvimento dos corpos cavernosos; a presença de dor; e a evidência de trauma ao períneo. **No priapismo isquêmico os corpos corporais estão completamente rígidos; a glande peniana e o corpo esponjoso não estão.** Embora malignidades raramente causem priapismo, o exame de abdome, testículos, períneo, reto e próstata pode ajudar na identificação de um câncer primário. Infiltração maligna no pênis causa nódulos endurecidos no interior ou substituindo o tecido corporal. As sutis diferenças nos resultados do exame do pênis podem ser perceptíveis a um urologista experiente, mas podem ser negligenciadas pelo pessoal da emergência ou na avaliação inicial (Fig. 28-3 A a F). Se o exame físico revelar que o pênis está indolor, tumescente ou parcialmente ereto, deve-se suspeitar de priapismo não-isquêmico. **No priapismo não-isquêmico o corpo será tumescente, mas não completamente rígido.** Em crianças e adultos com PAF, dependendo da localização do trauma e do tempo desde o evento traumático, pode haver hematomas residuais da lesão perineal (Tabela 28-1).

Testes Laboratoriais

A avaliação deve incluir contagem sanguínea completa, contagem leucocitária com diferenciação de células, contagem plaquetária e perfil da coagulação para avaliar anemia, descartar infecção, detectar anormalidades hematológicas e assegurar que o paciente pode tolerar com segurança intervenções cirúrgicas se o tratamento médico inicial falhar. **Em afrodescendentes, o teste de falcização e a eletroforese de hemoglobina devem ser solicitados.** Outras anormalidades hematológicas podem causar priapismo, incluindo leucemia, anormalidades plaquetárias e talassemia, as quais devem ser buscadas se a causa não for evidente. Uma contagem de reticulócitos elevados não é específica e pode estar presente tanto no priapismo causado por AF quanto por talassemia. Painéis de toxicologia de urina e soro devem ser feitos se narcóticos recreativos ou aqueles com prescrição de drogas psicoativas tiverem históricos suspeitos. **A gasometria sanguínea dos corpos cavernosos por aspiração é recomendada na avaliação de emergência de priapismo. A aspiração sanguínea dos corpos cavernosos diferencia priapismo isquêmico de não-isquêmico. A aspiração pode ser no diagnóstico ou na terapia.** Inspeção visual da cor e consistência de uma aspiração inicial peniana irá revelar sangue escuro desoxigenado com uma aparência oleosa no priapismo isquêmico. A gasometria sanguínea dos corpos cavernosos irá avaliar pH, PO_2, e PCO_2 (Tabela 28-2). US com doppler deve ser solicitado se o histórico sugerir trauma peniano ou perineal ou se a aspiração corporal revelar sangue bem oxigenado (Fig. 28-4).

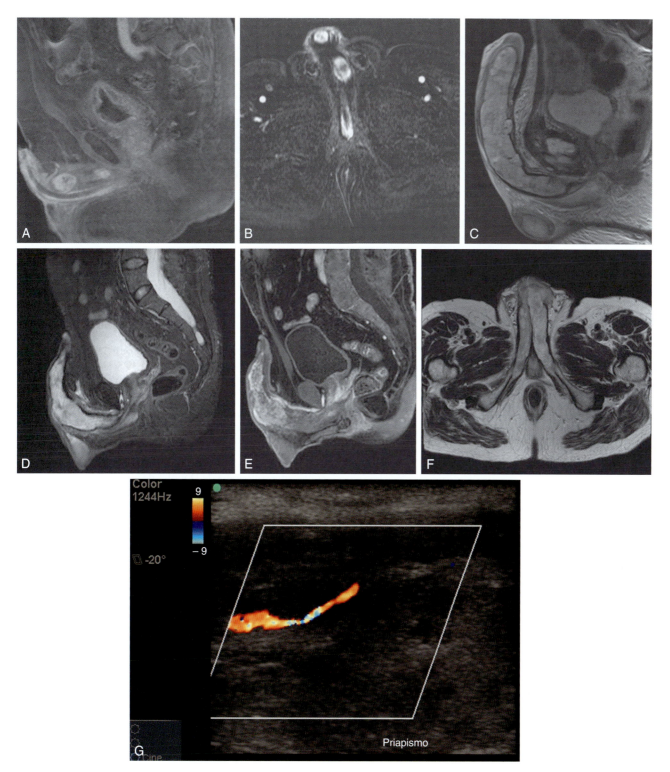

Figura 28-3. A, Ressonância magnética (RM) sagital do pênis, mostrando depósitos metastáticos do câncer da próstata no corpo cavernoso. B, RM coronal do mesmo paciente. Note os depósitos metastáticos proximais e distais de câncer na próstata. C, RM ponderada em T2 mostrando condrossarcoma substituindo o corpo cavernoso. D a F, um homem branco de 50 anos com neurofibromatose com um histórico de 6 a 12 meses de ereção parcial e deformidade peniana progressiva. A ele referiu-se um diagnóstico da doença de Peyronie. Biópsias penianas mostraram um tumor maligno da bainha do nervo periférico ou neurofibrossarcoma. RM ponderada em T2 e T1 mostrou grandes massas irregulares substituindo o corpo cavernoso. G, Imagens de Colo Doppler mostram artéria direita cavernosa irregular com fluxo intenso. (C, cortesia de David Ralph.)

TABELA 28-1 Descobertas Chave do Priapismo

DESCOBERTAS	PRIAPISMO ISQUÊMICO	PRIAPISMO NÃO ISQUÊMICO
Trauma perineal	Raramente	Geralmente
Anormalidades hematológicas	Geralmente	Raramente
Injeção intracorporal recente	Às vezes	Às vezes
Corpos cavernosos totalmente rígidos	Geralmente	Raramente
Dor peniana	Geralmente	Raramente
Gás sanguíneo anormal do pênis	Geralmente	Raramente
Influxo cavernoso (no Doppler)	Raramente	Geralmente

Modificado de Montague DK, Jarow J, Broderick GA, et al. Diretrizes Da Associação Urológica Americana no tratamento de priapismo. J Urol 2003; 170:1318-24.

TABELA 28-2 Típicos Valores de Gás Sanguíneo

FONTE	PO_2 (mmHG)	PCO_2 (mmHG)	PH
Sangue arterial normal (ar do ambiente)	> 90	< 40	7,40
Sangue venoso misturado normal (ar ambiente)	40	50	7,35
Priapismo isquêmico (primeira aspiração corporal)	< 30	> 60	< 7,25

Modificado de Montague DK, Jarow J, Broderick GA, et al. Diretrizes da Associação Urológica Americana no tratamento de priapismo. J Urol 2003;170: 1318-24.

Imagens Penianas

Recomenda-se US com doppler de pênis e períneo na avaliação do priapismo. US com doppler é um adjunto à aspiração corporal na diferenciação de priapismo isquêmico e não-isquêmico. **Pacientes com priapismo isquêmico prolongado não terão fluxo de sangue nas artérias cavernosas;** o retorno do formato de onda da artéria cavernosa acompanha a detumescência com êxito. **Pacientes com priapismo não-isquêmico têm fluxo sanguíneo com velocidades normais a altas** detectáveis nas artérias cavernosas; um esforço deve ser feito para localizar o rubor característico da cor que emana da artéria cavernosa ou arteríola interrompida (Broderick e Lue, 2002). Exame de toda a haste peniana e do períneo é recomendado; isso pode ser feito com o paciente inerte e com as pernas em formato de pernas de rã (Fig. 28-5). **Arteriografia peniana deve ser reservada para o tratamento de PAF, quando embolização é planejada;** arteriografia é muito invasiva como um procedimento diagnóstico para diferenciar priapismo isquêmico de não-isquêmico (Burnett, 2004). Chiou et al. (2009a) recomendaram que, para categorizar apresentações com precisão como não isquêmicas ou isquêmicas, a interpretação cautelosa da hemodinâmica dos corpos cavernosos e o US com doppler devem ser feitos em conjunto com a avaliação clínica. Eles descreveram oito pacientes com priapismo depois de ICI (duração ≤ 7 horas), todos mostraram presença de influxo arterial cavernoso com velocidades sistólicas de pico e velocidades diastólicas finais variadas. Eles concluíram que a maioria dos pacientes com priapismo depois de ICI (e duração < 7 horas) tem uma figura hemodinâmica de priapismo misturado arteriogênico e veno-oclusivo. Em suas séries, homens com priapismo isquêmico idiopático mais longo do que 20 horas mostraram influxos arteriais cavernosos não detectáveis.

Eles recentemente reportaram o uso de ressonância magnético (RM) no priapismo. Kirkham et al. (2008) notaram que existem **três papéis possíveis para RM** para ajudar na avaliação de priapismo; o primeiro papel seria na **imagem de uma fístula arteriolar-sinusoidal bem estabilizada.** Os autores reconhecem que a limitação da RM é a resolução; RM não pode demonstrar pequenos vasos tão claramente como uma sonografia de Doppler de alta frequência ou uma angiografia. O segundo papel seria no priapismo isquêmico para **demonstrar a presença e a extensão do trombo do tecido e do infarto do músculo liso corporal.** Ralph et al. (2009) usaram RM para avaliar 50 pacientes apresentando priapismo isquêmico refratário. Todos os

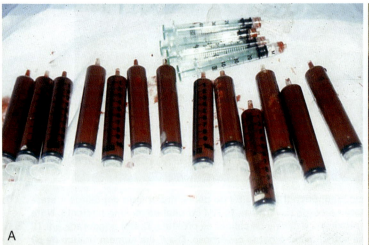
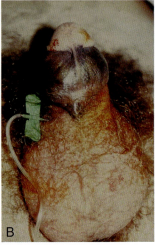

Figura 28-4. **A,** A aspiração corporal inicial em priapismo isquêmico mostrou sangue escuro e desoxigenado. Aspirações subsequentes vão mostrar sangue mais claro enquanto o corpo cavernoso é reoxigenado por afluxo. As seringas vazias são de injeções de fenilefrina sucessivas. **B,** Uma agulha borboleta para aspiração e injeção deve ser colocada na junção penoscrotal para aspiração e injeção. Tentativas iniciais no departamento de emergência em repetir aspiração e injeções de um agente alfa-adrenérgico falharam em reverter o priapismo por causa do posicionamento distal da agulha em borboleta.

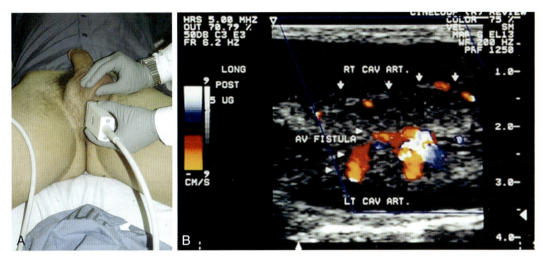

Figura 28-5. **A,** Exame dos corpos crurais é necessário ao procurar por fístula arterial sinusoidal depois de lesão pernalta. **B,** Imagem de Color Doppler da fístula arterial sinusoidal da artéria cavernosa esquerda.

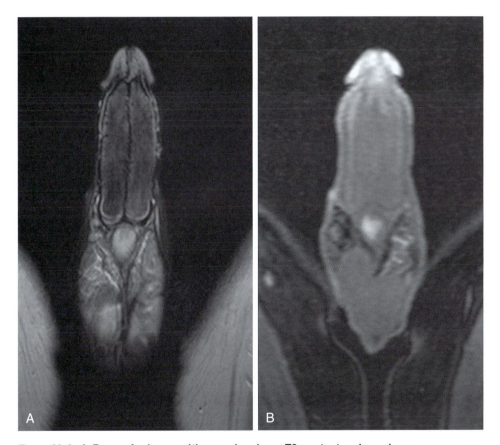

Figura 28-6. **A,** Ressonância magnética ponderada em T2 mostra trombose do corpo cavernoso. **B,** Mesmo paciente. Não há aprimoramento depois de infusão de gadolínio. Na operação, foi encontrada necrose extensiva do músculo liso e trombo. O paciente teve priapismo isquêmico não tratado durando vários dias. (Cortesia David Ralph.)

pacientes tiveram priapismo durando de 24 a 72 horas e cada um teve intervenções médicas e cirúrgicas que falharam. Os pacientes foram submetidos a RM para caracterizar a extensão da necrose do músculo liso antes da colocação de próteses penianas (Fig. 28-6). O terceiro papel para RM seria na **imagem de malignidade corporal ou metástase** com o músculo liso corporal substituído por tecido maligno ou com verdadeiro prapismo isquêmico causado por obstrução do fluxo venoso.

TRATAMENTOS MÉDICOS

Priapismo Isquêmico

Historicamente, os primeiros socorros eram aplicados pelo paciente ou recomendados por um profissional de saúde familiarizado com hemodinâmicas do priapismo; essas intervenções incluem ejaculação, pacotes de gelo, banhos frios e enemas de água fria.

PONTOS-CHAVE: IMAGENS DE PRIAPISMO

- O US com doppler em conjunto com a aspiração corporal devem ser feitos para a diferenciação de priapismo isquêmico e não-isquêmico.
- Imagens do US com doppler devem incluir avaliações da haste corporal e transperineal dos corpos crurais quando há um histórico de trauma peniano ou lesão perineal.
- O US com doppler deve sempre ser considerado na avaliação de ereções persistentes ou parciais depois de tratamentos para priapismo isquêmico.
- Arteriografia peniana é muito invasiva para um procedimento diagnóstico com intuito de diferenciar priapismo isquêmico de não-isquêmico.
- RM tem três possíveis papéis: mostrar uma fistula arteriolar-sinusoidal bem estabilizada, identificar trombo corporal e identificar metástase corporal.

Foi pensado em cada uma destas medidas para terminar a ereção induzida por vasoconstrição. Alguns registros históricos aconselham micção e exercícios. Medicamentos orais simpatomiméticos (etilefrina, pseudoefedrina, fenilpropanolamina e terbutalina) foram registrados para efetivar a reversão de ereção prolongada (< 4 horas) iniciada por terapias ICI com eficácia de 28% a 36% (Lowe e Jarow, 1993). Lowe e Jarow (1993) compararam terbutalina oral com pseudoefedrina ou placebo em 75 pacientes com ereção prolongada induzida por ICI de alprostadil; eles registraram detumescência em 38% dos casos com terbutalina, 28% com pseudoefedrina e 12% com placebo. Em um estudo monitorado, Priyadarshi (2004) pesquisou especificamente a eficácia da terbutalina oral no tratamento de ereção prolongada depois de ICI (papaverina/clorpromazina); ele administrou terbutalina 5 mg oral ou placebo a homens com ereção persistente por mais de 2,5 horas. Detumescência foi alcançada em 42% e 15% dos casos, respectivamente, tratados com terbutalina ou placebo. O tratamento de terbutalina não foi bem-sucedido em 58% dos casos; todos esses pacientes responderam a ICI de um agente alfa-adrenérgico.

Todas as práticas administrando ICI diagnóstico ou ensinando ICI devem ser preparadas para tratar priapismo. Na minha experiência, quando uma injeção vasoativa resulta em ereção prolongada com duração maior do que 1 hora e menor que 4 horas, a aspiração pode não ser necessária. Fenilefrina (200 μg) injetada com uma agulha ultrafina em uma seringa de 1 mL pode reverter a ereção. Reverter uma ereção prolongada vai poupar o paciente e a equipe da complexidade de tratar um priapismo isquêmico em pleno desenvolvimento.

Agentes orais não são recomendados no tratamento de priapismo isquêmico agudo (> 4 horas). O tratamento inicial recomendado para priapismo isquêmico é a descompressão do CC pela aspiração. A aspiração vai aliviar imediatamente a ereção e a dor. A aspiração sozinha deve aliviar o priapismo em 36% dos casos. O Painel de Diretrizes AUA (2003) aconselhou que não há dados suficientes para concluir que a aspiração seguida de irrigação salina intracorporal não é mais efetiva que a aspiração apenas (Montague et al., 2003). Subsequentemente, Ateyah et al. (2005) registraram que uma combinação de aspiração de sangue corporal e irrigação fria de salina efetivamente terminam o priapismo em 66% dos casos comparados com a aspiração sozinha (24%). **Dados para suportar a eficácia da salina fria são limitados. A aspiração deve ser repetida até não haver mais sangue escuro saindo do corpo cavernoso e sangue vermelho fresco ser obtido. Esse processo conduz a uma diminuição acentuada na pressão intracavernosa, alivia a dor e ressuscita o ambiente corporal, removendo o sangue anóxico, acidótico e hipercápnico.** Uma única agulha grossa de calibre 19 deve ser inserida na junção penoescrotal na posição 3 ou 9:00 para evitar perfuração do feixe vasculonervoso dorsal. O cirurgião deve comprimir a haste peniana entre o polegar e o primeiro dígito, embaixo da agulha de calibre 19, aspirando até que a haste amoleça. Com a agulha deixada no lugar, a haste é autorizada a encher. Compressão é reaplicada e aspiração, repetida. Esse processo deve ser repetido em série. Muitas seringas vazias e pequenas devem estar disponíveis (seringas de 3 mL a 12 mL).

Aspiração corporal, se não for bem-sucedida, deve ser seguida de injeção alfa-adrenérgica ou irrigação. A aspiração seguida por ICI de medicações simpatomiméticas foi recomendada pelo Painel de Diretrizes AUA em 2003 (Montague et al., 2003; Broderick et al., 2010). Medicamentos simpatomiméticos (fenilefrina, etilefrina, efedrina, epinefrina, norepinefrina, metaraminol) causam contração do músculo liso cavernoso. No laboratório, preparações comuns do músculo liso cavernoso de humanos, coelhos e roedores mostram contrações dependentes de concentração na exposição à fenilofrina, se o ambiente corporal estiver bem oxigenado e com pH normal (Broderick et al., 1994). Em pacientes, as mudanças dependentes do tempo no ambiente corporal começam dentro de 6 horas de ereção persistente (Broderick e Harkaway, 1994). Modelos animais de priapismo isquêmico têm demonstrado enfraquecimento da contração do músculo liso com acidose, hipóxia e glucopenia progressivas (Broderick, 1994; Saenz de Tejada et al., 1997; Munnarriz et al., 2006; Muneer et al., 2008). Amostras de corpo cavernoso de pacientes com priapismo prolongado não mostram contrações a doses altas de fenilefrina *in vitro*.

Fenilefrina é um agonista de receptor alfa-adrenérgico-1 relativamente seletivo com mínimos efeitos cardíacos inotrópicos e cronotrópicos betamediados; é o agente de escolha de acordo com a recomendação da AUA (2003), da International Consultation on Sexual Medicine (2010) e da European Association of Urology em priapismo (2014) (Montague et al., 2003; Broderick et al., 2010; Salonia et al., 2014). Não há tentativas comparativas de simpatomiméticos no tratamento de priapismo, nem há estudos de dosagem tolerante para registrar. Em termos de fisiologia corporal, agonista alfa-adrenérgico é vasoconstritor da artéria e arteríola cavernosa. Administração intracavernosa de agente alfa-adrenérgico deve contrair os músculos lisos cavernosos, permitindo que o sangue sinusoidal saia pelas veias subtunicais. Por outro lado, um agonista beta-adrenérgico, o qual relaxaria o músculo liso cavernoso e dilataria a artéria e as arteríolas cavernosas, poderia promover sangue arteriolar oxigenado para entrar nos espaços cavernosos e lavar o sangue desoxigenado. Metaraminol é um agente alfa-adrenérgico puro; etilefrina, felilefrina e epinefrina são misturados a agonistas alfa e beta-adrenérgicos. Terbutalina é um beta-agonista puro. Registros de casos com esses agentes mostraram eficácia variando de 43% a 81%. Em adição ao agente reversivo específico, existe uma clara eficácia dependente de tempo para reversão farmacológica do priapismo. Para tratamento farmacológico agudo de priapismo isquêmico, a administração intracavernosa de soluções diluídas de fenilefrina ou epinefrina é mais comumente descrita nos Estados Unidos. Na Europa, a etilefrina é mais comum. Etilefrina é uma fenilefrina relacionada com agonistas alfa e beta-adrenérgicos. Está disponível em fórmulas orais e parenterais internacionalmente (efortil, etilandrianol, etilfenilefrina, fetanol, etil noradrianol). Atualmente, pseudoefedrina, fenilpropanolamina e efedrina são os agentes adrenérgicos ativos orais disponíveis nos Estados Unidos. Pseudoefedrina (Sudafed) é regulado sob o Combat Methamphetamine Epidemic Act de 2005, o qual baniu vendas de prateleira de remédios frios contendo pseudoefedrina. Está disponível "atrás do balcão" sem uma prescrição. Nem Sudafed (pseudoefedrina) nem Sudafed PE (fenilefrina) foram avaliados como agentes orais para reversão ou prevenção de priapismo nos Estados Unidos. Fenilefrina é tipicamente diluído em salina normal em uma concentração de 100 a 200 μg/mL; é administrado intracavernosamente em uma injeção de 1 mL a cada 3 a 5 minutos. Administração deve ser intermitente durante uma hora. **Na minha experiência, fenilefrina pode ser utilizada na concentração de 200 μg/ml diluída em solução salina e administrada intermitentemente de 0,5 a 1,0 mL a cada 5 a 10 minutos numa dosagem máxima de 1 mg. Isso irá permitir até 10 injeções separadas de 0,5 mL (100 μg cada) ou 5 injeções separadas de 1 mL (200 μg cada). O pênis é aspirado entre injeções sucessivas, garroteando a haste na junção penoescrotal, embaixo do local da inserção da agulha. A aspiração deve continuar até a haste distal estar vazia e colapsar. Isso irá remover o sangue ácido desoxigenado. Então a fenilefrina é injetada. Gradualmente a compressão na junção penoescrotal é desprendida, permitindo que o eixo seja reabastecido com sangue.** Pacientes idosos e com doenças cardiovasculares preexistentes devem ser levados em consideração antes da administração de medicamentos simpatomiméticos intracavernosos. **Monitorização seriada de pressão sanguínea e pulsação deve ser feita durante e imediatamente depois da injeção intracavernosa de medicamentos simpatomiméticos. Potenciais efeitos colaterais de medicamentos simpatomiméticos intracavernosos incluem dor de cabeça, tontura, hipertensão, bradicardia reflexa, taquicardia e ritmos cardíacos irregulares.** Davila et al. (2008) relataram hemorragia subaracnoide em um paciente com priapismo isquêmico na doença falciforme. O paciente era um homem afrodescendente de 24 anos de idade que se queixou de dor de cabeça repentina e severa imediatamente após a administração intracorporal de fenilefrina 500 μg/mL repetida a cada três minutos para um total de 4 mL (2000 μg = 2 mg). Em 2005, a Patient Safety Authority da Pensilvânia publicou um consultivo, *Let's Stop This "Epi"demic! Preventing Errors with Epinephrine* (Vamos Parar Esta "Epi"demia! Evitando Erros Com A Epinefria). O estudo descreve um caso de um menino de 16 anos de idade que recebeu 4 mL de solução de epinefrina 1:1000 não diluída intracavernosamente para tratar um priapismo. O médico achou que a proporção 1:1.000 no rótulo de 1 mg/mL de epinefrina significava que a solução foi pré-diluída com 1000 mL de fluido (Pennsylvania Patient Safety Authority, 2006). **Seja qual for o agente simpatomimético intracavernoso escolhido para o controle do priapismo isquêmico, os urologistas são bem aconselhados a consultar suas farmácias e desenvolver protocolos de mistura e dosagem claros para uma administração segura** (Fig. 28-7).

Doença falciforme e malignidades hematológicas são causas raras de priapismo isquêmico, mas importantes. Classicamente, o tratamento de priapismo isquêmico induzido pela doença falciforme envolvia analgésicos, hidratação, oxigênio, bicarbonato e exsanguineotransfusão. Infelizmente, complicações neurológicas agudas podem acompanhar exsanguineotransfusões. Os dermatologistas começaram a questionar a ênfase em hidratação intravenosa, bicarbonato de sódio para a alcalinização e em exsanguineotransfusão como terapia de primeira linha para priapismo associado à doença falciforme (Kato, 2012).

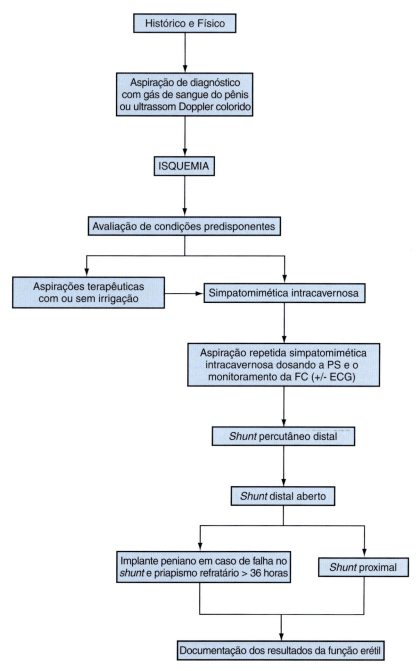

Figura 28-7. Algoritmo para tratamento do priapismo isquêmico. PS, pressão sanguínea; ECG, eletrocardiograma; FC, frequência cardíaca.

A hidroxicarmabida (hidroxiureia) é um agente hematológico usado no controle de crises vaso-oclusivas em pacientes com anemia falciforme (Saad et al., 2004; Morrison e Burnett, 2012). Os mecanismos de ação propostos são aumento na produção de hemoglobina F; redução de leucócitos, plaquetas e reticulócitos; e promoção da liberação de óxido nítrico. **Nos melhores interesses do paciente, o urologista deve buscar a consulta hematológica ao lidar com garotos e homens portadores de priapismo na doença falciforme, mas ao mesmo tempo manter-se ciente de que a terapia hematológica sozinha não é um controle eficaz de priapismo na doença falciforme** (Rogers, 2005). Um estudo de 2006 sugeriu que transfusão de sangue pode não ter um papel eficaz no tratamento de priapismo induzido na doença falciforme (Merritt et al., 2006). **Estudos de centros de hematologia sugerem altas taxas de sucesso com o uso de aspiração peniana, injeção e irrigação com simpatomimética intracavernosa para priapismo na doença falciforme** (Mantadakis et al., 2000). Mantadakis et al. (2010) conduziram um estudo prospectivo ao lidar com crianças portadoras de doença falciforme com ereção prolongada, com idades entre 3 e 18 anos (nenhum grupo com placebo). Para ereções que duravam mais de 4 e menos de 12 horas, as intervenções do departamento de emergência foram anestesia local, aspiração cavernosa e irrigação com 10 mL de uma solução de epinefrina 1:1.000.000. Se a detumescência durasse 30 minutos, os pacientes eram liberados para voltar para casa. Eles descreveram 15 pacientes recebendo 39 intervenções, das quais 37 foram bem-sucedidas; 67% exigiram somente um tratamento de aspiração e irrigação. **No tratamento de pacientes pediátricos falcêmicos com priapismo recorrente, vários níveis de intervenção em escala são necessários, com educação dos pais e do pessoal do departamento de emergência sendo o primeiro nível.** Gbadoe et al. (2001) descreveram o tratamento de 11 pacientes falcêmicos (com idades entre 30 meses e 15 anos) com priapismo isquêmico agudo ou priapismo recorrente. Em sua série de casos, se o paciente tivesse priapismo durante menos de seis horas, aspiração e injeção de 5 mg de etilefrina eram dadas no departamento de emergência; para priapismo recorrente, pacientes recebiam 0,5 mg/kg de etilefrina oral todas as noites durante um mês ou 0,25 mg/kg duas vezes diariamente. Pacientes (pais) também administraram injeções em casa para reverter ereção dolorosa com duração superior a uma hora. Os autores não relataram nenhuma hipertensão significativa e apenas um caso de "agitação" é atribuído à administração diária.

Priapismo Intermitente

Vários fatores precisam ser considerados no tratamento do priapismo intermitente. **Embora uma ocorrência possa durar menos de quatro horas, frequência crescente ou duração de ocorrências de recorrência podem apresentar um maior priapismo isquêmico.** Múltiplas visitas frequentes ao departamento de emergência para curar o priapismo são pertubadoras para a vida do paciente e inoportunas. Se os ataques de priapismo acompanharem a atividade sexual, os pacientes podem tornar-se sexualmente esquivos (Adeyoju et al., 2002; Chow e Payne, 2008). A segurança e a eficácia de vários tratamentos são insuficientemente descritas na literatura. Os efeitos colaterais dos medicamentos recomendados devem ser entendidos pelo paciente. Pacientes em terapia médica crônica para diminuir a frequência de ocorrências de recorrência podem significativamente beneficiar-se da aplicação de uma única injeção simpatomimética intracorporal em casa como parte de um algoritmo de tratamento pessoal (Virag et al., 1996; Teloken et al., 2005). Múltiplas opções de tratamento têm sido descritas: agonistas alfa-adrenérgicos orais e injetáveis, terbutalina, digoxina, agente anti-afoiçamento hidroxicarbamida (hidroxiureia), estrogênios, análogos do hormônio liberador de gonadotrofina (GnRH), anti-androgênios, baclofeno, gabapentina e, recentemente, inibidores de PDE5 (Chow e Payne, 2008).

A etilefrina está disponível como tratamento oral ou injetável em alguns países europeus. A dose oral máxima é 100 mg em 24 horas (Okpala et al., 2002). Okpala et al. (2002) acompanharam 18 adultos, (17 pacientes com doença falciforme e um com traço falciforme), todos com histórico priapismo recorrente. Os pacientes receberam efiletrina oral em doses escaladas de 25 mg na hora de dormir para um máximo de 100 mg cada dia. As ocorrências de recorrência foram reduzidas em frequência e duração de 72%. Um pequeno grupo de seis crianças falcêmicas foi acompanhado com tratamento duas vezes por dia com 0,25 mg/Kg de etilefrina (Gbadoe et al., 2002). **A experiência de múltiplos investigadores usando alfa-adrenérgicos orais no tratamento do priapismo isquêmico recorrente na doença falciforme sugere que o tratamento diário limitado deve ser considerado ao lidar com a recorrência do priapismo; a terapia de medicamento é tipicamente iniciada na hora de dormir. O tratamento com alfa-adrenérgico oral é uma estratégia preventiva para o priapismo recorrente.**

Terapias Hormonais

A primeira ação da terapia hormonal sistêmica no priapismo recorrente é a supressão dos efeitos androgênicos na ereção peniana. Tentativas de tratar o priapismo recorrente com hormônios têm explorado reguladores conhecidos da função sexual masculina ao ter como alvo a glândula pituitária (agonistas GnRH), suprimir a função pituitária através da inibição da reação (dietilestilbestrol [DES]), bloquear os receptores andrógenos (anti-andrôgenos) e reduzir as sínteses testicular e suprarrenal (cetoconazol). O objetivo comum da terapia hormonal na prevenção do priapismo recorrente é reduzir a testosterona no soro até níveis de hipogonadismo ou bloquear os efeitos da testosterona no pênis. No único estudo randomizado controlado por placebo, um estrogênio sintético, DES, causou o fim das ocorrências de recorrência em todos os pacientes que receberam tratamento (Chinegwundoh e Anie, 2004). Entretanto, em mais de 50% dos pacientes (cinco de nove) houve recorrência de priapismo depois da interrupção do tratamento.

> **PONTOS-CHAVE: TRATAMENTO MÉDICO DO PRIAPISMO ISQUÊMICO**
>
> - Terapia oral não é recomendada para o tratamento de priapismo isquêmico agudo.
> - O tratamento inicial de priapismo isquêmico é a descompressão por aspiração.
> - A aspiração deve ser repetida até que o sangue oxigenado esteja reabastecendo os corpos.
> - A aspiração deve ser seguida pela injeção intracavernosa (ou irrigação) de um medicamento alfa-adrenérgico diluído.
> - A disponibilidade mundial de agentes adrenérgicos varia; reversão eficaz de priapismo foi documentada com injeções diluídas de efedrina, epinefrina, etilefrina, metaraminol ou fenilefrina. A fenilefrina é o agente de escolha recomendado pelas orientações da AUA, International Consultation on Sexual Medicine e European Association of Urology.
> - Os médicos são aconselhados a consultar suas farmácias e desenvolver protocolos de mistura e dosagem claros para uma gestão segura de soluções adrenérgicas.
> - A fenilefrina é um medicamento simpatomimético com ações seletivas de alfa$_1$-adrenérgico; ela tem efeitos cardíacos β-inotrópicos e cronotrópicos mediados.
> - A fenilefrina deve ser concentrada em 200 μg/mL em salina normal e administrada intracavernosamente em 0,5 mL até 1 mL. Concentrações mais baixas devem ser usadas em crianças e adultos com doença cardiovascular. Administração e aspiração podem precisar ser repetidas. Nenhuma recomendação pode ser feita sobre dosagem segura máxima. Derrame hipertensivo foi relatado como complicação de administração cumulativa de 2 mg.
> - Os médicos devem monitorar os pacientes por queixas subjetivas e achados objetivos consistentes com efeitos indesejáveis conhecidos: dor de cabeça, desconforto no peito, hipertensão aguda, bradicardia reflexa, taquicardia, palpitações e arritmia cardíaca. Os pacientes e seus pais devem ser informados sobre essas potenciais complicações.
> - Monitoramento da pressão sanguínea é recomendado com administração simpatomimética repetida. Em pacientes com riscos cardiovasculares significativos, monitoramento por eletrocardiograma é recomendado.
> - O priapismo isquêmico associado à doença falciforme exige tratamento intracavernoso. Um hematologista pode providenciar terapias sistêmicas simultâneas (oxigênio, hidratação, transfusão), mas as melhores taxas de resolução são alcançadas com terapias direcionadas ao pênis.

Resultados similares foram descritos por outros autores em estudos de caso (Gbadoe et al., 2002; Shamloule e el Nashaar, 2005). Terapia de estrogênio a longo prazo não é recomendada por causa dos potenciais efeitos colaterais cardiovasculares. Análogos de GnRH, acetato de goserelina e acetato de leuprolida foram descritos em estudos de caso (Levine e Guss, 1993; Shamloul e Nashaar, 2005). Terapia crônica com análogos do GnRH em combinação com injeção peniana de alfa-adrenérgicos como necessária tem sido relatada no tratamento do priapismo isquêmico recorrente (Steinberg e Eyre, 1995). A descontinuação de análogos do GnRH tipicamente leva ao reaparecimento da recorrência. **Antiandrógenos** incluindo flutamida, bicalutamida e clormadinona são usados para interromper o priapismo recorrente e seu uso tem sido detalhado em estudos de caso. Anti-andrógenos podem ter mais benefícios para os pacientes do que os análogos do GnRH porque são oralmente administrados e também porque alguns pacientes continuam a ter ereções sexualmente estimuladas (Costabile, 1998; Dahm et al., 2002; Yamashita et al., 2004). Abern e Levine (2009) recorreram ao controle noturno do agente antifúngico **cetoconazol oral e prednisona** para suprimir ereções noturnas como estratégia preventiva para priapismo isquêmico recorrente em oito pacientes em fase de acompanhamento durante um ano e meio. O protocolo exigia titulação de doses, monitoramento de ereções noturnas e de níveis séricos de testosterona; baixos níveis de testosterona caíram de um patamar de 475 ng/dL para 275 ng/dL. A queda nos níveis de testosterona parecia suceder a eficácia na prevenção de ocorrências significativas de priapismo. O cetoconazol inibe a esteroidogênese nos tecidos adrenal e gonadal; tem uma média de vida de oito horas. O cetoconazol inibe a produção de cortisol, necessitando de concomitante administração de prednisona. No protocolo de Abern e Levine, homens com priapismo isquêmico recorrente foram tratados com 200 mg de cetoconazol dados oralmente (PO) a cada oito horas e 5 mg de prednisona na hora de dormir durante duas semanas, seguido de cetoconazol todas as noites sem suplementação de prednisona. Rachid-Filho et al. (2009) descreveram a eficácia de **inibidores de 5-alfa-reductase** oral (finasterida) no tratamento do priapismo recorrente na doença falciforme. Eles administraram finasterida para 35 pacientes por mais de 120 dias em doses que diminuíam mensalmente de 5 mg/dia para 3 mg/dia e então 1 mg/dia no último mês. Isso não foi um ensaio clínico controlado, mas uma observação cuidadosa de ocorrências de recorrência foi feita. Eles descobriram no início do tratamento que o baixo número de ocorrências de priapismo recorrente por paciente foi 22,7 e no final de quatro meses o baixo número de ocorrências por paciente foi 2,1. Os efeitos otimizados foram descobertos em doses diárias de 5 e 3 mg. Seis dos 35 pacientes nesse estudo desenvolveram ginecomastia indolor. A finasterida é um inibidor de 5-alfa-reductase aprovado nos Estados Unidos para controle de hiperplasia prostática benigna (5 mg de Proscar®) e alopecia de padrão masculino (1 mg de Propecia®); finasterida e dutasterida são inibidores de 5-alfa-reductase tipo 2. Essa categoria de drogas reduz a conversão de testosterona para di-hidrotestosterona, que se acredita ser muitas vezes mais potente no nível celular. Paradoxalmente, quando medidos durante testes clínicos, os níveis séricos de testosterona aumentam em controles saudáveis e os pacientes administravam a finasterida e a dutasterida. Nenhuma medicação é aprovada para uso em pacientes com priapismo recorrente isquêmico.

Baclofeno

Estudos em ratos e humanos sugerem que o baclofeno inibe a ereção peniana e a ejaculação, através da atividade receptora do ácido γ-aminobutírico (GABA, em inglês). Nos ratos, a estimulação de receptores de $GABA_B$ na medula espinhal lombossacral inibe a ereção (Bitran et al., 1988; Paredes e Agmo, 1995; Vaidyanathan et al., 2004). Denys et al. (1998) relataram sobre nove homens com esclerose múltipla ou lesões na medula espinhal que foram tratados durante 44 meses com baclofeno intratecal para espasticidade muscular; oito deles se queixaram de redução na função erétil, que anulou a cestação de baclofeno. Rourke et al. (2002) primeiro relataram sobre o uso oral de 40 mg de baclofeno todas as noites no tratamento de priapismo recorrente em pacientes com lesões neurológicas. D'Aleo et al. (2009) foram os primeiros a informar sobre o uso de bomba intratecal para administrar 180 μg de baclofeno diariamente para o tratamento de espasmo muscular esquelético e priapismo recorrente em um paciente com lesão na medula espinhal; o paciente estava refratário ao tratamento com administração oral de 75 mg/dia, mas respondeu a uma dose de teste de 25 μg intratecal. A literatura neurológica geralmente falha em categorizar essas ocorrências de ereção como isquêmicas ou não-isquêmicas. Os fatos geradores podem ser estimulação tátil não sexual causando ereções reflexogênicas repetidas. Uma melhor caracterização dessas ereções indesejadas em homens com lesões no neurônio motor superior é necessária para avaliar a hemodinâmica, ocorrências de incitação, duração e impacto na função erétil. Existem estudos da FDA (Food and Drug Administration, em inglês) de que homens com bombas de infusão de baclofeno experimentam uma síndrome de abstinência quando essas bombas falham. A síndrome de abstinência é caracterizada por retorno da espasticidade, agitação, insônia e priapismo. Sintomas avançados assemelham-se a disreflexia autonômica e podem incluir rabdomiólise. A síndrome responde a dosagem oral de baclofeno até que a terapia intratecal possa ser retomada. Em pacientes não-neurogênicos, a administração diária de baclofeno é associada a sonolência, náuseas, queixas de fadiga e disfunção erétil. Ereções reflexogênicas recorrentes são claramente uma condição indesejada associada à espasticidade muscular em homens com lesões da medula espinhal e doença neurológica, mas que continuam a se manifestar se a duração e a hemodinâmica dessas ocorrências são similares a priapismo isquêmico recorrente típico na doença falciforme.

Inibidores de Fosfodiesterase Tipo 5 no Tratamento do Priapismo Recorrente: Uma Estratégia de Tratamento Contra-intuitivo

Bialecki e Bridges (2002) relataram que a sildenafila teve um efeito paradoxal ao controlar o priapismo recorrente em três pacientes com doença falciforme. Embora essa proposta pareça imediatamente ilógica com base no pressuposto de que os inibidores de PDE5 exercem efeitos erectogênicos, existe base científica para usar esses agentes para tratar o priapismo.

Em uma pequena série de casos, Burnett *et al.* mostraram que sildenafila diariamente ou terapia de tadalafila reduzem ocorrências de priapismo isquêmico em homens com priapismo recorrente (Burnett *et al.*, 2006a). Quando usada em regimes de longo prazo não associados a condições estimuladoras de ereção, terapia de inibidor de PDE5 alivia ocorrências de priapismo recorrente em homens com priapismo associado à doença falciforme sem afetar a capacidade erétil normal (Burnett et al., 2006b; Bivalacqua et al., 2009a). Há uma teoria segundo a qual surtos de cGMP não são verificados por causa de níveis desregulados de PDE5; isso resulta em estímulos como ereção noturna, que causa relaxamento corporal da musculatura lisa não verificado. Em séries iniciais, o inibidor de PDE5 de curta atuação citrato de sildenafila foi dado em dose oral diária de 25 mg, com aumento para 50 mg diariamente. Subsequentemente, esses investigadores relataram sobre a tadalafila em dose de 5 ou 10 mg tomada oralmente três vezes por semana. Ensaios clínicos multicêntricos, randomizados, duplos-cegos e controlados com placebo estão em andamento. Inibidores de PDE5 devem ser criados sob condições de flacidez peniana completa, não durante uma ocorrência de recorrência. A eficácia é notada depois de uma ou mais semanas de administração.

TRATAMENTO CIRÚRGICO DO PRIAPISMO ISQUÊMICO

O tratamento cirúrgico de priapismo isquêmico é indicado depois de aspirações penianas e injeções de simpatomiméticos falharem ou se alguma tentativa resultar em um efeito colateral cardiovascular significativo. Atualmente há uma escassez de dados no que diz respeito ao momento de intervenção cirúrgica seguida de início do tratamento médico, embora o International Consultation on Sexual Medicine em Paris, em 2004, tenha recomendado aspiração corporal e agonistas alfa-adrenérgicos por pelo menos uma hora antes de considerar um *shunt* (Pryor et al., 2004). **Intervenção cirúrgica antecipada pode ser preferível em pacientes com hipertensão maligna ou mal controlada ou para homens que estão usando medicamentos inibidores da monoamina-oxidase, contraindicando terapias alfa-adrenérgicas.** Uma discussão compreensiva e uma documentação que inclui padrão de função erétil, duração do priapismo, riscos e benefícios da cirurgia e disfunção erétil devem ser realizadas com o paciente ou responsável e um termo de consentimento informado deve ser assinado pelo paciente ou responsável.

PONTOS-CHAVE: TRATAMENTO MÉDICO DO PRIAPISMO ISQUÊMICO

- Os objetivos do tratamento de um paciente com priapismo recorrente incluem prevenção de ocorrências futuras, preservação da função erétil e equilíbrio entre os riscos e os benefícios de várias opções de tratamento.
- Um experimento de terapia alfa-adrenérgica oral diária pode ser usado no tratamento de pacientes (adultos e crianças) com priapismo recorrente associado às hemoglobinopatias. A eficácia deve ser monitorada através de frequência e duração de ocorrências de recorrências, pressão sanguínea e capacidade erétil normal.
- Um experimento de inibidor de PDE5 oral diário pode ser usado no tratamento de pacientes (adultos e crianças) com priapismo recorrente associado às hemoglobinopatias. O tratamento deve ser iniciado sob condições de completa flacidez peniana. A eficácia deve ser monitorada através de frequência e severidade das ocorrências de recorrência, assim como dos efeitos colaterais do inibidor de PDE5 e da capacidade erétil normal.
- Um experimento de agonistas GnRH ou antiandrogênios pode ser usado no tratamento de pacientes adultos com priapismo recorrente. Agentes hormonais não devem ser usados em pacientes que não alcançaram a maturação sexual completa e a estatura adulta. GnRH crônica ou administração de antiandrogênio em homens podem afetar a libido ou fertilidade, causar ginecomastia, causar alterações do humor, promover osteoporose, aumentar os riscos de doença cardiovascular e piorar a função sexual.
- Quando administrada em casa para ereções matinais prolongadas, uma injeção de agente alfa-adrenérgico intracavernoso pode evitar uma ocorrência de priapismo isquêmico recorrente. Ingestão intracavernosa de fenilefrina (pelo paciente adulto ou pai/mãe) deve ser considerada um complemento às terapias sistêmicas diárias em pacientes com priapismo recorrente.

Shunt

Geralmente aceita-se que, quanto mais tempo dura uma ocorrência de priapismo isquêmico, maior é a probabilidade de função erétil comprometida no futuro. Os primeiros estudos concluíram que priapismo com mais de 24 horas de duração estava associado a uma taxa de disfunção erétil de 90% (Pryor e Hehir, 1982). Kulmala et al. (1996) relataram preservação da função erétil em 92% entre pacientes com priapismo isquêmico revertido em menos de 24 horas, mas somente 22% de preservação da função erétil entre homens com priapismo isquêmico de mais de sete dias de duração. São poucas as recomendações baseadas em resultados da função erétil bem documentados. Um estudo recente traz resultados documentados da função erétil com base em padrões contemporâneos (Índice Internacional de Função Erétil [IIEF, em inglês]). Bennett e Mulhall (2008) cuidadosamente documentaram 39 pacientes com priapismo na doença falciforme que apareceram em seu departamento de emergência durante mais de oito anos; os homens foram rotineiramente entrevistados em relação à condição de sua função erétil durante quatro dias de priapismo e intervenções. Dos 39 homens afrodescendentes em acompanhamento, 73% perceberam ocorrências prévias de intermitência; 85% foram previamente diagnosticados com doença falciforme; mas somente 5% foram aconselhados a ir a clínicas ou estavam cientes de que o priapismo era uma complicação da doença falciforme. Um protocolo padrão de aspiração e injeção de fenilefrina foi cumprido; shunt por falha no tratamento médico foi realizado em 28%. Nos pacientes em que o priapismo foi revertido, ereções espontâneas (com ou sem uso de sildenafila) foram relatadas em 100% dos homens quando o priapismo foi revertido por 12 horas; 78% quando revertido de 12 a 24 horas; e 44% quando revertido de 24 a 36 horas. Nesse conjunto contemporâneo de pacientes de doença falciforme, nenhum homem relatou retorno de ereções espontâneas depois de priapismo com 36 ou mais horas de duração. O Standards Committee da International Society for Sexual Medicine (opinião de especialista) declarou que um shunt deve ser considerado em ocorrências de priapismo isquêmico que durarem 72 horas ou menos. Consideração deve ser dada à possibilidade de renunciar a um shunt em ocorrências mais longas de priapismo, em particular quando a trombose cavernosa é evidente e o sangue não pode ser aspirado das substâncias corporais (Pryor et al., 2004; Mulhall, 2006).

O objetivo da cirurgia de shunt é a reoxigenação do músculo liso cavernoso. O princípio comum dos procedimentos de shunt é reestabelecer o afluxo corporal através do alívio da obstrução do fluxo venoso; isso exige a criação de uma fístula entre os corpos cavernosos e a glande, os corpos cavernosos e o corpo esponjoso ou os corpos cavernosos e as veias dorsais ou safenas. Os procedimentos de shunt são subdivididos com base na localização anatômica do pênis (Lue e Pescatori, 2006) (Fig. 28-8).

- Shunts distais percutâneos - Ebbehoj (1974), Winter (1976) ou shunt em forma de T (Brant et al., 2009)
- Shunt distal aberto – Al-Ghorab (Hanafy et al., 1976; Borrelli et al., 1983) ou Snake maneuver (Burnett e Pierorazio, 2009)
- Combinação entre shunt em forma de T e Snake maneuver – Zacharakis et al. (2014b)
- Shunt proximal aberto – Quackles (1964) ou Sacher et al. (1972)
- Veia safena – Grayhack et al. (1964)
- Shunt na veia dorsal profunda - Barry (1976)

Um shunt distal cavernoglandular deve ser a primeira escolha entre procedimentos de shunt porque é tecnicamente mais fácil de fazer do que o shunt proximal. O shunt distal percutâneo é menos invasivo do que o shunt distal aberto e pode ser feito com anestésico local no departamento de emergência. O shunt distal mais recentemente descrito (Brant et al., 2009) cria um shunt em forma de T entre os corpos cavernosos e a glande. Brant et al. (2009) descrevem 13 homens com durações do priapismo mais longas do que 24 horas (em 6 de 13, outros procedimentos de shunts distais ou proximais falharam). Todos os shunts em forma de T foram feitos depois do bloqueio anestésico peniano; em 12 dos 13 pacientes o priapismo foi revertido por intervenção inicial. No shunt em forma de T uma lâmina de número 10 é verticalmente colocada através da glande a 4 mm de distância do meato; a lâmina perfura a glande totalmente até os corpos cavernosos, rotacionada a 90 graus de distância da uretra e removida (Fig. 28-9). Sangue oxigenado é ordenhado da ferida. Depois, a glande é suturada com sutura absorvível. Os autores recomendaram liberar o paciente para retornar à sua casa se o pênis permanecer flácido por 15 minutos (Brant et al., 2009). Se a ereção retornar ou persistir, um segundo shunt em forma de T é recomendado no lado oposto ao meato. Quando o priapismo isquêmico estiver presente por mais de 36 horas, a colocação imediata de shunts em forma de T bilaterais é recomendada, com passagem de dilatadores 20-Fr dentro do trato da fístula e dos corpos cavernosos até a crura. Essa técnica é mais traumática e exigirá anestesia geral. Burnett e Pierorazio (2009) descrevem uma técnica similar para curar o priapismo isquêmico refratário a intervenções de primeira linha. Seu procedimento, conhecido como Snake maneuver, é uma modificação do shunt glandular corporal de Al-Ghorab (Figs. 28-8B e 28-10). Com o paciente sob anestesia geral, uma incisão transversal de 2 cm é feita na glande; as pontas distais nos corpos cavernosos rígidos são incisadas e apertadas com suturas de apoio 2-0 ou braçadeiras de Kocher. Sangue oxigenado é ordenhado dos corpos cavernosos, mas, em vez de excisar uma fatia de túnica e constituir a base dos músculos dos corpos cavernosos, um dilatador de Hegar 7/8 é colocado inteiramente em cada uma das janelas da túnica a vários centímetros de proximidade para liberar sangue e trombo. O pênis fica flácido através de compressão e soltura manuais; a pele da glande é, então, aproximada com suturas crômicas 4-0; um cateter uretral é colocado e um curativo de compressão é levemente aplicado nos órgãos genitais.

Segal et al. (2013) retrospectivamente revisaram a experiência com Snake maneuver no Hospital Johns Hopkins. Dez pacientes com priapismo isquêmico com duração média de 75 horas (alcance de 24 para 288 horas) refratário à intervenção médica e shunt distal simples (Winter ou Ebbehoj) foram tratados cirurgicamente com essa técnica; em oito o priapismo foi curado e eles não tiveram nenhuma recorrência pós-operatória nos seis meses que se seguiram. Em dois pacientes o priapismo não deu resposta; eles foram tratados por inserção de implante peniano inflável no momento da intervenção. As taxas de complicações foram significativas (20%); as complicações incluíram infecção da ferida, necrose da pele peniana e fístula uretrocutânea. Os autores documentaram resultados da saúde sexual nos pacientes tratados de priapismo refratário com duração entre 24 e 288 horas; todos tiveram queixas significativas de disfunção erétil em seis meses, com dois de oito recebendo implantes penianos subsequentes (Segal et al., 2013). Zacharakis et al. (2014b) descreveram a eficácia e os resultados da combinação entre shunt em forma de T (Brant et al., 2009) e Snake maneuver em 45 pacientes. Todos foram refratários à reversão

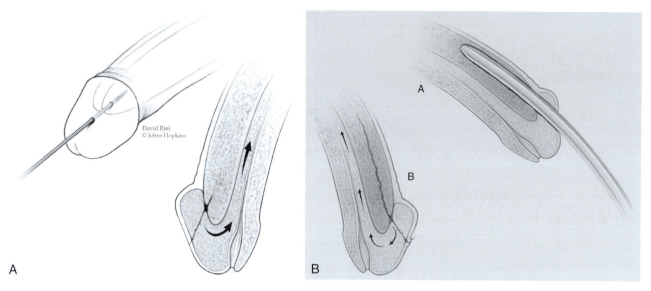

Figura 28-8. **A**, *Shunt* de Winter. Um procedimento de *shunt* distal cavernoglandular é representado pela fixação transglandular de uma agulha de grande calibre ou angiocateter na glande distal e no corpo cavernoso. **B**, A manobra *Snake maneuver* é uma modificação do *shunt* de Al-Ghorab. Após a excisão de 5 mm do núcleo circular de túnica albugínea distal, um dilatador de Hegar 7/8 é inserido abaixo de cada órgão corporal através da janela da túnica. (A, © Instituto Urológico de Brady; B, de Burnett AL, Pierorazio PM. Manobra Snake maneuver: *shunt* glandular corporal de modificação cirúrgica para priapismo isquêmico J Sex Med 2009;6:1171–76.)

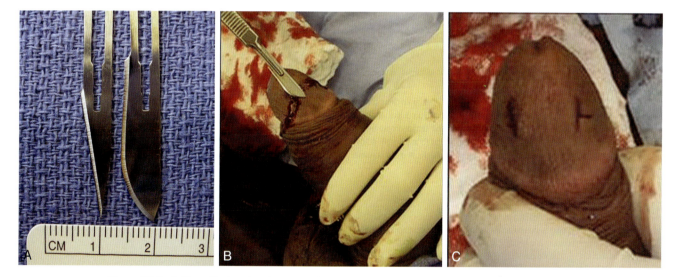

Figura 28-9. **A**, Uma lâmina de número 11 é usada para um *shunt* cavernoglandular percutâneo de Ebbehoj e uma lâmina de número 10 é usada para um *shunt* em forma de T. **B** e **C**, Observe as diferenças entre os *shunts* de Ebbehoj e em forma de T. Na técnica de Ebbehoj, a lâmina de número 11 deixa uma incisão reta dentro da glande e do corpo cavernoso. Na criação de um *shunt* em forma de T, a lâmina de número 10 é rotacionada em 90 graus após a inserção e retirada. Em ambas as técnicas percutâneas, sangue oxigenado é ordenhado das feridas abertas; uma vez que o sangue vermelho brilhante é visto, a pele é fechada, deixando a incisão mais profunda na fístula aberta. Em qualquer procedimento, a manobra pode ser repetida no corpo oposto. (Cortesia Dr. Tom Lue.)

médica de priapismo isquêmico. A técnica cirúrgica distal combinada foi bem-sucedida em resolver o priapismo agudo se a duração fosse de menos de 24 horas, mas teve eficácia limitada em casos de priapismo que excederam 48 horas. Biópsias corporais com agulha foram feitas em cada paciente e foi documentada necrose do músculo liso, piorando constantemente com o tempo em todos os homens com mais de 48 horas de isquemia. Em seis meses, os resultados da função erétil eram acestados através da esfera de domínio da função erétil do IIEF-5. *Shunt* em forma de T com *Snake maneuver* reverteu com sucesso o priapismo isquêmico em todos os pacientes com 24 horas de duração, mas em seis meses a disfunção erétil era relatada em 50% dos homens. Os autores (Zacharakis et al., 2014b) concluem que o limite para reverter o priapismo isquêmico com esperanças de preservar a função erétil no futuro é 48 horas. Eles aconselham que o tratamento do priapismo isquêmico refratário de mais de 48 horas de duração deve incluir discussão sobre a inserção imediata de um implante peniano.

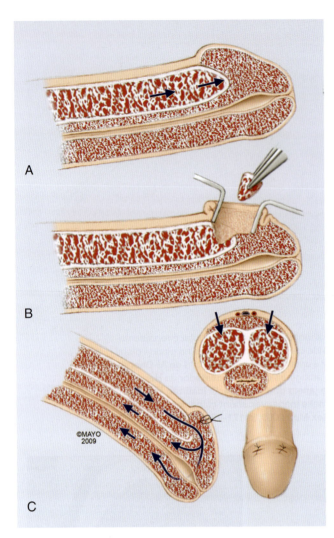

Figura 28-10. Um desvio aberto no corpo glandular é indicado se o desvio percutâneo não conseguir restabelecer o fluxo sanguíneo no corpo cavernoso. A técnica de Al-Ghorab requer uma excisão de segmentos no cone circular da túnica albugínea distal (5 x 5 mm). (Com permissão da Fundação de Mayo para Educação Médica e Pesquisa. Todos os direitos reservados.)

QUADRO 28-3 Avaliação da Obstrução do Desvio do Corpo Cavernoso

Visualização de sangue vermelho vivo em corpos aspirados
Gasometria arterial corporal
Ultrassonografia com Doppler colorido
Medição da pressão intracavernosa
Manobra de compressão peniana (aperta e solta)

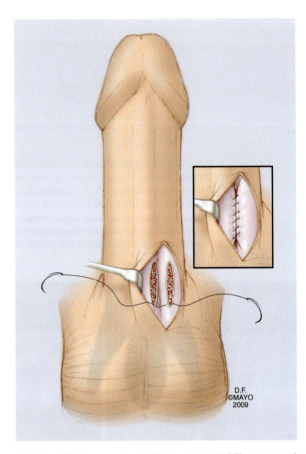

Figura 28-11. A técnica proximal aberta para estabilizar comunicação entre o corpo esponjoso e o corpo cavernoso foi primeiramente demonstrada por Quackles em 1964. (Com permissão da Fundação de Mayo para Educação Médica e Pesquisa. Todos os direitos reservados.)

Os pontos-chave que determinam o sucesso da reversão cirúrgica do priapismo isquêmico são a evacuação de trombo, o restabelecimento da circulação cavernosa e a obstrução do desvio. O cirurgião deve guiar-se pela familiaridade com várias técnicas: desvio percutâneo, desvio de abertura distal, desvio proximal e desvio pela veia. Embora o desvio distal possa ser realizado com obstrução peniana e sedação no departamento de emergência, o desvio de abertura, especialmente aquele que requer passagem de dilatadores no CC, provavelmente precisará de anestesia geral e um centro cirúrgico. Ao completar o desvio, a obstrução pode ser verificada na sala de operação e, subsequentemente, na sala de recuperação, de diversas formas: o sangue vivo oxigenado deve ser visto vindo dos órgãos corporais; as pressões intracavernosas devem cair; o pênis deve detumescer e reencher com a compressão sequencial e descarregar; e o US com doppler deve mostrar o restabelecimento do influxo na artéria cavernosa (Lue, 2002; Nixon et al., 2003; Chiou et al., 2009a) (Quadro 28-3). As complicações do desvio incluem edema peniano, hematoma, infecção, fístula uretral, necrose peniana e embolia pulmonar. As falhas do desvio distal podem ser consequências de tamanho inadequado e/ou formação de um coágulo no local. O fracasso do desvio distal, invariavelmente, leva a novas intervenções cirúrgicas. Os desvios cortam a túnica albugínea, rica em colágeno; o colágeno ativa as plaquetas e a fibrina forma como uma reação à lesão cirúrgica e trabalhará para fechar o desvio. A trombose prematura no local pode levar ao insucesso do desvio. Três sugestões foram feitas para evitar a obstrução do desvio e o fracasso subsequente: (1) devem-se evitar curativos penianos compressivos; (2) o paciente deve apertar periodicamente e descarregar o distal do pênis para "ordenhar" o desvio que mantém a obstrução; e (3) a anticoagulação deve ser considerada com o desvio. A literatura contém só uma destas recomendações para anticoagulação perioperatória e de prevenção da obstrução do desvio prematuro em priapismo isquêmico. O tratamento inclui a aspirina 325 mg pré-operatória juntamente com a heparina subcutânea 5.000 unidades e a aspirina 81 mg pós-operatória, diariamente, durante 2 semanas (Lue e Garcia, 2013).

Frequentemente, o desvio proximal descrito é o desvio unilateral, representado por Quackles em 1964 (Fig. 28-11). O processo de desvio do corpo cavernoso proximal para o esponjoso (CC-CE) requer uma abordagem transescrotal ou transperineal (Quackles, 1964). Não existem dados comparando os desvios bilateral (Sacher et al., 1972) e unilateral CC-CE (Quackles, 1964). Normalmente, os desvios bilaterais são escalonados; o lado direito e o lado esquerdo são separados por uma distância de pelo menos 1 cm, na tentativa de minimizar o risco de estenose uretral no ponto da comunicação CC-CE (Fig. 28-12). Se

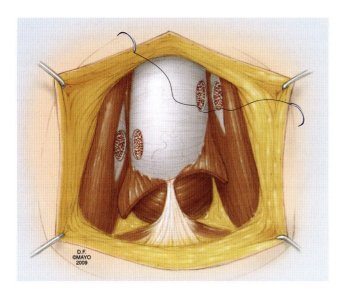

Figura 28-12. Os desvios bilaterais são escalonados. Os lados direito e esquerdo são separados por uma distância de pelo menos 1 cm, na tentativa de minimizar o risco de estreitamento uretral no ponto de comunicação do corpo cavernoso para o esponjoso. (Sacher *et al.*, 1972). (Com permissão da Fundação de Mayo para Educação Médica e Pesquisa. Todos os direitos reservados.)

o desvio proximal falhar, alguns têm oferecido o desvio da veia safena ou o desvio da veia dorsal profunda (Fig. 28-13). Uma fatia da túnica albugínea é removida e a veia é anastomosada no término lateral do CC. Não existem estudos comparativos do desvio da veia para priapismo isquêmico. Os autores descreveram um risco significante de trombose da veia safeno-femoral e embolia pulmonar com o desvio da veia (Kandel et al., 1968).

Implantação Imediata de Prótese Peniana

Infelizmente, **o histórico natural de priapismo isquêmico não tratado ou priapismo refratário com intervenções é a fibrose grave, a perda de comprimento do pênis e a DE completa** (Fig. 28-1). Kemeli (1985) descreve a implantação da prótese peniana Small Carrion através de uma incisão infrapúbica para o controle da DE pós-priápico. Bertram et al. (1985) descreveram seis casos pós-priápicos de próteses penianas; cinco de seis homens tiveram sucesso na implantação de próteses semirrígidas. Ambos os grupos descreveram a fibrose corporal extensa e sugeriram que implantes semirrígidos foram preferíveis, porque implantes infláveis não iriam superar a fibrose corporal suficientemente para erigir o pênis. Douglas et al. (1990) relataram sobre a prótese peniana em cinco homens pós-priápicos por AF; eles descreveram uma técnica cirúrgica de tunelamento e escavação corporal; 11 procedimentos adicionais foram necessários após os implantes iniciais. O tempo médio de implante de priapismo na série de Douglas foi de 4 anos. Monga et al. (1996) descreveram os implantes em pacientes jovens com AF (seis pacientes, com idade média de 26 anos); implantes infláveis foram colocados

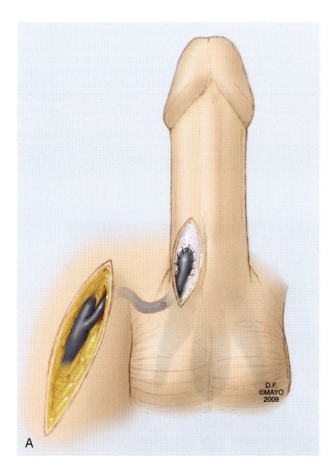
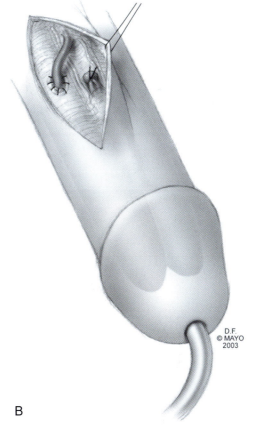

Figura 28-13. A, Enxerto venoso para controlar o priapismo isquêmico foi primeiramente demonstrado por Grayhack *et al.* em 1964. A técnica de Grayhack mobiliza a veia safena abaixo da veia femoral e anastomose o fim da veia para juntar-se ao corpo cavernoso. B, Desvio da veia dorsal profunda (DDV), com a ligação distal do DDV e anastomose de DDV proximal do corpo cavernoso. Um pedaço da túnica albugínea é removido. (Com permissão da Fundação de Mayo para Educação Médica e Pesquisa. Todos os direitos reservados.)

PONTOS-CHAVE: TRATAMENTO CIRÚRGICO DE PRIAPISMO ISQUÊMICO

- O desvio cirúrgico deve ser considerado para todos os pacientes com priapismo isquêmico em que a aspiração e a IIC de alfa-adrenérgicos falharam.
- Os pacientes devem ser informados de que os resultados da função erétil diminuem significativamente quando o priapismo isquêmico já dura mais que 24 horas e a DE completo é antecipada se o priapismo isquêmico persistir por mais de 36 horas.
- O objetivo do desvio cirúrgico é a reoxigenação do músculo liso cavernoso.
- Os pontos principais que determinam o sucesso da reversão cirúrgica do priapismo isquêmico são a evacuação dos trombos, a obstrução do desvio e a retomada do fluxo cavernoso.
- Um desvio distal cavernoglandular deve ser a primeira opção de procedimentos de desvio.
- Os desvios percutâneos distais são menos invasivos que os desvios de abertura distais e podem ser realizados com anestesia local.
- Há uma série de procedimentos de desvios distais e o cirurgião deve estar familiarizado com os procedimentos e com suas complicações.
- Os desvios de abertura distais devem ser considerados se os desvios percutâneos falharem. Não existem estudos comparativos de segurança, eficácia ou resultados da função erétil para as técnicas de percutânea *versus* a de desvio de abertura distal.
- Se o desvio distal falhar, o desvio proximal é recomendado. O desvio proximal estabelece a comunicação entre o CC e o corpo esponjoso na base do pênis. O cirurgião deve estar consciente da única relação anatômica entre o corpo esponjoso e a uretra.
- O desvio também pode ser realizado com enxerto de veia para o CC. Os desvios venosos têm aumentado o risco de tromboembolismo.
- Após a reversão médica ou cirúrgica do priapismo isquêmico, a tumescência peniana, em vez da flacidez completa, pode ser evidente. Um fenômeno de conversão do priapismo isquêmico para o PAF foi descrito. Casos de achados no exame podem estar equivocados, o US com doppler e a gasometria arterial cavernosa são recomendados para demonstrarem a obstrução do desvio e a restauração dos fluxos cavernosos.
- Após os desvios, acompanhar os pacientes com a função erétil e subsequentes terapias para a DE.

para tratar tanto DE quanto para evitar os episódios contínuos de priapismo recorrente. Esses pesquisadores auferiram que tanto a potência quanto os episódios recorrentes de priapismo isquêmico poderiam ser administrados por implantação "precoce". **Alguns sugeriram realizar um procedimento imediato de prótese peniana no tratamento intenso do priapismo isquêmico em pacientes nos quais as terapias intracavernosas sintomáticas e os desvios falharam** (Rees et al., 2002). Existem vantagens para a implantação imediata: a fibrose ainda não está estabelecida e o comprimento peniano pode ser preservado. O que está claro é que qualquer discussão referente a inserção de prótese precoce deve ser documentada e incluir uma revisão global de vantagens teóricas e riscos reais. Comparadas com a inserção de prótese em paciente com DE, **existem taxas significativamente altas de complicações observadas em casos de priapismo: infecção, feridas uretrais, migração do dispositivo, erosão do dispositivo e cirurgias de revisão.** O cirurgião deve estar familiarizado com os problemas das técnicas adicionais apresentadas por deficiências na túnica albugínea na região dos desvios anteriores.

As vantagens de implantação peniana precoce em tratamento severo de priapismo isquêmico são a preservação do tamanho peniano e a inserção do implante tecnicamente mais fácil. **A colocação tardia da prótese peniana é tecnicamente desafiadora por razão da fibrose corporal** (Fig. 28-1B a D). Ralph et al. (2009) relataram 50 pacientes com priapismo isquêmico. Em todos os pacientes, o tratamento conservador com a instalação de agentes alfa-adrenérgicos (200 μg fenilefrina com repetição de dose máxima de 1.500 200 μg) falhou. Os desvios malsucedidos foram realizados em 13 dos 50 casos (Ralph et al., 2009). A duração média do priapismo foi de 209 horas (variando de 24 a 720 horas). Todos os pacientes tiveram evidência de trombo cavernoso e necrose do músculo liso na RM e todos os 50 se submeteram à inserção de prótese peniana em quadro agudo de priapismo isquêmico refratário. As taxas de revisão foram significativamente altas, 24% (12 de 50 pacientes). A taxa de infecção de 6% foi também notavelmente alta e provavelmente relacionada a vários fatores incluindo tecidos isquêmicos e foi recentemente penianas anteriores (Fig. 28-14). O mesmo grupo cirúrgico foi recentemente comparado a dois grupos de pacientes submetidos a implante peniano de priapismo isquêmico refratário. Um grupo com inserção precoce foi operado com uma média de 7 dias após o início do priapismo e um grupo tardio foi operado com uma média de 5 meses após o priapismo. No grupo com inserção precoce, a satisfação e a capacidade de ter relações foi de 96%; no grupo tardio, a fibrose corporal tornou a cirurgia tecnicamente mais difícil e a satisfação dos pacientes em geral foi de 60% (Zacharakis et al., 2014a).

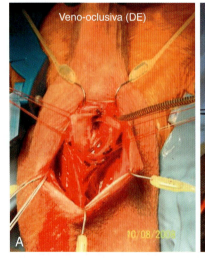
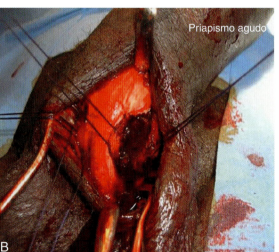

Figura 28-14. Um método cirúrgico penoescrotal para a inserção do implante peniano inflável em um paciente branco, do sexo masculino, com grave disfunção veno-oclusiva erétil (DE) (A) e um paciente com doença falciforme com priapismo refratário isquêmico agudo com intervenções e desvios farmacológicos por 48 horas (B). (A, Cortesia G. A. Broderick, MD; B, cortesia David J. Ralph, MD.)

> **PONTOS-CHAVE: TRATAMENTO CIRÚRGICO DE PRIAPISMO ISQUÊMICO COM IMPLANTE PENIANO IMEDIATO**
>
> - O histórico natural do priapismo isquêmico não tratado ou do priapismo refratário com intervenções é a fibrose grave, a perda do comprimento do pênis e a DE completa.
> - As vantagens da implantação peniana precoce no tratamento intenso do priapismo isquêmico são a preservação do comprimento peniano e a inserção mais fácil.
> - Documento baseado em função erétil, duração do priapismo, histórico de recorrência e intervenções anteriores.
> - Considerar a prótese peniana nas seguintes circunstâncias:
>   - Se a aspiração e a simpatomimética IIC tiverem falhado.
>   - Se procedimentos de desvio distal e proximal tiverem falhado.
>   - Se tiver apresentado isquemia por mais de 36 horas.
> - Considerar uma RM antes da cirurgia ou da biópsia corporal no momento do implante para documentar necrose do músculo liso corporal.
> - Existem taxas elevadas de revisão cirúrgica e complicações observadas em casos de priapismo resultantes de infecção, lesão uretral, migração do dispositivo e erosão do dispositivo.

ANGIOGRAFIA INTERVENTIVA NO TRATAMENTO DE PRIAPISMO ARTERIAL (NÃOISQUÊMICO, ALTO FLUXO)

O priapismo arterial não é uma emergência. A resolução espontânea ou a resposta à terapia conservadora tem sido relatada em até 62% das séries publicadas (Montague et al., 2003; Pryor et al., 2004). A ereção parcial persistente por PAF pode ser evidente por meses a anos, sem efeito negativo sobre a função erétil (Bastuba et al., 1995). Kumar et al. (2006) descreveram um caso de PAF em um paciente de 24 anos, 10 dias após uma lesão perineal em uma bicicleta. O paciente não teve ereção nos primeiros 4 dias após a lesão. O exame revelou um pênis tumescente que foi compressível. A aspiração peniana e a análise de gasometria arterial revelaram sangue corporal oxigenado. O US com Doppler de artérias cavernosas revelou fístula arteriossinusoidal. A ereção parcial foi espontaneamente resolvida 4 dias após a avaliação diagnóstica, com o paciente relatando ereções normais duas semanas mais tarde. O início do PAF é tipicamente adiado para 72 horas após a lesão. A ereção é parcial, não rígida e não dolorosa. Embora no local do trauma perineal possa ter hematoma, o espalhamento do hematoma para o eixo deve levantar a suspeita de ruptura da túnica albugínea; isso seria altamente incomum em lesão perineal. A fisiopatologia do PAF é não regulamentada na fístula arteriolacunar de interrupção ou no esmagamento de ramos terminais da artéria cavernosa. A fístula é tipicamente unilateral. Os pacientes relatam inchaço adicional com o estímulo sexual e com o retorno da ereção parcial após o clímax.

Não existem estudos de resultados comparativos de intervenção *versus* tratamento conservador em PAF; existem descrições de casos suficientes, especialmente em crianças, para recomendar a espera vigilante inicial (Nehra, 2006). A observação inicial é recomendada para esse tipo de priapismo. As medidas conservadoras incluem gelo aplicado ao períneo e compresta em local específico. **A aspiração cavernosa tem somente a função de um diagnóstico em PAF. Aspirações repetidas, injeção e irrigação com sintomáticos intracavernosos não têm função no tratamento do priapismo não insquêmico.**

Para os pacientes que exigem alívio imediato, pode-se oferecer a embolização arterial seletiva. A descoberta arteriográfica é uma fístula arteriolacunar; uma característica avermelhada intracavernosa em forma de cone do contraste é vista no local da artéria cavernosa ou da laceração da arteríola (Fig. 28-15). O cateterismo seletivo do pudendo interno e a embolização subsequente foram relatados com vários agentes: microespiral, álcool polivinílico, N-butil cianoacrilato, gelfoam e coágulo de sangue autólogo (Kuefer et al., 2005). Os materiais permanentes apresentam um risco teórico maior de DE; muitos autores recomendam o uso de coágulo de sangue autólogo e géis absorvíveis (Pryor et al., 2004; Kim et al., 2007). O coágulo de sangue autólogo tem um baixo risco de reação de corpo estranho ou de antigenicidade, isto é, um agente oclusivo temporário deve permitir a recanalização da artéria cavernosa (Park et al., 2001). As **taxas de sucesso com cateterização da artéria seletiva do pudendo seguida de embolização são muito elevadas (89% a 100%), independentemente do material de embolização utilizado** (Kuefer et al., 2005; Numan et al., 2008). Os resultados similares foram relatados por outros (Savoca et al., 2004; Alexander Tønseth et al., 2006). **A função normal da pós-embolização erétil foi relatada em 75% a 86% dos pacientes** (Cakan et al., 2006; Numan et al., 2008). **Deve-se observar que o único tratamento de embolização carrega uma taxa de recorrência de 30%** (Ciampalani et al., 2002; Gandini et al., 2004; Ozturk et al., 2009). **Embora bem-sucedida, a embolização de PAF pode exigir retratamento. O efeito colateral mais observado da embolização arterial bilateral é a DE.** A recorrência de PAF após a embolização pode ser causada por recanalização da fístula embolizada ou por descoberta de uma fístula na artéria cavernosa contralateral. Apesar de ter sido relatado anteriormente que os materiais de embolização não permanentes causam menos DE que os permanentes (5% *versus* 39%), relatórios descrevem que o uso de IIEF

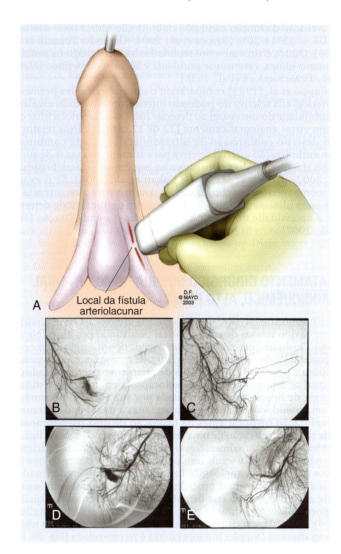

Figura 28-15. A ultrassonografia com Doppler colorido do pênis e do períneo é recomendada na avaliação de priapismo quando os encontrados em históricos ou exames indicam trauma peniano (A). A Sonografia Doppler para a localização de uma fístula correlaciona-se bem com a angiografia seletiva do pudendo (B a E); um rubor de fístula característico é mostrado (B e D), juntamente com arteriogramas normais (C e E). (A, Com permissão da Fundação de Mayo para Educação Médica e Pesquisa. Todos os direitos reservados.)

29 Distúrbios do Orgasmo Masculino e Ejaculação

Chris G. McMahon, MBBS, FAChSHM

Anatomia e Fisiologia da Resposta Ejaculatória

Ejaculação Precoce

Ejaculação Retardada, Anejaculação e Anorgasmia

Ejaculação Retrógrada

Ejaculação Dolorosa

Síndrome da Doença Pós-orgásmica

Conclusão

A disfunção ejaculatória é um dos distúrbios sexuais masculinos mais comuns. O espectro da disfunção ejaculatória **estende-se desde a ejaculação precoce (EP), passando pela ejaculação retardada, até uma incapacidade completa para ejacular (conhecida como anejaculação) e inclui a ejaculação retrógrada, a ejaculação dolorosa e a recentemente descrita síndrome da doença pós-orgásmica (POIS).**

O ciclo da resposta sexual compreende os quatros estágios interativos de **desejo, excitação, orgasmo e resolução.** Durante a atividade sexual, os níveis aumentados de desejo sexual alcançam um limite que é o gatilho para a resposta ejaculatória, quando, então, tipicamente termina o episódio sexual para o homem. A percepção das contrações da musculatura estriada e a resultante liberação do sêmen durante a ejaculação, mediada através dos neurônios sensitivos na região pélvica, permitem a experiência do orgasmo, um evento cortical distinto, percebido fenomenologicamente pela cognição e emoção.

A latência ejaculatória, que é o tempo dispendido desde o início da estimulação peniana até o momento da ejaculação, representa uma continuidade de tempo que mostra variação entre homens e no mesmo homem dependendo da situação. Apesar de a maioria dos homens alcançar a ejaculação e o orgasmo após alguns minutos de estimulação peniana pela vagina e, junto com suas parceiras, parecer satisfeita com a latência de sua resposta ejaculatória, outros relatam insatisfação. Especificamente, alguns homens ejaculam muito rapidamente após a penetração, ou, algumas vezes, mesmo antes, o que ocorre com estimulação mínima. Outros ejaculam somente com grande dificuldade ou não conseguem, mesmo após estimulação prolongada.

ANATOMIA E FISIOLOGIA DA RESPOSTA EJACULATÓRIA

O reflexo ejaculatório compreende receptores e áreas sensitivas, vias aferentes, áreas cerebrais sensitivas, centros cerebrais motores, centros medulares motores e vias eferentes (Fig. 29-1). Neuroquimicamente, este reflexo envolve um complexo efeito recíproco entre **neurônios centrais serotoninérgicos e dopaminérgicos, com envolvimento secundário de neurônios colinérgicos, adrenérgicos, ocitocinérgicos e ácido γ-aminobutírico (GABA).**

Com base na mediação funcional, central e periférica, o processo ejaculatório é tipicamente subdividido em três fases: emissão, ejeção (ou expulsão peniana) e orgasmo. A emissão consiste em contrações das vesículas seminais e da próstata, com expulsão de esperma e fluido seminal na uretra posterior, e é mediada pelos nervos simpáticos (T10 a L2). A ejeção é mediada pelos nervos somáticos (S2 a S4) e envolve contrações pulsáteis dos músculos bulbocavernosos e do assoalho pélvico junto com relaxamento do esfíncter urinário externo. A ejeção também envolve um reflexo simpático do cordão espinhal, que é limitado pelo controle voluntário. O colo vesical se fecha para prevenir o fluxo retrógrado; os músculos bulbocavernosos, bulboesponjosos e outros do assoalho pélvico se contraem de uma forma rítmica e o esfíncter urinário externo relaxa. A contração intermitente do esfíncter uretral previne o fluxo retrógrado na uretra proximal (Yeates, 1987). O orgasmo é o resultado do processamento cerebral do estímulo do nervo pudendo sensitivo resultante do aumento da pressão na uretra posterior; os estímulos sensitivos aumentam a partir do verumontano e da contração do bulbo uretral e dos órgãos sexuais acessórios.

Muitos neurotransmissores estão envolvidos no controle da ejaculação, incluindo dopamina, norepinefrina, serotonina, acetilcolina, ocitocina, GABA e óxido nítrico (McMahon et al., 2004a). Nos muitos estudos conduzidos para investigar a função do cérebro no desenvolvimento e na mediação da função sexual, dopamina e serotonina têm emergido como fatores neuroquímicos essenciais. **Embora a dopamina promova emissão/ejaculação seminal via receptores D2, a serotonina é inibitória. Os neurônios serotoninérgicos são amplamente distribuídos no cérebro e no cordão espinal e encontrados predominantemente no tronco cerebral, nos núcleos da rafe e na formação reticular.** Atualmente, os receptores múltiplos de serotonina (5-HT) têm sido caracterizados: 5-HT_{1A}, 5-HT_{1B}, 5-HT_{2B} etc. (Peroutka e Snyder, 1979). A estimulação do receptor 5-HT_{2C} com agonistas 5-HT_{2C} resulta em atraso da ejaculação em ratos masculinos, embora a estimulação dos receptores pós-sinápticos-5-HT_{1A} resulte em encurtamento da latência ejaculatória (Ahlenius et al., 1981), conduzindo à hipótese de que homens com EP podem ter hipossensibilidade dos receptores 5-HT_{2C} e/ou hipersensibilidade dos receptores 5-HT_{1A} (Waldinger, 2002; Waldinger e Oliver, 2005).

EJACULAÇÃO PRECOCE

Classificação da Ejaculação Precoce

Em 1943, Schapiro propôs uma classificação da EP em dois tipos, B e A (Schapiro, 1943). Em 1989, Godpodinoff renomeou ambos os tipos como permanente (primário) e adquirido (secundário) (Godpodinoff, 1989). Através dos anos, outras tentativas para especificar subtipos ocorreram (p. ex., global *versus* situacional, o efeito de uma substância etc.).

A EP permanente é uma síndrome caracterizada por um grupo de sintomas nucleares, incluindo ejaculação precoce em aproximadamente 30 a 60 segundos de intercurso na maioria dos casos (80%) ou entre 1 a 2 minutos, com quase todas ou todas as parceiras sexuais, desde a primeira parceira (Waldinger, 1998; McMahon, 2002).

A EP adquirida difere entre homens que desenvolvem ejaculação precoce em algum ponto de suas vidas, o que é frequentemente situacional, tendo experiências prévias de ejaculação normal. As principais características que distinguem as apresentações destas duas síndromes são o tempo do início dos sintomas e a redução na latência ejaculatória previamente normal da EP adquirida.

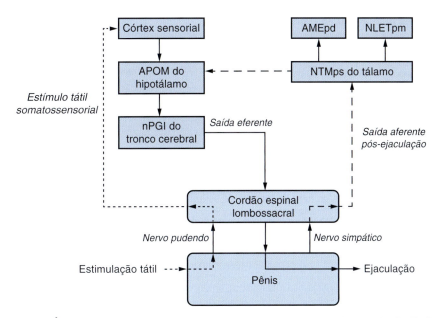

Figura 29-1. Áreas do sistema nervoso central antes, durante e depois da ejaculação. Estímulo tátil somatossensorial a partir do pênis/genitais ascende para o córtex cerebral. As vias eferentes se projetam do hipotálamo ao cordão espinal sacral e aos genitais. Após a ejaculação, a informação retorna dos genitais para várias áreas cerebrais. NLETpm, núcleo do leito da estria terminal posteromedial; AMEpd, amígdala medial posterodorsal; APOM, área pré-ótpica medial; nPGi, núcleo paragigantocelular; NTMps, núcleo do tálamo medial parvicelular subparafascicular. (De Waldinger MD. The neurobiological approach to premature ejaculation. J Urol 2002;168:2359–67.)

Pesquisa normativa baseada na comunidade sobre o tempo de latência ejaculatória intravaginal (TLEI) e estudos observacionais de homens com EP demonstraram que, apesar de a **TLEI de menos de 1 minuto ter uma baixa prevalência de aproximadamente 2,5% na população em geral**, um substancialmente elevado percentual de homens com TLEI normal relata EP (Patrick et al., 2005; Waldinger et al., 2005a, 2009). Levando em consideração esta diversidade, Waldinger e Schweitzer (2006b, 2008) propuseram uma nova classificação para EP, na qual **quatro subtipos foram identificados com base na duração da TLEI, frequência de relatos e apresentação na vida.** Em adição à EP permanente e adquirida, esta classificação inclui EP naturalmente variável (ou EP variável) e disfunção ejaculatória semelhante a precoce (ou EP subjetiva). Homens com EP variável ocasionalmente experimentam uma ejaculação precoce. Não deve ser considerada uma disfunção, mas sim uma variação natural do tempo de ejaculação nos homens (Waldinger, 2013). Por outro lado, homens com EP subjetiva relatam EP, embora atualmente tenham tempo de ejaculação normal ou até estendido (Waldinger, 2013). O relato de EP nestes homens é provavelmente relacionado com fatores fisiológicos e/ou culturais. Em contraste, a ejaculação precoce permanente sugere um distúrbio neurobiológico funcional subjacente, apesar de a EP adquirida ser mais relacionada com causas médicas subjacentes. Serefoglu et al. (2010, 2011) confirmaram a existência destes quatro subtipos em uma coorte de homens na Turquia. Recentemente, Zhang et al. (2013) e Gao et al. (2013) utilizaram uma metodologia similar para confirmar índices de prevalência similares dos quatro subtipos de EP na China, tal como publicado por Serefoglu et al. (2010, 2011). Espera-se que essa nova classificação e a pesquisa continuada da fenomenologia diversa, da causa e da patogênese da EP proporcionem um melhor entendimento dos quatro subtipos de EP (Waldinger e Schweitzer, 2008). Apesar de a patogênese da EP permanente diferir da adquirida, a presença das dimensões compartilhadas, como falta de controle ejaculatório e presença de consequências pessoais negativas, sugere um potencial para uma única definição unificadora de ambas as EPs, permanente e adquirida. Com a pesquisa continuada sobre os outros dois subtipos de EP e a EP subjetiva, pode ser apropriado expandir esta definição unificadora no futuro.

Definição de Ejaculação Precoce

A pesquisa sobre tratamento e epidemiologia da EP depende fortemente de como a EP é definida. A **literatura médica contém várias definições operacionais univariadas e multivariadas da EP** (Masters e Johnson, 1970; American Psychiatric Association, 1994; World Health Organization, 1994; Metz e McCarthy, 2003; Colpi et al., 2004; McMahon et al., 2004b; Montague et al., 2004; Jannini et al., 2005; Waldinger et al., 2005b; McMahon et al., 2008b) (Tabela 29-1). Cada uma dessas definições caracteriza homens com EP utilizando todas ou mais dimensões aceitas desta condição: latência ejaculatória, capacidade percebida para controle da ejaculação, satisfação sexual reduzida, estresse pessoal, estresse da parceira e estresse interpessoal ou nas relações. **Nenhuma dessas definições foi sustentada pela pesquisa clínica baseada em evidência.**

Essas definições baseadas na opinião dos especialistas são discutidas com detalhe em www.expertconsult.com.

Definição de Ejaculação Precoce pela Sociedade Internacional de Medicina Sexual

Na última década, tem ocorrido um progresso substancial no desenvolvimento da metodologia baseada em evidência nas pesquisas sobre epidemiologia e tratamento medicamentoso da EP, utilizando as medidas objetivas de TLEI e subjetivas de desfecho validado relacionado ao paciente (PRO). Em outubro de 2007, **a Sociedade Internacional de Medicina Sexual (ISSM) realizou o encontro inicial do primeiro Ad Hoc ISSM Committee for the Definition of Premature Ejaculation e desenvolveu a primeira definição contemporânea de EP permanente baseada em evidência.** As definições baseadas em evidência procuram limitar os erros de classificação e, desse modo, aumentar a probabilidade de as estratégias terapêuticas novas e existentes desenvolvidas serem cuidadosamente efetivas nas populações

TABELA 29-1 Definições de Ejaculação Precoce (EP)

DEFINIÇÃO	FONTE
A EP é uma disfunção sexual masculina caracterizada pela ejaculação que sempre ou quase sempre ocorre antes ou dentro de 1 minuto depois da penetração vaginal (EP persistente) ou uma redução clinicamente significativa e enfadonha do tempo de latência, frequentemente para $\sim \leq 3$ minutos (EP adquirida); a incapacidade para ejaculação retardada em todas ou quase todas as penetrações vaginais e consequências pessoais negativas, como estresse, aborrecimento, frustração e/ou fuga da intimidade sexual.	International Society of Sexual Medicine, 2014
A EP persistente é uma disfunção sexual masculina caracterizada pela ejaculação que sempre ou quase sempre ocorre antes ou dentro de 1 minuto da penetração vaginal, a incapacidade de retardar a ejaculação em todas ou quase todas penetrações vaginais e consequências pessoais negativas, tais como estresse, aborrecimento, frustração e/ou fuga da intimidade sexual.	McMahon et al. (ISSM), 2008b
Um padrão persistente ou recorrente de ejaculação ocorrendo durante a atividade sexual com parceira dentro de ~1 minuto após a penetração vaginal e antes do seu desejo individual. Este sintoma deve estar presente em pelo menos 6 meses e deve ter sido experimentado em todas ou quase todas (~75% - 100%) ocasiões de atividade sexual. Isso causa estresse clínico significativo no indivíduo.	American Psychiatric Asociation (DSM-5), 2013
Ejaculação persistente ou recorrente com estimulação sexual mínima, antes, durante ou rapidamente após a penetração e antes de alcançar o desejo da pessoa. A condição também deve causar estresse marcante ou dificuldade interpessoal e não pode ser devida exclusivamente aos efeitos diretos de uma substância.	American Psychiatric Asociation (DSM-IV-TR), 2000
Para indivíduos que conhecem os critérios gerais para disfunção sexual, a incapacidade para controlar a ejaculação suficientemente para que ambos os parceiros possam aproveitar da interação sexual manifesta-se tanto pela ocorrência de ejaculação antes ou muito rapidamente após o início do intercurso (se um tempo limite é requerido, antes ou dentro de 15 segundos) quanto pela ocorrência de ejaculação na ausência de ereção suficiente para tornar possível o intercurso. O problema não é o resultado da ausência prolongada de atividade sexual.	World Health Organization (ICD-10), 1994
A incapacidade para controlar ejaculação por um período de tempo "suficiente" antes da penetração vaginal. Não envolve qualquer prejuízo na fertilidade, quando ocorre ejaculação intravaginal.	Hatzimouratidis et al (EAU Guidelines on Disorders of Ejaculation), 2010
Ejaculação persistente ou recorrente com estimulação mínima antes, durante ou rapidamente após a penetração e antes que a pessoa a deseje, e que o homem tem controle pequeno ou involuntário, o que causa aborrecimento ou estresse no homem e/ou parceira.	McMahon et al. (ICUD), 2004b
Ejaculação que ocorre mais cedo do que o desejado, tanto antes como rapidamente após a penetração, causando estresse para um ou ambos os parceiros.	Montague et al. (AUA Guideline on the Pharmacologic Management of PE), 2004
O homem que não tem controle voluntário, consciente ou a capacidade para escolher na maioria dos encontros quando ejacular.	Metz e McCarthy, 2003
A fundação considera um homem como ejaculador precoce se ele não puder controlar seu processo ejaculatório para o período de tempo suficiente durante a contenção intravaginal para satisfazer sua parceira em pelo menos 50% das conexões coitais.	Masters e Johnson, 1970
Homens com um TLEI < 1 minuto (pertencente ao percentil 0,5) têm EP "definitiva" e homens com TLEIS entre 1 e 1,5 minuto (percentil 0,5 a 2,5) têm uma EP "provável" (Fig. 29-2). Adicionalmente, uma graduação de severidade da EP deve ser definida nos termos dos problemas psicológicos associados. Portanto, ambas, EP definitiva e provável, necessitam da subclassificação psicológica adicional nas EP assintomática, leve, moderada e severa.	Waldinger et al., 2005c
A EP é diagnosticada com base no TLEI patológico, como medida pelo método do cronômetro, com uma sensação de perda do controle voluntário e/ou estresse ou distúrbios relacionais, como medido pelo PRO	Jannini et al., 2005

AUA, American Urological Association; DSM-IV-TR, *Diagnostic and Statistical Manual of Mental Disorders* (4ª. edição, Texto revisado); DSM-5, *Diagnostic and Statistical Manual of Mental Disorders* (5ª. edição); EAU, European Association of Urology; ICUD, International Consultation on Urological Diseases; TLEI, tempo de latência de ejaculação intravaginal; ISSM, International Society of Sexual Medicine; PRO, patient-reported outcome.

disfuncionais selecionadas (Metz e McCarthy, 2003). Após avaliação crítica dos dados publicados, o comitê por unanimidade combinou as construções necessárias para definir EP permanente, que são tempo da penetração para ejaculação, incapacidade do retardo da ejaculação e consequências pessoais negativas da EP, e eles recomendam a seguinte definição (McMahon et al., 2008a):

EP permanente é uma disfunção masculina sexual caracterizada pela presença de todos estes critérios: 1) ejaculação que sempre ou quase sempre ocorre antes ou em até 1 minuto após penetração vaginal; 2) a incapacidade de atrasar a ejaculação em todas ou quase todas penetrações vaginais; e 3) consequências pessoais negativas, tais como estresse, aborrecimento, frustração e/ou fuga da intimidade sexual.

Entretanto, o comitê foi incapaz de identificar dados suficientemente objetivos publicados para possibilitar uma definição baseada em evidência da EP adquirida. O comitê antecipou que os estudos futuros deverão gerar dados suficientes para desenvolver uma definição baseada em evidência para EP adquirida.

Em abril de 2013, o ISSM congregou uma segunda Ad Hoc ISSM Committee for the Definition of Premature Ejaculation em Bangalore, Índia. O resumo do comitê foi a avaliação dos dados atuais publicados e a tentativa de desenvolver uma definição contemporânea baseada em evidência de EP adquirida e/ou uma única definição unificada de ambas EP, adquirida e permanente. Os membros por unanimidade concordaram que apesar de as EP, adquirida e permanente, serem distintas e diferirem quanto a populações demográficas e etiológicas, elas podem ser conjuntamente definidas, em parte, pelas construções de tempo da penetração até ejaculação, incapacidade em retardar a ejaculação e consequências pessoais negativas para EP. O comitê concordou que a presença desses mútuos fatores foi justificativa suficiente para o desenvolvimento de uma definição unificada de ambas EP, adquirida e permanente. Finalmente, o comitê determinou que a presença de clínica significativa e redução enfadonha no tempo de latência, frequentemente de aproximadamente 3 minutos ou menos, foi um ponto adicional na definição da dimensão da EP adquirida.

O segundo Ad Hoc ISSM Committee for the Definition of Premature Ejaculation (2013) definiu EP (permanente e adquirida) como uma disfunção sexual masculina caracterizada pelo seguinte:

- Ejaculação que sempre ou quase sempre ocorre antes ou dentro de aproximadamente 1 minuto após penetração vaginal (EP permanente) ou clinicamente significativa e redução preocupante no tempo de latência, frequentemente para aproximadamente 3 minutos ou menos (EP adquirida)
- Incapacidade de retardar a ejaculação em todas ou quase todas as penetrações vaginais
- Consequências pessoais negativas, como estresse, aborrecimento, frustração e/ou fuga de intimidade sexual.

A definição unificada da ISSM de EP permanente e adquirida representa a primeira definição baseada em evidência para estas condições. **Esta definição deve formar a base para o diagnóstico ambulatorial de EP permanente e o desenho de pesquisas clínicas intervencionistas e observacionais sobre EP. Está limitado a homens que realizam intercurso vaginal, pois poucos estudos sobre pesquisa de EP estão disponíveis acerca de homossexuais ou de outras formas de expressão sexual.**

Esta definição intencionalmente inclui um grau de conservadorismo diagnóstico e flexibilidade. A TLEI de 1 minuto como ponto de corte para a EP permanente não deve ser aplicada na maioria do senso absoluto, pois aproximadamente 10% dos homens buscam tratamento para EP permanente, tendo TLEI de 1 a 2 minutos. A frase "dentro de aproximadamente 1 minuto" deve ser interpretada como dando a flexibilidade clínica suficiente para o diagnóstico de EP também em homens que relataram TLEI de até 90 segundos. Similarmente, um grau de julgamento clínico flexível é a chave para reconhecimento e interpretação de alteração enfadonha na latência ejaculatória com redução da latência pré-mórbida para 3 minutos ou menos em homens com EP adquirida. Os homens que relataram essas latências ejaculatórias, porém descreveram controle adequado e sem consequências pessoais negativas relacionadas a sua rápida ejaculação, não merecem o diagnóstico de EP.

A análise racional para a definição da ISSM de EP adquirida e permanente é amplamente explorada no site www.expertconsult.com.

Manual Diagnóstico e Estatístico de Desordens Mentais (DSM-5) Definição de Ejaculação Precoce

Com base nos mesmos dados que sustentam a definição da ISSM para EP permanente, a **recentemente publicada definição de EP DSM-5** (American Psychiatric Association, 2013) agora inclui um critério objetivo de latência ejaculatória. A DSM-5 define a EP como a seguir:

Um padrão persistente ou recorrente de ejaculação ocorrendo durante a atividade sexual com parceira dentro de aproximadamente 1 minuto seguinte a penetração vaginal e antes que ele deseje. Este sintoma deve estar presente por pelo menos 6 meses e deve ter ocorrido em quase todas ou todas (aproximadamente 75%-100%) as ocasiões de atividade sexual. Causa estresse clinicamente significativo no indivíduo.

A definição da DSM-5 para EP requer médicos para especificar a EP como permanente ou adquirida e como generalizada ou situacional. Em adição, a definição da DSM-5 de EP distingue entre EP leve (ejaculação ocorrendo em ~30 segundos a 1 minuto da penetração vaginal), EP moderada (ejaculação ocorrendo em ~ 15 a 30 segundos da penetração vaginal) e EP severa (ejaculação ocorrendo antes da atividade sexual, no início da atividade sexual ou dentro de ~ 15 segundos da penetração vaginal).

Prevalência da Ejaculação Precoce

Informação confiável sobre a prevalência de EP permanente e adquirida na população masculina em geral é deficitária. A ocorrência de EP tem sido estimada em 4% a 39% dos homens na comunidade geral (Reading e Wiest, 1984; Nathan, 1986; Spector e Boyle, 1986; Spector e Carey, 1990; Grenier e Byers, 1997; Laumann et al., 1999; Porst et al., 2007) e é, frequentemente, identificada como a desordem sexual masculina autorrelatada mais comum (Jannini e Lenzi, 2005). Entretanto, **existe uma disparidade substancial entre a incidência de EP nos estudos epidemiológicos que dependem do autorrelato de EP pelo paciente e/ou definições inconsistentes e pobremente validadas** (Laumann et al., 1999; Patrick et al., 2005; Giuliano et al., 2008) e, como sugerido pelos estudos cronometrados da TLEI baseados na comunidade, no intervalo entre a penetração e a ejaculação (Waldinger et al., 2005a). Os últimos demonstraram que **a distribuição da TLEI é positivamente tendenciosa, com uma mediana de 5,4 minutos (variando de 0,55 a 44,1 minutos), diminuindo com a idade, varia conforme os países** e sustenta a noção de que TLEI de menos de 1 minuto é estatisticamente anormal, quando em comparação com aqueles homens em geral da população ocidental (Fig. 29-2) (Waldinger et al., 2005a).

A prevalência de dados derivados de autorrelato de pacientes será apreciavelmente mais elevada do que a prevalência estimada baseada nos diagnósticos clínicos utilizando a definição mais conservadora do ISSM para EP. Os estudos seguintes demonstraram a variação na estimativa da prevalência entre 30% a menos de 3%. Os dados obtidos pela The Global Study of Sexual Attitudes and Behaviors (GSSAB), uma pesquisa internacional investigativa das atitudes, comportamentos, crenças e satisfação sexual de 27.500 homens e mulheres de 40 a 80 anos de idade, relacionam a prevalência global de EP (com base no autorrelato do sujeito) de aproximadamente 30% através de todos os grupos etários (Nicolosi et al., 2004; Laumann et al., 2005). A percepção de latência ejaculatória "normal" variou entre países e diferiu quando avaliada pelo próprio paciente e pela parceira (Montorsi, 2005). Uma limitação do núcleo da pesquisa tronco da GSSAB é o fato de que os participantes mais jovens tinham 40 anos de idade, uma idade na qual a incidência de EP pode ser diferente da dos homens mais jovens (Jannini e Lenzi, 2005). Ao contrário do estudo do GSSAB, a Premature Ejaculation Prevalence and Attitude Survey encontrou a prevalência de EP entre 18 a 70 anos de idade de 22,7% (Porst et al., 2007). A real prevalência da EP é difícil de avaliar na prática clínica (Jannini e Lenzi, 2005).

Basile Fasalo *et al.* (2005) estudaram 2.658 a 12.558 homens (21,2%) atendidos em consulta andrológica gratuita autodiagnosticados com EP e concluíram que a maioria descreveu EP adquirida (14,8%) e 4,5% descreveram EP permanente. Em contraste, Serefoglu *et al.* (2010) relataram que a maioria dos pacientes com EP procurando tratamento descreveu EP permanente (62,5%) em comparação com EP adquirida (16,1%)

Achados similares foram relatados por Zhang *et al.* (2013), que encontraram a maioria dos 1.988 pacientes chineses ambulatoriais descritos com EP permanente (35,6%) e EP adquirida (28,07%). Esses dados proporcionaram evidência de que os pacientes com EP permanente e adquirida compreendem a maioria dos pacientes que procura tratamento para EP. Em adição, a disparidade parece existir entre a incidência dos vários subtipos de EP na comunidade geral e em homens ativos que procuram tratamento para EP.

Consistente com esta noção, **Serefoglu et al. (2011), subsequentemente, relataram uma prevalência global de 19,8% compreendendo EP permanente, EP adquirida (3,9%), EP variável (8,5%) e subjetiva (5,1%).** Utilizando metodologia de pesquisa similar, Gao *et al.* (2013)

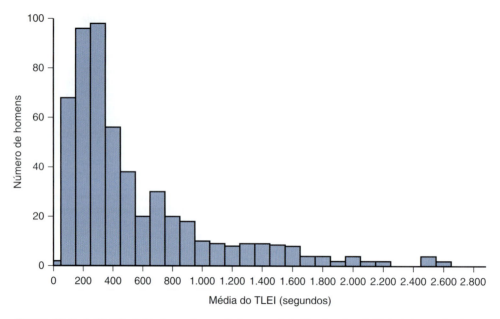

Figura 29-2. A distribuição dos valores do tempo de latência ejaculatória intravaginal em uma coorte randomizada de 491 homens (TLEI). (De Waldinger M, Quinn P, Dilleen M, et al. A multinational population survey of intravaginal ejaculation latency time. J Sex Med 2005;2:492–7.)

relataram que 25,8% dos 3.016 homens chineses relataram EP, com prevalência similar da permanente (3,18%), adquirida (4,84%), variável (11,38%) e subjetiva (6,4%).

De particular interesse é a publicação de Serefoglu et al. (2011) sobre homens com EP adquirida serem provavelmente os que mais procuram tratamento médico do que os com EP permanente (26,53% vs. 12,77%). Este achado foi confirmado por Gao et al. (2013), através da demonstração de que os pacientes com EP adquirida têm maior probabilidade de procurar (17,12% vs. 14,58%) e planejar a procura (36.30% vs. 27.08%) do tratamento do que os pacientes com EP permanente. Tais dados sugerem que a prevalência de EP adquirida na comunidade é de aproximadamente 4% entre os adultos sexualmente ativos, e aqueles pacientes mais provavelmente procuram tratamento médico.

Causas de Ejaculação Precoce

Historicamente, tentativas para explicar a causa de EP têm incluído uma variedade de teorias biológicas e psicológicas. Muitas dessas causas propostas não são baseadas em evidência e são especulativas. Apesar de homens com EP permanente e adquirida parecerem compartilhar as dimensões da latência ejaculatória curta, percepção do controle ejaculatório reduzida ou ausência e presença de consequências pessoais negativas a partir da EP, elas permanecem distintas e diferentes entre as populações demográficas e etiológicas (Porst et al., 2010).

Ejaculação Precoce Persistente

Waldinger et al. (1998) tiveram como hipótese que a ejaculação precoce persistente em humanos pode ser explicada tanto pela hipossensibilidade a $5-HT_{2c}$ e/ou hipersensibilidade ao receptor de $5-HT_{1A}$. Estudos recentes sugerem **em alguns homens variações neurobiológicas e genéticas que podem contribuir para a fisiopatologia da EP persistente**, como definido pelos critérios da ISSM e que a condição pode ser mantida e intensificada por fatores psicológicos/ambientais (Janssen et al., 2009).

Ejaculação Precoce Adquirida

A EP adquirida é comumente devida à **ansiedade pela** *performance* **sexual** (Hartmann et al., 2005), problemas psicológicos e relacionais (Hartmann et al., 2005), **DE** (Laumann et al., 2005), ocasionalmente, prostatite (Screponi et al., 2001), ou hipertireoidismo (Carani et al., 2005) ou durante retirada/detoxificação de medicações prescritas (Adson e Kotlyar, 2003) ou recreacionais (Peugh e Belenko, 2001). Consistente com a causa orgânica predominante de EP adquirida, homens com este problema são, usualmente, mais velhos, têm elevado índice de massa corporal (IMC) e têm mais alta incidência de comorbidades, incluindo hipertensão arterial sistêmica, desordem de desejo sexual, diabetes melito, prostatite crônica e ER, do que os homens com EP persistente, variável e subjetiva (Basile Fasolo et al., 2005; Porst et al., 2010; Serefoglu et al., 2010; Serefoglu et al., 2011; Gao et al., 2013; McMahon et al., 2013; Zhang et al., 2013).

Ejaculação Precoce e Ansiedade por Performance Sexual, Problemas Psicológicos e Problemas Relacionais

A ansiedade tem sido relatada como uma causa de EP por múltiplos autores e é arraigada pelo folclore da medicina sexual como o maior causador de EP, embora escassas pesquisas empíricas evidenciem a sustentação de qualquer papel causal (Jern et al., 2007; Janssen et al., 2009). Vários autores sugerem que **a ansiedade ativa o sistema nervoso simpático e reduz o limiar ejaculatório como resultado de uma fase de emissão da ejaculação precoce** (Janssen et al., 2009).

O desejo sexual hipoativo pode levar a EP, como resultado de um desejo inconsciente de abreviar a penetração indesejável. Similarmente, o desejo sexual diminuído pode ser uma consequência de EP crônica ou frustrante.

As disfunções sexuais femininas (como anorgasmia, desejo sexual hipoativo, aversão sexual, desordens de excitação sexual e desordens sexuais dolorosas, tais como vaginismo (Dogan e Dogan, 2008), também podem estar relacionadas com EP adquirida.

Ejaculação Precoce e Comorbidade de Disfunção Erétil

Dados recentes demonstraram que metade dos indivíduos com ED também apresenta EP (Basile Fasolo et al., 2005; Laumann et al., 2005; Porst et al., 2007).

Ejaculação Precoce e Doença Prostática

Infecção urogenital baixa aguda e crônica, prostatodinia ou síndrome de dor pélvica crônica (SDPC) estão associadas com DE, EP e ejaculação dolorosa (Waldinger et al., 2005c; Donatucci, 2006; Zohdy, 2009; Rowland et al., 2010). **Vários estudos relataram EP como o principal sintoma de desordem sexual em homens com prostatite crônica ou SDPC, com uma prevalência de 26% a 77%** (Rowland et al., 2010). A fisiopatologia exata das ligações entre prostatite crônica, DE e EP é desconhecida. Uma das hipóteses é que a inflamação prostática possa resultar em sensação alterada e modulação do reflexo ejaculatório, porém não existe evidência (Donatucci, 2006; Shamloul and El-Nashaar, 2006; Sharlip, 2006). Tem sido relatado que o tratamento com antimicrobianos em prostatite bacteriana confirmada em homens com EP adquirida resultou em um aumento de 2,6 vezes na TLEI e melhorou o controle ejaculatório em 83,9% dos indivíduos (El-Nashaar e Shamloul, 2007).

Ejaculação Precoce e Hipertireoidismo

A maioria dos pacientes com desordens hormonais tireoidianas apresenta disfunção sexual. Os estudos sugerem uma correlação significativa entre EP e valores diminuídos de hormônio estimulante da tireoide (TSH), em uma população selecionada de pacientes andrológicos e sexológicos. A prevalência de 50% de EP em homens com hipertireoidismo caiu para 15% após o tratamento com normalização dos valores hormonais tireoidianos (Carani et al., 2005). Apesar de doença tireoidiana oculta ter sido relatada na população idosa hospitalizada, é incomum na população que procura tratamento de EP, e a triagem de rotina de TSH não é necessária ao menos que haja indicação clínica (Atkinson et al., 1978).

Avaliação de Relatórios de Homens com Ejaculação Precoce

História Clínica

Os homens que se apresentam referindo EP devem ser avaliados com **história clínica e sexual completas, exame físico dirigido, inventário de avaliação da função erétil e quaisquer investigações sugeridas pelos achados**. A inclusão da parceira no processo de manejo é um ingrediente importante, porém não mandatório para o sucesso do tratamento. Alguns pacientes podem não entender o porquê da vontade dos médicos em incluir a parceira, e algumas parceiras podem ser relutantes em juntar-se ao paciente no tratamento. Entretanto, se as parceiras não estiverem envolvidas no tratamento, elas podem ser resistentes à alteração da interação sexual (Donahey e Miller, 2000). Uma parceira cooperativa pode aumentar a autoconfiança do homem, suas habilidades, autoestima e sensação da masculinidade e, mais geralmente, ajudar o homem a desenvolver o controle ejaculatório (Perelman, 2003). Isso pode, provavelmente, levar a uma melhora da relação sexual do casal, como também dos aspectos mais amplos do seu relacionamento. Estudos não controlados têm sido realizados sobre o impacto do envolvimento das parceiras no tratamento de EP. Entretanto, uma revisão de estudos sobre tratamento para DE demonstrou o importante papel de focar sobre fatores interpessoais no sucesso do tratamento (Mohr e Bentler, 1990).

Os pacientes esperam que os médicos questionem sobre sua saúde sexual (Schein et al., 1988). Frequentemente, os pacientes também ficam envergonhados, tímidos e com dúvidas se as queixas sexuais pertencem ao consultório de profissionais da saúde (Humphrey e Nazareth, 2001). Perguntar sobre a vida sexual do paciente dá permissão para discutir sobre suas preocupações e também pesquisar fatores de risco à saúde associados (p. ex., risco cardiovascular e DE). O Quadro 29-1 lista as questões recomendadas e opcionais que devem ser perguntadas aos pacientes que relatam EP (McMahon et al., 2004b; Althof et al., 2010). As questões recomendadas estabelecem o diagnóstico e considerações diretas sobre o tratamento e as opcionais reúnem detalhes para implementação do tratamento. Finalmente, o comitê recomenda que os profissionais de saúde realizem uma história clínica e psicológica.

Diagnóstico de Ejaculação Precoce

A definição da ISSM de EP deve formar a base para o diagnóstico de EP. Uma população significativa de homens com autorrelato de EP não satisfaz os critérios da definição de EP pela ISSM. Isto confronta a disparidade substancial entre a incidência de autorrelato de EP em estudos epidemiológicos (Laumann et al., 1999) e aqueles sugeridos pelos estudos de cronômetro normativo do TLEI, baseado na comunidade (Waldinger et al., 2005a). Essa população tem sido recentemente categorizada tanto por EP variável ou EP subjetiva (Waldinger et al., 2006b; Waldinger e Schweitzer, 2008). Os homens com EP subjetiva relatam

---

QUADRO 29-1 Questões Recomendadas e Opcionais para Estabelecer o Diagnóstico de Ejaculação Precoce (EP) e Tratamento Direto

QUESTÕES RECOMENDADAS PARA O DIAGNÓSICO DE EP
Qual o tempo entre a penetração e a ejaculação (esperado)?
Você pode retardar a ejaculação?
Você se sente aborrecido, molestado e/ou frustrado por sua EP?

QUESTÕES OPCIONAIS
Diferenciar EP Persistente e Adquirida
Quando você apresentou EP pela primeira vez?
Você tem apresentado EP desde sua primeira experiência sexual em todas ou quase todas as tentativas e com todas as parceiras?

Avaliar a Função Erétil
Sua ereção é suficiente firme para penetrar?
Você tem dificuldade para manter sua ereção até que ejacule durante o intercurso?
Você sempre acelera o intercurso para prevenir a perda de sua ereção?

Avaliar o Impacto do Relacionamento
O quanto sua parceira perturbada fica com sua EP?
Sua parceira evita intercurso sexual?
Sua EP está afetando o relacionamento globalmente?

Tratamento Prévio
Você recebeu qualquer tratamento para sua EP previamente?

Impacto sobre a Qualidade de Vida
Você evita intercurso sexual pelo constrangimento?
Você se sente ansioso, deprimido ou constrangido devido a sua EP?

De Althof SE, Abdo CH, Dean J, et al. International Society for Sexual Medicine's guidelines for the diagnosis and treatment of premature ejaculation. J Sex Med 2010;7:2947-69.

EP, porém têm uma latência ejaculatória normal, tipicamente, de 2 a 6 minutos, mas em algumas ocasiões até 25 minutos. É caracterizado pela preocupação com uma subjetividade, porém falsa percepção de EP com um tempo de latência da ejaculação (TLE) dentro da faixa normal, e, frequentemente, com controle ejaculatório reduzido.

Determinação do Tempo de Latência Ejaculatória Intravaginal

A estimativa pelo paciente e parceira do TLEI deve ser utilizada para determinar o TLEI na prática clínica. Medidas cronométricas do TLEI são amplamente utilizadas nas pesquisas clínicas e estudos observacionais da EP, mas não têm sido recomendadas para uso no manejo clínico de rotina da EP. Apesar da vantagem potencial da medida objetiva, as medidas cronométricas têm a desvantagem de serem intrusas e potencialmente disruptivas do prazer sexual ou da espontaneidade. Mais recentemente, estudos têm indicado que a estimativa da latência ejaculatória relatada pelo paciente ou parceira correlaciona relativamente bem com a latência objetiva cronometrada e pode ser útil como uma medida aproximada do TLEI (Althof, 1998; Pryor et al., 2005; Rosen et al., 2007; McMahon, 2008a).

Como o relato do paciente é o fator determinante na necessidade de tratamento e satisfação, recomenda-se que a estimativa da latência ejaculatória pelo paciente ou parceira seja aceita como método para determinação do TLEI na prática clínica.

Medidas de Desfechos Relatadas pelo Paciente

**A avaliação padronizada das medidas tais como questionários validados e medidas PRO pode ser utilizada como anexo às histórias, clínica e sexual, completas e à autoestimativa da latência ejaculatória na avaliação dos homens que se apresentam relatando EP.

Todas essas medidas são relativamente novas e foram desenvolvidas primariamente para uso como ferramentas de pesquisa. Algumas têm mostrado boas propriedades psicométricas e são anexos potencialmente úteis para triagem clínica e avaliação.

Várias medidas de EP têm sido descritas na literatura (Yuan et al., 2004; Althof et al., 2006; Arafa e Shamloul, 2007; Symonds et al., 2007a, 2007b; Patrick et al., 2008; Serefoglu et al., 2009), apesar de somente um pequeno número ter se submetido a testagem psicométrica extensiva e validação. Cinco questionários validados têm sido desenvolvidos e publicados como dados. Atualmente, dois questionários têm extensa base de dados e agruparam a maioria dos critérios para teste de desenvolvimento e validação: o Perfil de Ejaculação Precoce (PEP) e o Índice de Ejaculação Precoce (IEP) (Althof et al., 2006; Patrick et al., 2008). Uma terceira medida diagnóstica resumida, a Ferramenta Diagnóstica para Ejaculação Precoce (FDEP) tem um modesto banco de dados e está disponível para uso clínico (Symonds et al., 2007a). Duas outras medidas, questionários para EP árabe e chinês, têm validação mínima ou os dados disponíveis de pesquisa clínica não são recomendados para uso clínico.

Detalhes adicionais de medidas PRO estão disponíveis no site www.expertconsult.com.

Avaliação da Função Erétil

A presença da comorbidade DE deve ser avaliada utilizando um instrumento validado tal como o Índice Internacional de Função Erétil (IIEF) ou o IIEF-5 (SHIM). A função erétil normal deve ser definida pelo IIEF como Domínio de Função Erétil de 26 pontos ou mais ou pelo IIEF-5 acima de 21 pontos (Rosen et al., 1997; Cappelleri et al., 2001). Dados recentes demonstraram que cerca da metade dos indivíduos com DE também apresenta EP (Jannini et al., 2005). No European Premature Ejaculation Study (PEPA), DE estava presente em 31,9% dos homens com EP comparado a 11,8% de homens sem EP (Porst et al., 2007). No GSSAB, a razão de chance para DE em homens com EP variou de 6,0 na Europa e em até 11,9 na América do Sul (Laumann et al., 2005). Consistente com isso, DE é mais prevalente em homens com EP adquirida do que EP persistente (Basile Fasolo et al., 2005). EP é também mais comum com aumento da severidade da DE, após o ajuste para idade (Corona et al., 2004: El-Sakka, 2006, 2008). Homens com DE podem requerer níveis mais elevados de estímulo para alcançar uma ereção ou intencionalmente "aceleram" o intercurso para prevenir detumescência precoce de uma ereção parcial, resultando em ejaculação com uma latência curta (Jannini et al., 2005). Isto pode ser agravado pela presença de níveis elevados de ansiedade relacionada com sua DE, a qual serve somente para piorar a prematuridade. Entretanto, deve-se ter cuidado no exercício diagnóstico da comorbidade DE em homens com EP, pois 33,3% dos homens potentes com EP confundem a habilidade de manter ereções antes e após a ejaculação, registram respostas contraditórias para algumas/todas questões do SHIM, especialmente Q3 e Q4, e recebem diagnóstico falso-positivo de DE pelo SHIM (McMahon, 2009).

Exame Físico

A literatura atual sugere que o diagnóstico de EP persistente é baseado puramente na história clínica, pois não existem achados físicos preditivos ou investigações confirmatórias (McMahon, 2005). Como a diferenciação entre EP persistente e adquirida pode ser difícil tanto em homens jovens como em homens com nenhuma ou poucas parceiras anteriores e/ou experiência sexual limitada, o exame físico é altamente desejável e representa uma oportunidade para triagem de doenças cardiovasculares ou específicas do gênero. Entretanto, **em homens com EP adquirida, o exame físico é mandatório no esforço para identificar a causa de EP** e para aliviar a possível causa (Jannini et al., 2006b). A presença de DE deve ser avaliada tanto pela anamnese quanto pela aplicação de instrumento validado. Investigação laboratorial ou com imagem é, ocasionalmente, necessária baseada na história clínica do paciente. O toque retal da próstata, rotina no cenário andrológico para todos os homens com mais de 40 anos de idade, é útil na identificação de possível evidência de inflamação ou infecção prostática (Jannini et al., 2006a).

Tratamento da Ejaculação Precoce

A Figura 29-3 é um fluxograma para o manejo de EP (Rowland et al., 2010). **Múltiplos tratamentos psicossexuais e farmacológicos estão disponíveis para EP.** Os homens com EP persistente são melhor tratados com farmacoterapia isolada ou **em combinação com níveis gradativos de psicoterapia sexual para o paciente e o casal.**

Os homens com EP adquirida devem receber tratamentos específicos para a causa (p. ex., aconselhamento psicossexual ou farmacoterapia para DE, isoladamente ou em combinação com farmacoterapia para EP). Os homens com EP naturalmente variável ou EP simulando disfunção ejaculatória devem ser primariamente tratados com educação psicossexual e psicoterapia gradativa para o paciente e o casal.

Terapia Psicossexual

Todos os homens que buscam tratamento para EP devem receber educação psicossexual básica ou treinamento (Althof, 2006c, 2007; Perelman, 2003, 2006). Isto pode incluir informação proveniente da prevalência de EP e TLEI na população geral para dissipar mitos sobre EP, informação sobre atividades sexuais agradáveis para o repertório sexual do homem e de sua parceira, como também estratégias dirigidas para anulação de atividade sexual ou falta de vontade para discutir sexo com sua parceira. Essas estratégias educacionais são desenhadas para dar ao homem confiança para tentar intervenção médica, reduzir a ansiedade e modificar seus roteiros sexuais mal adaptados.

Informação adicional sobre o papel da psicoterapia sexual no manejo de EP está disponível no site www.expertconsult.com.

Tratamento Farmacológico

Várias formas de farmacoterapia têm sido utilizadas no tratamento da EP (Giuliano e Clement, 2012). Estas incluem o uso de **anestésicos locais tópicos, ISRSs, tramadol, inibidores de fosfodiesterase tipo 5 (PDE5) e bloqueadores α-adrenérgicos**. A utilização dos anestésicos locais tópicos, tais como lidocaína, prilocaína ou benzocaína, isoladamente ou em associação, diminui a sensibilidade da glande peniana e é o tratamento farmacológico conhecido mais antigo para EP (Schapiro, 1943). A introdução dos **ISRSs**, paroxetina, sertralina fluoxetina e citalopram, e o antidepressivo tricíclico (ATC), clomipramina, têm revolucionado o tratamento de EP. Esses fármacos bloqueiam a recaptação axonal de serotonina, a partir da fenda sináptica dos neurônios serotoninérgicos centrais pelos transportadores de 5-HT, resultando em melhor neurotransmissão de 5-HT e estímulo dos receptores de 5-HT na membrana pós-sináptica.

Tratamento com inibidores seletivos da receptação de serotonina e antidepressivos tricíclicos. EP pode ser tratada **sob demanda com ISRSs, tais como dapoxetina ou clomipramina, paroxetina, sertralina e fluoxetina, sem indicação na bula ou com dose diária de paroxetina, clomipramina, sertralina, fluoxetina ou citalopram sem indicação na bula.**

Dapoxetina. A dapoxetina tem recebido aprovação para tratamento de EP em mais de 50 países no mundo todo. A dapoxetina não teve aprovação para divulgação nos Estados Unidos pela US Food and Drug Administration. É um ISRS de rápida ação e meia vida curta com um perfil farmacocinético que serve de suporte no papel de tratamento sob demanda para EP (Pryor et al., 2006). Nenhuma das interações entre medicações associadas a dapoxetina, incluindo medicações inibidoras da fosfodiesterase, tem sido relatada. Em pesquisas randomizadas controladas (PRCs), a dapoxetina 30 mg ou 60 mg tomada 1 a 2 horas antes do intercurso é mais efetiva do que o placebo desde a primeira dose, resultando em aumento de 2,5 a 3 vezes no TLEI, o controle ejaculatório aumentado, a diminuição da aflição e o aumento da satisfação. A dapoxetina foi efetiva comparavelmente em homens com EP persistente e adquirida (Porst et al., 2010) e foi similarmente efetiva e bem tolerada em homens com EP e comorbidade de DE tratados com medicamentos inibidores de PDE5 (McMahon et al., 2013). Os efeitos colaterais relacionados ao

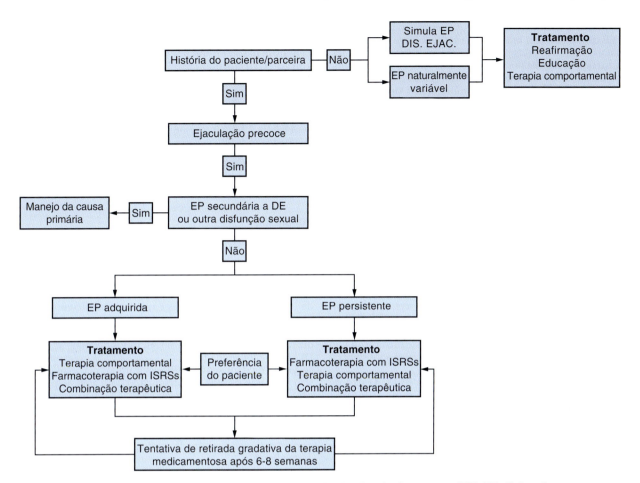

Figura 29-3. Algoritmo para manejo ambulatorial de ejaculação precoce (EP). DE, disfunção erétil; DIS. EJAC., disfunção de ejaculação; ISRS, inibidor seletivo de recaptação de serotonina.

tratamento foram incomuns, dose dependente e incluíram náusea, diarreia, cefaleia e vertigem (McMahon et al., 2011). Eles foram responsáveis pela descontinuidade do estudo em 4% (30 mg) e 10% (60 mg) dos indivíduos. Não houve indicação de risco aumentado para ideação de suicídio ou tentativas de suicídio e pequena indicação de sintomas rebotes com a suspensão súbita da dapoxetina (Levine, 2006).

Inibidores seletivos da receptação de serotonina e antidepressivos tricíclicos sem indicação na bula. O tratamento diário com paroxetina, 10 a 40 mg, clomipramina 12,5 a 50 mg, sertralina 50 a 200 mg, fluoxetina 20 a 40 mg e citalopram 20 a 40 mg sem indicação na bula é, usualmente, efetivo no atraso da ejaculação. Os dados publicados de uma meta-análise sugerem que a **paroxetina exerce maior atraso na ejaculação, aumento do TLEI em aproximadamente 8,8 vezes acima do basal** (Waldinger et al., 2004b).

O atraso da ejaculação, usualmente, ocorre dentro de 5 a 10 dias do início do tratamento, porém o efeito terapêutico completo pode necessitar de 2 a 3 semanas de tratamento e, usualmente, é mantido durante períodos longos de utilização (McMahon, 2002). Os efeitos adversos são, geralmente, menores, começam na primeira semana do tratamento e podem, gradativamente, desaparecer dentro de 2 a 3 semanas. Eles incluem **fadiga, bocejo, náuseas leves, diarreia e perspiração.** Relatos anedóticos mostram que diminuição da libido e DE são menos frequentemente vistos em homens não depressivos com EP tratados com ISRS comparados com homens depressivos tratados com ISRSs (Waldinger, 2007). Efeitos neurocognitivos adversos incluem **agitação significativa e hipomania em um pequeno número de pacientes e tratamento com** ISRSs **deve ser evitado em homens com história de depressão bipolar** (Marangell et al., 2008).

A liberação de serotonina pela plaqueta tem um importante papel na hemostasia (Li et al., 1997) e ISRSs, especialmente com uso concomitante de aspirina e anti-inflamatórios não esteroidais, pode estar associado com **risco aumentado de sangramento do tratado gastrointestinal superior**. Priapismo é um efeito adverso raro das ISRSs e necessita de tratamento médico urgente. O uso por longo tempo de ISRS pode estar associado com **ganho de peso e um risco aumentado de diabetes melito tipo 2** (Fava et al., 2000). Em homens com parâmetros normais no sêmen, a **paroxetina tem sido relacionada com a indução anormal da fragmentação de DNA no esperma em uma significativa proporção de indivíduos, sem um efeito mensurável sobre os parâmetros no sêmen**. A potencial fertilidade de um substancial número de homens sob uso de paroxetina pode ser adversamente afetada pelas alterações na integridade do DNA no esperma (Tanrikut et al., 2010).

A análise sistemática de antidepressivos TC (ISRSs e outras classes de drogas) em pacientes com desordens depressivas e/ou ansiedade indica um **pequeno aumento no risco de ideação suicida ou tentativas de suicídio nos jovens, porém não em adultos**. Em contraste, o risco para ideação suicida não tem sido encontrado em pesquisas com ISRSs em homens não depressivos com EP. A precaução é sugerida na prescrição para jovens adolescentes com EP com 18 anos ou menos e para homens com EP e uma desordem depressiva como comorbidade, particularmente, quando associado com ideação suicida (Khan et al., 2003). Os pacientes devem ser avisados para **evitar a parada súbita ou a rápida redução da dosagem do uso diário de** ISRSs, **já que pode estar associado com síndrome da retirada de** ISRS (Black et al., 2000).

A administração sob demanda de clomipramina, paroxetina, sertralina e fluoxetina, 3 a 6 horas antes do intercurso, é modestamente eficaz e bem tolerada, porém associada com atraso ejaculatório substancialmente menor do que com tratamento diário na maioria dos estudos (Kim e Paick, 1999; McMahon e Touma, 1999; Strassberg et al., 1999; Waldinger et al., 2004a). O tratamento sob demanda pode ser combinado tanto com tratamento diário em uma pesquisa inicial ou tratamento diário concomitante com dose baixa (McMahon e Touma, 1999).

Os pacientes são, frequentemente, relutantes em começar o tratamento de EP com ISRSs sem indicação na bula. Salonia e associados (2009) relataram que 30% dos pacientes recusaram começar o tratamento (paroxetina 10 mg/dia por 21 dias seguidos por 20 mg conforme necessário) e outros 30% daqueles que começaram o tratamento o descontinuaram (Salonia et al., 2009). Similarmente, Mondaini et al. relataram que em uma população clínica, 90% dos pacientes recusaram iniciar ou descontinuaram a dapoxetina em 12 meses do começo do tratamento (McMahon, 2002). As razões listadas incluíram não desejo de tomar um antidepressivo, efeitos do tratamento abaixo das expectativas e custo.

A decisão para tratar EP tanto com dose sob demanda de dapoxetina (onde disponível) ou dose diária de ISRSs sem indicação na bula deve ser baseada na avaliação médica das necessidades individuais de tratamento pelo paciente. Apesar de muitos homens com EP se empenharem no intercurso sexual, infrequentemente podem preferir tratamento sob demanda, muitos homens em relacionamentos estabelecidos podem preferir a conveniência da medicação diária.

As pesquisas de preferência bem desenhadas proporcionarão adicional compreensão sobre o papel da dose sob demanda. Em alguns países, a prescrição sem indicação na bula pode apresentar dificuldades para o médico, porque as autoridades reguladoras sempre advertem fortemente sobre as indicações de prescrições para as quais a medicação não foi licenciada ou aprovada. Obviamente, isto complica o tratamento em pacientes nos quais existe medicação não aprovada e as autoridades reguladoras sempre advertem sobre a prescrição sem indicação na bula.

Anestésicos Locais Tópicos sem Indicação na Bula. O uso de anestésicos tópicos locais tais como lidocaína e/ou prilocaína sob a forma de creme, gel ou *spray* é bem estabelecido e moderadamente efetivo no atraso da ejaculação. Dados sugerem que a diminuição da sensibilidade da glande pode inibir o arco reflexo espinal responsável pela ejaculação (Wieder et al., 2000). Dinsmore e associados (2007) relataram o uso de PSD502, *spray* de lidocaína-prilocaína, atualmente em pesquisas clínicas que é aplicado no pênis pelo menos 5 minutos antes do intercurso. O grupo tratado relatou um aumento no TLEI de 6,3 vezes e melhoras associadas nas medidas de controle e satisfação sexual na PRO (Dinsmore et al., 2007; Henry et al., 2008). Pouquíssimos relatos têm sido feitos sobre hipoanestesia peniana e transferência para a parceira como resultado da formulação única do composto. Outros anestésicos tópicos estão associados com hipoanestesia peniana significativa e possível absorção transvaginal, resultando em dormência vaginal e anorgasmia feminina, a menos que esteja sendo utilizado preservativo (Busato e Galindo, 2004).

Inibidores da Fosfodiesterase Tipo 5. Prescrição sem indicação na bula sob demanda ou dose diária de inibidores de PDE5 não é recomendada para o tratamento de EP persistente em homens com função erétil normal. A farmacoterapia para DE isolada ou em combinação com farmacoterapia para EP é recomendada para o tratamento de EP persistente ou adquirida em homens com DE como comorbidade. Os inibidores da PDE5 sildenafila, tadalafila e vardenafila são tratamentos efetivos para DE. Vários autores relataram experiência com inibidores de PDE 5 isolados ou em combinação com ISRSs conforme o tratamento para EP (Abdel-Hamid et al., 2001; Chia, 2002; Erenpreiss e Zalkalns, 2002; Linn et al., 2002; Salonia et al., 2002; Chen et al., 2003; Li et al., 2003; Lozano, 2003; Tang et al., 2004; Mattos e Lucon, 2005; McMahon et al., 2005; Sommer et al., 2005; Zhang et al., 2005; Atan et al., 2006; Sun et al., 2007; Mattos et al., 2008; Aversa et al., 2009; Mathers et al., 2009; Jannini et al., 2011). O suposto papel dos inibidores de PDE5 como tratamento para EP é especulativo e se baseia somente no papel do óxido nítrico (ON)/monofosfato guanosina cíclico (cGMP) no sistema de transdução central e periférico do mediador inibitório não adrenérgico e na neurotransmissão nitrérgica não colinérgico no sistema urogenital (Mamas et al., 2003). Apesar de revisões sistemáticas sobre estudos de tratamento de EP com fármaco inibidor de PDE5 não conseguirem proporcionar evidência empírica robusta para sustentar o papel dos inibidores de PDE5 no tratamento de EP, com exceção de homens com EP e DE como comorbidade (McMahon et al., 2006a; Asimakopoulos et al., 2012), recentes estudos bem delineados deram sustentação ao potencial papel desses agentes, sugerindo a necessidade de adicional pesquisa baseada em evidência (Aversa et al., 2009).

Algumas evidências sustentam a eficácia e a segurança da prescrição dos inibidores de PDE5 sem indicação na bula, sob demanda e em dose diária no tratamento de EP persistente em homens com função erétil normal (nível de evidência 4D). O tratamento de EP persistente com inibidores de PDE5 em homens com função erétil normal não é recomendado, e adicionais pesquisas baseadas em evidência são encorajadas para entendimento dos dados conflitantes.

A tabela 29-2 é um resumo dos tratamentos farmacológicos recomendados para EP.

O tratamento de EP com tramadol, antagonistas α1-adrenoreceptores, injeção intracavernosa de medicamentos vasoativos, acupuntura, neurotomia cirúrgica, crioablação e neuromodulação do nervo peniano dorsal é discutido em detalhe no www.expertconsult.com.

Conclusão

Uma recente pesquisa epidemiológica e observacional proporcionou novos conhecimentos sobre EP e os efeitos psicossociais negativos associados a esta disfunção. Os dados normativos atuais sugerem que 80% a 90% dos homens que procuram tratamento com EP persistente ejacularão em 1 minuto e formam a base da definição de persistente da ISSM. Embora evidências empíricas insuficientes existiam para identificar claramente a causa de EP, evidências limitadas sugerem que homens com EP podem ter uma predisposição genética no que diz respeito à rápida ejaculação, elevados níveis de ansiedade sexual e DE como comorbidade.

O uso de dapoxetina, ISRSs, clomipramina, e anestésicos tópicos sem indicação na bula tem desenhado nova atenção para este comum e frequente problema sexual ignorado. A farmacoterapia para EP falha em direcionar completamente para causas psicológicas ou fatores relacionais, e os dados são deficientes ou escassos sobre a eficácia do aconselhamento psicossexual combinado com tratamento farmacológico e a manutenção de melhora do controle ejaculatório após retirada da medicação.

> **PONTOS-CHAVE: EJACULAÇÃO PRECOCE**
>
> - EP é uma disfunção sexual comum
> - EP está associada com consequências psicológicas negativas, incluindo estresse, aborrecimento e frustração que podem afetar a qualidade de vida, relacionamentos com parceiras, autoestima e autoconfiança e pode atuar como um obstáculo para homens solteiros formando relacionamentos com novas parceiras.
> - A definição da ISSM baseada em evidência de EP persistente e adquirida deve formar a base do diagnóstico ambulatorial de EP persistente.
> - Evidências limitadas sugerem que EP persistente tem uma base genética e a EP adquirida é mais frequentemente o resultado de ansiedade na *performance* sexual, problemas psicológicos ou de relacionamento e/ou DE.
> - Os fármacos orais ISRS e anestésicos tópicos foram tratamentos efetivos e seguros para EP.
> - A terapia psicossexual cognitiva comportamental tem um papel limitado como tratamento de primeira linha da EP, mas tem um importante papel como um adjunto para a farmacoterapia, especialmente em homens com EP adquirida resultante de ansiedade pela performance sexual.
> - Homens com EP adquirida, mais frequentemente secundária a comorbidade como ED, hipertireoidismo, infecção urogenital baixa crônica, prostatodinia ou SDPC, devem receber tratamento específico isolado para causa ou combinado com ISRS

EJACULAÇÃO RETARDADA, ANEJACULAÇÃO E ANORGASMIA

Qualquer doença psicológica ou clínica ou procedimento cirúrgico que interfere com o controle central da ejaculação ou nervo simpático periférico que supre os vasos e o colo da bexiga, o nervo eferente somático que supre o assoalho pélvico ou o nervo somático aferente que supre o pênis pode resultar em ejaculação retardada, anejaculação, ejaculação retrógrada e/ou anorgasmia. Portanto, as causas de ejaculação retardada, anejaculação e anorgasmia são diversas.

TABELA 29-2 Terapia Medicamentosa Recomendada para Ejaculação Precoce (EP)

DROGA	DOSE	INSTRUÇÕES PARA DOSAGEM	INDICAÇÃO	COMENTÁRIOS	NÍVEL DE EVIDÊNCIA
Dapoxetina	30-60 mg	Sob demanda, 1 a 3 horas antes do intercurso	EP persistente EP adquirida	Aprovada em mais de 50 países	Alta
Paroxetina	10-40 mg	Uma vez ao dia	EP persistente EP adquirida		Alta
Sertralina	50-200 mg	Uma vez ao dia	EP persistente EP adquirida		Alta
Fluoxetina	20-40 mg	Uma vez ao dia	EP persistente EP adquirida		Alta
Citalopram	20-40 mg	Uma vez ao dia	EP persistente EP adquirida		Alta
Clomipramina	12,5-50 mg 12,5-50 mg	Uma vez ao dia Sob demanda, 3 a 4 horas antes do intercurso	EP persistente EP adquirida EP persistente EP adquirida		Alta Alta
Tramadol	25-50 mg	Sob demanda, 3 a 4 horas antes do intercurso	EP persistente EP adquirida	Risco potencial para dependência opiáce	Baixa
Lidocaína/ Prilocaína tópica	Titulado para o paciente	Sob demanda, 20 a 30 minutos antes do intercurso	EP persistente EP adquirida		Alta
Alprostadil	5-20 μg	Administração de injeção intracavernosa 5 minutos antes do intercurso	EP persistente EP adquirida	Risco de priapismo e fibrose corporal	Muito baixa
Inibidores de PDE5	Sildenafil 25-100 mg Tadalafil 10-20 mg Vardenafil 10-20 mg	Sob demanda, 30 a 50 minutos antes do intercurso	EP persistente e adquirida em homens com função erétil normal EP persistente e adquirida em homens com DE	? Melhora da eficácia se combinado com ISRS	Muito baixa Moderada

DE, disfunção erétil; PDE5, fosfodiesterase tipo 5; ISRS, inibidor seletivo de recaptação de serotonina.

Definição, Terminologia e Características de Homens com Ejaculação Retardada

A ejaculação atrasada (EA), ejaculação retardada (ER), ou ejaculação inibida (EI) são provavelmente as causas menos comuns, menos estudadas e entendidas das disfunções sexuais masculinas. Até agora seu impacto é significativo naquilo que tipicamente resulta em uma falta de cumprimento sexual para ambos, homem e sua parceira, um efeito adicional agravado quando a procriação está entre os objetivos do intercurso sexual do casal.

Os problemas com "dificuldade" com ejaculação podem variar de diferentes atrasos na latência para ejaculação à inabilidade completa para ejacular (anejaculação). As reduções no volume, força e sensação de ejaculação podem ocorrer também. Nos extremos estão a anejaculação (tempo) e a ejaculação retrógrada (direção), porém os mais comumente encontrados são EI, ER e EA. Uma desordem final, anorgasmia, refere-se à ausência de percepção da experiência do orgasmo, independente se algum ou todos os concomitantes psicológicos da ejaculação tenham ocorrido.

Terminologia e Definição

EI, ER, EA, ejaculação inadequada, anejaculação idiopática, ejaculações impotentes primárias e anejaculação psicogênica, todos têm sido utilizados como sinônimos para descrever um atraso ou ausência de respostas orgásmicas masculinas. Se uma distinção é feita, usualmente EI é caracterizada pela ausência completa de ejaculação, apesar de não existir um claro consenso. Sobre este assunto, a terminologia preferida ER pretende descrever todas as desordens ejaculatórias resultando em um atraso ou ausência de ejaculação.

DSM-IV-TR define ER como segue (American Psychiatric Association, 2000):

O retardo persistente e recorrente do, ou ausência de, orgasmo após uma fase de excitação sexual normal, durante a atividade sexual, em que o médico, baseado na idade do paciente, julga ser adequado em foco, intensidade e duração. O distúrbio causa angústia ou dificuldade interpessoal; não deve ser melhor explicado por outra desordem Eixo I (clínico) ou causado exclusivamente pelos efeitos fisiológicos diretos de uma substância ou uma condição médica geral.

Similarmente, a Second International Consultation on Sexual Dysfunction define ER como uma dificuldade persistente ou recorrente, atraso em, ou ausência de, atingir o orgasmo após estimulação sexual suficiente, que causa angústia pessoal (McMahon et al., 2004a).

Não existem critérios claros de como e quando um homem realmente encontra as condições para ER, porque os critérios operacionalizados não existem. Dado que a maioria dos homens sexualmente funcionais ejacula dentro de 4 a 10 minutos após a penetração (Patrick et al., 2005), um médico pode assumir que **casos de homens com latências acima de 25 a 30 minutos (21 a 23 minutos representa, aproximadamente, 2 desvios padrão acima da média), que relatam** estresse, ou de homens que simplesmente cessam a atividade sexual, devido à exaustão ou à irritação, qualificam o diagnóstico. Tais sintomas, juntos com o fato de que um homem e/ou sua parceira decidem procurar ajuda para o problema, são usualmente suficientes para o diagnóstico de ER.

Epidemiologia da Ejaculação Retardada

A prevalência de desordens ejaculatórias não é clara, parcialmente por causa da escassez de dados normativos para definição da duração da latência ejaculatória "normal", particularmente observando a "cauda" direita da distribuição (isto é, além do significado de latência para orgasmo). Adicionalmente, grandes estudos epidemiológicos não têm subdividido os vários tipos de desordens ejaculatórias (p. ex., atraso *versus* ausência), uma limitação adicional ao nosso conhecimento. Em geral, ER é relatada com baixas taxas na literatura, raramente excedendo 3% (Laumann et al., 1999; Simons e Carey, 2001; Perelman, 2004). A prevalência de ER parece ser moderadamente e positivamente relacionada à idade, que não é surpreendente na visão do fato de que a função ejaculatória como um todo tende a diminuir conforme a idade dos homens.

A insuficiência da ejaculação pode ser um **problema persistente ou adquirido. Pode ser global e acontecer em todos os encontros sexuais ou ser intermitente ou situacional.** Os dados descritivos normativos a partir de grandes amostras de homens com ER não estão disponíveis, porém uma recente análise identificou 25% de uma amostra clínica com ER persistente, com o restante relacionado a problema secundário (Perelman, 2004). Apesar de a anejaculação coital ser frequentemente o condutor do tratamento (especialmente para indivíduos extremamente religiosos referindo problemas de fertilidade), os homens também procuram tratamento quando angustiados por sua incapacidade para alcançar o orgasmo em resposta à estimulação manual, oral ou vaginal exercida pela parceira.

Muitos homens com ER adquirida podem masturbar-se para alcançar o orgasmo, por múltiplas razões, enquanto outros não o farão ou não podem. A perda da capacidade masturbatória secundária a trauma emocional ou físico também é vista. Aproximadamente 75% de uma amostra clínica podem ressaltar o orgasmo fruto da masturbação, embora o restante possa ou não alcançá-lo (Perelman, 2004).

Similar para homens com outros tipos de disfunção sexual, os **homens com DE apresentam elevados níveis de angústia com os relacionamentos, insatisfação sexual, ansiedade sobre sua performance sexual e problemas gerais de saúde** – significativamente mais elevados do que os homens sexualmente funcionais. Adicionalmente, junto com outros sexualmente disfuncionais, homens com DE tipicamente relatam frequências mais baixas de atividade coital (Rowland et al., 2005). Uma característica distinta de homens com DE – e uma que tem implicações para o tratamento – é que usualmente eles têm pequena ou nenhuma dificuldade para alcançar ou manter ereções; de fato eles são, frequentemente, capazes de manter as ereções por períodos prolongados. Porém apesar de suas boas ereções, os pacientes relatam níveis baixos de excitação sexual subjetiva, pelo menos quando comparados com os homens sexualmente funcionais (Rowland et al., 2004b).

Causa de Ejaculação Retardada e Anejaculação

ER e anejaculação podem ser persistentes ou situacionais. Um número de condições fisiopatológicas tem sido associado com problemas ejaculatórios (Quadro 29-2). Isso inclui desordens congênitas como também algumas causadas por fatores psicológicos, tratamento de cânceres pélvicos masculinos com cirurgia e radioterapia, doença neurológica, endocrinopatia, infecção e tratamento para outras desordens. Quando uma história médica ou sintomatologia também indicam o mesmo, a investigação de cada possível causa pode ser necessária. **A causa mais comum de ER vista na prática clínica são EI psicogênicas, degeneração dos nervos penianos aferentes e corpúsculos pacinianos em homens idosos, hipogonadismo, neuropatia diabética autonômica, tratamento com antidepressivos ISRS e tranquilizantes potentes, prostatectomia radical ou outras cirurgias pélvicas importantes ou radioterapia.**

Ejaculação Retardada Psicológica

A ER psicogênica, frequentemente descrita como EI, é usualmente relatada como ansiedade pela **performance sexual, que pode des**viar a atenção do homem para longe das situações eróticas que **normalmente servem para aumentar a excitação.** Outras explanações psicodinâmicas enfatizam desenvolvimento de problemas psicossexuais e têm atribuído ER persistente a uma ampla faixa de condições, incluindo medo, ansiedade, hostilidade, crença religiosa ortodoxa e dificuldades nos relacionamentos interpessoais (Munjack e Kanno, 1979; Waldinger e Schweitzer, 2005). Apesar de alguns destes fatores poderem contribuir para DE em homens, nenhum estudo bem controlado proporcionou ampla sustentação, neste momento, para algumas das várias hipóteses mencionadas previamente (Waldinger e Schweitzer, 2005).

Masters e Johnson (1970) foram os primeiros a sugerir que ER em alguns homens pode estar associada com **crença religiosa ortodoxa.** Tais crenças podem limitar-se a necessária experiência sexual para aprendizagem de ejacular ou podem resultar em uma inibição da função normal. Muitos homens religiosos devotos têm se masturbado somente minimamente ou não o fazem, e, para alguns, culpa e ansiedade sobre "derramamento da semente" podem ter que conduzir a padrões masturbatórios idiossincrásicos, que por sua vez resultam em ER. Tais homens, frequentemente, têm pouco contato com mulheres antes do casamento e, apesar deles poderem ter encontros, é menos

---

QUADRO 29-2 Causas de Ejaculação Retrógrada, Ejaculação Retardada, Anejaculação e Anorgasmia

HOMEM MAIS IDOSO
Degeneração de nervos aferentes do pênis

PSICOGÊNICA
Ejaculação Inibida

CONGÊNITA
Cisto de ducto mülleriano
Anormalidade do ducto de Wolffian
Síndrome do abdômen em ameixa

CAUSAS ANATÔMICAS
Ressecção transuretral de próstata
Incisão do colo vesical

CAUSAS NEUROGÊNICAS
Neuropatia autonômica diabética
Esclerose múltipla
Injúria do cordão espinal
Prostatectomia radical
Proctocolectomia
Simpatectomia bilateral
Aneurismectomia aórtica abdominal
Linfadenectomia para-aórtica

INFECCIOSA
Uretrite
Tuberculose geniturinária
Esquistossomose

ENDÓCRINAS
Hipogonadismo
Hipotireoidismo

MEDICAMENTOSA
α-metildopa
Diuréticos tiazídicos
Antidepressivos tricíclicos e ISRS
Fenotiazina
Abuso de álcool

ISRS, inibidor seletivo de recaptação de serotonina

provável que experimentem orgasmo com uma parceira do que seus homólogos seculares, especialmente através de intercurso.

Estilos de masturbação idiossincrásicos e vigorosos que não podem ser replicados durante o intercurso com uma parceira ou uma orientação "autossexual" na qual os homens derivam em maior excitação e satisfação a partir de masturbação do que pelo intercurso são fatores de risco para ER (Perelman, 2005; Perelman e Rowland, 2006). Estes homens têm pré-condições para possibilitar a dificuldade de alcançar orgasmo com uma parceira e como resultado apresentar DE adquirida. Eles parecem ser capazes de alcançar ereções suficientes para intercurso, apesar de uma ausência relativa de excitação subjetiva (Apfelbaum, 1989), e suas ereções são tomadas conforme uma evidência errônea para ambos, homem e parceira, em que ele estava pronto para o sexo e capaz de alcançar o orgasmo. A disparidade entre a realidade do sexo com parceira e a fantasia sexual durante a masturbação pode inibir a excitação sexual e, portanto, representar outro contribuinte para ER (Perelman, 2001).

Endocrinopatia

Hipotireoidismo é mais comumente fortemente associado com DE, embora hipertireoidismo seja raramente associado com EP (Carani et al., 2005; Corona et al., 2006). Similarmente, **hipogonadismo** e baixo nível de testosterona estão associados com DE ou anejaculação (Corona et al., 2008, 2011, 2012). **Hiperprolactinemia,** via inibição do hormônio liberador de gonadotropina hipotalâmica–GnRH – está associada com baixo nível de testosterona, desejo sexual reduzido, ER e DE. O efeito da prolactina sobre a ejaculação é mediado via sua ação sobre o sistema serotoninérgico (Corona et al., 2006, 2009).

Causas latrogênicas

Qualquer medicação prescrita ou recreacional pode alterar os níveis de neurotransmissores, tais como serotonina, dopamina ou ocitocina, que estão envolvidos no controle neurológico central ou periférico da ejaculação e podem afetar a latência ejaculatória.

ISRSs são comumente utilizados para o tratamento de depressão e estão associados com elevada incidência de disfunção sexual, com mais de 60% relatando alguma forma de tratamento relacionado com disfunção sexual, mais comumente disfunção ejaculatória (Montejo et al., 2001; Delgado et al., 2005; Madeo et al., 2008). O tratamento com **antipsicóticos**, provavelmente resultante de antagonista de dopamina direto e/ou indireto (Hull et al., 2004) ou níveis aumentados de prolactina (Roke et al., 2012), é também comumente associado com DE e ejaculação retrógrada (Madhusoodanan e Brenner, 1996; Raja, 1999). A ejaculação retrógrada associada com antipsicóticos deve ser considerada devido a efeitos antagônicos sobre o sistema α- adrenérgico no nível do colo vesical (Holtmann et al., 2003).

Tratamento do Homem com Câncer Pélvico

A qualidade global da vida e da função sexual têm evoluído como tópicos chave no manejo de pacientes com câncer. Devido a modernas técnicas cirúrgicas, qualidade melhor de medicamentos para quimioterapia e técnicas modernas de radiação, mais pacientes podem ser tratados de forma bem-sucedida, sem comprometimento alargado da função sexual.

Câncer de Próstata

O câncer de próstata tornou-se a malignidade não dermatológica mais comum em homens dos países ocidentais. A radioterapia (EBRT) e a braquiterapia (BT) são, junto com prostatectomia radical aberta ou robótica (PR/PRR), os tratamentos mais comuns e efetivos para câncer de próstata localizado. Embora a introdução de técnicas de radioterapia muito modernas (RT), a disfunção sexual após tratamento de câncer de próstata permanece problemática para muitos pacientes. Após PR/PRR, homens não ejaculam mais, porém mantém a sensação do orgasmo que pode variar de menos para mais intenso do que no pré-operatório, e eles podem apresentar excitação e incontinência urinária ou climatúria – isto é, incontinência urinária durante o orgasmo.

Os distúrbios ejaculatórios após RT de câncer de próstata foram relatados a partir dos anos de 1980 (Van Heeringen et al., 1988). Estudos mais recentes têm avaliado o impacto da RT no desejo sexual, ejaculação e orgasmo. **Após EBRT, um declínio no desejo sexual foi relatado em 43% dos 64 pacientes e uma diminuição na frequência de orgasmo de 57%; todos os homens relataram uma diminuição no volume ejaculado** (Helgason et al., 1995). Utilizando um questionário validado, Borghede e Hedelin (1997) relataram uma diminuição na habilidade de ejacular em 56% dos pacientes. Fatores prognósticos positivos para a preservação da função sexual após a RT foram menos idade e maior frequência de intercurso.

Estudos iniciais de RT também avaliaram a função sexual. Herr (1979) relatou já em 1979 51 pacientes tratados com iodo-125 retropúbico, com perda de ejaculação em 6% dos pacientes. Em um estudo mais tardio, a ejaculação seca foi relatada por 16% dos pacientes após BT (Kwong et al., 1984). Em ambos estudos, todos os pacientes foram previamente submetidos a ressecção transuretral da próstata (RTU). Em um primeiro momento, desconforto com ejaculação foi mencionado em dois estudos (mais de 25% dos pacientes) (Kleinberg et al., 1994; Arterbery et al., 1997). Este resultado é bastante comum na prática clínica após BT, devido ao edema da próstata, possivelmente reduzindo a elasticidade da uretra e induzindo ao desconforto com ejaculação. Em alguns pacientes, o desconforto com a ejaculação não desaparece em menos de 18 a 24 meses após a BT (Beckendorf et al., 1996). Também, interesse diminuído no sexo, desejo sexual e libido foram mencionados em mais de 50% dos pacientes avaliados (Beckendorf et al., 1996; Arterbery et al., 1997; Borghede and Hedelin, 1997; Joly et al., 1998).

Vários estudos sobre causa de diminuição da libido e desordens ejaculatórias pós-RT têm sido relatados. Daniell et al. (2001) estudaram, respectivamente, níveis de testosterona e outros hormônios após RT de câncer de próstata. A testosterona foi encontrada diminuída 3 a 8 anos após EBRT, com níveis mais baixos encontrados em pacientes mais idosos. Apesar de os testes serem muitos sensíveis para radiação, a espermatogênese é mais facilmente afetada do que as produções de androgênio. A dose de radiação calculada nos testes de homens irradiados para câncer de próstata é somente de 3% a 8% da dose, o que pode possivelmente afetar a produção de androgênio e pode explicar uma diminuição na testosterona. A RTU carrega uma elevada incidência de ejaculação retrógrada devido à interrupção do mecanismo de fechamento do colo vesical, o que pode explicar os distúrbios ejaculatórios na maioria dos pacientes após RTU.

Carcinoma Retal

A função sexual após a RT de carcinoma retal não é muito conhecida. A RT pré-operatória para câncer retal tem sido associada com uma redução na taxa de prolapso local e possivelmente uma vantagem na sobrevida. A RT pré-operatória com excisão mesorretal total em câncer retal de baixo estágio tornou-se um procedimento comum na Europa. **Uma dissecção aguda do mesorreto associada com a visualização e preservação do nervo pélvico autonômico leva a resultados excelentes em relação às funções erétil e ejaculatória.** Somente uma pesquisa tem estudado especificamente os efeitos da RT pré-operatória para carcinoma retal no que diz respeito a função sexual masculina e concluiu que pode prejudicá-la (Bonnel et al., 2002). Entretanto, os números ainda são muito pequenos para delinear conclusões finais.

Câncer Testicular

Os tumores de células germinativas do testículo são relativamente raros, quantificando aproximadamente 1% de todos os cânceres masculinos. A sobrevida a longo prazo para doenças precoces aproxima-se de 100%. Como o câncer testicular afeta principalmente homens jovens, sua vida sexual e fértil, desordens da função sexual e ejaculatória são particularmente importantes. Os efeitos colaterais da dissecção de linfonodos retroperitoneais (DLRP) para massa residual após quimioterapia para câncer não seminomatoso são mais bem documentados do que as sequelas sexuais de RT abdominal seletiva para seminoma. **A anejaculação ocorre na maioria dos pacientes em uso de técnicas que durante a dissecção não preservam os nervos.** Como resultado de estudos anatômicos cuidadosos, a técnica de DLRP tem sido **modificada com a preservação dos nervos, tanto**

TABELA 29-3 Correlação da Ereção, Ejaculação e Intercurso com Nível e Severidade da Injúria do Cordão Espinal

LESÃO DO CORDÃO		EREÇÕES REFLEXOGÊNICAS (%)	EREÇÕES PSICOGÊNICAS (%)	COITO BEM-SUCEDIDO (%)	EJACULAÇÃO (%)
Neurônio motor superior	Completo	92	9	66	1
	Incompleto	93	48	86	22
Neurônio motor inferior	Completo	0	24	33	15
	Incompleto	0	1	100	100

De Comarr AE. Sexual function among patients with spinal cord injury. Urol Int 1970;25:134–68.

que a ejaculação anterógrada é agora mantida em 80% a 100% dos pacientes (van Basten et al., 1997). A libido e o orgasmo mostram-se normais nesses pacientes.

Após RT, a deterioração na função sexual tem sido relatada em 1% a 25% dos pacientes (Schover et al., 1986; Tinkler et al., 1992; Jonker-Pool et al., 1997; Caffo e Amichetti, 1999; Incrocci et al., 2002). Tinkler et al. (1992) relataram sobre 237 pacientes após orquiectomia e RT abdominal e compararam estes dados a 402 controles com idade semelhante. Em quase todos os parâmetros estudados, incluindo ereção, ejaculação e libido, os pacientes registraram menos que os controles (redução no orgasmo, da libido e no interesse sexual). Especificamente, não houve diferença na capacidade de ejacular durante a atividade sexual, mas os pacientes submetidos a RT relataram notável redução na quantidade de sêmen comparado com o período anterior ao tratamento. Caffo e Amichetti (1999) avaliaram a toxicidade e a qualidade de vida em 143 pacientes tratados para câncer testicular em estágio inicial. Destes, 23% relataram diminuição da libido, 27% problemas com obtenção do orgasmo e 38% distúrbios da ejaculação, incluindo EP. Uma diminuição do desejo sexual, orgasmo e volume do sêmen foi negativamente correlacionada com a idade (Schover et al., 1986). Jonker-Pool et al. (1997) relataram sobre três grupos de pacientes, após RT, conduta conservadora e quimioterapia. Os pacientes submetidos a RT relataram diminuição da libido em 22% comparado com 12% no grupo conservador e 30% no grupo de quimioterapia. A diminuição ou ausência da ejaculação foi relatada em 15%, 7% e 21% nestes três grupos, respectivamente; a diminuição do orgasmo foi encontrada em 15%, 12% e 30%, respectivamente. Apesar de as diferenças não serem estatisticamente significativas, no grupo RT, os distúrbios de ejaculação e orgasmo foram mais elevados do que no grupo conservador. Resultados similares foram relatados por Arai et al. (1997). EP foi relatada em mais da metade dos pacientes (Arai et al., 1997; Incrocci et al., 2002), mas foi o mesmo índice de antes do tratamento (Incrocci et al., 2002).

O plexo hipogástrico superior é responsável pela ejaculação e é mediado pelo sistema simpático, sua rede de fibras fenestradas fica anterior à porção inferior da aorta abdominal. Os nervos hipogástricos saem bilateralmente ao pólo inferior do plexo hipogástrico superior e tem conexões com a raiz S1 e S2. A emissão normal necessita da integridade do sistema. Durante DLRP, esses nervos são dificilmente reconhecidos e podem ser lesados, resultando em diminuição do volume do sêmen ou ejaculação seca. As vias para ejaculação estão incluídas no campo de RT para carcinomas de reto e próstata. Danos dos nervos simpáticos podem ser causados pela radiação, mas as doses não parecem ser suficientes para explicar completamente a disfunção. O orgasmo é ainda mais complexo do que a ejaculação, pois também é afetado pelos estímulos corticais.

Desordens Neurológicas

A degeneração dos nervos aferentes condutores rápidos do pênis e corpúsculos no **homem idoso, na neuropatia diabética autonômica, esclerose múltipla e lesão do cordão espinal** está, frequentemente, associada com ER/anejaculação.

Lesão do Cordão Espinhal

A capacidade de ejacular é severamente piorada com a lesão do cordão espinhal (LCE). Bors e Comarr realçaram o impacto do nível e da totalidade da LCE sobre a capacidade erétil e ejaculatória pós-injúria. (Bors e Comarr, 1960; Comarr, 1970) (Tabela 29-3).

Ao contrário da capacidade erétil, a habilidade para ejacular aumenta com os níveis descendentes da lesão espinhal. Pouco menos de 5% dos pacientes com lesões mais altas completas do neurônio motor retêm a habilidade para ejacular. As taxas de ejaculação são mais elevadas (15%) nos pacientes com lesões mais inferiores do neurônio motor e saída simpático toracolombar intacto. Aproximadamente 22% dos pacientes com uma lesão do neurônio motor superior incompleta e quase todos os homens com lesões mais inferiores do neurônio motor incompletas mantêm a capacidade de ejacular. Em pacientes capazes de ejacular com sucesso, a sensação do orgasmo pode ser ausente ou frequentemente ocorre ejaculação retrógrada.

Várias técnicas para obtenção de sêmen em homens com LCE com disfunção ejaculatória têm sido relatadas. A **estimulação vibratória** é bem-sucedida na obtenção do sêmen em mais de 70% dos homens com LCE (Brindley, 1984). O uso da eletroejaculação para obter sêmen por estímulo elétrico das fibras simpáticas eferentes do plexo hipogástrico é um método efetivo e seguro para obtenção do sêmen. Brindley (1986) relatou que 71% dos homens com LCE submetidos a eletroejaculação conseguiram ejacular. Entretanto, ambas, a estimulação vibratória e a eletroejaculação, estão associadas ao **risco significativamente elevado para disreflexia autonômica**. O pré-tratamento com um vasodilatador rápido tal como a nifedipina minimiza o risco de hipertensão severa, caso a disreflexia ocorra em qualquer forma de tratamento (Steinberger et al., 1990).

O sêmen coletado de homens com LCE é, frequentemente e inicialmente, antigo e de baixa qualidade, com uma contagem inferior de espermatozoide e reduzida mobilidade deste, porém pode melhorar com as ejaculações subsequentes. Esta baixa qualidade do sêmen pode ser decorrente de infecção crônica do trato urinário, diluição do conteúdo espermático com urina, uso crônico de várias medicações, temperatura elevada da bolsa escrotal como resultado de permanência prolongada na posição sentada e estase do fluido prostático. As biopsias testiculares em homens com LCE demonstram uma ampla variedade de disfunção testicular incluindo hipoespermatogênese, parada da maturação, atrofia dos túbulos seminíferos, hipoplasia da célula germinativa, fibrose intersticial e hiperplasia da célula de Leydig. Em adição, a prostatite secundária por cateterização prolongada, epididimite e orquiepididimite podem precipitar lesões ductais obstrutivas e dano testicular. Ohl et al. (1989) relataram que a densidade e a mobilidade de espermatozoides são mais elevadas naqueles com lesões incompletas. Em uma recente análise coletiva de 40 pacientes paraplégicos, 22 foram bem-sucedidos em engravidar por inseminação natural ou técnicas reprodutivas assistidas (Dahlberg et al., 1995).

Desordens Congênitas

Os problemas congênitos típicos incluem obstrução do ducto mülleriano, causados pela insuficiência da absorção completa destes ductos remanescentes em homens; anormalidades do duto wolffiano, que podem comprometer o funcionamento dos ductos deferentes, ducto ejaculatório e vesícula seminal e a síndrome do abdômen em ameixa.

Desordens Infecciosas

As doenças sexualmente transmissíveis, tais como gonorreia ou uretrite não específica, podem produzir cicatrização e obstrução de qualquer parte do trato reprodutor masculino, especialmente se o tratamento for retardado. A infecção urinária, especialmente se complicada por epididimite, também produz obstrução que pode situar-se ao nível do ducto ejaculatório. A esquistossomose é endêmica em muitas partes da África e é vista com frequência aumentada nos turistas que retornam deste país, e que contraíram a doença enquanto realizavam esportes aquáticos. A doença pode se manifestar com hemospermia (McKenna et al., 1997), e fibrose e calcificação podem levar a obstrução genital. A tuberculose geniturinária pode causar grande dano ao trato reprodutor masculino e, devido à cicatrização, ocorre calcificação, e as lesões podem ser irreparáveis.

Avaliação de Homens com Ejaculação Retardada

A avaliação de homens que apresentam ER ou anejaculação deve incluir uma **história clínica e sexual completa, exame físico direcionado, determinação dos níveis séricos de testosterona e quaisquer investigações adicionais sugeridas por esses achados**.

A avaliação começa pela determinação sobre ER persistente ou adquirida, global ou situacional (Quadro 29-3). A avaliação inclui o estabelecimento de quanto frequentemente um homem pode ejacular durante um intercurso e o tempo envolvido entre a penetração e a ejaculação, o TLEI. Se a ejaculação não ocorrer, a duração da introdução antes da suspensão do intercurso, as razões para a suspensão do intercurso (p. ex., fadiga, perda de ereção, sensação de futilidade ejaculatória ou solicitação da parceira), embora a ejaculação possa ocorrer durante o pós-coito por automasturbação ou assistida, devem ser determinadas. A presença ou ausência de sensação ejaculatória premonitória durante o intercurso ou masturbação sugere que foi conseguida excitação suficiente para quase atingir o limiar da ejaculação. As variáveis que melhoram ou pioram a *performance* são anotadas. A capacidade do homem relaxar, sustentar e aumentar o desejo e o grau para o qual ele pode se concentrar nas sensações são anotados.

A presença e a extensão de consequências psicológicas negativas relatadas pelo paciente, parceira ou interpessoal, tais como aborrecimento, angústia, frustração ou fuga do contato sexual, devem ser estabelecidas. A frequência de intercurso e a identidade dos contatos sexuais iniciais são medidas suplementares úteis para estas consequências psicológicas negativas. A qualidade do relacionamento não sexual também deve ser explorada.

Em homens com ER adquirida, doença prévia, cirurgia, uso de medicações ou eventos ou circunstâncias da vida devem ser revisados. Os eventos podem incluir uma variedade de fatores estressantes cotidianos e outros fatores psicológicos (p. ex., após a mastectomia da esposa o homem tem medo de machucá-la e, portanto, fica somente parcialmente excitado). Atitudes sociais e religiosas que podem interferir com a excitação são anotadas, tais como "derramamento de semente como um pecado."

Um exame físico e genital dirigido para determinar se os testículos e epidídimos estão normais e se os vasos estão presentes ou ausentes em cada lado, sustentado por uma triagem com nível de testosterona total matinal e qualquer outro hormônio ou outras investigações por imagem indicados pela anamnese e exame físico, identificarão ou excluirão uma doença orgânica. O exame de toque retal para determinar o tamanho da próstata, tônus do esfíncter anal e qualidade do reflexo bulbocavernoso está indicado para a maioria dos homens, com exceção dos homens jovens com EI claramente psicogênica e situacional. A presença de neuropatia pode requerer uma avaliação eletrofisiológica das vias neuronais de controle da ejaculação, potenciais somatossensoriais pudendos e motores evocados, teste do arco reflexo sacral e repostas simpáticas na pele.

A ocorrência do orgasmo na ausência de ejaculação anterógrada sugere ejaculação retrógrada e pode ser confirmada pela presença de espermatozoide no primeiro jato urinário pós-masturbação. Se a causa de ER não está clara, a cultura da secreção prostática ordenhada e urina, a citologia da urina e o antígeno prostático específico sérico excluirão prostatite e câncer de bexiga e próstata. A ultrassonografia dos testículos e epidídimo pode definir qualquer doença local.

Os pacientes com obstrução do ducto ejaculatório unilateral ou bilateral ou ausência congênita de deferente, usualmente, apresentam volume de sêmen pouco abundante e diminuição do fluxo, aspermia e infertilidade. A análise seminal demonstra azoospermia ou oligospermia com baixa concentração de frutose e um baixo pH. A ultrassonografia de todo o sistema urinário e o encaminhamento para um urologista são indicados, porque anomalias renais coexistentes podem estar presentes. Ausência bilateral ou má formação de deferentes pode estar associada com gene da fibrose cística (Mickle et al., 1995).

Tratamento de Homens com Ejaculação Retardada ou Anejaculação

A Figura 29-4 é um fluxograma do manejo de ER (Rowland et al., 2010). O tratamento deve ser específico para a causa, endereçado ao problema de infertilidade em homens em idade reprodutiva e pode incluir **psicoeducação do paciente/casal e/ou terapia psicossexual, farmacoterapia ou terapia combinada**. Homens/parceiras em idade reprodutiva submetidos a cirurgia pélvica devem ser informados do risco para infertilidade como resultado de anejaculação e a disponibilidade de coleta de esperma e reprodução assistida.

Se uma causa fisiopatológica clara está presente ou ausente, os pacientes podem ser aconselhados a considerar **alterações no estilo de vida, incluindo mais tempo de diversão junto com a parceira para alcançar maior intimidade, minimizar o consumo de álcool, fazer amor quando não estiver cansado e realizar técnicas que maximizem a estimulação peniana, como treinamento do assoalho pélvico** (Waldinger e Schweitzer, 2005). ER neuropática é usualmente irreversível e, portanto, o paciente pode ser aconselhado a utilizar métodos alternativos para alcançar mútua satisfação sexual com sua parceira.

> **QUADRO 29-3** Questões Recomendadas e Opcionais para Estabelecer o Diagnóstico de Ejaculação Retardada (ER) e Tratamento Direto
>
> **QUESTÕES RECOMENDADAS PARA DIAGNÓSTICO DE ER**
>
> **Para Diagnóstico**
> Quanto frequentemente você pode ejacular durante o intercurso sexual?
> Durante o intercurso, quanto após a penetração você ejacula ou para o intercurso?
> Quando você não pode ejacular durante o intercurso sexual, como você se sente, frequentemente, ao se aproximar da ejaculação?
> Se você não pode ejacular, por que para o intercurso?
> Você sempre sente que ejaculou, mas falha na liberação do sêmen?
> Você se sente aborrecido, constrangido e/ou frustrado pela sua ER?
> Quanto frequentemente você ejacula durante a masturbação realizada por você ou por sua parceira?
>
> **QUESTÕES OPCIONAIS**
>
> **Diferenciação entre ER Persistente e Adquirida**
> Quando foi sua primeira experiência de ER?
> Você apresenta ER desde sua primeira experiência sexual com todas ou quase todas tentativas e com todas as parceiras?
>
> **Avaliar Função Erétil**
> Sua ereção é firme o suficiente para penetrar?
> Você tem dificuldade em manter sua ereção durante o intercurso?
>
> **Avaliar o Impacto do Relacionamento**
> O quanto sua parceira fica perturbada com sua ER?
> Você ou sua parceira evitam o intercurso sexual?
> Sua ER está afetando o relacionamento globalmente?
>
> **Tratamento Prévio**
> Você recebeu qualquer tratamento para sua ER previamente?
>
> **Impacto sobre a Qualidade de Vida**
> Você se sente ansioso, deprimido ou constrangido devido a sua ER?

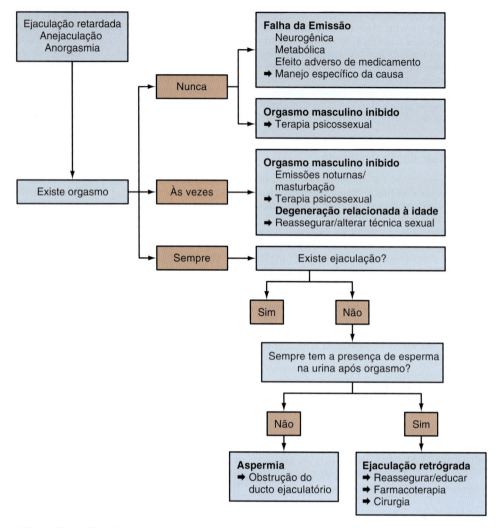

Figura 29-4. **Algoritmo para manejo ambulatorial da ejaculação retardada, anejaculação e anorgasmia.**

Estratégias Psicológicas no Tratamento de Ejaculação Retardada

Se causas orgânicas e farmacológicas tiverem sido eliminadas, **referenciar para um terapeuta psicossexual especializado** é usualmente indicado para avaliar as causas psicológicas e problemas comportamentais. Os efeitos benéficos através da psicoterapia dependem da severidade da ER e da receptividade individual para se engajar ao aconselhamento e adesão às recomendações do conselheiro.

Informação adicional sobre o papel da terapia psicossexual no manejo de ER está disponível no site www.expertconsult.com

Farmacoterapia no Tratamento de Ejaculação Retardada

O tratamento medicamentoso de ER ou EI tem sido colocado com sucesso limitado (Tabela 29-4). **Esses fármacos facilitam a ejaculação tanto através de ação dopaminérgica central, antiserotoninérgica quanto de mecanismo de ação ocitocinérgico ou adrenérgico periférico.** Entretanto, nenhum dos medicamentos tem sido aprovado pelas agências reguladoras para esta indicação, e a maioria dos medicamentos que têm sido identificados para uso potencial tem eficácia limitada, efeitos colaterais significativos ou, ainda, é considerada experimental *in natura*. **Os resultados são relativamente pobres em homens com ER psicogênica e neuropática.**

Os agonistas de receptor α1-adrenérgico tal como **pseudoefedrina pré-coito** (60 a 120 mg 1 a 2 horas antes do intercurso) ou **inibidor seletivo da recaptação de norepinefrina (ISRN), antidepressivo reboxetina** (4 a 8 mg diariamente), que inibem a receptação da noradrenalina sináptica, tiveram eficácia limitada. O anti-histamínico

TABELA 29-4 Terapia Medicamentosa para Ejaculação Retardada e Anejaculação

	DOSAGEM	
MEDICAMENTO	**CONFORME NECESSÁRIA**	**DIARIAMENTE**
Cabergolina	—	0,5-2 mg a cada 3 dias
Amantadina	100-400 mg (por dois dias antes do coito)	100-200 mg duas vezes ao dia
Pseudoefedrina	60-120 mg (1 a 2 horas antes do coito)	—
Reboxetina	—	4-8 mg
Ocitocina	24 UI intranasal durante o coito	—
Bupropiona	—	150 mg por dia ou duas vezes ao dia
Ciproheptadina	4-12 mg (3 a 4 horas antes do coito)	—

cipro-heptadina, um antagonista central da serotonina, é, de maneira anedótica, associado com a reversão da anorgasmia induzida pelos antidepressivos ISRS, porém estudos não controlados têm sido publicados (McCormick et al., 1990; Ashton et al., 1997). Estes estudos sugerem a faixa de dosagem efetiva de 4 a 12 mg 3 a 4 horas antes do intercurso, com administração regular ou sob demanda. Entretanto, efeitos sedativos significativos relacionados a dose provavelmente diminuem a eficácia global.

Amantadina, um estimulante indireto dos nervos dopaminérgicos centrais e periféricos, tem sido relatada para estimular o comportamento sexual e a ejaculação na anorgasmia induzida por antidepressivo ISRS quando administrada sob demanda (100 a 400 mg 2 dias antes do coito) ou cronicamente (100 a 200 mg duas vezes por dia) (Balogh et al., 1992).

Uma variedade de outros agentes farmacológicos, incluindo **cabergolina, bromocriptina, bupropiona, e buspirona**, tem sido relatada como potencial farmacoterapia para ER, apesar da ausência de PRCs para a população em geral. De interesse é o recente caso único relatado da **ocitocina intracoital via intranasal** em caso de anorgasmia resistente a tratamento (Ishak et al., 2008). Entretanto, na ausência de dados de PRCs robustos, a ocitocina não pode ser recomendada como tratamento de ER.

> **PONTOS-CHAVE: EJACULAÇÃO RETARDADA**
> - As causas de ER e anejaculação são múltiplas
> - A falência da ejaculação pode ser um problema persistente (25%) ou adquirido (75%). Isso pode ser global e ocorrer em todo encontro sexual ou intermitente ou situacional.
> - O tratamento de homens com ER deve ser específico para a causa e endereçado ao problema de infertilidade em homens em idade reprodutiva.
> - O tratamento medicamentoso de homens com ER ou anejaculação tem tido sucesso limitado.

EJACULAÇÃO RETRÓGRADA

A ejaculação anterógrada (normal) necessita do colo vesical fechado (e uretra proximal). **Os procedimentos cirúrgicos que comprometem o mecanismo de fechamento do colo vesical podem provocar ejaculação retrógrada.** A incisão transuretral da próstata (ITUP) resulta em ejaculação retrógrada em 5% (Hedlund e Ek, 1985) a 45% (Kelly et al., 1989) dos pacientes e é, provavelmente, relacionada se uma ou duas incisões forem realizadas e se a incisão incluir primariamente o colo vesical ou se estender ao nível do verumontano. A importância da contração do músculo liso da uretra ao nível do verumontano tem sido hipotetizada como importante na prevenção da ejaculação precoce (Reiser, 1961). ITUP apresenta incidência mais elevada de ejaculação retrógrada do que a TUIP. A incidência relatada de ejaculação retrógrada após ITUP varia de 42% (Edwards e Powell, 1982) a 100% (Quinlan et al., 1991). Apesar de estes homens poderem ter alguma ejaculação anterógrada e, usualmente, experimentarem sensação de orgasmo, os eventos podem ser reduzidos como parte das alterações que ocorrem na resposta sexual masculina conforme as faixas etárias. A ejaculação retrógrada é mais comum nos pacientes com diabetes melito do que nos pacientes controle com a mesma idade ($p < 0,01$), tendo sido relatada em 30% dos homens com diabetes melito e não está estatisticamente associada com a duração do diabetes melito, IMC, circunferência abdominal ou níveis de hemoglobina A1c ou testosterona total (Waldinger et al., 2005a).

A ejaculação retrógrada e a falha na emissão podem ser distinguidas pelo exame de urina pós-masturbação para presença de espermatozoide e frutose. O achado de mais de 5 a 10 espermatozoides por campo de alta potência em um espécime de urina pós-ejaculação confirma a presença da ejaculação retrógrada. Em pacientes com baixo volume de ejaculação, o achado de mais espermatozoides na urina do que na ejaculação anterógrada indica um significativo componente de ejaculação retrógrada (Sigman e Howards, 1998).

Tratamento de Ejaculação Retrógrada

A ejaculação retrógrada pode ser cirurgicamente tratada com reconstrução do colo vesical, porém os resultados permanecem consistentemente pobres (Abrahams et al., 1975; Lipshultz et al., 1981). O tratamento medicamentoso é a abordagem mais promissora. Como mencionado previamente, os nervos simpáticos α-adrenérgicos mediam o fechamento do colo vesical e a emissão. Vários agentes aminosimpaticomiméticos têm sido descritos como úteis com resultados misturados (Kedia e Markland, 1975). Esses medicamentos incluem **pseudoefedrina, efedrina, midocrina e fenilpropanolamina.** Esses agentes trabalham na estimulação da liberação de noradrenalina a partir de axônios terminais, mas também podem estimular diretamente receptores α e β-adrenérgicos. A mais útil é a pseudoefedrina, que é administrada na dose de 120 mg 2 a 2,5 horas antes do coito. A imipramina, TCA, que bloqueia a recaptação da noradrenalina pelo axônio a partir da fenda sináptica é também ocasionalmente útil. A dose usual é de 25 mg duas vezes ao dia. A percepção atual é que o tratamento prolongado com imipramina é provavelmente mais efetivo. Apesar de o tratamento medicamentoso nem sempre poder produzir a ejaculação normal, pode resultar em alguma ejaculação anterógrada. Em pacientes que não alcançam a ejaculação anterógrada com cirurgia ou medicação, a retirada do esperma e a inseminação artificial são abordagens alternativas. O método básico de retirada do esperma envolve recuperação de urina pelo cateter ou micção após masturbação e, então, a centrifugação e o isolamento do espermatozoide.

> **PONTOS-CHAVE: EJACULAÇÃO RETRÓGRADA**
> - RTU e neuropatia diabética autonômica são as causas mais comuns de ejaculação retrógrada.
> - A ejaculação retrógrada e a falência da emissão podem ser distinguidas pelo exame da urina pós-masturbação para a presença de espermatozoides e frutose.
> - A farmacoterapia está associada com graus variáveis de sucesso e inclui agentes tais como pseudoefedrina, midodrina e imipramina

EJACULAÇÃO DOLOROSA

A ejaculação dolorosa ou odinorgasmia é uma síndrome pobremente caracterizada. Pode estar associada com **uretrite, HBP, prostatite aguda ou crônica, SDPC, vesiculite seminal, cálculos vesiculares seminais ou obstrução do ducto ejaculatório** (Weintraub et al., 1993; Corriere, 1997; Kochakarn et al., 2001; Nickel et al., 2005). Frequentemente, fatores etiológicos pouco evidentes podem ser encontrados. A ejaculação dolorosa ocorre em 17% a 23% dos homens com STUI/HBP (Frankel et al., 1998; Tubaro et al., 2001; Brookes et al., 2002; Vallancien et al., 2003). Homens com HPB e ejaculação dolorosa têm STUI mais severo e relatam maior incômodo. Além disso, eles relatam uma incidência mais elevada de ER e um volume ejaculatório reduzido, comparado com homens com STUI isolado (Rosen et al., 2003). O tratamento de homens com STUI com fármacos α-bloqueadores pode estar associado com ejaculação dolorosa. Uma incidência mais baixa tem sido relatada com a medicação uroseletiva α_1 bloqueadora, alfuzosina (van Moorselaar et al., 2005). O manejo deve ser focado no tratamento da causa subsequente.

SÍNDROME DA DOENÇA PÓS-ORGÁSMICA

POIS é uma síndrome recentemente descrita, porém pobremente caracterizada, compreendendo um conjunto de sintomas que inclui mialgia severa e fadiga, associada a um estado gripal que ocorre dentro de 30 minutos após o orgasmo.

Informação adicional da POIS está disponível em www.expertconsult.com.

CONCLUSÃO

Pesquisas epidemiológicas e observacionais recentes têm proporcionado novos conhecimentos sobre EP e os efeitos psicológicos negativos associados a esta disfunção. A definição da ISSM, recentemente desenvolvida, baseada em evidência multivariada de EP permanente e adquirida, proporciona ao médico mais uma ferramenta para a discriminação diagnóstica e deve formar a base para o diagnóstico ambulatorial de EP permanente.

Apesar de existir evidência empírica insuficiente para identificar com clareza a causa de EP, essa evidência limitada sugere que a EP permanente pode ter uma base genética e que a EP adquirida é mais frequentemente devida a ansiedade pela *performance* sexual, problemas psicológicos ou de relacionamento e/ou ER e em uma extensão menor, prostatite crônica, SDPC ou hipertireoidismo.

Evidência atual sugere que a terapia psicossexual cognitivo-comportamental tem um papel limitado no manejo contemporâneo de EP e confirma a eficácia e segurança de fármacos ISRS por via oral e anestésicos tópicos. É provável que a dapoxetina, embora com modesto efeito sobre a latência ejaculatória, tenha algum papel no manejo da EP, que eventualmente será determinado pelas forças do mercado, uma vez que o desafio da aprovação regulatória tem sido alcançado. O tratamento com tramadol, terapia com injeção intracavernosa ou métodos alternativos de administração de fármacos não pode ser recomendado até que os resultados de larga escala bem delineados de PRCs sejam publicados em revistas médicas de maior impacto internacional.

ER e a ejaculação são mais comuns de acordo com a idade dos homens e têm diversas causas orgânicas e psicogênicas. Elas podem ter um impacto significativo sobre a satisfação sexual para ambos, homem e sua parceira, e podem resultar em infertilidade. O tratamento de homens com ER representa um dos desafios mais significativos na medicina sexual e os resultados são frequentemente decepcionantes.

REFERÊNCIAS

Para consultar a lista completa de referências, acesse www.expertconsult.com.

LEITURA SUGERIDA

Althof SE, Abdo CH, et al. International Society for Sexual Medicine's guidelines for the diagnosis and treatment of premature ejaculation. J Sex Med 2010;7:2947-69.

Corona G, Mannucci E, et al. Psychobiological correlates of delayed ejaculation in male patients with sexual dysfunctions. J Androl 2006;27:453-8.

Janssen PK, Bakker SC, et al. Serotonin transporter promoter region (5-HTTLPR) polymorphism is associated with the intravaginal ejaculation latency time in Dutch men with lifelong premature ejaculation. J Sex Med 2009;6:276-84.

McMahon CG, Althof SE, et al. An evidence-based definition of lifelong premature ejaculation: report of the International Society for Sexual Medicine (ISSM) ad hoc committee for the definition of premature ejaculation. J Sex Med 2008;5:1590-606.

McMahon CG, Jannini E, et al. Standard operating procedures in the disorders of orgasm and ejaculation. J Sex Med 2013;10:204-29.

Rowland D, McMahon CG, et al. Disorders of orgasm and ejaculation in men. J Sex Med 2010;7(4 Pt 2):1668-86.

Waldinger MD, McIntosh J, Schweitzer DH. A five-nation survey to assess the distribution of the intravaginal ejaculatory latency time among the general male population. J Sex Med 2009;6:2888-95.

30 Cirurgia para Disfunção Erétil

J. Francois Eid, MD

Tipos de Próteses

Avaliação Pré-operatória do Paciente e Preparação

Preparação Cirúrgica e Abordagem

Cuidado Pós-operatório

Complicações

Casos Especiais

Satisfação do Paciente

Conclusão

As próteses penianas são utilizadas para tratar a disfunção erétil (DE) desde meados dos anos 1970 (Scott et al., 1973; Small et al., 1975). Nos Estados Unidos, aproximadamente 20.000 próteses penianas são implantadas anualmente, sendo responsáveis por 75% do mercado global (Mulcahy e Wilson, 2006; Garber, 2008). O principal objetivo da cirurgia de implante peniano é restaurar as ereções, que mais se parecem com a função normal em termos de rigidez, expansão da circunferência e expansão de comprimento. Como a DE está frequentemente associada a sentimentos de inadequação, decepção e perda de autoconfiança, um objetivo adicional da cirurgia de implante é melhorar a qualidade de vida e a autoestima do paciente. **Homens que sofrem de DE constantemente pensam sobre sua disfunção. Após a cirurgia protética para DE, eles experimentam uma sensação de liberdade que é muito semelhante a estar sendo curado. Esse sentimento não é relatado por homens que usam outras opções de tratamentos temporários para DE** (Rajpurkar e Dhabuwala, 2003).

As indicações para implante de uma prótese peniana incluem falha ou rejeição de uma terapia mais conservadora para DE, doença de Peyronie, em que a DE e a deformidade peniana coexistem, etiologia orgânica irreversível de DE, fibrose peniana, pós-priapismo e falta de resposta ao tratamento mais conservador, faloplastia após cirurgia radical para câncer de pênis ou mudança de gênero e DE psicogênica após falha de qualquer outro tratamento (Anderson et al., 2007; Al-Enezi et al., 2011). Os implantes protéticos são considerados o método mais eficaz para a obtenção de uma ereção artificial em pacientes com DE que não respondem ou que não toleram outros tratamentos (Bettocchi et al., 2010).

TIPOS DE PRÓTESES

Existem duas grandes categorias de implantes penianos, hastes semirrígidas e dispositivos infláveis, ambos tendo sido introduzidos há quase 40 anos e submetidos a melhorias significativas de *design* desde então (Scott et al., 1973; Small et al., 1975). Os dispositivos em ambas as categorias podem ser utilizados para se obter a rigidez peniana, mas há diferenças na aparência estética e as hastes semirrígidas não permitem flacidez. **A seleção de um dispositivo pode depender da experiência cirúrgica de um médico, da cobertura do seguro e da preferência do paciente e anatomia e/ou história.**

Próteses Semirrígidas

As próteses semirrígidas são hastes sólidas pareadas que enchem cada corpo cavernoso. Elas podem ainda ser subdivididas em dispositivos maleáveis e de posicionamento (Figs. 30-1 e 30-2). Um dispositivo maleável tem um núcleo central que permite que um paciente posicione o pênis para cima para a relação sexual e para baixo em outros momentos. Um dispositivo de posicionamento incorpora uma série de discos de polietileno articulantes com um apoio central de cabo de metal, o que o torna mais capaz de manter as posições ascendentes e descendentes. Os cilindros semirrígidos estão normalmente disponíveis em vários diâmetros e comprimentos. As vantagens dessas próteses é que elas são relativamente baratas, fáceis de implantar (embora seja necessária uma incisão maior da túnica albugínea) e fáceis de usar. Elas também têm uma taxa de falha mecânica relativamente baixa. As desvantagens são que elas simulam uma ereção constante, podem ser difíceis de esconder e não aumentam a circunferência peniana (Jain e Terry, 2006; Montague, 2011). Além disso, com hastes semirrígidas, a cápsula de tecido cicatricial que se forma em torno do dispositivo afrouxa-se ao longo do tempo, diminuindo a qualidade da ereção. Como a túnica albugínea elástica quer retrair quando esticada até o comprimento ereto, a ponta distal do dispositivo rígido é mais provável de atrofiar ou migrar em direção à porção distal da glande e potencialmente erodir através do meato (Figs. 30-1 e 30-2).

Próteses Infláveis

As próteses infláveis são projetadas para aproximar a função normal de modo mais preciso ao permitir a expansão da circunferência e do comprimento durante a ereção e flacidez peniana quando não estiver em uso. Elas consistem em dois cilindros intracorpóreos ocos, cada um dos quais preenche um corpo cavernoso. Os cilindros são inflados com solução salina para produzir rigidez peniana durante a atividade sexual e são esvaziados após o intercurso. As próteses infláveis podem ser subdivididas ainda mais em dispositivos de dois volumes e de três volumes. O dispositivo de dois volumes consiste em dois cilindros e uma bomba escrotal (Fig. 30-3). Os reservatórios na porção proximal dos cilindros são preenchidos previamente com solução salina e pré-conectados à bomba através de tubos de silicone. Um mecanismo de pressionar uma válvula na bomba transfere a solução dos reservatórios para a porção distal inflável de cada cilindro. Dobrar os cilindros para baixo durante alguns segundos ativa uma válvula de liberação que esvazia o dispositivo, permitindo que o fluido flua de volta para os reservatórios. Os cilindros estão normalmente disponíveis em várias circunferências e comprimentos para permitir um ajuste mais personalizado. Os extensores da porção proximal permitem que o comprimento de uma prótese de dois volumes seja mais adequado para cada paciente.

O dispositivo de três volumes consiste em dois cilindros, uma bomba escrotal e um reservatório preenchido com solução salina (Fig. 30-4). Os tubos de silicone conectam os cilindros à bomba e a bomba ao reservatório. Apertar repetidamente a bomba transfere a solução salina do reservatório para os cilindros até que a rigidez adequada seja obtida, e pressionar um mecanismo de válvula na bomba faz que o fluido flua de volta para o reservatório. De forma semelhante aos dispositivos de dois volumes, os dispositivos de três volumes também estão normalmente disponíveis em várias circunferências e comprimentos e são equipados com extensores de porção proximal opcionais. Os modelos de liberação de um toque e outras inovações mais recentes no *design* de bomba facilitam a deflação.

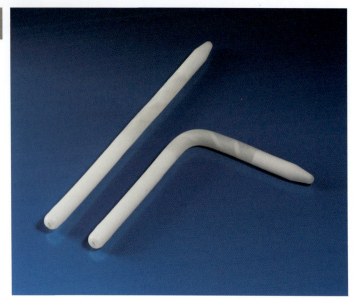

Figura 30-1. Prótese maleável Coloplast Genesis. (Cortesia de Coloplast Corp., Minneapolis, MN.)

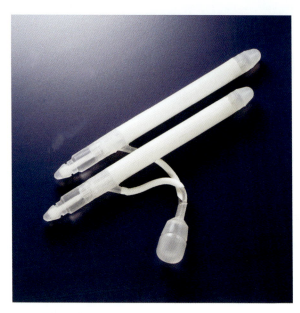

Figura 30-3. Prótese de dois volumes Ambicor. (Cortesia de American Medical Systems, Minnetonka, MN.)

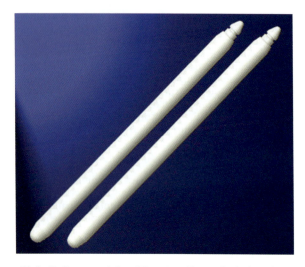

Figura 30-2. Prótese posicional Spectra. (Cortesia de American Medical Systems, Minnetonka, MN.)

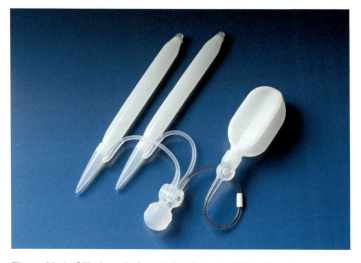

Figura 30-4. Cilindros de ângulo De Coloplast Titan Zero Degree com bomba Touch e reservatório com prótese de válvula de bloqueio. (Cortesia de Coloplast Corp., Minneapolis, MN.)

Uma vantagem de um dispositivo de dois volumes em relação a um dispositivo de três volumes é que não há necessidade de implantar um reservatório separado; isto facilita a cirurgia para o urologista e pode ser útil para pacientes em quem a colocação do reservatório é extremamente difícil por causa de colostomia, ileostomia, transplante de rim ou cirurgia pélvica extensa. Um dispositivo de dois volumes também atinge a inflação completa com menos apertos da bomba. No entanto, a bomba é muito pequena e dura, sendo difícil para os pacientes manipularem. Além disso, o implante de um dispositivo de dois volumes requer uma incisão maior da túnica albugínea. Em comparação, um dispositivo de três volumes atua e parece mais como uma ereção natural. Ele é mais rígido quando inflado e fica mais flácido quando desinflado (Fig. 30-5).

Inicialmente, as próteses semirrígidas eram mais populares do que os dispositivos infláveis, principalmente porque eram mais fáceis de implantar e raramente necessitavam de revisão mecânica (Wilson e Mulcahy, 2006). No entanto, essa preferência diminuiu, pois a confiabilidade mecânica melhorou. No presente momento nos Estados Unidos 70% dos pacientes são implantados com dispositivos infláveis de três volumes, 20% são implantados com dispositivos de dois volumes e 10% são implantados com próteses semirrígidas. Em outros lugares, aproximadamente metade de todos os pacientes é implantada com próteses semirrígidas e metade é implantada com dispositivos infláveis, principalmente devido a considerações de custo (Mulcahy e Wilson, 2006).

AVALIAÇÃO PRÉ-OPERATÓRIA DO PACIENTE E PREPARAÇÃO

Embora a cirurgia de prótese peniana seja um tratamento altamente eficaz para DE, ela é um processo irreversível acompanhado por numerosos riscos, o que torna crítica a avaliação cuidadosa do paciente e a preparação. A avaliação pré-operatória completa e a educação podem ajudar a garantir que um paciente seja um bom candidato para o procedimento. Ela também ajuda a identificar o melhor tipo de prótese para qualquer circunstância específica. Consulte a Tabela 30-1 para obter mais detalhes sobre a seleção de uma prótese.

A primeira visita do paciente deve ser de natureza informativa; o foco não deve estar na tomada de decisão. É importante que o paciente compreenda a eficácia das várias opções de tratamento disponíveis para DE e as contraindicações potenciais para a cirurgia de prótese peniana (Quadro 30-1). Dar a um paciente a oportunidade de

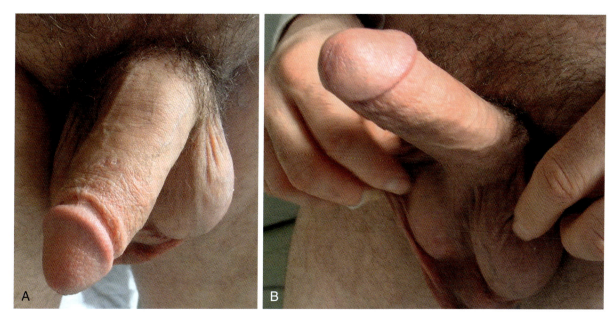

Figura 30-5. A e B, Paciente com cilindros de ângulo Coloplast Titan Zero Degree e bomba Touch mostrando o pênis flácido e ereto.

TABELA 30-1 Seleção de uma Prótese

CIRCUNSTÂNCIA	PRÓTESE RECOMENDADA	JUSTIFICATIVA
Fibrose (p. ex., secundária a priapismo)	AMS CXR* de cilindro estreito ou Coloplast Narrow[†]	Espaço corporal inadequado
Doença de Peyronie/ curvatura do pênis	AMS CX*, Coloplast Titan[†] ou maleável	Permite expansão da circunferência, mas nenhuma expansão de comprimento, portanto não irá exacerbar a curvatura
Destreza manual limitada ou com comprometimento mental	Cilindros maleáveis ou semirrígidos	Mais fáceis de manipular
Comprimento do pênis < 20 cm	AMS CX*, AMS LGX* ou Coloplast Titan[†]	Permite a quantidade máxima de transferência de fluido entre os cilindros e o reservatório para melhores rigidez e flacidez
Pênis mais estreito e menor	AMS LGX*	O cilindro alonga 18% e a cavidade corporal estreita impede a deformidade dos cilindros na inflação
Ressecção abdominoperineal Desvio femorofemoral Cistectomia com neobexiga	Dispositivo de dois volumes – AMS Ambicor*	Evita o deslocamento do reservatório
Cirurgia abdominal/pélvica extensa Prostatectomia aberta e pós-robótica	AMS Ambicor* ou dispositivo de três volumes – AMS CX ou LGX com Conceal Reservoir*	Coloca o reservatório em uma localização submuscular acima da fáscia transversal
Prejuízo neurológico	AMS CX com cilindros macios	Menor risco de erosão
Túnica albugínea atrófica	AMS CX*	
Pacientes idosos com tecidos frágeis e mãos fracas	AMS CX com Momentary Squeeze Pump*	Os cilindros AMS são mais macios e a Momentary Squeeze Pump é mais fácil de desinflar
Pacientes mais jovens com pênis maiores, mais robustos	Coloplast Titan com cilindros Zero Degree Angle com bomba Touch[†]	Haste mais redonda e mais larga quando os cilindros estão inflados Bomba menor, mais discreta
Comprimento do pênis > 20 cm de comprimento e > 21 mm de circunferência	Coloplast Titan 20, 22 cm ou XL 24 a 28 cm Cilindros Zero Degree Angle[†]	Os cilindros de titânio expandem até 22 cm de circunferência versus 18 cm de circunferência para AMS CX

*American Medical Systems (AMS), Minnetonka, MN.
[†]Coloplast Corp., Minneapolis, MN.

QUADRO 30-1 Complicações Potenciais para Cirurgia Protética de Pênis

- DE resultante de conflito de relacionamento
- DE potencialmente reversível
- Incapacidade de seguir instruções
- Questões de higiene e limpeza da pele
- Não complacência com os medicamentos simultâneos (p. ex., para hipertensão ou diabetes)
- Lesão na medula espinal
- Diabete melito não compensado
    - DE, disfunção erétil

De Garber BB. Inflatable penile prostheses for the treatment of erectile dysfunction: an update. Expert Rev Med Devices 2008;5(2):133-44; e Al-Enezi A, Al-Khadhari S, Al-Shaiji TF. Three-piece inflatable penile prosthesis: surgical techniques and pitfalls. J Surg Tech Case Rep 2011;3(2):76-83.

manipular uma prótese de amostra e ver como ela funciona facilita o uso real do dispositivo depois de ele ser implantado (Bettocchi et al., 2010); entretanto, ver o dispositivo de três volumes inteiro na primeira visita pode intimidar e ser sufocante. É melhor que os pacientes vejam primeiramente um vídeo e fotos de pacientes implantados para apreciar a aparência e a função de uma prótese. Em seguida, o paciente pode ter a oportunidade de manipular um modelo de bomba apenas, sem ter de manipular o reservatório e os cilindros. É importante assegurar que os pacientes compreendam que a sensação, o orgasmo e a função ejaculatória não são alterados por uma prótese peniana e que nada é removido para inserir o implante. Ao ver o dispositivo, os pacientes com frequência ficam preocupados com o tamanho da incisão necessária para implantá-lo e devem ser assegurados de que uma incisão de apenas 2,5 cm é necessária.

Uma revisão completa da história médica, cirúrgica e sexual do paciente é fundamental para avaliar a eficácia do tratamento clínico anterior, selecionar o tipo mais adequado de prótese, identificar as contraindicações e mitigar os fatores de risco para eventos adversos potenciais (Ulloa et al., 2008; Wilson e Mulcahy, 2006). Por exemplo, todas as infecções detectadas devem ser erradicadas antes da cirurgia, e o controle glicêmico deve ser otimizado em pacientes diabéticos. O Quadro 30-1 contém uma lista de potenciais contraindicações para a cirurgia de prótese peniana.

A consulta também deve incluir um exame urológico completo, incluindo um estudo de ultrassom com Doppler peniano após injeção intracavernosa de um agente vasodilatador para avaliar a gravidade da DE, o fluxo vascular, a tumescência e a anatomia peniana. Após uma injeção peniana, o pênis é mais facilmente esticado e as anormalidades tais como encurtamento, deformidade em ampulheta e curvatura são reveladas e podem ser avaliadas. **Este também é um bom momento para medir e registrar o comprimento do pênis esticado e mostrar ao paciente qual tamanho ele deve esperar do implante. Essas medidas podem ser registradas em uma folha de fluxo e disponibilizadas durante a cirurgia para confirmar que as medições intraoperatórias do pênis com os cilindros inflados sejam compatíveis com as medidas obtidas no consultório.**

Por fim, o consentimento informado deve ser obtido do paciente depois de uma discussão que aborde o procedimento cirúrgico e a recuperação pós-operatória, as complicações potenciais (especialmente as complicações que podem exigir intervenção cirúrgica) e o resultado esperado. Garantir que o paciente (e, idealmente, sua parceira) tenha expectativas realistas é essencial para um resultado positivo (Anderson et al., 2007). É importante que o paciente compreenda que o procedimento é irreversível e que o posicionamento do dispositivo altera de forma permanente o corpo cavernoso, resultando na perda de qualquer capacidade erétil preexistente. **Os pacientes devem também estar cientes de que o comprimento pré-operatório do pênis flácido totalmente esticado é tipicamente o comprimento máximo que pode ser obtido após a cirurgia de prótese e que o procedimento pode resultar em um grau de encurtamento do pênis e amolecimento da glande** (Montague e Angermeier, 2003).

Para ajudar a reduzir a incidência de infecção pós-operatória, os pacientes são instruídos a lavarem-se com solução de clorexidina por 3 dias antes da cirurgia. A American Urological Association também recomenda a administração pré-operatória de antibióticos profiláticos para ambos os organismos, Gram-positivos e Gram-negativos, para quaisquer procedimentos abertos que envolvam implante de prótese (Wolf et al., 2008). Finalmente, os pacientes devem ser instruídos a evitar tomar aspirina e anti-inflamatórios não esteroides por 7 dias antes da cirurgia porque tais medicamentos podem aumentar o risco de hemorragia pós-operatória. Os pacientes com *stents* farmacológicos ou uma história de doença arterial coronariana são exceções a esta regra e devem continuar a tomar aspirina em baixa dose (81 mg), inclusive no dia da cirurgia.

PONTOS-CHAVE: PREPARAÇÃO PRÉ-OPERATÓRIA DO PACIENTE

- Os pacientes com frequência estão preocupados com o tamanho da incisão necessária para implantar o dispositivo e devem ser assegurados de que é necessária uma incisão de apenas 2,5 cm.
- É importante que o paciente compreenda que o procedimento é irreversível e que o posicionamento do dispositivo de modo permanente resulta na perda da capacidade erétil preexistente.
- Os pacientes devem saber que o comprimento pré-operatório do pênis flácido completamente esticado é tipicamente o comprimento máximo que pode ser obtido após a cirurgia protética.
- Assegurar o paciente (e idealmente a parceira) de que ter expectativas realistas é essencial para um prognóstico positivo.

PREPARAÇÃO CIRÚRGICA E ABORDAGEM

A abordagem cirúrgica varia de acordo com a preferência do cirurgião e com o tipo de dispositivo protético implantado. Esta seção enfoca a implantação de um dispositivo inflável de três volumes porque este tipo é mais comumente usado nos Estados Unidos. O dispositivo de três volumes pode ser inserido através de uma incisão escrotal ou infrapúbica. Cada abordagem oferece ao cirurgião e ao paciente vantagens e desvantagens. A colocação de reservatório é mais fácil quando se escolhe a abordagem infrapúbica. O posicionamento mais preciso da bomba e a melhor ocultação dos tubos de conexão entre a bomba e os e cilindros são realizáveis através da abordagem escrotal, que é descrita nesta seção. Ao planejar a implantação de um dispositivo de três volumes padrão (p. ex., 12 a 14 mm), recomenda-se também ter um dispositivo mais estreito ou semirrígido (p. ex., 9 a 11 mm) disponível no momento da cirurgia; isso proporciona a flexibilidade para usar a opção mais estreita se o implante de um dispositivo de múltiplos componentes se tornar difícil por causa de restrições anatômicas imprevistas. Por exemplo, é melhor implantar um dispositivo mais estreito do que tentar a dilatação vigorosa de um corpo fibrótico, com cicatrizes, e arriscar uma *perfuração* uretral. Ao longo do tempo, o dispositivo mais estreito vai dilatar o corpo e pode ser possível substituí-lo por um dispositivo de três peças de 3 a 6 meses mais tarde.

Na medida do possível, é importante minimizar a duração da cirurgia, diminuindo o risco de infecção. Isto pode ser facilitado pela utilização de um jogo de instrumentos cirúrgicos dedicados que, juntamente com as suturas e outros equipamentos necessários, é mantido à mão. Os instrumentos, suturas, agulhas e tamanhos de cilindro específicos que devem estar disponíveis na sala de operação foram descritos em outra parte (Eid, 2003). É fundamental que todos os instrumentos estejam completamente limpos de todos os *debris* em potencial antes de serem submetidos à esterilização final. O risco de infecção é reduzido ainda mais usando-se o menor número de instrumentos possível e limitando a extensão em que eles devem ser entregues e devolvidos para a instrumentadora. Idealmente, o tráfego na sala de operação deve ser minimizado e a ventilação de fluxo laminar deve ser utilizada para reduzir a infecção adicional do sítio cirúrgico.

A anestesia geral, local, espinal ou regional é administrada a critério do anestesista. Um benefício da anestesia espinal é que ela bloqueia os sistemas nervoso simpático e parassimpático, causando dilatação peniana e facilitando a cirurgia. O fluxo sanguíneo para as pernas também é aumentado, o que diminui o risco de trombose venosa profunda. Uma desvantagem da anestesia espinal é que ela necessita de uma permanência mais longa na sala de recuperação e da colocação de um cateter urinário de demora, que precisa ser removido dentro de 24 a 48 horas. Um risco com a anestesia geral é que o reflexo de tosse típico após a extubação poderia potencialmente causar protrusão do reservatório.

O paciente é internado para o implante de uma prótese peniana no dia da cirurgia e recebe alta no mesmo dia. (A internação em um centro de cirurgia ambulatorial é preferível à internação hospitalar porque a última aumenta o risco de contaminação cruzada de pacientes doentes.) O paciente toma banho antes da cirurgia com um esfregão de clorexidina antisséptico e é colocado em uma posição supina sobre a mesa da sala de operação. A mesa deve estar flexionada de uma forma que eleve a pelve e deixe plana a parte inferior do abdome; isto permite uma exposição mais proximal das pernas e alonga os músculos abdominais inferiores para fornecer a contratração para a colocação do reservatório. O paciente é tricotomizado e submetido a uma lavagem com esfregão usando sabão com clorexidina na área genital, logo antes da cirurgia. A pele é pintada com uma preparação de clorexidina e álcool a 70% e os antibióticos intravenosos são administrados para proteger contra organismos Gram-positivos e Gram-negativos, com base no perfil de bactérias resistentes a antibióticos mais comumente encontrado na instituição. Um campo cirúrgico fenestrado é usado para cobrir a pele exposta enquanto permite o acesso ao pênis e escroto. Um cateter de Foley é inserido, tapado e palpado para identificar a uretra, que é então evitada durante o resto da operação. Finalmente, um afastador de Scott é fixado com um tubo através da base do pênis. O uso de grandes ganchos amarelos rombos em vez de ganchos afiados azuis menores proporciona uma melhor exposição e minimiza o risco de danificar o dispositivo ou as luvas cirúrgicas.

Deste ponto em diante e dependendo da preferência do cirurgião, é possível a utilização de uma técnica cirúrgica nova "sem toque" concebida para reduzir a infecção da prótese peniana (Eid et al., 2012). Com essa técnica, todos os instrumentos cirúrgicos utilizados para fazer a incisão na pele antes da colocação do cilindro são considerados contaminados e retirados do campo cirúrgico, e todos no campo operacional que tocaram a pele substituem suas luvas cirúrgicas (Fig. 30-6).

Um estudo que avaliou a técnica sem toque relatou uma taxa de infecção de 0,46% (Eid et al., 2012). No entanto, independentemente da técnica utilizada, a exposição de todos os componentes do dispositivo à pele do paciente deve ser minimizada porque a maioria das infecções de próteses penianas é causada pela flora da pele que se liga ao dispositivo e é então introduzida no paciente.

Colocação do Cilindro

Uma abordagem escrotal alta na rafe mediana, aproximadamente 2,5 cm inferior à junção com o pênis, é preferível à abordagem penoescrotal clássica porque permite que a incisão seja limitada a 2,5 cm, resultando em fechamento rápido sem formação de cicatrizes e menos hemorragia pós-operatória, inchaço e dor. Essa abordagem também facilita o acesso ao pênis em homens obesos ou magros. A abordagem escrotal alta também é preferível a uma abordagem infrapúbica porque a última aumenta a tendência de a bomba migrar para uma posição escrotal elevada, tornando-se mais visível no aspecto anterolateral do escroto e deixando o tubo facilmente palpável na base da haste peniana. A pele do escroto é mobilizada sobre a haste da base do pênis e o tecido circundante é empurrado lateralmente prendendo o cateter de Foley e a uretra entre o polegar e o dedo indicador (Fig. 30-6).

A dissecção pode ser minimizada fazendo-se a incisão vertical em direção à uretra. Esta incisão reduz o inchaço pós-operatório e o edema e resulta em uma camada espessa de tecido subcutâneo, permitindo o completo isolamento do tubo a partir da linha de sutura da pele e melhor fechamento da incisão. A localização escrotal da incisão também permite a colocação mais profunda e a ocultação do tubo de entrada para a bomba (Fig. 30-6). Uma pequena fenestração é então feita no Steri-Drape 1012® da 3M, que é colocado para cobrir o campo operatório e o afastador Scott frouxamente. Quatro ganchos rombos adicionais são utilizados para segurar a abertura no campo nas bordas da incisão escrotal, retraindo as bordas do corte da pele e do curativo por meio da fixação dos ganchos na estrutura do afastador (Fig. 30-7). O restante do procedimento é realizado através da abertura, eliminando todo o contato direto e indireto entre o implante e a pele.

A túnica albugínea de cada corpo cavernoso é identificada em ambos os lados da uretra (Fig. 30-8), presa com fios de reparo 3-0 de polidioxanona (PDS) RB-1 e incisada 1 cm lateralmente à uretra (Fig. 30-9). A incisão deve ser limitada à túnica albugínea e evitar o tecido muscular cavernoso. Posicionar a corporotomia perto da uretra permite a orientação descendente direta do tubo entre o cilindro e a bomba e faz que seja menos provável que o paciente seja capaz de palpar o tubo na base do seu pênis.

Tesouras rombas são usadas para desenvolver um espaço entre a túnica albugínea e o músculo cavernoso (Fig. 30-10) em ambas as direções para permitir a dilatação sequencial dos corpos usando

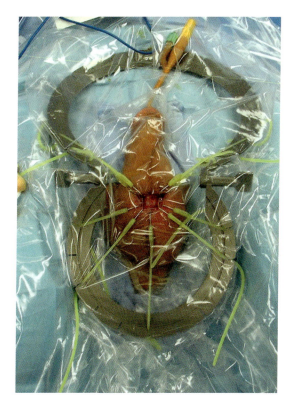

Figura 30-7. O campo cirúrgico 3M Steri-Drape 1012 Fluoroscope Drape com abertura presa na incisão escrotal com ganchos amarelos.

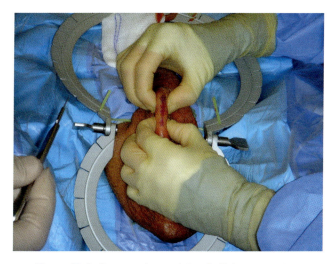

Figura 30-6. Segurando o cateter de Foley e a uretra.

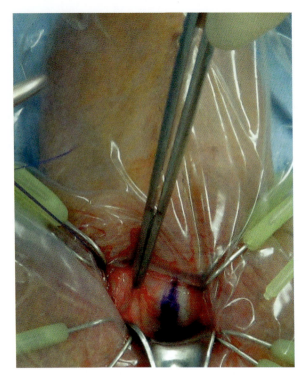

Figura 30-8. A túnica albugínea esquerda é marcada 1 cm lateral à uretra.

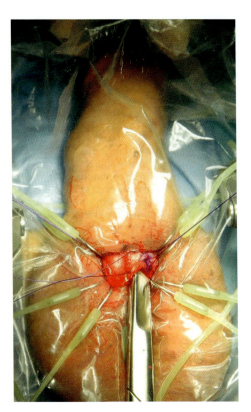

Figura 30-10. Dilatação inicial com tesoura curva de Mayo de ponta romba.

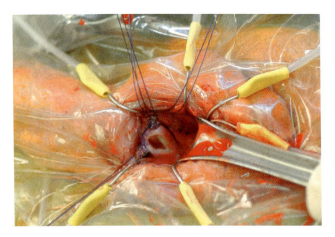

Figura 30-9. Posição e tamanho da corporotomia.

Dilamezinsert® (Lone Star Medical Products, Stafford, TX) ou dilatadores de Hegar. Mais de metade das complicações relacionadas à cirurgia quando implantam cilindros ocorrem durante esta parte do procedimento (Henry e Wilson, 2007). **O uso da força é desnecessário e deve ser evitado para não haver perfuração da túnica albugínea e danos para a uretra no meato ou pilar, que pode ocorrer durante a dilatação distal ou proximal** (Sadeghi-Nejad, 2007). O uso de dilatadores especiais (p. ex., Rossello® [Coloplast Corp., Minneapolis, MN] ou Uramix® [Uramix, Inc., Lansdowne, PA] dilatadores de cavernótomo de lâmina dupla ou uretrótomo de Otis) pode ajudar a diminuir o risco de perfuração na presença de fibrose corporal (Bettocchi et al., 2008).

Para evitar a intersecção distal ou proximal no corpo contralateral durante a dilatação inicial, deve ser aplicada tração constante na haste do pênis puxando a glande, e a curvatura da tesoura deve ser mantida afastada da linha média do pênis, com as pontas próximas à túnica albugínea (Fig. 30-10). É preferível dilatar ao nível do plexo venoso na periferia do tecido do músculo cavernoso (versus centralmente através do músculo cavernoso). Se ocorrer a intersecção, geralmente é preferível reconhecê-la e corrigi-la durante esta parte do procedimento, em vez de depois de dilatação posterior ou inserção dos cilindros.

Para corrigir uma perfuração distal, o ápice do corpo danificado deve primeiramente ser exposto através de uma incisão transversal da pele e da túnica albugínea perto da glande. Um pequeno orifício em geral pode ser localizado distalmente no aspecto medial da cavidade cavernosa e reparado usando suturas PDS separadas. O ápice distal dos corpos precisa ser fechado com uma segunda sutura corrida, e um cilindro protético ligeiramente mais curto é selecionado para o lado perfurado; isto é necessário para evitar que a ponta distal do cilindro repouse sobre a reparação da sutura uretral. Uma abordagem mais conservadora seria terminar o procedimento e trazer o paciente de volta para o implante 3 meses mais tarde. A desvantagem dessa estratégia é que o comprimento da haste é encurtado e a dilatação do corpos com cicatrizes é muito mais difícil. Se a perfuração ocorrer após ambos os corpos estarem dilatados, um cilindro semirrígido pode ser colocado no lado não perfurado para preservar o comprimento do pênis. A utilização de uma conexão Dacron® ou Gore-Tex® deve ser evitada por causa do risco marcadamente aumentado de infecção e crescimento interno no enxerto, o que torna impossível remover. Para avaliar a perfuração proximal durante a cirurgia, um dilatador pode ser colocado em cada pilar e as suas alturas podem ser comparadas para confirmar que se penetrou demasiado profundamente no interior do períneo. A reparação envolve ancorar os cilindros no tecido dos corpos circundantes colocando suturas acima e abaixo do tubo de entrada, o que impede a migração proximal do cilindro e permite que a perfuração cicatrize. Alternativamente, as suturas não absorvíveis podem ser usadas para criar uma alça através da porção sólida do cilindro inflável (Bettocchi et al., 2008). Um estudo comparando o implante da prótese com ou sem dilatação dos corpos sugeriu que a dilatação é desnecessária nos casos de implantação primária. Os pesquisadores relataram que os pacientes que recebem um implante sem o uso de dilatação experimentaram menos dor pós-operatória e aumento do comprimento do pênis em comparação com os pacientes em quem os dilatadores foram usados para facilitar a inserção do cilindro (Moncada et al., 2010).

Para selecionar um cilindro dimensionado de forma ideal, os comprimentos corporais devem ser medidos distal e proximalmente com

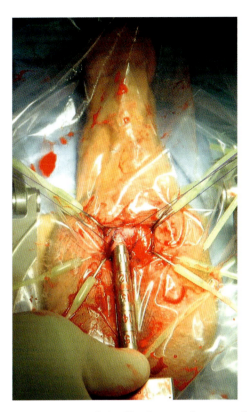

Figura 30-11. Dilamezinsert® é utilizado para obter a medida distal.

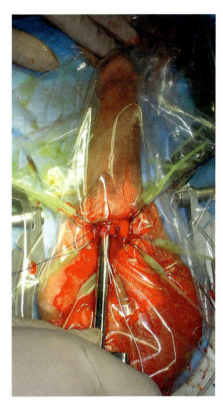

Figura 30-12. O introdutor de Furlow é utilizado para passar a sutura de tração do cilindro direito.

relação a um ponto de referência fixo, tal como um fio de sutura de tração (Fig. 30-11). Os cilindros de grandes dimensões podem resultar em erosão e uma deformidade peniana em forma de S, que pode causar o aumento do desgaste no ponto de flexão da curva e levar a falha mecânica (Wilson et al., 1996; Montague, 2011). Por outro lado, um cilindro de tamanho inferior pode não suportar adequadamente a glande; isto pode ser facilmente tratado por adição de extensores proximais. **É importante não esticar demais o pênis sobre o instrumento de medição, especialmente quando se mede a porção proximal.** Criar uma ereção artificial irrigando os corpos com solução salina pode ajudar a avaliar se o pênis é reto ou curvo. Observar a presença ou a ausência de extravasamento de irrigante a partir do meato ao redor do cateter também pode ajudar a avaliar a possibilidade de lesão da uretra.

Quando um cilindro é selecionado, o dispositivo é aberto no campo cirúrgico e preparado para a implantação eliminando-se o ar a partir dos cilindros e da bomba. A sutura de tração a partir da ponta distal de cada cilindro é fixada a uma agulha de Keith e passada no aspecto distal da haste do pênis e através da glande do pênis com o introdutor de Furlow (Fig. 30-12).

O dano no dispositivo é evitado passando-se ambas as suturas e agulhas de Keith antes de colocar um cilindro nos corpos (Bettocchi et al., 2010). Como a maioria dos cilindros é pré-conectada à bomba, é importante orientar os cilindros de tal modo que os dois tubos de entrada para a bomba não se cruzem um sobre o outro. Depois de cada sutura de tração ter sido passada através da glande do pênis, a porção proximal de cada cilindro é inserida primeiro. O cilindro é dobrado sobre ele mesmo e, quando a ponta distal é colocada no orifício corporal, a sutura de tração é puxada para inserir o resto do cilindro.

Cada cilindro deve ficar retificado nos corpos cavernosos quando a tração é aplicada na sutura. Quaisquer dobras observadas no cilindro indicam que ele pode ser demasiado longo ou que a porção proximal não está corretamente posicionada.

Quando ambos os cilindros tiverem sido inseridos, uma seringa de 60 mL preenchida com solução salina é utilizada como um reservatório substituto para inflar os cilindros a fim de avaliar o tamanho e a qualidade da ereção. Os cilindros são então esvaziados e o pênis é examinado novamente para determinar o dimensionamento do cilindro correto. Este teste também pode ajudar a identificar o mau funcionamento do cilindro ou se ocorrem danos. Se o comprimento do

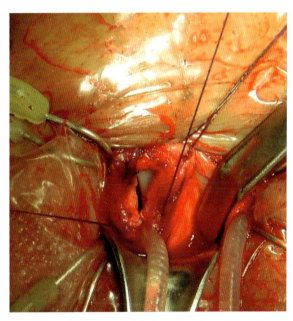

Figura 30-13. Fechamento impermeável de corporotomia direita.

cilindro necessitar de ajuste, a solução salina deve ser completamente removida do cilindro antes de remover o cilindro dos corpos e alterar ou remover o extensor proximal; isto facilita o ajuste e diminui a possibilidade de danificar o cilindro. **Cada vez que um cilindro é removido, ajustado e reposicionado nos corpos, ele pode tornar-se contaminado e a sua esterilidade pode ser comprometida, especialmente se ele entrar em contato com a pele.**

Um fechamento impermeável da corporotomia pode ser conseguido com uma sutura contínua usando um ponto hemostático ou através da aproximação das PDS 3-0 anteriormente colocadas marcadas (Fig. 30-13). Embora a primeira abordagem leve mais tempo e possa potencialmente causar lesão de agulha no cilindro, ela é preferível, pois cria um fechamento impermeável. Quando a corporotomia é fechada, a bomba deve ser ativada e desativada várias vezes enquanto se avaliam o tamanho e a integridade do cilindro. **Se a última abordagem for usada e um fechamento impermeável não for viável, um dreno deve ser colocado no final do procedimento para evacuar a hemorragia e evitar o hematoma escrotal.**

Colocação da Bomba

A colocação da bomba antes do reservatório minimiza o tempo de contato com a pele enquanto o reservatório está sendo colocado. Grampos de Allis são usados para proporcionar tração suave na fáscia escrotal e um retalho é desenvolvido debaixo da uretra por uma distância de 2 a 3 cm. Um espéculo nasal longo fechado é introduzido em uma incisão de 1 cm feita na fáscia escrotal, aproximadamente 1 a 2 cm da uretra, e direcionada para cima entre ambos os testículos e em direção à parte inferior do escroto. O espéculo é utilizado para formar um bolso na bolsa testicular, na camada de gordura entre a túnica vaginal e ligeiramente atrás dos testículos (Fig. 30-14).

É importante manter as lâminas do espéculo fechadas até que as pontas atinjam a parte inferior do saco escrotal para evitar a dilatação excessiva da bolsa, que deve adaptar-se confortavelmente ao redor da bomba. Isto evita a migração da bomba posterior, o que a torna menos acessível ao paciente. **A bomba deve ser posicionada de tal modo que a pegada para deflação seja facilmente acessível ao paciente ainda que discreta, e o tubo entre a bomba e os cilindros deve ser colocado de modo que ele não possa ser detectado pelo paciente e parceiro sexual.** Após a obtenção da hemostasia completa, a abertura na fáscia escrotal pode ser fechada. O sangramento em torno da bomba causa uma reação inflamatória e formação de hematoma, e uma cápsula espessa desenvolve-se em torno da bomba. A utilização do implante é atrasada e é difícil ativar o dispositivo.

Colocação do Reservatório

Antes da colocação do reservatório, é importante garantir que a bexiga esteja vazia para evitar a sua perfuração. Enquanto se aplica tração para cima no pênis, a base do pilar é palpada e a fáscia de Scarpa é dividida de forma roma. Desse modo, um defeito é criado entre o pilar do pênis medialmente e cordão espermático lateralmente. Em seguida, o dedo do cirurgião é orientado em direção ao ramo púbico e o anel inguinal externo é identificado. A ponta de uma tesoura curva Mayo grande de ponta romba é colocada sobre o ramo púbico deslizando-a entre a base do pênis e o dedo do operador. Após inclinar a tesoura em um ângulo de 90 graus com o plano da parede abdominal e posicionar a ponta da tesoura exatamente sobre o ramo púbico, um pequeno defeito de 0,5 cm é feito no assoalho do canal inguinal. **É importante limitar a introdução da tesoura a uma profundidade de 1 cm e manter a tesoura sobre o ramo púbico.** A perfuração incompleta do assoalho do canal inguinal deve ser evitada porque ela vai causar a separação da fáscia transversal da superfície inferior do músculo oblíquo interno. Isto irá causar um decréscimo na contratração da fáscia transversal, tornando mais difícil perfurar o assoalho do canal inguinal e ter acesso ao espaço de Retzius. Quando o defeito do assoalho for feito, a tesoura é removida e trocada por um espéculo nasal com lâminas de 8 cm de comprimento (Fig. 30-15). **Não é necessário dilatar o espaço de Retzius vigorosamente, e deve-se tomar grande cuidado para não fazer um grande defeito no assoalho do canal inguinal, resultando em hérnia de reservatório ou migração.**

Esta parte do procedimento pode ser difícil em um paciente após reparo de hérnia e espessamento de fáscia transversal por causa da tela e da cirurgia anterior. Em tais casos, pode ser necessário fazer uma incisão separada para a colocação adequada do reservatório ou implantar o reservatório numa nova localização submuscular. A última abordagem pode tornar o reservatório palpável e possivelmente visível (Henry e Wilson, 2007; Al-Enezi et al., 2011). Resultados catastróficos, tais como lesão de intestino ou de um vaso sanguíneo principal ou a colocação do reservatório na bexiga, no cólon e na veia cava, ocorreram no passado quando se tentava colocar o reservatório dessa maneira em pacientes com cirurgia pélvica anterior. **A colocação do reservatório no espaço de Retzius deve ser realizada apenas em pacientes que não se submeteram à cirurgia anteriormente. A colocação de reservatório submuscular com um reservatório plana (AMS Conceal; American Medical Systems [AMS], Minnetonka, MN) ou uma incisão separada (Fig. 30-16) deve ser sempre realizada em todos os pacientes após a prostatectomia robótica, cistectomia radical e ressecção abdominoperineal e em pacientes com história de fratura pélvica com ruptura da bexiga e cirurgia pélvica.** No entanto, o posicionamento do reservatório acima da fáscia transversal em uma posição submuscular pode levar a autoinflação do dispositivo, o que ocorre quando a pressão do fluido no interior do reservatório é maior do que os limites de contrapressão da bomba (Levine e Hoeh, 2012).

Quando se entra no espaço de Retzius com o espéculo nasal longo, ele é aberto e o dedo indicador do cirurgião é usado para confirmar

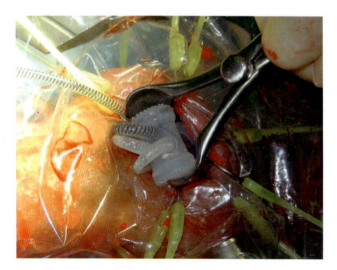

Figura 30-14. Colocação da bomba na bolsa testicular.

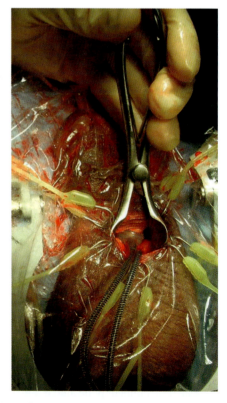

Figura 30-15. Colocação do reservatório no espaço de Retzius.

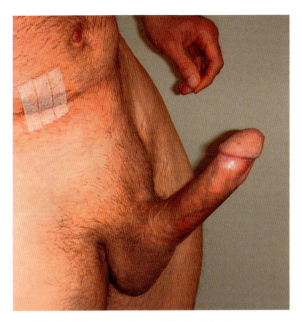

Figura 30-16. Incisão no quadrante direito inferior para colocação submuscular de reservatório em um paciente após prostatectomia robótica. Os cilindros de Coloplast Titan 24-cm XL são mostrados depois de inflados 2 semanas após a operação.

a sua posição. Um reservatório vazio é colocado através do espéculo nasal próximo da bexiga, o espéculo é removido e o reservatório é preenchido com a quantidade apropriada de solução salina. Um teste de contrapressão é realizado pela aplicação de uma leve pressão sobre a parede abdominal inferior. Um reservatório palpável ou de contrapressão da solução salina observada na seringa é uma indicação de que ele não foi adequadamente posicionado. Um teste substituto deve então ser executado, usando uma seringa como reservatório para confirmar a colocação adequada do reservatório e verificar se há contrapressão. É importante que a prótese esteja completamente esvaziada antes que o tubo da bomba seja cortado e conectado ao tubo do reservatório preenchido. **Todo esforço deve ser feito para manter o reservatório cheio durante o período pós-operatório imediato para evitar a autoinflação do dispositivo mais tarde.** Permitir que a cura ocorra sobre um reservatório preenchido parcialmente limita a sua capacidade para armazenar um volume adequado de solução salina. Se a hematúria estiver presente neste ponto, ela poderia indicar potencialmente uma lesão na parede da bexiga, que deve ser excluída antes do fechamento.

Fechamento

Neste ponto, o sítio cirúrgico deve ser irrigado e examinado novamente para a hemostasia. Quando a hemostasia for confirmada, a fáscia de Buck e o músculo dartos são fechados, seguidos pelo fechamento da pele. Um benefício de se usar suturas não absorvíveis são os banhos quentes (deitar reto, não sentar) começando no dia 3 do pós-operatório, o que ajuda a aliviar a dor, diminuir qualquer inchaço ou edema e manter o escroto limpo. O cateter pode ser removido na manhã após a cirurgia pelo paciente em casa e os pontos são retirados após 14 dias.

A utilização de um dreno de sucção fechada para reduzir o risco de hematoma após a cirurgia de implante peniano inflável é controversa. Dois estudos retrospectivos que investigam o uso de drenos não produziram resultados conclusivos e não houve ensaios clínicos randomizados controlados avaliando a eficácia do uso de um dreno após a cirurgia de implante (Wilson et al., 1996; Sadeghi-Nejad et al., 2005; Kramer et al., 2011). Os proponentes postulam que a drenagem do escroto pode diminuir o edema, aumentar o conforto e diminuir o tempo de iniciação do ciclo do dispositivo. Os opositores argumentam que a drenagem aumenta o risco de infecção, fratura do dreno, sangramento durante a colocação e dano do dispositivo e incômodos para o paciente, que então tem que voltar para a clínica no dia seguinte para ter o dreno removido (Sadeghi-Nejad et al., 2005; Kramer et al.,

2011). Uma revisão de artigos abordando a infecção de prótese peniana publicados nas bases de dados de Medline e EMBASE de 2000 a 2012 concluiu que nenhuma recomendação pode ser feita sobre o uso de drenos cirúrgicos para reduzir as taxas de infecção associadas à cirurgia de prótese peniana (Elmussareh et al, 2013). **Se o cirurgião não estiver satisfeito com a hemostasia, a área cirúrgica deve ser drenada.**

> **PONTOS-CHAVE: PREPARAÇÃO CIRÚRGICA E ABORDAGEM**
>
> - Minimizar a duração da cirurgia diminui o risco de infecção.
> - A exposição de todos os componentes do dispositivo na pele do paciente deve ser minimizada.
> - Durante a dilatação, o uso de força é desnecessário e deve ser evitado para prevenir a perfuração da túnica albugínea.
> - Os dispositivos infláveis mais estreitos e semirrígidos devem estar disponíveis para todos os casos se for difícil implantar um dispositivo de três peças.
> - A colocação do reservatório no espaço de Retzius não deve ser realizada em pacientes com cirurgia pélvica anterior.
> - Um dreno de sucção fechada deve ser usado se o cirurgião não estiver satisfeito com a hemostasia.

CUIDADO PÓS-OPERATÓRIO

Quando se implanta uma prótese peniana, o resultado depende da natureza do cuidado pós-operatório. Uma vez que a cirurgia é tipicamente um procedimento em regime de ambulatório ou envolve uma permanência de 23 horas, o cateter de Foley e o dreno (se utilizado) são removidos na manhã após a cirurgia (Garber, 2008). A eficácia de antibióticos profiláticos pós-operatórios não é demonstrada em estudos prospectivos e permanece controversa. Embora não haja consenso com relação ao tipo ou duração da administração de antibióticos no pós-operatório, um levantamento de 216 urologistas descobriu que a maioria prescrevia antibióticos por 7 dias após a cirurgia e preferia as quinolonas (Koves et al., 2011; Wosnitzer e Greenfield, 2011; Elmussareh et al., 2013).

Durante a primeira semana, o paciente deve evitar sentar sobre o escroto (o que pode empurrar a bomba para cima) e levantar mais de 6,8 kg ou quaisquer outras atividades que poderiam causar deslocamento do reservatório para dentro do canal inguinal. **Uma cueca menor deve ser usada no primeiro mês, com o pênis colocado sobre a parte inferior do abdome e orientado para o umbigo até que o dispositivo seja inflado pela primeira vez. Tal posicionamento promove a formação de cápsula em torno dos cilindros e vai orientar a ereção num sentido ascendente.** Ela também ajuda a prevenir a curvatura para baixo durante o processo de cicatrização (Wilson e Mulcahy, 2006; Montague, 2011).

Se o tipo de dispositivo implantado não incluir uma válvula de bloqueio no reservatório, o paciente deve ser avisado sobre o potencial de autoinflação pós-operatória, o que normalmente ocorre após o aumento de pressão intra-abdominal. Esta autoinflação pode ser embaraçosa e aumenta o risco de erosão do cilindro (Abbosh et al., 2012). Se a autoinflação ocorrer, o paciente pode precisar retornar à clínica mais cedo do que o habitual para instrução sobre como desinflar o dispositivo. Aos 3 meses, a cápsula que se forma em torno do reservatório normalmente o protege de qualquer aumento de pressão e diminui a incidência de autoinflação (Wilson e Mulcahy, 2006). **É importante que o paciente compreenda que a formação da cápsula deve ocorrer quando o reservatório está cheio e o reservatório não deve ser deixado num estado parcialmente preenchido por períodos prolongados. Se a cápsula se formar em torno de um reservatório parcialmente preenchido, ela irá restringir a expansão futura do reservatório, proibir o esvaziamento completo do cilindro e potencialmente causar autoinflação, resultando em uma necessidade de revisão cirúrgica.** Abbosh et al. (2012) descreveram o uso de capsulotomia por laparoscopia em ambulatório para tratar esse problema.

A medida a qual um paciente experimenta dor pós-operatória varia em função da sua tolerância e quaisquer condições preexistentes (p. ex., neuropatia). Os hematomas escrotais e o inchaço são comuns, com hematoma escrotal tipicamente regredindo sem intervenção cirúrgica (Wilson e Mulcahy, 2006). Um narcótico oral com frequência é necessário na primeira semana, seguido pela medicação anti-inflamatória não esteroide conforme necessário. Bolsas de gelo podem ser utilizadas de forma intermitente.

A primeira visita pós-operatória geralmente ocorre em 2 semanas para avaliar a cicatrização de feridas e tratar quaisquer sinais de autoinflação. Durante essa visita, é fundamental identificar sinais ou sintomas iniciais de infecção local. O paciente retorna novamente à clínica em aproximadamente 4 semanas após a cirurgia para uma consulta com enfoque em como operar o dispositivo. A inflação inicial da prótese pode ser difícil, e o paciente deve ser instruído para ciclar o dispositivo (i.e., inflar e desinflar) durante banhos quentes duas vezes por dia no próximo mês para facilitar seu uso. O paciente pode então tentar a relação sexual assim que ele se sentir confortável usando o dispositivo. Visitas de ensino pós-operatórias adicionais podem ser necessárias, dependendo da experiência de cada paciente. O acompanhamento subsequente aos 3 meses, 6 meses e depois anualmente deve ser agendado para avaliar a cicatrização, especialmente a posição da ponta do cilindro na glande; o funcionamento do dispositivo; e a satisfação do paciente.

COMPLICAÇÕES

Podem ocorrer complicações durante a cirurgia ou após a cirurgia. As complicações que podem ocorrer durante a cirurgia incluem lesões de órgãos/perfuração, passagem de cilindro e danos no dispositivo durante a implantação. Estes são abordados em Preparação Cirúrgica e Abordagem. As complicações que podem ocorrer no pós-operatório são abordadas nas seções a seguir.

Infecção

A infecção é uma grave complicação da cirurgia de prótese e representa dor e sofrimento significativos para um procedimento eletivo. A incidência de infecção é estimada como sendo de aproximadamente 4% para os implantes primários antes da introdução de dispositivos com revestimento especial e de 10% para os implantes de revisão (Henry et al., 2004); entretanto, isto pode refletir a subnotificação por causa da descontinuidade do cuidado (Muench, 2013). A pesquisa sugere que a maioria das infecções é causada por bactérias na pele que se ligam ao dispositivo e são então introduzidas no paciente. Como as infecções são raras e as evidências sugerem que as bactérias da pele são relativamente inócuas, os médicos tendem a supor que tal contaminação é inevitável e concentram os seus esforços no tratamento da contaminação por irrigação, utilizando implantes revestidos por antibióticos e administrando antibióticos IV (Henry et al., 2008; McKim e Carson, 2010), supervisionando a técnica cirúrgica (i.e., evitando tocar a pele) como um adjuvante para diminuir a potencial fonte de infecção posterior.

Conhecer a linha do tempo da apresentação de uma prótese infectada suspeita pode ajudar a orientar o tratamento e o diagnóstico precoce. Por exemplo, no intervalo pós-operatório de 2 semanas, se o paciente não parecer melhorar e relatar dor persistente ou aumentada, é preciso resistir à tentação de prescrever antibióticos orais. Se o dispositivo não estiver infectado, o paciente deve ter uma melhora clínica nos próximos 7 a 14 dias. Se o dispositivo estiver infectado, os antibióticos são inúteis neste ponto e podem atrasar o diagnóstico. Febre, eritema, inchaço, contagem elevada de leucócitos e drenagem da incisão são sinais e sintomas tardios de infecção e geralmente não são observados nesta visita pós-operatória. Quanto mais cedo uma infecção for diagnosticada, maior a chance para o salvar o implante. Os exames de imagem tais como ultrassonografia escrotal, tomografia computadorizada e ressonância magnética não são úteis para fazer um diagnóstico precoce. O travamento da bomba também pode ser um sinal de infecção, mas pode algumas vezes ser causado pela inflamação e formação de cápsula a partir de um hematoma. A formação de cápsula melhora ao longo do tempo, enquanto a inflamação persiste ou se torna mais pronunciada. O acompanhamento rigoroso do paciente e os exames semanais com avaliação da contagem de leucócitos são importantes quando se suspeita de uma infecção. A deterioração clínica com persistência de dor e travamento em 3 a 4 semanas de pós-operatório sinaliza uma infecção, e o resgate precoce agressivo

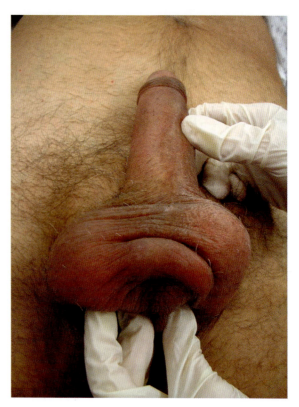

Figura 30-17. Travamento da bomba consistente com a infecção inicial da prótese.

deve ser considerado antes que os sintomas sistêmicos, tais como febre, contagem de leucócitos elevada, eritema e formação de abscessos de escroto ocorram (Fig. 30-17).

A contaminação bacteriana que causa a infecção ocorre mais frequentemente no momento da cirurgia e tipicamente envolve organismos que colonizam a pele, tais como *Staphylococcus epidermidis*, *Staphylococcus aureus* e *Candida albicans*. Estes organismos podem persistir apesar dos antibióticos perioperatórios. Quando atingem uma massa crítica, eles excretam um biofilme no qual podem viver em um estado metabólico diminuído, sem causar sintomas clínicos até pelo menos 4 a 6 semanas e algumas vezes anos após a implantação (Wilson e Mulcahy, 2006). Por causa do biofilme, o uso de antibióticos sistêmicos para tratar pacientes sintomáticos é normalmente insuficiente e a infecção necessita da remoção de todos os componentes do dispositivo, bem como de quaisquer suturas permanentes ou material de enxerto utilizado durante a reconstrução corporal. As tentativas para remover apenas uma parte de um dispositivo infectado tipicamente resultam em infecção persistente (Garber, 2008).

Tradicionalmente, após a remoção de um implante infectado, um cirurgião esperava vários meses antes de considerar a substituição. No entanto, a fibrose cavernosa extensa após a retirada complica a cirurgia de substituição, contribuindo para uma taxa de sucesso de 50%, mesmo para cirurgiões experientes. A fibrose também provoca significativo encurtamento do pênis e potencial perda de sensibilidade, o que tem um impacto negativo na satisfação do paciente (Muench, 2013). A introdução de um procedimento de "salvamento" ou "resgate", que envolve a remoção da prótese infectada, a lavagem da ferida e a substituição imediata do dispositivo, ajudou a facilitar o reimplante e preservar o comprimento do pênis (Brant et al., 1996; Jain e Terry, 2006). Quando indicado (i.e., para infecção crônica e não purulenta), as taxas de sucesso de salvamento podem ser superiores a 84% se o procedimento incluir a irrigação da ferida completa com uma série de soluções de antibióticos e antissépticos, seguida por uma mudança de aventais cirúrgicos, luvas, campos e instrumentos; colocação de um novo dispositivo; fechamento da ferida sem drenos; e antibióticos orais por 1 mês (Mulcahy, 2000; Henry et al., 2005; Garber, 2008). As pesquisas mais recentes sugerem que a lavagem agressiva com solução salina normal combinada com uma técnica asséptica meticulosa pode melhorar ainda mais a infecção pós-recuperação e as taxas de nova operação (Masson, 2012). A técnica de salvamento também pode ser usada quando um dispositivo requer a substituição por outras razões que não a infecção (Henry et al., 2005. **O salvamento é contraindicado em pacientes com enterococos, necrose dos tecidos, sepse, cetoacidose diabética ou erosão do cilindro na uretra** (Mulcahy, 2003; Wilson e Mulcahy, 2006).

Quando as próteses penianas com mau funcionamento são removidas, elas com frequência estão colonizadas com bactérias patogênicas, mesmo na ausência de infecção clínica. Por exemplo, Silverstein et al. (2006) utilizaram a microscopia de varredura a *laser* para determinar que 80% das próteses explantadas por causa do mau funcionamento mecânico estavam colonizadas com bacilos Gram-positivos, cocos e elementos fúngicos, e Henry et al. (2004) relataram que bactérias positivas em culturas foram encontradas em 70% dos pacientes com próteses penianas clinicamente não infectadas. Contudo, de acordo com um estudo realizado por Kava et al. (2011), menos de 10% dos dispositivos removidos por causa de mau funcionamento ou reencaminhados por causa de extrusão estavam colonizados com bactérias patogênicas. Os autores também descobriram que não havia correlação entre pacientes com cultura positiva e infecção pós-operatória. Eles sugeriram que suas descobertas podem diferir dos resultados de outros pesquisadores por causa do uso de uma preparação cutânea à base de álcool pré-operatória, adjuvante.

Mais recentemente, uma nova técnica cirúrgica foi desenvolvida para facilitar a implantação retardada de um dispositivo de substituição. Swords et al. (2013) descreveram a inserção de um enchimento temporário que consiste em um molde de antibiótico de sulfato de cálcio de elevada pureza sintético quando um dispositivo infectado é removido. Este "espaçador" fornece liberação constante de antibiótico local para a área infectada e reabsorve no prazo de 30 a 60 dias, momento em que um novo dispositivo protético pode ser implantado.

Dispositivos de três volumes especialmente revestidos foram desenvolvidos por ambos, AMS (Minnetonka, MN) e Coloplast Corporation (Minneapolis, MN), para inibir a adesão e proliferação bacterianas. Os dispositivos AMS 700 são impregnados com InhibiZone®, um revestimento na superfície externa do dispositivo que dissolve rifampicina e minociclina para inibir o crescimento bacteriano. A prótese Coloplast Titan tem um revestimento de polivinilpirrolidona hidrofílico que absorve e elui qualquer solução de antibiótico em que está embebido. A introdução desses revestimentos na última década diminuiu a incidência de infecção em 50% a 70%, mesmo após 11 anos de acompanhamento (Carson et al., 2011; Mandava et al., 2012; Serefoglu et al., 2012). **Esta diminuição da incidência confirma a nossa hipótese de que as infecções são causadas pela contaminação da prótese no momento da implantação.** Parece que os antibióticos que se dissociam dos dispositivos e/ou das superfícies escorregadias do implante reduzem a proliferação e a fixação dos tipos de bactérias relativamente mais leves, de aparecimento tardio, observadas anteriormente. No entanto, apesar de tais revestimentos terem diminuído significativamente as taxas gerais de infecção, as bactérias mais agressivas e de aparecimento mais recente, tais como *Enterococcus, Escherichia coli* e *Pseudomonas aeruginosa*, agora estão causando infecção com taxas crescentes (Eid et al., 2012).

Os fatores de risco para a infecção podem estar relacionados com a história do paciente, as condições intraoperatórias ou variáveis pós-operatórias. Os fatores de risco relacionados com a história do paciente incluem má higiene do paciente, lesão da medula espinal, infecção do trato urinário, locais distantes de infecção e cirurgia de revisão realizada para a infecção de dispositivo anterior; entretanto, não está claro se a cirurgia de revisão para falha mecânica está associada a taxas mais altas de infecção (Cakan et al., 2003; Kava et al., 2011; Selph e Carson, 2011; Elmussareh, 2013; Muench, 2013). O diabetes melito também pode ser um fator de risco, embora os estudos relatem resultados conflitantes. Por exemplo, um grande estudo retrospectivo com um período de acompanhamento de até 7,7 anos encontrou uma maior incidência de primeiras revisões por causa de infecção em pacientes diabéticos em comparação com pacientes não diabéticos; contudo, outros estudos não encontraram uma diferença na incidência de infecção entre os dois grupos (Lotan et al., 2003; Mulcahy e Carson, 2011). Também não está claro se o diabetes mal compensado e a imunossupressão estão associados a um risco aumentado de infecção (Bishop et al., 1992; Wilson et al., 1998; Elmussareh et al., 2013). **Os fatores de risco intraoperatórios para infecção podem incluir a preparação cutânea inadequada com álcool/clorexidina; tempo cirúrgico prolongado (i.e., mais de 2 horas); exposição prolongada e repetida de componentes da prótese na pele do paciente; o reposicionamento frequente e o redimensionamento do cilindro, bomba ou reservatório; hematoma escrotal (particularmente se liquefeito); e não mudar as luvas antes de manusear o dispositivo. Uma variável no pós-operatório associada ao risco de infecção é a hospitalização prolongada.**

Uma revisão de estudos enfocando a infecção de prótese peniana entre 2000 e 2012 sugeriu que os fatores mais importantes para minimizar o risco de infecção do dispositivo incluem o uso de próteses revestidas de antibióticos e procedimentos que diminuem a inoculação de bactérias na ferida cirúrgica (i.e., a preparação da pele com álcool, uma técnica cirúrgica sem toque e o uso de antibióticos perioperatórios) (Elmussareh et al., 2013). Embora o uso perioperatório de antibióticos reduza a infecção, não há orientações específicas recomendando protocolos de antibióticos, e uma ampla gama de padrões de prática existe entre urologistas que executam a cirurgia de prótese (Wosnitzer e Greenfield, 2011).

> **PONTOS-CHAVE: INFECÇÃO**
> - Conhecer a linha de tempo de apresentação de uma infecção da prótese suspeita pode ajudar a guiar o tratamento precoce e o diagnóstico.
> - A infecção necessita da remoção de todos os componentes do dispositivo, assim como quaisquer suturas permanentes ou material de enxerto utilizado durante a reconstrução corporal.
> - Os fatores que minimizam o risco de infecção do dispositivo incluem o uso de próteses recobertas com antibióticos e procedimentos que diminuem a inoculação de bactérias na ferida cirúrgica (i.e., preparação da pele com álcool, uma técnica cirúrgica sem toque e o uso pós-operatório de antibióticos).

Mau Funcionamento do Dispositivo

O mau funcionamento do dispositivo é cada vez menos comum, pois o projeto da prótese melhora ao longo do tempo (Bettocchi et al., 2010). Um estudo prospectivo histórico estimando as taxas de sobrevida em longo prazo dos implantes pela primeira vez (N = 2.384) descobriu que a liberdade de quebra mecânica foi de 79,4% em 10 anos e de 71,2% em 15 anos (Wilson et al., 2007). **Os tipos mais comuns de disfunção em um dispositivo protético de três volumes dependem do fabricante e incluem fissuras nos tubos de silicone, vazamentos no local onde o tubo conecta-se com a bomba, extravasamentos no cilindro, aneurisma do cilindro e rompimento da bomba** (Garber, 2008). Observou-se que a autoinflação, que é discutida em outra parte neste capítulo, tem ocorrência de 2,4% a 11% dos dispositivos gerais, mas esta incidência diminuiu para 1,3% em dispositivos com válvulas de bloqueio (Carson et al., 2000; Wilson et al., 2002). O mau funcionamento mecânico relacionado com o reservatório também é raro, e não está claro se um reservatório em funcionamento deve ser substituído durante a cirurgia de revisão para abordar outras questões (Levine e Hoeh, 2012).

Se ocorrer mau funcionamento dentro de alguns meses após o implante, a substituição apenas do componente com defeito deve ser considerada, especialmente se isso evitar uma incisão corporal repetida. **Depois que o dispositivo estiver em posição há mais de 2 anos, a substituição completa está indicada** (Jain e Terry, 2006). Outras opções após o mau funcionamento incluem nenhum tratamento ou remoção do dispositivo sem substituição. Ao escolher esta última, é importante que o paciente entenda que, como o espaço cavernoso está agora vazio, a túnica albugínea irá retrair, o tecido cicatricial se formará no interior do pênis, e o pênis irá ficar permanentemente mais curto.

Outras Complicações

As complicações pós-operatórias que ocorrem com menos frequência do que a infecção e o mau funcionamento do dispositivo incluem erosão, deformidade peniana em forma de S, pouco suporte da glande e hematoma escrotal. A erosão ocorre tipicamente meses ou anos após o implante e pode se manifestar em vários locais diferentes. Por exemplo, um cilindro de grandes dimensões, especialmente do tipo maleável, é mais provável de corroer no meato ao nível da glande. A bomba e os tubos de entrada para os cilindros podem corroer ao nível da pele escrotal se colocados muito superficialmente, embora uma infecção bacteriana indolente de baixo grau seja, na maioria das vezes, a razão para isto (Natali, 2010; Talib et al., 2013). Da mesma forma, o reservatório pode corroer no intestino ou na bexiga se estiver fixado no lugar por aderências resultantes de uma cirurgia anterior ou radiação; no entanto, isso é muito raro (Levine e Hoeh, 2012). **Independentemente da localização, a erosão sempre requer a remoção completa de todos os componentes do dispositivo e a possível substituição de salvamento.** Se apenas uma das pontas do cilindro tiver corroído através do meato, todo o dispositivo tem de ser removido, incluindo a bomba e o reservatório, e um cilindro maleável é colocado no lado não erodido apenas para impedir o encurtamento do pênis. Deve-se permitir que a perfuração cicatrize por 8 a 12 semanas antes do reimplante ser tentado (Natali, 2010).

Uma deformidade peniana em forma de S pode ocorrer após a dilatação distal incompleta dos corpos cavernosos e/ou a implantação de um cilindro de grandes dimensões (Wilson et al., 1996; Bettocchi et al., 2008). Esta complicação também necessita de substituição do dispositivo. Em contraste, a implantação de um cilindro de tamanho inferior pode resultar em pouco suporte da glande; contudo, isto pode ser tratado pela adição de extensores da ponta traseira ou por substituição dos cilindros com o tamanho correto sem perturbar a bomba escrotal.

Como o sangue se acumula em áreas dependentes do corpo, o hematoma escrotal pode ocorrer após a implantação de uma prótese de três peças, com incidência relatada variando de 0,7% a 3,6%. As tentativas para diminuir o desenvolvimento de hematoma escrotal incluem manter corporotomias pequenas, fechando com uma sutura impermeável contínua e usando selante hemostático (Cohen e Eid, 2014). Kramer et al. (2011) publicaram uma análise dos riscos e benefícios relacionados com o uso de drenos de sucção fechada. Na ausência de um grande estudo prospectivo, randomizado, não está claro qual curso de ação é mais benéfico e a decisão final é em grande parte uma questão de preferência do cirurgião. **Na minha opinião, é melhor usar um dreno do que arriscar um hematoma. O sangue na bolsa testicular provoca inflamação significativa e formação de uma cápsula fibrosa grossa em torno da bomba, o que faz que seja muito difícil para o paciente manipular a bomba quando curado.** Além disso, um hematoma em liquefação fornece ferro e nutrientes, tornando-se um ambiente ideal para o crescimento de bactérias e infecções.

CASOS ESPECIAIS

Várias situações tornam a implantação de uma prótese peniana particularmente desafiadora. Estas incluem cirurgia prévia pélvica (que é abordada em Preparação Cirúrgica e Abordagem), doença de Peyronie, priapismo, esclerodermia e lúpus, e prostatectomia radical prévia.

A doença de Peyronie é caracterizada pela substituição fibrótica focal da túnica albugínea saudável; isto mais geralmente provoca a curvatura do pênis em direção ao local da cicatriz e resulta em DE (Mulcahy e Wilson, 2006). Encontrou-se que um procedimento de implante protético semelhante ao descrito em Preparação Cirúrgica e Abordagem endireita a ereção adequadamente em cerca de 40% dos pacientes (Chaudhary et al., 2005). Caso contrário, o estreitamento peniano pode ser necessário e tipicamente envolve a moldagem manual durante a qual a placa tunical é fraturada sobre um cilindro inflado no momento da implantação, flexionado o pênis com força numa direção oposta à curvatura. A plicatura ou incisão/excisão da túnica com ou sem enxerto raramente pode ser necessária (Hudak et al., 2013; Segal e Burnett, 2013). Mulhall et al. (2005) desenvolveram um algoritmo para o tratamento cirúrgico da doença de Peyronie e DE que envolve avaliação objetiva da deformidade peniana usando cavernosometria de infusão dinâmica e cavernosografia, seguida da administração da terapia eretogênica. Os autores descobriram que os pacientes que não responderam à terapia eretogênica e se submeteram à cirurgia de prótese peniana tiveram excelentes resultados. Outros estudos posteriormente relataram que a colocação cirúrgica de uma prótese peniana inflável é uma opção de tratamento eficaz para a doença de Peyronie (Levine et al., 2010; Chung et al., 2013). No entanto, outro estudo sugeriu que a doença de Peyronie compromete a durabilidade do dispositivo protético inflável e aumenta as taxas de mau funcionamento, possivelmente devido ao estresse no dispositivo durante a cirurgia, o uso, ou ambos (DiBlasio et al., 2010).

O priapismo é definido como uma ereção completa ou parcial que continua por mais de 4 horas além do intercurso ou não está relacionada com a estimulação sexual (Tausch et al., 2013). Se deixado sem tratamento, a fibrose resultante é normalmente distal, extensa e densa, o que torna muito difícil dilatá-la com instrumentos convencionais (Wilson e Mulcahy, 2006; Martinez-Salamanca et al., 2011). Uma revisão de procedimentos cirúrgicos para facilitar o implante da prótese e melhorar os resultados em tais situações sugere que a incisão da cicatriz deve incluir uma combinação de técnicas (i.e., uma excisão extensa ampla, múltiplas incisões minimizando a excisão, contraincisões corporais, técnica de escavação corporal ou técnica de Shaeer), bem como cavernótomos e próteses menores (Shaeer e Shaeer, 2007; Martinez-Salamanca et al., 2011). Uma análise retrospectiva de implante de prótese em 17 pacientes com DE pós-priapismo descobriu que embora todos os pacientes tenham sido implantados com sucesso sem grandes complicações pós-operatórias, dois pacientes tiveram lesão uretral secundária à fibrose corporal extensa (Durazi e Jalal, 2008).

O uso de prostatectomia radical para tratar o câncer de próstata com frequência resulta em DE. Alguns clínicos assumem que o implante de um dispositivo protético de três peças é contraindicado em tais situações por causa de um aumento do risco percebido de lesão intraoperatória. Para tratar dessas preocupações, dois estudos investigaram o uso de próteses penianas após a prostatectomia radical. No primeiro, Lane et al. (2007) relataram que de 115 pacientes consecutivos que receberam uma prótese peniana inflável de três peças após a prostatectomia, nenhum teve complicações intraoperatórias, incluindo lesão da bexiga ou dos vasos ilíacos, com a entrada cega bem-sucedida no espaço retropúbico em todos os casos. No segundo estudo, Menard et al. (2011) examinaram a complicação cirúrgica e as taxas de satisfação do paciente em indivíduos que receberam um implante peniano após a prostatectomia radical e constataram que o procedimento foi associado com baixa morbidade e grande satisfação, especialmente com respeito à função erétil; no entanto, eles observaram que a fibrose no espaço retropúbico pode necessitar de uma segunda incisão para a colocação do reservatório ou a utilização de um dispositivo de duas peças em vez de um dispositivo de três peças. Não obstante, ocorreram vários percalços catastróficos relacionados com o implante de uma prótese peniana após a prostatectomia, tais como a colocação do reservatório na bexiga, cólon sigmoide ou veia cava e lesão da bexiga ou do intestino. **Em minha opinião, o reservatório deve ser sempre colocado através de uma incisão separada (se o implante for realizado por meio de uma abordagem penoscrotal) e colocado numa posição submuscular.** Embora a prostatectomia robótica possa ser realizada através de uma abordagem retroperitoneal, a maioria das prostatectomias é realizada por via transabdominal e o peritônio não é fechado após a próstata ser removida. Nessa circunstância, uma segunda incisão (de preferência no lado direito para evitar o sigmoide) ou a colocação do reservatório submuscular deve ser sempre realizada.

SATISFAÇÃO DO PACIENTE

Em geral, a satisfação do paciente com implante de prótese peniana para DE aumentou ao longo dos últimos 40 anos, aparentemente pelo menos em parte como resultado de melhorias mecânicas e de *design* (Trost et al., 2013). **A satisfação do paciente com implante de prótese peniana é atualmente a mais alta entre todos os tratamentos para DE** (Mulcahy, 2010; Rajpurkar e Dhabuwala, 2003). Bernal e Henry (2012) revisaram todas as pesquisas relevantes publicadas nas últimas duas décadas e identificaram nove estudos que preenchem os seus critérios de inclusão (p. ex., mais de 30 indivíduos, dispositivo de três peças, escrito em inglês), todos indicando que os pacientes relatam taxas de satisfação elevadas. Este parece ser o caso independentemente do fabricante do dispositivo ou da idade avançada (Brinkman et al., 2005; Villarreal e Jones, 2012; Chung et al., 2013).

Em um estudo desenvolvido para identificar os fatores específicos que afetam a satisfação geral, 21 pacientes foram pesquisados no pré-operatório quanto as suas expectativas e convidados a classificar sua satisfação aos 4 meses de pós-operatório (Kramer e Schweber, 2010). **Os pesquisadores encontraram uma correlação inversa entre as expectativas dos pacientes e a satisfação pós-operatória, sugerindo que ajudar os pacientes a ter expectativas realistas e lhes proporcionar** uma descrição precisa do procedimento resulta em maior satisfação após a implantação.

Os fatores associados à insatisfação pós-operatória incluem um diagnóstico da doença de Peyronie, uma história de prostatectomia radical e um índice de massa corporal de 30 (Akin-Olugbade et al., 2006). A reclamação pós-operatória mais comum associada à redução da satisfação global é a perda de comprimento do pênis (Lee e Brock, 2013). As estratégias para preservar o tamanho do pênis após o implante da prótese podem ser implementadas antes da inserção, no intraoperatório ou após a inserção. Henry et al. (2012) conduziram um estudo prospectivo, multicêntrico, para avaliar a satisfação do paciente e a rigidez axial de um cilindro que é maior em comprimento do que outras próteses disponíveis. Os pesquisadores concluíram que os cilindros mais longos tiveram grande rigidez com base na avaliação objetiva e subjetiva. Eles também relataram que os pacientes tiveram excelentes índices de satisfação após a implantação dos cilindros mais longos.

CONCLUSÃO

A cirurgia de prótese peniana é uma opção de tratamento altamente eficaz para pacientes com DE que não tiveram sucesso com a terapia de primeira linha e de segunda linha. Ao longo dos últimos 40 anos, os refinamentos na técnica cirúrgica reduziram significativamente as taxas de infecção e outras complicações, e as inovações no desenho protético tiveram um impacto positivo sobre as taxas de mau funcionamento do dispositivo. Altos níveis de satisfação do paciente e do parceiro excedem os de muitas outras opções de tratamento menos invasivas e refletem o fato de que os implantes penianos tornaram-se o "padrão-ouro" para o tratamento de DE avançada.

Acesse www.expertconsult.com para assistir aos vídeos deste capítulo.

REFERÊNCIAS

Para consultar a lista completa de referências, acesse www.expertconsult.com.

LEITURA SUGERIDA

Al-Enezi A, Al-Khadhari S, Al-Shaiji TF. Three-piece inflatable penile prosthesis: surgical techniques and pitfalls. J Surg Tech Case Rep 2011;3(2):76-83.

Eid JF, Wilson SK, Cleves M, et al. Coated implants and "no touch" surgical technique decreases risk of infection in inflatable penile prosthesis implantation to 0.46%. Urology 2012;79(6):1310-5.

Elmussareh M, Goddard JC, Summerton DJ, et al. Minimising the risk of device infection in penile prosthetic surgery: a UK perspective. J Clin Urol 2013;6(5):280-8.

Muench PJ. Infections versus penile implants: The war on bugs. J Urol 2013;189(5):1631-7.

Mulcahy JJ. Current approach to the treatment of penile implant infections. Ther Adv Urol 2010;2(2):69-75.

31 Diagnóstico e Tratamento da Doença de Peyronie

Laurence A. Levine, MD, FACS e Stephen Larsen, MD

Considerações Gerais

História Natural

Epidemiologia

Anatomia do Pênis e Doença de Peyronie

Etiologia da Doença de Peyronie

Sintomas

Avaliação do Paciente

Protocolos de Tratamento

Tratamento não Cirúrgico da Doença de Peyronie

Tratamento Cirúrgico

Conclusão

CONSIDERAÇÕES GERAIS

A doença de Peyronie (DP) era conhecida inicialmente como placas endurecidas do pênis. Posteriormente, foi renomeada após François de la Peyronie descrevê-la e oferecer o tratamento dessa doença, em um artigo publicado em 1743 (Peyronie, 1743). Entretanto, Guilielmus de Saliceto, no século XIII, e Gabriele Falloppio, no século XV, haviam previamente relatado essa anormalidade do pênis (Musitelli et al., 2008).

A DP é atualmente reconhecida como um distúrbio de cicatrização da túnica albugínea (Devine e Horton, 1988) **que resulta na formação de uma cicatriz exuberante, ocorrendo provavelmente após um trauma no pênis induzir uma resposta de cicatrização anormal** (Van De Water, 1997; Greenfield e Levine, 2005; Ralph et al., 2010; Levine e Burnett, 2013). A cicatriz ou placa resultante é inelástica e, dessa forma, resulta em deformidade peniana, incluindo curvatura, indentação, efeito de dobradiça e encurtamento, sendo frequentemente acompanhada por disfunção erétil (DE). Uma das características mais importantes desse específico distúrbio de cicatrização é que, uma vez formada a cicatriz, não haverá remodelamento normal e, assim, a cicatriz e a deformidade persistem (Del Carlo et al., 2008). O progresso no tratamento da DP é limitado por uma compreensão incompleta de sua fisiopatologia, e essa falta de conhecimento tem resultado na incapacidade de prevenir a doença em sua fase precoce e também evitar a progressão, uma vez que ela tenha ocorrido. Isso, combinado ao fato de que não há tratamento confiável conhecido que reverta o processo de cicatrização, torna a DP um distúrbio de difícil tratamento.

Várias concepções errôneas sobre a DP foram consideradas por décadas. Muitos desses conceitos equivocados foram levados adiante e parecem ter comprometido a avaliação apropriada e o tratamento precoce de homens com DP (LaRochelle e Levine, 2007). Entre esses conceitos, a ideia de que a doença de Peyronie é um distúrbio raro. **Pelo contrário, nós sabemos que a prevalência de DP varia entre 3% e 20%, e em certas populações, tais como aquelas com diabetes melito e DE, a prevalência pode ser ainda maior** (Lindsay et al., 1991; La Pera et al., 2001; Rhoden et al., 2001; Schwarzer et al., 2001; Sommer et al., 2002; Mulhall et al., 2004b; El-Sakka, 2006; Arafa et al., 2007; DiBenedetti et al., 2011). Outro conceito equivocado é que a DP tem uma probabilidade razoável de resolução espontânea. Como resultado, os médicos frequentemente falam aos seus pacientes que nada pode ser feito durante a fase aguda e que se deve esperar 6 meses a 1 ano, porque há uma "boa chance" de resolução da doença. Atualmente, nós sabemos, a partir de diversos estudos sobre a história natural, que a resolução espontânea completa é extremamente rara e é mais provável que até 50% dos pacientes apresentem piora da deformidade nos primeiros 12 a 18 meses após a manifestação, caso nenhum tratamento seja oferecido (Mulhall et al., 2006). Outro equívoco é que a DP é um distúrbio que ocorre apenas em homens de meia-idade. Vários estudos demonstraram que pode ocorrer em adolescentes até homens adultos ao final dos 70 anos de idade (Levine e Dimitriou, 2000; Kadioglu et al., 2002; Tal et al., 2012). Por qual motivo esse processo ocorre mais comumente em homens de meia-idade é uma questão incerta, mas teorias incluem que a túnica em homens idosos está mais apta a injúrias, tornando-os suscetíveis à doença, que induz o processo de cicatrização anormal (Devine e Horton, 1988; Jarow e Lowe, 1997).

É considerada também uma doença que se manifesta ao passar por uma fase ativa, durante a qual a cicatriz pode crescer, resultando em dor e deformidade progressiva. No entanto, uma vez estabilizada, raramente apresenta mais progressão (Quadro 31-1).

HISTÓRIA NATURAL

A compreensão da história natural da DP é essencial para a orientação de pacientes e a seleção de opções terapêuticas. Existem duas fases. **A primeira é a fase ativa (aguda), que é geralmente associada a ereções dolorosas e deformidade variável do pênis. É seguida pela fase estável (crônica), que é caracterizada pela estabilização da deformidade e desaparecimento da dor** (Devine et al., 1997; Jalkut et al., 2003; Ralph et al., 2010; Kadioglu et al., 2011a). Parece intuitivo que, uma vez iniciado o processo de cicatrização, haveria um aumento progressivo na deformidade; mas observamos que até 20% dos pacientes terão um início súbito de deformidade que pode ser superior a 90 graus.

É relatado que a DP pode ser completamente resolvida em alguns pacientes, mas isso é provavelmente um conceito errôneo. É mais provável que alguns homens que traumatizem seus pênis desenvolvam curvatura secundária ao processo inflamatório local. Em alguns desses pacientes, a resolução da inflamação ocorre antes que a cicatrização tenha início. Portanto, o paciente que tem a cura de sua deformidade pode não ter desenvolvido a DP, mas uma cicatrização lenta que simplesmente leva mais tempo para o remodelamento adequado visto na cicatrização normal. **A regressão espontânea foi investigada em vários estudos contemporâneos sobre a história natural, sugerindo que não mais do que 13% dos pacientes terão alguma melhora de sua deformidade ao longo dos primeiros 12 a 18 meses após o início do processo patológico quando não tratado** (Kadioglu et al., 2002; O'Brien et al., 2004; Mulhall et al., 2006; Hatzimouratidis et al., 2012). O ponto-chave a ser lembrado é que a resolução espontânea completa da DP é uma ocorrência rara. Recentemente, Berookhim et al.

QUADRO 31-1 Desafios da Doença de Peyronie

- A doença de Peyronie não é rara.
- Não apresenta alta probabilidade de resolução espontânea.
- Não é uma doença que afeta apenas homens de meia-idade.
- Não é uma doença de homens caucasianos.
- O trauma no pênis flácido e ereto parece ativar o processo de cicatrização em homens suscetíveis.
- A disfunção erétil é frequentemente observada em homens com doença de Peyronie.
- A calcificação da placa não é uma indicação de doença madura, de fase crônica.

(2014) avaliaram um grupo de homens com DP sem tratamento. Nesse estudo, verificou-se que quanto mais tarde o paciente procurasse a avaliação no primeiro ano após o início dos sintomas, menos provável que ele apresentasse mais deformidade se deixado sem tratamento (Berookhim et al., 2014).

EPIDEMIOLOGIA

Incidência

A incidência de DP varia amplamente dependendo da população investigada — de 0,39% a 20,3%, com as estimativas mais recentes de incidência de DP entre 3% e 9%, e as idades de maior ocorrência para o início da DP no começo dos 50 anos de idade (Schwarzer et al., 2001; Mulhall et al., 2004a). Considerava-se previamente que era um distúrbio observado principalmente em homens caucasianos de ascendência do norte da Europa. Atualmente, é reconhecido que homens de todas as raças podem desenvolver DP. A variação no reconhecimento e relatos dessa doença em determinadas populações pode ser resultante do interesse e presença de médicos com experiência em DP, assim como costumes culturais que pode torná-la mais ou menos confortável para homens, permitindo que compartilhem informações a respeito de alterações na função sexual com um profissional de saúde (Lindsay et al., 1991; Arafa et al., 2007). Um recente estudo japonês avaliou um total de 1.090 homens submetidos a um exame médico de rotina e demonstrou uma prevalência de DP em indivíduos saudáveis bem abaixo de 0,6% (Shiraishi et al., 2012). Em uma ampla investigação baseada na Internet e realizada nos Estados Unidos, 16.000 homens selecionados randomicamente ao longo de 18 anos foram solicitados que fizessem um autorrelato dos sintomas, diagnóstico ou tratamento de DP. Nesse estudo, 0,5% a 0,8% dos indivíduos respondedores tinha recebido um diagnóstico de ou tratamento para DP, enquanto 13% admitiram ter sintomas de DP, tais como deformidade peniana ou placas palpáveis (DiBenedetti et al., 2011). O número estimado de casos desconhecidos parece ser muito maior do que o número de pacientes sintomáticos que procuram tratamento, pois os dados de autópsia demonstram que 22 dos 100 homens tiveram pelo menos uma forma branda da doença (Smith, 1969). Portanto, a prevalência de DP parece ser equivalente, se não maior, que as doenças de importância na saúde pública, tais como diabetes e urolitíase, ambos estabelecidos como presentes em 3% a 4% da população geral (Sommer et al., 2002). É importante observar que as taxas reais de DP podem ser superiores às sugeridas em estudos com autorrelatos, pois homens com DP podem ser relutantes em discutir os sinais e sintomas dessa condição embaraçosa.

A incidência de DP sintomática pode estar aumentando, sendo talvez explicada pela tendência crescente para obter auxílio médico, aumentando a consciência de que pode ser secundária em pessoas que buscam informação na Internet ou o uso crescente de tratamentos farmacológicos para DE (p. ex., inibidores de fosfodiesterase, agentes intracavernosos injetáveis) (Hellstrom, 2003). Os inibidores da fosfodiesterase não parecem contribuir diretamente para o desenvolvimento de DP; em vez disso, seu uso associado naqueles indivíduos com condições médicas, tais como diabetes, que contribui para a DE, é uma provável explicação, pois esses homens agora apresentam ereções com deformidades que eles não teriam percebido estar presentes. No momento, não há indicação de que o uso de inibidores de fosfodiesterase tipo 5 (PDE5) deva agravar ou provocar a DP. Por outro lado, estudos mais recentes empregando modelos animais e *in vitro* sugerem que o uso de inibidores de PDE5, como doadores de óxido nítrico (NO), tem um efeito antifibrótico que pode ser benéfico para os pacientes com DP (Valente et al., 2003; Ferrini et al., 2006; Gonzalez-Cadavid e Rajfer, 2009; Chung et al., 2011a). Os tratamentos de DE, incluindo terapia com injeção intracavernosa e dispositivos a vácuo, também são implicados como causa de DP (Carrieri et al., 1998; Jalkut et al., 2003; Bjekic et al., 2006). O que parece ser mais provável é que esses tratamentos são desenvolvidos para criar uma ereção mais forte, que pode então ser prejudicada durante o ato sexual, ativando a doença em um indivíduo suscetível. Até o momento, não há evidência de que quaisquer medicamentos, tais como os betabloqueadores ou a fenitoína, causem DP.

Condições Associadas

Envelhecimento

A DP é mais comumente diagnosticada na quinta década de vida. Um aumento linear na prevalência pode ser observado dos 30 aos 49 anos de idade, com um aumento exponencial na prevalência em homens com idade superior ou igual a 50 anos (Sommer et al., 2002). Mulhall et al. (2004b) demonstraram um aumento na prevalência de 8,9% em uma população sendo investigada para câncer de próstata em um estudo no qual a idade média dos pacientes era de 68 anos (Mulhall et al., 2004b). A DP pode ocorrer também em homens jovens. Pacientes com DP que apresentam menos de 40 anos de idade tendem a ser observados durante a fase aguda, após o início rápido da doença com presença de deformidade peniana e dor à ereção (Tefekli et al., 2001). Estudos indicam que aproximadamente 10% dos homens com DP têm idade inferior a 40 anos (Levine e Dimitriou, 2000). Além disso, Tal et al. (2012) relataram o diagnóstico de DP em 32 adolescentes em um período de 10 anos, com idade medida de 18 anos (Tal et al., 2012). Dessezeis por cento relataram traumas antecedentes e 37% reportaram DE subsequente. Um alto nível de desconforto foi descrito em 94% desses indivíduos, com 34% buscando tratamento para ansiedade ou transtorno de humor (Tal et al., 2012). A prevalência elevada de DP com a idade é provavelmente uma reflexão do aumento da probabilidade de comorbidades que contribuem para o desenvolvimento de DE, tais como hipertensão, hiperlipidemia, diabetes e baixos níveis de testosterona, que são sugeridos como possíveis fatores causais associados à DP. Hipoteticamente, poderia também refletir a elasticidade tecidual reduzida que naturalmente ocorre com o envelhecimento, predispondo esse tecido a danos relacionados ao estiramento.

Diabetes

Uma das associações mais interessantes recentemente estudadas é aquela observada entre diabetes melito e DP. A prevalência relatada de diabetes em homens com DP é superior a 33,2%, muito mais elevada do que na população geral (Kadioglu et al., 2002; Bjekic et al., 2006; Cowie et al., 2010). Por outro lado, a prevalência de DP entre diabéticos demonstra ser elevada quando comparada com a população geral, com uma taxa de 8,1% a 20,3%, dependendo da população específica estudada (El-Sakka e Tayeb, 2005; Tefekli et al., 2006; Arafa et al., 2007). Isso pode refletir populações específicas de pacientes, grupos étnicos, padrões de referência e experiência dos médicos que tratam o distúrbio. A duração prolongada de diabetes e o baixo controle dos níveis de glicose também sugerem aumentar significativamente a gravidade da DP em relação à duração do distúrbio, deformidade, curvatura e função erétil (El-Sakka e Tayeb, 2005; Kendirci et al., 2007). Um recente estudo retrospectivo sugeriu que o tamanho da placa e a dor podem diminuir quando o diabetes é tratado (Cavallini e Paulis, 2013). Visto ser um pequeno estudo retrospectivo, outros estudos prospectivos são necessários para confirmar esses resultados.

Uma teoria para a associação aparente entre DP e diabetes é que homens com diabetes têm maior risco de DE, que pode predispor a

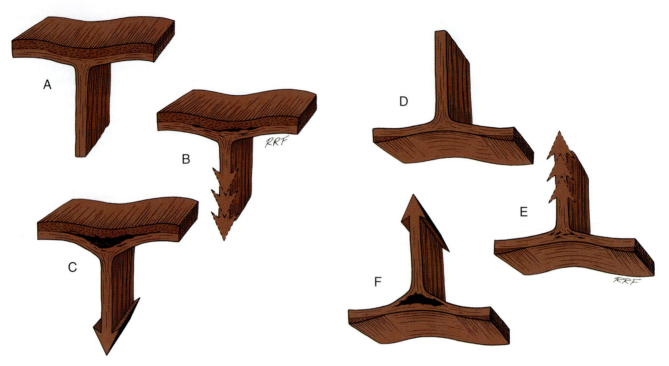

Figura 31-1. Demonstração do mecanismo de injúria durante as lesões de curvatura do pênis. **A**, Fibras dos filamentos septais se dispersam dorsalmente e se entrelaçam com as fibras da lâmina circular interna da túnica albugínea. A lâmina externa consiste em fibras longitudinais. **B**, No mecanismo crônico da doença de Peyronie, ereções menos túrgidas permitem a flexão do pênis durante a relação sexual, produzindo fadiga do tecido elástico, reduzindo posteriormente a elasticidade do tecido e levando a várias rupturas menores das fibras da túnica com pequenas coleções de sangue, possivelmente produzindo múltiplas cicatrizes. **C**, No mecanismo agudo da doença de Peyronie, a flexão do pênis ereto fora da coluna produz uma tensão sobre os filamentos do septo, promovendo a delaminação das camadas da túnica albugínea. A hemorragia ocorre e o espaço é preenchido com coágulo. A cicatriz gerada pela resposta tecidual a esse processo forma a placa na doença de Peyronie. **D**, Ilustração da condição na face ventral do pênis, na qual o arranjo bilaminar da túnica albugínea torna-se delgada, com a linha média monolaminar. As fibras dos filamentos septais tornam-se dispersas e se entrelaçam com a camada circular interna. Não existe camada circular externa. **E**, No mecanismo crônico da doença de Peyronie, as ereções menos rígidas permitem a torção do pênis como em B. **F**, No mecanismo agudo da doença de Peyronie, a curvatura do pênis ereto fora da coluna produz tensão nos filamentos do septo, causando o rompimento das fibras septais.

lesões durante o ato sexual, por causa do pênis menos rígido fazendo movimentos para frente e para trás, o que resulta potencialmente em uma fratura por fadiga do tecido, ativando o distúrbio de cicatrização (Devine e Horton, 1988) (Fig. 31-1). Outra teoria sugere que o diabetes pode levar à diminuição da complacência tecidual, como resultado do aumento de ligações cruzadas do colágeno (Aronson, 2003). Isso pode tornar as lesões leves menos propensas ao remodelamento normal.

Disfunção Erétil

A DE parece ser mais comum em homens com DP do que na população geral (Ralph et al., 2010). **A prevalência relatada de DE em homens com DP é de 37% a 58%** (Kadioglu et al., 2002; Usta et al., 2004; Casabé et al., 2011; Chung et al., 2011b). Em um estudo utilizando a ultrassonografia duplex para investigar 76 homens com DP e DE, 36% apresentaram evidência de insuficiência arterial e 59% tiveram doença veno-oclusiva como causa de DE (Lopez e Jarow, 1993). Em nossa revisão com a própria experiência clínica, aproximadamente 80% dos homens com DP também relataram rigidez diminuída. Metade desses homens apresentou DE antes do início da DP, geralmente resultante dos fatores de risco vasculares característicos para DE (p. ex., tabagismo, diabetes, hipertensão, dislipidemia), enquanto a outra metade desenvolveu DE após o início da DP. **A prevalência de comorbidades associadas é mais elevada em pacientes com DP e DE do que em pacientes apenas com DP, podendo indicar que a hipertensão, tabagismo, hipercolesterolemia, diabetes melito e hiperlipidemia são mais comumente relacionados à DE do que à patogênese da DP** (Usta et al., 2004). Esse início tardio pode ser atribuído às alterações na geometria peniana e/ou à inibição psicológica, que é difícil de determinar mesmo em estudos nos quais o ecodoppler e a cavernosometria são empregados (Levine e Coogan, 1996; Kadioglu et al., 2002).

Aspectos Psicológicos

A DP não é apenas uma deformidade física, mas também um distúrbio psicologicamente devastador. Diversos estudos demonstram atualmente a associação frequente de sofrimento psicológico em homens com DP, incluindo baixa autoestima, vergonha, constrangimento, autoaversão, ansiedade, perda de confiança sexual e depressão, que podem comprometer as relações do homem em casa, no trabalho e no quarto (Gelbard et al., 1990; Jones, 1997; Rosen et al., 2008; Smith et al., 2008a). **O encurtamento peniano e a incapacidade para ter relações sexuais são os dois fatores de risco mais comuns e consistentes de sofrimento emocional e problemas no relacionamento associados à DP** (Rosen et al., 2008; Smith et al., 2008a).

O estresse psicossocial é relatado em 77% a 94% dos homens com DP (Gelbard et al., 1990; Tal et al., 2012; Nelson e Mulhall, 2013). Estudos contemporâneos empregando uma medida validada de depressão (Escala de Depressão do Centro de Estudos Epidemiológicos

[CESD, do inglês *Center for Epidemiologic Studies Depression Scale*]) **demonstraram depressão moderada a grave em 48% dos pacientes com DP e essas taxas geralmente aumentam com a duração da DP** (Nelson et al., 2008). A DP também afeta normalmente a parceira sexual do paciente, causando sentimentos de desamparo, bem como sentimentos de responsabilidade pessoal da DP causada por trauma durante a relação sexual e tristeza pela perda de intimidade (Rosen et al., 2008).

Em um esforço para desenvolver uma medida de desfecho válida para avaliar as consequências psicossociais e sexuais da DP, Rosen et al. (2008) conduziram um estudo composto de uma série de grupos-alvo formados por 28 pacientes com DP e identificaram preocupações comuns. Essas preocupações foram agrupadas em quatro principais domínios: (1) aparência física e autoimagem, (2) função e desempenho sexual, (3) dor e desconforto relacionados à DP e (4) estigmatização social e isolamento (Rosen et al., 2008). **Com esses dados, um Questionário de Doença de Peyronie (PDQ, do inglês *Peyronie's Disease Questionnaire*), validado, foi desenvolvido; as estimativas relatadas do paciente quanto à gravidade da curvatura peniana correlacionaram-se com os domínios do PDQ, ao contrário das medições objetivas de curvatura peniana. Portanto, para alguns pacientes, mesmo um grau menor de curvatura pode ser altamente incômodo ou provocar desconforto** (Hellstrom et al., 2013). Isso também é evidenciado pelo fato que a autoestima da curvatura peniana em homens com DP difere das medidas objetivas por uma média de 20 graus, com 54% dos pacientes superestimando sua curvatura (Bacal et al., 2009). **É importante lembrar que apesar do "tratamento bem-sucedido", que pode permitir que o paciente seja sexualmente funcional novamente, observa-se com frequência o sofrimento psicológico persistente, presumivelmente devido a alterações residuais no pênis pré-DP do paciente** (Gelbard et al., 1990; Jones, 1997). É fundamental que o médico reconheça esses efeitos psicológicos, não apenas para aumentar a confiança entre o paciente e o médico, mas também para identificar indicadores mais avançados de depressão, devendo-se iniciar o encaminhamento para um terapeuta sexual, psicólogo ou psiquiatra (Levine, 2013).

Prostatectomia Radical

Tanto o câncer de próstata quanto a DP são prevalentes em homens após a quinta década de vida. Evidências para sustentar ou negar uma associação entre prostatectomia radical e DP são limitadas. Em um estudo de 1.011 pacientes pós-prostatectomia radical, Tal et al. (2010) demonstraram uma incidência de DP de 15,9% com um tempo médio para o desenvolvimento da doença de 13,9 meses (Tal et al., 2010). Embora a função erétil pós-operatória não fosse um preditor de desenvolvimento de DP, indivíduos mais jovens durante a prostatectomia e a raça branca foram considerados fatores de risco para o desenvolvimento de DP após cirurgia. Os autores concluíram que estudos prospectivos controlados são necessários para elucidar a incidência de DP após a prostatectomia radical e determinar se esse procedimento tem um papel causal na patogênese da DP (Tal et al., 2010).

Ciancio e Kim (2000) também examinaram os efeitos da prostatectomia na fibrose peniana e disfunção sexual. Onze por cento de todos os pacientes submetidos à prostatectomia desenvolveram alterações fibróticas no pênis. Essa fibrose levou à curvatura peniana em 93% dos pacientes, deformidade "em anel ou cintura" em 24% e placas palpáveis em 69% deles. **Portanto, sugere-se que homens submetidos à prostatectomia radical por uma abordagem aberta ou robótica apresentam um risco mais elevado de desenvolverem DP do que a população geral.** O mecanismo responsável por isso não é conhecido, mas pode incluir o trauma peniano perioperatório, consequências neurogênicas ou, conforme acreditamos, a liberação local de citocinas, que ativa o processo de cicatrização anormal em homens suscetíveis à DP.

Hipogonadismo

A possibilidade de que baixos níveis séricos de testosterona possam estar associados à DP também é investigada. Os resultados dos estudos variam nesse tópico. Moreno e Morgentaler (2009) demonstraram que a gravidade da curvatura foi pior em homens com níveis baixos de testosterona livre e total. Rhoden et al. não puderam demonstrar tal associação e concluíram em seu estudo que os níveis séricos de andrógenos e a disfunção sexual não tiveram associação à DP (Rhoden et al., 2010).

Sugere-se que a presença de hipogonadismo em pacientes com DP exacerbe a gravidade da DP. Nam et al. (2011) demonstraram em um estudo composto de 106 pacientes com DP, que a curvatura, tamanho da placa, DE e resposta à terapia médica foram piores em pacientes com deficiência em testosterona e concluíram que estudos adicionais são necessários para confirmar essa relação. Cavallini et al. (2012) investigaram se a reposição hormonal com testosterona em homens com hipogonadismo e DP afetaria o tratamento com injeção intralesional de verapamil. **Nesses pacientes, a suplementação com testosterona melhorou a eficácia do verapamil intralesional em comparação com aqueles que não receberam a reposição com testosterona.** A área da placa e a curvatura peniana também foram mais graves em homens com hipogonadismo e DP (Cavallini et al., 2012).

Doenças do Colágeno

Parece haver uma associação de DP a outras doenças do colágeno, como a doença de Dupuytren (DD). Acredita-se que a DD é transmitida na forma autossômica dominante. A prevalência de DD em diferentes regiões geográficas é extremamente variável (0,2% a 56%) e não é evidente se isso ocorre em razão dos fatores genéticos ou ambientais. A literatura sobre DD em coexistência com a DP nos pacientes também demonstra uma variação muito grande (0,01% a 58,8%) (Nugteren et al., 2011). Como na DP, a prevalência de DD aumenta com a idade, de 7,2% entre homens na faixa etária de 45 a 49 anos, até 39,5% naqueles com 70 a 74 anos de idade (Gudmundsson et al., 2000). Outros estudos demonstraram a DD em 21% a 22,1% dos pacientes com DP, assim como 6,7% relataram ter um parente de primeiro grau com DD (Carrieri et al., 1998; Nugteren et al., 2011). Outras condições fibróticas associadas são a contratura da fáscia plantar (doença de Ledderhose) e a timpanoesclerose, sendo ambas distúrbios incomuns (Quadro 31-2).

PONTOS-CHAVE: EPIDEMIOLOGIA

- A incidência de DP varia amplamente dependendo da população investigada e provavelmente é muito maior do que se imagina. As estimativas atuais variam entre 3% e 9% e a idade de pico para início da DP é no começo dos 50 anos de idade.
- Um aumento linear na prevalência pode ser visto entre os 30 e 49 anos de idade, com um aumento exponencial na prevalência aos 50 anos.
- Os inibidores de PDE5 não têm sido sugeridos como contribuintes diretos para o desenvolvimento de DP; em vez disso, o uso associado naqueles com condições médicas que contribuem para DE provavelmente expõe as deformidades que em outras condições não seriam reconhecidas.
- A prevalência de DP entre diabéticos varia de 8,1% a 20,3%, dependendo da população investigada, que é maior do que na população geral. Isso pode refletir determinadas populações de pacientes, grupos étnicos, padrões de referência e experiência dos médicos que tratam o distúrbio.
- A prevalência relatada de DE em homens com DP é de 37% a 58%.
- A DP não é apenas uma deformidade física, mas também um distúrbio psicologicamente devastador, com 48% dos pacientes manifestando sinais de depressão moderada a grave; de modo geral, essas taxas aumentam com a duração da DP. O encurtamento peniano e a incapacidade para a relação sexual são os fatores de risco mais comuns e consistentes para a ocorrência de problemas emocionais e de relacionamento associados à DP.
- Parece haver uma incidência aumentada de DP em homens submetidos à prostatectomia radical, embora estudos prospectivos adicionais sejam necessários para confirmar essa associação.
- Embora o hipogonadismo possa estar associado à DP, não há evidência clara de que seja um fator de risco. Mais estudos são indicados e a avaliação dos níveis séricos de testosterona é recomendada.

QUADRO 31-2 Condições Associadas

Envelhecimento
Diabetes
Disfunção erétil
Sofrimento psicológico
Prostatectomia radical
Hipogonadismo
Doenças do colágeno

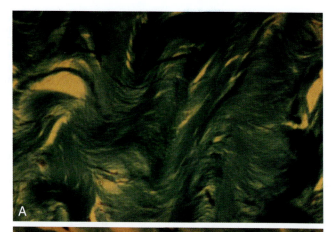

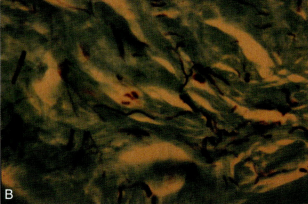

Figura 31-3. Fotomicrografias da túnica albugínea. A, Túnica albugínea normal mostrando o arranjo polarizado do colágeno. B, Placa de Peyronie caracterizada pelo arranjo não polarizado do colágeno e o arranjo irregular da elastina. O colágeno cora em verde; a elastina cora em negro.

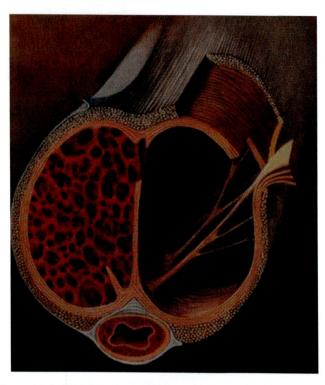

Figura 31-2. Os feixes da camada externa, que são mais espessos e direcionados de modo longitudinal, frequentemente formam uma camada incompleta (regiões nas posições de 4 a 5 horas do relógio, de 7 a 8 horas e de 11 a 1 hora) e são condensados para formar as estruturas em ligamentos. A ilustração do pênis feita pelo artista mostra o espessamento dorsal e ventral e os pilares (Dados de Brock G, Hsu GL, Nunes L, et al. The anatomy of the tunica albuginea in the normal penis and Peyronie's disease. J Urol 1997;157:276–81.)

ANATOMIA DO PÊNIS E DOENÇA DE PEYRONIE

A causa exata de DP ainda não foi determinada. Os estudos em curso continuam esclarecendo esse distúrbio em nível genético, molecular e anatômico. Os corpos cavernosos, circundados pela túnica albugínea, possuem a capacidade de se tornarem rígidos por ficarem ingurgitados de sangue. **A túnica albugínea é uma estrutura em várias camadas composta predominantemente de colágeno tipo 1, o qual é orientado por uma camada circular interna e longitudinal externa entrelaçada por fibras elásticas separadas por um septo incompleto** (Gentile et al., 1996; Brock et al., 1997; Kelly, 2007). Esse septo é ancorado na camada circular interna e é o elemento-chave para a integridade estrutural da túnica; sem ela, os modelos computacionais demonstraram que a tensão gerada pela ereção completa de um corpo cavernoso contíguo seria suficiente para a ruptura da túnica albugínea (Mohamed et al., 2010). **Esses sítios de ancoragem são suscetíveis ao trauma microvascular e a delaminação da túnica, que pode ser um dos fatores ativadores da doença** (Devine et al., 1997). A estrutura é ainda reforçada pelos pilares intracavernosos, que ancoram a túnica albugínea através do corpo cavernoso nas posições das 2 a 6 horas e de 10 a 6 horas na posição do relógio, com pilares mais finos nas posições de 5 e 7 horas do relógio (Fig. 31-2) (Brock et al., 1997). **É interessante observar que 60% a 70% das placas estão localizadas na porção dorsal do pênis e geralmente estão associadas ao septo** (Pryor e Ralph, 2002). É possível que as pressões no pênis durante o ato sexual possam causar uma delaminação entre as duas camadas, ativando o processo de cicatrização anormal, que está confinado dentro da túnica, favorecendo a cicatrização progressiva.

A camada longitudinal da túnica albugínea é mais fina nas posições de 3 e 9 horas do corpo; é completamente ausente entre as posições de 5 e 7 horas (Brock et al., 1997). **Isso pode contribuir para a maior facilidade da torção dorsal e pode explicar por qual motivo a maioria dos pacientes com DP exibe curvatura dorsal** (Devine e Horton, 1988; Border e Ruoslahti, 1992; Brock et al., 1997; Devine et al., 1997; Jarow e Lowe, 1997). No tecido normal da túnica, cada camada parece ser distinta e é capaz de deslizar sobre a camada adjacente. A estrutura tridimensional normal da túnica proporciona grandes flexibilidade, rigidez e elasticidade tecidual ao pênis, apesar do fato de que a túnica albugínea é muito fina — 1,5 mm a 3,0 mm, dependendo da posição ao redor da circunferência. **A arquitetura normal é essencialmente perdida em consequência dessa doença, resultando no que é conhecido como "placa" de Peyronie, que ao ser examinada histologicamente demonstra a desorganização das fibras de colágeno, assim como em diminuição e desorganização da elastina resultando em deformidade peniana causada por expansão assimétrica dos corpos cavernosos** (Figs. 31-3 e 31-4) (Akkus et al., 1997; Brock et al., 1997; Devine et al., 1997; Costa et al., 2009). Quando a expansão é limitada em um ponto ao longo da circunferência dos corpos pela cicatriz inelástica da placa de Peyronie, o desvio para aquele lado ocorre; uma placa circunferencial pode levar a uma deformidade em ampulheta (Akkus et al., 1997; Devine et al., 1997).

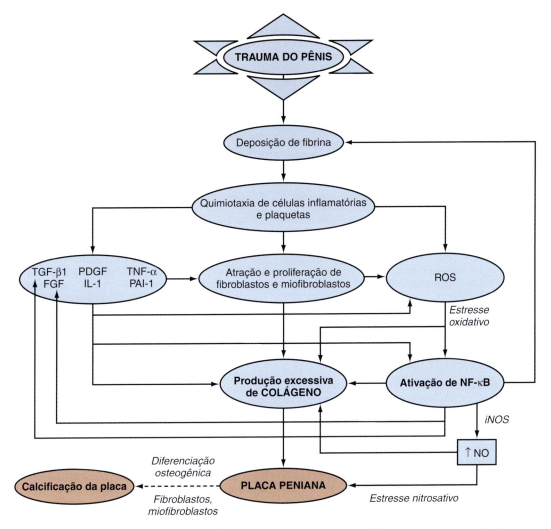

Figura 31-4. Mecanismos patogenéticos da doença de Peyronie. FGF, fator de crescimento de fibroblastos; IL-1, interleucina-1; iNOS, óxido nítrico sintase induzida; NF-κB, fator nuclear-κB; NO, óxido nítrico; PAI, inibidor do ativador de plasminogênio; PDGF, fator de crescimento derivado de plaquetas; ROS, espécies reativas de oxigênio; TGF, fator transformador de crescimento; TNF, fator de necrose tumoral. (Dados de Paulis G, Brancato T. Inflammatory mechanisms and oxidative stress in Peyronie's disease: therapeutic "rationale" and related emerging treatment strategies. Inflamm Allergy Drug Targets 2012;11:48–57.)

Impacto da Cicatrização no Desenvolvimento da Doença de Peyronie

De modo geral, a DP é descrita como um distúrbio de cicatrização da túnica albugínea. Investigações recentes são focadas nos mecanismos de cicatrização de feridas, fibrose e formação de cicatriz, e correlacionadas aos achados descritos na população com DP. A cicatrização normal envolve três fases: uma fase aguda, uma fase proliferativa e uma fase de remodelamento. Essas fases não devem ser confundidas com as fases aguda e crônica da DP anteriormente descritas. Compreendendo o processo de cicatrização, obtém-se um melhor entendimento da DP, os alvos dos fármacos utilizados para tratar a DP e os modelos animais desenvolvidos para o estudo desse distúrbio. No geral, durante a **fase aguda**, a injúria dos vasos sanguíneos leva ao extravasamento de sangue, com ativação e agregação de plaquetas que liberam agentes quimiotáticos, que agem como promotores na cascata de cicatrização, pela ativação e atração de neutrófilos durante as primeiras 24 horas após a formação de coágulo, macrófagos após 48 horas e finalmente de linfócitos após 72 horas (DiPietro, 1995). Os macrófagos fagocitam material morto ou potencialmente prejudicial e destroem bactérias ou outras células estranhas pelas reações dos radicais livres de oxigênio. Além disso, macrófagos ativam os ceratinócitos, fibroblastos e células endoteliais por meio da liberação de potentes fatores de crescimento teciduais, particularmente do fator transformador de crescimento-β(TGF-β, do inglês,*transforming growth factor-β*), assim como de outros mediadores, tais como TGF-α, fator de crescimento epidérmico de ligação à heparina, fator de crescimento de fibroblastos (FGF, do inglês *fibroblast growth factor*) e colagenase (DiPietro, 1995; Ravanti e Kahari, 2000).

A próxima fase de cicatrização normal é a **fase proliferativa**, que marca a mudança para o reparo tecidual que se inicia aproximadamente 72 horas após a lesão e persiste por cerca de 2 semanas. É caracterizada pela migração de fibroblastos e miofibroblastos em resposta ao TGF-β e ao fator de crescimento derivado de plaquetas (PDGF, do inglês *platelet derived growth factor*), assim como pela deposição de matriz extracelular (MEC) recém-sintetizada composta de colágenos tipos I e III, ácido hialurônico, fibronectina e proteoglicanos (Velnar et al., 2009). Nesse ponto, os fibroblastos são estimulados pelo TGF-β a se transformarem em miofibroblastos, que contêm feixes espessos de actina, permitindo a contração da ferida. O TGF-β também induz a síntese de colágenos tipos I e III em fibroblastos e miofibroblastos (Tomasek et al., 2002; Gelbard, 2008).

Por fim, a **fase de remodelamento** começa e, em uma situação normal, pode durar até 1 ou 2 anos. O remodelamento de uma ferida aguda é altamente regulado por mecanismos que equilibram a degradação e a síntese simultânea de colágeno, assim como de outras macromoléculas da MEC. Quaisquer alterações nesse processo podem levar à regeneração tecidual anormal com excessiva cicatrização (Velnar et al., 2009). As metaloproteinases da matriz (MMPs, do inglês *matrix metalloproteinases*) (colagenases), produzidas por neutrófilos, macrófagos e fibroblastos na ferida, são responsáveis pela degradação do colágeno. São mantidas sob controle por fatores inibidores denominados inibidores teciduais de metaloproteinases (TIMPs, do inglês *tissue inhibitors of metalloproteinases*). Com o aumento de atividade dos TIMPs, observa-se uma redução na degradação de matriz por metaloproteinases, desse modo promovendo um novo acúmulo de matriz extracelular (Ravanti e Kahari, 2000). **O balanço entre TIMPs e MMPs também é estudado na patogênese da DP e é descrito posteriormente nesta seção.**

Com o tempo, a deposição inicial altamente desorganizada de matriz contendo colágeno torna-se mais orientada e forma ligações cruzadas durante os estágios finais da fase de remodelamento. O processo é regulado por vários fatores, com PDGF, TGF-β e FGF sendo os mais importantes (Velnar et al., 2009), mas também inclui MMPs, TIMPs, fibrina ou o inibidor do ativador de plasminogênio-1 (PAI-1, do inglês *plasminogen activator inhibitor-1*) (Taylor e Levine, 2007; Velnar et al., 2009). **Tendo realizado essa tarefa, os fibroblastos e miofibroblastos são eliminados por apoptose.** A compreensão fundamental dos elementos constituintes da cicatrização normal fornece uma base para o entendimento de quais componentes podem falhar na DP. Parece que a maioria das pesquisas em ciências básicas nesse campo é focada no desenvolvimento do processo de regeneração tecidual resultando na cicatrização excessiva encontrada em homens com DP. As pesquisas mais recentes têm como foco a desregulação do remodelamento que pode ser responsável pela não resolução da fibrose.

ETIOLOGIA DA DOENÇA DE PEYRONIE

A causa exata da DP ainda não foi definida, embora a maioria concorde que um determinado estímulo prejudicial seja necessário para ativar a cascata de eventos que levam à DP em indivíduos suscetíveis (Devine et al., 1997; Jarow e Lowe, 1997; Carrieri et al., 1998; Jalkut et al., 2003; Bjekic et al., 2006; Nachtsheim e Rearden, 1996). **O trauma pode ser percebido como um único evento manifestado pelo paciente ou pode apresentar a forma de microtrauma repetitivo do pênis.** Furey (1957) sugeriu inicialmente que o trauma era a causa primária de DP (Furey, 1957).

O mecanismo proposto é que, no estado ereto, as pressões dentro do pênis podem ser bastante elevadas e agudamente maiores quando forças externas são colocadas sobre o pênis, particularmente durante a relação sexual. Essas pressões podem exceder a elasticidade e a resistência dos tecidos da túnica, resultando em uma microfratura. Um conceito errôneo normalmente observado é que o trauma no pênis deve ocorrer somente quando ele está ereto; contudo, a partir de nossa experiência, observamos que o trauma no pênis flácido também pode levar a esse processo. Em uma revisão recente de nosso banco de dados realizado com 228 pacientes que apresentaram trauma peniano reconhecido pouco antes do início da DP, 16% relataram um evento traumático no pênis flácido (p. ex., acidente com veículo a motor, lesões relacionadas a esportes). Com o desenvolvimento da cicatriz, pode ocorrer também uma resposta inflamatória, resultando em dor que pode estar presente no pênis flácido ou quando a pressão é colocada sobre o pênis. Pressões dorsais e ventrais elevadas que ocorrem durante a atividade sexual podem ser responsáveis pela presença mais comum de placas localizadas em porção dorsal (Devine et al., 1997). Os pesquisadores sugerem que o microtrauma repetitivo no pênis leva à delaminação da túnica albugínea e dos vasos entre as camadas da túnica (Somers e Dawnson, 1997). Isso leva à micro-hemorragia e inicia a cascata de cicatrização descrita previamente.

Carrieri et al. (1998) relataram um aumento de 16 vezes na DP em indivíduos submetidos previamente a procedimentos invasivos, assim como um aumento de quase três vezes na ocorrência de DP em pacientes que apresentaram trauma genital e/ou perineal (Carrieri et al., 1998). Também é importante salientar que embora o trauma seja considerado o fator mais provável de ativação da DP, nossa experiência clínica demonstra que não mais do que 30% dos homens lembram-se de um evento específico envolvendo lesão no pênis em período próximo do início da cicatrização ou de dor. Outros pesquisadores relataram que 16% a 40% dos pacientes tiveram trauma antecedente (Bjekic et al., 2006; Tal et al., 2012). A ocorrência de injúria durante a atividade sexual parece ser o evento mais comumente reconhecido em associação ao início da DP. Uma associação entre trauma e posição sexual foi proposta por algum tempo, baseada no pressuposto de que determinadas posições podem favorecer a ocorrência de danos. Isso não foi observado, mas surge a partir da experiência anedótica de que a posição sexual mais comum observada precedendo o início da DP é com a parceira por cima. Nessa posição, a súbita desinserção do pênis da vagina e o choque contra outro local podem levar a altas pressões intracorpóreas (Bitker et al., 1988).

Embora o trauma inegavelmente tenha um papel crucial no desenvolvimento da doença, ele sozinho não pode explicar por qual motivo alguns homens desenvolvem a deformidade, enquanto outros não. Em outro estudo realizado com 193 pacientes com fratura peniana, também não foi observada essa associação, pois nenhum dos indivíduos desenvolveu a DP (Zargooshi, 2004). Diversos fatores subjacentes são considerados responsáveis pela DP; predisposição genética, fatores autoimunes, uma aberração da cicatrização localizada, bem como infecção foram propostos como possíveis causas (Devine et al., 1991; Ralph et al., 1996; Mulhall et al., 2002; Jalkut et al., 2003; Taylor e Levine, 2007). **Portanto, devemos ser cautelosos sobre as implicações médico-legais de se referir à DP como resultado de tratamentos para DE, trauma do pênis flácido, ou cateterização ou endoscopia, que são mais prováveis apenas fornecendo uma oportunidade para as forças em questão ativarem a resposta anormal de cicatrização em homens "geneticamente" suscetíveis em vez de ser a causa da DP** (Carrieri et al., 1998; Levine e Latchamsetty, 2002). A discussão a seguir é focada na pesquisa específica sobre a fisiopatologia da DP.

Papel dos Radicais Livres de Oxigênio e do Estresse Oxidativo

O estresse oxidativo é uma função bem documentada na fibrose tecidual e é estudado na patogênese da DP (Gonzalez-Cadavid e Rafjer, 2005). Conforme mencionado previamente, o trauma microvascular leva ao extravasamento de sangue, com formação de trombo que conduz à deposição de fibronectina e fibrina. A inflamação ocorre com acúmulo de células inflamatórias e produção de espécies reativas de oxigênio (ROSs, do inglês *reactive oxygen species*). **Durante a fase precoce da DP, um aumento no estresse oxidativo na forma de radicais livres induz a expressão elevada de citocinas fibrogênicas e aumento na transcrição e síntese de colágeno.** As ROSs são aumentadas pelo TGF-β1, que também inibe diretamente a colagenase e promove a síntese de colágeno (Magee et al., 2002). As ROSs incluem ânion superóxido, peróxido de hidrogênio, radical hidroxila, hidroperóxido de hidrogênio, radicais alcoxi e radicais peroxi. Embora o óxido nítrico (NO) pareça ter um papel antifibrótico, o estresse nitrosativo, assim como o estresse oxidativo, pode levar ao dano macromolecular, efeitos citotóxicos, peroxidação lipídica, fragmentação do DNA, acúmulo de colágeno e disfunção celular (Paulis e Brancato, 2012).

Papel do Óxido Nítrico na Doença de Peyronie

O NO é um pequeno radical livre reativo que age tanto como uma molécula reguladora intracelular como extracelular. As células da ferida, incluindo os monócitos, macrófagos e fibroblastos, são capazes de sintetizar o NO por meio do mecanismo dependente da enzima sintase (iNOS, do inglês *inducible NO synthase*) ativada pelo fator nuclear-κB (NF-κB, do inglês *nuclear factor-kB*) após a lesão. A isoforma iNOS produz NO; geralmente é considerada um mecanismo de defesa contra infecção ou câncer, está associada à inflamação e é significativamente aumentada em placas da DP humana e animal (Gonzalez-Cadavid, 2009). O NO sintetizado pela iNOS reage com as ROSs, dessa forma reduzindo os níveis de ROS e presumivelmente inibindo a fibrose. **Os efeitos antifibróticos do NO podem ser mediados pelo menos em parte pela redução da quantidade abundante de miofibroblastos e pode levar a uma redução na síntese de colágeno tipo I** (Vernet et al., 2005). **O NO também pode ter um papel antifibrótico pela ativação de guanilato ciclase, produzindo desse modo o monofosfato de guanosina cíclico (cGMP, do inglês *cyclic guanosine monophosphate*), o qual tem sugerido inibir a formação de placa** (Ferrini et al., 2002; Valente et al., 2003).

Papel dos Miofibroblastos na Doença de Peyronie

A deposição excessiva de colágeno e MEC acompanhada pela perda de células funcionais que caracterizam a fibrose tecidual é causada em alguns casos pelo surgimento e acúmulo de miofibroblastos (Gonzalez-Cadavid, 2009). Vinte por cento das células cultivadas da túnica albugínea na DP são de fato miofibroblastos, sugerindo que podem ser um dos fatores primários que conduzem à fibrose na DP (Mulhall et al., 2002). Os mecanismos propostos para a presença e persistência de miofibroblastos incluem uma diminuição da apoptose dessas células, assim como a estimulação da transformação de fibroblastos em miofibroblastos pelo TGF-β e tensão mecânica, que está associada à cicatrização hipertrófica (Darby e Hewitson, 2007; Gelbard, 2008). **A ativação de miofibroblastos é um evento-chave no desenvolvimento da fibrose. O trauma na túnica albugínea secundário à delaminação microscópica aumenta a aderência de fibroblastos circundantes, expondo-os às alterações na tensão da MEC, e na presença de citocinas apropriadas, inicia a diferenciação de fibroblastos em miofibroblastos** (Gelbard, 2008). Quando a tensão diminui, os miofibroblastos tendem a sofrer apoptose. Gelbard postulou que se os miofibroblastos são continuamente expostos à tensão na forma de corpos rígidos durante as ereções, essas células podem não sofrer apoptose e, subsequentemente, contribuem para o que parece ser um aspecto característico da DP — estímulo inadequado e persistente do processo de cicatrização (Gelbard, 2008).

Papel do Fator Transformador de Crescimento-β1 na Etiologia da Doença de Peyronie

TGF-β1 está significativamente associado à DP (El-Sakka et al., 1997). **O TGF-β é um forte ativador de miofibroblastos e é conhecido como um potente fator de crescimento fibrótico que estimula a deposição de MEC.** Esse fator de crescimento liga-se aos receptores de superfície celular e por meio da cascata de transdução de sinal leva à deposição e ao remodelamento de MEC ao estimular simultaneamente as células a **(1) aumentar a síntese de grande parte das proteínas da matriz** (Ihn, 2002); **(2) diminuir a produção de proteases que degradam a matriz, ao mesmo tempo que aumenta a produção de inibidores dessas proteases** (Knittel et al., 1999); e **(3) modular a expressão de integrinas** (Margadant e Sonnenberg, 2010). A ação do TGF-β no reparo tecidual envolve o começo de sequências complexas que incluem quimiotaxia de monócitos, indução de angiogênese e controle da produção de citocinas e outros mediadores inflamatórios (Border e Ruoslahti, 1992). Além disso, TGF-β estimula a síntese de componentes individuais da matriz, incluindo fibronectina, tenascina, colágenos e proteoglicanos, enquanto simultaneamente atua no bloqueio da degradação da matriz reduzindo a síntese de proteases e promovendo o aumento dos níveis de inibidores de proteases (Balza et al., 1988). Todos esses eventos podem ser benéficos no reparo tecidual; contudo, a deposição da MEC no sítio de dano tecidual pode levar a cicatrização e fibrose. Além disso, **a capacidade do TGF-β para induzir sua própria produção pode ser a chave para o desenvolvimento de cicatrização e fibrose** (Border e Ruoslahti, 1992). TGF-β1 não é apenas membro da grande superfamília do TGF-β de fatores de crescimento e diferenciação (GDFs, do inglês *growth and differentiation factors*) que são reconhecidos como agentes fibróticos. É proposto que a miostatina, também conhecida como *GDF-8*, não somente atua como um inibidor de formação de miofibras, mas também como um indutor de fibrose. A miostatina é expressa na túnica albugínea (TA) humana normal e é superexpressa na placa da DP. A miostatina estimula a geração de miofibroblastos e a deposição de colágeno na túnica normal e é suprarregulada pelo TGF-β1. A miostatina parece potencializar os efeitos do TGF-β1 (Cantini et al., 2008).

Expressão de Genes Fibróticos na Doença de Peyronie

Uma variedade de fatores profibróticos e antifibróticos contribui para o desenvolvimento de placas da DP, que leva à deformidade (Grazziotin et al., 2004). Qian et al. realizaram a análise de microarranjos de DNA dos tecidos na DP obtidos de pacientes submetidos à cirurgia para DP. O gene altamente suprarregulado encontrado na placa da DP, *PTN* ou *OSF1*, codifica para uma proteína ligada à heparina, secretada, que é considerada estimulante do crescimento mitogênico de fibroblastos e do recrutamento de osteoblastos e é possivelmente relacionada à ossificação da placa. As proteínas responsáveis pela proliferação celular, ciclo celular e apoptose foram observadas em níveis aumentados, enquanto Id-2, um inibidor da diferenciação de miofibroblastos, foi regulado negativamente. O segundo gene mais suprarregulado, o *MCP-1*, é crucial para a resposta inflamatória e ossificação (Graves, 1999; Graves et al., 1999). Genes relacionados à conversão miogênica durante a cicatrização de feridas e diferenciação de fibroblastos em miofibroblastos foram regulados positivamente, enquanto a colagenase IV, que é essencial para a degradação de colágeno e é reduzida na fibrose, foi inibida (Magee et al., 2002). Qian et al. (2004) realizaram um estudo comparando os perfis de expressão gênica de pacientes com DP com aqueles de pacientes com a doença de Dupuytren. Uma série de 15 genes foi suprarregulada e nenhum deles foi inibido na placa da DP em comparação com a TA normal. Dos genes suprarregulados, aqueles predominantemente elevados foram os que codificam as MMPs envolvidas na degradação de colágeno, principalmente *MMP-2* ou *MMP-9*, em metade das placas da DP, além dos genes envolvidos nas interações entre actina-citoesqueleto necessárias para que os fibroblastos e miofibroblastos produzam as forças contráteis (Qian et al., 2004). De acordo com os achados de outro estudo, a menor expressão de genes apoptóticos pode causar a persistência de células produtoras de colágeno que são suprarreguladas, consequentemente resultando na formação de placa. Níveis de expressão similares de genes apoptóticos tanto na túnica albugínea como nas placas de Peyronie podem ser causados por alterações fisiopatológicas generalizadas na túnica albugínea, que levam à formação de placa em uma região vulnerável sujeita ao trauma recorrente (Zorba et al., 2012).

Del Carlo et al. (2008) investigaram o papel das MMPs e TIMPs na patogênese da DP utilizando a placa obtida de pacientes que tinham DP. As amostras de tecido da DP apresentaram níveis reduzidos ou ausentes de MMP-1, MMP-8 e MMP-13 comparadas aos da túnica perilesional e de controles sem DP. Os fibroblastos em pacientes com DP foram cultivados com MMPs e TIMPs solúveis após o tratamento com TGF-β ou interleucina-1β (IL-1β). Observaram que a estimulação com IL-1β aumentou a produção de MMP-1, MMP-2, MMP-8, MMP-9, MMP-10 e MMP-13 nos fibroblastos em DP, enquanto TGF-β aumentou a produção apenas de MMP-10 e diminuiu a produção de MMP-13, sugerindo que fibroblastos derivados de pacientes com DP podem ser induzidos à síntese de MMPs (Del Carlo et al., 2008). A expressão basal aberrante do p53, uma proteína de regulação do ciclo celular, foi demonstrada em fibroblastos em DP, assim como uma resposta ausente ao dano subletal no DNA. Isso sugere um papel para a aberração na via do p53 na patogênese dessa condição (Mulhall et al., 2001a).

Quando toda essa informação é considerada em conjunto, não é difícil compreender por que existe uma miríade de manifestações clínicas e tratamentos para essa doença tão complexa. Uma variedade de alterações pode estar presente em um determinado paciente, que pode se manifestar como fibrose com deformidade peniana (Quadro 31-2). Isso foi demonstrado por Qian et al., que encontraram **marcante heterogeneidade nos perfis de expressão gênica entre homens com DP** (Qian et al., 2004). Como sugerido pela seção seguinte sobre terapia médica, diversos tratamentos que têm como alvo diferentes mecanismos da doença podem não funcionar uniformemente entre a população de indivíduos com DP (Fig. 31-4).

PONTOS-CHAVE: ANATOMIA E ETIOLOGIA

- A camada longitudinal da túnica albugínea é mais fina nas posições de 3 e 9 horas dos corpos cavernosos; é completamente ausente entre as posições de 5 e 7 horas. Essa ausência da camada longitudinal ventralmente pode contribuir para maior facilidade da torção dorsal e pode explicar por que a maioria dos pacientes com DP exibe curvatura dorsal.
- A arquitetura normal é essencialmente perdida em consequência dessa doença, resultando no que é conhecido como placa de Peyronie, que ao ser analisada histologicamente, demonstra desorganização das fibrilas de colágeno, assim como diminuição e desorganização de elastina, resultando em deformidade peniana causada por expansão assimétrica dos corpos cavernosos.
- O trauma prévio é relatado em 16% a 40% dos casos; a maioria concorda que determinado estímulo lesivo é necessário para ativar uma cascata de eventos que leva à DP no indivíduo suscetível.
- Radicais livres de oxigênio, estresse oxidativo, NO, miofibroblastos, TGF-β1 e expressão de genes fibróticos possuem um papel-chave no desenvolvimento da DP e são caminhos fundamentais da pesquisa futura para elucidar ainda mais o mecanismo exato por trás do desenvolvimento da DP.

SINTOMAS

Os sintomas mais frequentes presentes em pacientes com DP incluem dor peniana, deformidade na ereção e placa palpável, assim como DE (Pryor e Ralph, 2002; Smith et al., 2008b; Chung et al., 2011a). Muitos homens que apresentam DP visitam o médico com autodiagnóstico equivocado de DE. Nem todos os pacientes manifestam dor ou são capazes de palpar uma placa, mas o encurtamento, efeito de "dobradiça", tumescência distal e curvatura, quando presentes, são prontamente reconhecidos. A dor, quando presente na fase aguda, pode ocorrer na condição flácida com palpação da placa, com ereção, ou durante a relação sexual. Uma vez que o processo patológico esteja estável, grande parte da dor se resolverá, mas em alguns homens a dor persiste e é referida como uma "torção" associada à sensação de puxão na placa quando ocorre a ereção (Levine e Larsen, 2013). Isso não deve ser confundido com dor inflamatória da fase aguda.

Embora a curvatura possa ser uma das deformidades angustiantes mais reconhecidas associadas à DP, muitos homens são capazes de realizar a atividade sexual com curvatura de até 60 graus, particularmente se a curvatura é dorsal e mais gradativa ao longo da haste. Homens com curvaturas ventrais ou laterais podem ter um momento mais complicado na penetração por causa do desconforto. Ainda, é comum ouvir que a parceira não se queixa de desconforto durante o ato sexual, independentemente do grau ou direção da curvatura. As estimativas de curvatura do paciente não são confiáveis. Um estudo demonstrou que 50% dos pacientes superestimam o grau de curvatura em uma média de 20 graus (Bacal et al., 2009). A classificação pelo grau de curvatura foi introduzida por Kelami (1983). Um centro relatou a distribuição da curvatura pela classificação de Kelami e observou que 39,5% dos pacientes apresentavam 30 graus (leve) ou menos, 35% tinham 31 a 60 graus (moderado) e 13,5% possuíam mais do que 60 graus de curvatura (grave); 12% não apresentavam curvatura, mas tinham uma deformidade em ampulheta, resultando em ereção instável (Kadioglu et al., 2011b).

A placa na DP pode se manifestar em uma variedade de configurações, incluindo cordões; nódulos simples; formas de moeda, haltere irregular; ou placas na forma de feixe em I. Parece que praticamente todas as placas apresentam um componente septal, que sustenta o conceito de delaminação das fibras na túnica, como resultado de forças axiais sobre o septo (Jordan, 2007). A presença de placas septais também foi observada e pode resultar em estreitamento, encurtamento ou nenhuma deformidade (Bella et al., 2007).

A orientação da placa geralmente define a deformidade. Portanto, pacientes com uma simples placa dorsal são mais aptos a apresentarem curvatura dorsal; mas, se houver cicatrização transversal ou em espiral, que pode ser parcial ou circunferencial, isso poderia resultar em graus variáveis de endentação, incluindo, uma deformidade em ampulheta, que pode resultar em um pênis instável ou um efeito de "dobradiça", como consequência da incapacidade para tolerar forças axiais na condição ereta (Pryor e Ralph, 2002). A tumescência distal da haste, além da placa, também é um aspecto difícil de compreender, pois estudos utilizando a cavernosometria e a cavernosografia com infusão dinâmica (DICC, do inglês *dynamic infusion cavernosometry and cavernosography*) encontraram que as pressões dentro dos corpos cavernosos são iguais, quando mensuradas, em localização proximal e distal à placa (Jordan e Angermeier, 1993). A causa da flacidez distal permanece especulativa e inclui fibrose cavernosa local que se estende a partir da túnica envolvida (Ralph et al., 1992) e o escape venoso localizado.

AVALIAÇÃO DO PACIENTE

Como em todas as condições médicas, a história detalhada é uma parte crucial da avaliação do paciente com DP (Levine e Greenfield, 2003). A entrevista de admissão deve focar nos sinais e sintomas de apresentação, tais como dor, deformidade e placa palpável. A análise deve também incluir se o início foi gradual ou repentino e o tempo estimado em que os sintomas começaram; deve ser determinado se existe qualquer evento desencadeante que possa ter induzido o processo, incluindo trauma externo e direto no pênis flácido ou ereto, ou por instrumentação. O paciente deve ser questionado se há qualquer história pessoal ou familiar de outros distúrbios fibróticos, incluindo doença de Dupuytren e doença de Ledderhose (Fig. 31-5). Os pacien-

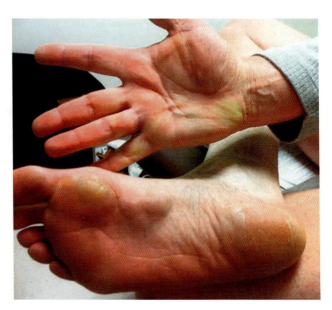

Figura 31-5. Este paciente apresenta evidência física de doença de Dupuytren, de Ledderhose e doença de Peyronie.

tes devem ser cuidadosamente questionados quanto à capacidade erétil, mas a pergunta principal é se o paciente é capaz, ou não, de realizar a penetração vaginal, em virtude da deformidade e/ou rigidez reduzida. Uma questão útil que foi demonstrada ser um preditor efetivo da função erétil pós-operatória é "Se o seu pênis era reto com a mesma qualidade de rigidez que você tem agora, você acha que seria adequado para a atividade sexual com penetração?" (Levine e Greenfield, 2003; Taylor et al., 2012). Evidentemente, se o paciente não sente que suas ereções seriam satisfatórias com ou sem farmacoterapia, isso pode ajudar a direcioná-lo ao tratamento com uma prótese peniana e manobras de alongamento; outras abordagens cirúrgicas ou não cirúrgicas poderiam resultar em melhora da deformidade, mas se houver DE persistente, tal tratamento provavelmente não daria ao paciente uma ereção sexualmente funcional.

A informação adicional obtida a partir da história sexual será investigar se existem quaisquer fatores de risco vascular para DE, incluindo história de diabetes, hipertensão, colesterol elevado e tabagismo. Também é um momento útil para determinar se há problemas com ejaculação precoce ou tardia. Uma lista de medicamentos pode indicar também condições médicas subjacentes que podem predispor à DE.

Um questionário PD (PDQ) recentemente validado (Rosen, 2008; Hellstrom et al., 2013) trata não apenas de aspectos do paciente considerando alterações estruturais do pênis, mas também como a DP afeta sua condição psicológica geral. O questionário atual tem 15 questões avaliando três domínios, incluindo (1) sintomas físicos e psicológicos de Peyronie (seis itens), (2) dor peniana (três itens) e (3) os efeitos dos sintomas da DP (seis itens). Cada domínio pretende ser uma medida independente e os escores não são somados em um instrumento de escore total. Os escores mais elevados indicam um impacto mais negativo. Com mais experiência, essa ferramenta de avaliação pode ser considerada útil em pacientes tomando decisões de tratamento. O PDQ pode ser obtido pelo *site* www.auxilium.com/PDQ.

O valor de uma fotografia tirada em casa do pênis ereto é controverso, por causa da incapacidade de representar adequadamente e medir uma deformidade tridimensional (Ohebshalom et al., 2007; Bacal et al., 2009). Mas, atualmente, com a utilização de *smarthphones*, uma fotografia pode ser tirada pelo paciente de cima e de lado, no estado ereto, o que pode ser útil durante a consulta inicial para fornecer uma impressão geral da gravidade da deformidade.

O exame físico deve incluir uma avaliação geral dos pulsos femorais, aspecto do pênis flácido e se é circuncisado. **Para avaliar a placa de Peyronie, o pênis deve ser examinado tracionado, permitindo uma identificação mais fácil da placa** (Fig. 31-6). **A localização da placa pode ser útil para registrar, mas a medição do tamanho da placa em qualquer modalidade é observada como sendo inacurada, pois** a placa raramente é uma lesão circunscrita (Bacal et al., 2009; Ralph et al., 2010; Hatzimouratidis et al., 2012; Levine e Burnett, 2013). A placa tem bordas irregulares e frequentemente se estende até o septo (Levine e Greenfield, 2003; Ralph et al., 2010). Além disso, não há evidência de que uma redução no tamanho da placa resultante do tratamento seja totalmente associada à melhora da deformidade (Levine e Burnett, 2013). O comprimento do pênis esticado (*stretched penile length*, SPL) também é um parâmetro de medição essencial na consulta inicial. É realizado colocando-se o pênis esticado, segurando a glande e puxando em ângulo de 90 graus, afastando-o do corpo (Wessells et al., 1996). É nossa preferência medir do púbis à coroa dorsalmente, visto que esses são dois pontos fixos e facilitam a medida repetida durante o período de tratamento e seguimento. A consistência da placa pode ser registrada. Uma placa em forma de "rocha dura" pode ser um indicador de calcificação, mas precisa ser confirmada a partir de alguma modalidade de diagnóstico por imagem, preferivelmente a ultrassonografia (Fig. 31-7). Uma placa calcificada é prontamente identificada na ultrassonografia, por causa da hiperdensidade da placa com sombreamento por trás dele. A tomografia computadorizada e a ressonância magnética possuem pouco valor na avaliação do paciente com DP, mas outras investigações estão em andamento para determinar se essas modalidades podem fornecer informação prognóstica (Andresen et al., 1998; Hauck et al., 2003).

Apenas recentemente foi reconhecido que a calcificação pode ocorrer precocemente após o início do processo de cicatrização e, assim, o conceito previamente estabelecido de que a calcificação é uma indicação de doença crônica, grave e/ou madura parece incorreto (Levine et al., 2013). A calcificação é provavelmente resultado de um subtipo genético de DP no qual se observa a ativação de genes envolvidos na atividade osteoblástica (Vernet et al., 2005). Por que algumas placas sofrem mineralização e outras não, ainda é uma questão não esclarecida, mas parece que a extensão da mineralização pode ter uma relação com a resposta bem-sucedida à terapia não cirúrgica; homens com calcificação mais extensa são menos propensos a se beneficiarem do tratamento não cirúrgico (Chung et al., 2011a). Vários pesquisadores indicaram que a terapia com injeção intralesional de verapamil e interferon (IFN) tem menos chance de ser bem-sucedida em homens com calcificação significativa (Levine et al., 2002; Hellstrom et al., 2006). Isso porque o fármaco não será capaz de penetrar ou alterar eficazmente o tecido mineralizado. Além disso, os pesquisadores também sugerem que os pacientes com calcificação extensa são mais propensos a serem submetidos à colocação de uma prótese peniana (Breyer et al., 2007; Chung et al., 2012b). Recentemente, um sistema de classificação para calcificação foi publicado. Os pesquisadores encontraram que pacientes com grau 3 ou calcificação mais exten-

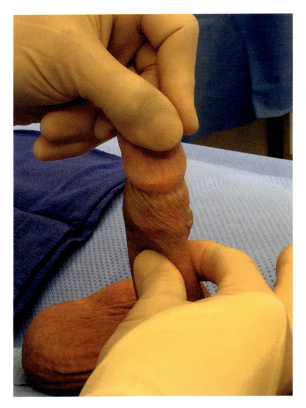

Figura 31-6. Palpação do pênis tracionado facilita a identificação da placa.

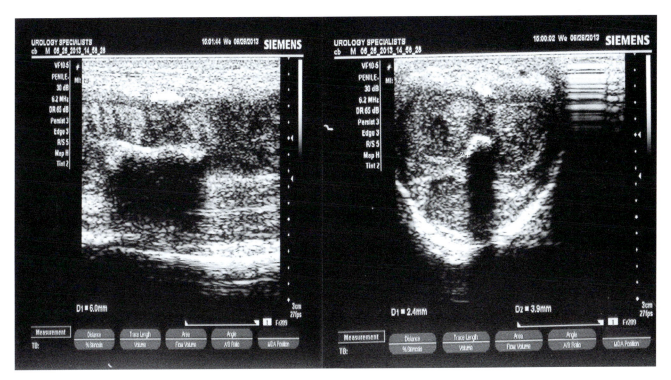

Figura 31-7. Esta imagem de ultrassonografia mostra áreas de calcificação dorsal e ventral. Observe o sombreamento atrás das placas calcificadas.

sa (>1,5 cm em qualquer dimensão ou múltiplas placas ≥1 cm) foram mais propensos ao tratamento cirúrgico quando também apresentaram função erétil satisfatória. Isso está em contraposição com aqueles que tinham calcificação menos grave, de grau 1 (<0,3 mm) ou grau 2 (0,3 a 1,5 cm), ou calcificação ausente, sem evidência de um aumento na probabilidade de serem submetidos à cirurgia (Levine et al., 2013).

O papel do teste vascular não é claramente definido. Em centros médicos que atendem muitos pacientes com esse distúrbio, o ecodoppler peniano é rotineiramente realizado como parte da avaliação inicial, principalmente naqueles que são considerados candidatos à cirurgia (Ralph et al., 2010; Hatzimouratidis et al., 2012; Levine e Burnett, 2013). A avaliação da deformidade peniana no estado ereto é essencial para a análise. É mensurada de forma mais confiável após uma injeção de fármacos vasoativos no consultório quando comparada com a fotografia tirada em casa ou à ereção induzida por vácuo (Ohebshalom et al., 2007). **Os benefícios de uma avaliação completa por ultrassonografia duplex incluem a identificação da calcificação durante a vigilância inicial no estado flácido, avaliação dos parâmetros de fluxo vascular peniano após injeção intracavernosa de agentes vasoativos, observação da resposta erétil à injeção intracavernosa comparada com a ereção induzida sexualmente pelo paciente em seu domicílio, e fornecimento da melhor oportunidade para avaliar a deformidade de maneira objetiva (Figs. 31-8 e 31-9; Quadro 31-3). Esses parâmetros são absolutamente essenciais para o processo de decisão do paciente que está considerando a cirurgia (Fig. 31-10).**

Vários estudos demonstraram que a função erétil pré-operatória tem forte correlação com os resultados pós-operatórios (Jordan e Angermier, 1993; Levine e Greenfield, 2003; Taylor et al., 2012). Em uma análise da relação entre deformidade peniana e condição vascular na DP, pacientes com curvatura ventral foram mais propensos a apresentar disfunção cavernovenoclusiva, o que confirma ainda mais a preocupação de DE pós-operatória após colocação de enxerto nas curvaturas ventrais (Lowsley e Boyce, 1950; Kendirci et al., 2005).

Alguns autores relataram o uso de DICC como ferramenta para avaliar a integridade vascular do pênis e, em particular, o escape venoso antes da cirurgia (Jordan, 2007; Alphs et al., 2010). Esse teste parece aumentar a invasividade e os custos desnecessários, além de apresentar pouco valor para a avaliação diagnóstica em relação a um exame bem feito de DICC. Embora não seja estabelecida uma avaliação-padrão para a sensibilidade sexual peniana, o toque leve e a biotesiometria podem ser utilizados (Levine e Burnett, 2013). A biotesiometria tem sido sugerida como uma medida indireta da sensação sexual peniana. É controverso, pois não há relatos de estudos controlados definitivos (Padma-Nathan, 1988). A suposição é que os estímulos vibratórios percorram juntamente com os nervos sexuais, exclusivos do pênis. Portanto, a avaliação vibratória com os dedos indicadores usados como controle positivo e as coxas anteriores como controle negativo pode ser uma análise alternativa da sensação sexual, que pode ser comprometida pela infiltração da cicatriz nos nervos sensoriais ou por causa de outras doenças de base sistêmicas como o diabetes melito. Em resposta ao aumento proposto de prevalência do hipogonadismo com a DP, recomendamos a obtenção do nível sérico de testosterona total pela manhã durante a avaliação inicial (Moreno e Morgantaler, 2009).

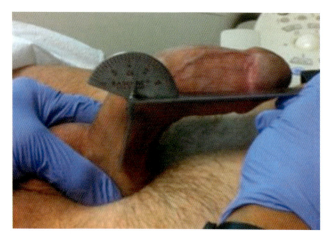

Figura 31-8. Medição da curvatura com o goniômetro.

QUADRO 31-3 Importância do Ecodoppler Peniano na Doença de Peyronie

- Identificação e medição da calcificação da placa
- Identificação da fibrose no corpo cavernoso
- Observação da resposta erétil à injeção intracavernosa de substância vasoativa
- Medição de parâmetros vasculares penianos (velocidade do pico sistólico, velocidade sistólica final e índice resistivo)
- Medição objetiva ideal da deformidade no pênis ereto (curvatura, irregularidades de circunferência e efeito de dobradiça)

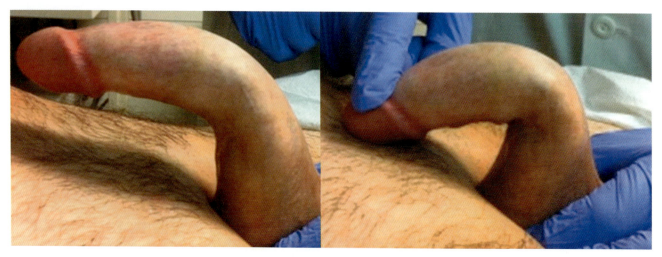

Figura 31-9. A instabilidade ou efeito de "dobradiça" do pênis ereto causado pela endentação é demonstrada neste pênis gravemente curvado em direção dorsal com a aplicação de pressão axial.

> **PONTOS-CHAVE: AVALIAÇÃO**
>
> - A história detalhada inclui início dos sintomas, fatores de risco vascular para a DE, grau de deformidade mensurado pelo paciente e avaliação da qualidade da ereção em relação à rigidez informada pelo paciente.
> - Os questionários validados incluem o PDQ para documentar o grau do efeito associado à DP.
> - O exame físico concentra-se na palpação da placa com o pênis esticado, permitindo melhor avaliação da placa, comprimento do pênis flácido alongado e presença de dor durante a palpação.
> - A deformidade (p. ex., curva, endentação) é analisada durante a ereção induzida por injeção de fármaco vasoativo, empregando-se o goniômetro e o ecodoppler, particularmente para avaliação da mineralização da placa e, sobretudo, se a cirurgia é considerada.

PROTOCOLOS DE TRATAMENTO

Diversos protocolos de tratamento foram desenvolvidos e publicados. Deve-se reconhecer que esses algoritmos servem apenas como orientações e que a individualização é a chave para o sucesso do paciente, o qual depende de achados específicos da história, exame físico, ecodoppler peniano e dos objetivos do paciente (Levine e Lenting, 1997; Levine e Greenfield, 2003; Bokarica et al., 2005; Ralph et al., 2010; Hatzimouratidis et al., 2012).

TRATAMENTO NÃO CIRÚRGICO DA DOENÇA DE PEYRONIE

Inúmeros tratamentos não cirúrgicos da DP são oferecidos desde o tempo do doutor de la Peyronie. Até recentemente, a terapia médica era ajustada aos estudos subótimos que falharam em demonstrar resultados significativos, em virtude do pequeno número de indivíduos, da falta de um grupo-controle, falta de randomização e medições objetivas limitadas (Schaeffer e Burnett, 2012). **Além disso, uma variedade de manifestações clínicas e sua causa pouco compreendida contribuem para o uso de tratamentos que não abordam a fisiopatologia desse distúrbio de cicatrização.** Nesta seção, revisamos os tratamentos contemporâneos e focamos nos estudos controlados por placebo, quando possível.

Alguns pacientes necessitam apenas de tranquilidade, particularmente se não houver dificuldade ou dor para o paciente ou sua parceira em realizar sexo com penetração. Os pacientes também devem ser tranquilizados de que este não é um distúrbio que causará degeneração e posterior desenvolvimento de câncer e, portanto, não é fatal.

Medicamentos Orais

Potaba®

O para-aminobenzoato de potássio (Potaba®) é um membro das vitaminas do complexo B. Seu mecanismo de ação não havia sido estudado desde o ano de 1959, quando Zarafonetis e Horrax **demonstraram em culturas de fibroblastos que o para-aminobenzoato de potássio pode reduzir a formação de colágeno.** De acordo com esse estudo *in vitro*, sugeriu-se que esse fármaco reduzia os níveis de serotonina, elevando

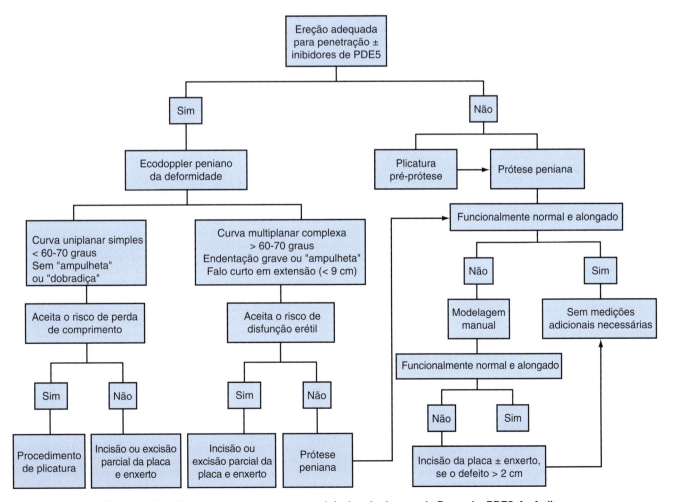

Figura 31-10. Algoritmo para o tratamento cirúrgico da doença de Peyronie. PDE5, fosfodiesterase tipo 5.

a atividade da monoamina oxidase e, por fim, resultando no aumento das propriedades antifibróticas endógenas dos tecidos (Zarafonetis e Horrax, 1959).

Em um ensaio randomizado, duplo-cego e controlado por placebo, composto por 103 pacientes com DP sem tratamento, apresentando placas não calcificadas, 51 pacientes foram selecionados para o tratamento com p-aminobenzoato de potássio e 52 para o grupo de placebo. O tamanho médio das placas diminuiu no grupo tratado, enquanto o tamanho das placas permaneceu estável ao longo de 12 meses de seguimento no grupo de placebo. O desvio do pênis permaneceu estável naqueles que receberam o fármaco ativo; observou-se a deterioração significativa da curvatura peniana em 32,5% daqueles que receberam placebo. Não foram encontradas diferenças significativas em relação à redução na dor entre os dois grupos. Os autores concluíram, "O para-aminobenzoato de potássio parece ser útil para estabilizar o distúrbio e prevenir a progressão da curvatura peniana" (Weidner et al., 2005). Eventos adversos graves não ocorreram no estudo; contudo, a hepatite aguda foi observada em associação à administração de para-aminobenzoato de potássio para o tratamento de DP (Roy e Carrier, 2008). **Em virtude da existência de poucas evidências quanto ao benefício do para-aminobenzoato de potássio nos ensaios controlados por placebo e pelo fato de ser caro e difícil de consumir (24 comprimidos diários), não recomendamos o seu uso.**

Vitamina E

A vitamina E é um dos tratamentos orais mais antigos, descritos para o tratamento de DP (Scardino e Scott, 1949). A vitamina E, uma vitamina lipossolúvel metabolizada no fígado e excretada na bile, é um antioxidante **que parece limitar o estresse oxidativo de ROS, conhecidos por estarem aumentados durante as fases aguda e proliferativa da cicatrização de feridas.** A expressão elevada de radicais livres e uma fase inflamatória prolongada de cicatrização foram observadas na DP. **O tratamento com vitamina E inativa os radicais livres circulantes que, caso contrário, poderiam inibir o NO de exercer seus efeitos positivos no músculo liso vascular (Safarinejad et al., 2007).**

Vários estudos bem delineados demonstraram que não houve melhora significativa em relação a dor, curvatura e tamanho da placa quando comparados ao placebo (Ralph et al., 2010). Pryor e Farell (1983) conduziram um estudo transversal duplo-cego, controlado por placebo, para avaliação da vitamina E no tratamento da DP em 40 indivíduos. Não foram observadas melhoras significativas no tamanho da placa ou curvatura peniana (Pryor e Farell, 1983). Gelbard et al. (1990) compararam o tratamento com vitamina E à história natural da DP em 97 indivíduos com duração da doença variando de 3 meses a 8 anos; diferenças significativas não foram observadas entre os dois grupos em relação à curvatura, dor ou capacidade para ter relações sexuais (Gelbart et al., 1990). Em um estudo duplo-cego randomizado, controlado por placebo, realizado para avaliar um total de 236 homens com DP, a vitamina E fracassou em mostrar benefícios em relação à dor, curvatura ou tamanho da placa em comparação com o grupo de placebo (Safarinejad et al., 2007). Embora não tenham sido relatados efeitos adversos nesse estudo, observou-se que a vitamina E pode aumentar o risco de eventos cerebrovasculares (Brown et al., 2001). **A vitamina E é o agente oral mais comumente prescrito, apesar de os estudos não demonstrarem benefícios em relação ao placebo** (LaRochelle e Levine, 2007; Shindel et al., 2008).

Tamoxifeno

O tamoxifeno é um modulador seletivo do receptor de estrógeno, que apresenta efeitos agonistas e antagonistas nos tecidos-alvo, dependendo da expressão do receptor de estrógeno tecido-específico. Também foi observado que o tamoxifeno pode induzir a produção de TGF-β de uma forma independente do receptor de estrógeno (Colletta et al., 1990). O uso de tamoxifeno no tratamento de DP é realmente fascinante e destaca o quão complexo é o papel de TGF-β no desvolvimento da DP. O TGF-β liberado por plaquetas e macrófagos ativados tem um papel central na resposta inflamatória e cicatrização. Na cicatrização normal, promove a síntese de matriz por fibroblastos e é autorregulado de forma autócrina. Entretanto, concentrações mais elevadas de TGF-β no ambiente celular inibem a resposta inflamatória, causando a desativação de macrófagos e a supressão de linfócitos, e desse modo, prevenindo mais fibrogênese (Wahl et al., 1989). Esse foi o motivo inicial para Ralph et al. (1992) relatarem em um estudo não randomizado, o uso inicial de tamoxifeno no tratamento da DP (Ralph et al., 1992).

Os efeitos benéficos iniciais previamente descritos não foram confirmados em um ensaio randomizado controlado por placebo, analisando 25 pacientes com DP (Teloken et al., 1999). **O estudo não demonstrou melhora significativa no que se refere à dor, deformidade peniana ou tamanho da placa, em comparação com o placebo** (Teloken et al., 1999).

Colchicina

A colchicina apresenta distintos mecanismos de ação potenciais no tratamento da DP. **Por meio da ligação à tubulina, a colchicina promove sua despolimerização e inibe a mitose e a mobilidade celular, assim como a adesão de leucócitos; inibe o movimento transcelular de colágeno; e estimula a produção de colagenase** (Taylor, 1965; Erlich e Bornstein, 1972; El-Sakka et al., 1999).

Em um estudo randomizado duplo-cego, controlado por placebo, realizado para determinar a eficácia e segurança da colchicina, 84 pacientes com DP sem calcificação das placas foram randomizados para os grupos tratados com colchicina ou placebo. As medições objetivas não indicaram qualquer diferença no tamanho da placa ou curvatura peniana. **Não detectaram diferenças significativas na resposta ao tratamento com base na duração da doença ou dentro dos três grupos de classificação de Kelami** (Kelami, 1983). Efeitos adversos significativos relacionados ao fármaco no grupo com colchicina incluíram distúrbio gastrintestinal com diarreia (Safarinejad, 2004).

Carnitina

A carnitina é uma molécula trimetilamina que tem um papel único no metabolismo energético celular (Reda et al., 2003). **A L-carnitina supostamente atua aumentando a cadeia respiratória mitocondrial e reduz a formação de radicais livres** (Bremer, 1983).

No mesmo estudo duplo-cego controlado por placebo mencionado anteriormente, Safarinejad et al. avaliaram os efeitos da L-carnitina em comparação com o placebo (Safarinejad et al., 2007). Cinquenta e nove pacientes com DP foram selecionados randomicamente para o tratamento com propionil-L-carnitina e 59 receberam placebo durante o período de 6 meses de tratamento. **Novamente, esse estudo não mostrou melhora significativa da dor, curvatura ou tamanho da placa em pacientes com DP tratados com propionil-L-carnitina quando comparados com aqueles tratados com placebo.**

Pentoxifilina

A pentoxifilina é um fármaco que bloqueia a via inflamatória mediada pelo TGF-β1 e previne a deposição de colágeno tipo I, assim como é um inibidor não específico da fosfodiesterase com propriedades anti-inflamatórias e antifibrogênicas. Em um modelo animal de DP, a pentoxifilina reduziu a expressão de colágeno tipo I, α-actina de músculo liso (ASMA, do inglês *α-smooth muscle actin*) e o tamanho da placa em 95% (Valente et al., 2003). A pentoxifilina inibe a proliferação *in vitro* de fibroblastos derivados da túnica albugínea e atenua a elastogênese mediada pelo TGF-β e a deposição de colágeno tipo I (Shindel et al., 2010). A elastogênese não é inibida pela diminuição da quantidade de elastina produzida, mas sim pela inibição de sua deposição por um mecanismo relacionado à α1-antitripsina (Lin et al., 2010). **A pentoxifilina também regula negativamente o TGF-β e aumenta a atividade fibrinolítica** (Schandené et al., 1992; Raetsch et al., 2002). A pentofixilina é empregada com sucesso no tratamento de doenças autoimunes em modelos experimentais, cuja presença é sugerida como uma causa de DP (Ralph et al., 1996). **A pentoxifilina inibe a liberação e a produção da citocina profibrótica, fator de necrose tumoral (TNF, do inglês *tumor necrosis factor*), suprime a produção do fator ativador de plaquetas e inibe sua ação sobre os neutrófilos** (Safarinejad et al., 2010).

Em um estudo randomizado, duplo-cego e controlado por placebo, 114 pacientes com DP foram divididos aleatoriamente para receber pentoxifilina e 114 foram randomizados para formarem o grupo de placebo por um período de 6 meses. No grupo tratado com pentoxifilina, 12 (11%) pacientes tiveram progressão da doença, *versus* 46 (42%) no grupo de placebo. **A melhora na curvatura peniana e no volume da placa foi significativamente maior em pacientes tratados com pentoxifilina do que com placebo. O aumento no escore total do Índice Internacional de Função Erétil (IIFE) foi significativamente mais elevado no grupo tratado com pentoxifilina. Um paciente descontinuou a medicação por causa dos efeitos adversos. Não foram observados efeitos adversos em qualquer um dos sinais vitais ou nos dados laboratoriais. A pentoxifilina é um vasodilatador periférico e poderia induzir hipotensão; consequentemente, a pressão sanguínea deve ser monitorada durante o tratamento com esse fármaco. Os efeitos adversos mais comuns incluem náusea, vômito, dispepsia, mal-estar, rubor, tontura e cefaleia (Safarinejad et al., 2010).

Inibidores de Fosfodiesterase Tipo 5

Os inibidores PDE5 são seguros e efetivos no tratamento de DE em pacientes com DP (Levine e Latchamsetty, 2002). Recentemente, a tadalafila demonstrou melhorar significativamente os escores IIFE e de qualidade de vida (QoL, do inglês *quality-of-life*) quando utilizada em conjunto com a terapia por ondas de choque extracorpóreas (TOCE) em comparação com a TOCE aplicada sozinha (Palmieri et al., 2012). Não houve vantagem em relação à deformidade.

Os inibidores PDE5 também são indicados no tratamento da DP. Aumentando os níveis de cGMP, os inibidores PDE5 podem inibir a síntese de colágeno e induzir a apoptose de fibroblastos e miofibroblastos, assim, atuando como agentes antifibróticos pela inibição do desenvolvimento de cicatriz (Valente et al., 2003; Gonzalez-Cadavid e Rajfer, 2010).

Em um estudo realizado por Chung et al. (2001), 35 homens com uma cicatriz septal isolada receberam tadalafila na dose de 2,5 mg ao dia, durante 6 meses; após esse período, 24 pacientes (69%) apresentaram resolução da cicatriz septal. Os autores concluíram que a baixa dose de tadalafila administrada diariamente é uma opção de tratamento seguro e eficaz no remodelamento da cicatriz septal (Chung et al., 2011a).

Injeção Intralesional

Verapamil

Os bloqueadores de canais de cálcio foram originalmente identificados como inibidores da incorporação de prolina para a síntese de MEC, levando, dessa forma, a conclusões de que o metabolismo do cálcio celular parece regular a produção de MEC e que os distúrbios hipertróficos de cicatrização podem responder à terapia com fármacos antagonistas dos canais de cálcio (Lee e Ping, 1990).

O verapamil é um bloqueador de canal de cálcio que afeta significativamente a função de fibroblastos em vários níveis, incluindo proliferação celular, síntese e secreção de proteínas da MEC e degradação de colágeno. A proliferação *in vitro* de fibroblastos em placas de Peyronie é inibida em 65% com o verapamil em uma concentração de 100 a 1.000 mg/mL (Anderson et al., 2000). Essas alterações podem permitir que o verapamil intralesional promova o retardo, prevenção ou possivelmente a reversão da formação da placa e progressão da DP (Levine e Estrada, 2002). Recentemente, um estudo demonstrou o mecanismo de ação da injeção intralesional de verapamil *versus* solução salina normal em um modelo experimental com ratos. Após injeção de verapamil, alterações histológicas, assim como redução do tamanho da placa e da curvatura peniana, foram observadas. A injeção de verapamil também resultou em diminuição da presença de fibras colágenas e de elastina, bem como ASMA reduzida, um indicador de atividade de miofibroblastos (Chung et al., 2013b).

O primeiro uso de verapamil para o tratamento de DP foi relatado por Levine et al. e foi o primeiro novo tratamento intralesional, desde a introdução da injeção de esteroides em 1957 (Furey, 1957; Levine et al., 1994). Foi um estudo não randomizado de escalonamento de dose, realizado com 14 homens que receberam injeções quinzenais de verapamil por 6 meses. Subjetivamente, houve melhora significativa no estreitamento peniano (100%) e curvatura (42%) associada à placa. Objetivamente, uma redução no volume da placa superior a 50% foi encontrada em 30% dos indivíduos. O amolecimento da placa foi observado em todos os pacientes e 83% notaram que as alterações na função erétil relacionadas placa foram interrompidas ou melhoradas. Não houve toxicidade nem reincidência dos sintomas quando a melhora foi observada. Esse estudo preliminar sugeriu que o verapamil intralesional pode ser uma abordagem não operatória econômica e sensível para o tratamento de DP, justificando a necessidade de estudos adicionais (Levine et al., 1994). Em um estudo não controlado realizado em maior escala, a injeção de verapamil resultou em redução da dor em 97% dos pacientes, uma melhora na função sexual em 72%, uma redução subjetiva da deformidade em 86%, uma melhora na rigidez distal em 93%, e uma redução objetiva da curvatura em 54% (média de redução da curva de 25 graus) (Levine, 1997).

Rehman et al. (1998) realizaram um estudo simples cego analisando 14 pacientes com DP que foram randomicamente selecionados para a injeção de verapamil ou salina. Esse estudo observou uma melhora significativa no tamanho da placa, estreitamento peniano associado à placa e qualidade da ereção em homens tratados com verapamil *versus* grupo-controle. Não houve diferença significativa em relação à curvatura peniana, nem toxicidade local ou sistêmica, com exceção de uma equimose ocasional ou hematoma no sítio de injeção (Rehman et al., 1998). Bennett et al. avaliaram 94 pacientes em um ensaio de curta duração por um período de 3 meses e demonstraram melhora na curvatura em 18%, nenhuma alteração em 60% e piora em 22%, concluindo que o verapamil intralesional pode no mínimo estabilizar a deformidade peniana (Bennett et al., 2007).

Atualmente, o verapamil intralesional é uma das opções principais de tratamento para o manejo conservador da DP, apesar do fato de que alguns estudos não demonstraram uma resposta favorável como descrita previamente (Shindel et al., 2008). Em um ensaio recente randomizado, duplo-cego e controlado por placebo, Shirazi et al. (2009) randomizaram 80 pacientes para receberem verapamil intralesional e 40 pacientes para a aplicação de injeção local de salina. Esse estudo não observou diferença significativa em relação ao tamanho da placa, dor, curvatura, amolecimento da placa ou melhora na disfunção sexual nos grupos tratados com fármaco ativo e no controle. Concluiu-se que embora alguns ensaios indiquem a eficácia do tratamento de DP com verapamil intralesional, estudos adicionais em maior escala são necessários, levando-se em consideração os achados negativos na avaliação da eficácia do verapamil intralesional no tratamento da DP (Shirazi et al., 2009). Esse estudo enfatiza o potencial dos resultados inconsistentes em homens com DP, que podem variar por causa da seleção dos pacientes, presença de calcificação, localização da placa, técnica de administração do fármaco e tamanho da amostra. A concentração do fármaco também foi avaliada, e embora 10 mg/10 mL sejam a dose e o volume mais comumente utilizados, Cavallini et al. (2007) mostraram uma resposta maior à injeção quando 10 mg de verapamil foram diluídos com 20 mL de salina injetável (Cavallini et al., 2007). **Candidatos com baixa resposta a esse tratamento incluíram aqueles com calcificação extensa, curvatura maior do que 90 graus, ou curvatura ventral, na qual é difícil a infiltração adequada da placa** (Levine et al., 2002). **Os preditores de sucesso no tratamento com verapamil intralesional incluem indivíduos mais jovens (abaixo dos 40 anos) e curvatura superior a 30 graus** (Moskovic et al., 2011).

Nicardipina

A nicardipina é um tipo de di-hidropiridina (DHP) do grupo de bloqueadores de canal de cálcio. Um estudo *in vitro* sugeriu que é mais eficaz do que o verapamil (tipo não DHP), em reduzir a biossíntese de glicosaminoglicanas e a produção de MEC (Gürdal et al., 1992). Soh et al. (2010) realizaram o único estudo sobre eficácia da nicardipina no tratamento da DP. Um total de 74 pacientes foi selecionado randomicamente para tratamento com nicardipina *versus* solução salina. A nicardipina demonstrou uma redução significativa de dor, melhora do escore IIFE-5 e redução do tamanho da placa em comparação com o placebo. Houve melhora significativa da curvatura peniana tanto no grupo com fármaco ativo e controle, sem diferença significativa entre os grupos. Efeitos adversos graves, tais como hipotensão ou outros eventos cardiovasculares, não foram observados (Soh et al., 2010).

Interferon Alfa-2b

O IFN alfa-2b foi primeiramente investigado como um tratamento para DP em 1991, em estudos *in vitro* por Duncan et al. (1991). Em fibroblastos derivados de placas de Peyronie, a adição de IFN alfa-2b **diminuiu a taxa de proliferação celular em uma forma dose-dependente, reduziu a produção de colágeno extracelular e aumentou a produção de colagenase** (Duncan et al., 1991).

Em um estudo multicêntrico paralelo, simples cego, controlado por placebo, para avaliar a segurança e eficácia de IFN alfa-2b intralesional, Hellstrom et al. (2006) randomizaram um total de 117 pacientes consecutivos que apresentaram DP, para o tratamento com IFN alfa-2b ou solução salina. A melhora na curvatura, tamanho e densidade da placa, além de resolução da dor, foi significativamente maior em pacientes tratados com IFN alfa-2b em relação ao grupo de placebo. **O grupo submetido ao tratamento demonstrou uma redução média na curvatura de 27% ou 13,5 graus *versus* 9% ou 4,5 graus no grupo de placebo.** Embora esses resultados sejam estatisticamente significativos, surge uma questão — se a pequena diferença entre o IFN e a solução salina é clinicamente significativa, considerando-se o custo significativo do fármaco e o seu perfil de efeitos adversos, que frequentemente inclui sintomas semelhantes à gripe (febre, calafrios e artralgia) e menor inchaço peniano com equimose. Todos esses sintomas foram efetivamente tratados com agentes anti-inflamatórios não esteroides, ingeridos antes do procedimento de injeção e nenhum durou mais do que 36 horas (Hellstrom et al., 2006). **Esse estudo foi importante, pois foi o primeiro ensaio multicêntrico randomizado, controlado por placebo, que avaliou a injeção intralesional para o tratamento de DP. Também foi importante ao demonstrar que a injeção de solução salina teve pouco ou nenhum efeito sobre a deformidade peniana.**

Colagenase

O primeiro fármaco aprovado pela U.S Food and Drug Administration (FDA) para o tratamento de DP é a colagenase derivada do *Clostridium histolyticum* (CCH), produzida pela bactéria *C. histolyticum* e que seletivamente degrada os colágenos tipos I e III em tecidos conjuntivos, apesar da presença de TIMPs, que se encontram elevados na DP, assim como aumenta a apoptose de fibroblastos (Morales et al., 1983; Matsushita et al., 2001; Del Carlo et al., 2008; Syed et al., 2012). As inúmeras investigações recentes desse fármaco vieram muitos anos após a primeira avaliação como tratamento de DP por Gelbard et al. (1982), que demonstraram a redução significativa das placas na DP, enquanto as fibras elásticas, músculo liso vascular e as bainhas de axônios não foram afetados (Gelbard et al., 1982).

No primeiro estudo prospectivo randomizado, duplo-cego e controlado por placebo sobre CCH, 49 homens com DP foram tratados com esse fármaco, resultando em melhoras significativas no tamanho da placa e na deformidade peniana (Gelbard et al., 1993). Todos os pacientes com curvatura peniana de 30 graus ou menos e/ou placa palpável menor que 2 cm responderam ao tratamento (N = 3); 36% dos pacientes com uma curvatura peniana de 30 a 60 graus e/ou 2 a 4 cm de placa palpável responderam; e 13% dos pacientes com curvatura peniana superior a 60 graus e/ou placa palpável superior a 4 cm apresentaram resposta ao tratamento. A CCH foi bem tolerada, sem reações alérgicas ou alterações significativas nos parâmetros laboratoriais (Gelbard et al., 1993). Outras investigações foram encorajadas, mas levaram anos em razão da ausência de apoio da indústria farmacêutica.

Em um ensaio de fase 2, **25 pacientes com DP receberam três injeções intralesionais de 10.000 unidades de CCH ao longo de 7 a 10 dias, com uma repetição do tratamento em 3 meses para avaliar alterações no ângulo de desvio e tamanho da placa no pênis a partir dos valores basais** (Jordan, 2008). Uma redução no ângulo de desvio de pelo menos 25% foi obtida em 58% dos pacientes e 95% dos pacientes apresentaram uma diminuição no tamanho da placa (Jordan, 2008). Mais de 50% dos pacientes nessa série foram considerados "muitíssimo melhores" ou "muito melhores" em todos os períodos do estudo; aproximadamente um terço foi considerado apresentar melhora mínima ou alteração ausente, resultando em uma avaliação de "piora" pelo pesquisador.

Em um ensaio de fase 2b, **147 pacientes com DP foram admitidos em um estudo randomizado, duplo-cego, controlado por placebo, para avaliar o tratamento com CCH ou placebo, com uma segunda randomização para analisar a modelagem ou não modelagem** (Gelbard et al., 2012). **Pacientes recebendo CCH e modelagem apresentaram uma alteração significativa na curvatura peniana e redução no escore de efeito dos sintomas de DP comparada com o grupo de placebo** (Gelbard et al., 2012).

Os ensaios I e II da fase 3 IMPRESS (Investigation for Maximal Peyronie Reduction Efficacy and Safety Studies – Investigação para Estudos de Segurança e Eficácia Máximas para Redução da Doença de Peyronie) examinaram a eficácia e segurança clínica das injeções intralesionais de CCH em indivíduos com DP (Gelbard et al., 2013). Um total de 417 e 415 indivíduos, respectivamente, passaram por um máximo de quatro ciclos de tratamento, cada ciclo separado por 6 semanas. Os pacientes receberam até oito injeções de 0,58 mg de CCH, duas injeções por ciclo separadas por aproximadamente 24 a 72 horas, com a segunda injeção de cada seguida após 24 a 72 horas pela modelagem da placa peniana. Os pacientes foram estratificados pela curvatura peniana basal (30 a 60 graus *versus* 61 a 90 graus) e randomizados para CCH ou placebo na razão 2:1 a favor do fármaco ativo. A metanálise *post hoc* dos dados IMPRESS I e II revelou que **homens tratados com CCH apresentaram uma melhora média de 34% na curvatura peniana, representando uma alteração média de −17 graus ± 14,8 graus por indivíduo, em comparação com uma melhora média de 18,2% em homens tratados com placebo, representando uma alteração média de −9,3 ± 13,6 graus por indivíduo ($P < 0,0001$).** A alteração média no escore de efeito nos sintomas de DP foi significativamente maior no grupo tratado com CCH *versus* tratado com placebo (−2,8 ± 3,8 *vs.* −1,8 ± 3,5, $P = 0,0037$). **Os pacientes com calcificação extensa, placas ventrais e duração da doença menor que 12 meses foram excluídos.** Apesar de a detecção de anticorpos séricos para CCH em praticamente todos os pacientes estudados, eventos adversos não foram notados como consequência do tratamento. O efeito adverso primário e frequentemente observado foi a presença de graus variáveis de equimose e de hematomas locais no pênis. Graves efeitos adversos incluíram ruptura do corpo cavernoso em três pacientes e hematoma peniano em três pacientes. Todas as três rupturas e um dos três hematomas penianos foram cirurgicamente reparados com sucesso; a drenagem percutânea de outro hematoma foi realizada com sucesso (Gelbard et al., 2013). **Experiências adicionais auxiliarão na determinação de quais pacientes podem ser mais bem beneficiados a partir do tratamento com CCH. Isso pode depender da direção da curva, tamanho da placa, prevalência de calcificação e duração da doença, entre outros fatores a serem determinados. Um recente trabalho demonstrou que a correção cirúrgica com plicatura ou enxerto poderia ser realizada com sucesso, após injeção de CCH sem dificuldade técnica adicional** (Larsen e Levine, 2012). A CCH recebeu aprovação da FDA para o tratamento de DP em dezembro de 2013.

Aplicação Tópica do Fármaco

Diversos estudos avaliaram a eficácia de agentes aplicados por via tópica para o tratamento de DP. A aplicação tópica evita a dor e o trauma da terapia com injeção intralesional. O primeiro estudo de aplicação tópica de um fármaco, β-aminopropionitrila, não mostrou nenhum benefício em relação à mudança na deformidade (Gelbard et al., 1983).

A superóxido dismutase recombinante humana na formulação lipossomal (lrhSOD, do inglês *liposomal recombinant human superoxide dismutase*), aplicada por via tópica, também foi estudada em um ensaio randomizado, controlado por placebo (Riedl et al., 2005). Essa substância atua como um removedor (*scavenger*) de radicais livres de oxigênio, que poderia interromper as cascatas inflamatórias e, desse modo, limitar ainda mais a progressão da doença. Nesse estudo, houve melhora da curvatura peniana em 5 a 30 graus em 23% dos pacientes, assim como redução significativa da dor ($P = 0,017$) em comparação com o placebo após 4 semanas de tratamento. Os autores concluíram que a lrhSOD é um fármaco eficaz, seguro, de aplicação local, facilmente administrado na fase dolorosa da DP (Riedl et al., 2005). Nenhum estudo adicional foi realizado para avaliar o uso de lrhSOD. Portanto, neste momento, os dados são insuficientes para que seja recomendado o seu uso.

Fitch et al. (2007) relataram o uso de verapamil tópico para o tratamento de DP (Fitch et al., 2007). Dois estudos simultâneos de três braços, duplo-cegos, controlados por placebo, foram conduzidos nesse estudo-piloto. O uso de verapamil tópico melhorou a curvatura em 14 dos 18 pacientes (77,8%), com melhora da curvatura média de 43,6%. Esse estudo também detectou a redução no tamanho da placa em 100% dos participantes, assim como a melhora na função erétil em 72,7% dos pacientes. O objetivo inicial desse trabalho foi comparar o verapamil e a trifluoperazina tópica, **mas por causa da gravidade dos efeitos adversos (ansiedade, agitação, visão turva, insônia e depressão), a trifluoperazina tópica foi descontinuada antes da conclusão do estudo randomizado.** Os resultados desse estudo foram questionados em razão do pequeno tamanho da amostra, falta de um placebo verdadeiro e ausência de medições objetivas (Levine, 2007). Além disso, a administração tópica simples de verapamil demonstrou ser ineficaz em atingir os níveis teciduais na túnica albugínea suficientes para o efeito terapêutico (Martin et al., 2002).

Até o momento, nenhum agente de uso tópico demonstrou ser eficaz no tratamento de DP.

Administração de Fármacos por Força Eletromotriz (Iontoforese)
A distribuição transdérmica do fármaco é considerada superior à terapia com fármacos orais ou injetáveis, pois evita o metabolismo hepático e minimiza a dor da injeção. Ao contrário do gel tópico de verapamil, a iontoforese ou administração eletromotriz do fármaco (EMDA, do inglês *electromotive drug administration*) com verapamil permite a distribuição de níveis detectáveis do medicamento na túnica albugínea (Martin et al., 2002; Levine et al., 2003).

Um ensaio duplo-cego, controlado por placebo, realizado para determinar a eficácia do verapamil por EMDA, dividiu randomicamente um total de 42 pacientes com DP tratados com verapamil *versus* solução salina. Os tratamentos foram realizados duas vezes por semana durante 3 meses. **Ambos os grupos tratados com verapamil e solução salina demonstraram redução essencialmente equivalente da curvatura peniana. O estudo concluiu que pesquisas adicionais são necessárias para determinar se a corrente elétrica sozinha pode ter algum papel no tratamento da DP** (Greenfield et al., 2007). De modo geral, a EMDA foi bem tolerada em cada grupo e foi considerada por todos os pacientes como uma terapia fácil e conveniente para ser realizada em casa. O único evento adverso relatado pelos pacientes foi o eritema brando temporário no local do tratamento (Greenfield et al., 2007).

Em outro estudo prospectivo controlado por placebo para avaliar a EMDA transdérmica, Di Stasi et al. (2004) randomizaram os pacientes para o tratamento com verapamil e dexametasona *versus* placebo. Aqueles que receberam o fármaco ativo apresentaram diminuição significativa no volume da placa, assim como na curvatura peniana, de 43 graus para 21 graus, que foi considerada significativa quando comparada com placebo. O alívio significativo da dor ocorreu em ambos os grupos, transitório no grupo-controle e permanente no grupo de estudo. Todos os pacientes manifestaram eritema temporário no sítio do eletrodo. Não foram observados outros efeitos adversos (Di Stasi et al., 2004). **Embora essa abordagem tenha evidência limitada de benefícios, é adotada em muitos centros.**

Terapia por Ondas de Choque Extracorpórea (TOCE)

O mecanismo de ação envolvido na TOCE para a DP é incerto. No entanto, existem duas hipóteses propostas: (1) as ondas de choque causam dano direto à placa peniana e (2) a TOCE aumenta a vascularização da área analisada pela geração de calor, que leva à indução de uma reação inflamatória, resultando em lise da placa e remoção por macrófagos (Gholami et al., 2003).

No primeiro ensaio clínico prospectivo randomizado, duplo-cego e controlado por placebo, realizado para avaliar a TOCE para o tratamento de DP, 100 pacientes com DP não tratados, com duração da doença inferior a 12 meses, foram randomicamente distribuídos para os grupos TOCE (n = 50) ou placebo (n =50). Para o grupo de placebo, um transdutor não funcional foi empregado. Pacientes randomizados para a TOCE demonstraram melhoras na dor, no escore IIFE-5 e no escore médio de QoL. **O tamanho da placa e a curvatura peniana não foram significativamente diferentes nos grupos com tratamento e placebo.** Após 24 semanas, o escore médio de IIFE-5 e o escore médio de QoL foram estáveis no grupo de TOCE, enquanto o escore de escala analógica visual (EAV) foi significativamente inferior quando comparado com os valores basais em ambos os grupos. É interessante notar que, após 24 semanas, o tamanho médio da placa e o grau médio de curvatura foram significativamente piores no grupo de placebo quando comparados com os valores basais e do grupo de TOCE. **Essa diferença foi menor do que 3 graus, que, embora estatisticamente significativa, não apresenta significado clínico** (Palmieri et al., 2012).

Recentemente, um segundo estudo prospectivo randomizado, duplo-cego e controlado por placebo, foi realizado com 102 pacientes com DP distribuídos aleatoriamente (n = 51) nos grupos de TOCE ou placebo (Hatzichristodoulou et al., 2013). A dor aumentou em 17 dos 20 (85,0%) pacientes no grupo de TOCE e em 12 dos 25 (48,0%) pacientes no grupo de placebo. O desvio do pênis não foi reduzido pela TOCE e piorou em 40% e 24,5% dos pacientes nos grupos de TOCE e placebo, respectivamente (*P* = 0,133). Alterações na função sexual e redução do tamanho da placa não foram diferentes entre os dois grupos. Além disso, o tamanho da placa aumentou em cinco pacientes (10,9%) recebendo TOCE apenas. **Os autores concluíram que apesar do benefício potencial da TOCE para redução da dor, deve ser enfatizado que a dor geralmente se resolve espontaneamente com o tempo. Por esse motivo e pelo fato de que o desvio pode se agravar com a TOCE, o tratamento não pode ser recomendado.**

Tração Peniana

A extensão controlada do pênis ou "tração peniana", por um dispositivo que mantém o pênis em um "berço" e submetido à **tensão, parece satisfazer uma necessidade previamente não atendida na população de pacientes com DP para uma modalidade de tratamento não invasivo, não cirúrgico, de primeira opção.**

A tração é demonstrada em modelos de tecidos não penianos pela indução da proliferação celular por diversas vias (Ilizarov, 1989; Sun et al., 1996; Molea et al., 1999; Assoian e Klein, 2008; Bueno e Shah, 2008). Também pode estimular o remodelamento cicatricial; a tensão aplicada nos tecidos leva a uma reorientação das fibrilas de colágeno paralelas ao eixo da tensão (Molea et al., 1999; Shapiro, 2008). Essas alterações são resultantes de um processo referido como *mecanotransdução* por meio de estímulos mecânicos que são convertidos em respostas químicas dentro da célula (Alenghat e Ingber, 2002). Várias cascatas de sinalização são ativadas pela tensão no citoesqueleto, que leva a uma resposta proliferativa, assim como a ativação de vários genes (Assoian e Klein, 2008). **Um estudo *in vitro* realizado para determinar os efeitos celulares da tração em células da DP demonstrou uma diminuição significativa em ASMA nas culturas de células estendidas comparadas com as não estendidas na DP, enquanto um aumento em MMPs envolvidas na degradação de colágeno foi observado.** Por outro lado, citocinas e proteínas envolvidas na replicação de fibroblastos e na inflamação, tais como ASMA, proteína de choque térmico 47 (HSP47) e receptor de TGF-β1, não foram suprarreguladas (Chung et al., 2013a). Vários estudos foram realizados para examinar os efeitos clínicos da tração no tratamento da DP, embora nenhum deles como ensaios controlados.

Levine et al. (2008) demonstraram primeiramente o uso de tração peniana para o tratamento de DP em um estudo-piloto com 10 homens. Em quase todos os pacientes (90%), houve falha da terapia médica previamente realizada. A tração foi aplicada como o único tratamento por 2 a 8 h/dia durante 6 meses. Todos os indivíduos foram submetidos ao exame físico de pré e pós-tratamento, incluindo a medição do comprimento do pênis flácido alongado e a biotesiometria. Subjetivamente, todos os homens observaram curvatura reduzida estimada em 10 a 40 graus, comprimento peniano aumentado (1 a 2,5 cm) e circunferência aumentada em áreas de endentação ou estreitamento. **As medições objetivas demonstraram curvatura reduzida em todos os 10 homens em até 45 graus; a redução média para o grupo foi de 33%, de 51 graus para 34 graus. O SPL aumentou de 0,5 para 2 cm e a circunferência ereta aumentou de 0,5 para 1 cm com correção do efeito dobradiça em quatro dos quatro homens.** É importante mencionar que os resultados foram mantidos nos 6 meses após o término da terapia. O escore IIFE de domínio da função erétil aumentou de 18,3 para 23,6 para o grupo. Não foram observados efeitos adversos, incluindo alterações cutâneas, ulcerações, hipoestesia ou rigidez reduzida (Levine et al., 2008).

Gontero et al. (2009) realizaram um estudo prospectivo de fase 2 avaliando 15 pacientes com DP que apresentavam curvatura não excedendo 50 graus e com DE branda ou ausente. A curvatura peniana diminuiu de uma média de 31 graus para 27 graus em 6 meses, não considerada estatisticamente significativa. O comprimento médio do pênis estendido e flácido aumentou para 1,3 e 0,83 cm, respectivamente, em 6 meses. Os resultados foram mantidos por 12 meses. Os resultados gerais do tratamento foram subjetivamente pontuados como aceitáveis, apesar das melhoras limitadas na curvatura, que variaram de "sem alteração" para "melhora branda". **Os pesquisadores concluíram que o uso de um dispositivo extensor do pênis forneceu apenas melhoras mínimas na curvatura peniana, mas um nível razoável de satisfação do paciente, provavelmente atribuído ao aumento no comprimento do pênis. A seleção de pacientes com doença estabilizada, muitos com placas calcificadas e curvatura peniana não ultrapassando 50 graus, pode ter conduzido a desfechos que subestimaram a potencial eficácia do tratamento** (Gontero et al., 2009).

Recentemente, um estudo prospectivo não randomizado foi conduzido para analisar a administração de tração peniana aos pacientes com DP na fase aguda, definida como curvatura peniana progressiva excedendo 15 graus e/ou dor em repouso ou em ereção nos últimos 12 meses (Martínez-Salamanca et al., 2014). Um total de 55 pacientes foi submetido à tração por 6 meses e comparado com 41 pacientes também avaliados na fase aguda, mas não tratados. Os pacientes foram aconselhados a utilizar o dispositivo por pelo menos 6 horas ao dia e não mais do que 9 horas, prevenindo seu uso na hora de dormir. A duração média do uso foi de 4,6 horas por dia (3,1 a 9,2 horas). Além disso, os pacientes foram ensinados a remover o dispositivo por pelo menos 30 minutos a cada 2 horas para prevenir isquemia da glande. **A curvatura média diminuiu de 33 graus no valor basal para 15 graus em 6 meses e para 13 graus em 9 meses com uma redução média de 20 graus no grupo com tração.** O escore de EAV para **dor diminuiu de 5,5 para 2,5 após 6 meses** ($P < 0,05$). A porcentagem de pacientes que não foram capazes de atingir a penetração diminuiu de 62% para 20% ($P < 0,03$). Sem essa intervenção (grupo-controle), a deformidade aumentou significativamente, o comprimento do pênis flácido e alongado diminuiu, o escore de EAV para dor aumentou e a dificuldade de ereção se agravou. **Além disso, a necessidade de cirurgia foi reduzida em 40% dos pacientes que eram candidatos à cirurgia e simplificou a complexidade do procedimento cirúrgico (de enxerto para plicatura) em um de cada três pacientes.** Os eventos adversos relacionados ao tratamento incluíram dois casos de eritema no sulco balanoprepucial, que se resolveu com a interrupção da tração por 24 a 48 horas. Catorze pacientes (25,5%) relataram algum grau de desconforto. A piora da função erétil ao longo do período de tratamento não foi observada e **a taxa de satisfação geral foi de 85%** (variação de 60% a 90%) em 9 meses. Nenhum caso de alteração sensitiva após a tração foi relatado (Martínez-Salamanca et al., 2014). **Em nossa opinião, a terapia por tração tem o potencial para ser o tratamento não cirúrgico mais eficaz para recuperar o comprimento perdido, reduzir a curvatura e aumentar a circunferência.** É essencial que o paciente utilize o dispositivo por 3 horas ou mais ao dia para alcançar os resultados satisfatórios.

Terapia a Vácuo

A aplicação de um dispositivo a vácuo para endireitar mecanicamente o pênis foi avaliada em um estudo publicado não controlado, no qual os indivíduos utilizaram o dispositivo a vácuo por 10 minutos, duas vezes ao dia, durante 12 semanas. Esse estudo demonstrou uma redução no ângulo de curvatura de 5 graus para 10 graus em 21 dos 31 pacientes. A curvatura piorou em três pacientes e permaneceu inalterada em sete pacientes. Cinquenta e um por cento ficaram satisfeitos com esse resultado; os outros 49% foram para a correção cirúrgica (Raheem et al., 2010). **Embora os dispositivos de ereção a vácuo sejam normalmente considerados seguros, parece que a duração das forças de alongamento peniano em curto prazo não induz alterações físicas desejadas conhecidas por ocorrer com a mecanotransdução na terapia de alongamento prolongado.** Diversas complicações, tais como o desenvolvimento de DP, sangramento uretral, necrose cutânea e equimose peniana, foram relatadas com o uso concomitante de anéis de constrição e quando pressões inadequadamente elevadas são aplicadas ao pênis por um período de tempo prolongado (Kim et al., 1993; Ganem et al., 1998).

Terapia Combinada

Um estudo investigou se a combinação dos efeitos mecânicos da tração peniana com os efeitos químicos do verapamil intralesional e dos medicamentos orais (pentoxifilina e L-arginina) poderia ter um efeito sinérgico na túnica albugínea e na placa de Peyronie (Abern et al., 2012). Todos os pacientes receberam a pentoxifilina e a L-arginina pela via oral, com 39 indivíduos escolhendo o tratamento de tração e 35 sem o uso de tração. Ambos os grupos de tratamento tiveram redução estatisticamente significativa na curvatura peniana em ereção. O grupo de tração apresentou uma redução de uma média de 44,4 graus (desvio padrão ± 27,5 graus) no valor basal para uma média de 33,4 graus (± 25,3 graus) após o protocolo de 24 semanas ($P = 0,03$). Pacientes que não utilizaram a tração tiveram uma redução de uma média de 36,3 graus no basal (± 18,5 graus) para uma média de 21,5 graus (± 19,3 graus) após o tratamento ($P < 0,01$). Não foram observadas diferenças estatisticamente significativas nos resultados da curvatura entre os dois grupos. Em pacientes utilizando a tração, houve um aumento geral de SPL para uma média de 0,3 cm (± 0,9 cm) após o tratamento, que tendeu para a significância estatística ($P = 0,06$), enquanto os pacientes que não utilizaram a tração perderam uma média de 0,7 cm (± 1,1 cm) de comprimento, que não foi estatisticamente diferente ($P = 0,46$) (Abern et al., 2012). Infelizmente, esse estudo não controlou a duração da terapia de tração e alguns homens incluídos no grupo de tração aplicaram o dispositivo apenas por 1 a 2 horas/semana, enquanto outros o empregaram por mais de 50 horas/semana. Uma análise da duração da tração e alteração da deformidade demonstrou que, utilizando o dispositivo em média de 3 horas ou mais por dia, permitiu-se uma melhora confiável da deformidade mensurada, que ocorreu na forma de dose-resposta.

Outro estudo examinou os efeitos da combinação da injeção de verapamil e da iontoforese com verapamil, com ou sem o uso de uma pílula combinada que continha vitamina E (36 mg), ácido p-aminobenzoico (100 mg), própolis (como galangina 100 mg), antocianinas de mirtilo (80 mg), isoflavonas de soja (50 mg), *Muira puama* (25 mg), damiana (25 mg) e *Persea americana* (50 mg). A análise intergrupo revelou maior redução da placa (−30,8% *vs.* −18,0%) e maior porcentagem com redução de curvatura (85% *vs.* 53,5%) com o uso da pílula combinada (Paulis et al., 2013b).

Radioterapia

A radioterapia é proposta como um tratamento de DP desde 1964 (Duggan, 1964). **Estudos *in vitro* sugerem que a radioterapia de baixa dose tem um potente efeito anti-inflamatório, inibindo as interações leucócito-endotélio** (Arenas et al., 2012). Em anos recentes, a radioterapia foi proposta como um tratamento para dor que era considerado "anormalmente persistente". Em 1975, um estudo retrospectivo examinou o uso da radioterapia, sendo considerada não mais eficaz do que nenhum tratamento (Incrocci et al., 2000). **É o consenso de vários especialistas no campo de que a radiação deveria ser evitada, por causa do risco potencial de alteração maligna e aumento no risco de DE em pacientes idosos** (Ralph et al., 2010; Hatzimouratidis et al., 2012; Mulhall et al., 2012).

Conclusão

No momento, é nossa opinião que a terapia combinada oferecerá **a melhor oportunidade de melhora, ao criar uma sinergia entre os efeitos químicos dos agentes orais e/ou injetáveis e os efeitos mecânicos das forças externas no pênis. A recente adição de um tratamento aprovado pela FDA (CCH injetável) fornece o que parece ser uma opção de tratamento não cirúrgico razoável para a DP.** Maior experiência permitirá melhor discriminação quanto aos ótimos candidatos. Evidentemente, parece que o objetivo do tratamento não cirúrgico no mínimo deve ser o de prevenir a progressão da deformidade durante a fase aguda. A redução da deformidade para melhorar a função sexual e reduzir os efeitos da cicatrização é a meta principal de todo tratamento para DP (Tabelas 31-1, 31-2 e 31-3).

TRATAMENTO CIRÚRGICO

Indicações

A reconstrução cirúrgica é indicada para homens com deformidade que impede a relação sexual satisfatória ou causa dor para si ou sua parceira durante o ato sexual, ou por causa do desconforto devido à aparência do pênis ereto (Kadioglu et al., 2006).

A cirurgia permanece o tratamento padrão-ouro para a correção mais rápida e confiável da deformidade associada à DP; e para homens que também apresentam DE, a colocação de uma prótese peniana pode fornecer rigidez para a atividade sexual com penetração. As indicações para correção cirúrgica incluem doença estável, que é definida como doença com pelo menos 1 ano do início, e no mínimo 6 meses de deformidade estável. Essas indicações não são formalmente estudadas, mas parecem ser geralmente aceitas por especialistas na área (Jordan, 2007; Ralph et al., 2010; Levine e Burnett, 2013). **Outras indicações incluem uma deformidade que compromete ou torna impossível a capacidade do paciente para estabelecer uma relação sexual, por causa da natureza da deformidade e/ou rigidez inadequada, assim como pacientes nos quais houve falha da terapia conservadora** (Quadro 31-4). Nenhuma abordagem cirúrgica única é universalmente definida como padrão de tratamento

PONTOS-CHAVE: TRATAMENTO NÃO CIRÚRGICO DA DOENÇA DE PEYRONIE

- Pacientes que manifestam dor ou dificuldade em estabelecer atividade sexual com penetração podem necessitar apenas de tranquilidade, pois a DP não é um distúrbio que irá desenvolver-se em um câncer e não apresenta um risco à vida.
- A pouca compreensão quanto à causa desse distúrbio de cicatrização contribui para o fato de que, até o presente momento, os tratamentos conservadores frequentemente produzem melhoras inconsistentes e clinicamente insignificantes na deformidade.
- Atualmente, nenhum agente oral avaliado em ensaios controlados por placebo resultou em melhora clinicamente significativa na curvatura.
- A terapia tópica e a TOCE demonstraram reduzir a deformidade peniana.
- O verapamil intralesional e o IFN alfa-2b apresentaram evidência de curvatura reduzida e melhor função sexual. No entanto, a maioria dos estudos não compreende ensaios controlados. Esses agentes, no mínimo, parecem resultar em estabilização da deformidade durante a fase aguda.
- A CCH (colagenase) é o primeiro fármaco aprovado pela FDA para o tratamento de DP; é produzida pela bactéria *C. histolyticum* e seletivamente degrada os colágenos tipos I e III. A redução média da curvatura nos ensaios de fase 3 no grupo tratado foi de 34% (17 graus) *vs.* 18,2% (9,3 graus) para o grupo de placebo. Mais estudos ajudarão a determinar quais pacientes podem ser mais bem beneficiados com a CCH, que pode depender da direção da curva, tamanho da placa, prevalência da calcificação e duração da doença. O volume de pacientes buscando tratamento para DP pode aumentar ao longo dos próximos anos, em razão da conscientização pública crescente com o advento do uso desse fármaco.
- A terapia combinada, também conhecida como uma "abordagem de três braços", utilizando pentoxifilina e L-arginina diariamente, injeções quinzenais de verapamil e tração diária, provavelmente fornece a oportunidade ideal para a melhora da deformidade ao criar uma sinergia entre os efeitos químicos de agentes orais e/ou injetáveis com os efeitos mecânicos de forças externas sobre o pênis.

(Kendirci e Hellstrom, 2004; Gur et al., 2011), **pois existem diversos fatores a serem considerados, incluindo gravidade da curvatura, direção da curvatura, presença de um efeito "dobradiça", qualidade da ereção e objetivos do paciente. Um algoritmo para a tomada de decisão para a cirurgia é apresentado na Figura 31-10** (Levine e Larsen, 2013).

O consentimento pré-operatório é essencial, pois os pacientes com DP estão angustiados e frequentemente devastados emocionalmente. É relatado que homens submetidos ao tratamento para DP estão frequentemente insatisfeitos com seus resultados, por causa da expectativa de recuperação do aspecto do pênis como antes da doença (Jones, 1997). **Portanto, é importante ter uma discussão franca com o paciente, de forma que ele entenda as limitações da operação, bem como definir as expectativas adequadas em relação aos resultados, para otimizar a satisfação do paciente** (Jordan e McCammon, 2007; Ralph et al., 2010). **O paciente deve compreender que há possibilidade de curvatura persistente ou recorrente, redução do comprimento do pênis ereto, rigidez reduzida e sensibilidade diminuída** (Quadro 31-5). A curvatura persistente ou recorrente é incomum, mas é observada em até 16% dos homens, maioria dos quais não requer outra operação (Taylor e Levine, 2007; Ralph et al., 2010). **O paciente deve compreender que o objetivo é tornar o pênis "funcionalmente alongado", que a opinião de especialistas define como deformidade residual de 20 graus ou menos** (Ralph et al., 2010; Levine e Burnett, 2013). O comitê de orientações da European Association of Urology (EAU) sobre DP define correção bem-sucedida da curvatura como 15 graus ou menos da curvatura residual (Hatzimouratidis et al., 2012). A alteração no comprimento peniano é mais provável com a plicatura do que com o enxerto, embora todos os procedimentos de correção cirúrgica estejam associados a alguma perda de comprimento. Isso é extremamente importante para o paciente compreender o período pré-operatório, pois 70% a 80% dos pacientes inicialmente apresentam perda do comprimento como consequência do processo fibrótico (Pryor e Ralph, 2002; Jordan e McCammon, 2007; Ralph et al., 2010). Portanto, a perda adicional de comprimento pode ser um problema importante. Ter o comprimento do pênis flácido alongado documentado no pré-operatório permite a comparação com o comprimento no pós-operatório. A rigidez reduzida é relatada muito tempo depois da cirurgia e estudos demonstraram que até 50% dos homens podem desenvolver algum grau de redução na rigidez no

TABELA 31-1 Agentes Orais para Doença de Peyronie (DP)

TRATAMENTO	MECANISMOS DE AÇÃO	RESULTADOS DO ESTUDO	EFEITOS ADVERSOS
Potaba®	Diminui os níveis de serotonina com o aumento da atividade da monoamina oxidase, resultando em aumento das propriedades antifibróticas dos tecidos	Redução do tamanho da placa, sem diminuição na curvatura	Anorexia, náusea, febre, erupção cutânea, hipoglicemia, hepatite aguda
Vitamina E	Antioxidante, limita o estresse oxidativo de espécies reativas de oxigênio que estão aumentadas na DP	Sem benefício	Possíveis eventos cerebrovasculares, náusea, vômito, diarreia, cefaleia, tontura
Tamoxifeno	Induz a produção de TGF-β em uma forma independente do receptor de estrógeno, teoricamente causando desativação de macrófagos e supressão de linfócitos T, dessa forma, prevenindo mais fibrogênese	Sem benefício	Alopecia, retinopatia, tromboembolia, pancitopenia
Colchicina	Despolimerização de microtúbulos; inibe a mitose celular, mobilidade, adesão de leucócitos e movimento transcelular de colágeno e estimula a produção de colagenase	Sem benefício	Mielossupressão, diarreia, náusea, vômito
Carnitina	Aumenta a cadeia respiratória mitocondrial; diminui a formação de radicais livres	Sem benefício	Convulsões, diarreia, náusea, dores de estômago, vômito
Pentoxifilina	Bloqueia a via inflamatória mediada pelo TGF-β1; previne a deposição de colágeno tipo I; é um inibidor não específico de fosfodiesterase; diminui o fator ativador de plaquetas	Diminuição da curvatura em 33% dos pacientes, média de 23 graus	Náusea, vômito, dispepsia, mal-estar, rubor, tontura e cefaleia

TGF-β, fator transformador de crescimento.

TABELA 31-2 Agentes Intralesionais para Doença de Peyronie (DP)

TRATAMENTO	MECANISMO DE AÇÃO	RESULTADOS DO ESTUDO	EFEITOS ADVERSOS
Verapamil	Bloqueador de canais de cálcio inibe a proliferação de fibroblastos, a síntese e secreção de proteínas da matriz extracelular; aumenta a atividade da colagenase.	Redução da curvatura e do estreitamento peniano associado à placa, melhora na qualidade da ereção	Náusea, vertigem, dor peniana, equimoses
Nicardipina	Bloqueador de canal de cálcio tipo DHP. Um estudo in vitro demonstrou que é mais eficaz do que o verapamil, tipo não DHP, na redução da biossíntese de glicosaminoglicanas e produção de matriz extracelular, como o colágeno.	Redução de dor, melhora no escore IIFE-5 e redução do tamanho da placa; sem benefício na curvatura	Sem efeitos adversos graves, tais como hipotensão ou outros eventos cardiovasculares
Interferon alfa-2b	Diminui a proliferação de fibroblasto na placa de forma dose-dependente, diminui a produção de colágeno extracelular e aumenta a produção de colagenase.	Diminui a curvatura em 27% (13,5 graus) vs. 9% (4,5 graus) no grupo de placebo	Sinusite, sintomas semelhantes à gripe (febre, calafrios e artralgia) e edema leve do pênis com equimose
Colagenase do *Clostridium*	Seletivamente degrada o colágeno tipos I e III nos tecidos conjuntivos, apesar da presença de TIMPs, que estão elevados na DP, e também aumenta a apoptose de fibroblastos.	Diminui a curvatura peniana em 34%, redução média de 17 graus vs. 18%, redução média de 9,3 graus no placebo; melhora significativa no escore de incômodo como sintoma de DP vs. placebo	Contusões, equimoses, ruptura do corpo cavernoso

DHP, di-hidropiridina; IIFE, Índice Internacional de Função Erétil; TIMPs, inibidores teciduais de metaloproteinases.

TABELA 31-3 Aplicação de Força Externa na Doença de Peyronie

TRATAMENTO	MECANISMO DE AÇÃO	RESULTADOS DO ESTUDO	EFEITOS ADVERSOS
Administração de fármaco por força eletromotriz (iontoforese)	Desvia o metabolismo hepático, aumenta a concentração do fármaco nos tecidos-alvo comparado com a aplicação tópica isolada	Verapamil sozinho: sem benefício Verapamil + dexametasona: diminui o volume da placa, assim como a curvatura peniana de 43 graus para 21 graus	Eritema temporário no local do eletrodo
Terapia por ondas de choque extracorpóreas	Dano direto na placa peniana; aumenta a vascularização da área-alvo induzindo uma reação inflamatória, resultando na lise da placa e remoção por macrófagos	Melhora na dor, escore IIFE-5 e escore médio QoL; sem redução da curvatura	Petéquia local e equimoses
Tração peniana	Diminui a actina do músculo liso-α, aumenta as metaloproteinases da matriz envolvidas na degradação do colágeno	Aumento do comprimento 0,5-2 cm; aumento da circunferência 0,5-1 cm; diminuição média da curvatura de 20 graus; redução da dor; amolecimento ou encolhimento da placa; satisfação geral de 85%	Eritema no sulco balanoprepucial, desconforto
Terapia a vácuo	Desconhecido; efeitos mecânicos similares à tração foram sugeridos	Redução no ângulo de curvatura de 5-25 graus em 21 dos 31 pacientes	Desenvolvimento de DP, hemorragia uretral, necrose cutânea e equimose peniana
Radioterapia	Efeitos anti-inflamatórios pela modulação da adesão de leucócitos às células endoteliais ativadas e modulação da indução da sintase de óxido nítrico em macrófagos ativados	Sem benefício clínico	Possível alteração maligna, risco aumentado de DE em idosos

DE, disfunção erétil; IIFE, Índice Internacional de Função Erétil; QoL, qualidade de vida.

> **QUADRO 31-4** Indicações para Cirurgia
>
> - Deformidade estável por pelo menos 6 meses a partir do início dos sintomas
> - Incapacidade de envolver-se em uma relação sexual com penetração satisfatória, por causa da deformidade e/ou rigidez inadequada
> - Falha do tratamento conservador
> - Desejo por resultado mais rápido e confiável

> **QUADRO 31-5** Consentimento Informado no Pré-operatório
>
> Estabelecimento de expectativas em relação aos resultados.
> - Curvatura persistente ou reincidente: O objetivo é "funcionalmente reto" (curvatura < 20 graus)
> - Alteração no comprimento: O resultado é provavelmente menor com a plicatura do que com o enxerto.
> - Diminuição da rigidez
>   - ≥ 5% em todos os estudos — enxerto mais que a plicatura
>   - ≥ 30%, se a rigidez pré-operatória é subótima — dependendo da qualidade de ereção no pré-operatório
> - Diminuição da sensibilidade peniana
>   - Geralmente se resolve em 1 a 6 meses
>   - Raramente compromete o orgasmo ou a ejaculação

pós-operatório, que pode responder a um inibidor da PDE5. A rigidez provavelmente não será melhorada com a correção da curvatura do pênis e, portanto, em pacientes que já apresentam DE significativa que não respondeu ao medicamento oral, a colocação de uma prótese peniana deve ser discutida (Taylor e Levine, 2007; Ralph et al., 2010). Os pacientes que estão considerando os procedimentos de alongamento do pênis sem uma prótese peniana devem ser cuidadosamente avaliados quanto à qualidade de suas ereções pré-operatórias, que parece ser o preditor mais confiável de DE pós-operatória (Flores et al., 2011; Taylor et al., 2012). Em alguns homens com DP e DE, a correção da geometria do pênis resultou em melhora na rigidez (Pescatori et al., 2003). **De qualquer forma, é de fundamental importância que o paciente compreenda que qualquer operação feita no pênis para corrigir a DP pode resultar em rigidez diminuída e que pode ser subsequentemente tratada com sucesso com inibidores de PDE5, injeção intracavernosa ou um dispositivo a vácuo; e aqueles nos quais essas abordagens fracassam, a prótese peniana pode ser implantada com pouca ou nenhuma dificuldade adicional** (Kendirci e Hellstrom, 2004; Levine et al., 2010; Chung et al., 2012c). A diminuição da sensibilidade peniana é examinada e relatada com pouca frequência, mas parece que em torno de 20% dos homens descreverão alguma redução na sensibilidade, raramente interferindo com o orgasmo ou a ejaculação. Durante o período pós-operatório precoce, pode ocorrer hiperestesia ou hipoestesia, que tende a resolver e estabilizar dentro de 6 a 12 meses do pós-operatório (Taylor e Levine, 2008; Ralph et al., 2010). Os principais determinantes para a escolha da abordagem cirúrgica são baseados em dois fatores, incluindo qualidade da rigidez na ereção no pré-operatório e a gravidade da deformidade, incluindo curvatura e endentação. Em homens que apresentam rigidez adequada para a atividade sexual com ou sem farmacoterapia, as técnicas de plicatura da túnica e a incisão da placa ou excisão parcial com enxerto podem ser utilizadas. **As técnicas de plicatura da túnica são recomendadas para aqueles que possuem uma curvatura simples menor que 70 graus, indivíduos com ausência de um efeito "ampulheta" ou "dobradiça" e aqueles nos quais a perda esperada do comprimento seria inferior a 20% do comprimento total do pênis ereto** (Levine e Lenting, 1997; Ralph e Minhas, 2004; Mulhall et al., 2005). **A perda de comprimento peniano estimado pode ser determinada durante o teste pré-operatório, enquanto o pênis está ereto, medindo-se a diferença no comprimento entre os lados curto e longo do pênis. Os procedimentos de enxerto são recomendados para os pacientes com curvas mais complexas superiores a 60 a 70 graus e/ou uma ampulheta desestabilizante resultando em efeito de "dobradiça". Esse efeito resulta na torção ou instabilidade do pênis, dificultando a relação sexual com penetração. Esses homens devem apresentar rigidez peniana completa espontânea para reduzir a probabilidade de DE pós-operatória** (Flores et al., 2011; Taylor et al., 2012) (Tabela 31-4). **Para o homem que tem DP e a DE é refratária à terapia médica, os algoritmos publicados indicam que a colocação da prótese peniana é o procedimento de escolha** (Levine e Dimitriou, 2000; Mulhall et al., 2005; Ralph et al., 2010; Levine e Burnett, 2013). Esse procedimento permite a correção da deformidade e também avalia a DE. Se a curvatura não é corrigida satisfatoriamente com a prótese inflada durante a cirurgia, manobras adicionais de alongamento podem ser realizadas. Nós recomendamos a modelagem manual como primeiro passo, conforme relatado inicialmente por Wilson e Delk (1994). Se houver curvatura residual em excesso de 30 graus após a modelagem, pode ser realizada uma incisão relaxante na túnica albugínea que reveste a área de máxima curvatura. É recomendável que, se o defeito incisional for maior que 2 cm, um bioenxerto (p. ex., pericárdio ou submucosa do intestino delgado) deve ser colocado sobre o defeito para evitar contratura cicatricial da incisão ou herniação da prótese (Levine e Dimitriou, 2000; Ralph et al., 2010). A utilização das técnicas de plicatura é recomendada antes da colocação da prótese, para corrigir a curvatura no lugar da modelagem manual (Rahman et al., 2004; Dugi e Morey, 2010). Nessa circunstância, se a curvatura for dorsal, a deformidade erétil pode ser definida com injeção de um fármaco vasoativo e infusão de solução salina, seguidas pela colocação de suturas no padrão Lembert para promover o encurtamento ventral e correção da curva.

Procedimentos de Encurtamento da Túnica

A plicatura peniana tem como objetivo encurtar o lado mais longo (ou convexo) da túnica albugínea para igualar o comprimento ao lado mais curto (Syed et al., 2003; Ralph, 2006). **As vantagens dessas abordagens incluem tempo cirúrgico reduzido, bons resultados cosméticos, mínimo efeito sobre a rigidez, cirurgia simples e segura e alongamento do pênis** (Hudak et al., 2013; Hatzimouratidis et al., 2012). **As desvantagens incluem encurtamento e falha para corrigir o efeito de "ampulheta" ou "dobradiça".** Um estudo que avaliou as falhas no procedimento de Nesbit identificou três fatores associados a um resultado insatisfatório, incluindo função erétil pré-operatória comprometida, encurtamento peniano superior a 2 cm e deformidade do pênis maior que 30 graus (Andrews et al., 2001). Diversas técnicas cirúrgicas de plicatura são oferecidas para o tratamento de DP, começando pelo procedimento de Nesbit (Nesbit, 1965) (Fig. 31-11). Essa técnica utiliza a excisão de um segmento elíptico da túnica albugínea no lado contralateral da curvatura. Na presença de uma curvatura ventral, uma vez elevada a fáscia de Buck, pequenas cunhas da túnica albugínea dorsal são removidas e, em seguida, os defeitos são fechados, geralmente com uma sutura permanente. Múltiplas variações nessa abordagem foram desenvolvidas, incluindo o procedimento de Yachia, que emprega a técnica de Heineke-Mikulicz (Yachia, 1990; Yachia, 1993). Na condição de uma curvatura dorsal, uma incisão vertical de espessura total, curta (0,5 a 1,5 cm), é feita sobre a túnica na haste ventral, frente à área de máxima curvatura, que é fechada transversalmente para encurtar a região ventral e corrigir a curvatura (Fig. 31-12). Essa abordagem deve ser utilizada cuidadosamente para que o comprimento da incisão não seja muito longo, de forma que o fechamento transversal possa resultar em mais estreitamento da haste, possivelmente resultando em uma ereção instável. Vários autores sugerem que esse procedimento tem menor risco de encurtamento peniano visível (Klevmark et al., 1994; Nooter et al., 1994; Sulaiman e Gingell, 1994; Kümmerling e Schubert, 1995; Poulson e Kikeby, 1995; Ralph et al., 1995; Savoca et al., 2000; Savoca et al., 2004).

Procedimentos de imbricação são utilizados para evitar a incisão da túnica na sua espessura total e a dobra da túnica para corrigir a curvatura. As técnicas de plicatura da túnica sem incisão foram introduzidas em 1985 por Essed e Schroeder, que utilizaram suturas não absorvíveis dispostas em forma de figura de oito para possibilitar que os nós fossem cobertos (Essed e Schroeder, 1985). Dois anos depois, Ebbehoj e Metz (1987) descreveram a técnica de plicatura utilizando várias linhas de sutura para encurtar o lado mais longo da curvatura congênita (Ebbehoj e Metz, 1987). O procedimento de 16 pontos tornou-se uma variação

TABELA 31-4 Resultados da Excisão Parcial ou Incisão da Placa e Enxerto

MATERIAL DO ENXERTO	AUTOR E DATA	PACIENTES (N)	MÉDIA DE SEGUIMENTO (MESES)	ALONGAMENTO NO ÚLTIMO SEGUIMENTO (%)	DE (%)	TAXAS DE SATISFAÇÃO (%)
Enxertos de derme	Wild et al., 1979	10	11	60	6	70
	Levine, 1997	15	11	73	12	70
	Chun et al., 2001	48	19,6	80	25	73
	Kovac e Brock, 2007	50	45	94	NR	NR
	Chung et al., 2011a	6	102	50	NR	35
Enxertos da veia safena	El-Sakka et al., 1998	113	9,72	96	12	92
	Kadioglu et al., 1999	20	13,2	75	5	NR
	Montorsi et al., 2000	50	12	80	6	96
	Akkus et al., 2001	58	16	86	7	92
	Adeniyi et al., 2002	51	32	82	8	88
	Hsu, 2003	24	31,2	96	4	100
	Kalsi et al., 2005	113	>60	80	23	60
	Kim et al., 2008	20	>12	85	35	NR
Mucosa bucal	Shioshvili et al., 2005	26	38	92	8	NR
	Cormio et al., 2009	15	13	100	0	93
Crura proximal	Teloken et al., 2000	7	6	86	0	86
	Schwarzer et al., 2003	31	NR	84	19	94
	Da Ros et al., 2012	27	NR	96	4	70
Túnica vaginal	Das, 1980	15	4-16	87,5	0	100
	O'Donnell, 1992	25	42,2	88	68	NR
Dura-máter	Fallon, 1990	40	12-72	95	25	NR
	Sampaio et al., 2002	40	12-24	95	15	NR
Fáscia temporal	Gelbard e Hayden, 1991	12	NR	100	0	100
Fáscia lata	Kalsi et al., 2006	14	31	79	7	93
Submucosa do intestino delgado (SIS de quatro camadas)	Breyer et al., 2007	19	15	63	53	Escore de 2,7/5,0
	Kovac e Brock, 2007	13	7,8	77	NR	85
	Lee et al., 2008	13	14	100	54	NR
	Staerman et al., 2010	33	14	67	11	79
	Chung et al., 2010	17	75	77	13	NR
Pericárdio bovino	Egydio et al., 2002	33	19	88	0,0	NR
	Knoll, 2007	162	38	91	21	NR
Enxerto de pericárdio Tutoplast®	Hellstrom e Reddy, 2000	81	58	79	20	78
	Leungwattanakij et al., 2001	19	22	84	16	74
	Usta et al., 2003	11	14	91	NR	NR
	Levine et al., 2003	40	22	98	30	92
	Kovac e Brock, 2007	13	30	100	NR	NR
	Chung et al., 2011a	81	58	91	32	75
	Taylor e Levine, 2008	23	79	87	NR	NR
Derme acelular	Adamakis et al., 2011	5	6	100	0	100
Materiais sintéticos	Faerber e Konnak, 1993	9	17,5	100	0	100
TachoSil®	Licht et al., 1997	28	22	61	18	30
	Horstmann et al., 2011	43	63	41	9	20

DE, disfunção erétil; NR, não relatado.

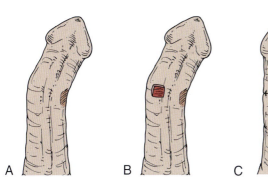 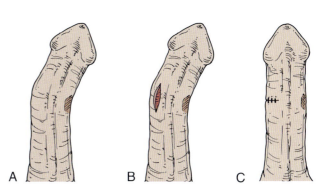

Figura 31-11. A, O procedimento de Nesbit emprega uma incisão elíptica transversal da túnica albugínea. B, Isso é feito em posição contralateral à área de maior curvatura. C, O defeito é fechado transversalmente com a sutura permanente com ou sem a adição de sutura absorvível.

Figura 31-12. A, O procedimento de Yachia emprega uma incisão vertical de espessura total (B) na túnica albugínea contralateral à área da maior curvatura e é fechado transversalmente (C) sem a remoção da túnica albugínea.

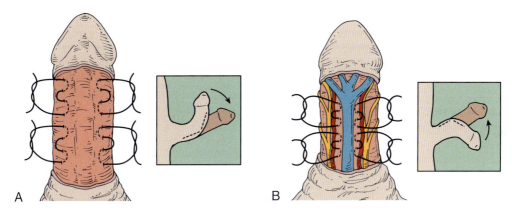

Figura 31-13. O procedimento de ponto não emprega a incisão. A túnica albugínea é plicada com a sutura permanente utilizando uma sutura tipo Lembert estendida depois de quatro pontos por plicatura. A, Colocação da sutura para curva dorsal. B, Colocação da sutura para curva ventral.

popular do encurtamento da túnica, na qual não há incisão no interior da túnica, mas esta é plicada com sutura permanente por meio da técnica de colocação de sutura tipo Lembert estendida (Gholami e Lue, 2002; Brant et al., 2007; Rolle et al., 2005) (Fig. 31-13). Outra variação da técnica de plicatura é a modificação de Levine para a plicatura da túnica albugínea (*tunica albuginea plication*, TAP) de Duckett-Baskin, que foi originalmente empregada para crianças com curvatura congênita. Aqui, uma incisão de espessura parcial é feita transversalmente no lado contralateral ao ponto de curvatura máxima (Baskin e Duckett, 1994; Levine, 2006). Um par de incisões paralelas transversais de 1 a 1,5 cm de comprimento é feito através das fibras longitudinais, mas não interrompe as fibras circulares internas da túnica. Como consequência, o tecido cavernoso subjacente não é afetado, o que poderia reduzir a probabilidade de DE pós-operatória. Essas incisões são separadas por 0,5 a 1,0 cm, dependendo da quantidade desejada de encurtamento. As fibras longitudinais entre as duas incisões transversais são removidas para reduzir a maior parte da plicatura. Esse procedimento é feito agora com uma única sutura central permanente (sutura 2-0 Tevdek® [poliéster recoberto com politetrafluoretileno] Teleflex Medical, Research Triangle Park, NC, ou sutura TiCron® [poliéster recoberto com silicone] Medline, Mundelein, IL) colocada no modo colchoeiro vertical invertido para esconder o nó e sustentada com sutura absorvível (polidioxanona 3-0 [PDS], Ethicon®, Somerville, NJ) colocada no padrão Lembert para reduzir a natureza palpável da plicatura e dos nós (Fig. 31-14).

O ponto principal é que todos os procedimentos de plicatura encurtam o lado longo do pênis e, desse modo, podem resultar em perda de comprimento naquele lado do pênis. A perda de comprimento peniano após o uso da técnica de TAP foi avaliada em alguns estudos. Os fatores esperados que consideram a perda de comprimento incluíram a direção da curvatura e o grau de curvatura (Greenfield et al., 2006). Greenfield et al. (2006) observaram que homens com uma curvatura ventral maior que 60 graus tenderam a ter grandes perdas potenciais do comprimento do pênis. O comprimento pré-operatório e o grau e direção da deformidade da curvatura parecem estar correlacionados à satisfação pós-operatória (Mulhall et al., 2005; Greenfielde et al., 2006).

As desvantagens de qualquer procedimento de plicatura da túnica na DP são aquelas que não corrigem o encurtamento e potencialmente podem aumentar a perda de comprimento da haste do pênis. Não avalia o efeito "dobradiça" ou "ampulheta" e pode exacerbá-lo, resultando em um pênis instável. A placa também é mantida no local. O estreitamento ou endentação do pênis é relatado em até 17% dos casos tratados por essas técnicas. Além disso, pode haver dor associada aos granulomas induzidos nos fios e nós da sutura (Tornehl e Carson, 2004; Taylor e Levine, 2008; Ralph et al., 2010). A correção cirúrgica da curvatura do pênis com procedimentos de plicatura pode ser esperada em 70% a 100% dos pacientes, com uma taxa de satisfação relatada de 65% a 100% (Van der Horst et al., 2004; Ding et al., 2010; Larsen e Levine, 2013). A recidiva da deformidade da curvatura peniana (maior que 30 graus) é relatada em até 12% dos casos em um número limitado de estudos de longo prazo (Taylor et al., 2008; Levine e Burnett, 2013). O risco relatado de nova DE varia de 0% a 38% e a diminuição da sensibilidade é observada em 4% a 21%, com seguimento de até 89 meses. Outras complicações menos comuns incluem hematoma em até 9% dos pacientes, lesão uretral em menos de 2% e fimose em até 5% dos casos (Tornehl e Carson, 2004; Kadioglu et al., 2011b; Larsen e Levine, 2013). A mais recente reunião do International Consultation on Sexual Medicine (ICSM) publicou em 2010 as recomendações em relação aos procedimentos de plicatura, relatando que "não há evidência de que uma abordagem cirúrgica forneça melhores resultados em relação à outra técnica, mas a correção da curvatura pode ser esperada com menos risco de nova DE" quando comparada com os procedimentos de enxerto (Ralph et al., 2010) (a Tabela 31-5 mostra um resumo dos resultados dos procedimentos de encurtamento da túnica).

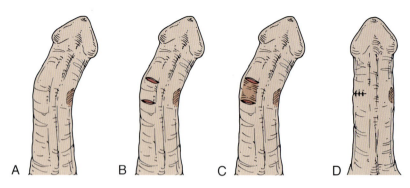

Figura 31-14. O procedimento de plicatura da túnica albugínea (PTA) (A) emprega um par de incisões paralelas transversais (B) separadas por 0,5 a 1,0 cm. A incisão é feita através das fibras longitudinais, mas não invade as fibras circulares internas da túnica. C, As fibras longitudinais entre as duas incisões transversais são removidas para reduzir a maior parte da plicatura. D, O defeito é então reunido transversalmente.

TABELA 31-5 Resultados do Procedimento de Encurtamento da Túnica na Doença de Peyronie (DP)

PROCEDIMENTO	AUTOR E DATA	PACIENTES (N)	MÉDIA DE SEGUIMENTO (MESES)	ALONGAMENTO NO ÚLTIMO SEGUIMENTO (%)	ENCURTAMENTO (% DE PACIENTES)	DE (%)	TAXAS DE SATISFAÇÃO (%)
Nesbit	Licht et al., 1997	28	22	79	37	4,0	79
	Schneider et al., 2003	48	25	23	44	0	75
	Syed et al., 2003	42	84	91	50	2,0	76
	Savoca et al., 2004	218	89	86,3	17,4	12,9	83,5
	Bokarica et al., 2005	40	81	88	15,* 100**	5,0	NR
	Ralph, 2006	9	31	NR	NR	NR	67
Plicatura	Geertsen et al., 1996	28	34	57	NR	3,5	82
	Levine e Lenting, 1997	22	20	91	9	9	NR
	Thiounn et al., 1998	29	34	79	NR	38	81,* 62**
	Schultheiss et al., 2000	61	39,8	70,5	45,9	3,3	NR
	Chahal et al., 2001	44	49	29	90	36	NR
	Gholami e Lue, 2002	124	31	85	41	6	96
	Van der Horst et al., 2004	28	30	83	NR	0	67,8
	Paez et al., 2007	76	70	42	NR	60	NR
	Kim et al., 2008	26	≥12	65	69	11	65
	Kadioglu et al., 2008	15	21	87	NR	NR	93
	Taylor e Levine, 2008	61	72	93	18	10	84
	Dugi e Morey, 2010	34	6	98	NR	2,9	93
Yachia	Licht et al., 1997	30	12	100	NR	NR	83
	Rehman et al., 1997	26	32	92	100	7,7	78
	Daitch et al., 1999	14	24,1	93	57	7	79

*Paciente percebeu encurtamento
**Objetivamente mensurou encurtamento
DE, disfunção erétil; NR, não relatado.

Procedimentos de Alongamento da Túnica (Incisão ou Excisão Parcial da Placa e Colocação de Enxerto)

As indicações para a incisão da placa e enxerto (PIG, do inglês *plaque incision and grafting*) ou excisão da placa e enxerto (PEG, do inglês *plaque excision and grafting*) para a correção cirúrgica da DP incluem maior complexidade da doença com várias (ou todas) características que são descritas a seguir: curvatura maior que 60 a 70 graus, estreitamento da haste, dobramento, e calcificação extensa da placa (Levine e Lenting, 1997; Kendirci e Hellstrom, 2004; Ralph et al., 2010; Kadioglu et al., 2011b; Levine e Burnett, 2013). **Mais importante, para o paciente ser um candidato ao procedimento de incisão ou PEG, ele deve apresentar ereções satisfatórias pré-operatórias** (Taylor et al., 2012). Isso pode ser determinado durante a entrevista com o paciente, quando lhe perguntam diretamente, "Se o seu pênis fosse reto, a qualidade da rigidez que você tem atualmente permitiria a penetração?" Se o paciente hesitar ou notar ereções de qualidade subótima, o procedimento de enxerto não deve ser realizado a menos que o paciente compreenda totalmente o risco de DE pós-operatória mais avançada e a possível necessidade de implantação subsequente da prótese para obter a rigidez ideal. Alguns homens simplesmente rejeitam a ideia de que precisam de uma prótese como a primeira linha de tratamento cirúrgico. Outros pacientes que deveriam ser considerados como candidatos para a plicatura da túnica rejeitam essa abordagem por causa do medo da perda de comprimento do pênis. O reparo com enxerto pode ser oferecido a esses homens com a compreensão de que uma prótese peniana pode ser colocada com mínima dificuldade adicional em um período posterior. A vantagem de realizar o enxerto é que provavelmente permitiria a correção da curvatura e o restabelecimento do calibre normal da haste, enquanto aumentaria a probabilidade de alguma recuperação no comprimento na faixa de 0,5 a 3,0 cm.

Outros fatores são relatados na literatura como possíveis preditores da DE pós-operatória, incluindo idade superior a 55 anos, evidência de disfunção cavernoveno-oclusiva na análise do ecodoppler peniano com teste farmacológico, com um índice de resistência menor que 0,80, extenso defeito na túnica e no tamanho do enxerto, curvatura ventral e curvatura maior que 60 graus (Leungwattanakij et al., 2001; Levine et al., 2005; Alphs et al., 2010; Flores et al., 2011). Esses preditores foram sugeridos como resultantes de estudos de um único centro, com um número limitado de pacientes em cada coorte. Estudos em maior escala indicam que o critério principal para qualquer procedimento de enxerto é a qualidade das ereções pré-operatórias (Flores et al., 2011; Taylor et al., 2012). **De fato, Jordan e Angermeier observaram uma associação linear entre DE pré- e pós-operatória** (Jordan e Angermeier, 1993). **A opinião de especialistas é consistente de que pacientes com deformidade ventral não respondem bem aos procedimentos de enxerto.** Na verdade, a análise de Hellstrom para a relação da deformidade peniana e a condição vascular de pacientes com DP mostrou que homens com curvatura ventral tiveram a maior probabilidade de apresentar disfunção cavernoveno-oclusiva (Lowsley e Boyce 1950; Jordan e Angermeier, 1993).

As técnicas cirúrgicas de enxerto incluem PIG e PEG. Historicamente, a remoção total da placa era realizada para "suprimir a doença", resultando em grandes enxertos do tipo *onlays* com uma taxa bastante elevada de DE (Kendirci e Hellstrom, 2004; Kadioglu et al., 2006). Portanto, a incisão da placa foi introduzida de modo que uma incisão em forma de H modificado ou duplo Y é feita na área de máxima curvatura (Gelbard, 1995). Isso permite que a túnica seja expandida nessa área, corrigindo assim a curvatura e o calibre da haste, mas minimizando a exposição subjacente do tecido cavernoso e, dessa forma, reduzindo a potencial fibrose do tecido cavernoso e/ou interrompendo o delicado mecanismo cavernoveno-oclusivo, que é considerado o mais provável contribuinte para a DE pós-operatória com os procedimentos de enxerto (Dalton et al., 1991; Hatzimouratidis et al., 2012). O uso da incisão modificada em H permite a correção da curvatura e do calibre da haste. Gelbard (1995) sugeriu que o uso de múltiplas incisões e o seu preenchimento com enxertos resultariam em uma correção mais suave da curvatura e potencialmente menor dano ao tecido cavernoso subjacente (Gelbard, 1995).

Nós preferimos a PEG na qual a área de máxima deformidade é removida, particularmente se estiver associada à grave endentação. **Um número crescente de pacientes com grave deformidade apresenta endentação que, se não avaliada, pode resultar em um pênis reto, mas com estreitamento residual causando instabilidade.** Os cantos do defeito são distribuídos de forma radial para aumentar a correção do estreitamento na área (Levine, 2011). Os princípios geométricos são aplicados na técnica para a obtenção de um enxerto de tamanho apropriado e com excelente correção da deformidade (Egydio et al., 2004). Essa abordagem é considerada desnecessariamente complexa e uma taxa maior de DE pós-operatória é observada quando essa técnica é utilizada (Flores et al., 2011). **Parece intuitivo que, para reduzir o risco de DE pós-operatória, a solução é limitar o trauma no tecido cavernoso subjacente para manter a função cavernoveno-oclusiva e o enxerto da túnica sobrejacente.**

Materiais de Enxerto

O enxerto ideal deve aproximar as características elásticas e de tensão da túnica albugínea normal; deve ter mínima morbidade e reação tecidual; deve ser prontamente disponível, não muito espesso, flexível, fácil de medir e suturar, barato e resistente à infecção; e deve preservar a capacidade erétil (Gur et al., 2011; Kadioglu et al., 2007). Diversos enxertos autólogos têm sido utilizados historicamente, incluindo tecido adiposo, derme, túnica vaginal, dura-máter, fáscia temporal, veia safena, crura ou albugínea e mucosa bucal (Lowsley e Boyce, 1950; Devine e Horton, 1974; Das, 1980; Lue e El-Sakka 1998; Teloken et al., 2000; Sampaio et al., 2002; Leungwattanakij et al., 2003; Kargi et al., 2004; Shioshvili et al., 2005; Kadioglu et al., 2007). Esses enxertos deixaram de ser utilizados por causa da necessidade de cirurgia estendida para colher o enxerto, assim como um segundo sítio cirúrgico, que possui suas próprias complicações potenciais de regeneração, cicatrização e possível linfedema. Os enxertos crurais e bucais são comprometidos pela incapacidade de obter material de enxerto para grandes defeitos (Hatzichristou e Hatzimouratidis, 2002; Schwarzer et al., 2003; Shioshvili et al., 2005). Os enxertos sintéticos de tereftalato de polietileno (PETE, Dacron®) e politetrafluoroetileno (PTFE, Teflon®) foram utilizados historicamente e não são mais recomendados em virtude do risco potencial de infecção, resposta inflamatória localizada e fibrose (Devine et al., 1997; Brannigan et al., 1998). Finalmente, os aloenxertos e xenoenxertos "prontos para uso" emergiram, incluindo pericárdio processado de fonte bovina ou humana, submucosa intestinal de suíno e pele suína. Os dois enxertos mais comuns atualmente empregados são o Tutoplast® (Coloplast US, Minneapolis, MN), pericárdios humano e bovino processados, além de enxertos de submucosa de intestino delgado suíno (SIS, do inglês *small intestinal submucosa*) (Surgisis ES, Cook Urological, Spencer, IN) (Hellstrom, 1994; Hellstrom e Reddy, 2000; Knoll, 2001; Levine e Estrada, 2003). Estes enxertos processados e embalados são usados com maior frequência por causa da facilidade de uso e redução no tempo operatório. Os enxertos de pericárdio são finos, fortes, não contraem e não apresentam relatos de infecção ou rejeição. Chun et al. (2001) realizaram uma comparação entre enxertos de pericárdio cadavérico humano processado não pela técnica Tutoplast® e da derme no procedimento de Horton-Devine modificado. No geral, 92% dos pacientes foram capazes de atingir o ato sexual bem-sucedido com ou sem assistência. Esses pesquisadores relataram uma taxa de recorrência geral de 33%, com 26% dos pacientes que receberam enxertos dérmicos e 44% dos pacientes com enxertos do pericárdio apresentando recidiva. Entretanto, esse estudo não relatou a gravidade da recidiva e todos esses pacientes foram capazes de alcançar ereções adequadas na relação sexual. As taxas de satisfação foram similares e aqueles que foram submetidos ao enxerto com pericárdio tiveram tempo operatório mais curto, assim como morbidade reduzida associada à ausência de um sítio doador do enxerto (Chung et al., 2001). Os enxertos de SIS apresentam vantagens similares aos de pericárdio, com exceção de relatos de retração do enxerto, particularmente com enxertos de uma camada, com curvatura recorrente associada variando entre 37% e 75% (Santucci et al., 2005; John et al., 2006; Breyer et al., 2007; Kovac e Brock, 2007; Taylor e Levine, 2008). Outras complicações pós-operatórias relatadas com enxertos de SIS incluem hematoma subenxerto em 26% e uma taxa de infecção de 5% (Breyer et al., 2007).

Os materiais de enxerto originados de tecido foram considerados mais recentemente e oferecem em potencial a vantagem de ter um enxerto produzido com material celular, que pode aumentar a incorporação do enxerto e potencialmente reduzir a fibrose tecidual local com diminuição da DE no pós-operatório. Os enxertos com SIS cultivada a partir de células-tronco derivadas do tecido adiposo, enxertos de matriz acelular da túnica albugínea humana e enxertos da túnica albugínea endotelial originada de tecido autólogo têm sido investigados em procedimentos de incisão e excisão (Schultheiss et al., 2004; da Silva et al., 2011; Imbeault et al., 2011; Ferretti et al., 2012; Ma et al., 2012). Imbeault et al. (2011) demonstraram a produção *in vitro* de túnica albugínea artificial utilizando células endoteliais humanas e fibroblastos da derme humana. Os pesquisadores concluíram que o enxerto tubular endotelial produzido com tecido foi estruturalmente similar à túnica normal com uma alta pressão de ruptura e resistência mecânica adequada. Além disso, a propriedade autóloga desse modelo poderia representar uma vantagem comparada com outros enxertos disponíveis (Imbeault et al., 2011). Tais estudos podem ajudar a elucidar os tratamentos médicos futuros da DP, com o uso de enxertos derivados da engenharia tecidual para reconstrução da túnica albugínea. As propriedades biomecânicas, compatibilidade com a túnica albugínea e a neovascularização efetiva dos enxertos derivados de tecidos precisam ser mais investigadas antes que tal pesquisa básica possa ser aplicada na prática.

Técnica Cirúrgica de Enxerto

Uma vez que o paciente tenha alcançado a anestesia geral satisfatória, é aconselhado que ele receba uma dose de antibióticos intravenosos e que seja aplicado o dispositivo de proteção para trombose venosa profunda. O SPL dorsal deve ser mensurado. Uma ereção artificial é criada pela injeção de um fármaco vasoativo (papaverina, Trimix, prostaglandina E_1) por meio de uma agulha tipo *butterfly* de calibre 21 colocada através da glande para o interior do corpo cavernoso. A solução salina também pode ser infundida para criar uma ereção rígida completa, que permite a visualização e medida da deformidade, incluindo a curvatura e áreas de endentação com ou sem efeito de "dobradiça". A abordagem preferida para os procedimentos de enxerto é uma circuncisão feita aproximadamente 1,5 a 2 cm proximal à coroa ou por meio de um sítio prévio de circuncisão. O pênis é desenluvado até a fáscia de Buck, ponto no qual a hemostasia é obtida com cautério bipolar. É aconselhável que o cirurgião amplie a visualização com lupa para reduzir a probabilidade de lesão em estruturas neurovasculares. Com a haste exposta, a ereção pode ser recriada novamente, demonstrando a área de máxima deformidade. No contexto de uma curvatura dorsal ou dorsolateral, a fáscia de Buck, com o feixe neurovascular fechado, é elevada por meio de um par de incisões paralelas lateral à uretra, através da fáscia de Buck para a túnica albugínea. A fáscia de Buck é cuidadosamente elevada da túnica. Geralmente isso pode ser realizado com a dissecção cortante e delicada, mas, ocasionalmente, se houver uma adesão significativa entre a fáscia de Buck e a túnica, o cautério bipolar pode ser utilizado para elevar isso com o risco mínimo de lesão permanente do nervo. Uma vez que a fáscia de Buck esteja elevada fora da área de máxima deformidade, uma ereção completa é recriada. A área de máxima deformidade é marcada para a incisão ou excisão parcial da placa. Isso permite a excisão e expansão das áreas de endentação severa. Deve-se observar que mesmo com uma curvatura lateral completa, a túnica a ser removida/incisada deve atravessar o septo dorsal, pois esse é o ponto de ancoragem da cicatriz, e, se não for realizado, a curvatura residual substancial provavelmente permanecerá (Jordan, 2007). Quando a extensa calcificação se estende além da área de excisão parcial da placa, o componente calcificado pode ser removido, deixando a lâmina externa intacta, pois a calcificação envolve as fibras circulares internas. Com o estabelecimento do defeito retangular, os cantos são distribuídos de forma radial para ajudar a recuperar o calibre normal da haste na área de endentação. Nós temos simplificado a técnica com o princípio geométrico assegurando que os lados laterais do defeito sejam de mesmo comprimento (Egydio et al., 2004; Levine, 2011). Com isso, criamos um quadrado ou retângulo de tamanho uniforme, que praticamente sempre permite a correção satisfatória da curvatura lateral e dorsal. Frequentemente, o comprimento transversal proximal será mais longo do que o comprimento transversal distal, devido ao afilamento distal da haste. O pênis pode ser mensurado em sua extensão novamente; geralmente haverá o aumento do comprimento dorsal de 0,5 para 3 cm. As suturas de ancoragem de 4-0 PDS (Ethicon®, Somerville, NJ) são colocadas nos quatro cantos do defeito e no ponto médio transversalmente, distalmente e em posição proximal. Com essas suturas de ancoragem no trajeto, o defeito pode ser mensurado longitudinalmente e transversalmente. Nossa preferência é utilizar um enxerto de pericárdio processado Tutoplast® (Coloplast®, Minneapolis, MN), pois é um enxerto que geralmente apresenta pouca retração. O enxerto deve ser dimensionado para ser não mais que 10% maior do que o defeito mensurado na extensão. Os enxertos de SIS (Cook Urological, Spencer, IN) precisam ser superdimensionados em 25%. Uma vez que o enxerto tenha sido cortado na medida, é fixado no local com as suturas de ancoragem previamente colocadas; em seguida, com sutura PDS 4-0 colocada de forma contínua, o enxerto é fixado com o defeito. Se um grande defeito é criado, pode ser aconselhável colocar várias suturas PDS 4-0 interrompidas na área do septo para reduzir o volume de sangue que pode se acumular sob o enxerto. Uma ereção artificial é novamente restabelecida; se a curvatura residual for significativa, isso pode ser realizado com a plicatura da túnica. Nós observamos que esse procedimento é necessário em até 25% dos pacientes. Em indivíduos com uma curva mais prolongada ou naqueles com endentação substancial em uma área, assim como naqueles que possuem curvatura mais distal, o enxerto deve ser realizado na área de endentação e a plicatura pode ser utilizada para qualquer curva residual, na finalização do procedimento. Nessa condição, um único enxerto pode ser utilizado, o qual não tenha demonstrado ter uma taxa maior de DE pós-operatória em comparação com o uso de vários enxertos, mas tenha a vantagem do tempo mais curto de cirurgia. Com a correção satisfatória da deformidade efetuada, a fáscia de Buck é reaproximada com sutura contínua 4-0 cromada e a pele na haste é reaproximada à pele na subcoroa com sutura cromada 4-0 interrompida no modo colchoeiro horizontal. Digno de nota, para aqueles pacientes que não são circuncisados e não apresentam qualquer evidência de fimose, uma circuncisão não é necessária (Garaffa et al., 2010); mas se houver qualquer dúvida em relação ao prepúcio redundante, excessivo e/ou fimose, então a circuncisão deve ser realizada para reduzir a probabilidade de parafimose pós-operatória (Garaffa et al., 2010). O pênis é coberto com gaze Xeroform® (3M, St. Paul, MN) colocada sobre a incisão da circuncisão e, em seguida, um envoltório Coban® (3M, St. Paul, MN) é colocado em posição distal para proximal, fornecendo compressão leve. Geralmente o curativo é deixado no local por 3 dias e então removido, para que o paciente então possa tomar banho. A submersão da ferida não é aconselhável, pois isso pode levar à separação da ferida.

Manejo Pós-operatório

O período de reabilitação pós-operatória é essencial para reduzir o risco de DE pós-operatória e perda de comprimento, assim como otimizar a cicatrização adequada. Podemos considerá-la útil para comparar a importância da reabilitação pós-operatória após cirurgia peniana com a importância da reabilitação necessária para substituição bem-sucedida de uma articulação ortopédica. Normalmente um paciente é observado 2 semanas após a cirurgia, período no qual a massagem e a terapia de alongamento são iniciadas (Horton et al., 1987). O paciente é instruído a segurar o pênis pela glande e esticá-lo delicadamente para longe do corpo e, em seguida, com a outra mão massagear a haste do pênis por 5 minutos, duas vezes por dia durante 2 a 4 semanas. A massagem e o alongamento podem ser realizados pela parceira do paciente nas 2 semanas seguintes, se possível. Isso reiniciará a experiência sexual para o casal e espera-se que diminua o medo de lesionar novamente o pênis, pelo qual a parceira possa se sentir responsável. Os pesquisadores recomendam o uso noturno de inibidores de PDE5 para aumentar a vasodilatação pós-operatória, que pode dar suporte ao enxerto realizado, reduzir a contração cicatricial e, teoricamente, preservar o tecido cavernoso, reduzindo assim a DE no pós-operatório (Levine et al., 2005). Por fim, os dispositivos de tração peniana externa foram encorajados e, recentemente, mostraram reduzir a perda de comprimento no pós-operatório e podem até mesmo aumentar o ganho de comprimento após os procedimentos de enxerto ou plicatura (Levine et al., 2013). Em um recente relato, o SPL em pacientes que utilizaram a terapia de tração no pós-operatório demonstrou aumento do comprimento após os procedimentos de plicatura e PEG em +0,85 cm e +1,48 cm, respectivamente, *versus* as alterações no comprimento de −0,53 cm e +0,24 cm nos grupos com plicatura e PEG, nos quais a tração pós-operatória não foi utilizada. De fato, 50% dos pacientes com plicatura e 89% daqueles com PEG que realizaram a tração pós-operatória apresentaram ganho no comprimento mensurado. O uso médio diário relatado foi de 2,5 horas por 4,5 dias por semana em uma duração média de 3,8 meses. Não houve relato de pacientes com perda do comprimento no pós-operatório entre aqueles que utilizaram a terapia de tração pós-operatória; e embora sem significância estatística, houve uma tendência de maior satisfação para o comprimento ereto nos grupos em que a tração pós-operatória foi empregada. A tração é recomendada por 3 ou mais horas ao dia, começando após 3 a 4 semanas da cirurgia, uma vez que a ferida possa tolerar as pressões do dispositivo de alongamento por 3 meses (Rybak et al., 2012).

Em uma recente revisão de relatos publicados sobre enxerto na DP ao longo de 12 anos, a correção satisfatória da curvatura foi alcançada em 74% a 100% dos pacientes, mas a DE pós-operatória, que não tem uma definição uniforme na literatura e pode incluir rigidez reduzida, comparada com a rigidez pré-operatória, até perda completa de rigidez, é relatada em 5% a 54% dos pacientes. A sensibilidade diminuída após o enxerto é observada em poucas séries com um seguimento inferior a 5 anos (Taylor e Levine, 2008). Nas poucas revisões sobre resultados cirúrgicos de único centro com 5 ou mais anos de seguimento, a DE foi relatada em até 24% dos casos, com curvatura recorrente ou persistente variando de 8% a 12% (Montorsi et al., 2004; Kalsi et al., 2005; Chung et al., 2011a; Usta et al., 2003). A Tabela 31-4 ilustra um resumo dos resultados de alongamento peniano com incisão ou excisão da placa e colocação de enxerto.

Prótese Peniana para Homens com Doença de Peyronie

Indicações

Em homens com DP e DE concomitante refratária aos inibidores de PDE5, a colocação de prótese peniana é o procedimento de escolha (Levine e Lenting, 1997; Levine e Dimitriou, 2000; Kendirci e Hellstrom, 2004; Ralph e Minhas, 2004; Mulhall et al., 2005). **As manobras adicionais de correção da deformidade podem ser necessárias, incluindo a modelagem manual e incisão da túnica albugínea com ou sem enxerto.** Recentemente, as abordagens transcorpóreas têm sido utilizadas antes da modelagem ou incisões relaxantes; realiza-se a incisão ou alongamento da placa dentro dos corpos cavernosos (Shaeer, 2011; Perito e Wilson, 2013).

Técnicas de Correção da Deformidade durante a Implantação de uma Prótese Peniana na Doença de Peyronie

Uma prótese peniana inflável (PPI) parece ser o implante cirúrgico preferido, visto que a pressão nos cilindros permite a correção superior da curvatura com a modelagem manual, assim como o melhor aumento da circunferência. Historicamente, as próteses maleáveis, quando utilizadas na DP, foram associadas a ereções limitadas e menos naturais (Montorsi et al., 1993; Ghanem et al.,1998; Marzi et al., 1997).

A modelagem manual pela abordagem penoscrotal é recomendada com um cilindro inflável de alta pressão, mas todos os dispositivos disponíveis de dois ou três volumes são empregados com sucesso para corrigir a deformidade (Wilson e Delk, 1994; Montague et al., 1996; Montorsi et al., 1996; Levine et al., 2001; Chung et al., 2012c). Nossa abordagem é colocar primeiramente os cilindros da prótese, seguido pelo fechamento das corporotomias. Com o uso de um reservatório substituto anexado à tubulação da bomba, a prótese pode ser preenchida com rigidez completa, que permitirá a visualização da deformidade. Para proteger a bomba das altas pressões que podem ocorrer durante a modelagem manual, as pinças hemostáticas revestidas são aplicadas à tubulação entre a bomba e os cilindros. O pênis é inclinado na direção contralateral para a curvatura. Recomenda-se tentar segurar o pênis nessa posição por 60 a 90 segundos, mas a experiência sugere que aproximadamente 30 segundos pode ser o tempo total possível. Com a modelagem realizada, o pênis pode ser reavaliado pela instilação de mais fluido, reaplicando os componentes hemostáticos, e em seguida o procedimento de modelagem é feito repetidamente até que a correção satisfatória da curva seja obtida. **A técnica de modelagem deve ser uma flexão gradual em vez de uma manobra violenta, pois isso reduzirá a probabilidade de laceração inadequada da túnica ou lesão no feixe neurovascular sobrejacente.** As lesões na uretra durante o procedimento, como consequência da extrusão distal dos cilindros da prótese na fossa navicular, são relatadas (Wilson e Delk, 1994; Wilson et al., 2001). Para reduzir a probabilidade de ocorrência desse evento, a mão dobrada deve ser colocada na haste do pênis e não na glande, para evitar uma pressão descendente sobre as pontas dos cilindros. A outra mão deve segurar a base do pênis com pressão sobre as corporotomias, que fornecerão o suporte para essa área e reduzirão a chance de rompimento da linha de sutura.

Os relatos publicados sobre o uso de modelagem indicaram que o alinhamento bem-sucedido pode ser esperado em 86% a 100% sem maior incidência de revisão do dispositivo; o déficit sensorial após modelagem manual é raro, mas continua sendo uma complicação potencial que deve ser discutida com o paciente no pré-operatório (Wilson e Delk, 1994; Montague et al., 1996; Wilson et al., 2001; Levine et al., 2010; Chung et al., 2012c). Embora se considere que as técnicas mais avançadas sejam necessárias para a curvatura de maior gravidade, a experiência publicada sugere que a modelagem manual pode ser utilizada como terapia de primeira linha para correção da curvatura após implantação da prótese (Levine et al., 2010; Chung et al., 2012c). Uma alternativa para essa situação é realizar uma plicatura da túnica contralateral à curvatura, antes da colocação da prótese para corrigir a curvatura (Rahman et al., 2004; Dugi e Morey, 2010). Quando se observa uma curvatura residual maior que 30 graus ou colapso do cilindro inflado devido à indentação residual, a incisão da túnica é recomendada após elevação da fáscia de Buck naquela área (Levine e Dimitriou, 2000).

A incisão cutânea penoscrotal transversal permitirá o acesso a praticamente à haste inteira, exceto quando a curvatura é distal e dorsal na haste; assim, o desenluvamento do pênis não é sempre necessário. A incisão da túnica é feita com os cilindros vazios, utilizando o cautério para liberar a túnica na tentativa de preservar o tecido cavernoso sobre o implante. Quando os cilindros de titânio (Coloplast®, Minneapolis, MN) são utilizados, a energia deve ser menor que 30 watts para reduzir as potenciais lesões térmicas do cilindro (Hakim et al., 1996). Uma vez realizada a incisão, os cilindros são reinflados e a modelagem adicional pode ser feita para otimizar a correção da deformidade. **Embora não exista uma abordagem claramente aceita, o enxerto é recomendado quando o defeito apresentar uma medida superior a 2 cm em qualquer dimensão para reduzir a contratura cicatricial e a herniação dos cilindros** (Levine e Dimitriou, 2000; Carson e Levine, 2014). **Historicamente, os enxertos sintéticos eram utilizados, mas os bioenxertos de pericárdio ou de SIS suína são atualmente recomendados. O uso de enxertos dérmicos obtidos localmente não é recomendado, devido ao risco de transferência de bactérias para a prótese.**

Existem publicações limitadas considerando as respostas efetivas em relação aos resultados de longo prazo e satisfação com as próteses penianas infláveis em homens com DP e DE. Levine et al. (2010) estudaram 90 homens consecutivos submetidos à colocação de um PPI, com 4% dos pacientes apresentando alongamento satisfatório apenas com o implante da prótese, 79% satisfeitos com a correção da curvatura com a prótese e a modelagem, 4% necessitando de incisão da túnica e 12% com a incisão e o enxerto do pericárdio para correção da curvatura. Não houve evidência de que as manobras adicionais tenham aumentado a taxa de falha mecânica ou infecção com até 8 anos de seguimento. No questionário não validado utilizado nesse estudo, a satisfação geral dos pacientes foi de 84%, enquanto apenas 73% ficaram satisfeitos com a correção da curvatura. Isso pode indicar uma falha no desenvolvimento do questionário, mas pode também refletir o descontentamento geral e frustração dos pacientes com DP (Levine et al., 2010). Portanto, o aconselhamento pré-operatório e a definição das expectativas adequadas com a colocação de qualquer prótese são cruciais (Akin-Olugbade et al., 2006). É recomendada que a discussão pré-operatória também seja focada no objetivo de obter a "correção funcional", na qual uma curvatura residual de 20 graus ou menos em qualquer direção provavelmente não comprometeria a atividade sexual e poderia corrigir a tempo como resultado da expansão do tecido causada pelos cilindros. Uma comparação dos resultados entre os dispositivos infláveis de duas e três peças realizada na América do Norte não encontrou vantagem significativa em relação à confiabilidade do dispositivo, infecção ou satisfação do paciente (Chung et al., 2012c).

De longe, a queixa mais comum no pós-operatório recebida por homens submetidos ao implante da prótese peniana é a perda de comprimento (Montague, 2007). O primeiro trabalho que avaliou objetivamente a alteração do comprimento peniano após a implantação da prótese foi descrito por Wang et al., que demonstraram diminuição de 0,8, 0,75 e 0,74 cm em 6 semanas, 6 meses e 1 ano após a cirurgia, respectivamente (Wang et al., 2009). Isto é de particular preocupação na população com PD, que muitas vezes já tem perda do comprimento do pênis. Qualquer perda de comprimento adicional como resultado do implante pode ser angustiante para o paciente e deve ser tratada antes da cirurgia. Para aqueles homens que não podem tolerar qualquer perda adicional no comprimento, um pequeno estudo-piloto desenvolvido recentemente utilizou a terapia de tração antes da colocação da prótese peniana em homens com DP, assim como outros distúrbios que causam encurtamento peniano (p. ex., explantes de prótese, prostatectomia radical) (Levine e Rybak, 2011). Esse estudo demonstrou que, após 3 a 4 meses de tração diária por um tempo médio de 3 horas ou mais por dia, não houve perda adicional do comprimento após a colocação da prótese e a maioria apresentou ganho de comprimento (0,5 a 2,0 cm) comparado com o SPL na pré-tração (Levine e Rybak, 2011). O enchimento prolongado do cilindro no pós-operatório é recomendado para manter o comprimento peniano e reduzir a curvatura residual; o dispositivo é mantido inflado por 10 a 30 minutos diariamente por 3 meses, começando 6 semanas após a cirurgia. A Tabela 31-6 mostra um resumo dos resultados do alongamento peniano com o implante da prótese peniana.

TABELA 31-6 Resultados do Implante de Prótese Peniana na Doença de Peyronie

AUTOR E DATA	TIPO DE PRÓTESE	PACIENTES (N)	MÉDIA DE SEGUIMENTO (MESES)	MANOBRAS DE ALONGAMENTO ADICIONAL (%)	TAXAS DE SATISFAÇÃO (%)
Garaffa et al., 2011	Inflável	129	NR	37	86
	Maleável	80	NR	16	72
Levine et al., 2010	Inflável	90	49	96	84
DiBlasio et al., 2010	Inflável	79	20	11	NR
Wilson e Delk, 1994	Inflável	138	NR	8	NR
Montague et al., 2007	Inflável	72	NR	8	67
Chaudhary et al., 2005	Inflável	46	12	61	93
Rahman et al., 2004	Inflável	5	22	100	100
Levine e Dimitriou, 2000	Inflável	46	39	NR	NR
Akin-Olugbade et al., 2006	Inflável	18	≥6	22,2	60
Usta et al., 2003	Inflável	42	21 (12-48)	30	84
Wilson et al., 2001	Inflável	104	60	0	99
Carson et al., 2000	Inflável	63	NR	NR	88
Morganstern et al., 1997	Inflável	309	42	NR	NR
Montorsi et al., 1996	Inflável	33	17	40	79

NR, não relatado.

PONTOS-CHAVE: TRATAMENTO CIRÚRGICO

- A correção cirúrgica da DP com ou sem a colocação da prótese peniana ainda é o tratamento padrão-ouro para correção da deformidade e é indicada quando a deformidade ou rigidez compromete ou impede a atividade sexual com penetração.
- Os candidatos à cirurgia devem ser submetidos a um processo de consentimento informado abrangente e detalhado, para que o paciente compreenda as limitações potenciais da cirurgia e tenha expectativas pessoais apropriadas, dessa forma, melhorando a satisfação pós-operatória.
- Para o paciente com rigidez pré-operatória satisfatória, com curvatura menor que 60 a 70 graus e sem endentação significativa, indica-se a técnica de plicatura da túnica. Não existe qualquer técnica de plicatura que tenha demonstrado ser superior a outra, como não há ensaios comparativos diretos publicados.
- Homens que apresentam deformidade complexa e mais grave, mas que possuem função erétil pré-operatória preservada, sem evidência de insuficiência venosa na análise do ecodoppler peniano, devem ser considerados como candidatos à correção da deformidade utilizando a incisão da placa ou PEG.
- As complicações associadas a essas operações incluem alongamento incompleto, curvatura recorrente, encurtamento da haste, sensibilidade sexual peniana reduzida e DE.
- A natureza do enxerto parece ser o fator determinante menos provável em relação à DE no pós-operatório. Por outro lado, desfechos ótimos são mais prováveis como resultado de uma seleção adequada dos pacientes com relação à condição erétil pré-operatória, assim como a técnica de operação.
- Para homens que possuem rigidez inadequada e DP, o implante da prótese peniana com manobras de alinhamento quando necessárias deve ser considerado como cirurgia de primeira linha.

CONCLUSÃO

A DP é muito mais comum do que se pensava anteriormente e é uma área crescente na urologia, não só para a prática clínica, mas também para a pesquisa em ciência básica. Os mistérios desse distúrbio de cicatrização precisam ser esclarecidos, provavelmente gerando melhores opções de tratamento, assim como estratégias potenciais para prevenir a progressão. Deve-se reconhecer a existência de fases agudas e estáveis, e que a cirurgia deve ser oferecida somente após a estabilização do processo de cicatrização por 3 a 6 meses. Pacientes com DP devem ser aconselhados de que a correção completa da deformidade, incluindo a curvatura, endentação e encurtamento, não é provável e que o objetivo é permitir que o paciente recupere novamente a função sexual. É importante reconhecer o impacto psicológico devastador dessa doença e o aconselhamento psicológico é ocasionalmente indicado e deve ser oferecido. Para pacientes em fase aguda, não oferecer qualquer terapia é ruim para o seu sofrimento emocional e físico e pode permitir a progressão da deformidade. Oferecer tratamento não cirúrgico, incluindo terapia oral, injeção e/ou terapia mecânica, pode interromper a progressão e possivelmente melhorar a deformidade e a função sexual. Quando a cirurgia é indicada, o objetivo é corrigir a deformidade e prevenir o agravamento da DE, para que a atividade sexual seja possível. O paciente deve entender que a recuperação de seu pênis pré-DP não é provável e que a cirurgia traz o risco de correção incompleta da deformidade e curvatura recorrente, além de encurtamento da haste, alteração na sensibilidade e, mais importante, diminuição de rigidez pós-operatória. Para homens com DE e DP refratárias aos medicamentos, o implante de uma prótese peniana com manobras de correção da curvatura peniana é a melhor abordagem para tratar ambos os problemas com uma operação.

Acesse www.expertconsult.com para assistir aos vídeos deste capítulo.

REFERÊNCIAS

Para consultar a lista completa de referências, acesse www.expertconsult.com.

LEITURA SUGERIDA

Gonzalez-Cadavid NF, Rajfer J. Mechanisms of disease: new insights into the cellular and molecular pathology of Peyronie's disease. Nat Clin Pract Urol 2005;2:291-7.

Gur S, Limin M, Hellstrom WJ. Current status and new developments in Peyronie's disease: medical, minimally invasive and surgical treatment options. Expert Opin Pharmacother 2011;12(6):931-44.

Hatzimouratidis K, Eardley I, Giuliano F, et al. European Association of Urology. EAU guidelines on penile curvature. Eur Urol 2012;62(3):543-52.

Jalkut M, Gonzalez-Cadavid N, Rajfer J. Peyronie's disease: a review. Rev Urol 2003;5(3):142-8.

Levine LA, Burnett AL. Standard operating procdures for Peyronie's disease. J Sex Med 2013;10:230-44.

Mulhall JP, Schiff J, Guhring P. An analysis of the natural history of Peyronie's disease. J Urol 2006;175(6):2115-8. discussion 2118.

Ralph D, Gonzalez-Cadavid N, Mirone V, et al. The management of Peyronie's disease: evidence-based 2010 guidelines. J Sex Med 2010;7(7):2359-74.

Taylor FL, Levine LA. Peyronie's disease. Urol Clin North Am 2007;34(4):517-34.

32 Sexual Function and Dysfunction in the Female

Alan W. Shindel, MD, MAS e Irwin Goldstein, MD

- Sexual Wellness
- Female Sexual Response
- Mental Aspects of Sexual Response in Women
- Evaluation of Sexual Wellness in Women
- Special Populations
- Female Sexual Dysfunction
- Hypoactive Sexual Desire Disorder
- Female Sexual Arousal Disorder
- Persistent Genital Arousal Disorder
- Female Orgasmic Disorder
- Sexual Pain Disorders
- Conclusions

PARTE VI — Genitália Masculina

33 Surgical, Radiographic, and Endoscopic Anatomy of the Retroperitoneum

Drew A. Palmer, MD e Alireza Moinzadeh, MD

- Body Surface Landmarks
- Posterior Abdominal Wall
- Lumbodorsal Fascia
- Retroperitoneal Fasciae and Spaces
- Gastrointestinal Viscera
- Vasculature
- Lymphatic System
- Nervous Structures

749 – 783

34 Neoplasias dos Testículos

Andrew J. Stephenson, MD, MBA, FACS, FRCS(C) e Timothy D. Gilligan, MD, MS

Tumores de Células Germinativas

Tumores de Células não Germinativas

Tumores dos Anexos Testiculares

As neoplasias dos testículos constituem um grupo morfológica e clinicamente diverso de tumores, **dos quais, mais de 95% são tumores de células germinativas () (TCGs)**. Os TCGs são amplamente categorizados em dois grupos: os seminomas ou tumores de células germinativas não seminomatosos (TCGNS), em decorrência de diferenças na história natural e no tratamento. Os TCGs são tumores malignos raros, sendo responsáveis por 1% a 2% dos cânceres em homens nos Estados Unidos. Aproximadamente 95% dos TCG surgem nos testículos e 5% têm origem extragonadal. Com o desenvolvimento da quimioterapia à base de cisplatina e a integração da cirurgia, os TCGs passaram a ser um modelo de neoplasia curável e servem como um paradigma para o tratamento multidisciplinar do câncer (Einhorn, 1981). Antes da quimioterapia à base de cisplatina, a taxa de cura em pacientes com TCG avançado era de 5% a 10%. Hoje, a sobrevida em longo prazo de homens com TGC metastático é de 80% a 90%. Com a cura frequente dos pacientes, um importante objetivo do tratamento é a minimização da toxicidade relacionada à terapia sem comprometimento da do controle oncológico. A mortalidade decorrente do TCG se deve à resistência inerente à quimioterapia com cisplatina e ao insucesso de erradicação completa de elementos da doença residual no início do tratamento.

Os tumores testiculares não germinativos são raros e incluem as neoplasias do cordão sexual-estromal, os tumores linfoides e hematopoiéticos, os tumores do ducto coletor e da rede testicular e os tumores dos anexos testiculares. A classificação das neoplasias testiculares é apresentada no Quadro 34-1.

TUMORES DE CÉLULAS GERMINATIVAS

Epidemiologia

Em 2014, foram estimados que 8.820 homens desenvolveriam câncer testicular nos Estados Unidos e 380 morreriam devido à doença (Siegel et al., 2014). **Nos Estados Unidos, o câncer testicular é o tumor maligno mais comum entre homens de 20 a 40 anos de idade e o segundo câncer mais comum, logo após a leucemia entre adolescentes e homens jovens, de 15 a 19 anos de idade** (Horner et al., 2009). Os tumores testiculares têm três picos etários: Infância, dos 30 aos 34 anos de idade e aproximadamente aos 60 anos de idade. **A incidência de TCG bilateral é de aproximadamente 2,5% (o risco de desenvolvimento de tumores contralaterais sincrônicos e metacrônicos é respectivamente de, 0,6% e 1,9%)** (Fossa et al., 2005).

A incidência de câncer testicular varia significativamente de acordo com a região geográfica. **As maiores taxas são verificadas na Escandinávia, na Europa Ocidental e na Austrália–Nova Zelândia; intermediárias nos Estados Unidos e no Reino Unido; e as menores na África e na Ásia** (Weijl et al., 2000). **A incidência de câncer testicular nos Estados Unidos em caucasianos não hispânicos é cinco vezes maior do que a incidência em negros, quatro vezes maior do que em asiáticos e 78% maior do que em hispânicos** (Horner et al., 2009).

A incidência de TCG parece estar aumentando em todo o mundo (McKiernan et al., 1999; McGlynn et al., 2005; Purdue et al., 2005).

Nos Estados Unidos, a taxa de incidência ajustada à idade em adolescentes e homens de 15 a 49 anos de idade aumentou de 2,9 por 100.000 em 1975 para 5,1 por 100.000 em 2004 (Holmes et al., 2008). Neste período, as taxas de incidência de seminoma aumentaram substancialmente em comparação ao TCGNS (McGlynn et al., 2005; Powles et al., 2005). **A migração de estádios dos TCGsfoi observada em vários países, em parte secundária ao maior conhecimento e ao diagnóstico mais precoce.** Entre 1973 e 2001, a porcentagem de tumores diagnosticados em estádios localizados aumentou de 55% a 73% nos Estados Unidos entre homens brancos. A distribuição de estádios em homens afro-americanos continuou estável durante este período (McGlynn et al., 2005). **Apenas cerca de 10% a 30% de homens apresentam a doença metastática a distância.** No Reino Unido, a alteração na distribuição doi dos estádios com o passar do tempo tem sido, em grande parte, restrita a um aumento do número de seminomas localizados e à redução de número de TCGNS metastáticos; as taxas de TCGNS localizados e seminomas metastáticos são pouco alteradas (McGlynn et al., 2005). **Hoje, o seminoma localizado é a apresentação mais comum de TGC, representando aproximadamente 50% de todos os homens com a neoplasia** (Powles et al., 2005).

Fatores de Risco

Há quatro fatores bem-estabelecidos de risco para o desenvolvimento de câncer testicular: criptorquidia, história familiar de câncer testicular, história pessoal de câncer testicular e neoplasia intratubular de células germinativas (NITCG). Os homens inférteis também apresentam maior incidência de câncer testicular. Diversos estudos relataram que o aumento mais recente na incidência de câncer testicular pode ser, em grande parte, atribuído a efeitos pré-natais e perinatais, o que implica a participação importante da dieta e/ou de outros fatores ambientais na carcinogênese do TCG (Liu et al., 1999; Huyghe et al., 2003; McGlynn et al., 2003; Richiardi et al., 2004; Bray et al., 2006; Verhoeven et al., 2008).

Em homens com criptorquidia, a probabilidade de diagnóstico de câncer testicular na gônada acometida é quatro a seis vezes maior, mas o risco relativo cai duas a três vezes em caso de realização de orquidopexia antes da puberdade (Dieckmann e Pichlmeier, 2004; Wood e Elder, 2009). Uma metanálise de estudos sobre criptorquidia relatou que o testículo contralateral que desceu à bolsa escrotal também é discretamente mais suscetível (risco relativo de 1,74 [intervalo de confiança de 95% de 1,01 a 2,98]) (Akre et al., 2009). Os homens com parente em primeiro grau com câncer testicular apresentam risco substancialmente maior de desenvolvimento de câncer testicular e, nesses indivíduos, a idade mediana ao diagnóstico é 2 a 3 anos menor do que a observada na população geral (Mai et al., 2009). O risco relativo de desenvolvimento de câncer testicular de um homem é de oito a 12 em caso de um irmão acometido pela doença, em comparação a dois a quatro em homens com pai afetado (Westergaard et al., 1996; Sonneveld et al., 1999b; Hemminki e Chen, 2006). Os homens com história de câncer testicular apresentam risco 12 vezes maior de desenvolvimento de TCG nos testículos contralaterais, mas a incidência cumulativa em 15 anos é de apenas 2%.

QUADRO 34-1 Classificação da Organização Mundial da Saúde dos Tumores Testiculares

Tumores de células germinativas
    Lesões precursoras — células germinativas malignas intratubulares (carcinoma *in situ*)
    Tumores de um tipo histológico (formas puras)
        Seminoma
            Variante — seminoma com células sinciciotrofoblásticas
    Seminoma espermatocítico
        Variante — seminoma espermatocítico com sarcoma
    Carcinoma embrionário
    Tumor do saco vitelino
    Poliembrioma
    Tumores trofoblásticos
        Coriocarcinoma
        Coriocarcinoma com outros tipos celulares
        Tumor trofoblástico em sítio placentário
    Teratoma
        Teratoma maduro
        Cisto dermoide
        Teratoma imaturo
        Teratoma com áreas malignas
    Tumores de mais de um tipo histológico (formas mistas) — especificar tipos e estimar porcentagem
Tumores do cordão sexual-estroma gonadal
    Formas puras
        Tumor de células de Leydig
        Tumor de células de Sertoli
            Tumor de células de Sertoli calcificante de células grandes
            Tumor de células de Sertoli ricas em lipídeos
        Tumor de células da granulosa
            Tumor de células da granulosa tipo adulto
            Tumor de células da granulosa tipo juvenil
        Tumores do grupo tecoma/fibroma
        Tumores de diferenciação incompleta do cordão sexual-estroma gonadal
        Formas mistas
    Formas não classificadas
    Tumores contendo células germinativas e elementos do cordão sexual-estroma gonadal
        Gonadoblastoma
        Tumores mistos de células germinativas e do cordão sexual-estroma gonadal, não classificados
    Tumores diversos
        Tumor carcinoide
        Tumores de tipos epiteliais ovarianos

Tumores linfoides e hematopoiéticos
    Linfoma
    Plasmocitoma
    Leucemia
Tumores de ductos coletores e da *rete testis*
    Adenoma
    Carcinoma
Tumores da túnica, epidídimo, cordão espermático, estruturas de suporte e anexos
    Tumor adenomatoide
    Mesotelioma
        Benigno
        Maligno
    Adenoma
    Carcinoma
    Neuroectodérmico melanótico
    Tumor desmoplásico de células pequenas e redondas
Tumores de tecidos moles
Tumores não classificados
Tumores secundários
Lesões de aparência tumoral
    Nódulos de túbulos imaturos
    Lesões testiculares da síndrome adrenogenital
    Lesões testiculares da síndrome de insensibilidade a andrógenos
    Maturação precoce nodular
    Orquite específica
    Orquite não específica
    Orquite granulomatosa
    Malacoplaquia
    Resto cortical adrenal
    Peritonite fibromatosa
    Funiculite
    Resíduo de peritonite por mecônio
    Granuloma espermático
    Vasite nodosa
    Lipogranuloma esclerosante
    Fusão gonadal esplênica
    Resquícios de mesonéfron
    Endometriose
    Cisto epidérmico
    Displasia cística
    Cisto mesolitial
    Outros

Dados de Vogelzang NJ, Scardino PT, Shipley WU, et al, editors. Genitourinary oncology. Philadelphia: Lippincott Williams & Wilkins; 1999.

A maioria dos TCGs é originária de uma lesão precursora, a NITCG (também chamada carcinoma *in situ*). A NITCG é observada no parênquima testicular adjacente em 80% a 90% dos casos de TCG invasivo. É associada a um risco de 50% de desenvolvimento de TGC em 5 anos e de 70% em 7 anos (Skakkebaek et al., 1982; Dieckmann e Skakkebaek, 1999; Montironi, 2002). Entre os pacientes com TCG, 5% a 9% apresentam NITCG no testículo contralateral não acometido, embora a incidência de NITCG contralateral aumente em cerca de 36% em homens com atrofia testicular ou criptorquidia (Dieckmann e Loy, 1996; Dieckmann e Skakkebaek, 1999). A análise do perfil de expressão gênica indica que a NITCG se desenvolve antes do nascimento em um gonócito transformado (Hussain et al., 2008; Sonne et al., 2009). Em homens com história de TCG, o achado de microlitíase testicular à ultrassonografia do testículo contralateral é associado a um maior risco de NITCG (Karellas et al., 2007). No entanto, a importância de microlitíase na população geral não foi bem estabelecida; um estudo com 1.500 voluntários do Exército descobriu uma prevalência de microlitíase de 5,6%; ainda assim, menos de 2% dos homens com microlitíase desenvolveram TCG em 5 anos (DeCastro et al., 2008).

Patogênese e Biologia

A carcinogênese dos TCG é mal compreendida (Looijenga et al., 2011; Turnbull e Rahman, 2011; Sheikine et al., 2012). Como anteriormente observado, os TCGs testiculares se desenvolvem a partir de uma lesão precursora, a NITCG, que parece ser originária de células germinativas ou gonócitos primordiais transformados, que não conseguiram se diferenciar em pré-espermatogônias (Rajpert-de Meyts e Hoei-Hansen, 2007; Hussain et al., 2008; Looijenga et al., 2011). Acredita-se que estas células continuem dormentes até após a puberdade, quando são estimuladas pelos maiores níveis de testosterona.

A maior incidência de câncer testicular, que começou na primeira metade do século XX, foi acompanhada por uma maior incidência de outras doenças do trato reprodutivo masculino, como hipospadia, criptorquidia e subfertilidade (Rajpert-de Meyts e Hoei-Hansen, 2007; Sonne et al., 2008). Esses achados levaram à hipótese de que o câncer testicular e essas outras doenças são decorrentes de uma síndrome de disgenesia testicular, que é provocada por fatores ambientais e/ou relacionados ao estilo de vida e pela suscetibilidade genética. Os fatores específicos ambientais ou relacionados ao estilo de vida não foram definidos. Acredita-se que a maior exposição pré-natal ao estrógeno seja um fator de risco, mas há controvérsias (Martin et al., 2008). Há evidências mais fortes de que a redução na atividade de andrógenos pode resultar em características de síndrome de disgenesia testicular, incluindo criptorquidia, hipospadia e alteração da espermatogênese, mas uma associação direta entre a menor sinalização de andrógenos e a NITCG continua a ser uma hipótese (Sonne et al., 2008; Hu et al., 2009).

Evidências de fatores ambientais e relacionados ao estilo de vida que contribuem para o desenvolvimento do câncer testicular incluem o rápido aumento em sua incidência e achados de que o risco em filhos de imigrantes é similar ao de seu país de nascimento. Além disso, mães de crianças com câncer testicular (mas não os pacientes com câncer testicular em si) apresentam maiores níveis sanguíneos de determinados poluentes orgânicos em comparação com outras mães (Sonne et al., 2008). As evidências de fatores genéticos incluem a concentração do câncer testicular em algumas famílias; a extrema diferença na taxa de câncer testicular entre norte-americanos negros e brancos; e o achado de *loci* de suscetibilidade nos cromossomos 5, 6 e 12 em estudos de caso-controle (Mai et al., 2009). Além disso, polimorfismos específicos em determinados genes, incluindo o gene que codifica o ligante de c-KIT, foram associados a um maior risco de desenvolvimento de câncer testicular (Blomberg Jensen et al., 2008; Kanetsky et al., 2009; Turnbull e Rahman, 2011; Sheikine et al., 2012). A sobrevida dos gonócitos depende do ligante de KIT, e o gene desta proteína está localizado no braço curto do cromossomo 12. **Um maior número de cópias do material genético do braço curto do cromossomo 12 é um achado universal nos tumores testiculares e extragonadais de células germinativas.** Entre os TCGs, 70% a 80% possuem uma cópia extra do cromossomo 12 na forma de um isocromossomo 12p (i[12p]), enquanto os demais apresentam ganho de sequências 12p detectáveis à hibridização fluorescente *in situ* (Looijenga et al., 2003). Uma conexão entre mutações ou polimorfismos no ligante de c-KIT e o TCG é biologicamente plausível.

Uma das principais características dos TCGs é sua sensibilidade à quimioterapia à base de cisplatina, que permite a cura na maioria dos pacientes com doença metastática avançada. A base biológica específica dessa vulnerabilidade aguda à quimioterapia não é completamente compreendida, mas acredita-se que derive da íntima relação entre os TCGs e as células-tronco embrionárias e os gonócitos, que têm baixo limiar para sofrer apoptose em resposta ao dano do DNA (Mayer et al., 2003; Schmelz et al., 2010). A análise de expressão gênica descobriu uma regulação positiva em diversos genes que facilitam a apoptose, incluindo *FasL, TRAIL e Bax*, enquanto a regulação de *BCL-2* é negativa (Schmelz et al., 2010). Os padrões de expressão dos genes que controlam o ponto de checagem da fase G1/S nos TCGs parecem promover a indução de apoptose (Schmelz et al., 2010). Além disso, os TCGs não apresentam transportadores que exportem a cisplatina da célula e apresentam menor capacidade de reparo do dano ao DNA induzido por este fármaco (Mayer et al., 2003). Os TCGs apresentam altos níveis intrínsecos da proteína p53 de tipo selvagem (*wild-type*) (que atua na mediação da interrupção do ciclo celular e da apoptose), e as mutações em p53 são raras nos TCGs, embora diferenças na condição de p53 não tenham sido consistentemente observadas à comparação de TCG sensíveis e resistentes à quimioterapia (Burger et al., 1998; Houldsworth et al., 1998). Da mesma maneira, a expressão da proteína antiapoptótica BCL-2 é baixa nos TCG, mas os níveis de BCL-2 não diferenciam linhagens celulares sensíveis e resistentes à quimioterapia (Mayer et al., 2003). Uma pequena fração dos TCGs é resistente à quimioterapia, e a base desta resistência continua obscura (Veenstra e Vaughn, 2011). Alterações de funções de reparo do DNA mal combinado e mutações de ativação de *BRAF* foram associadas ao insucesso do tratamento (Honecker et al., 2009; Looijenga et al., 2011; Veenstra e Vaughn, 2011; Sheikine et al., 2012).

Aproximadamente 5% dos TCGs têm origem extragonadal e se desenvolvem em localizações anatômicas mediais (o retroperitônio e o mediastino são as mais comuns). Há duas teorias principais opostas acerca da patogênese dos TCGs extragonadais. De acordo com a primeira, estes tumores são originários de células germinativas que, por engano, migraram pela crista genital e conseguiram sobreviver em um ambiente extragonadal. A segunda teoria propõe uma migração reversa dos testículos às localizações extragonadais (Chaganti e Houldsworth, 2000).

Os TCGNS mediastinais primários são muito diferentes dos TCGNS originários dos testículos ou do retroperitônio (Moran e Suster, 1997a; Moran et al., 1997a, 1997b; Moran e Suster, 1998). Em primeiro lugar, são menos sensíveis à quimioterapia e têm mau prognóstico, com sobrevida geral em 5 anos de cerca de 45% (Bokemeyer et al., 2002b). Os TCGNS mediastinais tendem a apresentar componentes de tumor do saco vitelino e a ser associados a elevações na concentração sérica de α-fetoproteína (AFP) (Moran et al., 1997a; Bokemeyer et al., 2002b; Kesler et al., 2008). Estes tumores são também associados à síndrome de Klinefelter e a tumores malignos hematológicos com cópias extras no braço curto do cromossomo 12, como observado no TCG adulto (Bokemeyer et al., 2002a; McKenney et al., 2007). **Por outro lado, os seminomas mediastinais apresentam prognóstico similar ao dos seminomas testiculares, e os teratomas maduros do mediastino apresentam baixo potencial metastático e, de modo geral, podem ser cirurgicamente curados** (Lewis et al., 1983; International Germ Cell Consensus Classification, 1997; Allen, 2002). **Os TCGs retroperitoneais primários são biologicamente indistinguíveis dos TCGs testiculares e têm o mesmo prognóstico.**

Classificação Histológica

A classificação histológica dos TCGs é mostrada no Quadro 34-2 (Sobin e Wittekind, 2002). **Os TCGs são amplamente classificados como**

QUADRO 34-2 Classificação da Organização Mundial da Saúde dos Tumores de Células Germinativas

Neoplasia intratubular de células germinativas
Tumores de um tipo histológico (formas puras)
    Seminoma
        Seminoma com células sinciciotrofoblásticas
        Seminoma espermatocítico
    Carcinoma embrionário
    Tumor do saco vitelino
    Tumores trofoblásticos
        Coriocarcinoma
        Neoplasias trofoblásticas que não o coriocarcinoma
        Coriocarcinoma monofásico
        Tumor trofoblástico em sítio placentário
    Teratoma
        Cisto dermoide
        Teratoma monodérmico
        Teratoma com tumor maligno de tipo somático (transformação maligna)
Tumores de mais de um subtipo histológico (formas mistas)

De Sobin LH, Wittekind CH. UICC: TNM classification of malignant tumors. 6th ed. New York: Wiley-Liss; 2002.

seminoma e TCGNS, e a distribuição relativa é de 52% a 56% e 44% a 48%, respectivamente (McGlynn et al., 2005; Powles et al., 2005). Os subtipos de TCGNS são o carcinoma embrionário (EC), o tumor do saco vitelino, o teratoma e o coriocarcinoma, que ocorrem sozinhos, como formas puras, ou combinados, nos TCG mistos com ou sem seminoma (Ulbright, 2005). A maioria dos TCGNS é formada por tumores mistos que são compostos por dois ou mais subtipos de TCG. Os TCGs que contêm subtipos de TCGNS e seminoma são classificados como TCGNS.

Neoplasia Intratubular de Células Germinativas

À exceção do seminoma espermatocítico, todos os TCGs invasivos adultos são originários da NITCG. A NITCG é composta por células germinativas não diferenciadas com aparência de seminoma e que são localizadas na porção basal dos túbulos seminíferos. O túbulo geralmente apresenta espermatogênese reduzida ou ausente e os constituintes normais são substituídos pela NITCG. A presença de NITCG em um espécime de orquiectomia em homens com câncer testicular não tem quaisquer implicações prognósticas relativas ao risco de recidiva (von Eyben et al., 2004). A NITCG é muito menos frequente nos TCGs de pacientes pediátricos (Cheville, 1999).

Seminoma

O seminoma é o tipo mais comum de TCG. **De modo geral, os seminomas ocorrem em idade média maior do que nos TCGNS, e a maioria dos casos é diagnosticada na quarta ou quinta década de vida** (Cheville, 1999). Macroscopicamente, o seminoma é uma massa macia, de coloração bege a branca, difusa ou multinodular (Fig. 34-1A). A necrose pode estar presente, mas geralmente é focal e não tão proeminente quanto em outros TCGs. Os seminomas são compostos por um arranjo laminar de células com núcleos poligonais e citoplasma claro, com as células divididas em nichos por septos fibrovasculares que contêm linfócitos (Fig. 34-1B) (Ulbright, 2005). Os sinciotrofoblastos, que se coram positivamente pela gonadotrofina coriônica humana (hCG), podem ser identificados em cerca de 15% dos casos, mas não têm importância prognóstica clara (Cheville, 1999). Infiltrados linfocíticos e reações granulomatosas são geralmente observados e os seminomas parecem ser associados a uma maior incidência de sarcoidose (Rayson et al., 1998; Tjan-Heijnen et al., 1998). Os seminomas podem ser confundidos com CE de padrão sólido, tumores do saco vitelino ou tumores de células de Sertoli (Ulbright e Young, 2008). Embora a coloração imuno-histoquímica tenha papel limitado no diagnóstico dos TCGs, seminomas são geralmente negativos para CD30, positivos para CD117 e fortemente positivos para a fosfatase alcalina placentária (PLAP, do inglês *placental alkaline phosphatase*). O seminoma anaplásico era um subtipo reconhecido de seminoma, mas esta distinção não tem clara importância clínica ou biológica e não é mais realizada. **O seminoma é originário da NITCG e é considerado um precursor comum de outros subtipos de TCGNS** (Ulbright, 2004). Esta capacidade de transformação do seminoma em elementos de TCGNS tem importantes implicações terapêuticas no tratamento do seminoma (discutido mais à frente) (Ulbright, 2004).

Seminoma Espermatocítico

O seminoma espermatocítico é raro e responsável por menos de 1% dos TCGs. Embora classificado como uma variante do seminoma, estes tumores representam uma entidade clinicopatológica distinta de outros TCGs **Diferentemente dos demais TCGs, os seminomas espermatocíticos não são originários da NITCG, não são associados a história de criptorquidia ou bilateralidade, não apresentam i(12p) e não ocorrem como parte de TCGs mistos** (Ulbright, 2005). Histopatologicamente, diferem dos seminomas por não se corarem por PLAP ou glicogênio (coloração de ácido periódico de Schiff); os núcleos são redondos; a presença de infiltração linfocítica é mínima; e há três tipos celulares distintos, incluindo as células similares a pequenos linfócitos, células de tamanho médio com citoplasma eosinofílico denso e núcleo redondo e grandes células mononucleadas ou multinucleadas (Aggarwal e Parwani, 2009). O pico de incidência é a sexta década de vida (Eble, 1994; Chung et al., 2004a). **É um tumor benigno (com apenas três casos documentados de metástase) e é quase sempre curado com a orquiectomia** (Chung et al., 2004a; Horn et al., 2011). Uma exceção a essa regra são os raros casos de seminoma espermatocítico com sarcoma, que exibe elementos de diferenciação sarcomatosa, e a variante anaplásica de seminoma espermatocítico; estas duas entidades são associadas à doença metastática disseminada e resistente à quimioterapia e ao mau prognóstico (Dundr et al., 2007; Narang et al., 2012; Wetherell et al., 2013).

Carcinoma Embrionário

O CE é composto por células malignas não diferenciadas que lembram aglomerados de células epiteliais primitivas de embriões em estágio inicial com núcleos pleiomórficos (Ulbright, 2005). Macroscopicamente, a EC é uma neoplasia de coloração bege a amarela que geralmente apresenta grandes áreas de hemorragia e necrose. A aparência microscópica desses tumores varia consideravelmente e seu crescimento pode ocorrer em lâminas sólidas ou em padrões papilares, glandulares-alveolares ou tubulares (Fig. 34-1C). Em alguns casos, os sinciotrofoblastos são identificados. O EC é um tumor agressivo associado a uma alta taxa de metástase, geralmente no contexto de marcadores tumorais séricos normais. **O CE é o tipo celular mais não diferenciado de TCGNS, com capacidade totipotencial de diferenciação a outros tipos celulares de TCGNS (inclusive o teratoma) no interior do tumor primário ou em sítios metastáticos.** Como discutido a seguir, a presença e a proporção do CE foram associadas a um maior risco de metástase oculta em estágio clínico (EC) I de TCGNS. O CE geralmente se cora positivamente para AE1/AE3, PLAP e OCT3/4 e não se cora para c-KIT.

Coriocarcinoma

O coriocarcinoma é um tumor raro e agressivo que geralmente se manifesta com níveis séricos de hCG extremamente elevados e doença disseminada. Esses tumores são geralmente considerados de alto risco (estágio IIIC) ao diagnóstico devido aos níveis séricos de hCG e/ou à metástase em órgãos não pulmonares (Alvarado-Cabrero et al., 2014). **O coriocarcinoma comumente se dissemina por via hematogênica**, e sítios comuns de metástase incluem os pulmões, o fígado e o cérebro (Tinkle et al., 2001; Allen, 2002; Osada et al., 2004; Yokoi et al., 2008; Alvarado-Cabrero et al., 2014). Microscopicamente, o tumor é composto por sinciotrofoblastos e citotrofoblastos; os primeiros se coram positivamente para hCG (Fig. 34-1D) (Cheville, 1999). O seminoma e o CE também podem conter sinciotrofoblastos. Áreas de hemorragia e necrose são proeminentes. Como na doença trofoblástica gestacional, o coriocarcinoma testicular é suscetível à hemorragia, às vezes tanto de forma espontânea quanto imediatamente após a instituição da quimioterapia, e tal sangramento pode ser catastrófico, principalmente quando ocorre nos pulmões ou no cérebro (Motzer et al., 1987; Yokoi et al., 2008; Kandori et al., 2010). Além disso, os coriocarcinomas são associados a distúrbios hormonais, provavelmente decorrentes da altíssima concentração sérica de hCG. A estimulação de receptores do hormônio estimulante da tireoide e do hormônio luteinizante pela hCG (que compartilha uma subunidade α idêntica) pode provocar hipertireoidismo e elevação da produção de andrógenos (Ulbright, 2005). A hiperprolactinemia também foi relatada.

Tumor do Saco Vitelino

Os tumores puros do saco vitelino (às vezes chamados tumores do seio endodérmico) representam uma fração muito pequena dos TCGs gonadais e retroperitoneais adultos, mas são mais comuns nos TCGs mediastinais e pediátricos (Moran et al., 1997a; Moran e Suster, 1997b; Ross et al., 2002; Ulbright, 2005; Cao e Humphrey, 2011). Os TGCs mistos geralmente incluem elementos de tumor do saco vitelino, que consistem em uma rede de células cuboides de tamanho médio com glóbulos eosinofílicos citoplasmáticos e extracitoplasmáticos, com aparência de hialina (Epstein, 2010). Os tumores do saco vitelino podem crescer em padrão glandular, papilar ou microcístico. Os corpos

788 PARTE VI Genitália Masculina

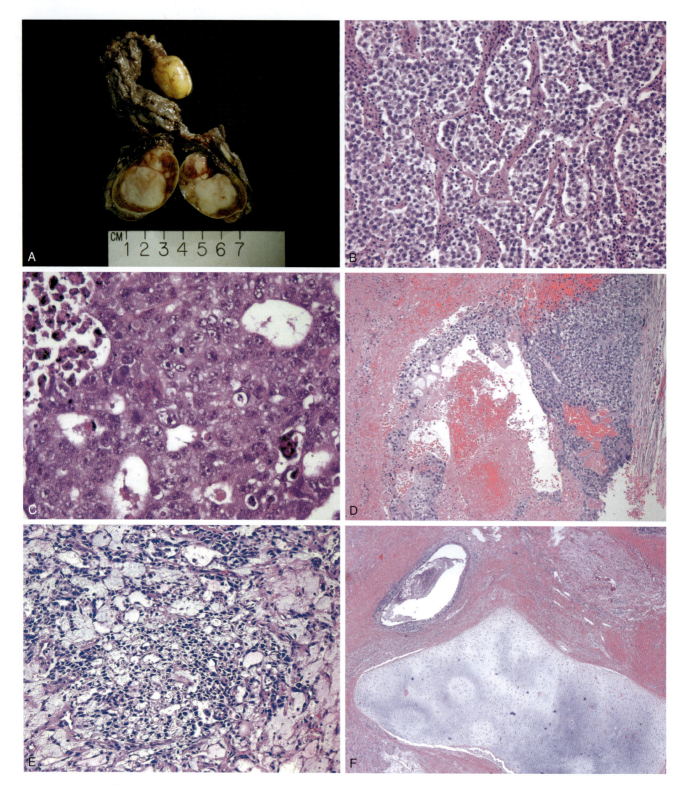

Figura 34-1. **A**, Corte macroscópico de testículos com seminoma. **B**, Seminoma (coloração de hematoxilina-eosina [H&E]). **C**, Carcinoma embrionário (coloração de H&E). **D**, Coriocarcinoma (coloração de H&E). **E**, Tumor do saco vitelino (coloração de H&E). **F**, Teratoma (coloração de H&E).

de Schiller-Duval, que são similares aos seios endodérmicos, são uma característica proeminente e são observados em quase metade dos casos (Fig. 34-1E). Os glóbulos citoplasmáticos e extracelulares eosinofílicos e hialinos são outra característica histológica importante e podem ser observados em 84% dos casos. **Os tumores do saco vitelino quase sempre produzem AFP, mas não hCG.**

Teratoma

Os teratomas são tumores que contêm elementos bem ou incompletamente diferenciados de pelo menos duas de três camadas de células germinativas: endoderma, mesoderma e ectoderma. Caracteristicamente, todos os componentes são misturados. Os tumores bem-diferenciados são chamados teratomas maduros, enquanto os tumores de diferenciação incompleta (i.e., similares ao tecido fetal ou embrionário) são denominados teratomas imaturos. **Em adolescentes e homens, a distinção entre os teratomas maduros e imaturos não tem importância clínica e os histopatologistas geralmente não diferenciam as duas doenças.** Os teratomas maduros podem incluir elementos de osso maduro, cartilagem, dentes, pelos e epitélio espinocelular (um fato que provavelmente explica o nome teratoma, que mais ou menos se traduz como "tumor monstruoso" em grego) (Fig. 34-1F). A aparência macroscópica do teratoma depende, em grande parte, de seus elementos, e a maioria dos tumores apresenta áreas sólidas e císticas. **Os teratomas tendem a ser associados a concentrações séricas normais de marcadores tumorais, mas podem causar uma elevação branda dos níveis séricos de AFP.** Aproximadamente 47% dos TCGs mistos adultos contêm teratoma; os teratomas puros são incomuns (Leibovitch et al., 1995b; Simmonds et al., 1996).

Em homens, os teratomas têm aparência histológica benigna, mas são frequentemente encontrados em sítios metastáticos de pacientes com TCGNS avançados. **O teratoma é resistente à quimioterapia** devido à sua presença frequente em sítios metastáticos do TCGNS avançado. Os teratomas são resistentes a quimioterapia. Por causa da sua presença frequente em sítios metastátaticos de pacientes com TCNS avançados, os pacientes com massas residuais após a quimioterapia precisam ser submetidos à ressecção cirúrgica consolidativa. A resistência inerente do teratoma à quimioterapia limita as estratégias terapêuticas no TCGNS que empregam apenas essa modalidade terapêutica sistêmica exclusiva.

Apesar de sua aparência histológica benigna, os teratomas contêm muitas anomalias genéticas frequentemente encontradas em elementos malignos do TCG, incluindo aneuploidia, i(12p) e capacidade proliferativa bastante variável (Castedo et al., 1989; Sella et al., 1991). Estudos também mostraram que o fluido cístico do teratoma frequentemente contém hCG e AFP, confirmando seu potencial maligno (Sella et al., 1991; Beck et al., 2004). A instabilidade genética do teratoma tem importantes implicações clínicas. **Os teratomas podem crescer de forma incontrolável, invadindo estruturas adjacentes, e se tornar irressecáveis (a doença é denominada *síndrome do teratoma crescente*)** (Logothetis et al., 1982). **Em raros casos, o teratoma pode se transformar em um tumor maligno somático, como rabdomiossarcoma, adenocarcinoma ou tumor neuroectodérmico primitivo** (Little et al., 1994; Comiter et al., 1998; Motzer et al., 1998). Esses tumores são chamados de teratoma com tumor maligno de tipo somático ou teratoma com transformação maligna. Esses tumores frequentemente apresentam anomalias de i(12p), indicando sua origem a partir do TCG. A transformação maligna é altamente agressiva, resistente à quimioterapia convencional e associada a mau prognóstico (Comiter, 1998; El Mesbahi et al., 2007). Por fim, o teratoma não ressecado em pacientes com TCGNS avançado pode resultar em recidiva tardia (Sheinfeld, 2003). Todos esses eventos podem levar à morte.

Apresentação Inicial

Sinais e Sintomas

A apresentação mais comum do câncer testicular é a massa testicular indolor. A dor testicular aguda é menos comum e causada pela rápida expansão dos testículos secundária à hemorragia ou infarto intratumoral provocado pelo veloz crescimento da neoplasia. A dor é mais comumente associada ao TCGNS porque esses tumores tendem a ser mais vascularizados e a crescer mais depressa em comparação aos seminomas. Os pacientes frequentemente relatam uma história de trauma testicular; é provável que o trauma incidental seja responsável por chamar a atenção do paciente para a massa testicular pela primeira vez. Os pacientes podem também se queixar de desconforto ou peso escrotal vago. **A metástase regional ou a distântcia ao diagnóstico é observada em aproximadamente um terço dos casos de TCGNS e 15% dos casos de seminoma puro, e os sintomas relacionados à doença metastática são a queixa principal em 10% a 20% dos pacientes** (Sonneveld et al., 1999a; Enewold et al., 2011). Metástases retroperitoneais extensas podem ser observadas como uma massa palpável e provocar dor abdominal, dor nos flancos secundária à obstrução ureteral, dor nas costas devido ao acometimento do músculo psoas ou das raízes nervosas, aumento de volume dos membros inferiores secundário à compressão da veia cava inferior ou sintomas gastrintestinais. Metástases pulmonares podem provocar dispneia, dor torácica, tosse ou hemoptise. A metástase em linfonodos supraclaviculares pode se manifestar como uma massa cervical. **Aproximadamente 2% dos homens apresentam ginecomastia decorrente da elevação dos níveis séricos de hCG, menor produção de andrógenos ou maiores concentrações de estrógenos (mais comumente observadas em homens com tumores de células de Leydig). Embora aproximadamente dois terços dos homens com TCG apresentem redução da fertilidade, este achado é incomum à apresentação inicial.**

Exame Físico

O médico deve examinar cuidadosamente o testículo acometido e o testículo contralateral normal, observando seu tamanho e consistência relativa e realizando a palpação para detecção de quaisquer massas testiculares ou extratesticulares. A atrofia do testículo acometido ou contralateral é comum, principalmente em pacientes com história de criptorquidia. Qualquer área testicular firme deve ser considerada suspeita de tumor maligno e deve levar à realização de outros exames. A hidrocele pode acompanhar o câncer testicular e prejudicar a capacidade de avaliação dos testículos pelo médico. Neste caso, a realização da ultrassonografia escrotal para avaliação dos testículos é justificada. O paciente também deve ser examinado para detecção de quaisquer evidências de massa abdominal palpável ou dor, linfadenopatia inguinal (principalmente se já foi submetido a uma cirurgia inguinal ou escrotal), ginecomastia e linfadenopatia supraclavicular. A ausculta do tórax para detecção de doença intratorácica deve ser realizada.

PONTOS-CHAVE: TUMORES DE CÉLULAS GERMINATIVAS

- O TCG é o tumor maligno sólido mais comum entre homens de 20 a 40 anos de idade.
- O TCG bilateral ocorre em 2% dos homens. A lesão metacrônica é a apresentação mais comum.
- A incidência de TCG é maior em caucasianos e menor em afrodescendentes.
- A criptorquidia, a história pessoal ou familiar de TCG e a NITCG são os fatores de risco conhecidos para o desenvolvimento de TCG.
- A orquidopexia devida à criptorquidia realizada antes da puberdade é associada ao menor risco de TCG.
- Aproximadamente 70% dos TCGs apresentam uma cópia extra de cromossomo 12 ou i(12p) e este marcador genético pode ser usado no diagnóstico histopatológico do TCG e do tumor maligno somático não TCG originário da transformação maligna do teratoma.
- Aproximadamente 5% dos TCGs são originários de sítios extragonadais, mais comumente do mediastino e do retroperitônio. Os TCGNS mediastinais primários são associados a mau prognóstico.
- O teratoma é histologicamente benigno. O teratoma em sítios metastáticos é originário da diferenciação do carcinoma embrionário metastático.
- O teratoma é resistente à quimioterapia.
- Apesar da histologia benigna, o teratoma é geneticamente instável. Sua biologia é imprevisível. Embora incomum, o teratoma tem a capacidade de crescer rapidamente ou sofrer transformação maligna de elementos ectodérmicos, mesodérmicos ou endodérmicos, formando um tumor maligno somático não TCG.

Diagnóstico Diferencial

O diagnóstico diferencial de uma massa testicular inclui a epidídimo-orquite, a torção, o hematoma ou a neoplasia paratesticular (benigna ou maligna). Outras possibilidades diagnósticas incluem hérnia, varicocele ou espermatocele, embora estas doenças geralmente possam ser diferenciadas da massa testicular ao exame físico. **Uma firme massa intratesticular deve ser considerada câncer até prova em contrário e é mais bem avaliada pela ultrassonografia escrotal. Os pacientes com diagnóstico presumido de epidídimo-orquite devem ser reavaliados 2 a 4 semanas após o término do tratamento oral adequado com antibióticos.** Uma massa ou dor persistente deve ser mais bem avaliada pela ultrassonografia escrotal.

Retardo no Diagnóstico

O retardo no diagnóstico é um fenômeno bem-reconhecido desta doença, e pacientes e médicos contribuem para isto. Os pacientes com câncer testicular geralmente são jovens e podem ser menos inclinados a buscar avaliação médica dos sintomas devido a negação, ignorância ou acesso limitado. **Em estudos anteriores, até um terço dos tumores testiculares foi, a princípio, erroneamente diagnosticado como epididimite ou hidrocele** (Bosl et al., 1981). Nos pacientes que apresentam sinais ou sintomas decorrentes do TCG metastático, estes podem passar a ser o enfoque do médico, que não diagnostica o TCG. Estes pacientes podem ser submetidos a tratamentos e exames diagnósticos inadequados e à cirurgia desnecessária, com subsequente retardo da instituição da terapia definitiva. Relatos de caso descrevem pacientes submetidos à laparotomia exploradora, dissecção cervical ou mastectomia devido ao TCG metastático não suspeitado. O período de retardo é associado ao estádio clínico avançado, resposta abaixo do ideal à quimioterapia e menor sobrevida. Moul et al. (1990) relataram a redução na sobrevida de pacientes com TCGs tratados durante o período de 1970 a 1987 com retardo diagnóstico superior a 16 semanas, embora uma diferença significativa na sobrevida não tenha sido observada nos pacientes tratados na era da cisplatina. Stephenson et al. (2004) relataram uma maior proporção de homens com necessidade de quimioterapia intensiva (múltiplos esquemas, quimioterapia de altas doses e quimioterapia de resgate) entre os pacientes com retardo da instituição do tratamento superior a 30 dias devido à realização desnecessária da laparotomia exploradora.

O retardo no diagnóstico pode ser evitado pelos esforços para melhorar a educação de pacientes e médicos. Os médicos devem considerar o diagnóstico de TCG em qualquer adolescente ou homem de 15 a 50 anos de idade com uma massa testicular firme, massa retroperitoneal medial ou massa na fossa supraclavicular esquerda.

Exames Diagnósticos e Tratamento Inicial

Ultrassonografia Escrotal

Em homens que apresentam uma massa testicular, hidrocele ou sintomas ou sinais escrotais não esclarecidos, **a ultrassonografia escrotal deve ser considerada uma extensão do exame físico, já que é amplamente disponível, barata e não invasiva**. Com transdutores de alta frequência (5 a 10 MHz), lesões intratesticulares de poucos milímetros de tamanho podem ser identificadas e facilmente diferenciadas da afecções extratesticulares. À ultrassonografia, um TCG típico é hipoecoico, e duas ou mais lesões discretas podem ser identificadas (Fig. 34-2). A ecotextura heterogênea no interior da lesão é mais comumente associada ao TCGNS, já que os seminomas tendem a apresentar ecotextura homogênea. A presença de maior fluxo no interior da lesão ao exame com Doppler colorido é sugestiva de tumor maligno, embora sua ausência não exclua o diagnóstico de TCG. A associação entre a microlitíase testicular e o TCG não é claramente definida, e este achado, sozinho, não deve levar à realização de outros exames (DeCastro et al., 2008). **Devido à incidência de 2% de TCG bilateral, ambos os testículos devem ser avaliados à ultrassonografia, embora os tumores bilaterais ao diagnóstico sejam raros**

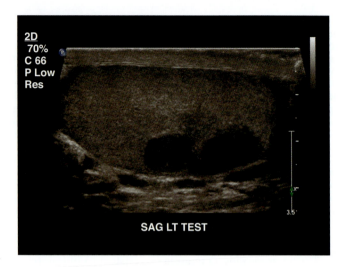

Figura 34-2. Projeção sagital da ultrassonografia do testículo esquerdo, mostrando uma lesão intratesticular hipoecoica multinodular, confirmada como seminoma puro à orquiectomia.

(0,5% de todos os TCGs) e a apresentação metacrônica seja mais comum (Fossa et al., 2005).

Em homens com TCG avançado e exame testicular normal, a ultrassonografia escrotal deve ser realizada para descartar a presença de uma cicatriz ou calcificação pequena ou impalpável, indicando um tumor testicular primário "extinto". Os TCGs estão entre as neoplasias mais comuns a sofrer regressão espontânea, e o seminoma é o subtipo mais frequente (Balzer e Ulbright, 2006). A orquiectomia radical deve ser realizada em pacientes com evidências ultrassonográficas de lesões intratesticulares (nódulo discreto, cicatriz em forma de estrela, calcificação extensa), já que a NITCG e o teratoma residual são frequentemente encontrados. Os homens com TCG avançado e testículos normais ao exame físico e à ultrassonografia são considerados portadores de TCG extragonadal primário.

A presença de lesões intratesticulares pequenas (< 10 mm) e impalpáveis na ausência de TCG disseminado ou elevação da concentração sérica de marcadores tumorais representa um dilema diagnóstico. A maioria dessas lesões é benigna (cistos testiculares, pequenos infartos, nódulos de células de Leydig ou tumor de pequenas células de Leydig ou de células de Sertoli), embora 20% a 50% possam representar TCGs pequenos (geralmente seminomas) (Hindley et al., 2003; Connolly et al., 2006; Muller et al., 2006; Shilo et al., 2012). O risco de tumor maligno aumenta com o tamanho da lesão, de 50% nas lesões com menos de 1 cm a 80% ou mais nas lesões com 1 a 2 cm (Carmignani et al., 2005). Entre as opções terapêuticas, incluem-se a orquiectomia inguinal, a cirurgia poupadora de parênquima (orquiectomia parcial), com exploração e excisão inguinal (com biópsia de congelação durante o intraoperatório para descartar o diagnóstico de TCG), e a vigilância cuidadosa com realização seriada de ultrassonografias (e exploração das lesões que cresceram). A ultrassonografia intraoperatória é útil durante a exploração cirúrgica dos testículos para localização da lesão.

Marcadores Tumorais Séricos

O câncer testicular é uma das poucas neoplasias malignas associadas a marcadores tumorais séricos (desidrogenase lática [DHL], AFP e hCG) que são essenciais em seu diagnóstico e tratamento (Gilligan et al., 2010). Os níveis séricos de marcadores tumorais devem ser verificados ao diagnóstico, após a orquiectomia, no monitoramento da resposta à quimioterapia e no monitoramento de recidivas em pacientes sob observação e após o término do tratamento.

Ao diagnóstico, os níveis de AFP são elevados em 50% a 70% dos TCGNS em estádio baixo (EC I, IIA e IIB) e 60% a 80% dos TCGNS avançados (EC IIC e III). O CE e os tumores do saco vitelino secretam AFP. Os coriocarcinomas e os seminomas não produzem AFP. Os pacientes com seminoma puro no tumor primário e concentração sérica elevada de AFP são considerados portadores de TCGNS. **A meia-vida da AFP é de 5 a 7 dias.** Os níveis de AFP também podem ser maiores em pacientes com carcinoma hepatocelular; cânceres do estômago, pâncreas, trato biliar e pulmão; doença hepática não maligna (infecciosa, induzida por fármacos, induzida por álcool e autoimune); ataxia-telangiectasia; e tirosinemia hereditária.

Os níveis de hCG são elevados em 20% a 40% dos TCGNS em baixo estádio e em 40% a 60% dos TCGNS avançados. Aproximadamente 15% dos seminomas secretam hCG. A hCG é também secretada por coriocarcinomas e CE. Níveis maiores do que 5.000 UI/L são geralmente associados ao TCGNS. A meia-vida da hCG é de 24 a 36 horas. As concentrações de hCG podem ser elevadas nos cânceres de fígado, trato biliar, pâncreas, estômago, pulmão, rim e bexiga. A subunidade α da hCG é comum a vários tumores hipofisários, e assim, os **imunoensaios para detecção de hCG são direcionados à subunidade β. A reatividade cruzada entre o ensaio de hCG e de hormônio luteinizante pode causar elevações falso-positivas em pacientes com hipogonadismo primário.** Os maiores níveis séricos de hCG causados pelo hipogonadismo se normalizam em 48 a 72 horas após a administração de testosterona, e isso pode ser usado para diferenciar os resultados verdadeiro-positivos e falso-positivos de hCG. O uso de maconha pode também gerar resultados falso-positivos de hCG.

Os níveis de DHL são elevados em aproximadamente 20% dos TCGs de baixo estádio e 20% a 60% dos TCGs avançados. O DHL é expressa por músculo liso, cardíaco e esquelético. O linfoma também pode causar níveis elevados de LDH. Das cinco isoenzimas de LDH, a LDH-1 é a mais frequentemente elevada no TCG. Os níveis de LDH-1 são correlacionados ao número de cópias do braço cromossômico 12p, que é frequentemente amplificado no TCG. A magnitude da elevação de DHL é correlacionada à extensão da doença. Como marcador não específico de TCG, seu principal uso é a avaliação do prognóstico da doença ao diagnóstico. A meia-vida sérica do DHL é de 24 horas.

Os pacientes com suspeita de TCG devem ser submetidos à coleta de sangue para determinação sérica de AFP, hCG e DHL antes da orquiectomia, para auxiliar o diagnóstico e a interpretação dos níveis de marcadores tumorais após a cirurgia. No estadiamento, é relevante saber se os níveis de marcadores tumorais obtidos antes da orquiectomia estão caindo após a cirurgia e, caso sim, com qual rapidez. Os resultados de ensaios para detecção sérica de marcadores tumorais não devem ser usados para decidir a realização ou não da orquiectomia radical, já que as concentrações de AFP ou hCG dentro da faixa de normalidade não descartam o diagnóstico de TCG. O nível sérico significativamente elevado de AFP pode estabelecer o diagnóstico de TCGNS em um paciente cujo diagnóstico histopatológico é seminoma puro, já que os seminomas não produzem AFP. No entanto, elevações discretas devem ser interpretadas com cuidado. **Nos raros pacientes que apresentam tumor primário testicular, retroperitoneal ou mediastinal e cuja extensão da doença faz que a necessidade de instituição do tratamento seja muito urgente, concentrações séricas substancialmente elevadas de AFP e/ou hCG podem ser consideradas suficientes ao diagnóstico de TCG.** Em tais raros pacientes, com quadros clínicos instáveis, o tratamento não precisa ser retardado até que os resultados da histologia permitam o diagnóstico tecidual. No entanto, estes pacientes devem ser submetidos à orquiectomia radical após o término da quimioterapia porque o testículo é um santuário para o TCG maligno devido à barreira hematotesticular, e frequentemente contém TCG, teratoma ou NITCG invasivo residual (Geldart et al., 2002).

Orquiectomia Inguinal Radical

Os pacientes com suspeita de neoplasia testicular devem ser submetidos à orquiectomia inguinal radical com remoção do testículo e do cordão espermático acometido à altura do anel inguinal interno. **A orquiectomia ou biópsia transescrotal é contraindicada porque deixa a porção inguinal do cordão espermático intacta e pode alterar a drenagem linfática dos testículos, aumentando o risco de recidiva local e metástase pélvica ou no linfonodo inguinal.** Devido ao rápido crescimento dos TCGs, a orquiectomia deve ser realizada assim que possível; retardos maiores do que 1 a 2 semanas devem ser evitados. A orquiectomia radical estabelece o diagnóstico histológico e o estádio T primário, traz importantes informações prognósticas sobre a histologia do tumor, e é curativa em 80% a 85% dos seminomas EC I e 70% a 80% dos TCGNS EC I.

O exame histopatológico do testículo deve identificar o tipo histológico do tumor (Quadro 34-2) (Sobin e Wittekind, 2002), o tamanho do tumor, a multifocalidade, a invasão tumoral local (*rete testis*, túnica albugínea, túnica vaginal, epidídimo, cordão espermático, escroto), estádio T primário (Tabela 34-1 – *disponível exclusivamente on-line em inglês no site www.expertconsult.com*) (Greene et al., 2002; Sobin e Wittekind, 2002), a presença de NITCG, a invasão de vasos sanguíneos ou linfáticos (chamada *invasão linfovascular*) e a condição das margens cirúrgicas. Nos pacientes com TCGs mistos, cada subtipo tumoral deve ser identificado, incluindo sua proporção relativa. Devido à raridade relativa do TCG e à importância da histologia do tumor primário para a decisão terapêutica, a revisão de amostras do tumor primário por patologistas experientes é recomendada (Krege et al., 2008a, 2008b). Em um ensaio clínico multicêntrico e randomizado, cinco de 382 amostras de TCGNS (1,3%) foram reclassificadas como seminomas à revisão patológica centralizada (Albers et al., 2008).

Orquiectomia Parcial

Orquiectomia parcial (ou cirurgia preservadora de parênquima testicular) é altamente controversa e não tem utilidade no tratamento de um paciente com suspeita de neoplasia testicular com testículo contralateral normal. No entanto, pode ser considerada em tumores confinados ao órgão e com menos de 2 a 3 cm de tamanho (30% do volume testicular) em pacientes com tumores bilaterais sincrônicos ou tumor em testículo solitário com produção testicular suficiente de andrógeno. Pode também ser considerada em casos com suspeita de tumor benigno ou lesão indeterminada com menos de 3 cm quando as concentrações séricas de AFP, hCG e DHL são normais, já que a incidência de histologia benigna é de 80% (Giannarini et al., 2010). A orquiectomia parcial raramente é viável em tumores extensos (> 3 cm), já que a excisão completa tende a deixar parênquima testicular residual insuficiente para preservação. **Quando a orquiectomia parcial é realizada, a análise intraoperatória de cortes congelados pode diferenciar a histologia benigna e maligna na maioria dos casos** (Tokuc et al., 1992; Elert et al., 2002). **A biópsia do parênquima testicular adjacente deve ser realizada para descartar a presença de NITCG. Nos pacientes com NITCG, a radioterapia adjuvante nos testículos residuais, com doses de 20 Gy ou mais, geralmente é suficiente para prevenção do desenvolvimento de TCG, ao mesmo tempo em que preserva a função das células de Leydig (e a produção testicular de andrógeno).** Nessas doses, a radiação provoca esterilidade permanente do testículo tratado. A função das células de Leydig pode cair com o passar do tempo, e 40% dos homens submetidos à radioterapia precisam de suplementação com testosterona (Petersen et al., 2002). O *German Testicular Cancer Study Group* relatou ausência de casos de recidiva local por um período mediano de acompanhamento de 91 meses em 46 pacientes com tumores pequenos e confinados ao órgão que foram submetidos à orquiectomia parcial e à radioterapia adjuvante para tratamento de NITCG (Heidenreich et al., 2001). Por outro lado, houve recidiva de câncer testicular em quatro de cinco homens que não receberam a radioterapia adjuvante. A radioterapia adjuvante pode ser retardada após a orquiectomia parcial caso o paciente deseje ter um filho, embora o acompanhamento cuidadoso seja obrigatório (Giannarini et al., 2010).

Biópsia do Testículo Contralateral

Entre os pacientes com TCG, 5% a 9% apresentam NITCG no testículo contralateral normal (Dieckmann e Skakkebaek, 1999). Em pacientes com um testículo atrófico, história de criptorquidia ou idade inferior a 40 anos, a prevalência de NITCG no testículo contralateral foi relatada em 36% (Dieckmann e Loy, 1996). A biópsia inguinal aberta do testículo contralateral pode ser considerada em pacientes com fatores de risco para o desenvolvimento de NITCG ou pacientes com lesões suspeitas à ultrassonografia pré-operatória (Motzer et al., 2006).

Suspeita de Tumor Extragonadal de Células Germinativas

Aproximadamente 5% dos TCGs têm origem extragonadal (Bokemeyer et al., 2002b). Dos pacientes com TCG metastático sem massa testicular, apenas um terço definitivamente apresenta TCG extragonadal primário; um terço tem NITCG no testículo, e um terço, evidências ultrassonográficas de um tumor primário "extinto" (Scholz et al., 2002). O TCG deve ser considerado em qualquer homem com menos de 40 anos e uma massa medial. A presença de concentrações séricas elevadas de AFP e/ou hCG com resultados normais à avaliação testicular é suficiente para o diagnóstico de TCG, e a confirmação histológica por biópsia é desnecessária antes do início do tratamento. Em casos com níveis séricos normais de marcadores tumorais, a biópsia da massa deve ser realizada para confirmar o diagnóstico de TCG antes da instituição da terapia. Um espécime de biópsia com carcinoma mal diferenciado representa um dilema diagnóstico caso o sítio do tumor primário não possa ser confirmado. Neste quadro, o diagnóstico de TCG extragonadal com transformação maligna pode ser considerado e apoiado pela expressão de i(12p) em amostras de biópsia. Os pacientes com suspeita de TCG extragonadal devem ser submetidos à orquiectomia inguinal em algum momento durante seu tratamento caso o padrão de metástase seja consistente com um tumor testicular primário do lado direito ou esquerdo ou haja evidências ultrassonográficas de um tumor primário "extinto".

> **PONTOS-CHAVE: DIAGNÓSTICO E TRATAMENTO INICIAL DO TUMOR DE CÉLULAS GERMINATIVAS**
>
> - Uma massa intratesticular sólida em um paciente pós-púbere do sexo masculino deve ser considerada TCG até prova em contrário.
> - Com raras exceções, a orquiectomia inguinal com ligadura alta do cordão espermático deve ser realizada em homens com suspeita de TCG. A realização de orquiectomia e biópsia transescrotal deve ser evitada.
> - No TCG, a orquiectomia parcial deve ser considerada em pacientes altamente selecionados que apresentam tumores pequenos em testículos únicos ou massas testiculares bilaterais sincrônicas e em casos nos quais a preservação do testículo acometido levaria à produção testicular suficiente de andrógeno.
> - O retardo do diagnóstico é comum nos TCGs, e cerca de um terço dos casos é, a princípio, erroneamente diagnosticado.
> - Em caso de elevação dos níveis séricos de marcadores tumorais antes da orquiectomia, este exame deve ser repetido após o procedimento para verificar se há queda, estabilidade ou aumento dessas concentrações. Os níveis séricos de marcadores tumorais antes da orquiectomia não devem ser usados em decisões terapêuticas.

Estadiamento Clínico

O prognóstico do TCG e as primeiras decisões terapêuticas são determinados pelo EC da doença, que se baseia nos achados histopatológicos e no estadiamento patológico do tumor primário, nos níveis séricos de marcadores tumorais após a orquiectomia e na presença e extensão de doença metastática, determinadas pelo exame físico e pelas técnicas de diagnóstico por imagem estadiadores. Em 1997, uma classificação consensual internacional do GCT foi desenvolvida pelo American Joint Committee on Cancer (AJCC) e Union Internationale Contre le Cancer (UICC) (Tabela 34-1 – *disponível exclusivamente on-line em inglês no site www.expertconsult.com*). Os sistemas de estadiamento de TCG do AJCC e da UICC são exclusivos porque, pela primeira vez, a categoria de marcadores tumorais séricos (S), com base nos níveis pós-orquiectomia de AFP, hCG e DHL, é usada para suplementação dos estádios prognósticos definidos pela extensão anatômica da doença. **Os sistemas do AJCC e da UICC foram atualizados em 2002 e o novos sistemas consideram a presença de invasão linfovascular (IVL) no tumor primário como pT2 em uma neoplasia que, à exceção deste fato, é confinada ao órgão. EC I** é definido como a doença clinicamente confinada aos testículos, **EC II** indica a presença de metástase em linfonodo regional (retroperitoneal) e **EC III** representa a metástase em linfonodos não regionais e/ou viscerais.

Estudos de Imagem para Estadiamento

O TCG segue um padrão previsível de disseminação metastática, o que contribui para seu tratamento eficaz. À exceção do coriocarcinoma, a via mais comum disseminação da doença é formada pelos canais linfáticos que drenam do tumor primário para os linfonodos retroperitoneais e, subsequentemente, para sítios distantes. O coriocarcinoma tende à disseminação hematogênica. **O retroperitônio é o sítio inicial de disseminação metastática em 70% a 80% dos pacientes com** TCG. Estudos detalhados de mapeamento em séries de linfadenectomia retroperitoneal (LNDRP) aumentaram a compreensão acerca da drenagem linfática testicular e identificaram os sítios com maior probabilidade de disseminação metastática (Sheinfeld, 1994). **Nos tumores testiculares do lado direito, o sítio primário de drenagem é formado pelos linfonodos interaortocavais inferiores aos vasos renais, seguidos pelos linfonodos paracavais e para-aórticos. A "área de drenagem linfática" primária dos tumores testiculares do lado esquerdo é formada pelos linfonodos para-aórticos, seguidos pelos linfonodos interaortocavais** (Donohue et al., 1982). **O padrão de drenagem linfática no retroperitônio é da direita para a esquerda.** A disseminação contralateral a partir da "área de drenagem linfática" primária é comum em tumores do lado direito, mas raramente é observada em tumores do lado esquerdo e, de modo geral, é associada à doença extensa. **A maioria dos depósitos caudais de doença metastática geralmente reflete a disseminação retrógrada para os linfonodos ilíacos e inguinais distais, secundária à doença muito volumosa e, mais raramente, à drenagem linfática testicular aberrante. Os linfáticos retroperitoneais drenam à cisterna do quilo, atrás da artéria renal direita e da crura direita do diafragma.** A metástase em linfonodo retrocrural pode ser visível em pacientes com doença retroperitoneal. Deste ponto, a disseminação linfática se dá através do ducto torácico para o mediastino posterior e a fossa supraclavicular esquerda.

Estadiamento Clínico do Abdome e da Pelve. Todos os pacientes com TCG devem ser submetidos a estudos de imagem do abdome e da pelve para estadiamento. A tomografia computadorizada (TC) com administração oral e intravenosa de contraste é a forma não invasiva mais eficaz de estadiamento do retroperitônio e da pelve. A TC também permite a avaliação anatômica detalhada do retroperitônio para identificação de anomalias anatômicas que podem complicar a LNDRP subsequente, como veia renal esquerda circum-aórtica ou retroaórtica, artéria renal no polo inferior ou ureter direito retrocaval. A ressonância magnética é uma alternativa à TC, apesar do maior tempo de exame, maior custo e menor disponibilidade.

O aumento de volume dos linfonodos retroperitoneais é observado à TC em aproximadamente 10% a 20% dos pacientes com seminomas e em 60% a 70% daqueles com TCGNS. O retroperitônio é a área mais difícil de determinação precisa do EC. **Uma taxa consistente de acometimento de linfonodos retroperitoneais de 25% a 35% foi relatada nos TCGNS EC I na presença de TC "normal", apesar das melhoras da qualidade da imagem nas últimas quatro décadas** (Fernandez et al., 1994). Não há consenso acerca dos critérios de tamanho dos linfonodos retroperitoneais que constituem uma TC "normal". O limiar de tamanho de 10 mm é frequentemente usado para identificação do aumento de volume dos linfonodos, mas taxas falso-negativas de até 63% foram relatadas quando este critério foi usado. Na doença EC IIA e IIB, o supraestadiamento clínico promovido pela TC (i.e., linfonodos patologicamente negativos à LNDRP apesar do aumento de volume dos linfonodos ao exame de imagem) é relatado em 12% a 40% dos pacientes.

O entendimento dos sítios de drenagem primária de tumores dos lados direito e esquerdo levou a esforços para aumento da sensibilidade da TC abdominopélvica por meio da redução dos critérios de tamanho para detecção de linfonodos clinicamente positivos na área primária de drenagem linfática. Leibovitch et al. (1995a) mostraram que o uso do limiar de tamanho de 4 mm na área primária de drenagem linfática e de 10 mm fora desta região foi associado à sensibilidade e à especificidade da doença em estágio patológico II de 91% e 50%, respectivamente. Em um estudo similar, Hilton et al. (1997) relataram sensibilidade e especificidade de 93% e 58%, respectivamente, usando o limiar de 4 mm para os linfonodos na área primária de drenagem linfática que eram anteriores à linha horizontal que bissecta a aorta. **Com base nessas evidências, os linfonodos retroperitoneais com 5 a 9 mm de tamanho na área primária de drenagem linfática devem ser considerados suspeitos de metástase em linfonodos regionais, principalmente caso sejam anteriores aos grandes vasos em imagens transaxiais** (Fig. 34-3). Devido ao rápido crescimento dos TCGs, é aconselhável basear as decisões terapêuticas em estudos de TC realizados nas 4 semanas anteriores ao início de tratamento.

Os TCG malignos acumulam fluordesoxiglicose (FDG) e vários estudos investigaram a tomografia com emissão de pósitrons com FDG (FDG-PET) no estadiamento de TCGs ao diagnóstico e na avaliação da resposta após a quimioterapia. Vários pequenos estudos-pilotos sugeriram que a FDG-PET pode identificar a metástase retroperitoneal em seminomas e TCGNS de grau baixo de forma mais precisa do que a TC (Albers et al., 1999). Em um ensaio prospectivo de estudos de FDG-PET submetidos à revisão central em 111 pacientes contemporâneos com NSGCT EC I em observação, houve recidiva em 33 de 87 pacientes que apresentaram resultados negativos à PET, com taxa estimada de ausência de recidiva de 63% (Huddart et al., 2007). Os pesquisadores concluíram que a FDG-PET não é suficientemente sensível ao estadiamento preciso do TCGNS EC I. de Wit et al. (2008) também relataram que os resultados da FDG-PET foram apenas um pouco melhores do que os da TC como ferramenta primária de estadiamento do TCGNS de baixo estágio. **Hoje, ao FDG-PET não tem utilidade na avaliação de rotina do TCGNS e do seminoma no momento do diagnóstico.**

A doença EC II é subclassificada com base no tamanho dos linfonodos regionais, determinado pela imagem abdominopélvica em IIA (aumento de volume dos linfonodos retroperitoneais ≤ 2 cm), IIB (aumento de volume dos linfonodos retroperitoneais > 2 cm, mas ≤ 5 cm) e IIC (aumento de volume dos linfonodos > 5 cm).

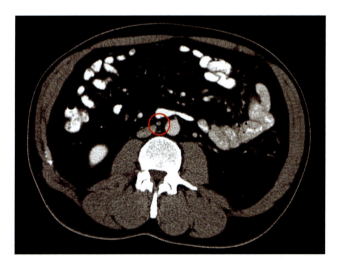

Figura 34-3. Imagem de tomografia computadorizada pós-orquiectomia do abdome e da pelve em um paciente com tumor de células germinativas testicular direito não seminoma mostrando um linfonodo de 7 mm na área primária de drenagem linfática. O linfonodo foi acometido pelo teratoma à dissecção do linfonodo retroperitoneal.

Estadiamento Patológico do Abdome e da Pelve. Em alguns centros europeus que realizam a LNDRP a céu aberto e na maioria dos estudos com LNDRP laparoscópica, a cirurgia é feita em pacientes com TCGNS EC I ou IIA em grande parte como procedimento de estadiamento, sem intenção curativa, para identificação da presença de linfonodos regionais e determinação da necessidade de quimioterapia subsequente (Nelson et al., 1999; Janetschek et al., 2000; Albers et al., 2003; Bhayani et al., 2003; Nielsen et al., 2007; Albers et al., 2008). O estágio patológico N é diferente do estádio clínico N, pois o primeiro considera o número de linfonodos envolvidos: pN0, ausência de metástase em linfonodos regionais; pN1, cinco ou menos linfonodos acometidos, nenhum com mais de 2 cm; pN2, mais de cinco linfonodos acometidos e/ou qualquer linfonodo com 2 a 5 cm; pN3, qualquer linfonodo com mais de 5 cm. Em pacientes com a doença em estágio patológico II (qualquer pT, pN1-3, M0), o risco de metástase oculta (e recidiva após LNRP) é bastante relacionado à extensão da metástase em linfonodos regionais (10% a 30% de pN1 *vs*. 50% a 80% de pN2-3). O estágio patológico N não pode ser aplicado a amostras obtidas à LNDRP de pacientes submetidos à quimioterapia prévia.

Imagens do Tórax

Todos os pacientes com TCG devem ser submetidos à obtenção de imagens do tórax antes que decisões terapêuticas sejam tomadas. A metástase torácica na ausência de doença retroperitoneal e/ou de elevação da concentração sérica de marcadores tumorais é incomum, principalmente nos seminomas. A obtenção de rotina das imagens de tórax por TC pode ser associada a uma alta taxa de achados falso-positivos, que pode complicar a terapia subsequente (Horan et al., 2007). É razoável obter radiografias de tórax no momento do diagnóstico como estudo inicial de estadiamento e a TC deve ser realizada em pacientes com elevação da concentração sérica de marcadores tumorais após a orquiectomia, evidências de doença metastática ao exame físico ou achados anormais ou duvidosos à TC abdominopélvica imagem ou achados questionáveis às radiografias de tórax. Pode ser razoável solicitar uma TC de tórax em pacientes com TCGNS EC I e evidências de IVL ou predominância de EC, já que alguns estudos relataram uma alta taxa de metástase hematógena para o pulmão na ausência de metástase retroperitoneal à TC (Hermans et al., 2000; Sweeney et al., 2000). A linfadenopatia mediastinal ou hilar na ausência de doença retroperitoneal deve elevar o índice de suspeita de etiologia não TCG, como linfoma ou sarcoidose, e a confirmação histológica do TCG por mediastinoscopia e biópsia deve ser realizada antes da instituição da terapia sistêmica (Hunt et al., 2009).

A metástase visceral em osso e cérebro é incomum no TCG na ausência de sintomas ou outros indicadores clínicos da doença. A cintilografia óssea e a TC de crânio de rotina não têm utilidade no momento do diagnóstico. Uma exceção notável é a TC de crânio em pacientes com concentrações muito elevadas de hCG (> 10.000 mU/mL), porque tais níveis são geralmente associados ao coriocarcinoma metastático, que tem propensão à metástase cerebral.

Marcadores Tumorais Séricos

Os níveis de AFP, hCG e DHL após a orquiectomia são importantes no estadiamento, prognóstico e seleção do tratamento. Todos os pacientes devem ser submetidos à dosagem dos marcadores tumorais séricos após a orquiectomia para análise do declínio adequado, de acordo com a meia-vida, em indivíduos com níveis elevados antes do procedimento. A recém ou nova elevação dos níveis séricos de marcadores tumorais após a orquiectomia indica a presença de doença metastática e estes pacientes devem receber a quimioterapia de indução. Caso os resultados da avaliação metastática sejam negativos e a queda dos marcadores seja lenta (i.e., não de acordo com a meia-vida), os pacientes devem ser cuidadosamente monitorados e os níveis dessas substâncias devem ser periodicamente analisados até sua normalização ou início de aumento. Níveis estáveis de AFP ou hCG levemente acima da faixa normal devem ser interpretados com cautela, e outras causas de elevação dos marcadores tumorais séricos devem ser descartadas antes que decisões terapêuticas sejam tomadas. Como nos estudos de imagem para estadiamento, as decisões terapêuticas devem ser baseadas nos níveis séricos de marcadores tumorais nas primeiras 4 semanas do início de tratamento.

Classificação Prognóstica dos Tumores Avançados de Células Germinativas

Uma análise conjunta internacional e retrospectiva de 5.202 pacientes com TCGNS avançado tratados entre 1975 e 1990 com esquemas quimioterápicos contendo platina (cisplatina ou carboplatina) identificou níveis de AFP, hCG e DHL no início de quimioterapia; a presença de metástase visceral não pulmonar; e TCGNS mediastinal primário como fatores prognósticos significativos e independentes da progressão e sobrevida (International Germ Cell Consensus Classification, 1997). Em 660 pacientes com seminoma avançado, apenas a presença de metástase visceral não pulmonar foi um fator preditivo importante de progressão e sobrevida (International Germ Cell Consensus Classification, 1997).

A classificação de risco do *International Germ Cell Cancer Collaborative Group* (IGCCCG) para o TCG avançado foi desenvolvida com base nestas análises (Tabela 34-2) (International Germ Cell Consensus Classification, 1997). **O grupo de risco do IGCCCG deve ser determinado em cada paciente com TCG metastático e ser usado na escolha da quimioterapia** (ver adiante). Esta classificação se aplica apenas a pacientes com TCG avançado no momento do diagnóstico e não a indivíduos com recidiva da doença. É também baseada nos níveis séricos pós-orquiectomia, ao início da quimioterapia, e não nas concentrações obtidas antes da cirurgia testicular.

De acordo com os critérios do IGCCCG, aproximadamente 56% dos pacientes com TCGNS avançado são classificados como baixo risco, 28% são classificados como risco intermediário e 16% são classificados como alto risco; nestes indivíduos, as taxas de sobrevida livre de progressão e sobrevida geral em 5 anos são de 89% e 92% (baixo risco), 75% e 80% (risco intermediário) e 41% e 48% (alto risco). Não há categoria de alto risco no seminoma. Aproximadamente 90% e 10% dos pacientes com seminoma avançado são, respectivamente, classificados como risco baixo e intermediário segundo os critérios do IGCCCG, e as taxas de sobrevida livre de progressão e sobrevida geral em 5 anos são de 82% e 86% (risco baixo) e 67% e 72% (risco intermediário). Van Dijk et al. (2006) publicaram uma metanálise de 10 estudos com 1.775 pacientes com TCGNS tratados após 1989 e relataram estimativas de sobrevida agrupada em 5 anos de 94%, 83% e 71% nos pacientes de riscos baixo, intermediário e alto segundo os critérios do IGCCCG. Estes resultados representam uma sobrevida significativamente melhor em comparação com o estudo original (principalmente nos pacientes classificados como de alto risco) e são atribuídos à maior eficácia da terapia e à maior experiência no tratamento de pacientes com TCGNS.

O sistema TNM incorpora os níveis de marcadores (S0-3) e a metástase visceral não pulmonar ao estadiamento do câncer testicular. No entanto, este sistema não considera as diferenças prognósticas entre os seminomas e os TCGNS com metástase visceral não pulmonar. No sistema TNM, essas duas doenças seriam classificadas como estágio IIIC, mas o IGCCCG classificaria a primeira como risco intermediário e a última como alto risco. O sistema IGCCCG é preferencialmente usado na avaliação prognóstica e na escolha da quimioterapia.

Criopreservação de Esperma

Embora a infertilidade seja uma apresentação incomum nos TCGs, até 52% dos homens apresentam oligospermia ao diagnóstico e 10% são azoospérmicos (Williams et al., 2009a). Os limitados dados existentes sugerem que quase metade destes homens recupera a normospermia após a orquiectomia (Carroll et al., 1987; Jacobsen et al., 2001). O epitélio germinativo é bastante sensível à quimioterapia à base de platina e à radioterapia. **Praticamente todos os pacientes passam a apresentar azoospermia após a quimioterapia e 50% e 80% dos pacientes com parâmetros normais no sêmen ao diagnóstico voltam a tais níveis em 2 e 5 anos, respectivamente** (Bokemeyer et al.,

TABELA 34-2 Classificação de Risco do International Germ Cell Cancer Collaborative Group para Tumores Avançados de Células Germinativas

NÃO SEMINOMA	SEMINOMA
BAIXO RISCO	
Primário testicular/retroperitoneal e	Qualquer sítio primário e
Ausência de metástases viscerais não pulmonares	Ausência de metástases viscerais não pulmonares
e	e
Bons marcadores — todos os seguintes	AFP normal, qualquer hCG, qualquer LDH
AFP < 1.000 ng/mL e	
hCG < 5.000 UI/L (1.000 ng/mL) e	
LDH < 1,5 × limite superior da normalidade (N)	
56% dos não seminomas	90% dos seminomas
SLP em 5 anos 89%	SLP em 5 anos 82%
Sobrevida em 5 anos 92%	Sobrevida em 5 anos 86%
RISCO INTERMEDIÁRIO	
Primário testicular/retroperitoneal e	Qualquer sítio primário e
Ausência de metástases viscerais não pulmonares	Metástases viscerais não pulmonares
e	e
Marcadores intermediários — qualquer um dos seguintes:	AFP normal, qualquer hCG, qualquer LDH
AFP ≥ 1.000-10.000 ng/mL e ≤ 10.000 ng/mL ou	
hCG ≥ 5.000-50.000 UI/L e ≤ 50.000 IU/L ou	
LDH ≥ 1,5 × N e ≤ 10 × N	
28% dos não seminomas	10% dos seminomas
SLP em 5 anos 75%	SLP em 5 anos 67%
Sobrevida em 5 anos 80%	Sobrevida em 5 anos 72%
PROGNÓSTICO MAU	
Primário mediastinal	Nenhum paciente classificado como prognóstico ruim
ou	
Metástases viscerais não pulmonares	
ou	
Marcadores séricos maus — qualquer um dos seguintes:	
AFP > 10.000 ng/mL ou	
hCG > 50.000 II/L (10.000 ng/mL) ou	
LDH > 10 × limite superior da normalidade	
16% dos não seminomas	
SLP em 5 anos 41%	
Sobrevida em 5 anos 48%	

AFP, α-fetoproteína; hCG, gonadotropina coriônica humana; LDH, lactato desidrogenase; SLP, sobrevida livre de progressão.
De International Germ Cell Consensus Classification: a prognostic factor-based staging system for metastatic germ cell cancers. International Germ Cell Cancer Collaborative Group. J Clin Oncol 1997;15:594–603.

1996a; Feldman et al., 2008). **A recuperação da espermatogênese após a radioterapia em pacientes com seminoma pode levar 2 a 3 anos ou mais** (Fossa et al., 1999b). A LNDRP pode provocar disfunção ejaculatória em 80% ou mais dos pacientes submetidos à dissecção completa e bilateral com remoção de estruturas nervosas. A maioria dos homens pode ter filhos após a quimioterapia-padrão para tratamento dos TCGs ; a radioterapia parece ter efeito mais deletério sobre a fertilidade do que a quimioterapia (Huyghe et al., 2004). **Devido ao impacto dos tratamentos do câncer testicular sobre a fertilidade, os homens que estão indecisos ou planejam ser pais são aconselhados a realizar a criopreservação de esperma antes do início do tratamento.** O banco de esperma pode ser realizado antes ou após a orquiectomia radical.

Tratamento

Princípios Terapêuticos

O tratamento dos TCGs é orientado pela possibilidade de crescimento rápido e cura em praticamente todos os pacientes; **isto se traduz na necessidade de diagnóstico e estadiamento rápido e aplicação diligente de tratamento adequado, de modo que os pacientes não morram ou apresentem efeitos colaterais que não ocorreriam com o diagnóstico e tratamento precoces.** Após a orquiectomia, os resultados dos exames de imagem para estadiamento e dos níveis séricos de marcadores tumorais devem ser analisados e os planos terapêuticos devem ser desenvolvidos com a maior rapidez possível.

A probabilidade de cura, mesmo na presença de doença metastática, leva a uma abordagem agressiva em relação à administração da quimioterapia e a realização de cirurgia após a quimioterapia para ressecção de massas residuais. A quimioterapia é geralmente administrada apesar da leucopenia e da trombocitopenia, e a quimioterapia nefrotóxica (cisplatina) costuma ser instituída mesmo na presença de insuficiência renal moderada a grave (Williams et al., 1987; Einhorn et al., 1989; Bajorin et al., 1993; Loehrer et al., 1995; Bokemeyer, et al., 1996b; Nichols et al., 1998; de Wit et al., 2001). Da mesma maneira, uma abordagem cirúrgica agressiva é empregada para ressecção de todos os sítios de doença residual após a quimioterapia em pacientes com TCGNS, até mesmo nos casos de acometimento de múltiplos sítios anatômicos. A baixa idade e o bom estado geral dos pacientes com TCG permitem a abordagem terapêutica agressiva, quando necessária.

A concentração sérica dos marcadores tumorais influencia muito o tratamento dos TCGs, principalmente dos TCGNS. Como discutido, **níveis séricos elevados de AFP ou hCG após a orquiectomia indicam a presença de doença metastática e, preferencialmente, estes pacientes são submetidos à quimioterapia.** Nos pacientes em quimioterapia, o aumento dos níveis séricos de marcadores tumorais durante ou após o tratamento geralmente indica a presença de doença refratária ou recidiva, respectivamente. Como anteriormente discutido, os níveis séricos de AFP, hCG e DHL ao início da quimioterapia são importantes fatores prognósticos e influenciam a escolha e a duração dos esquemas quimioterápicos (International Germ Cell Consensus Classification, 1997).

O câncer testicular é uma doença relativamente rara e os urologistas e oncologistas gerais normalmente não tratam um grande número de pacientes com TCG. Além disso, os algoritmos terapêuticos são complexos e cheios de *nuances*, e os dados que apoiam determinados tratamentos, como a LNDRP, são baseados na experiência de um número relativamente pequeno de cirurgiões que realizaram muitas dessas cirurgias (Donohue et al., 1993, 1995; Heidenreich et al., 2003; Stephenson,et al., 2005b; Williams et al., 2009b). A maioria dos residentes em urologia dos Estados Unidos realizou dois ou menos procedimentos de LNDRP durante seu treinamento (Lowrance et al., 2007). Vários estudos relataram a melhor sobrevida quando o tratamento foi instituído em instituições com altos volumes (Aass et al., 1991; Harding et al., 1993; Feuer et al., 1994; Collette et al., 1999; Joudi e Konety, 2005; Suzumura et al., 2008). Sempre que possível, os pacientes com TCG devem ser tratados em centros com altos volumes e a LNDRP deve ser realizada por cirurgiões com experiência neste procedimento.

> ### PONTOS-CHAVE: ESTADIAMENTO CLÍNICO
>
> - O TCG testicular segue um padrão previsível de disseminação do tumor primário aos linfonodos retroperitoneais e, então, aos sítios metastáticos distantes.
> - A área primária de drenagem linfática nos tumores do lado esquerdo é formada pelos linfonodos para-aórticos e hilares renais esquerdos, e, nos tumores do lado direito, pelos linfonodos interaortocavais e paracavais.
> - A TC é a modalidade ideal de imagem para o estadiamento do retroperitônio, embora resultados falso-negativos sejam observados em 25% a 35% e em 14% a 20% dos pacientes com EC I de TCGNS e seminoma, respectivamente, quando o limiar de 1 cm é usado.
> - A radiografia de tórax e a TC de de tórax são modalidades aceitáveis de estadiamento na ausência de linfadenopatia retroperitoneal ou elevação dos níveis séricos de marcadores tumorais.
> - O aumento dos níveis séricos de marcadores tumorais após a orquiectomia indica a presença de TCG metastático; estes pacientes devem ser submetidos à quimioterapia.
> - A classificação de risco do IGCCCG é usada na avaliação do prognóstico dos pacientes com TCG metastático e determina a escolha da quimioterapia. No TCGNS, o risco do IGCCCG é atribuído com base nos níveis séricos de marcadores tumorais pós-orquiectomia e na presença de tumor primário mediastinal e metástases viscerais não pulmonares. No seminoma, o risco IGCCCG é atribuído com base apenas na presença de metástases viscerais não pulmonares.
> - A criopreservação do esperma deve ser oferecida a todos os pacientes antes da LNDRP, quimioterapia ou radioterapia devido aos possíveis efeitos destes tratamentos sobre a fertilidade.

Diferenciação entre os Seminomas e Tumores de Células Germinativas não Seminomas

Para fins terapêuticos, a distinção entre seminomas e TCGNS é muito importante. Em comparação aos TCGNS, os seminomas têm história natural mais favorável. De modo geral, os seminomas tendem a ser menos agressivos, a ser diagnosticados em estágio mais precoce e a se disseminar de forma previsível pelos canais linfáticos até o retroperitônio antes de atingir os pulmões ou outros órgãos por via hematogênica. Ao diagnóstico, a proporção de pacientes com a doença EC I, II e III é de 85%, 10% e 5% para o seminoma e de aproximadamente 33%, 33% e 33% para o TCGNS (Powles et al., 2005). O seminoma é também associado a uma menor incidência de metástase oculta entre os pacientes com EC I (10% a 15% *vs.* 25% a 35% nos TCGNS) e ao menor risco de recidiva sistêmica após o tratamento do retroperitônio (1% a 4% após a radioterapia para o seminoma *vs.* 10% após a LNRP para o TCGNS), o que tem implicações importantes no uso da quimioterapia. O seminoma é menos propenso à elevação da concentração sérica de marcadores tumorais, cujos níveis não são tão altos quanto no TCGNS. Além disso, os marcadores tumorais séricos não são usados na classificação de risco do IGCCCG do seminoma.

Em comparação com o TCGNS, **o seminoma é bastante sensível à radioterapia e à quimioterapia à base de platina.** Doses substancialmente menores de radiação são necessárias à erradicação do seminoma em comparação a outros tumores sólidos. **A radioterapia é a opção terapêutica padrão para o seminoma de EC I, IIA e IIB, mas não tem utilidade no TCGNS,** à exceção do tratamento da metástase cerebral. O seminoma é responsável por apenas 10% dos casos de TCG avançado, apesar de causar 52% a 56% de todos os TCGs. Não existe uma categoria de mau risco prognóstico do IGCCCG para o seminoma avançado, e mais de 90% dos casos metastáticos são classificados como risco bom (em comparação a 56% no TCGNS) (International Germ Cell Consensus Classification, 1997). **O risco de teratoma em sítios metastáticos geralmente não é considerado** no seminoma avançado, o que tem importantes implicações no tratamento de massas residuais após a quimioterapia. No entanto, a possibilidade de que um seminoma se transforme em elementos de TCGNS é uma consideração importante no tratamento dos pacientes que não respondem à quimioterapia ou apresentam recidiva após a radioterapia. Dos pacientes com seminoma metastático que apresentaram recidiva após o tratamento, aproximadamente 10% a 15% têm elementos de TCGNS no sítio de recidiva. Um estudo necroscópico mostrou que 30% dos pacientes que faleceram devido ao seminoma apresentaram elementos de TCGNS nos sítios metastáticos (Bredael et al., 1982).

O risco de teratoma em sítios metastáticos tem um efeito substancial sobre os algoritmos terapêuticos do TCGNS e leva ao uso frequente da cirurgia pós-quimioterapia (CPQ) (em pacientes com a doença avançada. O risco de teratoma no retroperitônio no TCGNS de baixo estádio também influenciou muitos clínicos a favorecer a LNRP em relação à quimioterapia nas situações em que há baixo risco de metástase distante oculta. Como anteriormente discutido, o teratoma não é sensível à quimioterapia e o resultado em pacientes com teratoma metastático é relacionado à extensão da ressecção cirúrgica.

Uma vez que os TCGs são quase sempre curados, diversos ensaios clínicos foram conduzidos na tentativa de minimizar o tratamento e evitar terapias desnecessárias em um esforço para redução dos efeitos colaterais e da toxicidade em curto prazo e, principalmente, em longo prazo. Uma abordagem foi limitar o número de pacientes que receberam duas intervenções ("terapia dupla"): cirurgia ou quimioterapia, e não ambas. No entanto, uma vez que os TVGNS geralmente são tumores mistos e o teratoma tende a existir em sítios metastáticos com outros elementos de TCG, a "cura" normalmente requer quimioterapia para matar os componentes quimiossensíveis e cirurgia para remoção dos componentes teratomatosos. É bastante aceito que a integração eficaz da terapia sistêmica e da CPQ é um fator importantíssimo para a melhora das taxas de cura do TCG metastático que eram observadas nas últimas décadas. Embora a minimização do tratamento desnecessário seja um objetivo importante, a quimioterapia, a radioterapia e a TC são associadas a um maior risco vitalício de desenvolvimento de neoplasias malignas secundárias (NMS) () e/ou doença cardiovascular (Meinardi et al., 2000; Zagars et al., 2004; Brenner e Hall, 2007; van den Belt-Dusebout et al., 2007; Tarin et al., 2009). Por outro lado, a LNDRP, quando realizada por cirurgiões experientes, é associada a um perfil de toxicidade em longo prazo bem mais favorável.

> **PONTOS-CHAVE: DIFERENÇAS ENTRE O SEMINOMA E O TUMOR DE CÉLULAS GERMINATIVAS NÃO SEMINOMATOSO**
>
> - Em comparação ao TCGNS, o seminoma é associado a uma história natural indolente com menor incidência de doença metastática e menores taxas de metástase retroperitoneal e a distância ocultas em pacientes com EC I, IIA e IIB.
> - Não há categoria de alto risco de prognóstico (mau prognóstico) no seminoma metastático, e um número substancialmente maior de pacientes é classificado como risco baixo segundo os critérios do IGCCCG em comparação com o TCGNS.
> - O seminoma é associado à maior sensibilidade à radioterapia e à quimioterapia à base de platina em comparação com o TCGNS.
> - A concentração sérica de hCG é elevada em apenas 15% dos pacientes com seminoma metastático e os níveis séricos de marcadores tumorais não são usados na orientação das decisões terapêuticas.
> - O teratoma em sítios metastáticos é menos preocupante no seminoma do que no TCGNS, mas sua presença deve ser considerada em pacientes que não respondem à terapia convencional.

Neoplasia Intratubular de Células Germinativas

A N NITCG é diagnosticada pela biópsia testicular realizada como parte da investigação de infertilidade e pela biópsia do testículo contralateral em pacientes com TCG ou do testículo acometido em pacientes submetidos à orquiectomia parcial. O fundamento lógico do tratamento da NITCG é baseado no alto risco de desenvolvimento de TCG invasivo (Skakkebaek et al., 1982; Dieckmann e Skakkebaek, 1999). As opções terapêuticas incluem orquiectomia, radioterapia em baixa dose e vigilância cuidadosa. A escolha do tratamento deve ser individualizada com base no desejo de paternidade futura do paciente, na presença ou ausência de um testículo contralateral normal e na vontade do paciente de evitar a terapia de reposição com testosterona. **A orquiectomia radical é o tratamento mais definitivo, embora a radioterapia em baixa dose ($\geq$ 20 Gy) seja associada a taxas similares de controle local e à possibilidade de preservação da função endócrina testicular devido à relativa resistência das células de Leydig à radiação em comparação ao epitélio germinativo** (Heidenreich et al., 2001; Montironi, 2002; Dieckmann et al., 2003). **No entanto, a terapia de reposição com testosterona acaba sendo necessária em até 40% dos pacientes, que devem ser submetidos ao monitoramento da produção testicular de andrógeno após a radioterapia** (Heidenreich et al., 2001; Petersen et al., 2002). Com o objetivo de preservação da função endócrina testicular, reduções de dose a menos de 20 Gy foram pesquisadas, mas casos de NITCG recorrente foram observados (Classen et al., 2003a; Dieckmann et al., 2003). Nos pacientes com testículo contralateral normal que desejam ser pais no futuro, a orquiectomia radical é preferida, já que a dispersão da radioterapia ao testículo contralateral pode prejudicar a espermatogênese. Nos pacientes com parâmetros anormais no sêmen, mas função suficiente para técnicas de reprodução assistida, a vigilância cuidadosa, com avaliação ultrassonográfica periódica do testículo, é uma estratégia razoável, com retardo da instituição da terapia até a gestação e/ou desenvolvimento de TCG. Outra opção para esses pacientes é a exploração testicular, com coleta de esperma e criopreservação para técnicas de reprodução assistida e orquiectomia radical seguida pela terapia de reposição com testosterona.

Os pacientes com NITCG que serão submetidos à quimioterapia à base de cisplatina representam uma circunstância exclusiva, já que a quimioterapia pode reduzir (mas não eliminar) o risco de desenvolvimento de TCG. Um estudo estimou o risco de desenvolvimento de TCG testicular após a quimioterapia em um paciente com NITCG em 21% em 5 anos e 45% em 10 anos (Christensen et al., 1998). Estes pacientes podem ser submetidos à radioterapia em baixa dose após o término da quimioterapia ou à biópsia de testículos 2 anos ou mais após a quimioterapia e o tratamento é reservado aos pacientes com evidências de NITCG à biópsia (Krege et al., 2008a, 2008b).

Tumor de Células Germinativas não Seminoma

Tumor de Células Germinativas não Seminoma de Estágio Clínico I. Aproximadamente um terço dos pacientes com TCGNS apresenta a doença em EC I e níveis séricos normais de marcadores tumorais após a orquiectomia. **O tratamento ideal para estes pacientes continua a gerar controvérsias, já que a sobrevida em longo prazo associada à vigilância, LNDRP ou à quimioterapia primária chega a 100%.** A controvérsia também é alimentada pelo fato de que apenas 20% a 30% dos pacientes apresentam metástase oculta no retroperitônio ou em sítios distantes. Qualquer intervenção após a orquiectomia, com

> **PONTOS-CHAVE: NEOPLASIA INTRATUBULAR DE CÉLULAS GERMINATIVAS**
>
> - A NITCG é a lesão precursora do TCG e é associada ao risco de 50% de desenvolvimento de um TCG invasivo em 5 anos.
> - A orquiectomia radical e a radioterapia em dose baixa ($\geq$ 20 Gy) são opções terapêuticas eficazes no NITCG.

a possibilidade de morbidade em curto e longo prazo, representa tratamento desnecessário em 70% a 80% dos pacientes com doença limitada ao testículo. A maioria dos centros emprega uma abordagem adaptada ao risco, baseada na probabilidade de metástase oculta, embora a vigilância seja a abordagem preferida em alguns centros, independentemente do risco de um homem.

Avaliação de Risco. Diversos estudos tentaram identificar os fatores histopatológicos em um tumor primário que preveem a presença de metástase oculta. **Os fatores de risco mais comumente identificados de metástase oculta são a IVL e a predominância do componente de CE.** A definição de predominância de CE na literatura varia de 45% a 90%. **A taxa relatada de metástase oculta (baseada nas recidivas detectadas à vigilância ou na metástase em linfonodos à LNDRP) com IVL e predominância de CE varia de 45% a 90% e 30% a 80%, respectivamente** (Heidenreich et al., 1998; Sogani et al., 1998; Hermans et al., 2000; Sweeney et al., 2000; Alexandre et al., 2001; Roeleveld et al., 2001; Albers et al., 2003; Vergouwe et al., 2003; Nicolai et al., 2004; Stephenson et al., 2005a). **Na ausência desses dois fatores, o risco de metástase oculta é inferior a 20%.** Outros fatores de risco identificados incluem o estágio pT avançado, a ausência de teratoma maduro, a ausência de tumor do saco vitelino, a presença de CE (independentemente da composição em porcentagem), a porcentagem de coloração por MIB-1, o tamanho do tumor e a idade do paciente. Em uma análise conjunta de 23 estudos que avaliaram os fatores preditivos de metástase oculta no TCGNS EC !, Vergouwe et al. (2003) identificaram a IVL (*odds ratio* de 5,2), a coloração por MIB-1 superior a 70% (*odds ratio* de 4,7) e a predominância de CE (*odds ratio* de 2,8) como os fatores preditivos mais potentes; estes fatores foram observados em 36%, 55% e 51% dos pacientes.

Como anteriormente discutido, os resultados da TC abdominopélvica devem ser considerados ao formular as recomendações terapêuticas, já que o limiar de tamanho de 1 cm é associado a uma alta taxa de falso-negativos. Os linfonodos retroperitoneais com mais de 5 a 9 mm na área primária de drenagem linfática devem ser considerados suspeitos de metástase para linfonodos regionais.

Diversos grupos de risco e índices prognósticos foram propostos com base na presença ou ausência de vários destes fatores de risco, mais comumente relacionados à IVL e à predominância de CE (Freedman et al., 1987; Read et al., 1992; Heidenreich et al., 1998; Sogani et al., 1998; Hermans et al., 2000; Alexandre et al., 2001; Albers et al., 2003; Nicolai et al., 2004; Stephenson et al., 2005a). **A classificação dos pacientes como baixo ou alto risco com base na IVL e na predominância de CE se aplica ao risco de doença metastática oculta em pacientes com EC I e não deve ser confundida com a classificação de risco do IGCCCG para o TCGNS metastático** (anteriormente discutida). Apenas um desses modelos foi validado de forma prospectiva e nenhum considerou os resultados da TC de estadiamento (Freedman et al., 1987; Read et al., 1992). Três estudos prospectivos sugerem que a IVL e a predominância de CE podem ser associadas a um risco de metástase entre 35% e 55%, e não entre 50% e 70%, como relatado em estudos mais antigos. Uma série de vigilância do Princess Margaret Hospital relatou uma taxa de recidiva de 52% entre pacientes com IVL e/ou CE puro (Sturgeon et al., 2011). Da mesma maneira, uma série de British Columbia e Portland, Oregon, Estados Unidos, relatou que a IVL foi associada a uma taxa de recidiva de 50%, enquanto a predominância de CE foi associada a uma taxa de recidiva de 33% (Kollmannsberger et al., 2010b). De forma similar, um estudo de observação populacional da Escandinávia relatou uma taxa de recidiva de 42% em pacientes com IVL (Tandstad et al., 2009). Por fim, apenas 18% dos pacientes com TCGNS EC I tratados com LNDRP em um ensaio randomizado apresentaram metástase em linfonodo retroperitoneal apesar do fato de que 42% tinham evidências de IVL no tumor primário (Albers et al., 2008). Esta taxa de metástase oculta, menor do que a esperada, pode ser decorrente do maior escrutínio da TC de estadiamento em relação a linfonodos anormais e/ou migração do estágio.

Vigilância. O fundamento lógico da vigilância é baseado no fato de que a orquiectomia, sozinha, cura 70% a 80% dos pacientes com TCGNS EC I e na capacidade de salvar praticamente todos os pacientes com recidiva por meio da quimioterapia, demonstrada pelas taxas de cura em longo prazo obtidas com a quimioterapia no TCGNS de baixo risco metastático (International Germ Cell Consensus Classification, 1997). A vigilância oferece a possibilidade de redução da toxicidade relacionada ao tratamento ao restringi-lo aos pacientes com necessidade comprovada. As séries de vigilância relataram taxas de sobrevida geral e doença-específica indistinguíveis daquelas observadas com a LNDRP e a quimioterapia primária. Em decorrência disso, a vigilância inicial é considerada a opção terapêutica padrão tratamento no TCGNS EC I. **As desvantagens da vigilância são aquelas associadas ao maior risco de recidiva, à necessidade de vigilância em longo prazo (> 5 anos), à possibilidade de desenvolvimento de SNM devido à vigilância intensiva com TC** (Brenner e Hall, 2007; Tarin et al., 2009) **e à terapia mais intensiva necessária ao tratamento dos pacientes à recidiva do que no momento do diagnóstico.**

Séries publicadas de vigilância relataram resultados de mais de **3.000 homens, com risco médio de recidiva de 28% e mortalidade específica ao câncer de 1,2%.** Os 11 maiores estudos são resumidos na Tabela 34-3 (Freedman et al., 1987; Read et al., 1992; Gels et al., 1995; Sogani et al., 1998; Colls et al., 1999; Sharir et al., 1999; Francis et al., 2000; Daugaard et al., 2003; Ernst et al., 2005; Tandstad et al., 2009; Kollmannsberger et al., 2010b; Tandstad et al., 2010; Sturgeon et al., 2011). **Mais de 90% das recidivas ocorrem nos primeiros 2 anos, mas as recidivas tardias (> 5 anos) são observadas em 1% dos pacientes (5% em alguns relatos)** (Daugaard et al., 2003; Sturgeon et al., 2011). Na maioria das séries contemporâneas, 65% a 75% das recidivas ocorrem no retroperitônio, com ou sem elevação da concentração sérica de marcadores tumorais (Tandstad et al., 2009; Sturgeon et al., 2011). **A quimioterapia de indução é o tratamento mais comum em pacientes com recidivas, já que a maioria apresenta linfadenopatia retroperitoneal extensa (> 3 cm), elevação da concentração sérica de marcadores tumorais ou metástase a distância. No entanto, os pacientes com concentrações séricas normais de marcadores tumorais e recidivas limitadas à linfadenopatia retroperitoneal não extensa (< 3 cm) podem ser, a princípio, tratados por meio da LNDRP** (Stephenson et al., 2007).

O cronograma de vigilância empregado em séries publicadas é altamente variável e nenhum demonstrou ser superior aos demais em termos de sobrevida. Uma vez que a maioria das recidivas ocorre nos 2 primeiros anos, a vigilância de imagens e exames é intensa nos anos 0 a 2 e a realização de exames é menos intensa nos anos 3 a 5. O risco de recidiva tardia determina a vigilância além de 5 anos, mas há controvérsias acerca da inclusão da TC nesta vigilância. A frequência de realização de TC abdominopélvica varia nos diversos estudos, de duas a 13 ou mais nos primeiros 5 anos de acompanhamento. Um ensaio randomizado comparando a realização de duas ou cinco TCs nos anos 1 a 2 relatou ausência de diferença significativa em sobrevida, categoria de risco IGCCCG à recidiva ou EC à recidiva (Rustin et al., 2007). A não adesão ao cronograma prescrito de vigilância foi relatada em 35% a 80% dos pacientes em séries publicadas (Howard et al., 1995; Hao et al., 1998; Ernst et al., 2005).

Linfadenectomia Retroperitoneal. **O fundamento lógico da LNDRP no TCGNS EC I tem base nos seguintes fatores**: (1) o retroperitônio é o sítio mais comum doença metastática oculta, com baixo risco de doença sistêmica associada; (2) incidência de 15% a 25% de teratoma retroperitoneal (que é resistente à quimioterapia) em pacientes com metástase oculta; (3) baixo risco de recidiva abdominopélvica após a LNDRP bilateral total, eliminando a necessidade de vigilância de rotina por TC; (4) altas taxas de cura após a LNDRP isolada em pacientes com tumor maligno retroperitoneal de baixo volume (pN1) e teratoma (pN1-3); (5) não administração da quimioterapia em 75% ou mais dos pacientes caso a quimioterapia adjuvante seja restrita aos pacientes com tumor maligno retroperitoneal extensivo (pN2-3); (6) alta taxa de resgate de recidivas em baixo risco e quimioterapia de indução; e (7) baixa morbidade em curto e longo prazo quando a LNDRP sem ressecção de estruturas nervosas é realizada por cirurgiões experientes. No TCGNS de baixo estádio, o foco terapêutico é o retroperitônio, já que a LNDRP permite o controle mais eficaz com as menores taxas de morbidade grave em longo prazo. As desvantagens da LNDRP são

TABELA 34-3 Séries de Vigilância sobre o Tumor de Células Germinativas não Seminoma de Estágio Clínico I

ESTUDO	NÚMERO DE PACIENTES	RECIDIVAS (%)	ACOMPANHAMENTO MEDIANO (meses)	TEMPO MEDIANO ATÉ A RECIDIVA (meses)	RECIDIVA SISTÊMICA*	MORTES POR TGC (%)
Freedman et al., 1987	259	70 (32)	30	NR	61%	3 (1,2)
Read et al., 1992	373	100 (27)	60	3 (1,5-20)	39%	5 (1,3)
Gels et al., 1995	154	42 (27)	72	4 (2-24)	71%	2 (1)
Sogani et al., 1998	105	27 (26)	136	5 (2-24)	37%	3 (3)
Sharir et al., 1999	170	48 (28)	76	7 (2-21)	79%	1 (0,5)
Colls et al., 1999	248	70 (28)	53	NR	73%	4 (1,6)
Francis et al., 2000	183	52 (28)	70	6 (1-12)	54%	2 (1)
Daugaard et al., 2003	301	86 (29)	60	5 (1-171)	66%	0
Ernst et al., 2005	197	58 (29)	54	6 (2-135)	22%	0
Kollmannsberger et al., 2010b	223	59 (26)	52	NR	NR	0
Sturgeon et al., 2011	371	104	76	7	33	3 (0,8)
Tandstad et al., 2009[†]	350	44 (13)	56	8	27%	1 (0,3)
Tandstad et al., 2010[‡]	129	19 (15)	123	8	37%	0

*Recidiva com elevação da concentração sérica de marcadores tumorais e/ou recidiva em tecido que não os linfonodos retroperitoneais.
[†]97% apresentavam invasão linfovascular e baixo risco.
[‡]96% apresentavam invasão linfovascular e baixo risco.
NR, não relatado; TCG, tumor de células germinativas.

que todos os pacientes são submetidos a uma cirurgia abdominal de grande porte, a necessidade de cirurgiões experientes, a possibilidade de não ser viável em todos os pacientes e a associação à maior taxa de terapia dupla.

Os sete maiores estudos com LNDRP no TCGNS EC I são resumidos na Tabela 34-4 *disponível exclusivamente on-line em inglês no site www.expertconsult.com* (Richie, 1990; Donohue et al., 1993; Hermans et al., 2000; Nicolai et al., 2004; Stephenson et al., 2005b; Albers et al., 2008; Williams et al., 2009b). Nestes trabalhos, a taxa de estágio patológico II varia de 19% a 28% e um número estimado de 66% a 81% destes pacientes foi curado após a LNDRP isolada (Donohue et al., 1993; Hermans et al., 2000; Sweeney et al., 2000; Rabbani et al., 2001; Nicolai et al., 2004; Stephenson et al., 2005a, 2005b). A sobrevida câncer-específica, em longo prazo, com a LNDRP (com ou sem quimioterapia adjuvante) é próxima a 100% e o risco de recidiva tardia é negligenciável. A maioria dos estudos com LNDRP relatou recidivas retroperitoneais em menos de 2% dos pacientes, mostrando sua eficácia no controle da doença do retroperitônio (Donohue et al., 1993; Hermans et al., 2000; Stephenson et al., 2005b).

A dissecção bilateral completa é associada ao menor risco de recidiva abdominopélvica (< 2%) e à maior taxa de ejaculação anterógrada (> 90%) quando técnicas de preservação neurológicas são empregadas (Jewett, 1990; Donohue e Foster, 1998; Stephenson et al., 2005b; Eggener et al., 2007b; Subramanian et al., 2010). Por este motivo, muitos agora a consideram a LNDRP primária, o padrão de tratamento (Stephenson et al., 2011). Um ensaio randomizado de LNDRP primária (mais bleomicina, estoposídeo-cisplatina adjuvante [BEP] × 2 no estágio patológico II) em comparação à quimioterapia com BEP × 1 no TCNS EC I mostrou uma melhora significativa na sobrevida livre de progressão em 2 anos com a quimioterapia (99% *vs.* 92%), embora nenhuma morte por TCG tenha sido observada em qualquer um dos braços (Albers et al., 2008). A taxa de recidiva local foi de 11% em pacientes com linfonodos retroperitoneais histologicamente negativos à LNDRP, que foi substancialmente maior do que a taxa de recidiva local entre todos os pacientes de centros experientes. Neste estudo, os pacientes foram tratados em 61 centros diferentes na Alemanha. É provável que a relativa inexperiência dos cirurgiões e a realização de procedimentos baseados em "templates" de dissecção unilaterais tenham contribuído para estes maus resultados. **Nos pacientes que optam pela LNDRP, o procedimento deve ser bilateral e realizado por um cirurgião experiente.** Caso contrário, os pacientes devem ser submetidos à vigilância ou à quimioterapia primária.

A LNDRP é um procedimento curativo em 60% a 90% dos pacientes com doença pN1 e em até 100% dos pacientes apenas com teratoma (independentemente da extensão do acometimento de linfonodos) (Pizzocaro e Monfardini, 1984; Williams et al., 1987; Richie e Kantoff, 1991; Rabbani et al., 2001; Sheinfeld et al., 2003; Stephenson et al., 2005b). O risco de recidiva em pacientes com doença pN2-3 é superior a 50% (Vogelzang et al., 1983; Williams et al., 1987; Socinski et al., 1988; Stephenson et al., 2005b). Com dois ciclos de quimioterapia adjuvante (mais comumente BEP × 2 ou etoposídeo-cisplatina [EP] × 2), as recidivas caem para 1% ou menos (Behnia et al., 2000; Albers et al., 2003; Kondagunta et al., 2004). **Um ensaio randomizado comparando a quimioterapia adjuvante à observação após a LNDRP para a doença em estádio patológico II mostrou uma redução significativa no risco de recidiva (6% *vs.* 49%), mas não diferenças na sobrevida geral** (Williams et al., 1987). A quimioterapia adjuvante e a observação são opções terapêuticas aceitáveis em pacientes com a doença em estágio patológico II, que devem ser informados acerca do risco de recidiva após a LNDRP e dos possíveis benefícios e riscos destas abordagens.

Quimioterapia Primária. Contrariamente à quimioterapia adjuvante administrada na doença em estágio patológico II após a LNDRP, a quimioterapia primária se refere ao tratamento administrado a homens com TCGNS EC I logo após a orquiectomia. O objetivo da quimioterapia primária é minimizar o risco de recidiva e permitir que os homens evitem a LNDRP e a quimioterapia de indução (nos pacientes que recidivam à vigilância). O fundamento lógico da quimioterapia primária encontra-se na eficácia de dois ciclos de quimioterapia na erradicação da doença micrometastática quando administrados como tratamento adjuvante após a LNDRP e na necessidade de quimioterapia de 20% a 25% apesar da LNDRP (tanto como terapia adjuvante quanto no tratamento de recidivas) (Donohue et al., 1993; Hermans et al., 2000; Nicolai et al., 2004; Stephenson et al., 2005a). A quimioterapia primária oferece aos pacientes a maior chance ausência de recidiva com qualquer modalidade terapêutica única e pode ser administrada em instituições de pequeno porte (Tandstad et al., 2009, 2010). As desvantagens da quimioterapia primária são as seguintes: (1) incapacidade de tratamento do teratoma retroperitoneal e exposição do paciente à possibilidade de quimiorresistência e/ou recidiva tardia (discutida mais adiante), (2) necessidade de vigilância por TC do retroperitônio em longo prazo e (3) exposição

TABELA 34-5 Séries Publicadas acerca da Quimioterapia Primária em Tumores de Células Germinativas não Seminoma de Estádio Clínico I

ESTUDO	NÚMERO DE PACIENTES	ESQUEMA*	ACOMPANHAMENTO MEDIANO (meses)	RECIDIVAS (%)	TEMPO ATÉ A RECIDIVA (meses)	MORTES POR TCG (%)
Abratt et al., 1994	20	BEP × 2 (E: 360)[†]	31	0	NR	0
Cullen et al., 1996	114	BEP × 2 (E: 360)	48	2 (1,8)	7, 18	2 (1,8)
Pont et al., 1996	29	BEP × 2 (E: 500)	79	2 (2,7)	8, 27	1 (3,5)
Ondrus et al., 1998	18	BEP × 2 (E: 360)	36	0	NR	0
Amato et al., 2004	68	CEB × 2 (E: 360)	38	1 (1,5)	21	0
Bohlen et al., 1999	58	BEP × 2 (E: 360); PVB × 2 (20 pacientes)	93	2 (3,4)	22, 90	0
Chevreau, et al., 2004	40	BEP × 2 (E: 360)	113	0	NR	0
Oliver et al., 2004	148	BEP × 1 (n = 28); BEP × 2 (n = 46); BOP × 2 (n = 74) (E: 360)	33	6 (4,1)	NR	2 (1,4)
Dearnaley et al., 2005	115	BOP × 2	70	3 (1,7)	3, 6, 26	1 (0,9)
Albers et al., 2008	191	BEP × 1 (E: 500)	56	2 (1,0)	15, 60	0
Tandstad et al., 2009	382	BEP × 1 (n = 312); BEP × 2 (n = 70) (E: 500)	56	7 (1,8)	Variação: 8-36	0
Tandstad et al., 2010	100	PVB × 1 (n = 40) ou PVB × 2 (n = 60)	116	5	1, 9, 10, 27, 126	0

*Esquemas quimioterápicos: BEP, bleomicina-etoposídeo-cisplatina; BOP, bleomicina-vincristina-cisplatina; CEB, carboplatina-etoposídeo-bleomicina; PVB, cisplatina-vimblastina-bleomicina.
[†]E: 360 se refere a uma dose de etoposídeo de 360 mg/m²/ciclo; E: 500 se refere a uma dose de etoposídeo de 500 mg/m²/ciclo.
NR, não relatado;
TCG tumor de células germinativas.

de todos os pacientes à quimioterapia e ao possível risco de toxicidade tardia (p. ex., doença cardiovascular e tumores malignos secundários). **O risco de toxicidade tardia de dois ciclos de quimioterapia é mal definido, embora, aparentemente, não exista limite inferior seguro.**

A quimioterapia primária foi investigada em 12 séries publicadas, das quais a maioria usou BEP × 2 (Tabela 34-5) (Abratt et al., 1994; Cullen et al., 1996; Pont et al., 1996; Ondrus et al., 1998; Bohlen et al., 1999; Amato et al., 2004; Chevreau et al., 2004; Oliver et al., 2004; Dearnaley et al., 2005; Albers et al., 2008; Tandstad et al., 2009, 2010). Em homens com IVL e/ou predominância de CE, é possível reduzir a taxa de recidiva de 30% a 60% a cerca de 2% a 3%. Em oito dos 12 trabalhos, nenhuma morte por TCG foi relatada por um acompanhamento médio de 5 anos. Nos outros quatro estudos, com 406 pacientes, 13 recidivas (3%) foram observadas e seis (46%) destes pacientes faleceram devido ao TCG. **Embora a quimioterapia primária seja associada ao menor risco de recidiva, estas recidivas são menos sensíveis à terapia de resgate, já que são quimiorresistentes, principalmente se o esquema administrado não foi a BEP com dose-padrão. Por outro lado, os pacientes com recidiva após a LNDRP ou durante a vigilância ainda não receberam a quimioterapia, que é curativa em praticamente todos os casos.** Embora as recidivas sejam incomuns com a quimioterapia primária, praticamente todas ocorrem no retroperitônio; isto determina a vigilância por TC abdominopélvica no acompanhamento desses pacientes. Muitas instituições europeias preferem a administração de BEP × 2 à LNDRP, já que esta última é primariamente usada como procedimento de estadiamento e realizada sem intenção curativa (Krege et al., 2008a, 2008b; Schmoll et al., 2009b).

Um ensaio randomizado e um estudo populacional investigaram o uso de BEP × 1 como quimioterapia primária no TCGNS EC I (Albers et al., 2008; Tandstad et al., 2009). Durante o acompanhamento mediano de menos de 5 anos em ambos os estudos, o risco de recidiva após a BEP × 1 variou de 1% a 3% e a sobrevida específica ao câncer foi próxima a 100% nas duas pesquisas. A BEP × 1 precisa ser comparada com BEP × 2 em um ensaio randomizado para verificação de sua segurança e eficácia.

Escolha do Tratamento no Tumor de Células Germinativas não Seminoma em Estágio Clínico I. Não há ensaios randomizados que comparem as abordagens terapêuticas padrão para o TCGNS EC I. Um ensaio randomizado de fase III comparou a BEP × 1 à LNRP unilateral modificada (com administração de BEP × 2 aos pacientes com a doença em estágio patológico II) (Albers et al., 2008). Embora uma redução estatisticamente significativa no risco de recidiva tenha sido relatada com BEP × 1 (razão de risco [HR] de 0,13, intervalo de confiança de 95% de 0,02 a 0,55), nenhuma morte específica ao câncer foi relatada em qualquer um dos braços. Este ensaio foi criticado por ter comparado duas abordagens terapêuticas que não são padrões para o TCGNS EC I (Sheinfeld e Motzer, 2008).

Dada a excelente sobrevida em longo prazo com a vigilância, a LNDRP e a quimioterapia primária, não é adequado recomendar qualquer opção terapêutica específica, pois cada abordagem tem vantagens e desvantagens relativas em termos da toxicidade relacionada ao tratamento, a necessidade de terapia subsequente e a intensidade de realização de exames e técnicas de diagnóstico por imagem durante a vigilância. Da mesma maneira, as preferências do paciente podem variar e devem ser consideradas. **Várias orientações clínicas práticas** para o TCGNS EC I foram publicadas e a vigilância é geralmente recomendada a pacientes de baixo risco, e a vigilância, a RPLND ou a quimioterapia primária é recomendada aos pacientes de alto risco (Albers et al., 2005; Motzer et al., 2006; Hotte et al., 2008; Krege et al., 2008a, 2008b; Schmoll et al., 2009b; Stephenson et al., 2011). Nguyen et al. (2010) desenvolveram um modelo de análise de decisão que considerou os resultados do câncer, a toxicidade relacionada ao tratamento e as preferências do paciente como importantes desfechos pós-tratamento para definição da terapia ideal para o TCGNS EC I. A vigilância é associada à maior sobrevida ajustada à qualidade quando o risco estimado de recidiva é inferior a 33% a 37% e o tratamento ativo (LNDRP ou quimioterapia primária) é favorecido quando o risco de recidiva é maior do que 46% a 54%.

Tumor de Células Germinativas não Seminoma em Estágio Clínico IS. O EC IS é definido pela presença de elevação da concentração sérica de marcadores tumorais após a orquiectomia sem evidências clínicas ou radiográficas de doença metastática. Estudos com a LNDRP primária no TCGNS EC I relataram que 37% a 100% dos pacientes subsequentemente precisam ser submetidos à quimioterapia devido à presença de metástase retroperitoneal, elevação persistente da concentração sérica de marcadores tumorais ou recidiva (Davis et al., 1994; Saxman et al., 1996). **Há consenso de que estes pacientes devem ser tratados da mesma maneira que os pacientes com EC IIC e III, recebendo a quimioterapia de indução.** A sobrevida específica ao câncer após a quimioterapia para EC IS é maior do que 90% (Culine et al., 1996; International Germ Cell Consensus Classification, 1997). Níveis séricos levemente elevados e estáveis de marcadores tumorais após a orquiectomia em pacientes sem evidências clínicas da doença devem ser interpretados com cautela, já que podem representar achados falso-positivos de TCGNS disseminado.

Tumor de Células Germinativas não Seminoma em Estágios Clínicos IIA e IIB. O tratamento ideal do TCGNS EC IIA e IIB é controverso. **A LNDRP (com ou sem quimioterapia adjuvante) e a quimioterapia de indução (com ou sem LNDRP pós-quimioterapia) são opções terapêuticas aceitas, com taxas de sobrevida acima de 95%.** Nenhum ensaio randomizado comparou essas abordagens terapêuticas. Em um ensaio prospectivo, multicêntrico e não randomizado que comparou a LNDRP com dois ciclos de quimioterapia adjuvante e a quimioterapia de indução, não houve diferença significativa quanto à ocorrência de recidivas (7% com a RPLND vs. 11% com a quimioterapia) ou à sobrevida geral (Weissbach et al., 2000). Em uma comparação unicêntrica, não randomizada e retrospectiva entre a LNDRP (com dois ciclos de quimioterapia adjuvante para o estágio patológico II) e a quimioterapia de indução, houve uma redução significativa no risco de recidiva com a quimioterapia de indução (98% vs. 79%), mas a sobrevida específica ao câncer foi próxima a 100% com ambas as modalidades (100% vs. 98%), os pacientes submetidos à LNDRP receberam menos ciclos de quimioterapia (média de 4,2 vs. 1,4), e 51% dos pacientes submetidos à LNDRP não receberam quimioterapia (Stephenson et al., 2007).

Os argumentos a favor da LNDRP no EC IIA e IIB são os seguintes: (1) 13% a 35% dos pacientes apresentam linfonodos negativos à patologia e não precisam receber a quimioterapia (Pizzocaro, 1987; Donohue et al., 1995; Weissbach et al., 2000; Stephenson et al., 2007); (2) aproximadamente 30% têm teratoma retroperitoneal, que é resistente à quimioterapia (Foster et al., 1996; Stephenson et al., 2007); (3) a sobrevida câncer-específica em longo prazo é de 98% a 100% com a LNDRP associada ou não à quimioterapia adjuvante (Pizzocaro, 1987; Donohue et al., 1995; Weissbach et al., 2000; Stephenson et al., 2007); (4) a administração de qualquer tipo de quimioterapia é evitada em 10% a 52% dos pacientes (Pizzocaro, 1987; Donohue et al., 1995; Weissbach et al., 2000; Stephenson et al., 2007); e (5) a função ejaculatória é preservada em 70% a 90% dos pacientes (Richie e Kantoff, 1991; Donohue et al., 1995; Weissbach et al., 2000). **As desvantagens de LNDRP são as seguintes:** (1) a terapia adicional é necessária em 48% dos pacientes ou mais, (2) 13% a 15% apresentam persistência da doença após a LNDRP e precisam ser submetidos a um esquema completo de quimioterapia de indução, e (3) nem todas as instituições podem realizar a LNDRP de alta qualidade (Weissbach et al., 2000; Stephenson et al., 2007).

Os argumentos a favor da quimioterapia de indução são os seguintes: (1) há resposta completa e a CPQ é evitada em 60% a 78% dos pacientes, (2) o tratamento pode ser administrado em instituições de pequeno porte, e (3) a sobrevida específica ao câncer é de 96% a 100% (Peckham e Hendry, 1985; Logothetis et al., 1987; Socinski et al., 1988; Ondrus et al., 1992; Horwich et al., 1994; Lerner et al., 1995; Culine et al., 1997; Debono et al., 1997; Weissbach et al., 2000; Stephenson et al., 2007). **As desvantagens da quimioterapia são as seguintes:** (1) todos os pacientes são expostos ao risco de toxicidade em longo prazo da quimioterapia e (2) os pacientes não submetidos à LNDRP pós-quimioterapia são suscetíveis à recidiva com TCG refratário ao tratamento quimioterápico.

Uma vez que 13% a 35% dos pacientes com TCGNS EC IIA apresentam linfonodos negativos à patologia (um resultado falso-positivo da TC), aqueles com lesões indeterminadas à TC abdominopélvica de estadiamento e, que têm, sob os demais aspectos, baixo risco de desenvolvimento de doença metastática, podem ser, a princípio, cuidadosamente observados para esclarecimento das decisões terapêuticas subsequentes. **As considerações terapêuticas para o TCGNS EC IIA e IIB incluem o risco de doença sistêmica oculta, risco de desenvolvimento de teratoma retroperitoneal, morbidade em curto e longo prazo relacionada ao tratamento e necessidade de terapia dupla.** A última consideração é a de menor importância, mas influenciou muito as opiniões acerca do tratamento ideal desses pacientes. Como anteriormente discutido, uma vez que o TCGNS metastático frequentemente é um TCG maligno quimiossensível e um teratoma quimiorresistente, a "cura" geralmente requer a combinação de quimioterapia e cirurgia.

A experiência com LNDRP primária no TCGNS em baixo estágio nas últimas duas décadas identificou os parâmetros associados à recidiva sistêmica. Como no TCGNS EC IS, a presença de níveis elevados de AFP e hCG após a orquiectomia é associada a um maior risco de recidiva sistêmica após a LNDRP. Rabbani et al. (2001) relataram recidivas após a LNDRP em quatro de cinco pacientes (80%) com níveis elevados de AFP ou hCG após a orquiectomia em comparação a sete de 45 pacientes (16%) com concentração sérica normal de marcadores tumorais. Stephenson et al. (2005b) identificaram a presença de elevação da concentração sérica de marcadores tumorais (HR = 5,6, $P < 0,001$) e linfadenopatia retroperitoneal superior a 3 cm (HR = 12,3, $P < 0,001$) como fatores preditivos significativos de recidiva sistêmica após a LNDRP. **Há consenso de que os pacientes com TCGNS EC IIA e IIB e níveis elevados de AFP ou hCG ou linfonodos com grande aumento de volume (> 3 cm) devem ser submetidos à quimioterapia de indução.**

A presença de teratoma retroperitoneal é uma limitação a qualquer estratégia para o TCGNS metastático que empregue apenas a quimioterapia, pois o tumor é resistente ao tratamento. De modo geral, aproximadamente 20% dos pacientes com EC IIA e IIB apresentam teratoma retroperitoneal e este número aumenta para 30% a 35% em pacientes com teratoma no tumor primário (Donohue et al., 1995; Foster et al., 1996; Stephenson et al., 2005b). O teratoma microscópico residual pode continuar dormente e clinicamente silente durante toda a vida do paciente. Também pode crescer de forma lenta, ser detectado à TC de vigilância e curado por meio da ressecção cirúrgica. No entanto, a síndrome do teratoma crescente, a transformação maligna e a recidiva tardia são as sequelas mais graves (embora raras) do teratoma não ressectado. **A LNDRP é preferívelcomo terapia inicial em pacientes suscetíveis ao desenvolvimento de teratoma retroperitoneal que, de acordo com os demais parâmetros, apresentam baixo risco de doença sistêmica (níveis séricos normais de marcadores tumorais, linfadenopatia < 3 cm).**

Tumor de Células Germinativas não Seminoma em Estágio Clínico IIC e III. A quimioterapia de indução com esquemas à base de cisplatina é a primeira abordagem usada no tratamento do TCGNS EC IIC e III. Como anteriormente discutido, a quimioterapia de indução é também a abordagem preferida no EC IS e CS IIA e IIB com níveis elevados de AFP e hCG após a orquiectomia. O esquema específico e o número de ciclos baseiam-se na estratificação de risco do IGCCCG (Tabela 34-2) (International Germ Cell Consensus Classification, 1997).

O desenvolvimento da quimioterapia à base de cisplatina representa o avanço mais importante no tratamento de TCG. Antes da identificação da cisplatina, as respostas completas à quimioterapia eram obtidas em 10% a 20% dos pacientes e a taxa de cura era de apenas 5% a 10% (Einhorn, 1990). A cura em longo prazo é agora esperada em 80% a 90% dos pacientes com TCG metastático. Ensaios randomizados avaliaram a eficácia e a segurança de diversas combinações de fármacos para determinação do esquema ideal conforme o risco do IGCCCG (Debono et al., 1997).

O primeiro e mais importante estudo foi conduzido na Indiana University, na década de 1970, empregou cisplatina-vimblastina-bleomicina (PVB) × 4 e relatou respostas completas em 74% dos pacientes e mais de 70% de sobrevida em longo prazo (Beck et al., 2005). Após a demonstração de que o etoposídeo pode curar alguns pacientes com recidiva após quimioterapia com PVB, o esquema PVB × 4 foi comparado ao BEP × 4 em um ensaio multicêntrico randomizado. Não houve diferença significativa na sobrevida geral obtida com os dois esquemas (sobrevida em 2 anos de 80%, $P = 0,11$), mas o tratamento com BEP × 4 foi associado à menor toxicidade neuromuscular e, subsequentemente, foi adotado como padrão (Williams et al., 1987).

Quimioterapia do Tumor de Células Germinativas não Seminoma de Baixo Risco

Depois que o esquema BEP × 4 passou a ser o padrão para o TCG avançado, ensaios subsequentes enfocaram a redução da toxicidade em pacientes com características de baixo risco e a melhora dos resultados em pacientes com a doença de risco intermediário e alto risco. **Nos pacientes com baixo risco, dois ensaios randomizados mostraram que o esquema BEP × 3 não é inferior ao BEP × 4** (Einhorn et al., 1989; Saxman et al., 1998; de Wit et al., 2001). Com 184 pacientes incluídos no estudo norte-americano, 92% dos pacientes de cada braço continuaram livres da doença por um período mínimo de acompanhamento de 1 ano, e quatro mortes em cada braço, ocorridas em 10 anos, foram relatadas em uma análise posterior (Einhorn et al., 1989; Saxman et al., 1998). Um ensaio internacional europeu comparou o esquema BEP × 3 ao BEP × 4 em mais de 800 pacientes com baixo risco segundo o IGCCCG e relatou resultados similares na sobrevida livre de progressão (90% vs. 89%) e na sobrevida geral em 2 anos (97% em cada braço) (de Wit et al., 2001). Devido a estes estudos, BEP × 3 passou a ser o esquema padrão no TCG de baixo risco.

Para a redução da toxicidade, os pesquisadores têm estudado o efeito da retirada da bleomicina e da substituição da carboplatina em lugar da cisplatina. **Todos os ensaios randomizados que compararam o esquema com cisplatina ao esquema com carboplatina relataram resultados superiores com a cisplatina** (Bajorin et al., 1993; Bokemeyer et al., 1996b; Horwich et al., 1997, 2000; Bokemeyer et al., 2004). **A possibilidade de retirada segura da bleomicina dos esquemas à base de cisplatina em pacientes com baixo risco é muito menos clara e é uma das poucas controvérsias que ainda existem no tratamento do TCG avançado.** O fundamento lógico da omissão de bleomicina é baseado no risco de complicações pulmonares (incluindo fibrose pulmonar) e fenômeno de Raynaud. Todos esses estudos mostraram uma tendência de superioridade do esquema com bleomicina, embora nenhum tenha demonstrado uma vantagem significativa de sobrevida (Bosl et al., 1988; Levi et al., 1993). O esquema EP × 3 é inferior ao BEP × 3 (Loehrer et al., 1995). Um ensaio randomizado europeu comparando o esquema BEP × 4 ao EP × 4 (com doses menores de etoposídeo) relatou uma taxa de resposta completa significativamente maior (95% vs. 87%, $P = 0,008$) com BEP × 3, mas nenhuma diferença na sobrevida geral (de Wit et al., 1997). Mais recentemente, um ensaio randomizado francês comparando o esquema BEP × 3 ao EP × 4 (com doses convencionais de etoposídeo) não conseguiu demonstrar uma diferença estatística significativa no risco de recidiva ou sobrevida entre os dois esquemas (Culine et al., 2007). **BEP × 3 e EP × 4 são esquemas aceitos para pacientes com TCG avançado e características de baixo risco segundo os critérios do IGCCCG, e a sobrevida geral em 5 anos é de 91% a 94%** (International Germ Cell Consensus Classification, 1997; van Dijk et al., 2006).

Quimioterapia do Tumor de Células Germinativas não Seminoma de Risco Intermediário e Alto Risco

O BEP × 4 é o esquema padrão para o TCG avançado com características de risco intermediário e alto risco desde 1987 e a taxa correspondente de sobrevida em 5 anos é de 79% nos pacientes de risco intermediário e de 48% nos pacientes de alto risco (International Germ Cell Consensus Classification, 1997). Os esquemas à base de ifosfamida, usando etoposídeo-ifosfamida-cisplatina (VIP × 4) ou vimblastina-ifosfamida-cisplatina (VeIP × 4), foram investigados em ensaios randomizados e comparados com BEP × 4 (de Wit et al., 1998; Nichols et al., 1998; Hinton et al., 2003). O ensaio multicêntrico norte-americano relatou resultados em quase 300 homens com TCG avançado, com 13%, 23% e 64% classificados como de risco baixo, intermediário e alto segundo os critérios do IGCCCG (Nichols et al., 1998; Hinton et al., 2003). Na comparação entre BEP × 4 e VIP × 4, a sobrevida em 2 anos foi de 71% e 74% e a sobrevida em 5 anos foi de 57% e 62%, respectivamente; a sobrevida em 2 ou 5 anos não foi significativamente diferente (Nichols et al., 1998). O estudo europeu foi prematuramente interrompido quando os resultados da pesquisa norte-americana foram divulgados. Ainda assim, com 84 pacientes incluídos e mais de 7 anos de acompanhamento mediano, houve duas mortes no braço BEP × 4 e uma morte no braço VIP × 4 e a sobrevida geral em 5 anos foi superior a 80% (de Wit et al., 1998). Nos dois ensaios que compararam BEP × 4 e VIP × 4, houve mais mortes durante o tratamento com BEP × 4, mas as diferenças não foram significativas. **Uma vez que o esquema VIP × 4 gerou maior grau de toxicidade hematológica e urológica, BEP × 4 continua a ser o esquema padrão no TCG de risco intermediário e alto.** No entanto, estes ensaios mostraram que resultados comparáveis podem ser obtidos quando a ifosfamida é substituída por bleomicina. **VIP × 4 pode ser substituído por BEP × 4 em pacientes com comprometimento da função pulmonar e naqueles que provavelmente serão submetidos a cirurgias torácicas extensas para remoção da doença residual após a quimioterapia** (Kesler et al., 2008).

A quimioterapia de alta dose (HDCT, do inglês, *high-dose chemotherapy*) com esquemas à base de carboplatina-etoposídeo] e suporte com células-tronco autólogas (também chamado *resgate de células-tronco*) foi investigada como uma alternativa ao BEP × 4 em pacientes com TCG de alto risco. O fundamento lógico da HDCT é a hipótese de que o aumento da dose pode vencer a resistência à quimioterapia. Os esquemas mais amplamente estudados incluem a carboplatina-etoposídeo combinados ou não a ciclofosfamida, ifosfamida, paclitaxel ou tiotepa (Beyer et al., 1996; Bokemeyer et al., 2002a; Einhorn et al., 2007; Kondagunta et al., 2007; Lorch et al., 2007; Kollmannsberger et al., 2009). A carboplatina é usada em esquemas de HDCT devido à nefrotoxicidade e à neuropatia que limitam a dose de cisplatina. Um ensaio randomizado com 219 pacientes com TCG de risco intermediário (21%) e alto risco (79%) submetidos ao tratamento com BEP × 4 ou BEP × 2 seguido por dois ciclos de carboplatina-etoposídeo-ciclofosfamida em alta dose e suporte com células-tronco autólogas mostrou ausência de diferença significativa na taxa de resposta completa durável em 1 ano (48% vs. 52%, $P = 0,5$) ou sobrevida geral (Motzer et al., 2007). Nos pacientes em ambos os braços, a sobrevida em 2 anos foi de 83% e a sobrevida em 5 anos foi de 71%. No entanto, a toxicidade foi mais grave nos pacientes submetidos à HDCT. Um ensaio randomizado de porte menor também não conseguiu demonstrar uma sobrevida melhor com a HDCT em comparação com os esquemas de dose-padrão como terapia de primeira linha em pacientes com TCG metastático e mau prognóstico (Droz et al., 2007). **Assim, BEP × 4 continua a ser o esquema-padrão de primeira linha em pacientes com a doença em risco intermediário e alto risco.**

Embora a quimioterapia-padrão em homens com doença de alto risco não tenha mudado em mais de 20 anos, o resultado obtido parece ter melhorado com o passar do tempo. Na análise original do IGCCCG, a sobrevida geral em 5 anos dos pacientes com alto risco foi de 48%, enquanto taxas de sobrevida de 60% ou mais foram relatadas em ensaios multicêntricos randomizados subsequentes (Hinton et al., 2003; Droz et al., 2007; Motzer et al., 2007; Culine et al., 2008). A metanálise de 10 estudos, com inclusão de 1.775 pacientes com TCGNS disseminado (incluindo 456 pacientes de alto risco), relatou que a sobrevida agrupada em 5 anos estimada para pacientes com alto risco era de 71% (van Dijk et al., 2006).

Tratamento de Massas Residuais do Tumor de Células Germinativas não Seminoma após a Quimioterapia

Para avaliação da resposta à quimioterapia de primeira linha à base de cisplatina, os pacientes são submetidos a um novo estadiamento, com determinação dos níveis séricos de marcadores tumorais e realização de técnicas de imagem do tórax, do abdome e da pelve (incluindo outros sítios de doença, caso presentes antes da quimioterapia). **Os pacientes são classificados nas seguintes categorias com base em sua resposta à quimioterapia:** (1) resposta completa, definida pela normalização dos níveis séricos de marcadores tumorais e resolução da doença radiográfica (geralmente definida pela presença de massas residuais ≤ 1 cm); (2) normalização dos marcadores tumorais séricos com persistência radiográfica do tumor (remissão parcial com marcador negativo); (3) remissão parcial com marcador positivo; e (4) progressão da doença. **Aproximadamente 5% a 15% dos pacientes caem nas categorias 3 e 4 e geralmente são submetidos à quimioterapia de segunda linha (também chamada de *resgate*)** (Einhorn et al., 1989; Mead et al., 1992; de Wit et al., 1997; Debono et al., 1997). Há um claro consenso de que os pacientes com massas residuais com mais de 1 cm devem ser submetidos à CPQ (Albers et al., 2005; Motzer et al., 2006; Krege et al., 2008a, 2008b; Schmoll et al., 2009b). O tratamento dos pacientes com resposta sorológica e radiográfica completa é controverso; algumas orientações defendem a observação cuidadosa e outras recomendam a realização da CPQ se, antes da quimioterapia, a massa tinha mais de 3 cm (Albers et al., 2005; Motzer et al., 2006; Krege et al., 2008a, 2008b; Schmoll et al., 2009b).

O papel da CPQ nas massas residuais em pacientes com TCGNS metastático é bem estabelecido e seu fundamento lógico tem base em vários fatores. **Múltiplos estudos de grande porte com pacientes submetidos à CPQ devido a massas residuais após a quimioterapia de primeira linha relataram, de forma consistente, evidências de persistência de elementos de TCG em 50% das amostras ressecadas ou mais. Em média, a histologia das amostras ressecadas mostra necrose, teratoma e tumor maligno viável (com ou sem teratoma) em 40%, 45% e 15% dos casos** (Tabela 34-6) (Toner et al., 1990; Gerl et al., 1995; Steyerberg et al., 1995; de Wit et al., 1997; Debono et al., 1997; Hartmann et al., 1997b; Sonneveld et al., 1998; Stenning et al., 1998; Steyerberg et al., 1998; Hendry et al., 2002; Albers et al., 2004; Spiess et al., 2006b; Carver et al., 2007a). A sobrevida geral em 5 anos de pacientes submetidos à ressecção completa do tumor maligno viável (com ou sem quimioterapia posterior) varia de 45% a 77% (Toner et al., 1990; Fox et al., 1993; Gerl et al., 1995; Hartmann et al., 1997b; Donohue et al., 1998; Stenning et al., 1998; Fizazi et al., 2001; Spiess et al., 2006a; Carver et al., 2007a; Fizazi et al., 2008). Por outro lado, caso não removido, o tumor maligno residual viável é destinado à recidiva e apenas 25% a 35% dos pacientes apresentam remissões duráveis com a quimioterapia de segunda linha.

Como anteriormente discutido, o teratoma é resistente à quimioterapia e presente nos sítios metastáticos de 15% ou mais dos pacientes com TCGNS disseminado. A presença de teratoma metastático é uma limitação a qualquer estratégia contra o TCGNS que empregue apenas a quimioterapia e há necessidade de integração da quimioterapia à CPQ na maioria dos pacientes com GCT metastático. O teratoma não ressecado pode crescer com muita rapidez (síndrome do teratoma crescente), sofrer transformação maligna ou causar recidiva tardia, que podem ter consequências letais. **O resultado do teratoma metastático é relacionado à completude da ressecção cirúrgica e a sobrevida em longo prazo é relatada em 75% a 90% dos pacientes submetidos à CPQ devido ao teratoma residual** (Toner et al., 1990; Hartmann et al., 1997b; Sonneveld et al., 1998; Stenning et al., 1998; Carver et al., 2007c). Por fim, a recidiva no sítio retroperitoneal ocorre em menos de 2% dos pacientes após a LNDRP bilateral completa, eliminando, em grande parte, a necessidade de vigilância radiográfica do abdome e da pelve (Carver et al., 2007b).

Aproximadamente 6% a 8% das amostras obtidas à CPQ contêm evidências de tumor maligno não TCG decorrente da transformação maligna do teratoma (Toner et al., 1990; Little et al., 1994; Carver et al., 2007c). A histologia mais comum é o rabdomiossarcoma, e a presença de i(12p) ou anomalias do cromossomo 12 na maioria das amostras confirma sua origem no TCG (Motzer et al., 1998). **Como no teratoma, o resultado dos pacientes com transformação maligna é relacionado à completude da ressecção cirúrgica, já que estes tumores tendem a ser resistentes aos esquemas quimioterápicos específicos ao TCG.** Com a ressecção completa, aproximadamente 50% a 66% dos pacientes sobrevivem, enquanto a maioria dos pacientes com ressecção incompleta apresenta progressão rápida e morte causada pelo TCG (Little et al., 1994; Comiter et al., 1998; Motzer et al., 1998; Lutke Holzik et al., 2003; Carver et al., 2007c). A quimioterapia específica à histologia transformada (p. ex., esquema específico para sarcoma) foi investigada em dois estudos de pequeno porte em determinados pacientes com doença mensurável e limitada a uma histologia. Respostas parciais foram observadas em 11 de 24 pacientes, dos quais seis estão vivos (Donadio et al., 2003; El Mesbahi et al., 2007).

Os pacientes apenas com necrose nas amostras obtidas à CPQ têm prognóstico favorável, com taxas de recidiva de 10% ou menos na maioria dos estudos (Toner et al., 1990; Hartmann et al., 1997b; Stenning et al., 1998; Carver et al., 2007a). Os pesquisadores tentam identificar fatores que são confiáveis na previsão da alta probabilidade de necrose e, assim, eliminar a necessidade de realização de CPQ em todos os pacientes com massas residuais. Em um dos primeiros estudos, Donohue et al. (1987) relataram que todos os 15 pacientes sem teratoma no tumor primário e com redução de 90% ou mais no tamanho da massa residual com a quimioterapia não tinham evidências de tumor maligno viável ou teratoma à CPQ. Por outro lado, sete de nove pacientes (78%) com teratoma no tumor primário e redução similar no tamanho da metástase com a quimioterapia apresentavam evidências de tumor maligno viável e/ou teratoma. **A ausência de teratoma no tumor primário, a porcentagem de redução da massa retroperitoneal com a quimioterapia e o tamanho da massa residual**

TABELA 34-6 Histologia das Massas Residuais Pós-quimioterapia

ESTUDO	NÚMERO DE PACIENTES	NECROSE	TUMOR MALIGNO VIÁVEL ± TERATOMA	APENAS TERATOMA
Steyerberg et al., 1995	556	45%	13%	42%
Carver et al., 2007a	504	49%	11%	39%
Hendry et al., 2002	330	25%	9%	66%
Debono et al., 1997	295	25%	7%	67%
Spiess et al., 2006b	236	41%	17%	42%
Albers et al., 2004	232	35%	31%	34%
Toner et al., 1990	185	47%	16%	37%
Steyerberg et al., 1998	172	45%	13%	42%
Stenning et al., 1998	153	29%	15%	55%
de Wit et al., 1997	127	35%	9%	56%
Oeschle et al., 2008	121	45%	21%	34%
Sonneveld et al., 1998	113	46%	9%	45%
Gerl et al., 1995	111	47%	12%	41%
Hartmann et al., 1997a	109	52%	21%	27%

foram identificados, de forma consistente, como fatores preditivos de necrose nas amostras obtidas à CPQ (Toner et al., 1990; Stomper et al., 1991; Fossa et al., 1992; Steyerberg et al., 1995, 1998; Albers et al., 2004). No entanto, apesar dos modelos estatísticos usando estes e outros fatores, a taxa consistente de resultados falso-negativos de necrose foi de 20% (Steyerberg et al., 1995, 1998; Vergouwe et al., 2001). **A presença de necrose apenas no retroperitônio não pode ser prevista com precisão suficiente para evitar, com segurança, a realização de CPQ em pacientes com massas residuais. Um conceito importante é que a ausência de teratoma no tumor primário não exclui sua presença no retroperitônio de maneira confiável** (Toner et al., 1990; Beck et al., 2002). Os pesquisadores também estudaram a utilidade de FDG-PET na previsão da histologia das massas residuais após a quimioterapia de primeira linha. A utilidade de FDG-PET na previsão da histologia retroperitoneal no NSGCT é limitada devido à ausência de avidez do teratoma pelo FDG. Em um estudo prospectivo com 121 pacientes portadores de massas residuais após a quimioterapia de indução, a precisão preditiva de FDG-PET (56%) da presença de tumor maligno viável ou teratoma não foi superior à da TC (55%) ou à da mensuração sérica dos marcadores tumorais após a quimioterapia (56%) (Oechsle et al., 2008). **A FDG-PET não tem papel na avaliação dos pacientes com TCGNS e massas residuais após a quimioterapia.**

Aproximadamente 26% a 62% dos pacientes apresentam resposta sorológica e radiográfica completa à quimioterapia de primeira linha (Einhorn et al., 1989; Dearnaley et al., 1991; Mead et al., 1992; Debono et al., 1997; Stenning et al., 1998; Ehrlich et al., 2010; Kollmannsberger et al., 2010a). **O tratamento ideal destes pacientes é controverso.** Os defensores da realização de CPQ nestes pacientes argumentam que o tamanho da massa residual (ou porcentagem de redução com a quimioterapia) não pode ser usado para excluir, de forma confiável, a presença de doença residual no retroperitônio. **Diversos estudos demonstraram que, em média, os pacientes com massas residuais de 20 mm ou menos apresentam 30% e 6% de incidência de teratoma e tumor maligno viável, respectivamente** (Tabela 34-7) (Fossa et al., 1989b; Toner et al., 1990; Stomper et al., 1991; Fossa et al., 1992; Steyerberg et al., 1995; Beck et al., 2002; Oldenburg et al., 2003; Stephenson et al., 2007). Em uma análise de 295 pacientes com TCG atendidos na Indiana University após a quimioterapia de indução, 77 (26%) apresentaram resposta sorológica e radiográfica completa à quimioterapia; 92% estavam vivos em 5 a 10 anos com uma estratégia observacional (Debono et al., 1997). Este resultado destaca o benefício terapêutico da CPQ em pacientes com massas residuais. **No entanto, os pacientes com resposta sorológica e radiográfica completa após a quimioterapia de indução representam uma pequena minoria da população geral, indicando que a observação é uma opção razoável apenas em um seleto grupo de pacientes.** Dois estudos confirmaram o baixo risco de recidiva (4% a 10%) e a sobrevida específica ao câncer de 97% a 100% em pacientes com massas residuais de menos de 1 cm que foram observados e não submetidos à CPQ (Ehrlich et al., 2010; Kollmannsberger et al., 2010a). No entanto, a maioria destes pacientes apresentava baixo risco conforme os critérios do IGCCCG e não tinham teratoma no tumor primário, destacando sua natureza de casos selecionados.

Aproximadamente um terço dos pacientes apresenta massas residuais em múltiplos sítios anatômicos (o retroperitônio, o tórax e a fossa supraclavicular esquerda são os mais comuns); estes indivíduos devem ser submetidos à ressecção de todos os locais de doença residual mensurável (Toner et al., 1990; Gerl et al., 1994; Hartmann et al., 1997a; McGuire et al., 2003). Embora alguns centros tenham descrito a realização simultânea de LNDRP, toracotomia ou dissecção cervical, nossa prática é a realização das ressecções infradiafragmáticas e supradiafragmáticas como procedimentos separados. **A histologia discordante entre os sítios anatômicos é relatada em 22% a 46% dos casos** (Toner et al., 1990). De modo geral, a histologia das amostras obtidas à CPQ de sítios não retroperitoneais apresenta maior probabilidade de apresentar necrose (60%) e menor probabilidade de apresentar tumor maligno viável (10%) e teratoma (30%) (Toner et al., 1990; Gerl et al., 1994; Hartmann et al., 1997a; Steyerberg et al., 1997). Além do tamanho das massas residuais e do número de sítios anatômicos, a presença de necrose em amostras de LNDRP pós-quimioterapia é altamente preditiva de necrose em outros locais (Steyerberg et al., 1997). Entre os pacientes submetidos à CPQ devido a massas residuais em diferentes sítios, apenas 19 de 159 (12%) com necrose no espécime obtido à LNDRP apresentavam tumor maligno viável ou teratoma em outros locais (Tiffany et al., 1986; Gerl et al., 1994; Brenner et al., 1996; Steyerberg et al., 1997; Tognoni et al., 1998; McGuire et al., 2003). **A LNRP deve ser realizada antes da CPQ em outros sítios porque a probabilidade de doença residual no retroperitônio é maior e a histologia da LNDRP é um forte fator preditivo da histologia em outros locais. A observação de pequenas massas residuais em outros sítios é uma opção razoável caso a amostra obtida à LNDRP apresente necrose à análise histológica.**

Como anteriormente mencionado, a sobrevida em 5 anos em pacientes com tumor maligno viável às amostras obtidas à CPQ é de 45% a 77%. Nesses casos, o papel da quimioterapia pós-operatória é controverso. Fox et al. (1993) relataram que 14 de 27 pacientes (70%) submetidos à CPQ devida à presença de tumor maligno viável não apresentaram recidiva após a quimioterapia adjuvante, *versus* nenhum dos sete pacientes submetidos à observação. Em uma análise agrupada internacional de 238 pacientes com tumor maligno viável em amostras obtidas à CPQ, Fizazi et al. (2001) identificaram doença de riscos do IGCCCG intermediário e alto pré-quimioterapia, ressecção incompleta e mais de 10% de tumor maligno viável em amostras obtidas à CPQ como fatores prognósticos importantes. Os pacientes com zero, um e dois a três fatores de risco apresentaram sobrevida geral em 5 anos de 100%, 83% e 51%. De modo geral, uma melhora significativa na sobrevida livre de recidiva em 5 anos foi observada com a quimioterapia pós-operatória (73% *vs.* 64%, *P* < 0,001), mas não diferença na sobrevida geral em 5 anos (74% *vs.* 70%, *P* = 0,7). Em uma análise de subgrupo, os pacientes com um fator de risco apresentaram melhor sobrevida em 5 anos com a quimioterapia pós-operatória (88% *vs.* 56%, *P* = 0,02), mas não os pacientes com zero (100% sobrevida, com ou sem quimioterapia) e dois a três fatores de risco (55% *vs.* 60%). Em um estudo confirmatório, este índice prognóstico foi validado para a sobrevida geral e livre de recidiva e estes dois desfechos não apresentaram diferença significativa em pacientes submetidos ou não à quimioterapia pós-operatória (Fizazi

TABELA 34-7 Histologia das Massas Residuais Pós-quimioterapia com Tamanho Inferior a 20 mm

ESTUDO	NÚMERO DE PACIENTES	TAMANHO (mm)	NECROSE	TUMOR MALIGNO VIÁVEL ± TERATOMA	APENAS TERATOMA
Steyerberg et al., 1995	275	≤ 20	65%	5%	30%
Steyerberg et al., 1995	162	≤ 10	72%	4%	24%
Oldenburg et al., 2003	87	≤ 20	67%	7%	26%
Fossa et al., 1992	78	< 20	68%	4%	29%
Fossa et al., 1989b	37	≤ 10	67%	3%	30%
Stephenson et al., 2007	36	≤ 5	69%	6%	25%
Toner et al., 1990	21	≤ 15	81%	7%	12%
Stomper et al., 1991	14	≤ 20	36%	14%	50%

et al., 2008). A ressecção completa de massas residuais é o determinante mais importante do resultado em pacientes com tumor maligno viável em amostras obtidas à CPQ após a quimioterapia de primeira linha. A quimioterapia pós-operatória imediata e a vigilância podem ser opções razoáveis, dependendo da completude da ressecção, do grupo de risco conforme os critérios do IGCCCG e da porcentagem de células viáveis. Não há consenso acerca do esquema quimioterápico adequado e do número de ciclos que deve ser usado nestes casos.

A importância da CPQ foi destacada em um ensaio randomizado que comparou o esquema BEP × 3 e EP × 4 em 257 homens com TCGNS de baixo risco metastático (Culine et al., 2007). Como parte deste ensaio, a CPQ não foi determinada pelo protocolo e foi realizada em apenas 52% dos pacientes, frequentemente somente com a ressecção da massa residual. De modo geral, 14 de 20 (70%) pacientes com recidivas e sete de 14 (50%) pacientes que faleceram devido ao TCG não foram submetidos à CPQ ou apresentaram recidiva no retroperitônio após a LNDRP inadequada. Estes resultados sugerem que um número substancial de mortes causadas pelo TCG poderia ser evitado pela integração adequada entre quimioterapia e cirurgia.

Recidiva do Tumor de Células Germinativas não Seminoma

O tratamento dos TCGNS recidivante depende da terapia previamente recebida pelo paciente e, em determinados casos, do local da recidiva. Os pacientes nunca submetidos à quimioterapia têm prognóstico mais favorável do que aqueles já tratados com esta modalidade devido à doença disseminada.

Recidiva do Tumor de Células Germinativas não Seminoma não Submetido à Quimioterapia. As recidivas na ausência de quimioterapia ocorrem em homens com TCGNS EC I submetidos à vigilância ou LNRP e em homens com TCGNS EC IIA e IIB tratados apenas com a LNDRP. Os níveis séricos de marcadores tumorais são elevados em 60% a 75% das vezes em pacientes com TCGNS EC I que apresentam recidiva à vigilância (Read et al., 1992; Gels et al., 1995; Sharir et al., 1999; Alexandre et al., 2001). De modo geral, estes pacientes são submetidos à quimioterapia de indução, com o esquema específico e a duração do tratamento determinados pelo risco IGCCCG e taxas de cura superiores a 95%. Alguns pacientes com EC I sob vigilância que apresentam recidiva no retroperitônio por tumor não extenso (< 3 cm) e concentração sérica normal de marcadores tumorais podem ser submetidos à quimioterapia de indução ou à LNRP (principalmente em caso de presença de teratoma no tumor primário) (Stephenson et al., 2007). O fundamento lógico da LNRP é evitar ou minimizar a toxicidade da quimioterapia, e as taxas de cura em longo prazo são próximas a 100% com a LNDRP com ou sem quimioterapia adjuvante (Stephenson et al., 2007). Nos pacientes com EC I, IIA e IIB que recidivam após a LNDRP, os pulmões e o mediastino são geralmente acometidos. Praticamente todos esses pacientes são curados com a quimioterapia de primeira linha. A maioria das recidivas durante a vigilância ou após a LNDRP ocorre nos 2 primeiros anos (Freedman et al., 1987; McLeod et al., 1991; Read et al., 1992; Albers et al., 1995; Gels et al., 1995; Sogani et al., 1998; Colls et al., 1999; Sharir et al., 1999; Francis et al., 2000; Daugaard et al., 2003; Stephenson et al., 2005b; Albers et al., 2008; Williams et al., 2009b; Zuniga et al., 2009; Kollmannsberger et al., 2010a). No raro paciente com recidiva mais de 2 anos após a orquiectomia ou a LNDRP com concentração normal de marcadores tumorais, a biópsia ou a ressecção cirúrgica deve ser fortemente considerada devido à probabilidade de presença de teratoma (Michael et al., 2000; Oldenburg et al., 2006). Embora o tempo até a recidiva seja um importante determinante do resultado em pacientes com recidiva que já foram submetidos à quimioterapia, os pacientes que ainda não receberam a quimioterapia e que recidivam mais de 2 anos após o tratamento inicial têm prognóstico similar àqueles que apresentam recidiva mais cedo.

Recidiva do Tumor de Células Germinativas não Seminoma logo após a Quimioterapia. Os homens que apresentam recidivas após a quimioterapia de primeira linha são submetidos à quimioterapia de segunda linha (resgate). A maioria das recidivas ocorre em 2 anos após o término do primeiro tratamento, sendo classificadas como recidivas precoces (de Wit et al., 1998; Nichols et al., 1998; Michael et al., 2000; Culine et al., 2007; Motzer et al., 2007). As recidivas que ocorrem mais de 2 anos após o término da primeira terapia são classificadas como tardias e seu prognóstico e tratamento são muito diferentes (discutidos mais à frente). Os pacientes com recidiva precoce que aparentemente têm prognóstico muito desfavorável são aqueles que não apresentam resposta completa ao tratamento de primeira linha ou que recidivam nos primeiros 6 meses após a obtenção da resposta completa; estes pacientes são frequentemente chamados de *respondedores incompletos* (Fossa et al., 1999c). Em uma análise agrupada internacional, 1.984 pacientes de 38 centros que apresentaram recidiva após a quimioterapia de primeira linha foram submetidos à quimioterapia de segunda linha, com sobrevida mediana livre de progressão de 10 meses e sobrevida geral de 41 meses (Lorch et al., 2010). A resposta incompleta à quimioterapia de indução (HR = 1,4 a 1,9), o TCGNS mediastinal primário (HR = 3,0), a metástase visceral não pulmonar (HR = 1,3) e a concentração elevada de AFP (HR = 1,3 a 2,0) e hCG (HR = 1,5) foram associados ao maior risco de progressão com quimioterapia de segunda linha.

Como anteriormente discutido, o etoposídeo e a ifosfamida apresentaram atividade substancial em pacientes com recidiva após a quimioterapia de primeira linha e isto levou à investigação de VIP × 4 como esquema de segunda linha em pacientes com recidiva de GCT após PVB × 4 (Loehrer et al., 1986; Einhorn, 1990). VeIP × 4 foi também estudado como esquema de segunda linha em homens previamente tratados com etoposídeo em esquemas BEP (Loehrer et al., 1998). Estudos com VIP × 4 e VeIP × 4 relataram taxas de remissão em longo prazo de 23% a 35% e taxas de sobrevida geral de 32% a 53% (McCaffrey et al., 1997; Loehrer et al., 1998; Pico et al., 2005). No início da década de 1990, estudos com paclitaxel mostraram sua atividade no TCG recidivante, o que levou ao desenvolvimento do esquema com paclitaxel, ifosfamida e cisplatina (TIP), com sobrevida livre de recidiva de 36% a 47% (Kondagunta et al., 2005; Mardiak et al., 2005; Mead et al., 2005). TIP × 4, VIP × 4 e VeIP × 4 nunca foram comparados com um ensaio randomizado e todos são considerados esquemas-padrão de segunda linha.

A HDCT também é investigada como esquema de segunda linha (e terceira linha) em pacientes com recidiva do TCG, embora seu papel como terapia de segunda linha seja controverso. A Indiana University realizou o maior estudo unicêntrico, com 184 pacientes consecutivos com TCG metastático que progrediu após a quimioterapia de primeira (73%) ou segunda linha (27%); 94% desses pacientes foram submetidos a dois ou mais ciclos de HDCT (Einhorn et al., 2007). Durante um período mediano de acompanhamento de 4 anos, 63% dos pacientes continuaram livres da doença, incluindo 70% e 45% dos pacientes que receberam a HDCT como terapia de segunda e terceira linhas, respectivamente. Uma análise internacional pareada comparou 74 pacientes tratados em uma única instituição que receberam dois a três ciclos de VIP seguidos por um ciclo de HDCT usando carboplatina-etoposídeo-ifosfamida com 119 pacientes tratados em diversos centros da Europa e que foram submetidos à quimioterapia de segunda linha com diversos esquemas em dose-padrão relatou uma melhora de 10% na sobrevida livre de eventos e na sobrevida geral com HDCT (Beyer et al., 2002). A HDCT foi comparada com quimioterapia de segunda linha em dose-padrão em um ensaio randomizado controlado com 280 pacientes de 43 instituições. Os pacientes no braço de dose-padrão receberam VIP × 4 ou VeIP × 4, dependendo da presença de etoposídeo na terapia de primeira linha. Os pacientes no braço de HDCT receberam VIP/VeIP × 3 seguido por um ciclo de carboplatina-etoposídeo-ciclofosfamida em alta dose (Pico et al., 2005). Durante um período mediano de acompanhamento de 45 meses, não houve diferença significativa nas taxas de resposta completa e parcial (56% em ambos os braços) ou na sobrevida livre de eventos (35% vs. 42%, P = 0,16) e na sobrevida geral (53% em ambos os braços) em 3 anos.

Há diversas possíveis explicações para a ausência de benefício da HDCT no ensaio randomizado apesar dos resultados favoráveis relatados nos dois estudos não randomizados. Primeiramente, os resultados de ensaios de braço único podem ser sujeitos a um viés de seleção devido a diferenças entre os casos. Além disso, os resultados obtidos por instituições de alto volume, com experiência exclusiva em HDCT, podem não ser reprodutíveis em outras instituições. Alternativamente, a estratégia terapêutica empregada no ensaio randomizado pode ter sido abaixo da ideal, já que apenas três ciclos de quimioterapia em dose-padrão e um ciclo de HDCT foram administrados. A filosofia de tratamento da Indiana University é a realização da HDCT o mais rapidamente possível, com limitação do número de ciclos de quimioterapia em dose-padrão, de modo que os pacientes consigam tolerar melhor a HDCT e receber dois ciclos deste tratamento. No ensaio randomizado, apenas 73% dos pacientes atribuídos à HDCT foram capazes de recebê-la e as mortes decorrentes de toxicidade no braço HDCT foram duas vezes mais comuns do que no braço de dose-padrão (7% vs. 3%). No estudo da Indiana University, 94% dos pacientes foram capazes de receber dois ciclos de HDCT e a taxa de mortalidade relacionada ao tratamento foi de 2,7%. **Embora a HDCT como terapia de segunda linha possa curar um número significativo de pacientes, a não demonstração de uma melhora na sobrevida em comparação aos esquemas com dose-padrão em três ensaios randomizados (dois como terapia de primeira linha e um como terapia de segunda linha) sugere que não deva ser considerada como abordagem-padrão.** Hoje, a HDCT deve ser oferecida apenas por centros especializados com muita experiência.

As opções terapêuticas para pacientes de alto risco com recidiva (p. ex., respondedores incompletos) incluem a quimioterapia de segunda linha com dose padrão e a HDCT (caso administrada em uma instituição especializada e de alto volume). A quimioterapia de segunda linha com dose-padrão é a abordagem preferida em pacientes que apresentam recidiva mais de 6 meses após a quimioterapia de primeira linha. **Um caso especial é o paciente com concentração sérica decrescente ou normalizada de marcadores tumorais séricos durante a quimioterapia de primeira linha e que apresenta massas (geralmente císticas) com aumento de volume. Este paciente é considerado portador da síndrome do teratoma crescente. Nesses raros casos, a quimioterapia é temporariamente interrompida e os pacientes são submetidos à ressecção cirúrgica. Com a ressecção cirúrgica completa, o prognóstico em longo prazo desses pacientes é favorável** (Logothetis et al., 1982; Andre et al., 2000; Spiess et al., 2007).

Nos pacientes com recidiva após a quimioterapia de segunda linha, as opções subsequentes são a HDCT (caso ainda não administrada) e esquemas incluindo diversas combinações dos seguintes agentes: gencitabina, paclitaxel, oxaliplatina e irinotecano (Pectasides et al., 2004; De Giorgi et al., 2006; Bokemeyer et al., 2008; Nicolai et al., 2009; Oechsle et al., 2011; Veenstra e Vaughn, 2011).

Tratamento de Massas Residuais após a Quimioterapia de Resgate. Os pacientes com resposta sorológica completa à quimioterapia de segunda linha e massas residuais devem ser submetidos à ressecção cirúrgica após a quimioterapia de resgate. Os pacientes submetidos à ressecção cirúrgica após a quimioterapia de resgate apresentam várias diferenças em relação aos pacientes submetidos à CPQ de massas residuais após a quimioterapia de primeira linha. A ressecção completa de massas residuais é viável apenas em 56% a 72% dos pacientes (em comparação a ≥ 85% após a terapia de primeira linha) (Fox et al., 1993; Debono et al., 1997; Hartmann et al., 1997b; Stenning et al., 1998; Eggener et al., 2007a). A histologia das amostras cirúrgicas obtidas após a quimioterapia de resgate é caracterizada por maiores taxas de tumor maligno viável (53%) e menores taxas de necrose (26%) e teratoma (21%) em comparação às amostras cirúrgicas obtidas após a quimioterapia de primeira linha. A sobrevida em longo prazo dos pacientes também é substancialmente pior, com taxas de sobrevida em 5 anos de 44% a 61% na maioria dos estudos (Fox et al., 1993; Hartmann et al., 1997b; Donohue et al., 1998; Stenning et al., 1998). **Os pacientes com tumor maligno viável em amostras cirúrgicas obtidas após a quimioterapia de resgate têm prognóstico muito ruim e sua sobrevida não é melhor com o uso da quimioterapia pós-operatória.**

Cirurgia de Último Recurso (*Desperation Surgery*). A maioria dos pacientes com doença progressiva apesar da quimioterapia de primeira e segunda linhas tem prognóstico ruim. **No entanto, um grupo altamente seleto de pacientes com elevação dos níveis séricos de marcadores tumorais considerados portadores de doença passível de ressecção e limitada a um único local (geralmente o retroperitônio) pode ser candidato à cirurgia de resgate, comumente chamada cirurgia de último recurso.** Embora os estudos publicados sejam limitados a pequenas séries unicêntricas de caso, 47% a 60% dos pacientes apresentam normalização da concentração sérica de marcadores tumorais no período pós-operatório, e a sobrevida em longo prazo é de 33% a 57% após a cirurgia de último recurso com ou sem quimioterapia pós-operatória (Wood et al., 1992; Murphy et al., 1993; Eastham et al., 1994; Albers et al., 2000; Beck et al., 2005).

Recidiva Tardia do Tumor de Células Germinativas não Seminoma após a Quimioterapia. A recidiva tardia após a quimioterapia é definida como aquela que ocorre mais de 2 anos após o tratamento. Quase 3% dos pacientes com TCGNS apresentam recidiva tardia (Ronnen et al., 2005; Oldenburg et al., 2006). Uma vez que a recidiva tardia é rara, a biópsia deve ser realizada para confirmar o diagnóstico, principalmente quando os níveis séricos de AFP e hCG são normais. **As recidivas tardias podem ser divididas em três categorias histopatológicas: tumor maligno viável (54% a 88%, sendo o tumor do saco vitelino o mais comum), teratoma (12% a 28%) e transformação maligna (10% a 20%, dos quais o adenocarcinoma é o mais comum)** (Baniel et al., 1995; Gerl et al., 1997; Michael et al., 2000; George et al., 2003; Sharp et al., 2008).

Os fatores de risco para a recidiva tardia não foram identificados de forma definitiva, mas a história de recidivas prévias e a presença de teratoma em amostras obtidas à CPQ (possivelmente por ressecção incompleta) são associadas a um maior risco (Gerl et al., 1997; Shahidi et al., 2002). A maioria dos homens com recidiva tardia apresenta apenas um sítio de doença. A maior parte das recidivas tardias ocorre no retroperitônio (50% a 72%), 17%, nos pulmões, 9%, no mediastino, 7%, no pescoço e 4%, na pelve (Baniel et al., 1995; Gerl et al., 1997; George et al., 2003; Dieckmann et al., 2005; Oldenburg et al., 2006; Sharp et al., 2008). **A ausência de controle da doença no retroperitônio na fase inicial do tratamento é o principal fator de risco para o desenvolvimento de recidiva tardia. Os níveis séricos de AFP e hCG são elevados em cerca de 50% e 25% das recidivas tardias, respectivamente** (Oldenburg et al., 2006). Os pacientes com elevação da concentração sérica de marcadores tumorais como única manifestação da recidiva tardia devem ser cuidadosamente monitorados até que haja doença mensurável (George et al., 2003).

Até recentemente, o prognóstico da recidiva tardia era pior do que o da recidiva precoce; no entanto, dados contemporâneos sugerem que a probabilidade de cura desses pacientes pode ser similar. **De modo geral, a recidiva tardia é resistente à quimioterapia e o resultado é relacionado à capacidade de deixar o paciente livre da doença por meio da ressecção cirúrgica completa** (Gerl et al., 1997; Shahidi et al., 2002; George et al., 2003; Dieckmann et al., 2005; Oldenburg et al., 2006; Sharp et al., 2008).

A importância da cirurgia é relacionada ao fato de que o teratoma e a transformação maligna são inerentemente insensíveis à quimioterapia e o tumor maligno viável tende a ser observado antes da quimioterapia (resistente à platina). Na Indiana University, dos 32 pacientes com recidiva tardia submetidos à quimioterapia, apenas seis (19%) apresentaram resposta completa. Dos 49 pacientes inicialmente submetidos ao tratamento cirúrgico, 45 (92%) foram considerados livres da doença (22 [45%] apenas com a cirurgia) e 29 (59%) estão em remissão completa. De modo geral, 69 (85%) pacientes atingiram o estado livre da doença e 58% eram livres da doença durante um acompanhamento mediano de 25 meses (George et al., 2003). Na experiência do Memorial Sloan-Kettering, a sobrevida câncer-específica em 5 anos foi de 60% e os pacientes submetidos à ressecção cirúrgica completa no momento da recidiva tardia (60%) apresentaram sobrevida significativamente melhor em comparação com pacientes sem ressecção completa (40%) (79% vs. 36%, P < 0,001) (Sharp et al., 2008). A presença de sintomas e de doença multifocal com recidiva tardia foi associada à sobrevida inferior. Em um estudo alemão com 72 pacientes com TCGNS e recidiva tardia, 35 (49%) estavam em remissão completa no último acompanhamento e a maioria foi tratada com uma combinação de quimioterapia e cirurgia (Dieckmann et al., 2005). Os resultados mais favoráveis da quimioterapia para a recidiva tardia são obtidos com o esquema TIP (Kondagunta et al., 2005). **Uma abordagem cirúrgica agressiva para ressecção de toda a doença é adequada tanto para o tratamento primário, como, no caso de doença não passível de ressecção, após a quimioterapia.**

Seminoma

Seminoma em Estádio Clínico I. Aproximadamente 80% dos pacientes com seminoma estão em EC I e esta é a apresentação mais comum do câncer testicular. **O tratamento desses pacientes sofreu alterações substanciais nas últimas duas décadas, e a vigilância, a radioterapia primária e a quimioterapia primária com o agente único carboplatina são agora opções terapêuticas aceitas.** Esforços mais recentes enfocaram a redução da carga terapêutica. **A quimioterapia à base de platina e a radioterapia infradiafragmática são associadas a um maior risco de toxicidade cardiovascular e ENM tardias** (Zagars et al., 2004; Travis et al., 2005; van den Belt-Dusebout et al., 2007; Beard et al., 2013). A minimização do volume e da dose-alvo foi investigada para redução da toxicidade da radioterapia. A carboplatina é associada a menores neurotoxicidade, ototoxicidade e nefrotoxicidade em comparação à cisplatina, mas os riscos de doença cardiovascular e SNM são, em grande parte, desconhecidos. Em muitos casos, a eficácia e a segurança em curto prazo dessas abordagens foram validadas por ensaios randomizados. **O controle oncológico em longo prazo com cada uma dessas modalidades é próximo a 100%.**

Radioterapia Primária. O pilar do tratamento do seminoma EC I nas últimas quatro décadas foi a radioterapia primária no retroperitônio e pelve ipsolateral, chamada *configuração em "dog-leg"*. Os estudos publicados de radioterapia no EC I são listados na Tabela 34-8 (Fossa et al., 1989a; Warde et al., 1995; Fossa et al., 1999b; Classen et al., 2004; Jones et al., 2005; Oliver et al., 2005; Warde et al., 2005; Tandstad et al., 2011). **A dose ideal de radiação não foi definida; a maioria dos centros usa 20 a 30 Gy em frações diárias de 10 a 15** (Fossa et al., 1989a; Warde et al., 1995; Fossa et al., 1999b). A sobrevida câncer-específica em longo prazo é próxima a 100% e a probabilidade de ausência de progressão é de 95% a 97% (Fossa et al., 1989a; Warde et al., 1995; Fossa et al., 1999b; Warde et al., 2005; Kollmannsberger et al., 2010c; Tandstad et al., 2011). **A recidiva no campo irradiado após a radioterapia *dog-leg* é inferior a 1%,** eliminando a necessidade de realização de vigilância de rotina por meio da TC abdominopélvica. As metástases inguinais são incomuns em pacientes ainda não submetidos à cirurgia inguinal ou escrotal. **Os sítios mais comuns de recidiva são o tórax e a fossa supraclavicular esquerda. Praticamente todas as recidivas são curadas com a quimioterapia de primeira linha.** Determinados pacientes com recidiva inguinal isolada podem ser curados por meio da radioterapia ou da ressecção cirúrgica. **A vigilância dos pacientes após a radioterapia *dog-leg* é composta por avaliação clínica regular, radiografia de tórax e determinação sérica de marcadores tumorais.**

A maioria dos pacientes apresenta alguns efeitos colaterais agudos à radioterapia adjuvante, como náusea, vômito e diarreia transitórios, que são geralmente brandos e autolimitantes. A toxicidade hematológica aguda de graus II a IV ocorre em 5% a 15% dos pacientes (Fossa et al., 1999b). A toxicidade gastrointestinal tardia moderada e grave (geralmente dispepsia crônica ou úlcera péptica) é relatada em 5% e menos de 2% dos pacientes, respectivamente. O epitélio germinativo testicular é extremamente sensível à radiação ionizante e a dispersão da dose ao testículo contralateral pode ser significativa, apesar do uso de escudo protetor. Após a radioterapia *dog-leg*, a oligospermia persistente é relatada em 8% (Fossa et al., 1999b). O problema da toxicidade cardíaca tardia e da SNM é bastante importante nesses pacientes devido à longa expectativa de vida. **O risco atuarial de desenvolvimento de SNM é estimado em 18% em 25 anos após a radioterapia para tratamento do seminoma, e há um risco de 2,64% de morte por SNM em 15 anos, representando um risco de morte 89% maior por câncer não testicular** (Travis et al., 2005; Beard et al., 2013). A leucemia secundária é associada à radioterapia e à quimioterapia, enquanto uma maior incidência de cânceres do trato gastrintestinal superior, da bexiga e, talvez, do pâncreas é associada à radioterapia.

Para redução da toxicidade da radioterapia, os esforços de minimização do volume e da dose-alvo foram avaliados em ensaios randomizados. O Medical Research Council (MRC) do Reino Unido conduziu um estudo randomizado para comparação da radioterapia *dog-leg* e para-aórtica no tratamento do seminoma EC I (Fossa et al., 1999b). O fundamento lógico da omissão da radioterapia na pelve ipsolateral é baseado na baixa taxa (1% a 3%) de acometimento de linfonodos pélvicos em pacientes não submetidos à cirurgia inguinal ou escrotal. A restrição da radioterapia à faixa para-aórtica pode reduzir o risco de SNM e melhorar a recuperação da espermatogênese. A sobrevida livre de recidiva em 3 anos (96% *vs.* 97%) e a sobrevida geral (99% *vs.* 100%) nos braços submetidos ao tratamento para-aórtico ou *dog-leg* foram similares, mas os pacientes submetidos à radioterapia para-aórtica

---

PONTOS-CHAVE: TUMOR DE CÉLULAS GERMINATIVAS NÃO SEMINOMATOSOS

- O tratamento ideal de TCGNS EC I I é controverso. A vigilância, a LNDRP primária e a quimioterapia primária com BEP × 2 são opções terapêuticas aceitas, com taxas de sobrevida em com longo prazo próximas a 100%.
- A abordagem adaptada ao risco com base na presença de ILV e predominância de CE é recomendada. A vigilância é recomendada nos pacientes sem estes fatores de risco e o tratamento ativo (LNDRP ou BEP × 2) é recomendado nos pacientes com ILV e/ou predominância de CE. A abordagem não adaptada ao risco, em que a vigilância é a abordagem recomendada a todos os pacientes, é empregada por alguns centros.
- A vigilância não é recomendada nos pacientes com expectativa de baixa adesão à realização das técnicas de diagnóstico por imagem e avaliação clínica de acompanhamento. A abordagem terapêutica padrão nos pacientes com recidiva à vigilância é a quimioterapia de indução baseada no risco do IGCCCG. No entanto, determinados pacientes com níveis séricos normais de marcadores tumorais e adenopatia retroperitoneal não extensa (< 3 cm) também podem ser tratados com a LNDRP.
- BEP × 2 é o esquema-padrão usado em pacientes com TCGNS EC I I que decidem ser submetidos à quimioterapia. Hoje, há evidências insuficientes para recomendar BEP × 1 como alternativa aceitável.
- A abordagem recomendada para a LNRP primária é o procedimento completo, bilateral e sem remoção de estruturas nervosas. As tentativas de preservação da função ejaculatória não devem comprometer a eficácia oncológica. A LNDRP deve apenas ser realizada por cirurgiões experientes.
- A quimioterapia adjuvante após a LNDRP primária na doença em estágio patológico II é associada a uma redução substancial no risco de recidiva, mas não há diferenças na sobrevida em longo prazo em comparação com a estratégia composta por observação e quimioterapia de indução no momento da recidiva. A quimioterapia adjuvante geralmente é recomendada em pacientes com metástases retroperitoneais extensas (pN2-3) e naqueles com expectativa de não adesão à realização das técnicas de diagnóstico por imagem e exames de vigilância.
- A quimioterapia de indução e a LNDRP primária são opções terapêuticas aceitas em pacientes com TCGNS EC II IIA e IIB, com cura em longo prazo de 95% ou mais dos casos. A quimioterapia de indução é favorecida em pacientes com alto risco de doença metastática oculta com base na elevação da concentração sérica de marcadores tumorais após orquiectomia e/ou linfadenopatia retroperitoneal extensa (> 3 cm).
- O tratamento dos pacientes com TCGNS EC IS, IIC e III é a quimioterapia de indução à base de cisplatina. O esquema específico e o número de ciclos são determinados pelos critérios de risco do IGCCCG. Os pacientes com doença de baixo risco devem receber BEP × 3 ou EP × 4 e os pacientes com doença de riscos intermediário e alto devem receber BEP × 4. Com a quimioterapia adequada ao risco e a CPQ, a sobrevida dos pacientes com a doença de baixo risco é de 89% a 94%, de risco intermediário, de 75% a 83% e de alto risco, 41% a 71%.
- A ressecção de todas as massas residuais após a quimioterapia é baseada na incidência de câncer residual (tumor maligno viável ou teratoma) em 50% ou mais dos pacientes.
- O uso de quimioterapia adjuvante é controverso em pacientes com tumor maligno viável em massas residuais após a quimioterapia de primeira linha.

TABELA 34-8 Séries de Radioterapia no Seminoma em Estádio Clínico I

ESTUDO	NÚMERO DE PACIENTES	ACOMPA-NHAMENTO MEDIANO (meses)	VOLUME-ALVO	DOSE MEDIANA (Gy)	MORTES POR TCG (%)	RECIDIVA (%)	RECIDIVA NO CAMPO (%)	RECIDIVA PÉLVICA (%)
Fossa et al., 1989a	365	109	Dog-leg	40	4 (1)	13 (4)	1 (0,3)	0
Warde et al., 1995	194	97	Dog-leg	25	0	11 (6)	0	0
Warde et al., 2005	282	106	Dog-leg	25	0	14 (5)	—	—
Fossa et al., 1999b	242	54	Dog-leg	30	0	9 (4)	0	0
Fossa et al., 1999b	236	54	Para-aórtica	30	1	9 (4)	2 (0,8)	4 (1,7)
Classen et al., 2004	721	61	Para-aórtica	26	2 (0,3)	26 (4)	8 (1,1)	13 (1,8)
Jones et al., 2005	313	61	Para-aórtica	30	1 (0,3)	10 (4)	3 (1)	6 (2)
Jones et al., 2005	312	61	Para-aórtica	20	0	11 (4)	2 (0,6)	3 (1)
Oliver et al., 2005, 2011	904	78	Para-aórtica	20-30	1 (0,1)	32 (4)	3 (0,3)	10 (1,6)
Tandstad et al., 2011	481	73	Dog-leg	25	0	4 (1)	2 (0,6)	—
Kollmannsberger et al., 2010c	159	65	Para-aórtica	25	0	4 (2)	—	2 (1)

TCG, tumor de células germinativas.

TABELA 34-9 Séries de Vigilância sobre o Seminoma em Estádio Clínico I

ESTUDO	NÚMERO DE PACIENTES	ACOMPANHAMENTO MEDIANO (meses)	MORTES POR TCG (%)	RECIDIVA (%)	RECIDIVA RPN (%)	RECIDIVA EC IIC-III (%)	RECIDIVA SISTÊMICA (%)
Daugaard et al., 2003	394	—	0	69 (17)	—	—	—
Warde et al., 2005	348	106	1 (0,3)	55 (16)	—	—	—
Warde et al., 1995	172	50	1 (0,6)	27 (16)	24 (89)	5 (19)	1 (4)
von der Maase et al., 1993	261	48	1 (0,4)	49 (19)	46 (94)	12 (24)	1 (2)
Aparacio et al., 2003	143*	52	0	23 (16)	19 (84)	—	3 (13)
Horwich et al., 1992	103	62	0	17 (17)	17 (100)	3 (18)	1 (6)
Choo et al., 2005	88	145	0	17 (19)	15 (88)	3 (18)	2 (12)
Aparacio et al., 2005	100†	34	0	6 (7)	6 (100)	—	0
Tandstad et al., 2011	512	60	0	65 (14)	65 (100)	—	—
Kollmannsberger et al., 2010c	313	34	0	47 (19)	—	—	—

*Os pacientes com invasão linfovascular ou estágio clínico ≥ T2 foram excluídos.
†Os pacientes com tumor com mais de 4 cm de tamanho ou invasão da rede testicular foram excluídos.
EC, estágio clínico; RPN, retroperitoneal; TCG, tumor de células germinativas.

apresentaram melhor recuperação da espermatogênese em curto prazo (embora nenhuma diferença tenha sido observada em 3 anos). No entanto, no braço para-aórtico, houve um aumento significativo na taxa de recidiva pélvica (2% vs. 0%, P = 0,04). O risco pequeno, mas significativo, de recidiva pélvica determina o uso da vigilância pélvica de rotina por TC, associado a maiores custo e exposição à radiação (Brenner e Hall, 2007).

O MRC e a European Organisation for the Research and Treatment of Cancer (EORTC) também conduziram um ensaio randomizado comparando a radioterapia para-aórtica com 20 Gy ou 30 Gy no seminoma EC I (Jones et al., 2005). A sobrevida livre de recidiva (96% vs. 97%) e a sobrevida geral (99,6% vs. 100%) em 5 anos foram similares, mas os pacientes que receberam 20 Gy apresentaram menos toxicidade gastrintestinal aguda, leucopenia e letargia (embora os resultados fossem similares às 12 semanas). Maior acompanhamento é necessário à avaliação da durabilidade destes resultados.

Vigilância. Devido à possibilidade de toxicidade tardia com a radioterapia *dog-leg*, a taxa de cura de 80% a 85% após a orquiectomia e as taxas de cura superiores a 90% obtidas com a quimioterapia à base de platina no seminoma avançado, a vigilância foi avaliada em vários centros. **Em comparação com o TCGNS, a vigilância do seminoma EC I é complicada pela utilidade limitada dos marcadores tumorais**

séricos na detecção de recidiva e pela necessidade de vigilância em longo prazo por TC, já que 10% a 20% das recidivas ocorrem 4 anos ou mais após o diagnóstico (Chung et al., 2002).

Os maiores estudos de vigilância do seminoma EC I são listados na Tabela 34-9 (Horwich et al., 1992; von der Maase et al., 1993; Warde et al., 1995; Aparicio et al., 2003; Daugaard et al., 2003; Aparicio et al., 2005; Choo et al., 2005; Warde et al., 2005; Kollmannsberger et al., 2010c; Tandstad et al., 2011). **Em 5 anos, a sobrevida livre de recidiva varia entre 80% e 86% e a sobrevida câncer-específica chega a 100%. Entre 84% e 100% dos pacientes apresentam recidiva no retroperitônio e 18% a 24% têm doença retroperitoneal extensa e/ou metástase a distância no momento da recidiva** (Horwich et al., 1992; von der Maase et al., 1993; Warde et al., 1995; Aparicio et al., 2003; Choo et al., 2005). A radioterapia *dog-leg* é empregada no tratamento da recidiva em 73% a 88% dos pacientes, com taxas de cura relatadas de 70% a 90%. Praticamente todos os pacientes com recidiva fora do retroperitônio são curados com a quimioterapia de primeira linha.

Para detecção e tratamento das recidivas em estágio inicial, os pacientes sob vigilância devem ser acompanhados por meio da avaliação clínica, radiografia de tórax, mensuração dos níveis séricos de marcadores tumorais e TC abdominopélvica. Nos cronogramas de vigilância, as avaliações são realizadas a cada 2 a 4 meses entre o 1° e o 3° ano, a cada 6 meses entre o 4° e o 7° ano e, daí por diante, anualmente. A frequência necessária de realização de TC é mal definida; os centros fazem o exame a cada 4 a 6 meses entre o 1° e o 3° ano, a cada 6 meses entre o 4° e o 7° ano e, daí por diante, anualmente. Um estudo do MRC sugeriu que a frequência de realização da TC de vigilância no TCGNS EC I de baixo risco nos anos 0 a 2 pode ser reduzida com segurança de cinco para duas vezes, sem influenciar a sobrevida ou a carga da terapia (Rustin et al., 2007). Não se sabe se esses achados podem ser aplicados de maneira segura à vigilância do seminoma. O acompanhamento em longo prazo é obrigatório devido à maior incidência de recidiva após 5 anos em comparação ao TCGNS (Chung et al., 2002).

Para melhorar a seleção dos pacientes ao tratamento ativo, os pesquisadores tentaram identificar os fatores prognósticos de metástase oculta. **Em uma análise agrupada multivariável de três grandes estudos de vigilância da década de 1980, o tamanho do tumor superior a 4 cm e a invasão da *rete testis* foram fatores preditivos significativos de recidiva** (Warde et al., 2002). Diferentemente do TCGNS, a IVL não foi identificada como um fator preditivo significante da recidiva do seminoma EC I. As taxas de recidiva em 5 anos de pacientes com zero, um e dois fatores de risco foram de 12%, 16% e 32%. Nesta coorte, 21% dos pacientes apresentaram invasão da *rete testis* e tumor com mais de 4 cm de tamanho. A radioterapia primária ou a administração de carboplatina a todos os pacientes de "alto risco" ainda exporia dois terços dos pacientes com seminoma EC I (que são curados pela orquiectomia) ao tratamento desnecessário. No entanto, a validação prospectiva desses fatores de risco ainda não foi realizada.

Quimioterapia Primária com Carboplatina como Agente Único. **A quimioterapia primária com um a dois ciclos de carboplatina como agente único** também é investigada como uma alternativa à radioterapia primária com potencial de redução da toxicidade tardia. O fundamento lógico para uso da carboplatina como agente único é baseado nas taxas de resposta completa de 65% a 90% observadas em pacientes com seminoma avançado (Horwich et al., 2000) e em sua menor toxicidade em comparação com cisplatina. Oliver et al. (1994) foram os primeiros a descrever a administração de um a dois ciclos de carboplatina em 78 pacientes e relataram apenas duas recidivas e nenhuma morte. Os estudos publicados sobre a carboplatina no seminoma EC I são listados na Tabela 34-10 (Dieckmann et al., 2000; Reiter et al., 2001; Steiner et al., 2002; Aparicio et al., 2003, 2005; Oliver et al., 2005; Kollmannsberger et al., 2010c; Aparicio et al., 2011; Tandstad et al., 2011). Nenhuma morte decorrente do seminoma foi observada e as taxas de ausência de recidiva em 3 a 5 anos são de 91% a 100%.

O MRC e a EORTC conduziram um estudo clínico randomizado de fase III comparando a administração de um ciclo de carboplatina à radioterapia para-aórtica de 20 a 30 Gy em 1.477 pacientes com seminoma EC I (Oliver et al., 2005, 2011). Durante um período mediano de acompanhamento de 6,5 anos, a sobrevida livre de recidiva em 5 anos foi similar (94,7% *vs.* 96%) e apenas uma morte ocorreu no braço submetido à radioterapia para-aórtica. Neste ensaio, os pacientes tratados com carboplatina apresentaram menos letargia e tempo ausente do trabalho do que os pacientes submetidos à radioterapia, e a toxicidade hematológica aguda de graus III a IV foi observada em 4% dos pacientes. A carboplatina foi associada à redução da taxa de segundos cânceres testiculares primários contralaterais (0,3% *vs.* 1,7%, $P = 0,03$).

Uma preocupação associada à administração de um ciclo de carboplatina é a possibilidade de dosagem inadequada, levando a um maior risco de recidiva. A maior taxa de recidiva com um em comparação com dois ciclos foi observada em diferentes estudos e o maior risco de recidiva foi relatado entre os pacientes que receberam dose inadequada de carboplatina no ensaio do MRC/EORTC (Dieckmann et al., 2000; Oliver et al., 2008). A dose ideal de carboplatina é calculada pela fórmula 7 × (taxa de filtração glomerular [mL/min] + 25) mg (Calvert e Egorin, 2002). **A dose de carboplatina não deve ser baseada na taxa estimada de filtração glomerular. Recomenda-se a determinação da dose de um ciclo de carboplatina nos resultados de exames renais com radioisótopo ou ainda a administração de dois ciclos da terapia.**

Devido ao baixo risco geral de recidiva do seminoma EC I, à ausência de marcadores prospectivamente validados para a identificação da população mais suscetível e à possibilidade de toxi-

TABELA 34-10 Séries sobre a Quimioterapia Adjuvante no Seminoma em Estágio Clínico I

ESTUDO	NÚMERO DE PACIENTES	ACOMPANHAMENTO MEDIANO (meses)	NÚMERO DE CICLOS	MORTES POR TCG (%)	RECIDIVA (%)
Oliver et al., 2005, 2011	573	78	1	0	27 (5)
Steiner et al., 2002	108	60	2	0	2 (2)
Reiter et al., 2001	107	74	2	0	0
Dieckmann et al., 2000	93	48	1	0	8 (9)
Dieckmann et al., 2000	32	48	2	0	0
Oliver et al., 1994	78	51	2*	0	2 (2)
Aparicio et al., 2003	60	52	2	0	2 (3,3)
Aparicio et al., 2005	214	34	2	0	7 (4)
Tandstad et al., 2011	188	62	1	0	7 (4)
Kollmannsberger et al., 2010c	73	33	1-2	0	1 (2)

*33% dos pacientes receberam 1 ciclo de carboplatina.
TCG, tumor de células germinativas.

cidade tardia relacionada à radioterapia e à carboplatina, muitas orientações clínicas práticas agora recomendam a vigilância como abordagem preferida (Krege et al., 2008a, 2008b; Schmoll et al., 2009a). A vigilância permite que a toxicidade relacionada ao tratamento seja evitada em 80% a 85% dos pacientes, e as recidivas são, na maioria dos casos, eficazmente tratadas com a radioterapia *dog-leg*. No entanto, a vigilância deve ser realizada por mais de 5 anos, e a obtenção frequente de imagens de TC é necessária. Nos pacientes que não aderem à vigilância ou que não a aceitam, a radioterapia primária ou a quimioterapia primária com um a dois ciclos de carboplatina é recomendada.

Seminoma em Estágios Clínicos IIA e IIB. Aproximadamente 15% a 20% dos pacientes com seminoma apresentam a doença em EC II; 70% desses pacientes têm EC IIA e IIB. A radioterapia *dog-leg* usando 25 a 30 Gy (incluindo a administração adicional de 5 a 10 Gy nas áreas acometidas) é empregada pela maioria dos centros. As maiores doses de radiação administradas a pacientes com EC IIA e IIB são geralmente bem-toleradas, com toxicidade gastrintestinal aguda de graus III a IV relatada em 8% a 10% dos indivíduos (Classen et al., 2003b). A radioterapia profilática na fossa supraclavicular esquerda não é mais realizada, já que beneficia menos de 3% dos pacientes (Zagars e Pollack, 2001; Chung et al., 2003). Taxas de sobrevida livre de doença em longo prazo de 92% a 100% em pacientes com EC IIA e de 87% a 90% em pacientes com EC IIB foram relatadas, com 0% a 2% e 0% a 7% de recidivas em campo, respectivamente (Zagars e Pollack, 2001; Classen et al., 2003b; Chung et al., 2004b). A adição de carboplatina como agente único à radioterapia *dog-leg* de 30 Gy reduziu a taxa de recidiva de 30% para 6% em um estudo, embora mais dados sejam necessários à avaliação da utilidade dessa abordagem (Patterson et al., 2001). **As recidivas são curadas em praticamente todos os casos com a quimioterapia de primeira linha, e a sobrevida doença-específica chega a 100%. A vigilância de rotina com TC é desnecessária após a resolução completa da doença.**

A quimioterapia de indução usando esquemas de primeira linha (BEP × 3 ou EP × 4) é uma alternativa aceita à radioterapia *dog-leg*. O *Spanish Germ Cell Cancer Study Group* relatou o uso de BEP × 3 ou EP × 4 em 72 pacientes com seminoma EC IIA e IIB (Garcia-del-Muro et al., 2008). De modo geral, 83% dos pacientes atingiram as respostas sorológicas e radiográficas completas; apenas um paciente (1,3%) apresentou uma massa residual com mais de 3 cm e os dois pacientes submetidos à CPQ devido à presença de massas residuais apresentaram necrose apenas nas amostras ressecadas. A sobrevida livre de recidiva em 5 anos foi de 90% e a sobrevida geral foi de 95%. Da mesma maneira, o grupo SWENOTECA relatou ausência de recidivas entre 73 pacientes com EC IIA e IIB tratados com quimioterapia à base de cisplatina e três recidivas (10%) entre os 29 pacientes submetidos à radioterapia. **A quimioterapia de indução é preferencialmente administrada a pacientes com massas extensas (> 3 cm) e/ou retroperitoneais múltiplas, já que o risco de recidiva é menor do que com a radioterapia *dog-leg*** (Patterson et al., 2001; Chung et al., 2004b; Garcia-del-Muro et al., 2008).

Seminoma em Estágios Clínicos IIC e III. Como no TCGNS, os pacientes com seminoma EC IIC e III são tratados com a quimioterapia de indução, com o esquema e o número de ciclos determinados pelo risco de IGCCCG. Dos pacientes com seminoma avançado, 90% são classificados como de baixo risco e devem ser submetidos ao tratamento com BEP × 3 ou EP × 4. As respostas radiográficas completas são relatadas em 70% a 90% dos pacientes e a sobrevida geral em 5 anos é de 91% (Loehrer et al., 1987; Mencel et al., 1994; International Germ Cell Consensus Classification, 1997; Gholam et al., 2003). Apenas 10% dos seminomas avançados têm metástase visceral não pulmonar (classificada como de risco intermediário segundo os critérios do IGCCCG). Com a quimioterapia BEP × 4, a sobrevida geral em 5 anos é de 79% e a sobrevida livre de progressão é de 75 (International Germ Cell Consensus Classification, 1997). A carboplatina como agente único no seminoma avançado é associada à sobrevida menor em comparação com os esquemas à base de cisplatina (Bokemeyer et al., 2004).

Tratamento de Massas Residuais após Quimioterapia. Após a quimioterapia de primeira linha, 58% a 80% dos pacientes apresentam massas residuais detectáveis às radiografias (Motzer et al., 1987; Puc et al., 1996; Duchesne et al., 1997; Fossa et al., 1997; Herr et al., 1997; Flechon et al., 2002; De Santis et al., 2004). **A resolução espontânea dessas massas é relatada em 50% a 60% dos casos e o tempo mediano até a resolução é de 13 a 18 meses** (Flechon et al., 2002; De Santis et al., 2004). À histologia, as massas residuais apresentam necrose e tumor maligno viável em 90% e 10% de casos, respectivamente (Puc et al., 1996; Herr et al., 1997; Ravi et al., 1999; Flechon et al., 2002; De Santis et al., 2004). **A CPQ para tratamento do seminoma é tecnicamente difícil (e, de modo geral, inviável) devido à reação desmoplásica que ocorre após a quimioterapia, resultando em maior morbidade perioperatória** (Mosharafa et al., 2003). A ressecção cirúrgica completa do seminoma após a quimioterapia é relatada em apenas 58% a 74% dos pacientes (em comparação com ≥ 85% após a quimioterapia de primeira linha no TCGNS) (Puc et al., 1996; Herr et al., 1997; Ravi et al., 1999; Flechon et al., 2002; De Santis et al., 2004). **O teratoma e a transformação maligna são muito menos preocupantes com o seminoma avançado.** O tratamento das massas residuais após a quimioterapia é bastante diferente em comparação com o TCGNS.

Os pesquisadores tentaram identificar os fatores associados ao alto risco de tumor maligno viável para justificar a realização da CPQ. **A radioterapia pós-quimioterapia não tem papel no tratamento das massas residuais** (Duchesne et al., 1997). **O tamanho das massas residuais é um importante fator preditivo de tumor maligno viável; 27% a 38% das massas residuais discretas, com mais de 3 cm, contêm tumor maligno viável, em comparação com 0% a 4% nas massas com menos de 3 cm** (Puc et al., 1996; Herr et al., 1997; Flechon et al., 2002; De Santis et al., 2004). **A FDG-PET foi considerada um importante adjunto à TC para seleção dos pacientes a serem submetidos à CPQ** (De Santis et al., 2004). A especificidade e a sensibilidade do exame positivo de FDG-PET para massas com mais de 3 cm foram de 100% e 80%, respectivamente. **Os pacientes com massas residuais discretas com mais de 3 cm devem ser submetidos à FDG-PET e os indivíduos com PET positiva devem ser submetidos à CPQ. As massas residuais negativas à PET e com mais de 3 cm e aquelas com menos de 3 cm devem ser observadas.** A inflamação e o tumor residual maligno não viável podem causar resultados falso-positivos à PET caso os pacientes sejam examinados pouco tempo após o término da quimioterapia. A FDG-PET deve ser retardada até pelo menos 4 semanas após o término da quimioterapia.

Recidiva do Seminoma

Recidiva do Seminoma não Submetido à Quimioterapia. A recidiva sem quimioterapia prévia ocorre em homens com seminoma EC I sob vigilância e em homens com seminoma EC I e IIB submetidos à radioterapia primária. **No seminoma EC I, a radioterapia *dog-leg* é empregada no tratamento da recidiva em 73% a 88% dos pacientes e as taxas de cura são de 70% a 90%. Os pacientes com massas retroperitoneais extensas (> 3 cm) e recidiva sistêmica devem ser submetidos à quimioterapia de primeira linha e as taxas de resgate são próximas a 100%. A quimioterapia de primeira linha cura praticamente todos os pacientes com recidiva fora do retroperitônio após a radioterapia primária.** Os pacientes que apresentam recidiva após a administração de carboplatina como agente único são considerados portadores de recidiva não submetida à quimioterapia e devem ser submetidos ao tratamento de primeira linha à base de cisplatina.

Recidiva Precoce do Seminoma após a Quimioterapia. Estima-se que 15% a 20% dos pacientes com seminoma avançado recidivam após a quimioterapia de indução, incluindo 10% dos que apresentam resposta inicial completa (Loehrer et al., 1987; Mencel et al., 1994; International Germ Cell Consensus Classification, 1997). De modo geral, os pacientes com resposta incompleta à quimioterapia de primeira linha ou recidiva após uma resposta clínica inicial maior têm prognóstico ruim, com taxas de sobrevida em longo prazo de 20% a 50% (Miller et al., 1997; Vuky et al., 2002; Gholam et al., 2003). O pequeno número de pacientes com seminoma que precisam de quimioterapia de segunda linha limitou a avaliação de estratégias terapêuticas exclusivas, e os pacientes com recidiva são submetidos a esquemas que foram desenvolvidos, em grande parte, para a recidiva do TCGNS. Em dois pequenos estudos, a eficácia de VeIP × 4 como quimioterapia de segunda linha foi avaliada em 36 pacientes com recidiva do seminoma. De modo geral, 30 pacientes (83%) apresentaram resposta completa à quimioterapia (com ou sem CPQ) e 21

(53%) continuaram livres de recidiva por um período mediano de acompanhamento de 72 a 84 meses (Miller et al., 1997; Vuky et al., 2002). Vuky et al. (2002) também avaliaram a HDCT em 12 pacientes com seminoma avançado e resposta incompleta à quimioterapia de primeira linha, e seis pacientes (50%) atingiram resposta completa mantida. **Uma importante consideração em pacientes com seminoma avançado que recidivam após a quimioterapia de primeira linha é a possibilidade de presença de teratoma no sítio de recidiva. Os pacientes com concentração sérica normal de marcadores tumorais devem ser submetidos à biópsia antes do início da quimioterapia de segunda linha.**

Recidiva Tardia do Seminoma após a Quimioterapia. Na maioria dos estudos publicados, o seminoma puro é responsável por menos de 8% dos eventos de recidiva tardia (Baniel et al., 1995; George et al., 2003; Ronnen et al., 2005; Sharp et al., 2008). No entanto, Dieckmann et al. (2005) relataram uma série de 122 pacientes com recidiva tardia, dos quais 50 (41%) apresentavam seminoma puro ao diagnóstico. Apenas seis (12%) desses pacientes haviam sido submetidos à quimioterapia de primeira linha e a maioria havia recebido carboplatina como agente único ou radioterapia ao diagnóstico. O controle do câncer em longo prazo foi obtido por 88% dos pacientes. **A recidiva tardia do seminoma pode ter prognóstico favorável, principalmente em pacientes sem exposição prévia à cisplatina.**

Metástase Cerebral

Cerca de 1% dos homens com TCG disseminado apresenta metástase cerebral detectada antes do início da quimioterapia e entre 0,4% e 3% desenvolvem metástase cerebral após a quimioterapia de primeira linha (Raina et al., 1993; International Germ Cell Consensus Classification, 1997; Fossa et al., 1999a). **As metástases cerebrais são associadas ao coriocarcinoma e devem ser suspeitadas em qualquer paciente com nível sérico de hCG muito alto** (Fossa et al., 1999a; Kollmannsberger et al., 2000; Salvati et al., 2006; Gremmer et al., 2008; Nonomura et al., 2009). **Os coriocarcinomas são altamente vasculares e tendem a sofrer hemorragia durante a quimioterapia, e taxas de mortalidade secundária à hemorragia intracraniana de 4% a 10% foram relatadas** (Kollmannsberger et al., 2000; Nonomura et al., 2009). Esse risco deve ser considerado no tratamento desses pacientes e as alterações neurológicas precisam ser avaliadas com rapidez.

A sobrevida geral em 5 anos de pacientes com metástase cerebral é de 33% nos indivíduos com TCGNS disseminado e de 57% naqueles com seminoma (International Germ Cell Consensus Classification, 1997). **Os homens que apresentam recidiva no cérebro após a resposta completa à quimioterapia parecem ter prognóstico pior do que aqueles com acometimento cerebral ao diagnóstico,** com taxas de sobrevida geral de 39% a 44% na metástase cerebral isolada e de 2% a 26% na metástase cerebral associada a outros sítios de doença (Fossa et al., 1999a; Kollmannsberger et al., 2000; Hartmann et al., 2003; Salvati et al., 2006; Gremmer et al., 2008; Nonomura et al., 2009). Estudos de caso e análises agrupadas dos pacientes com TCG e metástase cerebral relataram os resultados de diversas estratégias terapêuticas, mas ensaios randomizados que definam o tratamento ideal de forma clara não foram realizados (Spears et al., 1992; Fossa et al., 1999a; Kollmannsberger et al., 2000; Hartmann et al., 2003; Salvati et al., 2006; Gremmer et al., 2008; Nonomura et al., 2009). As estratégias terapêuticas incluem quimioterapia, ressecção cirúrgica, radioterapia cerebral total e radiocirurgia estereotática; a maioria dos pacientes é submetida à terapia multimodal. **Os pacientes com metástase cerebral ao diagnóstico devem receber a quimioterapia com BEP × 4 e, a seguir, ser submetidos à ressecção das massas residuais.** O benefício da radioterapia nesse caso é desconhecido (Fossa et al., 1999a; Kollmannsberger et al., 2000; Hartmann et al., 2003). Em nossa instituição, a radioterapia é considerada apenas em pacientes com lesões residuais não passíveis de ressecção ou radiocirurgia estereotática devido à possibilidade de neurotoxicidade induzida pela radiação (Doyle e Einhorn, 2008). **Os pacientes que apresentam recidiva no cérebro após a quimioterapia de primeira linha devem ser submetidos à quimioterapia de segunda linha e, a seguir, à ressecção e/ou à radioterapia** (Fossa et al., 1999a; Hartmann et al., 2003). Nos homens com recidiva no cérebro e outros sítios anatômicos, o prognóstico é muito desfavorável, principalmente se esta não for a primeira recidiva.

Sequelas Relacionadas ao Tratamento

As sequelas do tratamento de câncer testicular podem ser divididas em complicações precoces e tardias. As complicações da orquiectomia e da LNDRP são discutidas no Capítulo 35 e não são revistas aqui, à exceção da observação de que os principais problemas após a LNRP são a cicatriz medial, a disfunção ejaculatória, a obstrução do intestino delgado e as complicações perioperatórias. Além disso, há uma maior incidência de hipogonadismo após a orquiectomia em pacientes com TCG.

PONTOS-CHAVE: SEMINOMA

- O tratamento ideal do seminoma EC I é controverso. A vigilância, a radioterapia primária (20 a 30 Gy na região para-aórtica com ou sem inclusão da pelve ipsilateral) e a quimioterapia primária com carboplatina (um a dois ciclos) são opções terapêuticas aceitas, com taxas de sobrevida em longo prazo próximas a 100%.
- Os fatores prognósticos da metástase oculta no seminoma EC I não são tão bem desenvolvidos quanto os do TCGNS. Devido ao baixo risco geral de metástase oculta (15% a 20%), à incapacidade de identificação da população em alto risco com base nos fatores histopatológicos do tumor primário e à possibilidade de toxicidade tardia com a radioterapia primária, a vigilância passou a ser a abordagem terapêutica recomendada no seminoma EC I.
- A vigilância não é recomendada a pacientes com expectativa de baixa adesão à realização das técnicas de diagnóstico por imagem e avaliação clínica de acompanhamento. A abordagem terapêutica padrão em pacientes com recidiva à vigilância é a radioterapia *dog-leg* (25 a 35 Gy), embora pacientes com linfadenopatia retroperitoneal extensa ou metástase a distância devam ser submetidos à quimioterapia de primeira linha adequada ao risco IGCCCG.
- A radioterapia primária e a quimioterapia primária com carboplatina como agente único são associadas a taxas similares de cura e sobrevida. Os pacientes submetidos à radioterapia para-aórtica e os que recebem carboplatina requerem a realização periódica de TC para vigilância da doença recorrente após o tratamento; isto não é necessário em pacientes submetidos à radioterapia *dog-leg*.
- A radioterapia *dog-leg* (25 a 35 Gy) e a quimioterapia de primeira linha (BEP × 3 ou EP × 4) são opções terapêuticas aceitas em pacientes com seminoma EC IIA e IIB e metástases não extensas (< 3 cm) em linfonodos retroperitoneais. A quimioterapia de primeira linha (BEP × 3 ou EP × 4) é recomendada na metástase retroperitoneal extensa (> 3 cm) e/ou multifocal.
- O tratamento de primeira linha dos pacientes com seminoma EC IIC e III é a quimioterapia à base de cisplatina; o esquema específico e o número de ciclos são determinados pelos critérios de risco do IGCCCG. Os pacientes com doença de baixo risco devem receber BEP × 3 ou EP × 4 e os pacientes com doença de risco intermediário devem receber BEP × 4.
- Os pacientes com massas residuais discretas, com mais de 3 cm após a quimioterapia de primeira linha, devem ser submetidos à avaliação com FDG-PET. Os pacientes com massas residuais PET-positivas devem ser submetidos à CPQ. As massas residuais que são PET-negativas ou têm menos de 3 cm podem ser observadas após a quimioterapia com segurança.

PONTO-CHAVE: METÁSTASE CEREBRAL

- As metástases cerebrais são associadas ao coriocarcinoma e devem ser suspeitadas em qualquer paciente com nível sérico de hCG muito alto. Os coriocarcinomas são altamente vasculares e tendem a sangrar durante a quimioterapia, provocando hemorragia intracraniana.

> **PONTO-CHAVE: SEQUELAS RELACIONADAS AO TRATAMENTO**
>
> - Todos os tratamentos do TCG (cirurgia, radioterapia e quimioterapia) são associados a riscos de toxicidades precoce e tardia. As complicações tardias mais preocupantes são a doença cardiovascular e a SNM. Com a cura frequente dos pacientes (incluindo daqueles com doença avançada), um importante objetivo do tratamento é a minimização da toxicidade relacionada ao tratamento sem comprometimento do sucesso do tratamento.

Toxicidade Precoce

A quimioterapia à base de cisplatina é associada a diversas complicações precoces e efeitos colaterais, incluindo fadiga, mielossupressão, infecção, neuropatia periférica, perda de audição, diminuição da função renal e morte. A taxa de mortalidade decorrente da toxicidade variou de 0% a 2,4% durante a quimioterapia na doença de baixo risco e de 3% a 4,4% durante a quimioterapia-padrão de primeira linha na doença de riscos intermediário e alto (de Wit et al., 1998; Nichols et al., 1998, 2001; Toner et al., 2001; Culine et al., 2007, 2008). O impacto da quimioterapia e da radioterapia sobre a espermatogênese já foi discutido. A maioria dos homens é capaz de ter filhos após o tratamento do TCG, mas as taxas de paternidade são menores nos indivíduos submetidos à radioterapia e/ou à quimioterapia (Huyghe et al., 2004; Brydoy et al., 2005). As complicações precoces da radioterapia incluem fadiga, náusea e vômito, leucopenia e dispepsia (Fossa et al., 1999b; Jones et al., 2005; Oliver et al., 2005).

Toxicidade Tardia

Diversas sequelas em longo prazo foram relatadas em sobreviventes do TCG, incluindo neuropatia periférica, fenômeno de Raynaud, perda de audição, hipogonadismo, infertilidade, SNM e doença cardiovascular (Brydoy et al., 2009; Fossa et al., 2009; Rossen et al., 2009; Gilligan, 2011). Os sintomas de fenômeno de Raynaud e neuropatia periférica foram relatados em 20% a 45% e em 14% a 43%, respectivamente, dos sobreviventes do TCG (Brydoy et al., 2009; Rossen et al., 2009). A perda significativa de audição e/ou o tinido após a quimioterapia à base de cisplatina são relatados em 20% a 40% dos pacientes e podem ser documentados por audiometria em 30% a 75%. O hipogonadismo foi documentado em cerca de 10% a 20% dos pacientes tratados apenas com a orquiectomia, 15% a 40% dos pacientes submetidos à radioterapia, e 20% a 25% dos pacientes submetidos a esquemas quimioterápicos de primeira linha (Nord et al., 2003; Lackner et al., 2009).

Grandes estudos populacionais com sobreviventes do TCG relataram um maior risco de morte por doenças gastrintestinais e cardiovasculares após a radioterapia e um maior risco de morte por infecções, doenças cardiovasculares e doenças pulmonares após a quimioterapia (Fossa et al., 2007). Os pacientes submetidos à radioterapia e à quimioterapia têm maior risco de morte por causas não malignas. A maior incidência de doença cardiovascular e mortalidade nos sobreviventes do TCG é muito bem documentada (Meinardi et al., 2000; Huddart et al., 2003; Fossa et al., 2007; van den Belt-Dusebout et al., 2007; Fossa et al., 2009). As etiologias dessas complicações cardiovasculares não são bem compreendidas, mas os supostos fatores contribuintes são a lesão vascular induzida pela radiação ou pela quimioterapia e a lesão cardíaca e a síndrome metabólica induzidas pela quimioterapia (Nuver et al., 2005; Altena et al., 2009).

O risco de SNM é muito preocupante. A incidência de cânceres de células não germinativas é 60% a 100% maior nos sobreviventes do TCG submetidos à quimioterapia à base de cisplatina ou à radioterapia do que na população geral e 200% maior em pacientes submetidos à radioterapia e à quimioterapia (Travis et al., 2005; Richiardi et al., 2007). O risco de morte por cânceres de células não germinativas em sobreviventes do TCG submetidos à radioterapia ou à quimioterapia não é tão bem definido, mas parece ser o dobro em comparação com a população geral (Fossa et al., 2004). A realização frequente da TC corpórea na vigilância dos pacientes após a terapia é outra fonte de radiação que pode aumentar o risco de SNM (Brenner e Hall, 2007; Chamie et al., 2008; Tarin et al., 2009).

TUMORES DE CÉLULAS NÃO GERMINATIVAS

Tumores do Estroma e do Cordão Sexual

Os tumores do estroma e do cordão sexual são raros, sendo responsáveis por aproximadamente 4% das neoplasias testiculares. O termo *tumor do estroma e do cordão sexual* se refere a neoplasias contendo células de Leydig, células de Sertoli, células da granulosa ou células tecais. **Aproximadamente 90% desses tumores são benignos e 10% são malignos.** Critérios histológicos foram desenvolvidos para auxiliar a distinção entre a histologia benigna e a maligna e incluem tamanho do tumor superior a 5 cm, necrose, invasão vascular, atipia nuclear, alto índice mitótico, maior expressão de MIB-1, margens infiltrativas, extensão além do parênquima testicular e DNA ploidia (Kim et al., 1985; Cheville et al., 1998). A maioria dos casos malignos é associada a duas ou mais dessas características. **No entanto, a presença de doença metastática é o único critério confiável para fazer tal distinção.**

Tumores de Células de Leydig

Os tumores de células de Leydig são responsáveis por 75% a 80% das neoplasias do estroma e do cordão sexual. Não há associação à criptorquidia. A maioria desses tumores ocorre em homens com 30 a 60 anos de idade, embora aproximadamente um quarto ocorra em crianças. Os adultos podem apresentar massa testicular indolor, dor testicular, ginecomastia (devido ao excesso de andrógeno e à conversão periférica de estrógeno), impotência, diminuição da libido e infertilidade. Os meninos geralmente apresentam uma massa testicular e puberdade precoce isossexual (genitália externa proeminente, crescimento de pelos pubianos e voz masculina).

Os exames diagnósticos devem incluir a mensuração sérica dos marcadores tumorais e a ultrassonografia testicular. A aparência ultrassonográfica desses tumores é variável e é indistinguível do TCG. Na presença de ginecomastia, infertilidade, redução da libido ou puberdade precoce, as concentrações de hormônio luteinizante, FSH, testosterona, estrógeno e estradiol também devem ser medidas (estas determinações devem ser feitas após a orquiectomia caso o diagnóstico não seja suspeitado antes da cirurgia). Quando o diagnóstico for confirmado, os pacientes devem ser submetidos à TC torácica e abdominopélvica para fins de estadiamento.

No passado, a orquiectomia inguinal radical era o tratamento inicial de escolha. **Em caso de suspeita do diagnóstico antes da cirurgia, devido à incidência de histologia benigna de 90%, a orquiectomia parcial pode ser considerada em lesões com menos de 3 cm com confirmação histológica intraoperatória de cortes congelados** (Carmignani et al., 2006, 2007). **A orquiectomia completa deve ser realizada caso a histologia de TCG seja observada (seja por cortes congelados durante o período intraoperatório ou à patologia final) ou se características malignas (listadas anteriormente) estejam presentes no exame patológico final do tumor ressecado.** Devido à sua raridade, esses tumores geralmente não são suspeitados antes da cirurgia e a maioria dos pacientes é submetida à orquiectomia radical. As lesões benignas geralmente são pequenas, de coloração amarela a marrom e bem circunscritas, sem áreas de necrose ou hemorragia. Histologicamente, os tumores são compostos por células poligonais uniformes com núcleos redondos. Os cristais de Reinke são observados em 25% a 40% de casos e parecem estruturas densamente eosinofílicas, em formato de agulha ou romboide, no citoplasma. Esses tumores devem ser diferenciados da hiperplasia de células de Leydig que ocorrem em testículos atróficos e adjacentes aos TCGs, onde as células de Leydig se infiltram entre os túbulos seminíferos sem deslocá-los ou obliterá-los. O comportamento maligno não foi relatado em pacientes pré-púberes. Os pacientes idosos são mais propensos a apresentar tumores malignos.

Os sítios metastáticos mais frequentes são o retroperitônio e o pulmão. A LNDRP é razoável em alguns pacientes com características adversas, embora altas taxas de progressão sejam observadas em casos com acometimento patológico dos linfonodos, sugerindo que este procedimento tem papel apenas estadiador (Mosharafa et al., 2003). Os tumores metastáticos de células de Leydig são resistentes à quimioterapia e à radioterapia e a sobrevida é baixa (Mosharafa et al., 2003). O orto,para-diclorodifenildicloroetano (orto,para-DDD), um potente inibidor da esteroidogênese, pode produzir respostas parciais em pacientes com metástase e produção excessiva de andrógeno, mas a cura é impossível (Schwarzman et al., 1989). A vigilância é recomendada a pacientes sem características clínicas ou patológicas sugestivas de tumor maligno. Não há critérios amplamente aceitos para o acompanhamento, mas os pacientes devem ser monitorados a intervalos regulares, com avaliação clínica, perfil hormonal (incluindo hormônio luteinizante, FSH, testosterona, estrógeno e estradiol) e TC do tórax, abdome e pelve por 2 anos. **A disfunção persistente das células de Leydig e o hipogonadismo podem ocorrer após a excisão do tumor primário e 40% dos homens podem precisar da suplementação com testosterona no período pós-operatório** (Conkey et al., 2005).

Tumor de Células de Sertoli

Os tumores de células de Sertoli constituem menos de 1% das neoplasias testiculares. A idade mediana ao diagnóstico é de 45 anos, mas raros casos em meninos foram relatados. Esses tumores são raramente associados à síndrome de Peutz-Jeghers e à síndrome de insensibilidade ao andrógeno e tendem a ser bilaterais (sincrônicos ou metacrônicos). Não há associação à criptorquidia. A ginecomastia é evidente em um terço dos pacientes. **Como nos tumores de células de Leydig, a realização de orquiectomia parcial pode ser considerada em tumores com menos de 3 cm devido à alta incidência de histologia benigna (90%). Nos tumores com mais de 3 cm ou nos casos em que a análise intraoperatória de cortes congelados ou patológica final revela a presença de TCG ou características malignas, a orquiectomia inguinal radical deve ser realizada.** Os tumores são bem circunscritos, com coloração amarelo-esbranquiçada ou amarronzada e consistência uniforme. Microscopicamente, os tumores contêm elementos epiteliais que são semelhantes às células de Sertoli, com quantidades variáveis de estroma organizado em túbulos. Esses tumores podem ser erroneamente interpretados como seminomas, o que leva à escolha incorreta do tratamento. **Os exames diagnósticos, os estudos de estadiamento e os critérios de tratamento, vigilância e acompanhamento são similares aos dos tumores de células de Leydig.**

Tumores de Células da Granulosa

Os tumores de células da granulosa do testículo são muito raros. O tipo juvenil é benigno e é o tumor testicular congênito mais frequente (principalmente em bebês com menos de < 6 meses de idade), sendo responsável por 7% de todas as neoplasias testiculares pré-púberes. O tipo adulto lembra o tumor de células da granulosa do ovário. A ginecomastia e a maior secreção de estrógeno são comuns. A orquiectomia parcial pode ser considerada em tumores com menos de 3 cm em caso de suspeita pré-operatória do diagnóstico. Caso contrário, a orquiectomia inguinal radical é recomendada. O tratamento do tumor primário é curativo, já que esses tumores parecem ter potencial metastático limitado.

Gonadoblastoma

O gonadoblastoma é um tumor misto de células germinativas, estroma e cordão sexual composto por células germinativas similares às do seminoma e células do cordão sexual com diferenciação de Sertoli. Esses tumores ocorrem quase que exclusivamente em pacientes com disgenesias gonadais e síndromes intersexuais. Entre os indivíduos acometidos, 80% têm fenótipo feminino e geralmente a primeira manifestação é a amenorreia primária. Os demais pacientes apresentam fenótipo masculino e quase sempre apresentam criptorquidia (com a gônada disgênica em localização inguinal ou abdominal), hipospadia e alguma forma de genitália interna feminina. **Estes tumores devem ser considerados uma forma *in situ* de TCG maligno porque aproximadamente 50% dos pacientes desenvolvem um TCG invasivo (geralmente seminoma, embora o tumor do saco vitelino e o CE possam ocorrer)** (Ulbright, 2004). Os gonadoblastomas não metastatizam, mas a metástase de elementos do TCG maligno pode ocorrer. **A orquiectomia bilateral é necessária devido ao risco de tumores bilaterais (40%)** (Scully, 1970). Nos pacientes com TCG maligno, a subsequente realização de exames diagnósticos para detecção de doença metastática, com ou sem tratamento, deve ser iniciada.

Outras Neoplasias Testiculares

Cistos Dermoides e Epidermoides

Os cistos dermoides e epidermoides são neoplasias benignas raras; acredita-se que sejam originários de células germinativas benignas com manutenção de propriedades embrionárias ou células mesoteliais metaplásicas deslocadas (Ye e Ulbright, 2012). Macroscopicamente, são massas císticas bem-circunscritas, uniloculares e preenchidas por *debris* queratinizados que podem ter aparência laminada, o que confere a característica aparência em "casca de cebola" à ultrassonografia. Os cistos dermoides são diferenciados dos cistos epidermoides pela presença de estruturas anexas, como elementos glandulares, tecido adiposo e cartilagem. Os cistos dermoides e epidermoides são diferenciados do teratoma pela ausência de NITCG no testículo adjacente. **A enucleação ou a orquiectomia parcial podem ser realizadas, embora amostras da lesão devam ser meticulosamente coletadas para que o patologista exclua a presença de TCG ou NITCG.**

Adenocarcinoma da Rede Testicular

O adenocarcinoma da rede testicular é uma neoplasia rara, mas altamente maligna, originária do sistema coletor dos testículos. A apresentação usual é a massa testicular indolor com hidrocele. Mais de 50% dos pacientes apresentam a doença metastática e a sobrevida mediana geral é de 1 ano. A LNDRP pode ser curativa em pacientes com metástase limitada em linfonodos retroperitoneais. A quimioterapia e a radioterapia são ineficazes.

Tumores Secundários do Testículo

Linfoma

O linfoma testicular não Hodgkin primário é raro e representa apenas 1% a 2% de todos os casos de linfoma. Mais comumente, o linfoma acomete os testículos por meio da disseminação de sítios extratesticulares (Ulbright, 2004). Destes casos, 85% ocorrem em homens com mais de 60 anos. **O linfoma não Hodgkin é a neoplasia testicular mais comum em homens com mais de 50 anos de idade. O acometimento testicular bilateral ocorre em 35% de casos.** A doença geralmente se manifesta como uma massa testicular indolor em um idoso. Aproximadamente 25% dos homens apresentam sintomas sistêmicos (febre, sudorese noturna, perda de peso). O acometimento do sistema nervoso central ao diagnóstico é relatado em 10% dos homens. O tratamento inicial é a orquiectomia inguinal radical. Os homens com linfoma testicular não Hodgkin devem ser encaminhados a um hematologista-oncologista para investigações de estadiamento e subsequente terapia. A maioria dos casos é associada à doença sistêmica e o prognóstico geral é ruim.

Infiltração Leucêmica

O testículo é um sítio frequente de recidiva em meninos com leucemia linfocítica aguda. A maioria dos meninos está em remissão completa no momento do aumento de volume testicular. **O diagnóstico geralmente pode ser estabelecido por biópsia e a orquiectomia é desnecessária. O controle local pode ser conseguido com a radioterapia em baixa dose (20 Gy) e o tratamento deve incluir o testículo contralateral devido ao frequente risco de acometimento bilateral.** De modo geral, o prognóstico é ruim, já que a maioria dos pacientes apresenta a doença sistêmica associada.

Metástase

As metástases nos testículos são raras. O acometimento bilateral ocorre em 15% dos pacientes. Os tumores primários mais comuns são os de próstata, pulmão, cólon e rim e o melanoma. Embora tratamento seja, em grande parte, determinado pelo tumor primário, a orquiectomia pode ser considerada por motivos paliativos.

TUMORES DOS ANEXOS TESTICULARES

Os tumores paratesticulares são raros e responsáveis por aproximadamente 5% das neoplasias intraescrotais, dos quais quase 75% são originários do cordão espermático.

Tumor Adenomatoide

O tumor adenomatoide é o tumor paratesticular mais comum e tende a acometer o epidídimo (embora também possa ser originário da túnica testicular ou do cordão espermático). A apresentação mais comum é a massa paratesticular pequena (0,5 a 5 cm) e indolor detectada ao exame de rotina em um homem em sua terceira ou quarta década de vida. **Esses tumores são benignos e tratados por meio da exploração inguinal e excisão cirúrgica.** Ao exame microscópico, os tumores são compostos de células semelhantes às epiteliais, contendo vacúolos e estroma fibroso.

Cistadenoma

O cistadenoma do epidídimo corresponde à hiperplasia epitelial benigna. As lesões geralmente são multicísticas e as paredes apresentam nódulos de células epiteliais dispostas em configuração glandular ou papilar. **Aproximadamente um terço de casos ocorre em pacientes com doença de von Hippel-Lindau, que tende a ser bilaterais.** As lesões geralmente são pequenas, indolores e detectadas em exames de rotina em um homem jovem.

Mesotelioma

O mesotelioma paratesticular é originário da túnica vaginal e geralmente se manifesta como uma massa escrotal indolor em associação à hidrocele. Esses tumores ocorrem mais comumente em adultos mais velhos, mas podem ser encontrados em qualquer faixa etária. **Casos benignos e malignos foram descritos e a distinção é baseada em atipia, atividade mitótica e invasão** (Ulbright, 2004). Casos malignos podem ser associados à exposição ao amianto. **O tratamento é a orquiectomia inguinal radical.** A realização da LNDRP pode ser considerada em pacientes com tumores malignos sem doença metastática disseminada. O papel da quimioterapia nesses tumores é mal definido.

Sarcoma

Os sarcomas do cordão espermático, epidídimo e testículos são os sarcomas geniturinários mais comuns em adultos. **O lipossarcoma é o subtipo histológico mais comum em adultos,** seguido pelo leiomiossarcoma, histiocitoma fibroso maligno, rabdomiossarcoma e fibrossarcoma (Coleman et al., 2003; Ulbright, 2004; Dotan et al., 2006; Rodriguez et al., 2014). **O rabdomiossarcoma embrionário é o subtipo histológico mais comum em homens com menos de 30 anos de idade.** Os sarcomas geralmente são originários do cordão espermático e localizados na região intraescrotal; os tumores mesenquimatosos primários dos testículos são bastante raros. Esses tumores normalmente se manifestam como uma massa indolor, palpável e extensa (> 5 cm em tamanho) (Dotan et al., 2006). A ultrassonografia mostra uma massa sólida, embora não possa diferenciar entre patologia benigna e maligna. **Qualquer massa sólida no escroto externo e na túnica albugínea deve ser explorada por meio de abordagem inguinal e submetida à biópsia.** Os lipossarcomas do cordão espermático no canal inguinal podem ser confundidos com a hérnia inguinal ou o lipoma e a TC ou ressonância magnética auxilia a diferenciação destas doenças.

A maioria dos pacientes tem a doença localizada ao diagnóstico. **Os sarcomas devem, a princípio, ser tratados por meio da abordagem inguinal com excisão ampla do cordão espermático e dos testículos, com ligadura alta. Nos pacientes com ressecção incompleta inicial, a excisão ampla deve ser repetida** (Coleman et al., 2003). **O padrão primário de recidiva é local, principalmente no caso do lipossarcoma** (Ballo et al., 2001; Montgomery e Fisher, 2003; Khandekar et al., 2013). **Alguns autores defenderam a realização de radioterapia pós-operatória em todos os sarcomas paratesticulares, principalmente nos lipossarcomas e nos tumores em que a adequação do controle local é duvidosa** (Ballo et al., 2001; Hazariwala et al., 2013). **No entanto, a eficácia dessa abordagem é debatida** (Fagundes et al., 1996; Coleman et al., 2003; Khandekar et al., 2013). A quimioterapia sistêmica deve ser realizada em pacientes com evidências de metástase retroperitoneal ou distante. **Em caso de resultados normais à avaliação de metástases, os pacientes com sarcomas, à exceção do lipossarcoma, devem ser submetidos à LNDRP; a quimioterapia pós-operatória deve ser dada a pacientes com metástase em linfonodos retroperitoneais** (Dang et al., 2013). Uma vez que a drenagem linfática do cordão espermático inclui a pelve ipsoateral e os linfonodos inguinais e retroperitoneais, o tratamento dessas áreas com linfadenectomia ou radioterapia deve ser considerado. A sobrevida em longo prazo de homens com sarcoma paratesticular é de aproximadamente 50%; o prognóstico do lipossarcoma é o mais favorável, enquanto o prognóstico do histiocitoma fibroso e do leiomiossarcoma maligno é o menos favorável (Coleman et al., 2003; Rodriguez et al., 2014).

REFERÊNCIAS

Para consultar a lista completa de referências, acesse www.expertconsult.com.

LEITURA SUGERIDA

Albers P, Siener R, Krege S, et al. Randomized phase III trial comparing retroperitoneal lymph node dissection with one course of bleomycin and etoposide plus cisplatin chemotherapy in the adjuvant treatment of clinical stage I nonseminomatous testicular germ cell tumors: AUO trial AH 01/94 by the German Testicular Cancer Study Group. J Clin Oncol 2008;26:2966-72.

De Santis M, Becherer A, Bokemeyer C, et al. (2-18)Fluoro-deoxy-D-glucose positron emission tomography is a reliable predictor for viable tumor in postchemotherapy seminoma: an update of the prospective multicentric SEMPET trial. J Clin Oncol 2004;22:1034-9.

Debono DJ, Heilman DK, Einhorn LH, et al. Decision analysis for avoiding postchemotherapy surgery in patients with disseminated nonseminomatous germ cell tumors. J Clin Oncol 1997;15:1455-64.

Dieckmann KP, Skakkebaek NE. Carcinoma in situ of the testis: review of biological and clinical features. Int J Cancer 1999;83:815-22.

Dotan ZA, Tal R, Golijanin D, et al. Adult genitourinary sarcoma: the 25-year Memorial Sloan-Kettering experience. J Urol 2006;176:2033-8. discussion 2038-9.

Einhorn LH. Treatment of testicular cancer: a new and improved model. J Clin Oncol 1990;8:1777-81.

Feldman DR, Bosl GJ, Sheinfeld J, et al. Medical treatment of advanced testicular cancer. JAMA 2008;299:672-84.

Fossa SD, Gilbert E, Dores GM, et al. Noncancer causes of death in survivors of testicular cancer. J Natl Cancer Inst 2007;99:533-44.

Fossa SD, Oldenburg J, Dahl AA. Short- and long-term morbidity after treatment for testicular cancer. BJU Int 2009;104:1418-22.

George DW, Foster RS, Hromas RA, et al. Update on late relapse of germ cell tumor: a clinical and molecular analysis. J Clin Oncol 2003;21:113-22.

International. Germ Cell Consensus Classification: a prognostic factor-based staging system for metastatic germ cell cancers. International Germ Cell Cancer Collaborative Group. J Clin Oncol 1997;15:594-603.

Kollmannsberger C, Moore C, Chi KN, et al. Non-risk-adapted surveillance for patients with stage I nonseminomatous testicular germ-cell tumors: diminishing treatment-related morbidity while maintaining efficacy. Ann Oncol 2010;21:1296-301.

Motzer RJ, Amsterdam A, Prieto V, et al. Teratoma with malignant transformation: diverse malignant histologies arising in men with germ cell tumors. J Urol 1998;159:133-8.

Motzer RJ, Nichols CJ, Margolin KA, et al. Phase III randomized trial of conventional-dose chemotherapy with or without high-dose chemotherapy and autologous hematopoietic stem-cell rescue as first-line treatment for patients with poor-prognosis metastatic germ cell tumors. J Clin Oncol 2007;25:247-56.

Oliver RT, Mead GM, Rustin GJ, et al. Randomized trial of carboplatin versus radiotherapy for stage I seminoma: mature results on relapse and contralateral testis cancer rates in MRC TE19/EORTC 30982 study (ISRCTN27163214). J Clin Oncol 2011;29:957-62.

Stephenson AJ, Bosl GJ, Motzer RJ, et al. Retroperitoneal lymph node dissection for nonseminomatous germ cell testicular cancer: impact of patient selection factors on outcome. J Clin Oncol 2005;23:2781-8.

Stephenson AJ, Bosl GJ, Motzer RJ, et al. Nonrandomized comparison of primary chemotherapy and retroperitoneal lymph node dissection for clinical stage IIA and IIB nonseminomatous germ cell testicular cancer. J Clin Oncol 2007;25:5597-602.

Steyerberg EW, Keizer HJ, Fossa SD, et al. Prediction of residual retroperitoneal mass histology after chemotherapy for metastatic nonseminomatous germ cell tumor: multivariate analysis of individual patient data from six study groups. J Clin Oncol 1995;13:1177-87.

Travis LB, Fossa SD, Schonfeld SJ, et al. Second cancers among 40,576 testicular cancer patients: focus on long-term survivors. J Natl Cancer Inst 2005;97:1354-65.

Vergouwe Y, Steyerberg EW, Eijkemans MJ, et al. Predictors of occult metastasis in clinical stage I nonseminoma: a systematic review. J Clin Oncol 2003;21:4092-9.

35 Cirurgia dos Tumores do Testículo

Kevin R. Rice, MD, Clint K. Cary, MD, MPH, Timothy A. Masterson, MD e Richard S. Foster, MD

Tratamento de Massa Testicular

Linfadenectomia Retroperitoneal

Procedimentos Auxiliares

Tomada de Decisão Cirúrgica

Achados Histológicos na Linfadenectomia Retroperitoneal Pós-quimioterapia e Resultados de Sobrevida

Linfadenectomia Retroperitoneal Pós-quimioterapia em Populações de Alto Risco

Resultados Cirúrgicos, Considerações Funcionais e Complicações da Linfadenectomia Retroperitoneal

Linfadenectomia Retroperitoneal em Situações Exclusivas

Conclusão

Além de sua notável quimiossensibilidade, o tumor de células germinativas de testículo (TCG) está entre os cânceres mais curáveis cirurgicamente. Antes do desenvolvimento de esquemas quimioterápicos efetivos para TCG, pesquisadores no Walter Reed Army Hospital conseguiam obter uma taxa de cura durável de aproximadamente 50% mesmo em pacientes com doença com ganglionar presente na linfadenectomia retroperitoneal (LRP) primária (Patton et al., 1959). Atualmente, aproximadamente 80% dos pacientes que se apresentam com tumor testicular de células germinativas não seminomatoso (TCGNS) estádio clínico I (EC I) são curados exclusivamente através de orquiectomia (Warde et al., 2002; Hotte et al., 2010), enquanto 60% a 80% dos pacientes com TCGNS estádio patológico II (EPII) podem ser curados com LRP primária (Donohue et al., 1993a; Stephenson et al., 2005). No contexto de doença metastática de maior volume exigindo quimioterapia de indução, aproximadamente 90% dos pacientes com massas retroperitoneais residuais são curados por linfadenectomia retroperitoneal pós-quimioterapia (LRP-pós-QT) (Donohue et al., 1990). Este capítulo descreve os processos de tomada de decisão de tratamento, técnicas operatórias e resultados da cirurgia de câncer do testículo. Este capítulo fornece ao urologista a fundamentação necessária para manejar cirurgicamente o tumor primário, bem como metástases retroperitoneais regionais em todos os estádios do câncer testicular.

TRATAMENTO DE MASSA TESTICULAR

História e Exame Físico, Ultrassonografia e Avaliação Pré-orquiectomia

A presença de uma massa testicular justifica uma investigação rápida e completa. Fundamental nesta avaliação é compreender o desenvolvimento temporal de quaisquer sintomas associados, caracterizando o conteúdo escrotal com cuidadosos exames físico e ultrassonográfico, e obtenção de exames sorológicos apropriados (Robson et al., 1965; Sandeman, 1979; Bosl et al., 1981; Thornhill et al., 1987; Richie, 1993; Honig et al., 1994; Petersen et al., 1999; Jacobsen et al., 2000; Simon et al., 2001). Reconhecimento e diagnóstico precoces são determinantes no tratamento de um dado câncer no seu estádio mais inicial e mais curável (Post e Belis, 1980; Oliver, 1985; Gascoigne et al., 1999; Chapple et al., 2004; Moul, 2007). Exame físico é a parte mais importante da avaliação da massa testicular. Embora não obrigatório, o exame ultrassonográfico pode fornecer detalhes importantes das características tumorais e documentar radiograficamente a lateralidade da lesão (Horstman et al., 1992; Shah et al., 2010; Goddi et al., 2012). Adicionalmente, documentação das características do testículo contralateral é essencial porque massas testiculares sincrônicas são descritas em aproximadamente 1% dos pacientes (Bokemeyer et al., 1993; Coogan et al., 1998; Che et al., 2002; Holzbeierlein et al., 2003; Pamanter et al., 2003; Fossa et al., 2005; Hentrich et al., 2005). Obtenção de valores séricos de marcadores tumorais (MT), incluindo α-fetoproteína, gonadotropina coriônica humana, e desidrogenase lática, colabora no diagnóstico do TCG e serve como linha de base para comparar tendências sorológicas após a orquiectomia. Colocação de uma prótese testicular no momento da orquiectomia radical deve ser discutida antes da cirurgia.

Orquiectomia Radical

Em pacientes nos quais um tumor testicular maligno é suspeitado, orquiectomia radical é o procedimento diagnóstico e terapêutico de escolha. A via de acesso é por uma incisão inguinal, permitindo remoção completa do testículo, epidídimo e cordão espermático ipsolaterais ao nível do anel inguinal interno.

Técnica

O paciente é colocado em posição supina sobre a mesa da sala de operações. Preparação adequada da pele deve abranger o abdome acima do umbigo cranialmente, a porção média-inferior das coxas caudalmente, e a genitália externa, incluindo o períneo posteriormente. Após a colocação de campos estéreis, a exposição da espinha ilíaca anterossuperior ipsolateral, tubérculo púbico e escroto é necessária. Palpação e marcação da pele sobrejacente ao anel inguinal externo pode facilitar a localização da porção medial do canal inguinal.

A incisão, tipicamente de 3 a 5 cm de comprimento, é feita com uma orientação transversa sobreposta ao canal inguinal seguindo as linhas de Langer. Em circunstâncias nas quais a massa é grande demais para ser exposta através da incisão-padrão, a incisão pode ser prolongada para baixo ao longo da porção anterior do escroto, em forma de taco de hóquei. Quando a fáscia oblíqua externa é exposta e o anel externo é identificado, o canal inguinal deve ser aberto lateralmente ao longo do seu trajeto por aproximadamente 4 cm. Em pacientes obesos, instrumentos autostáticos como um afastador de Weitlaner ou Gelpi frequentemente se fazem úteis ou necessários para fornecer exposição. Com a fáscia oblíqua externa aberta, cuidado deve ser tomado para identificar e preservar o nervo ilioinguinal. Esta estrutura corre paralela ao cordão espermático, tipicamente ao longo da porção cefálica de sua superfície anterior. Quando o nervo está seguramente isolado, o cordão espermático é mobilizado dentro do canal ao nível do tubérculo púbico, onde ele pode ser circundado com um dreno de Penrose. Após secção da fáscia espermática externa e fibras cremastéricas que rodeiam o cordão espermático, tração delicada pode ser aplicada na direção cefálica para puxar o testículo para a incisão. Exposição do testículo pode ser facilitada pela aplicação de pressão externa ao hemiescroto ipsolateral. Após liberação do gubernáculo, o cordão espermático é mobilizado até o nível do anel inguinal interno com visualização da reflexão peritoneal. Neste nível, o ducto deferente e os vasos gonadais são dissecados, ligados e seccionados separadamente. Ligadura e secção são comumente efetuadas com sutura inabsorvível, deixando o fio com 1 a 2 cm no coto dos vasos gonadais para facilitar a identificação na LRP. Ligadura individual do ducto deferente facilita a recuperação do coto distal do cordão espermático durante LRP subsequente porque o ducto deferente não é tirado com parte da peça.

Após lavagem da ferida e inspeção cuidadosa da hemostasia, o nervo ilioinguinal é reposicicionado com segurança no soalho do canal inguinal, e é executado fechamento da aponeurose do oblíquo externo. Um fechamento em duas ou três camadas do subcutâneo e pele é realizada, e é aplicado curativo estéril. Em geral, suspensório escrotal é útil para evitar edema escrotal desnecessário e formação de hematoma durante as primeiras 48 a 72 horas.

Orquiectomia Parcial

Em virtude da alta taxa de sobreviventes em longo prazo após tratamento do câncer do testículo, questões funcionais relacionadas com efeitos colaterais da terapia e preservação da qualidade de vida emergiram (Shakkebaeck, 1975; Jacobsen et al., 1981; Klein et al., 1985; Haas et al., 1986; Kressel et al., 1988; Robertson et al., 1995; Carmignani et al., 2004). **Orquiectomia parcial pode ser considerada em pacientes com um tumor polar medindo 2 cm ou menos e um testículo contralateral anormal ou ausente.** Em circunstâncias nas quais a natureza maligna do tumor é incerta, exploração inguinal e biópsia excisional podem ser feitas. Em geral, essas operações devem ser realizadas em pacientes muito selecionados nos quais os benefícios da preservação do órgão sobrepõem-se aos riscos de recorrência local de tumor. Em pacientes com um testículo contralateral normal, cirurgia poupadora de testículo eletiva não é aconselhada.

Técnica

A abordagem da orquiectomia parcial é idêntica àquela da orquiectomia radical por via inguinal. A utilização de isquemia, com ou sem hipotermia, foi questionada por alguns autores e pode ser desconsiderada se o tempo de ressecção for menor do que 30 minutos (Giannarini et al., 2010). Em ambiente estéril, cobrindo o campo cirúrgico para evitar contaminação, ultrassonografia intraoperatória pode ser utilizada para facilitar a localização da massa. Quando a massa é identificada, bisturi pode ser usado para incisão da túnica albugínea que recobre a área acometida. Com abordagem pela linha média ventral, uma incisão vertical ao longo do eixo do testículo é preferível. Caso contrário, incisões mediais ou laterais à linha média ventral devem se orientar horizontalmente, seguindo o curso das artérias segmentares, que correm abaixo da túnica albugínea.

Uma vez identificado, o tumor é enucleado, preferencialmente com uma pequena camada de túbulos seminíferos adjacentes isolando a massa. Se confirmado TCG, a associação de neoplasia de células germinativas intratubular concomitante no parênquima circunjacente do testículo ipsolateral reforça a consideração por orquiectomia radical ou radioterapia adjuvante no testículo remanescente para reduzir o risco de recorrência. Devido a este risco, alguns cirurgiões optam por desconsiderar biópsias do parênquima quando confirmado TCG e recomendam orquiectomia radical ou terapia adjuvante. Se a orquiectomia radical não for realizada, a túnica é fechada com sutura absorvível, e o testículo é recolocado no escroto e fixado com 3 pontos ao gubernáculo ou septo médio do escroto.

Radioterapia adjuvante com uma dose de 18 a 20 Gy é recomendada para prevenir recorrência tumoral local em todos os pacientes tratados com orquiectomia parcial por TCG em um testículo funcionalmente solitário (Heidenreich et al., 2001; Krege et al., 2008; Giannarini et al., 2010). Nesses pacientes, o único benefício da orquiectomia parcial é a preservação da função de células de Leydig. **Qualquer recorrência local dentro do testículo ipsolateral ocorrendo com ou sem terapia adjuvante deve ser manejada com orquiectomia radical.**

Orquiectomia Retardada

A maioria dos cânceres testiculares é diagnosticada inicialmente no momento da orquiectomia. Contudo, em um pequeno subgrupo de pacientes com TCG disseminado e/ou sintomático, o diagnóstico é feito com base em biópsia de uma lesão metastática ou empiricamente baseado em aspectos clínicos e sorológicos. Nessas situações de exceção, iniciar quimioterapia sistêmica se sobrepõe à orquiectomia diagnóstica (Ondrus et al., 2001). **Em virtude da alta discordância das taxas de resposta patológica dentro do testículo, uma orquiectomia retardada é recomendada para todos os pacientes com TCGNS após quimioterapia de indução, mesmo no contexto de uma resposta completa no retroperitônio** (Snow et al., 1983; Simmonds et al., 1995; Leibovitch et al., 1996; Ondrus et al., 2001).

O papel da orquiectomia retardada é mais controverso em pacientes com presumido TCG retroperitoneal/extragonadal primário. Em estudos nos quais a biópsia do testículo foi efetuada nestes casos, neoplasia de células germinativas intratubular foi evidenciada em 42% dos pacientes (Daugaard et al., 1992). Entre os pacientes que são observados após quimioterapia, aproximadamente 5% desenvolvem um câncer testicular metacrônico (Hartmann et al., 2001). **Orquiectomia radical é recomendada quando o padrão metastático da doença retroperitoneal se lateraliza para a distribuição prevista de um tumor testicular primário.** Em uma pequena série de uma coorte da Indiana University, 71% dos pacientes com suposto TCG extragonadal submetidos à orquiectomia retardada pós-quimioterapia tiveram evidência histológica de teratoma ou necrose no interior do testículo, este sugerindo um primário extinto (*burn-out*) ou resposta completa à quimioterapia (Brown et al., 2008). Se for escolhida observação do testículo, autoexames mensais e avaliação clínica periódica são mandatórios.

Avaliação Pós-orquiectomia

Depois da orquiectomia, revisão dos achados patológicos, juntamente com solicitação de exames radiográficos e sorológicos apropriados, é necessária para determinar o estádio clínico. Tomografia computadorizada (TC) com contraste intravenoso e oral é o meio mais efetivo de se realizar isto; entretanto, ressonância magnética pode ser uma alternativa razoável. Tomografia com emissão pósitrons marcados com fluorodesoxiglicose (PET) e linfoangiografia servem pouco ou nada no estadiamento de TCGs após diagnóstico inicial. Similarmente à avaliação antes da orquiectomia, mensuração dos MTs (α-fetoproteína, gonadotropina coriônica humana, desidrogenase lática) e análise de sua tendência após orquiectomia completam a avaliação inicial antes do aconselhamento ao paciente a respeito de opções de tratamentos complementares.

PONTOS-CHAVE: TRATAMENTO DA MASSA TESTICULAR

- Orquiectomia radical por via inguinal com ligadura alta do cordão espermático constitui o passo diagnóstico definitivo e terapêutico inicial para tratamento de câncer testicular na maioria dos casos.
- Orquiectomia parcial deve ser considerada apenas em pacientes selecionados com uma massa polar medindo 2 cm ou menos e um testículo contralateral anormal ou ausente.
- No raro paciente em quem a doença é suficientemente avançada ou sintomática para justificar início imediato de quimioterapia sistêmica, orquiectomia retardada deve ser executada dado o potencial de doença residual.

LINFADENECTOMIA RETROPERITONEAL

Todos os subtipos de TCG possuem propensão a uma disseminação linfática previsível no retroperitônio. Coriocarcinoma demonstrou uma predileção pela disseminação hematogênica. Dependendo da presença e do volume de doença reproterioneal e do valor dos MTs, a LRP pode ser incorporada no tratamento do TCG testicular em um contexto primário ou pós-quimioterapia. **Embora as abordagens e técnicas da LRP primária e LRP-pós-QT sejam semelhantes, estas são cirurgias fundamentalmente distintas. O racional para LRP primária é que, ao contrário da maioria das malignidades, o TCG é cirurgicamente curável na maioria dos pacientes com metástases linfáticas regionais (retroperitoneais) de baixo volume. Em contraposição, o racional para realizar LRP-pós-QT em pacientes com massas retroperitoneais residuais é que teratoma não ressecado e/ou malignidade viável expõem o paciente à progressão da doença e morte.** Nesta seção, discutimos considerações técnicas similiares para LRP primária e LRP-pós-QT. Entretanto, o cirurgião deve estar ciente das distinções filosóficas básicas supramencionadas entre estas duas cirurgias. As regiões linfonodais retroperitoneais estão ilustradas na Figura 35-1.

A lista a seguir fornece definições dos diferentes subtipos de LRP que são discutidos através de todo este capítulo.
- **LRP primária** — LRP efetuada após orquiectomia para EC I ou TCGNS EC II de baixo volume com MTs normais pós-orquiectomia.
- **LRP-pós-QT** — LRP efetuada após conclusão da quimioterapia sistêmica de indução. Este procedimento é geralmente realizado quando há uma massa retroperitoneal residual e MTs normais pós-quimioterapia. Em alguns centros, LRP-pós-QT é efetuada mesmo quando há uma remissão clínica completa (RC) com a quimioterapia (ver adiante).

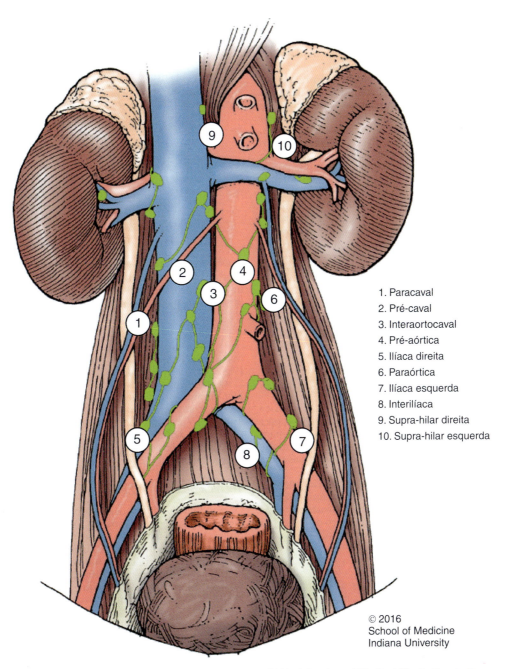

1. Paracaval
2. Pré-caval
3. Interaortocaval
4. Pré-aórtica
5. Ilíaca direita
6. Paraórtica
7. Ilíaca esquerda
8. Interilíaca
9. Supra-hilar direita
10. Supra-hilar esquerda

© 2016
School of Medicine
Indiana University

Figura 35-1. Regiões linfonodais retroperitoneais. (©2016 Section of Medical Illustration in the Office of Visual Media at the Indiana University School of Medicine. Published by Elsevier Inc. Todos os direitos reservados.)

- **LRP-pós-QT de salvamento** — LRP-pós-QT efetuada após conclusão de quimioterapia de indução e de salvamento (padrão ou alta dose).
- **LRP-pós-QT de "desespero"** — LRP-pós-QT efetuada apesar de elevação dos MTs.
- **Re-LRP** — LRP-pós-QT efetuada em um paciente que já fora submetido à LRP primária ou LRP-pós-QT previamente.
- **Ressecção de recidiva tardia** — LRP-pós-QT efetuada para recorrência retroperitoneal 24 meses ou mais após RC à terapia primária (a qual pode ou não ter incluído LRP).

Planejamento Pré-operatório

Nós não recomendamos preparação intestinal ou modificações de dieta antes de LRP. MTs devem ser checados dentro de 7 a 10 dias antes da cirurgia. Quantidades elevadas de produtos sanguíneos devem ser consideradas em pacientes necessitando de ressecções mais complexas. Antes da cirurgia, banco de esperma deve ser oferecido aos pacientes que desejarem paternidade futura se massas retroperitoneais estiverem no trajeto das fibras nervosas simpáticas pós-ganglionares. É importante que o urologista tenha um oncologista de confiança que possua capacidade clínica de avaliar toxicidade da bleomicina, para limitar a dose, quando necessário, e para solicitar teste de função pulmonar, quando apropriado, antes de enviar o paciente para cirurgia a fim de minimizar o risco de síndrome de angústia respiratória aguda no pós-operatório. Adicionalmente, o cirurgião deve assegurar que o anestesiologista esteja ciente de qualquer recebimento de bleomicina e que ele seja familiarizado com o manejo desses pacientes. Especificamente, baixa fração de oxigênio inspirado (FIO_2) e hidratação conservadora intraoperatória são importantes para minimizar o risco de toxicidade pulmonar pós-operatória (Goldiner et al., 1978; Donat e Levy, 1998).

TC pré-operatória do abdome e pelve deve ser revisada por completo na consulta inicial e imediatamente antes da cirurgia. Uma TC do tórax atual também é necessária em pacientes com história de massas pulmonares, planejamento de ressecção concomitante ou doença torácica, ou outra evidência radiográfica/sorológica de progressão da doença. Nós preferimos que as imagens pré-operatórias sejam efetuadas dentro de 6 semanas da data da cirurgia. Inspeção cuidadosa das imagens pode evitar avaliações intraoperatórias não planejadas de outras especialidades cirúrgicas. Identificação pré-operatória de trombose completa da veia cava inferior (VCI) é importante porque a operação se torna mais simples pela ressecção da VCI (Beck e Lalka, 1998). Pacientes com oclusão incompleta necessitando de ressecção da VCI podem precisar de reconstrução com enxerto de cadáver.

Técnica Cirúrgica

Uma sonda orogástrica é suficiente para descompressão gástrica intraoperatória. Sondas nasogástricas são geralmente reservadas para pacientes com invasão duodenal que necessitem de ressecção/reparo ou massas retroperitoneais de grande volume que necessitam de mobilização completa do mesentério e colocação das alças intestinais sobre o tórax do paciente durante toda a cirurgia.

O paciente é colocado na posição supina, e é feita uma incisão ventral mediana. Quando a cavidade peritoneal é penetrada, uma inspeção meticulosa das vísceras abdominais é realizada. O ligamento falciforme é identificado, ligado e seccionado para minimizar risco de lesões por tração do fígado. Um afastador autostático é então colocado.

Exposição do Retroperitônio

Para massas paracavais e interaortocavais pequenas, a raiz do mesentério é aberta desde a extremidade inferior do ceco até o aspecto medial da veia mesentérica inferior (Fig. 35-2, *linha tracejada verde*). No caso de grandes massas interaortocavais e/ou paracavais, a incisão mesentérica pode ser continuada em torno da parte inferior do ceco para a linha de Toldt à direita e para cima até o forame de Winslow, para permitir colocação dos intestinos sobre o tórax (Fig. 35-2, *linha tracejada roxa à direita*). No caso de grandes massas paraórticas à esquerda, a veia mesentérica inferior é frequentemente ligada e seccionada para melhorar a exposição do retroperitônio esquerdo (Fig. 35-2, *linha tracejada roxa à esquerda*). Como alternativa, no caso de dissecção de um *template* modificado à esquerda para doenças EC I, o pacote linfo-

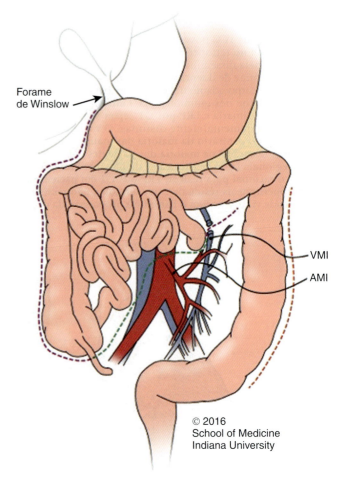

Figura 35-2. Exposição do retroperitônio. AMI, artéria mesentérica inferior; VMI, veia mesentérica inferior. (©2016 Section of Medical Illustration in the Office of Visual Media at the Indiana University School of Medicine. Published by Elsevier Inc. Todos os direitos reservados.)

nodal paraórtico pode ser acessado através da linha de Toldt esquerda (Fig. 35-2, *linha tracejada vermelha*).

O plano entre o mesentério e a gordura retroperitoneal é dissecado identificando-se a veia gonadal e seguindo o plano ao longo da sua superfície anterior. O duodeno é afastado da VCI e veia renal esquerda. Antes de colocar afastadores nesta região, a artéria mesentérica superior precisa ser identificada (geralmente através de palpação). As lâminas do afastador devem a seguir ser colocadas em cada um dos lados da artéria mesentérica superior.

Técnica de Split and Roll

Os grandes vasos linfáticos que correm ao longo da veia renal esquerda devem ser ligados e seccionados. **Quando o *template* escolhido inclui dissecção sobre ambos os grandes vasos, prefere-se dissecar primeiramente a aorta em vez da VCI para evitar artérias renais acessórias de polo inferior pré-cavais à direita. A vantagem de iniciar a dissecção pela VCI seria a identificação das fibras nervosas simpáticas pós-ganglionares à direita, que podem ser seguidas até o plexo hipogástrico superior minimizando risco de lesão durante a dissecção aórtica.** A dissecção começa na posição das 12 horas da aorta, imediatamente abaixo da veia renal esquerda (Fig. 35-3), e continua caudalmente tomando-se cuidado para identificar prospectivamente a artéria mesentérica inferior (AMI) e (1) preservar nos casos de LRP com *template* direito modificado ou (2) ligar duplamente e seccionar esta estrutura para expor a região paraórtica esquerda em casos de dissecção bilateral completa. Se for ser empregada uma técnica poupadora de nervos, a dissecção deve ser interrompida ao nível da AMI, e as fibras simpáticas pós-ganglionares devem ser identificadas antes de se prosseguir caudalmente.

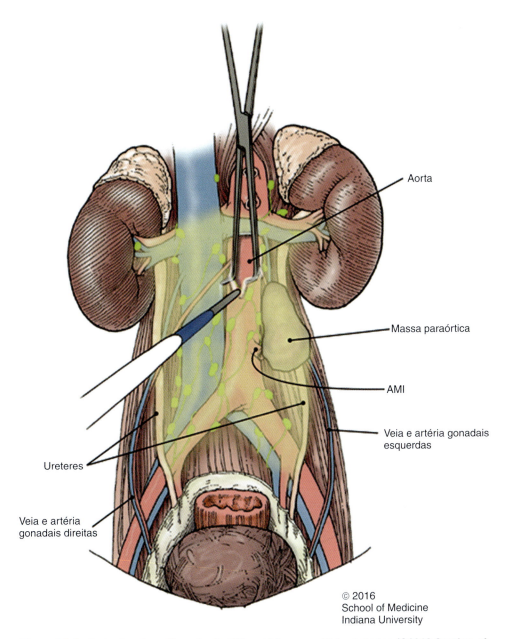

Figura 35-3. A técnica de *split and roll*. AMI, artéria mesentérica inferior. (©2016 Section of Medical Illustration in the Office of Visual Media at the Indiana University School of Medicine. Published by Elsevier Inc. Todos os direitos reservados.)

Conglomerado Linfonodal Paraórtico Esquerdo

Conforme mencionado previamente, o conglomerado linfonodal paraórtico esquerdo pode ser acessado lateralmente através da linha de Toldt esquerda ou medialmente através da raiz mesentérica, dependendo de qual *template* for usado. A veia gonadal esquerda é duplamente ligada e seccionada na altura onde ela cruza o ureter esquerdo. O ureter é deslocado lateralmente e colocado atrás de um afastador para minimizar risco de lesão subsequente. A dissecção segue caudalmente pela posição de 12 horas da aorta e artéria ilíaca comum esquerda até que o ureter esquerdo seja alcançado. O tecido linfático é rolado lateralmente, afastando-o da aorta e artéria ilíaca comum esquerda. As três artérias lombares esquerdas localizadas entre o hilo renal e a bifurcação aórtica são identificadas, duplamente ligadas e seccionadas.

O conglomerado linfonodal é rolado inferiormente, afastando-o da veia renal esquerda. A veia gonadal esquerda e a veia lombar (quando presente) são duplamente ligadas e seccionadas no ponto onde se inserem na veia renal esquerda. O aspecto lateral do conglomerado linfonodal é dissecado a partir do polo inferior do rim e ureter.

O limite caudal do conglomerado linfonodal é rolado superiormente, afastando-o da parede corporal posterior. O nervo genitofemoral esquerdo e o tronco simpático devem ser identificados e, quando possível, preservados. As veias lombares e cotos parietais das artérias lombares seccionadas devem ser identificados e controlados. O conglomerado linfonodal é rolado superiormente para o pilar do diafragma. Linfáticos devem ser ligados ao longo do pilar e em direção à região retrocrural. Quando a ressecção paraórtica estiver completa, a tensão do afastador ureteral deve ser aliviada para evitar isquemia prolongada.

Conglomerado Linfonodal Interaortocaval

Caso se realize uma técnica poupadora de nervos à direita, a dissecção da VCI é executada em seguida. Caso contrário, o lado medial da aorta pode ser controlado primeiro. A dissecção da VCI é efetuada desde o hilo renal, através do cruzamento com a artéria ilíaca comum direita, quando se continua inferolateralmente até ser alcançado o ureter direito. A veia gonadal direita é duplamente ligada e seccionada ao nível da VCI. O tecido linfático é rolado medialmente, afastando-o da VCI. Os nervos são visíveis correndo obliquamente ao longo da margem lateral do conglomerado quando ele é descolado da margem medial da VCI. As veias lombares localizadas entre o hilo renal e as veias ilíacas comuns são identificadas, duplamente ligadas, e seccionadas. Em contraste às artérias lombares, o número e as posições das veias são imprevisíveis. Quando o aspecto medial da VCI tiver sido controlado, o tecido linfático é rolado lateralmente afastando-o da VCI, e quaisquer veias lombares encontradas são ligadas e divididas. Antes de ressecar o conglomerado interaortocaval, a veia gonadal direita é ligada e seccionada ao cruzar o ureter direito. O ureter é colocado atrás de um afastador para mantê-lo fora do campo de dissecção.

Tecido linfático é rolado medialmente, afastando-o da aorta. As três artérias lombares mediais são identificadas, ligadas e seccionadas (Fig. 35-4C). O conglomerado linfonodal interaortocaval é dissecado do ligamento anterior da coluna. O tronco simpático direito é encontrado na margem lateral do conglomerado linfonodal interaortocaval e deve ser preservado quando possível. Ao rolar o conglomerado linfonodal, separando-o do ligamento anterior da coluna, as extremidades seccionadas dos vasos lombares devem ser controladas ao entrarem e saírem da parede corporal. O aspecto superior do conglomerado linfonodal é rolado inferiormente afastando-se dos vasos renais e expondo o pilar do diafragma. Tomando cuidado para evitar lesão da artéria renal, os linfáticos correndo para a região retrocrural devem ser ligados a fim de prevenir vazamento linfático pós-operatório e ascite quilosa.

Conglomerado Linfonodal Paracaval Direito

O conglomerado linfonodal paracaval direito tende a ser o menor dos três conglomerados linfonodais principais porque o rim e ureter direitos estão localizados muito perto da margem lateral da VCI. O tecido linfático é rolado lateral e superiormente, afastando-o da artéria ilíaca comum direita até o cruzamento com o ureter direito. O tecido é rolado superiormente separando-se da fáscia do psoas, tomando-se cuidado para preservar o tronco simpático direito e o nervo genitofemoral. Este rolamento do conglomerado se continua superiormente na direção do hilo renal direito e pilar do diafragma. Este pacote conglomerado muitas vezes se afila, cruzando para baixo da VCI antes que o hilo renal seja de fato alcançado.

Veia Gonadal

O revestimento peritoneal é aberto imediatamente em cima da veia gonadal. O ureter deve ser deslocado posteriormente em relação à veia. A veia gonadal é colocada sob tração delicada e dissecada de modo rombo até o anel inguinal interno. Se a orquiectomia foi realizada apropriadamente, o coto distal da veia gonadal e sua ligadura devem ser facilmente recuperáveis. Quando a veia gonadal esquerda é acessada através da raiz mesentérica, ela deve ser passada embaixo do mesentério

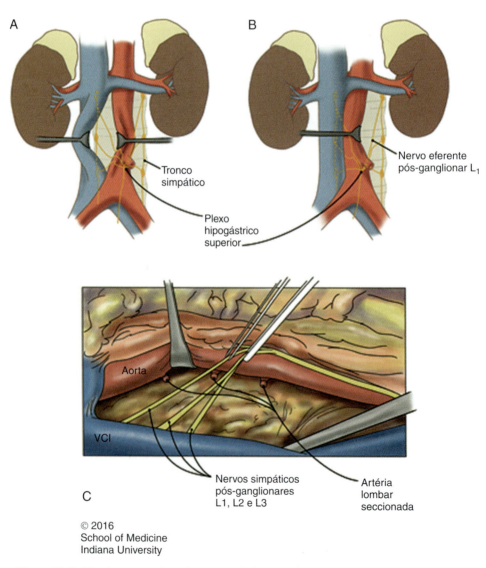

Figura 35-4. Técnica poupadora de nervos. A, Localização dos nervos simpáticos pós-ganglionares direitos. B, Localização dos nervos simpáticos pós-ganglionares esquerdos. C, Técnica poupadora de nervos à direita, com artérias lombares ligadas. VCI, veia cava inferior. (©2016 Section of Medical Illustration in the Office of Visual Media at the Indiana University School of Medicine. Published by Elsevier Inc. Todos os direitos reservados.)

do cólon sigmoide antes de ser ressecada até o anel inguinal interno esquerdo.

Técnica Poupadora de Nervos

A anatomia das quatro fibras simpáticas eferentes pós-ganglionares (L1 a L4) envolvidas na ejaculação anterógrada demonstra importante variabilidade de paciente para paciente. As fibras L2 e L3 usualmente são fundidas. Embora as fibras L2 a L4 tendam a tomar um trajeto mais anterior ao longo da aorta e vasos ilíacos comuns, a fibra L1 assume um trajeto mais superficial, caudal e oblíquo, saindo do tronco simpático perto do nível do hilo renal ipsoateral. Uma fotografia intraoperatória da técnica poupadora de nervos bilateral é mostrada na Figura 35-5.

Os nervos simpáticos pós-ganglionares esquerdos são primeiramente identificados ao correrem ao longo da margem lateral da aorta e artéria ilíaca comum esquerda e por sobre a superfície anterior destes vasos imediatamente caudal à AMI (Fig. 35-4B). Uma compressa de Kittner, ou "pipoca", pode ser usada para delicadamente afastar o tecido conjuntivo adiposo, revelando as fibras nervosas esbranquiçadas e brilhantes que correm obliquamente sobre a aorta e se juntam às fibras pós-ganglionares contralaterais no plexo hipogástrico superior. Fibras podem ser laçadas com *vessel loops* para fornecer tração delicada contínua enquanto são dissecadas até suas origens no tronco simpático. Alternativamente, o tronco simpático esquerdo pode ser identificado primeiramente distal ao nível da AMI e seguido cranialmente até as fibras pós-ganglionares serem sequencialmente encontradas.

As fibras nervosas pós-ganglionares direitas são mais bem identificadas quando o tecido linfático pré-caval e interaortocaval é deslocado da VCI medialmente. As fibras pós-ganglionares podem ser vistas correndo obliquamente em uma direção anterior e inferior ao caminho do plexo hipogástrico superior (Figs. 35-4A e 35-5). Estas podem ser limpas de tecido sobrejacente usando-se uma compressa de Kittner, ou pipoca. Conforme descrito previamente, as fibras individuais devem ser laçadas com *vessel loops* para colocá-las sob tração quando forem dissecadas até suas origens no tronco simpático.

Quando as fibras nervosas foram isoladas na totalidade dos seus trajetos no *template* da LRP, os conglomerados linfáticos em torno das fibras devem ser dissecados. A peça deve ser passada sequencialmente através da rede de fibras pós-ganglionares à medida que ela for liberada da parede corporal. Deve-se tomar cuidado para evitar traumatizar as fibras durante a dissecção da peça e obtenção da hemostasia. As fibras nervosas frequentemente saem dos troncos simpáticos em estreita proximidade aos vasos lombares, o que as coloca em risco particular de lesão colateral em caso de sangramento lombar.

Fechamento e Cuidado Pós-operatório

Quando a LRP está completa, o leito da ressecção deve ser cuidadosamente inspecionado quanto à presença de qualquer tecido linfático residual, vazamentos de linfa, e hemostasia. Vazamentos linfáticos podem ser controlados com colocação de clipes metálicos. O abdome deve ser copiosamente lavado com água morna estéril em uma tentativa de descobrir quaisquer vasos em espasmo que poderiam causar posterior sangramento. O peritônio parietal posterior deve ser reaproximado com uma sutura cromada 2-0 contínua simples. Esta manobra é destinada a prevenir que o intestino delgado adira aos grandes vasos e retroperitônio. Adicionalmente, no contexto de mobilização completa da raiz e cólon ascendente, acredita-se que a reaproximação do mesentério diminua o risco de volvo. Quando o retroperitônio estiver fechado, deve-se correr o intestino delgado em toda a sua extensão para excluir lesões não identificadas, provocadas pelo afastador. Adicionalmente, o fígado, o cólon e o estômago devem ser inspecionados. Drenos cirúrgicos não são colocados rotineiramente. Entretanto, ressecções retroperitoneais de grande volume, retrocrurais ou duodenais podem requerer um dreno. Nós deixamos um dreno de Penrose para ressecções de grande volume, dada a propensão de formação de terceiro espaço abdominal no pós-operatório. Este dreno tipicamente é removido depois que o paciente reiniciou uma dieta normal e a drenagem ficou serosa e menor que 100 mL por 24 horas.

Na ausência de reparo/anastomose intestinal, os pacientes recebem lascas de gelo na noite da cirurgia. No dia pós-operatório 1, as dietas são evoluídas para líquidos claros ilimitados, e eles são encorajados a passar a maior parte do dia em uma cadeira e deambulando. Se os pacientes tolerarem líquidos claros, eles progridem para uma dieta geral e são retiradas as medicações intravenosas para dor no dia pós-operatório 2. Os pacientes tipicamente têm alta entre os dias pós-operatórios 3 e 5, dependendo de quão rapidamente sejam capazes

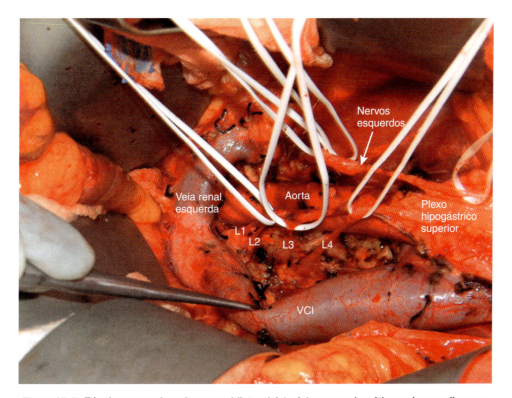

Figura 35-5. Técnica poupadora de nervos bilateral. L1 a L4, nervos simpáticos pós-ganglionares direitos; VCI, veia cava inferior.

de tolerar uma dieta geral. Pacientes submetidos a maiores ressecções tendem a ter hospitalização mais longa.

PROCEDIMENTOS AUXILIARES

A discussão a seguir sobre procedimentos auxiliares se aplica à LRP-pós-QT porque estas condutas são raramente necessárias durante LRP primária. A incidência de procedimentos auxiliares durante a LRP-pós-QT varia de 24% a 45% na literatura (Beck et al., 2009; Heidenreich et al., 2009; Winter et al., 2012). O procedimento auxiliar mais comum é a nefrectomia, seguida por reconstrução ou ressecção vascular. À medida que aumenta o volume de doença retroperitoneal, também cresce a probabilidade de haver necessidade de ressecção de órgãos e/ou estruturas adjacentes.

Nefrectomia

Nefrectomia no momento da NRP-pós-QT é o procedimento auxiliar mais comumente executado. A incidência de nefrectomia em NRP-pós-QT varia de 5% a 31% (Base e Navratil, 1984; Beck e Lalka, 1998; Nash et al., 1998; Stephenson et al., 2006; Djaladat et al., 2012; Carv et al., 2013). A Tabela 35-1 resume estudos que descrevem nefrectomia simultânea e fatores de risco associados.

Reconhecimento de fatores de risco pré-operatórios associados com nefrectomia durante NRP-pós-QT é vital para planejamento cirúrgico e aconselhamento aos pacientes. **Nefrectomia é comumente necessária em contextos de alto risco, tais como LRP de salvamento, LRP de "desespero", ressecção de recidiva tardia, ou re-LRP. Fatores de risco adicionais incluem tamanho da massa retroperitoneal e localização do tumor primário** (i.e., testículo esquerdo vs. direito). No estudo da Indiana University, homens com massa retroperitoneal maior que 10 cm tiveram um aumento de nove vezes na chance de nefrectomia, em comparação com homens com massa retroperitoneal menor que 2 cm. Tumores primários esquerdos com massas retroperitoneais paraórticas esquerdas tiveram probabilidades significativamente aumentadas de nefrectomia em comparação com tumores direitos (risco relativo 5,44, $P < 0,0001$) (Cary et al., 2013). Outros relatos consolidam este achado (Heidenreich et al., 2009; Djaladat et al., 2012). Este achado é devido ao fato de que tumores primários esquerdos se metastatizam à região paraórtica próximo ao hilo renal, em comparação com metástases de tumores primários direitos, que preferencialmente se desenvolvem na zona interaortocaval.

É importante atentar para a função renal pós-operatória após nefrectomia porque estes pacientes podem necessitar de quimioterapia adjuvante. Estudos da Indiana University e Memorial Sloan-Kettering Cancer Center (MSKCC) descreveram um declínio na função renal após a nefrectomia (Nash et al., 1998; Stephenson et al., 2006). Entretanto, esta função renal alterada não resultou na necessidade de terapia de substituição renal nem comprometeu quimioterapia adjuvante ou de salvamento quando necessária. Apesar de alterações na função renal, a maioria dos pacientes é capaz de tolerar quimioterapia subsequente se necessária e evitar terapia de substituição renal.

Grandes Reconstruções Vasculares

Ressecção da Veia Cava Inferior

A maioria dos casos que necessitam ressecção da VCI tem doença bastante volumosa (estágio IIb ou maior). **A incidência de ressecção da VCI descrita na literatura varia de 5% a 10%** (Beck e Lalka, 1998; Nash et al., 1998; Winter et al., 2012). Em 1991, Donohue et al. descreveram 40 pacientes submetidos à ressecção da VCI sem reconstrução. Neste estudo, as três indicações para ressecção caval foram necessidade de remoção tumoral (38%), oclusão da veia cava (14%), e trombo tumoral na veia cava (48%). A decisão para ressecção caval em bloco foi justificada pela patologia linfonodal adversa, que incluía câncer ativo em 63% e teratoma em 31% das peças. Em pacientes com edema de extremidades inferiores e exame de imagem que sugira compressão/oclusão da VCI, venacovagrafia, ultrassonografia ou ressonância magnética são úteis para avaliar fluxo através da VCI e guiar a tomada de decisão intraoperatória.

Um estudo alemão relatou 34 pacientes com intervenções na VCI durante LRP-pós-QT (Winter et al., 2012). Houve 23 ressecções completas de VCI com quatro pacientes submetidos à reconstrução da VCI usando enxerto de politetrafluoroetileno. Os autores observaram que o tamanho de massa retroperitoneal ($P < 0,0001$) e prognóstico intermediário/mau segundo a escala de risco do International Germ Cell Cancer Collaborative Group (IGCCCG) ($P = 0,005$) foram associados à necessidade de intervenção na VCI em análise univariada. A probabilidade de intervenção na VCI foi de 20,4% em pacientes com massa retroperitoneal de 5 cm ou mais e prognóstico intermediário/mau (IGCCCG). Em contraposição, pacientes com massa retroperitoneal menor que 5 cm e doença de bom prognóstico tiveram apenas uma probabilidade de 2,7% de intervenção na VCI.

Reconstrução de rotina da veia cava após ressecção não é necessária. Dados de Beck e Lalka (1998) sobre 65 ressecções de VCI infrarrenal embasam esta conduta. Este estudo avaliou as sequelas em longo prazo da ressecção de VCI usando uma pesquisa desenvolvida por uma conferência de consenso internacional sobre doença venosa

TABELA 35-1 Fatores de Risco e Indicações para Nefrectomia na Linfadenectomia Retroperitoneal Pós-quimioterapia*

ESTUDO	PACIENTES SUBMETIDOS À NX, N (INCIDÊNCIA %)	INTERVALO DE TEMPO	INDICAÇÕES/FATORES DE RISCO
Cary et al., 2013	265 (14,8)	1980-1997	Tamanho da massa RP Ano da cirurgia Local do tumor primário Quimioterapia de salvamento Marcadores elevados
Djaladat et al. (2012)	12 (14,1)	2004-2010	Massa hilar esquerda
Heidenreich et al., 2009	7 (4,6)	1999-2007	Encarceramento de vasos renais/ureter
Stephenson et al., 2006	32 (5)	1989-2002	LRP de salvamento LRP de desespero Re-LRP Recidiva tardia
Nash et al., 1998	162 (19)	1974-1994	Comprometimento de estruturas renais Trombo venoso Função renal alterada Combinação das acima

*Nem todos os estudos efetuaram análises estatísticas formais para fatores preditivos de risco por causa do pequeno tamanho da amostra.
Nx, nefrectomia; LRP, linfadenectomia retroperitoneal; RP, retroperitoneal.

crônica organizada pelo American Venous Forum (Beebe et al., 1996). O acompanhamento mediano desses pacientes foi de 89 meses. Dos pacientes, 75% tiveram um escore de incapacidade de 0 a 1 (nenhuma disfunção ou incapacidade leve). Só um paciente teve o mais alto escore possível de incapacidade. Embora esses pacientes possuam maior risco de desenvolver ascite quilosa e outras complicações perioperatórias (Baniel et al., 1993), congestão venosa de longo prazo parece ser pouco problemática; ainda mais se houver oclusão completa com desenvolvimento de circulação colateral presente pré-operatoriamente. Crescimento tumoral retroperitoneal lento e progressivo, associado à reação desmoplástica que acompanha a quimioterapia, provavelmente resulta em uma oclusão gradual do fluxo sanguíneo caval possibilitando desenvolvimento adequado de circulação colateral venosa. O desenvolvimento deste retorno venoso colateral provavelmente resulta em menor morbidade pela ressecção caval em pacientes com câncer do testículo, quando em comparação com pacientes com oclusão aguda da VCI.

Ressecção e Reconstrução Aórticas

Em alguns casos, o encarceramento da aorta pelo tumor retroperitoneal exige ressecção aórtica em bloco com reconstrução para adequada remoção da massa retroperitoneal. **Quando essa situação clínica ocorre, é crucial alertar outras equipes cirúrgicas (i.e., cirurgia vascular) pré-operatoriamente para assegurar resultados clínicos satisfatórios.** É ideal prever a necessidade de substituição aórtica pré-operatoriamente para possibilitar aconselhamento adequado ao paciente e coordenar as ações entre as equipes cirúrgicas. Um enxerto tubular aórtico é mais comumente usado para reconstrução; contudo, um enxerto aortobi-ilíaco pode ser usado dependendo da extensão do comprometimento tumoral.

Diversos estudos avaliaram as indicações de ressecção aórtica e sua morbidade. Em 2001, Beck et al. descreveram 15 pacientes submetidos à substituição aórtica durante LRP-pós-QT. **Ao longo de 30 anos, envolvendo mais de 1.200 pacientes, aproximadamente 1% necessitou deste procedimento.** Dois terços desses pacientes tinham recebido pelo menos um ciclo de quimioterapia de resgate e/ou tinham MTs elevados no momento da cirurgia. A indicação de substituição aórtica nestes pacientes foi fixação tumoral à aorta, com ressecção em bloco da aorta sendo necessária para remoção completa do tumor. Análise anatomopatológica neste grupo revelou câncer ativo em 80% e teratoma em 20%. Após acompanhamento mediano de 34 meses, 33% desses pacientes estavam livres de doença. Dada a natureza quimiorresistente da doença e volumosa carga tumoral circundando a aorta na maioria desses pacientes com TCG avançado, a ressecção aórtica é uma empreitada valiosa e pode fornecer benefício terapêutico em uma proporção importante de pacientes. Em um estudo alemão multi-institucional de 402 pacientes submetidos à LRP-pós-QT, seis pacientes necessitaram de ressecção aórtica com colocação de enxerto (Winter et al., 2012). Embora não significativa estatisticamente, houve uma tendência a substituição aórtica ocorrer mais comumente em pacientes com massa residual de 5 cm ou mais e prognóstico intermediário/mau (IGCCCG).

Quando a decisão de ressecção aórtica é tomada, os princípios da operação não mudam substancialmente. A VCI deve ser dissecada da massa e da aorta usando a técnica de *split and roll* (dividir e rolar), com secção das veias lombares. O ureter esquerdo deve ser liberado da massa retroperitoneal. Se o tumor não avançar sobre o hilo renal esquerdo, este é também liberado. A equipe de cirurgia vascular ajuda com esta dissecção para assegurar comprimento adequado da aorta cranial e caudalmente ao tumor, que permite controle vascular proximal e distal e facilita a anastomose com o enxerto. A aorta é clampeada transversalmente e ressecada em bloco com a massa retroperitoneal. Artérias lombares são ligadas e seccionadas durante este processo. Antes do clampeamento, o paciente usualmente recebe heparina intravenosa para minimizar o risco de trombose arterial. O enxerto é implantado usando-se princípios convencionais de cirurgia vascular.

Ressecções Hepáticas

Pacientes com comprometimento hepático ao diagnóstico caem na classificação de mau prognóstico do IGCCCG. Com base na publicação inicial de 1997 do esquema de estratificação de risco do IGCCCG, pacientes nesta categoria de risco têm uma sobrevida global (SG) em 5 anos de 48%. Pacientes com metástase hepática representam aproximadamente 6% dos pacientes com TCG avançado (International Germ Cell Consensus Classification, 1997).

Jacobsen et al. (2010) avaliaram a concordância entre histologia retroperitoneal e hepática em pacientes submetidos a amplas ressecções simultâneas. Os autores identificaram 59 pacientes com TCG avançado submetidos à ressecção hepática. De todos os espécimes hepáticos, 73% continham unicamente necrose, e a concordância histológica entre necrose retroperitoneal e hepática foi de 94%. Os autores concluíram que o tratamento de lesões hepáticas deve ser individualizado, mas que observação pode ser justificada para lesões do fígado exigindo cirurgia hepática complexa. Em contraposição, outros grupos acharam a concordância histológica entre o retroperitônio e o fígado menos confiável (Hartmann et al., 2005; You et al., 2009). Ainda assim, necrose foi a histologia mais comumente encontrada no fígado após quimioterapia nesses estudos. **Observação das lesões do fígado é justificada em alguns casos, particularmente quando o comprometimento hepático pode exigir ressecção extensa.** Uso de patologia de congelação intraoperatória do produto de biópsia das lesões do fígado pode fornecer informação adicional no processo de decisão de ressecar ou não lesões hepáticas.

Ressecções Pélvicas

Dissecção linfonodal pélvica raramente é necessária durante LRP-pós-QT. Até hoje, a maior série sobre metástases pélvicas em pacientes submetidos à LRP foi apresentada como um resumo, com 137 (5%) de 2.722 pacientes tratados, de 1990 a 2009. O tamanho médio da massa pélvica foi de 6,5 cm. A massa pélvica foi tratada por excisão pélvica isolada em 28%, excisão pélvica com LRP primária em 3%, e excisão pélvica com LRP-pós-QT em 69%. A patologia pélvica revelou necrose, sarcoma, teratoma, e câncer ativo em 16%, 5%, 55% e 24%, respectivamente. **Fatores associados com metástases pélvicas foram estágio clínico inicial, primário extragonadal, e cirurgia prévia da virilha** (p. ex., reparo de hérnia inguinal) (todos $P < 0,001$) (Mehan et al., 2011).

MSKCC relatou seus achados sobre 44 (2%) pacientes submetidos à dissecção linfonodal pélvica durante o curso do tratamento (Alanee et al., 2013). O tamanho médio da massa pélvica foi de 4 cm. Histologia pélvica nesta série revelou câncer ativo em 19 (43%) e teratoma em 17 (39%). Nenhum paciente apresentava história de cirurgia escrotal ou inguinal prévia. Globalmente, a necessidade de dissecção linfonodal pélvica é rara; aproximadamente 80% dos pacientes com massa pélvica apresentam teratoma ou câncer ativo na histologia, justificando ressecção em pacientes com doença pélvica.

Tratamento de Doença Supradiafragmática

Aproximadamente 10% a 20% dos pacientes com diagnóstico de câncer do testículo têm evidência de doença supradiafragmática à apresentação ou manifestam disseminação intratorácica em algum momento no curso da sua enfermidade (Kesler et al., 2011). Metástases pulmonares do TCG testicular representam disseminação pela via hematogênica, enquanto metástases mediastinais e cervicais representam disseminação linfática. Aproximadamente 80% das metástases mediastinais são limitadas ao mediastino inferior (retrocrural) e médio (visceral) (Kesler et al., 2011). TCG encontrado no mediastino anterior usualmente indica um TCG mediastinal primário.

Estudos comparando histologia de doença retroperitoneal e torácica demonstraram discordância patológica variando de 25% a 50%. A maioria desses pacientes abriga a patologia mais agressiva no retroperitônio (Gerd et al., 1994; Gels et al., 1997; Steyerberg et al., 1997; Besse et al., 2009). Steyerberg et al. (1997) relataram um estudo multi-institucional de 215 pacientes submetidos à toracotomia após quimioterapia de indução baseada em cisplatina em uma tentativa de predizer a histologia torácica. Histologia na LRP foi um forte preditor da histologia na toracotomia, com 89% dos pacientes com necrose na LRP tendo apenas necrose no tórax. **Geralmente é recomendado que se estas ressecções forem em diferentes tempos, LRP deve ser feita primeiramente porque o achado de necrose/fibrose retroperitoneal pode poupar pacientes selecionados de uma ressecção torácica desnecessária.** Determinar se e quando prosseguir com ressecção de doença torácica no contexto de necrose retroperitoneal é uma decisão que necessita ser baseada na *expertise* de uma equipe multidisciplinar de câncer testicular que tenha extensa experiência em lidar com esta doença. Kesler et al. (2011) recomendaram ressecção de qualquer massa torácica residual pós-quimioterapia maior do que 1 cm. A exceção a esta regra seria um paciente com massas residuais extensas necessitando de uma ressecção potencialmente mórbida no contexto de apenas necrose na LRP.

Ressecção de Doença Retrocrural

Descrição da via de acesso cirúrgica à maior parte das doenças supradiafragmáticas está além do escopo deste capítulo. Entretanto, o acesso cirúrgico e o momento da ressecção de doença retrocrural estão muitas vezes intimamente relacionados à LRP. O espaço retrocrural representa um desafio cirúrgico, dado sua localização anatômica, e as abordagens cirúrgicas para a doença retrocrural evoluíram com o passar tempo. A maioria desses casos é efetuada em combinação com a equipe de cirurgia torácica. Na Indiana University, empregou-se uma incisão toracoabdominal ou uma laparotomia mediana e toracotomia posterior separadas nos casos iniciais. Uma técnica mais recente usada para doença residual retrocrural inferior é uma laparotomia mediana empregando uma via de acesso transabdominal e transdiafragmática que pode ser executada no mesmo tempo da LRP (Fig. 35-6). Esta via de acesso foi primeiramente descrita por Fadel et al. (2000) em 18 pacientes submetidos à ressecção simultânea de massa localizada no retroperitônio e mediastino inferior. O racional para este acesso foi minimizar a morbidade de uma toracotomia quando exequível. Kesler et al. (2003) publicaram resultados de 268 pacientes com metástases mediastinais submetidos à dissecção mediastinal por TCGNS. Um acesso transabdominal e transdiafragmático foi usado em 60 (13,2%) desses pacientes. A morbidade operatória foi baixa, com três (1,1%) mortes peroperatórias em toda a coorte, em pacientes com doença residual extensa/massiva.

O momento da ressecção retrocrural depende em parte de se há doença contígua no retroperitônio. Geralmente, se doença retrocrural de pequeno volume existir concomitantemente com uma massa retroperitoneal, aquela será abordada simultaneamente através de uma única incisão transabdominal e transdiafragmática. Se existir teratoma retroperitoneal de grande volume exigindo um tempo cirúrgico prolongado para LRP, a ressecção retrocrural e mediastinal pode ser estadiada. Se a doença mediastinal não for contígua, o momento da dissecção mediastinal é guiado em parte pela patologia do retroperitônio. Este racional é baseado em estudos que avaliaram a concordância entre patologia retroperitoneal e torácica, discutidos anteriormente.

> **PONTOS-CHAVE: PROCEDIMENTOS AUXILIARES**
>
> - Nefrectomia é o procedimento auxiliar mais comumente necessário. Ela é mais comum com massas grandes à esquerda e quando a LRP-pós-QT é realizada em situações de alto risco.
> - Reconstrução de rotina da VCI é desnecessária quando se efetua a ressecção em bloco, no contexto de oclusão completa ou quase completa da VCI.
> - Dada a complexa reconstrução vascular requerida, todo esforço deve ser feito pré-operatoriamente para identificar pacientes que necessitarão de ressecção aórtica em bloco.
> - Dada a alta incidência de necrose, a decisão de realizar ressecção hepática necessita ser baseada na patologia retroperitoneal (quando disponível) e na potencial morbidade da ressecção hepática conforme determinada por cirurgiões hepáticos.
> - Discordância patológica entre doença retroperitoneal e torácica é comum, com histologia mais agressiva sendo encontrada mais comumente no retroperitônio. Se procedimentos forem estadiados, LRP deve ser feita primeiramente.
> - Quando pacientes abrigam massas residuais no retroperitônio e na região retrocrural, deve-se considerar LRP-pós-QT e ressecção retrocrural simultâneas usando uma via de acesso transabdominal e transdiafragmática.

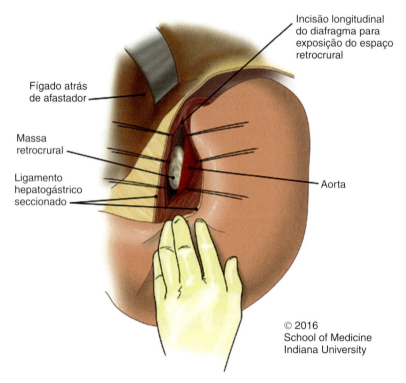

Figura 35-6. Abordagem transabdominal transdiafragmática de massa retrocrural. (©2016 Section of Medical Illustration in the Office of Visual Media at the Indiana University School o Medicine. Published by Elsevier Inc. Elsevier Inc. Todos os direitos reservados.)

TOMADA DE DECISÃO CIRÚRGICA

Esta seção discute o processo de tomada de decisão para determinar quando executar a LRP, a extensão da dissecção, e quando administrar quimioterapia pós-operatória. As indicações, bem como as vantagens e desvantagens, da LRP primária são discutidas no Capítulo 34 e não serão repetidas aqui.

Manejo da Remissão Clínica Completa após Quimioterapia de Indução

Há pouca discussão de que pacientes com câncer testicular disseminado que alcancem remissão sorológica completa, mas abrigue **massa retroperitoneal residual após quimioterapia de indução, necessitam de LRP-pós-QT.** Contudo, o manejo dos pacientes com TCG metastático que obtêm remissão radiográfica completa (ausência de massa residual > 1 cm) e remissão sorológica é controverso. Aproximadamente 70% dos homens que recebem quimioterapia à base de cisplatina para câncer testicular estágio II ou maior podem demonstrar resolução completa de doença mensurável. As opções de tratamento para estes pacientes incluem observação ou LRP-pós-QT.

Os proponentes de observação citam a excelente sobrevida em longo prazo demonstrada por pacientes manejados não operatoriamente. Em um estudo de 141 homens observados após demonstrarem resposta clínica completa à quimioterapia apenas de indução, Ehrlich et al. (2010) relataram sobrevida livre de recorrência (SLR) de 90% em 15 anos e sobrevida câncer-específica (SCE) de 97%. Em um estudo semelhante de 161 pacientes com seguimento mediano de 4,5 anos, Kollmansberger et al. (2010) relataram SLR de 93,8% e SCE de 100%.

Pesquisadores no MSKCC recomendaram realizar LRP-pós-QT em todos os pacientes com história de metástase retroperitoneal, mesmo no contexto de resposta clínica completa, por causa do potencial de doença residual microscópica. Em 2006, Carver et al. descreveram 532 pacientes submetidos à LRP-pós-QT no MKSKCC. De 154 pacientes demonstrando massa residual de 1 cm ou menos em corte axial de exame de imagem após quimioterapia, 22%, 1% e 5% demonstraram teratoma, teratoma/TCG, e TCG na LRP-pós-QT.

A questão principal no centro deste debate é a história natural do teratoma microscópico residual. As preocupações externadas pelos proponentes de LRP-pós-QT em pacientes com resposta clínica completa são de que teratoma microscópico deixado no retroperitônio possa levar à síndrome de *growing teratoma*, recidiva tardia, ou transformação maligna para malignidades somáticas. Os proponentes de observação sugerem que teratoma microscópico é biologicamente inerte na maioria dos casos. A Tabela 35-2 arrola os resultados de três estudos retrospectivos avaliando essas duas estratégias de tratamento em pacientes com resposta clínica completa à quimioterapia isolada. Resultados de sobrevida foram excelentes usando qualquer das condutas (Karellas et al., 2007; Ehrlich et al., 2010; Kollmannsberger et al., 2010). **As duas questões que permanecem por ser respondidas são: (1) fazer LRP-pós-QT nestes pacientes previne mortes câncer-específicas? (2) Seria o número necessário a tratar para evitar uma morte suficientemente baixo para justificar a conduta?**

Uso de *Template*s Modificados na Linfadenectomia Retroperitoneal Primária

À medida que os padrões de disseminação linfática do TCG foram definidos, vários *template*s de LRP foram propostos com o objetivo de equilibrar eficácia terapêutica com potencial morbidade. Historicamente, LRP envolveu remoção de todo tecido linfático contido em um *template* infra-hilar bilateral, além da ressecção na região interilíaca até a bifurcação dos vasos ilíacos comuns (Ray et al., 1974). Dissecções supra-hilares bilaterais completas foram efetuadas rotineiramente em alguns centros também (Donohue et al., 1982a).

Algumas vezes realizadas através de uma grande incisão toracoabdominal, essas ressecções foram necessárias para oferecer a melhor probabilidade de cura duradoura por causa da ausência de quimioterapia curativa para TCG e foram associadas com importante morbidade perioperatória, bem como deixaram a maioria dos pacientes com anejaculação (Donohue e Rowland, 1981).

Nos anos 1970 e 1980, o desenvolvimento de esquemas quimioterápicos curativos baseados em cisplatina (Einhorn e Donohue, 1977), **elucidação da disseminação linfática distinta dos tumores testiculares direitos *versus* esquerdos** (Ray et al., 1974; Donohue et al., 1982b; Weissbach e Boedefeld, 1987), **e a descrição de técnicas cirúrgicas para preservar as fibras nervosas simpáticas pós-ganglionares envolvidas na emissão seminal e ejaculação anterógrada** (Jewett et al, 1988; Collesseli et al, 1990; Donohue et al, 1990) **alteraram significativamente o manejo do retroperitônio em pacientes com TCG testicular.** Em 1974, Ray et al. apresentaram uma série de 283 pacientes submetidos à LRP no MSKCC de 1944 a 1971. As dissecções foram predominantemente infra-hilares e evoluíram a partir de uma dissecção bilateral completa para uma dissecção "bilateral modificada" à medida que os principais sítios de metástases de tumores primários à direita ou à esquerda se tornaram claros. Estes *template*s bilaterais modificados eram muito semelhantes aos *template*s unilaterais modificados, com a exceção de que o tecido linfático abaixo da AMI era rotineiramente ressecado. **A descrição detalhada de diferentes *template*s baseados na lateralidade do primário testicular foi a primeira do seu tipo e armou o palco para refinamentos adicionais.**

Donohue et al. (1982b) publicaram um estudo de mapeamento patológico linfonodal realizado na Indiana University com 104 pacientes diagnosticados com gânglios patologicamente positivos (pN+) na LRP primária. Dissecções bilaterais completas, incluindo dissecções supra-hilares bilaterais, foram efetuadas em todos os pacientes. Pesquisadores descobriram que tumores esquerdos apresentaram maior chance de metastatizar para os linfonodos paraórticos esquerdos, enquanto tumores direitos metastatizavam principalmente para as regiões interaortocaval e pré-caval. Disseminação para o retroperitônio contralateral e regiões supra-hilares foi rara, mas aumentava com massas tumorais volumosas. Metástase à região interilíaca foi rara. **Este estudo confirmou o padrão relativamente previsível da disseminação linfática dos TCGs testiculares e forneceu forte evidência patológica para o uso de *template*s "bilaterais modificados" propostos por Ray et al. (1974) em pacientes com doença retroperitoneal em estágio inicial. Omissão do retroperitônio contralateral e regiões interilíacas resultou na preservação da ejaculação anterógrada na maioria dos pacientes. Omissão de regiões supra-hilares diminuiu o risco de ascite quilosa pós-operatória, lesões renovasculares, e complicações pancreáticas.**

TABELA 35-2 Tratamento de Pacientes Experimentando Remissão Clínica Completa após Quimioterapia de Indução

	EHRLICH ET AL., 2010	KOLLMANNSBERGER ET AL., 2010	KARELLAS ET AL., 2007
Tratamento	Observação	Observação	LRP-pós-QT
N° de pacientes	141	161	147
Seguimento (anos)	15,5	4,3	3
Bom risco (%)	77	94	98
SLD (%)	91	94	97
SCE (%)	97	100	NR

LRP-pós-QT, linfadenectomia retroperitoneal pós-quimioterapia; NR, não relatado; SCE, sobrevida câncer-específica; SLD, sobrevida livre de doença.

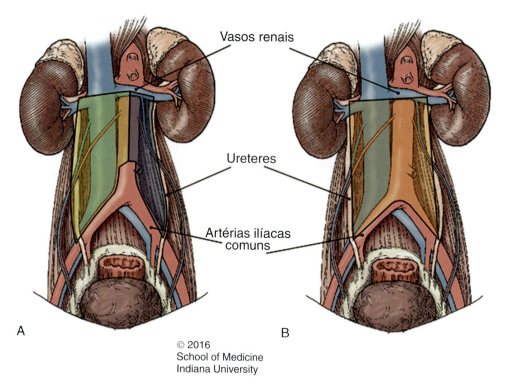

Figura 35-7. Templates de linfadenectomia retroperitoneal. A, Templates unilaterais modificados — direito sombreado em amarelo, esquerdo sombreado em roxo. B, Template bilateral modificado — área sombreada. (©2016 Section of Medical Illustration in the Office of Visual Media at the Indiana University School of Medicine. Published by Elsevier Inc. Todos os direitos reservados.)

Em 1987, Weissbach e Boedefeld relataram uma revisão retrospectiva multi-institucional com 214 pacientes com doença EP II, não volumosa. Os autores recomendaram um *template* esquerdo mais reduzido, incluindo os linfonodos paraóticos e pré-aórticos superiores. Os autores também propuseram que um corte de congelação fosse enviado da zona de metástase primária; se o corte fosse positivo, uma LRP infra-hilar bilateral completa deveria ser efetuada.

O resultado final desses estudos de *template* foi uma LRP mais eficiente, menos mórbida, e maximamente efetiva. Ainda há debate importante entre os peritos a respeito da extensão ideal dos *templates* cirúrgicos. **A maioria dos peritos concorda que ressecções supra-hilares/retrocrurais e interilíacas podem ser omitidas com segurança do *template* padrão de LRP.** Entretanto, existe controvérsia sobre a necessidade de ressecar o tecido linfático retroperitoneal contralateral. Os limites dos *templates* unilaterais modificados e do *template* bilateral completo estão demonstrados na Figura 35-7.

Eggener et al. (2007b) reviram uma série de 500 pacientes submetidos à LRP por câncer testicular EC I ou IIA no MSKCC. Dissecção infra-hilar bilateral foi usualmente executada. Os autores analisaram os 191 pacientes (38%) com doença EP II quanto à distribuição anatômica dos pacotes linfonodais positivos e aplicaram cinco *templates* modificados a estes resultados. Eles relataram que 3% a 23% dos pacientes com linfonodos patologicamente positivos apresentavam doença fora do *template* unilateral modificado dependendo de qual deles tivesse sido aplicado. Doença fora do *template* foi vista mais comumente com tumores direitos do que esquerdos. Dados estes resultados, os autores recomendam LRP infra-hilar bilateral completa poupando nervos em pacientes com câncer testicular EC I ou IIA.

Até agora, não há estudos prospectivos ou retrospectivos comparando os *templates* unilaterais modificados com os *templates* bilaterais completos. Conforme discutido anteriormente, SCE e SG aproximam-se de 100% em todas as séries. Não se pode prever que expandir os *templates* melhore qualquer um desses resultados. A dúvida é se a realização da LRP infra-hilar bilateral total evitaria recidivas retroperitoneais que ocorreriam após LRP com *template* unilateral modificado corretamente efetuada.

Ao comparar séries de centros que usam os *templates* unilaterais modificados com séries de centros que usam os *templates* infra-hilares bilaterais, os resultados são muito semelhantes (Tabela 35-3) (Donohue et al., 1993a; Hermans et al., 2000; Nicolai et al., 2004; Stephenson et al., 2005). Embora a série do MSKCC tenha relatado uma proporção aumentada de pacientes sendo curados por cirurgia isolada, pacientes com doença pN2 rotineiramente recebem quimioterapia pós-operatória adjuvante naquele centro (Stephenson et al., 2005). No primeiro estudo de Indiana, a maioria dos pacientes com linfonodos positivos foi designada randomicamente para observação *versus* quimioterapia adjuvante por protocolo (Donohue et al., 1993a). No estudo mais recente de Indiana, pacientes pN1 e a maioria dos pacientes pN2 foram observados, com quimioterapia reservada para pacientes que sofreram recorrência e pacientes pN3 (Hermans et al., 2000).

Os limites apropriados do *template* na LRP prmária são controversos. Uso dos *templates* recomendados nos estudos de Ray, Donohue, Weissbach, e Eggener et al. indubitavelmente resultará em excelentes resultados de sobrevida. **A questão de que *template* oferece o maior equilíbrio entre controle oncológico e minimização de morbidade permanece não respondida.**

Uso de *Templates* Modificados na LRP-pós-QT

Donohue et al. descreveram pela primeira vez sua experiência efetuando LRP de consolidação após quimioterapia à base de cisplatina em 1982. A maioria dos tumores contendo teratoma e/ou malignidade viável estava localizada nas suas respectivas áreas primárias de disseminação. Entretanto, dado o frequente *crossover* para a região contralateral no contexto de doença volumosa e a incapacidade de se obter confirmação histológica intraoperatória confiável, os autores salientaram a importância de a LRP-pós-QT ser "tão completa quanto possível" (Domohue et al., 1982a). A LRP-pós-QT padrão se tornou a ressecção de toda doença macroscópica associada à dissecção infra-hilar bilateral completa. Esta conduta fornece excelente controle local do retroperitônio, mas é associada com importante

TABELA 35-3 Séries de LRP Primária Selecionadas

ESTUDO	Nº DE PACIENTES	Nº PN+ (%)	TAXA DE RECORRÊNCIA PARA PN0 (%)	TAXA DE RECORRÊNCIA PARA PN+ TRATADOS COM LRP ISOLADAMENTE (%)	SEGUIMENTO (ANOS)	SCE(%)
Donohue et al., 1993a	378	112 (29,6)	31 (12)	22 (34)	6,2	99,2
Stephenson et al., 2005	308	91 (29,5)	NR (7)	NR (34)	4,9	99,7
Hermans et al., 2000	292	66 (22,4)	23 (10,2)	7 (22,6)	3,8	100,0
Nicolai et al., 2004	322	60 (20)	NR	NR	7,2	98,8

LRP, linfadenectomia retroperitoneal; NR, não relatado; pN+, linfonodos histologicamente positivos; pN0 linfonodos histologicamente negativos; SCE, sobrevida câncer-específica.

morbidade, incluindo anejaculação em pacientes nos quais técnica poupadora de nervos não foi possível.

Vários grupos investigaram se *templates* unilaterais modificados podem ser aplicados com segurança a pacientes apropriadamente selecionados no contexto pós-quimioterapia (Wood et al., 1992; Herr, 1997; Rabbani et al., 1998; Ehrlich et al., 2006; Beck et al., 2007; Carver et al., 2007; Steiner et al., 2008; Heidenreich et al., 2009). A Tabela 35-4 arrola os resultados de vários estudos examinando distribuição de linfonodos positivos (teratoma e/ou malignidade viável) e/ou relatando resultados após uso seletivo dos *templates* unilaterais modificados no contexto pós-quimioterapia. Quando dissecções bilaterais foram efetuadas, taxas de doença fora do *template* unilateral variaram de 18% a 32% (Carver et al., 2007a). Entretanto, taxas de doença fora do *template* unilateral e sem doença macroscópica variaram de 2% a 18,6%. Variabilidade nessas porcentagens é provavelmente uma função da seleção de pacientes e de cada *template* específico usado. Uso seguro dos *templates* modificados unilaterais no contexto pós-quimioterapia depende da seleção do *template* correto, bem como da seleção apropriada dos pacientes. **Pacientes preenchendo os seguintes critérios podem ser considerados para LRP-pós-QT com *template* unilateral modificado de acordo com dados emergindo de centros que realizam estas cirurgias:**

1. Lesão bem definida medindo 5 cm ou menos limitada à zona primária de disseminação do tumor primário em exame de imagem antes e após quimioterapia
2. MTs normais pós-quimioterapia
3. Risco IGCCCG bom/intermediário

A Figura 35-8 mostra imagens de TC representativas de candidatos à LRP-pós-QT com *template* unilateral modificado *versus template* bilateral. O uso desses critérios de seleção resultou em taxas de recorrência retroperitoneal de 0% a 1%, taxas de ejaculação anterógrada de 85% a 94%, e SCE de 98% a 100% em acompanhamento pós-operatório de 2,6 a 7,8 anos (Beck et al., 2007; Steiner et al., 2008; Heidenreich et al., 2009). Embora estes dados sejam encorajadores a respeito do uso dos *templates* unilaterais modificados em LRP-pós-QT, o padrão de tratamento para pacientes necessitando de ressecção pós-quimioterapia permanece ressecção de toda doença macroscópica e uma LRP completa do *template* infra-hilar bilateral. Até esta data, não houve estudos prospectivos comparando resultados em pacientes submetidos à LRP-pós-QT com *template* bilateral *versus* unilateral modificado. Se *templates* modificados unilaterais forem ser usados em LRP-pós-QT, estrita adesão aos critérios de seleção anteriormente listados é importante.

Quimioterapia Adjuvante para Doença de Estágio Patológico II em LRP Primária

LRP primária isolada é curativa em aproximadamente 70% dos pacientes com doença pN1-2, e quase todos os pacientes que sofrem recorrência são resgatados com sucesso ao tempo da recorrência (Donohue et al., 1993a, 1995; Nicolai et al., 2004; Stephenson et al., 2005). Avaliação de dois ciclos de quimioterapia adjuvante à base de cisplatina constantemente demonstrou eliminação quase completa de recorrências pós-LRP (Williams et al., 1987; Behnia et al., 2000; Kondagunta et al., 2004). Entretanto, o uso rotineiro de quimioterapia adjuvante em pacientes pN+ resultaria em excesso de tratamento (*overtreatmet*) em aproximadamente 70% dos pacientes, sem qualquer alteração da SG. Por outro lado, tratar pacientes com doença pN1 e pN2 no contexto adjuvante em vez de salvamento poupa os pacientes com doença recorrente do ciclo completo de quimioterapia de indução (na maioria dos casos um ciclo adicional de bleomicina, etoposídeo, Platinol ou dois ciclos adicionais de etoposídeo, Platinol). Pesquisadores tentaram determinar quais pacientes EP II apresentam maior risco de experimentar recorrência após LRP primária.

Embora o volume de doença retroperitoneal encontrado na LRP primária seja tradicionalmente considerado como preditor de recorrência da doença na ausência de quimioterapia adjuvante, este valor preditivo não tem sido constantemente demonstrado ao se examinarem resultados em pacientes com doença EP IIA e IIB. A maioria dos dados demonstrando uma relação direta entre massa tumoral retroperitoneal e recidiva vem de relatos iniciais nos quais doença microscópica era separada de doença macroscópica de baixo volume (ambas atualmente agrupadas no EP IIA) (Vugrin et al., 1981; Fraley et al., 1985). Em um estudo multicêntrico randomizado prospectivo comparando quimioterapia adjuvante baseada em cisplatina com observação, Williams et al. (1987) relataram, no braço de observação, taxas de recorrência de 40% em pacientes com linfonodos microscopicamente positivos, de 53% em pacientes com doença linfonodal macroscópica menor que 2 cm, e de 60% em pacientes com doença maior que 2 cm. Contudo, essa tendência numérica não alcançou significância estatística. Diversos estudos retrospectivos descreveram ausência de diferença nas taxas de recorrência ao comparar pacientes EP IIA e IIB tratados apenas com observação no pós-operatório (Pizzocaro e Monfardini, 1984; Donohue et al., 1993b; Nicolai et al., 2010; Al-Ahmadie et al., 2013). Em dois relatos sobre pacientes com TCGNS EC II tratados com LRP primária, maior massa de tumor no retroperitônio foi associada com taxas aumentadas de recorrência (Donohue et al., 1995; Weissbach et al., 2000). Não está claro, por estas séries retrospectivas, que fatores de seleção foram usados para determinar quais pacientes EP II receberam quimioterapia adjuvante.

Características histológicas adicionais, tais como número e densidade de linfonodos positivos removidos (Beck et al., 2005a; Al-Ahmadie et al., 2013), TCG histologicamente viável (Beck et al., 2005a; Al-Ahmadie et al., 2013) e extensão extranodal (Beck et al., 2007; Al-Ahmadie et al., 2013), falharam em predizer confiavelmente pacientes que são mais propensos a evoluir com recorrência quando tratados com vigilância pós-LRP. Pacientes com doença EP II demonstrando somente teratoma na peça retroperitoneal apresentam taxas muito baixas de recorrência. Dado este achado e a quimiorresistência do teratoma, quimioterapia adjuvante não é recomendada nestes pacientes.

Há ampla concordância de que os pacientes "obedientes" com doença pN1 podem ser observados com segurança após LRP. O tratamento de pacientes com doença pN2 é controverso. Alguns pesquisadores recomendam dois ciclos de quimioterapia adjuvante nestes pacientes (Kondagunta e Motzer, 2007). A prática na Indiana University

TABELA 35-4 Estudos Avaliando o Uso de *Templates* Unilaterais Modificados na Linfadenectomia Retroperitoneal Pós-quimioterapia

ESTUDO	N° DE PACIENTES	N+ FORA DO TEMPLATE (%)	N+ FORA DO TEMPLATE E DOENÇA MACROSCÓPICA (%)	RECORRÊNCIA RP APÓS LRP BILAT (%)	RECORRÊNCIA APÓS LRP UNILAT (%)	PRESERVAÇÃO DE EJACULAÇÃO NOS TEMPLATES	SEGUIMENTO (ANOS)	SCE
Wood et al., 1992	113	14 (21,4)	9 (8)	NA	NA	NA	NA	NA
Herr, 1997	62	NR	NR	1 (4)	1 (2,7)	NR	6	89%
Rabbani et al., 1998	50	12 (24)	1 (2,6)	1 (2,6)	1* (9,1)	50%	4-5	96%-100%
Ehrlich et al., 2006	50	9 (18)	1 (2)	0	0	NA	4,4	NR
Beck et al., 2007	100	NA	NA	NA	0	NR	2,6	100%
Steiner et al., 2008	102	NA	NA	NA	1 (1)	94%	7,8	99%
Carver et al., 2007a	269	20-86 (7-32)	50 (18,6)	NR	NR	NR	3,75	NR
Heidenreich et al., 2009	152	NA	NA	1 (1,9)	0	85%	3,25	98%

*Ocorreu em paciente que fez apenas tumorectomia.
BILAT, bilateral; LRP, linfadenectomia retroperitoneal; NA, não aplicável; N+, linfonodos histologicamente positivos; NR, não relatado; RP, retroperitoneal; SCE, sobrevida câncer-específica; UNILAT, unilateral.

> **PONTOS-CHAVE: TOMADA DE DECISÃO CIRÚRGICA**
>
> - Pacientes evoluindo clinicamente com RC à quimioterapia de indução geralmente devem ser observados. Há algum debate sobre o benefício da LRP-pós-QT nestes pacientes por causa de potencial doença residual microscópica.
> - A disseminação linfática previsível do TCG testicular possibilitou o estabelecimento de *templates* modificados para uso em pacientes com doença de estágio baixo.
> - A LRP-pós-QT padrão em pacientes com massas residuais inclui ressecção de toda doença residual macroscópica e dissecção completa de *template* infra-hilar bilateral. Quando *templates* unilaterais modificados são usados neste contexto, obediência estrita aos critérios anteriormente descritos é necessária para assegurar seleção correta do paciente.
> - Administrar dois ciclos de quimioterapia adjuvante à base de cisplatina aos pacientes com doença EP II demonstrando TCG viável quase elimina recorrências pós-operatórias, mas não altera SG.

é oferecer vigilância pós-operatória aos pacientes com doença pN2 em LRP primária.

ACHADOS HISTOLÓGICOS NA LINFADENECTOMIA RETROPERITONEAL PÓS-QUIMIOTERAPIA E RESULTADOS DE SOBREVIDA

O relato de Indiana, em 1982, sobre cirurgia citorredutora pós-cisplatina foi importante porque estabeleceu as três categoriais histológicas principais encontradas em LRP-pós-QT (Donohue et al., 1982a). Naquele estudo, teratoma, fibrose e TCG viável foram encontrados em proporções aproximadamente iguais. Desde aquela época, refinamento em esquemas quimioterápicos primários e indicações mais precisas de ressecção resultaram em um menor número de pacientes demonstrando malignidade viável na LRP-pós-QT. **As frequências relativas de fibrose, teratoma e TCG viável descritas em séries mais contemporâneas têm sido de 40%, 45% e 15%** (Steyerberg et al., 1995; Donohue et al., 1998; Hendry et al., 2002; Albers et al., 2004; Carver et al., 2006; Spiess et al., 2007).

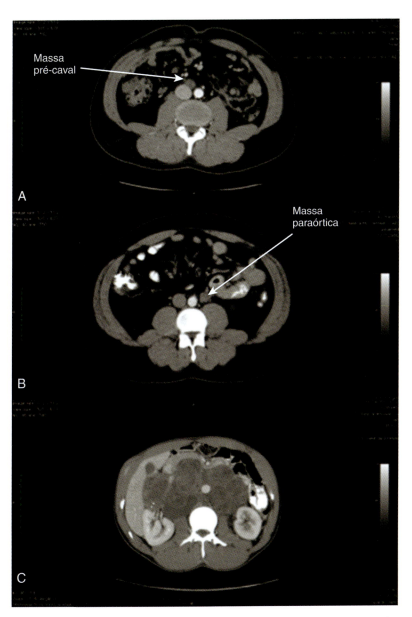

Figura 35-8. Tomografia computadorizada de massas retroperitoneais residuais pós-quimioterapia. A, Este paciente poderia ser considerado candidato à linfadenectomia retroperitoneal pós-quimioterapia com *template* direito modificado. B, Este paciente poderia ser considerado candidato à LRP-pós-QT com *template* esquerdo modificado. C, Este paciente necessitaria de LRP-pós-QT bilateral extensa.

Resultados de acordo com a Histologia

Fibrose, teratoma e malignidade viável são associados com resultados distintos de sobrevida quando encontrados na LRP-pós-QT. Resultados de sobrevida conforme descritos na literatura podem ser encontrados na Tabela 35-5. A variabilidade dos números dentro de cada grupo histológico é uma função da era do tratamento, nível de pré-tratamento, critérios de inclusão no estudo, e extensão do acompanhamento.

Fibrose/Necrose

O achado exclusivo de fibrose/necrose na ressecção pós-quimioterapia é associado à SLR e SCE favoráveis, porque indica a morte completa das células malignas na maioria dos pacientes. Pode-se inferir que os depósitos metastáticos retroperitoneais não abrigavam células germinativas quimiorresistentes e que outros eventuais depósitos metastáticos subclínicos provavelmente foram resolvidos pela quimioterapia. SCE e SLR podem chegar a 95% nestes pacientes (Donohue e Foster, 1994; Carver et al., 2007c; Maroni et al., 2008).

Teratoma

Em 1986, Loehrer et al. publicaram o primeiro relato dedicado a examinar resultados em pacientes encontrados exclusivamente com teratoma à LRP-pós-QT. Com SLR de 61% e SCE de 82,3%, esta série evidenciou resultados piores do que os que seriam vistos em estudos subsequentes. De acordo com resultados mais contemporâneos, os pacientes que demonstram exclusivamente teratoma na LRP-pós-QT podem apresentar 80% a 90% de SLR e 85% a 95% de SCE (Jansen et al., 1981; Donohue e Foster, 1994; Carver et al., 2006). Pesquisadores evidenciaram que maior tamanho de massa após quimioterapia, presença de malignidade de tipo somático, e primários mediastinais estão associados com risco aumentado de recorrência (Loehrer et al., 1986; Jansen et al., 1991; Carver et al., 2007b). Entretanto, mesmo no contexto de teratoma retroperitoneal massivo (> 10 cm), 98% de SCE foi descrita (Beck et al., 2009).

Malignidade Viável

Malignidade viável persistente encontrada na LRP-pós-QT é associada com um prognóstico pior do que teratoma ou fibrose. A sobrevida de longo prazo descrita neste grupo varia tipicamente de 50% a 70% (Jansen et al., 1991; Donohue et al., 1998; Fizazi et al., 2001; Spiess et al., 2007; Kundu et al., 2010).

Em uma revisão multicêntrica de 238 pacientes com malignidade viável na LRP-pós-QT, Fizazi et al. (2001) determinaram três fatores associados com pior prognóstico: (1) ressecção incompleta, (2) 10% ou mais de malignidade viável, e (3) estratificação de risco intermediário/mau risco segundo a IGCCCG, no diagnóstico inicial. Pacientes sem nenhum desses fatores de risco foram classificados como "favoráveis" e demonstraram 90% de sobrevida livre de progressão em 5 anos (SLP) e 100% de SG em 5 anos. Pacientes com um fator de risco foram classificados como "risco intermediário" (SLP de 76% em 5 anos, SG de 83% em 5 anos), e pacientes com dois ou mais fatores de risco foram classificados como "alto risco" (SLP de 38% em 5 anos, SG de 51% em 5 anos Em uma revisão de 41 pacientes tratados no M.D. Anderson Cancer Center que mostraram ter TCG viável na LRP-pós-QT, maior volume tumoral e risco IGCCCG intermediário/alto foram associados com taxa aumentada de recorrência, enquanto α-fetoproteína persistentemente elevada e recebimento prévio de quimioterapia de salvamento foram associados com pior SCE (Spiess et al., 2007).

Quimioterapia Adjuvante

Quimioterapia adjuvante para malignidade viável na LRP-pós-QT nunca foi avaliada em estudo prospectivo randomizado. Entretanto, experiências iniciais revelaram prognóstico muito ruim quando esses pacientes foram observados pós-operatoriamente (Einhorn et al., 1981). Foi recomendado que pacientes demonstrando TCG viável na LRP-pós-QT recebam quimioterapia pós-operatória adjuvante baseada em cisplatina. Embora o esquema específico tenha variado, o número de ciclos administrados no contexto adjuvante após LRP-pós-QT geralmente foi dois.

TABELA 35-5 Resultados de Sobrevida por Achados Histológicos na Linfadenectomia Retroperitoneal Pós-quimioterapia

ESTUDO	N° DE PACIENTES	SEGUIMENTO (ANOS)	SLR	SCE
FIBROSE				
Donohue e Foster, 1994	150	>2	NR	93
Eggener et al., 2007a*	36	4,3	NR	85
Carver et al., 2007c	113	NR	95	NR
Maroni et al., 2008	184	4	92,1	NR
TERATOMA				
Loehrer et al., 1986	51	NR	61	82,3
Jansen et al., 1991	26	7,7	88,5	88,5
Donohue e Foster, 1994	273	>2	NR	93,4
Eggener et al., 2007a*	15	4,3	NR	77
Carver et al., 2006	210	3	85,4	94
Beck et al., 2009	99	3,5	76,8	98
MALIGNIDADE VIÁVEL				
Jansen et al., 1991	23	7,9	54,5	64
Fox et al., 1993	133	3	30,8	42,8
Donohue et al., 1998	122	9	39	51,5
Fizazi et al., 2001	238	7,2	64	73
Eggener et al., 2007a*	10	4,3	NR	56
Spiess et al., 2007	41	3,9	50	71
Kundu et al., 2010	90	NR	62	71

*Todos os pacientes receberam quimioterapia de salvamento antes da linfadenectomia retroperitoneal pós-quimioterapia.
NR, não relatado; SCE, sobrevida câncer-específica; SLR, sobrevida livre de recorrência.

Fizazi et al. (2001) observaram que quimioterapia adjuvante foi associada com SLP estatisticamente superior, mas sem melhora estatística da SG. Ao dividir os pacientes nas pré-mencionadas categorias de risco dos TCG viáveis, só pacientes no grupo de risco intermediário demonstraram melhoras estatisticamente significativas na SLP e SG em 5 anos. **Quimioterapia adjuvante pareceu desnecessária em pacientes de risco favorável e ineficiente em pacientes de alto risco.** Na ausência de randomização, esses resultados foram provavelmente muito influenciados por vieses de seleção. Similarmente, quando avaliando pacientes com TCG viável após LRP de salvamento, os pacientes não pareceram se beneficiar de dois ciclos pós-operatórios de quimioterapia à base de cisplatina (Fox et al., 1993; Kundu et al., 2010). Quimioterapia adjuvante geralmente não é recomendada neste contexto.

> **PONTOS-CHAVE: ACHADOS HISTOLÓGICOS NA LINFADENECTOMIA RETROPERITONEAL PÓS-QUIMIOTERAPIA E RESULTADOS**
>
> - Aproximadamente 90% de sobrevida em longo prazo pode ser esperada em pacientes com apenas fibrose e/ou teratoma na LRP-pós-QT. Este número diminui para 50% a 70% em pacientes demonstrando TCG viável na LRP-pós-QT.
> - Dois ciclos de quimioterapia adjuvante são geralmente recomendados em pacientes com TCG viável na LRP-pós-QT após quimioterapia de indução.

LINFADENECTOMIA RETROPERITONEAL PÓS-QUIMIOTERAPIA EM POPULAÇÕES DE ALTO RISCO

Linfadenectomia Retroperitoneal de Salvamento

Pacientes submetidos à LRP-pós-QT após quimioterapia de salvamento demonstraram taxas mais altas de malignidade viável persistente e piores resultados de sobrevida em comparação com pacientes que receberam quimioterapia de primeira linha apenas (Tabela 35-5). Tipicamente, SG e SCE variaram de 60% a 75% neste grupo (Fox et al., 1993; Donohue et al., 1998; Eggener et al., 2007a). Ao comparar somente pacientes com neoplasia viável na LRP-pós-QT, Fox et al. (1993) relataram SCE de 58,5% em pacientes que tinham recebido apenas quimioterapia de indução *versus* 36,7% em pacientes que receberam quimioterapia de salvamento.

Experiência relatada com LRP após quimioterapia de alta dose (QTAD) é limitada (Tabela 35-6). Em 2004, Rick et al. relataram resultados de 57 pacientes submetidos à LRO-pós-QT após QTAD. Eles observaram 59% de SLR e 65% de SCE após acompanhamento mediano de 7,3 anos. Similarmente, Gary et al. (2011) descreveram SG de 71% após acompanhamento mediano de 4,2 anos em 77 pacientes submetidos à LRP após QTAD.

Linfadenectomia Retroperitoneal de "Desespero"

Geralmente, pacientes com MTs elevados após quimioterapia não são considerados candidatos à LRP e recebem quimioterapia de salvamento padrão ou com alta dose. Contudo, a cura cirúrgica permanece

TABELA 35-6 Linfadenectomia Retroperitoneal Pós-quimioterapia em Populações de Alto Risco

ESTUDO	N° DE PACIENTES	TERATOMA (%)	FIBROSE (%)	MALIGNIDADE VIÁVEL (%)	SEGUIMENTO (ANOS)	SCE OU SG
SALVAMENTO						
Fox et al., 1993	163	NR	NR	55	5	36,7*
Donohue et al., 1998	166	NR	NR	NR	9,7	61,4
Eggener et al., 2007a	71	21	51	28	5	74
QTAD						
Rick et al., 2004	57	16	38	46	7,3	65
Cary et al., 2011	77	33,8	27,3	39	4,2	71
DESESPERO						
Donohue et al., 1998	150	NR	NR	NR	9,7	66
Ravi et al., 1998	30	26,7	27,6	46,7	4,8	57
Albers et al., 2000	30	11	25	64	11	57
Beck et al., 2005c	114	34,2	12,3	53,5	6	53,9
Ong et al., 2008	48	25	17	58	4,3	69
RE-LRP						
McKiernen et al., 2003	56	37,5	28,6	33,9	4,1[†] 2,4[‡]	56
Sexton et al., 2003	21	67	24	24	4,7	63
Heidenreich et al., 2005	18	33,3	44,4	22,2	1,9	89
Willis et al., 2007	54	35	9	56	5	94,2
Pedrosa et al., 2014	203	34	14,8	51,2	5	61,2
RECIDIVA TARDIA						
Baniel et al., 1995a	81	19	0	81	4,8	56,8
George et al., 2003	83	17	0	78	2,4	74,7
Dieckmann et al., 2005	72	NR	NR	NR	NR	58,3
Sharp et al., 2008	75	19	3	78	4,5	61

*Incluiu apenas pacientes com malignidade viável na análise de sobrevida.
[†]Seguimento de linfadenectomia retroperitoneal pós-quimioterapia.
[‡]Seguimento de linfadenectomia retroperitoneal primária.
NR, não relatado; SCE, sobrevida câncer-específica; SG, sobrevida global; QTAD, quimioterapia com alta dose;

possível em casos selecionados nos quais a quimioterapia falhou em normalizar MTs. **LRP de "desespero" é a ressecção executada no contexto de MTs elevados.** Achados patológicos de LRP de "desespero" estão listados na Tabela 35-6. Em uma revisão de 114 pacientes selecionados submetidos à LRP de "desespero", Beck et al. (2005c) relataram uma SG em 5 anos de 53,9%, após acompanhamento mediano de 6 anos. SG foi pior em pacientes com malignidade viável na peça de ressecção, pacientes que tinham previamente recebido quimioterapia de salvamento, pacientes com gonadotrofina coriônica humana aumentada antes da cirurgia ou pacientes que foram submetidos à repetição de LRP. Pacientes que receberam isoladamente quimioterapia de primeira linha e evoluíram com declínio dos MTs (mas não normalização) tenderam (> 75%) a demonstrar fibrose e/ou teratoma na LRP. Quimioterapia adicional provavelmente não beneficiaria a maioria desses pacientes. **Os autores recomendam uso dos seguintes critérios de seleção para LRP de "desespero": MTs em declínio ou estáveis após quimioterapia, MTs com lenta elevação após resposta clínica completa inicial à quimioterapia, doença ressecável em um ou dois locais, e como último recurso em um paciente com doença ressecável e MTs subindo após esgotamento de todas as opções quimioterápicas razoáveis.** Em um trabalho subsequente de Ong et al. (2008), com 48 pacientes, presença de fibrose na LRP-pós-QT relacionou-se com pior SG do que nos casos de malignidade viável ou teratoma, provavelmente indicando metástases sistêmicas fora do retroperitônio. Pacientes com normalização pós-operatória dos MTs demonstraram SG significativamente melhor. Este achado foi o único fator prognóstico que permaneceu robusto após análise multivariável. Resultados descritos em várias séries retrospectivas de LRP de "desespero" estão listados na Tabela 35-6 (Donohue et al., 1998; Ravi et al., 1998; Albers et al., 2000).

Re-linfadenectomia Retroperitoneal

Ressecção de recorrência retroperitoneal após LRP primária ou LRP-pós-QT é chamada de *re-LRP*. SCE foi descrita como variando de 55% a 65% (Donohue et al., 1998; McKiernan et al., 2003; Sexton et al., 2003; Heidenreich et al., 2005; Willis et al., 2007). Os achados histológicos encontrados e os resultados de sobrevida em séries de re-LRP estão listados na Tabela 35-6. Parece haver uma alta incidência de TCG com malignidade de tipo somático nessa população, com uma incidência descrita entre 15% e 20%. Dada a dificuldade técnica das ressecções reoperatórias, complicações foram descritas em aproximadamente um terço dos pacientes (McKiernan et al., 2003; Pedrosa et al., 2014). Piores resultados de sobrevida foram relatados em pacientes que demonstraram TCG viável na re-LRP e em pacientes que receberam quimioterapia de salvamento previamente (McKiernan et al., 2003; Pedrosa et al., 2014).

Na maioria dos casos, a necessidade de re-LRP provavelmente representa uma ressecção primária inadequada. Várias observações embasam essa ideia. A maioria dos pacientes sofre recorrência dentro do sítio primário de metástase(McKiernan et al., 2003; Heidenreich et al., 2005). Pedrosa et al. (2014) relataram que recorrência ipsolateral foi associada com ligadura incompleta de vasos lombares ipsolaterais e com veia gonadal ipsolateral não ressecada. Similarmente, Willis et al. (2007) escreveram que 46% dos casos reoperados evidenciavam doença retroaórtica e/ou retrocaval, indicando que estas regiões foram omitidas da LRP precedente. Uso de boa técnica na LRP inicial diminui a probabilidade de se ter que realizar uma re-LRP.

Recidiva Tardia

Recidiva tardia é definida como recorrência de TCG 24 meses ou mais após RC a qualquer modalidade de tratamento primário. Este é um fenômeno raro que ocorre em 2% a 4% dos pacientes com TCG (Baniel et al., 1995a; Gerl et al., 1997). O retroperitônio é o local mais comum de recidiva tardia (Baniel et al., 1995a). Aproximadamente 80% dos casos de recidiva tardia contêm TCG viável, com predomínio do tumor de saco vitelino (Baniel et al., 1995a; Michael et al., 2000; George et al., 2003; Sharp et al., 2008). Adicionalmente, parece haver uma incidência desproporcionalmente alta de TCG com malignidade de tipo somático. Quando recidiva tardia ocorre em pacientes que previamente receberam quimioterapia, ela raramente é curada por outra quimioterapia. **Ressecção cirúrgica deve ser o tratamento inicial de todos os pacientes com recidiva tardia e doença ressecável.** Pacientes com doença muito disseminada e/ou inoperável devem receber quimioterapia em um esforço para diminuir a carga tumoral e tornar a doença ressecável. SG descrita usualmente é em torno de 60%. Preditores de pior sobrevida na recidiva tardia incluem malignidade viável ou malignidade de tipo somático, quimioterapia prévia, e ressecção incompleta (Baniel et al., 1995a; George et al., 2003; Sharp et al., 2008).

PONTOS-CHAVE: LINFADENECTOMIA RETROPERITONEAL PÓS-QUIMIOTERAPIA EM POPULAÇÕES DE ALTO RISCO

- LRP-pós-QT efetuada como um procedimento de salvamento, de "desespero", ou reoperação ou no contexto de recidiva tardia é associada com resultados de sobrevida significativamente piores do que LRP-pós-QT realizada após resposta sorológica completa à quimioterapia de indução.
- TCG viável é encontrado em uma proporção aumentada de pacientes dentro de todas estas subpopulações. Adicionalmente, malignidade de tipo somático é evidenciada com frequência em pacientes submetidos à re-LRP e pacientes submetidos à ressecção de recidiva tardia.
- Em geral, pacientes com MTs elevados após quimioterapia de indução devem receber quimioterapia de salvamento. Só pacientes satisfazendo os critérios de seleção anteriormente descritos devem ser considerados para LRP de "desespero".
- Re-LRP geralmente indica uma LRP prévia inadequada. Taxas aumentadas de complicação e piores resultados de sobrevida neste contexto salientam a importância de técnica cirúrgica adequada na LRP inicial.
- Recaída tardia em pacientes que previamente receberam quimioterapia é geralmente quimiorresistente. Tratamento de primeira linha da recidiva tardia em todos os pacientes com doença ressecável deve ser extirpação cirúrgica.

RESULTADOS CIRÚRGICOS, CONSIDERAÇÕES FUNCIONAIS E COMPLICAÇÕES DA LINFADENECTOMIA RETROPERITONEAL

Contagem Linfonodal

Maior número de linfonodos ressecados é associado a melhores resultados oncológicos em várias neoplasias (Herr et al., 2002; Le Voyer et al., 2003; Schwarz e Smith, 2006, 2007). Devido a esses achados, alguns pesquisadores propuseram que a contagem de linfonodos fosse usada como indicador de linfadenectomia adequada. Nos últimos anos, vários grupos investigaram a contagem de linfonodos em LRP primária e LRP-pós-QT (Carver et al., 2010; Risk et al., 2010; Thompson et al., 2010, 2011). Embora pesquisadores no MSKCC relatassem uma correlação direta entre contagem de linfonodos e positividade de linfonodos na LRP primária (Thompson et al., 2010), tal achado não se confirmou em dois outros estudos (Liberman et al., 2010; Risk et al., 2010). Importante variabilidade na contagem de linfonodos, demonstrada por larga variação interquartil e grande desvio padrão, indica que contagem linfonodal não é útil ao avaliar adequação de uma cirurgia individual (Risk et al., 2010; Thompson et al., 2010). Entretanto, cirurgiões e centros de tratamento podem considerar fazer revisão das suas próprias contagens de linfonodos médias ou medianas para determinar se os seus números refletem aqueles descritos na literatura em relação aos *templates* usados. Se as contagens de linfonodos forem constantemente mais baixas que os padrões publicados, pode haver um problema relacionado à cirurgia e/ou ao processamento patológico das peças obtidas.

Linfadenectomia Retroperitoneal e Fertilidade

Fertilidade em Pacientes Submetidos à Linfadenectomia Retroperitoneal

Preservar fertilidade em homens submetidos à LRP é mais complexo do que simplesmente poupar os seus nervos simpáticos pós-ganglionares. Subfertilidade em uma proporção importante dos pacientes que se apresentam com câncer testicular recém-diagnosticado está bem documentada. **Ao incluir todos os estádios da doença, aproximadamente 40% a 60% dos pacientes apresentando-se com TCG testicular demonstram parâmetros anormais na análise do sêmen** (Fossa et al., 1985; Lange et al.,1987; Hansen et al., 1991; Foster et al., 1994). Subfertilidade ao diagnóstico necessita ser levada em conta quando avaliam-se taxas de paternidade após LRP.

Disfunção Ejaculatória e Linfadenectomia Retroperitoneal

Para que ocorra uma bem-sucedida ejaculação anterógrada de sêmen contendo espermatozoides, diversos processos necessitam ocorrer de modo coordenado, do seguinte modo: (1) contração do músculo liso nos ductos deferentes, vesículas seminais e próstata resultando em emissão seminal e secreção glandular prostática juntamente com (2) fechamento do colo da bexiga para impedir ejaculação retrógrada e (3) contrações rítmicas dos músculos isquiocavernoso, bulboesponjoso e levantador do ânus expelindo o sêmen pela uretra. Os processos 1 e 2 exigem estimulação neurológica eferente a partir das fibras simpáticas pós-ganglionares L1 a L4, as quais se unem às fibras contralaterais no plexo hipogástrico superior. Do plexo hipogástrico, essas fibras nervosas continuam caudalmente para as vesículas seminais, ampola dos ductos deferentes, ductos deferentes propriamente ditos, colo da bexiga e próstata (Donohue et al., 1990).

Antes do desenvolvimento da LRP com *templates* modificados unilaterais e técnicas poupadoras de nervos, a maioria dos pacientes submetidos à LRP bilateral tornava-se anejaculadora (Donohue e Rowland, 1981). À luz da bem-sucedida técnica de preservação de nervos estabelecida para a prostatectomia radical retropúbica por Walsh e Donker (1982), os cirurgiões de câncer testicular procuraram refinar a técnica cirúrgica da LRP com o objetivo de preservar ejaculação anterógrada sem comprometer a eficácia diagnóstica e terapêutica. Técnicas foram alteradas de duas maneiras: (1) mudando os limites de dissecção (Pizzocaro et al., 1985; Weissbach et al., 1985) e (2) identificando prospectivamente fibras simpáticas pós-ganglionares e o plexo hipogástrico superior de tal modo que estas estruturas pudessem ser preservadas durante a subsequente linfadenectomia (Jewett et al., 1988).

Os estudos iniciais sobre resultados ejaculatórios após LRP com *template* unilateral modificado sem técnica poupadora de nervos descreveram ejaculação anterógrada pós-operatória em 75% a 87% dos pacientes (Fossa et al., 1985; Pizzocaro et al., 1985; Weissbach et al., 1985). **Entretanto, em uma série mais recente, Beck et al. (2010) relataram preservação de ejaculação anterógrada em 97% dos homens submetidos à dissecção com *template* unilateral modificado sem técnica poupadora de nervos ipsolateral.** Estes resultados superiores provavelmente refletem compreensão aperfeiçoada da anatomia das fibras nervosas simpáticas pós-ganglionares, possibilitando a prevenção de lesão às fibras contralaterais caudais à AMI.

LRP poupadora de nervos resulta em preservação da ejaculação anterógrada em 90% a 100% dos pacientes (Jewett e Torbey, 1988; Donohue et al., 1990; Heidenreich et al., 2003; Beck et al., 2010). Embora Jewett e Torbey (1988) relatassem anejaculação pós-operatória temporária na maioria dos pacientes, Donohue (1993) observou ausência desse período anejaculatório. No estudo de Jewett e Torbey (1988), LRP com *template* bilateral foi efetuada em todos os pacientes, enquanto dissecções ipsolaterais poupando nervos e com *template* unilateral modificado foram realizadas na maioria dos pacientes no estudo por Donohue (1993). Neuropraxia provavelmente é a causa da anejaculação temporária descrita por Jewett e Torbey (1988).

Além de demonstrar a eficácia da dissecção de *template* unilateral com técnicas poupadoras de nervo na preservação da ejaculação anterógrada, estes estudos forneceram evidência de que estas novas técnicas não comprometiam os resultados oncológicos. Com acompanhamento variando de 10 meses a quase 5 anos, apenas uma recorrência retroperitoneal foi descrita na série pré-mencionada. Entretanto, indicações heterogêneas para uso de quimioterapia adjuvante pós-LRP quase certamente afetaram as taxas de recorrência.

Durante os últimos 30 anos, refinamentos na técnica de LRP primária e LRP-pós-QT resultaram em uma diminuição importante na incidência de disfunção ejaculatória pós-operatória. Através da dissecção de *templates* unilaterais modificados e/ou técnicas poupadoras de nervo, a preservação da ejaculação anterógrada pode ser esperada em mais de 90% dos pacientes nos quais pelo menos uma destas modalidades possa ser empregada. **Paternidade pós-operatória pode ser esperada em aproximadamente 75% dos homens submetidos à LRP primária poupadora de nervos** (Beck et al., 2010). Fertilidade após LRP-pós-QT não foi estabelecida porque interrupção da espermatogênese induzida pela quimioterapia pode persistir por vários anos após o término da terapia (Lampe et al., 1997).

Complicações da Linfadenectomia Retroperitoneal

A taxa global de complicação da LRP primária varia de 10,6% a 24% (Baniel et al., 1994; Heidenreich et al., 2003; Subramanian et al., 2010). **As taxas de complicação da LRP-pós-QT variam de 20% a 30%** (Baniel et al., 1995b; Subramanian et al., 2010). Dada a escassez de estudos sobre este tópico, preditores de complicações após LRP são inconsistentes. Ao avaliar LRP primária, os pesquisadores na Indiana University relataram taxas mais baixas de complicação associadas com dissecção unilateral e cirurgia realizada em uma era mais recente. O *German Testicular Cancer Study Group* não encontrou essa correlação entre *template* de LRP e complicações. Entretanto, os pesquisadores relataram taxas aumentadas de complicação quando a LRP foi efetuada por cirurgiões com um baixo volume de casos e/ou em centros de baixo volume, levando a uma recomendação para centralizar a LRP em centros de alto volume e para minimizar o número de cirurgiões fazendo estas cirurgias em cada centro.

A Tabela 35-7 resume as complicações descritas em LRP primária e LRP-pós-QT. Uma revisão da incidência, prevenção e tratamento de complicações selecionadas será apresentada a seguir.

Complicações Pulmonares

Complicações pulmonares importantes são extremamente raras após LRP primária, mas foram descritas em aproximadamente 3% a 5% dos pacientes após LRP-pós-QT (Baniel et al., 1994, 1995b; Heidenreich et al., 2003; Subramanian et al., 2010). Uma vez que a maioria dos pacientes que fazem LRP-pós-QT recebeu quimioterapia de indução contendo bleomicina, síndrome de angústia respiratória aguda e ventilação pós-operatória prolongada correspondem à maioria destas complicações maiores. **A incidência de complicações pulmonares perioperatórias relacionadas à bleomicina pode ser minimizada evitando-se reposição hídrica intravenosa vigorosa no intra e pós-operatório e mantendo-se FIO_2 tão baixa quanto seguramente possível** (Goldiner et al., 1978; Donat e Levy, 1998). A importância de se trabalhar com um anestesiologista que tenha experiência em tratar pacientes que previamente receberam bleomicina nunca será exagerada. Complicações pulmonares tendem a ser mais encontradas em pacientes com doença pulmonar de grande volume, particularmente se ressecções simultâneas retroperitoneais e torácicas forem ser realizadas (Baniel et al., 1995b).

Íleo

As taxas descritas de íleo paralítico pós-operatório variam largamente nos contextos de LRP primária (0% a 18%) e LRP-pós-QT (2,2% a 21%). Esta variação provavelmente se origina de diferenças na definição de íleo. Em LRP-pós-QT de baixo volume, uma sonda orogástrica é usada e removida à conclusão do procedimento. Em doença com mais alto volume, a probabilidade de íleo importante é maior, e uma sonda nasogástrica deve ser usada.

TABELA 35-7 Complicações da Linfadenectomia Retroperitoneal

	LRP PRIMÁRIA			LRP-PÓS-QT	
	BANIEL ET AL., 1994	HEIDENREICH ET AL., 2003	SUBRAMANIAN ET AL., 2010	BANIEL ET AL., 1995B	SUBRAMANIAN ET AL., 2010
N° de pacientes	478	239	112	603	96
Complicações globais (%)	10,6	19,7	24	20,7	32
Complicações maiores (%)	8,2	5,4	3	NS	8
Mortalidade (%)	0	0	0	0,8	1
Complicações maiores pulmonares (%)	1,9	0,8	0,9	5,1	3,1
Complicações menores pulmonares (%)	0,2	0,4	3,6	5,1	3,1
Ascite quilosa (%)	0,2	2,1	2	2	2
Linfocele sintomática (%)	0,2	1,7	0	1,7	1
Íleo (%)	NR	2,1	17,9	2,2	20,8
Infecção da ferida (%)	4,8	5,4	0,9	4,8	4
Embolia pulmonar (%)	0	0,8	0,9	0,1	3,1
Lesão ureteral (%)	0,2	0,4	0,9	0,9	0
Obstrução do intestino delgado (%)	2,3	0,4	2,7	2,3	1,8
Hemorragia pós-operatória (%)	0	0,8	0	0,3	1

LRP, linfadenectomia retroperitoneal; LRP-pós-QT, linfadenectomia retroperitoneal pós-quimioterapia; NR, não relatado; NS, não estudado;

Linfocele

A incidência de linfocele subclínica após LRP é desconhecida. Entretanto, se admite que linfoceles sejam relativamente comuns e clinicamente insignificantes na maioria dos casos. Linfoceles retroperitoneais sintomáticas são extremamente raras, com incidência descrita variando de 0% a 1,7% (Baniel et al., 1994, 1995b; Heidenreich et al., 2003; Subramanian et al., 2010). Sintomas podem ser relacionados à compressão ureteral, desvio de vísceras abdominais (se muito grandes), ou infecção secundária. TC demonstra uma lesão cística de paredes finas no leito da ressecção. Ar no interior da linfocele e/ou contrastação periférica circunferencial podem sugerir infecção. **Atenção à ligadura de linfáticos de grande calibre durante a ressecção diminui o risco de desenvolvimento de linfocele sintomática.** Tratamento das linfoceles sintomáticas e/ou infectadas inclui drenagem percutânea, com antibióticos sistêmicos reservados para as linfoceles infectadas. Adicionalmente, no contexto de linfocele infectada, deve-se considerar a colocação de dreno de demora, em vez de simples aspiração percutânea.

Ascite Quilosa

Ascite quilosa refere-se ao acúmulo de líquido linfático contendo quilomícrons na cavidade peritoneal. **Ascite quilosa ocorre em 0,2% a 2,1% dos pacientes submetidos à LRP primária e em 2% a 7% dos pacientes submetidos à LRP-pós-QT** (Baniel et al., 1994, 1995b; Heidenreich et al., 2003; Evans et al., 2006; Subramanian et al., 2010). Pacientes tipicamente se apresentam com queixas de repleção abdominal progressivamente mais intensa, anorexia, náusea, vômito, dor abdominal e dispneia. Pacientes frequentemente têm uma onda líquida ao exame abdominal, o que pode ajudar a distinguir ascite de íleo. Além disso, líquido peritoneal acumulado resulta em importante ganho de peso. O líquido tem uma cor leitosa se paracentese for efetuada. Ascite quilosa é alcalina, cora-se com Sudan black, e apresenta uma concentração de triglicerídeo maior que a do soro. Entretanto, estes testes usualmente são desnecessários porque exame clínico e/ou inspeção macroscópica do líquido aspirado devem ser suficientes para confirmar o diagnóstico.

Ressecções supra-hilares acarretam maior risco de ascite quilosa por causa da ruptura da cisterna do quilo e seus linfáticos contribuintes. A cisterna do quilo é localizada ao nível dos corpos vertebrais L1-2, medial à superfície posterior da aorta no espaço retrocrural. A associação de ressecção da VCI com ascite quilosa resulta de pressão venosa aumentada abaixo do nível da VCI, produzindo vazamento capilar aumentado e, em última análise, formação de terceiro espaço de líquido linfático no retroperitônio (Baniel et al., 1993). Em uma revisão da experiência do M.D. Anderson Cancer Center, Evans et al. (2006) encontraram número aumentado de ciclos de quimioterapia pré-operatórios, perda sanguínea estimada aumentada, e tempo operatório mais longo associados com desenvolvimento de ascite quilosa.

Nós recomendamos uma conduta gradual para o tratamento de ascite quilosa. Em geral, pacientes com ascite quilosa sintomática devem primeiramente ser tratados com paracentese. Embora um dreno de demora possa ser implantado, nós recomendamos simples paracentese com atenção à dieta que deve ser com baixo teor de gordura/triglicerídeo de cadeia média, e octreotídeo intramuscular. Caso a ascite reacumule, um dreno de demora deve ser colocado. Se essas modificações dietéticas já tiverem sido instituídas, os pacientes devem ficar em jejum por via oral, e nutrição parenteral total deve ser iniciada. Embora o uso de octreotídeo no contexto de ascite quilosa não tenha sido estudado na literatura urológica, ele demonstrou eficácia em minimizar vazamentos quilosos após cirurgia hepatopancreatobiliar (Shapiro et al., 1996; Kuboki et al., 2013). Drenagem quilosa de alto volume persistente (> 100 mL/24 h), apesar dessas modificações, é extremamente rara. Quando ela ocorre, opções incluem observação continuada com tratamento conservador, colocação de um *shunt* peritoniovenoso (LeVeen), ou exploração cirúrgica com tentativa de ligadura do vazamento linfático. As duas últimas opções devem ser reservadas como últimos recursos. *Shunts* peritoniovenosos estão associados com importante incidência de oclusão e/ou mau funcionamento, muitas vezes exigindo revisão após colocação, sepse e potencialmente embolização gordurosa (Evans et al., 2006). Independentemente da modalidade de tratamento que afinal resulte em resolução de ascite quilosa, atenção deve ser dada à dieta continuadamente pobre em gordura, com triglicerídeos de cadeia média, durante 1 a 3 meses após resolução de vazamento linfático.

Tromboembolismo Venoso

As taxas de tromboembolismo venoso (TEV) relatadas após LRP primária e LRP-pós-QT são constantemente baixas; isto provavelmente é o resultado de uma população de pacientes jovem e geralmente sadia. A incidência de embolia pulmonar após LRP primária foi descrita como menor do que 1% (Baniel et al., 1994; Heidenreich et al., 2003; Subramanian et al., 2010). Após LRP-pós-QT, as taxas variam de 0,1% a 3,1% (Baniel et al., 1995b; Subramanian et al., 2010). A incidência de trombose venosa profunda é mais difícil de determinar porque estes casos não são constantemente relatados na literatura e são frequentemente assintomáticos. As taxas descritas variam de 0% a 1% em LRP primária e LRP-pós-QT (Heidenreich et al., 2003; Subramanian et al., 2010).

Todos os pacientes submetidos à LRP devem utilizar aparelhos de compressão pneumática desde a indução e mantê-los durante toda a internação. Deambulação deve ser retomada no 1° dia pós-operatório em virtualmente todos os casos. O uso de profilaxia farmacológica nunca foi avaliado em pacientes submetidos à LRP. Aplicação subcutânea profilática de heparina não fracionada de baixa dose ou heparina de baixo peso molecular demonstrou eficácia em reduzir taxas de TEV em pacientes no pós-operatório (Collins et al., 1988; Kakkar et al., 1993). As desvantagens potenciais são um risco aumentado de hemorragia pós-operatória e relatos anedóticos de risco aumentado de linfocele. Estudos retrospectivos de pacientes submetidos à prostatectomia radical descreveram resultados conflitantes sobre o efeito da profilaxia farmacológica de TEV no pós-operatório, em relação à formação de linfocele pélvica (Bigg e Catalona, 1992; Koch e Jr, 1997; Schmitges et al., 2012). A decisão de usar profilaxia farmacológica para TEV deve levar em consideração a baixa incidência de TEV em pacientes submetidos à LRP e extrapolação de dados de risco/benefício provenientes de outras cirurgias e especialidades. **Tromboprofilaxia farmacológica é provavelmente mais importante em pacientes que apresentam risco aumentado de TEV pós-operatório, tais como pacientes com uma história pessoal de TEV, obesidade, condições conhecidas de hipercoagulabilidade, ou idade mais avançada.**

Complicações Neurológicas

Na revisão de LRP-pós-QT de Indiana, não foram observados casos de paraplegia. Sete casos de lesão nervosa periférica foram relatados (Baniel et al., 1995b). Todos estes casos foram secundários ao posicionamento do paciente e potencialmente à colocação de afastadores (neuropraxia femoral). Atenção cuidadosa ao posicionamento apropriado do paciente pelas equipes cirúrgica e de anestesia é importante para minimizar o risco de dano a nervos periféricos. Em uma revisão de 268 pacientes submetidos à ressecção pós-quimioterapia de doença mediastinal por TCG testicular ou retroperitoneal primário, Kesler et al. (2003) descreveram seis pacientes (2,2%) com paraplegia. **Pacientes com doença volumosa mediastinal e retroperitoneal apresentam risco aumentado de desenvolver paraplegia. A probabilidade de complicações neurológicas aumenta proporcionalmente ao grau de ressecção paraórtica.**

Mortalidade

Mortalidade após LRP é essencialmente zero (Baniel et al., 1994; Heidenreich et al., 2003; Capitanio et al., 2009; Subramanian et al., 2010). Mortalidade após LRP-pós-QT é extremamente rara e geralmente descrita como menor do que 1% (Baniel et al., 1995b; Capitanio et al., 2009; Subramanian et al., 2010). Em uma revisão da experiência da Indiana University, cinco de 603 pacientes (0,8%) morreram após LRP-pós-QT (Baniel et al., 1995b). Causas de morte foram insuficiência respiratória grave em dois pacientes, falência de múltiplos órgãos em um paciente, sepse fúngica em um paciente, e infarto do miocárdio após fístula aorticoduodenal em um paciente. Em um estudo populacional de 882 pacientes submetidos à LRP, Capitanio et al. (2009) usaram o banco de dados *Surveillance, Epidemiology, and End Results* (SEER) para determinar se taxas de mortalidade previamente relatadas por centros de excelência eram aplicáveis à comunidade. Embora recebimento de quimioterapia não fosse relatado, não houve mortalidade em pacientes com doença localizada, enquanto taxas de mortalidade de 0,8% e 6% foram citadas em pacientes com doença retroperitoneal e metástases a distância, respectivamente.

> **PONTOS-CHAVE: RESULTADOS CIRÚRGICOS, CONSIDERAÇÕES FUNCIONAIS E COMPLICAÇÕES DA LINFADENECTOMIA RETROPERITONEAL**
>
> - Através do uso de *templates* unilaterais modificados e técnicas poupadoras de nervo, preservação de ejaculação anterógrada pode ser esperada em quase todos os pacientes submetidos à LRP. Taxas semelhantes de sucesso são possíveis em pacientes submetidos à LRP-pós-QT quando uma ou ambas estas técnicas podem ser efetuadas com segurança. Entretanto, isto frequentemente é impossível em pacientes com grandes massas retroperitoneais.
> - Complicações maiores são raras após LRP primária e LRP-pós-QT. Uma proporção importante de complicações maiores após LRP-pós-QT é pulmonar e está relacionada ao uso prévio de bleomicina e ao volume de doença torácica. Anestesiologistas desempenham um papel-chave em minimizar estes eventos.
> - Embora muito rara, ascite quilosa pode ser uma complicação com tratamento desafiador. Atenção cuidadosa à anatomia linfática retroperitoneal com ligadura de linfáticos de grosso calibre minimiza o risco desta complicação.
> - Abordagem gradual no manejo da ascite quilosa é recomendada.
> - Paraplegia após LRP é extremamente rara. Contudo, pacientes que receberão ressecção de doença de grande volume retroperitoneal e mediastinal visceral devem ser alertados a respeito do potencial risco desta complicação devastadora.

LINFADENECTOMIA RETROPERITONEAL EM SITUAÇÕES EXCLUSIVAS

Linfadenectomia Retroperitoneal Pós-quimioterapia para Seminoma

Seminoma puro é um tumor particularmente quimiossensível, com taxas de RC de 70% a 90% sendo descritas em pacientes com doença disseminada tratados com quimioterapia à base de cisplatina (Loehrer et al., 1987; International Germ Cell Consensus Classification, 1997; Gholam et al., 2003). **Massas residuais são relativamente comuns após tratamento de seminoma devido à intensa reação desmoplásica que ocorre em resposta à quimioterapia. Na maioria das séries de LRP-pós-QT efetuadas para seminoma puro, malignidade viável é encontrada em aproximadamente 10% dos casos**, com os demais pacientes exibindo apenas fibrose (Herr et al., 1997; Ravi et al., 1999; Flechon et al., 2002). **Adicionalmente, LRP-pós-QT para seminoma está associada com maior morbidade perioperatória em comparação à LRP-pós-QT para TCGNS** (Friedman et al., 1985; Fossa et al., 1987; Mosharafa et al., 2003b). **Vários pontos de corte para intervenção operatória foram estipulados com o objetivo de evitar uma cirurgia muitas vezes desnecessária e potencialmente mórbida.**

Em uma revisão com 55 pacientes tratados no MSKCC por seminoma testicular puro e patologia retroperitoneal pós-quimioterapia disponível (LRP ou biópsia), 30% dos pacientes com massas de 3 cm ou maiores tinham seminoma ou teratoma retroperitoneal viável na ressecção, enquanto nenhum dos pacientes com massas menores abrigava doença residual (Herr et al., 1997). Pesquisadores recomendaram LRP nos pacientes com seminoma puro com massas residuais de 3 cm ou maiores. Em contraposição, pesquisadores na Indiana University relataram ausência de associação entre tamanho de massa residual e recorrência/progressão da doença na sua experiência com 21 pacientes. Os autores recomendaram observar todas as massas residuais, com ressecção reservada para pacientes demonstrando evidência sorológica ou radiográfica de progressão (Schulz et al., 1989).

Mais recentemente, PET vem sendo usada para avaliar a presença de seminoma viável em massas residuais. PET-*scan* têm um valor preditivo negativo aproximando-se de 100%. Entretanto, PET-*scans* falso-positivos resultaram em valores preditivos positivos inconsistentes, variando de 67% a 100% em dois estudos (De Santis et al., 2004; Lewis et al., 2006). À luz desses achados, algumas diretrizes propõem que pacientes sem massas residuais ou com massa residual de menos de 3 cm podem ser observados e pacientes com massas maiores devem ser avaliados com um PET-*scan* 6 semanas após completar quimioterapia. Pacientes com massas captantes ao PET são manejados através de LRP, quimioterapia de salvamento com dose-padrão, ou QTAD. Dessas três modalidades, QTAD demonstrou os melhores resultados de sobrevida, com SG de 92% quando usada no contexto de segunda linha (Agarwala et al., 2011). Em uma revisão com 36 pacientes com seminoma puro demonstrando seminoma viável na LRP-pós-QT, Rice et al. (2012) relataram uma SCE de 54% com apenas nove pacientes (25%) permanecendo continuamente livres de doença após ressecção. **Dados os superiores resultados de sobrevida associados com QTAD, esta modalidade é preferida para a maioria dos pacientes com seminoma puro que têm recidiva após quimioterapia de indução.** Entretanto, LRP-pós-QT pode continuar a ter um papel para tratamento de pacientes que têm recaída com massas focais facilmente ressecáveis, a fim de evitar a morbidade potencial da QTAD. Em última análise, a decisão deve ser tomada baseando-se na esperada morbidade da ressecção *versus* QTAD.

Linfadenectomia Retroperitoneal para Tumores Estromais do Cordão Sexual

Tumores estromais do cordão sexual (TECSs) correspondem a 4% a 5% de todas as neoplasias testiculares e incluem tumores de células de Leydig, Sertoli e células da granulosa, bem como várias combinações dessas histologias. **Estima-se que 10% a 20% dos TECSs em adultos sejam malignos** (Kim et al., 1985; Grem et al., 1986; Krazer et al., 1997). Embora a presença de doença metastática seja o único indicador de fenótipo maligno, várias características do tumor primário foram avaliadas quanto a sua capacidade de predizer comportamento agressivo. **Características que parecem se correlacionar com comportamento agressivo foram bastante semelhantes ao exame dos distintos subtipos de TECSs. Estas características incluem idade mais avançada, tamanho do tumor primário maior do que 4 a 5 cm, necrose, taxa mitótica maior que três a cinco por 10 campos de grande aumento, atipia nuclear moderada a grave, margens tumorais infiltrativas/invasão de estruturas adjacentes, e invasão linfovascular** (Kim et al., 1985; Dilworth et al., 1991; Kratzer et al. 1997; Young et al., 1998). Múltiplos aspectos preditivos de fenótipo maligno frequentemente ocorrem no mesmo paciente, com indivíduos evoluindo desfavoravelmente, muitas vezes possuindo duas ou três características malignas (Kim et al., 1985; Young et al., 1998). Alguns especialistas recomendam que tumores possuindo duas ou mais dessas características sejam categorizados como malignos (Krazer et al., 1997; Silberstein et al., 2013). Entretanto, predição de comportamento maligno baseado em histologia não é tão precisa como em TCG.

O papel da LRP no tratamento de TECS não está claro. **Argumentos para uso de LRP no tratamento desta doença são os seguintes: (1) linfonodos retroperitoneais são constantemente o local mais comum (e provavelmente o primeiro) de metástases nas séries descritas** (Kim et al., 1985; Kratzer et al., 1997; Young et al., 1998); **(2) pacientes EC I podem desenvolver metástases retroperitoneais após longo intervalo de tempo, indicando que a LRP primária precoce poderia talvez evitar estas recorrências** (Mosharafa et al., 2003a); **e (3) há casos isolados descritos de pacientes cirurgicamente curados com depósitos microscópicos de TECS em peças de LRP** (Lockhart et al., 1976; Gohji et al., 1994; Mosharafa et al., 2003a; Silberstein et al., 2013); **e (4) embora estes tumores tenham demonstrado respostas parciais à quimioterapia, cura não foi documentada.**

Argumentos contra a execução de LRP são os seguintes: (1) preditores histológicos de comportamento maligno do tumor primário demonstraram desempenho inconstante, tornando difícil a seleção de pacientes (Mosharafa et al., 2003a; Silberstein et al., 2013), e (2) embora tenha havido algumas curas cirúrgicas relatadas na literatura, o seguimento frequentemente é curto demais para confirmar cura, e a maioria dos pacientes com linfonodos retroperitoneais positivos morre da sua doença. **No momento, nenhuma recomendação conclusiva pode ser feita a respeito do uso de LRP no tratamento de pacientes com TECS. As vantagens e desvantagens supramencionadas devem ser discutidas com o paciente para lhe permitir tomar uma decisão informada a respeito do tratamento.**

> **PONTOS-CHAVE: LINFADENECTOMIA RETROPERITONEAL EM SITUAÇÕES EXCLUSIVAS**
>
> - LRP-pós-QT raramente é efetuada no contexto do seminoma, dada a quimiossensibilidade desta histologia, a dificuldade técnica destas ressecções, e a excelente resposta à QTAD.
> - O papel da LRP no tratamento do TECS não foi demonstrado definitivamente, dada a raridade de formas malignas destes tumores.

CONCLUSÃO

Durante os últimos 50 anos, o campo do câncer testicular sofreu uma evolução notável através do desenvolvimento em paralelo e integração de esquemas quimioterápicos com o refinamento continuado de técnicas para ressecção cirúrgica. Estes avanços resultaram em cura durável em mais de 90% dos pacientes com câncer testicular, enquanto minimizaram morbidade aguda e em longo prazo. Estes excelentes resultados podem ser alcançados apenas através do seguimento estrito de princípios terapêuticos estabelecidos. Embora o tratamento de pacientes com câncer de testículo frequentemente exija uma equipe multidisciplinar experiente, o tratamento bem-sucedido de quase todo paciente com câncer testicular começa com o seu urologista. Todos os urologistas deveriam ter uma compreensão completa e detalhada do tratamento apropriado do câncer testicular. Esta compreensão ajuda a assegurar aplicação imediata de tratamento clínico e cirúrgico apropriado, com encaminhamento precoce a centros de alto volume quando necessário. O sucesso do tratamento cirúrgico dos tumores testiculares é medido não somente por resultados de sobrevida, mas também pela minimização da morbidade ao se evitar cirurgias desnecessárias, com preservação funcional sempre que possível.

Acesse www.expertconsult.com para assistir aos vídeos deste capítulo.

REFERÊNCIAS

Para consultar a lista completa de referências, acesse www.expertconsult.com.

LEITURA SUGERIDA

Baniel J, Foster RS, Gonin R, et al. Late relapse of testicular cancer. J Clin Oncol 1995;13:1170-6.

Carver BS, Bianco FJ Jr, Shayegan B, et al. Predicting teratoma in the retroperitoneum in men undergoing post-chemotherapy retroperitoneal lymph node dissection. J Urol 2006;176:100-3. discussion 103-4.

Carver BS, Shayegan B, Eggener S, et al. Incidence of metastatic nonseminomatous germ cell tumor outside the boundaries of a modified postchemotherapy retroperitoneal lymph node dissection. J Clin Oncol 2007;25:4365-9.

Donohue JP, Leviovitch I, Foster RS, et al. Integration of surgery and systemic therapy: results and principles of integration. Semin Urol Oncol 1998;16:65-71.

Donohue JP, Thornhill JA, Foster RS, et al. Primary retroperitoneal lymph node dissection in clinical stage A non-seminomatous germ cell testis cancer. Review of the Indiana University experience 1965-1989. Br J Urol 1993;71:326-35.

Donohue JP, Zachary JM, Maynard BR. Distribution of nodal metastases in nonseminomatous testis cancer. J Urol 1982;128:315-20.

Eggener SE, Carver BS, Sharp DS, et al. Incidence of disease outside modified retroperitoneal lymph node dissection templates in clinical stage I or IIA nonseminomatous germ cell testicular cancer. J Urol 2007;177:937-42. discussion 942-3.

Ehrlich Y, Brames MJ, Beck SD, et al. Long-term follow-up of cisplatin combination chemotherapy in patients with disseminated nonseminomatous germ cell tumors: is a postchemotherapy retroperitoneal lymph node dissection needed after complete remission? J Clin Oncol 2010;28:531-6.

Fizazi K, Tjulandin S, Salvioni R, et al. Viable malignant cells after primary chemotherapy for disseminated nonseminomatous germ cell tumors: prognostic factors and role of postsurgery chemotherapy—results from an international study group. J Clin Oncol 2001;19:2647-57.

Jewett MA, Kong YS, Goldberg SD, et al. Retroperitoneal lymphadenectomy for testis tumor with nerve sparing for ejaculation. J Urol 1988;139:1220-4.

Stephenson AJ, Bosl GJ, Motzer RJ, et al. Retroperitoneal lymph node dissection for nonseminomatous germ cell testicular cancer: impact of patient selection factors on outcome. J Clin Oncol 2005;23:2781-8.

Williams SD, Stablein DM, Einhorn LH, et al. Immediate adjuvant chemotherapy versus observation with treatment at relapse in pathological stage II testicular cancer. N Engl J Med 1987;317:1433-8.

36 Laparoscopic and Robotic-Assisted Retroperitoneal Lymphadenectomy for Testicular Tumors

Mohamad E. Allaf, MD e Louis R. Kavoussi, MD, MBA

Rationale and Evolution

Staging Laparoscopic Retroperitoneal Lymph Node Dissection and Controversy

Duplication of Open Retroperitoneal Lymph Node Dissection

Development of Robotic-Assisted Retroperitoneal Lymph Node Dissection

Surgical Technique

Postoperative Care

Prospective Nerve-Sparing Techniques

Complications

Results and Current Status

Summary

37 Tumores do Pênis

Curtis A. Pettaway, MD, Juanita M. Crook, MD, FRCPC e Lance C. Pagliaro, MD

Lesões Cutâneas Pré-malignas

Carcinoma de Células Escamosas

Tratamento Cirúrgico do Tumor Primário

Tratamento dos Linfonodos Inguinais

Radioterapia

Quimioterapia

Neoplasias Penianas Malignas de Células não Escamosas

Os cânceres penianos são tumores raros, geralmente devastadores para o paciente e um desafio diagnóstico e terapêutico para o urologista. Embora raras na América do Norte e na Europa, as neoplasias penianas malignas são uma grande preocupação de saúde pública em muitos países da África, Ásia e América do Sul.

Qualquer discussão sobre cânceres penianos deve começar com a abordagem de tumores tanto pré-malignos quanto malignos do pênis. A descrição dessas lesões serve para estabelecer a sua relação anatômica, etiológica e histológica com o carcinoma de células escamosas, que é o tumor peniano maligno mais comum, bem como com outras neoplasias malignas que acometem o pênis. A evolução do conhecimento sobre as etiologias de vários tumores penianos pré-malignos e malignos será revista neste capítulo.

Neste capítulo, faremos uma revisão da epidemiologia, etiologia e história natural do carcinoma de células escamosas e do seu tratamento atual. **Relatos têm confirmado a importância do estadio patológico e das características histológicas do tumor primário, bem como da presença e extensão da metástase linfonodal na determinação do prognóstico e no plano de tratamento do carcinoma de células escamosas do pênis** (Ravi, 1993a; McDougal, 1995; Theodorescu et al., 1996; Pizzocaro et al., 1997; Slaton et al., 2001). Além disso, apresentaremos os avanços no estadiamento da doença, incluindo novas modalidades de imagem e o uso de biópsia dinâmica de linfonodo sentinela (BDLS), e abordagens cirúrgicas modificadas para melhorar a precisão do estadiamento e reduzir potenciais morbidades.

Discutiremos a seleção de pacientes para estratégias cirúrgicas de preservação de órgãos e revisaremos o papel da radioterapia, tanto como tratamento primário quanto paliativo. Também discutiremos os avanços atuais em quimioterapia, bem como em terapia combinada com várias modalidades terapêuticas. Apresentaremos um esquema contemporâneo para o tratamento da região inguinal, com base em características histológicas e clínicas.

Por fim, revisaremos e discutiremos as várias neoplasias malignas de células não escamosas que podem acometer o pênis.

LESÕES CUTÂNEAS PRÉ-MALIGNAS

 A discussão sobre lesões cutâneas pré-malignas (incluindo a Fig. 37-1) e lesões dermatológicas relacionadas com vírus encontra-se disponível em inglês no site www.expertconsult.com.

CARCINOMA DE CÉLULAS ESCAMOSAS

Carcinoma *In Situ*

Urologistas e dermatologistas chamam o carcinoma *in situ* (Tis) do pênis de *eritroplasia de Queyrat*, caso envolva a glande e o prepúcio, ou doença de Bowen, caso envolva a haste peniana ou o restante dos órgãos genitais ou a região perineal. Esta nomenclatura tem servido para separar o carcinoma *in situ* da corrente de considerações e relatos de carcinoma peniano. No entanto, a epidemiologia e a história natural da lesão são idênticas às do carcinoma peniano precoce, e o carcinoma *in situ* pode progredir para carcinoma invasivo.

A eritroplasia originalmente descrita por Queyrat em 1911 consiste em uma lesão aveludada, bem demarcada, vermelha, da glande do pênis ou, menos frequentemente, do prepúcio do homem não circuncidado (Aragona et al., 1985). Pode ulcerar e estar associada a secreção e dor. No exame histológico, a mucosa normal é substituída por células hiperplásicas atípicas caracterizadas por desorientação, vacuolização, múltiplos núcleos hipercromáticos e figuras mitóticas em todos os níveis. As cristas epiteliais estendem-se para a submucosa e parecem alongadas, ampliadas e bulbosas. A submucosa mostra proliferação e ectasia capilar com infiltrado inflamatório circundante que normalmente é rico em células plasmáticas. Essas características microscópicas distinguem eritroplasia de Queyrat de balanite localizada crônica. HPV foi identificado no carcinoma peniano *in situ* (Pfister e Haneke, 1984). A progressão para carcinoma invasivo pode ocorrer em 10% a 33% dos pacientes (Buechner, 2002; Bleeker et al., 2009).

Em 1912, Bowen descreveu uma neoplasia intraepitelial da pele associada a alta ocorrência de doença maligna interna subsequente como uma entidade distinta. A doença de Bowen e a eritroplasia de Queyrat são histologicamente semelhantes (Graham e Helwig, 1973) (Fig. 37-1C — *disponível exclusivamente on-line em inglês no site www.expertconsult.com*). Ambos os tumores são caracterizados por alterações não invasivas de carcinoma *in situ*. **A doença maligna visceral não está associada a eritroplasia de Queyrat, e estudos de caso-controle posteriores não mostraram nenhuma associação da doença de Bowen com tumores malignos internos** (Anderson et al., 1973). Portanto, o carcinoma peniano *in situ* por si só não justifica uma pesquisa específica para tumores malignos internos. **A doença de Bowen é caracterizada por placas acentuadamente definidas de eri-**

tema escamoso na haste peniana. Variantes crostosas ou ulceradas podem ocorrer. Pela aparência, pode ser confundida com papulose bowenoide, eczema numular, psoríase e carcinoma basocelular superficial. Se não tratada, pode-se originar carcinoma invasivo em cerca de 5% dos doentes (Buechner, 2002). Quando todos os casos de carcinoma *in situ* são considerados, metástase é extremamente rara, mas tem sido relatada (Eng et al., 1995).

O tratamento baseia-se na confirmação histopatológica apropriada de malignidade com várias biópsias de profundidade adequada para descartar invasão. Quando as lesões estão localizadas no prepúcio, circuncisão ou excisão com uma margem de 5 mm é adequada para controle local (Bissada, 1992). As lesões na glande do pênis são mais difíceis de tratar por meio de estratégias de excisão, mantendo ao mesmo tempo a anatomia normal do pênis. Recentemente, vários grupos descreveram a técnica de recobertura da glande para o carcinoma escamoso da glande do pênis. Nessa técnica, o epitélio e o tecido subepitelial da glande são dissecados do tecido esponjoso subjacente. O defeito resultante é então fechado com um enxerto de pele. Nos primeiros acompanhamentos observaram-se taxas muito baixas de recorrência local (Hadway et al., 2006; Shabbir et al., 2011b). As estratégias alternativas incluem creme tópico de 5-fluorouracil (Lewis e Bendl, 1971; Graham e Helwig, 1973; Goette, 1974), creme de imiquimod a 5% (Danielson et al., 2003) e ablação com *laser* Nd:YAG (Landthaler et al., 1986; Frimberger et al., 2002a), *laser* de potássio-titânio-fosfato (KTP) de 532 nm ou *lasers* de dióxido de carbono (Rosemberg e Fuller, 1980; Tietjen e Malek, 1998; van Bezooijen et al., 2001). Tais estratégias têm mostrado excelentes resultados estéticos e funcionais. A radioterapia pode ser usada para tratar tumores que são resistentes ao tratamento tópico, especialmente em pacientes que não são candidatos a cirurgia (Kelley et al., 1974; Grabstald e Kelley, 1980; Mazeron et al., 1984; McLean et al., 1993).

> **PONTOS-CHAVE: CARCINOMA *IN SITU***
>
> - O carcinoma *in situ* (Tis) é um processo maligno intraepitelial.
> - A progressão para carcinoma invasivo pode ocorrer em 5% a 33% dos pacientes, se não for tratado.
> - Há raros casos de metástase.
> - A erradicação do câncer com estratégias de preservação de órgãos é o objetivo do tratamento.

Carcinoma Invasivo

O carcinoma peniano responde por 0,4% a 0,6% de todas as neoplasias malignas entre homens nos Estados Unidos e na Europa; pode representar até 10% das neoplasias malignas em homens em alguns países da Ásia, África e América do Sul (Gloeckler-Ries et al., 1990; Vatanasapt et al., 1995). **No entanto, relatos sugerem que a incidência de câncer peniano está diminuindo em muitos países, incluindo Finlândia, Estados Unidos, Índia e outros países asiáticos** (Maiche, 1992; Frisch et al., 1995; Vatanasapt et al., 1995; Yeole e Jussawalla, 1997). As razões dessa diminuição não são claras, mas podem estar relacionadas, em parte, ao aumento da atenção à higiene pessoal.

O câncer peniano é uma doença de homens mais velhos, com um aumento abrupto da incidência na sexta década de vida (Persky, 1977). Em dois estudos, as idades médias de surgimento da lesão foram de 58 anos (Gursel et al., 1973) e 55 anos (Derrick et al., 1973). O tumor não é incomum em homens mais jovens; em uma grande série, 22% dos pacientes tinham menos de 40 anos e 7% tinham menos de 30 anos (Dean, 1935); a doença também foi relatada em crianças (Kini, 1944; Narasimharao et al., 1985). O banco de dados SEER (*Surveillance, Epidemiology, and End Results*) revela que não há diferença étnica na incidência de câncer peniano entre homens negros e brancos nos Estados Unidos (incidência para os homens brancos, 0,8 por 100.000; para homens negros, 0,7 por 100.000) (Vatanasapt et al., 1995).

No entanto, um estudo utilizando dados do SEER sugeriu que a etnia está associada ao resultado. Rippentrop et al. (2004) observaram que houve 1.605 pacientes diagnosticados com câncer peniano entre 1973 e 1998, com 22,4% (360) de morte pela doença. Eles descobriram que os fatores independentemente preditivos de piora da sobrevida eram o estadio mais elevado no momento do diagnóstico, idade acima de 65 anos, etnia afro-americana e doença nos linfonodos. Esses pesquisadores demonstraram risco de morte doença-específico estatisticamente significativo, que foi 2,2 vezes maior em pacientes negros do que em pacientes brancos. Embora seja provável que a razão para essa disparidade seja multifatorial, entre as possibilidades estão as diferenças na biologia do câncer e no acesso aos cuidados de saúde ou ao tratamento. Esses achados provocadores obviamente merecem um estudo mais aprofundado.

Etiologia

A incidência de carcinoma peniano varia de acordo com a prática de circuncisão, padrão de higiene, fimose, número de parceiros sexuais, infecção pelo HPV, exposição a produtos de tabaco e outros fatores (Barrasso et al., 1987; Maiche, 1992; Maden et al., 1993; Misra et al., 2004).

A circuncisão neonatal tem sido bem estabelecida como uma medida profilática que praticamente abole a ocorrência de carcinoma peniano, pois elimina o ambiente prepucial fechado onde o carcinoma peniano se desenvolve. Os efeitos irritativos crônicos do esmegma, um subproduto da ação das bactérias sobre as células descamadas que estão dentro do saco prepucial, têm sido propostos como um agente causador. Embora não haja evidência definitiva de que o esmegma humano seja por si só uma substância carcinogênica (Reddy e Baruah, 1963), sua relação com o desenvolvimento de carcinoma peniano foi amplamente observada. A higiene inadequada pode levar ao acúmulo de esmegma sob a pele do prepúcio, resultando em inflamação. A cura por fibrose leva a fimose, que tende a perpetuar o ciclo. Fimose é encontrada em 25% a 75% dos pacientes com câncer de pênis descritos na maioria das grandes séries. Reddy et al. (1984) estudaram o prepúcio de 26 homens submetidos a circuncisão por causa de fimose e descobriram atipia epitelial em um terço das amostras.

O carcinoma peniano é raro entre a população judaica, na qual a circuncisão neonatal é uma prática universal (Licklider, 1961). Da mesma forma, nos Estados Unidos, onde a circuncisão neonatal é amplamente praticada, o câncer peniano representa menos de 1% das neoplasias malignas no sexo masculino. Em tribos africanas e nas culturas asiáticas em que a circuncisão não é praticada, o câncer peniano pode corresponder a 10% a 20% de todas as neoplasias malignas masculinas (Dodge, 1965; Narayana et al., 1982). Dados das maiores séries mostram que o câncer peniano é raro entre indivíduos circuncidados ao nascimento, mas é mais frequente quando a circuncisão é postergada até a puberdade (Frew et al., 1967; Gursel et al., 1973; Johnson et al., 1973). A circuncisão de adultos parece oferecer pouca ou nenhuma proteção contra o desenvolvimento subsequente da doença (Maden et al., 1993). **Esses dados sugerem que o período crítico de exposição a certos agentes causadores pode já ter ocorrido na puberdade e, certamente, na idade adulta, tornando a circuncisão tardia relativamente ineficaz como uma ferramenta profilática para o câncer peniano.**

Dados populacionais revelam que, embora a circuncisão neonatal seja altamente protetora contra o câncer peniano invasivo, não oferece o mesmo nível de proteção para o carcinoma *in situ*. Schoen et al. (2000) avaliaram a incidência de câncer peniano invasivo ou carcinoma *in situ* durante um período de 10 anos e encontraram apenas dois casos de 89 (2,3%) que ocorreram entre os homens circuncidados no período neonatal, ao passo que, de 118 homens com carcinoma *in situ*, 16 casos foram observados entre 102 homens que foram circuncidados ao nascimento, para uma incidência de 15,7%. Considerando que os efeitos protetores da circuncisão sobre o câncer peniano invasivo podem decorrer da prevenção da fimose, deve-se salientar que um outro estudo associou fimose ao desenvolvimento de câncer peniano invasivo, mas não carcinoma *in situ* (Hung-fu et al., 2001).

Também foi demonstrado que a circuncisão masculina é eficaz contra a infecção por HIV tipo 1 (HIV-1). Reynolds et al. (2004) mostraram que esse efeito é específico. Não houve efeito protetor da circuncisão para outras doenças sexualmente transmissíveis, tais como infecção por vírus herpes simples tipo 2, sífilis ou gonorreia.

Infecção por HPV e exposição a produtos do tabaco parecem estar associadas ao desenvolvimento de câncer peniano. Dados epidemiológicos forneceram pistas para uma relação entre um agente sexualmente transmissível e câncer, demonstrando que as esposas ou ex-esposas de homens com câncer peniano tiveram risco três vezes maior de carcinoma cervical (Graham et al., 1979). Outras investigações revelaram que os parceiros de mulheres com neoplasia cervical intraepitelial tinham incidência significativamente maior de neoplasia intraepitelial peniana (Barrasso et al., 1987). Esses mesmos pacientes do sexo masculino também tinham maior incidência de infecção por HPV.

Reação em cadeia da polimerase e hibridização *in situ* forneceram maior evidência do papel do HPV pela identificação de sequências de DNA específicas de diferentes tipos de HPV em lesões penianas primárias (malignas e benignas), mas não no prepúcio normal (Varma et al., 1991; Iwasawa et al., 1993). Mais de 25 tipos de HPV infectam regiões genitais. HPV tipos 6 e 11 são mais comumente associados a lesões não displásicas, como verrugas genitais, mas essas também são observadas em carcinomas verrucosos não metastáticos. Em contraste, os tipos de HPV 16, 18, 31, e 33 estão associados ao carcinoma *in situ* e invasivo (Wiener e Walther, 1995). **HPV-16 parece ser o tipo mais frequentemente detectado em carcinomas primários e também tem sido detectado em lesões metastáticas** (Varma et al., 1991; Iwasawa et al., 1993; Wiener e Walther, 1995). Como observado anteriormente, o genoma de HPV codifica a oncoproteína E6, que forma um complexo com a proteína TP53 supressora de tumor, e a oncoproteína E7, que se liga à proteína do retinoblastoma (RB), afetando, assim, a regulação do ciclo celular (Munger et al., 1989; zur Hausen, 1996; Levi et al., 1998; Griffiths e Mellon, 1999) pelas vias de p14ARF/MDM2/p53 e p15INK4a/ciclina D/Rb (Bleeker et al., 2009). Maden et al. (1993) **verificaram que a incidência da infecção por HPV estava diretamente correlacionada com o número de parceiros sexuais durante a vida, o que também estava relacionado com o risco de câncer peniano.** Além disso, Castellsague et al. (1997) observaram uma correlação direta entre o número de parceiros sexuais, homens infectados com HPV e a incidência de neoplasia cervical entre as suas parceiras. Portanto, tanto para o câncer do colo do útero quanto peniano, a infecção por HPV representa uma causa evitável.

Poblet et al. (1999) relataram sobre dois pacientes com infecção por HIV-1 e HPV coexistentes e postularam que o HIV-1 poderia sinergizar com o HPV para aumentar a progressão de lesões penianas por HPV em carcinoma peniano. Embora haja evidências que suportem este efeito na neoplasia cervical e anal, a prova definitiva para o câncer de pênis aguarda um estudo mais aprofundado (Northfelt, 1994).

Embora a infecção por HPV seja provavelmente um fator importante no desenvolvimento do câncer de pênis, sua presença não é invariável (31% a 63% de pacientes com teste de carcinoma peniano positivo) (Wiener e Walther, 1995), **indicando que outros fatores podem estar envolvidos no desenvolvimento da doença ou dos seus subtipos.** Entre outras evidências está um estudo de Rubin et al. (2001), que realizaram um ensaio em cadeia da polimerase sensível em amostras de câncer peniano dos Estados Unidos e Paraguai e escreveram seu ensaio baseado em hipóteses. No geral, 42% dos carcinomas penianos eram HPV-positivos. No entanto, apenas 34,9% e 33,3% dos carcinomas queratinizados e verrucosos, respectivamente, eram positivos, ao passo que 80% e 100% de subtipos de tumor basaloides e condilomatosos, respectivamente, exibiram DNA de HPV. Outros eventos moleculares não dependentes de HPV que conduzem à carcinogênese no pênis foram descritos, incluindo o silenciamento do *locus* CDK2NA por hipermetilação do promotor, a expressão de genes que têm como alvo o *locus* INK4a/ARF, outras mutações genéticas que afetam TP53 e p14ARF e superexpressão de MDM2 (revisto em Ferreux et al., 2003; Bleeker et al., 2009).

Quatro estudos mostraram uma associação significativa entre a exposição à fumaça do cigarro e o desenvolvimento de câncer peniano (Hellberg et al., 1987; Daling et al., 1992; Maden et al., 1993; Harish e Ravi, 1995). Hellberg et al. (1987) estudaram a história de tabagismo de 244 homens com câncer de pênis e controles pareados. Eles encontraram um risco relativo (RR) significativamente aumentado de câncer peniano em tabagistas e maior risco com aumento da carga tabágica. Essa observação se manteve mesmo quando a presença de fimose foi controlada. **Harish e Ravi (1995) estenderam essas observações mostrando que todas as formas de produtos do tabaco, incluindo cigarros, tabaco de mascar e rapé, foram significativa e independentemente relacionadas com a incidência de câncer de pênis após a análise de regressão multivariada.** Postula-se que os produtos do tabaco podem agir na presença de infecção por HPV ou bactéria associada a inflamação crônica para promover a transformação maligna.

Esses mesmos fatores de risco também são comuns a outros carcinomas anogenitais (Daling et al., 1992; Maden et al., 1993).

Trauma peniano pode ser outro fator de risco para câncer de pênis. O desenvolvimento de carcinoma na haste peniana marcada com cicatriz após a circuncisão tem sido relatado como uma entidade distinta (Bissada et al., 1986). Além disso, Maden et al. (1993) encontraram um risco maior do que três vezes de câncer peniano em homens com rupturas penianas e erupções cutâneas. Um estudo de caso-controle também revelou *odds ratio* de 18:1 para o desenvolvimento de câncer peniano para os homens que relatavam uma lesão peniana 2 anos antes do início da doença (Hung-fu et al., 2001).

Radiação ultravioleta genital, isolada e combinada com 8-metoxipsoraleno, aumenta o risco de carcinoma de células escamosas em regiões genitais. Um estudo de acompanhamento de 12 anos relatou que o risco de câncer de pênis e escroto foi 286 vezes maior do que na população em geral para as pessoas expostas à fotoquimioterapia de ultravioleta A e 8-metoxipsoraleno (PUVA) (Stern, 1990). O risco foi relacionado à dose. Para os pacientes tratados com a exposição aos raios ultravioleta B, o risco foi 4,6 vezes maior. Outro estudo realizado na Suécia de acompanhamento de longo prazo de neoplasia maligna associada a PUVA revelou 30 vezes maior risco de câncer de pele (mas não de câncer peniano) entre os homens. Neste estudo, PUVA também foi associada a câncer dos tratos respiratório e pancreático (Lindelof et al., 1991). Líquen escleroso (LE) (também conhecido como balanite xerótica obliterante) é um fator de risco para o desenvolvimento de câncer de pênis. **Estudos têm mostrado a incidência de câncer subsequente com acompanhamento de longo prazo entre 2,3% e 9% dos homens com LE** (Depasquale et al., 2000; Micali et al., 2001). Velazquez e Cubilla (2003) estudaram LE que ocorre em associação com o câncer de pênis e observaram a sua clara presença entre o subgrupo de carcinomas penianos que não foram associados ao HPV.

Maiores estudos realizados em áreas onde a doença é endêmica, incorporando os muitos fatores de risco para câncer peniano a uma análise multivariada, são obviamente necessários para definir quais fatores independentemente conferem risco. Até o momento, não foi encontrada nenhuma evidência convincente ligando o câncer de pênis a outros fatores como ocupação, outras doenças venéreas (gonorreia, sífilis e herpes), uso de maconha ou ingestão de álcool (Maden et al., 1993).

Prevenção

O papel da circuncisão neonatal de rotina como uma estratégia preventiva para o câncer de pênis é, no mínimo, um tema controverso. A posição da American Academy of Pediatrics mudou ao longo do tempo; da negação de quaisquer benefícios clínicos (Schoen et al., 1989) passou a assumir uma posição mais moderada, afirmando que **"Há potenciais benefícios clínicos da circuncisão do recém-nascido"** (Shapiro, 1999) na publicação de agosto de 2012. Nela, declara que "A avaliação de evidências atuais indicam que os benefícios à saúde da circuncisão neonatal masculina superam os riscos e que os benefícios do procedimento justificam o acesso a esse procedimento para famílias que o escolhem". Os benefícios específicos em sua revisão de dados incluíram a prevenção de infecções do trato urinário, de câncer peniano e da transmissão de infecções sexualmente transmissíveis, incluindo HIV (American Academy of Pediatrics Task Force on Circumcision, 2012).

Qualquer argumento contra a circuncisão deve considerar que o carcinoma peniano representa a única neoplasia para a qual existe um meio previsível e simples de profilaxia para poupar o órgão em risco (Dagher et al., 1973). Embora a circuncisão possa evitar a doença, especialmente onde podem faltar instalações para a higiene diária, pode não ser tão importante em países onde a boa higiene é praticada. Frisch et al. (1995) relataram uma queda da incidência de câncer peniano (de 1,15 por 100.000 homens para 0,82 por 100.000 homens) na população dinamarquesa, que tem uma taxa de circuncisão de apenas 1,6%. Eles atribuíram essa tendência à melhora da higiene, porque a incidência de habitações com instalações para banho aumentou de 35% em 1940 para 90% em 1990. Assim, considerando os benefícios da circuncisão (incluindo a prevenção de infecções, da infecção pelo HIV e sua transmissão, e de câncer peniano e cervical), a melhor educação sobre os potenciais benefícios da circuncisão, especialmente em países em desenvolvimento, parece racional (Schoen et al., 1989; Reynolds et al., 2004;. Kinkade et al., 2005).

Apesar de a circuncisão neonatal e a boa higiene para evitar a ocorrência de fimose representarem estratégias de prevenção importantes, esforços adicionais para impedir a transformação maligna incluem a prevenção da infecção pelo HPV, potencialmente pelo uso de preservativo, da exposição à luz ultravioleta e do uso de produtos do tabaco. Assim, comportamentos modificáveis podem potencialmente prevenir o câncer de pênis (Munger et al., 1989; Maden et al., 1993; Harish e Ravi, 1995; Levi et al., 1998; Griffiths e Mellon, 1999; Bleeker et al., 2009).

Como mencionado anteriormente, a vacinação contra o HPV poderia desempenhar um novo papel, no futuro, com relação à prevenção da transmissão do HPV entre homens e mulheres e, potencialmente, do câncer peniano. Atualmente, duas vacinas profiláticas contra o HPV estão disponíveis (a vacina Cervarix® contra HPV 16/18 [GlaxoSmithKline] e a vacina quadrivalente Gardasil® contra HPV 16/18/6/11 [Merck Sharp & Dohme]), e a eficácia da prevenção da infecção pelo HPV entre mulheres e homens jovens HPV-negativos tem sido demonstrada (Harper et al., 2004; Villa et al., 2005, Bloco et al.; 2006; Bleeker et al., 2009; Giuliano et al., 2011).

PONTOS-CHAVE: EPIDEMIOLOGIA, ETIOLOGIA E PREVENÇÃO

- O câncer de pênis é raro nos países desenvolvidos e, em todo o mundo, varia com a idade e práticas de circuncisão e de higiene.
- Dados epidemiológicos recentes dos Estados Unidos sugerem diferença no prognóstico, com os afro-americanos apresentando menor sobrevida.
- Fatores de risco para o desenvolvimento de câncer peniano incluem a falta da circuncisão neonatal, infecção por HPV, fimose, exposição a produtos do tabaco, LE peniano e, potencialmente, trauma peniano e exposição a PUVA.
- Subtipos histológicos de câncer de pênis estão correlacionados com infecção por HPV.
- O câncer de pênis representa uma doença evitável na maioria dos casos por meio de circuncisão neonatal e/ou modificação do comportamento.

História Natural

O carcinoma peniano em geral começa com uma pequena lesão que se estende gradualmente para envolver toda a glande, haste e corpo. A lesão pode ser papilar e exofítica ou plana e ulcerativa; se não for tratada, pode ocorrer autoamputação do pênis como resultado tardio. As taxas de crescimento das lesões papilares e ulcerativas são semelhantes, mas os tumores ulcerativos e planos têm tendência a metástase linfonodal mais cedo e estão associados a piores taxas de sobrevida em 5 anos (Dean, 1935; Marcial et al., 1962; Ornellas et al., 1994). As lesões maiores do que 5 cm (Beggs e Spratt, 1964), e aquelas que se estendem por 75% da haste (Staubitz et al., 1955), também estão associadas a maior incidência de metástases e menor taxa de sobrevida. No entanto, outros pesquisadores não encontraram uma relação consistente entre o tamanho das lesões, presença de metástases e menor sobrevida (Ekstrom e Edsmyr de 1958; Puras et al., 1978).

A fáscia de Buck age como uma barreira natural temporária à extensão local do tumor, protegendo os corpos penianos de uma invasão. A penetração da fáscia de Buck e da túnica albugínea possibilita a invasão dos corpos vasculares e estabelece o potencial de disseminação vascular. Envolvimento uretral ou da bexiga é raro (Riveros e Gorostiaga, 1962; Thomas e Small, 1968).

A primeira via de disseminação do carcinoma peniano é a metástase para os linfonodos ilíacos e femorais regionais. Uma descrição detalhada da drenagem linfática do pênis é encontrada em outras partes deste livro e está bem documentada na literatura (Dewire e Lepor, 1992). Resumidamente, os vasos linfáticos do prepúcio formam uma rede de ligação que se une com os vasos linfáticos a partir da pele da haste peniana. Esses vasos afluentes drenam para os linfonodos inguinais superficiais (os linfonodos externos à fáscia lata). Os vasos linfáticos da glande juntam-se aos vasos linfáticos que drenam os corpos penianos e eles formam um anel de canais de ligação na base do pênis que drenam por meio dos linfonodos superficiais. Os linfonodos superficiais drenam para os linfonodos inguinais profundos (aqueles profundos à fáscia lata). A partir daí, a drenagem segue para os linfonodos pélvicos (ilíaca externa, ilíaca interna e obturador). Estudos linfangiográficos do pênis demonstram um padrão consistente de drenagem que sai do linfonodo inguinal superficial para o linfonodo inguinal profundo e daí para linfonodos pélvicos, sem evidência de drenagem ipsolateral (Cabanas, 1977, 1992). Existem várias ligações transversais em todos os níveis de drenagem, de modo que a drenagem linfática peniana é bilateral para as áreas inguinais.

O aumento metastático dos linfonodos regionais eventualmente leva à necrose da pele, infecção crônica e morte por inanição, sepse ou hemorragia secundária à erosão dos vasos femorais. Lesões metastáticas distantes clinicamente detectáveis para o pulmão, fígado, osso ou cérebro são incomuns e são relatadas em 1% a 10% de pacientes na maioria das grandes séries (Staubitz et al., 1955; Riveros e Gorostiaga, 1962; Beggs e Spratt, 1964; Derrick et al., 1973; Johnson et al., 1973; Kossow et al., 1973; Puras et al., 1978, revisto em Pettaway et al., 2010). Tais metástases geralmente ocorrem tardiamente no curso da doença após a lesão local ter sido tratada. Metástases a distância na ausência de metástases regionais são incomuns.

O carcinoma peniano é caracterizado por um curso progressivo implacável, causando a morte para a maioria dos pacientes não tratados no prazo de 2 anos (Beggs e Spratt, 1964; Skinner et al., 1972; Derrick et al., 1973). É raro mas pode ocorrer sobrevida em longo prazo, mesmo com a doença localmente avançada e metástases regionais (Furlong e Uhle, 1953; Beggs e Spratt, 1964). Não se tem conhecimento de nenhum relato de remissão espontânea do carcinoma peniano. Foi relatado que 5% a 15% dos pacientes apresentam um segundo tumor primário (Buddington et al., 1963; Beggs e Spratt, 1964; Gursel et al., 1973) e uma série relatou carcinoma secundário em 17% dos pacientes (Hubbell et al., 1988).

Modos de Apresentação

Sinais

É a própria lesão peniana que geralmente alerta o paciente quanto à ocorrência de câncer de pênis. A apresentação varia de um endurecimento relativamente sutil ou pequena excrescência a uma pequena pápula, pústula, crescimento condilomatoso ou lesão exofítica mais exuberante. Ela pode aparecer como uma erosão superficial ou como uma úlcera profundamente escavada com bordas elevadas ou confluentes. A fimose pode obscurecer uma lesão e permitir que um tumor progrida silenciosamente. Eventualmente, erosão através do prepúcio, odor prepucial fétido e secreção com ou sem sangramento chamam a atenção para a doença.

Tumores penianos podem surgir em qualquer lugar no pênis, mas ocorrem mais frequentemente na glande (48%) e no prepúcio (21%). Outros tumores envolvem a glande e o prepúcio (9%), o sulco coronário (6%) ou a haste peniana (<2%) (Sufrin e Huben, 1991). Essa distribuição de lesões pode ser o resultado da exposição constante da glande, do sulco coronário e do interior do prepúcio a irritantes (p. ex., esmegma, infecção pelo HPV) dentro do saco prepucial, enquanto a haste peniana é relativamente preservada.

Raramente, massa, ulceração, supuração ou hemorragia na área inguinal podem ser causadas por metástases linfonodais a partir de uma lesão escondida dentro de um prepúcio fimótico. Retenção urinária ou fístula uretral por acometimento corpóreo local é um sinal de apresentação raro.

Sintomas

Não ocorre dor em proporção à extensão do processo destrutivo local e geralmente não é uma queixa de apresentação. Fraqueza, perda de peso, fadiga e mal-estar sistêmico ocorrem após supuração crônica. Nesse caso, pode ocorrer perda de sangue significativa a partir da lesão peniana, da lesão linfonodal ou de ambas. Como as doenças local e regional estão, geralmente, muito avançadas no momento em que as metástases distantes ocorrem, os sintomas de apresentação relacionados a essas metástases são raros.

Diagnóstico

Tardio

Os pacientes com câncer de pênis, mais do que os pacientes com outros tipos de câncer, parecem demorar a procurar assistência médica (Lynch e Krush, 1969). Em grandes séries, 15% a 50% dos pacientes postergam os cuidados médicos por mais de 1 ano (Dean, 1935; Buddington et al., 1963; Hardner et al., 1972; Gursel et al., 1973). Entre as explicações estão constrangimento, culpa, medo, ignorância e negligência pessoal. Este nível de negação é grande, já que o pênis é observado e manipulado diariamente.

O atraso por parte do médico para iniciar tanto o diagnóstico quanto o tratamento também pode ser considerável. Em alguns casos, os pacientes receberam cursos prolongados de antibióticos ou preparações antifúngicas tópicas antes de serem encaminhados para biópsia. Apesar de alguns estudos mostrarem que a diferença nas taxas de sobrevida entre os pacientes com apresentação precoce e aqueles com apresentação posterior é insignificante (Ekstrom e Edsmyr de 1958; Johnson et al., 1973), outra série mostrou diminuição da sobrevida com maior tempo de postergação (Hardner et al., 1972). Parece lógico que o diagnóstico e tratamento precoces devem melhorar os resultados.

Exame

Na apresentação, a maioria das lesões está confinada ao pênis (Skinner et al., 1972; Derrick et al., 1973; Johnson et al., 1973). A lesão peniana é avaliada em relação ao tamanho, localização, fixação e envolvimento dos corpos penianos. O exame da base do pênis e do escroto é necessário para descartar a extensão para essas áreas. O exame retal e bimanual fornece informações sobre o envolvimento do corpo perineal e a presença de massa pélvica. A palpação bilateral cuidadosa da região inguinal para verificar adenopatia é extremamente importante.

> **PONTOS-CHAVE: HISTÓRIA NATURAL E APRESENTAÇÃO**
> - O câncer de pênis geralmente começa na superfície da glande do pênis ou na área prepucial, onde aumenta progressivamente.
> - O atraso tanto na busca de atenção médica quanto na biópsia definitiva subsequente é comum.
> - O exame tanto do tumor primário do pênis quanto da região inguinal é fundamental para o planejamento do tratamento.
> - Metástases ocorrem por embolização de depósitos tumorais do tumor peniano através de vasos linfáticos do pênis para os linfonodos inguinais.
> - Metástases distantes ocorrem no final da história da doença.

Biópsia

A confirmação do diagnóstico de carcinoma peniano e a avaliação da profundidade da invasão, a ocorrência de invasão vascular e o grau histológico da lesão por exame microscópico de uma amostra de biópsia são obrigatórios antes do início de qualquer tratamento. Isso fornece indícios sobre as opções terapêuticas para o tratamento da lesão primária, bem como sobre a probabilidade de metástases linfonodais em pacientes sem adenopatias palpáveis (McDougal, 1995; Lopes et al., 1996; Theodorescu et al., 1996).

A biópsia pode ser um procedimento separado do tratamento cirúrgico definitivo. Uma incisão dorsal é frequentemente necessária para ganhar a exposição adequada da lesão para biópsia satisfatória. Uma abordagem alternativa para o tratamento é a biópsia de confirmação com corte congelado seguida por penectomia parcial ou total. Deve-se obter consentimento informado completo antes do procedimento. Velazquez et al. (2004) demonstraram as deficiências das biópsias diagnósticas superficiais em um estudo avaliando amostras de 57 pacientes. Houve dificuldade em delinear a extensão da profundidade em 91% dos pacientes, discordância com o grau histológico em 30% dos pacientes (especificamente com padrões histológicos verrucosos e mistos), e falha em detectar qualquer tipo de câncer em 3,5% dos pacientes com câncer bem diferenciado. A importância de se obter uma amostra de biópsia adequada não pode ser subestimada.

Características Histológicas

A maioria dos tumores penianos compreende carcinomas de células escamosas demonstrando queratinização, formação de pérolas epiteliais e vários graus de atividade mitótica. As redes de cristas (*rete pegs*) normais são rompidas. Lesões invasivas penetram a membrana basal e as estruturas circundantes. Cubilla et al. (1993) originalmente dividiram os cânceres de pênis pelo padrão de crescimento em carcinoma de células escamosas com disseminação superficial, carcinoma de crescimento vertical, carcinoma verrucoso e carcinoma multicêntrico. O carcinoma de disseminação superficial ocorreu com mais frequência, e metástases linfonodais inguinais foram encontradas em 42% dos pacientes. No entanto, metástases nos linfonodos foram observadas em 82% dos pacientes com um padrão de crescimento vertical, em nenhum daqueles com padrão verrucoso e em 33% daqueles com carcinomas multicêntricos. Após a revisão de 61 casos do Memorial Sloan Kettering Cancer Center, Cubilla et al. (2001) classificaram os tipos histológicos da seguinte forma: tipo usual, 59% dos casos; papilar, 15%; basaloide, 10%; condilomatoso, 10%; verrucoso, 3%; e sarcomatoide, 3%. É importante observar que dois tipos, basaloide e sarcomatoso, foram associados a comportamento agressivo; cinco de sete pacientes com esses padrões histológicos tiveram metástases, e cinco de oito (63%) morreram. Em contraste, os padrões histológicos verrucosos foram mais favoráveis (um paciente com metástase e nenhuma morte). O tipo histológico escamoso típico foi intermediário no potencial biológico; 14 de 26 pacientes apresentaram metástases, e 13 de 36 (36%) morreram.

A variante basaloide, além de ter comportamento agressivo como referido anteriormente, está associada à expressão de HPV em aproximadamente 80% dos casos (Gregoire et al., 1995; Cubilla et al., 1998, 2001; Rubin et al., 2001).

Os carcinomas de células escamosas são classicamente estadiados por meio da classificação de Brothers para definir o nível de diferenciação com base na queratinização, pleomorfismo nuclear, número de mitoses e várias outras características (Broders, 1921; Lucia e Miller, 1992). Esse sistema de classificação foi originalmente concebido para carcinoma de células escamosas da pele e foi adaptado por patologistas para o carcinoma de células escamosas peniano. Quatro graus foram originalmente descritos, mas é comum que os autores os modifiquem para um sistema de três graus com a combinação de graus (Maiche et al., 1991). Lesões de baixo grau (grau 1 e grau 2) constituem 70% a 80% dos casos relatados no momento do diagnóstico, seja pelo sistema de três ou de quatro graus (Maiche et al., 1991). Essas lesões bem diferenciadas mostram cordões de células escamosas atípicas projetando-se para baixo a partir da epiderme hiperqueratósica. Os carcinomas de baixo grau normalmente demonstram queratina, pontes intercelulares proeminentes e grânulos de queratina, características que estão ausentes nos tumores de alto grau. Quase metade dos tumores originados na haste peniana é pouco diferenciada (grau 3 e grau 4, dependendo da escala), enquanto apenas 10% dos tumores localizados no prepúcio são tumores de grau elevado (Maiche et al., 1991). Assim, o grau e o estágio são frequentemente correlacionados.

Vários estudos têm enfatizado a associação entre doença de alto grau e metástases linfonodais regionais (Fraley et al., 1989; Ravi, 1993a; McDougal, 1995; Theodorescu et al., 1996; Heyns et al., 1997). Em geral, há grande consenso sobre as características histológicas físicas que marcam o tumor de alto grau (grau 3 e grau 4) e sua correlação com metástase linfonodal. No entanto, como observado anteriormente, a maioria dos tumores é de grau mais baixo. Características histológicas que melhor estratificassem o prognóstico para pacientes com câncer de pênis invasivo de grau baixo a intermediário seriam úteis para o tratamento dos pacientes.

Slaton et al. (2001) descobriram que a descrição da porcentagem de câncer pouco diferenciado na amostra de tumor peniano primário se correlacionou com metástase do linfonodo. Nesse estudo, um sistema semiquantitativo, que estimou a quantidade de câncer de alto grau (i.e., ≤ 50% vs. > 50%), foi significativamente associado a metástases linfonodais e foi mais preditivo do que o sistema de três graus de Brothers para estratificar as pessoas com ou sem metástase linfonodal.

No entanto, Chaux et al. (2009) questionaram esses achados quando examinaram 117 amostras de pacientes submetidos a terapia de tumor primário e dissecção de linfonodos. Mais de 50% dos tumores eram, na verdade, heterogêneos quanto ao grau, e, entre esses tumores, qualquer proporção de câncer de grau 3 foi associada a metástase linfonodal. Esses achados díspares apontam para, pelo menos, três problemas no que diz respeito à classificação e ao prognóstico, incluindo (1) a falta de um sistema uniforme, (2) a reprodutibilidade de interpretação e (3) a heterogeneidade intratumoral de componentes tumorais.

A invasão vascular por células tumorais tem importância prognóstica significativa, mas pode não ser especificamente mencionada em relatos de patologia. Quando há invasão vascular, ela fornece informações valiosas. Quatro estudos avaliaram a sua presença ou ausência, e isso foi um importante preditor de metástase linfonodal em todos os relatos (Fraley et al., 1989; Lopes et al., 1996; Heyns et al., 1997; Slaton et al., 2001). **Assim, o patologista deve comentar especificamente sobre a presença ou ausência de invasão vascular na amostra cirúrgica.**

Invasão perineural foi recentemente observada em 36% dos casos analisados em um conjunto de dados multi-institucionais de 134 pacientes e foi um forte preditor de metástases linfonodais (Velazquez et al., 2008).

PONTOS-CHAVE: BIÓPSIA E CARACTERÍSTICAS HISTOLÓGICAS

- Biópsia adequada do tumor é essencial para o diagnóstico e planejamento do tratamento.
- Os subtipos histológicos de carcinoma escamoso incluem os tipos comum, papilar, basaloide, condilomatoso, verrucoso e sarcomatoide. Eles variam em relação ao potencial metastático.
- A descrição patológica das estruturas anatômicas invadidas (i.e., estágio), o grau e o estado da invasão vascular e perineural fornecem informações importantes para avaliar o risco de metástase.

Estudos Laboratoriais

Os resultados dos testes laboratoriais em pacientes com câncer de pênis são geralmente normais. Anemia, leucocitose e hipoalbuminemia podem ocorrer em pacientes com doença crônica, desnutrição e supuração extensa nas regiões metastáticas primárias e inguinais. Azotemia pode desenvolver-se secundária a obstrução uretral ou ureteral.

Hipercalcemia sem metástases ósseas detectáveis tem sido associada ao câncer de pênis (Anderson e Glenn, 1965; Rudd et al., 1972). Em uma revisão do Memorial Sloan Kettering Cancer Center (Sklaroff e Yagoda, 1982), 17 de 81 pacientes (20,9%) eram hipercalcêmicos. Hipercalcemia parece ser principalmente uma função do volume de doença. Ela é frequentemente associada a metástases inguinais e pode se resolver após a excisão dos linfonodos inguinais envolvidos (Block et al., 1973). **Paratormônio e substâncias relacionadas podem ser produzidos tanto pelo tumor quanto pelas metástases que ativam a reabsorção óssea osteoclástica** (Malakoff e Schmidt, 1975). O tratamento clínico de hipercalcemia inclui hidratação salina agressiva para restaurar o volume de líquido extracelular e promover tanto a excreção de sódio quanto de cálcio. A administração de diuréticos é realizada caso se suspeite de sobrecarga de volume. Os bifosfonatos (p. ex., pamidronato, etidronato e ácido zoledrônico) tornaram-se a terapia de primeira linha porque demonstraram eficácia como agentes antirreabsorção e são relativamente mais seguros do que a mitramicina, um agente mais antigo (Videtic et al., 1997; Morton e Lipton, 2000). Para hipercalcemia grave associada a manifestações neurológicas, os bifosfonatos antirreabsorção podem ser combinados com um agente que produz calciúria, tal como a calcitonina, para diminuir rapidamente os níveis de cálcio no soro.

Exames Radiológicos

Tumores Penianos Primários. Em pacientes com câncer de pênis, tanto o tumor primário quanto os linfonodos inguinais são prontamente avaliados por palpação. No entanto, Horenblas et al. (1991) descobriram que o exame físico estabelecia incorretamente o estágio patológico real em 26% dos casos, com subestadiamento em 10% e superestadiamento em 16%. Obviamente, são necessários meios mais precisos de estadiamento para tumores penianos.

Ultrassonografia peniana foi realizada em 16 pacientes encaminhados para a terapia primária por Horenblas et al. (1994). Com o uso de um transdutor matricial linear de pequenas peças de 7,5 MHz, eles descobriram que a aparência ultrassonográfica do câncer era invariavelmente hipoecoica. No entanto, o exame ultrassonográfico muitas vezes subestimou a espessura dos tumores e não pôde delinear a invasão para o tecido conjuntivo subepitelial da glande do envolvimento do corpo esponjoso (i.e., estágio T1 glandar vs. estágio T2 glandar). No entanto, a túnica albugínea que separa o corpo cavernoso da glande foi facilmente identificada em todos os pacientes, e a sensibilidade para a detecção de invasão do corpo cavernoso foi de 100%. Esse estudo confirmou o valor da ultrassonografia na avaliação do tumor primário, conforme relatado por outros autores (Yamashita e Ogawa, 1989; Dorak et al., 1992).

Vários estudos analisaram o papel da ressonância magnética (RM) na avaliação tanto do pênis normal quanto do seu envolvimento pelo câncer. Vapnek et al. (1992) descreveram a aparência na RM do corpo cavernoso normal, corpo esponjoso, túnica albugínea e fáscia de Buck. Nos seis pacientes com câncer da uretra, a doença foi estadiada precisamente em cinco (83%). De Kerviler et al. (1995) usaram RM realçada com contraste de gadolínio para comparar achados clínicos e de ressonância magnética com estágio patológico tumoral. O exame clínico corretamente estadiou seis dos nove tumores: a RM foi correta em sete dos nove casos, mas não foi útil para lesões clínicas T1. Comparada com a RM e a ultrassonografia, a tomografia computadorizada (TC) tem uma fraca resolução para tecido mole e não tem sido útil para o exame de imagem da extensão do tumor primário (Vapnek et al., 1992).

Lont et al. (2003) compararam diretamente o exame físico com a ultrassonografia e a ressonância magnética para avaliar a sua capacidade de determinar o estágio do tumor. Eles avaliaram 33 pacientes com carcinoma de células escamosas do pênis, os quais foram submetidos a exame de ultrassonografia, ressonância magnética e exame físico do tumor primário. Os achados foram correlacionados com a avaliação histológica das amostras obtidas no momento da cirurgia, com foco na determinação da invasão do corpo cavernoso. Os respectivos valor preditivo positivo, sensibilidade e especificidade para o estudo foram os seguintes: exame físico: 100%, 86%, 100%; ultrassonografia: 67%, 57%, 91%; e RM: 75%, 100%, 91%. Este estudo comparativo concluiu que o exame físico é confiável na determinação da invasão corpórea e que testes adicionais são principalmente úteis quando o exame físico não pode ser devidamente realizado.

A técnica de ereção artificial (por injeção intracorpórea de prostaglandina E_1) pode aumentar o uso de RM com contraste no estadiamento do tumor primário. Um estudo realizado pelo European Institute of Oncology avaliou nove pacientes para comparar o estadiamento clínico, patológico e da RM (Scardino et al., 2004). A RM com a ajuda de ereção artificial e realce com contraste mostrou ser útil porque se correlacionou com o estadio patológico em oito dos nove casos, ao passo que o exame físico correlacionou-se apenas com cinco de nove casos. Esses dados sugerem que esta nova abordagem com RM poderia ser benéfica no estadiamento de tumores glandares, especialmente quando os achados do exame físico são ambíguos. **Portanto, para lesões glandares de pequeno volume, os exames de imagem praticamente não fornecem nenhuma informação adicional à palpação na maioria dos pacientes. No entanto, para lesões que supostamente invadem o corpo cavernoso, a RM contrastada (talvez acrescentada por ereção artificial) pode fornecer informações exclusivas, especialmente quando os achados do exame físico são ambíguos e técnicas de preservação de órgãos estão sendo consideradas.**

Regiões Inguinal e Pélvica

Estratégias de Exames de Imagem Atuais em Pacientes sem Evidência Clínica de Metástase Linfonodal (Linfonodo-negativos). A capacidade de determinar de forma não invasiva a presença ou ausência de metástases inguinais e pélvicas em pacientes com câncer de pênis continua sendo problemática porque o exame físico apresenta confiabilidade variada com base no grau e no estágio do tumor primário, bem como na composição corporal do paciente. Ambas as técnicas, de TC e RM, dependem do aumento dos linfonodos para a detecção de metástases, mas são incapazes de definir a arquitetura interna dos linfonodos de tamanho normal. Como a TC e a RM têm precisão semelhante na determinação de linfadenopatia em outros tipos de câncer, a TC é muitas vezes a modalidade de imagem escolhida em casos de câncer peniano para examinar as áreas inguinal e pélvica, bem como para descartar metástases mais distantes.

Horenblas et al. (1991) compararam a capacidade do exame físico, TC e linfangiografia para avaliar a região inguinal em pacientes que foram cirurgicamente estadiados ou tiveram acompanhamento prolongado. Em 102 pacientes com uma prevalência de 39% de linfonodos positivos, a sensibilidade e a especificidade do exame físico foram de 82% e 79%, respectivamente. Deve-se observar que a TC e a linfangiografia foram realizadas em pacientes que supostamente tinham metástases. A sensibilidade da linfangiografia foi de apenas 31%, mas não houve resultados falso-positivos. Do mesmo modo, a sensibilidade e a especificidade da TC foram de 36% e 100%, respectivamente. A combinação de TC e linfangiografia realizadas simultaneamente demonstrou, também, baixa sensibilidade. Apenas um quinto dos pacientes tinha linfonodos positivos detectados com qualquer um dos exames. **Com base nesses dados, os autores concluíram que a TC e linfangiografia não oferecem informações adicionais ao exame físico, especialmente em pacientes sem adenopatias palpáveis.** Uma advertência importante é que a TC pode ter um papel na análise da região inguinal em pacientes obesos ou naqueles que se submeteram a cirurgia inguinal anteriormente, nos quais o exame físico pode não ser confiável.

Os conhecimentos no campo da tecnologia de nanopartículas têm sido aplicados aos exames de imagem das neoplasias malignas do trato geniturinário para melhorar a detecção de metástases microscópicas. Partículas de ferumoxtrano-10 (com tamanho de 35 nm), administradas, por via intravenosa, a uma dose de 2,6 mg de ferro por kg de peso corporal, combinadas com RM, foram capazes de mostrar por imagem a metástase microscópica em linfonodos que eram normais pelos critérios de tamanho (1 cm). Tabatabaei et al. (2005) avaliaram RM realçadas com nanopartículas linfotrópicas (RMNL) em sete pacientes com câncer de pênis que posteriormente se submeteram a dissecção inguinal. Cinco dos sete pacientes não tinham adenopatia palpável. A RMNL foi altamente sensível e detectou linfonodos positivos em todos os cinco pacientes sem linfonodomegalia. Observa-se que a variação de tamanho das metástases foi de menos de 1 cm em quatro pacientes. Infelizmente, não foi realizado nenhum exame confirmatório utilizando esse agente, e o composto não está disponível para uso rotineiro.

Foi demonstrado que o carcinoma de células escamosas absorveu o radiofármaco fluorodesoxiglicose (FDG) e pode ser detectado por meio da combinação de tomografia por emissão de pósitrons (PET) e TC. Scher et al. (2005) avaliaram a PET/TC entre os 13 pacientes com câncer peniano que receberam injeções de FDG. Cinco dos 13 pacientes tinham doença metastática, e FDG-PET/TC a detectou em quatro deles (sensibilidade de 80%). No entanto, em um estudo de acompanhamento da Holanda, a PET/TC foi utilizada em pacientes sem evidência clínica de metástase linfonodal para determinar a sensibilidade daqueles a serem submetidos a procedimentos de estadiamento inguinais. Entre cinco pacientes com metástase linfonodal comprovada, a PET/TC foi positiva em apenas um (sensibilidade de 20%) (Leijte et al., 2009a).

Em uma coorte semelhante relatada a partir deste mesmo grupo, a aspiração por agulha guiada por ultrassonografia também mostrou sensibilidade limitada, detectando apenas nove dos 23 pacientes com metástases comprovadas (sensibilidade de 39%; Kroon et al., 2005a). Assim, entre os pacientes sem evidência clínica de metástase linfonodal, nenhuma modalidade de imagem atual demonstrou ser suficientemente sensível para detectar metástases microscópicas.

Estratégias de Exames de Imagem Atuais em Pacientes com Evidência Clínica de Metástase Linfonodal (Linfonodo-positivos). Dados recentes entre pacientes com metástases inguinais comprovadas sugerem que a imagem adicional pode ser útil para determinar aqueles pacientes com doença avançada que poderiam ter resultados desfavoráveis quando tratados apenas com cirurgia ou poderiam, na verdade, apresentar metástases distantes ocultas.

Graafland et al. (2011) avaliaram os achados tomográficos de uma coorte de pacientes com biópsia comprovando adenopatia inguinal metastática para definir se os parâmetros de mapeamento poderiam determinar aqueles com características prognósticas desfavoráveis após a linfadenectomia. Eles descobriram que a necrose central ou uma borda linfonodal irregular eram altamente sensíveis e específicas para qualquer uma das características prognósticas desfavoráveis, incluindo três ou mais linfonodos positivos, extensão extralinfonodal (EEN) do câncer ou linfonodos pélvicos positivos.

Em contraste com os casos de doença sem evidência clínica de metástase linfonodal, um estudo demonstrou o valor potencial de PET/TC entre os pacientes com metástases inguinais comprovadas. Graafland et al. (2009) estudaram a PET/CT entre os 18 pacientes com metástases inguinais comprovadas por biópsia e descobriram que a PET/TC tinha sensibilidade e especificidade de 91% e 100%, respectivamente, para a detecção de metástases em linfonodos pélvicos. Naquele estudo, a PET/TC também identificou vários pacientes com metástases distantes que não eram suspeitas. Assim, se confirmada, a PET/TC pode tornar-se um exame importante para a detecção de metástases pélvicas e distantes.

Em geral, as metástases distantes ocorrem tardiamente no curso da doença, geralmente em pacientes com adenopatia pélvica e inguinal significativa reconhecida. Os locais mais comuns de metástases são o pulmão, os ossos e o fígado. Atualmente, além da TC de tórax, abdominal e pélvica, a cintilografia óssea por radionuclídeo pode determinar a extensão da doença em pacientes que supostamente têm metástases generalizadas (Vapnek et al., 1992).

> **PONTOS-CHAVE: EXAMES RADIOLÓGICOS**
>
> - Detalhes de tecido mole de tumores penianos são mais bem visualizados por RM.
> - O exame físico fornece as informações de estadiamento mais confiáveis para pequenas lesões distais.
> - A RM peniana realizada em combinação com a ereção artificial pode fornecer informações de estadiamento exclusivas quando os achados do exame físico são equívocos.
> - O exame físico da região inguinal continua sendo o padrão-ouro clínico para avaliar a presença de metástases em pacientes obesos.
> - A RM e a TC podem ser úteis na avaliação da região inguinal de pacientes obesos e naqueles que se submeteram a cirurgia inguinal anteriormente.
> - Em casos de metástases inguinais comprovadas, a TC do abdome e pelve pode ajudar a determinar os pacientes com características prognósticas desfavoráveis de cura com cirurgia isoladamente.
> - A PET/TC pode ser útil para os pacientes com metástases inguinais detectadas clinicamente para definir a presença de metástase pélvica ou distante.

Estadiamento do Câncer Peniano

Sétima Edição do Sistema TNM de Estadiamento do Câncer Peniano. A sétima edição do sistema de estadiamento TNM do American Joint Committee on Cancer (AJCC) e da Union for International Cancer Control (UICC) foi publicada em 2010 e tornou-se o método de consenso para estadiamento do câncer peniano (Tabela 37-1 – *disponível exclusivamente on-line em inglês no site www.expertconsult.com*, Fig. 37-2) (Edge et al., 2010). No que diz respeito ao tumor primário, como o grau e a presença de invasão vascular são marcadores prognósticos estabelecidos para predizer o risco de metástase inguinal subsequente, a sétima edição do TNM estratifica o estadio pT1 pela presença de tais fatores (i.e., tumores de alto grau e invasão vascular presente, pT1b) ou sua ausência (pT1a) (Slaton et al., 2001; Solsona et al., 2004; Ficarra

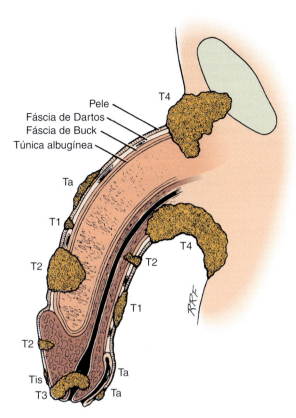

Figura 37-2. Como as decisões terapêuticas a respeito de dissecção de linfonodos inguinais baseiam-se nas características da lesão primária (consulte a seção sobre tratamento de linfonodos inguinais), é necessária uma avaliação cuidadosa da profundidade da invasão do tumor primário. Este diagrama ilustra a importância da profundidade da invasão na atribuição do estadio do tumor (T).

et al., 2005). Além disso, a invasão da próstata (um achado raro) agora está incluída na designação pT4.

De grande importância é que a sétima edição tem ambos os descritores de estadiamento linfonodal, clínico e patológico, para facilitar tanto o estadiamento clínico quanto patológico e melhor predizer o prognóstico antes do tratamento definitivo. Como apontado por Leijte et al. (2008), o prognóstico piora para pacientes que apresentam maiores graus de adenopatia palpável (massa fixa unilateral vs. bilateral) ou linfonodos positivos na imagem versus aqueles sem evidência clínica de metástase para linfonodo inguinal. Considerando outros fatores patológicos dos linfonodos, a sétima edição estratifica os pacientes com um único linfonodo positivo daqueles com linfonodos múltiplos ou bilaterais e reconhece, ainda, o prognóstico ruim (5% a 18% de sobrevida de 5 anos) associado a EEN do câncer (Srinivas et al., 1987; Ravi, 1993a; Lont et al., 2007).

 Considerando que o estado patológico dos linfonodos inguinais é o principal fator que determina a sobrevida, os agrupamentos por estadio (i.e., estadio 0 ao estadio IV [Tabela 37-1 – *disponível exclusivamente on-line, em inglês, no site www.expertconsult.com*]) na sétima edição do TNM usam a extensão do envolvimento linfonodal como consideração principal. Assim, o ponto forte da sétima edição do sistema TNM da AJCC-UICC (2010) é que ela oferece não só uma avaliação precisa do tumor primário com base no estadiamento clínico (exame, biópsia), mas também descritores clínicos e patológicos melhorados do estado do linfonodo para prever o resultado. Além disso, o estado linfonodal da nova versão do TNM foi validado externamente entre os pacientes com determinação clínica de metástase linfonodal em um estudo recente de Xangai (Zhu et al., 2011). Nesse estudo, a estratificação da sobrevida livre de recorrência entre as categorias N1 a N3 foi significativamente melhor comparando-se o TNM da sétima edição com o sistema anterior da sexta edição.

Outra recente variável prognóstica importante, a densidade do linfonodo (DLN), foi descrita. Esta variável descreve o número de linfonodos inguinais ou pélvicos positivos removidos no momento da cirurgia como uma função do número total de linfonodos removidos. Assim, além de descrever o número de linfonodos positivos, ela também inclui uma variável de qualidade potencial pela incorporação do rendimento total de linfonodos. Svatek et al. (2009) descreveram isso inicialmente em uma pequena série de 45 pacientes com metástase inguinal comprovada, constatando que a DLN foi o mais forte preditor de sobrevida doença-específica, mesmo considerando o estágio TNM e a extensão extracapsular. Zhu et al. (2011) posteriormente confirmaram essa constatação e também mostraram que a DLN manteve a sua capacidade de prognóstico independente, ainda que considerando o melhor sistema de estadiamento TNM da sétima edição. Séries maiores de pacientes com metástases linfonodais serão necessárias para determinar com mais precisão valores de corte clinicamente úteis para a DLN, assim como o que constitui um rendimento de linfonodo adequado na linfadenectomia.

No sistema de estadiamento TNM, o estadio do tumor primário é atribuído por biópsia (ou, até mesmo, de modo mais confiável por ressecção completa) e fatores prognósticos adicionais do tumor primário agora incluídos (i.e., o grau do tumor e a presença de invasão vascular). Na maioria dos casos, a presença de adenopatia palpável, juntamente com as características histológicas do tumor primário, determina a necessidade de exames de imagem adicionais. A aspiração com agulha fina positiva de linfonodos aumentados palpáveis ou a biópsia com agulha fina de adenopatia pélvica identificada por TC podem ajudar na atribuição do estadio linfonodal antes do tratamento. Em pacientes que precisam de estadiamento cirúrgico (linfonodos palpáveis ou aqueles com características histológicas adversas do tumor primário), o estado patológico do linfonodo, atribuído de acordo com o estadio TNM sétima edição, fornece informações valiosas de prognóstico. Os critérios diagnósticos sugeridos para o estadiamento TNM atual são listados no Quadro 37-1.

QUADRO 37-1 Critérios Diagnósticos Mínimos para o Carcinoma Peniano

TUMOR (T) PRIMÁRIO
Exame clínico
Biópsia incisional-excisional da lesão (ou ressecção completa) e exame histológico para o grau, a estrutura anatômica invadida e a presença de invasão vascular

LINFONODOS (N) REGIONAIS E JUSTARREGIONAIS
Exame clínico
TC, se adenopatia inguinal é palpável*
TC/PET pode ser considerada para adenopatia inguinal volumosa[†]
Dissecção superficial de linfonodo inguinal ou biópsia dinâmica de linfonodo sentinela (como indicado para alto grau, invasão vascular ou padrão histológico invasivo)
Citologia aspirativa (conforme indicado)

METÁSTASES DISTANTES (M)
Exame clínico
Determinações bioquímicas (funções hepáticas, cálcio)
TC do tórax, abdome, pelve; cintilografia óssea; ou TC/PET (conforme indicado)
PET, tomografia por emissão de pósitrons; TC, tomografia computadorizada.

*TC também deve ser realizada em pacientes obesos e naqueles que se submeteram a cirurgia inguinal anteriormente, cujos achados do exame físico podem não ser confiáveis.
[†]TC/PET corregistradas para correlacionar a absorção com a localização anatômica.

> **PONTOS-CHAVE: ESTADIAMENTO**
>
> - Fatores clínicos e patológicos relacionados com a presença e o grau de envolvimento do linfonodo determinam a sobrevida e devem ser registrados.
> - A atual sétima edição do sistema de estadiamento TNM unificado representa um documento de consenso que inclui descritores tanto clínicos quanto patológicos que fornecem informações prognósticas importantes.

Diagnóstico Diferencial

Diversas lesões penianas devem ser consideradas no diagnóstico diferencial do carcinoma peniano. Entre elas estão condiloma acuminado, tumor de Buschke-Löwenstein e balanite xerótica obliterante, bem como diversas lesões infecciosas (p. ex., cancro, cancro mole, herpes, linfopatia venérea, granuloma inguinal e tuberculose). Essas doenças podem ser identificadas por testes cutâneos adequados, exames do tecido, exames sorológicos, culturas ou técnicas de coloração especializadas.

TRATAMENTO CIRÚRGICO DO TUMOR PRIMÁRIO

Preservação do Órgão

A amputação cirúrgica do tumor primário continua sendo o padrão-ouro oncológico para o tratamento definitivo rápido do tumor primário do pênis; as taxas de recorrência local variam de 0% a 8% (de Kernion et al., 1973; McDougal et al., 1986; Horenblas et al., 1992). Embora a amputação seja muitas vezes necessária para tumores de estadios T2 a T4, foi demonstrado que diminui a qualidade de vida sexual (Opjordsmoen e Fossa, 1994). Isso é relevante porque aproximadamente 55% dos pacientes com câncer peniano têm 60 anos de idade ou menos e 30% têm 55 anos de idade ou menos (Narayana et al., 1982).

É geralmente aceito que os pacientes com tumores primários penianos com características histológicas favoráveis (tumores em estadios Tis, Ta, T1; grau 1 e grau 2) estão em menor risco de metástases. Esses pacientes também são mais adequados para procedimentos que preservam o órgão ou a glande (Solsona et al., 2004). O objetivo do tratamento é preservar a sensibilidade da glande quando possível ou, pelo menos, maximizar o comprimento da haste peniana. Tais abordagens incluem tratamentos tópicos (5-fluorouracil ou imiquimod creme para Tis apenas), radioterapia, cirurgia de Mohs, estratégias de excisão limitadas e ablação a *laser* (Sanchez-Ortiz e Pettaway, 2003; Solsona et al., 2004; Minhas et al., 2005; Crook et al., 2009, Alnajjar et al., 2012). Esta seção concentra-se em novos conhecimentos sobre estratégias cirúrgicas para a preservação de órgãos. Estratégias baseadas em radiação são discutidas mais adiante na seção sobre radioterapia para lesão primária.

Circuncisão e Estratégias de Excisão Limitadas

Circuncisão, excisões limitadas da glande e remoção da glande com preservação da haste peniana são estratégias cirúrgicas para manter a função e o comprimento do pênis. Historicamente, os dados sobre a circuncisão e a excisão limitada de lesões na glande têm sido associados a taxas de recorrência de 11% a 50% (Hanash et al., 1970; Skinner et al., 1972; McDougal et al., 1986). No entanto, o grau, o tamanho e a localização exata da lesão e o estado das margens cirúrgicas eram muitas vezes indisponíveis nesses relatórios. **Relatos recentes têm sugerido que a cirurgia conservadora pode ser realizada com segurança em pacientes bem selecionados com tumores discretos por análise intraoperatória de corte congelado** (Davis et al., 1999; Bissada et al., 2003; Pietrzak et al., 2004; Minhas et al., 2005). **Além disso, vários estudos têm desafiado a declaração de que é necessária uma margem cirúrgica de 2 cm para todos os pacientes submetidos a penectomia parcial** (Hoffman et al., 1999; Agrawal et al., 2000). Depois de realizar uma análise histológica prospectiva de 64 amostras de penectomia, Agrawal et al. (2000) concluíram que o grau do tumor se correlacionava altamente com a disseminação microscópica do tumor. A extensão histológica proximal máxima foi de 5 mm para tumores de grau 1 e grau 2 e de 10 mm para tumores de grau 3. Além disso, lesões não contíguas não foram encontradas. Depois de realizar uma avaliação patológica retrospectiva de 12 amostras de penectomia, Hoffman et al. (1999) também encontraram sete pacientes com a doença em estadio patológico T1 ou superior com margens microscópicas que mediam menos de 10 mm. Nenhum desses pacientes tiveram recorrência da doença em um acompanhamento médio de 32,4 meses. Pietrzak et al. (2004) documentaram o emprego de várias técnicas em uma série de 39 pacientes para ressecção do tumor e para reconstrução ou enxertia da parte distal ou da glande. Com um acompanhamento médio de 16 meses, apenas um paciente (2,5%), que passou por uma ressecção parcial da glande, teve recorrência local. Houve duas complicações precoces com enxertos e duas complicações tardias com crescimento excessivo do enxerto invadindo o meato uretral. Minhas et al. (2005) realizaram, similarmente, tanto excisão local ampla quanto remoção da glande em 51 pacientes, com margens de 0 a 10 mm em 48% e menos de 2 cm em 98% dos pacientes. Com um acompanhamento médio de 26 meses, foi observada uma taxa de recorrência local de 4% a 6%. Limitações dessa abordagem incluem tumores proximais e distais profundamente invasivos, tumores de alto grau e pacientes com mau estado de saúde que não seriam candidatos a procedimentos de preservação se tivessem recorrência. Uma série de acompanhamento desse mesmo grupo que incluiu 179 pacientes submetidos a uma variedade de processos de preservação de órgão, abrangendo glandectomia, excisões e corporectomia distal, foi recentemente relatada (Philippou et al., 2012). Com um acompanhamento médio de 43 meses, a incidência de recorrência foi de 8,9% (16 pacientes). É importante observar que a recorrência local não afetou a sobrevida específica para a doença. Esses resultados parecem sugerir que uma margem de 2 cm pode não ser necessária para pequenos tumores de menor grau, em caso de resultado negativo do corte congelado. No entanto, os pacientes tratados com técnicas de excisão limitadas devem ser considerados de maior risco de recorrência local até que estejam disponíveis acompanhamentos mais longos e séries cirúrgicas adicionais.

Outra técnica recente usada no tratamento cirúrgico do carcinoma *in situ* da glande é a *recobertura da glande,* ou *reepitelização da glande.* Nessa técnica, é realizada dissecção subdérmica da pele e retirada de tecido conjuntivo subepitelial do corpo esponjoso subjacente. Shabbir et al. (2011a) descreveram esse procedimento em 25 pacientes com carcinoma *in situ* clínico da glande; eles realizaram tanto remoção parcial quanto total de todo o tecido superficial da glande. Margens cirúrgicas positivas foram observadas em 48% dos pacientes em geral, mas em apenas 20% dos que fizeram remoção total. Em uma média de 29 meses, cinco pacientes foram submetidos a reexcisão em decorrência de doença invasiva inesperada na margem. Um dos 25 pacientes apresentou recorrência clínica. O tratamento tópico foi empregado para margens positivas isoladas com carcinoma *in situ*. Considerações importantes para esse procedimento são o registro da ausência de câncer invasivo, a aplicação de tratamento tópico como adjuvante no caso de carcinoma residual *in situ* em uma margem e o acompanhamento cuidadoso.

Cirurgia Micrográfica de Mohs

A microcirurgia de Mohs tem tido historicamente um impacto positivo no tratamento do carcinoma peniano *in situ* e pequenos tumores superficialmente invasivos. Como originalmente descrito por Mohs et al. (1985), trata-se da excisão completa, camada por camada, da lesão peniana em várias sessões (técnica de tecido fixado), com o exame microscópico da superfície inferior de cada camada. A sua orientação microscópica sequencial oferece maior precisão e controle da margem negativa enquanto maximiza a preservação do órgão. Em uma série de 29 casos consecutivos de carcinoma de células escamosas do pênis, o tumor primário foi erradicado em 23 (92%) dos 25 pacientes disponíveis para acompanhamento. Recidivas locais foram altamente associadas ao tamanho do tumor (3 cm), ao estadio avançado e à falha do tratamento definitivo anterior (Mohs et al., 1992). Os excelentes resultados com a técnica de tecido fixado não foram reproduzidos com o método de congelação usado atualmente. Shindel et al. (2007) trataram 33 pacientes com câncer peniano em estadios Tis (26 pacientes), T1 (quatro pacientes), T2 (sete pacientes) e T3 (quatro pacientes). Cinco procedimentos foram concluídos com margens positivas. De 25 pacientes com acompanhamento médio de 58 meses, oito (32%) tiveram recorrência. No entanto, sete dos oito foram submetidos a novo tratamento bem-sucedido com a cirurgia de Mohs. Um paciente morreu devido à progressão da doença. **Portanto, a microcirurgia de Mohs, como atualmente realizada, pode não oferecer benefício adicional à excisão cirúrgica com avaliação intraoperatória do estado da margem a partir do corte congelado.**

Ablação a Laser

As quatro fontes de energia a *laser* mais utilizadas são o CO_2, argônio, Nd:YAG e *laser* de KTP (Carpiniello et al., 1987; Malloy et al., 1988; von Eschenbach et al., 1991). Embora o *laser* de CO_2 tenha sido amplamente utilizado anteriormente, a profundidade de penetração superficial (limitada a 0,1 mm) torna-o aquém do ideal para o tratamento do carcinoma peniano *in situ* ou pequenos tumores T1. Quando o *laser* de CO_2 é usado, têm sido observadas taxas de recorrência local tão altas quanto 50% (Bandieramonte et al., 1988; van Bezooijen et al., 2001). Por outro lado, os *lasers* de Nd:YAG resultam em desnaturação de proteínas, a uma profundidade de até 6 mm, pela emissão no comprimento de onda de 1.060 nm. Em geral, as taxas de recorrência após a ablação por *laser* têm sido relatadas como 7,7% para o carcinoma peniano *in situ* e variando de 10% a 25% para as lesões T1 (Malloy et al., 1988; Windahl e Hellsten, 1995; Tietjen e Malek, 1998), mas os resultados de outras séries atuais utilizando o *laser* de Nd:YAG exclusivamente têm sido mais encorajadores. **Frimberger et al. (2002a) trataram 29 homens com carcinoma *in situ* e tumores em estágio T1, combinando ablação a *laser* de Nd:YAG com biópsias da base do tumor para garantir margens cirúrgicas negativas. Apenas duas recorrências (6,9%) foram notificadas com uma média de acompanhamento de 46,7 meses, o que é comparável com as taxas de recorrência após penectomia parcial.** Em um esforço para reduzir a incidência de margens cirúrgicas positivas, Frimberger et al. (2002b) propuseram o uso de autofluorescência e fluorescência induzida por ácido 5-aminolevulínico para a identificação das amostras de biópsia de corte congelado.

A ablação a *laser* é exequível e pode obter resultados equivalentes aos da cirurgia de remoção, especialmente quando é realizada em pacientes bem selecionados em conjunto com biópsias de corte congelado. Além disso, a ablação a *laser* tem sido associada a altas taxas de retorno à atividade sexual (75%) e satisfação geral (78%) (Windahl et al., 2004). No entanto, até que estudos adicionais em longo prazo se tornem disponíveis, a ablação a *laser* deve ser realizada com a consideração de que pode haver recorrências locais e que a observação rigorosa e o autoexame do paciente são necessários para a detecção precoce. Embora os pacientes bem selecionados que desenvolvem pequenas lesões recorrentes possam ser candidatos à repetição da ablação a *laser*, as recorrências são mais bem tratadas com excisão local ampla ou amputação parcial.

Amputação Peniana

A amputação peniana continua sendo o tratamento-padrão para pacientes com cânceres profundamente invasivos ou de alto grau. **A penectomia total ou parcial deve ser considerada em pacientes que apresentem elementos adversos para a cura por estratégias de preservação do órgão. Esses são consistentemente associados a tumores de tamanho de 4 cm ou mais, lesões de grau 3 e aquelas invadindo profundamente o corpo esponjoso ou corpos cavernosos** (Mohs et al., 1992; Gotsadze et al., 2000; Kiltie et al., 2000). Como as taxas de recorrência são mais elevadas com as estratégias de preservação do órgão, a conformidade com o acompanhamento é também uma consideração na recomendação da preservação do órgão *versus* amputação. Felizmente, a maioria dos pacientes com recorrências que são detectadas e tratadas precocemente não é prejudicada no que diz respeito à sobrevida (Lont et al., 2006).

Com base nos resultados atuais, as estratégias de preservação do órgão devem ser discutidas com pacientes com características de tumor ideais (tumores de estágios Tis, Ta, T1; grau 1 e grau 2) para ajudá-los a tomar decisões informadas sobre a terapia. (Ver, na Tabela 37-2, as modalidades de tratamento para tumor peniano primário.)

PONTOS-CHAVE: TRATAMENTO CIRÚRGICO DO TUMOR PRIMÁRIO

- Pacientes com pequenas lesões de baixos grau e estadio (Tis, Ta, T1; grau 1 e grau 2) são os candidatos ideais para a preservação do órgão, com o objetivo de manter a qualidade de vida sexual.
- Os objetivos da preservação do órgão são manter, quando possível, o tecido glandar e com isso a sensibilidade, e/ou manter o comprimento do pênis quando a preservação da glande não é possível.
- As modalidades cirúrgicas incluem estratégias de excisão limitada, cirurgia de Mohs e ablação a *laser*.
- As taxas gerais de recorrência local após a preservação do órgão são maiores do que com a amputação tradicional; no entanto, quando as recorrências locais são detectadas e tratadas precocemente, a sobrevida não parece ser afetada negativamente.
- A amputação continua sendo o padrão para lesões grandes ou profundamente invasivas, para obter rápido controle do tumor.

TABELA 37-2 Tratamento do Tumor Peniano Primário

ESTADIO	TRATAMENTO
Tis (glande)	Terapia com *laser*, técnica de recobertura da glande; alternativa: tratamento tópico
Ta, Tis (prepúcio, pele da haste)	Excisão cirúrgica para alcançar margem negativa; alternativas: terapia com *laser*, tratamento tópico (Tis somente)
Ta, T1 grau 1-3 (glande)	Tratamento com base no tamanho e na localização da lesão, bem como nos potenciais efeitos colaterais, excisão, procedimentos de recobertura da glande, glandectomia, radioterapia (não indicada para Ta)
Ta, Tl grau 1-3 (prepúcio, haste)	Excisão cirúrgica completa para alcançar margem negativa
T2 (glande) sem envolvimento grosseiro do corpo cavernoso	Glandectomia total com ou sem transecção dos corpos cavernosos para alcançar margens cirúrgicas negativas, penectomia parcial, radioterapia
T2 (invasão corpórea), T3	Penectomia parcial ou total
T4 (estruturas adjacentes)	Considerar quimioterapia neoadjuvante com consolidação cirúrgica para pacientes responsivos se a ressectabilidade da doença é uma preocupação
Doença local recorrente após o tratamento conservador	Excisão cirúrgica completa para alcançar margens cirúrgicas negativas; pode requerer penectomia parcial ou total; pacientes selecionados com recorrências superficiais de baixo grau podem ser candidatos para repetição do procedimento de conservação peniana
Radioterapia	Pacientes selecionados com tumores T1-T2 envolvendo a glande ou sulco coronal < 4 cm

TRATAMENTO DOS LINFONODOS INGUINAIS

A presença e a extensão de metástases para a região inguinal são os fatores prognósticos mais importantes para a sobrevida de pacientes com câncer peniano de células escamosas. Esses achados afetam o prognóstico da doença mais do que o fazem o grau do tumor, a aparência macroscópica ou os padrões morfológicos ou microscópicos do tumor primário.

Ao contrário de muitos outros tumores geniturinários, que requerem estratégias terapêuticas sistêmicas quando ocorre metástase, a linfadenectomia por si só pode ser curativa e deve ser realizada. A biologia do câncer de pênis de células escamosas é tal que apresenta uma fase locorregional prolongada antes da disseminação distante, fornecendo uma justificativa para o valor terapêutico da linfadenectomia.

No entanto, devido à morbidade da linfadenectomia tradicional especialmente entre pacientes sem evidência clínica de comprometimento inguinal, as questões controversas atuais são: (1) a seleção dos pacientes para linfadenectomia *versus* observação cuidadosa; (2) os tipos de procedimentos para fazer o estadiamento correto da região inguinal com baixa morbidade; e (3) as estratégias multimodais para melhorar a sobrevida de pacientes com metástases inguinais volumosas.

Nessa doença rara, estudos randomizados prospectivos não foram realizados para responder a muitas dessas questões. No entanto, com o uso de dados clinicopatológicos retrospectivos e prospectivos a partir de vários centros, as estratégias de tratamento são apresentadas usando os dados disponíveis.

Indicações Atuais para Linfadenectomia Inguinal

Importância Prognóstica da Presença e Extensão de Doença Metastática

A Tabela 37-3 mostra dados coletados de 24 séries cirúrgicas durante um período de 37 anos. Os pacientes não tinham evidência de metástases inguinais com base no exame histológico dos linfonodos inguinais ou repetidos achados normais do exame ao longo do tempo; a taxa média de sobrevida em 5 anos foi de 73% (46% a 100%). Nos pacientes com metástases inguinais ressecadas, a sobrevida em 5 anos foi em média de 60% (0% a 86%), porém muito variável e diretamente atribuível à extensão das metástases linfonodais (Tabela 37-3). Este ponto é ilustrado em várias séries mostradas nas Tabelas 37-3 e 37-4. Os pacientes com metástases linfonodais mínimas (geralmente duas

TABELA 37-3 Carcinoma Peniano: Indicadores Prognósticos para Sobrevida

SÉRIE	Nº. DE PACIENTES	PORCENTAGEM DE LINFONODOS PALPÁVEIS	PORCENTAGEM DE FALSO-POSITIVOS CLINICAMENTE (LINFONODOS PALPÁVEIS, ACHADOS HISTOLÓGICOS NORMAIS)	PORCENTAGEM DE FALSO-NEGATIVOS CLINICAMENTE (LINFONODOS NÃO PALPÁVEIS, ACHADOS HISTOLÓGICOS ANORMAIS)	LINFONODOS INGUINAIS NEGATIVOS*	LINFONODOS INGUINAIS RESSECADOS E POSITIVOS[†]
Ekstrom e Edsmyer, 1958	229	33	48	–	80[a]	42
Beggs e Spratt, 1964	88	35	36	20	72,5	45
Thomas e Small, 1968	190	–	64	20	–	26
Edwards e Sawyers, 1968	77	–	–	0	68	25
Hanash et al., 1970	169	–	58[b]	2[b]	77[c]	–
Kuruvilla et al., 1971	153	39	63	10	69	33
Hardner et al., 1972	100	42	41[b]	16[b]	–	–
Gursel et al., 1973	64	53	60[b]	–	58	–
Skinner et al., 1972	34	29	40	–	75 / 87[d]	20 / 50[d]
de Kernion et al., 1973	48	54	38[b]	–	84[e]	55[e]
Derrick et al., 1973	87	29	52	–	53 / 76[d]	22 / 55[d]
Johnson et al., 1973	153	–	–	–	64,4	21,8

TABELA 37-3 Carcinoma Peniano: Indicadores Prognósticos para Sobrevida (Cont.)

		CARACTERÍSTICAS CLÍNICAS E PATOLÓGICAS DE ADENOPATIA INGUINAL			TAXA DE SOBREVIDA EM 5 ANOS (%)	
SÉRIE	Nº. DE PACIENTES	PORCENTAGEM DE LINFONODOS PALPÁVEIS	PORCENTAGEM DE FALSO-POSITIVOS CLINICAMENTE (LINFONODOS PALPÁVEIS, ACHADOS HISTOLÓGICOS NORMAIS)	PORCENTAGEM DE FALSO-NEGATIVOS CLINICAMENTE (LINFONODOS NÃO PALPÁVEIS, ACHADOS HISTOLÓGICOS ANORMAIS)	LINFONODOS INGUINAIS NEGATIVOS*	LINFONODOS INGUINAIS RESSECADOS E POSITIVOS[†]
Kossow et al., 1973	100	51	49	25	–	–[f]
Puras et al., 1978	576	82	47	38[b]	89	67[g] 29[h]
Cabanas, 1977	80	96	65	100	90	70[i] 50[j] 20[k]
Fossa et al., 1987	79	–	–	13	90	80[l] 20[m]
Srinivas et al., 1987	199	63	14[n]	18	74	82[o] 54[p] 40[q] 12[r]
McDougal et al., 1986	65	–	–	66	100	83[s] 66[t] 38[u]
Young et al., 1991	34	24	27	42	77	0
Horenblas et al., 1993	110	36	26	40	100	38
Ravi, 1993a	201	53	8	16	95	81[v] 50[w] 86[x] 60[y]
Ornellas et al., 1994	414	50	51[y]	39	87	29
Theodorescu et al., 1996	40	70	35	–	46	45
Puras-Baez et al., 1995	272	–	–	–	89	38

*No exame histológico ou físico repetido.
[†]No exame histológico da amostra de adenectomia.
[a]A maioria dos pacientes recebeu radioterapia profilática ou pré-operatória para a região.
[b]Classificação histológica baseada na biópsia de linfonodo, não na dissecção do linfonodo.
[c]Sobrevida em 5 anos corrigida (i.e., os pacientes que morrem antes de 5 anos sem evidência de doença são excluídos).
[d]Pacientes que morrem livres do câncer antes de 5 anos são considerados com cura cirúrgica.
[e]Sobrevida de 3 anos.
[f]Omitido.
[g]Achados positivos em linfonodos inguinofemorais.
[h]Achados positivos em linfonodos inguinofemorais e pélvicos.
[i]Linfonodo inguinal único com achados positivos.
[j]Mais de um linfonodo inguinal com achados positivos.
[k]Sobrevida de 3 anos com achados positivos em linfonodos inguinais e pélvicos.
[l]N1-2.
[m]N3.
[n]Após antibioticoterapia.
[o]Um linfonodo positivo.
[p]Um a seis linfonodos positivos.
[q]Mais de seis linfonodos positivos.
[r]Linfonodos positivos bilaterais.
[s]Adenectomia adjuvante.
[t]Adenectomia terapêutica imediata.
[u]Adenectomia terapêutica postergada.
[v]Um a três linfonodos positivos.
[w]Mais de três linfonodos positivos.
[x]Unilaterais.
[y]Alguma dissecção linfonodal feita sem pré-tratamento antibiótico.

ou menos) apresentaram sobrevida em 5 anos que variavam entre 72% e 88% em comparação com 0% a 50% quando havia maior grau de envolvimento linfonodal (Tabela 37-4).

A extensão do câncer em um linfonodo também teve importância prognóstica. Ravi (1993a) observou EEN do câncer em linfonodos de 4 cm, e apenas 1 de 17 pacientes (6%) submetidos à linfadenectomia sobreviveu 5 anos. Por fim, o comprometimento de linfonodos pélvicos tem sido um achado especialmente ruim em relação à sobrevida em longo prazo; os resultados combinados de várias pequenas séries mostram uma média de sobrevida em 5 anos de 14% quando há metástases linfonodais pélvicas (Tabela 37-5). **Tomados em conjunto, esses dados sugerem que os critérios patológicos associados à sobrevida de longo prazo após a tentativa de ressecção cirúrgica curativa de metástases inguinais (i.e., sobrevida em 5 anos de 80%) incluem doença linfonodal mínima (até dois linfonodos envolvidos na maioria das séries), envolvimento unilateral, não evidência de EEN do câncer e ausência de metástases linfonodais pélvicas.**

TABELA 37-4 Sobrevida em 5 Anos (%) de acordo com a Extensão da Metástase Linfonodal

SÉRIE	Nº DE PACIENTES	Nº DE LINFONODOS POSITIVOS ≤ 2	> 2
Fraley et al., 1989	31	88%	7%
Johnson e Lo, 1984a	22	85%[a]	13%
Srinivas et al., 1987	119	82%	20% 54%[b]
Graafland et al., 2010	152	73%	27%
Ravi, 1993b	21	81%[c]	50%[d]
Pandey et al., 2006	102	76%[c]	8%[e] 0%[f]

[a]Aproximado.
[b]Um subgrupo com um a seis linfonodos positivos.
[c]Um a três linfonodos positivos.
[d]Mais do que três linfonodos positivos.
[e]Quatro a cinco linfonodos positivos.
[f]Mais de cinco linfonodos positivos.

TABELA 37-5 Sobrevida em 5 Anos de acordo com Metástases Linfonodais Pélvicas

AUTOR	Nº DE PACIENTES	SOBREVIDA EM 5 ANOS
de Kernion et al., 1973	2	1 (50)
Horenblas et al., 1993	2	0 (0)
Srinivas et al., 1987	11	0 (0)
Pow-Sang et al., 1990	3	2 (66)
Kamat et al., 1993	6	2 (33)
Ravi, 1993a	30	0 (0)
Lopes et al., 2000	13	5 (38)
Lont et al., 2007	25	4 (16)
Zhu et al., 2008	16	1 (6)
TOTAL	108	15 (14)

Adenopatia Palpável como um Fator de Seleção para Dissecção Inguinal

A partir desses dados pode-se concluir que é vantajoso encontrar e tratar metástases linfonodais logo que possível. Os dados da Tabela 37-3 sugerem que a presença de adenopatia palpável está associada a metástases linfonodais comprovadas em cerca de 43% dos casos, em média (variação de 8% a 64%). No restante, linfonodomegalias são secundárias a inflamação. Adenopatia persistente após o tratamento da lesão primária e 4 a 6 semanas de tratamento com antibióticos é, mais frequentemente, consequência de doença metastática. Do mesmo modo, o desenvolvimento de nova adenopatia durante o acompanhamento é muito mais provavelmente decorrente de tumor do que de resposta inflamatória. Portanto, historicamente, um curso de antibióticos é recomendado para pacientes com linfonodos que, supostamente, podem discernir metástase de câncer (Srinivas et al., 1987). No entanto, vários autores levantaram a questão de que isso pode causar um grande atraso e afetar a sobrevida, especialmente entre os pacientes que verdadeiramente podem ter metástase em virtude do estágio ou grau do tumor primário (Kroon et al., 2005b; Pettaway et al., 2007). Uma abordagem alternativa para esses pacientes é a realização de citologia aspirativa com agulha fina de nódulos palpáveis, no momento ou imediatamente após o tratamento do tumor primário. No caso de um resultado positivo, o tratamento definitivo pode ser planejado sem um atraso de 4 a 6 semanas. Saisorn et al. (2006) relataram sensibilidade de 93% e especificidade de 91% em 16 pacientes com adenopatia palpável (tamanho médio de 1,47 cm) submetidos a aspiração com agulha fina antes da linfadenectomia. A recomendação para este procedimento entre os pacientes com nódulos palpáveis também foi incorporada na *European Association of Urology* (EAU) *Penile Cancer Guidelines*. **Portanto, embora o tratamento do tumor primário e um período de antibióticos sejam úteis para ajudar a esterilizar a região inguinal, esta prática não é defendida como uma ferramenta para selecionar pacientes que devem ou não se submeter à linfadenectomia.** Caso o resultado da aspiração com agulha fina seja negativo, dependendo da suspeita clínica, é realizada observação atenta, repetição da aspiração ou biópsia excisional, já que a taxa de falso-negativos da citologia de aspiração com agulha fina foi de 20% a 30% em duas outras séries mais antigas (Scappini et al., 1986; Horenblas et al., 1991).

Evolução das Indicações de Linfadenectomia em Pacientes sem Adenopatia Palpável

Cirurgia Imediata versus Postergada

Considerando a importância da detecção e do tratamento precoces da metástase, **a linfadenectomia inguinal (LNDI) deve ser realizada rotineiramente em pacientes com achados do exame da região inguinal clinicamente normais no momento da apresentação da lesão primária?** Esta foi a questão mais controversa no tratamento de pacientes com câncer de pênis de células escamosas anterior; no entanto, o pêndulo aponta para linfadenectomia precoce em pacientes selecionados com câncer peniano. Como observado, a taxa de cura com LNDI quando os linfonodos são positivos para malignidade pode ser tão elevada quanto 80%. A taxa de cura dessa magnitude com a cirurgia na presença de metástases linfonodais regionais corresponde à experiência do urologista em câncer testicular, em que a linfadenectomia retroperitoneal proporciona cura em muitos pacientes com metástase linfonodal mínima. Em contraste, para outras neoplasias malignas geniturinárias comuns, como da bexiga, próstata e rins, a cura cirúrgica na presença de metástases linfonodais regionais é rara. Considerando que a dissecção do linfonodo pode curar o câncer peniano metastático, por que se discute se o procedimento deve ser realizado, especialmente tendo em conta que as dissecções de linfonodos regionais são muitas vezes defendidas em outras neoplasias malignas quando a evidência de sua eficácia é, na melhor das hipóteses, mínima?

Morbidade versus Benefícios

A relutância para defender a linfadenectomia ilioinguinal (LNDII) automática em todos os pacientes com câncer peniano decorre da grande morbidade que o processo pode provocar, em comparação com a morbidade pós-operatória relativamente limitada de linfadenectomias pélvicas ou retroperitoneais. Complicações precoces de flebite, embolia pulmonar, infecção da ferida, necrose dos retalhos e linfedema permanente e incapacitante do escroto e dos membros inferiores foram frequentes depois das dissecções de linfonodos tanto inguinais quanto ilioinguinais (Skinner et al., 1972; Johnson e Lo, 1984a; McDougal et al., 1986; Fraley et al., 1989). **Complicações pós-operatórias foram reduzidas com melhores cuidados pré e pós-operatórios; avanços na técnica cirúrgica; consulta sobre cirurgia plástica para cobertura de retalho miocutâneo; e preservação da derme, fáscia de Scarpa e veia safena, bem como modificação da extensão da dissecção** (Catalona, 1988; Colberg et al., 1997; Bevan-Thomas et al., 2002; Coblentz e Theodorescu, 2002; Nelson et al., 2004). Na experiência do MD Anderson Cancer Center da University of Texas, tanto a incidência quanto a gravidade do linfedema e da necrose da borda da pele foram significativamente diminuídas (Tabela 37-6, Fig. 37-3) (Bevan-Thomas et al., 2002).

Além disso, as experiências têm sugerido que a linfadenectomia em caso de doença microscópica pode ser menos propensa a causar complicações do que a dissecção de linfonodo na presença de metástases linfonodais volumosas (Fraley et al., 1989; Ornellas et al., 1994; Coblentz e Theodorescu, 2002). Isso é presumivelmente devido à diminuição da quantidade de tecido linfático removido, preservação da drenagem venosa e menor comprometimento do suprimento sanguíneo. Juntos, esses fatores afetam a viabilidade do retalho de pele e fluxo linfático.

Mortalidade após LNDI tem sido relatada em associação com a cirurgia realizada concomitantemente com penectomia e após dissecção inguinal paliativa. Em ambos os casos, foi relacionada com sepse (Bevan-Thomas et al., 2002). Uma mortalidade operatória de 3,3% foi relatada em séries anteriores (Beggs e Spratt, 1964). No entanto, Johnson e Lo (1984a) e outros pesquisadores (Ravi, 1993b; Ornellas et al., 1994; Coblentz e Theodorescu, 2002; Nelson et al., 2004) relataram nenhuma mortalidade em séries mais recentes. A seleção adequada dos pacientes juntamente com a antibiotioterapia pré-operatória de rotina e o tratamento de feridas para evitar complicações sépticas minimizaram este evento.

Claramente, a linfadenectomia não é uma preocupação trivial, mesmo que a morbidade pareça estar diminuindo. Se um plano de linfadenectomia de rotina fosse adotado em todos os pacientes sem evidência clínica de metástase linfonodal, o risco médio de achados de exame falso-negativos (realmente há metástase) seria de aproximadamente 29%, com uma variação abrangente (Tabela 37-3). Dito de outra maneira, uma média de 70% de pacientes poderia ser submetida à morbidade da LNDI sem nenhum benefício. Razões potenciais para achados de exame falso-negativos incluem obesidade, edema preexistente e as mudanças do tratamento anterior (radiação, cirurgia inguinal).

Uma alternativa à linfadenectomia imediata para todos os pacientes tem sido observar aqueles com resultados normais no exame inguinal. A linfadenectomia é posteriormente reservada para pacientes que desenvolvem linfonodos palpáveis. **A questão relevante torna-se,**

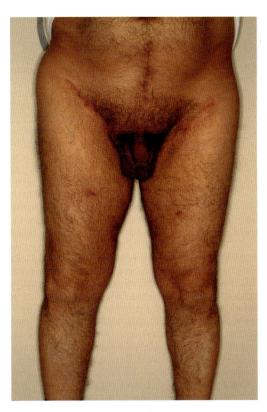

Figura 37-3. Aparência pós-operatória após linfadenectomia contemporânea. O estado do paciente é mostrado após linfadenectomia ilioinguinal direita e dissecção inguinal superficial esquerda para câncer peniano de células escamosas de estadio T2N1M0. Leve edema é visível à esquerda 10 meses após a cirurgia. O paciente permanece sem a doença em 9 anos.

TABELA 37-6 Complicações da Linfadenectomia em Quatro Séries Cirúrgicas

	JOHNSON E LO (1984B)	**RAVI (1993B)**	**ORNELLAS ET AL. (1994)**	**BEVAN-THOMAS ET AL. (2002)**
N.° de dissecções	101	405	200	106
Período	1948-1983	1962-1990	1972-1987	1989-1998
COMPLICAÇÕES (%)				
Necrose de margem da pele	50	62	45	8*
Linfedema	50	27	23	23[†]
Infecção da ferida	14	17	15[‡]	10
Formação de seroma	16	7	6	10
Morte	0	1,3	Não declarado	1,8

*Significativamente menos do que nas outras três séries relatadas (todos $P = 0,0001$).
[†]Significativamente menos do que na série de Johnson e Lo ($P = 0,0001$).
[‡]Incidência entre 85 linfadenectomias realizadas por incisão de Gibson.
Adaptada de Bevan-Thomas R, Slaton JW, Pettaway CA. Contemporary morbidity from lymphadenectomy for penile squamous cell carcinoma: the MD Anderson Cancer Center experience. J Urol 2002;167:1638–42.

então — uma dissecção terapêutica postergada pode salvar efetivamente os pacientes que têm recorrência inguinal?

Vários estudos analisaram a sobrevida de homens submetidos a linfadenectomia precoce *versus* postergada de acordo com a avaliação patológica do estado linfonodal. McDougal et al. (1986) relataram uma série de 23 pacientes com lesões primárias invasivas e linfonodos não palpáveis; nove pacientes foram tratados com dissecção de linfonodos adjuvante imediata (seis tiveram resultados positivos), e 14 foram tratados com observação e postergação da dissecção de linfonodos. A sobrevida em 5 anos no grupo de linfadenectomia adjuvante imediata de linfonodo positivo foi de 83% (cinco de seis pacientes), enquanto no grupo de observação a sobrevida em 5 anos foi de 36% (cinco de 14 pacientes). No entanto, apenas um paciente no grupo de observação teve dissecção do linfonodo. Presumivelmente, os outros nove pacientes tiveram progressão para tumor local inoperável ou doença distante antes da apresentação, enfatizando o papel do cuidado, o acompanhamento frequente e a dificuldade de aplicá-lo. Um terceiro subgrupo nesta série tinha linfonodos palpáveis na apresentação e se submeteu a dissecção de linfonodos terapêutica imediata, e 10 dos 15 pacientes (66%) sobreviveram 5 anos (McDougal et al., 1986). Os melhores resultados foram da dissecção de linfonodos adjuvante imediata (83%), e os seguintes melhores resultados foram da linfadenectomia terapêutica imediata (66%). Os piores resultados foram do grupo de observação e linfadenectomia postergada (36%), em quem a dissecção foi adiada até que linfonodos palpáveis tivessem se desenvolvido. O intervalo de oportunidade para a cura neste terceiro grupo parece ter sido perdido.

Da mesma forma, Fraley et al. (1989) relataram que a linfadenectomia adjuvante imediata resultou em sobrevida livre de doença em 5 anos em seis dos oito pacientes com metástase linfonodal (75%) em comparação com um de 12 pacientes (8%) que tinham sido observados e então tratados com linfadenectomia postergada quando ocorreu o crescimento linfonodal. Seis outros pacientes nessa série também tiveram adenopatia irressecável após a observação inicial, e todos morreram da doença. Embora apenas dois de seis pacientes que tiveram linfadenectomia imediata tivessem mais de dois linfonodos positivos, todos os pacientes tratados com dissecção postergada do linfonodo tiveram três ou mais linfonodos positivos.

Três outras séries sugerem que a linfadenectomia precoce para diferentes graus de linfonodos "suspeitos" ou clinicamente positivos melhora a sobrevida em comparação com a abordagem de "observação" ou de intervenção tardia em pacientes com linfonodos clinicamente negativos (Johnson e Lo, 1984b; Ornellas et al., 1994; Kroon et al., 2005b). Uma série do MD Anderson Cancer Center da University of Texas comparou 5 anos de sobrevida livre de doença de 14 pacientes submetidos a linfadenectomia precoce para doença clinicamente suspeita e histologicamente linfonodo-positiva com a de oito pacientes que foram observados e, posteriormente, submetidos à linfadenectomia quando o crescimento linfonodal clínico era indiscutível (Johnson e Lo, 1984b). Os tumores primários eram de estágio similar. A sobrevida livre de doença em 5 anos foi de 57% para linfadenectomia precoce em comparação com 13% para dissecção postergada do linfonodo. Deve-se observar que o número de linfonodos envolvidos no grupo de linfadenectomia imediata (média de dois) foi metade do grupo de linfadenectomia postergada (média de quatro), e nenhum paciente com mais de dois linfonodos positivos sobreviveu por mais de 5 anos.

Kroon et al. (2005b), do Netherlands Cancer Institute, compararam a sobrevida de 20 pacientes em que foram encontrados linfonodos positivos após a BDLS profilática com a de 20 pacientes que se submeteram a dissecção inguinal postergada após metástase linfonodal comprovada. A sobrevida em 3 anos para os pacientes detectados durante rigorosa observação foi de apenas 35% em comparação com 84% ($P = 0,0017$) para os submetidos à dissecção precoce. A avaliação patológica de linfonodos envolvidos revelou EEN do câncer em 19 dos 20 pacientes no grupo de dissecção postergada contra apenas quatro de 20 pacientes ($P = 0,001$) no grupo de dissecção precoce. Portanto, apesar de um acompanhamento cuidadoso, a sobrevida foi negativamente afetada pela extensão do câncer nos linfonodos envolvidos.

Um grande estudo único da Índia contesta a magnitude da importância da dissecção profilática precoce.

Ravi (1993b) realizou dissecção profilática precoce em 113 pacientes com câncer peniano invasivo e comparou a sobrevida em 5 anos com a de 258 pacientes similarmente estadiados que foram inicialmente observados. No grupo "precoce", constatou-se que 20 pacientes (18%) tinham metástases, e todos os pacientes sobreviveram 5 anos. A taxa de recorrência no grupo observado foi de apenas 8% (21 pacientes). No entanto, a sobrevida em 5 anos nos pacientes que apresentaram recorrência foi de apenas 76% (em comparação com 100% no grupo da linfadenectomia precoce). A maior sobrevida dos pacientes submetidos a observação na Índia em comparação com outros países é provavelmente atribuível a fatores de seleção de pacientes, à adesão estrita aos programas de acompanhamento e à abordagem de tratamento agressivo para a doença recorrente (uma combinação de radioterapia e ressecção cirúrgica) (Ravi, 1993a). **Assim, seis séries revelam melhora na sobrevida para pacientes submetidos a dissecção terapêutica precoce *versus* dissecção terapêutica postergada. Além disso, cinco das seis séries mostram que a dissecção terapêutica postergada raramente pode salvar pacientes que apresentam recorrência.** Tomados em conjunto, esses dados sugerem que um plano de linfadenectomia adjuvante imediata ou precoce fornece maior garantia de que a intervenção cirúrgica ocorrerá quando o volume do tumor for pequeno (Tabela 37-4) (Johnson e Lo, 1984a; Fossa et al., 1987; Srinivas et al., 1987; Fraley et al., 1989; Ravi, 1993b; Kroon et al., 2005b).

Impacto das Características Histológicas do Tumor Primário na Predição de Metástases Linfonodais Ocultas

Embora a linfadenectomia precoce melhore a sobrevida de pacientes com metástases inguinais, ainda é um desafio identificar os pacientes que verdadeiramente têm metásteses linfonodais para evitar a morbidade da linfadenectomia tradicional. **Dados obtidos da análise de uma série de variáveis histopatológicas no tumor peniano primário permitem a classificação de pacientes em grupos de maior ou menor risco de metástase linfonodal** (McDougal, 1995; Lopes et al., 1996; Theodorescu et al., 1996; Solsona et al., 2001; Ficarra et al., 2006).

Os pacientes com tumores primários que apresentam carcinoma *in situ* ou carcinoma verrucoso têm pouco ou nenhum risco de metástases. Apenas dois casos de metástases em associação com carcinoma *in situ* foram relatados, e nenhum de 47 casos de carcinoma verrucoso peniano mostrou metástase (Avrach e Christensen, 1976; Johnson et al., 1985; Seixas et al., 1994; Eng et al., 1995). Portanto, pacientes com câncer peniano tanto Tis quanto Ta estão incluídos no grupo de baixo risco de metástases inguinais (Solsona et al., 2001, 2004).

Em contraste, pacientes com invasão corpórea (estágio pT2) na apresentação do tumor peniano apresentam alto risco de metástases. O risco médio para metástase inguinal entre 225 pacientes em sete diferentes séries foi de 59% (Tabela 37-7). **O risco de metástases em pacientes que apresentam invasão corpórea foi semelhante independentemente da ocorrência de adenopatia palpável.**

Cânceres penianos de estadio T1 apresentam envolvimento apenas do tecido conjuntivo subepitelial e ausência de envolvimento do corpo esponjoso, corpos cavernosos ou uretra (Edge et al., 2010). Similarmente, tumores estadiados têm sido historicamente associados a 4% a 14% de incidência de metástases linfonodais (Solsona et al., 1992; Villavicencio et al., 1997; Hall et al., 1998). Theodorescu et al. (1996) observaram uma exceção a essa taxa relativamente baixa de doença metastática; 58% dos pacientes (14 de 24) com tumores primários pT1 e linfonodos inicialmente negativos na avaliação clínica posteriormente desenvolveram metástases de linfonodos inguinais. Esses dados sugerem que outras variáveis presentes no câncer de pênis do grupo de pacientes estudados (i.e., o grau do tumor e a presença de invasão vascular) podem ter modificado o efeito do estadio do tumor na ocorrência de metástases.

Vários autores têm avaliado o risco de metástase linfonodal para lesões de estadio T1 de acordo com o grau do tumor (Tabela 37-8). Entre 73 pacientes com tumores primários T1 de grau 1 ou grau 2, ocorreram metástases em apenas cinco pacientes (7%). Dados recentes de Naumann et al. (2008), no entanto, sugeriram que, em tumores T1 de grau 2, especificamente, o risco de metástases possa ser maior do que o descrito anteriormente. Em quatro séries de relatos especificamente

TABELA 37-7 Carcinoma Peniano: Invasão Corpórea e Incidência de Metástase Linfonodal

ESTUDO	N° DE PACIENTES	N° DE LINFONODOS POSITIVOS (%)	ESTADIO N CLÍNICO
McDougal et al., 1986	23	11 (48)	N0
Fraley et al., 1989	29	26 (90)	N0
Theodorescu et al., 1996	18	12 (67)	N0
Villavicencio et al., 1997	37	14 (38)	N0
Lopes et al., 1996	44	28 (64)	NE
Heyns et al., 1997	32	15 (47)	NE
Solsona et al., 1992	42	27 (64)	NE

N, Linfonodo; NE, não especificado.

TABELA 37-8 Carcinoma Peniano: Incidência de Metástase Linfonodal para Tumores Primários de Estadio T1, Grau 1 e Grau 2

AUTOR	ESTADIO E GRAU	N° DE PACIENTES	N° DE PACIENTES COM METÁSTASE (%)
Theodorescu et al., 1996	T1, G1	8	2 (25)
Solsona et al., 1992	T1, G1	19	0 (0)
McDougal, 1995	T1, G1-2	24	1 (4)
Heyns et al., 1997	T1, G1-2	9	1 (11)
Hungerhuber et al., 2006	T1, G1-2	13	1 (8)
TOTAL		73	5 (7)
Solsona et al., 1992	T1, G2	4	1 (25)
Solsona et al., 2001	T1, G2	4	1 (25)
Naumann et al., 2008 *	T1, G2	16	7 (44)
Hughes et al., 2010	T1, G2	105	9 (9)
TOTAL		129	18 (14)

*Cinco tumores no grupo de linfonodo positivo tiveram invasão venosa ou linfática.

do subgrupo T1 grau 2, em 129 pacientes inicialmente linfonodo-negativos, ocorreram metástases em 18 (14%) (Tabela 37-8). No entanto, cinco pacientes neste subgrupo também apresentaram invasão linfática ou venosa (uma característica prognóstica adversa, ver adiante). Ficarra et al. (2006) desenvolveram o primeiro nomograma de câncer peniano usando dados de 175 pacientes. Com base na espessura do tumor e no padrão de crescimento, os pacientes com tumores T1 grau 2 mostraram taxas de metástases de 5% a 20%. Portanto, tumores de grau 2 representam um grupo heterogêneo em que os critérios histológicos usados para descrever o grau 2 e a presença ou ausência de outras características prognósticas desfavoráveis por fim determinam o prognóstico (Cubilla, 2009). A este respeito, as diretrizes da EAU atribuíram a pacientes com tumores T1 grau 2 a categoria de risco intermediário em que o risco de metástase linfonodal é maior do que 16% (baixo risco) e menor que 68% (alto risco) (Solsona et al., 2004;. Pizzocaro et al., 2010).

A definição de invasão vascular como um indicador prognóstico de metástases para linfonodos inguinais no câncer de pênis de células escamosas é agora evidente (Fraley et al., 1989; Lopes et al., 1996; Heyns et al., 1997; Slaton et al., 2001; Ficarra et al., 2005). Lopes et al. (1996) estudaram o valor prognóstico da invasão linfática em 146 pacientes com câncer peniano. Em uma análise univariada, o estadio linfonodal clínico, a profundidade do tumor, a embolização linfática e venosa e a infiltração uretral foram associados a metástase linfonodal. No entanto, após a análise multivariada, apenas a invasão venosa e a invasão linfática continuaram sendo preditores significativos para linfonodos positivos. Dados do MD Anderson Cancer Center da University of Texas mostraram que não havia invasão vascular em nenhum dos pacientes com tumores T1 (Slaton et al., 2001). Esses pacientes também não tinham metástase linfonodal no momento da cirurgia. Em contraste, os pacientes com tumores primários de estadio pT2 apresentaram metástase linfonodal em 75% dos casos (15 de 20), quando havia invasão vascular, mas em apenas 25% dos casos (três de 12) quando não havia invasão vascular.

Ficarra et al. (2005) descreveram fatores prognósticos para metástases linfonodais em 175 pacientes submetidos a cirurgia para câncer de pênis em um estudo multicêntrico do *Northeast Uro-Oncological Group*. Após a análise estatística multivariada, a invasão venosa ou linfática e a invasão patológica do corpo esponjoso ou da uretra foram os únicos fatores de risco independentes para metástase linfonodal entre os pacientes sem evidência clínica de metástase linfonodal. Levando isso um passo adiante e incluindo as variáveis de espessura do tumor, padrão de crescimento, grau, invasão venosa ou linfática, envolvimento do corpo esponjoso ou cavernoso, envolvimento uretral e linfonodos palpáveis, Ficarra et al. (2006) desenvolveram um nomograma prevendo o envolvimento de linfonodo inguinal. As variáveis mais importantes foram invasão venosa ou linfática e a presença de nódulos palpáveis na análise multivariada. O índice de concordância do nomograma foi muito bom em 0,876. No entanto, devido à complexidade das variáveis incluídas no nomograma, sua validação externa ainda não foi realizada.

A ocorrência de invasão perineural (Velazquez et al., 2008) e o padrão de invasão microscópica frontal (Guimarães et al., 2006), de acordo com estudos recentes, também fornecem informações independentes com as quais se pode estratificar o risco de um paciente ter metástase linfonodal.

Marcadores Prognósticos Moleculares

A análise da expressão gênica no câncer de pênis pode ter implicações futuras em relação à predição de metástases linfonodais ou sobrevida. A revisão por Munir et al. (2009) descreve o estado de vários genes avaliados em tecido ou soro que poderiam ter implicações prognósticas futuras em relação à predição do estado linfonodal ou à sobrevida (Tabela 37-9). Zhu et al. (2010) incorporaram a expressão de p53 em um nomograma que incluiu o estágio T, o grau e a presença ou ausência de invasão linfática. Quando comparado

TABELA 37-9 Marcadores Moleculares Prognósticos do Estado do Linfonodo e da Sobrevida no Câncer Peniano: Estado Atual

MARCADOR	FUNÇÃO	ESTADO DO LINFONODO	SOBREVIDA
Papilomavírus humano (HPV)	Tipos de alto risco afetam a função de TP53 e RB	Estudos contraditórios	A maioria dos estudos não mostra correlação
TP53	Expressão alterada ou mutante, proliferação aumentada, apoptose alterada, desdiferenciação	Dados preliminares correlacionados com mais metástase	Correlacionada com sobrevida apenas em cânceres penianos T1
CDKN2A	Inibe a função de RB, aumentando a proliferação	Não estabelecido	Não estabelecida
Antígeno do carcinoma de células escamosas (TA-4)	Função de marcador sérico desconhecida	Correlaciona-se com metástases grosseiramente evidentes	Sem função
Ki-67	Proteína nuclear associada a células circulantes	Prediz aumento do risco	Sem função
E-caderina	Molécula de adesão de células epiteliais perdida em doença progressiva	Baixa expressão associada a metástase linfonodal	Baixa expressão prevê pior sobrevida
MMP-9	Família de metaloproteinase de matriz facilita a invasão	Nenhuma função	Alta expressão prevê recorrência

RB, Proteína do retinoblastoma.
Modificada de Muneer A, Kayes O, Ahmed HU, et al. Molecular prognostic factors in penile cancer. World J Urol 2009;27:161–7.

---

com a classificação de risco da EAU, o nomograma incorporando p53 teria resultado em 13 dissecções linfonodais a menos por 100 pacientes, diminuindo, assim, a morbidade. Esses dados sugerem o valor potencial da incorporação de características moleculares em modelos para melhorar o prognóstico. Atualmente, no entanto, a padronização de metodologias para a avaliação da expressão gênica e a falta de grandes bancos de tecidos com os dados clínicos bem anotados para estudos de validação prejudicam os esforços para avaliar rigorosamente a potencial utilidade de tais biomarcadores. Estudos multi-institucionais prospectivos analisando características tanto patológicas quanto moleculares são necessários para validar as variáveis patológicas e moleculares que melhor estratificam o risco de um paciente para metástase e a sobrevida.

Indicações Atuais para o Tratamento Expectante da Região Inguinal

Os dados revistos nos parágrafos anteriores, juntamente com as diretrizes de consenso, demonstram que pacientes com tumores primários que apresentam carcinoma *in situ* (Tis), carcinoma verrucoso (Ta) e tumores em estadio T1 grau 1 têm incidência relativamente baixa de metástases linfonodais em geral (0% a 16%) e são candidatos ideais a estratégias de observação expectante (Pompeo et al., 2009; Pizzocaro et al., 2010). Recomendações para o tratamento de tumores T1 grau 2 variam de acordo com as taxas indicadas de metástases subsequentes. A diretriz da EAU anterior (Solsona et al., 2004), embora classificando tais casos no grupo de risco intermediário, recomenda observação para tumores T1 grau 2 sem invasão vascular e com um padrão de crescimento superficial (i.e., ausência de quaisquer outras características adversas). Essa diretriz foi recentemente modificada para recomendar um procedimento de estadiamento inguinal para este grupo de pacientes (Pizzocaro et al., 2010). Em virtude da baixa taxa de metástases de 9% em geral em um estudo recente, estamos de acordo com a recomendação da Société Internationale d' Urologie/International Consultation on Urological Diseases (ICUD) para que esses pacientes possam também ser considerados para observação (Pompeo et al., 2009; Hughes et al., 2010; ver Tabela 37-9). Esse grupo de pacientes com tumor T1 grau 2 corresponde à atual classificação TNM T1a do AJCC (Edge et al., 2010).

TABELA 37-10 Carcinoma Peniano: Sugestão de Acompanhamento para Pacientes sem Evidência de Adenopatia Inguinal que não se Submetem a Linfadenectomia Inicial

	INTERVALO	
ANO	GRUPO DE BAIXO RISCO*	GRUPO DE ALTO RISCO†
1-2	3 meses	2 meses
3	4 meses	3 meses
4	6 meses	6 meses
5+	Anualmente	Anualmente

*Estadio do tumor primário Tis, Ta e T1a.
†Estadio do tumor primário T1b ou maior.

Todos os outros casos devem ser considerados para estadiamento cirúrgico.

Pacientes com estadio T1b do AJCC ou maior (Tabela 37-1), como um grupo, mostram incidência de, pelo menos, 50% de metástase inguinal; então um procedimento de estadiamento inguinal parece justificado. Além disso, aos pacientes não compatíveis com tumores primários invasivos deve ser oferecido um procedimento de estadiamento inguinal versus observação. A Tabela 37-10 mostra uma diretriz para acompanhamento mais intensivo de pacientes de alto risco, especialmente nos primeiros 2 anos. É imperativo, tanto para o paciente quanto para o médico, aderir a esses acordos de acompanhamento e se dispor a intervir imediatamente se os parâmetros iniciais inguinais mudarem. Leijte et al. (2008) documentaram que apenas um terço dos pacientes que inicialmente não apresentaram evidência de metástase linfonodal, mas que posteriormente desenvolveram recorrência inguinal, sobreviveu 5 anos.

Indicações para Procedimentos Inguinais Modificados e Tradicionais

Procedimentos Modificados

Em pacientes sem evidência de adenopatia palpável que são selecionados para procedimentos inguinais em virtude de fatores prognósticos adversos no tumor primário, o objetivo é definir se há metástases, com mínima morbidade para o paciente. Uma variedade de opções de tratamento para esta finalidade tem sido relatada, como, por exemplo, citologia aspirativa com agulha fina, biópsia de linfonodo, biópsia de linfonodo sentinela, dissecção estendida de linfonodo sentinela, biópsia dinâmica de linfonodo sentinela, dissecção superficial e dissecção completa modificada. Os aspectos técnicos de muitos desses procedimentos estão além do escopo deste capítulo, mas podem ser encontrados no Capítulo 39 e nas referências por Horenblas et al. (2000) e Spiess et al. (2009).

Citologia Aspirativa com Agulha Fina. A experiência com a aspiração de linfonodos inguinais clinicamente negativos guiada por linfangiografia ou ultrassonografia é limitada. Scappini et al. (1986) realizaram citologia aspirativa com agulha fina sob pedal ou linfangiografia peniana para localização linfonodal em 29 pacientes. De 20 pacientes que se submeteram a linfadenectomia para confirmação histológica, houve concordância completa entre a citologia aspirativa e os resultados histológicos. No entanto, dois de nove pacientes cuja análise citológica foi negativa posteriormente morreram de doença metastática, um resultado falso-negativo presuntivo de 20%. Em uma série, Horenblas et al. (1991) também descobriram que a sensibilidade da citologia aspirativa com agulha fina foi de aproximadamente 71% em 18 pacientes com linfonodos clinicamente negativos. Esse achado e a dificuldade técnica com a linfangiografia tornam a aspiração menos prática como uma técnica de estadiamento para pacientes sem linfonodos palpáveis. Kroon et al. (2005a) descreveram a citologia aspirativa com agulha fina guiada por ultrassonografia como um estudo preliminar para estadiamento cirúrgico com BDLS. Constatou-se que 34 regiões inguinais em 27 pacientes sem evidência de metástase para a região inguinal tinham nódulos suspeitos por exame ultrassonográfico e foram aspiradas. No entanto, a sensibilidade da técnica foi de apenas 39% após o estadiamento cirúrgico. **Portanto, atualmente, a citologia aspirativa com agulha fina de região inguinal sem evidência clínica de metástase não apresenta sensibilidade suficiente para que possa ser invocada como uma modalidade de teste.** No entanto, a aspiração direta dos linfonodos inguinais palpáveis é facilmente realizada, apresentou sensibilidade de 93% em um estudo recente, e, se positiva, fornece informação imediata com base na qual se pode aconselhar os pacientes sobre o tratamento posterior (Saisorn et al., 2006).

Biópsia de Linfonodo Sentinela, Dissecção Estendida de Linfonodo Sentinela e Biópsia de Linfonodo. O conceito de biópsia de linfonodo sentinela como descrito por Cabanas (1977) baseia-se em estudos linfangiográficos penianos detalhados que demonstraram drenagem consistente dos vasos linfáticos penianos para um linfonodo sentinela ou grupo de linfonodos localizados superomedialmente à junção das veias safena e femoral na área da veia epigástrica superficial. Nessa série, quando esse linfonodo sentinela era negativo para tumor, metástases para outros linfonodos ilioinguinais não ocorriam. Metástases para esse linfonodo indicavam a necessidade de dissecção inguinal completa superficial e profunda.

A precisão da histologia do linfonodo sentinela para identificar metástases inguinais, contudo, foi questionada por alguns relatórios (Perinetti et al., 1980; Fowler, 1984; Wespes et al., 1986). Como as metástases linfonodais se tornaram palpáveis dentro de 1 ano da biópsia do linfonodo sentinela, com achados normais em alguns pacientes nessas séries, um resultado de biópsia falso-negativo deve ser presumido. Em uma grande série, cinco de 41 pacientes (12%) com achados normais na biópsia do linfonodo sentinela posteriormente desenvolveram metástases de linfonodos inguinais (Fossa et al., 1987). Na série de Cabanas (1992), três de 31 pacientes com linfonodo sentinela negativo morreram da doença, sugerindo uma taxa de falso-negativos de 10%. McDougal et al. (1986) relataram uma taxa de falso-negativos de 50% com biópsia de linfonodo inguinal. Um relatório de Pettaway et al. (1995), em que linfonodos adicionais em torno da área do linfonodo sentinela também foram removidos, revelou que, mesmo esta dissecção estendida estava associada a uma taxa de falso-negativos de 25%. Os autores supuseram que biópsias de linfonodos inguinais falso-negativas foram o resultado da variação anatômica na posição do linfonodo sentinela na região inguinal. **Portanto, biópsias dirigidas a uma área anatômica específica podem não ser confiáveis na identificação de metástases microscópicas e não são mais recomendadas.**

Biópsia Dinâmica de Linfonodo Sentinela. A BDLS oferece o potencial para a localização precisa do linfonodo sentinela com a menor morbidade das técnicas de estadiamento cirúrgico (Kroon et al., 2005c). O objetivo da BDLS é definir onde, na área de linfonodo inguinal, o linfonodo sentinela reside por meio de uma combinação de técnicas visuais (corantes azuis vitais) ou de emissão gama (sonda gama manual) no momento da cirurgia.

A técnica tem sido estudada em pacientes com melanoma maligno e carcinomas da mama e vulvar que precisaram da avaliação dos linfonodos regionais (Morton et al., 1992; Levenback et al., 1994; Albertini et al., 1996; Gershenwald et al., 1999). A técnica envolve a injeção intradérmica de um corante azul vital (isossulfano azul ou azul patente) ou de coloides marcados com tecnécio adjacente à lesão. O corante (ou marcador radioativo) é transportado pelos vasos linfáticos aferentes a um linfonodo específico na bacia linfonodal regional. Esse linfonodo é designado como linfonodo sentinela. Na série de Morton de 237 pacientes com melanoma, o linfonodo sentinela foi identificado em 194 pacientes. Esses pacientes, em seguida, foram submetidos a linfadenectomia regional completa, com linfonodo sentinela falso-negativo em apenas 1% dos casos.

Vários estudos que avaliaram os resultados de BDLS como uma ferramenta de teste no câncer de pênis estão agora disponíveis. Kroon et al. (2004) atualizaram a experiência do Netherlands Cancer Institute, descrevendo a sua experiência usando a combinação de linfocintilografia pré-operatória e injeção intraoperatória de corante azul por via intradérmica em 123 pacientes com câncer peniano. Eles identificaram um linfonodo sentinela em 98% dos pacientes, para uma taxa de sensibilidade de 82% e uma taxa de falso-negativos de 18% (seis pacientes). Quatro dos seis pacientes posteriormente morreram com a progressão da doença. Spiess et al. (2007) também observaram uma taxa de falso-negativos de 25% entre os 31 pacientes submetidos a BDLS. O grupo do Netherlands Cancer Institute posteriormente instituiu diversas alterações, incluindo (1) cortes seriados de rotina dos linfonodos envolvidos, juntamente com imuno-histoquímica com citoqueratina, (2) exame de rotina de regiões inguinais com baixo ou nenhum sinal após os exames pré- ou intraoperatórios, e (3) ultrassonografia inguinal com aspiração com agulha fina para detectar mudanças espaciais sutis (não palpáveis) em linfonodos positivos que podem resultar na redistribuição do fluxo linfático (Kroon et al., 2005a).

Em uma atualização multicêntrica, que incluiu pacientes avaliados com o protocolo de BDLS modificado de dois centros de alta capacidade (Netherlands Cancer Institute e Hospital St. George's em Londres), a taxa de falso-negativos foi de 7% (seis pacientes) entre 323 pacientes (Leijte et al., 2009b). Três dos seis pacientes com recorrência (50%) morreram ou desenvolveram metástases distantes. **Portanto, a BDLS, quando realizada em centros de alta capacidade usando um protocolo padronizado, tem uma sensibilidade aceitável, mas ainda ocorreram mortes por câncer peniano entre pacientes inicialmente sem evidência de metástase linfonodal.** Isso limita a aplicabilidade dessa estratégia para centros maiores, com cirurgiões experientes e especialistas em medicina nuclear.

Dissecção Inguinal Superficial e Completa Modificada. Ambas as dissecções inguinais, superficial e completa modificada, têm sido propostas como ferramentas de preparação para o paciente sem linfadenopatia inguinal palpável. A dissecção superficial do linfonodo envolve a remoção dos linfonodos superficiais à fáscia lata. Uma LNDII completa (remoção dos linfonodos profundos à fáscia lata contidos no interior do triângulo femoral, bem como dos linfonodos pélvicos) é então realizada se os linfonodos superficiais são positivos na cirurgia por meio de análise de corte congelado. A justificativa para a dissecção superficial é que duas séries não demonstraram nenhum linfonodo positivo profundo à fáscia lata, a menos que linfonodos superficiais também tenham sido positivos (Pompeo et al., 1995; Puras-Baez et al., 1995). Além disso, Spiess et al. (2007) mostraram que, na coorte de pacientes com linfonodos negativos submetidos à

BDLS seguida de dissecção superficial completa, nenhum paciente com dissecção superficial negativa teve recorrência com mais de 3 anos de acompanhamento. A dissecção inguinal completa modificada foi originalmente proposta por Catalona (1988) e envolve uma incisão menor na pele, área limitada da dissecção inguinal, preservação da veia safena e retalhos de pele mais espessos. Essa técnica também evita a necessidade de transpor o músculo sartório para cobrir vasos femorais expostos. Ao contrário da dissecção superficial, os linfonodos profundos dentro da fossa oval também são removidos. Dois relatórios envolvendo 21 pacientes confirmaram a importância dessa técnica, quando é adequadamente realizada, para a identificação de metástases microscópicas com o mínimo de morbidade (Parra, 1996; Colberg et al., 1997).

Portanto, a dissecção inguinal tanto superficial quanto completa modificada deve identificar adequadamente metástases microscópicas em pacientes com achados de exame da região inguinal clinicamente normais, sem a necessidade de dissecção pélvica se os linfonodos inguinais são negativos. A desvantagem das dissecções modificadas é a maior taxa geral de complicações (12% a 35%) quando comparadas com BDLS (5% a 7%) (Kroon et al., 2005c; Spiess et al., 2009).

As dissecções limitadas têm as seguintes vantagens: mais informações são fornecidas do que por biópsia de um único linfonodo ou um grupo de linfonodos; a possibilidade de não identificar o linfonodo sentinela é limitada pela remoção de todos os possíveis linfonodos de primeiro nível; e a dissecção é prontamente realizada por qualquer cirurgião experiente em cirurgia inguinal, sem a necessidade de equipamento especializado.

Linfadenectomia Inguinal Minimamente Invasiva com Técnicas de Videoendoscopia ou Robótica. Tanto abordagens videoendoscópicas puras quanto assistidas por robô para a região inguinal oferecem o potencial para a remoção de todos os linfonodos inguinais em risco para a doença, minimizando complicações. Os detalhes técnicos do procedimento contemporâneo e os resultados iniciais foram descritos (Sotelo et al., 2007; Tobias-Machado et al., 2007; Matin et al., 2013). Até o momento, os resultados de LNDI videoendoscópica pura e robótica foram comparáveis aos da dissecção aberta de linfonodos inguinais com comparáveis contagens de linfonodos obtidos em ambos. Um único caso de reincidência inguinal relatado em 12 a 33 meses de acompanhamento e complicações menores em cerca de 20% dos pacientes foram relatados (Sotelo et al., 2009). No entanto, em um estudo utilizando uma abordagem videoendoscópica com mais de 600 dias de acompanhamento, Master et al. (2012) observaram complicações menores em 27% dos pacientes, com maiores complicações em 14,6%. Estas eram principalmente de natureza infecciosa e foram tratadas com antibióticos intravenosos ou incisão e drenagem. Deve-se observar que, entre as 41 dissecções, houve apenas um único caso de necrose da borda da pele. Matin et al. (2013), usando uma abordagem robótica assistida, observaram em um estudo-piloto de fase 1 que a dissecção inguinal pareceu equivalente a uma abordagem aberta em 18 dos 19 (94,7%) pacientes quando verificada por um segundo cirurgião usando uma incisão aberta para inspecionar a mesma região inguinal. Abordagens minimamente invasivas, embora promissoras como ferramentas de estadiamento inguinal, exigem validação adicional com maior número de pacientes e maior acompanhamento para melhor determinar as taxas de eficácia e de complicações em comparação com as abordagens tradicionais ou BDLS.

Linfadenectomia Inguinal e Ilioinguinal Tradicional

Em pacientes com adenopatia metastática ressecável, o potencial valor terapêutico da linfadenectomia justifica a morbidade do tratamento. Os objetivos são erradicar todo o câncer evidente, fornecer cobertura para a vasculatura exposta e obter a cicatrização rápida (fechamento primário ou a cobertura de retalho miocutâneo). Ainda há várias questões em relação à tomada de decisão cirúrgica.

A LNDI deve ser bilateral, em vez de unilateral, para pacientes com adenopatia unilateral na apresentação inicial do tumor primário? A resposta a esta pergunta é sim. O cruzamento anatômico dos vasos linfáticos penianos está bem estabelecido e a drenagem bilateral é a regra. Em 43 de 54 pacientes (79%) submetidos a mapeamento intraoperatório de linfonodos no Netherlands Cancer Institute, a drenagem linfática do pênis era bilateral (Horenblas et al., 2000). A dissecção do linfonodo contralateral pode ser limitada à área superficial à fáscia lata se nenhuma evidência histológica de linfonodo positivo for encontrada na cirurgia por meio de análise de corte congelado. O suporte clínico para um procedimento bilateral baseia-se no achado de metástases contralaterais em mais de 50% dos pacientes assim tratados, ainda que a região linfonodal contralateral tenha sido normal à palpação (Ekstrom e Edsmyr, 1958).

A LNDI bilateral deve ser realizada em pacientes com linfadenopatia unilateral algum tempo após a apresentação inicial e o tratamento do tumor primário? Geralmente se acredita que a dissecção de linfonodo bilateral neste cenário não seja necessária. A recomendação da dissecção de linfonodo unilateral em vez de bilateral com apresentação tardia de linfadenopatia unilateral é apoiada pelo intervalo livre de doença decorrido da observação do lado normal. Se se assume que as metástases linfonodais irão aumentar com a mesma velocidade, as metástases linfonodais pela palpação clínica, caso presentes em ambas as regiões inguinais, devem aparecer quase ao mesmo tempo. A ausência de adenopatia clínica de um lado, apesar de longa observação, sugere a ausência de doença desse lado (Ekstrom e Edsmyr, 1958). No entanto, este conceito pode não se aplicar a todos os pacientes com recorrência tardia. Horenblas et al. (2000) observaram que, em pacientes com duas ou mais metástases unilaterais, havia metástases contralaterais ocultas em 30% dos casos. Assim, em pacientes com recorrência unilateral volumosa, deve ser considerado um procedimento de estadiamento inguinal contralateral. Considerando as recomendações atuais de tratamento para os procedimentos de estadiamento inguinal bilateral em homens com alto risco de metástase e a definição de grupos de baixo risco para metástases por meio do uso de marcadores prognósticos disponíveis, este cenário raramente deve ocorrer.

A linfadenectomia pélvica (LNDP) deve ser realizada em todos os pacientes com metástases inguinais, considerando seu potencial de morbidade adicional e relativamente baixo valor terapêutico? Esta questão permanece controversa, mas dados recentes sugerem que LNDP pode ser omitida nos pacientes selecionados com metástases inguinais limitadas (Lont et al., 2007; Zhu et al., 2008; Pizzocaro et al., 2010). Os pacientes com metástases inguinais estão em maior risco de disseminação para os linfonodos pélvicos. Ravi (1993b) não encontrou metástases linfonodais pélvicas quando linfonodos inguinais foram negativos, mas encontrou linfonodos pélvicos positivos em 17 dos 75 pacientes (22%) com um a três linfonodos inguinais positivos e em 13 dos 23 pacientes (57%) com mais de três linfonodos inguinais positivos. Srinivas et al. (1987) também encontraram uma correlação similar. Horenblas et al. (1993) mostraram que entre os pacientes com um único linfonodo inguinal envolvido sem extensão extracapsular, a incidência de metástases pélvicas era rara; eles recomendaram evitar a dissecção pélvica em tais pacientes. Zhu et al. (2008) descobriram que a sensibilidade da TC para metástase de linfonodos pélvicos foi de apenas 37,5%. O uso do linfonodo de Cloquet para prever um linfonodo pélvico positivo também teve apenas cerca de 30% de sensibilidade. Preditores importantes foram o número de linfonodos positivos e o tamanho dos linfonodos. Dois estudos contemporâneos que abordam esta questão constataram incidência de 0% a 12% de metástase de linfonodo pélvico quando os pacientes apresentaram apenas um ou dois linfonodos inguinais positivos, especialmente quando não havia extensão extracapsular e/ou o tamanho era inferior a 3,5 cm (Lont et al., 2007; Zhu et al., 2008). Outros fatores nesses estudos incluíram o grau da metástase linfonodal e o estado do TP53. Assim, pacientes com metástase em apenas um único pequeno linfonodo descoberto no momento da dissecção inguinal (i.e., sem extensão extracapsular, grau não alto) podem estar em risco muito baixo de metástase pélvica e, potencialmente, são os candidatos ideais para os quais a LNDP pode ser evitada.

Com relação à eficácia, a sobrevida em 5 anos para pacientes com linfonodos pélvicos positivos variou em cerca de 14% (Tabela 37-4). Os dados de algumas das menores séries sugerem que, em casos selecionados, pode haver sobrevida em 5 anos em pacientes tratados apenas com cirurgia. Na série relatada por Ravi (1993b), no entanto, os pacientes com até mesmo um único linfonodo pélvico positivo não sobreviveram por 5 anos (nenhum de oito pacientes). A dificuldade em determinar o potencial valor independente de LNDP como um procedimento terapêutico está relacionada com o pequeno número de pacientes relatados, a coexistência de extensa adenopatia inguinal em pacientes com linfonofos pélvicos ressecáveis e a falha para especificar locais de recorrência em pacientes submetidos a LNDII (i.e., região inguinal *versus* pélvica *versus* distante).

Assim, para pacientes submetidos a LNDI com intenção curativa (i.e., em quem exames pré-operatórios não revelaram adenopatia pélvica), a LNDP deve ser rotineiramente considerada em pacientes com dois ou mais linfonodos inguinais positivos ou quando há extensão linfonodal extracapsular. A LNDP, neste caso, serve como uma ferramenta de estadiamento eficaz para identificar aqueles pacientes em maior risco de metástases pélvicas para os quais a terapia adjuvante deve ser considerada (Lont et al., 2007; Pizzocaro et al., 2010). Considerando essas indicações, a LNDP pode ser realizada simultaneamente com LNDI no caso de metástases inguinais de maior volume ou como um procedimento secundário após a patologia inguinal estar disponível. Alternativamente, se metástases pélvicas são provadas antes da linfadenectomia (com base em achados clínicos), devem-se considerar estratégias de quimioterapia neoadjuvante seguidas de cirurgia (Leijte et al., 2007; National Comprehensive Cancer Network [NCCN], 2012; Pagliaro et al., 2010).

PONTOS-CHAVE: TRATAMENTO DOS LINFONODOS INGUINAIS

- A presença e a extensão das metástases inguinais determinam a sobrevida nos casos de câncer de pênis.
- Pacientes com adenopatia inguinal palpável persistente devem se submeter a um procedimento de estadiamento inguinal.
- Com base nas características histológicas do tumor primário, o risco de metástase linfonodal pode ser avaliado em pacientes sem adenopatia palpável. Podem ser recomendados BDLS, LNDI superficial ou acompanhamento rigoroso.
- Fatores associados a alta taxa de cura em pacientes tratados cirurgicamente incluem não mais do que duas metástases inguinais, envolvimento unilateral, nenhuma EEN do câncer e ausência de metástases pélvicas. Pacientes com maiores volumes da doença devem ser considerados para terapia adjuvante ou neoadjuvante.
- A morbidade da linfadenectomia está diminuindo em séries atuais.
- A LNDI superficial determina confiavelmente a presença de metástases inguinais microscópicas, sem a necessidade de instalações especializadas, mas pode ter morbidade significativa.
- As técnicas de BDLS modificadas para determinar doença inguinal microscópica apresentam baixa morbidade, foram validadas externamente em centros de maior capacidade e são agora procedimentos recomendados em tais centros.
- A LNDI videoendoscópica pura e robótica obtêm rendimentos de linfonodo que são comparáveis com os de técnicas abertas quando usadas em pacientes selecionados. Estudos adicionais com maior número de pacientes e acompanhamento mais longo são necessários antes da sua adoção como rotina na prática clínica.
- A LNDP agora é recomendada quando mais de um linfonodo inguinal apresenta metástase ou quando há EEN do câncer.

Tratamento da Região Inguinal Baseado em Risco

Um esquema contemporâneo para o tratamento da região inguinal é apresentado na Figura 37-4. Pressupostos para essas diretrizes são que o tumor primário tenha sido adequadamente controlado, que o estadio patológico do tumor primário seja acessível e que um exame inguinal tenha sido realizado. TC do abdome e da pelve, bem como radiografia de tórax ou outros exames de imagem, também devem ser realizados conforme clinicamente indicados.

Pacientes de Muito Baixo Risco

Como a incidência de metástase inguinal é, na melhor das hipóteses, anedótica para pacientes com tumores primários de estadio Tis ou Ta, a observação é razoável para aqueles pacientes com achados normais no exame da região inguinal (Fig. 37-4A, *à esquerda*). Para pacientes com adenopatia palpável, um curso de antibióticos deve revelar aqueles cuja adenopatia está relacionada com infecção *versus* metástases. Um linfonodo persistentemente palpável deve ser submetido a citologia aspirativa com agulha fina; se o resultado for negativo, recomenda-se biópsia excisional. Se o achado da biópsia for anormal, a dissecção inguinal ipsolateral com dissecção contralateral superficial ou completa modificada é realizada. A BDLS é uma opção em centros especializados.

Pacientes de Risco Baixo a Intermediário (Estadio T1a do American Joint Committee on Cancer)

Várias séries combinaram pacientes com tumores de estadio T1 grau 1 e grau 2 e constataram que eles apresentavam incidência menor de 10% de metástase inguinal (Fig. 37-4A, *à direita*; ver também Tabela 37 7). No entanto, a incidência de metástases entre tumores estritamente T1 grau 2 (25% a 44%) pode ser mais elevada e foram feitas recomendações variáveis. As recentes diretrizes da EAU recomendam estadiamento inguinal para tumores T1 grau 2 (também estadio T1a) entre os pacientes com linfonodos clinicamente negativos (Pizzocaro et al., 2010). No entanto, a observação também é uma opção para pacientes com este cenário (diretrizes para câncer peniano da ICUD encontradas em Pompeo et al., 2009; diretrizes para câncer peniano da NCCN, 2012). Pacientes semelhantes com linfonodos palpáveis na primeira apresentação devem ser submetidos à citologia aspirativa com agulha fina. Se os linfonodos são positivos, os pacientes são então submetidos a linfadenectomia, como na Figura 37-4A. Se são negativos, um período de 4 semanas de antibioticoterapia é razoável. Se a adenopatia não se resolver, biópsia excisional e/ou linfadenectomia planejada são opções razoáveis. O acompanhamento rigoroso é indicado para pacientes cujos linfonodos se resolvem após a antibioticoterapia, embora o risco geral neste grupo continue sendo baixo.

Pacientes de Alto Risco (Estadio T1b ou Maior do American Joint Committee on Cancer)

Para a coorte de alto risco, a incidência de metástase inguinal varia de 50% a 70% (Fig. 37-4B). De acordo com as recentes diretrizes, há consenso de que os pacientes com tumores pouco diferenciados, invasão linfática ou tumores pT2 ou maiores devem ser submetidos a um procedimento de estadiamento inguinal (Pompeo et al., 2009; Pizzocaro et al., 2010; diretrizes para câncer peniano NCCN, 2012). A abordagem cirúrgica ilustrada na Figura 37-4B é projetada para maximizar a detecção e o tratamento para aqueles com metástases linfonodais comprovadas, limitando, ao mesmo tempo, a morbidade dos pacientes com linfonodos negativos no momento da cirurgia. Assim, o estadiamento cirúrgico é indicado mesmo naqueles pacientes com achados normais do exame da região inguinal. **Neste cenário, o uso de antibióticos reduz o risco de infecções da ferida inguinal ou complicações sépticas após o controle de um tumor primário infectado, em vez de influenciar a decisão para o estadiamento cirúrgico.**

Aos pacientes com achados normais do exame da região inguinal são oferecidas dissecção bilateral superficial, dissecção completa modificada ou BDLS (esta última oferecida em centros especializados). Se os resultados dos cortes congelados não revelarem metástase, o processo é concluído. Para BDLS, os resultados baseiam-se em cortes fixados; por isso, é planejado tratamento adicional em um segundo momento, se necessário. Se ambos os lados forem positivos, uma dissecção inguinal ipsolateral é realizada. A dissecção pélvica no caso de um paciente sem adenopatia palpável em quem se descobriu metástase inguinal positiva no corte congelado é opcional e baseada nos achados patológicos (Lont et al., 2007; Zhu et al., 2008). Os pacientes com adenopatias unilaterais ressecáveis com forte sugestão de metástases devem ser submetidos a dissecção ipsolateral ilioinguinal e dissecção contralateral superficial ou completa modificada. A análise de corte congelado então determina se linfonodos profundos inguinais ou pélvicos devem ser excisados. A BDLS é outra opção no tratamento do lado contralateral de linfonodos negativos. A adenopatia palpável de menos de 4 cm foi selecionada arbitrariamente como um ponto de corte para a cirurgia como monoterapia porque metástases linfonodais maiores do que 4 cm estão associadas a EEN do câncer (Ravi, 1993a).

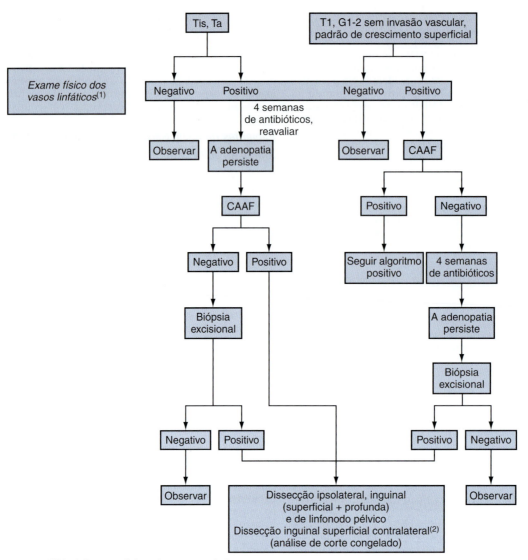

(1) Inclui exame físico e/ou exames de imagem.
(2) Dissecção modificada completa e biópsia dinâmica de linfonodo sentinela (centros especializados) aceitáveis

Figura 37-4. Tratamento da doença regional. A, Pacientes de baixo risco.

Para pacientes com linfonodos palpáveis bilaterais com forte sugestão de metástase, citologia aspirativa pré-operatória com agulha fina pode ser útil para o aconselhamento do paciente quanto à probabilidade da extensão da cirurgia. Para pacientes com resultados negativos da citologia aspirativa com agulha fina, uma abordagem de estadiamento cirúrgico começando com dissecção superficial é realizada. Os procedimentos subsequentes neste cenário dependerão dos resultados da análise de corte congelado. Para pacientes que precisam de LNDII por causa de metástases, a quimioterapia adjuvante deve ser considerada para aqueles que apresentam mais do que dois linfonodos positivos, EEN do câncer ou metástases linfonodais pélvicas (Pizzocaro et al., 2010). Uma abordagem alternativa a considerar entre os pacientes com metástases bilaterais é a quimioterapia neoadjuvante seguida de ressecção cirúrgica, como descrito por Pagliaro et al. (2010).

Adenopatia Volumosa e Metástase Linfonodal Fixa

A sobrevida em pacientes com adenopatia volumosa e metástase linfonodal fixa está relacionada com a completa erradicação da doença (Fig. 37-4C). Esta tarefa é difícil de ser alcançada com cirurgia, quimioterapia ou radioterapia isoladamente. A combinação de cirurgia e quimioterapia mostrou algum benefício no carcinoma peniano avançado (Pizzocaro et al., 1997; Corral et al., 1998; Bermejo et al., 2007; Leijte et al., 2007; Pagliaro et al., 2010). A integração e o momento ideais de tal tratamento são desconhecidos. Uma abordagem razoável nessa coorte de pacientes é a aplicação de quimioterapia neoadjuvante seguida de ressecção cirúrgica agressiva para pacientes que mostrem ou resposta ao tratamento, ou doença estável. A abordagem neoadjuvante poderia melhorar a ressecabilidade cirúrgica e evitar longos atrasos na administração de quimioterapia, resultantes do atraso da cicatrização pós-operatória. O prognóstico é desfavorável em pacientes que apresentam progressão enquanto estão recebendo quimioterapia. A dissecção paliativa da região inguinal é considerada, mas raramente tem efeito paliativo significativo (Leijte et al., 2007). A hemipelvectomia em pacientes sem metástases distantes foi relatada (Block et al., 1973). Também foi relatado êxito temporário dos *stents* endoluminais vasculares na prevenção da erosão vascular pelo tumor (Link et al., 2004). Os ensaios clínicos de novas estratégias sistêmicas e radioterapia para áreas afetadas fornecem o próximo nível de cuidado. Com a maior progressão, os serviços de cuidados paliativos podem fornecer um apoio valioso para os pacientes com doença em fase terminal.

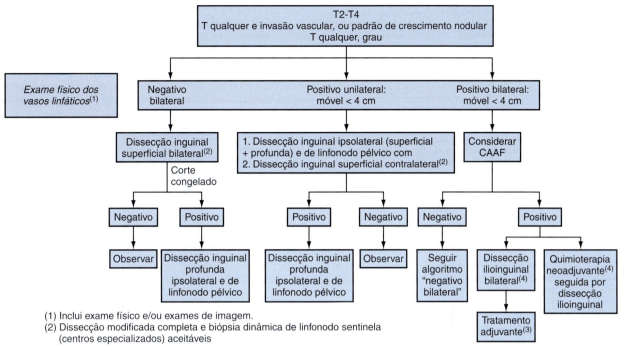

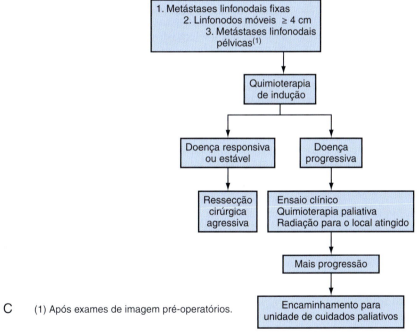

Figura 37-4. *(Cont.)* B, Pacientes de alto risco. **C,** Doença metastática. **CAAF,** Citologia aspirativa com agulha fina.

RADIOTERAPIA

Radioterapia para a Lesão Primária

A radioterapia primária tem potencial curativo significativo e possibilita relativa preservação da forma e função penianas. Se o controle local não for alcançado, a cirurgia de resgate ainda pode ser curativa, e, portanto, em um subgrupo de homens com radiação de câncer peniano como plano inicial, é uma estratégia de tratamento razoável. Tanto a radioterapia de feixe externo quanto a braquiterapia intersticial são atualmente empregadas no tratamento do tumor peniano primário. Antes da radioterapia, a circuncisão é necessária para expor a lesão, para permitir a resolução de qualquer infecção superficial e para evitar edema do prepúcio e fimose subsequentes.

Radioterapia de Feixe Externo

A radioterapia de feixe externo tem várias vantagens: está amplamente disponível, fornece uma dose homogênea e não requer o mesmo conhecimento no que diz respeito às competências técnicas necessárias para o fornecimento da braquiterapia eficaz. Em uma revisão, Crook et al. (2009) descreveram doses e frações atuais variando de 60 Gy em 25 frações fornecidas ao longo de 5 semanas a 74 Gy em 37 frações por mais de 7,5 semanas. Isso contrasta com doses mais baixas de 50 a 55 Gy citadas em séries mais antigas (McLean et al., 1993; Neave et al., 1993). Um dos desafios da radioterapia de feixe externo é posicionar o pênis de forma consistente de modo a ficar acessível ao feixe de radiação, embora não incluindo tecidos e estruturas normais adjacentes. Isso é conseguido por meio do posicionamento do paciente em decúbito dorsal na mesa de tratamento e do fechamento do pênis em posição vertical em um bloco de cera ou de Perspex com uma câmara cilíndrica central. O bloco apresenta duas válvulas para facilitar a aplicação, que certamente se torna mais difícil com a progressão do curso da radioterapia. A segunda consideração envolve a natureza física dos feixes de radiação com megavoltagem, que preservam a superfície da pele e liberam a dose de radiação a uma profundidade no tecido. O câncer peniano é de origem cutânea e requer tratamento completo da superfície da pele. Cera e Perspex são ambos materiais equivalentes a tecido, por isso a escolha deles na fabricação de dispositivos de imobilização libera eficazmente a dose para o pênis e traz a dose total para a superfície da pele. Tem sido descrita uma alternativa que consiste em tratar o paciente na posição de pronação com o pênis suspenso em um pequeno recipiente de banho-maria (Vujovic et al., 2001), mas isso não é adequado para pacientes obesos e pode ser tecnicamente difícil porque o pênis tende a flutuar e posicionar-se muito perto do corpo do paciente e do tecido normal adjacente.

A Tabela 37-11, adaptada de Crook et al. (2009), descreve a eficácia tanto da radioterapia de feixe externo quanto da braquiterapia intersticial no que diz respeito ao controle local, sobrevida câncer-específica, complicações e preservação peniana. Os dados representam revisões retrospectivas de série de uma única instituição coletadas ao longo de muitos anos, durante os quais sistemas de estadiamento e técnicas de tratamento evoluíram. Portanto, os dados muitas vezes representam uma variação de doses e esquemas de fracionamento, que permitem apenas conclusões limitadas sobre dose e fracionamento ideais. **As taxas de controle local de 5 anos entre os pacientes tratados com uma variedade de técnicas variaram de 44% a 69,7%, com taxas de preservação do pênis de 50% a 65%. Assim, a capacidade da radioterapia de feixe externo primária para controlar o tumor primário parece inferior a técnicas cirúrgicas tradicionais de amputação.** No entanto, na maioria dos casos, foi atingido maior controle local por amputação parcial ou total, e **mais de 50% dos pacientes tratados com radioterapia de feixe externo primária evitaram a amputação peniana.** A sobrevida câncer-específica variou de 58% a 86%, dependendo do estágio do tumor primário e do estado do linfonodo.

Fatores prognósticos para baixa resposta entre os pacientes tratados com radioterapia de feixe externo incluem doses abaixo de 60 Gy, tempo de tratamento superior a 45 dias ou fração diária inferior a 2 Gy, além de estadio T3, tamanho superior a 4 cm e tumores de alto grau (Sarin et al., 1997; Gotsadze, et al., 2000; Crook et al., 2009). Isso sugere uma dose tumoral mínima de cerca de 66 Gy em frações de 2 Gy por um período de 6 $_{1/2}$ semanas (45 dias). Cursos hipofracionados (fração > 2 Gy) podem estar associados a pior toxicidade.

Braquiterapia

Como uma alternativa à radioterapia de feixe externo, a braquiterapia intersticial, empregando uma variedade de radioisótopos, porém mais comumente o irídio-192, foi avaliada. Gerbaulet e Lambin (1992), utilizando implantes intersticiais com irídio-192 colocados por via percutânea, relataram controle local bem-sucedido em 82% dos 109 pacientes, com taxas de sobrevida em longo prazo de 75% a 80% em pacientes com linfonodos regionais livres de tumor. Rozan et al. (1995) analisaram 259 pacientes de vários centros, com taxa de sobrevida livre de doença em 5 e 10 anos de 78% e 67%, respectivamente. Vinte e dois por cento dos pacientes também tiveram cirurgia variando de circuncisão ou excisão local (75% dos procedimentos) a penectomia total (4%). Efeitos secundários tardios ocorreram em 53% do grupo. Para tumores não invasivos ou muito superficiais, um molde superficial contendo fios de irídio-192 pode ser construído. O molde de plástico é usado em estreita justaposição com a haste peniana durante 12 horas ou mais por dia, durante um período de 7 a 10 dias para uma dose tumoral total de 60 Gy (El-Demiry et al., 1984; Akimoto et al., 1997). Como pode ser difícil determinar a profundidade da invasão tumoral por exame clínico ou de imagem e porque é necessária uma margem de dose total (comparável à margem cirúrgica necessária) para além da doença macroscópica, a técnica de molde é raramente apropriada. Tal doença superficial pode ser agora tratada mais adequadamente com *laser* ou técnicas cirúrgicas de preservação do órgão.

Crook et al. (2009) inicialmente relataram uma coorte (1989-2000) de 30 homens com carcinoma de células escamosas cT1 a cT3 tratados com irídio-192 liberado por agulhas de aço de calibres 17 a 19,5 mantidas em uma matriz paralela tridimensional por moldes plásticos acrílicos pré-perfurados. Com uma média de seis agulhas (variação de duas a nove), uma dose prescrita de 60 Gy (variação de 55 a 65 Gy) foi liberada durante 93 horas, em média. Com uma média de 34 meses de acompanhamento, houve quatro falhas locais e quatro falhas regionais, e um paciente precisou de penectomia parcial para radionecrose. A taxa atuarial livre de falha local por 2 anos foi de 85%, e de conservação peniana bem-sucedida foi de 83%. Obviamente, os tumores apenas poderiam ser clinicamente estadiados, e os autores afirmaram que a distinção clínica entre o cT1 e cT2 é subjetiva. Falha linfonodal foi relacionada com o grau do tumor, mas não com o tamanho do tumor. Kiltie et al. (2000), no entanto, encontraram falhas locais em 60% dos tumores com mais de 4 cm em comparação com 14% dos tumores menores do que 4 cm. Mazeron et al. (1984) e Soria et al. (1997) demonstraram mais falha local à medida que o tumor invadia os corpos cavernosos e com o tamanho do tumor maior que 4 cm. Nas séries iniciais de Crook, dissecções profiláticas de linfonodos não foram rotineiramente realizadas, e como seria de esperar, 50% dos tumores moderadamente ou pouco diferenciados tiveram recorrência regional ou distalmente (Crook et al., 2002). Portanto, recomenda-se que a seleção de pacientes para a dissecção profilática do linfonodo seja a mesma que a seleção de pacientes submetidos a remoção cirúrgica do tumor primário.

A série de Crook foi atualizada em 2009 para 67 pacientes com acompanhamento médio de 4 anos (variação de 0,2-16,2). Aos 10 anos a sobrevida atuarial câncer-específica foi de 83,6%, e três falhas tardias foram observadas (42, 64, 90 meses). Penectomia foi realizada para oito recorrências e duas necroses para taxas de preservação peniana de 5 e 10 anos de 88% e 67%, respectivamente. Linfonodos inguinais nos pacientes mais recentes foram tratados com as mesmas indicações de pacientes submetidos a cirurgia primária, mas com o uso de apenas informações de biópsia para determinar a doença de alto grau e a ocorrência de invasão linfática. Um indicador de falha local nesta série foi o espaçamento da agulha — um aumento no espaçamento (variação de 12 a 18 mm) diminuiu as recorrências por causa da maior margem lateral alcançada. **Em geral, o controle local** (Tabela 37-11) **fornecido pela braquiterapia intersticial pareceu superior ao fornecido pela radioterapia de feixe externo, com taxas de controle local em 5 anos de 70% a 87%. As taxas de preservação peniana são maiores em 5 anos (74% a 88%), com alguma diminuição em 8 a 10 anos (67% a 70%)** (Crook et al., 2009).

Efeitos Adversos Associados à Radioterapia

Após a radioterapia ou a braquiterapia, pode-se esperar descamação úmida no local tratado. Esta será mais extensa após a radioterapia de feixe externo, devido ao maior volume de tratamento. A reepitelização ocorre em 4 a 8 semanas. A impregnação em solução salina e a higiene são importantes. A relação sexual pode ser retomada quando o paciente se sentir confortável, mas recomenda-se o uso de lubrificantes adicionais à base de água.

Os dois efeitos colaterais tardios mais comuns associados a radioterapia são estenose meatal e ulceração dos tecidos moles. Séries anteriores (da década de 1960 ao início da década de 1970) mostraram fístula ou estenose uretral, com ou sem necrose peniana, dor e edema (Kelley et al., 1974), e alguns casos precisando de penectomia secundária (Duncan e Jackson, 1972). Em geral relata-se ulceração de tecidos moles em 0% a 23% dos pacientes tratados com radioterapia intersticial ou de feixe externo, com as taxas mais elevadas associadas à braquiterapia (Tabela 37-11). No caso de ulceração persistente, existe um dilema diagnóstico para determinar se

TABELA 37-11 Série Selecionada de Estudos Relatando o Controle Local (CL) da Doença, Sobrevida Câncer-específica (SCE), Complicações e Preservação Peniana para Homens Tratados com Radioterapia de Feixe Externo (XRT) ou Braquiterapia (BT) como Tratamento Primário para Câncer Peniano

ESTUDO	N° DE PACIENTES	TIPO DE RT	DOSE (GY)	F/U (MESES) MÉDIO (VARIAÇÃO)	CL POR RT AOS 5 ANOS	SCE AOS 5 ANOS	COMPLICAÇÕES	PRESERVAÇÃO PENIANA
FEIXE EXTERNO								
McLean et al., 1993	26	XRT	35/10-60/25	116 (84-168)	61,5%	69%	7/26 inespecíficas	66% bruta
Neave et al., 1993	20	XRT	50-55	Mínimo de 36 meses	69,7%	58%	10% estenose	60%
Sarin et al., 1997	59	XRT	60/30	62 (2-264)	55%	66%	3% necrose 15% estenose	50% bruta
Gotsadze et al., 2000	155	XRT	40-60	40	65%	86%	1 necrose 5 estenoses	65%
Munro et al., 2001	13	XRT						
Zouhair et al., 2001	23	XRT						43%
Ozsahin et al., 2006	33	XRT/BT	52	62 (2-454)	44%	–	10% estenose	52%
Mistry et al., 2007	18	XRT	55/16-50/20	62	63%	75%	2 necroses 1 estenose	66% bruta
BRAQUITERAPIA								
Mazeron et al., 1984	50	BT	60-70	(36-96)	78% bruto		3 necrose 19% estenose	74%
Delannes et al., 1992	51	BT	50-65	65 (12-144)	86% bruto	85%	23% necrose 45% estenose	75%
Rozan et al., 1995	184	BT	63	139	86%	88%	21% necrose 45% estenose	78%
Soria et al., 1997	102	BT	61-70	111	77%	72%		72% (6 anos)
Chaudhary et al., 1999	23	BT	50	21 (4-117)	70% (8 anos)		0 necrose 9% estenose	70% (8 anos)
Kiltie et al., 2000	31	BT	63,5	61,5	81%	85%	8 necroses 44% estenose	75%
Crook et al., 2009	67	BT	60	48 (4-194)	87,5%	83,6%	12% necrose 9% estenose	88% 5 anos 67% 10 anos

F/U, Acompanhamento (*follow-up*); RT, radioterapia.

há câncer recorrente; pode-se indicar biópsia. Em geral, a ulceração é plana e superficial, sem nenhum componente elevado ou exofítico. O acompanhamento rigoroso e o tratamento com antibióticos, vitamina E e cremes esteroides são recomendados. Para casos resistentes a essas medidas, um curso de oxigênio hiperbárico é, muitas vezes, eficaz (Crook et al., 2009; Gomez-Iturriaga et al., 2011). A maioria obtém cura com tratamento conservador, mas a cura pode demorar várias semanas, e mais em pacientes diabéticos. Quanto mais profundamente invasivo é o tumor original, pode levar mais tempo para a cura. Estenose meatal é relatada em 10% a 45% dos pacientes e pode estar relacionada com a dose aumentada por fração naqueles tratados com radioterapia de feixe externo ou espaçamento da agulha entre aqueles tratados com braquiterapia. Estenose meatal ocorre mais tarde no acompanhamento (de 18 a 24 meses) e pode, muitas vezes, ser precedida por fluxo urinário fraco, desviado ou dividido. A intervenção nesse momento usando um dilatador meatal ajudará a prevenir estenose fibrótica inflexível posterior. Os pacientes podem ser orientados a autoaplicá-lo conforme necessário. Se não for manejado de forma adequada, pode ocorrer estenose uretral tardia, que pode precisar de dilatação mais formal ou, em casos muito raros, uretroplastia.

Os benefícios de evitar um procedimento cirúrgico mutilante são óbvios, e embora seja comumente relatado que a função sexual é preservada, os efeitos colaterais da radiação sobre a qualidade de vida sexual não foram estudados com instrumentos validados (Crook et al., 2009). Como a braquiterapia irradia muito menos o pênis e o tecido erétil, há maior probabilidade de que a função erétil seja mais preservada do que após a radioterapia de feixe externo. Pacientes e médicos devem considerar cuidadosamente os efeitos colaterais exclusivos agudos e de longo prazo da radioterapia. Para os idosos, nos quais a função sexual não é um problema, a penectomia parcial pode ser bastante aceitável, oferecendo um tratamento rápido e eficaz com relativamente poucos efeitos colaterais que limitam a atividade no período pós-operatório.

Os benefícios da preservação do órgão com radiação agora devem ser comparados com de outras escolhas cirúrgicas, como terapia a *laser*, cirurgia micrográfica de Mohs e cirurgia reconstrutiva, todas as quais podem fornecer a preservação do órgão, minimizando a perda funcional. Isso enfatiza a necessidade de uma avaliação multidisciplinar e encaminhamentos a centros onde todas as opções estão disponíveis. A radiação pode ser a única solução para um paciente com comorbidades significativas que não é um candidato cirúrgico.

Por fim, como acontece com qualquer abordagem de preservação de órgãos, o acompanhamento prolongado é essencial. Isso deve ser enfatizado ao paciente no momento da decisão do tratamento original. Ensinar o autoexame e a notificação imediata das preocupações também é importante. Recorrência local pode ser tratada cirurgicamente sem pôr em risco a sobrevida. O acompanhamento cuidadoso de longo prazo é essencial para detectar rapidamente a recorrência, e deve-se reconhecer que a recorrência pode ocorrer relativamente tarde. Em uma série, sete de 11 recorrências foram detectadas após 2 anos (63%) e duas (18%) após 5 anos (Mazeron et al., 1984). Em termos de cirurgia de resgate, Crook et al. (2009) observaram que a radioterapia de feixe externo normalmente trata muito mais da haste do pênis, enquanto a braquiterapia é mais focal, levando a opções de resgate que estão mais propensas a resultar em penectomia parcial do que penectomia total.

Em resumo, tumores T1 e T2 menores que 4 cm sem ou com mínima extensão além do sulco coronal respondem bem à radioterapia e, com um planejamento cuidadoso, complicações podem ser minimizadas (de Crevoisier et al., 2009). A braquiterapia pode proporcionar bom controle e preservação peniana local com liberação mais rápida da dose (4 a 5 dias, em vez de 6 a 7 semanas), em comparação com radioterapia de feixe externo. Para o paciente que é candidato adequado para uma abordagem baseada em radiação, a seleção de radioterapia de feixe externo *versus* braquiterapia pode depender da habilidade e da experiência do médico rádio-oncologista; a radioterapia de feixe externo pode ser mais amplamente disponível. Séries e revisões de Crook et al. (2009) sugerem que a técnica de braquiterapia deva ser expandida e mais estudada de forma multi-institucional.

O tratamento da doença localmente avançada é claramente associado a maior taxa de falha (local, regional e distante), e a abordagem de tratamento deve levar em consideração os linfonodos regionais. Para esses pacientes, a braquiterapia não é uma opção. Radiossensibilizadores de quimiorradioterapia combinada, como cisplatina semanalmente — tratamento-padrão para carcinoma escamoso do colo do útero — são bem tolerados, estão associados a taxas de resposta excelentes e podem converter um paciente com doença inoperável em um candidato cirúrgico, ou alternativamente podem ser usados como tratamento definitivo (Rose, 2002). Esta abordagem será estudada em um ensaio internacional cooperativo por meio da International Rare Cancers Initiative (Nicholson et al., 2014).

Radioterapia para Regiões Inguinais

A presença e a extensão do comprometimento dos linfonodos são um fator prognóstico tão essencial no manejo do câncer de pênis, que a avaliação cirúrgica das regiões inguinais é amplamente aceita. A avaliação cirúrgica de pacientes de alto risco sem evidência clínica de metástase linfonodal é recomendada, de modo que o tratamento suplementar pode ser adaptado à patologia real, em vez de apenas fornecer radiação "profilática" para os linfonodos inguinais. A abordagem cirúrgica para adenopatias ressecáveis também é preferível porque uma dose suficiente para erradicar doença macroscópica na região inguinal é mal tolerada (Murrell e Williams, 1965; Jensen, 1977; Kulkarni e Kamat, 1994). Além disso, a avaliação do tratamento da área inguinal por radioterapia primária é dificultada pela incerteza decorrente da imprecisão do estadiamento clínico e da frequente falta de confirmação histológica de metástases linfonodais. A Tabela 37-3 resume a incidência de positividade linfonodal em regiões inguinais clinicamente negativas e sugere que a radiação pode ser evitada na maioria dos casos.

Uma das maiores séries demonstrando o benefício da radioterapia para metástases linfonodais e/ou metástases distantes a partir de câncer peniano foi publicada por Ravi et al. em 1994. Cento e vinte pacientes com metástases linfonodais e nove com metástases distantes foram tratados com radioterapia isoladamente (paliativa) ou no contexto de pré ou pós-operatório. Pertinentemente ao contexto de apresentação da doença avançada, 33 pacientes foram tratados com radioterapia pré-operatória com 40 Gy ao longo de 4 semanas e, posteriormente, foram submetidos a LNDI. Deve-se observar que, após a radioterapia e cirurgia, apenas 8% tiveram evidência de EEN, e 3% apresentaram recorrência na região inguinal. Isso é relevante porque, em um outro estudo realizado no mesmo período de tempo que este estudo (Ravi, 1993a), a incidência de EEN foi de 33% entre os pacientes tratados com cirurgia isolada e a recorrência na região inguinal foi observada em 19%. As diferenças para ambos, EEN e recorrência local, foram estatisticamente menores ($P < 0,01$ e $P < 0,03$, respectivamente). Os dados são sugestivos, mas não definitivos, de que a radioterapia pré-operatória para linfonodos de 4 cm ou maiores sem fixação da pele melhorou o controle local. A sobrevida em 5 anos nesse último grupo foi de 70% (Ravi et al., 1994). Esses dados são condizentes com os efeitos benéficos observados quando a radioterapia é utilizada em conjunto com cirurgia ou quimioterapia em outras malignidades escamosas, tais como carcinoma vulvar, cervical ou anal (Epidermoid anal cancer, 1996; Montana et al., 2000; Green et al., 2001). Tais abordagens devem ser mais exploradas no tratamento de câncer peniano localmente avançado.

Na série de Ravi et al. (1994), o tratamento com radiação paliativa melhorou os sintomas em 56% dos pacientes com linfonodos inguinais fixos, em cinco de cinco pacientes com metástases ósseas dolorosas e em um de dois pacientes com compressão da medula espinal e paraplegia. No entanto, a radioterapia pélvica e/ou para-aórtica foi ineficaz em pacientes com metástases pélvicas. Assim, a radioterapia pode ser considerada em pacientes com linfonodos inguinais ulcerativos e fixos inoperáveis e que não são candidatos à quimioterapia. Ocasionalmente, a radiação para essas áreas é bem tolerada, pode resultar em tratamento paliativo significativo e pode adiar complicações locais por períodos prolongados (Furlong e Uhle, 1953; Staubitz et al., 1955; Vaeth et al., 1970). Como mencionado anteriormente, a quimiorradioterapia combinada, utilizando cisplatina semanal, é uma abordagem promissora, já que mostrou êxito em casos de carcinoma escamoso do colo do útero (Rose, 2002).

A radiação tem um papel importante como terapia adjuvante para pacientes pN+ tratados cirurgicamente. Em um pequeno estudo retrospectivo em Taiwan, Chen et al. (2004) relataram taxas de falha regional após a dissecção de linfonodos inguinais positivos em 11% (um de nove) *versus* 60% (três de cinco) com e sem radioterapia inguinal adjuvante. Inferindo da literatura publicada sobre câncer vulvar (Hyde et al., 2007), a radioterapia adjuvante com 4.500 cGy em 25 frações ao longo de 5 semanas na região inguinal ipsolateral deve ser considerada para pacientes com mais de dois linfonodos positivos e para aqueles com EEN. Se é sabido que os linfonodos pélvicos não estão envolvidos, a pelve não precisa ser incluída; mas se a dissecção do linfonodo pélvico não foi realizada, o volume de radiação deve se estender para incluir a pelve.

Em resumo, a radioterapia para a área inguinal não é recomendada como profilaxia para pacientes com alto risco de metástases inguinais. É menos eficaz terapeuticamente do que a dissecção de linfonodo para linfonodos clinicamente envolvidos, mas deve ser considerada como tratamento adjuvante para pacientes com mais de dois linfonodos positivos. Pode ser útil para o tratamento paliativo no caso de linfonodos inoperáveis e, em uma abordagem de quimiorradioterapia, pode tornar ressecável a doença inoperável. Com base em estudos em outras neoplasias escamosas, a radiação, como parte de uma abordagem multimodal com quimioterapia e cirurgia entre os pacientes com câncer peniano avançado, deve ser mais bem avaliada.

> **PONTOS-CHAVE: RADIOTERAPIA**
>
> - A radioterapia primária para câncer peniano pode ser aplicada com sucesso em pacientes com carcinomas de células escamosas T1 e T2 menores que 4 cm com técnicas de radioterapia de feixe externo ou braquiterapia.
> - A penectomia de resgate pode ser necessária depois de radiação de feixe externo ou braquiterapia para doença persistente ou recorrente ou necrose de radiação. O acompanhamento cuidadoso ao longo da vida é necessário.
> - Para pacientes selecionados para a radioterapia para tumor primário, o tratamento cirúrgico de linfonodos inguinais deve ser recomendado pelos mesmos critérios que para os pacientes selecionados para tratamento cirúrgico do tumor primário.
> - A radiação para a área inguinal não é tão eficaz quanto a cirurgia para o tratamento de linfonodos inguinais.
> - A radioterapia profilática não mostrou alterar a história natural de metástases inguinais e não é recomendada.
> - A integração de radioterapia com cirurgia e quimioterapia na doença avançada requer um estudo mais aprofundado.
> - A radioterapia paliativa em pacientes com linfonodos inguinais inoperáveis pode trazer algum benefício.

QUIMIOTERAPIA

Câncer peniano avançado manifestando-se como doença regional volumosa ou não ressecável ou metástases viscerais na apresentação inicial, ou a recorrência da doença, é altamente letal porque é incurável na maioria dos casos com cirurgia ou radioterapia isolada (Ornellas et al., 1994; Ravi et al., 1994; Hegarty et al., 2006). A experiência com quimioterapia com agente único ou múltiplo nesse cenário é limitada, porque há poucos ensaios clínicos de fase 2 e não há ensaios clínicos randomizados. Vários esquemas têm produzido respostas clinicamente significativas que ocasionalmente resultaram em afastamento da doença ou ressecção cirúrgica facilitada.

Quimioterapia de Agente Único

Gagliano et al. (1989), do *Southwest Oncology Group*, trataram 26 pacientes, 12 dos quais tinham recebido radioterapia anteriormente, com baixa dose (50 mg/m^2) de cisplatina e observaram uma taxa de resposta de 15% de 1 a 3 meses de duração e sobrevida global média de 4,7 meses. Em um estudo do Memorial Sloan Kettering Cancer Center, 13 pacientes com doença extensa e radioterapia ou quimioterapia anterior foram tratados com cisplatina 70 a 120 mg/m^2 a cada 21 dias. Três dos 12 pacientes avaliáveis (25%) demonstraram respostas (uma completa e duas parciais, duração de 2 a 8 meses; Ahmed et al., 1984).

Os primeiros relatos favoráveis do Japão sugeriram que a bleomicina pareceu ser eficaz no tratamento do câncer do pênis e escroto. Ichikawa et al. relataram uma resposta de 50% em 24 pacientes não tratados anteriormente com carcinoma de células escamosas do pênis (Ichikawa et al., 1969; Ichikawa, 1977). Um relato semelhante de Uganda documentou regressão tumoral parcial ou completa em 45% dos pacientes tratados (Kyalwazi et al., 1974). Uma revisão de 90 pacientes da literatura mundial demonstrou respostas semelhantes (Eisenberger, 1992). Em um estudo realizado por Ahmed et al. (1984), 14 pacientes foram avaliados quanto à resposta a um agente único, bleomicina. Houve uma resposta completa, mas o paciente morreu de toxicidade pulmonar pela bleomicina. Houve também duas respostas parciais, para uma taxa de resposta objetiva de 21%. A duração média de resposta foi de apenas 3 meses (intervalo de 2 a 4).

O metotrexato produziu respostas em oito dos 13 pacientes (61%) tratados no Memorial Sloan Kettering Cancer Center (Ahmed et al., 1984) com uma resposta completa. No entanto, a duração média de resposta mesmo com a alta taxa de resposta foi de 3 meses (2 a 31 meses), e um paciente morreu de sepse relacionada com o tratamento. Outros relatos mostraram que o metotrexato foi ativo (Mills, 1972; Garnick et al., 1979). Com base no estudo de Ahmed, em que cisplatina, bleomicina e metotrexato foram dados sequencialmente, não pareceu haver nenhuma resistência cruzada óbvia para os três agentes.

Um ensaio posterior de três fármacos, com cisplatina, bleomicina e metotrexato, foi desenvolvido.

Quimioterapia de Combinação

O *Southwest Oncology Group* relatou um estudo de fase 2 utilizando um regime modificado que reduziu a dose total de cisplatina, bleomicina e metotrexato. Haas et al. (1999) empregaram a combinação de cisplatina, metotrexato e bleomicina em 45 pacientes com câncer peniano localmente avançado ou metastático de 31 instituições diferentes. Houve cinco respostas completas e oito respostas parciais entre 40 pacientes avaliáveis (taxa de resposta de 32,5%). A duração média da resposta foi de 16 semanas com uma sobrevida global de 28 semanas (Haas et al., 1999). Embora a taxa de resposta tenha parecido encorajadora, ela ainda estava dentro do intervalo de confiança de 95% (IC) para o agente único cisplatina, e houve cinco mortes relacionadas com o tratamento do estudo (uma por infecção e quatro por complicações pulmonares) (Ahmed et al., 1984; Gagliano et al., 1989; Haas et al., 1999). Portanto, este estudo não conseguiu confirmar a alta taxa de resposta inicial do agente único metotrexato; a taxa de resposta não foi significativamente mais elevada do que a do agente único cisplatina, e toxicidade pulmonar por bleomicina foi significativa (Haas et al., 1999). Três ensaios contemporâneos adicionais, todos incluindo cisplatina, revelaram atividade significativa omitindo a bleomicina e o metotrexato. Theodore et al. (2008) relataram os resultados de um estudo de fase 2 da European Organisation for Research and Treatment of Cancer (EORTC) no qual 28 pacientes com doença localmente avançada ou metastática (T3, T4, N1 a N3, ou M1) receberam a combinação de cisplatina e irinotecano. Os pacientes foram tratados no contexto neoadjuvante durante quatro ciclos antes da cirurgia (T3, N1 ou N2) ou até oito ciclos (T4, N3, M1). A toxicidade foi aceitável, sem mortes relacionadas com o tratamento. Oito respostas foram observadas (duas completas, seis parciais), para uma taxa de resposta objetiva de 30,8% (80% IC 18,8% a 45%). Deve-se observar que três pacientes considerados para cirurgia no cenário neoadjuvante não mostraram nenhuma evidência de doença residual. No entanto, os autores relataram o ensaio como negativo, porque foi realizado para mostrar uma taxa de resposta objetiva não menor do que 30% por IC.

Um ensaio clínico de fase 2 de quimioterapia neoadjuvante com paclitaxel, ifosfamida e cisplatina (TIP) foi conduzido no MD Anderson Cancer Center da University of Texas (Pagliaro et al., 2010). Os pacientes elegíveis tinham metástases linfonodais de estágio Tx, N2 ou N3, sem evidência de metástases a distância (M0) e sem quimioterapia anterior. O tratamento consistiu em quatro cursos de TIP seguidos por dissecções bilaterais de linfonodos inguinais, dissecções uni ou bilaterais de linfonodos pélvicos e controle cirúrgico do tumor primário, quando apropriado. A taxa de resposta objetiva foi de 50% (15 de 30 pacientes), e a taxa de resposta patológica completa foi de 10% (três pacientes). Vinte e três pacientes completaram quatro cursos de TIP, e 22 deles foram submetidos a cirurgia. Nove pacientes (30% para o ensaio, 40,9% daqueles completando o tratamento) estavam vivos e livres de doença em um período de acompanhamento médio de 34 meses. Dezenove mortes ocorreram como resultado de doença progressiva, e duas por causas não relacionadas. A toxicidade foi aceitável e não houve mortes relacionadas com o tratamento (Pagliaro et al., 2010). Portanto, os dados do uso do regime TIP sugerem uma taxa de resposta que pode ser significativamente maior do que a do agente único cisplatina e melhor tolerância do que com regimes anteriores contendo bleomicina ou metotrexato. A Tabela 37-12 fornece dados da segurança e da eficácia para regimes de quimioterapia contendo cisplatina relatados até agora. Toxicidade pulmonar relacionada com o tratamento e morte foram evitadas com a ausência de bleomicina.

Um terceiro estudo prospectivo avaliou a combinação de docetaxel, cisplatina e 5-fluorouracil (TPF) em pacientes com câncer peniano localmente avançado ou metastático (Nicholson et al., 2013). A taxa de resposta objetiva foi de 38,5% (10 de 26 pacientes avaliáveis), e 65,5% dos pacientes apresentaram pelo menos um evento de grau 3 ou grau 4. A taxa de resposta-alvo predeterminada de 60% não foi atingida, e os autores concluíram que resultados semelhantes poderiam ser alcançados com 5-fluorouracil e cisplatina e que a adição de docetaxel resultou em toxicidade. A taxa de resposta objetiva para 5-fluorouracil e

TABELA 37-12 Segurança e Eficácia de Regimes Multimedicamentosos para o Câncer Peniano, sem Bleomicina

	QUIMIOTERAPIA	TAXA DE RESPOSTA	MORTE RELACIONADA AO TRATAMENTO	SOBREVIDA GERAL MÉDIA (MESES)
Di Lorenzo et al., 2012 *	Fluorouracil, 800-1.000 mg/m^2/dia, dias 1-4 Cisplatina de infusão contínua, 70-80 mg/m^2, dia 1; ciclo a cada 3 semanas	32%	0/25	8
Pagliaro et al., 2010	Paclitaxel, 175 mg/m^2, dia 1 Ifosfamida, 1.200 mg/m^2, dias 1-3 Cisplatina, 25 mg/m^2, dias 1-3; ciclo a cada 3 semanas	50%	0/30	17,1[†]
Theodore et al., 2008	Irinotecano, 60 mg/m^2, dias 1, 8, 15 Cisplatina, 80 mg/m^2, dia 1; ciclo a cada 4 semanas	30,8%	0/28	4,7
Nicholson et al., 2013	Docetaxel, 75 mg/m^2, dia 1 Cisplatina, 60 mg/m^2, dia 1 Fluorouracil, 750 mg/m^2/dia, dias 1-5; ciclo a cada 3 semanas	38,5%	0/28	13,9

*Estudo retrospectivo.
[†]Contexto neoadjuvante (N2-3, M0).

cisplatina em uma série retrospectiva foi de 32% (oito de 25 pacientes) (Di Lorenzo et al., 2012).

Os dados dos três ensaios prospectivos referidos anteriormente e de uma série retrospectiva sugerem que pacientes com tumores primários avançados, irressecáveis ou doença metastática podem se beneficiar de quimioterapia à base de cisplatina e que os pacientes selecionados com metástases de linfonodos regionais volumosas pareceram se beneficiar de linfadenectomia pós-quimioterapia. Patologia negativa em linfonodos foi observada após o tratamento neoadjuvante com TIP (três de 30 pacientes) e irinotecano e cisplatina (três de sete pacientes). Para pacientes com tumores primários não ressecáveis ou metástases em linfonodos regionais volumosas, o tratamento neoadjuvante com um regime contendo cisplatina pode ser eficaz e permitir a ressecção curativa. O regime de quimioterapia ideal ainda não foi determinado.

Quimioterapia Adjuvante

Historicamente, o tratamento de combinação de vincristina, bleomicina e metotrexato foi administrado em 12 cursos semanais para 17 pacientes em contexto pós-operatório (12) ou neoadjuvante (cinco) no Milan National Tumor Institute. Os pacientes tratados apresentavam alto risco de recorrência com a cirurgia isoladamente; nove mostravam crescimento extranodal do tumor, cinco tinham envolvimento de linfonodo pélvico, e cinco tinham metástases bilaterais. No acompanhamento que variou de 18 a 102 meses, houve apenas uma recorrência (Pizzocaro e Piva, 1988). Mais tarde, relatos desse centro confirmaram ainda mais o valor da quimioterapia adjuvante. Dos 56 pacientes com linfonodos positivos, 82% dos 25 pacientes que receberam tratamento adjuvante com vincristina, bleomicina e metotrexato sobreviveram 5 anos, em comparação com 37% dos 31 pacientes tratados apenas com cirurgia (Pizzocaro et al., 1995, 1997). No grupo de tratamento neoadjuvante, respostas parciais foram observadas em três de cinco pacientes com metástases linfonodais extremamente grandes (6 a 11 cm). Esses três pacientes foram posteriormente submetidos a ressecção completa e não tiveram tumor em intervalos que variaram de 20 a 72 meses. Esses dados ainda têm de ser confirmados e provavelmente não serão mais estudados devido aos potenciais efeitos tóxicos da bleomicina e do metotrexato.

Consolidação Cirúrgica Pós-quimioterapia

Shammas et al. (1992) relataram sobre oito pacientes tratados com a combinação de cisplatina e 5-fluorouracil. Sete dos oito pacientes tinham doença estadio III ou IV de Jackson, e dois neste grupo tinham ou metástases pleurais, ou pulmonares. Um de sete (14%) teve uma resposta parcial com o desaparecimento de metástases pulmonares e consolidação pós-cirúrgica e viveu por mais de 32 meses. Ele recebeu cinco ciclos de tratamento. Três pacientes com doença estável receberam apenas um ou dois ciclos e sobreviveram por 2 a 11 meses. Deve-se observar que dois dos três pacientes que tiveram progressão da doença receberam três ou quatro ciclos de tratamento e foram submetidos a consolidação cirúrgica, com tempo de sobrevida de 12 e 28 meses a partir da quimioterapia.

Assim, 2 de 7 pacientes (28%) que sobreviveram 28 e mais de 32 meses receberam significativa paliação ou cura a partir da combinação. Corral et al. (1998) informaram sobre a acompanhamento em longo prazo de um grupo prospectivo de pacientes tratados com bleomicina, metotrexato e cisplatina. Entre a coorte, 21 pacientes tinham carcinoma peniano, com 10 dos 21 (48%) com doença N3 ou M1. O restante tinha metástases linfonodais N1 ou N2. Respostas objetivas foram observadas em 12 (57%), incluindo dois de cinco com metástases distantes. Seis pacientes do grupo (28,5%) alcançaram o estado livre de doença com qualquer quimioterapia isolada (2) ou cirurgia (3) ou radioterapia (1) com sobrevida média de 27,8 meses. Esta foi significativamente maior do que naqueles que não alcançaram o estado livre de doença (6,7 meses, $P = 0,004$). Portanto, esse estudo prospectivo mostrou que uma abordagem multidisciplinar para alcançar o estado livre de doença poderia prolongar a sobrevida. Posteriormente, Leijte et al. (2007), do Netherlands Cancer Institute, revisaram a sua experiência com quimioterapia neoadjuvante em pacientes com câncer peniano inicialmente "irressecável". A série incluiu 20 pacientes tratados com cinco diferentes regimes, incluindo (1) agente único bleomicina; (2) bleomicina, vincristina e metotrexato; (3) cisplatina e 5-fluorouracil; (4) bleomicina, cisplatina e metotrexato; e (5) a cisplatina e irinotecano. As respostas objetivas foram avaliadas em 19 (um paciente morreu devido à toxicidade da bleomicina após 2 semanas), com 12 respostas (63%, duas completas, 10 parciais). Os procedimentos cirúrgicos incluíram o tratamento do tumor primário, bem como dissecção inguinal e pélvica. Às vezes foi necessária a ressecção adicional de tecidos moles, incluindo osso. Retalhos de tecido vascularizado foram usados para a reconstrução inguinal. Entre 12 respondedores, apenas nove se submeteram a cirurgia, porque duas morreram de complicações relacionadas com bleomicina e um terceiro foi considerado inadequado para a cirurgia. Oito dos nove pacientes respondedores que se submeteram a cirurgia (dois eram pT0) estavam livres da doença com um período de acompanhamento médio de 20,4 meses. Isso contrasta com três respondedores que se submeteram a cirurgia de caráter paliativo. Todos os três morreram no período de 4 a 8 meses como resultado da recidiva locorregional. As implicações desse estudo são que a resposta à quimioterapia em conjunto com um procedimento cirúrgico agressivo fornece o cenário ideal para paliação significativa ou, potencialmente, cura.

Em um estudo separado, Bermejo et al. (2007) descreveram as considerações cirúrgicas e complicações entre os 10 pacientes que apresentavam tanto resposta quanto doença estável após a quimioterapia de combinação. Os regimes incluíram (1) bleomicina, metotrexato e cisplatina, e (2) paclitaxel, ifosfamida e cisplatina (TIP), ou (3) paclitaxel e carboplatina. Essa corte de pacientes mostrou metástases inguinais ou pélvicas volumosas, com as únicas exclusões sendo de pacientes com massas pélvicas fixas ou cobertura completa dos vasos femorais. Além de LNDII, a ressecção do ligamento inguinal, face inferior do músculo reto abdominal ou músculos oblíquos externo e interno, cordão espermático e testículo ipsolateral, e segmentos da artéria e veia femorais (com subsequente enxerto de correção ou desvio) foi realizada para alcançar margens negativas. A consulta com o cirurgião plástico foi obtida para a cobertura de feridas, incluindo a inserção de malha de monofilamento de polipropileno para todos os defeitos abdominais e retalhos miocutâneos para os músculos sartório, reto abdominal, serrátil anterior e grande dorsal. Entre cinco pacientes que apresentaram uma resposta objetiva, três estavam vivos e livres da doença em 48, 50 e 73 meses. Outros dois pacientes morreram (um da doença em 30 meses, outro por causas desconhecidas em 21 meses). Entre os cinco pacientes restantes com doença estável, três morreram da doença no prazo de 7 meses e um paciente tratado com bleomicina morreu por insucesso do tratamento em 8 meses. No entanto, um outro paciente tratado com paclitaxel e carboplatina que alcançou apenas doença estável estava vivo e livre da doença em 84 meses. Esses dados parecem reforçar o conceito de que a resposta à quimioterapia sistêmica antes da cirurgia aumenta a chance de sobrevida em longo prazo entre aqueles submetidos à ressecção cirúrgica. Com relação ao tratamento sistêmico, os autores relataram que o regime de TIP foi bem tolerado e todas as três respostas pT0 na cirurgia estavam entre os pacientes tratados com TIP. Isso forneceu a justificativa para o estudo prospectivo de fase 2 discutido anteriormente (Pagliaro et al., 2010). Nesse estudo, os pacientes com resposta ao TIP neoadjuvante tiveram significativamente melhor sobrevida global ($P = 0,001$) e tempo de progressão ($P < 0,001$) em comparação com aqueles sem resposta. Tomados em conjunto, esses dados fornecem evidências de que a resposta à quimioterapia melhora a ressecabilidade e a sobrevida. A cirurgia entre os pacientes que não respondem à terapia pode ocasionalmente ser associada a sobrevida em longo prazo, porém é mais frequentemente associada a morte por causa de qualquer recorrência locorregional rápida ou metástases a distância (Bermejo et al., 2007; Leijte et al., 2007; Pagliaro et al., 2010).

PONTOS-CHAVE: QUIMIOTERAPIA

- O tratamento com um regime contendo cisplatina no câncer peniano metastático avançado deve ser considerado porque ocorrem respostas e isso pode facilitar a ressecção curativa. O regime de quimioterapia ideal ainda deve ser determinado.
- O uso de bleomicina no tratamento de homens com câncer peniano foi associado a um nível inaceitável de toxicidade e não é recomendado como terapia de primeira linha.
- A consolidação cirúrgica para alcançar o estado livre de doença ou paliação deve ser considerada em pacientes com resposta objetiva comprovada à quimioterapia sistêmica.
- Em pacientes cujo tumor progride com a quimioterapia, a cirurgia não é recomendada.

NEOPLASIAS PENIANAS MALIGNAS DE CÉLULAS NÃO ESCAMOSAS

Neoplasias penianas malignas de células não escamosas são extremamente raras. Descrições patológicas e opções de tratamento locais e regionais estão disponíveis; no entanto, os resultados e as comparações são limitadas a relatos de casos e pequenas séries retrospectivas. A maioria dos relatos estabelece as seguintes características: (1) incidência da doença, (2) características patológicas distintas, (3) recomendações de tratamento, e (4) paralelos (ou falta deles) ao mesmo carcinoma em regiões não genitais.

Carcinoma Basocelular

Embora o carcinoma basocelular seja frequentemente encontrado em outras superfícies cutâneas expostas ao sol, é raro no pênis (Fig. 37-5A). Menos de 30 casos foram bem documentados (Goldminz et al., 1989; Ladocsi et al., 1998; Nguyen et al., 2006). A lesão pode ser observada em qualquer lugar do pênis, mas é mais comum na haste peniana. É de crescimento lento, e o atraso no diagnóstico de uma série variou de 2 meses a 50 anos (Kim et al., 1994). **O tratamento é a excisão local, que é quase sempre curativa** (Hall et al., 1968; Goldminz et al., 1989). Apenas um relato de caso descreve o que os autores acreditam ser o único caso relatado de carcinoma basocelular peniano metastático (Jones et al., 2000). Nguyen et al. (2006) relataram dois casos de carcinoma basocelular tratados por cirurgia de Mohs.

Uma variante benigna de carcinoma basocelular, o fibroepitelioma pré-maligno de Pinkus, foi relatada na haste peniana (Heymann et al., 1983). O diagnóstico é feito pela biópsia excisional. A excisão tem sido uniformemente curativa.

Melanoma e carcinoma basocelular raramente ocorrem no pênis, provavelmente porque a pele do órgão é protegida da exposição ao sol. As neoplasias malignas decorrentes de estruturas de suporte do pênis também são raras e incluem qualquer combinação de tumores do músculo liso ou estriado ou tecido fibroso, adiposo ou vascular. As informações sobre o tratamento mais adequado para essas neoplasias malignas são derivadas da análise de relatos de casos individuais e pequenas séries (Belville e Cohen, 1992).

Melanoma

Mais de 150 casos de melanoma peniano foram relatados (Fig. 37-5B). De 1.200 melanomas tratados no Memorial Sloan Kettering Cancer Center, apenas dois eram de origem peniana (Das Gupta e Grabstald, 1965). No MD Anderson Cancer Center da University of Texas, menos de 1% de todos os cânceres penianos primários compreendia melanomas malignos (Johnson e Ayala, 1973; de Bree et al., 1997).

O melanoma manifesta-se como uma pápula, placa ou ulceração pigmentada marrom-avermelhada ou azul-preta na glande do pênis. Ocorre no prepúcio com menos frequência. O diagnóstico é feito por exame histológico de amostras de biópsia, que demonstram a atividade atípica de células junionais com deslocamento de células pigmentadas para dentro da derme.

Características prognósticas consideradas significativas para o melanoma em outros locais, como a profundidade da invasão (estagiamento de Clark) e a espessura do tumor (classificação de Breslow), não foram prospectivamente aplicadas a lesões penianas porque a experiência com essas lesões é limitada. Sanchez-Ortiz et al. (2005) utilizaram o sistema AJCC para classificar melanomas cutâneos (Fleming, 1997) no maior relato atualizado sobre melanoma peniano. Esse sistema incorpora elementos dos sistemas de estagiamento de Clark e de Breslow. Quando esta informação é favorável, a excisão local é viável. Disseminação metastática distante foi encontrada em 60% dos pacientes estudados (Abeshouse, 1958; Johnson et al., 1973; de Bri et al., 1997) em séries mais antigas. No entanto, Sanchez-Ortiz descobriram que pacientes com melanomas em estágio inicial tiveram excelentes resultados quando tumores primários eram de baixo estágio e linfonodos regionais eram negativos. Metástases hematogênicas ocorrem por meio das estruturas vasculares dos órgãos corporais; disseminação linfática para linfonodos regionais inguinais e pélvicos ocorre por permeação linfática.

A cirurgia é o principal modo de tratamento; radioterapia e quimioterapia têm apenas benefício adjuvante ou paliativo. Para

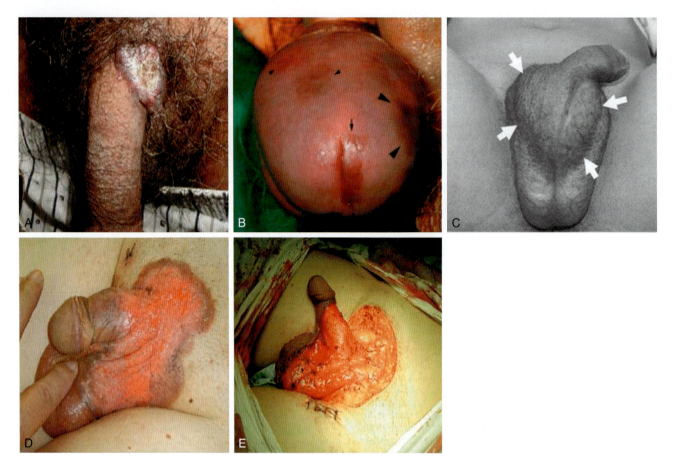

Figura 37-5. Achados do exame clínico de carcinomas de células não escamosas envolvendo o pênis. A, Carcinoma basocelular. B, Melanoma. Observe o melanoma de disseminação superficial (*pontas de setas grandes*), o melanoma in situ (*seta*) e duas áreas de possível melanose (*pontas de setas pequenas*). C, Leiomiossarcoma (*setas*). D, Doença de Paget. E, Doença de Paget após ressecção.

melanoma estadio I (lesão localizada, sem metástases) e melanoma estadio II (metástases confinadas a uma região), é historicamente defendida a excisão adequada do tumor primário por amputação parcial ou total do pênis juntamente com dissecção de linfonodo ilioinguinal bilateral em bloco (Johnson et al., 1973; Bracken e Diokno, 1974; Manivel e Fraley, 1988). Ao analisarem a experiência do MD Anderson Cancer Center da University of Texas e a literatura até atualmente, Sanchez-Ortiz et al. (2005) propuseram um algoritmo de tratamento para o tumor primário e linfonodos inguinais. Para os tumores do prepúcio, a circuncisão pode ser adequada. Para tumores da glande, a penectomia parcial foi recomendada; e para os tumores da glande-haste, a penectomia parcial ou total pode ser realizada. Os autores recomendam dissecções de linfonodos inguinais bilaterais modificadas em todos os pacientes com lesões que têm profundidade de Breslow de 1 mm ou mais, com ulceração, ou com envolvimento de nível IV ou V de Clark. Embora as técnicas de biópsia dinâmica de linfonodo sentinela sejam cada vez mais utilizadas em locais mais comuns de melanoma, o seu emprego em pacientes com melanoma peniano ainda não está comprovado. Isso é provavelmente devido à raridade da doença (Sanchez-Ortiz et al., 2006).

O prognóstico para pacientes com melanoma peniano é claramente dependente do estadio do tumor primário e da presença ou ausência de metástases inguinais. O estadiamento atual e os fatores prognósticos foram analisados por Sanchez-Ortiz et al. (2005). Um relatório da Holanda (van Geel et al., 2007) centrou-se no conceito de melanomas penianos de regiões mucosas — glande, meato, fossa navicular e uretra distal. Essas lesões podem parecer mais agressivas do que as lesões cutâneas, mas o maior atraso no diagnóstico pode ser um fator. Em uma análise retrospectiva acumulada de 66 casos, os resultados de recorrência foram semelhantes para melanoma cutâneo de espessura tumoral comparável.

Sarcomas

Tumores mesenquimais primários do pênis são raros. Uma revisão completa de 46 desses tumores na Armed Forces Institute of Pathology revelou um número igual de lesões benignas e malignas (Dehner e Smith, 1970). Os pacientes eram desde recém-nascidos a octogenários. Os sinais e sintomas na apresentação de massa subcutânea, dor peniana e alargamento, priapismo e obstrução urinária eram os mesmos para ambas as lesões, benignas e malignas. Relatou-se um sarcoma imitando uma placa de Peyronie (Moore et al., 1975).

Lesões malignas foram encontradas com mais frequência na haste proximal (Fig. 37-5C.); lesões benignas foram mais frequentemente localizadas distalmente. As lesões malignas mais comuns foram as de origem vascular (hemangioepitelioma), seguidas em frequência por aquelas de origem neural, miogênica e fibrosa (Ashley e Edwards, 1957). Relatos de casos isolados de lesões sarcomatosas foram publicados — por exemplo, histiocitoma fibroso maligno (Parsons e Fox, 1988), angiossarcoma (Rasbridge e Parry, 1989), leiomiossarcoma (Planz et al., 1998), sarcoma epitelioide (Leviav et al., 1988), hemangioendotelioma (Kamat et al., 2004) e osteossarcoma (Sacker et al., 1994).

Os sarcomas são classificados como superficiais quando eles surgem das estruturas de suporte tegumentar e como profundos quando se desenvolvem de estruturas de suporte do corpo físico (Pratt e Ross,

1969). Excisão superficial local ampla e amputação peniana parcial para tumores superficiais têm sido sugeridas e foram realizadas com sucesso em relatos de casos isolados (Pak et al., 1986; Dalkin e Zaontz, 1989). A amputação peniana total tem sido reservada para tumores profundos. **No entanto, recorrências locais são características de sarcomas** (Dehner e Smith, 1970). Fetsch et al. (2004), do Armed Forces Institute of Pathology, atualizaram sua série de 14 casos de leiomiossarcoma com revisão da literatura. Eles concluíram que lesões pequenas (menores que 2 cm) foram mais bem tratadas com ressecção local, enquanto o tumor mais profundo geralmente requer amputação parcial ou total. Lesões profundas na base do pênis têm o pior prognóstico.

Metástases regionais são raras. A menos que adenopatia seja palpável, dissecções de linfonodo não são recomendadas (Hutcheson et al., 1969). Metástases a distância também foram incomuns (Dehner e Smith, 1970). Isso apoia o tratamento local agressivo na expectativa de cura. Radioterapia e quimioterapia não foram usadas extensamente o suficiente para que a sua eficácia seja comentada (Fetsch et al., 2004). Sarcoma de Kaposi, que normalmente é uma manifestação cutânea de um distúrbio linforreticular generalizado, pode provocar lesões genitais, mas atualmente está mais frequentemente associado à infecção pelo HIV.

Doença de Paget Extramamária

A doença de Paget extramamária (DPEM) do pênis é rara, com menos de 30 casos relatados (Mitsudo et al., 1981; Macedo et al., 1997) até o final de 1990. No entanto, mais recentemente, várias séries maiores foram relatadas na China e na Coreia (Yang et al., 2005; Wang et al., 2008). Aparece macroscopicamente como uma área eritematosa, eczematoide, bem demarcada, que não pode ser clinicamente distinta de eritroplasia de Queyrat, doença de Bowen ou carcinoma peniano *in situ*. A apresentação clínica inclui desconforto local, prurido e, ocasionalmente, uma secreção serossanguinolenta envolvendo o pênis, o escroto, ou até mesmo a região perianal (Fig. 37-5D e E). No exame microscópico, a identificação é claramente feita pela presença de grandes células hidrópicas, redondas ou ovais, de coloração clara com núcleos hipocrômicos (i.e., células de Paget). As células frequentemente se coram positivamente por citoqueratina 7, além do antígeno carcinoembrionário, e mostram proteína de líquido cístico bruta, mas são negativas para proteína S-100 (O'Connor et al., 2003). O tumor se comporta como um adenocarcinoma intraepitelial de crescimento lento com células derivadas de glândulas apócrinas. Com o tempo as células podem se tornar invasivas, com depósitos tumorais dérmicos metastatizando para os linfonodos regionais via vasos linfáticos dérmicos (Park et al., 2001; Hegarty et al., 2011). Deve-se observar que a DPEM penoescrotal pode estar associada a outras doenças malignas do trato geniturinário, como da próstata, da bexiga e renais (Chanda, 1985; Ojeda et al., 1987; Koh, 1995; Allan et al., 1998), e o paciente deve ser avaliado quanto à sua presença. Em uma série recente do MD Anderson Cancer Center, entre 20 pacientes relatados, nove (45%) tiveram pelo menos uma outra doença maligna, como da próstata, bexiga, rins, pele, esôfago e região retal. Deve-se observar que oito dos nove pacientes foram diagnosticados com outro câncer antes do diagnóstico de DPEM.

Dois relatos do Extremo Oriente aumentaram a série de casos na literatura: 130 casos de doença de Paget penoescrotal da China (Wang et al., 2008) e 36 da Coreia do Sul (Yang et al., 2005). Na maioria dos casos, apenas a pele e a derme devem ser ressecadas com uma margem bruta de até 3 cm. Margens positivas podem ainda ocorrer e análise de cortes congelados é recomendada para guiar a extensão da ressecção. Pele local ou retalhos escrotais (Wang et al., 2008) podem ser utilizados para cobrir os defeitos. Os pacientes com uma margem cirúrgica positiva estão em maior risco de recorrência, e aconselha-se ressecção adicional. Na série de Hegarty et al. (2011), nenhuma recorrência foi observada entre os pacientes com DPEM intraepidermal com margens cirúrgicas negativas.

Em uma minoria de casos, o tumor pode invadir estruturas mais profundas, necessitando de ressecção mais extensa e reconstrução, como relatado em séries de casos (Hatoko et al., 2002; Fujisawa et al., 2008). Se houver adenopatia inguinal, aconselha-se a dissecção radical do linfonodo (Hagan et al., 1975), mas o prognóstico é desfavorável (Yang et al., 2005). Hegarty et al. (2011) descreveram o emprego de quimioterapia neoadjuvante com carboplatina e docetaxel e ressecção cirúrgica em dois pacientes. Um paciente estava vivo com a doença em 40 meses e o outro não tinha nenhuma evidência de doença aos 13 meses.

Carcinoma Adenoescamoso

Carcinoma adenoescamoso é um tumor raro caracterizado por elementos histológicos tanto glandulares quanto escamosos que são independentes das glândulas uretrais. Manifesta-se como uma grande (5 a 9 cm) massa exofítica granular, firme e branco-acinzentada, envolvendo a haste distal ou glande. No exame microscópico, as glândulas contêm mucina e são positivas para o antígeno carcinoembrionário. Em um caso relatado, o tumor foi metastático a um único linfonodo inguinal. Esse paciente foi tratado com excisão local do tumor primário e dissecção limitada do linfonodo inguinal e viveu 9 anos após o tratamento. Outros tumores foram tratados com excisão local e observação (Cubilla et al., 1996). Apenas no sétimo caso relatado (Romero et al., 2006), um paciente com massa primária e linfonodos inguinais sofreu penectomia total e LNDI e LNDP tardias com um estadio patológico final pT2N3M0 e estava livre de doença aos 5 anos de acompanhamento.

Neoplasia Maligna Linforreticular

A neoplasia maligna linforreticular primária raramente ocorre no pênis (Dehner e Smith, 1970). **A leucemia pode infiltrar os corpos cavernosos, resultando em priapismo** (Pochedly et al., 1974). **A busca completa por doença sistêmica é necessária quando a infiltração linfomatosa do pênis é diagnosticada.** Se a lesão peniana é realmente um tumor primário, a quimioterapia sistêmica pode ser administrada. É a terapia mais eficaz para doença local, para potenciais depósitos ocultos que podem existir em outras regiões e para a preservação da forma e da função (Marks et al., 1988). Também tem sido relatado o êxito da radioterapia local de baixa dose (Stewart et al., 1985).

Metástases

Lesões metastáticas para o pênis são incomuns, com menos de 300 casos relatados na literatura (Belville e Cohen, 1992) até o início de 1990. Sua raridade é um pouco intrigante quando se considera o rico suprimento de sangue e linfa para o órgão e sua proximidade com a bexiga, próstata e regiões retais frequentemente envolvidas com neoplasia. É desses três órgãos que a maioria das lesões penianas metastáticas se origina (Abeshouse e Abeshouse, 1961). As rotas mais prováveis de disseminação são por extensão direta, transporte venoso e linfático retrógrado e embolia arterial. Outras fontes de metástases penianas são o trato gastrointestinal, testículos e rins (Belville e Cohen, 1992).

O sinal mais comum de metástase peniana é o priapismo; edema peniano, nódulos e ulceração também têm sido relatados (McCrea e Tobias, 1958; Abeshouse e Abeshouse, 1961; Weitzner, 1971). Obstrução urinária e hematúria podem ocorrer. A característica histológica mais comum de invasão peniana por lesões metastáticas é a substituição de um ou ambos os corpos cavernosos, o que explica a frequente ocorrência de priapismo. Depósitos solitários cutâneos, prepuciais e glandares são menos comuns.

O diagnóstico diferencial inclui priapismo idiopático; ulcerações venéreas ou outras ulcerações infecciosas; tuberculose; placa de Peyronie; e tumores primários, benignos ou malignos.

As metástases penianas representam uma forma avançada de doença virulenta e geralmente aparecem muito rapidamente após o reconhecimento e o tratamento da lesão primária (Abeshouse e Abeshouse, 1961; Hayes e Young, 1967; Mukamel et al., 1987). Em raras ocasiões, pode decorrer um período de tempo entre o tratamento da lesão primária e o aparecimento de metástases penianas (Abeshouse e Abeshouse, 1961) ou a lesão peniana pode ocorrer como o local inicial e único de metástase. Em um relato de 17 pacientes com metástases penianas, 14 pacientes morreram de doença disseminada, com sobrevida média de 5 meses após o diagnóstico de metástases penianas (Chaux et al., 2011).

Por causa da associação entre lesão metastática peniana e doença avançada, a sobrevida após a sua apresentação é limitada e a maioria

dos pacientes morre dentro de 1 ano (Robey e Schellhammer, 1984; Mukamel et al., 1987; Fischer e Patrick, 1999). O tratamento paliativo pode, ocasionalmente, ser bem-sucedido, no caso de nódulos solitários ou envolvimento peniano distal localizado se a excisão completa por amputação parcial ter sucesso na remoção de toda a área de infiltração maligna (Spaulding e Whitmore, 1978). A perspectiva para a cura cirúrgica é mínima se houver invasão proximal. A penectomia é ocasionalmente indicada após o insucesso de outras modalidades para aliviar a dor intratável (Mukamel et al., 1987). A dor também pode ser tratada por secção do nervo dorsal (Hill e Khalid, 1988). Em geral, a radioterapia não foi bem-sucedida, e a quimioterapia não foi empregada em um número suficiente de casos para justificar recomendações definitivas.

> **PONTOS-CHAVE: NEOPLASIAS MALIGNAS DE CÉLULAS NÃO ESCAMOSAS**
>
> - O carcinoma basocelular representa uma variante altamente curável com potencial metastático relativamente baixo.
> - Os sarcomas são propensos a recorrência local; metástases regionais e distantes são raras. Lesões superficiais podem ser tratadas com procedimentos menos radicais.
> - Melanoma é uma forma agressiva de câncer, mas pode ser curada se diagnosticada e tratada com o procedimento cirúrgico adequado em uma fase inicial.
> - A DPEM dissemina-se por expansão intraepidérmica inicialmente. A ampla excisão local para alcançar margens negativas é o tratamento preferencial. DPEM invasiva pode ser letal.
> - Metástases penianas mais comumente representam a disseminação de um tumor primário clinicamente evidente. O prognóstico é desfavorável e o tratamento deve ser direcionado à histologia do tumor primário e paliação local.

REFERÊNCIAS

 Para consultar a lista completa de referências, acesse www.expertconsult.com.

LEITURA SUGERIDA

Agrawal A, Pai D, Ananthakrishnan N, et al. The histological extent of the local spread of carcinoma of the penis and its therapeutic implications. BJU Int 2000;85:299-301.
Alani RM, Munger K. Human papillomaviruses and associated malignancies. J Clin Oncol 1998;16:330-7.
Alnajjar HM, Lam W, Bolgeri M, et al. Treatment of carcinoma in situ of the glans penis with topical chemotherapy agents. Eur Urol 2012;62(5):923-8.
Aragona F, Serretta V, Marconi A, et al. Queyrat's erythroplasia of the prepuce: a case-report. Acta Chir Belg 1985;85:303-4.
Bermejo C, Busby JE, Spiess PE, et al. Neoadjuvant chemotherapy followed by aggressive surgical consolidation for metastatic penile squamous cell carcinoma. J Urol 2007;177(4):1335-8.
Bevan-Thomas R, Slaton JW, Pettaway CA. Contemporary morbidity from lymphadenectomy for penile squamous cell carcinoma: the MD Anderson Cancer Center experience. J Urol 2002;167:1638-42.
Bhojwani A, Biyani CS, Nicol A, et al. Bowenoid papulosis of the penis. Br J Urol 1997;80:508.
Bleeker MC, Heideman DA, Snijders PJ, et al. Penile cancer: epidemiology, pathogenesis, and prevention. World J Urol 2009;27:141-50.
Buechner SA. Common skin disorders of the penis. BJU Int 2002;90:498-506.
Cabanas RM. Anatomy and biopsy of the sentinel lymph nodes. Urol Clin North Am 1992;19:267-76.
Castellsague X, Ghaffari A, Daniel RW, et al. Prevalence of penile human papillomavirus DNA in husbands of women with and without cervical neoplasia: a study in Spain and Colombia. J Infect Dis 1997;176:353-61.
Chaux A, Amin M, Cubilla AL, et al. Metastatic tumors to the penis: a report of 17 cases and review of the literature. Int J Surg Pathol 2011;19(5):597-606.
Chaux A, Torres J, Pfannl R, et al. Histologic grade in penile squamous cell carcinoma: visual estimation versus digital measurement of proportions grades, adverse prognosis with any proportion of grade 3 and correlation of a Gleason-like system with nodal metastasis. Am J Surg Pathol 2009;33(7):1042-8.
Coblentz TR, Theodorescu D. Morbidity of modified prophylactic inguinal lymphadenectomy for squamous cell carcinoma of the penis. J Urol 2002;168(Pt 1):1386-9.

Colberg JW, Andriole GL, Catalona WJ. Long-term follow-up of men undergoing modified inguinal lymphadenectomy for carcinoma of the penis. Br J Urol 1997;79:54-7.
Crook J, Grimard L, Tsihlias J, et al. Interstitial brachytherapy for penile cancer: an alternative to amputation. J Urol 2002;167:506-11.
Crook J, Ma C, Grimard L. Radiation therapy in the management of the primary penile tumor: an update. World J Urol 2009;27:189-96.
Cubilla A, Reuter V, Gregoire L, et al. Basaloid squamous cell carcinoma: a distinctive human papilloma virus–related penile neoplasm: a report of 20 cases. Am J Surg Pathol 1998;22:755-61.
Cubilla AL, Reuter V, Velazquez E, et al. Histologic classification of penile carcinoma and its relation to outcome in 61 patients with primary resection. Int J Surg Pathol 2001;9:111-20.
Danielson AG, Sand C, Weisman K. Treatment of Bowen's disease of the penis with 5% imiquimod cream. Clin Exp Dermatol 2003;28(Suppl. 1):7-9.
Di Lorenzo G, Buonerba C, Federico P, et al. Cisplatin and 5-fluorouracil in inoperable, stage IV squamous cell carcinoma of the penis. BJU Int 2012;110(11 Pt B):E661-6.
Dianzani C, Calvieri S, Pierangeli A, et al. Identification of human papilloma viruses in male dysplastic genital lesions. New Microbiol 2004;27:65-9.
Edge SB, Byrd DR, Compton CC, et al. Penis. AJCC Cancer Staging Manual.. 7th ed. New York: Springer; 2010.
Eng TY, Petersen JP, Stack RS, et al. Lymph node metastasis from carcinoma in situ of the penis: a case report. J Urol 1995;153:432-4.
Ficarra V, Zattoni F, Artibani W, et al. Nomogram predictive of pathological inguinal lymph node involvement in patients with squamous cell carcinoma of the penis. J Urol 2006;175:1700-5.
Ficarra V, Zattoni F, Cunico SC, et al. Lymphatic and vascular embolizations are independent predictive variables of inguinal lymph node involvement in patients with squamous cell carcinoma of the penis. Gruppo Uro-Oncologico del Nord Est (Northeast Uro-Oncological Group) Penile Cancer data base.. Cancer 2005;103:2507-16.
Frimberger D, Hungerhuber E, Zaak D, et al. Penile carcinoma: is Nd:YAG laser therapy radical enough? J Urol 2002;168:2418-21. discussion 2421.
Frisch M, Friis S, Kjaer SK, et al. Falling incidence of penis cancer in an uncircumcised population (Denmark, 1943-90). BMJ 1995;311:1471.
Giuliano AR, Lazcano E, Lina Villa L, et al. Circumcision and sexual behavior: factors independently associated with human papillomavirus detection among men in the HIM study. Int J Cancer 2009;124:1251-7.
Giuliano AR, Palefsky JM, Goldstone S, et al. Efficacy of quadrivalent HPV vaccine against HPV infection and disease in males. N Engl J Med 2011;364(5):401-11.
Graafland NM, Teertstra HJ, Besnard PE, et al. Identification of high risk pathological node positive penile carcinoma: value of preoperative computerized tomography imaging. J Urol 2011;185(3):881-7.
Graham JH, Helwig EB. Erythroplasia of Queyrat [review]. Cancer 1973;32:1396-414.
Greene FL, Compton CC, Fritz AG, et al. The penis. American Joint Committee on Cancer: staging atlas. New York: Springer; 2006. p. 287–92.
Gross G, Pfister H. Role of human papillomavirus in penile cancer, penile intraepithelial squamous cell neoplasias and in genital warts. Med Microbiol Immunol (Berl) 2004;193:35-44.
Grussendorf-Conen EI. Anogenital premalignant and malignant tumors (including Buschke-Löwenstein tumors). Clin Dermatol 1997;15:377-88.
Haas GP, Blumenstein BA, Gagliano RG, et al. Cisplatin, methotrexate, and bleomycin for the treatment of carcinoma of the penis: a Southwest Oncology Group Study. J Urol 1999;161:1823-5.
Harish K, Ravi R. The role of tobacco in penile carcinoma. Br J Urol 1995;75:375-7.
Harmer MH. Penis (ICD-0187). TNM classification of malignant tumours.. 3rd ed. Geneva: International Union Against Cancer; 1978. p. 126–8.
Hegarty PK, Suh J, Fisher M, et al. Penoscrotal extramammary Paget's disease: the University of Texas MD Anderson Cancer Center contemporary experience. J Urol 2011;186:97-102.
Horenblas S, Jansen L, Meinhardt W, et al. Detection of occult metastasis in squamous cell carcinoma of the penis using a dynamic sentinel node procedure. J Urol 2000;163:100-4.
Horenblas S, van Tinteren H, Delemarre JF, et al. Squamous cell carcinoma of the penis: accuracy of tumor, nodes and metastases classification system and role of lymphangiography, computerized tomography scan, and fine needle aspiration cytology. J Urol 1991;146:1279-83.
Horenblas S, van Tinteren H, Delemarre JF, et al. Squamous cell carcinoma of the penis. III. Treatment of regional lymph nodes. J Urol 1993;149:492-7.
Hung-fu T, Morganstern H, Mack T, et al. Risk factors for penile cancer: results of a population-based case-control study in Los Angeles County. Cancer Causes Control 2001;12:267-77.
Johnson DE, Lo RK. Management of regional lymph nodes in penile carcinoma: five-year results following therapeutic groin dissections. Urology 1984;24:308-11.

Kroon BK, Horenblas S, Deurloo EE, et al. Ultrasonography-guided fine-needle aspiration cytology before sentinel node biopsy in patients with penile carcinoma. BJU Int 2005;95:517-21.

Kroon BK, Horenblas S, Estourgie SH, et al. How to avoid false-negative dynamic sentinel node procedures in penile carcinoma. J Urol 2004;171(Pt 1):2191-4.

Kroon BK, Horenblas S, Lont AP, et al. Patients with penile carcinoma benefit from immediate resection of clinically occult lymph node metastases.. J Urol 2005;173:816-9.

Kroon BK, Lont AP, Valdes Olmos RA, et al. Morbidity of dynamic sentinel node biopsy in penile carcinoma [see comment].. J Urol 2005;173:813-5.

Kulkarni JN, Kamat MR. Prophylactic bilateral groin node dissection versus prophylactic radiotherapy and surveillance in patients with N0 and N1-2a carcinoma of the penis. Eur Urol 1994;26:123-8.

Leijte JA, Hughes B, Graafland NM, et al. Two-center evaluation of dynamic sentinel node biopsy for squamous cell carcinoma of the penis. J Clin Oncol 2009;27(20):3325-9.

Leijte JA, Kerst JM, Bais E, et al. Neoadjuvant chemotherapy in advanced penile carcinoma. Eur Urol 2007;52(2):448-94.

Leijte JA, Kirrander P, Antonini N, et al. Recurrence patterns of squamous cell carcinoma of the penis: recommendations for follow-up based on a two-centre analysis of 700 patients. Eur Urol 2008;54:161-9.

Lont AP, Besnard AP, Gallee MP, et al. A comparison of physical examination and imaging in determining the extent of primary penile carcinoma. BJU Int 2003;91:493-5.

Lont AP, Gallee MP, Meinhardt W, et al. Penis conserving treatment for T1 and T2 penile carcinoma: clinical implications of a local recurrence. J Urol 2006;176:575-80.

Lont AP, Kroon BK, Gallee MP, et al. Pelvic lymph node dissection for penile carcinoma: extent of inguinal lymph node involvement as an indicator for pelvic lymph node involvement and survival. J Urol 2007;177:947.

Lopes A, Hidalgo GS, Kowalski LP, et al. Prognostic factors in carcinoma of the penis: multivariate analysis of 145 patients treated with amputation and lymphadenectomy. J Urol 1996;156:1637-42.

Lucia MS, Miller GJ. Histopathology of malignant lesions of the penis. Urol Clin North Am 1992;19:227-46.

Maden C, Sherman KJ, Beckman AM, et al. History of circumcision, medical conditions, and sexual activity and risk of penile cancer. J Natl Cancer Inst 1993;85:19-24.

Master VA, Jafri SM, Moses KA, et al. Minimally invasive inguinal lymphadenectomy via endoscopic groin dissection: comprehensive assessment of immediate and long-term complications. J Urol 2012;188:1176-80.

Matin SF, Cormier JN, Ward JF, et al. Phase 1 prospective evaluation of the oncological adequacy of robotic assisted video-endoscopic inguinal lymphadenectomy in patients with penile carcinoma. BJU Int 2013;111(7):1068-74.

McDougal WS. Carcinoma of the penis: improved survival by early regional lymphadenectomy based on the histological grade and depth of invasion of the primary lesion. J Urol 1995;154:1364-6.

Micali G, Nasca MR, Innocenzi D. Lichen sclerosus of the glans is significantly associated with penile carcinoma. Sex Transm Infect 2001;77:226.

Minhas S, Kayes O, Hegarty P, et al. What surgical resection margins are required to achieve oncological control in men with primary penile cancer? BJU Int 2005;96:1040-3.

Misra S, Chaturvedi A, Misra NC. Penile carcinoma: a challenge for the developing world. Lancet Oncol 2004;5:240-7.

Mohs FE, Snow SN, Larson PO. Mohs micrographic surgery for penile tumors. Urol Clin North Am 1992;19:291-304.

Muneer A, Kayes O, Ahmed HU, et al. Molecular prognostic factors in penile cancer. World J Urol 2009;27:161-7.

Nelson BA, Cookson MS, Smith JA Jr, et al. Complications of inguinal and pelvic lymphadenectomy for squamous cell carcinoma of the penis: a contemporary series. J Urol 2004;172:494-7.

Nielson CM, Flores R, Harris RB, et al. Human papillomavirus prevalence and type distribution in male anogenital sites and semen. Cancer Epidemiol Biomarkers Prev 2007;16(6):1107-14.

Opjordsmoen S, Fossa SD. Quality of life in patients treated for penile cancer: a follow-up study. Br J Urol 1994;74:652-7.

Pagliaro LC, Crook J. Multimodality therapy in penile cancer: when and which treatments? World J Urol 2009;27:221-5.

Pagliaro LC, Williams DL, Daliani D, et al. Neoadjuvant paclitaxel, ifosfamide, and cisplatin chemotherapy for metastatic penile cancer: a phase II study. J Clin Oncol 2010;28(24):3851-7.

Park S, Grossfeld GD, McAninch JW, et al. Extramammary Paget's disease of the penis and scrotum: excision, reconstruction and evaluation of occult malignancy. J Urol 2001;166:2112-7.

Pettaway CA, Pagliaro LC, Theodore C, et al. Treatment of visceral, unresectable, or bulky/unresectable regional metastases of penile cancer. Urology 2010;76(2):S58-65.

Pettaway CA, Pisters LL, Dinney CP, et al. Sentinel lymph node biopsy for penile squamous carcinoma: the MD Anderson Cancer Center experience. J Urol 1995;154:1999-2003.

Philippou P, Shabbir M, Malone P, et al. Conservative surgery for squamous cell carcinoma of the penis: resection margins and long-term oncological control. J Urol 2012;188(3):803-8.

Pietrzak P, Corbishley C, Watkin N. Organ-sparing surgery for invasive penile cancer: early follow-up data. BJU Int 2004;94:1253-7.

Pietrzak P, Hadway P, Corbishley CM, et al. Is the association between balanitis xerotica obliterans and penile carcinoma under-estimated? BJU Int 2006;98(1):74-6.

Pizzocaro G, Algaba F, Horenblas S, et al. EAU penile cancer guidelines, 2009. Eur Urol 2010;57:1002-12.

Pizzocaro G, Piva L, Bandieramonte G, et al. Up-to-date management of carcinoma of the penis. Eur Urol 1997;32:5-15.

Poblet E, Alfaro L, Fernander-Segoviano P, et al. Human papillomavirus–associated penile squamous cell carcinoma in HIV positive patients. Am J Surg Pathol 1999;23:1119-26.

Pugliese JM, Morey AF, Peterson AC. Lichen sclerosus: review of the literature and current recommendations for management. J Urol 2007;178:2268-76.

Ravi R. Correlation between the extent of nodal involvement and survival following groin dissection for carcinoma of the penis. Br J Urol 1993;72:817-9.

Ravi R, Chaturvedi HK, Sastry DV. Role of radiation therapy in the treatment of carcinoma of the penis. Br J Urol 1994;74:646-51.

Reynolds SJ, Shepherd ME, Risbud AR, et al. Male circumcision and risk of HIV-1 and other sexually transmitted infections in India. Lancet 2004;363(9414):1039-40.

Rippentrop JM, Joslyn SA, Konety BR. Squamous cell carcinoma of the penis: evaluation of data from the Surveillance, Epidemiology, and End Results Program. Cancer 2004;101:1357-63.

Rubin MA, Kleter B, Zhou M, et al. Detection and typing of human papillomavirus DNA in penile carcinoma. Am J Pathol 2001;159:1211-8.

Saisorn I, Lawrentschuk N, Leewansangtong S, et al. Fine-needle aspiration cytology predicts inguinal lymph node metastasis without antibiotic pretreatment in penile carcinoma. BJU Int 2006;97:1225-8.

Sanchez-Ortiz R, Huang SF, Tamboli P, et al. Melanoma of the penis, scrotum and male urethra: a 40-year single institution experience. J Urol 2005;173:1958-65.

Scappini P, Piscioli F, Pusiol T, et al. Penile cancer: aspiration biopsy cytology for staging. Cancer 1986;58:1526-33.

Scardino E, Villa G, Bonomo G, et al. Magnetic resonance imaging combined with artificial erection for local staging of penile cancer. Urology 2004;63:1158-62.

Scher M, Seitz M, Reiser M, et al. ^{18}F-FDG PET/CT for staging of penile cancer. J Nucl Med 2005;46:1460.

Seixas AL, Ornellas AA, Marota A, et al. Verrucous carcinoma of the penis: retrospective analysis of 32 cases. J Urol 1994;152:1476-9.

Shabbir M, Muneer A, Kalsi J, et al. Glans resurfacing for the treatment of carcinoma in situ of the penis: surgical technique and outcomes. Eur Urol 2011;59(1):142-7.

Shapiro E. American Academy of Pediatrics policy statements on circumcision and urinary tract infection. Rev Urol 1999;1:154-6.

Shindel AW, Mann MW, Lev RY, et al. Mohs micrographic surgery for penile cancer: management and long-term follow-up. J Urol 2007;178:1980-5.

Slaton JW, Morgenstern N, Levy DA, et al. Tumor stage, vascular invasion and the percentage of poorly differentiated cancer: independent prognosticators for inguinal lymph node metastasis in penile squamous cancer. J Urol 2001;165:1138-42.

Solsona E, Algaba F, Horenblas S, et al. EAU guidelines on penile cancer. Eur Urol 2004;46:1-8.

Solsona E, Iborra I, Ricos JV, et al. Corpus cavernosum invasion and tumor grade in the prediction of lymph node condition in penile carcinoma. Eur Urol 1992;22:115-8.

Soria JC, Fizazi K, Kramar A, et al. Squamous cell carcinoma of the penis: multivariate analysis of prognostic factors and natural history in a monocentric study with a conservative policy. Ann Oncol 1997;8:1089.

Sotelo R, Sanchez-Salas R, Clavijo R. Endoscopic inguinal lymph node dissection for penile carcinoma: the development of a novel technique. World J Urol 2009;27:213-9.

Spiess PE, Izawa JI, Bassett R, et al. Pre-operative lymphoscintigraphy and dynamic sentinel node biopsy in staging penile cancer: results with pathologic correlation. J Urol 2007;177(6):2157-61.

Srinivas V, Morse MJ, Herr HW, et al. Penile cancer: relation of extent of nodal metastasis to survival. J Urol 1987;137:880-2.

Su CK, Shipley WU. Bowenoid papulosis: a benign lesion of the shaft of the penis misdiagnosed as squamous carcinoma. J Urol 1997;157:1361-2.

Svatek RS, Munsell M, Kincaid JM, et al. Association between lymph node density and disease specific survival in patients with penile cancer. J Urol 2009;182:2721.

Tabatabaei S, Harisinghani M, McDougal WS. Regional lymph node staging using lymphotropic nanoparticle enhanced magnetic resonance imaging with ferumoxtran-10 in patients with penile cancer. J Urol 2005;174:925.

Theodore C, Skoneczna I, Bodrogi I, et al. A phase II multicentre study of irinotecan (CPT 11) in combination with cisplatin (CDDP) in metastatic or locally advanced penile carcinoma (EORTC Protocol 30992). Ann Oncol 2008;19:1304.

Theodorescu D, Russo P, Zhang ZF, et al. Outcomes of initial surveillance of invasive squamous cell carcinoma of the penis and negative nodes. J Urol 1996;155:1626-31.

Tietjen DN, Malek RS. Laser therapy of squamous cell dysplasia and carcinoma of the penis. Urology 1998;52:559-65.

Tobias-Machado M, Tavares A, Ornellas AA, et al. Video endoscopic inguinal lymphadenectomy: a new minimally invasive procedure for radical management of inguinal nodes in patients with penile squamous cell carcinoma. J Urol 2007;177:953-7.

Vatanasapt V, Martin N, Sriplung MH, et al. Cancer incidence in Thailand, 1988-1991. Cancer Epidemiol Biomarkers Prev 1995;4:475-83.

Velazquez EF, Ayala G, Liu H, et al. Histologic grade and perineural invasion are more important than tumor thickness as predictor of nodal metastasis in penile squamous cell carcinoma invading 5 to 10 mm. Am J Pathol 2008;32:974-9.

Velazquez EF, Barreto JE, Rodriguez I, et al. Limitations in the interpretation of biopsies in patients with penile squamous cell carcinoma. Int J Surg Pathol 2004;12:139-46.

Velazquez EF, Cubilla A. Lichen sclerosus in 68 patients with squamous cell carcinoma of the penis: frequent atypias and correlation with special carcinoma variants suggests a precancerous role. Am J Surg Pathol 2003;27:1448-53.

Wang Z, Lu M, Dong GQ, et al. Penile and scrotal Paget's disease: 130 Chinese patients with long-term follow-up. BJU Int 2008;102:485-8.

Wiener JS, Walther PJ. The association of oncogenic human papillomaviruses with urologic malignancy. Surg Oncol Clin N Am 1995;4:257-76.

Windahl T, Skeppner E, Andersson SO, et al. Sexual function and satisfaction in men after LASER treatment for penile carcinoma. J Urol 2004;172:648-51.

Zhu Y, Ye D, Yao XD, et al. New N staging system of penile cancer provides a better reflection of prognosis. J Urol 2011;186(2):518-52.

Zhu Y, Zhang SH, Ye DW, et al. Predicting pelvic lymph node metastasis in penile cancer patients: a comparison of computed tomography, Cloquets's node, and disease burden of the inguinal lymph nodes. Onkologie 2008;31:37-41.

Zouhair A, Coucke PA, Jeanneret W, et al. Radiation therapy alone or combined surgery and radiation therapy in squamous-cell carcinoma of the penis? Eur J Cancer 2001;37:198-203.

38 Tumores da Uretra

David S. Sharp, MD e Kenneth W. Angermeier, MD

Tumores Uretrais Benignos

Câncer Uretral Masculino

Câncer Uretral Feminino

TUMORES URETRAIS BENIGNOS

Os tumores benignos da uretra são muito raros, com apenas pequenos relatos de série e de casos disponíveis na literatura. Leiomioma, hemangioma e pólipo fibroepitelial são os mais frequentemente relatados.

Leiomioma

Os leiomiomas da uretra ocorrem principalmente em mulheres, mais frequentemente na terceira e quarta décadas de vida. A partir de 1995, 36 casos foram relatados na literatura em língua inglesa (Leidinger e Das, 1995). Os leiomiomas podem ser uretrais ou parauretrais em localização, e o tumor pode se projetar através do meato uretral (Lee et al., 1995; Goldman et al., 2007). As apresentações clínicas mais comuns incluem massa vaginal anterior palpável, sintomas irritativos miccionais, infecção do trato urinário e hematúria. Sintomas urinários obstrutivos ocorrem menos frequentemente (Fry et al., 1988; Leidinger e Das, 1995). Os leiomiomas podem também ser descobertos acidentalmente durante o exame pélvico de rotina ou em um procedimento cirúrgico não relacionado (Cornella et al., 1997). Uma percentagem desses tumores tem sido relatada como hormonalmente sensível com base em mudanças de tamanho durante a gravidez e depois do parto (Fry et al., 1988; Leidinger e Das, 1995). Em muitos casos, o diagnóstico é auxiliado pela ultrassonografia ou por ressonância magnética (RM). O leiomioma parauretral pode ser removido em um procedimento transvaginal, enquanto as lesões intrauretrais são tratadas com ressecção transuretral (Cornella et al., 1997). A recidiva do tumor é rara, e todos os leiomiomas relatados até o momento seguiram um curso benigno (Goldman et al., 2007).

Hemangioma

Os hemangiomas uretrais são mais comuns em homens e a maioria dos tumores inicialmente descritos na literatura estava localizado no interior da uretra anterior (Manuel et al., 1977). A maioria dos pacientes apresenta o tumor na segunda e terceira décadas de vida, embora não seja incomum que os sintomas estejam presentes por anos (Roberts e Devine, 1983). Os hemangiomas do trato urinário podem estar associados à presença de hemangiomas cutâneos ou de doenças congênitas, tais como a síndrome de Klippel-Trenaunay (Klein e Kaplan, 1975; Jahn e Nissen, 1991). O sintoma mais comum do hemangioma uretral é a hematúria intermitente, que às vezes pode ser contínua e grave (Parshad et al., 2001). Secreção uretral com sangue ou hematospermia também podem ser observadas. O diagnóstico é feito por cistoscopia, mas essa modalidade pode subestimar a extensão total do hemangioma (Manuel et al., 1977; Hayashi et al., 1997). A RM pode ser útil em alguns casos específicos para delinear melhor a extensão da lesão, tal como acontece com outros tumores do pênis (Stewart et al., 2010). Hemangiomas menores são geralmente tratados com fulguração transuretral ou *laser*, entretanto pode ocorrer ressangramento como resultado da ablação inadequada. Nesses casos, ou quando o hemangioma é mais extenso, pode ser necessária para a cura a excisão aberta com a reconstrução uretral de um ou dois tempos (Roberts e Devine, 1983; Parshad et al., 2001).

Recentemente, o hemangioma uretral posterior tem sido reconhecido como uma causa de hematospermia e/ou hematúria após a ejaculação ou a ereção em homens mais velhos (Hayashi et al., 1997; Saito, 2008). As lesões geralmente ocorrem entre o *verumontanum* e o esfíncter uretral externo. A aparência mais comum é de lesão séssil pequena com varicosidades associadas, com a patologia demonstrando hemangioma cavernoso na maioria dos casos. Os hemangiomas uretrais posteriores sintomáticos respondem bem à ressecção transuretral e fulguração (Saito, 2008).

Pólipo Fibroepitelial

Os pólipos fibroepiteliais (PFE) são tumores benignos de origem mesodérmica que podem ocorrer no trato urinário superior ou inferior (Kumar et al, 2008). Os PFE uretrais são raros e geralmente são diagnosticados em homens durante a primeira década de vida (Aita et al., 2005). A apresentação clínica mais comum em adultos é a limitação do fluxo urinário, da frequência urinária e disúria (Kumar et al., 2008). A retenção urinária é menos comum, mas tem sido relatada (Salehi et al., 2009). O diagnóstico é feito por uma combinação de citoscopia, uretrografia retrógrada e uretrocistografia miccional. Os PFE estão mais comumente localizados na uretra posterior em homens (Tsuzuki e Epstein, 2005), mas têm sido relatados na uretra bulbar (Kumar et al., 2008). Eles podem surgir da uretra e se projetarem através do meato em mulheres (Yamashita et al., 2004; Aita et al., 2005). A ressecção transuretral é o tratamento preferencial e é geralmente curativa. O exame anatomopatológico é necessário para confirmar o diagnóstico e excluir uma lesão mais agressiva, como o papiloma urotelial ou o papiloma invertido (Tsuzuki e Epstein, 2005).

CÂNCER URETRAL MASCULINO

Considerações Gerais

O carcinoma da uretra masculino é raro e geralmente se manifesta na quinta década de vida (Dalbagni et al., 1999). Uma análise recente da base de dados do National Cancer Institute Surveillance, Epidemiology, and End Results (SEER) identificou 2.065 homens diagnosticados com câncer uretral primário nos Estados Unidos entre 1988 e 2006. Aproximadamente 88% dos pacientes eram brancos e 8%, afro-americanos (Rabbani, 2011). **Os fatores etiológicos incluem a inflamação crônica resultante de uma história de doenças sexualmente transmissíveis frequentes, uretrites e estenose uretral, e não é provável que exista uma relação causal com o papilomavírus 16 humano no carcinoma de células escamosas da uretra** (Weiner et al., 1992; Cupp et al., 1996). O início da transformação maligna em um paciente com estenose uretral crônica pode ser insidioso e é necessário alto grau de suspeita clínica para diagnosticar convenientemente esses tumores. Mais do que 50% dos pacientes têm uma história de estenose uretral, cerca de 25% têm história de doença sexualmente transmissível e 96% são sintomáticos ao diagnóstico (Dalbagni et al., 1999). Os sintomas manifestos mais comuns são sangramento uretral, uma massa uretral palpável e sintomas de obstrução urinária.

879

Patologia

Os tumores da uretra masculina são classificados de acordo com a localização e as alterações histológicas das células que revestem a uretra (Mostofi et al., 1992) (Fig. 38-1). A uretra bulbomembranosa está envolvida mais frequentemente, correspondendo a 60% dos tumores, seguida pela uretra peniana (30%) e pela uretra prostática (10%). Embora tradicionalmente seja declarado que a maioria dos cânceres uretrais primários seja carcinoma de células escamosas, o estudo SEER feito por Rabbani revelou carcinoma de células transicionais em 77,6%, carcinoma de células escamosas em 11,9%, adenocarcinoma em 5% e outros resultados histológicos em 5,5% (Rabbani, 2011). O subtipo histológico de câncer uretral varia com a localização anatômica. Os carcinomas da uretra prostática têm origem em células transicionais em 90% e origem em células escamosas em 10%; os carcinomas da uretra peniana são de origem em células escamosas em 90% e de origem em células transicionais em 10%; os carcinomas da uretra bulbomembranosa são de origem escamosa em 80%, de origem transicional em 10% e adenocarcinoma ou indiferenciado em 10% (Grigsby e Herr, 2000).

O carcinoma uretral em homens pode se espalhar por extensão direta a estruturas subjacentes, geralmente envolvendo os espaços vasculares do corpo esponjoso e dos tecidos periuretrais, ou pode matastatizar por meio da embolização linfática para linfonodos regionais. Os vasos linfáticos que saem da uretra anterior drenam para os linfonodos inguinais superficiais e profundos e, ocasionalmente, para os linfonodos ilíacos. Os tumores da uretra posterior espalham-se mais frequentemente para os linfonodos pélvicos. Linfonodos palpáveis ocorrem em aproximadamente 20% dos casos e quase sempre representam doença metastática, ao contrário do câncer peniano, no qual uma grande porcentagem dos linfonodos palpáveis pode ser inflamatória. A disseminação hematogênica é incomum exceto na doença avançada.

Avaliação e Estadiamento

O estadiamento tumor, linfonodo, metástase (TNM) baseia-se na profundidade da invasão do tumor primário e na presença ou ausência de envolvimento de linfonodo regional e metástase a distância (Tabela 38-1). O exame sob anestesia, consistindo em cistoscopia e palpação bimanual de genitália externa, uretra, reto e períneo, ajuda na avaliação da extensão do envolvimento local do tumor. A biópsia transuretral ou com agulha da lesão também é realizada. Os estudos citológicos da urina não parecem ser métodos confiáveis para o diagnóstico do carcinoma uretral primário. Em um estudo, a sensibilidade foi maior em homens com carcinoma de célula transicional (80%) e naqueles com tumores envolvendo a uretra pendular (73%) (Touijer e Dalbagni, 2004). Se há suspeita de envolvimento retal no exame bimanual ou pelos sintomas do paciente, recomenda-se a avaliação do cólon inferior por exame com enema de bário e retossigmoidoscopia flexível para auxiliar no planejamento cirúrgico. O envolvimento de tecido mole local, o envolvimento de linfonodos, a extensão óssea e a presença de doença metastática distante são mais bem avaliados pela tomografia computadorizada (TC) do tórax, abdome e pelve ou, em alguns casos, por RM. A RM pode ser particularmente útil para a detecção de invasão do corpo cavernoso e é a modalidade de estadiamento mais sensível para a avaliação da extensão local do tumor (Fig. 38-2) (Vapnek et al., 1992; Stewart et al., 2010).

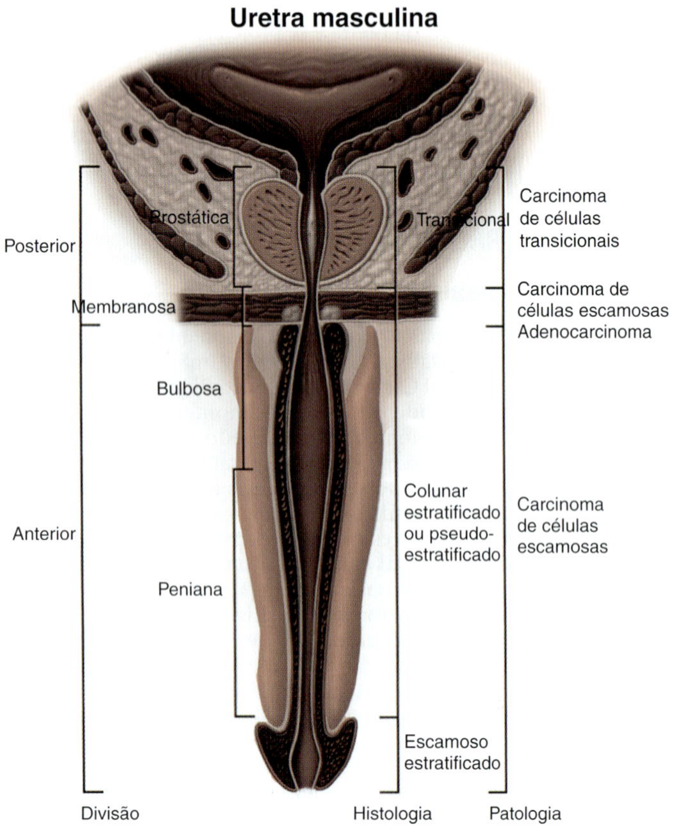

TABELA 38-1 Sistema de Estadiamento Tumor, Linfonodo, Metástase para Câncer Uretral

TUMOR PRIMÁRIO (T) (MASCULINO E FEMININO)	
TX	O tumor primário não pode ser avaliado
T0	Sem evidência de tumor primário
Ta	Carcinoma não invasivo papilar, polipoide ou verrucoso
Tis	Carcinoma in situ
T1	O tumor invade o tecido conjuntivo subepitelial
T2	O tumor invade qualquer um dos seguintes: corpo esponjoso, próstata, músculo periuretral
T3	O tumor invade qualquer um dos seguintes: corpo cavernoso, além da cápsula prostática, vagina anterior, colo da bexiga
T4	O tumor invade outros órgãos adjacentes
CARCINOMA DE CÉLULAS TRANSICIONAIS DA PRÓSTATA	
Tis-pd	Carcinoma in situ, envolvimento dos ductos prostáticos
T1	O tumor invade o tecido conjuntivo subepitelial
T2	O tumor invade qualquer um dos seguintes: estroma prostático, corpo esponjoso, músculo periuretral
T3	O tumor invade qualquer um dos seguintes: corpo cavernoso, além da cápsula prostática, colo da bexiga (extensão extraprostática)
T4	O tumor invade outros órgãos adjacentes (invasão da bexiga)
LINFONODOS REGIONAIS (N)	
NX	Linfonodos regionais não podem ser avaliados
N0	Sem metástase linfonodal
N1	Metástase em um único linfonodo, 2 cm ou menos na maior dimensão
N2	Metástase em um único linfonodo, maior do que 2 cm e menor do que 5 cm na maior dimensão, ou em múltiplos linfonodos, nenhum maior do que 5 cm
N3	Metástase em um linfonodo maior do que 5 cm na maior dimensão
METÁSTASE A DISTÂNCIA (M)	
MX	Presença de metástase a distância não pode ser avaliada
M0	Sem metástase a distância
M1	Metástase a distância

Figura 38-1. Regiões anatômicas da uretra masculina e histologia e histopatologia correspondentes.

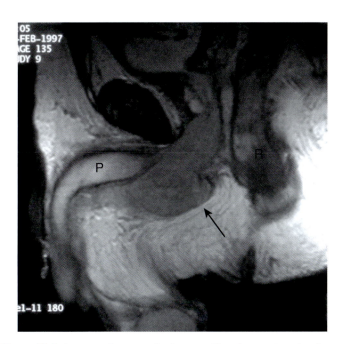

Figura 38-2. Imagem de ressonância magnética demonstrando câncer uretral bulbomembranoso (*seta*). P, Pênis; R, reto.

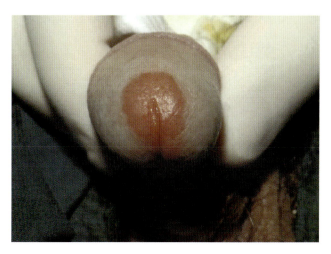

Figura 38-3. Carcinoma de células escamosas *in situ* (eritroplasia de Queyrat) da glande do pênis ao redor do meato uretral. O paciente também tinha uma extensão significativa da doença na uretra distal.

Tratamento

Tal como no carcinoma peniano, a forma primária de tratamento para homens com carcinoma uretral é a excisão cirúrgica. **Em geral, o carcinoma uretral anterior é mais passível de controle cirúrgico e o prognóstico é melhor do que o carcinoma uretral posterior, o qual está frequentemente associado a extensa invasão local e metástase a distância** (Zeidman et al., 1992). Uma grande série relatou taxas de sobrevida globais de 83% para tumores de baixo grau, 36% para tumores de alto grau, 69% para tumores anteriores e 26% para aqueles na uretra posterior (Dalbagni et al., 1999). Similarmente, um estudo mais recente de 29 pacientes, 26 dos quais foram submetidos à excisão cirúrgica inicial, demonstrou taxas de sobrevida global em 5 anos de 67% para doença de baixo grau, 33% para alto grau, 72% para tumores anteriores e 36% para tumores posteriores. A maioria dos pacientes recebeu alguma forma de terapia adjuvante de radiação ou quimioterapia (Thyavihally et al., 2006).

Carcinoma da Uretra Peniana

A ressecção transuretral, a excisão local ou uretrotomia distal e a uretrostomia perineal podem ser tratamentos aceitáveis em pacientes selecionados com tumores superficiais, papilares ou de baixo grau. A sobrevida livre de doença a longo prazo tem sido relatada nesse cenário (Meler e Pool, 1966; Konnak, 1980; Gheiler et al., 1998; Hakenberg et al., 2001; Karnes et al., 2010). O carcinoma de células escamosas *in situ* na região perimeatal da glande pode estender-se para a uretra distal (Fig. 38-3) e tem sido tratado com sucesso com a glandectomia parcial a uretrotomia distal com reconstrução uretral simultânea (Nash et al., 1996) ou uretrostomia peniana (Fig. 38-4). Em 2007, Smith et al., (2007) publicaram resultados sobre cirurgia de preservação do pênis em 18 pacientes com carcinoma de células escamosas da uretra peniana, 11 dos quais tinham doença em T2 e T3. Todos foram submetidos à excisão cirúrgica com reconstrução e preservação peniana, sem recidivas locais. Os autores concluíram, portanto, que foi uma abordagem viável e a sobrevida global não foi afetada pelo procedimento cirúrgico.

A penectomia parcial com uma margem negativa de 2 cm permanece o tratamento tradicional para tumores que infiltram corpo esponjoso e a metade distal do pênis. O controle local excelente após esse procedimento tem sido documentado (Kaplan et al., 1967; Ray et al., 1977; Eerson e McAninch, 1984; Hopkins et al., 1984; Dinney et al., 1994; Gheiler et al., 1998). Se a doença invasiva se estende para ou envolve a uretra peniana, torna-se necessária a penectomia total para se obter uma margem de excisão adequada

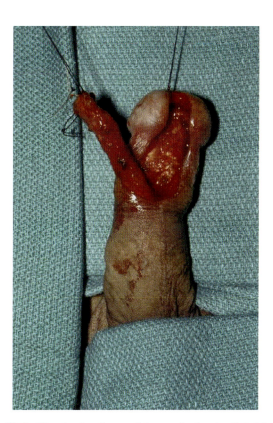

Figura 38-4. Glandectomia parcial e uretrotomia distal (mesmo paciente da Figura 38-3). Após a garantia de margens negativas, completou-se o procedimento de uretrostomia peniana.

(Fig. 38-5). Tem sido relatada taxa de recidiva local de 13% após esse procedimento (Kaplan et al., 1967). É importante enfatizar que o estadiamento preciso é crucial para evitar subestimar a extensão proximal do tumor. A revisão de dados prévios sugeria que a penectomia é uma operação insuficiente para os tumores da uretra bulbosa (Zeidman et al., 1992).

Embora alguns casos de controle do tumor pela irradiação tenham sido relatados, em geral, a terapia primária de radiação tem sido reservada para pacientes com lesões na uretra anterior em estádio inicial que recusam a cirurgia. Uma técnica comumente usada consiste em campos paralelos opostos com o pênis suspenso verticalmente por um cateter uretral (Heysek et al., 1985). A terapia com radiação tem a vantagem de potencialmente preservar o pênis, mas pode resultar em ulceração ou necrose da pele, estenose uretral ou edema crônico.

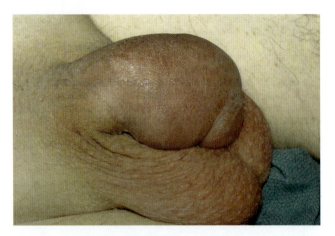

Figura 38-5. Massa peniana grande em um paciente com carcinoma de células transicionais da uretra peniana.

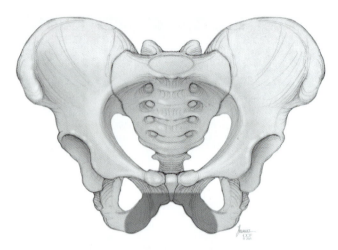

Figura 38-6. A área sombreada esboça as porções dos ramos isquiopúbicos excisados no momento da pubectomia inferior durante a excisão radical do câncer uretral bulbomembranoso. (Reproduzido com permissão, Cleveland Clinic Center for Medical Art & Photography © 2003-2010. Todos os direitos reservados.)

Os resultados a longo prazo da radioterapia são difíceis de avaliar porque poucos relatos de pacientes masculinos estão disponíveis com essa modalidade (Raghavaiah, 1978; Forman e Lichter, 1992; Koontz e Lee, 2010).

A quimiorradioterapia tem sido relatada como uma modalidade de tratamento para pacientes com câncer uretral anterior invasivo com a intenção de preservação genital (Cohen et al., 2008). O grupo de estudo incluiu nove pacientes com doença na uretra peniana que receberam um protocolo definido de mitomicina C (MMC) e 5-fluorouracil (5-FU) junto com terapia de radiação externa. Cinco pacientes demonstraram uma resposta completa durável e não precisaram de terapia adicional exceto pelo tratamento da estenose uretral. Um paciente foi submetido a cirurgia de resgate subsequente para recidiva local e permaneceu sem evidência de doença na última avaliação de seguimento. Embora o número de pacientes seja limitado, isso pode representar uma consideração razoável para o tratamento efetivo do tumor com o potencial para preservação genital; mais estudos são necessários. O desfecho da coorte total dos pacientes é discutido mais adiante na seção seguinte.

Em oposição aos pacientes com câncer peniano, o benefício para a sobrevivência da dissecção de linfonodo inguinal profilática em pacientes com linfonodos inguinais palpáveis não tem sido demonstrada para câncer uretral. Entretanto, casos de cura com doença em linfonodos limitada têm sido relatados e, portanto, a linfadenectomia inguinal deve ser considerada na presença de linfonodos inguinais palpáveis. Isso também serve para prevenir problemas locais como ruptura na pele, drenagem de ferida e erosão vascular.

Carcinoma da Uretra Bulbomembranosa

Lesões precoces da uretra bulbomembranosa têm sido tratadas com sucesso por meio de ressecção transuretral ou por excisão segmentar do seguimento uretral envolvido com uma anastomose terminoterminal. Infelizmente, casos apropriados para a ressecção limitada são raros. **Têm sido registrados casos ruins para todas as formas de tratamento, mas a excisão radical continua sendo um componente importante do tratamento em alguns pacientes.** Cistoprostatectomia radical, linfadenectomia pélvica e penectomia total são frequentemente necessárias. Estender a cirurgia para incluir a ressecção em continuidade do ramo púbico e do diafragma urogenital adjacentes pode melhorar a margem de ressecção e o controle local (Mackenzie e Whitmore, 1968; Shuttleworth e Lloyd-Davies, 1969; Bracken, 1982; Klein et al., 1983; Dinney et al., 1994). Casos limitados de uretrotomia somente com uretrostomia perineal para tumores infiltrantes confinados ao corpo esponjoso têm sido relatados (Hakenberg et al., 2001). A uretrectomia total com preservação da bexiga, fechamento do colo da bexiga e criação de um estoma cateterizável continente pode ser uma alternativa em casos selecionados (Grivas et al., 2012). O benefício dessas abordagens mais conservadoras precisa ser analisado contra a possibilidade de recidiva local ou disseminação da doença.

A extirpação radical é realizada como paciente na posição de litotomia baixa para permitir o acesso perineal. A mobilização abdominal padrão da bexiga é completada, exceto para a preservação da fáscia endopélvica e anexos púbicos anteriores. Uma incisão perineal modificada em forma de Y ou de U invertido é realizada justamente medial à tuberosidade isquiática, com ápice no médio períneo. As fossas isquiorretais são dissecadas como na prostatectomia perineal, e um túnel é abruptamente dissecado logo anterior ao reto, estendendo-se de uma fossa a outra. O retalho cutâneo inferior é mobilizado dividindo consideravelmente o tecido cutâneo interveniente e o músculo retrouretral. O retalho superior é mobilizado através da incisão do tecido subcutâneo até a fáscia de Colles e então continuado bilateralmente até a musculatura adutora no ramo púbico inferior. A incisão circunferencial da pele e da túnica dartos na junção penoscrotal é realizada, e os corpos penianos são mobilizados até certa distância proximalmente à face superior da sínfise púbica para permitir a pubectomia inferior subsequente. É preciso cuidado para não levar essa dissecção longe demais, para evitar lesar a porção anterior de um tumor localmente avançado. A exposição mais ampla pode ser obtida dividindo-se o escroto na linha média, se necessário. O escroto geralmente pode ser preservado; entretanto, tumores volumosos podem exigir o sacrifício de porções do escroto ou da pele perineal. Nesse cenário, os testículos podem ser conservados em bolsas com retalho de coxa.

Para completar a ressecção do arco púbico, a musculatura adutora é dividida bilateralmente no comprimento do ramo púbico inferior ao longo da margem mediana do forame obturador. Uma serra Gigli é passada ao longo do ramo inferior posteriormente às origens da musculatura perineal transversa. Uma transecção chanfrada inferiormente é feita bilateralmente para facilitar a saída perineal do espécime. Alternativamente, um osteótomo pode ser usado para esse propósito. A sínfise inteira pode ser ressecada em lesões uretrais volumosas envolvendo os tecidos de parassínfise. Isso é acompanhado pela divisão dos ramos superiores nas suas junções com a sínfise. Para a maioria das lesões, entretanto, a maior parte da sínfise pode ser preservada com a ressecção do arco abaixo da sínfise. Esse procedimento é preferido, quando possível, para preservar a estabilidade da bacia pélvica e resulta em um defeito muito menor do assoalho pélvico. Uma serra Gigli passada através dos forames obturadores, ou um osteótomo, é usada para cortar a sínfise transversalmente, ligando o forame (Fig. 38-6). O espécime é retirado em bloco (Fig. 38-7). Quando a hemostasia está segura, o omento é mobilizado para cobrir o intestino. Defeitos grandes de assoalho pélvico, como ocorrem após a pubectomia total, podem ser conduzidos com um retalho do músculo reto abdominal colocado como um *sling* pélvico. Retalhos miocutâneos podem ser feitos para fechar defeitos perineais de grande espessura total (Larson e Bracken, 1982).

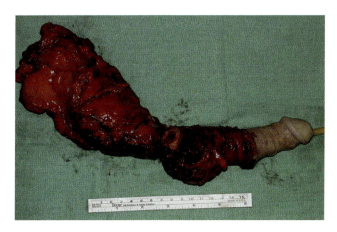

Figura 38-7. Espécime cirúrgico após cistoprostatectomia, uretrotomia, penectomia e pubectomia inferior para um grande carcinoma bulbomembranoso de células escamosas.

Devido aos desfechos relativamente ruins após cirurgia apenas para os tumores da uretra posterior, está aumentando o interesse pela terapia multimodal. Estudos prévios têm avaliado o papel da quimioterapia neoadjuvante em pacientes em estádio avançado ou com doença metastática. Um regime incluindo metotrexato, vimblastina, doxorrubicina e cisplatina (M-VAC) tem tido atividade contra carcinoma de células transicionais, mas é ineficaz contra tumores de outros tipos histológicos (Scher et al., 1988). Dinney et al., (1994) relataram sobrevida de longo prazo em quatro de oito pacientes que apresentaram carcinoma uretral metastático e foram tratados com quimioterapia com cisplatina e excisão cirúrgica. Com base nessa experiência, seu regime preferido consistiu em cisplatina, bleomicina e metotrexato para carcinoma de células escamosas e M-VAC para carcinoma de células transicionais.

Em 2012, o grupo de MD Eerson conduziu um estudo retrospectivo de 44 pacientes com carcinoma uretral para avaliar o papel da quimioterapia baseada em cisplatina (Dayyani et al., 2013). O estudo incluiu 28 mulheres e 16 homens, e todos os pacientes, exceto um, tinham doença em T3 e T4. Quarenta e três por cento tinham doença em N1 e 16% tinham doença em M1. Os subtipos histológicos estavam misturados, com a maioria sendo carcinoma de células escamosas, adenocarcinoma e carcinoma urotelial. Trinta e seis pacientes receberam um dos regimes de quimioterapia com base em cisplatina. Cinco tiveram resposta completa (14%) e 72% dos pacientes alcançaram resposta incompleta ou uma resposta parcial. Os resultados apresentados não foram estratificados por gênero ou histologia. A ressecção cirúrgica foi então realizada em 21 pacientes, e a sobrevida global média foi de 25,6 meses. Dos 9 pacientes, 4 (44%) com doença positiva para linfonodo estavam vivos com um acompanhamento mínimo de mais de 3 anos. Com base nessa experiência, os autores concluíram que é razoável considerar a quimioterapia neoadjuvante para tumores T3b e T4, assim como para lesões de alto risco T2 e T3a.

A combinação de quimioterapia e radioterapia tem demonstrado algum sucesso em um número pequeno de pacientes com câncer uretral localizado e metastático (Licht et al., 1995; Oberfield et al., 1996). Mais frequentemente, essas formas de tratamento são combinadas com cirurgia em uma abordagem multimodal em pacientes em estádio avançado ou doença metastática (Johnson et al., 1989; Gheiler et al., 1998; Grigsby e Herr, 2000). Um estudo mais recente relatou 18 pacientes com carcinoma uretral invasivo que foram tratados inicialmente com quimiorradioterapia consistindo em MMC e 5-FU e radioterapia com feixe externo simultânea na genitália, períneo e linfonodos inguinal e ilíaco (Cohen et al., 2008). Os números de tumores anteriores e posteriores eram iguais, e 33% eram N1 ou N2. Quinze pacientes mostraram resposta completa. Os que não responderam foram submetidos ao resgate cirúrgico e eventualmente morreram da doença. Dos 15 pacientes que tiveram resposta completa, 10 permaneceram sem evidência de doença no último acompanhamento. Em outros cinco pacientes, a recorrência local se desenvolveu em apenas quatro, que sofreram resgate cirúrgico, e dois permaneceram sem evidência de doença. A sobrevivência média livre de doença em 5 anos após quimiorradioterapia e resgate cirúrgico foi de 72%. É interessante observar que os fatores de risco anteriormente identificados de grau do tumor, estádio T e a presença de metástase em linfonodos não foram preditos nessa série (Rabbani, 2011). Embora a instrumentação ou a cirurgia para a estenose uretral tenha sido necessária em todos os pacientes com resposta completa sem recorrência local, 11 de 18 ao todo foram poupados da cirurgia radical após o tratamento. Embora esse relato seja um de poucos com uma população de pacientes e um regime de tratamento consistentes, são necessários mais estudos dessa abordagem para confirmar os achados dessa série de uma única instituição.

Manejo da Uretra após Cistectomia

Considerações Gerais

Séries contemporâneas têm demonstrado a incidência de recorrência de câncer uretral que segue a cistoprostatectomia na faixa de 2,1% a 11,1% após desvio cutâneo (Freeman et al., 1996; Hassan et al., 2004; Nieder et al., 2004) e 0,5% a 4% após a construção de uma neobexiga ortotópica (Freeman et al., 1996; Hassan et al., 2004; Nieder et al., 2004; Varol et al., 2004). Estudos anteriores indicaram que o carcinoma de células transicionais envolvendo a uretra prostática, especialmente com invasão estromal, aumentou significativamente a probabilidade de recorrência uretral pós-operatória (Hardeman e Soloway, 1990; Freeman et al., 1996). Um grande número de pacientes submetidos a cistectomia radical com derivação urinária foi mais recentemente analisado e demonstrou a recorrência do tumor uretral em 5% e 7% após 5 e 10 anos, respectivamente (Stein et al., 2005). O envolvimento da próstata com o tumor (superficial ou invasivo) e a forma da derivação urinária foram fatores de risco independentes. A incidência estimada de recorrência uretral em 10 anos variou de 4% em pacientes sem envolvimento prostático e derivação ortotópica (grupo de menor risco) a 24% naqueles com doença prostática invasiva e derivação cutânea (grupo de maior risco). **A baixa incidência de recorrência uretral após substituição da bexiga ortotópica tem deixado a maioria dos cirurgiões confortável para continuar com essa forma de derivação, desde que se conclua que a margem uretral prostática da biópsia de congelação esteja normal na cistoprostatectomia** (Freeman et al., 1996; Hassan et al., 2004; Nieder et al., 2004; Stein et al., 2005). A biópsia transuretral pré-operatória da próstata para avaliar a adequação para a derivação continente não se correlaciona com a margem uretral final quando a biópsia pré-operatória é positiva e tem sido abandonada em favor da seção congelada intraoperatória (Kassouf et al., 2008).

Aproximadamente 40% das recorrências uretrais são diagnosticadas em um ano após a cistoprostatectomia, com um tempo médio para o diagnóstico de 18 meses (Clark et al., 2004). Entretanto, casos de recorrência uretral tardia têm sido descritos, indicando a necessidade de controle prolongado desses pacientes (Schellhammer e Whitmore, 1976; Freeman et al., 1996). A citologia uretral de lavagem tem sido tradicionalmente recomendada para o monitoramento uretral após a derivação cutânea e permite um diagnóstico mais precoce da recorrência do que quando a avaliação é adiada até que ocorram sintomas. Entretanto, o benefício na sobrevida presumível proporcionado pelo controle com a citologia uretral de lavagem comparado com a apresentação de sintomas tem sido colocado em dúvida (Lin et al., 2003). A citologia urinária é parte de um acompanhamento padrão em pacientes que foram submetidos à derivação ortotópica. Pacientes com resultados positivos para citologia urinária ou na lavagem uretral ou sintomas de sangramento, secreção ou massa palpável uretral são avaliados com cistoscopia e biópsia. TC pélvica ou RM têm sido necessárias para auxiliar a avaliação da extensão local de tumores invasivos grandes e para avaliar doença metastática. Pacientes que desenvolvem carcinoma uretral *in situ* após a derivação ortotópica podem responder à perfusão uretral com bacilo Calmette-Guérin, mas esse tratamento é ineficaz para aqueles com doença papilar ou invasiva (Varol et al., 2004).

Uretrectomia Total após Derivação Cutânea

A posição alta ou exagerada da litotomia proporciona a exposição ótima para a uretrectomia total, com os quadris e joelhos levemente flexionados e os membros inferiores presos em estribos em forma de bota. É feita uma incisão na linha média perineal ou Y modificada (Fig. 38-8), e o tecido subcutâneo e o músculo bulboesponjoso são então separados na linha média e retraídos para expor o corpo esponjoso. O corpo esponjoso é mobilizado circularmente próximo ao nível médio da uretra bulbar e é aplicada tração para facilitar a dissecção distal da uretra; então separa-se o corpo esponjoso do corpo cavernoso adjacente. Enquanto a dissecção prossegue distalmente, o pênis se torna invertido, os corpos cavernosos se inclinam e a glande recua no falo. O pênis é essencialmente virado do avesso no períneo e a dissecção é completada na base da glande. Para a excisão do meato e da uretra glandular, o pênis é recolocado em sua posição anatômica e uma incisão é feita ao redor do meato e estendida em cada lado abaixo da posição ventral da glande. A uretra distal é então liberada de sua posição dentro da glande e a uretra pendular isolada é liberada no períneo. O corpo esponjoso profundo da glande é reaproximado com sutura contínua horizontal com fio polidioxanona 4-0; a camada superficial é fechada com sutura interrompida com fio cromado 4-0.

A dissecção proximal do bulbo da uretra é realizada posterior e lateralmente, ficando próximo do bulbo, porém evitando a entrada, se possível, porque isso resultará em sangramento incômodo. A uretra é separada anteriormente dos corpos penianos no nível da saída da uretra do bulbo, deixando a amostra ligada apenas pela própria uretra membranosa. As artérias bulbares são geralmente identificadas nas posições de 4 e 8 horas no relógio precisamente inferior à membrana perineal após serem cortadas transversalmente à dissecção posterior ao bulbo. Elas são controladas por eletrocauterização ou sutura ou podem ser ligadas se identificadas antes do corte transversal. **É preciso cuidado na realização da dissecção proximal, tendo em conta a eventual aderência pós-cistectomia do intestino à superfície superior do diafragma urogenital.** Isso deve ser feito sob visão direta e a exposição pode ser auxiliada pela separação da crura dos corpos penianos na linha média para abrir o espaço intercrural. Tudo que resta da uretra membranosa na região proximal é uma banda fibrosa mal definida, que deve ser completamente excisada. A análise da secção congelada dessa região adiciona alguma segurança de que foi conseguida uma margem negativa proximal. Um pequeno dreno de sucção é colocado no leito uretral e conduzido através do períneo. O fechamento do músculo bulboesponjoso, tecido subcutâneo e pele com suturas absorvíveis interrompidas completa o procedimento e é aplicado um curativo de baixa compressão. As

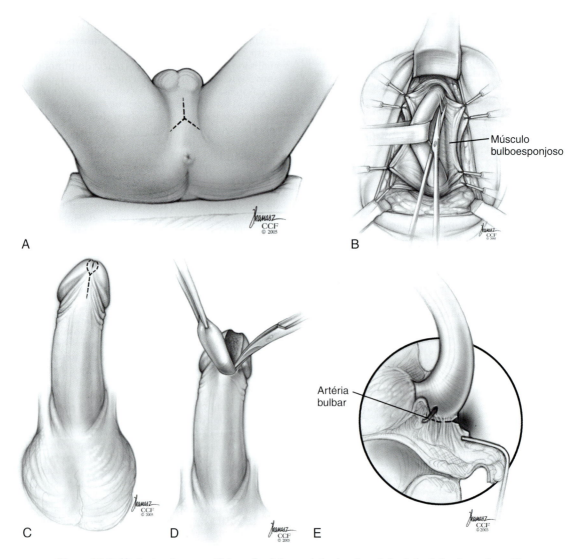

Figura 38-8. Uretrotomia secundária após cistoprostatectomia prévia. **A**, Incisão do períneo. **B**, Divisão do músculo bulboesponjoso para expor o bulbo do corpo esponjoso e dissecção inicial da uretra dos corpos penianos. **C**, Incisão distal circunscrita ao meato uretral. **D**, Dissecção uretral distal, a qual então se conecta à dissecção proximal no nível do eixo distal. **E**, Vista sagital demonstrando a dissecção do bulbo posterior e localização da artéria bulbar. (Reproduzido com permissão, Cleveland Clinic Center for Medical Art & Photography © 2003-2010. Todos os direitos reservados.)

complicações incomuns são hematoma superficial, edema ao longo do eixo peniano e infecção.

Uretrectomia Total após Derivação Ortotópica

A uretrectomia total após derivação urinária ortotópica é realizada por meio de uma abordagem abdominoperineal. O paciente é colocado na posição de litotomia com estribos em forma de bota que pode ser ajustado durante o procedimento. A uretrectomia é realizada no nível da uretra membranosa. A exploração abdominal com lise de aderências e mobilização da neobexiga ortotópica é feita no nível da anastomose uretral. Trabalhando com a palpação cuidadosa de cima até embaixo, a área da uretra membranosa e a anastomose são dissecadas livremente em sua totalidade. Uma área circular da bolsa adjacente à anastomose é excisada para garantir uma margem cirúrgica adequada e a amostra é liberada através do períneo. O sangramento da musculatura dentro do túnel desenvolvido durante a excisão da uretra membranosa pode ser incômodo e é mais bem controlado com ligaduras para suturas.

Na maioria das situações, a derivação urinária é realizada com um conduto ileal. **Isso pode ser realizado frequentemente com um seguimento intestinal a partir da neobexiga ortotópica, a qual pode ser reconfigurada quando necessário, com cuidado para cortar o segmento intestinal ao longo das linhas visíveis da sutura prévia com preservação do suprimento do sangue mesentérico.** As partes restantes da bolsa são cortadas. Se a derivação existente tem um ramo aferente (p. ex., bolsa de Studer), esse segmento pode ser usado para construir o conduto sem a necessidade de manipulação dos ureteres (Bissada et al., 2004). A conversão de uma derivação cutânea continente também pode ser possível em alguns pacientes, dependendo da anatomia intra-abdominal e da motivação do paciente (Bartoletti et al., 1999; Taylor et al., 2009).

PONTOS-CHAVE: CÂNCER URETRAL MASCULINO

- Em geral, o carcinoma uretral anterior é mais passível de controle cirúrgico e o prognóstico é melhor do que aquele do carcinoma da uretra posterior, o qual é frequentemente associado a invasão local extensa e metástase à distância.
- Ao contrário do carcinoma peniano, não tem sido demonstrado benefício com a dissecção profilática de linfonodo inguinal no câncer uretral.
- Devido aos desfechos ruins após somente cirurgia para tumores avançados da uretra posterior, a terapia multimodal deve ser considerada.
- A baixa incidência de recorrência uretral após a substituição da bexiga ortotópica tem deixado a maioria dos autores confortável para continuar com essa forma de desvio, desde que os achados das biópsias das amostras congeladas da margem uretral prostática distal estejam normais no momento da cistoprostatectomia.
- Na conversão de um paciente para a derivação por conduto cutâneo, o segmento do intestino da neobexiga ortotópica existente frequentemente pode ser reconfigurado com seu suprimento sanguíneo intacto e usado para esse propósito.

CÂNCER URETRAL FEMININO

Epidemiologia, Etiologia e Apresentação Clínica

Um neoplasma maligno primário proveniente da uretra feminina é raro. A literatura tem relatado que, apesar de a uretra feminina ser muito mais curta do que a masculina, cânceres provenientes da uretra feminina são mais comuns em mulheres do que em homens (Narayan e Konety, 1992). Entretanto, estudos mais recentes têm questionado isso. Swartz et al., (2006) estudaram a incidência de carcinoma uretral primário nos Estados Unidos e encontraram que, segundo a base de dados SEER, entre 1973 e 2002, 1.615 casos foram identificados, incluindo 1.075 homens e 540 mulheres. A razão de predominância mulher-homem foi anteriormente descrita como 4:1 (Narayan e Konety, 1992), mas com base nos dados da SEER há uma predominância de homens em relação a mulheres de 2:1.

O carcinoma uretral feminino responde por aproximadamente 0,02% dos cânceres femininos (Fagan e Hertig, 1955) e menos de 1% dos cânceres no trato urogenital feminino (Srinivas e Khan, 1987). Mais de 1.200 casos foram descritos na literatura, a maioria diagnosticada na quinta e sexta décadas de vida (Srinivas e Khan, 1987). Anteriormente foi observado que aproximadamente 85% dos casos de carcinoma uretral ocorriam em mulheres brancas (Terry et al., 1997); entretanto, Swartz et al., (2006) relataram maior incidência de cânceres uretrais primários entre mulheres negras do que entre mulheres brancas. Eles encontraram uma incidência anual global de 1,5 casos por milhão de mulheres, incluindo 4,3 casos por milhão de mulheres negras e 1,3 por milhão de mulheres brancas. Na Holanda, a incidência bruta anual global foi de 0,7 milhão de mulheres, com um pico de incidência na faixa etária de 80 a 84 anos (Derksen et al., 2013).

A incidência parece aumentar com a idade, independente do subtipo histológico. Tem sido sugerido que a doença está se tornando ainda mais rara, uma vez que a incidência parece estar diminuindo ao longo do tempo do estudo SEER. Embora seja provável que o erro de classificação da origem do sítio do tumor na base de dados SEER tenha levado à alguma imprecisão nos achados relatados por Swartz, outros relatos anteriores são provavelmente tendenciosos pelas populações dos centros de referência terciários de onde esses dados se originaram.

Embora a causa do câncer uretral em mulheres ainda não tenha sido identificada, vários fatores parecem estar relacionados. **Os fatores etiológicos associados ao desenvolvimento de carcinoma uretral incluem leucoplasia, irritação crônica, carúncula, pólipos, parto e infecção por papilomavírus humano ou outras infecções virais** (Mevorach et al., 1990; Grigsby e Herr, 2000). O divertículo uretral feminino pode também predispor a paciente à transformação maligna, com talvez 5% dos carcinomas uretrais femininos surgindo de um divertículo (Rajan et al., 1993). Em uma série de 90 mulheres submetidas a diverticulectomia, 5 (6%) tinham adenocarcinoma invasivo. Além disso, havia evidência de metaplasia intersticial e displasia em algumas pacientes (Thomas et al., 2008). Com base nas análises imuno-histoquímicas, os adenocarcinomas parecem se originar de diferentes tecidos, incluindo (1) glândula de Skene como um homólogo da próstata com positividade para antígeno prostático específico em alguns casos, (2) metaplasia glandular levando a adenocarcinoma colunar/mucinoso e (3) outras fontes levando a adenocarcinoma de células claras (Dodson et al., 1994; Murphy et al., 1999; Pongtippan et al., 2004; Reis et al., 2011; Papes e Altarac, 2013).

Anatomia e Patologia

O conhecimento da anatomia uretral é essencial para a excisão cirúrgica e a reconstrução. A uretra feminina é dividida em um segmento anterior (terço distal) e um segmento posterior (dois terços proximais). **O terço distal pode ser retirado mantendo-se a continência urinária.** O terço proximal da uretra é revestido por um urotélio transicional típico, e os dois terços distais, por um epitélio escamoso estratificado (Fig. 38-9). Ao longo de seu comprimento existem glândulas submucosas compostas de epitélio colunar. A drenagem linfática difere ao longo da uretra feminina, assim como em homens. Embora sejam possíveis o cruzamento e a comunicação, os linfáticos da uretra posterior drenam para as cadeias de linfonodos ilíacos externo e interno e para os obturadores. A uretra anterior e labial drenam para os linfonodos inguinais superficiais e depois para os linfonodos inguinais profundos (Carroll e Dixon, 1992).

A histologia do neoplasma maligno depende principalmente do local de origem na uretra (Fig. 38-9). Devido ao baixo número e à variação das populações de pacientes, o tipo celular predominante varia em diferentes séries descritas. Acredita-se que o carcinoma de célula escamosa seja o tipo histológico mais comum, representando 30% a 70% de todos os casos, seguidos pelo carcinoma urotelial e pelos adenocarcinomas (10% a 25% cada). A revisão feita por Swartz dos dados SEER mostrou que a minoria de casos era de carcinomas uroteliais e que, entre as mulheres, o carcinoma urotelial, o carcinoma de célula escamosa e o adenocarcinoma foram encontrados em 30%, 28% e 29% dos casos, respectivamente.

Um estudo do Netherlands National Cancer Registry confirmou os dados SEER e revelou que, mesmo entre as mulheres, o carcinoma

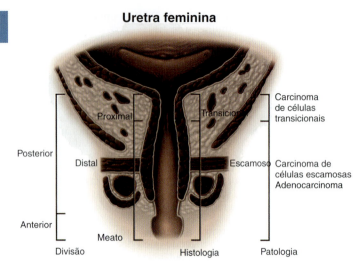

Figura 38-9. Regiões anatômicas da uretra feminina e histologia e histopatologia correspondentes.

urotelial permanece o tipo celular predominante (Derksen et al., 2013). Esse estudo com 91 mulheres com carcinoma uretral primário revelou carcinoma urotelial em 45%, carcinoma de célula escamosa em 19% e adenocarcinoma em 29% dos casos.

Outros tipos celulares mais raros incluem linfoma, carcinoma neuroendócrino, sarcomas, paragangliomas, melanoma e metástase (Johnson e O'Connell, 1983; Grabstald et al., 1966; Foens et al., 1991; Forman e Lichter, 1992; Grigsby e Herr, 2000; Swartz et al., 2006). Entre os divertículos uretrais, parece haver incidência aumentada de adenocarcinomas, fundamentando a teoria de que o divertículo uretral em algumas mulheres pode ter origem glandular, como das glândulas de Skene (Spencer et al., 1990; Rajan et al., 1993; Gheiler et al., 1998; Thomas et al., 2008; Reis et al., 2011).

Diagnóstico e Estadiamento

A avaliação de mulheres com suspeita de carcinoma uretral inclui exame pélvico completo, avaliando a presença de massa vaginal anterior para a qual o diagnóstico diferencial deve incluir divertículo uretral, câncer uretral, pólipo uretral ou outra neoplasia benigna, tal como leiomioma. O exame com espéculo deve visualizar o meato uretral diretamente e avaliar o possível envolvimento da parede vaginal e vulva. O estudo diagnóstico inclui cistouretroscopia e exame sob anestesia. A RM tem sido utilizada para avaliar lesões pélvicas porque o contraste dos tecidos moles é superior àquele encontrado com TC e dá o melhor detalhe anatômico nessa área. Além disso, a RM pode avaliar a extensão local e o envolvimento de linfonodos. São apropriados estudos de estadiamento adicionais com radiografia torácica ou TC torácica. A cintilografia óssea pode ser realizada se houver suspeita de envolvimento ósseo como resultado de sintomas ósseos ou anormalidades laboratoriais, como fosfatase alcalina ou cálcio sérico aumentado. A tomografia por emissão de pósitrons (PET/TC) pode ser útil em pacientes com doença matastática embora a sua utilidade não esteja bem definida no carcinoma uretral. O antígeno prostático específico foi encontrado em níveis elevados em um número pequeno de relatos de casos de mulheres com adenocarcinoma, e parece que somente a minoria das pacientes tem esse marcador tumoral elevado (Dodson et al., 1994; Pongtippan et al., 2004). O estadiamento TNM para o câncer uretral feminino é idêntico àquele para o câncer uretral masculino (Tabela 38-1). Linfonodos inguinais palpáveis são encontrados em até 30% dos pacientes em geral, e esses são confirmados como malignos em aproximadamente 90% dos casos. Até 50% das pacientes com cânceres uretrais proximais ou avançados podem ter linfonodos palpáveis. As metástases de linfonodos pélvicos não são incomuns, afetando 20% dos casos. Entretanto, a metástase fora da pelve ao diagnóstico é rara. Durante o seguimento, outros 15% dos pacientes desenvolvem doença metastática nos linfonodos (Grigsby e Herr, 2000).

Tratamento e Prognóstico

Em virtude da raridade desse tumor e da heterogeneidade da doença, a experiência insuficiente em uma única instituição em um prazo razoável impediu as tentativas de definir a história natural da doença, as recomendações para a terapia e o seguimento desses pacientes (Grigsby e Herr, 2000). **Embora seja concebível que diferentes subtipos histológicos possam afetar o prognóstico e a tendência pela via de disseminação da doença, a maioria dos estudos tem falhado em detectar quaisquer diferenças na sobrevida com base no subtipo histológico** (Foens et al., 1991; Dimarco et al., 2004). Consequentemente, lesões de tipos histológicos variados são frequentemente tratadas de forma similar. Uma análise recente de sobrevida de 359 mulheres dos dados do SEER encontrou que o carcinoma de células escamosas tinha sobrevida específica do câncer maior do que os tipos urotelial ou adenocarcinoma (risco relativo de 2,03 e 1,90, respectivamente) (Champ et al., 2012).

As recomendações de tratamento dependem principalmente da localização do tumor e do estádio clínico. A excisão local, que deve levar a resultados funcionais excelentes, pode ser suficiente para os tumores uretrais pequenos, superficiais e distais relativamente incomuns. Para tumores uretrais mais proximais e avançados é justificada uma abordagem mais agressiva. **Em comparação com cânceres uretrais proximais, as lesões distais estão associadas a melhor sobrevida.** A sobrevida específica da doença em cinco anos é relatada em 71% para lesões distais, 48% para lesões proximais e 24% para lesões que envolvem a maior parte da uretra (Dalbagni et al., 1998). Séries cirúrgicas e radioterapia refletem taxas de sobrevida em cinco anos de 30% a 40%. Infelizmente, pequenas melhorias têm sido obtidas no tratamento dessa doença e taxas de sobrevida têm permanecido estatisticamente sem modificação nos últimos 50 anos (Bracken et al., 1976; Prempree et al., 1984; Foens et al., 1991; Dalbagni et al., 1998; Dimarco et al., 2004).

Em um estudo dos dados do SEER envolvendo 722 mulheres com câncer uretral primário entre 1983 e 2008, 359 mulheres com doença não metastática não tinham dados suficientes para que fosse avaliado o resultado de sobrevida de câncer (Champ et al., 2012). Eles constataram que a sobrevida global em 5 e 10 anos era de 43% e 32%, respectivamente. A sobrevida específica do câncer em 5 e 10 anos foi estimada em 53% e 46%, respectivamente. A análise multivariada revelou que os fatores: raça negra, estágio avançado, doença linfonodo-positiva na época da cirurgia, histologia não escamosa e idade avançada estavam associados a pior sobrevida específica ao câncer. A cirurgia estava associada a melhor sobrevida, o que não foi visto para a radioterapia. Esses dados não indicam que a radioterapia não traz benefício, porque o viés de seleção e outros fatores de confusão afetam de forma significante a interpretação desse resultado.

Os dados do National Cancer Registry da Holanda avaliando 91 mulheres com carcinoma uretral primário relataram 46% dos pacientes apresentando doença avançada (estádio III ou IV). As taxas de sobrevida em 5 anos dos estádios 0 a II, estádio III e estádio IV foram 67%, 53% e 17%, respectivamente (Derksen et al., 2013).

As opções para tratamento de carcinoma uretral feminino incluem cirurgia, radioterapia e quimioterapia, sozinhas ou em combinação. O tratamento tendeu para a direção de uma abordagem multimodal nos anos recentes com base em desfechos anteriormente relatados. O uso de radioterapia tem aumentado quando comparado com homens tratados para carcinoma uretral. Em um estudo com os dados do SEER feito por Champ e associados (2012), 72% tinham sido submetidos a algum procedimento cirúrgico voltado para o câncer e 42% tinham sido submetidos à radioterapia. Os dados do National Cancer Registry da Holanda detalharam o tratamento de 43% dos pacientes com cirurgia, 16% com radiação, ou radiação mais cirurgia em 22% (Derksen et al., 2013). Embora representativo de um grupo heterogêneo de estudos, com técnicas de tratamento e seguimento variados, os resultados relatados nas séries de casos com mais do que dois pacientes com base nas modalidades de tratamento primário estão resumidos nas Tabelas 38-2 e 38-3 para doença precoce e avançada, respectivamente.

Carcinoma Uretral Distal Feminino

Tumores pequenos, exofíticos e superficiais oriundos do meato urinário ou do terço distal da uretra podem ser tratados cirurgicamente com a excisão circunferencial da uretra distal e a inclusão de uma porção da parede vaginal anterior por uma abordagem transvaginal. Amostras congeladas da uretra proximal devem ser obtidas para garantir uma margem adequada (Narayan e Konety, 1992). Tem sido descrita a coagulação a *laser* de tumores distais pequenos (Staehler et al., 1985; Dann et al., 1989). Em casos selecionados com câncer T2 ou T3, também têm sido descritas estratégias poupadoras da bexiga se o tumor é mais anterior, ao mesmo tempo que se tenta manter uma ressecção completa. Dimarco et al., (2004) descreveram a uretrectomia radical em uma paciente, incluindo a excisão ao nível do colo da bexiga com a ressecção ampla de tecidos periuretrais e parede vaginal anterior. A derivação urinária é então realizada com um ostoma cateterizável (ileovesicostomia ou apendicovesicostomia) até a bexiga nativa. **Os tumores na uretra distal (anterior) tendem a ser de estádio baixo, e têm sido alcançadas taxas de cura de 70% a 90% somente com a excisão local. Entretanto, em um estudo de Dimarco et al., (2004), 21% dos pacientes com tumores de estadiamento T2 ou menos tratados com uretrectomia parcial tiveram recorrência local. Outros estudos de uretrectomia parcial, com ou sem radioterapia, para lesões de estadiamento menor encontraram taxas de recorrência de 0% a 50% (Hahn et al., 1991; Gheiler et al., 1998). A estenose meatal é uma complicação comum e a incidência pode ser diminuída por meio da espatulação da uretra. A aproximação da parede vaginal anterior e da lábia pode ajudar a prevenir a incontinência urinária, embora uma cirurgia de *sling* ou outro procedimento para tratar a incontinência urinária possa ser realizado subsequentemente. Muitos autores relatam complicações mínimas e rara incontinência após a uretrectomia parcial, porém uma série demonstrou a incontinência urinária *de novo* ou a piora da incontinência urinária de esforço em 42% dos pacientes (Dimarco et al., 2004).

A radioterapia, assim como a cirurgia, tem demonstrado ser eficaz para o tratamento de carcinomas uretrais distais de baixo estadiamento. Foi relatada por Garden et al., (1993) uma taxa de sobrevida global em 5 anos atuarial de 41% em uma série de 84 pacientes. Essa taxa foi subdividida em 74% se somente parte da uretra estava envolvida e em 55% se a uretra inteira estava envolvida. A sobrevida parecia estar associada ao estadiamento clínico do tumor (Garden et al., 1993). A radioterapia pode ser aplicada com feixe externo, braquiterapia ou a terapia combinada. Em uma série de 42 pacientes tratados na Universidade de Iowa, a radioterapia aplicada com radiação intersticial combinada com radiação com feixe externo proporcionou menos falhas locais (14%) do que todos os pacientes tratados com radioterapia (36%) ou aqueles tratados somente com cirurgia (60%). Entretanto, as taxas de sobrevida em 5 anos para os grupos irradiados e tratados com cirurgia foram similares (Foens et al., 1991). Embora as doses possam variar amplamente, uma dose entre 55 e 70 Gy é relatada na maioria das séries. As taxas de complicação, agora diminuindo, têm variado de 20% a 40%, incluindo incontinência urinária, estenose uretral, necrose, formação de fístula, cistite, abscesso vulvar e celulite (Forman e Lichter, 1992). **A radioterapia pode representar uma alternativa para mulheres quando a ressecção cirúrgica poderia afetar negativamente os desfechos funcionais.** Uma morbidade significativa tem sido observada com a linfadenectomia ilioinguinal. Além disso, o carcinoma uretral feminino se espalha sistemicamente sem envolvimento linfonodal regional. Embora os estudos sejam pequenos, nenhuma evidência de melhor sobrevida foi encontrada após linfadenectomia pélvica ou inguinal (Grabstald et al., 1966; Levine, 1980; Dimarco et al., 2004). Esses achados, assim como a incapacidade de predizer a probabilidade de envolvimento linfonodal micrometastático, levou à recomendação contra a linfadenectomia profilática ou diagnóstica. **Reconhecendo que existem poucos dados para a tomada de decisões definitivas, têm sido feitas recomendações para a realização de dissecção da virilha somente para pacientes que apresentam linfadenectomia inguinal ou pélvica positiva sem metástase distante ou para pacientes que desenvolvem adenopatia regional durante o acompanhamento.** Têm sido observadas recorrências tardias em linfonodos inguinais em até 7 anos. A técnica de linfadenectomia ilioinguinal é idêntica à dissecção realizada em homens para o câncer peniano (Narayan and Konety, 1992; Grigsby and Herr, 2000).

Em pacientes com tumores recorrentes ou radiorresistentes, a radioterapia neoadjuvante seguida pela excisão local resultou em uma vantagem de sobrevida contra a radioterapia sozinha (Grabstald et al., 1966; Peterson et al., 1973; Allen and Nelson, 1978). Apesar de a terapia precoce e agressiva para lesões anteriores, as taxas de recorrência locais e a mortalidade continuam altas. Mais estudos são necessários para avaliar o papel potencial da terapia multimodal nesses pacientes.

Carcinoma Uretral Proximal Feminino

Os carcinomas uretrais proximais femininos são mais provavelmente de estádio alto e podem se estender para a bexiga e a vagina. Os resultados com exenteração anterior somente resultaram em taxa de sobrevida em 5 anos de 10% a 17% e recorrência local de 67% (Bracken et al., 1976; Klein et al., 1983). A baixa sobrevida específica da doença e a alta recorrência local observadas com o tratamento com uma única modalidade do carcinoma uretral feminino avançado têm levado à recomendação de terapia combinada (Dalbagni et al., 1998, 2001; Gheiler et al., 1998). Carcinoma uretral feminino avançado inclui tumores com localização proximal, uma lesão que abrange a uretra inteira ou uma lesão invasiva localmente que envolva a genitália externa, a vagina ou a bexiga. A exenteração anterior (cistouretrectomia), a dissecção de linfonodo pélvico e a excisão vaginal ampla ou completa são frequentemente necessários para obtenção de margens cirúrgicas negativas. Se a lesão se estende para a genitália externa, pode ser necessária a vulvectomia parcial ou a excisão labial. A exenteração anterior é realizada como para o câncer de bexiga em pacientes do sexo feminino, com uma porção perineal do procedimento mais extensiva para garantir margens maiores em torno da uretra. As margens da linfadenectomia devem incluir o linfonodo de Cloquet distalmente e de outra forma manter os limites idênticos

TABELA 38-2 Resultados de Várias Modalidades de Tratamento para o Carcinoma Uretral Precoce em Mulheres

TRATAMENTO	ESTUDO	NÚMERO DE PACIENTES	SOBREVIDA* N (%)
Radioterapia	Weghaupt et al., 1984	42	30 (71)
	Pointon e Poole-Wilson, 1968	26	20 (77) †
	Taggart et al., 1972	15	8 (53) ‡
	Grabstald et al, 1966	11	3 (27)
	Delclos et al., 1980	11	6 (55)
	Chu, 1973	11	7 (64)
	Antoniades, 1969	8	8 (100) §
	Prempree et al., 1984	6	6 (100)
	Johnson e O'Connell, 1983	5	3 (60) ‼
	Klein et al., 1987	3	2 (66)¶
	TOTAL	138	93 (67)
Cirurgia	Grabstald et al., 1966	14	10 (71)
	Bracken et al., 1976	3	1 (33)
	Eng et al., 2003	4	4 (100)
	TOTAL	21	15 (71)
Radioterapia mais cirurgia	Grabstald et al., 1966	3	2 (67)
	TOTAL	3	2 (67)

*Sobrevida em 5 a 6 anos, salvo indicação em contrário.
†Sobrevida em 3 anos.
‡Sobrevida em 2 anos sem evidência de doença.
§Um paciente morreu da doença em 64 meses.
‼Pacientes não tiveram evidência de doença em 4 anos.
¶Pacientes vivos em 27 e 37 meses.

TABELA 38-3 Resultados de Várias Modalidades de Tratamento para o Carcinoma Uretral em Estadiamento Avançado em Mulheres

TRATAMENTO	ESTUDO	NÚMERO DE PACIENTES	SOBREVIDA* N (%)
Radioterapia	Pointon e Poole-Wilson, 1968	52	21 (40) [†]
	Delclos et al., 1980	25	7 (28)
	Weghaupt et al., 1984	20	10 (50)
	Grabstald et al., 1966	19	1 (5)
	Antoniades, 1969	11	4 (36) [‡]
	Prempree et al., 1984	7	4 (57)
	Hahn et al., 1991	8	3 (38)
	Chu, 1973	8	0 (0)
	Johnson e O'Connell, 1983	7	4 (57) [§]
	TOTAL	157	54 (34)
Cirurgia	Grabstald et al., 1966	13	2 (15)
	Bracken et al., 1976	7	3 (43) [‖]
	Moinuddin Ali et al., 1988	3	0 (0)
	TOTAL	23	5 (22)
Radioterapia + cirurgia	Grabstald et al., 1966	20	5 (25)
	Johnson and O'Connell, 1983	7	3 (43)
	Hahn et al., 1991	3	9 (0)
	Moinuddin Ali et al., 1988	4	2 (50) [¶]
	TOTAL	34	19 (55)
Radioterapia + quimioterapia + cirurgia	Gheiler et al., 1998	6	3 (50)**
	Dalbagni et al., 2001	4	2 (50) [††]
	TOTAL	10	5 (50)

*Sobrevida em 5 a 6 anos, salvo indicação em contrário.
†Sobrevida em 3 anos.
‡Dois pacientes morreram da doença em 8 e 21 anos.
§Nenhuma evidência de doença em 1, 1, 3 e 6 anos.
‖Nenhuma evidência de doença em 2 meses e 3, 8 e 12 anos.
¶Vivo em 48 meses.
**Nenhuma evidência de doença em 6 meses e 4 anos.
††Nenhuma evidência de doença em 1,5 e 4 anos.

à dissecção incentivados para linfadenectomia em câncer de bexiga. A exenteração anterior inclui a remoção em bloco da uretra inteira e da bexiga, útero e anexos e das paredes vaginais anterior e lateral. Em certas ocasiões, a vagina inteira pode precisar ser ressecada. A porção perineal se inicia com uma incisão na forma de U invertido para rodear extensamente em torno do meato urinário. Tem sido sugerido que essa incisão seja estendida para a parede vaginal posterior até os pequenos lábios e continue anteriormente, e inclua o clitóris (Narayan and Konety, 1992). A ressecção em bloco da sínfise púbica e dos ramos púbicos inferiores pode ser necessária se a lesão invade a púbis anteriormente, embora a necessidade de ressecção óssea tenha sido questionada no sentido de assegurar o controle local durável quando a radioterapia intraoperatória é adicionada em casos suspeitos (Dalbagni et al., 2001).

A radioterapia sozinha para o carcinoma uretral proximal invasivo tem rendido o controle local ruim, e tem sido relatadas taxas de sobrevida em 5 anos de 0% a 57% (Grabstald et al., 1966; Johnson e O'Connell, 1983; Prempree et al., 1984; Narayan e Konety, 1992). Uma taxa média de sobrevida em 5 anos melhorada de 54% resultou da combinação de radioterapia e cirurgia para a doença com estadiamento alto (Moinuddin Ali et al., 1988; Terry et al., 1997).

Uma combinação de quimioterapia, radioterapia e cirurgia tem sido recomendada para o controle ideal da doença local e a distância em casos de câncer uretral feminino avançado. Considera-se que as pacientes cujo tratamento falha tenham provavelmente doença micrometastática no momento do tratamento primário. Para pacientes com carcinoma de células escamosas, 5-FU mais MMC tem sido o regime escolhido empiricamente mais comum, em parte devido a sua eficácia contra cânceres anais (Kalra et al., 1985). Para cânceres de células transicionais, tanto M-VAC quanto gencitabina é recomendado (Grigsby e Herr, 2000). A quimioterapia dada concomitantemente com radioterapia tem demonstrado interferir no reparo celular e, portanto, agir como um radiossensibilizador. Espera-se que a terapia com base nessa lógica possa diminuir a recorrência local e melhore a sobrevida pela eliminação da doença micrometastásica, prevenindo a progressão de falhas locais em falhas sistêmicas. O grupo do Memorial Sloan-Kettering mostrou resultados preliminares com base em seis pacientes com tumores uretrais proximais avançados tratados com a abordagem multimodal. Os autores sugerem que a exenteração anterior com braquiterapia intraoperatória de alta dose seguida de radioterapia de feixe externo parece melhorar o controle local. Os estudos devem avaliar se a terapia combinada comprova a diminuição de metástase distante e melhora a sobrevida (Dalbagni et al., 1998, 2001).

Para o câncer uretral feminino avançado, recomendamos quimioterapia e/ou radioterapia primária para tumores localmente avançados. Se for percebida a resposta radiográfica e endoscópica, a cirurgia de consolidação pode ser considerada. A quimioterapia sistêmica deve ser considerada para a doença metastásica.

Recorrência Uretral após Cistectomia em Mulheres

A construção da neobexiga ortotópica em mulheres agora é uma forma estabelecida de derivação urinária após a cistectomia radical para o carcinoma de células transicionais. **A incidência de carcinoma envolvendo a uretra em pacientes femininas submetidas a cistectomia** para câncer de bexiga varia de 1% A 13% (Coloby et al., 1994; Stein et al., 1995, 1998; Stenzl et al., 1995). Ainda se discute se o envolvimento do colo da bexiga é uma contraindicação da derivação ortotópica; um estudo prospectivo revelou que, embora todas as pacientes com carcinoma uretral de células transicionais na análise patológica final da amostra da cistectomia tivessem envolvimento do colo da bexiga, mais de 60% das mulheres com envolvimento do colo da bexiga não tinham evidências de carcinoma uretral de células transicionais (Stein et al., 1998). A análise de amostras intraoperatórias congeladas do coto uretral foi posteriormente defendida por alguns autores para determinar a viabilidade da cistectomia poupadora de bexiga e a derivação ortotópica (Stein et al., 1998).

Apesar da incidência descrita do envolvimento uretral em pacientes que foram submetidas à cistectomia e o uso aumentado da derivação ortotópica em mulheres, poucos casos têm sido relatados de neoplasmas uretrais malignos posteriores em pacientes que foram submetidas a esse procedimento. Uma revisão de 1.054 pacientes submetidas a cistectomia radical em um único centro com um seguimento médio de 10 anos incluiu 211 mulheres, 44 das quais tinham uma derivação urinária ortotópica. Nenhuma das 44 mulheres teve recorrência uretral (Clark et al., 2004). Posteriormente, esse grupo da University of Southern California relatou seu primeiro caso de recorrência uretral primária em pacientes selecionadas para a derivação urinária ortotópica. A paciente permaneceu sem evidência de doença em 4 anos de seguimento após a uretrotomia, ressecção do colo da neobexiga e conversão do reservatório ortotópico em uma derivação urinária cutânea continente (Stein et al., 2008). Um relatório de Taylor et al., a partir de MD Anderson (2009) mostrou 260 pacientes após cistectomia radical e neobexiga ortotópica, 10 das quais eram mulheres. Houve seis recorrências uretrais, todas em pacientes do sexo masculino. Em um estudo realizado por Ali-el-Dein et al., (2004), 145 mulheres sofreram derivação urinária ortotópica, 61% para carcinoma de células escamosas e 21% para carcinoma de células transicionais. Em um seguimento médio de 56 meses, 2 pacientes (1,4%) tiveram recorrência uretral isolada. Um paciente não seria um candidato à cirurgia e outro paciente sofreu uretrotomia e conversão para um reservatório cutâneo continente, mas morreu 8 meses depois (Ali-el-Dein et al., 2004). Um relatório adicional descreveu carcinoma uretral de células transicionais em uma mulher após derivação ortotópica. Essa paciente tinha uma lesão de alto grau da base da bexiga com evidência de metástase em linfonodo. A paciente foi tratada inicialmente com quimioterapia seguida de ressecção uretral e conversão à derivação cutânea continente. A paciente faleceu 5 meses depois com metástases viscerais (Jones et al., 2000). A experiência limitada até o momento impede a capacidade de fazer recomendações de tratamento para mulheres com câncer uretral após derivação ortotópica. A uretrotomia e a ressecção cirúrgica da área da anastomose da bolsa uretral com conversão a uma derivação urinária cutânea continente parecem viáveis e razoáveis na ausência de doença metastática. A conversão para um conduto urinário cutâneo com uso de um segmento intestinal reconfigurado a partir da derivação ortotópica existente é outra opção (Bissada et al., 2004).

> **PONTOS-CHAVE: CÂNCER URETRAL FEMININO**
>
> - Os três tipos histológicos mais comuns de câncer da uretra feminino são o carcinoma urotelial, o carcinoma de células escamosas e o adenocarcinoma. Cada um representando cerca de 30% dos casos.
> - Em comparação com os cânceres uretrais proximais, as lesões distais (anteriores) estão associadas a melhor sobrevida.
> - Os tumores na uretra distal podem ser de estádio baixo, e tem sido alcançadas taxas de cura de 70% a 90% somente com a excisão local por uma abordagem transvaginal. A radioterapia pode representar uma alternativa quando a ressecção cirúrgica afetar negativamente o desfecho funcional.
> - Os carcinomas uretrais femininos são mais prováveis de ser de alto estádio e podem se estender para a bexiga e a vagina.
> - O tratamento ideal para câncer uretral feminino ainda não está bem definido. Defende-se a terapia multimodal. Uma combinação de quimioterapia, radioterapia e cirurgia tem sido recomendada para o controle da doença local e distante.
> - Em mulheres adequadamente selecionadas submetidas à cistectomia radical e derivação ortotópica para câncer de bexiga, a recorrência de câncer na uretra mantida é um evento raro.

Acesse www.expertconsult.com para assistir aos vídeos deste capítulo.

REFERÊNCIAS

Para consultar a lista completa de referências, acesse www.expertconsult.com.

LEITURA SUGERIDA

Clark PE, Stein JP, Groshen SG, et al. The management of urethral transitional cell carcinoma after radical cystectomy for invasive bladder cancer. J Urol 2004;172:1342-7.

Cohen MS, Triaca V, Billmeyer B, et al. Coordinated chemoradiation therapy with genital preservation for the treatment of primary invasive carcinoma of the male urethra. J Urol 2008;179:536-41.

Dalbagni G, Donat SM, Eschwege P, et al. Results of high-dose rate brachytherapy, anterior pelvic exenteration and external beam radiotherapy for carcinoma of the female urethra. J Urol 2001;166:1759-61.

Dayyani F, Pettaway CA, Kamat AM, et al. Retrospective analysis of survival outcomes and the role of cisplatin-based chemotherapy in patients with urethral carcinomas referred to medical oncologists. Urol Oncol 2013;31:1171-7.

Dimarco DS, Dimarco CS, Zincke H, et al. Surgical treatment for local control of female urethral carcinoma. Urol Oncol 2004;22:404-9.

Grivas PD, Davenport M, Montie JE, et al. Urethral cancer. Hematol Oncol Clin North Am 2012;26:1291-314.

Karnes RJ, Breau RH, Lightner DJ. Surgery for urethral cancer. Urol Clin N Am 2010;37:445-57.

Rabbani F. Prognostic factors in male urethral cancer. Cancer 2011;117:2426-34.

39 Dissecção de Linfonodo Inguinal

Kenneth W. Angermeier, MD, Rene Sotelo, MD e David S. Sharp, MD

Considerações Anatômicas

Câncer de Pênis: Abordagem Cirúrgica dos Linfonodos Regionais

Apesar da experiência clínica atual, o tratamento do carcinoma de células escamosas do pênis permanece essencialmente cirúrgico. Uma abordagem cirúrgica precoce meticulosa com acompanhamento rigoroso normalmente fornece a melhor oportunidade para a cura. O fator mais importante para determinar a sobrevida em pacientes com câncer de pênis é a extensão das metástases linfonodais (Johnson e Lo, 1984; Srinivas et al., 1987; Ravi, 1993; Horenblas e van Tinteren, 1994). A abordagem dos linfonodos inguinais, portanto, é um componente importante da estratégia global de tratamento, e decisões adequadas quanto à avaliação dos linfonodos e sua excisão são cruciais.

CONSIDERAÇÕES ANATÔMICAS

Rede Linfática Peniana

O carcinoma de células escamosas do pênis se estende inicialmente para nódulos linfáticos regionais antes da ocorrência da doença metastática distante. Disseminação linfática ocorre de forma sistemática ao longo da rota normal da drenagem linfática peniana. O sistema linfático superficial consiste em vasos que drenam o prepúcio e a pele do pênis, que convergem dorsalmente e se dividem na base do pênis para drenar os gânglios inguinais superficiais direitos e esquerdos. O sistema linfático profundo consiste na drenagem da glande do pênis em direção ao frênulo, onde grandes troncos são formados ao cercar a corona para se unirem com aqueles do outro lado no dorso. Eles atravessam o pênis para a base no interior da fáscia de Buck, drenando através de vasos linfáticos pré-sinfiseais para os gânglios inguinais superficiais e para nódulos inguinais profundos do triângulo femoral. Não é incomum o câncer de pênis metastizar para os gânglios inguinais contralaterais por causa da passagem na região da sínfise, e isto deve ser levado em conta no desenvolvimento de uma estratégia de tratamento. A drenagem subsequentemente procede dos gânglios inguinais para os linfonodos pélvicos ipsolaterais. É geralmente aceito que a rede linfática peniana drena os gânglios inguinais antes de prosseguir para os gânglios ilíacos (Riveros et al., 1967), embora algumas observações casuais sugiram que a rede linfática peniana pode, por vezes, drenar diretamente os linfonodos ilíacos externos (Lopes et al., 2000). Esta observação é muito provavelmente relacionada com a subamostragem dos gânglios inguinais no momento da linfadenectomia ou no momento da avaliação patológica. **Apesar de o carcinoma peniano metastático para os linfonodos inguinais conferir um pior prognóstico geral, a linfadenectomia agressiva está associada a uma melhor sobrevida em longo prazo e ao potencial de cura** (McDougal et al., 1986; Horenblas e van Tinteren, 1994). Além disso, a ressecção imediata de metástases em linfonodos clinicamente ocultos está associada ao aumento da sobrevida quando comparada com ressecção tardia dos linfonodos envolvidos no momento da detecção clínica (Kroon et al., 2005). Se o tumor se espalhou para os gânglios pélvicos, a sobrevida em longo prazo é inferior a 10%.

Rede Linfática Uretral

A drenagem linfática uretral corre paralela à uretra e está localizada no interior da membrana mucosa e submucosa (Spirin, 1963). Esta rede é mais densa na área da fossa navicular, e estes ramos se juntam com os vasos linfáticos da glande no prepúcio. Os vasos linfáticos da uretra peniana fluem lateralmente em torno do corpo cavernoso para se juntarem aos vasos provenientes da glande. A drenagem bulbar uretral é mais variável e pode ocorrer ao longo da artéria bulbar em direção ao nó retrofemoral medial ou pode fluir naturalmente sob o púbis em direção à parede anterior da bexiga, terminando nos linfonodos ilíacos externos retrofemorais e mediais (Madeira e Angermeier, 2010).

Anatomia Inguinal

Os linfonodos inguinais são divididos em grupos superficiais e profundos, os quais são separados anatomicamente pela fáscia lata da coxa. O grupo superficial é composto por quatro a 25 linfonodos que estão situados na camada membranosa profunda da fáscia superficial da coxa (fáscia de Camper). Os linfonodos superficiais foram divididos em cinco grupos anatômicos (Daseler et al., 1948): (1) linfonodos centrais ao redor da junção safenofemoral (JSF), (2) linfonodos superolaterais ao redor da veia circunflexa lateral superficial, (3) linfonodos inferolaterais ao redor das veias circunflexas superficiais e cutâneas femorais laterais, (4) linfonodos superomediais ao redor das veias epigástricas superficiais e pudendas externas superficiais, e (5) os linfonodos inferomediais em torno da veia safena magna (Fig. 39-1). Os linfonodos inguinais profundos são menores e residem principalmente na região medial à veia femoral no canal femoral. O linfonodo de Cloquet é o mais cefálico deste grupo profundo e está situado entre a veia femoral e o ligamento lacunar (Fig. 39-2). Os linfonodos ilíacos externos recebem a drenagem dos grupos inguinais profundos, obturadores e dos grupos hipogástricos. Por sua vez, a drenagem avança para a ilíaca comum e linfonodos para-aórticos.

O fornecimento de sangue para a pele da região inguinal deriva de ramos da artéria femoral comum — pudenda externa superficial, ilíaca circunflexa superficial e artérias epigástricas superficiais. A dissecção inguinal completa necessita da ligadura destes ramos. A viabilidade dos retalhos de pele levantados durante a dissecção depende de vasos da camada de gordura superficial da fáscia de Camper com fluxo lateral para medial ao longo das linhas naturais da pele. Uma vez que a drenagem linfática do pênis para a virilha corre abaixo da fáscia de Camper, esta camada pode ser preservada e deixada ligada à pele sobrejacente quando as abas de pele superior e inferior estão formadas. Com base nesta anatomia, uma incisão cutânea transversal compromete menos esse fornecimento de sangue. Dessa forma, evita-se uma perda de pele grave na maioria dos pacientes. O nervo femoral encontra-se profundamente na fáscia ilíaca e supre a função motora no pectíneo, quadríceps femoral, e músculos sartórios. Além disso, este nervo fornece sensibilidade cutânea à parte anterior da coxa e deve ser preservado. Alguns dos ramos sensitivos, no entanto, são comumente sacrificados na dissecção dos linfonodos regionais.

O triângulo femoral é delimitado pelo ligamento inguinal superiormente, pelo músculo sartório lateralmente, e pelo adutor longo medialmente. A base do triângulo é composta pelo músculo pectíneo medialmente e pelo iliopsoas lateralmente. A localização da JSF é estimada em um ponto localizado cerca de dois dedos lateralmente e cerca de dois dedos inferiormente ao tubérculo púbico.

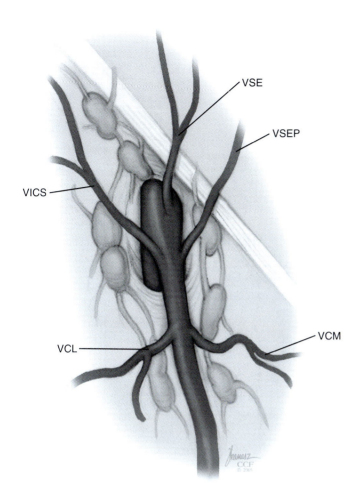

Figura 39-1. Linfonodos inguinais superficiais e os ramos da veia safena. VCL, veia cutânea lateral; VCM, veia cutânea medial; VICS, veia ilíaca circunflexa superficial; VSE, veia superficial epigástrica; VSEP, veia superficial externa pudenda. (Reimpressa com permissão, Cleveland Clinic Center for Medical Art & Photography © 2003-2010. Todos os direitos reservados.)

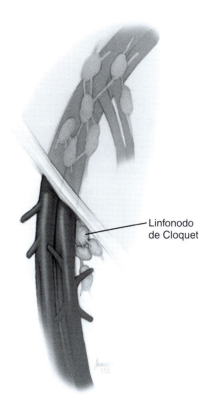

Figura 39-2. Linfonodos inguinais profundos. (Reimpressa com permissão, Cleveland Clinic Center for Medical Art & Photography © 2003-2010. Todos os direitos reservados.)

CÂNCER DE PÊNIS: ABORDAGEM CIRÚRGICA DOS LINFONODOS REGIONAIS

Virilhas Clinicamente Negativas

Aproximadamente 20% dos pacientes com linfonodos inguinais impalpáveis clinicamente possuem metástases ocultas (Hegarty et al., 2006). A dissecção inguinofemoral bilateral de linfonodos (DIBL) de rotina nesses pacientes seria excessiva para 80%, submetendo-os ao potencial de aumento da morbidade. A forma ideal de abordagem forneceria capacidade para identificar pacientes com câncer de pênis metastático nesta coorte que são potencialmente curáveis com linfadenectomia cirúrgica e, ao mesmo tempo, evitar cirurgias desnecessárias em pacientes com linfonodos inguinais patologicamente negativos. Estratégias para alcançar este objetivo incluem (1) melhores algoritmos de prognóstico e avaliação de risco com base nas características patológicas e clínicas do tumor primário, (2) a melhoria das técnicas radiográficas, e (3) a amostragem patológica de linfonodos de primeiro escalão.

As indicações para a avaliação cirúrgica dos linfonodos inguinais quando não há adenopatia palpável são abordadas no Capítulo 37. Esta seção irá focalizar as técnicas utilizadas para esta finalidade. O principal objetivo desses procedimentos é determinar com precisão se metástases inguinais estão presentes, minimizando a morbidade do paciente.

Biópsia de Linfonodo Sentinela

Biópsia de linfonodo sentinela é a técnica para remover os linfonodos primeiramente afetados pela propagação da doença metastática. A teoria é que certos tipos de câncer, normalmente, não se espalham para outros linfonodos sem o envolvimento necessário e gradual do linfonodo sentinela em primeiro lugar. Com base em estudos anatômicos, o conceito de progressão ordenada linfática de células metastáticas a partir do tumor primário para o linfonodo sentinela parece dizer respeito ao carcinoma de células escamosas do pênis. Esta abordagem tem ganhado aceitação à medida que este conceito se tornou mais amplamente aceito, e também tem se mostrado eficaz para cânceres da mama e melanomas.

A técnica de biópsia de linfonodo sentinela em pacientes com carcinoma de células escamosas invasivo do pênis e com regiões inguinais clinicamente negativas foi proposta por Cabanas (1977) após amplo estudo de linfoangiogramas e dissecções anatômicas. Uma incisão de 5 cm é feita paralelamente à prega inguinal e centrada 3,8 cm lateralmente inferiormente ao tubérculo púbico. Por inserção de um dedo por baixo da aba superior para o tubérculo púbico, o nódulo linfático sentinela é encontrado e excisado (Fig. 39-3). Cabanas demonstrou que o linfonodo sentinela foi sempre positivo em pacientes com linfonodos inguinais metastáticos positivos no momento da DIBL. Na ausência de tumor no linfonodo sentinela, não foram encontradas metástases em outros linfonodos inguinais em 31 pacientes. Além disso, ele informou que este linfonodo (posteriormente denominado o *linfonodo de Cabanas*) foi positivo em 4% dos pacientes nos quais os nós linfáticos não foram considerados clinicamente suspeitos. Concluiu-se que a excisão de rotina desse linfonodo sentinela poderia identificar pacientes com doença micrometastática mais precocemente do que esperar por linfonodos clinicamente palpáveis, o que era normal na época.

Embora Cabanas tenha relatado 90% de sobrevida em pacientes com resultados normais na biópsia do linfonodo sentinela, outros autores encontraram resultados menos satisfatórios, com taxas de falso-negativos de 18% a 25% (Perinetti et al., 1980; Wespes et al.,

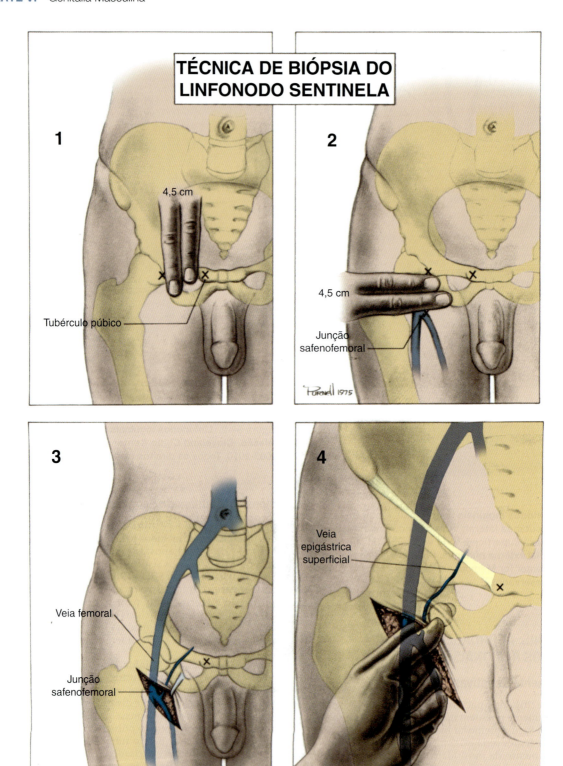

Figura 39-3. Técnica de biópsia do linfonodo sentinela como descrita por Cabanas em 1977. Uma incisão de 5 cm é feita paralelamente à prega inguinal e centrada 3,8 cm lateral e inferiormente ao tubérculo púbico. Pela inserção de um dedo por baixo da aba superior para o tubérculo púbico, o nódulo linfático sentinela é encontrado e excisado (Fig. 39-3). (De Cabaaas RM. An approach for the treatment of penile carcinoma. Cancer 1977;39:456–66.)

1986; Srinivas et al., 1991). Em grande parte, isto é provavelmente porque este conceito inicial se baseia numa localização estática do linfonodo sentinela. Como resultado, este procedimento não é mais recomendável atualmente. Numa tentativa para melhorar a coleta de amostras da bacia nodal superficial, Pettaway et al. (1995) avaliaram a biópsia estendida do linfonodo sentinela, durante a qual todos os linfonodos linfáticos entre o ligamento inguinal e a veia pudenda superficial externa foram removidos. Esta abordagem também foi abandonada, porque resultou numa taxa de falso-negativos de 15% a 25% (Ravi, 1993; Pettaway et al., 1995).

Biópsia Dinâmica de Linfonodo Sentinela

Informações Prévias

Um interesse renovado na biópsia do linfonodo sentinela para o câncer de pênis se deve à incorporação dessa estratégia no tratamento dos cânceres de mama e do melanoma. A biópsia do linfonodo sentinela é agora o método preferido de estadiamento linfático nestes tumores (Warycha et al., 2009). O grupo do Netherlands Cancer Institute (NKI) foi pioneiro em biópsia dinâmica do linfonodo sentinela (BDLS) para o estadiamento do câncer de pênis a partir de 1994. **Desde então, vários grupos têm relatado precisão dos BDLS em câncer de pênis como uma alternativa ou complemento para DIBL, e este procedimento foi incluído nas diretrizes de 2009 da European Association of Urology (EAU) sobre câncer de pênis** (Pizzocaro et al., 2010). Este método inclui linfocintilografia pré-operatória usando nanocoloide tecnécio-99m, injeção de corante azul patente pré-operatório, e orientação intraoperatória com uma sonda de detecção de raios gama para visualizar o padrão de drenagem individual e identificar com precisão o linfonodo sentinela.

A BDLS sofreu modificações para reduzir as taxas de falso-negativos. Relatos iniciais fora do NKI revelaram uma taxa relativamente elevada de falso-negativos de 22% (Tanis et al., 2002). Leijte et al. relataram ter descoberto que os pacientes tratados por BDLS entre 1994 e 2001 tiveram uma taxa de falso-negativo insatisfatório de 19%. Maiores experiência e requinte em sua técnica resultaram em uma redução para uma taxa relatada de 5% em pacientes tratados entre 2001 e 2004 (Leitje et al., 2007). Ao combinar os dados do NKI em Amsterdã (297 pacientes) e do St. George's Hospital (SGH), em Londres (134 pacientes), uma taxa de falso-negativo de 7% foi posteriormente atingida (Leijte et al., 2009). Eles relataram uma taxa de complicações de 4,7% (28 de 592 virilhas exploradas), principalmente infecção, seroma, linfocele, ou sangramento tardio. A BDLS foi classificada como um procedimento falso-negativo se uma recorrência nodal regional tiver sido observada no acompanhamento após uma BSLS negativa. De 323 pacientes neste estudo com 611 virilhas clinicamente negativas, seis de tais ocorrências foram observadas, todas dentro de 15 meses. O acompanhamento médio foi de 17,9 meses (variação de 1 a 69 meses) (Leitje et al., 2009). Dados posteriores fora do SGH informaram sobre 500 regiões inguinais em 264 homens consecutivos ao longo de um período de 6 anos (2004 a 2010). Todos os pacientes tinham doença T1G2 ou de maior estágio do tumor primário e linfonodos impalpáveis em uma ou ambas as regiões inguinais. O seguimento mínimo foi de 21 meses (média de 57 meses). Foram identificadas 73 regiões inguinais positivas (14,6%) em 59 pacientes (22,3%). Os autores relataram uma taxa de falso-negativo com BDLS de 5%. Vinte pacientes (7,6%) foram identificados com complicações pós-operatórias, metade dos quais era de linfoceles.

Mais resultados de pacientes atendidos no NKI foram relatados com base no período de apresentação. De 1.000 pacientes tratados desde 1956, a sobrevida câncer-específica em 5 anos aumentou para cada coorte posteriormente tratada. Em pacientes com doença cN0, a sobrevida câncer-específica em 5 anos foi de 91% para os pacientes tratados entre 1994 e 2012 *versus* 82% para os pacientes tratados entre 1956 e 1993. A sobrevida câncer-específica era melhor em pacientes tratados durante a era da BDLS do que naqueles tratados durante a era da DIBL (Djajadiningrat et al., 2014).

Embora o objetivo do tratamento seja encontrar todos os pacientes com doença potencialmente curável, taxas de falso-negativos de 5% a 10% são consideradas por muitos como sendo razoavelmente aceitáveis dada a redução substancial da morbidade. A capacidade dos outros centros em obter os resultados observados na NKI e SGH e assim poder generalizar este método tem sido discutida. Uma revisão retrospectiva de BDLS em um centro terciário na Suécia entre 1999 e 2011 foi relatada (Kirrander et al., 2012). Dos 58 pacientes, 115 regiões inguinais cN0 foram analisadas com o protocolo de BDLS. Dois pacientes com BDLS negativa tiveram recorrência clínica consistente com uma taxa de falso-negativo de 15%. Este estudo relatou um processo evolutivo nesta instituição; por exemplo, o ultrassom não foi utilizado no pré-operatório em 45% dos pacientes no período de tempo anterior. No entanto, o estudo confirma que esta metodologia e a técnica necessitam de experiência para se obter resultados ideais. A taxa de falso-negativo de 15% é compatível com relatos iniciais de outras séries e deverá cair com o aumento da utilização e experiência.

Em comparação, na literatura sobre câncer de mama, existem recomendações de que a BDLS deve ser realizada por cirurgiões com pelo menos 20 procedimentos por ano, com os primeiros 20 incluindo a assistência de um cirurgião experiente. Antes da adoção de rotina do processo, uma taxa de falso-negativos inferior a 5% é sugerida (Kuehn et al., 2005). A curva de aprendizado não foi bem estabelecida em câncer de pênis, embora no estudo dos dados obtidos a partir do NKI e do SGH nenhuma das seis recorrências consistentes com falso-negativos tenha ocorrido nos 30 procedimentos iniciais (Leijte et al., 2009). Devido à raridade do câncer de pênis, estas expectativas são um desafio e indicam uma abordagem de rede de encaminhamento para centros especializados.

Com base na informação mencionada, a BDLS deve ser executada com o objetivo de uma taxa de falso-negativos de 5% ou menos. Razões postuladas para as taxas de falso-negativos vistas em câncer de pênis incluem (1) a seleção ou identificação do linfonodo errado, (2) patologia inadequada de tal forma que os focos de câncer pequenos são perdidos, e (3) tumor ocupando e obstruindo canais linfáticos que permitem que novos vasos linfáticos ou arborização ocorram, conduzindo à drenagem pouco ortodoxa (Srinivas et al., 1991; Kroon et al., 2004).

Técnica

A Figura 39-4 descreve a técnica e a metodologia para BDLS defendida pelos grupos de SGH em Londres e NKI em Amesterdã (Hadway et al., 2007; Leijte et al., 2007; Lam et al., 2013). Variações na técnica inicial têm sido utilizadas para reduzir as taxas de falso-negativos (Kroon et al., 2004). Atualmente, o ultrassom inguinal e a punção aspirativa por agulha fina (PAAF) com a citologia de linfonodos suspeitos foram adicionados como um passo preliminar antes da linfocintilografia. Os pacientes com linfonodos anormais ao ultrassom são submetidos a PAAF, e apenas os pacientes com resultados negativos na PAAF procedem à cintilografia e BDLS. Os pacientes com resultados positivos na PAAF passam por DIBL. Os achados ultrassonográficos anormais utilizados pelo grupo na SGH para encaminhar os pacientes para PAAF são apresentados no Quadro 39-1. A PAAF guiada por ultrassom foi adicionada ao procedimento BDLS em uma tentativa de contornar resultados falso-negativos causados pelo bloqueio do tumor e reencaminhamento dos vasos linfáticos. É então realizado uso combinado de um corante azul e de radiofármaco para melhorar a identificação do linfonodo sentinela (Fig. 39-5). Uma metanálise realizada por Sadeghi et al. revelou uma taxa de detecção combinada de 88,3%, que foi melhorada para 90,1%, quando usados corante azul e radiofármaco (Sadeghi et al., 2012). Outra alteração introduzida no protocolo de BDLS inicial é que uma exploração inguinal é realizada após a remoção do linfonodo sentinela. A região inguinal é cuidadosamente palpada para linfonodos suspeitos que não foram captados em marcador radioativo ou corante. Finalmente, uma análise patológica mais precisa do linfonodo ressecado também revelou-se essencial. Uma única secção através do centro de um linfonodo pode não identificar a doença micrometastática. Todos os linfonodos são submetidos inteiros e embebidos em parafina. Eles são seccionados em incrementos de 2 mm e são avaliados com imuno-histoquímica em adição à coloração convencional para evitar falso-negativos patológicos.

BDLS pode ser realizada no momento da ressecção do tumor inicial primário (depois de uma biópsia da lesão peniana), ou depois de o tumor primário ser tratado (com ressecção glande de preservação, parcial ou penectomia total). O grupo de Amsterdã relatou que a BDLS pós ressecção pode ser feita com o tecnécio 99m nanocoloide injetado em torno da ferida ou da cicatriz da ressecção em vez de à volta do tumor. Eles encontraram taxas comparáveis de visualização do linfonodo sentinela (93%), identificação do linfonodo sentinela (100%), e detecção de metástases ocultas (12%), quando a técnica foi feita após a ressecção do tumor primário ou quando foi realizada de forma sincronizada com a cirurgia peniana (Graafl et al., 2010).

Acompanhamento

Acompanhamento rigoroso é necessário para identificar recorrências que podem ser tratadas cirurgicamente e recuperadas. Para pacientes com um ultrassom negativo e BDLS negativa, recomenda-se avaliação clínica dos linfonodos inguinais. Exame no consultório a cada 3 meses no primeiro ano, a cada 4 meses no segundo ano e a cada 6 meses

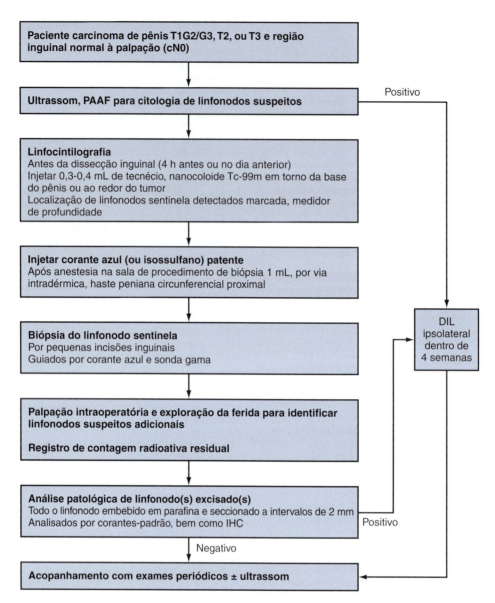

Figura 39-4. Fluxograma de técnica e protocolo para biópsia dinâmica de linfonodo sentinela. DIL, dissecção inguinal de linfonodos; MIH, marcas imuno-histoquímicas; PAAF, punção aspirativa por agulha fina. (Modificada de Lam W, Alnajjar HM, La-Touche S, et al. Dynamic sentinel lymph node biopsy in patients with invasive squamous cell carcinoma of the penis: a prospective study of the long-term outcome of 500 inguinal basins assessed at a single institution. Eur Urol 2013; 63:657–63; and Leijte JA, Kroon BK, Olmos RA, et al. Reliability and safety of current dynamic sentinel node biopsy for penile carcinoma. Eur Urol 2007; 52:170–7.)

depois é recomendado. Alguns pacientes podem ter um exame linfonodal inguinal desafiador por causa da característica corporal ou do linfedema secundário aos procedimentos anteriores. Nestes pacientes, o ultrassom pode ser usado. O papel da tomografia computadorizada (TC), tomografia de emissão de posítrons (PET-TC), ou da ressonância magnética (RM) não está bem definido e tem sensibilidade abaixo da média para a doença metastática de baixo volume. Finalmente, os pacientes devem ser instruídos sobre o autoexame, que deve ser feito a intervalos regulares (i.e., mensalmente) para complementar o seu acompanhamento.

É importante ressaltar que a BDLS continua a ser um procedimento diagnóstico, permitindo que alguns homens evitem a DIBL. Aqueles com BDLS positiva devem proceder a uma linfadenectomia terapêutica completa. Não é apropriado para linfadenopatia palpável e só se aplica a linfonodos clinicamente negativos. **Em pacientes com linfadenopatia palpável, linfadenectomia inguinal ainda é recomendada, já que cerca de metade desses pacientes irá abrigar metástases em linfonodos.** Finalmente, esses centros empregando BDLS precisam da experiência e dedicação de uma equipe multidisciplinar de cirurgiões, médicos nucleares, radiologistas e patologistas. A ocorrência de um falso-negativo é muito grave, e de resgate geralmente difícil. A EAU e a International Consultation on Penile Cancer concordam que a BDLS é um procedimento aceitável nas mãos de centros experientes. A seleção dos pacientes também é dependente de aceitação e do compromisso dos pacientes com o acompanhamento regular, bem como o autoexame, devido à possibilidade de achados falso-negativos (Hegarty et al., 2010). Se os resultados alcançados pelos centros experientes podem ser reproduzidos em outros centros de volume pequeno ou grande, ainda não sabemos..

Dissecção dos Linfonodos Inguinais Superficiais

A dissecção dos linfonodos inguinais superficiais tem sido proposta como um outro método para tratar cirurgicamente pacientes com câncer de pênis sem linfadenopatia palpável. O procedimento consiste na remoção do pacote linfonodal superficial à fáscia lata e é centrado

QUADRO 39-1 Critérios para Identificar Linfonodos Inguinais Suspeitos no Ultrassom

Aspiração por agulha fina para citologia é realizada se um ou mais dos seguintes são detectados:
- Tamanho aumentado
- Formato anormal
  - Arredondamento, com uma relação de eixo longo-curto inferior a 2
  - Hipertrofia excêntrica cortical
- Ausência de um hilo ecogênico
- Hipoecogenicidade do linfonodo em comparação com o músculo adjacente
- Necrose do linfonodo
- Vascularização anormal ao Doppler

De Lam W, Alnajjar HM, La-Touche S, et al. Dynamic sentinel lymph node biopsy in patients with invasive squamous cell carcinoma of the penis: a prospective study of the long-term outcome of 500 inguinal basins assessed at a single institution. Eur Urol 2013; 63:657–63.

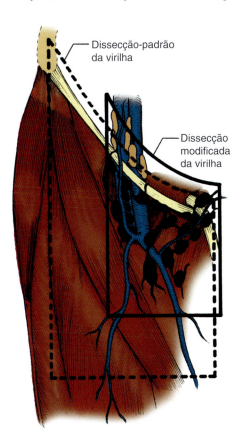

Figura 39-6. Limites de dissecção inguinal padrão e modificada. (De Colberg JW, Andriole GL, Catalona WJ. Long-term follow-up of men undergoing modified inguinal lymphadenectomy for carcinoma of the penis. Br J Urol 1997;79:54-7.)

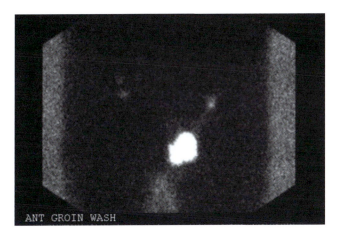

Figura 39-5. Linfocintilografia: As imagens dinâmicas são obtidas em múltiplas projeções para fornecer a localização dos linfonodos com captação do radiofármaco e sua profundidade. Um marcador permanente é usado para marcar a localização de cada linfonodo "quente". Aqui, há dois linfonodos sentinelas inguinais à direita e um linfonodo sentinela inguinal à esquerda identificados.

sobre as fossas ovais e a JSF. Os limites periféricos da dissecção são semelhantes aos descritos posteriormente para a dissecção completa modificada dos linfonodos inguinais. No entanto, a fáscia lata não é aberta. Estudos anteriores não demonstraram nenhum linfonodo positivo profundo à fáscia lata, a menos que os linfonodos superficiais também tenham sido positivos (Pompeo et al., 1995; Puras-Baez et al., 1995), o que apoia a eficácia deste procedimento no estadiamento cirúrgico. Além disso, um estudo prévio de BDLS incluiu uma coorte de pacientes que foi submetida a dissecção completa dos linfonodos superficiais. Se os linfonodos superficiais foram negativos, não houve recorrências no acompanhamento de mais de 3 anos (Spiess et al., 2007).

Linfadenectomia Inguinal Completa Modificada

Em 1988, Catalona propôs uma técnica de linfadenectomia inguinofemoral modificada concebida para proporcionar informação e benefício terapêutico semelhantes à da linfadenectomia extendida padrão, mas com menor morbidade (Catalona, 1988) (Fig. 39-6). Os principais aspectos do processo são: (1) incisão da pele menor, (2) limitação da dissecção, excluindo a área lateral à artéria femoral e caudal às fossas ovais, (3) preservação da veia safena, e (4) eliminação da necessidade de transpor o músculo sartório. Todos os linfonodos superficiais na zona descrita são removidos, assim como os linfonodos inguinais profundos que estão localizados principalmente de modo medial à veia femoral até o nível do ligamento inguinal.

O processo começa por colocar o paciente em posição de rã. Uma incisão na pele de 10 cm é feita a cerca de 1,5 a 2 cm abaixo da prega inguinal. Retalhos de pele são desenvolvidos no plano logo abaixo da fáscia de Scarpa por uma distância de 8 cm superior e inferiormente por 6 cm. A dissecção superior é levada ao nível da fascia oblíqua externa com a exposição do cordão espermático. Um funículo de tecido adiposo e de tecido linfático, que se estende a partir da base do pênis até a porção superomedial do pacote de linfonodos, é ligado e seccionado. A dissecção começa numa direção caudal com a remoção dos gânglios inguinais superficiais e profundos, com os limites que consistem no músculo adutor longo medialmente e na artéria femoral lateralmente. A veia safena é identificada e preservada, embora um número de ramos colaterais seja sacrificado. O pacote linfonodal é dissecado caudalmente ao nível da dissecção do retalho de pele (Fig. 39-7), altura em que os vasos linfáticos são cuidadosamente ligados e o espécime é removido a partir do campo operatório (Fig. 39-8). Um dreno de sucção fechado é colocado, e a incisão é fechada de forma padrão.

A taxa de falso-negativo para este procedimento, em termos de detecção de doença metastática inguinal, varia de 0% a 5,5% na maioria dos relatos (Parra, 1996; Colberg et al., 1997; Coblentz e Theodorescu, 2002; Bouchot et al., 2004; d'Ancona et al., 2004).

A morbidade após a linfadenectomia inguinal completa modificada decorre principalmente de complicações menores, incluindo seromas ou linfoceles (0% a 26%), linforreia (9% a 10%), e infecção da ferida ou necrose da pele (0% a 15%). Estes foram autolimitados na maioria dos pacientes (Parra, 1996; Coblentz e Theodorescu, 2002; Jacobellis, 2003; Bouchot et al., 2004; d'Ancona et al., 2004; Spiess et al., 2009). Edema de membros inferiores tem sido relatado em 0% a 36% dos pacientes, mas o edema persistente e clinicamente significativo é incomum.

896 PARTE VI Genitália Masculina

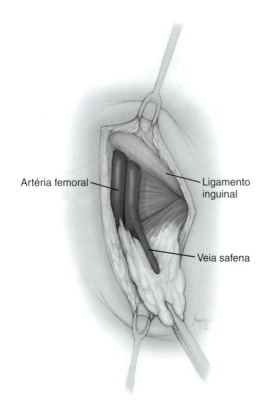

Figura 39-7. Linfadenectomia inguinal modificada. O pacote de linfonodos é medial à artéria femoral e inclui linfonodos inguinais superficiais e profundos. (Reimpressa com permissão, Cleveland Clinic Center for Medical Art & Photography © 2003-2010. Todos os direitos reservados.)

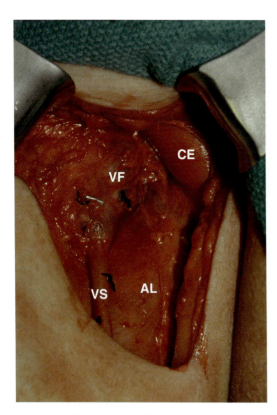

Figura 39-8. Fotografia intraoperatória da região inguinal direita após linfadenectomia modificada. **AL,** adutor longo; **CE,** cordão espermático; **VF,** veia femoral; **VS,** veia safena.

A principal utilização das linfadenectomias inguinais completa superficial e modificada atualmente ocorre em pacientes com tumores primários que os coloquem em maior risco de metástases inguinais e que apresentem regiões inguinais clinicamente negativas ao exame (estágio T2 ou superior, presença de invasão vascular ou linfática, ou alto grau). Estes procedimentos permitem uma avaliação mais completa da região linfonodal inguinal superficial, não requerem equipamento especializado e estão associados a uma menor morbidade comparativamente à linfadenectomia inguinal padrão. Se metástases linfonodais forem detectadas no exame de congelação transoperatório, o procedimento é convertido para uma DIBL radical padrão.

Linfadenectomia Inguinal Endoscópica e Robótica

Informações Prévias

A linfadenectomia inguinal endoscópica é uma técnica mais recente com o potencial de excisão completa dos gânglios inguinais e diminuição da morbidade. Bischoff et al. foram os primeiros a relatar a utilização da dissecção endoscópica dos linfonodos inguinais em dois cadáveres e em um paciente com câncer de pênis (Bischoff et al., 2003). O paciente necessitou de conversão para um procedimento aberto por causa da incapacidade de mobilizar de forma adequada a massa nodal superiormente. Em 2006, Tobias-Machado et al. relataram resultados em 10 pacientes que se submeteram à linfadenectomia bilateral para linfonodos inguinais impalpáveis. A linfadenectomia aberta padronizada foi realizada em um lado, e a endoscópica do outro. As contagens linfonodais foram semelhantes, com 20% de complicações no lado endoscópico, em comparação com 70% de complicações no lado da cirurgia aberta (Tobias-Machado et al., 2006). Sotelo et al. relataram resultados após 14 linfadenectomias endoscópicas inguinais em oito pacientes com carcinoma de células escamosas do pênis de estágio clínico T2, com um tempo cirúrgico médio de 91 minutos e um rendimento médio de nove linfonodos. Não ocorreram complicações relacionadas à ferida (Sotelo et al., 2007). Uma análise detalhada das complicações imediatas e em longo prazo utilizando o sistema de classificação de Clavien em 29 pacientes submetidos a 41 procedimentos de linfadenectomia inguinal endoscópica revelou complicações menores em 27%, e complicações maiores em 14,6% (Master et al., 2012). Não houve mortes perioperatórias. Uma experiência semelhante foi avaliada em dois estudos recentes menores, demonstrando um rendimento de cerca de sete a 15 linfonodos por região inguinal e uma taxa de 20% de seroma ou linfocele, manejados conservadoramente (Pahwa et al., 2013; Zhou et al., 2013).

Em 2009, relatou-se a primeira cirurgia endoscópica bilateral estadiada por via robótica (Josephson et al., 2009). O exame patológico não revelou nenhum envolvimento metastático em seis linfonodos superficiais e em quatro profundos. A dissecção contralateral ocorreu semanas após, e o exame patológico revelou cinco linfonodos superficiais e quatro linfonodos profundos negativos. Não houve problemas da ferida ou edema de membros inferiores. Sotelo et al. relataram um procedimento bilateral sem a necessidade de reposicionar o robô. Os linfonodos metastáticos estavam presentes bilateralmente, com um rendimento de 19 linfonodos à direita e 14 à esquerda (Sotelo et al., 2013). Matin et al. realizaram uma avaliação completa da adequação de uma dissecção robótica dos linfonodos inguinais abrindo posteriormente a incisão e removendo o tecido nodal residual em 10 pacientes. O papel do cirurgião revisor foi o de inspecionar o campo cirúrgico para garantir que nenhum linfonodo inguinal superficial adicional (p. ex., acima da fáscia lata da coxa) tenha sido deixado no campo operatório. O tecido adicional foi removido e enviado para análise patológica para definir se era linfonodal e se continha metástase. Em uma dessas cirurgias, dois linfonodos linfáticos residuais foram recuperados abaixo da fáscia de Scarpa ao longo do aspecto superficial da região inguinal, perto do cordão espermático. Não foram detectadas metástases nestes linfonodos adicionais. Nos pacientes submetidos à dissecção robótica, 18 de 19 (94,7%) foram adequadamente dissecados (Matin et al., 2013).

Em resumo, há evidências que sugerem que a morbidade de uma dissecção endoscópica dos linfonodos inguinais é menor do que a relatada nas séries abertas contemporâneas, com um número similar de linfonodos obtidos. A aplicabilidade do robô é mais recente e terá avaliação prospectiva em comparação com os procedimentos endoscópicos laparoscópicos convencionais.

Técnica Cirúrgica

O paciente é posicionado sobre uma mesa com as pernas abertas ou na posição de litotomia baixa para permitir a dissecção inguinal bilateral sem precisar reposicionar o robô. O assistente fica lateralmente à perna direita para uma dissecção do lado direito e entre as pernas para uma dissecção do lado esquerdo (Figs. 39-9 e 39-10). Um cateter de Foley é inserido de forma estéril, depois de as regiões inguinais terem sido preparadas e cobertas. São marcados os pontos de referência na superfície da pele, criando um triângulo invertido em que a base é uma linha que liga a espinha ilíaca anterossuperior ao tubérculo púbico, ao longo do curso do ligamento inguinal. O limite lateral é o músculo sartório em direção ao ápice. O limite medial é o músculo adutor longo, mais uma vez se estendendo em direção ao ápice. Estas marcações auxiliam na colocação correta dos trocartes, bem como no delineamento da dissecção (Figs. 39-11 e 39-12).

Uma incisão de 2 cm é feita 3 cm abaixo da face inferior do triângulo femoral, aproximadamente 25 cm abaixo do ligamento inguinal. Uma camada subcutânea branca é identificada, que corresponde à fáscia de Scarpa. Uma varredura com o dedo é utilizada para dissecar o espaço por baixo da fáscia de Scarpa para desenvolver os retalhos de pele no vértice do triângulo em direção a dois portais de 8 mm adicionais (Fig. 39-13). Estes dois portais de 8 mm robóticos são colocados com técnica guiada a dedo lateral e medialmente. Um espaço de trabalho subcutâneo é desenvolvido com o endoscópio, com a própria lente (Fig. 39-14). O objetivo deste passo é criar uma aba subcutânea superficial sob a fáscia de Scarpa (Fig. 39-15). Alternativamente, após a dissecação a dedo inicial, um trocarte com balão Origin de 12 mm pode ser utilizado (Origin Medsystems, Menlo Park, CA), ajustado a 25 mmHg durante 10 minutos para criar o espaço (Master et al., 2009). O espaço de trabalho é, então, expandido com insuflação de CO_2 a uma pressão de 15 mmHg. Uma lente de 10 mm e 0 grau é inserida, e um portal adicional de 10 mm é colocado entre a câmara e o portal de trabalho principal de 8 mm no lado do assistente. O acoplamento robótico é realizado como nas Figuras 39-9 e 39-10. O robô fica localizado a 45 graus contralateral ao primeiro procedimento (lado direito) a lateral ao paciente no segundo procedimento (lado esquerdo).

Nosso instrumento preferencial é a pinça de Maryland bipolar, ou a pinça PK no braço robótico esquerdo e a tesoura monopolar no braço direito, para dissecar o tecido membranoso e linfático profundo à fáscia de Camper. Todos os esforços são feitos para desenvolver completamente o espaço de trabalho anterior ao ligamento inguinal. O ligamento inguinal é geralmente identificado ao final desta dissecção como sendo uma estrutura transversal com fibras brancas, marcando o limite superior da dissecção (Fig. 39-16). Os limites da dissecção se estendem a partir do ligamento inguinal superiormente, o músculo sartório lateralmente, e o músculo adutor longo medialmente. A veia safena será poupada na maioria dos pacientes, e os pequenos ramos da artéria e veia femoral podem ser ligados e seccionados (Fig. 39-16). A identificação dos músculos adutor longo e sartório é facilitada pela identificação da fáscia dos respectivos músculos, correlacionando-se com para as marcas na pele feitas anteriormente. O cordão espermático medial é visualizado medialmente. A dissecção inadvertida profunda à fáscia lata é aparente quando as fibras musculares avermelhadas são visualizadas. Com dissecção romba, o tecido linfonodal pode ser mobilizado para dentro em ambos os lados.

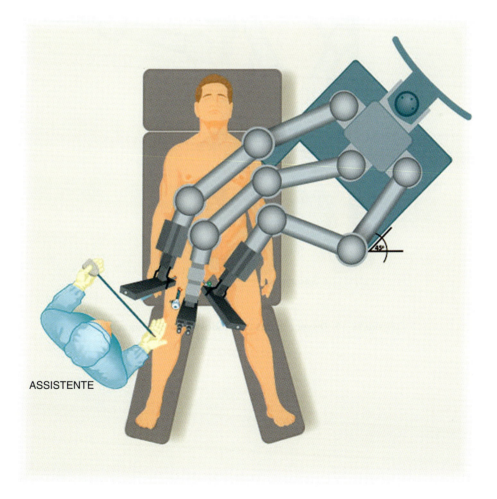

Figura 39-9. Posição do assistente e do encaixe robótico para a dissecção dos linfonodos inguinais direitos.

898 PARTE VI Genitália Masculina

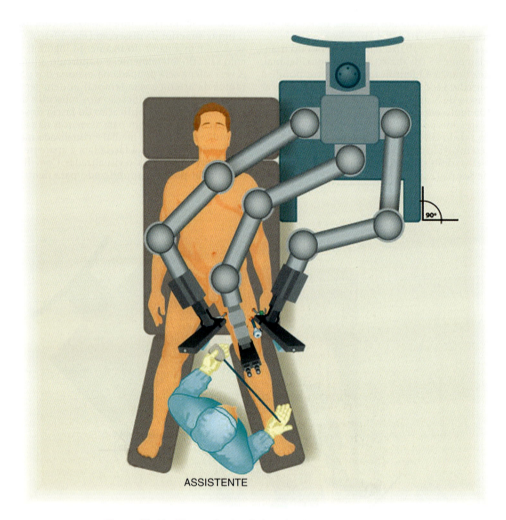

Figura 39-10. Dissecção dos linfonodos inguinais esquerdos.

Capítulo 39 Dissecção de Linfonodo Inguinal 899

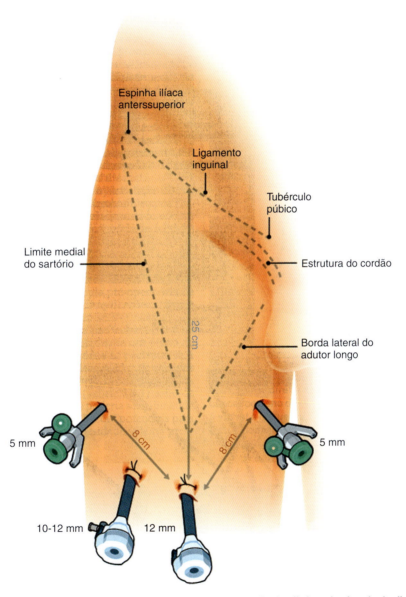

Figura 39-11. Marcas e colocação do trocarte para dissecção dos linfonodos inguinais direitos.

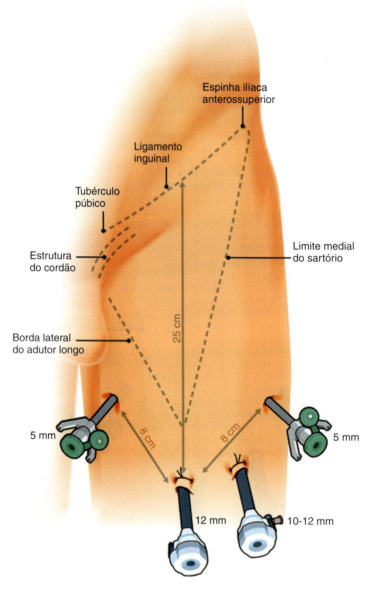

Figura 39-12. Dissecção dos linfonodos inguinais esquerdos.

Capítulo 39 Dissecção de Linfonodo Inguinal **901**

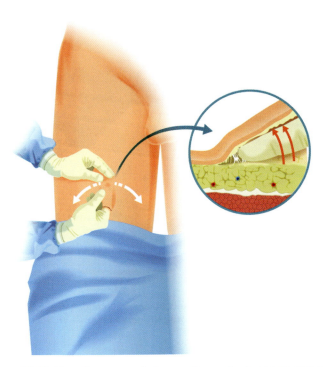

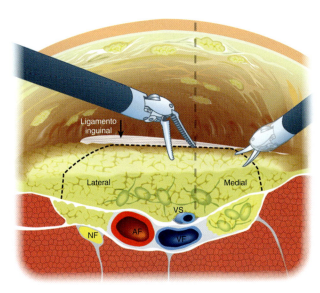

Figura 39-15. Um espaço subcutâneo superficial é criado sob a fáscia de Scarpa. **AF**, artéria femoral; **NF**, nervo femoral; **VF**, veia femoral; **VS**, veia safena.

Figura 39-13. Varredura com o dedo para dissecção do espaço potencial entre a fáscia de Scarpa para desenvolver retalhos de pele no ápice do triângulo.

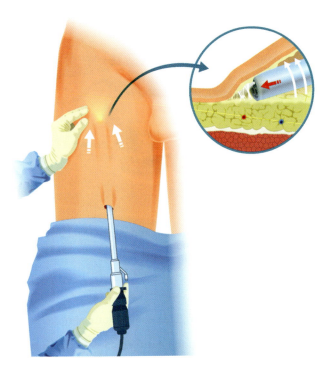

Figura 39-14. O espaço de trabalho subcutâneo é estendido com o endoscópio por varredura com a lente.

Esta manobra é continuada inferiormente, tanto quanto possível, a partir de ambos os lados para definir o vértice inferior do pacote linfonodal. A veia safena será identificada quando cruza a fronteira interna da dissecção perto do vértice do triângulo femoral, e seguindo a veia o cirurgião observa o arco da safena até a sua junção com a veia femoral superficial na fossa oval. A dissecção continua superiormente, onde o pacote é dissecado da fáscia lata com uma combinação de dissecção cortante e romba. Normalmente, a mão não dominante levanta o pacote, e a tesoura monopolar na mão dominante avança a dissecção. Depois que a fossa oval é encontrada, o pacote é dissecado em seus limites superolateral e superomedial, e removido para longe do ligamento inguinal. Neste ponto, os planos superficial e profundo da dissecção se encontram e separam o pacote linfonodal a partir do ligamento inguinal (Fig. 39-17).

Com o pacote linfonodal circularmente dissecado exceto para os seus anexos ao arco da safena, as tributárias venosas são cortadas. As pulsações características da artéria femoral servem como um marco localizadores. Se possível, o pacote linfonodal será liberado a partir da veia safena. Se não, a veia pode ser ligada no arco da safena com clipes Weck ou com um grampeador endovascular. Deve-se sempre tentar preservar a veia safena, no entanto, para reduzir o risco de linfedema pós-operatório (Zhang et al., 2007).

A amostra linfonodal é removida em um saco Endocatch depois da extensão da incisão do trocarte da câmera. Os resultados da patologia de congelação determinam se será necessária uma dissecção ipsolateral profunda. Normalmente, começamos a criar o espaço de trabalho na outra perna enquanto esperamos pelos resultados da congelação.

Para a dissecção profunda dos linfonodos inguinais, o pneumoperitônio é restabelecido. A fáscia lata medial ao arco da safena é aberta para expor a JSF. A dissecção inferomedial em torno da veia femoral permite a ressecção dos linfonodos inguinais profundos (Master et al., 2009). Esta deve ser mantida ao nível do canal femoral até que o músculo pectíneo seja visto, para assegurar a remoção completa dos linfonodos (Fig. 39-18).

A pressão de insuflação é então diminuída para 5 mmHg para finalizar a hemostasia. São de grande importância o controle meticuloso dos vasos linfáticos e uma hemostasia excelente para reduzir ainda mais o risco de linfocele e/ou hematoma, que podem tornar-se infectados. Um dreno de sucção fechado é posicionado na porção mais dependente (caudal) do campo da linfadenectomia de tal modo que o fluido tende a encontrar o dreno quando o paciente estiver na vertical. As incisões dos trocartes são fechadas de forma padrão. O paciente pode deambular no dia da cirurgia e recebe uma dieta regular. A alta é prevista para o primeiro dia de pós-operatório. Uma cinta elástica de compressão, utilizada para pacientes de lipoaspiração, é usada para a compressão bilateral das virilhas. Além disso, meias elásticas de compressão são usadas simultaneamente e são utilizadas durante 3 meses após a cirurgia (Fig. 39-19). Antibióticos de largo espectro são continuados até depois que os drenos forem removidos. Drenos normalmente permanecem no local até que a drenagem seja inferior a 50 mL nas 24 horas. Todos os pacientes recebem profilaxia de tromboembolismo venoso usando heparina fracionada ou de baixo peso molecular.

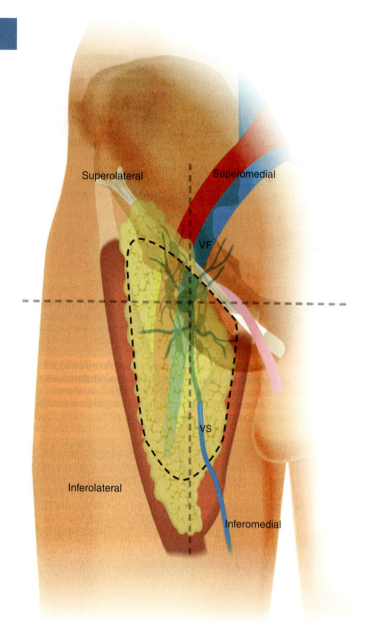

Figura 39-16. Fronteiras da dissecção do nó inguinal. VF, veia femoral; VS, veia safena.

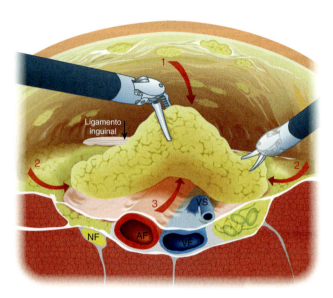

Figura 39-17. Passos na dissecção do tecido nodal; veja o texto correspondente. AF, artéria femoral; NF, nervo femoral; VF, veia femoral; VS, veia safena.

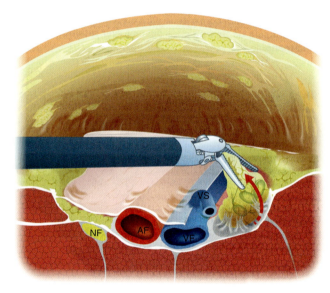

Figura 39-18. Ressecção dos linfonodos inguinais profundos. AF, artéria femoral; NF, nervo femoral; VF, veia femoral; VS, veia safena.

Adenopatia Inguinal Palpável ou Linfonodos Inguinais Positivos

Dissecção Radical Inguinofemoral dos Linfonodos

DIBL radical é indicada em pacientes com adenopatias metastáticas irressecáveis e pode ser curativa quando a doença é limitada aos gânglios inguinais. Temos também favorecido a sua utilização como um procedimento paliativo em pacientes com metástases inguinais documentadas que são aptos para a cirurgia. Se não forem controlados, os linfonodos inguinais metastáticos podem levar a complicações significativas, como infecção ou abscesso com drenagem de odor fétido crônico ou hemorragia femoral com risco de morte (Fig. 39-20). Os antibióticos são frequentemente administrados antes da cirurgia para reduzir o componente inflamatório da adenopatia regional. O paciente é posicionado com a coxa envolvida ligeiramente levantada e externamente rodada com suporte almofadado sob o joelho flexionado.

A dissecção inguinofemoral é projetada para cobrir uma área delimitada superiormente por uma linha traçada a partir da borda superior do anel externo à espinha ilíaca anterossuperior, lateralmente por uma linha traçada a partir da espinha ilíaca anterossuperior que se estende 20 cm inferiormente, e medialmente por uma linha traçada a partir do tubérculo púbico 15 cm abaixo da coxa medial. Na maioria das situações, o procedimento é realizado através de uma incisão oblíqua aproximadamente 3 cm abaixo e paralela ao ligamento inguinal e que se prolonga a partir da lateral ao limite medial da dissecção (Fig. 39-21). Se uma área da pele que recobre os linfonodos metastáticos é invadida ou aderente e exige a excisão, uma incisão elíptica é feita em torno da pele envolvida e, em seguida, estendida medial e lateralmente. Neste cenário, a incisão pode, alternativamente, ser estendida superiormente a partir da

Capítulo 39 Dissecção de Linfonodo Inguinal   903

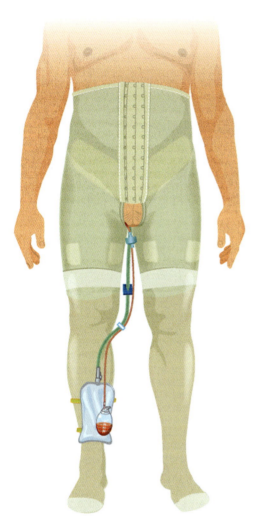

Figura 39-19. Uma cinta elástica compressiva e meias de compressão elástica são colocadas no pós-operatório.

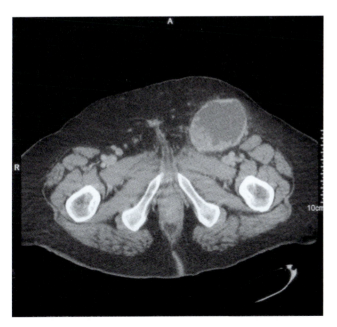

Figura 39-20. Tomografia computadorizada pélvica de paciente com carcinoma de pênis demonstrando grande metástase inguinal esquerda que recobre os vasos femorais.

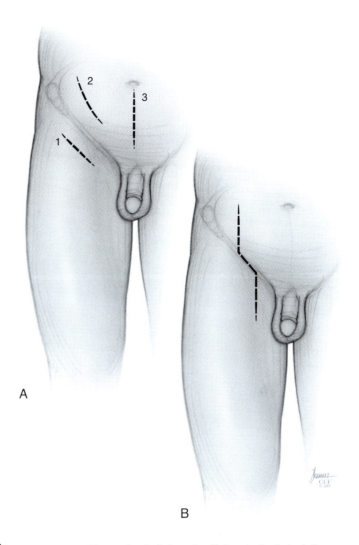

Figura 39-21. Dissecção de linfonodos ilioinguinais. A, Incisões para dissecção de linfonodos inguinofemorais (1), dissecção unilateral pélvica de linfonodos (2), e dissecção bilateral pélvica de linfonodos (3). B, Abordagem de incisão única para dissecção de linfonodos ilioinguinais. (Reimpressa com permissão, Cleveland Clinic Center for Medical Art & Photography © 2003-2010. Todos os direitos reservados.)

borda lateral da elipse e inferiormente a partir da borda medial para fazer uma única incisão em forma de S para as dissecções ilíacas e inguinofemoral (Fig. 39-22).

Retalhos de pele superior e inferior são desenvolvidos no plano logo abaixo da fáscia de Scarpa. O retalho superior é elevado cranialmente a um ponto 4 cm acima do ligamento inguinal, e o retalho inferior é desenvolvido até o limite da dissecção. A gordura e o tecido areolar são dissecados a partir da aponeurose do oblíquo externo e do cordão espermático até a borda inferior do ligamento inguinal, formando o limite superior do pacote de linfonodos (Fig. 39-23). O ângulo inferior da exposição inguinofemoral está no vértice do triângulo femoral, onde a veia safena longa é identificada e seccionada. Em pacientes com doença metastática mínima, pode ser viável e benéfico poupar a veia safena, e isso deve ser considerado (Fig. 39-24). A dissecção é aprofundada através da fáscia lata que recobre o músculo sartório lateralmente e da fáscia mais fina que cobre o músculo adutor longo medialmente. No vértice do triângulo femoral, a artéria e veia femorais são identificadas, e a dissecção é continuada superiormente ao longo dos vasos femorais. Perfurantes cutâneas superficiais da artéria são ligadas quando encontradas na superfície da artéria femoral. A veia safena é seccionada na JSF, e a dissecção é continuada

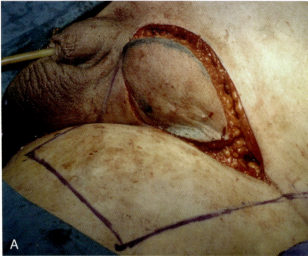

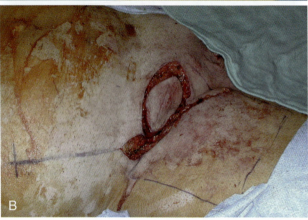

Figura 39-22. A, Incisão e área de dissecção para dissecção inguinofemoral esquerda de linfonodos com excisão da pele que recobre massa linfonodal aderente. B, Abordagem de incisão única e área de dissecção para dissecção de linfonodos inguinais à direita, com excisão de pele sobrejacente.

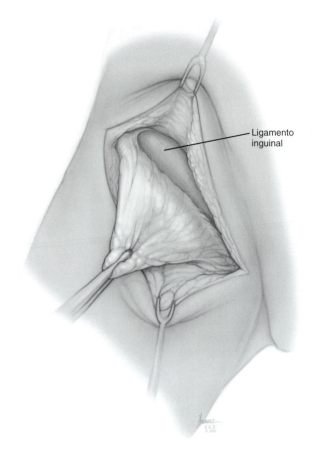

Figura 39-23. Dissecção inicial para dissecção inguinofemoral radical dos linfonodos com a exposição da borda superior definida pela fáscia oblíqua externa. (Reimpressa com permissão, Cleveland Clinic Center for Medical Art & Photography © 2003-2010. Todos os direitos reservados.)

superiormente para incluir os linfonodos inguinais profundos medial e lateralmente à veia femoral, até o canal femoral (Fig. 39-25). Os aspectos anteriores dos vasos femorais são dissecados, mas os vasos femorais não são esqueletonizados, e a superfície lateral da artéria femoral não é exposta. Isso evita a lesão do nervo femoral e da artéria femoral profunda, e o nervo femoral normalmente não é visível, uma vez que corre abaixo da fáscia ilíaca. Após o triângulo femoral ser dissecado (Fig. 39-26), o músculo sartório é mobilizado desde a sua origem na espinha ilíaca anterossuperior e é transposto ou mobilizado medialmente em 180 graus para cobrir os vasos femorais. O músculo é suturado ao ligamento inguinal superiormente, e as suas margens são suturadas aos músculos da coxa imediatamente adjacentes aos vasos femorais (Fig. 39-27). O canal femoral é fechado, se necessário, por meio da sutura da borda do ligamento de Poupart ao ligamento de Cooper, tomando-se cuidado para não comprometer o lúmen da veia ilíaca externa ou lesar os vasos epigástricos inferiores no processo. O fechamento primário da dissecção inguinofemoral é geralmente possível com mínima ou nenhuma mobilização das margens de excisão. Quando as circunstâncias exigem o sacrifício de tecidos moles da região inguinal, o fechamento primário pode ser obtido por retalhos rotados de pele escrotal (Skinner, 1974), retalhos da parede abdominal (Tabatabaei e McDougal, 2003), ou de um retalho miocutâneo com base no reto abdominal ou tensor da fáscia lata (Airhart et al., 1982) para defeitos mais extensos.

Drenos de sucção fechados são colocados sob o tecido subcutâneo e retirados inferiormente. Durante o fechamento, os retalhos de pele são suturados sobre a superfície da musculatura exposta para diminuir o espaço morto. A pele é fechada com suturas absorvíveis subcutâneas e grampos. O paciente é mantido em repouso no leito durante 2 ou 3 dias, e meias de compressão pneumática são usadas. Os drenos são removidos após 5 a 7 dias, quando a drenagem for inferior a 30 a 40 mL/dia. Meias de compressão são recomendadas no pós-operatório. Nós mantemos o paciente com uma dose de supressão de cefalosporina por 1 a 2 meses até a cura para diminuir a incidência de eritema e celulite, e isto parece melhorar a cicatrização das feridas.

No passado, as complicações relacionadas à linfadenectomia inguinal radical eram significativas. Nas séries contemporâneas, complicações precoces menores foram relatadas em 40% a 56% das dissecções (Bevan-Thomas et al., 2002; Bouchot et al., 2004; Nelson et al., 2004; Spiess et al., 2009). Estas consistem principalmente em linfocele, infecção da ferida ou necrose e linfedema. As complicações maiores, tais como linfedema debilitante, necrose da aba e linfocele que requer intervenção, ocorrem em 5% a 21% dos pacientes (Bevan-Thomas et al., 2002; Nelson et al., 2004). Trombose venosa profunda (TVP) ou embolia pulmonar (EP) foram relatadas em 4% a 7% dos pacientes (Johnson e Lo, 1984; Ravi, 1993; Spiess et al., 2009). Esforços para minimizar o linfedema de membro inferior incluem o uso precoce de meias de compressão e a preservação da veia safena, quando viável. Com relação à TVP e à EP, dispositivos de compressão sequencial dos membros inferiores são colocados antes da cirurgia. O uso de

Capítulo 39　Dissecção de Linfonodo Inguinal　905

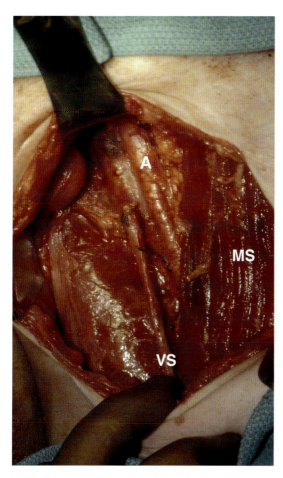

Figura 39-24. Fotografia intraoperatória após dissecção que poupou a safena, radical, de linfonodo inguinofemoral à esquerda. AF, artéria femoral; MS, músculo sartório; VS, veia safena.

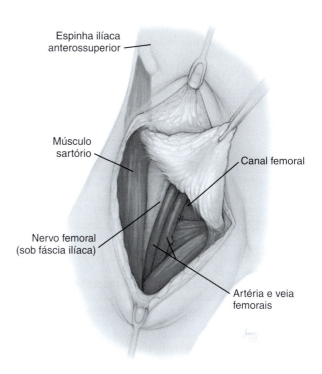

Figura 39-25. Dissecção inferior durante a dissecção inguinofemoral radical dos linfonodos com a remoção do pacote de linfonodos da borda inferior do triângulo femoral. Após dissecção adicional lateral e medial, o pacote permanecerá em continuidade com a dissecção pélvica na área do canal femoral. (Reimpressa com permissão, Cleveland Clinic Center for Medical Art & Photography © 2003-2010. Todos os direitos reservados.)

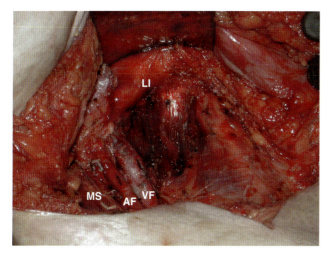

Figura 39-26. Fotografia intraoperatória após dissecção radical de linfonodo inguinofemoral direito em um paciente obeso. AF, artéria femoral; LI, ligamento inguinal; MS, músculo sartório; VF, veia femoral.

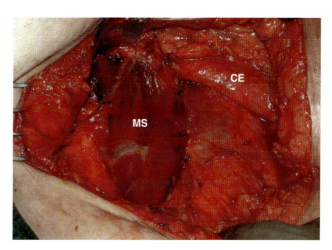

Figura 39-27. Músculo sartório após o desprendimento da espinha ilíaca anterossuperior e 180 graus de rotação medial, com a fixação por sutura à fáscia do ligamento inguinal e do adutor longo. CE, cordão espermático; MS, músculo sartório.

heparina subcutânea fracionada profilática ou heparina de baixo peso molecular é recomendado quando o paciente está em repouso na cama, e a tendência atual é para deambulação mais precoce, quando for o caso (Spiess et al., 2009).

PONTOS-CHAVE

- O fator determinante mais importante de sobrevida em pacientes com câncer de pênis é a extensão de metástases para os linfonodos.
- Aproximadamente 20% dos pacientes com linfonodos inguinais clinicamente impalpáveis abrigam metástases ocultas.
- A ressecção imediata de metástases em lifonodos clinicamente ocultos está associada ao aumento da sobrevida quando comparada com a ressecção tardia de linfonodos envolvidos no momento da detecção clínica.
- Em mãos experientes, BDLS é uma técnica minimamente invasiva eficaz para avaliação de regiões inguinais clinicamente negativas e deve ser realizada com o objetivo de uma taxa de falso-negativos de 5% ou menos.
- Dissecções modificadas e completas de linfonodos inguinais superficiais permitem uma avaliação completa da região nodal inguinal superficial, não requerem equipamento especializado e estão associadas a uma menor morbidade em comparação à linfadenectomia inguinal radical.
- Há evidências que sugerem que a morbidade da dissecção endoscópica de linfonodos inguinais pode ser menor do que a anteriormente relatada para as séries contemporâneas abertas com um número semelhante de linfonodos sendo amostrados.
- DIBL radical está indicada em pacientes com adenopatias metastáticas irressecáveis e pode ser curativa quando a doença é limitada aos gânglios inguinais.
- Metástases do câncer de pênis para os linfonodos pélvicos não ocorre no contexto de nódulos inguinais ipsolaterais negativos.

REFERÊNCIAS

Para consultar a lista completa de referências, acesse www.expertconsult.com.

LEITURA SUGERIDA

Catalona WJ. Modified inguinal lymphadenectomy for carcinoma of the penis with preservation of saphenous veins: technique and preliminary results. J Urol 1988;140:306-10.

Djajadiningrat RS, Graafland NM, van Werkhoven E, et al. Contemporary management of regional nodes in penile cancer—improvement in survival? J Urol 2014;191:68-73.

Hagarty PK, Dinney CP, Pettaway CA. Controversies in ilioinguinal lymphadenectomy. Urol Clin North Am 2010;37:421-34.

Kroon BK, Horenblas S, Lont AP, et al. Patients with penile carcinoma benefit from immediate resection of clinically occult lymph node metastases. J Urol 2005;173:816-9.

Lam W, Alnajjar HM, La-Touche S, et al. Dynamic sentinel lymph node biopsy in patients with invasive squamous cell carcinoma of the penis: a prospective study of the long-term outcome of 500 inguinal basins assessed at a single institution. Eur Urol 2013;63:657-63.

Master VA, Jafri SM, Moses KA, et al. Minimally invasive inguinal lymphadenectomy via endoscopic groin dissection: comprehensive assessment of immediate and long-term complications. J Urol 2012;188:1176-80.

Matin SF, Cormier JN, Ward JF, et al. Phase 1 prospective evaluation of the oncological adequacy of robotic assisted video-endoscopic inguinal lymphadenectomy in patients with penile carcinoma. BJU Int 2013;111:1068-74.

McDougal WS, Kirchner FK, Edwards RH, et al. Treatment of carcinoma of the penis: the case for primary lymphadenectomy. J Urol 1986;136:38-41.

Pizzocaro G, Algaba F, Horenblas S, et al. EAU penile cancer guidelines 2009. Eur Urol 2010;57:1002-12.

Sadeghi R, Gholami H, Zakavi SR, et al. Accuracy of sentinel lymph node biopsy for inguinal lymph node staging of penile squamous cell carcinoma: systematic review and meta-analysis of the literature. J Urol 2012;187:23-31.

Spiess PE, Hernandez MS, Pettaway CA. Contemporary inguinal lymph node dissection: minimizing complications. World J Urol 2009;27:205-12.

Wood HM, Angermeier KW. Anatomic considerations of the penis, lymphatic drainage, and biopsy of the sentinel node. Urol Clin North Am 2010;37:327-34.

40 Cirurgia do Pênis e da Uretra

Kurt A. McCammon, MD, FACS, Jack M. Zuckerman, MD e Gerald H. Jordan, MD, FACS, FAAP (Hon), FRCS (Hon)

Princípios da Cirurgia Reconstrutiva

Procedimentos Selecionados

Trauma dos Órgãos Genitais

Doença Estenótica Uretral

Lesões Uretrais na Fratura Pélvica

Defeitos de Distração Vesicouretral

Fístulas Complexas da Uretra Posterior

Curvaturas Penianas

Reconstrução Peniana Total

Transexualismo Feminino para Masculino

Os avanços em microcirurgia, nas técnicas de transferência de tecido e na manipulação de tecidos têm ampliado o repertório do cirurgião urológico e, especialmente, do cirurgião de reconstrução geniturinária. Os urologistas são agora capazes de reconstituir anomalias geniturinárias congênitas e adquiridas com maior facilidade. Técnicas microvasculares e microneurocirúrgicas tornaram possível a construção peniana que possibilita que um paciente urine de pé e desfrute da sensibilidade erótica. Como o pênis tem sensibilidade erótica e cutânea, o paciente pode, eventualmente, ter um implante protético que permita uma vida sexual aceitável. Neste capítulo discutiremos os princípios gerais da cirurgia reconstrutiva genital masculina; especificamente discutiremos a cirurgia masculina uretral, a cirurgia para lesões penianas congênitas e traumáticas, fístulas complexas e problemas de obliteração associados à uretra posterior.

PRINCÍPIOS DA CIRURGIA RECONSTRUTIVA

Muitas técnicas em cirurgia reconstrutiva exigem a transferência de tecidos. A pele é um desses tecidos, e **suas propriedades podem variar de indivíduo para indivíduo, e de local para local no mesmo indivíduo.** Características variáveis, tais como cor, textura, espessura, extensibilidade, tensão inata da pele e vascularização podem ser aplicáveis em várias situações.

O termo *transferência de tecido* significa **a alocação de tecido para fins reconstrutivos.** Em contraste com a cirurgia de remoção, **a transferência de tecido para a reconstrução requer um conhecimento profundo da anatomia do doador e dos locais de recepção, assim como dos princípios que permitem que o tecido sobreviva depois de sua transferência.** A pele pode ser utilizada como um modelo. A camada superficial da pele é denominada *epiderme* (espessura, 0,8 a 1 mm). A camada profunda da pele é denominada *derme*. A derme tem duas camadas: uma camada superficial, a derme adventícia (também chamada de derme papilar ou perianexial, dependendo da anatomia), e uma camada mais profunda, a derme reticular. Para a reconstrução geniturinária, frequentemente se utiliza a pele sem estruturas anexas. Outros tecidos comumente transferidos para a reconstrução geniturinária são tecidos derivados da bexiga e da mucosa oral. O epitélio da bexiga é a camada superficial da bexiga; a camada profunda da bexiga é denominada *lâmina própria*, novamente com camadas superficial e profunda. A mucosa bucal é a camada superficial de grande parte da cavidade oral, que também tem uma camada mais profunda chamada de *lâmina própria*, também com camadas superficial e profunda.

Todo tecido tem características físicas: extensibilidade, tensão inerente e propriedades viscoelásticas de relaxamento e deformação. As características físicas de uma unidade de transferência são principalmente uma função do arranjo helicoidal de colágeno juntamente com as ligações de elastina. A estrutura de colágeno-elastina é suspensa em uma matriz de polissacarídeo que influencia as propriedades viscoelásticas.

Os tecidos podem ser transferidos como enxertos (Fig. 40-1). **O termo *enxertia* significa que o tecido foi excisado e transferido para um leito hospedeiro do enxerto, onde um novo fornecimento de sangue se desenvolve por um processo denominado *pega*.** A pega requer **aproximadamente 96 horas e ocorre em duas fases. A fase inicial, de embebição, requer cerca de 48 horas.** Durante esta fase, o enxerto sobrevive "bebendo" nutrientes do leito hospedeiro adjacente, e a temperatura do enxerto é menor do que a temperatura corporal central. **A segunda fase, inosculação, também requer cerca de 48 horas e é a fase em que a verdadeira microcirculação é restabelecida no enxerto.** Durante esta fase, a temperatura do enxerto aumenta à temperatura corporal central. O processo de pega é influenciado pela natureza do tecido enxertado e pelas condições do leito hospedeiro. Processos que interferem na vascularização do leito hospedeiro interferem na pega do enxerto.

A camada epidérmica, ou epitelial, é uma cobertura, a barreira para o "exterior", e é adjacente à derme superficial, ou lâmina superficial. Próximo dessa interface está o plexo superficial. No caso da pele, o plexo é o plexo intradérmico. Existem alguns vasos linfáticos na camada dérmica superficial ou túnica. Na superfície inferior da camada dérmica profunda, ou lâmina profunda, está o plexo profundo. No caso da pele, ele é o plexo subdérmico. A derme profunda contém a maioria dos vasos linfáticos e maior conteúdo de colágeno do que o encontrado na camada dérmica superficial. Geralmente se acredita que a derme profunda ou reticular é responsável pelas características físicas do tecido.

Se o enxerto é uma unidade de espessura parcial, ele transporta a epiderme ou a cobertura. O enxerto também expõe o plexo dérmico superficial (intradérmico ou intralaminar). Na maioria dos enxertos, o plexo superficial compreende pequenos mas numerosos vasos, que **transferem características vasculares favoráveis a uma unidade de espessura parcial.** A unidade tem poucos vasos linfáticos, **e as características físicas não são transferidas, o que explica a tendência de as unidades de espessura parcial serem frágeis e menos resistentes.** A derme reticular não é transportada com a unidade de espessura parcial (Jordan, 1993).

Um enxerto em malha é geralmente uma aplicação do enxerto de espessura parcial. Após a coleta do enxerto, ele é colocado em um suporte que produz fissuras sistematicamente no enxerto. Essas fissuras podem expandir o enxerto em várias proporções (i.e., 1,5:1, 2:1, 3:1). Para a maioria das cirurgias reconstrutivas genitais, as fissuras não servem para a expansão, e sim para permitir a drenagem de coleções subenxertos; em alguns casos, as fissuras permitem que o enxerto se

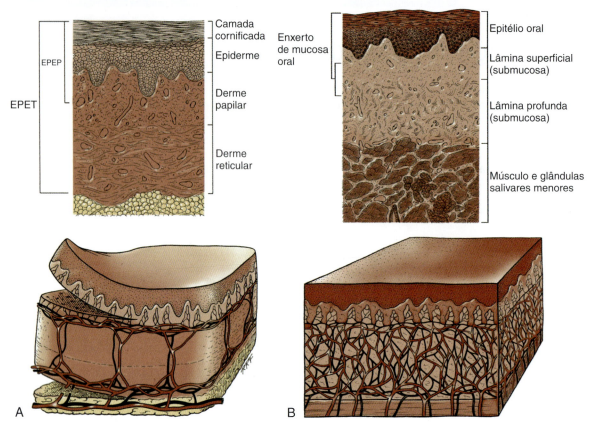

Figura 40-1. Diagramas de corte transversal da pele (aparência histológica acima, microvasculatura abaixo). A, Diagramas de corte transversal da pele. B, Diagramas de corte transversal da mucosa oral. EPEP, enxerto de pele de espessura parcial; EPET, Enxerto de pele de espessura total. (De Jordan GH, Schlossberg SM. Using tissue transfer for urethral reconstruction. Contemp Urol 1993;13:23.)

conforme melhor aos leitos hospedeiros irregulares do enxerto (p. ex., nos testículos em construção escrotal com enxerto de pele de espessura parcial). Também foi proposto que os enxertos em malha apresentem pega rápida em virtude dos maiores níveis de fatores de crescimento, possivelmente em função das fissuras. Em geral, os enxertos de pele de espessura total não são feitos em malha (Schreiter e Koncz, 1983; Jordan, 1993).

Se o enxerto é uma unidade de espessura total, ele transporta a cobertura e a derme superficial com todas as características atribuíveis a essa camada. No entanto, ele também transporta a derme ou lâmina profunda. Na pele, o plexo subdérmico é exposto. Na maioria dos casos, este plexo é composto de vasos maiores, mais esparsamente distribuídos. O enxerto tem, portanto, características vasculares peculiares. Uma unidade de espessura total transporta a maior parte dos vasos linfáticos, e as características físicas são igualmente transmitidas com o tecido transferido (Devine et al., 1976; Jordan, 1993; e Wessels McAninch, 1996). Comparando-se os enxertos que são mais comumente usados em cirurgia reconstrutiva geniturinária, o enxerto de pele de espessura parcial tem características vasculares favoráveis, mas tende a contrair-se e ser frágil quando maduro. O enxerto de pele de espessura total tende a ter características vasculares mais complexas, mas ele não se contrai tanto e é mais durável quando maduro (Fig. 40-1A). Há uma diferença entre a pele de espessura total genital (enxertos de pele prepucial e peniana) e pele de espessura total extragenital. Isso é provavelmente um reflexo do fato de os tecidos extragenitais apresentarem uma maior espessura. Essa maior espessura torna o enxerto mais fastidioso, e os maus resultados relatados com a reconstrução uretral com enxertos de pele de espessura total extragenitais são provavelmente devidos à pega fraca ou isquêmica (Webster et al., 1984; Webster, 1987; Jordan, 1993). O enxerto auricular posterior (enxerto de Wolfe) é uma exceção à regra. A pele pós-auricular é fina e se sobrepõe à fáscia temporal; acredita-se que seja vascularizada por numerosos vasos perfurantes. O plexo subdérmico desse enxerto imita as características do plexo intradérmico, e a massa total do enxerto é mais parecida com a das unidades de espessura parcial. No enxerto epitelial da bexiga, há um plexo superficial e um plexo profundo; no entanto, os plexos são ligados por muito mais vasos perfurantes. Os enxertos epiteliais da bexiga tendem a ter características vasculares mais favoráveis. No caso de enxertos da mucosa oral, há um plexo panlaminar. O enxerto da mucosa oral pode ser fino, desde que uma quantidade suficiente de lâmina profunda seja transferida para preservar as características físicas (Fig 40-1B.) Acredita-se que os enxertos de mucosa oral tenham características vasculares ideais (Humby, 1941; Memmelaar, 1947). O enxerto fino diminui a massa de enxerto total, preservando as características físicas, sem afetar negativamente as características vasculares. O entusiasmo para o enxerto da mucosa bucal parece bem fundamentado. O fato de o enxerto apresentar uma superfície "epitelial úmida" é igualmente considerado uma característica favorável para muitos casos de cirurgia reconstrutiva uretral. Enxertos linguais, labiais e bucais variam em espessura e em densidade. Como os enxertos de mucosa labial são finos, muitos cirurgiões preferem esse sítio doador para a reconstrução da fossa navicular (Jordan, 1993).

Uma série de Fichtner et al. (2004) relatando o uso de enxertos *onlay* (sobre o rebordo) da "mucosa bucal" com resultados em médio e longo prazo parece sugerir durabilidade para esses enxertos. Nessa série, 67 pacientes foram descritos, todos com acompanhamento superior a 5 anos, alguns com 10 anos. Todas as falhas ocorreram dentro de 12 meses do procedimento original. Estudos mais recentes mostraram resultados iguais com enxertos bucais e linguais (Sharma et al., 2013). O tecido dérmico tem sido usado há anos para aumentar a túnica albugínea dos corpos cavernosos. Quando é coletado, o enxerto expõe o plexo intradérmico e o plexo dérmico profundo. O enxerto dérmico apresenta pega fácil (não é fastidioso) e tem as características físicas normais para a pele. Quando é devidamente preparado, o enxerto da túnica vaginal é essencialmente peritônio. A tendência do peritônio de ter pega rápida está bem documentada na literatura que avalia a formação de aderências e na literatura urológica relativa à aplicação de enxertos peritoneais para a reconstrução do trato urinário. A literatura não define com precisão o que o cirurgião pode esperar em relação às características físicas desses enxertos (Jordan, 1993). **Os enxertos da túnica vaginal se mostraram úteis para corrigir pequenos defeitos da túnica albugínea dos corpos cavernosos, mas tende a ocorrer dilatação aneurismática quando eles são usados para corrigir defeitos maiores. Os enxertos da túnica vaginal foram testados para a reconstrução uretral com resultados uniformemente desfavoráveis.**

Como descrito na literatura urológica, enxertos venosos talvez não sejam verdadeiros enxertos de acordo com a terminologia utilizada neste capítulo. Enxertos venosos são amplamente utilizados em cirurgia vascular. A premissa é que a veia sobrevive por perfusão endotelial direta pelo restabelecimento do fluxo sanguíneo da parede venosa por perfusão dos vasos dos *vasa vasorum*. A literatura vascular está em desacordo com esse conceito. A íntima é a camada endotelial; é fina e facilmente lesada durante o processo de coleta e preparação venosa, com áreas de descamação endotelial observadas. Células inflamatórias e fibrina aderem-se à membrana basal exposta. No entanto, o endotélio se regenera nas primeiras 6 semanas. A camada média é uma combinação de músculo liso e colágeno entrelaçados. Após a coleta do enxerto, a lesão do músculo liso é visível e acredita-se que isso esteja relacionado com isquemia quente. Em enxertos mais maduros, muito do músculo liso é substituído por um processo de transformação fibrosa com a deposição de colágeno. A adventícia é uma rede de colágeno frouxa intercalada com *vasa vasorum*. Enxertos de veia maduros mostram evidências de pega nos *vasa vasorum*. No entanto, a adventícia torna-se incorporada por tecidos conjuntivos periadventiciais. Trombose nos *vasa vasorum*, no início do processo de pega, não é um fenômeno incomum. Quando enxertos venosos são expostos a pressão arterial e a forças de tensão de cisalhamento, ocorre o processo coloquialmente descrito como "arterialização", que está associado a alterações das propriedades elásticas da parede do vaso, e o enxerto torna-se rígido com baixa complacência. Quando essas alterações são observadas, pelo menos quando as veias são utilizadas para a substituição de vasos, o enxerto permanece não complacente em toda a sua vida útil restante (Szilagyi et al., 1973; Fuchs et al., 1978; Tolhurst e Haeseker, 1982). Atualmente, os "enxertos" venosos tem sido amplamente utilizados para a substituição de defeitos da túnica albugínea dos corpos cavernosos. Os pontos pertinentes no que diz respeito à transferência de retalhos venosos para os corpos cavernosos e o seu comportamento em longo prazo têm sido inferidos a partir da literatura vascular. Enxertos dérmicos têm sido testados para a reconstrução da uretra, também com resultados geralmente desfavoráveis. Enxertos de mucosa retal também têm sido propostos para reconstrução uretral, mas pouco se sabe sobre a sua pega. Em geral, a vascularização da mucosa intestinal baseia-se na vascularização do músculo subjacente, com a mucosa irrigada por vasos perfurantes. Pouco se conhece sobre o processo de pega desses enxertos.

Os tecidos também podem ser transferidos como retalhos. O termo *retalho* significa que o tecido é retirado e transferido com seu suprimento vascular, seja preservado ou cirurgicamente restabelecido, quando no local de destino. Os retalhos podem ser classificados por vários critérios. Eles podem ser classificados com base na sua vascularização e caracterizados ou como retalhos aleatórios (Fig. 40-2), ou retalhos axiais (Fig. 40-3). O *retalho aleatório* é um retalho sem território vascular cuticular definido. O retalho é irrigado pelos plexos dérmico ou laminar; as dimensões dos retalhos aleatórios podem variar muito de indivíduo para indivíduo e de sítio para sítio do corpo. O termo *retalho axial* significa que existe um vaso definido na base do retalho. Há três tipos de retalhos axiais. O retalho axial **cutâneo direto** é um retalho com base em um vaso superficial à **camada superficial da fáscia profunda da parede corporal** (Fig. 40-3A). O exemplo clássico de um retalho cutâneo direto é o retalho da região inguinal. Um retalho musculocutâneo (Fig. 40-4A) baseia-se na vascularização para o músculo. **A camada da pele sobrejacente é irrigada pelos vasos perfurantes.** Se o músculo sozinho é transferido como um retalho, a pele sobrejacente sobrevive como uma unidade aleatória. O

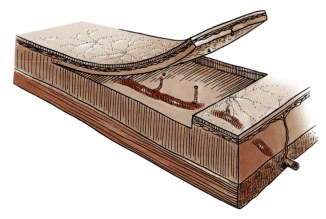

Figura 40-2. Retalho aleatório. Os perfurantes arteriais foram rompidos, e a sobrevida do retalho depende dos plexos intradérmicos e subdérmicos.

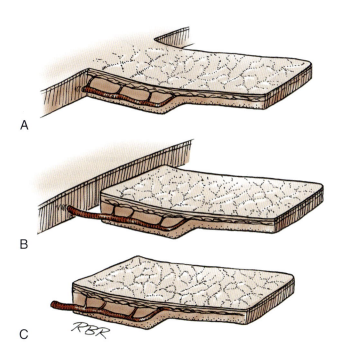

Figura 40-3. Retalhos axiais. Grandes vasos entram na base dos retalhos. A sobrevida depende desses vasos e da vascularização distal aleatória. A, Retalho peninsular. A continuidade vascular e a continuidade cutânea na base do retalho estão intactas. B, Retalho em ilha. O pedículo vascular está intacto; a continuidade cutânea foi rompida. Esses vasos axiais não são suportados (pendentes). C, Retalho de transferência livre microvascular. As conexões vascular e cutânea do retalho livre são interrompidas na base do retalho. A continuidade vascular é reconstituída na área receptora por anastomose microcirúrgica. (De Jordan GH, McCraw JB. Tissue transfer techniques for genitourinary reconstructive surgery. AUA Update Series 1988;7:lesson 10.)

sistema fasciocutâneo de vascularização (Fig. 40-4B) é semelhante ao sistema musculocutâneo. No entanto, o fornecimento de sangue profundo é transferido na fáscia (camadas profunda e superficial), e a camada da pele sobrejacente é irrigada novamente por perfurantes. Pode-se transferir um retalho fascial com base no suprimento sanguíneo profundo associado ao retalho; a pele sobrejacente, se não for transferida com o retalho, permanece como uma unidade aleatória (Ponten, 1981; Tolhurst e Haeseker, 1982; Cormack e Lamberty, 1984). Tem se argumentado que a fáscia é relativamente avascular e não pode servir como "suprimento de sangue" para a unidade fasciocutânea. Na verdade, a camada fascial atua como uma treliça — os vasos são transportados mais como os troncos de uma videira (Jordan, 1993).

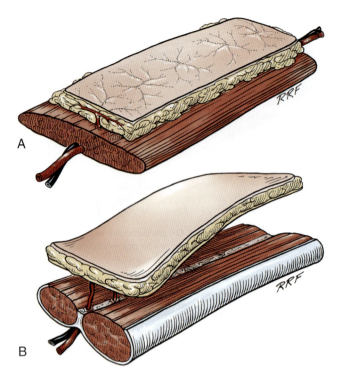

Figura 40-4. **A**, Retalho musculocutâneo. Perfurantes musculocutâneos da artéria a um músculo irrigam a pele e a gordura subcutânea sobrejacente. Eles podem ser transferidos como retalhos livres, mas em geral são transferidos localmente, deixados anexados ao pedículo vascular. **B**, Retalho fasciocutâneo. Vasos sanguíneos perfurantes a partir de ricos plexos nas faces superficial e profunda da fáscia conectam-se a vasos perfurantes que se comunicam com a microcirculação da camada sobrejacente. Na reconstrução genital, esses retalhos se baseiam na fáscia dartos do pênis ou são retalhos livres do antebraço. (De Jordan GH, McCraw JB. Tissue transfer techniques for genitourinary reconstructive surgery. AUA Update Series 1988;7:lesson 10.)

PONTOS-CHAVE: PRINCÍPIOS DA CIRURGIA RECONSTRUTIVA

- Muitas das técnicas em cirurgia reconstrutiva exigem a transferência de tecidos. Transferência de tecido significa o movimento de tecido para fins de reconstrução. Todo tecido tem extensibilidade, tensão inerente e propriedades viscoelásticas de relaxamento e deformação. Essas características físicas são importantes para a estimativa do comportamento do tecido transferido.
- Um enxerto é um tecido que foi excisado e transferido para um leito hospedeiro, onde um novo suprimento de sangue se desenvolve por um processo chamado *pega*. Um retalho é um tecido que foi excisado e transferido com o suprimento de sangue preservado ou cirurgicamente restabelecido no local receptor. Enxertos utilizados com sucesso para reconstrução uretral primária são os enxertos de pele de espessura total, enxerto epitelial da bexiga, enxerto da mucosa oral e enxerto da mucosa retal. Pouco é conhecido sobre as características do enxerto da mucosa retal. O enxerto epitelial de bexiga e o enxerto da mucosa oral têm várias propriedades vasculares que os tornam desejáveis para reconstrução uretral. A questão da dissecação e do crescimento hipertrófico, no caso do enxerto epitelial da bexiga, tem limitado o seu uso na uretra distal.
- Enxertos de pele de espessura total e de espessura parcial têm sido utilizados para reconstrução peniana. Os resultados com enxertos de pele de espessura parcial são tão bons que os enxertos de espessura total são raramente usados para a reconstrução do pênis. Em casos complexos, a técnica de transferência livre microvascular tem se tornado padrão. Para reconstrução uretral, ilhas de pele baseadas na fáscia de dartos ou na túnica de dartos têm sido usadas eficazmente. O enxerto dérmico tem sido usado há anos para reconstruir a túnica albugínea dos corpos cavernosos.
- O comportamento de quase todas as formas de transferência tecidual pode ser previsto pelo exame das características histológicas e pelo conhecimento das camadas e das características do tecido.

Um retalho também pode ser classificado pela técnica de elevação. Retalho peninsular é aquele em que a continuidade vascular e a continuidade cutânea da base do retalho são deixadas intactas (Figs. 40-2 e 40-3A). Retalho em ilha (Fig. 40-3B) é aquele em que a continuidade vascular é mantida; no entanto, a continuidade cutânea é interrompida. Um verdadeiro retalho em ilha é elevado em vasos suspensos. O retalho de transferência livre microvascular (retalho livre) (Fig. 40-3C) tem a continuidade vascular e a continuidade cutânea interrompidas. A continuidade vascular é então restabelecida no sítio receptor.

A terminologia é confusa. Em procedimentos cirúrgicos reconstrutivos geniturinários, nós tendemos a usar o termo *retalho em ilha*. Como mencionado, um verdadeiro retalho em ilha é elevado em vasos suspensos. No entanto, é habitual que a ilha ou camada de pele seja elevada tanto sobre o músculo, como no retalho musculocutâneo do grácil, quanto sobre a fáscia, como em retalhos locais da pele genital. O termo *retalho em ilha* não é sinônimo de *ilha de pele* e *camada de pele*. A utilidade desses retalhos e enxertos será ilustrada na discussão sobre técnicas cirúrgicas mais adiante neste capítulo. Há um interesse contínuo no uso de enxertos de tecidos cultivados ou enxertos "fabricados". A probabilidade de um dia se poder aplicar com sucesso enxertos ou camadas "prontos para uso" de material produzido por engenharia de tecidos não está em um futuro muito longínquo (Chen et al., 1999; Atala, 2002; Rotariu et al., 2002; El-Kassaby et al., 2003; Bhargava et al., 2004).

Anatomia do Pênis e do Períneo Masculino

Esta seção encontra-se disponível em www.expertconsult.com, incluindo as Figuras 40-5 a 40-13

Visão Geral das Técnicas Cirúrgicas Reconstrutivas

Em qualquer procedimento cirúrgico, incluindo procedimentos reconstrutivos da genitália externa, existem regras básicas e preferências dos cirurgiões sobre a melhor maneira de realizar uma determinada cirurgia. Nesta seção, as diferenças serão destacadas.

A cirurgia reconstrutiva é realizada com todos os esforços para minimizar a lesão tecidual e promover a cura. A visualização adequada é essencial. Lupas cirúrgicas são utilizadas por quase todos os cirurgiões que realizam cirurgia genital reconstrutiva pediátrica e adulta. Uma luz frontal sobre a cabeça ou um aspirador com luz conectada muitas vezes contribuem para a visualização, especialmente em cirurgia perineal mais profunda. **Em casos de cirurgia peniana, como a reconstrução da fossa navicular ou a correção de curvaturas penianas, usa-se exclusivamente cautério bipolar.** Com o cautério, a carga elétrica é aterrada à placa (monopolar) ou ao revestimento oposto da pinça (bipolar). Na maioria dos casos, os efeitos de campo da eletricidade são mais limitados com o cautério bipolar. Uma vez que a eletricidade é dissipada através de condutores (no caso de tecidos, vasos e nervos humanos), existe a possibilidade de danos a essas estruturas delicadas. Em outros casos, o cautério monopolar pode ser usado em estruturas superficiais, mas o cautério bipolar é melhor durante dissecção ao redor do corpo esponjoso, elevação do pênis e retalhos escrotais, divisão do espaço intracorpóreo perineal e dissecção das estruturas neurovasculares dorsais.

Os instrumentos adequados para a cirurgia reconstrutiva geniturinária são comumente encontrados em uma bandeja de cirurgia plástica ou na bandeja de cirurgia vascular periférica. Alguns exemplos são: tesoura fina de tenotomia, pinça fina, vários ganchos de pele, e porta-agulhas delicados. Tesouras afiadas que cortam com mínimo trauma são essenciais. Esses instrumentos minimizam a lesão do tecido manipulado e possibilitam a dissecção mais precisa. Para a cirurgia uretral, um conjunto de calibradores *bougie à boule* é essencial para verificar o calibre do lúmen uretral. Sondas uretrais de McCrea são um bom complemento para as típicas sondas de van Buren habitualmente disponíveis na sala de cirurgia. Para a calibração, as sondas não substituem a necessidade de calibradores *bougie à boule*. Para a reconstrução da uretra posterior, é geralmente apropriado que a sonda passe através de uma cistostomia e da próstata para que se encontre a extremidade proximal para a reconstrução. Nós descobrimos que uma sonda de Haygrove serve muito bem para esse fim. Alguns centros utilizam um cistoscópio, que é muitas vezes satisfatório, mas em outras não é tão eficaz quanto a sonda de Haygrove.

A escolha do material de sutura depende da experiência e da preferência do cirurgião. No entanto, existem alguns princípios comuns com os quais a maioria dos cirurgiões concorda. Em primeiro lugar, na cirurgia da uretra, sutura absorvível é a regra. Escolhas típicas da maioria dos cirurgiões são suturas absorvíveis multi ou monofilamentares. A sutura com fios cromados é raramente usada atualmente porque as outras suturas absorvíveis parecem superiores. No caso de fechamento livre de tensão, suturas muito pequenas podem ser usadas. Em alguns casos, pode ser desagradável amarrar a sutura, e o uso de uma sutura maior pode ser justificado, mesmo que a anastomose seja livre de tensão. O calibre do fio de sutura deve ser o menor possível para alinhar o tecido, que normalmente não está sob tensão. Não há nenhuma razão para usar sutura que seja mais forte do que os tecidos que estão sendo suturados. Suturas finas como 5-0 e 6-0 crômicas ou de poliglactina podem ser usadas para suturar o epitélio à adventícia do corpo esponjoso para controlar o sangramento. Para um enxerto ou reparo de enxerto, a sutura 4-0 a 6-0 é geralmente adequada. Para anastomose primária do corpo esponjoso ou uma reconstrução de uretra posterior, a sutura 3-0 pode ser apropriada por causa de preocupações quanto à anastomose. A agulha deve ser cilíndrica se possível, exceto quando, como na uretroplastia, há espongiofibrose grave ou formação de cicatrizes. Algumas escolhas típicas são agulhas cilíndricas, tais como RB-1, TF e SH-1, e agulhas de corte, tais como P-3 e PC-3. As agulhas cilíndricas semicirculares UR-6, que são frequentemente usadas em prostatectomia radical, podem ser úteis para a anastomose perineal profunda da uretra.

A posição e retração cirúrgicas são fundamentais para alcançar bons resultados. Se possível, os procedimentos são feitos com o paciente em decúbito dorsal ou ventral. Muitos procedimentos que antes eram feitos com o paciente em posição de litotomia podem ser feitos com o paciente na posição em pernas de rã ou com pernas afastadas. Para a cirurgia peniana, o afastador de Scott com ganchos de suspensão (Lone Star Medical Products, Houston, TX, conjunto afastador perineal Jordan-Bookwalter [CS Surgical, Slidell, LA; J. Hugh Knight Instrument Company, New Orleans, LA]) ou o afastador perineal Omni-Tract (Omni-Tract Surgical, Division of Minnesota Scientific, St. Paul, MN) são apropriados. As posições de litotomia ou de litotomia exagerada são usadas apenas pelo tempo mínimo necessário. Com o acolchoamento adequado para os pés e o posicionamento sem pressão na parte de trás da perna, as complicações na posição de litotomia baixa são mínimas. Quando o paciente está nas posições de decúbito dorsal, pernas afastadas e de litotomia baixa, meias de compressão venosa podem ser usadas. As discussões sobre o posicionamento giram em torno da posição de litotomia exagerada. Nós preferimos usar essa posição para todas as reconstruções uretrais bulbares e posteriores. Outros cirurgiões usam uma posição de litotomia mais baixa. Nós acreditamos que a posição mais exagerada é mais segura e fornece acesso inigualável às estruturas perineais profundas (Angermeier e Jordan, 1994). Detalhes de posicionamentos e de como realizá-los são descritos mais adiante. Para minimizar o tempo do paciente na posição exagerada, toda coleta do enxerto ou elevação do retalho é realizada com o paciente na posição de decúbito dorsal plano.

Além do diagnóstico e planejamento apropriados, a técnica cirúrgica é importante para o sucesso global da cirurgia reconstrutiva. Em contraste com os resultados da cirurgia de remoção, os resultados da cirurgia reconstrutiva dependem de métodos que minimizem os danos ao tecido e maximizem a cicatrização da ferida. Os principais componentes são a visualização adequada, a escolha apropriada do fio de sutura, a manipulação delicada do tecido, o posicionamento apropriado e a retração adequada.

> **PONTOS-CHAVE: TÉCNICAS DE CIRURGIA RECONSTRUTIVA**
>
> - A cirurgia reconstrutiva é realizada com todos os esforços que visam a minimizar a lesão tecidual e a promover a cicatrização. A lupa de aumento é usada por quase todos os cirurgiões que realizam cirurgia reconstrutiva pediátrica e adulta. Para a exposição profunda, uma luz frontal sobre a cabeça ou um aspirador com iluminação são úteis. Os instrumentos devem ser delicados porque a cirurgia reconstrutiva emprega pequenas suturas e pequenas agulhas.
> - A escolha do material de sutura depende da experiência do cirurgião. No entanto, o calibre das suturas deve ser o menor possível para alinhar o tecido, que normalmente não está sob tensão. Não há nenhum motivo para usar suturas que sejam mais fortes do que os tecidos sendo suturados.
> - A escolha do posicionamento cirúrgico é conforme a preferência do cirurgião.
> - O diagnóstico apropriado e o planejamento da técnica cirúrgica são importantes para o sucesso da cirurgia reconstrutiva.

PROCEDIMENTOS SELECIONADOS

Hemangioma Uretral

Embora o **hemangioma uretral seja uma condição rara, geralmente é persistente** e representa um desafio para o cirurgião quando a excisão é considerada necessária. Os pacientes geralmente apresentam-se com hematúria ou com secreção uretral sanguinolenta, e, ocasionalmente, com sintomas obstrutivos. As lesões podem ser simples ou múltiplas, e o meato uretral é uma localização comum. Embora o diagnóstico seja muitas vezes feito com cistoscopia, que visualiza prontamente os vasos sanguíneos dilatados, a lesão geralmente se estende para além do ponto em que ela é vista com a cistoscopia.

Como todos os casos de hemangioma uretral têm sido benignos, o tratamento depende do tamanho e da localização da lesão. As lesões assintomáticas não precisam de tratamento e devem ser observadas porque hemangiomas podem regredir espontaneamente. Lesões sintomáticas que precisam de tratamento devem ser completamente excisadas para evitar recorrência.

Embora a eletrofulguração tenha sido classificada como um possível tratamento de hemangioma uretral, ela deve ser usada apenas para controlar episódios agudos. Para lesões menores, o tratamento a *laser* tem sido bem-sucedido e produz menos cicatrizes. Os *lasers* que são usados para esta finalidade incluem os de argônio, potássio-titânio-fosfato (KTP) (532 nm), e neodímio com ítrio-alumínio-granada (Nd: YAG). O tratamento preferido de lesões maiores é a excisão aberta e reconstrução uretral; em alguns casos, isso significa reconstrução circunferencial. A reconstrução com enxerto tubular deve ser evitada; a reconstrução com retalho tubular ou a construção tubular com a transferência de tecido misto podem ser consideradas, embora a reconstrução em estágios seja provavelmente preferível. Além disso, sucesso inicial foi relatado com polidocanol como agente esclerosante para hemangiomas uretrais extensos.

Artrite Reativa

A artrite reativa é caracterizada por uma tríade clássica de artrite, conjuntivite e uretrite. Além disso, **alguns pacientes tiveram um episódio de diarreia que precedeu o desenvolvimento de artrite.** No entanto, a clássica tríade não ocorre na maioria dos casos, e pacientes apresentam-se apenas com artrite que afeta os joelhos, os tornozelos e os pés em uma distribuição assimétrica. A história de uretrite é obtida em um questionário detalhado.

O envolvimento uretral é geralmente leve e autolimitado e constitui uma parte menor da doença. Em cerca de 10% a 20% dos pacientes, há lesão glanular. Referida como **balanite circinada**, esta lesão **é diagnóstica de artrite reativa** e normalmente aparece como uma úlcera rasa, indolor, com bordas cinza. Ocasionalmente, a lesão aparece como pequenas máculas vermelhas de 1 a 2 mm de diâmetro. Quando a uretrite é leve e autolimitada, não é necessário tratamento.

Em casos raros, a uretrite provoca inflamação grave com necrose da mucosa, produzindo doença constritiva inflexível. Temos tido sucesso na excisão e na substituição da uretra nesses casos. Alternativamente, podemos realizar uretrostomia perineal e excisar toda a uretra distal. Essa abordagem pode diminuir as manifestações reumáticas associadas à artrite reativa.

Líquen Escleroso

O líquen escleroso (LE) era anteriormente conhecido como balanite xerótica obliterante. O LE é um distúrbio cutâneo hipomelanótico inflamatório crônico, mediado por linfócitos que em homens envolvem o prepúcio e a glande e frequentemente causam estenose meatal e envolvimento uretral.

A incidência de LE relatada na população ocidental é de uma a cada 300 pessoas; no entanto, a prevalência mundial pode ser substancialmente diferente (Wallace, 1971; Dogliotti et al., 1974; Jacyk e Isaac, 1979; Datta et al., 1993). As idades de pico de reconhecimento em mulheres são bimodais, com muitos casos observados antes da puberdade e outros com pico em mulheres pós-menopáusicas (Tasker e Wojnarowska, 2003). Nos homens, o pico da incidência de LE parece ser entre as idades de 30 e 50 anos; no entanto, o LE tem sido descrito em pessoas de todas as idades, desde crianças a idosos (Tasker e Wojnarowska, 2003). O LE é normalmente observado no momento da circuncisão quando realizado após o período neonatal (McKay et al., 1975; Rickwood et al., 1980; Garat et al., 1986; Ledwig e Weigland, 1989; Meuli et al., 1994). **LE é a causa mais comum de estenose meatal e aparece como uma placa esbranquiçada, que pode envolver o prepúcio, a glande do pênis, o meato uretral e a fossa navicular. Se apenas o prepúcio é envolvido, a circuncisão pode ser curativa** (Akporiaye et al., 1997). Na nossa experiência, o LE geralmente começa como um processo meatal ou perimeatal em um paciente circuncisado, mas pode envolver outras áreas do espaço prepucial em pacientes não circuncisados. Nos homens não circuncisados, o prepúcio torna-se edematoso e espessado e, muitas vezes, pode ser aderente à glande (Bainbridge et al., 1971). O diagnóstico é feito com biópsia. Vários relatos têm sugerido uma associação com infecção crônica por um espiroqueta, *Borrelia burgdorferi* (Tuffanelli, 1987; Dillon e Ghassan, 1995; Shelley et al., 1999).

O primeiro relato do que provavelmente era LE foi publicado por Weir em 1875. Ele descreveu um caso de "ictiose" vulvar e oral (Weir, 1875). O termo *balanite xerótica obliterante* foi inicialmente aplicado por Stuhmer em 1928. Freeman e Laymon mostraram que balanite xerótica obliterante e LE eram provavelmente o mesmo processo (Freeman e Laymon, 1941; Laymon e Freeman, 1944). Em 1976, a International Society for the Study of Vulvar Disease concebeu um novo sistema de classificação unificando a nomenclatura e propôs o termo *líquen escleroso* (Friedrich, 1976).

A causa do LE não foi definida. Muitos mecanismos têm sido propostos. O fenômeno de Koebner relaciona o desenvolvimento de LE ao trauma da área afetada (Lee e Phillips, 1994). Um mecanismo proposto é um evento autoimune. Autoanticorpos para a proteína 1 da matriz extracelular (ECM1) foram detectados no soro de 67% dos pacientes com LE e em apenas 7% dos controles, o que indicaria um processo autoimune (Oyama et al., 2003). Relatos de LE associados a vitiligo, alopecia areata, doença da tireoide e diabetes melito também sugerem uma possível base autoimune. Relatos de dano oxidativo de lipídeos, DNA e proteínas em pacientes com LE podem explicar o mecanismo de esclerose, autoimunidade e carcinogênese do LE (Sander et al., 2004).

Uma suposta causa infecciosa foi anteriormente descrita (Tuffanelli, 1987; Ross et al., 1990), mas uma série de casos-controle mais recente não encontrou nenhuma associação (Edmonds e Bunker, 2010). Também foi proposto que o LE tenha uma origem genética, baseando-se na observação de uma distribuição familial dos casos (Marren et al., 1995). Há relatos da existência concomitante da doença em gêmeos idênticos (Thomas e Kennedy, 1986; Fallic et al., 1997) e gêmeos não idênticos (Cox et al., 1986), com a coexistência de dermatose. A doença também tem sido observada em mães e filhas (Shirer e Ray, 1987). Estudos sobre o antígeno leucocitário humano (HLA) também sugerem um componente genético em pacientes com LE (Marren et al., 1995).

A combinação de esteroides tópicos e antibióticos pode ajudar a estabilizar o processo inflamatório. O tratamento conservador pode ser justificado em pacientes cujo meato pode ser facilmente mantido com um calibre de 14 a 16 French (Staff, 1970). Nesses casos, o cateterismo intermitente do meato com sonda ou dilatador lubrificados com clobetasol a 0,05% pode ser um tratamento adequado. O tratamento antibiótico também pode ser útil para melhorar a inflamação porque pode ocorrer infecção secundária do tecido inflamado. Nós geralmente usamos tetraciclina, mas podem ser utilizadas penicilinas ou eritromicinas de nova geração (Shelley et al., 1999). Essa abordagem não cirúrgica para o tratamento é usada em pacientes que não são bons candidatos cirúrgicos por razões médicas ou em pacientes idosos e em pacientes mais jovens que demonstram a doença estável. Secrest et al. (2008) propuseram uma ligação entre hipogonadismo e LE em pacientes do sexo masculino. Esses autores consistentemente demonstraram níveis de testosterona diminuídos em pacientes com LE e avaliaram a utilidade da terapia de reposição androgênica.

A cirurgia está indicada em pacientes jovens com estenose meatal grave. Como os pacientes com estenose meatal extensa muitas vezes têm estenose severa da uretra proximal, a uretrografia retrógrada deve ser realizada antes de iniciar o tratamento. A meatotomia simples é geralmente ineficaz em pacientes com LE. Morey et al. (2007) mostraram que a meatotomia estendida em pacientes com estenose refratária foi bem-sucedida em 14 de 16 pacientes (87%). Malone (2004) descreveu uma meatotomia ventral/dorsal com incisão de relaxamento em forma de V invertido com o vértice do V próximo do limite proximal da meatotomia dorsal.

A etiologia da doença esenótica associada ao LE não é clara. As possíveis causas incluem constrição iatrogênica resultante da instrumentação repetida e da pressão da micção associada à estenose meatal causando intravasamento secundário de urina para as glândulas uretrais (de Littré) (Fig. 40-14). Em casos de LE inicial com apenas envolvimento meatal resultando em estenose da fossa navicular, a reconstrução rápida parece ser bem-sucedida em longo prazo e parece evitar as sequelas da doença estenótica pan-uretral. A maioria dos cirurgiões acredita que, como o LE é uma doença da pele genital, o melhor tecido para a reconstrução seja a mucosa oral; as técnicas serão discutidas mais tarde (Mundy, 1994; Bracka, 1999). Casos crônicos com uma longa extensão de estenose uretral são passíveis de técnicas de reconstrução, mas muito desafiadores. Parece que, exceto no caso de doença constritiva uretral confinada apenas ao meato e à fossa navicular, a reconstrução de enxerto oral em estágios, pelo menos no curto e no médio prazo, parece fornecer resultados duradouros superiores. Isso também pode ser verdadeiro em casos confinados ao meato e à fossa navicular, porque uma análise dos pacientes que passaram por reconstrução com a técnica de retalho ventral transversal de pele em ilha mostrou uma taxa de recorrência de 50%; o ponto fraco dessa análise é que os dados não incluíram a comprovação por biópsia de que todos os pacientes tinham LE (Virasoro et al., 2007). Há também pacientes que se apresentam com pênis oculto. Esse fenômeno ocorre quando a pele da haste do pênis é perdida por causa de inflamação grave, e o pênis fica preso na área penopúbica e escrotal. Esses pacientes têm, muitas vezes, grande excesso de peso, e muitos são diabéticos; geralmente eles se submeteram a procedimentos cirúrgicos prévios. O tratamento desses pacientes é complexo e, finalmente, determinado por seu desejo e necessidade de reconstrução funcional. Em alguns pacientes com doença constritiva uretral grave, nós reconstruímos completamente a uretra; em outros, realizamos apenas uretrostomia perineal. Uretrostomia perineal é, geralmente, uma técnica simples, porque na maioria dos pacientes com LE a uretra proximal anterior é poupada. Acreditamos que, em muitos casos, a preservação da uretra proximal anterior demonstra a distribuição individual das glândulas uretrais (de Littré) em um determinado paciente. Os pacientes mais jovens requerem a mobilização e a liberação do pênis com a colocação de um enxerto de pele de espessura parcial. No entanto, como a inflamação envolve a glande do pênis (que não é removida), a inflamação secundária pode também envolver o enxerto de pele. O monitoramento desses pacientes para os efeitos secundários de inflamação é necessário por toda a vida.

Por fim, **vários relatos sugeriram o desenvolvimento do carcinoma de células escamosas em pacientes com uma história longa de LE** (Doré et al., 1990; Pride et al., 1993).

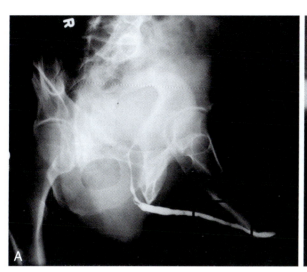
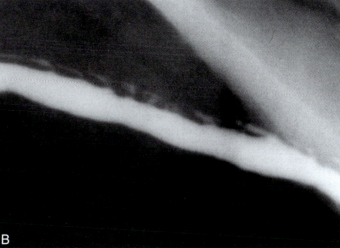

Figura 40-14. A e B, Uretrografia em um paciente com doença estenótica uretral associada a líquen escleroso. A entrada de material de contraste nas glândulas de Littré dilatadas durante a micção é ilustrada. (De Jordan GH. Management of membranous urethral strictures via the perineal approach. In: McAninch J, Carroll P, Jordan GH, editors. Traumatic and reconstructive urology. Philadelphia: Saunders; 1996.)

Amiloidose

A amiloidose da uretra, embora uma doença rara, deve ser considerada na avaliação de qualquer paciente com uma massa uretral. Os pacientes podem apresentar-se com hematúria, disúria ou obstrução uretral. Como o diagnóstico diferencial inclui neoplasia uretral, a cistoscopia com biópsia transuretral está indicada. Quando o diagnóstico é feito, o tratamento deve ser baseado apenas nos sintomas. A maior parte dos pacientes pode ser observada e não precisa de tratamento agressivo. Alguns pacientes precisam de tratamento para a estenose uretral. Progressão e recorrência são raras (Walzer et al., 1983; Dounis et al., 1985; Crook et al., 2002).

Fístula Uretrocutânea

Uma fístula uretrocutânea é um trajeto coberto por epitélio que comunica a uretra até a pele. Quanto ao tamanho, uma fístula pode ser desde milimétrica até muito extensa. **Fístulas uretrais podem ser uma complicação de cirurgia uretral ou se desenvolver após infecção periuretral associada a estenoses inflamatórias ou a tratamentos de lesões uretrais** (condilomas ou tumores papilares). **O tratamento de uma fístula uretral deve ser dirigido não apenas ao defeito, mas também ao processo subjacente que levou ao seu desenvolvimento.** O tratamento varia de acordo com a causa da fístula. Nos casos de reconstrução uretral, especialmente de reconstrução de hipospadias, a fístula muitas vezes ocorre ou recorre por causa da obstrução distal e micção de alta pressão. Além disso, em alguns casos em que várias tentativas de fechamento de fístula foram feitas e falharam, os tecidos adjacentes à fístula são tão repleto de cicatrizes que a reconstrução em estágios é necessária para se obter um "tecido melhor".

Após a cirurgia da uretra, fístulas podem se desenvolver imediatamente ou ser complicações tardias. Uma fístula precoce é o resultado de má cicatrização local, possivelmente decorrente de hematoma, infecção ou tensão ao fechamento. Além disso, pode ocorrer dano à uretra ou o fechamento da pele sobrejacente. Muito ocasionalmente, com cuidados locais agressivos e com derivação urinária, a fístula fecha espontaneamente.

Várias técnicas são empregadas para o fechamento da fístula. A avaliação endoscópica e radiográfica da uretra deve ser realizada antes do reparo em todos os casos. Se a fístula é pequena e o fechamento do orifício não diminui o lúmen da uretra, um botão de pele é removido do entorno da fístula, e as suas bordas são alinhadas à parede uretral. A uretra é fechada com uma pequena (6-0 ou 7-0) sutura absorvível, invertendo a borda epitelial, e o reparo é testado para assegurar que é impermeável. Nós preferimos suturas de ácido poliglicólico (Vicryl®) ou de polidioxanona. Camadas subsequentes são concebidas e fechadas para evitar fios de sutura superpostos. Sem dúvida, a derivação urinária mais segura é obtida com um cateter suprapúbico. No entanto, em muitos casos, um tubo de silicone que reduz a pressão durante a micção por 7 a 14 dias é o suficiente. O microscópio cirúrgico pode ser útil para o fechamento de pequenas fístulas, e permite a utilização de suturas 8-0 de ácido poliglicólico, limitando o tamanho da incisão de pele associada.

Se a fístula é tão grande que o fechamento simples comprometeria o lúmen da uretra, retalhos locais muitas vezes são necessários. No entanto, se os tecidos adjacentes são finos e mal visualizados, o fechamento da fístula pode tornar-se uma reconstrução uretral em estágios como mencionado anteriormente. Para fístulas maiores, uma cistostomia suprapúbica para a derivação da urina é provavelmente prudente. A mobilização de retalhos, como o retalho da túnica dartos, pode ser necessária para garantir a interposição de tecido adequado e evitar a superposição de fios de sutura.

Fístulas associadas à estenose inflamatória ocorrem como tratos periuretrais e se desenvolvem após micção de alta pressão de urina infectada. À medida que se desenvolvem tratos múltiplos, esse problema se torna o que é chamado de "períneo de regador". O reparo requer drenagem suprapúbica, e o tratamento da infecção requer incisão e drenagem de quaisquer abscessos presentes. Nós excisamos amplamente os tratos fistulares e o tecido inflamatório associado e esperamos 4 a 6 meses antes de reparar as estenoses subjacentes. Se tecidos doadores estiverem disponíveis, podem ser utilizados retalhos. No entanto, um procedimento de enxerto em estágios (discutido adiante) também é uma excelente escolha. É preciso ser cauteloso em pacientes com fístulas uretrais mas sem história de sintomas de micção obstrutiva crônica. Em muitos casos, fístulas ou abscessos periuretrais podem ser os sintomas característicos de carcinoma da uretra.

Divertículos Uretrais

Divertículo congênito é uma bolsa revestida por epitélio transicional que é o resultado ou de uma distensão de um segmento da uretra ou da adesão de uma estrutura à uretra através de um colo estreito (i.e., um remanescente mülleriano). **Em pacientes do sexo masculino, um divertículo uretral anterior congênito pode resultar do desenvolvimento incompleto da uretra,** com defeito apenas na parede ventral e subsequente distensão desse segmento pela força hidráulica do fluxo de micção (Valdivia et al., 1986; Bedos e Cibert, 1989; Ozgok et al., 1994). O lábio a jusante do defeito pode servir como uma obstrução valvular, aumentando a pressão no lúmen, e, subsequentemente, o divertículo. **Outra possível etiologia é a lesão da uretra, que pode causar um hematoma intraesponjoso.** Este hematoma poderia criar um espaço parauretral e subsequente divertículo ou fístula. Esses defeitos podem também estar associados a estenoses uretrais (Bryden e Gough, 1999). Também tem sido sugerido que divertículos congênitos podem representar uma dilatação cística gigante dos ductos de Cowper (Gil-Vernet, 1977; Jiminez Cruz e Rioja Sanz, 1993). Nós não acreditamos nessa etiologia proposta, porque os divertículos parecem ser um pouco mais distais do que o local esperado dos ductos de Cowper, e em nossa experiência com a reconstrução de um número considerável desses divertículos, não parece haver neles nenhuma porção proximal dos ductos. Em muitos casos, o destelhamento endoscópico do divertículo atenua os sintomas urinários; apesar do destelhamento, o paciente normalmente pode notar gotejamento após a micção. O reparo aberto essencialmente excisa a redundância da uretra associada ao divertículo. Se o lúmen está comprometido, o *onlay* dorsal por enxerto ou por retalho, pode ser útil.

Um divertículo congênito na uretra prostática pode ser um remanescente do ducto de mülleriano associado a defeitos de virilização. No entanto, muitas vezes ocorre em hipospadias proximais e representa um utrículo alargado (Devine et al., 1980). **Esses divertículos não podem ser demonstrados com a uretrografia miccional, mas são identificados com cistoscopia ou uretrografia retrógrada.** A ponta do cateter uretral tende a prender nesta abertura, e é necessário algo para dirigir a ponta do cateter para o verdadeiro lúmen. Embora seja preciso ter cautela durante a avaliação, esses divertículos não costumam causar problemas ou requerer tratamento, a menos que sejam muito grandes.

Grandes utrículos podem acumular urina durante a micção e se descomprimir após a micção. Se eles são grandes o suficiente, a estase de urina pode ser associada a infecção do trato urinário recorrente ou "incontinência" de difícil tratamento. A abordagem cirúrgica para lesões pequenas pode ser feita através de uma incisão suprapúbica, possivelmente abrindo a bexiga para chegar ao centro do trígono. No entanto, grandes divertículos podem ser tratados por via transacral (Pena e Devries, 1982). Embora este seja um procedimento complexo, ele parece estar associado a muito menor morbidade do que uma abordagem abdominal ou perineal e proporciona uma maior exposição. Nós excisamos o divertículo depois de expormos e dissecarmos a sua comunicação com a uretra. Depois de garantirmos que não há nenhuma obstrução distal para interferir na cura, fechamos a uretra.

Divertículos da uretra feminina são abordados no Capítulo 90.

Parafimose, Balanite e Fimose

Parafimose, ou o edema doloroso do prepúcio distal a um anel fimótico, pode ocorrer se o prepúcio permanecer retraído por um tempo prolongado. O edema é suficiente para dificultar a redução do prepúcio sobre a glande. **Em uma criança muito jovem, muitas vezes é observada parafimose após o prepúcio ter sido traumaticamente reduzido durante um exame ou às vezes pelo excesso de zelo dos pais com a higiene.** A redução traumática de um prepúcio apertado deve ser evitada em todas as idades e circunstâncias. Para reduzir uma parafimose, devemos aplicar uma pressão constante e suave ao prepúcio para diminuir o edema; na criança, isso é mais bem realizado em uma sala silenciosa, com o pai da criança segurando sua mão. Um envoltório elástico pode ser útil em alguns casos. Colocar uma bolsa de gelo sobre a área por um curto período de tempo antes da compressão suave é apropriado como analgésico. Quando o edema tiver sido reduzido, o cirurgião pode pressionar a glande com os polegares, puxando o prepúcio de volta com os dedos. Como a parafimose tende a recorrer, uma incisão dorsal mínima ou uma circuncisão deve ser realizada como um procedimento eletivo posteriormente. Ocasionalmente, um paciente pode apresentar parafimose aguda que evoluiu por muitas horas ou dias; esse é um caso típico em um adolescente que está relutante em mostrar o problema a seus pais. Nesses casos, a redução pode ser impossível, e a parafimose deve ser tratada pela incisão dorsal de emergência ou circuncisão. Nestes casos, a regra é um edema pós-operatório considerável.

Balanite, ou inflamação da glande, pode ocorrer como resultado da falta de higiene, da não retração e limpeza sob o prepúcio. O edema subsequente torna a limpeza mais difícil, mas a inflamação geralmente responde aos cuidados rigorosos e ao uso de pomada antibiótica. Antibioticoterapia oral, ocasionalmente, pode ser necessária. Balanopostite é uma forma grave de balanite e ocorre quando a banda fimótica está apertada o suficiente para manter secreções inflamatórias, criando o que equivale a um abscesso da cavidade prepucial. Ocasionalmente, uma incisão dorsal de emergência é necessária.

Fimose, ou a incapacidade de retrair o prepúcio, pode resultar de repetidos episódios de balanite. Em pacientes mais velhos, balanite pode ser um sinal de apresentação de diabetes. Nesses casos, a circuncisão pode estar justificada.

Estenose do Meato Uretral

O pequeno meato uretral de um recém-nascido provavelmente não chamará a atenção do urologista a menos que a estenose esteja associada a outras deformidades congênitas (p. ex., hipospadia) ou cause dificuldades de micção ou infecção do trato urinário (Allen e Summers, 1974). Se o meato uretral de um menino parece excepcionalmente estreito e há sintomas associados, deve-se considerar meatotomia. Para que esta decisão seja tomada, a micção deve ser observada para verificar se o meato abre à medida que um fluxo vigoroso completo passa. Se o fluxo é estreito e excessivamente forte, provavelmente há estenose. A pele oclusiva é geralmente uma camada fina que às vezes pode ser vista formando uma bolsa para fora, com a abertura do meato no lábio dorsal à medida que a criança urina. **A estenose meatal em um menino parece ser uma consequência da circuncisão que permite subsequente meatite amoniacal.** Caso seja observado meatite amoniacal na criança, geralmente começamos a dilatação meatal com creme de clobetasol a 0,05%. Dentro de 1 semana, o processo parece diminuir. Há evidência anedótica de que a fusão da pele ventral-meatal que causa a estenose do meato pode ser evitada. Os pais devem ser orientados sobre a causa, isto é, uma fralda molhada pressionando a ponta da glande por períodos prolongados.

A meatotomia uretral ventral às vezes pode ser realizada com o uso de anestesia local. Em uma criança, a anestesia geral é a abordagem preferida, evitando trauma para a criança, os pais e o urologista. É importante inserir a agulha anestésica na dobra da pele a partir da face inferior, de modo que a ponta da agulha possa ser observada e controlada. Se a inserção for feita a partir do exterior, a agulha passa através de ambas as camadas da dobra, e uma pápula pode não se elevar por causa do vazamento da solução anestésica. Após a meatotomia, as bordas do corte se fecham novamente a menos que sejam mantidas abertas. A ponta de um dilatador meatal é o melhor instrumento para este fim. Os pais da criança são orientados a separar as bordas suavemente com a ponta do dilatador três vezes por dia durante 7 a 10 dias. O cirurgião deve observar os pais realizarem esse procedimento. Dilatadores meatais pediátricos (ver referência do produto adiante) estão disponíveis; no entanto, a ponta de um tubo de antibiótico oftálmico também funciona bem, e a pomada antibiótica pode ser utilizada como lubrificante.

Estenose meatal ocorre em adultos após inflamação, infecção uretral específica ou não específica, e trauma (especialmente em associação com cateteres permanentes, instrumentação uretral ou prostatectomia radical em alguns casos). Também pode ser o resultado da falha de um reparo de hipospadia prévio. Para realizar uma meatotomia ventral no pênis de desenvolvimento normal em adolescentes e adultos, é muitas vezes necessário colocar suturas para aproximar a extremidade da mucosa uretral e para controlar o sangramento. Este passo requer geralmente três suturas: uma no vértice e uma de cada lado. Constatamos que o dilatador produzido pela Cook Urological (Spencer, IN; n°. catálogo 073.406, adulto 6-34 French; n°. 073.403, pediátrico 6-10 French) é adequado para manter o meato aberto. Em alguns casos, pode ser necessário realizar uma meatotomia dorsal em vez de ventral. Este procedimento pode ser realizado como uma Y-V-plastia após a excisão de qualquer crista cicatricial da neouretra. A meatotomia dorsal, embora eficaz na abertura do meato, muitas vezes cria uma forma esteticamente aquém do ideal do meato. Em um adulto, é incomum que a estenose meatal seja um achado isolado. O processo de constrição geralmente envolve também a fossa navicular em alguma extensão.

Circuncisão

Ainda há controvérsias sobre se a circuncisão neonatal deve ou não ser realizada (Poland, 1990; Schoen, 1990). Muita atenção tem sido dada a esta questão, mas, apesar disso, muitos meninos nos Estados Unidos são circuncisados. A circuncisão ritual continuará; no entanto, na circuncisão ritual, não é necessário remover a pele, mas apenas extrair sangue. **É importante não circuncisar qualquer menino com uma anomalia peniana (p. ex., hipospadia, *chordee*) que pode requerer o prepúcio durante o reparo. A circuncisão está indicada em um rapaz que teve infecções urinárias recorrentes supostamente associadas à pele do prepúcio redundante.**

A maioria das circuncisões realizadas logo após o nascimento é realizada com uma pinça de Gomco ou um dos dispositivos descartáveis plásticos feitos para esta finalidade. Deve-se ter cuidado para libertar o prepúcio da glande completamente e aplicar a tensão apropriada quando o prepúcio é puxado para a pinça. Para evitar tanto uma circuncisão muito generosa ou inadequada, consideramos útil marcar o prepúcio com cuidado para que o nível correto seja apurado. No nosso centro, realizamos a circuncisão neonatal com um bloqueio peniano para a anestesia.

A complicação mais comum é a hemorragia como resultado do controle inadequado com compressão vascular. A aplicação de uma esponja embebida em epinefrina pode ajudar a controlar o sangramento venoso mínimo. Também pode ocorrer infecção, que responde aos cuidados locais. Qualquer separação da pele resultante deve ser reparada após a resolução da inflamação. Separação mínima pode ser passível de cura por segunda intenção. Às vezes é removida pele em excesso, ou a uretra é incluída na pinça, resultando em uma fístula. Em muitos, se não na maioria dos casos em que é retirada pele em excesso, o fechamento pode ainda ser realizado com frenuloplastia agressiva junto com o fechamento da pele remanescente pela transposição da pele remanescente. Se todo o pênis é "escalpelado", pode-se tratar com enxerto de pele de espessura parcial ou com a reaplicação do prepúcio excisado, depois que ele é preparado adequadamente como enxerto. Em casos complicados, pode ser prudente sepultar o pênis no escroto e repará-lo posteriormente. **O eletrocautério monopolar deve ser evitado em uma circuncisão neonatal porque pode ocorrer a perda do pênis pela distribuição de campo da corrente elétrica. O uso de cautério monopolar com uma pinça de Gomco ou similar deve ser evitado, pois pode ocorrer uma perda de tecido devastadora.**

Um recém-nascido que perdeu seu pênis por causa de um acidente na circuncisão não deve se submeter a redesignação de gênero. A nossa experiência com a construção fálica inclui muitas crianças e jovens que haviam se convertido ao sexo feminino em um acidente de circuncisão. Quando passavam pela puberdade, eles percebiam que esta designação sexual estava errada. A maioria desses rapazes poderia ser submetida a reconstrução de maneira a preservar a função reprodutiva.

Em adultos, a circuncisão pode ser feita com anestesia local, pelo bloqueio dos nervos dorsais na base do pênis e circunferencialmente infiltrando as camadas superficiais da base peniana. Em homens e meninos mais velhos, somos a favor de uma circuncisão em manga. Com o prepúcio na sua posição retraída, delimitamos uma incisão com uma caneta de marcação, deixando um pequeno manguito prepucial. Esta marca deve seguir direto por toda a base do frênulo. Esta incisão é feita e realizada através da fáscia dartos até à lâmina superficial da fáscia de Buck. O prepúcio é reduzido, e uma segunda incisão é marcada, seguindo os contornos da margem coronal e V do frênulo no lado ventral. O frênulo geralmente se retrai em um V. Em alguns casos, o frênulo pode ser alongado fechando-se as extremidades do V em uma orientação longitudinal para um comprimento curto (frenuloplastia). Se é realizada a frenuloplastia, a incisão proximal não precisa seguir o V do frênulo retraído porque a pele ventral é reta. Nós fazemos a incisão da pele e realçamos os vasos sanguíneos com cautério bipolar à medida que a incisão é aprofundada e a borda da pele é mobilizada. Em homens e meninos mais velhos, os vasos são mais fortes e não são facilmente fechados por compressão, não importa o quão vigorosa. Pinças de circuncisão podem ser ineficazes e não são recomendadas, embora estejam disponíveis tamanhos maiores. Depois de a manga de pele prepucial ser removida, é obtida a hemostasia, e as bordas da pele são reaproximadas.

Nos meninos mais jovens, alguns cirurgiões podem considerar este procedimento em manga difícil e tedioso. Se este for o caso, após a pele ser marcada, uma incisão dorsal é feita através de ambas as camadas do prepúcio de volta ao nível da coroa. Seguindo as marcas, as duas camadas da pele do prepúcio são incisadas. A hemorragia é controlada, e as bordas da pele são reaproximadas.

Complicações são incomuns. A maioria dos pacientes desenvolve alguma hiperestesia da glande, que se resolve. Um hematoma é provavelmente a complicação imediata mais comum. Alguns pacientes notam pequenas imperfeições estéticas que não têm significado funcional. Um dos problemas mais angustiantes que vemos é um paciente que se queixa de que o cirurgião removeu muita pele. Para evitar esta ocorrência, a circuncisão deve ser feita precisamente, e, qualquer que seja o procedimento a ser realizado, as incisões devem primeiramente ser marcadas com a pele não distorcida sobre a haste. Adultos que solicitam a circuncisão devem ser cuidadosamente avaliados do ponto de vista psicossexual porque muitos desses pacientes que são os mais persistentes em pedir a circuncisão se tornam os mais insatisfeitos após a cirurgia.

Em vários estudos a circuncisão mostrou proporcionar uma proteção para os homens em áreas onde o vírus da imunodeficiência humana (HIV) é muito prevalente (Auvert et al., 2005; Bailey et al., 2007; Gray et al., 2007). Tem sido consistentemente demonstrado em ensaios clínicos randomizados que a circuncisão reduz o risco de aquisição do HIV em homens africanos heterossexuais em 50% a 60%. Estudos prospectivos similares não foram realizados em países desenvolvidos; no entanto, os dados retrospectivos entre homens heterossexuais nos Estados Unidos mostraram uma redução semelhante de aproximadamente 50% na prevalência de HIV entre homens com exposição conhecida, sugerindo que os dados podem ser extrapolados para essa população. Além disso, mostrou-se que a circuncisão reduz o risco de aquisição de vírus herpes simples tipo 2, papilomavírus humano, úlceras genitais e algumas infecções bacterianas sexualmente transmissíveis (Tobian et al., 2014).

Há uma justificativa biológica para a redução da propagação de infecções sexualmente transmissíveis, especialmente HIV, com a circuncisão. As células de Langerhans superficiais, células T CD4$^+$ e células T CD8$^+$ são abundantes e menos bem protegidas por queratina na face interna do prepúcio e frênulo masculinos. Quando o prepúcio é retraído durante a relação sexual, esta grande e suscetível área de superfície é exposta, permitindo contato com secreções infectadas pelo HIV e o subsequente risco de infecção. Também foi mostrado que homens não circuncisados apresentam aumento da frequência de úlceras genitais e aumento da frequência de microfissuras durante a relação sexual, ambos os quais aumentam a transmissão do HIV.

Apesar dos benefícios bem demonstrados da circuncisão em homens heterossexuais, o mesmo benefício não foi mostrado em homens que fazem sexo com homens (HSH). Uma grande metanálise de mais de 53.000 HSH não demonstrou proteção estatisticamente significativa contra o HIV (Millett et al., 2008). A análise de subgrupos demonstrou uma tendência para a diminuição da prevalência de HIV entre HSH que praticam predominantemente sexo anal ativo em vez de passivo, e outros confirmam esses achados.

Falha no Reparo de Hipospadia

No tratamento de um paciente no qual o reparo de hipospadia falhou, é importante obter todos os registros disponíveis para ajudar a determinar o que pode ter contribuído para as suas complicações. **O reparo da hipospadia pode falhar devido a uma correção inadequada de *chordee* ou a uma uretra inadequada, com estenose, fístula ou divertículo** (Winslow et al., 1986). **Muitas vezes, a partir dos registros médicos pode-se observar que nem todos os aspectos da deformidade de hipospadia** (i.e., meato ventral deslocado, *chordee* ventral, e alguma expressão de inadequação de fusão de tecidos ventrais) **foram abordados em reparações anteriores.** Muitas vezes se observa que adultos com estenose uretral foram submetidos a cirurgia para hipospadia quando crianças. Dependendo da idade do paciente e da preferência de tratamento do urologista, uma variedade de técnicas pode ser usada para reparar a hipospadia original. Muitos desses pacientes têm *chordee* persistente e um meato subcoronal. Também tem sido observado que os adultos têm evidência de longa data de fístula uretral. Além disso, alguns pacientes podem ter achados clínicos não relacionados a hipospadia que deveriam ter sido reconhecidos anteriormente, em especial quando a hipospadia é parte de um problema intersexual. No passado, os problemas associados a falhas anteriores eram causados por erros de avaliação, técnica ou cuidados pós-operatórios (Devine et al., 1978). **Com técnicas mais modernas disponíveis e com a maior parte dos casos de hipospadia tratados por cirurgiões com grande experiência, as falhas parecem estar associadas a infecções perioperatórias ou a outros fatores que afetam negativamente a cicatrização da ferida.** Atualmente, falhas grosseiras no reparo de hipospadia são encontradas com muito menos frequência, e a maioria dos casos observados ocorre em pacientes que tiveram procedimentos anteriores há mais de 15 a 20 anos. As complicações nesses pacientes não resultaram de cirurgias mal indicadas naquela época, mas sim do "nível das técnicas" na época.

A avaliação de um reparo de hipospadia inclui uretrografia retrógrada, urecistografia miccional e cistoscopia. Em um paciente mais velho, uma avaliação pré-operatória confiável de *chordee* residual pode ser feita com base na história e em fotografias tiradas em casa. Em pacientes mais jovens, pode ser necessária a avaliação completa dos casos mais complexos, com uso de anestesia, se necessário.

Em um paciente adulto, deve-se ter uma discussão detalhada sobre os aspectos positivos e negativos das várias abordagens. Os pacientes que foram inicialmente operados antes do final de 1970, provavelmente foram submetidos a enxertia ou a alguma forma de reparo usando quase exclusivamente tecido ventral. Alguns desses pacientes têm ainda os restos de um capuz dorsal ou pele dorsal suficiente para se realizar um tipo de reconstrução em ilha de pele peniana transversal dorsal.

Acreditamos que a correção cirúrgica de casos complexos exige uma abordagem agressiva pelo cirurgião (Secrest et al., 1993). No entanto, com o advento e uso muito comum do reparo de placa tubular incisada, inicialmente descrito por Snodgrass (1999), a natureza das falhas é diferente, e as abordagens também são notavelmente diferentes. Com base nas nossas observações, o número de falhas cirúrgicas é menor, a natureza das técnicas de salvamento de enxerto é notavelmente diferente, e o método de abordagem da curvatura residual é diferente. É possível reincisar a "placa uretral" e tubularizá-la se ela não estiver tomada por cicatrizes ou enxertar a placa dorsalmente, se estiver; se os tecidos são muito cicatrizados ou fibrosados, muitos cirurgiões optam pela reconstrução em estágios (Snodgrass et al., 2009). O uso de retalhos tem seu lugar em procedimentos corretivos, e a excisão de tecidos cicatriciais causando curvatura residual também tem seu lugar. No entanto, as técnicas de plicatura ou de corporoplastia para correção de curvatura residual têm, na maioria dos casos, se tornado o padrão. Técnicas de enxerto para a correção de curvatura são utilizadas, mas com muito menos frequência do que em anos anteriores.

Anormalidade Genital Residual em Pacientes com Extrofia Derivada ou Fechada

Defeitos genitais residuais em homens que tiveram extrofia reparada quando crianças podem causar problemas funcionais, estéticos e psicológicos. Os efeitos desses problemas são agravados em homens que se submeteram a derivação urinária e usam ostomias, embora isso seja um menor fator com a melhoria recente das técnicas de derivação urinária. Reconstruções bem-sucedidas são possíveis, exceto nas formas mais graves de extrofia da bexiga ou extrofia cloacal, quando o pênis ou as metades do pênis bífido estão realmente inadequados. Mesmo assim, se os testículos forem normais, o sucesso das técnicas mais recentes de construção fálica (ver discussão adiante) devem favorecer a opção de criar a criança como um menino, possivelmente preservando seu potencial reprodutivo na puberdade. Nesses casos muito difíceis, acreditamos que aos pais devem ser apresentadas ambas as opções, redesignação de gênero *versus* eventual faloplastia. Progressos marcantes têm sido alcançados para o tratamento de casos difíceis (Johnston, 1975; Hendren, 1979; Jeffs, 1979; Snyder, 1990; Perovic et al., 1992; Gearhart et al., 1994; Mitchell e Bagli, 1996) e em técnicas de fechamento primário. No entanto, muitos pacientes precisam de uma nova cirurgia genital, porque eles experimentam o surto de crescimento hipertrófico do pênis associado à puberdade.

Os objetivos da cirurgia reconstrutiva em pacientes do sexo masculino com extrofia ou epispadia são criar um pênis suspenso com corpos eréteis de comprimento e forma satisfatórios para permitir a função sexual e construir uma uretra que sirva para a passagem da urina e a ejaculação. No entanto, a experiência tem demonstrado que, em um paciente com extrofia derivada e apenas um remanescente da bexiga, a construção de uma uretra que é essencialmente desfuncionalizada é difícil. Todas essas uretras eventualmente sofrem fibrose e estenose. O remanescente do colo da bexiga torna-se um cisto que muitas vezes é colonizado. Epididimites virulentas ou a formação do que é realmente um abscesso do remanescente do colo da bexiga começam a ocorrer. Observamos dois pacientes que desenvolveram carcinoma da próstata em um remanescente do colo da bexiga. O diagnóstico nesses pacientes foi difícil, e a cirurgia resultante foi ainda mais difícil. Nenhum paciente teve boa evolução do ponto de vista do tratamento do carcinoma. Ambos foram tratados antes do uso agressivo e da melhor compreensão sobre o antígeno prostático específico (PSA, do inglês *prostate-specific antigen*).

Muitos pacientes que se submeteram a cirurgia quando crianças não se apresentam para correção de insuficiências dos órgãos genitais externos até depois de terem chegado à puberdade e perceberem que a sua situação não melhorou e não tende a melhorar. Alguns tiveram crises sexuais problemáticas. Nós empregamos uma abordagem sistemática para realizar a reconstrução necessária para corrigir os defeitos anatômicos nestes pacientes (Devine et al., 1980; Winslow et al., 1988). A cirurgia é realizada de uma forma sequencial começando com o procedimento mais simples que atingiria o resultado funcional desejado.

A cicatriz da parede abdominal inferior pode ser corrigida ou defeitos podem ser fechados por retalhos peripenianos modelados em forma de W. Em muitos pacientes, pode haver grande diástase do músculo reto abdominal que é realmente uma hérnia ventral. A ancoragem com telas ou com Gore-Tex® pode ser difícil, e nós recorremos a uma transferência livre microvascular de osso fibular em vários casos para reconstruir a continuidade do púbis, permitindo o fechamento efetivo da hérnia abdominal.

Com técnicas contemporâneas de fechamento primário mais eficazes, o foco do cirurgião reconstrutivo do adulto é, principalmente, a correção da hérnia ou do membro no paciente que tem um pênis inadequado, seja devido a deformidade, cicatriz ou redesignação de gênero imprópria.

TRAUMA DOS ÓRGÃOS GENITAIS

Este tópico é discutido principalmente no capítulo 101, mas uma descrição adicional está incluída na versão on-line em inglês deste capítulo. Consulte essa seção e a Figura 40-15 em www.expertconsult.com.

DOENÇA ESTENÓTICA URETRAL

O termo *estenose uretral* refere-se a doença da uretra anterior, ou a um processo de cicatrização envolvendo o epitélio uretral ou o tecido erétil esponjoso do corpo esponjoso (espongiofibrose) (Fig. 40-16). O tecido erétil esponjoso do corpo esponjoso é subjacente ao epitélio uretral, e o processo de cicatrização estende-se através dos tecidos do corpo esponjoso em alguns casos aos tecidos adjacentes. **A contração dessa cicatriz reduz o lúmen uretral.** Por exemplo, se uma uretra normal mede 30 Fr, o seu diâmetro é de 10 mm, e a área do lúmen é de aproximadamente 78 mm^2. Se a cicatriz resultou em uma uretra que mede 15 Fr, o lúmen é de apenas 55 mm^2, ou 29% reduzido. É evidente que a contração da cicatriz causada pela doença estenótica uretral anterior pode ser assintomática durante algum tempo, mas à medida que o lúmen é ainda mais reduzido, isso pode causar sintomas urinários importantes.

Em contraste, as "estenoses" da uretra posterior não estão incluídas na definição comum de estenose uretral. A estenose uretral posterior é um processo obliterante na uretra posterior que resultou em fibrose e é geralmente o efeito de lesões naquela área causadas por trauma ou por prostatectomia radical. Embora o defeito de lesão possa ser extenso, em alguns casos, o processo real envolvendo os tecidos da uretra é geralmente limitado. Por consenso da conferência

PONTOS-CHAVE: PROCEDIMENTOS SELECIONADOS

- Hemangioma uretral é uma condição rara que é geralmente persistente. Ela pode apresentar um grande desafio para o cirurgião. Todos os casos relatados de hemangioma uretral foram benignos, e o tratamento depende do tamanho e da localização da lesão.
- Artrite reativa é caracterizada por uma tríade clássica de artrite, conjuntivite e uretrite. O envolvimento uretral é geralmente leve, autolimitado e um componente menor da doença.
- LE era previamente referido como balanite xerótica obliterante. O diagnóstico é feito por meio de biópsia. Acredita-se que o LE seja possivelmente pré-maligno para o desenvolvimento de carcinoma de células escamosas da glande. É a causa mais comum de estenose meatal. O tratamento de pacientes com constrição relacionada a LE é complexo e os resultados são aquém do ideal. O tratamento é determinado pelo desejo do paciente e pela necessidade de reconstrução funcional.
- Amiloidose é uma doença rara da uretra e deve ser considerada na avaliação de qualquer paciente com uma massa uretral. Os pacientes apresentam hematúria, disúria ou obstrução uretral.
- Uma fístula uretrocutânea é um trajeto revestido por epitélio que segue da uretra até a pele. Pode ser uma complicação de cirurgia uretral ou ser decorrente de infecção periuretral associada a estenoses inflamatórias ou ao tratamento de lesões uretrais. O tratamento da fístula uretral deve ser dirigido não só ao defeito, mas também ao processo subjacente que levou ao seu desenvolvimento.
- Divertículo uretral congênito é uma bolsa de células transicionais revestida por epitélio que é o resultado ou de distensão de um segmento da uretra ou da fixação de uma estrutura à uretra por um colo estreito. Em pacientes do sexo masculino, um divertículo uretral anterior "congênito" pode resultar do desenvolvimento incompleto da uretra ou pode ser o resultado de trauma aberto que levou a um hematoma dentro do corpo esponjoso. Divertículo congênito na uretra prostática é um remanescente do ducto mülleriano.
- Parafimose é um inchaço doloroso do prepúcio distal a um anel fimótico. Ocorre quando o prepúcio é retraído e não reduzido. O edema se forma na pele distal.
- Estenose do meato uretral em um garoto jovem provavelmente é uma consequência da circuncisão. A circuncisão permite o desenvolvimento de meatite amoniacal, que pode cicatrizar formando uma membrana na porção ventral do meato. Ainda há polêmica sobre se a circuncisão neonatal deve ou não ser realizada. Se for realizada, a circuncisão deve ser adequada. A complicação mais comum da circuncisão neonatal, em nossa opinião, ocorre quando esta é feita inadequadamente.
- O caso de um paciente em quem o reparo de hipospadia falhou pode ser complexo. Muitos são vítimas da técnica da época em que tiveram a sua primeira reconstrução. Todos os pacientes com envolvimento uretral devem ser avaliados como se tivessem doença estenótica uretral.
- Técnicas avançadas para a reconstrução do complexo extrofia-epispadia levaram a resultados funcionais muito melhores e à menor necessidade de reconstrução secundária nos casos de extrofia. A reconstrução secundária na extrofia inclui o tratamento da área de distribuição dos pelos pubianos, da base dorsal do pênis, da haste do pênis, da uretra e da junção de penoescrotal.

da Organização Mundial de Saúde, o termo *estenose* é limitado à uretra anterior. Defeitos de lesão por estiramento são processos da uretra membranosa associados a fratura pélvica. Outros estreitamentos da uretra posterior são chamados de *contraturas uretrais* ou *estenoses* (Bhargava et al., 2004).

Anatomia Uretral

Embora a anatomia da uretra tenha sido descrita na seção anterior sobre a anatomia, é oportuno reenfatizar os pontos anatômicos-chave. **A uretra bulbar é excentricamente localizada em relação ao corpo esponjoso e está muito mais próxima do dorso das estruturas penianas** (Fig. 40-6). À medida que se move distalmente, o pêndulo ou uretra peniana torna-se mais centralmente localizado dentro do corpo esponjoso.

A pele genital tem um suprimento sanguíneo duplo (proximal e distal) e bilateral, formando um sistema fasciocutâneo (Fig. 40-10). O corpo esponjoso recebe sangue da artéria peniana comum, o ramo terminal da artéria pudenda interna (Fig. 40-12). O corpo esponjoso também tem suprimento sanguíneo duplo — suprimentos proximal e retrógrado através das artérias dorsais à medida que eles formam ramos na glande do pênis.

Etiologia

Qualquer processo que lesa o epitélio da uretra ou o corpo esponjoso subjacente até o ponto em que a cura resulta em uma cicatriz pode provocar uma estenose uretral anterior. A maioria das estenoses uretrais é resultado de trauma (geralmente trauma a cavaleiro). Esse trauma da uretra muitas vezes passa despercebido até que o paciente apresenta sintomas miccionais resultantes da obstrução ou da cicatriz. Na maioria dos casos de trauma a cavaleiro, a reconstrução da lesão da uretral bulbar é possível (Park e McAninch, 2004). Trauma iatrogênico da uretra ainda existe, mas com o desenvolvimento de endoscópios menores e com a limitação das indicações para cistoscopia em meninos, observamos menos estenoses iatrogênicas hoje do que no passado. O papel da uretrorragia idiopática com relação a estenoses em crianças não é claro; alguns questionam se isto pode ser uma causa de estenoses em meninos, independentemente de a criança ter sido submetida a um procedimento endoscópico (Rourke et al., 2003). Nenhum fator específico foi identificado como causador da uretrorragia idiopática. Resultados histológicos de um dos nossos pacientes com resolução de uretrorragia mostrou porções de tecidos cobertos em parte por epitélio escamoso; outras partes estavam cobertas por epitélio transicional; havia várias áreas de epitélio desnudo com hemorragia aguda e infiltração neutrofílica; alguns focos de microcalcificação foram demonstrados; diversas glândulas mucosas foram encontradas no tecido conjuntivo submucoso, bem como algumas coleções de material amorfo, provavelmente mucina. Essas áreas coraram-se negativamente para um corante especial para amiloide. Não houve evidência de efeito citopático viral ou de malignidade. Nós não observamos evidências de infecção bacteriana ou de inclusões virais. No entanto, temos observado um aumento nas estenoses associadas a LE, e essas constrições claramente se comportam muito mais como estenoses inflamatórias do que como cicatrizes isoladas induzidas por trauma. Por fim, as lesões da uretra posterior, traumáticas por definição, resultam em defeitos obliterantes ou quase obliterantes que estão associados a extensa fibrose interposta entre as extremidades afastadas da uretra.

Estenoses inflamatórias associadas à gonorreia eram as mais comumente observadas no passado e são menos comuns agora. Com o advento do tratamento antibiótico rápido e eficaz, a uretrite gonocócica progride com menos frequência para estenose uretral gonocócica. O papel da *Chlamydia* e do *Ureaplasma urealyticum* (i.e., uretrite não específica) no desenvolvimento de constrição da uretra anterior não é claro. Nenhuma associação clara entre uretrite não específica e o desenvolvimento de estenose da uretra anterior foi estabelecida.

Como mencionado anteriormente, há uma associação definitiva entre o desenvolvimento de estenose inflamatória e LE. O LE geralmente começa com inflamação da glande e, inevitavelmente, provoca estenose meatal, ou uma estenose verdadeira da fossa navicular. A causa dessa inflamação da uretra e da pele peniana distal é desconhecida. Há algumas evidências de que a progressão da estenose para finalmente envolver a uretra anterior pode ser devida à micção de alta pressão, que ocasiona a entrada de urina para as glândulas uretrais (de Littré), a inflamação dessas glândulas e, talvez, microabscessos e espongiofibrose profunda. Não foi bem definido se as alterações uretrais e a eventual fibrose também estão relacionadas a lesões bacterianas. Embora o uso de antibióticos pareça limitar os

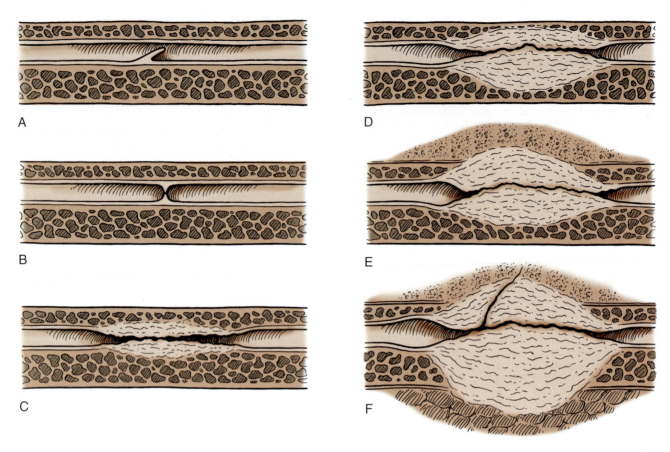

Figura 40-16. A anatomia das estenoses da uretra anterior inclui, na maioria dos casos, espongiofibrose subjacente. A, Dobra mucosa. B, Constrição de íris. C, Envolvimento de espessura total com fibrose mínima no tecido esponjoso. D, Espongiofibrose de espessura total. E, Inflamação e fibrose envolvendo tecidos fora do corpo esponjoso. F, Estenose complexa complicada por uma fístula. Ela pode avançar para formar um abscesso, ou a fístula pode se abrir para a pele ou o reto. (De Jordan GH. Management of anterior urethral stricture disease. Probl Urol 1987;1:199–225.)

sintomas de micção obstrutiva nesses pacientes, até onde conhecemos, a literatura não mostra resolução do processo de estenose com o uso de antibióticos.

A entidade conhecida como estenose congênita é pouco compreendida. No desenvolvimento embriológico, se uma estenose se encontra em um local natural onde ocorre uma fusão de estruturas (i.e., uretra posterior e anterior), uma estenose congênita pode ser um pressuposto razoável. No entanto, o termo *estenose congênita* é utilizado por alguns autores para definir uma constrição para a qual não existe uma causa identificável. Propomos que seja razoável definir uma estenose como congênita apenas se esta não é uma constrição inflamatória, é uma constrição de curto comprimento e não está associada a uma história de trauma uretral. Esses critérios limitam o termo *estenose congênita* a estenoses da uretra anterior encontradas em crianças antes de tentarem a deambulação. Assim definidas, as estenoses congênitas são as mais raras.

Diagnóstico e Avaliação

Os pacientes que têm estenose uretral mais frequentemente apresentam sintomas obstrutivos da micção ou infecções do trato urinário, como prostatite e epididimite. Alguns pacientes também apresentam retenção urinária. No entanto, em questionamento íntimo, observa-se que a maioria desses pacientes tem tolerado notáveis sintomas obstrutivos da micção por um longo tempo antes da progressão para obstrução completa.

Quando um paciente não pode urinar, normalmente se tenta passar um cateter uretral. Se o cateter não passa, a natureza da obstrução é determinada por uretrografia retrógrada dinâmica. A maioria dos casos é tratada com dilatação aguda, e há muitos exemplos em que este não é o melhor caminho para o paciente. Quando há dúvida, deve-se determinar a natureza da estenose quando possível, e colocar seletivamente um cateter de cistostomia suprapúbica para tratar o estado agudo e dar tempo para a concepção de um plano de tratamento mais adequado. A prática da passagem cega de filiformes e dilatação cega sem o conhecimento da anatomia da estenose uretral é condenada. Embora imagens detalhadas não estejam sempre disponíveis, a endoscopia flexível está quase universalmente disponível nos Estados Unidos. A estenose pode ser visualizada, e pode-se tentar a colocação de fio-guia sob visão direta.

Para a elaboração de um plano de tratamento adequado, é importante determinar a localização, o comprimento, a profundidade e a densidade da estenose (espongiofibrose). O comprimento e a localização da estenose podem ser determinados por radiografia, uretroscopia e ultrassonografia. A profundidade e a densidade da cicatriz no tecido esponjoso podem ser deduzidas a partir do exame físico; a aparência da uretra, em estudos com contraste; e a quantidade de elasticidade, na uretroscopia. A profundidade e a densidade da fibrose são difíceis de determinar objetivamente. O comprimento absoluto da espongiofibrose pode não ser evidente na avaliação ultrassonográfica. **O exame de ultrassonografia pode complementar exames contrastados e é preciso para determinar o comprimento do anel estenótico** (Morey e McAninch, 1996b). Estudos de contraste da uretra são mais bem realizados sob a supervisão direta do cirurgião responsável pelo tratamento do paciente.

McCallum e Colapinto (1979a, 1979b) descreveram o uso de exames radiográficos e enfatizaram a necessidade de esses exames

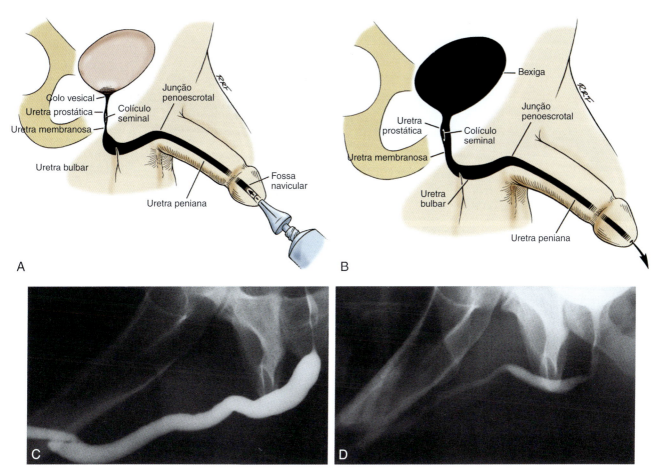

Figura 40-17. A, Representação de um uretrograma retrógrado dinâmico com os critérios de McCallum ilustrados. **B,** Representação de um uretrograma de micção dinâmico com os critérios de McCallum ilustrados. **C,** Uretrograma retrógrado normal. **D,** Uretrograma de micção normal. (A e B, Modificados de McCallum RW. The adult male urethra. Radiol Clin North Am 1979;17:227–44.)

serem dinâmicos, em vez de estáticos (Fig. 40-17). No nosso centro, os exames de imagem incluem estudos dinâmicos que são realizados durante a injeção retrógrada de material de contraste e enquanto o paciente está urinando. Mesmo com uma técnica suave, o extravasamento durante a uretrografia retrógrada é possível em pacientes nos quais a uretra está acentuadamente inflamada. Por essa razão, os exames de contraste devem ser realizados com material de contraste que seja adequado para injeção intravenosa e utilizado ou diretamente a partir do frasco, ou diluído de acordo com as diretrizes do fabricante. Materiais de contraste que foram espessados com gel lubrificante ou gel anestésico podem ser uma fonte de problemas, oferecer pouco em relação à complementaridade dos exames radiográficos, sem tornar os exames mais confortáveis. A avaliação ultrassonográfica em tempo real da uretra após ter sido preenchida com um gel lubrificante ou soro fisiológico foi descrita por Morey e McAninch (1996a, 1996b). No entanto, é um equívoco que a ultrassonografia sempre visualiza diretamente a espongiofibrose. Morey e McAninch (1996a, 1996b) acreditavam que a ultrassonografia da uretra bulbar, possivelmente, determinava com mais precisão o comprimento da estenose, o que pode ser importante caso se considere um reparo anastomótico. Se o paciente não estiver em posição oblíqua lateral inclinada para a uretrografia retrógrada, o comprimento da estenose será subestimado. Por fim, durante a uretrografia com contraste, mais do que uma projeção pode ser necessárias para visualizar a estenose. O exame de imagem com ressonância magnética (RM) também está sendo estudado como um adjuvante para a avaliação da estenose uretral e de lesões uretrais decorrentes de fratura pélvica (LUFP). Em nossa experiência, o uso rotineiro de RM para estenoses ou defeitos de lesão uretral decorrentes de fraturas pélvicas não é sempre benéfico. No caso de tumores uretrais, a ressonância magnética é inestimável. A experiência de outros pesquisadores é compatível com a nossa (Pavlica et al., 2003). Em um defeito de lesão uretral secundária a fratura pélvica, o alinhamento das duas extremidades da uretra também pode ser definido claramente.

O exame endoscópico pode ser necessário após exames de contraste. A cistoscopia flexível tem simplificado essa avaliação, e quando a anestesia local é empregada há pouco desconforto associado. O endoscópio pode ser passado até a estenose, e geralmente é desnecessário passá-lo além desse nível. Além disso, nem sempre é necessário, e geralmente não é benéfico, dilatar a estenose no momento da avaliação endoscópica inicial. O equipamento endoscópico pediátrico provou ser extremamente útil para a avaliação da uretra proximal a uma área estreita sem a necessidade de dilatar a mesma. Em um paciente que não pode urinar e tem uma cistostomia suprapúbica, exames de contraste combinados com endoscopia são úteis na definição da anatomia da estenose (Fig. 40-18).

É imperativo avaliar toda a uretra proximal e distal à estenose com endoscopia e com sonda de *bougie* durante a cirurgia para garantir que seja incluída a reconstrução de toda a uretra envolvida. Embora a pressão hidráulica gerada pela micção possa manter os segmentos proximais à estenose patentes, a menos que esses segmentos sejam incluídos no reparo, eles estão em risco de contração depois que a obstrução do segmento estenosado é aliviada pela reconstrução. Por esse motivo, quaisquer áreas anormais da uretra que estão proximais a um segmento estenótico devem ser avaliadas. Se o lúmen não parece demonstrar diminuição da complacência, nós presumimos que a área

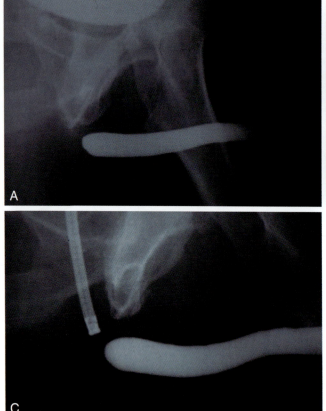
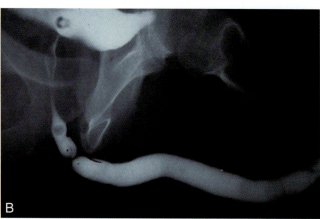

Figura 40-18. Série de radiografias que demonstram a utilidade da combinação de realce com contraste e endoscopia. A, O uretrograma retrógrado mostra um processo totalmente obliterante que envolve a uretra bulbar proximal. B, O paciente teve êxito no relaxamento para a micção; no entanto, supõe-se que há uma área anular de grande calibre proximal ao processo obliterante da uretra bulbar. C, A endoscopia através do tubo de cistostomia suprapúbica esclarece a anatomia da uretra proximal e demonstra a extensão do processo obliterante.

não está envolvida na doença estenótica ativa. No entanto, caso a uretra apresente um formato de cone no exame, isto sugere o envolvimento deste segmento na cicatriz.

Em alguns pacientes, pode ser difícil avaliar a uretra proximal a uma área de estenose. Em pacientes selecionados, é útil colocar um tubo suprapúbico para desfuncionalizar a uretra; após 6 a 8 semanas, se houver estenose em uma área que foi hidrodilatada pela micção, esta deve tornar-se aparente.

Tratamento

Embora o tratamento das estenoses de uretra date dos fundamentos da urologia, progressos alcançados durante os últimos 50 anos permitem que muitas das estenoses mais complexas sejam reconstruídas de forma confiável em um único estágio. No passado, um conceito conhecido como "escada reconstrutiva" era usado como guia para o tratamento das estenoses de uretra. Esse conceito era baseado no princípio de que o procedimento mais simples deveria sempre ser tentado em primeiro lugar, e às vezes repetido depois de uma falha, antes de se passar para abordagens mais complexas. Essa metodologia é considerada arcaica na reconstrução uretral moderna.

O paciente e o médico devem ter uma boa compreensão do objetivo do tratamento antes da sua escolha. As opções terapêuticas devem ser discutidas com o paciente, com o cuidado de enfatizar o resultado esperado no que diz respeito às chances de cura. Alguns pacientes podem preferir o tratamento clínico da estenose e optar por dilatações periódicas no consultório, em casa ou no hospital, em vez de submeterem-se a cirurgias abertas tecnicamente delicadas. Outros podem ter a cura como objetivo e escolher o tratamento cirúrgico. Muitos procedimentos cirúrgicos hoje têm resultados de curto e médio prazo aproximando-se das taxas de sucesso em longo prazo de mais de 90% a 95% para muitos casos de estenose.

PONTOS-CHAVE: ESTENOSE URETRAL

- O termo *estenose uretral* refere-se a doença da uretra anterior e é um processo cicatricial que envolve o epitélio e o tecido erétil do corpo esponjoso. A contração da cicatriz reduz o lúmen uretral. Estenoses da uretra posterior são mais adequadamente chamadas de LUFP; estenoses da uretra prostática ou do colo vesical podem ser adequadamente referidas como contraturas ou estenoses.
- A uretra anterior é cercada pelo corpo esponjoso, e à medida que avança proximalmente, é localizada excentricamente em relação ao mesmo. A pele genital tem um suprimento de sangue duplo e bilateral, formando um sistema vascular fasciocutâneo. A vascularização do corpo esponjoso é baseada na artéria peniana comum.
- Em geral, a maioria das estenoses da uretra anterior é o resultado de trauma. Estenoses inflamatórias associadas a gonorreia são observadas raramente; no entanto, estenoses associadas a LE tem comportamento semelhante ao das estenoses inflamatórias.
- Pacientes com estenoses uretrais geralmente apresentam sintomas de obstrução da micção ou infecções do trato urinário, tais como prostatite e epididimite. Os pacientes que apresentam retenção urinária, quando questionados, toleraram sintomas obstrutivos prévios por muito tempo.
- Para um plano de tratamento adequado, é importante determinar o comprimento, a localização, a profundidade e a densidade da espongiofibrose. Essa determinação pode ser feita com uma combinação de exames contrastados, endoscopia e ultrassonografia. É imperativo avaliar a uretra proximal e distal à constrição completamente com endoscopia. Um cistoscópio pediátrico é útil nestes casos.

Dilatação

A dilatação da uretra é o tratamento mais antigo e mais simples das estenoses uretrais, e para um paciente com uma constrição epitelial sem espongiofibrose, pode ser curativo. **O objetivo desse tratamento, um conceito que é frequentemente esquecido, é esticar a cicatriz sem produzir mais cicatrizes.** Se ocorrer sangramento durante a dilatação, a constrição foi rompida em vez de esticada, possivelmente ferindo ainda mais a área envolvida.

O método menos traumático para dilatar a uretra são as técnicas leves por múltiplas sessões de tratamento. Acreditamos que o método mais seguro de dilatação da uretra atualmente disponível envolve o uso de cateteres de dilatação uretral com balão. Esses cateteres podem ser ligados a uma ponta filiforme ou passados através de um fio-guia, ou podem ser fornecidos com uma ponta *coudé* (curva). Para a dilatação inicial, nós indicamos o uso de balões colocados sobre fios-guia passados através da estenose sob controle endoscópico.

A dilatação pode ser curativa, e, na literatura, em pacientes selecionados, tem taxas de eficácia de curto e médio prazo iguais às da uretrotomia interna. Os critérios de seleção são discutidos na próxima seção sobre uretrotomia interna. A literatura não compara, em estudos randomizados, uretrotomia interna e dilatação, e não temos uma verdadeira comparação, e sim comparação por análises retrospectivas (Steenkamp et al., 1997).

Uretrotomia Interna

Uretrotomia interna refere-se a qualquer procedimento que trata a estenose por incisão transuretral. O procedimento de uretrotomia envolve a incisão através da cicatriz até o tecido saudável para permitir que a cicatriz se expanda (liberação da contratura cicatricial) e o lúmen cicatrize com um maior calibre. O objetivo é que este maior calibre luminal resultante seja mantido.

Com aposição epitelial, a cicatrização de feridas ocorre por primeira intenção. A uretrotomia interna não proporciona uma aproximação epitelial, mas tem a finalidade de separar o epitélio cicatricial de modo que a cicatrização ocorra por segunda intenção. Na cicatrização por segunda intenção, a epitelização progride a partir das bordas da ferida. À medida que avança a partir da borda da ferida, a epitelização retarda. Em um esforço para ajudar a epitelização, a natureza invoca as forças de contração da ferida, não devendo ser confundidas com a contração da cicatriz. A contração da ferida fecha o defeito da ferida e limita o tamanho da área que requer epitelização, acelerando a cicatrização do defeito da superfície. No entanto, no caso de uretrotomia interna, a contração da ferida meramente tenta reaproximar as bordas da cicatriz, criando um desafio. Se a epitelialização progride completamente antes da contração da ferida estreitar significativamente o lúmen, a uretrotomia interna pode ser um sucesso. Se a contração da ferida estreitar significativamente o lúmen antes da conclusão da epitelização, houve recorrência da constrição. Dubey et al. (2005) mostraram que a extensão do estreitamento luminal é um preditor de sucesso da uretrotomia interna: quanto maior for o percentual de estreitamento, pior será o resultado, com um ponto de corte ocorrendo em torno de 74% de estreitamento da luz uretral.

Muitos cirurgiões aprenderam a realizar a uretrotomia interna fazendo uma única incisão na posição de 12 horas. No entanto, este local pode ser questionado com base na localização da uretra dentro do corpo esponjoso. No exame de uma secção transversal do corpo esponjoso, pode ser visto que a parte mais fina da face anterior está na posição de 10 a 2 horas. A distância entre a parede anterior da uretra e os corpos cavernosos é igualmente curta na uretra bulbar, e uma única incisão na posição de 12 horas pode rapidamente penetrar o corpo esponjoso e se estender para o ligamento triangular; embora possa não entrar nos corpos cavernosos, um corte profundo poderia penetrar o espaço intracrural. Distalmente, embora a face anterior do corpo esponjoso seja mais espessa, uma incisão profunda nas faces mais distais da uretra anterior penetraria os corpos cavernosos, e essas incisões têm sido associadas a disfunção erétil, supostamente devido a disfunção veno-oclusiva cavernosa local. Incisões vigorosas nas posições de 10 e 2 horas na uretra bulbar impõem o mesmo problema. Se há espongiofibrose profunda, a cura da estenose por uretrotomia interna é impossível, e essas incisões profundas são desnecessárias.

A complicação mais comum da uretrotomia interna é a recorrência da estenose. Complicações menos comumente observadas da uretrotomia interna incluem hemorragia (quase sempre associada a ereções imediatamente após o procedimento) e extravasamento do líquido de irrigação para os tecidos periesponjosos. Essas complicações são raras hoje em dia por causa do uso menos frequente da uretrotomia interna agressiva como modalidade de tratamento para estenoses. Solução salina normal deve ser utilizada como irrigante quando se realiza a uretrotomia interna sob visualização direta. Além disso, com a aplicação de incisões profundas, outra complicação pode ser o surgimento de uma fístula entre o corpo esponjoso e os corpos cavernosos e disfunção veno-oclusiva cavernosa.

Um grande problema com a avaliação das taxas de sucesso da uretrotomia interna é que a natureza das estenoses que têm sido tratadas com a uretrotomia interna é pouco relatada. Além disso, a literatura não é clara sobre o objetivo da uretrotomia interna. Para muitos, a uretrotomia interna é bem-sucedida se oferece alívio temporário. Em muitos casos, uretrotomia interna foi relatada como bem-sucedida, apesar de ter sido associada a eventual recorrência de constrição. Em um relato usando técnicas atuariais, Santucci e McAninch (2001) mostraram taxa de sucesso curativo da uretrotomia interna de aproximadamente 20% (Rosen et al., 1994). Análises por Pansadoro e Emiliozzi (1996) e outros mostraram taxa de sucesso curativo da uretrotomia interna sob visualização direta de aproximadamente 30% a 35%. A análise também mostrou que não existe praticamente nenhum aumento na taxa de sucesso com uma segunda uretrotomia interna. **Os dados mostram que constrições na uretra bulbar que têm menos de 1,5 cm de comprimento e não estão associadas a espongiofibrose densa e profunda (i.e., lesões a cavaleiro) podem ser tratadas com uretrotomia interna, com uma taxa de sucesso em longo prazo de 74%.** O estudo de Pansadoro e Emiliozzi (1996) não teve qualquer sucesso em longo prazo para constrições tratadas fora da uretra bulbar. As variáveis associadas ao sucesso da uretrotomia interna foram verificadas por outros estudos (Heyns et al., 1998). Muitos estudos têm demonstrado que o sucesso da reconstrução é diminuído pela história de várias dilatações uretrais anteriores e de uretrotomias internas prévias (Stone et al., 1983; Albers et al., 1996; Heyns et al., 1998) (Boccon-Gibod, comunicação pessoal, 2005). As taxas de sucesso com a uretrotomia interna não são iguais às taxas de sucesso da reconstrução uretral aberta (Mandhani et al., 2005). Várias análises têm procurado comparar a custo-efetividade da prática de uretrotomia interna inicialmente, antes da consideração da reconstrução aberta. Todas as análises diferem em métodos e resultados (Rourke e Jordan, 2005; Wright et al., 2006; Wessells, 2009).

Várias técnicas têm sido empregadas para se contrapor ao processo de contração da ferida e evitar a recorrência da estenose. Um método consiste em deixar um cateter de Foley durante 6 semanas após uretrotomia, na esperança de que a uretra se molde ao redor do cateter à medida que a cicatrização ocorre. No entanto, os estudos mostraram que os resultados do cateterismo em longo prazo após a uretrotomia interna são semelhantes aos observados com 3 a 7 dias de cateterismo, e mesmo 6 semanas são insuficientes para reverter as forças de contração da ferida.

Outra técnica utilizada para se contrapor às forças de contração da ferida após a uretrotomia interna é o autocateterismo. Após a uretrotomia interna, os pacientes geralmente ficam sondados por 3 a 5 dias. Quando o cateter é removido, o paciente é iniciado em um regime de dilatação uretral. A maioria dos esquemas requer cateterismos mais frequentes no início do período de recuperação, com um cronograma de redução gradual ao longo dos próximos 3 a 6 meses. Com evidência anedótica, muitos cirurgiões relataram uma taxa de cura maior com o autocateterismo combinado com a uretrotomia interna. No entanto, pela nossa experiência, inevitavelmente há recorrência da estenose quando o paciente interrompe o autocateterismo, independentemente do tempo no qual ele o tenha realizado. Mesmo assim, esta abordagem pode tratar de forma eficaz os problemas quando combinada com um regime de dilatação uretral em um paciente adequadamente motivado. A colchicina, uma vez que se liga à tubulina, foi utilizada juntamente com a uretrotomia interna (Carney et al., 2007). Achados iniciais de um estudo não randomizado também sugerem que, talvez pelo bloqueio farmacológico da tubulina e da contração da cicatriz, os resultados da uretrotomia interna podem ser melhores. Foi demonstrado que a mitomicina C, com a sua atividade antifibroblasto e anticólogeno, quando injetada por via submucosa, diminui o risco de recorrência após a uretrotomia (Mazdak et al., 2007).

Stents uretrais (**removíveis ou permanentemente implantáveis**) **são outra modalidade utilizada em oposição às forças de contração da ferida após a uretrotomia interna ou dilatação uretral.** *Stents* uretrais removíveis são concebidos para evitar o processo de epitelização; são incorporados na parede uretral e deixados no local durante 6 meses a 1 ano antes de serem removidos. A maior experiência com esses *stents* removíveis vem de Israel (Yachia e Beyar, 1991), onde há centros que relatam sucesso em pequenas séries. O *stent* de Memokath não está disponível atualmente nos Estados Unidos. É um *stent* removível feito de nitinol, com taxas de sucesso variáveis.

A maioria das experiências com *stents* implantáveis permanentes vem da Europa e do Reino Unido. Milroy (1993) relatou uma taxa de sucesso de 84% aos 4,5 anos, com o uso de UroLume (Rousseau et al., 1987; Sigwart et al., 1987; Milroy et al., 1988, 1989; Sarramon et al., 1990; Ashken et al., 1991; Krah et al., 1992; Sneller e Bosch, 1992; Verhamme et al., 1993; Badlani et al., 1995; Milroy e Allen, 1996; Jordan, 1997; Tillem et al., 1997; Brandes e McAninch, 1998; Shah et al., 2003). O UroLume, feito de uma liga metálica, foi concebido para ser incorporado na parede da uretra e do corpo esponjoso. Os dados disponíveis mostram que o *stent* é mais bem empregado em estenoses relativamente curtas da uretra bulbar associadas a pouca espongiofibrose. No entanto, essas são as estenoses que são reconstruídas com maior êxito com as técnicas abertas, que oferecem melhores taxas de sucesso em longo prazo. Os dados de 11 anos do *North American Study Group* mostraram que, de 179 pacientes inicialmente incluídos no estudo norte-americano, 24 pacientes completaram 11 anos de acompanhamento. A taxa de sucesso global para todos os pacientes inscritos em 11 anos é inferior a 30% (Shah et al., 2003). Um estudo de 10 anos de acompanhamento da Holanda (De Vocht et al., 2003) mostrou resultados que supostamente "enfraquecem os primeiros resultados otimistas"; de 15 pacientes implantados, apenas dois estavam satisfeitos com o seu *stent* aos 10 anos.

Os *stents* implantáveis permanentes estão associados a **complicações específicas**. Os *stents* devem ser **colocados apenas na uretra bulbar**; quando colocados além da área da uretra escrotal, a colocação é associada a dor ao sentar e nas relações sexuais. Alguns pacientes (especialmente os jovens) **queixam-se de dor perineal**, geralmente com a atividade vigorosa, mesmo após o implante do *stent* na uretra bulbar profunda. Além disso, **estenoses bulbares extensas requerem a colocação de dois *stents* sobrepostos.** Esses *stents* **podem migrar** para longe um do outro, deixando um espaço entre eles, onde a recorrência da estenose é inevitável. Quando isso ocorre, a estenose recorrente é excisada, e um terceiro *stent* é colocado para cobrir o defeito.

Há também **contraindicações específicas para a utilização do UroLume**®. Os pacientes que tenham sido submetidos a **reconstrução uretral de substituição anteriormente,** em particular aqueles nos quais a pele tenha sido incorporada à uretra, mostraram ser maus candidatos para a implantação do *stent* UroLume® porque o contato do *stent* com a pele está associado a uma reação hipertrófica severa. Esses pacientes experimentam gotejamento pós-miccional, e a reação hipertrófica pode ser tão grave em alguns casos que há recorrência funcional da estenose. Outro subgrupo de pacientes que mostraram ser **maus candidatos para a implantação do UroLume® são pacientes com estenose associada a espongiofibrose profunda.** Os pacientes que se enquadram nesta categoria **tiveram lesões de estiramento uretral e lesões abertas associadas à fibrose profunda.** O UroLume® foi retirado do mercado e não está atualmente disponível para uso. No entanto, ainda há muitos pacientes que se apresentam com *stents* UroLume®, e muitos precisam de tratamento.

Lasers

Essa seção se encontra disponível em www.expertconsult.com.

Até o momento, os resultados de uretrotomia a *laser* são mistos. No entanto, com o advento de novos *lasers* e a experiência com eles, os dados futuros podem apresentar melhores resultados.

Reconstrução Aberta: Excisão e Reanastomose

Tem sido seguramente demonstrado que a técnica mais confiável de reconstrução de uretra anterior é a excisão completa da área de fibrose, com reanastomose primária das extremidades normais da **uretra anterior** (Fig. 40-19) (Russell, 1914). Os melhores resultados são alcançados quando **são observados os seguintes pontos técnicos: a área de fibrose é totalmente excisada; a anastomose da uretra é amplamente espatulada, criando uma grande anastomose ovoide; e a anastomose é livre de tensão.**

O sucesso deste procedimento depende da mobilização vigorosa do corpo esponjoso. Com a mobilização vigorosa, dissecção da fáscia de Buck para melhorar a complacência, desenvolvimento do espaço

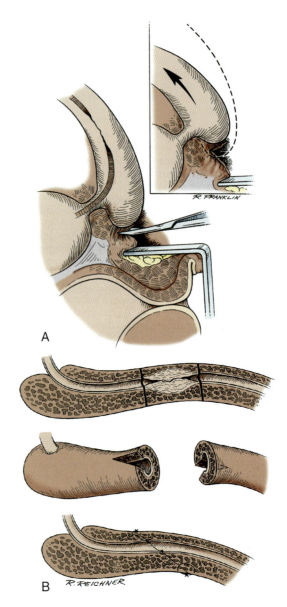

Figura 40-19. Técnicas para excisão e reanastomose primária de estenose da uretra anterior. A, O bulboesponjoso é liberado da sua ligação ao corpo perineal. As artérias para o bulbo não estão divididas. Esta técnica permite que a uretra seja mobilizada distalmente. Esta técnica combinada com o desenvolvimento do espaço intracrural pode encurtar a via da uretra em cerca de 1 a 1,5 cm. B, Técnica de anastomose espatulada primária após a excisão de uma estenose uretral anterior. (De Jordan GH. Principles of plastic surgery. In: Droller MJ, editor. Surgical management of urologic disease: an anatomic approach. Philadelphia:Mosby; 1992. p. 1218–37.)

intracrural e separação do bulboesponjoso do corpo perineal, comprimentos significativos da estenose podem ser excisados e reanastomosados. As estenoses de 1 a 2 cm são, geralmente, facilmente excisadas e reanastomosadas. Em alguns casos, estenoses de 3 a 5 cm podem ser totalmente excisadas, e uma reanastomose primária da uretra anterior pode ser realizada. Para estenoses bulbares de comprimento curto muito proximais, a anastomose livre de tensão pode ser facilitada pela dissecção da uretra membranosa (Fig. 40-20). Como regra geral, quanto mais próximo a estenose está da uretra membranosa, mais longa esta pode ser, e ainda assim ser reconstruída com técnicas de anastomose primária. Para muitas estenoses proximais, uma anastomose de camada única é preferível. Quando a extensão da estenose impede a excisão total da fibrose com anastomose primária, a transferência de tecido é necessária. Morey e Kizer (2006) publicaram uma série de pacientes que tiveram a excisão da estenose com anastomoses para estenoses de até 5 cm e apontaram que pacientes mais jovens têm tecidos mais complacentes, permitindo que os limites sejam esticados.

DeCastro et al. (2002) relataram uma interessante variante da excisão com anastomose para o tratamento de estenoses de uretra anterior. Nesse relato de caso, um paciente tinha duas áreas independentes de estenose aparentemente separadas por uretra e corpo esponjoso normais. Os autores excisaram ambas as áreas de estenose de forma independente com a respectiva anastomose de cada sítio. Embora esse caso tenha sido bem-sucedido, acreditamos que a grande experiência dos autores lhes permitiu alcançar um resultado bem-sucedido, e uma reconstrução mais segura com uso de *onlay* ou *onlay* aumentado poderia ter sido melhor.

Jordan et al. (2007) foram os primeiros a relatar a aplicação de uma excisão com preservação vascular e reanastomose da uretra bulbar. A dissecção é semelhante à da excisão e reanastomose padrão (Fig. 40-21): O ligamento triangular é dividido, o espaço intracrural é desenvolvido, o espaço entre a uretra membranosa e a vasculatura proximal é desenvolvido, e esses vasos são preservados (Fig. 40-22). A uretra é incisada com o segmento estenótico excisado, as extremidades são espatuladas, e a reanastomose é realizada. Andrich e Mundy (2012) descreveram uma técnica alternativa com preservação vascular para estenoses proximais em que uma estricturotomia dorsal longitudinal é realizada e a estenose é excisada de dentro da uretra sem romper o esponjoso. Após a excisão da estenose, a uretra ventral é reaproximada primeiramente, e a estricturotomia dorsal longitudinal é fechada horizontalmente, preservando a vasculatura. Preservar o suprimento sanguíneo proximal à uretra bulbar é vantajoso em pacientes cujo suprimento sanguíneo distal foi comprometido por trauma, cirurgia anterior ou hipospadia. Outra vantagem teórica seria uma diminuição no risco de disfunção erétil e potencial diminuição do risco de erosão, se houver necessidade de implante de esfíncter artificial. Mais estudos precisam ser feitos para confirmar os excelentes resultados iniciais da técnica de preservação vascular (Jordan et al., 2007; Gur e Jordan, 2008; Andrich e Mundy, 2012).

Quatro enxertos que foram utilizados com sucesso para reconstrução uretral primária são enxerto de pele de espessura total, enxerto epitelial da bexiga, enxerto de mucosa oral e enxerto de mucosa retal. Enxertos de mucosa oral, como mencionado anteriormente, podem ser tirados da bochecha (bucal), do lábio (labial) e da superfície inferior da língua (lingual). Enxertos de pele de espessura parcial têm sido utilizados para a reconstrução da uretra anterior em estágios (Humby, 1941; Memmelaar, 1947; Pressman e Greenfield, 1953; Devine et al., 1976; Hendren e Crooks, 1980; Schreiter e Koncz, 1983; Webster et al., 1984; e Hendren Reda, 1986; Ransley et al., 1987; Burger et al., 1992; Jordan, 1993; El-Kassaby et al., 1996; e Wessels e McAninch, 1996). As características e a microvascularização de alguns dos enxertos foram discutidas anteriormente em Princípios da Cirurgia Reconstrutiva.

A reconstrução por enxerto da uretra quase foi abandonada em favor de técnicas de reconstrução por retalho. No entanto, desde a década de 1990, tem havido um ressurgimento do interesse no uso de enxertos (Wessells e McAninch, 1996) e, especificamente, no uso de enxertos de mucosa bucal (Hellstrom et al., 1996; Weinberg et al.,

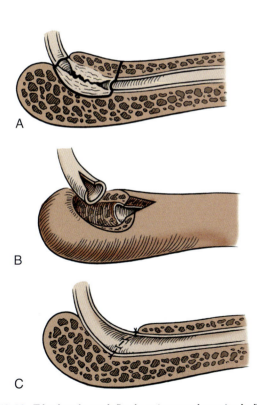

Figura 40-20. Técnica de excisão de estenose da uretra bulbar muito proximal com reanastomose. Esta técnica é facilitada pela dissecção da uretra membranosa. A, A área da estenose é definida para a excisão. B, A estenose é excisada, e ambas as extremidades da uretra são espatuladas na face dorsal. C, A anastomose é completada.

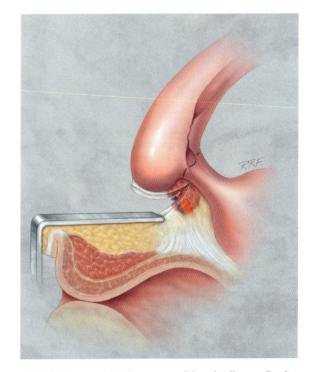

Figura 40-21. Representação esquemática da dissecção do corpo esponjoso proximal, bulboesponjoso e uretra membranosa. A técnica habitual para dividir a uretra através da junção da uretra membranosa com a uretra bulbar proximal — para a realização de excisão de uma constrição com anastomose primária. Nesta ilustração, a vasculatura proximal foi ligada e dividida. A uretra pode ser então dividida nos limites mais distais da uretra membranosa.

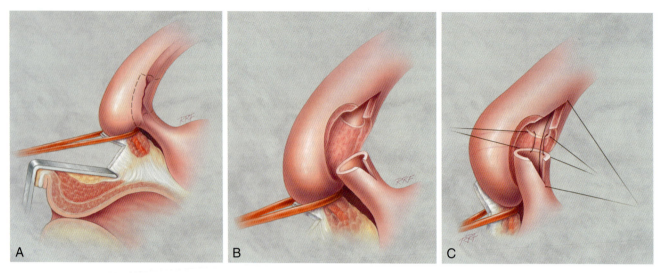

Figura 40-22. Técnica da excisão poupadora do vaso com anastomose primária. O corpo esponjoso proximal, o bulboesponjoso e a área dos vasos proximais e uretra membranosa foram dissecados. A, Dissecção do espaço entre a vasculatura proximal e a uretra membranosa. Nesta técnica, as artérias para o bulbo podem ser preservadas, e a uretra membranosa pode ser dividida na sua junção com a uretra bulbar. A área de estenose proximal pode ser excisada. B, A estenose foi excisada antes da colocação das suturas anastomóticas. C, Suturas anastomóticas são colocadas para realizar a anastomose espatulada. Neste centro, habitualmente alternamos suturas de polidioxanona com Monocryl®; no entanto, qualquer sutura absorvível aceitável pode ser utilizada. A uretra membranosa é espatulada no dorso, assim como a uretra bulbar proximal.

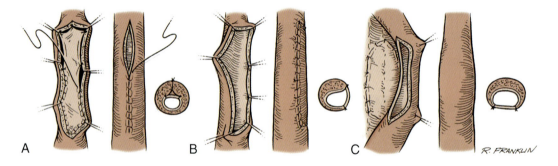

Figura 40-23. Várias técnicas de enxertia *onlay*. A, *Onlay* ventral com espongioplastia. B, *Onlay* lateral com acolchoamento para o músculo isquiocavernoso. C, *Onlay* dorsal com fixação disseminada do enxerto.

2002; Barbagli et al., 2003; Elliott et al., 2003; Bhargava e Chapple, 2004; Kellner et al., 2004; Xu et al., 2004; Dubey et al., 2005). **Os enxertos foram utilizados com maior sucesso na área da uretra bulbar, onde a uretra é cercada pela maior parte dos músculos isquiocavernosos. No entanto, o uso de enxertos em outras áreas além da uretra bulbar e, em alguns casos, a reconstrução tubular são cada vez mais relatados.** Os enxertos podem ser aplicados à região ventral da uretra; no entanto, a uretrotomia ventral parece ser vantajosa apenas se a manobra de espongioplastia for contemplada (Fig. 40-23). Para o procedimento de espongioplastia é necessário que o corpo esponjoso adjacente à área da estenose esteja relativamente normal e livre de fibrose. Existem dados que indicam a superioridade dos resultados com a técnica de *onlay* dorsal e outros relatos que não mostram nenhuma diferença nas taxas de sucesso. No passado, nós preferíamos usar enxerto *onlay* lateral (Fig. 40-23B) ou enxerto *onlay* dorsal (Fig. 40-23C). A aplicação da uretrostomia lateralmente permite a exposição da uretra durante o corte através do corpo esponjoso, em que a uretra é relativamente mais fina, o que limita o sangramento e maximiza a exposição. Além disso, na uretra bulbar, o enxerto pode ser suturado ao leito muscular subjacente, na esperança de melhorar a imobilização do leito hospedeiro do enxerto e a aproximação.

A reconstrução uretral de Monseur foi aplicada em apenas alguns centros selecionados (Monseur, 1980). Nessa técnica, o uretrostomia foi feita através da área de estenose na parede dorsal. As bordas da constrição foram suturadas abertas ao ligamento triangular subjacente ou aos corpos cavernosos, ou a ambos. Barbagli et al. (1995), posteriormente, modificaram a técnica de Monseur (Fig. 40-24). Na sua modificação, a uretrostomia é realizada através da estenose na parede dorsal. Na área da uretrostomia, um enxerto é aplicado e espalhado fixo ao ligamento triangular ou aos corpos cavernosos, ou a ambos. As bordas da estricturotomia são suturadas às extremidades do enxerto e às estruturas adjacentes. Os resultados dessa técnica são excelentes. As técnicas de enxerto ventral e dorsal *onlay* podem ser realizadas com a excisão da estenose e anastomose do segmento de enxerto (procedimento anastomótico aumentado) (Fig. 40-25). Para estenoses proximais, a técnica com preservação vascular e anastomose aumentada depende da habilidade

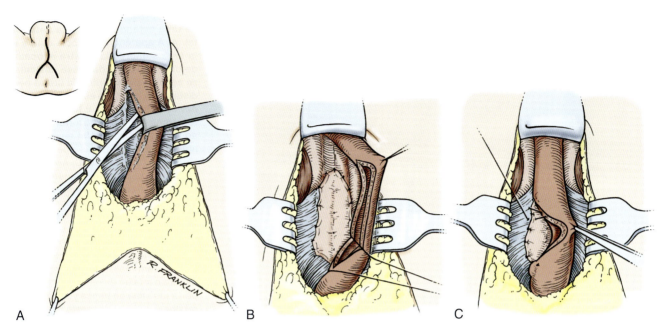

Figura 40-24. Técnica de enxertia *onlay* dorsal popularizada por Barbagli. A, O corpo esponjoso é separado do ligamento triangular e corpos cavernosos. B, A uretrostomia dorsal é realizada. O enxerto é espalhado por meio de fixação aos corpos cavernosos. Observe a incisão incrustante. C, As bordas da estricturotomia são suturadas ao enxerto e aos corpos cavernosos.

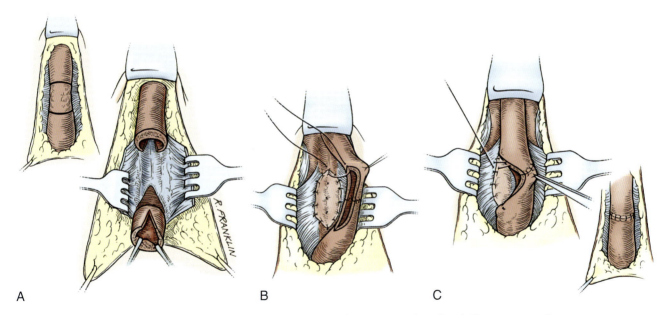

Figura 40-25. Técnica de anastomose aumentada com enxertia *onlay*. A, O corpo esponjoso é separado do ligamento triangular e dos corpos cavernosos. A área de espongiofibrose é identificada e marcada, e a área da constrição estreita é excisada. As extremidades da uretra são espatuladas no dorso. B, Uma anastomose de tira de assoalho de duas camadas é realizada, e o enxerto é espalhado por meio de fixação aos corpos cavernosos. Observe as incisões incrustantes e as suturas de colchoeiro. C, As bordas da estricturotomia são suturadas ao enxerto e aos corpos cavernosos.

do cirurgião para excisar o epitélio cicatricial e o tecido do corpo esponjoso subjacente, sem a necessidade de dividir o corpo esponjoso completamente.

Outra opção é a aplicação em dois estágios de um enxerto em malha de pele de espessura parcial, enxerto de mucosa bucal ou enxerto de pele auricular posterior de espessura total. No primeiro estágio do procedimento de enxertia em estágios, um enxerto de pele de espessura média, um enxerto de pele de espessura parcial, um enxerto de mucosa bucal ou um enxerto de Wolfe é colocado sobre a fáscia de dartos. Se o enxerto for colocado imediatamente sobre a túnica albugínea ou sobre os corpos cavernosos, a incapacidade de mobilizar o enxerto torna o segundo estágio de tubularização difícil. No entanto, há uma vantagem de ter, pelo menos, uma tira da linha média do enxerto aderente aos corpos cavernosos. Posteriormente, o segundo estágio é

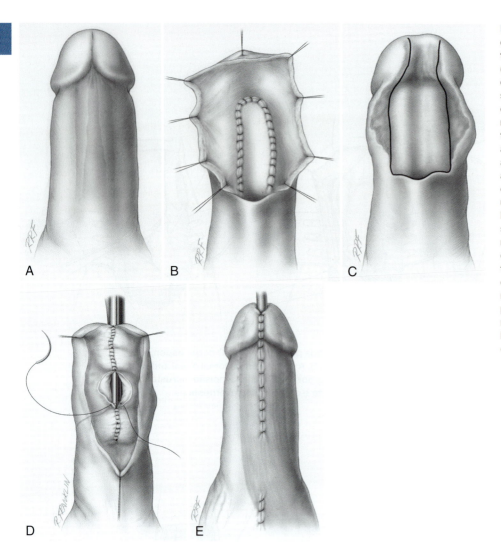

Figura 40-26. Reconstrução em estágios de uma estenose de uretra anterior distal. A, A aparência do pênis com a uretra (a área sombreada mostra a localização de uma estenose da fossa navicular que se estende para dentro da uretra pendular distal). B, A estenose estreita distal da fossa navicular foi retirada, e foi realizada estricturotomia para a uretra normal proximal ao tecido excisado. Um enxerto bucal foi aplicado ao defeito, mas o penso de reforço ainda não foi aplicado. C, Após 6 meses, o enxerto está maduro. A ilustração mostra um tubo Tiersch pronto para o fechamento. D, O tubo Tiersch é fechado com um fio de sutura impermeável. A uretra distal é geralmente calibrada para criar um lúmen uretral de aproximadamente 28 Fr. E, A reconstrução da glande e o fechamento da haste distal foram realizados (a área sombreada mostra o retalho da túnica dartos que transporta uma ilha de túnica vaginal parietal). O retalho é mobilizado, neste caso a partir do hemiescroto esquerdo, e transposto para cobrir toda a área da reconstrução uretral.

realizado para tubularizar o enxerto. Embora Schreiter e Noll (1989), que primeiramente descreveram o procedimento de enxerto em malha de pele de espessura parcial, muitas vezes tenham avançado para o segundo estágio dentro de 3 a 4 meses, nós esperamos 12 meses entre as cirurgias de primeiro e segundo estágios se for usado um enxerto de pele de espessura parcial. Verificou-se que este procedimento é útil em casos selecionados nos Estados Unidos e na Europa. Nos Estados Unidos, a sua aplicação tem sido principalmente limitada aos casos mais difíceis, com a reconstrução de estágio único ainda aplicada à maioria dos casos. Como mencionado, as técnicas de enxertia em estágios têm sido aplicadas de forma eficaz em pacientes com hipospadia complicada. Cirurgias com enxerto bucal em estágios têm sido bem-sucedidas em pacientes com LE com acompanhamento de médio prazo. Além disso, em pacientes com hipospadia, os enxertos bucais e enxertos de pele auricular posterior em estágios têm sido empregados com sucesso (Fig. 40-26).

Aplicações de ilhas de pele genital, mobilizadas na fáscia dartos do pênis ou na túnica dartos de escroto, têm sido propostas para o reparo da doença estenótica uretral. No passado, essas "cirurgias com retalho" eram consideradas procedimentos separados. Sugerimos que todos esses procedimentos são aplicações diferentes de um único conceito, como proposto pelos estudos de microinjeção de Quartey (1983). As ilhas de pele podem ser vistas como passageiras nos retalhos fasciais, e a concepção do retalho para a reconstrução uretral pode ser comparada à concepção do retalho para a reconstrução em geral.

Há **três considerações importantes para o uso de retalhos na reconstrução uretral: a natureza do retalho, a vascularização do retalho e os mecanismos de transferência do retalho.** A pele deve ser livre de pelos para a reconstrução uretral. **Além disso, para a consideração** do sítio doador, é mais conveniente utilizar as áreas de pele genital excessiva sem pelos.

Se o excesso é dorsal, a ilha de pele pode ser orientada transversalmente e mobilizada sobre a fáscia dartos dorsal após as técnicas descritas por Duckett e Standoli em 1984 (Fig. 40-27) (Duckett, 1986; El-Kassaby et al., 1986; Duckett, 1992; Duckett et al., 1993). Se houver excesso de pele ventral, a ilha de pele pode ser mobilizada como uma ilha longitudinal ventral. Essas ilhas podem ser vigorosamente mobilizadas em um retalho da fáscia dartos orientado ventrolateralmente para a transposição para o períneo, ou menos vigorosamente mobilizadas e transpostas invertidas em uma estenose da uretra pendular (Fig. 40-28) (Orandi, 1972). Ilhas ventrais podem ser orientadas transversal (Fig. 40-29) e longitudinalmente. Ilhas de pele mais longas podem ser mobilizadas orientando-se a ilha ventral e transversalmente na extensão distal. A orientação em "bastão de hóquei" possibilita ilhas de 7 a 9 cm (Fig. 40-30). Para estenoses distais da uretra anterior, incluindo a fossa navicular, o meato e a uretra pendular, as ilhas podem ser avançadas para reconstruir ao nível do meato, ou pelo desenvolvimento das abas da glande, ou pela elevação da glande ventral.

Onde há excesso de pele peniana, as ilhas podem ser orientadas de modo circunferencial. Essas "ilhas de pele circulares" são mobilizadas em toda a fáscia de dartos peniana, e a mecânica de transposição sugere que elas são mais eficazes quando se baseiam ventralmente, com a divisão do pedículo dorsalmente. Em alguns casos, podem ser obtidas ilhas de pele circulares de 15 cm (El-Kassaby et al., 1986; McAninch, 1993; Miller e McAninch, 1993). O modelo chamado ilha circular de retalho em Q pode oferecer ilhas ainda mais longas, às vezes necessárias para reconstruções complexas de longa extensão da uretra anterior (Morey et al., 2000).

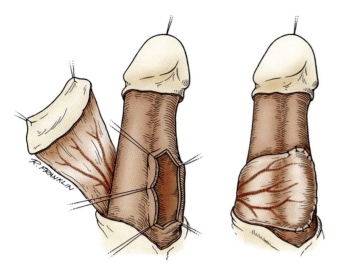

Figura 40-27. Uma ilha transversal dorsal da pele peniana aplicada à estenose da uretra. O retalho foi elevado sobre a fáscia de dartos, e foi feita uma incisão lateral para a uretra. O retalho está seguro no local (à direita). (De Jordan GH. Management of anterior urethral stricture disease. In: Webster GD, editor. Problems in urology. Philadelphia: Lippincott; 1987. p. 217.)

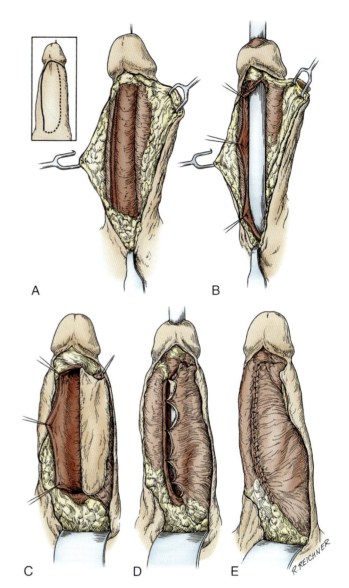

Figura 40-28. Ilha de pele peniana longitudinal. As incisões feitas para mobilizar o retalho são mostradas no *detalhe*. A linha contínua é a incisão primária feita de espessura total através da fáscia de dartos e fáscia de Buck superficial lateral ao corpo esponjoso. A, A dissecção eleva o retalho da fáscia de dartos bem adiante do corpo esponjoso na linha média. B, A uretrostomia lateral, colocada para se opor ao retalho, abriu toda a extensão da constrição. C, A camada de pele do retalho foi desenvolvida por meio da incisão delineada pela linha tracejada *(detalhe)* e escavação da pele lateral a ela. A borda medial do retalho foi fixada à borda da estricturotomia. D, O retalho foi invertido para o defeito. E, A sutura subepitelial com fio impermeável foi completada com uma sutura contínua de fio absorvível de monofilamento. A pele será fechada com suturas subcutâneas e suturas cutâneas interrompidas. (De Jordan GH. Management of anterior urethral stricture disease. In: Webster GD, editor. Problems in urology. Philadelphia: Lippincott; 1987. p. 214.)

Geralmente é oportuno combinar a excisão da estenose com *onlay* de ilha de pele (Fig. 40-31) ou *onlay* de enxerto em uma anastomose aumentada (Fig. 40-25). Nós constatamos que os **segmentos de calibre muito estreito (quase ou totalmente obliterante) são difíceis**. Esses segmentos podem, muitas vezes, ser completamente excisados; a anastomose em tira do teto ou do assoalho da uretra é realizada, e o defeito da uretrotomia remanescente é preenchido com um enxerto ou *onlay* de ilha de pele. Em alguns pacientes, há áreas relativamente grandes livres de pelo da pele escrotal que podem ser elevadas na túnica de dartos do escroto. Esse retalho foi criticado no passado. No entanto, nós e outros pesquisadores tivemos experiências com esse retalhos e, em alguns casos, tivemos resultados muito bons. O retalho fascial deve basear-se lateralmente, e, assim orientados, esses retalhos demonstraram ser extremamente confiáveis. Como a túnica dartos tem um componente muscular importante, a ilha de pele deve ser cuidadosamente adaptada. Se essas ilhas de pele são corretamente adaptadas no início, elas não são associadas a desenvolvimento diverticular como alguns acreditavam no passado. Ilhas de pele escrotal não são a nossa primeira escolha; no entanto, para os casos difíceis, elas continuam sendo uma opção razoável.

Esses procedimentos com ilhas de pele orientadas sobre a fáscia dartos peniana também têm sido úteis para a reconstrução da fossa navicular (Cohney, 1963; Blandy e Tresidder, 1967; Brannen, 1976; De Sy, 1984; Jordan, 1987; Armenakas et al., 1998). No passado, estenoses de meato e da fossa navicular eram tratadas com dilatações repetidas ou meatotomias sequenciais. Como essas meatotomias eram raramente bem-sucedidas no longo prazo, foram desenvolvidas técnicas que permitiram a espatulação de retalhos de pele peniana aleatórios para os defeitos produzidos pela meatotomia. Esses procedimentos melhoram funcionalmente os resultados; no entanto, a aparência estética do pênis ficava aquém do ideal. Com a utilização de ilhas de pele elevadas sobre a fáscia de dartos, excelentes resultados funcionais e estéticos tornaram-se a norma. A concepção dessas ilhas deve levar em consideração a localização de pelos na haste do pênis e os mecanismos de transferência do retalho (i.e., transposição vs. avanço) (Figs. 40-32 e 40-33). Além disso, pele de espessura total foi usada para reconstruir a fossa navicular, mas enxertos de pele não são considerados adequados para a reconstrução em casos de LE. Como mencionado, ainda se questiona sobre o uso de ilhas de pele em geral em pacientes com LE.

A literatura é clara em afirmar que procedimentos *onlay* (enxerto ou retalho) estão associados a taxas de sucesso mais elevadas do que as de enxertos tubulares ou ilhas de pele tubulares (Hendren e Crooks, 1980). Enxertos e ilhas de pele tubulares devem ser evitados, se possível. Quando os segmentos tubulares não podem ser evitados, o comprimento desses segmentos pode ser limitado pela combinação de mobilização agressiva e excisão. Sem dúvida, retalhos tubulares proporcionam melhores resultados do que enxertos tubulares. Onde segmentos extremamente longos da uretra anterior precisam de reconstrução, um retalho pode ser usado distalmente e aumentado por enxerto *onlay* proximalmente (Wessells et al., 1997). Onde reconstrução tubular é necessária, em uma pequena série com apenas acompanhamento limitado, a combinação de propagação do enxerto fixo para restabelecer a "placa uretral" com retalho *onlay* parece

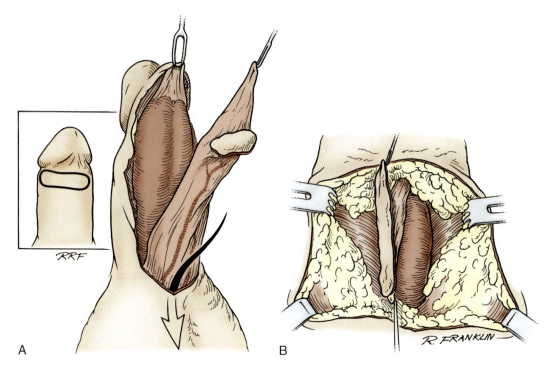

Figura 40-29. A ilha de pele transversal ventral é elevada sobre a fáscia dartos peniana, invertida para a área do períneo, onde o retalho *onlay* é realizado. A, A ilha de pele é elevada na fáscia de dartos. B, A aparência do retalho transposto à área do períneo para *onlay* em uma estenose da uretra bulbar proximal.

ser melhor do que a reconstrução com retalho tubular, mesmo quando empregado na configuração *onlay*-tubo-*onlay* (Morey, 2001).

Mais recentemente, Kulkarni et al. (2012) publicaram a sua abordagem para uma reconstrução pan-uretral de estágio único. Através de uma incisão perineal e invaginação do pênis, eles descreveram o uso de um enxerto dorsal a partir da uretra bulbar proximal até o meato. O comprimento médio da estenose foi de 14 cm, com média de acompanhamento de 59 meses. A taxa de sucesso global foi de 83,7%; para reparos primários, a taxa de sucesso foi de 86,5% em comparação com 61,5% em pacientes que tiveram falha de uma uretroplastia prévia. A maioria das recorrências descritas pelos autores foi proximal.

Um procedimento de retalho que pode ser usado como uma alternativa para enxertos de pele de espessura parcial quando pele sem pelos não está disponível é a ilha de pele genital da linha média depilada. Semelhante ao enxerto de pele de espessura parcial, este processo deve ser visto como um procedimento em estágios, com as depilações sendo o estágio, ou estágios, inicial(is). A depilação pode ser feita com qualquer agulha de calibre estreito e cautério monopolar ou agulhas e máquinas de depilação. O intervalo entre as depilações deve ser de 6 a 8 semanas, e a reconstrução uretral não pode ser realizada até 10 a 12 semanas após a última depilação. O reparo real da estenose envolve a elevação da ilha de pele na linha média, com base na fáscia de dartos do pênis e na túnica de dartos do escroto. Tal como acontece com ilhas de pele escrotal sem pelo em geral, a importância do ajuste meticuloso da porção escrotal da ilha não pode ser subestimada.

Mundy (1994) analisou uma grande série de reconstruções uretrais. Seus dados mostraram que, quando o acompanhamento é limitado a 1 ano, a taxa de sucesso com os grupos de transferência de tecido é de cerca de 95%. No entanto, com maior tempo de acompanhamento, há deterioração ao longo do tempo. Com excisão e anastomose primária, o êxito observado em 1 ano parece ser mais durável e não parece haver deterioração na mesma taxa com o tempo. Nós relatamos os dados de longo prazo para excisão e anastomose primária com estenose da uretra anterior em 220 pacientes com um acompanhamento médio de 44 meses; três recorrências foram observadas, duas nos primeiros 6 meses e uma terceira aos 4 anos. A taxa de disfunção erétil pós-operatória é de 2%, com pacientes com lesões graves a cavaleiro estando em maior risco. **Em uma metanálise de procedimentos de enxerto *onlay* em comparação com procedimentos de retalho, Wessells e McAninch (1998) mostraram resultados equivalentes para cirurgias de enxerto e procedimentos de retalho,** e os procedimentos de enxerto *onlay* são tecnicamente muito mais fáceis de realizar. Existem alguns casos em que se esperaria que a reconstrução com retalho proporcionasse resultados superiores (i.e., estenoses por radiação, pacientes com várias cirurgias, estenoses pendulares). No entanto, com o maior conhecimento adquirido pela aplicação entusiasta da reconstrução com enxerto, um paradigma para a reconstrução da uretra anterior foi redefinido. Embora enxertos tenham sido usados com sucesso para todos os segmentos da uretra anterior, muitos autores acreditam que, com todas as outras variáveis equivalentes, os retalhos são os mais adequados para a reconstrução distal e enxertos são os melhores para a reconstrução proximal (Greenwell et al., 1999).

A disfunção erétil pós-operatória é uma questão importante. Nossas taxas para a reconstrução anastomótica da uretra anterior foram citadas anteriormente. **Em uma análise por Coursey et al. (2001), (200) pacientes que se submeteram a uretroplastia foram estudados. Em geral, a taxa de disfunção erétil após a uretroplastia foi aproximadamente igual à taxa após circuncisão. Reconstruções de segmentos mais longos foram associadas a maior risco de disfunção erétil pós-operatória, apesar de a função erétil do paciente ter melhorado ao longo do tempo, em muitos casos.**

Menção especial é necessária sobre a reconstrução para estenoses associadas ao LE. Com o advento das técnicas de retalho, muitos centros abraçaram essas técnicas para essas estenoses. No entanto, a análise dos resultados de pacientes com LE tratados em vários grandes centros mostrou uma alta taxa de recorrência. Consequentemente, esses centros ajustaram as técnicas aplicando técnicas de enxertia em estágios (Fig. 40-26). As técnicas de enxertia em estágios utilizando enxertos de pele também tiveram taxa muito elevada de recorrência em muitas análises. **Teoricamente, como o LE é uma condição da pele, o uso de pele como um retalho, a enxertia de estágio único ou a enxertia em estágios não impedem o envolvimento da pele no processo inflamatório** (Lee e Phillips, 1994; Akporiaye et al., 1997). **Cirurgiões em vários centros acreditam que as técnicas de enxerto oral em estágios devem ser empregadas para a reconstrução de estenoses associadas ao LE.** Os resultados de acompanhamento de curto prazo sugerem maior sucesso com

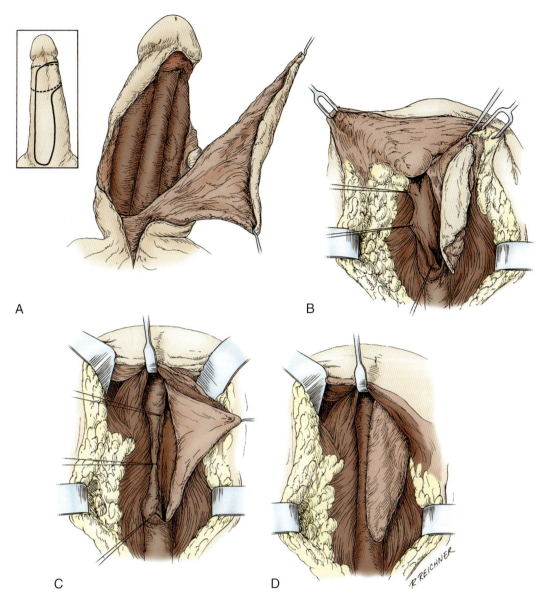

Figura 40-30. Ilha de pele ventral para uma estenose bulbar longa. A camada de pele do retalho é desenvolvida na linha média ventral do pênis e pode ser estendida em torno da haste do pênis em sua extremidade distal. A, A camada do retalho foi incisada, e seu pedículo foi elevado. Este pedículo inclui a fáscia de Buck e a fáscia de dartos, desnudando a túnica do corpo esponjoso e os corpos cavernosos. O pedículo (a fáscia dartos bilateralmente) é baseado nos vasos pudendos externos superficiais e nos vasos pudendos internos no escroto. O desenvolvimento deste pedículo permite que o retalho seja transferido para qualquer área da uretra. B, O retalho foi passado através de um túnel sob o escroto desenvolvido por dissecção ao longo do corpo esponjoso. A uretrostomia colocada lateralmente abriu a estenose uretral. C, A borda profunda do retalho é fixada pelas técnicas de sutura anteriormente descritas. D, A anastomose do retalho é completada. O pedículo pode ser visto estendendo-se sob o escroto. (De Jordan GH, McCraw JB. Tissue transfer techniques for genitourinary surgery, part III. AUA Update Series 1988;7:lesson 11.)

essa abordagem. Resultados de acompanhamento de longo prazo não estão disponíveis. Em uma revisão da nossa experiência em pacientes com estenose da fossa navicular e LE, observamos uma recorrência de 50% na estenose tratada com ilha de pele transversal ventral (Virasoro et al., 2007).

LESÕES URETRAIS NA FRATURA PÉLVICA

As LUFP são o resultado de trauma pélvico fechado e acompanham cerca de 10% das lesões na fratura pélvica. Embora o rompimento total da uretra seja possível com uma lesão a cavaleiro, essas lesões mais comumente envolvem apenas a uretra bulbar. No entanto, a espongiofibrose subsequente pode ser associada a obliteração completa da uretra. **Lesões de estiramento são específicas da uretra membranosa.** Lesões por estiramento na fratura pélvica da uretra membranosa foram comparadas ao ato de arrancar a haste (uretra membranosa) de uma maçã (próstata). Essa analogia significa que a lesão mais frequentemente ocorre no ápice da próstata. No entanto, a experiência mostra que este não é o caso, e o ponto mais frequente da lesão é a saída da uretra bulbar a partir da uretra membranosa (Andrich e Mundy, 2001; Mouraviev e Santucci, 2005). A lesão por estiramento pode envolver toda ou qualquer parte da uretra membranosa entre a saída da uretra bulbar e o ápice da próstata. Em pacientes pós-púberes,

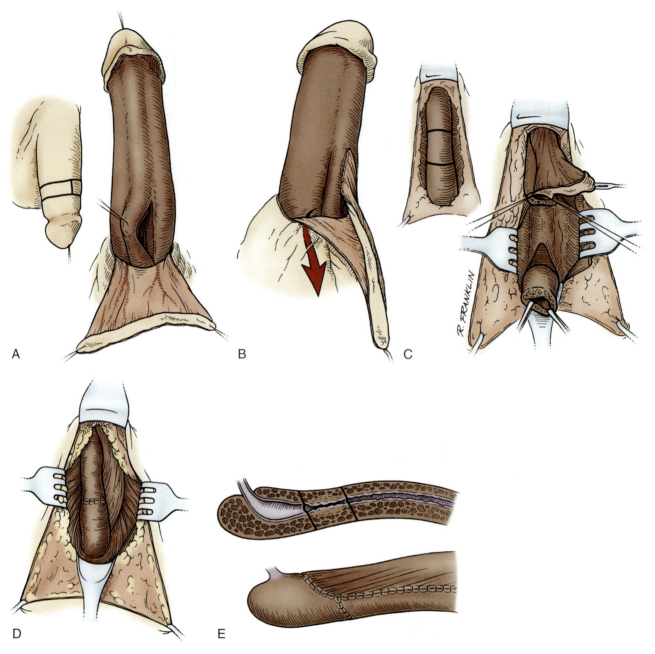

Figura 40-31. Reconstrução em um paciente com uma longa estenose da uretra anterior com uma secção estreita relativamente curta (técnica de anastomose aumentada com ilha de pele circular). A, A ilha de pele circular é elevada sobre a fáscia de dartos. O paciente é posicionado deitado sobre a mesa. B, O *onlay* da ilha de pele é iniciado, o restante do retalho é colocado na dissecção perineal, e o pênis é fechado; o paciente é então reposicionado na posição de litotomia. C, O retalho é recuperado através da dissecção perineal. A seção estreita é excisada, e a uretra é espatulada no dorso. D, O *onlay* é concluído, e a anastomose de tira do assoalho é fechada. E, Esquema da cirurgia. (De Stack RS, Schlossberg SM, Jordan GH. Reconstruction of anterior urethral strictures by the technique of excision and primary anastomosis. Atlas Urol Clin North Am 1997;5:11–21.)

a lesão raramente envolve a uretra prostática. Em pacientes pré-púberes, nos quais a uretra prostática é mais frágil, a lesão pode estender-se para essa área.

A ruptura total de toda a circunferência da uretra não parece ocorrer em muitas lesões. Em vez disso, uma faixa de epitélio é deixada intacta. Nesses pacientes, a colocação de um cateter para o alinhamento pode permitir que a uretra cure praticamente sem cicatrizes ou com uma estenose facilmente tratável. Graças aos equipamentos de endoscopia flexível, a colocação de um cateter de alinhamento é simples. Se a ruptura for completa, o cateter serve para alinhar as extremidades uretrais obliteradas, e a reconstrução é facilitada. Por causa da pronta disponibilidade de cistoscópios flexíveis, alguns centros avaliam as lesões apenas com endoscopia. Os médicos entusiasmados com esta abordagem acreditam que não só a lesão pode ser completamente avaliada, mas também todo o processo, incluindo a colocação de um cateter de alinhamento, é acelerado (Kielb et al., 2001). **Cateteres de alinhamento são, como o nome indica, um guia, e não um mecanismo para a colocação de tração na bexiga e na próstata.** Os cateteres de alinhamento também parecem atuar como um dreno à medida que o hematoma pélvico se liquefaz, e talvez a

PONTOS-CHAVE: TRATAMENTO DA ESTENOSE URETRAL

- No tratamento da estenose uretral, o paciente e o médico devem ter uma boa compreensão dos objetivos do tratamento antes de fazerem a opção terapêutica.
- Dilatação uretral é o tratamento mais antigo e simples da estenose uretral. No entanto, o objetivo da dilatação é esticar a cicatriz sem causar trauma. A dilatação é raramente usada para fins curativos.
- Uretrotomia internal refere-se a qualquer procedimento que abre a estenose incisando-a por via transuretral. Os fatores que contribuem para o sucesso da uretrotomia interna têm sido definidos: a uretrotomia interna deve ser reservada para estenoses da uretra bulbar; a estenose deve ter comprimento inferior a 1,5 cm; e a estenose não deve estar associada a espongiofibrose profunda. Muitos estudos têm mostrado que a dilatação repetida e a uretrotomia interna diminuem a taxa de sucesso de uma eventual reconstrução uretral aberta.
- Numerosos *lasers* têm sido usados para tratar estenoses da uretra anterior. Até o momento, os resultados da uretrotomia a *laser* têm sido mistos.
- Excisão com anastomose primária provou ser o padrão-ouro para o reparo de estenoses da uretra anterior. Antes se acreditava que a excisão com anastomose primária era um procedimento relativamente limitado e aplicável somente a estenoses de menos de 1,5 a 2 cm. No entanto, com o melhor conhecimento da anatomia, estenoses mais longas têm sido tratadas com sucesso com excisão e anastomose primária.
- Algumas estenoses requerem transferência de tecido, e enxertos e retalhos têm sido empregados com sucesso. Uma metanálise por Wessells e McAninch (1998) mostrou que os resultados da reconstrução com enxerto e da reconstrução com retalho são equivalentes. A complexidade dos procedimentos de retalho é maior do que a dos procedimentos com enxerto. O conceito de anastomose aumentada pode ser usado com *onlay* de retalho e enxerto, e acredita-se que proporcione melhores resultados do que *onlay* isoladamente em muitos casos. Quando retalhos são empregados para reconstrução uretral, conceitualmente se realiza uma cirurgia com aplicação multidimensional.

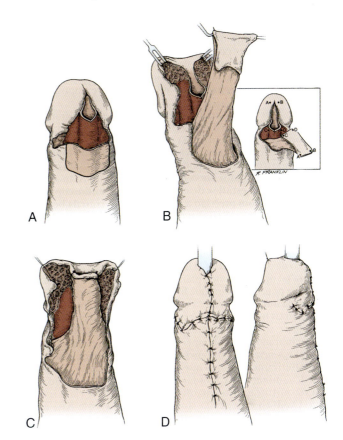

Figura 40-32. Técnica de reconstrução da fossa navicular de Jordan. A, O corpo esponjoso ventral é exposto, e a uretra é aberta ventralmente através da área da estenose. Uma ilha de pele ventral transversal é delineada na pele peniana distal. B, A ilha de pele é elevada na fáscia de dartos ventral. C, A ilha de pele é transposta e invertida para o defeito da meatotomia *(detalhe, B)*. D, A aparência do pênis fechado após o procedimento. (A a C, de Jordan GH. Reconstruction of the fossa navicularis. J Urol 1987;138:1210; D, de Jordan GH. Reconstruction of the meatus–fossa navicularis using flap techniques. In: Schreiter F, editor. Plasticreconstructive surgery in urology. Stuttgart: Georg Thieme; 1999. p. 338–44.)

presença do cateter possa permitir a resolução mais rápida e completa do processo (Cohen et al., 1991; Herschorn et al., 1992; Rehman et al., 1998; Mouraviev et al., 2005). O acompanhamento rigoroso depois do teste de micção é essencial porque em muitos desses pacientes ocorre a formação de estenoses após a remoção do cateter de alinhamento, e o reparo definitivo é necessário (Leddy et al., 2012).

Avaliação

Tal como ocorre com o reparo de qualquer constrição ou estenose, é importante definir a anatomia precisa da lesão por fratura pélvica antes de o tratamento ser realizado (McCallum e Colapinto, 1979a, 1979b); isso inclui a profundidade, a densidade, o comprimento e a localização. Nos defeitos de lesões uretrais por estiramento na fratura pélvica, a profundidade e a densidade de fibrose são previsíveis. Embora tenha sido demonstrado que a localização da lesão por estiramento é um fator importante para a continência após a reconstrução, esta informação deve ser um fator apenas no aconselhamento dos pacientes antes da reconstrução, e não na abordagem terapêutica. O comprimento do defeito é uma consideração importante e deve ser determinado da forma mais precisa possível.

Exames contrastados são uma ferramenta de primeira linha para a avaliação de LUFP. A cistografia delineia a bexiga e fornece informações sobre o deslocamento rostral da uretra proximal. A ausência de material de contraste na uretra posterior fornece alguma informação, embora inconclusiva, sobre a integridade do colo vesical.

Quando o paciente tem bom relaxamento para a micção e o cistograma delineia a uretra posterior, um uretrograma retrógrado simultâneo descreve o comprimento do defeito da lesão. No entanto,

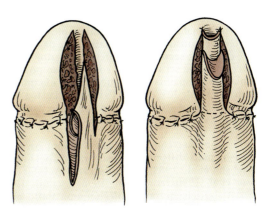

Figura 40-33. Técnica de De Sy, em que uma ilha de pele longitudinal ventral é avançada para o defeito da meatotomia. A ilha pele é desenvolvida por desepitelização de uma parte do retalho longitudinal. (De Jordan GH. Management of anterior urethral stricture disease. Probl Urol 1987;1:199–225.)

esta situação é a exceção, e não a regra, e a uretrografia retrógrada é mais útil para determinar se a uretra anterior está normal. Se a uretra anterior está normal, **tem sido a nossa experiência e a experiência de outros autores que o reparo bem-sucedido da anastomose está assegurado.** Tem sido demonstrado que a anastomose primária é possível mesmo com algum envolvimento da uretra anterior. Mesmo em casos anteriores de falha da reconstrução da uretra posterior, o reparo anastomótico primário é muitas vezes possível, embora a taxa de falha seja ligeiramente superior nesses casos (Chapple e Pang, 1999; Flynn et al., 2003; Koraitim, 2003; Shenfeld et al., 2004). **A anastomose primária é, sem dúvida, o objetivo em todos os pacientes, até que se prove impossível a sua realização.**

Quando a uretra proximal não é visualizada em cistograma simultâneo com uretrograma, a endoscopia através do trato suprapúbico em combinação com uretrografia retrógrada pode ser realizada para delinear o defeito. Após a avaliação da aparência endoscópica do colo vesical, o endoscópio flexível pode ser avançado através do colo vesical e para a uretra posterior até o nível da obstrução. **A aparência do colo da vesical em estudos de contraste ou em endoscopia anterógrada não prevê com precisão a função final do colo da bexiga após a reconstrução uretral** (Iselin e Webster, 1999). Um uretrograma retrógrado simultâneo descreve a uretra anterior, com o espaço não visualizado representando o defeito da lesão.

Alguns autores têm defendido o uso da ressonância magnética para a avaliação de pacientes com LUFP. Temos tido pouca experiência com a RM para tal propósito; no entanto, constatamos que as informações obtidas nos poucos estudos que fizemos são úteis. Nesses casos, houve a questão da interposição óssea no defeito lesão, e a RM delineou isso. Nós avaliamos um caso em que a uretra prostática parecia obliterada. Na RM, pode-se ver facilmente que a próstata não só foi separada da uretra membranosa, mas também foi separada da bexiga. Esta informação foi essencial para o planejamento da reconstrução subsequente. Parece intuitivamente óbvio que saber o comprimento da lesão seria útil na determinação da abordagem precisa e dos passos necessários para a reconstrução. No entanto, a literatura não é clara sobre este assunto (Andrich et al., 2003; Koraitim, 2004), e, com base na nossa experiência, o cirurgião deve estar preparado para exercer todas as opções de reconstrução em praticamente todos esses casos (McCallum e Colapinto, 1979a, 1979b).

Reparo

O plano para a reconstrução do LUFP é determinado pelo tipo e pela extensão das lesões associadas. Se possível, é desejável prosseguir dentro de 4 a 6 meses após o trauma. No entanto, as lesões ortopédicas dos membros inferiores muitas vezes tornam necessária a postergação da reconstrução uretral (Mundy, 1991; Follis et al., 1992; Brandes e Borrelli, 2001).

Na maioria dos casos, as LUFP não são longas, e a obliteração resultante é passível de uma mobilização tecnicamente simples do corpo esponjoso com uma técnica de anastomose primária. A reconstrução clássica consiste em uma anastomose espatulada da uretra anterior proximal até a uretra prostática apical. No entanto, as experiências têm demonstrado que a anastomose da uretra anterior proximal até qualquer segmento da uretra posterior (apical, prostática ou inferior) **pode ser realizada com sucesso por uma anastomose amplamente espatulada em que é alcançada uma aposição epitelial ótima.** Cerca de 10% das LUFPs são associadas a lesões mais complexas e podem estar associadas a fístulas (mais comumente fístulas uretrorretais). A reconstrução dessas lesões é tecnicamente mais complexa.

Várias séries apoiam o conceito de que a maior parte das LUFPs, mesmo os casos mais difíceis, pode ser tratada pela abordagem perineal (Webster et al., 1983; Koraitim, 1985; Webster e Sihelnik, 1985; Webster et al., 1990; Morey et al., 1996; Koraitim, 1997; Flynn et al., 2003). A abordagem transpúbica ou uma abordagem abdomino-perineal, como descrita primeiramente por Waterhouse et al. (1973), em nossa experiência, é desnecessária para a reconstrução de lesões de estiramento. Além disso, a pubectomia pode estar associada a sequelas de longo prazo, incluindo o encurtamento do pênis, desestabilização da ereção e desestabilização da pelve, resultando em uma síndrome de dor crônica com o exercício. No entanto, alguns cirurgiões continuam confiando fortemente na abordagem transpúbica (Koraitim, 1997; Das et al., 2004).

Alternativamente, a abordagem por cima/por baixo tem o seu mérito quando a cirurgia concomitante está prevista na região do colo da bexiga. Iselin e Webster (1999) relataram que é difícil avaliar com precisão a competência do colo vesical antes do restabelecimento da continuidade da uretra. No passado, muito se confiava na determinação pela cistografia sobre se o colo da bexiga estava aberto ou fechado. No entanto, o material de contraste pode opacificar a uretra prostática, quando o colo da bexiga é mais do que adequadamente competente para a continência. Similarmente, tem-se confiado na aparência do colo da bexiga em exame endoscópico através do tubo suprapúbico. Novamente, mesmo quando se relata uma cicatriz óbvia envolvendo o colo da bexiga, o acompanhamento desses pacientes após a reconstrução uretral estabelece a continuidade da uretra, e há muitos pacientes com continência adequada. Acredita-se que outros pacientes têm incontinência secundária ao aprisionamento da cicatriz do colo da bexiga, causado pela extensa fibrose deixada com a resolução do hematoma. No entanto, em nossa experiência, esta não é uma ocorrência frequente, e a aparência do colo da bexiga por qualquer modalidade disponível não é preditiva da continência. É atualmente a nossa prática restabelecer a continuidade da uretra e, quando há preocupações sobre a continência, prevenir o paciente antes da reconstrução uretral. Se esses pacientes notam que têm a continência inadequada no pós-operatório, o problema é tratado em um procedimento subsequente (Bhargava et al., 2004).

No momento da reconstituição, antes de o paciente ser colocado na posição de litotomia, a endoscopia é realizada através do meato e novamente através do tubo suprapúbico. A endoscopia na mesa destina-se a assegurar que não há vesicolitíase concomitante. A endoscopia é realizada com um endoscópio rígido, que é manipulado através do seio do tubo suprapúbico e do colo da bexiga e posicionado contra a área de obliteração total. Na manipulação suave do endoscópio, se o impulso da ponta do endoscópio é sentido no períneo do paciente, o impulso é palpável quando o períneo é aberto, e um instrumento é manipulado através do colo da bexiga durante a reconstrução. Se o impulso não é palpável perinealmente nesse momento, pode não ser palpável durante a dissecção. Nós criamos uma vesicostomia temporária nestes casos, o que nos permite posicionar um instrumento de forma confiável através do colo da bexiga porque a vesicostomia permite ao cirurgião identificar o colo da bexiga antes da instrumentação da uretra posterior. Essa manobra eliminou a ocorrência de falsas passagens com uso de uma sonda como de Haygrove através da região suprapúbica e eliminou a ocorrência de anastomose errada da uretra anterior para outras regiões que não a uretra proximal apical.

Nós preferimos a posição de litotomia exagerada para a abordagem perineal (Fig. 40-34). Essa posição é segura e proporciona exposição ideal para a área da uretra prostática apical e membranosa (Angermeier e Jordan, 1994). Uma mesa de Skytron personalizada, modificada para permitir a posição de litotomia exagerada, e uma mesa de Stille-Scandia, concebida para colocar o paciente em posição de litotomia, são as nossas preferências. As pernas são cuidadosamente posicionadas em estribos estilo Allen ou Guardian. Toma-se cuidado para evitar a pressão sobre as faces laterais dos membros inferiores e os músculos da panturrilha. Os quadris do paciente são elevados para a posição elevando-se a parte das nádegas da mesa de cirurgia. As botas são posicionadas para evitar lesões de estiramento dos nervos fibulares comuns (Fig. 40-34).

Com o paciente na posição correta, a abordagem perineal para a reconstrução começa com uma incisão e dissecção anteriores à musculatura perineal transversal (triângulo perineal anterior). Isso está em contraste com a abordagem posterior à musculatura perineal transversal (triângulo anal posterior), que é útil para a prostatectomia perineal. Nós usamos uma incisão em forma de λ (Fig. 40-35), que é realizada de modo cortante para baixo até a fusão na linha média da musculatura isquiocavernosa (Fig. 40-35A), em seguida, sob o escroto, para expor a porção não revestida do corpo esponjoso. Em seguida, colocamos um afastador em anel de autorretenção.

A fusão da musculatura isquiocavernosa é dividida, e a musculatura é dissecada de forma limpa a partir do corpo esponjoso e do bulboesponjoso (Fig. 40-35B a D). O corpo esponjoso é separado do ligamento triangular e corpos cavernosos (Fig. 40-35E), o bulboesponjoso é separado do corpo perineal, e a dissecção é continuada para baixo até o espaço infrapúbico. A separação posterior do bulboesponjoso é realizada anteriormente, e, por fim, a dissecção é realizada através da área de fibrose (Fig. 40-35F).

Em alguns casos, o suprimento sanguíneo proximal é encontrado e deve ser controlado. Constatamos que essas artérias são facilmente

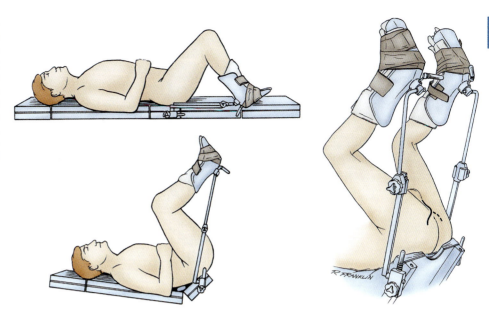

Figura 40-34. Paciente colocado em posição de litotomia exagerada. Os quadris são rodados para a posição pela elevação da parte das nádegas de uma mesa especialmente modificada. As pernas são suspensas a partir de estribos no estilo de bota com um pouco de flexão dos quadris e joelhos, como permitido pelo modelo dos estribos. (De Angermeier KW, Jordan GH. Complications of the exaggerated lithotomy position: a review of 177 cases. J Urol 1994;151:866–8.)

controladas com uma pinça hemostática de ponta cortante e cauterização monopolar. A ligadura da sutura deve ser evitada nas artérias para o bulboesponjoso por causa de sua proximidade com os nervos à medida que eles cursam para os corpos cavernosos.

Nós dividimos o ligamento triangular e vigorosamente desenvolvemos o espaço intracrural até o púbis (Fig. 40-36). Se a veia dorsal é encontrada, é ligada e dividida. É importante assegurar que as artérias não foram desviadas para o espaço intracrural se os tecidos tiverem sido deslocados durante o trauma. Geralmente é observada a penetração das artérias cavernosas ou artérias dorsais, ou ambas, nesse espaço. Se houver dúvida sobre a natureza dos vasos encontrados, a ultrassonografia com Doppler deve ser realizada. Quando o púbis é exposto, o elevador periosteal pode ser introduzido suavemente na superfície retropúbica, liberando e permitindo a descida dos tecidos por baixo do púbis.

Nós introduzimos uma sonda de Haygrove no seio suprapúbico e através do colo da bexiga aos limites distais da uretra posterior (Fig. 40-35G e H). O impulso é palpado, e a fibrose é ressecada até encontrarmos planos de tecido normal. O tecido é submetido ao exame histológico. A ponta da sonda de Haygrove é eventualmente escondida apenas por epitélio uretral normal, altura em que abrimos o epitélio e o controlamos com um gancho de pele ou um ponto. Nós realizamos endoscopia para assegurar que a uretrotomia está no limite distal da uretra posterior. Se acreditamos que uma anastomose sem tensão é impossível, nós mobilizamos o corpo esponjoso debaixo do escroto a partir da sua adesão aos corpos cavernosos. Mobilização agressiva do corpo esponjoso é a última manobra empreendida porque acredita-se que tenha possíveis efeitos nocivos sobre o suprimento sanguíneo retrógrado, que em um paciente com fratura pélvica pode ser tênue. A separação meticulosa do revestimento da fáscia de Buck do corpo esponjoso aumenta a complacência do corpo e limita a necessidade de uma mobilização agressiva.

É importante tentar evitar a criação de *chordee* durante o reparo de uma lesão de estiramento. Para evitar *chordee*, a fixação não pode ser realizada para além da área da fixação penoescrotal. No entanto, justifica-se, em alguns casos, aconselhar pacientes no pré-operatório que eles podem apresentar algum *chordee* após a mobilização agressiva que resulta em um reparo anastomótico primário. Reparos de anastomose primários têm taxas de sucesso altas, próximas a 90%. Se for necessária uma técnica de transferência de tecido, as taxas de cura de longo prazo podem, eventualmente, se encontrar na faixa de 80%. A maioria desses pacientes é jovem. A reconstrução durável e bem-sucedida é de suma importância. Se ocorre *chordee*, este é, na maioria das vezes, leve e não incapacitante sexualmente; na nossa concepção e na de outros cirurgiões, provavelmente é uma compensação justa para otimizar a reconstrução uretral. O desenvolvimento do espaço intracrural — mobilização do corpo esponjoso, infrapubectomia, e, se necessário, recondução do corpo esponjoso – encurta o curso que o corpo esponjoso deve atravessar e permite a reconstrução sem a ocorrência de *chordee*.

A uretrotomia proximal é espatulada para que ela aceite, pelo menos, um *bougie à boule* de 32 Fr, e 10 a 12 suturas anastomóticas são colocadas e marcadas para permitir a identificação de sua posição na anastomose proximal. Temos usado uma combinação de Monocryl® 3-0 e suturas de polidioxanona 3-0 para esta finalidade. Nenhuma agulha especial é necessária para a colocação dessas suturas. No entanto, um porta-agulhas Heaney e um porta-agulha Ravitch podem ser úteis em casos difíceis. Depois da espatulação da uretrotomia proximal e da colocação das suturas, nós espatulamos a porção proximal da uretra anterior. A espatulação é continuada até que a uretrotomia aceite um *bougie à boule* de 30 a 32 Fr, e as suturas da anastomose são colocadas em seus respectivos locais. Antes de realizar a anastomose, introduzimos um cateter de *stent* uretral acanalado de silicone macio (Silastic®) através da anastomose sob visão direta. A ferida é irrigada copiosamente para reduzir a formação de coágulos em torno da área de anastomose, e a anastomose é estabelecida.

Em seguida, reanexamos o corpo esponjoso aos corpos cavernosos e o bulboesponjoso ao corpo perineal. Nós colocamos um dreno de sucção pequeno profundamente à terminação da musculatura isquiocavernosa e fáscia de Colles e um segundo dreno superficial a esta terminação e abaixo da terminação subcutânea.

Nos casos em que a uretra proximal é significativamente rompida em uma direção rostral, o cirurgião deve estar preparado para realizar infrapubectomia (Fig. 40-37) ou recondução corpórea, ou ambas (Fig. 40-38). O desempenho da infrapubectomia, juntamente com o desenvolvimento do espaço intercrural, permite a exposição da uretra prostática apical. Quando a uretra prostática permanece deslocada rostralmente, o impulso da sonda ou o instrumento colocado através do trato da cistostomia para o colo da bexiga é muitas vezes não aparente. Nessas situações, é reconfortante poder palpar o colo da bexiga e a sonda devidamente colocada antes de começar uma dissecção abaixo do púbis. Além disso, se a distração rostral é significativa, a via da uretra anterior sobre o hilo do pênis para a infrapubectomia muitas vezes não permite uma anastomose sem tensão, e a infrapubectomia pode ser continuada abaixo de um lado dos corpos cavernosos, permitindo a recondução do corpo esponjoso (Fig. 40-38).

Manejo Pós-operatório

Nós usamos um pequeno *stent* de silicone macio (Silastic®). A urina é derivada através de cistostomia suprapúbica, e o cateter uretral é conectado e serve apenas como um *stent*. Após a reconstrução, os

934 PARTE VI Genitália Masculina

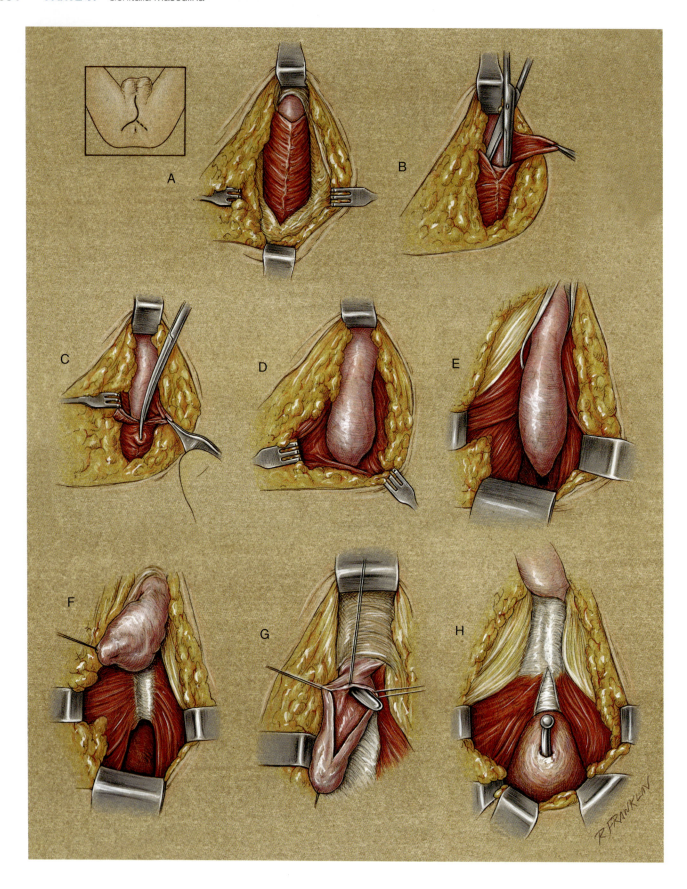

pacientes são inicialmente mantidos em repouso por 24 a 48 horas e, em seguida, deambulam e recebem alta com o cateter suprapúbico e o *stent* uretral no lugar. Os pacientes recebem alta em um regime de oxibutinina com um antibiótico supressor apenas se a cultura de urina pré-operatória foi positiva. Os drenos são removidos à medida que a drenagem permite.

Um teste de micção com material de contraste é realizado entre 21 e 28 dias de pós-operatório. Os pacientes são orientados a parar de tomar oxibutinina 24 horas antes do teste de micção. Em anastomoses tecnicamente simples, o teste é realizado em 21 dias, e em casos de separação mais rostral da uretra proximal, o teste é atrasado por mais 3 a 5 dias. O teste envolve a remoção do cateter uretral, preenchimento da bexiga do paciente com material de contraste e a instrução para urinar. Nós não usamos uretrografia retrógrada pericateter para avaliar pacientes que se submeteram a reconstrução uretral. O clichê miccional é examinado para assegurar que não há extravasamento e que a anastomose está amplamente patente. Uma amostra de cultura de urina também é obtida, e o cateter suprapúbico é conectado. O paciente é autorizado a urinar pela uretra durante 5 a 7 dias, e o cateter suprapúbico é então removido. Aproximadamente 6 meses após a cirurgia e, novamente, 1 ano depois, os pacientes são avaliados com endoscopia flexível. Nesse momento, nós consideramos que a reconstrução está madura, e deve ser amplamente patente. Se não reapareceram sintomas, nós então encaminhamos para exames de acompanhamento com o urologista.

Nós temos substituído quase completamente exames retrógrados pós-operatórios por endoscopia flexível. Não acreditamos que os estudos de fluxo sejam úteis para avaliação desses pacientes. Em muitos casos (reconstrução da uretra anterior), descobrimos que a uretrografia retrógrada é mais confusa do que útil.

Com o uso das técnicas discutidas ou técnicas similares, as taxas de cura para a reconstrução de LUFP posteriores são de até 90%.

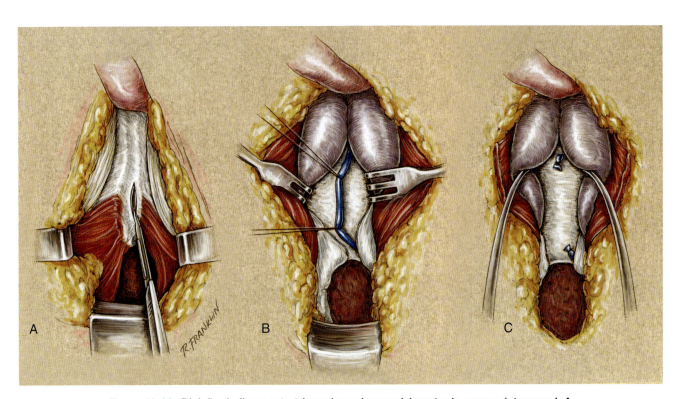

Figura 40-36. Divisão do ligamento triangular e desenvolvimento do espaço intracrural. A, Quando a uretra prostática é deslocada, e o arco que a uretra deve atravessar precisa ser encurtado, este comprimento pode ser encurtado pela incisão do ligamento triangular. B, Incisão e mobilização do pericôndrio e periósteo da sínfise púbica para permitir a colocação de afastadores sem trauma aos corpos eréteis. O deslocamento lateral da crura expõe a veia dorsal do pênis; após cuidadosa identificação, a veia pode ser ligada e dividida. C, A conclusão da dissecção proporciona exposição adicional para a ressecção da fibrose que circunda o vértice da próstata e a extremidade proximal da uretra rompida. (De Jordan GH. Reconstruction of the meatus–fossa navicularis using flap techniques. In: Schreiter F, editor. Plastic-reconstructive surgery in urology. Stuttgart: Georg Thieme; 1999. p. 338–44.)

Figura 40-35. Reparo perineal de uma estenose da uretra membranosa. Uma incisão em forma λ estende-se desde a linha média do escroto até as tuberosidades isquiais. A, A fáscia de Colles foi aberta para expor a fusão na linha média dos músculos isquiocavernoso e a túnica do corpo esponjoso distal à extremidade dos músculos. B, A tesoura é introduzida para desenvolver o espaço entre o músculo e o bulbo da uretra. C, Uma incisão é feita na linha média com a tesoura, expondo o comprimento do bulbo. D, O músculo isquiocavernoso é retraído para expor o comprimento total do bulbo. E, O afastador de autorretenção é colocado para expor a fáscia inferior do diafragma geniturinário. O bulbo do corpo esponjoso (bulboesponjoso) pode ser mobilizado para ganhar acesso à área fibrosada da uretra. F, A uretra fibrosada é incisada, liberando o bulbo. G, A uretra anterior é aberta para criar um lúmen adequado. H, Uma sonda de Haygrove é passada através da cistostomia suprapúbica. A ressecção do defeito de distração fibrótica lhe permitiu passar para o períneo.

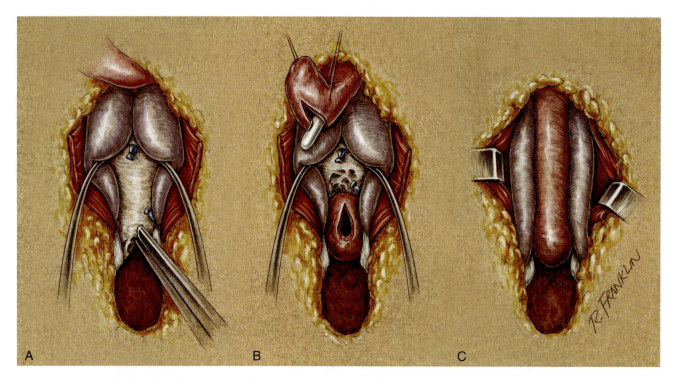

Figura 40-37. Infrapubectomia. Se a próstata é elevada por trás da sínfise púbica (A), a face inferior da sínfise é ressecada com um *rongeur* Kerrison. Pode-se remover o quanto for necessário de osso (B) para se obter uma aproximação simples das extremidades da uretra (C).

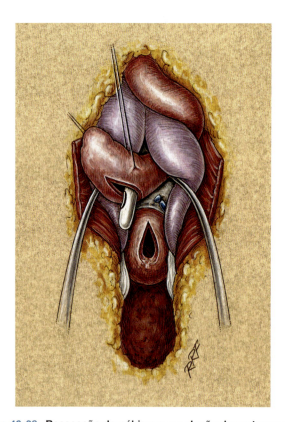

Figura 40-38. Ressecção do púbis e recondução da uretra ao redor do *crus*. Quando a próstata é acentuadamente deslocada, pode ser necessário ampliar a infrapubectomia. Às vezes, apesar da separação das cruras até a máxima extensão possível, as duas extremidades da uretra não se encontram quando elas são trazidas diretamente através do *crus*. É necessário trazer a uretra lateralmente a uma das cruras para compensar este comprimento.

Nos grandes centros, as falhas não são devidas a problemas técnicos (i.e., reestenose da anastomose). **Em geral, as falhas são indicativas de isquemia do corpo esponjoso proximal, com a consequente estenose do corpo esponjoso mobilizado.** Isso ocorre porque, com a mobilização, o corpo esponjoso, em essência, torna-se um retalho, com o pedículo vascular sendo a vascularização retrógrada dos ramos das artérias dorsais através da glande (Fig. 40-39).

Nós estudamos esse fenômeno em pacientes com trauma e chegamos a conclusões que, acreditamos, nos permitem prever os pacientes com risco de atrofia isquêmica. Inicialmente, usamos a angiografia do pudendo para estudar todos os pacientes de trauma que pareciam estar em risco de lesão profunda bilateral da artéria pudenda interna no momento do trauma. Esses foram pacientes que tinham evidência de lesão dos nervos penianos dorsais, pacientes nos quais a reconstrução tinha falhado em outros centros, os pacientes com fraturas pélvicas de impacto lateral, e os pacientes cujas fraturas pélvicas eram do tipo "livro aberto" (*wind-swept*) (Brandes e Borrelli, 2001). Descobrimos que muitos pacientes apresentaram evidências de lesões das artérias pudendas tanto uni quanto bilaterais, mas que a maioria tinha evidência de reconstituição vascular. **Pacientes com uma artéria pudenda intacta de um lado geralmente eram potentes e foram curados com reconstrução. Pacientes com apenas vasos reconstituídos, sejam uni ou bilaterais, nunca foram potentes, mas tiveram uma reconstrução confiável.** Descobrimos que esses pacientes eram candidatos ideais para revascularização arterial peniana para melhorar a potência. Como observamos essa relação com a potência, começamos a avaliação de pacientes com ultrassonografia duplex. Descobrimos que pacientes com artérias pudendas uni ou bilaterais normais demonstraram parâmetros arteriais normais na avaliação com duplex. Pacientes com apenas artérias reconstituídas uni ou bilaterais nunca tiveram parâmetros arteriais normais em ultrassonografia duplex.

Esta informação permite-nos avançar para a angiografia do pudendo apenas em pacientes com parâmetros arteriais anormais na ultrassonografia duplex; pacientes com achados normais na ultrassonografia previsivelmente têm bons resultados com a reconstrução. Nossos dados também mostram que os pacientes têm bons resultados com a reconstrução se eles têm pelo menos um lado que

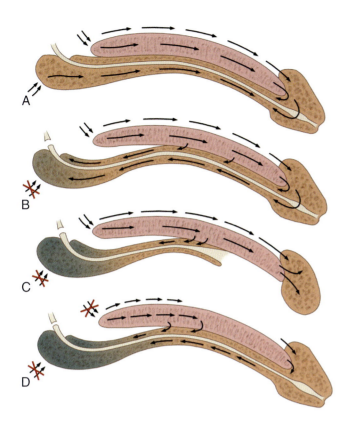

Figura 40-39. Representação esquemática da vasculatura profunda do pênis. A, Em uma situação normal, através da artéria peniana comum, o fluxo é dirigido para a ponta do pênis com a formação de ramos para o tecido erétil esponjoso da glande. Isso proporciona fluxo retrógrado para o corpo esponjoso. Se as artérias do bulbo estão intactas, há também fluxo arterial anterógrado para o corpo esponjoso. B, Com a interrupção das artérias para o bulbo e mobilização do corpo esponjoso, todo o fluxo para o corpo esponjoso é retrógrado através do sistema arterial peniano comum. C, Na hipospadia, o corpo esponjoso distal pode ter sido rompido, com a mobilização proximal do corpo esponjoso e divisão das artérias para o bulbo. Mesmo se a circulação peniana comum estiver intacta para a ponta do pênis, pode não fornecer adequadamente vascularização retrógrada para o corpo esponjoso; pode ocorrer estenose isquêmica. D, No caso de lesão da artéria peniana comum, com a elevação do corpo esponjoso proximal e divisão das artérias para o bulbo, o fluxo sanguíneo para o corpo esponjoso proximal pode ser inadequado, levando à necrose isquêmica ou estenose isquêmica.

é reconstituído, e os únicos pacientes em risco de estenose isquêmica são pacientes com obstrução completa bilateral dos vasos pudendos internos. Em tais pacientes, realizamos revascularização arterial peniana para aumentar a vascularização e, com isso, procedemos à reconstrução uretral (Jordan, 2005; Davies et al., 2009; Zuckerman et al., 2012). Em muitos casos de defeitos de separação uretral em fraturas pélvicas, a disfunção erétil é uma consequência da lesão, embora a disfunção erétil resulte claramente da cirurgia reconstrutiva em alguns pacientes. Acreditamos que a incidência de lesões das artérias pudendas seja drasticamente subnotificada e mal reconhecida. Nós e outros pesquisadores acreditamos que, em muitos desses casos, a causa da disfunção erétil seja vascular (Brandes e Borrelli, 2001). No entanto, há, pelo menos, uma parte dos pacientes com disfunção erétil neurogênica após LUFP, já que alguns homens com disfunção erétil após LUFP terão influxo arterial normal (Shenfeld et al., 2003; Metze et al., 2007).

Resumo

Utilizando as manobras descritas, verificou-se que praticamente todas as lesões de estiramento podem ser reconstruídas por meio de uma abordagem perineal com uma técnica de anastomose. Embora a abordagem por cima/por baixo seja aplicada quando a cirurgia do colo da bexiga é realizada concomitantemente, a incapacidade de identificar esses pacientes de forma precisa nos levou a realizar a cirurgia do colo vesical em uma segunda configuração. Nós abandonamos a abordagem transpúbica aplicada para lesões de estiramento da uretra posterior.

Embora sejamos a favor da reconstrução primária de lesões de estiramento da uretra posterior, outros autores optam por tratar essas lesões por via endoscópica (Barry, 1989). Descobrimos que o tratamento endoscópico de LUFP não é um procedimento simples e que deve ser realizado apenas por um cirurgião qualificado e experiente. Muitos desses processos podem ser categorizados como procedimentos *"cut-for-light"* ("corte para luz"). Embora alguns cirurgiões relatem sucesso, a maioria dos procedimentos *cut-for-light* não é feita com precisão suficiente para permitir o realinhamento adequado da uretra. Temos visto muitos desastres que resultaram desses procedimentos e, na maioria dos casos, condenamos o uso dessas modalidades. Além disso, nenhuma série *cut-for-light* é comparada favoravelmente, no que diz respeito às taxas de sucesso em longo prazo, com séries de grandes centros que utilizam técnicas de anastomose primária (Levine e Wessells, 2001).

Em 1989, Marshall descreveu seu método com técnicas estereotáxicas para o alinhamento endoscópico das extremidades da uretra. Ele salientou o tempo que demora para obter um alinhamento preciso antes de iniciar a parte endoscópica do procedimento. Em seu procedimento, ele passou um fio através das extremidades alinhadas da uretra, minimamente dilatando o canal e alargando-o com ressecção transuretral. A cicatriz é estabilizada por um período de autocateterismo. Embora tecnicamente viável, essa abordagem tem aplicabilidade limitada para a maioria dos pacientes. Os pacientes cuja condição clínica, idade ou lesão ortopédica concomitante impedem que eles sejam colocados em posição de litotomia exagerada ou se submetam a reconstrução com uma abordagem transpúbica podem ser tratados com essa técnica.

Em crianças, os objetivos da cirurgia são os mesmos que nos adultos. Na nossa experiência, a maioria das crianças pode ser submetida a reconstrução pela mesma exposição perineal utilizada em adultos. A exposição é mais difícil, mas a anastomose do períneo pode ser feita (Hafez et al., 2005). No entanto, a abordagem transesfincteriana sagital posterior tem sido proposta como uma melhor abordagem em crianças (Mathews et al., 1998; Pena e Hong, 2004). Concordamos que a abordagem posterior seja um método distinto de exposição; no entanto, com essa abordagem, temos observado que os cirurgiões tendem a recorrer a técnicas de reconstrução de substituição em casos em que a anastomose primária poderia ser feita e, em nossa opinião, esta é superior. Com a nossa experiência com a abordagem poupadora de vasos para reconstrução da uretra anterior — anastomose primária e anastomose aumentada — estendemos a técnica para pacientes selecionados com reconstrução uretral após fratura pélvica e consideramos a abordagem viável com bons resultados em um pequeno número de pacientes. No entanto, as vantagens não foram comprovadas.

> **PONTOS-CHAVE: LESÕES POR ESTIRAMENTO DA URETRA**
>
> - Lesões de estiramento uretrais são o resultado do trauma contuso pélvico e acompanham cerca de 10% das lesões de fraturas pélvicas. Em muitas lesões, não parece haver uma ruptura total da circunferência inteira da uretra; em vez disso, uma faixa de epitélio pode ser deixada.
> - O uso intensivo de cateteres de alinhamento é controverso, mas a maioria dos médicos concorda que o cateter de alinhamento facilita a reconstrução posterior mesmo que, muitas vezes, deixe o paciente com uma estenose endoscopicamente tratável.
> - Como em qualquer estenose, é importante definir a anatomia precisa. A combinação de exames de contraste com endoscopia seletiva e ressonância magnética é oportuna. A aparência do colo vesical em exames de contraste ou em endoscopia anterógrada não é preditiva da função final do colo vesical. A reconstrução simultânea do colo da bexiga e da uretra posterior em geral não é realizada atualmente.

DEFEITOS DE DISTRAÇÃO VESICOURETRAL

O uso entusiástico da prostatectomia radical levou à maior experiência com pacientes que tiveram obliteração total de anastomose vesicouretral. Em alguns pacientes, há o estiramento completo da anastomose vesicouretral com um defeito totalmente obliterante ou com estenose anastomótica grave. Com o aumento do uso de técnicas de laparoscopia robótica, vimos uma diminuição no número de estenoses anastomóticas significativas, e outros autores têm mostrado isso também (Breyer et al., 2010). Essa melhora pode ser decorrente da redução de vazamentos de urina na anastomose, melhor aposição mucosa e anastomose contínua permitida com a magnificação e a destreza da abordagem robótica.

Tal como acontece com outros defeitos, é importante determinar o comprimento do defeito com precisão. Isso pode ser feito por cistografia simultânea à uretrografia retrógrada, uretrografia retrógrada simultânea e endoscopia anterógrada através do tubo suprapúbico, ou ambas.

Várias opções estão disponíveis para o manejo desses pacientes complexos. Muitos desses pacientes têm outros problemas de saúde, e observamos que muitos têm bexigas espessas e pequenas, possivelmente contribuindo para a dificuldade da cirurgia inicial. Qualquer problema com o *habitus* corporal também deve ser considerado e, em nossa opinião, contribui para problemas na anastomose inicial. O tubo suprapúbico permanente deve ser sempre considerado como uma opção. Em um paciente que está muito acima do peso, os resultados da reconstrução agressiva não têm sido bons. As técnicas endoscópicas serão abordadas adiante nesta seção; no entanto, no caso de lesões por separação curtas, obtivemos sucesso com incisões agressivas nas posições de 3 e 9 horas, seguidas, em aproximadamente 3 semanas, por incisões repetidas. Discute-se se o *laser* de hólmio é melhor do que a faca fria; a faca quente é desnecessária. Se for preciso fazer uma "escavação" para estabelecer a continuidade, procedimentos endoscópicos não têm função em nossa opinião, exceto como discutido mais adiante. Vanni et al. (2011) publicaram sua experiência com uretrotomia radial e injeção intralesional de mitomicina C. Eles tiveram uma taxa de sucesso inicial de 72% em pacientes com estenoses recalcitrantes.

Em alguns casos, a ampliação vesical criando um reservatório continente cateterizável pode ser uma operação melhor do que a reconstrução funcional agressiva; em um paciente obeso, a construção de um conduto para o cateterismo pode ser difícil. A derivação urinária também deve ser considerada, e em pacientes nos quais a reconstrução funcional não é uma escolha óbvia, torna-se uma opção primária.

Se a reconstrução funcional é considerada possível, nós acreditamos que seja uma escolha razoável, e nossa técnica é a seguinte. Nós colocamos o paciente em posição de litotomia baixa e usamos uma abordagem combinada abdomino-perineal. Nós realizamos uma incisão na linha média inferior, expondo a bexiga e dissecando-a a partir da parede lateral e mobilizando a bexiga anterior a partir da parte debaixo do púbis o quão agressivamente pode ser feito com segurança a partir de cima. Em seguida, abrimos o peritônio e desenvolvemos o espaço retrovesical, novamente tomando cuidado para completar a dissecção tão seguramente quanto pode ser realizado a partir de cima.

Um segundo cirurgião começa a dissecção perineal por uma incisão perineal curvilínea semelhante à empregada para a prostatectomia radical perineal. A dissecção é posterior à musculatura perineal transversal (triângulo anal posterior) e é realizada ao longo da parede retal anterior à área onde se encontra fibrose da dissecção da prostatectomia radical anterior. O impulso do dedo do cirurgião perineal pode geralmente ser sentido adjacente e lateral à área de fibrose e distração nesse ponto. Além disso, o cirurgião abdominal coloca um dedo nos limites da dissecção retrovesical a partir de cima para proporcionar um outro marco palpável e assegurar uma dissecção segura anterior à parede retal e posterior à bexiga e ao trígono. A dissecção perineal é unida à dissecção abdominal, e a parede retal é completamente separada da área de fibrose associada ao defeito de estiramento. Nós colocamos drenos entre o reto e o defeito de estiramento, circundando a área de fibrose.

A dissecção por baixo do púbis é facilitada pela excisão de uma elipse da borda do ramo púbico superior. Pubectomia total não é necessária. A pubectomia parcial pode ser realizada com o acessório de vaivém do dispositivo de perfuração cirúrgica Aesculap (Aesculap, Tuttlingen, Alemanha); isso torna a colocação das suturas tecnicamente simples e melhora a exposição para a dissecção e ressecção da fibrose de estiramento.

Nesse ponto, a bexiga é aberta, e a área do colo vesical é definida. Uma sonda é colocada e avançada para a área de obliteração; isso permite ressecar a área bem definida de fibrose completamente. O coto uretral é exposto e aberto, e o local do novo colo vesical, tendo sido identificado, é aberto. Nós marsupializamos o epitélio da bexiga tal como descrito por Eggleston e Walsh (1985), colocamos suturas anastomóticas no coto uretral, e passamos por um cateter *stent*.

Antes de a anastomose vesicouretral ser estabelecida, o omento é mobilizado e colocado entre a parede posterior da anastomose e a parede anterior do reto. Nós estabelecemos a anastomose e enrolamos o omento em torno da área de anastomose, marcando-o no lugar. Os espaços vesicais laterais são drenados com drenos de sucção fechada, e um tubo suprapúbico é deixado no lugar quando a vesicostomia é fechada. Temos realizado esse procedimento perinealmente com resultados semelhantes.

O cuidado pós-operatório é o mesmo da prostatectomia radical. Os pacientes recebem alta quando a sua drenagem e deambulação permitem e a sua dieta foi retomada. Nós avaliamos pacientes 4 a 6 semanas de pós-operatório, com a remoção do cateter uretral e com a bexiga preenchida por meio da sonda suprapúbica.

Como uma tentativa já falhou nesses pacientes, geralmente seguimos uma conduta conservadora em relação ao momento do teste de micção. Em alguns casos, os testes de micção são feitos em 2 a 3 semanas.

Nossa série continua crescendo, e nós continuamos tendo enorme sucesso na reconstrução. Temos alguns pacientes que consideram a sua continência adequada para seu estilo de vida; nos outros, temos tido êxito com a colocação de um esfíncter artificial.

Outros autores propuseram uma abordagem diferente para esses casos muito difíceis. Em pacientes nos quais várias tentativas de dilatação ou incisão dessas estenoses anastomóticas vesicouretrais falharam, Elliott e Boone (2001) propuseram fazer uma incisão com a colocação de endoprótese UroLume®, seguida, por um intervalo, da colocação de um esfíncter artificial. Eles inicialmente descreveram nove homens tratados com esta abordagem; sete dos homens estavam insatisfeitos com os resultados de seu tratamento em um acompanhamento médio de 17,5 meses. Outros autores (Mark et al., 1993; Kaplan, 2004; Anger et al., 2005) propuseram leves modificações dessa abordagem e também relatam permeabilidade e continência adequadas nesses pacientes. Com a retirada do UroLume® do mercado, esta abordagem é impossível.

FÍSTULAS COMPLEXAS DA URETRA POSTERIOR

O aumento da realização de prostatectomias radicais também levou a um aumento da incidência de fístulas vesicorretais ou vesicouretrorretais. Na maioria dos casos, elas são pequenas e tratadas por uma abordagem transperineal, transanal-transesfinctérica ou posterior. No entanto, alguns casos são complexos, com as fístulas associadas a grandes cavidades granuladas. O problema é ampliado quando a radiação (braquiterapia, terapia de feixe externo, ou ambas) é parte da equação. Com fístulas de radiação, muitos centros optaram por uma derivação com conduto ileal ou reservatório intestinal em oposição à reconstrução funcional. Esses casos também têm sido tratados com a abordagem descrita anteriormente para os problemas de separação vesicouretral. No entanto, o omento tem um papel ainda mais importante nesses casos. Além disso, com o aumento da aplicação de modalidades "minimamente invasivas" para o carcinoma da próstata (i.e., braquiterapia, braquiterapia combinada com irradiação externa, radiação externa em doses mais elevadas e crioterapia), a magnitude e a complexidade desses problemas de fístulas prostáticas uretrais, cavidades granuladas e lesão retal grave continuam a aumentar. Tentamos abordar esses problemas de forma agressiva, com preservação da função sempre que possível.

Em muitos desses casos, a prostatectomia de resgate pode ser combinada com ressecção do retossigmoide. Em alguns casos, temos reanastomosado com sucesso a bexiga à uretra membranosa. A preservação da continência tem tido resultados mistos. Nos casos em que a anastomose vesicouretral é impossível, um retalho uraco-peritoneal combinado com um retalho do músculo reto abdominal é usado para reforçar o colo da bexiga fechado e para evitar que o colo da bexiga fechado se fixe à parte de trás do púbis. A bexiga é ampliada, e um conduto continente cateterizável é desenvolvido. Em alguns casos, a continuidade do cólon não pode ser restabelecida, e uma colostomia é realizada o mais distalmente possível na porção descendente do cólon. Sempre que a continuidade do cólon pode ser restabelecida, é feita uma anastomose coloanal de bolsa em J. O omento é usado para envolver a terminação retal ou para separar a terminação retal da anastomose vesicouretral. A abordagem abdomino-perineal combinada descrita anteriormente proporciona uma excelente exposição segura para o manejo dessas situações complexas. A morbidade desta abordagem tem sido aceitável.

É preciso ter cuidado no manejo do intestino irradiado. Tivemos um paciente que teve bons resultados com a cirurgia para ampliação e criação de um conduto continente cateterizável e fechamento do intestino, mas quando a sua colostomia foi revertida, ele apresentou forte colite e o aparecimento de novas fístulas, evoluindo para morte por sepse. Outro paciente teve um colapso do fechamento do colo da bexiga e até hoje tem uma grande fístula vesicoabdominal. Esses casos devem ser individualizados. Quando eles são bem-sucedidos, têm ótimos resultados; quando não, se tornam um desastre para o paciente, a família do paciente, e os cirurgiões envolvidos.

Zinman relatou uma experiência de 10 anos com o tratamento de fístulas retouretrais (Vanni et al., 2009). A série era composta por 33 pacientes que tinham fístula e que não haviam sido submetidos a irradiação e 33 pacientes que tinham sido submetidos a irradiação. A média de acompanhamento para toda a série foi de cerca de 20 meses. A revisão foi uma avaliação retrospectiva obtida de registros de consultórios e hospitalares. Todas as fístulas foram reparadas com uma abordagem transperineal anterior usando retalhos de interposição do músculo grácil e, em alguns casos, com um enxerto bucal. Nessa série, 100% das fístulas não irradiadas foram fechadas com sucesso com um acompanhamento médio de 20 meses, 85% das fístulas irradiadas foram fechadas em um único estágio, e 12% precisaram de um procedimento adicional, com uma taxa de fechamento final de cerca de 97%. No grupo não irradiado, não foram observadas estenoses uretrais no acompanhamento de longo prazo; cinco estenoses recorrentes foram observadas no grupo irradiado. No grupo não irradiado, 91% dos pacientes não tiveram seus intestinos desviados. No grupo irradiado, 39% tiveram desvio do intestino em longo prazo. Zinman acredita que o uso de retalhos de interposição muscular é essencial para a obtenção de bons resultados, e também considera que o uso de enxertos de mucosa bucal, onde são necessários para incrementar o fechamento do trato urinário, seja de valor inestimável (Vanni et al., 2009). Uma estimativa da função urinária e intestinal final é essencial para a determinação do plano para a reconstrução ou derivação, ou ambas. Além disso, a abordagem escolhida facilita e limita as opções cirúrgicas (i.e., do intestino, da uretra, ou interposição de tecido) (Lane et al., 2006).

CURVATURAS PENIANAS

A elasticidade e complacência normais de todas as camadas de tecido do pênis são críticas para a função erétil, tumescência e rigidez. Os tecidos devem se expandir em todas as dimensões à medida que o pênis intumesce com sangue; eventualmente, os tecidos da túnica albugínea e as fibras septais dos corpos cavernosos são esticados até os limites da sua conformidade e a tumescência é convertida em rigidez. No pênis normal, os tecidos são simetricamente elásticos, e a ereção é linear. Na curvatura do pênis, há relativa assimetria de uma face do pênis ereto. Em alguns casos, essa condição surge a partir da conformidade diminuída de uma face da túnica albugínea ou do encurtamento de uma região dos corpos eréteis.

O termo *chordee* significa curvatura, mas é normalmente usado como se referisse aos tecidos que causam a curvatura. Este mau uso do termo é observado na afirmação "o *chordee* foi ressecado"; adequadamente formulada, a declaração deve ser "o *chordee* pode ser corrigido por meio da ressecção dos tecidos elásticos que o causaram". **A curvatura do pênis pode ser congênita ou adquirida.** Há também

> **PONTOS-CHAVE: DEFEITOS DE ESTIRAMENTO VESICOURETRAL E FÍSTULAS COMPLEXAS DA URETRA POSTERIOR**
>
> - Defeitos de estiramento/separação vesicouretrais são uma complicação da prostatectomia radical.
> - Há muitas opções para o tratamento desses pacientes complexos. Uma sonda suprapúbica permanente deve sempre ser considerada como uma opção em longo prazo. Da mesma forma, em alguns casos, a ampliação da bexiga e criação de um reservatório continente cateterizável podem ser uma cirurgia melhor do que a reconstrução funcional agressiva. Quando a reconstrução funcional é considerada razoável, temos empregado uma técnica *above-and-below* (por cima e por baixo), em que a laparotomia é combinada com a dissecção do triângulo perineal posterior.
> - A interposição do omento tem sido usada para defeitos de estiramento e em fístulas complexas. Essa abordagem permite a segura mobilização do reto a partir da área de cicatriz da separação ou do local da fístula.
> - Quando se adiciona radiação, a complexidade da reconstrução é aumentada. Deve-se permitir que os efeitos da radiação se resolvam; a interposição de tecido é a regra, e a reconstrução funcional é impossível em muitos casos. Alguns autores acreditam que a derivação urinária, no caso de pacientes que receberam radiação, é a opção melhor e mais segura.
> - A consideração cuidadosa da função urinária e intestinal final é parte integrante do planejamento adequado da cirurgia.

alguma confusão no uso comum do termo *curvatura congênita do pênis*. Os termos *curvatura congênita do pênis* e *chordee sem hipospadia* têm sido muitas vezes utilizados alternadamente. Nós preferimos reservar o termo *chordee sem hipospadia* para pacientes em que o meato está devidamente localizado na ponta da glande do pênis; uma curvatura ventral está associada a anormalidades dos tecidos ventrais fasciais ou corpo esponjoso, ou de ambos. Há muito que se reconheceu que a hipospadia é uma condição que é associada, em alguns pacientes, seja a um pênis pequeno ou a um micropênis. Apesar de um pênis pequeno não ser diagnóstico de hipospadia, é altamente incomum para um paciente com hipospadia ter um pênis ereto excepcionalmente grande. Em contraste, outras curvaturas congênitas do pênis (ventral, lateral ou dorsal) são inevitavelmente associadas ao achado de um pênis grande quando ereto. **Como o trauma que resulta na curvatura adquirida é quase sempre associado à relação sexual, a ocorrência de curvatura adquirida é nula antes do início da puberdade.** Temos visto alguns pacientes que tinham uma história de trauma durante masturbação vigorosa, mas esses pacientes são a exceção. Semelhantes a curvaturas congênitas do pênis, as curvaturas adquiridas podem ser dorsais, laterais, ventrais ou complexas.

Tipos de Curvatura Peniana Congênita

Esta seção está disponível em www.expertconsult.com

Chordee sem Hipospadia em Homens Jovens

Esta seção está disponível em www.expertconsult.com

Curvaturas Penianas Congênitas

Os pacientes com curvatura congênita do pênis podem ter curvatura ventral, lateral (na maioria das vezes para a esquerda) ou, excepcionalmente, dorsal. Fotografias do pênis ereto demonstram uma curvatura leve que geralmente envolve toda a parte pendular da haste peniana.

Os pacientes são geralmente homens jovens saudáveis entre as idades de 18 e 30 anos. Muitos desses pacientes observaram a curvatura antes da puberdade, mas acreditavam que ela fosse normal. No entanto, com a puberdade, eles descobrem que a curvatura não é normal; ou quando se tornam sexualmente ativos descobrem que a curvatura prejudica a sua potência; ou eles notam o aumento da curvatura durante a puberdade, e isso, em suas mentes, obviamente impediria a relação sexual. Ocasionalmente, um paciente espera passar dos 30 anos de idade para lidar com a anomalia; ainda menos frequentemente, um adolescente mais jovem pode discutir os problemas dos órgãos genitais com seus pais.

Em pacientes circuncisados, nós fazemos uma incisão através da cicatriz da circuncisão, que em muitos casos é deslocada bem para baixo na haste peniana. No entanto, mesmo com deslocamento relativamente significativo da cicatriz da circuncisão na haste do pênis, a reincisão deve ser feita através da cicatriz da circuncisão. O pênis é descoberto por dissecção da camada imediatamente superficial à lâmina superficial da fáscia de Buck.

Uma ereção artificial é obtida com infusão de soro fisiológico ou agentes farmacológicos. Nós não costumamos recomendar um dispositivo de torniquete porque o dispositivo de constrição pode ocultar os limites proximais da curvatura; este é um dos casos mais significativos de curvatura ventral, que tem extensão frequentemente proximal. Ocasionalmente, algum elemento de pressão perineal é inicialmente necessário, mas esses são pacientes com função erétil normal, e a função oclusiva venosa é normal. A ereção artificial demonstra o caráter da curvatura e a localização de curvatura máxima. Em pacientes com curvatura ventral, pode haver alguma ilusão de espessamento das fáscias dartos e Buck, e nesses pacientes, o tecido fibroso é mobilizado e completamente excisado. O corpo esponjoso é separado dos corpos cavernosos e mobilizado a partir da glande até a junção penoescrotal.

Após esses tecidos terem sido excisados, a ereção artificial é repetida, e ocasionalmente se observa um paciente com correção completa. No entanto, a maioria dos pacientes experimenta uma elasticidade diferente entre as faces dorsal e ventral dos corpos do pênis, e embora a curvatura possa ter diminuído, persiste a menos que outros procedimentos sejam realizados para corrigir o pênis.

Em um paciente adulto com curvatura persistente, há duas opções para a correção cirúrgica: (1) alongar a face ventral do pênis fazendo incisões transversais na túnica ventral e colocando um enxerto de tecido autólogo (nós atualmente usamos o enxerto submucoso do intestino delgado em nossa instituição), e (2) encurtar a face dorsal do pênis, elevando o feixe neurovascular, excisando uma elipse ou elipses do dorso da túnica albugínea, e fechando os defeitos de forma impermeável (procedimento de Nesbit [Nesbit, 1965]). **Como o tamanho do pênis ereto geralmente não é um problema nestes casos de curvatura congênita, nós escolhemos a segunda opção e tenazmente desaconselhamos a enxertia ventral nesses pacientes.** O período de recuperação após este procedimento é muito mais curto, e as variabilidades da pega de enxerto não têm de ser consideradas. Além disso, quando um enxerto é usado, há sempre a possibilidade, embora incomum, do desenvolvimento de disfunção veno-oclusiva induzida pelo enxerto. **Em uma conferência de consenso de 2000 sancionada pela Organização Mundial de Saúde, a comissão sobre a doença de Peyronie e curvatura congênita do pênis concordou que, se não todos, a maioria dos casos de homens com achados clássicos de curvatura congênita do pênis foi mais bem tratada com plicatura ou técnicas de corporoplastia, mas não técnicas de enxertia** (Jardin et al., 2000; Lue, 2004). Este consenso foi reiterado na conferência posterior da Organização Mundial de Saúde. É preferível encurtar a face mais longa do pênis em pacientes com curvatura congênita. No entanto, **se o paciente se enquadra na categoria de *chordee* sem hipospadia e o encurtamento do pênis é um problema, nós usamos seletivamente incisões com enxertos para corrigir a curvatura** (Devine e Horton, 1975).

Depois de ter sido tomada a decisão de prosseguir com excisões das elipses da túnica dorsal, a fáscia de Buck pode ser elevada, em conjunto com as estruturas neurovasculares dorsais, começando imediatamente lateral ao corpo esponjoso e levando a dissecção dorsalmente através da linha média. Como alternativa, a túnica pode ser exposta pela excisão da veia profunda dorsal do pênis e abertura da lâmina interna da fáscia Buck. A elevação das estruturas neurovasculares é feita por meio da dissecção da linha média dorsal lateralmente em torno do corpo esponjoso e a partir da margem coronal até a junção penopúbica, limitando os efeitos do alongamento das estruturas dorsais com a exposição do dorso do pênis.

Uma ereção artificial é obtida para planejar as excisões da elipse propostas. Nós preferimos usar várias pequenas elipses em vez de tentar corrigir a curvatura com uma grande elipse. A primeira elipse é geralmente posicionada no ponto de concavidade máxima. As bordas da elipse planejada são apostas com uma sutura de Prolene®. A ereção artificial é repetida para avaliar os efeitos da excisão. Se houver uma boa correção naquela área da haste, as incisões são novamente bem marcadas, as suturas de plicatura são removidas, e as elipses da túnica são feitas com uma lâmina de bisturi afiada. Por meio da dissecção no espaço de Smith e remoção de apenas uma elipse da túnica, as elipses são cuidadosamente excisadas para evitar danos ao tecido erétil subjacente ou podem ser simplesmente fechadas sob a borda reaproximada do defeito na túnica albugínea. A borda da elipse é reaproximada com uma combinação de suturas de polidioxanona 4-0 interrompidas e uma sutura de polidioxanona 4-0 contínua impermeável.

Após o fechamento, repetimos a ereção artificial para avaliarmos os resultados da primeira elipse com as outras. A última ereção artificial deve demonstrar o pênis perfeitamente reto. Em casos de curvatura ventral ou quando curvaturas complexas são associadas a um elemento de curvatura ventral, um grau mínimo de curvatura dorsal após a correção é aceitável. Na maioria dos casos, à medida que as suturas se dissolvem, o pênis ou permanece minimamente dorsifletido ou torna-se perfeitamente linear.

A fáscia de Buck é fechada. Dois drenos de sucção pequenos são colocados superficialmente à fáscia de Buck, mas profundamente à fáscia de dartos. Nós reconstituímos a pele, com suas bordas apostas, com pequenas suturas interrompidas de Vicryl® ou Monocril®. Em todos os pacientes, colocamos um pequeno cateter de Foley e um dreno de sucção pequeno, e ambos são removidos no primeiro dia de pós-operatório. Dependendo da quantidade de edema e drenagem, o paciente recebe alta do hospital na noite do primeiro dia pós-operatório ou início do segundo dia pós-operatório.

A curvatura lateral congênita do pênis é frequentemente associada a alguma complexidade; pacientes frequentemente notam uma curvatura lateral em associação a uma curvatura ventral ou, menos comumente, dorsal. No entanto, alguns pacientes apresentam-se apenas com curvatura lateral, com o lado direito maior do que o esquerdo, e a curvatura para a esquerda.

Em alguns casos, o reparo da curvatura lateral pode ser abordado através de uma pequena incisão no ponto de curvatura máxima. Incisões colocadas lateralmente na haste do pênis não são esteticamente ideais. Nós preferimos uma incisão de "desluvamento" (*degloving*) após a exposição das estruturas penianas profundas; o ponto de concavidade máxima é então marcado. Suturas de Prolene® são colocadas, e uma ereção artificial é realizada novamente. O tamanho da elipse é avaliado, e a elipse é excisada e fechada, como discutido previamente.

Como mencionado, a maioria dos casos de curvatura lateral está associada a curvaturas complexas. Nesses pacientes, a correção da curvatura é semelhante à descrita para os pacientes com curvatura ventral, com incisão através da cicatriz da circuncisão com a pele retraída. Em contraste à curvatura ventral, com a curvatura lateral, todo o feixe neurovascular dorsal não precisa ser refletido; raramente é necessário e não é considerado benéfico excisar a veia dorsal profunda na abordagem do dorso do pênis. O pós-operatório é o mesmo que o descrito para a curvatura ventral. Para casos incomuns, com uma curvatura dorsal congênita do pênis, o reparo é mais bem realizado por meio da mobilização da face lateral do corpo esponjoso para permitir que pequenas elipses laterais à linha mediana sejam posicionadas sobre a parte ventral do pênis, pela técnica descrita anteriormente.

Embora descrita como um método para plicatura da curvatura associada à doença de Peyronie, a corporoplastia, um processo descrito por Yachia (1993), também é útil para a correção de curvaturas congênitas. O procedimento consiste em incisões longitudinais na túnica albugínea com fechamento transversal. O "lado longo" é plicado sem a necessidade de excisão; no entanto, a plicatura é durável de forma que a túnica é aberta e fechada com uma cicatriz resultante, em vez de confiar apenas na força das suturas como originalmente descrito por Nesbit (1965). Com essa técnica, o fechamento é feito com sutura absorvível mofilamentar.

Curvaturas Penianas Adquiridas

As curvaturas penianas adquiridas inevitavelmente acompanham o trauma do pênis. Muitos desses casos estão associados a doença de Peyronie, acredita-se também que estejam associados ao trauma ao pênis durante a relação sexual (Bella et al., 2007). Ocasionalmente há pacientes que tiveram uretrotomia interna vigorosa, com a incisão estendida para fora da uretra e corpo esponjoso e envolvendo a túnica dos corpos penianos, causando cicatrizes que são suficientemente significativas para serem associadas a curvatura.

Curvaturas Penianas Adquiridas que não São Doença de Peyronie

Quando um jovem se apresenta com uma curvatura peniana adquirida, deve-se sempre considerar a doença de Peyronie. No entanto, muitos homens não têm doença de Peyronie verdadeira. Esses pacientes, em questionamento íntimo, revelam uma história de curvatura lateral mínima do pênis e uma memória clara de lesão com deformação lateral que ocorreu durante a relação sexual. Em alguns casos, o paciente se lembra de ouvir um "clique" e nota detumescência imediata e significativa equimose do pênis. Esses pacientes são frequentemente encaminhados com diagnóstico de doença de Peyronie, mas o diagnóstico de curvatura secundária a fratura peniana é mais preciso. Por causa dos eventos perceptíveis associados a fratura do pênis, muitos pacientes têm apresentação aguda, e a reconstrução pode ser realizada nesse momento.

Ocasionalmente, um paciente ou o seu médico de atendimento primário ignoram os estigmas do trauma (muitas vezes descrito como "mínimo" pelos pacientes), e o paciente apresenta-se com cicatriz lateral perceptível que provoca endentação da face lateral do pênis e, em alguns casos, a curvatura. Os pacientes que tinham curvatura lateral preexistente podem perceber que seu pênis foi endireitado pelo trauma, mas eles ficam perturbados com a concavidade causada pela cicatriz. Em outros, uma pequena cicatriz linear provoca uma significativa curvatura lateral.

Outro grupo de pacientes se apresenta após um trauma de deformação do pênis semelhante, mas sem detumescência ou equimose associada. Esses pacientes relatam perceber que as suas ereções eram dolorosas por um período após o trauma, e, em seguida, um nódulo se desenvolveu na face lateral do pênis. Eventualmente, eles se apresentam com uma cicatriz linear lateral que levou à curvatura e endentação do local. Referimo-nos a esta lesão como uma fratura subclínica do pênis.

Acredita-se que a lesão de uma fratura subclínica do pênis seja devida ao rompimento da camada longitudinal externa da túnica albugínea durante o trauma com deformação. A camada interna circular não é interrompida e mantém a continuidade do corpo esponjoso. Outro cenário possível é que ambas as camadas da túnica albugínea são interrompidas, mas a fáscia de Buck sobrejacente mantém a sua integridade. Alguns pacientes notam um estalo com a relação sexual e um período de dor com ereções, seguido pela curvatura do pênis, geralmente dorsal. Esses pacientes provavelmente rompem a inserção do septo completamente. Esses pacientes têm uma apresentação semelhante à de pacientes com doença de Peyronie.

Os pacientes geralmente apresentam função erétil normal após a fratura subclínica ou clínica do pênis; não parece haver associação com disfunção veno-oclusiva cavernosa global concomitante. No entanto, a associação entre disfunção veno-oclusiva cavernosa e trauma do pênis continua sendo observada, e alguns pacientes têm problemas significativos com a disfunção erétil após lesões do pênis do tipo fratura. Essas lesões não são associadas a encurtamento do pênis. Na maioria dos casos, a falta de disfunção erétil e encurtamento do pênis ajuda a distinguir esses pacientes de pacientes com a doença de Peyronie. Se uma história detalhada nos leva a suspeitar de disfunção erétil, esta deve ser avaliada antes de se prosseguir com a cirurgia. Em nossa instituição, avaliamos esses pacientes com ultrassonografia duplex e seletivamente com cavernosometria de infusão dinâmica e cavernosografia.

Embora o encurtamento do pênis não seja uma característica da lesão em si ou da cicatriz resultante em qualquer uma dessas lesões, esses pacientes não são candidatos ideais para procedimentos de plicatura contralateral. Este tratamento resultaria em cicatrizes bilaterais, que poderiam causar endentações bilaterais do pênis, e embora o pênis tenha sido corrigido, a maioria dos pacientes fica insatisfeita com o resultado estético e funcional de uma endentação quase circular do pênis. Em vez disso, pode-se excisar a cicatriz e colocar um enxerto para substituir o defeito de corporotomia causado pela excisão da cicatriz. Como essas cicatrizes estão na face lateral do pênis, é necessária a mobilização mínima da fáscia de Buck, associada a estruturas neurovasculares dorsais e corpo esponjoso, no local.

Os resultados da correção cirúrgica descritos têm sido extremamente eficazes. A correção de sucesso com uma única cirurgia foi alcançada em todos os pacientes tratados em nossa instituição.

> **PONTOS-CHAVE: CURVATURAS PENIANAS**
>
> - As curvaturas penianas podem ser congênitas ou adquiridas. A curvatura congênita do pênis pode ser categorizada como *chordee* sem hipospadia ou curvatura congênita do pênis.
> - Em geral, *chordee* sem hipospadia é uma forma atípica de hipospadia. Embora o meato possa não estar anormalmente localizado, esses pacientes têm geralmente achados sugestivos de hipospadia (i.e., malformação das estruturas ventrais do pênis). Esses pacientes não são caracterizados por grande tamanho do pênis ereto. Em contraste, pacientes com curvatura congênita do pênis parecem ter pênis eretos excepcionalmente grandes.
> - A curvatura peniana congênita parece estar relacionada à expansão assimétrica dos corpos eréteis, que devem se expandir significativamente durante a tumescência. A reconstrução nesses pacientes é, geralmente, mais bem realizada por excisão com plicatura ou técnicas de plicatura pura. O uso de enxertos não é recomendado em virtude da ocorrência incomum, mas real, de disfunção veno-oclusiva induzida pelo enxerto em determinados pacientes.

RECONSTRUÇÃO PENIANA TOTAL

Visão Geral

As principais técnicas de reconstrução peniana foram originalmente desenvolvidas para o tratamento de pacientes de trauma, e esses pacientes foram vítimas de lesões de guerra em muitos ferimentos. Em 1936, Bogaraz descreveu uma técnica para a construção peniana em uma série de pacientes com lesão de guerra, e em 1944, Frumkin seguiu com uma série da União Soviética. Conscientes do trabalho na União Soviética, Gillies e Harrison (1948) relataram uma série de pacientes em quem haviam realizado reconstrução peniana enquanto trabalhavam em um grande hospital nos arredores de Londres durante a Segunda Guerra Mundial. Nessa série, muitos pacientes tinham completa ausência do pênis.

Inicialmente, todos os procedimentos para a construção fálica envolviam formação tardia e transferência de retalhos abdominais tubulares. Esses tubos eram produzidos a partir de retalhos de pele aleatórios e, devido ao seu tamanho, eram baseados em um suprimento sanguíneo tênue. Para permitir que os novos padrões vasculares se estabelecessem no tecido transferido, eles foram formados em estágios, com um "atraso" entre os estágios. Na concepção do "tubo dentro do tubo", o tubo interno permitia a colocação de um báculo durante a relação sexual, e o tubo exterior fornecia a cobertura da pele. Os pacientes urinavam através de uma uretrostomia proximal. Essa abordagem continuou sendo o "estado da arte" da construção fálica e reconstrução peniana até 1972, quando Orticochea descreveu a reconstrução total do pênis usando retalho musculocutâneo do grácil. Em 1978, Puckett e Montie relataram uma série em que eles construíram o pênis com um retalho tubular da região inguinal. Nos primeiros casos desta série, o retalho foi transferido de forma tardia para a área do coto peniano. Mais tarde na série, uma técnica livre de transferência microvascular foi empregada.

Em 1984, Chang e Hwang popularizaram o retalho do antebraço, com base na artéria radial, para a construção fálica. Biemer

(1988) relatou uma modificação do retalho do antebraço, que era também baseado na artéria radial; em 1990, Farrow et al. relataram a sua modificação em "bastão de *cricket*" do retalho radial do antebraço. **Atualmente, os retalhos de antebraço são o método mais comumente empregado para a construção fálica total e reconstrução peniana.**

O retalho do antebraço geralmente é coletado a partir do antebraço não dominante. No pré-operatório, o teste de Allen é usado para triagem cuidadosa de pacientes para insuficiência arterial. Este teste envolve a palpação das artérias radial e ulnar do punho, com o paciente apertando o punho para comprimir o sangue de sua mão. Quando ele abre a mão, os dedos ficam pálidos, mas se a circulação palmar é normal e ambas as artérias estão patentes, os dedos se tornam rosa quando uma das artérias é liberada. Com base no teste de Allen ou na história do paciente, se houver qualquer dúvida sobre a integridade das artérias radial e ulnar ou do arco palmar, a angiografia dos membros superiores é realizada.

Como descrito, o retalho do antebraço é um retalho fasciocutâneo vascularizado pela artéria radial; no entanto, a artéria ulnar também vasculariza a fáscia do antebraço e a maior parte da pele do antebraço. A artéria radial surge como uma continuação da artéria braquial e se encontra proximalmente abaixo do ventre do músculo braquiorradial, tornando-se mais superficial no pulso. A artéria ulnar é também uma continuação da artéria braquial e vasculariza uma área semelhante de pele e de tecido adiposo subjacente. A vascularização da pele sobrejacente é conseguida por meio da fáscia subjacente (antebraquial), que é a fáscia superficial que reveste a musculatura do antebraço.

O retalho do antebraço pode ser elevado e transferido na fáscia superficial. Os nervos cutâneos lateral e medial do antebraço aparecem proximalmente abaixo da fáscia. As veias cefálica, basílica e medial do antebraço também estão incluídas no retalho e constituem uma parte da drenagem venosa. Em alguns pacientes, as veias acompanhantes são o sistema de drenagem venosa dominante. No momento da transferência do retalho, é imperativo avaliar as veias acompanhantes e as veias superficiais para determinar qual é o sistema dominante no paciente.

As várias modificações do retalho do antebraço não representam mudanças na técnica de elevação do retalho; em vez disso, elas são modificações na concepção da ilha de pele e na posição relativa da camada uretral em relação à pele que eventualmente se torna a cobertura da haste. Cada uma dessas modificações tem vantagens em situações diferentes.

No retalho do antebraço como descrito por Chang e Hwang (1984), a haste é coberta com a face radial da camada de pele. Um retalho sem epitélio é criado, e uma segunda ilha de pele, na face ulnar da camada de pele, é entubada para formar a uretra. O tubo uretral é inserido no tubo de pele para formar um modelo de "tubo dentro do tubo". Em pacientes brancos, este retalho demonstrou uma tendência a causar estenose isquêmica da camada lateral, onde a uretra é construída.

Na modificação em "bastão de *cricket*", o tubo uretral estende-se distalmente, sobrepondo-se estreitamente à artéria radial ou ulnar. Temos experiência com a elevação da modificação de "bastão de *cricket*" em ambas as artérias. Proximal ao retalho uretral, uma parte mais ampla da camada de pele proporciona a cobertura da haste. A porção uretral é entubada e transposta, invertendo para o centro da parte da haste da camada de pele. A vantagem dessa modificação reside na centralização da porção uretral sobre a respectiva artéria, em contraste com o modelo chinês, em que a face ulnar é muito distal da artéria radial, com o potencial para a estenose isquêmica ou perda da porção. A modificação em "bastão de *cricket*" tem sido útil em pacientes de trauma, particularmente em pacientes que têm um toco significativo de corpos eréteis e de uretra remanescentes após a lesão.

A modificação introduzida por Biemer (1988) também centraliza a porção uretral do retalho sobre a artéria. Conforme descrito por Biemer, o retalho é elevado na artéria radial e inclui uma peça vascularizada do osso radial destinada a proporcionar rigidez ao novo pênis. No entanto, a inclusão de cartilagem e osso não tem sido universalmente bem-sucedida, e a rigidez nesses retalhos pode ser obtida pelo uso de prótese implantada internamente ou aplicada externamente. Se o osso não é elevado, o modelo de retalho de Biemer pode ser elevado ou na artéria radial ou na artéria ulnar. No nosso centro, nós geralmente elevamos o retalho na artéria ulnar, em uma modificação do modelo de Biemer.

As modificações do modelo Biemer também incluem a técnica de construção da glande que foi descrita originalmente por Puckett e Montie (1978). No modelo original de Biemer, uma tira central torna-se a uretra, e lateralmente a essa tira, duas porções sem epitélio e duas ilhas laterais (faces laterais da camada de pele) são fundidas dorsal e ventralmente para cobrir a haste. Com a modificação de Puckett et al. (1982), uma grande ilha é deixada distalmente e alargada para trás sobre a tira dos retalhos tubulares, criando a ilusão de uma glande peniana. O modelo de Biemer, especialmente quando é combinado com o modelo de Puckett para construção glanular, oferece os melhores resultados estéticos (Fig. 40-40).

Há várias desvantagens para a utilização de um retalho do antebraço na construção fálica. A principal desvantagem do retalho do antebraço é a deformidade óbvia do sítio doador. Nós reconstruímos o sítio doador com enxertos de pele de espessura total tomados a partir da área da prega inguinal ou nádega, e o resultado estético é muito superior ao obtido quando o sítio doador é reconstruído com enxerto de pele de espessura parcial (mesmo de pele de espessura parcial espessa). Além disso, a morbidade pode ser reduzida com a mobilização da pele do antebraço intacta para reduzir a necessidade de enxertia e as tentativas para minimizar a distância entre a pele o leito muscular. A segunda desvantagem reside na **possibilidade de desenvolvimento de intolerância ao frio no sítio doador.** No início de nossa experiência com o retalho do antebraço, reconstruímos a artéria radial com um enxerto de veia interposto. Desde então nós abandonamos este procedimento na maior parte das nossas séries e não observamos intolerância ao frio em nossos pacientes. Outra desvantagem ocorre em pacientes do sexo masculino e transgêneros virilizados **quando a pele do antebraço está com pelos, porque o pelo pode ser problemático** se for incluído na porção do retalho utilizada para a construção da uretra. Em tais pacientes, tentamos identificar o potencial para o problema e encaminhá-los para uma depilação antes da cirurgia.

McRoberts e Sadove (2002) propuseram o uso de retalho osteocutâneo fibular para a construção fálica. A fíbula é elevada no vaso periosteal junto com a camada de pele sobrejacente. Como eles descreveram, a reconstrução uretral é realizada por técnicas de enxerto tubular, e seu procedimento teve uma taxa de complicação uretral de 100%. Kim et al. (2009) utilizaram um retalho osteocutâneo radial do antebraço em 40 pacientes com resultados razoáveis, embora, para muitos pacientes, a incorporação de osso não tenha fornecido rigidez suficiente para a função sexual ao longo do tempo. Para os pacientes que precisam de tecido vascularizado apenas para cobrir a haste do pênis, temos utilizado o retalho da parte superior lateral do braço. Este é um retalho fasciocutâneo, e seu território vascular cutâneo é centrado na artéria colateral radial. A pele da parte superior lateral do braço é fina, com pouca adiposidade subcutânea. Para marcar a localização do septo intramuscular lateral e o curso da artéria colateral radial superior, traçamos uma linha que une a inserção do deltoide ao epicôndilo lateral. Começamos a dissecção posteriormente, elevando a fáscia superficial até que a porção posterolateral do septo intramuscular tenha sido identificada. A possível desvantagem desse retalho reside no fato de que toda a drenagem venosa depende das veias acompanhantes, e embora as veias superficiais atravessem o retalho, nenhuma delas parece fornecer significativa drenagem venosa. Nós constatamos que o retalho é totalmente confiável, até agora, sem perdas secundárias à insuficiência venosa.

Este retalho também tem sido usado para a construção fálica total. Para este propósito, o retalho é expandido por expansor de tecido e elevado através do cotovelo, e o retalho distal é elevado pela artéria radial recorrente. Como com o retalho do antebraço, o sítio doador de um retalho da parte superior lateral do braço pode ser desfigurante. No entanto, como a cicatriz é na parte superior do braço, é mais facilmente escondida debaixo de uma manga de camisa do que uma cicatriz no antebraço. Todos os retalhos descritos permitem coaptação microneurocirúrgica dos nervos cutâneos do retalho com os nervos receptores. Com a construção fálica total, os nervos cutâneos podem ser fixados aos nervos dorsais do pênis ou aos nervos dorsais do clitóris em um paciente transexual. Quando esses nervos não estiverem disponíveis, os nervos podem ser coaptados ao nervo pudendo, que, na maioria dos pacientes, requer um enxerto de interposição. Acredita-se que esses nervos proporcionam o melhor restabelecimento da sensibilidade cutânea erógena. Também coaptamos os nervos cutâneos do retalho aos nervos ilioinguinais, o que proporciona sensação à face interna da coxa e à face lateral do escroto, e obtivemos um razoável grau de sensibilidade erógena. Também se acredita que o nervo ilioinguinal proporcione um melhor grau de sensibilidade protetora (embora menos sensação erógena) em comparação com os nervos dorsais (Monstrey et al., 2009).

Capítulo 40 Cirurgia do Pênis e da Uretra **943**

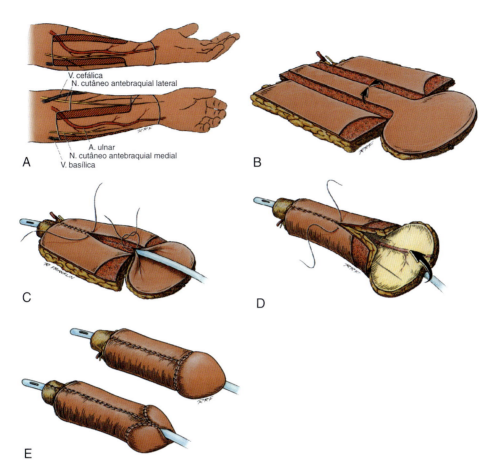

Figura 40-40. **A,** Diagrama esquemático de um retalho ulnar do antebraço, modelo modificado de Biemer, do antebraço esquerdo do paciente (geralmente não dominante). **B,** Esquema do retalho elevado. O retalho foi dividido em ilhas de pele por desepitelização das tiras. Lateralmente estão as ilhas de pele da haste, medialmente está a ilha de pele uretral, e distalmente está a glande integral, pelo modelo de Puckett. **C,** Configuração esquemática do retalho. Observe que a ilha de pele uretral foi tubularizada ao nível do neomeato. As ilhas de pele laterais da haste estão agora no processo de tubularização através da uretra tubular. **D,** Esquema do retalho fálico à medida que é mais configurado. Este ponto de vista é do dorso. A ilha de pele ventral foi fechada sobre a uretra, e as ilhas de pele dorsais estão para ser coletadas. A glande integral será então refletida sobre o dorso do retalho. **E,** A aparência do falo depois de ser totalmente configurado e transposto para a área do "pênis".

Na maioria dos pacientes, os vasos epigástricos inferiores profundos são a vasculatura receptora para a transferência de retalho. Esses vasos são ramos mediais do sistema ilíaco e se localizam sobre a face dorsal (profunda) do músculo reto abdominal. A artéria geralmente permanece profunda ao músculo, embora uma penetração inicial da artéria no músculo possa ser observada em alguns pacientes. A artéria classicamente se bifurca ao nível da cicatriz umbilical e é geralmente acompanhada por duas ou mais veias acompanhantes. Esses vasos têm sido elevados por vários métodos, e Lund et al. (1995) descreveram a sua elevação para revascularização do pênis com técnicas de laparoscopia. Quando são usados os vasos epigástricos inferiores profundos, é muitas vezes necessário incluir uma veia safena para posterior escoamento venoso.

Em alguns pacientes, esses vasos não estão disponíveis, e temos usado um enxerto de interposição da safena à artéria femoral superficial. Com essa técnica, nós mobilizamos a veia safena bem abaixo da face superior da coxa e, em seguida, anexamos a veia à artéria femoral, fazendo uma fístula arteriovenosa temporária. A fístula é dividida, com a veia safena tornando-se o escoamento venoso e o enxerto de interposição proporcionando o influxo arterial. Este sistema de vasos receptores é muito inferior à anastomose arterial direta; por isso, em alguns pacientes nós dividimos o vaso femoral profundo e o dissecamos vigorosamente a partir dos seus outros ramos. Realizamos, então, uma anastomose terminoterminal (artéria-a-artéria) da artéria ulnar à femoral profunda. No entanto, as consequências em longo prazo para o paciente da divisão da femoral profunda não são claras. A reconstrução imediata da artéria profunda não parece ser vantajosa porque a dissecção necessária para mobilizar a femoral profunda para se tornar um vaso receptor requer a divisão de numerosos ramos proximais, e esses não seriam reconstruídos com uma reconstrução imediata da femoral profunda. Mesmo sendo um potencial modo de "criar" vasos receptores, esse procedimento não deve ser recomendado porque ainda pode ter consequências inaceitáveis em longo prazo. Outra opção em casos extremos é utilizar a veia femoral superficial, que poderia ser reconstruída com uma interposição venosa. Quando os vasos receptores "clássicos" não estão disponíveis, esses outros métodos podem ser aceitáveis. No entanto, nós tenazmente tomamos cuidado com o seu uso, porque as consequências em longo prazo são desconhecidas. Acreditamos que a divisão da artéria femoral superficial com reconstrução imediata é a melhor escolha.

Na última parte da nossa série, nós incluímos a transferência rotineira do músculo grácil para cobrir a área da anastomose uretral, aumentando a vascularização para essa área e alterando significativamente a incidência de fístula anastomótica e a formação de estenose. Nós também elevamos um retalho bipediculado a partir da área da base da haste peniana, que é transposta abaixo do retalho fálico. Esse retalho proporciona um aumento da massa e um pequeno grau de construção escrotal, e, quando é combinado com o músculo grácil, a sua espessura fornece excelente cobertura para a junção do retalho com a base do neoescroto. A mobilização de um retalho da túnica dartos com pedículo da túnica vaginal, ou um retalho de Martius em um paciente transgênero, pode eliminar a necessidade de elevar e transpor um retalho do músculo grácil.

Durante o procedimento de construção fálica, a urina é derivada por meio de uma cistostomia suprapúbica, e a uretra recebe um *stent* com um cateter de silicone macio n° 14 (Silastic®). Um teste miccional geralmente é realizado entre a terceira e quarta semanas de pós-operatório.

Os resultados após a faloplastia com retalho livre do antebraço agora têm sido relatados por vários centros. Mesmo em centros de excelência para construção fálica, complicações e reoperações parecem ser a regra, e não a exceção. Monstrey et al. (2009) relataram a maior série de faloplastia de antebraço radial de estágio único com 289 pacientes ao longo de 15 anos. Complicações urológicas foram observadas em 41% dos pacientes, sendo a fístula a mais comum em 25%, estenose em 8,7%, e ambas em 9% dos pacientes. O tratamento da estenose nesta série exigiu uma infinidade de procedimentos para alcançar uma uretra patente; no entanto, as fístulas foram curadas espontaneamente na maioria dos casos. A sensação tátil foi alcançada em todos os pacientes, e muitos eram sexualmente ativos.

Da mesma forma, Garaffa et al. (2010) publicaram uma série do Reino Unido, em 112 pacientes submetidos a construção fálica total, com um retalho livre radial do antebraço. As reconstruções nesse centro são realizadas em estágios, em vez de um único estágio. A anastomose da uretra é adiada até vários meses após o retalho demonstrar estabilidade. Em um acompanhamento médio de 26 meses, 99% dos pacientes que alcançaram continuidade uretral urinavam anatomicamente através do falo. Apesar do procedimento em estágios, estenoses se desenvolveram em 10% e fístulas em 24% dos pacientes. A maioria dos pacientes (71,5%) desenvolveu sensação fálica.

Complicações vasculares e perda do enxerto são as morbidades mais temidas associadas à faloplastia de retalho livre. Esses são eventos raros, com taxas de perda total do retalho variando de 0,6% a 5% e maior taxa de perda parcial ou necrose limitada da pele (Leriche et al., 2008; Monstrey et al., 2009; Garaffa et al., 2010). Ocasionalmente, uma perda mínima do falo é passível de tratamento de feridas locais, porém mais frequentemente esses casos exigem desbridamento e enxerto de pele de espessura parcial para a cobertura.

A rigidez para a relação sexual em um paciente com a construção fálica é geralmente conseguida por meio de qualquer prótese implantada permanentemente ou aplicada externamente. O implante da prótese nunca é realizado até 1 ano após a reconstrução fálica porque a sensibilidade protetora deve ser demonstrada no retalho. Quando o retalho é transferido, ele é, por definição, tornado insensível. Em cerca de 3 a 4 meses após a reconstrução, com a regeneração do nervo, a sensação se torna perceptível. Além disso, a uretra deve estar patente e mostrar ser durável antes da implantação da prótese.

No nosso centro, temos uma grande série de pacientes com dispositivos implantados internamente. Temos implantado próteses hidráulicas e articuladas envoltas em neocorpos Gore-Tex®. Esses dispositivos são ancorados à tuberosidade isquial e ao púbis ancorando os neocorpos a essas estruturas ósseas. Na maioria dos pacientes, implantamos dois cilindros ou hastes. No início da nossa série, tivemos problemas com hematoma, formação de seroma e infecção subsequente. No entanto, uma vez que modificamos o nosso regime de antibióticos e incluímos o uso rotineiro de drenos de sucção com o procedimento de implante, temos tido excelente sucesso com a implantação. Atualmente, colocamos a prótese AMS 700CXR® (American Medical Systems, Minnetonka, MN) revestida com antibiótico (InhibiZone®). A prótese Titan com revestimento hidrófilo e base estreita também tem sido utilizada.

A maior série publicada descrevendo o uso de uma prótese mecânica em um neofalo é da Bélgica, onde uma variedade de próteses foi colocada em 129 pacientes de 1996 a 2007 (Hoebeke et al., 2010). A prótese proximal foi fixada aos ramos púbicos usando uma bainha de Dacron® ou pontos permanentes através de um extensor de ponta traseira. Com uma média de 30 meses de acompanhamento, 41,1% dos pacientes precisaram de revisão ou explante por infecção (11,9%), mau funcionamento (13%), erosão/mau posicionamento (22,7%) ou vazamento (9,2%). Complicações são mais elevadas do que as observadas para implantes em corpos normais, o que seria de esperar tendo em conta que o neofalo sofreu uma cirurgia anterior extensa, não está bem vascularizado, e o dispositivo pode ser utilizado com mais frequência nessa população de pacientes tradicionalmente jovens.

Temos também implantado próteses testiculares em muitos pacientes. Em pacientes nos quais usamos um dispositivo hidráulico, temos implantado a bomba em um neo-hemiescroto e uma prótese testicular no lado oposto.

Reconstrução após Trauma

Em muitos aspectos, os problemas dos pacientes vítimas de trauma são mais difíceis de resolver do que os problemas de pacientes que requerem a construção fálica total. Temos tratado um grande número de pacientes que tiveram lesões devastadoras do pênis após cirurgia de prótese complicada ou cirurgia para corrigir curvaturas penianas de doença de Peyronie. O objetivo nesses pacientes é preservar as estruturas e funções do pênis tanto quanto possível e corrigir as deficiências que são impostas ao paciente pelo trauma.

A rigor, a urina tem de ser derivada, o tecido necrótico deve ser cuidadosamente debridado, e quaisquer corpos estranhos que possam ter sido implantados devem ser removidos. O tratamento rigoroso de feridas agudas estabiliza as feridas e possibilita o progresso da granulação ativa. Em todos os pacientes de trauma, deve-se tentar salvar tantas estruturas do pênis quanto possível.

Cerca de 3 a 6 semanas após o trauma, a reconstrução primária pode ser realizada, embora tenhamos preferido esperar 4 a 6 meses, em alguns pacientes, dependendo da situação. Quando ocorre significativa perda de tecido adjacente, as áreas adjacentes devem ser bem reconstruídas antes de se prosseguir com qualquer construção fálica ou reconstrução peniana.

Em um paciente de trauma, é imperativo que os tecidos bem vascularizados sejam finalmente transpostos para a área adjacente, e a reconstrução dessas áreas pode ser realizada com numerosos retalhos. Para a reconstrução da região inguinal, o retalho do tensor da fáscia lata tem sido útil. O retalho do reto femoral, caracteristicamente longo e grande, pode ser transposto para a área do abdome inferior e tem sido um retalho extremamente útil para a reconstrução inguinal e abdominal inferior. O músculo grácil é um excelente enxerto para a reconstrução do períneo e da região inguinal. Alternativamente, o retalho posterior da coxa pode ser utilizado para a reconstrução da região inguinal e do períneo e, em alguns casos, transposta para a parte mais baixa do abdome inferior. O retalho do músculo reto abdominal é um retalho útil e pode ser elevado com uma camada de pele vertical ou transversal. Além disso, o retalho pode ser transposto ipsolateral ou contralateralmente. Cuidados devem ser tomados no paciente que se submeteu a irradiação de feixe externo do abdome inferior.

Variações dos modelos de retalho descritos para a construção fálica completa têm sido aplicadas com sucesso em pacientes selecionados para a reconstrução peniana. Um exemplo é um paciente que sofreu uma lesão no pênis por um tiro de espingarda. A explosão feriu uma grande parte do corpo cavernoso direito do paciente, e a maior parte da pele do pênis ou foi destruída ou usada para a reconstrução uretral. Nesse paciente, um retalho baseado no modelo chinês foi elevado. No entanto, como a reconstrução uretral foi realizada com uma ilha de pele peniana, a porção ulnar do retalho não foi necessária para este propósito. A porção ulnar foi desepitelizada e tubularizada para formar uma massa e um novo corpo peniano direito. Este paciente está agora sexualmente ativo, e a massa da seção dérmica do tubo fornece apoio adequado ao seu pênis para relação sexual.

Outro paciente precisou apenas da construção da uretra distal e reconstrução da glande. Para esse paciente, baseamos o retalho no projeto de Biemer para construir uma glande. As porções proximais do retalho foram desepitalizadas, permitindo a fixação das neoglandes nas pontas dos corpos penianos, e um excelente resultado funcional e estético foi conseguido para esse paciente. A versatilidade da técnica de retalho livre permite a solução de questões complexas com resultados funcionais e estéticos razoavelmente aceitáveis.

TRANSEXUALISMO FEMININO PARA MASCULINO

Pacientes transexuais femininos para masculinos apresentam um desafio único, e nenhum paciente deve ser considerado para cirurgia definitiva de redesignação de sexo sem ter sido submetido a triagem e avaliação complexa por uma equipe composta por profissionais de saúde mental, bem como cirurgiões experientes na realização de cirurgia transexual. É imperativo que uma relação terapêutica estável seja estabelecida entre o paciente e um profissional de saúde mental no momento da cirurgia definitiva de redesignação de sexo. Em nossa instituição, os critérios de Harry Benjamin (Ramsey, 1996) são estritamente seguidos, e a cirurgia é realizada por uma equipe de urologistas, cirurgiões plásticos e ginecologistas.

Na maioria dos pacientes, o primeiro estágio da cirurgia de redesignação de sexo feminino para masculino consiste em salpingo-ooforectomia bilateral, histerectomia, vaginectomia e alongamento uretral com colpocleise. Mesmo em pacientes virgens, nossos cirurgiões se tornaram hábeis em realizar histerectomia e salpingo-ooforectomia bilateral por meio de cirurgia transvaginal. Fazemos uma vaginectomia na mesma operação, possibilitando que a parede vaginal anterior seja transposta como um retalho aleatório para alongar a uretra feminina e permitir a colpocleise. O alongamento da uretra feminina traz a base da uretra nativa até ao que será a base do retalho fálico; juntamente com a transferência de músculo grácil, isso tem alterado significativamente nossos resultados cirúrgicos com relação a fístula e constrição anastomótica uretral. A urina é desviada com um tubo suprapúbico, e um teste de micção é realizado em cerca de 21 dias. Os pacientes geralmente ficam no hospital durante 2 a 3 dias e retornam 3 a 4 meses mais tarde, para a construção fálica.

Para a construção fálica em um paciente transexual, nós elevamos um retalho bipediculado de pele, como já descrito, a partir da área onde a estrutura fálica será implantada, e o transpomos para a superfície inferior dos neopênis. O paciente geralmente permanece no hospital durante 10 a 14 dias após a construção fálica total, e um teste de micção com material de contraste é feito em cerca de 28 dias de pós-operatório. Após 1 ano, quando a sensibilidade erógena é demonstrada e prova-se que a uretra é durável, o implante da prótese é considerado.

> **PONTOS-CHAVE: RECONSTRUÇÃO PENIANA TOTAL E TRANSEXUALISMO FEMININO PARA MASCULINO**
>
> - As principais técnicas de reconstrução peniana originalmente foram desenvolvidas para o tratamento das vítimas de ferimentos de guerra. Inicialmente, todos os procedimentos envolviam a transferência tardia de tecido. Em 1978, Puckett e Montie relataram uma série de reconstruções fálicas, na qual um retalho da região inguinal foi transferido por meio de técnicas de transferência livre microvascular para a área do pênis. O falo não tinha sensibilidade, mas isso representou a primeira reconstrução de retalho livre para construção fálica. Em 1984, Chang e Hwang popularizaram o uso de retalho do antebraço. Este retalho foi modificado por numerosos pesquisadores.
> - Nós preferimos usar um retalho ulnar do antebraço com uma combinação da modificação do retalho de Puckett e modificação da glande de Biemer. Esses retalhos permitem a construção fálica sensível, que permite que o paciente fique de pé para urinar e possibilita a eventual implantação de prótese, porque o falo tem sensibilidade tanto protetora quanto erógena.
> - As técnicas empregadas em pacientes transexuais não são diferentes das técnicas empregadas em pacientes de trauma. As formas das camadas de pele muitas vezes devem ser adaptadas para cada paciente.

REFERÊNCIAS

Para consultar a lista completa de referências, acesse www.expertconsult.com.

LEITURA SUGERIDA

Aboseif SR, Breza J, Lue TF, et al. Penile venous drainage in erectile dysfunction: anatomical, radiological and functional considerations. Br J Urol 1989;64:183-90.

Akporiaye LE, Jordan GH, Devine CJ Jr. Balanitis xerotica obliterans (BXO). AUA Update Series 1997;16:166-7.

Chapple C, Barbagli G, Jordan G, et al. Consensus statement on urethral trauma. BJU Int 2004;93:1195-202.

Chapple CR, Pang D. Contemporary management of urethral trauma and the post-traumatic stricture. Curr Opin Urol 1999;9:253-60.

Coursey JW, Morey AF, McAninch JW, et al. Erectile function after anterior urethroplasty. J Urol 2001;166:2273-6.

Devine CJ Jr, Blackley SK, Horton CE, et al. The surgical treatment of chordee without hypospadias in men. J Urol 1991;146:325-9.

Fichtner J, Filipas D, Fisch M, et al. Long-term outcome of ventral buccal mucosa onlay graft urethroplasty for urethral stricture repair. Urology 2004;64:648-50.

Heyns CF, Steenkamp JW, de Kock ML, et al. Treatment of male urethral strictures: is repeated dilation or internal urethrotomy useful? J Urol 1998;160:356-8.

Iselin CE, Webster GD. The significance of the open bladder neck associated with pelvic fracture urethral distraction defects. J Urol 1999;162:34-51.

Jordan GH. The application of tissue transfer techniques in urologic surgery. In: Webster G, Kirby R, King L, editors. Reconstructive urology. Oxford (UK): Blackwell Scientific; 1993. p. 143-69.

Levine J, Wessells H. Comparison of open and endoscopic treatment of posttraumatic posterior urethral strictures. World J Surg 2001;25:1597-601.

McCallum RW, Colapinto V. The role of urethrography in urethral disease. Part I. Accurate radiological localization of the membranous urethra and distal sphincters in normal male subjects.. J Urol 1979;122:607-11.

McCallum RW, Colapinto V. The role of urethrography in urethral disease. Part II. Indications for transsphincter urethroplasty in patients with primary bulbous strictures. J Urol 1979;122:612-8.

McRoberts JW, Chapman WH, Answell JS. Primary anastomosis of the traumatically amputated penis: case report and summary of literature. J Urol 1968;100:751-4.

Morey AF, Metro MJ, Carney KJ, et al. Consensus on genitourinary trauma: external genitalia. BJU Int 2004;94:507-15.

Pansadoro V, Emiliozzi P. Internal urethrotomy in the management of anterior urethral strictures: long-term followup. J Urol 1996;156:73-5.

Quartey JK. One stage penile/preputial cutaneous island flap urethroplasty for urethral stricture: a preliminary report. J Urol 1983;129:284-7.

Rourke KF, McCammon KA, Sumfest JM, et al. Open reconstruction of pediatric and adolescent urethral strictures: long-term follow-up. J Urol 2003;169:1818-21. discussion 1821.

Webster GD, Mathes GL, Selli C. Prostatomembranous urethral injuries: a review of the literature and a rational approach to their management. J Urol 1983;130:898-902.

41 Cirurgia do Escroto e das Vesículas Seminais

Frank A. Celigoj, MD e Raymond A. Costabile, MD

Anatomia Cirúrgica do Escroto

Preparo Pré-operatório

Cirurgia da Parede Escrotal

Vasectomia

Espermatocelectomia e Cirurgia do Epidídimo

Hidrocelectomia

Tratamento Cirúrgico de Orquite e Dor Escrotal Crônica

Cirurgia das Vesículas Seminais

Tratamento das Lesões Testiculares não Palpáveis

O escroto e o seu conteúdo são componentes únicos do corpo em virtude da sua localização anatômica superficial, que facilita o exame físico, o diagnóstico por imagem e o acesso cirúrgico. Clinicamente, a genitália externa é um dos poucos sistemas na medicina que podem apresentar um impacto psicossocial significativo no bem-estar e no potencial de fertilidade de um paciente. O que explica em grande parte a necessidade do completo conhecimento dos urologistas sobre o manejo de condições do escroto e seu conteúdo é a limitação do conhecimento dos médicos de outras especialidades sobre a anatomia escrotal, exame, doenças e opções de tratamento. Esta falta de familiaridade pode parecer superficial para a maioria dos médicos, mas é essencial que os urologistas tenham a completa compreensão da anatomia, patologia e tratamento cirúrgico de doenças que afetam os órgãos genitais externos em virtude da sua importância no potencial de fertilidade, função endócrina masculina e impacto sobre a autoimagem do paciente.

ANATOMIA CIRÚRGICA DO ESCROTO

Quando a intervenção cirúrgica é indicada, é crucial o entendimento do fornecimento de sangue para os órgãos no interior do escroto (Quadro 41-1). **A disponibilidade de várias fontes de sangue para o testículo permite a viabilidade testicular contínua quando uma ou duas artérias estão comprometidas por uma lesão ou ligadura.** O conhecimento da anatomia escrotal permite mais facilmente a realização de procedimentos cirúrgicos, incluindo a cirurgia da parede escrotal, vasectomia, espermatocelectomia, cirurgia do epidídimo, hidrocelectomia e tratamento cirúrgico de orquite e orquialgia.

Propagação de Infecções Escrotais e Fluidos Pós-Operatórios com Base na Anatomia Escrotal

Há um caminho previsível para a propagação de infecções escrotais como gangrena de Fournier e fasciite necrosante do escroto, e fluidos pós-operatórios, com base na anatomia escrotal. **As barreiras anatômicas para a propagação de fasciite necrosante incluem a fáscia do dartos do pênis e escroto, fáscia de Colles do períneo e fáscia de Scarpa da parede abdominal anterior. Os testículos e o epidídimo são frequentemente poupados em casos de fasciite necrosante escrotal (Figs. 41-1 e 41-2)** (Gupta et al., 2007).

PREPARO PRÉ-OPERATÓRIO

Técnica Anestésica para a Cirurgia Escrotal

As técnicas anestésicas eficazes para a cirurgia escrotal variam desde injeção local com ou sem sedação até anestesia espinhal ou geral.

O bloqueio do cordão espermático com infiltração local de lidocaína a 0,5% sem epinefrina é uma técnica anestésica simples, de baixo custo, que pode ser implementada pelo cirurgião em procedimentos cirúrgicos do escroto ambulatoriais. O bloqueio regional do cordão pode ser realizado sem pré-medição com analgesia satisfatória do paciente (Wakefield e Elewa, 1994; Magoha, 1998). O bloqueio do cordão espermático pode ser feito em pacientes com grandes hidroceles por meio de anestesia, inicialmente drenando a hidrocele por via percutânea e realizando o bloqueio, e, em seguida, a hidrocelectomia (Reale et al., 1998). A cirurgia ambulatorial do escroto realizada com sedação com midazolam e um bloqueio local, com a reversão da sedação no final do procedimento, apresenta alta taxa de satisfação do paciente (Birch e Miller, 1994).

Preparo Pré-operatório e o Uso de Antibióticos na Cirurgia Escrotal

A taxa geral de infecção relacionada à cirurgia escrotal é relativamente baixa, variando entre 0 a 10%. Não há diferença na incidência de infecções de feridas pós-operatórias ou complicações em pacientes submetidos a hidrocelectomia ou espermatocelectomia quando se comparam preparações antissépticas à base de iodo *versus* clorexidina. Casos que envolvem o escroto são considerados de classe II (cirurgias limpas-contaminadas), o que torna razoável o uso de antibióticos pré-operatórios (Kiddoo et al., 2004). A declaração das melhores práticas da American Urological Association (AUA) sobre a profilaxia antimicrobiana em cirurgia urológica recomenda uma única dose de antibiótico pré-operatório se o paciente tem fatores de risco para infecção, incluindo idade avançada, anomalias anatômicas do trato urinário, mau estado geral, tabagismo, uso prolongado de corticosteroides, imunodeficiência, cateteres exteriorizados, material endógeno colonizado ou material exógeno, infecção coexistente distante ou hospitalização prolongada. A profilaxia antibiótica recomendada é uma dose de uma cefalosporina de primeira geração ou clindamicina como antimicrobiano alternativo (Wolf et al., 2008). **Os pacientes que apararam os pelos na manhã da cirurgia apresentaram uma taxa significativamente menor de infecção da ferida quando comparados com aqueles que apararam ou fizeram tricotomia na noite anterior à cirurgia** (Alexander et al., 1983).

CIRURGIA DA PAREDE ESCROTAL

Excisão do Cisto

Pacientes com múltiplos cistos escrotais podem ser tratados com excisão cirúrgica, com excelentes resultados estéticos e baixas taxas de recorrência (Noël et al., 2006). O manejo clássico dos cistos sebáceos escrotais é a excisão cirúrgica, com excelentes resultados e mínima

QUADRO 41-1   Fornecimento de Sangue ao Testículo, Epidídimo e Ducto Deferente

TESTÍCULO
Artéria testicular (espermática interna), ramo da aorta
Artéria deferente, ramo da artéria ilíaca interna/vesical superior
Artéria cremastérica (espermática externa), ramo da artéria epigástrica inferior

EPIDÍDIMO
Artéria epididimal superior, ramo da artéria testicular
Artéria epididimal inferior, ramo da artéria deferente

DUCTO DEFERENTE
Região da vesícula seminal: artéria deferente, ramo da artéria ilíaca interna/vesical superior
Região testicular: artéria deferente e artéria epididimal inferior

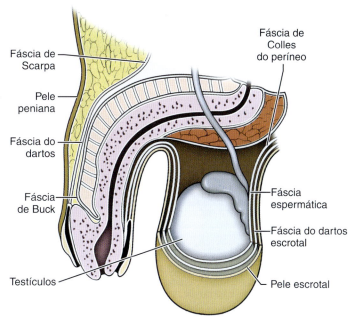

Figura 41-2. Vista sagital das barreiras anatômicas à propagação da infecção. (Modificado de Kavoussi PK, Costabile RA. Disorders of scrotal contents: orchitis, epididymitis, testicular torsion, torsion of the appendages, and Fournier's gangrene. In: Chapple CR, Steers WD, editors. Practical urology: essential principles and practice. London: Springer-Verlag; 2011.)

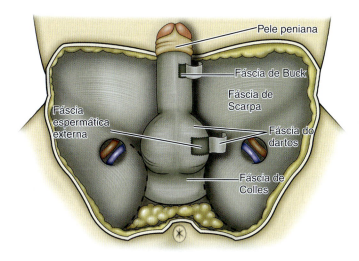

Figura 41-1. Barreiras anatômicas à propagação da infecção. (Modificado de Kavoussi PK, Costabile RA. Disorders of scrotal contents: orchitis, epididymitis, testicular torsion, torsion of the appendages, and Fournier's gangrene. In: Chapple CR, Steers WD, editors. Practical urology: essential principles and practice. London: Springer-Verlag; 2011.)

oncológicos radicais, concomitantemente com cistoprostatectomia, penectomia ou exenteração pélvica com casos agressivos de carcinoma de células escamosas da próstata (Sarma et al., 1991).

Debridamento da Parede Escrotal na Gangrena de Fournier

O tratamento da gangrena de Fournier deve incluir debridamento cirúrgico radical emergente e antibióticos de amplo espectro por via intravenosa. Quando os resultados da cultura estão disponíveis, os antibióticos podem ser adaptados aos organismos baseados nas sensibilidades. O tratamento deve ser realizado rapidamente e de forma agressiva porque a gangrena de Fournier é um processo com risco de vida. Todo o tecido não viável e necrótico deve ser excisado de forma agressiva (Fig. 41-3). **Um regime de antibiótico de largo espectro empírico para o tratamento inicial da gangrena de Fournier inclui uma cefalosporina de terceira geração, um aminoglicosídeo (se a depuração da creatinina é aceitável) e metronidazol** (Hejase et al., 1996; Löfmark et al., 2010). Reposição volêmica agressiva é necessária, incluindo o uso de sangue e derivados sanguíneos quando necessário. Após o debridamento, nutrição adequada com alimentação enteral precoce, quando possível, é crucial para a cicatrização das feridas. A repetição do debridamento deve ser realizada 2 dias após a exploração inicial para excisar qualquer tecido não viável restante. Ressecções múltiplas podem ser necessárias. Quando a fonte da infecção é anorretal ou a ferida está contaminada, pode ser necessário realizar colostomia para desviar o fluxo fecal (Ghannam, 2008). Do mesmo modo, os pacientes podem precisar de cistostomias para derivação urinária quando há uma fonte urinária exacerbando a fasciite necrosante.

Após o tratamento inicial e a reanimação do paciente, e após a excisão de todo o tecido necrótico, a maioria das feridas pode ser fechada secundariamente. **Grandes feridas muitas vezes requerem enxertos de pele para a cobertura. Retalhos fasciocutâneos rotacionais da coxa podem ser utilizados para a cobertura, com bons resultados estéticos** (Bhatnagar et al., 2008). **O fechamento da ferida é realizado tão logo se observe que não há evidência de infecção ou tecido necrótico restante, havendo um leito viável que permitirá reaproximação ou enxertia** (Ghannam, 2008). Em pacientes com perda de pele escrotal inferior a 50%, frequentemente o fechamento primário pode ser realizado sem grande dificuldade. **Raramente**

morbidade, com bons resultados cosméticos. Técnicas menos invasivas, como com neodímio:ítrio-alumínio-granada, foram realizadas com sucesso, porém não são consideradas como padrão (Franco de Castro et al., 2002).

Escrotectomia Total e Parcial

A escrotectomia parcial é um procedimento incomum e é mais comumente realizada em processos infecciosos, como gangrena de Fournier. **Defende-se a realização de escrotectomia parcial após exploração transescrotal, orquiectomia, biópsia, ou quando a aspiração foi realizada devido a uma massa escrotal, e a patologia revelou um tumor de células germinativas não seminomatoso do testículo.** O manejo rápido e agressivo não resulta em recorrência local secundária à contaminação tumoral escrotal, mesmo quando se encontra um tumor na amostra de escrotectomia (Johnson e Babaian, 1980; Boileau e Steers, 1984; Leibovitch et al., 1995). Não houve aumento de recorrência local ou a distância em um pequeno grupo que realizou ressecção cirúrgica local agressiva e não recebeu quimioterapia adjuvante (Giguere et al., 1988).

A escrotectomia total é menos comumente realizada do que a escrotectomia parcial. A escrotectomia total é frequentemente necessária quando há amplo envolvimento do escroto com gangrena de Fournier. A escrotectomia total também foi descrita para procedimentos

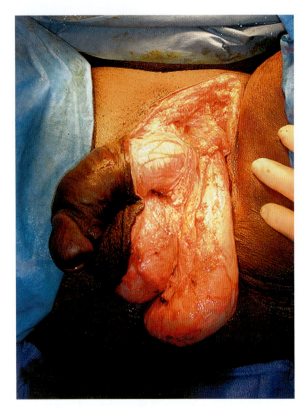

Figura 41-3. Debridamento agressivo da gangrena de Fournier. (De Kavoussi PK, Costabile RA. Disorders of scrotal contents: orchitis, epididymitis, testicular torsion, torsion of the appendages, and Fournier's gangrene. In: Chapple CR, Steers WD, editors. Practical urology: essential principles and practice. London: Springer-Verlag; 2011.)

os testículos precisam ser colocados em bolsas na coxa até o momento da reconstrução definitiva, em casos com grande perda de pele escrotal (Gudaviciene e Milonas, 2008). **Um dispositivo de fechamento com assistência a vácuo (Wound V.A.C.) é utilizado para auxiliar a cura dessas feridas complexas, após excisão ampla e debridamento.** Esta técnica tem sido tão eficaz quanto as técnicas convencionais de cuidado de feridas na cicatrização de feridas. Esses pacientes precisam de poucas trocas de curativos e apresentam menos dor, alimentam-se melhor e apresentam maior mobilidade (Ozturk et al., 2009). O uso de um selante de fibrina e enxerto com submucosa de intestino delgado (*small intestinal submucosa* – (SIS)) é uma opção para o fechamento de defeitos escrotais após a excisão da gangrena de Fournier quando a enxertia padrão for impossível (Kavoussi e Bird, 2007).

Um índice de gravidade foi criado e validado para identificar fatores prognósticos em pacientes com gangrena de Fournier. Parâmetros associados à mortalidade incluem anormalidades no ritmo cardíaco, frequência respiratória, creatinina sérica, bicarbonato sérico, lactato sérico e níveis séricos de cálcio. A taxa de mortalidade é de 46% para pacientes com índice de gravidade 9 ou superior e de 96% para pacientes com índice de gravidade inferior a 9. Fasciite necrosante envolvendo a parede abdominal ou os membros inferiores está associada a aumento da mortalidade (Corcoran et al., 2008).

Escrotoplastia para Outras Condições Benignas do Escroto

Outras condições não malignas do escroto, incluindo hidradenite supurativa, linfedema pós-radiação e linfangite primária do escroto, podem precisar de excisão cirúrgica. Dependendo da extensão e da gravidade da ferida, há diferentes opções para o fechamento ou cobertura da ferida. Pequenas lesões geralmente são excisadas e fechadas primeiramente, ao passo que as feridas maiores requerem enxertos de pele parcial ou retalhos de tecido (Fig. 41-4) (Eswara e McDougal, 2013). Em pacientes com hidradenite supurativa, a recorrência da doença tem sido relacionada com a gravidade da doença, e não com o método cirúrgico de reconstrução (Rompel e Petres, 2000). Em pacientes com doença sistêmica (isto é, hidradenite supurativa,

linfedema pós-radiação), o cirurgião e o paciente devem estar cientes da reincidência potencial; no entanto, neste cenário, a recorrência é geralmente melhor tolerada quando comparada com o linfedema inicial (Eswara e McDougal, 2013).

VASECTOMIA

A vasectomia é uma forma altamente eficaz e segura de contracepção (Schwingl e Guess, 2000). A vasectomia foi primeiramente descrita por Sir Ashley Cooper no Reino Unido quando ele fez experimentos para vasectomizar cães (Cooper, 1827). **Cerca de 526.501 homens se submetem à vasectomia anualmente nos Estados Unidos, o que torna a vasectomia o procedimento cirúrgico urológico mais comumente realizado.** A vasectomia é o método de contracepção escolhido por 11% dos casais, e 0,01% dos homens de 25 e 49 anos de idade são submetidos a vasectomia anualmente (Barone et al., 2006).

Técnicas Anestésicas para a Vasectomia

A vasectomia pode ser realizada sob sedação, anestesia espinal ou geral, embora a maioria dos cirurgiões prefira realizar a vasectomia sob anestesia local porque é bem tolerada pela maior parte dos pacientes, e minimiza o custo, as complicações anestésicas e a morbidade. A escolha do anestésico local é baseada na preferência do cirurgião. Opções para anestesia local incluem lidocaína a 1% ou 2% sem epinefrina ou uma mistura 50/50 de lidocaína e bupivacaína. O ducto deferente é isolado através da pele escrotal e segurado com firmeza entre o polegar e o dedo médio da mão não dominante em uma posição superficial logo abaixo da pele escrotal. Uma agulha de calibre 25 até calibre 32 é utilizada para injetar o anestésico local por via subcutânea para elevar uma pequena pápula sobre o ducto deferente. Após realizada a anestesia superficial, avança-se a agulha cuidadosamente para dentro da bainha vasal, e injeta-se uma pequena quantidade de anestésico. Deve-se tomar muito cuidado para realizar o menor número possível de punções e menor movimento possível da agulha para minimizar o risco de formação de hematoma. Creme de EMLA (emulsão de lidocaína e prilocaína) aplicado como anestesia tópica na pele escrotal 1 hora antes da injeção de lidocaína a 1% seguida da vasectomia não diminui a dor associada a vasectomia em comparação com somente o uso de anestesia injetável (Thomas et al., 2008).

A técnica de jato de anestésico sem agulha tem sido descrita como uma forma de eliminar a agulha na injeção anestésica. Esta técnica utiliza o injetor médico MadaJet® (Mada Medical Products, Carlstadt, NJ) para aplicar lidocaína sem epinefrina por meio de um injetor de alta pressão através de uma pequena cabeça sob a pele para difundir uma névoa de anestésico em torno do vaso (Weiss e Li, 2005).

Técnica Convencional

A vasectomia deve ser realizada em uma sala quente com uma solução quente utilizada na preparação para permitir o relaxamento escrotal, independentemente da técnica empregada. Deve-se realizar tricotomia antes do procedimento para minimizar o risco de infecção. Não há diferença na taxa de infecção pós-vasectomia em homens randomizados para antibiótico profilático *versus* sem antibiótico; a profilaxia com antibióticos não é recomendada (Khan, 1978). Em qualquer técnica escolhida, a aplicação de uma única incisão escrotal ou incisões bilaterais é baseada na preferência do cirurgião. Muitos cirurgiões advogam que incisões escrotais bilaterais minimizam o risco de se dividir o mesmo lado duas vezes e permitem a realização da vasectomia na porção média do ducto deferente. Após a indução da anestesia local adequada, a incisão é feita sobre o ducto deferente isolado, que é segurado firmemente entre o polegar e o dedo médio. A bainha vasal é seccionada até a liberação do deferente. O deferente é trazido através da incisão; a artéria deferente, nervos, veias e tecidos adjacentes são separados do deferente, e este é dividido. Alguns cirurgiões removem um pequeno segmento do ducto deferente, apesar de a maioria dos urologistas que realizam reversão preferir não fazê-lo, o que facilita a reversão futura. As diretrizes da AUA (American Urological Association, 2012) indicam que a remoção de um segmento do ducto deferente para a confirmação histológica não é necessária nem recomendada. A maioria dos cirurgiões obstrui as terminações testicular e abdominal do deferente com ligadura, hemoclips, fulguração

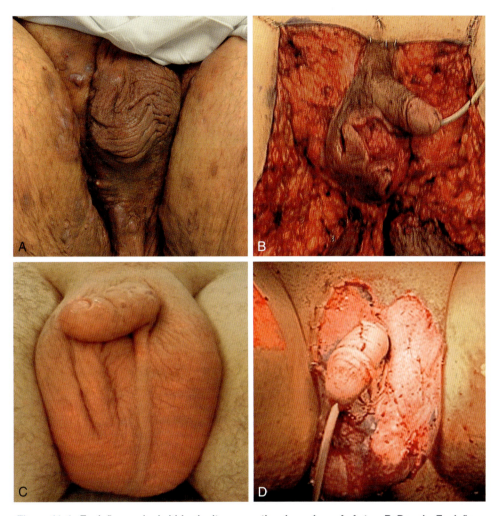

Figura 41-4. Excisão ampla de hidradenite supurativa do períneo. A, Antes. B, Depois. Excisão e enxerto de pele de espessura parcial para o linfedema do pênis e do escroto. C, Antes. D, Depois.

intraluminal com eletrocautério ou interposição fascial. Essas técnicas são discutidas mais adiante. O mesmo procedimento é repetido no ducto deferente contralateral.

Técnica "Sem Bisturi"

Vasectomia sem bisturi ("*no-scalpel*") foi inicialmente descrita na China em 1974 (Li, 1976). Antibióticos de rotina não são necessários para pacientes submetidos a vasectomia sem bisturi com técnica estéril (Seenu e Hafiz, 2005). **A técnica sem bisturi diminui significativamente a taxa de hematomas, infecções e dor durante o procedimento.** Os pacientes que se submetem a técnica sem bisturi também retomam a atividade sexual mais cedo após a cirurgia e têm um tempo operatório mais curto do que com a técnica convencional (Sokal et al., 1999; Cook et al., 2007a).

O deferente e o tecido perideferental são firmemente fixados através da pele com uma pinça de fixação do ducto deferente com ponta anelar (Fig. 41-5) após a anestesia local ser administrada como descrito anteriormente (Fig. 41-6). Uma pinça hemostática modificada com ponta curvada afiada (Fig. 41-7) é utilizada para perfurar a pele e a bainha vasal, e a pinça é aberta para ampliar o buraco que é feito. O deferente é perfurado com uma ponta da pinça hemostática e passado através da abertura da pele. O deferente é pego novamente com a pinça anelar, e a pinça hemostática é utilizada para dissecar o tecido perivasal posterior. O ducto deferente é dividido, a técnica de oclusão de escolha é empregada, uma inspeção é feita para hemostasia, e o ducto deferente é devolvido ao escroto. O mesmo procedimento é realizado no ducto deferente contralateral (Huber, 1988). A perfuração na pele pode ser fechada com uma sutura absorvível, porém também pode ser deixada aberta, podendo curar de forma eficaz sem o fechamento clínico.

Vasectomia Minimamente Invasiva

Existem muitas variações da técnica de vasectomia sem bisturi; no entanto, quando houver qualquer variação nas etapas ou instrumentos específicos, a vasectomia deve ser chamada de vasectomia minimamente invasiva, em vez de técnica de vasectomia sem bisturi. Uma variante desta técnica emprega anestesia local; fixa o deferente através da pele escrotal com uma pinça de fixação de deferente com ponta anelar; e perfura a pele do escroto, bainha do deferente e o deferente na linha média com uma pinça hemostática afiada com ponta curvada realizada em 45 graus a partir da horizontal (Fig. 41-8). Para preparar o deferente para a divisão, a pinça é rotacionada em 180 graus em relação ao ducto deferente perfurado. O restante do processo é realizado da mesma maneira como descrito anteriormente, e isto é feito de forma bilateral (Schlegel e Goldstein, 1992).

Outra técnica para a realização de vasectomia minimamente invasiva é isolar o ducto deferente após a indução da anestesia local, segurá-lo firmemente entre o polegar e o dedo médio, e perfurar a pele que recobre o ducto deferente com uma pinça hemostática afiada com ponta curvada. A pinça hemostática curvada é usada para esticar a pele ampliando a fenda vertical na pele em um tamanho grande o suficiente para permitir que a pinça de fixação com ponta anelar do deferente entre e segure o ducto deferente. O ducto deferente é puxado através da punção, a fáscia do deferente e os vasos sanguíneos podem ser separados do deferente para expor o ducto deferente desprotegido por intermédio da pinça hemostática afiada com ponta curvada (Figs. 41-9 e 41-10). O restante da vasectomia é realizado como descrito anteriormente para o procedimento bilateral (Li et al., 1991). **Esta modificação de realizar a punção antes de segurar o ducto deferente com pinça de fixação com ponta anelar do ducto deferente diminui significativamente o tempo de operação e não mostrou diferença no**

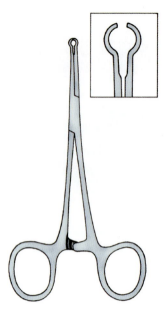

Figura 41-5. Pinça de fixação com ponta anelar do ducto deferente. O *design* de cantiléver previne lesões. (De Li S, Goldstein M, Zhu J, et al. The no-scalpel vasectomy. J Urol 1991;145:341–4.)

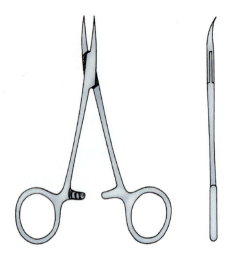

Figura 41-7. Pinça hemostática mosquito curva com ponta afiada. (De Li S, Goldstein M, Zhu J, et al. The no-scalpel vasectomy. J Urol 1991;145:341–4.)

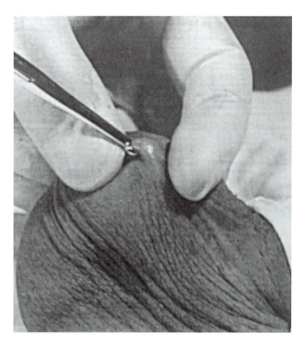

Figura 41-6. Ducto fixado na pinça anelar. A pele escrotal é firmemente esticada sobre a parte mais proeminente do ducto. (De Li S, Goldstein M, Zhu J, et al. The no-scalpel vasectomy. J Urol 1991;145:341–4.)

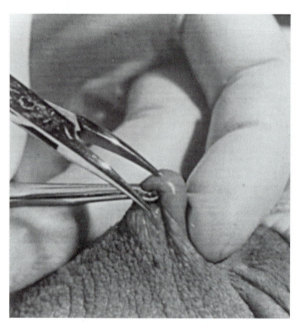

Figura 41-8. Punção da pele, bainha do deferente e parede para dentro do lúmen. (De Li S, Goldstein M, Zhu J, et al. The no-scalpel vasectomy. J Urol 1991;145:341–4.)

tamanho da incisão, dor pós-operatória, ou tempo para retornar ao trabalho em uma avaliação randomizada prospectiva da enfermagem (Chen et al., 2005).

Métodos de Obstrução do Deferente e Esterilização Masculina

Numerosas técnicas de oclusão de vasectomia são empregadas, incluindo excisão e ligadura, oclusão térmica com eletrocautério intraluminal, oclusão mecânica com hemoclips, interposição fascial e oclusão química com técnicas percutâneas. Há preocupação sobre o risco de necrose do deferente e abertura distal da extremidade ligada, teoricamente, aumentando o risco de recanalização. Oclusão térmica de baixa voltagem com eletrocauterização intraluminal nas extremidades abdominal e testicular do ducto deferente dividido reduz as taxas de recanalização para menos do que 0,5% (Schmidt, 1987; Barone et al., 2004). As taxas de falha da vasectomia têm sido relatadas como sendo inferiores a 1% quando as extremidades testicular e abdominal do ducto deferente divido são ocluídas com hemoclips (Moss, 1974; Bennett, 1976). Interposição de fáscia do dartos entre as extremidades divididas do deferente é outra técnica de oclusão. Este método tem reduzido a taxa de recanalização ainda mais, para cerca de zero (Esho e Cass, 1978; Sokal et al., 2004).

Vasectomia percutânea foi realizada em mais de 500.000 homens na China. Essa técnica emprega oclusão química, fixando o ducto deferente até na pele escrotal firmemente, perfurando o lúmen do ducto deferente com uma agulha de calibre 22, e canulação do lúmen do ducto deferente com uma agulha grossa de calibre 24. Para confirmação da canulação do ducto deferente, injeta-se vermelho do Congo no lúmen da extremidade abdominal do ducto deferente direito e azul de metileno no lúmen do ducto deferente esquerdo antes da oclusão química por injeção de 2 partes de fenol 20 µL para 1 parte de N–butil cianoacrilato. Após oclusão química, o paciente deve permanecer em repouso. Quando a urina é vermelha, o lado esquerdo não foi canuliza-

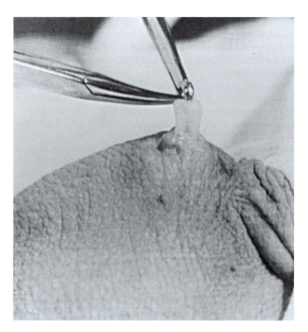

Figura 41-9. Apresentação do deferente limpo. (De Li S, Goldstein M, Zhu J, et al. The no-scalpel vasectomy. J Urol 1991;145:341–4.)

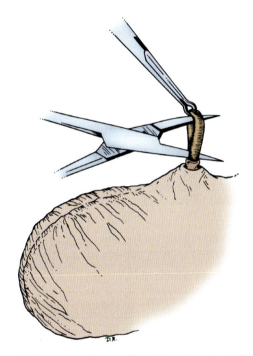

Figura 41-10. Segmentos limpos. (De Li S, Goldstein M, Zhu J, et al. The no-scalpel vasectomy. J Urol 1991;145:341–4.)

do, azul indica que o lado direito não foi canulizado, e marrom indica canulização bilateral bem-sucedida (Ban, 1980; Li, 1980). Embora estes produtos químicos não sejam aprovados para uso nos Estados Unidos pela Food and Drug Administration (FDA), eles parecem ser seguros com base em testes de toxicologia e experiência na China.

Descobriu-se que a interposição fascial diminui as taxas de recanalização da vasectomia de forma mais significativa. Ensaios clínicos randomizados examinando as outras técnicas estão disponíveis. Vários ensaios foram realizados usando irrigação da extremidade abdominal do ducto deferente com solução salina, mas não havia diferença no tempo de azoospermia (Cook et al., 2007b).

Vasectomia aberta, na qual a porção testicular do ducto deferente permanece patente, é outra técnica que tem sido avaliada com o objetivo de diminuir a pressão epididimal efetuando cautério intraluminal ou outro método de oclusão na extremidade abdominal, enquanto deixa a extremidade testicular não obstruída. Granulomas de esperma desenvolvem-se em 97% dos pacientes submetidos a vasectomia aberta. Acredita-se que os granulomas reduzem a pressão epididimária diminuindo os danos ao epidídimo, porém aumentam a taxa de falha da vasectomia de 7% a 50% (Shapiro e Silber, 1979; Goldstein, 1983). **Há uma diminuição significativa da taxa de falha com a vasectomia aberta quando interposição fascial é realizada (diminuindo a taxa de insucesso, aproximadamente em 7%)** (Li et al., 1994).

Realização de Vasectomia para Facilitar a Reversão Microscópica

Aspectos técnicos da realização da vasectomia podem afetar a facilidade de reversão microcirúrgica futuramente, quando necessária (Mammen et al., 2008). Um aspecto do procedimento é o de que a excisão de um segmento longo (> 1 cm) do ducto deferente é associado à necessidade de uma incisão escrotal maior, possivelmente até a região inguinal inferior, com o potencial de tensão na anastomose da reversão microscópica da vasectomia. **A reversão da vasectomia pode ser muito mais difícil quando uma porção longa do ducto deferente foi excisado, com aumentos concomitantes no tempo operatório, extensão de incisão e dor pós-operatória.** (Practice Committee of the American Society for Reproductive Medicine, 2006).

Outro aspecto do procedimento é a localização, ao longo do comprimento do ducto deferente, em que a vasectomia é realizada. Especialistas em microcirurgia concordam que a anastomose é menos problemática quando o lúmen do ducto deferente é mais largo e concêntrico, ao contrário do lúmen do epidídimo ou do ducto convoluto (Mammen et al., 2008). Estudos prospectivos mostram que o comprimento do ducto deferente testicular no momento da reversão apresenta correlação direta com a presença de fluido seminal contendo esperma intacto no momento de reversão microscópica de vasectomia. O comprimento da extremidade testicular do ducto deferente menor que 2,7 cm correlaciona-se com líquido seminal sem espermatozoides intactos em 85% do tempo, e o comprimento testicular maior do que 2,7 cm é associado a esperma intacto no fluido seminal em 94% do tempo. Para cada aumento de 1 cm de comprimento do coto testicular, a probabilidade de todo o esperma estar presente aumenta quatro vezes (Witt et al., 1994). **A divisão do ducto deferente deve ser realizada a cerca de 3 cm distais da cauda do epidídimo na porção retilínea do ducto deferente no momento da vasectomia.**

O outro aspecto técnico a considerar é a técnica de oclusão empregada. Todas as modalidades oclusivas para vasectomia têm eficácia elevada semelhante em termos de azoospermia pós-procedimento. Até o presente, não foram realizados estudos específicos sobre a técnica de oclusão como um preditor de sucesso de reversão. **Uma simples transeção do ducto deferente seguida de oclusão por cautério de baixa voltagem intraluminal e, por último, interposição fascial, possibilita o sucesso da vasectomia e pode resultar em reação inflamatória mínima.** A redução da inflamação ao redor do ducto deferente fornece a condição ideal para a reversão microscópica de vasectomia futuramente (Mammen et al., 2008).

Cuidados Pós-operatórios e Seguimento da Análise de Sêmen

As práticas de cuidados pós-operatórios de rotina variam, porém tipicamente incluem o uso de compressas de gelo no escroto de forma intermitente durante as primeiras 48 horas, limitação de atividade pesada ou extenuante durante 1 semana e o uso de medicamentos anti-inflamatórios não esteroides, conforme necessário para a dor, quando o paciente não apresenta contraindicações para esses medicamentos. **Não há nenhuma técnica de vasectomia 100% eficaz. O tempo necessário para atingir azoospermia é variável, embora mais de 80% dos pacientes atinjam azoospermia aos 3 meses e após 20 ejaculações.** A AUA Vasectomy Guideline (American Urological Association, 2012) recomenda verificação da primeira análise do sêmen pós-vasectomia 8 a 16 semanas após a vasectomia. Espermatozoides não móveis persistentes estão presentes em 1,4% dos pacientes após a vasectomia. **Esses dados apontam para a análise do sêmen aos 3 meses e 20 ejaculações após a vasectomia para verificar azoospermia.**

Quando a análise do sêmen não mostra azoospermia, podem ser feitas análises de sêmen periódicas a cada 6 a 12 semanas, até que seja atingida a azoospermia. Amostras adicionais devem ser necessárias se a análise do sêmen inicial apresentar espermatozoides móveis ou uma contagem superior a 100.000 espermatozoides não móveis/mL. Pacientes que apresentam um pequeno número de espermatozoides não móveis persistentes podem ser cautelosamente aconselhados a interromper o contraceptivo (Griffin et al., 2005). Há evidências de que esses homens, em última análise, alcançam azoospermia. **A vasectomia deve ser repetida se quaisquer espermatozoides móveis forem vistos na ejaculação de 6 meses após a vasectomia inicial** (American Urological Association, 2012).

Um teste de imunodiagnóstico, o SpermCheck Vasectomy (ContraVac, Charlottesville, VA), foi desenvolvido para uso pelos pacientes em domicílio para oligospermia grave ou azoospermia após a vasectomia. Este teste foi desenvolvido para aumentar a conformidade na avaliação pós-vasectomia devido aos parâmetros seminais. O teste SpermCheck Vasectomy apresentou acurácia de 96% em predizer se a contagem de espermatozoides era maior ou menor que um limiar de 250.000 espermatozoides/mL (Klotz et al., 2008).

Complicações Locais e Pós-operatórias

As taxas de complicações cirúrgicas após a vasectomia são de cerca de 1% a 2%. Complicações locais da vasectomia incluem hematoma, infecção, gangrena de Fournier, dor escrotal crônica e fístula traumática/seio escrotal (Awsare et al., 2005). O preditor mais importante de complicações pós-operatórias é o volume e a experiência do cirurgião (Kendrick et al., 1987).

Hematoma é a complicação mais comum da vasectomia. A taxa de formação de hematoma após vasectomia varia de 0,09% a 29%, com incidência média de 2% (Kendrick et al., 1987). A técnica sem bisturi diminuiu a incidência de hematoma a 0,5% (Pant et al., 2007).

A taxa de infecção na vasectomia com a técnica convencional foi relatada como sendo entre 12% e 38%, mas diminuiu para 0,4% com a técnica sem bisturi (Appell e Evans, 1980; Pant et al., 2007). Embora extremamente rara, gangrena de Fournier foi relatada como uma complicação em homens submetidos a vasectomia (de Diego Rodriguez et al., 2000; Romero Pérez et al., 2004).

Dor escrotal de curto prazo com duração de algumas semanas pode ocorrer em 30% dos homens. **A literatura médica sobre a síndrome da dor pós-vasectomia, ou dor escrotal a longo prazo após a cirurgia, consiste em estudos com pequenas amostras, formas de medir a dor não validadas, taxas de não resposta elevadas, e medidas variadas dos resultados. O estudo mais robusto identificou a incidência de dor escrotal crônica grave o suficiente para procurar atendimento médico de 0,9%** (Leslie et al., 2007), **embora já tenha sido relatada como de até 15%** (McConaghy et al., 1996). Síndrome de dor pós-vasectomia não tem nenhuma associação com complicações pós-operatórias imediatas, como hematoma ou infecção. Há várias teorias sobre a causa da síndrome da dor pós-vasectomia. Uma delas é que a dilatação do ducto epididimal com a obstrução da extremidade do testículo do ducto deferente produz fibrose intersticial. Outra teoria é que o extravasamento de espermatozoides pela ruptura do ducto epididimal, formando granuloma de esperma no local onde o ducto deferente é seccionado, resulta em fibrose perineural e inflamação, já que o esperma é altamente antigênico (McMahon et al., 1992). Esta teoria contradiz a crença anterior de que granulomas de esperma são protetores contra a síndrome da dor pós-vasectomia, aliviando a pressão, embora a maioria dos granulomas de esperma seja assintomática (Tandon e Sabanegh, 2008). Há um aumento marcante das pressões no epidídimo e na extremidade testicular do ducto deferente após a vasectomia, porém não se constatou que essas pressões são transmitidas para túbulos seminais nos estudos de micropunção humana (Johnson e Howards, 1975). Não está claro por que alguns pacientes desenvolvem sintomas de longo prazo e outros desenvolvem sintomas transitórios. Fatores como idade, condição socioeconômica, raça, meio ambiente e técnica de vasectomia não identificaram pacientes com risco de síndrome da dor pós-vasectomia (Tandon e Sabanegh, 2008).

A terapia conservadora deve ser a abordagem de primeira linha, que inclui elevação e apoio escrotal, calor ou gelo (conforme necessário para o conforto) e medicamentos anti-inflamatórios não esteroides. Antibioticoterapia empírica não é recomendada sem evidência de infecção (Selikowitz e Schned, 1985). **O tratamento conservador deve ser empregado durante pelo menos 3 meses para a dor pós-vasectomia. Bloqueio do cordão espermático e técnicas do manejo da dor devem ser consideradas após falha da terapia conservadora.**

O tratamento cirúrgico pode ser considerado, de forma individualizada, caso os métodos mencionados falhem. **Quando a dor é claramente localizada em um granuloma de esperma, a excisão do granuloma e a oclusão intraluminal por cautério do ducto deferente podem aliviar a dor e evitar a recorrência** (Schmidt, 1979). Epididimectomia foi realizada em pacientes que tiveram ponto de sensibilidade no epidídimo com dilatação do epidídimo após a vasectomia e falha no tratamento conservador. Preditores de maus resultados com epididimectomia são sintomas atípicos, disfunção erétil concomitante e ultrassonografia escrotal com um epidídimo de aparência normal (West et al., 2000). **Dos pacientes que foram devidamente selecionados para epididimectomia, 50% ficaram curados da síndrome da dor pós-vasectomia** (Chen e Ball, 1991). O paciente deve considerar que a reversão da vasectomia não será mais praticável após epididimectomia. **A reversão da vasectomia acabou com a dor de 69% dos pacientes com síndrome da dor pós-vasectomia** (Nangia et al., 2000). Embora tenha sido avaliada em apenas um pequeno número de pacientes, a desnervação microscópica do cordão espermático em pacientes com falha do tratamento conservador resultou no alívio completo da dor em 76% destes homens (Ahmed et al., 1997). O último recurso a ser considerado após a falha das intervenções conservadoras e das mais invasivas, é orquiectomia para dor intratável severa após a vasectomia. **O alívio da dor foi relatado em 73% dos homens que se submeteram a orquiectomia inguinal *versus* 55% dos homens que se submeteram a orquiectomia escrotal para síndrome da dor pós-vasectomia** (Davis et al., 1990). Há um relato de taxa de 0,3% de fístula do seio escrotal/vasocutânea após a vasectomia sem bisturi (Pant et al., 2007).

Associação de Vasectomia com Doença Sistêmica de Longo Prazo

Estudos anteriores encontraram um risco elevado de câncer de próstata em homens que se submeteram a vasectomia (Giovannucci et al., 1993). Acredita-se que um viés de detecção seja a fonte desta associação de câncer de próstata com a vasectomia (Millard, 1999). **Em investigações mais recentes constatou-se que não há associação entre vasectomia e câncer de próstata** (Schuman et al., 1993; Holt et al., 2008). Não há associação entre vasectomia e câncer de próstata nos países em desenvolvimento em que há baixa incidência de câncer de próstata na população em geral (Schwingl et al., 2009). **As recomendações do rastreio para o câncer de próstata não devem ser diferentes em homens que se submeteram a vasectomia e aqueles que não tenham sido submetidos a vasectomia** (Healy, 1993).

A vasectomia não coloca o paciente em situação de maior risco a longo prazo para doenças cardiovasculares ou aterosclerose (Coady et al., 2002; Goldacre et al., 2005). Estudos anteriores sugeriram que a vasectomia pode ser um fator de risco para pacientes com afasia progressiva primária, uma síndrome demencial com afasia como forma de apresentação (Weintraub et al., 2006). Não existem estudos longitudinais que confirmem esta associação, e tem havido muitos estudos amplos, epidemiológicos comparando homens com e sem vasectomia que não mostraram qualquer aumento do risco de demência. Não há evidência de que a vasectomia afeta negativamente o estado de saúde psicológica (Thonneau e D'Isle, 1990).

Anticorpos Antiespermatozoides

Quando a vasectomia é realizada, ocorre uma ruptura da barreira hematotesticular. Dos homens que se submetem a vasectomia, 60% a 80% têm níveis detectáveis de anticorpos antiespermatozoides no soro (Fuchs e Alexander, 1983). Depois da vasectomia, 50% a 60% dos homens desenvolvem anticorpos aglutinadores de esperma, e 20% a 30% desenvolvem anticorpos imobilizadores de esperma (Kovacs e Frances, 1983). Embora alguns estudos tenham sugerido que os anticorpos antiespermatozoides persistam, outros sugerem que eles diminuem 2 ou mais anos após a vasectomia; porém nem a deposição imune complexa nem a circulação aumentaram em homens que tenham sido submetidos a vasectomia (Witkin et al., 1982).

> **PONTOS-CHAVE: VASECTOMIA**
>
> - Nenhuma técnica de vasectomia é 100% eficaz
> - Os pacientes podem ser aconselhados a interromper o método anticonceptivo após a análise do sêmen obtida de 8 a 16 semanas após a vasectomia demonstrando azoospermia ou raros espermatozoides sem motilidade.
> - A técnica sem bisturi reduz significativamente a taxa de hematomas, infecções e dor durante o procedimento.
> - A interposição fascial é a técnica de oclusão que tem reduzido as taxas de falha de vasectomia de forma mais significativa.
> - Aspectos técnicos ao desempenhar a vasectomia podem afetar a facilidade de reversão microcirúrgica futuramente, quando necessário.
> - Não há associação entre vasectomia e câncer de próstata ou doença cardiovascular.

ESPERMATOCELECTOMIA E CIRURGIA DO EPIDÍDIMO

Indicações Cirúrgicas

Espermatocele, ou cisto epididimal, é uma dilatação cística de um túbulo epididimal que é de natureza benigna. **Espermatoceles são comuns e são encontradas incidentalmente em ultrassonografia de alta resolução em 30% dos homens. Elas são tipicamente assintomáticas e não causam obstrução do epidídimo, raramente requerem intervenção.** Os homens normalmente procuram tratamento cirúrgico quando a espermatocele atingiu o tamanho aproximado do testículo e está causando dor com ponto de sensibilidade (Walsh et al., 2007).

O tratamento cirúrgico para epididimite crônica é pouco estudada em ensaios clínicos com nenhum nível 1 de evidência para apoiar o uso de um procedimento cirúrgico específico. Em um estudo, 10 pacientes com epididimite crônica (definida como dor epididimal com duração > 3 meses) foram submetidos a epididimectomia por causa de sintomas intratáveis. Apenas um desses pacientes apresentou melhora significativa na dor (Davis et al., 1990). Outros autores relataram taxas de sucesso muito mais elevadas, como seis dos sete pacientes (86%), com melhora significativa na dor após epididimectomia (Chen e Ball, 1991). **Epididimite crônica ou recorrente e epididimalgia persistente com ponto de sensibilidade em relação ao epidídimo podem ser indicações razoáveis para epididimectomia** (Padmore et al., 1996).

O tratamento cirúrgico para epididimite crônica deve ser considerado apenas após a falha de uma extensa terapia conservadora e após aconselhamento apropriado, com o entendimento de que os sintomas podem não melhorar após a cirurgia, inclusive podendo piorar. Uma revisão retrospectiva de homens que foram submetidos a epididimectomia para epididimite crônica mostrou que os resultados foram melhores quando o paciente apresentava uma anormalidade epididimal palpável no exame físico. Os homens desse estudo sem anormalidade palpável, porém com alterações ultrassonográficas tiveram, ligeiramente, piores resultados, e os homens sem anormalidade palpável e anormalidade demonstrável na ultrassonografia não apresentaram melhora com epididimectomia (Calleary et al., 2009).

Epididimite purulenta diagnosticada por uma combinação de exame físico, avaliação ultrassonográfica e, ocasionalmente, aspiração por agulha do epidídimo é uma indicação absoluta de epididimectomia (Arbuliev et al., 2008). Epididimectomia também é o tratamento de escolha para abscessos epididimais e epididimite infecciosa crônica que não responde ao tratamento com antibióticos. **O diagnóstico por punção do epidídimo e aspiração não deve ser realizado em homens que desejem manter a fertilidade, porque este procedimento resultaria em obstrução do epidídimo.** Epididimectomia total pode aliviar a dor crônica persistente localizada no epidídimo após a vasectomia.

Malignidades do epidídimo são extremamente raras, e **73% das massas sólidas do epidídimo que não têm transiluminação (negativa), são tumores benignos adenomatoides** (Beccia et al., 1976). Extirpação cirúrgica deve ser considerada para tumores adenomatoides, especialmente se houver qualquer suspeita de malignidade (Alvarez Maestro et al., 2009).

Epididimectomia Parcial e Total

Qualquer paciente submetido a uma cirurgia epididimal deve receber informações completas sobre a possibilidade de a cirurgia comprometer a sua fertilidade ou causar esterilidade quando a cirurgia epididimal bilateral é necessária, porque o epidídimo distal consiste em um único túbulo. A epididimectomia parcial, ou total, pode seguir uma abordagem escrotal através da rafe mediana ou uma incisão transversal unilateral no escroto para acessar o testículo. O ducto deferente é identificado, isolado, ligado e dividido. A extremidade testicular do ducto deferente é contínua na junção vasoepididimal. A túnica vaginal é aberta, e encontra-se o plano de dissecção entre o epidídimo e o testículo para dividir o epidídimo do testículo. Deve-se ter grande cuidado para evitar lesões no cordão espermático e artéria testicular. Os ductos eferentes superiores para a vasculatura dos testículos são ligados com uma sutura absorvível para completar a epididimectomia. As bordas da túnica vaginal onde foi excisado o epidídimo são aproximadas com uma sutura absorvível contínua, o que contribui com a hemostasia. A fáscia do dartos e pele são fechadas em camadas com fio absorvível. No caso de epididimectomia parcial, são realizadas ligaduras entre o testículo e o epidídimo com sutura absorvível para excisar a porção afetada do epidídimo, ao mesmo tempo deixando o restante ligado ao testículo com o seu suprimento vascular intacto (Figs. 41-11 e 41-12).

Espermatocelectomia e Excisão de Cistos Epididimais

A espermatocelectomia pode seguir uma abordagem escrotal através da linha escrotal mediana ou uma incisão unilateral transversal no escroto para acessar o testículo. A túnica vaginal é aberta, e a espermatocele é identificada e dissecada do epidídimo. A fixação espermatocele-epidídimo é ligada e dividida para completar a espermatocelectomia. A túnica vaginal é fechada, e a fáscia do dartos e a pele escrotal são reaproximadas em camadas.

Excisão de Tumores Epididimais

Como discutido anteriormente, massas epididimárias sem transiluminação são tumores benignos adenomatoides. A aspiração por agulha fina de massas sólidas do epidídimo tem sido avaliada e considerada muito precisa em comparação com a patologia cirúrgica (Gupta et al., 2006). **Quando se suspeita de malignidade, deve-se seguir uma abordagem inguinal com pinçamento precoce do cordão espermático do testículo.** A adição de hipotermia testicular pelo uso de gelo associado à manobra de Chevassu (clampeamento dos vasos) foi realizada e verificou-se que pode salvar três de cinco testículos com um processo benigno após clampeamento e biópsia do parênquima (Goldstein e Waterhouse, 1983). Quando está des-

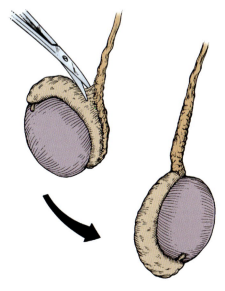

Figura 41-11. Porção convoluta do deferente dissecada fora da túnica epididimal.

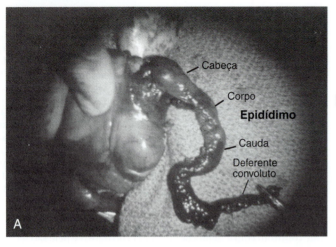
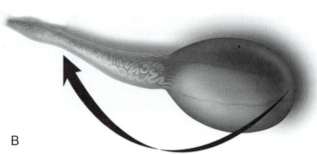

Figura 41-12. A e B, Todo o complexo vasoepididimal é dissecado até a cabeça.

cartada malignidade, a massa do epidídimo pode ser removida com espermatocelectomia.

Complicações

Complicações da epididimectomia, espermatocelectomia e excisão de massas do epidídimo são raras. As complicações incluem hemorragia, infecção, dano à artéria testicular com resultante atrofia testicular e recorrência em casos de espermatocelectomia (Kiddoo et al., 2004; Zahalsky et al., 2004). **As complicações também incluem diminuição da fertilidade com a obstrução dos túbulos do epidídimo e eventual esterilidade em casos bilaterais, o que justifica aconselhamento e recomendação de criopreservação de esperma nos homens que se submetem a procedimentos bilaterais e que desejam manter a fertilidade.** Aproximadamente 17% dos pacientes submetidos a espermatocelectomia apresentam lesão epidimal resultante (Zahalsky et al., 2004). Relata-se uma taxa de complicação global de 20%, com as complicações mais comuns sendo dor escrotal persistente e infecção. **Deixar um dreno escrotal não reduziu as taxas de complicação** (Kiddoo et al., 2004).

HIDROCELECTOMIA

Hidrocele em um adulto é causada por secreção excessiva de líquido pela túnica albugínea visceral sem reabsorção adequada deste fluido pelo peritônio parietal em torno do testículo.

Abordagem Cirúrgica Inguinal

Homens que foram diagnosticados com hidrocele, em que há suspeita de malignidade concomitante, devem ser submetidos à ultrassonografia escrotal de alta resolução. Quando se suspeita de malignidade, deve-se seguir uma abordagem inguinal para permitir o controle do cordão espermático, em preparação para a orquiectomia radical. Quando se segue esta abordagem e não se encontra malignidade, o testículo pode ser poupado e a hidrocele pode ser reparada por uma das técnicas descritas a seguir.

Abordagens Cirúrgicas Escrotais

Quando não há nenhuma evidência de malignidade no exame físico e na ultrassonografia de alta resolução, a hidrocele pode seguir uma abordagem escrotal através de uma incisão na rafe mediana ou uma incisão transversal unilateral. Em todas as técnicas, a hidrocele é dissecada e retirada intacta para permitir a dissecção mais fácil. Após a hidrocele estar livre, uma abertura no saco é feita a uma distância do testículo, epidídimo e das estruturas do cordão, e o fluido é aspirado. O saco da hidrocele é completamente aberto para expor o saco para a reparação selecionada. **As taxas globais de sucesso do tratamento único para hidrocelectomia cirúrgica estão entre 90% e 100%** (Rodriguez et al., 1981).

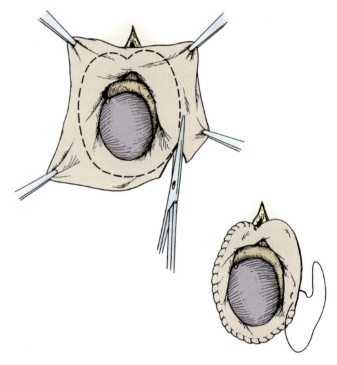

Figura 41-13. Excisão simples do saco da hidrocele com paredes espessas e bordas suturadas.

As técnicas de excisão são as menos propensas de resultarem em recorrência de hidrocele. Excisão da hidrocele é recomendada para as hidroceles septadas amplas, de longa data e de paredes espessas. O saco da hidrocele é aberto, tomando muito cuidado para não ferir o cordão espermático, e o saco é simplesmente retirado, deixando uma pequena borda suficiente para uma sutura contínua sem pôr em perigo o cordão ou o epidídimo. Um fio de sutura 3-0 crômico pode ser utilizado como uma sutura de bola de beisebol para costurar as pontas da borda do saco (chuleio contínuo) (Fig. 41-13).

A técnica do gargalo (*bottleneck*) de Jaboulay (1902) é um método útil para sacos de hidrocele amplos, flexíveis e finos. Esta técnica é executada por meio da excisão do saco, tal como descrito anteriormente, porém, uma maior margem de borda deve ser deixada entre a extremidade do saco, do testículo e epidídimo para permitir a sutura das extremidades do saco, juntamente por trás do cordão, sem comprimi-lo (Fig. 41-14).

Quando houver risco de hematoma após excisão e sutura com qualquer técnica, um dreno de Penrose pode ser deixado na porção inferior do escroto e fixado à pele. A fáscia do dartos e a pele são,

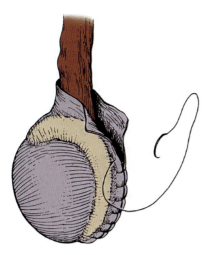

Figura 41-14. A Técnica de *bottleneck* de Jaboulay para excisão dos sacos finos e flexíveis.

então, fechadas em camadas. Curativo fofo e um suporte escrotal são usados.

Técnicas de plicatura são adequadas para hidroceles menores, de paredes finas, não sendo adequadas para hidroceles multiloculadas amplas, de longa data e paredes espessas, porque deixam uma grande massa de tecido enrugado no escroto. Técnica de plicatura de Lord (1964) é realizada por abertura da hidrocele como descrito anteriormente, liberação dos testículos, cauterização ou sutura das bordas enrugadas do saco, utilizando suturas crômicas radialmente colocadas, interrompidas para enrugar o saco. O fechamento é realizado como descrito anteriormente. Drenos são desnecessários nas plicaturas (Fig. 41-15).

Uma técnica minimamente invasiva pode ser utilizada através de uma incisão de 2 cm no escroto. A hidrocele é drenada, seguida da excisão de uma porção da túnica vaginal parietal. A túnica vaginal é evertida e suturada ao tecido subcutâneo, e um dreno cirúrgico é colocado (Saber, 2011).

Escleroterapia

Escleroterapia é uma outra opção de tratamento, com taxa de sucesso do tratamento único variando entre 33% e 75% (Levine e Dewolf, 1988). Esta pode ser uma boa opção para pacientes que não podem tolerar anestesia ou que recusam o tratamento cirúrgico. **Os passos comuns do procedimento incluem aspiração com agulha do fluido da hidrocele, seguida de injeção de anestésico local, e, finalmente, instilação do agente esclerosante.** O agente esclerosante mais utilizado é a tetraciclina, embora as soluções de 2,5% de fenol, de álcool a 95%, e oleato de etanolamina também sejam utilizadas eficazmente (Nash, 1984; Hellström et al., 1986; Miskowiak e Christensen, 1988). Um estudo não mostrou melhoria estatisticamente significativa em pacientes que foram submetidos a aspiração do fluido da hidrocele somente *versus* aspiração mais a instilação de tetraciclina como um agente esclerosante, com maior taxa de complicação no grupo com escleroterapia (Breda et al., 1992). Quando escleroterapia foi comparada com hidrocelectomia, a taxa de sucesso foi maior na hidrocelectomia, embora o grupo hidrocelectomia tenha tido maior taxa de complicação. No entanto, os pacientes que se submeteram a hidrocelectomia tiveram índices de satisfação mais elevados (Beiko et al., 2003).

Complicações

A complicação mais comum após hidrocelectomia é o hematoma (Tabela 41-1). **A taxa de complicação global na hidrocelectomia é de aproximadamente 19%, incluindo hematoma, infecção, inchaço persistente, recorrência, lesões nos vasos espermáticos e dor crônica.** Embora se recomende a utilização de um dreno em pacientes selecionados, não foi provado, até agora, que reduz as taxas de complicação

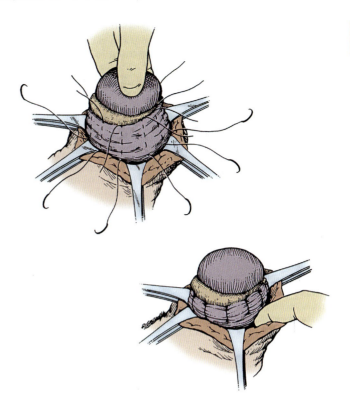

Figura 41-15. Técnica de plicatura de Lord.

TABELA 41-1 Riscos e Técnicas de Hidrocelectomia

	RECORRÊNCIA	HEMATOMA
Excisão	Reduzida	Aumentada
Plicatura	Aumentada	Reduzida

(Kiddoo et al., 2004). No reparo de amplas hidroceles, deve-se tomar muito cuidado para não ferir o epidídimo e vasos espermáticos, porque eles podem ser deslocados dentro das camadas de hidrocele. Uma lesão no epidídimo ou no ducto deferente pode colocar a fertilidade futura do paciente em risco (Zahalsky et al., 2004).

Complicações da escleroterapia incluem dor escrotal em 29% a 55% dos pacientes (Rencken et al., 1990; Øvrebø e Vaage, 1991), recorrência, hematoma e infecção; orquiepididimite química febril também tem sido relatada com a escleroterapia (López Laur e Parisi, 1989; Beiko et al., 2003). **Escleroterapia pode ter um efeito adverso sobre a fertilidade e deve ser evitada em pacientes interessados em manter a fertilidade** (Sigurdsson et al., 1994).

TRATAMENTO CIRÚRGICO DE ORQUITE E DOR ESCROTAL CRÔNICA

A orquite é definida como a inflamação do testículo (Delavierre, 2003). Os sintomas típicos de orquite incluem dor escrotal, inchaço, sensibilidade e fixação da pele ao testículo. O sinal de Prehn tem sido descrito na orquite e epididimite quando há um alívio da dor com a elevação do testículo para a sínfise púbica (Noske et al., 1998). O sinal de Prehn não é específico e nem diagnóstico e não distingue orquiepididimite da torção do cordão espermático. **Orquite pode causar um efeito irreversível sobre a espermatogênese, afetando a qualidade e o número de espermatozoides**. Infiltração linfocítica e lesão dos túbulos seminíferos são vistas em amostras de biópsia testicular de homens subférteis com história de orquite crônica (Schuppe et al., 2008).

Orquialgia crônica é definida como dor escrotal constante ou intermitente com duração de pelo menos 3 meses ou mais e sem uma causa definida (Costabile et al., 1991). **Em pacientes com orquialgia clínica, deve-se realizar ecografia escrotal porque foi relatada malignidade testicular se apresentando como orquialgia (Vaidyanathan et al., 2008). Pelo menos 10% dos homens com neoplasia testicular inicialmente recebem um diagnóstico incorreto de um processo inflamatório agudo ou torção do cordão espermático (Cook e Dewbury, 2000). Ultrassonografia de alta frequência (7,5 a 10 MHz) é considerada a melhor modalidade para a avaliação da patologia do escroto, incluindo orquite (Lee et al., 2008).

Embora não haja evidência nível 1 para o melhor tratamento de orquialgia crônica ou epididimite, a terapia de suporte local, incluindo o calor, bloqueios nervosos, analgésicos, antidepressivos tricíclicos, anticonvulsivantes (p. ex., gabapentina), e os medicamentos anti-inflamatórios, é comumente aplicada e pode oferecer algum alívio (Davis e Noble, 1992). Outras opções de tratamento implementadas para epididimite crônica incluem fitoterapia, ansiolíticos, narcóticos, acupuntura e terapia de injeção de esteroides (Nickel et al., 2002). Apesar das evidências de que 75% dos pacientes não apresentem uma infecção bacteriana do trato urinário identificável concomitantemente com epididimite clínica, os antibióticos são rotineiramente dados. A administração do antibiótico empírico na ausência de culturas de urina positivas aumentou de 75% para 95% entre os anos de 1965 e 2005. **A administração de antibióticos não reduz a duração dos sintomas ou o retorno à plena atividade em homens sem um patógeno bacteriano identificável** (Mittemeyer et al., 1966).

Orquiectomia

O tratamento cirúrgico para orquialgia crônica é pouco estudado em estudos clínicos, sem evidências de nível 1 para apoiar um procedimento cirúrgico específico. Na literatura disponível, menos de 250 pacientes com dor crônica escrotal foram tratados com diferentes terapias cirúrgicas, apesar da natureza comum da dor escrotal crônica. Não há evidência nível 1 de que a orquiectomia seja eficaz para o tratamento de orquialgia crônica. Se a orquiectomia é recomendada, a terapia conservadora anterior deve ter falhado, e o paciente deve ser informado sobre os riscos, benefícios e opções da orquiectomia. Como muitos pacientes continuam tendo dor ou recorrência da dor após a orquiectomia, o cirurgião deve estar ciente dos aspectos médico-legais desta ação. **Quando a orquiectomia é realizada, deve ser realizada através de uma incisão inguinal porque esta abordagem apresentou um resultado melhor do que a abordagem escrotal para orquialgia** (Davis e Noble, 1992).

Desnervação Microcirúrgica do Cordão Espermático

Alguns cirurgiões têm tentado a desnervação microcirúrgica do cordão espermático para o alívio sintomático da dor escrotal crônica. A desnervação microcirúrgica do cordão espermático foi realizada em 79 homens em 95 unidades testiculares para orquialgia crônica por, em média, 62 meses. Houve alívio completo da dor em 71% dos pacientes, alívio parcial da dor em 17% e nenhuma mudança em relação ao estado pré-operatório em 12%, sem piora na dor pós-operatória. O tempo médio de acompanhamento foi de 20,3 meses (Strom e Levine, 2008). **A desnervação microscópica mostra-se benéfica quando o paciente tem um alívio temporário da orquialgia com um bloqueio do cordão espermático** (Levine et al., 1996; Benson et al., 2013). A desnervação do cordão espermático demonstrou ser bem-sucedida em homens que foram submetidos a procedimentos cirúrgicos alternativos para tratar orquialgia crônica (i. e., epididimectomia, varicocelectomia) (Larsen et al., 2013).

Para mobilizar o cordão espermático, a desnervação microcirúrgica é realizada pela mesma abordagem que a ligadura subinguinal microscópica das veias espermáticas para a reparação de varicocele. Realiza-se a transecção microscópica de todos os ramos do nervo genitofemoral ao longo do cordão espermático, preservando a artéria testicular, o ducto deferente, os vasos sanguíneos e alguns dos vasos linfáticos (Fig. 41-16). Este procedimento também pode ser realizado por laparoscopia (Cadeddu et al., 1999). Quando a fertilidade não é uma preocupação, recomenda-se a divisão do ducto deferente, assim como a eliminação da inervação simpática, podendo contribuir para orquialgia por um componente distrófico simpático (Levine et al., 1996).

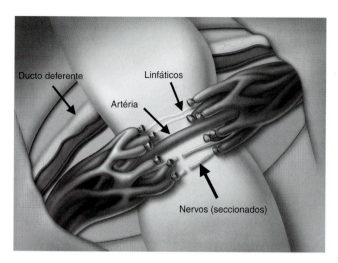

Figura 41-16. Denervação microcirúrgica. O objetivo é seccionar todos os ramos do nervo genitofemoral, preservando o ducto deferente, vasos venosos, artéria testicular e vasos linfáticos.

Varicoceles amplas, clinicamente palpáveis, podem causar orquialgia. A dor geralmente melhora com o paciente na posição supina, pois a varicocele descomprime. **Em uma pequena série de homens que foram submetidos a varicocelectomia microscópica para varicoceles clinicamente palpáveis com orquialgia concomitante, pouco mais de 50% tiveram resolução da dor, e 90% tiveram melhora** (Chawla et al., 2005). Maiores taxas de sucesso foram relatadas em um estudo anterior, de maior potência, retrospectivo (Peterson et al., 1998). Não é provável que varicoceles menores, subclínicas, causem orquialgia, e devem ser tratadas de forma conservadora.

Testículos retráteis são outra fonte de dor escrotal nos homens. Deve-se obter a história com cautela para fazer o diagnóstico, porque o paciente pode não demonstrar um testículo retrátil no exame. A história é compatível com orquialgia somente quando o testículo se retrai em direção ao anel inguinal externo. Isso normalmente é visto em homens mais jovens com reflexos cremastéricos hiperativos. **A orquipexia pode ser realizada nesses pacientes como seria em pacientes com torção intermitente** (Forte et al., 2003). Quando a orquipexia é oferecida, deve ser realizada por uma técnica de bolsa do dartos para impedir a retração, tal como é recomendado para torção testicular (Redman e Barthold, 1995).

O outro tratamento cirúrgico para orquialgia secundária ao testículo retrátil é a realização de libertação microscópica do músculo cremastérico. Esta técnica é realizada de modo semelhante a varicocelectomia subinguinal microscópica. O cordão espermático é mobilizado e isolado, e o músculo cremastérico é dividido em toda a circunferência, preservando a vasculatura do cordão espermático e do ducto deferente. Esta técnica libera eficazmente o cordão espermático, não permitindo a retração do testículo com hipercontração dos músculos cremastéricos.

PONTOS-CHAVE: CIRURGIA DO CONTEÚDO ESCROTAL

- Pacientes submetidos à cirurgia epididimal devem ser alertados de que a cirurgia pode prejudicar a sua fertilidade ou causar esterilidade quando cirurgia bilateral epididimal é necessária.
- Escleroterapia como tratamento para hidrocele pode ter um efeito adverso sobre a fertilidade e deve ser evitada em pacientes que desejem manter a fertilidade.
- Os antibióticos não devem ser receitados para epididimite ou orquite sem evidência de infecção.
- Pacientes com orquialgia crônica devem realizar ecografia escrotal.
- Quando se encontra uma varicocele clinicamente palpável em um paciente com orquialgia, a varicocelectomia resolve a dor em 50% das vezes.

CIRURGIA DAS VESÍCULAS SEMINAIS

Em 1561, Gabriele Falloppio, um renomado anatomista italiano e médico, descreveu pela primeira vez as vesículas seminais como órgãos masculinos emparelhados. Ele era considerado uma autoridade no campo da sexualidade e defendeu o uso de preservativos para diminuir a transmissão de sífilis. Houve um grande interesse nas vesículas seminais no final do século XIX por causa da descoberta de seu envolvimento com doenças inflamatórias (Brewster, 1985).

Secreções das vesículas seminais contribuem com 50% a 80% do volume da ejaculação. O pH do fluido secretado é neutro a levemente alcalino, e o volume médio é de aproximadamente 2,5 mL. O fluido que é secretado contém frutose e outros carboidratos necessários para a motilidade do esperma. Ele também contém um fator de coagulação e prostaglandinas A, B, E e F (Tauber et al., 1975).

Doenças primárias das vesículas seminais são muito raras, porém, processos secundários são vistos mais comumente. O diagnóstico dessas entidades tem melhorado ao longo dos anos com a imagem digital avançada, principalmente a ressonância magnética (RM) (Kim et al., 2009; Chiang et al., 2013). Devido à localização anatômica, o acesso cirúrgico e o manejo da patologia da vesícula seminal podem ser difíceis para o urologista.

Anatomia

As vesículas seminais são órgãos masculinos emparelhados, sem equivalente no sexo feminino. É oportuno conhecer a anatomia do desenvolvimento das vesículas seminais para ter a compreensão completa da anatomia nos pacientes adultos. **As vesículas seminais começam como dilatações bulbosas dorsolaterais dos ductos mesonéfricos distais entre 12 e 12,5 semanas de gestação.** Em 13 semanas, essas dilatações aumentam e os ductos ejaculatórios estão começando a se formar na próstata em desenvolvimento (Brewster, 1985). A vesícula seminal e a ampola do deferente juntam-se de forma posterior e superior em relação à próstata para formar o ducto ejaculatório (Nguyen et al., 1996). Na parte inicial do sétimo mês, a vesícula seminal tem vários divertículos e um lúmen central principal ampliado (Fig. 41-17) (Brewster, 1985).

As medidas da vesícula seminal adulta são de 5 a 6 cm de comprimento e 3 a 5 cm de diâmetro, com capacidade de volume de 13 cm, embora as vesículas seminais reduzam seu tamanho à medida que os homens envelhecem (Redman, 1987). Na parte terminal do ducto deferente, no interior da próstata, o principal lúmen da vesícula seminal desemboca no ducto ejaculatório. O ducto ejaculatório está em continuidade com a vesícula seminal, mas não partilha a parede muscular espessa da vesícula seminal (Fig. 41-18) (Nguyen et al., 1996). **O suprimento arterial para a vesícula seminal é a partir da artéria vesiculodeferencial, ramificando-se a partir da artéria umbilical** (Braithwaite, 1952). A drenagem venosa da vesícula seminal segue a drenagem do suprimento arterial através das veias vesiculodeferenciais e do plexo vesical inferior. **A inervação das vesículas seminais ocorre através do nervo hipogástrico (adrenérgico e colinérgico) e o nervo pélvico. A drenagem linfática das vesículas seminais é feita através dos gânglios ilíacos internos** (Mawhinney e Tarry, 1991).

Anomalias Anatômicas Congênitas das Vesículas Seminais

A incidência de agenesia unilateral da vesícula seminal é de 0,6% a 1%. **Agenesia unilateral da vesícula seminal pode estar associada a anomalias renais ipsilaterais e ausência unilateral do ducto deferente.** Acredita-se que essa anomalia seja secundária a um dano embriológico na 7ª semana de gestação antes da separação do broto ureteral do ducto mesonéfrico. Se este dano ocorre após a 7ª semana, é improvável que a agenesia renal esteja associada a agenesia da vesícula seminal (Hall e Oates, 1993). É comum observar ausência bilateral das vesículas seminais, juntamente com ausência bilateral congênita dos deferentes, que é tipicamente associada a uma mutação do receptor transmembrana da fibrose cística; 70% a 80% dos homens afetados são portadores da mutação genética associada a fibrose cística (Anguiano et al., 1994; Chillon et al., 1995). O tratamento é necessário apenas quando a fertilidade se torna um problema.

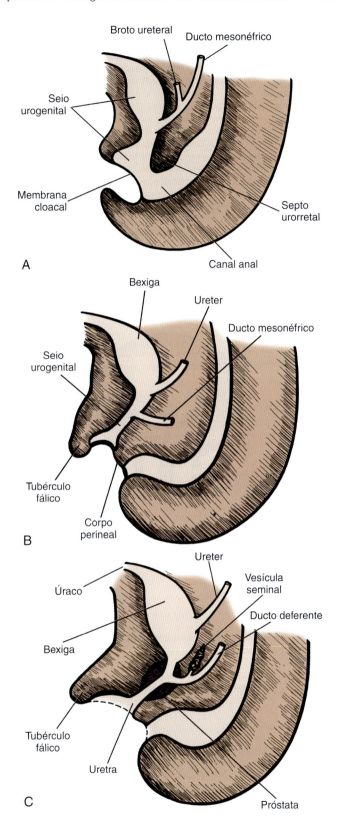

Figura 41-17. Desenvolvimento intrauterino (fetal) das vesículas seminais. A, Semana 5. B, Semana 8. C, Semana 13. (Redesenhado de Langman J. Medical embryology. 4th ed. Baltimore: Williams & Wilkins; 1981. p. 242–3.)

Processos Infecciosos das Vesículas Seminais

A infecção das vesículas seminais é observada em países subdesenvolvidos com mais frequência do que nos Estados Unidos. Os agentes causadores são *Mycobacterium tuberculosis* e *Schistosoma haematobium*. O diagnóstico de vesiculite seminal bacteriana pode ser feita por aspiração com agulha por via transretal ou perineal. A cirurgia não é geralmente indicada e antibióticos sistêmicos específicos pela cultura são o tratamento preferencial (Gutierrez et al., 1994). Muito raramente, vesiculectomia seminal é necessária para prevenir bacteremia recorrente ou para eliminar os sintomas persistentes (Indudhara et al., 1991). Abcessos da vesícula seminal são raros, mas têm sido associados a diabetes melito, sondagem vesical de demora e instrumentação endoscópica (Gutierrez et al., 1994). O tratamento de abscessos das vesículas seminais é discutido posteriormente com o tratamento de cistos das vesículas seminais. **Infecção, obstrução, ou a combinação de ambas, pode resultar na formação de cálculos nas vesículas seminais.** Pacientes com cálculo na vesícula seminal apresentam hematospermia, dor perineal, ejaculação dolorosa e infertilidade. Esses cálculos podem ser tratados por meio de vesiculectomia aberta ou laparoscópica, ou podem ser recuperados por via endoscópica com um ureteroscópio de pequeno calibre (Ozgök et al., 2005; Cuda et al., 2006; Han et al., 2008).

Avaliação das Anomalias das Vesículas Seminais

Vesículas seminais normais não são palpáveis no exame digital retal. Quando um cisto da vesícula seminal está presente, a área imediatamente acima da próstata pode ser compressível no exame digital retal. Esta mesma área pode ter uma sensação firme ou sólida quando um tumor da vesícula seminal está presente. **A análise do sêmen revelando baixo volume seminal (< 1 mL) e falta de liquefação e de frutose pode indicar obstrução do canal ejaculatório ou a ausência de vesículas seminais** (Goldstein e Schlossberg, 1988).

Ultrassonografia transretal de alta resolução (USTR) tornou-se a base para a avaliação diagnóstica por imagem de patologias da vesícula seminal, porque é uma modalidade de imagem confiável e econômica. Na USTR, as vesículas seminais podem ser encontradas exatamente na porção superior à próstata, entre a bexiga e o reto, e podem ser bem visualizadas nas vistas anteroposterior e sagital. As vesículas seminais normais devem aparentar estruturas em par, semelhantes, planas, alongadas nas posições descritas anteriormente (Fig. 41-19). Junto com as vesículas seminais, as ampolas do ducto deferente, os ductos ejaculatórios dentro da próstata e o *verumontanum* podem ser visualizados e avaliados pela USTR. As anormalidades como obstrução da vesícula seminal, aplasia, atrofia e formação de cistos podem ser identificadas por USTR (Cárter et al., 1989).

Obstrução das vesículas seminais pode resultar em dilatação da vesícula seminal que pode ser identificada em USTR com as seguintes características: diâmetro anteroposterior superior a 15 mm, comprimento maior do que 35 mm e grandes áreas anecoicas que contêm esperma quando aspiradas (Jarow, 1996; Colpi et al., 1997). Dilatação cística assintomática da vesícula seminal foi achado incidental em 5% dos homens submetidos a USTR para o rastreio do câncer da próstata (Wessels et al., 1992).

Massas sólidas hiperecoicas nas vesículas seminais (isoecoicas à próstata) reveladas na USTR são preocupantes pelo risco de tumor. Se há uma massa sólida unilateral na vesícula seminal, é mais provável que seja um tumor primário, ao passo que se está presente em ambas vesículas seminais, é mais provável que seja um tumor secundário de uma malignidade primária da bexiga, do reto ou da próstata. Biópsia guiada por USTR ou aspiração é necessária para ajudar no diagnóstico.

A tomografia computadorizada (TC) também tem sido utilizada para avaliar as vesículas seminais. **O aspecto normal das vesículas seminais na TC é o de estruturas emparelhadas logo abaixo da bexiga com contraste médio semelhante ao músculo** (Goldstein e Schlossberg, 1988). Um cisto na vesícula seminal aparece na TC como um fluido retrovesicular de densidade bem definida com a atenuação de água, de 0 a 10 unidades Hounsfield, cefálico à glândula prostática (Fig. 41-20). A TC apresenta uma imagem precisa das anomalias da vesícula seminal e é uma boa modalidade de imagem do rim ipsilateral concomitantemente (Arora et al., 2007).

Em casos de malignidade primária da vesícula seminal, a tomografia computadorizada pode ser útil para caracterizar a lesão ainda antes da intervenção. Um tumor dentro da vesícula seminal na TC tem uma atenuação superior à vesícula seminal normal, mas o tumor pode aparecer cístico secundário a necrose interna do tumor (King et al., 1989). É impossível diferenciar tumores malignos de tumores benignos pela TC, embora tumores secundários vindos da bexiga, reto

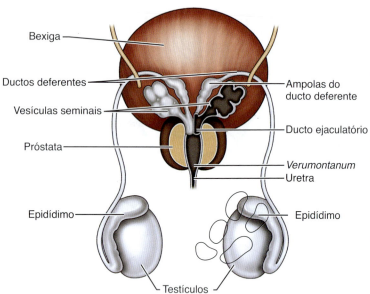

Figura 41-18. Vista posterior da anatomia da vesícula seminal em relação ao trato geniturinário inferior (áreas bivalvulares em cinza escuro).

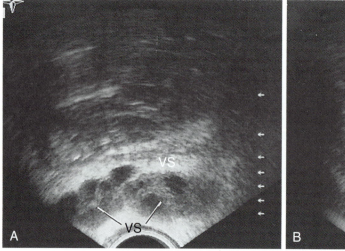 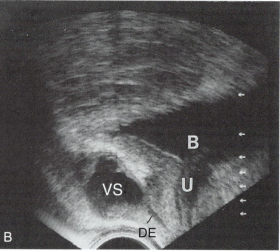

Figura 41-19. Ecografia transretal de vesículas seminais normais. **A,** Vista transversal. **B,** Vista sagital. B, bexiga; DE, ducto ejaculatório; VS, vesícula seminal; U, uretra.

ou da próstata possam ter uma aparência mais contígua (Sussman et al., 1986). A TC de um leiomiossarcoma de vesícula seminal mostra uma massa irregular, resultando no alargamento da vesícula seminal com deslocamento da próstata (Upreti et al., 2003). A TC, bem como a RM, permite a avaliação de metástases quando neoplasia da vesícula seminal é caracterizada (Dahms et al., 1999).

A RM demonstra mais detalhes anatômicos do que a TC e é uma modalidade de imagem extremamente útil para as vesículas seminais. Em imagens ponderadas em T2, a ampola do ducto deferente é visível em cerca de 71% dos casos e apresenta uma fraca intensidade de sinal. As vesículas seminais exibem elevada intensidade do sinal em 79% dos casos, baixa intensidade de sinal em 19% do tempo e uma intensidade de sinal heterogêneo em 2% do tempo nas imagens ponderadas em T2 (Roy et al., 1993). Em imagens ponderadas em T2, as vesículas seminais geralmente têm intensidade semelhante ou superior à gordura em pacientes com menos de 70 anos de idade e normalmente têm intensidade de sinal menor do que a gordura em pacientes com mais de 70 anos. As circunvoluções das vesículas seminais podem ser vistas na imagem ponderada em T1 com material de contraste (Fig. 41-21) (Secaf et al., 1991).

Na ressonância magnética, a agenesia da vesícula seminal é mais bem exemplificada nas imagens axiais ponderadas em T1 (Fig. 41-22). Deve-se ter cuidado para não confundir o plexo venoso vesicoprostático com pequenas glândulas. Malformações arteriovenosas aparecem como grandes vasos ectásicos adjacentes à borda lateral da vesícula seminal. Após ablação androgênica, as vesículas seminais demonstram baixa intensidade de sinal nas imagens ponderadas em T2 e parecem pequenas em tamanho (Secaf et al., 1991). Depois de radiação pélvica, as vesículas seminais parecem ter reduzido em tamanho em um terço dos pacientes. Em pacientes após radiação pélvica, 63% das vesículas seminais tinham aparência normal na RM, 21% tiveram intensidade de sinal normal mas com menos túbulos, 8% apresentaram perda difusa da intensidade do sinal aparecendo hipointensa à gordura e 8% foram hipointensas a gordura em imagens ponderadas em T2 (Chan e Kressel, 1991). Um cisto na vesícula seminal pode ter intensidade de sinal variável nas imagens ponderadas em T1, mas normalmente demonstra intensidade de sinal de fluido nas imagens ponderadas em T2 e não melhora com a administração de gadolínio intravenoso. Intensidade ponderada aumentada em T1 representa um aumento na concentração proteica dentro do cisto ou hemorragia (Arora et al., 2007). Cistos hemorrágicos nas vesículas seminais têm intensidade de sinal alta em imagens ponderadas em T1 e T2 (Sue et al., 1989). Uma massa primária benigna da vesícula seminal aparece como uma massa acentuadamente marginada originada da vesícula seminal. A forma mais comum de malignidade afetando a vesícula seminal é a invasão do câncer de próstata diretamente na vesícula seminal. Essa invasão pode fazer que a vesícula seminal pareça grande, mas nem sempre o faz, e a vesícula seminal tem intensidade de sinal baixa nas imagens ponderadas em T2 (Secaf et al., 1991). **Se há uma anormalidade palpável na vesícula seminal, a USTR deve ser realizada, e a biópsia deve ser realizada se houver suspeita de malignidade. A RM da próstata e das vesículas seminais pode fornecer significativamente maiores detalhes na determinação da diferença entre uma massa primária da vesícula seminal e a extensão local de uma malignidade da próstata, bexiga ou reto.**

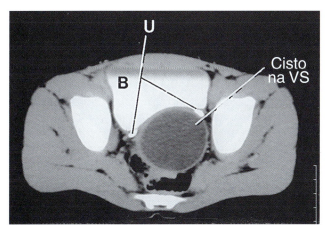

Figura 41-20. Tomografia computadorizada de cisto na vesícula seminal (VS). B, bexiga; U, ureteres.

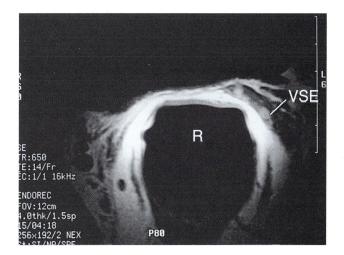

Figura 41-22. Imagem de ressonância magnética endorretal transaxial ponderada em T1 da vesícula seminal direita ausente. VSE, Vesícula seminal esquerda; R, reto.

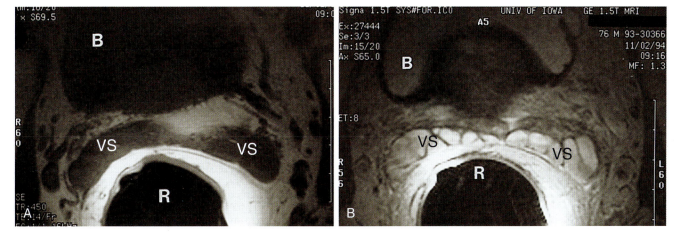

Figura 41-21. Ressonância magnética transaxial da vesícula seminal (VS) normal com bobina endorretal. A, Imagem ponderada em T1. B, Imagem ponderada em T2. B, bexiga; R, reto.

Abordagens Cirúrgicas para as Vesículas Seminais

A abordagem cirúrgica para as vesículas seminais depende principalmente da experiência e do conforto do cirurgião, embora as características da lesão possam ter um impacto relevante na decisão. A abordagem laparoscópica assistida por robô está cada vez mais sendo utilizada para a rara lesão na vesícula seminal requerendo excisão.

O preparo pré-operatório para cirurgia de vesícula seminal deve incluir um preparo intestinal na noite anterior à cirurgia, em caso de ocorrência incomum de lesão no intestino; recomenda-se GoLYTELY. Um antibiótico sistêmico profilático é administrado no pré-operatório e duas doses são dadas no pós-operatório. Recomenda-se o uso de meias de compressão intermitente para prevenir a trombose venosa profunda durante a cirurgia.

Abordagem Cirúrgica Anterior das Vesículas Seminais

A abordagem cirúrgica anterior das vesículas seminais tem sido bem estabelecida e é uma boa abordagem aberta para pacientes com grandes massas ou cistos benignos e para pacientes com um ureter ectópico drenando em um cisto da vesícula seminal, de modo que o rim, o ureter e a vesícula seminal podem todos ser abordados concomitantemente. A abordagem transvesical foi bem descrita (Walker e Bowles, 1968; Politano et al., 1975). Uma incisão mediana infraumbilical inferior é feita e os músculos do reto são separados na linha média. O espaço de Retzius é dissecado. A bexiga anterior é exposta, e um afastador de autoestático é colocado. Uma incisão longitudinal de cerca de 7 a 10 cm de comprimento é feita na parede anterior da bexiga, tendo o cuidado de manter, pelo menos, 3 a 4 cm proximal em relação ao colo da bexiga. Compressas úmidas são colocadas na cúpula da bexiga, e uma lâmina maleável é colocada na bexiga, com cuidado como retrator para oferecer uma exposição adequada. Os orifícios ureterais devem ser identificados e tubos nasoentéricos de 8 Fr podem ser passados para cima nos ureteres para ajudar com a identificação dos ureteres intramurais. Uma incisão longitudinal de 5 cm é feita na linha média do trígono com electrocautério em corrente de corte. Quando a incisão passa através do músculo posterior da bexiga, as ampolas do ducto deferente devem estar visíveis logo abaixo do colo da bexiga. As vesículas seminais devem ser identificadas logo lateralmente às ampolas do ducto deferente sobre a base da próstata. As vesículas seminais devem ser dissecadas de forma que fiquem completamente livres. A vesícula seminal é ressecada e removida. Deve-se ter cuidado para não dissecar muito profundamente através da fáscia de Denonvilliers posterior, de modo a não pôr o reto em perigo. A parede posterior da bexiga é fechada em duas camadas com suturas absorvíveis 2-0 no músculo e sutura absorvível 4-0 na mucosa. Após o fechamento da parede da bexiga, um dreno de sucção é colocado no espaço perivesical, não na linha de sutura, e é trazido para fora através de uma incisão separada (Fig. 41-23). Esta abordagem apresenta menor taxa de lesão retal, embora coloque os ureteres em maior risco de lesão e é mais propensa à perda de sangue.

A abordagem perivesical é útil em pacientes pediátricos com um grande cisto na vesícula seminal de modo que a nefroureterectomia pode ser realizada juntamente com vesiculectomia seminal. Uma incisão na linha média ou Pfannenstiel oferece uma exposição adequada para esta abordagem. A dissecção digital é utilizada para dissecar a bexiga partir da parede lateral pélvica lateral sobre o lado com o cisto. O cisto na vesícula seminal deve ser prontamente identificável, a vesícula seminal deve ser dissecada e deixada livre em sua totalidade, e uma sutura crômica 1-0 pode ser colocada através do cisto como uma sutura de tração para ajudar com dissecção. O ureter deve ser identificado cruzando com o canal deferente para evitar lesão ureteral. As artérias vesicais superiores e, eventualmente, inferiores, podem ser sacrificadas para oferecer exposição à base de vesícula seminal. O cisto deve ser dissecado longe da bexiga, e quaisquer vasos vesicais seminais podem ser ligados e cortados. Quando a base da vesícula seminal é acessada na junção da vesícula seminal com a prostática, ela pode ser ligada com sutura absorvível 2-0. A dissecção da porção proximal da vesícula seminal tem de ser feita cuidadosamente "abraçando" o cisto, de modo a não prejudicar o feixe neurovascular, que é diretamente lateral à vesícula seminal. Um clipe é colocado de forma distal à sutura previamente colocada,

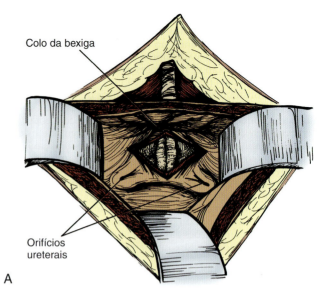

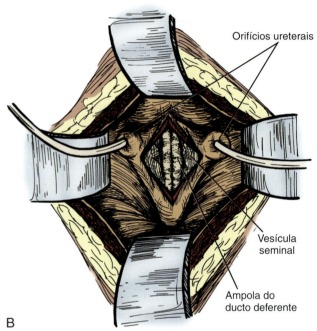

Figura 41-23. Abordagem transvesical para vesiculectomia seminal. A, Incisão vertical entre os orifícios ureterais. B, Incisão transversal 2 cm superior ao colo da bexiga abaixo dos orifícios ureterais. (Redesenhado de Hinman F Jr. Atlas of urologic surgery. Philadelphia: Saunders; 1989.)

e a vesícula seminal é ressecada. Um dreno de sucção é colocado adjacente ao leito da vesícula seminal e é trazido exteriormente através de uma incisão separada. O cateter de drenagem uretral pode ser removido em 24 horas, desde que não haja um vazamento excessivo através do dreno.

Uma terceira forma de abordagem anterior para as vesículas seminais que pode ser realizada de forma aberta ou laparoscópica é a abordagem retrovesical; é útil para vesiculectomias seminais bilaterais para pequenos cistos bilaterais ou massas benignas (de Assis, 1952). Um cateter uretral é colocado, por uma incisão mediana portais pélvicos padrões são colocados, e o peritônio é aberto. Uma incisão transversal é feita na reflexão peritoneal entre o reto e a parede posterior da bexiga, tomando muito cuidado para não entrar no reto. A bexiga posterior é dissecada de maneira cortante da parede anterior do reto até a ampola do deferente, e as pontas das vesículas seminais ficam visíveis. As vesículas seminais são dissecadas de modo a ficarem livres até a base, nas junções das vesículas seminais com a próstata, e então ligadas e ressecadas. Um dreno de sucção é colocado na bexiga posterior e retirado por meio de uma incisão separada. A incisão é fechada (Fig. 41-24).

Abordagem Cirúrgica Posterior das Vesículas Seminais

Embora a maioria dos urologistas esteja menos familiarizada com a abordagem transcoccígea, esta pode ser útil para pacientes que realizaram cirurgias perineais ou suprapúbicas anteriormente. O paciente é colocado em uma posição "de canivete", prona (Kreager e Jordan, 1965). Uma incisão em formato de taco de hóquei, semelhante a L, é feita a partir do meio do sacro, 10 cm da ponta do cóccix, e angulada da ponta do cóccix até a fenda glútea, interrompida a 3 cm do ânus. O lado lateral do cóccix é cuidadosamente separado do reto e removido. As camadas do músculo glúteo máximo são postas de lado até que o retossigmoide seja alcançado, e, em seguida, ele é cuidadosamente dissecado a partir do lado inferior do sacro. A parede lateral retal é dividida, livremente, medialmente do músculo elevador do ânus até que a próstata seja encontrada no lado da patologia da vesícula seminal. A dissecção é realizada de forma superior à base da próstata, na linha média, até que a ampola do ducto deferente seja identificada com a vesícula seminal imediatamente lateral à ampola. A vesícula seminal deve ser dissecada e ressecada como anteriormente descrito. Um dreno de Penrose deve ser colocado no leito da vesícula seminal e retirado através de uma incisão separada do fechamento. O dreno pode ser removido em dois a três dias, quando não houver mais drenagem (Fig. 41-25).

Abordagem Cirúrgica Laparoscópica e Assistida por Robô das Vesículas Seminais

A cirurgia laparoscópica das vesículas seminais é mais comumente realizada concomitantemente com a cirurgia de próstata. A técnica para a abordagem laparoscópica das vesículas seminais foi descrita pela primeira vez em 1993 (Kavoussi et al., 1993). A laparoscopia também foi aplicada à vesiculectomia seminal sem prostatectomia e foi relatada em um caso de amiloidose da vesícula seminal (Vandewalle et al., 2007). Laparoscopia assistida por robô também tem sido empregada para excisar cistos nas vesículas seminais (Moore et al., 2007; Selli et al., 2008). Os pacientes são posicionados em decúbito dorsal com estofamento cuidadoso de todos os pontos de pressão, e os braços são dobrados e acolchoados. Uma mesa de separação de perna é necessária para a técnica assistida por robô. Uma fita de tecido largo é aplicada sobre o peito e quadris para prender o paciente na mesa, e a mesa é posta na posição de Trendelenburg acentuado. Antes de obter acesso, um cateter uretral e uma sonda orogástrica devem ser postos para descomprimir a bexiga e o estômago para depois colocar os trocartes. Para ter acesso, uma agulha de Veress é colocada de forma periumbilical, obtendo-se um pneumoperitônio, com pressões não superiores a 15 mm Hg. Depois de um pneumoperitônio adequado ser alcançado, os portais laparoscópicos podem ser colocados, primeiro com um trocarte óptico para o portal da câmera e os seguintes sob visualização laparoscópica direta. Os portais podem ser colocados tanto em forma de ferradura quanto de diamante para laparoscopia pura e podem ser colocados na mesma posição que seria utilizada para a prostatectomia na cirurgia com assistência robótica (Fig. 41-26.) (Menon et al., 2003; Lee et al., 2004). O peritônio é incisado entre os dois ligamentos umbilicais obliterados imediatamente anterior ao reto no fundo de saco de Douglas. As vesículas seminais podem ser visualizadas e devem ser dissecadas com cuidado para evitar lesões nos feixes neurovasculares ou nas vísceras circundantes. Energia monopolar não deve ser utilizada para minimizar a lesão de estruturas adjacentes, e muito desta dissecção pode ser seguramente realizada de forma cortante. O pedículo arterial da vesícula seminal pode ser controlado com um clipe ou com cautério bipolar. A vesícula seminal deve ser dissecada em direção a sua junção com a ampola do ducto deferente, e ambos podem ser clipados juntos na base. A amostra pode ser posta em uma bolsa laparoscópica e pode ser removida através de um dos portais laparoscópicos. Os portais são fechados sob visualização.

A abordagem laparoscópica extraperitoneal das vesículas seminais foi descrita pela primeira vez em 1997 e foi realizada concomitantemente com a prostatectomia radical (Raboy et al., 1997). Nos anos seguintes, esta abordagem ganhou mais popularidade (Bollens et al., 2001; Stolzenburg et al., 2003). Uma incisão periumbilical de 1,5 cm é feita, e o espaço pré-peritoneal é dissecado. Um trocarte do tipo balão é introduzido no espaço pré-peritoneal, e a insuflação é efetuada sob visão direta. Os detalhes da técnica são descritos no Capítulo 115.

Tratamento Cirúrgico de Cistos na Vesícula Seminal

Acredita-se que os cistos da vesícula seminal são secundários à obstrução do canal ejaculatório e podem ser congênitos ou adquiridos (Heaney et al., 1987. King et al., 1991; Conn et al., 1992). **Cistos na vesícula seminal estão associados a agenesia ou displasia renal ipsilateral em dois terços dos pacientes; os cistos são secundários a uma malformação do ducto mesonéfrico distal e são um erro no desenvolvimento do broto ureteral** (Beeby, 1974). Cistos na vesícula seminal também têm sido associados a doença renal policística. Em um relato, cistos na vesícula seminal foram identificados em 60% dos pacientes com doença renal policística, e alguns autores recomendam que todos os pacientes com cistos na vesícula seminal sejam submetidos a imagiologia renal (Alpern et al., 1991; Hihara et al., 1993 ;Danaci et al., 1998). **Cistos na vesícula seminal devem ser tratados somente se forem sintomáticos ou resultarem em obstrução do ducto ejaculatório e afetarem a fertilidade** (Surya et al., 1998).

Cistos na vesícula seminal podem ser drenados por meio de várias técnicas. **Aspiração guiada USTR ou aspiração transperineal podem ser realizadas em pequenos cistos da vesícula seminal que são sintomáticos ou estão obstruindo o ducto ejaculatório.** Se o cisto reacumular fluído, resultando em sintomas recorrentes ou obstrução, ele pode ser aspirado novamente com a injeção de um agente esclerosante, como tetraciclina. Um pequeno abcesso na vesícula seminal pode ser manejado de forma similar com drenagem (Frye e Loughlin, 1988; Shabsigh et al., 1989; Gutierrez et al., 1994). Se o cisto na vesícula seminal estiver próximo, adjacente à próstata, a ressecção transuretral pode ser realizada para destelhar o cisto nas posições 5 e 7 horas, imediatamente distal ao colo da bexiga (Frye e Loughlin, 1988; de Lichtenberg e Hvidt, 1989). O mesmo resultado foi relatado pela incisão no cisto da vesícula seminal para drená-lo cistoscopicamente com o uso de uma faca Collings (Gonzalez e Dalton, 1998). Abscessos da vesícula seminal podem ser manejados de maneira semelhante. Alguns grupos relataram o uso de ureteroscópios semirrígidos para o tratamento de cistos na vesícula seminal e abscessos (Razvi e Denstedt, 1995; Shimada e Yoshida, 1996; Okubo et al., 1998). Se as técnicas descritas acima para drenagem de cistos da vesícula seminal forem malsucedidas, pode-se realizar excisão aberta ou laparoscópica (Moudouni et al., 2006). Vesiculetomia seminal junto com nefroureterectomia devem ser realizadas em casos com um ureter ectópico. Se essas técnicas para abscessos da vesícula seminal falharem, a drenagem aberta é requerida (Kore et al., 1994).

Tratamento Cirúrgico de Tumores das Vesículas Seminais

Tumores benignos da vesícula seminal que ocorrem mais comumente do que os tumores malignos incluem fibromas, leiomiomas, cistadenomas, schwanoma e adenomas papilares (Mostofi e Price, 1973; Lundhus et al., 1984; Narayana, 1985; Mazur et al.,1987; Bullock, 1988; Gentile et al., 1994; Latchamsetty et al., 2002; Lee et al., 2006). Adenomas papilares primários e cistadenomas da vesícula seminal ocorrem tipicamente em homens de meia-idade e quase nunca são bilaterais, e eles aparecem como cistos simples em imagens digitais; o diagnóstico é tipicamente feito pela patologia após a excisão (Mazur et al., 1987). Amiloide localizado nas vesículas seminais também foi relatado (Jun et al., 2003). Dos homens com mais de 76 anos de idade, 20% têm depósitos subepiteliais de amiloide nas vesículas seminais e a incidência relatada em autópsias masculinas é de 4% a 17% (Pitkanen et al., 1983. Ramchandani et al., 1993). Pacientes devem ser tratados somente se forem sintomáticos e se o diagnóstico de amiloide nas vesículas seminais estiver feito. Cistos hidáticos na vesícula seminal também foram relatados (Kuyumcuoglu et al., 1991; Papathanasiou et al., 2006).

Malignidades da vesícula seminal são extremamente raras e são difíceis de diagnosticar devido ao fato de que os pacientes são tipicamente assintomáticos até mais tarde no processo da doença.

962 PARTE VI Genitália Masculina

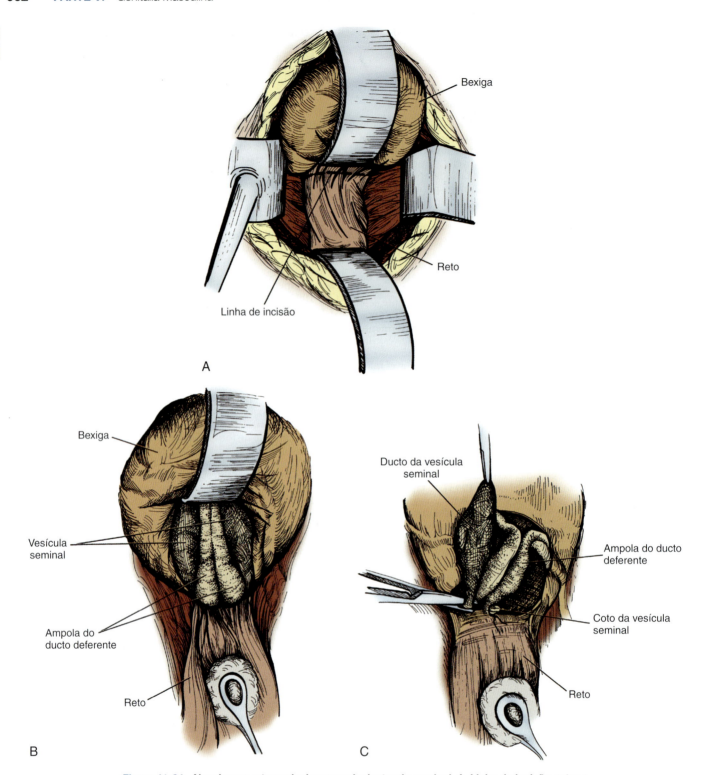

Figura 41-24. Abordagem retrovesical para vesiculectomia seminal. **A**, Linha de incisão entre a base da bexiga e a reflexão peritoneal sobre o reto. **B**, Dissecção caudal revela as ampolas dos deferentes na linha média e as vesículas seminais imediatamente laterais a elas. **C**, O ducto da vesícula seminal é ligado e seccionado. (Redesenhado de Hinman F Jr. Atlas of urologic surgery. Philadelphia: Saunders; 1989.)

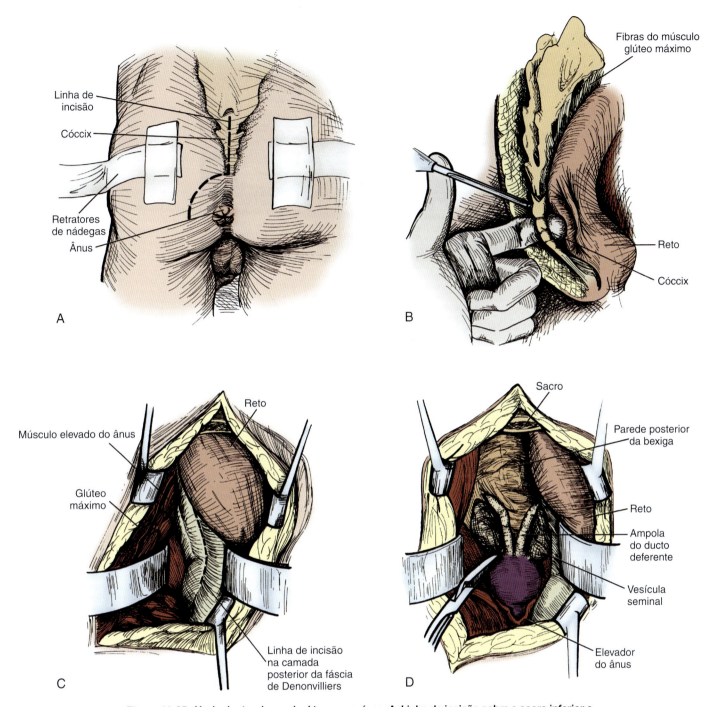

Figura 41-25. Vesiculectomia seminal transcoccígea. A, Linha de incisão sobre o sacro inferior e o cóccix em torno do ânus. B, Dissecção do cóccix. C, Incisão da fáscia de Denonvilliers depois do reto deslocado. D, Exposição da próstata e das vesículas seminais. (Redesenhado de Hinman F Jr. Atlas of urologic surgery. Philadelphia: Saunders; 1989.)

Malignidades primárias das vesículas seminais são extremamente raras, e o antígeno prostático específico sérico (PSA) e a biópsia tecidual podem auxiliar a diferenciar câncer primário de extensão ou metástase de linfoma, câncer de próstata, bexiga ou reto. Acredita-se que a baixa atividade proliferativa das vesículas seminais seja responsável pela baixa incidência de malignidades primárias nesse órgão (Meyer et al., 1982). **Adenocarcinoma primária da vesícula ocorre em pacientes com mais de 50 anos de idade**. O antígeno prostático específico no soro está normal, e o antígeno carcioembrionário, elevado (Mostofi e Price, 1973; Benson et al., 1984; Thiel e Effert, 2002). **O sarcoma primário da vesícula seminal é uma malignidade extremamente rara, frequentemente descoberta** tardiamente no processo da doença e diagnosticado pela biópsia (Benson et al., 1984; Chiou et al., 1985; Schned et al., 1986; Tanaka et al., 1987; Davis et al. 1988; Kawahara et al., 1988). Todos os tipos de sarcomas da vesícula seminal, incluindo tumores como leiomiossarcoma, rabdomiossarcoma, angiossarcoma e tumor mülleriano semelhante ao adenossarcoma comportam-se de forma muito agressiva e a extirpação radical tem diferentes resultados (Lamont et al., 1991; Laurila et al., 1992; et al., Amirkhan, 1994; Berger et al., 2002) Seminoma e cistossarcoma filoide também foram relatados como malignidades primárias das vesículas seminais (Adachi et al., 1991; Fain et al., 1993). Carcinoma de células escamosas primário da vesícula seminal foi relatado e tratado com sucesso com a extirpação

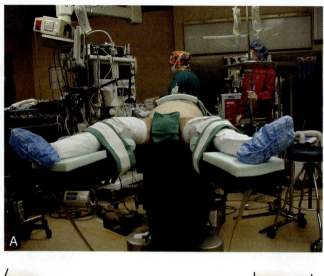
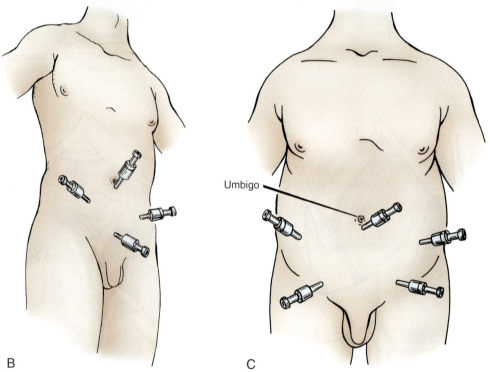

Figura 41-26. A, Posicionamento do paciente para dissecção laparoscópica da vesícula seminal. B, Configuração em diamante dos portais laparoscópicos. C, Configuração em formato de U invertido dos portais laparoscópicos em pacientes obesos. (De Winifield HN. Laparoscopic pelvic lymph node dissection for urological pelvic malignancies. Atlas Urol Clin North Am 1993;1:33–47.)

cirúrgica seguida da radioterapia adjuvante de com seguimento de curto prazo (Tabata et al., 2002).

Massas sólidas da vesícula seminal que são benignas na biópsia e não apresentam evidência de disseminação local devem somente ser tratadas com vesiculetomia seminal se forem sintomáticas, o que é uma ocorrência muito rara. Massas sólidas das vesículas seminais que são confirmadas como sendo malignas pela biópsia, ou com alta suspeita de malignidade, devem ser tratadas cirurgicamente, embora o tratamento adequado ainda seja discutido por haver poucos casos tratados em algumas instituições. Grandes malignidades primárias das vesículas seminais foram tratadas com cirurgia pélvica radical: cistoprostatectomia com linfadenectomia pélvica ou exenteração pélvica. A terapia adjuvante mostra-se efetiva, embora os únicos sobreviventes na literatura tenham sido submetidos a cirurgia radical seguida por radiação pélvica e/ou ablação androgênica.

Complicações da Cirurgia da Vesícula Seminal

As complicações da cirurgia de vesícula seminal são minimizadas pela abordagem considerada mais fácil e confortável pelo cirurgião. O cirurgião deve estar ciente de que as complicações seguintes são específicas da vesiculectomia. Lesões da bexiga ou do reto podem ocorrer com qualquer cirurgia de vesícula seminal. Se uma preparação intestinal pré-operatória foi administrada, e não existe contaminação fecal bruta, pode-se realizar o fechamento em duas camadas do reto, fechando a camada mucosa com uma sutura absorvível 3-0 contínua e a submucosa com sutura interrompida com seda 4-0. O ânus também deve ser dilatado antes do final do procedimento. A colostomia temporária deve ser considerada para uma grande lesão retal ou uma contaminação fecal grosseira. A bexiga deve ser fechada em duas camadas, deixando um cateter uretral no local por 7 a 10 dias no pós-operatório. Complicações da abordagem laparoscópica incluem complicações laparoscópicas gerais, tais como lesão da bexiga ou dos grandes vasos pelo trocarte, insuflação extraperitoneal, sangramento da parede abdominal e embolia gasosa. As lesões da bexiga e do reto podem ser reparadas por laparoscopia, contanto que não haja contaminação fecal grosseira. O ureter distal está próximo da ponta da vesícula seminal, e se o ureter estiver lesado, pode ser reparado por laparoscopia, embora um reimplante ureteral possa ser necessário e realizado por laparoscopia ou aberto, dependendo da experiência do cirurgião. Em tais casos, recomenda-se que seja deixado um *stent* ureteral e um dreno pélvico. Um feixe neurovascular corre imediatamente ao lado das pontas das vesículas seminais; lesão do feixe neurovascular pode resultar em disfunção erétil, independente da abordagem cirúrgica. Complicações em potencial do manejo endoscópico das vesículas seminais incluem gotejamento pós-miccional secundário a infecção e refluxo urinário (Goluboff et al., 1995).

TRATAMENTO DAS LESÕES TESTICULARES NÃO PALPÁVEIS

Dados na literatura sobre o tratamento das lesões testiculares descobertas incidentalmente são limitados. Uma lesão testicular é definida como incidental quando é assintomática e não palpável na presença de marcadores tumorais negativos (Carmignani et al., 2003). Com o aumento do uso e disponibilidade da ultrassonografia, tem havido um aumento na detecção dessas lesões. No entanto, a incidência total das lesões testiculares incidentais assintomáticas encontradas na ultrassonografia escrotal é baixa. Em uma grande série de 3.000 homens que foram submetidos a ultrassonografia escrotal por indicações de dor escrotal, dor no flanco, massa cervical (pescoço) e massa retroperitoneal, descobriu-se que 15 (0,5%) tinham lesões testiculares incidentais (Comiter et al., 1995). Outra grande série com 1.300 ecografias escrotais encontrou 27 (2%) lesões testiculares incidentais (Carmignani et al., 2003).

Estudos anteriores mostraram maior incidência de malignidades testiculares em homens não férteis (Jacobsen et al., 2000). Outros fatores de risco para a presença de malignidade incluem lesões testiculares palpáveis, histórico de criptorquidia, atrofia testicular e tumor de células germinativas contralateral. Histologicamente, lesões benignas são mais frequentes do que lesões malignas em lesões testiculares não palpáveis descobertas incidentalmente (Sheynkin et al., 2004).

Alguns defendem a intervenção cirúrgica precoce para massas testiculares não palpáveis (Müller et al., 2006) com 20% dessas lesões sendo malignas. O testículo é abordado através de uma incisão inguinal alta, e a lesão é localizada pela ultrassonografia intraoperatória (Horstman et al., 1994). Hopps e Goldstein expandiram esta técnica utilizando a localização por agulha guiada por ultrassonografia e a exploração microcirúrgica para auxiliar na identificação do tumor (Hopps e Goldstein, 2002).

Outros autores defendem uma abordagem mais conservadora. Eifler et al (2008) relatam que somente 6% das lesões testiculares menores que 1 cm descobertas incidentalmente eram malignas, com base no diagnóstico histológico do tecido. Estes autores afirmaram que lesões hipoecoicas intratesticulares menores que 5 mm em pacientes com marcadores negativos são provavelmente benignas e podem ser seguidas com exames de imagem seriados. Conolly et al., (2006) identificaram um grupo altamente seleto de pacientes com lesões testiculares incidentais menores que 1 cm com ultrassonografias seriadas. Em oito pacientes que preencheram os critérios, apenas uma lesão (13%) progrediu com base na ultrassonografia e era um seminoma. Os autores concluíram que, embora a maioria dos pacientes com lesões menores tenha precisado de exploração cirúrgica, pacientes cuidadosamente selecionados, confiáveis quanto ao seguimento, podem ser manejados de forma segura com ultrassonografias seriadas. Os achados patológicos desses estudos estão resumidos na Tabela 41-2.

> **PONTOS-CHAVE: CIRURGIA DAS VESÍCULAS SEMINAIS**
>
> - Secreções da vesícula seminal contribuem com 50% a 80% do volume da ejaculação
> - Agenesia unilateral da vesícula seminal pode ser associada a anomalias renais ipsilaterais e ausência unilateral do ducto diferente
> - Vesículas seminais normais não são palpáveis ao exame digital retal
> - Se há uma anormalidade da vesícula seminal palpável, USTR e RM devem ser realizadas, e a biópsia deve ser realizada se houver suspeita de malignidade.
> - A abordagem cirúrgica para as vesículas seminais depende principalmente da experiência e do conforto do cirurgião, embora as características da lesão possam afetar a decisão em relação à abordagem.
> - Os tumores benignos e malignos das vesículas seminais são muito raros.

Embora essas lesões sejam raras, elas apresentam um dilema de manejo para urologistas. Neste cenário, o médico deve decidir se prossegue para uma abordagem mais agressiva tais como orquiectomia inguinal, exploração inguinal, excisão com congelamento ou uma abordagem mais conservadora, não cirúrgica, com seguimento por ecografias em série. Um algoritmo de tratamento para o manejo de lesões intratesticulares não palpáveis é apresentado na Figura 41-27 *(disponível exclusivamente online em inglês no site www.expertconsult.com)*. Malignidades devem ser consideradas quando quaisquer uns dos seguintes estão presentes: massa superior a 1 cm, oligospermia ou azoospermia severas, atrofia, histórico de criptorquidia, malignidade testicular anterior ou marcadores tumorais elevados. Se o paciente tem baixo risco para malignidade, é razoável acompanhar o paciente com ecografias seriadas. Pacientes devem entender que alterações no tamanho ou arquitetura da lesão requerem exploração cirúrgica.

TABELA 41-2 Resumo dos Achados Patológicos de Lesões Intratesticulares não Palpáveis

INSTITUIÇÃO E REFERÊNCIA	Nº BENIGNO	Nº MALIGNO	SEM DIAGNÓSTICO TECIDUAL	NÚMERO TOTAL
Mt. Sinai Hospital (Buckspan et al., 1989)	4	0	0	4
Walson Army Hospital (Corrie et al., 1991)	3	0	2	5
Naval Medical Center (Horstman et al., 1994)	7	2	0	9
Brigham and Women's Hospital (Comiter et al., 1995)	2	13	0	15
Weill-Cornell (Hopps e Goldstein, 2002)	2	2	0	4
University of Milan (Carmignani et al., 2003)	10	0	0	10
SUNY Stonybrook (Sheynkin et al., 2004)	6	2	1	9
Rabin Medical Center (Tal et al., 2004)	3	6	2	11
Southern Illinois (Powell e Tarter, 2006)	2	2	0	4
Weill-Cornell (Eifler et al., 2008)	19	1	0	20
Total (%)	58 (64)	28 (31)	5 (5)	91

De Mammen T, Costabile RA. Management of incidentally discovered non-palpable testicular lesions. AUA Update Series 2009;28:14–9.

REFERÊNCIAS

Para consultar a lista completa de referências, acesse www.expertconsult.com.

LEITURA SUGERIDA

Brewster SF. The development and differentiation of human seminal vesicles. J Anat 1985;143:45-55.

Carter SS, Shinohara K, Lipshultz LI. Transrectal ultrasonography in disorders of the seminal vesicles and ejaculatory ducts. Urol Clin North Am 1989;16:773-90.

Corcoran AT, Smaldone MC, Gibbons EP, et al. Validation of the Fournier's gangrene severity index in a large contemporary series. J Urol 2008;180(3):944-8.

Davis BE, Noble MJ, Weigel JW, et al. Analysis and management of chronic testicular pain. J Urol 1990;143:936-9.

Goldstein M, Schlossberg S. Men with congenital absence of the vas deferens often have seminal vesicles. J Urol 1988;140(1):85-6.

Holt SK, Salinas CA, Stanford JL. Vasectomy and the risk of prostate cancer. J Urol 2008;180(6):2565-7. discussion 2567–8.

Kavoussi LR, Schuessler WW, Vancaillie TG, et al. Laparoscopic approach to the seminal vesicles. J Urol 1993;150:417-9.

Kiddoo DA, Wollin TA, Mador DR. A population based assessment of complications following outpatient hydrocelectomy and spermatocelectomy. J Urol 2004;171(2 Pt. 1):746-8.

Mittemeyer BT, Lennox KW, Borski AA. Epididymitis: a review of 610 cases. J Urol 1966;95:390-2.

Selikowitz S, Schned A. A late post-vasectomy syndrome. J Urol 1985;134:494.

Sokal D, Irsula B, Hays M, et al. Vasectomy by ligation and excision, with or without fascial interposition: a randomized controlled trial. BMC Med 2004;2:6.

Sokal D, McMullen S, Gates D, et al. A comparative study of the no scalpel and standard incision approaches to vasectomy in 5 countries. The Male Sterilization Investigator Team. J Urol 1999;162:1621-5.

PARTE VII
Fisiologia e Fisiopatologia Renal

42
Anatomia Cirúrgica, Radiológica e Endoscópica do Rim e do Ureter

Mohamed Aly Elkoushy, MD, MSc, PhD e Sero Andonian, MD, MSc, FRCS (C), FACS

Rins

Sistema Pielocalicial

Ureteres

É claro que a anatomia não muda, mas muda a nossa compreensão da anatomia e sua significância clínica.

- *Frank H. Netter, MD*

A anatomia oferece um roteiro para os procedimentos cirúrgicos. Este capítulo apresenta a anatomia normal do rim e do ureter. Para torná-la mais interessante para os urologistas, oferecemos correlações clínicas, radiológicas, cirúrgicas e endoscópicas. Obviamente, o corpo humano nunca para de impressionar os pesquisadores com suas variações do "normal". Com a tecnologia de imagem moderna, tornou-se possível criar realidade virtual tridimensional (3D) para cada paciente antes dos procedimentos cirúrgicos. Entretanto, o cirurgião ainda é advertido a ter cautela às menores anomalias não observadas em exames de imagem perioperatórios.

RINS

Anatomia e Relações Superficiais

Os rins são órgãos retroperitoneais ovoides, marrom-avermelhados, situados na parte posterior do abdome de cada lado da coluna vertebral. Os rins se localizam sobre os músculos psoas; portanto, o **eixo longitudinal** dos rins é oblíquo *(setas, Fig. 42-1 disponível exclusivamente on-line em inglês no site www.expertconsult.com)*, com os polos superiores mais mediais e posteriores que os polos inferiores. Portanto, durante o acesso renal percutâneo, deve ser observado que o polo inferior do rim se localiza lateralmente e anteriormente em relação ao polo superior. Além disso, o aspecto medial de cada rim está rotacionado anteriormente em um ângulo de aproximadamente 30 graus. A **posição** exata do rim dentro do retroperitônio varia durante as diferentes fases da respiração, posição corporal e presença de anomalias anatômicas. Por exemplo, os rins se movem aproximadamente 3 cm inferiormente (um corpo vertebral) durante a inspiração e durante a mudança de posição corporal de supino para a posição ereta. A posição dos rins no final da expiração em supino é descrita aqui. Devido ao deslocamento inferior do rim direito pelo fígado, o rim direito se localiza de 1 a 2 cm abaixo do rim esquerdo. Portanto o rim direito reside no espaço entre o topo da 1ª vértebra lombar até a parte inferior da 3ª vértebra lombar, ao passo que o rim esquerdo ocupa um espaço entre a 12ª vértebra torácica e a 3ª vértebra lombar.

Cada rim mede 10 a 12 cm de comprimento, 5,0 a 7,5 cm de largura e 2,5 a 3,0 cm de espessura. Cada rim de um homem adulto pesa aproximadamente 125 a 170 g; o rim é de 10 a 15 g menor nas mulheres. O rim direito é ligeiramente mais curto e mais largo devido à compressão para baixo feita pelo fígado. Os rins são relativamente mais largos em crianças e possuem lobulações fetais mais proeminentes, que geralmente desaparecem por volta do primeiro ano de vida. Além disso, o contorno lateral do rim adulto pode ter uma protuberância focal do parênquima renal conhecida como **"corcova de dromedário"**, que é mais comum no lado esquerdo e não tem significância patológica. Acredita-se que essas corcovas de dromedários sejam causadas pela pressão para baixo do fígado ou baço.

As **relações posteriores** dos rins estão detalhadas na Figura 42-2 *(disponível exclusivamente online em inglês no site www.expertconsult.com)*. Superiormente, os rins se relacionam com a margem inferior do diafragma e costelas. O rim direito relaciona-se com a 12ª costela, e o rim esquerdo relaciona-se com as 11ª e 12ª costelas. Quando as costelas inferiores são fraturadas durante o trauma, podem ocorrer lacerações renais associadas. Os polos superiores dos rins chegam próximos ao diafragma e estão subjacentes à cavidade pleural contendo os pulmões; portanto quaisquer violações do diafragma durante a excisão de grandes massas renais podem causar solução pleural e pneumotórax. Além disso, o **acesso percutâneo** para o polo superior dos rins acima da 11ª costela (10° espaço intercostal) está associado ao risco elevado de lesão da pleura e até mesmo dos pulmões. Portanto, quando possível, deve ser alcançado o espaço subcostal (abaixo da 12ª costela) ou o acesso do 11° espaço intercostal (entre a 11ª e a 13ª costelas) (Fig. 42-3 *disponível exclusivamente on-line em inglês no site www.expertconsult.com*). Mais inferiormente, os rins se relacionam com o músculo psoas maior medialmente e tanto com o músculo quadrado lombar quanto com a aponeurose dos músculos transversos do abdome lateralmente. O nervo e os vasos subcostais e os nervos ílio-hipogástricos e ilioinguinais, descendem obliquamente através das superfícies posteriores dos rins (Fig. 42-4 *disponível exclusivamente on-line em inglês no site www.expertconsult.com*).

Uma vez que os rins são órgãos retroperitoneais, eles se relacionam **anteriormente** com outros órgãos retroperitoneais e intraperitoneais (Fig. 42-5 *disponível exclusivamente on-line em inglês no site www.expertconsult.com*). O rim direito relaciona-se superiormente com o fígado (ambas as porções intraperitoneais e retroperitoneais descobertas) e superomedialmente com a glândula suprarrenal. Inferiormente, o rim direito relaciona-se com o intestino delgado e flexura hepática do cólon, e medialmente ele se relaciona com o segundo estágio do duodeno e cabeça do pâncreas. A conexão do peritônio parietal do polo superior do rim direito com o fígado forma o **ligamento hepatorrenal**. Portanto, a tração excessiva do rim direito para baixo pode causar a lesão capsular do fígado e pode levar ao sangramento intraoperatório excessivo. O rim esquerdo relaciona-se com o estômago e baço superiormente, com a glândula suprarrenal superomedialmente, com o jejuno e flexura esplênica do cólon inferiormente, e a cauda do pâncreas com os vasos esplênicos medialmente. A conexão do peritônio parietal do polo superior do rim esquerdo com o baço forma o **ligamento esplenorrenal**. Se excessiva pressão para baixo é aplicada sobre o rim esquerdo, pode ocorrer a lesão capsular, causando a hemorragia do baço.

Os rins são circundados por uma cápsula lisa, embora fibrosa, que é facilmente removida sob condições normais. Cada rim e seus vasos são circundados por uma **gordura perinéfrica** que se estende em sua oca fissura vertical, o **hilo renal**, que é a entrada para um espaço dentro do rim chamado de **seio renal**. Os rins e as glândulas suprarrenais, incluindo a gordura perirrenal, são agrupados por uma camada condensada e membranosa de **fáscia renal (de Gerota)**, que continua medialmente para se fundir com o lado contralateral (Fig. 42-6 *disponível exclusivamente on-line em inglês no site www.expertconsult.com*). Essa fáscia estende-se inferomedialmente ao longo do ureter abdominal como uma fáscia periureteral. A fáscia de Gerota englobando os rins, glândulas suprarrenais e ureteres abdominais é encerrada superiormente e lateralmente e serve como uma barreira anatômica para a disseminação de neoplasias e um meio de conter coleções de fluido perinéfrico. Uma vez que ela se abre inferiormente, as coleções de fluido perinéfrico podem seguir inferiormente para a pelve sem violar a fáscia de Gerota.

A fáscia de Gerota é circundada por uma camada de gordura condensada chamada de gordura **paranéfrica**, que é mais evidente posteriormente e representa a gordura extraperitoneal da região lombar. Superiormente, a fáscia de Gerota está em continuidade com a fáscia diafragmática sobre a superfície inferior do diafragma e, inferiormente, as camadas anterior e posterior da fáscia de Gerota estão ligadas frouxamente. A fáscia de Gerota está aderida à gordura paranéfrica por feixes de colágeno. Portanto, os rins são mantidos relativamente fixos na posição por esses feixes de colágeno, fáscia de Gerota e gordura paranéfrica.

As relações dos rins têm **implicações cirúrgicas** importantes. Para acessar os rins, suprarrenais ou ureteres abdominais, a fáscia de Gerota deve ser aberta. Para acessar transperitonealmente os rins, o cólon precisa ser mobilizado da **linha branca de Toldt**, que é a reflexão lateral do peritônio parietal posterior sobre o cólon ascendente e descendente. Para acessar o hilo renal direito, o segundo estágio do duodeno e a cabeça do pâncreas precisam ser cuidadosamente mobilizados utilizando a manobra de Kocher. Para acessar o hilo renal esquerdo, a cauda do pâncreas, junto com o baço e vasos esplênicos, precisa ser imobilizada medialmente.

Anatomia Macroscópica e Microscópica

Duas regiões distintas podem ser identificadas sobre a superfície de corte de um rim bissectado: córtex, que é uma região externa pálida, e a medula, que é uma região interna mais escura (Fig. 42-7 *disponível exclusivamente on-line em inglês no site www.expertconsult.com*). A medula renal é dividida em 8 a 18 regiões estriadas, distintas, conicamente moldadas que são frequentemente chamadas de pirâmides renais. O ápice das pirâmides forma a papila renal, e cada papila é envolvida por um cálice individual menor. A base da pirâmide está posicionada no limite corticomedular. O córtex e a medula contendo as pirâmides renais podem ser diferenciados em exames de imagem renal (Fig. 42-8 *disponível exclusivamente on-line em inglês no site www.expertconsult.com*). Além disso, essas papilas renais podem ser inspecionadas endoscopicamente (Fig. 42-9 *disponível exclusivamente on-line em inglês no site www.expertconsult.com*).

O córtex renal tem aproximadamente 1 cm de espessura e cobre periféricamente a base de cada pirâmide renal e se estende para baixo entre as pirâmides individuais para formar as **colunas de Bertin** (Fig. 42-7 *disponível exclusivamente on-line em inglês no site www.expertconsult.com*). As artérias interlobares atravessam essas colunas de Bertin do seio renal para o córtex periférico e diminuem de diâmetro à medida que elas se movem perifericamente. Portanto, o acesso percutâneo para o sistema coletor geralmente é realizado através de uma pirâmide renal para um cálice, para evitar essas colunas de Bertin contendo grandes vasos sanguíneos. As pirâmides e seu córtex associado formam os lobos do rim. Os lobos são visíveis nas superfícies externas dos rins em fetos, e a evidência dos lobos pode persistir por algum tempo após o nascimento.

A unidade funcional do rim é o néfron (Fig. 42-10 *disponível exclusivamente on-line em inglês no site www.expertconsult.com*). Aproximadamente 0,4 a 1,2 milhões de néfrons são encontrados em cada rim adulto. O néfron consiste em um glomérulo, que é composto de um aglomerado capilar circundado por células epiteliais e a fina e fibrosa cápsula de Bowman. O glomérulo filtra o sangue em uma taxa de 125 mL/min, a taxa de filtração glomerular, que é considerada um índice da função renal. O filtrado passa para o espaço de Bowman e então para o túbulo contorcido proximal, através dos ramos finos e grossos da alça de Henle, para a mácula densa adjacente ao glomérulo, e para o túbulo contorcido distal. Ele então entra nos túbulos coletores e os ductos de Bellini. Após a absorção de aproximadamente 90% deste filtrado, a porção remanescente constitui a urina, que goteja dos ductos coletores nos cálices, então para a pelve renal, ureter e bexiga. Três camadas separam o sangue filtrado do espaço de Bowman: uma única camada de células endoteliais, uma fina membrana do assoalho glomerular e uma camada de podócitos no outro lado da membrana do assoalho. Os túbulos proximal e distal e a alça de Henle são revestidos por uma única camada de células epiteliais cúbicas. As células revestindo os ductos coletores são cúbicas a colunares e são mais resistentes a lesões que aquelas dos túbulos renais. Os cálices, pelve, ureteres, bexiga e uretra são revestidos por um epitélio de transição, o urotélio, que pode mudar e dar origem a um carcinoma celular transitório ou a um carcinoma do trato urinário ou urotelial.

> ### PONTOS-CHAVE: O RIM
> - Uma vez que os rins se localizam sobre o músculo psoas, os eixos longitudinais dos rins são oblíquos, com os polos superiores mais mediais e posteriores que os polos inferiores.
> - A fáscia de Gerota envolve o rim e a glândula suprarrenal em todos os aspectos exceto inferiormente, onde ela permanece aberta.
> - Da anterior para a posterior, as estruturas do hilo renal são a veia renal (**V**), artéria renal (**A**), pelve renal (**U** para ureter), e artéria segmentar posterior (**A**)—formando o mnemônico **VAUA**.
> - O rim é dividido em córtex e medula. As regiões medulares são piramidais, localizadas mais centralmente, e separadas por segmentos do córtex, as colunas de Bertin.
> - Cada pirâmide renal termina centralmente em uma papila. Cada papila é envolvida por um cálice menor. Um grupo de cálices menores se une para formar o cálice maior. Os cálices maiores combinam-se para formar a pelve renal.

Anatomia Radiológica do Parênquima Renal

Em uma radiografia rim-ureter-bexiga (RUB) simples bem preparada, o formato, margens, dimensões e localizações renais podem ser identificadas. As sombras renais são claramente observadas e podem ser avaliadas com relação a suas posições e morfologia. A linha do músculo psoas também pode ser observada; ela desaparece com efusões retroperitoneais. Radiopacidades, calcificações e radioluscência podem ser identificadas (Fig. 42-11 *disponível exclusivamente on-line em inglês no site www.expertconsult.com*). Na ultrassonografia, os córtices renais dos rins de recém-nascidos são isoecoicos ou hiperecoicos em relação ao fígado e parênquima esplênico, devido à presença das alças de Henle e o volume proporcionalmente maior de glomérulos no córtex que em adultos (Hricak et al., 1983; Kasap et al., 2006). Em adultos, os rins normais têm margens lisas e são isoecoicos em relação ao fígado. Entretanto, os córtices e pirâmides renais geralmente são hipoecoicos em relação ao fígado, baço e seio renal. Comparado ao parênquima renal, o seio renal aparece hiperecoico pela presença de tecido adiposo hilar, vasos sanguíneos e linfáticos (Fig. 42-12 *disponível exclusivamente on-line em inglês no site*

www.expertconsult.com). Na tomografia computadorizada (TC) sem contraste, o parênquima renal é homogêneo, com uma densidade variando de 30 a 60 unidades Hounsfield (UH) que aumenta para 80 a 120 UH após a injeção intravenosa de contraste. Após 20 a 30 segundos de injeção de contraste, é alcançada a fase arterial da TC, e a fase corticomedular da TC aparece após 30 a 70 segundos, quando o contraste se acumula no córtex renal. A fase nefrográfica da TC, após 80 a 120 segundos, contrasta igualmente o córtex e medula renais e é considerada a fase ideal para detecção de neoplasmas renais. Por fim, a fase excretora da TC, mais de 3 minutos após a injeção de contraste, apresenta o sistema pielocalicial, ureter e bexiga opacificados (Fig. 42-13). A imagem de ressonância magnética com as sequências de relaxamento T1 e T2 oferece informações a respeito do conteúdo lipídico ou gorduroso e realça as características dos tecidos. As sequências ponderadas em T1 apresentam o córtex renal mais brilhante que a medula renal, ao passo que o córtex renal está ligeiramente menos intenso que a medula nas sequências ponderadas em T2. A pelve renal contendo gordura aparece hiperintensa em ambas as sequências ponderadas em T1 e T2. Após a injeção do contraste, as fases nefrográfica e excretora se iniciam após 60 a 90 segundos e 120 segundos de injeção de contraste, respectivamente (Fig. 42-8 *disponível exclusivamente on-line em inglês no site www.expertconsult.com*).

De todas as anomalias congênitas encontradas em neonatos, **20% a 30% afetam os rins e ureteres** (Schedl, 2007). Podem ser encontradas anomalias de contraste, número, rotação, ascendentes e/ou de fusão. Radiologicamente, a má rotação renal é identificada, pois a pelve renal parece emergir centralmente, em vez de sua origem medial do rim. Alguns cálices estão localizados mediais à pelve renal, uma referência de anomalias rotacionais. Esses cálices renais aparecem distorcidos com ou sem obstrução (Fig. 42-14 *disponível exclusivamente on-line em inglês no site www.expertconsult.com*). A parada ou exagero da ascensão normal dos rins dá origem à ectopia renal e geralmente está associada à má rotação. Apesar de o comprimento renal ser apropriado para a posição renal, a drenagem comprometida ocasiona a estase urinária e aumenta as chances de infecção e formação de cálculo. Além disso, o suporte sanguíneo ao rim ectópico também é anormal, originando-se dos vasos adjacentes (Fig. 42-14 *disponível exclusivamente on-line em inglês no site www.expertconsult.com*). Um rim pode atravessar a linha média e se fundir com o rim oposto (ectopia cruzada com fusão). O ureter do rim inferior ectópico cruza a linha média e geralmente se insere na bexiga em sua posição normal. Os dois rins podem se fundir por um istmo em seus polos inferiores, dando origem ao rim em ferradura (Fig. 42-15 *disponível exclusivamente on-line em inglês no site www.expertconsult.com*). Geralmente ele está posicionado inferiormente no abdome, devido a sua parada pela origem da artéria mesentérica inferior. O istmo pode conter uma faixa fibrótica ou um parênquima renal funcional. Esse rim geralmente está sujeito a outras anomalias, especialmente a obstrução da junção ureteropélvica (OJUP), anomalias vasculares, duplicação de anomalias, formação de cálculo e infecções do trato urinário.

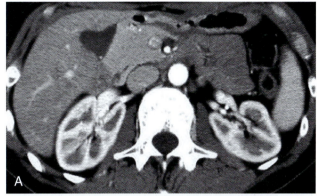
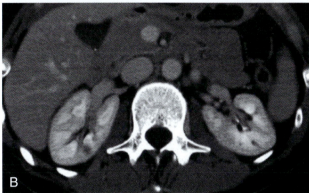
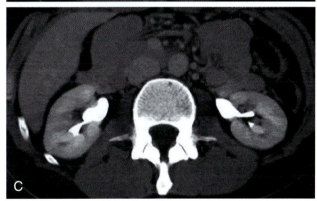

Figura 42-13. Tomografia computadorizada do parênquima renal normal. A, A fase corticomedular apresenta o contraste elevado no córtex renal após 30 a 70 segundos da injeção do contraste. B, A fase nefrográfica apresenta o córtex e a medula renal com contraste semelhante após 80 a 120 segundos da injeção do contraste. C, A fase excretora apresenta o trato urinário opacificado depois de mais de 180 segundos. (De Quaia E, Martingano P, Cavallaro M, et al. Normal radiological anatomy and anatomical variants of the kidney. In: Quaia E, editor. Radiological imaging of the kidney (medical radiology/diagnostic imaging). New York: Springer; 2011. p. 17–78.)

PONTOS-CHAVE: ANATOMIA RADIOLÓGICA DO PARÊNQUIMA RENAL

- Embora os rins normais sejam isoecoicos em relação ao fígado, os córtices e pirâmides renais são hipoecoicos em relação ao fígado, baço e seio renal.
- A ecogenicidade está correlacionada à gravidade das mudanças patológicas no parênquima renal.
- O parênquima renal é homogêneo na TC não contrastada.
- As sequências ponderadas em T1 apresentam o córtex renal mais brilhante que a medula renal, ao passo que o córtex está ligeiramente menos intenso que a medula em sequências ponderadas em T2.
- O suporte sanguíneo para um rim ectópico origina-se de vasos adjacentes.

Vasculatura Renal

O pedículo renal consiste classicamente em uma única artéria e uma única veia que entram no rim através do hilo renal (Fig. 42-16). As artérias renais surgem da aorta no nível do disco intervertebral entre as vértebras L1 e L2, onde a artéria renal direita mais longa passa posterior à veia cava inferior (VCI). As artérias renais ramificam-se para as glândulas suprarrenais, pelves renais e ureteres proximais.

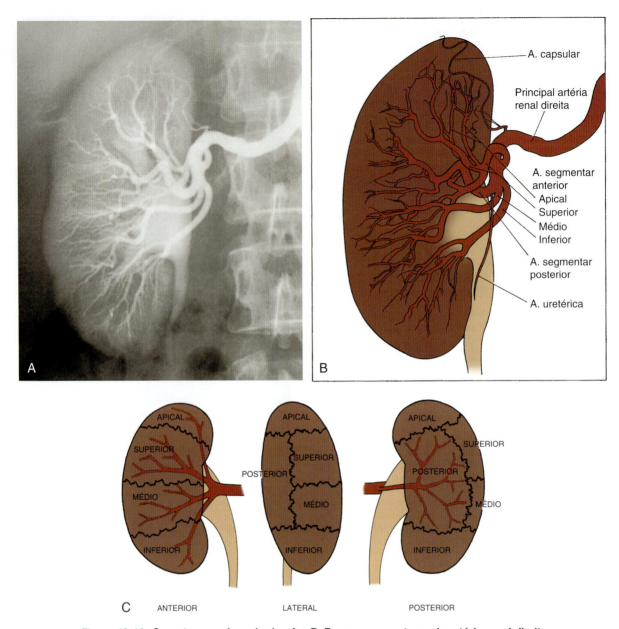

Figura 42-16. Suporte sanguíneo do rim. A e B, Ramos segmentares da artéria renal direita demonstrados pela angiografia renal. C, Circulação segmentar do rim direito apresentada em diagrama. Observe que a artéria segmentar posterior geralmente é o primeiro ramo da principal artéria renal e se estende por trás da pelve renal. A, artéria.

Após a entrada no hilo, cada artéria se divide em cinco artérias de extremidade segmentares que não sofrem anastomose significativa com outras artérias segmentares. Portanto, a oclusão ou lesão a um ramo segmentar causará o infarto renal segmentar. No entanto, a área irrigada por cada artéria segmentar pode ser dissecada cirurgicamente de maneira independente. A artéria renal geralmente se divide para formar as divisões anterior e posterior. A divisão anterior abastece aproximadamente dois terços anteriores do rim, e a divisão posterior abastece o terço posterior do rim. Geralmente, a divisão anterior se divide em quatro ramos segmentares anteriores: apical, superior, médio e inferior. A artéria segmentar posterior representa o primeiro e mais constante ramo, que se separa da artéria renal antes de entrar no hilo renal. Um pequeno ramo segmentar apical pode se originar de seu ramo posterior, mas ele se origina mais comumente da divisão anterior. A artéria segmentar posterior da divisão posterior passa posterior a pelve renal enquanto as outras passam anterior à pelve renal. **Se o ramo segmentar posterior passa anterior ao ureter, pode ocorrer a OJUP.** Em 25% a 40% dos rins, foram relatadas variações anatômicas na vasculatura renal. **As artérias renais supranumerárias** são as variações mais comuns, com relatos de mais de cinco artérias, especialmente do lado esquerdo. A principal artéria renal pode manifestar ramificação precoce após se originar da aorta abdominal e antes de entrar no hilo renal. Esses ramos arteriais pré-hilares devem ser detectados em pacientes sob avaliação para nefrectomia do doador. Uma artéria renal acessória pode se originar da aorta, entre T11 e L4, e terminar no rim. Raramente, ela também pode se originar das artérias ilíacas ou da artéria mesentérica superior. As artérias renais acessórias são observadas em 25% a 28% dos pacientes e são consideradas a única fonte arterial para uma porção específica do parênquima renal, comumente o polo inferior e ocasionalmente o polo superior do rim. Essas artérias renais podem contraindicar nefrectomia laparoscópica do doador e resultam em sangramento grave se elas são lesionadas durante a endopielotomia para OJUP. Múltiplas artérias renais que se originam da aorta ou artérias ilíacas são frequentemente observadas em rins em ferradura ou pélvicos. Em aproximadamente 5% dos pacientes, as artérias renais direitas principal e acessória passam anterior a VCI.

Existe um plano avascular longitudinal (linha de Brodel), entre as artérias segmentares posterior e anterior, posterior ao aspecto lateral do rim através do qual a incisão resulta em uma perda sanguínea significativamente menor. Entretanto, este plano pode ter várias localizações que precisam de delineamento antes da incisão tanto por angiografia pré-operatória como por injeção intraoperatória da artéria segmentar com azul de metileno. Isso tem importantes implicações cirúrgicas. Por exemplo, durante o acesso percutâneo ao rim, são preferidos os cálices posteriores ao longo da linha de Brodel. Além disso, durante a nefrolitotomia anatrófica (**procedimento de Boyce**), é feita uma incisão através deste plano avascular.

No seio renal, cada **artéria segmentar se ramifica nas artérias lobares,** que irão se subdividir no parênquima renal para formar as **artérias interlobares** (Fig. 42-17 *disponível exclusivamente on-line em inglês no site www.expertconsult.com*). Essas artérias interlobares progridem perifericamente dentro das **colunas de Bertin** corticais para dar origem às **artérias arqueadas** na base da pirâmide renal na junção corticomedular. Observar a relação próxima das artérias interlobares com os infundíbulos de cálices menores. As **artérias interlobares** ramificam-se para fora das artérias arqueadas e se movem radialmente, onde elas eventualmente se dividem para formar as **arteríolas aferentes** para os glomérulos. Cada arteríola aferente abastece um glomérulo, um de aproximadamente 2 milhões de glomérulos, onde o filtrado urinário deixa o sistema arterial e é coletado na cápsula glomerular (Bowman). O sangue retorna do glomérulo através das arteríolas eferentes e continua como redes capilares secundárias ao redor dos túbulos urinários no córtex ou descendem para a medula renal como vasa recta.

A drenagem **venosa renal** correlaciona-se intimamente com o suporte arterial, com a exceção de que, diferente do suporte arterial, a drenagem venosa tem a comunicação colateral extensiva através dos colares venosos ao redor do infundíbulo do cálice menor (Figs. 42-18 *disponível exclusivamente on-line em inglês no site www.expertconsult.com* e 42-19). Além disso, as veias interlobulares que drenam os capilares pós-glomerulares também se comunicam livremente com as veias perinéfricas através do plexo venoso subcapsular das veias estreladas. As **veias interlobulares** progridem através das veias arqueada, interlobar, lobar e segmentar paralelamente às suas artérias correspondentes. Três das cinco veias renais segmentares, por fim, se unem para formar a veia renal. Como a drenagem venosa se comunica livremente, formando a drenagem venosa colateral extensiva do rim, a oclusão de um ramo venoso segmentar tem pouco efeito no escoamento venoso. As **veias renais direita e esquerda** localizam-se anteriormente às artérias renais direita e esquerda e drenam para a VCI. Enquanto a veia renal direita tem 2 a 4 cm de comprimento, a veia renal esquerda tem 6 a 10 cm. A veia renal esquerda mais longa recebe a veia suprarrenal esquerda e a veia gonadal esquerda (testicular ou ovariana). A veia renal esquerda também pode receber uma **veia lombar**, que pode ser facilmente divulsionada durante a manipulação cirúrgica da veia renal esquerda. A veia renal esquerda cruza o ângulo agudo entre a **artéria mesentérica superior** anteriormente, e cruza a aorta posteriormente. Em adolescentes, a veia renal esquerda pode ficar comprimida entre a artéria mesentérica superior e a aorta, causando a **síndrome do quebra-nozes**. Em

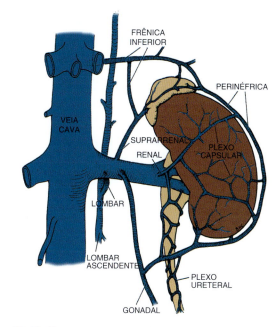

Figura 42-19. Drenagem venosa do rim esquerdo apresentando a circulação colateral potencialmente extensiva.

aproximadamente 15% dos pacientes, são observadas as veias renais supranumerárias e frequentemente são retroaórticas quando presentes no lado esquerdo. As veias renais acessórias são mais comuns do lado direito, e a anomalia mais comum do sistema venoso renal esquerdo é a veia renal circum-aórtica, relatada em 2% a 16% dos pacientes. A veia renal retroaórtica é observada menos comumente que a veia circum-aórtica, na qual a veia renal esquerda se bifurca em ramos ventral e dorsal, que cercam a aorta abdominal. Na veia renal retroaórtica, a veia renal esquerda cursa isoladamente posterior à aorta e drena para o segmento lombar inferior da VCI.

Em termos de exames de imagem, a ultrassonografia Doppler identifica claramente as artérias renais em suas origens da aorta abdominal (Fig. 42-12 *disponível exclusivamente on-line em inglês no site www.expertconsult.com*). Entretanto, a principal artéria renal frequentemente é difícil de identificar na ultrassonografia fundamental. Portanto, a angiografia por tomografia computadorizada (ATC) é considerada atualmente o padrão ouro para avaliar as artérias renais, com 100% de sensibilidade para a identificação das artérias e veias renais. A ATC com reconstrução de volume em 3D surgiu como uma modalidade rápida, confiável e não invasiva que pode representar precisamente o número, tamanho, curso e relação da vasculatura renal. Os ramos arteriais abaixo dos ramos segmentares podem ser identificados, mas os vasos menores que 2 mm podem ser perdidos (Fig. 42-15 *disponível exclusivamente on-line em inglês no site www.expertconsult.com*). A arteriografia por ressonância magnética não utiliza radiação ionizante, não requer acesso arterial e inclui técnicas de imagem diferentes para visualizar a vasculatura renal. O material de contraste pode dar uma resolução mais rápida e melhor, e imagens mais precisas sem artefatos.

PONTOS-CHAVE: VASCULATURA RENAL

- Cada rim é comumente abastecido por uma única artéria renal, que se origina diretamente da aorta abdominal, e geralmente uma única veia renal drena diretamente para a VCI.
- Cada artéria renal se divide em cinco ramos segmentares: artérias segmentares posterior, apical, superior, médio e inferior.
- A progressão do abastecimento arterial do rim ocorre conforme o seguinte: artéria renal → artéria segmentar → artéria interlobar → artéria arqueada → artéria interlobular → arteríola aferente → glomérulo → arteríola eferente.
- As veias anastomosam-se livremente por todo o rim, ao passo que o abastecimento arterial não.
- As variações anatômicas na vasculatura renal são comuns em 25% a 40% dos rins.
- A ATC atualmente é o padrão ouro para avaliar as artérias renais. As artérias renais acessórias são observadas em 25% a 28% dos pacientes e são consideradas o único abastecimento arterial para uma porção específica do parênquima renal.
- As anomalias das veias renais são menos comuns que aquelas das artérias renais.

Drenagem Linfática do Rim

O fluido intersticial deixa o rim tanto por uma rede capsular superficial quanto por uma rede hilar mais profunda (Fig. 42-20 *disponível exclusivamente on-line em inglês no site www.expertconsult.com*). Os vasos linfáticos renais estão incorporados em um tecido conectivo frouxo periarterial ao redor das artérias renais, e estão distribuídos principalmente ao longo das artérias interlobulares e arqueadas no córtex. Os vasos linfáticos arqueados drenam para os vasos linfáticos hilares através dos vasos linfáticos interlobares. Conforme esses vasos linfáticos saem do hilo renal, eles se unem aos ramos da cápsula renal, tecidos perinéfricos, pelve renal e ureter superior, onde eles se esvaziam nos linfonodos associados à veia renal. Mais tarde, a drenagem linfática varia consideravelmente entre os dois rins. A drenagem linfática esquerda segue principalmente para os linfonodos para-aórticos laterais esquerdos (entre a artéria mesentérica inferior e o diafragma), com drenagem adicional ocasional para os linfonodos retrocrurais ou diretamente para o ducto torácico acima do diafragma. A drenagem linfática renal direita segue principalmente para os linfonodos interaortocaval direito e o paracaval direito (entre os vasos ilíacos comuns e o diafragma), com drenagem adicional ocasional do rim direito para os linfonodos retrocrurais ou para os linfonodos para-aórticos laterais esquerdos.

Inervação do Rim

O rim pode funcionar bem sem o controle neurológico, conforme evidenciado pelo funcionamento de sucesso dos rins transplantados (Fig. 42-21 *disponível exclusivamente on-line em inglês no site www.expertconsult.com*). Os nervos pré-ganglionares simpáticos originam-se da 8° torácica através dos primeiros segmentos espinais lombares, com contribuições principalmente do plexo celíaco e uma contribuição menor dos plexos esplâncnico maior, intermesentérico e hipogástrico superior. A distribuição da fibra nervosa simpática pós-ganglionar geralmente segue os vasos arteriais por todo o córtex e medula externa. Essas fibras pós-ganglionares viajam para o rim através do plexo autonômico ao redor da artéria renal. Além disso, as fibras parassimpáticas do nervo vago viajam com as fibras simpáticas para o plexo autonômico ao longo da artéria renal. As fibras simpáticas renais causam a vasoconstrição, e as parassimpáticas causam a vasodilatação.

SISTEMA PIELOCALICIAL

Compreender a anatomia do sistema coletor é de máxima importância para interpretação e performance radiológicas apropriadas de diferentes procedimentos endourológicos. O polo superior do rim geralmente contém três cálices e, menos comumente, dois, enquanto podem ser identificados três ou quatro cálices na região interpolar e dois ou três cálices no polo inferior (Fig. 42-22). Esses cálices variam consideravelmente não somente em número, mas também no tamanho e formato devido ao diferente número de papilas que eles recebem. Um cálice pode receber uma única papila, duas ou até mesmo três papilas. Os conjuntos papilares geralmente são encontrados nas regiões polares do rim. O polo superior geralmente é drenado por um único infundíbulo calicinal da linha média, e o polo inferior é drenado tanto por um único infundíbulo calicinal na linha média quanto por cálices pareados. A região hilar é drenada por fileiras anteriores e posteriores de cálices pareados. O sistema pielocalicial pode ter a configuração de uma pelve verdadeira ou pelve calicinal dividida em dois. A pelve verdadeira é o tipo clássico no qual os cálices drenam diretamente através de colos alongados para uma pelve alongada. Essa pelve pode estar completamente envolvida dentro do seio renal (pelve intrarrenal) ou quase fora dele (pelve extrarrenal). A pelve renal é quase piramidal, com a base de frente ao parênquima e o ápice se afunilando para baixo, para o ureter. Geralmente ela tem capacidade de 3 a 10 mL de urina.

Em uma pelve dividida (duplex), ela é dividida no hilo em porções superior e inferior e drena um número maior de cálices que uma pelve normal. Sua parte inferior geralmente é mais curta, porém mais larga e frequentemente drena os cálices hilares e os do polo inferior. Portanto, não existe nenhuma conexão direta entre os cálices superior e inferior. Isso geralmente se torna aparente durante a fase excretora de uma urografia por TC ou em uma pielografia retrógrada. Durante a avaliação endoscópica percutânea do rim, a existência de uma pelve duplex deve ser considerada se os cálices dos polos superior ou inferior não podem ser acessados através de um acesso calicinal particular. Os sistemas duplex são mais fáceis de reconhecer na nefroureteroscopia retrógrada. Quando há a suspeita de um sistema duplex durante a ureteroscopia, poder ser realizada a pielografia retrógrada para ilustrar o sistema pielocalicial anômalo.

Anatomia Radiológica do Sistema Coletor

Após a injeção do agente de contraste iodado para a urografia intravenosa, os nefrotomogramas aparecem após 60 a 90 segundos, que representa o material de contraste dentro dos túbulos renais. Quinze minutos após a infeção do contraste, pode ser obtida uma radiografia panorâmica de todo o trato urinário; a bexiga finalmente aparece de 20 a 30 minutos depois da injeção do contraste. A ausência da excreção do contraste 24 horas após a injeção do contraste indica um rim sem funcionamento. **A anatomia pielocalicial é variável, e nenhuma regra simples define a organização calicinal.** Atualmente, a urografia por TC substituiu a urografia intravenosa, e a TC de multidetecção oferece a habilidade de obter dados com menos de 1mm de todo o trato urinário durante uma breve pausa na respiração (Van Der Molen et al., 2008). A urografia por ressonância magnética (URM) tem duas fases consecutivas: uma fase de fluido estático e uma fase excretora. A URM de fluido estático é indicada idealmente para avaliação do sistema coletor obstruído ou dilatado. A praticabilidade da URM excretora depende da função renal, e sua qualidade pode ser aprimorada por uma baixa dose de furosemida. As variantes genéticas do sistema pielocalicial são comuns, representando aproximadamente 4% da população. A pelve renal pode ser completamente intrarrenal, completamente extrarrenal, ou uma combinação desses (Friedenberg e Dunbar, 1990). O infundíbulo insere-se diretamente na pelve extrarrenal, dando a impressão de uma pelve dilatada. Recebendo a ponta da papila renal, o cálice renal é uma estrutura côncava com duas projeções laterais, os fórnices, que circundam a papila da medula renal. Múltiplos cálices únicos não conseguem se dividir completamente, formando um grande complexo papilar que normalmente pode ser observado nos polos superior e inferior dos rins. Cada rim contém uma média de 7 a 9 cálices, embora esse número possa variar consideravelmente de 4 a 9 ou mais. A megacaliose representa uma dilatação congênita assintomática não obstrutiva de alguns ou todos os cálices renais, enquanto a pelve renal e o ureter estão normais. Ela envolve todos os cálices uniformemente e geralmente está associada a mais números de cálices que o normal. O divertículo calicinal representa

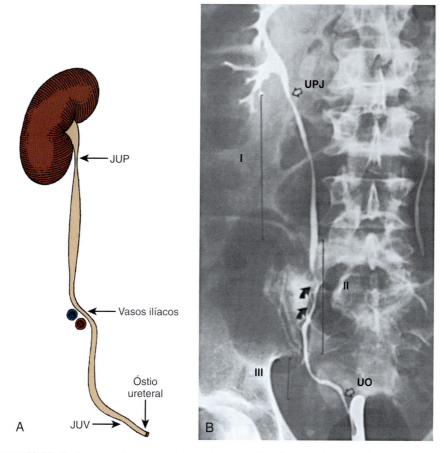

Figura 42-22. A, O ureter demonstrando os locais de funcionamento normal ou estreitamento anatômico na junção ureteropiélica (JUP), os vasos ilíacos, e a junção ureterovesical (JUV). **B,** O ureter direito, ilustrado pela injeção retrógrada do material de contraste. OU, orifício uretérico na bexiga; JUP, junção ureteropiélica; I, ureter superior ou proximal, estendendo-se para a margem superior do sacro; II, ureter médio, estendendo-se para a margem inferior do sacro; III, ureter distal ou inferior, atravessando a pelve para acabar na bexiga. *Setas* indicam o curso das artéria e veia ilíacas comuns.

uma dilatação extrínseca focal de um cálice renal que está conectado ao fórnix calicinal e se projeta para o córtex renal, e não para a medula. A unidade renoureteral pode apresentar anomalias de duplicação, incluindo uma pelve renal bífida e duplicação ureteral completa ou incompleta. Dois sistemas coletores pielocaliciais separados podem estar presentes em um rim, variando de uma pelve bífida para um ureter bífido (duplicação ureteropiélica).

URETERES

Os ureteres são ductos retroperitoneais musculares bilaterais com lúmens estreitos que transportam urina dos rins para a bexiga urinária (Fig. 42-22). Cada ureter corre inferiormente como uma continuação estreita de sua pelve renal na JUP, passando sobre a cavidade pélvica na bifurcação da artéria ilíaca comum. Eles correm então ao longo da parede lateral da pelve para entrar na bexiga urinária. Em adultos, o ureter tem 22 a 30 cm de comprimento com um diâmetro de 1,5 a 6 mm; em neonatos ele mede 6,5 a 7 cm de comprimento. No retroperitônio, o ureter está situado lateral às pontas dos processos transversos das vértebras lombares. Os ureteres ocupam um plano sagital que cruza as pontas dos processos transversos dessas vértebras lombares. O ureter é dividido arbitrariamente em segmentos proximal (superior), médio (sobre o sacro) e distal (inferior). Entretanto, de acordo com a terminologia anatômica internacional, o ureter consiste em segmentos abdominal (da pelve renal aos vasos ilíacos), pélvico (de vasos ilíacos à bexiga) e intramural.

As partes abdominais dos ureteres estão aderidas ao retroperitônio por todo seu curso e se estendem da pelve renal para a cavidade pélvica. Na parte de trás, a anatomia da superfície do ureter corresponde a uma linha se unindo a um ponto lateral ao processo espinal de L1 e à espinha ilíaca posterossuperior. Normalmente, três áreas de constrição podem ser identificadas radiologicamente em cada ureter: em sua junção com a pelve renal (JUP), onde ele cruza os vasos ilíaco, e durante sua passagem através da parede da bexiga urinária (ureter intramural) ou junção ureterovesical (Fig. 42-22). Essas regiões constritas são locais potenciais para obstrução por cálculos ureterais.

Posteriormente, os ureteres descendem anterior ao músculo psoas maior e então cruzam a superfície ventral dos processos transversos da 3° a 5° vértebra lombar e entram na pelve na bifurcação dos vasos ilíacos comuns (Figs. 42-4 e 42-5 *disponíveis exclusivamente on-line em inglês no site www.expertconsult.com*). A bifurcação dos vasos ilíacos comuns é utilizada intraoperatoriamente como uma referência para observar o ureter. O nervo genitofemoral corre sobre o topo do músculo psoas maior atrás do ureter. O ureter direito começa atrás da parte descendente do duodeno, onde ele é atravessado pelos vasos gonadais (testicular ou ovariano), que é chamado de "água debaixo da ponte". O ureter esquerdo é coberto em sua origem pela parte inicial do jejuno. Os vasos gonadais cruzam o ureter esquerdo após correrem paralelos a eles por uma pequena distância. A artéria mesentérica inferior e seus ramos terminais, a artéria retal superior, seguem um curso curvado próximo ao ureter esquerdo. Portanto, à medida que o ureter esquerdo se aproxima da pelve, ele é cruzado pelos vasos cólicos esquerdos, o cólon sigmoide e seu mesocólon. Acima da entrada da pelve, o ureter ainda é coberto pelo peritônio em virtude do revestimento ureteral. Essa localização na cavidade pélvica representa uma das regiões mais comuns de lesão ureteral. Além disso, a relação próxima do ureter com o íleo terminal, apêndice, cólons direito e esquerdo, e cólon sigmoide o torna susceptível a invasão de processos inflamatórios e neoplásicos, resultando em apresentações clínicas variando de micro-hematúria até obstrução ureteral ou até mesmo fístula.

O segmento pélvico do ureter tem aproximadamente 15 cm de comprimento—a metade de seu comprimento total. Na entrada pélvica, ele cruza os vasos ilíacos comuns, próximo à bifurcação deles. Esse ponto de cruzamento geralmente é na bifurcação da artéria ilíaca comum em artérias ilíacas interna e externa, tornando-o uma referência útil para procedimentos pélvicos. O ureter então corre para baixo e lateralmente em direção à espinha isquial na parede pélvica lateral ao longo da margem anterior da chanfradura ciática maior, acompanhado dorsalmente pela artéria ilíaca interna e seus ramos viscerais, assim como por plexos venosos. Ele ainda está intimamente relacionado ao peritônio parietal posterior. Na espinha isquial, o ureter se vira medialmente para descender na fáscia endopélvica com ramos de nervos hipogástricos. Na parede lateral da pelve, essa parte do ureter cruza a artéria, veia e nervo obturadores. Nos homens, o canal deferente curva-se medialmente sobre essa parte enquanto o ureter passa pela ampola do canal deferente e vesículas seminais, antes de entrar na bexiga. Nas mulheres, a parte descendente do segmento pélvico do ureter cursa posterior ao ovário para formar o limite posterior da fossa ovariana. O ureter passa então através da base do ligamento largo e oscila em uma curva convexa para cruzar por baixo dos vasos uterinos, "água debaixo da ponte", em uma direção sagital a aproximadamente 1,5 a 2 cm adjacentes à porção supravaginal da cérvix uterina. O ureter terminal corre em frente, acompanhado pelo feixe neurovascular da bexiga e passa pelo fórnix vaginal anterior antes de entrar na bexiga. Essa grande proximidade do ureter aos vasos uterinos é a causa das lesões ureterais durante procedimentos ginecológicos. No caso de cirurgia vaginal, há um risco elevado de lesão, especialmente para o ureter esquerdo que cruza com mais proximidade o fórnix vaginal anterior que o ureter direito.

Próximo à bexiga, o ureter terminal é evolvido por uma camada muscular, a bainha de Waldeyer, e então atravessa a parede da bexiga obliquamente como segmento intramural (Fig. 42-23 *disponível exclusivamente on-line em inglês no site www.expertconsult.com*). O comprimento desta parte intramural do ureter é de 1,2 a 2,5 cm em adultos, e em neonatos é de aproximadamente 0,5 a 0,8 cm. Os feixes musculares de Waldeyer do ureter coalescem com aqueles do músculo detrusor da parede da bexiga. Consequentemente, o refluxo de urina da bexiga para o ureter é prevenido durante a pressão intravesical elevada, como durante a micção. Outra característica importante do curso 3D do ureter que é crítica e deve ser observada durante a ureteroscopia rígida é a angulação do ureter conforme ele cursa através do retroperitônio. Ao abordar na direção retrógrada, é importante observar que o ureter cursa anterolateralmente à medida que ele segue ao longo da parede pélvica lateral. Assim, conforme ele cruza a cavidade pélvica, ele se angula posteriormente para continuar como ureter proximal. Seguindo o curso 3D do ureter com um auxílio de um fio-guia de segurança, reduz o risco de perfuração, especialmente em pacientes com grandes cálculos impactados.

Anatomia Radiológica do Ureter

O ureter pode ser delineado pela urografia excretora durante a expiração, porque ele pode estar dobrado durante a inspiração como resultado do movimento do rim para baixo (Friedenberg e Dunbar, 1990). Para propósitos radiológicos, os radiologistas descrevem três segmentos do ureter: uma porção proximal estendendo-se de sua origem abaixo da margem superior da junção sacroilíaca, uma porção da linha média sobre a junção sacroilíaca, e o segmento remanescente da margem inferior da junção de sua entrada na bexiga, que representa a porção distal do ureter.

O curso do ureter e sua simetria bilateral estão sujeitos a grande variabilidade. Ele pode descender lateralmente fora da margem dos processos transversos ou estar deslocado medial ao pedículo renal. Um ureter direito deslocado medialmente pode ser normalmente observado em homens negros jovens (Adam et al., 1985). O ureter direito pode correr medialmente atrás da veia, no nível da 3° vértebra lombar, antes de retornar à sua posição lateral. **Deve ser observado que todo o comprimento do ureter raramente é visto em um único filme de urografia excretora, devido à sua atividade peristáltica.** De outro modo, deve-se suspeitar de atonia ou obstrução ureteral (Mellins, 1986). Semelhantemente, os vasos em cruzamento podem comprimir o ureter e estimular áreas de constrição. **Portanto o diagnóstico de constrição ureteral não deve ser baseado em um único filme de urografia excretora, com a presença de dilatação ureteral proximal ao local de estreitamento.** A duplicação ureteral pode ser completa ou incompleta (parcial). A duplicação completa resulta do desenvolvimento de um segundo broto uretérico, e os dois ureteres estão inseridos na bexiga separadamente. O tipo parcial resulta da duplicação redundante de um único broto uretérico no qual os dois ureteres se unem acima da bexiga para formar um único segmento drenando para a bexiga. A duplicação ureteral completa com uma entrada comum ou ectópica da metade do polo superior é menos comum que a duplicação incompleta. O ureter drenando o segmento superior do rim prevalentemente se insere na bexiga inferior, e medial ao ureter drenando o segmento inferior do rim (regra de Weigert-Meyer). Esses orifícios ectópicos são propensos à ureterocele e/ou refluxo vesicoureteral. A metade inferior do sistema duplicado completamente geralmente é normal. A duplicação ureteral também pode ser bilateral. Pode ser observada a porção tripla. No diagnóstico de deslocamento renal ou ureteral, os exames de TC substituíram as visões laterais da radiografia convencional. Em uma visão lateral padrão, o sistema coletor renal normal não deve se projetar anterior à espinha, e o ureter permanece atrás da margem anterior dos corpos vertebrais até o nível de L4. Depois disso, o ureter localiza-se anterior ao corpo vertebral por aproximadamente um quarto da largura do corpo vertebral (Friedland et al., 1983). Em pacientes idosos com vasos ateroscleróticos, o estreitamento ureteral na cavidade pélvica em seu cruzamento com os vasos ilíacos comuns pode produzir uma chanfradura posterior que pode parecer como um defeito de preenchimento extrínseco. A dilatação proximal àquele ponto pode ser diferenciada da obstrução pela ausência de dilatação pielocalicial sem o atraso na excreção em filmes em posição prona ou ereta (Friedenberg e Dunbar 1990). O deslocamento medial de ambos os segmentos ureterais pélvicos pode resultar da fibrose retroperitoneal ou lipomatose pélvica, ou ele pode aparecer depois da cirurgia abdominoperineal. Entretanto, o deslocamento medial e a concavidade de um único ureter pélvico podem resultar de gânglios hipogástricos aumentados, um divertículo vesical, ou dilatação de aneurisma da artéria hipogástrica. No entanto, isso pode ser um achado normal em mulheres adultas se somente o ureter direito está afetado, devido à inclinação uterina para a esquerda. Em homens idosos, a hiperplasia prostática benigna pode ocasionar a elevação do assoalho da bexiga o suficiente para fazer o segmento intramural do ureter se curvar superiormente, criando uma aparência característica de "anzol de pesca" ou "taco de hockey" na urografia excretora (Olsson, 1986).

PONTOS-CHAVE: ANATOMIA RADIOLÓGICA DO URETER

- É importante que o paciente tenha a bexiga vazia para se avaliar o ureter distal apropriadamente.
- Radiologicamente, o ureter é dividido em três segmentos: uma porção proximal (desde a JUP até a junção sacroilíaca), uma porção média (sobre a junção sacroilíaca), e uma porção distal (da margem inferior da junção à sua entrada na bexiga).
- Todo o comprimento do ureter raramente é observado em um único filme de urografia excretora devido à sua atividade peristáltica.

Drenagem de Artérias, Veias e Vasos Linfáticos dos Ureteres

A porção abdominal do ureter é abastecida principalmente pelos ramos arteriais medialmente, a partir das principais artérias renais (Fig. 42-24 *disponível exclusivamente on-line em inglês no site www.expertconsult.com*). Entretanto, esse segmento pode ser incomumente abastecido por ramos se originando da aorta abdominal ou artérias gonadais. Esses ramos aproximam-se medialmente dos ureteres e se dividem em ramos ascendente e descendente, formando uma anastomose longitudinal na parede ureteral. Entretanto, apesar desse plexo anastomótico, a isquemia ureteral não é incomum se esses pequenos e delicados ramos ureterais são rompidos. Os cirurgiões são treinados para manusear os ureteres gentilmente, para evitar retração lateral desnecessária, e remover os tecidos adventícios periureterais contendo o suporte sanguíneo, para minimizar a isquemia ureteral e constrição subsequente. O ureter médio é abastecido pelos ramos surgindo posteriormente das artérias ilíacas comuns. O suporte sanguíneo para o ureter distal chega lateralmente da artéria vesical superior, um ramo da artéria ilíaca interna. Portanto, o suporte sanguíneo do ureter ocorre medialmente na porção proximal, posteriormente na porção média e lateralmente na porção distal. Consequentemente, a ureterotomia endoscópica deve ser realizada lateralmente no ureter proximal, anteriormente na porção média e medialmente no ureter distal. Outra ressalva cirúrgica importante é controlar a artéria umbilical obliterada antes de mobilizar o aspecto mais distal do ureter, conforme ele entra na bexiga.

As veias drenando a porção abdominal dos ureteres drenam para as veias renais ou gonadais. **A drenagem venosa dos ureteres médio e distal ocorre nas veias ilíacas comum e interna.** Os vasos linfáticos do ureter formam plexos dentro de suas camadas muscular e adventícia. Os vasos linfáticos do ureter abdominal esquerdo drenam para os linfonodos para-aórticos esquerdos, e os vasos linfáticos do ureter direito drenam para os linfonodos paracaval e interaortocaval direitos. Os vasos linfáticos da porção média geralmente drenam para os linfonodos ilíacos comuns, ao passo que os vasos linfáticos de sua porção intrapélvica drenam para os linfonodos ilíacos comum, externo e interno.

PONTOS-CHAVE: URETERES

- O curso do ureter começa posterior à artéria renal e continua ao longo da margem anterior do músculo psoas.
- Os vasos gonadais nessa região cruzam anterior ao ureter *("água debaixo da ponte")*. Depois disso, o ureter passa sobre a bifurcação dos vasos ilíacos comuns para os ilíacos interno e externo.
- O suporte sanguíneo do ureter proximal ocorre medialmente; do ureter médio, posteriormente; e do ureter distal, lateralmente.

Suprimento Nervoso do Ureter

O ureter recebe um rico suprimento nervoso autônomo que se origina dos gânglios celíaco, aorticorrenal e mesentérico, juntos aos plexos hipogástricos (pélvicos) superior e inferior. O suporte simpático para o ureter surge das fibras pré-ganglionares do 11° e 12° segmentos torácicos e do 1° lombar. As fibras vagais parassimpáticas abastecem a parte superior do ureter através do plexo celíaco, e a porção inferior é abastecida pelos segmentos sacrais de S2 a S4. Portanto, os nervos aferentes da porção superior do ureter alcançam o cordão espinal com as fibras simpáticas entre T11 e L1, e aqueles do ureter inferior viajam através do plexo pélvico entre S2 e S4. Essas fibras conduzem os estímulos sensoriais aferentes dos ureteres e têm um papel mínimo, se não nulo, no controle da motilidade ureteral. Isso ocorre porque as porções excisadas do ureter continuam a se contrair sem o controle nervoso, e a denervação da porção inferior do ureter não resulta em refluxo. Conforme mencionado anteriormente, o peristaltismo do ureter origina-se de marca-passos nos cálices menores. Portanto, o papel exato na entrada autônoma dos ureteres é desconhecido. A distensão da cápsula renal e do sistema coletor causa a estimulação das fibras de dor renal que transportam sinais através dos nervos simpáticos, resultando, assim, na dor do tipo visceral nas regiões do flanco, virilha ou escrotal (labial).

Anatomia Microscópica do Ureter

O ureter consiste em três camadas distintas: a mais interna é a mucosa, a camada média é a muscular e a camada externa é a adventícia. A mucosa consiste no epitélio de transição, que tem quatro a seis camadas de células quando o ureter está contraído. Essas células envolvem um grande número de complexos juncionais contendo um nível consistente de precursores de queratina, que é responsável pela propriedade impermeável dessa camada. A mucosa também contém muitos revestimentos longitudinais que dão ao ureter vazio uma característica de esboço estrelar. O epitélio localiza-se sob uma camada de tecido conectivo, a lâmina própria, que contém os vasos sanguíneos e fibras nervosas do ureter (Fig. 42-25 *disponível exclusivamente on-line em inglês no site www.expertconsult.com*).

A parede muscular do ureter consiste em duas camadas longitudinais separadas por uma camada circular média que podem não ser distinguíveis umas das outras, especialmente no segmento abdominal do ureter. Na maioria das vezes, sob a luz da microscopia, essas fibras musculares parecem ser arranjadas de forma espiralada. Entretanto, no ureter distal, os espirais internos são escarpados e os externos são horizontais, parecendo, assim, no corte transverso, como camadas internas longitudinais e externas circulares. Essas camadas musculares lisas são contíguas com o músculo liso revestindo os cálices renais menores, onde o marca-passo está localizado para iniciar o peristaltismo rítmico para liberar a urina.

A camada mais externa, a adventícia, consiste em uma densa rede de colágeno e fibras elásticas, entre eles muitos vasos sanguíneos e fibras nervosas desmielinizadas. Essa camada está em contiguidade proximal com a cápsula na pelve renal enquanto ela é espessada distalmente por fibras musculares especializadas e tecido fibrosos para formar a bainha de Waldeyer.

Em um rim normal, a JUP não se diferencia histologicamente da pelve renal. Entretanto, em um rim obstruído, as fibras musculares longitudinais estão significativamente maiores com mais depósitos de colágeno ao redor das fibras musculares, além da atenuação dos feixes musculares, levando a obstrução fisiológica clinicamente conhecida por OJUP.

Anatomia Endoscópica do Ureter e Sistema Pielocalicial

Uma vez que o cistoscópio está dentro do colo vesical, o trígono pode ser observado como um triângulo elevado e liso. O ápice desse triângulo está situado no colo da bexiga, e sua base é formada pela barra interureteral ou barra de Mercier, estendendo-se entre os dois óstios ureterais. A barra interureteral é mais proeminente em pessoas do sexo masculino do que do sexo feminino, e os óstios ureterais estão localizados simetricamente ao longo dela, aproximadamente 1 a 2 cm da linha média. O trígono é a porção mais vascular da bexiga e é formada por uma extensão das fibras musculares longitudinais dos ureteres sobre o músculo detrusor. Portanto, na cistoscopia, ele parece ser mais profundamente colorido do que o resto da bexiga.

O óstio ureteral normal pode aparecer como um vulcão ou uma ferradura, que é proeminente durante a endoscopia. Entretanto, ele pode parecer como uma fenda que pode ser identificada somente com avaliação meticulosa. Ele é empurrado lateralmente durante o enchimento vesical e pode ser bastante variável na posição e aparência. Na bexiga normal, os óstios ureterais geralmente estão circundados por proeminentes vasos de mucosa (Bagley et al., 1985).

Os óstios ureterais são classificados de acordo com suas posições e configurações. Eles normalmente estão localizados no aspecto medial do trígono (posição A). Entretanto, eles podem estar localizados na parede lateral da bexiga ou em sua junção com o trígono (porção C), ou entre as posições A e C (posição B) (Lyon et al., 1969). Em termos de configuração, o grau 0 indica um óstio ureteral normal que se parece com um cone ou um vulcão. Os graus 1, 2 e 3 descrevem óstios em estádio, ferradura e buraco de golfe, respectivamente. **Quanto mais elevado o grau do óstio, maior a tendência de estar localizado lateralmente e de refluxo** (Fig. 42-26 *disponível exclusivamente on-line em inglês no site www.expertconsult.com*).

O ureter intramural representa a porção mais estreita do ureter, que tem um diâmetro médio de 3 a 4 mm. Ele se estende do óstio ureteral por aproximadamente 1,5 cm, posterolateralmente por 0,5 cm e então obliquamente através do detrusor por aproximadamente 1 cm (Politano, 1972). Sendo o segmento ureteral mais estreito, o ureter intramural pode precisar ser dilatado antes da ureteroscopia. As outras regiões ureterais estreitas, na cavidade pélvica e JUP, são identificadas endoscopicamente por serem estenótica e relativamente sem distensão. Entretanto, elas são relativamente mais amplas que o segmento intramural. Elas podem ser facilmente instrumentadas com pressão suficiente do fluido de irrigação. Os vasos ilíacos pulsantes podem ser observados endoscopicamente conforme os ureteres cruzam a cavidade pélvica e se angulam posteriormente na porção proximal.

O ureter proximal segue direto superiormente para a JUP; o ureter localiza-se sobre o músculo psoas maior, com a aparência de um típico ureter estrelado não distendido. A JUP pode ser facilmente identificada endoscopicamente durante sua abertura e seu fechamento frequentes. A JUP funde-se com a porção mais ampla e mais dependente da pelve renal. É interessante notar que o movimento respiratório do rim pode ser observado pela endoscopia depois de passar relativamente fixo à JUP. Os rins ficam próximos ao diafragma, e assim eles são afetados pelos movimentos respiratórios. **Portanto, durante a ureteroscopia, o volume corrente pode ser reduzido para minimizar as excursões renais durante a expiração.** Além disso, as contrações ou os peristaltismos ureterais fisiológicos podem ser observados endoscopicamente. É importante esperar o ureter relaxar antes de empurrar o ureteroscópio para evitar o trauma da mucosa (Andonian et al., 2008b, 2010b).

A JUP representa o ápice da pelve renal normal em formato de funil ou cônico. Uma pelve extrarrenal geralmente é maior e tem os infundíbulos calicinais principais mais longos que a pelve intrarrenal. Na pelve renal, o ureteroscópio flexível primeiro se depara com o óstio dos cálices maiores, que parecem aberturas circulares separadas pela carina. Então, os ureteroscópios flexíveis entram em um longo infundíbulo tubular que se ramifica em cálices menores. Esses infundíbulos geralmente se conectam com o óstio dos cálices maiores com seus ápices. Para passar um ureteroscópio flexível do eixo do segmento ureteral superior ao eixo do infundíbulo inferior, ele deve ser defletido em 140 graus (104 a 175) no ângulo ureteroinfundibular (Bagley e Rittenberg, 1987).

Uma camada muscular circular estende-se ao redor da base da papila para auxiliar a expelir jatos de urina dos ductos papilares. As papilas renais aparecem endoscopicamente protraindo discos circundados por fórnices calicinais, mais pálidos que o epitélio friável rosado revestindo a papila. Cada papila representa o ápice de uma pirâmide renal, recebendo os ductos papilares de Bellini que drenam as pirâmides. Esses ductos são pequenas aberturas que se tornam mais dilatadas e óbvias sem a obstrução distal (Andonian et al., 2008a, 2010a).

> **PONTOS-CHAVE: ANATOMIA ENDOSCÓPICA**
>
> - O trígono é a porção mais vascular da bexiga e é formado por uma extensão das fibras musculares longitudinais dos ureteres sobre o músculo detrusor.
> - Os óstios ureterais raramente são observados em uma única visualização endoscópica.
> - A barra interureteral é mais proeminente no sexo masculino do que no sexo feminino, e os óstios ureterais estão localizados simetricamente ao longo dela, aproximadamente 1 a 2 cm da linha média.
> - O ureter intramural representa a parte mais estreita do ureter, com um diâmetro médio de 3 a 4 mm.
> - A pelve extrarrenal geralmente é maior e tem infundíbulos calicinais principais mais longos do que a pelve intrarrenal.
> - As papilas renais aparecem endoscopicamente como protrusão de discos circundados por fórnices calicinais, mais pálidos que o epitélio friável rosa revestindo as papilas.

Acesse www.expertconsult.com para assistir aos vídeos deste capítulo.

REFERÊNCIAS

Para consultar a lista completa de referências, acesse www.expertconsult.com.

LEITURA SUGERIDA

Drake RL, Vogl W, Mitchell AWM. Gray's anatomy for students. Philadelphia: Churchill Livingstone; 2005.
Frober R. Surgery illustrated: surgical anatomy of the ureter. BJU Int 2007;100:949-65.
Hinman F, Stempen PH. Atlas of urosurgical anatomy. Philadelphia: WB Saunders; 1993.
Moore KL, Dalley AF, Agur AM. Clinically oriented anatomy. 6th ed. Philadelphia: Lippincott Williams & Wilkins; 2010. p. 292-365.
Netter FH. Atlas of human anatomy. 5th ed. Philadelphia: Saunders; 2010.
Quaia E, Martingano P, Cavallaro M, et al. Normal radiological anatomy and anatomical variants of the kidney. In: Quaia E, editor. Radiological imaging of the kidney. New York: Springer; 2011. p. 17-78.
Sampaio FJB. Renal anatomy: endourologic considerations. Urol Clin North Am 2000;27:585-607.
Silverman SG, Leyendecker JR, Amis SE. What is the current role of CT urography and MR urography in the evaluation of the urinary tract? Radiology 2009;250:309-23.

43 Physiology and Pharmacology of the Renal Pelvis and Ureter

Robert M. Weiss, MD e Darryl T. Martin, PhD

Cellular Anatomy	Urine Transport
Development of the Ureter	Pathologic Processes Affecting Ureteral Function
Electrical Activity	Effect of Age on Ureteral Function
Contractile Activity	Effect of Pregnancy on Ureteral Function
Mechanical Properties	Effect of Drugs on the Ureter
Role of the Nervous System in Ureteral Function	

44 Renal Physiology and Pathophysiology

Daniel A. Shoskes, MD, MSc, FRCSC e Alan W. McMahon, MD

Renal Physiology	Renal Pathophysiology

45 Hipertensão e Nefropatia Isquêmica

Frederick A. Gulmi, MD, Ira W. Reiser, MD e Samuel Spitalewitz, MD

Incidência e Etiologia

Fisiopatologia da Hipertensão Renovascular

Fisiopatologia da Nefropatia Isquêmica

Testes de Triagem

Patologia da Hipertensão Renovascular

Significância Fisiológica

Manejo da Hipertensão Renovascular

A oclusão parcial ou total de uma ou das duas artérias renais pode resultar em isquemia renal e, com isso, hipertensão "renovascular", a forma mais comum da hipertensão secundária e potencialmente curável (Spitalewitz e Reiser, 2000; Safian e Textor, 2001). Além disso, um substancial número de pacientes acometidos pode ter nefropatia isquêmica e, por fim, progressão para doença renal crônica terminal (DRCT) (Ploth, 1995; Ram et al., 1995; Spitalewitz e Reiser, 2000; Safian e Textor, 2001). **Embora acometa apenas 5% dos hipertensos, estima-se que a doença da artéria renal seja a causa de insuficiência renal em 5% a 15% daqueles com mais de 50 anos de idade, e pode representar 10% a 20% da população com DRCT** (Jacobson, 1988; Rimmer e Gennari, 1993; Mailloux et al., 1994; Greco e Breyer, 1997; Middleton, 1998; van Ampting et al., 2003). Como resultado, a doença renovascular representa um importante problema de saúde e o seu tratamento continua sendo um desafio para os médicos que cuidam desses pacientes.

INCIDÊNCIA E ETIOLOGIA

A maioria dos pacientes com hipertensão renovascular apresenta-se com hipertensão moderada a grave, com apenas uma pequena porcentagem se apresentando com hipertensão leve ou como normotensos. Em 10% a 45% dos casos, a doença renovascular pode levar à hipertensão acelerada ou maligna (Davis et al., 1979; Svetkey et al., 1991). Apesar de o diagnóstico da hipertensão renovascular ser mais comumente realizado em caucasianos do que em afro-americanos, o achado de uma prevalência similar nos dois grupos raciais, em um estudo cuidadosamente conduzido, sugere que esta diferença pode, em parte, ser o resultado de um viés racial na realização de estudos diagnósticos (Svetkey et al., 1991).

As formas mais comuns de hipertensão renovascular são decorrentes da doença aterosclerótica e displasia fibromuscular, com a primeira respondendo por mais de dois terços dos casos. A doença aterosclerótica da artéria renal é mais frequentemente observada naqueles com mais de 40 anos de idade, é mais frequentemente observada em homens do que em mulheres e, em geral, envolve o óstio e/ou o terço proximal da artéria renal (Wollenweber et al., 1968; Ploth, 1995). A doença fibromuscular é mais frequentemente observada em mulheres caucasianas mais jovens, usualmente é bilateral e, ao contrário da doença aterosclerótica, acomete os segmentos mais distais das artérias renais (Pohl, 1993).

Os seguintes sinais e sintomas devem levantar suspeita da possibilidade de doença renovascular subjacente e da necessidade de mais avaliação caso seja justificado:
1. Hipertensão grave ou refratária com evidência de retinopatia hipertensiva de grau III ou IV (particularmente em caucasianos)
2. Início abrupto de hipertensão moderada a grave, particularmente em um normotenso ou hipertenso anteriormente bem controlado
3. Início da hipertensão antes dos 20 anos de idade (início precoce) ou após os 50 anos de idade (início tardio), particularmente naqueles sem história familiar de hipertensão
4. Piora inexplicável da função renal com ou sem hipertensão ou em associação com o uso de inibidores da enzima conversora de angiotensina (ECA) ou bloqueadores de receptores de angiotensina II (BRAs), ou com uma redução da pressão arterial (PA) para a norma atual aceita, com o uso de outros agentes anti-hipertensivos
5. Piora paradoxal da hipertensão com o uso de diuréticos
6. Episódios recorrentes inexplicáveis de insuficiência cardíaca – edema pulmonar *"flash"*
7. Presença de um ruído abdominal sistólico-diastólico que irradia para os dois flancos
8. Doença vascular difusa e/ou evidência de embolização por colesterol (Rose, 1987; Ploth, 1995)

Como o controle efetivo da PA pode ser alcançado na maioria dos pacientes com hipertensão renovascular, e **permanece incerto se a correção de uma lesão vascular subjacente resulta em controle de longo prazo da PA ou preservação da função renal**, os testes para a hipertensão renovascular devem ser buscados apenas caso a revascularização esteja sendo seriamente considerada. Algumas técnicas de triagem (ver adiante) impõem riscos para aqueles com a função renal comprometida e podem estar associadas à significativa morbidade (White et al., 2006).

> **PONTOS-CHAVE: INCIDÊNCIA E ETIOLOGIA**
>
> - Apesar de a doença da artéria renal acometer apenas uma pequena proporção dos hipertensos, ela pode ser a causa da insuficiência renal em 10% a 20% dos pacientes com DRCT. Portanto, a doença vascular renal é um grande problema de saúde e seu tratamento continua sendo um desafio significativo.
> - A maioria dos pacientes com hipertensão vascular renal apresenta-se com hipertensão moderada a grave.
> - Esta doença aparece similarmente prevalente em caucasianos e afro-americanos.
> - A forma mais comum de hipertensão vascular renal é o acometimento aterosclerótico das artérias renais.
> - Permanece incerto se a correção de uma lesão vascular subjacente resulta em controle de longo prazo da PA ou preservação da função renal.

FISIOPATOLOGIA DA HIPERTENSÃO RENOVASCULAR

Em 1934, Goldblatt et al. realizaram o hoje clássico experimento em cães para testar se a isquemia renal é ou não o evento de incitação na patogênese da nefroesclerose hipertensiva (Goldblatt et al., 1934).

Com o uso de um *clamp* que permitiu controlar o grau de estenose da artéria renal (EAR), Goldblatt foi capaz de monitorar a PA nos cães após o clampeamento da artéria renal para um ou os dois rins e para um rim após a remoção do rim contralateral. Como a PA permaneceu elevada em todos os três modelos, este estudo confirmou a hipótese, "a isquemia renal em cães é uma condição suficiente para a produção de pressão arterial sistólica persistentemente elevada". Entretanto, o mecanismo pelo qual a hipertensão foi induzida ainda precisou ser elucidado.

Mais tarde, **os dois modelos animais da hipertensão renal tornaram-se o marco para todos os estudos sobre hipertensão renovascular experimental**. Eles são (1) o modelo de hipertensão de dois rins, em que uma artéria renal é clipada e a outra artéria renal permanece inalterada (2R1C), e (2) o modelo de hipertensão de um rim, em que uma artéria renal é clipada e o rim contralateral é removido (1R1C).

Esses dois modelos elucidaram as interações vasoconstrição-volume que regulam a hipertensão renal.

Modelo Dois Rins, Um Clipe

O modelo "dois rins, um clipe" é um dos mais similares à hipertensão renovascular humana. Em razão da isquemia induzida pela estenose, a secreção de renina é aumentada a partir do aparelho justaglomerular do rim isquêmico e suprimida no rim contralateral normal. Como consequência da ativação do sistema renina-angiotensina-aldosterona (SRAA) e uma produção aumentada de angiotensina II (AII), há vasoconstrição periférica e hipertensão (Vaughan e Laragh, 1975). O principal achado é que a hipertensão que se segue é mediada por um vasoconstritor, AII, sendo, portanto, denominado **modelo hipertensivo vasoconstritor** (Fig. 45-1) (Vaughan e Laragh, 1975). A AII estimula a secreção de aldosterona e, por sua vez, a retenção de sódio. Entretanto, **o rim contralateral normal** com sua secreção de renina suprimida e sob um pressão de perfusão mais elevada **é capaz de excretar a maioria do excesso de sal e água**. Como existe uma limitada retenção de sódio, não há significante inibição por *feedback* da secreção de renina no rim estenótico. Assim, ele continua a secretar AII e a vasoconstrição e a hipertensão são mantidas. A dependência de renina da hipertensão no modelo 2R1C foi posteriormente corroborada por estudos utilizando inibidores ou bloqueadores do SRAA, como os antagonistas de AII (Bumpus et al., 1976; Caravaggi et al., 1976), anticorpos de renina (Romero et al., 1973) e inibidores da ECA (Romero et al., 1974).

Esta forma de hipertensão pode ser manejada com a reversão da EAR (ou retirando o clipe do "rim clipado"), com inibição da ECA ou com bloqueio do receptor da angiotensina.

Modelo Um Rim, Um Clipe

No modelo 1R1C há a ativação do SRAA similar ao que é observado no modelo 2R1C. Entretanto, ao contrário do rim 2R1C, **a ausência de um rim contralateral normal evita uma subsequente natriurese e diurese**. Assim, há uma expansão de volume, e a secreção de renina é suprimida no rim clipado devido à inibição por *feedback*. **A expansão de volume permanece**, e há uma hipertensão sustentada apesar da vasoconstrição diminuída associada ao agora SRAA suprimido. Apesar da similaridade nos eventos iniciadores nos dois modelos experimentais de hipertensão renal, o modelo 1R1C é conduzido pela expansão de volume e retenção de sódio com níveis circulantes de AII normais. Portanto, isso é denominado **modelo hipertensivo de volume** (Fig. 45-2) (Vaughan e Laragh, 1975).

FISIOPATOLOGIA DA NEFROPATIA ISQUÊMICA

Além da hipertensão, a EAR, quando hemodinamicamente significativa, afeta todo o parênquima renal funcional e causa nefropatia isquêmica, o que é definido como uma redução na taxa de filtração glomerular (TFG) com diversas alterações histológicas que incluem cicatrização, fibrose e dano tubular (Garcia-Donaire e Alcazar, 2005).

É improvável que o dano renal observado na EAR seja secundário à redução no fluxo sanguíneo renal (FSR) por si só (Chonchol e Linas, 2006). Menos de 10% da oferta usual de oxigênio é necessário para o metabolismo normal do tecido renal (Epstein, 1997). Além disso, o rim tem a capacidade de se autorregular e manter a TFG ao longo de todas as principais alterações no FSR e durante quedas nas pressões de perfusão renal de até 40%. Assim, menores reduções no FSR não irão resultar em significativo comprometimento hemodinâmico (Meyrier

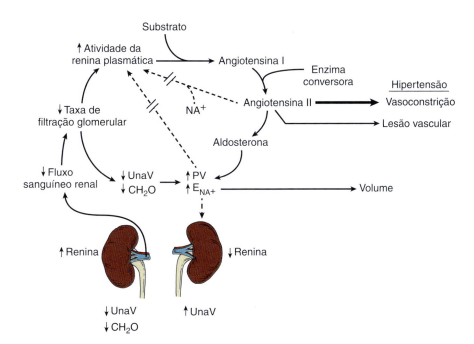

Figura 45-1. O sistema renina em uma configuração de estenose unilateral da artéria renal com um rim contralateral normal caracterizada por (1) alta atividade de renina plasmática periférica, (2) supressão contralateral da liberação de renina e (3) diminuição no fluxo sanguíneo renal (FSR) ipsilateral. A hipertensão resultante é mediada pela vasoconstrição induzida pela angiotensina II. (De Vaughan E, Laragh J. New concepts of the renin system and vasoconstriction-volume mechanisms: diagnosis and treatment of renovascular and renal hypertensions. Urol Clin North Am 1975;2:240–1, figure 2.)

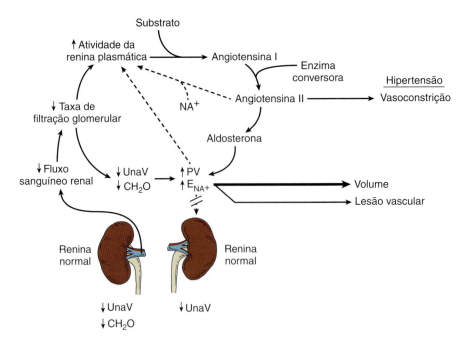

Figura 45-2. O sistema renina em uma configuração de estenose unilateral da artéria renal (ou doença parenquimal) com um rim contralateral anormal. A doença no rim oposto limita a excreção de sódio, permitindo, assim, a retenção de volume (sódio), o que retroalimenta para reduzir a renina periférica para os valores normais ou subnormais. Além disso, a secreção de renina contralateral continua de forma que a supressão contralateral de renina não ocorra. A hipertensão é mantida por meio de uma interação inapropriada da vasoconstrição e volume com o fator de volume predominante. (De Vaughan E, Laragh J. New concepts of the renin system and vasoconstriction-volume mechanisms: diagnosis and treatment of renovascular and renal hypertensions. Urol Clin North Am 1975;2:240–1, figure 2.)

et al., 1998; Chonchol e Linas, 2006). O grau de estenose necessário para causar uma redução no FSR superior a 40% foi estimado em 70% a 80%, e assim esta porcentagem de estenose é denominada "estenose crítica". Com mais de 80% de estenose na perfusão, a pressão irá diminuir para abaixo de 70 a 80 mm Hg; neste ponto o rim não é mais capaz de autorregular sua TFG e FSR (Novick e Fergany, 2002). Entretanto, mesmo neste baixo nível de perfusão renal, a demanda renal de oxigênio é atendida ainda que esta redução na pressão de perfusão resulte em uma diminuição da TFG. Além disso, à medida que a oclusão da artéria renal progride, mesmo até a oclusão completa, a circulação renal colateral se desenvolve para manter a viabilidade renal (Fig. 45-3) (Novick e Fergany, 2002).

O parênquima renal pós-estenótico demonstra uma mistura de esclerose vascular, cristais de colesterol, atrofia tubular, fibrose intersticial com células inflamatórias, glomérulos atubulares e glomeruloesclerose focal ou global (Meyrier et al., 1998). Inicialmente, também há achados de lesão tubulointersticial resultante tanto da necrose quanto da apoptose, e, então, em um estágio mais crônico, apenas da apoptose (Meyrier et al., 1998).

A fibrose renal progressiva foi categorizada em quatro fases por Eddy: (1) fase da ativação e injúria celular, (2) fase de sinalização fibrogênica, (3) fase fibrogênica e (4) fase destrutiva (Eddy, 2000). Como sugerido anteriormente, é improvável que a diminuição no FSR sozinha seja responsável pelo declínio na função renal. A secreção de mediadores pró-inflamatórios liberados como consequência da estenose é provavelmente o fator causal mais significativo. Esses mediadores produzem fibrose por meio da atração de células inflamatórias, que, por sua vez, liberam moléculas pró-inflamatórias, ou por meio de estimulação direta de citocinas pró-inflamatórias. Além disso, a EAR leva à produção de AII, que é um poderoso vasoconstritor, mas neste contexto é mais importante que a AII seja um peptídeo pró-fibrogênico. Foi mostrado que a AII aumenta a produção de fator de crescimento transformador-β (TGF-β) por diversas células, incluindo as células tubulares renais e os fibroblastos (Klahr e Morrissey, 2002). A ativação do TGF-β estimula a fibrose por meio da produção de inibidores das enzimas de degradação da matriz, da transformação dos fibroblastos em miofibroblastos e transdiferenciação das células epiteliais tubulares em miofibroblastos (Eddy, 2000). A AII também estimula a produção do fator nuclear-κB (NF-κB), uma família de fatores de transcrição que é central no controle de dois *loops* de reforço autócrinos que continuam a amplificar a produção de AII e do fator de necrose tumoral-α (TNF-α)

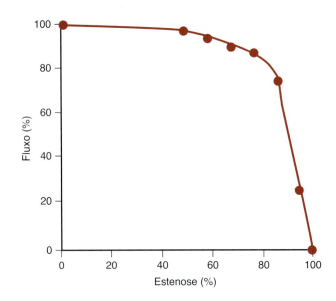

Figura 45-3. Relação entre a estenose da artéria renal e o fluxo sanguíneo renal. (De Novick A, Fergany A. Pathophysiology of ischemic nephropathy. In: Walsh PC, Retik AB, Vaughan ED Jr, et al, editors. Campbell's Urology. 8th ed. Philadelphia: Saunders; 2002. p. 239.)

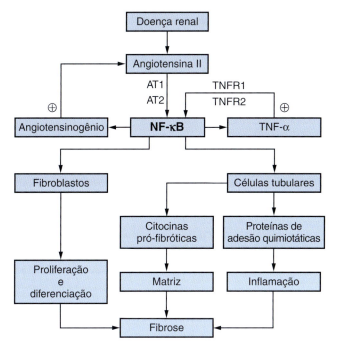

Figura 45-4. A regulação da expressão gênica pela angiotensina II ocorre por meio de receptores específicos que estão, por fim, ligados às alterações na atividade dos fatores de transcrição no interior do núcleo das células-alvo. Em particular, os membros da família do fator nuclear-κB (NF-κB) dos fatores de transcrição são ativados e, por sua vez, alimentam ao menos duas alças de reforço autócrino que amplificam a angiotensina II e a formação do fator de necrose tumoral (TNF). TNFR1 e TNFR2, receptores de TNF. (De Novick A, Fergany A. Pathophysiology of ischemic nephropathy. In: Walsh PC, Retik AB, Vaughan ED Jr, et al., editors. Campbell's Urology. 8th ed. Philadelphia: Saunders; 2002. p. 239.)

(Fig. 45-4) (Klahr e Morrissey, 2002). O estresse oxidativo da EAR alimentado pela AII também aumenta a produção de moléculas de adesão, compostos quimiotáticos e citocinas, estimulando ainda mais o processo fibrótico (Klahr e Morrissey, 2002). Esses processos resultam em inflamação tubulointersticial, acúmulo de proteínas extracelulares no interior do espaço intersticial, obliteração capilar peritubular, atrofia tubular, fibrose renal e, por fim, perda da função renal. As hipóteses anteriores são sustentadas pelo fato de que a administração de antagonistas do receptor de AII ou inibidores da ECA nos modelos experimentais de doença renal mostrou tanto reduzir a produção de TGF-β quanto atenuar a fibrose intersticial renal (Ishidoya et al., 1995; Pimentel et al., 1995).

Resumindo, embora o evento iniciador na EAR seja uma diminuição do FSR e um aumento mensurável em um poderoso vasoconstritor (AII), é provável que outros efeitos moleculares e fibrogênicos deste peptídeo sejam mais danosos ao parênquima renal do que a diminuição do FSR e a elevação da PA.

> **PONTOS-CHAVE: FISIOPATOLOGIA DA NEFROPATIA ISQUÊMICA**
>
> - Uma estenose de pelo menos 70% a 80% é considerada hemodinamicamente significativa.
> - É improvável que o dano renal observado na EAR seja secundário à diminuição no FSR por si só.
> - Múltiplos fatores moleculares e fibrogênicos contribuem para o dano do parênquima renal observado após ocorrer diminuição no FSR e uma elevação na PA.

TESTES DE TRIAGEM

Diversos testes de triagem não invasivos são utilizados para o diagnóstico da doença renovascular. Tanto a pielografia intravenosa (PIV) quanto a atividade da renina plasmática foram utilizadas no passado, contudo foram substituídas por técnicas mais sensíveis e específicas. Embora a cintilografia renal com inibição da ECA seja fácil de ser realizada, não requer a descontinuação das medicações anti-hipertensivas (exceto para os inibidores da ECA e BRA por pelo menos 48 horas antes do estudo), e possa predizer a resposta da PA à intervenção, seu uso como um teste de triagem inicial foi questionado devido à variabilidade de sua sensibilidade e especificidade em diferentes estudos. Além disso, o achado de FSR assimétrico naqueles com hipertensão moderada a grave na ausência de doença renovascular, e a baixa acurácia diagnóstica do teste naqueles com insuficiência renal avançada (particularmente aqueles com *clearance* de creatinina < 20 mL/min) ou doença bilateral, limitam ainda mais sua utilidade (Setaro et al., 1991; Mann e Pickering, 1992; Pedersen, 1994; van Jaarsveld et al., 1997; van Onna et al., 2003; Krijnen et al., 2004). Como resultado, a cintilografia renal não é mais recomendada como um teste de triagem para estabelecer o diagnóstico de EAR. Os testes de triagem que fornecem a sensibilidade e especificidade mais elevada são a angiografia por ressonância magnética (angio-RNM), a tomografia computadorizada (TC) espiral (helicoidal) e a ultrassonografia duplex Doppler.

> **PONTOS-CHAVE: TESTES DE TRIAGEM**
>
> - A cintilografia renal não é mais recomendada como um teste de triagem para estabelecer o diagnóstico de EAR.
> - Os testes de triagem que fornecem maiores sensibilidade e especificidade são a **angio-RNM**, TC espiral e a ultrassonografia duplex Doppler.

Angiografia por Ressonância Magnética

A angio-RNM com gadolínio fornece um teste de triagem sensível não invasivo para a detecção da doença renovascular. Além da visualização da artéria renal, ela é capaz de fornecer uma avaliação da significância funcional da lesão renovascular, pois tanto o FSR quanto a TFG podem ser determinados pelo exame. Dois estudos prospectivos compararam a angio-RNM com a angiografia por subtração digital (ASD) ou angiografia renal e demonstraram que a angio-RNM teve sensibilidade de 100% para a detecção de lesão renovascular da artéria renal principal e especificidade de 71% a 96% (Postmat et al., 1997; Rieumont et al., 1997). A angio-RNM tridimensional quando combinada com a sincronização cardíaca é capaz de visualizar todo o comprimento das artérias renais maiores. Entretanto, as lesões envolvendo as artérias distais, intrarrenais e acessórias, que podem ter importância hemodinâmica, podem passar desapercebidas em razão da fraca visualização (Sommer et al., 1992; Klatzburg et al., 1994; de Haan et al., 1996; Schoenberg et al., 1998). Apesar de inicialmente acreditar que fosse segura naqueles com insuficiência renal subjacente, as preocupações em relação à possibilidade de **fibrose sistêmica nefrogênica induzida pelo gadolínio diminuíram sua utilidade naqueles com função renal instável ou reduzida (TFG <30 mL/min).** Nesses pacientes, um exame de angio-RNM sem contraste pode ser realizado, contudo isto mostra muito menos sensibilidade e valor preditivo positivo do que o exame contrastado com gadolínio (Tan et al., 2002).

Tomografia Computadorizada

A angiografia por TC espiral (helicoidal) com radiocontraste intravenoso mostrou, em alguns estudos, sensibilidade de 98% e especificidade de 94% para a detecção de lesões renovasculares (Olbricht et al., 1995). Quando comparada com a ASD em potenciais doadores renais com função renal normal, suspeitos de terem doença renovascular subjacente, a angiografia por TC identificou todas as lesões maiores do que 50% da artéria renal principal e 27 das 28 artérias acessórias (Kim et al., 1998). Como tanto a sensibilidade quanto a especificidade da angiografia por TC declinam (93% e 81%, respectivamente) na presença de insuficiência renal (creatinina sérica >1,7 mg/dL), e o risco de nefrotoxicidade induzida pelo corante aumenta, **a utilidade desta técnica de triagem é limitada naqueles com insuficiência renal.**

Ultrassonografia Duplex Doppler

Similar à angio-RNM, **a ultrassonografia duplex Doppler fornece tanto informações anatômicas quanto funcionais**. Por meio da ultrassonografia modo-B, as artérias renais principais podem ser visualizadas, e quando combinada com as mensurações Doppler dos vários parâmetros hemodinâmicos, em particular a velocidade de pico sistólico, é possível identificar de forma precisa as lesões da artéria renal (Hoffman et al., 1991; Kliewer et al., 1994; Stavros e Harshfield 1994; Olin et al., 1995; Marana et al., 1998; Williams et al., 2007). **A sensibilidade desta técnica pode ser ainda maior quando a inibição da ECA é utilizada** para ampliar os formatos de ondas distais à lesão arterial (Rene et al., 1995). Quando o índice de resistência, [1 − (velocidade diastólica final ÷ velocidade do pico sistólico)] × 100, é calculado durante o exame de duplex Doppler, uma medida de alterações estruturais nas artérias renais distais menores e arteríolas é obtida e pode ajudar a predizer os pacientes que terão melhora em sua PA e/ou função renal após a revascularização de sua(s) lesão(ões) (Stavros e Harshfield, 1994; Kaplan-Pavlovcic e Nadja, 1998; Marana et al., 1998; Radermacher et al., 2001). Entretanto, a acurácia não é suficiente para permitir que este parâmetro isolado determine o prosseguimento ou não da revascularização (Zeller et al., 2003; Crutchley et al., 2009).

Como um teste de triagem, a ultrassonografia duplex Doppler fornece diversas vantagens. Ela pode demonstrar doença bilateral, não requer a descontinuação da terapia anti-hipertensiva ou a exposição a contraste potencialmente nefrotóxico e é precisa para aqueles com insuficiência renal. Apesar dessas vantagens, o uso da ultrassonografia duplex Doppler é limitado pelo fato de ser **demorada, altamente dependente do operador e ser um teste tecnicamente difícil de ser realizado**. Adicionalmente, as lesões vasculares intrarrenais e as artérias renais múltiplas (e mesmo as principais) podem não ser adequadamente visualizadas em pacientes obesos e naqueles com gases intestinais sobrejacente (Hoffman et al., 1991; Olin et al., 1995; Kaplan-Pavlovcic e Nadja, 1998).

Angiografia

Apesar de um teste de triagem negativo, a doença renovascular ainda pode estar presente, particularmente caso a lesão seja na porção distal ou intrarrenal da artéria. Tanto a angiografia renal convencional quanto a ASD intra-arterial permanecem o padrão-ouro para o diagnóstico da doença renovascular, e são indicadas caso o índice clínico de suspeita seja alto e a intervenção seja contemplada, independente do resultado dos testes de triagem e em vez da angiografia por TC com contraste e **angio-RNM com gadolínio em paciente de alto risco** (Mann e Pickering, 1992; Canzanello e Textor, 1994). A ASD intra-arterial permite que menos contraste seja administrado (25 a 50 mL vs. 100 mL) do que com a angiografia renal convencional, e assim é particularmente vantajosa naqueles com insuficiência renal subjacente. Embora a ASD intravenosa seja menos invasiva do que um exame arterial e não coloque o paciente em risco de embolia por colesterol, ela é menos desejável em razão de a quantidade de radiocontraste requerido ser maior (150 a 200 mL) e a visualização da vascularização renal ser mais fraca, resultando, assim, tanto em sensibilidade quanto em especificidade mais baixas (<90%) ("Working Group on Renovascular Hypertension", 1987; Dunnick et al., 1989). A angiografia digital utilizando dióxido de carbono no lugar de material com radiocontraste pode fornecer uma imagem similar àquela de exames com radiocontraste (embora a vascularização distal possa não ser sempre visualizada de forma adequada) e também pode evitar o potencial de nefrotoxicidade induzido por radiocontraste; entretanto, este procedimento não está universalmente disponível (Hawkins et al., 1994).

> **PONTOS-CHAVE: ANGIOGRAFIA**
>
> - A angioRNM com gadolínio pode ser utilizada como um teste não invasivo para avaliar a significância funcional da lesão vascular renal.
> - Ela é altamente sensível e específica.
> - Sua utilidade em um paciente com função renal instável ou com um *clearance* de creatinina inferior a 30 mL/min é limitada, em razão das preocupações referentes à fibrose sistêmica nefrogênica.
> - A angiografia por TC espiral é considerada um teste sensível e específico, contudo tem utilidade limitada como uma técnica de triagem em pacientes com insuficiência renal.
> - A ultrassonografia duplex Doppler, embora forneça muitas vantagens, é demorada, altamente dependente do operador e é um teste tecnicamente difícil de ser realizado, o que limita seu uso.
> - A angiografia renal convencional e a ASD intra-arterial permanecem o padrão-ouro para o diagnóstico da doença vascular renal.

PATOLOGIA DA HIPERTENSÃO RENOVASCULAR

As duas principais causas da hipertensão renovascular são a aterosclerose e a displasia fibrosa. A aterosclerose responde por 70% de todas as lesões arteriais renais (Novick et al., 1996). **As lesões remanescentes são causadas pela displasia fibromuscular, e as mulheres são mais comumente acometidas** (Tabela 45-1) (Pohl, 1999; Olin et al., 2012).

A doença aterosclerótica da artéria renal afeta predominantemente homens e mulheres entre 40 a 70 anos de idade. O terço proximal da artéria renal usualmente está envolvido, e em 70% a 80% dos pacientes há uma placa aórtica invadindo o óstio renal, enquanto os 30% remanescentes apresentam um estreitamento não ostial geralmente 1 a 3 cm distal ao óstio da artéria renal (Pohl, 1999). Foi observado que **as artéria renais com graus maiores de estenose mais provavelmente e mais rapidamente progredirão para uma oclusão completa**. Schereiber et al. (1984) observaram que dos 18 pacientes que se apresentaram com EAR, 75% a 99% em angiografia inicial, 39% tiveram progressão para oclusão completa em 13 meses. Isso contrasta com pacientes que tinham menos do que 50% de estenose e estenose de 50% a 75% que progrediram para oclusão completa em 59 e 23 meses, respectivamente (Tabela 45-2) (Schereiber et al., 1984).

Olin et al. (2012) envolveram 447 pacientes de 9 locais diferentes na United States Registry for Fibromuscular Dysplasia e relataram seus resultados. Noventa e um porcento dos seus pacientes eram mulheres com média de idade ao diagnóstico de 51,9 anos (intervalo de 5 a 83 anos). Várias artérias estavam envolvidas, com a artéria renal sendo a mais comum em 294 (66%) pacientes; a seguir foram as carótidas extracranianas em 251 (56%) pacientes; e as menos comuns foram as artérias vertebrais em 82 (18%) pacientes. Os sintomas mais comuns foram hipertensão, dor de cabeça e zumbido pulsátil. Frequentemente havia

TABELA 45-1 Classificação da Doença da Artéria Renal

DOENÇA	INCIDÊNCIA (%)*
Aterosclerose	60-80
Displasia fibrosa	20-40
Medial	30
Perimedial	5
Intimal	5

*Porcento das lesões da artéria renal.
De Pohl M. Renovascular hypertension and ischemic nephropathy. In: Schrier RW, editor. Atlas of diseases of the kidney: hypertension and the kidney, vol. 3. Hoboken (NJ): Wiley-Blackwell; 1999 [chapter 3, figure 3-7].

TABELA 45-2 Progressão da Doença Aterosclerótica da Artéria Renal (126 Artérias Renais*)

ESTENOSE NA ANGIOGRAFIA INICIAL (%)	ESTENOSE NA ANGIOGRAFIA SEQUENCIAL (%)			
	<50	50-75	75-99	100
<50% (n = 78)	54	12	8	4
(Intervalo angiográfico médio, meses)	(41 ± 0,58)	(36 ± 1,8)	(51 ± 3,0)	(59 ± 5,4)
50%-75% (n = 30)		16	11	3
(Intervalo angiográfico médio, meses)		(29 ± 1,2)	(34 ± 1,7)	(23 ± 7,1)
>75%-99% (n = 18)			11	7
(Intervalo angiográfico médio, meses)			(21 ± 1,5)	(13 ± 0,8)

*Total de artérias renais doentes, excluindo 5 com 100% de oclusão inicial, 25 persistentemente normais, 13 com estenose *de novo* (10 >50%, 3 <50%) e um rim congenitamente ausente.
n, número de artérias renais doentes em cada categoria.
De Schreiber M, Pohl M, Novick A. The natural history of atherosclerotic and fibrous renal artery disease. Urol Clin North Am 1984;11:383–92.

TABELA 45-3 Frequência e História Natural das Doenças Fibrosas da Artéria Renal

LESÃO	FREQUÊNCIA, %*	RISCO DE PROGRESSÃO	AMEAÇA PARA FUNÇÃO RENAL
Fibroplasia intimal e hiperplasia medial	10	++++	++++
Fibroplasia perimedial	10-25	++++	++++
Fibroplasia medial	70-85	++	-

*Frequência refere-se à frequência apenas das doenças fibrosas da artéria renal
De Pohl M. Renovascular hypertension and ischemic nephropathy. In: Schrier RW, editor. Atlas of diseases of the kidney: hypertension and the kidney, vol. 3. Hoboken (NJ): Wiley-Blackwell; 1999 [chapter 3, figure 3-4].

história passada ou presente de eventos vasculares: 19,2% com ataque isquêmico transitório ou derrame, 19,7% com dissecções arteriais e 17% com aneurismas. Hipertensão, aneurisma e dissecção arterial foram as indicações mais comuns para a intervenção nestes pacientes (Olin et al., 2012).

Existem quatro tipos de displasia fibrosa: **fibroplasia medial, fibroplasia perimedial, fibroplasia intimal e hiperplasia medial**. As lesões fibroplásicas medial, perimedial e intimal podem acometer a artéria renal com incidência de 30%, 5% e 5%, respectivamente, e elas representam 70% a 85%, 10% a 25% e 10%, respectivamente, de todas as doenças fibrosas da artéria renal (Tabela 45-3) (Pohl, 1999). A hiperplasia medial, o quarto tipo de displasia fibrosa, constitui apenas 2% a 3% de todas as lesões displásicas fibrosas.

A **fibroplasia medial** ocorre quase que exclusivamente em mulheres entre 25 e 50 anos de idade. Esta lesão tem a aparência característica de "colar de contas" na angiografia, e geralmente envolverá as duas artérias renais. **As lesões envolvem a metade distal da artéria renal principal e podem se estender para dentro dos ramos**. Histologicamente, as lesões são caracterizadas pelo crescimento de fibroblastos na camada média coberta por tecido conjuntivo fibroso nas áreas estenóticas e tecido medial delgado nas áreas de aneurisma, criando, assim, a aparência de colar de contas na angiografia (Fig. 45-5) (Pohl, 1999). A progressão para **oclusão completa não é provável nesses pacientes, nem é provável uma diminuição na função renal geral** (Novick e Fergany, 2002).

A **fibroplasia perimedial** também ocorre quase que exclusivamente em mulheres, contudo mais jovens (entre 5 e 15 anos de idade) (Olin, 2007). A estenose **ocorre classicamente na artéria renal média**, embora ela possa se estender para a artéria renal distal e seus ramos. Similar à fibroplasia medial, a angiografia pode demonstrar um "colar de contas". Contudo, diferente da fibroplasia medial, as "contas" do aneurisma na fibroplasia perimedial nunca excedem o diâmetro da artéria renal principal. Histologicamente, há um depósito disseminado de colágeno na metade externa da camada média. **Caso não seja tratada, a fibroplasia perimedial frequentemente progride para oclusão renal e perda de função renal** (Fig. 45-6) (Pohl, 1999; Olin 2007).

A **fibroplasia intimal** responde por 10% dos casos de displasia fibromuscular e ocorre predominantemente em crianças e adultos jovens (Pohl, 1999; Novick e Fergany, 2002). Histologicamente, há depósito de colágeno no interior da camada íntima da artéria (Olin e Sealove, 2011). Essa forma de fibroplasia pode ser complicada por rompimentos da camada elástica interna e, consequentemente, **resultar em dissecção, hematoma da parede arterial e infarto renal** (Olin, 2007). As lesões são geralmente na artéria renal proximal; entretanto, elas podem ocorrer também na artéria renal média e distal e, **sem intervenção, podem progredir e resultar em perda da função renal** (Fig. 45-7) (Pohl, 1999).

A **hiperplasia medial** é uma doença rara e, frequentemente, é angiograficamente indistinguível da fibroplasia intimal. Histologicamente, há hiperplasia de célula muscular lisa sem fibrose associada (Olin, 2007).

SIGNIFICÂNCIA FISIOLÓGICA

Como nem todas as lesões da artéria renal resultam em hipertensão, a significância fisiológica de uma lesão deve ser avaliada antes de se realizar qualquer intervenção terapêutica para eliminar ou controlar a hipertensão (Ploth, 1995). **A hipertensão renovascular é mais provável de ser observada quando a lesão é maior ou igual a 70% em uma ou nas duas artérias renais, ou quando é demonstrada uma estenose de 50% com dilatação pós-estenótica**. A significância clínica de uma lesão pode ser determinada pelas verificações com inibidor da ECA (ver descrição anterior), pelo gradiente de pressão através da artéria renal e pelas mensurações da renina na veia renal (RVR) ("Working Group on Renovascular Hypertension", 1987; Setaro et al., 1991; Mann e Pickering, 1992; Canzanello e Textor, 1994; Derkx e Schalekamp, 1994).

PONTOS-CHAVE: PATOLOGIA DA HIPERTENSÃO RENOVASCULAR

- Existem quatro tipos de displasia fibrosa: fibroplasia medial, fibroplasia perimedial, fibroplasia intimal e hiperplasia medial.
- A fibroplasia medial é a lesão mais comum e tipicamente se apresenta com uma aparência característica de "colas de contas".
- Nesses pacientes, não são prováveis a progressão da oclusão ou a diminuição na função renal geral.
- A fibroplasia perimedial e a fibroplasia intimal, entretanto, podem progredir caso permaneçam não tratadas, resultando em perda da função renal.

Um gradiente de pressão significativo (>10 a 15 mm Hg) através da lesão da artéria renal, que pode ser determinado durante a angiografia renal intra-arterial, pode predizer uma redução na PA com a revascularização, o que não ocorre quando não há um gradiente significativo.

Uma razão RVR maior ou igual a 1,5 (lado afetado/não afetado) pode ser observada quando a lesão é a causa da hipertensão "dependente da renina". Infelizmente, a **utilidade clínica da razão RVR é limitada**, pois em até 60% dos pacientes uma melhora na PA pode ser observada após a revascularização, mesmo na ausência de lateralização da RVR. A razão RVR tem pouco valor preditivo naqueles com doença bilateral, ela requer a cateterização da veia renal com administração

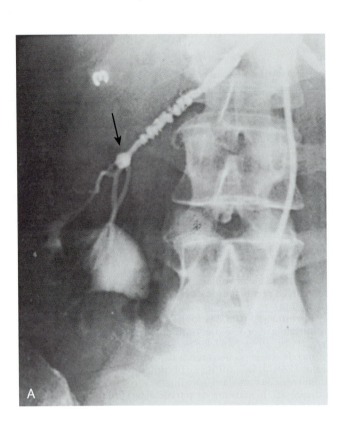

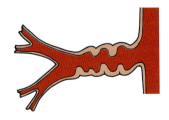

Figura 45-5. Arteriografia e diagramas esquemáticos da fibroplasia medial. A, Arteriografia renal direita demonstrando estenose semelhante à teia com segmentos interpostos de dilatação (contas grandes) típicas da fibroplasia medial (lesão em "colar de contas") *(seta)*. B, Diagrama esquemático da fibroplasia perimedial. (A, de Novick AC. Renal vascular hypertension in children. In: Kelalis PP, King LR, Belman AB, editors. Clinical pediatric urology. Philadelphia: Saunders; 1984; B, de Pohl M: Renovascular hypertension and ischemic nephropathy. In: Schrier RW, editor. Atlas of diseases of the kidney: hypertension and the kidney, vol. 3. Hoboken (NJ): Wiley-Blackwell; 1999 [chapter 3, figure 3-5].)

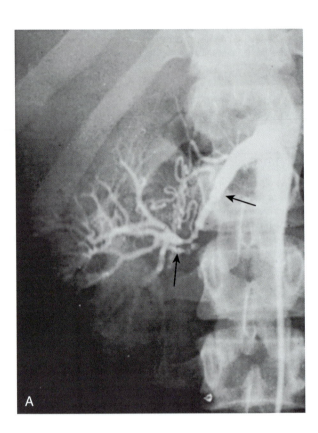

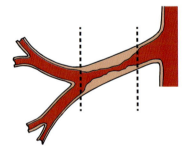

Figura 45-6. Arteriografia e diagrama esquemático da fibroplasia perimedial. A, Arteriografia renal direita seletiva mostra uma estenose apertada na porção média da artéria renal *(setas)* com uma pequena aparência de "colar de contas", típica da fibroplasia perimedial. B, Diagrama esquemático da fibroplasia perimedial. (A, de Novick AC. Renal vascular hypertension in children. In: Kelalis PP, King LR, Belman AB, editors. Clinical pediatric urology. Philadelphia: Saunders; 1984; B, de Pohl M. Renovascular hypertension and ischemic nephropathy, In: Schrier RW, editor. Atlas of diseases of the kidney: hypertension and the kidney, vol. 3. Hoboken (NJ): Wiley-Blackwell; 1999 [chapter 3, figure 3-6].)

Capítulo 45 Hipertensão e Nefropatia Isquêmica 1035

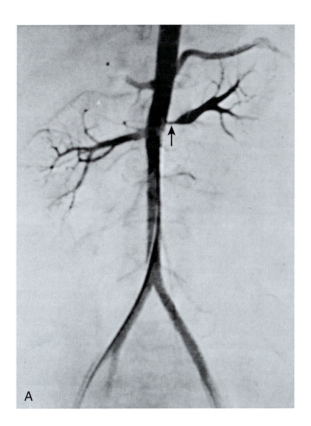

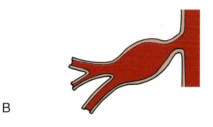

Figura 45-7. Arteriografia e diagrama esquemático da fibroplasia intimal. A, Arteriografia renal direita seletiva demonstra uma lesão lisa localizada altamente estenótica envolvendo a artéria renal distal, a partir da fibroplasia intimal. **B,** Diagrama esquemático da fibroplasia intimal. Aortografia de um menino de 6 anos de idade em A demonstra estenose proximal da artéria renal esquerda *(seta)* a partir da fibroplasia intimal. (A, De Novick AC. Renal vascular hypertension in children. In: Kelalis PP, King LR, Belman AB, editors. Clinical pediatric urology. Philadelphia: Saunders; 1984; B, de Pohl M. Renovascular hypertension and ischemic nephropathy, In: Schrier RW, editor. Atlas of diseases of the kidney: hypertension and the kidney, vol. 3. Hoboken (NJ): Wiley-Blackwell; 1999 [chapter 3, figure 3-7].)

de radiocontraste e precisa de descontinuação dos anti-hipertensivos que possam alterar a secreção de renina.

Portanto, **como a significância fisiológica da lesão da artéria renal nem sempre pode ser avaliada de forma confiável, o clínico frequentemente precisa assumir uma relação causal entre a lesão e a hipertensão,** quando um ou mais aspectos clínicos estão presentes, como anteriormente delineado.

PONTOS-CHAVE: SIGNIFICÂNCIA FISIOLÓGICA

- Nem sempre é possível avaliar de forma confiável a significância da lesão da artéria renal antes da intervenção.
- O clínico, portanto, precisa assumir uma relação causal entre a lesão e a presença de hipertensão.

MANEJO DA HIPERTENSÃO RENOVASCULAR

Quando um diagnóstico de hipertensão renovascular é realizado, o controle da PA pode ser tentado com terapia medicamentosa apenas, e/ou com angioplastia transluminal percutânea da artéria renal **(ATPAR) (com ou sem implantação de** *stent*) **ou com cirurgia.** O tipo de lesão (aterosclerótica ou fibromuscular), seu local e a extensão do envolvimento da artéria renal, a condição médica geral do paciente e os riscos inerentes, assim como a habilidade daqueles que irão realizar os procedimentos de intervenção, determinam a melhor abordagem terapêutica.

Terapia Medicamentosa

O controle da PA naqueles com hipertensão renovascular pode ser alcançado em mais de 90% dos pacientes apenas com terapia medicamentosa. Contudo, devido à gravidade da hipertensão, a terapia requer, em geral, múltiplas medicações anti-hipertensivas. Embora todas as classes de anti-hipertensivos possam ser utilizadas, os fármacos que inibem a produção de AII **(inibidores da ECA)** ou bloqueiem seus receptores **(BRAs) mostraram ser particularmente eficientes,** pois a hipertensão é frequentemente o resultado da ativação do sistema renina-angiotensina (Franklin e Smith, 1985; Hollenberg, 1987; Imamura et al., 1995; Tullis et al., 1999; Dworkin e Cooper, 2009). Quando utilizados como uma monoterapia, os inibidores da ECA podem controlar a PA em 80% dos pacientes, e quando combinados com diuréticos, o controle pode ser aumentado para quase 90% (Franklin e Smith, 1985; Hollenberg, 1987).

Apesar do controle da PA com terapia medicamentosa, diversos estudos mostraram que as lesões ateroscleróticas da artéria renal podem progredir com o tempo. Observou-se que 40% a 60% dos pacientes apresentam progressão das lesões ateroscleróticas da artéria renal ao longo de 7 anos, com a metade desses com progressão em 2 anos (Schreiber et al., 1984 ; Pohl e Novick, 1985; Rimmer e Gennari, 1993). Aqueles pacientes com uma estenose inicial maior ou igual a 75% tiveram a taxa de progressão mais rápida, com a oclusão total ocorrendo em 40% das lesões (Pohl e Novick, 1985). Em um estudo prospectivo com ultrassonografia duplex seriada, 295 artérias em 170 pacientes foram examinadas ao longo de uma média de 33 meses de acompanhamento (Caps et al., 1998a). Em 91 (31%) das 295 artérias renais, as lesões ateroscleróticas progrediram com o tempo a uma taxa diretamente proporcional à gravidade da lesão no início do estudo. Vinte e oito por cento daquelas com 60% ou menos e 49% daquelas com 60% ou mais de estenose no início do estudo progrediram, e a oclusão total foi observada em 9 com estenose "grave" (≥60%) no início do estudo.

A terapia medicamentosa pode reduzir a PA abaixo de um nível **crítico e induzir a isquemia renal contínua** distal à lesão arterial, resultando em atrofia tubular, fibrose intersticial, glomeruloesclerose e perda progressiva da função no(s) rim(ns) afetado(s) (ver Angioplastia e Implantação de Stent para a Preservação da Função Renal) (Michel et al., 1986; Hricik e Dunn, 1990). **Essas alterações são mais provavelmente observadas com anti-hipertensivos que inibem a angiotensina ou bloqueiam seus receptores do que com outros;** entretanto, isso não tem sido uniformemente observado na prática clínica (Michel et al., 1986; Hricik e Dunn, 1990; Strandness, 1994; Caps et al., 1998b; van de Ven et al., 1998). Mesmo assim, **a função renal deve ser monitorada rigorosamente sempre que tais agentes anti-hipertensivos sejam utilizados em pacientes com hipertensão renovascular,** particularmente quando eles são combinados com um diurético. Além da monitorização da concentração sérica de creatinina e TFG estimada ou *clearance* de creatinina, os tamanhos renais e a velocidade do fluxo sanguíneo cortical devem ser avaliados por ultrassonografia duplex, pois eles podem fornecer de forma mais rápida evidência de perda irreversível de néfrons (Caps et al., 1998b). Tanto os inibidores da ECA quanto os BRA, particularmente em uma condição de contração de volume, também podem resultar em insuficiência renal aguda (geralmente reversível) em 10% a 20% daqueles com EAR bilateral ou EAR afetando um rim único (van de Ven et al., 1998).

As lesões da fibroplasia medial, a forma mais comum de displasia fibromuscular, ao contrário da doença aterosclerótica, raramente progridem. Entretanto, as formas menos comuns de displasia fibromuscular (fibroplasia perimedial, hiperplasia medial e fibroplasia intimal) podem progredir e resultar na perda da função renal (Schreiber et al., 1984; Pohl e Novick, 1985). Assim, os pacientes com essas lesões também devem ser monitorados rigorosamente (Pohl e Novick, 1985).

PONTOS-CHAVE: TERAPIA MEDICAMENTOSA

- O controle da PA nos pacientes com hipertensão vascular renal pode ser alcançado na maioria daqueles com terapia medicamentosa apenas.
- Apesar do controle da PA com terapia medicamentosa, os estudos mostraram que as lesões ateroscleróticas da artéria renal podem progredir com o tempo.
- A monitorização cuidadosa da função renal, em particular quando se utiliza inibidores da ECA e BRA, deve ser mantida.

Angioplastia e Implantação de *Stent* para Hipertensão

A angioplastia transluminal percutânea da artéria renal (ATPAR) é uma técnica angiográfica pela qual as artérias renais estenóticas são dilatadas com um cateter com ponta em balão. As lesões que são mais passíveis para a **ATPAR** incluem aquelas com **menos de 10 mm de comprimento, que estão parcialmente ocluídas e não envolvem o óstio** (Geyskes, 1988; Marshall et al., 1990). Após uma **ATPAR** bem-sucedida, pode-se observar melhora na PA em até 4 a 6 horas após o procedimento; contudo é mais comumente vista após 48 horas, embora o efeito anti-hipertensivo máximo possa não ser observado por diversas semanas (Bonelli et al., 1995; Ram et al., 1995). No geral, a ausência de uma resposta anti-hipertensiva precoce sugere que seja improvável uma melhora da hipertensão a longo prazo (Bonelli et al., 1995).

A **ATPAR sem implantação de *stent* provou ser bem-sucedida em pacientes com displasia fibromuscular subjacente. Anteriormente, a revascularização cirúrgica era a única opção**. Ela foi primeiramente utilizada naqueles com início recente da hipertensão, naqueles com hipertensão pouco controlada apesar da terapia medicamentosa ou naqueles incapazes de tolerar a terapia medicamentosa, e naqueles com evidência de nefropatia isquêmica (Slovut e Olin, 2004). Comparada com a cirurgia, ela é menos dispendiosa, menos invasiva, pode ser realizada em condição ambulatorial, tem menor taxa de morbidade e não impede a revascularização cirúrgica caso não seja bem sucedida. A taxa de sucesso técnica da **ATPAR** em mãos experientes varia de 87% a 100%, e a melhora ou cura da hipertensão foi relatada como ocorrendo em torno de 90% em muitos grandes estudos (Geyskes, 1988; Canzanello et al., 1989; Ramsay e Waller, 1990; Libertino e Beckmann, 1994; Aurell e Jensen, 1997; Slovut e Olin, 2004; Mousa et al., 2012). Apesar de bem-sucedia, uma taxa de re-estenose de até 27% pode ser observada e deve-se fazer vigilância periódica com ultrassonografia duplex Doppler para monitorar a progressão da doença, re-estenose ou perda de massa renal (Slovut e Olin, 2004).

A **ATPAR bem-sucedida em pacientes com EAR aterosclerótica unilateral é tecnicamente mais difícil de alcançar (as taxas de sucesso técnico podem ser tão baixas quanto 70%), e as taxas de cura ou melhora de longo prazo da hipertensão não foram consistentes** (Geyskes, 1988; Canzanello et al., 1989; Ramsay e Waller, 1990; Libertino e Beckmann, 1994; Aurell e Jensen, 1997; Nordmann et al., 2003). Embora a cura ou melhora de longo prazo da hipertensão tenham sido relatadas por alguns como sendo tão altas quanto 60% a 70%, elas foram observadas em estudos não controlados e o local da lesão da artéria renal, que é de importância crítica na determinação do desfecho clínico, variou. Isso foi demonstrado por Canzanello et al., que observaram melhora da hipertensão em 86% dos pacientes com lesões não ostiais unilaterais comparadas com 64% com lesões ostiais unilaterais (Canzanello et al., 1989). Além disso, três estudos prospectivos comparando a **ATPAR** com terapia medicamentosa para EAR unilateral demonstraram benefício limitado em relação ao controle da PA e taxas de morbidade renal ou cardiovascular e mortalidade (Plouin et al., 1998; Webster et al., 1998; van Jaarsveld et al., 2000). O potencial benefício da **ATPAR** é ainda mais reduzido pelo desenvolvimento de insuficiência renal aguda reversível em aproximadamente 20% dos pacientes, e com trombose, perfuração ou dissecção das artérias renais e/ou ateroembolismo difuso ocorrendo em 15% submetidos ao procedimento.

Os efeitos sobre a PA após a ATPAR em pacientes com EAR bilateral também foi decepcionante, em parte devido à frequente presença de lesões ostiais ou completamente ocluídas (Canzanello et al., 1989; Marshall et al., 1990; Ramsay e Waller, 1990). Essas lesões são difíceis de serem dilatadas, e as tentativas frequentemente estão associadas a elevadas taxas de complicação. No geral, os critérios de seleção de pacientes e o tipo de lesões na qual a **ATPAR** foi realizada estão pouco delineados na maioria dos estudos. Quando realizada para EAR bilateral, a **ATPAR** pode ser tecnicamente mal-sucedida em 60%, e, quando bem-sucedida, as taxas de cura da hipertensão podem ser tão baixas quanto 8% e de melhora na PA, apenas 43% (Ramsay e Waller, 1990). Além disso, como a oclusão total da artéria renal em um rim atrófico é observada em 50% das vezes, poucos são curados da hipertensão e apenas 14% apresentam melhora de longo prazo da PA quando a **ATPAR** é tentada em pacientes com EAR bilateral associada a um rim atrófico (Geyskes, 1988).

Mesmo quando tecnicamente bem-sucedida, a taxa de re-estenose após a ATPAR é significativa (30% para lesões não ostiais e 50% para lesões ostiais) e pode ocorrer logo após o procedimento (15% a 30% em 2 anos) com recorrência de hipertensão não controlada ou acelerada.

A implantação de *stent* intravascular da EAR aterosclerótica é realizada no momento da angioplastia na tentativa de reduzir a incidência de re-estenose e para melhorar o controle da PA. Com o aumento da experiência ao longo dos anos, a colocação bem-sucedida de *stent* pode ser alcançada em quase 100% dos pacientes (Rees et al., 1991; van de Ven et al., 1995; Iannone et al., 1996; Tuttle et al., 1998). Apesar da alta taxa de sucesso técnico, **a taxa de re-estenose permanece perto de 15% a 25%**, e esta condição pode ocorrer já em 5 meses após a colocação do *stent* (Kidney e Deutsch, 1996; Rocha-Singh et al., 2005). Quando comparando a **ATPAR** com implantação de *stent* e a ARTP isolada, van de Ven et al. demonstraram taxa de sucesso de 88% na patência da artéria renal (definida como estenose residual < 50%) com a **ATPAR** e implantação de "*stent*", comparada com uma taxa de patência de 57% naqueles submetidos apenas à **ATPAR** para a EAR ostial (definida como estenose > 50% dentro dos primeiros 10 mm do lúmen aórtico) (van de Ven et al., 1999). Aos 6 meses, a taxa de patência primária, determinada pela angiografia, permaneceu significativamente maior (75% *vs.* 29%) e a taxa de re-estenose observada também foi inferior (14% *vs.* 48%) no grupo designado para a **ATPAR** com implantação de *stent*. Apesar de melhor revascularização ter sido alcançada com a ARTP e implantação de *stent*, não houve diferença estatisticamente significativa na PA entre os dois grupos. Entretanto, muito dos pacientes (29%) designados para a **ATPAR** sem implantação de *stent* foram mais tarde submetidos à colocação de *stent* por causa de falha primária ou tardia dos procedimentos iniciais. Esses pacientes foram incluídos na análise do grupo **ATPAR**, e, assim, a verdadeira PA pode ter sido mais favorável para o grupo com *stent*.

A melhora da PA também foi observada por alguns pesquisadores naqueles em quem foi colocado o *stent* após **ATPAR** malsucedida, assim como naqueles em quem a colocação primária de *stent* endovascular (sem ARTP concomitante) foi realizada para EAR aterosclerótica (Dorros et al., 1995, 1998a, 1998b; Blum et al., 1997; Rocha-Singh et al., 2005). Blum et al. (1997) observaram cura ou melhora da hipertensão em 78% dos 68 pacientes em quem os *stents* foram colocados devido às lesões ostiais após **ATPAR** malsucedida. Entretanto, neste estudo apenas 64% foram acompanhados por 12 meses e apenas 9% por 60 meses. No estudo não randomizado de Rocha-Singh et al., 208 pacientes com lesões renais aorto-ostial de novo ou re-estenótica que eram maiores ou iguais a 70% foram submetidos à implantação de *stent* após **ATPAR** malsucedida, e observou-se melhora da hipertensão tanto aos 9 quanto aos 24 meses. Naqueles submetidos à colocação primária de *stent* para doença unilateral ou bilateral, Dorros et al., (1998a, 1998b) observaram cura ou melhora da hipertensão em 60% de seus pacientes aos 6 meses; entretanto, o número de pacientes com lesões não ostiais não foi especificado em seu estudo, e por 1 e 4 anos de acompanhamento, a melhora geral no controle da PA diminuiu para 42% e apenas 1% permaneceu curado. Uma revisão retrospectiva mais recente por Corriere et al., entretanto, demonstrou apenas 1,1% dos seus 99 pacientes como estando curados da hipertensão, e apenas

20,5% demonstraram melhora na PA após a colocação primária de *stent* em 110 lesões ateroscleróticas da artéria renal com uma estenose média de 79,2 ± 12,9% durante o acompanhamento de curto prazo (Corriere et al., 2008). Posteriormente, outros estudos não observaram melhora significativa no controle da PA após a colocação primária ou secundária de *stent* (Harden et al., 1997; Tuttle et al., 1998).

Embora os resultados de muitos estudos anteriores tenham sugerido que a ATPAR com implantação de *stent* possa curar ou melhorar o controle da hipertensão, três estudos randomizados mais recentes levantaram questões sobre a efetividade da revascularização com implantação de *stent* para o controle da PA. O estudo "Stent Placement and Blood Pressure and Lipid-lowering for Prevention of Progression of Renal Dysfunction Caused by Atherosclerotic Ostial Stenosis of the Renal Artery"(STAR) envolveu 140 pacientes com PA controlada abaixo de 140/90 mm Hg e com uma lesão renal ostial maior do que 50%, e prospectivamente randomizaram os pacientes para a colocação de *stent* na artéria renal e terapia medicamentosa ou terapia medicamentosa apenas. Ao final do acompanhamento, **não houve diferença no grau de controle da PA** (Bax et al., 2009). Entretanto, deve-se observar que 12 dos 64 pacientes que foram randomizados para a colocação de *stent* tinham lesão ostial inferior a 50% e não foi colocado *stent*; contudo, eles foram incluídos na análise do grupo com *stent*, e assim podem ter impactado negativamente nos achados do estudo (Bax et al., 2009). No estudo "Angioplasty and Stenting for Renal Artery Lesions" (ASTRAL), 806 pacientes com EAR aterosclerótica foram randomizados para serem submetidos a revascularização e terapia medicamentosa ou submetidos a terapia medicamentosa apenas (ASTRAL Investigators et al., 2009). Assim como no estudo STAR, este estudo também foi criticado por incluir pacientes que não tinham EAR clinicamente significativa e que não tiveram seus achados confirmados por laboratórios centrais. Após um acompanhamento médio de **34 meses, não houve diferença no controle da PA entre os dois grupos**, embora o número de medicações anti-hipertensivas necessárias tenha sido levemente maior no grupo manejado de forma medicamentosa.

O estudo "Cardiovascular Outcomes and Renal Atherosclerotic Lesions" (CORAL) foi delineado para contornar as deficiências dos estudos anteriores (Cooper et al., 2014) e, em grande, parte alcançou esse objetivo. Em resumo, este foi um estudo multicêntrico, aberto, randomizado e controlado que comparou a terapia medicamentosa sozinha com a terapia medicamentosa mais a colocação de *stent* na artéria renal em pacientes com EAR aterosclerótica e PA elevada, doença renal crônica, ou ambos. **A terapia medicamentosa consistiu em um BRA, um bloqueador de canal de cálcio, uma estatina, um diurético e outros medicamentos quando necessários.** Os patrocinadores do estudo forneceram os medicamentos. (Outros detalhes específicos em relação ao protocolo e suas limitações são discutidos em Angioplastia e Implantação de Stent para Preservação da Função Renal). A EAR grave foi definida angiograficamente como uma estenose de pelo menos 80%, mas inferior a 100% do diâmetro, ou uma estenose de pelo menos 60%, mas inferior a 80% do diâmetro, em uma artéria com um gradiente de pressão sistólica de pelo menos 20 mm Hg. Em razão das restrições na participação, a verdadeira porcentagem média de estenose foi de 73%. Os parâmetros primários do estudo foram ocorrências de eventos cardiovasculares ou renais maiores. O estudo não foi especificamente delineado para determinar se a colocação ou não de *stent* conferiria um benefício adicional ao controle da PA. A PA sistólica média foi de 150 mm Hg na inscrição, e os participantes, na média, estavam tomando uma média de 2,1 medicações anti-hipertensivas. No geral, a redução da PA sistólica de uma média de 15 a 16 mm Hg foi alcançada nos dois grupos com **uma média de 3,4 medicações, não diferente nos dois grupos**. Entretanto observou-se uma modesta, mas estatisticamente significante, **redução na PA sistólica de 2 mm Hg com a colocação de *stent*. Entretanto, esta redução não se traduziu em uma diminuição significativa nos eventos clínicos.** Portanto, o risco da implantação de *stent* no grupo de pacientes estudado parece não valer o potencial benefício em relação ao controle da PA.

Entretanto, é importante observar que **pacientes com hipertensão acelerada, edema pulmonar "*flash*" e hipertensão maligna não foram incluídos nesse estudo. Portanto, as conclusões em relação a estes grupos de pacientes não puderam ser feitas a partir desse estudo.** A abordagem desses pacientes deve ser individualizada, e o clínico deve decidir quais pacientes podem se beneficiar com a intervenção.

As diretrizes do "American College of Cardiology/American Heart Association" (ACC/AHA) foram publicadas antes dos resultados do estudo CORAL. Elas são as seguintes: **ATPAR** é uma opção razoável para (1) pacientes com uma EAR hemodinamicamente significativa e hipertensão acelerada ou hipertensão maligna, (2) hipertensão com um rim pequeno unilateral sem explicação, (3) hipertensão com intolerância à medicação e (4) implantação de *stent* renal que seja indicada para lesões ostiais que atendam aos critérios clínicos para intervenção (Hirsch et al., 2006).

Dados os resultados do estudo CORAL, este painel pode reconsiderar as recomendações números 2 e 4, pois esses pacientes podem apresentar uma resposta "equivalente" à terapia medicamentosa sem os riscos inerentes que ocorrem com a implantação de *stent*.

Estudos anteriores não cegos sugeriram que a denervação da artéria renal por cateter reduz a PA em pacientes com hipertensão resistente. Esta abordagem até recentemente seria uma alternativa à terapia medicamentosa em pacientes com hipertensão vascular renal que não responderam adequadamente à terapia medicamentosa e estavam enfrentando a angioplastia transluminal como uma alternativa. Entretanto, os resultados do estudo "Simplicity" foram publicados (Bhatt et al., 2014). Um total de 535 pacientes foi submetido à randomização. Os pacientes foram divididos em dois grupos. Eles foram aleatoriamente designados, em uma razão de 2 para 1, para serem submetidos a denervação renal ou um procedimento placebo. Esse estudo cego prospectivo não mostrou uma redução significativa na PA sistólica em pacientes com hipertensão resistente que foram submetidos ao verdadeiro procedimento de denervação *versus* aqueles submetidos ao procedimento placebo. Infelizmente, esta opção em relação ao tratamento da hipertensão resistente não é mais convincente com base nesse estudo controlado randomizado bem delineado (Bhatt et al., 2014).

PONTOS-CHAVE: ANGIOPLASTIA E IMPLANTAÇÃO DE *STENT* PARA HIPERTENSÃO

- No geral, o efeito sobre o controle da PA após a **ATPAR** foi decepcionante.
- Três estudos recentes não mostraram diferença significativa entre os pacientes tratados de forma medicamentosa e aqueles tratados com a angioplastia transluminal.
- O estudo mais recente e melhor realizado é o CORAL, que mostrou apenas uma diferença de 2 mm Hg na PA entre os grupos. Entretanto, isto não se traduziu em uma diminuição significativa nos eventos clínicos, e expôs os pacientes aos potenciais riscos da angiografia.
- Os pacientes com hipertensão acelerada, edema pulmonar "*flash*" e hipertensão maligna não foram incluídos neste estudo. Portanto, as conclusões em relação a esses pacientes não puderam ser realizadas a partir desses ou de outros estudos.
- A denervação renal para a hipertensão resistente foi recentemente mostrada como malsucedida (estudo "SIMPLICITY").

Embora de **maneira geral sejam seguras, taxas de complicações de 5% a 15% podem ser observadas com a ATPAR ou implantação de *stent*. A maioria destas é de menor significância e resultado da formação de hematoma** no local da punção ou espasmo renal. Contudo, quando grave, o espasmo da artéria renal pode resultar **em trombose local e infarto renal**, o que pode, entretanto, ser revertido ou prevenido por meio da infusão intra-arterial de nitroglicerina. As complicações maiores, como a **insuficiência renal aguda reversível** associada ao radiocontraste, foram observadas em aproximadamente 20% dos casos; **a perfuração da artéria renal, oclusão, dissecção e insuficiência renal aguda resultante da ateroembolização são menos frequentes** (<5%). A implantação de *stent* endovascular também pode ser complicada pelo mal posicionamento ou deslocamento.

Angioplastia e Implantação de *Stent* para Preservação da Função Renal

As lesões da EAR aterosclerótica progridem com o tempo, contudo **não está claro quantos pacientes desenvolverão nefropatia isquêmica ou**

DRCT como consequência de suas lesões vasculares. A taxa na qual essas complicações renais ocorrem também é desconhecida.

Em um estudo retrospectivo de Baboolal et al. (1998), foi examinado o curso clínico de 51 pacientes com EAR bilateral significativa (definida como oclusão total ou estenose ≥ 90% em uma artéria renal e estenose ≥ 50% na artéria contralateral) que receberam terapia medicamentosa apenas. Esses pacientes foram tratados de forma medicamentosa devido à preferência do médico ou do paciente, pois se acreditava que as lesões não eram passíveis para **ATPAR**, porque os rins eram muito pequenos e irrecuperáveis, ou porque os riscos operatórios eram considerados muito grandes. Como um todo, a TFG diminuiu 4 mL/min/ano (intervalo de 1 a 16 mL/min/ano), e, em um acompanhamento de 5 anos, a DRCT se desenvolveu em apenas 12%. A DRCT ocorreu naqueles que tiveram o prejuízo renal mais significativo (TFG média de 25 mL/min, intervalo de 15 a 56 mL/min) no momento da angiografia e em quem o declínio na TFG foi mais rápido (média de 8 mL/min/ano, intervalo de 3 a 13 mL/min/ano). Assim, apesar da presença de EAR significativa em todos os pacientes, um significativo número mostrou pouca ou nenhuma alteração em sua função renal ao longo de todo o tempo, e 88% não precisaram de terapia de substituição renal. Esses achados sugerem que, **mesmo na presença de doença significativa da artéria renal, uma circulação renal colateral suficiente pode se desenvolver para manter uma TFG e viabilidade renal adequada** (Meyrier et al., 1998)

A deterioração progressiva na função renal ocorre, entretanto, **em um subgrupo de pacientes com EAR aterosclerótica e é uma crescente causa de insuficiência renal potencialmente reversível em idosos, assim como a causa primária de insuficiência renal em 10% a 20% da população com DRCT** (Jacobson, 1988; Rimmer e Gennari, 1993; Mailloux et al., 1994; Greco e Breyer, 1997; Middleton, 1998; Textor, 1998; van Ampting et al., 2003).

Apesar da terapia de substituição renal, as taxas de mortalidade nesses indivíduos são maiores do que 50% ao longo de 3 anos, e as taxas de sobrevida de 5 e 10 anos são de apenas 18% e 5%, respectivamente. Dado o crescente número desses pacientes e seus prognósticos desfavoráveis com a terapia de substituição renal, é imperativo que a revascularização e a **restauração da função renal sejam perseguidas sempre que houver piora clinicamente significativa da função renal**. Entretanto, evitar a terapia de substituição renal por si só não garante uma sobrevida mais longa nesses pacientes, que geralmente se apresentam com doença vascular difusa.

A ATPAR sem a implantação de *stent* mostrou melhorar a função renal em 40% e estabilizar a função renal em outros 30% a 40% daqueles com nefropatia isquêmica (Canzanello et al., 1989; Sos, 1991; O'Donovan et al., 1992; Rimmer e Gennari, 1993; Greco e Breyer, 1997). Esses resultados foram primeiramente obtidos naqueles com lesões não ostiais, e, embora a taxa de reestenose possa ser tão alta quanto 10% a 30%, muitos são passíveis de repetir a **ATPAR** (Greco e Breyer, 1997). A **ATPAR** em pacientes com lesões não ostiais mostrou uma taxa de sucesso similar àquela da revascularização cirúrgica e impõe um risco menor de morbidade e mortalidade. Na presença de lesões ostiais, o que compreende a maior parte (80% a 85%) das EAR ateroscleróticas, a **ATPAR** sem a implantação de *stent* é muito menos bem-sucedida e efetiva; assim, a maioria da **ATPAR** para EAR aterosclerótica é realizada com a colocação de *stent* endovascular. Os *stents* endovasculares foram colocados no momento da **ATPAR** ou "primariamente" (sem **ATPAR** prévia) (Dorros et al., 1995, 1998a, 1998b; Boisclair et al., 1997; Harden et al., 1997; Rundback et al., 1998; Isles et al., 1999; Rees, 1999; Ives et al., 2003; Korsakas et al., 2004; Corriere et al., 2008). Nesses estudos anteriores, a implantação de *stent* resultou em melhora da função renal em 30% a 40% e estabilização da função renal em outros 30% a 50%. Os desfechos de longo prazo da implantação de *stent* naqueles com nefropatia isquêmica sugeriram que **o benefício clínico estava inversamente relacionado com o nível da função renal no momento do procedimento, com o maior benefício geral sendo observado naqueles com concentração sérica de creatinina no início do estudo de 1,5 a 2,0 mg/dL**. Entretanto a maioria desses estudos incluiu pacientes tanto com lesões ateroscleróticas ostiais quanto não ostiais, e, em alguns, as estenoses eram maiores ou iguais a 50% e podem não necessariamente ter sido de significância hemodinâmica.

Diversos pesquisadores estudaram o efeito da implantação de *stent* na função renal em pacientes com apenas lesões ostiais (Rees et al., 1991; van de Ven et al., 1995; Blum et al., 1997; Tuttle et al., 1998; Rocha-Singh et al., 2005). Nos estudos iniciais de Rees e van de Ven, aproximadamente um terço dos pacientes demonstrou melhora da função renal após a implantação de *stent*, enquanto que a estabilização da função renal foi observada em 36% no primeiro estudo e 58% no último estudo (Rees et al., 1991; van de Ven et al., 1995). Contudo, os dois estudos tiveram apenas acompanhamento de curto prazo (acompanhamento médio de 6,5 e 9 meses, respectivamente) (Rees et al., 1991; van de Ven et al., 1995). Pesquisadores de três estudos examinaram os efeitos de longo prazo da implantação de *stent* na preservação da função renal em pacientes com lesões ostiais (Blum et al., 1997; Tuttle et al., 1998; Rocha-Singh et al., 2005). Em seu estudo, Blum et al. (1997) não observaram deterioração da função renal em seus 68 pacientes com lesões ostiais, com uma concentração sérica média de creatinina de 1,23 ± 0,6 mg/dL (intervalo de 0,5 a 3,9 mg/dL), durante um acompanhamento médio de 27 meses após a implantação de *stent* em seguida a uma angioplastia malsucedida. Além disso, 30% dos pacientes que exibiram insuficiência renal significativa no início do estudo permaneceram estáveis. Tuttle et al. (1998) acompanharam 129 pacientes por uma média de 24 meses após passarem por implantação primária ou secundária de *stent*. Nenhuma alteração significativa foi observada no *clearance* de creatinina dos pacientes (como determinado pela fórmula de Crockcroft-Gault), apesar do baixo nível de função renal no início do estudo (intervalo de 23 ± 3 a 53 ± 3 mL/min); observou-se melhora em 15%, outros 81% mostraram estabilização de suas funções renais e, dos 8 pacientes inicialmente dependentes da diálise, 4 recuperaram uma função renal significativa e tiveram creatinina sérica de 2,3 ± 0,5 mg/dL aos 15 ± 6 meses (intervalo de 9 a 24 meses) (Tuttle et al., 1998). No estudo não randomizado de Rocha-Singh et al. (2005), 208 pacientes com EAR aorto-ostial *de novo* ou re-estenótica maior ou igual a 70% foram submetidos à implantação de *stent* após **ATPAR** malsucedida. Aos 9 e 24 meses de acompanhamento, a concentração sérica de creatinina permaneceu inalterada a partir dos valores do início do estudo.

Embora sugestiva de benefícios, **todos os estudos supracitados foram limitados pela ausência de grupo-controle que foi tratado com terapia medicamentosa sozinha e pelo fato de que não ficou claro se a implantação de *stent* endovascular foi realizada por razão da piora da função renal**. Até o momento, três estudos randomizados foram realizados para ajudar a esclarecer esta questão. No **estudo STAR**, 140 pacientes com PA controlada abaixo de 140/90 mm Hg e com uma lesão ostial renal maior do que 50% foram designados ou para a implantação de *stent* na artéria renal e terapia medicamentosa ou para terapia medicamentosa apenas. Aos 2 anos **não houve diferença estatística no parâmetro primário** definido como declínio no *clearance* de creatinina maior ou igual a 20% entre os dois grupos (Bax et al., 2009). Entretanto, uma das limitações deste estudo foi que 12 dos 64 pacientes randomizados para a implantação de *stent* apresentavam lesões ostiais inferiores a 50% e não foram submetidos a implantação de *stent*, contudo eles foram incluídos na análise do grupo com implantação de *stent*, e assim eles podem ter impactado negativamente nos achados do estudo (Bax et al., 2009). Dos 806 pacientes com EAR aterosclerótica randomizados para serem submetidos à revascularização e terapia medicamentosa ou para a terapia medicamentosa sozinha no **estudo ASTRAL, nenhuma diferença entre os dois grupos foi observada no declínio da função renal com 1 ano** (acompanhamento médio de 34 meses) (ASTRAL Investigators et al., 2009). Além disso, não houve diferença nos desfechos baseados na gravidade da estenose no início do estudo, tamanhos renais, na TFG estimada no início do estudo, na concentração sérica de creatinina no início do estudo, ou na deterioração renal antes da randomização (ASTRAL Investigators et al., 2009). Similar aos achados do estudo STAR, é improvável que os achados do estudo ASTRAL mostrem um benefício a partir da revascularização endovascular, pois 25% daqueles inscritos no estudo apresentaram função renal normal, um significativo número de pacientes apresentou apenas doença unilateral, e uma significativa porcentagem das lesões estenóticas eram inferiores a 70% e, possivelmente, de pouca significância hemodinâmica.

Como mencionado anteriormente, no texto sobre controle da PA, os achados do **estudo CORAL** foram publicados (Cooper et al., 2014). Este foi um estudo **multicêntrico, prospectivo, randomizado e controlado** no qual os pacientes com **hipertensão de difícil controle** (definida como PA sistólica superior ou igual a 155 mm Hg com dois ou mais anti-hipertensivos) ou **insuficiência renal** inferior a 60 mL/min/1,73m² pela fórmula "Modification of Diet in Renal Disease (MDRD)", e EAR superior a 60%, porém inferior a 100%, foram **randomizados ou para a terapia medicamentosa ideal sozinha ou para terapia medicamentosa ideal e implantação de** *stent* **na artéria renal**. Os participantes do estudo CORAL foram acompanhados para a ocorrência de eventos cardiovasculares e renais adversos (um parâmetro composto de morte a partir de causas cardiovasculares ou renais, infarto do miocárdio, derrame, hospitalização por insuficiência cardíaca congestiva, insuficiência renal progressiva, ou necessidade de terapia de substituição renal). Ao longo de todo um acompanhamento médio de 43 meses, **nenhuma diferença significativa entre os grupos de tratamento foi observada na taxa de componentes individuais do parâmetro primário ou na mortalidade por todas as causas.** Portanto, a implantação de *stent* na artéria renal não conferiu um benefício clinicamente significativo em relação à prevenção de eventos clínicos quando adicionada à ampla terapia medicamentosa multifatorial em pessoas com EAR aterosclerótica e hipertensão ou doença renal crônica. Embora a porcentagem média de estenose tenha sido de 73% no geral, os pesquisadores não foram capazes de demonstrar algum benefício entre os participantes com EAR superior a 80% (Cooper et al., 2014).

O estudo CORAL inclui diversos pontos fortes. Entre eles está o fato de que os pesquisadores criaram um protocolo que maximizou a adesão à terapia medicamentosa por meio da suplementação da medicação e minimizando o *cross-over*, e pelo fato de que os pesquisadores demonstraram uma redução de 20% do parâmetro primário aos 2 anos, o que foi a metade da taxa esperada de 40%. Eles claramente demonstraram que uma terapia medicamentosa de alta qualidade é de suma importância no manejo desta doença. Entretanto, **as limitações do estudo devem ser observadas**:

1. Pacientes com creatinina sérica superior a 4 mg/dL foram excluídos.
2. Pacientes com lesão de artéria renal que poderia não ser tratada com o uso de um *stent* único foram excluídos.
3. A porcentagem média de estenose foi de 73%. Todos os pacientes com EAR acima de 60% foram tratados, embora algumas delas possam não ter sido de significância hemodinâmica.
4. Nenhum dado foi fornecido em relação à taxa de declínio da função renal antes da inscrição no estudo.
5. A população pode representar um grupo de pacientes em quem a terapia medicamentosa foi superior àquela observada na clínica em geral, pois as medicações foram fornecidas aos pacientes.
6. Um subgrupo de pacientes pode ter sido bem excluído do estudo por seus médicos e encaminhados para implantação de stent com base em suas próprias diretrizes clínicas. Esses pacientes podem ter tido hipertensão "não controlada" ou maligna apesar das medicações, ou intolerância às medicações, ou rápida deterioração da função renal.

Como mencionado no editorial que o acompanha, o estudo CORAL atingiu um equilíbrio entre as limitações práticas do recrutamento de pacientes e a população-alvo mais apropriada para a implantação de *stent* na artéria renal. Para conseguir recrutar um suficiente número de pacientes para conseguir poder estatístico, os pacientes com estenose de pelo menos 60% foram permitidos no estudo. Novamente, é importante observar que, quando pacientes com mais de 80% de estenose foram analisados como um subgrupo, não houve diferença quando comparados com aqueles pacientes em quem uma estenose menos grave foi observada. Um estudo mais restritivo em pacientes com doença bilateral crítica ou estenose grave envolvendo um único rim funcional provavelmente nunca será concluído. **Portanto, continua sendo importante identificar uma população-alvo com insuficiência renal grave que possa se beneficiar com a intervenção.** Os pacientes que de fato têm creatinina sérica superior a 4 mg/dL, porém que tiveram uma rápida deterioração da função renal antes do momento da apresentação, podem responder à intervenção com implantação de *stent* para preservar a função renal. Há relatos de pacientes que conseguiram descontinuar a hemodiálise depois de a implantação de *stent* na artéria renal ser realizada devido à nefropatia isquêmica. Assim, a recuperação da função renal e o controle da PA ainda são um problema em uma proporção de pacientes com doença oclusiva da artéria renal. Na maioria desses pacientes, em geral, a implantação de *stent* é a terapia menos invasiva e mais apropriada. Entretanto, dependendo da localização da lesão e/ou seu tamanho e se está associada ou não às lesões na aorta abdominal ou é um subtipo de displasia fibromuscular, a cirurgia pode ser a escolha de terapia mais apropriada (ver Tratamento Cirúrgico da Estenose da Artéria Renal).

Dados os resultados do estudo CORAL, no qual os pacientes podem ou não ter tido uma função renal estável, as indicações de **ATPAR** para a preservação da função renal delineadas pela ACC/AHA permanecem razoáveis. Conforme suas diretrizes, a **ATPAR** deve ser considerada em pacientes com EAR e doença renal crônica progressiva com EAR bilateral ou EAR em um único rim funcional, particularmente naqueles em que houve rápido declínio na função renal, sem outra clara causa, nos 3 a 6 meses anteriores (Hirsch et al., 2006).

Parece haver uma "janela de oportunidade", definida por um nível sérico de creatinina entre 1,5 ml/dL e 3 mg/dL, para o sucesso da maioria das intervenções. Aguardar pelo avanço da insuficiência renal diminui a probabilidade de melhora da função renal após a revascularização. Inversamente, os pacientes com função renal quase normal e hipertensão bem controlada tem um ganho relativamente pequeno com a intervenção. Como resumido pelos autores do estudo CORAL, a implantação de *stent* na artéria renal parece não conferir um significativo benefício com respeito à prevenção dos eventos clínicos quando adicionada à ampla terapia medicamentosa multifatorial em indivíduos com EAR aterosclerótica e hipertensão ou doença renal crônica (Cooper et al., 2014).

Antes de realizar a revascularização para a preservação da função renal, deve-se avaliar a probabilidade de significativa recuperação da função renal. No geral, **a melhora ou a estabilização da função renal são mais prováveis de ocorrer quando as seguintes diretrizes estão presentes** (Novick et al., 1987):

1. Visualização do sistema de coleta na PIV ou durante a fase de pielograma da angiografia
2. Comprimento renal superior a 9 cm
3. Evidência de circulação colateral preenchendo a vascularização distal no lado da oclusão total da artéria renal durante a angiografia
4. Demonstração de glomérulos viáveis na biópsia renal com mínima glomeruloesclerose arteriolar

Nossa abordagem para o tratamento da hipertensão e/ou nefropatia isquêmica está delineada nas Figuras 45-8 e 45-9.

> **PONTOS-CHAVE: ANGIOPLASTIA E IMPLANTAÇÃO DE *STENT* PARA A PRESERVAÇÃO DA FUNÇÃO RENAL**
>
> - Antes do estudo CORAL, a maioria dos dados em pacientes com nefropatia isquêmica relacionados com a melhora da função renal após a angioplastia foi limitada pela ausência dos grupos-controle e randomização prospectiva.
> - O estudo CORAL foi um experimento-controle randomizado, prospectivo e definitivo comparando a terapia medicamentosa sozinha *versus* a terapia medicamentosa com angioplastia transluminal com implantação de *stent*, e ele não mostrou nenhuma diferença significativa entre os grupos de tratamento na taxa de deterioração da função renal.
> - Ainda há um subgrupo de pacientes que podem se beneficiar com a angioplastia transluminal percutânea em adição à terapia medicamentosa (em vez da terapia medicamentosa sozinha), pois o estudo CORAL incluiu algumas limitações.

Tratamento Cirúrgico da Estenose da Artéria Renal

Com o advento dos inibidores da ECA, bloqueio dos receptores de angiotensina, estatinas e **ATPAR**, **a necessidade de revascularização cirúrgica e reconstrução da artéria renal diminuiu**. Como discutido anteriormente no capítulo, o estudo CORAL pode alterar a necessidade de um tratamento intervencionista ainda maior. Entretanto, permanece a indicação para intervenção cirúrgica em um grupo selecionado de pacientes. Os pacientes com EAR com concomitante doença aórtica aneurismática ou oclusiva, para a qual a cirurgia é indicada, se beneficiariam com a intervenção cirúrgica para corrigir as duas lesões caso a doença aórtica não possa ser reparada sem corrigir a doença oclusiva renal também. Alguns cirurgiões podem abordar isso por meio da reparação da doença aórtica com cirurgia e, então, corrigindo a lesão da artéria renal por meio da **ATPAR** quando há uma indicação para esta intervenção (Safian e Textor, 2001). A cirurgia também é indicada

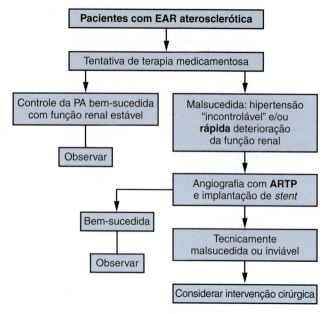

Figura 45-8. Algoritmo para o manejo dos pacientes com estenose aterosclerótica da artéria renal (EAR). PA, Pressão arterial; ATPAR, angioplastia transluminal percutânea da artéria renal.

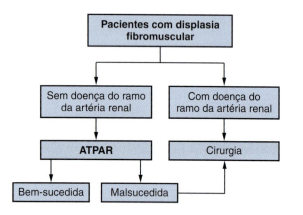

Figura 45-9. Algoritmo para o manejo dos pacientes com displasia fibromuscular. ATPAR, angioplastia transluminal percutânea da artéria renal.

em pacientes que se apresentam com macroaneurismas da artéria renal associadas à estenose, pois a ruptura dessas lesões pode ocorrer caso elas sejam maiores do que 4 cm (Olin, 2007).

Como o estudo CORAL recrutou pacientes a partir de médicos primários, ele provavelmente não incluiu pacientes que exibiram hipertensão maligna/acelerada ou incontrolável, pacientes que não toleraram a terapia medicamentosa, ou pacientes que mostraram rápida deterioração da função renal (1 a 6 meses antes da apresentação) com a creatinina sérica permanecendo entre 1,5 e 3,0 mg/dL. Esses pacientes podem ter sido muito bem encaminhados diretamente para uma intervenção. A intervenção teria variado dependendo da localização da lesão. A **ATPAR** seria realizada sob a maioria das circunstâncias. Entretanto, caso houvesse uma lesão ostial maior do que 10 mm, o paciente provavelmente teria sido encaminhado para a revascularização cirúrgica. Portanto, ainda há um grupo de pacientes que precisaria de intervenção cirúrgica.

PONTOS-CHAVE: TRATAMENTO CIRÚRGICO DA ESTENOSE DA ARTÉRIA RENAL

- Embora menos necessária, pacientes específicos ainda precisam de revascularização cirúrgica da artéria renal.
- Esses pacientes incluem aqueles com concomitante doença aórtica aneurismática ou oclusiva, aqueles com macroaneurismas da artéria renal associados à estenose, aqueles com hipertensão maligna ou acelerada (com ou sem insuficiência renal aguda) que não responderam ou não são capazes de tolerar a terapia medicamentosa e aqueles em quem a angioplastia transluminal é tecnicamente impossível de ser concluída.

Os tradicionais critérios que irão assegurar o melhor resultado da revascularização cirúrgica da artéria renal são (1) um rim maior do que 8 cm de comprimento; (2) preenchimento retrógrado da artéria renal distal por vasos colaterais nos exames de imagem radiográficos ou cintilográficos; (3) patência da artéria renal distal; (4) viabilidade do rim envolvido na renografia isotópica e (5) mínima esclerose glomerular e túbulos bem preservados na biópsia renal (Garcia-Donaire e Alcazar, 2005).

Os pacientes que precisam de cirurgia renovascular frequentemente têm comorbidades que os colocam em risco cirúrgico mais alto. Essas comorbidades incluem angina (29,9%), infarto miocárdico anterior (27%), insuficiência cardíaca congestiva (23,7%), doença cerebrovascular (24,8%), diabetes melito (18,1%) e claudicação (56,4%) (Pohl, 1999). A morbidade da cirurgia pode ser diminuída pela triagem pré-operatória e correção da doença arterial coronária e carotídea, excluindo os pacientes com aortas gravemente doentes. O *bypass* aortorrenal é a técnica cirúrgica preferencial em pacientes com RVH aterosclerótica quando a aorta abdominal não está doente. Entretanto, quando a aorta abdominal têm placas ateroscleróticas, as técnicas alternativas para o *bypass* arterial renal incluem o *bypass* esplenorrenal para as lesões da artéria renal esquerda, *by-pass* hepatorrenal para as lesões arteriais direita, *bypass* iliorrenal, cirurgia em banco com autotransplante da unidade renal envolvida, e o uso da aorta supracelíaca ou torácica inferior para o *bypass*, uma vez que estas são geralmente menos envolvidas pela doença aterosclerótica. Alguns cirurgiões defendem a realização de uma revascularização unilateral em pacientes com doença bilateral para minimizar a morbidade cirúrgica do paciente (Pohl, 1999).

REFERÊNCIAS

Para consultar a lista completa de referências, acesse www.expertconsult.com.

LEITURA SUGERIDA

ASTRAL Investigators, Wheatley K, Ives N, et al. Revascularization versus medical therapy for renal-artery stenosis. N Engl J Med 2009;361:1953-62.

Bax L, Woittiez AJ, Kouwenberg HJ, et al. Stent placement in patients with atherosclerotic renal artery stenosis and impaired renal function: a randomized trial. Ann Intern Med 2009;150:840-8.

Cooper CJ, Murphy TP, Cutlip DE, et al. Stenting and medical therapy for atherosclerosis renal-artery stenosis. N Engl J Med 2014;370:13-22.

Dworkin LD, Cooper CJ. Renal-artery stenosis. N Engl J Med 2009;361:1972-8.

Olin JW, Froehlich J, Gu X, et al. The United States registry for fibromuscular dysplasia: results of the first 447 patients. Circulation 2012;125: 3182-90.

Pohl MA. Renovascular hypertension and ischemic nephropathy. In: Schrier RW, editor. Atlas of diseases of the kidney: hypertension and the kidney, vol. 3. Hoboken (NJ): Wiley-Blackwell; 1999. [chapter 3].

Slovut DP, Olin JW. Fibromuscular dysplasia. N Engl J Med 2004;350:1862-71.

46 Etiology, Pathogenesis, and Management of Renal Failure

David A. Goldfarb, MD, Emilio D. Poggio, MD e Sevag Demirjian, MD

Acute Kidney Injury

Acute Tubular Necrosis

Clinical Approach to the Differential Diagnosis of Acute Kidney Injury

Management of Acute Kidney Injury

Chronic Kidney Disease

47 Transplante Renal

Hans Albin Gritsch, MD e Jeremy Matthew Blumberg, MD

Papel do Urologista no Transplante Renal

Doença Renal Crônica Terminal

Seleção dos Receptores no Transplante Renal

Seleção dos Doadores no Transplante Renal

Cirurgia do Implante Renal

Cuidados Pós-transplante

Autotransplante

PAPEL DO UROLOGISTA NO TRANSPLANTE RENAL

A invenção da terapia de substituição renal é um dos maiores avanços da medicina no século XX. Tratamentos de diálise eram inicialmente indicados somente para pacientes com lesões renais agudas. Na primeira metade do século, houve apenas sucessos em curto prazo e diversas falhas técnicas no transplante de rins. Em experimentos com transplantes em modelos animais, foram elucidados muitos dos fundamentos da imunologia. Durante a Segunda Guerra Mundial, o tratamento de queimaduras estimulou um intenso interesse em enxerto de pele. Uma série de trabalhos de Peter Medawar iniciada em 1944 demonstrou claramente o processo de rejeição de enxertos, bem como a aceitação do tecido do mesmo indivíduo ou de um gêmeo idêntico. Ademais, experimentos bem elaborados demonstraram que era possível prevenir a rejeição transferindo-se células do doador para o receptor durante o período neonatal (Billingham et al., 1953). Avanços na técnica cirúrgica vascular e a indução de tolerância renovaram o interesse no transplante de órgãos. Urologistas da França deram soluções para várias barreiras técnicas. Uma equipe de especialistas em ciência básica e em clínica médica liderada por John P. Merrill (nefrologia), Joseph E. Murray (cirurgia plástica), e J. Hartwell Harrison (urologia) do Peter Bent Brigham Hospital realizaram o primeiro transplante de rim bem-sucedido entre gêmeos idênticos em dezembro de 1954 (Terasaki, 1991; Starzl, 1992).

O transplante evoluiu de procedimento experimental para o padrão de cuidado de diversos tipos de insuficiência de órgãos. Os melhores resultados são obtidos por uma equipe multidisciplinar integrada. Os urologistas, portanto, continuarão sendo convocados para o tratamento de pacientes transplantados.

DOENÇA RENAL CRÔNICA TERMINAL

Incidência e Prevalência

Nos anos 1960, só havia disponibilidade de diálise em poucos centros, sendo considerada um procedimento experimental pelas empresas de seguros saúde; porém, nas décadas seguintes, as opções de tratamento para pacientes portadores de insuficiência renal melhoraram expressivamente. A aprovação da lei do Medicare norte-americano em 1972 determinou o pagamento para terapia de reposição renal (TRR), incluindo diálise de manutenção e transplante renal. Em 2011, o número de pacientes que receberam tratamento para doença renal crônica terminal (DRCT) chegou a 615.899 – um novo recorde. O número de pacientes submetidos a diálise foi de 112.788, sendo que 2.855 pacientes receberam transplante preventivo como modalidade primária de tratamento para DRCT; assim, um total de 115.643 pacientes iniciaram a terapia para DRCT em 2011 – um nível abaixo dos dois anos anteriores. A incidência de pacientes que iniciaram terapia com hemodiálise caiu pela primeira vez em mais de três décadas. A população de DRCT que iniciou a diálise peritoneal hoje representa 6,6% dos pacientes. A prevalência de DRCT incluiu 430.273 pacientes em diálise e 185.626 pacientes de transplante renal em funcionamento, e o crescimento anual de 3,4% – para 615.899 – foi o menor em 30 anos (United States Renal Data System, 2013).

Opções de Tratamento

Normalmente, a hemodiálise é realizada em um centro por 2,5 a 5 horas e três vezes por semana. O sangue é removido por meio de um cateter em uma veia central ou agulhas de calibre largo inseridas em fístulas/enxertos arteriovenosos. Solutos são removidos por difusão através de uma membrana semipermeável. A remoção de fluidos, também chamada de ultrafiltração, é controlada pela regulação da pressão hidrostática da membrana. Os pacientes normalmente se queixam de náusea, cãibras musculares, hipotensão e fadiga. Com o aumento do número de tratamentos por semana e diminuição da taxa de remoção de fluidos, os sintomas podem ser reduzidos, mas isso geralmente está limitado àqueles pacientes que contam com cuidadores exclusivos que podem administrar o tratamento em casa. O acesso permanente para diálise usando uma fístula arteriovenosa tem o melhor índice de patência e reduz o risco de infecção hematogênica. Estenose venosa, e a eventual perda do acesso, é uma complicação cada vez mais reconhecida da diálise prolongada com cateteres venosos centrais. Se possível, deve-se criar uma fístula pelo menos 6 meses antes do início previsto do tratamento de hemodiálise. A diálise peritoneal utiliza o transporte de líquidos e solutos característicos do peritônio como uma membrana de diálise endógena. Um cateter de silástico é cirurgicamente implantado na cavidade abdominal, e o local de saída é protegido por um manguito integrado sob a pele. Depois de várias semanas, 1.500 a 3.000 mL de solução hipertônica estéril entram no abdome, onde permanecem por um período específico para a devida remoção dos solutos e a ultrafiltração. O líquido é então descartado. A hipertonicidade do líquido é comumente obtida com concentrações de glicose de 1,5% a 4,25%. Isso pode criar uma carga calórica significativa e aumentar o risco de infecção. Para reduzir esse problema, soluções contendo polímeros de glicose (p.ex., icodextrina) foram lançadas para diminuir a absorção de solutos e aumentar a ultrafiltração por períodos mais longos. **Infelizmente, tanto a icodextrina quanto a maltose podem causar resultados falsamente elevados dos níveis de glicose com dispositivos portáteis, possivelmente levando a terapias inadequadas** (Floré e Delanghe, 2009). Esse procedimento é normalmente feito em casa por um equipamento que regula o fluxo de líquido enquanto o paciente dorme (diálise peritoneal cíclica contínua) ou com trocas periódicas durante o dia (diálise peritoneal ambulatorial contínua). As vantagens em relação à hemodiálise incluem pressão arterial mais estável, remoção dos solutos e promoção da independência do paciente. As principais complicações da diálise peritoneal são peritonite bacteriana e fibrose peritoneal.

Complicações da Diálise em Longo Prazo

Pacientes com taxa de filtração glomerular crônica (FGC) de menos de 15 mL/min são classificados como portadores de doença renal crônica estágio 5 conforme definido pelas diretrizes da National Kidney Foundation (Cap. 46). A maioria dos pacientes com FGC de menos de 10 mL/min é sintomática e se beneficia da TRR. A decisão de iniciar a terapia deve ser individualizada com base nas preferências do paciente para proporcionar o máximo de anos de vida ajustados por qualidade. À medida que o tempo de espera para o transplante renal de doador falecido aumenta, as complicações da diálise em longo prazo podem causar um impacto significativo na escolha do transplante renal como modalidade adequada de tratamento. Um tempo prolongado de diálise aumenta o risco de morbidade e mortalidade pós-transplante.

Doenças cardiovasculares são prevalentes nesta população porque a hipertensão e o diabetes são as duas causas mais comuns de DRCT em adultos. No início da diálise, de 50% a 80% dos pacientes apresentam hipertrofia ventricular e doença arterial coronariana de 10 a 20 vezes mais do que na população geral. Pacientes com mais de 50 anos de idade apresentam taxa de mortalidade de 20% durante seu primeiro ano de diálise, e aproximadamente metade dos pacientes diabéticos desta idade morrem durante a diálise após 5 anos (United States Renal Data System, 2013). A pressão sanguínea pode ser difícil de controlar em pacientes com função renal limitada. Aconselha-se aos pacientes oligúricos que limitem a ingestão de líquidos, levando a sede crônica. A administração de agentes estimuladores da eritropoiese tem reduzido significativamente a necessidade de transfusões de sangue, porém a anemia continua sendo um problema comum. A eliminação insatisfatória de fósforo pela diálise pode levar a prurido intenso, irritação conjuntival e alterações no metabolismo ósseo. A hiperfosfatemia deve, portanto, ser regulada por meio de restrição alimentar e aglutinantes de fosfato. Hiperparatireoidismo secundário pode causar hipercalcemia. **Uma síndrome caracterizada por calcificação vascular, trombose e necrose conhecida como calcifilaxia pode ocorrer se o produto do cálcio x fósforo sérico for maior do que 60 mg^2/dL^2.** Enemas fosfatados não devem ser administrados em paciente com DRCT para evitar esta complicação.

Hipercalemia também é mais comum na DRCT e pode precisar de restrição alimentar. Se for necessária correção rápida, diálise é a melhor opção. Poliestireno sulfonato sódico em sorbitol administrado por via oral ou retal pode causar necrose intestinal. O risco desta complicação pode ser maior na presença de deficiência da função intestinal resultante de opioide ou íleo pós-operatório (Gerstman et al., 1992).

O transplante de rim geralmente é considerado a forma ideal de terapia de substituição renal. A seleção da terapia mais adequada, porém, deve ser individualizada com base nas prioridades do paciente e na avaliação dos riscos. O transplante de rim deve ser visto como mais um tratamento para DRCT, e não como cura. Uma visão geral detalhada dos resultados de transplantes de rim nos Estados Unidos é atualizada anualmente (Organ Procurement and Transplantation Network/Scientific Registry of Transplant Recipients, 2012).

Quando comparadas a adultos portadores de DRCT, as crianças são mais propensas a receber diálise peritoneal crônica, e também são mais propensas a serem submetidas a transplante renal (United States Renal Data System, 2013). Há relativamente mais pais sendo doadores de rins, e as crianças têm prioridade quando são incluídas na lista de transplante de rins de doadores falecidos. **Problemas especiais em crianças portadoras de DRCT incluem acesso limitado à diálise, falhas de crescimento, desnutrição e problemas psiquiátricos.**

Resultados do Tratamento

Dados do U.S. Renal Data System (2013) indicam que a sobrevivência após o transplante renal é significativamente maior do que a de pacientes tratados com diálise. Embora isso possa simplesmente significar que pacientes mais saudáveis são mais propensos a serem transplantados, análises mais controladas indicaram um risco significativamente menor de mortalidade entre receptores de transplante renal em comparação a candidatos aceitáveis para transplante aguardando em diálise (Meier-Kriesche et al., 2001).

Independentemente de se a modalidade de tratamento for diálise ou transplante, as principais causas de óbito são, por ordem: doença cardíaca, sepse e acidente vascular cerebral (AVC) (United States Renal Data System, 2013).

SELEÇÃO DOS RECEPTORES NO TRANSPLANTE RENAL

O objetivo do transplante de rim é aumentar a sobrevida e a qualidade de vida do paciente. O processo de avaliação destina-se a estimar os riscos e benefícios das diversas opções terapêuticas. O paciente deve ser instruído a respeito dos riscos associados à causa de sua insuficiência renal e comorbidades existentes, bem como do risco do procedimento cirúrgico e da imunossupressão necessária. As estimativas individuais de sobrevida do paciente e do enxerto com as várias opções de doadores devem ser discutidas para manter a esperança de um futuro melhor com expectativas realistas.

Triagem Preliminar

Todos os centros de diálise nos Estados Unidos são obrigados a estar vinculados a um centro de transplante, e todos os pacientes do Medicare são legalmente autorizados a passar por avaliação para transplante. Um processo preliminar de triagem deve identificar contraindicações absolutas para o transplante e fatores de risco modificáveis (Fig. 47-1). **Qualquer paciente com uma TFG de menos de 20 mL/min deve ter a oportunidade de consultar uma equipe de transplante para avaliar os obstáculos para o transplante e as possíveis opções de doadores.** A avaliação para transplante pode ser uma oportunidade de aconselhar os pacientes e preconizar mudanças de estilo de vida para promoção da saúde. Obesidade mórbida, definida como um índice de massa corporal maior que 35, é mais prevalente na população de diálise, sendo um fator de risco geral significativo (Srinivas e Meier-Kriesche, 2013). Quando o aumento da carga de exercícios e a redução da ingestão calórica isoladamente não são bem-sucedidos, devem-se considerar opções de tratamento cirúrgico para perda de peso. A adesão às medicações, as recomendações nutricionais e as consultas médicas são essenciais para o sucesso do transplante. Faltar a tratamentos de diálise, deixar os níveis de fósforo ou potássio séricos acima de 6 mg/dL, usar drogas ou fumar, e aumentos de peso acima de 3 kg entre as sessões de diálise devem motivar as devidas consultas com médicos, assistentes sociais e nutricionistas. Depressão e outras doenças psiquiátricas podem melhorar com o tratamento adequado e não são contraindicações absolutas para o transplante. Uma pessoa que pode atuar como cuidador após o transplante deve ser identificada e ser incluída em todo o processo do transplante.

Causa da Doença Renal

Quando a função renal está se deteriorando, uma biópsia proporciona o diagnóstico mais definitivo. Contudo, se os pacientes apresentam rins pequenos na ultrassonografia renal, a biópsia muito provavelmente mostrará fibrose avançada por causa desconhecida. Uma história de enurese ou infecções do trato urinário (ITU) na infância pode sugerir doença congênita não reconhecida. Pacientes com glomeruloesclerose segmentar focal primária, síndrome hemolítico-urêmica, glomerulonefrite membranoproliferativa e oxalose primária devem ser informados a respeito do grande risco de recorrência da doença no aloenxerto. Antes do transplante, a taxa de progressão da creatinina sérica e proteinúria pode ajudar a prever o risco de recorrência. Pacientes com oxalose primária e outras doenças metabólicas podem se beneficiar do transplante combinado de rim e fígado. Pacientes com doença falciforme, amiloidose e doença de Fabry também apresentam maior risco de recorrência da doença, mas ainda podem se beneficiar do transplante em comparação com a diálise. Nefropatia por imunoglobulina A (IgA) é uma doença que normalmente apresenta recorrência no rim transplantado, porém raramente leva a falha do enxerto. Hipertensão e diabetes são as causas mais comuns de insuficiência renal em adultos, mas geralmente levam anos para demonstrar evidência de doença no transplante. Doença renal policística autossômica dominante (DRPAD), cistinose, displasia renal e síndrome de Alport sem anticorpos de membrana basilar antiglomerular são exemplos de doenças renais que não apresentam recorrência em rins transplantados.

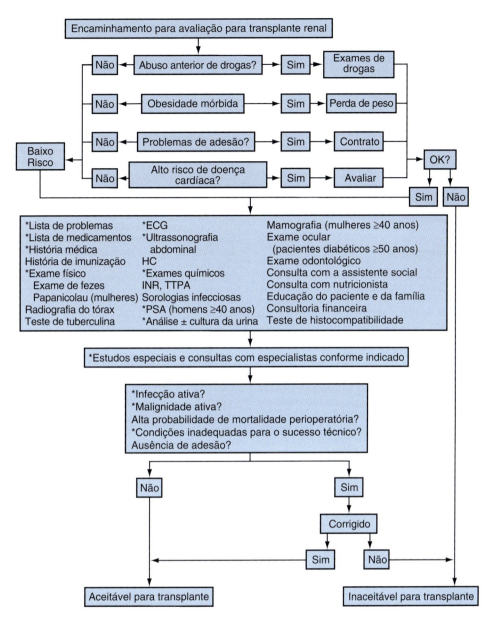

Figura 47-1. Algoritmo para avaliação de candidatos a transplante renal. As circunstâncias podem modificar a ordem na qual os dados são obtidos. TTPA, tempo de tromboplastina parcial ativada; HC, hemograma completo; ECG, eletrocardiograma; INR, razão normalizada internacional; PSA, antígeno prostático específico. Os *asteriscos* indicam itens de importância especial para o urologista. (Modificado de Barry JM. Current status of renal transplantation: patient evaluations and outcomes. Urol Clin North Am 2001;28:788.)

Alta Probabilidade de Morbidade e Mortalidade Perioperatória

Doença arterial coronariana ocorre em mais de 50% dos pacientes portadores de DRCT e pode não se manifestar com sintomas típicos. É importante fazer uma reavaliação periódica da progressão da doença devido ao tempo prolongado de espera para receber um rim de doador falecido (Lentine et al., 2012). **Pacientes acima dos 50 anos de idade portadores de doença arterial coronariana, doença cerebrovascular, insuficiência cardíaca congestiva, diabetes e insuficiência renal apresentam risco de complicações de aproximadamente 25%** (Hoftman et al., 2013). Falta de mobilidade é um grande fator de risco, e simplesmente andar com o paciente por aproximadamente 100 metros pode fornecer informações tanto quanto outros testes de estresse cardíaco (McAdams-DeMarco et al., 2015). A maioria dos pacientes é avaliada por meio de exames cardíacos de imagem de medicina nuclear farmacológica ou ecocardiogramas para avaliar a perfusão do miocárdio, a fração de ejeção e a função valvular. Exames cardíacos anormais devem motivar o encaminhamento a um cardiologista para outras avaliações. O tabagismo está claramente relacionado a resultados insatisfatórios e deve ser abandonado. Qualquer doença respiratória que requeira oxigênio domiciliar é uma contraindicação relativa para o transplante. Pacientes com DRPAD com história de AVC ou dores de cabeça constantes, ou com histórico familiar de AVC ou aneurisma cerebral devem ser avaliados quanto a aneurisma em amora das artérias cerebrais. Qualquer história de infecção intensa anterior deve ser investigada. Os pacientes são avaliados quanto à exposição anterior ao vírus da imunodeficiência humana (HIV), hepatite B e C, vírus Epstein-Barr (EBV) e citomegalovírus (CMV), além de sífilis e tuberculose. A avaliação quanto a infecções endêmicas varia entre os países e regiões locais. As infecções devem ser tratadas ou prevenidas por meio de imunizações, mas, na maioria dos casos, não impedem o transplante.

Desde o desenvolvimento da terapia antirretroviral combinada, a infecção por HIV evoluiu para uma condição crônica. Determinados pacientes infectados pelo HIV portadores de DRCT são candidatos a transplante renal caso não apresentem sinais de infecção oportunista, a carga viral esteja baixa, e contagens adequadas de linfócitos T sejam mantidas (Stock et al., 2010).

Não Adesão

O sucesso de qualquer procedimento cirúrgico complexo depende amplamente da motivação do paciente. Remover barreiras que impeçam a compreensão do paciente e sua capacidade de seguir as instruções pós-operatórias é fundamental para a durabilidade do sucesso do transplante. Intérpretes, consultores financeiros, assistentes sociais, nutricionistas, farmacêuticos e membros da família são membros essenciais da equipe. O paciente e seus familiares devem estar ativamente engajados no trabalho de alcançar um estado melhor de saúde. Pacientes com doenças crônicas podem desenvolver mecanismos anormais de enfrentamento, inclusive comer excessivamente, não fazer exercícios, depressão e dependência química. Essas condições devem ser identificadas e corrigidas, se possível. Assim como muitas outras doenças associadas à insuficiência renal, esses devem ser vistos como fatores de risco, e não como contraindicações absolutas para o transplante.

Câncer em Candidatos a Transplante

Pacientes com insuficiência renal têm um risco relativo de câncer de aproximadamente 1,18 em relação à população em geral (Maisonneuve et al., 1999). A maior incidência de câncer foi verificada em pacientes de menos de 35 anos de idade, sendo que esta incidência diminuía conforme o aumento da idade. Isso pode ser devido a influências genéticas, exposição ambiental, incapacidade de remover certas toxinas, infecções virais, ou função imunológica reduzida. Pacientes com câncer invasivo ou metastático apresentam o maior risco de recorrência, sendo geralmente recomendado um período de espera de 5 anos sem a doença antes de iniciar a imunossupressão necessária para o transplante. Melanoma apresenta um risco bastante alto de recorrência, sendo aconselhado um período de espera de pelo menos 5 anos, enquanto a maioria dos demais cânceres de pele não constitui contraindicação. O prognóstico para o tratamento de vários cânceres continua melhorando à medida que melhores exames diagnósticos e terapias vão sendo desenvolvidos. Deve-se realizar uma consulta com o oncologista para determinar o risco de recorrência, a vigilância recomendada e o prognóstico em longo prazo baseado no grau patológico e no estágio do tumor. Marcadores moleculares continuam melhorando a classificação de vários cânceres para otimização da terapia.

Os exames de triagem de neoplasias malignas em candidatos a transplante são os mesmos feitos na população em geral, exceto pela ultrassonografia. A ultrassonografia abdominal é indicada para avaliação da insuficiência renal, e os resultados devem ser revistos durante a avaliação para transplante a fim de verificar as condições que possam indicar doença urológica. A incidência de doença cística adquirida aumenta progressivamente com a duração da diálise, e até 80% são afetados após 10 anos de diálise (Ishikawa et al., 2010). Colecistectomia é recomendada para pacientes com pólipos de vesícula de mais de 1 cm de diâmetro, e também em pacientes diabéticos e portadores de cálculos biliares em virtude da maior morbidade associada à colecistite aguda após o transplante (Benjamin et al., 2009). Se o risco de colecistectomia eletiva for grande, não exigimos este procedimento para incluir o candidato.

Câncer Urológico em Candidatos a Transplante

O melhor tratamento de câncer de próstata é determinado pelo grau, estágio, longevidade estimada e preferência do paciente. Câncer de próstata de baixo risco não deve ser considerado uma contraindicação ao transplante, pois, na maioria dos casos, a morbidade e a mortalidade da própria DRCT são maiores. Pacientes portadores de doença de baixo risco considerados favoráveis a vigilância ativa devem ser considerados candidatos para transplante desde que sigam o regime de vigilância. Candidatos a transplante com diagnóstico de câncer de próstata de risco intermediário ou alto precisam ser submetidos a tratamento definitivo para serem considerados candidatos a transplante de rim. Esses pacientes que passaram por tratamento, normalmente por prostatectomia radical ou radiação, podem ser avaliados para transplante assim que tiverem se recuperado de seus respectivos tratamentos. O tempo de espera após o tratamento de câncer de próstata deve ser determinado pela previsão de sobrevida e probabilidade de recorrência do câncer de próstata após o tratamento. Nomogramas, como os desenvolvidos por Kattan et al., são úteis para prever tais parâmetros e podem ser facilmente acessados online (http://nomograms.mskcc.org/Prostate/index.aspx). É importante lembrar que mesmo os pacientes com características razoavelmente de alto risco têm poucas chances de recorrência da doença ou de morte por câncer de próstata após o tratamento. Por exemplo, um homem de 55 anos com escore de Gleason 4 + 4 e com antígeno prostático específico (PSA) pré-operatório de 20 pode estimar uma chance de 82% de sobrevida livre de progressão em 10 anos caso o PSA não seja detectável 2 anos após o tratamento. Portanto, consideramos razoável na maioria dos casos de risco intermediário a alto aguardar de 1 a 2 anos antes de realizar o transplante. Pacientes que apresentam características patológicas adversas, como linfonodos positivos ou envolvimento da vesícula seminal têm uma expectativa menor de sobrevida e demandam acompanhamentos mais longos, geralmente de 5 anos.

Hematúria microscópica assintomática deve ser avaliada em pacientes com insuficiência renal, segundo as diretrizes da American Urological Association (AUA) (Davis et al., 2012). O risco tanto para câncer de rim (razão de incidência padronizada [SIR] 3,6; intervalo de confiança [IC] 3,5 a 3,8) quanto de bexiga (SIR 1,5, IC 1,4 a 1,6) é maior na presença de insuficiência renal (Stewart et al., 2003). Cistos renais em pacientes portadores de doença renal crônica podem infeccionar, sangrar e passar por transformações malignas. Cistos complexos devem ser monitorados com imagens seriadas e podem ser uma indicação para nefrectomia pré-transplante caso o débito urinário seja limitado. Câncer de células transicionais (Ta) superficial pequeno e de baixo grau apresenta baixo risco de progressão e não constitui uma contraindicação ao transplante com a devida vigilância. O ácido aristolóquico, uma erva chinesa usada para tratar dores de parto e encontrada em alguns remédios para emagrecer, foi associado a DRCT e carcinoma de células transicionais do trato superior. Este também pode ser o agente responsável pela nefropatia dos Bálcãs (Olivier et al., 2012). Pacientes com histórico de exposição a solventes, tabaco, ciclofosfamida, infecção crônica ou sintomas de micção irritativa devem se submeter a citologia urinária devido ao maior risco de carcinoma urotelial. Pacientes com achados citológicos positivos ou tumores invasivos ou de grau elevado devem respeitar um intervalo de 5 anos sem câncer antes de iniciar a imunossupressão para reduzir o risco de recorrência e progressão do tumor. Tumores *in situ* e todos os tumores papilares não invasivos da bexiga não requerem período de espera (Penn, 1993). Massas renais assintomáticas são frequentemente detectadas por exames de imagem para avaliação da insuficiência renal. Aproximadamente 20% das massas renais de menos de 3 cm de diâmetro são benignas, e o risco de metástase é muito baixo. Esses tumores não devem limitar o acesso ao transplante. O tratamento de tumores renais clínicos de estágio 1 deve ser individualizado conforme as recomendações das diretrizes da AUA. **Vigilância ativa ou terapia localizada para malignidades urológicas, com as devidas indicações e adesão dos pacientes, devem ser consideradas como tratamentos adequados antes do transplante.**

Avaliação Cirúrgica

A preparação de um paciente para transplante de rim requer uma avaliação minuciosa do sistema vascular periférico. Sintomas de claudicação ou dor em repouso devem ser suscitados, bem como os fatores de risco de doença vascular. Qualquer cirurgia vascular anterior deve ser documentada, especialmente procedimentos endovasculares, que estão se tornando mais comuns. A natureza dos pulsos, especialmente na área femoral, deve ser documentada. A menos que haja evidência de calcificação extensa ou sopro, exames vasculares adicionais são raramente necessários. Contudo, ultrassonografia com doppler, tomografia computadorizada (TC), ressonância magnética (RM) ou angiografia podem ser necessários para avaliar lesões obstrutivas ou calcificação extensa. Contraste iodado pode ser nefrotóxico e deve ser usado com cautela em pacientes com função renal marginal. Hidratação e diurese parecem ser as formas mais eficazes de minimizar o risco de lesão renal. Agentes de contraste à base de gadolínio foram associados a fibrose sistêmica nefrogênica em alguns pacientes com função renal marginal (Chang et al., 2013). O risco é maior entre pacientes que fazem diálise. Angiografia seletiva com gás de dióxido de carbono ou RM com contraste de ferro intravenoso (IV) pode ser indicado em alguns casos para evitar nefrotoxicidade.

A síndrome nefrótica pode levar a um estado de hipercoagulação com a perda dos anticoagulantes naturais antitrombina III, proteína

C e proteína S. Os receptores de transplante renal têm risco elevado de trombose venosa profunda e trombose de enxerto quando há história de falha anterior de acesso de diálise, aborto espontâneo, síndrome do anticorpo antifosfolipídeo, ou hiper-homocisteinemia. Mutações homozigóticas do gene metilenotetra-hidrofolato redutase *(MTHFR)* podem levar a deficiências no metabolismo do folato e hiper-homocisteinemia, que foram associadas à aterosclerose acelerada. Os pacientes podem ser avaliados em relação à trombofilia verificando-se fatores de coagulação, inclusive a contagem de plaquetas, o tempo da protrombina, tempo parcial da tromboplastina e razão de resistência à proteína C ativada (mutação do fator V de Leiden).

Procedimentos Urológicos em Candidatos a Transplante Renal

Durante o processo de avaliação para transplante renal, os potenciais receptores podem ser diagnosticados com uma série de condições urológicas que exigem intervenção. Muitos pacientes com DRCT têm débitos urinários mínimos que podem mascarar anormalidades da função da bexiga. A história pré-operatória deve avaliar episódios anteriores de ITU, hematúria, urolitíase, enurese, incontinência, retenção e disfunção miccional. Os detalhes de cirurgias abdominais ou pélvicas anteriores poderiam afetar significativamente a colocação ideal de um aloenxerto renal. Radiação pélvica prévia pode inibir a função da bexiga e a cicatrização de feridas. O exame físico deve incluir descrições de cicatrizes, cateteres e estomas. Podem ser indicados outros exames urológicos para avaliar a anatomia do trato urinário, função da bexiga e o risco de malignidade (Tabela 47-1). Em pacientes submetidos a diálise peritoneal, líquido na pelve pode ser mal interpretado como urina residual. Se os pacientes tiverem próteses penianas infláveis com reservatório abdominal, isso pode ser confundido com a bexiga urinária ou tornar a exposição da bexiga mais difícil.

Indicações e Momento para Nefrectomia Nativa

A preservação da função renal residual em pacientes sob diálise pode limitar a necessidade de restrições de líquidos e nutricionais. Também pode melhorar o controle da hipertensão e reduzir o risco de complicações cardíacas (Shemin et al., 2001). Portanto, a indicação para nefrectomia nativa deve ser equilibrada pelo risco da observação. As indicações mais comuns para nefrectomia nativa são destacadas no Quadro 47-1.

Se o potencial receptor tem um doador vivo, é ideal realizar a nefrectomia pelo menos 6 semanas antes do transplante programado. Contudo, se o paciente não estiver fazendo diálise, isso expõe o paciente aos riscos de infecção e complicações da diálise. Alguns cirurgiões preferem fazer a nefrectomia no momento do transplante, mas isso pode elevar o risco de complicações para o rim transplantado. Para pacientes que não têm doador vivo, o momento da nefrectomia pré-transplante deve ser baseado na indicação, déficit urinário residual e tempo acumulado na lista de espera. Pacientes portadores de doença do rim policístico (DRP) podem precisar de nefrectomia nativa unilateral ou bilateral antes do transplante caso haja preocupações quanto a malignidades, infecção recorrente, hematúria macroscópica intratável, ou desconforto contínuo devido ao tamanho. Os pacientes que podem se submeter ao transplante antes do início da diálise podem se beneficiar da nefrectomia pós-transplante. Pacientes assintomáticos com rins intensamente aumentados podem requerer nefrectomia nativa para criar espaço para o aloenxerto renal. O espaço adequado na fossa ilíaca pode geralmente ser avaliado por meio de uma combinação de exame físico e de imagem abdominal. Se o rim aumentado não for palpável na parte inferior ou anterossuperior da espinha ilíaca, normalmente há espaço para um aloenxerto renal, mas esta decisão é feita definitivamente pelo cirurgião que realizará o transplante. Nefrectomia pode ser realizada juntamente com o transplante renal, mas isso pode aumentar as complicações perioperatórias e a morbidade (Fuller et al., 2005). Rins cronicamente infeccionados devem ser removidos, mas cálculos urinários assintomáticos não infectados não requerem tratamento. Candidatos a transplante com história de refluxo vesicoureteral (RVU) requerem nefrectomia nativa somente se o RVU estiver associado a infecções urinárias recorrentes.

TABELA 47-1 Recomendações para Exames Urológicos Adicionais em Candidatos a Transplante Renal

EXAMES	INDICAÇÕES
Uretrocistografia miccional ± urodinâmica	Disfunção miccional, história de pielonefrite ou refluxo, ultrassonografia inconclusiva
Cistoscopia	Suspeita de câncer de trato urinário inferior ou planejamento de terapia invasiva de próstata
Pielografia retrógrada	Planejamento de transplante renal ortotópico ou ultrassonografia inconclusiva
Tomografia computadorizada do abdome	Ultrassonografia inconclusiva referente a litíase ou massas, doença renal policística autossômica dominante para dimensionamento preciso dos rins
Citologia de urina ou lavado vesical	Terapia anterior com ciclofosfamida ou sintomas urinários irritativos
Biópsia de bexiga	Suspeita de fibrose vesical ou câncer
"Loopogram" retrógrado	Conduto intestinal
"Pouchogram" retrógrado	Reservatório intestinal ou gástrico

Modificado de Barry JM. Current status of renal transplantation: patient evaluations and outcomes. Urol Clin North Am 2001;28:677.

QUADRO 47-1 Recomendações para Nefrectomia Pré-transplante

- Cálculos renais sintomáticos não eliminados através de técnicas minimamente invasivas ou litotripsia
- Tumores renais sólidos de alto grau com ou sem doença cística renal adquirida
- Rins policísticos que sejam sintomáticos, que se estendam abaixo da crista ilíaca, que tenham sido infectados, ou com tumores sólidos
- Níveis persistentes de anticorpo de membrana basilar antiglomerular
- Proteinúria significativa não controlada com nefrectomia médica ou angioablação
- Pielonefrite recorrente
- Refluxo vesicoureteral de grau 4 ou 5 com infecções do trato urinário

Tratamento da Obstrução Infravesical

O tratamento medicamentoso de preferência para hipertrofia de próstata em possíveis receptores é feito com agentes bloqueadores α-adrenérgicos e inibidores da 5α-redutase. Em alguns casos, um α-bloqueador menos seletivo também será benéfico no tratamento da hipertensão. Pacientes com débito urinário residual que não respondem ao tratamento conservador podem ser tratados com modalidades como a ressecção transuretral da próstata (RTUP) ou vaporização a *laser* (Volpe et al., 2013). Recomenda-se cautela ao realizar a ressecção transuretral em pacientes anúricos devido ao alto risco de contração do colo da bexiga ou estreitamentos da loja prostática.

Derivação Urinária e Ampliação Vesical

Receptores de transplante renal devem ter um sistema de drenagem urinária estabelecido, pois a ureterostomia cutânea apresenta alto risco de estenose e infecção. Drenagem percutânea prolongada é propensa a infecções de repetição por organismos cada vez mais resistentes. Idealmente, o reservatório urinário deve ter capacidade de pelo menos 200 mL, baixa pressão de armazenamento, anastomose ureteral antirrefluxo e capacidade de se esvaziar completamente.

Pacientes com anúria prolongada podem perder a capacidade da bexiga, mas mesmo pequenas bexigas desfuncionalizadas frequentemente retomarão seus volumes normais em questão de semanas após o transplante (Wu et al., 2008). A programação da cirurgia de bexiga deve ser coordenada com a operação do transplante. Em geral, procedimentos reconstrutivos envolvendo o intestino não são realizados simultaneamente devido ao elevado risco de infecção e de cicatrização insatisfatória das incisões associados à imunossupressão máxima. No entanto, experiências com transplantes simultâneos de rim e pâncreas utilizando drenagem entérica demonstram que a cirurgia de intestino não é absolutamente contraindicada. A reconstrução do trato urinário inferior é feita melhor com produção adequada de urina para reduzir o risco de estreitamento, cálculos, infecção e perda de adesão. Uma ampliação revestida por urotélio é preferível, pois não há necessidade de lavar o muco do reservatório regularmente. Se o reservatório não esvaziar completamente, os pacientes devem ser orientados a usar a técnica de cateterização intermitente limpa. É fundamental que os pacientes e seus cuidadores compreendam que o transplante renal não melhora a função da bexiga. Eles devem estar cientes das possíveis complicações associadas à função anormal da bexiga, mas não devem ser desencorajados a fazer o transplante, pois a longevidade e a qualidade de vida podem ser melhoradas significativamente (Sager et al., 2011).

SELEÇÃO DOS DOADORES NO TRANSPLANTE RENAL

Assim que o paciente é considerado um candidato aceitável ao transplante renal inicia-se a busca por um doador de rim compatível. O receptor é encorajado a levar possíveis doadores de rim vivos a seminários educativos. Os resultados do transplante renal são significativamente melhores com doadores vivos do que com doadores falecidos. O pareamento final de um doador de rim com um receptor é um processo complexo que envolve fatores imunológicos e não imunológicos.

Alocação e Seleção de Doador Falecido

Enquanto os possíveis doadores vivos de rim são avaliados, candidatos adequados são autorizados a receber rins de doadores falecidos. A Organ Procurement and Transplantation Network (OPTN) foi criada pelo Congresso dos Estados Unidos de acordo com a lei nacional de transplante de órgãos (*National Organ Transplant Act*) de 1984. A Lei determinou que a rede fosse operada por uma organização privada sem fins lucrativos mediante contrato federal. Todos os centros de transplante e organizações de coleta de órgãos (OPOs, em inglês) dos Estados Unidos devem ser membros da OPTN para receber fundos através do Medicare. Outros membros da OPTN incluem laboratórios de histocompatibilidade independentes, além de organizações médicas, científicas e profissionais relevantes. Os membros da OPTN devem apresentar informações ao Scientific Registry of Transplant Recipients (SRTR). Os objetivos primários da OPTN são: (1) aumentar a efetividade e a eficiência do compartilhamento e equidade de órgãos no sistema nacional de alocação de órgãos e (2) aumentar o suprimento de órgãos doados disponíveis para transplante. A United Network for Organ Sharing (UNOS) administra a OPTN por meio de um contrato com a Secretaria de Recursos e Serviços de Saúde do Departamento Norte-Americano de Saúde e Serviços Humanos.

Atestado de Óbito do Doador

Como exigência para participação no Medicare, todos os hospitais devem informar possíveis óbitos ao OPO local. O pessoal de coleta de órgãos verifica todos os doadores elegíveis e designam um membro da equipe para discutir a doação de órgãos com os parentes mais próximos. Muitos estados atualmente possuem cadastros eletrônicos de doadores e a opção de deixar autorizada a doação de órgãos na carteira de motorista. Um questionário extensivo, a história clínica, exame físico e exames de laboratório, incluindo ensaios para sífilis, hepatite, HIV e vírus T-linfotrópico humano, são feitos para avaliar o risco de infecção contagiosa e malignidade. O atestado de óbito do doador deve ser feito por dois médicos que não façam parte da equipe de recuperação ou transplante de órgãos para evitar conflitos

---

QUADRO 47-2 Diretrizes para Atestação de Óbito por Critérios Neurológicos

I. Cessação completa de toda a função do cérebro e do tronco cerebral
  A. Coma comprovado pela incapacidade de abertura dos olhos e pela ausência de reação à dor além de reflexos da medula espinal
  B. Ausência de reflexos do tronco cerebral
    1. Reflexo pupilar
    2. Reflexo oculocefálico ("olhos de boneca")
    3. Reflexo oculovestibular
    4. Reflexo de córnea
    5. Reflexo orofaríngeo (engasgadura e tosse)
    6. Desafio respiratório (apneia)
II. Desafio da apneia
  A. Paciente pré-oxigenado com 100% de oxigênio por aproximadamente 10 minutos e deixando que a $PaCO_2$ normalize até 40 mmHg
  B. Desconectar o ventilador e colocar um cateter de diâmetro largo pelo tubo endotraqueal para liberar 100% de O_2 ou colocar em pressão positiva contínua nas vias aéreas com 100% de O_2
  C. Observar se o paciente consegue puxar espontaneamente a respiração por aproximadamente 10 minutos
    1. Obter uma amostra dos gases do sangue arterial (GSA) nesse momento e continuar o exame
    2. Se não houver respiração espontânea e mediante uma $PaCO_2$ de menos de 60 mmHg ou 20 mmHg acima do parâmetro de referência do paciente, repita os exames de GSA até que a $PaCO_2$ atenda aos critérios
  D. Teste positivo: Não havendo respirações espontâneas com uma $PaCO_2$ arterial de 60 mmHg ou mais ou 20 mmHg acima do parâmetro de referência do paciente, o diagnóstico de morte cerebral é confirmado
III. A perda total da função cerebral ou do tronco encefálico deve ser irreversível
  A. Estabelecer a causa do coma
  B. Excluir condições complicadoras
    1. Intoxicação farmacológica e metabólica
    2. Hipotermia
    3. Choque
  C. Período de observação adequado antes de um segundo exame clínico
    1. 48 horas em bebês de até 2 meses de idade
    2. 24 horas em bebês de 2 meses a 1 ano de idade
    3. 6 a 12 horas em crianças acima de 1 ano de idade
    4. 6 horas em adultos acima de 18 anos de idade
IV. Exames confirmatórios (eletroencefalograma, angiografia cerebral, exame cerebral de medicina nuclear)
  A. Obrigatórios se incapaz de satisfazer os critérios ou se houver qualquer dúvida
  B. Podem abreviar o período de observação, especialmente em crianças e adultos jovens
  C. Podem ajudar os membros da família a entender e aceitar o diagnóstico

De Morenski JD, Oro JJ, Tobias JD, et al. Neurologic criteria for death. J Intensive Care Med 2003;18:211.

---

de interesse. Os doadores podem ser declarados mortos por critérios neurológicos ou cardiorrespiratórios. Os critérios neurológicos para morte cerebral incluem coma, irreversibilidade, confirmação de danos cerebrais, e ausência de reflexos do tronco encefálico (Quadro 47-2).

Eletroencefalograma ou angiografia cerebral não são necessários, porém podem ser usados para confirmar o diagnóstico a critério do médico. Nos doadores em quem foi declarada morte cerebral, a função cardiopulmonar pode ser mantida ao longo do processo de recuperação de órgão para minimizar isquemia quente nos possíveis aloenxertos.

A doação após a morte circulatória (DMC) normalmente ocorre quando um potencial doador não atende aos critérios de morte cerebral apesar de estar em coma e dependente de ventilação. Nesta situação, um indivíduo ou família podem autorizar a doação somente quando o óbito é atestado por cessação da função cardiopulmonar. Quando a decisão de remoção é tomada, o suporte de ventilação é descontinuado na unidade de terapia intensiva ou no centro cirúrgico. O óbito é atestado pela ausência de respiração espontânea e assistolia sustentada por 5 minutos antes do início da remoção do órgão. Todos os órgãos de doadores DMC estão sujeitos a um período variável de isquemia quente dependendo das especificidades da remoção do órgão.

A maior parte dos doadores falecidos é adequada para doação múltipla de órgãos. Para otimizar a recuperação tanto de órgãos torácicos quanto abdominais, esternotomia mediana e incisão de linha média são usadas para exposição ampla. Os órgãos são rapidamente inspecionados quanto a sinais de doenças. O controle vascular é estabelecido acima e abaixo dos órgãos a serem removidos. Cânulas para administração da solução de preservação são inseridas na aorta, são aplicadas pinças, o residual venoso é esvaziado, e os órgãos são lavados, imediatamente resfriados com solução salina congelada semiderretida, cuidadosamente separados, inspecionados e embalados para transporte. O baço e os linfonodos são removidos para exame de histocompatibilidade, e os vasos ilíacos são removidos para reconstrução vascular do pâncreas e enxertos hepáticos.

Preservação do Rim

A bomba de sódio-potássio tubular renal é necessária para manter uma alta concentração de potássio intracelular. Esta bomba depende da adenosina trifosfato (ATP) e utiliza a fosforilação oxidativa para prevenir a difusão passiva de água para dentro das células. A isquemia leva ao esgotamento da ATP, perda de potássio e magnésio celular, aumento do cálcio, glicólise anaeróbica com acidose e ativação de enzimas lisossômicas. Isso faz que a célula inche, causando necrose tubular aguda.

Após a reperfusão do enxerto renal, o suprimento de oxigênio é recuperado. A hipoxantina – um produto do metabolismo da ATP – é oxidada em xantina, com a formação de radicais livres que causam mais danos às células. O edema celular reduz a perfusão, o que leva ao retardamento da função do aloenxerto e ao aumento da imunogenicidade.

O objetivo da preservação do órgão é manter a fisiologia intracelular. Tecidos de mais de alguns milímetros de espessura não podem ser congelados com segurança devido à expansão da água intracelular. A hipotermia (4° C) reduz a demanda energética celular, e soluções de preservação destinam-se a manter a composição de eletrólitos intracelular (Tabela 47-2). Armazenamento simples a frio é uma alternativa barata e facilita o transporte do rim do doador. Bombas de preservação pulsáteis podem reduzir espasmos vasculares, prolongar o tempo de preservação e reduzir a necessidade de diálise após o transplante (Opelz e Döhler, 2007). Em geral, tanto os tempos de isquemia quente quanto de isquemia fria devem ser minimizados para promover a recuperação do aloenxerto.

Alocação

O número de pacientes em lista e transplante de rim continua aumentando desproporcionalmente ao número de transplantes renais realizados anualmente. Há atualmente mais de 99 mil pacientes aguardando transplante de rim de doador falecido, e, com cerca de 11 mil transplantes de rim de doador falecido realizados anualmente, o número de pacientes com DRCT em lista de espera é nove vezes maior do que o número de rins de doadores falecidos disponíveis no próximo ano (United Network for Organ Sharing, 2014a). O suprimento inadequado de rins de doadores falecidos é um dos fatores que levaram ao aumento do uso de órgãos de doadores falecidos "marginais" e do número de rins de doadores vivos na última década. O aumento das doações de rins vivos foi ainda mais facilitado pela extensiva adoção de técnicas de nefrectomia de doador minimamente invasivas; aceitação de doadores de rim biologicamente não relacionados; e o desenvolvimento de protocolos de transplante que ultrapassam as barreiras de aloanticorpo, incluindo a incompatibilidade do grupo sanguíneo ABO.

As políticas de alocação de órgãos continuam sendo reavaliadas com base na análise de dados reunidos pelo SRTR e na aprovação da Diretoria da UNOS. Um fluxograma da atual política de alocação da UNOS está disponível no site do SRTR na Internet (United Network for Organ Sharing, 2014c). Em 2013, o sistema de alocação consistia em quatro categorias de doadores de rim: (1) doador critério-padrão (DCP) com menos de 35 anos de idade, (2) DCP com mais de 35 anos, (3) doador critério expandido (DCE), e (4) doação após morte circulatória (DMC). Receptores de transplantes de múltiplos de órgãos, candidatos pediátricos e pessoas que doaram rins em vida são considerados prioritários. Para a maior parte dos candidatos a transplante, no entanto, o fator mais importante para receber uma oferta de órgão é o tempo que eles se encontram na lista de espera. Outros fatores que podem dar mais pontos a um possível receptor incluem a qualidade da compatibilidade antígeno leucocitário humano (HLA) -DR, e altos níveis de anticorpos HLA (> 80% no painel de anticorpos reativos [PAR]).

Por haver uma ampla gama de possíveis doadores de rins em termos de idade, estado de saúde, atestado de óbito e história social, existem diferentes categorias de rins de doadores falecidos que precisam ser discutidos com os possíveis receptores no momento em que são incluídos na lista de espera. A categoria de órgãos de doador que qualquer receptor esteja disposto a aceitar deve ser decidida pelo paciente e pelo médico que realizará o transplante.

Os DCP têm menos de 60 anos de idade e não se encaixam nos critérios de DCE. Doadores DCE são aqueles com mais de 60 anos ou entre 50 e 59 anos de idade com dois ou mais fatores de risco como morte por AVC, hipertensão ou creatinina elevada exatamente antes da remoção do órgão (1,5 mg/dL). Órgãos de DCE apresentam sobrevida do enxerto em 2 anos de 80% em comparação a 88% de órgãos de DCP (Pascual et al., 2008). Rins de DMC estão sujeitos a tempos variáveis de isquemia quente e, portanto, são suscetíveis a retardamento da função do enxerto, porém a sobrevida em longo prazo é comparável à dos rins de DCP (Snoeijs et al., 2010). Dependendo do tamanho, rins de doadores pediátricos podem ser transplantados em bloco, ou, se suficientemente grandes, divididos e alocados a dois receptores. Receptores de rins de doadores pediátricos devem idealmente pesar menos de 80 kg, e alguns programas preferem não usar rins pequenos em pacientes altamente sensíveis, mas as estratégias variam entre os programas. Se os rins de um determinado doador forem considerados como menos que ideais para transplante em dois receptores, eles podem ser oferecidos como rins de doador adulto duplo. Os pacientes considerados adequados para programas de DCE podem ser bons candidatos a transplante de rim adulto duplo. A UNOS implementou uma nova política para rins de doadores falecidos em dezembro de 2014. O objetivo é alocar os rins com a expectativa de maior sobrevida do enxerto, calculada pelo índice de perfil do doador de rim (IPDR), a pacientes com a expectativa de sobrevida pós-transplante maior, e aumentar o acesso ao transplante para

TABELA 47-2 Conteúdo da Solução de Preservação da Universidade de Wisconsin

K + lactobionato	100 mM
KH2PO4	25 mM
MgSO4	5 mM
Rafinose	30 mM
Adenosina	5 mM
Glutationa	3 mM
Insulina	100 U/L
Dexametasona	8 mg/L
Alopurinol	1 mM
Hidroxietila de amido	50 g/L
Penicilina	200.000 U/L
pH	7,45
Concentração de potássio	120 ± 5 mM
Concentração de sódio	30 ± 5 mM
Osmolaridade	320 ± 5 mOsm/L

pacientes com níveis elevados de anticorpos anti-HLA (United Network for Organ Sharing, 2014b). Uma IPDR de mais de 85% equivale aproximadamente ao rim DCA anterior.

Pacientes de DRCT que são portadores do vírus da hepatite C (HCV) podem receber transplantes de rins de doadores que também são HCV-positivos. Esses receptores devem ter uma carga viral de HVC detectável e nenhuma evidência de cirrose. Os Centers for Disease Control and Prevention reavaliaram o risco de transmissão de doenças virais no transplante de órgãos (Centers for Disease Control and Prevention, 1994). É importante observar que todos os órgãos de doadores, mesmo aqueles que não são considerados de risco pelos Centers for Disease Control and Prevention, podem transmitir doenças. O Public Health Service (PHS) desenvolveu diretrizes para educar os pacientes sobre estes riscos. Os pacientes devem dar permissão por escrito para receber órgãos de doadores considerados de alto risco (p.ex., homens que tiveram relações sexuais com outros homens nos últimos 5 anos, usuários de drogas IV não medicamentosas, indivíduos que tenham feito sexo por dinheiro ou que tenham pago para ter sexo nos últimos 5 anos, e presidiários) (Public Health Reports, 2013). Na maioria dos casos, o risco da DRCT supera em muito o risco de infecção.

Grupos Sanguíneos ABO

O sistema de grupo sanguíneo ABO descreve os antígenos, que são carboidratos expressados na superfície das hemácias. Nos dois primeiros anos de vida, a maioria dos indivíduos é exposta ao antígeno não herdado (provavelmente através do trato digestivo) (Auf der Maur et al., 1993). Uma pessoa cujo tipo de sangue é o B, por exemplo, desenvolveu um anticorpo anti-A e, portanto, reagirá ao tipo sanguíneo A. Pacientes de sangue tipo O têm anticorpos tanto anti-A quanto anti-B e geralmente podem receber somente sangue e/ou aloenxertos de doadores do tipo O. Se um rim for transplantado entre indivíduos ABO incompatíveis, os anticorpos se ligarão aos antígenos carboidratos não herdados expressados nas células endoteliais, levando à ativação da cascata complementar, coagulação, trombose e rápida perda do enxerto. Porém, se esses anticorpos tiverem uma titulação baixa no momento do transplante e a produção de anticorpos puder ser limitada com medicamentos imunossupressivos, transplantes renais ABO incompatíveis poderão ser feitos (Toki et al., 2009). A maioria desses receptores desenvolve uma "acomodação" ao antígeno do doador, a despeito do persistente anticorpo do tipo sanguíneo específico do doador. A expressão do antígeno endotelial do enxerto parece ser reduzida, e a ativação crônica do complemento é mínima.

Histocompatibilidade

O complexo principal de histocompatibilidade (MHC) humano é um conjunto de mais de 200 genes no cromossomo 6p21.31, que é responsável por HLAs que são expressadas como proteínas na superfície celular do aloenxerto renal. São essas moléculas de glicoproteína HLA que são reconhecidas pelos leucócitos do receptor, que, por sua vez, desencadeiam a reação imune. Embora o MHC seja um dos principais obstáculos imunológicos do transplante, ele realiza a importante função de proteger o hospedeiro contra patógenos. Uma série de *workshops* internacionais levou à nomenclatura dos antígenos HLA altamente polimórficos. Eles são subdivididos em classe I (HLA-A, HLA-B, e HLA-C), classe II (HLADR, HLA-DQ, e HLA-DP), e HLA classe III, porém, apenas as classes I e II são atualmente usadas na alocação de rins aos receptores. **Os genes HLA classe I são expressados por todas as células nucleadas. Os genes HLA classe II são expressados por células apresentadoras de antígenos (células dendríticas, monócitos, macrófagos e linfócitos B) e tecidos inflamados, inclusive células endoteliais.**

Um receptor com antígenos HLA desencontrados (não compartilhados) no doador está sob risco de desenvolver rejeição de anticorpo e celular. Anticorpos HLA podem ser formados pelo receptor antes do transplante como resultado de gestações, transplantes anteriores, transfusões de sangue, e, possivelmente, algumas infecções. Dizem que as pessoas com anticorpos direcionados a 20% da população são sensibilizadas; os com anticorpos para 80% da população são considerados altamente sensibilizados. Candidatos a transplante sensibilizados, especialmente os altamente sensibilizados, podem enfrentar dificuldades extremas em encontrar um doador com quem terão uma prova cruzada negativa.

Técnicas de Prova Cruzada

Órgãos transplantados entre indivíduos geneticamente diferentes serão rejeitados sem imunossupressão. Prever o risco de um determinado receptor rejeitar um rim de um determinado doador é muito importante. A capacidade de determinar uma prova cruzada positiva remonta ao trabalho de Terasaki nos anos de 1960 (Terasaki e McClelland, 1964, Patel e Terasaki, 1969). O teste menos sensível é o ensaio de linfocitotoxicidade dependente de complemento (CDC) no qual os linfócitos T (antígenos classe I) ou B (antígenos classes I e II) do doador são combinados ao soro do receptor, adicionando-se um complemento e detectando-se a lise celular por exclusão de corante após um período de incubação. A prova cruzada CDC detecta apenas altos níveis de anticorpos HLA; portanto, uma prova cruzada CDC positiva é geralmente considerada uma contraindicação para o transplante originário daquele determinado doador.

Técnicas de prova cruzada mais sensíveis que são capazes de detectar baixos níveis de anticorpos HLA também são utilizadas, incluindo a prova cruzada por citometria de fluxo (FCXM) e o teste de grânulo com antígeno único em fase sólida (SAB). A FCXM é realizada separadamente tanto para as células T quando B, e cada laboratório de histocompatibilidade determina os níveis de mudança de canal que considera positivos. Pelo fato de que a FCXM detecta baixos níveis de anticorpos na circulação, uma prova cruzada positiva normalmente não está associada a rejeição hiperaguda, como observado em CDC positivo, porém pode estar associada a índices maiores de rejeição precoce e baixa sobrevida do enxerto. Alguns centros realizarão o transplante usando níveis mais elevados de imunossupressão a despeito de uma FCXM positiva, principalmente em pacientes amplamente sensibilizados. Uma FCXM pode detectar anticorpos não HLA que são comuns em pacientes com doenças autoimunes. Esses anticorpos não estão associados à rejeição do aloenxerto, e um resultado falso-positivo do teste pode ser eliminado incubando-se rapidamente as células do doador com pronase (uma enzima proteolítica que remove peptídeos não HLA superficiais).

Os ensaios descritos podem ser usados no pré-operatório para determinar a porcentagem de doadores com quem o receptor provavelmente terá uma prova cruzada positiva. Para o CDC ou a FCXM, o soro do potencial receptor é testado contra um painel de células-alvo contendo linfócitos representativos do doador. A porcentagem de doadores que geram uma prova cruzada positiva é chamada de PAR. Por exemplo, um potencial receptor com PAR de 80% provavelmente terá uma prova cruzada positiva com 80% da população de doadores.

Ensaios de fase sólida que utilizam SABs de HLA purificados permitem a identificação específica dos anticorpos HLA circulantes. O soro do receptor é incubado com grânulos de antígeno, e anti-IgG humano é acrescentado, permitindo que o anticorpo de ligação seja mensurado, normalmente por citometria de fluxo. A concentração de um anticorpo específico é então apresentada como intensidade de fluorescência. A informação do teste SAB pode ser usada para realizar o que se denomina prova cruzada virtual. Já que a tipificação do HLA de um determinado doador será conhecida, o teste SAB do receptor pode ser empregado para identificar quaisquer anticorpos doador-específicos (DSAs) sem ter as células do doador. Por exemplo, se um potencial receptor demonstrar ter DSA potente para HLA-A2 e HLA-DR17, o centro pode optar por considerar A2 e DR17 "inaceitáveis" no banco de dados da UNOS e rins de doadores com este fenótipo de HLA não serão oferecidos ao paciente. A frequência e distribuição étnica dos antígenos HLA na população doadora são monitoradas. Com base nos resultados de anticorpos HLA específicos, a PAR pode ser calculada (cPRA) (Cecka et al., 2011; Health Resources and Services Administration, 2014). Anticorpos reativos a antígenos comuns podem prolongar bastante o tempo de espera para encontrar um doador adequado. A prova cruzada virtual tornou-se importante para o transplante de rim de doador vivo realizada por doação renal pareada (DRP) quando doadores e receptores geralmente estão em diferentes centros de transplantes.

Avaliação do Doador Vivo

Pessoas que têm intenção de doar um rim devem se submeter a uma avaliação intensiva por uma equipe multidisciplinar antes de serem consideradas doadores adequados (Delmonico, 2005) (Fig. 47-2). É preferível que um médico independente da equipe de transplante atue como um advogado do potencial doador. A avaliação médica

Capítulo 47 Transplante Renal **1077**

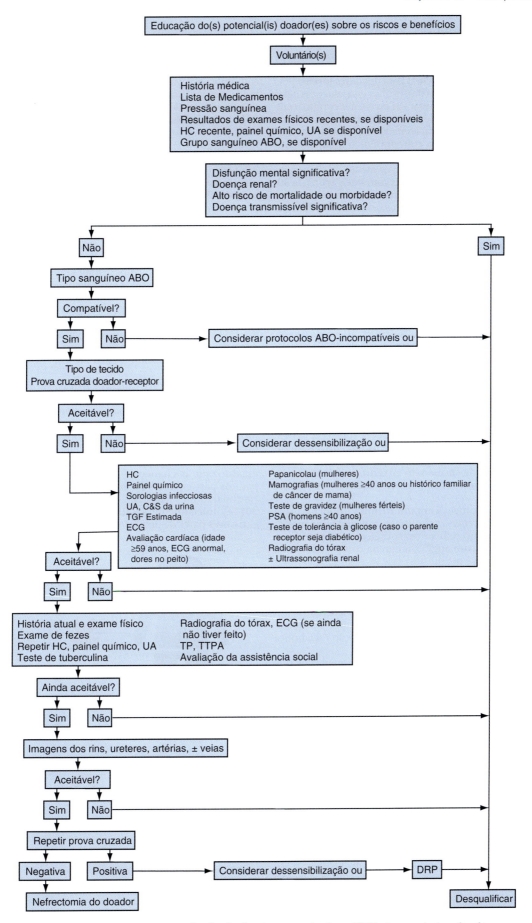

Figura 47-2. Algoritmo para avaliação de doadores renais vivos. **TTPA**, tempo de tromboplastina parcial ativada; **HC**, hemograma completo; **C&S**, cultura e sensibilidade; **ECG**, eletrocardiograma; **TFG**, taxa de filtração glomerular; **DRP**, doação renal pareada; **PSA**, antígeno prostático específico; **TP**, tempo de protrombina; **UA**, urinálise.

inclui a verificação da história do paciente, inclusive a história médica, cirúrgica, familiar e social. Não há teto limite para a idade do doador, mas recomenda-se cautela em doadores muito jovens (com menos de 25 anos). Atenção especial quanto à história familiar de diabetes, hipertensão e doença renal é fundamental para doadores jovens, pois eles terão mais anos após a doação para desenvolver essas doenças neles mesmos. Potenciais doadores devem estar em excelentes condições de saúde, e sem evidências de malignidade ou infecção ativas. Nos últimos anos, alguns centros de transplantes têm aceitado doadores hipertensos cuja condição esteja bem controlada com um único medicamento anti-hipertensivo (Karpinski et al., 2006). Idealmente, doadores vivos devem ter um índice de massa corporal (IMC) de menos de 30, porém, alguns centros de transplante aceitam pessoas com IMCs acima de 30. É essencial aconselhar todos os doadores a manter um peso saudável como medida de prevenção contra o desenvolvimento de doenças como o diabetes melito e/ou hipertensão que possam mais tarde contribuir para danos renais. Devem ser feitos exames para confirmar a normalidade da função cardiopulmonar, ausência de diabetes e função renal normal.

Lesão por hiperfiltração não tem sido um problema significativo para doadores vivos de rim. O *clearance* de creatinina endógena rapidamente chega a 70% a 80% do nível pré-operatório, e foi demonstrado que isso se sustenta por mais de 10 anos (Najarian et al., 1992; Ibrahim et al., 2009b). O desenvolvimento de hipertensão tardia é praticamente o mesmo que o da população em geral, e o desenvolvimento de proteinúria é insignificante (Steckler et al., 1990; Kasiske et al., 1995). Idade mais avançada do doador e IMC mais elevado foram associados ao desenvolvimento de hipertensão e TFG abaixo de 60 mL/min/1,73 m^2 (Ibrahim et al., 2009b). A mortalidade da doação renal foi estimada em 0,03% (Matas et al., 2003), o risco de uma complicação com chance de morte ou de deficiência permanente foi estimado em 0,23%, e há relatos isolados de desenvolvimento de DRCT em doadores de rim (Rosenblatt et al., 2008; Tong et al., 2013; Schold et al., 2014). **Considera-se que os riscos em curto e longo prazo de nefrectomia de doadores vivos sejam suficientemente baixos, e a probabilidade de sucesso do enxerto, suficientemente alta para tornar os riscos aceitáveis para os doadores totalmente informados.**

A avaliação urológica começa com um história minuciosa que se concentra em ITU recorrentes, nefrolitíase, câncer geniturinário, problemas congênitos, como refluxo vesicoureteral e hematúria. A anatomia renal é avaliada com angiotomografia computadorizada do abdome e da pelve e deve incluir uma fase excretora para avaliar o sistema coletor e os ureteres. Possíveis receptores com histórico de urolitíase devem se submeter a um exame metabólico completo. Vários episódios de cálculos ou presença de múltiplos cálculos no momento da avaliação do doador são geralmente considerados contraindicações para a doação. Pacientes com um único cálculo pequeno podem ser considerados para doação caso sua avaliação metabólica esteja normal.

Mulheres em idade de procriação devem ser informadas de que os resultados da gestação após a doação de rim foram semelhantes aos relatados na população em geral, porém inferiores aos resultados gestacionais pré-doação (Ibrahim et al., 2009a). Recomenda-se a postergação de gestações por pelo menos 2 meses após a doação para avaliar a compensação renal antes da concepção (Delmonico, 2005). Hidronefrose durante a gestação é mais comum do lado direito, porém, até o momento, não há relatos que demonstrem mais complicações com nefrectomia do lado esquerdo do doador. Aconselhamos que as mulheres sejam monitoradas atentamente pelo obstetra durante a gestação depois de terem doado um rim.

Administrando Pares Incompatíveis de Doador Vivo e Receptor

Aproximadamente 35% dos doadores medicamente adequados são considerados incompatíveis com seus pretensos receptores devido a incompatibilidades de tipo sanguíneo, e 30% dos receptores possuem anticorpos HLA em consequência de transfusões de sangue, transplantes ou gestações anteriores (Segev et al., 2005). Tradicionalmente, para evitar rejeição, pacientes incompatíveis nesta situação eram aconselhados a não prosseguir com o transplante de doador vivo, mas sim aguardar por um órgão de um doador falecido compatível. Aproximadamente 4.000 pacientes na lista de espera morrem a cada ano. Por esses motivos, várias estratégias são atualmente utilizadas para facilitar o transplante renal de doadores vivos em casos de pares incompatíveis.

O transplante de tipo sanguíneo ABO incompatível foi realizado com uma sobrevida aceitável do enxerto e do paciente, mas os resultados em mais longo prazo não são equivalentes a transplantes de doadores vivos de tipos sanguíneos compatíveis (Montgomery et al., 2012). Os protocolos para tais transplantes variam amplamente entre os diferentes programas, mas podem incluir plasmaférese, imunoglobulina IV (IVIG), rituximabe e/ou esplenectomia para deixar os títulos anti-ABO em níveis aceitáveis. Em geral, receptores ABO-incompatíveis também requerem regimes imunossupressivos mais intensivos.

O transplante de rim com DSAs para HLA conhecidos também pode ser realizado a despeito do maior risco de rejeição mediada por anticorpos. Dependendo da potência da positividade da prova cruzada que está sendo causada pelos anticorpos HLA, os pacientes podem precisar de tratamentos como IVIG e/ou plasmaférese antes de prosseguir com o transplante. Assim como no transplante ABO-incompatível, os protocolos variam amplamente entre os diferentes centros. Anticorpos doador-específicos que são considerados fracos podem não causar uma prova cruzada citométrica de fluxo ou citotóxica, e alguns centros optam por prosseguir sem terapia pré-transplante. Pacientes submetidos a transplante renal sem conhecimento dos DSA requerem monitoramento periódico para averiguar o retorno de anticorpos potentes observados anteriormente, ou DSA *de novo*, ambos os quais colocam o paciente em risco de rejeição mediada por anticorpos.

A DRP, que envolve cadeias e trocas, surgiu como uma terceira modalidade para facilitar o transplante de rim de doador vivo em pares incompatíveis de doador e receptor. Pares incompatíveis são colocados em um grupo de outros pares de doadores e receptores incompatíveis, e as combinações compatíveis são então encontradas por meio de algoritmos incluídos em programas de computador. Grandes bancos de dados multicêntricos de pares incompatíveis maximizam as chances de encontrar combinações compatíveis para os participantes (p.ex., Alliance for Paired Donation, 2009; National Kidney Registry, 2014; United Network for Organ Sharing, 2014a). Inicialmente, a DRP envolvia trocas simples unidirecionais entre dois pares de doadores e receptores incompatíveis (Fig. 47-3).

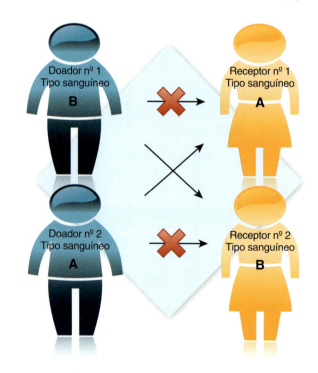

Figura 47-3. Troca simples dupla na doação renal pareada (DRP). Um exemplo de DRP entre dois pares de doadores e receptores ABO-incompatíveis. A DRP é utilizada nesta situação como uma troca simples que resulta em dois transplantes de doadores vivos compatíveis de tipo sanguíneo compatível.

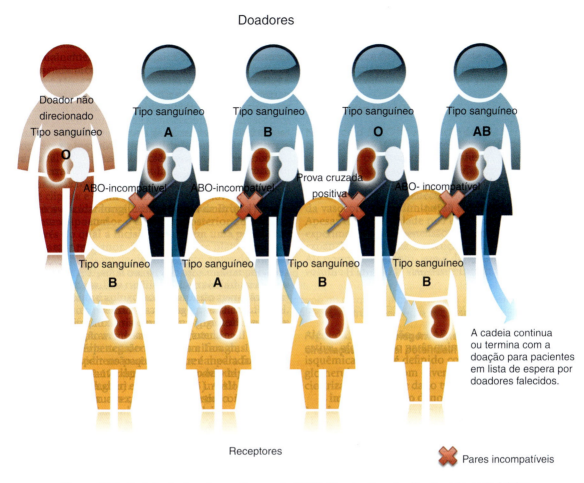

Figura 47-4. Cadeia da doação renal pareada (DRP). Um doador não direcionado pode iniciar uma "cadeia" de DRP teoricamente infinita. Na cadeia ilustrada, tanto incompatibilidades por tipo sanguíneo quanto incompatibilidades por prova cruzada positiva são revertidas pela DRP, dessa forma permitindo que múltiplos transplantes de doadores vivos ocorram. Doadores e receptores geralmente se encontram em diferentes centros de transplante, e o envio de rins de doadores vivos por voos comerciais transcontinentais tem se tornado amplamente aceito, com excelentes resultados.

Podem-se iniciar cadeias de doação pareada por doações do "Bom Samaritano", também conhecidas como doadores não direcionados (DNDs), que são indivíduos excepcionais que se dispõem a doar um rim a um completo estranho que esteja precisando. Quando uma cadeia de DRP é iniciada por um DND, o número de transplantes de doadores vivos resultante é teoricamente ilimitado; as cadeias são geralmente encerradas oferecendo-se um rim de doador vivo a um indivíduo constante de lista de espera por doador falecido (Fig. 47-4). Os programas mais bem sucedidos de DRP envolvem centros de transplantes por todos os Estados Unidos, e o envio transcontinental de rins de doadores vivos por voos comerciais tem facilitado em muito a realização de mais transplantes de DRP sem comprometimento dos resultados (Melcher et al., 2012). A UNOS reconheceu a importância de DRP como método para aumentar o número de transplantes de doadores vivos que podem ser realizados e está atualmente avaliando a melhor forma de maximizar o potencial de trocas pareadas (Organ Procurement and Transplantation Network, 2013).

Se pares de doadores vivos compatíveis participam de um programa de intercâmbio de rins, um receptor poderia se beneficiar de um doador mais jovem ou uma combinação mais histocompatível. Programas inovadores de computador e a capacidade de realizar provas cruzadas virtuais continuam aumentando a eficiência da DRP.

Nefrectomia de Doador Vivo

A nefrectomia laparoscópica de doador (NLD) tornou-se o padrão de tratamento para a remoção de rins de doadores vivos. A NLD tem um índice baixo de complicações (6% de menor porte, < 2% de maior porte) e taxa de mortalidade muito baixa, de 0,03% (Harper et al., 2010; Segev et al., 2010). A técnica de NLD é praticamente idêntica à da nefrectomia laparoscópica padrão. Muitos centros já adotaram a técnica laparoscópica (Fig. 47-5A), laparoscópica assistida manualmente (Fig. 47-5B) ou por robótica. Nefrectomia aberta de doador raramente é realizada atualmente, mas normalmente se dá por meio de uma abordagem de flanco extraperitoneal. Conversão para nefrectomia aberta não é considerada uma complicação da cirurgia laparoscópica, e os doadores devem ser aconselhados e dar sua autorização para a realização desta alternativa antes da doação.

Presta-se especial atenção à preservação dos vasos renais e do comprimento ureteral para a cirurgia no receptor. Embora a maior parte das NLDs seja feita pelo lado esquerdo (pois a veia renal esquerda é mais longa), NLDs direitas são também realizadas de acordo com a indicação para preservar o rim "melhor" do doador. Não é necessário administrar heparina IV ao doador (Perry et al., 2002). O ureter é mobilizado até o ponto em que ele cruza os vasos ilíacos. É desnecessário incluir a veia gonadal com o ureter, e a artéria gonadal deve também ser deixada intacta para o doador quando possível (Breda et al., 2006). O método mais seguro para ligar os vasos renais é utilizar um dispositivo de grampeamento cirúrgico com uma carga de grampos vasculares. O grampeamento não compromete o comprimento do vaso para a operação do receptor. **Clipes Hem-o-lock são contraindicados na NLD por terem sido associados a óbitos de doadores vivos quando utilizados para vedar o lado aórtico da artéria renal do doador.** Uma vez removido o rim, as artérias renais são imediatamente canuladas e o rim é perfundido com solução semicongelada de Ringer lactato heparinizado (5.000 U/L) ou fluido de preservação de órgão (se enviado).

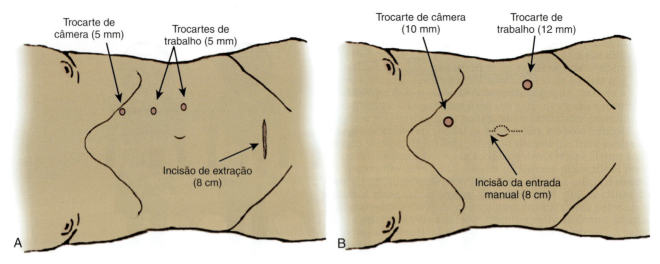

Figura 47-5. Nefrectomia esquerda de doador puramente laparoscópica e laparoscópica com auxílio manual. A, Diagrama mostrando a localização da incisão e a colocação do trocarte para a nefrectomia esquerda laparoscópica do doador. B, Nefrectomia esquerda laparoscópica com auxílio manual. Para o procedimento laparoscópico com portal único todos os trocartes são inseridos através da incisão periumbilical.

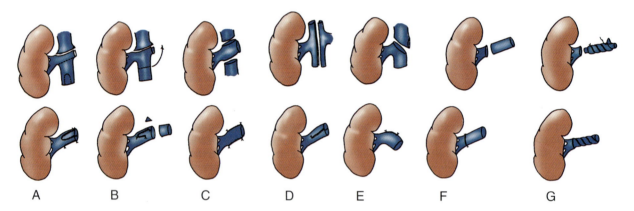

Figura 47-6. A a G, Os métodos para prolongamento da veia renal direita incluem modificações da veia cava inferior e enxerto livre da veia ilíaca externa do doador. Os primeiros dois métodos são valiosos quando do comprometimento da porção cefálica da veia renal direita pela separação do enxerto hepático dos enxertos renais. (A e B, de Barry JM, Lemmers MJ. Patch and flap techniques to repair right renal vein defects caused by cadaver liver retrieval for transplantation. J Urol 1995;153:1803; C, de Barry JM, Fuchs EF. Right renal vein extension in deceased kidney transplantation. Arch Surg 1978;113:300; D e F, de Barry JM, Hefty TR, Sasaki T. Clam-shell technique for right renal vein extension in cadaver kidney transplantation. J Urol 1988;140:1479; E, de Corry RJ, Kelley SE. Technic for lengthening the right renal vein of cadaver donor kidneys. Am J Surg 1978;135:867; G, de Nghiem DD. Spiral gonadal vein graft extension of right renal vein in living renal transplantation. J Urol 1989;142:1525.)

CIRURGIA DO IMPLANTE RENAL

Preparação do Aloenxerto

A preparação meticulosa do aloenxerto renal é fundamental. Os vasos renais e o ureter devem ser identificados. O tecido adiposo ao redor do parênquima renal é então cuidadosamente dissecado dos vasos. Ramificações que drenam para dentro da veia renal, como a veia suprarrenal esquerda, devem ser ligadas. Pequenas veias renais acessórias podem ser ligadas e divididas para aumentar o comprimento da veia renal principal. Recomenda-se cuidado ao ligar veias grandes, ou até mesmo veias acessórias de médio porte, pois já se observou congestão venosa. Uma série de técnicas foi descrita para prolongar a veia renal, em caso de necessidade (Fig. 47-6). Ramificações arteriais maiores que 0,5 mm de diâmetro devem ser preservadas, se possível (Shapiro, 1997). Tecidos gordurosos próximos ao hilo renal devem ser ligados, pois este tecido contém canais linfáticos que podem de outra forma contribuir para o desenvolvimento de linfocele pós-operatória.

Cirurgia do Receptor

O receptor é colocado em posição supina no leito cirúrgico e devidamente almofadado para indução da anestesia geral por inalação. Não administrados antibióticos profiláticos via IV, e um cateter venoso central é colocado. Uma sonda uretral é colocada e conectada a um sistema de três vias que permite o enchimento e drenagem da bexiga durante a cirurgia, o que pode ser útil durante a ureteroneocistostomia (Fig. 47-7). A solução de irrigação da bexiga é preferencialmente composta de uma solução antibiótica de amplo espectro, como bacitracina ou neomicina-polimixina B. A bexiga deve ser enxaguada com esta solução antes do início da cirurgia. Se o intestino foi usado para reconstrução urinária, todo o muco deve ser completamente irrigado.

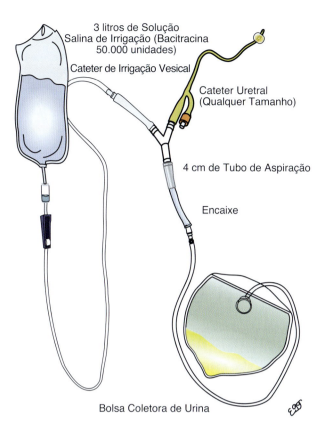

Figura 47-7. Preparação da irrigação da bexiga. Esse sistema de tubos é compatível com qualquer cateter urinário. A bexiga pode ser preenchida e esvaziada várias vezes sem expor o períneo no campo cirúrgico.

Para garantir a devida pressão sanguínea uma vez que o enxerto renal é reperfundido, a pressão venosa central deve ser mantida entre 10 e 15 cm H_2O com soluções IV cristaloides e coloides para alcançar uma pressão arterial média que seja idealmente maior do que 80 mmHg. Em pacientes que não alcançam essas pressões apenas com líquidos IV, o uso criterioso de soro de dopamina pode ser considerado. A indução pré-operatória de imunossupressão deve ser reavaliada e comunicada à equipe de anestesistas.

Uma variedade de incisões pode ser usada para a operação do receptor, porém a exposição cirúrgica adequada que permita o controle vascular é fundamental. É desejável colocar o rim extraperitonealmente com a anastomose vascular nos vasos ilíacos. A abordagem extraperitoneal é vantajosa para minimizar possíveis complicações intestinais e íleo pós-operatório. Uma incisão de Gibson sobre a fossa ilíaca direita ou esquerda oferece excelente exposição dos vasos ilíacos e da bexiga. Uma incisão de linha média pode ser usada, podendo ser de utilidade especial em casos nos quais o alvo vascular inclua a aorta e a veia cava inferior. Em raras ocasiões, os alvos vasculares também podem incluir os sistemas esplênico e/ou portais.

Quando se usa uma incisão de Gibson, o peritônio é retraído medialmente e o espaço retroperitoneal que recobre os vasos ilíacos é criado usando uma combinação de dissecção sem corte e eletrocautério. Os vasos epigástricos inferiores podem normalmente ser delicadamente retraídos, porém podem ser divididos caso a exposição cirúrgica for comprometida. Da mesma forma, o ligamento redondo pode ser preservado nas mulheres. O cordão espermático é identificado nos homens conforme ele atravessa inferiormente saindo do peritônio, sendo cuidadosamente preservado. Um afastador autoestático é colocado sem comprimir o canal femoral, e os vasos ilíacos são expostos usando eletrocautério. O tecido linfático que recobre os vasos deve ser ligado ou vedado com eletrocautério. É preciso cuidado para evitar lesionar o nervo genitofemoral que se encontra anterior ao músculo psoas bem na lateral da artéria ilíaca externa. Antes da anastomose, o rim pode ser envolto com gelo de solução salina estéril em uma compressa para manter o enxerto frio até a reperfusão. Para a anastomose vascular, os locais-alvo de

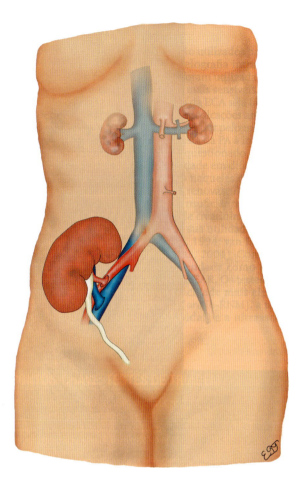

Figura 47-8. Anatomia típica de um transplante de rim. A veia renal é anastomosada à veia ilíaca externa, geralmente medial à artéria ilíaca externa. Quando o receptor tem uma artéria ilíaca sinuosa, a anastomose venosa é melhor obtida lateralmente à artéria ilíaca externa. Na ausência de arteriosclerose significativa do receptor, a artéria renal é comumente anastomosada à artéria ilíaca externa com suturas monofilamentares 5-0 ou 6-0 não absorvíveis. Se houver arteriosclerose ilíaca significativa, ou se os vasos forem curtos, a artéria ilíaca comum ou a aorta se tornam os vasos preferenciais para a anastomose da artéria renal.

preferência são a artéria e a veia ilíaca externa. Em um transplante de doador vivo no qual os vasos do doador são mais curtos, a artéria ilíaca comum é geralmente usada. A anastomose venosa é geralmente realizada em primeiro lugar para limitar a isquemia da perna. O alvo venoso é ocluído com grampos vasculares ou torniquetes de Rummel, de acordo com a preferência do cirurgião. Uma venotomia é realizada com bisturi de lâmina curva, e solução salina heparinizada é injetada diretamente no local da venotomia para limpar o sangue ou coágulos. Uma anastomose contínua terminolateral é então realizada com sutura de polipropileno monofilamentar não absorvível. A anastomose arterial é então realizada de maneira semelhante. Pacientes com DRCT e pacientes diabéticos há muito tempo geralmente apresentam arteriosclerose significativa, e deve-se tomar muito cuidado para reconhecer e evitar rupturas da íntima que possam causar dissecção arterial. Uma perfuração de 2,7 a 6 mm facilita a arteriotomia do receptor caso não haja disponibilidade de retalho arterial do doador. Antes da reperfusão, um bolo IV de furosemida e manitol pode ser administrado para facilitar a diurese e agir como removedor de radicais livres. Uma vez concluídas as anastomoses, os clampes de oclusão são removidos – primeiro os venosos, depois os arteriais – e o rim é reperfundido. Obtém-se hemostasia, e o rim é reaquecido com quantidades abundantes de solução salina estéril morna. O aloenxerto é então posicionado na fossa ilíaca de forma que os vasos transplantados não fiquem dobrados (Fig. 47-8).

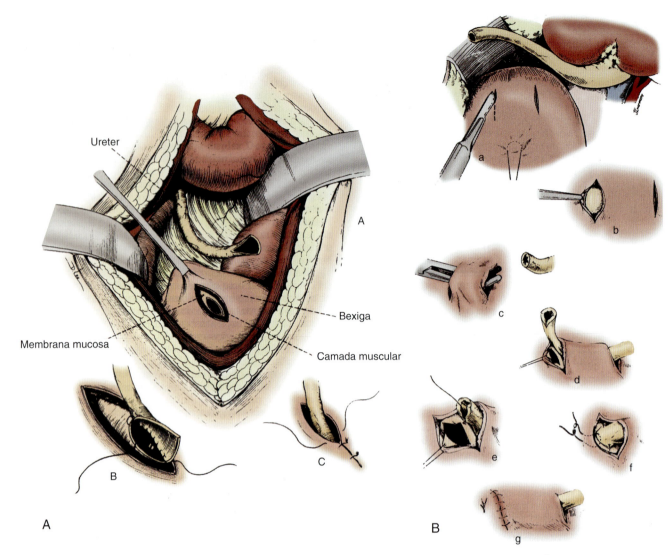

Figura 47-9. Dois exemplos de ureteroneocistostomia extravesical. A, de Lich-Gregoir. É feita uma incisão anterolateral seromuscular até a mucosa da bexiga saliente. A bexiga é drenada, a mucosa é cortada, e o ureter é anastomosado à bexiga (conforme demonstrado) com suturas absorvíveis finas. Utiliza-se um ponto de ancoragem distal para segurar o ureter junto à bexiga, para prevenir migração proximal para o túnel (não demonstrada). A camada seromuscular é então fechada frouxamente sobre o ureter. B, de Barry. Os passos de a até c são concluídos com a bexiga cheia de solução antibiótica. O anestesista desprende o cateter antes da incisão da mucosa, e os passos d a g são concluídos com suturas absorvíveis finas. (A, de Konnak JW, Herwig KR, Finkbeiner A, et al. Extravesical ureteroneocystostomy in 170 renal transplant patients. J Urol 1975;113:299–301; B, de Barry JM. Unstented extravesical ureteroneocystostomy in kidney transplantation. J Urol 1983;129:918–9.)

A técnica preferida para restaurar a continuidade do trato urinário com o ureter transplantado é a criação de uma ureteroneocistostomia antirrefluxo, extravesical com *stent* (Lich et al., 1961; Gregoir, 1962). Essa técnica é facilmente reprodutível tanto em bexigas normais quanto em bexigas pequenas contraídas, requer menor comprimento ureteral e é geralmente mais rápida do que as técnicas intravesicais. É importante criar um túnel antirrefluxo para ajudar a prevenir refluxo ou que urina infectada entre no aloenxerto, o que pode causar pielonefrite no enxerto renal. Outras técnicas extravesicais já foram utilizadas, inclusive as técnicas de Barry e de ponto único. É bom estar familiarizado com todas elas, que devem ser usadas de acordo com a preferência do cirurgião (Gibbons et al., 1992; Veale et al., 2007) (Fig. 47-9). O ureter deve ser passado por baixo do cordão espermático, cortado para permitir uma anastomose livre de tensão, e o tecido periureteral deve ser preservado para maximizar o suprimento de sangue distal. Se o ureter do aloenxerto parece comprometido, alternativas incluem *psoas hitch*, *flap* de Boari, ou uso do ureter nativo ipsilateral. Um cateter ureteral tipo *pigtail* deve ser usado na maioria dos casos, pois mostrou reduzir significativamente os índices de complicações urológicas (Wilson et al., 2013). Adicionalmente, um dreno de sucção fechado é colocado de forma a repousar na área da anastomose ureteral e da anastomose vascular. Anastomose ureteral em uma derivação urinária também deve ser realizada com um cateter ureteral, e um cateter urinário deve drenar a derivação como faria a bexiga nativa.

Embora as sondas vesicais e os cateteres ureterais fixos possam reduzir os índices de complicações urológicas, seu uso prolongado coloca os receptores de transplantes em maior risco de ITU que podem predispô-los a episódios de rejeição. Por esse motivo, recomenda-se que a sonda vesical, o dreno de sucção fechado e o cateter ureteral sejam removidos assim que possível. Em pacientes com capacidade razoável de bexiga, a sonda vesical pode ser removida no terceiro dia de pós-operatório, e o dreno de sucção fechado pode ser removido no final do dia caso a saída do dreno permaneça baixa.

Rins pequenos de doadores pediátricos podem ser transplantados em bloco, ou se forem considerados suficientemente grandes, como rins únicos. Quando os rins são transplantados em bloco, toda a aorta, e veia cava inferior, do doador é normalmente anastomosada no sentido terminolateral aos vasos ilíacos. Devido ao tamanho pequeno e o fraco suprimento de sangue dos ureteres nesses pequenos doadores, complicações urológicas como fístulas e estenoses anastomóticas ureterais são mais comuns (Hobart et al., 1998). Cateteres ureterais de tamanho pediátrico devem ser utilizados, devendo-se considerar implantar os ureteres separadamente de forma que uma complicação não afete automaticamente ambos os aloenxertos. Rins de doadores adultos duplos de doadores marginais geralmente não são transplantados em bloco e podem ser colocados juntos na mesma fossa ilíaca ou em ambas as fossas ilíacas (Gill et al., 2008).

Há relatos de transplantes de rim e pâncreas com o auxílio da robótica (Giulianotti et al., 2010; Abaza et al., 2014). As possíveis vantagens incluem menor incisão, menos dor e recuperação mais rápida. À medida que a tecnologia robótica e as habilidades dos operadores são aperfeiçoadas, estes pequenos benefícios poderiam justificar a complexidade adicional, o tempo de cirurgia e os custos associados aos procedimentos.

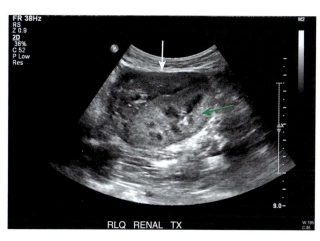

Figura 47-10. Hematoma subcapsular. O sangramento sob a cápsula do rim forma um hematoma *(seta branca)* que comprime o parênquima renal *(seta verde)* resultando na reversão do fluxo diastólico na ultrassonografia com Doppler.

CUIDADOS PÓS-TRANSPLANTE

Anticoagulação

Uremia pode inibir a agregação de plaquetas e promover tendência a hemorragias. Pacientes com doença arterial coronariana, especialmente os portadores de *stents* coronários, podem tomar aspirina e outros agentes antiplaquetários. Doença hepática e exposição prolongada a antibióticos podem levar a deficiências do fator de coagulação. Anticoagulantes como varfarina podem ser prescritos para prevenir trombose da fístula ou em pacientes com fibrilação atrial.

Se a anastomose vascular for dificultada pela presença de aterosclerose, íntima friável, pequenos vasos ou receptores pediátricos, anticoagulação intraoperatória com 500 a 2.000 U de heparina IV é indicada.

A anticoagulação perioperatória deve ser individualizada para que todos esses fatores sejam levados em consideração. Se o enxerto não funcionar imediatamente, pode ser necessária biópsia percutânea. Portanto, anticoagulantes de ação prolongada são geralmente iniciados uma vez que a função renal tenha sido estabilizada. Heparina de baixo peso molecular é eliminada pelo rim e deve ser usada com cautela no contexto de metabolismo imprevisível para minimizar complicações hemorrágicas. Uma dose muito baixa de heparina IV (100 U/h) é usada no período pós-operatório imediato quando o risco de coagulação é maior. A dose pode ser aumentada se o sangramento for mínimo, ou alterada para terapia antiplaquetária.

Complicações Cirúrgicas

As complicações precoces mais comuns do transplante renal incluem infecção, hemorragia, trombose vascular, fístula urinária e linfática. Deve-se observar que os sinais e sintomas de complicações cirúrgicas são semelhantes aos de disfunção do enxerto nesta população de pacientes. É, portanto, importante considerar também as causas imunológicas.

Sangramento pós-operatório é normalmente descoberto por sinais vitais anormais e redução dos valores do hematócrito. Os parâmetros de coagulação devem ser verificados. Um hematoma grande pode comprimir o rim transplantado, afetando negativamente a função renal (Fig. 47-10). Pacientes que precisam de várias transfusões durante um curto período de tempo devem retornar ao centro cirúrgico para drenar qualquer hematoma e para avaliar a fonte do sangramento ativo. Trombose da artéria renal está normalmente associada ao funcionamento tardio do enxerto ou ao estado de hipercoagulação, e os pacientes com propensão conhecida a trombose devem receber terapia anticoagulação. A trombose da artéria renal geralmente ocorre em até 3 dias após o transplante e está associada à cessação súbita da diurese. A ultrassonografia com Doppler revela ausência de fluxo de sangue no enxerto, e tais enxertos raramente podem ser salvos. A trombose da veia renal também está associada a um estado de hipercoagulação, acotovelamento ou estenose da veia, rejeição aguda e hipotensão. A ultrassonografia com Doppler pode revelar um coágulo na veia e menor fluxo sanguíneo no enxerto. Assim como na trombose da artéria renal, deve-se tentar trombectomia de emergência e antitrombolíticos, porém isso raramente funciona.

Fístulas urinárias normalmente ocorrem na anastomose ureterovesical e estão associadas à necrose isquêmica do ureter distal transplantado. Fístulas se manifestam no período pós-operatório inicial com redução do volume urinário através da sonda vesical e aumento de saída de urina pelo dreno de sucção fechado. Uma fístula urinária é confirmada caso a creatinina do líquido drenado seja mais do que duas vezes maior do que a creatinina sérica ou através de cintilografia renal. Se a fístula ocorrer após a remoção do cateter ureteral, este deve ser recolocado imediatamente. Muitas fístulas anastomóticas cicatrizam com a colocação do cateter ureteral e sondagem vesical. Fístulas que não cicatrizam com medidas conservadoras podem requerer nefrostomia percutânea ou cirurgia aberta.

Linfoceles podem se originar do rim transplantado ou dos canais linfáticos que circundam os vasos ilíacos. Muitas linfoceles são pequenas e inconsequentes, mas linfoceles grandes podem causar dor, infeccionar ou comprimir o aloenxerto, levando a disfunção. Normalmente, as linfoceles são bem visualizadas na ultrassonografia e podem ser inicialmente tratadas com aspiração guiada por imagem. Linfoceles que reacumulam requerem a inserção de um dreno de sucção fechado. Raramente, uma linfocele recorrente pode requerer o uso de agentes esclerosantes ou até mesmo a criação de uma janela peritoneal para auxiliar na reabsorção (Chin et al., 2003). A incidência de linfoceles pode ser reduzida pela colocação rotineira de um dreno de sucção fechado que é removido quando o débito diário é de menos de 50 mL.

Rejeição

A principal função do sistema imune é proteger contra infecções. As propriedades fundamentais da defesa do hospedeiro incluem a capacidade de amplificar a resposta mediante a exposição repetida a antígenos estranhos. A investigação dos mecanismos celulares e moleculares envolvidos na rejeição de tecidos transplantados contribuiu significativamente para nossa compreensão sobre o sistema imune.

Um tecido que é movido de um lugar para outro na mesma pessoa, o chamado enxerto **autólogo**, é aceito desde que exista suprimento de sangue e microambiente adequados. Da mesma forma, tecidos de indivíduos geneticamente idênticos, **singênicos,** são aceitos, enquanto que tecidos de membros geneticamente diferentes de uma mesma espécie, **alogênicos,** são normalmente rejeitados em questão de semanas. Tecidos entre diferentes espécies, ou **xenogênicos,** são normalmente rejeitados bem rapidamente.

A rejeição de transplante de rim pode ser classificada pela ocorrência temporal da perda do enxerto. A rejeição **hiperaguda** ocorre logo após a reperfusão de rins transplantados. Anticorpos e complementos citotóxicos do receptor reagem aos antígenos endoteliais vasculares do doador, levando à rápida ativação da cascata de coagulação e trombose de enxerto. Este tipo de rejeição "humoral" é raramente observado clinicamente hoje em dia devido aos sensíveis exames de prova cruzada para detecção da DSA.

A rejeição **aguda** classicamente ocorre aproximadamente 5 dias após o transplante de um órgão alogênico sem imunossupressão. Os atuais protocolos de imunossupressão reduziram o índice de rejeição celular aguda comprovada por biópsia para 10% a 15% no primeiro ano. O sinal que se manifesta mais comumente é o aumento da creatinina sérica e diminuição do débito urinário. Os sintomas podem incluir dor, inchaço sobre o enxerto, mal-estar e febre; porém, eles são raros. A urinálise pode demonstrar proteinúria, hematúria ou piúria. Exames de imagem podem demonstrar redução do fluxo e sangue cortical e da função tubular. Contudo, nenhum desses achados é específico, portanto, a biópsia do enxerto renal é atualmente o exame diagnóstico padrão. Os critérios para a classificação histológica da rejeição renal foram padronizados em uma série de reuniões em Banff (Solez, 2010). Os achados típicos na rejeição celular aguda são infiltração monocelular dos túbulos e vasos. O depósito de fragmentos complementares (C4d) nos capilares peritubulares é agora reconhecido como diagnóstico de rejeição frequentemente associada a anticorpos doador-específicos.

A rejeição **crônica** é caracterizada por uma deterioração gradativa da função renal. As características histológicas de fibrose intersticial, esclerose arteriolar e atrofia tubular raramente melhoram com o aumento da imunossupressão, e são, em alguns casos, resultantes de toxicidade medicamentosa.

Protocolos de Imunossupressão para Transplante Renal

O sucesso do transplante de órgãos requer a modulação da reação imune a antígenos externos expressados pelo enxerto. A indução de tolerância imune doador-específica é o "santo graal" do transplante. A tolerância permitiria que o sistema imune aceitasse órgãos de doadores sem comprometer a resposta normal a antígenos infecciosos e malignos. O fato de ter-se alcançado tolerância em vários estudos animais, mas raramente em humanos, destaca a dificuldade de transferir este objetivo do modelo animal para pacientes reais (Sykes, 2009). Em transplantes bem-sucedidos de células hematopoiéticas, o equilíbrio entre a resposta do hospedeiro ao enxerto e do enxerto ao hospedeiro permite que as células do doador e do receptor coexistam. Esta simbiose entre doador e receptor normalmente requer a combinação de antígenos MHC, mas verificou-se que este quimerismo também ocorre em alguns pacientes com combinações insatisfatórias e em funcionamento de transplantes de órgãos sólidos em longo prazo (Starzl, 2004). Avanços nos medicamentos imunossupressores melhoraram os índices de sobrevivência inicial dos enxertos, mas esses aperfeiçoamentos tiveram pouco impacto na perda de enxertos tardia, em grande parte devido à rejeição crônica. A indução de tolerância imune doador-específica evitaria essas complicações e, ao mesmo tempo, preveniria a rejeição crônica.

Anticorpos produzidos por linfócitos B podem reconhecer antígenos estranhos diretamente, sendo um componente principal da reação imune humoral. O MHC desempenha um importante papel no reconhecimento de proteínas estranhas pela reação imune celular (Fig. 47-11). Os antígenos de **classe I** apresentam peptídeos de proteínas endógenas aos linfócitos CD8 +. As moléculas de **classe II** apresentam peptídeos de proteínas exógenas aos linfócitos CD4 +.

Os mecanismos moleculares que estão envolvidos na ativação e proliferação de linfócitos são os principais alvos de bloqueio pela imunossupressão farmacológica. Foram identificados três sinais nos linfócitos T. O sinal 1 é a interação entre o MHC ligado a um peptídeo antigênico em uma célula apresentadora de antígeno (CAA) e um receptor específico para células T. O sinal 2 é uma interação coestimulatória independente de antígeno entre moléculas na CAA e célula T que levam a rotas intracelulares, o que estimula a interleucina 2 (IL-2) e outras citocinas, bem como a expressão de receptores de citocinas. O sinal 3 é o estímulo do receptor de IL-2, que leva à ativação do alvo mamífero da rapamicina (mTOR), que desencadeia a proliferação celular.

Protocolos de Imunossupressão

Protocolos de imunossupressão em transplante renal continuam evoluindo conforme nosso conhecimento sobre a biologia da reação imune aumenta e agentes farmacológicos que bloqueiam a resposta são descobertos. Antibióticos, incluindo antifúngicos e medicamentos antivirais, também permitiram uma imunossupressão mais intensiva. Praticamente todos os protocolos de imunossupressão foram testados em modelos animais de transplante de órgãos sólidos para depois

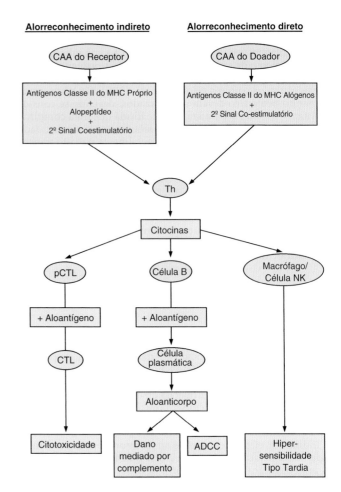

Figura 47-11. **Interações celulares na rejeição de transplante renal.** Células T auxiliares (Th) CD4+ são ativadas pelas células apresentadoras de antígeno (CAA) que expressam antígenos classe II do complexo principal de histocompatibilidade (MHC) e dão um segundo sinal coestimulatório. As células Th produzem linfocinas que promovem a proliferação e células B, maturação dos linfócitos T CD8+ citotóxicos (CTLs), ativação de macrófagos e células exterminadoras naturais (NK) e indução de antígenos classe II do MHC nas células renais. ADCC, Citotoxicidade mediada por células dependentes de anticorpos; pCTL, célula T precursora citotóxica.

serem usados em humanos. Alguns dos protocolos foram desenvolvidos por meio de estudos clínicos minuciosamente desenhados, porém vários foram introduzidos em aplicações *off-label* por médicos e pacientes pioneiros. Nos anos 1950, os primeiros protocolos incluíam *irradiação total do corpo* e *corticosteroides*. Logo depois do primeiro transplante bem-sucedido entre gêmeos idênticos, a *azatioprina* permitiu a sobrevivência do enxerto com alguns doadores vivos aparentados. A maioria dos modelos experimentais alcançava resultados superiores quando era possível reduzir a população de linfócitos T e deixar que ela se recuperasse lentamente. A administração de soro policlonal heterólogo de animais expostos a tecido imune humano *(globulina antitimócito)* e *(globulina antilinfócito)* levou ao conceito de indução da imunossupressão. Também foi reconhecido que altas doses de corticosteroides e a depleção de linfócitos poderia reverter a rejeição celular aguda. Infelizmente, a sobrevida do enxerto em 1 ano era de aproximadamente 50%, com mais de 20% de mortalidade por complicações infecciosas nesta época.

No início dos anos 1980, a *ciclosporina*, um inibidor da calcineurina, foi introduzida, e a manutenção da imunossupressão em combinação com azatioprina e prednisolona (terapia tripla) melhorou os índices de sobrevivência do enxerto em 1 ano para mais de 80%, incluindo rins de doadores falecidos e vivos. O primeiro anticorpo monoclonal na medicina clínica, o *anticorpo murino anti-CD3 OKT3*, foi aprovado em 1985 para o tratamento de rejeição resistente a esteroides. O sucesso do transplante de órgãos sólidos e os efeitos colaterais desses medicamentos estimularam a indústria farmacêutica a desenvolver agentes mais seletivos objetivando a reação imune transplante-específica. Os protocolos de imunossupressão são baseados no risco de rejeição (incluindo fatores do doador e do receptor) e na minimização dos efeitos colaterais de longo prazo e do custo. O mecanismo de ação e a toxicidade dos imunossupressores são relacionados nas Tabelas 47-3 e 47-4. Atualmente, os protocolos mais comuns incluem uma forma de indução IV com globulina antitimócito ou *basiliximabe*, e manutenção com *tacrolimo*, *micofenolato* e esteroide de dosagem baixa (United States Renal Data System, 2013). Com o uso desses agentes, os índices de rejeição de enxerto comprovados por biópsia são de aproximadamente 10% no primeiro ano e as taxas de mortalidade continuam melhorando, porém aproximadamente 40% dos receptores adultos tornam-se diabéticos. Muitos desses medicamentos requerem monitoramento contínuo dos níveis sanguíneos, pois o metabolismo pode ser afetado por interações medicamentosas (Quadro 47-3).

TABELA 47-3 Mecanismos de Ação dos Imunossupressivos

IMUNOSSUPRESSOR	MECANISMO DE AÇÃO	INTERFERE EM
Glicocorticoides	Reduzem a transcrição de genes da citocina	Sinalização intercelular
Azatioprina	Inibe a síntese de purina	Proliferação de linfócitos
Micofenolato de mofetila	Inibe a síntese de purina	Proliferação de linfócitos
Sirolimo	Inibe a progressão do ciclo celular	Proliferação de linfócitos
Everolimo	Inibe a progressão do ciclo celular	Proliferação de linfócitos
Tacrolimo	Inibe a produção de calcineurina e IL-2	Sinalização intercelular
Ciclosporina	Inibe a produção de calcineurina e IL-2	Sinalização intercelular
Globulina antitimócito do coelho	Elimina linfócitos T	Reconhecimento de antígeno
Alemtuzumabe (*off-label*)	Elimina linfócitos T e B	Reconhecimento de antígeno e produção e anticorpo
Rituximabe (*off-label*)	Elimina linfócitos B	Produção de anticorpo
Bortezomibe (*off-label*)	Inibidor de proteassoma	Produção de anticorpo
Basiliximabe	Bloqueia os receptores de IL-2	Sinalização intercelular
Belatacepte	Bloqueio de coestimulação	Ativação de linfócitos
Eculizumabe (*off-label*)	Inibidor complementar	Rejeição mediada por anticorpos

IL-2, interleucina-2.

TABELA 47-4 Sistemas Orgânicos-alvo Comuns de Toxicidades da Terapia Imunossupressiva

SISTEMA ORGÂNICO	PREDNISONA	CICLOSPORINA	TACROLIMO	SIROLIMO	AZATIOPRINA	MICOFENOLATO
Sistema nervoso central	+	+	+	-	-	-
Sistema gastrintestinal	+	+	+	-	+	+
Rim	-	+	+	-	-	-
Hematopoiético	-	-	-	+	+	+
Pele	+	+	-	-	-	-
Endócrino	+	+	+	+	-	-
Dislipidemia	+	+	-	+	-	-
Cicatrização de Feridas	+	-	-	+	-	-

QUADRO 47-3 Possíveis Interações Medicamentosas com Ciclosporina e Tacrolimo

MEDICAMENTOS QUE AFETAM AS CONCENTRAÇÕES PLASMÁTICAS E DE SANGUE TOTAL

Diminuição
Rifampina
Rifabutina
Isoniazida
Fenobarbital
Fenitoína
Carbamazepina

Aumento
Diltiazem
Verapamil
Nicardipina
Eritromicina
Claritromicina
Cetoconazol
Fluconazol
Itraconazol

Aumento *(Cont.)*
Clotrimazol
Bromocriptina
Danazol
Cimetidina
Metilprednisolona
Metoclopramida

MEDICAMENTOS COM SINERGIA NEFROTÓXICA
Gentamicina
Tobramicina
Vancomicina
Azapropazona
Amfotericina B
Cisplatina
Melfalano
Cimetidina
Ranitidina
Diclofenaco

TABELA 47-5 O Exame Sorológico de Citomegalovírus (CMV) Determina o Risco de Infecção e Doença

ACHADOS SOROLÓGICOS DE CMV					
DOADOR	RECEPTOR		INFECÇÃO %	DOENÇA %	PNEUMONITE %
+	-	Infecção primária	70-88	56-80	30
-	+	Reativação	0-20	0-27	Rara
+	+	Reativação ou superinfecção	70	27-39	3-14
-	-		Rara		
±	+	Indução de globulina antitimócito ou altas doses de esteroides		65	

Dados de Davis CL. The prevention of cytomegalovirus disease in renal transplantation. Am J Kidney Dis 1990;16:175–88; e Hartmann A et al. The natural course of cytomegalovirus infection and disease in renal transplant recipients. Transplantation 2006;82:S15–7.

TABELA 47-6 Infecção Pós-operatória e Profilaxia de Úlcera Péptica

PROBLEMA	PROFILAXIA MEDICAMENTOSA COMUMENTE UTILIZADA	ALTERNATIVA(S)
Infecção do trato urinário	Trimetoprima-sulfametoxazol × 3 meses	Nitrofurantoína
Pneumocitose	Trimetoprima-sulfametoxazol × 3 meses	Pentamidina inalatória
Candidíase oral	Suspensão de nistatina × 1-3 meses	Comprimidos de clotrimazol
Candidíase vaginal	Clotrimazol intravaginal conforme a necessidade	Nistatina intravaginal
Herpes-vírus	Aciclovir × 3 meses se valaciclovir não for indicado	Ganciclovir, valaciclovir, famciclovir
Citomegalovirose primária	Valaciclovir	Ganciclovir
Citomegalovirose recorrente	Valaciclovir × 3 meses ou durante a terapia de rejeição	Ganciclovir
Doença de úlcera péptica	Antagonista do receptor H2 + antiácidos, se sintomático	

O desenvolvimento de novos medicamentos para transplante continua se concentrando na redução da nefrotoxicidade e diabetes e na perda gradativa da função renal em consequência de fibrose. A despeito da ausência de rejeição celular, muitos pacientes desenvolvem anticorpos a antígenos no aloenxerto, o que é reconhecido como um fator de risco significativo para rejeição crônica do transplante. Muitos pacientes jovens precisam de mais de um procedimento de transplante caso o seu primeiro transplante falhe. Novos métodos de monitoramento da resposta imune ao transplante, prevenção de DSA e tratamentos para rejeição humoral estão sendo investigados.

Infecção

O momento de uma infecção depois do transplante é essencial para o diagnóstico e tratamento adequados. No *primeiro mês*, os organismos tendem a ser aqueles causadores de infecções em uma instituição em outros pacientes submetidos a cirurgias urológicas de grande porte. As infecções mais comuns estão relacionadas a complicações técnicas da cirurgia e dispositivos médicos invasivos, sendo que a maioria comumente envolve o trato geniturinário. As condições médicas do paciente, como diabetes, desnutrição, obesidade, trato urinário anormal e infecções anteriores aumentam o risco. Preparação cuidadosa do enxerto do doador, perda mínima de sangue, curto tempo de isquemia, mobilização do paciente e remoção imediata de cateteres e drenos reduzem os riscos de infecção. Uma exceção é a infecção do enxerto ou da solução de preservação. Todas as infecções devem ser tratadas com antibióticos empíricos e ajustadas com base na sensibilidade dos organismos verificados na cultura.

Entre o primeiro e o sexto mês após a cirurgia, as infecções que são controladas pelo sistema imune celular são as mais prevalentes. Estas infecções oportunistas incluem fungos, como *Candida*, *Pneumocistos*, *Aspergillus*, e *Criptococcus*; bactérias, inclusive *Listeria monocytogenes*, *Nocardia*, e *Toxoplasmose*; e vírus como CMV, EBV, poliomavírus, vírus da hepatite e herpes-vírus. A incidência dessas infecções é influenciada pela história de exposição pré-operatória do receptor e do doador e aumento da imunossupressão (Tabela 47-5). Tratamento profilático reduz significativamente a morbidade da imunossupressão (Tabela 47-6).

As infecções que ocorrem em mais de 6 meses após o transplante são influenciadas pela função do enxerto, risco de rejeição e infecções prévias. As ITU são responsáveis por mais de 15% das reinternações hospitalares nos primeiros 2 anos após o transplante de rim. O tratamento deve ser baseado em um exame físico urológico completo e por cultura de urina e antibiograma. ITU recorrentes devem ser avaliadas quanto aos fatores de risco anatômicos, como fístulas, incontinência, retenção, refluxo e corpos estranhos. Alguns pacientes com pouca diurese pré-transplante precisam ser estimulados a aumentar o consumo de líquidos e a urinar frequentemente. Um diário miccional e a avaliação de resíduos pós-miccional facilita a educação do paciente. Se as infecções não forem frequentes, deve-se iniciar antibióticos somente quando ocorrerem os sintomas. Alguns pacientes podem se beneficiar de supressão antibiótica contínua, porém o risco de resistência antimicrobiana e de efeitos colaterais deve ser minimizado. Refluxo vesicoureteral no enxerto com pielonefrite recorrente pode requerer ureteroneocistostomia.

A maioria das ITU não melhora com a redução da imunossupressão. Contudo, algumas infecções virais, como a adenovirose, que pode se manifestar como cistite hemorrágica, e poliomavírus são exceções. A infecção por adenovírus normalmente é autolimitada e se resolve com hidratação forçada. Nefropatia por BK poliomavírus pode ser detectada por citologia urinária, porém é mais comumente detectada por análise de reação em cadeia da polimerase de amostras de sangue ou urina. O tratamento consiste na redução da imunossupressão e no monitoramento atento da função renal.

Nefrectomia do Enxerto (Transplantectomia)

As indicações para remoção de um enxerto renal sem função são baseadas principalmente nos sinais e sintomas que ocorrem como consequência da remoção da imunossupressão, incluindo sensibilidade, aumento do enxerto, hematúria macroscópica e sintomas generalizados do tipo gripe, como febre e mal-estar. Se o paciente tiver a possibilidade de ser um candidato ao retransplante, a continuação da manutenção da imunossupressão baixa pode evitar a necessidade de nefrectomia do enxerto e reduzir a produção de anticorpos HLA. Rins que falham no primeiro ano de transplante geralmente precisam ser removidos. Os que falham em consequência de rejeição crônica são menos propensos a precisar de remoção e podem ser deixados no lugar. Pacientes sintomáticos podem ser tratados com altas doses de esteroides para verificar se seus sintomas se resolvem, evitando a necessidade de remover o enxerto.

A nefrectomia do enxerto pode ser tecnicamente desafiadora, sendo aconselhável encaminhar o caso a cirurgiões com experiência neste tipo de procedimento. Nas primeiras 6 semanas, a remoção de todo o tecido transplantado é geralmente um procedimento simples. Enxertos renais com rejeição crônica e sintomáticos são geralmente removidos de forma subcapsular, pois é provável que haja aderência da cápsula às estruturas adjacentes. O procedimento carrega o risco de morbidade perioperatória significativa, incluindo hemorragia aguda, linforreia, lesão intestinal e formação de abscesso. Os vasos ilíacos na área do aloenxerto podem se tornar secundariamente infectados, levando a sepse e/ou ruptura dos vasos.

Neoplasias Malignas Pós-transplante

A imunossupressão crônica aumenta o risco de malignidades. Câncer de pele é o mais comum após transplantes de órgãos sólidos. Malignidades associadas a infecções virais, incluindo o sarcoma de Kaposi (herpes-vírus humano 8), linfoma não Hodgkin (EBV), e carcinoma de vulva (papilomavírus humano) e carcinoma hepatocelular (HCV) têm razão de incidência padronizada (RIP) de mais de 5 em comparação à população em geral. A incidência de câncer de rim (RIP 4,7), bexiga e pênis também é maior, enquanto a incidência de câncer de mama cai significativamente (RIP 0,85).

Surpreendentemente, o risco de câncer de próstata está de fato diminuindo entre transplantados (RIP 0,92) (Engels et al., 2011). Portanto, o transplante tem pouca influência no câncer de próstata e o melhor tratamento deve ser determinado pelo grau, estágio, longevidade estimada e preferência do paciente. Devido ao aumento da mortalidade de vários pacientes portadores de DRCT, os riscos e benefícios da verificação do PSA devem ser discutidos. Se os rins nativos adquiriram cistos renais em consequência de diálise prolongada, estes devem ser monitorados com ultrassonografia renal anual (Moudouni et al., 2006). Nefrectomia do rim nativo é indicada para pacientes transplantados com massas renais sólidas.

O contato da urina com os segmentos intestinais pode aumentar o risco de malignidades com imunossupressão. Uma história de enterocistoplastia ou de ureterossigmoidostomia deve indicar um programa de vigilância oncológica. O tratamento adjuvante de primeira linha para carcinoma de células transicionais superficiais deve ser a mitomicina, pois a tiotepa pode causar efeitos mielossupressivos adicionais. O bacilo de Calmette-Guérin, uma bactéria viva atenuada, tem sido usada em transplantados, porém pode ter um risco maior de infecção sistêmica (Sun e Singh, 2010). Deve-se obter uma amostra para biópsia em tumores no rim transplantado. Linfoma pode responder à redução da imunossupressão e tem sido descrito como transtorno linfoproliferativo pós-transplante. A nefrectomia parcial tem sido curativa em alguns tumores do enxerto renal.

Gestação e Procriação

Após transplantes renais bem-sucedidos, os níveis de hormônio foliculoestimulante, hormônio luteinizante e testosterona geralmente voltam ao normal e a espermatogênese melhora (Akbari et al., 2003; Kheradmand e Javadneia, 2003). **Entre os receptores masculinos que já têm filhos, não houve aumento de anormalidades congênitas nos descendentes.** Recomenda-se, porém, que a concepção seja postergada por pelo menos 1 ano após o transplante (Armenti et al., 1998).

Transplante renais bem-sucedidos normalmente restauram a fertilidade em mulheres pré-menopáusicas. Em um relatório baseado em milhares de gestações de receptoras de transplante renal, Davison e Milne (1997) verificaram o seguinte: 94% das concepções que se sustentaram além do primeiro trimestre terminaram com êxito; 50% dos partos foram prematuros; 30% das mulheres desenvolveram hipertensão, pré-eclâmpsia ou ambos; restrição do crescimento intrauterino ocorreu em aproximadamente 20%; e crises de rejeição ocorreram em 10%. **Não houve anormalidades frequentes ou predominantes nas crianças, os rins transplantados raramente causaram distocia, e o rim transplantado não foi lesionado durante o parto normal.** Um estudo observacional com 16.195 receptoras de transplante de rim do sexo feminino documentou um índice acentuadamente menor de gravidez e maior de perda de feto do que o relatado entre a população norte-americana em geral durante o mesmo período (Gill et al., 2009). Informações de segurança durante a gestação sobre medicamentos imunossupressivos estão relacionadas na Tabela 47-7. As orientações para o sucesso da gestação são manter boa saúde por 2 anos após o transplante, proteinúria mínima, ausência de hipertensão, ausência de rejeição ou de obstrução do trato urinário, função renal próxima do normal e baixas doses de manutenção de imunossupressão.

AUTOTRANSPLANTE

O autotransplante renal foi descrito pela primeira vez para o tratamento de lesão ureteral proximal (Hardy et al., 1967). A vantagem desta técnica em relação à reconstrução com intestino inclui a possibilidade de criar uma anastomose antirrefluxo sem drenagem de muco e menos complicações intestinais. Contudo, esta é uma operação mais complexa, que apresenta maior risco de sangramento, complicação vascular e isquemia ureteral. Anteriormente, a técnica era usada para operações complexas de nefrectomia parcial ou reconstrução vascular extensa, porém essas cirurgias agora podem ser feitas com o auxílio da robótica ou por endoscopia na maioria dos casos. Se houver diagnóstico de lesão vascular renal, pode ser possível salvar o rim caso tenham se passado menos de 90 minutos da isquemia quente e se o paciente estiver hemodinamicamente estável. O rim e o ureter devem ser removidos e imediatamente colocados em solução salina resfriada. As artérias devem ser perfundidas com solução salina heparinizada. Artérias ocluídas podem reagir à terapia trombolítica com uroquinase, estreptoquinase ou ativador do plasminogênio tecidual (Nakayama et al., 2006). Uma das vantagens desta técnica é a completa denervação do rim. Isso tem sido útil como último recurso quando outras formas de controle da dor falham. O reposicionamento do rim na pelve com anastomose da pelve renal à bexiga foi descrito para pacientes que são formadores recorrentes de litíase; o autotransplante nesses casos promove a passagem do cálculo e facilita a inspeção com um citoscópio flexível (Flechner et al., 2011).

TABELA 47-7 Segurança Gestacional e Imunossupressivos

IMUNOSSUPRESSIVO	CATEGORIA DE GESTAÇÃO
Glicocorticoides	C
Azatioprina	D
Micofenolato de mofetila	D
Sirolimo	C
Ciclosporina	C
Tacrolimo	C
Monomurabe CD3	C
Globulina antitimócito	C
Rituximabe	C
Bortezomibe	D
Alemtuzumabe	C
Daclizumabe	C
Basiliximabe	C

B, Sem risco para o feto de animais, sem estudos controlados; C, o risco para o feto não pode ser descartado; D, evidência de risco para o feto. Dados de Physician's Desk Reference. 63ª ed. Montvale (NJ): Thomson PDR; 2009. p. 439, 625, 762, 1226, 2313, 2389, 2625, 3264; e U.S. Food and Drug Administration. <www.fda.gov> [acesso em 03.09.09].

PONTOS-CHAVE

- A incidência de DRCT é maior do que qualquer neoplasia urológica, com exceção do câncer de próstata.
- Mais pacientes morrem anualmente de DRCT do que de qualquer malignidade urológica.
- O primeiro transplante renal em humano com sucesso em longo prazo ocorreu em 1954.
- O cosseguro do Medicare foi um dos avanços mais significativos para o tratamento de pacientes portadores de DRCT.
- A avaliação de pacientes de DRCT para transplante renal é importante para prevenir a perda de enxertos renais em receptores inadequados.
- Existem novas opções que permitem o transplante entre pacientes ABO-incompatíveis e provas cruzadas positivas entre doadores e receptores.
- A nefrectomia laparoscópica do doador aumentou os incentivos para doadores renais vivos.
- Os urologistas devem estar cientes dos problemas urológicos que podem impedir ou prejudicar o sucesso técnico do transplante renal.
- Os urologistas devem estar cientes dos possíveis problemas geniturinários dos receptores renais.

Acesse www.expertconsult.com para assistir aos vídeos deste capítulo.

REFERÊNCIAS

Para consultar a lista completa de referências, acesse www.expertconsult.com.

LEITURA SUGERIDA

Barry JM. Renal transplant: recipient surgery. BJUI Int 2007;99:701-17.
Belzer FO, Southard JH. Principles of solid-organ preservation by cold storage. Transplantation 1988;45:673-6.
Danovitch GM. Handbook of kidney transplantation. 5th ed. Philadelphia: Wolters Kluwer/Lippincott Williams & Wilkins Health; 2010.
Halloran PF. Immunosuppressive drugs for kidney transplantation. N Engl J Med 2004;351:2715-29.
Murray JE, Merrill JP, Harrison JH. Renal homotransplantations in identical twins. Surg Forum 1955;6:432-6.
Organ Procurement and Transplantation Network/Scientific Registry of Transplant Recipients. Annual data report, <http://srtr.transplant.hrsa.gov/default.aspx>; 2012.[accessed 02.02.15].
Shapiro R, Simmons RL, Starzl TE. Renal transplantation. Stamford (CT): Appleton & Lange; 1997.
Starzl TE. The puzzle people: memoirs of a transplant surgeon. Pittsburgh: University of Pittsburgh Press; 1992.
United Network for Organ Sharing. Data, <http://www.unos.org/donation/index.php?topic=data>; 2014a. [accessed 02.02.15].
United Network for Organ Sharing. Organ allocation, <http://www.srtr.org/allocationcharts/Default.aspx>; 2014b. [accessed 02.02.15].
United States Renal Data System. Annual data report, <http://www.usrds.org>; 2013. [accessed 02.02.15].

ÍNDICE

A

AAP. *Ver* American Academy of Pediatrics
AAST. *Ver* American Association for Surgery of Trauma
Abdome
  estudos de imagem de, para TGCTs, 792-793, 793f
  existência de
    após cirurgia laparoscópica e robótica, 210-211
    complicações relacionadas a, 222
Abiraterona, 2792-2793, 2792f-2793f, 2811-2812, 2811f
Ablação agulha transuretral (TUNA), 2522-2525
  complicações na, 2525
    intraoperatórias, 2525
    perioperatórias, 2525
    pós-operatórias, 2525
  conclusão para, 2525
  da próstata, 326
  outras técnicas cirúrgicas minimamente invasivas *versus*, 2524
  ressecção transuretral da próstata *versus*, 2524
  resultados esperados com, 2523-2524
    estudos comparativos de, 2524
    estudos de coorte única de, 2523-2524
  técnica para, 2523
    intraoperatória, 2523, 2523f
    pós-operatória, 2523
    pré-operatória, 2523
  visão geral e conceito de, 2522, 2522f
Ablação a *laser*
  para câncer de próstata localizado, 2626
    ablação por *laser*, 2626
    ablação por ultrassonografia focada de alta intensidade, 2626e1
    crioablação, 2626e1, 2765
    terapia fotodinâmica, 2626
    ultrassonografia focada de alta intensidade, 2765
  para câncer do pênis, 855-856
Ablação por micro-ondas (MWA), para tumores renais, 1498
Ablação por radiofrequência de tumor intersticial (RITA), para câncer de próstata localizado, 2626e1
Ablação por radiofrequência (RFA)
  para câncer de próstata, 2734-2736, 2736f-2737f
  para RCC, 1347t, 1349-1351, 1350t
  para tumores renais, 1487q
    acompanhamento de, 1489-1490, 1490q
    background e modo de ação, 1485-1487
    CA comparado a, 1494
    complicações da, 1494-1495, 1496q, 1496f-1497f
    laparoscópica, 1477
    monitoramento intraoperatório, 1487
    percutânea, 1487-1489, 1488f
    resultados oncológicos esperados de, 1490-1494, 1491t-1492t, 1494q

Páginas com números seguidos por "*f*" indicam figuras, "*t*" indicam tabelas, "*q*" indicam quadros e "*e*" indicam conteúdo *online*.

Ablação por radiofrequência (RFA) *(Cont.)*
    temperatura de tratamento, 1486-1487
    variações de equipamentos, 1486
Ablação por ultrassom, focado de alta intensidade. *Ver* Ablação por ultrassom focalizado de alta intensidade
Ablação por ultrassom focalizado de alta intensidade de salvamento
  câncer radiorrecorrente, 2750
Ablação por ultrassom focalizado de alta intensidade (HIFU), 2626e1
  para câncer de próstata, 2727-2732, 2731f-2735f
    localizada, 2626, 2626e1
    resultados esperados com, 2737
    salvamento de toda glândula, para recorrência de câncer de próstata, 2748
    salvamento. *Ver* Ablação por ultrassom focalizado de alta intensidade de salvamento
Ablação térmica (TA), para RCC, 1348t, 1348-1351, 1350t
Abordagem anterógrada, guia de abordagem para o sistema coletor do trato urinário superior, 165-166
  acesso cego, 166, 166f
  agulhas e fios-guia para, 161-162, 162f
  guia fluoroscópico para, 163-165, 163f-165f
  orientação ultrassonográfica para, 162-163, 163f
Abordagem bilateral anterior subcostal, para cirurgia renal aberta, 1419-1420
Abordagem de Erlangen, para extrofia clássica da bexiga, 3197
  resultados esperados da continência com, 3213
Abordagem de lombotomia dorsal, para cirurgia renal aberta, 1417-1418, 1418f
Abordagem de Warsaw, para extrofia clássica da bexiga urinária, 3197
  resultados da continência com, 3213
Abordagem dorsolombar posterior, para adrenalectomia aberta, 1582-1583, 1583f
Abordagem extraperitoneal
  acesso, 201-202, 202e1
  anterior, para pieloplastia laparoscópica, 1119
  equipe cirúrgica para, 199, 199f
Abordagem extraperitoneal anterior, para pieloplastia laparoscópica, 1119
Abordagem laparoscópica
  para diversão urinária. *Ver* Diversão urinária minimamente invasiva
  para diversão urinária ortópica, 2360
Abordagem percutânea, para UTUC, 1392
  resultados da, 1394-1396, 1397t
  técnica e instrumentação para, 1392-1394, 1394f-1396f
Abordagem retroperitoneal
  para adrenalectomia laparoscópica, 1589-1590, 1589f-1590f, 1592-1593
  para cirurgia laparoscópica do rim, 1448-1450, 1450, 1451f
  para cirurgia laparoscópica e robótica, 201, 202f, 201e3, 201e4, 202e1

Abordagem retroperitoneal *(Cont.)*
  para pacientes pediátricos, 2966-2969, 2967f, 2967t, 2969q-2970q
  pieloplastia, 1118
  posicionamento da equipe cirúrgica, 198, 199f
  para nefrectomia parcial laparoscópica, 1472
Abordagem retroperitoneal do flanco, na adrenalectomia aberta, 1581-1582, 1581f-1582f
Abordagem supracostal do flanco, para cirurgia renal aberta, 1417, 1417e1f
Abordagem toracoabdominal
  para adrenalectomia aberta, 1584-1585, 1585f-1586f
  para cirurgia renal aberta, 1418-1419, 1418f-1419f, 1418e1f, 1419e1f
Abordagem transabdominal anterior, para adrenalectomia aberta, 1583-1584, 1583f-1584f
Abordagem transperitoneal
  para adrenalecctomia laparoscópica, 1585-1590, 1586f-1588f, 1592-1593
  para cirurgia laparoscópica e robótica
    alcançar o acesso para, 200-201, 201f, 200e1, 200e1f, 201e1f, 201e2, 202e1
    para pacientes pediátricos, 2966-2969, 2967f, 2967t, 2968q-2969q
    pieloplastia, 1117-1118, 1118f
    posicionamento da equipe cirúrgica para, 198-199, 198f-199f, 198e1f
  para cirurgia renal laparoscópica, 1447-1448, 1447f-1449f
  para nefrectomia parcial laparoscópica, 1472
  para nefrectomia radical laparoscópica, 1465-1467, 1465f, 1466t
  roboticamente assistida, 1590, 1590f-1591f
Abordagem transperitoneal laparoscópica sem gás, 1588-1589, 1588f
Abordagens anteriores, para cirurgia renal aberta com incisão de chevron, 1419-1420
  complicações com, 1952-1953
  linha média, 1419, 1419e1f
  resultados com, 1949-1950, 1950t-1952t
  subcostal, 1419
  técnica para, 1949, 1949f
Abordagens de flanco
  para cirurgia renal aberta, 1415-1416
    subcostal, 1416-1417, 1416f-1417f, 1416e1f
    supracostal, 1417, 1417e1f
  para obstrução da junção ureteropélvica em pacientes pediátricos, 3062
Abscesso perinéfrico
  após lesão renal, 1157
  como infecção renal, 283-285, 284f
Abcesso periuretral, 303, 303f
Abscesso renal, 280-283, 281f-282f
Abscesso renal agudo da e infecções do trato urinário, 2936
Absorção de cloreto, após mastoplastia de aumento, 3351
Absorção, de ondas de ultrassom, 66-67, 67f

I1

Abuso de laxantes, cálculos de urato de ácido de amônio, 1195-1197, 1231, 1231q
ACC. Ver Carcinoma cortical da adrenal
ACC pediátrico, 1560
Acesso cego, ao sistema coletor do trato urinário superior, 166, 166f
Acesso percutâneo, ao sistema coletor do trato urinário superior, 170q
  abordagem anterógrada para, 161-166, 162f-166f
  acesso ao trabalho, 166-168, 167f-169f, 168e1f
  anestesia para, 158
  antimicrobianos periprocedimentos para, 157-158
  assistência retrógrada para, 160-161, 161f, 160e1f
  complicações de, 175-182, 176f-180f, 182q
  considerações anatômicas para, 154-157, 154f-157f, 157q
  drenagem de nefrostomia pós-procedimento para, 170-174, 171f-174f, 174q, 181, 171e1f
  história de, 153
  indicações para, 153-154
  manejo de anticoagulante para, 158
  modificações para situações especiais, 168-170, 170f
  posicionamento do paciente para, 158-159, 159f
  seleção de local, 159-160, 160f
  treinamento, 175, 175f
Acesso portal, para acesso transperitoneal, 201
Acetaminofeno, para pacientes pediátricos, 2957, 2957t
Acetato de coproterona, 2789
Acetazolamida, na formação de cálculo, 1197
Acetilcolina (ACh)
  mecanismo de ação da, 1838
  na função da bexiga urinária, 1645
  na função ureteral, 990-991
  para hipoatividade do detrusor, 1817
  toxinas botulínicas e, 1682-1683, 1874e3
ACh. Ver Acetilcolina
Acidente vascular encefálico
  disfunção do trato urinário inferior e, 1763-1765, 1764q
  e ED, 631
Acidificação urinária, obstrução do trato urinário e, 1096
Ácido aceto-hidroxâmico, para cálculos de infecção, 1230-1231
Ácido aminocapróico, para cistite hemorrágica, 190
Ácido cítrico, nas secreções prostáticas, 2415
Ácido dimercaptosuccínico com tecnécio 99m (99mTc-DMSA), 38, 2921, 2921f, 2941-2942
Ácido dimercaptosuccínico (DMSA), 38, 1102, 2921, 2921f
Ácido graxo amida hidrolase (FAAH), 1866e2
Ácido penta-acético triamina dietileno com tecnécio 99m (99mTc-DTPA), 37-38, 2921
Acidose
  após cistoplastia de aumento, 3351
  ATR. Ver Acidose tubular renal
Acidose lática biguanida, meio de contraste causando, 30
Acidose respiratória, 1012
Acidose tubular renal distal
  tipo, 1, 1188-1189, 1189f, 2862
  tipo, 4, 1189-1190, 2862
Acidose tubular renal proximal, 1189, 2861
Acidose tubular renal (RTA)
  adquirida, causas de, 1211-1212, 1212q

Acidose tubular renal (RTA) (Cont.)
  calcificações renais com, 1177
  fisiopatologia renal envolvida, 1026
  na formação do cálculo de cálcio, 1188-1190, 1189f
  TC, 1211, 1211f
  tipo 1 (distal), 1188-1189, 1189f
    hipocitratúria com, 1211-1212, 1211f
    manejo médico, 1228
  tipo 2 (proximal), 1189
  tipo 4 (distal), 1189-1190
Ácido tricloroacético, para condiloma acuminado, 846e2-846.e3
Ácido úrico
  na formação de cálculos de ácido úrico, 1190, 1191f-1192f
  na formação do cálculo de cálcio, 1187
  na bexiga, 1232
Ácido γ-aminobutírico (GABA)
  disfunção da bexiga urinária e, 1859
  nas vias eferentes da bexiga urinária, 1658
Acne inversa. Ver Hidradenite supurativa
Acoplamento capacitativo, 220, 220f, 227
Acoplamento excitação-contração no músculo detrusor, 1645-1646, 1645f
  em ureteres, 985-986
Acreditação, para ultrassonografia, 84
Acrossoma, do espermatozoides, 535
Actina, em filamentos finos, 1641
Activina, 516-518, 517f
Acupuntura
  para PE, 700e1
  para tratamento de CP/CPPS, 325
Adalimumabe, na terapia oral para BPS/IC, 355
Adelgaçamento ureteral, 999
ADEM. Ver Encefalomielite disseminada aguda
Adenilil ciclase, na ED, 627
Adenocarcinoma
  da bexiga urinária, em pacientes pediátricos, 3589
  de testículos, 812
  do trato urinário superior, 1371
  próstata. Ver Adenocarcinoma de próstata
Adenocarcinoma de próstata, 2594-2599
  biópsia por agulha, 2596-2597, 2597q
  classificação de Gleason do, 2594-2596, 2595f, 2596q
  disseminação do, 2594
  efeito do tratamento e, 2599
  espécimes da prostatectomia radical, 2597-2599
  espécimes de ressecção transuretral para, 2597
  localização, 2594
  subtipos de, 2599-2600
    carcinoma urotelial, 2599-2600
    mesenquimais, 2599
    tumores malignos, 2600
  teste de classificação para, 2594
  volume de, 2594
Adenocarcinoma, do pênis, 875
Adeno-hipófise. Ver Pituitária anterior
Adenolinfangite aguda (ADL), como manifestação clínica da filariose, 443
Adenoma metanéfrico, renal, 1303-1304, 1303f-1304f, 1304q
Adenoma nefrogênico, da bexiga, 2184-2185
  em pacientes pediátricos, 3180, 3589
Adenoma papilar, renal, 1302-1303, 1303q
Adenomas
  renal
    metanéfrico, 1303-1304, 1303f-1304f, 1304q
    papilar, 1302-1303, 1303q
  suprarrenal. Ver Adenomas suprarrenais

Adenomas suprarrenais
  MRI de, 47
Adenosina, na ED, 626
Aderência bacteriana, 242-243, 242f
Adesão, no carcinoma de células renais, 1327q
Adesinas bacterianas, 242, 242f
Adesões granulares, do pênis, 3371, 3371f
Adesões labiais, 3466-3467, 3467f
ADHD. Ver Desordem de hiperatividade/déficit de atenção
ADH. Ver Hormônio antidiurético
AD. Ver Deficiência de androgênio; Dermatite atópica
ADL. Ver Adenolinfangite aguda
ADLs. Ver Atividades da vida diária
Administração de fármacos eletromotores (EMDA), 737
Adoçantes artificiais, câncer urotelial e, 2187
ADPKD. Ver Doença renal policística autossômica dominante
Adrenalecctomia laparoscópica, 1579-1580, 1579q
  abordagem retroperitoneal, 1589-1590, 1589f-1590f, 1592-1593
  abordagem transperitoneal, 1585-1590, 1586f-1588f, 1592-1593
  direita, 1587-1588, 1588f, 1590, 1590f
  esquerda, 1586-1587, 1586f-1589f, 1589-1590
  resultados esperados, 1592-1593
Adrenalectomia aberta de, 1581
  abordagem lombodorsal posterior, 1582-1583, 1583f
  abordagem retroperitoneal por flanco, 1581-1582, 1581f-1582f
  abordagem toracoabdominal, 1584-1585, 1585f-1586f
  abordagem transabdominal anterior, 1583, 1584, 1583f-1584f
  esquerda, 1583-1584, 1583f-1584f
  resultados esperados, 1592
Adrenalectomia auxiliada por robô, 1590, 1590f-1591f, 1593
  acesso, insuflação e colocação de trocarte abdominal para, 2541
  espaço de desenvolvimento de Retzius para, 2541
  extração de adenoma e fechamento para, 2541
  incisão no colo da bexiga para, 2541
  manobras hemostáticas para, 2541
  na enucleação de adenoma, 2541
  posicionamento do paciente para, 2541
Adrenalectomia direita
  aberta, 1584, 1584f
  laparoscópica, 1587-1588, 1588f, 1590, 1590f
Adrenalectomia esquerda
  aberta, 1583-1584, 1583f-1584f
  laparoscópica, 1586-1587, 1586f-1589f, 1589-1590
Adrenalectomia. Ver Cirurgia suprarrenal
Adrenalectomia parcial, 1592
Adriamicina. Ver Doxorubicina
ADT. Ver Terapia de privação de androgênios
AdvaSeal-S, 207e2
Aerobactina, 2928-2930
Afalia, 3373, 3373f
Afinitor®. Ver Everolimus
AFP. Ver α-Fetoproteína
Agenesia da bexiga, 3175
Agenesia escrotal, 3382, 3382e1f
Agenesia renal, 3007
  bilateral. Ver Agenesia renal bilateral
  neonatal, 2890
  pré-natal, 2889
  refluxo vesicoureteral e, 3151-3152
  unilateral. Ver Agenesia renal unilateral

Agenesia renal bilateral (BRA), 2975-2985
associações sindrômicas com, 2975
avaliação pós-natal de, 2979
características fenotípicas, 2978, 2979f
descrição patológica macroscópica de, 2978-2980
diagnóstico de, 2979
produção de líquido amniótico e, 2978-2979
prognóstico para, 2980
Agenesia renal unilateral (URA), 2980-2984
anomalias com, 2980-2981, 2982f
feminina, 2982-2983
masculina, 2981-2982, 2982f
associações com, 2980
diagnóstico de, 2983
embriologia, 2980, 2981f, 2980e1f
frequência de, 2980
prognóstico da, 2983-2984
Agenesia sacral, 3286-3289
apresentação da/manifestações, 3286-3289, 3287f-3289f
patogênese da, 3289
recomendações específicas para, 3289
Agenesia vaginal, 3461-3462, 3461f
Agentes anti-inflamatórios, para tratamento de CP/CPPS, 323
Agentes antimuscarínicos
efeitos adversos de, 1840-1841
mecanismo de ação de, 1838-1839
para facilitar o enchimento da bexiga urinária e o armazenamento da urina, 1838-1841, 1839t, 1852q
ações específicas de, 1841-1848
brometo de propantelina, 1844
bromidrato de darifenacina, 1841-1842
cloreto de oxibutinina, 1848-1850
cloreto de trósspio, 1847-1848
cloridrato de flavoxato, 1851-1852
cloridrato de propiverina, 1850-1851
com ação mista, 1848-1852
com antagonistas de α-adrenorreceptores, 1859-1860
com antagonistas de β-adrenorreceptores, 1860
combinações de, 1860
com inibidores da 5 α-redutase, 1860-1861
fumarato de fesoterodina, 1842-1843
imidafenacina, 1843-1844
succinato de solifenacina, 1844-1845
sulfato de atropina, 1841
tartarato de tolterodina, 1845-1847
para incontinência urinária
em pacientes geriátricos, 2099e4
urgência, 1714-1715
poliúria noturna, 1827
propriedades farmacológicas de, 1839-1840
uso clínico de, 1840
Agentes antiplaquetários, manejo de
para acesso percutâneo ao sistema coletor do trato urinário superior, 158
pré-operatório, 109-110
Agentes antirretrovirais
e ED, 638
manejo médico de, 1231
na formação de cálculo, 1196-1197
Agentes bloqueadores parassimpáticos, resposta ureteral, 991
Agentes de volume periuretral
Agentes hemostáticos, para cirurgia laparoscópica e robótica, 207, 207t, 207e2
Agentes imunossupressores, para fibrose retroperitoneal, 1145
para câncer da bexiga urinária sem invasão muscular, 2212-2215
Bacilo de Calmette-Guérin, 2212-2214

Ablação por radiofrequência (RFA) *(Cont.)*
interferon, 2214
investigação, 2214-2215
para câncer de próstata localizado, radioterapia com, 2709
Agentes nefrotóxicos
AKI causada por, 1044-1046, 1044q-1045q
prevenção de ATN e, 1053
Agentes peptidérgicos, na função ureteral, 992
Agentes tópicos, e FSAD, 760e1
Agentes transdérmicos, e FSAD, 760e1
AGN. *Ver* Glomerulonefrite aguda
Agonistas adrenérgicos, para incontinência urinária por estresse, 1671
Agonistas colinérgicos muscarínicos, resposta ureteral, 987-988
Agonistas colinérgicos, resposta ureteral, 990-991
Agonistas da dopamina (DAs), para AKI, 1051
Agonistas dopaminérgicos, 664
Agonistas dos receptores de melanocortina, 664
Agonistas e antagonistas do receptor de prostanoide, para facilitar o enchimento da bexiga urinária e o armazenamento da urina, 1866e1-1866.e2
Agonistas nicotínicos, resposta ureteral, 990-991
Agonistas α-adrenérgicos
para incontinência urinária por estresse em mulheres, 1867
resposta ureteral a, 987-988, 991-992
Agonistas β-adrenérgicos
para bexiga hiperativa, 1803-1804
para incontinência urinária por estresse em mulheres, 1867-1868
resposta ureteral, 987, 991-992, 1002
Água
dureza da, nefrolitíase e, 1215-1217
ingestão de, cálculos renais e, 1173
no túbulo coletor, 1019, 1019f
permeabilidade do urotélio, 1638
reabsorção na alça de Henle, 1017-1018, 1017f
reabsorção no PCT, 1015
Agulha de Veress
complicações relacionadas a, 216
para alcançar o acesso transperitoneal e estabelecer pneumoperitônio, 200
em pacientes pediátricos, 2967-2968, 2968q
Agulhas
complicações relacionadas a, 216
para acesso percutâneo ao sistema coletor do trato urinário superior, 161-162, 162f
para alcançar o acesso transperitoneal e estabelecer pneumoperitônio, 200
em pacientes pediátricos, 2967-2968, 2968q
AH. *Ver* Hipercalciúria absortiva
AIDS. *Ver* Síndrome da imunodeficiência adquirida
AIMAH. *Ver* Hiperplasia suprarrenal macronodular bilateral independente de ACTH
AINEs. *Ver* Fármacos anti-inflamatórios não esteroidais
AIN. *Ver* Nefrite intersticial aguda
AirSeal System, 203, 203e2f
AKI. *Ver* Lesão renal aguda
ALARA. *Ver* As Low As Reasonably Achievable
Albumina, 565-566
testosterona ligada a, 539
Albuminúria, na CKD, 1053-1054, 1054t, 1061
Alça de Henle, funções da, 1015-1018, 1016f-1017f
Alcalemia, 1025
Alcaloides do Ergot, com RPF, 1144
Alcalose
após cistoplastia de aumento, 3352
metabólica, 1026, 1026t
respiratória, 1012-1013

Aldosteronismo primário
tratamento e prognóstico, 1544-1545, 1581q
Alergias, histórico do paciente de, 9
Alfuzosina
para facilitar o esvaziamento da bexiga urinária, 1874e1
Alocação, de candidatos para transplante renal, 1074-1076
Aloenxerto
fonte de, 1946-1947
para *sling* pubovaginal, 1991
resultados esperados do, 1999-2002, 2000t-2001t
processamento do, 1947
renal, preparo de, 1080, 1080f
Alongamento corporal ventral, 3404, 3404f
Alongamento da túnica
manejo pós-operatório para, 746-747
materiais de enxerto para, 745-746
técnica de enxerto cirúrgico para, 746
Alongamento uretral
Alopurinol
para nefrolitíase cálcica hiperuricosúrica, 1225, 1227
para tratamento de CP/CPPS, 324
ALPP. *Ver* Pressão de ponto de vazamento abdominal
Alprostadil, 665
Alterações imunológicas, na etiologia da prostatite e CPPS, 308
Alúmen, para cistite hemorrágica, 189-190
Alvimopan (Entereg), 108
Alvo da rapamicina em mamíferos (mTOR)
inibidores, para RCC metastático, 1502-1503, 1514-1515, 1514t, 1515f, 1517
no carcinoma de células renais, 1325t, 1327
Amantadina, para ejaculação tardia, 707
Ambiente
câncer urotelial e, 2187
de posicionamento pré-operatório do paciente, 114-115, 114q
considerações de segurança, 114
preparo da pele, 113-114
temperatura, 113
Amebíase, do trato genitourinário, 446
American Academy of Pediatrics (AAP), diretrizes para refluxo vesicoureteral da, 3144, 3144t
American Association para Surgery of Trauma (AAST), Organ Injury Severity Scale para Kidney, 1149t
American Recovery and Reinvestment Act of, 2009, 98
American Society of Anesthesiologists (ASA)
recomendações de prevenção
neuropatias periféricas perioperatórias, 114-115, 114q
sistema de classificação de risco, 100-101, 101q
American Urological Association (AUA)/ Associação Americana de Urologia
declaração de melhores práticas para profilaxia antibiótica da
diretrizes de manejo de RCC da, 1351-1353, 1351t-1353t, 1354f-1355f
diretrizes de prática clínica para agente injetável da, 2054
diretrizes MH da, 183, 185-187, 186f
melhor indicação da prática do uso de profilaxia de TEV da, 108-109, 109t, 223
American Urological Association Symptom Index/Índice de Sintomas da Associação Americana de Urologia, 551
AMH. *Ver* Micro-hematúria assintomática; Substância de inibição Mülleriana

Amiloidose
 da uretra, cirurgia reconstrutora para, 913
 disfunção do trato urinário inferior e, 1792
Amilorida, para hipercalciúria absortiva, 1225
Aminoácidos, reabsorção no PCT de, 1015
Aminofilina, para relaxamento ureteral, 1001
Aminoglicosídeos
 para UTIs, 256t-258t, 259-260, 259f
 profilaxia com, para procedimentos urológicos sem complicações, 261t-262t
 profilaxia pré-operatória com, 106t-107t
Aminoglutetimida, 2791
Aminopenicilinas, para UTIs, 257t-258t, 259
Amitriptilina (Elavil®)
 efeitos de função da uretra, 1005
 na terapia oral para BPS/IC, 352-353, 353t
AML. Ver Angiomiolipoma
Amostras de urina cateterizada, em coleta de urina, 250
Amostras de urina, na coleta de urina, 250
Amoxicilina/clavulanato, profilaxia pré-operatória com, 106t-107t
Amoxicilina, para UTIs, 257t-258t, 259, 267t, 296t
Ampicilina
 para UTIs, 257t-258t, 259, 278t, 296t
 profilaxia pré-operatória com, 106t-107t, 2959t
Ampicilina/sulbactam, profilaxia pré-operatória com, 106t-107t
Ampliação vesical
 cálculos no, 1294
 em candidatos ao transplante renal, 1073-1074
 terapia farmacológica, para facilitar o enchimento da bexiga urinária e o armazenamento da urina, 1866
 tratamento de, 1296
Amputação
 do pênis, para câncer do pênis, 855
 do pênis, traumática, 2381-2382, 916e1, 916e1f
Anaeróbios, no trato urinário, 242
Analgesia
 para pacientes pediátricos, 2958q
  anestesia regional, 2956
  biópsia da próstata para, 2585
  câncer urotelial e, 2187
  crianças com asma, 2954-2955
  crianças com CAH, 2955-2956
  crianças com câncer, 2955
  crianças com espinha bífida, 2955, 2955f
  crianças com URIs, 2954, 2954f
  diretrizes NPO para, 2953
  ex-lactentes prematuros, 2955
  filhos de Testemunhas de Jeová, 2955
  imunizações e, 2953-2954
  manejo da dor pós-operatória com, 2956-2958, 2956t-2957t
  neurotoxicidade induzida por, 2952-2953
  para cirurgia laparoscópica e robótica, 2966, 2966f
  para uretroplastia, pós-operatório, 3417
  preparo pré-operacional para, 2953
  preparo psicológico e emocional para, 2952
  regional, 2956
  risco de UTUC e, 1366
  riscos de, 2952
 pós-operatório imediato, 112
Analgesia epidural
 para pacientes pediátricos, 2956
 pós-operatório imediato, 112
Analgesia epidural contínua (CEA), para pacientes pediátricos, 2956
Analgésicos, na terapia oral para BPS/IC, 355-356
Análise de dados secundários, 97-98

Análise do sedimento
 bactéria, 23, 24f
 células, 21-23, 21f-22f
 coleta de amostras e preparo para, 20-21
 cristais, 23, 24f
 expressas em secreções prostáticas, 24, 25f
 fermento, 22f, 23
 para AKI, 1048, 1049t
 parasitas, 23-25, 24f
 sedimento, 23, 23f
 técnica microscópica para, 21
Análise do sêmen assistida por computador, 568e2
Análise do sêmen, pós-vasectomia, 952
Análise microscópica, do sedimento urinário. Ver Análise de sedimentos
Análogos do receptor de vitamina D3, para facilitar o enchimento da bexiga e o armazenamento da urina, 1866e1
Anastomose de Bricker, 2296t, 2298, 2298f
Anastomose de Hammock, no desvio urinário, 2300
Anastomose intestinal no desvio urinário intestinal, 2284-2294
 com anel biofragmentável, 2289-2290
 complicações da, 2290-2292
  estenose intestinal, 2292, 2292f
  fístulas, 2290
  hemorragia, 2291-2292
  infecção, 2290
  obstrução intestinal, 2290-2291, 2291t, 2292f
  pseudo-obstrução, 2292
  sepse, 2290
 estomas abdominais com, 2292-2294
  complicações da, 2291t, 2294
  ileostomia da alça terminal, 2293-2294, 2294f
  mamilo "botão de rosa", 2293, 2293f
  rubor, 2293
Anastomose neobexiga-uretral, para desvio urinário minimamente invasivo, 2374, 2374f
Anastomoses do intestino delgado, no desvio urinário, 2297-2300
 anastomose de Bricker, 2296t, 2298, 2298f
 anastomose de Hammock, 2300
 técnica de imersão ureteral, 2300
 técnica de Le Duc, 2296t, 2299-2300, 2299f
 técnica de Wallace, 2296t, 2298, 2298f
 técnica do mamilo dividido, 2299f
 túnel, 2298-2299, 2299f
 ureteral-intestino delgado, 2300, 2301f
Anastomoses do intestino delgado tuneladas, no desvio urinário, 2298-2299, 2299f
Anastomoses ureterocolônica, no desvio urinário, 2296-2297
 técnica de Leadbetter e Clarke, 2296, 2296f, 2296t
 técnica de Pagano, 2296t, 2297, 2297f
 técnica de Strickler, 2296t, 2297, 2297f
 técnicas de Cordonnier e Nesbit, 2297
 técnica transcolônica de Goodwin, 2296-2297, 2297f
Anastomose ureteral-intestino delgado, na diversão urinária, 2300, 2301f
Anastomose ureteroileal, para desvio urinário minimamente invasivo, 2372-2373, 2372f-2373f
Anastomose ureterointestinal para diversão urinária, 2294-2303
 anastomoses ureterocolônicas, 2296-2297
  técnica de Leadbetter e Clarke, 2296, 2296f, 2296t
  técnica de Pagano, 2296t, 2297, 2297f
  técnica de Strickler, 2296t, 2297, 2297f
  técnicas de Cordonnier e Nesbit, 2297

Anastomose ureterointestinal para diversão urinária (Cont.)
 complicações da, 2302-2303
  estenose, 2302-2303
  fístula urinária, 2296t, 2302
  pielonefrite, 2291t, 2296t, 2303
 pequenas anastomoses intestinais, 2297-2300
  anastomose de Bricker, 2296t, 2298, 2298f
  anastomose de Hammock, 2300
  técnica de imersão ureteral, 2300
  técnica de Le Duc, 2296t, 2299-2300, 2299f
  técnica de mamilo dividido, 2299f
  técnica de Wallace, 2296t, 2298, 2298f
  túnel, 2298-2299, 2299f
  ureteral-intestino delgado, 2300, 2301f
 técnica transcolônica de Goodwin, 2296-2297, 2297f
 válvulas antirrefluxo intestinais, 2300-2301
  válvula de mamilo, 2301, 2302f
  válvula ileal intussusceptada, 2300-2301, 2302f
  válvula ileocecal intussusceptada, 2300, 2302f
Anatomia pélvica, nas mulheres, 750e2-750.e4, 750e3f, 750e5f
Anatomia perianal, 154-155, 154f
Anatomia zonal, próstata, 506, 507f-508f, 508
ANCA. Ver Anticorpo citoplasmático antineutrófilos
Androgênios, 516-517, 533-534. Ver hormônios específicos
 e HSDD, 759, 760t, 759e1-759.e2, 759e1t
 fontes de, 2788-2789, 2789t
 ablação, 2789
 inibição da síntese, 2791-2793
 na matriz nuclear, 2413-2414
 no câncer de próstata, 2549, 2553, 2554f
 papel na hiperplasia prostática benigna, 2426-2428, 2427t
 proteínas de ligação plasmática, 2401f, 2403
 regulação da interação estroma-epitelial por, 2406
 trato urinário inferior e, 1673
Andropausa, 519
Androstenediona, 2402, 2402f
Anejaculação
 causa de, 702
 e distúrbios neurológicos, 704
 tratamento da, 705-707, 706f
Anel interno contralateral, 3387, 3387f
Anemia materna, devido a bacteriúria na gravidez, 295
Anemia perniciosa, disfunção do trato urinário inferior, 1780
Anestesia
 considerações pré-operatórias para, 110
 manejo da dor, 112
 para acesso percutâneo do sistema coletor do trato urinário superior, 158
 para cirurgia escrotal, 946
 para cirurgia laparoscópica e robótica, complicações relacionadas a, 220e1
 para cirurgia renal laparoscópica, 1447
 para litotripsia por onda de choque, 1267-1268
 para nefrolitotomia percutânea, 1277-1278
 para pacientes pediátricos, 2958q
  anestesia regional, 2956
  biópsia da próstata para, 2585
  câncer urotelial e, 2187
  crianças com asma, 2954-2955
  crianças com CAH, 2955-2956
  crianças com câncer, 2955
  crianças com espinha bífida, 2955, 2955f
  crianças com URIs, 2954, 2954f
  diretrizes NPO para, 2953
  ex-lactentes prematuros, 2955

Anestesia (Cont.)
  filhos de Testemunhas de Jeová, 2955
  imunizações e, 2953-2954
  manejo da dor pós-operatória com, 2956-2958, 2956f-2957t
  neurotoxicidade induzida por, 2952-2953
  para cirurgia laparoscópica e robótica, 2966, 2966f
  para uretroplastia, pós-operatório, 3417
  preparo pré-operatório para, 2953
  preparo psicológico e emocional para, 2952
  regional, 2956
  risco de UTUC e, 1366
  riscos de, 2952
  para prostatectomia laparoscópica radical, 2665-2666
  para prostatectomia radical retropúbica, 2644-2645
  para vasectomia, 948
  precauções de gravidez para, 104
  procedimento de *sling* pubovaginal de, 1993
  seleção de modo, 111-112
Anestesia epidural, considerações pré-operatórias para, 111
Anestesia geral
  considerações pré-operatórias para, 111-112
  para cirurgia laparoscópica e robótica, complicações relacionadas a, 220e1
Anestesia geral inalatória, considerações pré-operatórias para, 111
Anestesia geral intravenosa, considerações pré-operatórias para, 111-112
Anestesia local
  para acesso percutâneo ao sistema de coleta do trato urinário superior, 158
  para pacientes pediátricos, 2956
Anestesia regional
  considerações pré-operatórias, 111
  para acesso percutâneo ao sistema coletor do trato urinário superior, 158
  para pacientes pediátricos, 2956
Anestésicos locais tópicos, para PE, 700
Aneurisma, como contraindicação para cirurgia laparoscópica e robótica, 196
Aneurisma da aorta, como contraindicação para cirurgia laparoscópica e robótica, 196
Aneurisma da artéria renal (RAA), 2998-2999
Aneurisma ilíaco, como contraindicação de cirurgia laparoscópica e robótica, 196
Anexina A3, como biomarcador do câncer de próstata, 2575
Anexos testiculares, tumores dos, 813
Angioceratomas de Fordyce, 415, 416f-417f
Angioembolização alvo, para tumores renais, 1499
Angioembolização, para lesões renais, 1151, 1152f
Angiogênese
  na UTUC, 1375
  no câncer de próstata resi*s*tente à castração, 2816-2817
  no RCC, 1325t, 1326-1327
  para medicina regenerativa, 486, 486e3
Angiografia
  ARM. *Ver* Angiografia por ressonância magnética
  na radiologia suprarrenal, 1526
  para triagem de hipertensão renovascular, 1032, 1032q
  prevenção de ATN e, 1053
  TCA. *Ver* Angiografia por tomografia computadorizada
Angiografia peniana, 652, 654f
Angiografia por ressonância magnética (MRA), para triagem de hipertensão renovascular, 1031-1032, 1032q
Angiografia por tomografia computadorizada (CTA), renal, 970-972, 969e2f

Angiomiolipoma (AML)
  renal, 50, 55f, 1306-1309, 1307f, 1309q
Angioplastia, artéria renal, para hipertensão renovascular, 1036-1039, 1037q, 1039q, 1040f
Angioplastia renal transluminal percutânea (PTRA), para hipertensão renovascular, 1036-1039, 1037q, 1039q, 1040f
Angiotensina, efeitos na função uretral, 1004
Angiotensina II (AT2)
  controle do tônus vascular renal pela, 1009
  na CKD, 1057
  na fibrose tubulointersticial, 1099
Anidrase carbônica IX (CA-IX, MN-9), 1325, 1341q
Anomalias cloacais
  avaliação das, 3500
  avaliação radiográfica e endoscópica de, 3503-3504, 3504f
  classificação das, 3498-3504
  história e exame físico para, 3500-3501, 3501f
  reconstrução cirúrgica para. *Ver* Cirurgia reconstrutiva, anomalias de cloaca
Anomalias da bexiga urinária em crianças
  adenoma nefrogênico, 3180
  agenesia da bexiga, 3175
  bexiga fetal ausente, 3175
  bexiga fetal dilatada, 3174
    megacisto congênito, 3174, 3174f
    obstrução e, 3174
    sem obstrução, 3174
  bexiga fetal não dilatada, 3174-3175
    extrofia cloacal e da bexiga, 3174-3175
    hipoplasia da bexiga, 3175
  cistite eosinofílica, 3180, 3180f
  classificação da, 3173-3180
  detectada pós-natal, 3175
  detectada pré-natal, 3173-3175, 3174f
  divertículo da bexiga, 3177-3178, 3178f, 3179q
  duplicação da bexiga, 3179, 3179f, 3180q
  hemangioma da bexiga, 3180
  hérnia da bexiga, 3180
  uracal, 3175-3177, 3176f, 3177q
    cisto uracal, 3177
    divertículo vesicouracal, 3177
    seio umbilical-úraco, 3177
    úraco patente, 3176-3177, 3177f
Anomalias da coluna vertebral, com extrofia cloacal, 3226-3227, 3227f
Anomalias de duplicação, pré-natal, 2879, 2879f
Anomalias do processo vaginal, criptorquidia e, 3442
Anomalias epigenéticas e infertilidade masculina, 574
Anomalias escrotais, 3382
  agenesia escrotal, 3382, 3382e1f
  escroto bífido, 3382, 3383f
  escroto ectópico, 3382, 3384f
  escrotosquise, 3382, 3382e1f
  hipoplasia escrotal, 3382
Anomalias estruturais cromossômicas e infertilidade masculina, 574
Anomalias penianas, 3369-3382
  aberturas uretrais acessórias, 3379-3380
    duplicação uretral, 3379-3380, 3380f
    fístula uretral congênita, 3379
  curvatura, 3377, 3377f
  linfedema genital, 3380-3381
  massas, 3378-3379, 3378f-3379f
    cistos da rafe mediana, 3378-3379, 3378f
    cistos de inclusão, 3378, 3379f
    cisto uretral parameatal, 3378, 3378f
    nevos penianos congênitos, 3379, 3379f
    xantogranuloma juvenil, 3379
  micropênis, 3369t, 3376-3377, 3376f, 3368e1t
  número anormal, 3373-3374

Anomalias penianas (Cont.)
  afalia, 3373, 3373f
  difalia, 3373-3374
  pênis discreto, 3369t, 3374-3376
  pênis alado, 3375f, 3376
  pênis sepultado, 3374-3375, 3374f-3375f
  prepúcio, 3369-3373
    circuncisão, 3370-3371
    fimose e parafimose, 3369-3370, 3369f
    priapismo, 3381
    torção, 3377-3378, 3378f
    transposição penoescrotal, 3381-3382, 3381f-3382f
Anomalia ureteral
  apresentação clínica/manifestações, 3079-3080
  avaliação de, 3081-3087
    exame físico, 3081, 3081f
    imagem de ressonância magnética de, 3082, 3083f
    ultrassonografia, 3081, 3082f-3083f
  avaliação endoscópica de, 3076f-3077f, 3085-3087, 3086f
  avaliação funcional de, 3082-3085
    bexiga urinária, 3082
    renal, 3082, 3084f
    uretrocistografia miccional, para, 3083, 3084f
  classificação e descrição anatômica, 3075-3079
    ureter ectópico, 3075, 3076f
    ureterocele, 3075-3077, 3076f-3077f
  desenvolvimento ureteral-trigonal-renal e, 3077-3079, 3078f
  dor e, 3080
  embriologia e etiologia de, 3077, 3079q
  excisão de ureterocele e de reimplante, 3091-3094, 3092f-3094f
  imagem de, 3079
  incontinência e, 3080
  infecção e, 3079-3080
  manejo clínico de, 3087-3097
    aliviar a obstrução, evitar o refluxo, manter a continência, 3087
    disponível para, 3096-3097, 3097f, 3097t
    metas para, 3087
    observacional, 3088
    perspectiva histórica sobre, 3087-3088
  manifestações tardias, 3080
  nefrectomia parcial do polo superior, 3088-3090
    aberta, 3088-3089, 3089f-3090f
    complicações com, 3090
    laparoscópica, 3089-3090, 3091f
    resultados esperados com, 3090
  no refluxo, 3084
  número, 3097-3098
  pieloureterostomia para, 3094
  posição, 3099-3101
  prolapso, 3080, 3080f
  reconstrução do trato inferior, 3091-3094
  reconstrução total, 3088
  relevância clínica, 3077
  ureter ectópico. *Ver* ureter ectópico
  ureteroceles. *Ver* Ureteroceles
  ureteroureterostomia para, 3094, 3095f
Anormalidade do receptor do hormônio luteinizante, 3489
Anormalidades anatômicas, e UTIs, 2931
Anormalidades cromossômicas
  fisiologia da reprodução masculina
    azoospermia e oligospermia resultando em, 526-528
    e relação à idade, 528
Anormalidades de fusão lateral, 3465-3466, 3465f-3466f
  duplicação do útero e do colo do útero, 3465-3466, 3466f
  hérnias inguinais, 3468
  rabdomiossarcoma, 3466, 3466f

Anormalidades do sistema esquelético, com extrofia cloacal, 3227-3228
Anormalidades do trato intestinal, com extrofia cloacal, 3227-3228
Anormalidades estruturais no esperma, na infertilidade masculina, 579
Anormalidades neuroespinais, com extrofia cloacal, 3226-3227, 3227f
Anormalidades pulmonares, com extrofia cloacal, 3228
Anos de vida ajustados pela qualidade (QALYs), 86
Anos de vida (LYs), 86
ANP. *Ver* Peptídeo natriurético atrial
Antagonistas da histamina, efeitos na função uretral da, 1003-1004
Antagonistas de canais de potenciais transitórios (TRP), para facilitar o enchimento da bexiga urinária e o armazenamento da urina, 1866e1
  na via aferente da bexiga, 1654-1656
Antagonistas de receptores H2 da histamina, e ED, 638
Antagonistas do hormônio liberador de gonadotropina (GnRH), para facilitar o enchimento da bexiga urinária e o armazenamento da urina, 1866e3
Antagonistas do receptor de opioide, para facilitar o esvaziamento da bexiga urinária, 1873
Antagonistas dos receptores NK1, para facilitar o enchimento da bexiga urinária e o armazenamento da urina, 1866e4
Antagonistas α-adrenérgicos, 664
  classificação da, 2474-2475, 2474t
  comparação da, 2481
  efeitos colaterais sexuais dos, 2480
  efeitos da obstrução da saída da bexiga urinária, 2480
  em pessoas idosas, 2480
  eventos adversos com, 2481
  para disfunção da bexiga urinária e do intestino, 3308
  para facilitar o enchimento da bexiga urinária e o armazenamento da urina, 1839t, 1853-1854
    com antimuscarínicos, 1859-1860
    com inibidores da 5α-redutase, 1861
  para facilitar o esvaziamento da bexiga urinária, 1872-1874
  para PE, 700e1
  para tratamento de CP/CPPS, 322-323
  resposta ureteral, 991-992, 1001-1002
  síndrome da íris flácida intraoperatória, 2481
  terapia transuretral por micro-ondas *versus*, 2520
Antagonistas β-adrenérgicos
  para facilitar o enchimento da bexiga urinária e o armazenamento da urina, 1839t, 1854-1855
    com antimuscarínicos, 1860
  para incontinência urinária por estresse em mulheres, 1868
  resposta ureteral, 991-992
Antiandrogênios, 2789-2791
  e ED, 637, 638t
  fenômeno de abstinência, 2790-2791
  não esteroidal, 2789-2790
Antiandrogênios não esteroidais, 2789-2790
Antibióticos
  cobertura de *stent*, 128
  efeitos na função uretral, 1006
  na terapia oral para BPS/IC, 355
  para biópsia da próstata, 2584-2585, 2585t
  para cálculo renal, pré-tratamento, 1237
  para gangrena de Fournier da parede escrotal, 946-948

Antibióticos *(Cont.)*
  para hipospadia, pré-operatória, 3402
  para nefrolitotomia percutânea, 1277
  para refluxo vesicoureteral, 3156-3157
  para uretroplastia, pós-operatório, 3417
  para UTIs, 2942
  pedras infecção por cálculos, 1230
  preparo intestinal pré-operatório com, 106-108
  profilaxia com
    para acesso percutâneo do sistema coletor do trato urinário superior, 157-158
    para cateterismo, 123-124
    para cirurgia escrotal, 946-947
    para cistouretroscopia, 139-140, 141q
    para *stents* ureterais, 132
    para pacientes pediátricos, 2958-2959, 2959t
    para transplante renal, 1086, 1086t
    para ureteroscopia, 150
    pré-operatório, 105-106, 105q, 106t-107t
  resistência do biofilme aos, 134
Antibióticos profiláticos, para UTIs, 2945
Anticoagulação, pós-transplante, 1083
Anticoagulantes
  enucleação da próstata com *laser* de hólmio e, 2529
  manejo de
    para acesso percutâneo ao sistema coletor do trato urinário superior, 158
    pré-operatório, 109-110
  para trombectomia da veia cava, 1433
  profilaxia de VTE com
    em pacientes pediátricos, 2959-2960
    para cirurgia laparoscópica e robótica, 223
    pré-operatório, 108-109, 108t-109t, 109q, 197
  ressecção transuretral monopolar da próstata e, 2513-2514
  vaporização fotosseletiva da próstata e, 2532
Anticolinesterases, resposta ureteral, 991
Anticorpo citoplasmático antineutrofílico (ANCA) e vasculite semelhante a ANCA, 2860
Anticorpos antiespermatozoides, 525
  após vasectomia, 953
Antidepressivos, para facilitar o enchimento da bexiga urinária e o armazenamento da urina, 1839t, 1856-1858
Antidepressivos tricíclicos (ADTs)
  e PE, 698-700, 699f
  para enurese, 3315
  para terapia oral, de BPS/IC, 353, 353t
Antieméticos, para NVPO, 2961
Antígeno 3 do câncer de próstata (PCA3), como biomarcador do câncer de próstata, 2573-2574, 2574f, 2605
Antígeno 4 do linfócito T citotóxico (CTLA-4), 1325-1326
Antígeno de células-tronco da próstata (PSCA), nas secreções prostáticas, 2417t, 2420
Antígeno de membrana específico da próstata (PSMA)
  como biomarcador do câncer de próstata, 2571-2572
  em secreções prostáticas, 2417t, 2420
Antígeno específico da próstata livre (fPSA), 2569-2570, 2569t, 2604-2605
  isoformas do, 2570-2571, 2571f
Antígeno específico da próstata (PSA), 546
  após terapia focal
    cinética, 2744
    densidade, 2744
    nadir, 2744
    para determinação de falha, 2745-2746

Antígeno específico da próstata (PSA) *(Cont.)*
  como fator prognóstico pós-tratamento, 2689-2690
    hormônios neoadjuvantes, 2691
    insuficiência e, 2689-2690
    tempo de duplicação, 2690-2691
    tempo para nadir, 2690
    valor nadir de significância, 2690
  derivados de, 2417t, 2418
  em secreções prostáticas, 2417-2418, 2417t
  incontinência urinária masculina e, 1707-1708
  livre, 2569-2570, 2569t, 2570f
    isoformas de, 2570-2571, 2571f
  na recorrência bioquímica
    após prostatectomia radical, 2771-2772
    após radioterapia, 2778
  na retenção urinária aguda, 2458-2459, 2458f-2459f
  no câncer de próstata, 2602-2604
    biópsia, 2603-2604
    como biomarcador, 2567-2571, 2567f-2568f
    complexados, 2605
    derivados e formas moleculares de, 2604-2605
    ensaios multiplex, 2605
    fatores que influenciam, 2602-2603
    hexoquinase, 2, 2605
    isoformas, 2605
    livre, 2604-2605
    migração de estágio com, 2630
    mortalidade com, 2630
    parâmetros baseados em volume para, 2604
    previsão de extensão tumoral com, 2606
    uso clínico para, 2603, 2603t
    velocidade de, 2604
  velocidade de, câncer de próstata-específico de mortalidade e, 2687
Anti-hipertensivos, e ED, 635-636, 638t
Anti-histamínicos
Antioxidantes, doença calculosa e, 1175
Antissépticos
  para cistouretoscopia, 140
  pré-operatórios, 113-114
Ânus imperfurado, recém-nascido, 2890
Aorta
  na nefrectomia radical, 1424-1426, 1425f, 1424e1f
  ressecção e reconstrução de, RPLND com, 823
Aparelho médico, no ED, 666
Apatita de cálcio, 1176
Apêndice
  na ileocecocistoplastia, 3346
  para diversões urinárias continentes, 3361-3363
Apendicevesicostomia, 3361-3363, 3362f
APF. *Ver* Fator antiproliferativo
Aplasia das células de Leydig, 3489
Aplasia microductal, 577-578
Aplasia Mülleriana, 3461-3462, 3461f
Apneia do sono, como complicação de TT, 547
Apneia obstrutiva do sono (OSA)
  poliúria noturna com de, 1826
  tratamento da, 2099e8
Apoptose
  após obstrução renal, 1100
  na CKD, 1056-1057
  regulação da, na hiperplasia prostática benigna, 2429
  resistência de células malignas (cancerosas) para, 2717
Aprepitant, para facilitar o enchimento da bexiga urinária e o armazenamento da urina, 1866e4
Aprisionamento intestinal, durante cirurgia laparoscópica e robótica, 222
APR. *Ver* Ressecção abdominoperineal

AQP2. *Ver* Aquaporina 2
AQP. *Ver* Aquaporina
Aquaporina 2 (AQP2), 1096
Aquaporina (AQP), 1096
ARBs. *Ver* Bloqueadores dos receptores da angiotensina
ARCD. *Ver* Doenças renais císticas adquiridas
Arco tendíneo da fáscia da pelve (ATFP), 1598, 1606
Arco tendíneo do levantador do ânus (ATLA), 1598
Arginina vasopressina (AVP)
    ações e controle da, 1012, 1013f, 1013t
    na regulação da água, 1825-1826, 1826f
AR. *Ver* Receptor de androgênio; Receptores de androgênios
Armazenamento de imagem, ultrassonografia, 72-73, 72f
ARPKD. *Ver* Doença renal policística autossômica recessiva
Arritmia cardíaca
    pneumoperitôneo causando, 212
    relacionada à anestesia, durante cirurgia laparoscópica e robótica, 220e1
Arritmia, pneumoperitôneo causando, 212
Arsênico, risco de UTUC e, 1366
Artefato de aresta, na ultrassonografia, 68, 68f
Artefato de cauda de cometa, 69f
Artefato de reverberação, na ultrassonografia, 68, 69f
Artefatos, de imagens na ultrassonografia, 67-68, 67f-69f
Artéria bulbouretral, 510
Artéria cremastérica, 498-500, 500f, 503, 519, 520f, 529
Artéria deferente, 498-500, 500f, 503, 519-520, 520f, 529
Artéria dorsal, do pênis, 513f, 910e3-910.e5, 910e5f
Artéria espermática externa. *Ver* Artéria cremastérica
Artéria espermática interna, 519-520, 520f
Artéria hipogástrica, 1600, 1602f, 1616, 1620f
Artéria ilíaca pré-ureteral, 3100-3101
Artéria interna pudendo, 508-510, 910e3, 910e4f
Artéria mesentérica inferior (IMA), na nefrectomia radical, 1427
Artéria mesentérica superior (SMA), na nefrectomia radical, 1427
Artéria peniana comum, 910e3-910.e5, 910e5f
Artéria pudenda, 614, 1604, 910e3, 910e4f
    preservação da, na prostatectomia radical retropúbica, 2646, 2646f
Artérias ilíacas, 1615-1616, 1618t, 1620f
Artérias ilíacas comuns, 975, 975e1f
Artérias ilíacas internas, 975, 975e1f
Artérias interlobulares, dos rins, 970, 970f-971f, 972q, 971e1f-971.e2f
Artérias renais, 776, 970-972, 970f-971f, 972q, 971e2f, 776e1f, 971e1f
    na nefrectomia radical, 1424-1426, 1425f, 1424e1f
    na nefrectomia simples, 1455, 1457f
    oclusão das. *Ver* Nefropatia isquêmica; Hipertensão renovascular
Artérias sacrais, 1615-1616, 1618t, 1620f
Artérias segmentares, renais, 970-972, 970f-971f, 972q, 971e1f-971.e2f
Artéria testicular, 498-500, 500f, 503, 529
Artéria umbilical única, 2890
Artéria uterina, 1600, 1602f, 1605
Artéria vasal. *Ver* Artéria deferencial
Artéria vesical inferior, 507, 507f
Artéria vesical superior, 505
Artéria vesiculodeferencial, 505
Artéria visceral superior, 504

Arteriografia
    de trombos tumorais da IVC, 1356-1357, 1356f
    para avaliação de tumor renal, 35
    para trauma geniturinário pediátrico, 3541-3542
ART. *Ver* Tecnologias de reprodução assistida
Artrite. *Ver* Artrite reativa
Artrite reativa
    como transtorno papuloescamoso, 393-394, 393f-394f
    envolvimento uretral, cirurgia reconstrutiva para, 911-912
ASA. *Ver* Sociedade Americana de Anestesiologistas
ASB. *Ver* Bacteriúria assintomática
Ascite
    após RPLND, 834
    cirurgia laparoscópica e robótica causando, 224e1
    como contraindicação de cirurgia laparoscópica e robótica, 196
Ascite quilosa
    após RPLND, 834
    cirurgia laparoscópica e robótica causando, 224e1
Ascite urinária, neonatal, 2891
ASCs. *Ver* Células-tronco do adulto
ASEX. *Ver* Escala de Experiência Sexual do Arizona
As Low As Reasonably Achievable (ALARA), 73
Aspiração, de conteúdo gástrico, durante cirurgia laparoscópica e robótica, 220e1
Aspirina® (Ácido acetilsalicílico), manejo da
    para acesso percutâneo ao sistema coletor do trato urinário superior, 158
    pré-operatório, 110
Assistência transuretral retrógrada, para acesso percutâneo ao sistema coletor do trato urinário superior, 160-161, 161f, 160e1f
Assis*tentes* mecânicos, para cirurgia laparoscópica e robótica, 209e2
Assoalho pélvico
    anatomia cirúrgica de, 1939-1942, 1944q
    anormalidades musculares, na prostatite e etiologia da CPPS
    defeitos, na extrofia da bexiga, 3186-3187, 3186f
    estruturas de suporte, 1939-1941
        anterior, 1942
        apical (meio), 1942
        estrutura óssea, 1939, 1940f
        fáscia endopélvica, 1941, 1941f
        posterior, 1942
        suportes do tecido conjuntivo, 1941, 1941f
        suportes musculares, 1939-1941, 1940f-1941f
    feminino, 1597, 1598f
    músculos, 1600, 1603f, 750e4
Associação megacisto-megaureter, 3152
AT2. *Ver* Angiotensina II
Ataxia cerebelar, disfunção do trato urinário inferior com, 1765-1766
ATC. *Ver* Angiografia por tomografia computadorizada
Aterosclerose
    efeitos da testosterona na, 548-549
    hipertensão renovascular causada por, 1032-1033, 1033t, 1034q
ATFP. *Ver* Arco tendíneo da fáscia da pelve
Ativador do receptor do inibidor do ligante do fator nuclear β (RANKL), para câncer de próstata resis*tente* à castração, 2820
Atividade contrátil, dos ureteres, 984, 984f
    cálcio e acoplamento excitação-contração, 985-986

Atividade contrátil, dos ureteres *(Cont.)*
    efeitos uroteliais sobre, 986
    proteínas, 984-985, 985f
    segundos mensageiros na, 986-988, 987f-988f
Atividade elétrica, dos ureteres, 979
    potenciais de ação, 980-982, 981f-983f
    potenciais de marca-passo e atividade, 982-984, 983f
    potencial de repouso, 979-980, 980f, 982
    propagação da, 984
Atividade física, hiperplasia prostática benigna e, 2442-2444, 2445t
Atividade sexual
    câncer de próstata e, 2550-2551
    e UTIs, 2931
    hiperplasia prostática benigna e, 2440-2441, 2443t
Atividades instrumentais da vida diária (IADLs), do paciente urológico geriátrico, 2086-2087
ATLA. *Ver* Arco tendíneo do levantador do ânus
ATN. *Ver* Necrose tubular aguda
ATP. *Ver* Trifosfato de adenosina
Atresia cervical, 3465
Atresia uretral, 3268-3269, 3268f
Atresia vaginal, 3460-3461
Atrofia de múltiplos sistemas (MSA), disfunção do trato urinário inferior com, 1768
Atrofia inflamatória proliferativa (PIA), câncer de próstata e, 2547-2548
Atrofia vulvovaginal e distúrbios sexuais dolorosos, 763
Atropina, resposta ureteral, 991
AUA. *Ver* Associação Americana de Urologia
AUASI. *Ver* Índice de sintomas da Associação Americana de Urologia
AUM. *Ver* Membrana de unidade assimétrica
AUR. *Ver* Retenção urinária aguda
Ausência bilateral congênita de vasos deferentes (CBAVD), 577-578
Ausência congênita de vasos deferentes (CAVD), 3397
Ausência unilateral congênita dos vasos deferentes, 577
AUS. *Ver* Esfíncter urinário artificial
Autoaumento
    para cistoplastia de aumento, 3357-3359, 3358f
Autocateterização, diversão urinária ortópica e, 2350
Autoimunidade, etiologia da BPS/IC e, 345e2, 345e4, 345e4q
Autorregulação, de GFR, 1007-1008
Autotransplante
    para doença da estenose ureteral, 1141
    para lesões ureterais, superiores, 1162-1163
    renal, 1087-1088
Avaliação bioquímica, em testes de diagnóstico de feocromocitoma, 1549-1550, 1549f, 1549t
Avaliação cardíaca, pré-operatória, 101-102, 102t
Avaliação da função renal
    para anomalias ureterais, 3082, 3084f
    para CKD, 1060-1061
Avaliação de risco cirúrgico, pré-operatória
    cardíaca, 101-102, 102t
    classificação e estratificação na, 100-101, 101q, 101t
    hepatobiliar, 102
    pulmonar, 102
Avaliação de urgência, 1802
Avaliação de urológica da criança
    avaliação laboratorial, 2903, 2906q
    avaliação radiográfica, 2903-2907, 2904f-2906f, 2906q

Avaliação de urológica da criança *(Cont.)*
  avaliação urodinâmica e treinamento de *biofeedback*, 2907, 2907q
  exame, 2900-2903, 2900t, 2901f, 2903q, 2898e1t-2898.e2t
  história médica e cirúrgica pregressa, 2899, 2900q, 2900t, 2898e1t-2898.e2t
  medicamentos e alergias, 2899-2900, 2900q
  procedimentos cirúrgicos ambulatoriais, 2907, 2907f, 2908q
  queixa principal e história da doença atual, 2893-2899, 2896f, 2899q, 2898e1t-2898.e2t
    abuso sexual, 2895-2896
    anomalias congênitas em recém-nascidos, 2899
    genitália ambígua, 2898, 2898e1t-2898.e2t
    hematúria, 2897-2898
    hidronefrose pré-natal, 2898-2899
    infecção do trato urinário, 2897
    queixas abdominais, 2893-2894, 2894t
    sintomas de esvaziamento, 2896-2897
    sintomas escrotais, 2894-2895
    sintomas genitais femininos, 2895, 2896f
    sintomas masculinos penianos ou uretrais, 2895
    trauma renal, 2898
  resumo de, 2908
Avaliação diagnóstica, na ED
  exame físico, 648
  história sexual, médica e psicossocial, 647-648, 647f, 648t
  questionários e classificação de sintomas da função sexual, 648-650, 649f
  testes laboratoriais, 650
Avaliação do sêmen, na infertilidade masculina, 566-570
  análise do sêmen assistida por computador, 568e2
  avaliação ultraestrutural do esperma, 570
  densidade do sêmen, 567
  ensaio de túnel, 569
  ensaios de DNA do esperma desnaturados, 570
  ensaios de integridade do DNA do esperma, 569-570
  ensaios de piospermia, 569
  ensaios secundários de sêmen, 568-569
  ensaios terciários e de investigação de espermatozoides, 569-570
  espécies reativas de oxigênio, 570
  interação esperma e muco, 570, 570e2
  interação óvulo e esperma, 570, 570e3
  morfologia espermática, 568, 568e1
  motilidade espermática, 567-568
  parâmetros seminais, 566-568, 566t
  reação acrossômica, 570e1
  teste do cometa, 570
  vitalidade espermática, 568, 568e2
  volume de sêmen, 567
Avaliação endocrinológica e infertilidade masculina, 564-566, 565q
Avaliação focada com sonografia para trauma (FAST), do trato urinário superior, 3538-3539
Avaliação funcional da bexiga, para anomalias ureterais, 3082
Avaliação genômica, na infertilidade masculina, 570-571
Avaliação hepatobiliar, pré-operatória, 102
Avaliação hormonal, e ED, 657-658
Avaliação neurológica, no ED, 656-657
Avaliação pré-operatória, 100
Avaliação psicológica, na ED, 655
Avaliação pulmonar, pré-operatória, 102
Avaliação UFC. *Ver* Avaliação de cortisol livre na urina

Avaliação vascular, na ED, 650-653, 650t
AVFs. *Ver* Fístulas arteriovenosas
Avitene Microfibrillar Collagen Hemostat, 207e2
AVMs. *Ver* Malformações arteriovenosas
AVP. *Ver* Arginina vasopressina
Axitinib, para RCC, 1360t, 1513-1514
Axonema, 535-537, 536f
Azatioprina, para imunossupressão pós-transplante, 1084-1085, 1085t
AZF. *Ver* Fator de azoospermia
Azoospermia, 573e3
  anomalias cromossômicas em, 526-528
Azotemia pós-renal, 1042
Azotemia pré-renal, 1042-1043, 1042q
Aztreonam, para UTIs, 257t-258t, 260
Azul de metileno
  para teste de distúrbios do assoalho pélvico, 1705
  resposta ureteral, 988
  toxicidade, 1159

B

Bacilo de Calmette-Guérin (BCG)
  para câncer da bexiga urinária sem invasão muscular, 2212-2214
    contraindicações para, 2214, 2214q
    determinação do esquema de tratamento, 2213-2214
    impacto da progressão do, 2213
    manejo da toxicidade do, 2215q
    mecanismo de ação de, 2212
    prevenção de recorrências com, 2213
    tratamento de carcinoma *in situ* com, 2212-2213
    tratamento de tumor residual com, 2213
  para UTUC, 1398-1399
Baclofeno
  administração de, 1874e2-3
  como tratamento para o priapismo, 683
  para facilitar o enchimento da bexiga urinária e o armazenamento da urina, 1839t, 1859
  para facilitar o esvaziamento da bexiga urinária, 1874e2-1874.e3
Bacteremia, UTIs e, 291-293, 293q
Bactéria
  anaeróbicas, em microbiologia prostatite, 306
  câncer urotelial e, 2188
  componentes da parede celular, no choque séptico, 292
  Gram-positiva, na microbiologia da prostatite, 305-306
  hidrolisadoras de ureia, 271
  no sedimento urinário, 23, 24f
  produção de urease por, 1194, 1194f, 1195t, 1213, 1214t
Bactérias anaeróbias, na microbiologia da prostatite, 306
Bactérias gram-positivas, na microbiologia da prostatite, 305-306
Bactérias hidrolisadoras de ureia, cálculos renais de estruvita causadas por, 271
Bacteriologia, sepse e, 293
Bacteriúria
  assintomática, 3352-3353. *Ver também* Bacteriúria assintomática após cistoplastia de aumento
  associada ao cateter, 299-300, 300q
  em pessoas mais velhas/idosos, 296
    assintomática, 297-299, 299q
    diagnóstico laboratorial de, 297-298, 298f
    epidemiologia da, 297, 297f-298f, 297t
    manejo da, 299
    patogênese da, 297, 298f
    triagem para, 298-299

Bacteriúria *(Cont.)*
  na gravidez, 293-294, 297q
    alterações anatômicas e fisiológicas e, 294-295, 294f, 295t
    complicações da, 295-296
    insuficiência renal e, 296
    manejo de, 295-296, 296t
    patogênese de, 294
  UTIs e, 237, 267-268, 268t-269t
Bacteriúria assintomática (ASB)
  associada ao cateter, 299-300
  cistite descomplicada e, 268, 268t-269t
  em pacientes geriátricos, 2099e10-2099.e11
  em pessoas mais velhas, 297-299, 299q
  e UTIs, 2935-2936
  na gravidez, 293-295
Bacteriúria associada ao cateter, UTIs e, 299-300, 300q
Bainha do reto, 1611-1613, 1613f-1614f
Bainhas de acesso ureteral, para ureteroscopia, 149, 149f, 149t
Bainhas urinárias, 2099e6
Balanite
  cirurgia reconstrutora uretral para, 914
  de Zoon, 416, 416f-417f
  infecção, 402
  pseudoepiteliomatosa, ceratótica e micácea, 414, 414f
Balanite pseudoepiteliomatosa, ceratótica e micáceas (PEKMB), 846e1
  como condição neoplásica, 414, 414f
Balanite xerótica obliterante (BXO), 3422, 3422f. *Ver também* Líquen escleroso
Balanite de Zoon, 416, 416f-417f
Balanopostite, 402, 403f
Barotrauma, durante cirurgia laparoscópica e robótica, 217
Barreira hematoepidídimo, 530
Barreira hematotesticular, 501, 523-525
Barreira hematotubulo seminífero. *Ver* Barreira hematotesticular
Basiliximab, para imunossupressão pós-transplante, 1084-1085, 1085t
BBD. *Ver* Disfunção da bexiga urinária e intestinal
BCC. *Ver* Carcinoma basocelular
BCG. *Ver* Bacilo de Calmette-Guérin
BCI. *Ver* Índice de contratilidade da bexiga urinária
BCR. *Ver* Reflexo bulbocavernoso
BD. *Ver* Doença de Behçet
Bebidas
  carbonatadas, nefrolitíase e, 1217, 1217q
  sucos cítricos, nefrolitíase e, 1217, 1217q
Bebidas carbonatadas, nefrolitíase e, 1217, 1217q
Bem-estar sexual em mulheres, avaliação do exame físico, 753, 753e4f-753.e6f, 753e5-753.e6
  história, 752-753, 753e1
  parceiro, 753, 753e3
  pesquisas, 753, 753e2
Benadryl®. *Ver* Difenidramina
Benzodiazepínicos, para facilitar o esvaziamento da bexiga urinária, 1874e2
BEP. *Ver* Bleomicina-etoposídeo-cisplatina
BER. *Ver* Reparo de excisão da base
Betanecol (Urecolina)
  administração de, 1871
  efeitos adversos de, 1871
  eficácia, 1871
  para facilitar o esvaziamento da bexiga urinária, 1870-1872
  resposta ureteral, 990-991
Bevacizumab, 472
  para RCC, 1326, 1508-1509, 1509f-1510f, 1509t, 1516, 1518

Bexiga hiperativa (OAB), 2097
   após AVC, 1765
   após cirurgia de suspensão retropúbica, 1933
   avaliação clínica da, 1800-1803, 1801f, 1803q
      instrumentos para, 1800-1802, 1802t
      síndrome da bexiga dolorosa diferenciada, 1797f, 1803, 1803f
      sintomas mistos incorporados à urgência urinária, 1802, 1803f
   avaliação de, 1804-1805
   capacidade noturna da bexiga e, 3312
   custos de, 1799-1800, 1800q
   estrogênios para, 1863-1864
   etiologia, 1799, 1799q
   fisiopatologia da, 1688, 1797-1799, 1797f-1798f, 1799q
   hiperatividade do detrusor com, 1804, 1805f
   incontinência urinária de urgência com, 1710
   manejo de, 1804-1805
   mecanismos aferentes na, 1797-1798
   mecanismos de, 1673-1675, 1674f
   neuromodulação para, 1680
      racionalidade para, 1681, 1681f
   neuromodulação sacral no mecanismo alternativo, 1901, 1901f
   prevalência de, 1747f, 1799-1800, 1800q
   questionários para, 1703t-1704t
   terapia farmacológica para, 1839t
   terminologia para, 1796, 1796q, 1797f
   teste urodinâmico de, 1804-1805, 1805f
   toxina onabotulínica A para, 1910-1911
   tratamento de
      dispositivos, 759-760
      farmacoterapia oral, 760, 760e1
      psicossocial, 759
Bexiga instável, 1796
Bexiga neurogênica
   autônoma, 1694
   bexiga fetal dilatada e, 3174
   cálculo secundário da bexiga urinária com, 1293
   capacidade urinária da bexiga diminuída e, 1829
   com tumores do SNC, 3293
   efeitos na função ureteral, 994-995
   estimulação do nervo sacral para, 1906
   e UTIs, 2932
   reflexo, 1694
   sem inibição, 1694
   sensorial, 1693
   transplante renal e, 3531
Bexiga paralítica, 1693-1694
Bexiga sem função, disfunção do trato urinário inferior e, 1792
Bexiga subativa. *Ver* Bexiga, hipoatividade da
Bexiga "tímida"
   disfunção do trato urinário inferior e, 1788-1789
Bexiga urinária
   achados ultrassonográficos antenatais de, 3173
   alterações, durante a gravidez, 295
   anatomia da, 1631-1635, 1632f
      em pacientes pediátricos, 3121-3122
      estroma da, 1634
      lâmina própria da, 1633-1634
      músculo liso, 1635, 1635f
      urotélio da, 1632-1633, 1633f. *Ver também* Urotélio, da bexiga urinária
      vasculatura da, 1633-1634, 1634f
   capacidade da, 1692
      diminuída. *Ver* Capacidade diminuída da bexiga urinária
      em pacientes pediátricos, 3123, 3128
      noturna, 3312
      terapia farmacológica para aumentar, 1836-1866

Bexiga urinária *(Cont.)*
   células, receptividade nas UTIs, 244-245, 246f
   contração da
      normal, na micção, 1686-1687
      receptores muscarínicos e, 1836-1837
   contratilidade
      e esvaziamento da bexiga urinária, 1870-1873
      terapia farmacológica para aumento, 1836-1866
   defeitos, na extrofia da bexiga, 3189-3191, 3190f
   descompensação, na hiperplasia prostática benigna, 2455
   desenvolvimento da, 2836, 3173
   desfuncionalizada, disfunção do trato urinário inferior e, 1792
   dinâmica da, 3332
   disfunção da, 3331
      com válvula da uretra posterior, 3264-3266
   duplicação da, 3179, 3179f, 3180q
   enchimento da. *Ver também* Continência
      reservatório de baixa pressão, 1755, 1755q
      terapia farmacológica para facilitar. *Ver* Terapia farmacológica, para facilitar
   envelhecimento e, 1679-1680
   estimulação elétrica, 1914
   expansão de, baixas pressões, 1755, 1755q
   extrofia de, imagem pré-natal de, 2910-2911, 2912f
   falha de esvaziamento
      aumento da pressão intravesical para, 2079-2081
      canais cateterizáveis continentes para, 1906-1907, 2074f
      cateterismo contínuo de, 1907
      cateterismo intermitente para, 1907
      cateterismo para, 1906-1907, 2077f
      dispositivos de coleta externa para, 2081-2082
      em pacientes pediátricos, 3123
      estimulação elétrica para desordens, 1914-1916
      esvaziamento da
      falha, 1689q, 1692
      produtos absorventes para, 2082
      reflexos que promovem, 1901
      terapia farmacológica para facilitar. *Ver* Terapia farmacológica, para facilitar o esvaziamento da bexiga
   fechamento de, para extrofia clássica da bexiga, 3198-3201, 3199f-3200f
   vias aferentes em canabinoides, 1656
      canais catiônicos com potencial de receptor transitório, 1654-1656
      interações com órgãos pélvicos, 1656-1657, 1657f
      moduladores, 1654-1656
      óxido nítrico em, 1654, 1655f
      propriedades de, 1650
      propriedades funcionais de, 1651-1654, 1653f
      sinalização purinérgica, 1654, 1656f
      vias da medula espinal, 1650-1651, 1652f, 1652t
   vias eferentes para, 1657-1663
      adrenérgicos, 1659
      circuito reflexo, 1660-1663, 1660f
      fibras nervosas terminais, 1657
      glicina e ácido γ-aminobutírico em, 1658
      glutamato em, 1657-1658, 1659f
      purinérgica, 1659-1660
      serotonina na, 1658-1659
      transmissores, 1657-1660

Bexiga urinária aumentada
   transplante renal e, 3531
   tumores da, em pacientes pediátricos, 3588-3589
Bexiga urinária com pressão alta, lesão medular com, mecanismos de defesa do hospedeiro nas UTIs e, 249
Bexiga urinária fetal
   ausente, 3175
   dilatada, 3174
   não dilatada, 3174-3175
Bexiga urinária retossigmoide dobrada, 2320
BF. *Ver* Biofeedback
BHD. *Ver* Síndrome de Birt-Hogg-Dubé
Bicalutamida, 2790
Bicarbonato
   no túbulo coletor, 1019
   reabsorção na alça de Henle de, 1017
   reabsorção no PCT de, 1014-1015, 1015f
Bicarbonato de sódio
   na prevenção de CIN, 30
   para prevenção de ATN, 1053
Bikunina, 1175
Biofeedback (BF)
   com PFMT, 1887-1888, 1887f-1888f
   níveis de evidência e recomendações para, 1877t-1878t
   para disfunção da bexiga urinária e do intestino, 3307
   para tratamento de CP/CPPS, 325
Biofilmes
   em biomateriais do trato urinário, 134
   e UTIs, 2934-2935, 2935f
BioGlue, 207t, 207e2
Biomarcadores
   avaliação diagnóstica de MH com, 18
   para câncer da bexiga urinária, 474
   para câncer da bexiga urinária sem invasão muscular, 2220, 2221f
   para câncer de pênis, 861-862
   para câncer de próstata. *Ver* Câncer de próstata, biomarcadores para
   para RCC, 1325-1326, 1335-1336, 1340, 1341q
   para tumores testiculares, 790-791, 793
      em pacientes pediátricos, 3591-3593, 3593f
   para uropatia obstrutiva congênita, 3054-3055
   para UTUC, 1372, 1375-1376
   para vigilância ativa do câncer de próstata, 2635
   urinário. *Ver* Marcadores urinários
Biópsia
   do pênis, para carcinoma de células escamosas, 850, 851q
   do trato urinário superior e ureteres, para UTUC, 1371-1372, 1390, 1392-1394, 1395f-1396f
   na ressecção transuretral de tumor da bexiga urinária, para câncer da bexiga urinária sem invasão muscular, 2210
   próstata. *Ver* Biópsia da próstata
   renal
      metanéfrico, 1303-1304, 1303f-1304f, 1304q
      papilar, 1302-1303, 1303q
   testículo
      aspiração percutânea, 583
      biópsia aberta de testículo: técnica de microcirurgia, 583, 583f
      complicações de, 584
      indicações para, 583
      para TGCTs, 791
      percutânea, 582-583
Biópsia com agulha
   para adenocarcinoma da próstata, 2596-2597, 2597q
   para câncer de próstata, 2606-2607

Biópsia da próstata
  agulha, 2606-2607
  analgesia para, 2585
  complicações da, 2588
  contraindicações para, 2584
  enema de limpeza, 2585
  estendida, para vigilância ativa do câncer de próstata, 2634
  indicações para, 2583-2584, 2584q
  infecção após, 2588
  mortalidade específica do câncer de próstata e, 2687, 2688f-2689f
  orientação por imagem de ressonância magnética multiparamétrica para, 2724
    alvo cognitiva, 2724
    fusão de ultrassom, 2724-2727, 2725f-2727f
  orientação por ultrassom. Ver Ultrassonografia transretal, da próstata
  para adenocarcinoma, 2596-2597, 2597q
  para terapia focal para câncer de próstata, 2720-2722
    modelo transperineal de mapeamento da biópsia de próstata, 2721, 2722f-2723f
    saturação, 2721
    saturação transperineal, 2721
    saturação transretal, 2721
    transretal sistemática guiada por ultrassom, 2720-2721
  posicionamento do paciente para, 2585
  pós-radioterapia, 2691-2692
    imagem e amostragem de erro, 2692
    interpretação, 2691-2692, 2691q
    tempo de, 2691
  preparo do paciente para, 2584-2585
  profilaxia antibiótica para, 2585, 2585t
  PSA para, 2603-2604
  repetição, 2587
    para vigilância ativa do câncer de próstata, 2634
  riscos de, 2588
  sangramento com, 2588
  saturação, 2587
  sextante, 2586, 2586f
  sobrediagnóstico com, 2711-2712, 2712f
  técnicas avançadas para, 2588-2592
  técnicas de core central, 2587, 2586f
  técnicas de investigação, 2588-2592
  técnicas transretais, 2586-2587
  transperineal, 2587
  transuretral, 2587
  ultrassonografia transretal para. Ver Ultrassonografia transretal, da próstata
Biópsia da próstata com extensão de núcleo, 2587, 2586f
Biópsia da próstata guiada por ultrassom transretal (TRUSP), profilaxia antimicrobiana para, 262-263
Biópsia de linfonodo sentinela, de linfonodos inguinais, para câncer do pênis, 862-863, 891-892, 892f
Biópsia de linfonodo sentinela dinâmica (DSNB), de linfonodo inguinal, para câncer do pênis, 864, 893-894, 894f-895f, 895q
Biópsia de próstata transuretral, 2587
Biópsia de saturação, para terapia focal do câncer de próstata, 2721
  transperineal, 2721
  transretal, 2721
Biópsia sextante, da próstata, 2587, 2586f
Biópsia transperineal da próstata, 2588
  do câncer radiorrecorrente, 2747
  saturação
    para terapia focal do câncer de próstata, 2721
    saturação transretal por ultrassom versus, 2721

Biópsia transretal da próstata, 2587
Biópsia transretal por ultrassom
  de câncer radiorrecorrente, 2747
  modelo transperineal de biópsia de mapeamento da próstata versus, 2721-2722
  saturação
    para terapia focal do câncer de próstata, 2721
    saturação transretal por ultrassom versus, 2721
  sistemática, para terapia focal para câncer de próstata, 2720-2721
Biópsia TRUSP. Ver Biópsia da próstata guiada por ultrassom transretal
Biotesiometria, 656
Bisfosfonatos
  função no manejo do cálculo renal, 1221, 1221q
  para câncer de próstata resistente à castração, 2819-2820
BISF-W. Ver Brief Index of Sexual Functioning for Women
Bisturi, para cirurgia laparoscópica e robótica, 206, 210
Bleomicina-etoposídeo-cisplatina (BEP)
  para NSGCTs, 798-801, 799t
  para seminomas, 809
Bleomicina, para câncer do pênis, 872-873
Bloqueadores do canal de cálcio (CCBs)
  efeitos na função ureteral, 1001-1002, 1005
  no tratamento do feocromocitoma, 1551f, 1552
  para AKI, 1051
  para facilitar o enchimento da bexiga urinária e o armazenamento da urina, 1839t, 1852
Bloqueadores dos receptores da angiotensina (BRA)
  AKI causada por, 1042
  para CKD, 1062, 1063t
  para hipertensão renovascular, 1090
Bloqueadores neuromusculares, considerações pré-operatórias para, 112
α-Bloqueadores, para sintomas do stent ureteral, 130-132
β-Bloqueadores, pré-operatório, 103
Bloqueio caudal, para pacientes pediátricos, 2956
Bloqueio da síntese de catecolaminas, no tratamento do feocromocitoma, 1551f, 1552
α-Bloqueio, no tratamento do feocromocitoma, 1550-1551, 1551f
β-Bloqueio, no tratamento do feocromocitoma, 1551f, 1552
BMI. Ver Índice de massa corporal
BMP-7. Ver Proteína morfogenética óssea-7
BMSCs. Ver Células-tronco da medula óssea
Bolsa de Douglas, 1599
Bolsa de Hautmann, para diversão urinária ortópica, 2357-2358, 2357f
Bolsa de Indiana, 2333-2335, 2334f-2335f
Bolsa de Kock, 2325, 2326f
Bolsa de Le Bag, para diversão urinária ortópica, 2358-2360, 2361f
Bolsa de Mainz I, 2328-2332, 2329f-2332f
Bolsa de Mainz II, 2322
Bolsa de Penn, 2335-2336, 2335f-2336f
Bolsa de Studer, para derivação urinária ortópica, 2358, 2359f
Bolsa do colo direito
  com íleo terminal intussusceptado, 2332-2333
  para diversão urinária ortópica, 2360
  variações da técnica operatória para, 2339-2340, 2340f
Bolsa dupla em T, 2325-2328, 2327f-2328f

Bolsa em T
  com reto valvulado, 2321-2322, 2321f
  para diversão urinária ortópica, 2358, 2359f
Bolsa gástrica, para diversão urinária continente cutânea, 2336-2338, 2337f
Bolsa Hemi-Kock
  para diversão urinária ortópica, 2355, 2356f
  para procedimento com reto valvado, 2321-2322
Bolsa ileocolônica, para diversão urinária ortópica, 2358-2360, 2361f
Bolsa retouterina, 1599
Bolsas do intestino, direito
  com intussuscepção do íleo terminal, 2332-2333
  para diversão urinária ortópica, 2360
  variações de técnica operatória para, 2339-2340, 2340f
Bolsa sigma-reto, 2322
Bolsa vesicouterina, 1599
  avaliação de, 2265
  características clínicas da, 2107-2109
    apresentação/manifestações, 2107
    avaliação de, 2107
    cistoscopia para, 2108, 2108f
    diagnóstico de, 2107
    estudos de urina para, 2109
    exame físico, 2107-2108, 2107f
    imagem para, 2108-2109, 2108f-2109f
  cirurgia
    complicações de, 954
    considerações anatômicas para, 946, 947q, 947f
    epididimectomia parcial e total, 953, 954f
    espermatocelectomia e excisões de cisto, 953
    excisão do tumor, 953-954
    indicações para, 953
    preparo pré-operatório para, 946-947
  considerações cirúrgicas para, 2110-2113
    abordagem abdominal versus vaginal, 2111-2112, 2111t, 2112e1q
    antibióticos, 2112
    documentação da atividade sexual, 2112
    drenagem pós-operatória de, 2113
    excisão versus sem excisão, 2112
    imediato versus tardio, 2110-2111
    retalhos adjuvante ou enxertos, 2112
    suplementação de estrogênio, 2112
  desvio urinário e, 2119
  etiologia de, 2104-2106, 2104f, 2106q
  fatores de risco intraoperatório para, 2106-2107
    abordagens laparoscópicas, 2114-2116, 2116e7, 2116e8t
    complicações com, 2266
    considerações especiais para, 2116
    resultados esperados com, 2266
    roboticamente assistida versus, 2116e7
    técnica para, 2265, 2266f
    transvesical transabdominal, 2116
  história, 2104e1
  indicações cirúrgicas com, 2265
  omento maior, 2116-2117, 2118f
    outras técnicas de retalhos e enxertos, 2117
    retalho de Martius, 2116, 2118f
    retalho peritoneal, 2116, 2118f
  pós-histerotomia de, 2105
  prevalência de, 2104-2105
  procedimentos adjuvantes de reparo, 2116-2117
  reparo robótico de, 2116, 2116e1q, 2116e1t, 2116e7, 2116e9t
    cistotomia, 2116e2-2116.e4, 2116e2f-2116.e4f
    colocação de porta para, 2116e2, 2116e2f

Bolsa vesicouterina *(Cont.)*
   complicações de, 2266, 2116e7
   considerações especiais para, 2116
   cuidados pós-operatórios e seguimento para, 2116, 2116e6
   etapas cirúrgicas, 2116e2-2116.e5, 2116e4f-2116.e5f
   laparoscópica *versus*, 2116e7
   posição para, 2116e2
   preparo para, 2116e2
   resultados esperados com, 2266
   técnica para, 2265, 2266f
técnica abdominal para, 2113-2114
   intraperitoneal, suprapúbica ou extraperitoneal, 2113-2114, 2116f-2117f
   transvesical, 2114
   vaginal *versus*, 2111-2112, 2111t, 2112e1q
técnica vaginal para, 2113
   abdominal *versus*, 2111-2112, 2111t, 2112e1q
   complicações, 2113
   outras técnicas, 2113
   retalho vaginal ou técnica de retalho bipartido, 2113, 2114f-2115f
   terapia conservadora e minimamente invasiva para, 2109-2110, 2110f
tratamento de, 2109-2119
BoNT-A. *Ver* Toxina botulínica
BoNT. *Ver* Toxina botulínica
BOO. *Ver* Obstrução da saída da bexiga
BOR. *Ver* Obstrução do canal da bexiga
Botox. *Ver* Toxina onabotulínica A
BPE. *Ver* Hipertrofia prostática benigna
BPH. *Ver* Alargamento benigno da próstata. *Ver também* Hiperplasia prostática benigna
BP. *Ver* Penfigoide bolhoso
BPO. *Ver* Obstrução prostática benigna
BPS / IC. *Ver* Síndrome da bexiga dolorosa e cistite intersticial
BPS. *Ver* Síndrome da bexiga dolorosa
BRA. *Ver* Agenesia renal bilateral
Braquiterapia
   fenômeno de rejeição benigna e, 2691
   para câncer de pênis, 868
   para câncer de próstata, 2621-2622, 2699-2702, 2699f-2700f
      avaliação da qualidade do implante permanente, 2700, 2700t
      de alta dose, 2700-2701
      dose de radiação e campos para, 2621
      efeitos adversos da, 2621-2622
      irradiação externa com, 2701-2702
      potência e, 2702
      resultado do implante, 2701, 2701t
      resultados, 2621
      toxicidade, 2702
      toxicidade retal com, 2702
      toxicidade urinária com, 2702
   salvamento, 1399. *Ver também* Braquiterapia de salvamento para UTUC
   salvamento total da glândula, para recorrência de câncer de próstata, 2747
Braquiterapia de alta dose (HDR), para câncer de próstata, 2700-2701
Braquiterapia de salvamento
   câncer radiorrecorrente, 2749
Braquiterapia HDR. *Ver* Braquiterapia de alta dose
Bremelanotida, e HSDD, 759e2
Brief Index of Sexual Functioning for Women (BISF-W), 753e2
Brometo de propantelina, para facilitar o enchimento da bexiga urinária e o armazenamento da urina, 1839t, 1844
BT. *Ver* Terapia comportamental
B-TURP. *Ver* Ressecção bipolar transuretral da próstata

Bulbo do clitóris, 750e4
Bulboesponjoso, 1603
Bulkamid®. *Ver* Hidrogel de poliacrilamida
Bumetanida, na formação de cálculo, 1197
BUO. *Ver* Obstrução ureteral bilateral
Bupivacaína, para pacientes pediátricos, 2956
BWS. *Ver* Síndrome de Beckwith-Wiedemann
BXO. *Ver* Balanite xerótica obliterante
Bypass (desvio) cardiopulmonar (CPB), para trombectomia da veia cava, 1442-1443, 1442f-1443f, 1443e1f
Bypass gástrico Y de Roux (RYGB), nefrolitíase e, 1220, 1220q

C
Cabazitaxel, 2809-2810, 2810f
Cabozantinib, para UTUC, 1400-1401, 1401f
Cadeia leve da miosina (CML), 1641
Cadeia pesada da miosina (CMS), 1641, 1642f
CaD. *Ver* Caldesmon
CAD. *Ver* Doença da artéria coronária
Cafeína, formação de cálculo e, 1217
Café, risco de UTUC e, 1366
CaHA. *Ver* Hidroxiapatita de cálcio
CAH. *Ver* Hiperplasia suprarrenal congênita
CA. *Ver* Crioablação
Caixas de treinamento laparoscópico, 224e2-224.e3, 224e2f-224.e3f
CA-IX. *Ver* Anidrase carbônica IX
Calafrios, histórico do paciente de, 7
Calcidiol. *Ver* 25-Hidroxicolecalciferol
Calcifilaxia, 1070
Cálcio
   alimentar, no manejo do cálculo renal, 1220-1221, 1221q
   metabolismo do, 1180
   na contração do músculo liso, 1642-1643, 1643q, 1646, 1647f
   no câncer de próstata, 2550
   PTH e, 1011f, 1012, 1180
   reabsorção na alça de Henle, 1016-1017
   reabsorção no PCT, 1015, 1016f
   reabsorção no túbulo distal, 1018
   sensibilização ao, 1643
Calcitriol. *Ver* 1,25-Di-hidroxicolecalciferol
Cálculo
   após cistoplastia de aumento, 3353
   após transplante renal pediátrico, 3536
   bexiga. *Ver* Cálculo da bexiga urinária
   HIV e, 384-385
   imagem pediátrica de
      TC, 2918
      ultrassonografia, 2913, 2915f
   pediátrico. *Ver* Doença calculosa pediátrica
   prepucial, 1299
   prostático, 1296-1297
   renal. *Ver* Cálculo renal
   ureteral. *Ver* Cálculo ureteral
   uretral. *Ver* Cálculo uretral
Cálculo coraliforme
   epidemiologia do, 1195
   imagem de, 1212, 1213f
   seleção do tratamento cirúrgico para, 1240-1241, 1280-1281
   visão geral histórica, 1236-1237, 1236f
Cálculo de cálcio
   hipercalciúria, 1182-1185, 1209-1210, 1210t
   hiperoxalúria, 1185-1187, 1185f-1186f, 1210-1211, 1211q
   hiperuricosúria, 1187, 1210
   hipocitratúria, 1188, 1211-1212, 1211f, 1212q
   hipomagnesiúria, 1190, 1212
Cálculo de di-hidroxiadenina, 1195
Cálculo de oxalato de cálcio
   aderência do, 1175
   formação de, 1174-1175

Cálculo de oxalato de cálcio *(Cont.)*
   formação de cristais, 1178-1179
   formadores de, 1176-1177
   fragilidade do cálculo e, 1243e1
   nucleação homogênea, 1175
   placas de Randall e, 1175-1177, 1176f-1177f
   tratamento cirúrgico do, 1242
Cálculo de silicato, 1197
Cálculo intrarrenal, manejo ureteroscópico do, 1285
Cálculo prepucial, 1299
Cálculo relacionado à medicação, 1196-1197
   manejo cirúrgico do, 1243e3
Cálculo renal, 1170
   anormalidades metabólicas e análise de, 1207-1208, 1207t, 1208q
   avaliação metabólica para, 1200-1206
      economia e, 1208-1209, 1209q
      em formadores de cálculo pela primeira vez, 1200-1201, 1201q
      em formadores de cálculo único de baixo risco, 1201-1204, 1202q, 1203f-1204f, 1204q, 1204t
      extensão, 1204-1205, 1204t, 1205q
      seleção de pacientes para, 1200, 1201q
      simplificado, 1205-1206, 1206f-1207f, 1207q
      teste de carga rápida e cálcio em, 1205
   cálculo de ácido úrico em, 1190-1193, 1191f-1192f, 1212, 1212q, 1213f
      baixo pH da urina, 1190-1192, 1192f
      baixo volume urinário, 1193
      hiperuricosúria, 1192
   cálculo de cistina, 1193-1194, 1193f, 1213, 1213q, 1214f
   cálculo de urato ácido de amônio, 1195-1196
   cálculo relacionado à medicação, 1196-1197
   cálculos de cálcio, 1182-1185, 1210-1212
      hipercalciúria, 1182-1185, 1209-1210, 1210q, 1210t
      hiperoxalúria, 1185-1187, 1185f-1186f, 1210-1211, 1211q
      hiperuricosúria, 1187, 1210
      hipocitratúria, 1188, 1211-1212, 1211f, 1212q
      hipomagnesiúria, 1190, 1212
   cirurgia aberta do cálculo para, 1285-1286
   classificação da, 1182, 1182t, 1209-1215, 1210t
   com desvio urinário intestinal, 2313
   composição de
      decisão de tratamento baseado em, 1242-1243, 1242f-1243f
      ocorrência relativa e, 1182, 1182t
      papel da imagem, 1208
   coraliforme. *Ver* Cálculo coraliforme
   critérios diagnósticos para, 1209-1215, 1210t, 1216t
   em pedras di-hidroxiadenina, 1195
   epidemiologia de, 1170-1173, 1173q
      climáticas, 1171-1172
      doença cardiovascular, 1173
      gênero, 1170-1171, 1173q
      geografia, 1171, 1171f
      idade, 1171
      ingestão de água, 1173
      obesidade, diabetes e síndrome metabólica, 1172-1173
      profissão, 1172
      raça/etnia, 1171
   fatores clínicos para, 1254-1257
      cirurgia renal prévia, 1256
      coagulopatia corrigida, 1256
      deformidade espinal ou contraturas de membros, 1256
      derivação urinária, 1256-1257
      duração, 1257

Cálculo renal (Cont.)
  envelhecimento e fragilidade, 1255-1256
  função renal, 1254-1255
  infecção do trato urinário e, 1254
  obesidade mórbida e, 1255, 1281
  rim solitário, 1255
  transplantes renais, 1257
 físico-química do, 1173-1179, 1179q
  estado de saturação no, 1173-1175, 1174f
  inibidores e promotores, 1178-1179
  matriz, 1179
  nucleação e crescimento de cristais, 1175-1178, 1176f
 história natural, 1235-1237
 infecção do cálculo, 1194-1195, 1194f, 1195t, 1213, 1213q, 1214t, 1215f
 manejo cirúrgico do
  algoritmo de tratamento de, 1235, 1236f
  após transplante renal, 1280, 1280f
  avaliação pré-tratamento para, 1237-1238
  cálculo e tomada de decisão de tratamento, 1238-1241, 1238q, 1239f
  cálculos no polo inferior, 1247-1250, 1247f, 1248t, 1249f
  composição do cálculo e, 1242-1243, 1242f-1243f
  em divertículos coletor, 1243-1244, 1278-1281, 1279f
  fatores anatômicos em, 1243-1250
  fatores que afetam, 1236q
  fatores relacionados ao cálculo, 1238-1243
  história médica por, 1237
  imagem para, 1237
  localização do cálculo e, 1241-1242
  na ectopia renal, 1246-1247, 1247f
  na obstrução da junção ureteropélvica, 1243
  no rim em ferradura, 1244-1246, 1245f, 1279-1280
  pontos-chave, 1250q
  testes laboratoriais para, 1237-1238
  visão geral histórica, 1235-1250, 1235e1
 manejo médico de, 1215-1222, 1233q
  cálcio na dieta, 1220-1221, 1221q
  eficácia, fora do centro acadêmico, 1222-1223
  evitar o oxalato, 1221-1222, 1222q
  obesidade e, 1219-1220, 1220q
  recomendações de líquidos em, 1215-1217, 1217q
  recomendações dietéticas, 1217-1219, 1219q
  terapias seletivas para, 1222-1232, 1222t-1223t, 1224f
  vitamina D e papel dos bifosfonatos, 1221, 1221q
 matriz do cálculo, 1196
 metabolismo mineral e, 1182q
  cálcio, 1180
  de magnésio, 1181
  fósforo, 1180-1181
  oxalato, 1181
 na gravidez, 1199
  manejo médico de, 1233
 na obstrução do trato urinário, 1091
 não coraliforme. Ver Cálculo renal não coraliforme
 no desenvolvimento renal
  apresentação clínica/manifestações, 2863
  avaliação, 2864
  epidemiologia de, 2863-2865
  etiologia, 2863-2864
  manejo médico de, 2864-2865, 2865q
 nomes mineralógicos de, 1207t
 nos cálculos de xantina, 1195
 pediátrica. Ver Doença calculosa pediátrica
 predisposição anatômica para, 1197-1199
  divertículos caliceais, 1198

Cálculo renal (Cont.)
  obstrução da junção ureteropélvica, 1197-1198
  rim esponjoso medular, 1198-1199
  rins em ferradura, 1198
  visão geral histórica, 1235e1
Cálculo renal, estruvita, bactérias divisoras de ureia causando, 271
Cálculo renal não coraliforme
 carga de cálculos
  até 1 cm, 1238-1239, 1238q
  entre 1 e 2 cm, 1239-1240, 1239f
  superior a 2 cm, 1239f, 1240
 visão geral histórica, 1235-1236
Cálculo renal no polo inferior, manejo cirúrgico de, 1247-1250, 1247f, 1248t, 1249f
Cálculos da bexiga urinária, 1291-1296
 apresentação de, 1295-1296, 1296q
 aumento, 1294
  tratamento, 1296
 câncer da bexiga urinária e, 1296
 com hiperplasia prostática benigna, 2455
 litotripsia de, 1295
  EHL, 232e2
  laser, 1295, 234e2-234.e3
 manejo da, 1295-1296, 1296q
  cistolitolapaxia, 1295
  cistolitotomia, 1295
  litotripsia, 1295
  litotripsia por onda de choque, 1295-1296
  não operatória, 1295
 manejo médico de, 1232
 na diversão urinária, 1294
  tratamento de, 1296
 primário, 1292, 1292q
 secundário, 1292-1294, 1294q
  para bexiga neurogênica, 1293
  para corpo estranho intravesical, 1293
  para lesão da medula espinal, 1293
  para obstrução da saída da bexiga, 1292-1293
  para o transplante de órgãos, 1293-1294
Cálculos de ácido úrico, 1190-1193, 1191f-1192f
 baixo pH da urina, 1190-1192, 1192f
 baixo volume urinário, 1193
 hiperuricosúria, 1192
 na diátese gotosa, 1212, 1212q, 1213f
Cálculos de bruxita, manejo cirúrgico, 1242
 fragilidade do cálculo e, 1243e1
Cálculos de bruxita, manejo cirúrgico, seleção do método, 1243e2
Cálculos de cistina, 1193-1194, 1193f, 1213, 1213q, 1214f
 tratamento cirúrgico de, 1242
  fragilidade do cálculo e, 1243e1
  seleção de método para, 1243e2
 tratamento médico de, 1229-1230, 1230q
Cálculos de urato ácido de amônio, 1195-1196
 tratamento médico de, 1231, 1231q
Cálculos de xantina, 1195
 tratamento cirúrgico da, 1243e3
Cálculos prostáticos, 1296-1297
Cálculos renais de estruvita. Ver Infecção do cálculo
Cálculos urinários
 aspecto microscópico, 1203f, 1204t
 durante a gravidez
  avaliação de, 1288-1289, 1288f
  etiologia, 1287
  frequência de, 1287
  tratamento de, 1289
 em crianças, manejo médico de, 1232-1233
 litotripteros para. Ver Litotripteros
 manejo cirúrgico de, 1260-1287
 nefrolitotomia percutânea para. Ver Nefrolitotomia percutânea

Cálculos urinários (Cont.)
 prevenção, 1222t
  efeitos adversos de, 1223t
Cálculos urinários, síndrome metabólica e, 552-553
Cálculo ureteral
 cirurgia aberta do cálculo para, 1286
 efeitos na função ureteral, 1001-1002
 fatores clínicos relacionados ao, 1254-1257
  cirurgia renal prévia, 1256
  coagulopatia corrigida, 1256
  deformidade espinal ou contraturas dos membros, 1256
  derivação urinária, 1256-1257
  duração, 1257
  função renal, 1254-1255
  infecção do trato urinário e, 1254
  obesidade mórbida e, 1255
  rim solitário, 1255
  transplantes renais, 1257
  velhice e fragilidade, 1255-1256
 manejo cirúrgico do, 1250-1259, 1250q
  avaliação pré-tratamento para, 1251
  estenose ureteral ou estenose, 1253-1254
  fardo do cálculo, 1252-1253
  fatores anatômicos, 1253-1254
  fatores de pedra para, 1251-1253
  fatores econômicos de, 1254e1
  história natural para, 1250-1251, 1251t
  localização de pedra em, 1251-1252, 1252t
  megaureter e, 1253
  pedra composição e de, 1253
  resultado de, 1257-1259
  sistema coletor duplicado e, 1253
  visão geral histórica, 1235e1-1235.e2
 manejo ureteroscópico de, 1282-1285
  bainha de acesso ureteral para, 1283
  complicações do, 1283-1285
 na obstrução do trato urinário, 1091
 passagem espontânea do, 1251, 1251t
 submucosa, 1284
Cálculo uretral, 1297-1299
 apresentação de/manifestações, 1298
 avaliação do, 1298
 composição do, 1297-1298
 migratório, 1297
 no divertículo uretral, 1298, 2154, 2155f
 patogênese do, 1297-1298
 primário, 1297-1298
 tratamento do, 1299
Caldesmon (CaD), 1641-1642, 1643f
Cálice renal, 155-156, 155f-156f, 968, 968e1f
 urotélio normal, 1369, 1369f-1370f
Cálices
 hidrocalicose, 3001-3002, 3001f
 megacalicose, 3002-3003, 3002f
 renal, 155-156, 155f-156f, 968, 968e1f.
  Ver também Sistema pelvicaliceal
 urotélio normal, 1369, 1369f-1370f
Calicovesicostomia laparoscópica, para obstrução da junção ureteropélvica, 1122
Calicreína humana 11 (hK11), em secreções prostáticas, 2417t, 2419
Calicreína humana 14 (KLK14), em secreções prostáticas, 2417t, 2419
Calicreína humana 2 (hK2)
 como biomarcador do câncer de próstata, 2572
 em secreções prostáticas, 2417t, 2418
 no diagnóstico de câncer de próstata, 2605
Calicreína humana 3 (hK3). Ver Antígeno específico da próstata
Calicreína humana L1, em secreções prostáticas, 2417t, 2418-2419
Camada de glicosaminoglicana, do urotélio da bexiga, 1639

Câmeras, para cirurgia laparoscópica e robótica, 205, 205e1f-205.e2f
cAMP. *Ver* Monofosfato de adenosina cíclico
Canabinoides
  na ED, 623, 623t
  na via aferente da bexiga urinária, 1656
  para facilitar o enchimento da bexiga urinária e o armazenamento da urina, 1866e2-1866.e3
Canais cateterizáveis continentes, para falha de esvaziamento da bexiga, 1906-1907, 2074f
Canais de cálcio, no músculo detrusor, 1645-1646, 1647f
Canais de potássio, no músculo detrusor, 1644-1645, 1644f
Canais iônicos
  no ED, 628
  no músculo detrusor, 1644-1646, 1644f
Canais TRP. *Ver* Canais de potencial transitório do receptor
Canal deferente
  anatomia do, 505q
  anomalias, 3397
    com criptorquidia, 3441-3442, 3442f
  cirurgia de
    considerações anatômicas para, 946, 947q, 947f
    preparo pré-operatório para, 946-947
    vasectomia. *Ver* Vasectomia
  dissecação de, na prostatectomia laparoscópica radical, 2670, 2670f-2671f
  fisiologia de, 535q
    funções, 534-535
    macroscópica e citoarquitetura, 534, 534f-535f
  imagem de
    fotografia de elétrons, 530f
    ultrassonografia, 503, 504f
  na tuberculose genitourinária, 423
  suprimento arterial do, 504
    arquitetura microanatômica, 504
    cirúrgica, 946, 947q, 947f
    drenagem venosa, 504
    estrutura macroscópica do, 503-504, 504f
    suprimento linfático do, 504
    suprimento nervoso, 504
    suprimento sanguíneo do, 581, 581q
Canal inguinal, anatomia do, 1613-1614, 1615f
Câncer colorretal, hereditário. *Ver* Câncer colorretal hereditário sem polipose
  em pacientes geriátricos, 2099e10
  parcial
    resultados com, 1974-1976
    técnica para, 1974, 1975f-1976f
  total
    resultados com, 1974
    técnica para, 1974, 1977f
Câncer da bexiga urinária sem invasão muscular (NMIBC), 2188-2190, 2190t, 2205
  biologia do, 2207
  cistectomia precoce para, 2218-2219, 2219q
  diretrizes de manejo para, 2222q
  doença refratária de alto grau, 2217-2218
    manejo de, 2217, 2218q
    opções alternativas para, 2217-2218
  imunoterapia para, 2212-2215, 2215q
    bacilo de Calmette-Guérin, 2212-2214
    interferon, 2214
    investigação, 2214-2215
  manejo endoscópico do, 2208-2211, 2211q
    ambulatorial, 2210
    cistoscopia fluorescência para, 2210-2211, 2211f
    imagem de banda estreita para, 2211
    *laser*terapia para, 2210

Câncer da bexiga urinária sem invasão muscular (NMIBC) *(Cont.)*
  patologia da, 2205-2208
    características, 2207-2208, 2208t
    estadiamento, 2205-2207, 2206f
    gradação, 2205, 2206f-2207f
  prevenção de
    secundário, 2221-2222
    vigilância para, 2219-2221
  progressão, 2206t
  quimioterapia intravesical, 2215-2217, 2216t, 2217q
    para prevenir a implantação do tumor, 2211-2212, 2212q
  ressecção transuretral de, 2208-2209
    complicações de, 2209
    função da biópsia, 2210
    repetição, 2209-2210
  vigilância de, 2219-2221, 2221t
    cistoscópica, 2219
    citologia da urina, 2219-2220
    extravesical, 2220-2221
    marcadores tumorais, 2220, 2221f
Câncer da uretra prostática, 2202-2203, 2203f
Câncer de bexiga
  aumento global de, 2186
  bloqueio dos pontos de controle imune, 457
  cálculo da bexiga e, 1296
  capacidade diminuída da bexiga no, 1829
  cateterismo de longo prazo e de, 1778
  em pacientes geriátricos, 2099e12-2099.e13
  hematúria no, 3, 184, 184t, 185q
  metastático. *Ver* Câncer de bexiga metastático
  MetS e, 554
  musculo invasivo. *Ver* Câncer de bexiga musculoinvasivo como definidora de malignidade urológica não AIDS, 386
  não músculoinvasivo. *Ver* Câncer de bexiga não músculoinvasivo
  pediátrico
  ressecção transuretral. *Ver* Ressecção transuretral do tumor urotelial da bexiga. *Ver* Câncer urotelial após UTUC, 1368
  superficial. *Ver* Câncer da bexiga urinária sem invasão muscular
  triagem para, 185
  UTUC após, 1367
Câncer de bexiga metastático
  alvo para terapia, 2240
  quimioterapia de segunda linha para, 2238, 2238t
    multiagentes, 2239-2240
    único agente, 2238-2239, 2239t
  quimioterapia para, 2237-2238, 2237t
    randomizados em, 2237t, 2238
Câncer de bexiga musculoinvasivo
  apresentação clínica/manifestações, 2223-2225
  apresentação de/manifestações, 2223-2225
  cistectomia radical e dissecção de linfonodo pélvico para, 2225-2230, 2228-2229. *Ver também* Cistectomia radical, com dissecção de linfonodo pélvico envolvendo ureter
  diagnóstico de, 2223-2225
  estadiamento clínico para, 2223-2224, 2224t
  estadiamento patológico, 2225, 2225t
  histologia, 2223
  história natural, 2223
  linfonodos positivos, 2228-2229
  nomogramas prognósticos para, 2235-2237, 2236f
  preservação da bexiga com, 2233-2235
    cistectomia parcial, 2233-2234
    quimioterapia primária, 2234
    radiomonoterapia, 2234

Câncer de bexiga musculoinvasivo *(Cont.)*
  ressecção transuretral radical, 2233
  terapia trimodal para, 2234-2235, 2235t
  tratamento de modalidade única para, 2233-2234
  quimioterapia adjuvante para, 2231-2233
    estudos randomizados de, 2231-2233, 2232t
  quimioterapia neoadjuvante para, 2230-2231, 2231t
Câncer de bexiga superficial. *Ver* Câncer de bexiga urinária sem invasão muscular
Câncer de próstata
  abiraterona para, 2792-2793, 2792f-2793f
  adenocarcinoma. *Ver* Adenocarcinoma da próstata
  alterações epigenéticas, 2555-2556
  alterações genômicas
  aminoglutetimida para, 2791
  androgênios, influência de, 2549, 2553, 2554f
  associação da vasectomia com, 952-953
  avanço do ultrassom e, 2722-2727
  bicalutamida para, 2790
  biologia, 2714-2719
    doença clinicamente não significativa, 2714-2715
    índice de lesão, 2715
    multifocalidade tumoral, 2714-2715
    reclassificação de lesão de baixo grau de baixo volume, 2715-2719, 2716f
  biomarcadores para
    à base de sangue, 2567-2573
    anexina A3, 2575
    antígeno 3 do câncer de próstata, 2573-2574, 2574f
    antígeno de membrana específica da próstata, 2571-2572
    antígeno específico da próstata. *Ver* Antígeno específico da próstata
    avaliação de desempenho, 2567
    baseado em tecido, 2575-2577
    baseados em urina, 2573-2575
    calicreína humana, 2, 2572
    células tumorais circulantes, 2573, 2573f
    desenvolvimento de, 2566-2567
    endoglina, 2572-2573
    fusões de genes, 2574-2575
    gene da α-metilacil-coenzima A racemase, 2575
    loci de susceptibilidade genética, 2576-2577
    marcadores tumorais adicionais para
      calicreína, 2572
    metabolômica, 2575
    micro-RNA, 2575
    modificações epigenéticas, 2575-2576
    para vigilância ativa, 2635
    perfil de expressão genômica, 2576-2577
    respostas autoimunes ao, 2573
  células-tronco, 2, 553, 2555f
  cetoconazol para, 2791-2792
  como complicação da TT, 546
  como malignidade urológica não definidora de AIDS, 385-386
  detecção de doença a distância, 2746-2747
    biópsia de câncer recorrente radial, 2747
    cintilografia óssea para, 2746
    imagem de ressonância magnética de corpo inteiro de, 2746-2747
    PET/TC colina, 2746, 2746f
  diagnóstico de, 2601-2605
    antígeno 3 do câncer de próstata, 2605
    antígeno específico da próstata para, 2602-2604
    erros na via, 2711-2712, 2712f
    estadiamento, 2545
    exame retal digital para, 2602
    idade, 2545

Câncer de próstata (Cont.)
  diferenças raciais e, 2543-2544
  e cálculo prostático, 1297
  e ejaculação retardada, 703
  em candidatos a transplante renal, 1072
  em pacientes geriátricos, 2099e12
  enzalutamida para, 2790, 2790f
  epidemiologia de, 2543-2546
    molecular, 2549-2550, 2550q
  espera vigilante de
    identificação do candidato para, 2632-2633
    progressão e gatilhos em, 2634
  esporádico, 469-471
    antígeno específico da próstata baseado na triagem de e, 2630
    biópsia por agulha, 2606-2607
    classificações para, 2605-2606, 2606t
    clínico *versus* patológico, 2605
    conceitos gerais de, 2605-2606
    imagem para, 2607
    linfadenectomia pélvica, 2607-2608
    molecular, 2607
    parâmetros de pré-tratamento combinados em, 2607
    previsão de extensão do tumor, 2606
  estratégias de observação para, 2631-2635
    comparação de tratamento, 2637t, 2638, 2639
    identificação do candidato para, 2632-2633, 2632t
    necessidade de pesquisas futuras, 2639
    progressão no, 2633-2635
  etiologia da, 2552-2558, 2558q
  fatores de risco para, 2546-2552
    andrógenos, 2549
    atividade sexual, 2550-2551
    cálcio, 2550
    consumo de álcool, 2552
    dieta, 2551
    eixo do fator de crescimento semelhante à insulina, 2549
    estrógenos, 2549
    familiar, 2546-2547, 2546t, 2547q
    genética, 2546-2547, 2547q, 2552f
    infecção, 2547-2548
    infecção sexualmente transmissível, 2550-2551
    inflamação, 2547-2548, 2548f
    leptina, 2550
    obesidade, 2552, 2552f
    receptor da vitamina D, 2550
    tabagismo, 2551
    vasectomia, 2551
    vitamina D, 2550
  flutamida para, 2790
  fusões de genes, 2556-2557
  gene *NKX3-1*, 2557
  gene *TP53* no, 2557-2558
  genética molecular do, 2553-2558, 2558q
  hematúria causada por, 192
  hereditária. *Ver* Câncer de próstata hereditário
  história natural, 2628-2630
  incidência de, 2543, 2544f, 2544t, 2628, 2629f, 2629t
    efeitos de triagem de, 2545-2546
    global, 2544-2545
  inibição da liberação do hormônio gonadotropina para, 2791
  iniciação e progressão tumoral, mutações somáticas associadas a, 2555-2558, 2556f
  localizado. *Ver* Câncer de próstata localizado
  localmente avançado. *Ver* Câncer de próstata localmente avançado
  MetS e, 554

Câncer de próstata (Cont.)
  manejo não curativo
    racionalidade para, 2630-2631, 2631q
    riscos do tratamento e, 2631
  modelo de tumorigênese para, 2558
  mutações em *SPOP*, 2557
  não tratada, 2628-2630
    estudos observacionais de, 2628-2630
    estudos randomizados de, 2630
  nilutamida para, 2790
  prevalência de, 2628, 2629f, 2629t
  quimioprevenção de, 2558-2563
    agentes farmacológicos para, 2559-2562
    catequina do chá verde, 2563
    citrato de toremifeno, 2561
    estatinas, 2561
    inibidores da 5α-redutase para, 2559-2561
    licopeno, 2563
    metformina, 2561
    Prostate Cancer Prevention Trial, 2559-2561, 2560f
    razão para, 2558-2559, 2558f
    Reduction by Dutasteride of Prostate Cancer Events, 2561
    selênio, 2561-2562, 2563f
    soja, 2562-2563
    vitamina E, 2562-2562, 2563f
  radiorrecorrente
    biópsia de, 2747
    braquiterapia de toda glândula de salvamento, 2747-2748
    braquiterapia focal de salvamento para, 2749
    crioterapia focal de salvamento, 2750
    localização de, 2748-2749
    prostatectomia radical de salvamento para, 2747
    terapia de salvamento de toda glândula para, 2747, 2748, 2748t
    terapia de salvamento para, 2748, 2748f-2749f
    ultrassom focalizado de alta intensidade de toda a glândula, 2748
  receptor de androgênio em, 2556
  resi*stente* à castração. *Ver* Câncer de próstata resi*stente* à castração
  sobretratamento, riscos no, 2631
  taxas de mortalidade do, 2543, 2544f
    efeitos de triagem, 2545-2546
    global, 2544-2545
    triagem baseada no antígeno específico da próstata e, 2630
  terapia focal para. *Ver* Terapia focal ablativa, para câncer de próstata
  terapia hormonal para. *Ver* Terapia hormonal, para câncer de próstata
  triagem para, 2601-2602
    conceitos gerais de, 2601
    ensaios randomizados para, 2601
    localizado, 2609-2611
    recomendações para grupo especiais para, 2601-2602
  via da fosfatidilinositol 3-cinase, 2557
  vigilância ativa de. *Ver* Vigilância ativa para câncer de próstata
Câncer de próstata localizado
  ablação por ultrassom focado de alta intensidade, 2626
    focal, 2626e1
  ablação tumoral por radiofrequência intersticial para, 2626e1
  árvores de decisão para, 2754-2755
  avaliação de risco contemporâneo para, 2752-2753, 2753q
  background na, 2609-2611
    avaliação do paciente, 2611
    caracterização do tumor primário, 2611

Câncer de próstata localizado (Cont.)
  crioablação para. *Ver* Crioablação, para tratamento focal do câncer de próstata localizado, 2626
    ablação com *laser*, 2626
    terapia fotodinâmica, 2626
  definição de, 2752-2754
  estudos clínicos, 2767, 2768t
  história natural, 2755, 2756f, 2756t
  manejo conservador do, 2611-2624, 2613q
    espera vigilante para, 2611-2613
    vigilância ativa para, 2611-2613
  modalidades de imagem para, 2753, 2753f-2754f
  novos marcadores para, 2754, 2754t
  para rastreio, 2609-2611
  prostatectomia radical para, 2755-2763
    para estágio clínico T3, 2756-2757, 2757t
    privação de andrógenio adjuvante com, 2762-2763
    privação do andrógenio neoadjuvante da, 2758-2760, 2759t-2760t
    quimioterapia neoadjuvante e terapia hormonal-quimioterapia, 2760-2761, 2760t
    radioterapia adjuvante, 2761-2762, 2761t
    resultados esperados, 2757-2758, 2758f
  prostatectomia radical para. *Ver* Prostatectomia radical, para câncer de próstata
  qualidade de vida após tratamento de, 2630-2631
  radioterapia para, 2763-2765, 2764t
    privação de andrógenio adjuvante com, 2763-2765
    privação de andrógenio neoadjuvante com, 2763
    quimioterapia com, 2765
  radioterapia para. *Ver* Radioterapia para câncer de próstata localizado
  recomendações de tratamento para, 2626, 2627t
  resultados esperados funcionais após tratamento para, 2630-2631
  sequelas tardias com, 2767
  tendências de incidência, 2754
  tendências de tratamento, 2754, 2755t
  terapia ablativa focal para, 2765
    crioablação, 2765
    ultrassom focalizado alta intensidade, 2765
  terapia de privação de andrógenios
    com radioterapia de feixe externo, 2619-2620
    contínua, 2800-2801, 2800f
  terapia de privação de andrógenios para, 2799, 2800f
  terapia primária hormonal para, 2624, 2706, 2624e1q
Câncer de próstata resi*stente* à castração
  abordagens direcionadas ao osso para, 2818-2820
  abordagens direcionadas para o receptor de andrógenio no, 2811-2813
    inibição de CYP17, 2811-2812, 2811f
    modulação do receptor de andrógenio, 2812-2813, 2812f
  avaliação do, 2805-2806
  bisfosfonatos para, 2819-2820
  compressão medular epidural no, 2818, 2819t
  considerações clínicas para, 2805-2807
  considerações prognósticos para, 2805-2806, 2805f
  dor no, 2818, 2819t
  fenótipo anaplásico, 2820-2821, 2822f
  fenótipo neuroendócrino, 2820-2821, 2822f
  imunoterapia para, 2813-2815
    bloqueio de *checkpoint* imunológico, 2814-2815

Câncer de próstata resistente à castração (Cont.)
    ProstVac-VF, 2814, 2814f
        sipuleucel-T, 2813-2814, 2814f
    inibidores de RANKL para, 2820
    metastático, 2806-2807
    não metastático, 2806
    quimioterapia citotóxica para, 2807-2810
    radiofármacos para, 2820, 2821f
    tratamento paliativo do, 2818-2820
    tratamentos direcionados para, 2815-2818
        angiogênese, 2816-2817
        sinalização de transição epitelial-mesenquimal, 2817-2818
        via de apoptose, 2818
        via PI3K/Akt/mTOR no, 2815-2816
Câncer de testículo, em pacientes geriátricos, 2099e13
Câncer de testículo. Ver também Câncer paratesticular
    cirurgias para, 815, 816q
        achados histológicos e resultados de sobrevida esperados de, 829-831, 829f, 830t, 831q
        avaliação após, 816
        avaliação por história pregressa, exame físico e imagem, 815
        em populações de alto risco, 831-832, 831t, 832q
        orquiectomia parcial. Ver Orquiectomia parcial
        orquiectomia radical. Ver Orquiectomia radical
        orquiectomia tardia, 816
        para SCSTs, 836, 836q
        para seminoma, 835-836, 836q
        resultados esperados, considerações funcionais e complicações de, 832-835, 834t, 835q
        RPLND. Ver Dissecção de linfonodo retroperitoneal
    classificação do, 784, 785q
    de adenocarcinoma de células não germinativas, 812
    cistos dermoides e epidermoides, 812
    metástases secundárias, 812-813, 3595
    tumores estromais-cordão sexual, 811-812, 836, 836q
    decisão cirúrgica para fazer, 825, 829q
        em casos de remissão clínica completa à quimioterapia de indução, 825, 825t
        quimioterapia adjuvante no RPLND primário, 827-829
        utilização de modelo no PC-RPLND, 826-827, 828t
        utilização de modelo no RLND primário, 825-826, 826f, 827t
    e ejaculação tardia, 703-704
    estadiamento, 791, 792
    GCTs. Ver Tumores de células germinativas testiculares
    pediátrico, 3590, 3596q
        algoritmos de manejo para, 3595, 3596f
        apresentação/manifestações, 3591
        biomarcadores para, 3591-3593, 3593f
        cirurgia com técnica poupadora do testículo para, 3596
        epidemiologia de, 3590-3591
        estadiamento de, 3593, 3593t
        leucemia e metástases de linfomas, 3595
        microlitíase, 3595
        patogênese e biologia molecular, 3591
        TCG. Ver Tumores de células germinativas testiculares
        transtornos do desenvolvimento sexual associados a, 3593, 3594t
        tumores do estroma gonadal, 3595, 3595f
        ultrassonografia do, 3591, 3592t

Câncer do epidídimo, excisão do tumor para, 953-954
Câncer do pênis, 846
    carcinoma de células escamosas
        apresentação de/manifestações, 849, 850q
        atraso no diagnóstico de, 850
        biópsia de, 850, 851q
        características histológicas de, 850-851, 851q
        diferencial diagnóstico de, 853
        epidemiologia de, 847, 849q
        estadiamento de, 852-853, 853t, 853q, 853f
        estudos laboratoriais de, 851
        estudos radiológicos de, 851-852, 852q
        etiologia, 847-848, 849q
        exame de, 850
        história natural, 849, 850q
        prevenção, 848-849, 849q
        Tis, 846-847, 847q, 846e1f
    como malignidades urológicas não definidoras de AIDS, 386
    dissecção de linfonodo inguinal para. Ver Linfadenectomia inguinal
    manejo cirúrgico de, 855q, 855t
        ablação por laser, 855-856
        amputação, 855
        cirurgia micrográfica de Mohs, 854
        estratégias de circuncisão e excisão limitada, 854-855
        preservação de órgãos, 854
    manejo da região inguinal baseado em risco, 865
        adenopatia volumosa e linfonodo fixo metástase, 866f-867f, 866
        pacientes de alto risco, 865-868, 866f-867f
        pacientes de risco baixo a intermediário, 865, 866f-867f
        pacientes de risco muito baixo, 865, 866f-867f
    neoplasias não escamosas, 873, 876q
        carcinoma adenoescamoso, 875
        carcinoma de células basais, 873, 874f
        EPD, 874f, 875
        melanoma, 873-874, 874f
        metástases, 875-876
        neoplasia maligna linforreticular, 875
        sarcomas, 874-875, 874f
    quimioterapia, 871, 873q
        adjuvante, 872
        agente único, 871
        combinada, 871-872, 872t
        consolidação cirúrgica após, 872-873
    radioterapia para, 871q
        área inguinal, 870-871
        efeitos adversos de, 870
        lesão primária, 868-870, 869t
Câncer do rim. Ver Câncer renal
Câncer genitourinário (GU). Ver Câncer
Câncer. Ver também Malignidade; Oncologia. Ver também cânceres específicos
    com desvio intestinal urinário, 2314
    de testículo, 568
    genética molecular. Ver Genética molecular do câncer GU
    pediátrico. Ver Oncologia pediátrica
Câncer paratesticular
    de anexos testiculares, 813
Câncer renal, como malignidade urológica não definidora de AIDS, 386
Câncer uretral
    feminino, 889q
        anatomia e patologia do, 885-889, 886f
        carcinoma distal, 886
        carcinoma proximal, 887-888
        diagnóstico e estadiamento do, 880t, 886
        epidemiologia, etiologia e apresentação/manifestações clínicas, 885

Câncer uretral (Cont.)
        recorrência após cistectomia, 888-889
        tratamento e prognóstico, 886-887, 887t-888t
    masculino, 885q
        avaliação e realização de, 880, 880t, 881f
        carcinoma da uretra bulbomembranosa, 882-883, 882f-883f
        carcinoma da uretra peniana, 881-882, 881f-882f
        considerações gerais sobre, 879
        manejo da uretra após cistectomia, 883-885, 884f
        patologia do, 880-883, 880f
        tratamento do, 881
Câncer urotelial, 2185-2201
    biologia molecular, 2192-2199, 2193f, 2194t-2195t
    da próstata, 2599-2600
    detecção de, 2196, 2199q
    difusão do, 2191-2192
    epidemiologia do, 2185, 2186q, 2186f
        carga global do, 2186
        diferenças demográficas de, 2185-2186
        mortalidade e, 2186
    estadiamento de, 2191, 2191t, 2191q
    etiologia do, 2186-2188
        fatores de risco externos no, 2187-2188, 2188q
        fatores genéticos do, 2186-2187
    extensão direta, 2192
    fatores prognósticos para, 2192
    histologia, 2188-2190, 2189t-2190t, 2190f
    invasão angiolinfática do, 2191
    lesões precursoras para, 2188
    marcadores de urina para, 2196-2199, 2197t
    origem, 2191-2192
    para, 56, 57f
    patologia do, 2188-2190, 2189q, 2189t
    prevenção, 2199-2200, 2200q
    primário, 2191
    propagação pagetoide de, 2191, 2192f
    recorrência do, 2191-2192, 2229
    TC de, 46
    tratamentos de medicina complementar para, 2199-2200
    trato superior. Ver Câncer do trato urotelial alto
    variantes histológicas do, 2199-2201
        de células claras, 2200-2201, 2200f
        diferenciação glandular ou adenocarcinoma, 2200, 2200f
        micropapilar, 2200, 2200f
        tumor plasmocitoides, 2201
        variantes aninhadas, 2200, 2200f
Câncer urotelial do trato superior (UTUC)
    biologia básica e clínica de, 1365
    diagnóstico de, 1371
        avaliação radiológica para, 1369
        avaliação ureteroscópica e biópsia para, 1371-1372
        cistoscopia para, 1371
        citologia e outros marcadores de tumores em, 1372
        diretrizes de manejo para citologia urinária positiva ou diagnóstico de CIS, 1396-1398, 1398f
    epidemiologia de
        incidência e mortalidade, 1365
        variações por gênero, raça e idade, 1365
    estadiamento do, 1371
        ferramentas de predição clínica para, 1376
        TNM, 1372-1374, 1373t-1374t
    etiologia
        fatores de risco externos, 1366
        genética, 1365-1366

Câncer urotelial do trato superior (UTUC) *(Cont.)*
  fatores prognósticos de idade, 1374
    arquitetura tumoral, 1374
    biologia molecular e marcadores, 1375-1376
    comprometimento dos linfonodos, 1375
    estágio, 1374
    grau, 1374
    hidronefrose, 1374
    invasão linfática, 1375
    localização, 1374
    multifocalidade tumoral, 1375
    necrose tumoral, 1375
    raça, 1374-1375
    tamanho do tumor, 1374
  histopatologia, 1369-1370
    urotélio do trato superior anormal, 1369-1371
    urotélio do trato superior normal, 1369, 1369f-1370f
    variante micropapilar, 1370
  história natural da
    associação com CIS, 1368
    cronologia, 1367-1368
    difusão, 1368
    doença panurotelial, 1368-1369
    malignidades do ureter comparadas as do sistema coletor, 1367
    origens de recorrência e padrões, 1367
  manejo cirúrgico de, 1376
    cirurgia aberta poupadora de néfrons para tumores da pelve renal, 1384-1385, 1385f
    linfadenectomia, 1379-1382, 1381f
    nefroureterectomia radical aberta, 1376-1377, 1377f, 1381-1382
    nefroureterectomia radical laparoscópica, 1382-1384, 1382f-1384f
    resultados, 1381-1382, 1384-1385, 1387-1388, 1388t
    substituição ureteral ileal, 1386-1387, 1387f
    terapia adjuvante para, 1379
    ureter distal e manejo do manguito da bexiga, 1377-1379, 1378f-1380f, 1381-1382
    ureterectomia distal e neocistostomia direta ou ureteroneocistostomia com psoas hitch ou retalho de Boari, 1385-1386, 1387f
    ureterectomia distal laparoscópica ou robótica e reimplante, 1388
    ureterectomia segmentar aberta, 1385, 1386f
  para acompanhamento
    para avaliar recorrência, 1401, 1401f
    procedimentos específicos, 1401-1402
    procedimentos gerais, 1401
    reestadiamento metastático, 1402
  para terapia adjuvante
    após excisão completa, 1399-1400
    após terapia poupadora de órgãos, 1398-1399, 1398f, 1399t
  tratamento endoscópico de
    abordagem percutânea, 1392-1396, 1394f-1396f, 1397t
    básico de, 1388, 1389f
    ureteroscopia e ureteropieloscopia, 1388-1392, 1390f-1392f, 1393t
  tratamento na doença metastática, 1400-1401, 1401f
Câncer urotelial variante de ninhos, 2199, 2200f
Cancroide, 373t, 377-378, 377f
Candidíase, 381, 381t
Capacidade diminuída da bexiga
  causa de, 1829
Capacidade funcional, avaliação pré-operatória de, 101, 102t

Capsaicina
  intravesical, 1863e1
  para facilitar o enchimento da bexiga urinária e o armazenamento da urina, 1839t, 1863
  resposta ureteral, 992
Captopril, para cistinúria, 1230
Captura, 243
Carbacol. *Ver* Carbamilcolina
Carbamilcolina (Carbacol), resposta ureteral, 990-991
Carboplatina
  para câncer do pênis, 873
  para NSGCTs, 800-801, 805
  para seminomas, 806, 808-809, 808t
  para UTUC, 1400
Carcinoma adrenocortical (ACC)
  cirurgia, 1531-1566, 1581q
  do aumento da função suprarrenal
    aldosteronismo primário. *Ver* Aldosteronismo primário
    feocromocitoma. *Ver* Feocromocitoma
    síndrome de Cushing. *Ver* Síndrome de Cushing
    fisiologia e, 1529, 1532q
      córtex suprarrenal, 1529-1531, 1530f, 1531t
      medula suprarrenal, 1531, 1532f, 1533t
    lesões malignas, 1558q
      carcinoma adrenocortical, 1531-1566, 1557f, 1557t-1558t, 1558q, 1559f, 1560q
      feocromocitoma, 1545-1547, 1552
      feocromocitomas malignos, 1545-1547, 1552
      metástases, 1560-1562, 1561f, 1562q
      neuroblastoma. *Ver* Neuroblastoma
  MRI de, 47, 48f
Carcinoma de células basais (BCC)
  como condição neoplásica, 413, 413f
  do pênis, 873, 874f
Carcinoma de células escamosas *in situ* (SCCis), como condição neoplásica, 410-411, 411f
Carcinoma de células escamosas (SCC)
  como condição neoplásica, 411, 412f
  da bexiga, 2203, 2203f
    em pacientes pediátricos, 3589
  do pênis, 850, 851q
    apresentação/manifestações, 849, 850q
    atraso no diagnóstico de, 850
    características histológicas do, 850-851, 851q
    diagnóstico diferencial de, 853
    epidemiologia do, 847, 849q
    estadiamento de, 852-853, 853t, 853q, 853f
    estudos laboratoriais do, 851
    estudos radiológicos de, 851-852, 852q
    etiologia do, 847-848, 849q
    exame do, 850
    história natural do, 849, 850q
    prevenção, 848-849, 849q
    Tis, 846-847, 847q, 846e1f
  do trato urinário superior, 1371
Carcinoma de células renais (RCC)
  apresentação clínica/manifestações, 1334-1335, 1334q, 1334t
  associações clínicas do, 1335-1336
  avaliação radiográfica do, 1315q, 1316-1318, 1316f, 1318, 1338f
    lesões císticas no, 1315q, 1318-1320, 1318f, 1320f, 1319t
  com complexo da esclerose tuberosa, 3025
  considerações históricas, 1314
  doença renal policística autossômica dominante associada ao, 1336, 3019
  em pacientes pediátricos, 1320, 3580

Carcinoma de células renais (RCC) *(Cont.)*
  estadiamento do, 1336-1338, 1337f-1338f, 1337t
  etiologia de, 1320-1321
  familiar, 1321-1325, 1322t-1323t, 1323f
    tratamento do, 1353-1355, 1355f, 1429, 1429e1f
  frequência de, 1320
  implicações na biologia do tumor clínico na angiogênese e caminhos-alvo, 1325t, 1326-1327
  imunobiologia e tolerância imunológica, 1325-1326, 1325t
  outros de transdução de sinal do ciclo celular e vias de regulação, 1325t, 1327, 1327q
  resistência à terapia citotóxica, 1325, 1325t
  metastático. *Ver* RCC metastático
  patologia do, 1328-1334
    câncer não classificado, 1329t-1330t, 1334
    diferenciação sarcomatoide, 1333, 1333f
    RCC cromofóbico, 1329t-1330t, 1332-1333, 1332f
    RCC de células claras, 1329t-1330t, 1330-1331, 1330f
    RCC do ducto coletor, 1329t-1330t, 1333
    RCC papilar, 1329t-1330t, 1331-1332, 1331f
    RCC renal medular, 1329t-1330t, 1333
    sistemas de classificação do, 1328-1330, 1328t-1330t
  prognóstico do, 1338-1341, 1339q, 1339t, 1341q, 1342t, 1343f
  tratamento do câncer avançado, 1500
    abordagens imunológicas, 1503-1507, 1504t-1505t, 1506f, 1507t
    cirurgia paliativa, 1503, 1504q
    debulking ou nefrectomia citorredutora, 1501-1503, 1502f, 1503q, 1503t
    fatores prognósticos e, 1500-1501, 1501f, 1501t
    quimioterapia, 1516
    ressecção de metástases, 1503, 1504q
    terapia hormonal, 1516
    terapia sistêmica para variantes "não células claras", de, 1516-1518, 1517f
    terapias moleculares alvo, 1502-1503, 1507-1516, 1508f-1512f, 1509t-1511t, 1513t-1514t, 1515f
  tratamento do câncer localizado, 1341-1343, 1343f
    algoritmos de manejo para, 1351-1352, 1351t-1352t, 1354f-1355f
    função renal após, 1343-1344, 1344q, 1348-1349, 1348f
    na doença de von Hippel-Lindau e outros CCRs familiares, 1353-1355, 1355f
    nefrectomia parcial, 1343-1349, 1344q, 1347t, 1348f-1349f
    nefrectomia radical, 1343-1344, 1344q, 1346f
    terapia ablativa térmica, 1347t, 1349-1351, 1350t
    vigilância ativa, 1347t, 1350-1351, 1351t
  tratamento do câncer localmente avançado, 1355q
    câncer localmente invasivo, 1357
    dissecção de linfonodos, 1357-1359, 1358t, 1359f, 1426-1427, 1426f-1427f, 1427e1f
    envolvimento da IVC, 1355-1357, 1355q, 1356f-1357f, 1470. *Ver também* Trombectomia da veia cava
    recorrência local, 1359, 1359q
    terapia adjuvante, 1359-1360, 1359q, 1360t
    triagem para, 1335-1336, 1336q

Carcinoma de células transicionais (TCC). Ver também Câncer urotelial
   do trato urinário superior, ureteroscopia para, 142-143
   na bexiga pediátrica, 3588
Carcinoma de pequenas células
   da bexiga urinária, 2201, 2202f
   renal, 1361t, 1363-1364
Carcinoma do úraco, em pacientes pediátricos, 3589
Carcinoma embrionário (CE), histologia, 788f, 787
Carcinoma in situ (CIS)
   associação de UTUC com, 1368
      diretrizes de manejo, 1396-1398, 1398f
   do pênis, 846-847, 847q, 846e1f
Carcinoma intraductal da próstata (IDC-P), 2593-2594
Carcinoma papilar, 2188-2190, 2190t
Carcinoma retal, e ejaculação retardada, 703
Carcinoma urotelial micropapilares (PMFU), 1370, 2199, 2200f
Carcinoma verrucoso (tumor de Buschke-Lowenstein)
   como condição neoplásica, 412, 412f
   do pênis, 846e1f, 846e4, 846e4q
Cardiopatia, cálculo renal e, 1173
Cardiopatia, considerações sobre os meios de contraste nas, 30
Cardiopatias congênitas, 2950
Carnitina, para PD, 734
Carrinhos laparoscópicos, 197, 197e2f
Carúncula uretral, 2099e10
CASA. Ver Análise do sêmen auxiliada por computador
Casos mistos, resultados esperados de pesquisa, 88
Caspases, nos cânceres GU, 479
Catecolaminas, fisiologia da medula suprarrenal e, 1531, 1533t
Catequinas do chá verde, na prevenção do câncer de próstata, 2563
Catequinas, do chá verde, na prevenção do câncer de próstata, 2563
Cateter balão, como tubo de nefrostomia, 170-171, 171f
Cateteres
   de demora (indwelling), em pacientes geriátricos, 2099e5
Cateteres alinhados, para PFUIs, 930-931
Cateteres com preservativos, 2099e6
Cateteres de Cope, como tubos de nefrostomia, 171, 172f
Cateteres de Councill, como tubos de nefrostomia, 170-171, 171f
Cateteres Malecot, como nefrostomia com tubos, 171, 171f
Cateteres urinários, quedas e, 2092
Cateterismo da uretra
   cateteres usados
      concepção de, 121, 121f
      materiais e revestimentos para, 121
      seleção de, 120-121, 120t
   complicações de, 123-124
   considerações anatômicas para, 119
   formação do biofilme durante, 134
   história de, 119
   indicações para, 119-120, 120f
   técnica para, 121-123, 123f
Cateterismo ureteral, diagnóstico de UTI e, 252, 252e1t
Cateterismo uretral e remoção, profilaxia antimicrobiana para procedimentos urológicos e, 260-262
Cateterismo vesical
   cateteres usados para
      concepção de, 121, 121f

Cateterismo vesical (Cont.)
      materiais e revestimentos para, 121
      seleção de, 120-121, 120t
   complicações de, 123-124
   considerações anatômicas para, 119
   durante a formação de biofilme, 134
   história de, 119
   Indicações para, 119-120, 120f
   suprapúbica, 124-126, 125f
   técnica para, 121-123, 123f
Cateterização
   bexiga. Ver Cateterização da bexiga urinária
   para falha de esvaziamento da bexiga, 1906-1907, 2077f
      contínua, 2078-2079
   suprapúbica, 124-126, 125f
   ureteral. Ver Stents e cateteres ureterais
   uretral, profilaxia antimicrobiana para procedimentos urológicos e, 260-262
Cateterização difícil, 122-123, 123f
Cateter, para incontinência urinária, em pacientes geriátricos, 2099e5
CAVD. Ver Ausência congênita de vasos deferentes
Cavernosograma, do pênis, 513, 514f
Cavernosometria de infusão dinâmica e cavernossografia, na ED, 652-653, 653f
Cavoplastia de Patch, para IVC, 1443-1444, 1443f
Cavoplastia, para IVC, 1443-1444, 1443f
CBAVD. Ver Ausência bilateral congênita dos vasos deferentes
CBCL. Ver Child Behavior Checklist
CBE. Ver Extrofia clássica da bexiga
CCBs. Ver Bloqueadores do canal de cálcio
CCI. Ver Índice de comorbidades de Charlson
CC. Ver Corpo cavernoso
CCSK. Ver Sarcoma de células claras renal
CCT. Ver Túbulo coletor cortical
CD3 OKT3-antimurino, para imunossupressão pós-transplante, 1084-1085
CDC. Ver Centers for Disease Control and Prevention
CDKIs. Ver Inibidores de cinase dependentes de ciclina
CDKN1B, no UTUC, 1375
CEA. Ver Analgesia epidural contínua
Cecocistoplastia, 3346
Cefalexina, para UTIs, 272t, 273, 278t
Cefalosporinas
   para UTIs, 257t-258t, 259, 296t
   profilaxia com, para procedimentos urológicos simples, 261t-262t
   profilaxia pré-operatória com, 106t-107t
Cefazolina, profilaxia pré-operatória com, 2959t
Cefotetan, profilaxia pré-operatória com, 2959t
Cefoxitina, profilaxia pré-operatória com, 2959t
Celecoxib, efeitos na função uretral, 1005
CellCept®. Ver Micofenolato de mofetil
Células, 2141-2142
Células basais
   epidídimo, 502-503, 530, 530f
Células de Leydig, 498, 528, 540
   fisiologia dos testículos e, 521-523, 521f
   na síntese de testosterona, 522
      controle das, 522
   produção de testosterona por, 2400
Células de Sertoli, 518, 524f, 528, 565, 573e3, 573e3f
   fisiologia testicular e, 523, 524f
   interação das células germinativas com, 524f, 528
Células epiteliais luminais, 2397, 2397f
Células epiteliais, no sedimento urinário, 22-23, 22f

Células germinativas, testiculares, 523, 525f
   interação das células de Sertoli com, 524f, 528
   na espermatogênese, 523, 524f-525f, 526-528, 527f, 527t
Células intercaladas, da CCT, 1019
Células intersticiais suburoteliais, 1640, 1640f
Células Umbrella, 1632, 1632f, 1638
Células marca-passo, ureteral, 982-984, 983f
Células, no sedimento urinário, 21-23, 21f-22f
Células principais
   de CCT, 1018-1019, 1018f-1019f
   epidídimo, 502-503, 530, 530f
Células progenitoras eritroides, regulação renal, 1011
Células-tronco
   migração, renovação e proliferação de, 525, 527f
   no câncer de próstata, 2553, 2555f
Células-tronco do adulto (ASCs)
Células-tronco embrionárias (ESCs)
   para engenharia tecidual, 483
      a partir de biópsia do embrião de uma única célula, 483e1
      a partir de embriões em repouso, 483e1
      a partir de transferência nuclear alterada, 483e1
Células-tronco epiteliais, de próstata, 2397f, 2398
Células tubulares renais, no sedimento urinário, 22-23
Células tumorais circulantes (CTCs), como biomarcador do câncer de próstata, 2573, 2573f
Células vaginais, receptividade, em UTIs, 244-245, 245f
Celulite, 402, 403f
   perda de pele genital e, 2384
Celulose de fosfato de sódio, para hipercalciúria absortiva, 1225
Centers for Disease Control and Prevention (CDC), 371
Centro de micção pontina, 1663, 1666f
Ceratose seborreica, 418f, 419
Cérebro, controle da micção pelo, 1665-1666
Cernilton, para bexiga diminuída, 1831, 1832t-1834t
CES. Ver Células estaminais embrionárias
Cetamina, considerações pré-operatórias para, 111-112
Cetoconazol, 2791-2792
Cetorolac
   para obstrução do trato urinário, 1101
   para pacientes pediátricos, 2957
CFTR. Ver Regulador de condutância transmembrana da fibrose cística
CGA. Ver Avaliação geriátrica
cGMP. Ver Monofosfato de guanosina cíclico
CGRP. Ver Peptídeo relacionado ao gene da calcitonina
Chaperonina, ligação com receptor de androgênio, 2408-2409
Child Behavior Checklist (CBCL), 3301
Children's Oncology Group (COG)
   sistemas de estadiamento e trabalhos de grupo de risco de
      estudos sobre tumor de Wilms, 3575-3576
      para tumor de Wilms, 3574, 3574t
      quimioterapia para tumor de Wilms, 3577-3579, 3578f
Choque medular, disfunção do trato urinário inferior com, 1771
Choque séptico, UTIs e, 291-293, 293q
Chordee (curvatura ventral peniana), no reparo da extrofia clássica da bexiga, 3204
Chordee (curvatura ventral peniana) sem hipospadias, 939-941, 939e1, 940e1

Cialis®. *Ver* Tadalafil
Cicatrização da feridas, e PD, 727-728
Cicatriz renal e UTIs, 2946
CIC. *Ver* Cateterismo intermitente
Ciclamato, câncer urotelial e, 2187
Ciclo da micção
Ciclo de pontes cruzadas da actinomiosina, 1642-1643, 1643q, 1643f
Ciclo de resposta sexual, em mulheres, 749-750, 750f, 750e1
Ciclofosfamida, cistite hemorrágica causada por, 188-190
Ciclo-oxigenase-2 (COX-2), em UTUC, 1376
Ciclosporina
  para imunossupressão pós-transplante, 1084-1085, 1085q, 1085t
  para Terapia oral de BPS/IC, 353t, 354
CICR. *Ver* Liberação de cálcio induzida por cálcio
Cidofovir, para condiloma acuminado, 846e3
Ciência implementação, 98
Cilindros de eritrócitos, no sedimento urinário, 22, 23f
Cilindros, no sedimento urinário, 22, 23f
Cimetidina, efeitos de creatinina sérica, 1060-1061
Cininas, efeitos na função uretral, 1004
CIN. *Ver* Nefropatia induzida por contraste
Cintilografia. *Ver* Cintilografia nuclear; Cintilografia renal
Cintilografia diurética, 38, 38f-39f
  para pacientes pediátricos, 2921-2922, 2922f-2925f
Cintilografia nuclear, 37-38, 40q
  cintilografia diurética, 38, 38f-39f
  na oncologia urológica, 38-40
  para pacientes pediátricos
    cintilografia diurética, 2921-2922, 2922f-2925f
    cintilografia renal cortical, 2921, 2921f
    cistografia com radionuclídeo, 2922-2923, 2925f
    varredura testicular com radionuclídeo, 2923-2925
Cintilografia óssea de corpo inteiro, 39
Cintilografia renal, 2906
  do refluxo vesicoureteral, 3146, 3146f
Cintilografia renal cortical, para pacientes pediátricos, 2921, 2921f
Cintilografia testicular, para pacientes pediátricos, 2923-2925
Cipro-heptadina, para ejaculação tardia, 706-707
Circuito reflexo
  controle da continência, 1660-1663, 1660f
    fase de armazenamento, 1660-1661, 1661f-1662f, 1662t
    reflexos do esfíncter da bexiga, 1661, 1661f, 1663f
    reflexos somáticos para viscerais, 1661
  controle da micção, 1660-1663, 1660f
    fase de esvaziamento, 1661-1662, 1661f, 1662t
    reflexos da uretra para bexiga, 1662-1663, 1663f-1665f
Circulação. *Ver* Vasculatura
Circuncisão, 2907, 2907f, 3370-3371
  complicações da, 3371-3373, 3371f-3372f
    cirurgia reconstrutora uretral e, 915
  e UTIs, 2930-2931
  feminina, 3467-3468, 3468f
  manejo do câncer de pênis com, 854-855
  prevenção de carcinoma de pênis com, 847-849
  válvula de uretra posterior, 3261-3262
Circuncisão feminina, 3467-3468, 3468f
Cirrose hepática, hiperplasia prostática benigna e, 2441

Cirurgia abdominal, colocação da equipe operacional para
  procedimentos retroperitoneais, 198, 199f
  procedimentos transperitoneais, 198, 198f, 198e1f
Cirurgia abdominal superior, posicionamento da equipe cirúrgica para
  procedimentos retroperitoneais, 198, 199f
  procedimentos transperitoneais, 198, 198f, 198e1f
Cirurgia aberta, procedimentos urológicos sem complicações, profilaxia antimicrobiana para, 264, 264t
Cirurgia bariátrica, nefrolitíase e, 1220, 1220q
Cirurgia da bexiga, tratamento da tuberculose geniturinária para, 431
Cirurgia da próstata
  diversão urinária ortópica e, 2350-2351
  função do trato urinário inferior e, 1700
Cirurgia de cálculo aberta, 1285-1286, 1286t
  para cálculo renal, 1285-1286
  para cálculo ureteral, 1286
Cirurgia de Mohs micrográfica, para câncer do pênis, 854
Cirurgia de preservação renal, perda urinária após, 2137
Cirurgia de prótese peniana, 667
  indicações para, 747
  resultados esperados de, 748t
  técnicas para, 747
Cirurgia de substituição vaginal, 3462-3465
  criação de neovagina intestinal para, 3463-3465, 3463f-3464f
  criação de pele na neovagina para, 3462-3463, 3463f
Cirurgia de suspensão retropúbica laparoscópica, 1930-1932, 1932q
Cirurgia de suspensão retropúbica para incontinência
  avaliação de resultados para, 1921-1922
    definição de cura, 1921
    perspectiva do paciente *versus* perspectiva do médico, 1921-1922
    tempo de seguimento de, 1921
  cirurgia vaginal *versus*, 1923
  comparações com, 1934-1938
    colporrafia anterior, 1934
    entre as técnicas, 1936
    procedimento de fita vaginal livre de tensão, 1936-1938
    sling pubovaginal, 1934-1935, 1935f
    suspensão da agulha, 1934
  complicações da, 1932-1934, 1934q
    dificuldade pós-operatória de micção, 1932-1933
    hiperatividade da bexiga de, 1933
    prolapso vaginal, 1933-1934
  contraindicações para, 1922-1923
  deficiência intrínseca do esfíncter
    contribuição de, 1919-1920
    problemas com, 1921
  em mulheres
    hipermobilidade em, 1919-1920
    indicações para, 1922-1923, 1922f
    laparoscópica, 1930-1932, 1932q
    opções terapêuticas para, 1918-1919, 1919q
    pontos-chave para, 1937q
    procedimentos cirúrgicos para, 1918, 1919q, 1920-1921
      colpossuspensão de Burch, 1920-1921, 1920f. *Ver também* Colpossuspensão de Burch
      procedimento de Marshall-Marchetti-Krantz, 1920-1921, 1920f. *Ver também* Procedimento de Marshall-Marchetti-Krantz

Cirurgia de suspensão retropúbica para incontinência (Cont.)
      procedimento em concha do vagino-obturador, 1920-1921, 1920f
      reparo de defeito paravaginal, 1920-1921, 1920f. *Ver também* procedimentos de reparo paravaginal
  questões técnicas para, 1923-1924
    dissecção para, 1923
    drenagem da bexiga para, 1923-1924
    drenos para, 1924
    material de sutura, 1923
    seleção da técnica para, 1919-1921
Cirurgia de urgência, para NSGCTs, 805
Cirurgia endoscópica transluminal de orifício natural (NOTES), 1591-1592
  instrumentação para, 210e2
  para cirurgia renal, abordagens cirúrgicas e de acesso para, 1453-1454, 1453f-1454f
Cirurgia intrarretrógrada. *Ver* Ureterorenoscopia
Cirurgia. *Ver também* cirurgias específicas
  acesso percutâneo para, 154
  cuidado pós-operatório para. *Ver* Cuidados pós-operatórios
  cuidados perioperatórios para. *Ver* Cuidados perioperatórios
  cuidados pré-operatório para. *Ver* Cuidados pré-operatórios
  histórico do paciente de, 7
  na ED, 666-667
  renal. *Ver* Cirurgia renal
  suprarrenal. *Ver* Cirurgia suprarrenal
Cirurgia laparoendoscópica de um único sítio (LESS), 1591
  dispositivos de acesso para, 203e4, 203e4f
  em pacientes pediátricos, 2969-2970
  instrumentação para, 210e1, 210e1f
  para alcançar o acesso transperitoneal e estabelecer pneumoperitônio, 201e2
  para cirurgia renal
    abordagens cirúrgicas e de acesso para, 1453-1454, 1453f-1454f, 1455t
    experiência clínica de, 1479-1480, 1479f
    robótica, 1480
  pieloplastia, para obstrução da junção ureteropélvica, 1119-1120, 1119f
  retalho de Boari, 2260-2261
Cirurgia laparoscópica, 196. *Ver também* cirurgias específicas
  complicações e soluções de problemas, 215, 215t, 224q
    durante curva de aprendizado, 215
    pós-operatório imediato, 223-224
    pós-operatório tardio, 224, 224e1
    procedimento-relacionodas, 220-222, 220f, 222e1
    relacionada à anestesia, 220e1
    relacionada ao pneumoperitônio, 216
    relacionada à saída, 222
    relacionada aos equipamentos, 215-216
    relacionada com trocarte, 217-220, 219f
  considerações fisiológicas em, 211, 215q
    efeitos do pneumoperitônio em vários sistemas, 212-214, 213t
    efeitos hemodinâmicos relacionados à abordagem e posição do paciente, 214
    efeitos hormonais e metabólicos durante a cirurgia, 214
    efeitos imunológicos, 214-215
    escolha de insuflante, 211-212
    escolha de pressão no pneumoperitônio, 212, 213t
  formação e prática para, 224e2, 224e4q

Cirurgia laparoscópica (Cont.)
 equipamento para, 224e2-224.e4, 224e2f-224.e3f
 programas formais para, 224e4
 instrumentação utilizada em
  farmacêutica, 207, 207t, 207e2
  para apreensão e dissecção romba, 205-206, 210
  para aprisionamento do espécime, 208-209, 209f
  para fechamento sítio-porta, 211, 211f
  para grampeamento e recorte, 207-208, 208f-209f, 209q
  para incisão e hemostasia, 206-207, 210, 206e1f, 207e1
  para LESS, 210e1, 210e1f
  para morcelamento, 209, 209e1
  para NOTES, 210e2
  para retração, 209, 209e2
  para sutura e anastomose tecidual, 207, 208f, 210, 207e2f, 207e3
  para Vinci Robotic System, 209-210, 210f
  para visualização, 205, 205e1f-205.e2f
 lesão ureteral com, 1158
 para fístula vesicovaginal. Ver Fístula vesicovaginal, abordagem laparoscópica
 para lesão ureteral inferior, 1163-1164
 para nefrectomia parcial, 1348, 3089-3090, 3091f
 para nefrectomia radical, 1344, 1346f
 para pacientes pediátricos, 2963, 2974, 2974q
  abordagem retroperitoneal para, 2966-2969, 2967f, 2967t, 2969q-2970q
  abordagem transperitoneal para, 2966-2969, 2967f, 2967t, 2968q-2969q
  anestesia para, 2966, 2966f
  aplicações gerais, 2964q, 2964t
  complicações da, 2970-2972
  contraindicações para, 2965
  desvantagens de, 2964-2965, 2964f
  dispositivos hemostáticos para, 2965
  equipe, 2965
  LESS, 2969-2970
  resolução de problemas para, 2969, 2970q, 2970f, 2972f, 2972q
  resultados esperados de, 2972-2974, 2973t
  sutura, 2965-2966
  vantagens de, 2963
 para procedimentos de vesículas seminais, 961, 964f
 posicionamento da equipe cirúrgica para
  procedimentos retroperitoneais abdominais superiores, 198, 199f
  procedimentos pélvicos transperitoneais e extraperitoneal, 199, 199f
  procedimento transperitoneal abdominal superior, 198, 198f
 posicionamento de equipamentos para, 197, 197e2f
 preparo pré-operatório para, 197q
  alcançar o acesso extraperitoneal e desenvolver o espaço extraperitoneal, 201-202, 202e1
  alcançar o acesso retroperitoneal e desenvolver o espaço retroperitoneal, 201, 202f, 201e3-201.e4, 202e1
  alcançar o acesso transperitoneal e estabelecer pneumoperitônio, 200-201, 201f, 200e1, 200e1f, 201e1f, 201e2, 202e1
  colocação do trocarte, 202-205, 203f, 203e1f-203.e2f
  configuração de sala cirúrgica, 196-197, 197q
  fechamento da pele, 211

Cirurgia laparoscópica (Cont.)
 fechamento sítio-porta, 211, 211f
 hemoderivados, 196
 lista de verificação pré-incisão, 200
 para pacientes pediátricos, 2967
 posicionamento de dispositivo auxiliado pela mão, 203-205, 203e3, 203e3f
 posicionamento de dispositivo LESS, 203e4, 203e4f
 posicionamento do paciente, 197, 197e1f
 preparo intestinal, 196
 procedimento para, 211q
 profilaxia, 197
 remoção da porta e fechamento fascial, 210-211
 saída do abdome, 210-211
 seleção dos pacientes e contraindicações, 195-196
 técnicas de acesso pediátrico, 2967-2969, 2968q-2970q
 procedimentos urológicos sem complicações, profilaxia antimicrobiana para, 264, 264t
 tecnologia de acesso para
  dispositivos de mão-assistida, 203-205, 203e3, 203e3f
  dispositivos LESS, 203e4, 203e4f
  trocartes, 202-205, 203f, 203e1f-203.e2f
Cirurgia laparoscópica do rim, 1446, 1482-1483, 1483q
 abordagens cirúrgicas e de acesso para, 1447
 avaliação do paciente e preparo para, 1446-1447
 biópsia de doença renal, 1462, 1462f
 complicações da, 1480-1482, 1480q, 1481f
 diverticulectomia coletora, 1463-1464
 LESS
  abordagens cirúrgicas e de acesso para, 1453-1454, 1453f-1454f, 1455t
  experiência clínica de, 1479-1480, 1479f
  robótica, 1480
 modificações assistidas à mão, 1450-1452, 1451f-1452f
 LESS e NOTES, 1453-1454, 1453f-1454f, 1455t
 modificações roboticamente assistidas, 1452-1453, 1453f
 retroperitoneal, 1448-1450, 1450f-1451f
 transperitoneal, 1447-1448, 1447f-1449f
 nefrectomia parcial. Ver Nefrectomia parcial laparoscópica
 nefrectomia radical. Ver Nefrectomia radical laparoscópica
 nefrectomia simples, 1454
  aprisionamento de órgão e extração, 1457, 1458f-1459f
  dissecção do ureter, 1454, 1456f
  fixação dos vasos sanguíneos renais, 1455, 1457f
  identificação de hilo renal, 1454-1455, 1457f
  isolamento do polo superior, 1456, 1457f
  manejo pós-operatório para, 1457
  reflexo do colo do intestino, 1454, 1456f
  resultados, 1457
 nefrólise, 1464, 1464f
 nefropexia, 1462, 1463f
  procedimento para, 1462, 1463f
  resultados, 1462-1463
 para cistos renais, 1460, 1460f, 1460t
  procedimento para, 1462, 1461f
  resultados, 1462
 penetrância de, entre os radiologistas, 1482
 técnicas ablativas, 1477-1479, 1494

Cirurgia laparoscópica renal roboticamente assistida, abordagens cirúrgicas e de acesso para, 1452-1453, 1453f
Cirurgia laparoscópica robótica em sítio único (R-LESS), cirurgia renal e, 1480
 colocação portal e técnica para, 842-843, 843f
 desenvolvimento de tecnologia para, 839
 RPLND robótica, 838
Cirurgia laparoscópica roboticamente-assistida
 cistectomia simples/supratrigonal. Ver Cistectomia simples/supratrigonal, laparoscópica ou robótica
 diversão urinária. Ver Diversão urinária minimamente invasiva
 diverticulectomia da bexiga urinária, para divertículo da bexiga urinária. Ver Diverticulectomia da bexiga urinária, laparoscópica e robótica
 lesão ureteral com, 1158
 para fístula vesicovaginal. Ver Fístula vesicovaginal, reparo robótico da
 para lesões ureterais inferiores, 1163-1164
 pielopielostomia, para ureter retrocaval, 1126
 pieloplastia
  laparoscópica versus, 1120, 1121t
  para obstrução da junção ureteropélvica, 1119
 prostatectomia radical, para câncer de próstata, 2614-2615
 reimplante ureteral. Ver Reimplante ureteral, ureterólise laparoscópica ou robótica, para fibrose retroperitoneal, 1146
 remoção de cálculo, 1286-1287
 retalho de Boari. Ver Retalho Boari, laparoscópica ou robótica
 ureteroneocistostomia
  com hitch (engate) do psoas, 1136
  com retalho de Boari, 1137-1139
  para estenose ureteral, 1135, 1135f
 ureteroureterostomia, para doença da estenose ureteral, 1134-1135
Cirurgia minimamente invasiva (MIS). Ver também cirurgias específicas
 desvantagens da
  contraindicações, 2965
  curva de aprendizagem, 2964, 2964f
  custo, 2964-2965
  pacientes pediátricos, 2965
 laparoscópica. Ver Cirurgia laparoscópica
 penetrância, entre urologistas, 1482
 robótica. Ver Cirurgia robótica
 vantagens da, 2963
Cirurgia paliativa, para RCC metastático, 1503, 1504q
Cirurgia pélvica
 apresentação para, 3290-3292
 diagnósticos médicos e, 1699
 patogênese para, 3292
 posicionamento da equipe cirúrgica para, procedimentos transperitoneais e extraperitoneais, 199, 199f
 recomendações específicas, 3292
Cirurgia pós-quimioterapia (PCS)
 para NSGCTs, 801-805, 802t
 para seminomas, 809
Cirurgia poupadora de testículo
 para TGCT, 791
 para tumores pediátricos, 3596
Cirurgia poupadora do néfron. Ver nefrectomia parcial
Cirurgia prévia, como contraindicação de cirurgia laparoscópica e robótica, 196
Cirurgia prévia, histórico do paciente de, 7
Cirurgia reconstrutora
 medicina regenerativa para. Ver Medicina regenerativa

Cirurgia reconstrutora *(Cont.)*
   para desordens de desenvolvimento sexual e seio urogenital
      confluência vaginal alta: com ou sem hipertrofia do clitóris, 3509-3510, 3510f-3512f
      confluência vaginal baixa: hipertrofia do clitóris, 3508-3509, 3509f
      manejo inicial, tempo e princípios, 3504-3507, 3505f, 3507f
      mobilização urogenital parcial e total, 3510-3513, 3512f-3515f
      resultados, 3513-3516
   para escroto, pós-traumático, 2385
   peniana e uretral, 492, 493f-494f, 907, 917q, 492e2
      considerações anatômicas para, 910e1-3, 910e1f-910.e7f, 910e5, 910e8q
      corpo cavernoso, 492, 493f-494f
      generalidades da técnica cirúrgica para, 910-911, 911q, 910e1f
      microvascular, 2382
      na extrofia da bexiga clássica, 3204-3209
      nas epispadias masculinas, 3223
      para amiloidose, 913
      para anormalidade residual em pacientes com extrofia, 915-916
      para artrite reativa, 911-912
      para complicações da circuncisão, 915
      para curvaturas do pênis, 939-941, 941q
      para defeitos de distração vesicouretral, 938, 939q
      para divertículos uretrais, 913-914
      para doença da estenose uretral, 920-929, 922f-931f, 931q
      para estenose meatal, 914-915
      para falha no reparo da hipospadia, 915-916
      para fístulas de uretra posterior, 938-939, 939q
      para fístula uretrocutânea, 913
      para LS, 912-913, 913f
      para parafimose, balanite e fimose, 914
      para PFUIs, 932-935, 933f-936f, 937
      para processo de hemangioma uretral, 911
      para transexualismo do sexo feminino para o sexo masculino, 944, 945q
      para trauma genital, 916e1-2, 916e1f, 916e3q
      pós-traumática, 2385
      princípios da, 907-911, 908f-910f, 910q
      total peniana, 941-945, 943f, 945q
   RPLND com, 822-823
Cirurgia reconstrutora de prolapso de órgão pélvico, 2039-2040
   aconselhamento pré-operatório para, 1945
   epidemiologia de, 2039-2040
   kits vaginais para, 1982-1984, 1983f
   materiais de, 2040
   materiais de enxerto para, 1945-1948
      biológica, 1946-1947
      classificação da, 1945, 1946f
      interação do hospedeiro com, 1945-1946, 1946f
      sintético, 1947-1948, 1948f
   no compartimento anterior
   no compartimento posterior, 1978-1982
      colporrafia posterior, 1979-1982
      reparos de enxerto de interposição, 1982
   preparo para, 1944-1945, 1945q
Cirurgia reconstrutora pélvica. *Ver* Cirurgia reconstrutora de prolapso de órgão pélvico
Cirurgia renal, 1445q
   abordagens utilizadas na, 1415
      anterior, 1419-1420, 1419e1f

Cirurgia renal *(Cont.)*
      flanco, 1415-1417, 1416f-1417f, 1416e1f, 1417e1f
      lombotomia dorsal, 1417-1418, 1418f
      toracoabdominal, 1418-1419, 1418f-1419f, 1418e1f, 1419e1f
   avaliação pré-operatória e preparo para, 1414, 1415f, 1414e1f
   instrumentos cirúrgicos, 1415
   medidas profiláticas, 1414-1415
   laparoscópica e robótica. *Ver* Cirurgia renal laparoscópica
   para doenças benignas
      ECRS, 1421-1423, 1422f
      nefrectomia aberta, 1420-1421, 1420e2f
      nefrectomia parcial, 1420, 1421f
      nefrectomia simples, 1420, 1420f, 1420e1f
   para malignidades
      nefrectomia parcial, 1428-1433, 1428f-1432f, 1431e1f, 1432e1f, 1429e1f
      nefrectomia radical, 1423-1428, 1423f-1427f, 1424e1f, 1427e1f, 1425e1f
   trombectomia da veia cava. *Ver* Trombectomia da veia cava
   perspectiva histórica, 1414
Cirurgia renal extracorpórea (ECRS), 1421, 1422f
   considerações pré-operatórias para, 1421-1423
   procedimento cirúrgico para, 1423
Cirurgia renal laparoscópica manualmente assistida, abordagens cirúrgicas e de acesso para, 1450-1452, 1451f-1452f
Cirurgia robótica, 195
   colocação de equipamentos para, 197-198, 197e3f
   complicações e solução de problemas em, 215, 215t, 224q
      durante a curva de aprendizado, 215
      pós-operatório imediato, 223-224
      pós-operatório tardio, 224, 224e1
      relacionadas pneumoperitônio, 216
      relacionadas à anestesia, 220e1
      relacionadas ao procedimento, 220-222, 220f, 222e1
      relacionadas aos equipamentos, 215-216
      relacionadas à saída, 222
      relacionadas ao trocarte, 217-220, 219f
   considerações fisiológicas, 211, 215q
      efeitos do pneumoperitônio em vários sistemas, 212-214, 213t
      efeitos hemodinâmicos relacionados à abordagem e posição do paciente, 214
      efeitos hormonais e metabólicos durante a cirurgia, 214
      efeitos imunológicos, 214-215
      escolha da pressão do pneumoperitônio, 212, 213t
      escolha de insuflante, 211-212
   formação e prática para, 224e2, 224e4q
      equipamento para, 224e2-224.e4, 224e2f-224.e3f
      programas formais para, 224e4
   instrumentação utilizada em farmacêutica, 207, 207t, 207e2
      para apreensão e dissecção romba, 205-206, 210
      para aprisionamento do espécime, 208-209, 209f
      para fechamento sítio-porta, 211, 211f
      para grampeamento e recorte, 207-208, 208f-209f, 209q
      para incisão e hemostasia, 206-207, 210, 206e1f, 207e1

Cirurgia robótica *(Cont.)*
      para LESS, 210e1, 210e1f
      para morcelamento, 209, 209e1
      para NOTES, 210e2
      para retração, 209, 209e2
      para sutura e anastomose tecidual, 207, 208f, 210, 207e2f, 207e3
      para Vinci Robotic System, 209-210, 210f
      para visualização, 205, 205e1f-205.e2f
   posicionamento da equipe cirúrgica para
      abordagem retroperitoneal para, 2966-2969, 2967f, 2967t, 2969q-2970q
      abordagem transperitoneal para, 2966-2969, 2967f, 2967t, 2968q-2969q
      anestesia para, 2966, 2966f
      aplicações gerais, 2964q, 2964t
      complicações de, 2970-2972
      contraindicações para, 2965
      desenvolvimento da equipe para, 2965
      desvantagens de, 2964-2965, 2964f
      dispositivos hemostáticos para, 2965
      LESS, 2969-2970
      para nefrectomia parcial, 1348
      para pacientes pediátricos, 2963, 2974, 2974q
      procedimentos abdominais superiores transperitoneais, 198, 198f, 198e1f
      procedimentos pélvicos transperitoneais e extraperitoneais, 199, 199f
      procedimentos retroperitoneais abdominais superiores, 198, 199f
      resolução de problemas para, 2969, 2970q, 2970f, 2972f, 2972q
      resultados esperados de, 2972-2974, 2973t
      sutura para, 2965-2966
      vantagens, 2963
   preparo pré-operatório para, 197q
      alcançar o acesso extraperitoneal e desenvolver o espaço extraperitoneal, 201-202, 202e1
      alcançar o acesso retroperitoneal e desenvolver o espaço retroperitoneal, 201, 202f, 201e3-201.e4, 202e1
      alcançar o acesso transperitoneal e estabelecer pneumoperitônio, 200-201, 201f, 200e1, 200e1f, 201e1f, 201e2, 202e1
      colocação do trocarte, 202-205, 203f, 203e1f-203.e2f
      configuração de sala cirúrgica, 196-197, 197q
      fechamento da pele, 211
      fechamento sítio-porta, 211, 211f
      hemoderivados, 196
      lista de verificação pré-incisão, 200
      para pacientes pediátricos, 2967
      posicionamento de dispositivo auxiliado pela mão, 203-205, 203e3, 203e3f
      posicionamento de dispositivo LESS, 203e4, 203e4f
      posicionamento do paciente, 197, 197e1f
      preparo intestinal, 196
      procedimento para, 211q
      profilaxia, 197
      remoção da porta e fechamento fascial, 210-211
      saída do abdome, 210-211
      seleção dos pacientes e contraindicações, 195-196
      técnicas de acesso pediátrico, 2967-2969, 2968q-2970q
   procedimento para, 211q
      alcançar o acesso retroperitoneal e desenvolver o espaço retroperitoneal, 201, 202f, 201e3-201.e4, 202e1

Cirurgia robótica (Cont.)
    alcançar o acesso transperitoneal e estabelecer pneumoperitônio, 200-201, 201f, 200e1, 200e1f, 201e1f, 201e2, 202e1
    colocação de dispositivos manuais, 203-205, 203e3, 203e3f
    colocação de trocarte, 202-205, 203f, 203e1f-203.e2f
    colocação do dispositivo LESS, 203e4, 203e4f
    fechamento da pele, 211
    fechamento do local do portal, 211, 211f
    lista de verificação pré-incisão, 200
    para alcançar o acesso extraperitoneal e desenvolver o espaço extraperitoneal, 201-202, 202e1
    remoção do portal e fechamento fascial, 210-211
    saída do abdome, 210-211
    procedimentos para vesículas seminais, 961, 964f
    tecnologia de acesso para
        dispositivos de mão-assistida, 203-205, 203e3, 203e3f
        dispositivos LESS, 203e4, 203e4f
        trocartes, 202-205, 203f, 203e1f-203.e2f
Cirurgia suprarrenal, 1577, 1595q
    adrenalectomia aberta, 1581
        abordagem lombodorsal posterior, 1582, 1583, 1583f
        abordagem retroperitoneal, 1581-1582, 1581f-1582f
        abordagem toracoabdominal, 1584-1585, 1585f
        abordagem transabdominal anterior, 1583-1584, 1583f-1584f
        esquerda, 1583-1584, 1583f-1584f
        resultados esperados, 1592
    adrenalectomia auxiliada por robô, 1590, 1590f-1591f, 1593
    adrenalectomia laparoscópica, 1579-1580, 1579q
        abordagem retroperitoneal, 1589-1590, 1589f-1590f, 1592-1593
        abordagem transperitoneal, 1585-1590, 1586f-1588f, 1592-1593
        direita, 1587-1588, 1588f, 1590, 1590f
        esquerda, 1586-1587, 1586f-1589f, 1589-1590
        resultados esperados, 1592-1593
    adrenalectomia parcial, 1592
    anatomia cirúrgica, 1578, 1578f
    cirurgia endoscópica transluminal de orifício natural, 1591-1592
    complicações, 1593-1594, 1593q-1594q
    evolução da, 1577-1578
    futuro da, 1595
    indicações, 1575, 1575f, 1576q, 1578-1580, 1578q-1579q
    laparoendoscópica de sítio único, 1591
    manejo pré-operatório e perioperatório para, 1580-1581, 1581q
    manualmente auxiliada, 1590
    para feocromocitoma, 1580-1581, 1581q
    para síndrome de Conn, 1581, 1581q
    para síndrome de Cushing, 1581, 1581q
    resultados esperados, 1592-1593
    terapia ablativa, 1594-1595
Cirurgia suprarrenal manualmente assistida, 1590
Cirurgia ureteral, para tratamento da tuberculose genitourinária, 431
Cirurgia ureteropélvica, para tratamento da tuberculose genitourinária, 431
Cirurgia vascular, lesões ureterais com, 1158

Cisaprida, para facilitar o esvaziamento da bexiga urinária, 1871-1872
CIS. Ver Carcinoma in situ
13-cis-ácido retinoico, para neuroblastoma, 3567
Cisplatina e gencitabina (GC), para UTUC, 1400
Cisplatina. Ver também Bleomicina-etoposídeo-cisplatina
    para câncer do pênis, 871-873, 872t
    para TGCTs, 786, 798-800, 799t, 805
        toxicidade da, 811
    para UTUC, 1400
Cistadenomas, de anexos testiculares, 813
Cistatina C, na estimativa de GFR, 1009
Cistectomia
    para câncer da bexiga urinária sem invasão muscular, 2218-2219, 2219q
    para diversão urinária continente cutânea, 2318, 2319f
    parcial. Ver Cistectomia parcial
    radical. Ver Cistectomia radical
    simples/supratrigonal, 2277-2279. Ver também Cistectomia simples/supratrigonal
    trombose venosa profunda ou embolia pulmonar após, 90
Cistectomia parcial, 2267-2268
    avaliação da, 2267
    complicações com, 2268
    com ressecção transuretral de tumores da bexiga urinária, 2252, 2253f
    indicações para, 2267
    para câncer de bexiga musculoinvasivo, 2233-2234
    resultados esperados, 2268
    técnica para, 2267, 2268f
Cistectomia radical
    com dissecção de linfonodo pélvico
        bilateral, 2226
        carcinoma urotelial prostático e, 2229
        cortes congelados intraoperatórias do ureter, 2228-2229
        densidade, 2228
        extensão anatômica, 2226-2227
        manejo da uretra feminina em, 2229
        número removido em, 2227-2228, 2227f
        para câncer da bexiga musculoinvasivo, 2225-2230
        resultados oncológicos esperados após, 2229-2230, 2229t
        tomada de decisão intraoperatória, 2228-2229
    com ressecção transuretral radical de tumores da bexiga urinária
        feminino, 2250-2252, 2251f-2252f
        masculino, 2247-2250, 2249f-2250f
    história, 2242
    preservação da continência na
        dissecção anterior apical em paciente do sexo masculino, 2351-2352, 2353q
        preservação da uretra em paciente do sexo feminino, 2352-2353, 2352f
    resultados oncológicos esperados, 2242
    robótica assistida, 2268-2277. Ver também Cistectomia roboticamente assistida
Cistectomia radical roboticamente assistida (RARC), 2268-2277
    feminina, 2274-2277
        complicações com, 2277
        conclusões para, 2277
        resultados esperados com, 2277
        técnica para, 2275-2277, 2276f, 2278t
    técnica para, 2268-2277
        colocação de portal para, 2268-2269, 2269f
        derivação urinária, 2274, 2276f
        desenvolvimento do plano posterior na, 2271, 2271f
        dissecção de linfonodo pélvica na, 2271-2272, 2274f

Cistectomia radical roboticamente assistida (RARC) (Cont.)
        divisão anterior do pedículo em, 2270-2271, 2270f
        divisão complexa da veia dorsal na, 2271, 2273f
        divisão do pedículo prostática e parte posterior da bexiga, 2271, 2272f
        identificação ureteral e transecção na, 2270, 2270f
        liberação da bexiga na, 2271, 2273f
        posicionamento cirúrgico para, 2268-2269, 2269f
        transposição ureter na, 2273-2274, 2275f
Cistectomia simples/supratrigonal laparoscópica. Ver Cistectomia simples/supratrigonal, robótica ou laparoscópica
Cistectomia simples/supratrigonal, robótica ou laparoscópica, 2277-2279
    avaliação para, 2277
    complicações da, 2279
    indicações para, 2277
    resultados esperados com, 2279
    técnica para, 2277-2279
Cistinúria, 1177, 1193
    tratamento médico de, 1229-1230, 1230q
Cistite cística, da bexiga, 2185
Cistite descomplicada
    acompanhamento, 268
    apresentação clínica, 265
    bacteriúria assintomática e, 268, 268t-269t
    diagnóstico diferencial, 266
    diagnóstico laboratorial, 265-266
    fatores de risco, 265q
    manejo, 266-268, 266f, 267t
    seleção antimicrobiana para, 266-267, 267t
Cistite eosinofílica, 3180, 3180f
Cistite glandular dada bexiga, 2185, 2185f
Cistite hemorrágica, 188-189, 188q, 191q
    manejo de, 189-190, 189f
Cistite intersticial
    estimulação do nervo sacral para, 1907
    síndrome de dor na bexiga e. Ver Síndrome da bexiga dolorosa e cistite intersticial
Cistite. Ver também Cistite descomplicada
    alterações químicas da medula espinal com, 1677
    capacidade diminuída da bexiga e, 1829
    com lesão da medula espinhal, 1638
    definição de, 237
    hemorrágica. Ver Cistite hemorrágica
    instrumentos HRQOL para, 92t-94t
    sensibilização aferente mecanosensitiva com, 1677
Cistite viral, e UTIs, 2947
Cistocele, 1750, 1759, 1943, 1943f
Cisto epidermoide, 416-419, 418f, 3593
    testicular, 812
Cistografia
    após reparo de extrofia moderna, 3202
    de lesões vesicais, 2386, 2386f
    do refluxo vesicoureteral, 3142-3143, 3143f
    estática. Ver Cistografia estática
    radionuclídeos, para pacientes pediátricos, 2922, 2923, 2925f
Cistografia
    após reparo de extrofia moderna, 3202
    de lesões vesicais, 2386, 2386f
    do refluxo vesicoureteral, 3142-3143, 3143f
    estática. Ver Cistografia estática
    radionuclídeos, para pacientes pediátricos, 2922, 2923, 2925f
Cistografia com radionuclídeo, para pacientes pediátricos, 2922-2923, 2925f
Cistografia estática, 36-37, 36f
Cistolitolapaxia, para cálculo da bexiga urinária, 1295

Cistolitotomia
    para cálculo da bexiga urinária, 1295
    transabdominal, 2279-2280, 2279f-2280f
    visão geral histórica, 1291
Cistolitotomia, para cálculo da bexiga urinária, 1295
Cistolitotomia percutânea
Cistolitotomia percutânea, para cálculo da bexiga urinária, 1295
Cistolitotomia transabdominal, laparoscópica ou robótica, 2279-2280, 2279f-2280f
Cistolitotripsia
    litotripsia a *laser* EHL para, 232e2
    litotripsia a *laser* para, 234e2-234.e3
Cistometria
    sensações durante, 1800, 1802
Cistometrografia (CMG)
Cisto multilocular benigno, 3031-3032, 3031f, 3033f
Cisto parapélvico, 3040, 3041f
Cistopatia diabética, 1783q, 1784, 1813
Cisto pielogênico. *Ver* Divertículo caliceal
Cistoplastia
    de aumento. *Ver* Cistoplastia de aumento
    redução, para síndrome o abdome em ameixa seca (Prune-belly), 3244
    sigmoide, 3346-3347, 3348f
Cistoplastia de aumento, 2070
    abordagem para, 3355
    alternativas, 3356-3357
        autoaumento, 3357-3359, 3358f
        enterocistoplastia soromuscular, 3358-3359, 3359f
        regeneração da bexiga urinária, 3359, 3359f
        ureterocistoplastia, 3356-3357, 3357f
    capacidade da bexiga urinária após, 2071
    cecocistoplastia para, 3346
    cistoplastia sigmoide para, 3346-3347, 3348f
    complacência da bexiga urinária após, 2070-2071, 3350-3351, 3351f
    complicações com, 3350-3355
        cálculos, 3353
        formação de tumores, 3353
        infecção do trato urinário, 3352-3353
        metabólica, 3351-3352
        muco, 3352
        perfuração espontânea tardia da bexiga urinária, 3353-3354, 3354f
    complicações da, 3282e1-3282.e2
    contraindicações para, 2071-2072
    controle da bexiga nativa para, 3344, 3344f
    efeitos gastrointestinais de, 3350
    e gravidez, 3354-3355
    escolha do segmento para, 3355
    gastrocistoplastia para, 3347-3348, 3349f
    hiperatividade do detrusor e, 2071
    ileocecocistoplastia para, 3346, 3346f-3347f
    ileocistoplastia para, 3344-3345, 3345f
    indicações para, 2070
    laparoscópica ou robótica, 2263-2265
        avaliação para, 2263
        complicações com, 2264-2265
        indicações para, 2263
        resultados esperados com, 2264-2265
        técnica para, 2263-2264, 2264f
    manejo do segmento intestinal para, 3344
    manejo pós-operatório de, 3348-3349
        precoce, 3348
        tardia, 3348-3349
    necessidade de, 3355-3356
    no transplante renal, 3532
    perspectiva histórica sobre, 2070
    qualidade de vida e, 3356
    resultado com, 3350-3355
    técnicas para, 2071

Cistoplastia do sigmoide, 3346-3347, 3348f
Cistos
    da parede escrotal, excisão da, 946
    da próstata, na ultrassonografia transretal, 2582, 2582f
    da vesícula seminal, 961-963
    epidídimo, 953
    pélvicos, imagem pré-natal de, 2910, 2911f
    renal. *Ver* Cistos renais
    testicular, 812
    uracal, 3176f, 3177
    vestibular, 3456-3457, 3457f
Cistoscopia, 1610
    após reparo de extrofia, 3202
    avaliação diagnóstica de MH com, 186-187
    na cirurgia, 3157
    na colocação de *sling* pubovaginal e fixação, 1995
    no *sling* retropúbico, 2013
    para avaliação de desordem do assoalho pélvico, 1705-1706
    para câncer da bexiga urinária sem invasão muscular, 2210-2211, 2211f
    para câncer urotelial, 2196
    para cistectomia parcial, 2267
    para diagnóstico de tuberculose genitourinária, 427, 428f
    para incontinência urinária esfinctérica, 2173, 2173f
    para refluxo vesicoureteral, 3144-3145
    para ressecção transuretral do tumor de bexiga, 2243
    para UTUC, 1371
    para vigilância/acompanhamento de câncer da bexiga urinária sem invasão muscular, 2219
    profilaxia antimicrobiana para, 263-264
Cistos da rafe mediana, 416
Cistos dermoides, testiculares, 812
Cistos pélvicos, imagem pré-natal de, 2910, 2911f
Cistos renais, 1300-1302, 1301f-1302f, 1301t, 1302q, 3032-3036
    avaliação dos, 3034-3035, 3034f-3035f
    avaliação radiográfica de, 1315q, 1318-1320, 1318f-1320f, 1319t
        MRI, 50-56
        pré-natal, 2909-2910, 2910f
        TC, 43-45, 45f-46f, 1318-1320, 1318f-1320f, 1319t
        ultrassonografia de, 63, 64f
    características clínicas dos, 3034
    cirurgia laparoscópica para, 1457-1460, 1460f, 1460t
        procedimento para, 1460-1461, 1461f
        resultados dos, 1461
    classificação dos, 3035-3036, 3035q, 3036f
    histopatologia dos, 3034
    pré-natal, 2878-2879, 2878f
    prognóstico de, 3036, 3037f
    síndromes de malformações múltiplas. *Ver* Síndromes de malformações múltiplas com cistos renais
    tratamento de, 3036, 3037f
Cistostomia suprapúbica, 142
    para lesão uretral posterior, 2389, 2389e1f
Cistos vestibulares, 3456-3457, 3457f
Cistouretroscopia, 142q
    circunstâncias especiais
        cistostomia suprapúbica, 142
        diversões urinárias continentes, 142
    equipamento para, 137-138, 139f-140f, 139t-140t
    indicações para, 139, 139q
    preparo do paciente para, 139-141, 141q
    técnica para, 141, 141f
Cisto uretral parameatal, 3378, 3378f

Cistouretrograma
    de dissinergia do esfíncter estriado, 1772f
    micção. *Ver* Uretrocistografia miccional
Cistouretroscópios flexíveis, 137-138, 140t
Cistouretroscópios rígidos, 137, 139f-140f, 139t
Citolitotripsia transuretral, para cálculo da bexiga urinária, 1295
Citologia de aspiração por agulha fina, para câncer do pênis, 862
Citologia de urina
    avaliação diagnóstica da MH com, 187
    avaliação endoscópica e coleta de amostras e, 1389-1390
    diretrizes de manejo para resultado positivo de, 1396-1398, 1398f
    para câncer invasivo do músculo da bexiga, sem vigilância, 2219-2220
    para diagnóstico UTUC, 1372
Citologia. *Ver* Citologia da urina
Citrato de cálcio, hiperoxalúria entérica para, 1227
Citrato de potássio
    para cistinúria, 1229
    para diátese gotosa, 1229
    para hiperoxalúria entérica, 1227
    para hipocitratúria em diarreia crônica, 1228
    para nefrolitíase cálcica hipocitratúrica, 1228
    para nefrolitíase cálcica hipomagnesiúrica, 1228-1229
    para nefrolitíase hiperuricosúrica cálcica, 1227
Citrato de potássio e magnésio, para nefrolitíase hipomagnesiúrica cálcica, 1229
Citrato de toremifeno, na prevenção do câncer de próstata, 2561
Citrato, na formação de cristais, 1178, 1188
C. *Ver* Complacência da bexiga
CKD. *Ver* Doença renal crônica
Clamídia
    microbiologia da prostatite e, 306
    microrganismo nas UTIs, 242
    na uretrite não gonocócica, 372
Clampeamento arterial renal, para nefrectomia parcial laparoscópica, 1476
Classificação de Bors-Comarr, da disfunção miccional, 1694-1695, 1694q
Classificação de Bosniak para lesões renais císticas, 45, 1301-1302, 1301f-1302f, 1301t, 1318-1320, 1318f-1320f, 1319t, 1460t
Classificação de Bradley, de disfunção miccional, 1695
Classificação de estágio, tamanho, gradação e necrose (SSIGN), para RCC, 1341
Classificação de Half-Bradley, da disfunção miccional, 1695, 1695q
Classificação de Lapides, da disfunção miccional, 1693-1695, 1693q
Classificação de Tanner, 3368-3369, 3369t
Classificação SSIGN. *Ver* Classificação Estágio, tamanho, gradação e necrose
Clenbuterol, para incontinência urinária feminina por estresse, 1867-1868
Clima, e cálculo renal, 1171-1172
Climatério masculino, 519
Clindamicina
    profilaxia com, para procedimentos urológicos simples, 261t-262t
    profilaxia pré-operatória com, 106t-107t, 2959t
Clipes Hem-o-Lok, 208, 209q, 209f
Clipes Lapra-Ty, 207, 208f
Clitóris, 1604-1605, 1603f-1605f, 750e2
    distúrbios do, 3455-3456
        clitóris diminuto, 3456, 3456f
        clitóris hipertrofiado, 3455-3456, 3455f

Clitoroplastia, manejo inicial, programação, e princípios para, 3504-3507, 3505f, 3507f
Clonidina
 para pacientes pediátricos, 2956
Clopidogrel, pré-operatório, 110
Cloreto
 na alça de Henle, 1016, 1017f
 no túbulo coletor, 1018-1019, 1018f
 no túbulo distal, 1018
Cloreto de tróspio
 para bexiga urinária diminuída, 1831, 1832t-1834t
 para facilitar o enchimento da bexiga urinária e o armazenamento da urina, 1839t, 1847-1848
  com outros antimuscarínicos, 1860
Cloridrato de milnaciprano, para facilitar o enchimento da bexiga urinária e Armazenamento da urina de, 1857
Cloridrato de oxibutinina
 administração intravesical de, 1850
 administração retal de, 1850
 efeitos cognitivos da, 1850
 gel tópico, 1850
 liberação estendida, 1849
 liberação imediata, 1849
 para facilitar o enchimento da bexiga urinária e o armazenamento da urina, 1839t, 1848-1850
  com antagonistas do α-adrenoreceptor, 1859-1860
  com outros antimuscarínicos, 1860
  transdérmico, 1849-1850
Cloridrato de propiverina, para facilitar o enchimento da bexiga urinária e o armazenamento da urina, 1850-1851
 com antagonistas do α-adrenoreceptor, 1859-1860
Clorpactina, para tratamento de BPS/IC, 356e1
Clortalidona, para hipercalciúria absortiva, 1225
CLPP. *Ver* Pressão de vazamento na tosse
CMG. *Ver* Cistometrografia
CMN. *Ver* Nefroma mesoblástico congênito
CNAs. *Ver* Alterações nos números de cópias
CNF. *Ver* Síndrome nefrótica congênita do tipo Finnish
CNPs. *Ver* Nanopartículas calcificantes
CNT. *Ver* Túbulo conector
Coagulação, efeitos da testosterona na, 549
Coágulos, hematúria com, 3
Coaptite®. *Ver* Hidroxiapatita de cálcio
Cobertura
 para cateteres, 121
 para *stent* ureteral, 128
Cocaína, resposta ureteral, 991-992
Codeína, para pacientes pediátricos, 2957-2958, 2957t
COG. *Ver* Children's Oncology Group Cognition
CO. *Ver* Monóxido de carbono
Cola de fibrina, para cirurgia laparoscópica e robótica, 207t, 207e2
Colagenase clostridial, para PD, 736
Colágeno
 da parede da bexiga, 1634-1635
 da uretra, 1637
Colágeno bovino com ligações cruzadas com glutaraldeído (Contigen)
Colágeno bovino com ligações cruzadas com glutaraldeído. *Ver* Colágeno bovino com ligações cruzadas com glutaraldeído para refluxo vesicoureteral, 3169
Colágeno dérmico porcino
Cola, para cirurgia laparoscópica e robótica, 207t, 207e2

Colchicina, para PD, 734
Colecalciferol (vitamina D3), 1011-1012
Colesterol
 síndrome metabólica e, 551
 síntese de testosterona de, 522
Colestiramina, para hiperoxalúria entérica, 1227
Coleta de amostras, para urinálise, 12-13, 20-21
Colocação de porta
 para cirurgia robótica em pacientes pediátricos, 2969, 2970q, 2970f-2972f
 para RPLND laparoscópica, 839-840, 840f
 para RPLND robótica, 842-843, 843f
Colocação de trocarter cego, complicações relacionadas a, 217-218
Colocação do cateter, para urodinâmica, 1706
Colocação percutânea de cateter suprapúbico, 125, 125f
Colo da bexiga, 910e2, 910e2f
 divisão, 3342
 lacerações através, 3552-3553
 na prostatectomia radical laparoscópica, identificação e transecção, 2669-2670, 2670f
 reconstrução, 2673
 na prostatectomia radical retropúbica
  divisão, 2654-2655, 2654f
  preservação, 2659
  reconstrução e anastomose, 2655-2656, 2655f-2656f
Colo do intestino
 preparo de desvio urinário para, 2281-2284
  anatomia cirúrgica do, 2281e1-2281.e2, 2281e2f
  seleção de, 2281
 pseudo-obstrução do, 2292
 reflexo do, para nefrectomia simples, 1454, 1456f
Colo do útero, anatomia do, 1605, 750e4
Colônias de bactérias intracelulares, e UTIs, 2934-2935, 2935f
Colonização bacteriana perineal e fecal e UTIs, 2931
Colpocleise parcial, para reparo de prolapso de órgão pélvico apical
 resultados na, 1974-1976
 técnica para, 1974, 1975f-1976f
Colpocleise total, para reparo de prolapso de órgão pélvico apical
 resultados com, 1974
 técnica para, 1974, 1977f
Colpoperineorrafia, posterior, 1978-1979
Colpoperineorrafia posterior, 1978-1979
Colporrafia
 anterior
  canal inguinal, 1613-1614, 1615f
  musculatura da, 1611-1613, 1613f
  pele e fáscia subcutânea, 1611, 1612f-1613f
  superfície interna da, 1614, 1616f
Colpossuspensão de Burch, 1920-1921, 1920f
 cirurgia de reoperação, 1927-1928
 comparação com *sling* pubovaginal, 1934-1935, 1935f
 comparação do reparo de defeitos paravaginais com, 1936
 configuração da suspensão na, 1921
 elevação uretral de, 1921
 procedimento de Marshall-Marchetti-Krantz comparado a, 1936
 profilática, 1927
 resultado, 1927
 técnica para, 1925-1927, 1926f
Colpossuspensão laparoscópica, 1921
Colpossuspensão retropúbica aberta, 1920
Colpossuspensão
 de Burch. *Ver* Colpossuspensão de Burch
 definição de, 1920

Colpossuspensão *(Cont.)*
 laparoscópica, 1921, 1931
 procedimento fita vaginal livre de tensão em comparação a, 1936-1938
 profilática, 1927
 retropúbica aberta, 1920
Colpossuspensão profilática, 1927
CombAT Study. *Ver* Combination of Avodart and Tamsulosin Study
Combination of Avodart and Tamsulosin (CombAT) *Study*, 2489-2491, 2491t
Cominução do cálculo, na litotripsia por onda de choque, 1268-1270, 1269f-1270f
Complacência da bexiga (C), 1649
 após cistoplastia de aumento, 3350-3351, 3351f
Complemento C3, nas secreções prostáticas, 2417t, 2422
Complexo da esclerose tuberosa (TSC), 1306, 3023-3025, 3024f
 avaliação radiográfica do, 3024f, 3025
 características clínicas do, 3024-3025
 carcinoma de células renais no, 1336, 3025
 genética do, 3023-3024, 3025f
 tratamento do, 3025
Complexo da veia dorsal (DVC)
 divisão do, na prostatectomia radical retropúbica, 2647-2649, 2647f-2648f
 ligadura
  na prostatectomia laparoscópica radical, 2669, 2669f
  na prostatectomia radical retropúbica, 2646-2651, 2646f-2647f
Complexo extrofia-epispadias (EEC), 3182-3185, 3183f
 adolescentes com, 3218
 adultos com, 3218
 aspectos históricos, 3182
 diagnóstico pré-natal de, 3191-3192, 3192f
 embriologia, 3184-3185, 3184f
 epispadias. *Ver* Epispadia
 extrofia cloacal. *Ver* Extrofia cloacal
 extrofia da bexiga clássica. *Ver* Extrofia clássica da bexiga urinária
 fertilidade com, 3219-3220
  paciente do sexo feminino, 3220
  paciente do sexo masculino, 3219-3220
 herança de, 3182-3184
 incidência de, 3182-3184
 pseudoextrofia, 3191
 qualidade de vida com, 3220
 questões de ajuste de longo prazo com, 3220-3221
 sexualidade com, 3218-3219
  preocupações masculinas, 3218
 variante da sínfise dividida, 3191
 variantes, 3191, 3191f-3192f
Complicações anastomóticas, com prostatectomia radical laparoscópica, 2680
Complicações neurológicas, após RPLND, 835
Complicações pós-operatórias, cirurgia suprarrenal, 1594, 1594q
Complicações pulmonares
 após RPLND, 833
 da nefrectomia radical, 1428
Complicações tromboembólicas
 após prostatectomia radical laparoscópica, 2680
 após prostatectomia radical retropúbica, 2657
Composição espacial ultrassonografia, 69-70
Compressão da medula espinal
 neuroblastoma causando, 3567
 radioterapia para o câncer de próstata localizado e, 2708

Compressão do parênquima e grampeamento, para nefrectomia parcial laparoscópica, 1476
Compressão epidural da medula, no câncer de próstata resis*t*ente à castração, 2818, 2819t
Compressor da uretra, 1608
Condensação mesenquimal, 2394-2395
Condições inflamatórias e dolorosas do trato genitourinário masculino
  epididimite, 331-332, 331q-332q
  orquite, 329-331, 330q, 330t, 332q
  prostatite. *Ver* Prostatite
Condições médicas, incontinência urinária e, 1749
Condições neoplásicas, de doenças cutâneas da genitália externa
  balanite pseudoepiteliomatosa, ceratótica e mica, 414, 414f
  carcinoma de células basais, 413, 413f
  carcinoma de células escamosas, 411, 412f
  carcinoma de células escamosas *in situ*, 410-411, 411f
  carcinoma verrucoso, 412, 412f
  doença de Paget extramamária, 414, 415f
  linfoma de células T cutâneo, 414-415, 416f
  melanoma, 414
  papulose bowenoide, 411, 411f
  sarcoma de Kaposi, 413-414, 413f
Condições vasculares, hematúria relacionada a, 194
Condiloma acuminado, 3468
Condiloma acuminado gigante, do pênis, 846e1f, 846e4, 846e4q
Condiloma acuminado, transformação maligna do, 846e2-846.e3
Condrócitos, para refluxo vesicoureteral, 3169e1
Conduto de intestino, 2306-2307, 2307f-2308f, 2309t
Conduto ileal, 2304-2305, 2304f-2306f, 2306t
  na derivação urinária minimamente invasiva, 2370-2373, 2370t
Conduto jejunal, 2305-2306, 2306t
Condutores da agulha, para cirurgia laparoscópica e robótica, 207, 207e2f
Cones vaginais
  incontinência urinária, em paciente geriátrico, 2099e3
Conexina, 43, 1646, 1647f
Configuração de sala de cirurgia, para cirurgia laparoscópica e robótica, 196-197, 197q
Constipação
  estimulação do nervo sacral para, 1908
  manejo da, 1775-1776
Contagem de linfonodos, resultados esperados da RPLND e, 832
Contenção da urina, para incontinência urinária em pacientes geriátricos, 2099e6
Conteúdo gástrico, aspiração de, durante cirurgia laparoscópica e robótica, 220e1
Contigen®. *Ver* Glutaraldeído de colágeno bovino de ligação cruzada
Continência
  após diversão urinária ortópica, 2363-2366, 2364t-2365t, 2366q
  após o reparo pré-puberal, 3426-3427
  após prostatectomia radical para o câncer de próstata, 2617
  aumento da pressão abdominal durante, 1687
  controle do circuito, 1660-1663, 1660f
    de reflexos viscerais somáticos, 1661
    esfíncter nos reflexos da bexiga, 1661, 1661f, 1663f
    fase de armazenamento, 1660-1661, 1661f-1662f, 1662t
  controle neural do trato urinário inferior na, 1754-1755

Continência *(Cont.)*
  diagnósticos médicos e, 1699
  em extrofia cloacal, 3232
  estrógenos e de, 1866
  expansão da bexiga na, 1755, 1755q
  mecanismos de, 1754
  mecanismos esfincterianos, 1755-1756
    feminino, 1756, 1756q
    masculino, 1755-1756, 1755f, 1756q
  na epispadia masculina, 3222, 3223t
  promoção e defesa para, 2099e9
  saída da bexiga na, 1755-1756
  urologia de transição e, 3526
Continência urinária. *Ver* Continência
Contração reflexa, promoção ou início da, 2080
Contrações involuntárias do detrusor (IDCs), 1725
Contratura do colo da bexiga
  após prostatectomia radical retropúbica, 2657
  após vaporização fotosseletiva da próstata, 2532
  com enucleação por *laser* de hólmio da próstata, 2529-2530
  com ressecção transuretral bipolar da próstata, 2517
  com ressecção transuretral monopolar da próstata, 2515
Contusão, ureteral, 1161
Copolímero de ácido hialurônico/dextranômero (DX/HA, Deflux), de refluxo vesicoureteral, 3169
Copolímero de poliálcool poliacrilato (PPC), para refluxo vesicoureteral, 3169e1
Coração
  considerações pós-natais para, 2950
  na síndrome do abdome em ameixa seca (síndrome de Prune-belly), 3239
Corcova de dromedário, 967
Cordão espermático, 520-521
  denervação microcirúrgica de, 955-957, 956f
  dissecação de, no RPLND laparoscópica, 840, 840f, 842
Cor, de urina, 13, 13t
Coriocarcinoma
  histologia do, 788f, 787
  propagação do, 792, 810
Corno cutâneo, do pênis, 846e1, 846e1f
Corpo cavernoso, 511-512, 614t, 669
  anatomia do, 910e1-910.e3, 910e1f-910.e4f
  reconstrução do, 492, 493f-494f
Corpo do útero, anatomia, 1605
  complexo extrofia-epispadias e, 3219
  histeropexia
Corpo esponjoso, 511-512, 614t, 617t
  anatomia do, 910e1-910.e3, 910e1f-910.e4f
Corpo estranho intravesical
  cálculo da bexiga urinária secundário ao, 1293
  laparoscópico, 2279-2280, 2279f-2280f
Corpo estranho. *Ver* Corpo estranho intravesical
Corpo perineal, 1603, 910e6f-910.e7f, 910e8
  fáscia do, 1615, 1617f-1619f
Corpos amiláceos, 305
Corpos eréteis, do pênis, 910e1-910.e3, 910e1f-910.e4f
Correção endoscópica, do refluxo vesicoureteral, 3154, 3167-3169
Corrimento uretral, histórico do paciente de, 7
Córtex renal, 968-969, 968e1f-968.e2f
Corticosteroides
  na tratamento da tuberculose genitourinária, 430
  para imunossupressão pós-transplante, 1084-1085, 1085t
  pré-medicação com, reações aos meios de contraste, para prevenção de, 29, 29q
  pré-operatório, 103

Cortisol livre (UFC) na urinária, na avaliação de massas suprarrenais, 1572-1573
Cortisol salivar tarde da noite, avaliação de massas suprarrenais, 1572
CoSeal, 207t, 207e2
  para MIS, 2964-2965
CO_2. *Ver* Dióxido de carbono
COU. *Ver* Uropatia obstrutiva congênita
COX-2. *Ver* Ciclo-oxigenase-2
CPAP. *Ver* Pressão positiva contínua nas vias aéreas
CPB. *Ver Bypass* (desvio) cardiopulmonar
CP/CPPS. *Ver* Síndrome da bexiga dolorosa/Prostatite crônica
CPDN. *Ver* Nefroblastoma cístico parcialmente diferenciado
CP. *Ver* Paralisia cerebral; Prostatite crônica; Produto de concentração
CPPS. *Ver* Síndrome da dor pélvica crônica
CPR. *Ver* Velocidade de produto de concentração
CrCl. *Ver* Eliminação de creatinina
Creatinina
  GFR e, 1008-1009, 1008f, 1090-1091
  medida sérica
    na AKI, 1041, 1042t
    na CKD, 1060-1061
Creatinina plasmática (PCR), estimativa de GFR com, 1008-1009, 1008f
Creatinina sérica, risco de reação ao meio de contraste com base na, 30
Creme de Imiquimod, para condiloma acuminado, 846e2-846.e3
Crescimento
  considerações pós-natais para, 2950-2951
  intrauterino
    desenvolvimento pulmonar e, 2949-2950
    restrição, 2949
Crescimento do paciente, após cistoplastia de aumento, 3351-3352
Crescimento intrauterino, desenvolvimento do pulmão e, 2949-2950
Crescimento pós-natal e maturação, 2950-2951
Crescimento renal compensatório, com obstrução do trato urinário, 1100-1101
Crescimento renal, refluxo vesicoureteral e, 3149
Crescimento somático, refluxo vesicoureteral e, 3149
CRF. *Ver* Fator de liberação de corticotropina
Crianças, coleta de amostra urinária em, 12-13
Crianças. *Ver* Pacientes pediátricos
Crioablação (CA)
  para câncer de próstata, 2727, 2728f-2730f
    resultados esperados com, 2736-2737
  para câncer de próstata localizado, 2625-2626
    focal, 2626e1
    primário de glândula toda, 2625
    resgate de toda glândula, 2625-2626
  para RCC, 1347t, 1349-1351, 1350t
  para tumores renais, 1485q
    acompanhamento, 1489-1490, 1490q
    background e modo de ação, 1484-1485
    ciclos de congelamento-descongelamento, 1485
    complicações da, 1494-1495, 1496q, 1496f-1497f
    duração, 1485
    laparoscópica, 1477
    percutânea, 1487-1489, 1488f, 1494
    resultados esperados oncológicos, 1490-1494, 1491t-1492t, 1494q
    RFA comparado a, 1494
    sucesso da, 1489-1490, 1489f, 1490q
    temperatura de tratamento, 1485
  salvamento. *Ver* Crioterapia de salvamento
Criopreservação de esperma, para pacientes de TGCT, 794

Crioterapia de salvamento
　para câncer radiorrecorrente, 2750
Criptorquidia congênita, 3434-3435
Criptorquidia sindrômica, 3437-3438
Criptorquidismo, 560-561, 568, 577
　abordagem cirúrgica ao testículo abdominal,
　　3447-3449
　　orquidopexia de Fowler-Stephens,
　　　3447-3449, 3448t
　　orquidopexia laparoscópica, 3447-3449,
　　　3448t
　　orquidopexia transabdominal aberta, 3447
　abordagem cirúrgica ao testículo palpável,
　　3444-3446
　　momento, 3444
　　orquidopexia inguinal, 3444-3446, 3445f
　　orquidopexia transescrotal, 3446, 3446f
　adquirido, 3435
　congênito, 3434-3435
　definições para, 3430
　diagnóstico de, 3438-3443, 3438f
　　testículos não palpáveis, 3439-3441,
　　　3439f-3440f
　　testículos palpáveis, 3438-3439, 3439f
　embriologia testicular e, 3430-3434
　epidemiologia do, 3434-3438
　fatores de risco ambientais para, 3436-3437
　manejo, 3439f, 3443-3449
　patologia associada ao, 3441-3443
　　anomalias do epidídimo com, 3441-3442,
　　　3442f
　　anomalias do processo vaginal com, 3442
　　anomalias gubernaculares com, 3442
　　anomalias testiculares com, 3442-3443
　　mau desenvolvimento testicular, 3441
　prognóstico para, 3449-3452
　risco de câncer e, 784
　sindrômico, 3437-3438
　subfertilidade com, 3449-3450
　susceptibilidade genética para, 3435-3436
　terapia médica para, 3444
　tumor de células germinativas testiculares
　　com, 3450-3452, 3451f
Cristais
　agregação de, 1175
　estresse oxidativo e, 1175
　microscopia eletrônica de varredura de,
　　1202, 1203f
　no sedimento urinário, 23, 24f
　nucleação homogênea de, 1175
　retenção de, 1175
Cristalização
　inibidores e promotores de, 1178-1179
　na urina, 1173-1174
Cristas ilíacas, 1598f
Crixivan®. Ver Sulfato de indinavir
Cromatina, dos espermatozoides, 535
Cromossomo X, na espermatogênese, 528
Cromossomo Y, na espermatogênese, 528
CrossSeal®, 207t
CRRT. Ver Terapia de reposição renal contínua
CTCL. Ver Linfoma de células T cutâneas
CTCs. Ver Células tumorais circulantes
CTLA-4. Ver Antígeno 4 do linfócito T citotóxico
CTU. Ver Urograma por TC; Ver Urografia por
　tomografia computadorizada com
　multidetector
Cuidado. Ver Cuidados de saúde
Cuidados Acessíveis Act. Ver Proteção do Paciente
　e Cuidados Acessíveis Act of 2010
Cuidados de anestesia monitorada,
　considerações pré-operatórias
　para, 111
Cuidados de fim de vida, 2101-2102
Cuidados de saúde
Cuidados paliativos, 2101-2102

Cuidados pós-operatórios
　para nefrectomia laparoscópica simples, 1457
　para pacientes pediátricos, 2960
　　complicações, 2960-2961, 2961t-2962t,
　　　2962q
　　manejo da dor, 2956-2958, 2956t-2957t
　para RPLND, 821-822
　　laparoscópica, 843
　para vasectomia, 951
　transplante renal
　　incidência e prevalência de, 1069
　　outras opções e tratamento comparados,
　　　1069-1070
Cuidados pré-operatório, 100, 117q
　ambiente do paciente
　　considerações de segurança, 114
　　posicionamento do paciente, 114-115, 114q
　　preparo da pele, 113-114
　　temperatura do paciente, 113
　avaliação, 100
　　cardíaca, 101-102, 102t
　　classificação e estratificação de risco em,
　　　100-101, 101q, 101t
　　hepatobiliar, 102
　　para cirurgia renal, 1414-1415, 1415f,
　　　1414e1f
　　para cirurgia renal laparoscópica,
　　　1446-1447
　　para DRC e DRCT, 1063-1064
　　pulmonar, 102
　comorbidade, 103
　considerações anestésicas, 110
　　manejo da dor, 112
　　seleção de modo, 111-112
　considerações sobre derivados do sangue,
　　112-113
　em populações especiais
　　desnutrição, 104
　　gravidez, 104
　　idosos, 103-104
　　obesidade, 104
　incisões abdominais e fechamento da ferida,
　　115-117, 116t
　para cirurgia escrotal, 946-947
　para cirurgia laparoscópica e robótica, 197q
　　configuração de sala cirúrgica, 196-197, 197q
　　hemoderivados, 196
　　para pacientes pediátricos, 2967
　　posicionamento do paciente, 197, 197e1f
　　preparo intestinal, 196
　　profilaxia, 197
　　seleção dos pacientes e contraindicações,
　　　195-196
　para cirurgia suprarrenal, 1580-1581, 1581f
　para desvio urinário minimamente invasivo,
　　2369, 2370q
　para preparo cirúrgico
　　para cirurgia renal, 1414-1415, 1415f,
　　　1414e1f
　　para cirurgia renal laparoscópica, 1446-1447
　　para pacientes pediátricos, 2958-2960,
　　　2959t, 2960q
　　preparo intestinal, 106-108
　　profilaxia antibiótica, 105-106, 105q,
　　　106t-107t
　　profilaxia de VTE, 108-109, 108t-109t, 109q
　　terapia antitrombótica, 109-110, 110t
　para RPLND, 818
　para RPLND laparoscópica, 839
　teste pré-cirúrgico, 100
Culdossuspensão do ligamento sacroespinal,
　1602-1603
　anatomia cirúrgica para, 1966-1968, 1967f
　complicações da, 1968
　resultados da, 1968, 1968t-1969t
　técnica para, 1967-1968, 1967f

Cultura de urina
　e UTIs, 2939
　para cálculos relacionados à infecção, 1202
Curto-circuitos, com estimulação do nervo
　sacral, 1912
Curvatura congênita do pênis, 939-941, 939e1,
　940e1
Curvatura do pênis, 3377, 3377f
　adquirida, 939, 941
　cirurgia reconstrutora para, 939, 941q
　congênita, 939-941, 939e1, 940e1
Custos, para cuidados em saúde, 86
CVA. Ver Acidente vascular encefálico
CVD. Ver Doença cardiovascular
CyberKnife. Ver Radioterapia corporal
　estereotática

D

Dantrolene, para facilitar o esvaziamento da
　bexiga urinária, 1874e3
Dapoxetine, e PE, 698-699
DAs. Ver Agonistas da dopamina
DBD. Ver Disfunção da bexiga urinária induzida
　pelo diabetes
DCT. Ver Túbulo contorcido distal
DDAVP. Ver Desmopressina
DDR. Ver Resposta ao dano do DNA
Debridamento, da parede escrotal, para gangrena
　de Fournier, 947-948, 948f
Defeitos anorretais
　fístula urinária com, 3270, 3270f
　na extrofia da bexiga urinária, 3187
Defeitos de distração vesicouretral, 938, 939q
Defeitos do tubo neural (DTN), 3272-3279
　achados com, 3274-3275
　deterioração do trato urinário superior com,
　　3274-3275, 3275f
　epidemiologia de, 3272, 3273f
　fatores de risco para, 3272-3273, 3273f
　fechamento pré-natal de, função da bexiga
　　após, 3274
　intervenção precoce para, 3275-3277
　manejo pós-natal de
　　disfunção intestinal neurogênica, 3279
　　inicial, 3274
　patogênese da, 3273, 3273t
　preocupações perinatais com, 3273-3274
Defeitos esqueléticos, em extrofia da bexiga,
　3185-3186, 3185f
Defesas do hospedeiro relacionadas à próstata
　alterada, na etiologia da prostatite,
　307
Deficiência androgênica (AD)
　abordagem integrada baseada em evidências
　　para
　　definição de, 538
　　diagnóstico de, 541-542, 541t, 542q, 543f
　　epidemiologia da, 538-539, 539q-540q
　　etiologia, 539-541
　　fisiologia da, 539-541, 540q, 540t
　　tratamento da, 542-547, 543f, 544q-545q,
　　　544t, 547q
　associação com doença vascular encefálica,
　　548
　associação de CVD com, 547-548
Deficiência de 17,20-liase, 3490
Deficiência de 17 α-hidroxilase, 3490
Deficiência de 17β-Hidroxisteroide
　oxidorredutase, 3490-3491
Deficiência de 3β-Hidroxisteroide desidrogenase,
　3489-3490
Deficiência de citocromo P450 oxidorredutase,
　3489
Deficiência intrínseca do esfíncter (ISD),
　1689-1690
　causas de, 1757

Deficiência intrínseca do esfíncter (ISD) *(Cont.)*
    incontinência urinária por estresse e, 1758, 1919-1920, 1990
    procedimento de *sling*, 1989
    quantificação de, 1727
    sling da uretra média para, resultados esperados da, 2020-2021
Deficiência parcial de androgênio no envelhecimento masculino (PADAM), 519
Deflazacort, para passagem de cálculo ureteral, 1001-1002
Defluxo. *Ver* Copolímero de ácido hialurônico dextranômero
Deformação, ureteral, 989, 996
Deformidade em berinjela, com fratura peniana, 2379, 2379*e*1f
Degeneração combinada subaguda (SACD), disfunção do trato urinário inferior e, 1791
Degeneração corticobasal, disfunção do trato urinário inferior e, 1791
De-hidroepiandrosterona (DHEA), 2400-2401, 2402f
    e resposta sexual feminina, 752
Deiscência da glande, 3420-3421, 3420f
Delírio, 2095
Demência, disfunção do trato urinário inferior com, 1765
Demerol. *Ver* Meperidina
Depressão, no paciente urológico geriátrico, 2089
Depuração. *Ver* Eliminação renal
Derivados da azatioprina, na terapia oral para BPS/IC, 353t, 354
Derivados da cloroquina, para tratamento oral de BPS/IC, 353t, 354
Dermatite alérgica
    dermatite atópica, 389-390, 389f
    dermatite de contato, 390, 391f
    diagnóstico diferencial, 389q
    eritema multiforme e síndrome de Stevens-Johnson, 390, 391f-392f
Dermatite atópica (AD), 389-390, 389f
Dermatite de contato, 390, 391f
Dermatite herpetiforme, 398-399
Dermatite seborreica (SD), como desordem papuloescamosa, 396-397
Dermatofibroma, 418f, 419
Dermatose bolhosa por IgA linear (LABD), 398-399, 399f
Dermatoses vulvar, e distúrbios sexuais dolorosos, 763
Descentralização parassimpática, LUTD e, 1782
Descida renal, para doença da estenose ureteral, 1139
Desenvolvimento do gênero fenotípico, 516
Desenvolvimento, dos pulmões e rins, implicações clínicas, 2949-2950
Desenvolvimento do trato genitourinário, 2823, 2824f-2825f, 2847q
    desenvolvimento da bexiga e do ureter
        bexiga e mecanismo continência, 2836
        formação de seio urogenital, 2833, 2834f-2835f
        formação do trígono, 2833-2834, 2835f
        ureter, 2834-2836
    desenvolvimento do rim
        conversão mesenquimal-epitelial, 2833
        excrescência do botão ureteral em direção ao mesênquima metanéfrico, 2830-2832, 2831f
        formação de ductos néfricos, 2830
        mecanismo molecular de, 2830, 2830f
        metanefros, 2826, 2827f-2828f

Desenvolvimento do trato genitourinário *(Cont.)*
    primeiros eventos, 2823, 2826f
    pronefros e mesonefros, 2823-2826, 2827f
    sistema coletor, 2826-2829, 2829f
    subida renal, 2829-2830, 2829f
    tubulogênese, 2832-2833, 2832f
    vascular renal, 2833
    trato genital e reprodutivo
        estruturas femininas, 2840, 2841f
        estruturas masculinas, 2837-2838, 2839f
        formação de genitais e ductos paramesonéfricos, 2836-2837, 2837f-2839f
        genitália externa, 2840-2844, 2841f-2843f
        gonadal descendente, 2844-2845, 2844f
        mecanismo molecular do desenvolvimento sexual, 2845-2847, 2846f
        próstata e vesícula seminal, 2838-2840, 2840f
Desenvolvimento funcional renal, distúrbios do desenvolvimento da função renal e transição para a vida neonatal, 2849-2850, 2850f, 2851q
Desequilíbrio hídrico
    diabetes insípido, 1023, 1835
Desflurano, considerações pré-operatórias para, 111
Desimpactação, 3322-3323
Desmopressina (DDAVP)
    eficácia, 1865
    em crianças, 1864-1865
    gênero e, 1866
    para enurese, 3315
    para enurese noturna, 1864-1865
    para facilitar o enchimento da bexiga urinária e o armazenamento da urina, 1864-1866
    para noctúria, 2099*e*8
    para poliúria noturna, 1827, 1829, 1830t
Desnervação, do cordão espermático, 955-957, 956f
Desordem de déficit de atenção/hiperatividade (ADHD)
    disfunção do trato urinário inferior e, 1793
    e priapismo, 673
Desordem ovotesticular de diferenciação sexual, 3484-3485, 3484f
Desordens da função adrenal anormal, 1555-1556
Desordens intestinais
    estimulação do nervo sacral para, 1908
    normal *versus*, 3318, 3318q
Desordens papuloescamosas, 392, 392q
    artrite reativa, 393-394, 393f-394f
    dermatite seborreica, 396-397
    erupção fixa às drogas, 396, 397f
    líquen escleroso, 394-396, 396f
    líquen nítido, 394
    líquen plano, 394, 395f
    psoríase, 392-393, 393f
Desordens tubulares, 2861-2863, 2863q
    ducto distal e coletor, 2862-2863
    proximal, 2861-2862
Desordens vesicobolhosas, 397, 398q
    dermatose bolhosa por IgA linear, 398-399, 399f
    doença de Hailey-Hailey, 399-400, 400f
    herpetiforme dermatite, 398-399
    penfigoide bolhoso, 398, 399f
    pênfigo vulgar, 398, 398f
Desvio intestinal urinário
    anastomoses intestinais para. *Ver* Anastomose intestinal no desvio intestinal urinário
    anastomose ureterointestinal para, 2294-2303. *Ver também* Anastomose ureterointestinal para derivação urinária

Desvio intestinal urinário *(Cont.)*
    aspectos neuromecânicos de segmentos intestinais em, 2314-2316
        atividade motora, 2315-2316, 2315f
        considerações de volume e pressão, 2314-2315, 2314f
    cirúrgica anatomia para, 2281, 2281*e*1f-2281.*e*2f
        do colo do intestino para, 2281*e*1-2281.*e*2, 2281*e*2f
        do estômago para, 2281*e*1, 2281*e*1f
        do intestino delgado para, 2281*e*1, 2281*e*1f
    complicações metabólicas com, 2309-2314
        alterações eletrolíticas, 2309-2311, 2310f, 2310t
        anormalidades de absorção do fármaco, 2312
        cálculos, 2313
        câncer, 2314
        crescimento e desenvolvimento, 2312
        infecção, 2313
        osteomalácia, 2312
        problemas nutricionais, 2313-2314
        sensorial alterada, 2311-2312
    conduto do colo do intestino para, 2306-2307, 2307f-2308f, 2309t
        conduto ileal para, 2304-2305, 2304f-2306f, 2306t
        conduto jejunal para, 2305-2306, 2306t
        manejo de, 2305f, 2307-2308
        preparo para, 2304
        vesicostomia ileal para, 2307
    na deterioração renal, 2296t, 2303
    preparo intestinal para, 2281-2284
        antibiótico, 2283, 2283t
        diarreia e enterocolite pseudomembranosa com, 2283-2284
        mecânica, 2282-2283, 2282t
    seleção para, 2281
    tipos de desvio urinário, 2303-2308
Desvio urinário. *Ver também* Derivações urinárias continentes
    cálculo da bexiga urinária em, 1294
        tratamento de, 1296
    continente cutâneo. *Ver* Derivação urinária continente cutânea
    em candidatos a transplante renal, 1073-1074
    minimamente invasiva. *Ver* Derivação urinária minimamente invasiva
    na cistectomia radical roboticamente assistida, 2274, 2276f
    ortóptica. *Ver* Derivação urinária ortópica
    para disfunção do trato urinário inferior, 1795
    para incontinência urinária, em pacientes geriátricos, 2099*e*5
    para manejo de hipospadia pós-operatória, 3416
    válvula posterior da uretra, 3260-3261, 3264f
Desvio urinário minimamente invasivo
    colocação de porta para, 2370, 2371q
    complicações com, 2376, 2377t
    criação de conduto ileal, 2370-2373, 2370t
        anastomose ureteroileal, 2372-2373, 2372f-2373f
        criação de conduto, 2371-2372, 2372f
        isolamento de segmento do intestino, 2371-2372, 2372f
        ponto de marionete, 2371, 2371f
        preparo pré-estoma, 2373
        restauração do intestino, 2373, 2373f
        seleção do intestino para, 2370-2371
        transferência de ureter à esquerda para, 2370-2371
    criação de neobexiga modificada de Studer, 2371t, 2374-2375, 2375q
        anastomose da neobexiga-uretral, 2374, 2374f

Desvio urinário minimamente invasivo *(Cont.)*
 anastomose uretero-neobexiga, 2374, 2374f-2375f
 criação da neobexiga, 2374, 2374f
 destubularização intestinal, 2374
 fechamento da neobexiga, 2375
 isolamento do intestino, 2374
 cuidado pós-operatório para, 2375, 2375q
 cuidado pré-operatório para, 2369, 2370q
 curva de aprendizado para, 2376
 direção futura, 2378
 história, 2369, 2369q
 intracorpórea *versus* extracorpórea, 2376-2378
 permanência hospitalar para, 2376
 posição do paciente para, 2370, 2371q
 resultados esperados com, 2375, 2378q
 resultados esperados funcionais com, 2376
 seleção de pacientes para, 2369, 2370q
 técnica operatória para, 2375-2376, 2376t
Desvio urinário supravesical, síndrome do abdome em ameixa (síndrome de Prune-belly) para, 3243
Desvio venovenoso (VVB), para trombectomia da veia cava, 1441-1442, 1442f, 1442e1f
DETC. *Ver* Tomografia computadorizada de dupla energia
Determinação do sexo, 518
Detrusor acontrátil, 1692-1693, 1729
Dexteridade manual, diversão urinária ortópica e, 2350
Dextroanfetamina, para terapia oral de BPS/IC, 355
DG. *Ver* Diacilglicerol
DHEA. *Ver* De-hidroepiandrosterona
DHIC. *Ver* Hiperatividade do detrusor comproblemas de contratilidade
DHT. *Ver* 5a-Di-hidrotestosterona
Diabetes insípido, 1023, 1835
Diabetes insípido nefrogênico (NDI), 2862-2863
Diabetes melito, 549
 cálculo renal e, 1172-1173
 CKD no, 1059
 considerações sobre meio de contraste no, 30
 disfunção do trato urinário inferior e, 1783-1784, 1783q
 doença urológica e, 551-554
 e ED, 639
 efeitos na função ureteral, 1002
 e PD, 723-724, 724f
 mecanismos de defesa do hospedeiro em UTIs e, 249
 pH baixo da urina e, 1190-1191
Diacilglicerol (DG), em contrações ureterais, 986, 988
Diafragma, anatomia, 1614, 1617f, 1939-1941, 1940f
Diagnostic and Statistical Manual of Mental Disorders (DSM-5), e ejaculação prematura, 695
Diagnóstico, de UTIs, 250-252, 251f, 252e1t
Diálise
 e desenvolvimento renal, 2870-2871, 2872q
 no transplante renal, 3532
 para AKI, 1052
 para CKD, 1064-1065, 1067q, 1067t
 para DRT, 1065, 1066q-1067q, 1066f, 1067t
  complicações de longo prazo da, 1070
  incidência e prevalência de, 1069
  opções para, 1069
  resultados de, 1070
 prescrição e modalidade de, 1052-1053
Diálise peritoneal, 2870-2871
Diâmetro, dos ureteres, 989, 990f, 994
 efeitos da obstrução sobre, 995-999, 996f-999f

Diário da bexiga
 avaliação do, 2140-2141
 classificação do, 2140
 condições associadas, 2144-2146
  malignidade, 2145-2146
  obstrução da saída da bexiga, 2144
  refluxo vesicoureteral ipsilateral, 2146
 diagnóstico de, 2141-2144, 2146q
  apresentação de, 2141
  avaliação de, 2141
  exame endoscópico de, 2144, 2145f
  imagem de, 2141-2143, 2142f-2144f
  urodinâmica do, 2143-2144
 diverticulectomia para. *Ver* Diverticulectomia da bexiga
 etiologia do, 2140-2141
 fisiopatologia, 2140-2141
 indicações cirúrgicas para, 2140-2141
 manejo do, 2146-2150, 2147f, 2150q
  de observação e não cirúrgico, 2146
  endoscópico, 2146-2148
  indicações para intervenção, 2146
  para disfunção da bexiga urinária e do intestino, 3300, 3301f
  para incontinência urinária, masculina, 1711-1712, 1712f
 Questionário com base na Micção Diária1879, 1881f-1882f
 refluxo vesicoureteral e, 3151, 3151e1f
 resultados esperados com, 2256, 2257f
 técnica para, 2255-2256, 2255f-2257f
 tratamento cirúrgico de, 2148-2150
  abordagem intravesical-extravesical combinada para, 2148, 2151f
  complicação com, 2150
  diverticulectomia laparoscópica e robótica, 2148-2150
  diverticulectomia transvesical da bexiga, 2148, 2149f-2150f
Diários de micção
 incontinência urinária, em pacientes geriátricos, 2099e1-2099.e2
 para avaliação de PFDs, 1702
 para pacientes pediátricos, 3127
Diarreia
 com preparo intestinal, 2283-2284
 crônica, na hipocitratúria, 1212
  tratamento médico da, 1228
Diátese gotosa
 cálculos de ácido úrico na, 1212, 1212q, 1213f
 tratamento médico de, 1229
Dibenzilina. *Ver* Fenoxibenzamina
DICA. *Ver* Paclitaxel, ifosfamida e cisplatina
Diclofenaco, efeitos na função ureteral, 1005
Dieta/alimentação
 câncer de próstata e, 2551
 hiperplasia prostática benigna e, 2442-2444, 2445t
 incontinência urinária e, 1749
 para CKD, 1062-1063
 para tratamento de BPS/IC, 351-352, 352q
 perda de peso, nefrolitíase e, 1220, 1220q
Difalia, 3373-3374
Difenidramina (Benadryl®), para reações ao meio de contraste, 28-29, 29q
Diferenciação psicossexual, 3475-3477
Diferenciação sarcomatoide, no RCC, 1333, 1333f
Diferenciação sexual, 3469-3477
 desenvolvimento fenotípico normal, 3473
 desenvolvimento genotípico normal, 3469-3473
  genes adicionais em, 3471-3473, 3471f, 3472t
  sexo cromossômico, 3469, 3470f
  ZFY e SRY, 3469-3471, 3470f-3471f

Diferenciação sexual *(Cont.)*
 diferenciação psicossexual, 3475-3477
 distúrbios de. *Ver* Desordens de desenvolvimento sexual
 estágio de diferenciação gonadal, 3473, 3473f
 fenotípico, 3474-3475, 3475f-3476f
 função gonadal, 3473-3474
  ovário, 3474
  testículo, 3473-3474, 3474f
 identidade de gênero, papel e orientação, 3475-3477
Diferenciação sexual fenotípica, 3474-3475, 3475f-3476f
Digitalização testicular com radionuclídeo, para pacientes pediátricos, 2923-2925
Digitalização tridimensional, na ultrassonografia, 71-72, 72f
Digoxina, e ED, 637
5α-Di-hidrotestosterona (DHT), 517-518, 518f, 539
 na hiperplasia prostática benigna, 2427-2428, 2428f
 na próstata, 2400-2401, 2401t
 no câncer de próstata, 2553, 2554f
 nos vasos deferentes, 533-534
 regulação da função do epidídimo e, 532
1,25-Di-hidroxicolecalciferol (Calcitriol), 1011-1012
 no metabolismo do cálcio, 1180
Dilatação
 de ureteres, 995-999, 996f-999f
  avaliação clínica da, 998-999, 999f
 uretral. *Ver* Dilatação uretral
Dilatação com balão
 para alcançar o acesso extraperitoneal e desenvolver o espaço extraperitoneal, 201-202
 para alcançar o acesso retroperitoneal e desenvolver o espaço retroperitoneal, 201-202, 202f, 201e3
 para doença da estenose ureteral anterógrada, 1130
  resultado com, 1130-1131
  retrógrada, 1129-1130, 1130f-1131f
 para prostatite, 326
 para restrições ureteroentéricas, 1142
Dilatação manual, para alcance do acesso retroperitoneal e desenvolvimento do espaço retroperitoneal, 201e4
Dilatação uretral
 como técnica cirúrgica
  para estenose uretral, 921
Dilatadores
 para alcançar o acesso extraperitoneal e desenvolver o espaço extraperitoneal, 201-202
 para alcançar o acesso retroperitoneal e desenvolver o espaço retroperitoneal, 201, 202f, 201e3
Dilatadores Amplatz, para sistema coletor do trato urinário superior, 168, 168f
Dilatadores de balão, para sistema de coleta do trato urinário superior, 168, 168f-169f, 168e1f
Dilatadores dos canais de potássio
 efeitos na função uretral, 1005
 para facilitar o enchimento da bexiga urinária e o armazenamento da urina, 1839t, 1852-1853
Dimerização, de receptores de androgênios, 2410
Dimetil sulfóxido (DMSO), 356-357
 para facilitar o enchimento da bexiga urinária e o armazenamento da urina, 1858-1859

Dióxido de carbono (CO₂)
  como escolha para insuflação, 211-212
  equilíbrio acidobásico e, 1023-1025
Diretrizes da International Consultation on Incontinence (ICI) Oxford
  questionários sobre transtornos do assoalho pélvico, 1702-1704, 1703t-1704t
Diretrizes de Oxford
  para facilitar o enchimento da bexiga urinária e o armazenamento da urina, 1838, 1838t
Diretrizes *Nulla per os* (NPO), para pacientes pediátricos, 2953
Diretrizes NCCN. *Ver* Diretrizes da National Comprehensive Cancer Network
Diretrizes NPO. *Ver* Diretrizes *Nulla per os*
Discinesia ciliar, de espermatozoides, 537
Disfunção da bexiga. *Ver também* Disfunção da bexiga urinária e intestino
  após transplante renal pediátrico, 3536
Disfunção da bexiga urinária e intestino (BBD)
  avaliação de, 3300
  Bristol Stool Scale/Escala de Fezes de Bristol para, 3305, 3305f
  cultura de urina e sensibilidade para, 3303
  diários da bexiga e intestino para, 3300, 3301f
  distensão retal em, 3305, 3305f
  em pacientes pediátricos, 3126, 3299
  espessura da parede da bexiga, 3305
  e UTIs, 2931-2932, 2945-2946
  exame abdominal para, 3301-3303
  exame da coluna vertebral para, 3301-3302, 3302f
  exame de urina para, 3303
  exame físico para, 3301
  exame genital para, 3302-3303, 3303f
  exame neurológico para, 3303
  exame retrógrado, 3301-3302, 3302f
  farmacoterapia para, 3307-3308
  história para, 3300
  instrumentos de investigação para, 3303-3305
  manejo conservador da, 3306-3307
  neuromodulação para, 3308-3310, 3309t
  pós-esvaziamento residual, 3304-3305
  questionários para, 3300
  tratamento para, 3306
  triagem psicológica para, 3300-3301
  ultrassonografia pélvica em, 3304, 3304f
  urofluxometria para, 3303-3304
  uroterapia para, 3306
Disfunção da bexiga urinária induzida pelo diabetes (DBD), 1813
Disfunção ejaculatória
  após ablação com agulha transuretral da próstata, 2525
  após ressecção transuretral monopolar da próstata, 2515-2516
  após terapia transuretral por micro-ondas, 2521
  na infertilidade masculina, 578-579
Disfunção endócrina extratesticular e infertilidade masculina, 576-577
Disfunção endotelial, efeitos da testosterona sobre, 548-549
Disfunção erétil (ED)
  AD na, 547
  após prostatectomia radical laparoscópica, 2676, 2677t
  após prostatectomia radical retropúbica, 2658
  após trauma uretral pediátrico, 3557
  após vaporização fotosseletiva de próstata, 2533
  avaliação e manejo de avaliação diagnóstica, 647-650, 647f, 648t, 658q
    avaliação e teste especializado, 650-658, 650t, 651f-655f

Disfunção erétil (ED) *(Cont.)*
    considerações e tratamento, 658-667, 658f, 660t-662t, 663q, 664t, 667q
    perspectiva histórica, 643, 644t
    princípios de manejo, 645-647, 645t, 646f
    significância na saúde pública, 643-644, 645q
  causas de
    arteriogênica, 631q, 632-634, 634t
    cavernosa (venogênica), 631q, 634-635
    endocrinológica, 631-632, 631q
    envelhecimento, doença sistêmica, e outros, 630f, 639-641, 640t, 641q
    induzida por fármacos, 635-639, 636t, 638t
    neurogênica, 631, 631q
  cirurgia para
    avaliação do paciente pré-operatório e preparo, 710-712, 711t, 712q
    casos especiais, 720
    complicações da, 718-720, 718f, 719q
    conclusão, 721
    cuidados pós-operatórios, 717-718
    preparo cirúrgico e abordagem, 712-717, 713f-717f, 717q
    satisfação do paciente, 720-721
    tipos de próteses, 709-710, 710f-711f
  com lesão de distração uretral, 937, 2391
  complicações cirúrgicas
    do mau funcionamento do dispositivo, 719
    infecção, 718-719, 718f, 719q
    outros, 719-720
  com vaporização transuretral da próstata, 2517e4
  e PD, 724
  epidemiologia, 643-644, 645q
  fatores de risco para, 630
  fisiopatologia da
    classificação, 630-641, 630f, 631q, 634t, 636t, 638t, 640t, 641q
    incidência e epidemiologia, 630, 641q
  HIV e, 384
  MetS e, 553
  preparo cirúrgico para
    colocação de bomba, 716, 716f
    colocação de cilindro, 713-716, 713f-715f
    colocação de reservatório, 716-717, 716f-717f
    fechamento, 717
    primária, 641
  terapia com testosterona para, 547, 547q
  terapias com células penianas para, 492
Disfunção erétil induzida por fármacos/drogas, 635-639, 636t, 638t
Disfunção erétil primária, causa de anormalidades vasculares, 641
  micropênis, 641
Disfunção hepática, durante trombectomia da veia cava, 1444
Disfunção hipofisária, e infertilidade masculina, 575-576
Disfunção intestinal neurogênica, na mielomeningocele, 1775-1776
Disfunção intrínseca do esfíncter, 1689-1690
Disfunção miccional, 1692-1693
  após procedimento de *sling* pubovaginal, 2004-2006, 2007q
    manejo cirúrgico de, 2005-2006, 2006t
  após *sling* da uretra média, 2016t-2017t, 2019t, 2033-2036, 2034t-2035t, 2036q
    manejo de, 2035-2036
  classificação da, 1691-1695
    Bors-Comarr, 1694-1695, 1694q
    Bradley, 1695
    funcional, 1688t, 1689q, 1691-1693, 1692q, 1719-1720, 1720q
    Hald-Bradley, 1695, 1695q

Disfunção miccional *(Cont.)*
    International Continence Society/Sociedade Internacional de Continência, 1692, 1692q
    Lapides, 1693-1695
    urodinâmico, 1693, 1693q
  disfunção do trato urinário inferior e, 1787
  em pacientes pediátricos, 3126-3133, 3126q
  estimulação elétrica para, 1900t
  hiperplasia benigna prostática, em, 2425, 2426f
  HIV e, 384
  neuropática
    padrões gerais de, 1761-1763, 1761q, 1763q
    pediátrica, estimulação do nervo sacral para, 1907-1908
  pós-operatória
    após cirurgia de suspensão retropúbica, 1932-1933
    estimulação do nervo sacral para o de, 1907
  tratamento de, 1690q-1691q, 1691-1692
  ureteroceles e, 3097
Disfunção musculoesquelética e distúrbios dolorosos sexuais, 763
Disfunção neurogênica do trato urinário inferior (NLUTD). *Ver também* Disfunção neuromuscular do trato urinário inferior
Disfunção neuromuscular do trato urinário inferior. *Ver também* Disfunção miccional
  amiloidose de, 1792
  bexiga desfuncionalizada, 1792
  bexiga tímida, 1788-1789
  degeneração corticobasal, 1791
  disfunção do colo da bexiga, 1787-1788
  dissinergia do esfíncter do detrusor, 1787
  em crianças
    avaliação da função renal com, 3277
    causa de, 3272, 3273q
    malformação anorretal, 3289-3290
    manejo cirúrgico de, 3282e1-3282.e3
    manejo médico para, 3279-3281
    neuromodulação para, 3282
    princípios de manejo para, 3279-3283, 3281t
    refluxo vesicoureteral, 3283-3284, 3283f
  em/ou acima do tronco cerebral, 1761q, 1763-1768
    acidente vascular do tronco cerebral, 1765
    ataxia cerebelar, 1765-1766
    atrofia de múltiplos sistemas, 1768
    demência, 1765
    doença cerebrovascular, 1763-1765, 1764q
    doença de Parkinson, 1766-1768
    hidrocefalia de pressão normal, 1766
    lesão cerebral traumática, 1765
    paralisia cerebral, 1766
    tumor cerebral, 1765
  envelhecimento e, 1793
  hiperplasia suprarrenal congênita, 1793
  obstrução da saída da bexiga em mulheres, 1788
  síndrome de hipermobilidade articular benigna de, 1793
  transtorno de déficit de atenção/hiperatividade, 1793
Disfunção sexual. *Ver também* Disfunção erétil
  após ablação com agulha transuretral da próstata, 2525
  após *sling* da uretra média, 2036
  do gênero feminino, 755-757, 756t-757t, 757q, 755e2
    conclusões, 763, 764q
    distúrbio hipoativo do desejo sexual, 757-759, 758q, 758t, 760t, 759e1-759.e2, 759e1t

Disfunção sexual *(Cont.)*
  distúrbios do orgasmo, 761, 761*e*1
  distúrbios sexuais dolorosos, 761-763, 762q, 762*e*1f-762.*e*2f, 763*e*1f
  semântica e controvérsia, 755, 755*e*2
  síndrome da excitação sexual persistente, 760-761
  transtorno de excitação sexual, 759-760, 760*e*1
  histórico do paciente de, 6
Disfunções miccionais, na etiologia da prostatite, 307
Disgenesia gonadal, 3478-3483
  46,XX "pura,", 3480, 3482t
  46,XY completa, 3482-3483, 3482f-3483f, 3482t
  mista, 3480-3481, 3481f, 3482t
  parcial, 3481-3482
Disgenesia gonadal mista, 3480-3481, 3481f, 3482t
Disgenesia gonadal parcial, 3481-3482
Dismorfismo renal, com refluxo vesicoureteral, 3147, 3147f, 3147t, 3147*e*1f
Dispersão, das ondas de ultrassom, 66-67, 67f
Displasia císticas dos testículos retos, 3393
Displasia, do urotélio do trato superior, 1369
Displasia fibrosa, hipertensão renovascular causada por, 1032-1033, 1033t, 1034q, 1034f-1035f
Displasia renal, 3007-3008, 3007f
  etiologia de, 3007-3008, 3008f
Dispositivos auxiliares para mão, na cirurgia laparoscópica e robótica, 203-205, 203*e*3, 203*e*3f
Dispositivos de coleta externa, 2081-2082
Dispositivos de compressão da uretra, incontinência urinária para o sexo masculino, 2072-2073, 2072f
  em pacientes geriátricos, 2099*e*6
Dispositivos de dilatação
  para sistema coletor do trato urinário superior, 167-168, 167f-169f, 168*e*1f
  para ureteroscopia, 148
Dispositivos de grampeamento, para cirurgia laparoscópica e robótica, 207-208, 208f
Dispositivos de grampeamento, para cirurgia laparoscópica e robótica, 208, 209q, 209f
Dispositivos de incontinência intravaginal, para incontinência urinária por estresse feminina, 2073
Dispositivos de prevenção de retropulsão, para litotripsia intraluminal ureteroscópica, 149, 149f
Dispositivos de recuperação do cálculo, para litotripsia ureteroscópica intraluminal, 148-149
Dispositivos oclusivos uretrais, incontinência urinária feminina por esforço, 2073
Dispositivos uretrais, para incontinência urinária de, 1896, 1897f
Dispositivos vaginais, incontinência urinária, 1895-1896, 1895f-1896f
Dispositivo vibratório de alta frequência. *Ver* Instrumentação por ultrassom
Disrafismo espinhal
  disfunção do trato urinário inferior com, 1779-1780
  oculto, 3301-3302, 3302f
Disreflexia. *Ver* Hiper-reflexia autônoma
Dissecação de linfonodo retroperitoneal (RPLND), 817-818, 817f
  complicações de, 833, 834t, 835q
    ascite quilosa, 834
    íleo, 833-834
    linfocele, 834

Dissecação de linfonodo retroperitoneal (RPLND) *(Cont.)*
    mortalidade, 835
    neurológica, 835
    pulmonar, 833
    TEV, 834-835
  de alto risco, 832q
    após HDCT, 831, 831t
    desespero, 831-832, 831t
    recidiva tardia, 831t, 832
    reoperação, 831t, 832
    salvamento, 831, 831t
  em situações únicas
    para SCSTs, 836, 836q
    para seminoma, 835-836, 836q
  estadiamento de TGCT com, 792-793
  laparoscópica. *Ver* RPLND laparoscópica
  manejo clínico da remissão completa à quimioterapia de indução, 825, 825t
    contagem de linfonodo, 832
    fertilidade, 833
    para TTNSCG, 797-800, 804
    resultados esperados e considerações funcionais da, 835q
  pós-quimioterapia. *Ver* Pós-quimioterapia
    planejamento pré-operatório de dissecção de linfonodo retroperitoneal para, 818
    procedimentos auxiliares para, 822, 824q
      grande reconstrução vascular, 822-823
      manejo da doença supradiafragmática, 823-824, 824f
      nefrectomia, 822, 822t
      ressecção hepática, 823
      ressecção pélvica, 823
    quimioterapia adjuvante na, 827-829
  robótico. *Ver* RPLND robótica
  técnica cirúrgica para, 818
    dissecção de veia gonadal, 820-821
    dissecção de volume interaortocaval, 819-820, 820f
    dissecção de volume paracaval, 820
    dissecção para-aórtica de volume esquerdo, 819
    exposição retroperitonial, 818, 818f
    fechamento e cuidados pós-operatórios, 821-822
    técnica dividida e em rolo, 818, 819f
    técnica poupadora do nervo, 820f-821f, 821
  uso de modelo, 825-826, 826f, 827t
Dissecção de linfonodo inguinal superficial, para câncer do pênis, 864, 894-895
Dissecção de linfonodo inguinofemoral (IFLND), 891
  radical. *Ver* IFLND radical
Dissecção de linfonodo retroperitoneal após quimioterapia (PC-RPLND), 815, 817-818
  achados histológicos, resultados esperados de sobrevida e, 829-831, 829f, 830t, 831q
  em casos de remissão completa clínica à quimioterapia de indução, 825, 825t
  em populações de alto risco, 832q
    após HDCT, 831, 831t
    RPLND, 831-832, 831t
    RPLND de salvamento, 831, 831t
    RPLND relapso tardio, 831t, 832
    RPLND reoperatório, 831t, 832
  procedimentos auxiliares para, 822, 824q
    grande reconstrução vascular, 822-823
    manejo da doença supradiafragmática, 823-824, 824f
    nefrectomia, 822, 822t
    ressecção hepática, 823
    ressecção pélvica, 823
  quimioterapia adjuvante na, 830-831
  uso de modelo no PC-RPLND, 826-827, 828t

Dissecção de linfonodo sentinela aumentado, para câncer do pênis, 862-863
Dissectores, para cirurgia laparoscópica e robótica, 205-206, 210
Disseminação epitelial, de UTUC, 1368
Disseminação hematógena, de UTUC, 1368
Disseminação linfática
  de infecção, 241
  de UTUC, 1368, 1375
Dissinergia do esfíncter estriado, 1693
  após AVC, 1764
  cistouretrografia de, 1772f
  com ataxia cerebelar, 1765-1766
  com MS, 1769
  com suprassacral lesão da medula espinhal de, 1772
  toxina botulínica para, 1874*e*3
Dissinergia do esfíncter liso, 1693
  com hiper-reflexia autônoma, 1776
Distensão retal, na disfunção da bexiga urinária e intestino, 3305, 3305f
Distrofia miotônica, disfunção do trato urinário inferior e, 1791
Distrofia simpático-reflexa (RSD), disfunção do trato urinário inferior, 1786
Distúrbio de desejo sexual hipoativo (frigidez) (HSDD)
  e androgênios, 759
  e cessação/modulação da terapia médica, 759
  e estrogênios, 759
  e terapia psicossexual, 758
  etiologia de, 757-759, 758q, 758t
  tratamento de, 758
Distúrbios da defecação
  avaliação de, 3318-3319, 3319q, 3319f, 3319*e*1f
  classificação de, 3317, 3318q
  desimpactação, 3322-3323
  epidemiologia de, 3317, 3318q
  estudos de imagem de, 3319-3321, 3320f-3321f, 3320*e*1f, 3321*e*1f
  intervenções não farmacológicas, 3321-3322
  lavagem do intestino grosso/reto, 3322-3323
  manejo, 3321-3323, 3322f
  prognóstico de, 3323-3324
  terapia de manutenção para, 3323
  tratamento cirúrgico de, 3324-3329, 3324f, 3329q
    regime de enema para, 3327-3328, 3328f
    resultados esperados com, 3328-3329, 3328t, 3329f
    seleção de pacientes e preparo para, 3324-3325
    técnica operatória para, 3325-3327, 3325f-3327f
  trato urinário e, 3317, 3318f, 3317*e*1f
  visão geral, 3317
Distúrbios da função aumentada das suprarrenais
  aldosteronismo primário. *Ver* Aldosteronismo primário
  feocromocitoma. *Ver* Feocromocitoma
  síndrome de Cushing. *Ver* Síndrome de Cushing
Distúrbios de fusão vertical, 3459-3465
Distúrbios do assoalho pélvico (PFDs), 1697
  avaliação de suplementar, 1702-1708, 1705q
    circunstâncias para, 1702, 1702q
    cistoscopia, 1705-1706
    diários anulares para, 1702
    imagem radiográfica, 1707-1708
    instrumentos de qualidade de vida para, 1702-1704, 1703t-1704t
    instrumentos de quantificação de sintomas para, 1702

Distúrbios do assoalho pélvico (PFDs) *(Cont.)*
  pós-esvaziamento residual, 1705
  questionários para, 1702-1704, 1703t-1704t
  teste com corante, 1705
  testes da almofada, 1704-1705
  urinálise, 1705
  urodinâmica, 1706-1707, 1707q
 avaliação para diagnóstico de
  considerações gerais para, 1697-1698, 1698q, 1698f, 1698t
  genética e, 1700
  história da doença atual, 1699
  história médica e cirúrgica pregressa, 1699
  história para, 1698-1700, 1700q
  incontinência masculina, 1700
  medicamentos e, 1699, 1699t
 exame físico para, 1700-1701, 1700q, 1701f, 1701t, 1702q
 impacto, 1697
 manejo de, 1708-1709
  para incontinência, 1708-1709
  para prolapso pélvico, 1709
 prevalência de, 1746f
Distúrbios do colágeno, e PD, 725
Distúrbios do desenvolvimento sexual (DSD), 3400, 3477-3495
 46,XX, 3485-3489
  hiperplasia suprarrenal congênita, 3485-3488, 3485f-3486f
  secundário aos androgênios e progestinas maternas e tumores maternos, 3488-3489
 46,XY, 3489
  aplasia de células de Leydig, 3489
  deficiência de 5α-redutase, 3492-3494, 3493f-3494f
  distúrbios da biossíntese da testosterona, 3489-3491
  receptor de androgênio e defeitos pós-receptor, 3491-3492
  síndrome do ducto mülleriano persistente, 3493f, 3494
  síndrome Mayer-Rokitansky-Küster-Hauser, 3495
 cirurgia de reconstrução. *Ver* Cirurgia reconstrutora, distúrbios de desenvolvimento sexual e seio urogenital
 diferenciação e desenvolvimento gonadal, 3477-3495
  46,XX homens, 3478
  regressão testicular embrionária, 3483
  síndrome de Klinefelter e variantes, 3477-3478
  síndrome dos testículos desaparecidos bilateral, 3483
  síndromes de disgenesia gonadal, 3478-3483
 genitália ambígua, 3495-3496, 3496f
 ovotesticular, 3484-3485, 3484f
Distúrbios eletrolíticos, com desvio intestinal urinário, 2309-2311, 2310f, 2310t
Distúrbios metabólicos, após acesso percutâneo ao sistema coletor do trato urinário superior, 180
Disúria
 após ablação por agulha transuretral da próstata, 2525
 após vaporização fotosseletiva da próstata, 2531-2533
 histórico do paciente de, 3
Diurese
 efeitos na função ureteral, 994
 pós-obstrutiva, 1102
Diurese pós-obstrutiva, 1102

Diuréticos de alça
 na formação do cálculo, 1197
  manejo cirúrgico de, 1243e3
 para AKI, 1050
Diuréticos osmóticos, para AKI, 1050
Diuréticos, para AKI, 1050-1051
Diversão urinária continente cutânea, 2319-2338
 avaliações da qualidade de vida, 2338
 bolsas de cateterização continente, 2322-2338, 2323f
  bolsa de Indiana, 2333-2335, 2334f-2335f
  bolsa de Mainz I, 2328-2332, 2329f-2332f
  bolsa de Penn, 2335-2336, 2335f-2336f
  bolsa do colo direito com íleo terminal intussusceptado, 2332-2333
  bolsa em T duplo, 2325-2328, 2327f-2328f
  bolsa gástrica, 2336-2338, 2337f
  cuidados gerais para, 2324
  metodologia processual geral, 2323f, 2324
  reservatório ileal continente, 2325, 2326f
 cistectomia para, 2318, 2319f
 comentários, 2318-2319
 considerações gerais para, 2317-2319
 cuidado pós-operatório para, 2318-2319
 desvio retal da bexiga urinária, 2320-2322
  bexiga retossigmoide, 2320
  bolsa de Mainz II, 2322
  bolsa de sigma-reto, 2322
  procedimentos de bolsa de hemi-Kock com reto valvulado, 2321-2322
  procedimentos de bolsa T com reto valvulado, 2321-2322, 2321f
  reto valvulado aumentado, 2321
 história, 2344
 preparo do paciente para, 2317-2318
 seleção de pacientes para, 2317
 técnicas de grampeamento absorvíveis na, 2339
  bolsa do colo direito, 2339-2340, 2340f
  comentários, 2342
  cuidado pós-operatório para, 2342
  reservatório grampeado em W, 2342, 2342f
  reservatório sigmoide grampeado, 2340-2342, 2341f
  variações da técnica operatória para, 2338-2342
  conversão de conduto para reservatório continente, 2339
  minimamente invasiva, 2338-2339
Diversão urinária ortópica
 acompanhamento da, 2366-2367, 2367q
 complicações da, 2361-2362
 fatores oncológicos para, 2347-2349, 2349q
  estágio do tumor localmente avançado, 2348-2349
  risco de recorrência uretral nas mulheres, 2348
  risco de recorrência uretral nos homens, 2347-2348
 história, 2344-2346, 2345f, 2346q
 manejo perioperatório para, 2355
 mecanismo de continência na, 2351, 2353q
 preservação da continência na
  dissecção anterior apical em paciente do sexo masculino, 2351-2352, 2353q
  preservação da uretra em paciente do sexo feminino, 2352-2353, 2352f
  princípios básicos da, 2346-2347, 2346f, 2347q
 qualidade de vida após, 2367-2368, 2368q
 resultado com, 2361-2368
  continência, 2363-2366, 2364t-2365t, 2366q
  retenção urinária com, 2366, 2366q
 seleção de pacientes para, 2347-2351
  fatores relacionados aos pacientes, 2349-2351, 2351q

Diversão urinária ortópica *(Cont.)*
 substituição da bexiga na
  prevenção de refluxo em, 2354, 2354q
  seleção do segmento do intestino para, 2353, 2354q
 técnicas cirúrgica para, 2355-2358
  bolsas colônicas e ileocólicas, 2358-2360
  Camey II, 2355, 2356f
  neobexiga ileal, 2357-2358, 2357f
  reservatório ileal de Kock, 2355, 2356f
  reservatórios ileais, 2355
Diversões urinárias continentes, 142
 considerações parra, 3360
 estoma cateterizável para, 3360-3366
 mecanismos para, 3360-3366
 para extrofia clássica da bexiga, 3217-3218
 para pacientes pediátricos, 3360-3366, 3366q
 resultados com, 3366
 princípio de Mitrofanoff para, 3361-3363
 retalhos de valvas, 3361-3363, 3362f
 ureterossigmoidostomia para, 3360-3361
 valva ileocecal para, 3363
 valvas do mamilo, 3361, 3361f
 valvas hidráulicas para, 3363
 vesicostomia continente, 3363-3366, 3365f
Diverticulectomia
 bexiga urinária. *Ver* Diverticulectomia da bexiga urinária
 caliceal, 1463-1464
 intravesical-extravesical combinada, 2148, 2151f
 laparoscópica, 2148-2150
 transvesical da bexiga urinária, 2148, 2149f-2150f
 uretral, 2164f, 2165-2168, 2165q, 2166f, 2167t
Diverticulectomia caliceal, laparoscópica, 1463-1464
Diverticulectomia uretral, 2164f, 2165-2168, 2165q, 2166f, 2167t
Divertículo
 bexiga. *Ver* Divertículo da bexiga urinária
 cálice. *Ver* Divertículo caliceal
 uretral. *Ver* Divertículo uretral
Divertículo caliceal, 2999-3001, 3000f, 3040, 3041f
 cálculo renal com, tratamento cirúrgico doa, 1243-1244, 1278-1279, 1279f
Divertículo caliceal, cálculo renal e, 1198
Divertículo congênito, uretral, cirurgia reconstrutiva para, 913-914
Divertículo paraureteral secundário, 3178, 3178f
Divertículos paraureterais, 3178, 3178f
Divertículos paraureterais primários, 3178, 3178f
Divertículo uretral (UD)
 anatomia e histologia, 2154-2155, 2155f, 2156t
 apresentação/manifestações, 2155-2157, 2157q
 avaliação e diagnóstico de, 2157-2159
  cistouretroscopia, 2158, 2158f
  estudos de urina, 2158
  história e exame físico, 2157-2158, 2157f
  urodinâmica, 2158-2159
 cálculo uretral dentro, 1298, 2154, 2155f
 cirurgia reconstrutora para, 913-914
 classificação da, 2163-2164
 diagnóstico diferencial para, 2160-2163
  agentes de volume *(bulking)* periuretral, 2163
  anomalias da glândula de Skene, 2162, 2162f
  anormalidades do ducto de Gartner, 2162, 2162f
  carúncula uretral, 2163, 2163f
  cistos da parede vaginal, 2162, 2163f
  leiomioma vaginal, 2160-2162, 2161f
  prolapso da mucosa uretral, 2162-2163

Divertículo uretral (UD) *(Cont.)*
    etiologia de, 2151-2154, 2152f-2153f
    feminina, 2151-2168, 2152f
    fisiopatologia de, 2151-2154, 2152f-2153f
    imagem de, 2159-2160, 2159f-2161f
    manejo de, 2168q
    para diverticulectomia uretral
        complicações de, 2167, 2167t
        cuidado pós-operatório para, 2167
        excisão e reconstrução, 2165-2168, 2165q
        indicações para, 2164, 2164f
        persistência dos sintomas após, 2167-2168
        preparo pré-operatório para, 2165
        procedimento para, 2165-2167, 2166f
        técnicas para, 2165-2168, 2165q
    prevalência de, 2154
    reparo cirúrgico de, 2164-2168
    técnicas alternativas para, 2165
Divertículo vesicouracal, 3177
DLPP. *Ver* Pressão do ponto de vazamento do detrusor
DM. *Ver* Diabetes melito
DMSA. *Ver* Ácido dimercaptossuccínico
DMS. *Ver* Esclerose mesangial difusa
DMSO. *Ver* Dimetil sulfóxido
DNA
Doação renal pareada (KPD), 1078-1079, 1078f-1079f
Doadores falecidos, de transplante renal, 1074
    alocação de, 1074-1076
    declaração de morte e de, 1074-1075, 1074q
    grupos sanguíneos ABO de, 1076
    histocompatibilidade de, 1076
    preservação do rim em, 1075, 1075t
    técnicas de combinação cruzada para, 1076
Doadores. *Ver* Doadores falecidos; Doadores vivos
Doadores vivos, de transplantes renais
    avaliação de, 1076-1078, 1077f
    cirurgia de, 1079, 1080f
    incompatibilidade de doadores, 1078-1079, 1078f-1079f
Docetaxel
    para câncer da bexiga urinária sem invasão muscular, 2216
    para câncer de próstata resis*tente* à castração, 2808-2809, 2808f-2809f
    para sarcoma retroperitoneal, 1411
Docetaxel, cisplatina e 5-fluorouracil (TPF), para câncer do pênis, 872, 872t
Documentação, ultrassonografia, 72-73, 72f
Doença adrenocortical primária pigmentada nodular (PPNAD), 1535
Doença atual, histórico do paciente da, 1-7, 4t-5t
Doença calculosa. *Ver* Cálculo
Doença calculosa pediátrica
    cistolitotripsia percutânea para, 3118, 3119f
    imagem de, 3103
    litotripsia por onda de choque para. *Ver* Litotripsia por onda de choque, pediátrica
    manejo conservador da, 3103-3104
    manejo endourológico da, 3102-3103
    nefrolitotomia percutânea para. *Ver* Nefrolitotomia percutânea, pediátrica
    pielolitotomia laparoscópica e roboticamente assistida, 3118
Doença cardiovascular (CVD), 547-549
    cálculo renal e, 1173
    e ED, 632
    MetS e, 551, 553
    na CKD, 1064-1066
    na ESRD, 1070-1071
    testosterona e, 547-549, 549q
Doença cerebrovascular, disfunção do trato urinário inferior e, 1763-1765, 1764q

Doença da artéria coronária, 547
    AD e, 548
Doença de Addison. *Ver* Desordens de diminuição da função suprarrenal
Doença de Alzheimer, e ED, 631
Doença de Behçet (BD), 400-401, 401f
Doença de Berger. *Ver* Nefropatia por IgA
Doença de comorbidade, otimização pré-operatória de, 103
Doença de Dent, 2861-2862
Doença de Fabry, 415, 416f-417f
Doença de Hailey-Hailey, 399-400, 400f
Doença de Lyme, disfunção do trato urinário inferior e, 1785
Doença de Machado-Joseph (MJ), disfunção do trato urinário inferior e, 1792
Doença de MJ. *Ver* Doença de Machado-Joseph
Doença de Paget, do pênis, 874f, 875
Doença de Paget extramamária (EPD)
    com condição neoplásica, 414, 415f
    do pênis, 874f, 875
Doença de Parkinson (PD)
    diagnóstico de, 1767
    na ED, 631
Doença de Peyronie (PD)
    aplicação de fármaco tópico para, 736
    curvaturas penianas associadas a, 941
    diagnóstico e manejo
        anatomia peniana, 726-728, 726f-727f, 729q
        avaliação do paciente, 730-732, 730f-733f, 732q-733q
        cirúrgica, 738-747, 741q, 742f, 743f-744f, 744t, 748q, 748t
        conclusão, 748
        considerações gerais, 722, 723q
        epidemiologia, 723-725, 724f, 725q-726q
        etiologia, 727f, 728-729, 729q
        história natural, 722-723
        protocolos e tratamento, 733, 739t
        sintomas, 730
        tratamento não cirúrgico, 733-738, 739q, 739t-740t
    e administração de fármaco eletromotor, 737
    e aplicação de força externa, 740t
    e aspectos psicológicos, 724-725
    e desordens do colágeno, 725
    e diabetes, 723-724, 724f
    e ED, 724
    e envelhecimento, 723
    e expressão do gene de fibrose, 727f, 729
    e hipogonadismo, 725
    e impacto na cicatrização das feridas, 727-728
    e papel do fator de crescimento transformador SS1, 729
    e papel do óxido nítrico, 728
    e papel dos miofibroblastos, 728-729
    e papel dos radicais livres de oxigênio e estresse oxidativo, 728
    e prostatectomia radical, 725
    e radioterapia, 738
    e terapia a vácuo, 738
    e terapia combinada, 738
    e terapia por ondas de choque extracorpórea, 737
    e tração do pênis, 737-738
    incidência de, 723
    injeções intralesionais para, 735-736, 740t
    manejo cirúrgico de
        anatomia cirúrgica, 581-582, 581q
        biópsia testicular, 583-584, 583f
        cirurgia do epidídimo, 594-599, 595f-599f, 595t
        eletroejaculação, 600
        orquiopexia em adultos, 610-611, 611f
        ressecção transuretral de ductos ejaculatórios, 599-600, 600f

Doença de Peyronie (PD) *(Cont.)*
        técnicas de recuperação de esperma, 600-604, 601f-603f, 601t, 604t
        varicocelectomia, 604-610, 604f, 604t, 606f-609f, 606t
        vasografia, 584-587, 584f-586f, 587q
        vasovasostomia, 587-594, 588f-589f, 590t, 591f-594f
    medicamentos orais para, 733-735, 739t
Doença de von Hippel-Landau (BVS), 3026-3028
    avaliação da, 3027
    características clínicas da, 3026
    classificação da, 3026
    etiologia da, 3026
    histopatologia, 3026-3027, 3027t
    tratamento da, 3027-3028
    triagem para, 3027, 3027t
Doença do disco, disfunção do trato urinário inferior com, 1781
Doença falciforme (SCD), e priapismo, 671-672, 676q
Doença glomerular, no desenvolvimento renal, 2857-2860, 2861q
    avaliação de, 2857, 2857q
    diagnóstico e manejo de, 2857-2860
Doença glomerulocística hipoplásica, 3023
Doença granulomatosa, hipercalcemia na, 1184
Doença, histórico do paciente de
    presente, 1-7, 4t-5t
    prévia, 7
Doença intestinal, 846-847, 847q, 846e1f
    do pênis, 846e1f
Doença microcística cortical, 3023
Doença panurotelial, UTUC, 1368-1369
Doença prévia, histórico do paciente de, 7
Doença renal cística medular (MCKD), 3014t, 3021-3023
    avaliação da, 3022-3023, 3022f
    características clínicas da, 3022
    genética da, 3014t, 3021-3022
    tratamento da, 3023
Doença renal crônica (CKD), 1068q, 2868-2869
    após nefrectomia, 1343-1344, 1344q
    avaliação clínica da, 1060
        função, 1060-1061
        proteinúria, 1054t, 1061
        radiográfica, 1061-1062
        UA e biópsia renal, 1062
    avaliação pré-operatória para, 1063-1064
    complicações médicas da, 2869
    definição e classificação da, 1053-1055, 1054t, 1055f-1056f
    estratégias de proteção da função renal na, 1062-1063, 1063t
    etiologia da, 1058-1060, 1058q, 1058t, 1060q, 2869, 2869q, 2869t
    fatores genéticos na, 1057-1058
    manejo da
        conservador, 1064
        iniciação de RRT, 1064-1065
        opções de DRT, 1065, 1066q, 1066f, 1067t
    mecanismo de progressão, 1056-1057
    redução da massa renal e, 1055-1056
    risco de hospitalização na, 1065-1067, 1067q, 1067t
Doença renal em estágio terminal (ESRD).
    ver também Insuficiência renal
    AD na, 539
    angioplastia da artéria renal com implante de *stent* para, 1037-1039, 1039q, 1040f
    defeitos do tubo neural e, intervenção precoce para, 3277
    demografia da, 1065
    diálise, 1065, 1066q-1067q, 1066f, 1067t
        complicações de longo prazo da, 1070
        incidência e prevalência de, 1069

Doença renal em estágio terminal (ESRD) *(Cont.)*
opções para, 1069
resultados da, 1070
transplante renal
incidência e prevalência de, 1069
outras opções e tratamento comparados, 1069-1070
Doença renal glomerulocística (GCKD), 3038
Doença renal glomerulocística hipoplásica familiar, 3023
Doença renal, hematúria relacionada a, 194
Doença renal intrínseca, AKI devido a, 1043-1044, 1044q. *Ver também* Necrose tubular aguda
Doença renal policística
autossômica dominante. *Ver* Doença renal policística autossômica dominante
autossômica recessiva. *Ver* Doença renal policística autossômica recessiva
Doença renal policística autossômica dominante (ADPKD), 1058-1059, 1300-1302, 3017-3021, 3017t
associação com carcinoma de células renais, 3019
avaliação da, 3019-3020, 3020f
características clínicas da, 3018-3019
genética da, 3017-3018
histopatologia da, 3019, 3019f
imagem pré-natal de, 2909-2910
manifestações extrarrenais da, 3019
no carcinoma de células renais, 1336, 3019
patogênese da, 3018
terapêutica emergente, 3021
tratamento da, 3021
Doença renal policística autossômica recessiva (ARPKD), 1300-1302, 3012-3017
avaliação da, 3013-3016, 3015f-3016f
características clínicas da, 3013
genética da, 3013
histopatologia, 3013, 3015f
imagem pré-natal de, 2909-2910, 2910f
tratamento da, 3016-3017
Doenças císticas renais adquiridas (ARCD), 3038-3040, 3040q
avaliação das, 3039
características clínicas das, 3038-3039
etiologia das, 3038
histopatologia das, 3013, 3039
tratamento das, 3039-3040
Doenças congênitas, e ejaculação retardada, 704
Doenças cutâneas benignas, de órgãos genitais externos, angioceratomas de Fordyce da genitália masculina, 415, 416f-417f
balanite de Zoon, 416, 416f-417f
cistos da rafe mediana, 416
glândulas sebáceas ectópicas, 416, 416f-417f
linfangite esclerosante, 416
pápulas penianas peroladas, 415-416, 416f-417f
Doenças cutâneas, da genitália externa, 387, 419q
benigna, dos órgãos genitais masculinos
angioceratomas de Fordyce, 415, 416f-417f
balanite de Zoon, 416, 416f-417f
cistos da rafe mediana, 416
glândulas sebáceas ectópicas, 416, 416f-417f
linfangite esclerosante, 416
pápulas penianas peroladas, 415-416, 416f-417f
condições neoplásicas
balanite pseudoepitelomatosa, ceratótica e micácea, 414, 414f
carcinoma basocelular, 413, 413f
carcinoma de células escamosas, 411, 412f
carcinoma de células escamosas *in situ*, 410-411, 411f

Doenças cutâneas, da genitália externa *(Cont.)*
carcinoma verrucoso (tumor de Buschke-Lowenstein), 412, 412f
doença de Paget extramamária, 414, 415f
linfoma de células T cutâneas, 414-415, 416f
melanoma, 414
papulose bowenoide, 411, 411f
sarcoma de Kaposi, 413-414, 413f
dermatite alérgica
dermatite atópica, 389-390, 389f
dermatite de contato, 390, 391f
diagnóstico diferencial, 389q
eritema multiforme e síndrome de Stevens-Johnson, 390, 391f-392f
dermatologia básica, 387, 388t
desordens papuloescamosas, 392, 392q
artrite reativa, 393-394, 393f-394f
dermatite seborreica, 396-397
erupção fixa às drogas, 396, 397f
líquen escleroso, 394-396, 396f
líquen nítido, 394
líquen plano, 394, 395f
psoríase, 392-393, 393f
desordens vesicobolhosas, 397, 398q
dermatite herpetiforme, 398-399
dermatose bolhosa por IgA linear, 398-399, 399f
doença de Hailey-Hailey, 399-400, 400f
penfigoide bolhoso, 398, 399f
pênfigo vulgar, 398, 398f
infecções e infestações
balanite, 402
balanopostite, 402, 403f
celulite, 402, 403f
DSTs, 402, 403f
ectima gangrenoso, 405-406, 408f
erisipela, 402
foliculite, 404-405, 404f
furunculose, 405, 405f
gangrena de Fournier, 402-404, 404f
hidradenite supurativa, 405, 406f
infecção corinebacteriana (tricomicose e eritrasma axilar), 405, 407f
infecção por dermatófitos, 407-408, 409f
infestação, 408-410, 409f-410f
intertrigo por *Candida*, 407, 408f
mordidas genitais, 406-407, 408f
mistas comuns
ceratose seborreica, 418f, 419
cisto epidermoide, 416-419, 418f
dermatofibroma, 418f, 419
hemangioma capilar, 419
lentigo simples, 418f, 419
mola, 418f, 419
neurofibroma, 418f, 419
projeções da pele, 416
vitiligo, 418f, 419-420
terapêutica dermatológica, 387-389, 389f
úlceras genitais não infecciosas, 400, 400q
causas traumáticas, 401-402, 402f
pioderma gangrenoso, 401, 402f
úlceras aftosas e doença de Behçet, 400-401, 401f
Doenças da infância, e infertilidade masculina, 560-561
Doenças renais císticas, 3011-3012, 3012f
adquiridas. *Ver* Doenças renais císticas adquiridas
cisto multilocular benigno, 3031-3032, 3031f, 3033f
classificação das, 3011-3012, 3013q
doença renal glomerulocística hipoplásica familiar, 3023
hereditária, 3013, 3014t
medular. *Ver* Doença renal cística medular
nefrose congênita, 3023

Doenças renais císticas *(Cont.)*
policístico. *Ver* Doença renal policística autossômica dominante; *Ver* Doença renal autossômica policística recessiva
rim displásico multicístico. *Ver* Rim displásico multicístico
rim esponjoso medular. *Ver* Rim esponjoso medular
síndromes de malformações múltiplas. *Ver* Síndromes de malformações múltiplas com cistos renais
Doenças sexualmente transmissíveis (DSTs), 386q
diretrizes do CDC para, 371
epidemiologia das, 371, 372t
epididimite, 373
HIV, 382
cálculos e, 384-385
diagnóstico, 382
disfunção erétil e, 384
disfunção miccional e, 384
entrada e replicação viral, 382e1, 382e3f
estrutura, 382e1, 382e1f-382.e2f
função renal e, 383-384
hematúria e, 384
heterogeneidade e mecanismos virais de escape da terapia, 382e2
infecção renal, 383
interações com outras DSTs, 375, 382
malignidades urológicas não definidoras de AIDS, 385-386
manejo de parceiros sexuais, 382e6
manifestações urológicas de, 382, 382f
montagem viral e disseminação, 382e1-382.e2
neoplasmas e, 385-386
profilaxia pré-exposição, 382e6
prostatite e, 383
sarcoma de Kaposi, 385
sinapse viral e transmissão célula a célula, 382e2
testículos, epidídimo, vesículas seminais e, 383
tratamento, 382e5-382.e6, 382e5f
UTI e, 383
virologia, 382e1
infecção cutânea e infestações, 402, 403f
infecção gonocócica, 371-372
reportável, 371
úlceras genitais, 373, 373t
cancroide, 373t, 377-378, 377f
granuloma inguinal, 378
herpes, 373t, 376-377, 376f, 377t
HPV, 378-380, 379f
linfogranuloma, 373t, 378
molusco contagioso, 380-381, 380f
pediculose púbica, 380
sarna, 380, 380f
sífilis, 373-376, 373t, 374f, 375t
vaginite, 381-382, 381t
uretrite, 371-373
uretrite não gonocócica, 372-373
clamídia, 372
Mycoplasma genitalium e *Ureaplasma*, 372
recorrentes e persis*tentes*, 373
tratamento, 373
Tricomonas, 372-373
Doença vascular cerebral, AD e, 548
DOI. *Ver* Incontinência por hiperatividade do detrusor
Dois rins, modelo de um clipe, da hipertensão renovascular, 1029, 1029f
DO. *Ver* Hiperatividade do detrusor
Domínio de ligação ao ligante, dos receptores de androgênios, 2410
Domínio de ligação do DNA, de receptores de androgênios, 2409-2410

Domínios de ativação transcricional, de receptores de andrógenos, 2397q, 2410-2412, 2411f
Dopamina
 e resposta sexual feminina, 750
 na ED, 621-623, 623t
 na PD, 1766-1767
 na resposta ejaculatória, 692
 para AKI, 1050-1051
Dor
 anomalias ureterais e, 3080
 após cirurgia laparoscópica e robótica, 222-223
 após *sling* da uretra média, 2031-2033
 escroto
  pós-vasectomia, 952
  tratamento cirúrgico, 955-957, 956f
 hematúria associada a, 3
 histórico do paciente de, 1-2
 manejo da. *Ver também* Analgesia
  considerações anestésicas pré-operatórias e, 112
  na obstrução do trato urinário, 1101
  para pacientes pediátricos, 2956-2958, 2956t-2957t
 no câncer de próstata resi*stente* à castração, 2818, 2819t
Dor escrotal, histórico do paciente de, 2
Dor no flanco
 diagnóstico de UTI e, 252
 induzida por trauma, 3548
Dor pélvica crônica, estimulação do nervo sacral para, 1907-1908
Dor peniana, histórico do paciente, 2
Dor perineal, após a ablação com agulha transuretral da próstata, 2525
Dor prostática, histórico do paciente de, 2
Dor renal, histórico do paciente de, 2
Dor suprapúbica, histórico do paciente de, 2
Dor testicular, histórico do paciente de, 2
Dor ureteral, histórico do paciente de, 2
Dor vesical, histórico do paciente de, 2
Dose absorvida, 26
Dose de radiação, 26, 28t
Dose efetiva, 26, 28t
Dose equivalente, 26
Dose térmica, 2517
Dovitinib, para RCC, 1514
Doxazosina
 para bexiga urinária diminuída, 1831, 1832t-1834t
 para facilitar o enchimento da bexiga urinária e o armazenamento da urina, 1853
 para facilitar o esvaziamento da bexiga urinária, 1874e1
 resposta ureteral, 992
Doxepina, para facilitar o enchimento da bexiga urinária e o armazenamento da urina, 1857
Doxorubicina (Adriamycin), para câncer de bexiga urinária sem invasão muscular, 2216, 2216t
D-penicilamina, para cistinúria, 1229-1230
DRE. *Ver* Exame retal digital
Drenagem
 renal, para obstrução do trato urinário, 1101
 trato urinário. *Ver* Drenagem do trato urinário
Drenagem do trato urinário, 119, 134q
 inferior
  cateteres usados para, 120-121, 120t, 121f
  cateterização suprapúbica, 124-126, 125f
  complicações de, 123-124
  considerações anatômicas para, 119
  formação do biofilme durante, 134
  indicações para, 119-120, 120f

Drenagem do trato urinário *(Cont.)*
  nota histórica sobre, 119
  técnica de cateterismo uretral para, 121-123, 123f
 superior
  acesso percutâneo para, 153-154
  após cirurgia percutânea, 170-174, 171f-174f, 174q, 181, 171e1f
  formação do biofilme durante, 134
  stents ureterais e cateteres, 126-132, 126f-127f, 131f
  tubo de nefrostomia, 133, 133f
Drenagem linfática
 da bexiga, 1621f, 1627-1628
 da pelve
  feminina, 1602-1603
  masculina, 1613f, 1615f, 1618-1622, 1621f, 1622f, 1622t
 da vulva, 1605
 dos rins, 972, 972e1f
 dos ureteres, 975, 975e1f
 do útero, 1606
Drenagem por cateter suprapúbica, 124-126, 125f
 para lesão uretral posterior, 2389, 2389f
Drenagem renal, para obstrução do trato urinário, 1101
Dribble-Stop, 1716
DRT. *Ver* Doença renal em estágio terminal
DSBs. *Ver* Quebras da fita dupla
DSCT. *Ver* TC de fonte dupla
DSD. *Ver* Dissinergia do esfíncter do detrusor; Desordens de desenvolvimento sexual
DSDS. *Ver* Triagem para desejo sexual diminuído
DSM-5. *Ver* Diagnostic and Statistical Manual of Mental Disorders
DSNB. *Ver* Biópsia de linfonodo sentinela dinâmica
DSTs. *Ver* Doenças sexualmente transmissíveis
DUA. *Ver* Subatividade do detrusor
Ducto de Wolff, 2975-2976
Ducto Mülleriano, 2975-2976, 2976f
Ductos deferentes. *Ver* Vasos deferentes
Ductos eferentes, 519
Ductos excurrentes, dos testículos, 581-582
Ductos mesonéfricos, desenvolvimento a partir do ureter, 978-979
Ductos néfricos, 2830
 no desenvolvimento ureteral de, 978-979
Duloxetina
 para facilitar o enchimento da bexiga urinária e o armazenamento da urina, 1839t, 1857
 para incontinência urinária por estresse, 1675
  em homens, 1870
  em mulheres, 1868-1869
 para SUI, 1716
Duodeno
 lesão do, durante nefrotomia radical, 1428
 no retroperitônio, 773, 773f-774f, 773e1f
Duração da estadia (LOS), 86
Durasfera. *Ver* Pérolas de zircônio revestidas por carbono
Dutos ejaculatórios. *Ver* Vesículas seminais e ductos ejaculatórios
DVC. *Ver* Complexo da veia dorsal
DVSS. *Ver* Escore de sintomas de disfunções miccionais
DVT. *Ver* Trombose venosa profunda
DX/HA. *Ver* Copolímero de ácido hialurônico/dextranômero

E
E2|efeitos metabólicos acidobásicos, 214
 complicações relacionadas ao, 216
 efeitos cardiovasculares da, 212-213, 213t
 efeitos renais do, 213, 213t

E2|efeitos metabólicos acidobásicos *(Cont.)*
 efeitos respiratórios do, 213, 213t
 estabelecimento do, 200-201, 201f, 200e1, 200e1f, 201e1f, 201e2, 202e1
 fluxo sanguíneo mesentérico e efeitos da motilidade intestinal, 213-214
 pressão, 212, 213t
 feocromocitoma. *Ver* Feocromocitoma
ECA. *Ver* Enzima conversora da angiotensina
EC. *Ver* Carcinoma embrionário
ECM. *Ver* Matriz extracelular
ECMO. *Ver* Oxigenação por membrana extracorpórea
E. coli. *Ver E. coli* uropatogênica
E. coli uropatogênica (UPEC), 241
 patogênese da, eventos, 242-243, 242f
 persistência, na bexiga, 246-247, 246f
Economia
 da avaliação metabólica de cálculo renal, 1208-1209, 1209q
 da prostatectomia radical laparoscópica, 2679
 do tratamento cirúrgico do cálculo ureteral, 1254e1
ECRS. *Ver* Cirurgia renal extracorpórea
Ectima gangrenoso, 405-406, 408f
Ectopia, do rim. *Ver* Ectopia renal
Ectopia renal, 969, 2889, 969e2f
 cálculo renal em, manejo cirúrgico de, 1246-1247, 1247f
 cefálica, 2986
 cruzada, 2988-2993, 2990f-2991f, 2988e1f
 simples, 2985-2986, 2987f, 2985e3f
Ectopia renal cefálica, 2986
Ectopia renal cruzada, 2988-2993, 2990f-2991f, 2988e1f
Ectopia renal simples, 2985-2986, 2987f, 2985e3f
Ectopia testicular transversal, 3443
ECV. *Ver* Volume circulante efetivo
Eczema. *Ver* Dermatite atópica
EDCs. *Ver* Substâncias químicas desreguladoras endócrinas
Edema escrotal idiopático, 3393
ED. *Ver* Disfunção erétil
EEC. *Ver* Complexo extrofia-epispadias
Efedrina
 na formação de cálculo, 1197
  tratamento cirúrgico, 1243e3
  tratamento médico, 1231-1232
 para incontinência urinária por estresse em mulheres, 1867
Efeito osmótico, de urotélio da bexiga, 1638
Efeito prático, 96
Efeitos da pressão, da anestesia, 2966
Efeitos de absorção, da anestesia, 2966
Efeitos imunológicos, de cirurgia laparoscópica e robótica, 214-215
Efetores de receptores de serotonina, 664
EGFR. *Ver* Receptor do fator de crescimento epidérmico
EHL. *Ver* Litotripsia eletro-hidráulica
 EHL. *Ver* Litotripsia eletro-hidráulica
 laser. *Ver* Litotripsia a *laser*
 ultrassons. *Ver* Litotripsia ultrassônica
Eixo de androgênios
 biologia molecular, 2787-2788, 2787f-2788f
 fontes de androgênios no, 2788-2789, 2789t
 ablação, 2789
 mecanismos de bloqueio para, 2789-2793, 2789q
 resposta a, 2793
Eixo hipotálamo-hipófise-gonadal (HPG), 519q
 AD e, 539-541
 componentes de
  hipófise anterior, 516-517, 517f
  hipotálamo, 516, 517f, 517t
  testículo, 517-518, 517f

Eixo hipotálamo-hipófise-gonadal (HPG) *(Cont.)*
  conceitos endócrinos básicos para, 516, 517f
  desenvolvimento de, 518-519, 518f
  e ED, 632
  envelhecimento, 519
Eixo HPG. *Ver* Eixo hipotalâmico-hipofisário-gonadal
Ejaculação
  após RPLND, 833
  falha de, histórico do paciente de, 6
  prematura. *Ver* Ejaculação precoce
Ejaculação prematura, 692, 700q
  avaliação de, história médica, 697, 697q
  causas de
    arteriogênica, 631q, 632-634, 634t
    cavernosa (venogênica), 631q, 634-635
    endocrinológica, 631-632, 631q
    envelhecimento, doença sistêmica, e outros, 630f, 639-641, 640t, 641q
    induzida por fármacos, 635-639, 636t, 638t
    neurogênica, 631, 631q
  classificação da, 692-693
  definição de, 693-695, 694t, 693e1
  diagnóstico de, 697
  e avaliação da função erétil, 698
  e determinação do tempo de latência da ejaculação intravaginal, 697
  exame físico, 698
  histórico do paciente de, 6
  medidas de resultados relatados pelo paciente
    ejaculação prematura ferramenta de diagnóstico, 698e1
    índice de ejaculação prematura, 698e1
    perfil da ejaculação prematura, 698e1
  prevalência de, 695-696, 696f
  tratamento de
    dispositivos, 759-760
    farmacoterapia oral, 760, 760e1
    psicossocial, 759
Ejaculação retrógrada
  após ablação agulha transuretral da próstata, 2525
  com enucleação da próstata com *laser* de hólmio de, 2530
  com incisão transuretral da próstata, 2526
  tratamento da, 707, 707q
Ejaculação tardia
  avaliação da, 705, 705q
  causa de, 702, 702q
  causas iatrogênicas de, 703
  distúrbios congênitos e, 704
  distúrbios infecciosos e, 704-705
  distúrbios neurológicos e, 704
  e endocrinopatia, 703
  e tratamento de câncer pélvico, 703-704
  epidemiologia da, 702
  psicológicos, 702-703
  terminologia e definição de, 701-702
  tratamento de, 705-707, 706f
    estratégias psicológicas, 706, 706e1
    farmacoterapia, 706-707, 706t
Elastina, da parede da bexiga, 1635
Elastografia de onda de cisalhamento (SWE), 70-71, 71f
Elastografia em tempo real (RTE), 70-71, 70f
  do escroto, 70f, 79-80
Elastografia. *Ver* Sonoelastografia
Elavil. *Ver* Amitriptilina
Elefantíase, como manifestação clínica da filariose, 444, 444f
Elefantíase escrotal, como manifestação clínica da filariose, 444, 444f
Elefantíase peniana, como manifestação clínica da filariose, 444
Eletrocirurgia
  bipolar. *Ver* Eletrocirurgia bipolar

Eletrocirurgia *(Cont.)*
  dispositivos para, 227
    na cirurgia laparoscópica e robótica, 206, 220-221, 220f, 206e1f
  monopolar. *Ver* Eletrocirurgia monopolar
  segurança, 226-227
Eletrocirurgia bipolar, dispositivos para, 227
  na cirurgia laparoscópica e robótica, 206, 206e1f
Eletrocirurgia monopolar
  feixe coagulador de argônio para, 225-226, 207e1
  na cirurgia laparoscópica e robótica, 206
Eletromicrografia
  do axonema, 536f
  do epidídimo, 530f
  dos testículos, 525f
Eletromiografia do corpo cavernoso e análise de potencial único da atividade elétrica cavernosa, 657
Eletromiografia (EMG)
  para urodinâmica, 1706
Eletroporação irreversível (IRE)
  para câncer de próstata, 2733-2734, 2734f-2736f
    resultados esperados com, 2737
  para tumores renais, 1498-1499
Eletroporação. *Ver* Eletroporação irreversível
Eliminação de creatinina (CrCl), estimativa de GFR com, 1008
Eliminação renal, 1008
Elocalcitol, para facilitar o enchimento da bexiga urinária e o armazenamento da urina, 1866e1
Embolia
  gás. *Ver* Embolia gasosa
  pulmonar. *Ver* Embolia pulmonar
  venosa. *Ver* Tromboembolia venosa
Embolia aérea. *Ver* Embolia gasosa
Embolia gasosa
  após acesso percutâneo ao sistema coletor do trato urinário superior, 180
  durante cirurgia laparoscópica e robótica, 216-217
  trombectomia da veia cava causando, 1444
Embolia pulmonar (PE)
  após cirurgia laparoscópica e robótica, 223
  após cistectomia, nefrectomia e prostatectomia, 90
  após prostatectomia radical retropúbica, 2657
  na trombectomia da veia cava, 1433
  trombectomia da veia cava causando, 1444
Embolização
  antes da cirurgia renal, 1414, 1414e1f
  da próstata, 2534e2-2534.e3
  para lesão ureteroscópica, 1151, 1152f
  para tumores renais, alvo, 1499
Embolização da artéria renal (RAE), antes da cirurgia renal, 1414, 1414e1f
Embolização da próstata, 2534e2-2534.e3
Emboloterapia, 3397
Embriologia
  da agenesia renal unilateral, 2980, 2981f, 2980e1f
  da junção ureterovesical, 3137
  da síndrome do abdome em ameixa seca (síndrome de P`rune-belly), 3234
  da vagina, 3453-3454, 3454f
  de anomalias ureterais, 3077, 3079q
  do complexo extrofia-epispadias, 3184-3185, 3184f
  do rim, 2975
  do testículo, 3430-3434
  neuroblastoma e, 3560
EMDA. *Ver* Administração da fármaco eletromotor

EMG. *Ver* Eletromiografia
EM. *Ver* Eritema multiforme
EMT. *Ver* Transição epitelial-mesenquimal
Encefalite, e ED, 631
Encefalomielite aguda disseminada (ADEM), disfunção do trato urinário inferior, 1786
Encefalopatia de Wernicke, disfunção do trato urinário inferior e, 1790-1791
Enchimento da bexiga, efeitos da função ureteral, 994-995
Encrustação, de *stent* ureteral, 132
Encurtamento da túnica, procedimentos para, 741-744
EndoAvitene, 207t, 207e2
Endocardite, profilaxia antimicrobiana para procedimentos urológicos sem complicações e, 264
Endo Close, 211
Endocrinologia
  conceitos básicos de, para eixo HPG, 516, 517f
  hormônios. *Ver* Hormônios
Endoglina, como biomarcador do câncer de próstata, 2572-2573
Endopieloplastia, percutânea, para obstrução da junção ureteropélvica, 1111
Endopielotomia
  balão de fio cautério retrógrado. *Ver* Endopielotomia de balão de fio cautério retrógrado
  para obstrução da junção ureteropélvica, 143
  percutânea anterógrada. *Ver* Endopielotomia percutânea anterógrada
  uteroscópica retrógrada. *Ver* Endopielotomia uteroscópica retrógrada
Endopielotomia anterógrada, percutânea. *Ver* Endopielotomia percutânea anterógrada
Endopielotomia de balão fio com cautério retrógrado, para obstrução da junção ureteropélvica, 1113-1114
Endopielotomia percutânea anterógrada, para complicações na, 1111
  cuidado pós-operatório para, 1110-1111
  indicações e contraindicações da, 1109, 1109f
  nefrolitotomia simultânea com, 1111
  obstrução da junção ureteropélvica, 1109-1111
  preparo do paciente para, 1110
  resultados, 1111
  técnica para, 1110, 1110f
Endopielotomia por balão, cautério retrógrado. *Ver* Endopielotomia com fio-balão de cautério retrógrado
Endopielotomia ureteroscópica, retrógrada. *Ver* Endopielotomia retrógrada uteroscópica
Endopielotomia uteroscópica retrógrada, para obstrução da junção ureteropélvica, 1111-1113
  complicações com, 1113
  indicações e contraindicações para, 1112
  resultados com, 1112
  técnica para, 1112, 1113f-1114f
Endoscopia, 136, 152
  anatomia da pelve feminina, 1610
  anatomia renal para, 968e2f
  cistouretoscopia. *Ver* Cistouretoscopia
  de anomalias ureterais, 3076f-3077f, 3085, 3087, 3086f
  de anormalidades do seio urogenital, 3501-3503, 3502f-3503f
  dos ureteres. *Ver* Ureteroscopia

Endoscopia (Cont.)
  equipamentos e sistemas de videoendoscopia para, 136-137, 137f-138f
  história de, 136
  incontinência urinária no sexo masculino, 1708
  na avaliação da prostatite, 315
  no tratamento da tuberculose geniturinária, 431
  para doença de estenose uretral, 919-920, 920f
  para manejo do câncer da bexiga urinária sem invasão muscular. Ver Ressecção transuretral de tumores da bexiga urinária
  trato superior. Ver Endoscopia do trato superior
Endoscopia anterógrada, para UTUC, 1372
Endoscopia do trato inferior
  cistoscopia, profilaxia antimicrobiana para, 263-264
  profilaxia antimicrobiana para, 263
Endoscopia do trato superior, 152q
  equipamento para, 143-150, 143f-144f, 145t, 146f-149f, 147t, 149t
  indicações para, 142-143
  para UTUC, 1371-1372
  procedimentos percutâneos, profilaxia antimicrobiana para, 264
  profilaxia antimicrobiana para, 263-264
  técnica, 150-152, 150q, 151f
  tratamento de UTUC com
    abordagem percutânea, 1392-1396, 1394f-1396f, 1397t
    básico de, 1388, 1389f
    ureteroscopia e ureteropieloscopia, 1388-1392, 1390f-1392f, 1393t
  ureteroscopia, profilaxia antimicrobiana para, 263-264
Endo Stitch, 207, 207e3
Endotelinas (ETs)
  controle do tônus vascular por, 1009-1010
  efeitos na função uretral, 1005-1006
  trato urinário inferior e, 1672-1673
Endoureterotomia, para doença da estenose ureteral, 1131
  abordagem anterógrada para, 1133
  abordagem retrógrada e anterógrada combinada, 1133
  abordagem ureteroscópica retrógrada, 1131-1133, 1132f
  resultado com, 1133
Endoureterotomia ureteroscópica retrógrada, para doença da estenose ureteral, 1131-1133, 1132f
  abordagem anterógrada combinada com, 1133
Endoureterotomia ureteroscópica, retrógrada, para estenose ureteral, 1131-1133, 1132f
Endourologia, origem da, 1235e2-1235.e3
Enema
  limpeza, biópsia da próstata para, 2585
Enema de limpeza, para biópsia de próstata, 2585
Enfisema subcutâneo, durante cirurgia laparoscópica e robótica, 217
Enfisema, subcutâneo, durante cirurgia laparoscópica e robótica, 217
Engolfamento escrotal, 3381-3382, 3381f-3382f
Enoxaparina, profilaxia pré-operatória de VTE com, 109t
Ensaio National Wilms Tumor Study Group (NWTSG), 3575-3576
Ensaios da International Society of Paediatric Oncology (SIOP), 3576-3577, 3576f
Ensaios de liberação de interferon-gama (IGRAs), para tuberculose geniturinária, 424-425

Ensaios Cancer Study Group Reino Unido Children 's (UKCCSG), 3577
Ensaio SIOP. Ver Ensaios International Society of Paediatric Oncology
Ensaios MTOPS. Ver Ensaios Medical Therapy of Prostatic Symptoms trial
Entereg. Ver Alvimopan
Enterobíase, do trato genitourinário, 446
Enterocele, 1750, 1943-1944
Enterocistoplastia. Ver Cistoplastia de aumento
Enterocistoplastia soromuscular, 3358-3359, 3359f
Enterocolite pseudomembranosa, com preparo intestinal, 2283-2284
Entrada pélvica, feminina, 1597, 1598f
Enucleação da próstata com laser de hólmio (HoLEP), 2527-2530
  complicações com, 2529-2530
    intraoperatória, 2529
    perioperatória, 2529
    pós-operatória, 2529-2530
  conclusão para, 2530
  laser de túlio versus, 2533-2534
  no paciente anticoagulado, 2529
  prostatectomia aberta contra, 2529
  ressecção transuretral da próstata versus, 2528-2529
  resultados esperados com, 2528-2529
    estudos comparativos para, 2528-2529
    estudos de coorte única para, 2528
  técnica para, 2527-2528
    intraoperatória, 2527-2528
    pós-operatório, 2528
    pré-operatório, 2527
  visão geral e conceito para, 2527
Enucleação, para tumores renais menores, 1429-1431, 1430f
Enurese
  alarme para, 3314-3315
  avaliação da, 3313
  base, 3311
  epidemiologia da, 3311, 3311f
  fisiopatologia da, 3312-3313, 3312f
  genética da, 3311-3312
  história natural da, 3311, 3311f
  histórico do paciente de, 6
  noturna, 1710, 1744-1745, 1744f
  terapia combinada para, 3316
  terapia comportamental para, 3313-3314, 3314f
  terapias alternativas para, 3316
  tratamento da, 1716, 3313-3315
Enurese noturna, 1710, 1744-1745, 1744f
  desmopressina por, 1864-1865
  tratamento da, 1716
Enurese risória. Ver Incontinência por risada ("Giggle")
Enxerto autólogo, para sling pubovaginal, 1990-1991
  resultados esperados de, 1996-1999, 1997t-1998t
Enxertos
  no transplante renal, 3532
  para reconstrução uretral e peniana, 907-911, 908f, 923-929, 924f-926f, 916e1-2
  para sling pubovaginal, 1990-1992
    colheita, 1993-1994, 1993f
Enzalutamida, 2790, 2790f, 2812-2813, 2812f
Enzima conversora de angiotensina (ECA), 1100
Eosinofilia pulmonar tropical (TPE), como manifestação clínica da filaríase, 444
EPD. Ver Doença de Paget extramamária
Epididimectomia, 953, 954f
Epididimectomia parcial, 953, 954f
Epididimectomia total, 953, 954f

Epididimite, 3392-3393
  após vaporização fotosseletiva da próstata, 2532
  como condição inflamatória e dolorosa, 331-332, 331q-332q
  como DST, 373
  tratamento cirúrgico, 953
Epidídimo
  anatomia do, 503q, 533q
    arquitetura microanatômica, 502-503
    cirúrgica, 946, 947q, 947f
    drenagem venosa, 503
    estrutura macroscópica do, 501-502, 502f-503f
    suprimento arterial, 503
    suprimento linfático, 503
    suprimento nervoso, 503
  anomalias, 3397
    com criptorquidia, 3441-3442, 3442f
  apêndice, torção do, 3392
  cirurgia
    complicações de, 954
    considerações anatômicas para, 946, 947q, 947f
    epididimectomia parcial e total, 953, 954f
    espermatocelectomia e excisões de cisto, 953
    excisão do tumor, 953-954
    indicações para, 953
    preparo pré-operatório para, 946-947
  cisto do, 953
  fisiologia da, 533q
    arquitetura macroscópica, 529-530, 529f
    citoarquitetura, 530, 530f
    regulação, 532-533
    transporte de espermatozoides, armazenamento e maturação, 529-533, 531f-532f
  HIV e, 383
  imagem de
    fotografia de elétrons, 530f
    ultrassonografia, 503, 504f
  tuberculose geniturinária e, 423
Epidídimo-orquite, imagem pediátrica de, ultrassonografia, 2913, 2917f
Epilepsia do lobo temporal, e ED, 631
Epinefrina, para reações ao meio de contraste, 29
Epispadias, 577, 3221-3226
  feminina, 3223-3226, 3223f-3224f
    anomalias associadas a, 3223
    objetivos cirúrgicos para, 3223
    resultados cirúrgicos para, 3223t, 3226
    técnicas operatórias para, 3223-3226, 3225f
  masculina, 3221-3223, 3221f
    anomalias associadas, 3221
    na continência urinária, 3222, 3223t
    reconstrução genital em, 3223
    reconstrução uretral, 3222
    tratamento cirúrgico de, 3221-3223
  reparo de, 3204
    fracasso de, 3215f, 3216-3217
    resultados esperados e resultados com, 3211-3212
Epitaxia, 1210
Epitélio, epididimal, 530, 530f
Epitélio seminífero, 573e3, 573e4f
EP. Ver Etoposídeo-cisplatina
EPO. Ver Eritropoietina
EQUIL, 2, 1174
Equilíbrio acidobásico
  efeitos do pneumoperitônio sobre, 214
Equinococose, do trato geniturinário, 445-446
Equinococose renal, 290-291, 291f
Ereção peniana. Ver também Disfunção erétil
  fisiologia
    anatomia funcional da, 612-616, 613f-615f, 613t-614t

Ereção peniana (Cont.)
  aspectos históricos, 612
  hemodinâmica e mecanismo da ereção e tumescência, 616-617, 616f-617f, 617t
  músculo liso, 623-629, 624f-626f, 628f, 629q, 629t
  neuroanatomia e neurofisiologia da, 617-623, 617f-618f, 619t-620t, 623t
Ereção peniana persistente, com ressecção transuretral monopolar da próstata, 2514-2515
Eretores da coluna, 767f-769f, 769, 769t
Erirócitos (PRBCs), considerações pré-operatórias para, 112-113
Erisipelas, 402
Eritema multiforme (EM), 390, 391f-392f
Eritrasma. Ver Infecção corinebacteriana
Eritrocitose, como complicação da TT, 546
Eritrócitos (hemácias)
  no sedimento urinário, 21, 21f-22f
  produção de, 1011
Eritromicina
  na gravidez, 296t
  preparo intestinal pré-operatório com, 107
Eritroplasia de Queyrat, 846-847, 847q, 846e1f
Eritropoiese, regulação renal da, 1011
Eritropoietina (EPO), 1011
Erlotinib, para RCC, 1518
Erupção fixa às drogas, desordem papuloescamosa como, 396, 397f
Escala AMS. Ver Escala de sintomas de envelhecimento Masculino
Escala de angústia sexual feminina (FSDS), 753e2
Escala de experiência sexual Arizona (ASEX), 753e2
Escala de Fezes de Bristol/Bristol Stool Scale, 3305, 3305f, 3318, 3319f
Escala de sensação urinária, 1800
Escala de Sintomas de envelhecimento masculino (AMS), 541, 541t
Escala do Índice Internacioanl de Função Erétil (IIEF), 542-543
Escala percentual urinária, 1800-1802
Escalas de sintomas clínicos, avaliação do tratamento de BPS/IC e, 363-364, 363t-364t, 365q, 366f-367f
Escalas, HRQOL. Ver Instrumentos
Escaneamento ósseo
  corpo inteiro, 38
  para detecção de doença metastática, 2746
Esclerodermia, disfunção do trato urinário inferior e, 1791
Esclerose mesangial difusa (DMS), 3023
Esclerose múltipla (MS)
  causa da, 1769
  disfunção do trato urinário inferior e, 1768-1770, 1769q
  estimulação do nervo sacral para, 1906-1907
  tratamento da, 1769-1770
  visão geral, 1768-1769
Esclerose sistêmica, disfunção do trato urinário inferior e, 1791
Escleroterapia, 955-956, 3397
Escore APACHE. Ver Escore Acute physiology and chronic health evaluation (APACHE)
Escrotectomia, 947
Escrotectomia parcial, 947
Escrotectomia total, 947
Escroto
  agudo. Ver Escroto agudo
  anatomia do, 514q
    cirúrgica do, 946, 947q, 947f
    drenagem venosa do, 514
    estrutura macroscópica, 513-514, 515f
    suprimento arterial, 514, 946, 947q

Escroto (Cont.)
  suprimento linfático, 514
  suprimento nervoso, 514
cirurgia do, 946, 957q
  considerações anatômicas para, 946, 947q, 947f
  espermatocelectomia e cirurgia do epidídimo, 953-954, 954f
  hidrocelectomia, 954-956, 955s, 955t
  para lesões testiculares incidentais, 965, 965f, 965t
  para orquite e dor crônica, 955-957, 956f
  preparo pré-operatória para, 946-947
  procedimentos para parede escrotal, 947-948, 948f-949f
  vasectomia. Ver Vasectomia
cirurgia reconstrutora para, pós-traumático, 2385
dor crônica no
  pós-vasectomia, 952
  tratamento cirúrgico da, 955-957, 956f
exame físico do, 10-11, 11f
ferimentos penetrantes no, 2383
imagem pediátrica do, ultrassonografia, 2913-2915, 2917f-2918f
na tuberculose genitourinária, 423
trauma, pediatria, 3558
ultrassonografia da, 501
  aplicações processuais da, 79
  indicações para, 78
  limitações, 80, 80f
  para TCG, 790, 790f
  resultados normais na, 78, 78f-79f
  sonoelastografia, 70f-71f, 79-80
  técnica de, 77
Escroto agudo, 3388-3393
  epididimite. Ver Epididimite
  fontes de dor, 3393
  torção do apêndice testicular e epidídimo, 3392
  torção do cordão espermático. Ver Torção do cordão espermático
Escroto bífido, 3382, 3383f
Escroto ectópico, 3382, 3384f
Escrotoplastia, 3416
  para condições escrotais benignas, 948, 949f
Escrotosquise, 3382, 3382e1f
Esfíncter anal, 1604
Esfíncter estriado, diminuindo a resistência de saída, para facilitar o esvaziamento da bexiga urinária, 1874
Esfíncter liso, diminuindo a resistência de saída, para facilitar o esvaziamento da bexiga urinária, 1873-1874
Esfíncter uretral
  dinâmica de, 3332-3333
Esfíncter uretral estriado, anatomia cirúrgica do, 2642-2643, 2642f-2643f
Esfíncter, uretral. Ver Esfíncter uretral
Esfíncter urinário artificial (AUS)
  avaliação e diagnóstico para, 2171-2173
  complicações e, 2181-2182, 2182q
    atrofia uretral, 2181
    erosão uretral, 2181
    falha mecânica, 2182
    infecção, 2181
    retenção urinária, 2181
  história e desenvolvimento do, 2170, 2170f
  mecanismos de ação, 2171
  resultados de longo prazo com, 2182, 2183q
  técnica de implante, 2175-2178, 2175f, 2176f, 2178q
    balão de regulação da pressão, 2176
    colocação da bomba de controle, 2176, 2177f
    colo da bexiga urinária, 2178

Esfíncter urinário artificial (AUS) (Cont.)
  conexões, 2176-2177, 2176f
  manguito tandem, 2177-2178, 2177f
  resultados esperados de, 2178t
  transcorporal, 2177f, 2178, 2178f
  transescrotal, 2177f, 2178
Esforço, histórico do paciente de, 4, 4t-5t
Espaço de Retzius, desenvolvimento do para prostatectomia radical laparoscópica, 2668-2669, 2668f
Espaço extraperitoneal, desenvolvimento do, 201-202, 202e1
Espaço perineal profundo, 910e6f-910.e7f, 910e8
Espaço perineal superficial, 910e6f-910.e7f, 910e7
Espaço pré-vesical, 1598-1599
Espaço retovaginal, 1598-1599
Espaço retroperitoneal, desenvolvimento de, 201, 202f, 201e3-201.e4, 202e1
  exposição, para RPLND, 818, 818f
Espaço retroretal, 1598-1599
Espaço vesicovaginal, 1598-1599
Espécimes urinários, coleta de, 12-13
Espera vigilante. Ver também Vigilância
  com terapia de privação de andrógeno, 2746
  estudos sobre, 2449-2450, 2449t-2450t, 2450f
  do câncer da próstata
    identificação do candidato para, 2632-2633
    localizada, 2611-2613
    progressão e gatilhos na, 2634
  para refluxo vesicoureteral, 3154-3155
Espermátides, 523, 524f, 527-528
Espermatocelectomia, 953
Espermatócitos, 523, 524f-525f, 526
Espermatogênese
  células de Sertoli na, 523, 524f, 528
  células germinativas na, 523, 524f, 525f, 526, 527f, 528
  ciclo da, 525, 525f, 526f
  duração da, 525, 526f
  espermiogênese na, 527-528
  genética da, 528
    idade paterna e, 528-529, 528q
  imagem de, 573e3f
  meiose, 526-527, 527t
  migração de células-tronco testiculares, renovação e proliferação, 525, 527f
Espermatogônias, 523, 525, 527f
Espermatotoxicidade, 557-560
  medicamentos que afetam
    agentes anti-inflamatórios, 559, 559e1
    antibióticos, 558, 558e2
    anti-hipertensivos, 558, 558e1
    antipsicóticos, 558
    de drogas recreativas, 558
    fosfodiesterase, 5, 559, 559e2
    moduladores endócrinos, 557-558
    opioides, 558
    quimioterapêuticos citotóxicos, 558-559
    radiação, 559-560
    toxicidade térmica, 559
    tóxicos ambientais, 559, 559e3
Espermatozoides
  anatomia e fisiologia, 535-537, 536f, 537q
  anormalidades dos, 537
    idade dos pais e, 528-529, 528q
  anormalidades estruturais, 537
  colo, 535
  declínio relacionado à idade na, 519
  funções do canal deferente relacionadas a, transporte e armazenamento, 533
  funções relacionadas ao epidídimo, 529
    armazenamento, 531
    maturação, 531-532, 531f-532f
    transporte, 531

Espermatozoides (Cont.)
  maturação de
    alterações bioquímicas, 532
    fertilidade, 531-532, 532f
    motilidade, 531, 531f, 532f
    produção de. Ver Espermatogênese
Espermiogênese, 527-528
Espinha, anatomia, não retroperitoneal, 769, 769e1f
Espinha bífida (SB)
  disfunção do trato urinário inferior com, 1779-1780
  tamanho do rim com, 3277
Espinha isquial, 1597, 1598f
Espinhas ilíacas, 1598f, 1612f
Esquistossomose aguda, 436
Esquistossomose crônica, 437
Esquistossomose, do trato genitourinário, 433, 442q
  biologia e ciclo de vida da, 433-434, 433f-434f
  diagnóstico de, 437-439, 439f-440f
  epidemiologia da, 434-435
  história da, 433
  manifestações clínicas de, 436-437
  patogênese e patologia da, 435-436, 435f, 438f-439f
  prevenção e controle, 441-442
  prognóstico da, 441
  tratamento da, 440-441
    tratamento cirúrgico na, 441
Esquizofrenia, disfunção do trato urinário inferior e de, 1790
Estadiamento do tumor, linfonodos e metástases (TNM), 2191, 2191t
  do câncer testicular, 791, 792
  do câncer uretral, 880, 880t, 881f
  do carcinoma de células escamosas peniano, 852-853, 853t, 853q, 853f
  para RCC, 1336-1338, 1337t
  para UTUC, 1372-1374, 1373t-1374t
  prognóstico e, 1339-1341, 1339t
Estadiamento TNM. Ver Estadiamento do tumor, linfonodos e metástases
Estado de saturação, cálculo renal e, 1173-1175, 1174f
Estado imunológico e UTIs, 2932-2933
Estado metabólico
  efeitos da cirurgia laparoscópica e robótica no, 214
  efeitos pneumoperitônio no, 214
Estágio gonadal de diferenciação, 3473, 3473f
  desordens de. Ver Desordens de desenvolvimento sexual
Estatinas
  e ED, 637-638
  na prevenção do câncer de próstata, 2561
Estenose
  anastomose ureteroentérica. Ver Estenose anastomótica ureteroentérica
  com anastomoses ureterointestinais no desvio intestinal urinário, 2302-2303
  ureteral. Ver Doença estenosa ureteral
  uretral. Ver Doença de estenose uretral
Estenose da anastomose ureteroentérica, 1143q
  avaliação da, 1142
  incidência e etiologia da, 1141-1142
  para intervenção
    cirúrgica, 1133-1141, 1133t, 1141q
    endourológica, 1129-1133, 1133q
    indicações para, 1129
Estenose da artéria renal (RAS)
  manejo da, 1035
    angioplastia e colocação de stent para hipertensão, 1036-1037, 1037q

Estenose da artéria renal (RAS) (Cont.)
  angioplastia e colocação de stent para preservação da função renal, 1037-1039, 1039q, 1040f
  terapia médica, 1035-1036, 1036q
  tratamento cirúrgico, 1039-1040, 1040q
  na hipertensão renovascular, 1028-1029, 1029f
  na nefropatia isquêmica, 1029-1031, 1030f-1031f, 1031q
  patologia da, 1032-1033, 1033t, 1034q, 1034f-1035f
  significado fisiológico, 1033-1035, 1035q
Estenose do canal medular, disfunção do trato urinário inferior com, 1781
Estenose do colo da bexiga, após terapia transuretral por micro-ondas, 2521
Estenose infundibulopélvica, 3003, 3004f
Estenose intestinal, com anastomoses intestinais, 2292, 2292f
Estenose meatal, 3371-3372, 3372f, 3421
  uretral, cirurgia reconstrutora para, 914-915
Estenose neouretral, 3421
Estenose ureteral
  algoritmo de manejo para, 1132f
  autotransplante para, 1141
  balão de dilatação para
    anterógrado, 1130
    resultado com, 1130-1131
    retrógrado, 1129-1130, 1130f-1131f
  colocação ureteral de stent para, 1129
  com megaureter em pacientes pediátricos, 3073
  descida renal e, 1139
  endoureterotomia para, 1131
    abordagem anterógrada para, 1133
    abordagem retrógrada e anterógrada combinadas, 1133
    abordagem ureteroscópica retrógrada, 1131-1133, 1132f
    resultado com, 1133
  estudos de diagnóstico de, 1129
  etiologia de, 1128-1129, 1129q
  para intervenção
    cirúrgica, 1133-1141, 1133t, 1141q
    endourológica, 1129-1133, 1133q
    indicações para, 1129
  substituição ileoureteral
    aberta, 1139-1140, 1140f
    laparoscópica, 1140-1141
  transureteroureterostomia
    aberta, 1139
    laparoscópica, 1139
  ureteroneocistostomia para, 1135
    minimamente invasiva, 1135, 1135f
    psoas hitch laparoscópico com, 1136
    psoas hitch, técnica aberta, 1135-1136, 1136f-1137f
    retalho de Boari aberto com, 1136-1137, 1138f
    retalho de Boari laparoscópico com, 1137-1139
  ureteroscopia para, 143
  ureteroscópico, 1284
  ureterotomia, 1139
  ureteroureterostomia para, 1133-1135, 1133t
    abordagem aberta, 1134, 1134f
    abordagem laparoscópica ou robótica, 1134-1135
    cuidados pós-operatórios, 1135
Estenose ureteral
  algoritmo de manejo para, 1132f
  autotransplante para, 1141
  balão de dilatação para
    anterógrado, 1130
    resultado com, 1130-1131

Estenose ureteral (Cont.)
  retrógrado, 1129-1130, 1130f-1131f
  colocação ureteral de stent para, 1129
  com megaureter em pacientes pediátricos, 3073
  descida renal e, 1139
  endoureterotomia para, 1131
    abordagem anterógrada para, 1133
    abordagem retrógrada e anterógrada combinadas, 1133
    abordagem ureteroscópica retrógrada, 1131-1133, 1132f
    resultado com, 1133
  estudos de diagnóstico de, 1129
  etiologia de, 1128-1129, 1129q
  para intervenção
    cirúrgica, 1133-1141, 1133t, 1141q
    endourológica, 1129-1133, 1133q
    indicações para, 1129
  substituição ileal ureteral
    aberta, 1139-1140, 1140f
    laparoscópica, 1140-1141
  transureteroureterostomia
    aberta, 1139
    laparoscópica, 1139
  ureteroneocistostomia para, 1135
    minimamente invasiva, 1135, 1135f
    psoas hitch laparoscópico com, 1136
    psoas hitch, técnica aberta, 1135-1136, 1136f-1137f
    retalho de Boari aberto com, 1136-1137, 1138f
    retalho de Boari laparoscópico com, 1137-1139
  ureteroscopia para, 143
  ureteroscópico, 1284
  ureterotomia, 1139
  ureteroureterostomia para, 1133-1135, 1133t
    abordagem aberta, 1134, 1134f
    abordagem laparoscópica ou robótica, 1134-1135
    cuidados pós-operatórios, 1135
Estenose uretral
  após terapia por micro-ondas transuretral por, 2521
  após vaporização fotosseletiva da próstata, 2532
  com ressecção bipolar transuretral da próstata, 2517
  com ressecção transuretral monopolar da próstata, 2515
  enucleação da próstata com laser de hólmio e, 2529-2530
Estenose uretral, 916-917, 918f, 920q
  considerações anatômicas para, 917
  diagnóstico e avaliação de, 918-920, 919f-920f
  etiologia da, 917-918
  tratamento de, 920, 931q
    dilatação, 921
    reconstrução aberta com excisão e reanastomose, 922-929, 922f-931f
    uretrotomia com laser, 922e1
    uretrotomia interna, 921-922
Estenose, uretral, cirurgia reconstrutora para, 914-915
Esterilização, do ureteroscópios, 146
Esterilização masculina, para vasectomia, 950-951
Esteroides
  para fibrose retroperitoneal, 1145
  para passagem do cálculo ureteral, 1001-1002
  pré-operatórios, 103
  sexuais, trato urinário inferior e, 1673
Esteroides sexuais. Ver também hormônios esteroides específicos
  do sistema reprodutor masculino, 516, 517f
  trato urinário inferior, 1673

Estimulação audiovisual e vibratória, na ED, 655
Estimulação cerebral profunda, para doença de Parkinson, 1767-1768
Estimulação da raiz anterior, para disfunção do trato urinário inferior, 1795
Estimulação do nervo sacral (SNS), 1680
　complicações da, 1911-1914
　distúrbios de esvaziamento para, 1916
　história, 1899-1900, 1900t
　nos distúrbios do armazenamento da bexiga urinária
　　bilateral, 1908-1909
　　nervos seletivos, 1909-1910
　　populações especiais, 1906-1908
　　resultados esperados com, 1905-1906
　　técnica para, 1903-1905, 1904f-1905f
　para disfunção do trato urinário inferior, 1795
　para UUI, 1715
Estimulação elétrica
　história, 1899-1900
　para disfunção miccional, 1900t
　para distúrbios de armazenamento, 1902-1914
　　bilateral, 1908-1909
　　critérios de seleção para, 1902
　　estimulação da bexiga elétrica transuretral, 1902-1903
　　nervos seletivos, 1909-1910
　　neurofisiologia da, 1900-1902
　　neuromodulação sacral, 1903-1908
　　pesquisas futuras para, 1916-1917
　　rizotomia sacral, 1903
　　transcutânea, 1910
　para distúrbios de esvaziamento, 1914-1916
　　diretamente para bexiga ou medula espinal, 1914
　　estimulação da bexiga elétrica transuretral, 1915-1916
　　estimulação percutânea do nervo tibial, 1916
　　neurofisiologia da, 1900-1902
　　neuromodulação sacral para, 1916
　　para raízes nervosas, 1914-1915, 1914f
　　pesquisas futuras para, 1916-1917
Estimulação elétrica transcutânea (TENS), para distúrbios de armazenamento, 1910
Estimulação elétrica transuretral da bexiga (TEBS), 1902-1903
　para distúrbios de esvaziamento da, 1915-1916
Estimulação magnética não invasiva, das raízes sacrais, 1910
Estimulação percutânea do nervo tibial (PTNS)
　para distúrbios de esvaziamento, 1916
　para UUI, 1715
Estoma
　na diversão urinária minimamente invasiva, preparo da, 2373
　para anastomoses intestinais na diversão urinária intestinal, 2292-2294
　　alça e ileostomia, 2293-2294, 2294f
　　complicações do, 2291t, 2294
　　mamilo em "botão de rosa,", 2293, 2293f
　　rubor, 2293
Estoma cateterizável continente de Casale, 3364, 3365f
Estoma em botão de rosa, 2293, 2293f
Estômago, para diversão urinária
　anatomia cirúrgica do, 2281e1, 2281e1f
　preparo para, 2281-2284
　seleção de, 2281
Estoma ruborizado, 2293
Estradiol, 517-518, 562, 565
Estratégia de tratamento multimodal direcionado ao fenótipo, para CP/CPPS, 327-328, 328f
Estratégias de esforço, 1884, 1885q

Estratégias de proteção da função renal, para CKD, 1062-1063, 1063t
Estrato intermediário, 1597
Estresse de evitar água (WAS), na síndrome da bexiga dolorosa/cistite intersticial, 1679
Estresse oxidativo, doença calculosa e, 1175
Estrogênios, 516-518, 520-521
　e bexiga, 1673
　e HSDD, 759
　e resposta sexual feminina, 751, 751e1f
　incontinência urinária de urgência, 1863-1864
　mecanismo de continência, 1866
　no câncer de próstata, 2549
　no sexo masculino, 2401t, 2402-2403
　papel na hiperplasia prostática benigna de, 2428-2429
　para bexiga hiperativa, 1863-1864
　para incontinência urinária por estresse em mulheres, 1866-1867
　uretra e, 1673
Estroma
　da parede da bexiga, 1634
　da próstata, 2398-2399
　uretral, 1637
Estrutura de sustentação óssea, do assoalho pélvico, 1939, 1940f
Estruturas renais, regeneração de, 494-496, 496f, 495e1
Estudo CARE. Ver Estudo Colpopexy and Urinary Reduction Efforts
Estudo de Refluxo de Birmingham, 3155
Estudo Epidemiology of Diabetes Interventions and Complications (UroEDIC), 551
Estudo Internacional de Refluxo em Crianças, 3155
Estudos Colpopexy and Urinary Reduction Efforts (CARE), 1707
Estudos de fluxo de pressão
　para bexiga hiperativa, 1805
Estudos de perfusão
　obstrução do ureter para, 998-999, 999f
　para UPJO, 1107
Estudos de perfusão de pressão dinâmica, para obstrução da junção ureteropélvica, 1107
Estudos de radionuclídeos, para UTIs, 253
Estudos Medical Therapy of Prostatic Symptoms (MTOPS), 2488-2489, 2489f-2490f, 2491t
Estudos NWTSG. Ver Estudos National Wilms Tumor Study Group
Estudos UKCCSG. Ver United Kingdom Children's Cancer Study Group trials
Estudo urodinâmico (UDS)
　ambulatorial, 1737
　　para avaliação da bexiga hiperativa, 1805
　　para hipocontratilidade do detrusor, 1737
　　utilidade clínica do, 1737-1738
　análise e interpretação, 1725
　aplicações clínicas de, avaliação baseada em evidências, 1738-1739
　　na disfunção neurogênica do trato urinário inferior, 1741-1742
　　na incontinência urinária de esforço em mulheres, 1739-1740
　　nos sintomas do trato urinário inferior, 1740-1741
　　após cirurgia pélvica radical, 1782
　cistometrografia em, 1722, 1724f
　componentes de, 1720-1722
　condução dos, 1720
　da fase de enchimento/armazenamento, 1725-1729
　　hiperatividade do detrusor e complacência reduzida, 1725-1727, 1725f-1726f

Estudo urodinâmico (UDS) (Cont.)
　　hiperatividade do detrusor induzida por estresse, 1728, 1728f
　　incontinência de esforço oculta, 1728
　　normal, 1725, 1725f
　　perfil pressórico uretral, 1728-1729, 1729f
　　pressão de perda, 1727-1728, 1727f-1728f
　da incontinência urinária, 1743-1744, 1744t
　　em pacientes geriátricos, 2099e2
　de bexiga hiperativa, 1804-1805, 1805f
　de disfunção miccional, classificação funcional e, 1693, 1693q, 1719-1720, 1720q
　definição de, 1718
　diretrizes para, 1718
　doença de Parkinson e, 1767
　eletromiografia em, 1722, 1724-1725
　em pacientes pediátricos
　　controle do desenvolvimento de, 3123-3125
　　evolução de, 3123-3125, 3124f
　equipamento para, 1722-1725
　espaço para, 1720
　estudo fluxo-pressão, 1722
　fase de anulação/esvaziamento, 1729-1730
　　coordenação do esfíncter, 1733-1734, 1733f-1734f
　　estudos fluxo-pressão, 1730-1731, 1731f
　　normal, 1729-1730, 1729f-1730f
　　obstrução infravesical em homens, 1731-1732, 1732f
　　obstrução infravesical em mulheres, 1732-1733
　globo ocular, 1706
　incontinência urinária masculina, 1708
　lesão neurológica e, 1773-1775
　multicanal, 1706, 1730f
　na avaliação da prostatite, 315
　na prática clínica, 1718-1719, 1719q
　no pós-esvaziamento residual, 1722
　para avaliação de distúrbios do assoalho pélvico, 1706-1707
　para disfunção do trato urinário inferior, 1794
　perfil de pressão uretral, 1722
　pontos-chave, 1707q
　preparo para, 1720, 1721q-1722q
　profilaxia antimicrobiana para, 262
　regras para, 1720
　reprodutibilidade, 1707
　retenção urinária aguda, 2457-2458, 2458f
　terminologia para, 1721q-1722q
　transmissão de sinal e transdutores para, 1723-1724
　urofluxometria, 1722, 1723f, 1724
　vídeo. Ver Videourodinâmica
Estudo UroEDIC. Ver Estudo Epidemiology of Diabetes Interventions and Complications
　pieloentérica, 2132, 2132f
　ureteroentérica, 2132
Esvaziamento incompleto, histórico do paciente de, 4t-5t
ESWT. Ver Terapia por ondas de choque extracorpórea
Etanol anidro, para injeções prostáticas, 2534e3
Etnicidade
　cálculo renal e, 1171
　　prevalência de, 1201
　incontinência urinária e, 1748
Etoposídeo-cisplatina (EP)
　para NSGCTs, 800
　para seminomas, 809
Etoposídeo-ifosfamida-cisplatina (VIP), para NSGCTs, 801, 805
Etoposídeo. Ver Bleomicina-etoposídeo-cisplatina
ETs. Ver Endotelinas
European Cooperative Groups, RMS da bexiga

Eventos cardiovasculares, 539
Eventos CV. *Ver* Eventos cardiovasculares
Eventos epigenéticos, no caso de câncer de próstata, 2555
Everolimus (Afinitor), 1327, 1360t
  para RCC, 1514t, 1515-1517, 1515f
Evicel, 207e2
Evidência, níveis de, 91
Exame de urina (UA)
  análise do sedimento. *Ver* Análise e sedimentos
  avaliação diagnóstica de MH com, 187
  coleta de amostras para, 12-13, 20-21
  diagnóstico de ITU para, 250-251
  exame físico, 13-14, 13t
  exame químico. *Ver* Exame químico da urina
  métodos de tela rápidas, 251
  para AKI, 1048, 1049t
  para avaliação do distúrbio do assoalho pélvico, 1705
  para cálculo renal, avaliação pré-tratamento, 1237
  para CKD, 1062
  para disfunção da bexiga urinária e do intestino, 3303
  para incontinência urinária, do sexo masculino, 1711
  para obstrução do trato urinário, 1089-1090
  para RCC, 1335
  para UTIs, 2938
  programas de tratamento de comportamento, 1879
Exame em microscopia de campo escuro, teste para sífilis, 375
Exame físico, 9q
  bexiga urinária, 10, 10f
  do sistema reprodutor masculino, 562-564, 564q
    cordão espermático, 563-564
    exame de próstata e vesícula seminal, 564
    exame do falo, 564
    exame do testículo e epidídimo, 563, 563f
    exame escrotal, 563
  escroto, 10-11, 11f
  na urina, 13-14, 13t
  neurológico, 11, 12f
  observações gerais, 9
  pelve feminina, 11
  pênis, 10
  reto e da próstata, 11
  rins, 9, 9f
Exame microscópico da urina, para UTIs, 2939
Exame neurológico, 11, 12f
  para distúrbios do assoalho pélvico, 1701
Exame químico de urina
  para AKI, 1048-1049, 1049f, 1049t
  tiras de teste, 14
    bilirrubina e urobilinogênio, 19-20
    glicose e cetonas, 19
    hematúria, 14-16, 15t, 16f-18f
    leucocitoesterase e nitrito, 20, 20f
    proteinúria, 16-19, 19f
Exame retal digital (DRE), 11
  para câncer de próstata, 2602
    predição de extensão tumoral com, 2606
  para desordens do assoalho pélvico, 1701
Exames de sangue, para incontinência urinária masculina, 1707-1708
Exame urológico pediátrico
  abdominal e flanco, 2900-2901
  exame físico estendido, 2900t, 2902-2903, 2898e1t-2898.e2t
  exame geral, 2900
  genital, 2901-2902, 2901f
    escrotal, 2901-2902, 2901f
    peniano, 2902
    perineal feminino, 2902

Excisão da malha, laparoscópica ou robótica, 2279-2280, 2279f-2280f
Excisão em balão, fio cautério, para estenoses ureteroentéricas, 1142-1143
Excisão laparoscópica de corpo estranho, 2279-2280, 2279f-2280f
Excreção fracionada de sódio (FENa), obstrução do trato urinário e, 1090
Exercício. *Ver também* Atividade física para ED, 553
Exercício muscular do assoalho pélvico (PFme), para incontinência urinária, no paciente geriátrico, 2099e3
Exploração renal, das lesões renais, 1153-1154, 1154f
Exposição à radiação, 26-27, 27t-28t
  com TC, 1092-1093
  considerações para pacientes pediátricos, 2909
  diagnóstico médico e, 1699
  disfunção do trato urinário inferior e, 1792
  diversão urinária ortópica e, 2350
Exposições ocupacionais, risco de UTUC e, 1366
Expressão gene-fibrótica, e PD, 727f, 729
Extravasamento, de meios de contraste, 30
Extravasamento urinário, manejo não operatório de, 1153
Extrofia
  anormalidade residual de, cirurgia reconstrutora uretral para, 915-916
  imagem pré-natal de, 2910-2911, 2912f
Extrofia clássica da bexiga (CBE), 3174-3175
  abordagem de Erlangen para, 3197
    resultados esperados de continência com, 3213
  abordagem de Varsóvia, 3197
    resultados esperados de continência com, 3213
  avaliação da, no momento do nascimento, 3193-3196, 3193f
  considerações anatômicas na, 3185-3191
  continência com, 3218
  defeito genital feminino, 3189, 3189f
  defeito genital masculino no, 3186-3188, 3187f-3188f
  defeitos anorretais na, 3187
  defeitos da parede abdominal na, 3186
  defeitos esqueléticos em, 3185-3186, 3185f
  desvio urinário continente para, 3217-3218
  em defeitos do assoalho pélvico, 3186-3187, 3186f
  em defeitos urinário, 3189-3191, 3190f
  falhas de reconstrução e complicações, 3214-3218
    falha de fechamento, 3214-3216, 3215f
    reparo de epispadias, 3215f, 3216-3217
    reparo do colo da bexiga, 3216
  fechamento da pele do pênis para, 3208
  imagem pré-natal de, 2910-2911, 2912f
  manejo, no momento do nascimento, 3193-3196, 3193f
  no chordee (curvatura ventral peniana), 3204
  opções cirúrgicas em recém-nascidos com, 3197-3198
    reparo de Mainz, 3197-3198
  osteotomia para, 3193-3196, 3195f-3196f
    complicações de, 3195f, 3196-3197
  pré-natal, 2880, 2881f
  procedimento antirrefluxo para, 3205f-3206f, 3209-3210
  procedimento de continência por, 3205f-3206f, 3209-3210
  questões de ajuste de longo prazo com, 3220-3221
  reconstrução cirúrgica, 3192-3210
    alternativa, 3217-3218
    cuidados pós-operatórios, 3210

Extrofia clássica da bexiga (CBE) *(Cont.)*
  extrofia feminina, 3209
    pequena extrofia da bexiga para fechamento em recém-nascido, 3190f, 3193-3194
    problemas pós-operatórios, 3208-3209
    seleção de pacientes para, 3193
  reconstrução do pênis para, 3204-3209
  reconstrução uretral para, 3204-3209, 3205f-3208f, 3215f
  reparo completo para, 3197, 3198f
    aspectos técnicos, 3202, 3203f
    resultados esperados de continência no, 3213-3214
  reparo de epispadias para, 3204
    falha de, 3215f, 3216-3217
  reparo de extrofia em estágios moderno, 3198
    bexiga, uretra posterior e fechamento da parede abdominal para, 3198-3201, 3199f-3200f
    fechamento da bexiga combinados e reparo de epispadias, 3201
    manejo após, 3201-3202
  reparo de Kelly em, 3197
    aspectos técnicos, 3202, 3202f
    resultados esperados de continência com, 3214
  reparo de Mitchell na, 3197, 3198f
    aspectos técnicos, 3202, 3203f
    resultados esperados de continência com, 3213-3214
  resultados esperados e resultados do reparo inicial moderno, 3210-3213
    fechamento inicial, 3210-3211, 3212t
    reparo de epispadias, 3211-3212
    reparo do colo da bexiga, 3212-3213, 3212t
  técnicas de imobilização para, complicações de, 3195f, 3196-3197
  ureterossigmoidostomia para, 3217
Extrofia cloacal, 3174-3175, 3226-3229
  anomalias cardiovasculares com, 3228
  anomalias geniturinárias com, 3228
  anormalidades do sistema esquelético com, 3227-3228
  anormalidades do trato intestinal com, 3227-3228
  anormalidades neuroespinais com, 3226-3227, 3227f
  anormalidades pulmonares com, 3228
  atribuição de gênero para, 3229
  avaliação de, no momento do nascimento, 3229-3230
  considerações anatômicas para, 3224f, 3226-3228
  diagnóstico pré-natal de, 3228
  e criação de continência urinária, 3232
  manejo, no momento do nascimento, 3229-3230, 3229q
  pré-natal, 2880-2881, 2882f
  questões de ajuste de longo prazo com, 3220-3221
  questões de longo prazo na, 3232
  reconstrução cirúrgica, 3229-3232
    imediata, 3230
  reconstrução do trato urinário de, 3230-3232
    estágio moderno, 3228f-3230f, 3230-3231
    estágio único, 3231-3232
    papel da osteotomia na, 3231, 3231f
  sexualidade com, 3218-3219
    preocupações masculinas, 3218
  variantes, 3228-3229
Extrofia da bexiga urinária. *Ver* Extrofia da bexiga urinária clássica

F
F1. *Ver* Fragmento urinário de protrombina 1
FAAH. *Ver* Ácido graxo amida-hidrolase

Falha no reparo de hipospadias, cirurgia reconstrutora para, 915-916
Fármacos anti-inflamatórios não esteroides (AINEs)
  AKI causada por, 1042-1044, 1044q
  e RI, 1091
  para obstrução do trato urinário, 1101
  para pacientes pediátricos, 2957
  pós-operatório imediato, 112
Fármacos antituberculínicos, 428-430, 429t-430t
Fármacos imunomoduladores, para terapia oral de BPS/IC, 353t, 354-355
Fármacos. Ver também Terapia farmacológica; Farmacoterapia. Ver também classes e agentes específicos
  cálculo renal induzido por, 1196-1197
    tratamento médico de, 1231-1232, 1231q
  cirúrgica, para cirurgia laparoscópica e robótica, 207, 207t, 207e2
  efeitos da CKD sobre dosagem de, 1064
  função do trato urinário inferior e, 1699, 1699t
  nefrotóxicas, 1044-1046, 1044q-1045q
  transporte de, secreções prostáticas e, 2424, 2424q
Fármacos vasoativos, para PE, 700e1
Fáscia
  da parede abdominal anterior, 1611, 1612f
  do períneo e corpo perineal, 1615, 1617f-1619f
  endopélvica, 1941, 1941f
  pélvica
    feminina, 1597-1599
    masculina, 1614-1615, 1618f
Fáscia de Camper, 1611, 1612f
Fáscia de Colles, 1611, 1612f, 910e5-910.e7, 910e6f-910.e7f
Fáscia de Gerota, 968, 968e1f
Fáscia de Scarpa, 1611, 1612f
Fáscia endopélvica, 1941, 1941f
  incisão, na prostatectomia radical retropúbica, 2645, 2645f
Fáscia pélvica
  anatomia cirúrgica da, 2643, 2643f-2644f
    feminina, 1598
    masculina, 1614-1615, 1618f
Fáscia retal, 1597
Fáscia retovaginal, defeitos na, 1598, 1944f
Fáscia toracolombar. Ver Fáscia dorsolombar
Fáscia transversal, 1597-1598, 1613-1614, 1615f
Fasciíte necrosante do períneo. Ver Gangrena de Fournier
FAST. Ver Avaliação focada com ultrassonografia para trauma
Fator antiproliferativo (APF), na etiologia da BPS/IC
Fator de azoospermia (AZF), 528
Fator de crescimento de nervo (NGF)
  na bexiga hiperativa, 1674
  na obstrução da saída da bexiga, 1677
  na síndrome da bexiga dolorosa e cistite intersticial, 1678
  no hiperatividade do detrusor, 1675
Fator de crescimento endotelial vascular (VEGF)
  inibidores do
    para câncer de bexiga metastático, 2240
    RCC metastático, 1502-1503, 1507-1514, 1508f-1512f, 1509f-1511f, 1513t-1517
  no RCC, 1325t, 1326-1327
Fator de crescimento fibroblástico 23 (FGF-23), regulação renal de, 1011f, 1012
Fator de crescimento transformador β1, e PD, 729
Fator de crescimento transformador β (TGF-β)
  na fibrose tubulointersticial, 1097-1099
Fator de crescimento tumoral α, no RCC, 1327q

Fator de necrose tumoral α (TNF-α), na fibrose tubulointersticial, 1098
  no câncer renal, 468t, 471-472, 1321-1325, 1322t-1323t, 1323f
Fator de resistência da uretra (URA), 1731
Fatores de crescimento, na hiperplasia prostática benigna, 2429-2430, 2430f
Fatores de crescimento semelhantes à insulina (IGFs)
  no câncer de próstata, 2549
  no crescimento renal compensatório, 1100-1101
Fatores inibidores derivados do urotélio, 1640
Fatores socioeconômicos, na hiperplasia prostática benigna, 2440, 2441t
Fator liberador de corticotropina (CRF), 1664-1665
Fator Watts (WF), 1815
FDG-PET. Ver Fluorodesoxiglicose PET
Febre
  após acesso percutâneo ao sistema coletor do trato urinário superior, 180-181
  diagnóstico de UTI e, 252
  histórico do paciente de, 7
  pós-operatório, 2961, 2961t
Fechamento da pele, após cirurgia laparoscópica e robótica, 211
Fechamento de local de portal, após cirurgia laparoscópica e robótica, 211, 211f
Fechamento do colo da bexiga
  na insuficiência da bexiga com extrofia clássica, 3216
    resultados esperados e resultados, 3212-3213, 3212t
  para refluxo vesicoureteral, 1777
Fechamento fascial, após cirurgia laparoscópica e robótica, 210-211
Feedback negativo (retroalimentação negativa), no eixo HPG, 516-518, 517f
Feedback tubuloglomerular (TGF), 1008
Feixe de Argon coagulador
  para cirurgia laparoscópica e robótica, 207e1
  para eletrocirurgia monopolar, 225-226
Feixe neurovascular (NVB)
  na prostatectomia radical retropúbica, 2649-2651
    enxerto de nervo interposição, 2660-2661
    excisão ampla, 2651, 2653f
    identificação, 2649
    liberação anterior alta de, no ápice, 2651, 2652f
    preservação, 2649-2651, 2650f-2651f
    preservação do, na prostatectomia radical laparoscópica, 2671-2672, 2671f-2672f
FENa. Ver Excreção fracionada de sódio
Fenazopiridina, para testes e transtornos de assoalho pélvico, 1705
Fenergan. Ver Prometazina
Fenilefrina
  no priapismo, 680-681
  resposta ureteral, 991-992
Fenilpropanolamina (PPA), para incontinência urinária por estresse em mulheres, 1867
Fenoldopam, para AKI, 1051
Fenol, vasectomia realizada com, 951
Fenômeno de rejeição benigna, braquiterapia e, 2691
Fenoxibenzamina (Dibenzilina)
  para facilitar o esvaziamento da bexiga urinária, 1874e1
  resposta ureteral, 992
Fenretinida, para neuroblastoma, 3567
Fentanyl, considerações pré-operatórias para, 112
Fentolamina (Regitine), 665
  resposta ureteral, 991-992

Feocromocitoma
  características clínicas, 1547, 1547t
  cirurgia, 1580-1581, 1581q
  função da suprarrenal aumentada, 1545-1553, 1545f, 1546t-1547t, 1548f-1551f, 1549t, 1553q, 1574-1575, 1574t
  hereditário, 1545, 1546t, 1547, 1550, 1550f, 1552
  maligna, 1545-1547, 1552
  MRI do, 49, 51f
  testes diagnósticos, 1547-1550, 1548f-1549f, 1549t, 1574-1575, 1574t
  tratamento, 1550-1552, 1551f, 1580-1581, 1581q
Feocromocitoma hereditário, 1545, 1546t, 1547, 1550, 1550f, 1552
Feocromocitoma maligno, 1545-1547, 1552
FEPs. Ver Pólipos fibroepiteliais
Ferida. Ver também Feridas cirúrgicas
  mordida genital, 406-407, 408f
Feridas cirúrgicas
  classificação das, 105, 105q, 264t
  da nefrectomia radical, fechamento da, 1427
  em pacientes pediátricos, 2958-2961, 2959t, 2962t
  incisões abdominais, 115
    cura de, 115
    fechamento de, 115-117, 116t
Feridas por armas de fogo
  diagnóstico de, 1160-1161
  manejo não operatório, 1152
  pênis, 2381
  renal, 1148
    imagem de, 1149-1150
    manejo não operatório de, 1152
    trombose da artéria renal com, 1155, 1156f
  ureteral, 1157, 1157t
    diagnóstico de, 1160-1161
Feridas por facadas
  renal, 1148
    imagem de, 1149-1150
    manejo não operatório de, 1152
    trombose da artéria renal com, 1155, 1156f
  ureteral, 1157-1158, 1157t
    diagnóstico de, 1160-1161
Fertilidade
  após RPLND, 833
  com complexo extrofia-epispadias, 3219-3220
    paciente do sexo feminino, 3220
    paciente do sexo masculino, 3219-3220
  com criptorquidia, 3449-3450
  efeitos do tratamento do tumor de Wilms, 3579
  esperma, 531-532, 532f
  urologia transicional e, 3526
Fertilização in vitro, 556, 573e5
Fesoterodina
  para bexiga urinária diminuída, 1831, 1832t-1834t
  para facilitar o enchimento da bexiga urinária e o armazenamento da urina, 1839t, 1842-1843
  para incontinência urinária, em pacientes geriátricos, 2099e4
α-Fetoproteína (AFP)
  em pacientes pediátricos, 3591-3593, 3593f
  em TGCTs, 790-791, 793
FFP. Ver Plasma congelado fresco
FGC. Ver Mutilação genital feminina
FGF-23. Ver Fator de crescimento fibroblástico 23
FGF. Ver Fatores de crescimento fibroblásticos
FG. Ver Gangrena de Fournier
FHHNC. Ver Hipomagnesemia familiar com hipercalciúria e nefrocalcinose
Fibras de contração lenta, do músculo estriado uretral, 1637

Fibras de contração rápida, do músculo estriado uretral, 1637
Fibroblastos, na fibrose tubulointersticial, 1097, 1099f
Fibroplasia da íntima, hipertensão renovascular causada por, 1033, 1033t, 1035f
Fibroplasia medial, hipertensão renovascular causada por, 1033, 1033t, 1034f
Fibroplasia perimedial, hipertensão renovascular causada por, 1033, 1033t, 1034f
Fibrose
  achados na PC-RPLND de, resultados esperados associados a, 830, 830t
  pélvica, como contraindicação de cirurgia laparoscópica e robótica, 196
  retroperitoneal. Ver Fibrose retroperitoneal
  tubulointersticial. Ver Fibrose tubulointersticial
Fibrose pélvica, como contraindicação de cirurgia laparoscópica e robótica, 196
Fibrose retroperitoneal (RPF)
  apresentação e etiologia da, 1143-1146, 1147q
  avaliação da, 1144, 1144f-1145f
  manejo da
    conservador, 1064
    iniciação de RRT, 1064-1065
    opções de DRT, 1065, 1066q, 1066f, 1067t
  ureterólise para
    aberta, 1145-1146, 1146f
    laparoscópica, 1146
Fibrose sistêmica nefrogênica (NSF), 31, 47, 1061
Fibrose tubulointersticial, mecanismos moleculares de, 1097-1100, 1099f
FI. Incontinência Fecal
Filamentos finos, 1641
Filamentos grossos, 1641, 1642f
Filaríase, do trato genitourinário, 442
  diagnóstico de, 444
  epidemiologia da, 442-443
  organismos na, 442, 442f
  patologia e manifestações clínicas da, 443-444, 443f-444f
  prevenção e controle da, 445
  tratamento da, 444-445
Filariose subclínica, 443
Filtros IVC, para trombectomia da veia cava, 1433
Fímbrias bacterianas, 2928, 2929f, 2929t
Fimose, 3369-3370, 3369f
  cirurgia reconstrutora uretral para, 914
Finasterida
  para bexiga urinária diminuída, 1830-1831, 1832t-1834t
  para hematúria relacionada a BPH, 192
Fio-guia
  para acesso percutâneo do sistema de coleta do trato urinário superior, 161-162, 162f, 166-167, 167f
  para ureteroscopia, 146-148
Fios de segurança, para acesso percutâneo ao sistema coletor do trato urinário superior, 166-167, 167f
Fisioterapia do assoalho pélvico
  para tratamento de CP/CPPS, 325
Fisostigmina, resposta ureteral, 991
Fístula arteriovenosa renal, 2999
Fistula pieloentérica, 2132, 2132f
Fístulas
  com anastomoses intestinais, 2290
  cutânea, 2137
  do urinário trato
    após cirurgia de preservação renal, 2137
    após transplante renal, 2137
    considerações gerais do, 2103, 2103q
    manejo, 2104q
    reparo cirúrgico de, 2104q

Fístulas (Cont.)
  radiação, 2137-2139
    abordagens de manejo para, 2138
    enxertos de interposição para, 2138
    procedimentos de desvio para, 2138
    recomendações para, 2138-2139
    técnicas de reparo para, 2138
  uretral, 3379
  uretrocutâneas, 2137
  urocutânea, 2137
  uroentérica, 2129-2135
    pieloentérica, 2132, 2132f
    ureteroentérica, 2132
  vesicoretal e vesicouretroretal, 938-939, 939q
Fístulas arteriovenosas (FAV), renal, 2999
Fístulas ureteroarteriais, 1158
Fístula ureterovaginal (UVF), 2119-2123, 2123q, 2265-2266
  abordagem laparoscópica para
    complicações com, 2266
    resultados esperados com, 2266
    técnica para, 2265, 2266f
  apresentação de/manifestações, 2119-2120
  avaliação da, 2265
  diagnóstico de, 2120-2121, 2120f-2122f
  etiologia da, 2119-2120, 2119q
  indicações cirúrgicas, 2265
  manejo de, 2121-2123, 2123f
  prevenção de, 2120
  reparo robótico
    complicações com, 2266
    resultados esperados, 2266
    técnica para, 2265, 2266f
Fístula uretral congênita, 3379
Fístula urinária
  anastomoses com ureterointestinal no desvio urinária intestinal, 2296t, 2302
  com malformação anorretal, 3270, 3270f
  nefrectomia parcial causando, 1432-1433
Fístula vesicoretal, 938-939, 939q
Fístula vesicouretroretal, 938-939, 939q
Fístula vesicouterina, 2123-2124, 2124q
  apresentação/manifestações, 2123-2124
  diagnóstico de, 2123, 2124f
  etiologia de, 2123-2124
  manejo de, 2123-2124
Fitoterapia
Fitoterápicos, para tratamento de CP/CPPS, 324
Fleet Phospho-soda. Ver Solução de fosfato de sódio
Flibanserina, e HSDD, 759e1
FloSeal, 207t, 207e2
  para trauma renal, 1154, 1155f
Fluidos/líquidos
  ingestão de
    cálculo renal e, 1173
    para cistinúria, 1229
    para hiperoxalúria entérica, 1227, 1227q
    para nefrolitíase, 1215-1217, 1217q
  manejo da, 1892-1893
    evidência para, 1893
    excessiva, 1892
    inadequada, 1892
    marcação, 1892-1893
  para AKI, 1049, 1051
  prevenção de ATN e, 1053
  prevenção de CKD e, 1061
Fluorodeoxiglicose (FDG)-PET, na oncologia urológica, 39-40
5-Fluorouracila
  para câncer do pênis, 872-873, 872t
  para condiloma acuminado, 846e3
Fluoroquinolonas
  para UTIs, 257t-258t, 258-259, 267, 267t, 270, 272t, 273, 296t
  profilaxia com

Fluoroquinolonas (Cont.)
  para acesso percutâneo do sistema coletor do trato urinário superior, 157-158
  para cateterismo, 123-124
  para cirurgia escrotal, 946-947
  para cistouretroscopia, 139-140, 141q
  para stents ureterais, 132
  para pacientes pediátricos, 2958-2959, 2959t
  para transplante renal, 1086, 1086t
  para ureteroscopia, 150
  pré-operatório, 105-106, 105q, 106t-107t
Fluoroscopia
  da pelve feminina, 1608
  na litotripsia por onda de choque, 1267
  na técnica de estimulação do nervo sacral, 1904-1905, 1905f
  orientação percutânea de acesso com, 163-165, 163f-165f
  pediátrica
    trato urinário inferior e genitália, 2921
    trato urinário superior, 2918, 2920f
  TC, 40
  ureteroscopia, 150
  urodinâmica, 1706
Fluoroscopia por TC, 40
Flurbiprofeno, para facilitar o enchimento da bexiga urinária e o armazenamento da urina, 1839t, 1858
Flutamida
  para câncer de próstata, 2790
Fluxo colorido com ultrassonografia de exibição espectral, 69
Fluxo fraco, histórico do paciente de, 4t-5t
Fluxo retrógrado, na pielografia retrógrada, 34, 35f
Fluxo sanguíneo mesentérico, efeitos pneumoperitônio sobre, 213-214
  na cirurgia reconstrutiva pélvica, 2041-2043
    anatomia da, 2041-2043
    avaliação de, 2043-2045, 2044f-2045f, 2045t
    etiologia da, 2041, 2042f-2043f
    excisão de, 2046, 2047f
    na vagina, 2042
    no assoalho pélvico, 2042
    no trato gastrointestinal e estruturas vizinhas, 2042-2043
    no trato genitourinário e estruturas vizinhas, 2041-2042, 2043f
    terminologia para, 2045, 2045t
    tratamento de, 2045-2047, 2047f
  no sling da uretra média
    exposição de, 2026-2028, 2026f, 2027t, 2028q
    perfuração da bexiga, 2029-2031, 2031f, 2032t, 2033q
    perfuração da uretra, 2028-2029, 2028f, 2030t, 2033q
Fluxo sanguíneo renal (RBF), 1007, 1009q
  obstrução do trato urinário
    GFR e, 1093-1094
    na obstrução ureteral bilateral, 1094-1095, 1095f
    na obstrução ureteral parcial, 1095
    na obstrução ureteral unilateral, 1094, 1094f
    resistência vascular renal, 1094
Fluxo sanguíneo, renal. Ver Fluxo sanguíneo renal
Fluxo venoso, efeitos pneumoperitônio sobre, 212
FOD. Ver Desordem de orgasmo feminino
Foliculite, 404-405, 404f
Formação, 1892
Formadores de cálculos de bruxita, 1177, 1178f
Formalina, para cistite hemorrágica, 190

Fórmula CKD-EPI. *Ver* Fórmula *Chronic Kidney Disease Epidemiology Collaboration*
Fórmula de Cockcroft-Gault, 1009
Fórmula de Crockfort-Gault, para estimativa de GFR, 1090-1091
Fórmula de modificação da dieta na doença renal (MDRD), 1009
Fórmula *Chronic Kidney Disease Epidemiology Collaboration* (CKD-EPI), 1009, 1090-1091
Fórmula MDRD. *Ver* Modificação da dieta na fórmula da doença renal
Formulário antimicrobiano, para UTIs, 255-260, 256t-258t, 259f
Fosfatase ácida prostática, em secreções prostáticas, 2417t, 2420-2421
Fosfato
  FGF-23 e, 1011f, 1012
  na formação de cristal, 1178
  reabsorção no PCT, 1015, 1015f
  transporte de, obstrução do trato urinário e, 1096
Fosfodiesterase
  na ED, 627-628
  para PE, 700
Fosfomicina, para UTIs, 255, 256t-258t
Fosforilcolina, nas secreções prostáticas, 2415-2416
Fósforo, metabolismo do, 1180-1181
Fossa isquiorretal, 1604
Fossa navicular, 510-511, 511f, 910e1, 910e2f
fPSA. *Ver* Antígeno específico da próstata livre
Fragilidade, 2091-2092, 2091f
Fragilidade do cálculo, 1243e1, 1243e1f
Fragmento urinário de protrombina 1 (F1), na formação de cristal, 1179
Fratura
  do pênis, 941, 2379-2381, 2380f-2381f, 2379e1f, 2380e1f
  dos testículos, 2383
  pélvica. *Ver* Fratura pélvica
Fratura alta, leões uretrais com, 2388, 2388e1f
Fratura pélvica, trauma da bexiga com, 2386
Frequência de jato relativa (RJF), 1091
Frequência de micção, em pacientes pediátricos, 3123, 3123f
Frequência urinária, histórico do paciente de, 3, 4t-5t
Frequência, urinária. *Ver* Frequência urinária
Fretomia citoredutora
  laparoscópica, 1470
  para RCC metastático, 1501-1503, 1502f, 1503q, 1503f
Frutose, nas secreções prostáticas, 2415
FSAD. *Ver* Transtorno de excitação sexual feminina
FSD. *Ver* Disfunção sexual feminina
FSDS. *Ver* Escala angústia sexual feminina
FSFI. *Ver* Índice de função sexual feminina
FSGS. *Ver* Glomeruloesclerose segmentar focal
FSH. *Ver* Hormônio estimulante do folículo
Fumo. *Ver* Tabagismo
Função de barreira, do urotélio da bexiga urinária, 1638-1639, 1638f
Função de sensor de transdutor, do urotélio da bexiga, 1639-1640
Função erétil, após prostatectomia radical, 2617
Função imunológica, envelhecimento e, 2084
  considerações pós-natal para, 2950-2951
  do RCC, 1325-1326, 1325t
Função intestinal
  anormal *versus* normal, 3318, 3318q
  incontinência urinária e, 1893-1894
Função renal
  após cirurgia de RCC, 1343-1344, 1344q, 1348-1349, 1348f

Função renal *(Cont.)*
  cálculo do trato urinário superior e, 1254-1255
  diversão urinária ortópica e, 2349-2350
  HIV e, 383-384
  litotripsia por onda de choque e, 1274
  na valva da uretra posterior, 3267
  obstrução do trato urinário e, 1090-1091
  urologia de transição e, 3525, 3525t
Função renal residual (RRF), na CKD, 1059-1060, 1060q
Função sexual
  após reparo pré-puberal, 3427-3428
  no sexo feminino
    aspectos mentais da resposta sexual, 752, 752e2
    avaliação de bem-estar sexual, 752-753, 753q, 753e1-753.e3, 753e4f-753.e6f, 753e5-753.e6
    bem-estar sexual, 749, 749e1
    conclusões, 763, 764q
    populações especiais, 753-755, 755q, 754e1-754.e2, 755e1
    resposta sexual feminina, 749-752, 750f, 752q, 751e1f, 750e1-750.e2, 750e4, 750e5f, 750e6-750.e8, 752e1f, 750e3f
Função tubular, no desenvolvimento renal, 2849-2851
Fungúria, e UTIs, 2947-2948
Funiculoepididimite, como manifestação clínica de filariose, 443
Furosemida
  na formação de cálculo, 1197
    tratamento cirúrgico, 1243e3
    tratamento médico, 1231-1232
  para poliúria noturna, 1830t
Furunculose, 405, 405f
Fusão esplenogonadal, 3443, 3443f
Fusões gênicas, no câncer de próstata, 2556-2557
  como biomarcadores para, 2574-2575
FVV. *Ver* Fístula vesicovaginais

G

GABA. *Ver* Ácido-Aminobutírico
Gabapentina, para facilitar o enchimento da bexiga urinária e o armazenamento da urina, 1866e3
Gadolínio
  avaliação CKD e, 1061-1062
  meio de contraste de MRI usando, 30-31, 47, 56
Ganglioneuroma, como lesão benigna, 1565, 1565q
Gangrena, da parede escrotal, debridamento de, 947-948, 948f
Gangrena de Fournier (FG), 303, 303q, 402-404, 404f
  parede escrotal, debridamento da, 947-948, 948f
  perda de pele genital e, 2384-2385, 2385f
Gardasil, 379-380
Gastrocistoplastia, 3347-3348, 3349f
  usando antro, 3347
  usando corpo, 3347-3348, 3349f
Gastroparesia, disfunção do trato urinário inferior e, 1790
GAX. *Ver* Colágeno bovino com ligações cruzadas com glutaraldeído
GBS. *Ver* Síndrome de Guillain-Barré
GC. *Ver* Cisplatina e gencitabina
GCKD. *Ver* Doença renal glomerulocística
GCTs. *Ver* Tumores de células germinativas
GelPort, 203, 203e3, 203e3f
Gencitabina
  para câncer da bexiga urinária sem invasão muscular, 2216, 2216t
  para UTUC, 1398, 1400

Gene da α-metilacil coenzima A racemase (AMACR), como biomarcador do câncer de próstata, 2575
Gene FH, terapia sistêmica, 1518
Gene *AMACR*. *Ver* Gene da α-metilacil coenzima A racemase
Gene *BHD*, 1322t, 1325
Gene *c-MET*, 1322t, 1324, 1327q
  na UTUC, 1375
Gene *NKX3-1*, no câncer de próstata, 2557
Gene *NR0B1*, 3469-3470, 3471f, 3472t
Gene *NR5A1*, 3469, 3471f, 3472t
Gene *PTEN*, 1322t, 1325, 1327
Gene *RSPO1*, 3470, 3471f, 3472t
Gene *SOX9*, 3469, 3471f, 3472t
Gene *SRY*, 518, 3469-3471, 3470f-3471f
Gene *TP53*, no câncer de próstata, 2557-2558
Gene *VHL*, 1321-1324, 1322t-1323t, 1323f, 1327q, 1507-1508, 1508f
Gene *WNT4*, 3470, 3471f, 3472t
Gene *WT1*, 3469, 3471f, 3472t, 3568-3569, 3568t
Gene *WTX*, 3568t, 3569
Gene *ZFY*, 3469-3471, 3470f-3471f
Gene MET, terapia sistêmica alvo, 1517, 1518, 1517f
Gênero
  atribuição de
    no recém-nascido, 3496
    para extrofia cloacal, 3230
  cálculo renal e, 1170-1171, 1173q
  desmopressina e, 1866
  disfunção do trato urinário inferior e, 3297-3298
  infecção do cálculo e, 1213
  variações da UTUC e, 1365
Gênero e idade, e UTIs, 2930
Genes
  do refluxo vesicoureteral, 3136-3137
Genética, 3017-3018. *Ver também* Genética molecular da doença renal policística autossômica dominante
  da doença renal policística autossômica recessiva, 3013
  da enurese, 3311-3312
  da síndrome do abdome em ameixa seca (síndrome de Prune-belly), 3234
  de hérnia e hidrocele, 3385
  de nefronofitíase juvenil, 3014t, 3021-3022
  de neuroblastoma, 3569
  do complexo da esclerose tuberosa, 3023-3024, 3025f
  e UTIs, 2930
  função trato urinário inferior e, 1700
  na CKD, 1057-1058
  na etiologia BPS/IC, 345e11-345.e12
  na hiperplasia prostática benigna, 2432, 2432t
  na UTUC, 1365-1366
  no câncer urotelial, 2186-2187
  visão geral, 3006
Genitália ambígua, 3495-3496, 3496f
  em pacientes pediátricos, 3131-3133, 3132f
  para avaliação da bexiga hiperativa, 1805
Genitália externa
  doenças cutâneas da. *Ver* Doenças cutâneas, da genitália externa feminina. *Ver* Genitália externa masculina
  pré-natal, 2875
Genitália externa feminina, 1604-1605, 1603f, 1606f, 750e2
  defeito, na extrofia da bexiga, 3189, 3189f e2
  distúrbios adquiridos da, 3466-3468
    aderências labiais, 3466-3467, 3467f
    circuncisão feminina, 3467-3468, 3468f
    condiloma acuminado, 3468

Genitália externa masculina
　anomalias da, 3368e1t
　　epidídimo e vasos deferentes, 3397
　　escrotal. *Ver* Anomalias escrotais
　　escroto agudo. *Ver* Escroto agudo
　　hérnia. *Ver* hérnia
　　hidrocele. *Ver* Hidrocele
　　lesões vasculares, 3383-3384
　　peniana. *Ver* Anomalias penianas
　　varicocele. *Ver* Varicocele
　defeito, na extrofia da bexiga, 187-3188, 3187f-3188f
　desenvolvimento de, 518, 518f
　embriologia, 3368-3369
　perda da pele, 2384-2385, 2384f-2385f, 916e1-916.e2
　trauma, 941, 944-945, 2379-2385, 916e1-2, 916e1f, 916e3q
　ultrassonografia da, 3368, 3368e1f
Genitália interna
　feminina, 750e2-750.e3
　masculina, desenvolvimento, 518, 518f
Genitália. *Ver também* Genitália externa
　ambígua, 3495-3496, 3496f
　imagem pediátrica de
　　TC, 2918
　　ultrassonografia, 2913, 2915f
　reconstrução da
　　feminina, 493-494, 495f
　　masculina, 492-493, 493f-494f, 492e2
Genitália masculina, doenças cutâneas benignas
　angioceratomas de Fordyce, 415, 416f-417f
　balanite de Zoon, 416, 416f-417f
　cistos da rafe mediana, 416
　glândulas sebáceas ectópicas, 416, 416f-417f
　linfangite esclerosante, 416
　pápulas penianas peroladas, 415-416, 416f-417f
Gentamicina, profilaxia pré-operatória com, 2959t
Geografia, cálculo renal e, 1171, 1171f
Gerador eletro-hidráulico (centelhador), para litotripsia, 1265-1266, 1265f
Gerador eletromagnético, para litotripsia, 1266, 1266f
Gerador microexplosivo, para litotripsia por onda de choque, 1266-1267
Gerador pizoelétrico, para litotripsia por onda de choque, 1266, 1267f
GFR. *Ver* Velocidade de filtração glomerular
GH. *Ver* Hematúria macroscópica
Ginecomastia
　como complicação de TT, 547
Glande do pênis, 511-512, 614t, 617t
Glândula bulbouretral, 510
Glândulas periuretrais, 1608
Glândulas sebáceas ectópicas, 416, 416f-417f
Glândulas suprarrenais, 1519, 1520f, 1526-1528, 1527q
　anatomia, 1519, 1528-1529, 1529q, 1578, 1578f, 1528e1f
　embriologia, 1525, 1525f, 1528-1529
　fisiologia, 1529, 1532q
　　córtex suprarrenal, 1529-1531, 1530f, 1531t
　　medula suprarrenal, 1531, 1532f, 1533t
　histologia, 1525f, 1529, 1530t, 1528e1f
　nervos, 1523, 1524f, 1529
　radiologia, 1526, 1527f
　referências cirúrgicas, 1519, 1521f-1522f
　vasculatura, 1519-1523, 1522f-1523f, 1529, 1578, 1578f, 1528e1f
Glicina, nas vias eferentes da bexiga, 1658
Glicocorticoides
　hipercalcemia induzida por, 1185
　na fisiologia do córtex suprarrenal, 1530-1531, 1531t

Glicosaminoglicanas
　na formação de cristal, 1178-1179
　na matriz de cristal, 1179
　para tratamento da BPS/IC, 357-358
Glicose, reabsorção no PCT, 1015, 1015f
Glicosídeos cardíacos, efeitos na função uretral, 1005
Glicosúria renal primária, 2862
Globulina antilinfócito, para imunossupressão pós-transplante, 1084
Globulina antitimócito, para imunossupressão pós-transplante, 1084, 1085t
Globulina ligante de hormônio sexual (SHBG), 562, 565-566, 565q
　testosterona ligada a, 539-542, 542q
Glóbulos. *Ver* Eritrócitos
Glomerulonefrite, 2859
　AKI causada por, 1043, 1044q
　relacionada à infecção, 2859
Glomerulonefrite aguda (AGN), AKI causada por, 1043, 1044q
Glomerulonefrite membranoproliferativa (MPGN), 1058
Glomerulonefrite membranosa (MGN)
　com RPF, 1144
　trombose da veia renal com, 1049
Glomerulonefrite pós-estreptocócica (PSGN), 2854, 2859
Glomerulonefrite rapidamente progressiva (RPGN), 1043, 1044q
Glomerulosclerose, com obstrução do trato urinário, 1097, 1097f
Glomerulosclerose segmentar focal (FSGS), 1058, 2858
Glutamato, nas vias eferentes da bexiga, 1657-1658, 1659f
GnRH. *Ver* Hormônio libertador de gonadotropina
GoLYTELY. *Ver* Solução de polietilenoglicol
Gonadoblastomas, 812
Gonadotrofina coriônica humana (hCG), 540
　em TGCTs, 790-791, 793
Gonócitos, 526
Grampeamento de vaso hilar em bloco, na nefrectomia laparoscópica radical, 1468-1469
Granuloma inguinal, 378
Gravidade específica, da urina, 13-14
Gravidez
　após transplante renal, 1087, 1087t
　bacteriúria na, 293-294, 297q
　　alterações anatômicas e fisiológicas e, 294-295, 294f, 295t
　　complicações da, 295-296
　　insuficiência renal e, 296
　　manejo da, 295-296, 296t
　　patogênese, 294
　cálculo durante
　　avaliação de, 1288-1289, 1288f
　　etiologia do, 1287
　　incidência de, 1287
　　tratamento de, 1289
　cálculo renal em, 1199
　　manejo médico de, 1233
　cistoplastia de aumento e, 3354-3355
　como contraindicação de cirurgia laparoscópica e robótica, 196
　cuidado pré-operatório para, 104
　efeitos do tratamento do tumor de Wilms, 3579
　incontinência urinária e, 1748
　manejo da tuberculose genitourinária durante, 432
　mecanismos de defesa do hospedeiro em UTIs e, 249, 249e1
　PFMT durante, 1885

Gravidez *(Cont.)*
　refluxo vesicoureteral e, 3152-3153
　urologia transicional e, 3526
GRISS. *Ver* Inventário de satisfação sexual de Golombok Rust
Grupos de comparação, instrumentos de HRQOL, 97
Grupos sanguíneos AB0, para transplante renal, 1076
Guaifenesina, na formação do cálculo, 1197
　manejo cirúrgico da, 1243e3
Guanilil ciclase, na ED, 626
Gubernáculo
　anomalias do, criptorquidismo e, 3442
　desenvolvimento do, descida dos testículos e, 3432-3433, 3432f-3433f
GUTB. *Ver* Tuberculose genitourinária

H

HALN. *Ver* Nefrectomia laparoscópica assistida à mão
Haloperidol, para delírio, 2095
Halotano, considerações pré-operatórias para, 111
Hardware ortopédico, profilaxia antimicrobiana para procedimentos urológicos simples e, 264-265
hCG. *Ver* Gonadotrofina coriônica humana
Hct. *Ver* Hematócrito
HDCT. *Ver* Quimioterapia de alta dose
HDL. *Ver* Lipoproteína de alta densidade
Heart and Estrogen/Progestin Replacement Study (HERS), 1863
Hélio, como escolha de insuflante, 212
Hemangioma bexiga, 3180
Hemangiomas
　bexiga urinária, em pacientes pediátricos, 3180, 3589
　congênito, 3383
　renal, 1312
　subcutâneos, 3383-3384
　uretral, 879
　　cirurgia reconstrutora para, 911
Hemangiomas capilares, 419
Hemangioma uretral, cirurgia reconstrutora para, 911
Hematócrito (Hct), 546
Hematoma
　após *sling* da uretra média, 2036-2037, 2026e1t-2026.e2t
　suprarrenal, MRI de, 49
　urinoma comparado ao, 1153
Hematospermia, histórico do paciente de, 6
Hematúria, 183
　após terapia transuretral por micro-ondas, 2521
　avaliação de, para câncer urotelial, 2196
　cistite hemorrágica causando, 188-189, 188q, 191q
　　manejo da, 189-190, 189f
　classificação e tempo de, 183
　com hiperplasia prostática benigna, 2455
　de origem prostática, 190-192, 191f, 192q
　do trato urinário superior, 193-194, 193q-194q
　　condições vasculares causando, 194
　　doença renal causando, 194
　　hematúria essencial lateralizante e, 194
　em lesões renais, 1148
　　observação de, 1150
　em lesões ureterais, 1160
　em pacientes geriátricos, 2099e11
　exame químico de, 14-16
　　diagnóstico diferencial e avaliação, 15
　　glomerular, 15, 15t, 16f
　　não glomerular, 15-16, 17f-18f

Hematúria *(Cont.)*
  grosseira. *Ver* Hematúria macroscópica
  histórico do paciente de, 2-3, 187
  HIV e, 384
  malignidade causando, 2-3, 184, 184t, 185q, 192
  microscópica. *Ver* Micro-hematúria
  neonatal, 2891
  no desenvolvimento renal, 2852-2854, 2852q, 2854q
    avaliação de, 2852-2853, 2853f
    manejo de, 2854
  sangramento uretral causando, 192-193, 193q-194q
  TC de, 45-46, 48f, 187
  UTUC causando, 1371
Hematúria essencial benigna. *Ver* Hematúria essencial lateralizante
Hematúria essencial. *Ver* Hematúria não glomerular
Hematúria essencial lateralizante, 194
Hematúria essencial unilateral crônica. *Ver* Hematúria essencial lateralizante
Hematúria glomerular, 15, 15t, 16f
Hematúria. *Ver* Hematúria macroscópica
Hematúria macroscópica (GH), 183, 188, 191q
  histórico do paciente de, 2-3
Hematúria microscópica, 185q
  histórico do paciente de, 2-3
Hematúria não glomerular, 194
  cirúrgica, 16, 18f
  médica, 15-16, 17f
Hematúria visível. *Ver* Hematúria macroscópica
Heminefrectomia, laparoscópica, 1471
Hemodiálise, 2871
Hemodinâmica. *Ver também* Fluxo sanguíneo renal
  alterações na, com obstrução do trato urinário, 1093-1095
  durante cirurgia laparoscópica e robótica, abordagem e efeitos da posição do paciente sobre, 214
  no desenvolvimento renal, 2851, 2859
Hemolisina, 2928
Hemorragia
  após acesso percutâneo ao sistema coletor do trato urinário superior
    agudo, 175-176, 176f-177f
    tardio, 176-178, 177f-178f
  cirurgia laparoscópica do rim causando, 1481-1482
  com anastomoses intestinais, 2291-2292
  com endopielotomia percutânea anterógrada, 1111
  com enucleação por *laser* de hólmio da próstata, 2529
  com nefrolitotomia percutânea, 1282
  com ressecção transuretral monopolar da próstata, 2514-2515
  durante cirurgia laparoscópica e robótica, 216, 218-219, 218q, 219f, 221-222
  em pacientes pediátricos, 2971
  durante trombectomia da veia cava, 1444
  nefrectomia e, 1153-1154
  nefrectomia parcial causando, 1433
Hemorragia renal
  e nefrectomia, 1153-1154
  lesão renal com, 1157
Hemorragia suprarrenal, neonatal, 2891
Hemostase, para ressecção transuretral monopolar da próstata, 2511-2512
Heparina
  para acesso percutâneo ao sistema coletor do trato urinário superior, 158
  para transplante renal, 1083

Heparina *(Cont.)*
  para trombectomia da veia cava, 1433
  profilaxia de VTE com
    em pacientes pediátricos, 2959-2960
    para cirurgia laparoscópica e robótica, 223
    pré-operatório, 108-109, 108t-109t, 109q, 197
Heparina de baixo peso molecular
  para transplante renal, 1083
  pré-operatório, 108-110, 108t-109t
Heparina não fracionada de baixa dose, pré-operatória, 108-110, 108t-109t
Hereditariedade, câncer urotelial e, 2187
Hérnia
  após cirurgia laparoscópica e robótica, 223
  como contraindicação para cirurgia laparoscópica e robótica, 196
  da bexiga urinária, 3180
  definições para, 3384, 3385f
  diagnóstico de, 3385
  embriologia, 3384
  genética da, 3385
  imagem radiológica para, 3385, 3386f
  inguinal. *Ver* Hérnia Inguinal
Hérnia incisional, após cirurgia laparoscópica e robótica, 223
Hérnia inguinal
  epidemiologia e patogênese da, 3384
  feminina, 3468
  reparo cirúrgico, 3385-3386
    abordagem escrotal para, 3387
    complicações do, 3386
    laparoscópico, 3387
    padrão, 3386
Herpes, úlceras genitais, 373t, 376-377, 376f, 377t
Herpes-vírus associado ao sarcoma de Kaposi. *Ver* Herpes-vírus humano 8
Herpes-vírus humano 8, tumores penianos relacionados ao, 846e3-846.e4
HERS. *Ver* Heart and Estrogen/Progestin Replacement Study
Hesitação urinária, histórico do paciente de, 3-4
Hesitação, urinária. *Ver* Hesitação urinária
HGPIN. *Ver* Neoplasia intraepitelial de alto grau prostática
HHRH. *Ver* Raquitismo hipofosfatêmico hereditário com hipercalciúria
Hiato urogenital, 1603, 1615, 1617f, 1940f-1941
Hidradenite supurativa (HS), 405, 406f
Hidrobrometo de darifenacina, para facilitar o enchimento da bexiga urinária e o armazenamento da urina, 1839t, 1841-1842
Hidrocalicose, 3001-3002, 3001f
Hidrocefalia, de pressão normal
  disfunção do trato urinário inferior com, 1766
  incontinência urinária transitória e, 2096e1
Hidrocefalia de pressão normal, disfunção do trato urinário inferior com, 1766
Hidrocele, 520-521
  abdominoescrotal, 3387-3388
  como manifestação clínica de filariose, 443-444, 444f
  comunicante. *Ver* Hidrocele comunicante
  definições para, 3384, 3385f
  diagnóstico de, 3385
  embriologia, 3384
  genética da, 3385
  imagem radiológica de, 3385, 3386f
  não comunicante. *Ver* Hidrocele não comunicante
  reparo cirúrgico de, 3386
Hidrocele abdominoescrotal, 3387-3388
Hidrocele comunicante, epidemiologia e patogênese da, 3384

Hidrocelectomia, 954
  abordagem cirúrgica inguinal para, 954
  abordagens cirúrgicas escrotal para, 954-955, 955s
  complicações da, 955-956, 955t
  escleroterapia e, 955-956
Hidrocele não comunicante, epidemiologia e patogênese da, 3384
Hidrocloreto de flavoxato, para facilitar o enchimento da bexiga urinária e o armazenamento da urina, 1851-1852
Hidrocloreto de paroxetina, para facilitar o enchimento da bexiga urinária e o armazenamento da urina, 1857
Hidrocortisona
  pré-medicação com, para prevenção de reações ao meio de contraste, 29
  pré-operatório, 103
Hidrodistenção, para tratamento BPS/IC, 359-360
Hidrogênio, no túbulo coletor, 1019
Hidronefrose
  após transplante renal pediátrico, 3535-3536
  categorização, 2876-2877, 2877t
  com trauma, 3549-3550
  diagnóstico neonatal de, 1105
  fibrose retroperitoneal com, 1144, 1144f
  imagem pediátrica de
    TC, 2918
    ultrassonografia, 2913, 2915f
  imagem pré-natal, 2909-2910, 2910f
  infectada, 283
  medidas alternativas de, 2877
  obstrução do trato urinário e, 1091
  pré-natal, 2875-2877, 2876f
  prevalência de, 1089
  ultrassonografia com Doppler colorido, 1091
  UTUC com, 1374
Hidronefrose bilateral, pré-natal, 2889
Hidronefrose infectada e pionefrose, 283, 283f
Hidronefrose unilateral, pré-natal, 2888-2889
Hidrotórax, após acesso percutâneo ao sistema coletor do trato urinário superior, 179-180, 180f
Hidroureter
  imagem pediátrica de
    TC, 2918
    ultrassonografia, 2913, 2915f
  obstrução do trato urinário e, 1089
Hidroureteronefrose a gravidez, 1002-1003
Hidroxiapatita de cálcio (CaHA), para refluxo vesicoureteral, 3169
25-Hidroxicolecalciferol (Calcidiol), 1011-1012
HIFU. *Ver* Ablação por ultrassom focalizado de alta intensidade
Hilo renal, 968
  identificação de, para nefrectomia simples, 1454-1455, 1457f
Hímen, imperfurado, 3459, 3459f
Hímen imperfurado, 3459, 3459f
Hiperatividade do detrusor com problemas de (DHIC), em pacientes geriátricos, 2097, 2099e7
Hiperatividade do detrusor (DO)
  agentes antimuscarínicos, 1838
  com bexiga hiperativa, 1804, 1805f
  fásica, 1805f
  hipótese de, 1797f, 1798-1799
  idiopática. *Ver* Hiperatividade idiopática do detrusor
  mecanismos aferentes na, 1797-1798
  noturna, 1829
  terapia farmacológica para, 1839t
  terminal, 1805f
Hiperatividade idiopática do detrusor (IDO), 1673-1675, 1674f
  resiniferatoxina na, 1863e1

Hiperatividade neurogênica do detrusor (NDO), 1693, 1756
  capsaicina para, 1863e1
  e resiniferatoxina, 1863e1
Hiperatividade noturna do detrusor (NDO) de, 1829
Hipercalcemia
  associada à malignidade, 1185
  induzida por glicocorticoides, 1185
  na doença granulomatosa, 1184
  na sarcoidose, 1184
  no RCC, 1334-1335
Hipercalcemia relacionada a malignidades, 1185
Hipercalciúria
  absorção, 1183-1184, 1209, 1210t
    agentes para, 1224, 1225q
    fosfato de celulose de sódio para, 1224
    ortofosfato para, 1225
    tiazidas para, 1223-1224
    tipo II, 1224-1225
  diagnóstico diferencial de, 1210t
  formação de cálculos de cálcio associada a, 1182-1185, 1210-1212, 1210q
  reabsorção, 1184-1185, 1209-1210, 1210t
  renal, 1184, 1209, 1210t
    agentes para, 1225, 1225q, 1226t
  teste de carga rápida e cálcio para, 1205
Hipercalciúria absortiva (AH), 1183-1184, 1209, 1210t
  agentes para, 1224, 1225q
  fosfato de celulose de sódio para, 1224
  ortofosfato para, 1225
  tiazidas para, 1223-1224
  diretrizes para, 1224
  tipo II, 1224-1225
Hipercalciúria de reabsorção, 1184-1185, 1209-1210, 1210t
Hipercalciúria idiopática, 1183
Hipercalciúria renal, 1184, 1209, 1210t
  agentes para, 1225, 1225q, 1226t
Hipercortisolismo. *Ver* Síndrome de Cushing
Hiperlipidemia, e ED, 632-633
Hipermetilação do DNA, no câncer de próstata, 2555
Hipermobilidade
  colágeno e, 2055
  na incontinência urinária por estresse, 1919-1920, 1990
Hiperoxalúria
  causa de, 1185
  dietética, 1187, 1211, 1211q
  entérica, 1186-1187, 1186f, 1210
    manejo médico de, 1227, 1227q
  formação de cálculos de cálcio associada a, 1185-1187, 1210-1211, 1211q
  idiopática, 1187, 1210
  primária, 1185-1186, 1185f, 1210-1211
Hiperoxalúria alimentar, 1187, 1211, 1211q
Hiperoxalúria entérica, 1177, 1186-1187, 1186f, 1210
  manejo médico de, 1227, 1227q
Hiperoxalúria idiopática, 1187, 1210
Hiperoxalúrias primária (PHS), 1185-1186, 1185f, 1210-1211
Hiperparatireoidismo, primário
  com hipercalciúria reabsortiva, 1184, 1209-1210
  manejo médico do, 1225, 1225q
Hiperplasia adrenal macronodular bilateral independente de ACTH (AIMAH), 1535
Hiperplasia da bexiga, 3175
Hiperplasia medial, 1033, 1033f
Hiperplasia prostática benigna (BPH)
  algoritmo de manejo para, 2467f
  antígeno prostático específico em, 2465-2467
  atividade física e, 2442-2444, 2445t

Hiperplasia prostática benigna (BPH) *(Cont.)*
  atividade sexual e, 2440-2441, 2443t
  bloqueadores dos receptores de anticolinérgicos para, 2491-2493, 2492t
    bloqueadores alfa-adrenérgicos com, 2491-2492, 2493f
    mirabegron, 2492-2493
  bloqueadores α-adrenérgicos para, 2473-2482
    acetato de clormadinona, 2487
    alfuzosina, 2478-2479, 2479t
    bloqueadores dos receptores anticolinérgicos com, 2491-2492, 2493f
    características anatômicas, 2433-2434, 2433f-2434f
    cetrorelix, 2486-2487
    classificação da, 2474-2475, 2474t
    classificação farmacológica para, 2482, 2482t
    comparação da, 2481
    desenho de estudos de, 2475
    doxazosina, 2476-2477, 2477t
    dutasterida, 2486
    efeitos colaterais sexuais de, 2480
    efeitos da obstrução da saída da bexiga urinária, 2480
    em pessoas idosas, 2480
    eventos adversos com, 2481
    finasterida, 2483-2486, 2483f, 2484t, 2485f
    flutamida, 2486
    hipertensão com, 2480-2481
    inibidores da aromatase para, 2487
    inibidores da fosfodiesterase com, 2497-2498
    interpretação da literatura para, 2475
    interpretação de estudos para, 2482-2483
    lógica para, 2473-2474, 2474f
    manipulação de androgênio para, 2482-2487
    naftopidil, 2480
    razão para, 2482
    resposta à dose, 2475
    resumo, 2481-2482
    resumo para, 2487
    revisão da literatura para, 2475-2480
    revisão da literatura para, 2483-2487
    silodosina, 2479-2480
    síndrome da íris flácida intraoperatória, 2481
    tamsulosina, 2478, 2478t
    terazosina para, 2475-2476, 2476f, 2476t
    uso de álcool e, 2441
    zanoterona, 2486
  características histológicas da, 2434, 2434f
  cirrose hepática e, 2441
  cirurgia para, 2440, 2459-2460, 2460f
  cistometrografia para, 2470
  complicações com, 2455-2459
    cálculo na bexiga, 2455
    descompensação da bexiga, 2455
    deterioração do trato urinário superior, 2455
    hematúria, 2455
    incontinência urinária, 2455
    infecções do trato urinário, 2455
    mortalidade, 2455
    retenção urinária aguda, 2456-2459, 2456t-2457t, 2457f-2459f
  diagnóstico de, 2464-2470, 2465f-2467f
    avaliação inicial, 2464-2468
    testes adicionais para, 2468
    testes pré-operatórios, 2468-2470
  dieta e, 2442-2444, 2445t
  e hipertensão, 2442
  epidemiologia da, 2436-2447
    correlações de parâmetros, 2444-2447, 2446f-2447f, 2446t

Hiperplasia prostática benigna (BPH) *(Cont.)*
  definições para, 2436
  estudos analíticos, 2440-2444
  estudos descritivos para, 2436-2440
  estudos de fluxo-pressão para, 2469-2470
  etiologia da, 2425-2433
    5α-redutase na, 2427-2428, 2428f
    citocinas na, 2431-2432, 2431f
    di-hidrotestosterona na, 2427-2428, 2428f
    fatores de crescimento, 2429-2430, 2430f
    fatores familiares na, 2432, 2432t
    fatores genéticos na, 2432, 2432t
    hiperplasia, 2425-2426
    interação estroma-epitelial, 2429
    papel do estrogênio na, 2428-2429
    papel dos androgênios na, 2426-2428, 2427t
    prolactina na, 2432-2433
    receptores androgênicos na, 2427
    regulação da morte celular programada, 2429
    vias de sinalização na, 2430-2431
    vias inflamatórias na, 2431-2432, 2431f
  exame físico, para, 2464
  fatores socioeconômicos na, 2440, 2441t
  fisiopatologia da, 2433-2436, 2433f
  fitoterapia para, 2498-2501
    composição do extrato na, 2498-2499, 2498q
    Hypoxis rooperi (batata africana), 2500
    licopenos, 2500-2501
    mecanismo de ação, 2499-2501, 2499q
    origem dos agentes para, 2498, 2498t
    Pygeum africanum (ameixa africana), 2500
    resumo para, 2501
    Serenoa repens (baga de *saw palmetto*), 2499-2500
  histórico médico na, 2464
  índice de massa corporal e, 2442-2444, 2445t
  medicamentos e, 2444
    efeitos de, 2505
  medição da creatinina sérica para, 2464-2465
  minimamente invasiva e endoscópica. *Ver* Manejo endoscópico minimamente invasivo e endoscópico da hiperplasia prostática benigna
  músculo liso, 2434-2435, 2435f
  não tratada, história natural da, 2447-2459
    efeito placebo/fraude em, 2451
    estudos de espera vigilante para, 2449-2450, 2449t-2450t, 2450f
    estudos longitudinais de base populacional, 2453-2454, 2453t-2454t, 2454f
    gravidade dos sintomas bases na, 2451
    grupos de controle na, 2450-2451
    grupos de controle placebo, 2450, 2451t
    métodos de estudo para, 2448-2454, 2448t
    parâmetros clínicos para, 2447-2448, 2447t
    percepção de melhora, 2453
    progressão da doença na, 2451-2452, 2452f, 2453t
    resultados esperados de interesse com, 2447-2448, 2447t
  obesidade e, 2442-2444, 2445t
  obstrução da bexiga
    nas medidas de, 2440
    resposta a, 2435-2436
  para inibidores da fosfodiesterase, 2493-2498, 2494t-2495t, 2496f-2497f
    bloqueadores alfa-adrenérgicos com, 2497-2498
    conclusões para, 2498, 2498q
  patologia da, 2433-2434, 2433f-2434f
  prevalência clínica de, 2437, 2438f
  prevalência em autópsia de, 2436-2437, 2437f
  prevalência histológica da, 2437

Hiperplasia prostática benigna (BPH) *(Cont.)*
  religião e, 2440
  retenção urinária aguda com, 2501-2502
    como complicação da, 2455-2459, 2456t-2457t, 2457f-2459f
  saúde relacionada à qualidade de vida e, 2438
  síndrome metabólica e, 2442-2444, 2445t
  sintomas de
    avaliação de, 2467-2468
    gravidade e frequência de, 2437-2438
    tratamento médica para, 2470-2471
  sintomas no trato urinário inferior, 2425, 2426f, 2463
  tabagismo e, 2442
  tamanho da próstata e, 2438-2440, 2439f, 2505
  terapia combinada para, 2487-2491, 2488t
    Combination of Avodart and Tamsulosin Study, 2489-2491, 2491t
    estudo *Medical Therapy of Prostatic Symptoms*, 2488-2489, 2489f-2490f, 2491t
  terapia não cirúrgica da, 2442-2444, 2445t, 2472-2473
    autoajuda, 2472-2473
    componentes da, 2472-2473
    espera vigilante, 2472-2473
  terminologia para, 2463
  tratamento
    eliminando preconceitos, 2471-2472
    estratégias futuras para, 2503f
    eventos adversos, 2472
    impacto, 2473
    medidas de resultados quantitativos para, 2470-2471
    pontos clínicos de, 2470
    prevenção na, 2473
    segurança e eficácia de, 2470-2472
    seleção de candidatos para, 2473
    tamanho da amostra, 2472
  trato urinário superior na, deterioração do, 2455
  uretrocistoscopia para, 2470
  urinálise para, 2464
  urina residual pós-esvaziamento para, 2469
  urofluxometria para, 2468-2469
  vasectomia e, 2440-2441
Hiperplasia prostática benigna familiar, 2432, 2432t
Hiperplasia suprarrenal congênita (CAH), 566, 1555-1556, 3485-3488, 3485f-3486f
  disfunção do trato urinário inferior e, 1793
  pré-natal, 2882-2884
Hiperprolactinemia
  tratamento, 661
Hiper-reflexia autônoma
  disfunção do trato urinário inferior com, 1775-1776
  sintomas de, 1776
  tratamento da, 1776, 1763e1
Hiper-reflexia do detrusor, 1796
  contração do
    em pacientes pediátricos, 3123, 3124f
    estimulação elétrica e, 1888-1889
    receptores muscarínicos e, 1836-1837
  envelhecimento e, 1679-1680, 1810, 1811f
Hiper-reflexia. *Ver* Hiper-reflexia autônoma
Hipersecreção de aldosterona, na avaliação de massas da suprarrenal
Hipersecreção de catecolamina, na avaliação de massas suprarrenais, 1574-1575
Hipersecreção de cortisol, testes de, 1571-1573
Hipersecreção de esteroides sexuais suprarrenais, na avaliação de massas suprarrenais, 1574
Hipertensão (HTN)
  após lesão renal, 1157

Hipertensão (HTN) *(Cont.)*
  cálculo renal e, 1173
  com lesão renovascular, 1155
  com obstrução do trato urinário, 1100
  doença urológica e, 551-553
  e ED, 633
  estratégias de proteção da função renal, 1062, 1063t
  hiperplasia prostática benigna e, 2442
    com bloqueadores α-adrenérgicos, 2480-2481
  neonatal, 2891
  no desenvolvimento renal, 2865-2866, 2866t, 2867q
  no RCC, 1335
  refluxo vesicoureteral e, 3149
  renovascular. *Ver* Hipertensão renovascular
  urologia de transição e, 3525
Hipertensão renovascular, 1028
  fisiopatologia da, 1028-1029
    dois rins, modelo de um clipe de, 1029, 1029f
    um rim, modelo de um clipe de, 1029, 1030f
  incidência e etiologia da, 1028, 1028q
  manejo da, 1035
    angioplastia e colocação de *stent* para hipertensão, 1036-1037, 1037q
    angioplastia e colocação de *stent* para preservação da função renal, 1037-1039, 1039q, 1040f
    terapia médica, 1035-1036, 1036q
    tratamento cirúrgico, 1039-1040, 1040q
  patologia da, 1032-1033, 1033t, 1034q, 1034f-1035f
  significância fisiológica de lesões de artéria renal e, 1033-1035, 1035q
  testes de triagem para, 1031, 1031q
    angiografia, 1032, 1032q
    MRA, 1031-1032
    TC, 1032, 1032q
    ultrassonografia com Doppler duplex, 1032, 1032q
  trauma-induzido, 3548
Hipertermia por micro-ondas e termoterapia, para prostatite, 326-327
Hipertireoidismo, disfunção do trato urinário inferior e, 1790
Hipertrofia prostática benigna (BPE)
  como complicação da TT, 546
  hematúria relacionada a, 190-192
  na MetS, 550-551
  obstrução da saída da bexiga e, 1731
  terminologia para, 2463
  trato urinário inferior e, 1700
  α-receptores adrenérgicos na, 1671
Hiperuricosúria
  na formação de cálculo de cálcio, 1187
  na formação de cálculos de ácido úrico, 1192
Hipoatividade do detrusor. *Ver* Subatividade do detrusor
Hipocalemia
  na AKI, 1052
Hipocitratúria
  em estados diarreicos crônicos, 1212
    manejo médico da, 1228
  formação de cálculos de cálcio associados a, 1188, 1211-1212, 1211f, 1212q
  idiopática, 1212
  induzida por tiazida, 1212
    manejo médico da, 1228
  manejo médico de, 1227-1228, 1228q
  na acidose tubular renal distal, 1211-1212, 1211f, 1212q
Hipocitratúria idiopática, 1212
Hipodisplasia renal, 3008f, 3011

Hipófise anterior
  anatomia da, 516-517, 517f
  no eixo HPG, 516-517, 517f
Hipofracionamento
  para câncer de próstata localizado, 2702-2703
  resultados esperados com, 2703-2705, 2704t-2705t
  radiobiologia do, 2703
Hipofunção testicular, como complicação da TT, 546-547
Hipoglicemiantes, pré-operatório, 103
Hipogonadismo, 558
  AD resultante do, 539-541, 540t
  definição bioquímica de, 541, 541t
  e ED, 631-632
  e PD, 725
Hipogonadismo de início tardio, 538, 547-548
Hipogonadismo primário, AD resultante, 539-541, 540t
Hipogonadismo secundário, AD resultante, 539-541
Hipomagnesemia familiar com hipercalciúria e nefrocalcinose (FHHNC), 1184
Hipomagnesiúria, na formação de cálculos de cálcio, 1190, 1212
  com desmopressina, 1865-1866
  manejo médico de, 1228-1229
Hipoplasia escrotal, 3382
Hipoplasia pulmonar, com valva uretral posterior, 3259, 3259f
Hipoplasia renal, 3008-3009
Hipoplasia segmentar, 3009-3011, 3010f
Hipospadias, 577
  avaliação da placa uretral para, 3402, 3402f
  avaliação e manejo
    intraoperatório, 3401-3416
    pré-operatório, 3399-3401
  bloqueios nervosos para, 3402
  complicações com, 3418-3422
  curvatura ventral, 3402-3404
    correção de, 3403
    ereção artificial para, 3403
    prevalência de, 3402-3403
    significância de, 3403
    técnica cirúrgica para, 3403-3404, 3403f-3404f
  desordens de desenvolvimento sexual, 3400
  diagnóstico de, 3399, 3400f
  estimulação androgênica pré-operatória para, 3401
  herança de, 3399
  imagem de, 3401
  isolada *versus* sindrômica, 3399
  manejo pós-operatório para, 3416-3417
    bandagens, 3416-3417, 3417f
    desvio urinário, 3416
    medicamentos, 3417
  melhora nos resultados esperados, 3428-3429
  prevalência de, 3399
  reoperações para, 3405f, 3422-3426
    enxerto de mucosa oral em duas fases, 3424-3426, 3425f-3428f
    enxerto *inlay* dorsal, 3423-3424, 3424f
    uretroplastia de incisão de placa tubulares, 3407f, 3423, 3423f
  reparo cirúrgico para
    aspectos gerais, 3401-3402
    considerações para, 3401
    distal, 3405-3408
    enxerto em duas fases, 3410-3413, 3412f
    escrotoplastia, 3416
    prepucioplastia, 3414-3416, 3415f
    proximal, 3408-3416
    retalho de Byars, 3414
    retalhos *versus* enxertos, 3414, 3414f
    retalhos prepucial, 3413-3414, 3413f
    tomada de decisão para, 3408

Hipospadias *(Cont.)*
 reparo de fracasso, cirurgia reconstrutora para, 915-916
 resultados esperados na avaliação para, resultados cosméticos, 3418
 resultados esperados no adulto após, 3426-3428
  cosmese, 3427-3428
  função sexual, 3427-3428
  função urinária, 3426-3427
 uretra fina, 3404, 3405f
 uretroplastia
  algoritmo para, 3404, 3405f
  complicações com, 3401
  incisão de placa tubulizada distal, 3405-3408, 3406f-3408f
  incisão de placa tubulizada proximal, 3408-3410, 3409f-3411f
Hipospermatogênese, 573e3
Hipotálamo
 anatomia do, 516
 de controle da micção pelo de, 1666
 no eixo HPG, 516, 517f, 517t
Hipotermia
 para nefrectomia parcial, 1429
 para nefrectomia parcial laparoscópica, 1475
 pré-operatório, 113
 relacionada à anestesia, durante cirurgia laparoscópica e robótica, 220e1
Hipótese de Hammock, da incontinência urinária, 1636-1637, 1689-1690, 1757-1758, 1757f
Hipótese integrativa, 1799
Hipotrofia testicular, 3394
Histamina
 efeitos na função uretral, 1003-1004
 na etiologia da BPS/IC, 345e4-345.e6, 345e4f, 345e6q
Histerese, ureteral, 988, 989f, 996, 996f
Histeretomia
 disfunção do trato urinário inferior após, 1783
 laparoscópica, lesões ureterais após, 1158
Histeretomia laparoscópica, lesões ureterais após, 1158
Histeropexia
Histeropexia vaginal, 1978
 após cirurgia de suspensão retropúbica, 1933-1934
Histocompatibilidade, para transplante renal, 1076
Histologia, suprarrenal, 1525f, 1529, 1530t, 1528e1f
História familiar, 7
História. *Ver* História do paciente
História sexual, e infertilidade masculina, 562
Histórico cirúrgico, cirurgia suprarrenal e, 1579
Histórico do paciente
 de hematúria, 2-3, 187
 médico, 7-9, 8t
 queixa principal e doença atual, 1-7, 4t-5t
 visão geral, 1
Histórico médico, 7-9, 8t
 cirurgia suprarrenal e, 1579
Hitch (engate) do músculo psoas da bexiga, ureteretomia distal e neocistostomia direta ou ureteroneocistostomia com, 1385-1386, 1387f
Hitch (engate) do psoas
 aberta, 1135-1136, 1136f-1137f
 com ureteroneocistostomia laparoscópica, 1136
 nervo femoral no, 1619, 1621f
 para lesões ureterais inferiores, 1163, 1164f
HIV. *Ver* Vírus da imunodeficiência humana
hK11. *Ver* Calicreína humana 11
hK2. *Ver* Calicreína humana 2

hK3. *Ver* Antígeno específico da próstata
HOCM. *Ver* Meio de contraste hiperosmolar
HoLEP. *Ver* Enucleação da próstata com *laser* de hólmio
Homeostase da glicose. *Ver também* Diabetes mellitus
 sono de onda lenta e, 1822-1823
Hormônio adrenocorticotrópico. *Ver* Síndrome de Cushing dependente de ACTH
Hormônio antidiurético (ADH), 1012. *Ver também* Arginina vasopressina; Desmopressina; Síndrome de secreção inadequada de hormônio antidiurético
 ações do, 1012, 1013f
 controle do, 1012, 1013t
Hormônio antimülleriano (AMH). *Ver* Substância de inibição Mülleriana
Hormônio estimulante do folículo (FSH), 516-519, 517f, 539-540, 565-566
Hormônio liberador de corticotropina ectópico, 1535
Hormônio liberador de gonadotropina (GnRH), 516-519, 517f, 517t, 539-540
Hormônio liberador do hormônio luteinizante (LHRH). *Ver* Hormônio liberador de gonadotropina
Hormônio luteinizante (LH), 516-517, 517f, 522, 539-540, 558, 565-566
Hormônios
 do eixo HPG
  hipófise anterior, 516-517, 517f
  hipotálamo, 516, 517f, 517t
  testículos, 517-518, 517f, 3431-3432, 3431f
 efeitos da cirurgia laparoscópica e robótica, 214
 e FSAD, 760e1
 renal
  metanéfrico, 1303-1304, 1303f-1304f, 1304q
  papilar, 1302-1303, 1303q
Hormônios esteroidais, do sistema reprodutor masculino, 516, 517f. *Ver também* hormônios esteroidais específicos
Hormônios peptídicos, do acesso reprodutivo, 516, 517f
HPC. *Ver* Câncer de próstata hereditário
HPs. *Ver* Hiperoxalúrias primárias
HPV. *Ver* Papilomavírus humano
HRQOL. *Ver* Qualidade de vida relacionada à saúde
HRS. *Ver* Síndrome hepatorrenal
HSDD. *Ver* Desordem de desejo sexual hipoativo (frigidez)
HS. *Ver* Hidradenite supurativa
HSP. *Ver* Paraplegia espástica hereditária
5-HT. *Ver* Serotonina
HTN. *Ver* Hipertensão
HUCN. *Ver* Nefrolitíase hiperuricosúrica cálcica
HU. *Ver* Unidade de Hounsfield
Hypoxis rooperi (grama estrela sul-africana), para hiperplasia prostática benigna, 2500

I

IADLs. *Ver* Atividades instrumentais de fatores iatrogênicos da ida diária
 e UTIs, 2932
 na etiologia da UTUC, 1366
IBS. *Ver* Síndrome do intestino irritável
Ibuprofeno, para pacientes pediátricos, 2957
ICI. *Ver* International Consultation on Incontinence
ICIQ-BD. *Ver* International Consultation on Incontinence Questionnaire Bladder Diary
ICIQ-MLUTS. *Ver* International Consultation on Incontinence Questionnaire Male Lower Urinary Tract Symptoms

ICIQ-UI-SF. *Ver* International Consultation o Incontinence Questionnaire Urinary
ICS. *Ver* International Continence Society
Idade dos pais
 anomalias cromossômicas relacionadas ao espermatozoide, a, 528
 mutações genéticas do espermatozoide relacionadas a, 528-529, 528q
Idade e envelhecimento
 anomalias cromossômicas do espermatozoide relacionadas a, 528
 biologia e princípios de, 2083-2085
 cálculo renal e, 1171, 1255-1256
 demografia, 2085, 2086f-2087f
 diagnóstico de câncer de próstata e, 2545
 disfunção do trato urinário inferior e, 1679-1680, 1680q, 1793, 3297-3298
 diversão urinária ortópica e, 2349
 efeitos do eixo HPG, 519
 e PD, 723
 fisiologia, 2083-2084
 incontinência urinária e, 1747-1748
  intervenções conservadoras para, 1894-1895
 mutações genéticas do espermatozoide relacionadas a, 528-529, 528q
 prognóstico de UTUC e, 1374
 refluxo vesicoureteral e, 3135, 3135t
  cicatriz adquirida e, 3148
  resolução por, 3153, 3154f
 retenção urinária aguda e, 2457, 2457f
 sistema urinário inferior e, 2084-2085
 variações de UTUC e, 1365
IDC-P. *Ver* Carcinoma intraductal da próstata
IDCs. *Ver* Contrações involuntárias do detrusor
Identidade de gênero, função e orientação, 3475-3477
IDO. *Ver* Hiperatividade idiopática do detrusor
Idosos. *Ver também* Paciente urológico pediátrico
 bacteriúria em, 296
  assintomática, 297-299, 299q
  diagnóstico laboratorial, 297-298, 298f
  epidemiologia de, 297, 297f-298f, 297t
  manejo, 299
  patogênese de, 297, 298f
  triagem para, 298-299
 bloqueadores alfa-adrenérgicos em, 2480
 cirurgia renal laparoscópica em, 1447
 cuidado pré-operatório para, 103-104
 resultados esperados do *sling* uretral médio em, 2023-2024, 2024q
 saúde sexual em, 2099-2100
 tratamento errado, 2100-2101
IELT. *Ver* Tempo de latência de ejaculação intravaginal
IFIS. *Ver* Síndrome da íris flácida intraoperatória
IFLND. *Ver* Dissecção do linfonodo inguinofemoral
IFLND radical, para câncer do pênis, 902-906, 903f-905f
IFNs. *Ver* Interferons
Ifosfamida
 cistite hemorrágica causada por, 188-189
 para NSGCTs, 801, 805
IGCCCG. *Ver* International Germ Cell Cancer Collaborative Group
IGFs. *Ver* Fatores de crescimento semelhantes à insulina
IGRAs. *Ver* Ensaio de liberação de interferon-gama
IIEF. *Ver* International Index of Erectile Function Scale
IILND. *Ver* Linfadenectomia ilioinguinal
IL-18. *Ver* Interleucina-18
IL-2. *Ver* Interleucina-2
Íleo, após RPLND, 833-834
Ileocecocistoplastia, 3346, 3346f-3347f

Ileocistoplastia, 3344-3345, 3345f
Íleo. Ver Intestino delgado
Ileostomia de alça terminal, 2293-2294, 2294f
Ilhas de dinucleotídeo CpG, no câncer urotelial, 2197-2199
Ilíaco, 767f-769f, 769, 769t
ILND completa modificada, para câncer do pênis, 863, 895-896, 895f-896f
ILND. Ver linfadenectomia inguinal
ILND laparoscópica, para câncer do pênis, 863, 896-897
   técnica cirúrgica para, 897-902, 897f-903f
ILND robótica, para câncer do pênis, 864, 896-897
   técnica cirúrgica para, 897-902, 897f-903f
Imagem de banda estreita (NBI), câncer de bexiga sem invasão muscular, 2211
Imagem de ressonância magnética multiparamétrica (mpMRI), para localização de câncer de próstata, 2724-2727
   biópsia guiada, 2724
   biópsias segmentados alvo, 2724
   fusão com ultrassom, 2724-2727, 2725f-2727f
Imagem funcional
   diagnósticos de feocromocitoma nos testículos, 1548-1549, 1548f
   na avaliação da massa suprarrenal, 1569
Imagem. Ver também modalidade de imagem específicas
   do trato urinário, 26. Ver também imagem específica
   em testes diagnósticos de feocromocitoma, 1547-1549, 1548f
   modalidades
      considerações de pacientes pediátricos para, 2909, 2923q
      manejo da radiação em, 26-27, 27q, 27t-28t
      meio de contraste. Ver Meio de contraste
   na avaliação da massa suprarrenal, 1567-1570, 1568f-1569f, 1569q
Imagem por radionuclídeo. Ver Cintigrafia nuclear
Imagem pré-natal, ultrassonografia, 2909-2911, 2910f-2912f
Imagem ressonância magnética peniana, 653
Imagem transversal, em testes diagnósticos de feocromocitoma, 1547-1548
Imagens de RM ponderada em T1, 47
Imagens de RM ponderada em T2, 47
IMA. Ver Artéria mesentérica inferior
Imaturidade renal e desenvolvimento renal, 2851, 2852q
Imidafenacina para facilitar o enchimento da bexiga e o armazenamento da urina, 1839t, 1843-1844
Imipramina (Tofranil)
   para facilitar o enchimento da bexiga urinária e o armazenamento da urina, 1839t, 1857
   para incontinência urinária por estresse em mulheres, 1868
   para poliúria noturna, 1827, 1830t
   resposta ureteral, 991
IM. Ver Intramuscular
Impedância
   estimulação do nervo sacral e, 1911-1912
   na ultrassonografia, 66-67, 66f, 66t
Impotência, histórico do paciente de, 6
IMRT. Ver Radioterapia de intensidade modulada
IMT. Ver Tumor miofibroblástico inflamatório
Imunização. Ver Vacinação
Imunoglobulinas, em secreções prostáticas, 2417t, 2422
IMV. Ver Veia mesentérica inferior

Incidentalomas, suprarrenal
   avaliação de, 1566, 1567t
   cirurgia suprarrenal para, 1581q
Incidentalomas suprarrenal
   avaliação de, 1566, 1567t
   cirurgia suprarrenal para, 1581q
Incisão balão com cautério, para estenose ureteroentérica, 1142-1143
Incisão Chevron, para cirurgia renal aberta, 1419-1420
Incisão retroperitoneal, para exploração renal, 1153, 1154f
Incisão transuretral da próstata (TUIP), 2525-2526
   complicações com, 2526
      intraoperatórias, 2526
      perioperatórias, 2526
      pós-operatórias, 2526
   ressecção transuretral da próstata *versus*, 2526
   resultados esperados com, 2526
      estudos comparativos, 2526
      estudos de coorte única para, 2526
   resumo para, 2526
   técnica, 2525, 2525f
   visão geral e conceito de, 2525
Incisão transuretral (TUI), para ureteroceles, 3094-3096, 3095f-3096f
   resultados esperados do refluxo após, 3096
Incisões abdominais, 115
   cura de, 115
   fechamento de, 115-117, 116t
Incisura lombar, 166, 166f
Incontinence Short Form
Incontinência coital, 1711
Incontinência contínua, histórico do paciente de, 6
Incontinência de esforço urodinamicamente demonstrada (USI), 1714
   detecção de, 1804-1805
   diagnóstico de, 1918
Incontinência de estresse/esforço, histórico do paciente de, 5-6
Incontinência de hiperatividade do detrusor (DOI), 1714
   induzida por tosse, 1714
Incontinência de urgência, histórico do paciente e, 5
Incontinência fecal (FI). Ver também Distúrbios do assoalho pélvico
   em pacientes geriátricos, 2099e8-2099.e9
   estimulação do nervo sacral para, 1908
   prevalência da, 1746f
   ultrassonografia para, 1610, 1610f
Incontinência. Ver Incontinência urinária
Incontinência paradoxal. Ver Incontinência urinária de superfluxo
Incontinência por risada, 1711, 3310
incontinência pós-prostatectomia (PPI), 1757
   acompanhamento, 2064
   PFMT para, 1885
   terapia de injeção para. Ver Terapia com injeções para SUI pós-prostatectomia masculina
Incontinência urinária contínua, 1710, 1744-1745, 1744f
Incontinência urinária de estresse (SUI), 551-552
   agonistas adrenérgicos para, 1671
   BMI e de, 1711
   colágeno uretral e, 1637
   com ressecção transuretral bipolar da próstata, 2517
   da bexiga hiperativa com, 1802, 1803f
      agentes injetáveis e, 2049
      deficiência intrínseca do esfíncter na, 1990
      disfunção esfincteriana intrínseca, 1758, 1919-1920

Incontinência urinária de estresse (SUI) *(Cont.)*
   definição de, 1710, 1744, 1744f
   do sexo masculino, tratamento farmacológico para, 1869-1870
   feminina
      algoritmo para manejo de, 1922f
      causa, 1990
      dispositivos de incontinência intravaginais para, 2073
      dispositivos uretrais oclusivos para, 2073
      sling pubovaginal para. Ver Sling pubovaginal
      tratamento farmacológico da, 1866-1869
   prolapso de órgão pélvico e, 1707
   sling da uretra média, resultados esperados para, 2021-2022, 2022q
   *sling*s uretrais para, 1987
   tratamento de, 1708-1709
      farmacológica, 1840t, 1866-1870
      masculina, 1716
      opções para, 1918
      sling da uretra média. Ver Sling da uretra média
      sling pubovaginal. Ver Sling pubovaginal
      treinamento do assoalho pélvico muscular para, 1716, 1884
   urodinâmica e, 1706-1707
Incontinência urinária de super-fluxo, histórico do paciente de, 6
Incontinência urinária de urgência (UUI)
   definição de, 1710, 1744, 1744f, 1796, 1797f
   estrógenos para, 1863-1864
   tratamento de, 1714-1716
Incontinência urinária diurna. Ver Disfunção da bexiga urinária e intestino
Incontinência urinária, em pacientes geriátricos, 2096-2098
Incontinência urinária insensível, 1711
   fisiopatologia da, 1758
Incontinência urinária mista (MUI)
   definição de, 1710, 1744-1745, 1744f
   OAB e, 1802, 1803f
   sling da uretra média, resultados esperados da, 2019-2020
   sling pubovaginal para, resultados esperados da, 2003
   tratamento da, 1716
Incontinência urinária transitória
   após vaporização fotosseletiva da próstata, 2533
   com enucleação da próstata com *laser* de hólmio, 2529
   em pacientes geriátricos, 2096
Incontinência urinária (UI). Ver também Distúrbios do assoalho pélvico
   anomalias ureterais e, 3080
   após lesão uretral, 2391
   após prostatectomia laparoscópica radical, 2676, 2677f
   após prostatectomia retropúbica radical, 2657-2658
   após trauma uretral pediátrico, 3557
   AVC e, 1764
   causa de, 1697, 1698q
   classificação da, 1743-1744
   coital, 1711
   comentários gerais sobre, 1745
   com hiperplasia prostática benigna, 2455
   contínuo, 1710, 1744-1745, 1744f
   custos sociais, 1753-1754, 1754q
   definição de, 1710, 1743-1744, 1744f
   diagnóstico de, 1698
      cirurgia de suspensão retropúbica para. Ver Cirurgia de suspensão retropúbica para incontinência em mulheres
   e uretra, 1636-1637

Incontinência urinária (UI) (Cont.)
　dispositivos mecânicos para, 1895-1896
　　uretral, 1896, 1897f
　　vaginal, 1895-1896, 1895f-1896f
　diurna. Ver Disfunção da bexiga urinária e intestino
　e gravidez, 1748
　em lar de idosos, 2098-2099
　em pacientes geriátricos, 2095-2099
　　avaliação clínica de, 2099
　　avaliação PVR, 2099e1
　　contenção de urina para, 2099e6
　　custos de, 2096
　　estabelecido, 2096-2098
　　estudo urodinâmico para, 2099e2
　　esvaziamento diários, 2099e1-2099.e2
　　exame físico para, 2099e1
　　farmacoterapias para, 2099e3-2099.e4
　　fatores de risco de, 2098-2099
　　história para, 2099e1
　　impactos negativos da de, 2096
　　produtos absorventes para, 2099e6
　　terapias cirúrgicas para, 2099e4-2099.e6
　　terapias comportamentais para, 2099e3
　　testes de laboratório para, 2099e2
　　transitória de, 2096
　　tratamento de, 2099
　enurese noturna, 1710, 1744-1745, 1744f
　　tratamento da, 1716
　estresse. Ver Incontinência urinária de esforço
　fatores de risco para, 1747-1749, 1749q
　fisiologia de, 1754-1756
　fisiopatologia da, 1756-1757
　　armazenamento da bexiga, 1756
　　função do esfíncter e, 1757
　herpes anogenital e, 1783
　hipóteses de, 1636-1637, 1689-1690, 1757-1758, 1757f
　histórico do paciente e, 5-6
　impacto social, 1754, 1754q
　incidência de, 1746-1747, 1747q
　Incontinência urinária ocasionada por riso (giggle) de, 1711
　infecção por Herpes-vírus e, 1783
　insensível, 1711
　instrumentos de HRQOL para, 92t-95t, 95
　manejo conservador da, 1875
　masculina, 1710, 1711q
　　avaliação de, 1711-1714
　　causa de, 2169-2170, 2170t
　　classificação da, 2169-2170
　　dispositivos de compressão da uretra para, 2072-2073, 2072f
　　exame físico para a de, 1711
　　fatores de risco para, 1750
　　fisiopatologia da, 2169-2170
　　frequência de, 1750
　　história de, 1711
　　investigações de primeira linha para, 1711-1714
　　prevalência de, 1750
　　taxas de remissão de, 1750
　　tratamento de, 1714-1717, 1715f-1716f
　mista, 1710, 1744-1745, 1744f
　　tratamento da, 1716
　pós-parto, 1748
　para PFMT, 1885
　prevalência de
　　de base populacional, 1746, 1746f
　　em mulheres adultas, 1745-1746, 1746q
　　estimativas internacionais de, 1746, 1747f
　　fatores que influenciam, 1745q
　prolapso de órgão pélvico e, 1753, 1753q
　questionários para, 1703t-1704t
　remissão de, 1746-1747, 1747q
　sinais e sintomas de, 1743-1744, 1744t

Incontinência urinária (UI) (Cont.)
　SM e, 551-552
　terminologia de, 1744-1745, 1744t
　tipos de, 1710-1711
　tumor cerebral com, 1765
　urgência, 1710, 1744, 1744f, 1796, 1797f
　vazamento pós-micção, 1711
　　tratamento da, 1717
Indapamida, para hipercalciúria absortiva, 1225
Inderal. Ver Propranolol
Índice de capacidade noturna da bexiga urinária (NBCi) de, 1824
Índice de Comorbidades de Charlson (CCI), 2085
Índice de Estado de Atividade de Duke, 101, 102t
Índice de massa corporal (BMI), 542-543
　cálculo renal e, 1172-1173
　câncer de próstata e, 2551-2552, 2552f
　diversão urinária ortópica e, 2350
　hiperplasia prostática benigna e, 2442-2444, 2445f
　incontinência urinária e, 1748-1749
　SUI masculina e, 1711
Índice de poliúria noturna (NPI) de, 1824
Índice de pressão braquial peniana, 653
Índice de resistência (RI), obstrução do trato urinário e, 1091
Índice de Risco Cardíaco de Goldman, 101, 101t
Índice de Risco Cardíaco/Cardiac Risk Index, 101, 101t
Índice de sintomas AUA, 4-5
Índice mecânico (MI), na ultrassonografia, 73
Índice térmico (TI), na ultrassonografia, 73
Indigotina, toxicidade do, 1159
Indometacina
　efeitos na função uretral, 1004-1005
　para facilitar o enchimento da bexiga urinária e o armazenamento da urina, 1839t, 1858
Inervação
　da bexiga urinária, 1628
　　em pacientes pediátricos, 3122, 3122f
　da pelve
　　feminina, 1602-1603
　　masculina, 1613f, 1615f, 1618-1622, 1621f, 1622f, 1622t
　da vagina, 1606
　do lábios maiores, 1605
　nervo motor, do músculo liso da bexiga urinária, 1635, 1635f
Inervação do nervo motor, no músculo detrusor, 1635, 1635f, 1649, 1650f
Inervação sensitiva, na função ureteral, 992
Infarto do miocárdio, pré-operatório, 101
Infecção
　anomalias ureteral e, 3079-3080
　após biópsia da próstata, 2588
　após cirurgia laparoscópica e robótica, em pacientes pediátricos, 2971
　após sling da uretra média, 2031-2033
　barreiras escrotais para espalhar, 946, 947f
　câncer de próstata e, 2547-2548
　câncer urotelial e, 2187-2188
　com anastomose intestinal, 2290
　com desvio intestinal urinário, 2313
　com endopielotomia percutânea anterógrada, 1111
　com estimulação do nervo sacral, 1911
　considerações pós-natais para, 2950-2951
　doenças cutâneas da genitália externa
　　balanite, 402
　　balanopostite, 402, 403f
　　celulite, 402, 403f
　　DSTs, 402, 403f
　　ectima gangrenoso, 405-406, 408f
　　erisipela, 402

Infecção (Cont.)
　feridas por mordidas genitais, 406-407, 408f
　foliculite, 404-405, 404f
　furunculose, 405, 405f
　gangrena de Fournier, 402-404, 404f
　hidradenite supurativa, 405, 406f
　infecção corinebacteriana (Tricomicose axilar e eritrasma), 405, 407f
　infecção por dermatófitos, 407-408, 409f
　intertrigo por Candida, 407, 408f
　efeitos na função ureteral, 1000-1001
　fatores do hospedeiro, aumento do risco de, 260q
　ferida cirúrgica. Ver Infecção do sítio cirúrgico
　na etiologia da BPS/IC, 345e1-345.e2
　risco de UTUC e, 1366
　transplante renal e, 1086, 1086t, 3530, 3535
　trato urinário. Ver Infecção do trato urinário
　vesícula seminal, 958
Infecção Corinebacteriana
　como doença cutânea dos órgãos genitais externos, 405, 407f
　na microbiologia da prostatite, 306
Infecção da ferida, de sítio cirúrgico. Ver Infecções de sítio cirúrgico
Infecção de sítio cirúrgico (ISC)
　após cirurgia laparoscópica e robótica, 223
　fechamento da ferida e, 116-117
　profilaxia antibiótica para, 105-106, 105q, 106t-107t
　em pacientes pediátricos, 2958-2959, 2959t
Infecção do cálculo, 1194-1195, 1213, 1213q, 1214t, 1215f
　bactéria hidrolisadora de ureia causando, 271
　bacteriologia da, 1194, 1195t
　cultura da urina para, 1202
　epidemiologia da, 1195
　manejo médico de, 1230-1231, 1231q
　patogênese of, 1194, 1194f
Infecção do trato urinário (UTIs)
　abscesso periuretral, 303, 303q
　após cateterismo, 123-126
　após cistoplastia de aumento, 3352-3353
　após colocação de stent uretral, 132
　após vaporização fotosseletiva de próstata, 2532
　bacteriúria associada ao cateter, 299-300, 300q
　bacteriúria em pessoas idosas, 296
　　assintomática, 297-299, 299q
　　diagnóstico laboratorial, 297-298, 298f
　　epidemiologia, 297, 297f-298f, 297t
　　manejo de, 299
　　patogênese, 297, 298f
　　triagem para, 298-299
　bacteriúria na gravidez, 293-294, 297q
　　alterações anatômicas e fisiológicas e, 294-295, 294f, 295t
　　complicações de, 295-296
　　insuficiência renal e, 296
　　manejo de, 295-296, 296t
　　patogênese, 294
　cálculo e renal, 1254
　cateterismo limpo intermitente e, 3275-3276
　choque séptico e, 291-293, 293q
　com hiperplasia prostática benigna, 2455, 2471
　com lesão medular, 1770, 1777
　　manejo de, 300-301, 302q
　definição, 237-238, 238f-239f, 239q
　e bacteremia, 291-293, 293q
　em pacientes geriátricos, 2099e10-2099.e11
　fatores de risco, 265q
　gangrena de Fournier, 302-303, 303q
　HIV e, 383
　incidência e epidemiologia, 239-241, 240f, 241q

Infecção do trato urinário (UTIs) *(Cont.)*
  incontinência urinária transitória e, 2096e1
  infecção da bexiga. *Ver* Infecção da bexiga
  infecção renal. *Ver* Infecção renal
  manifestações clínicas, 250-252, 252q
    diagnóstico, 250-252, 251f, 252e1t
    sintomas e sinais, 250
  não resolvido, 269-270, 270q
  no paciente pediátrico, 3298
    anormalidades anatômicas e, 2931
    avaliação e manejo de uma criança com febre, 2926-2933, 2926q, 2927f-2929f, 2929t, 2930q, 2933q
    classificação da, 2933-2936, 2934f-2936f, 2936q
    definição de, 2927
    diagnóstico de, 2936-2942, 2937t, 2939q, 2940t, 2942q
    e abscesso renal aguda, 2936
    e atividade sexual, 2931
    e bacteriúria assintomática, 2935-2936
    e bexiga neurogênica, 2932
    e biofilmes, 2934-2935, 2935f
    e circuncisão, 2930-2931
    e cistite viral, 2947
    e colônias de bactérias intracelulares, 2934-2935, 2935f
    e colonização bacteriana fecal e perineal, 2931
    e disfunção da bexiga urinária e intestino, 2931-2932, 2945-2946
    e estado imunológico, 2932-2933
    e fatores iatrogênicos, 2932
    e fungos, 2947-2948
    e genética, 2930
    e nefrite bacteriana, 2936, 2936f
    e pionefrite, 2936
    e raça, 2930
    e sexo e idade, 2930
    e VUR, 2931
    exame físico, 2938
    fatores bacterianos, 2928-2930
    imagem de, 2940-2942, 2940t, 2942q
    laboratórios, 2938-2939, 2939q
    manejo de infecção, 2942-2945, 2943t-2944t, 2947q
    manejo de pós infecção, 2945-2946, 2947q
    patogênese da, 2927-2928
    sequelas da, 2946-2947, 2947q
    sequelas de longo prazo, 2947, 2947q
    sintomas de, 2936-2937, 2937t, 2939q
    tratamento antibiótico, 2942-2945, 2943t-2944t
    ultrassonografia de, 2911, 2916-2918
  no transplante renal, 3533
  patogênese, 241-249, 250q
    alterações nos mecanismos de defesa do hospedeiro, 248-249, 249e1
    defesas naturais do urinário trato contra, 247-248, 248e1
    eventos iniciais na patogênese de UPEC, 242-243, 242f
    fatores de virulência bacteriana, 242
    organismos exigentes, 242
    patógenos urinários, 241-242
    receptividade das células epiteliais, 244-247
    vias de infecção, 241
  profilaxia antimicrobiana para procedimentos urológicos simples e, 260-265, 260q, 261t-262t, 264t-265t, 265q
    considerações especiais, 264-265, 265t
    endoscopia do trato inferior, 263
    para biópsia TRUSP, 262-263
    para cateterismo e remoçãouretral, 261t-262t
    para cirurgia laparoscópica aberta e, 264, 264t

Infecção do trato urinário (UTIs) *(Cont.)*
    para endoscopia do trato superior, 263
    para litotripsia por onda de choque, 263
    para urodinâmica, 262
    princípios de, 260, 260q, 261t-262t
    ressecção transuretral da próstata e da bexiga, 263
  refluxo vesicoureteral e, 3139-3140
    avaliação de, 3141-3142, 3142f
    confirmação da, 3141
  sepse e, 291-293, 292q-293q
  técnicas de Imagem, 252-253, 253q
    estudos com radionuclídeos, 253
    indicações, 252-253, 253q
    MRI, 253
    TC, 253, 276-277
    ultrassonografia, 253, 276-277, 277f
    uretrocistografia miccional, 253
  terapia antimicrobiana para
    duração, 260
    formulário antibacteriano para, 255-260, 256t-258t, 259f
    princípios de, 253-260, 254t-258t, 259f, 260q
    profilaxia, 238, 272-273, 272t
    resistência bacteriana a, 254-255
    seleção de agente, 260, 266-268, 267t, 270, 295-296, 296t
    supressão, 238
Infecção e inflamação, na infertilidade masculina, 560
Infecção parasitária, do trato genitourinário, 433
  esquistossomose, 433, 442q
    biologia e ciclo de vida, 433-434, 433f-434f
    diagnóstico, 437-439, 439f-440f
    epidemiologia, 434-435
    história, 433
    manifestações clínicas, 436-437
    patogênese e patologia, 435-436, 435f, 438f-439f
    prevenção e controle, 441-442
    prognóstico, 441
    tratamento, 440-441
  filariose, 442
    diagnóstico, 444
    epidemiologia, 442-443
    organismos, 442, 442f
    patologia e manifestações clínicas, 443-444, 443f-444f
    prevenção e controle, 445
    tratamento, 444-445
  não filarial
    amebíase, 446
    enterobíase, 446
    equinococose, 445-446
    tricomoníase. *Ver* Tricomoníase
Infecção parasitária não filária, do trato genitourinário
  amebíase, 446
  enterobíase, 446
  equinococose, 445-446
  tricomoníase. *Ver* Tricomoníase
Infecção por dermatófitos, 407-408, 409f
Infecção por Herpes-vírus, disfunção do trato urinário inferior com, 1783
Infecção por *Ureaplasma*, 372
  na microbiologia prostatite, 306
Infecção renal, 291q
  infecção renal (nefrite bacteriana), 274
    abscesso perirrenal, 283-285, 284f
    abscesso renal, 280-283, 281f-282f
    bacteriana "relapsa", 286
    hidronefrose infectada e pionefrose, 283, 283f
    nefrite focal aguda ou nefrite bacteriana multifocal, 278-279, 279f

Infecção renal *(Cont.)*
    patologia, 274-275, 275f-276f
    pielonefrite aguda, 275-278, 276f-277f, 278t, 285
    pielonefrite crônica, 285-286, 286f
    pielonefrite enfisematosa, 279-280, 280f-281f
  nefrite granulomatosa infecciosa, 289-290, 289f
  equinococose renal, 290-291, 291f
  XGP, 286-289, 287f-288f
Infecção renal (nefrite bacteriana), 274
  abscesso perirrenal, 283-285, 284f
  abscesso renal, 280-283, 281f-282f
  bacteriana "recidivante", 286
  hidronefrose infectada e pionefrose, 283, 283f
  HIV e, 383
  nefrite focal aguda ou bacteriana multifocal, 278-279, 279f
  patologia, 274-275, 275f-276f
  pielonefrite aguda, 275-278, 276f-277f, 278t, 285
  pielonefrite crônica, 285-286, 286f
  pielonefrite enfisematosa, 279-280, 280f-281f
  UTIs e, 2936, 2936f
Infecção sexualmente transmissível, câncer de próstata e, 2550-2551
Infecções da bexiga, 274q
  cistite complicada, 269, 269q, 269t
  cistite descomplicada, 265-268
    acompanhamento, 268
    apresentação clínica, 265
    bacteriúria assintomática e, 268, 268t-269t
    diagnóstico diferencial, 266
    diagnóstico laboratorial, 265-266
    fatores de risco, 265q
    manejo, 266-268, 266f, 267t
    seleção antibacteriana para, 266-267, 267t
  UTIs não resolvidas, 269-270, 270q
  UTIs recorrentes, 270-271, 270f
    autoinício de terapia intermitente para, 274
    dose baixa de profilaxia contínua para, 272-273, 272t
    outras estratégias para, 274
    persistência bacteriana, 271
    profilaxia pós-coito para, 274
    reinfecções, 271-274
Infertilidade
  em pacientes TGCT, 794
  masculina. *Ver* Infertilidade masculina
Infertilidade masculina
  anomalias cromossômicas na, 526-528
  avaliação laboratorial de, 564-571, 565q, 566t, 569f, 571q
  causas de, 574-575, 575f
  diagnósticos e terapia, 573-579, 575f, 579q, 573e3f-573.e4f, 573e4q, 573e5t
  doenças da infância e, 560-561
    hipótese da disgenesia testicular, 561e1
  e anomalias cromossômicas estruturais, 574
  e anomalias epigenéticas, 574
  e anormalidades estruturais no espermatozoide, 579
  e avaliação genômica, 570-571
  e cirurgia pediátrica, 560
  e disfunção da hipófise, 575-576
  e disfunção ejaculatória, 578-579
  e disfunção extratesticular, 576-577
  e genética, 561
  e infecção e inflamação, 560
  epidemiologia, 556
  e síndromes genéticas, 573-574
  exame físico, 562-564, 563f, 564q
  histopatologia dos testículos, 573, 573e3, 573e3f, 573e4f, 573e4q
  história, 556-562, 557t, 562q

Infertilidade masculina (Cont.)
    imagem de, 571-573, 572f-573f, 573q, 573e3f
        abdominal, 573, 573e2
    manejo cirúrgico de
        anatomia cirúrgica, 581-582, 581q
        biópsia testicular, 583-584, 583f
        cirurgia do epidídimo, 594-599, 595f-599f, 595t
        eletroejaculação, 600
        orquiopexia em adultos, 610-611, 611f
        ressecção transuretral de ductos ejaculatórios, 599-600, 600f
        técnicas de recuperação de esperma, 600-604, 601f-603f, 601t, 602t
        varicocelectomia, 604-610, 604f, 604t, 606f-609f, 606t
        vasografia, 584-587, 584f-586f, 587q
        vasovasostomia, 587-594, 588f-589f, 590t, 591f-594f
    MetS e, 553-554, 554f
    reprodução assistida, 573, 573e5, 573e5t
    transtornos do desenvolvimento e, 577-578
Infestação, como doença cutânea da genitália externa, 408-410, 409f-410f
Infibulação, 3467-3468, 3468f
Infiltração de células inflamatórias, na fibrose tubulointersticial, 1097
Inflamação
    câncer de próstata e, 2547-2548, 2548f
    câncer urotelial e, 2187-2188
    dor causada por, 1-2
    efeitos da testosterona, 549
    gatilhos para, 2548
    na etiologia da BPS/IC, 345e2-345.e4, 345e4q, 345e10q
    risco de UTUC e, 1366
    vias, na hiperplasia prostática benigna, 2431-2432, 2431f
Inflamação quimicamente induzida, na prostatite e etiologia da CPPS, 308
Inibição de CYP17, 2811-2812, 2811f
Inibidor da proteína C (PCI), em secreções prostáticas, 2417t, 2422
Inibidor do ativador do plasminogênio-1 (PAI-1), 549
Inibidores da 5α-redutase
    antígeno específico da próstata e, 2602-2603
    para facilitar o enchimento da bexiga urinária e o armazenamento da urina
        com agentes antimuscarínicos, 1860-1861
        com antagonistas α-adrenoreceptores, 1861
    para quimioprevenção do câncer de próstata, 2559-2561
Inibidores da anidrase carbônica, na formação do cálculo, 1197
    manejo de, 1231
Inibidores da captação da serotonina-noradrenalina, para incontinência urinária por estresse em mulheres, 1868-1869
Inibidores da ciclo-oxigenase (COX). Ver também inibidores da COX-2
    efeitos na função uretral, 1005
    para facilitar o enchimento da bexiga urinária e o armazenamento da urina, 1858
Inibidores da coenzima A 3-Hidroxi-3-metilglutaril (HMG-CoA) redutase, para CKD, 1062, 1064
Inibidores da COX-2
    efeitos na função uretral de, 1005
    para diurese pós-obstrutiva, 1102
    para facilitar o enchimento da bexiga urinária e o armazenamento da urina, 1858
    para obstrução do trato urinário, 1101
Inibidores da COX. Ver Inibidores da ciclo-oxigenase

Inibidores da enzima conversora de angiotensina (ECA)
    AKI causada por, 1042
    para CKD, 1062, 1063t
    para hipertensão renovascular, 1090
Inibidores, da formação de cristal, 1178-1179
Inibidores da fosfodiesterase (PDEIs)
    para facilitar o enchimento da bexiga urinária e o armazenamento da urina, 1839t, 1855-1856
    para terapia oral de BPS/IC, 355
    resposta ureteral, 987, 1001
Inibidores da fosfodiesterase tipo 5 (PDE5-I)
    para ED, 662-664, 662t, 663q
        terapia combinada de TT com, 547
    para PD, 735
    para priapismo, 683
    para relaxamento ureteral, 1001
Inibidores da HMG-CoA redutase. Ver Inibidores da coenzima A redutase 3-Hidroxi-3-meilglutaril
Inibidores da tirosina cinase
    para RCC, 1346-1347
    para sarcoma retroperitoneal, 1412
Inibidores de RANKL. Ver Ativador do receptor dos inibidores do ligante de fator nuclear β
Inibidores seletivos da recaptação de serotonina, 698
    e PE, 698-700, 699f, 703
Inibina, 516-518, 517f
Iniciativa da Saúde da Mulher (WHI), 1863
Injeção intracavernosa, na ED, 664-665, 664t
Injeções prostáticas, 2534e3-2534.e4
Inositol 1,4,5-trisfosfato (IP3), nas contrações ureterais, 986, 988, 988f
Inseminação intrauterina (IUI), 573e5, 573e5t
Inserto FemSoft, 1896, 1897f
INSS. Ver Sistema Internacional de estadiamento do Neuroblastoma
Instabilidade cromossômica
    reversão da telomerase na, 477
Instabilidade do microssatélite, na UTUC, 1376
Instrumentação afiada, para cirurgia laparoscópica e robótica, 206
Instrumentação a laser
    para cirurgia laparoscópica e robótica, 206
    para dissecção dos tecidos e cauterização
Instrumentação da incisão, para cirurgia laparoscópica e robótica, 206-207, 210, 206e1f, 207e1
Instrumentação de anastomose, para cirurgia laparoscópica e robótica, 207, 208f, 210, 207e2f, 207e3
Instrumentação de anastomose tecidual, para cirurgia laparoscópica e robótica, 207, 208f, 210, 207e2f, 207e3
    de estruturas urológicas
        bexiga, 488-492, 490f-491f
Instrumentação de apreensão, para cirurgia laparoscópica e robótica, 205-206, 210
Instrumentação de retração, para cirurgia laparoscópica e robótica, 209, 209e2
Instrumentação para aprisionamento de espécime, para cirurgia laparoscópica e robótica, 208-209, 209f
Instrumentação para hemostase, para cirurgia laparoscópica e robótica, 206-207, 210, 206e1f, 207e1
    para pacientes pediátricos, 2965
Instrumentação para morcelamento, para cirurgia laparoscópica e robótica, 209, 209e1
Instrumentação para sutura, para cirurgia laparoscópica e robótica, 207, 208f, 210, 207e2f, 207e3
    para pacientes pediátricos, 2965-2966

Instrumentação por ultrassom
    para cirurgia laparoscópica e robótica, 206-207
Instrumentos EndoWrist, 209-210, 210f
Instrumentos para dissecção obtusa, para cirurgia laparoscópica e robótica, 205-206, 210
Insuficiência do rim. Ver Insuficiência renal
Insuficiência renal
    bacteriúria na gravidez e, 296
    nefrectomia parcial causando, 1433
Insuficiência renal, 1041
    AKI causando. Ver Lesão renal aguda
    CKD causando. Ver Doença renal crônica
    refluxo vesicoureteral e, 3149
Insuficiência renal crônica, e ED, 641
Insuficiência suprarrenal. Ver Desordens de função diminuída da suprarrenal
Insuflação do intestino, durante cirurgia laparoscópica e robótica, 216
Insuflação, para cirurgia laparoscópica e robótica
    complicações relacionadas a, 216-217
    seleção de gás para, 211-212
Insulina-like-3, 518
Interações estromais-epiteliais
    na hiperplasia prostática benigna, 2429
Interferência, das ondas de ultrassom, 66-67, 67f
Interferons (IFNs)
    para câncer da bexiga urinária sem invasão muscular, 2214
    para condiloma acuminado, 846e3
    para PD, 735-736
    para RCC, 1360, 1504t, 1505-1506, 1506f
    para RCC metastático, 1502, 1502f, 1503t
Interleucina-18 (IL-18), na fibrose tubulointersticial, 1099
Interleucina-2 (IL-2)
    para RCC, 1326, 1360
    para RCC metastático, 1501-1502
Intermitência, histórico do paciente de, 4, 4t-5t
International Consultation on Incontinence Questionnaire Bladder Diary (ICIQ-BD), 1711
International Consultation on Incontinence Questionnaire Male Lower Urinary Tract Symptoms (ICIQ-MLUTS), 1712, 1712e1f-1712.e2f
International Consultation on Incontinence Questionnaire Urinary Incontinence Short Form (ICIQ-UI-SF), 1712, 1713f
International Continence Society (ICS)
    causas de incontinência transitória, 1697, 1698t
    classificação da disfunção miccional, 1692, 1692q
International Germ Cell Cancer Collaborative Group (IGCCCG), classificação de risco para GCTs avançada, 793-794, 794t
International Prostate Symptom Score (IPSS), 4-5, 4t-5t, 546
    para distúrbios do assoalho pélvico, 1702-1704
    para incontinência urinária masculina, 1712
International Society for Sexual Medicine, and Premature ejaculation, 693-695
    diretrizes da, 695e1-695.e2
International Society of Urological Pathology, sistema de gradação de Gleason, 2594-2596, 2595f, 2596q
Interposição do intestino, para lesão ureteral, superior, 1163
Interstício, do testículo, 519
    células de Leydig. Ver Células de Leydig
    em síntese de testosterona, 522-523, 522f
Intertrigo por Candida, 407, 408f
Intervenção fetal, lógica e indicações para, 2886-2887, 2886t

International Prostate Symptom Score (IPSS) *(Cont.)*
  Inter-α-tripsina, na formação de cristal, 1179
  Intestino delgado
    na cistoplastia de aumento, 3344
      efeitos da, 3350
    para desvio urinário
      anatomia cirúrgica do, 2281e1, 2281e1f
      preparo para, 2281-2284
      seleção de, 2281
  Intramuscular (IM), 542-543
  Inulina, estimativa de GFR com, 1008
  Invasão linfovascular (LVI), UTUC com, 1375
  Inventário de satisfação sexual de Golombok Rust (GRISS), 753e2
  Íons hidrogênio, transporte de, obstrução do trato urinário e, 1096
  Ipilimumab, 1325-1326
    para RCC, 1507
  IPSS. *Ver* International Prostate Symptom Score
  IP₃. *Ver* Inositol 1,4,5-trisfosfato
  IRCM. *Ver* meio de contraste radiológico intravascular
  IRE. *Ver* Eletroporação irreversível
  Irinotecan, para câncer do pênis, 871-873, 872t
  Irrigação hemiacidrina, para cálculos com infecção, 1230
  ISD. *Ver* Deficiência intrínseca do esfíncter
  Isoflurano, considerações pré-operatórias para, 111
  Isoproterenol, resposta ureteral, 987, 991-992, 1001-1002
  Isquemia cardíaca, durante trombectomia da veia cava, 1444-1445
  Isquemia do órgão, durante trombectomia da veia cava, 1444-1445
  Isquemia renal. *Ver também* Nefropatia isquêmica; Hipertensão renovascular
    para nefrectomia parcial, 1429, 1429f
    para nefrectomia parcial laparoscópica, 1475-1476
  ITGCN. *Ver* Neoplasia de células germinativas intratubular
  IUGR. *Ver* Restrição de crescimento intrauterino
  IUI. *Ver* Inseminação intrauterina
  IVC. *Ver* Veia cava inferior
  IVE. *Ver* Eletroterapia intravesical
  IVF. *Ver* Fertilização in vitro
  IVP. *Ver* Pielografia IV
  IVU. *Ver* Urografia intravenosa

J
Jejuno. *Ver* Intestino delgado JESS, 1174
Junção ureteropélvica (UPJ)
  exposição cirúrgica para, 1115, 1116f-1117f
  lesão, 1157-1158
  retalhos de, 1122
    plastia de Foley Y-V, 1122-1123, 1123f
    retalho de Culp-DeWeerd em espiral, 1123, 1124f
    retalho vertical de Scardino-Prince, 1123, 1125f
    ureterocalicostomia para, 1124, 1126f
    ureterotomia entubada, 1123-1124, 1126f
  ruptura da, com traumatismos, 3549-3550, 3550f-3551f
  transporte de urina e, 993, 994f
Junção ureterovesical (UVJ), 978, 1626-1627, 1628f
  com epispadias, 3221, 3223
  embriologia da, 3137
  mecanismo antirrefluxo da, 3137-3138, 3138f, 3137e1t
Junções intermediárias, ureterais, 978, 984

K
Kaye Nephrostomy Tamponade Balloon, 176, 176f
KDIGO. *Ver* Kidney Disease: Improving Global Outcomes
Kf. *Ver* Produto de formação
Kidney Disease: Improving Global Outcomes (KDIGO)
  classificação CKD pela, 1053-1055, 1055f
  definição de AKI pela, 1041, 1042t
KLK14. *Ver* Calicreína humana 14
KPD. *Ver* Doção renal pareada
KS. *Ver* Sarcoma de Kaposi
Ksp. *Ver* Produto de solubilidade termodinâmica
KTP *laser*. *Ver* Laser de fosfato de potássio e titanila
KUL-7211, resposta ureteral, 991-992

L
LABD. *Ver* Dermatose bolhosa por IgA linear
Labioplastia, manejo inicial, momento do, e princípios para, 3504-3507, 3505f, 3507f
Lábios maiores, 1604, 1603f-1605f, 750e2
Lábios menores, 750e2
Lactato desidrogenase (LDH)
  em secreções prostáticas, 2417t, 2422
  em TGCTs, 790-791, 793
Lâmina própria, 1633-1634
Laminectomia, função LUT e, 1781
Laparoscopia ginecológica, lesão ureteral após, 1158
Laparoscópios, para cirurgia laparoscópica e robótica, 205, 205e1f-205.e2f
Lap Disc, 203, 203e3, 203e3f
L-Arginina, na terapia oral para BPS/IC, 353t, 355
Laser de dióxido de carbono (CO₂), 230
Laser de fosfato de potássio e titanilo (KTP), 229
Laser de Ho:YAG. *Ver* Laser de hólmio:YAG
Laser de LBO. *Ver* Laser de triborato de lítio
Laser de luz. *Ver* Laser de fosfato de titanil de potássio
Laser de Nd:YAG. *Ver Laser* de Neodímio:ítrio-alumíni-granada
Laser de neodímio:ítrio-alumínio-granada (Nd:YAG), 229
Laser de túlio, 2533-2534
  complicações com, 2534
    intraoperatório, 2534
    perioperatório, 2534
    pós-operatório, 2534
  conclusões com, 2534
  enucleação da próstata com *laser* de hólmio *versus*, 2533-2534
  ressecção transuretral da próstata contra, 2533
  resultados esperados com, 2533-2534
    série comparativa para, 2533-2534
    series-coorte único para, 2533
  técnica para, 2533
  visão geral e conceito para, 2533
Lasers de diodo, 230
Lasers de onda contínua, 228
Lasers de onda pulsada, 228
Laser de túlio: YAG (Qui:YAG), 230
LDH. *Ver* Lactato desidrogenase
LDL. *Ver* Lipoproteína de baixa densidade
LDN. *Ver* Nefrectomia laparoscópica
Leiomiomas
  da uretra, 879
  renal, 1310-1312, 1311f, 1312q
Leiomiossarcomas
  renal, 1361-1362, 1362f
Lentigo simples, 418f, 419
Leptina, 518-519
  no câncer de próstata, 2550

Lesão cerebral traumática, disfunção do trato urinário inferior com, 1765
Lesão da bexiga, durante cirurgia laparoscópica e robótica, 222e1
Lesão da medula espinal sacral
  disfunção do trato urinário inferior com, 1773, 1775f
  manejo com, 1773q
Lesão da medula espinal (SCI)
  cálculo urinário secundário da bexiga com, 1293
  cistite com, 1638
  com alta pressão da bexiga, mecanismos de defesa do hospedeiro nas UTIs e, 249
  infecção do trato urinário, 300-301, 302q, 1777
  e ejaculação retardada, 704, 704t
  estimulação do nervo sacral com, 1906-1907
  e urotélio, 1638
  traumático, 3293-3295
    apresentação/manifestações, 3293, 3293f
    patogênese de, 3293-3294
    recomendações específicas para, 3294-3295
Lesão de estrangulamento, do pênis, 2382
Lesão de hiperfiltração, na nefrectomia parcial, 1428
Lesão de Hunner, para cirurgia, 360
Lesão do baço
  durante cirurgia laparoscópica e robótica, 222e1
  durante nefrectomia radical, 1428
Lesão do colo do intestino
  após acesso percutâneo ao sistema coletor do trato urinário superior, 179
Lesão do nervo, durante cirurgia laparoscópica e robótica, 222
Lesão do neurônio motor inferior (LMN), disfunção miccional após, 1694, 1694q
Lesão do neurônio motor superior (UMN), disfunção miccional após, 1694, 1694q
Lesão do plexo pélvico, LUTD após, 1781-1782
Lesão do trato urinário, durante cirurgia laparoscópica e robótica, 218, 222, 222e1
Lesão gastrointestinal
  cirurgia laparoscópica do rim causando, 1481, 1481f
  durante cirurgia laparoscópica e robótica, 216-218, 220-221, 220f
  nefrectomia radical durante, 1428
Lesão hepática, durante nefrectomia radical, 1428
Lesão intestinal
  cirurgia laparoscópica renal causando, 1481, 1481f
  durante cirurgia laparoscópica e robótica, 220-221, 220f
  em pacientes pediátricos, 2971
Lesão. *Ver* Trauma
Lesão mecânica, durante cirurgia laparoscópica e robótica, 221
Lesão medular suprassacral
  disfunção do trato urinário inferior com, 1771-1773, 1772f, 1774f
  manejo, 1773q
Lesão pancreática
  durante cirurgia laparoscópica e robótica, 222e1
  durante nefrectomia radical, 1428
Lesão pleural, após acesso percutâneo ao sistema coletor do trato urinário superior, 179-180, 180f
Lesão por avulsão, ureteral, com ureteroscopia, 1167, 1284-1285
Lesão por desluvamento, do pênis, 916e1-916.e2
Lesão renal aguda, excreção fracionada de sódio para, 1090

Lesão renal aguda (LRA), 1054q, 2866-2868
  definição de, 1041, 1042t
  diagnóstico diferencial de, 1048-1049, 1048f-1049f, 1049t
    estudos de imagem para, 1049
    trombose da veia renal, 1049
  epidemiologia e classificação da, 1041-1042
    doença renal intrínseca, 1043-1044, 1044q.
      Ver também Necrose tubular aguda
    pós-renal, 1042
    pré-renal, 1042-1043, 1042q
    estadiamento da, 1042t
  etiologia e avaliação de, 2867-2868, 2867q, 2868t
  manejo, 1049-1050, 1050b, 2868, 2868q
    conservador, 1051-1052, 1051q
    dialítico, 1052-1053
    farmacológico, 1050-1051
  prevenção de, 1053
  prognóstico, 1053, 1053f
Lesão retal, com prostatectomia laparoscópica radical, 2679-2680
Lesão testicular
  complicações na, 2383-2384
  diagnóstico de, 2383, 2383f
  etiologia de, 2382-2383
  manejo de, 2383, 2384f
  pediátrica, 3558
  resultado de, 2383-2384
Lesão uretral, 2388-2392
  anterior, 2391-2392, 2391e1f
    manejo inicial da, 2391-2392, 2391e1f
  com fratura peniana, 2379-2380
  desalinhamento
    ED com, 937, 2391
    PFUIs causando. Ver Lesões uretrais por fratura pélvica
  ferimentos à bala, 2381
  pediátrica. Ver Trauma geniturinário pediátrico, fratura pélvica uretral. Ver Lesões uretrais por fratura pélvica
  posterior, 2388-2390
    cistostomia suprapúbica, 2389, 2389e1f
    diagnóstico de, 2388-2389, 2389f, 2388e1f
    etiologia, 2388, 2388e1f
    lesões complexas, 2390-2391
    realinhamento primário para, 2390
    reconstrução imediata aberta para, 2389, 2389f
    reconstrução tardia
      anterior, 2392
      complicações com, 2391
      posterior, 2390-2391, 2390f, 2391e1f
    uretrografia para, 2389, 2389f
Lesão vascular
  cirurgia laparoscópica renal causando, 1481
  durante cirurgia laparoscópica e robótica, 216, 218, 218q, 221-222
    em pacientes pediátricos, 2971
  durante nefrectomia radical, 1427-1428
Lesão visceral
  após acesso percutâneo ao sistema de coleta do trato urinário superior, 179
  cirurgia laparoscópica do rim causando, 1481, 1481f
  durante cirurgia laparoscópica e robótica, 216-218
  durante nefrectomia radical, 1428
  em pacientes pediátricos, 2971
LES. Ver Lúpus eritematoso sistêmico
Lesões benignas, suprarrenal, 1558q
  adenoma, 1535, 1562-1563, 1563q, 1563f
  cisto suprarrenal, 1565-1566, 1566q, 1566f
  ganglioneuromas, 1565, 1565q
  mielolipoma, 1564-1565, 1564f, 1565q
  oncocitoma, 1563-1564, 1564q

Lesões cutâneas, lesões pré-malignas do pênis, 846e1
  relacionadas ao Papilomavírus não humano, 846e1-846.e2, 846e1f
  relacionadas à vírus, 846e2-846.e4, 846e4q
  tumor de Buschke-Löwenstein, 846e1f, 846e4, 846e4q
Lesões cutâneas primárias, 387, 388t
Lesões cutâneas secundárias, 387, 388t
Lesões de distração, ED uretral com, 937, 2391
  PFUIs causando. Ver Lesões uretrais por fratura pélvica
Lesões de pele. Ver Lesões cutâneas
Lesões dermatológicas. Ver Lesões cutâneas
Lesões malignas, suprarrenal, 1558q
  carcinoma adrenocortical, 1531-1566, 1557f, 1557t-1558t, 1558q, 1559f, 1560q
  feocromocitomas malignos, 1545-1547, 1552
  neuroblastoma. Ver Neuroblastoma
Lesões neuromusculoesquelética, após acesso percutâneo ao sistema coletor do trato urinário superior, 181
Lesões renais, 1148-1157, 1157q
  angioembolização para, 1151, 1152f
  apresentação clínica/manifestações, 1148
  classificação das, 1149-1151, 1149f, 1149t
  classificação do trauma do sistema renal, 3539, 3539t, 3540f-3543f
  controle de danos para, 1155
  de litotripsia por onda de choque
    aguda, 1271-1273, 1272q-1273q, 1272f-1273f
    crônica, 1273-1274, 1274t
  história para, 1148
  imagem de
    fotografia de elétrons, 530f
    ultrassonografia, 503, 504f
  manejo cirúrgico de
    anatomia cirúrgica, 581-582, 581q
    biópsia testicular, 583-584, 583f
    cirurgia do epidídimo, 594-599, 595f-599f, 595t
    eletroejaculação, 600
    orquiopexia em adultos, 610-611, 611f
    ressecção transuretral de ductos ejaculatórios, 599-600, 600f
    técnicas de recuperação de esperma, 600-604, 601f-603f, 601t, 604t
    varicocelectomia, 604-610, 604f, 604t, 606f-609f, 606t
    vasografia, 584-587, 584f-586f, 587q
    vasovasostomia, 587-594, 588f-589f, 590t, 591f-594f
  manejo não cirúrgico de, 1151-1153, 1153f
  na hematúria, 1148
    observação de, 1150
  pediátrica, 3538
Lesões renovasculares, manejo operatório de, 1154-1155
Lesões térmicas, eletrocirúrgica. Ver Trauma eletrocirúrgico
Lesões ureterais
  causas de, 1157-1160
  cirúrgica, 1158-1159
    cirurgia vascular com, 1158
    ligadura, 1166, 1166f
    prevenção e detecção de, 1158-1159, 1159f
    reconhecimento imediato de, 1166
    reconhecimento tardio de, 1166-1167
    robótica e laparoscópica, 1158
    suprimento sanguíneo ureteral, 1159
    tempo de reparo de, 1164-1166
  com ressecção transuretral monopolar da próstata, 2514

Lesões ureterais (Cont.)
  diagnóstico de
    avaliação laboratorial do, 3561
    estadiamento, 3562, 3563t
    imagem, 3561-3562, 3561f-3562f
    triagem, 3562
  durante cirurgia laparoscópica e robótica, 222e1
  imagem de
    fotografia de elétrons, 530f
    ultrassonografia, 503, 504f
  manejo de, 1161-1167, 1161f
    controle de danos, 1164
    princípios gerais de, 1161, 1162f
  menor
    manejo de, 1163-1164
    psoas hitch da bexigapara, 1163, 1164f
    reparo minimamente invasivo para, 1163-1164
    retalho de Boari para, 1163, 1165f
    transecção parcial para, 1164
    ureteroneocistostomia para, 1163
  pediátrica, 3550-3552
    iatrogênica, 3551-3552
  pontos-chave, 1167q, 1167f-1168f
  superior, 1161-1163, 1162f
    autotransplante de, 1162-1163
    interposição do intestino para, 1163
    monitoramento após reparo, 1163
    nefrectomia para, 1163
    ureterocalicostomia para, 1162
    ureteroureterostomia para, 1161-1162, 1162f
  trauma externo, 1157-1158, 1157t
    contusão, 1161
    manejo para, 1161-1164
    pediátrico, 3550-3551
  ureteral médio, 1163
  ureteroscópico, 1159-1160
    avulsão, 1167, 1284-1285
    constrição, 1284
    perfuração, 1167, 1283-1284
Lesões uretrais por fratura pélvica (PFUIs), 929-931, 938q, 2388-2389, 2389f, 2388e1f
  avaliação de, 931-932
  reparo de, 932-935, 933f-936f, 937
  tratamento pós-operatório para, 933-937, 937f
Lesões zíper, no pênis, 2382
LESS. Ver Cirurgia laparoendoscópica de local único
Leucemia
  metástases testiculares de, 812-813, 3595
  renal, 1361t, 1362-1363
Leucina aminopeptidase, em secreções prostáticas, 2417t, 2422
Leucócitos, no sedimento urinário, 21-22, 22f
Leucoplasia, da bexiga, 2184
Levedura, no sedimento urinário, 22f, 23
Levitra. Ver Vardenafil
LGPIN. Ver Neoplasia intraepitelial prostática de baixo grau
LGV. Ver Linfogranuloma venéreo
LH. Ver Hormônio luteinizante
LHRH. Ver Hormônio libertador de gonadotropina
Liberação de cálcio induzida por cálcio (CICR), 1646
Libido, perda da
  histórico do paciente de, 6
Licopenos
  na prevenção do câncer de próstata, 2563
Lidocaína
  para cateterismo uretral, 122
  para cistouretoscopia, 140
Lift (levantamento) da uretra prostática (PUL), 2534e1, 2534e1f-2534.e2f

Ligação
　do ureter, 1166, 1166f
　para cirurgia laparoscópica em pacientes pediátricos, 2965
　para UTUC, 1378, 1379f
Ligação transvesical e técnica de desinserção, para UTUC, 1378, 1379f
Ligamento cardinal, 1599
Ligamento de Cooper, 1611, 1612f
Ligamento esplenorrenal, 967-968
Ligamento hepatorrenal, 967-968
Ligamento puboprostático, divisão, na prostatectomia radical retropúbica, 2645-2646, 2645f
Ligamento pubovesical, 1599, 1606
Ligamento redondo, 1599, 1600f
Ligamento redondo, 1599, 1600f
Ligamentos. Ver também ligamentos específicos
　da pelve feminina, 1599, 1599f-1603f
Ligamentos sacrais, 1599
Ligamentos sacro-ilíacos, 1599
Ligamentos sacrotuberais, 1599
Ligamento uterossacral, 1599, 1602f
　anatomia cirúrgica do, 1962-1965, 1962f
　defeitos com, 1943
Ligamento vesicopélvico, 1599
Limpo cateterismo intermitente (CIC)
　infecção do trato urinário e, 3275-3276
　para disfunção da bexiga urinária e do intestino, 3307
　para transplante renal, 3530-3531
Linfadenectomia ilioinguinal (IILND), para câncer do pênis, 858, 859f, 864-868
Linfadenectomia inguinal (ILND), 856, 865q, 890, 906q
　adenopatia palpável na seleção para, 856t-857t, 858
　considerações anatômicas para
　　anatomia inguinal, 890, 891f
　　linfáticos penianos, 890
　　linfáticos uretrais, 890
　histologia do tumor na seleção para, 860-861, 861t-862t
　imediata comparada a tardia, 858
　indicações para espera vigilante, 862, 862t
　indicações para procedimentos modificados, 862-863
　indicações para procedimentos tradicionais, 863-865
　laparoscópica e robótica. Ver ILND laparoscópica; ILND robótica
　marcadores moleculares na seleção para, 861-862
　modificada completa. Ver ILND completa modificada
　morbidade comparada aos benefícios, 858-860, 859f, 859t
　na virilha clinicamente negativos, 891
　　biópsia de linfonodo sentinela, 862-863, 891-892, 892f
　　dissecção linfonodo inguinal superficial, 863, 894-895
　　DSNB, 863, 893-894, 894f-895f, 895q
　　ILND completa modificada, 863, 895-896, 895f-896f
　　ILND laparoscópica e robótica, 863, 896-902, 897f-903f
　na virilha com adenopatia palpável ou linfonodos positivos, IFLND radical, 902-906, 903f-905f
　para câncer do pênis, 855, 865q
　　adenopatia palpável na seleção para, 856t-857t, 858-859
　　histologia do tumor na seleção de, 860-861, 861t-862t
　　imediata comparada a tardia, 858

Linfadenectomia inguinal (ILND) (Cont.)
　　indicações de procedimentos modificados, 862-863
　　indicações de procedimentos tradicionais, 863-865
　　indicações para espera vigilante, 862, 862t
　　marcadores moleculares na seleção para, 861-862
　　morbidade comparada aos benefícios, 858-860, 859f, 859t
　　significado prognóstico da doença metastática, 856-858, 856t-858t
　significado de prognóstico da doença metastática, 856-858, 856t-858t
Linfadenectomia. Ver também procedimentos específicos
　e prostatectomia radical retropúbica, 2644, 2645, 2645f
　para RCC, 1358-1359, 1358t, 1359f, 1426, 1427, 1426f-1427f, 1427e1f
　para UTUC, 1379-1382, 1381f
　radical com nefrectomia laparoscópica, 1469
Linfadenectomia pélvica (PLND)
　cistectomia radical com
　　bilateral, 2226
　　carcinoma urotelial prostático e, 2229
　　cortes congelados intraoperatórias do ureter, 2228-2229
　　densidade da, 2228
　　extensão anatômica da, 2226-2227
　　gestão uretra feminina em, 2229
　　número removido, 2227-2228, 2227f
　　para câncer da bexiga músculo-invasivo, 2225-2230
　　resultados oncológicos esperados após, 2229-2230, 2229t
　　tomada de decisão intraoperatória, 2228-2229
　com ressecção transuretral de tumores da bexiga urinária, 2246-2247, 2247f-2248f
　na cistectomia radical roboticamente assistida, 2271-2272, 2274f
　na prostatectomia radical laparoscópica, 2673, 2681-2683, 2683q
　　complicações com, 2683
　　indicações para, 2681-2682
　　técnica cirúrgica para, 2682-2683, 2682f
　para câncer do pênis, 865
Linfangioma, renal, 1312
Linfangite esclerosante, 416, 416f-417f
Linfedema
　como manifestação clínica da filaríase, 443
　genital, 3380-3381
Linfedema genital, 3380-3381
Linfocele
　após RPLND, 834
　cirurgia laparoscópica e robótica causando, 224e1
Linfogranuloma venéreo (LGV), 373t, 378
Linfoma
　metástases testiculares do, 812-813, 3595
　prostático, 2600
　renal, 1361t-1362t, 1362-1363
Linfoma de células T cutâneas (CTCL), como condição neoplásica, 414-415, 416f
Linfoma prostático, 2600
Linfonodo obturador, 508
Linfonodos
　dissecção de. Ver Linfadenectomia
　ilíacos, 1600
Linfonodos ilíacos, 1600
Linfonodos ilíacos internos, 508
Linfonodos inguinais, 513
　anatomia dos, 890, 891f
　metástase do câncer do pênis para

Linfonodos inguinais (Cont.)
　estudos de imagem de, 852
　ILND para. Ver Linfadenectomia inguinal
　manejo baseado em risco para, 865-868, 866f-867f
　radioterapia para, 870-871
Linfonodos interaortocavais, 500
Linha alba, 1611-1613, 1613f
Linhas de Langer de clivagem, 1611
Lipomeningocele, 3284-3286
　apresentação de/manifestações, 3284, 3284q, 3285f-3286f
　patogênese do, 3284-3286, 3286f
　recomendações para, 3280t, 3286, 3287f
Lipopolissarídeos (LPS), 248
Lipoproteína de alta densidade (HDL)
　doença urológica e, 551
　efeitos da TT na, 546
Lipoproteína de baixa densidade (LDL), efeitos de TT em, 546
Lipossarcoma
　de anexos testiculares, 813
　renal, 1362
Lipotoxicidade, 1192
Líquen escleroso (LS)
　como desordem papuloescamosa, 394-396, 396f
　em homens, 846e1-846.e2
　　circuncisão e, 3372-3373, 3372f
　　cirurgia reconstrutora para, 912-913, 913f
Líquen escleroso masculino, 846e1-846.e2
Líquen nítido (LN), como desordem papuloescamosa, 394
Líquen plano (LP), como desordem papuloescamosa, 394, 395f
Líquido amniótico, 2875
　desenvolvimento pulmonar e, 2978-2979
Litíase da bexiga, 1292
Litíase urinária. Ver Cálculo renal
Litotomia, visão geral histórica, 1291
Litotripsia
　balística, 1262-1263, 1263f
　　ultrassônica combinada, 1264-1265, 1265f
　EHL. Ver Litotripsia eletro-hidráulica
　intracorpórea. Ver Litotripsia intracorpórea
　intraluminal. Ver Litotripsia intraluminal
　laser. Ver Litotripsia a laser
　onda de choque. Ver Litotripsia por onda de choque
　para cálculo da bexiga urinária, 1295
　para cálculo uretral, 1299
　ultrassônica. Ver Litotripsia ultrassônica
Litotripsia a laser, 1261-1262
　para cálculo da bexiga urinária, 1295, 234e2-234.e3
Litotripsia balística, 1262-1263, 1263f
　combinada à ultrassônica, 1264-1265, 1265f
Litotripsia com laser de Er:YAG. Ver Litotripsia com laser de érbio:YAG
Litotripsia eletro-hidráulica (EHL), 148, 230, 231t, 232q, 1260-1261, 1261f
Litotripsia intracorpórea, 1260-1265
　laser. Ver Litotripsia a laser
　ultrassons. Ver Litotripsia ultrassônica
Litotripsia intraluminal
　bainhas de acesso ureteral para, 149, 149f, 149t
　dispositivos ureteroscópicos para, 147
　　dispositivos de prevenção de retropulsão para, 149, 149f
　　dispositivos de recuperação de cálculo para, 148-149
Litotripsia por onda de choque (SWL), 1276q
　anestesia para, 1267-1268
　antes da cirurgia renal e, 1256
　até 1 cm, 1238-1239, 1238q

Litotripsia por onda de choque (SWL) *(Cont.)*
   bioefeitos, 1271-1274
      danos extrarrenais como, 1271, 1271f
      lesão renal aguda como, 1271-1273, 1272q-1273q, 1272f-1273f
      lesão renal crônica como, 1273-1274, 1274t
   coagulopatia não corrigida e, 1256
   contraindicações para, 1238q
   da função renal e, 1254-1255
   deformidade espinal ou contraturas de membros e, 1256
   desvio urinário e, 1256-1257
   fatores que afetam negativamente o sucesso de, 1238q
   infecção do trato urinário e, 1254
   lesão do tecido e, 1275, 1275q
   métodos de, 1265-1268
   obesidade mórbida e, 1255
   otimização de, 1275-1276, 1275q
   para cálculo coraliforme, 1240-1241
   para cálculo da bexiga urinária, 1295-1296
   para cálculo renal
      cálculos no polo inferior, 1247-1250, 1247f, 1248t, 1249f
      composição do cálculo e, 1242-1243, 1242f-1243f, 1243e1
      em divertículos do sistema coletor, 1244
      localização do cálculo e, 1241-1242
      na ectopia renal, 1246
      no rim em ferradura, 1245-1246
   para cálculo ureteral
      carga de cálculos e, 1252-1253
      com estenose ureteral ou estenose, 1253-1254
      composição do cálculo e, 1253
      localização do cálculo, 1251-1252, 1252t
      no megaureter, 1253
      resultado de, 1257-1259
      sistema coletor duplicado, 1253
   profilaxia antimicrobiana para, 263
   sistemas de imagem para, 1267
   sobrecarga do cálculo
      entre 1 e 2 cm, 1239-1240, 1239f
      superior a 2 cm, 1239f, 1240
   solitário renal e, 1255
   tipos de geradores para, 1265-1267
      eletro-hidráulico (centelhador), 1265-1266, 1265f
      eletromagnética, 1266, 1266f
      microexplosivo, 1266-1267
      piezoelétrico, 1266, 1267f
      ultrassom focado, 1267
   transplantes renais e, 1257
   trituração do cálculo e, 1268-1270, 1269f-1270f
   valor de atenuação e, 1243e2
   velhice e fragilidade e, 1255-1256
   visão geral histórica, 1235e2-1235.e3
Litotripsia ultrassônica, 231t, 233, 233q, 1263-1264, 1263f
   balística combinada a, 1264-1265, 1265f
Litotrípteros
   comparação de, 1268, 1268f-1269f
   flexível, 1260-1262
   intracorpóreo, 1260-1265
   modalidade dual. *Ver* Litotrípteros de modalidade dual
   rígido, 1262-1264
Litotrípteros flexíveis, 1260-1262
Litotrípteros intracorpóreos, 1260-1265
Litotrípteros rígidos, 1262-1264
LITT. *Ver Laser*terapia térmica intersticial
LMN. *Ver* Neurônio motor inferior
LN. *Ver* Líquen nítido
Localização, no diagnóstico de UTI, 252, 252e1t
Localização nuclear, de receptores de androgênios, 2410

Lócus, 11p15, no tumor de Wilms, 3568t, 3569
Lócus de susceptibilidade gênica, como biomarcador do câncer de próstata, 2576-2577
LOH. *Ver* Hipogonadismo de início tardio
Lombotomia posterior, para obstrução da junção ureteropélvica em pacientes pediátricos, 3062, 3065f
Loopografia, 34-35, 35f
LOS. *Ver* Duração da estadia
LP. *Ver* Líquen plano
LPN. *Ver* Nefrectomia parcial laparoscópica
LPN Off-clamp, 1475-1476
LPS. *Ver* Lipopolissacarídeo
LRN. *Ver* Nefrectomia radical laparoscópica
LRP. *Ver* Prostatectomia radical laparoscópica
L-RPLND. *Ver* RPLND laparoscópica
LS. *Ver* Líquen escleroso
Lubrificante anestésico, para cateterismo uretral, 121-123
Lubrificante, para cateterismo uretral, 121-123
Lúpus eritematoso sistêmico (LES), disfunção do trato urinário inferior e, 1786
LUTD. *Ver* Disfunção do trato urinário inferior
LUT. *Ver* Trato urinário inferior
LUTS. *Ver* Sintomas do trato urinário inferior
LVI. *Ver* Invasão linfovascular
LYs. *Ver* Anos de vida

M
Macrófagos gordurosos ovais, no sedimento urinário, 24, 25f
Macrófagos, no sedimento urinário, 24, 25f
Macro-hematúria. *Ver* Hematúria macroscópica
Macromoléculas polianiônicas, na formação de cristal, 1178-1179
Macroplástico. *Ver* Microimplantes de silicone
Magnésio
   metabolismo do, 1181
   na formação de cristal, 1178
   na formação do cálculo de cálcio, 1190
   reabsorção na alça de Henle, 1016-1017
   reabsorção no PCT, 1015
   reabsorção no túbulo distal, 1018
   suplementar, para hiperoxalúria entérica, 1227
   transporte de, obstrução do trato urinário e, 1096
Mainz III, para diversão urinária ortópica, 2358, 2360f
Malacoplasia, 289-290, 289f
Malformação anorretal, 3289-3290
   apresentação de, 3289-3290, 3290q, 3291f
   patogênese da, 3290
   recomendações específicas para, 3290
Malformação cloacal, 2881, 2883f
Malformações arteriovenosas (MAV), hematúria relacionada a, 194
Malformações vasculares, 3384
Malignidade
   achados de PC-RPLND, resultados esperados associados a, 830, 830t
   apos o transplante renal, 1087
   em candidatos a transplante renal, 1072
   hematúria como sinal de, 2-3, 184, 184t, 185q, 192
Malignidades do trato urinário superior
   adenocarcinomas, 1371
   câncer de células escamosas, 1371
   outros, 1371
   UTUC. *Ver* Câncer do trato urotelial alto
Malignidades renais
   alterações genômicas, 467, 468t, 471-472, 1321-1325, 1322t-1323t, 1323f
   avaliação radiográfica de, 1314-1318, 1315q, 1316f
      MRI, 50-61, 53f-55f, 1316, 1317f

Malignidades renais *(Cont.)*
      pré-natal, 2910, 2911f
      TC, 45, 46f, 1316-1317, 1316f
      ultrassonografia, 63, 64f, 1316
   classificação da, 1314, 1315q
   considerações históricas, 1314
   em pacientes geriátricos, 2099e13
   hereditárias. *Ver* Síndrome da leiomiomatose hereditária e RCC; Síndrome do RCC papilar hereditário
   linfoma e leucemia, 1361t-1362t, 1362-1363
   metástases, 1361t, 1363
   MetS e, 554
   outros, 1361t, 1363-1364
   RB1, 461
   RCC. *Ver* Carcinoma de células renais
   recorrência no local do portal, 1469
   sarcomas, 1360-1362, 1361t, 1362f
   técnicas cirúrgicas para. *Ver* Cirurgia renal
Malignidades secundárias
   após tratamento do tumor de Wilms, 3579
Malignidades ureterais
   adenocarcinomas, 1371
   carcinoma de células escamosas, 1371
   outros, 1371
Malignidades urológicas não definidoras de AIDS, 385-386
Mamilo estoma "em botão de rosa", 2293, 2293f
Manejo de volume intravascular, no tratamento do feocromocitoma, 1551f, 1552
Manejo endourológico
   para doença da estenose ureteral, 1129-1133, 1133q
   para estenose da anastomose ureteroentérica, 1142-1143, 1143f
   para obstrução da junção ureteropélvica, 1109, 1114q
Manejo minimamente invasivo e endoscópica da hiperplasia prostática benigna
   acompanhamento para, 2505, 2506f-2507f
   aumento da idade e, 2505
   epidemiologia de, 2498q, 2504-2505
   falha, falta e direções futuras para, 2534
      elevador uretral da próstata, 2534e1, 2534e1f-2534.e2f
      embolização da próstata, 2534e2-2534.e3
      injeções prostáticas, 2534e3-2534.e4
      stents da próstata, 2534e1
   fatores pré-cirúrgicos para, 2509-2510, 2510q
   cobertura antibiótica para, 2509-2510
   espécimes histológicos para, 2510
   indicações de tratamento de, 2509
   tratamento, 2510
   mercado, 2498q, 2504
   opções além do *laser*, 2510-2526
      ablação com agulha transuretral da próstata. *Ver* Ablação com agulha transuretral
      incisão transuretral da próstata. *Ver* Incisão transuretral da próstata
      ressecção transuretral da próstata bipolar. *Ver* Ressecção transuretral bipolar da próstata
      ressecção transuretral monopolar da próstata. *Ver* Ressecção transuretral monopolar da próstata
      terapia transuretral por micro-ondas. *Ver* Terapia por micro-ondas transuretral
      vaporização transuretral da próstata. *Ver* Vaporização transuretral da próstata
   resultados esperados de, 2505-2509
      comparado a outros tratamentos, 2507-2509, 2508t
      procedimentos secundários, 2506-2507
      taxas de resposta, 2505-2506

Manejo minimamente invasivo e endoscópica da hiperplasia prostática benigna *(Cont.)*
  tratamentos a *laser*, 2526-2534, 2534q
    enucleação da próstata com *laser* de hólmio. *Ver* Enucleação da próstata com *laser* de hólmio
    ressecção com túlio. *Ver* Laser de túlio
    segurança, 2527
    vaporização fotosseletiva de próstata. *Ver* Vaporização fotosseletiva de próstata
Manejo perioperatório, cirurgia suprarrenal para, 1580-1581
Manejo pós-operatório, no tratamento do feocromocitoma, 1552
Manejo pré-operatório, no tratamento do feocromocitoma, 1550-1552
Manguito da bexiga, manejo cirúrgico da, para UTUC, 1377-1379, 1378f-1380f, 1381-1382
Manitol, para AKI, 1050
Manobra de Credé, 2079-2080
Manobra de Kocher, para nefrectomia radical, 1424, 1424f
Manobra de Pringle, na trombectomia da veia cava, 1439, 1439e1f
Manobra de Valsalva, 2079-2080
Mapa de frequência-volume, 1823-1824
Marcadores clínicos, de risco cirúrgico cardíaco, 101
Marcadores. *Ver* Biomarcadores
Marcadores plasmáticos, estimativa de GFR com, 1008, 1009, 1008f
Marcadores tumorais. *Ver* Biomarcadores
Marcadores urinários, câncer urotelial para, 2196-2199, 2197t
Marca-passos latentes, ureterais, 983-984
Má rotação, do rim, 969, 969e2f
Massagem prostática, para tratamento de CP/CPPS, 325
Massa perineal, no sexo feminino, neonatal, 2889-2890
Massas abdominais
  imagem pré-natal de, 2910
  neonatal, 2890
Massas renais, pré-natal, 2885
Massas sólidas, renal
  TC de, 43-45, 45f-46f
  ultrassonografia de, 63, 64f
Mastócitos, na etiologia da BPS/IC, 345e4-345.e6, 345e4f, 345e6q
Matriz
  da parede da bexiga, 1635
  do cálculo renal, 1179
Matriz do cálculo, 1196
  composição da, 1242-1243, 1242f
  imagem de, 1242, 1243f
Matriz extracelular (ECM), do RCC, 1327q
Matriz nuclear, andrógenios na, 2413-2414
Maturação sexual, 516
MCDK. *Ver* Rim multicístico displásico
MCKD. *Ver* Doença renal cística medular
MCT. *Ver* Túbulo coletor medular
MDCT. *Ver* TC com multidetector
MDSCs. *Ver* Células-tronco derivadas de músculos
Mecanismo contracorrente, da alça de Henle, 1017-1018, 1017f
Mecanismo de cavitação
  de trituração do cálculo, 1269f, 1270
  na ultrassonografia, 73
Mecanismo de cisalhamento, fracionamento do cálculo, 1269f, 1270
Mecanismo de compressão circunferencial, da trituração do cálculo, 1266f, 1269-1270
Mecanismo de fratura de material, na trituração do cálculo, 1266f, 1269
Mecanismo de superfoco, da cominução do cálculo, 1269f, 1270

Mecanismos de atenuação, na ultrassonografia, 66-67, 66f-67f, 66t
Mecanismos de defesa do hospedeiro, alterações nos, na UTI
  diabetes mellitus, 249
  doença subjacente, 249
  gravidez, 249, 249e1
  HIV, 249
  lesão da medula espinal com bexigas de alta pressão, 249
  obstrução, 248
  patogênese, 248-249
  refluxo vesicoureteral, 248
  RPN, 249, 249q
Mecanismos moleculares, na resposta sexual feminina, 750, 750e7
MEC. *Ver* Metotrexato, etoposídeo e cisplatina
Mecolil. *Ver* Metacolina
Medicações. *Ver também* Fármacos/drogas
  hiperplasia prostática benigna e, 2444
  histórico do paciente de, 7, 8t
  incontinência urinária transitória e, 2096e1
Medicamento anticolinérgico. *Ver também* agentes antimuscarínicos
  para disfunção da bexiga urinária e do intestino, 3307-3308
  para enurese, 3315-3316
  para incontinência urinária, em pacientes geriátricos, 2099e3
Medicamentos antitireoidianos, pré-operatório, 103
Medicamentos psicotrópicos, e ED, 636-637, 638t
Medição da linha H, 1609, 1609f
Medição de prolactina sérica, 657
Medições de gonadotropina sérica, 657-658
Medições de testosterona sérica, 657
Medidas de proxy, 90
Medidas de resultados relatados pelo paciente, na incontinência urinária masculina, 1712, 1713f, 1712e1f-1712.e2f
Medrol. *Ver* Metilprednisolona
Medula espinal
  anormalidades, com extrofia cloacal, 3226-3227, 3227f
  cistite e, alterações químicas com, 1677
  estimulação elétrica de, 1914
Medula renal, 968, 968e1f-e2f
Medula suprarrenal, fisiologia da, 1531, 1532f, 1533t
Megacalicose, 3002-3003, 3002f
Megacisto congênito, bexiga fetal dilatada e, 3174, 3174f
Megalouretra, pré-natal, 2884, 2884f
Megaureter
  definição de, 3066-3067
  pediátrico. *Ver* Pacientes pediátricos, megaureter no cálculo ureteral no, manejo cirúrgico do, 1253
Meias de compressão pneumática, VTE profilaxia para cirurgia laparoscópica e robótica, 223
  pré-operatório, 108-109, 108t-109t
Meio de contraste hiperosmolar (HOCM), 28
Meio de contraste intravascular radiológico (IRCM), iodado, 28
  considerações específicas para, 30
  estratégias de pré-medicação para, 29, 29q
  reações adversas ao, 28-30, 29q
  reações tardias ao, 29-30
Meio de contraste iodado, 28
  avaliação de CKD e, 1061-1062
  considerações específicas para, 30
  estratégias de pré-medicação para, 29, 29q
  reações adversas ao, 28-30, 29q
  reações tardias ao, 29-30

Meios de contraste, 27-28, 31q
  avaliação de CKD e, 1061-1062
  intravascular iodado, 28
    considerações específicas para, 30
    estratégias de pré-medicação para, 29, 29q
    reações adversas a, 28-30, 29q
    reações tardias a, 29-30
  na ultrassonografia, 72
  para MRI, 30-31, 47, 56
  para pacientes pediátricos, 2909
  para TC, 41, 42f-43f
  prevenção de ATN e, 1053
Meiose, células germinativas testiculares, 526-527, 527t
Melanocortinas, na ED, 622, 623t
Melanoma
  como condição neoplásica, 414
  do pênis, 873-874, 874f
Melatonina, 518-519
Membrana de unidade assimétrica (AUM), do urotélio da bexiga urinária, 1632-1633, 1633f
Membrana perineal, 1603, 1939-1941
Meningocele, disfunção do trato urinário inferior com, 1779-1780
MEN. *Ver* Neoplasia endócrina múltipla
Menopausa masculina, 519
Mensuração da linha M, 1609, 1609f
Mental State Examination (MMSE)/Exame do Estado Mental, 2088
Meperidina (Demerol), efeitos na função uretral da, 1004
α-Mercaptopropionilglicina, para cistinúria, 1229-1230
Mesonefros, 2823-2826, 2827f
Mesotelioma, de anexos testiculares, 813
Mesovário, 1606
MESTs. *Ver* Tumores epiteliais e estromais mistos
Meta-análises, fraquezas inerentes, 2500, 2500q
Metabolismo mineral, 1182q
  cálcio, 1180
  fósforo, 1180-1181
  magnésio, 1181
  oxalato, 1181
Metabolômicos, para biomarcadores do câncer de próstata, 2575
Metacolina (Mecholyl), resposta ureteral, 990-991
Metanefrinas plasmáticas livres, na avaliação de massas suprarrenais, 1574-1575, 1574t
Metanefrinas urinárias fracionadas, na avaliação de massas suprarrenais, 1574t, 1575
Metanefros, 2826, 2827f-2828f
Metaplasia, do trato superior urotelial, 1369
Metaplasia epitelial, da bexiga, 2184
Metástase
  a partir da próstata, resis*ten*te à castração, 2806-2807
  cerebral. *Ver* Metástases cerebrais
  de RCC. *Ver* RCC metastático
  de UTUC, 1368, 1374
    re-estadiamento para, 1402
    tratamento de, 1400-1401, 1401f
  do câncer do pênis, 852
    histologia do tumor primário na predição de, 860-861, 861t-862t
    ILND para. *Ver* Linfadenectomia inguinal
    manejo baseado em risco para, 865-868, 866f-867f
    radioterapia para, 870-871
    significado prognóstico da, 855-858, 856f-858f
  neuroblastoma com, 3561
  peniana, 875-876
  renal, 1361t, 1363

Metástase *(Cont.)*
 suprarrenal
  desordem, 1560-1562, 1561f, 1562q
  MRI de, 48-49, 50f-51f
 testicular, 812-813, 3595
Metastasectomia, no RCC avançado, 1503, 1504q
Metástases ósseas
 radioterapia para câncer de próstata localizado e, 2708
 terapia com radionuclídeo sistêmico para, 2708, 2708t
Metformina
 interações do meio de contraste com, 30
 na prevenção do câncer de próstata, 2561
Metilação. *Ver* Metilação do DNA
Metilprednisolona (Medrol), pré-medicação com, para prevenção de reações ao meio de contraste, 29, 29q
Metisergida (Sansert), com RPF, 1144
MET. *Ver* Terapia expulsiva médica
Metoclopramida, para facilitar o esvaziamento da bexiga urinária, 1871-1872
Métodos de coleta de urina para UTIs, 2938
Metotrexato
 para câncer do pênis, 872-873
 para terapia oral de BPS/IC, 353t, 355
Metotrexato, etoposídeo e cisplatina (MEC), para UTUC, 1400
Metotrexato, vinblastina, adriamicina e cisplatina (MVAC), para UTUC, 1400
Metotrexato, vinblastina, epirubicina e cisplatina (MVEC), para UTUC, 1400
Metoxamina, para incontinência urinária por estresse em mulheres, 1867
Metronidazol
 profilaxia com, para procedimentos urológicos sem complicações, 261t-262t
 profilaxia pré-operatória com, 106t-107t
MetS. *Ver* Síndrome metabólica
MGN. *Ver* Glomerulonefrite membranosa
MHCs. *Ver* Cadeias pesadas de miosina
MH. *Ver* Micro-hematúria
MH sintomático, 188, 191q
Miastenia grave, disfunção do trato urinário inferior e, 1790
Micção
 centro de micção pontina em, 1663
 controle cerebral da, 1665-1666
 controle do circuito reflexo, 1660-1663, 1660f
  da uretra para reflexos da bexiga, 1662-1663, 1663f-1665f
  fase de esvaziamento, 1661-1662, 1661f, 1662t
 em pacientes pediátricos
  controle do desenvolvimento de, 3123-3125
  evolução de, 3123-3125, 3124f
 fisiologia, 1729, 1730f
 mecânica da, 1649
 mecanismos moduladores do tronco cerebral, 1663, 1666f
 neuromodulação para, 1680, 1681, 1680f
 óxido nítrico e, 1654
Micção cronometrada, 1890-1891
Micção. *Ver* Micturação
 ausência de, neonatal, 2890
 bexiga tímida, 1788-1789
 com contração da bexiga normal, 1686-1687
 pressão do detrusor na, 3123, 3124f
 terapia para facilitar, 1691q
Micção pós-estímulo, 1915
Micção solicitada, 1891
Micção tardia, 1891
Micobactérias não tuberculosas, 242
Micofenolato de mofetil (CellCept), para terapia oral de BPS/IC, 354

Micofenolato, para imunossupressão pós-transplante, 1084-1085, 1085t
Microangiopatias trombóticas (TMA), 2860
Microbiologia
 prostatite e CPPS, 305-307
 TB, 421
Microdeleções, da região AZF, 528
Microdeleções Yq, 528
Microfotografia
 do ducto ejaculatório, 535f
 do testículo, 527f
Micrografia eletrônica de escaneamento
 do pênis, 616f
 do testículos, 519f
Micro-hematúria assintomática (AMH), 3
Micro-hematúria (MH), 183
 avaliação de pacientes com, 184-186, 184t, 185q, 186f, 187q
  cistoscopia em, 186-187
  citologia da urina e biomarcadores urinários, 187
  história natural de, 187
  imagem do trato urinário superior na, 187
 avaliação microscópica de, 183
 critérios diagnósticos para, 183
 diagnóstico diferencial de, 184, 184t, 188
 seleção de paciente para avaliação de, 184-185
 sintomática, 188, 191q
 triagem de, 185
Microimplantes de silicone (Macroplastique), para terapia com injeção para SUI
 feminina, 2058-2059, 2058t
 pós-prostatectomia masculina, 2065-2066
Microlitíase testicular, em pacientes pediátricos, 3595
Microlitíase, testicular, em pacientes pediátricos, 3595
Micropênis, 3369t, 3376-3377, 3376f, 3368e1t
Microrganismos não cultiváveis, em microbiologia da prostatite, 306
MicroRNA (miRNA), como biomarcador do câncer de próstata, 2575
Microscópio eletrônico (SEM)
 dos vasos sanguíneos da bexiga, 1634f
 do urotélio, 1632-1633, 1633f
Microvascular reimplante, do pênis, 916e1, 916e1f
Midazolam, considerações pré-operatórias para, 111-112
Midodrina, para incontinência urinária por estresse em mulheres, 1867
Mielite transversa, 3295
 apresentação/manifestações, 3295, 3295f
 patogênese da, 3295
 recomendações específicas, 3295
Mielite transversa aguda, disfunção do trato urinário inferior com, 1778-1779
Mielodisplasia
 disfunção renal em, 3277
 intervenção precoce na, 3275-3277
 sexualidade e, 3277-3279
Mielolipoma
 como lesão benigna, 1564-1565, 1564f, 1565q
 suprarrenal, MRI de, 47-48, 49f
Mielomeningocele
 disfunção do trato urinário inferior com, 1779-1780
 disfunção intestinal neurogênica na, 1775-1776
 fechamento pré-natal, 3274
 pré-natal, 2884-2885
Mielopatia cervical, disfunção do trato urinário inferior com, 1778
Mielopatia esquistossomótica, disfunção do trato urinário inferior e, 1786

Migração, de *stent* ureteral, 131
Migração, renovação e proliferação de células-tronco testiculares, 525, 527f
MI. *Ver* Índice mecânico
Mineralização óssea, regulação renal da, 1011-1012, 1011f
Mineralocorticoides, na histologia suprarrenal, 1529, 1530t
Mini-Cog, 2088, 2089f
Miofibroblastos, 1640, 1640f, 1648
 e PD, 728-729
Mioplastia
 estimulada, 2081
 falha de armazenamento, 2072
Mioplastia estimulada, 2081
Miosina, filamentos espessos, 1641, 1642f
Mirabegron, 1670, 1714
 efeitos adversos do, 1855
 eficácia de, 1854-1855
 farmacocinética, 1854
 para bexiga urinária diminuída, 1831, 1832t-1834t
 para facilitar o enchimento da bexiga urinária e o armazenamento da urina, 1839t, 1854-1855
  com antimuscarínicos, 1860
 para incontinência urinária, em pacientes geriátricos, 2099e4
 tolerância, 1855
miRNA. *Ver* MicroRNA
MIS. *Ver* Cirurgia minimamente invasiva; *Ver* Substância inibidora Mülleriana
Misoprostol, para terapia oral de BPS/IC, 353t, 355
Mitomicina C (MMC)
 para câncer da bexiga urinária sem invasão muscular, 2215-2216, 2216t
 para UTUC, 1379, 1398-1399
Mitoxantrona, 2807-2808
MLCs. *Ver* Cadeias leves da miosina
MMC. *Ver* Mitomicina C
MMR. *Ver* Reparo de incompatibilidade
MMSE. *Ver* Exame do Estado Mental
MN-9. *Ver* Anidrase carbônica IX
Mobilização do intestino, na ressecção transuretral de tumor de bexiga, 2246, 2246f
Mobilização urogenital parcial (PUM), 3510-3513, 3512f-3515f
Mobilização urogenital total (TUM), 3510-3513, 3512f-3515f
Modalidades de energia na cirurgia urológica e litotripsia intracorpórea. *Ver* Litotripsia intracorpórea
 cirurgia laparoscópica em pacientes pediátricos, 2965
Modelo de tumorigênese, para câncer de próstata, 2558
Modelo de volume hipertensivo, 1029, 1030f
Modelos animais, treinamento laparoscópico com, 224e2-224.e3
Modelos de animais vivos, treinamento laparoscópico com, 224e2-224.e3
Modelo transperineal de biópsia de mapeamento da próstata
 biópsia transretal por ultrassom *versus*, 2721-2722
 para terapia focal no câncer de próstata, 2721, 2722f-2723f
Modelo vasoconstritor hipertensivo, 1029, 1029f
Modificação pós-tradução da histona, no câncer de próstata, 2555-2556
Modificações do estilo de vida
 para ED, 658
 para incontinência urinária, 1892-1894
  função intestinal, 1893-1894

Modificações do estilo de vida (Cont.)
 irritantes alimentares, 1893
 manejo de fluido, 1892-1893
 níveis de evidências e recomendações para, 1876t
 redução da obesidade e peso, 1894
 redução de cafeína, 1893
 para tratamento de CP/CPPS, 326
Modificações epigenéticas, como biomarcadores do câncer de próstata, 2575-2576
Modificações pós-traducionais, de receptores de androgênios, 2410
Moduladores imunes, para tratamento de CP/CPPS, 323
Moduladores, nas redes do tronco encefálico, 1664-1665
Mola, 418f, 419
Molusco contagioso, 380-381, 380f
Monofosfato de adenosina cíclico (cAMP), em contrações ureterais, 986-988, 987f
Monofosfato de guanosina cíclico (cGMP), em contrações ureterais, 986-988
Monóxido de carbono (CO)
 controle do tônus vascular por, 1010-1011
 na ED, 626
Montelukast, para terapia oral de BPS/IC, 353t, 355
Monte púbico, 1604, 1603f-1605f
Mordidas, animal e humana, no pênis, 2381
Mordidas de animais, do pênis, 2381
Mordidas genitais, 406-407, 408f
Mordidas humanas, do pênis, 2381
Morfina
 efeitos na função uretral, 1004
 para pacientes pediátricos, 2957-2958, 2957t
Mortalidade
 após RPLND, 835
 com hiperplasia prostática benigna, 2455
Mortalidade pré-natal, por bacteriúria na gravidez, 295
Morte
 após acesso percutâneo ao sistema coletor do trato urinário superior, 182
 declaração de, para doadores de órgãos falecidos, 1074-1075, 1074q
 doação de rim após. Ver Doadores falecidos
Morte celular programada. Ver apoptose
Morte programada-1 (PD-1), 1325-1326
Motilidade, espermatozoide, 531, 531f-532f
Movimento dos olhos não rápidos (NREM) de, 1822
Movimento rápido dos olhos (REM), 1822
MPGN. Ver Glomerulonefrite membranoproliferativa
mpMRI. Ver Imagem de ressonância magnética multiparamétrica
MPUC. Ver Carcinoma urotelial micropapilar
MRA. Ver Angiografia por ressonância magnética
MRI. Ver Imagem de ressonância magnética
 MRI na, massas suprarrenais, 47-49, 48f-51f, 52t
 medicina nuclear, 38-40
 pediátrica. Ver Oncologia pediátrica
MRI-WB. Ver Ressonância magnética do corpo inteiro
MRKH. Ver Síndrome de Mayer-Rokitansky-Küster-Hauser
MRSE. Ver Reparo em etapas moderno da extrofia
MRU. Ver Urografia por ressonância magnética
MSA. Ver Atrofia de múltiplos sistemas
MSCs. Ver Células-tronco derivadas do mesênquima
MS. Ver Esclerose múltipla
MSK. Ver Rim esponjoso medular
mTOR. Ver Alvo mamífero da rapamicina

M-TURP. Ver Ressecção transuretral monopolar da próstata
Muco, após cistoplastia de aumento, 3352
Mucoproteína de Tamm-Horsfall, 1018
 na formação de cristal, 1175, 1179
 na matriz do cristal, 1179
MUCPs. Ver Pressão de fechamento uretral máxima
Mudança de medicação, para ED, 659
MUI. Ver Incontinência urinária mista
Mulheres com deficiência, e resposta sexual feminina, 754
MUPP. Ver Perfil de pressão miccional uretral
Musculatura de flanco, da parede abdominal posterior, 765-769, 767f-769f, 769t
Musculatura do assoalho pélvico (MAP)
 avaliação da, para PFMT de, 1883
 contração, para prevenir a incontinência de esforço, 1716, 1884
 feminina, 1600, 1603f
Músculo esquelético, músculos lisos comparados aos, 1641t
Músculo iliococcígeo, 1600, 1603f
Musculo isquiococcígeo, 1600, 1603f, 1939, 1940f
Músculo levantador do ânus, 1600, 1603f
 função do, 1942, 1942f
Músculo pubococcígeo, 1600, 1603f
Músculos estriados, do esfíncter uretral, 1637
 tipos de fibras de, 1637
Músculos. Ver também músculos específicos
 da parede abdominal, anterior, 1611-1613, 1613f
 do assoalho pélvico
  feminino, 1600, 1603f
  masculino, 1614, 1616f-1618f
 esquelético. Ver Músculo esquelético
 estriado. Ver Músculos estriados
 liso. Ver Músculos lisos
 na síndrome do abdome em ameixa seca (síndrome de Prune-belly), 3240
Músculos lisos
 CVA e, 1764
 da bexiga urinária, 1635, 1635f, 1640-1648
  acoplamento excitação-contração em, 1645-1646, 1645f
  células intersticiais do, 1648, 1648f
  durante o enchimento, 1648-1649
  micção durante, 1649
  pontes cruzadas da actina-miosina, 1642-1643, 1643q, 1643f
  potenciais de ação, 1644-1645, 1644f
  propagação da resposta elétrica, 1646-1648, 1647f
  propriedades elétricas da membrana, 1644-1645, 1644f
  proteínas contráteis, 1641-1642, 1641f-1643f
  rede sensório-motora em, 1649, 1650f
  sinalização do cálcio nos, 1646, 1647f
 do esfíncter uretral, 1637
 músculo esquelético comparado ao, 1641t
 na hiperplasia prostática benigna, 2434-2435, 2435f
MUS. Ver Sling da uretra média
Mutações genéticas, fisiologia reprodutiva masculina e, relacionada à idade, 528-529, 528q
Mutações SPOP, no caso do câncer de próstata, 2557
Mutilação genital feminina (FGC), 754e2
 anatomia da, 750e4
 embriologia, 3453-3454, 3454f
MVAC. Ver Metotrexato, vinblastina, adriamicina e cisplatina
MVEC. Ver Metotrexato, vinblastina, epirubicina e cisplatina

MVV. Ver Volume vazio máximo
MWA. Ver Ablação por micro-ondas
Mycobacterium tuberculosis, 242
Mycoplasma genitalium, 372

N

NAATs. Ver Testes de amplificação de ácido nucleico
N-acetilcisteína, 1175
 para prevenção de ATN, 1053
 para prevenção de DRC, 1061
NAD. Ver Privação de androgênio neoadjuvante
Naftopidil
 para cálculo na passagem ureteral, 1001-1002
 para facilitar o enchimento da bexiga urinária e o armazenamento da urina, 1853-1854
Naloxona, para facilitar o esvaziamento da bexiga urinária, 1873
Nanismo neuroespinal, disfunção do trato urinário inferior com, 1779-1780
Nanopartículas calcificantes (CNPs), 1176-1177
Não aderência, em candidatos a transplante renal, 1072
Narcóticos. Ver Opioides
Nascimento prematuro
 implicações clínicas do, 2949
National Institutes para Clinical Excellence, diretrizes para refluxo vesicoureteral, 3144
Náusea e vômito pós-operatório (PONV), em pacientes pediátricos, 2961
Náuseas e vômitos, pós-operatório, 2961
NBCi. Ver Índice de capacidade noturna da bexiga urinária
NBI. Ver Imagem de banda estreita
NCTC. Ver Tomografia computadorizada sem contraste
NDI. Ver Diabetes insipidus nefrogênico
NDO. Ver Hiperatividade neurogênica do detrusor; Hiperatividade noturna do detrusor
Necrose
 achados na PC-RPLND, resultados esperados de sobrevida associados a, 830, 830t
 UTUC com, 1375
Necrose papilar renal (RPN), mecanismos de defesa do hospedeiro em UTIs e, 249, 249q
Necrose tubular aguda (NTA)
Nefrectomia
 aberta, técnica de, 1420-1421, 1420e2f
 aloenxerto, 1086-1087
 hemorragia renal e, 1153-1154
 história de, 1314
 LDN, 1079, 1080f
 lesões ureterais, superior, 1163
 no transplante renal, 3532-3533
 para anomalias ureterais
  aberta parcial, 3088-3089, 3089f-3090f
  laparoscópica parcial, 3089-3090, 3091f
  polo superior parcial, 3088-3090
 para obstrução da junção ureteropélvica, 1109
 para RCC
  para doença de Von Hippel-Lindau e outros CCRs familiares, 1353-1355, 1355f
  parcial. Ver Nefrectomia parcial
  radical. Ver Nefrectomia radical
 para RCC metastático, 1501-1503, 1502f, 1503q, 1503t
 para tratamento da tuberculose genitourinária, 431
 para tumores da pelve renal, 1384-1385, 1385f
 parcial. Ver Nefrectomia parcial
 pré-transplante, 1073, 1073q

Nefrectomia (Cont.)
  radical. Ver Nefrectomia radical
  RPLND com, 822, 822t
  segmentares, para grandes tumores renais, 1431-1432, 1432f, 1432e1f, 1431e1f
  simples. Ver Nefrectomia simples
  trauma renal
    no total, 1155
    parcial, 1154, 1154f
  trombose venosa profunda ou embolia pulmonar após, 90
Nefrectomia aberta, técnica de, doenças benignas Pará, 1420-1421, 1420e2f
Nefrectomia de aloenxerto, 1086-1087
Nefrectomia de *debulking*, para RCC metastático, 1501-1503, 1502f, 1503q, 1503t
Nefrectomia laparoscópica (LDN), 1079, 1080f
Nefrectomia laparoscópica manualmente assistida (HALN), 1467-1468, 1467f-1468f
Nefrectomia laparoscópica radical (LRN), 1465
  abordagem retroperitoneal para, 1467
  abordagem transperitoneal para, 1465-1467, 1465f, 1466t
  assistida à mão, 1467-1468, 1467f-1468f
  considerações especiais para nefrectomia citoredutora, 1470
    extração de amostras, 1469
    grampeamento dos vasos hilares em bloco, 1468-1469
    grandes tumores, 1468
    linfadenectomia, 1469
    recorrência local, 1469-1470, 1470f
    recorrência porta-local, 1469
    salvamento cirúrgico após falha de terapias ablativas, 1470
    trombo tumoral da veia renal e veia cava, 1470
Nefrectomia parcial aberta, para tumores da pelve renal, 1384-1385, 1385f
Nefrectomia parcial laparoscópica (LPN), 1470
  indicações para, 1470-1472, 1471f
    estágio clínico T1q e tumores maiores, 1471
    heminefrectomia laparoscópica, 1471
    manejo de múltiplos tumores, 1472
    tumor central e hilar, 1471
    tumor renal solitário, 1472
  procedimento para
    abordagem retroperitoneal, 1472
    abordagem transperitoneal, 1472
    hemostasia, 1473-1474, 1474f
    hipotermia renal, 1475
    isquemia e controle hilar, 1475-1476
    localização do tumor e excisão, 1472, 1473, 1473f
    reparo do sistema coletor, 1474-1475, 1475f
    roboticamente assistida, 1472
    técnica, 1472
  resultados esperados de, 1476-1477
    longo prazo, 1477, 1478t
    margens cirúrgicas positivas, 1476-1477
Nefrectomia parcial laparoscópica roboticamente-assistida (RaLPN), 1472
Nefrectomia parcial (PN)
  doenças benignas para, 1420, 1421f
  laparoscópica. Ver Nefrectomia parcial laparoscópica
  para de tumor de Wilms, 3578-3579
  para doença de Von Hippel-Lindau e outros CCRs familiares, 1353-1355, 1355f
  para malignidades, 1428-1433, 1428f
    complicações da, 1432-1433
    considerações pré-operatórias para, 1428-1429, 1429f, 1429e1f

Nefrectomia parcial (PN) (Cont.)
    enucleação de pequenos tumores corticais, 1429-1431, 1430f
    nefrectomia segmentar de grandes tumores polares, 1431-1432, 1432f, 1432e1f, 1431e1f
    ressecção em cunha de grandes tumores corticais, 1431, 1431f
  para RCC, 1343-1349, 1344q, 1347t, 1348f-1349f
  recorrência local após, 1359, 1359q
  para tumores da pelve renal, 1384-1385, 1385f
  trauma renal para, 1154, 1154f-1155f
Nefrectomia radical (RN)
  laparoscópica. Ver Nefrectomia radical laparoscópica
  para malignidades, 1423-1428, 1423f
    complicações, 1427-1428
    fechamento da ferida para, 1427
    linfadenectomia regional com, 1426, 1427, 1426f-1427f, 1427e1f
    procedimento cirúrgico para, 1424-1426, 1424f-1426f, 1424e1f, 1424e1f
  para RCC, 1343-1344, 1344q, 1346f
  recorrência local após, 1359, 1359q
Nefrectomia segmentar, para tumores renais grandes, 1431-1432, 1432f, 1432e1f, 1431e1f
Nefrectomia simples
  aberta, 1420, 1420f, 1420e1f
  laparoscópica, 1454
    dissecção do ureter, 1454, 1456f
    encarceramento do órgão e extração, 1456-1460, 1458f-1459f
    identificação do hilo renal, 1454-1455, 1457f
    isolamento do polo superior, 1456, 1457f
    manejo pós-operatório, 1457
    reflexão do intestino, 1454, 1456f
    resultados do, 1457
    seguranca os vasos sanguíneos renais, 1455, 1457f
Nefrectomia total, por trauma renal, 1155
Nefrite bacteriana focal aguda ou multifocal, 278-279, 279f
Nefrite bacteriana. Ver Infecção renal
Nefrite granulomatosa infecciosa
  equinococose renal, 290-291, 291f
  malacoplasia, 289-290, 289f
  XGP, 286-289, 287f-288f
Nefrite hereditária, 2859
Nefrite intersticial aguda (AIN), AKI causada por, 1043-1044, 1044q
Nefrite lúpica, 2860
Nefroblastoma. Ver Tumor de Wilms
Nefroblastomatose, 3572, 3572f
Nefrocalcina, 1175
  na formação de cristal, 1179
  na matriz do cristal, 1179
Nefrogênese e desenvolvimento anatômico, no desenvolvimento renal, 2849, 2850f
Nefrolise, laparoscópica, 1464, 1464f
Nefrolitíase hiperuricosúrica cálcica (HUCN)
  diferenciação da diátese gotosa, 1212
  manejo médico de, 1225-1227, 1227q
  na formação de cálculo de oxalato de cálcio, 1210
Nefrolitíase. Ver Cálculo renal
Nefrolitotomia
  para obstrução da junção ureteropélvica, endopielotomia percutânea anterógrada simultânea com, 1111
  percutânea. Ver Nefrolitotomia percutânea
Nefrolitotomia percutânea (PCNL)
  anestesia para, 1277-1278

Nefrolitotomia percutânea (PCNL) (Cont.)
  antes da cirurgia renal, 1256
  após transplante renal, 1280, 1280f
  cálculos do polo inferior, 1247-1250, 1247f, 1248t, 1249f
  composição do cálculo e, 1242-1243, 1242f-1243f, 1243e1
  em divertículos do coletor, 1244, 1278-1281, 1279f
  localização do cálculo, 1241-1242
  na ectopia renal, 1246-1247, 1247f
  no rim em ferradura, 1246, 1279-1280
  para cálculo renal, 1278
  bilateral simultânea, 1281-1282
  cálculos coraliformes, 1240-1241, 1280-1281
  cálculo ureteral
    carga de cálculo e, 1252-1253
    composição do cálculo, 1253
    localização do cálculo, 1251-1252, 1252t
    megaureter, 1253
    resultado de, 1257-1259
    sistema coletor duplicado, 1253
  carga de cálculo
    até 1 cm, 1238-1239, 1238q
    entre 1 e 2 cm, 1239-1240, 1239f
    superior a 2 cm, 1239f, 1240
  coagulopatia não corrigida e, 1256
  complicações da, 1282
  da função renal e, 1254-1255
  deformidade espinais ou contraturas dos membros e, 1256
  desvio urinário e, 1256-1257
  infecção do trato urinário e, 1254
  litotripsia a *laser* para, 234e2
  obesidade mórbida e, 1255, 1281
  profilaxia antibiótica para, 1277
  solitária renal e, 1255
  transplantes renais e, 1257
  velhice e fragilidade e, 1255-1256
  visão geral histórica, 1235e2
Nefroma cístico, 1309, 1310q, 1310f, 3031-3032, 3031f, 3033f
Nefroma cístico multilocular. Ver Nefroma cístico multilocular solitário
Nefroma. Ver nefroma cístico
Nefroma mesoblástico congênito (CMN), 2885
Néfron, 969
  transporte de íons de hidrogênio no, obstrução do trato urinário e, 1096
  transporte de sódio no, obstrução do trato urinário e, 1096
Néfron, e desenvolvimento renal, 2850
Nefronofitíase juvenil, 3014t, 3021-3023
  avaliação da, 3022-3023, 3022f
  características clínicas da, 3022
  genética da, 3014t, 3021-3022
  tratamento da, 3023
Nefronoftíse (NPH), juvenil. Ver Nefronoftíse juvenil
Nefropatia
  ácido aristolóquico, 1072, 1366
  IgA. Ver Nefropatia por IgA
  induzida por contraste, 30, 1053, 1061-1062
  isquêmica. Ver Nefropatia isquêmica
Nefropatia de ácido aristolóquico, 1072
  na UTUC, 1366
Nefropatia induzida por contraste (CIN), 30, 1053, 1061-1062
Nefropatia isquêmica, 1028
  angioplastia da artéria renal com implante de *stent* para, 1037-1039, 1039q, 1040f
  fisiopatologia da, 1029-1031, 1030f-1031f, 1031q
Nefropatia pigmentar, ATN com, 1044-1045
Nefropatia por IgA, hematúria glomerular causada por, 15

Nefropatia por imunoglobulina A, 2859
Nefropexia, laparoscópica, 1462, 1463f
  procedimentos para, 1462, 1463f
  resultados da, 1462-1463
Nefroscopia segunda-alça, abordagem percutânea em relação UTUC, 1394
Nefrose congênita, 3023
Nefrostomia, abordagem percutânea para UTUC, 1392, 1394f
Nefrostomia, percutânea. *Ver* Nefrostomia percutânea
Nefrostomia percutânea (PCN), 153-154
  para o trauma geniturinário pediátrico, 3542-3544
  tubos. *Ver* Nefrostomia por tubos
Nefroureteretomia
  radical. *Ver* Nefroureteretomia radical
  valva de uretra posterior, 3262
Nefroureteretomia laparoscópica roboticamente-assistida, para UTUC, 1383-1384, 1384f
Nefroureteretomia laparoscópica transperitoneal, para UTUC
  dissecção do ureter distal, 1383, 1383f
  remoção laparoscópica do rim até ureter médio, 1382-1383, 1382f
  ureteretomia distal aberta com excisão do cuff da bexiga, 1383
  ureteronefrectomia proximal, 1383, 1383f
Nefroureteretomia radical aberta, para UTUC, 1376-1377, 1377f, 1381-1382
Nefroureteretomia radical laparoscópica, para UTUC, 1382-1384, 1382f-1384f
Nefroureteretomia radical, para UTUC
  aberta, 1376-1377, 1377f, 1381-1382
  laparoscópica, 1382-1384, 1382f-1384f
Neoangiogênese, 2717
Neobexiga de Studer, modificada, para derivação urinária minimamente invasiva, 2371t, 2374-2375
Neobexiga ileal, diversão urinária ortópica, 2357-2358, 2357f
Neobexiga intestinal, terapia farmacológica na, para facilitar o enchimento da bexiga urinária e o armazenamento da urina, 1866
Neocistostomia direta, para UTUC, 1385-1386, 1387f
Neocistostomia, para UTUC, 1385-1386, 1387f
Neomicina, preparo intestinal pré-operatório com, 107
Neonatos
  coleta de amostra urinária em, 12-13
  com UPJO, 1106
  diagnóstico de hidronefrose em, 1105
  nefrolitíase em, manejo médico de, 1232
Neoplasia de células germinativas intratubular (ITGCN), 784-785
  histologia, 786
  tratamento de, 796, 796q
Neoplasia intraepitelial de alto grau prostática (HGPIN), 2593-2594, 2594f
Neoplasia intraepitelial prostática de baixo grau (LGPIN), 2593
Neoplasia intraepitelial prostática (PIN)
  de alto grau, 2593-2594, 2594f
  de baixo grau, 2593
Neoplasia maligna linforeticular, do pênis, 875
Neoplasia urotelial papilar de potencial maligno baixo (PUNLMP), 2188-2190, 2190f
Neoplasmas, HIV e, 385-386
Neostigmina, resposta ureteral, 991
NER. *Ver* Reparo de excisão de nucleotídeo
Nervo dorsal, do pênis, 513, 514f, 619t
Nervo femoral, 1619, 1621f, 1622t

Nervo genital, dorsal, estimulação elétrica do, doenças de armazenamento da bexiga, 1909-1910
Nervo genital dorsal, estimulação elétrica do, para desordens de armazenamento da bexiga urinária, 1909-1910
Nervo genitofemoral, 500-501, 1613f, 1618, 1619, 1622t
Nervo ílio-hipogástrico, 1613f, 1618-1619, 1622t
Nervo ilioinguinal, 1613f, 1618-1619, 1622t
Nervo obturador, 1619, 1622t
Nervo periuretral, estimulação elétrica externa, do, para desordens de armazenamento da bexiga, 1909
Nervo pudendo, 617f, 1602-1603, 910e5
  estimulação do, 1681
    frequências inibitórios e excitatórios para, 1681
    para disfunção do trato urinário inferior, 1794-1795
  estimulação elétrica, doenças de depósito na bexiga, 1909
Nervos cavernosos, 506, 617f-618f, 910e5
Nervos pélvicos aferentes, 1651, 1652f, 1652t
Nervos, suprarrenal, 1522, 1524f, 1529
Nervo tibial posterior, estimulação elétrica do, doenças de depósito da bexiga, 1910
Nervo tibial, posterior, estimulação elétrica, doenças de depósito da bexiga, 1910
Neurobiologia, na etiologia da BPS/IC, 345e8, 345e10, 345e10q
Neuroblastoma, 1560, 3559, 3567q
  apresentação clínica e padrão de propagação de, 3561, 3561f
  diagnóstico de
    avaliação laboratorial do, 3561
    estadiamento, 3562, 3563t
    imagem, 3561-3562, 3561f-3562f
    triagem, 3562
  patologia do, 3560-3561, 3560f-3561f
  prognóstico do, 3562-3567
    variáveis biológicas que afetam, 3564-3567
    variáveis clínicas que afetam, 3563-3564
  regressão espontânea do, 3560
  tratamento do
    cirurgia, 3564-3566, 3565f
    descompressão medular, 3567
    quimioterapia, 3564-3567, 3565f
    radioterapia, 3567
    terapias biológicas, 3567
Neuroblastoma perinatal, tratamento cirúrgico do, 3565
Neurofibroma, 418f, 419
Neuroimagem, em ED, 655-656
Neuromodulação. *Ver também* Estimulação elétrica para disfunção da bexiga urinária e do intestino, 3308, 3310, 3309t
  para disfunção do trato urinário e estimulação da raiz anterior inferior, 1795
  estimulação do nervo pudendo, 1681, 1794-1795
  frequências de inibição e estimulação excitatória, 1681
  para esvaziamento, razão para, 1680-1681, 1680f
  para inibir a OAB, razão para, 1681, 1681f
  toxina onabotulina A, 1682-1683, 1682f-1683f
  para incontinência urinária, em pacientes geriátricos, 2099e5
  para prostatite, 326
  para tratamento de BPS/IC, 358-359, 359q
  pesquisas futuras para, 1916-1917
  sacral, mecanismo de ação, 1680

Neuromodulação sacral (SNM)
  algoritmo de resolução de problemas, 1912-1914
    estimulação intermitente, 1913-1914
    sem estímulo, 1913
  complicações da, 1911-1914
  localização errada, 1913
  mecanismo putativo de, 1901
    na bexiga hiperativa, 1901, 1901f
    na retenção urinária, 1901-1902, 1902f
  para desconforto da bolsa, 1912-1913, 1913f
  para distúrbios de armazenamento, 1903-1908
  para distúrbios de esvaziamento, 1916
  sintomas recorrentes, 1913-1914
  toxina onabotulínica A comparada a, 1910-1911
Neuropatia periférica, no período perioperatório, prevenção, 114-115, 114q
Neuropatia, perioperatória, prevenção, 114-115, 114q
Neuropeptídeos aferentes, trato urinário inferior e, 1671-1673
  endotelinas, 1672-1673
  prostanoides, 1672
  taquicininas, 1672, 1672t
Neurotomia cirúrgica, crioablação e neuromodulação, do nervo peniano dorsal, 700e1
Neurotoxicidade, induzida por anestesia, em pacientes pediátricos, 2952-2953
Neurotransmissores, dentro das redes do tronco cerebral, 1664-1665
Nevo. *Ver* Mola
Nevos penianos congênitos, 3379, 3379f
NGF. *Ver* Fator de crescimento do nervo
NHTC. *Ver* Tomografia computadorizada helicoidal sem contraste
N-Butilcianoacrilato, esterilização por vasectomia realizada com, 951
Nicardipina, para PD, 735
Nifedipina
  para relaxamento ureteral, 1001-1002
  para terapia oral, de BPS/IC, 353t, 355
Nilutamida, 2790
Ninhos de von Brunn, do trato urinário superior, 1369-1370
Nintedanib, para RCC, 1514
Nitrato de prata
  para cistite hemorrágica, 190
  para tratamento de BPS/IC, 356e1
Nitrofurantoína
  para UTIs, 255, 256t-258t, 266, 267t, 272t, 273, 296t, 2945
Níveis de evidência, 91
Nível de radiação relativa (RRL), 27, 28t
Nkx3, 1, 2395
NLUTD. *Ver* Disfunção neurogênica do trato urinário inferior
NMIBC. *Ver* Câncer de bexiga não músculo-invasivo
NMP-22, no câncer urotelial, 2196, 2197t
Noctúria
  algoritmo de tratamento para, 1825f
  avaliação da, 1823-1824, 1824q
  capacidade da bexiga, 1824, 1824t, 1829-1831
  classificação da, 1824-1825, 1824t
  custos sociais da, 1823
  definição de, 1821, 1822t
  efeitos de fármacos na, 1827q
  e pacientes geriátricos, 2099e8
  grau de incômodo da, 1821
  histórico do paciente de, 3, 4t-5t
  impacto, 1821-1823
  mecanismos de, 1676

Noctúria (Cont.)
  mortalidade, precoce e, 1821-1823
  poliúria e, 1824, 1824t, 1835
  poliúria noturna e, 1824-1826, 1824t, 3312
  prevalência da, 1631
NO. Ver Óxido nítrico
Norefedrina, para incontinência urinária por estresse em mulheres, 1867
Norepinefrina
  controle do tônus vascular por, 1009
  e resposta sexual feminina, 750-751
  na ED, 622, 623t
  resposta ureteral, 991-992
NOTES. Ver Cirurgia transluminal endoscópica de orifício natural
NPH. Ver Nefronofitíase juvenil
NPi. Ver Índice de poliúria noturna
NREM. Ver Movimentos não rápidos do solhos
NS-398, efeitos na função uretral, 1005
NSF. Ver Fibrose sistêmica nefrogênica
NSGCTs. Ver Tumores de céulas germinativas não seminoma
N_2O. Ver Óxido nitroso
NTD. Ver Defeitos do tubo neural
Nucleação, 1175
Nucleação homogênea, 1175
Núcleo de Barrington, 1663
Nucleotídeos, 459e1-459.e3, 459e2f
Nurses'Health Study, 1863-1864
Nursing Home Setting, incontinência urinária em, 2098-2099
Nutrição
  câncer urotelial e, 2187
  desvio urinário e intestinal, 2313-2314
  para AKI, 1051-1052
  para CKD, 1062-1063
  pré-operatório, 104
Nutrição enteral, pré-operatória, 104
Nutrição parenteral, pré-operatória, 104
NUV. Ver Volume noturno de urina
NVB. Ver feixe neurovascular
NX-1207, para facilitar o enchimento da bexiga urinária e o armazenamento da urina, 1866e2

O

OAB. Ver Bexiga superativa
o armazenamento da urina e enchimento da bexiga
  anulação da, 3331. Ver também Micção
    bexiga tímida, 1788-1789
    mecânica da, 1649
  camada de glicosaminoglicano, 345e6-345.e7, 345e8q
  de alta pressão, lesão medular com, mecanismos de defesa do hospedeiro nas UTIs e, 249
  defeitos do tubo neural e, intervenção precoce para, 3275, 3276f
  defesas naturais, 247-248, 248e1
  em neoplasia, 474
  estimulação do nervo pudendo e, 1681
    frequências inibitórias e excitatórias para, 1681
  exame físico, 10, 10f
  falha de armazenamento, 1688-1690, 1689q, 1692
    cistoplastia de aumento para o de, 2070
    dispositivos de coleta externa para, 2081-2082
    produtos absorventes para, 2082
  farmacologia de
    esteroides sexuais, 1673
    mecanismos adrenérgicos, 1670-1671, 1671
    receptores muscarínicos, 1667-1670, 1669t, 1670q

o armazenamento da urina e enchimento da bexiga (Cont.)
  função de armazenamento, 3330-3331
    após cirurgia de suspensão retropúbica, 1933
    controle neural de, 1754-1755
    distúrbios de estimulação elétrica para, 1902-1914
    reflexos que promovem, 1900-1901, 1901f
    terapia farmacológica para facilitar, 1836-1870
  hérnia da, 3180
  hiperativa. Ver Bexiga hiperativa
  hipoatividade
    pediátrica, 3310
  imagem pediátrica de, ultrassonografia, 2913, 2917f
  inervação, em pacientes pediátricos, 3122, 3122f
  influxo sensorial da, terapia farmacológica para diminuir, 1836-1866
  instável, 1796
  lesões, 2385-2388
    com enucleação da próstata com laser de hólmio, 2529
    complicações com, 2388
    diagnóstico de, 2386
    etiologia da, 2385-2388
    imagem radiográfica para, 2386-2387, 2386f-2387f
    manejo da, 2387-2388, 2387q, 2387f-2388f, 2387e1f
    pediátrico. Ver Trauma genitourinário pediátrico, da bexiga
    resultados esperados com, 2388
    sinais e sintomas clínicos de, 2386
  liberação de, na cistectomia radical robótica-assistida, 2271, 2273f
  masculina
    circulação de, 1619f, 1621f, 1626-1628
    estrutura, 1624, 1626f-1627f
    inervação, 1628
    junção ureterovesical de, 1626-1627, 1628f
    relação com, 1616f, 1619f, 1623, 1626, 1625f-1626f
    trígono, 1626-1627, 1628f
  musculatura lisa, 294-295, 1640-1648. Ver também Músculo detrusor
    na síndrome de Prune-belly (síndrome do abdome em ameixa seca), 3236-3237, 3237f
  na tuberculose genitourinária, 423
  necrose, com vaporização transuretral da próstata, 2517e4
  obstrução da
    em candidatos a transplante renal, 1073
    imagem pré-natal de, 2909-2910, 2910f, 2913
    resposta a, 2435-2436
  paralítica, 1693-1694
  perfuração
    após cistoplastia de aumento, 3353-3354, 3354f
    na ressecção transuretral de tumor de bexiga, 2244, 2244f
  perfuração de malha de, no sling uretral, 2029-2031, 2031f, 2032t, 2033q
  pré-natal, 2874-2875, 2875f
  reconstrução. Ver também Reconstrução do trato urinário
  regeneração do, 488-489
    formação de tecido para, 489-491, 490f-491f
    matrizes para, 489
    para cistoplastia de aumento, 3359, 3359f
    terapias celulares em, 491-492
    usando transplante de células, 489

o armazenamento da urina e enchimento da bexiga (Cont.)
  ressecção transuretral, 263
  RMS causando, 3584-3585
  sensação de
    alterada, a falha de enchimento/armazenamento devido, 1688-1689
    instrumentos de medição para, 1800-1802, 1802t
    terminologia para, 1745
  trígono, 1626-1627, 1628f
  tumores. Ver Tumores da bexiga urinária
  ultrassonografia pélvica transabdominal, 75-77, 75f-76f
  UPEC persis*tente*, 246-247, 246f
Obesidade
  cálculo do trato urinário superior e, 1255, 1281
  cálculo renal e, 1172-1173
  câncer de próstata e, 2551-2552, 2552f
  cirurgia bariátrica para, 1220
  cirurgia laparoscópica e renal, 1447
  como contraindicação para cirurgia laparoscópica e robótica, 195
  cuidado pré-operatório para, 104
  dietas de perda de peso e, 1220
  diversão urinária ortópica e, 2350
  doença urológica e, 551-553
  e ED, 633
  hiperplasia prostática benigna e, 2442-2444, 2445t
  incontinência urinária e, 1748-1749, 1894
  na síndrome metabólica, 1219-1220
  nefrolitíase e, 1219-1220, 1220q
  resultados esperados com sling da uretra média, 2024, 2024q, 2025t
Observações gerais, no exame físico, 9
Observações, no exame físico, 9
Obstrução
  da bexiga urinária
    em candidatos ao transplante renal, 1073
    resposta a, 2435-2436
  da vesícula seminal e ductos ejaculatórios, 534
  do sistema coletor do trato urinário superior, após acesso percutâneo ao sistema coletor do trato urinário superior, 181-182
  efeitos na função ureteral, 995-999, 996f-999f
  imagem pré-natal de, 2909-2910, 2910f
  junção ureteropélvica. Ver Obstrução da junção ureteropélvica
  nos mecanismos de defesa do hospedeiro com UTI, 248
  trato urinário. Ver Obstrução do trato urinário
Obstrução da junção ureteropélvica (UPJO)
  abordagens cirúrgicas para, 1115-1122
  adquirida, 1105
  apresentação do paciente e estudos de diagnóstico para, 1105-1107, 1106f-1108f
  cálculo renal com, 1197-1198
    manejo cirúrgico de, 1243
  calicovesicostomia para, laparoscópica, 1122
  congênita, 1104-1105, 1105f
  diagnóstico de, 1104
  em pacientes pediátricos. Ver Pacientes pediátricos, obstrução da junção ureteropélvica na endopielotomia percutânea anterógrada para, 1109-1111, 1109f-1110f
    nefrolitotomia simultânea com, 1111
  endopieloplastia percutânea para, 1111
  endopielotomia com cautério retrógrado e fio balão para, 1113-1114
  endopielotomia uteroscópica reterógrada para, 1111-1113, 1113f-1114f

Obstrução da junção ureteropélvica (UPJO) *(Cont.)*
　intervenções para
　　cuidado pós-operatório para, 1125
　　indicações para, 1107-1108
　　manejo de complicações em, 1125
　　manejo endourológico de, 1109, 1114q
　　nefrectomia para, 1109
　　observações históricas sobre, 1114-1115
　　operatório, 1114-1115
　　riscos e benefícios de, 1108-1109
　　seleção de, 1108
　　sucesso com, 1108
　intrínseca, 1104-1105
　nefrolitotomia para, endopielotomia percutânea anterógrada simultânea com, 111
　patogênese da, 1104-1105, 1105f
　pieloplastia para
　　cirurgia aberta, 1115
　　com pielolitotomia de, 1122
　　cuidados pós-operatória e complicações, 1120
　　desmembrado, 1108, 1116f-1117f
　　intervenção laparoscópica e robótica, 1115-1120, 1118f-1119f, 1122q
　　procedimentos de salvamento para, 1124-1125
　　resultados, 1120-1122, 1121t
　　retalho laparoscópico tubularizado desmembrado, 1122
　polo inferior, 3057, 3058f
　pré-natal, 2878
　reconstrução com retalho, 1122
　　plastia de Foley Y-V, 1122-1123, 1123f
　　procedimentos de salvamento, 1124-1125
　　retalho de Culp-DeWeerd em espiral, 1123, 1124f
　　retalho vertical de Scardino-Prince, 1123, 1125f
　　ureterocalicostomia para, 1124, 1126f
　　uretrotomia intubada, 1123-1124, 1126f
　refluxo vesicoureteral e, 3149-3151, 3150f
　secundário, 3057
　transporte de urina e, 993, 994f
　ureterocalicostomia para, laparoscópica e roboticamente assistida, 1122
　ureteroscopia para, 143
Obstrução da saída da bexiga (BOO)
　após procedimento de *sling* pubovaginal, 2004-2006
　　tratamento cirúrgico da, 2005-2006, 2006t
　bexiga fetal dilatada e, 3174
　cálculos secundários da bexiga e, 1292-1293
　efeitos de bloqueadores α-adrenérgicos sobre, 2480
　em pacientes geriátricos, 2099e7
　falha de esvaziamento/enchimento desde, 1691
　mecanismos de, 1676-1677, 1677q
Obstrução do trato urinário
　acidificação urinária e catiônica, 1096
　AKI causada por, 1043
　alterações hemodinâmicas com, 1093-1095
　　de filtração glomerular e, 1093-1094
　　obstrução ureteral bilateral, 1094-1095, 1095f
　　obstrução ureteral parcial, 1095
　　obstrução ureteral unilateral, 1094, 1094f
　　resistência vascular renal, 1094
　causa de, 1090q
　com alterações patológicas, 1096, 1097f
　com capacidade de concentração urinária, 1095
　com fibrose túbulo-intersticial, 1097-1100, 1099f

Obstrução do trato urinário *(Cont.)*
　congênita. *Ver* Uropatia obstrutiva congênita
　crescimento renal compensatório, 1100-1101
　diagnóstico de
　　avaliação laboratorial do, 3561
　　estadiamento, 3562, 3563t
　　imagem, 3561-3562, 3561f-3562f
　　triagem, 3562
　diurese pós-obstrutiva após, 1102
　dor causada por, 1-2
　efeitos da função tubular, 1095-1096
　estudo laboratorial
　　avaliação da função renal, 1090-1091
　　excreção fracionada de sódio, 1090
　　urinálise, 1089-1090
　e transporte de sódio, 1096
　hipertensão com, 1100
　imagem de diagnóstico para, 1091
　　renografia nuclear, 1091-1092
　　tomografia computadorizada, 1092-1093
　　ultrassonografia, 1091
　　urografia excretora, 1093
　　urorressonância, 1093
　impacto clínico, 1100-1101
　prevalência de, 1089
　recuperação renal após, 1101-1102
　saída da urina a partir dos rins em, 1095
　superior. *Ver* Obstrução do trato urinário superior
　transporte catiônico, 1096
　transporte do íon hidrogênio e, 1096
　tratamento de, 1101-1102
　　drenagem renal, 1101
　　intervenção cirúrgica, 1102
　　manejo da dor, 1101
Obstrução do trato urinário alto
　avaliação de, 1104
　doença estenosa ureteral. *Ver* Doença estenosa ureteral
　estenose da anastomose ureteroentérica. *Ver* Estenose da anastomose ureteroentérica
　fibrose retroperitoneal. *Ver* Fibrose retroperitoneal
　obstrução da junção ureteropélvica. *Ver* Obstrução da junção ureteropélvica
　ureter retrocaval. *Ver* Ureter retrocaval
Obstrução intestinal, com anastomoses intestinais, 2290-2291, 2291t, 2292f
Obstrução/mau desenvolvimento, e desenvolvimento renal, 2850
Obstrução parcial ureteral (PUO), alterações hemodinâmicas com, 1095
Obstrução prostática benigna (BPO), obstrução da saída da bexiga e, 1731
Obstrução ureteral bilateral (BUO)
　alterações hemodinâmicas com, 1094-1095, 1095f
　diurese pós-obstrutiva após, 1102
　função tubular com, 1095-1096
　recuperação renal após, 1102
Obstrução ureteral. *Ver também* Obstrução do trato urinário
　após transplante renal pediátrico, 3535-3536, 3536f
　bilateral. *Ver* Obstrução ureteral bilateral
　parcial, alterações hemodinâmicas com, 1095
　stent ureteral para, 1101
　unilateral. *Ver* Obstrução ureteral unilateral
Obstrução ureteral unilateral (UUO)
　alterações hemodinâmicas com, 1094, 1094f
　alterações patológicas com, 1096, 1097f
　função tubular com, 1095-1096
　recuperação renal após, 1101-1102
Obturador interno, 1614, 1616f
OBTX. *Ver* toxina onabotulínica A

Ocitocina
　e resposta sexual feminina, 750
　na ED, 621-623, 623t
ODS. *Ver* Padrão de exibição de saída
Oligo-hidrâmnios, neonatal, 2890
Oligomeganefronia, 3009, 3010f
Oligospermia, anomalias cromossômicas na, 528
Omniport, 203, 203e3, 203e3f
Oncocitoma, 1563-1564, 1564q
　renal, 1304-1306, 1304f, 1306q, 1306f
Oncogenes, 460, 460q
Oncolíticos, para câncer de próstata localizado, radioterapia com, 2710
Oncologia
　medicina nuclear, 38-40
　na TC, 43-46, 45f-46f
　pediátrica. *Ver* Oncologia pediátrica
Oncologia pediátrica
　tumores da bexiga
　　adenocarcinoma e carcinoma de células escamosas, 3589
　tumores renais
　　tumor de Wilms. *Ver* Tumor de Wilms
　tumores reprodutivos masculinos
　　testicular. *Ver* Tumores testiculares
　tumores suprarrenais, neuroblastoma. *Ver* Neuroblastoma
Ondansetron (Zofran), para NVPO, 2961
Opiáceos, e ED, 638
Opioides
　AD como resultado de, 539
　considerações pré-operatórias para, 112
　e ED, 623, 623t
　efeitos na função uretral, 1004
　para obstrução do trato urinário, 1101
　para pacientes pediátricos, 2956-2958, 2957t
　para terapia oral de BPS/IC, 356, 356q
　pós-operatório imediato, 112
OPTN. *Ver* Organ Procurement and Transplantation Network
Orciprenalina, resposta ureteral, 991-992
Organ Injury Severity Scale for Kidney, da AAST, 1149t
Organização Mundial da Saúde
　classificação da GCT, 786q
　classificação de tumores testiculares de, 785B
　sistema de classificação RCC de, 1328-1330, 1329t-1330t
Organomegalias, como contraindicação para cirurgia laparoscópica e robótica, 196
Organ Procurement and Transplantation Network (OPTN), 1074
Órgãos pélvicos, femininos, 1604-1606, 1605f
Orgasmo, ausência de, histórico do paciente de, 6
Orgasmo masculino e ejaculação, desordens de
　anatomia e fisiologia da resposta ejaculatória, 692, 693f
　ejaculação dolorosa, 707
　ejaculação precoce, 692-700, 694t, 696f, 697q, 699f, 700q, 701t
　ejaculação retardada, anejaculação e anorgasmia, 700-707, 702q, 704t, 705q, 706f, 706t, 707q
　ejaculação retrógrada, 707, 707q
　síndrome da doença pós-orgásmica, 707, 707e1q
Orientação fluoroscópica da agulha, 163-165, 164f
Orifício ureteral, ressecção transuretral, para UTUC, 1378, 1380f
Orquialgia, tratamento cirúrgico, 955-957, 956f
Orquidopexia
　de Fowler-Stephens, 3447-3449, 3448t
　laparoscópica, 3447-3449, 3448t

Orquidopexia *(Cont.)*
  para síndrome do abdome em ameixa seca (síndrome de Prune-belly), 3245-3246, 3246f
  transabdominal, 3447
  transescrotal, 3446, 3446f
Orquidopexia de Fowler-Stephens, 3447-3449, 3448t
Orquidopexia trans-escrotal, 3446, 3446f
Orquiectomia, 956
  avaliação após, 816
  para ITGCN, 796, 796q
  para TGCTs, 791
  parcial. *Ver* Orquiectomia parcial
  radical. *Ver* Orquiectomia radical
  tardia, 816
Orquiectomia parcial, 816
  para TGCT, 791
  técnica para, 816
Orquiectomia radical, 815
  para ITGCN, 796, 796q
  para TGCTs, 791
  técnica para, 815-816
Orquiectomia tardia, 816
Orquiopexia
  inguinal, 3444-3446, 3445f
  testículos retráteis ou ectópicos e, 611, 611f
Orquiopexia inguinal, 3444-3446, 3445f
Orquipexia laparoscópica, 3447-3449, 3448t
Orquipexia transabdominal, 3447
Orquite, 329-331, 330q, 330t, 332q, 568
  imagem pediátrica de, ultrassonografia, 2913, 2917f
  tratamento cirúrgico da, 955-957, 956f
Ortofosfato, para hipercalciúria absortiva, 1225
OSA. *Ver* Apneia obstrutiva do sono
Osmolalidade, da urina, 13-14
Osso, efeitos do PTH no, 1012
Ossos inominados, 1611
Osteomalácia, com desvio intestinal urinário, 2312
Osteopontina, na formação de cristal, 1176, 1179
Osteotomia
  na reconstrução do trato urinário, na extrofia cloacal, 3231, 3231f
  para extrofia clássica da bexiga, 3193-3196, 3195f-3196f
    complicações da, 3195f, 3196-3197
Otimização de medicação, no paciente geriátrico, 2092-2095, 2093t-2094t
Ouabaína, efeitos na função uretral de, 1005
  saúde relacionada à qualidade de vida. *Ver* Saúde relacionada à qualidade de vida
Ovários
  anatomia dos, 1606
  função dos, 3474
OWDT. *Ver* Teste de privação de água durante a noite *(overnight)*
Oxalato
  alimentos que contem, 1211q
  evitar, na nefrolitíase, 1221-1222, 1222q
  metabolismo do, 1181
  na formação do cálculo de cálcio, 1185, 1187
Oxalato urinário, 1174-1175
Oxazafosforinas, cistite hemorrágica causada por, 188-190
Oxibutinina, 1669-1670, 1669t
Oxicodona, para pacientes pediátricos, 2957-2958, 2957t
Óxido nítrico (NO)
  controle do tônus vascular por, 1010
  e PD, 728
  liberação o urotélio, 1639
  metabolismo fazer, em BPS / IC etiologia, 345e11
  no ED, 621-623, 623t

Óxido nítrico (NO) *(Cont.)*
  para facilitar o esvaziamento da bexiga urinária, 1874e1
  resposta ureteral, 984-985, 987-988, 987f
Óxido nitroso (N_2O)
  como escolha de insuflante, 212
  considerações pré-operatórias para, 111
Oxigenação por membrana extracorpórea (ECMO), 2870
Oxigenoterapia hiperbárica, para cistite hemorrágica, 190

P

p16. *Ver* Gene *INK4A*
Paciente. *Ver também* Paciente urológico geriátrico; Paciente pediátrico
  ambiente de pré-operatório do
    considerações de segurança para, 114
    posicionamento do, 114-115, 114q
    preparo cutâneo, 113-114
    temperatura do, 113
Paciente não aderente, em candidatos a transplante renal, 1072
Pacientes do sexo feminino
  cateterismo em, 122
  coleta da amostra urinária em, 12-13
Pacientes do sexo masculino, cateterismo em, 122
Pacientes pediátricos
  anomalias da bexiga urinária. *Ver* Anomalias da bexiga urináriaem crianças
  anomalias ureterais. *Ver* Anomalias ureterais
  cálculos urinários em, manejo médico de, 1232-1233
  cateterização em, 122
  cirurgia laparoscópica e robótica para, 2963, 2974, 2974q
    abordagem retroperitoneal para, 2966-2969, 2967f, 2967t, 2969q-2970q
    abordagem transperitoneal para, 2966-2969, 2967f, 2967t, 2968q-2969q
    anestesia para, 2966, 2966f
    aplicações gerais, 2964q, 2964t
    autoestima e, 3298
    bexiga subativa, 3310
    comorbidades com, 3298-3299
    complicações de, 2970-2972
    contraindicações para, 2965
    desenvolvimento da equipe para, 2965
    desvantagens de, 2964-2965, 2964f
    diário miccional e diário intestinal para, 3127
    disfunção da bexiga urinária e intestino. *Ver* Disfunção da bexiga urinária e intestino
    dispositivos hemostáticos para, 2965
    enurese. *Ver* Enurese
    epidemiologia de, 3125, 3297-3298
    estudo urodinâmico para, 3128-3133
    exame de urina para, 3127
    exame físico, para, 3127
    frequência gráfica de volume para, 3127
    história para, 3126-3127, 3127f
    incontinência de riso, 3310
    LESS, 2969-2970
    polaquiúria, 3310
    prevalência de, 3125
    qualidade de vida e, 3298
    refluxo vaginal, 3310
    resolução de problemas para, 2969, 2970q, 2970f, 2972f, 2972q
    resultados esperados de, 2972-2974, 2973t
    significado clínico, 3297
    sutura para, 2965-2966
    terminologia, 3125-3126, 3300
    vantagens da, 2963

Pacientes pediátricos *(Cont.)*
  crescimento e maturação de
    crescimento intrauterino e desenvolvimento adequado do pulmão, 2949-2950
    pós-parto, 2950-2951
    prematuridade e RCIU, 2949
  cuidado perioperatório. *Ver* Cuidados perioperatórios na urologia transitória. *Ver* Urologia de transição
  disfunção da bexiga urinária e intestino em, 3126
  disfunção miccional, estimulação do nervo sacral para, 1907-1908
  disfunção neuromuscular do trato urinário inferior. *Ver* Disfunção neuromuscular do trato urinário inferior, em crianças
  imagem de, 2909, 2923q. *Ver também* modalidades específicas de imagem
  segurança, 2909
  no megaureter, 3066-3073
    causa, ocorrência e apresentação de/ manifestações, 3067-3068
    definição de, 3066-3067
    de reconstrução para, 3070-3072, 3070f
    dilatação e colocação de *stent* para, 3073
    estenose ureteral com, 3073
    excisional para, 3072-3073, 3072f
    indicações cirúrgicas para, 3068-3069
    pólipos ureterais com, 3073
    remodelação para uso, 3070-3072, 3071f
    resultados esperados com, 3073
    técnica de plicação de Kalicinski para, 3072, 3072f
    técnica de plicação de Starr para, 3072, 3072f
    ureterostomia da pele, para, 3069-3073, 3069f
  obstrução da junção ureteropélvica em
    anomalias associadas, 3057-3058
    abordagem cirúrgica, 3062
    abordagem de flanco, 3062
    abordagem endoscópica para, 3062
    apresentação clínica/manifestações, 3057, 3058f
    complicações com, 3066, 3068f
    definição de, 3057
    evidência, 3057
    indicações cirúrgicas para, 3058
    lombotomia posterior para, 3062, 3065f
    pieloplastia desmembrada para, 3059-3062, 3059f-3061f
    pieloplastia laparoscópica para, 3062-3066, 3066f-3067f
    pieloplastia não desmembrada para, 3062, 3062f-3064f
    reparo cirúrgico de, 3058-3062
    resultados esperados cirúrgicos com, 3066
    técnicas minimamente invasivas para, 3062-3066
  reconstrução do trato urinário em
    antirrefluxo, 3333-3334, 3334f-3335f
    avaliação do paciente para, 3332-3333
    cistoplastia de aumento para, 3342-3359. *Ver também* Cistoplastia de aumento
    desvio urinário continente, 3360-3366. *Ver também* Desvio urinário continente
    disponível para, 3366
    estudo urodinâmico para, 3332
    preparo do paciente para, 3333
  rins, 3538
  trato urinário inferior em
    alteração de parâmetro funcional em, 3123
    anatomia da bexiga e inervação, 3121-3122
    descoordenação transitória detrusor-esfíncter, 3125
    desenvolvimento da função normal, 3123-3125

Pacientes pediátricos (Cont.)
  desenvolvimento do controle da micção, 3123-3125
  evolução normal do controle da micção, 3123-3125
  função normal, 3121-3125
  pressão do detrusor na micção, 3123, 3124f
  UTIs em
    avaliação e manejo de uma criança com febre, 2926-2933, 2926q, 2927f-2929f, 2929t, 2930q, 2933q
    classificação da, 2933-2936, 2934f-2936f, 2936q
    definição de, 2927
    diagnóstico de, 2936-2942, 2937t, 2939q, 2940t, 2942q
    manejo de infecção, 2942-2945, 2943t-2944t, 2947q
    patogênese, 2927-2928
    sequelas de, 2946-2947, 2947q
Paclitaxel, cisplatina e gemcitabina (PCG), para UTUC, 1400
Paclitaxel, ifosfamida e cisplatina (TIP)
  para câncer do pênis, 872-873, 872t
  para NSGCTs, 805
Paclitaxel, para câncer da bexiga urinária sem invasão muscular, 2216
PADAM. Ver Deficiência parcial de androgênio no envelhecimento masculino
Padrão de exibição de saída (ODS), na ultrassonografia, 73
Padrões de cuidados, 87-88
Padrões de urofluxo em pacientes pediátricos, 3128-3130, 3129f-3130f
PAI-1. Ver Inibidor do ativador de plasminogênio 1
Pâncreas, no retroperitônio, 773, 773f-774f, 773e1f
Papaverina, 665
Papilar renal, 968, 968e1f-968.e2f
Papiloma
  da bexiga urinária, 2184, 2185f
  do trato urinário superior, 1369-1370
Papiloma invertido, da bexiga urinária, 2184
Papilomavírus humano (HPV)
  como úlceras genitais, 378-380, 379f
  tumores penianos relacionados ao carcinoma, 847-849
    lesões pré-malignas, 846e2-846.e3
  vacina, 379-380
Pápulas penianas peroladas, 415-416, 416f-417f
Papulose bowenoide
  como condição neoplásica, 411, 411f
  do pênis, 846e3
Paracólpio, 1606
parada cardíaca, relacionada à anestesia, durante cirurgia laparoscópica e robótica, 220e1
Parada da maturação, 573e3, 573e4f
Parada hipotérmica, para trombectomia da veia cava, 1442-1443
Parafimose, 3369-3370, 3369f
  cirurgia uretral reconstrutora para, 914
Paralisia cerebral (CP)
  apresentação da, 3292
  disfunção do trato urinário inferior com, 1766
  patogênese da, 3292-3293
  recomendações específicas da, 3293
Paramétrio, 1606
Parâmetros de substituição. Ver Medidas Proxy
Paraparesia espástica tropical, disfunção do trato urinário inferior e, 1785
Paraplegia espástica hereditária (HSP), disfunção do trato urinário inferior, 1785
Parasitas, no sedimento urinário, 23-25, 24f
Parassimpatomiméticos
  para facilitar o esvaziamento da bexiga urinária, 1870-1872

Paratormônio (PTH)
  na hipercalciúria renal, 1184
  na reabsorção hipercalciúria, 1184
  no metabolismo do cálcio, 1180
  regulação renal de, 1011f, 1012
Parceiros sexuais, manejo do HIV e, 382e6
Parede abdominal
  anterior
    canal inguinal, 1613-1614, 1615f
    musculatura da, 1611-1613, 1613f
    pele e fáscia subcutânea, 1611, 1612f-1613f
    superfície interna da, 1614, 1616f
  defeitos na
    imagem pré-natal de, 2910-2911, 2912f
    na extrofia da bexiga, 3186
  fechamento da, para extrofia clássica da bexiga, 3198-3201, 3199f-3200f
  na síndrome de Prune-belly, 3238, 3239f-3240f
  posterior, musculatura do flanco da, 765-769, 767f-769f, 769t
  reconstrução da, para a síndrome de Prune-belly, 3246
Parede da bexiga
  colágeno da, 1634-1635
  elastina da, 1635
  estroma da, 1634
  matriz da, 1635
Paredes laterais pélvicas, femininas, 1600, 1603f
Parênquima, renal, 155-156, 155f-156f
Parênquima renal, 155-156, 155f-156f
  anatomia radiológica do, 969, 969q, 969f, 969e1f-969.e2f
Paridade, incontinência urinária e, 1748
Parto
  função do esfíncter e, 1757
  incontinência urinária e, 1748
Parto por cesareana, incontinência urinária e, 1748
Passador de sutura na agulha de Carter-Thomason, 211, 211f
Pasta de politetrafluoretileno (Teflon paste), no refluxo vesicoureteral, 3169
Pasta de Teflon. Ver Pasta de politetrafluoroetileno
Patient Safety and Quality Improvement Act of, 2005, 89
Patogênese
  bacteriúria em pessoas idosas, 297, 298f
  bacteriúria na gravidez, 294
  UTI, 241-249, 250q, 300-301
    alterações nos mecanismos de defesa do hospedeiro, 248-249, 249e1
    defesas naturais do trato urinário versus, 247-248, 248e1
    eventos iniciais na patogênese da UPEC, 242-243, 242f
    fatores de virulência bacteriana, 242
    organismos exigentes, 242
    patógenos urinários, 241-242
    receptividade das células epiteliais, 244-247
    variação da fase de pili bacteriano in vivo, 243-244, 244f
    vias de infecção, 241
Pazopanib
  para RCC, 1360t, 1512-1513, 1513t
  para sarcoma retroperitoneal, 1412
PBR. Ver Receptor periférico de benzodiazepínicos
PBS. Ver Síndrome do abdome em ameixa seca (síndrome de Prune-belly)
PCA3. Ver Antígeno 3 do câncer de próstata
PCG. Ver Paclitaxel, cisplatina e gemcitabina
PCI. Ver Inibidor da proteína C
PCN. Ver Nefrostomia percutânea
PCNL. Ver Nefrolitotomia percutânea

PCPT. Ver Prostate Cancer Prevention Trial
PCr. Ver Creatinina plasmática
PC-RPLND. Ver Dissecção de linfonodo retroperitoneal após quimioterapia
PCS. Ver Cirurgia pós-quimioterapia
PCT. Ver Túbulo contorcido proximal
PD-1. Ver Morte programada–1
PDE5-I. Ver Inibidores tipo 5 da fosfodiesterase
PDEIs. Ver Inibidores da fosfodiesterase
PD. Ver Doença de Parkinson; Doença de Peyronie
PDS. Ver Polidimetilsiloxano
PDT. Ver Terapia fotodinâmica
Pediatric Urinary Incontinence Quality of Life Score (PIN-Q), 3300
Pediculose púbica
  como DST, 380
  infestação, 408-409, 409f
Pedras. Ver Cálculo
PE. Ver Ejaculação prematura; Embolia pulmonar
PEKMB. Ver Balanite pseudoepiteliomatosa, ceratótica e micácea
Pele, da genitália externa, perda da, 2384-2385, 2384f-2385f, 916e1-916.e2
Pelve
  estudos de imagem da
    para carcinoma de células escamosas peniano, 852
    para TGCTs, 792-793, 793f
  exame físico, 11
  feminina. Ver Pelve feminina
  masculina. Ver Pelve masculina
Pelve bífida, 3001f, 3004
Pelve feminina
  anatomia da
    drenagem linfática, 1601
    fáscia, 1597-1599
    genitália externa, 1604-1605, 1603f-1605f
    inervação, 1602
    ligamentos, 1599, 1599f-1603f
    músculos do assoalho pélvico, 1600, 1603f
    órgãos, 1605-1606, 1605f
    pelve óssea da, 1597, 1598f
    perínio anal da, 1603
    perínio da, 1602-1604, 1603f
    peritônio da, 1597-1599
    suporte de órgãos da, 1606, 1607f
    uretra, 1606-1608, 1607f, 1636-1637, 1636f
    vasculatura da, 1601, 1602f
  anatomia endoscópica da, 1610
  anatomia radiográfica de, 1608-1610
    fluoroscopia, 1608
    imagem de ressonância magnética, 1608, 1609f
    ultrassonografia, 1609-1610, 1610f
  exame da, 11
Pelve masculina, anatomia
  abastecimento venoso, 1617-1618, 1621f
  bexiga, 1616f, 1619f, 1623-1628, 1625f-1628f
  fáscia pélvica, 1614-1615, 1615f
  inervação, 1613f, 1615f, 1618-1622, 1621f-1622f, 1622t
  linfáticos, 1618, 1621f
  musculatura, 1614, 1616f-1618f
  parede abdominal anterior, 1611-1614, 1612f-1615f
  pelve óssea da, 1598f, 1611
  perínio, 1617f-1619f, 1625f-1626f, 1628-1630, 1629f
  perínio e fáscia do corpo perineal, 1615, 1617f-1619f
  reto, 1612f, 1617f, 1622-1623, 1623f, 1625f
  suprimento arterial, 1615-1617, 1618t, 1620f
  tecidos moles, 1614-1615, 1616f-1619f
  ureter pélvico, 1619f, 1622-1623

Pelve masculina, anatomia *(Cont.)*
 uretra, 1635-1636, 1636f
 vasculatura, 1615-1618, 1618t, 1620f-1621f
 vísceras, 1622-1628
Pelve óssea
 feminina, 1597, 1598f
 masculina, 1598f, 1611
Pelve renal
 no transporte de urina, 993-994, 994f-995f
 urotélio normal da, 1369, 1369f-1370f
Pelvic Organ Prolapse Quantification (POPQ), 1700-1701, 1701f, 1701t, 1751, 1751f
Pelvic Organ Prolapse Urinary Incontinence Sexual Function Questionnaire (PISQ), 753e2
Penectomia, para câncer do pênis, 855
Penfigoide bolhoso (BP), 398, 399f
Pênfigo vulgar, 398, 398f
Peniana cirurgia de revascularização, 666
Peniana perto de espectrofotometria de infravermelho, 654
Pênis
 amputação de
  para câncer do pênis, 855
  traumático, 2381-2382, 916e1, 916e1f
 anatomia do, 513q, 612-616, 613t
  cirurgia reconstrutiva e, 910e1-3, 910e1f-910.e7f, 910e5, 910e8q
  corpo cavernoso, corpo esponjoso e glande do pênis, 614, 614t
  drenagem venosa, 513, 615-616, 615f, 910e3, 910e5f
  estrutura, 511-512, 512f
  suprimento arterial, 513f, 614-615, 614f, 910e3-5, 910e4f-910.e5f
  suprimento linfático, 513, 910e5
  suprimento nervoso, 513, 514f, 910e5
 cirurgia reconstrutiva, 492, 493f-494f, 907, 917q, 492e2
  complicações da circuncisão, 915
  considerações anatômicas para, 910e1-3, 910e1f-910.e7f, 910e5, 910e8q
  corpo cavernoso, 492, 493f-494f
  defeitos da distração vesicouretral, 938, 939q
  microvascular, 2382
  na epispadia masculina, 3223
  na extrofia da bexiga clássica, 3204-3209
  para amiloidose, 913
  para anormalidade residual em pacientes com extrofia, 915-916
  para artrite reativa, 911-912
  para curvaturas do pênis, 939-941, 941q
  para divertículo uretral, 913-914
  para doença da estenose uretral, 920-929, 922f-931f, 931q
  para estenose meatal, 914-915
  para fístulas de uretra posterior, 938-939, 939q
  para fístula uretrocutânea, 913
  para LS, 912-913, 913f
  para parafimose, balanite e fimose, 914
  para PFUIs, 932-935, 933f-936f, 937
  para problemas no reparo de hipospadia, 915-916
  para processo de hemangioma uretral, 911
  para transexualismo do sexo feminino para o masculino, 945, 945q
  para trauma genital, 916e1-2, 916e1f, 916e3q
  peniana total, 941-945, 943f, 945q
  pós-traumático, 2385
  princípios, 907-911, 908f-910f, 910q
  técnica cirúrgica para, 910-911, 911q, 910e1f
 comprimento, 3368-3369, 3369t
 curvaturas. *Ver* Curvaturas do pênis

Pênis *(Cont.)*
 exame físico, 10
 fisiologia
  anatomia funcional da, 612-616, 613f-615f, 613t-614t
  aspectos históricos, 612
  hemodinâmica e mecanismo da ereção e tumescência, 616-617, 616f-617f, 617t
  músculo liso, 623-629, 624f-626f, 628f, 629q, 629t
  neuroanatomia e neurofisiologia da, 617-623, 617f-618f, 619t-620t, 623t
 imagem de, cavernosograma, 513, 514f
 lesões e trauma de, 2379-2385, 916e3q
  amputação, 2381-2382, 916e1, 916e1f
  com a circuncisão, 3372, 3372f
  curvaturas causada por, 941
  desluvamento, 916e1-916.e2
  estrangulamento, 2382
  ferimentos à bala, 2381
  fratura, 941, 2379-2381, 2380f-2381f, 2379e1f, 2380e1f
  mordidas de animais e humanas, 2381
  pediátrica, 3557-3558
  penetrante, 2381, 916e1
  queimaduras, 2384-2385, 916e2
  reconstrução total após, 944-945
  trauma por radiação, 916e2
  zíper, 2382
 linfáticos de, 890
 na tuberculose genitourinária, 423
 neuroanatomia e neurofisiologia da
  centros espinais e vias periféricas, 617-618, 617f-618f, 619t
  neurotransmissores, 620-623, 623t
  vias e centros supraespinais, 618-620, 619t-620t
 preservação, no manejo do câncer de pênis, 854
 religação de, 2381-2382, 2382q, 916e1, 916e1f
 ultrassonografia, 80-82, 81f-82f
 veia dorsal, 1617, 1621f
Pênis alado, 3375f, 3376
Pênis discreto, 3369t, 3374-3376
Pênis oculto, 3374-3375, 3374f-3375f
Penografia radioisotópica, 653
Pentoxifilina, para PD, 734-735
Peptídeo intestinal vasoativo (VIP), em ED, 627
Peptídeo natriurético atrial (ANP)
 controle do tônus vascular por, 1010, 1010f
 em obstrução ureteral bilateral, 1094-1095, 1095f
 para AKI, 1051
Peptídeo relacionado ao gene da calcitonina (CGRP)
 na ED, 626-627
 na função ureteral, 992
Peptídeos intestinais vasoativos
Peptídeos natriuréticos, na ED, 626
Percepção do paciente de intensidade da escala de urgência (PPIUS), 1802
PERC Mentor, 175, 175f
Perda de peso
 para ED, 553
 para incontinência urinária, 552
Perfil lipídico
 doença urológica e, 551
 efeitos da TT no, 546
Perfis de expressão genômica, como biomarcador do câncer de próstata, 2576-2577
Perfuração
 com ressecção transuretral monopolar da próstata, 2514
 da bexiga, na ressecção transuretral de tumores da bexiga urinária, 2244, 2244f
 ureteral, ureteroscópica, 1167, 1283-1284

Perfuração capsular
 com enucleação por *laser* de hólmio da próstata, 2529
 com incisão transuretral da próstata, 2526
 com vaporização transuretral da próstata, 2517e4
Perfuração tardia da bexiga espontânea, após cistoplastia de aumento, 3353-3354, 3354f
Períneo
 anestesia e analgesia, 2952-2958, 2954f-2955f, 2956f-2957t, 2958q, 2966, 2966f
 complicações pós-operatórias, 2960-2961, 2961t-2962t, 2962q
 considerações de crescimento, maturação, 2949-2951, 2951q
 considerações intraoperatórias, 2960, 2960q
 fáscia do, 1615, 1617f-1619f
 feminino, 1602-1604, 1603f
 gangrena de Fournier e, 402-404, 404f
 líquidos, 2951-2952, 2951t, 2952q
 masculino, 1617f-1619f, 1625f-1626f, 1628-1630, 1629f
  anatomia do, 910e5-910.e8, 910e6f-910.e7f, 910e8q
 preparo cirúrgica, 2958-2960, 2959t, 2960q
Períneo anal, mulheres, 1603
Período noturno, definição de, 1822t, 1823-1824
Peristaltismo, dos ureteres, 978
 anatomia celular no, 978
 atividade contrátil, 984-988, 984f-985f, 987f-988f
 atividade elétrica, 979-984, 980f-983f
 efeitos da gravidez sobre, 1002-1003
 efeitos da idade sobre, 1002, 1002f-1003f
 efeitos de fármacos/drogas sobre, 1003-1006
 função do sistema nervoso em, 989-993
 processos patológicos que afetam, 995-1002, 996f-1000f
 propriedades mecânicas, 988-989, 989f-990f
 transporte de urina por, 993-995, 994f-995f
 vias de desenvolvimento e, 978-979, 979f
Peritônio
 feminino, 1597-1599
 masculino, 1614, 1616f
Permeabilidade, do urotélio da bexiga, 1632, 1638-1639, 1638f
Permeabilidade epitelial, camada de glicosaminoglicanos da bexiga e, 345e6-345.e7, 345e8q
Persistência bacteriana, nas UTIs recorrentes, 271
Pertecnetato com tecnécio 99m (Pertecnetato 99mTc), 2923-2925
Pertecnetato ^{99m}Tc. *Ver* Pertecnetato com tecnécio 99m
Peso, cálculos renais e, 1172-1173
Peso corporal, cálculo renal e, 1172-1173
Pesquisa comparativa de eficácia, 98
Pesquisa de serviços de saúde. *Ver* Resultados esperados de pesquisa
 distúrbios do assoalho pélvico e, 1703t-1704t
 hiperplasia prostática benigna e, 2438
Pesquisa participativa com parceria da comunidade, 98
Pessários
 incontinência, 1895, 1895f-1896f
 para prolapso de órgão pélvico, 2099e9
PET. *Ver* Tomografia por emissão de pósitrons
PFDs. *Ver* Distúrbios do assoalho pélvico
PFME. *Ver* Exercício do músculo do assoalho pélvico
PFM. *Ver* Músculos do assoalho pélvico
PFMT. *Ver* Treinamento muscular do assoalho pélvico

PFSF. *Ver* Perfil de Função Sexual Feminina e Escala Angústia Pessoal
PFUIs. *Ver* Lesões uretrais na fratura pélvica
PGAD. *Ver* Síndrome da excitação sexual persis*tente*
PGI-I. *Ver* Impressão pós-operatória global do paciente da melhora
PG. *Ver* Pioderma gangrenoso
PGs. *Ver* Prostaglandinas
pH
  da urina, baixo
    na formação de cálculos de ácido úrico, 1190-1192, 1192f
    na formação do cálculo de cálcio, 1188
  de urina, 13
  manutenção renal do, 1023-1025
PHA-I. *Ver* Pseudo-hipoaldosteronismo tipo I
PIA. *Ver* Atrofia inflamatória proliferativa
Pielografia
  anterógrada. *Ver* Pielografia anterógrada
  intravenosa. *Ver* Pielografia IV
  IV. *Ver* Pielografia IV
  para pacientes pediátricos, 2916
  retrógrada. *Ver* Pielografia retrógrada
Pielografia anterógrada
  de doença de estenose ureteral, 1129
  de obstrução do trato urinário, 1093
  para diagnóstico de tuberculose geniturinária, 427
  para fístula ureterovaginal, 2120-2121, 2122f
Pielografia IV (IVP), 2906-2907
  de lesões renais, 1150-1151
  para avaliação de tumor renal, 1314-1316
  para pacientes pediátricos, 2916
  para ptose renal, 1462, 1463f
Pielografia retrógrada
  complicações da, 34, 35f
  da doença da estenose ureteral, 1129
  da obstrução do trato urinário, 1093
  indicações para, 34
  limitações da, 34
  para diagnóstico de tuberculose geniturinária, 427
  para pacientes pediátricos, 2916
  para trauma geniturinário pediátrico, 3542-3544
  técnica para, 33-34, 34f
Pielolitotomia, pieloplastia laparoscópica com, para obstrução da junção ureteropélvica com, 1122
Pielonefrite, 238
  aguda, 275-278, 276f-277f, 278t
  com anastomoses ureterointestinais na desvio intestinal urinário, 2291t, 2296t, 2303
  crônica, 285-286, 286f
  enfisematosa, 279-280, 280f-281f
  XGP, 286-289, 287f-288f
Pielonefrite aguda, 275-278, 276f-277f, 278t, 285
Pielonefrite crônica, 285-286, 286f
Pielonefrite enfisematosa, 279-280, 280f-281f
Pielonefrite xantogranulomatosa (XGP), 286-289, 287f-288f
  e UTIs, 2946-2947
Pielopielostomia laparoscópica, para ureter retrocaval, 1125-1128
Pielopielostomia, para ureter retrocaval
  aberta, 1125, 1128f
  laparoscópica, 1125-1128
Pieloplastia
  desmembrada. *Ver* Pieloplastia desmembrada
  laparoscópica. *Ver* Pieloplastia laparoscópica
  não desmembrada. *Ver* Pieloplastia não desmembrada
  para obstrução da junção ureteropélvica à retalho tubularizada desmembrada laparoscópica, 1122

Pieloplastia *(Cont.)*
  cirurgia aberta, 1115
  com pielolitotomia concomitante, 1122
  procedimentos de salvamento, 1124-1125
  resultados da, 1120-1122, 1121t
Pieloplastia de retalho tubulizados laparoscópica, para obstrução da junção ureteropélvica, 1122
Pieloplastia desmembrada
  para obstrução da junção ureteropélvica, 1108, 1116f-1117f
  resultados da, 1120
  para obstrução da junção ureteropélvica em pacientes pediátricos, 3059-3062, 3059f-3061f
Pieloplastia laparoscópica, para obstrução da junção ureteropélvica, 1115-1120, 1122q
  abordagem cirúrgica de sítio único, 1119-1120, 1119f
  abordagem extraperitoneal anterior, 1119
  abordagem retroperitoneal para, 1118
  abordagem transperitoneal para, 1117-1118, 1118f
  com pielolitotomia concomitante, 1122
  indicações e contraindicações para, 1117
  modificação transmesentérica da abordagem transperitoneal para, 1118
  no paciente pediátrico, 3062-3066, 3066f-3067f
  resultados, 1120-1122, 1121t
  retalho desmembrado tubulizados para, 1122
  roboticamente assistida, 1119-1120, 1121t
  técnicas para, 1117-1120
  transposição vascular para, 1118
Pieloplastia não desmembrada, para obstrução da junção ureteropélvica em pacientes pediátricos, 3062, 3062f-3064f
Pieloureterostomia, para anomalias ureterais, 3094
Pili
  bacteriano tipo 1 (manose-sensível), 242-243
Pili bacteriano tipo 1 (manose sensível), 242-243
Pili P (manose-resis*tente*), 243
Pinça de Cunningham, 2072-2073, 2072f
Pinçamento da veia renal, para nefrectomia parcial laparoscópica, 1476
PIN. *Ver* Neoplasia intraepitelial prostática
PIN-Q. *Ver* Pediatric Urinary Incontinence Quality of Life Score
Pioderma gangrenoso (PG), 401, 402f
Piolho púbico. *Ver* Pediculose púbica
Piolhos púbicos. *Ver* Pediculose púbica
Pionefrite, e UTIs, 2936
Pionefrose, infetada, 283, 283f
Piperacilina/tazobactam, profilaxia pré-operatória com, 106t-107t
PIP. *Ver* Pressão isovolumétrica projetada
Pirarubicina, para UTUC, 1379
Piridoxina, para hiperoxalúria entérica, 1227
Pirofosfato, na formação de cristal, 1178
PISQ. *Ver* Pelvic Organ Prolapse Urinary Incontinence Sexual Function
Pituitária, anterior. *Ver* Hipófise anterior
Piúria, 237
Pivmecilinam, para UTIs, 257t-258t, 260, 267, 267t
PKA. *Ver* Proteína cinase A
PKG. *Ver* Proteína cinase G
Placa do levantador, 1600, 1603f
Placas de Randall, 1175-1177, 1176f-1178f
Placas, do urotélio da bexiga, 1632-1633
Placebo conundrum, tratamento de BPS/IC e, 362-363
PLA. *Ver* Proteína ligante de androgênio
Plasma fresco congelado (FFP), considerações pré-operatórias para, 112-113
Plastia Y-V de Foley, para obstrução da junção ureteropélvica, 1122-1123, 1123f

Plasticidade, na disfunção do trato urinário inferior, 1763
PLESS. *Ver* Proscar Long-Term Efficacy and Safety Study
Pletismografia peniana, 653-654
Plexo autônomo pélvico, 1619-1622, 1623f
Plexo hipogástrico, 1603
Plexo lombossacral, 780, 781f-782f, 781t, 1613f, 1615f, 1618-1619, 1620f, 1622f, 1622t, 780e1f
Plexo mucoso, 1633
Plexo pampiniforme, 500, 501f, 519-520
Plexo pélvico, para prostatectomia radical retropúbica, 2641-2642, 2642f
Plexo periprostático, 508
Plexo sacral, 1600-1602
  neuromodulação do, 1680
Plexos laterais, 1617
Plexo subepitelial, 1633
Plicação dorsal, 3403, 3403f
PLND. *Ver* Linfadenectomia pélvica
Ploidia por citometria de fluxo, na UTUC, 1376
P (manose-resis*tente*), 243
PMDS. *Ver* Síndrome de ducto Mülleriano persis*tente*
PNET. *Ver* Tumor neuroectodérmico primitivo
Pneumatúria, histórico do paciente de, 7
Pneumomediastino, durante cirurgia laparoscópica e robótica, 217
Pneumopericárdio, durante cirurgia laparoscópica e robótica, 217
Pneumoperitônio, para cirurgia laparoscópica e robótica
Pneumotórax
  após acesso percutâneo ao sistema coletor do trato urinário superior, 179-180
  durante cirurgia laparoscópica e robótica, 217
PN. *Ver* Nefrectomia parcial
Podofilina, para condiloma acuminado, 846e2-846.e3
POIS. *Ver* Síndrome da doença pós-orgásmica
Polakiúria, 3310
Poliaminas, nas secreções prostáticas, 2415
Policitemia, no RCC, 1335
Polidimetilsiloxano (PDS), para refluxo vesicoureteral, 3169
Polidipsia dipsogênica, 1835
Polifarmácia, 2092-2095
Poliomielite, disfunção do trato urinário inferior com, 1780
Poliorquidismo, 3442-3443
Polipeptídeo intestinal vasoativo, 665
Pólipos fibroepiteliais (FEPs)
  da uretra, 879
  do ureter, 3098-3099, 3098f
Pólipos ureterais, com megaureter em pacientes pediátricos, 3073
Pólipo uretral, 3456, 3457f
Polissacarídeo capsular, 2928
Polissulfato de pentosana de sódio, para terapia oral de BPS/IC, 354
Politano-Leadbetter technique, 3158
Política de saúde baseada em evidências, 98
Política de saúde, na ED, 644, 645q
Poliúria
  etiologia da, 1835
  incontinência urinária transitória e, 2096e1
  manejo de, 1835, 1835q
Poliúria noturna
  apneia obstrutiva do sono com, 1826
  bexiga urinária diminuída capacidade e, 1831-1834
  e noctúria, 1824-1826, 1824t, 3312
  epidemiologia e causas de, 1825-1826, 1826f
  manejo da, 1826-1829, 1827q, 1828t, 1830t
Ponte de pele, do pênis, 3371, 3371f

Ponto crítico de Sudeck, 2281e2
Ponto Marionete, para desvio urinário minimamente invasivo, 2371, 2371f
Pontos de referência cirúrgicas, das glândulas suprarrenais, 1519, 1521f-1522f
Pontuação da fisiologia aguda e avaliação crônica de saúde (APACHE), 540
PONV. *Ver* Náuseas e vômitos pós-operatórios
POP. *Ver* Prolapso de órgão pélvico
POPQ. *Ver* Quantificação do Prolapso do Órgão Pélvico
Pós-esvaziamento residual (PVR)
　distúrbios do assoalho pélvico e, 1705
　em pacientes pediátricos, 3128, 3130, 3131f
　incontinência urinária masculina e, 1706-1707
　na disfunção da bexiga urinária e intestino, 3304-3305
　na incontinência urinária, em pacientes geriátricos, 2099e1
　para procedimento de *sling*, 1989
　velocidade do fluxo urinário, 1730
Posicionamento da equipe cirúrgica, para cirurgia laparoscópica e robótica
　procedimentos abdominais retroperitoneais superior, 198, 199f
　procedimentos abdominais superiores transperitoneais, 198, 198f, 198e1f
　procedimentos pélvicos transperitoneais e extraperitoneais, 199, 199f
Posicionamento de dreno perinéfrico, para trauma genitourinário pediátrico, 3542-3544
Posicionamento do paciente
　cirurgia laparoscópica renal
　　abordagem retroperitoneal, 1448-1450, 1450f-1451f
　　abordagem transperitoneal, 1447-1448, 1447f-1449f
　　LESS e NOTES, 1453-1454, 1453f-1454f, 1455t
　　modificações assistidas com as mãos, 1451-1452, 1451f-1452f
　　modificações roboticamente assistidas por, 1452-1453, 1453f
　complicações com, 2679
　para acesso percutâneo ao sistema coletor do trato urinário superior, 158-159, 159f
　para biópsia da próstata, 2585
　para cirurgia laparoscópica e robótica, 197, 2966, 197e1f
　　efeitos hemodinâmicos relacionados ao, 214
　　em pacientes pediátricos, 2966f, 2967, 2969
　para prostatectomia aberta simples, 2537
　para prostatectomia perineal radical, 2662e1, 2662e1f
　para prostatectomia radical laparoscópica, 2665, 2666f
　para refluxo vesicoureteral, 3157
　para RPLND laparoscópica, 839-840, 840f
　pré-operatório, 114-115, 114q
Posicionamento. *Ver* Posicionamento do paciente
Pós-parto, incontinência urinária e, 1748
　PFMT para, 1885
Post-operative Patient Global Impression of Improvement (PGI-I), 1702-1704
Potaba™, para PD, 733-734
Potássio
　na alça de Henle, 1016, 1017f
　no túbulo coletor, 1018-1019, 1018f
Potência, braquiterapia e, 2702
Potenciais de ação
　das células do músculo ureteral, 980-982, 981f-983f
　dos músculos lisos, da bexiga, 1644-1645, 1644f

Potencial de membrana de repouso (PGR), das células do músculo ureteral, 979-980, 980f, 982
Potencial de membrana, dos músculos lisos, da bexiga urinária, 1644-1645, 1644f
Potencial evocado genitocerebral, 656
PPA. *Ver* Fenilpropanolamina
PPC. *Ver* Copolímero de poliálcool poliacrilato
PPI. *Ver* Incontinência pós-prostatectomia
PPIUS. *Ver* Patient Perception of Intensity of Urgency Scale
PPNAD. *Ver* Doença adrenocortical nodular pigmentada primária
Prática de acreditação, para ultrassonografia, 84
Prazosina
　para facilitar o esvaziamento da bexiga urinária, 1874e1
　resposta ureteral, 992
PRBCs. *Ver* Eritrócitos (hemácias)
Precipitação, 2097
Prednisolona, para imunossupressão pós-transplante, 1084-1085
Prednisona
　para imunossupressão pós-transplante, 1085t
　pré-medicação com, para impedir reações ao meio de contraste, 29, 29q
　pré-operatório, 103
Prega uterosacral, 1599
Prematuridade, e bacteriúria na gravidez, 295
Pré-medicação, para meio de contraste intravascular radiológico, 29, 29q
Preocupações sexuais femininas, 764q
Preocupações urológicas feminina e função sexual feminina, 755
Preparações de cálcio, para hiperoxalúria entérica, 1227
Preparações injetáveis, testosterona, 544t, 545
Preparações intramusculares, testosterona, 544t, 545
Preparações orais, testosterona, 544-545, 544t
Preparações transbucais, testosterona, 544t, 545
Preparações transdérmicas, testosterona, 544t, 545
Preparo da pele, pré-operatório, 113-114
Preparo de implante subcutâneo, testosterona, 544t, 545-546
Preparo de magnésio, para nefrolitíase cálcica hipomagnesiúrica, 1229
Preparo do paciente
　para cirurgia. *Ver* Cuidado pré-operatório
　para cistouretroscopia, 139-141, 141q
　para ureteroscopia, 150, 150q
Preparo intestinal
　pré-operatório, 106-108
　para cirurgia laparoscópica e robótica, 196
Prepucioplastia, 3414-3416, 3415f
Prescrição de líquidos, para desenvolvimento renal, 2851-2852
Preservação de órgãos, no manejo do câncer de pênis, 854
Pressão
　de UVJ, 999-1000, 1000f
　do ureteres, 989, 990f, 993-995, 995f
　　efeitos da obstrução, 995-999, 996f-999f
　transglomerular, 1007
Pressão abdominal, aumentada, durante incontinência urinária, 1687
Pressão abdominal de perda (PAP)
　medida da, 1727, 1727f
　para procedimento de *sling*, 1989
Pressão de perda tosse (CLPP), 1727
Pressão do detrusor na micção, 3123, 3124f
　definição de, 1807, 1808f, 1809q
　diagnóstico de, 1814-1816, 1814t, 1816q
　　urodinâmica ambulatorial, 1814t, 1816
　em pacientes geriátricos, 2099e7

Pressão do detrusor na micção *(Cont.)*
　incontinência urinária e, 1756
　manejo, 1816-1819, 1817f, 1820q
　　avaliação inicial de, 1813q, 1816
　　cirurgia da saída da bexiga para, 1819
　　cirurgia reconstrutora para, 1819
　　conservador, 1816-1817
　　desvio urinário para, 1819
　　estimulação elétrica, 1818-1819
　　farmacoterapias para, 1817-1818, 1817f
　　toxina botulínica e, 1819
　prevalência da, 1809t
　sintomas de, 1807, 1808f, 1809q
　terminologia para, 1807, 1809q
Pressão intra-abdominal, para cirurgia laparoscópica e robótica, 212, 213t
Pressão intravesical, aumento da
Pressão isovolumétrica, 1815
Pressão isovolumétrica projetada (PIP), 1815, 1815f
Pressão manual suprapúbica rítmica, 2080
Pressão miccional da uretra (MUPP), 1732
Pressão no ponto de vazamento de Valsalva (VLPP), 1727, 1758
Pressão positiva contínua nas vias aéreas (CPAP)
　para apneia obstrutiva do sono, 2099e8
　para poliúria noturna, 1827
Pressão sanguínea
　alterações relacionadas à anestesia na, durante cirurgia laparoscópica e robótica, 220e1
　aumentada. *Ver* Hipertensão
Pressão transglomerular (TGP), 1007
Pressão uretral, durante enchimento da bexiga, 1686
Pressão venosa central, efeitos pneumoperitônio sobre, 212
Pressões de fechamento uretral máxima (MUCPs), cirurgia de *sling* para, 1987, 1989
Prestadores de cuidados de saúde, exposição ocupacional ao HIV, 382e6
Priapismo, 3381
　angiografia intervencionista, 689-690, 689f
　avaliação e diagnóstico de
　　exame físico, 676, 677f, 678t
　　história de, 676, 676q
　　imagem peniana, 678-679, 679f, 680q
　　testes de laboratório, 676-678, 678f, 678t
　base molecular do, 674-676
　como complicação de EDT, 673q
　definição de
　　gagueira priapismo (intermitente), 669, 670q
　　priapismo isquêmico (veno-oclusiva, baixo fluxo), 669, 670q, 670f
　　priapismo não isquêmico(arterial, de alto fluxo), 669, 670q
　epidemiologia e fisiopatologia
　　em crianças, 674
　　etiologia do priapismo isquêmico (veno-oclusivo, baixo fluxo), 670-673, 672q
　　e SCD, 671-672, 676q
　　etiologia da gagueira (intermitente), 673
　　etiologia não isquêmica de (arterial, alto-fluxo), 673-674, 674q, 675f
　manejo cirúrgico arterial, 690, 690q, 690f
　manejo cirúrgico de implantação imediata isquêmica de prótese peniana, 670f, 684q, 687-689, 688q-689q, 688f
　manobras, 684-687, 684q, 685f-687f, 686q, 688q
　perspectivas históricas de, 669-670
　resumo de, 690-691
　tratamentos médicos para
　　gagueira, 682-683, 684q
　　priapismo isquêmico, 679-682, 681f, 682q

Priapismo iatrogênico
    ADHD e, 673
    injeções intracavernosas para, 672-673
Princípio de Mitrofanoff
    após trauma uretral pediátrico, 3557
    para diversões urinárias continentes, 3361-3363
Princípios de manejo, de ED
    avaliação de risco cardíaco, 646, 646f
    cuidados de acompanhamento, 647
    detecção precoce, 645, 645t
    encaminhamento a especialista, 646-647
    etapa de abordagem de cuidados, 646
    manejo meta-dirigido, 645
    papel da entrevista do parceiro, 646
    tomada de decisão compartilhada e planejamento de tratamento, 646
Privação de androgênio adjuvante
Privação de androgênio neoadjuvante (NAD)
ProAct. *Ver* Balões ajustáveis
Probióticos, para hiperoxalúria entérica, 1227
Procedimento antirrefluxo
    para extrofia da bexiga urinária clássica, 3205f-3206f, 3209-3210
Procedimento de Cantwell-Ransley, para reparo da extrofia clássica da bexiga, 3204, 3207f-3208f
Procedimento de continência, para extrofia clássica da bexiga, 3205f-3206f, 3209-3210
Procedimento de corte para luz, 2390-2391
Procedimento de fita vaginal livre de tensão (TVT)
    colpossuspensão comparada a, 1936-1938
    evolução do, 1988
Procedimento de Gil-Vernet, 3170
Procedimento de Heineke-Mikulicz, para lesões ureterais menores, 1164
Procedimento de Marshall-Marchetti-Krantz (MMK), 1920-1921, 1920f
    comparação com colpossuspensão de Burch, 1936
    resultados com, 1925
    técnica para, 1924-1925, 1924f
Procedimento de Monti, para lesão ureteral, superior, 1163
Procedimento de via reflexa artificial somático-autônoma, para disfunção
Procedimento InterStim
    resultados esperados com, 1905-1906
    técnica para, 1903-1905, 1904f-1905f
Procedimento MMK. *Ver* Procedimento de Marshall-Marchetti-Krantz
Procedimentos de reparo paravaginais
    para incontinência feminina, 1920-1921, 1920f
        aproximação do tecido, 1921
        colpossuspensão de Burch comparada aos, 1936
        configuração da suspensão, 1921
        elevação da uretra, 1921
        resultados, 1929
        técnica para, 1928-1929, 1929f
        para prolapso de órgão pélvico
Procedimentos percutâneos, profilaxia antimicrobiana para, 264
Procedimento TVT. *Ver* Procedimento de fita vaginal livre de tensão
Processo de cuidado, 90
Processo de fratura dinâmica, na trituração do cálculo, 1270, 1271f
Processos abdominopélvicos, e desordens sexuais dolorosas, 762-763
Processo técnico do cuidado, 90
Produto de concentração (CP), 1173
Produto de formação (Kf), 1173-1174, 1174f

46,XX DSD, 3485-3489
46,XX homem, 3478
46,XY completo, 3482-3483, 3482f-3483f, 3482t
46,XY DSD, 3489
Produto de solubilidade, 1173, 1174f
Produto de solubilidade termodinâmica (Ksp), 1173, 1174f
Produtos absorventes
    para incontinência urinária, em pacientes geriátricos, 2099e6
Produtos farmacêuticos cirúrgicos, para cirurgia laparoscópica e robótica, 207, 207t, 207e2
Profilaxia antimicrobiana
    para procedimentos urológicos sem complicações, 260-265, 260q, 261t-262t, 264t-265t, 265q
    considerações especiais, 264-265, 265t
    para biópsia de TRUSP, 262-263
    para cateterismo uretral e remoção, 260-262, 260q, 261t-262t
    para cirurgia aberta e laparoscópica, 264, 264t
    para endoscopia do trato inferior, 263
    para endoscopia do trato superior, 263
    para litotripsia por onda de choque, 263
    para ressecção transuretral da próstata e da bexiga, 263
    para urodinâmica, 262
    princípios da, 260, 260q, 261t-262t
    para UTIs, 238, 272-274, 272t
Profilaxia contínua de baixa dose, para UTIs recurrentes, 272-273, 272t
Profilaxia pós-exposição, para tratamento do HIV, 382e6
Profilaxia pré-exposição, para HIV, 382e6
Profile of Female Sexual Function and Personal Distress scale (PFSF), 753e2
Profissão
    cálculo renal e, 1172
    câncer urotelial e, 2187
Programas de toalete
    administrado pelo cuidador, desafios, 1891
    compreensão, 1889, 1889t
    esvaziamento solicitado, 1891
    formação de hábito de, 1891
    micção cronometrada, 1890-1891
    micção tardia, 1891
    para incontinência urinária, 1889-1891, 1889t
    treinamento da bexiga urinária, 1886f, 1889-1890
Programas de tratamento comportamental
    para disfunção da bexiga urinária e do intestino, 3307
    para incontinência urinária
        em pacientes geriátricos, 2099e4
        urgência, 1714-1715
Prolactina, 517, 517f
    na ED, 621-623, 623t
    na hiperplasia prostática benigna, 2432-2433
Prolapso de órgão pélvico (POP). *Ver também* Distúrbios do assoalho pélvico
    cirurgia reconstrutora para. *Ver* Cirurgia reconstrutora para prolapso de órgãos pélvicos
    classificação do, 1697, 1698f, 1750
        sistemas para, 1700-1701, 1701f, 1701t
    custos sociais e os pessoais de, 1754
    em pacientes geriátricos, 2099e9-2099.e10
    exame físico, 1751-1752, 1751f-1752f
    fatores de risco para, 1752-1753
    história, 1699
    imagem de, 1609, 1609f
    incidência de, 1752
    incontinência urinária e, 1753, 1753q
    no compartimento anterior, 1942, 1943f, 1943t
    no compartimento apical, 1943, 1943t

Prolapso de órgão pélvico (POP) *(Cont.)*
    no compartimento posterior, 1943-1944, 1943t, 1944f
    prevalência de, 1746f, 1752
    questionários para, 1703t-1704t
    resultados esperados do *sling* da uretra média para, 2022-2023
        correlação cirúrgica de, 1942, 1942f
    sintomas de, 1750-1751
    sintomas de SUI com, 1707
    tratamento para, 1709
Prolapso do disco, disfunção do trato urinário inferior com, 1781
Prolapso uretral, 3456, 3456f
Prometazina (Fenergan), para PONV, 2961
Promotores, da formação de cristal, 1178-1179
Pronefros, 2823-2826, 2827f
Propagação eletrotônica, em células ureterais, 984
Propagação, em células, ureterais elétricas, 984
Propofol, considerações pré-operatórias para, 111-112
Propranolol (Inderal), resposta ureteral, 991-992
Propriedades mecânicas, dos ureteres, 988
    relações de comprimento-diâmetro de pressão, 989, 990f
    relações de força-comprimento, 988-989, 989f
    relações de força-velocidade, 989, 990f
Proscar Long-Term Efficacy and Safety Study (PLESS), 2451
Prostaglandinas (PGs)
    efeitos na função uretral das, 1004-1005
    em secreções prostáticas, 2416
    liberação de urotélio, 1640
    na ED, 627
    para cistite hemorrágica, 190
    para facilitar o esvaziamento da bexiga urinária, 1872
Prostanoides
    trato urinário inferior e, 1672
Próstata
    anatomia da, 509q
        arquitetura microanatômica, 506
        drenagem linfática, 508
        drenagem venosa, 508
        estrutura macroscópica, 506, 506f-507f
        suprimento arterial, 507, 507f
        suprimento nervoso, 508
        ultrassonográfica, 2579, 2580f-2581f
    biópsia de, na avaliação de prostatite, 316. *Ver também* Biópsia da próstata
    controle endócrino do crescimento de, 2399-2403, 2400f, 2403q
        androgênios suprarrenais, 2401-2402, 2402f
        estrogênios no sexo masculino, 2401t, 2402-2403
        produção de androgênios pelos testículos, 2400-2401, 2401f, 2401t
        proteínas plasmáticas ligantes de androgênio, 2401f, 2403
    defesa do hospedeiro alterada na, 307
    desenvolvimento de, 2393-2399, 2396t, 2397q, 2838-2840, 2840f
        anatomia zonal e lobar, 2396, 2396t
        brotamento de, 2393, 2394f
        brotamento epitelial, 2395
        características moleculares de, 2394-2396
        citodiferenciação, 2393
        diferenciação regional, 2393
        fatores de crescimento de fibroblastos em, 2395
        indução de brotamento, 2394-2395
        NKX3.1 e Sox9, 2395
        superfamília do fator de crescimento transformador β, 2395-2396
        via de sinalização Hedgehog, 2395
    doenças, correlação SM com, 551
    estroma, 2398-2399

Próstata *(Cont.)*
  estudos de localização, 252
  exame físico, 11
  matriz do tecido, 2398-2399
  MRI de, 56-57
    ponderada em T2, 58, 58f, 508, 508f
    na síndrome do abdome em ameixa (síndrome de Prune-belly), 3237
    na tuberculose genitourinária, 423
  regulação do crescimento na ação dos androgênios em nível celular, 2404, 2405, 2404f
    esteroides em, 2403-2407, 2403f
    fatores de crescimento de proteína, 2403-2407, 2403f
    interações estromais-epiteliais, 2406
    metabolismo da 5α-redutase em, 2405-2406, 2405f, 2406t
    metabolismo dos androgênios, 2405-2406, 2405f, 2406t
    moléculas de adesão celular, 2406-2407
    no nível molecular, 2407-2414
    receptores de androgênios em, 2408-2412, 2408f-2409f, 2412q
    receptores de esteroides, 2407-2414
    remodelação da cromatina dependente do receptor androgênios, 2412-2413
  relacionada à hematúria, 190-192, 191f, 192q
  secreções de, no sedimento urinário, 24, 25f
  secreções. *Ver* Secreções prostáticas
  stents para, 2534*e*1
  tamanho, hiperplasia prostática benigna e, 2438-2440, 2439f, 2505
  tipos de células, 2396t, 2397-2398, 2397f, 2398q
    células basais, 2397-2398, 2397f
    células estaminais epiteliais, 2397f, 2398
    células intermediárias, 2397f, 2398
    células neuroendócrinas, 2397f, 2398
    epiteliais luminais, 2397
  TUNA de, 326
  ultrassonografia transabdominal pélvica, 75-77, 77f
  ultrassonografia transretal, 83-84, 83f, 508, 508f, 2582, 2582f. *Ver também* Ultrassonografia transretal, na ressecção transuretral da próstata, 263
  volume de
    na retenção urinária aguda, 2458-2459, 2458f-2459f
    terapia transuretral por micro-ondas e, 2518
Prostate Cancer Prevention Trial (PCPT), 2559-2561, 2560f
Prostatectomia
  aplicações da, 2535
  enucleação da próstata com *laser* de hólmio *versus*, 2529
  história de, 2535
  incontinência urinária e, intervenções conservadoras para, 1895
  radical. *Ver* Prostatectomia radical
  retropúbica, 2535
  simples, 2542q
    aberta, 2537
    anestesia para, 2537
    avaliação pré-operatória para, 2536
    complicações com, 2542
    contraindicações para, 2536
    disponível para, 2542
    indicações para, 2536
    laparoscópica assistida por robô, 2541
    manejo pós-operatório para, 2541-2542
    preparo no dia da cirurgia para, 2536
    retropúbica, 2537-2539, 2537f-2538f
    suprapúbica, 2539-2541, 2539f-2540f
    técnica cirúrgica para, 2537-2541

Prostatectomia *(Cont.)*
  SUI após, 1716
  suprapúbica, 2535-2536
  trombose venosa profunda ou embolia pulmonar após, 90
Prostatectomia aberta simples, 2537
  desenvolvimento do espaço de Retzius, 2537
  incisão para, 2537
  posicionamento do paciente para, 2537
Prostatectomia laparoscópica, para câncer de próstata localizado, 2614
Prostatectomia perineal, para câncer de próstata localizado, 2614
Prostatectomia radical de salvamento
  para câncer de próstata localizado, 2618
  para câncer de próstata recorrente, 2747
  retropúbica, 2661
Prostatectomia radical laparoscópica (LRP)
  aberta *versus*, 2678-2679
  abordagem extraperitoneal para, 2667-2668, 2667f
    abordagem transperitoneal *versus*, 2668
  abordagem transperitoneal para, 2667-2674
    abordagem extraperitoneal *versus*, 2668
  acesso abdominal, 2667, 2667f
  anastomose vesicouretral, 2673-2674, 2674f
    suporte posterior de, 2673, 2674f
  anestesia para, 2665-2666
  colocação de trocarte em, 2667, 2667f
  colo da bexiga, identificação e transecção, 2669-2670, 2670f
  complicações anastomóticas com, 2680
  complicações com, 2679-2680
  complicações tromboembólicas com, 2680
  consentimento informado para, 2665
  considerações econômicas de, 2679
  contraindicações para, 2664
  controle do pedículo da próstata, 2670-2671
  conversão aberta, 2679
  desenvolvimento do espaço de Retzius para, 2668-2669, 2668f
  desenvolvimento plano da próstata e reto em, 2670, 2671f
  dissecção apical, 2672-2673, 2673f
  dissecção da vesícula seminal na, 2670, 2670f-2671f
  dissecção de vasos deferentes em, 2670, 2670f-2671f
  dor pós-operatória, com, 2675
  equipe da sala de operação para, 2665, 2665f
  espécime
    aprisionamento do, 2673
    liberação do, 2674
  evolução de, 2663
  indicações para, 2664
  inspeção intraoperatória da próstata, 2673
  instrumentação para, 2664, 2664q
  insuflação, 2667, 2667f
  internação hospitalar com, 2675
  lesão retal com, 2679-2680
  ligação do complexo venoso dorsal profundo, 2669, 2669f
  linfadenectomia pélvica em. *Ver* Linfadenectomia pélvica, na prostatectomia radical laparoscópica
  manejo pós-operatório para, 2674-2679
  mau funcionamento do equipamento, em, 2680
  perda de sangue com, 2675
  posicionamento do paciente para, 2665, 2666f
    complicações com, 2679
  preparo intestinal para, 2664
  preparo pré-operatório para, 2664-2666
  preservação do feixe neurovascular, 2671-2672, 2671f-2672f
  reconstrução do colo da bexiga, 2673

Prostatectomia radical laparoscópica (LRP) *(Cont.)*
  resultados esperados com
    funcionais, 2675-2676, 2677t
    oncológicos, 2676-2678, 2678t
    perioperatórios, 2675-2679
  resumo, 2683
  robótica-assistida *versus*, 2666-2667
  sangramento com, 2680
  seleção de pacientes para, 2664
  tempo operatório para, 2675
  transfusão para, 2680
Prostatectomia radical laparoscópica roboticamente-assistida (RALP). *Ver também* Evolução da prostatectomia laparoscópica radical
  evolução, 2663
  laparoscopica *versus*, 2666-2667
  salvamento, 2680-2681
    complicações com, 2681
    cuidado pós-operatório para, 2681
    técnica cirúrgica para, 2681
Prostatectomia radical perineal, 2662
  anastomose vesicouretral, 2662*e*3-2662.*e*4, 2662*e*3f
  cuidado pós-operatório para, 2662*e*3-2662.*e*4
  cuidado pré-operatório para, 2662*e*1
  dissecção poupadora do nervo, 2662*e*2-2662.*e*3, 2662*e*2f-2662.*e*3f
  exposição da próstata para, 2662*e*1-2662.*e*2, 2662*e*2f
  fechamento para, 2662*e*3
  morbidade com, 2662*e*4
  posicionamento do paciente para, 2662*e*1, 2662*e*1f
  resultados patológicos esperados, 2662*e*4
  resumo, 2662*e*4, 2662*e*4q
  seleção de pacientes para, 2662*e*1
Prostatectomia radical (RP)
  achados patológicos com, 2754, 2755t
  e PD, 725
  incontinência urinária após
    fatores de risco para, 1750
    função do esfíncter, 1757
    prevalência de, 1750
  laparoscópica. *Ver também* Prostatectomia radical laparoscópica
    aberta *versus*, 2678-2679
    conversão aberta, 2679
    para estadiamento clínico T3, 2756-2757, 2757t
    privação de androgênio adjuvante com, 2762-2763
    privação do androgênio neoadjuvante, 2758-2760, 2759t-2760t
    quimioterapia neoadjuvante e quimioterapia-hormonal, 2760-2761, 2760t
    radioterapia adjuvante, 2761-2762, 2761t
    resultados esperados, 2757-2758, 2758f
  para adenocarcinoma de próstata, 2597-2599
  para câncer de próstata, 2614-2618
    abordagens cirúrgicas para, 2614-2615
    complicações com, 2617
    continência urinária após, 2617
    controle do câncer com, 2616-2617
    cuidado pós-operatório para, 2616
    manejo de recorrência bioquímica pós-operatória, 2617-2618
    radioterapia comparada com, 2623-2624
    salvamento, 2618
    seleção de pacientes para, 2615-2616
    técnica cirúrgica para, 2616
    terapia de privação de androgênios pré-operatória para, 2618
  perineal. *Ver* Prostatectomia radical perineal

Prostatectomia radical (RP) *(Cont.)*
   recorrência bioquímica após. *Ver* Recorrência bioquímica, após prostatectomia radical
   resgate. *Ver* Prostatectomia radical de salvamento
   retropúbica. *Ver* Prostatectomia radical retropúbica
   robótica assistida. *Ver* Prostatectomia laparoscópica radical robótica assistida
Prostatectomia retropúbica, 2535
   para câncer de próstata localizado, 2614
   radical. *Ver* Prostatectomia retropúbica radical
Prostatectomia retropúbica radical (RRP)
   anatomia cirúrgica para, 2641-2643
     esfíncter uretral estriado, 2642-2643, 2642f-2643f
     fáscia pélvica, 2643, 2643f-2644f
     plexo pélvico, 2641-2642, 2642f
     venosa e arterial, 2641, 2642f
   anestesia para, 2644-2645
   complicações com, 2656-2658
     contratura do colo da bexiga, 2657
     disfunção erétil, 2658
     eventos tromboembólicos, 2657
     incontinência urinária, 2657-2658
     intraoperatória, 2656-2657
     pós-operatório, 2657-2658
   de salvamento, 2661
   disponível para, 2661-2662
   dissecção apical na, 2646-2649
     divisão da uretra e sutura, 2648-2649, 2648f
     divisão da veia dorsal complexa, 2647-2649, 2647f-2648f
   dissecção posterior em, 2651-2652, 2653f
   divisão do colo da bexiga, 2654-2655, 2654f
   divisão do ligamento puboprostático para, 2645-2646, 2645f
   excisão da vesícula seminal em, 2654-2655, 2654f
   exposição para, 2645
   feixe neurovascular na, 2649-2651
     excisão ampla de, 2651, 2653f
     identificação de, 2649
     liberação alta anterior de, no ápice, 2651, 2652f
     preservação, 2649-2651, 2650f-2651f
   incisão da fáscia endopélvica para, 2645, 2645f
   incisão para, 2644-2645, 2645f
   instrumentos para, 2644
   ligadura complexa da veia dorsal, 2646-2651, 2646f-2647f
   linfadenectomia na, 2644-2645, 2645f
   manejo pós-operatório para, 2656
   modificações cirúrgicas, 2658-2661
     interposição de enxerto de nervo, 2660-2661
     poupador da vesícula seminal, 2659-2660
     preservação do colo da bexiga, 2659
   na divisão lateral do pedículo, 2651-2652, 2653f
   preparo pré-operatório para, 2644
   preservação da artéria pudenda acessória na, 2646, 2646f
   reconstrução do colo vesical e anastomose, 2655-2656, 2655f-2656f
   técnica cirúrgica para, 2644-2656
Prostatectomia retropúbica simples, 2537-2539
   enucleação de adenoma para, 2538-2539, 2538f-2539f
   exposição de próstata para, 2537, 2537f
   manobras hemostáticas na, 2537-2538, 2537f
Prostatectomia suprapúbica, 2535-2536, 2539-2541
   enucleação de adenoma para, 2539-2540, 2539f-2540f

Prostatectomia suprapúbica *(Cont.)*
   exposição de próstata para, 2539, 2539f
   fechamento para, 2540-2541, 2540f
   manobras hemostáticas para, 2539f, 2540
Prostate HistoScanning, 2590, 2722
Prostatite
   apresentação clínica
     bacteriana aguda, 310
     bacteriana crônica, 310-311
     CP/CPPS, 311
     prostatite inflamatória assintomática, 311
   avaliação, 318q
     biópsia da próstata, 316
     considerações citológicas, 314-315, 315f
     considerações microbiológicas, 314
     diagnóstico e classificação, 316, 317f, 318q
     endoscopia em, 315
     exame citológico e cultura do trato urinário inferior, 313-314, 313f-314f, 314q
     outros potenciais marcadores, 316
     ultrassonografia em, 315-316
     urodinâmica, 314
     vesiculite seminal e, 316
   bacteriana aguda, 310, 313
   crônica. *Ver* Prostatite crônica
   definição e classificação, 310, 310q, 310t
   e cálculo prostático, 1297
   epidemiologia, 304, 305q
   etiologia, 309, 309q, 309f
     alterações imunológicas em, 308
     anormalidades musculares do assoalho pélvico em, 308
     associações psicossociais, 308-309
     defesa do hospedeiro de próstata alteradas, 307
     inflamação induzida quimicamente em, 308
     micção disfuncional em, 307
     microbiologia, 305-307
     refluxo ductal intraprostático, 307-308
     sensibilização neuronal em, 308
     síndrome da bexiga dolorosa e cistite intersticial associada a, 309
   granulomatosa, 305
   histopatologia, 305, 305f
   HIV e, 383
   perspectiva histórica, 304
   prostatite crônica/síndrome da dor pélvica crônica. *Ver* Prostatite crônica síndrome de dor/pélvica crônica
   síndrome da dor pélvica crônica. *Ver* Síndrome da dor pélvica crônica
   tratamento, 319, 329, 329q
     acupuntura, 325
     agentes anti-inflamatórios e imunomoduladores, 323
     alopurinol, 324
     antimicrobianos, 319-322, 320t-321t
     biofeedback, 325
     cirurgia tradicional para, 327
     fisioterapia pélvica, 325
     fitoterápicos, 324
     massagem prostática, 325
     multimodal dirigida por fenótipo, 327-328, 328f
     relaxantes musculares, 323
     suporte psicológico, 325-326
     terapia de compressão do nervo pudendo, 325
     terapia hormonal, 324
     terapia neuromoduladora, 324
     terapias conservadoras, 326
     tratamento com bloqueadores α-adrenérgicos, 322-323
Prostatite bacteriana aguda, 310, 313
Prostatite bacteriana crônica, quadro clínico, 310-311

Prostatite crônica (CP)
   apresentação clínica da, 310-311
   definição e classificação, 310, 310t
   etiologia da, 305-309
   histopatologia da, 305
Prostatite granulomatosa, histopatologia, 305
Prostatite inflamatória assintomática, apresentação clínica, 311
ProstVac-VF, 455-456, 456f, 2814, 2814f
Proteases, RCC e, 1327q
Proteína cinase A (PKA), na ED, 627
Proteína cinase G (PKG), na ED, 626
Proteína de ligação ao androgênio (ABP), 523
Proteína Kisspeptina, 518-519
Proteína morfogenética óssea-7 (BMP-7), na fibrose tubulointersticial, 1097-1099
Proteína, reabsorção no PCT, 1015
Proteína regulatória aguda de esteroide (StAR), 522
   deficiência de, 3489
Proteínas
   conexina, 43, 1646, 1647f
   contrátil, do músculo liso, 1641-1642, 1641f-1643f
   do urotélio da bexiga
     junção firme, 1638, 1638f
     uroplaquinas, 1632-1633
   ligantes de androgênio, no plasma, 2401f, 2403
   restrição, para nefrolitíase, 1218, 1219q
   RhoA, 1643, 1643f
Proteínas contráteis
   dos músculos lisos, 1641-1642, 1641f-1643f
   dos ureteres, 984-985, 985f
Proteínas de junção firme (TJ), no urotélio da bexiga, 1638, 1638f
Proteínas secretoras das vesículas seminais, nas secreções prostáticas, 2417t, 2423
Proteínas TJ. *Ver* Proteínas de junções firmes
Proteinúria
   exame químico de, 16-19
     avaliação da, 18-19, 19f
     detecção da, 16-18
   fisiopatologia, 17
   na avaliação CKD, 1054t, 1061
   no desenvolvimento renal, 2854-2856
     avaliação de, 2855-2856, 2856f
     causas de, 2855, 2855q
     etiologia da, 2854
     excreção proteica urinária "normal", 2854, 2854t
     medidas, 2854-2855, 2854t
     tratamento da, 2856, 2857q
Prótese sintética, para *sling* pubovaginal, 1991-1992, 1992t
   resultados esperados de, 2002
Próteses, para ED
   hastes semi-rígidas, 709, 710f
   inflável, 709-710, 710f-711f
Próteses penianas, 492, 492e2
Protocolos de imunossupressão para transplante renal, 1084-1086, 1084f, 1085q, 1085t
PRX302, para facilitar o enchimento da bexiga urinária e o armazenamento da urina, 1866e2
PSA. *Ver* Antígeno específico da próstata
PSCA. *Ver* Antígeno das células-tronco da próstata
Pseudoefedrine pré-coital, para ejaculação tardia, 706-707
Pseudoextrofia, 3191
Pseudo-hipoaldosteronismo tipo I (PHA-I), 2863
Pseudo-obstrução de colo do intestino, com anastomose intestinal, 2292
Pseudotumores renais, 3003, 3003f

PSGN. *Ver* Glomerulonefrite pós-estreptocócica
PSMA. *Ver* Antígeno de membrana específico da próstata
Psoas, 767f-769f, 769, 769t
Psoríase, como transtorno papuloescamoso, 392-393, 393f
PTH. *Ver* Paratormônio
PTNS. *Ver* Estimulação percutânea do nervo tibial
PTRA. *Ver* Angioplastia percutânea transluminal renal
Puberdade, 518-519
Pubouretral, 1939, 1940f
PUL. *Ver* Lift (levantamento) uretral da próstata
Pulmões
 desenvolvimento de
  implicações clínicas, 2949-2950
  líquido amniótico e, 2978-2979
  na síndrome do abdome em ameixa seca (síndrome de Prune-belly), 3239
PUM. *Ver* Mobilização urogenital parcial
Punção suprapúbica, na coleta de urina, 250
PUNLMP. *Ver* Neoplasia urotelial papilar de baixo potencial maligno
PUO. *Ver* Obstrução ureteral parcial
Púrpura de Henoch-Schönlein, 2859, 3393
PVP. *Ver* Vaporização fotosseletiva da próstata
PVR. *Ver* Pós-eliminação residual
PVS. *Ver* Sling pubovaginal
Pyridium, para teste de distúrbio do assoalho pélvico, 1705

Q

QALYs. *Ver* Anos de vida ajustados pela qualidade
Quadrado do lombo, 767f-769f, 769, 769t
Qualidade de vida. *Ver também* Saúde relacionada a qualidade de vida
 após diversão urinária ortópica, 2367-2368, 2368q
 após tratamento do câncer de próstata localizado, 2630-2631
  com radioterapia de feixe externo, 2696-2697, 2696t
  cistoplastia de aumento e, 3356
  com complexo extrofia-epispadias, 3220
  com diversão urinária continente cutânea, 2338
  com terapia de privação de androgênios, 2767
  com valva uretral posterior, 3267-3268
  disfunção do trato urinário inferior e, em pacientes pediátricos, 3298
  terapia focal com, 2743
  urologia de transição e, 3526-3527, 3527t
Quedas, noctúria e, 1823
Queimaduras, do pênis, 2384-2385, 916e2
Queimaduras genitais, 2384-2385, 916e2
Queixa principal, 1-7, 4t-5t
Quercetina, para terapia oral de BPS/IC, 353t, 355
Questionário ADAM. *Ver* Questionário de Deficiência de Androgênio no Envelhecimento Masculino (*Androgen Deficiency in Aging Male*)
Questionário com base na micção diária/Questionnaire-Based Voiding Diary (QVD), 1879, 1881f-1882f
Questionário da deficiência Androgênica no Envelhecimento Masculino (ADAM), 541, 541t
Questionários de qualidade de vida
 para distúrbios do assoalho pélvico, 1702-1704, 1703t-1704t
 para incontinência urinária masculina, 1712, 1713f, 1712e1f-1712.e2f
Questionnaire

Quilúria
 como manifestação clínica de filariose, 444
 nefrólise para, 1464, 1464f
Quimiodenervação, para incontinência urinária, em pacientes geriátricos, 2099e5
Quimioterapia adjuvante, para câncer de bexiga urinária músculo-invasivo, 2231-2233
 estudos randomizados de, 2231-2233, 2232t
Quimioterapia de altas doses (HDCT)
 para NSGCTs, 801, 805
 RPLND após, 831, 831t
Quimioterapia intravesical, para câncer de bexiga urinária sem invasão muscular, 2215-2217, 2216t, 2217q
 agentes novos, 2216
 doxorubicina, 2216
 mitomicina C, 2215-2216
 para prevenir implantação, 2211-2212, 2212q
 terapia combinada, 2216-2217
 tiotepa, 2216
Quimioterapia. *Ver também* agentes adjuvantes específicos. *Ver* Quimioterapia adjuvante
 câncer urotelial e, 2188
 cistite hemorrágica causada por, 188-190
 intravesical. *Ver* Quimioterapia intravesical
 para ITGCN, 796
 neoadjuvante. *Ver* Quimioterapia neoadjuvante
 para câncer da bexiga músculo-invasivo, 2234
 para câncer de próstata resi*tente* à castração, 2807-2810
  cabazitaxel, 2809-2810, 2810f
  docetaxel, 2808-2809, 2808f-2809f
  estudos clínicos, 2807-2810
  mitoxantrona, 2807-2808
 para câncer do pênis, 871, 873q
  adjuvante, 872
  agente único, 871
  combinada, 871-872, 872t
  consolidação cirúrgica após, 872-873
 para neuroblastoma, 3564-3567, 3565f
 para RCC metastático, 1516-1518, 1517f
 para RCC, resistência, 1325, 1325t
 para TGCTs, 786, 794-795
  com metástases cerebrais, 810
  manejo de massa residual após, 801-805, 802t, 809
  NSGCTs, 798-801, 799t, 804-806
  seminomas, 806, 808-810, 808t
  toxicidade de, 811
  tumores relapsos, 804-806
 para tumor de Wilms, 3571-3572, 3575, 3577-3579, 3578f
 para UTUC
  doença metastática, 1400-1401, 1401f
  instalação de, 1398-1399, 1398f, 1399t
  sistêmica, 1400
 PC-RPLND, 830-831
 risco de UTUC e, 1366
 RPLND primária, 827-829
Quimioterapia neoadjuvante
 para câncer da bexiga músculo-invasivo, 2230-2231, 2231t
Qui:YAG. *Ver Laser* de túlio:YAG
QVD. *Ver* Questionário com base na micção diária/Questionnaire-Based Voiding Diary

R

RAA. *Ver* Aneurisma da artéria renal
Rabdoesfíncter, 1637
Rabdomiólise
 após cirurgia laparoscópica e robótica, 223-224
 ATN com, 1044-1045

Rabdomiossarcoma (RMS), 3466, 3466f
 cervical ou uterino, em pacientes pediátricos, 3590
 da bexiga. *Ver* RMS da bexiga urinária
 da próstata, 2599
 de anexos testiculares, 813
 paratesticular, em pacientes pediátricos, 3596, 3597, 3597q
 vaginal, em pacientes pediátricos, 3589-3590, 3590f
 vulvar, em pacientes pediátricos, 3589
Raça
 cálculo renal e, 1171
  prevalência de, 1201
 câncer de próstata e, 2543-2544
 e UTIs, 2930
 incontinência urinária e, 1748
 prognóstico de UTUC e, 1374-1375
 refluxo vesicoureteral e, 3135
 variações UTUC e, 1365
Radiação
 câncer urotelial e, 2188
 manejo de, na uroradiologia, 26-27, 27q, 27t-28t
 níveis relativos de, 27, 28t
 para carcinoma cortical suprarrenal, 1559
 precauções na gravidez para, 104
 proteção contra, 27
Radicais livres do oxigênio e estresse oxidativo, PD, 728
Radiofármacos, para câncer de próstata resi*tente* à castração, 2820
Radiografia, 26
 cálculo renal, 1202
 cistografia estática. *Ver* Cistografia estática
 de anormalidades do seio urogenital, 3501-3503
 de lesões vesicais, 2386-2387, 2386f-2387f
 de neuroblastoma, 3561-3562
 física de, 26, 27f
 KUB, anatomia renal em, 969, 969e1f
 loopografia. *Ver* Loopografia
 manejo da radiação em, 26-27, 27q, 27t-28t
 para diagnóstico de tuberculose genitourinária, 425-427, 425f-427f
 para distúrbios do assoalho pélvico, 1707-1708
 para incontinência urinária masculina, 1708
 para obstrução da junção ureteropélvica, 1105, 1106f
 pediátrica
  trato urinário inferior e genitália, 2921
  trato urinário superior, 2918, 2920f
 pielografia retrógrada. *Ver* Pielografia retrógrada
 radiografia de abdome. *Ver* Radiografia plana abdominal
 uretrocistografia miccional. *Ver* Uretrocistografia miccional
 uretrografia retrógrada. *Ver* Uretrografia retrógrada
 urografia intravenosa. *Ver* Urografia intravenosa
Radiografia abdominal simples
 indicações para, 32
 limitações da, 33, 33f
 para LRA (Lesão Renal Aguda), 1049
 para pacientes pediátricos, 2916
 técnica para, 32
Radiografia convencional. *Ver* Radiografia
Radiografia KUB. *Ver* Radiografia rim-ureter-bexiga
Radiografia rim-ureter-bexiga (KUB)
 anatomia do rim na, 969, 969e1f
 para pacientes pediátricos, 2916

Radiografia simples, abdominal. *Ver* Radiografia abdominal
Radioterapia adjuvante
 para câncer de próstata localizado, 2622
 efeitos colaterais da, 2623
Radioterapia corporal estereotática (SBRT)
 para câncer de próstata, 2621
 para câncer de próstata localizado, 2703, 2704f
Radioterapia de feixe externo
 para câncer de próstata localizado, 2692-2699
  avanços na tecnologia de radiação e, 2692-2694, 2693f-2694f, 2694t
  braquiterapia com, 2701-2702
  controle tumoral após, 2695, 2695t
  resultados esperados de morbidade com, 2696-2697, 2696t
  resultados esperados na qualidade de vida com, 2696-2697, 2696t
  resultados esperados para, 2703-2705, 2704t-2705t
 para câncer do pênis, 867, 869t
Radioterapia de intensidade modulada (IMRT), 2693
Radioterapia de partícula pesada, para câncer de próstata, 2621, 2697-2699, 2697f, 2698t
Radioterapia de salvamento
 para câncer de próstata localizado, 2622-2623
Radioterapia para câncer de próstata localizado adjuvante, 2622-2623
 antígeno específico da próstata e, 2689-2690
  falha e, 2689-2690
   hormônios neoadjuvantes, 2691
   tempo de duplicação, 2690-2691
   tempo para nadir, 2690
   valor de significância nadir, 2690
  biópsia pós-radioterapia, 2691-2692
   imagem e erro de amostra, 2692
   interpretação, 2691-2692, 2691q
   tempo de, 2691
 braquiterapia. *Ver* Braquiterapia, para câncer de próstata
 comparação da prostatectomia radical com, 2623-2624
 fatores prognósticos pós-tratamento para, 2689-2692
 fatores prognósticos pré-tratamento para, 2685-2688, 2686f
  imagem de ressonância magnética multiparamétrica em, 2688
 feixe externo, 2692-2699
  avanços na tecnologia de radiação e, 2692-2694, 2693f-2694f, 2694t
  controle do tumor após, 2695, 2695t
  resultados esperados, 2703-2705, 2704t-2705t
  resultados esperados de morbidade, 2696-2697, 2696t
  resultados esperados na qualidade de vida, 2696-2697, 2696t
 hipofracionamento, 2702-2703
  resultados esperados com, 2703-2705, 2704t-2705t
 mortalidade específica do câncer de próstata grupos de risco e, 2685-2686, 2686f
 resultados positivos da biópsia da próstata e, 2687, 2688f-2689f
 velocidade do antígeno específico da próstata e, 2687
 neoplasias secundárias induzida por radiação, 2624
 no pós-operatório, 2622-2623
 paliativo, 2708-2709
  compressão da medula espinal, 2708

Radioterapia para câncer de próstata localizado (Cont.)
 experiência clínica com rádio-223, 2708-2709
 metástases ósseas, 2708
 terapia sistêmica com radionuclídeo, 2708, 2708t
 perspectiva história, 2685
 pré-operatório, 2623
 radioterapia de feixe de partículas fechadas, 2621, 2697-2699, 2697f, 2698t
 radioterapia estereotática corporal, 2621, 2703, 2704f
 risco intermediário, a estratificação de, 2686-2687, 2687f
 salvamento, 2622-2623
 terapia de privação de androgênios com, 2623, 2705-2706, 2707t
  duração de, 2706
  tratamento de linfonodo pélvico e, 2706
 terapias moleculares e, 2709-2710
  imunoterapia, 2709
  oncolíticos, 2710
  terapia alvo baseada no RNA, 2709
  terapia de gene de rádio, 2709-2710
  terapia genética com enzima/pró-droga, 2710
Radioterapia (RT)
 adjuvante. *Ver* Radioterapia adjuvante
 após orquiectomia parcial, 816
 avanços na, 2692-2694, 2693f-2694f, 2694t
 braquiterapia. *Ver* Braquiterapia
 cistite hemorrágica causada pela, 189-190
 corpo estereotático. *Ver* Radioterapia corporal estereotática
 efeitos adversos de, 2619
 feixe externo. *Ver* Radioterapia de feixe externo
 para câncer da bexiga músculo-invasivo, 2234
 para câncer de próstata
  ablação por radiofrequência, 2734-2736, 2736f-2737f
  acompanhamento após, 2743-2745, 2744f
  antígeno específico da próstata, 2744
  avanços da ultrassonografia, 2722-2727
  base conceitual para, 2712-2714, 2713f-2714f
  biópsia para, 2720-2722
  braquiterapia de salvamento, 2749
  cinética do antígeno específico da próstata, 2744
  complicações com, 2743
  controle do câncer com, 2743
  crioterapia, 2727, 2728f-2730f
  crioterapia de salvamento, 2750
  dados globais para, 2737-2743, 2739f-2742t
  densidade do antígeno específico da próstata, 2744
  determinação de falha, 2745-2746
  efeitos adversos da, 2743
  eletroporação irreversível, 2733-2734, 2734f-2736f
  identificação da população de pacientes, 2719, 2727, 2719f-2720f
  imagem por ressonância magnética multiparamétrica para, 2724-2727, 2725f-2727f
  localização da doença para, 2720, 2720t
  qualidade de vida com, 2743
  resultados bioquímicos esperados com, 2743-2744
  resultados esperados com, 2736-2737
  resultados esperados de imagem com, 2745
  resultados histológicos esperados com, 2744-2745
  tecnologia para, 2727-2737
  terapia de resgate, 2748, 2748f-2749f
  terapia fotodinâmica, 2732

Radioterapia (RT) (Cont.)
  terapia fototérmica, 2732-2733
  ultrassom focalizado de alta intensidade de resgate, 2750
  ultrassonografia focada de alta intensidade, 2727-2732, 2731f-2735f
  visão geral, 2711-2714
 para câncer do pênis, 871q
  área inguinal, 870-871
  efeitos adversos de, 870
  lesão primária, 867-870, 869t
 para ITGCN, 796, 796q
 para neuroblastoma, 3567
 para seminomas, 806-807, 807t, 809
 para TGCTs, 795
  sequelas de, 811
 para UTUC, 1399-1400
 recorrência bioquímica após. *Ver* Recorrência bioquímica, após radioterapia
 salvamento. *Ver* Radioterapia de salvamento
 supressão androgênica com, 2705-2706, 2707t
RAE. *Ver* Embolia da artéria renal
RALP. *Ver* Prostatectomia radical laparoscópica roboticamente assistida
RaLPN. *Ver* Nefrectomia parcial laparoscópica roboticamente assistida
RALUR. *Ver* Reimplantação ureteral laparoscópica roboticamente assistida
Ramo ascendente espesso, da alça de Henle, 1016-1018, 1016f
Ramo descendente delgado, da alça de Henle, 1016, 1016f
Ramo púbico, 1597, 1598f
Raquianestesia, considerações pré-operatórias para, 111
Raquitismo hereditário hipofosfatêmico com hipercalciúria (HHRH), 1183-1184
Raquitismo hipofosfatêmico, 2862
RARC. *Ver* Cistectomia radical roboticamente assistida
RAS. *Ver* Estenose da artéria renal
RB1. *Ver* Proteína de susceptibilidade ao retinoblastoma
RBF. *Ver* Fluxo sanguíneo renal
RCC Convencional. *Ver* RCC de células claras
RCC cromofílico. *Ver* RCC papilar
RCC cromófobo, patologia do, 1329t-1330t, 1332-1333, 1332f
RCC de células claras
 abordagens imunológicas, 1503-1504
  IL-2, 1505-1506, 1505t, 1506f
  inibidores de checkpoint imunes, 1507
  interferons, 1504t, 1505-1506, 1506f
  transplante de células-tronco hematopoéticas alogênicas, 1506-1507, 1507t
 forma familiar de, 468t, 471-472, 1321-1324, 1322t-1323t, 1323f
 patologia do, 1329t-1330t, 1330-1331, 1330f
 quimioterapia para, 1516
 terapia hormonal para, 1516
 terapias molecular alvo para, 1507-1508, 1508f
  inibidores da via mTOR, 1502-1503, 1514-1515, 1514t, 1515f
  inibidores de VEGF, 1502-1503, 1507-1514, 1508f-1512f, 1509t-1511t, 1513t
  outros, 1514
 terapia sequencial e combinada com, 1516
RCC do ducto coletor
 patologia de, 1329t-1330t, 1333
 terapia sistêmica para, 1518
RCC familiar, 1321-1325, 1322t-1323t, 1323f
 tratamento do, 1353-1355, 1355f, 1429, 1429e1f
RCC. *Ver* Carcinoma de células renais

RCC medular renal, patologia da, 1329t, 1330t, 1333
RCC metastático, 1338, 1340, 1359-1360
   tratamento de, 1500
      cirurgia paliativa, 1503, 1504q
      debulking ou nefrectomia citorredutiva, 1501-1503, 1502f, 1503q, 1503t
      fatores prognósticos e, 1500-1501, 1501f, 1501t
      quimioterapia, 1516
      ressecção de metástases, 1503, 1504q
      terapia hormonal, 1516
      terapia sistêmica para variantes de células não claras, 1516-1518, 1517f
      terapias moleculares direcionadas, 1502-1503, 1507-1516, 1508f-1512f, 1509t-1511t, 1513t-1514t, 1515f
      tratamento de abordagens imunológicas avançadas, 1503-1507, 1504t-1505t, 1506f, 1507t
RCC não classificado, 1329t-1330t, 1334
RCC papilar
   genética molecular do, 468t, 472, 1322t, 1324
   patologia do, 1329t-1330t, 1331-1332, 1331f
RCC papilar familiar, genética molecular do, 468t, 472, 1322t, 1324
RCC (SDHRCC), 1322t
RCCT. *Ver* Teste de capacidade de concentração renal
Reabsorção no PCT, 1014
   transporte de, obstrução do trato urinário e, 1096
Reações adversas, de TT, 546-547, 547q
Reações anafilactoides idiossincráticas (IA), para meio de contraste iodado intravascular, 28
Reações IA. *Ver* Reações anafiláticas idiossincráticas
Reações não idiossincráticas graves, ao meio de contraste iodado intravascular, 29
Reações não idiossincráticas leves, ao contraste iodado intravascular, 28-29
Reações não idiossincráticas moderadas, ao contraste iodado intravascular, 29
Reações não idiossincráticas (NI)
   graves, 29
   leves, 28-29
   moderadas, 29
   para meios de contraste iodados intravascular, 28
Reações NI. *Ver* Reações não idiossincráticas
Reações tardias ao contraste, 29-30
Rearranjos gênicos
Reboxetina, para ejaculação tardia, 706-707
Receptividade das células epiteliais, em UTIs
   células da bexiga, 244-245, 246f
   células vaginais, 244-245, 245f
   variação, 245
Receptor de vitamina D (VDR), 1183
   no câncer de próstata, 2550
Receptor do fator de crescimento epidérmico (EGFR), no RCC, 1327q
Receptores adrenérgicos
   farmacologia dos
      receptores α-adrenérgicos, 1670-1671, 1671f
      receptores β-adrenérgicos, 1670
   na função ureteral, 991-992
Receptores de androgênios (AR), 539, 2412q
   defeitos de, 3491-3492
   dimerização de, 2410
   domínio de ligação ao ligante, 2410
   domínio ligado ao DNA, 2409-2410
   função de, 2414q
   ligação com chaperonina, 2408-2409
   localização nuclear, 2410
   modificações pós-translacionais de, 2410

Receptores de androgênios (AR) *(Cont.)*
   modulação de, para câncer de próstata resis*tente* à castração, 2812-2813, 2812f
   na hiperplasia prostática benigna, 2427
   no câncer de próstata, 2556
Receptores muscarínicos
   distribuição de, 1837-1839, 1838t
   farmacologia de, 1667-1670, 1669t, 1670q
   seletividade de, 1670
   na função da bexiga, 1640
   contração, 1836-1837
Receptor periférico de benzodiazepínicos (PBR), 522
Recombinação cromossômica, 526-527
Recomendações alimentares, para nefrolitíase, 1218-1219, 1219q
Reconstrução de Young-Dees-Leadbetter modificada do colo da bexiga, 3205f-3206f
Reconstrução do colo da bexiga
   alongamento uretral para, 3340-3342, 3341f
   esfíncter urinário artificial para, 3338-3340
   divisão do colo da bexiga para, 3342
   para agentes de volume, 3337-3338
   procedimento de Pippi Salle, 3342, 3343f
   sling fascial para, 3336-3337
Reconstrução do trato urinário
   em crianças. *Ver* Pacientes pediátricos, reconstrução do trato urinário em
   para extrofia cloacal, 3230-3232
      abordagem atual, 3228f-3230f, 3230-3231
      função da osteotomia, 3231, 3231f
      unicelulares, 3231-3232
Reconstrução em etapas moderna, da extrofia cloacal, 3228f-3230f, 3230-3231
Reconstrução total do pênis, 941-945, 943f, 945q
   após trauma, 944-945
Reconstrução ureteral, síndrome de Prune-belly para, 3244-3245
Reconstrução uretral
   na epispadia masculina, 3222
   na extrofia clássica da bexiga, 3204-3209, 3205f-3208f, 3215f
   síndrome do abdome em ameixa (síndrome de Prune-belly), 3244, 3244f-3245f
   sling pubovaginal para, resultados esperados de, 2003-2004
Reconstrução vascular principal, RPLND com, 822-823
Reconstrução vascular, RPLND com, 822-823
Reconstrução venosa, na ED, 667
Recorrência bacteriana, infecção renal relapsa e, 286
Recorrência bioquímica
   ablação por ultrassom focalizado de alta intensidade, 2783-2784
   após a prostatectomia radical, 2770-2778
      antígeno específico da próstata ultrassensível para, 2771-2772
      definição de, 2770
      dose e resposta à radioterapia de salvamento, 2774
      história natural de, 2770-2771
      imagem de, 2772-2773, 2773f
      manejo, 2617-2618
      predição de, 2771, 2772t
      radioterapia adjuvante, 2775-2777, 2775f-2776f
      radioterapia de salvamento *versus* radioterapia adjuvante para, 2777
      radioterapia de salvamento para, 2773-2774
      radioterapia do leito prostático *versus* pelve total, 2775, 2775f-2776f
      terapia de privação de androgênios com radioterapia de salvamento para, 2774-2775

Recorrência bioquímica *(Cont.)*
      terapia de privação de androgênios para, 2777-2778
   após a radioterapia, 2778-2783
      antígeno específico da próstata, 2778
      biópsia para, 2778-2779
      braquiterapia de salvamento para, 2780-2782
      crioterapia de salvamento para, 2780, 2781t
      história natural, 2778
      imagem para, 2779
      prostatectomia radical para, 2779-2780, 2780t
      recorrência do antígeno específico da próstata, 2778
      terapia de privação de androgênios após, 2782-2783
      ultrassom focalizado de alta intensidade de salvamento para, 2782
   após crioterapia, 2783
Recorrência no local de portal, da malignidade renal, 1469
Recuperação de espermatozoides, técnicas cirúrgicas para, 600-604, 601t
   aspiração microcirúrgica de esperma do epidídimo, 601-602, 601t, 602f
   aspiração percutânea de esperma do epidídimo, 601t, 602, 602f
   aspiração testicular de esperma, 601-602, 601t
   extração de esperma testicular, 601t, 602-603, 602f-603f, 604t
   pós-morte, 603-604
Redução da massa renal, CKD e, 1055-1056
Redução de cafeína, para incontinência urinária, 1893
Redução de peso, para incontinência urinária, 1894
REDUCE. *Ver* Reduction by Dutasteride of Prostate Cancer Events
Reduction by Dutasteride of Prostate Cancer Events (REDUCE), 2561
5α-Redutase
   deficiência de, 3492-3494, 3493f-3494f
   metabolismo da próstata da, 2405-2406, 2405f, 2406t
   na hiperplasia prostática benigna, 2427-2428, 2428f
Re-estenose, após lesão uretral, 2391
Reflexão, das ondas de ultrassom, 66-67, 66f
Reflexo bulbocavernoso (BCR), nas desordens do assoalho pélvico, 1701
Reflexo de guarda, 1900-1901, 1901f
   no enchimento da bexiga, 1686
Refluxo ductal intraprostático, 307-308
Refluxo pielolinfática, na pielografia retrógrada, 34, 35f
Refluxo retrógrado pielosinusal, na pielografia retrógrada, 34, 35f
Refluxo retrógrado pielotubular, na pielografia retrógrada, 34, 35f
Refluxo retrógrado pielovenoso, na pielografia retrógrada, 34
Refluxo vaginal, pediátrico, 3310
Refluxo vesicoureteral e displasia (VURD), de valva posterior da uretra e, 3254t, 3256, 3257f
Refluxo vesicoureteral (VUR), 248
   anomalias associadas e condições, 3149-3153
      anomalias renais e, 3151-3152
      associação megacisto-megaureter, 3152
      divertículo da bexiga urinária, 3151, 3151*e*1f
      duplicação ureteral, 3151, 3151*e*1f
      obstrução da junção ureteropélvica com, 3149-3151, 3150f
   antibióticos para, 3156-3157
   após transplante renal, 3535, 3535f

Refluxo vesicoureteral (VUR) *(Cont.)*
  avaliação de, 3141-3142
  avaliação do trato urinário inferior e, 3142-3145
    abordagem de cima para baixo para, 3143-3144
    cistoscopia, 3144-3145
    controvérsias com, 3143
    diretrizes da American Academy of Pediatrics para, 3144, 3144t
    diretrizes da National Institutes for Clinical Excellence para, 3144
    imagem de cistografia, 3142-3143, 3143f
    urofluxometria para, 3143
  avaliação do trato urinário superior para, 3145-3146
    cintilografia renal, 3146, 3146f
    razão para, 3145
    sonografia renal, 3145-3146
  causa de, 3138-3139
  cicatriz adquirida
    anatomia papilar em, 3148, 3148f-3149f
    crescimento renal e, 3149
    crescimento somático e, 3149
    defeitos congênitos *versus*, 3146-3147
    e hipertensão, 3149
    fisiopatologia da, 3148-3149
    idade e, 3148
    insuficiência renal e, 3149
    susceptibilidade do hospedeiro e resposta, 3149
    virulência bacteriana no, 3149
  cirurgia laparoscópica para, 3170-3171
    abordagem robótica para, 3170-3171
    colocação trocarte, 3170
    criação de túnel, 3170
    detrusorrafia, 3170
    dissecção ureteral, 3170
    procedimento de Gil-Vernet para, 3170
    reimplante extravesical, 3170
  CKD em, 1059
  classificação de, 3140-3141, 3140f-3141f, 3140t
  complicações do reimplante ureteral para, 3165-3166
    obstrução, 3165-3166
    refluxo contralateral, 3165-3166
    refluxo per*sistente*, 3165-3166
  com válvula de uretral posterior, 3258f, 3262-3264
  correção endoscópica, 3154, 3167-3169
    acompanhamento de, 3168
    colágeno bovino com ligações cruzadas, 3169
    condrócitos, 3169e1
    copolímero de poliacrilato poliálcool, 3169e1
    dextranômero/copolímero hialurônico, 3169
    hidroxiapatita de cálcio, 3169
    materiais autólogos para, 3169-3170
    materiais não autólogos, 3169
    materiais utilizados para, 3168-3169, 3168q
    pasta de politetrafluoretileno para, 3169
    polidimetilsiloxano, 3169
    recorrência após, 3169-3170
    reimplante cruzado-trigonal, 3171
    técnica de injeção, 3167-3168, 3167f-3168f
  correlações clínicas de, 3139, 3140f
  demografia de, 3135, 3135q
  diagnóstico de, 3141-3142
  disfunção do trato urinário com, 1776-1777
  e gravidez, 3152-3153
  em defeitos corticais, 3146-3149
    dismorfismo renal, 3147, 3147f, 3147t, 3147e1f
    microrganismos em, 3147-3148

Refluxo vesicoureteral (VUR) *(Cont.)*
  em pacientes pediátricos, 3298-3299
  epispadias com, 3221, 3223
  estudos de referência de, 3155-3156
    Birmingham Reflux Study, 3155
    estudos prospectivos, 3155
    International Reflux Study in Children, 3155
  e UTIs, 2931
  fetal de refluxo e, 3135
  genética de, 3136-3137
  herança e, 3135-3137
  história natural, 3153-3157
  idade e, 3135, 3135t
  imagem pediátrica de
    TC, 2918
    ultrassonografia, 2913, 2915f
  infecção do trato urinário inferior e, 3139-3140
    avaliação de, 3141-3142, 3142f
    confirmação do, 3141
  irmão de refluxo e, 3135-3136
  manejo cirúrgico de, 3157
    avaliação pós-operatória para, 3165
    cistoscopia para, 3157
    incisão para, 3157
    posicionamento para, 3157
    princípios de, 3157
  manejo de, 2946
    espera vigilante para, 3154-3155
    intervenção randomizada para, 3155-3156
    princípios de, 3153-3154, 3153e1t
  manobra de Valsalva e, 2080
  obstrução da junção ureteropélvica com, 1105
  perspectiva histórica sobre, 3134-3135
  prevalência de, 3135
  primário, 3138
  procedimentos extravesicais para, 3163-3165, 3164f
    abordagem ureteral, 3163
    criação de túnel extravesical, 3163-3165
  procedimentos intravesicais para, 3158
    abordagem por ureter, 3158
    mobilização do ureter, 3158
  raça e, 3135
  reimplante para, 3166-3167, 3167f
  relação da função ureteral com, 999-1000, 1000f
  resolução de
    espontâneo, 3153
    por grau, 3153
    por idade, 3153, 3154f
  secundário, 3138-3139
  sexo do, 3135
  terapias com células da bexiga para, 491-492
  túneis infra-hiatal para, 3158-3163
    técnica Cohen cruzada-trigonal, 3158-3163, 3162f
    técnica de Glenn-Anderson, 3158, 3162f
  túneis supra-hiatal para, 3158
    anastomose ureteral, 3158
    técnica de Paquin, 3158
    técnica de Politano-Leadbetter, 3158
    técnica para, 3158, 3159f-3161f
Região articular, do urotélio da bexiga urinária, 1632-1633, 1633f
Região M, 1663
Região periuretral, defesas naturais da, 247
Região uretral, defesas naturais da, 247
Regime anular programado. *Ver* Programas de toalete
Registros médicos, revisão retrospectiva, 97
Regitina. *Ver* Fentolamina
Regressão testicular embrionária, 3483
Regulador de condutância transmembrana da fibrose cística (CFTR), 577-578

Reimplante, do pênis, 2381-2382, 2382q, 916e1, 916e1f
Reimplante ureteral, laparoscópica e robótica, 2257-2260
  avaliação para, 2258
  complicações no, 2259
  conclusões para, 2259-2260
  indicações para, 2258
  refluxo, 2258-2259, 2259f
  resultados esperados com, 2259
  sem refluxo, 2258, 2259f
  técnica para, 2258
Reimplante ureteral laparoscópica roboticamente assistida (RALUR), 3170-3171
Reimplante ureteral laparoscópico. *Ver* Reimplante ureteral, laparoscópico e robótico
Rejeição aguda, do transplante renal, 1084
Rejeição crônica, do transplante renal, 1084
Rejeição, do transplante renal, 1083-1084
Rejeição hiperaguda, do transplante renal, 1083-1084
Relação de comprimento e força, dos ureteres, 988-989, 989f
Relação de força e velocidade, dos ureteres, 989, 990f
Relação de renina e veia renal (RVR), 1033-1035
Relação de saturação relativa (RSR), 1174
Relação RVR. *Ver* Relação da renina e veia renal
Relação sexual, fratura peniana com, 2379
Relapsos, tumores
  NSGCTs, 804-806
  seminomas, 809-810
Relatos, ultrassonografia, 72-73, 72f
Relaxamento do estresse, ureteral, 988-989, 989f
Relaxantes musculares, para tratamento de CP/CPPS, 323
Religião, hiperplasia prostática benigna e, 2440
REM. *Ver* Movimento Rápido dos Olhos
Remoção de portal, após cirurgia laparoscópica e robótica, 210-211
Remoção do cabelo, para pacientes pediátricos submetidos à cirurgia, 2960
Remoção laparoscópica de cálculo, 1286-1287
Remoção percutânea de cálculo, visão geral, 1235e2
Remodelação da cromatina
  do receptor-dependente de andrógênio, 2412-2413
  no câncer de próstata, 2555-2556
Reninomas. *Ver* Tumores de células justaglomerulares
  curva normal dos, 1092
  nuclear, para obstrução do trato urinário, 1091-1092
  renografia diurética. *Ver* Renografia diurética
Renografia diurética
  para obstrução da junção ureteropélvica, 1106-1107, 1108f
  para obstrução do trato urinário, 1091-1092
  para UPJO e diferenciação de refluxo, 1105
Renografia nuclear, para obstrução do trato urinário, 1091-1092
Renorrafia, para trauma renal, 1154, 1155f
Reoperação de RPLND, 831t, 832
Reparo completo, para extrofia clássica da bexiga, 3197, 3198f
  aspectos técnicos do, 3202, 3203f
  resultados esperados de continência com, 3213-3214
Reparo de Kelly, para extrofia clássica da bexiga, 3197
  aspectos técnicos sa, 3202, 3202f
Reparo de Mainz, para extrofia clássica da bexiga, 3197-3198

Reparo de Mitchell, para extrofia clássica da bexiga, 3197, 3198f
  aspectos técnicos, 3202, 3203f
  resultados esperados de continência com, 3213-3214
Reparo de suspensão da agulha, comparação com cirurgia de suspensão retropúbica, 1934
Reparo em etapas moderno de extrofia (MRSE), 3198
  bexiga, uretra posterior e fechamento da parede abdominal para, 3198-3201, 3199f-3200f
  fechamento combinado da bexiga e reparo de epispadias, 3201
  manejo após, 3201-3202
Reparo modificado de Cantwell-Ransley, para extrofia clássica da bexiga urinária, 3204, 3205f-3206f
Reparo por excisão de nucleotídeos (NER), 465e1, 465e1f
Reposição de testosterona, 659-661, 660t
  bucal, 661
  intramuscular, 661
  por via oral, 661
  subcutânea, 661
  transdérmica, 661
Reposição laparoscópica ileal ureteral, para doença da estenose ureteral, 1140-1141
Reservatório grampeado em W, para derivação urinária continente cutânea, 2342, 2342f
Reservatório ileal continente, 2325, 2326f
Reservatório ileal de Kock, para diversão urinária ortópica, 2355, 2356f
Reservatório sigmoide grampeado, para desvio urinário continente cutâneo, 2340-2342, 2341f
Reservatórios ileais
  continente, 2325, 2326f
  para diversão urinária ortópica, 2355
Resiniferatoxina (RTX), 1654-1655
  na hiperatividade idiopática do detrusor, 1863e1
  na hiperatividade neurogênica do detrusor, 1863e1
  para facilitar o enchimento da bexiga urinária e o armazenamento da urina, 1839t, 1863
  urgência e, 1863e1
Resistência à insulina, pH baixo da urina e, 1190-1191
Resistência à saída, 3332-3333
Resistência bacteriana, na terapia antimicrobiana para UTI, 254-255
Resistência, quimioterapia, RCC com, 1325, 1325t
Resistência transepitelial (TER), 1638
Resolução axial, de imagens de ultrassonografia, 65, 66f
Resolução, de imagens da ultrassonografia, 65-66, 66f
Resolução lateral, de imagens de ultrassonografia, 65, 66f
Resposta autoimune, para biomarcadores do câncer de próstata, 2573
Resposta evocada sacral: latência do reflexo bulbocavernoso, 656
Resposta imune, reconhecimento do patógeno, 247-248, 248e1
Resposta sexual genital, em mulheres, 750, 750e6
Ressecção abdominoperineal (RAP), após LUTS, 1781-1782
Ressecção em cunha, para grandes tumores renais, 1431, 1431f

Ressecção intestinal, diversão urinária ortópica e, 2350-2351
Ressecção transuretral bipolar da próstata (B-TURP), 2516-2517
  complicações na, 2516-2517
    intraoperatória, 2517
    perioperatório, 2517
    pós-operatório, 2517
  conceito para, 2516
  conclusão para, 2517
  resultados esperados com, 2516
    estudos comparativos, 2516, 2516e1f
    estudos de coorte único, 2516
  técnica para, 2516
Ressecção transuretral da ductos ejaculatórios (TURED), 582
  complicações da
    ejaculação retrógrada, 600
    epididimite, 600
    refluxo, 600
  para diagnóstico, 599
  resultado, 600
  técnica para, 599, 600f
Ressecção transuretral da próstata (TURP)
  ablação por agulha transuretral da próstata versus, 2524
  bipolar. Ver Ressecção bipolar transuretral da próstata
  enucleação da próstata com laser de hólmio de comparação, 2528-2529
  incisão transuretral da próstata versus, 2526
  incontinência urinária após
    fatores de risco para, 1750
    função do esfíncter, 1757
    prevalência de, 1750
  laser de túlio versus, 2533
  monopolar. Ver Ressecção monopolar transuretral da próstata
  para adenocarcinoma, 2597
  terapia transuretral por micro-ondas versus, 2520-2521
Ressecção transuretral de tumores da bexiga urinária (TURBT), 2242-2244, 2253q
  cistectomia parcial com, 2252, 2253f
  cistoscopia para, 2243
  com cistectomia radical
    feminina, 2250-2252, 2251f-2252f
    masculina, 2247-2250, 2249f-2250f
  cuidado pós-operatório para, 2252-2253
  de câncer da bexiga urinária sem invasão muscular, 2208-2209
    complicações de, 2209
    papel da biópsia em, 2210
    repetição, 2209-2210
  de câncer de bexiga músculo-invasivo, radical, 2233
  desafios com, 2243-2244
  exame físico, para, 2242
  história, 2242
  imagem de, 2242-2243
  linfadenectomia pélvica com, 2246-2247, 2247f-2248f
  meta de, 2243, 2243f
  perfuração da bexiga com, 2244, 2244f
  preparo do paciente para, 2244-2245, 2245f
  resultados oncológicos esperados, 2242
  técnica cirúrgica para, 2245-2246, 2245f-2246f
Ressecção transuretral monopolar da próstata (M-RTU), 2510-2516
  complicações com, 2514-2516
    intraoperatória, 2514-2515
    perioperatória, 2514-2515
    pós-operatório, 2515-2516
  conclusão para, 2516
  no paciente anticoagulado, 2513-2514
  resultados esperados com, 2513

Ressecção transuretral monopolar da próstata (M-RTU) (Cont.)
  técnica para, 2510-2513
    intraoperatória, 2511-2513, 2512f, 2511e1f
    pós-operatório, 2513
    pré-operatório, 2510-2511
Ressecção transuretral (RTU), 582
  do orifício ureteral, para UTUC, 1378, 1380f
Ressecções hepáticas, RPLND com, 823
Ressecções pélvicas, RPLND com, 823
Ressonância magnética de corpo inteiro (WB-MRI), para detecção de doença metastática, 2746-2747
Ressonância magnética (MRI), 46-47
  carcinoma urotelial, 56, 57f
  craniana, 573, 573f
  da pelve feminina, 1609, 1609f
  da próstata, 56-57, 508, 508f
    T2-ponderada, 58, 58f
  da vesícula seminal, 959-960, 959f
  da vesícula seminal e ductos ejaculatórios, 505, 506f
  de anomalias ureterais, 3082, 3083f
  de fibrose retroperitoneal, 1144, 1144f
  de todo o corpo, para doença metastática, 2746-2747
  de valvas uretrais posteriores, 3257, 3258f
  diagnóstico de recidiva local para, 2747
  do cálculo renal, avaliação pré-tratamento, 1237
  do neuroblastoma, 3561-3562, 3561f-3562f
  do pênis, para carcinoma de células escamosas, 851-852
  dos rins, 969, 968e2f
  do trombo tumoral da IVC, 1356-1357
  do tumor de Wilms, 3573-3574
  e ED, 658
  e radiologia suprarrenal, 1526
  meios de contraste para, 30-31, 47, 56
  para avaliação do tumor renal, 50-61, 53f-55f, 56t, 1316, 1317f
  para diagnóstico de tuberculose genitourinária, 427
  para distúrbios do assoalho pélvico, 1708
  para fatores prognósticos de pré-tratamento radioterapia para câncer de próstata localizado, 2688
  para massas renais, 50-61, 53f-55f, 56t
  para massas suprarrenais, 47-49, 48f-51f, 52t
    avaliação por, 1567-1569, 1569f
  para recorrência bioquímica após prostatectomia radical, 2773
  para UTIs, 253, 2942
  para vigilância ativa do câncer de próstata, 2634-2635
  pediátrica
    trato urinário inferior e genitália, 2921
    trato urinário superior, 2918, 2920f
  renal, 2906, 2906f
Restos nefrogênicos, 3572, 3572f
Restrição de crescimento intrauterino (CIUR), implicações clínicas, 2949
Resultados intermediários esperados. Ver Medidas Proxy
Retalho de avanço da bexiga, laparoscópica ou robótica, 2260, 2262f
Retalho de Boari
  aberta, 1136-1137, 1138f
  com ureteroneocistostomia laparoscópica, 1137-1139
  laparoscópica ou robótica, 2260-2262
    avaliação para, 2260
    complicações com, 2261-2262
    com retalho de avanço da bexiga, 2260, 2262f
    com retalho mega-Boari, 2260, 2263f

Retalho de Boari (Cont.)
  conclusões para, 2262
  indicações para, 2260
  resultados esperados com, 2261-2262
  sítio laparoendoscópico único, 2260-2261
  técnica para, 2260-2261, 2261f
  para lesão ureteral inferior, 1163, 1165f
  ureteretomia distal e neocistostomia direta ou ureteroneocistostomia com, 1385-1386, 1387f
Retalho de Boari laparoscópico. Ver Retalho de Boari, laparoscópico ou robótico
Retalho em espiral Culp-DeWeerd, para obstrução da junção ureteropélvica, 1123, 1124f
Retalhos. Ver também retalhos específicos
  para diversões urinárias continentes, 3361-3363, 3362f
  para obstrução da junção ureteropélvica, 1122
    plastia de Foley Y-V, 1122-1123, 1123f
    procedimentos de salvamento, 1124-1125
    retalho em espiral de Culp-DeWeerd, 1123, 1124f
    retalho vertical de Scardino-Prince, 1123, 1125f
    ureterotomia intubada, 1123-1124, 1126f
  para reconstrução peniana total, 941-945, 943f, 945q
  para reconstrução uretral e peniana, 909-910, 909f-910f, 926-929, 927f-931f
Retalho vertical de Scardino-Prince, para obstrução da junção ureteropélvica, 1123, 1125f
Retenção urinária
  após AVC, 1763
  após derivação urinária ortópica, 2366, 2366q
  após ressecção transuretral monopolar da próstata, 2515
  com incisão transuretral da próstata, 2526
  com lesão da medula espinal, 3294-3295
  com toxinas botulínicas, 1862
  disfunção do trato urinário inferior e, 1789
  em pacientes geriátricos, 2099e7
  neuromodulação para, 1680
    racionalidade para, 1681, 1681f
  neuromodulação sacral, mecanismo alternativo, 1901-1902, 1902f
  pós-operatória, disfunção do trato urinário inferior e, 1789-1790
  tumor cerebral com, 1765
Retenção urinária aguda (AUR)
  com hiperplasia benigna da próstata, 2455-2459, 2501-2502
  epidemiologia
    análise da, 2457-2459
    descrição da, 2456-2457, 2456t
    idade e, 2457, 2457f
Retenção urinária aguda (AUR) (Continuação)
  manejo da, 2501-2502, 2501f
  parâmetros urodinâmicos da, 2457-2458, 2458f
  prevenção com tratamento clínico, 2502
  PSA sérico na, 2458-2459, 2458f-2459f
  sintomas do trato urinário inferior com, 2457, 2457t
  volume da próstata, 2458-2459, 2458f-2459f
Retenção urinária pós-operatória, disfunção do trato urinário inferior e, 1789-1790
Reto
  anatomia do, 1612f, 1617f, 1622-1623, 1623f, 1625f
  exame físico do, 11
Reto abdominal, 1613, 1613f
Retocele, 1750, 1943-1944, 1944f
  reparo de, 1978-1982

Reto valvulado aumentado, 2321
Revascularização arterial, na ED, 666
Reversão, da vasectomia, 951-952
Reversão microscópica, da vasectomia, 951-952
Revisão retrospectiva, dos registros médicos, 97
RFA. Ver Ablação por radiofrequência
RhoA, 1643, 1643f
RI. Ver Índice de resistência
RIM Ask-Upmark, 3009-3011, 3010f
Rim displásico multicístico (MCDK), 3028-3031, 3028f
  avaliação do, 3029-3030, 3029f-3030f
  características clínicas do, 3029
  etiologia do, 3028
  histopatologia do, 3029, 3029f
  prognóstico do, 3030-3031
  refluxo vesicoureteral e, 3151-3152
  tratamento do, 3030-3031
Rim displásico multicístico unilateral, 2889
Rim em ferradura, 969, 2993-2996, 2994f, 2995f, 969e2f
  acesso percutâneo ao, 168-170, 170f
  cálculo renal e, 1198
    manejo cirúrgico de, 1244-1246, 1245f, 1279-1280
Rim esponjoso medular (MSK), 3036-3038, 3037f
  cálculo renal e, 1198-1199
  características clínicas do, 3037
  diagnóstico de, 3037-3038
  histopatologia do, 3037
  prognóstico do, 3038
  tratamento do, 3038
Rim supranumerário, 2984-2985, 2985f, 2985e1f-2985.e2f
Rim torácico, 2988, 2988f-2989f
Rins
  AAST Organ Injury Severity Scale for, 1149t
  absorção de cálcio nos, 1180
  achados diagnósticos pré-natais de, 2873-2878, 2874f
  alterações patológicas da, na obstrução do trato urinário, 1096
  anatomia dos, 967, 969q
    alterações durante a gravidez, 294
    anatomia da superfície e relações, 967-968, 968f, 968e1f, 967e1f-967.e3f
    anomalias congênitas nos, 969, 969e2f
    drenagem linfática, 972, 972e1f
    inervação, 972, 972e2f
    macroscópica e microscópica, 968-969, 968e1f-968.e2f
    parênquima e sistema coletor, 155-156, 155f-156f
    perirrenal, 154-155, 154f
    radiológico, 969, 969q, 969f, 969e1f-969.e2f
    vasculatura, 970-972, 970f-971f, 972q, 971e1f-971.e2f
    vasculatura intrarrenal, 156-157, 157f
  anômalos, 969, 969e2f
    acesso percutânea para, 168-170, 170f
  Ask-Upmark, 3009-3011, 3010f
  bolo ou fixo, 2991-2992, 2992f
  considerações pós-natais para, 2951
  crescimento compensatório de, na obstrução do trato, 1100-1101
  desenvolvimento dos, 2823-2833, 2826f
    implicações clínicas, 2949-2950
  deterioração, no desvio urinário intestinal, 2296t, 2303
  discal, 2992, 2992f
  doenças císticas dos. Ver Doenças císticas renais
  drenagem, para obstrução do trato urinário, 1101

Rins (Cont.)
  ectópicos
    inferior, 2990
    superior, 2992
  efeitos de PTH nos, 1012
  efeitos do pneumoperitônio sobre, 213, 213t
  embriologia dos, 2975
  em forma deL, 2992
  exame físico, 9, 9f
  ferradura. Ver Rim em ferradura
  fisiologia. Ver Fisiologia renal
  localização, no diagnóstico de ITU, 252, 252e1t
  na síndrome do abdome em ameixa seca (síndrome de Prune-belly), 3234-3235, 3235f
  na tuberculose genitourinária, 422-423
  organoneogênese dos
    mecanismos moleculares da, 2976
    novos avanços na, 2976-2978, 2977f
  pediátrica, 3538
  preservação, para transplante renal, 1075, 1075t
  problemas funcionais, após acesso percutâneo ao sistema coletor do trato urinário superior, 182
  pseudotumores do, 3003, 3003f
  regeneração dos, 494-496, 496f, 495e1
  saída da urina, na obstrução do trato urinário, 1095
  sigmoide, 2990-2991
  sistema de coleta. Ver Sistema coletor
  solitário, cálculos do trato urinário superior e, 1255
  supranumerário, 2984-2985, 2985f, 2985e1f-2985.e2f
  tamanho, com espinha bífida, 3277
  torácica, 2988, 2988f-2989f
  transplante de. Ver Transplante renal
  ultrassonografia de. Ver Ultrassonografia renal
Rins anômalos, acesso percutâneo para, 168-170, 170f
Rins císticos. Ver Cistos renais
RITA. Ver Ablação por radiofrequência de tumor intersticial
Rizotomia sacral, para distúrbios de armazenamento, 1903
Rizotomia, sacral, para doenças de armazenamento, 1903
RJF. Ver Frequência de jato relativa
R-LESS. Ver Cirurgia de um único sítio laparoscópica robótica
RMP. Ver Potencial de membrana de repouso
RMS. Ver Rabdomiossarcoma
RNA
RN. Ver Nefrectomia radical
Rolipram, para relaxamento ureteral, 1001
RON, na UTUC, 1375
RPF. Ver Fibrose retroperitoneal
RPGN. Ver Glomerulonefrite rapidamente progressiva
RP. Ver Prostatectomia radical
RPLND de desespero, 831-832, 831t
RPLND de salvamento, 831, 831t
RPLND. Ver Dissecção de linfonodo retroperitoneal
RPLND laparoscópica (L-RPLND), 838
  análise e evolução de, 838
  complicações da, 843, 844t
  controvérsia em torno, 838
  cuidado pós-operatório para, 843
  duplicação de RPLND aberta com, 839
  estadiamento, 839
  preparo do paciente pré-operatório para, 839
  resultados esperados e estado atual, 843-845, 845t

RPLND laparoscópica (L-RPLND) *(Cont.)*
 técnica cirúrgica para, 839
  abordagem, 839
  considerações técnicas, 839
  dissecção bilateral, 842
  dissecção do lado direito, 840-841, 840f-842f
  dissecção do lado esquerdo, 841f-842f, 842
  posicionamento do paciente e colocação de porta, 839-840, 840f
 técnicas poupadoras do nervo para, 843
RPLND relapsa tardia, 831t, 832
RPN. *Ver* Necrose papilar renal
RPTs. *Ver* Tumores retroperitoneais
RRF. *Ver* Função renal residual
RRL. *Ver* Nível de radiação relativa
RRP. *Ver* Prostatectomia radical retropúbica
RRT. *Ver* Terapia de reposição renal
RSD. *Ver* Distrofia simpática reflexa
RSR. *Ver* Proporção relativa de saturação
RTA. *Ver* Acidose tubular renal
RTE. *Ver* Elastografia em tempo real
RT. *Ver* Radioterapia
RTK. *Ver* Tumor rabdoide de rim
RTX. *Ver* Resiniferatoxina
RUF. *Ver* Fístula retouretral
Ruptura testicular, 3393
RVT. *Ver* Trombose da veia renal
RYGB. *Ver Bypass* gástrico em Y de Roux

S
Sacarina, câncer urotelial e, 2187
SACD. *Ver* Degeneração combinada subaguda
Sacro, 1597, 1598f, 1611
Sáculo, 2141-2142
Saída da bexiga urinária
 e ureterocele, 3084-3085, 3085f
 falha de armazenamento na, 2075q
  dispositivos de compressão da uretra masculina, 2072-2073, 2072f
  dispositivos de incontinência intravaginais femininos, 2073
  dispositivos oclusivos da uretra feminina, 2073
  fechamento da saída da bexiga, 2074-2075, 2074f
  mioplastia para, 2072
 fechamento, 2074-2075, 2074f
 hipoatividade, insuficiência de enchimento/armazenamento da, 1690-1691
 na continência, 1755-1756
 resposta de, para enchimento, 1686
 superatividade da, falha de esvaziamento, 1691
Sais de magnésio, para nefrolitíase cálcica hipomagnesiúrica, 1229
Saliências cutâneas do hímen, 3459, 3459f
Sangramento. *Ver também* Hemorragia
 após *sling* médio-uretral, 2036-2037, 2026e1t-2026.e2t
 com biópsia da próstata, 2588
 com prostatectomia radical laparoscópica, 2680
 na ressecção transuretral monopolar da próstata, 2512
 na urina. *Ver* Hematúria
 pós-transplante, 1083, 1083f
 renal. *Ver* Sangramento renal
 uretral, 192-193, 193q-194q
Sangramento uretral, 192-193, 193q-194q
Sansert. *Ver* Metisergida
Sarcoidose, hipercalcemia na, 1184
Sarcoma de células claras renal (CCSK), em pacientes pediátricos, 3579
Sarcoma de Kaposi (KS)
 como condição neoplásica, 413-414, 413f

Sarcoma de Kaposi (KS) *(Cont.)*
 do pênis, 846e3-846.e4
 HIV e, 385, 413-414, 413f
Sarcoma osteogênico, do rim, 1362
Sarcomas
 da bexiga urinária, 2201-2203
  câncer de células escamosas, 2203, 2203f
  carcinoma anel de sinete, 2201, 2202f
  carcinoma de células pequenas, 2201, 2202f
 da próstata, 2599
 de anexos testiculares, 813
 do pênis, 874-875, 874f
 renal, 1360-1362, 1361t, 1362f
 retroperitoneal
  apresentação clínica e propedêutica de, 1406-1407, 1407q
  classificação e patologia, 1404-1406, 1405t, 1406q
  epidemiologia, etiologia e patogênese da, 1403-1404
  estadiamento de, 1406, 1406q
Sarna
 como DST, 380, 380f
 infestação, 408-410, 410f
Satisfação do paciente, 91
Saúde do homem, integrada
 deficiência de androgênio. *Ver* Deficiência de androgênio
 doença cardiovascular e testosterona, 547-549, 549q
 síndrome metabólica e doença urológicas, 549-554, 550t, 554q, 554f
Saúde sexual
 bloqueadores α-adrenérgicos e, 2480
 em pessoas idosas, 2099-2100
 terapia transuretral por micro-ondas e, 2521
SB. *Ver* Espinha bífida
SBRT. *Ver* Radioterapia corporal estereotática
SCCis. *Ver* Carcinoma de células escamosas *in situ*
SCC. *Ver* Carcinoma de células escamosas
SCD. *Ver* Doença das células falciformes
Schwannoma intrarrenal, 1312
Schwanoma, intrarrenal, 1312
SCI. *Ver* lesão medular
SCNT. *Ver* Transferência nuclear de célula somática
SCSTs. *Ver* Tumores do estroma e cordão sexual
SDHRCC. *Ver* RCC succinato desidrogenase
SD. *Ver* Dermatite seborreica
Secreções prostáticas, 2414-2423
 componentes não peptídicos das, 2414-2416, 2418t
  ácido cítrico, 2415
  fosforilcolina, 2415-2416
  frutose, 2415
  poliaminas, 2415
  prostaglandinas, 2416
  zinco, 2416
 proteínas, 2416-2423, 2417t-2418t
  calicreína humana, 11, 2419
  calicreína humana, 14, 2419
  calicreína humana, 2, 2418
  calicreína humana L1, 2418-2419
  complemento C3, 2422
  imunoglobulinas, 2422
  lactato desidrogenase, 2422
  leucina aminopeptidase, 2422
  proteína específica da próstata, 94, 2421
  transporte da fármaco e, 2424, 2424q
Sedimento de urina, na cristalúria, 1202, 1203f
Sedimento urinário. *Ver* Análise de sedimento
Segmentos intestinais
 na cistoplastia de aumento, 3344
 efeitos da, 3350

Segmentos intestinais *(Cont.)*
 para procedimento antirrefluxo, 3334
 utilizados no desvio urinário. *Ver também* Desvio urinário intestinal
  minimamente invasivo, 2370-2371
  ortóptico, 2353, 2354q
Segundos mensageiros, nas contrações ureterais, 986-988, 987f-988f
Segurança do paciente
 na imagem pediátrica, 2909
 na ultrassonografia, 73
 pré-operatório, 114
Seio renal, 968
 cisto do, 3040, 3041f
Seio umbilical-uraco, 3176f, 3177
Seio urogenital, 2833, 2834f-2835f
 anormalidades
  avaliação de, 3498-3500
  avaliação radiográfica e endoscópica de, 3501-3503, 3502f-3503f
  classificação da, 3498-3504, 3499f-3500f
  história e exame físico para, 3500-3501
 reconstrução cirúrgica. *Ver* Cirurgia reconstrutiva, para desordens de desenvolvimento sexual e urogenital
Selante de fibrina Tisseel VH, 207t, 207e2
Selantes de tecidos, para cirurgia laparoscópica e robótica, 207, 207t, 207e2
Selantes, para cirurgia laparoscópica e robótica, 207, 207t, 207e2
Seleção antimicrobiana, para cistite não complicada, 266-267, 267t
SELECT. *Ver* Selenium and Vitamin E Cancer Prevention Trial
Selênio, na prevenção do câncer de próstata, 2561-2562, 2563f
Selenium and Vitamin E Cancer Prevention Trial (SELECT), 2562-2562, 2563f
Sêmen, coagulação e liquefação do, 2423-2424, 2424q
Semenogelina I, 535
Semenogelinas I e II, nas secreções prostáticas, 2417t, 2419-2420
Seminomas, 784
 histologia, 787-788, 788f
 tratamento de, 795, 796q, 810q
  RPLND, 835-836, 836q
  tumores em estádio clínico I, 806-809, 807t-808t
  tumores em estádios clínicos IIC e III, 809
  tumores em estádios IIA e IIB, 809
  tumores recidivantes, 809-810
Seminomas espermatocíticos, histologia, 787
SEM. *Ver* Microscópio eletrônico de varredura
Sensação, bexiga urinária
 alterada, falha de enchimento/armazenamento devido, 1688-1689
 instrumentos de medição para, 1800-1802, 1802t
 terminologia para, 1745
Sensibilização cruzada de órgãos pélvicos, na etiologia da BPS/IC, 345e10-345.e11, 345e11q
Sensibilização de órgãos cruzada, 1656-1657
Sensibilização neural, na prostatite e etiologia da CPPS, 308
Sepse
 após acesso percutâneo ao sistema coletor do trato urinário superior, 180-181
 com anastomoses intestinais, 2290
 neonatal, 2890
 UTIs e, 291-293, 292q-293q
Septo vaginal transverso, 3459-3460, 3460f
Serlopitante, para facilitar o enchimento da bexiga urinária e o armazenamento da urina, 1866e4

Serotonina (5-HT)
  efeitos na função uretral, 1004
  e resposta sexual feminina, 750, 750e8
  na ED, 621-623, 623t
  na resposta ejaculatória, 692
  nas vias eferentes da bexiga, 1658-1659
Sevoflurano, considerações pré-operatórias para, 111
Sexo cromossômico, 3469, 3470f
Sexo feminino masculinizado. Ver 46,XX DSD
Sexo masculino, coleta de amostra urinária em, 12
Sexualidade
  com complexo extrofia-epispadias, 3218-3219
    preocupações do sexo feminino, 3219
    preocupações do sexo masculino, 3218-3219
  defeitos do tubo neural e, 3277-3279
  urologia de transição e, 3526
SFQ. Ver Questionário de Função Sexual
SHBG. Ver Globulina ligante de hormônio sexual
Short Screening Instrument for Psychological Problems in Enuresis (SSIPPE), 3301
SIADH. Ver Síndrome da secreção inadequada do hormônio antidiurético
Sífilis
  coinfecção do HIV com, 375
  como úlceras genitais, 373-376, 373t, 374f, 375t
  tratamento, 375-376, 375t
Sífilis latente, 374
Sífilis primária, 373-374, 373t, 374f
Sífilis secundária, 374, 374f
Sífilis terciária ou tardia, 374-375
SI index, 47
Sildenafil (Viagra®)
  para facilitar o enchimento da bexiga urinária e o armazenamento da urina, 1839t, 1856
  para relaxamento ureteral, 1001
Silodosina
  para facilitar o enchimento da bexiga urinária e o armazenamento da urina, 1853
  para facilitar o esvaziamento da bexiga urinária, 1874e1
  resposta ureteral, 992
Sinal de Vincent, 3126, 3127f
Sinalização da transição mesênquima-epitelial, no câncer de próstata resistente à castração, 2817-2818
Síndrome da bexiga dolorosa (BPS)
  bexiga hiperativa distinguida de, 1797f, 1803, 1803f
  refratária, 370
  terminologia para, 364-368, 1796, 1797f
Síndrome da bexiga dolorosa e cistite intersticial (BPS/IC), 334
  classificação da, 351
  definição da, 334-337, 335q, 337q, 339q, 339f, 364-365
  diagnóstico da, 336q, 346-351, 347q, 348f, 351q, 368f-369f
    diagnóstico diferencial, 350-351, 350t
    marcadores na, 349
    teste de cloreto de potássio, 349-350
  epidemiologia da
    características e história natural, 341-342, 342q
    distúrbios associados, 342-344, 343f, 344q
    prevalência, 339-341, 340f, 341q
  etiologia da, 344-345, 344f, 345e12q
    anormalidades de urina, 345e11
    autoimunidade e inflamação, 345e2-345.e4, 345e4q
    camada de glicosaminoglicanos a bexiga e permeabilidade epitelial, 345e6-345.e7, 345e8q

Síndrome da bexiga dolorosa e cistite intersticial (BPS/IC) (Cont.)
    fator antiproliferativo, 345e8, 345e8q, 345e8t, 345e9f
    genética, 345e11-345.e12
    infecção, 345e1-345.e2
    mastócitos e da histamina, 345e4-345.e6, 345e4f, 345e6q
    metabolismo do óxido nítrico, 345e11
    modelos animais, 345e1, 345e1f
    neurobiologia e inflamação, 345e8-345.e10, 345e10q
    outras causas potenciais, 345e12
    sensibilização cruzada de órgãos pélvicos, 345e10-345.e11, 345e11q
  manejo das, 364, 365t, 368f-369f
    avaliação secundária, 370
    definição e, 364-365
    filosofia, 370
    história e avaliação inicial, 368
    síndrome da bexiga dolorosa refratária, 370
    tratamento inicial, 368-370
  mecanismos de, 1677-1679, 1679q
  nomenclatura, 365-368
  patologia, 345-346, 346q
  perspectiva histórica, 335-339, 336q
  prostatite, CPPS e, 309
  taxonomia, 337-339, 338f, 338t
  terapêutica cirúrgica, 359-362, 361q
    considerações cirúrgicas, 360
    hidrodistensão, 359-360
    para lesão de Hunner, 360
    principais procedimentos, 360-362
    procedimentos históricos, 360
  tratamento de, 368-370, 368f-369f
    avaliação dos resultados, 362-364, 362f, 363t-364t, 365q, 366f-367f
    dieta, 351-352, 352q
    neuromodulação, 358-359, 359q
    terapia cirúrgica, 359-362, 361q
    terapias conservadoras, 351
    terapias intravesicas, 353t, 356-358, 358q, 358e1, 356e1
    terapias orais, 352-356, 353t, 356q
  urgência, 339, 339q, 339f
Síndrome da bexiga dolorosa, estimulação do nervo sacral para, 1907
Síndrome da bexiga dolorosa refratária, 370
Síndrome da bexiga valvulada, 3265-3266, 3265f
Síndrome da deficiência de testosterona (TDS), 580-581
Síndrome da doença pós-orgásmica (POIS), 692, 707e1, 707e1q
Síndrome da excitação sexual persistente (PGAD), 760-761
  avaliação da, 761
  etiologia da, 761
  tratamento da, 761
Síndrome da imunodeficiência adquirida (AIDS)
  disfunção do trato urinário inferior e, 1785-1786
  sarcoma em Kaposi. Ver Sarcoma de Kaposi
Síndrome da insensibilidade androgênica completa, 3491-3492
Síndrome da íris flácida intraoperatória (IFIS), bloqueadores α-adrenérgicos e, 2481
Síndrome da leiomiomatose hereditária e RCC (HLRCC), 472, 1322t, 1324
  patologia da, 1329t-1330t, 1331-1332, 1331f
  terapia sistêmica para, 1518
Síndrome da resistência parcial ao androgênio, 3492
Síndrome da secreção do hormônio antidiurético inadequado (SIADH), 1020, 1021q

Síndrome de Alport, 2859
Síndrome de Bartter, 1184, 2862
Síndrome de Beckwith-Wiedemann (BWS), 2885
  alterações genômicas na, 468t, 3569
Síndrome de Birt-Hogg-Dubé (BHD), 1322t, 1324-1325
  alterações genômicas na, 468t, 472
Síndrome de Conn, cirurgia suprarrenal para, 1581, 1581q
Síndrome de Cowden, 1322t, 1325
Síndrome de Cushing ACTH-dependente, 1534-1535, 1534f
  doença de Cushing, 1534
  síndrome do ACTH ectópico, 1534, 1535t, 1539
  tratamento da, 1538-1539, 1538e1f
Síndrome de Cushing ACTH-independente, 1535, 1539
Síndrome de Cushing clássica, 1535-1536, 1536f, 1537t
Síndrome de Cushing exógena, 1534
Síndrome de Cushing subclínica, 1536
Síndrome de disgenesia testicular, 3436-3437
Síndrome de dor pélvica crônica (CPPS)
  apresentação clínica, 311
  definição e classificação, 310, 310q, 310t
  e cálculo prostático, 1297
  epidemiologia da, 304, 305q
  etiologia da, 309, 309q, 309f
    alterações imunológicas na, 308
    anormalidades musculares do assoalho pélvico na, 308
    associações psicossociais, 308-309
    defesa do hospedeiro alterada na próstata, 307
    disfuncional miccional na, 307
    inflamação induzida quimicamente na, 308
    microbiologia, 305-307
    refluxo ductal intraprostático na, 307-308
    sensibilização neuronal na, 308
    síndrome da bexiga dolorosa e cistite intersticial associada a, 309
  histopatologia da, 305, 305f
  perspectiva histórica, 304
  prostatite crônica/síndrome da dor pélvica crônica. Ver Síndrome da dor pélvica crônica/prostatite crônica
Síndrome de dor pélvica crônica/Prostatite crônica (CP/CPPS)
  apresentação clínica da, 311
  avaliação da
    abordagem diagnóstica e classificação da, 316, 317f, 318q
    avaliação dos sintomas, 311-312, 312q, 312f
    biópsia da próstata, 316
    considerações citológicas, 314-315, 315f
    considerações microbiológicas, 314
    endoscopia na, 315
    exame citológico e cultura do trato urinário inferior na, 312-314, 313f-314f, 314q
    exame físico, 312-314, 313f-314f, 314q
    outros potenciais marcadores, 316
    ultrassonografia na, 315-316
    urodinâmica, 314
    vesiculite seminal e, 316
  avaliação de fenótipo na, 317-318, 318f, 319q
  terapias minimamente invasivas para, 326-327
  tratamento da, 319, 329, 329q
    acupuntura para, 325
    agentes anti-inflamatórios e imunomoduladores, 323
    alopurinol, 324
    antimicrobianos, 319-322, 320t-321t
    apoio psicológico, 325-326
    biofeedback, 325
    cirurgia tradicional para, 327

Síndrome de dor pélvica crônica/Prostatite crônica (CP/CPPS) (Cont.)
  fisioterapia do assoalho pélvico, 325
  fitoterápicos, 324
  massagem prostática, 325
  multimodal direcionada ao fenótipo, 327-328, 328f
  relaxantes musculares, 323
  terapia de compressão do nervo pudendo, 325
  terapia hormonal, 324
  terapia neuromoduladora, 324
  terapias conservadoras, 326
  tratamento com bloqueadores α-adrenérgicos, 322-323
Síndrome de Ehlers-Danlos, disfunção do trato urinário inferior e, 1791
Síndrome de Fanconi, 2861
Síndrome de Fowler, 1789, 1874e3
Síndrome de Frasier, 3480, 3482t
Síndrome de Gitelman, 2862
Síndrome de Guillain-Barré (GBS), disfunção do trato urinário inferior com, 1784-1785
Síndrome de hipermobilidade articular benigna, disfunção do trato urinário inferior e, 1793
Síndrome de HPRCC. Ver Síndrome do RCC papilar hereditário
Síndrome de insensibilidade androgênica leve, 3492
Síndrome de Isaacs, disfunção do trato urinário inferior e, 1790
Síndrome de Klinefelter e variantes, 3477-3478
Síndrome de Klippel-Trénaunay-Weber, 3384
Síndrome de Liddle, 2863
Síndrome de Mayer-Rokitansky-Küster-Hauser (MRKH), 2983, 3495
Síndrome de medula presa (TCS), disfunção do trato urinário inferior com, 1780
Síndrome de Ogilvie, com anastomoses intestinais, 2292
Síndrome de Potter, neonatal, 2890
Síndrome de Reiter. Ver Artrite reativa
Síndrome de Shy-Drager, disfunção do trato urinário inferior com, 1768
Síndrome de Stauffer, 1335
Síndrome de Stevens-Johnson, 390, 391f-392f
Síndrome de Swyer, 3482-3483, 3482f-3483f, 3482t
Síndrome de Turner, 3478-3483, 3479f
Síndrome de von Hippel-Lindau
  alterações genômicas na, 468t, 471-472, 1321-1324, 1322t-1323t, 1323f
  terapias moleculares alvo
    base, 1507-1508, 1508f
    inibidores da via mTOR, 1502-1503, 1514-1515, 1514t, 1515f
    inibidores de VEGF, 1502-1503, 1507-1514, 1508f-1512f, 1509t-1511t, 1513t
    terapia sequencial e combinada, 1516
  tratamento de RCC em, 1353-1355, 1355f
  triagem RCC para, 1336
Síndrome de Williams-Beuren (SWB), disfunção do trato urinário inferior e, 1792
Síndrome do abdome da ameixa seca (síndrome de Prune-belly) (PBS)
  apresentação de/manifestações no adulto, 3242
  apresentação/manifestações, 3240-3242
  apresentação/manifestações neonatais, 3239f, 3241
  avaliação da, 3242-3249
  bexiga fetal dilatada e, 3174
  características clínicas da, 3234-3240
    anomalias cardíacas, 3239
    anomalias geniturinárias na, 3234-3238

Síndrome do abdome da ameixa seca (síndrome de Prune-belly) (PBS) (Cont.)
    anomalias pulmonares, 3239
    anormalidades extragenitourinárias, 3238-3240, 3238t
    anormalidades gastrointestinais, 3239-3240
    anormalidades ortopédicas, 3240
    bexiga urinária, 3236-3237, 3237f
    defeito na parede abdominal, 3238, 3239f-3240f
    órgãos sexuais, 3237
    próstata na, 3237
    rins em, 3234-3235, 3235f
    testículos, 3237-3238
    ureteres na, 3235, 3236f-3237f
    uretra, anterior na, 3237, 3237f-3238f
  descrição, 3234
  embriologia, 3234
  espectro, 3241-3242, 3241t
  frequência de, 3234
  genética de, 3234
  incompleta, 3242
  manejo cirúrgico de, 3243-3249
    abordagens modificadas para, 3249, 3250f-3251f
    cistoplastia de redução, 3244
    desvio urinário supravesical, 3243
    orquidopexia, 3245-3246, 3246f
    reconstrução da parede abdominal, 3246
    reconstrução ureteral, 3244-3245
    reconstrução uretral, 3244, 3244f-3245f
    técnica de Ehrlich, 3247
    técnica de Monfort, 3247-3249, 3247f-3249f
    técnica de Randolph, 3247
    uretrotomia interna, 3243-3244
    vesicostomia cutânea, 3243, 3244f
  manejo de, 3242-3249
    controvérsias, 3243
  perspectivas de longo prazo com, 3249-3250
  pré-natal, 2884
    diagnóstico e manejo de, 3240-3241, 3240f-3241f
  síndrome feminina, 3242
Síndrome do ACTH ectópico, 1534, 1535t, 1539
Síndrome do ducto Mülleriano persistente (PMDS), 3493f, 3494
Síndrome do intestino irritável (IBS), sensibilização cruzada de órgãos, 1656
Síndrome dolorosa pós-vasectomia, 952
Síndrome do quebra-nozes, 194, 970-971
Síndrome do RCC papilar hereditário (HPRCC)
  alterações genômicas no, 468t, 472, 1322t, 1324
  patologia do, 1329t-1330t, 1331-1332, 1331f
  terapia sistêmica para, 1517-1518, 1517f
Síndrome dos testículos desaparecidos bilateral, 3483
Síndrome hematúria-disúria, após cistoplastia de aumento, 3352
Síndrome hepatorrenal (HRS), 1042-1043
Síndrome HLRCC. Ver Síndrome da leiomiomatose hereditária e RCC
Síndrome metabólica (MetS)
  cálculo renal e, 1172-1173
  CVD e, 551, 553
  doença urológicas e, 549-550, 554q
    BPE e LUTS, 550-551
    cálculo urinário, 552-553
    câncer, 554
    definição da, 549-550, 550t
    doenças prostáticas, 551
    ED, 553
    epidemiologia da, 549-550

Síndrome metabólica (MetS) (Cont.)
    incontinência urinária, 551-552
    infertilidade masculina, 553-554, 554f
  duração do sono e, 1822-1823
  ED, 639-641
  hiperplasia prostática benigna e, 2442-2444, 2445t
  nefrolitíase e, 1219-1220, 1220q
Síndrome nefrótica
  alteração mínima, 2858
  em crianças mais velhas, 2858-2859
  em recém-nascidos, 2858
  outras etiologias da, 2858-2859
Síndrome nefrótica congênita do tipo Finnish (CNF), 3023
Síndromes de múltiplas malformações com cistos renais, 3014t, 3023-3028, 3028q
  complexo da esclerose tuberosa. Ver Complexo da esclerose tuberosa
  doença de von Hippel-Landau. Ver Doença von Hippel-Landau
Síndromes genéticas, e infertilidade masculina, 573-574
Síndromes paraneoplásicas, no RCC, 1334-1335, 1334t
Sintomas de armazenamento refratários, uretrólise após, 2006
Sintomas de armazenamento urinário
  após ressecção transuretral monopolar da próstata, 2515
  após vaporização fotosseletiva de próstata, 2532
Sintomas inferiores trato urinário (LUTS)
  algoritmo de manejo para, 2465f-2466f
  causa de, 1838
  com doença Parkinson, tratamento de, 1767-1768
  como complicação da TT, 546
  com retenção urinária aguda, 2457, 2457t
  em MetS, 550-551
  hiperplasia prostática benigna em, 2425, 2426f, 2463
  prevalência de, 1807, 1837-1838
  terapia farmacológica para, 1839t
Sintomas irritativos, do trato urinário inferior, histórico do paciente de, 3-5, 4t-5t
Sintomas obstrutivos, do trato urinário inferior, histórico do paciente de, 3-5, 4t-5t
Sipuleucel-T, 455-456, 2813-2814, 2814f
Siringomielia, disfunção do trato urinário inferior e, 1786
Sirolimus, para imunossupressão pós-transplante, 1085t
Sistema angiolinfático, invasão do câncer urotelial do, 2191
Sistema arterial
  anatomia cirúrgica do, 2641, 2642f
Sistema cardiovascular
  ações da testosterona no, 548-549
    coagulação, 549
    disfunção endotelial, 548-549
  anormalidades, com extrofia cloacal, 3228
  considerações pós-natal para, 2950
  efeitos do pneumoperitônio sobre, 212-213, 213t
  efeitos no tratamento do tumor de Wilms em, 3579
  inflamação, 549
Sistema coletor do trato urinário superior
  acesso percutâneo para, 170q
    abordagem anterógrada para, 161-166, 162f-166f
    acesso de trabalho, 166-168, 167f-169f, 168e1f
    anestesia para, 158
    antimicrobianos periprocedimentos para, 157-158

Sistema coletor do trato urinário superior *(Cont.)*
  assistência retrógrada para, 160-161, 161f, 160e1f
  complicações de, 175-182, 176f-180f, 182q
  considerações anatômicas para, 154-157, 154f-157f, 157q
  drenagem de nefrostomia pós-procedimento para, 170-174, 171f-174f, 174q, 181, 171e1f
  história de, 153
  indicações para, 153-154
  manejo de anticoagulante para, 158
  modificações de situações especiais, 168-170, 170f
  posicionamento do paciente para, 158-159, 159f
  seleção de sítio para, 159-160, 160f
  treinamento, 175, 175f
  anatomia do, 155-156, 155f-156f
  anomalias do, 2999-3004
    divertículo coletor, 2999-3001, 3000f
    estenose infundibulopélvica, 3003, 3004f
    hidrocalicose, 3001-3002, 3001f
    megacalicose, 3002-3003, 3002f
    pelve bífida, 3001f, 3004
    pseudotumores renais, 3003, 3003f
  câncer urotelial. *Ver* Câncer urotelial do trato superior
  obstrução, após acesso percutâneo do sistema coletor do trato urinário superior, 181-182
  prejuízo para, após acesso percutâneo, 178-179, 179f
Sistema coletor. *Ver também* Sistema coletor do trato urinário superior
  anatomia do, 972, 973f
  endoscópico, 975-976, 976q, 976e1f
  radiológico, 972-973
  reparo laparoscópico do, 1474-1475, 1475f
Sistema de Brindley-Finetech, para estimulação da raiz sacral, 1914-1915, 1914f
Sistema de classificação de Fuhrman para RCC, 1328, 1328t, 1340
Sistema de coleta duplicado, cálculo ureteral com, tratamento cirúrgico do, 1253
Sistema de estadiamento da American Joint Committee on Cancer and Union Internationale Contre le Cancer (AJCC and UICC)
  para carcinoma de células escamosas peniano, 852-853, 853t, 853q, 853f
  para RCC, 1336-1338, 1337f
  para tumores testiculares, 791, 792
  para UTUC, 1372-1374, 1373t-1374t
  prognóstico e, 1339-1341, 1339t
Sistema de estadiamento de Gleason, 2594-2596, 2595f, 2596q
Sistema de Estadiamento Internacional do Neuroblastoma (INSS), 3562, 3563t
Sistema de selamento de vasos LigaSure, 206, 206e1f
Sistema de tampão de bicarbonato, equilíbrio acidobásico para, 1023-1025
Sistema nervoso
  do trato urinário inferior do sistema nervoso periférico, 1649-1667, 1651f
  na função ureteral, 989
    inervação sensitiva e agentes peptinérgicas, 992
    parassimpático, 990-991
    purinérgica, 992-993
    simpático, 991-992
Sistema nervoso autônomo e ED, 657
Sistema nervoso parassimpático
  na função ureteral, 990-991
Sistema nervoso purinérgico, na função ureteral, 992-993

Sistema nervoso simpático
  na função ureteral, 991-992
Sistema nervoso somático e ED, 656
Sistema pelvicaliceal, anatomia, 972, 973f
  endoscópica, 975-976, 976q, 976e1f
  radiológico, 972-973
Sistema renal, efeitos pneumoperitônio sobre, 213, 213t
Sistema reprodutivo
  feminino. *Ver* Sistema reprodutivo feminino
  masculino. *Ver* Sistema reprodutivo masculino
Sistema reprodutivo masculino. *Ver também* órgãos específicos
  anatomia
    canais deferentes, 503-505, 504f, 505q, 946, 947q, 947f
    epidídimo, 501-503, 502f-504f, 503q, 946, 947q, 947f
    escroto, 513-514, 514q, 515f, 946, 947q, 947f
    espermatozoides, 535-537, 536f, 537q
    pênis, 511-513, 513q, 910e1-3, 910e1f, 910e7f, 910e5, 910e8q
    próstata, 506-508, 506f-508f, 509q
    testículo, 498-501, 499f-502f, 502q
    uretra, 119, 509f-511f, 511-512, 511q, 917, 1635-1636, 1636f, 910e1-910.e2, 910e2f-910.e3f
    vesícula seminal e ductos ejaculatórios, 505, 505q, 506f, 957-958, 957f-958f
  fisiologia de, 516
    canais deferentes, 533-534, 535q
    epidídimo, 529-533, 529f-532f, 533q
    espermatozoides, 535-537, 536f, 537q
    HPG eixo. *Ver* Eixo hipotálamo-hipófise-gonadal
    testículo, 519-529, 519f-522f, 524f-527f, 527t, 528q-529q
    vesícula seminal e ductos ejaculatórios, 534-535, 534f-535f, 535q
  medicina regenerativa para, 492-493, 493f, 494f, 492e2
  tumores pediátricos de
    testicular. *Ver* Tumores testiculares
Sistema reprodutor feminino. *Ver também* órgãos específicos
  anatomia do, uretra, 119
  medicina regenerativa para, 493-494, 495f
  tumores pediátricos do, 3590q
Sistema respiratório
  complicações de RPLND no, 833
  efeitos do pneumoperitônio no, 213, 213t
Sistema Robótico da Vinci, 197-198, 200, 203, 205, 203e4f, 197e3f, 203e4
  instrumentação para, 209-210, 210f
  treinamento por realidade virtual no, 224e3, 224e3f
Sistemas de endoscopia integrados, para cirurgia laparoscópica, 197, 197e2f
Sistemas de estadiamento AJCC e UICC. *Ver* Sistema de estadiamento da American Joint Committee on Cancer and Union Internationale Contre le Cancer
Sistemas laparoscópicos tridimensionais, 205, 205e2f
Sistemas robóticos, 197-198, 197e3f
Sistemas vídeo-endoscópicos, 136-137, 137f-138f
Sistema venoso
  anatomia cirúrgica do, 2641, 2642f
Sling bulbouretral ósseo
  complicações com, 2182, 2182q
  história e desenvolvimento de, 2170, 2170f
  mecanismos de ação, 2171, 2171f
  resultados de longo prazo com, 2182, 2183q
  técnica de implante para, 2179-2180, 2180f

Sling da uretra média com incisão simples
  abordagem cirúrgica para, 2013-2015, 2014f
  anatomia para, 2010
  resultados esperados com, 2018-2019, 2019t
Sling da uretra média (MUS), 2008-2037
  anatomia do, 2010q
  complicações do, 2026-2037, 2026e1t-2026.e2t
    disfunção miccional após, 2016t-2017t, 2019t, 2033-2036, 2034t-2035t, 2036q
    disfunção sexual após, 2036
    exposição da malha, 2026-2028, 2026f, 2027t, 2028q
    infecção e dor após, 2031-2033
    lesão de trocarte do trato urinário, 2028
    perfuração da malha da bexiga, 2029-2031, 2031f, 2032t, 2033q
    perfuração da malha da uretra, 2028-2029, 2028f, 2030t, 2033q
    questões regulamentares e legais relacionadas a, 2037
    sangramento após, 2036-2037, 2026e1t-2026.e2t
    sérias, 2037
  evolução de, 1987-1988
  incisão única
    abordagem cirúrgica, 2013-2015, 2014f
    anatomia, 2010
    complicações de, 2026-2037, 2028f
    resultados esperados com, 2018-2019, 2019t
  materiais para, 2010, 2010q
  mecânica de, 2008-2009, 2010q
  procedimentos operatórios para, 2010-2015
    aconselhamento do paciente para, 2010
    anestesia para, 2010-2011
    posicionamento para, 2011-2012
    preparo para, 2011-2012
  resultados esperados de, 2015-2019
    em pacientes idosos, 2023-2024, 2024q
    em pacientes obesos, 2024, 2024q, 2025t
    para deficiência intrínseca do esfíncter, 2020-2021
    para incontinência urinária mista, 2019-2020
    para prolapso de órgão pélvico, 2022-2023
    para SUI recorrentes, 2021-2022, 2022q
  retropúbica
    abordagem cirúrgica, 2012-2013, 2012f-2013f
    anatomia, 2009
    complicações da, 2026-2037, 2028f
    remoção de, 2046
    resultados esperados com, 2015-2017, 2016t
  transobturatório
    abordagem cirúrgica de dentro para fora, 2013, 2014f
    abordagem cirúrgica de fora para dentro, 2013
    anatomia, 2009-2010
    complicações de, 2026-2037, 2028f
    remoção de, 2046
    resultados esperados com, 2017-2018, 2017t
Sling da uretra média retropúbica
  abordagem cirúrgica, 2012-2013, 2012f-2013f
  anatomia para, 2009
  complicações do, 2026-2037, 2028f
  remoção de, 2046
  resultados esperados com, 2015-2017, 2016t
Sling da uretra média transobturatório
  abordagem cirúrgica
    de dentro para fora, 2013, 2014f
    de fora pra dentro, 2013
  anatomia para, 2009-2010
  complicações com, 2182, 2182q
  história e desenvolvimento de, 2170, 2170f
  remoção do, 2046
  resultados de longo prazo com, 2182, 2183q
  resultados esperados com, 2017-2018, 2017t

Sling fascial
    resultados com, 3337
    técnica para, 3337
*Sling*plastia intravaginal, 1988
Sling pubovaginal (PVS), 1989-2008
    abordagem vaginal, 1994-1995, 1994f
    aloenxerto
        materiais para, 1991
        resultados esperados de, 1999-2002, 2000t-2001t
    anatomia para, 1990
    colocação de *sling* e fixação, 1995, 1995f
    comparação com cirurgia suspensão retropúbica, 1934-1935, 1935f
    complicações de, 2006-2008, 2008q
        não urológico, 2008
        perfuração e exposição, 2006-2008, 2007t
    cuidado pós-operatório para, 1995
    disfunção miccional, após, 2004-2006, 2007q
        manejo cirúrgico de, 2005-2006, 2006t
    enxerto autólogo
        materiais para, 1990-1991
        resultados esperados de, 1996-1999, 1997t-1998t
    evolução de, 1987-1988
    materiais para, 1990-1992
    mecânica, 1990
    procedimento operatório para, 1992-1995
        aconselhamento, 1992-1993
        anestesia para, 1993
        colheita do enxerto para, 1993-1994, 1993f
        posicionamento do paciente para, 1993
        preparo para, 1993
    prótese sintética
        materiais para, 1991-1992, 1992t
        resultados esperados, 2002
    remoção de, 2046
    resultados esperados de, 1996-2003, 2004q
        para reconstrução uretral, 2003-2004
    xenotransplante
        materiais para, 1991
        resultados esperados de, 2002-2003, 2002t
Sling quadrático
    implante de, 2180
    mecanismos de ação, 2171, 2171f
*Sling*s
    âncora óssea bulbouretral. *Ver Sling* bulbouretral com âncora óssea
    avaliação pré-operatória para, 1988-1989
    bulbouretral transobturatório. *Ver Sling* bulbouretral transobturatório
    da uretra média. *Ver Sling* da uretra média
    evolução dos, 1987-1988
    opções de tratamento alternativas aos, 1989
    para incontinência urinária, em pacientes geriátricos, 2099e5
    pubovaginal. *Ver Sling* pubovaginal
    uretral. *Ver Sling* uretral
*Sling*s uretrais, incontinência urinária por esforço, 1987
Sling transobturatório bulbouretral
    história e desenvolvimento de, 2170, 2170f
    mecanismos de ação, 2171, 2171f
    resultados esperados com, 2178t
    técnica de implantação para, 2178-2179, 2179f
SMA. *Ver* Artéria mesentérica superior
SMV. *Ver* Veia mesentérica superior
SNM. *Ver* Neuromodulação sacral
SNS. *Ver* Estimulação do nervo sacral
Sódio
    excreção fracionada de, obstrução do trato urinário e, 1090
    reabsorção na alça de Henle, 1016, 1017f
    reabsorção no PCT, 1014, 1014f
    reabsorção no túbulo coletor, 1018-1019, 1018f

Sódio *(Cont.)*
    reabsorção no túbulo distal, 1018
    restrição de
        para cistinúria, 1229
        para nefrolitíase, 1218, 1219q
    transporte de, obstrução do trato urinário e, 1096
Soja, na prevenção do câncer de próstata, 2562-2563
Solifenacina
    com antagonistas de β- adrenoreceptores, 1860
    para bexiga urinária diminuída, 1830-1831, 1832t-1834t
    para facilitar o enchimento da bexiga urinária e o armazenamento da urina, 1839t, 1844-1845
    para sintomas de *stent* ureteral, 130-132
Solução de fosfato de sódio (Fleet Phosphosoda®), 107
Solução de polietilenoglicol (GoLYTELY), 107
Sombra acústica, 67, 67f
Sono
    e enurese, 3312-3313
Sono de ondas lentas (SWS), homeostase da glicose e, 1822-1823
Sonoelastografia
    da próstata, 2589, 2590f
    do escroto, 70f-71f, 79-80
    modo de, 70-71, 70f-71f
    para RCC, 1360t, 1509-1511, 1510f, 1511f, 1517
Sorologia, testes para sífilis, 375
Sox9, 2395
SPETC. *Ver* Tomografia computadorizada de emissão de fóton único
Split e técnica de rolo, para RPLND, 818, 819f
SSIPPE. *Ver* Short Screening Instrument for Psychological Problems in Enuresis
SSIs. *Ver* Infecção do local cirúrgico
SSLF. *Ver* Fixação do ligamento sacroespinal
SSRIs. *Ver* Inibidores seletivos da receptação da serotonina
StAR. *Ver* Proteína reguladora aguda de esteroide
Stent ureteral
    obstrução ureteral para, 1101
    para doença estenosa ureteral, 1129
Stent ureteral Open-Pass, 129
Stent Magnetip, 129
Stent revestido por prata, 128
Stents
    após cirurgia percutânea do sistema coletor do trato urinário superior, 171-172, 172f, 171e1f
    artéria renal, para hipertensão renovascular, 1036-1039, 1037q, 1039q, 1040f
    endovascular, para lesão renovascular, 1155
    para doença da estenose uretral, 922
    para estenoses ureteroentérica, 1142
    para obstrução da junção ureteropélvica, na endopielotomia percutânea anterógrada, 1110
    para próstata, 2534e1
    ureteral. *Ver Stents* ureterais e cateteres
Stents de Allium, 127
Stents de Forgotten, 132
Stents de Lexington. *Ver Stents* eluídos com cetorolac
Stents de parede, 127
Stents de passagem, 127
Stents eluídos em Ketorolac (Lexington), 128
Stents endovasculares, para lesão renovascular, 1155
Stents cobertos com CHXSRV. *Ver* Verniz de liberação su*stent*ada contendo *stents* revestidos com clorexidina
Stents Polaris Loop, 127f

Stents revestidos por verniz de liberação prolongada contendo clorexidina (CHXSRV), 128
Stents ureterais e cateteres
    após cirurgia percutânea do sistema coletor do trato urinário superior, 173-174, 174f
    biomateriais utilizados em, 126-128, 127f
    complicações de, 130-132
    concepção de, 128-129
    considerações histórica sobre, 126
    estenose ureteral, 1129
    formação de biofilme em, 134
    indicações para, 129-130
    obstrução ureteral para, 1101
    revestimentos para, 128
    técnica para, 130, 131f
    tecnologia de, 126, 126f
Stents Memokath, 051, 127
Stents mPEG-DOPA, 3, 128
Stents nefroureterais, após cirurgia percutânea de sistema coletor do trato urinário superior, 171-172, 172f, 171e1f
Stents negligenciados, 132
Stents revestidos com heparina, 128
Stents revestidos com triclosan (Triumph), 128
Stents Silhouette®, 127
Stents "Snake", 127
Stents Triumph®. *Ver Stents* revestidos com triclosan (Triumph®)
Stents Uriprene, 128
Stents Uventa®, 127
Stent ureteral de ressonância metálicos, 127, 127f
Stent UroLume®, para estenose uretral, 922
Submasculinizado. *Ver* 46, XY DSD
Substância A, 1179
Substância de inibição Mülleriana (MIS), 518, 518f
Substância P, na função ureteral, 992
Substâncias químicas desreguladoras endócrinas (EDCs), criptorquidismo e, 3436-3437
Substituição da veia cava, 1444, 1444f
Substituição ileal ureteral, para UTUC, 1386-1387, 1387f
Substituição ureteral ileal
    lesão ureteral para, superior, 1163
    para doença da estenose ureteral anterógrada, 1130
    resultado com, 1130-1131
    retrógrada, 1129-1130, 1130f-1131f
Substituição ureteral, ileal. *Ver* Substituição ureteral-ileal
Substituição ureteral, para UTUC, 1386-1387, 1387f
Substituto ortópico de Camey II, 2355, 2356f
Succinato desidrogenase, 1324
Succinilcolina, considerações pré-operatórias para, 112
Sucos cítricos, nefrolitíase e, 1217, 1217q
Sucos, frutas cítricas, nefrolitíase e, 1217, 1217q
SUI. *Ver* Incontinência urinária por estresse/ esforço
Sulfametoxazol-trimetoprim (TMP-SMX)
    e UTIs, 2945
    para UTIs, 255, 256t-258t, 266, 267t, 272-273, 272t, 278t
    profilaxia com
        para acesso percutâneo do sistema coletor do trato urinário superior, 157-158
        para cateterismo, 123-124
        para cirurgia escrotal, 946-947
        para cistouretroscopia, 139-140, 141q
        para *stents* ureterais, 132
        para pacientes pediátricos, 2958-2959, 2959t
        para transplante renal, 1086, 1086t
        para ureteroscopia, 150
        pré-operatório, 105-106, 105q, 106t-107t

Sulfato de atropina, para facilitar o enchimento da bexiga urinária e o armazenamento da urina, 1839t, 1841
Sulfato de condroitina, na formação de cristais, 1178-1179
Sulfato de heparina, na formação de cristais, 1178-1179
Sulfato de hidrogênio, na ED, 626
Sulfato de indinavir (Crixivan®), na formação do cálculo, 1196-1197
    manejo cirúrgico de, 1243e3
    manejo médico de, 1231
Sulfonamidas e UTIs, 2945
    para RCC, 1360t, 1511, 1511t, 1512f, 1516-1517
Sulfonato de 2-Mercaptoetano, para cistite hemorrágica, 188-189
Suporte psicológico, para tratamento da CP/CPPS, 325-326
Suportes do tecido conjuntivo, do assoalho pélvico, 1941, 1941f
Suportes musculares, do assoalho pélvico, 1939-1941, 1940f-1941f
Supressão antimicrobiana, para UTIs, 238
Supressão da urgência miccional, treinamento comportamental com, 1886-1887, 1886f
Suprimento arterial, na pelve masculina, 1615-1617, 1618t, 1, 620f
Suprimento venoso, pelve do sexo masculino, 1617-1618, 1621f
Suturas, materiais usados em, 115-116, 116t
SWE. *Ver* Elastografia de onda de cisalhamento
SWL. *Ver* Litotripsia por onda de choque
SWS. *Ver* Sono de onda lenta

T
Tabaco. *Ver* Tabagismo
Tabagismo
    câncer de próstata e, 2551
    câncer do pênis e, 848
    câncer urotelial e, 2187, 2199
    e ED, 638, 638t
    hiperplasia prostática benigna e, 2442
        com bloqueadores α-adrenérgicos, 2480-2481
    histórico do paciente de, 7-8
    incontinência urinária e, 1749
    pré-operatório, 102-103
    risco de UTUC e, 1366
Tabes dorsalis, disfunção do trato urinário inferior com, 1780
Tacrolimus, para imunossupressão pós-transplante, 1084-1085, 1085q, 1085t
Tadalafil (Cialis)
    para facilitar o enchimento da bexiga urinária e o armazenamento da urina, 1839t, 1856
    para relaxamento ureteral, 1001
TA. *Ver* Ablação térmica
Tamanho do poro, do enxerto, 1946
Tamoxifeno, para PD, 734
Tampão de pele, 416
    himenal, 3459, 3459f
Tamsulosina
    para facilitar o enchimento da bexiga urinária e o armazenamento da urina, 1853
    para facilitar o esvaziamento da bexiga urinária, 1874e1
    para noctúria, 1830
    para sintomas do *stent* ureteral, 130-132
    resposta ureteral, 992, 1001-1002
Tansplante de células-tronco hematopoiéticas alogênicas, para RCC, 1506-1507, 1507t
Taqaandan, fratura peniana com, 2379

Taquicininas
    na função ureteral, 992
    trato urinário inferior e, 1672, 1672t
Tato urogenital. *Ver* Trato genitourinário
Taxa de concentração de produto (CPR), 1174
Taxa de fluxo urinário, com pós-esvaziamento residual, 1730
Taxas de mortalidade, do câncer de próstata, 2543, 2544f
    efeitos de triagem, 2545-2546
    global, 2544-2545
TB. *Ver* Tuberculose
TC abdominal, 41, 42f-43f
TCA. *Ver* Terapia de continência ajustável
TCAs. *Ver* Antidepressivos tricíclicos
TCC. *Ver* Carcinoma de células de transição
TC com multidetector (MDCT), 40, 41f
TC de fonte dupla (DSTC), 40
^{99m}Tc-DMSA. *Ver* Ácido dimercaptosuccínico com tecnécio 99m
^{99m}Tc-DTPA. *Ver* Ácido penta-acético dietileno com tecnécio 99m
TC. *Ver* Tomografia computadorizada
^{99m}Tc-MAG3. *Ver* Mercaptoacetil triglicina com tecnécio 99m
TC pélvica, 41, 42f-43f
TCS. *Ver* Síndrome de medula presa
TDS. *Ver* Síndrome da deficiência da testosterona
TEBS. *Ver* Estimulação elétrica transuretral da bexiga
Tecido contrátil, epidídimo, 530, 530f
Tecido peritubular, dos testículos, 523, 525f
Tecidos artificiais. *Ver* Engenharia tecidual
Técnica de acesso direto, para alcançar o acesso transperitoneal em pacientes pediátricos, 2968, 2969q
Técnica de Ehrlich, 3247
Técnica de Glenn-Anderson, 3158, 3162f
Técnica de Hasson
    complicações relacionadas a, 216
    para alcançar o acesso extraperitoneal e desenvolver o espaço extraperitoneal, 201-202
    para alcançar o acesso retroperitoneal e desenvolver o espaço retroperitoneal, 201, 202f, 201e3
    para alcançar o acesso transperitoneal e estabelecer pneumoperitônio, 200-201, 201f, 201e1f
Técnica de *bypass*, para trombectomia da veia cava, 1441-1443, 1442f-1443f, 1442e1f, 1443e1
Técnica de imersão ureteral, na derivação urinária, 2300
Técnica de injeção transuretral, incontinência urinária por estresse/esforço
    monitoramento cistoscópico com, 2052-2053, 2053f
    sem monitoração cistoscópica, 2053
Técnica de intussuscepção, para UTUC, 1378, 1379, 1380f
Técnica de Leadbetter e Clarke, na diversão urinária, 2296, 2296f, 2296t
Técnica de Le Duc, na diversão urinária, 2296t, 2299-2300, 2299f
Técnica de Monfort, 3247-3249, 3247f-3249f
Técnica de Pagano, na diversão urinária, 2296t, 2297, 2297f
Técnica de Paquin, 3158
Técnica de plicação de Kalicinski, para megaureter em pacientes pediátricos, 3072, 3072f
Técnica de plicação de Starr, para megaureter em pacientes pediátricos, 3072, 3072f
Técnica de Randolph, 3247

Técnica de Strickler, no desvio urinário, 2296t, 2297, 2297f
Técnica de Wallace, na derivação urinária, 2296t, 2298, 2298f
Técnica de Yang-Monti, 3363, 3364f
Técnica do mamilo dividido, no desvio urinário, 2299f
Técnica popcorning, 234
Técnicas de acesso aberto
    complicações relacionadas a, 216
    em pacientes pediátricos, 2967-2968, 2968q
    para alcançar o acesso extraperitoneal e desenvolver o espaço extraperitoneal, 201-202
    para alcançar o acesso retroperitoneal e desenvolver o espaço retroperitoneal, 201, 202f, 201e3
    para alcançar o acesso transperitoneal e estabelecer pneumoperitônio, 200-201, 201f, 201e1f
Técnicas de acesso fechadas
    complicações relacionadas a, 216
    para acesso de alcance transperitoneal e estabelecimento de pneumoperitôneo, 200
Técnicas de combinação cruzada, para transplante renal, 1076
Técnicas de Cordonnier e Nesbit, na diversão urinária, 2297
Técnicas de grampeamento absorvíveis, para derivação urinária continente cutânea, 2339
    bolsa do colo intestinal direito, 2339-2340, 2340f
    comentários sobre, 2342
    cuidados pós-operatórios para, 2342
    reservatório grampeado em W, 2342, 2342f
    reservatório sigmoide grampeado, 2340-2342, 2341f
Técnicas de Imagem, para UTIs, 252-253, 253q
    estudos com radionuclídeo, 253
    indicações, 252-253, 253q
    TC e MRI, 253
    ultrassonografia, 253
    uretrocistografia miccional, 253
Técnica transcolônica de Goodwin, no desvio urinário, 2296-2297, 2297f
Técnica trigonal cruzada de Cohen, 3158-3163, 3162f
Tecnologia ablativa, 2727-2737
Tecnologias de reprodução assistida (ART), 573e5
Tegmento da ponte, 1663
Temperatura
    de pacientes pediátricos, 2960
    pré-operatório do paciente, 113
    regulação da função epididimal pela, 532-533
Tempo de latência de ejaculação intravaginal (IELT), 697
Temsirolimus (Torisel), 1327
    para RCC, 1514-1517, 1514t, 1515f
Tendão perineal Central, 910e6f-910.e7f, 910e8
TENS. *Ver* Estimulação elétrica transcutânea
Teofilina, para relaxamento ureteral, 1001
Teoria da urogênese, 2199-2200
Teoria do crescimento da partícula fixada, 1175
Teoria do crescimento das partículas de cristal livres, 1175
Teoria integral, 1758, 1988
Terapia ablativa
    ARF. *Ver* Ablação por radiofrequência
    cirurgia adrenal, 1594-1595
    crioablação. *Ver* Crioablação
    falha da, após nefrectomia radical laparoscópica, 1470
    focal. *Ver* Terapia ablativa focal

Terapia ablativa (Cont.)
    laparoscópica renal, 1477-1479, 1494
    para tumores renais, 1484, 1499
        CCR, 1347t, 1349-1351, 1350t
        novas modalidades de, 1495-1499, 1499q
Terapia ablativa focal
    para câncer de próstata
        ablação por radiofrequência, 2734-2736, 2736f-2737f
        acompanhamento após, 2743-2745, 2744f
        antígeno específico da próstata, 2744
        avanços da ultrassonografia, 2722-2727
        base conceitual para, 2712-2714, 2713f-2714f
        biópsia para, 2720-2722
        braquiterapia de salvamento, 2749
        cinética do antígeno específico da próstata, 2744
        complicações com, 2743
        controle do câncer com, 2743
        crioterapia, 2727, 2728f-2730f
        crioterapia de salvamento, 2750
        dados globais para, 2737-2743, 2739t-2742t
        densidade do antígeno específico da próstata, 2744
        determinação de falha, 2745-2746
        efeitos adversos da, 2743
        eletroporação irreversível, 2733-2734, 2734f-2736f
        identificação da população de pacientes, 2719, 2727, 2719f-2720f
        imagem por ressonância magnética multiparamétrica para, 2724-2727, 2725f-2727f
        localização da doença para, 2720, 2720t
        qualidade de vida com, 2743
        resultados bioquímicos esperados com, 2743-2744
        resultados esperados com, 2736-2737
        resultados esperados de imagem com, 2745
        resultados histológicos esperados com, 2744-2745
        tecnologia para, 2727-2737
        terapia de resgate, 2748, 2748f-2749f
        terapia fotodinâmica, 2732
        terapia fototérmica, 2732-2733
        ultrassom focalizado de alta intensidade de resgate, 2750
        ultrassonografia focada de alta intensidade, 2727-2732, 2731f-2735f
        visão geral, 2711-2714
    para câncer de próstata localizado, 2626
        ablação por laser, 2626
        ablação por ultrassonografia focada de alta intensidade, 2626e1
        crioablação, 2626e1
        crioablação, 2765
        terapia fotodinâmica, 2626
        ultrassonografia focada de alta intensidade, 2765
Terapia ablativo percutânea, para tumores renais, 1487-1489, 1488f, 1494
Terapia antimicrobiana, para UTIs
    duração, 260
    formulário antibacteriano para, 255-260, 256t-258t, 259f
    princípios da, 253-260, 254t-258t, 259f, 260q
    profilaxia, 238
    resistência bacteriana a, 254-255
    seleção de agentes, 260, 266-268, 267t
    supressão, 238
Terapia antitrombótica, manejo pré-operatório da, 109-110, 110t
Terapia anti-VEGF, para RCC, 1326
Terapia a vácuo, e PD, 738

Terapia baseada em RNA alvo, para câncer de próstata localizado, radioterapia com, 2709
Terapia biológicas, para neuroblastoma, 3567
Terapia com citocinas. Ver Interleucina-2
    choque séptico e, 292
    na fibrose tubulointersticial, 1097-1100
    na hiperplasia prostática benigna, 2431-2432, 2431f
    no tumor de Wilms, 3574
Terapia com EGFR. Ver Terapia com receptor do fator de crescimento epidérmico
Terapia com insulina, pré-operatória, 103
Terapia com micro-ondas transuretral (TUMT), 2517-2522
    complicações com, 2521
        intraoperatória, 2521
        perioperatória, 2519, 2521
        pós-operatórias, 2521
    conclusões para, 2522
    contraindicações para, 2519
    fraude contra, 2520
    mecanismo de ação de, 2518
        degeneração nervosa e alterações sensoriais, 2518
        morfologia, 2518
    ressecção transuretral da próstata contra, 2520-2521
    resultados esperados com, 2519-2521
        estudos comparativos para, 2520-2521
        estudos de coorte única para, 2519-2520
        predição de, 2519
    técnica para, 2518-2519
        intraoperatória, 2519
        perioperatória, 2519, 2519f
        pós-operatório, 2519
        pré-operatório, 2518-2519
    visão geral e conceito de, 2517-2518, 2518f
    α-bloqueador versus, 2520
Terapia comportamental (BT)
    com supressão de desejo, 1886-1887, 1886f
    níveis de evidências e recomendações para, 1877t-1878t
    para enurese, 3313-3314, 3314f
    para incontinência urinária, no paciente geriátrico, 2099e3
Terapia com testosterona (TT)
    CVD e, 547-549
    para AD, 542-544, 543f, 544q-545q, 548
        complicações e controvérsias na, 546-547, 547q
        preparações de implantes subcutâneos, 544t, 545-546
        preparações injetáveis, 544t, 545
        preparações orais, 544-545, 544t
        preparações transbucal, 544t, 545
        preparações transdérmicas, 544t, 545
    para ED, 547, 547q
Terapia de compressão do nervo pudendo, para tratamento de CP/CPPS, 325
Terapia de injeção
    acompanhamento para, 2050
    armadilhas com, 2053-2054
    avaliação de resultados, 2054, 2054t
    cuidados periprocedimento para, 2053
    em pacientes geriátricos, 2099e5
    estudo urodinâmico para, 2050-2051
    exame físico para, 2050
    exame pélvico de, 2050
    fisiopatologia da, 2049
    história de, 2049
    indicações e contraindicações para, 2049-2050
    para incontinência após diversão urinária, 2068
    para próstata, 2534e3-2534.e4
    reinjeções para, 2053

Terapia de injeção (Cont.)
    resultados esperados, 2063q
    revisões sistemáticas e diretrizes clínicas para, 2054
    seleção de pacientes para, 2049-2050
    técnicas para, 2051-2053
        periuretral, 2051-2053, 2051f-2052f
        transuretral, 2052-2053, 2053f
Terapia de instilação, para UTUC, 1398-1399, 1398f, 1399t
Terapia de onda de choque extracorporal (ESWT) e PD, 737
    para prostatite, 326
Terapia de privação de androgênios (ADT), 538, 547
    adjuvante. Ver Privação de androgênio adjuvante
    antes da prostatectomia radical, 2618
    com radioterapia externa
        para câncer de próstata localizado, 2620
        para câncer de próstata localmente avançado, 2619-2620, 2706
    contínua, 2798-2801
    espera vigilante com, 2746
    imediata versus tardia, 2799, 2800f
    imediata versus tardia, 2801
    intermitente versus contínua, 2801-2802, 2802f
    neoadjuvante. Ver Privação do androgênio neoadjuvante
    para câncer de próstata localizado, 2624, 2624e1q
    para câncer de próstata localizado com radioterapia, 2623
        duração, 2706
        tratamento de linfonodo pélvico e, 2706
    para câncer de próstata localmente avançado, 2766-2767
        imediata versus tardia, 2800-2801, 2801f
        intermitente, 2766-2767
        qualidade de vida com, 2767
        radioterapia com, 2705-2706, 2707t
Terapia de radionuclídeo, metástases ósseas para sistêmicas, 2708, 2708t
Terapia de reposição renal contínua (CRRT), 2870
Terapia de reposição renal (RRT)
    para AKI, 1052
    para CKD, 1064-1065, 1067q, 1067t
    para ESRD, 1065, 1066q-1067q, 1066f, 1067t
        complicações de longo prazo de, 1070
        incidência e prevalência de, 1069
        opções para, 1069
        resultados de, 1070
    transplante. Ver Transplante Renal
Terapia de salvamento de toda glândula, na recorrência do câncer de próstata, 2747-2748, 2748t
    braquiterapia, 2747
    prostatectomia radical de salvamento, 2747
    ultrassonografia focada de alta intensidade, 2748
Terapia farmacológica
    na ED
        aumentando a pressão intravesical, 1870-1873
        contratilidade da bexiga, 1870-1873
        injeção intracavernosa, 664-665
        oral, 661-664
        para facilitar o esvaziamento da bexiga urinária, 1870-1874
        redução da resistência de saída, 1873-1874
        supositórios intrauretrais, 665-666
        transdérmica/tópica, 66
    para facilitar o enchimento da bexiga urinária e o armazenamento da urina, 1836-1870, 1839t

Terapia farmacológica (Cont.)
  agentes antimuscarínicos, 1838-1841, 1839t, 1852q. Ver também Agentes antimuscarínicos
  agonistas do receptor de prostanoides e antagonistas, 1866e1-1866.e2
  análogos do receptor de vitamina D3, 1866e1
  antagonistas da hormona libertadora de gonadotropina, 1866e3
  antagonistas de α-adrenoreceptores, 1853-1854
  antagonistas de β-adrenoreceptores, 1854-1855
  antagonistas dos canais de potenciais receptores transitória, 1866e1
  antagonistas dos receptores NK1, 1866e4
  antidepressivos, 1839t, 1856-1858
  atividade dos canais de membrana, 1839t, 1852-1853
  aumentando a resistência de saída, 1866-1870
  fármacos intraprostaticamente injetados, 1866e2
  hormônios para, 1864-1866
  inibidores da fosfodiesterase, 1855-1856
  orientações para, 1838, 1838t-1839t
  por inibição da contractilidade da bexiga, 1836-1866
  receptores muscarínicos em, 1836-1837, 1838t
  toxinas, 1861-1863
  tramadol, 1866e3-1866.e4
  vaniloides para, 1863, 1863e1
  para trato urinário inferior
    esteroides sexuais, 1673
    mecanismos adrenérgicos, 1670-1671, 1671
    mecanismos muscarínicos, 1667-1670, 1669t, 1670q
    neuropeptídeos aferentes, 1671-1673, 1672t
    uretral nas mulheres, 1671
Terapia fotodinâmica (PDT)
  para câncer da bexiga urinária de alto grau refratário sem invasão muscular, 2217
  para câncer de próstata
    ablação por radiofrequência, 2734-2736, 2736f-2737f
    acompanhamento após, 2743-2745, 2744f
    antígeno específico da próstata, 2744
    avanços da ultrassonografia, 2722-2727
    base conceitual para, 2712-2714, 2713f-2714f
    biópsia para, 2720-2722
    braquiterapia de salvamento, 2749
    cinética do antígeno específico da próstata, 2744
    complicações com, 2743
    controle do câncer com, 2743
    crioterapia, 2727, 2728f-2730f
    crioterapia de salvamento, 2750
    dados globais para, 2737-2743, 2739t-2742t
    densidade do antígeno específico da próstata, 2744
    determinação de falha, 2745-2746
    efeitos adversos da, 2743
    eletroporação irreversível, 2733-2734, 2734f-2736f
    identificação da população de pacientes, 2719, 2727, 2719f-2720f
    imagem por ressonância magnética multiparamétrica para, 2724-2727, 2725f-2727f
    localização da doença para, 2720, 2720t
    qualidade de vida com, 2743
    resultados bioquímicos esperados com, 2743-2744

Terapia fotodinâmica (PDT) (Cont.)
    resultados esperados com, 2736-2737
    resultados esperados de imagem com, 2745
    resultados histológicos esperados com, 2744-2745
    tecnologia para, 2727-2737
    terapia de resgate, 2748, 2748f-2749f
    terapia fotodinâmica, 2732
    terapia fototérmica, 2732-2733
    ultrassom focalizado de alta intensidade de resgate, 2750
    ultrassonografia focada de alta intensidade, 2727-2732, 2731f-2735f
    visão geral, 2711-2714
Terapia fototérmica, para câncer de próstata, 2732-2733
    resultados esperados com, 2737
Terapia genética pró-fármaco/enzima, para câncer de próstata localizado, radioterapia com, 2710
Terapia hormonal. Ver também Terapia de privação de androgênio
  incontinência urinária e, 1748
  para câncer de próstata
    ablação por radiofrequência, 2734-2736, 2736f-2737f
    acompanhamento após, 2743-2745, 2744f
    antígeno específico da próstata, 2744
    avanços da ultrassonografia, 2722-2727
    base conceitual para, 2712-2714, 2713f-2714f
    biópsia para, 2720-2722
    braquiterapia de salvamento, 2749
    cinética do antígeno específico da próstata, 2744
    complicações com, 2743
    controle do câncer com, 2743
    crioterapia, 2727, 2728f-2730f
    crioterapia de salvamento, 2750
    dados globais para, 2737-2743, 2739t-2742t
    densidade do antígeno específico da próstata, 2744
    determinação de falha, 2745-2746
    efeitos adversos da, 2743
    eletroporação irreversível, 2733-2734, 2734f-2736f
    identificação da população de pacientes, 2719, 2727, 2719f-2720f
    imagem por ressonância magnética multiparamétrica para, 2724-2727, 2725f-2727f
    localização da doença para, 2720, 2720t
    qualidade de vida com, 2743
    resultados bioquímicos esperados com, 2743-2744
    resultados esperados com, 2736-2737
    resultados esperados de imagem com, 2745
    resultados histológicos esperados com, 2744-2745
    tecnologia para, 2727-2737
    terapia de resgate, 2748, 2748f-2749f
    terapia fotodinâmica, 2732
    terapia fototérmica, 2732-2733
    ultrassom focalizado de alta intensidade de resgate, 2750
    ultrassonografia focada de alta intensidade, 2727-2732, 2731f-2735f
    visão geral, 2711-2714
  para ED, 659-661
  para priapismo, 682-683
  para RCC metastático, 1516
  para tratamento de CP/CPPS, 323-324
Terapia hormonal primária. Ver Terapia de privação de androgênios
Terapia intermitente autoiniciada, para UTIs recorrentes, 274

Terapia intravesical, para tratamento de BPS/IC, 353t, 356-358, 358q, 358e1, 356e1
  clorpactina, 356e1
  DMSO, 356-357
  glicosaminoglicanas, 357-358
  nitrato de prata, 356e1
  terapias intradetrusor, 358
Terapia médica
  carcinoma cortical suprarrenal, 1559-1560
  para tratamento da tuberculose genitourinária, 428-430, 429t-430t
Terapia médica expulsiva (MET), para cálculo ureteral, 1251
  localização do ureter, 1251-1252
  no megaureter, 1253
Terapia molecular alvo, como base para RCC avançado, 1507-1508, 1508f
  inibidores da via mTOR, 1502-1503, 1514-1515, 1514t, 1515f, 1517
  inibidores de VEGF, 1502-1503, 1507-1514, 1508f-1512f, 1509t-1511t, 1513t, 1517
  terapia combinada e sequencial com, 1516
Terapia neuromodulatória, para tratamento da CP/CPPS, 324
Terapia oral
  para BPS/IC, 353-354
  pré-medicação com, para prevenir reações aos meios de contraste, 29, 29q
Terapia oral, para tratamento BPS/IC, 352-356, 353t, 356q
Terapia psicossexual, para ED, 659
Terapia radiogene, radioterapia para câncer de próstata localizado, com, 2709-2710
Terapias alternativas
  para ED, 667
Terapias celulares
  bexiga urinária, 491-492
  pênis, 492
Terapias combinadas, na ED, 667
Terapias com células da bexiga, 491-492
Terapias com células penianas, 492
Terapias conservadoras
  para tratamento de BPS/IC, 351
  para tratamento de CP/CPPS, 326
Terapias intradetrusor, para tratamento de BPS/IC, 358
Terapia sistêmica com radionuclídeo, para metástases ósseas, 2708, 2708t
Terapias minimamente invasivas, para tratamento de CP/CPPS, 326-327
Terapias moleculares e radioterapia para câncer de próstata localizado, 2709-2710
  imunoterapia, 2709
  oncolíticos, 2710
  terapia alvo baseada em RNA, 2709
  terapia com gene enzima/pró-droga, 2710
  terapia genética com rádio, 2709-2710
Teratoma coccígeo sacral, disfunção do trato urinário inferior e, 1791
Teratomas, 795, 3593
  achados no PC-RPLND, resultados esperados associados a, 830, 830t
  histologia dos, 788f, 788-789
Terazosina
  para bexiga urinária diminuída, 1830, 1832t-1834t
  para facilitar o esvaziamento da bexiga urinária, 1874e1
  para hiper-reflexia autônoma, 1776
TER. Ver Resistência transepitelial
Termorregulação
  de pacientes pediátricos, 2960
  do paciente pré-operatório, 113
Tese com ácido vanilmandélico (VMA), em testes diagnósticos de feocromocitoma, 1549, 1549f

Tesouras, para cirurgia laparoscópica e robótica, 206, 210
Teste com absorvente (*Pad tests*)
　para distúrbios do assoalho pélvico, 1704-1705
　para incontinência urinária masculina, 1712
Teste com corante, para distúrbios do assoalho pélvico, 1705
Teste com metanefrina, em testes diagnósticos de feocromocitoma, 1549, 1549f, 1574t
Teste com nitrito, urinário, 20, 20f
Teste de água gelada, 1656, 1675
Teste de cetonas, urinário, 19
Teste de cloreto de potássio, para diagnóstico de BPS/IC, 349-350
Teste de conteúdo do músculo liso cavernoso, 654
Teste de cromogranina A, em testes de diagnóstico de feocromocitoma, 1550
Teste de glicose, urinário, 19
Teste de gravidez, pré-cirúrgica, 100
Teste de oclusão contínua, 1815-1816
Teste de parada, 1815-1816
Teste de privação de água durante a noite (*overnight*) (OWDT), 1835
Teste de super-sensibilidade ao Bethanechol, 1730
Teste de supressão de clonidina, em testes diagnósticos do feocromocitoma, 1550
Teste de supressão de dexametasona de baixa dose durante a noite (*overnight*), na avaliação de massas suprarrenais, 1572
Teste de Whitaker, para obstrução do trato urinário, 1093
Teste para antígeno específico ultrassensível da próstata (uPSA), para
Teste Q-tip, mobilidade uretral para, 1700
Teste rápido e de carga de cálcio, para hipercalciúria, 1205
Teste renal de capacidade de concentração (RCCT), 1835
Testes com fita de imersão (*dipstick*), para UTIs, 2938
Testes com urobilinogênio, urinário, 19-20
Testes de amplificação de ácidos nucleicos (NAATs), para tuberculose genitourinária, 424
Testes de bilirrubina, urinário, 19-20
Testes de catecolaminas, em testes de diagnóstico de feocromocitoma, 1549
Testes de pré-cirúrgica, 100
Testes de seleção, para tuberculose genitourinária, 424-425, 425q
Testes de sífilis não treponêmicos, 375
Teste sensorial térmica peniana, 657
Testes séricos de função da tireoide, 658
Testes sorológicos, para UTIs, 2939
Testes treponêmicos para sífilis, 375
Teste tuberculínico cutâneo (TST), 424, 425q
Teste VMA. *Ver* Teste de ácido vanililmandélico
Testículo
　anatomia do, 502q
　　arquitetura microanatômica, 498, 499f
　　drenagem venosa, 500, 500f-501f
　　estrutura macroscópica do, 498, 499f, 502f
　　suprimento arterial do, 498-500, 500f, 519
　　suprimento linfático do, 500
　　suprimento nervoso, 500-501
　　suprimento sanguíneo do, 581, 581q
　anomalias, criptorquidia e, 3442-3443
　apêndice, torção, 3392
　desaparecimento, 3439-3441, 3440f
　descida
　　desenvolvimento gubernacular e, 3432-3433, 3432f-3433f
　　regulação do, 3433-3434

Testículo (*Cont.*)
　desenvolvimento errado e, 3441
　diferenciação de, 3430-3431
　embriologia, 3430-3434
　fisiologia do, 529q
　　arquitetura macroscópica, 519-521, 519f-520f
　　citoarquitetura, 521-525, 521f-522f, 524f-525f
　　espermatogênese. *Ver* Espermatogênese
　　funções do eixo HPG, 517-518, 517f
　função do, 3473-3474, 3474f
　HIV e, 383
　hormônios, 517-518, 517f, 3431-3432, 3431f
　imagem de, 527f
　　microfotografia, 527f
　　micrografia eletrônica, 525f
　　micrografia eletrônica digitalizada, 519f
　　ultrassom, 501, 501f
　imagem pediátrica de, ultrassonografia, 2913-2915, 2917f-2918f
　inflamação. *Ver* Orquite
　não descido do. *Ver* Criptorquidismo
　na síndrome do abdome em ameixa (síndrome de Prune-belly), 3237-3238
　na tuberculose genitourinária, 423
　produção de androgênios pelas, 2400-2401, 2401f, 2401t
　reconstrução, 492-493
　trauma, 2382-2384, 2383f
　ultrassonografia do, 501, 501f
　　aplicações processuais de, 79
　　indicações para, 78
　　limitações, 80, 80f
　　resultados normais em, 78, 78f-79f
　　sonoelastografia, 70f-71f, 79-80
　　técnica de, 77
Testículo não descido. *Ver* Criptorquidismo
Testículo reto, 519-521
　adenocarcinoma do, 812
　displasia cística, 3393
Testículos desaparecidos, 3439-3441, 3440f
Testículos de torção, 560
Testosterona (T), 751-752
　ciclos de, 522-523, 522f
　CVD e, 547-549, 549q
　deficiência de. *Ver* Deficiência de androgênio
　distúrbios da biossíntese da, 3489-3491
　efeitos do envelhecimento sobre, 519
　efeitos sobre o sistema cardiovascular, 548-549
　　coagulação e, 549
　　disfunção endotelial e, 548-549
　　inflamação e, 549
　e resposta sexual feminina, 751-752
　estrutura de, 543f
　fontes de, 2788-2789
　função do epidídimo regulada por, 532
　níveis de, 538, 540-542, 541t
　no canal deferente, 533-534
　no câncer de próstata, 2553, 2554f
　no eixo HPG, 517-518
　síntese de, 522, 2401-2402, 2402f
　　controle de, 522
　transporte e metabolismo fazer, 539-541, 540t
　trato urinário inferior e, 1673
TEV. *Ver* Tromboembolia venosa
TGCTs. *Ver* Tumores de células germinativas testiculares
TGF. *Ver* Realimentação tubuloglomerular
TGF-β. *Ver* Fator de crescimento transformador β
TGP. *Ver* Pressão transglomerular
"The Knack,", 1884, 1885q
Tiazidas
　hipocitratúria induzida por, 1212
　　manejo médico da, 1228

Tiazidas (*Cont.*)
　na formação do cálculo, 1197
　　manejo cirúrgico de, 1243e3
　para hipercalciúria absortiva, 1223-1225
　　diretrizes para, 1224
　para hipercalciúria renal, 1225, 1225q, 1226t
　para nefrolitíase, 1226t
Tibolona, e HSDD, 759e1
Ticarcilina/clavulanato, profilaxia pré-operatória com, 106t-107t
TI. *Ver* Índice térmico
Tiopental, considerações pré-operatórias para, 111-112
Tiotepa, para câncer da bexiga urinária sem invasão muscular, 2216, 2216t
Tiramina, resposta ureteral, 991-992
Tiras de teste, urina, 14
　bilirrubina e urobilinogênio, 19-20
　esterase de leucócitos e nitritos, 20, 20f
　glicose e cetonas, 19
　hematúria, 14-16, 15t, 16f-18f
　para RCC, 1335
　proteinúria, 16-19, 19f
T. *Ver* Testosterona
Tivozanib, para RCC, 1514
TMA. *Ver* Microangiopatiss trombóticas
TM. *Ver* Tropomiosina
TMP. *Ver* Trimetoprim
TMP-SMX. *Ver* Trimetoprim-sulfametoxazol
TNF-α. *Ver* Fator de necrose tumoral α
Tofranil. *Ver* Imipramina
Tolterodina, 1669-1670, 1669t
　para bexiga urinária diminuída, 1831, 1832t-1834t
　para facilitar o enchimento da bexiga urinária e o armazenamento da urina, 1839t, 1845-1847
　　com antagonistas de α-adrenoreceptores, 1859-1860
　　com outros antimuscarínicos, 1860
　para sintomas de *stent* ureteral, 130-132
Tomografia computadorizada com emissão de fóton único (SPETC), 2947
Tomografia computadorizada de dupla energia (DETC), para determinação da composição do cálculo, 1208
Tomografia computadorizada helicoidal sem contraste (NHTC)
　do cálculo renal, avaliação pré-tratamento, 1237
　para obstrução do trato urinário, 1092
Tomografia computadorizada sem contraste (PTNC), de cálculos urinários, 1202, 1204f
Tomografia computadorizada (TC), 40-41, 41f-43f, 46q
　após diversão urinária ortópica, 2346-2347, 2346f
　da acidose tubular renal, 1211, 1211f
　da doença de estenose ureteral, 1129
　da fibrose retroperitoneal, 1144, 1144f
　da obstrução da junção ureteropélvica, 1105-1106, 1106f-1107f
　da vesícula seminal, 959, 959f
　de cálculo renal, avaliação pré-tratamento, 1237
　de cálculos coraliformes, 1212, 1213f
　de cálculos da matriz, 1242, 1243f
　de cálculos urinários, 1202, 1204f
　de lesões renais, 1150, 1150f
　de lesões ureterais, 1160-1161, 1161f
　de lesões vesicais, 2386-2387, 2387f
　de linfoma renal, 1362-1363, 1362t
　de neuroblastoma, 3561-3562
　de obstrução do trato urinário, 1092-1093
　de RCC, 1338, 1338f

Tomografia computadorizada (TC) *(Cont.)*
   determinação da composição do cálculo para, 1208
   de tumor de Wilms, 3573-3574, 3573f
   de UTUC, 1371
   de vesícula seminal e ductos ejaculatórios, 505
   do angiomiolipoma renal, 1307-1308, 1307f
   do pênis, carcinoma de células escamosas do, 852
   do rim, 969, 969f
   do trombo tumoral IVC, 1356-1357, 1356f
   do ureter retrocaval, 1125, 1128f
   exposição à radiação com, 1092-1093
   helicoidal sem contraste. *Ver* Tomografia computadorizada helicoidal sem contraste
   na avaliação de massa suprarrenal, 1567-1569, 1568f-1569f
   na radiologia suprarrrenal, 1526, 1527f
   para avaliação de cisto renal, 43-45, 45f-46f, 1318-1320, 1318f-1320f, 1319t
   para avaliação de tumor renal, 43-45, 45f-46f, 1316-1317, 1316f
   para avaliação renal pré-operatória, 1414, 1415f
   para hematúria, 45-46, 48f
   para litíase urinária, 41-43, 44f
   para massas renais, 43-45, 45f-46f
   para trauma geniturinário pediátrico, 3539
   para triagem de hipertensão renovascular, 1032, 1032q
   para UTIs, 253, 276-277, 288, 288f, 2942
   pediátrica
      trato urinário inferior e genitália, 2921
      trato urinário superior, 2918, 2920f
   renal, 2906
   superior, 1104
   TGCT com, 792-793, 793f
   unidades usado em, 41
   urografia com multidetectores. *Ver* Urografia por tomografia computadorizada com multidetectores
Tomografia por emissão de pósitrons (PET)
   na oncologia urológica, 38-40
   para carcinoma de células escamosas peniano, 852
Topiramato, na formação do cálculo, 1197
   manejo médico de, 1231
Tórax, estudos de imagem, para TGCTs, 793
Torção do cordão espermático, 3388-3391
   extravaginal, 3391-3392, 3391f
   intravaginal agudo, 3388-3390
      apresentação clínica/manifestações, 3388-3389
      estudos de diagnóstico de, 3389-3390, 3389f
      fatores de predisposição para, 3388
      manejo e tratamento cirúrgico de, 3390
      prognóstico para, 3391
   intravaginal intermitente, 3391
Torção testicular, 2894-2895
   imagem pediátrica de, ultrassonografia, 2913, 2917f
   perinatal, 3391-3392, 3391f
Torção testicular perinatal, 3391-3392, 3391f
Torisel. *Ver* Temsirolimus
Torsão do apêndice testicular e epidídimo, 3392
Tosilato de suplatast, para terapia oral de BPS/IC, 353t, 354
Toxicidade retal, com braquiterapia, 2702
Toxicidade urinária, com braquiterapia, 2702
Toxina botulínica (BoNT). *Ver também* Toxina onabotulínica A
   efeitos adversos da, 1862-1863
   eficácia, 1862
   mecanismo de ação de, 1861-1862

Toxina botulínica (BoNT) *(Cont.)*
   para disfunção da bexiga urinária e do intestino, 3308
   para doença de Parkinson, 1768
   para facilitar o enchimento da bexiga urinária e o armazenamento da urina, 1839t, 1861-1863
   para facilitar o esvaziamento da bexiga urinária, 1874e3-1874.e4
   para injeções prostáticas, 2534e3-2534.e4
   utilização clínica da, 1862
Toxina onabotulínica A (OBTX)
   neuromodulação com, 1682-1683, 1682f-1683f
   para bexiga hiperativa, 1910-1911
   para facilitar o enchimento da bexiga urinária e o armazenamento da urina, 1839t, 1861-1863
   para MS, 1770
   para UUI, 1715
Toxinas
   ATN causada por, 1044-1046, 1045q
   para facilitar o enchimento da bexiga urinária e o armazenamento da urina, 1839t, 1861-1863
TP53
   na apoptose, 479
   nos cânceres GU, 462, 462f, 461e2
   no tumor de Wilms, 3569
TPE. *Ver* Eosinofilia pulmonar tropical
TPF. *Ver* Docetaxel, cisplatina e 5-fluorouracil
Trabalho de parto
   função do esfíncter e, 1757
Tração peniana e PD, 737-738
Tramadol
   para facilitar o enchimento da bexiga urinária e o armazenamento da urina, 1866e3-1866.e4
   para PE, 700e1
Transecção parcial, lesões ureterais inferiores, 1164
Transecção, ureter, reconhecimento tardio, 1166-1167
Transexualismo feminino-masculino, cirurgia reconstrutora para, 944, 945q
Transexualismo, gênero
   feminino-para-masculino, cirurgia reconstrutora para, 944, 945q
Transferência de tecido. *Ver também* Retalhos
   princípios de, 907-911, 908f
Transferência nuclear alterada, células-tronco de, para engenharia tecidual, 483e1
Transferrina, nas secreções prostáticas, 2417t, 2422
Transfusão
   para prostatectomia laparoscópica radical, 2680
   produtos sanguíneos. *Ver* Transfusões de derivados do sangue
Transfusões de derivados do sangue
   considerações pré-operatório para, 112-113
   e pacientes pediátricos, 2960
   filhos de Testemunhas de Jeová, 2955
   para cirurgia laparoscópica e robótica, 196
Transição epitelial-mesenquimal (EMT), na fibrose tubulointersticial, 1097
Transmissão aumentada, na ultrassonografia, 68, 68f
Transplante
   cálculo secundário da bexiga urinária com, 1293-1294
   de células-tronco hematopoiéticas, para RCC, 1506-1507, 1507t
   renal. *Ver* Transplante renal
Transplante de células, regeneração da bexiga usando, 489

Transplante de células-tronco hematopoiéticas, para RCC, 1506-1507, 1507t
Transplante de células-tronco, para RCC, 1506-1507, 1507t
Transplante de órgãos. *Ver* Transplante de fígado
Transplante renal, 1088q, 2871-2872, 2872q
   AD e, 539
   agendamento da nefrectomia, 1073, 1073q
   autotransplante, 1087-1088
   cirurgia
      complicações de, 954
      considerações anatômicas para, 946, 947q, 947f
      epididimectomia parcial e total, 953, 954f
      espermatocelectomia e excisões de cisto, 953
      excisão do tumor, 953-954
      indicações para, 953
      preparo pré-operatório para, 946-947
   cuidados pós-transplante
      anticoagulação, 1083
      complicações cirúrgicas, 1083, 1083f
      gravidez e maternidade, 1087, 1087t
      infecção, 1086, 1086t
      malignidade, 1087
      nefrectomia de aloenxerto, 1086-1087
      protocolos de imunossupressão, 1084-1086, 1084f, 1085q, 1085t
      rejeição, 1083-1084
   na valva da uretra posterior, 3267
   papel do urologista na, 1069
   para DRT
      incidência e prevalência de, 1069
      outras opções de tratamento comparadas a, 1069-1070
   pediátrica. *Ver* Transplante renal pediátrico
   perda urinária após, 2137
   remoção de cálculos após, nefrolitotomia percutânea para, 1280, 1280f
   seleção de destinatário para, 1070
      avaliação cirúrgica para, 1072-1073
      considerações de malignidade, 1072
      considerações dos procedimentos urológicos em, 1073, 1073t
      considerações sobre causa da doença, 1070
      considerações sobre não aderência em, 1072
      desvio urinário e aumento da bexiga e, 1073-1074
      indicações de nefrectomia nativas e tempo, 1073, 1073t
      obstrução da saída da bexiga e, 1073
      probabilidade de morbidade perioperatória ou mortalidade, 1071
      triagem preliminar de, 1070, 1071f
   seleção dos dadores para, 1074
      dadores vivos. *Ver* Doadores vivos
      doadores falecidos. *Ver* Doadores falecidos
   tuberculose genitourinária e, 432
Transplante renal pediátrico
   anastomose ureteral, 3533-3534
   avaliação pré-transplante para, 3528, 3529f
   bexiga desfuncionalizada, 3531
      decisão de aumento, 3531
      não neuropática, 3531
      neuropática, 3531
   complicações com, 3534-3536, 3534t
      cálculo, 3536
      disfunção da bexiga, 3536
      hidronefrose, 3535-3536
      infecção, 3535
      obstrução, 3535-3536, 3536f
      perdas de urina, 3534-3535, 3535f
      refluxo, 3535, 3535f
   estomas na pele, para, 3531-3532
   estratégias de reconstrução para, 3532
      colocação do enxerto, 3532

Transplante renal pediátrico *(Cont.)*
    enterocistoplastia, 3532
    nefrectomia nativa, 3532
    questões de diálise, 3532
    tempo de, 3532
  manejo renal nativo, 3533
  nefrectomia com, 3533
  preparo da bexiga urinária para
    capacidade, 3530
    cateterização intermitente, 3530-3531
    hipertonicidade, 3529-3530
    infecção, 3530
    questões gerais, 3528-3531
  preparo pré-transplante para, 3528-3533
  stent ureteral, 3534
Transporte de cátion, obstrução do trato urinário e, 1096
Transporte de íons, através do urotélio da bexiga urinária, 1639
Transportes, do esperma
  pelo canal deferente, 533
  pelo epidídimo, 531
Transposição penoescrotal, 3381-3382, 3381f-3382f
Transposição vascular, para pieloplastia laparoscópica, 1118
Transtorno de excitação sexual feminina (FSAD), 759-760
  avaliação de, 759
  etiologia do, 759
  tratamento de
    dispositivos, 759-760
    farmacoterapia oral, 760, 760*e*1
    psicossocial, 759
Transtornos afetivos, e ejaculação retardada, 704-705
Transtornos do desenvolvimento e infertilidade masculina, 577-578
Transtornos do desenvolvimento sexual, tumores testiculares associados aos, 3593, 3594t
Transtornos do orgasmo feminino (DOM), 761
  avaliação dos, 761
  etiologia dos, 761
  tratamento de, 761, 761*e*1
Transtornos sexuais dolorosos
  avaliação de, 762, 762*e*1f-762.*e*2f
  etiologia de, 761-762, 762q
  tratamento de, 762-763
  tratamento empírico, 763
Transureteroureterostomia laparoscópica, doença da estenose ureteral, 1139
Transureteroureterostomia (TUU)
  para doença estenosa ureteral
    aberta, 1139
    laparoscópica, 1139
  para lesões ureterais, uretra média, 1163
  para refluxo vesicoureteral, 1777
Tratamento de câncer pélvico e ejaculação retardada, 703-704
Tratamento empírico, na infertilidade masculina, 579, 579*e*1
Tratamento médico, no tratamento da esquistossomose, 440-441
Tratamentos com *laser*, para hiperplasia prostática benigna, 2526-2534, 2534q
  enucleação da próstata com *laser* de hólmio. *Ver* Enucleação da próstata com a *laser* de hólmio
  ressecção com túlio. *Ver* Laser de túlio
  segurança para, 2527
  vaporização fotosseletiva da próstata. *Ver* Vaporização fotosseletiva da próstata
Tratamentos hormonais alternativos, na ED, 661
Trato gastrointestinal
  anormalidades do, com extrofia cloacal, 3227-3228

Trato gastrointestinal *(Cont.)*
  após cistoplastia de aumento, 3350
  na síndrome do abdome em ameixa seca (síndrome de Prune-belly), 3239-3240
Trato genitourinário (GU)
  anormalidades, com extrofia cloacal, 3228
  dor decorrente no, 1-2
  infecção parasitárias. *Ver* Infecção parasitárias, do trato genitourinário
Trato genitourinário masculino, condições inflamatórias e dolorosas de. *Ver* Epididimite; Orquite; Prostatite
Trato GU. *Ver* Trato genitourinário
Trato urinário
  alteração anatômica e fisiológica durante a gravidez, 294-295, 295t
  anaeróbios no, 242
  defeitos, na extrofia da bexiga, 3189-3191, 3190f
  defesas naturais contra infecções do trato urinário, 247-248
    bexiga, 247-248, 248e1
    região periuretral e uretral, 247
    urina, 247
  disfunção de, 3331-3332
  fístulas. *Ver* Fístula
  funcional, 3330-3332
    ativa: micção, 3331
    passiva: armazenamento, 3330-3331
  imagem de, 26. *Ver também* imagem específica
  inferior. *Ver* Trato urinário inferior
  lesão para, no *sling* da uretra média de, 2028
  modalidades
    considerações em pacientes pediátricos para, 2909
    manejo da radiação em, 26-27, 27q, 27t-28t
    meios de contraste em. *Ver* Meios de contraste
  superior. *Ver* Trato urinário superior
Trato urinário inferior (LUT)
  anatomia do, 1631-1632, 1632f
    bexiga urinária. *Ver* Bexiga, anatomia da
    uretra. *Ver* Uretra, anatomia da
  associações psicológicas com, 3299
  bexiga superativa, 1673-1675, 1674f
  cálculos do
    na bexiga. *Ver* Cálculo da bexiga urinária
    prepúcio, 1299
    prostático, 1296-1297
    uretral. *Ver* Cálculo uretral
  controle neural do, 1649-1667, 1754-1755
    sistema nervoso periférico, 1649-1667, 1651f
    vias parassimpáticas, 1649-1650, 1651f
    vias simpáticas, 1650, 1651f
    vias somáticas, 1650, 1651f-1652f
    vias supraespinais, 1663-1667, 1666f-1668f
  disfunção intestinal, 3299
  doença neurológicas
    AIDS, 1785-1786
    distrofia simpático-reflexa, 1786
    doença de Lyme e, 1785
    e encefalomielite disseminada aguda, 1786
    lúpus eritematoso sistêmico, 1786
    mielopatia esquistossomótica, 1786
    paraparesia espástica tropical, 1785
    paraplegia espástica hereditária, 1785
    siringomielia, 1786
    tuberculose, 1786-1787
  drenagem de
    cateteres usados para, 120-121, 120t, 121f
    cateterização suprapúbica, 124-126, 125f
    complicações de, 123-124
    considerações anatômicas para, 119

Trato urinário inferior (LUT) *(Cont.)*
    formação do biofilme durante, 134
    indicações para, 119-120, 120f
    observações históricas sobre, 119
    técnica de cateterismo uretral para, 121-123, 123f
  em pacientes pediátricos. *Ver* Pacientes pediátricos, trato urinário inferior
  exame citológico e cultura, para prostatite, 312-314, 313f-314f, 314q
  farmacologia de
    esteroides sexuais, 1673
    mecanismos adrenérgicos, 1670-1671, 1671f
    receptores muscarínicos, 1667-1670, 1669t, 1670q
  função do, 1836
    conceito de duas fases de, 1685-1687
    normal, 1685
  imagem pediátrica de
    TC, 2918
    ultrassonografia, 2913, 2915f
  incontinência urinária por estresse, 1675
  infecção do trato urinário e, 3298
  lesão medular e hiperatividade neurogênica do detrusor, 1675-1676
  MRI do, 56, 57f
  neurogênica. *Ver* Disfunção neurogênica do trato urinário inferior
  neuromodulação
    estimulação do nervo pudendo, 1681
    frequências de inibição e estimulação excitatória, 1681
    para esvaziamento, razão para, 1680-1681, 1680f
    para inibir a OAB, razão para, 1681, 1681f
    sacral, mecanismo de ação, 1680
    toxina A onabotulínica, 1682-1683, 1682f-1683f
  neuromuscular. *Ver* Disfunção neuromuscular do trato urinário inferior
  noctúria, 1676
  obstrução do, secundária ao cálculo da bexiga urinária com, 1292
  pediátrica. *Ver* Pacientes pediátricos, disfunção do trato urinário inferior em
  refluxo vesicoureteral e, 3298-3299
  sinais e sintomas de, 1743-1744, 1744t
  sintomas, histórico do paciente de, 3-6, 4t-5t
  terminologia, 1744-1745, 1744t
  trauma e, 1699
  ultrassonografia, 2913-2915, 2917f-2918f
  ultrassonografia pélvica transabdominal de, 75-77, 75f-77f
  valva posterior da uretra e, 3253-3254, 3254t, 3255f-3256f
  vias aferentes no
    canabinoides, 1656
    canais catiônicos com potencial de receptor transitório, 1654-1656
    interações com órgãos pélvicos, 1656-1657, 1657f
    moduladores, 1654-1656
    óxido nítrico no, 1654, 1655f
    propriedades do, 1650
    propriedades funcionais do, 1651-1654, 1653f
    sinalização purinérgica no, 1654, 1656f
    vias da medula espinal no, 1650-1651, 1652f, 1652t
  vias eferentes de, 1657-1663, 1658f-1665f, 1662t
  vias supraespinais no
    centro de micção pontina, 1663, 1666f
    controle cerebral da micção, 1665-1666
    estudos de imagem cerebral humana em, 1665, 1667f

Trato urinário inferior (LUT) (Cont.)
    mecanismos modulares do tronco cerebral, 1663, 1666f
    modelo de controle cérebro-bexiga, 1667, 1668f
    moduladores, 1664-1665
    neurotransmissores, 1664-1665
    regiões adicionais, 1666-1667
    regulação do circuito central, 1663-1664
    visão geral, 1743
Trato urinário superior
    anomalias da ascensão de
        ectopia renal cefálica, 2986
        ectopia renal simples, 2985-2986, 2987f, 2985e3f
        rim torácico, 2988, 2988f-2989f
    anomalias de forma e fusão de
        ectopia renal cruzada, 2988-2993, 2990f-2991f, 2988e1f
        rim em ferradura, 2993-2996, 2994f-2995f
    anomalias de número
        agenesia renal bilateral. Ver Agenesia renal bilateral
        agenesia renal unilateral. Ver Agenesia renal unilateral
        rim supranumerário, 2984-2985, 2985f, 2985e1f-2985.e2f
    anomalias do
        sistema de coleta, anomalias da vasculatura renal. Ver , 2996-2997, 2996q, 2997f, 2996.e1f
        sistema de coleta. Ver Trato urinário superior
    cálculos de
        renal. Ver Cálculo renal
        ureteral. Ver Cálculo ureteral
    carcinoma de células transicionais, ureteroscopia para, 142-143
    defeitos, na extrofia da bexiga, 3189-3191, 3190f
    deterioração de
        com defeitos do tubo neural, 3274-3275, 3275f
        com hiperplasia prostática benigna, 2455
        intervenção precoce para, 3276
    disfunção, 3331
    drenagem de
        cateteres usados para, 120-121, 120t, 121f
        cateterização suprapúbica, 124-126, 125f
        complicações de, 123-124
        considerações anatômicas para, 119
        formação do biofilme durante, 134
        indicações para, 119-120, 120f
        observações históricas sobre, 119
        técnica de cateterismo uretral para, 121-123, 123f
    hematúria relacionada, 193-194, 193q-194q
        condições vasculares causando, 194
        doença renal causando, 194
        hematúria essencial lateralizante e, 194
    imagem de, 56, 57f
        avaliação diagnóstica MH, 187
    imagem pediátrica de
        TC, 2918
        ultrassonografia, 2913, 2915f
        radiografia convencional e fluoroscopia, 2916-2918, 2919f
        MRI, 2915
        TC, 2918, 2920f
        ultrassonografia, 2911-2913, 2913f-2916f
    trauma, renal. Ver Lesões renais
    urotélio de
        anormal, 1369-1371
        normal, 1369, 1369f-1370f
    válvulas posteriores da uretra e, 3254-3255, 3254t, 3256f

Trauma
    bexiga urinária, 2385-2388
    da genitália externa, 2379-2385, 916e3q
        pênis, 941, 944-945, 2379-2382, 3372, 3372f, 916e1-2, 916e1f
        perda de pele genital, 2384-2385, 2384f-2385f, 916e1-916.e2
        testículos, 2382-2384, 2383f
    da medula espinal. Ver Lesão medular
    função LUT e, 1699
    genitourinário. Ver Trauma genitourinário
    iatrogênico. Ver Trauma iatrogênico
    renal. Ver Lesões renais
    úlceras genitais não infecciosas causadas por, 401-402, 402f
    ureteral. Ver Lesões ureterais
    uretral, 2388-2392
Trauma contuso
    renal, 1148
        imagem de, 1149-1150
        manejo não operatório de, 1152
        trombose da artéria renal com, 1155, 1156f
    ureteral, 1157, 1157t
        diagnóstico de, 1160-1161
Trauma da radiação, do pênis, 916e2
Trauma eletrocirúrgico
    durante cirurgia laparoscópica e robótica, 220-221, 220f
Trauma geniturinário
    em pacientes geriátricos, 2099e11
    pediátrico. Ver Trauma geniturinário pediátrico
    triagem para, paciente pediátrico comparado ao adulto, 3538, 3539q
Trauma geniturinário pediátrico
    avaliação do, 3538-3545
        arteriografia para, 3541-3542
        avaliação com ultrassonografia focada no trauma, 3538-3539
        avaliação radiológica, 3539
        classificação do trauma do sistema renal para, 3539, 3539t, 3540f-3543f
        imagem no acompanhamento radiográfico, 3544-3545, 3546f
        pielografia retrógrada para, 3542-3544
        tomografia computadorizada abdominal e pélvica em, 3539
    bexiga, 3552-3553
        classificação do, 3553
        comentários gerais sobre, 3552
        diagnóstico de, 3553
        diferenças entre crianças e adultos em, 3552-3553
        tratamento de, 3553
    comentários gerais sobre, 3538
    escrotal, vulvar e testicular, 3558
        colocação de dreno perinéfrico para, 3542-3544
        nefrostomia percutânea, 3542-3544
        tratamento de
    hidronefrose pré-existente e, 3549-3550
    lesão da junção ureteropélvica com, 3549-3550, 3550f-3551f
    manejo de complicação para, 3540-3541
    peniana, 3557-3558
    trauma renal, 3545-3549, 3546f
        atividades e recomendações de acompanhamento, 3548-3549, 3549t
        dor crônica no flanco, 3548
        hipertensão com, 3548
        lesões vasculares, 3547
        terapia cirúrgica para, 3547
        terapia não cirúrgica para, 3545-3547
    triagem para, paciente pediátrico comparado ao adulto, 3538, 3539q

Trauma geniturinário pediátrico (Cont.)
    ureteral, 3550-3552
        externa, 3550-3551
        iatrogênica, 3551-3552
    uretral, 3554-3557
        anterior, 3554-3555
        apresentação de/manifestações, 3554
        avaliação de reparo tardio, 3555, 3556f
        diagnóstico de, 3554
        diferenças entre pacientes pediátricos e adultos no, 3554
        disfunção erétil após, 3557
        feminino, 3557
        fraturas pélvicas e, 3554
        incontinência urinária, 3557
        princípio de Mitrofanoff após, 3557
        reparo de, 3554
        reparo endoscópico de, 3555-3556
        retalhos nas uretroplastias, 3556-3557
        uretroplastia de anastomose, 3556
Trauma iatrogênico, cateterização causando, 124
Trauma penetrante
    da bexiga urinária, 2386
    escrotal, 2383
    peniana, 2381, 916e1
    renal, 1148
        imagem de, 1149-1150
        manejo não operatório de, 1152
        trombose da artéria renal com, 1155, 1156f
    ureteral, 1157-1158, 1157t
        diagnóstico de, 1160-1161
Trauma renal. Ver Lesões renais
Trauma ureteral. Ver Lesões ureterais
Treinamento da bexiga
    evidência, 1890
    para incontinência urinária, 1886f, 1889-1890
Treinamento de hábito, 1891
Treinamento dos músculos do assoalho pélvico (TMAP)
    avaliação GFP para, 1883
    biofeedback para, 1887-1888, 1887f-1888f
    comunicado para, 1884, 1885q
    cones vaginais para, 1885-1886, 1885f
    ensino de, 1883-1884
    evidência para, 1884-1885
    níveis de evidência e recomendações para, 1877t-1878t
    para SUI, 1716, 1884
    regimes de exercícios, 1884, 1884q
    visão geral, 1883-1886
Triagem de desejo sexual diminuído (DSDS), 753e2
Triagem transneuronal, 1663-1664
Triamtereno, na formação do cálculo, 1197
    manejo cirúrgico de, 1243e3
    manejo médico de, 1231
Triangulação de orientação fluoroscópica, 163-165, 165f
Triângulo anal
    feminino, 1603
    masculino, 1617f-1619f, 1628-1629
Triângulo anorretal, 1940f, 1941
Triângulo lombar de Grynfeltt. Ver Incisura lombar
Triângulo lombar superior. Ver Incisura lombar
Tricomicose axilar. Ver Infecção corinebacteriana
Tricomonas, 372-373
Tricomoníase, 381, 381t
Trifosfato de adenosina (ATP)
    em função ureteral, 992-993
    liberação de urotélio, 1639-1640
    na ATN, 1046
Triglicerídeos, doença urológica e, 551
Triglicina mercaptoacetil com tecnécio 99m (99mTc-MAG3), 38, 38f-39f, 2921, 2922f-2923f

Trígono da bexiga, 1626-1627, 1628f
Trígono urogenital, 1939-1941, 1940f
 feminino, 1603
 masculino, 1612f, 1619f, 1625f, 1629-1630, 1629f
Trimetoprim (TMP)
 efeitos de creatinina sérica de, 1060-1061
 para UTIs, 266, 267t, 296t
Trino em realidade virtual, para cirurgia laparoscópica e robótica, 224e3, 224e3f
Trocarte EndoTIP, para alcançar o acesso transperitoneal e estabelecer pneumoperitônio, 200e1, 200e1f
Trocartes
 no *sling* da uretra média, prejuízo para trato urinário com, 2028
 para acesso laparoscópico e robótico
  complicações relacionadas à colocação de, 217-220, 219f
  em pacientes pediátricos, 2966, 2967f, 2969, 2970q, 2970f-2972f
  EndoTIP, 200e1, 200e1f
  para acesso laparoscópico e robótico, 202-205, 203f, 203e1f-203.e2f
  posicionamento para cirurgia renal laparoscópica em modificações à assistidas à mão, 1451-1452, 1451f-1452f
  abordagem retroperitoneal, 1448-1450, 1450f-1451f
  abordagem transperitoneal, 1447-1448, 1447f-1449f
  LESS e NOTES, 1453-1454, 1453f-1454f, 1455t
  modificações à assistidas mão, 1452-1453, 1453f
Trombectomia da veia cava, 1433-1445, 1445q
 complicações perioperatórias de, 1444-1445
 considerações pré-operatórias para, 1433, 1434f, 1435t, 1436f
 filtração IVC e interrupção permanente de trombo, 1444
 nível III-IV
  abordagem intra-abdominal e intratorácica combinada, 1441, 1441f, 1441e1f
  técnica de abordagem intra-abdominal, 1436-1440, 1438f-1441f, 1439e1f
 nível II, técnica do tumor do lado esquerdo, 1435-1436, 1438f, 1435e1f
 nível I, técnica do tumor do lado direito, 1433-1435, 1437f, 1433e1f
 substituição e interrupção da VCI em, 1443-1444, 1443f-1444f
 técnicas de *bypass* para, 1441-1443, 1442f-1443f, 1442.e1f, 1443e1f
Trombo de tumor venoso
 nefrectomia laparoscópica radical para, 1470
 no carcinoma de células renais, 1328, 1330-1331, 1334, 1336-1340, 1354-1358, 1355q, 1356f-1357f, 1470
 para cirurgia. Ver Trombectomia da veia cava
Tromboembolia venosa (TEV) após acesso percutâneo ao sistema coletor do trato urinário superior, 181
 após RPLND, 834-835
 profilaxia para
  em pacientes pediátricos, 2959-2960
  para cirurgia laparoscópica e robótica, 223
  pré-operatório, 108-109, 108t-109t, 109q
Trombo, filtração da IVC e interrupção permanente, 1444
Trombose da artéria renal, neonatal, 2891
Trombose da veia renal (RVT)
 AKI causada por, 1049
 neonatal, 2891
 pré-natal, 2885, 2885f

Trombose. Ver também , 1049
Trombose venosa profunda (DVT)
 após cirurgia laparoscópica e robótica, 223
 após cistectomia, nefrectomia e prostatectomia, 90
 após prostatectomia radical retropúbica, 2657
 profilaxia para
  em pacientes pediátricos, 2959-2960
  para cirurgia laparoscópica e robótica, 223
  pré-operatório, 108-109, 108t-109t, 109q
Trombo tumoral da veia renal, nefrectomia laparoscópica radical para, 1470
Trombo tumoral. Ver Trombo tumoral venoso
Trometamol de fosfomicina, para UTIs, 267, 267t
Tronco anterior, 1616-1617, 1618t
Tronco encefálico
 mecanismos moduladores da bexiga, 1663, 1666f
 neurotransmissores e modulares dentro, 1664-1665
Tronco lombossacral, 1619, 1620f, 1622t
Tropomiosina (TM), 1641-1642, 1643f
TRPA1, 1655-1656
TRPM8, 1656
TRPV4, 1655
TRUS. Ver Ultrassonografia transretal
TSC. Ver Complexo da esclerose tuberosa
TST. Ver Teste tuberculínico cutâneo
TT. Ver Terapia com testosterona
Tubas uterinas (trompas de Falópio)
 anatomia das, 1606
 para diversões urinárias continentes, 3363
Tuberculose extensivamente resis*tente* aos medicamentos/drogas, 432
Tuberculose genitourinária (GUTB), 421
 câncer renal, 467, 468t, 471-472, 1321-1325, 1322t-1323t, 1323f
 câncer testicular, 467, 474-475, 3591
 desenvolvimento da, 422
 diagnóstico de, 423-424
  cultura, 424
  histopatologia, 424
  radiografia, 425-427, 425f-427f
  testes de amplificação do ácido nucleico, 424
  testes de triagem, 424-425, 425q
 manejo, em situações especiais, 432
 manifestações clínicas e patológicas da, 422
  bexiga, 423
  epidídimo, canal deferente, testículos e escroto, 423
  pênis e uretra, 423
  próstata e vesículas seminais, 423
  rim, 422-423
  ureter, 423
 recidiva, 432
 transmissão e resposta imune do hospedeiro, 421-422
 tratamento de, 427-432
  terapia cirúrgica, 430-432
  terapia médica, 428-430, 429t-430t
 tumor de Wilms, 468t, 3568-3570, 3568t, 3574
 UTUC, 1375-1376
Tuberculose multirresis*tente* à fármacos/drogas, 432
Tuberculose resis*tente*, 432
Tuberculose (TB), 421
 disfunção do trato urinário inferior e, 1786-1787
 epidemiologia da, 421
 fármaco-resis*tente*, 432
 geniturinária. Ver Tuberculose genitourinária
 história, 421
 microbiologia, 421

Tubérculos púbicos, 1598f, 1612f
Tubos circulares de nefrostomia, 172, 173f
Tubos de nefrostomia
 após cirurgia percutânea do sistema coletor do trato urinário superior, 170, 174q
 adjuntos para drenagem sem tubos, 174
 cateter-balão, 170-171, 171f
 cateteres de Cope, 171, 172f
 cateteres de Malecot, 171, 171f
 considerações gerais para, 172-173
 desalojamento de, 181
 drenagem sem tubos com *stent* ureteral, 173-174, 174f
 drenagem totalmente sem tubo, 174
 stents nefroureterais, 171-172, 172f, 171e1f
 tubos de nefrostomia circular, 172, 173f
 complicações de, 133-134
 formação de biofilme em, 134
 indicações para, 133-134
 materiais e desenho de, 133, 133f
 nota histórica sobre, 132
Túbulo coletor cortical (CCT), funções do, 1018-1019, 1018f-1019f
Túbulo coletor, funções do, 1018-1019, 1018f-1019f
Túbulo coletor medular (MCT), funções do, 1019
Túbulo conector (CNT), funções do, 1018
Túbulo contorcido distal (DCT), as funções de, 1018
Túbulo contorcido proximal (PCT), funções do, 1013-1015, 1014f-1016f
Túbulo distal, funções do, 1018
Tubulogênese, 2832-2833, 2832f
Túbulos renais
 e apoptose, 1100
 funções dos, 1012-1013, 1013f-1014f, 1019q
  alça de Henle, 1015-1018, 1016f-1017f
  PCT, 1013-1015, 1014f-1016f
  túbulo coletor, 1018-1019, 1018f-1019f
  túbulo distal, 1018
 obstrução do trato urinário e, 1095-1096
Túbulos seminíferos, 498, 499f, 502, 518-519, 519f-521f, 523
 células de Sertoli nos. Ver Células de Sertoli
 células germinativas. Ver Células germinativas
TUI. Ver Incisão transuretral
TUIP. Ver Incisão transuretral da próstata
TU. Ver Undecanoato de testosterona
Tumescência peniana e monitoramento da rigidez, 654-655, 655f
TUM. Ver Mobilização urogenital total
Tumor cerebral
 bexiga neurogênica com, 3293
 disfunção do trato urinário inferior com, 1765
Tumor de Buschke-Löwenstein, 846e1f, 846e4, 846e4q. Ver também Carcinoma verrucoso
Tumor de células da granulosa, de testículo, 812
Tumor de células da granulosa juvenil, 3595
Tumor de Wilms, 1361t, 1364, 3567-3568, 3581q
 avaliação pré-operatória, 3572-3573
  estadiamento, 3574, 3574t
  fatores prognósticos, 3574
  imagem, 3573-3574, 3573f
 biologia e genética do, 468t, 3568-3570, 3568t, 3574
 epidemiologia do, 3568
 patologia do, 3570
  anaplasia, 3571
  após a quimioterapia pré-operatória, 3571-3572
  histologia favorável, 3570-3571, 3571f
  restos nefrogênicos, 3572, 3572f
 tratamento
  eliminando preconceitos, 2471-2472

Tumor de Wilms *(Cont.)*
  estratégias futuras para, 2503f
  eventos adversos, 2472
  impacto, 2473
  medidas de resultados quantitativos para, 2470-2471
  pontos clínicos de, 2470
  prevenção na, 2473
  segurança e eficácia de, 2470-2472
  seleção de candidatos para, 2473
  tamanho da amostra, 2472
  triagem para, 3570, 3570f, 3571t
Tumor de Wilms anaplásico, 3571
Tumor de Wilms clássico, 3570-3571, 3571f
Tumor de Wilms familiar, 3569
Tumores adenomatoides, de anexos testiculares, 813
Tumores carcinoides, dos rins, 1361t, 1363
Tumores da bexiga
  benigna, 2184-2185
    adenoma nefrogênico, 2184-2185
    cistite cística, 2185
    cistite glandular, 2185, 2185f
    leucoplasia, 2184
    metaplasia epitelial, 2184
    papiloma, 2184, 2185f
    papiloma invertido, 2184
    pediátricos, 3589
  malignos. *Ver* Câncer de bexiga urinária
  não urotelial, 2201-2203, 2203q
    câncer da uretra prostática, 2202-2203, 2203f
    sarcomas, 2201-2203
Tumores da pelve renal, cirurgia aberta poupadora de néfrons para, 1384-1385, 1385f
  vascular
    filtração glomerular. *Ver* Velocidade de filtração glomerular
    fluxo sanguíneo. *Ver* Fluxo sanguíneo renal
Tumores das células de Leydig, 811-812, 3595, 3595f
Tumores de células de Sertoli, 812, 3595
Tumores de células germinativas (GCTs)
  em pacientes pediátricos femininos, 3590
  testicular. *Ver* Tumores de células germinativas testiculares
Tumores de células germinativas testiculares (TGCTs), 784, 789q
  alterações genômicas em, 467, 474-475, 3591
  apresentação inicial/manifestações, 789
  classificação histológica da, 786, 786q
    coriocarcinoma, 788f, 787
    EC, 788f, 788
    ITGCN, 786
    seminoma, 787, 788f
    seminoma espermatocítico, 787
    teratoma, 787, 788-789
    YSTs, 788f, 788
  com criptorquidia, 3450-3452, 3451f
  epidemiologia de, 784-785
  estadiamento clínico, 791, 792, 795q
    classificação prognóstica de tumores de células germinativas avançados, 793-794, 794t
    criopreservação de esperma e, 794
    estudos de imagem, 792-793, 793f
    marcadores tumorais séricos, 793
    na imagem torácica e, 793
    sistema TNM, 791
  fatores de risco para, 784-785
  patogênese e biologia do, 785-786
  pediátrico, 3591, 3593-3594, 3594f
  testes de diagnóstico e manejo inicial de, 792q
    biópsia de testículo contralateral, 791
    marcadores tumorais soro, 790-791

Tumores de células germinativas testiculares (TGCTs) *(Cont.)*
    orquiectomia parcial, 791
    orquiectomia radical, 791
    para suspeita de TCG extragonadal, 792
    ultrassonografia escrotal, 790, 790f
  tratamento de
    dispositivos, 759-760
    farmacoterapia oral, 760, 760e1
    psicossocial, 759
Tumores de células germinativas (TTNSCG não seminoma), 784
  manejo de massa residual após, 801-805, 803t
  tratamento de, 795, 796q, 806q
    quimioterapia, 798-801, 799t, 804-806
    recidiva após, 804-806
    tumores em estádio clínico IIC e III, 800
    tumores em estádio clínico IS, 800
    tumores em estádios IIA e IIB, 799-800
    tumores estágio clínico I, 796-800, 798t-799t
Tumores de células intersticiais renomedular, 1312
Tumores de células justaglomerulares, renal, 1312
Tumores de ovário, em pacientes pediátricos, 3590
Tumores do cordão sexual-estromal (SCSTs), 811-812
  tratamento de RPLND, 836, 836q
Tumores do estroma gonadal, em pacientes pediátricos do sexo masculino, 3595, 3595f
Tumores do rim. *Ver* Tumores renais
Tumores do saco vitelino (YSTs)
  em pacientes pediátricos do sexo feminino, 3590
  modificado, 3205f-3206f
  resultado com, 3336
  técnica para, 3336
  testicular
    em pacientes pediátricos, 3594, 3594f
    histologia, 788f, 787
Tumores do trato urinário superior
  benignos
    outros, 1371
    papiloma, 1369-1370
  malignos. *Ver* Malignidades do trato urinário superior
  ninhos de von Brunn, 1369-1370
  teste UPSA. *Ver* Teste ultrassensível para antígeno específico da próstata
Tumores epiteliais estromais e mistos (MESTs), renal, 1309-1310, 1310q, 1311f
Tumores. *Ver também* Malignidade; OncologiaVer também tumores específicos
  cistoplastia de aumento e formação de, 3353
  dor causada por, 1-2
  pediátricos. *Ver* Oncologia pediátrica
Tumores mesenquimais, da próstata, 2599
Tumores mesenquimais e epiteliais mistos, renal, 1309, 1310q, 1310f-1311f
Tumores penianos, 846
  lesões cutâneas pré-malignas, 846e1
    papilomavírus não humanos, 846e1-846.e2, 846e1f
    relacionadas com o vírus, 846e2-846.e4, 846e4q
    tumor de Buschke-Lowenstein, 846e1f, 846e4, 846e4q
  malignos. *Ver* Câncer do pênis
Tumores relacionados a vírus, do pênis, 846e2, 846e4q
  HPV, 847-849, 846e2-846.e3
  papulose bowenoide, 846e3
  sarcoma de Kaposi, 846e3-846.e4

Tumores renais
  avaliação radiográfica de, 1314-1318, 1315q, 1316f
    MRI, 50-61, 53f-55f, 1316, 1317f
    pré-natal, 2910, 2911f
    TC, 45, 46f, 1316-1317, 1316f
    ultrassonografia, 63, 64f, 1316
  benignos, 1300
    adenoma metanéfrico, 1303-1304, 1303f-1304f, 1304q
    adenoma papilar, 1302-1303, 1303q
    angiomiolipoma, 1306-1309, 1307f, 1309q
    cistos. *Ver* Cistos renais
    leiomioma, 1310-1312, 1311f, 1312q
    mesenquimal e epitelial misto, 1309, 1310q, 1310f-1311f
    MEST, 1309-1310, 1310q, 1311f
    nefroma cístico, 1309, 1310q, 1310f
    oncocitoma, 1304-1306, 1304f, 1306q, 1306f
    outros, 1312, 1312q
  classificação da, 1314, 1315q
  maligno. *Ver* Malignidades renais
  pediátrica
    trato urinário inferior e genitália, 2921
    trato urinário superior, 2918, 2920f
  técnicas cirúrgicas para. *Ver* Cirurgia renal
Tumores retrocrurais, ressecção de, 824, 824f
Tumores supradiafragmáticos, tumores testiculares com, 823-824, 824f
Tumores suprarrenais. *Ver também* Cirurgia suprarrenal
  avaliação de, 1566
    avaliação da função, 1571-1575, 1572q, 1573f, 1574t, 1575q
    biópsia, 1570-1571, 1571q, 1571f
    imagem, 1567-1570, 1568f-1569f, 1569q
    incidentalomas suprarrenais, 1566, 1567t
    indicações cirúrgicas, 1575, 1575f, 1576q
    tamanho e crescimento, 1569-1570, 1570q, 1570f, 1571q
  MRI de, 47-49, 48f-51f, 52t
  pediátricos, neuroblastoma. *Ver* Neuroblastoma
  pré-natal, 2885-2886
  síndrome de Cushing e, 1535
  terapia ablativa para, 1594-1595
Tumores testiculares
  como malignidades urológicas não definidores de AIDS, 385
  imagem pediátrica de, ultrassonografia, 2915, 2918f
  incidental não palpável, 965, 965f, 965t
  maligno. *Ver* Câncer Testicular
Tumores ureterais
  benignos
    outros, 1371
    papiloma, 1369-1370
  malignos. *Ver* Malignidades ureterais
Tumores uretrais
  benignos, 879
    FEPs, 879
    hemangiomas, 879
    leiomiomas, 879
  malignos. *Ver* Câncer uretral
Tumor fibroso solitário, renal, 1312
Tumor miofibroblástico inflamatório (IMT), em pacientes pediátricos, 3589
Tumor neuroectodérmico primitivo (PNET), do rim, 1361t, 1364
Tumor plasmocitoides, 2201
Tumor rabdoide renal (RTK), em pacientes pediátricos, 3579
Tumor residual, após tratamento
  NSGCTs com, 801-805, 802t
  seminomas com, 809

TUMT. *Ver* Terapia transuretral por micro-ondas
TUNA. *Ver* Ablação por agulha transuretral
Túnel extramural revestido de serosa, para diversão urinária ortópica, 2355-2357, 2357f
Túnica albugínea, 498, 499f, 502f, 519, 612-614, 613f, 614t, 617t, 722
　na fratura peniana, 2379
Turbidez, da urina, 13
TURBT. *Ver* Ressecção transuretral de tumores da bexiga urinária
TURED. *Ver* Ressecção transuretral dos ductos ejaculatórios
TUR. *Ver* Ressecção transuretral
TURP. *Ver* Ressecção transuretral da próstata
TUU. *Ver* Transureteroureterostomia
TUVP. *Ver* Vaporização transuretral da próstata

U
UA. *Ver* Urinálise
UCBSCs. *Ver* Células-tronco do cordão umbilical
UCLA Integrated Staging System (UISS), para RCC, 1341
UD. *Ver* Divertículo uretral
UDS do globo ocular, 1706
UDS. *Ver* Estudo urodinâmico
UDS Multicanal, 1706, 1730f
UI. *Ver* Incontinência urinária
UISS. *Ver* UCLA Integrated Staging System
Úlceras aftosas, 400-401, 401f
Úlceras de pressão de, 2092
Úlceras genitais
　DSTs, 373, 373t
　　cancroide, 373t, 377-378, 377f
　　granuloma inguinal, 378
　　herpes, 373t, 376-377, 376f, 377t
　　HPV, 378-380, 379f
　　linfogranuloma, 373t, 378
　　molusco contagioso, 380-381, 380f
　　pediculose púbica, 380
　　sarna, 380, 380f
　　sífilis, 373-376, 373t, 374f, 375t
　　vaginite, 381-382, 381t
　não infecciosas, 400, 400q
　　causas traumáticas, 401-402, 402f
　　pioderma gangrenoso, 401, 402f
　　úlceras aftosas e doença de Behçet, 400-401, 401f
Úlceras genitais não infecciosas, 400, 400q
　causas traumáticas, 401-402, 402f
　pioderma gangrenoso, 401, 402f
　úlceras aftosas e doença de Behçet, 400-401, 401f
Úlceras. *Ver* Úlceras genitais
Ultrassonografia, 63, 84q
　armazenar documentação e imagem, 72-73, 72f
　avaliação de tumor renal, 63, 64f, 1316
　avaliação pré-tratamento, 1237
　avanços, 2722-2727
　cálculo renal de, 1091
　clínica urológica
　　escroto, 70f-71f, 77-80, 78f-80f
　　pênis e uretra masculina, 80-82, 81f-82f
　　renal, 73-75, 74f
　　transabdominal pélvica, 75-77, 75f-77f
　　TRUS de próstata, 83-84, 83f
　Complexo extrofia-epispadias, 3191-3192, 3192f
　da bexiga antenatal, 3173
　da pelve feminina, 1609-1610, 1610f
　de anomalias ureterais, 3081, 3082f-3083f
　de fratura peniana, 2380, 2380f
　de testículos, 501, 501f
　　aplicações processuais de, 79
　　indicações para, 78

Ultrassonografia *(Cont.)*
　　lesão para, 2383, 2383f
　　limitações da, 80, 80f
　　resultados normais em, 78, 78f-79f
　　sonoelastografia, 70f-71f, 79-80
　　técnica de, 77
　de válvula de uretra posterior, 3257, 3257f
　do epidídimo, 503, 504f
　do pênis, para carcinoma de células escamosas, 851
　Doppler. *Ver* Ultrassonografia com Doppler
　em agentes de contraste, 72
　escrotal, 501, 571-572, 572f
　　achados normais na, 78, 78f-79f
　　aplicações processuais de, 79
　　indicações para, 78
　　limitações da, 80, 80f
　　para GCTs, 790, 790f
　　sonoelastografia, 70f-71f, 79-80
　　técnica de, 77
　fusão com, biópsia da próstata para, 2724-2727, 2725f-2727f
　história de, 63-64, 64f
　imagem de ressonância magnética multiparamétrica
　imagem pré-natal com, 2909-2911, 2910f-2912f
　modos de
　　composição espacial, 69-70
　　digitalização harmônica, 69, 70f
　　Doppler, 69
　　em escala de cinza, 68-69
　　sonoelastografia, 70-71, 70f-71f
　　varredura tridimensional, 71-72, 72f
　na avaliação da massa suprarrenal, 1567
　na avaliação da prostatite, 315-316
　na litotripsia por onda de choque, 1267
　na radiologia suprarrenal, 1526
　orientação de acesso percutâneo com, 162-163, 163f
　para AKI, 1049
　para cálculo ureteral, 1091
　para disfunção da bexiga urinária e do intestino, 3304, 3304f
　para distúrbios do assoalho pélvico, 1708
　para obstrução da junção ureteropélvica, 1105
　para obstrução do trato urinário, 1091
　para triagem de hipertensão renovascular, 1032, 1032q
　para UTIs, 253, 276-277, 277f, 2940-2941
　pediátrica
　　trato urinário inferior e genitália, 2921
　　trato urinário superior, 2918, 2920f
　pós-natal, 2911, 2913f-2914f
　práticas de acreditação para, 84
　princípios físicos da, 64-65, 65f
　　artefatos, 67-68, 67f-69f
　　geração de imagem, 65, 65f
　　mecanismos de atenuação, 66-67, 66f-67f, 66t
　　resolução, 65-66, 66f
　renal, 969, 969e1f
　segurança do paciente em, 73
　transretal. *Ver* Ultrassonografia transretal
　triagem do tumor de Wilms com, 3570, 3570f
　uretral, 511f
　urologia pediátrica, 2903-2905, 2905f
Ultrassonografia colorida com Doppler, 69
　para obstrução do trato urinário, 1091
　transretal, para biópsia da próstata, 2588-2589, 2589f-2590f
Ultrassonografia com Doppler, 69
　colorida. *Ver* Ultrassonografia com Doppler colorido
　para obstrução do trato urinário, 1091
　para triagem de hipertensão renovascular, 1032, 1032q

Ultrassonografia de digitalização harmônica, 69, 70f
Ultrassonografia Doppler Duplex, para triagem da hipertensão renovascular, 1032, 1032q
Ultrassonografia Duplex, na ED, 651-652, 651f-652f
Ultrassonografia em escala de cinza, 68-69
Ultrassonografia focada
　para litotripsia por onda de choque, 1267
Ultrassonografia pélvica transabdominal
　aplicações processuais de, 76
　em achados normais, 75-76, 75f-77f
　indicações para, 75
　limitações da, 76-77
　técnica de, 75
Ultrassonografia pélvica, transabdominal. *Ver* Ultrassonografia pélvica transabdominal
Ultrassonografia perineal, do pênis e uretra masculina, 80, 81f
Ultrassonografia pós-natal, 2911, 2913f-2914f
Ultrassonografia Power Doppler, 69
　transretal, para biópsia da próstata, 2588-2589, 2589f-2590f
Ultrassonografia renal
　achados normais na, 74, 74f
　aplicações processuais de, 74-75
　do refluxo vesicoureteral, 3145-3146
　indicações para, 73
　limitações da, 75
　para pielonefrite aguda, 276-277
　técnica de, 73
Ultrassonografia transretal (USTR), 572-573
　da próstata, 83-84, 83f, 508, 508f, 2579
　　anatomia para, 2579, 2580f-2581f
　　após tratamento, 2583
　　cálculo de volume, 2581-2582
　　câncer, 2582, 2582f
　　configurações da máquina para, 2580
　　Doppler colorido, 2588-2589, 2589f-2590f
　　elastografia, 2589, 2590f
　　em tons de cinza, 2579-2583
　　lesões císticas, 2582, 2582f
　　manipulação de sonda, 2580-2581, 2581f
　　outras doenças malignas e, 2583
　　para biópsia, 83-84
　　power Doppler, 2588-2589, 2589f-2590f
　　Prostate HistoScanning, 2590
　　técnicas de investigação para, 2590-2592, 2591f
　　técnicas para, 2580-2581
　da vesícula seminal, 958-959, 958f
　da vesícula seminal e ductos ejaculatórios, 505
　de vasos deferentes, 505
UMN. *Ver* Neurônio motor superior
Um rim, modelo de um clipe, da hipertensão renovascular, 1029, 1030f
Undecanoato de testosterona (TU), 544-545, 544t
Unidades de Hounsfield (HU), 41
UPEC. *Ver* E. coli uropatogênica
UPJ. *Ver* Junção uteropélvica
UPJO. *Ver* Obstrução da junção ureteropélvica
UPP. *Ver* Perfil da pressão uretral
Úraco, 1616f, 1623
　anatomia do, 3175, 3175f
　anomalias do, 3175-3177, 3176f, 3177q
　　cisto uracal, 3177
　　divertículo vesicouracal, 3177
　　seio umbilical-úraco, 3177
　　úraco patente, 3176-3177, 3177f
　cirurgia do, 2267-2268
　　avaliação para, 2267
　　complicações com, 2268
　　indicações para, 2267

192 Índice

Úraco (Cont.)
    resultados esperados com, 2268
    técnica para, 2267, 2268f
  desenvolvimento do, 3173
Uraco patente, 3176-3177, 3176f-3177f
URA. Ver Agenesia renal unilateral; Fator de resistência da uretra
Urease, produção bacteriana, 1194, 1194f, 1195t, 1213, 1214t
Urecolina. Ver Betanecol
Ureia
  estimativa do GFR com, 1009
  no túbulo coletor, 1019
Ureter
  acesso ao, para ureteroscopia, 150
  anatomia doe, 968f, 973-974, 973f, 975q, 974e1f, 968e1f
    artérias, veias e drenagem linfática, 975, 975e1f
    celular, 978
    endoscópica, 975-976, 976q, 976e1f
    microscópica, 975, 975e1f
    pélvico, 1619f, 1623
    radiológico, 974-975, 975q
    suprimento nervoso do, 975
  anomalias vasculares envolvendo, 3099-3100
  desenvolvimento do, 2834-2836
    anomalias. Ver Anomalias ureterais
  dissecação de, para nefrectomia simples, 1454, 1456f
  duplicação do, refluxo vesicoureteral e, 3151, 3151e1f
  envolvimento câncer de bexiga músculo-invasivo, 2228-2229
  herniação, 3101
  manejo cirúrgico de, para UTUC, 1377-1379, 1378f-1380f, 1381-1382
  na síndrome de Prune-belly, 3235, 3236f-3237f
  na tuberculose genitourinária, 423
  no transplante renal, 3533
  pré-natal, 2874-2875, 2875f
  regeneração do, 492, 492e1
  retrocaval. Ver Ureter retrocaval
  segmento aperistáltico do, 1104, 1105f
  transecção, na cistectomia radical roboticamente assistida, 2270, 2270f
  transposição, na cistectomia radical roboticamente assistida, 2273-2274, 2275f
  ultrassonografia transabdominal pélvica, 75-77, 76f
  urotélio do
    anormal, 1369-1371
    normal, 1369, 1370f
Ureter ectópico. Ver também Anomalias ureterais
  descrição anatômica do, 3075, 3076f
  ureterostomia para, 3096
Ureteres
  bífidos, 3097-3098
  quádruplos, 3098
  triplicação dos, 3098
Ureteres bífidos, 3097-3098
Ureteretomia aberta distal, para UTUC, 1378, 1378f, 1381-1382
Ureteretomia distal, para UTUC, 1381-1382
  aberta, 1378, 1378f, 1381-1382
  e neocistostomia direta ou ureteroneocistostomia com engate do músculo psoas ou retalho de Boari, 1385-1386, 1387f
  laparoscópica, 1379, 1380f, 1381-1382, 1388
  robótica, 1388
Ureteretomia distal robótica, para UTUC, 1388
Ureteretomia laparoscópica distal, para UTUC, 1379, 1380f, 1381-1382, 1388

Ureteretomia, para UTUC, 1381-1382
  aberta, 1378, 1378f, 1381-1382
  e neocistostomia direta ou ureteroneocistostomia com hitch (engate) do músculo psoas na bexiga ou retalho de Boari, 1385-1386, 1387f
  laparoscópica, 1379, 1380f, 1381-1382, 1388
  robótica, 1388
  segmentar aberta, 1385, 1386f
Ureteretomia segmentar aberta, para UTUC, 1385, 1386f
Ureteretomia segmentar, para UTUC, 1385, 1386f
Ureterocalicostomia
  lesão ureteral para, superior, 1162
  para obstrução da junção ureteropélvica
    à retalho tubularizada desmembrada laparoscópica, 1122
    cirurgia aberta, 1115
    com pielolitotomia concomitante, 1122
    procedimentos de salvamento, 1124-1125
    resultados da, 1120-1122, 1121t
Ureterocalicostomia laparoscópica, para obstrução da junção ureteropélvica, 1122
Ureterocele prolapsada, 3457-3458, 3458f
Ureteroceles. Ver também Anomalias ureterais
  descrição anatômica de, 3075-3077, 3076f-3077f
  disfunção miccional e, 3097
  excisão, e reimplante da bainha, 3091-3094, 3092f-3094f
  incisão transuretral para, 3094-3096, 3095f-3096f
  resultados esperados de refluxo após, 3096
  pré-natal, 2879, 2879f
  prolapso, 3080, 3080f, 3457-3458, 3458f
  saída da bexiga e, 3084-3085, 3085f
Ureterocistoplastia, 3356-3357, 3357f
Ureterografia
  anterógrada. Ver Ureterografia anterógrada
  retrógrada. Ver Ureterografia retrógrada
Ureterografia retrógrada, de lesões ureterais, 1161
Ureterólise laparoscópica, para fibrose retroperitoneal, 1146
Ureterólise, para fibrose laparoscópica retroperitoneal, 1146
  aberta, 1145-1146, 1146f
Ureteroneocistostomia. Ver também Reimplante ureteral
  para estenose ureteral, 1135
    engate do psoas laparoscópico, com, 1136
    engate psoas aberto com, 1135-1136, 1136f-1137f
    minimamente invasiva, 1135, 1135f
    retalho de Boari aberto com, 1136-1137, 1138f
    retalho de Boari laparoscópico com, 1137-1139
  para lesões ureterais, inferiores, 1163
  para UTUC, 1385-1386, 1387f
Ureteroneocistostomia laparoscópica, para doença da estenose ureteral, 1135, 1135f
  com hitch (engate)do psoas, 1136
  com retalho de Boari, 1137-1139
Ureteropieloscopia, tratamento de UTUC com, 1388-1389
  resultados, 1390-1392, 1393t
  técnica e instrumentação para, 1389-1390, 1390f-1392f
Ureterorenoscopia (URS)
  cirurgia renal e, 1256
  coagulopatia não corrigida e, 1256
  da função renal e, 1254-1255

Ureterorenoscopia (URS) (Cont.)
  deformidade espinal ou contraturas de membros e, 1256
  desvio urinário e, 1256-1257
  estenose ou estenose ureteral com, 1253-1254
  fardo do cálculo
    até 1 cm, 1238-1239, 1238q
    entre 1 2 cm, 1239-1240, 1239f
    superior a 2 cm, 1239f, 1240
  infecção do trato urinário e, 1254
  obesidade mórbida e, 1255
  para cálculo coraliforme, 1240-1241
  para cálculo renal
    cálculos no polo inferior, 1247-1250, 1247f, 1248t, 1249f
    composição do cálculo e, 1242-1243, 1242f-1243f, 1243e1
    em divertículos do sistema coletor, 1244
    localização do cálculo e, 1241-1242
    na ectopia renal, 1246
    no rim em ferradura, 1245-1246
  para cálculo ureteral
    carga de cálculos e, 1252-1253
    com estenose ureteral ou estenose, 1253-1254
    composição do cálculo e, 1253
    localização do cálculo, 1251-1252, 1252t
    no megaureter, 1253
    resultado de, 1257-1259
    sistema coletor duplicado, 1253
  solitária renal e, 1255
  velhice e fragilidade e, 1255-1256
  visão geral histórica, 1235e2
Ureteroscopia, 152q
  anatomia do ureter para, 975-976, 976q, 976e1f
  EHL com, 232e1
  equipamento para, 143-150, 143f-144f, 145t, 146f-149f, 147t, 149t
  indicações para, 142-143
  lesões com, 1159-1160
    avulsão, 1167, 1284-1285
    estenose, 1284
    perfuração, 1167, 1283-1284
  litotripsia a laser com, 234e1
  manejo de
    para acesso percutâneo ao sistema coletor do trato urinário superior, 158
    pré-operatório, 109-110
  para cálculo intrarrenal, 1285
  para cálculo ureteral, 1282-1285
    bainha de acesso ureteral para, 1283
    complicações de, 1283-1285
  para diagnóstico de tuberculose genitourinária, 427, 428f
  para manejo da doença calculosa pediátrica. Ver Doença calculosa pediátrica, ureteroscópica
  profilaxia antimicrobiana para, 263-264
  técnica, 150-152, 150q, 151f
  tratamento de UTUC com, 1371-1372, 1388-1389
    resultados, 1390-1392, 1393t
    técnica e instrumentação para, 1389-1390, 1390f-1392f
  visão geral histórica, 1235e2
Ureteroscópios digitais, 144-146, 147f, 147t
  cuidado e esterilização de, 146
Ureteroscópios semi-rígidos, 143-144, 143f-144f, 145t
  cuidados e esterilização dos, 146
  técnica para, 150-152, 151f
Ureterossigmoidostomia
  formação tumoral e, 3353
  história, 2344
  para diversões urinárias continentes, 3360-3361
  para extrofia da bexiga clássica, 3217

Ureterostomia
    cutânea, para megaureter em pacientes pediátricos, 3069-3073, 3069f
    para ureter ectópico, 3096
Ureterotomia entubada
    para doença da estenose ureteral, 1139
    para obstrução da junção ureteropélvica, 1123-1124, 1126f
Ureterotomia, intubada
    para estenose ureteral, 1139
    para obstrução da junção ureteropélvica, 1123-1124, 1126f
Ureteroureterostomia
    para anomalias ureterais, 3094, 3095f
    para estenose ureteral, 1133-1135, 1133t
        abordagem aberta, 1134, 1134f
        abordagem laparoscópica ou robótica, 1134-1135
        cuidado pós-operatória, 1135
    para lesão ureteral, 1161, 1162f
        ligação cirúrgica, 1166, 1166f
        superior, 1161-1162, 1162f
Ureteroureterostomia laparoscópica, para doença da estenose ureteral, 1134-1135
Ureter retrocaval
    etiologia e diagnóstico de, 1125, 1128q, 1128f
    intervenção cirúrgica para
        intervenção cirúrgica aberta, 1125, 1128f
        intervenção cirúrgica laparoscópica, 1125-1128
Uretra
    anatomia da, 1632, 1632f
        comum a ambos os sexos, 1637
        feminina, 119, 1606-1608, 1607f, 1636-1637, 1636f, 2151, 2152f
        masculina, 119, 509f-511f, 511-512, 511q, 917, 1635-1636, 1636f, 910e1-910.e2, 910e2f-910.e3f
        tônus, 1637
    anomalias, bexiga fetal dilatada e, 3174
    cirurgia reconstrutiva, 492, 493f-494f, 907, 917q, 492e2
        complicações da circuncisão, 915
        considerações anatômicas para, 910e1-3, 910e1f-910.e7f, 910e5, 910e8q
        corpo cavernoso, 492, 493f-494f
        defeitos da distração vesicouretral, 938, 939q
        microvascular, 2382
        na epispadia masculina, 3223
        na extrofia da bexiga clássica, 3204-3209
        para amiloidose, 913
        para anormalidade residual em pacientes com extrofia, 915-916
        para artrite reativa, 911-912
        para curvaturas do pênis, 939-941, 941q
        para divertículo uretral, 913-914
        para doença da estenose uretral, 920-929, 922f-931f, 931q
        para estenose meatal, 914-915
        para fístulas de uretra posterior, 938-939, 939q
        para fístula uretrocutânea, 913
        para LS, 912-913, 913f
        para parafimose, balanite e fimose, 914
        para PFUIs, 932-935, 933f-936f, 937
        para problemas no reparo de hipospadia, 915-916
        para processo de hemangioma uretral, 911
        para transexualismo do sexo feminino para o masculino, 945, 945q
        para trauma genital, 916e1-2, 916e1f, 916e3q
        peniana total, 941-945, 943f, 945q
        pós-traumático, 2385
        princípios, 907-911, 908f-910f, 910q

Uretra (Cont.)
        técnica cirúrgica para, 910-911, 911q, 910e1f
    divisão, na prostatectomia radical retropúbica, 2648-2649, 2648f
    duplicação da, 3269-3270, 3269f, 3379-3380, 3380f
    estrogênios e, 1673
    estroma da, 1637
    estudos de localização, 252
    fechamento, para extrofia clássica da bexiga, 3198-3201, 3199f-3200f
    feminina
        algoritmo para manejo de, 1922f
        causa, 1990
        dispositivos de incontinência intravaginais para, 2073
        dispositivos uretrais oclusivos para, 2073
        sling pubovaginal para. Ver Sling pubovaginal
        tratamento farmacológico da, 1866-1869
    função da
        durante a micção, 1692-1693
        durante o enchimento/armazenamento, 1692
    hipermobilidade, insuficiência de enchimento/armazenamento, 1689-1690
    instabilidade, falta de enchimento/armazenamento devido ao, 1690
    linfáticos, 890
    masculina
        circulação de, 1619f, 1621f, 1626-1628
        estrutura, 1624, 1626f-1627f
        inervação, 1628
        junção ureterovesical de, 1626-1627, 1628f
        relação com, 1616f, 1619f, 1623, 1626, 1625f-1626f
        trígono, 1626-1627, 1628f
    mecanismos de apoio, incontinência urinária por estresse/esforço e, 1757-1758, 1757f
    mobilidade dos, teste Q para, 1700
    na síndrome de Prune-belly, 3237, 3237f-3238f
    na tuberculose genitourinária, 423
    necrose, com vaporização transuretral da próstata, 2517e4
    perfuração da malha da, no sling da uretra média, 2028-2029, 2028f, 2030t, 2033q
    receptores α-adrenérgicos na, 1670-1671, 1671f
    regeneração da, 487-488, 487f-488f
    tônus da, em mulheres, 1671
Uretra bulbosa, 510, 511f, 910e1, 910e2f
    carcinoma da, 882-883, 882f-883f
Uretra esponjosa. Ver Uretra peniana
Uretra membranosa, 509-510, 510f-511f, 910e1-910.e2, 910e2f
    carcinoma da, 882-883, 882f-883f
Uretra pendente. Ver Uretra peniana
Uretra peniana, 510, 511f, 910e1, 910e2f
    carcinoma da, 881-882, 881f-882f
Uretra prostática, 509, 510f-511f, 910e2, 910e2f
Uretretomia
    após derivação ortotópica, 885
    após desvio cutâneo, 883-885, 884f
Uretrite. Ver também Uretrite não gonocócica
    cirurgia reconstrutora para, 913
    como DST, 371-373
    no diagnóstico diferencial, 266
Uretrite não gonocócica, 372-373
    clamídia, 372
    Mycoplasma genitalium e Ureaplasma, 372
    recorrentes e persistentes, 373
    tratamento da, 373
    Trichomonas, 372-373

Uretrocistografia miccional (UCM), 37, 37f, 2888-2889, 2905-2906, 2904f
    de válvula de uretra posterior, 3257-3258, 3258f
    para anomalias ureteral, 3083, 3084f
    para distúrbios do assoalho pélvico, 1707-1708
    para pacientes pediátricos, 2916-2918, 2919f
    para UTIs, 253, 2941
Uretrografia
    para estenose uretral, 919-920, 919f-920f
    para lesão uretral posterior, 2389, 2389f
    retrógrada. Ver Uretrografia retrógrada
Uretrografia retrógrada, 36, 36f
Uretrólise
    disfunção miccional após sling pubovaginal, 2005-2006, 2006t
Uretroplastia
    algoritmo para, 3404, 3405f
    anastomose, para trauma uretral pediátrico, 3556
    avaliação de resultados esperados para, 3417-3418
    complicações com, 3401
        balanite xerótica obliterante, 3422, 3422f
        deiscência da glande, 3420-3421, 3420f
        divertículo, 3421-3422, 3421f
        estenose meatal, 3421
        estenose neouretral, 3421
        fatores de risco com, 3418
        fatores de risco modificares, 3418-3420
        fístulas, 3419-3420, 3419f
        localização meatal e, 3418
        reoperação, 3418-3419
        tamanho da glande, 3419
    para estenose uretral, 922-929, 922f-924f
    para lesão uretral posterior, 2391, 2391e1f
    placa, para trauma uretral pediátrico, 3556-3557
    placa tubularizada e incisada
        distal, 3405-3408, 3406f-3408f
        proximal, 3408-3410, 3409f-3411f
    urofluxometria, 3417-3418
Uretroplastia tubularizada de placa incisada
    distal, 3405-3408, 3406f-3408f
    para reoperação, 3407f, 3423, 3423f
    proximal, 3408-3410, 3409f-3411f
Uretrorragia, 3270
Uretroscopia
    para estenose uretral, 919-920, 920f
    para lesão de uretra posterior, 2389
Uretrotomia a laser, para doença da estenose uretral, 922e1
Uretrotomia interna, para doença da estenose uretral, 921-922
Uretrotopia
    apresentação/manifestações, 2125, 2125f-2126f
    diagnóstico de, 2126-2127, 2126f-2127f
    etiologia da, 2125
    para cálculo uretral, 1299
    para estenose uretral, 921-922, 922e1
    para síndrome do abdome em ameixa (síndrome de Prune-belly), 3243-3244
    reparo da, 2127
        retalhos e procedimentos adjuvantes, 2128-2129
    técnica operatória para, 2127-2128, 2128f
Urgência, histórico do paciente de, 4t-5t
Urgência urinária, com enucleação da próstata com laser de hólmio, 2529
Uricase, 1190
Urina
    acidificação, obstrução do trato urinário e, 1096
    análise da. Ver Urinálise

Urina (Cont.)
  anormalidades, na etiologia da BPS/IC, 345e11
  coleta de
    erros na, a partir de, 1215, 1216, 1215q
    para diagnóstico de infecção do trato urinário, 250
  concentração da, com obstrução do trato urinário, 1096
  cristalização, 1173-1174
  cultura de urina para diagnóstico UTI, 251-252, 251f
  defesas naturais, 247
  do volume, baixo, na formação de cálculos de ácido úrico, em, 1193, 1215
  no sangue. Ver Hematúria
  pH, baixo
    na formação de cálculos de ácido úrico, 1190-1192, 1192f
    na formação de cálculos de cálcio, 1188
  saída dos rins, na obstrução trato urinário, 1095
Urinoma
  hematoma comparado ao, 1153
  pré-natal, 2874-2875, 2875f
  válvula de uretra posterior com, 3259, 3259f
URIs. Ver Infecção respiratória superior
Urofluxometria
  em pacientes pediátricos, 3128, 3128f
    durante eletromiografia, 3130
  padrões para, 3303, 3304f
  para disfunção da bexiga urinária e do intestino, 3303-3304
  para hipospadia, 3417-3418
  para refluxo vesicoureteral, 3143
Urografia
  diurética. Ver Urografia diurética
  excretor. Ver Urografia excretora
  intravenosa. Ver Urografia intravenosa
  IVU. Ver Urografia intravenosa
  multidetectores, tomografia computadorizada. Ver Urografia por tomografia computadorizada com multidetectores
  ressonância magnética. Ver urorressonância
  TC. Ver Urograma por TC
Urografia diurética, para obstrução da junção ureteropélvica, 1105, 1106f
Urografia excretora
  anatomia do ureter, 974-975
  da obstrução da junção ureteropélvica, 1105, 1106f
  da obstrução do trato urinário, 1093
  de lesões ureterais, 1160, 1160f
Urografia intravenosa (IVU), 31
  indicações para, 32
  para diagnóstico de tuberculose genitourinária, 425-426, 426f-427f
  técnica para, 32, 32f
Urografia por ressonância magnética (MRU)
  de cálculos urinários, durante a gravidez, 1288-1289, 1288f
  para obstrução do trato urinário, 1093
Urografia por tomografia computadorizada com multidetector (CTU), para obstrução do trato urinário, 1092
Urograma por TC (CTU), 40, 41f, 46q
  avaliação diagnóstica de MH com, 187
  para diagnóstico de tuberculose genitourinária, 426, 427f
  para hematúria, 45-46, 48f, 187
Urolitíase
  litotripsia para. Ver Litotripsia
  TC de, 41-43, 44f
  ureteroscopia para, 142
Urologia de transição
Urologia pediátrica, desenvolvimento do trato genitourinário. Ver Desenvolvimento do trato genitourinário

Urologia perinatal
  diagnóstico fetal, 2873-2878, 2874f-2876f, 2874t, 2877t, 2878q
  diagnósticos específicos, 2875f, 2878-2886, 2878f-2885f, 2886q
  emergências urológicas neonatais, 2889-2891, 2889t
  imagem fetal, 2873
  manejo pós-natal e anomalias renais de urológicas detectadas pré-natal, 2888-2889, 2889q
  manejo pré-natal de uropatias fetais, 2886-2888, 2886t, 2887f, 2888q
  resumo das, 2891
Urologia pré-natal, desenvolvimento do trato genitourinário. Ver Desenvolvimento do trato genitourinário
Uromodulina. Ver Mucoproteína de Tamm-Horsfall
Uropatia obstrutiva congênita (COU)
  avaliação clínica da, 3055
  contexto clínico da, 3043
Uropatias fetais, manejo pré-natal de, 2888q
  experiência clínica, 2887-2888, 2887f
  intervenção fetal, 2886-2887
  resultados clínicos esperados, 2888
Uropatógenos gram-negativos, na microbiologia da prostatite, 305
Uroplaquinas, de urotélio da bexiga, 1632-1633
Uropontina, na formação de cristal, 1179
Urosseletividade de, 1837
Urotélio
  bexiga hiperativa idiopática e, 1674
  da bexiga, 1632-1633, 1633f
    camada de glicosaminoglicanas do, 1639
    células de guarda-chuva de, 1632, 1632f, 1638
    células intersticiais suburoteliais, 1640, 1640f
    fisiologia do, 1637-1640
    função de barreira, 1638-1639, 1638f
    função de sensor de transdutor, 1639-1640
    permeabilidade, 1632, 1638-1639, 1638f
    placas do, 1632-1633
    região limítrofe do, 1632-1633, 1633f
    transporte iônico do, 1639
    unidade assimétrica da membrana, 1632-1633, 1633f
  do trato urinário superior
    anormal, 1369-1371
    normal, 1369, 1369f-1370f
  ureteres, atividade contrátil e, 986
Uroterapia, para disfunção da bexiga urinária e do intestino, 3306
URS. Ver Ureterorenoscopia
USI. Ver Incontinência urinária de esforço urodinâmica
Uso de álcool
  câncer de próstata e, 2552
  e ED, 638, 638t
  hiperplasia prostática benigna e, 2441
  histórico do paciente de, 7-8
Útero, 750e4
  anatomia do, 1605-1606
  imagem do, 1609, 1609f
Uteroscópios flexíveis, 144, 146f-147f, 147t
  cuidado e esterilização de, 146, 148f
  técnica para, 151
Utilização de recursos, nos cuidados de saúde, 86
UTIs. Ver Infecção do trato urinário
UTIs não resolvidas, 269-270, 270q
UTIs recorrente, 270-271, 270f
  outras estratégias para, 274
  persistência bacteriana e, 271
  profilaxia contínua em baixa dose para, 272-273, 272t

UTIs recorrente (Cont.)
  profilaxia pós-intercurso para, 274
  reinfecção, 271-274
  terapia intermitente autoiniciada durante, 274
Utrículo prostático, 509
UTUC. Ver Câncer urotelial do trato superior
UTUC. Ver Câncer urotelial do trato superior
UUI. Ver Incontinência urinária de urgência
UUO. Ver Obstrução ureteral unilateral
UVF. Ver Fístula ureterovaginal
UVJ. Ver Junção ureterovesical

V

Vacinação
  para pacientes pediátricos submetidos à cirurgia, 2953-2954
Vagina
  anatomia da, 1606, 750e3-750.e4
  distúrbios da, 3459-3466
    achados associados, 3462
    agenesia vaginal, 3461-3462, 3461f
    atresia vaginal, 3460-3461
    fusão vertical, 3459-3465
    hímen imperfurado, 3459, 3459f
    marcas na pele do hímen, 3459, 3459f
    septo vaginal transverso, 3459-3460, 3460f
  embriologia, 3453-3454, 3454f
  reconstrução, 494, 495f
Vagina distal, 3460-3461
Vaginal manobra de pull-down, 3454-3455, 3455f
Vaginite, 381-382, 381t
  aproximação do tecido, 1921
  configuração da suspensão no, 1921
  elevação uretral, 1921
  no diagnóstico diferencial, 266
  resultado do, 1929
  técnica para, 1929, 1930f
Vaginoplastia, manejos iniciais, programação e princípios para, 3504-3507, 3505f, 3507f
Vaginose bacteriana, 381, 381t
Validade de face, 96-97
Valor dos cuidados, 87
  maximização dos, 98
Valva de mamilo, 2301, 2302f
  para diversões urinárias continentes, 3361, 3361f
Valva ileal intussuscepta, 2300-2301, 2302f
Valva ileocecal
  na ileocecocistoplastia, 3346
  para diversões urinárias continentes, 3363
Valva ileocecal intussuscepta, 2300, 2302f
Valva posterior de uretra, pré-natal, 2875f, 2880, 2880f
Valvas hidráulicas, para diversões urinárias continentes, 3363
Válvula da uretra
  anterior, 3268
  posterior
    ablação da válvula para, 3260, 3261f
    apresentação clínica/manifestações, 3259-3260
    apresentação tardia de/manifestações, 3259-3260
    circuncisão, por, 3261-3262
    descrição, 3252, 3253f
    desvio do trato superior, 3260-3261, 3264f
    diagnóstico de, 3257-3258
    disfunção da bexiga com, 3264-3266
    epidemiologia de, 3252-3253
    estudos laboratoriais para, 3258
    fisiopatologia da, 3253-3256, 3254t, 3257q
    hipoplasia pulmonar com, 3259, 3259f
    indicadores prognósticos da função renal em, 3267
    intervenção cirúrgica para, 3260-3262
    manejo inicial de, 3259-3260

Válvula da uretra (Cont.)
  manejo pré-natal da, 3266-3267
  nefroureteretomia, 3262
  no transplante, 3267
  qualidade de vida com, 3267-3268
  refluxo vesicoureteral e displasia, 3256, 3257f
  refluxo vesicoureteral em, 3258f, 3262-3264
  síndrome de válvula da bexiga com, 3265-3266, 3265f
  trato urinário inferior e, 3253-3254, 3255f-3256f
  trato urinário superior e, 3254-3255, 3256f
  ultrassonografia de, 3257, 3257f
  uretrocistografia miccional para, 3257-3258, 3258f
  urinomas com, 3259, 3259f
  varredura renal com radionuclídeos para, 3258
  vesicostomia para, 3260, 3262f-3263f
Vancomicina
  para UTIs, 256t-258t
  profilaxia com, para procedimentos urológicos descomplicados, 261t-262t
  profilaxia pré-operatória com, 106t-107t, 2959t
Vaniloide, para facilitar o enchimento da bexiga urinária e o armazenamento da urina, 1863, 1863e1
Vaporização fotosseletiva de próstata (PVP), 2530-2533
  complicações com, 2532-2533
    intraoperatória, 2532
    perioperatória, 2532
    pós-operatória, 2532-2533
  conclusão para, 2533
  em pacientes anticoagulados, 2532
  resultados esperados com, 2531-2532
    estudos comparativos de, 2532
    estudos de coorte única para, 2531
  técnica para, 2530-2531
    intraoperatória, 2530-2531
    pós-operatória, 2531
    pré-operatória, 2530
  visão geral e conceito para, 2530
Vaporização transuretral da próstata (TUVP), 2517
  complicações da, 2517e4
    intraoperatória, 2517e4
    perioperatória, 2517e4
    pós-operatória, 2517e4
  conclusão para, 2517e4
  eletrodos para, 2517e1, 2517e1f-2517.e2f
  estudos comparativos da, 2517e3-2517.e4
    estudos bipolares, 2517e3-2517.e4
    estudos monopolares, 2517e3
  resultados esperados com, 2517e2-2517.e4
    estudos com animais e in vitro para, 2517e2
    estudos de coorte única para, 2517e2-2517.e3
  técnica para, 2517e1-2517.e2
    intraoperatória, 2517e2
    pós-operatória, 2517e2
    pré-operatório, 2517e1-2517.e2
  visão geral e conceito, 2517e1
Vardenafil (Levitra)
  para facilitar o enchimento da bexiga urinária e o armazenamento da urina, 1839t, 1856
  para relaxamento ureteral, 1001
Varfarina, tratamento
  para acesso percutâneo do sistema de coleta do trato urinário superior, 158
  pré-operatório, 109-110
Variabilidade da frequência cardíaca e teste de resposta simpática da pele, 657
Variante clara células do câncer urotelial, 2199, 2201, 2200f

Variante da sínfise dividida do complexo extrofia-epispadias, 3191
Varicocele, 568, 578, 3393-3397
  associados à processos patológicos, 3394
  diagnóstico e classificação da, 3393-3394, 3394t
  epidemiologia de, 3393
  escleroterapia ou embolização para, 3397
  função hormonal, 3395
  histologia testicular, 3394-3395
  intratesticulares, 3395
  patogênese da, 3393
  qualidade do sêmen e, 3395
  reparo cirúrgico de, 3395, 3396t
  tratamento da, 3395-3397
  varicocelectomia
    microcirúrgica subinguinal ou inguinal, 3395-3396
    retroperitoneal ou laparoscópica, 3396, 3396f
Varicocelectomia, 956
  cirurgia escrotal para, 604
  cirurgia retroperitoneal para, 604-605, 604f, 3396, 3396f
  complicações da
    ejaculação retrógrada, 600
    epididimite, 600
    refluxo, 600
  laparoscópica, 605, 3396, 3396f
  microcirúrgica inguinal e subinguinal para, 605-609, 3395-3396
    abordagens para, 606-607, 606f-607f, 606t
    anestesia para, 606
    dissecção do cordão, 607-608, 607f-608f
    liberação do testículo, 608-609, 609f
  resultado, 610
  técnicas de, 604t
  técnicas de oclusão radiográfica para, 609
Varicocele intratesticulares, 3395
Varredura renal com radionuclídeo, valva de uretra posterior para, 3258
Vasculatura
  da bexiga urinária, 1619f, 1621f, 1627-1628, 1633-1634, 1634f
  da pelve
    feminina, 1602-1603
    masculina, 1613f, 1615t, 1618-1622, 1621f, 1622f, 1622t
  da próstata, 507-508, 507f
  da uretra, 1608, 1607f
  da vagina, 1606
  da vesícula seminal e ductos ejaculatórios, 505
  do epidídimo, 503
  do escroto, 514, 946, 947q
  do pênis, 513f, 910e3-5, 910e4f-910.e5f
  dos testículos, 498-500, 500f-501f, 519
  dos ureteres, 975, 975e1f
  dos vasos deferentes, 504
  do útero, 1605
  feminina, 1600, 1602f
  masculina, 1615-1618, 1618t, 1620f-1621f
  renal, 970-972, 970f-971f, 972q, 971e1f-971.e2f
  controle hormonal da, 1009-1011, 1009q, 1010f, 1011q
  suprarrenal, 1519-1522, 1522f-1523f, 1529, 1578, 1578f, 1528e1f
Vasculatura renal
  anomalias da
    aneurisma da artéria renal, 2998-2999
    fístula arteriovenosa renal, 2999
    vasos aberrantes, acessórios ou múltiplos, 2997-2998, 2998f
  ferimentos a, 3547
  tônus da, controle hormonal do, 1009-1011, 1009q, 1010f, 1011q

Vasectomia, 568, 948, 953q
  anticorpos após, 952
  câncer de próstata e, 2551
  complicações de, 952
  cuidados pós-operatórios e análise de acompanhamento sêmen, 951
  doença sistêmica associada a, 952-953
  métodos de obstrução dos vasos deferentes e esterilização masculina usado em, 950-951
  minimamente invasiva, 949-950, 950f-951f
  reversão microscópica de, 951-952
  técnica convencional para, 948-949
  técnicas anestésicas para, 948
  técnica sem bisturi para, 949, 950f
Vasectomia minimamente invasiva, 949-950, 950f-951f
Vasectomia sem bisturi, 949, 950f
Vasoconstritores, controle do tônus por vascular, 1009-1010, 1009q, 1010f
Vasodilatadores, controle do tônus por vascular, 1009q, 1010-1011
Vasoepididimostomia
  acompanhamento de longo prazo de, 599
  indicações para, 595
  técnicas
    comprimento vasal comprometido, 598, 599f
    e microcirúrgica de latero-lateral, 585f, 595-596, 595f-596f, 595t
    técnica clássica término-lateral, 596-597, 597f
    técnica de intussuscepção longitudinal de dois pontos, 597-598, 598f
Vasografia
  complicações de
    estenose, 587
    granuloma, 587
    hematoma, 587
    prejuízo para suprimento sanguíneo dos vasos deferentes, 587
  indicações para, 584-587, 587q
  masculina, 572
  por agulha fina, 586-587
  técnica e interpretação dos resultados, 584-586, 584f-586f
  vesiculografia seminal e transretal, 587
Vasograma, dos vasos deferentes, 504f, 505
Vasopressina, controle do tônus vascular por, 1010
Vasos intra-abdominais, lesão de, durante cirurgia laparoscópica e robótica, 218, 218q
Vasovasostomia, 587-594
  abordagens cirúrgicas para, 588
    incisão escrotal, 588, 588f
    incisão inguinal, 588
  anestesia para, 588
  avaliação de acompanhamento de longo prazo para, 594
  avaliação pré-operatória para, 587-588
    exame físico, 587
    exames laboratoriais, 587-588
  complicações pós-operatórias da, 594
  configuração para, 591
  cruzada, 593
    técnica para, 593, 593f
  e anastomose em vasos complicados, 588f, 589f, 591-593, 593f
  e método microcirúrgico multicamadas, 591, 591f-593f
  e múltiplas obstruções dos vasos deferentes, 590
  e transposição do testículo, 593-594, 594f
  e varicocelectomia, 590
  e vasoepididimostomia, 589-590, 590t

Vasovasostomia *(Cont.)*
　fechamento da ferida, 594
　manejo pós-operatório para, 594
　preparo dos vasos, 588-589, 588f-589f
　técnicas anastomóticas para, 590-591
Vazamento pós-miccional, 1711
　tratamento de, 1717
VCUG. *Ver* Cistouretrograma miccional
VDR. *Ver* Receptor de vitamina D
VEGF. *Ver* Fator de crescimento endotelial vascular
Veia cava inferior (IVC)
　cirurgia. *Ver* Trombectomia da veia cava
　filtração e interrupção permanente de, 1444
　na nefrectomia radical, 1424-1426, 1425f, 1424e1f
　RCC envolvendo, 1355-1358, 1355q, 1356f-1357f, 1470
　reconstrução da, RPLND com, 822-823
　reposição e interrupção de, 1443-1444, 1443f-1444f
Veia cava pré-ureteral, 3099-3100, 3100f
Veia dorsal
　divisão da, na cistectomia radical robótica-assistida, 2271, 2273f
　do pênis, 508, 513, 1617, 1621f, 910e3, 910e5f
Veia gonadal, dissecação de, para RPLND, 820-821
Veia mesentérica inferior (IMV), na nefrectomia radical, 1427
Veia mesentérica superior (SMV), na nefrectomia radical, 1427-1428
Veia porta, 777, 777e2f
Veias cardinais, ureter retrocaval e, 1125, 1128q
Veias ilíacas, 1617-1618, 1620f
Veias ilíacas comuns, 975, 975e1f
Veias ilíacas internas, 508, 975, 975e1f
Veias interlobulares, dos rins, 970-971, 970f, 971f, 972q, 971e1f-971.e2f
Veias renais, 970-972, 970f-971f, 972q, 971e1f-971.e2f
　na nefrectomia radical, 1424-1426, 1425f, 1424e1f
　na nefrectomia simples, 1455, 1457f
VeIP. *Ver* Vinblastina-ifosfamida-cisplatina
Velocidade da atividade do produto, 1174
Velocidade de condição do nervo dorsal, 656
Velocidade de condução, ureteral, 984
Velocidade de filtração glomerular (GFR), 1009q
　avaliação clínica da, 1008-1009, 1008f
　avaliação pré-operatória da, 1414
　determinantes da, 1007
　em candidatos ao transplante renal, 1070
　na AKI, 1041, 1042t
　na CKD, 1053-1055, 1054t, 1055f-1056f, 1060-1061
　no desenvolvimento renal, 2849-2851
　obstrução do trato urinário e
　　em obstrução ureteral bilateral, 1094-1095, 1095f
　　estimativa da, 1090-1091
　　fluxo sanguíneo renal e, 1093-1094
　　na obstrução ureteral unilateral, 1094, 1094f
　　resistência vascular renal e, 1094
　regulação da, 1007-1008
　risco de reação aos meios de contraste na, 31
Velocidade de fluxo de urina, incontinência urinária masculina, 1712-1713
Velocidade do fluxo de pico, em pacientes pediátricos, 3128, 3129f
Venografia, 572, 572e1
Verapamil, para PD, 735
Verruga genital. *Ver* Condiloma acuminado
Verrugas venéreas. *Ver* Condiloma acuminado
Vértebras, não retroperitoniais, 769, 769e1f
Verumontano, 509, 510f, 511f

Vesicostomia
　continente, 3363-3366, 3365f
　cutânea
　　síndrome do abdome em ameixa (síndrome de rune-belly), 3243, 3244f
　　válvula de uretra posterior, 3260, 3262f-3263f
Vesicostomia continente, 3363-3366, 3365f
Vesicostomia ileal, 2307
Vesículas seminais
　dissecção das, na prostatectomia radical laparoscópica, 2670, 2670f-2671f
　HIV e, 383
　na prostatectomia radical retropúbica
　　divisão, 2654-2655, 2654f
　　preservação, 2659
　na tuberculose genitourinária, 423
Vesículas seminais e ductos ejaculatórios, 535q
　anatomia de, 505q, 582
　　arquitetura microanatômica, 505
　　cirúrgica, 957-958, 957f-958f
　　drenagem venosa, 505
　　estrutura macroscópica, 505
　　suprimento arterial, 505
　　suprimento linfático, 505
　　suprimento nervoso, 505
　anomalias congênitas, 958
　câncer, 963-965
　cirurgia de, 957, 965q
　　abordagens anteriores, 960, 960f-962f
　　abordagens posteriores para, 960-961, 963f
　　abordagens utilizadas para, 960
　　avaliação para, 958-960, 958f-959f
　　complicações de, 965
　　considerações anatômicas para, 957-958, 957f-958f
　　laparoscópica e robótica assistida, 961, 964f
　　para cistos, 961-963
　　para processos infecciosos, 958
　　para tumores, 963-965
　cistos de, 961-963
　desenvolvimento de, 2399, 2838-2840, 2840f
　fisiologia de, 535q
　　funções, 534-535
　　macroscópica e citoarquitetura, 534, 534f-535f
　imagem de
　　fotografia de elétrons, 530f
　　ultrassonografia, 503, 504f
　tumores de, 963-965
Vesiculite seminal, avaliação da prostatite e, 316
Vestibulodinia, e perturbações de dor sexual, 763, 763e1f
Vestíbulo, distúrbios do, 3456-3458
　cistos vestibulares, 3456-3457, 3457f
　inserção ureteral ectópica, 3458, 3458f
　pólipo uretral, 3456, 3457f
　prolapso de ureterocele, 3457-3458, 3458f
　prolapso uretral, 3456, 3456f
VHL. *Ver* Doença de von Hippel-Landau
Via apoptótica extrínseca, 479e1-479.e2, 479e1f-479.e2f
Via apoptótica intrínseca, 479e1, 479e1f
Via ascendente de infecção, 241
Via da apoptose, no câncer de próstata resistente à castração, 2818
Via do fosfatidilinositol 3-cinase (PI3K), no câncer de próstata, 2557
Via do PI3K/Akt/mTOR, no câncer de próstata resistente à castração, 2815-2816
Via do PI3K. *Ver* Via do fosfatidilinositol 3-cinase
Viagra. *Ver* Sildenafil
Via hematógena de infecção, 241
Vias aferentes
　in trato urinário inferior
　　canabinoides, 1656

Vias aferentes *(Cont.)*
　　canais catiônicos com potencial de receptor transitório, 1654-1656
　　interações com órgãos pélvicos, 1656-1657, 1657f
　　moduladores de, 1654-1656
　　na bexiga urinária superativa e superatividade do detrusor, 1797-1798
　　neuromodulação de, 1680
　　óxido nítrico em, 1654, 1655f
　　propriedades de, 1650
　　propriedades funcionais de, 1651-1654, 1653f
　　sinalização purinérgica, 1654, 1656f
　　vias da medula espinal, 1650-1651, 1652f, 1652t
　na subatividade do detrusor, 1810-1812, 1812f
　no armazenamento da bexiga urinária, 1900-1901, 1901f
　no esvaziamento da bexiga urinária, 1901
Vias da medula espinal, no trato urinário inferior, 1650-1651, 1652f, 1652t
Vias eferentes, para bexiga urinária, 1657-1663
　adrenérgicos, 1659
　circuito reflexo, 1660-1663, 1660f
　fibras nervosas terminais, 1657
　glicina e ácido -aminobutírico em, 1658
　glutamato em, 1657-1658, 1659f
　purinérgica, 1659-1660
　serotonina em, 1658-1659
　transmissores em, 1657-1660
Vias parassimpáticas, do trato urinário inferior, 1649-1650, 1651f
Vias simpáticas, do trato urinário inferior, 1650, 1651f
Vias somáticas, do trato urinário inferior, 1650, 1651f-1652f
Vias supraespinais, no trato urinário inferior
　centro de micção pontina, 1663, 1666f
　controle cerebral da micção, 1665-1666
　estudos de imagem cerebral humana em, 1665, 1667f
　mecanismos modulares do tronco encefálico, 1663, 1666f
　modelo de controle cérebro-bexiga, 1667, 1668f
　moduladores, 1664-1665
　neurotransmissores, 1664-1665
　regiões adicionais, 1666-1667
　regulação do circuito central, 1663-1664
Vídeo-urodinâmica (VURDS), 1706, 1734-1737
　com efeitos trato urinário superior, 1735-1736
　disfunção da micção, 1735
　em pacientes pediátricos, 3131, 3132f
　métodos de, 1734
　para dianóstico de BOO em mulheres, 1734f-1735f, 1735
　para disfunção do colo da bexiga, 1737
　para disfunção miccional neuropática, 1736-1737, 1737f
　para LUTS em homens, 1735, 1735f
Vigilância
　para câncer do pênis, 862, 862t
　para NSGCTs, 797, 797t
　para RCC, 1347t, 1350-1351, 1351t
　para seminomas, 807-808, 808t
Vigilância ativa do câncer de próstata, 2635
　biomarcadores, 2635
　biópsia da próstata extendida para, 2634
　biópsia da próstata repetida para, 2634
　critérios de seleção para, 2636, 2637t
　estratégias para, 2636-2637
　identificação do candidato para, 2633
　imagens para, 2634-2635
　localizada, 2611-2613
　necessidades de pesquisas futuras, 2639

Vigilância ativa do câncer de próstata *(Cont.)*
   pacientes e fatores da doença na, 2635-2638
      aspectos psicossociais na, 2637-2638
      percepções do paciente e do médico, 2635-2636
      progressão e gatilhos na, 2634-2635
      tratamento comparado com, 2637t, 2638-2639
Vigilância ativa, para RCC, 1347t, 1350-1351, 1351t
Vinblastina-ifosfamida-cisplatina (VeIP)
   para NSGCTs, 801, 805
   para seminomas, 810
Vinblastina, para UTUC, 1400
Vincristina, para câncer do pênis, 872-873
VIP. *Ver* Etoposide-ifosfamida-cisplatina
Vírus da imunodeficiência humana (HIV). *ver também* Síndrome da imunodeficiência adquirida
   AD na, 539-540, 543
   AKI na, 1046
   como DST, 382
      da função renal e, 383-384
      diagnóstico, 382
      disfunção erétil e, 384
      disfunção miccional e, 384
      e cálculo, 384-385
      e neoplasias, 385-386
      entrada e replicação viral, 382e1, 382e3f
      envoltório e montagem viral, 382e1-382e2
      estrutura, 382e1, 382e1f-382e2f
      hematúria e, 384
      heterogeneidade e mecanismos virais de escapar da terapia, 382e2
      infecção renal, 383
      interações com outras DSTs, 375, 382
      malignidades urológicas não definidoras de AIDS, 385-386
      manejo de parceiros sexuais e, 382e6
      manifestações urológicas de, 382, 382f
      profilaxia pré-exposição para, 382e6
      prostatite e, 383

Vírus da imunodeficiência humana (HIV) *(Cont.)*
   sarcoma de Kaposi, 385
   sinapse viral e transmissão célula-a-célula, 382e2
   testículo, epidídimo, vesículas seminais e, 383
   UTI e, 383
   virologia, 382e1
   entrada e replicação viral, 382e1, 382e3f
   estrutura, 382e1, 382e1f-382e2f
   exposição ocupacional a, 382e6
   heterogeneidade e mecanismos virais de escape da terapia, 382e2
   manejo da tuberculose geniturinário e, 432
   mecanismos de defesa do hospedeiro em UTIs e, 249
   pacientes de transplante renal com, 1071
   patogênese e história natural das, 382e2-382.e4
   proteção da circuncisão contra, 915
   reunião e montagem viral, 382e1-382e2
   sinapse viral e transmissão célula-a-célula, 382e2
   tratamento, 382e5-382.e6, 382e5f
   tumores relacionados com pênis, 846e3-846.e4
   virologia, 382e1
Vitamina D
   função no manejo do cálculo renal, 1221, 1221q
   na hipercalciúria absortiva, 1183
   no câncer de próstata, 2550
   no metabolismo do cálcio, 1180
   regulação renal da, 1011-1012, 1011f
Vitamina D3. *Ver* Colecalciferol
Vitamina E
   na prevenção do câncer de próstata, 2561-2562, 2563f
   para PD, 734
Vitiligo, 418f, 419-420
VLPP. *Ver* Pressão do ponto de vazamento de Valsalva

Volume circulante efetivo (ECV), controle de ADH pelo, 1012
Volume de urina noturna (NUV) de, 1824
Volume vazio máximo (MVV), 1824
Vulva, 1605, 1603f-1605f
   trauma, pediatria, 3558
VURD. *Ver* Refluxo vesicoureteral e displasia
VURDS. *Ver* Vídeo-urodinâmica
VUR. *Ver* Refluxo vesicoureteral
VVB. *Ver Bypass* venovenoso

W

WBS. *Ver* Síndrome de Williams-Beuren
WF. *Ver* fator Watts
WHI. *Ver* Women's Health Initiative

X

Xantogranuloma juvenil, 3379
Xenoenxerto
   fonte de, 1946-1947
   para *sling* pubovaginal, 1991
      resultados do, 2002-2003, 2002t
   processamento do, 1947
XGP. *Ver* Pielonefrite xantogranulomatosa

Y

YSTs. *Ver* Tumores do saco vitelino

Z

ZAG. *Ver* Zinco α_2-glicoproteína
Zinco, em secreções prostáticas, 2416
Zinco α2-glicoproteína (ZAG), em secreções prostáticas, 2417t, 2422-2423
Zofran®. *Ver* Ondansetron
Zonisamida, na formação de cálculo, 1197
Zuidex®. *Ver* Dextranômero copolímero de ácido hialurônico